MW01641821

A LANGE medical book

Farmacología básica y clínica

12a. edición

Editado por

Bertram G. Katzung, MD, PhD

Professor Emeritus
Department of Cellular & Molecular Pharmacology
University of California, San Francisco

Editores asociados

Susan B. Masters, PhD

Professor of Pharmacology & Academy Chair of Pharmacology Education
Department of Cellular & Molecular Pharmacology
University of California, San Francisco

Anthony J. Trevor, PhD

Professor Emeritus
Department of Cellular & Molecular Pharmacology
University of California, San Francisco

Traducción:
Dr. Héctor Barrera Villa Zevallos
Dr. José Luis González Hernández
Dra. Martha Elena Araiza Martínez
Dra. Ana María Pérez Tamayo Ruiz

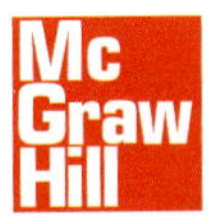

MÉXICO • BOGOTÁ • BUENOS AIRES • CARACAS • GUATEMALA • MADRID • NUEVA YORK
SAN JUAN • SANTIAGO • SAO PAULO • AUCKLAND • LONDRES • MILÁN • MONTREAL
NUEVA DELHI • SAN FRANCISCO • SINGAPUR • ST. LOUIS • SIDNEY • TORONTO

Director editorial: Javier de León Fraga
Editor de desarrollo: Norma Leticia García Carbajal
Supervisor de producción: José Luis González Huerta

NOTA

La medicina es una ciencia en constante desarrollo. Conforme surjan nuevos conocimientos, se requerirán cambios de la terapéutica. El (los) autor(es) y los editores se han esforzado para que los cuadros de dosificación medicamentosa sean precisos y acordes con lo establecido en la fecha de publicación. Sin embargo, ante los posibles errores humanos y cambios en la medicina, ni los editores ni cualquier otra persona que haya participado en la preparación de la obra garantizan que la información contenida en ella sea precisa o completa, tampoco son responsables de errores u omisiones, ni de los resultados que con dicha información se obtengan. Convendría recurrir a otras fuentes de datos, por ejemplo, y de manera particular, habrá que consultar la hoja informativa que se adjunta con cada medicamento, para tener certeza de que la información de esta obra es precisa y no se han introducido cambios en la dosis recomendada o en las contraindicaciones para su administración. Esto es de particular importancia con respecto a fármacos nuevos o de uso no frecuente. También deberá consultarse a los laboratorios para recabar información sobre los valores normales.

FARMACOLOGÍA BÁSICA Y CLÍNICA

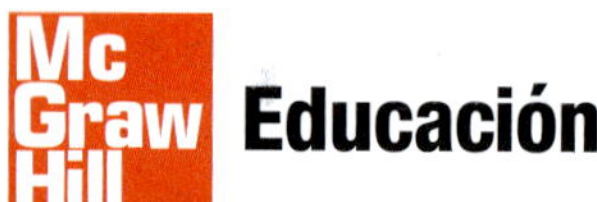

Educación

A subsidiary of *The McGraw-Hill Companies, Inc.*
Prolongación Paseo de la Reforma 1015, Torre A, Piso 17, Col. Desarrollo Santa Fe,
Delegación Álvaro Obregón
C.P. 01376, México, D.F.
Miembro de la Cámara Nacional de la Industria Editorial Mexicana, Reg. Núm. 736

ISBN: 978-607-15-0875-1

Translated from the Twelfth English edition of: *Basic & Clinical Pharmacology*

ISBN: 978-007-176401-8

1234567890
Impreso en China
Impreso por CTPS

2456789013
Printed in China
Printed by CTPS

Contenido

Prefacio

En la 12a. edición de *Farmacología básica y clínica* se continúan los cambios importantes introducidos en la 11a. edición: uso amplio de ilustraciones a color y un mayor tratamiento de transportadores, farmacogenética y nuevos fármacos. Se han agregado estudios de caso a varios capítulos y las preguntas formuladas en éstos se contestan al final de los capítulos. Al igual que en las ediciones anteriores, hemos diseñado esta obra como un libro de texto exhaustivo, autorizado y ameno para los estudiantes de ciencias de la salud. Para mantenerse al día con los avances tan rápidos en farmacología y tratamiento es necesario llevar a cabo revisiones frecuentes; el ciclo de revisión de dos a tres años de este texto impreso se encuentra entre los más breves en este campo de estudio y la disponibilidad de una versión en línea que proporciona conocimientos actuales. Se han introducido nuevas características al libro, además de las ilustraciones a color. La sección Respuesta al estudio de caso, al final de los capítulos, es una herramienta que hará que el aprendizaje sea más interesante y eficiente. El libro también ofrece características especiales que lo hacen una fuente de referencia útil para médicos residentes e internistas.

La información está organizada de acuerdo con la secuencia de muchos cursos de farmacología y distintos planes de estudio: principios básicos de farmacología; fármacos autónomos; fármacos renales y cardiovasculares; fármacos con efectos importantes en músculo liso; fármacos del sistema nerviosos central; fármacos para tratar inflamación, gota y hematopatías; fármacos endocrinos; antineoplásicos; toxicología; y temas especiales. Esta secuencia permite asimilar nueva información sobre la base de información ya comprendida. Por ejemplo, la presentación de los fármacos autónomos al principio permite que los estudiantes integren la fisiología y las neurociencias, que ya han estudiado en otros cursos, con la farmacología que están aprendiendo y los prepara para entender los efectos autónomos de otros fármacos. Esto último resulta en particular importante en el caso de los grupos de fármacos cardiovasculares y del sistema nervioso central. Sin embargo, los capítulos se pueden usar de manera igual de satisfactoria en cursos y planes de estudio que presentan los temas en secuencias diferentes.

En cada capítulo se enfatiza el estudio de grupos de fármacos y prototipos en lugar de describir detalles repetitivos de fármacos individuales. La selección del contenido y su orden de presentación se basan en la experiencia acumulada de enseñanza a miles de estudiantes de medicina, farmacología, odontología, podología, enfermería y otras ciencias de la salud.

Entre las características que hacen de esta obra una herramienta en especial útil para los planes de estudio se encuentran las secciones que tratan en específico las opciones y uso de fármacos clínicos en pacientes y la vigilancia de sus efectos. En otras palabras, la *farmacología clínica* es una parte esencial de este libro. Al final de cada capítulo se ofrece una lista de las presentaciones disponibles en el mercado, que incluyen el fármaco, su concentración y la vía de administración. Dicha lista es muy útil como referencia para médicos residentes e internistas al momento de extender prescripciones.

Revisiones importantes de esta edición:

- Además de los estudios de caso con los que inician muchos capítulos, las respuestas a los estudios de caso sirven de introducción a las aplicaciones médicas de los fármacos descritos.
- Al final de la mayor parte de los capítulos se ha incluido un Resumen de fármacos con una recapitulación concisa de los fármacos más importantes de cada grupo.
- Las múltiples y nuevas ilustraciones a color ofrecen aún más información relevante sobre los mecanismos de acción y efectos de los fármacos y contribuyen a dilucidar los conceptos de importancia.
- Revisiones importantes de los capítulos sobre simpaticomiméticos, simpaticopléjicos, antipsicóticos, antidepresivos, hipoglucemiantes, antiinflamatorios, antivíricos, prostaglandinas, óxido nítrico, hormonas hipotalámicas e hipofisarias e inmunofarmacología.
- Ampliación de los conceptos generales en relación con descubrimientos recientes de receptores, mecanismos de éstos y transportadores de fármacos.
- Descripciones de nuevos fármacos importantes autorizados hasta agosto de 2011.

Un importante recurso educativo en relación con esta obra es *Katzung & Trevor's Pharmacology: Examination & Board Review,* 9a. edición (Trevor AJ, Katzung, BG y Masters SB: McGraw-Hill, 2010). Dicha publicación ofrece una revisión sucinta de la farmacología a través de más de mil preguntas y respuestas modelo. Es muy útil para los estudiantes que se preparan para exámenes de especialización. Otra fuente de información más condensada para la preparación de exámenes es *USMLE Road Map: Pharmacology,* 2a. edición (Katzung BG, Trevor AJ: McGraw-Hill, 2006).

Esta edición representa 30 años de publicación de *Farmacología básica y clínica.* La unánime aceptación de las once ediciones anteriores indica que esta obra satisface una necesidad esencial. Creemos que la 12a. edición también satisfará esta necesidad con mayor éxito que las anteriores. Están disponibles traducciones al español, portugués, italiano, francés, indonesio, japonés, coreano y turco, y se encuentran en proceso versiones a otras lenguas; para mayor información sobre ellas, se puede contactar a la editorial.

Deseo reconocer los esfuerzos previos y denodados de mis coautores y las importantes contribuciones del personal de Lange Medical Publications, Appleton & Lange y McGraw-Hill, y de nuestras editoras en esta edición, Donna Frassetto y Rachel D'Annucci Henriquez. También quiero agradecer a mi esposa, Alice Camp, por su revisión y corrección experta, realizadas desde la primera edición.

Esta edición está dedicada a la memoria de James Ransom, PhD, que fue por mucho tiempo el editor en jefe de Lange Medical Publications y que nos brindó su inspiración e invaluable guía las primeras ocho ediciones del libro. Sin él, esta obra no existiría.

Todos los comentarios y sugerencias sobre *Farmacología básica y clínica* serán bien recibidos. Se pueden enviar a través de la editorial.

Bertram G. Katzung, MD, PhD
San Francisco
Diciembre de 2011

Comité asesor para la revisión científica de la edición en español

Dra. Lourdes Garza Ocañas
Jefa del Departamento de Farmacología y Toxicología
Facultad de Medicina, Universidad Autónoma de Nuevo León.
Miembro del Sistema Nacional de Investigadores Nivel II

Dra. Zeta Melva Triana Contreras
Médico Cirujano Partero, Universidad Autónoma de Nuevo León
Estudios de Posgrado en Farmacología, UANL
Maestría en Ciencias de la Educación, Universidad de Monterrey (UDEM)
Maestría en Bioética, Colegio de Bioética de Nuevo León
Profesora Asociada del Departamento de Ciencias Básicas, UDEM

Dr. Gilberto Quiñonez Palacio
Médico General egresado de la Facultad de Medicina
Universidad Autónoma de Baja California (UABC)
Maestría en Ciencias Químicas (Área de Biofarmacia)
Facultad de Ciencias Químicas e Ingeniería UABC
Estudiante de Doctorado en Ciencias de la Salud
Facultad de Ciencias Químicas e Ingeniería, UABC
Maestro Titular B de Tiempo Completo
Médico Investigador ISSSTECALI (Instituto de Servicios y Seguridad

Dr. Carlos Romero
Profesor Titular e Investigador de Tiempo Completo
Presidente de la Academia de Farmacología
Profesor de Posgrado en Ciencias Odontológicas
Colaborador en el Consejo de Revisión curricular en la carrera de Odontología
Departamento de Fisiología, Universidad de Guadalajara

Dr. Demetrio Arcos Camargo
Profesor Titular de Tiempo Completo en el Departamento de Ciencias Básicas de la Escuela de Medicina y Ciencias de la Salud del Tecnológico de Monterrey
Maestría en Ciencias con especialidad en Fisiología Médica
Doctor en Ciencias con especialidad en Neurociencias

QFB. René Francisco Bassó Quevedo
Profesor de Farmacología y Farmacoterapéutica
Universidad Autónoma de Baja California, Campus Tijuana

Autores

Emmanuel T. Akporiaye, PhD
Adjunct Professor, Oregon Health Sciences University, Laboratory Chief, Earle A. Chiles Research Institute, Providence Cancer Center, Portland

Michael J. Aminoff, MD, DSc, FRCP
Professor, Department of Neurology, University of California, San Francisco

Allan I. Basbaum, PhD
Professor and Chair, Department of Anatomy and W.M. Keck Foundation Center for Integrative Neuroscience, University of California, San Francisco

Neal L. Benowitz, MD
Professor of Medicine and Bioengineering & Therapeutic Science, University of California, San Francisco, San Francisco

Italo Biaggioni, MD
Professor of Pharmacology, Vanderbilt University School of Medicine, Nashville

Daniel D. Bikle, MD, PhD
Professor of Medicine, Department of Medicine, and Co-Director, Special Diagnostic and Treatment Unit, University of California, San Francisco, and Veterans Affairs Medical Center, San Francisco

Homer A. Boushey, MD
Chief, Asthma Clinical Research Center and Division of Allergy & Immunology; Professor of Medicine, Department of Medicine, University of California, San Francisco

Adrienne D. Briggs, MD
Clinical Director, Bone Marrow Transplant Program, Banner Good Samaritan Hospital, Phoenix

Lundy Campbell, MD
Professor, Department of Anesthesiology and Perioperative Medicine, University of California San Francisco, School of Medicine, San Francisco

George P. Chrousos, MD
Professor & Chair, First Department of Pediatrics, Athens University Medical School, Athens

Edward Chu, MD
Professor of Medicine and Pharmacology & Chemical Biology; Chief, Division of Hematology-Oncology, Deputy Director, University of Pittsburgh Cancer Institute, University of Pittsburgh School of Medicine, Pittsburgh

Robin L. Corelli, PharmD
Clinical Professor, Department of Clinical Pharmacy, School of Pharmacy, University of California, San Francisco

Maria Almira Correia, PhD
Professor of Pharmacology, Pharmaceutical Chemistry and Biopharmaceutical Sciences, Department of Cellular & Molecular Pharmacology, University of California, San Francisco

Charles DeBattista, MD
Professor of Psychiatry and Behavioral Sciences, Stanford University School of Medicine, Stanford

Daniel H. Deck, PharmD
Assistant Clinical Professor, School of Pharmacy, University of California, San Francisco; Infectious Diseases Clinical Pharmacist, San Francisco General Hospital

Cathi E. Dennehy, PharmD
Professor, Department of Clinical Pharmacy, University of California, San Francisco School of Pharmacy

Betty J. Dong, PharmD, FASHP, FCCP
Professor of Clinical Pharmacy and Clinical Professor of Family and Community Medicine, Department of Clinical Pharmacy and Department of Family and Community Medicine, Schools of Pharmacy and Medicine, University of California, San Francisco

Kenneth Drasner, MD
Profesor of Anesthesia and Perioperative Care, University of California, San Francisco

Helge Eilers, MD
Professor of Anesthesia and Perioperative Care, University of California, San Francisco

Garret A. FitzGerald, MD
Chair, Department of Pharmacology; Director, Institute for Translational Medicine and Therapeutics, Perelman School of Medicine at the University of Pennsylvania, Philadelphia

Daniel E. Furst, MD
Carl M. Pearson Professor of Rheumatology, Director, Rheumatology Clinical Research Center, Department of Rheumatology, University of California, Los Angeles

Augustus O. Grant, MD, PhD
Professor of Medicine, Cardiovascular Division, Duke University Medical Center, Durham

Francis S. Greenspan, MD, FACP
Clinical Professor of Medicine and Radiology and Chief, Thyroid Clinic, Division of Endocrinology, Department of Medicine, University of California, San Francisco

Nicholas H. G. Holford, MB, ChB, FRACP
Professor, Department of Pharmacology and Clinical Pharmacology, University of Auckland Medical School, Auckland

John R. Horn, PharmD, FCCP
Professor of Pharmacy, School of Pharmacy, University of Washington; Associate Director of Pharmacy Services, Department of Medicine, University of Washington Medicine, Seattle

Joseph R. Hume, PhD
Professor and Chairman, Department of Pharmacology; Adjunct Professor, Department of Physiology and Cell Biology, University of Nevada School of Medicine, Reno

Harlan E. Ives, MD, PhD
Professor of Medicine, Department of Medicine, University of California, San Francisco

Samie R. Jaffrey, MD, PhD
Associate Professor of Pharmacology, Department of Pharmacology, Cornell University Weill Medical College, New York City

John P. Kane, MD, PhD
Professor of Medicine, Department of Medicine; Professor of Biochemistry and Biophysics; Associate Director, Cardiovascular Research Institute, University of California, San Francisco

Bertram G. Katzung, MD, PhD
Professor Emeritus, Department of Cellular & Molecular Pharmacology, University of California, San Francisco

Gideon Koren, MD
Professor of Pediatrics, Pharmacology, Pharmacy, Medicine and Medical Genetics; Director, Motherisk Program, University of Toronto

Michael J. Kosnett, MD, MPH
Associate Clinical Professor of Medicine, Division of Clinical Pharmacology and Toxicology, University of Colorado Health Sciences Center, Denver

Marieke Kruidering-Hall, PhD
Associate Professor, Department of Cellular and Molecular Pharmacology, University of California, San Francisco

Douglas F. Lake, PhD
Associate Professor, The Biodesign Institute, Arizona State University, Tempe

Harry W. Lampiris, MD
Associate Professor of Medicine, University of California, San Francisco

Paul W. Lofholm, PharmD
Clinical Professor of Pharmacy, School of Pharmacy, University of California, San Francisco

Christian Lüscher, MD
Departments of Basic and Clinical Neurosciences, Medical Faculty, University Hospital of Geneva, Geneva, Switzerland

Daniel S. Maddix, PharmD
Associate Clinical Professor of Pharmacy, University of California, San Francisco

Howard I. Maibach, MD
Professor of Dermatology, Department of Dermatology, University of California, San Francisco

Mary J. Malloy, MD
Clinical Professor of Pediatrics and Medicine, Departments of Pediatrics and Medicine, Cardiovascular Research Institute, University of California, San Francisco

Susan B. Masters, PhD
Professor of Pharmacology & Academy Chair of Pharmacology Education, Department of Cellular & Molecular Pharmacology, University of California, San Francisco

Kenneth R. McQuaid, MD
Professor of Clinical Medicine, University of California, San Francisco; Chief of Gastroenterology, San Francisco Veterans Affairs Medical Center

Brian S. Meldrum, MB, PhD
Professor Emeritus, GKT School of Medicine, Guy's Campus, London

Herbert Meltzer, MD, PhD
Professor of Psychiatry and Pharmacology, Vanderbilt University, Nashville

Roger A. Nicoll, MD
Professor of Pharmacology and Physiology, Departments of Cellular & Molecular Pharmacology and Physiology, University of California, San Francisco

Martha S. Nolte Kennedy, MD
Clinical Professor, Department of Medicine, University of California, San Francisco

Kent R. Olson, MD
Clinical Professor, Departments of Medicine and Pharmacy, University of California, San Francisco; Medical Director, San Francisco Division, California Poison Control System

Achilles J. Pappano, PhD
Professor Emeritus, Department of Cell Biology and Calhoun Cardiology Center, University of Connecticut Health Center, Farmington

Roger J. Porter, MD
Adjunct Professor of Neurology, University of Pennsylvania, Philadelphia; Adjunct Professor of Pharmacology, Uniformed Services University of the Health Sciences, Bethesda

Shraddha Prakash, MD
Senior Fellow in Rheumatology, David Geffen School of Medicine, University of California, Los Angeles

Ian A. Reid, PhD
Professor Emeritus, Department of Physiology, University of California, San Francisco

David Robertson, MD
Elton Yates Professor of Medicine, Pharmacology and Neurology, Vanderbilt University; Director, Clinical & Translational Research Center, Vanderbilt Institute for Clinical and Translational Research, Nashville

Dirk B. Robertson, MD
Professor of Clinical Dermatology, Department of Dermatology, Emory University School of Medicine, Atlanta

Philip J. Rosenthal, MD
Professor of Medicine, University of California, San Francisco, San Francisco General Hospital

Stephen M. Rosenthal, MD
Professor of Pediatrics, Associate Program Director, Pediatric Endocrinology; Director, Pediatric Endocrine Outpatient Services, University of California, San Francisco

Sharon Safrin, MD
Associate Clinical Professor, Department of Medicine, University of California, San Francisco; President, Safrin Clinical Research

Alan C. Sartorelli, PhD
Alfred Gilman Professor of Pharmacology, Department of Pharmacology, Yale University School of Medicine, New Haven

Mark A. Schumacher, PhD, MD
Associate Professor, Department of Anesthesia and Perioperative Care, University of California, San Francisco

Don Sheppard, MD
Associate Professor, Departments of Microbiology and Immunology and Medicine, McGill University; Program Director, McGill Royal College Training Program in Medical Microbiology and Infectious Diseases, Montreal

Emer M. Smyth, PhD
Assistant Professor, Department of Pharmacology, University of Pennsylvania School of Medicine, Philadelphia

Daniel T. Teitelbaum, MD
Professor, University of Colorado School of Medicine, Aurora, and Colorado School of Mines, Golden

Anthony J. Trevor, PhD
Professor Emeritus, Department of Cellular & Molecular Pharmacology, University of California, San Francisco

Candy Tsourounis, PharmD
Professor of Clinical Pharmacy, Medication Outcomes Center, University of California, San Francisco School of Pharmacy

Robert W. Ulrich, PharmD
Senior Clinical Science Manager, Abbott Laboratories Inc., Covina, California

Mark von Zastrow, MD, PhD
Professor, Departments of Psychiatry and Cellular & Molecular Pharmacology, University of California, San Francisco

Walter L. Way, MD*
Professor Emeritus, Departments of Anesthesia and Cellular & Molecular Pharmacology, University of California, San Francisco

Lisa G. Winston, MD
Associate Professor, Department of Medicine, Division of Infectious Diseases, University of California, San Francisco; Hospital Epidemiologist, San Francisco General Hospital

Spencer Yost, MD
Professor, Department of Anesthesia and Perioperative Care, University of California, San Francisco; Medical Director, UCSF-Mt. Zion ICU, Chief of Anesthesia, UCSF-Mt. Zion Hospital

James L. Zehnder, MD
Professor of Pathology and Medicine, Pathology Department, Stanford University School of Medicine, Stanford

*Finado.

Características clave de *Farmacología básica y clínica*, 12a. ed.

El libro de texto de farmacología más importante, en términos de exhaustividad, autoridad y atracción para estudiantes de ciencias de la salud

Características clave:

- Más de 300 ilustraciones a color
- Énfasis en el estudio de grupos de fármacos y prototipos en cada capítulo
- NUEVOS estudios de caso al inicio de los capítulos que agregan relevancia clínica al contenido
- NUEVAS respuestas a los estudios de caso al final de los capítulos que ofrecen una introducción a la aplicación clínica de los fármacos estudiados
- NUEVOS resúmenes de los fármacos más importantes al final de la mayoría de los capítulos
- Ampliación de los conceptos generales en relación con descubrimientos recientes de receptores, mecanismos de los receptores y transportadores de fármacos
- Listas de preparaciones disponibles en el mercado con el fármaco, concentración y vía de administración al final de cada capítulo
- Selección del material y el orden de presentación basada en los años de experiencia en enseñanza del autor a miles de estudiantes
- El material está organizado de acuerdo con la secuencia de la mayoría de los cursos de farmacología

Cientos de ilustraciones a color enriquecen el texto

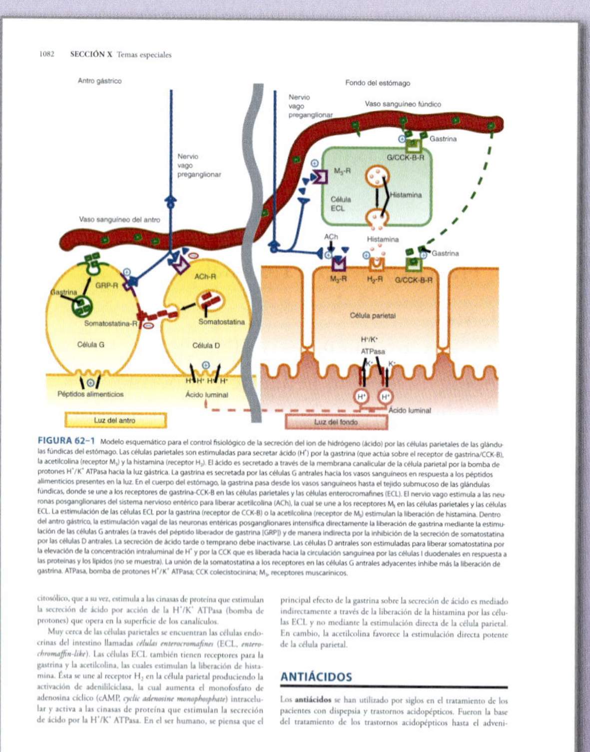

1082 SECCIÓN X Temas especiales

FIGURA 62–1 Modelo esquemático para el control fisiológico de la secreción del ion de hidrógeno (ácido) por las células parietales de las glándulas fúndicas del estómago. Las células parietales son estimuladas para secretar ácido (H^+) por la gastrina (que actúa sobre el receptor de gastrina/CCK-B), la acetilcolina (receptor M_3) y la histamina (receptor H_2). El ácido es secretado a través de la membrana canalicular de la célula parietal por la bomba de protones H^+/K^+ ATPasa hacia la luz gástrica. La gastrina es secretada por las células G antrales hacia los vasos sanguíneos en respuesta a los péptidos alimenticios presentes en la luz. En el cuerpo del estómago, la gastrina pasa desde los vasos sanguíneos hasta el tejido submucoso de las glándulas fúndicas, donde se une a los receptores de gastrina-CCK-B en las células parietales y las células enterocromafines (ECL). El nervio vago estimula a las neuronas posganglionares del sistema nervioso entérico para liberar acetilcolina (ACh), la cual se une a los receptores M_3 en las células parietales y las células ECL. La estimulación de las células ECL por la gastrina (receptor de CCK-B) o la acetilcolina (receptor de M_3) estimulan la liberación de histamina. Dentro del antro gástrico, la estimulación vagal de las neuronas entéricas posganglionares intensifica directamente la liberación de gastrina mediante la estimulación de las células G antrales (a través del péptido liberador de gastrina [GRP]) y de manera indirecta por la inhibición de la secreción de somatostatina por las células D antrales. La secreción de ácido tarde o temprano debe inactivarse. Las células D antrales son estimuladas para liberar somatostatina por la elevación de la concentración intraluminal de H^+ y por la CCK que es liberada hacia la circulación sanguínea por las células I duodenales en respuesta a las proteínas y los lípidos (no se muestra). La unión de la somatostatina a los receptores en las células G antrales adyacentes inhibe más la liberación de gastrina. ATPasa, bomba de protones H^+/K^+ ATPasa; CCK colecistocinina; M_3, receptores muscarínicos.

citosólico, que a su vez, estimula a las cinasas de proteína que estimulan la secreción de ácido por acción de la H^+/K^+ ATPasa (bomba de protones) que opera en la superficie de los canalículos.

Muy cerca de las células parietales se encuentran las células endocrinas del intestino llamadas *células enterocromafines* (ECL, *enterochromaffin-like*). Las células ECL también tienen receptores para la gastrina y la acetilcolina, las cuales estimulan la liberación de histamina. Ésta se une al receptor H_2 en la célula parietal produciendo la activación de adenililciclasa, la cual aumenta el monofosfato de adenosina cíclico (cAMP, *cyclic adenosine monophosphate*) intracelular y activa a las cinasas de proteína que estimulan la secreción de ácido por la H^+/K^+ ATPasa. En el ser humano, se piensa que el principal efecto de la gastrina sobre la secreción de ácido es mediado indirectamente a través de la liberación de la histamina por las células ECL y no mediante la estimulación directa de la célula parietal. En cambio, la acetilcolina favorece la estimulación directa potente de la célula parietal.

ANTIÁCIDOS

Los **antiácidos** se han utilizado por siglos en el tratamiento de los pacientes con dispepsia y trastornos acidopépticos. Fueron la base del tratamiento de los trastornos acidopépticos hasta el adveni-

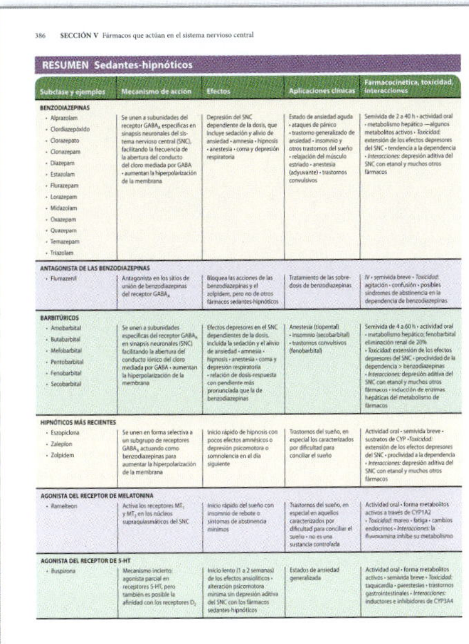

RESUMEN Sedantes-hipnóticos

Subclase y ejemplos	Mecanismo de acción	Efectos	Aplicaciones clínicas	Farmacocinética, toxicidad, interacciones
BENZODIAZEPINAS				
• Alprazolam • Clordiazepóxido • Clorazepato • Clonazepam • Diazepam • Estazolam • Flurazepam • Lorazepam • Midazolam • Oxazepam • Quazepam • Temazepam • Triazolam	Se unen a subunidades del receptor $GABA_A$ específicas en sinapsis neuronales del sistema nervioso central (SNC), facilitando la frecuencia de la abertura del conducto del cloro mediada por GABA • aumentan la hiperpolarización de la membrana	Depresión del SNC dependiente de la dosis, que incluye sedación y alivio de ansiedad • amnesia • hipnosis • anestesia • coma y depresión respiratoria	Estado de ansiedad aguda • ataques de pánico • trastorno generalizado de ansiedad • insomnio y otros trastornos del sueño • relajación del músculo estriado • anestesia (adyuvante) • trastornos convulsivos	Semivida de 2 a 40 h • actividad oral • metabolismo hepático —algunos metabolitos activos • *Toxicidad:* extensión de los efectos depresores del SNC • tendencia a la dependencia • *Interacciones:* depresión aditiva del SNC con etanol y muchos otros fármacos
ANTAGONISTA DE LAS BENZODIAZEPINAS				
• Flumazenil	Antagonista en los sitios de unión de benzodiazepinas del receptor $GABA_A$	Bloquea las acciones de las benzodiazepinas y el zolpidem, pero no de otros fármacos sedantes-hipnóticos	Tratamiento de las sobredosis de benzodiazepinas	IV • semivida breve • *Toxicidad:* agitación • confusión • posibles síndromes de abstinencia en la dependencia de benzodiazepinas
BARBITÚRICOS				
• Amobarbital • Butabarbital • Mefobarbital • Pentobarbital • Fenobarbital • Secobarbital	Se unen a subunidades específicas del receptor $GABA_A$ en sinapsis neuronales (SNC) facilitando la abertura del conducto iónico del cloro mediada por GABA • aumentan la hiperpolarización de la membrana	Efectos depresores en el SNC dependientes de la dosis, incluida la sedación y el alivio de ansiedad • amnesia • hipnosis • anestesia • coma y depresión respiratoria • relación de dosis-respuesta con pendiente más pronunciada que la de benzodiazepinas	Anestesia (tiopental) • insomnio (secobarbital) • trastornos convulsivos (fenobarbital)	Semivida de 4 a 60 h • actividad oral • metabolismo hepático; fenobarbital eliminación renal de 20% • *Toxicidad:* extensión de los efectos depresores del SNC • proclividad de la dependencia > benzodiazepinas • *Interacciones:* depresión aditiva del SNC con etanol y muchos otros fármacos • inducción de enzimas hepáticas del metabolismo de fármacos
HIPNÓTICOS MÁS RECIENTES				
• Eszopiclona • Zaleplon • Zolpidem	Se unen en forma selectiva a un subgrupo de receptores $GABA_A$ actuando como benzodiazepinas para aumentar la hiperpolarización de la membrana	Inicio rápido de hipnosis con pocos efectos amnésicos o depresión psicomotora o somnolencia en el día siguiente	Trastornos del sueño, en especial los caracterizados por dificultad para conciliar el sueño	Actividad oral • semivida breve • sustratos de CYP • *Toxicidad:* extensión de los efectos depresores del SNC • proclividad a la dependencia • *Interacciones:* depresión aditiva del SNC con etanol y muchos otros fármacos
AGONISTA DEL RECEPTOR DE MELATONINA				
• Ramelteon	Activa los receptores MT_1 y MT_2 en los núcleos supraquiasmáticos del SNC	Inicio rápido del sueño con insomnio de rebote o síntomas de abstinencia mínimos	Trastornos del sueño, en especial en aquellos caracterizados por dificultad para conciliar el sueño • no es una sustancia controlada	Actividad oral • forma metabolitos activos a través de CYP1A2 • *Toxicidad:* mareo • fatiga • cambios endocrinos • *Interacciones:* la fluvoxamina inhibe su metabolismo
AGONISTA DEL RECEPTOR DE 5-HT				
• Buspirona	Mecanismo incierto: agonista parcial en receptores 5-HT, pero también es posible la afinidad con los receptores D_2	Inicio lento (1 a 2 semanas) de los efectos ansiolíticos • alteración psicomotora mínima sin depresión aditiva del SNC con los fármacos sedantes-hipnóticos	Estados de ansiedad generalizada	Actividad oral • forma metabolitos activos • semivida breve • *Toxicidad:* taquicardia • parestesias • trastornos gastrointestinales • *Interacciones:* inductores e inhibidores de CYP3A4

Resúmenes de fármacos al final de la mayor parte de los capítulos

C A P Í T U L O

49

Fármacos antivirales

Sharon Safrin, MD

ESTUDIO DE CASO

Una mujer caucásica de 35 años que recientemente tuvo resultado positivo para VIH y para antígeno de superficie del virus de la hepatitis B es enviada para valoración. Se ha sentido bien en términos generales, pero manifiesta el antecedente del tabaquismo de 25 cajetillas al año. Toma de 3 a 4 cervezas por semana y no presenta alergias conocidas a medicamentos. Tiene el antecedente de uso de heroína y actualmente recibe metadona. La exploración física revela signos vitales normales y ninguna anomalía. Su cifra de leucocitos es de 5 800 células/mm^3 con diferencial normal, la hemoglobina es de 11.8 g/100 ml, todas las pruebas de función hepática están dentro de los límites normales, el recuento de células CD4 es de 278 células/mm^3, y la carga viral (RNA de VIH) es de 110 000 copias/ml. ¿Qué otras pruebas de laboratorio convendría ordenar? ¿Con qué medicamentos antirretrovirales iniciaría usted el tratamiento?

Los virus son parásitos intracelulares obligados cuya replicación depende principalmente de los procesos sintéticos de la célula hospedadora. Por tanto, para ser eficaces, los antivirales deben impedir la entrada del virus a la célula o su salida, o tener actividad dentro de la célula hospedadora. Como corolario, los inhibidores no selectivos de la replicación del virus pueden interferir con la función de la célula hospedadora y causar efectos secundarios.

Los avances en el tratamiento antiviral empezaron a principios del decenio de 1950, cuando la búsqueda de fármacos contra el cáncer generó varios nuevos compuestos capaces de inhibir la síntesis de DNA de los virus. Los dos antivirales de primera generación, 5-yododesoxiuridina y trifluorotimidina, tenían poca especificidad (inhibían el DNA de la célula hospedadora y del virus), lo que los hizo muy tóxicos para su uso sistémico. Sin embargo, ambos fármacos son eficaces cuando se utilizan en forma tópica para el tratamiento de la queratitis herpética.

El conocimiento de los mecanismos de la replicación viral ha proporcionado información de los pasos críticos en el ciclo vital de esos microorganismos que pueden servir como blanco potencial del tratamiento antiviral. La investigación reciente se ha dirigido a la identificación de fármacos con mayor selectividad, más alta potencia, estabilidad *in vivo* y menos efectos tóxicos. Hoy se dispone de tratamiento contra los virus del herpes, de la hepatitis C (HCV, *hepatitis C virus*), hepatitis B (HBV, *hepatitis B virus*), papiloma, influenza y el virus de la inmunodeficiencia humana (VIH, *human immunodeficiency virus*). Los fármacos antivirales comparten la propiedad de ser virustáticos; son activos sólo contra los virus en replicación y no afectan a los latentes. Si bien, algunas infecciones requieren monoterapia

SIGLAS Y OTRAS DENOMINACIONES

3TC	Lamivudina
AZT	Zidovudina
CMV	Citomegalovirus
CYP	Citocromo P450
d4T	Estavudina
ddC	Zalcitabina
ddI	Didanosina
EBV	Virus de Epstein-Barr
FTC	Emtricitabina
HBeAG	Antígeno de la hepatitis e
HBV	Virus de la hepatitis B
HCV	Virus de la hepatitis C
HHV-6	Virus del herpes humano 6
HSV	Virus del herpes simple
NNRTI	inhibidores no nucleosídicos de la transcriptasa inversa
NRTI	Inhibidor nucleosídico de la transcriptasa inversa
PI	Inhibidor de proteasa
RSV	Virus sincitial respiratorio
SVR	Respuesta antiviral sostenida
UGT1A1	UDP-glucuronosil transferasa 1A1
VIH	Virus de la inmunodeficiencia humana
VZV	Virus de la varicela-zoster

861

Se incluyen estudios de caso en capítulos seleccionados

PREPARACIONES DISPONIBLES

BENZODIAZEPINAS

Alprazolam
Oral: comprimidos de 0.25, 0.5, 1, 2 mg; de liberación prolongada y de desintegración oral: 1.0 mg/ml en solución

Clordiazepóxido
Oral: cápsulas de 5, 10, 25 mg

Clorazepato
Oral: comprimidos y cápsulas de 3.75, 7.5 y 15 mg
Oral de liberación prolongada: comprimidos de 11.25, 22.5 mg

Clonazepam
Oral: comprimidos de 0.5, 1, 2 mg; comprimidos de desintegración oral de 0.125, 0.25, 0.5, 1, 2 mg

Diazepam
Oral: comprimidos de 2, 5, 10 mg; solución de 1.5 mg/ml
Parenteral: 5 mg/ml para inyección

Estazolam
Oral: comprimidos de 1, 2 mg

Flurazepam
Oral: cápsulas de 15, 30 mg

Lorazepam
Oral: comprimidos de 0.5, 1, 2 mg; solución de 2 mg/ml
Parenteral: 2, 4 mg/ml para inyección

Midazolam
Oral: jarabe 2 mg/ml
Parenteral: frascos ámpula de 1, 5 mg/ml en 1, 2, 5, 10 ml para inyección

Oxazepam (genérico)
Oral: cápsulas de 10, 15, 30 mg

Quazepam
Oral: comprimidos de 7.5, 15 mg

Temazepam
Oral: cápsulas de 7.5, 15, 22.5, 30 mg

Triazolam
Oral: comprimidos de 0.125, 0.25 mg

ANTAGONISTA DE BENZODIAZEPINAS

Flumazenil
Parenteral: 0.1 mg/ml para inyección IV

BARBITÚRICOS

Amobarbital
Parenteral: polvo en frascos ámpula de 250, 500 mg para reconstituir para inyección

Fenobarbital
Oral: comprimidos de 15, 16, 30, 60, 90, 100 mg; cápsulas de 16 mg; elíxires de 15, 20 mg/5 ml
Parenteral: 30, 60, 65, 130 mg/ml para inyección

Mefobarbital
Oral: comprimidos de 32, 50, 100 mg

Pentobarbital
Oral: cápsulas de 50, 100 mg; elíxir 4 mg/ml
Rectal: supositorios de 30, 60, 120 y 200 mg
Parenteral: 50 mg/ml para inyección

Secobarbital
Oral: cápsulas de 100 mg

FÁRMACOS DIVERSOS

Buspirona
Oral: comprimidos de 5, 7.5, 10, 15, 30 mg

Eszopiclona
Oral: comprimidos de 1, 2, 3 mg

Hidrato de cloral
Oral: cápsulas de 500 mg; 250, 500 mg/5 ml en jarabe
Rectal: supositorios de 324, 648 mg

Hidroxizina
Oral: comprimidos de 10, 25, 50, 100 mg; cápsulas de 25, 50, 100 mg; jarabe de 10 mg/5 ml; suspensión de 25 mg/5 ml
Parenteral: 25, 50 mg/ml para inyección

Meprobamato
Oral: comprimidos de 200, 400 mg

Paraldehído
Líquido oral, rectal: 1 g/ml

Ramelteon
Oral: comprimidos de 8 mg

Zaleplon
Oral: cápsulas de 5, 10 mg

Zolpidem
Oral: comprimidos de 5, 10 mg; comprimidos de liberación prolongada 6.25, 12.5 mg

BIBLIOGRAFÍA

Bodor K et al: Advances in treating insomnia. Cleve Clin J Med 2007;74:251.
Chouinard G: Issues in the clinical use of benzodiazepines: Potency, withdrawal, and rebound. J Clin Psychiatry 2004;65(Suppl 5):7.
Clayton T et al: An updated unified pharmacophore model of the benzodiazepine binding site on gamma-aminobutyric acid(a) receptors: Correlation with comparative models. Curr Med Chem 2007;14:2755.
Cloos JM, Ferreira V: Current use of benzodiazepines in anxiety disorders. Curr Opin Psychiatry 2009;22:90.
Da Settimo F et al: GABA A/Bz receptor subtypes as targets for selective drugs. Curr Med Chem 2007;14:2680.
Drover DR: Comparative pharmacokinetics and pharmacodynamics of short-acting hypnosedatives: Zaleplon, zolpidem and zopiclone. Clin Pharmacokinet 2004;43:227.
Hanson SM, Czajkowski C: Structural mechanisms underlying benzodiazepine modulation of the GABA(A) receptor. J Neurosci 2008;28:3490.
Lader M et al: Withdrawing benzodiazepines in primary care. CNS Drugs 2009;23:19.
Miyamoto M: Pharmacology of ramelteon, a selective MT1/MT2 receptor agonist: A novel therapeutic drug for sleep disorders. CNS Neurosci Ther 2009;15:32.
Morin AK et al: Therapeutic options for sleep-maintenance and sleep-onset insomnia. Pharmacotherapy 2007;27:89.
Najib J: Eszopiclone, a nonbenzodiazepine sedative-hypnotic for the treatment of transient and chronic insomnia. Clin Ther 2006;28:491.
Neubauer DN: New directions in the pharmacologic treatment of insomnia. Primary Psychiatry 2006;13:51.
Ramakrishnan K et al: Treatment options for insomnia. Am Fam Physician 2007;76:526.

Listas de las preparaciones disponibles en el mercado al final de los capítulos

SECCIÓN I PRINCIPIOS BÁSICOS

CAPÍTULO 1

Introducción

Bertram G. Katzung, MD, PhD

ESTUDIO DE CASO

Un varón de 26 años de edad es trasladado por sus amigos a la sala de urgencias del hospital porque se ha comportado en forma extraña en los últimos días. Es un consumidor conocido de metanfetaminas y no ha comido ni dormido en las últimas 48 h. Ha amenazado con dispararle a uno de sus amigos porque cree que confabula contra él. Al ingreso, el sujeto presenta una agitación extrema, parece mostrar pérdida de peso y es incapaz de responder de manera coherente a las preguntas. Es necesario sujetarlo para impedir que abandone la sala de urgencias y se dirija hacia la calle. Su presión sanguínea es de 160/100 mmHg, la frecuencia cardiaca de 100, la temperatura de 39°C y la frecuencia respiratoria de 30/min. Sus brazos revelan evidencia de numerosas inyecciones intravenosas. El resto de la exploración física no muestra datos de consideración. Después de la valoración se indica la administración de un sedante, soluciones intravenosas, un diurético y cloruro de amonio por vía parenteral. ¿Cuál es la finalidad de este último fármaco?

La **farmacología** puede definirse como el estudio de las sustancias que interactúan con los sistemas vivos a través de procesos bioquímicos, en particular mediante la unión con moléculas reguladoras y activadoras o la inhibición de procesos corporales normales. Estas sustancias pueden ser compuestos administrados para lograr una acción terapéutica beneficiosa sobre algunos procesos del paciente o por su efecto tóxico sobre procesos reguladores de parásitos que infectan al paciente. Tales aplicaciones terapéuticas deliberadas pueden considerarse la función apropiada de la **farmacología médica**, que a menudo se define como la ciencia de las sustancias suministradas para prevenir, diagnosticar y tratar enfermedades. La **toxicología** es la rama de la farmacología relacionada con los efectos indeseables de las sustancias químicas sobre los sistemas vivos, desde células aisladas hasta seres humanos o ecosistemas complejos (fig. 1-1).

HISTORIA DE LA FARMACOLOGÍA

No hay duda de que los seres humanos reconocían desde la época prehistórica los efectos beneficiosos o tóxicos de muchos materiales vegetales y animales. Los manuscritos antiguos de China y Egipto, y las tradiciones de la India, describen remedios de muchos tipos, incluidos algunos cuya utilidad farmacológica aún se reconoce hoy en día. Sin embargo, casi todos eran inútiles o incluso dañinos. En los últimos 1 500 años se han hecho intentos esporádicos para introducir métodos

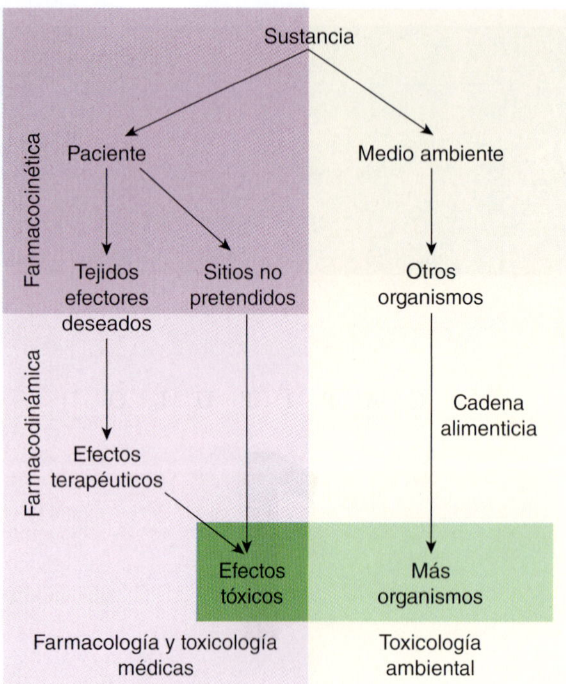

FIGURA 1–1 Principales áreas de estudio de la farmacología. Las acciones de las sustancias químicas pueden dividirse en dos grandes dominios. El primero (*lado izquierdo*) es el de la farmacología y toxicología médicas, que se enfoca en la comprensión de las acciones de los fármacos como sustancias químicas en organismos individuales, sobre todo en seres humanos y animales domésticos. Se incluyen tanto los efectos beneficiosos como los tóxicos. La farmacocinética estudia la absorción, distribución y eliminación de los fármacos. La farmacodinámica estudia las acciones de las sustancias químicas en el organismo. El segundo dominio (*lado derecho*) es el de la toxicología ambiental, que se ocupa de los efectos de las sustancias en todos los organismos, y de su supervivencia en grupos y como especies.

racionales a la medicina, pero ninguno ha tenido éxito debido a que los sistemas de pensamiento han tratado de explicar la biología y la enfermedad sin llevar a cabo experimentación ni observación. Estas escuelas introdujeron ideas extrañas, como la creencia de que la enfermedad era efecto de las cantidades excesivas de bilis o sangre en el cuerpo o de que las heridas podían curarse con la aplicación de un bálsamo al arma que causó la herida y otras presuposiciones semejantes.

Al término del siglo XVII, y tras adoptar el ejemplo de las ciencias físicas, la observación y la experimentación empezaron a desplazar a la especulación en medicina. Cuando quedó clara la utilidad de estos métodos en el estudio de la enfermedad, los médicos de Gran Bretaña y del continente europeo empezaron a aplicarlos a los efectos de los fármacos tradicionales utilizados en sus propias prácticas. Por lo tanto, comenzó a desarrollarse la **materia médica** (la ciencia de la preparación de fármacos y el uso médico de éstos) como precursora de la farmacología. Sin embargo, cualquier comprensión real de los mecanismos de acción de los medicamentos era aún imposible debido a la ausencia de métodos para purificar los agentes activos de las materias no procesadas disponibles y, aún más, a la falta de métodos para demostrar las hipótesis acerca de la naturaleza de las acciones farmacológicas.

A finales del siglo XVIII y principios del XIX, François Magendie, y más tarde su estudiante Claude Bernard, empezaron a desarrollar los métodos de la **fisiología experimental** y la **farmacología**. Los avances en la química y el desarrollo ulterior de la fisiología en los siglos XVIII y XIX y principio del XX establecieron las bases necesarias para comprender la forma en que los fármacos actuaban a nivel orgánico e hístico. Aunque resulta paradójico, los avances reales en la farmacología básica durante este periodo se acompañaron de afirmaciones no científicas por parte de fabricantes y vendedores de "medicinas de patente" inservibles. Fue sólo hasta que se reintrodujeron a la medicina los conceptos de tratamiento racional, en especial los **estudios clínicos con grupo testigo**, hace apenas unos 60 años, que fue posible valorar con exactitud las declaraciones terapéuticas.

Más o menos al mismo tiempo se inició una importante expansión de los esfuerzos de investigación en todas las áreas de la biología. Conforme se introducían nuevos conceptos y técnicas, se acumulaba información sobre la acción farmacológica y el sustrato biológico de dicha acción, el **receptor farmacológico**. En los últimos 50 años se introdujeron muchos nuevos grupos farmacológicos fundamentales y nuevos elementos de los grupos antiguos. En los últimos 30 años se ha observado un crecimiento aún más rápido de la información y comprensión de las bases moleculares para la acción farmacológica. Ya se han identificado los mecanismos de acción molecular de muchos fármacos y ya se ha logrado el aislamiento, identificación estructural y clonación de muchos receptores. El uso de métodos para identificar receptores (descritos en el cap. 2) ha conducido en verdad al descubrimiento de muchos receptores huérfanos, receptores para los que no se ha descubierto un ligando y cuya función sólo puede presuponerse. Los estudios sobre el ambiente molecular local de los receptores mostraron que los receptores y efectores no funcionan de forma aislada; en realidad son influidos por otros receptores y por proteínas reguladoras vinculadas.

La **farmacogenómica**, la relación entre la constitución genética individual y su respuesta a fármacos específicos, está cerca de convertirse en un área práctica de tratamiento (véase el recuadro Farmacología y genética). La decodificación del genoma de muchas especies, desde bacterias hasta seres humanos, condujo a la identificación de relaciones imprevistas entre las familias de receptores y las formas en que han evolucionado las proteínas. El descubrimiento de que pequeños segmentos del RNA pueden interferir con una selectividad extrema en la síntesis de proteínas dio origen a la investigación de los **pequeños RNA interferentes (siRNA)** y los **micro-RNA (miRNA)** como agentes terapéuticos. De manera similar, las cadenas cortas de nucleótidos llamadas **oligonucleótidos no codificantes (ANO**, *antisense oligonucleotides*), y sintetizadas para ser complementarias del RNA o DNA natural, pueden interferir con la lectura de genes y la transcripción del RNA. Estos objetivos intracelulares pueden sentar las bases de los nuevos avances terapéuticos.

La extrapolación de los principios científicos al tratamiento común todavía continúa, aunque el público consumidor de fármacos aún está expuesto a una gran cantidad de información inexacta, incompleta o poco científica sobre los efectos farmacológicos de las sustancias químicas. Esto condujo al uso irracional de innumerables remedios costosos, ineficaces, y en ocasiones dañinos, y al crecimiento de la enorme industria de la "atención alternativa a la salud". Por desgracia, la manipulación del proceso legislativo en Estados Unidos ha permitido que muchas sustancias se promuevan para mejorar la salud, pero no específicamente como "fármacos", para evitar la necesidad de satisfacer los estándares de la *Food and Drug Administration* que se describen en el capítulo 5. Por el contrario, la deficiente comprensión de los principios científicos en la biología y la estadística, junto con la falta de pensamiento crítico en los problemas de salud pública, han conducido a que un segmento del público rechace la ciencia médica y asuma con una

Farmacología y genética

Desde hace siglos se sabe que ciertas enfermedades son hereditarias y ahora se comprende que las personas con tales trastornos tienen una anomalía heredable en su DNA. En los últimos 10 años se han traducido con suma precisión los genomas de seres humanos, ratones y muchos otros organismos. Esto abrió la puerta a un notable campo de nuevas estrategias para la investigación y el tratamiento. En el caso de algunas enfermedades hereditarias, ahora es posible definir con exactitud los pares de bases del DNA que son anormales y el cromosoma en que se encuentran. Ha sido posible corregir la anomalía mediante terapia genética en unos cuantos modelos animales, por ejemplo con la inserción de un gen "sano" apropiado en las células somáticas. Se ha intentado la **terapia génica** en células somáticas humanas, pero las dificultades técnicas son enormes.

Los estudios de un receptor o ligando endógeno recién descubiertos se confunden a menudo por el conocimiento incompleto de la función exacta de ese receptor o ligando. Una de las nuevas técnicas genéticas más poderosas es la capacidad para criar animales (casi siempre ratones) en los que se "elimina" el gen para un receptor o ligando endógeno; es decir, se mutan para que ese producto génico esté ausente o carezca de función. Los ratones homocigotos **con bloqueo génico** casi siempre presentan supresión completa de esa función, mientras que los animales heterocigotos suelen tener una supresión parcial. La observación del comportamiento, bioquímica y fisiología de los ratones con genes desactivados define a menudo con claridad la función del producto génico faltante. Cuando los productos de un gen particular son tan esenciales que ni siquiera los heterocigotos sobreviven al nacimiento, en ocasiones es posible criar versiones con "desactivación génica" que sólo tengan supresión limitada de la función. Por el contrario, se han criado ratones con "activación génica" que expresan cantidades excesivas de proteínas de interés.

Algunos pacientes responden a dosis estándar de ciertos fármacos con mayor sensibilidad de la habitual. Ahora es claro que esta sensibilidad intensificada se debe con frecuencia a una modificación genética muy pequeña que reduce la actividad de una enzima particular encargada de eliminar ese fármaco. (Estas variaciones se describen en el capítulo 4.) La **farmacogenómica** (o farmacogenética) es el estudio de las variaciones genéticas que producen diferencias en la respuesta farmacológica entre individuos o poblaciones. Es posible que los médicos futuros valoren a cada paciente en relación con varias de estas diferencias antes de prescribir un fármaco.

tendencia frecuente que todos los efectos farmacológicos adversos son resultado de la negligencia médica.

El estudiante debe recordar dos principios generales: 1) *todas* las sustancias pueden ser tóxicas en ciertas circunstancias y las sustancias de los productos botánicos (hierbas y extractos) no son distintas de los productos químicos de los fármacos fabricados, salvo por la proporción de impurezas (más alta en los botánicos), y 2) todos los complementos dietéticos y tratamientos publicitados como mejoradores de la salud deben satisfacer los mismos estándares de eficacia y seguridad que los fármacos y tratamientos médicos convencionales. Esto significa que no debe distinguirse de manera artificial entre la medicina científica y la medicina "alternativa" o "complementaria".

FARMACOLOGÍA E INDUSTRIA FARMACÉUTICA

Un fármaco del todo nuevo (uno que no simule tan sólo la estructura y acción de los fármacos disponibles con anterioridad) requiere el descubrimiento de un nuevo *objetivo* farmacológico, es decir, el proceso o sustrato fisiopatológico de una enfermedad. Tales descubrimientos casi siempre se realizan en instituciones del sector público (universidades e institutos de investigación) y las moléculas que tienen efectos provechosos en tales blancos se descubren a menudo en los mismos laboratorios. Sin embargo, el *desarrollo* de nuevos fármacos casi siempre ocurre en laboratorios industriales porque la optimización de una clase de nuevos productos exige una investigación química, farmacológica y toxicológica exhaustiva y costosa. En realidad, gran parte del reciente progreso en la aplicación de fármacos a enfermedades puede atribuirse a la industria farmacéutica, incluidas las "grandes corporaciones farmacéuticas" multimillonarias que se especializan en el descubrimiento y desarrollo de medicamentos. Como se describe en el capítulo 5, estas compañías tienen la capacidad de explotar los descubrimientos de los laboratorios académicos y gubernamentales para convertir estos hallazgos básicos en avances terapéuticos de éxito comercial.

Sin embargo, estos logros tienen un precio y el costo ascendente de los fármacos se ha convertido en un factor significativo para el correspondiente aumento del costo de la atención a la salud. El desarrollo de nuevos fármacos tiene un costo enorme y los grandes consorcios farmacéuticos, para sobrevivir y prosperar, deben sufragar los costos del desarrollo y comercialización del fármaco, y devolver además una ganancia a sus accionistas. En la actualidad existe una gran controversia acerca de los precios de los fármacos. Se ha criticado que los costos del desarrollo y la comercialización se elevan por los procedimientos de comercialización, los cuales consumen hasta 25% o más del presupuesto de la compañía en publicidad y otras medidas de promoción. Además, los márgenes de ganancia de las grandes compañías farmacéuticas siempre han rebasado por mucho a los de todas las demás industrias. Por último, los precios de muchos fármacos varían en grado considerable de un país a otro, e incluso dentro de uno mismo, ya que las grandes organizaciones pueden negociar precios favorables, pero las pequeñas no. Algunos países ya resolvieron estas desigualdades y es probable que todas las naciones deban hacerlo en los próximos decenios.

PRINCIPIOS GENERALES DE FARMACOLOGÍA

LA NATURALEZA DE LOS FÁRMACOS

En el sentido más general, un fármaco puede definirse como cualquier sustancia que produzca un cambio en la función biológica a través de sus acciones químicas. En la mayor parte de los casos, la molécula del fármaco interactúa como **agonista** (activador) o **antagonista** (inhibidor) con una molécula específica del sistema biológico que desempeña una función reguladora. Esta molécula blanco se denomina **receptor**. La naturaleza de los receptores se describe con más detalle en el capítulo 2. En un número muy pequeño de casos, los fármacos conocidos como **antagonistas químicos** pueden interactuar en forma directa con otros fármacos, mientras que unos cuantos compuestos (agentes osmóticos) lo hacen de manera casi exclusiva con moléculas de agua. Los fármacos pueden sintetizarse dentro del cuerpo (p. ej., **hormonas**) o pueden ser sustancias que *no* se sintetizan en el cuerpo (**xenobióticos**, del griego *xenos*, que significa "extraño"). Los **venenos** son sustancias que tienen efectos casi exclusivamente dañinos. Sin embargo, Paracelso (1493-1541) acuñó la famosa frase "la dosis hace al veneno", lo que significa que cualquier sustancia puede ser nociva si se consume en las dosis incorrectas. Por lo general, las **toxinas** se definen como venenos de origen biológico, es decir, producidas por plantas o animales, a diferencia de los venenos inorgánicos, como el plomo y el arsénico.

Para que una molécula del fármaco tenga una interacción química con su receptor, debe tener el tamaño, carga eléctrica, forma y composición atómica adecuados. Además, muchas veces un fármaco se aplica en un sitio distante del sitio de acción; por ejemplo, una pastilla que se toma por vía oral para aliviar la cefalea. Por lo tanto, un fármaco útil debe tener las propiedades necesarias para transportarse desde su sitio de administración hasta el sitio de acción. Por último, para que un fármaco sea práctico debe desactivarse o excretarse del cuerpo a un ritmo razonable para que sus efectos tengan una duración apropiada.

La naturaleza física de los fármacos

Los fármacos pueden ser sólidos a temperatura ambiental (p. ej., ácido acetilsalicílico, atropina), líquidos (p. ej., nicotina, etanol) o gaseosos (p. ej., óxido nitroso). A menudo esta característica determina la mejor vía de administración. Las vías de administración más frecuentes se describen en el cuadro 3-3. Todas las diversas clases de compuestos orgánicos (carbohidratos, proteínas, lípidos y sus constituyentes) están representadas en la farmacología. Como se indicó antes, los oligonucleótidos, en la forma de pequeños segmentos de RNA, ya se emplean en estudios clínicos y están a punto de introducirse en la terapéutica.

Varios compuestos útiles o peligrosos son elementos inorgánicos, como el litio, el hierro y los metales pesados. Muchos fármacos orgánicos son ácidos o bases débiles. Este hecho tiene implicaciones importantes para la forma en que el cuerpo los metaboliza, ya que las diferencias de pH en los diversos compartimientos del cuerpo pueden alterar el grado de ionización de tales sustancias (véase la sección siguiente).

Tamaño del fármaco

El tamaño molecular de los fármacos es variable, desde muy pequeño (ion litio, con peso molecular de 7) hasta muy grande (p. ej., alteplasa [t-PA], una proteína con peso molecular de 59 050). Sin embargo, la mayor parte de los fármacos posee un peso molecular de 100 a 1 000. Es probable que el límite inferior de este intervalo estrecho se establezca por los requerimientos para la especificidad de su efecto. Para tener un buen "ajuste" con un solo tipo de receptor, una molécula debe tener una forma, carga y otras propiedades lo bastante singulares para impedir su unión con otros receptores. Para lograr esta unión selectiva, en la mayor parte de los casos la molécula debe tener al parecer un tamaño mínimo de 100 unidades de peso molecular. El límite superior del peso molecular depende sobre todo de la necesidad de que el compuesto pueda moverse dentro del cuerpo (p. ej., del sitio de administración al sitio de acción). Los fármacos mucho más grandes de 1 000 unidades de peso molecular no se difunden con facilidad entre los compartimientos corporales (véase Penetración, más adelante en el texto). Por lo tanto, los compuestos muy grandes (casi siempre proteínas) deben administrarse con frecuencia directamente en el compartimiento en el que deben ejercer su efecto. En el caso de la alteplasa, una enzima para disolver coágulos, se aplica en el compartimiento vascular por goteo intravenoso o intraarterial.

Reactividad del fármaco y unión fármaco-receptor

Los fármacos interactúan con los receptores mediante fuerzas químicas o enlaces. Éstos son los tres tipos principales: **covalente**, **electrostático** e **hidrófobo**. Los enlaces covalentes son muy fuertes y en muchos casos son irreversibles en condiciones biológicas. En consecuencia, el enlace covalente formado entre el grupo acetilo del ácido acetilsalicílico y la ciclooxigenasa, la enzima que es su sitio efector en las plaquetas, no es fácil de romper. El efecto bloqueador de la agregación plaquetaria del ácido acetilsalicílico dura mucho después de la desaparición del fármaco del torrente sanguíneo (unos 15 min) y sólo se revierte con la síntesis de la enzima en las plaquetas nuevas, un proceso que tarda varios días. Otros ejemplos de fármacos formadores de enlaces covalentes muy reactivos son los agentes alquilantes del DNA que se emplean en la quimioterapia para el cáncer a fin de interrumpir la división celular en el tumor.

El enlace electrostático es mucho más frecuente que el covalente en las interacciones fármaco-receptor. Los enlaces electrostáticos varían desde uniones relativamente fuertes entre moléculas iónicas con carga permanente hasta enlaces de hidrógeno más débiles e interacciones dipolares inducidas muy débiles, como las fuerzas de van der Waals y fenómenos similares. Los enlaces electrostáticos son más débiles que los covalentes.

Los enlaces hidrófobos casi siempre son bastante débiles; es probable que tengan importancia en las interacciones de los fármacos muy liposolubles con los lípidos de las membranas celulares y tal vez en la interacción de los fármacos con las paredes internas de los "sacos" receptores.

La naturaleza específica de un enlace fármaco-receptor particular tiene menos importancia práctica que el hecho de que los fármacos que forman enlaces débiles con sus receptores casi siempre son más selectivos que los compuestos que se unen mediante enlaces muy fuertes. Esto se debe a que los enlaces débiles requieren un ajuste muy preciso del compuesto con su receptor para que se produzca la interacción. Sólo es probable que unos cuantos tipos de receptor tengan un ajuste tan preciso para una estructura farmacológica particular. Por consiguiente, si se desea diseñar un fármaco de acción corta muy selectivo para un receptor particular, deben evitarse las moléculas muy reactivas que forman enlaces covalentes y elegir en su lugar moléculas que forman enlaces más débiles.

Unas cuantas sustancias que son casi inertes en el sentido químico ejercen efectos farmacológicos de consideración. Por ejemplo, el xenón, un gas "inerte", tiene efectos anestésicos cuando se usa a presiones elevadas.

Forma del fármaco

La forma de una molécula del fármaco debe ser tal que permita la unión con su sitio receptor mediante los enlaces descritos. Lo ideal es que la forma del compuesto sea complementaria a la del sitio receptor de la misma forma que una llave es complementaria de una cerradura.

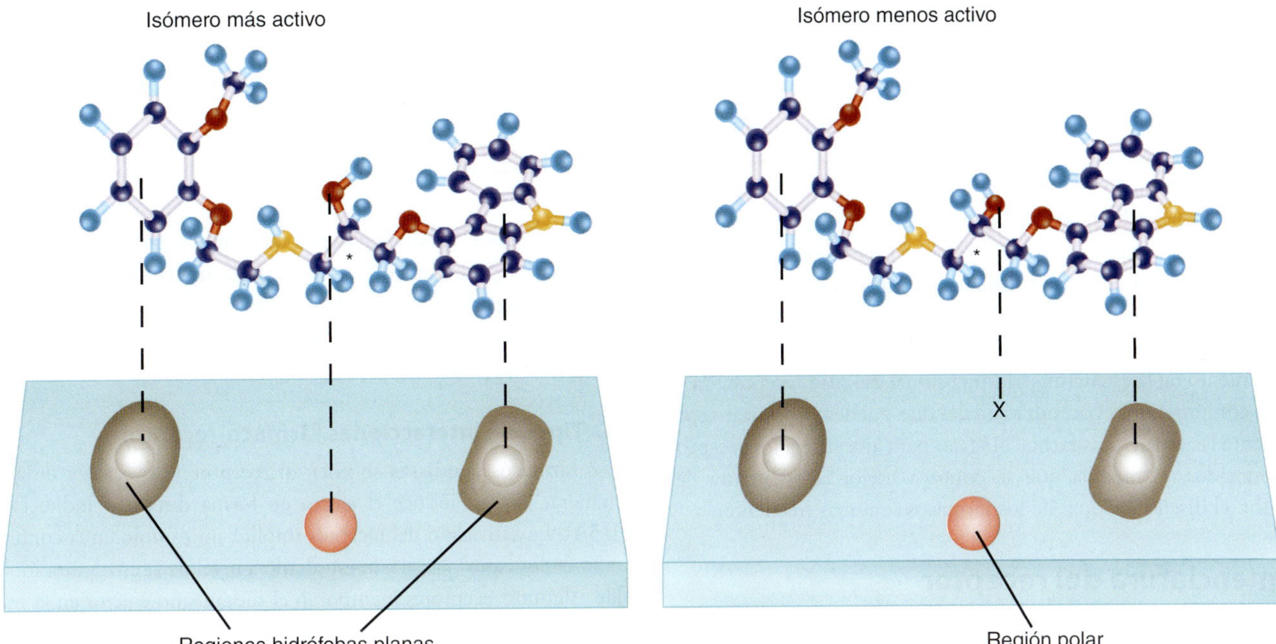

FIGURA 1–2 Representación de la imposibilidad de superponer los dos estereoisómeros del carvedilol en el receptor β. La "superficie receptora" está simplificada. El carbono central quiral se señala con un asterisco. Uno de los dos isómeros se ajusta muy bien a la configuración tridimensional del sitio de unión de la molécula del adrenorreceptor β (*izquierda*) y tres grupos, incluida una fracción polar importante (un grupo hidroxilo, indicado por la línea central punteada), se unen con las áreas clave de la superficie. El isómero menos activo no puede orientar las tres áreas a la superficie receptora (*derecha*). (Molécula generada mediante Jmol, un visor de Java abierto para estructuras químicas en 3D [http://jmol.sourceforge.net/] con datos obtenidos de DrugBank [http://www.drugbank.ca].)

Además, el fenómeno de **quiralidad** (**estereoisomerismo**) es tan frecuente en la biología que más de la mitad de todos los fármacos útiles corresponde a moléculas quirales, es decir, que pueden existir como pares enantioméricos. Los fármacos con dos centros asimétricos poseen cuatro diastereómeros, como la efedrina, un fármaco simpaticomimético. En la mayor parte de los casos, uno de estos enantiómeros es mucho más potente que su enantiómero, que es su imagen en espejo, ya que tiene un mejor ajuste a la molécula receptora. Si se imagina al sitio receptor como un guante en el que la molécula farmacológica debe entrar para ejercer su efecto, está claro que un fármaco "orientado a la izquierda" es más efectivo para unirse con un receptor izquierdo que su enantiómero "orientado a la derecha".

El enantiómero más activo en un tipo de receptor puede no ser más activo en otro tipo de receptor, por ejemplo, un tipo que ejerciera una acción diversa. Por ejemplo, el carvedilol, un compuesto que interactúa con los adrenorreceptores, posee un solo centro quiral y por tanto dos enantiómeros (fig. 1-2, cuadro 1-1). Uno de estos enantiómeros, el isómero *(S)*(–), es un potente bloqueador del receptor β. El isómero *(R)*(+) es 100 veces más débil en el receptor β. Sin embargo, los isómeros tienen potencia casi equivalente como bloqueadores del receptor α. La cetamina es un anestésico intravenoso. El enantiómero (+) es un anestésico más potente y menos tóxico que el enantiómero (–). Lamentablemente, el fármaco aún se utiliza como mezcla racémica.

Por último, dado que las enzimas casi siempre son estereoselectivas, muchas veces uno de los enantiómeros del fármaco es más susceptible que el otro a las enzimas que lo metabolizan. Como resultado, la duración de la actividad de un enantiómero puede ser muy distinta a la del otro. De igual manera, los transportadores del fármaco pueden ser estereoselectivos.

Infortunadamente, la mayoría de los estudios de eficacia clínica y eliminación farmacológica en seres humanos se ha realizado con mezclas racémicas de compuestos y no con los enantiómeros separados. Hoy en día, sólo un pequeño porcentaje de los fármacos quirales empleados en la clínica se comercializa como el isómero activo; el resto está disponible sólo en la forma de mezclas racémicas. Como resultado de las dosis farmacológicas que reciben muchos pacientes, 50% o más tiene menor o nula actividad, o bien efecto tóxico. Algunos fármacos ya están disponibles como mezcla racémica y también en forma de isómero puro. Por desgracia, la esperanza de que la administración del enantiómero activo puro reduzca los efectos adversos en comparación con los producidos con la formulación racémica no se ha confirmado. No obstante, existe un interés creciente, tanto en el medio científico como en el regulatorio, para que más fármacos quirales estén disponibles en la forma del enantiómero activo.

CUADRO 1–1 Constantes de disociación (K_d) de los enantiómeros y racemato de carvedilol

Forma de carvedilol	Receptores α (K_d, nmol/L[1])	Receptores β (K_d, nmol/L)
Enantiómero *R*(+)	14	45
Enantiómero *S*(–)	16	0.4
Enantiómeros *R,S*(±)	11	0.9

[1]La K_d es la concentración para producir saturación de 50% de los receptores y es inversamente proporcional a la afinidad del fármaco por los receptores.

Datos tomados de Ruffolo RR et al: The pharmacology of carvedilol. Eur J Pharmacol 1990;38:S82.

Diseño racional de los fármacos

El diseño racional de los fármacos supone la capacidad para predecir la estructura molecular apropiada de un fármaco con base en la información sobre su receptor biológico. Hasta fecha reciente, ningún receptor se conocía lo suficiente para posibilitar tal diseño farmacológico. En su lugar, los fármacos se desarrollaron mediante pruebas aleatorias de sustancias o a través de la modificación de fármacos con un efecto ya conocido (cap. 5). Pese a ello, la caracterización de muchos receptores durante los últimos 30 años ha cambiado esta situación. Hoy en día, unos cuantos fármacos de uso actual se desarrollaron mediante diseño molecular con base en el conocimiento de la estructura tridimensional del sitio receptor. Ya se cuenta con programas computacionales que pueden optimizar repetidamente las estructuras farmacológicas para ajustarse a los receptores conocidos. A medida que se conozca mejor la estructura del receptor, el diseño racional de los fármacos será más frecuente.

Nomenclatura del receptor

El espectacular éxito de las formas más recientes y eficientes de identificar y caracterizar a los receptores (cap. 2) ha generado diversos sistemas distintos, algunas veces confusos, para denominarlos. A su vez, esto ha dado lugar a varias sugerencias acerca de métodos más racionales para asignar un nombre a los receptores. Se remite al lector interesado a las iniciativas de la *International Union of Pharmacology* (IUPHAR), *Committee on Receptor Nomenclature and Drug Classification* (publicado en varios números de *Pharmacological Reviews*), y a Alexander SPH, Mathie A, Peters JA: Guide to receptors and channels (GRAC), 4th edition. *Br J Pharmacol* 2009;158(Suppl 1):S1-S254. Éstas son las fuentes principales para nombrar a los receptores en los capítulos de este libro.

INTERACCIONES FÁRMACO-CUERPO

Por conveniencia, las interacciones entre un fármaco y el cuerpo se dividen en dos clases. Las acciones del fármaco sobre el cuerpo se denominan procesos **farmacodinámicos** (fig. 1-1); los principios de la farmacodinámica se presentan con más detalle en el capítulo 2. Estas propiedades determinan el grupo en el que se clasifica el compuesto y constituyen el factor principal para decidir si ese grupo representa el tratamiento apropiado para un síntoma o enfermedad particulares. Las acciones del cuerpo sobre el fármaco se conocen como procesos **farmacocinéticos** y se describen en los capítulos 3 y 4. Los procesos farmacocinéticos regulan la absorción, distribución y eliminación de los fármacos, y poseen una gran importancia práctica para la elección y administración de un fármaco particular a un paciente específico, por ejemplo, un individuo con función renal anormal. Los párrafos siguientes presentan una breve introducción a la farmacodinámica y farmacocinética.

Principios farmacodinámicos

La mayor parte de los fármacos debe unirse a un receptor para ejercer su efecto. No obstante, en el plano celular, la unión del fármaco sólo es el primero de lo que a menudo es una secuencia compleja de pasos:

- Fármaco (D) + receptor-efector (R) → complejo fármaco-receptor-efector → efecto.
- D + R → complejo fármaco-receptor → molécula efectora → efecto.
- D + R → complejo D-R → activación de molécula de acoplamiento → molécula efectora → efecto.
- Inhibición del metabolismo del activador endógeno → acción intensificada del activador en una molécula efectora → efecto aumentado.

Nótese que el cambio final en la función se logra por un mecanismo **efector**. El efector puede ser parte de la molécula receptora o una molécula separada. Una gran cantidad de receptores se comunica con sus efectores a través de moléculas de acoplamiento, como se describe en el capítulo 2.

A. Tipos de interacciones fármaco-receptor

Los fármacos **agonistas** se unen al receptor y lo *activan* de alguna manera, lo cual induce el efecto en forma directa o indirecta (fig. 1-3A). La activación del receptor implica un cambio en la conformación en los casos que se han estudiado a nivel de la estructura molecular. Algunos receptores incorporan el mecanismo efector en la misma molécula, por lo que la unión del fármaco produce el efecto en forma directa, por ejemplo al abrir un conducto iónico o activar la actividad enzimática. Otros receptores se unen con una molécula efectora separada mediante una o más moléculas intermedias de acoplamiento. Los cinco tipos principales de sistemas de acoplamiento fármaco-receptor-efector se describen en el capítulo 2. Al unirse con un receptor, los **antagonistas farmacológicos** compiten con otras moléculas e impiden su unión con dicho receptor. Por ejemplo, los antagonistas del receptor para la acetilcolina, como la atropina, son antagonistas porque impiden el acceso de la acetilcolina y agonistas similares al sitio receptor para acetilcolina y estabilizan al receptor en su estado inactivo (o algún estado distinto al activado por la acetilcolina). Estos agentes reducen los efectos de la acetilcolina y moléculas similares en el cuerpo (fig. 1-3B), pero su acción puede contrarrestarse si se incrementa la dosis del agonista. Algunos antagonistas establecen uniones muy fuertes con el sitio receptor que son irreversibles o casi irreversibles, por lo que no pueden desplazarse con el aumento de la concentración del agonista. Los fármacos que se unen con la misma molécula receptora, pero no impiden la unión del agonista, actúan en forma **alostérica** y pueden intensificar (fig. 1-3C) o inhibir (fig. 1-3D) la acción de la molécula agonista. La inhibición alostérica no se contrarresta con una dosis mayor del agonista.

B. Agonistas que inhiben sus moléculas de unión

Algunos fármacos se asemejan a agonistas porque inhiben a las moléculas que terminan la acción de un agonista endógeno. Por ejemplo, los *inhibidores* de la acetilcolinesterasa lentifican la destrucción de la acetilcolina endógena, lo que produce efectos colinomiméticos que se parecen en grado notable a la acción de las moléculas *agonistas* en el receptor colinérgico, aunque los inhibidores de la colinesterasa no se unen o lo hacen sólo en forma incidental, con los receptores colinérgicos (cap. 7). Puesto que amplifican los efectos de los ligandos agonistas liberados por mecanismos fisiológicos, algunas veces sus efectos son más selectivos y menos tóxicos que los de los agonistas exógenos.

C. Agonistas, agonistas parciales y agonistas inversos

La figura 1-4 describe un modelo útil de interacción fármaco-receptor. Como ya se indicó, se ha postulado que el receptor existe en las

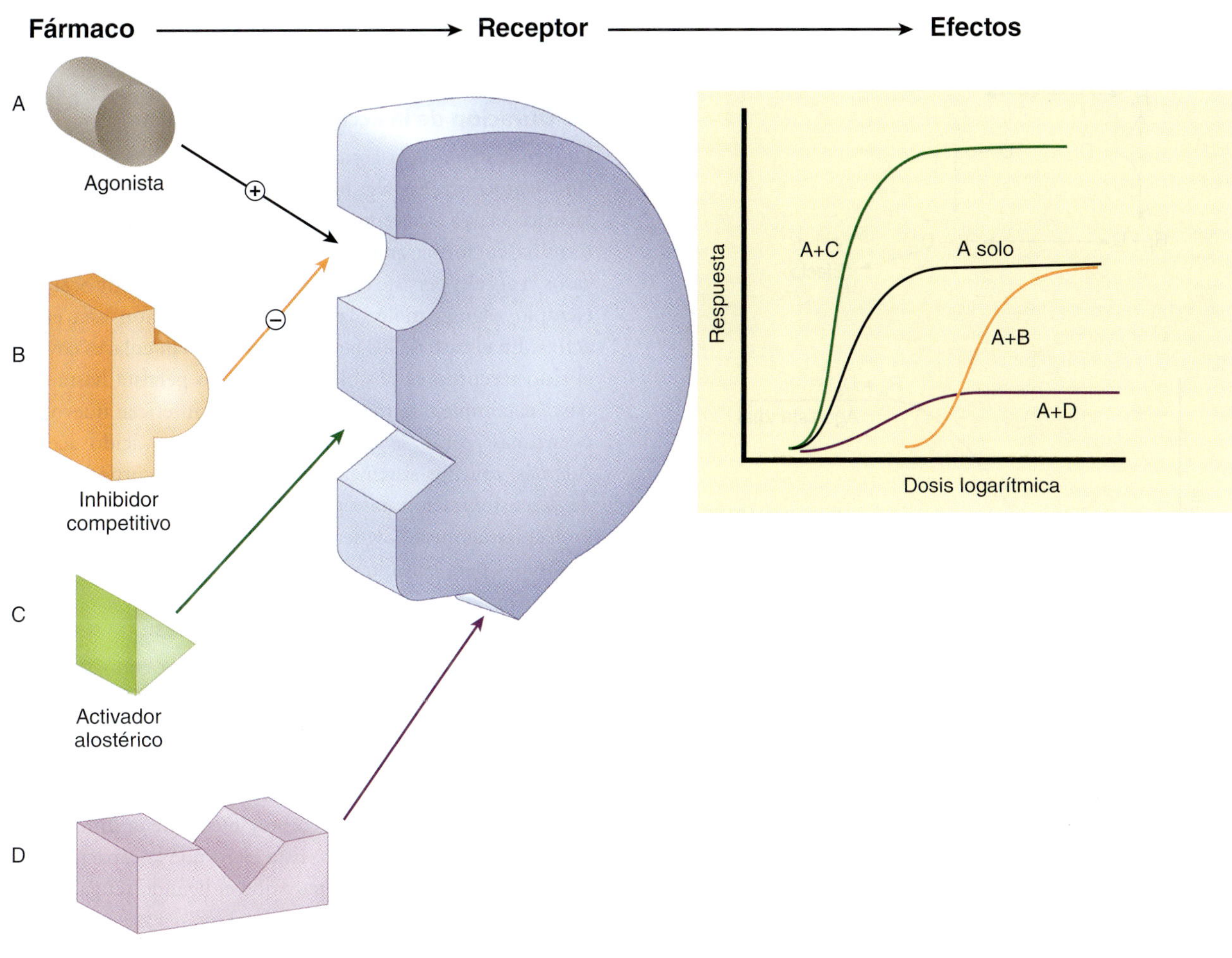

FIGURA 1–3 Los fármacos interactúan con los receptores de varias maneras. Los efectos de estas interacciones se representan en forma diagramática en las curvas dosis-respuesta de la derecha. Los fármacos que alteran la respuesta agonista (**A**) pueden activar el sitio de unión agonista, competir con el agonista (inhibidores competitivos, **B**) o actuar en sitios separados (alostéricos, lo que aumenta (**C**) o disminuye (**D**) la respuesta al agonista. Los activadores alostéricos (**C**) pueden incrementar la eficacia del agonista o su afinidad de unión. La curva mostrada refleja un aumento de la eficacia; un incremento de la afinidad produciría un desplazamiento de la curva a la izquierda.

formas inactiva, no funcional (R_i) y activada (R_a). Las consideraciones termodinámicas indican que incluso en ausencia de cualquier agonista, parte del receptor debe existir en su forma R_a parte del tiempo y puede tener los mismos efectos fisiológicos que la actividad inducida por un agonista. Este efecto, que ocurre en ausencia de un agonista, se denomina **actividad constitutiva.** Los agonistas son los fármacos que poseen una afinidad mucho mayor por la configuración R_a y la estabilizan, de tal manera que un elevado porcentaje de la reserva total se encuentra en la fracción R_a-D y se produce un efecto intenso. La identificación de la actividad constitutiva depende de la densidad del receptor, la concentración de moléculas de acoplamiento (si se trata de un sistema acoplado) y del número de efectores en el sistema.

Cuando muchos fármacos agonistas se administran en concentraciones suficientes para saturar la reserva de receptores, pueden activar sus sistemas receptor-efector a la máxima extensión de la que el sistema es capaz, es decir, que cambian casi toda la reserva del receptor a la forma R_a-D. Estos fármacos se denominan **agonistas totales.** Otros fármacos, los **agonistas parciales**, se unen con los mismos receptores y los activan de la misma forma, pero no inducen una respuesta tan intensa, sin importar cuán alta sea su concentración. En el modelo de la figura 1-4, los agonistas parciales no estabilizan la configuración R_a en forma tan completa como los agonistas parciales, por lo que una fracción significativa de los receptores se encuentra en la reserva R_i-D. Estos compuestos tienen **eficacia intrínseca** baja. En consecuencia, el pindolol, un agonista parcial del receptor adrenérgico β, puede actuar como agonista (si no existe un agonista total) o como antagonista (en presencia de un agonista total como la adrenalina) (cap. 2). La eficacia intrínseca es independiente de la afinidad (como suele medirse) por el receptor.

En el mismo modelo, la acción del antagonista convencional puede explicarse como la conservación de las fracciones de R_i y R_a en las mismas cantidades relativas en que se encontraban en ausencia de cualquier fármaco. En esta situación no se observaría cambio alguno, por lo que parecería que el fármaco carece de efecto. Sin embargo, la presencia del antagonista en el sitio receptor bloquea el acceso de los agonistas al receptor e impide el efecto agonista habitual. Esta acción bloqueadora se conoce como **antagonismo neutral**.

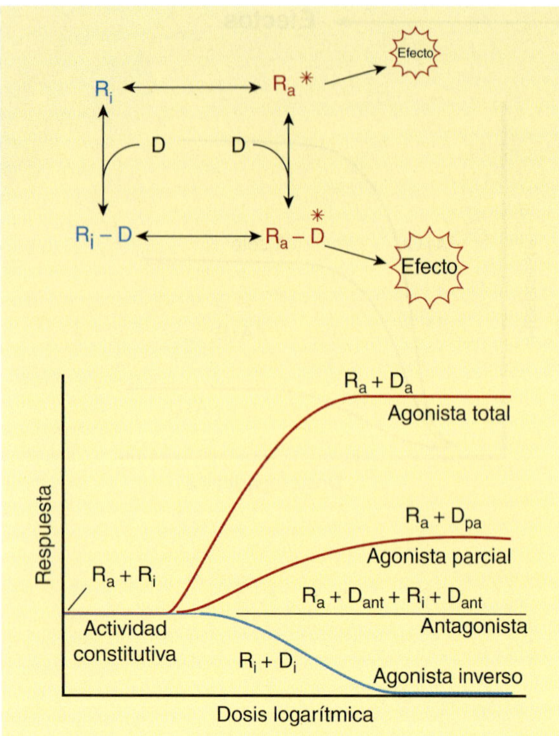

FIGURA 1–4 Un modelo de interacción fármaco-receptor. El receptor es capaz de asumir dos conformaciones. En la conformación R_i está inactivo y no produce efecto, aun cuando se combine con una molécula farmacológica. En la conformación R_a, el receptor puede activar mecanismos que producen un pequeño efecto observable, incluso en ausencia de un fármaco (actividad constitutiva). En ausencia de fármacos, las dos isoformas están en equilibrio y se favorece la forma R_i. Los agonistas totales convencionales tienen una afinidad mucho mayor por la conformación R_a, por lo que la acción de masa favorece la formación del complejo R_a-D, con un efecto mucho mayor. Los agonistas parciales muestran afinidad intermedia por ambas formas, R_i y R_a. Según esta hipótesis, los antagonistas convencionales tienen la misma afinidad por ambas formas del receptor y mantienen el mismo nivel de actividad constitutiva. Por otro lado, los agonistas inversos tienen una afinidad mucho mayor por la forma R_i, reducen su actividad constitutiva y pueden producir un efecto fisiológico opuesto.

¿Qué ocurre si un fármaco tiene afinidad mucho mayor por el estado R_i que por R_a y estabiliza un porcentaje considerable de la reserva R_i-D? Dicho fármaco reduce cualquier actividad constitutiva, lo que tiene efectos opuestos a los efectos obtenidos con los agonistas convencionales en ese receptor. Estos fármacos se llaman **agonistas inversos** (fig. 1-4). Uno de los ejemplos mejor documentados de este tipo de sistema es el receptor-efector para el ácido aminobutírico γ ($GABA_A$) (un conducto de cloro) en el sistema nervioso. Este receptor se activa con el transmisor endógeno GABA e inhibe a las células postsinápticas. Los agonistas exógenos convencionales, como las benzodiazepinas, también facilitan el sistema receptor-efector y producen inhibición similar a la de GABA con sedación como resultado terapéutico. Esta inhibición puede bloquearse con antagonistas neutrales convencionales, como el flumazenilo. Además, se ha descubierto que los agonistas inversos causan ansiedad y agitación, lo contrario a la sedación (cap. 22). Se han encontrado agonistas inversos similares para los adrenorreceptores β; receptores para histamina H_1 y H_2; y varios sistemas de receptores.

D. Duración de la acción farmacológica

La terminación de la acción de un fármaco es resultado de uno de varios procesos. En algunos casos, el efecto sólo dura mientras el fármaco ocupa el receptor y la disociación del fármaco y el receptor termina en forma automática el efecto. Sin embargo, en muchos casos la acción persiste después que el fármaco se disocia ya que, por ejemplo, alguna molécula de acoplamiento aún está en su forma activa. En el caso de los fármacos que forman enlaces covalentes con el sitio receptor, es posible que el efecto persista hasta que se destruya el complejo fármaco-receptor y se sinteticen nuevos receptores o enzimas, como se describió antes para el ácido acetilsalicílico. Además, muchos sistemas receptor-efector incorporan mecanismos de desensibilización para prevenir la activación excesiva cuando las moléculas agonistas siguen presentes por largos periodos (véase el capítulo 2 para consultar más detalles).

E. Receptores y sitios de unión inertes

Para funcionar como receptor, una molécula endógena debe ser en primer lugar **selectiva** al elegir los ligandos (moléculas de fármacos) con los que se une, y segundo, debe **cambiar su función** al unirse, de tal manera que se altere la función del sistema biológico (célula, tejido, etc.). La característica de selectividad es necesaria para evitar la activación constante del receptor mediante la unión no selectiva de varios ligandos diferentes. Está claro que la capacidad para cambiar la función es necesaria para que el ligando tenga un efecto farmacológico. El cuerpo contiene una gran variedad de moléculas capaces de unirse con fármacos y no todas estas moléculas endógenas poseen actividad reguladora. La unión de un fármaco con una molécula no reguladora, como la albúmina plasmática, no produce un cambio discernible en la función del sistema biológico, por lo que esta molécula endógena puede denominarse **sitio de unión inerte**. No obstante, esta unión no carece del todo de importancia, dado que afecta la distribución de la sustancia en el cuerpo y determina la cantidad de fármaco libre que hay en circulación. Estos dos factores tienen importancia farmacocinética (cap. 3).

Principios farmacocinéticos

En el tratamiento práctico, un fármaco debe ser capaz de llegar al sitio de acción pretendido después de administrarlo por alguna vía conveniente. En muchos casos, el fármaco activo es lo bastante liposoluble y estable para administrarlo como tal. No obstante, en algunos casos debe administrarse un precursor químico inactivo que se absorbe y distribuye con facilidad, y que luego se convierte en el compuesto activo mediante procesos biológicos dentro del cuerpo. Este precursor químico se llama **profármaco**.

Sólo en unas cuantas situaciones es posible aplicar un fármaco directamente en el tejido en el que ejerce sus efectos, como la aplicación tópica de un agente antiinflamatorio a la piel o mucosa inflamadas. Lo más frecuente es que el medicamento se introduzca en un compartimiento corporal, por ejemplo el intestino, y que deba desplazarse a su sitio de acción en otro compartimiento, como el cerebro en caso de un agente anticonvulsivo. Para esto es necesario que el fármaco se **absorba** desde el sitio de administración al torrente sanguíneo y que se **distribuya** a su sitio de acción luego de **atravesar** varias barreras que separan a estos compartimientos. Para que un fármaco que se administra por

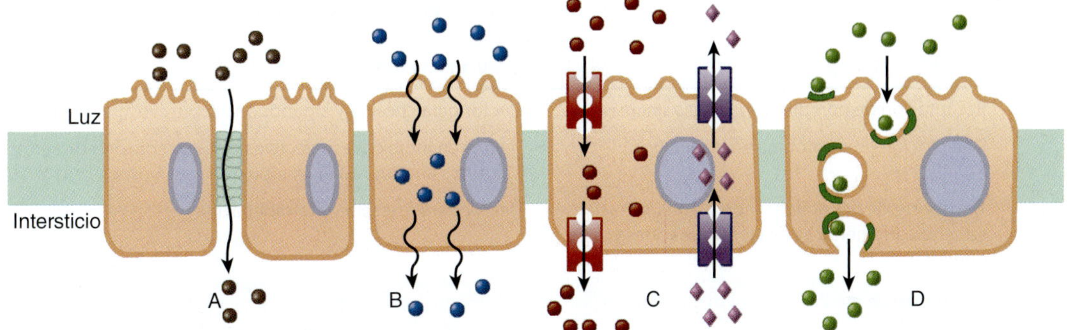

FIGURA 1–5 Mecanismos de penetración farmacológica. Los fármacos pueden difundirse pasivamente por conductos acuosos en las uniones intercelulares (p. ej., zonas de oclusión, **A**) o a través de las membranas lipídicas (**B**). Los fármacos con las características apropiadas son llevados al interior o exterior de las células por transportadores (**C**). Los fármacos con dificultades para pasar a través de la membrana pueden unirse con receptores en la superficie celular (sitios de unión de color oscuro), ser circundados por la membrana (endocitosis) y luego liberados dentro de la célula, o expulsados en vesículas delimitadas por membrana fuera de la célula hacia el espacio extracelular (exocitosis, **D**).

vía oral ejerza un efecto en el sistema nervioso central, estas barreras incluyen los tejidos que conforman la pared del intestino, las paredes de los capilares que irrigan el intestino, la barrera hematoencefálica y las paredes de los capilares que irrigan el cerebro. Por último, después de desencadenar su efecto, un fármaco debe **eliminarse** a una velocidad razonable mediante desactivación metabólica, por excreción del cuerpo o por una combinación de estos procesos.

A. Penetración

La penetración de los fármacos ocurre por varios mecanismos. Es frecuente la difusión pasiva en un medio acuoso o lipídico, pero hay procesos activos que participan en el desplazamiento de muchos fármacos, sobre todo aquellos con moléculas demasiado grandes para difundirse con facilidad (fig. 1-5).

1. Difusión acuosa. La difusión acuosa ocurre dentro de los compartimientos acuosos más grandes del cuerpo (espacio intersticial, citosol, etc.) y a través de las zonas de oclusión en la membrana epitelial y el recubrimiento endotelial de los vasos sanguíneos por los poros acuosos, que en algunos tejidos permiten el paso de moléculas con peso molecular hasta de 20 000 a 30 000* (fig. 1-5A).

La difusión acuosa de las moléculas farmacológicas casi siempre está impulsada por un desplazamiento en favor de un gradiente de concentración descrito por la ley de Fick (véase más adelante). Las moléculas del fármaco que están unidas con grandes proteínas plasmáticas (p. ej., albúmina) no penetran la mayor parte de los poros acuosos vasculares. Si el fármaco tiene carga eléctrica, su flujo también depende de los campos eléctricos (p. ej., el potencial de membrana y, en algunas partes de la nefrona, por el potencial transtubular).

2. Difusión lipídica. La difusión lipídica es el factor limitante más importante de la penetración farmacológica por la gran cantidad de barreras lipídicas que separan los compartimientos del cuerpo. Como estas barreras lipídicas separan compartimientos acuosos, el **coeficiente de partición lípido:agua** de un fármaco determina la facilidad con la que la molécula se desplaza entre los medios acuosos y lipídicos. En caso de ácidos y bases débiles (que ganan o pierden protones con carga eléctrica según el pH), la capacidad para desplazarse de un medio acuoso a uno lipídico o viceversa varía con el pH del medio, ya que las moléculas con carga eléctrica atraen a las moléculas de agua. La proporción entre la forma liposoluble y la forma hidrosoluble de un ácido o base débiles se expresa mediante la ecuación de Henderson-Hasselbalch (véase la sección siguiente y la figura 1-5B).

3. Transportadores especiales. Existen moléculas transportadoras especiales para muchas sustancias que son importantes para la función celular y demasiado grandes o insolubles en lípidos para difundirse en forma pasiva a través de las membranas, como los péptidos, aminoácidos y glucosa. Estos transportadores producen el desplazamiento por transporte activo o difusión facilitada y, a diferencia de la difusión pasiva, son selectivos, saturables y susceptibles de inhibición. Puesto que muchos fármacos son o se asemejan a estos péptidos, aminoácidos o azúcares naturales, pueden usar estos transportadores para cruzar las membranas. Véase la figura 1-5C.

Muchas células también contienen transportadores de membrana menos selectivos que se especializan en expulsar moléculas extrañas. Una familia grande de estos transportadores se une con trifosfato de adenosina (ATP) y se conoce como familia ABC (casete de unión con ATP). Esta familia incluye a la **glucoproteína P**, o **transportador tipo 1 de resistencia a múltiples fármacos (MDR1**, *multidrug resistance type 1*) que se encuentra en el cerebro, testículos y otros tejidos, además de algunas células neoplásicas resistentes a fármacos (cuadro 1-2). Las moléculas transportadoras similares de la familia ABC, los transportadores tipo **proteína relacionada con resistencia a múltiples fármacos (MRP**, *multidrug resistance-associated protein*), tienen funciones importantes en la excreción de algunos fármacos o sus metabolitos hacia la orina y la bilis, así como en la resistencia de algunos tumores a los agentes quimioterapéuticos. Se han identificado varias familias de transportadores que no se unen con ATP, sino que usan gradientes iónicos para transportar energía. Algunos de éstos (la familia transportadora de soluto [SLC, *solute carrier*]) tienen importancia particular en la captación de neurotransmisores a través de membranas de las terminaciones nerviosas. Estos últimos transportadores se describen con más detalle en el capítulo 6.

4. Endocitosis y exocitosis. Unas cuantas sustancias son tan grandes o impermeables que sólo pueden entrar a las células por endocitosis, el proceso por el cual la sustancia se une a un receptor en la superficie

*Los capilares del cerebro, testículos y algunos otros tejidos se caracterizan por la ausencia de poros que permitan la difusión acuosa. También pueden contener altas concentraciones de bombas exportadoras de fármaco (bombas MDR; véase el texto). Por lo tanto, estos tejidos son sitios protegidos o "santuarios" para muchos fármacos circulantes.

CUADRO 1-2 Algunas moléculas transportadoras importantes en farmacología

Transportador	Actividad fisiológica	Importancia farmacológica
NET	Recaptación de noradrenalina en las sinapsis	Efector para cocaína y algunos antidepresivos tricíclicos
SERT	Recaptación de serotonina en las sinapsis	Efector de inhibidores selectivos de la recaptación de serotonina y algunos antidepresivos tricíclicos
VMAT	Transporte de dopamina y noradrenalina hacia vesículas adrenérgicas en las terminaciones nerviosas	Efector para reserpina y tetrabenazina
MDR1	Transporte de muchos xenobióticos fuera de las células	El aumento de expresión confiere resistencia a ciertos fármacos antineoplásicos; su inhibición aumenta la concentración sanguínea de digoxina
MRP1	Secreción de leucotrieno	Confiere resistencia a ciertos fármacos antineoplásicos y antimicóticos

MDR1, proteína 1 de resistencia a múltiples fármacos; MRP 1, proteína 1 relacionada con resistencia a múltiples fármacos; NET, transportador de noradrenalina; SERT, transportador de la recaptación de serotonina; VMAT, transportador vesicular de monoaminas.

celular, es circundada por la membrana celular y llevada al interior de la célula cuando se desprende la vesícula recién formada por el lado interno de la membrana. A continuación, la sustancia puede liberarse en el citosol por degradación de la membrana vesicular (fig. 1-5D). Por este proceso se transporta el complejo que forma la vitamina B_{12} con una proteína transportadora (factor intrínseco) a través de la pared intestinal hacia la sangre. De igual manera, el hierro se transporta a los precursores eritrocíticos que sintetizan la hemoglobina, en conjunto con la proteína transferrina. Para que este proceso funcione, debe haber receptores específicos para las proteínas de transporte.

El proceso inverso (exocitosis) hace posible la secreción de muchas sustancias fuera de las células. Por ejemplo, muchos neurotransmisores se almacenan en vesículas limitadas por membrana en las terminaciones nerviosas para protegerlos de la destrucción metabólica en el citoplasma. La activación adecuada de la terminación nerviosa produce fusión de la vesícula de almacenamiento con la membrana celular con expulsión de su contenido hacia el espacio extracelular (cap. 6).

B. Ley de difusión de Fick

El flujo pasivo de moléculas en favor de un gradiente de concentración depende de la ley de Fick:

$$\text{Flujo (moléculas por unidad de tiempo)} = (C_1 - C_2) \times \frac{\text{Área} \times \text{coeficiente de permeabilidad}}{\text{Espesor}}$$

donde C_1 es la concentración más alta, C_2 es la concentración más baja, el área es la superficie transversal del trayecto para la difusión, el coeficiente de permeabilidad es una medida de la movilidad de las moléculas del fármaco en el medio de difusión y espesor es el grosor (longitud) del trayecto de difusión. En caso de difusión en lípidos, el coeficiente de partición lípido:agua es un factor determinante de la movilidad de la sustancia, ya que establece con qué facilidad el fármaco entra a la membrana lipídica desde el medio acuoso.

C. Ionización de ácidos y bases débiles; la ecuación de Henderson-Hasselbalch

La carga electrostática de una molécula ionizada atrae los dipolos del agua y produce un complejo polar, relativamente hidrosoluble e insoluble en lípidos. La difusión en lípidos depende de una liposolubilidad relativamente alta, y por tanto la ionización de los fármacos puede reducir en gran medida su capacidad para penetrar las membranas. Un porcentaje muy alto de fármacos comunes corresponde a ácidos o bases débiles (cuadro 1-3). Con respecto a los fármacos, la mejor definición de un ácido débil es el de una molécula neutral que puede disociarse en forma reversible en un anión (molécula con carga negativa) y un protón (un ion hidrógeno). Por ejemplo, el ácido acetilsalicílico se disocia de la siguiente manera:

$$C_8H_7O_2COOH \rightleftharpoons C_8H_7O_2COO^- + H^+$$

Ácido acetilsalicílico (ASA) neutral	ASA aniónico	Protón

Un fármaco que es una base débil puede definirse como una molécula neutral que puede formar un catión (molécula con carga positiva) al combinarse con un protón. Por ejemplo, la pirimetamina, una sustancia antipalúdica, se somete al siguiente proceso de asociación-disociación:

$$C_{12}H_{11}ClN_3NH_3^+ \rightleftharpoons C_{12}H_{11}ClN_3NH_2 + H^+$$

Pirimetamina catiónica	Pirimetamina neutral	Protón

Nótese que la forma del ácido débil unida al protón es la forma neutral, más liposoluble, mientras que la forma sin el protón de una base débil es la forma neutral. La ley de acción de masa requiere que estas reacciones se desplacen a la izquierda en un ambiente ácido (pH bajo, exceso de protones disponibles) y a la derecha en un ambiente alcalino. La ecuación de Henderson-Hasselbalch relaciona la proporción de ácido débil o base débil, unida o separada de un protón, con el pK_a de la molécula y el pH del medio de la siguiente manera:

$$\log \frac{\text{(Disociada)}}{\text{(No disociada)}} = pK_a - pH$$

Esta ecuación se aplica a fármacos ácidos y alcalinos. La inspección confirma que cuanto más bajo sea el pH con respecto al pK_a, mayor será la fracción del fármaco en su forma disociada. Como la forma sin carga es la más liposoluble, más porcentaje de un ácido débil se encontrará en la forma liposoluble en un pH ácido, mientras que una mayor proporción de un agente alcalino estará en su forma liposoluble en un pH alcalino.

CUADRO 1–3 Constantes de ionización de algunos fármacos comunes

Fármaco	pK_a[1]	Fármaco	pK_a[1]	Fármaco	pK_a[1]
Ácidos débiles		**Bases débiles**		**Bases débiles (cont.)**	
Acetazolamida	7.2	Adrenalina	8.7	Flufenazina	8.0, 3.9[2]
Ácido acetilsalicílico	3.5	Alopurinol	9.4, 12.3[2]	Hidralazina	7.1
Ácido etacrínico	2.5	Alprenolol	9.6	Imipramina	9.5
Ácido salicílico	3.0	Amilorida	8.7	Isoproterenol	8.6
Ampicilina	2.5	Amiodarona	6.6	Lidocaína	7.9
Ciprofloxacina	6.1, 8.7[2]	Anfetamina	9.8	Metadona	8.4
Clorotiazida	6.8, 9.4[2]	Atropina	9.7	Metanfetamina	10.0
Clorpropamida	5.0	Bupivacaína	8.1	Metaraminol	8.6
Cromoglicato	2.0	Ciclizina	8.2	Metoprolol	9.8
Difenilhidantoinato	8.3	Clonidina	8.3	Metildopa	10.6
Fenobarbital	7.4	Clordiazepóxido	4.6	Morfina	7.9
Furosemida	3.9	Clorfeniramina	9.2	Noradrenalina	8.6
Ibuprofeno	4.4, 5.2[2]	Cloroquina	10.8, 8.4	Nicotina	7.9, 3.1[2]
Levodopa	2.3	Clorpromazina	9.3	Pentazocina	7.9
Metildopa	2.2, 9.2[2]	Cocaína	8.5	Pilocarpina	6.9, 1.4[2]
Metotrexato	4.8	Codeína	8.2	Pindolol	8.6
Paracetamol	9.5	Desipramina	10.2	Pirimetamina	7.0-7.3[3]
Penicilamina	1.8	Diazepam	3.0	Prometazina	9.1
Pentobarbital	8.1	Difenhidramina	8.8	Procaína	9.0
Propiltiouracilo	8.3	Difenoxilato	7.1	Procainamida	9.2
Sulfadiazina	6.5	Efedrina	9.6	Propranolol	9.4
Sulfapiridina	8.4	Ergotamina	6.3	Quinidina	8.5, 4.4[2]
Teofilina	8.8	Escopolamina	8.1	Salbutamol	9.3
Tolbutamida	5.3	Estricnina	8.0, 2.3[2]	Seudoefedrina	9.8
Warfarina	5.0	Fenilefrina	9.8	Terbutalina	10.1
		Fisostigmina	7.9, 1.8[2]	Tioridazina	9.5

[1]El pK_a es el pH en el cual las concentraciones de las formas ionizada y no ionizada son iguales.

[2]Más de un grupo ionizable.

[3]Punto isoeléctrico.

Este principio tiene aplicación en la manipulación de la excreción renal de fármacos. Casi todos los fármacos se filtran en el glomérulo; si una sustancia se halla en su forma liposoluble durante su paso por el túbulo renal, un porcentaje considerable se resorbe por difusión pasiva simple. Si el objetivo es acelerar la excreción del fármaco (p. ej., en caso de sobredosis farmacológica), es importante prevenir su resorción en el túbulo. A menudo esto puede efectuarse mediante el ajuste del pH urinario para asegurar que el compuesto se encuentre en su forma ionizada, como se muestra en la figura 1-6. Como resultado de este efecto de partición, el fármaco queda "atrapado" en la orina. Por lo tanto, los ácidos débiles casi siempre se excretan con más rapidez en la orina alcalina, en tanto que las bases débiles se excretan por lo general con mayor rapidez en orina ácida. Otros líquidos corporales en los que las diferencias en el pH con respecto al pH sanguíneo pueden producir atrapamiento o resorción son el contenido del estómago y el intestino delgado; la leche materna; el humor acuoso y las secreciones vaginales o prostáticas (cuadro 1-4).

Como se sugiere en el cuadro 1-3, muchos medicamentos son bases débiles. La mayor parte de estas bases son moléculas que contienen un grupo amino. El nitrógeno de una amina neutral tiene tres átomos relacionados con él, más un par de electrones no compartidos (véase el esquema que se muestra más adelante). Los tres átomos pueden ser un carbono (designado "R") y dos hidrógenos (**amina primaria**), dos carbonos y un hidrógeno (**amina secundaria**) o tres átomos de carbono (**amina terciaria**). Cada una de estas tres formas puede unirse en forma reversible con un protón mediante los electrones no compartidos. Algunos fármacos poseen un cuarto enlace carbono-nitrógeno; son **aminas cuaternarias**. Sin embargo, la amina cuaternaria tiene una carga permanente y carece de electrones sin compartir con los cuales pueda unirse en forma reversible con un protón. Por lo tanto, las aminas primarias, secundarias y terciarias

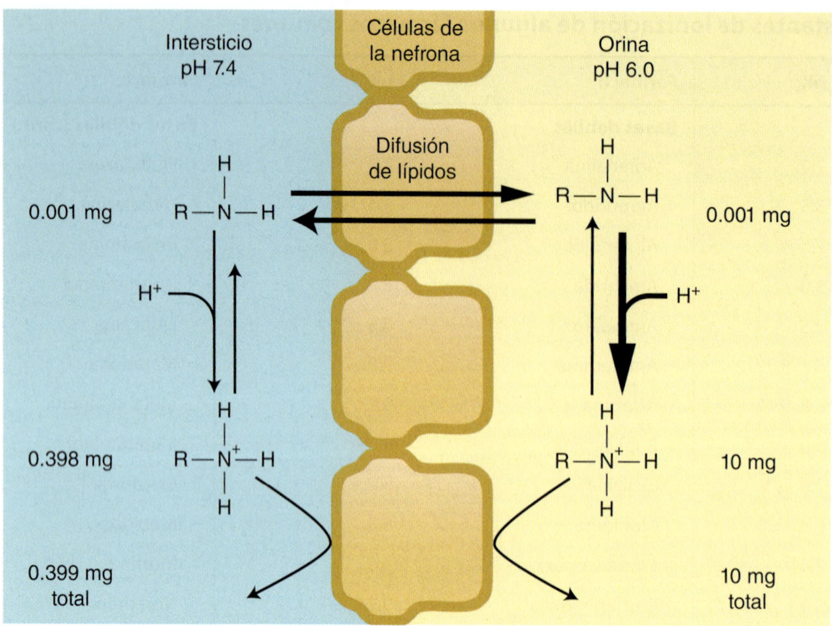

FIGURA 1–6 Retención de una base débil (metanfetamina) en la orina cuando ésta es más ácida que la sangre. En el caso hipotético ilustrado, la forma no cargada difusible del fármaco se equilibró a ambos lados de la membrana, pero la concentración total (forma cargada más la no cargada) en la orina (más de 10 mg) es 25 veces más alta que la sanguínea (0.4 mg).

pueden unirse de manera reversible con protones y su solubilidad en lípidos varía con el pH, pero las aminas cuaternarias siempre se encuentran en su forma cargada, poco liposoluble.

Primaria	Secundaria	Terciaria	Cuaternaria
H	R	R	R
R:N:	R:N:	R:N:	R:N:R (+)
H	H	R	R

GRUPOS FARMACOLÓGICOS

Sería impráctico conocer todos los aspectos pertinentes de cada uno de los miles de fármacos mencionados en este libro y, por fortuna, no es necesario. Casi todos los cientos de fármacos disponibles en la actualidad pueden clasificarse en unos 70 grupos. Muchos de los compuestos de cada grupo tienen acciones farmacodinámicas muy similares y sus propiedades farmacocinéticas también son muy parecidas. En la mayor parte de los grupos pueden identificarse uno o

CUADRO 1–4 Líquidos corporales con potencial para "atrapar" fármacos por el fenómeno de partición de pH

Líquido corporal	Intervalo de pH	Líquido total: índices de concentración sanguínea para sulfadiazina (ácido, pK_a 6.5)[1]	Líquido total: índices de concentración sanguínea para pirimetamina (base, pK_a 7.0)[1]
Orina	5.0–8.0	0.12–4.65	72.24–0.79
Leche materna	6.4–7.6[2]	0.2–1.77	3.56–0.89
Contenido de yeyuno, íleon	7.5–8.0[3]	1.23–3.54	0.94–0.79
Contenido gástrico	1.92–2.59[2]	0.11[4]	85 993–18 386
Secreciones prostáticas	6.45–7.4[2]	0.21	3.25–1.0
Secreciones vaginales	3.4–4.2[3]	0.11[4]	2 848–452

[1]Los índices entre el fármaco con protón y sin protón en el líquido corporal se calcularon con cada uno de los extremos de pH citados; se usó un pH sanguíneo de 7.4 para el índice sangre:fármaco. Por ejemplo, la proporción orina:sangre en estado de equilibrio para sulfadiazina es de 0.12 con un pH urinario de 5.0; esta proporción es de 4.65 con pH urinario de 8.0. Por lo tanto, el atrapamiento de sulfadiazina y su excreción son mucho más eficientes en la orina alcalina.

[2]Lentner C (ed.): *Geigy Scientific Tables*, vol 1, 8th ed. Ciba Geigy, 1981.

[3]Bowman WC, Rand MJ: *Textbook of Pharmacology*, 2nd ed. Blackwell, 1980.

[4]Cambio insignificante en las proporciones en el intervalo de pH fisiológico.

más **fármacos prototípicos** que ejemplifican las características más relevantes del grupo. Esto permite la clasificación de otros fármacos importantes del grupo como variantes del prototipo, por lo que sólo debe aprenderse con detalle el prototipo y, para las sustancias restantes, sólo las diferencias que tienen con el prototipo.

FUENTES DE INFORMACIÓN

Los estudiantes que deseen revisar el campo de la farmacología como preparación para un examen pueden revisar la obra *Pharmacology: Examination and Board Review*, de Trevor, Katzung y Masters (McGraw-Hill, 2010). Este libro incluye más de 1 000 preguntas y explicaciones en el formato USMLE. Una breve guía de estudio es *USMLE Road Map: Pharmacology*, de Katzung y Trevor (McGraw-Hill, 2006). *Road Map* contiene numerosos cuadros, figuras, mnemotecnias y viñetas clínicas del tipo USMLE.

La bibliografía al final de cada capítulo se eligió con la finalidad de proporcionar revisiones o publicaciones clásicas, o bien información específica para esos capítulos. Las mejores respuestas a las preguntas más detalladas relacionadas con la investigación básica o clínica se obtienen en las publicaciones sobre farmacología general y especialidades clínicas. Para el estudiante y el médico se recomiendan tres publicaciones periódicas como fuentes muy útiles de información actualizada sobre fármacos: *The New England Journal of Medicine*, que publica gran parte de la investigación clínica relacionada con fármacos, así como revisiones frecuentes de temas farmacológicos; *The Medical Letter on Drugs and Therapeutics*, que publica revisiones críticas breves sobre tratamientos nuevos y antiguos, en su mayor parte farmacológicos; y *Drugs*, que publica extensas revisiones de fármacos y grupos farmacológicos.

También deben mencionarse otras fuentes de información pertinentes para Estados Unidos. El "prospecto de envase" es un resumen de información que el fabricante está obligado a incluir en el envase para venta; la *Physicians' Desk Reference (PDR)* es un compendio de prospectos de envase publicado cada año con suplementos semestrales. Se vende en librerías y se distribuye en forma gratuita entre los médicos registrados. El inserto del empaque consiste en una breve descripción de la farmacología del producto. Este folleto contiene mucha información práctica y también se usa como un medio para descargar la responsabilidad legal por reacciones farmacológicas del fabricante al médico. Por lo tanto, el fabricante casi siempre lista todos los efectos tóxicos informados, sin importar cuán raros sean. *Micromedex* es un extenso sitio en Internet por suscripción de *Thomson Corporation* (http://clinical.thomsonhealthcare.com/products/physicians/). Proporciona descargas para asistentes digitales personales, información en línea sobre dosis e interacciones farmacológicas, e información toxicológica. Un manual trimestral útil y objetivo que suministra información sobre la toxicidad farmacológica y las interacciones es *Drug Interactions: Analysis and Management*. Por último, la FDA mantiene un sitio en Internet que presenta noticias sobre aprobaciones farmacológicas recientes, advertencias, etc. Puede consultarse en http://www.fda.gov. El programa de seguridad farmacológica *MedWatch* es un servicio de notificación gratuito por correo electrónico que proporciona noticias sobre advertencias y retiros emitidos por la FDA. Las suscripciones pueden obtenerse en https://service.govdelivery.com/service/user.html?code=USFDA.

BIBLIOGRAFÍA

Drug Interactions: Analysis and Management (quarterly). Wolters Kluwer Publications.

Pharmacology: Examination & Board Review, 9th ed. McGraw-Hill Companies, Inc.

Symposium: Allosterism and collateral efficacy. Trends Pharmacol Sci 2007;28(8): entire issue.

USMLE Road Map: Pharmacology; McGraw-Hill Companies, Inc.

The Medical Letter on Drugs and Therapeutics. The Medical Letter, Inc.

RESPUESTA AL ESTUDIO DE CASO

En el estudio de caso, el paciente se administró a sí mismo una sobredosis intravenosa de metanfetamina, una base débil. Este fármaco se filtra sin obstáculos en el glomérulo, pero se resorbe con rapidez en el túbulo renal. La administración de cloruro de amonio acidifica la orina, lo que convierte una fracción mayor del fármaco en su forma cargada, con ganancia de protones, la cual se resorbe en escasa medida y, por lo tanto, se elimina con más rapidez. Nótese que no todos los expertos recomiendan la diuresis forzada y manipulación del pH urinario después de una sobredosis de metanfetamina por el riesgo de causar daño renal (fig. 1-6).

CAPÍTULO

2

Receptores para fármacos y farmacodinámica

Mark von Zastrow, MD, PhD*

ESTUDIO DE CASO

Un varón de 51 años de edad acude a la clínica porque sufre dificultad para respirar. El paciente no tiene fiebre y su presión sanguínea es normal, aunque muestra taquipnea. La auscultación torácica revela sibilancias diseminadas. El médico establece el diagnóstico provisional de asma bronquial y administra epinefrina por inyección intramuscular, lo que mejora la respiración del paciente durante varios minutos. A continuación se obtiene una radiografía torácica, que resulta normal; el único aspecto notable de los antecedentes médicos es la hipertensión leve tratada en fecha reciente con propranolol. El médico instruye al paciente para que suspenda el uso del propranolol y cambia el fármaco antihipertensivo por verapamilo. ¿Por qué es correcta la indicación de este médico de interrumpir el propranolol? ¿Por qué es una mejor opción el verapamilo para tratar la hipertensión de este paciente?

Los efectos tóxicos y terapéuticos de los fármacos se deben a sus interacciones con las moléculas del paciente. La mayor parte de los fármacos actúa al vincularse con macromoléculas específicas, de tal manera que se alteran las actividades bioquímicas o biofísicas de las macromoléculas. Esta idea, que ha perdurado más de un siglo, está implícita en el término **receptor**: el componente de una célula o un organismo que interactúa con un fármaco e inicia la cadena de fenómenos que precipita los efectos observados de un medicamento.

Los receptores se han convertido en el centro de investigación de los efectos farmacológicos y sus mecanismos de acción (farmacodinámica). El concepto de receptor, extendido a la endocrinología, inmunología y biología molecular, ha sido esencial para explicar muchos aspectos de la regulación biológica. Ya se han aislado y caracterizado con detalle muchos receptores para fármacos, lo que ha abierto la posibilidad de comprender con exactitud las bases moleculares de la acción farmacológica.

El concepto de receptor tiene consecuencias prácticas e importantes para desarrollar fármacos y tomar decisiones terapéuticas en la práctica clínica. Estas consecuencias constituyen la base para entender las acciones y aplicaciones clínicas de los fármacos descritos en casi todos los capítulos del libro. De manera sinóptica, pueden resumirse de la siguiente manera.

*El autor agradece a Henry R. Bourne, MD, por sus importantes contribuciones a este capítulo.

1. **Los receptores determinan en gran medida las relaciones cuantitativas entre la dosis o la concentración del fármaco y los efectos farmacológicos.** La afinidad del receptor para unirse con un fármaco determina la concentración requerida de un compuesto para formar una cantidad significativa de complejos fármaco-receptor; el número total de receptores puede limitar el efecto máximo posible de un fármaco.
2. **Los receptores explican la selectividad de la acción farmacológica.** El tamaño, forma y carga eléctrica de un fármaco establecen si puede unirse y con qué afinidad a un receptor particular, entre una gran variedad de sitios de unión con diferencias químicas existentes en una célula, tejido o persona. Por consiguiente, los cambios de la estructura química de un fármaco pueden aumentar o disminuir en gran medida las afinidades de un nuevo fármaco por distintas clases de receptores, con alteraciones consecuentes sobre los efectos terapéuticos y tóxicos.
3. **Los receptores median las acciones de los agonistas y antagonistas farmacológicos.** Algunos fármacos y muchos ligandos naturales, como las hormonas y neurotransmisores, regulan la función **agonista** de las macromoléculas receptoras; esto significa que pueden activar al receptor para que emita una señal como resultado directo de su unión con él. Algunos agonistas activan a un solo tipo de receptor para producir todas sus funciones biológicas, mientras que otros inducen una función selectiva del receptor más que otra.

Otros fármacos actúan como **antagonistas** farmacológicos, es decir, se unen con receptores pero no activan la generación de una señal. Por consiguiente, interfieren con la capacidad de un agonista para activar al receptor. El efecto de uno de estos antagonistas "puros" en una célula o en un individuo depende por completo de que impida la unión de moléculas agonistas y bloquee sus acciones biológicas. Otros antagonistas suprimen las señales basales ("constitutivas") de los receptores, además de prevenir la unión del agonista. Algunos de los compuestos más útiles en la medicina clínica son antagonistas farmacológicos.

NATURALEZA MACROMOLECULAR DE LOS RECEPTORES FARMACOLÓGICOS

Casi todos los receptores son proteínas, al parecer porque la estructura de los polipéptidos permite la diversidad necesaria y especificidad de la forma y carga eléctrica. La estructura de los receptores es muy variable y puede identificarse de muchas maneras. En un principio, la unión farmacológica se usaba para identificar o purificar receptores a partir de extractos de tejidos; por consiguiente, los receptores se descubrieron después de los fármacos que se unen con ellos. Sin embargo, los avances en la biología molecular y la secuenciación del genoma han revertido de manera efectiva este orden. Ahora, los receptores se descubren mediante homología predecible de la estructura o secuencia con respecto a otros receptores (conocidos), y los fármacos que se unen con ellos se desarrollan después mediante métodos de detección química. Para muchos fármacos conocidos, este esfuerzo ha revelado una diversidad más amplia de receptores de la prevista y, asimismo, ha identificado varios **receptores "huérfanos"** (llamados así porque los ligandos aún se desconocen), que han sido blancos útiles para desarrollar nuevos fármacos.

Los receptores farmacológicos mejor caracterizados son **proteínas reguladoras**, que median las acciones de las señales químicas endógenas, como los neurotransmisores, autacoides y hormonas. Esta clase de receptores media los efectos de muchos de los agentes terapéuticos más útiles. Las estructuras moleculares y los mecanismos bioquímicos de estos receptores reguladores se describen más adelante en la sección Mecanismos de señalización y acción farmacológica.

Otras clases de proteínas bien identificadas como receptores farmacológicas son las **enzimas**, que pueden inhibirse (o con menor frecuencia activarse) mediante la unión de un fármaco (p. ej., reductasa de dihidrofolato, el receptor para el fármaco antineoplásico metotrexato); **proteínas transportadoras** (p. ej., Na^+/K^+-ATPasa, el receptor de membrana para los glucósidos de la digital con efecto cardiaco); y **proteínas estructurales** (p. ej., tubulina, el receptor para la colquicina, un fármaco antiinflamatorio).

Este capítulo revisa los tres aspectos de la función del receptor farmacológico y se presentan en orden de complejidad: 1) receptores como determinantes de la relación cuantitativa entre la concentración de un fármaco y la respuesta farmacológica; 2) receptores como proteínas reguladoras y componentes de mecanismos de señalización química que proporcionan blancos para fármacos importantes, y 3) receptores como determinantes clave de los efectos terapéuticos y tóxicos de los fármacos en los pacientes.

RELACIÓN ENTRE LA CONCENTRACIÓN DEL FÁRMACO Y LA RESPUESTA

La relación entre la dosis de un fármaco y la respuesta clínica observable puede ser compleja. Sin embargo, en sistemas *in vitro* bien controlados, la relación entre la concentración de un fármaco y su efecto es a menudo sencilla y puede describirse con precisión matemática. Esta relación ideal es el principio para las relaciones más complejas entre la dosis y el efecto que se producen cuando se administran fármacos a los pacientes.

Curvas de concentración-efecto y unión del receptor con agonistas

Incluso en animales o pacientes intactos, las respuestas a dosis bajas de un fármaco casi siempre se acentúan en proporción directa a la dosis. No obstante, conforme aumentan las dosis, el incremento de la respuesta disminuye; al final pueden alcanzarse dosis con las que ya no se obtiene aumento alguno de la respuesta. En sistemas ideales o *in vitro*, la relación entre la concentración de un fármaco y su efecto se describe con una curva hiperbólica (fig. 2-1A), según la siguiente ecuación:

$$E = \frac{E_{máx} \times C}{C + EC_{50}}$$

donde E es el efecto observado con la concentración C, $E_{máx}$ es la respuesta máxima que puede producirse con el fármaco y EC_{50} es la concentración del fármaco que produce 50% del efecto máximo.

Esta relación hiperbólica se asemeja a la ley de acción de masas, que describe la relación entre dos moléculas de una afinidad determinada. Tal semejanza sugiere que los agonistas farmacológicos actúan al unirse ("ocupar") con una clase distinta de moléculas biológicas con una afinidad característica por el receptor farmacológico. Se han usado ligandos radiactivos para el receptor a fin de confirmar esta supuesta ocupación en muchos sistemas fármaco-receptor. En dichos sistemas, el fármaco unido con los receptores (B) se relaciona con la concentración de fármaco libre (no unido) (C), como se muestra en la figura 2-1B y como describe una ecuación análoga:

$$B = \frac{B_{máx} \times C}{C + K_d}$$

en la que $B_{máx}$ indica la concentración total de los sitios receptores (es decir, sitios unidos con el fármaco en concentraciones infinitamente altas del fármaco libre) y K_d (constante de disociación de equilibrio) representa la concentración del fármaco libre en la que se observa la mitad de la unión máxima. Esta constante caracteriza la afinidad del receptor para unirse con el fármaco en forma recíproca: si la K_d es baja, la afinidad de unión es alta y viceversa. Es posible que EC_{50} y K_d sean idénticas, pero no es necesario que sea así, como se explica más adelante. Los datos de la dosis-respuesta se presentan con frecuencia en una gráfica del efecto farmacológico (ordenadas) contra el *logaritmo* de la dosis o concentración (abscisas). Esta maniobra matemática transforma la curva hiperbólica de la figura 2-1 en una curva sigmoidea con una porción intermedia lineal (p. ej., fig. 2-2). Esto amplía la escala del eje de la concentración en concentraciones bajas (donde el efecto cambia con rapidez) y la comprime en la región de concentraciones altas (donde el efecto cambia con lentitud), pero no tiene importancia biológica o farmacológica especial.

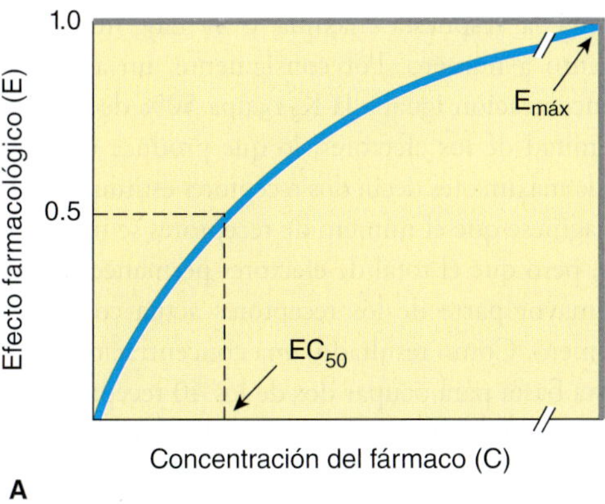

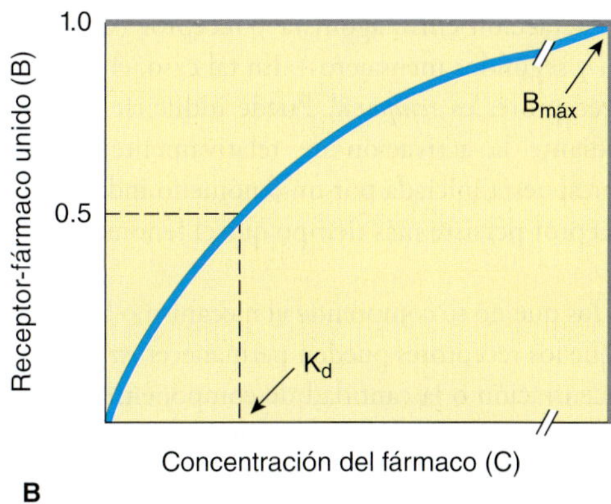

FIGURA 2-1 Relaciones entre la concentración farmacológica y el efecto del fármaco (**A**) o receptor-fármaco unido (**B**). Las concentraciones del fármaco en las que el efecto de la ocupación del receptor es la mitad del máximo se indican con EC_{50} y K_d, respectivamente.

Acoplamiento receptor-efector y receptores de reserva

Cuando un agonista ocupa un receptor, el cambio resultante en la conformación es sólo el primero de muchos pasos necesarios para producir una respuesta farmacológica. El proceso de transducción que vincula la ocupación de un receptor por un fármaco y la respuesta farmacológica se denomina a menudo **acoplamiento**. La eficiencia relativa del acoplamiento ocupación-respuesta depende en parte del cambio inicial en la conformación del receptor; por lo tanto, puede considerarse que los efectos de los agonistas totales tienen un acoplamiento más eficiente con la ocupación del receptor que los efectos de los agonistas parciales (descritos en el texto más adelante). La eficiencia del acoplamiento también depende de los fenómenos bioquímicos que convierten la ocupación del receptor en respuesta celular. Algunas veces, el efecto biológico de los fármacos tiene una relación lineal con el número de receptores unidos. Con frecuencia, esto es válido para los conductos iónicos regulados por fármacos, como aquellos en los que la corriente iónica producida por el fármaco es directamente proporcional al número de receptores (conductos iónicos) unidos. En otros casos, la respuesta biológica es una función más compleja de unión farmacológica con los receptores. Esto ocurre a menudo con los receptores vinculados con cascadas de transducción de señales enzimáticas, como aquellos en los que la respuesta biológica se incrementa muchas veces en forma desproporcionada respecto del número de receptores ocupados por el fármaco.

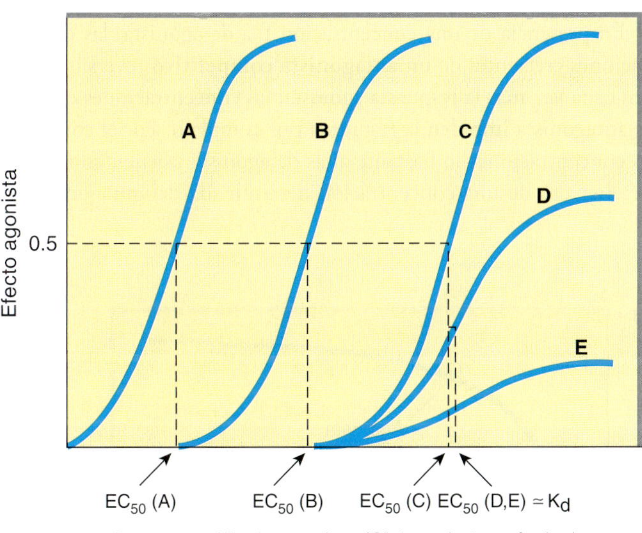

FIGURA 2-2 Transformación logarítmica del eje de la dosis y demostración experimental de los receptores de reserva mediante distintas concentraciones de un antagonista irreversible. La curva **A** muestra una respuesta agonista en ausencia de antagonista. Después del tratamiento con una concentración baja de antagonista (curva **B**), la curva se desplaza a la derecha. Sin embargo, se conserva la capacidad de respuesta máxima, ya que los receptores disponibles restantes aún rebasan el número requerido. En la curva **C**, que se produce después del tratamiento con una concentración más alta de antagonista, los receptores disponibles ya no están "en reserva", sino que apenas son suficientes para mediar una respuesta máxima no disminuida. Concentraciones todavía más altas de antagonista (curvas **D** y **E**) reducen el número de receptores disponibles hasta el punto que la respuesta máxima decrece. La EC_{50} aparente del agonista en las curvas **D** y **E** puede aproximarse a la K_d que caracteriza la afinidad de unión del agonista por el receptor.

Hay muchos factores que contribuyen al acoplamiento ocupación-respuesta no lineal y con frecuencia estos factores sólo se comprenden en forma parcial. El concepto de **receptores "de reserva"**, sin importar cuál sea el mecanismo bioquímico preciso que intervenga, puede ayudar a comprender estos efectos. Se dice que los receptores son "de reserva" para una respuesta farmacológica determinada si es posible inducir una respuesta biológica máxima con una concentración de agonista que no produzca la ocupación de todos los receptores disponibles. En condiciones experimentales, puede demostrarse la existencia de receptores de reserva con el uso de antagonistas irreversibles para impedir la unión del agonista con una cantidad dada de receptores disponibles y demostrar que las concentraciones altas del agonista aún pueden inducir una respuesta máxima (fig. 2-2). En consecuencia, la misma respuesta inotrópica máxima del músculo cardiaco ante las catecolaminas puede inducirse incluso en condiciones en las que 90% de los adrenorreceptores β tenga unión casi irreversible con una sustancia antagonista. Por consiguiente, las células miocárdicas contienen una gran proporción de adrenorreceptores β de reserva.

¿Cómo puede explicarse el fenómeno de los receptores de reserva? En el ejemplo de los adrenorreceptores β, la activación del receptor promueve la unión de trifosfato de guanosina (GTP, *guanosine triphosphate*) con una proteína intermedia de señalización y la activación del intermediario de señalización puede durar mucho más que la interacción entre agonista y receptor (véase el apartado Proteínas G y segundos mensajeros). En tal caso, el estado de "reserva" de los receptores es *temporal*. Puede inducirse la respuesta máxima mediante la activación de relativamente pocos receptores porque la respuesta iniciada por un fenómeno individual de unión ligando-receptor persiste más tiempo que el fenómeno de unión mismo.

En otros casos en los que no se comprende el mecanismo bioquímico, se presupone que los receptores pueden permanecer *en reserva en número*. Si la concentración o la cantidad de componentes celulares distintos a los receptores limitan la ocupación del receptor con base en la respuesta, entonces puede obtenerse una respuesta máxima sin que se ocupen todos los receptores. Por lo tanto, la sensibilidad de una célula o tejido a una concentración particular de agonista depende no sólo de la *afinidad* del receptor por la unión del agonista (caracterizada por la K_d), sino también del *grado de reserva*, es decir, el número total de receptores presentes en comparación con el número que en realidad se necesita para obtener una respuesta biológica máxima.

El concepto de receptores de reserva tiene gran utilidad clínica porque permite pensar con exactitud en los efectos de una dosis de fármaco sin la necesidad de considerar los detalles bioquímicos de la respuesta de señalización. La K_d de la interacción agonista-receptor determina que la fracción ($B/B_{máx}$) del total de receptores se ocupará con una concentración libre determinada (C) de agonista, cualquiera que sea la concentración del receptor:

$$\frac{B}{B_{máx}} = \frac{C}{C + K_d}$$

Imagínese una célula con capacidad de respuesta que tiene cuatro receptores y cuatro efectores. En este caso, el número de efectores no limita la respuesta máxima y *no* hay "reserva de receptores" en cuanto a número. Por consiguiente, un agonista presente en una concentración igual a la K_d ocupa 50% de los receptores y se activa la mitad de los efectores, lo que produce una respuesta a la mitad de la máxima (es decir, dos receptores estimulan dos efectores). Ahora, imagínese que el número de receptores se incrementa 10 veces hasta 40, pero que el total de efectores permanece constante. En tal caso, la mayor parte de los receptores actúa como reserva en cuanto a número. Como resultado, una concentración mucho menor de agonista basta para ocupar dos de los 40 receptores (5% de los receptores) y esta misma concentración baja de agonista puede inducir la mitad de la respuesta máxima (dos de cuatro efectores activados). En consecuencia, es posible cambiar la sensibilidad de los tejidos con receptores libres mediante el cambio en el número de receptores.

Antagonistas competitivos e irreversibles

Los antagonistas de los receptores se unen con éstos, pero no los activan. La principal acción de los antagonistas consiste en impedir que los agonistas (otros fármacos o moléculas reguladoras endógenas) activen a los receptores. Algunos antagonistas (llamados "agonistas inversos", cap. 1), también reducen la actividad del receptor por debajo de los niveles basales observados en ausencia del ligando unido. Los antagonistas se dividen en dos clases, según sea que *compitan de manera reversible* o no con los agonistas para unirse con los receptores.

En presencia de una concentración fija de agonista, las concentraciones crecientes de un **antagonista competitivo** reversible inhiben cada vez más la respuesta agonista; las concentraciones elevadas de antagonista impiden la respuesta por completo. Por el contrario, las concentraciones lo bastante altas de agonista pueden contrarrestar el efecto de una concentración determinada del antagonista, es

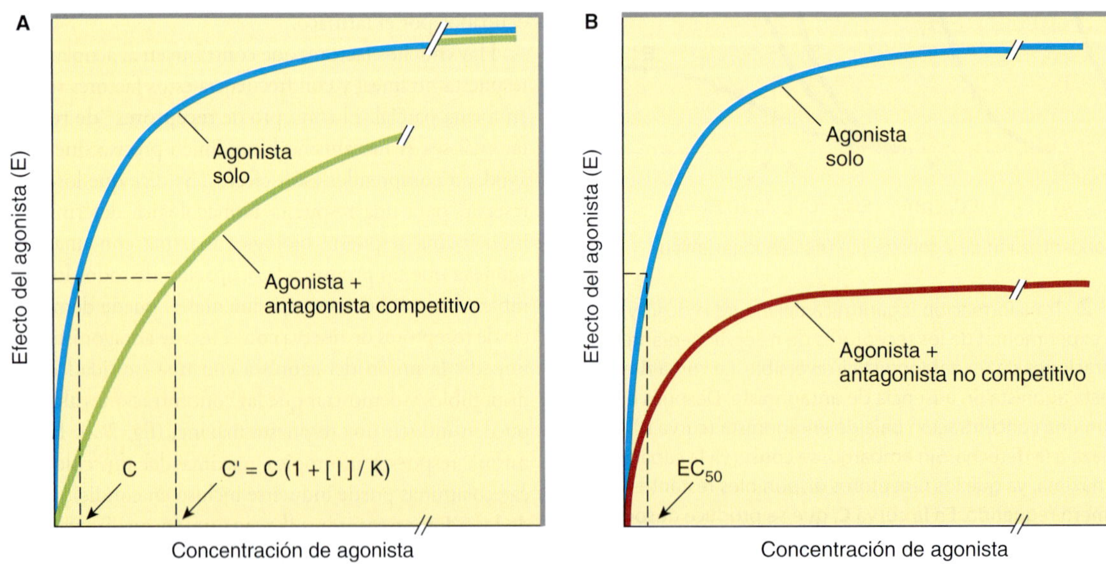

FIGURA 2–3 Cambios en las curvas de concentración de agonista-efecto por acción de un antagonista competitivo (**A**) o por un antagonista irreversible (**B**). En presencia de un antagonista competitivo, se requieren concentraciones más altas de agonista para producir un efecto determinado; por lo tanto, la concentración de agonista (C') necesaria para obtener un efecto determinado en la presencia de concentración (I) de un antagonista se desplaza a la derecha, como se muestra. Las concentraciones elevadas de agonista pueden contrarrestar la inhibición de un antagonista competitivo. Esto no ocurre con un antagonista irreversible (o no competitivo), el cual reduce el efecto máximo que puede alcanzar el agonista, aunque no cambia su EC_{50}.

decir, el $E_{máx}$ del agonista se mantiene igual para cualquier concentración fija de antagonista (fig. 2-3A). Como el antagonismo es competitivo, la presencia de antagonista incrementa la concentración de agonista requerida para obtener cierto grado de respuesta, por lo que la curva de concentración de agonista-efecto se desplaza a la derecha.

La concentración (C′) necesaria de un agonista para producir un efecto determinado en presencia de una concentración fija ([I]) de un antagonista competitivo es mayor que la concentración de agonista (C) requerida para producir el mismo efecto en ausencia del antagonista. La proporción entre estas dos concentraciones de agonista (proporción de dosis) se relaciona con la constante de disociación (K_i) del antagonista, según la ecuación de Schild:

$$\frac{C'}{C} = 1 + \frac{[I]}{K_i}$$

Los farmacólogos usan a menudo esta relación para establecer la K_i de un antagonista competitivo. Incluso sin conocer la relación entre la ocupación del agonista en el receptor y la respuesta, la K_i puede establecerse en forma sencilla y exacta. Como se muestra en la figura 2-3, las curvas de concentración-respuesta se obtienen en presencia y en ausencia de una concentración fija de antagonista competitivo; la comparación de las concentraciones de agonista requeridas para producir grados idénticos de efecto farmacológico en las dos situaciones revela la K_i del antagonista. Por ejemplo, si C′ es el doble de C, entonces [I] = K_i.

Para el médico clínico, esta relación matemática tiene dos implicaciones terapéuticas importantes:

1. El grado de inhibición producida por un antagonista competitivo depende de la concentración de antagonista. Un ejemplo útil es el propranolol, un antagonista competitivo de los adrenorreceptores β. Los pacientes que reciben una dosis fija de este fármaco presentan amplias variaciones en las concentraciones plasmáticas del fármaco por las diferencias interpersonales en la eliminación del propranolol. Como resultado, los efectos inhibidores en las respuestas fisiológicas a la noradrenalina y la adrenalina (agonistas endógenos de los adrenorreceptores) varían en gran medida y la dosis de propranolol debe ajustarse en consecuencia.
2. La respuesta clínica a un antagonista competitivo también depende de la concentración de agonista que compita por unirse con los receptores. De nueva cuenta, el propranolol es un ejemplo útil. Cuando este fármaco se administra en dosis moderadas, suficientes para bloquear el efecto de las concentraciones basales del neurotransmisor noradrenalina, disminuye la frecuencia cardiaca en reposo. Sin embargo, la mayor liberación de noradrenalina y adrenalina que ocurre con el ejercicio, cambios posturales o estrés emocional puede ser suficiente para rebasar este antagonismo competitivo. Por consiguiente, la misma dosis de propranolol puede tener poco efecto en estas condiciones, lo que altera la respuesta terapéutica.

Algunos antagonistas de los receptores se unen en forma **irreversible** o casi irreversible y forman un enlace covalente con el receptor, o se unen con tanta firmeza que, para fines prácticos, el receptor no está disponible para unirse con el agonista. Después que cierta proporción de receptores se une con este tipo de antagonista, el número de receptores no ocupados restante puede ser demasiado bajo para que el agonista (incluso en concentraciones altas) induzca una respuesta comparable con la respuesta máxima previa (fig. 2-3B). No obstante, si existen receptores de reserva, una dosis más baja de un antagonista irreversible puede dejar bastantes receptores libres para permitir que se alcance la respuesta máxima al agonista, aunque se necesitaría una concentración más alta de agonista (fig. 2-2B y C; véase antes Acoplamiento receptor-efector y receptores de reserva).

Desde el punto de vista terapéutico, los antagonistas irreversibles tienen distintas ventajas y desventajas. Una vez que el antagonista irreversible ocupa al receptor, no es necesario que esté en su forma libre para inhibir las respuestas del agonista. Por lo tanto, la duración de la acción de dicho antagonista irreversible es relativamente independiente de su propio ritmo de eliminación y más dependiente de la velocidad de recambio de las moléculas receptoras.

La fenoxibenzamina es un antagonista irreversible de los adrenoreceptores α que se utiliza para el tratamiento de la hipertensión causada por las catecolaminas liberadas por un feocromocitoma, un tumor de la médula suprarrenal. Si la administración de fenoxibenzamina disminuye la presión sanguínea, el bloqueo se mantendrá aunque el tumor libere cantidades muy grandes de catecolaminas en forma episódica. En este caso, la capacidad para prevenir las respuestas a concentraciones altas y variables de agonista es una ventaja terapéutica. No obstante, en caso de sobredosis puede surgir un problema real. Si no es posible contrarrestar el bloqueo de los adrenorreceptores α, los efectos excesivos del fármaco deben neutralizarse "de manera fisiológica", es decir, mediante un fármaco presor que no actúe a través de los receptores α.

Los antagonistas pueden actuar en forma no competitiva de manera distinta, esto es, mediante la unión con un sitio en la proteína receptora separado del sitio para unión con el agonista, por lo que modifica la actividad del receptor sin bloquear la unión del agonista (fig. 1-3C y D). Aunque estos fármacos actúan de manera no competitiva, sus acciones son reversibles si no se unen mediante enlaces covalentes. Estos fármacos se llaman a menudo *moduladores alostéricos*. Por ejemplo, las benzodiazepinas se unen de manera no competitiva con los conductos iónicos activados por el neurotransmisor ácido aminobutírico γ (GABA), lo que intensifica el efecto activador neto del GABA en la conductancia del conducto.

Agonistas parciales

Con base en la respuesta farmacológica máxima que ocurre cuando se ocupan todos los receptores, los agonistas pueden dividirse en dos clases: los **agonistas parciales**, que producen una menor respuesta con la ocupación completa en comparación con los **agonistas totales**. Los agonistas parciales producen curvas de concentración-efecto parecidas a las observadas con agonistas totales en presencia de un antagonista que bloquee irreversiblemente algunos de los sitios receptores (compárense las figuras 2-2 [curva D] y 2-4B). Es importante subrayar que la falla de los agonistas parciales para inducir una respuesta máxima no se debe a la escasa afinidad para unirse con los receptores. En realidad, la incapacidad de un agonista parcial para producir la respuesta farmacológica máxima, aun cuando se encuentra en elevadas concentraciones que saturen la unión con todos los receptores, está indicada por el hecho de que los agonistas parciales inhiben en forma competitiva las respuestas producidas por los agonistas totales (fig. 2-4C). Muchos fármacos que se usan en clínica como antagonistas son en realidad agonistas parciales débiles. El agonismo parcial puede ser útil en algunas circunstancias clínicas.

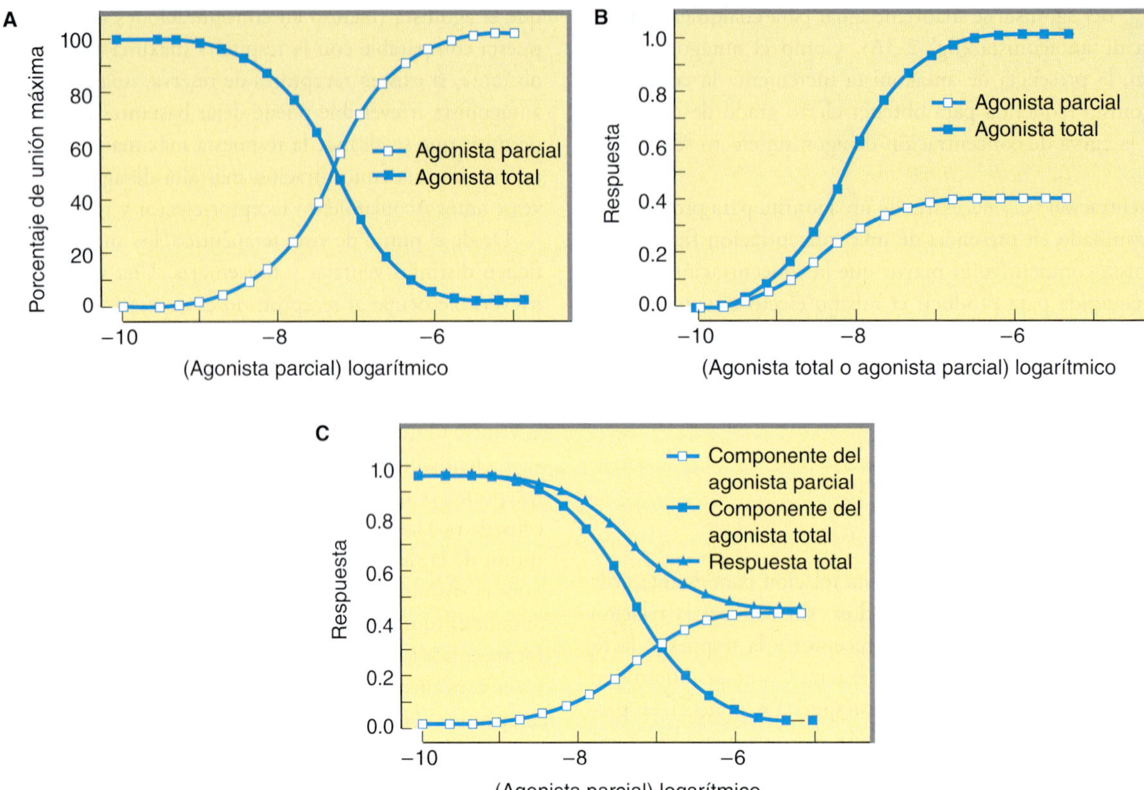

FIGURA 2–4 **A.** Porcentaje de ocupación del receptor resultante de la unión de un agonista total (presente en concentración única) con los receptores en presencia de concentraciones crecientes de un agonista parcial. Como el agonista parcial (cuadros oscuros) y el agonista parcial (cuadros claros) compiten por unirse con los mismos sitios receptores, cuando aumenta la ocupación con el agonista parcial, la unión del agonista total disminuye. **B.** Cuando se usa cada uno de los dos fármacos por separado y se mide su respuesta, la ocupación de todos los receptores con el agonista parcial produce una respuesta máxima más baja que la ocupación similar con el agonista total. **C.** El tratamiento simultáneo con una sola concentración de agonista total y concentraciones crecientes del agonista parcial genera los patrones de respuesta que se muestran en el panel inferior. La respuesta fraccional producida por una sola concentración alta del agonista total (cuadros oscuros) disminuye conforme aumenta cuando las concentraciones crecientes del agonista parcial compiten por unirse con el receptor, cada vez con más éxito; al mismo tiempo, se incrementa la porción de la respuesta causada por el agonista parcial (cuadros claros), mientras que la respuesta total (es decir, la suma de respuestas de ambos fármacos [triángulos oscuros]) decrece gradualmente y al final llega al valor producido por el agonista parcial solo (compárese con B).

Por ejemplo, la buprenorfina, un agonista parcial de los receptores opioides μ, casi siempre es un analgésico más seguro que la morfina porque produce menos depresión respiratoria en caso de sobredosis. Sin embargo, la buprenorfina es un antianalgésico efectivo cuando se administra a personas dependientes de la morfina y puede desencadenar un síndrome de abstinencia farmacológica por la inhibición competitiva de la acción agonista de la morfina.

Otros mecanismos de antagonismo farmacológicos

No todos los mecanismos de antagonismo implican interacciones de fármacos o ligandos endógenos con un solo tipo de receptor y algunos tipos de antagonismo no se relacionan con ningún receptor. Por ejemplo, la protamina, una proteína con carga positiva en el pH fisiológico, puede usarse en la clínica para contrarrestar los efectos de la heparina, un anticoagulante con carga negativa. En este caso, un fármaco actúa como **antagonista químico** de otro tan sólo por la unión iónica que hace que el otro fármaco no esté disponible para establecer interacciones con proteínas participantes en la coagulación sanguínea.

Otro tipo de antagonismo es el **antagonismo fisiológico** entre vías reguladoras endógenas mediadas por diferentes receptores. Por ejemplo, varias acciones catabólicas de los glucocorticoides producen aumento de la glucosa sanguínea, un efecto que la insulina contrarresta por mecanismos fisiológicos. Aunque los glucocorticoides y la insulina actúan en sistemas de receptor-efector muy distintos, el médico debe en ocasiones administrar insulina para contrarrestar los efectos de un glucocorticoide, ya sea que éste se eleve por síntesis endógena (p. ej., un tumor de la corteza suprarrenal) o como resultado del tratamiento con glucocorticoides.

En general, el uso de un fármaco como antagonista fisiológico produce efectos menos específicos y menos fáciles de controlar que los efectos del antagonista de un receptor específico. Por ejemplo, para tratar la bradicardia causada por la mayor liberación de acetilcolina de las terminaciones nerviosas del vago, el médico puede usar isoproterenol, un agonista adrenérgico β que incrementa la frecuencia cardiaca al simular la estimulación simpática del corazón. No obstante, el uso de este antagonista fisiológico sería menos racional, y podría ser más peligroso, que el uso de un antagonista específico para el receptor, como la atropina (un antagonista competitivo para los receptores en los que la acetilcolina disminuye la frecuencia cardiaca).

MECANISMOS DE SEÑALIZACIÓN Y ACCIÓN FARMACOLÓGICA

Hasta ahora se han considerado las interacciones del receptor y los efectos farmacológicos en términos de ecuaciones y curvas de concentración-efecto. También deben comprenderse los mecanismos moleculares por los cuales actúa un fármaco. Este entendimiento permite formular preguntas básicas con implicaciones clínicas de importancia.

- ¿Por qué algunos fármacos tienen efectos que persisten por minutos, horas o incluso días después que el fármaco desaparece?
- ¿Por qué las respuestas a otros fármacos disminuyen con rapidez luego de la administración prolongada o repetida?
- ¿Por qué los mecanismos celulares para amplificar las señales químicas externas explican el fenómeno de receptores de reserva?
- ¿Por qué algunos fármacos con similitudes químicas tienen con frecuencia selectividad extraordinaria en sus acciones?
- ¿Estos mecanismos constituyen objetivos para desarrollar nuevos fármacos?

La mayor parte de la señalización transmembranal se realiza mediante unos cuantos mecanismos moleculares distintos. Cada mecanismo está adaptado, mediante la evolución de familias particulares de proteínas, para transmitir muchas señales diferentes. Estas familias de proteínas incluyen receptores en la superficie celular y dentro de la célula, así como enzimas y otros componentes que generan, amplifican, coordinan y terminan la señalización después de la unión al receptor mediante segundos mensajeros químicos en el citoplasma. En esta sección se revisan en primer lugar los mecanismos para transmitir información química a través de la membrana plasmática y luego se analizan las características fundamentales de los segundos mensajeros citoplásmicos.

Se conocen bien cinco mecanismos de señalización transmembranal (fig. 2-5). Cada uno usa una forma diferente para superar la barrera que impone la bicapa de lípidos de la membrana plasmática. Estas medidas emplean 1) un ligando liposoluble que cruza la membrana y actúa en un receptor intracelular; 2) una proteína receptora transmembranal cuya actividad enzimática intracelular está sometida a regulación alostérica por un ligando que se une con un sitio del dominio extracelular de la proteína; 3) un receptor transmembranal que se une y estimula a una proteína tirosina cinasa; 4) un conducto iónico transmembranal activado por ligando que se abre o cierra mediante la unión de un ligando, o 5) una proteína receptora transmembranal que estimula a una proteína transductora de señal para unión con GTP (proteína G) que a su vez modula la producción de un segundo mensajero intracelular.

Aunque los cinco mecanismos establecidos no explican todas las señales químicas transmitidas a través de las membranas celulares, transmiten muchas de las señales más importantes en la farmacoterapia.

Receptores intracelulares para sustancias liposolubles

Varios ligandos biológicos son lo bastante liposolubles para cruzar la membrana plasmática y actuar sobre receptores intracelulares. Una clase de estos ligandos incluye los esteroides (corticoesteroides, mineralocorticoides, esteroides sexuales, vitamina D) y la hormona tiroidea, cuyos receptores estimulan la transcripción de genes al unirse con secuencias específicas de DNA cercanas al gen cuya expresión debe regularse. Ya se identificaron muchas de las secuencias blanco de DNA (denominadas **elementos de respuesta**).

Estos receptores con "actividad en genes" pertenecen a una familia de proteínas que evolucionó a partir de un precursor común. El análisis de los receptores mediante técnicas de DNA recombinante

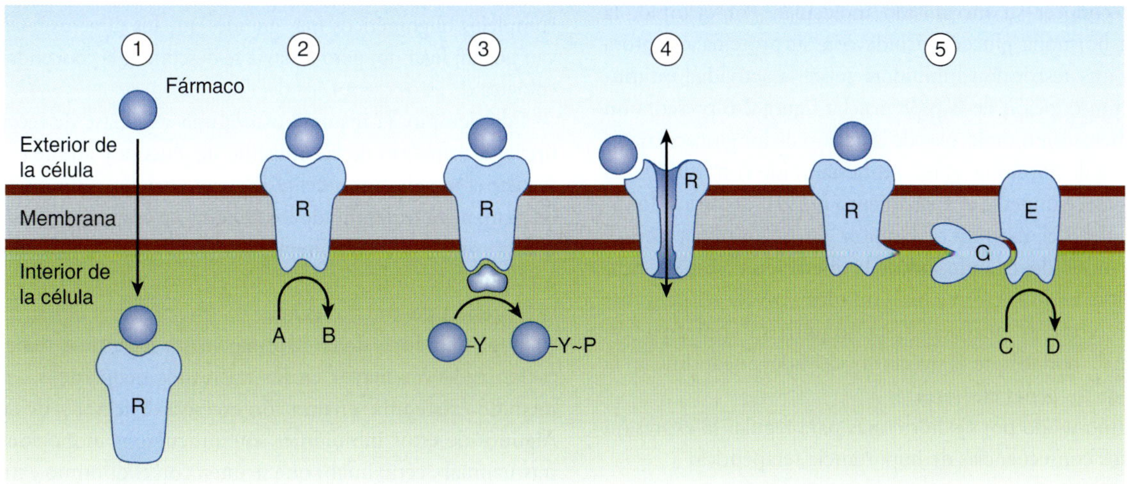

FIGURA 2–5 Mecanismos conocidos de señalización transmembranal. **1.** Un compuesto químico liposoluble cruza la membrana plasmática y actúa sobre un receptor intracelular (que puede ser una enzima o un regulador de la transcripción génica). **2.** La señal se une con el dominio extracelular de una proteína transmembranal, lo que estimula la actividad enzimática de su dominio citoplásmico. **3.** La señal se une con el dominio extracelular de un receptor transmembranal unido con una proteína tirosina cinasa separada, a la cual activa. **4.** La señal se une con un conducto iónico y regula su abertura directamente. **5.** La señal se une con un receptor en la superficie celular vinculado con una enzima efectora mediante una proteína G (A y C, sustratos; B y D, productos; R, receptor; G, proteína G; E, efector [enzima o conducto iónico]; Y, tirosina; P, fosfato.)

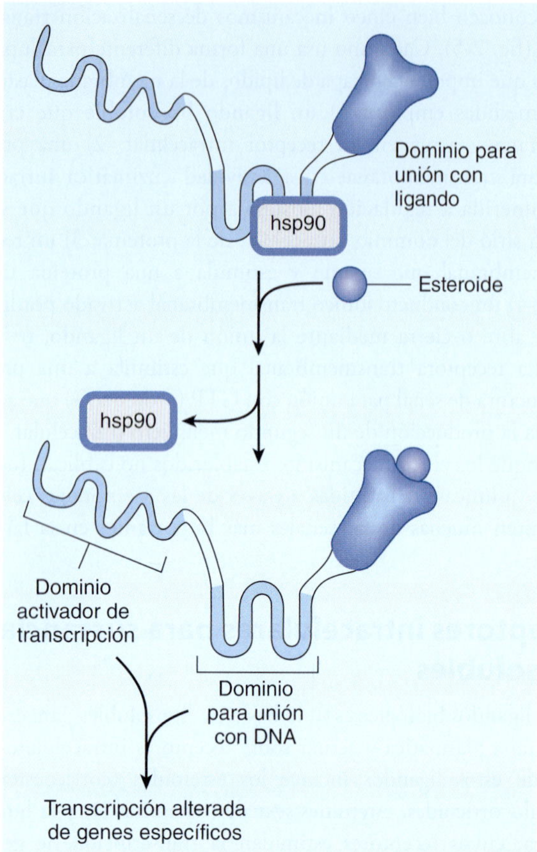

FIGURA 2–6 Mecanismo de acción glucocorticoide. El polipéptido receptor para glucocorticoide se esquematiza como una proteína con tres dominios distintos. Una proteína de golpe de calor, hsp90, se une con el receptor en ausencia de hormona e impide el plegamiento hasta la conformación activa del receptor. La unión de un ligando hormonal (esteroide) induce la disociación del estabilizador hsp90 y permite la conversión a la configuración activa.

ha permitido conocer su mecanismo molecular. Por ejemplo, la unión de una hormona glucocorticoide con su proteína receptora normal libera una restricción inhibidora sobre la actividad estimulante para la transcripción de la proteína. La figura 2-6 presenta un esquema del mecanismo molecular de la acción de los glucocorticoides. En ausencia de hormona, el receptor está unido con hsp90, una proteína que parece impedir el plegamiento normal de varios dominios estructurales del receptor. La unión de la hormona con el dominio para unión del ligando induce la liberación de hsp90. Esto permite la unión del DNA y que los dominios activadores de transcripción del receptor se plieguen hasta adquirir su conformación activa funcional, por lo que el receptor activado puede iniciar la transcripción de los genes efectores.

El mecanismo usado por las hormonas para regular la expresión génica tiene dos consecuencias de importancia terapéutica:

1. Todas estas hormonas producen sus efectos después de un periodo de retraso característico que dura entre 30 min y varias horas, el tiempo necesario para la síntesis de proteínas nuevas. Esto significa que no puede esperarse que las hormonas con actividad sobre los genes alteren el estado fisiológico en cuestión de minutos (p. ej., los glucocorticoides no alivian de inmediato los síntomas del asma bronquial aguda).
2. Los efectos de estas sustancias pueden persistir horas o días después que la concentración del agonista se reduzca a cero. La persistencia del efecto se debe sobre todo al recambio relativamente lento de la mayor parte de enzimas y proteínas, las cuales pueden permanecer activas en las células por horas o días después de su síntesis. Por consiguiente, significa que los efectos beneficiosos (o tóxicos) de una hormona con actividad en genes casi siempre disminuye con lentitud después de suspender su administración.

Enzimas transmembrana reguladas por ligando, incluidas las tirosina cinasas del receptor

Esta clase de moléculas receptoras media los primeros pasos de la señalización de la insulina, factor de crecimiento epidérmico (EGF, *epidermal growth factor*), factor de crecimiento derivado de plaquetas (PDGF, *platelet-derived growth factor*), péptido natriurético auricular (ANP, *atrial natriuretic peptide*), factor transformador del crecimiento β (TGF-β, *transforming growth factor-beta*) y muchas otras hormonas tróficas. Estos receptores son polipéptidos con un dominio extracelular para unión con la hormona y un dominio enzimático citoplásmico, que puede ser una proteína tirosina cinasa, una serina cinasa o una guanilil ciclasa (fig. 2-7). En todos estos receptores, los dos dominios están conectados por un segmento hidrófobo del polipéptido que cruza la bicapa lipídica de la membrana plasmática.

La vía de señalización del receptor tirosina cinasa inicia con la unión del ligando, casi siempre una hormona polipeptídica o un factor de crecimiento, con el dominio extracelular del receptor. El cambio resultante en la conformación del receptor hace que dos moléculas receptoras se unan entre sí (*dimerización*), lo que a su vez une los dominios de tirosina cinasa, que se activan por medios enzimáticos y se fosforilan entre sí y a las proteínas siguientes en la vía de señalización. Los receptores activados catalizan la fosforilación de los residuos de tirosina en distintas proteínas efectoras de la vía de señalización, lo que permite que un solo tipo de receptor activado module varios procesos bioquímicos. (Algunas tirosina cinasas receptoras forman complejos oligoméricos más grandes que los dímeros cuando se activan por un ligando, pero todavía se desconoce la trascendencia farmacológica de estos complejos de alto orden.)

Por ejemplo, la insulina utiliza una sola clase de receptores para iniciar el aumento de la captación de glucosa y aminoácidos, y para regular el metabolismo del glucógeno y triglicéridos en la célula. De igual manera, cada uno de los factores de crecimiento inicia un programa complejo de fenómenos celulares que va desde alteración del transporte de iones y metabolitos en la membrana hasta cambios en la expresión de muchos genes.

Los inhibidores de las tirosina cinasas receptoras tienen una aplicación cada vez mayor en los trastornos neoplásicos, en los que a menudo existe una señalización excesiva de factores de crecimiento. Algunos de estos inhibidores son anticuerpos monoclonales (p. ej., trastuzumab, cetuximab) que se unen con el dominio extracelular de un receptor particular e interfieren con la unión del factor de crecimiento. Otros inhibidores son compuestos químicos de "molécula pequeña" permeables en la membrana (p. ej., gefitinib, erlotinib) que inhiben la actividad de cinasa del receptor en el citoplasma.

La intensidad y duración de la actividad de EGF, PDGF y otros agentes que actúan a través de las tirosina cinasas receptoras se limitan por un proceso llamado **regulación descendente** del receptor. La

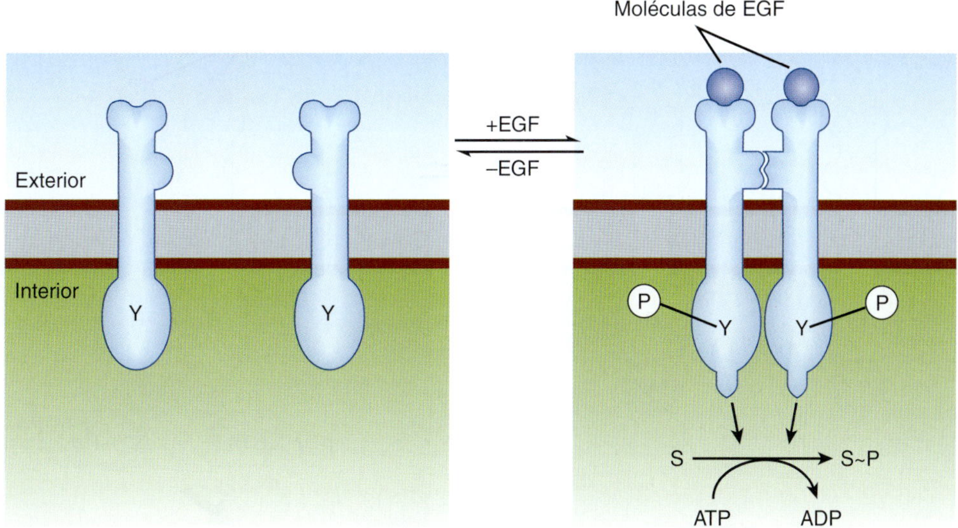

FIGURA 2–7 Mecanismo de activación del receptor para factor de crecimiento epidérmico (EGF), una tirosina cinasa receptora representativa. El polipéptido del receptor tiene dominios extracelular y citoplásmico, mostrados arriba y abajo de la membrana plasmática. Con la unión del EGF (círculo), el receptor cambia de su estado monomérico inactivo (*izquierda*) a su estado dimérico activo (*derecha*), y se le unen dos polipéptidos receptores en forma no covalente. Los dominios citoplásmicos se fosforilan (P) en residuos de tirosina específicos (Y) y se activan sus funciones enzimáticas, de tal modo que catalizan la fosforilación de las proteínas sustrato (S).

unión del ligando induce con frecuencia endocitosis acelerada de los receptores de la superficie celular, seguida de degradación de esos receptores (y los ligandos unidos). Cuando este proceso ocurre a una velocidad mayor que la síntesis de receptores nuevos, se reduce el número total de receptores en la superficie celular (regulación descendente) y la capacidad de respuesta de la célula ante el ligando disminuye en forma proporcional. Un ejemplo bien conocido es la tirosina cinasa del receptor EGF, que se somete a endocitosis rápida seguida de proteólisis en los lisosomas después de la unión con EGF; las mutaciones genéticas que interfieren con este proceso causan proliferación celular inducida por un exceso de factor de crecimiento y confieren mayor susceptibilidad a ciertos tipos de cáncer. La endocitosis de otras tirosina cinasas receptoras, en particular receptoras para el factor de crecimiento nervioso, tiene una función distinta. Los receptores para el factor de crecimiento nervioso interiorizados no se degradan con rapidez y se trasladan en vesículas endocíticas desde la parte distal del axón, donde se activan los receptores por el factor de crecimiento nervioso liberado en el tejido inervado, hasta el cuerpo celular. En el cuerpo de la célula, la señal del factor de crecimiento se transforma en factores de transcripción que regulan la expresión de genes que controlan la supervivencia celular. Este proceso transporta de manera efectiva una señal crítica para la supervivencia desde su sitio de liberación hasta el sitio donde tiene efecto la señal y lo hace a una distancia muy larga, hasta un metro en ciertas neuronas sensitivas.

Varios reguladores del crecimiento y la diferenciación, incluido el TGF-β, actúan en otra clase de enzimas receptoras transmembranales que fosforilan los residuos de serina y treonina. El ANP, un regulador importante del volumen sanguíneo y el tono vascular, actúa sobre un receptor transmembranal cuyo dominio intracelular, una guanilil ciclasa, genera GMP cíclico (véase más adelante). Los receptores en ambos grupos, como aquellos del grupo de tirosina cinasa, tienen actividad en sus formas diméricas.

Receptores de citocina

Los receptores de citocina responden a un grupo heterogéneo de ligandos peptídicos, que incluyen la hormona del crecimiento, eritropoyetina, varios tipos de interferón y otros reguladores del crecimiento y la diferenciación. Estos receptores utilizan un mecanismo (fig. 2-8) muy parecido al de los receptores de tirosina cinasa, excepto que en este caso la actividad de la proteína de tirosina cinasa no es intrínseca a la molécula receptora. En su lugar, una proteína de tirosina cinasa separada, de la familia de cinasas Janus (JAK), se une en forma no covalente con el receptor. Como en el caso del receptor para EGF, los receptores para citocina se transforman en dímeros después de unirse con el ligando activador, lo que permite que las JAK se activen y fosforilen los residuos de tirosina del receptor. A continuación, los residuos de tirosina fosforilados en la superficie citoplásmica del receptor activan una compleja secuencia de señalización mediante la unión con otro grupo de proteínas llamadas transductores de señal y activadores de la transcripción (STAT, *signal transducers and activators of transcription*). Las JAK también fosforilan a las STAT unidas, dos moléculas STAT forman dímeros (se unen con el fosfato de tirosina de la otra) y al final el dímero STAT/STAT se disocia del receptor y se desplaza al núcleo, donde regula la transcripción de genes específicos.

Conductos activados por ligando y voltaje

Muchos de los fármacos más útiles en la medicina clínica actúan mediante simulación o bloqueo de las acciones de los ligandos endógenos que regulan el flujo de iones a través de los conductos de la membrana plasmática. Los ligandos naturales son acetilcolina, serotonina, GABA y glutamato. Todas estas sustancias son transmisores en las sinapsis.

Cada uno de sus receptores transmite su señal a través de la membrana plasmática por aumento de la conductancia transmembranal

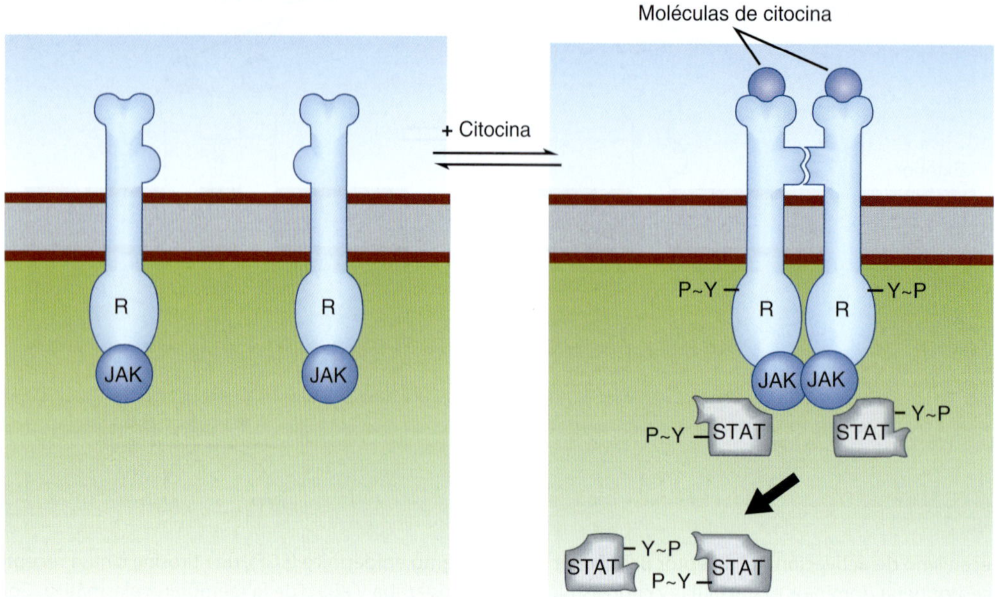

FIGURA 2–8 Los receptores para citocinas, como las tirosina cinasa receptoras, tienen dominios extracelulares e intracelulares y forman dímeros. Sin embargo, después de la activación con el ligando apropiado, se activan moléculas de tirosina cinasa proteínica móviles separadas (JAK), lo que produce fosforilación de los transductores de señal y activación de las moléculas de transcripción (STAT). A continuación, los dímeros STAT viajan al núcleo, donde regulan la transcripción.

del ion relevante y, en consecuencia, por alteración del potencial eléctrico a través de la membrana. Por ejemplo, la acetilcolina produce la abertura del conducto iónico en el receptor nicotínico para la acetilcolina (nAChR), lo que permite que el sodio fluya en favor de su gradiente de concentración y produzca un potencial postsináptico excitador localizado, una despolarización.

El nAChR es el mejor identificado de todos los receptores en la superficie celular para hormonas o neurotransmisores (fig. 2-9). Una forma de este receptor es un pentámero formado por cuatro subunidades peptídicas diferentes (es decir, dos cadenas α más una β, una γ y una δ, todas con peso molecular de 43 000 a 50 000). Estos polipéptidos, cada uno de los cuales cruza la bicapa de lípidos cuatro veces, forman una estructura cilíndrica con diámetro de ocho nanómetros. Cuando la acetilcolina se une con sitios de las subunidades α se produce un cambio en la conformación que produce la abertura transitoria de un conducto acuoso central a través del cual penetran iones sodio desde el líquido extracelular al interior de la célula.

El tiempo transcurrido entre la unión del agonista con un conducto activado por ligando y la respuesta celular puede medirse a menudo en milisegundos. La rapidez de este mecanismo de señalización es crucial para la transferencia momento a momento de información entre las sinapsis. Los conductos iónicos activados por ligando pueden regularse por múltiples mecanismos, incluidas la fosforilación y la endocitosis. En el sistema nervioso central, estos mecanismos contribuyen a la plasticidad sináptica observada en el aprendizaje y la memoria.

Los conductos iónicos activados por voltaje no se unen en forma directa con neurotransmisores, sino que se controlan por el potencial de membrana; estos conductos también son objetivos farmacológicos importantes. Por ejemplo, el verapamilo inhibe los conductos para calcio activados por voltaje presentes en el corazón y en el músculo liso vascular, lo que tiene efectos antiarrítmicos y reduce la presión arterial sin simular ni antagonizar a ningún otro transmisor endógeno conocido.

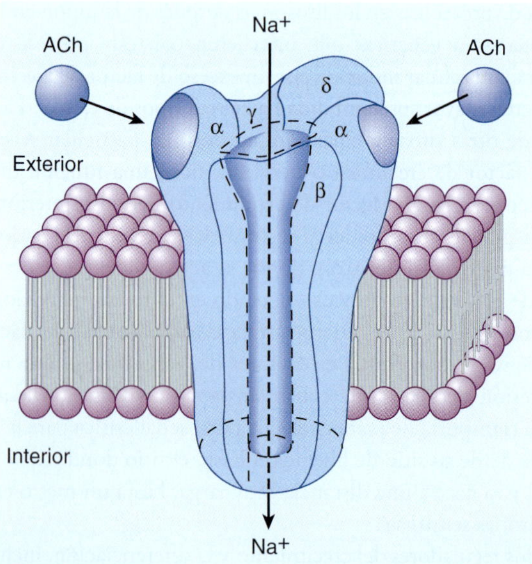

FIGURA 2–9 Receptor nicotínico para acetilcolina (ACh), un conducto iónico activado por ligando. La molécula receptora se muestra incorporada en un fragmento rectangular de la membrana plasmática, con líquido extracelular arriba y citoplasma debajo. Formado por cinco subunidades (dos α, una β, una γ y una δ), el receptor abre un conducto iónico transmembranal central cuando la acetilcolina se une con sitios del dominio extracelular de sus subunidades α.

Proteínas G y segundos mensajeros

Muchos ligandos extracelulares actúan mediante el incremento de las concentraciones intracelulares de segundos mensajeros, como el **3′,5′-monofosfato de adenosina cíclico (cAMP), ion calcio** o las **fosfoinositidas** (se describen más adelante). En la mayor parte de los casos, utilizan un sistema de señalización transmembranal con tres componentes separados. Primero, se detecta el ligando extracelular mediante un receptor en la superficie celular. A su vez, el receptor desencadena la activación de una proteína G situada en la cara citoplásmica de la membrana plasmática. Luego, la proteína G activada cambia la actividad de un elemento efector, casi siempre una enzima o un conducto iónico. A continuación, este elemento cambia la concentración del segundo mensajero intracelular. Para el cAMP, la enzima efectora es la adenilato ciclasa, una proteína de membrana que convierte el trifosfato de adenosina (ATP) intracelular en cAMP. La proteína G correspondiente, G_s, estimula a la adenilato ciclasa después de su activación por hormonas y neurotransmisores que actúan a través de receptores específicos vinculados con G_s. Hay muchos ejemplos de estos receptores, incluidos los adrenorreceptores β, para glucagon, para tirotropina y ciertos subtipos de receptores para dopamina y serotonina.

G_s y otras proteínas G usan un mecanismo molecular que implica unión e hidrólisis de GTP (fig. 2-10). Este mecanismo permite que se amplifique la señal transmitida. Por ejemplo, un neurotransmisor como la noradrenalina puede encontrarse con su receptor de membrana sólo por unos cuantos milisegundos, pero cuando el encuentro genera una molécula de G_s unida con GTP, la duración de la activación de la adenilato ciclasa depende de la duración de la unión de GTP con G_s y no de la afinidad del receptor por la noradrenalina. En realidad, como otras proteínas G, G_s unida con GTP puede permanecer activa durante decenas de segundos, lo que amplifica enormemente la señal original. Este mecanismo también ayuda a explicar cómo la señalización con las proteínas G produce el fenómeno de receptores de reserva. La familia de proteínas G contiene varias subfamilias con funciones diversas (cuadro 2-1), cada una de las cuales media efectos de un conjunto particular de receptores ante un grupo particular de efectores. Nótese que un ligando endógeno (p. ej., noradrenalina, acetilcolina, serotonina y muchos otros no enumerados en el cuadro 2-1) puede unirse con receptores que se acoplan con distintos subgrupos de proteínas G y estimularlos. La aparente inespecificidad de tal ligando le permite inducir diferentes respuestas dependientes de proteínas G en diversas células. Por ejemplo, el cuerpo responde al peligro con catecolaminas (noradrenalina y adrenalina), tanto para incrementar la frecuencia cardiaca como para inducir la constricción de los vasos sanguíneos cutáneos, mediante su efecto en los adrenorreceptores β acoplados con G_s y en los adrenorreceptores α_1 acoplados con G_q, respectivamente. La inespecificidad del ligando también proporciona oportunidades para desarrollar fármacos (véase Clases de receptores y desarrollo de fármacos, más adelante).

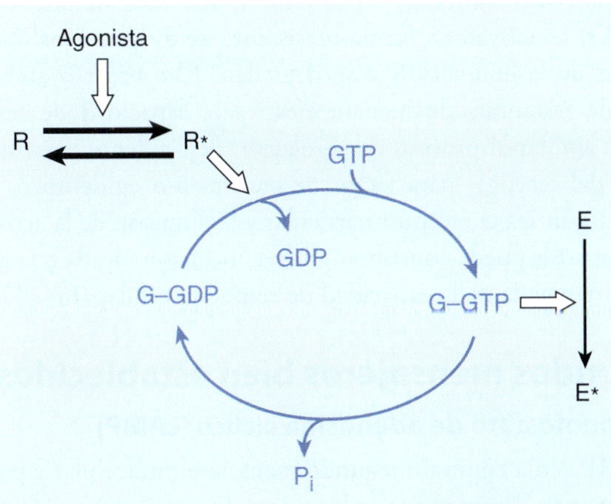

FIGURA 2–10 Ciclo activación-desactivación de las proteínas G dependiente de nucleótido de guanina. El agonista activa al receptor (R→R*), el cual promueve la separación del GDP de la proteína G (G), lo que posibilita la entrada de GTP al interior del sitio de unión para el nucleótido. En su estado unido con GTP (GGTP), la proteína G regula la actividad de una enzima efectora o conducto iónico (E→E*). La señal se termina con la hidrólisis de GTP, seguido por el regreso del sistema al estado no estimulado basal. Las flechas abiertas representan los efectos reguladores. (P_i, fosfato inorgánico.)

Los receptores vinculados con proteínas G se llaman a menudo "receptores acoplados con proteína G" (**GPCR**, *G protein-coupled receptors*), con siete dominios transmembrana (7-TM) o "serpentinos". Los GPCR constituyen la familia más grande de receptores y se llaman así porque la cadena polipeptídica del receptor "serpentea" a través de la membrana plasmática siete veces (fig. 2-11). Los receptores para aminas adrenérgicas, serotonina, acetilcolina (los muscarínicos, pero no los nicotínicos), muchas hormonas peptídicas, odorantes e incluso los receptores visuales (en los conos y bastones de la retina) pertenecen a la familia GPCR. Todos se derivaron de un precursor evolutivo común. Unos cuantos GPCR (p. ej., los receptores $GABA_B$ y los metabotrópicos para glutamato) requieren un ensamble estable en *homodímeros* (complejos de dos polipéptidos receptores idénticos) o *heterodímeros* (complejos de isoformas distintas) para tener actividad funcional. Sin embargo, en contraste con la tirosina cinasa y los receptores para citocina, se cree que la mayoría de los GPCR puede funcionar como monómeros.

Todos los GPCR traducen señales a través de la membrana plasmática de la misma manera. Muchas veces, el ligando agonista (p. ej., una catecolamina o la acetilcolina) se une en un saco rodeado por las regiones transmembranales del receptor (como en la figura 2-11). El cambio consecuente en la conformación de estas regiones se transmite a las asas citoplásmicas del receptor, que a su vez activan la proteína G apropiada al favorecer el remplazo de GDP por GTP, como se describió antes. Se cree que los aminoácidos de la tercera asa citoplásmica del polipéptido GPCR casi siempre tienen una función clave para mediar la interacción del receptor con las proteínas G (se muestran con flechas en la figura 2-11). La base estructural para la unión del ligando con los adrenorreceptores β se descubrió en fecha reciente mediante cristalografía con rayos X.

Regulación del receptor

Las respuestas mediadas por proteínas G a los fármacos y agonistas hormonales se atenúan a menudo con el tiempo (fig. 2-12, arriba). Después de llegar a un nivel alto inicial, la respuesta (p. ej., acumulación celular de cAMP, entrada de Na^+, contractilidad, etc.) disminuye en cuestión de minutos o segundos, incluso en presencia continua del agonista. Esta "**desensibilización**" es con frecuencia reversible en poco tiempo; si ocurre unos cuantos minutos después

CUADRO 2-1 Proteínas G: receptores y efectores

Proteína G	Receptores para	Efector/vía de señalización
G_s	Aminas adrenérgicas β, glucagon, histamina, serotonina y muchas otras hormonas	↑ Adenilato ciclasa →↑ cAMP
G_{i1}, G_{i2}, G_{i3}	Aminas adrenérgicas α_2, acetilcolina (muscarínico), opioides, serotonina, muchos otros	Varios, incluidos: ↓ Adenilato ciclasa →↓ cAMP Abre conductos cardiacos K^+ →↓ frecuencia cardiaca
G_{olf}	Estímulos olfativos (epitelio olfatorio)	↑ Adenilato ciclasa →↑ cAMP
G_o	Neurotransmisores cerebrales (aún no identificados en forma específica)	Aún no está claro
G_q	Acetilcolina (muscarínicos), bombesina, serotonina (5-HT_2) y muchos otros	↑ Fosfolipasa C →↑ IP_3, diacilglicerol, Ca^{2+} citoplásmico
G_{t1}, G_{t2}	Fotones (rodopsina y opsinas de color en los bastones y conos retinianos)	↑ Fosfodiesterasa de cGMP →↓ cGMP (fototransducción)

cAMP, monofosfato de adenosina cíclico; cGMP monofosfato de guanosina cíclico.

del final de la primera exposición, una segunda exposición al agonista produce una respuesta similar a la primera.

Muchos GPCR se regulan mediante fosforilación, como se ilustra con la desensibilización rápida del adrenorreceptor β. El cambio en la conformación del receptor causado por el agonista hace que el receptor se una, active y sirva como sustrato a una familia de receptores de cinasas específicas llamados receptores de cinasas acoplados a proteínas G (GRK, *G protein-coupled receptor kinases*). Los GRK activados fosforilan los residuos de serina en el segmento terminal carboxilo del receptor (fig. 2-12, panel B). La

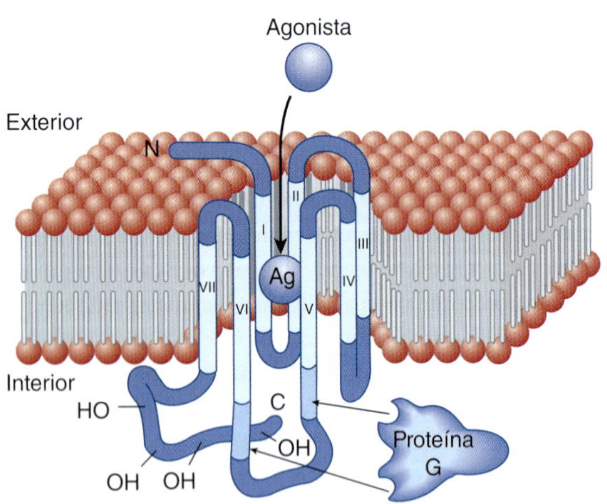

FIGURA 2-11 Topología transmembranal de un GPCR "serpentino" típico. El extremo amino (N) del receptor es extracelular (arriba del plano de la membrana) y su extremo carboxilo (C) es intracelular. Los extremos están conectados por una cadena polipeptídica que atraviesa el plano de la membrana siete veces. Los segmentos transmembranales hidrófobos (color claro) se designan con números romanos (I-VII). El agonista (Ag) se aproxima al receptor desde el líquido extracelular y se une con un sitio rodeado por las regiones transmembranales de la proteína receptora. Las proteínas G interactúan con regiones citoplásmicas del receptor, sobre todo con porciones de la tercer asa citoplásmica entre las regiones transmembranales V y VI. El extremo terminal citoplásmico del receptor contiene muchos residuos de serina y treonina cuyos grupos hidroxilo (-OH) pueden fosforilarse. Esta fosforilación puede relacionarse con un descenso de la interacción entre receptor y proteína G.

presencia de fosfoserinas aumenta la afinidad del receptor por la unión con una tercera proteína, la arrestina β. La unión de la arrestina β con las asas citoplásmicas del receptor disminuye la capacidad de éste para interactuar con G_s, lo que reduce la respuesta agonista (es decir, la estimulación de la adenilato ciclasa). Cuando se elimina el agonista, la activación de GRK termina y el proceso de desensibilización puede revertirse por efecto de las fosfatasas celulares.

Para los adrenorreceptores β y muchos otros GPCR, la unión de la arrestina β también acelera la endocitosis de los receptores de la membrana plasmática. La endocitosis de receptores induce su desfosforilación mediante una fosfatasa de receptor que se encuentra en altas concentraciones en las membranas de los endosomas; a continuación, los receptores regresan a la membrana plasmática. Esto ayuda a explicar la capacidad de las células para recuperar la capacidad de respuesta a las señalizaciones mediadas por receptores en forma tan eficiente después de la desensibilización inducida por el agonista. Por el contrario, varios GPCR, incluidos los adrenorreceptores β si se activan en forma persistente, se dirigen a los lisosomas después de la endocitosis y se degradan. Este proceso atenúa (en lugar de restaurar) de manera efectiva la capacidad de respuesta celular, similar al proceso de regulación descendente descrito antes acerca del receptor para factor de crecimiento epidérmico. Por lo tanto, según sea el receptor particular y la duración de la activación, la endocitosis puede contribuir a la recuperación rápida o la atenuación prolongada de la capacidad de respuesta celular (fig. 2-12).

Segundos mensajeros bien establecidos

A. Monofosfato de adenosina cíclico (cAMP)

El cAMP actúa como un segundo mensajero intracelular y participa en respuestas hormonales, tales como la movilización de energía almacenada (degradación de carbohidratos en el hígado o de triglicéridos en los adipocitos estimulada por catecolaminas suprarenomiméticas β), la conservación renal de agua (mediada por vasopresina), la homeostasis del calcio (regulada por la hormona paratiroidea) y el aumento de la frecuencia y fuerza contráctil del miocardio (catecolaminas suprarrenomiméticas β). También regula la síntesis de esteroides suprarrenales y sexuales (como reacción a la corticotropina o a la hormona foliculoestimulante), la relajación del músculo liso y muchos otros procesos endocrinos y neurales.

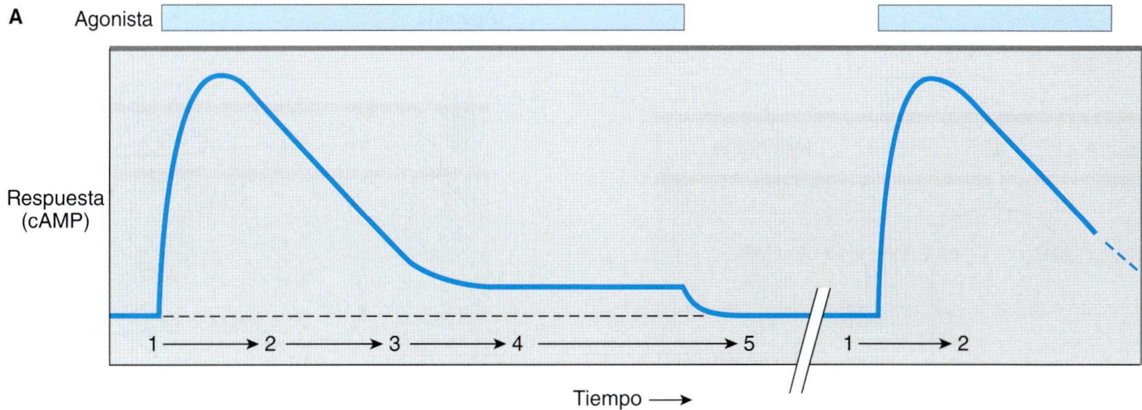

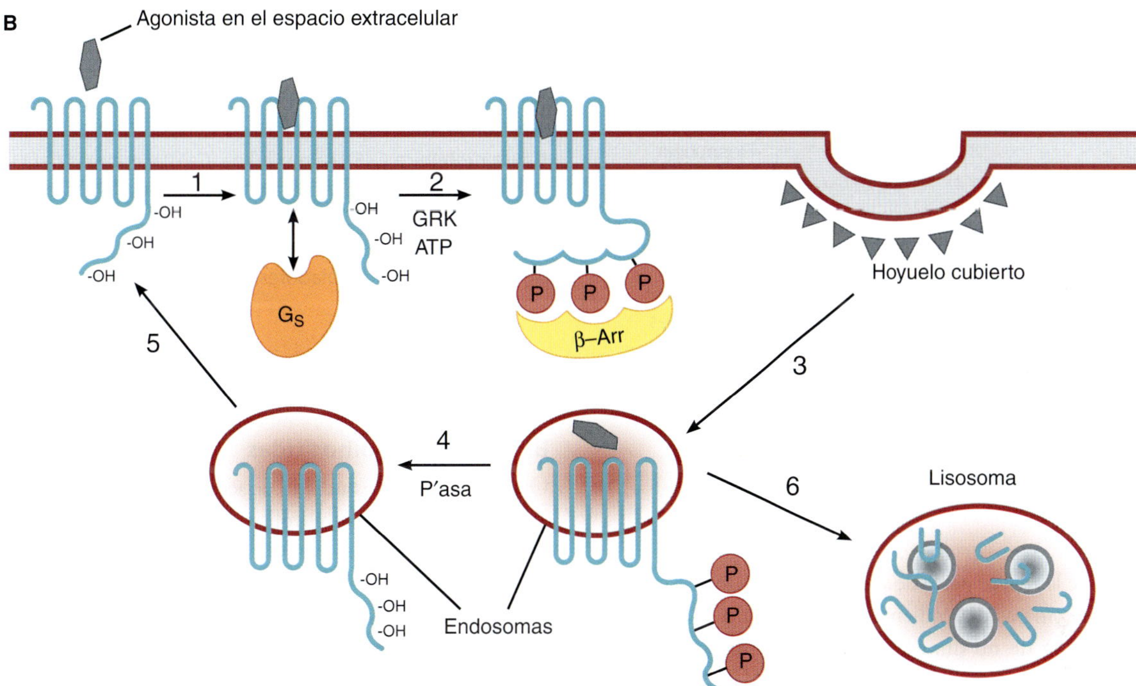

FIGURA 2-12 Desensibilización rápida, resensibilización y regulación descendente de los adrenorreceptores β. **A.** Respuesta a un agonista de los adrenorreceptores β (eje de las ordenadas) frente al tiempo (eje de las abscisas). (Los números se refieren a las fases de la función del receptor en B.) La exposición de las células al agonista (indicada por la barra de color claro) produce una respuesta de AMP cíclico. Se observa una respuesta reducida de cAMP en la presencia continua del agonista; por lo regular, esta "desensibilización" ocurre en unos cuantos minutos. Si se retira el agonista después de un periodo corto (casi siempre unos cuantos a decenas de minutos, indicado por la línea discontinua en el eje de las abscisas), las células recuperan la capacidad total de respuesta a una adición subsiguiente de agonista (segunda barra de color claro). Esta "resensibilización" no ocurre, o es incompleta, si las células se exponen al agonista en forma repetida o por un periodo más prolongado. **D.** La unión del agonista con los receptores inicia la señalización al promover la interacción del receptor con las proteínas G (G_s) situadas en el citoplasma (paso 1 en el diagrama). Los receptores activados por el agonista se fosforilan por acción de una cinasa del receptor acoplado con proteína G (GRK), lo que previene la interacción del receptor con G_s y promueve la unión de una proteína diferente, la arrestina β (β-Arr) con el receptor (paso 2). El complejo receptor-arrestina se une con los hoyuelos cubiertos, lo que induce la interiorización del receptor (paso 3). La disociación del agonista de los receptores interiorizados reduce la afinidad de unión con β-Arr, lo cual permite la desfosforilación de los receptores por una fosfatasa (P'asa, paso 4) y el regreso de los receptores a la membrana plasmática (paso 5). En conjunto, estos fenómenos producen una resensibilización eficiente de la capacidad de respuesta celular. La exposición repetida prolongada de las células al agonista favorece la llegada de los receptores interiorizados a los lisosomas (paso 6) y eso favorece la regulación descendente del receptor, en lugar de su resensibilización.

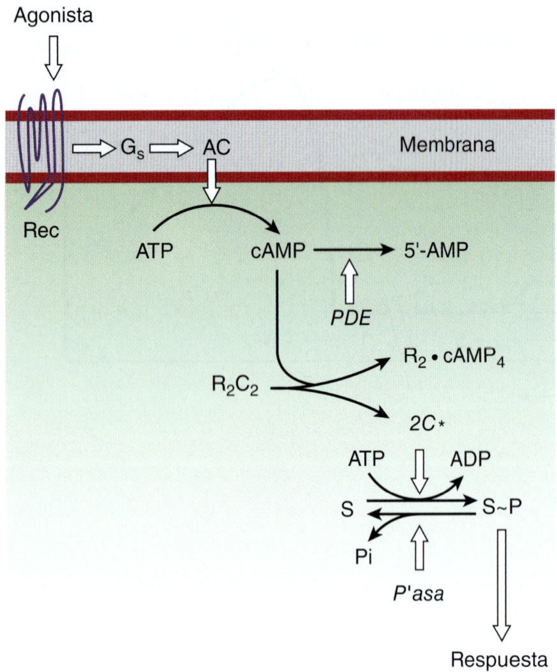

FIGURA 2–13 Vía del segundo mensajero cAMP. Las proteínas clave incluyen receptores hormonales (Rec), una proteína G estimulante (G_s), adenilil ciclasa catalítica (AC), fosfodiesterasas (PDE) que hidrolizan cAMP, cinasas dependientes de cAMP con subunidades reguladora (R) y catalítica (C), sustratos proteínicos (S) de las cinasas y fosfatasas (P'asa), que elimina fosfatos de las proteínas sustrato. Las flechas claras indican efectos reguladores.

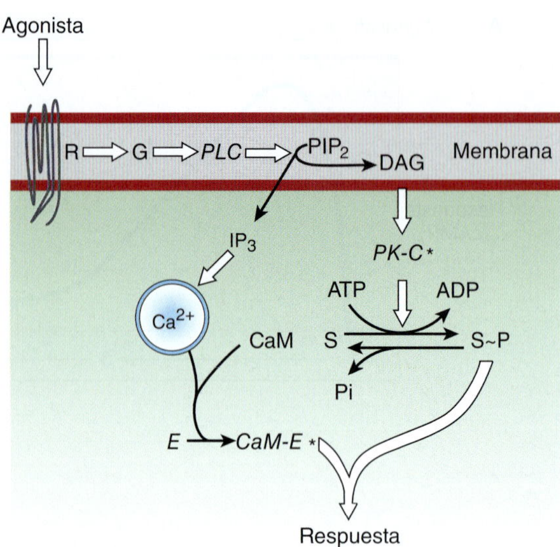

FIGURA 2–14 Vía de señalización de Ca^{2+}-fosfoinositida. Las proteínas clave incluyen receptores hormonales (R), una proteína G (G), una fosfolipasa C específica para fosfoinositida (PLC), sustratos de la cinasa proteínica C (S), calmodulina (CaM) y enzimas para unión con calmodulina (E), que a su vez incluyen cinasas, fosfodiesterasas, etc. (PIP_2, 4,5-bisfosfato de fosfatidilinositol; DAG, diacilglicerol; IP_3, trifosfato de inositol. El asterisco indica el estado activo. Las flechas claras señalan los efectos reguladores.)

El cAMP ejerce la mayor parte de sus efectos mediante la estimulación de proteína cinasas dependientes de cAMP (fig. 2-13). Estas cinasas se componen de un dímero regulador (R) para unión con cAMP y dos cadenas catalíticas (C). Cuando el cAMP se une con el dímero R, las cadenas C activas se liberan para difundirse por el citoplasma y el núcleo, donde transfieren el fosfato del ATP a las proteínas sustrato apropiadas, a menudo enzimas. La especificidad de los efectos reguladores del cAMP reside en los distintos sustratos proteínicos de las cinasas que se expresan en las diferentes células. Por ejemplo, el hígado es rico en cinasa fosforilasa y sintasa de glucógeno, enzimas cuya regulación recíproca por la fosforilación dependiente de cAMP controla el almacenamiento y la liberación de carbohidratos.

Cuando cesa el estímulo hormonal, las acciones intracelulares del cAMP se terminan por una serie compleja de enzimas. La fosforilación de los sustratos enzimáticos estimulada por cAMP se revierte con rapidez por un grupo diverso de fosfatasas específicas e inespecíficas. El cAMP mismo se degrada a 5′-AMP por acción de varias fosfodiesterasas (PDE, *phosphodiesterases*) de nucleótidos cíclicas (fig. 2-13). La milrinona, un inhibidor selectivo de las fosfodiesterasas tipo 3 que se expresa en las células miocárdicas, se ha usado como fármaco adjunto en el tratamiento de la insuficiencia cardiaca aguda. La cafeína, teofilina y otras metilxantinas ejercen sus efectos de inhibición competitiva mediante la degradación de cAMP (cap. 20).

B. Calcio y fosfoinositidas

Otro sistema bien estudiado de segundo mensajero incluye la estimulación hormonal de la hidrólisis de fosfoinositida (fig. 2-14). Algunas de las hormonas, neurotransmisores y factores de crecimiento que activan esta vía se unen con receptores vinculados con proteínas G, mientras que otros se unen con tirosina cinasas receptoras. En todos los casos, el paso crucial es la estimulación de una enzima de membrana, la fosfolipasa C (PLC, *phospholipase C*), que separa un fosfolípido menor componente de la membrana plasmática, el 4,5-bisfosfato de fosfatidilinositol (PIP_2, *phosphatidylinositol bisphosphate*), en dos segundos mensajeros, el **diacilglicerol** (**DAG**, *diacylglycerol*) y el **1,4,5-trifosfato de inositol (**IP_3 o **InsP**$_3$, *inositol trisphosphate*). El diacilglicerol se limita a la membrana, donde activa una proteína cinasa sensible a los fosfolípidos y al calcio llamada proteína cinasa C. El IP_3 es hidrosoluble y se difunde por el citoplasma para iniciar la liberación de Ca^{2+} mediante su unión con los conductos del calcio activados por ligando en las membranas limitantes de las vesículas internas de almacenamiento. La concentración alta de Ca^{2+} citoplásmico causada por la abertura de estos conductos inducida por IP_3 promueve la unión de Ca^{2+} con la proteína para unión con calcio calmodulina; ésta regula la actividad de otras enzimas, incluidas las proteína cinasas dependientes de calcio.

Con sus múltiples segundos mensajeros y proteína cinasas, la vía de señalización de fosfoinositida es mucho más compleja que la vía del cAMP. Por ejemplo, distintos tipos celulares pueden contener una o más cinasas dependientes de calcio y calmodulina especializadas con especificidad de sustrato limitada (p. ej., cinasa de la cadena ligera de la miosina), además de la cinasa general dependiente de calcio y calmodulina que fosforila una gran variedad de sustratos proteínicos. Además, se han identificado al menos nueve tipos de proteína cinasa C con distintas estructuras.

Como en el sistema de cAMP, hay muchos mecanismos que amortiguan o terminan la señalización de esta vía. El IP_3 se desactiva con la desfosforilación; el diacilglicerol se fosforila para producir ácido fosfatídico, que luego se convierte de nueva cuenta en fosfolípidos, o se somete a desacilación para producir ácido araquidónico; el calcio se extrae en forma activa del citoplasma mediante bombas de calcio.

Estos y otros elementos no receptores de la vía de señalización calcio-fosfoinositida tienen una gran importancia en la farmacoterapia. Por ejemplo, el ion litio que se emplea en el tratamiento del trastorno bipolar (maniaco-depresivo) afecta el metabolismo celular de las fosfoinositidas (cap. 29).

C. Monofosfato de guanosina cíclico (cGMP)

A diferencia del cAMP, el portador ubicuo y adaptable de diversos mensajes, el cGMP (*cyclic guanosine monophosphate*), tiene funciones establecidas de señalización sólo en unos cuantos tipos celulares. En la mucosa intestinal y el músculo liso vascular, el mecanismo de transducción basado en cGMP se asemeja notablemente al mecanismo de señalización mediado por cAMP. Los ligandos detectados por receptores en la superficie celular estimulan a la guanilil ciclasa unida a la membrana para producir cGMP y éste estimula una proteína cinasa dependiente de cGMP. Las acciones de cGMP en estas células se terminan por degradación enzimática del nucleótido cíclico y por desfosforilación de los sustratos de la cinasa.

El aumento de la concentración de cGMP induce relajación del músculo liso vascular por un mecanismo mediado por cinasa que produce desfosforilación de las cadenas ligeras de miosina (fig. 12-2). En estas células de músculo liso, la síntesis de cGMP puede incrementarse por dos mecanismos de señalización transmembranal que emplean dos guanilil ciclasas o distintas. El péptido auricular natriurético, una hormona peptídica sanguínea, estimula un receptor transmembranal al unirse en su dominio extracelular, con lo que se induce la actividad de la guanilil ciclasa o que reside en el dominio intracelular del receptor. El otro mecanismo media las respuestas al óxido nítrico (NO; cap. 19), que se genera en las células endoteliales vasculares como respuesta a los agentes vasodilatadores naturales como la acetilcolina y la histamina. Después de ingresar a la célula efectora, el óxido nítrico se une con una guanilil ciclasa citoplásmica y la activa (fig. 19-2). Varios fármacos vasodilatadores útiles, como la nitroglicerina y el nitroprusiato sódico empleados en el tratamiento de la isquemia cardiaca y la hipertensión aguda, actúan mediante la generación o simulación del óxido nítrico. Otros fármacos producen vasodilatación mediante la inhibición de fosfodiesterasas específicas, lo que interfiere con la degradación metabólica del cGMP. Uno de estos fármacos es el sildenafilo que se usa en el tratamiento de la disfunción eréctil y la hipertensión pulmonar (cap. 12).

Interrelación entre mecanismos de señalización

Las vías de señalización de calcio-fosfoinositida y cAMP se oponen entre sí en algunas células y son complementarias en otras. Por ejemplo, los fármacos vasopresores que producen contracción del músculo liso actúan por la movilización de Ca^{2+} mediada por IP_3, mientras que los agentes que relajan el músculo liso actúan a menudo por elevación de cAMP. En contraste, los segundos mensajeros cAMP y fosfoinositida actúan juntos para estimular la liberación hepática de glucosa.

Fosforilación: un tema común

Casi todos los sistemas de señalización de segundo mensajero incluyen fosforilación reversible, la cual ejerce dos funciones principales: amplificación y regulación flexible. En la **amplificación**, algo muy parecido a lo que ocurre con la unión de GTP con una proteína G, la unión del grupo fosforilo a un residuo de serina, treonina o tirosina amplifica en gran medida la señal reguladora inicial mediante el registro de una memoria molecular de que la vía se activó; la desfosforilación borra la memoria y tarda más tiempo en hacerlo del que se requiere para la disociación de un ligando alostérico. En la **regulación flexible**, las distintas especificidades de sustrato de las múltiples proteína cinasas reguladas por segundos mensajeros representan puntos de ramificación en las vías de señalización que pueden regularse en forma independiente. De esta manera, cAMP, Ca^{2+} u otros segundos mensajeros pueden usar la presencia o ausencia de cinasas o sustratos de cinasa particulares para producir efectos muy distintos en diversos tipos celulares. Los inhibidores de las proteína cinasas tienen un gran potencial como agentes terapéuticos, sobre todo en enfermedades neoplásicas. El trastuzumab es un anticuerpo que antagoniza la señalización del receptor de factor de crecimiento (descrito antes) y es un fármaco terapéutico útil para el cáncer mamario. Otro ejemplo de esta estrategia general es el imatinib, una molécula pequeña que inhibe la tirosina cinasa citoplásmica Abl, la cual se activa por vías de señalización para factor de crecimiento. El imatinib es efectivo para tratar la leucemia mielógena crónica, que se debe a una translocación cromosómica que da origen a una proteína activa de fusión Bcr/Abl en las células hematopoyéticas.

CLASES DE RECEPTORES Y DESARROLLO DE FÁRMACOS

La existencia de un receptor farmacológico específico casi siempre se infiere a partir del estudio de la **relación entre estructura y actividad** de un grupo de congéneres de estructura similar al fármaco que simulan o antagonizan su efecto. En consecuencia, si una serie de agonistas relacionados tiene potencias relativas idénticas para inducir dos efectos distintos, es probable que ambos efectos estén mediados por moléculas receptoras parecidas o idénticas. Además, si receptores idénticos median ambos efectos, un antagonismo competitivo inhibe ambas respuestas con la misma K_i y un segundo antagonista competitivo suprime ambas respuestas con su propia K_i característica. Por consiguiente, los estudios de la relación entre estructura y actividad de una serie de agonistas y antagonistas permite identificar una especie del receptor que media un conjunto de respuestas farmacológicas.

Ese mismo procedimiento experimental hace posible demostrar que los efectos observados con un fármaco están mediados por receptores *diferentes*. En este caso, los efectos mediados por distintos receptores pueden presentar distintos órdenes de potencia entre los agonistas y valores diferentes de K_i para cada antagonista competitivo.

La evolución creó muchos receptores diferentes que actúan para mediar respuestas a cualquier señal química individual. En algunos casos, la misma sustancia actúa sobre clases de receptores con estructuras diferentes del todo. Por ejemplo, la acetilcolina utiliza conductos iónicos activados por ligando (AChR nicotínicos) para iniciar un potencial postsináptico estimulante rápido (en milisegundos) (EPSP, *excitatory postsynaptic potential*) en las neuronas posganglionares. La acetilcolina también activa una clase separada de receptores acoplados con proteínas G (AChR muscarínicos), que median actividades moduladoras más lentas (segundos a minutos) en las mismas neuronas. Además, cada clase estructural casi siempre incluye muchos subtipos de receptor, a menudo con señalización o propiedades reguladoras muy distintas. Por ejemplo, muchas aminas biógenas (noradrenalina, acetilcolina y serotonina, entre otras) activan a más de un receptor, cada uno de los cuales puede activar a una proteína G diferente, como se describió antes (cuadro 2-1). La existencia de muchas clases de receptores y subtipos para el mismo ligando endógeno ha creado oportunidades importantes para el desarrollo farmacológico. Por ejemplo, el propranolol, un antagonista selectivo de los adrenorreceptores β, puede reducir una frecuencia cardiaca alta sin impedir que el sistema nervioso simpático produzca vasoconstricción, un efecto mediado por los receptores α_1.

El principio de la selectividad farmacológica puede incluso aplicarse a receptores con estructura idéntica expresados en distintas células, como ocurre con los receptores para esteroides como los estrógenos (fig. 2-6). Distintos tipos celulares expresan proteínas accesorias diferentes que interactúan con los receptores para esteroides y cambian los efectos funcionales de la interacción fármaco-receptor. Por ejemplo, el tamoxifeno actúa como *antagonista* en los receptores estrogénicos expresados en el tejido mamario, pero como *agonista* en los receptores estrogénicos óseos. Por consiguiente, el tamoxifeno puede ser muy útil no sólo en el tratamiento y profilaxis del cáncer mamario, sino también para la prevención de la osteoporosis, ya que aumenta la densidad ósea (caps. 40 y 42). Sin embargo, el tamoxifeno también genera complicaciones en las mujeres posmenopáusicas porque tiene acción agonista en el útero al estimular la proliferación de las células endometriales.

El desarrollo de nuevos fármacos no se limita a compuestos que actúen sobre receptores para señales químicas extracelulares. Los químicos farmacéuticos investigan cada vez más si los elementos de las vías de señalización distales a los receptores pueden servir también como blancos de fármacos selectivos y útiles. Ya se describieron los fármacos que actúan en la fosfodiesterasa y en algunas cinasas intracelulares. Existen varios inhibidores de cinasas adicionales que se encuentran en etapa de estudios clínicos, además de los esfuerzos preclínicos enfocados en desarrollar inhibidores de las proteínas G.

RELACIÓN ENTRE LA DOSIS DEL FÁRMACO Y LA RESPUESTA CLÍNICA

Ya se describieron los receptores como moléculas y se mostró cómo los receptores pueden explicar en forma cuantitativa la relación entre la dosis o concentración de un fármaco y las respuestas farmacológicas, al menos en un sistema ideal. Cuando se atiende a un paciente que requiere tratamiento, el médico debe elegir entre diversos fármacos y diseñar un régimen de dosificación que tenga probabilidad de producir un beneficio máximo y toxicidad mínima. Para tomar decisiones terapéuticas racionales, el médico debe comprender de qué manera las interacciones fármaco-receptor explican las relaciones entre la dosis y la respuesta en los pacientes, la naturaleza y causas de la variación en la respuesta farmacológica y las implicaciones clínicas en la selectividad de la acción farmacológica.

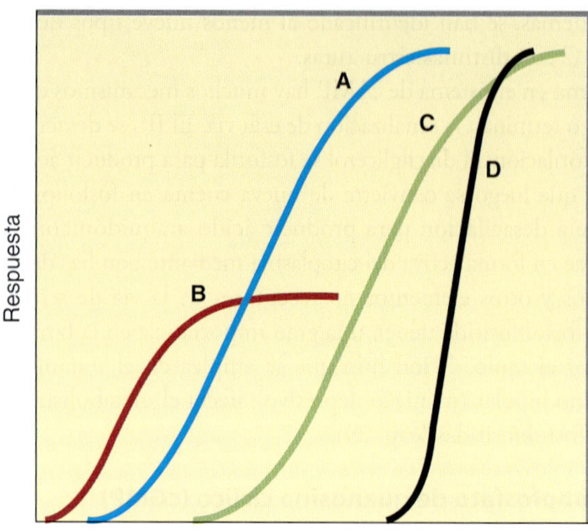

FIGURA 2-15 Curvas graduadas de dosis-respuesta para cuatro fármacos; se ilustran las diferentes potencias farmacológicas y distintas eficacias máximas. (Véase el texto.)

Dosis y respuesta en pacientes

A. Relaciones graduadas dosis-respuesta

Para elegir entre los fármacos y establecer las dosis apropiadas de un fármaco, el médico debe conocer la **potencia farmacológica** relativa y la **eficacia máxima** de los fármacos en relación con el efecto terapéutico deseado. Estos dos importantes términos, a menudo confusos para estudiantes y médicos clínicos, pueden explicarse con la figura 2-15, que presenta curvas graduadas de dosis-respuesta que vinculan la dosis de cuatro fármacos distintos con la magnitud de un efecto terapéutico particular.

1. Potencia. Se dice que los fármacos A y B son más potentes que los agentes C y D por sus posiciones relativas en las curvas dosis-respuesta sobre el **eje de la dosis** de la figura 2-15. La potencia se refiere a la concentración (EC_{50}) o dosis (ED_{50}) requerida de un fármaco para producir 50% del efecto máximo de ese compuesto. Por lo tanto, la potencia farmacológica del agente A en la figura 2-15 es menor que la del fármaco B, un agonista parcial porque la EC_{50} de A es mayor que la EC_{50} de B. La potencia de un fármaco depende en parte de la afinidad (K_d) de los receptores para unirse con el fármaco y en parte de la eficiencia de la interacción entre fármaco-receptor y la respuesta. Nótese que algunas dosis del fármaco A pueden producir efectos mayores que cualquiera de las dosis del fármaco B, a pesar de que el fármaco B se describió como más potente. La razón de esto es que el fármaco A posee una eficacia máxima mayor (como se describe más adelante).

En la práctica clínica es importante distinguir entre la potencia de un fármaco y su eficacia. La efectividad clínica de un fármaco no depende de su potencia (EC_{50}), sino de su eficacia máxima (véase más adelante). Esta capacidad guarda relación con su vía de administración, absorción, distribución en el cuerpo y eliminación del cuerpo o el sitio de acción. Para decidir cuál de los dos fármacos administrar a un paciente, el médico casi siempre debe considerar su efectividad relativa y no su potencia relativa. La potencia farmacológica puede determinar en gran medida la dosis administrada del fármaco elegido.

Para fines terapéuticos, la potencia de un compuesto debe señalarse en unidades posológicas, por lo general en términos de un parámetro de valoración terapéutico particular (p. ej., 50 mg para sedación leve, 1 μg/kg por minuto para aumento de 25 latidos por minuto en la frecuencia cardiaca). La potencia relativa, la proporción entre dosis con efectividad equivalente (0.2, 10, etc.), puede usarse para comparar un fármaco con otro.

2. Eficacia máxima. Este parámetro refleja el límite de la relación dosis-respuesta en el **eje de la respuesta**. Los fármacos A, C y D de la figura 2-15 tienen una eficacia máxima semejante y los tres poseen mayor eficacia máxima que el fármaco B. Es obvio que la eficacia máxima (algunas veces denominada sólo eficacia) de un fármaco es crucial para tomar decisiones clínicas cuando se requiere una respuesta intensa. Puede determinarse por el modo de interacciones del fármaco con los receptores (como en el caso de los agonistas parciales* o las características del sistema receptor-efector particular).

Por lo tanto, los diuréticos que actúan en una parte de la nefrona pueden producir una excreción mucho mayor de líquido y electrólitos que los diuréticos con efecto en otro sitio. Además, la eficacia *práctica* de un fármaco para alcanzar un parámetro de valoración terapéutico (p. ej., aumento de la contractilidad cardiaca) puede estar limitada por la propensión del compuesto a causar un efecto tóxico (p. ej., arritmia cardiaca letal), aun si de otra forma el fármaco pudiera producir un mayor efecto terapéutico.

B. Forma de las curvas dosis-respuesta

Si bien las respuestas mostradas en las curvas A, B y C de la figura 2-15 se aproximan a la forma de una relación simple de Michaelis-Menten (transformada a una gráfica logarítmica), no ocurre lo mismo con algunas respuestas clínicas. Las curvas dosis-respuesta con pendientes extremas (p. ej., curva D) pueden tener consecuencias clínicas importantes si la porción superior de la curva representa una extensión indeseable de la respuesta (p. ej., el coma causado por un sedante-hipnótico). En la clínica, las curvas de dosis-respuesta con pendientes muy marcadas pueden ser consecuencia de interacciones cooperativas de varias acciones distintas de un fármaco (p. ej., efectos en el cerebro, corazón y vasos periféricos, todos contribuyentes al descenso de la presión arterial).

C. Curvas cuánticas de dosis-efecto

Las curvas dosis-respuesta graduadas del tipo descrito antes tienen ciertas limitaciones en su aplicación a la toma de decisiones clínicas. Por ejemplo, tal vez sea imposible construir tales curvas si la respuesta farmacológica es un fenómeno "de todo o nada" (cuántico), como la prevención de convulsiones, arritmias o muerte. Además, sin importar cuál sea la precisión con la que se defina, la relevancia clínica de una relación dosis-respuesta cuantitativa en un solo paciente podría tener limitaciones en su aplicación a otros pacientes, debido a la gran variabilidad potencial entre personas con respecto a la gravedad de la enfermedad y su respuesta a los fármacos.

*Nótese que "eficacia máxima", usada en un contexto terapéutico, no tiene el mismo significado que en el contexto más especializado de las interacciones fármaco-receptor descritas antes en este capítulo. En un sistema *in vitro* ideal, eficacia se refiere a la eficacia máxima relativa de los agonistas y agonistas parciales que actúan a través del mismo receptor. Desde un punto de vista terapéutico, eficacia se refiere a la extensión o grado de un efecto que puede alcanzarse en el paciente intacto. Por lo tanto, la eficacia terapéutica puede alterarse por las características de una interacción fármaco-receptor particular, pero también depende de muchos otros factores, como se indica en el texto.

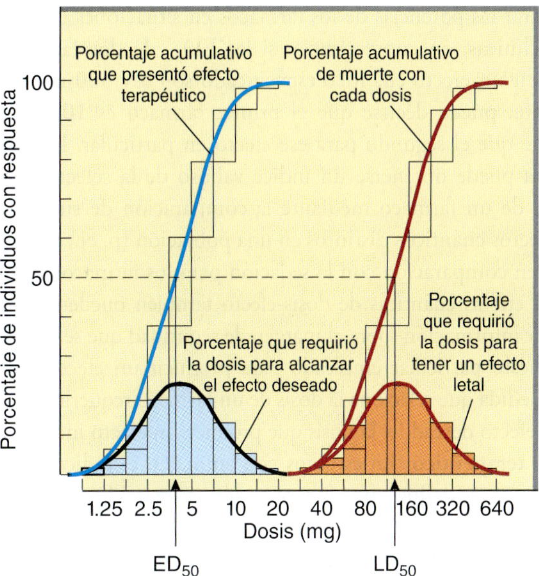

FIGURA 2-16 Gráficas cuánticas de dosis-efecto. Las barras sombreadas (y las curvas con forma de campana que las acompañan) indican la distribución por frecuencia de las dosis del fármaco requeridas para producir un efecto especificado, es decir, el porcentaje de animales que necesitaron una dosis particular para presentar el efecto. Las barras claras (y las curvas coloreadas correspondientes) indican la distribución por frecuencia acumulativa de las respuestas, que tienen una distribución logarítmica normal.

Algunas de estas dificultades pueden evitarse si se determina la dosis necesaria del fármaco para producir una magnitud específica de efecto en una gran cantidad de pacientes individuales o animales de experimentación, y luego se grafica la distribución por frecuencia acumulativa de los sujetos con respuesta contra la dosis logarítmica (fig. 2-16). El efecto cuántico especificado puede elegirse con base en la importancia clínica (p. ej., alivio de cefalea) o para conservar la seguridad de los sujetos experimentales (p. ej., con dosis bajas de un estimulante cardiaco y especificación de un aumento de 20 latidos por minuto en la frecuencia cardiaca como el efecto cuántico), o bien puede ser un efecto cuántico inherente (p. ej., muerte de un animal de laboratorio). Para la mayor parte de los fármacos, las dosis requeridas para producir un efecto cuántico específico en los individuos tienen una distribución logarítmica normal, es decir, que la distribución de la frecuencia de tales respuestas graficadas contra el logaritmo de la dosis produce una curva de variación normal (áreas coloreadas, fig. 2-16). Cuando estas respuestas se suman, la distribución por frecuencia acumulativa constituye una curva cuántica de dosis-efecto (o curva dosis-porcentaje) de la proporción o porcentaje de individuos que presentan el efecto graficado como función del logaritmo de la dosis.

La curva cuántica de dosis-efecto se caracteriza a menudo por establecer una **dosis efectiva media (ED_{50})**, que es la dosis con la cual 50% de los individuos presenta el efecto cuántico especificado. (Nótese que la abreviatura ED_{50} tiene un significado distinto en este contexto que en relación con las curvas graduadas dosis-efecto, descritas en el texto previo.) De igual manera, la dosis requerida para producir un efecto tóxico particular en 50% de los animales se llama **dosis tóxica media (TD_{50})**. Si el efecto tóxico es la muerte del animal, puede definirse una **dosis letal media (LD_{50})** por medios experimentales. Estos valores representan una forma conveniente de comparar las potencias de los fármacos en situaciones experimentales y clínicas; en consecuencia, si las ED_{50} de dos fármacos para producir un efecto cuántico especificado son 5 y 500 mg, respectivamente, puede decirse que el primer fármaco es 100 veces más potente que el segundo para ese efecto en particular. De la misma manera puede obtenerse un índice valioso de la selectividad de la acción de un fármaco mediante la comparación de sus ED_{50} para dos efectos cuánticos distintos en una población (p. ej., supresión de la tos en comparación con la sedación para los fármacos opioides).

Las curvas cuánticas de dosis-efecto también pueden usarse para generar información sobre el margen de seguridad que se espera de un compuesto particular empleado para producir un efecto específico. Una medida que relaciona la dosis de un fármaco requerida para obtener el efecto deseado y la dosis que produce un efecto indeseable es el **índice terapéutico**. En estudios con animales, el índice terapéutico casi siempre se define como la proporción entre la TD_{50} y la ED_{50} para algún efecto con relevancia terapéutica. La precisión que puede obtenerse en experimentos con animales puede ser de utilidad para el índice terapéutico a fin de determinar el beneficio potencial de un fármaco en los seres humanos. Desde luego, el índice terapéutico en las personas casi nunca se conoce con exactitud; en su lugar, los estudios farmacológicos y la experiencia clínica acumulada revelan a menudo un intervalo de dosis usualmente efectivas y un intervalo posológico distinto (si bien en ocasiones superpuesto) con potencial tóxico. El riesgo de toxicidad aceptable en la clínica depende en buena medida de la gravedad del trastorno que se trate. Por ejemplo, el intervalo de dosis que suministra alivio para una cefalea ordinaria en la mayor parte de los pacientes debe ser mucho menor al intervalo posológico que produce toxicidad grave, incluso si la toxicidad ocurre en una minoría de individuos. Sin embargo, para el tratamiento de una enfermedad letal como el linfoma de Hodgkin, la diferencia aceptable entre las dosis terapéuticas y las tóxicas es más pequeña.

Por último, nótese que la curva cuántica de dosis-efecto y la curva graduada de dosis-respuesta resumen conjuntos de información un poco distintos, aunque ambos tienen forma sigmoidea en una gráfica semilogarítmica (compárense las figuras 2-15 y 2-16). De ambas curvas puede obtenerse información crítica necesaria para tomar decisiones terapéuticas racionales. Ambas curvas aportan información sobre la **potencia** y la **selectividad** de los fármacos; la curva graduada dosis-respuesta indica la **eficacia máxima** de un fármaco y la curva cuántica de dosis-efecto la **variabilidad** potencial en la respuesta entre los individuos.

Variación en la capacidad de respuesta farmacológica

Los pacientes pueden tener considerables diferencias en su respuesta a un fármaco; en realidad, es factible que una sola persona responda en forma distinta al mismo fármaco en diferentes ocasiones a lo largo del tratamiento. Algunas veces, los individuos presentan una respuesta farmacológica inusual o **idiosincrásica**, una que se observa pocas veces en la mayor parte de los pacientes. Las respuestas idiosincrásicas casi siempre se deben a diferencias genéticas en el metabolismo del compuesto o a mecanismos inmunitarios, incluidas las reacciones alérgicas.

En general, las variaciones cuantitativas en la respuesta farmacológica son más frecuentes y tienen mayor importancia clínica. Un individuo es **hiporreactivo** o **hiperreactivo** a un fármaco cuando la intensidad del efecto de una dosis determinada de éste se encuentra disminuida o aumentada en comparación con el efecto que se obtiene en la mayor parte de los individuos. (**Nota:** el término **hipersensibilidad** suele referirse a respuestas alérgicas o inmunitarias a los fármacos.) Con algunos compuestos es posible que la intensidad de la respuesta a una dosis determinada cambie en el curso del tratamiento; en estos casos, la capacidad de respuesta casi siempre disminuye como consecuencia de la administración continua del fármaco, lo que produce un estado de **tolerancia** relativa a los efectos de éste. Cuando la capacidad de respuesta decrece con rapidez después de suministrar un fármaco, se dice que existe una respuesta de **taquifilaxia**.

Incluso antes de administrar la primera dosis de un fármaco, el médico debe considerar factores que pueden ayudar a predecir la dirección y extensión de las posibles variaciones en la capacidad de respuesta. Éstos incluyen la propensión de un fármaco particular para producir tolerancia o taquifilaxia, así como los efectos de la edad, sexo, tamaño corporal, estado patológico, factores genéticos y administración simultánea de otros fármacos.

Cuatro mecanismos generales pueden contribuir a la variación en la respuesta farmacológica entre pacientes o en un mismo individuo en distintos momentos.

A. Alteración de la concentración del fármaco que llega al receptor

Es posible que los sujetos tengan diferencias en la velocidad de absorción de un fármaco, en su distribución por los compartimientos corporales o en la eliminación del compuesto de la sangre (cap. 3). Al modificar la concentración del fármaco que llega a los receptores relevantes, tales diferencias farmacocinéticas pueden modificar la respuesta clínica. Algunas diferencias pueden predecirse con base en la edad, peso, sexo, estado patológico, función hepática y función renal, así como con pruebas específicas para diferencias genéticas que pueden derivarse de la herencia de un complemento con función distintiva de las enzimas que metabolizan el fármaco (caps. 3 y 4). Otro mecanismo importante que influye en la disponibilidad farmacológica es el transporte activo del compuesto desde el citoplasma, mediado por una familia de transportadores de membrana codificada por los genes de resistencia a múltiples fármacos (*MDR*). Por ejemplo, la regulación en ascenso de la expresión del transportador codificado por *MDR* es un mecanismo importante por el cual las células tumorales desarrollan resistencia a los fármacos antineoplásicos.

B. Variación de la concentración de un ligando endógeno para el receptor

Este mecanismo contribuye en gran medida a la variabilidad en las respuestas a los antagonistas farmacológicos. Por lo tanto, el propranolol, un antagonista de los adrenorreceptores β, disminuye en grado considerable la frecuencia cardiaca de un paciente con catecolaminas endógenas elevadas (como en el feocromocitoma), pero no afecta la frecuencia cardiaca en reposo de un corredor maratonista bien entrenado. Un agonista parcial puede causar respuestas con diferencias aún más drásticas: la saralasina, un agonista parcial débil de los receptores de angiotensina II, reduce la presión arterial en pacientes con hipertensión causada por aumento de la síntesis de angiotensina II y eleva la presión en sujetos que producen cantidades normales de angiotensina.

C. Alteraciones del número o función de los receptores

Estudios experimentales documentaron cambios en la respuesta farmacológica causados por aumentos o descensos de la cantidad de los sitios receptores o por alteraciones de la eficiencia de acoplamiento de los receptores con los mecanismos efectores distales. En algunos casos, el cambio en el número de receptores lo producen otras hormonas; por ejemplo, las hormonas tiroideas aumentan el número de receptores β en el miocardio de la rata y la sensibilidad cardiaca a las catecolaminas. Es probable que cambios similares contribuyan a la taquicardia de la tirotoxicosis en los seres humanos y puede explicar la utilidad del propranolol, un antagonista de los adrenorreceptores β, para aminorar los síntomas de esta enfermedad.

En otros casos, el ligando agonista mismo induce un descenso del número (es decir, regulación descendente) o la eficacia de acoplamiento (desensibilización) de sus receptores. Estos mecanismos (descritos antes en la sección Mecanismos de señalización y acción farmacológica) pueden contribuir a dos fenómenos de importancia clínica: primero, taquifilaxia o tolerancia a los efectos de algunos fármacos (p. ej., aminas biogénicas y sus congéneres) y segundo, los fenómenos de "exceso" que siguen al retiro de ciertos fármacos. Estos fenómenos pueden ocurrir con agonistas o antagonistas. Un antagonista puede aumentar el número de receptores en una célula o tejido críticos al prevenir la regulación descendente causada por un agonista endógeno. Cuando se retira el antagonista, el número elevado de receptores puede producir una respuesta exagerada a las concentraciones fisiológicas del agonista. Es posible que haya síntomas de abstinencia potencialmente desastrosos por la razón contraria cuando se suspende la administración de un agonista. En esta situación, el número de receptores, que se redujo por la regulación descendente inducida por el fármaco, es demasiado bajo para que el agonista endógeno ejerza una estimulación eficaz. Por ejemplo, el retiro de clonidina (un fármaco cuya actividad agonista en el receptor adrenérgico α_2 reduce la presión sanguínea) puede precipitar una crisis de hipertensión, tal vez porque el fármaco provoca regulación descendente de los adrenorreceptores α_2 (cap. 11).

Los factores genéticos también pueden participar en forma notable en la modificación del número o función de receptores específicos. Por ejemplo, una variante genética específica de los adrenorreceptores α_{2C} (cuando se hereda junto con una variante específica de los adrenorreceptores α_1) confiere un mayor riesgo de desarrollar insuficiencia cardiaca, el cual puede reducirse con la intervención temprana mediante fármacos antagonistas. La identificación de tales factores genéticos, parte de un campo en rápido desarrollo de la farmacogenética, es promisoria para el diagnóstico clínico y es posible que en el futuro ayude a los médicos a diseñar el tratamiento farmacológico más apropiado para pacientes individuales.

Otro interesante ejemplo de la determinación genética de los efectos en la respuesta farmacológica se ve en el tratamiento de los cánceres que implican una señalización excesiva para un factor de crecimiento. Las mutaciones somáticas que afectan el dominio tirosina cinasa del receptor para factor de crecimiento epidérmico confieren una mayor sensibilidad a los inhibidores de cinasa, como gefitinib, en ciertos cánceres pulmonares. Este efecto intensifica el efecto antineoplásico del fármaco y como la mutación somática es específica del tumor y no se encuentra en el hospedador, el índice terapéutico de estos fármacos puede aumentarse notablemente en pacientes cuyos tumores tienen estas mutaciones.

D. Cambios en los componentes de la respuesta distal al receptor

Aunque un fármaco inicia sus acciones al unirse con los receptores, la respuesta observada en un paciente depende de la integridad funcional de los procesos bioquímicos en la célula que responde y de la regulación fisiológica de los sistemas orgánicos interrelacionados. En la clínica, los cambios en estos procesos posteriores al receptor representan la clase de mecanismos más grande y más importante que causan variación en la respuesta a la farmacoterapia.

Antes de iniciar el tratamiento con un medicamento, el médico debe estar consciente de las características del paciente que pueden limitar la respuesta clínica. Estas características incluyen la edad y salud general del paciente y, lo más importante, la gravedad y mecanismo fisiopatológico de la enfermedad. La explicación potencial más importante de la falta de una respuesta satisfactoria es que el diagnóstico sea incorrecto o no sea completo desde el punto de vista fisiológico. El tratamiento farmacológico tiene más éxito cuando se dirige con exactitud al mecanismo fisiopatológico causante de la enfermedad.

Cuando el diagnóstico es correcto y el fármaco es el apropiado, muchas veces puede rastrearse una respuesta terapéutica hasta que se desencadenan los mecanismos compensadores del paciente y hay oposición a los efectos beneficiosos del fármaco. Por ejemplo, los aumentos compensatorios del tono nervioso simpático y la retención renal de líquidos pueden contribuir a la tolerancia a los efectos antihipertensivos de un fármaco vasodilatador. En tales casos es probable que se requieran fármacos adicionales para obtener un resultado terapéutico útil.

Selectividad clínica: efectos farmacológicos beneficiosos frente a los tóxicos

Aunque los fármacos se clasifican de acuerdo con sus acciones principales, está claro que *ningún fármaco tiene sólo un efecto específico*. ¿Por qué ocurre esto? Es muy improbable que cualquier tipo de molécula farmacológica se una sólo con un tipo de molécula receptora, aunque sea tan sólo porque el número de receptores potenciales en cada paciente es astronómico. Incluso si la estructura química de un fármaco le permitiera unirse con un solo tipo de receptor, los procesos bioquímicos controlados por tales receptores ocurrirían en muchos tipos celulares y se vincularían con muchas otras funciones bioquímicas; como resultado, es probable que el paciente y el médico perciban más de un efecto farmacológico. Por consiguiente, los fármacos sólo son *selectivos*, no específicos, en sus acciones porque se unen con uno o unos cuantos tipos de receptor con más firmeza que con los otros y porque estos receptores controlan procesos que tienen efectos distintos.

Es sólo por su selectividad que los fármacos son útiles en la medicina clínica. La selectividad puede medirse mediante la comparación de las afinidades de unión de un compuesto con diferentes receptores o mediante la comparación de las ED_{50} para distintos efectos de un fármaco *in vivo*. En el desarrollo farmacológico y en la medicina clínica, por lo general la selectividad se considera mediante la separación de los efectos en dos categorías: **efectos beneficiosos** o **terapéuticos** y **efectos tóxicos** o **adversos**. La publicidad farmacéutica y los médicos usan algunas veces el término **efecto secundario**, lo que implica que el efecto en cuestión es insignificante u ocurre por una vía diferente a la de la acción principal del fármaco; con frecuencia estas implicaciones son erróneas.

A. Efectos beneficiosos y tóxicos mediados por el mismo mecanismo receptor-efector

Gran parte de la toxicidad farmacológica grave en la práctica clínica representa una extensión farmacológica directa de las acciones terapéuticas del compuesto. En algunos de estos casos (p. ej., hemorragia ocasionada por tratamiento anticoagulante; coma hipoglucémico por insulina), la toxicidad puede evitarse con el manejo prudente de la dosis del medicamento, bajo la guía de la vigilancia cuidadosa del efecto (mediciones de la coagulación sanguínea o la glucosa sérica) y con el uso de medidas auxiliares (prevención de traumatismo hístico que puede causar hemorragia; regulación de la ingesta de carbohidratos). En otros casos más, la toxicidad puede evitarse si no se administra el fármaco, si la indicación terapéutica es débil o si existe otro tratamiento disponible.

En ciertas situaciones es clara la necesidad y el beneficio de un fármaco, pero éste produce toxicidad inaceptable cuando se administra en las dosis con las que se obtiene el beneficio óptimo. En tales situaciones, tal vez sea necesario agregar otro medicamento al régimen terapéutico. Por ejemplo, en el tratamiento de la hipertensión, la administración de un segundo fármaco permite a menudo al médico reducir la dosis y toxicidad del primero (cap. 11).

B. Efectos beneficiosos y tóxicos mediados por receptores idénticos, pero en tejidos distintos o por vías efectoras diferentes

Muchos fármacos producen tanto los efectos deseados como otros adversos por su acción en un solo tipo de receptor en distintos tejidos. Los ejemplos descritos en este libro incluyen: glucósidos digitálicos, que actúan mediante la inhibición de la Na^+/K^+-ATPasa en las membranas celulares; metotrexato, que inhibe la enzima reductasa de dihidrofolato; y hormonas glucocorticoides.

Se instituyen tres medidas terapéuticas para evitar o mitigar este tipo de toxicidad. En primer lugar, el fármaco siempre debe administrarse en la dosis más baja que produzca un beneficio aceptable. En segundo lugar, la administración de medicamentos que actúan a través de mecanismos diferentes y tienen distintos efectos tóxicos puede permitir el descenso de la dosis del primer fármaco, lo que limita su toxicidad (p. ej., el uso de agentes inmunodepresores agregados a los glucocorticoides en el tratamiento de trastornos inflamatorios). En tercer lugar, la selectividad de las acciones farmacológicas puede aumentarse si se manipulan las concentraciones del compuesto disponibles para los receptores en distintas partes del cuerpo; por ejemplo, administración en aerosol de glucocorticoides a los bronquios en el asma.

C. Efectos beneficiosos y tóxicos mediados por distintos tipos de receptores

Las ventajas terapéuticas obtenidas de nuevos compuestos químicos con mayor selectividad para los receptores se mencionaron antes en este capítulo y se describen con detalle en capítulos ulteriores. Estos fármacos incluyen agonistas y antagonistas selectivos de los adrenorreceptores α y β; antihistamínicos H_1 y H_2; antagonistas nicotínicos y muscarínicos; y las hormonas esteroideas selectivas para los receptores. Todos estos receptores se agrupan en familias funcionales, cada una con respuesta a una pequeña clase de agonistas endógenos. El receptor y sus aplicaciones terapéuticas relacionadas se descubrieron mediante el análisis de los efectos de señales químicas fisiológicas: catecolaminas, histamina, acetilcolina y corticoesteroides.

Varios fármacos más se descubrieron al analizar los efectos terapéuticos o tóxicos de compuestos químicos semejantes observados en la clínica. Los ejemplos incluyen la quinidina, sulfonilureas, diuréticos tiazídicos, antidepresivos tricíclicos, opioides y antipsicóticos del grupo de las fenotiazinas. Con frecuencia resulta que los nuevos fármacos interactúan con los receptores para sustancias endógenas (p. ej., opioides y fenotiazinas con los receptores de opioides endógenos y dopamina, respectivamente). Es probable que se descubran de esta manera nuevos fármacos en el futuro, lo que tal vez lleve al descubrimiento de nuevas clases de receptores y ligandos endógenos para el desarrollo farmacológico futuro.

En consecuencia, la propensión de los fármacos a unirse con distintas clases de sitios receptores no sólo es un problema potencialmente desconcertante para el tratamiento de los pacientes, sino que también representa un desafío continuo para la farmacología y una oportunidad para desarrollar fármacos nuevos y más útiles.

BIBLIOGRAFÍA

Berridge MJ: Unlocking the secrets of cell signaling. Ann Rev Physiol 2005;67:1.

Cabrera-Vera TM et al: Insights into G protein structure, function, and regulation. Endocr Rev 2003;24:765.

Civelli O et al: Orphan GPCRs and their ligands. Pharmacol Ther 2006;110:525.

Davies MA, Samuels Y: Analysis of the genome to personalize therapy for melanoma. Oncogene 2010;29:5545.

Feng XH, Derynck R: Specificity and versatility in TGF-beta signaling through Smads. Annu Rev Cell Dev Biol 2005;21:659.

Galandrin S, Oligny-Longpre G, Bouvier M: The evasive nature of drug efficacy: Implications for drug discovery. Trends Pharmacol Sci 2007;28:423.

Ginty DD, Segal RA: Retrograde neurotrophin signaling: Trk-ing along the axon. Curr Opin Neurobiol 2002;12:268.

Gouaux E, MacKinnon R: Principles of selective ion transport in channels and pumps. Science 2005;310:1461.

Hermiston ML et al: Reciprocal regulation of lymphocyte activation by tyrosine kinases and phosphatases. J Clin Invest 2002;109:9.

Kenakin T: Principles: Receptor theory in molecular pharmacology. Trends Pharmacol Sci 2004;25:186.

Mosesson Y, Yarden Y: Oncogenic growth factor receptors: Implications for signal transduction therapy. Semin Cancer Biol 2004;14:262.

Pawson T: Dynamic control of signaling by modular adaptor proteins. Curr Opin Cell Biol 2007;19:112.

Rajagopal S, Rajagopal K, Lefkowitz RJ: Teaching old receptors new tricks- biasing seven-transmembrane receptors. Nat Rev Drug Discov 2010;9:373.

Roden DM, George AL Jr: The genetic basis of variability in drug responses. Nat Rev Drug Discov 2002;1:37.

Rosenbaum DM, Rasmussen SG, Kobilka BK: The structure and function of G-protein-coupled receptors. Nature 2009;459:356.

Rotella DP: Phosphodiesterase 5 inhibitors: Current status and potential applications. Nat Rev Drug Discov 2002;1:674.

Small KM, McGraw DW, Liggett SB: Pharmacology and physiology of human adrenergic receptor polymorphisms. Ann Rev Pharmacol Toxicol 2003;43:381.

Sorkin A, von Zastrow M: Endocytosis and signaling: Intertwining molecular networks. Nat Rev Mol Cell Biol 2009;10:609.

Yu FH et al: Overview of molecular relationships in the voltage-gated ion channel superfamily. Pharmacol Rev 2005;57:387.

Yuan TL, Cantley LC: PI3K pathway alterations in cancer: Variations on a theme. Oncogene 2008;27:5497.

RESPUESTA AL ESTUDIO DE CASO

El propranolol, un bloqueador no selectivo del adrenorreceptor β, es un antihipertensivo útil porque reduce el gasto cardiaco y tal vez también la resistencia vascular. Sin embargo, también impide la broncodilatación inducida por el receptor β_2 y puede causar broncoconstricción en personas susceptibles. Los antagonistas de los conductos del calcio, como el verapamilo, también reducen la presión sanguínea, pero no causan broncoconstricción ni impiden la broncodilatación. Para seleccionar el fármaco o grupo de fármacos más apropiados para una enfermedad es necesario conocer los otros trastornos posibles del paciente y la selectividad que los grupos farmacológicos disponibles tengan por el receptor.

CAPÍTULO

3

Farmacocinética y farmacodinámica: dosificación racional y curso temporal de la acción farmacológica

Nicholas H. G. Holford, MB, ChB, FRACP

ESTUDIO DE CASO

Una mujer de 85 años de edad y 60 kg de peso con creatinina sérica de 1.8 mg/100 ml tiene fibrilación auricular. Se tomó la decisión de administrar digoxina para controlar la taquicardia. La concentración deseada de digoxina para el tratamiento de la fibrilación auricular es de 2 ng/ml. Las tabletas de digoxina contienen 62.5 microgramos (μg) y 250 μg. ¿Qué dosis de mantenimiento es la recomendable?

El objetivo del tratamiento es obtener el efecto beneficioso deseado con efectos adversos mínimos. Cuando se elige un fármaco para un paciente, el médico debe decidir cuál es la mejor dosis para la consecución de este objetivo. Una forma racional de alcanzar esta meta consiste en combinar los principios de la farmacocinética con la farmacodinámica para determinar la relación dosis-efecto (fig. 3-1). La farmacodinámica regula la parte concentración-efecto de la interacción, mientras que la farmacocinética se relaciona con la dosis-concentración (Holford y Sheiner, 1981). Los procesos farmacocinéticos de absorción, distribución y eliminación determinan cuán rápido y por cuánto tiempo aparece el fármaco en el órgano en el que ocurre el efecto farmacológico. Los conceptos farmacodinámicos de respuesta máxima y sensibilidad establecen la magnitud del efecto con una concentración particular (véase $E_{máx}$ y C_{50}, capítulo 2; la C_{50} también se conoce como EC_{50}).

La figura 3-1 ilustra la hipótesis fundamental de la farmacología, es decir que existe una relación entre un efecto beneficioso o tóxico de un fármaco y la concentración de éste. Dicha hipótesis se ha documentado para muchos fármacos, como lo indican las columnas Concentración deseada y Concentración tóxica del cuadro 3-1. La aparente falta de esta relación para algunos compuestos no debilita la hipótesis básica, pero señala la necesidad de considerar el curso temporal de la concentración en el sitio real del efecto farmacológico (véase más adelante).

Al conocer la relación entre la dosis, la concentración farmacológica y los efectos, el médico puede tomar en cuenta las diversas características patológicas y fisiológicas de un paciente particular que lo diferencian del individuo promedio en su respuesta al fármaco. Por lo tanto, la importancia de la farmacocinética y la farmacodinámica en la atención del paciente radica en la mejoría del beneficio terapéutico y la reducción de la toxicidad, que puede lograrse con la aplicación de estos principios.

FARMACOCINÉTICA

La dosis "estándar" de un fármaco se basa en estudios con voluntarios sanos e individuos con la capacidad promedio para absorber,

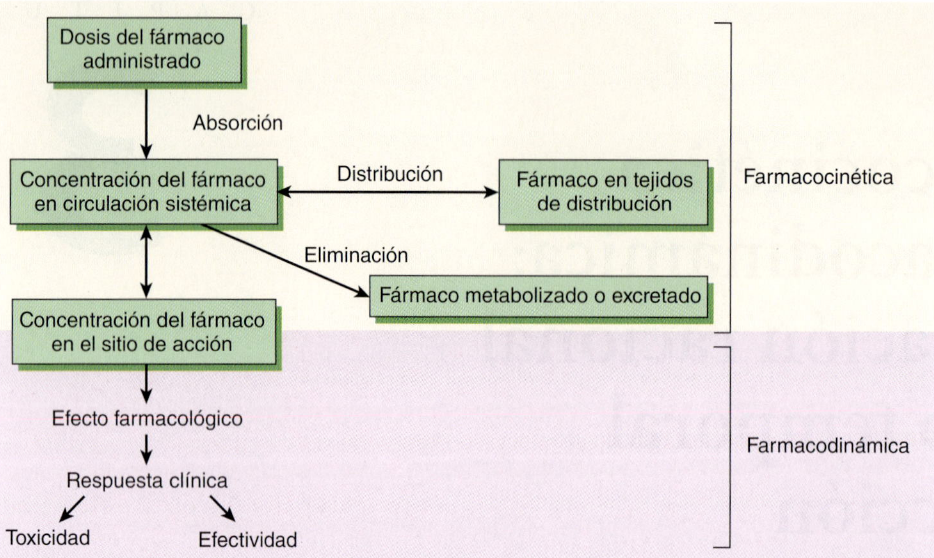

FIGURA 3-1 La relación entre dosis y efecto puede separarse en componentes farmacocinéticos (dosis-concentración) y farmacodinámicos (concentración-efecto). La concentración establece un vínculo entre la farmacocinética y la farmacodinámica, y es el objetivo de la estrategia de concentración ideal para la administración racional. Los tres procesos primarios de la farmacocinética son la absorción, distribución y eliminación.

distribuir y eliminar el compuesto (véase Estudios clínicos: la IND y la NDA en el capítulo 5). Esta dosis no es adecuada para todos los pacientes. Varios procesos fisiológicos (p. ej., maduración de la función orgánica en lactantes) y patológicos (p. ej., insuficiencia cardiaca, insuficiencia renal) determinan el ajuste de la dosis en pacientes individuales. Estos procesos modifican los parámetros farmacocinéticos específicos. Los dos parámetros básicos son la **eliminación**, que es la medida de la capacidad del cuerpo para eliminar el fármaco, y el **volumen de distribución**, la medida del espacio aparente en el cuerpo disponible para contener el fármaco. Estos parámetros se ilustran de manera esquemática en la figura 3-2, en la que el volumen de los vasos de precipitados a los que se difunden los fármacos representa el volumen de distribución y el tamaño del "drenaje" de salida en las figuras 3-2B y 3-2D representa la eliminación.

Volumen de distribución

El volumen de distribución (V) relaciona la cantidad de fármaco en el cuerpo con su concentración (C) en la sangre o el plasma:

$$V = \frac{\text{Cantidad de fármaco en el cuerpo}}{C} \qquad (1)$$

El volumen de distribución puede definirse con respecto a la sangre, el plasma o el agua (fármaco libre), según sea la concentración empleada en la ecuación (1) ($C = C_b$, C_p o C_u).

Puede advertirse que el V calculado en la ecuación (1) es un volumen *aparente* si se comparan los volúmenes de distribución de fármacos como la digoxina o la cloroquina (cuadro 3-1) con algunos de los volúmenes físicos del cuerpo (cuadro 3-2). El volumen de distribución puede rebasar por mucho cualquier volumen físico del cuerpo porque es el volumen *aparentemente* necesario para contener la cantidad de fármaco *de manera homogénea* con la concentración que se encuentra en la sangre, plasma o agua. Los fármacos con volúmenes de distribución muy altos tienen concentraciones mucho más altas en el tejido extravascular que en el compartimiento vascular, es decir que *no* están distribuidos en forma homogénea. Por otro lado, los fármacos que se conservan por completo en el volumen vascular tienen un volumen de distribución posible mínimo, igual al componente sanguíneo en el que se distribuyen, por ejemplo 0.04 L/kg de peso corporal o 2.8 L/70 kg (cuadro 3-2) para un fármaco que se limita al compartimiento plasmático.

Eliminación

Los principios de eliminación farmacológica son similares a los conceptos de eliminación de la fisiología renal. La eliminación de un fármaco es el factor que predice la velocidad de depuración con respecto a la concentración del compuesto:

$$CL = \frac{\text{Velocidad de eliminación}}{C} \qquad (2)$$

Al igual que el volumen de distribución, la eliminación puede definirse en relación con la sangre (CL_b), el plasma (CL_p) o el agua (CL_u), de acuerdo con la concentración cuantificada.

Es importante reconocer el carácter aditivo de la eliminación. La depuración de un fármaco del cuerpo puede incluir procesos que ocurren en los riñones, pulmones, hígado y otros órganos. La división de la velocidad de eliminación en cada órgano entre la concentración del fármaco que se le presenta indica la eliminación

CUADRO 3–1 Parámetros farmacocinéticos y farmacodinámicos para algunos fármacos. (Véase Speight y Holford, 1997, para consultar una lista más completa)

Fármaco	Disponibilidad oral (F) (%)	Excreción urinaria (%)[1]	Unido en plasma (%)	Eliminación (L/h/70 kg)[2]	Volumen de distribución (L/70 kg)	Semivida (h)	Concentración deseada	Concentración tóxica
Aciclovir	23	75	15	19.8	48	2.4	...	...
Ácido acetilsalicílico	68	1	49	39	11	0.25	...	...
Ácido salicílico	100	15	85	0.84	12	13	200 mg/L	>200 mg/L
Ácido valproico	100	2	93	0.462	9.1	14	75 mg/L	>150 mg/L
Amikacina	...	98	4	5.46	19	2.3	10 mg/L[3]...	...
Amoxicilina	93	86	18	10.8	15	1.7	...	...
Ampicilina	62	82	18	16.2	20	1.3	...	...
Anfotericina	...	4	90	1.92	53	18	...	...
Atenolol	56	94	5	10.2	67	6.1	1 mg/L	...
Atropina	50	57	18	24.6	120	4.3	...	...
Captoprilo	65	38	30	50.4	57	2.2	50 ng/ml	...
Carbamazepina	70	1	74	5.34	98	15	6 mg/L	>9 mg/L
Cefalexina	90	91	14	18	18	0.9	...	...
Cefalotina	...	52	71	28.2	18	0.57	...	...
Ciclosporina	30	1	98	23.9	244	15	200 ng/ml	>400 ng/ml
Cimetidina	62	62	19	32.4	70	1.9	0.8 mg/L	...
Ciprofloxacina	60	65	40	25.2	130	4.1	...	...
Clonidina	95	62	20	12.6	150	12	1 ng/ml	...
Cloranfenicol	80	25	53	10.2	66	2.7	...	...
Clordiazepóxido	100	1	97	2.28	21	10	1 mg/L	...
Cloroquina	89	61	61	45	13 000	214	20 ng/ml	250 ng/ml
Clorpropamida	90	20	96	0.126	6.8	33	...	...
Diazepam	100	1	99	1.62	77	43	300 ng/ml	...
Digoxina	70	67	25	9	500	39	1 ng/ml	>2 ng/ml
Diltiazem	44	4	78	50.4	220	3.7	...	...
Disopiramida	83	55	2	5.04	41	6	3 mg/ml	>8 mg/ml
Enalaprilo	95	90	55	9	40	3	>0.5 ng/ml	...
Eritromicina	35	12	84	38.4	55	1.6	...	...
Etambutol	77	79	5	36	110	3.1	...	>10 mg/L
Difenilhidantoinato	90	2	89	Depende de conc.[5]	45	Depende de conc.[6]	10 mg/L	>20 mg/L
Fenobarbital	100	24	51	0.258	38	98	15 mg/L	>30 mg/L
Fluoxetina	60	3	94	40.2	2 500	53	...	...
Furosemida	61	66	99	8.4	7.7	1.5	...	>25 mg/L
Gentamicina	...	76	10	4.7	20	3	3 mg/L[3]	...
Hidralazina	40	10	87	234	105	1	100 ng/ml	...
Imipramina	40	2	90	63	1 600	18	200 ng/ml	>1 mg/L

(continúa)

CUADRO 3–1 Parámetros farmacocinéticos y farmacodinámicos para algunos fármacos. (*Continuación*)

Fármaco	Disponibilidad oral (F) (%)	Excreción urinaria (%)[1]	Unido en plasma (%)	Eliminación (L/h/70 kg)[2]	Volumen de distribución (L/70 kg)	Semivida (h)	Concentración deseada	Concentración tóxica
Indometacina	98	15	90	8.4	18	2.4	1 mg/L	>5 mg/L
Labetalol	18	5	50	105	660	4.9	0.1 mg/L	...
Lidocaína	35	2	70	38.4	77	1.8	3 mg/L	>6 mg/L
Litio	100	95	0	1.5	55	22	0.7 meq/L	>2 meq/L
Meperidina	52	12	58	72	310	3.2	0.5 mg/L	...
Metoprolol	38	10	11	63	290	3.2	25 ng/mL	...
Metotrexato	70	48	34	9	39	7.2	750 μM-h[4,5]	>950 μM-h
Metronidazol	99	10	10	5.4	52	8.5	4 mg/L	...
Midazolam	44	56	95	27.6	77	1.9	...	...
Morfina	24	8	35	60	230	1.9	15 ng/ml	...
Nifedipina	50	0	96	29.4	55	1.8	50 ng/ml	...
Nortriptilina	51	2	92	30	1300	31	100 ng/ml	>500 ng/ml
Paracetamol	88	3	0	21	67	2	15 mg/L	>300 mg/L
Piridostigmina	14	85	...	36	77	1.9	75 ng/ml	...
Prazosina	68	1	95	12.6	42	2.9	...	...
Procainamida	83	67	16	36	130	3	5 mg/L	>14 mg/L
Propranolol	26	1	87	50.4	270	3.9	20 ng/ml	...
Quinidina	80	18	87	19.8	190	6.2	3 mg/L	>8 mg/L
Ranitidina	52	69	15	43.8	91	2.1	100 ng/ml	...
Rifampicina	?	7	89	14.4	68	3.5	...	...
Sulfametoxazol	100	14	62	1.32	15	10	...	...
Teofilina	96	18	56	2.8	35	8.1	10 mg/L	>20 mg/L
Terbutalina	14	56	20	14.4	125	14	2 ng/ml	...
Tetraciclina	77	58	65	7.2	105	11	...	...
Tobramicina	...	90	10	4.62	18	2.2	...	...
Tocainida	89	38	10	10.8	210	14	10 mg/L	...
Tolbutamida	93	0	96	1.02	7	5.9	100 mg/L	...
Trimetoprim	100	69	44	9	130	11	...	...
Tubocurarina	...	63	50	8.1	27	2	0.6 mg/L	...
Vancomicina	...	79	30	5.88	27	5.6	20 mg/L[3]	...
Verapamilo	22	3	90	63	350	4	...	...
Warfarina	93	3	99	0.192	9.8	37	...	...
Zidovudina	63	18	25	61.8	98	1.1	...	...

[1]Si se asume una depuración de creatinina de 100 ml/min/70 kg.

[2]Convertir a ml/min mediante la multiplicación del número presentado por 16.6.

[3]Concentración promedio del estado estable.

[4]Área bajo la curva deseada después de una dosis única.

[5]Puede calcularse a partir de la C medida con $CL = V_{máx}/(K_m + C)$; $V_{máx} = 415$ mg/día, $K_m = 5$ mg/L. Véase el texto.

[6]Varía por la eliminación dependiente de la concentración.

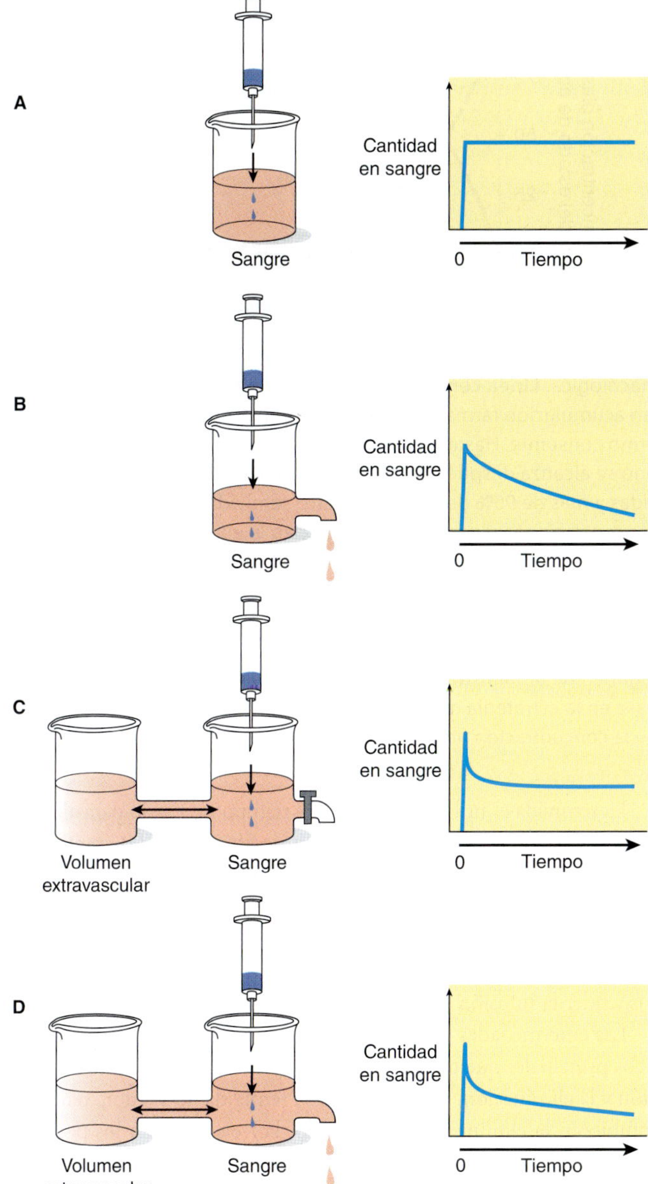

FIGURA 3–2 Modelos de distribución y eliminación farmacológicas. El efecto de agregar el fármaco a la sangre mediante inyección intravenosa rápida se representa mediante la expulsión de una cantidad conocida del agente hacia un recipiente de precipitados. El curso temporal de la cantidad de fármaco en el vaso se muestra en las gráficas de la derecha. En el primer ejemplo (**A**) no hay movimiento del fármaco hacia fuera del recipiente, por lo que la gráfica muestra sólo un incremento marcado hasta el nivel máximo seguido de una meseta. En el segundo ejemplo (**B**) existe una vía de eliminación y la gráfica muestra un declive lento después de un incremento rápido hasta el nivel máximo. Como el nivel del material en el vaso disminuye, la "presión" que impulsa el proceso de eliminación también baja y la pendiente de la curva disminuye. Ésta es una curva de declive exponencial. En el tercer modelo (**C**), el fármaco colocado en el primer compartimiento ("sangre") se equilibra rápidamente con el segundo compartimiento ("volumen extravascular") y la cantidad de fármaco en la "sangre" disminuye en forma exponencial hasta un nuevo estado de equilibrio. El cuarto modelo (**D**) ilustra una combinación más realista de mecanismo de eliminación y equilibrio extravascular. La gráfica resultante muestra una fase de distribución temprana seguida de una fase de eliminación más lenta.

CUADRO 3–2 Volúmenes físicos (en L/kg de peso corporal) de algunos compartimientos corporales en los que pueden distribuirse los fármacos

Compartimiento y volumen	Ejemplos de fármacos
Agua	
Agua corporal total (0.6 L/kg[1])	Moléculas hidrosolubles pequeñas, como etanol
Agua extracelular (0.2 L/kg)	Moléculas hidrosolubles más grandes, como gentamicina
Sangre (0.08 L/kg); plasma (0.04 L/kg)	Moléculas con gran unión con proteínas plasmáticas y moléculas muy grandes, como heparina
Grasa (0.2-0.35 L/kg)	Moléculas muy liposolubles, como DDT
Hueso (0.07 L/kg)	Ciertos iones, como plomo o flúor

[1]Una cifra promedio. El agua corporal total en un varón joven delgado puede ser 0.7 L/kg; en una mujer obesa, 0.5 L/kg.

respectiva de ese órgano. La suma de estas eliminaciones separadas equivale a la eliminación sistémica total:

$$CL_{renal} = \frac{\text{Velocidad de eliminación}_{renal}}{C} \quad (3a)$$

$$CL_{hepática} = \frac{\text{Velocidad de eliminación}_{hepática}}{C} \quad (3b)$$

$$CL_{otra} = \frac{\text{Velocidad de eliminación}_{otra}}{C} \quad (3c)$$

$$CL_{sistémica} = CL_{renal} + CL_{hepática} + CL_{otra} \quad (3d)$$

"Otros" tejidos de eliminación pueden incluir a los pulmones y sitios adicionales de metabolismo, como la sangre o el músculo.

Los dos sitios principales de depuración farmacológica son los riñones y el hígado. La eliminación del fármaco sin cambios en la orina representa la eliminación renal. En el hígado, la depuración farmacológica tiene lugar mediante biotransformación del compuesto original en uno o más metabolitos, la excreción de un fármaco sin cambios hacia la bilis, o ambos. Las vías de biotransformación se describen en el capítulo 4. Para la mayor parte de los fármacos, la eliminación es constante durante el intervalo de concentración que se encuentra en situaciones clínicas, es decir, que la eliminación no es saturable y la velocidad de eliminación del fármaco es directamente proporcional a la concentración (si se despeja la ecuación [2]):

$$\text{Velocidad de eliminación} = CL \times C \quad (4)$$

Por lo general, esto se conoce como depuración de primer orden. Cuando la eliminación es de primer orden, puede calcularse mediante el cálculo del **área bajo la curva** (**AUC**, *area under the curve*) del perfil tiempo-concentración después de una dosis. La eliminación se calcula a partir de la dosis dividida entre el área bajo la curva.

A. Eliminación limitada por la capacidad

Para los fármacos que presentan eliminación limitada por la capacidad (p. ej., difenilhidantoinato, etanol), la eliminación varía según sea la concentración alcanzada del fármaco (cuadro 3-1). La eliminación de capacidad limitada también se conoce como eliminación de orden mixto, saturable, dependiente de la dosis, dependiente de la concentración, no lineal y de Michaelis-Menten.

La mayoría de las vías de eliminación se satura si la dosis, y por lo tanto la concentración, son lo bastante elevadas. Cuando el flujo sanguíneo a un órgano no limita la eliminación (véase más adelante), la relación entre la velocidad de eliminación y la concentración (C) se expresa de manera matemática en la ecuación (5):

$$\text{Velocidad de eliminación} = \frac{V_{\text{máx}} \times C}{K_m + C} \qquad (5)$$

La capacidad máxima de eliminación es $V_{\text{máx}}$ y K_m es la concentración del fármaco en la cual la velocidad de eliminación es 50% de $V_{\text{máx}}$. Con concentraciones elevadas en relación con la K_m, la velocidad de eliminación es casi independiente de la concentración, un estado de eliminación de "seudoorden cero". Si la velocidad de administración rebasa la capacidad de eliminación, no puede alcanzarse el estado estable. La concentración sigue en aumento mientras la administración continúe. Este patrón de eliminación limitada por la capacidad es importante para tres fármacos de uso frecuente: etanol, difenilhidantoinato y ácido acetilsalicílico. La eliminación no tiene un significado real para los fármacos con eliminación limitada por la capacidad y el AUC no debe usarse para describir la eliminación de tales sustancias.

B. Eliminación dependiente del flujo

A diferencia de la eliminación farmacológica limitada por la capacidad, algunos compuestos se depuran con facilidad por el órgano de eliminación, de tal manera que la mayor parte de la sustancia en la sangre que irriga al órgano se elimina en el primer paso por él con cualquier concentración farmacológica. Por consiguiente, la depuración de estos compuestos depende sobre todo del aporte farmacológico al órgano de eliminación. Estos medicamentos (cuadro 4-7) pueden llamarse fármacos de "alta extracción", ya que el órgano los extrae casi por completo de la sangre. El flujo sanguíneo al órgano es el principal factor determinante del aporte sanguíneo, pero la unión con proteínas plasmáticas y la distribución en las células sanguíneas también pueden ser importantes para compuestos con grados considerables de unión y con extracción elevada.

Semivida

La semivida ($t_{1/2}$) es el tiempo necesario para reducir a la mitad la cantidad de fármaco en el cuerpo durante la eliminación (o durante la administración constante). En el caso más sencillo, y el más útil para idear regímenes de administración farmacológica, el cuerpo puede considerarse como un solo compartimiento (como se ilustra en la figura 3-2B) de igual tamaño al volumen de distribución (V). El tiempo que permanezca el fármaco en el cuerpo depende del volumen de distribución y la eliminación:

$$t_{1/2} = \frac{0.7 \times V}{CL} \qquad (6)$$

Como la eliminación farmacológica puede describirse mediante un proceso exponencial, puede demostrarse que el tiempo necesario para un descenso a la mitad es proporcional al logaritmo natural de 2. La constante 0.7 en la ecuación (6) es una aproximación al logaritmo natural de 2.

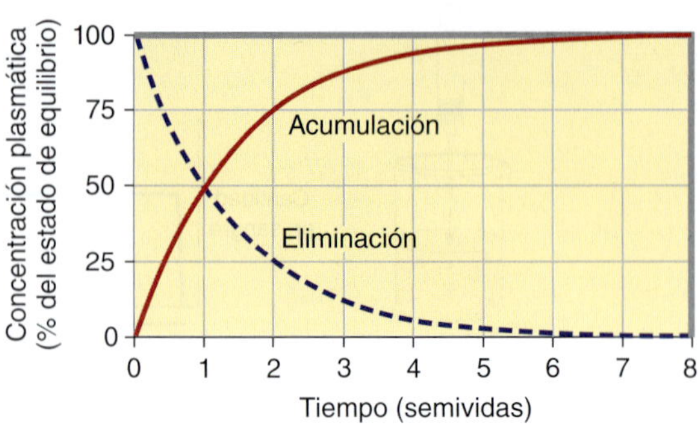

FIGURA 3–3 Curso temporal de acumulación y eliminación farmacológica. **Línea continua:** concentraciones plasmáticas que reflejan acumulación farmacológica durante la infusión del fármaco a un ritmo constante. Hasta 50% de la concentración en estado de equilibrio se alcanza después de una semivida, 75% después de dos semividas y más de 90% después de cuatro semividas. **Línea punteada:** concentraciones plasmáticas que reflejan la eliminación farmacológica después de la infusión a ritmo constante de un fármaco que llegó al estado de equilibrio. Hasta 50% del fármaco se pierde después de una semivida, 75% después de dos semividas, etc. La "regla práctica" de que deben pasar cuatro semividas después de iniciar un régimen de administración antes de observar los efectos totales se basa en la estrategia de la curva de acumulación hasta más de 90% de la concentración final en estado de equilibrio.

La semivida es útil porque indica el tiempo necesario para alcanzar 50% del estado estable (o un descenso de 50% desde las condiciones del estado estable) después de un cambio en la velocidad de administración. La figura 3-3 muestra la evolución temporal de la acumulación farmacológica durante una infusión de un fármaco a velocidad constante y la evolución temporal de la eliminación de éste después de suspender la infusión que había alcanzado el estado estable.

Las enfermedades pueden afectar ambos parámetros farmacocinéticos principales que tienen bases fisiológicas: el volumen de distribución y la eliminación. Un cambio en la semivida no siempre refleja un cambio en la eliminación del fármaco. Por ejemplo, en los pacientes con insuficiencia renal crónica la eliminación renal de la digoxina está disminuida, pero también tienen un menor volumen de distribución; el aumento de la semivida de la digoxina no es tan grande como se esperaría con base tan sólo en el cambio de la función renal. El descenso del volumen de distribución se debe a la reducción de la masa renal y muscular esquelética, con el consecuente decremento de la unión de la digoxina a la Na^+/K^+-ATPasa en los tejidos.

Muchos fármacos tienen farmacocinética de compartimientos múltiples (como se ilustra en las figuras 3-2C y 3-2D). En estas condiciones, la semivida terminal "verdadera", como se presenta en el cuadro 3-1, es mayor respecto de la calculada con la ecuación (6).

Acumulación de fármacos

Siempre que las dosis se repiten, el fármaco se acumula en el cuerpo hasta que la administración se interrumpe. Esto se debe a que toma un tiempo infinito (en teoría) eliminar toda la dosis administrada. En términos prácticos, esto significa que si el intervalo de administración es más corto que cuatro semividas, la acumulación es detectable.

La acumulación es inversamente proporcional a la fracción de la dosis que se pierde en cada intervalo de administración. La fracción perdida es 1 menos la fracción restante justo antes de la siguiente dosis. La fracción restante puede predecirse a partir del intervalo de administración y la semivida. Un índice conveniente de acumulación es el **factor de acumulación**:

$$\text{Factor de acumulación} = \frac{1}{\text{Fracción perdida en un intervalo de administración}}$$

$$= \frac{1}{1 - \text{fracción restante}} \quad (7)$$

Para un fármaco que se administra una vez cada semivida, el factor de acumulación es 1/0.5, o 2. El factor de acumulación predice la proporción de la concentración en estado de equilibrio y la observada al mismo tiempo después de la primera dosis. Por lo tanto, las concentraciones máximas después de dosis intermitentes en estado de equilibrio son iguales a la concentración máxima después de la primera dosis multiplicada por el factor de acumulación.

Biodisponibilidad

La biodisponibilidad se define como la fracción de fármaco sin cambios que llega a la circulación sistémica después de la administración por cualquier vía (cuadro 3-3). El área bajo la curva de concentración sanguínea-tiempo es proporcional al grado de biodisponibilidad de un fármaco, si su eliminación es de primer orden (fig. 3-4). Para una dosis intravenosa del compuesto se asume que la biodisponibilidad es igual a la unidad. Cuando un fármaco se administra por vía oral, la biodisponibilidad puede ser menor de 100% por dos razones principales: absorción incompleta a través de la pared intestinal y eliminación de primer paso por el hígado (véase más adelante).

A. Grado de absorción

Después de la administración oral es posible que un fármaco no se absorba por completo; por ejemplo, sólo 70% de una dosis de digoxina llega a la circulación sistémica. Esto se debe sobre todo a la falta de absorción en el intestino. Otros fármacos son demasiado hidrofílicos (p. ej., atenolol) o demasiado lipofílicos (como el aciclovir) para absorberse con facilidad y su baja biodisponibilidad se debe también a la absorción incompleta. Si es demasiado hidrofílico, el compuesto no puede cruzar la membrana celular lipídica; si es demasiado lipofílico, no es lo bastante soluble para cruzar la capa acuosa adyacente a la célula. Es posible que los fármacos no se absorban por un transportador inverso relacionado con la glucoproteína P. Este proceso bombea en forma activa al compuesto fuera de las paredes celulares del intestino de regreso a la luz intestinal. La inhibición de la glucoproteína P y el metabolismo de la pared intestinal, por ejemplo con jugo de toronja, se relaciona con aumento sustancial de la absorción farmacológica.

CUADRO 3-3 Vías de administración, biodisponibilidad y características generales

Vía	Biodisponibilidad (%)	Características
Intravenosa (IV)	100 (por definición)	El inicio más rápido
Intramuscular (IM)	75 a ≤100	A menudo es posible administrar grandes volúmenes; puede ser dolorosa
Subcutánea (SC)	75 a ≤100	Volúmenes menores que la IM; puede ser dolorosa
Oral (PO)	5 a <100	La más conveniente, el efecto de primer paso puede ser significativo
Rectal (PR)	30 a <100	Menor efecto de primer paso respecto de la vía oral
Inhalación	5 a <100	A menudo de inicio muy rápido
Transdérmica	80 a ≤100	Casi siempre absorción muy lenta; se usa para evitar el efecto de primer paso; duración prolongada del efecto

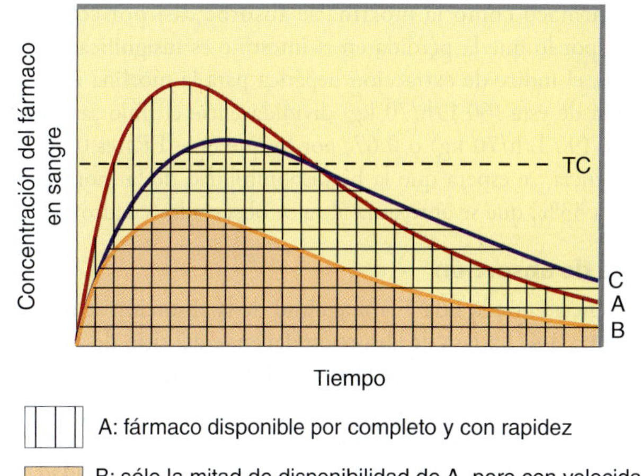

FIGURA 3-4 Curvas de concentración sanguínea-tiempo que ilustra cómo los cambios en la velocidad de absorción y la magnitud de la biodisponibilidad pueden influir tanto en la duración de la acción como en la efectividad de la misma dosis total de un fármaco administrado en tres formulaciones distintas. La línea punteada indica la concentración ideal (TC) del fármaco en la sangre.

B. Eliminación de primer paso

Después de la absorción a través de la pared intestinal, la sangre portal lleva el fármaco al hígado antes de su llegada a la circulación sistémica. Un fármaco puede metabolizarse en la pared intestinal (p. ej., por el sistema enzimático CYP3A4) o incluso en la sangre portal, pero lo más frecuente es que el hígado sea el encargado del metabolismo antes que el compuesto llegue a la circulación sistémica. Además, el hígado puede excretar el fármaco hacia la bilis. Cualquiera de estos sitios puede contribuir a esta reducción en la biodisponibilidad y el proceso general se conoce como eliminación de primer paso. El efecto de la eliminación hepática de primer paso en la biodisponibilidad se expresa como el índice de extracción (ER):

$$ER = \frac{CL_{\text{hepática}}}{Q} \quad (8a)$$

donde Q es el flujo sanguíneo hepático, que en condiciones normales es cercano a 90 L/h en una persona que pese 70 kg.

La biodisponibilidad sistémica del fármaco (F) puede predecirse con base en el grado de absorción (f) y el índice de extracción (ER):

$$F = f \times (1 - ER) \quad (8b)$$

Un fármaco como la morfina se absorbe casi por completo (f = 1), por lo que la pérdida en el intestino es insignificante. Sin embargo, el índice de extracción hepática para la morfina es la eliminación de ésta (60 L/h/70 kg) dividida entre el flujo sanguíneo hepático (90 L/h/70 kg) o 0.67, por lo que (1 − ER) es 0.33. En consecuencia, se espera que la biodisponibilidad de la morfina sea cercana a 33%, que se aproxima al valor observado (cuadro 3-1).

C. Tasa de absorción

La diferencia entre la tasa y la magnitud de la absorción se muestra en la figura 3-4. La tasa de absorción depende del sitio de administración y la formulación del fármaco. Tanto la tasa de absorción como la magnitud del suministro influyen en la efectividad clínica de un fármaco. Para las tres formas de dosis distintas mostradas en la figura 3-4, habría diferencias significativas en la intensidad del efecto clínico. La forma posológica B necesitaría una cantidad dos veces mayor para alcanzar concentraciones sanguíneas equivalentes a las de la forma posológica A. Las diferencias en la tasa de absorción pueden adquirir importancia para los fármacos que se administran en dosis única, como el hipnótico que se administra para inducir el sueño. En este caso, el medicamento con la dosificación A alcanzaría la concentración deseada en menos tiempo que la dosificación C; las concentraciones en la gráfica A también llegarían a un nivel más alto y permanecerían por arriba de la concentración deseada por más tiempo. En un régimen de administración múltiple, las dosificaciones A y C producirían las mismas concentraciones sanguíneas promedio, aunque la dosificación A tendría concentraciones máximas un poco más altas y concentraciones mínimas más bajas.

Se dice que el mecanismo de absorción es de orden cero cuando la velocidad es independiente de la cantidad de fármaco que permanezca en el intestino, es decir, cuando depende de la velocidad de vaciamiento gástrico o de una preparación farmacológica de liberación controlada. Por el contrario, cuando la dosis completa se disuelve en los líquidos gastrointestinales, la velocidad de absorción casi siempre es proporcional a la concentración gastrointestinal y se dice que es de primer orden.

Índice de extracción y efecto de primer paso

La eliminación sistémica no se altera por la biodisponibilidad. Sin embargo, la eliminación puede afectar en gran medida la magnitud de la disponibilidad porque determina el índice de extracción (ecuación [8a]). Las concentraciones sanguíneas pueden alcanzarse con la administración oral si se infunden dosis más altas; no obstante, en este caso las concentraciones de los *metabolitos* farmacológicos aumentarían en forma significativa en comparación con lo que ocurriría después de la administración intravenosa. La lidocaína y el verapamilo se usan en el tratamiento de las arritmias cardiacas y su biodisponibilidad es menor de 40%, pero la lidocaína nunca se administra por vía oral porque sus metabolitos contribuyen al parecer a la toxicidad del sistema nervioso central. Otros fármacos que el hígado extrae en forma activa incluyen isoniazida, morfina, propranolol y varios antidepresivos tricíclicos (cuadro 3-1).

Los fármacos con índice de extracción alto muestran variaciones marcadas en la biodisponibilidad entre las personas por las diferencias en la función hepática y el flujo sanguíneo. Estas diferencias explican la variación marcada en las concentraciones farmacológicas que ocurre entre individuos que reciben dosis similares de fármacos con extracción alta. Para fármacos con extracción hepática elevada, la falta de paso por los sitios hepáticos de eliminación (p. ej., en la cirrosis hepática con derivación portosistémica) induce aumentos sustanciales de la disponibilidad farmacológica, en tanto que para los fármacos con extracción hepática escasa (aquellos con una diferencia pequeña entre la concentración farmacológica entrante y saliente), la derivación de la sangre por fuera del hígado produce pocos cambios en la disponibilidad. Los fármacos del cuadro 3-1 con baja extracción hepática incluyen clorpropamida, diazepam, difenilhidantoinato, teofilina, tolbutamida y warfarina.

Vías de administración alternativas y efecto de primer paso

Existen varias razones por las que en medicina se usan distintas vías de administración (cuadro 3-3): por conveniencia (p. ej., oral), para maximizar la concentración en el sitio de acción y minimizarla en otros puntos (p. ej., tópica), para prolongar la duración de la absorción farmacológica (p. ej., transdérmica) o para evitar el efecto de primer paso.

El efecto de primer paso a través del hígado puede evitarse en gran medida con tabletas sublinguales y preparaciones transdérmicas, y en menor medida con el uso de supositorios rectales. La absorción sublingual causa acceso directo a las venas sistémicas, no a los vasos portales. La vía transdérmica ofrece la misma ventaja. Los compuestos administrados a través de supositorios en la parte distal del recto se absorben a través de las venas que vierten su contenido en la vena cava inferior, por lo que se evita el paso por el hígado. Sin embargo, los supositorios tienden a desplazarse en el recto en sentido proximal, hacia una región donde predominan las venas que conducen al hígado. Por lo tanto, sólo puede asumirse que alrededor de 50% de una dosis rectal evita el paso por el hígado.

Los fármacos administrados por inhalación eluden el efecto de primer paso hepático, pero los pulmones también pueden actuar como sitio de primer paso a causa de la excreción y posible metabolismo de los fármacos que no se administran a través del tubo digestivo ("parenterales").

CURSO TEMPORAL DEL EFECTO FARMACOLÓGICO

Los principios de la farmacocinética (descritos en este capítulo) y los de la farmacodinámica (tratados en el capítulo 2; Holford y Sheiner, 1981) establecen un marco para comprender el curso temporal del efecto farmacológico.

Efectos inmediatos

En el caso más sencillo, los efectos farmacológicos tienen relación directa con las concentraciones plasmáticas, pero esto no significa que los efectos sean simplemente paralelos a las concentraciones. Como la relación entre la concentración farmacológica y el efecto no es lineal (recuérdese el modelo de $E_{máx}$ descrito en el capítulo 2), el efecto no suele mantener una proporción lineal con la concentración.

Considérese el efecto de un inhibidor de la enzima convertidora de angiotensina (ACE), como el enalaprilo, en la ACE plasmática. La semivida de este fármaco es cercana a 3 h. Después de una dosis oral de 10 mg, la concentración plasmática máxima a las 3 h se aproxima a 64 ng/ml. Por lo general, el enalaprilo se administra una vez al día, por lo que pasan siete semividas desde el momento de la concentración máxima hasta el final del intervalo de administración. En la figura 3-5 se muestran la concentración del enalaprilo después de cada semivida y la magnitud correspondiente de la inhibición de la ACE. La magnitud de la inhibición de la ACE se calcula con el modelo de $E_{máx}$, donde $E_{máx}$, la magnitud máxima de inhibición, es

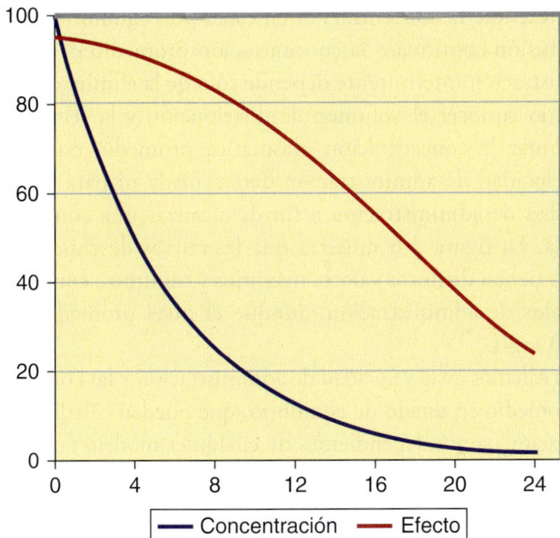

FIGURA 3-5 Curso temporal de las concentraciones y efectos de un inhibidor de la enzima convertidora de angiotensina (ACE). La línea azul muestra las concentraciones del enalaprilo en ng/ml después de una dosis oral única. La línea roja indica la inhibición porcentual de su molécula blanco, ACE. Nótense las diferentes formas del curso concentración-tiempo (descenso exponencial) y el curso efecto-tiempo (descenso lineal en su porción central).

de 100% y la C_{50}, la concentración del fármaco que produce 50% del efecto máximo, es casi de 1 ng/ml.

Nótese que las concentraciones plasmáticas del enalaprilo cambian en un factor de 16 durante las primeras 12 h (cuatro semividas) después de alcanzar la concentración máxima, pero la inhibición de ACE sólo ha disminuido en 20%. Como las concentraciones en este intervalo son tan elevadas en relación con la C_{50}, el efecto en la ACE es casi constante. Después de 24 h, la ACE aún tiene una inhibición de 33%. Esto explica por qué un fármaco con semivida corta puede administrarse una vez al día y aun así mantener su efecto durante todo el día. El aspecto fundamental es una concentración inicial alta respecto de la C_{50}. Aunque la concentración plasmática a las 24 h es menor a 1% de la concentración máxima, esta baja concentración todavía es la mitad de la C_{50}. Esto es muy frecuente con fármacos que actúan en enzimas (p. ej., inhibidores de ACE) o compiten en receptores (p. ej., propranolol).

Cuando las concentraciones son de cuatro veces a una cuarta parte de la C_{50}, la evolución temporal del efecto es una función lineal del tiempo. Se requieren cuatro semividas para que las concentraciones caigan de un efecto de 80% a uno de 20%; se pierde 15% del efecto por cada semivida en este intervalo de concentración. En concentraciones inferiores a una cuarta parte de la C_{50}, el efecto se vuelve casi proporcional a la concentración y la evolución temporal del efecto farmacológico sigue el declive exponencial de la concentración. Sólo cuando la concentración es baja con respecto a la C_{50}, el concepto de "semivida del efecto farmacológico" adquiere algún significado.

Efectos tardíos

Los cambios en los efectos farmacológicos se retrasan a menudo en relación con los cambios de la concentración plasmática. Este retraso puede reflejar el tiempo necesario para que el fármaco se distribuya del plasma al sitio de acción. Este es el caso de casi todos los fármacos. El retraso debido a la distribución es un fenómeno farmacocinético que puede explicar los retrasos de unos cuantos minutos. Este retraso en la distribución puede explicar la demora de los efectos después de la inyección intravenosa rápida de compuestos activos en el sistema nervioso central (SNC), como el tiopental.

Una razón frecuente para los efectos farmacológicos más retrasados, sobre todo los que tardan muchas horas, incluso días, es el lento recambio de la sustancia fisiológica que participa en la expresión del efecto farmacológico. Por ejemplo, la warfarina actúa como anticoagulante mediante la inhibición de la epoxidasa de vitamina K en el hígado. Esta acción de la warfarina ocurre con rapidez y la inhibición de la enzima está muy relacionada con las concentraciones plasmáticas de la warfarina. El *efecto clínico* de la warfarina, por ejemplo en la razón internacional normalizada (INR, *International Normalized Ratio*), refleja un descenso de la concentración del complejo protrombina de factores de la coagulación. La inhibición de la epoxidasa de vitamina K reduce la síntesis de estos factores de coagulación, pero el complejo tiene semivida prolongada (alrededor de 14 h) y es esta semivida la que determina cuánto tiempo tarda la concentración de factores de coagulación en alcanzar un nuevo estado estable y cuánto tiempo se requiere para que el efecto farmacológico refleje la concentración plasmática promedio de la warfarina.

Efectos acumulativos

Algunos efectos farmacológicos tienen una relación más evidente con una acción acumulativa y menos con un efecto reversible rápido. La toxicidad renal de los antibióticos aminoglucósidos (p. ej., gentamicina) es mayor cuando se administran en infusión continua en comparación con la administración intermitente. Se cree que es la acumulación del aminoglucósido en la corteza renal la que causa daño renal. Aunque ambos esquemas de administración producen la misma concentración en estado de equilibrio, el esquema con dosis intermitentes genera concentraciones máximas mucho mayores, lo cual satura el mecanismo de captación en la corteza; en consecuencia, la acumulación total de aminoglucósido es menor. La diferencia en la toxicidad es una consecuencia predecible de los distintos patrones de concentración y el mecanismo de captación saturable.

El efecto de muchos fármacos usados en el tratamiento del cáncer también refleja una acción acumulativa; por ejemplo, la magnitud de unión de un fármaco con el DNA es proporcional a la concentración farmacológica y casi siempre es irreversible. Por lo tanto, el efecto en el crecimiento tumoral es una consecuencia de la exposición acumulativa al fármaco. Las medidas de la exposición acumulativa, como el AUC, son un recurso para individualizar el tratamiento.

CONCENTRACIÓN DESEADA UTILIZADA PARA DISEÑAR UN RÉGIMEN DE ADMINISTRACIÓN RACIONAL

Un régimen de administración racional se basa en la presuposición de que existe una **concentración ideal** que produce el efecto terapéutico deseado. Al considerar los factores farmacocinéticos que determinan la relación dosis-concentración, es posible individualizar el régimen de administración para alcanzar la concentración deseada. Los intervalos de concentración efectiva que se presentan en el cuadro 3-1 son una guía de las concentraciones medidas cuando los pacientes reciben un tratamiento eficaz. La concentración ideal inicial casi siempre debe elegirse en el extremo inferior de este intervalo. En algunos casos, la concentración deseada también depende del objetivo terapéutico específicos; por ejemplo, el control de la fibrilación auricular con digoxina requiere a menudo una concentración ideal de 2 ng/ml, mientras que la frecuencia cardiaca casi siempre se controla de manera adecuada con una concentración ideal de 1 ng/ml.

Dosis de mantenimiento

En la mayor parte de las situaciones clínicas, los fármacos se administran de tal manera que se mantenga el estado de equilibrio del fármaco en el cuerpo, es decir, sólo se administra el fármaco suficiente en cada dosis para reponer el que se eliminó luego de la dosis precedente. Por consiguiente, un objetivo fundamental es calcular la dosis de mantenimiento apropiada. La eliminación es el término farmacocinético más importante a considerar cuando se define un régimen de administración farmacológica racional en estado de equilibrio. En estado de equilibrio, la velocidad de administración ("ritmo de administración") debe ser igual a la velocidad de eliminación ("ritmo de eliminación"). La sustitución de la concentración ideal (TC, *target concentration*) por la concentración (C) en la ecuación (4) predice la velocidad de administración de mantenimiento:

$$\text{Velocidad de administración}_{SS} = \text{Velocidad de eliminación}_{SS}$$
$$= CL \times TC \qquad (9)$$

Por lo tanto, si se conoce la concentración ideal, la eliminación de ese paciente determina la velocidad de administración. Si el fármaco se administra por una vía con biodisponibilidad menor de 100%, es preciso modificar la velocidad de administración derivada de la ecuación (9). Para la administración oral:

$$\text{Velocidad de administración}_{SS} = \frac{\text{Velocidad de administración}}{F_{oral}} \qquad (10)$$

Si se administran dosis intermitentes, la dosis de mantenimiento se calcula a partir de:

$$\text{Dosis de mantenimiento} = \text{velocidad de administración}$$
$$\times \text{ intervalo de administración} \qquad (11)$$

(Véase el recuadro Ejemplo: cálculo de la dosis de mantenimiento.)

Nótese que la concentración en estado de equilibrio alcanzada por infusión continua o la concentración promedio después de la administración intermitente depende sólo de la eliminación. No es necesario conocer el volumen de distribución y la semivida para determinar la concentración plasmática promedio esperada con una velocidad de administración determinada ni para predecir la velocidad de administración a fin de alcanzar una concentración deseada. La figura 3-6 muestra que las curvas de concentración-tiempo tienen distintos valores máximos y mínimos, con diferentes intervalos de administración, aunque el nivel promedio siempre será 10 mg/L.

Los cálculos de la velocidad de administración y las concentraciones promedio en estado de equilibrio, que pueden calcularse con la eliminación, son independientes de cualquier modelo farmacocinético específico. Por el contrario, la medición de las concentraciones máxima y mínima en estado de equilibrio requiere más presuposiciones sobre el modelo farmacocinético. El factor de acumulación (ecuación [7]) asume que el fármaco sigue un modelo corporal de un solo compartimiento (fig. 3-2B) y la predicción de la concentración máxima presupone que la velocidad de absorción es mucho más rápida que la velocidad de eliminación. Para calcular las concentraciones máxima y mínima en una situación clínica, casi siempre son razonables estas presuposiciones.

Dosis de impregnación

Cuando el tiempo para alcanzar el estado de equilibrio es grande, como ocurre para fármacos con semivida prolongada, es conveniente administrar una dosis de impregnación que eleve pronto la concentración plasmática del fármaco hasta el nivel deseado. En teoría, sólo es necesario calcular la cantidad de la dosis de impregnación, no la velocidad de administración y, hasta una primera aproximación, así es. El volumen de distribución es el factor de proporcionalidad que relaciona la cantidad total del fármaco en el cuerpo con la concentración; si una dosis de impregnación alcanza la concentración deseada, entonces se infiere a partir de la ecuación (1):

Ejemplo: cálculo de la dosis de mantenimiento

Se desea una concentración plasmática de teofilina de 10 mg/L para aliviar el asma bronquial aguda en un paciente. Si el paciente no es fumador y está sano, con excepción del asma, puede usarse la eliminación promedio que se presenta en el cuadro 3-1, es decir, 2.8 L/h por 70 kg. Como el fármaco se administra en goteo intravenoso continuo, F = 1.

$$\text{Velocidad de administración} = CL \times TC$$
$$= 2.8\text{ L/h/70 kg} \times 10\text{ mg/L}$$
$$= 28\text{ mg/h/70 kg}$$

Por lo tanto, la velocidad apropiada de goteo intravenoso para este paciente es de 28 mg/h/70 kg.

Si se alivia la crisis asmática, el médico puede mantener esta concentración plasmática con teofilina oral, la cual puede administrarse cada 12 h con una formulación de liberación extendida para aproximarse al goteo intravenoso continuo. Según el cuadro 3-1, la F_{oral} es 0.96. Cuando el intervalo de administración es de 12 h, la magnitud de cada dosis de mantenimiento es:

$$\text{Dosis de mantenimiento} = \frac{\text{Velocidad de administración}}{F} \times \text{intervalo de administración}$$
$$= \frac{28\text{ mg/h}}{0.96} \times 12\text{ h}$$
$$= 350\text{ mg}$$

Puede prescribirse una tableta o cápsula con dosis cercana a la dosis ideal de 350 mg a intervalos de 12 h. Si se emplea un intervalo de administración de 8 h, la dosis ideal es de 233 mg, y si el fármaco se administrara una vez al día, la dosis es de 700 mg. En la práctica, F puede omitirse del cálculo porque es muy cercana a 1.

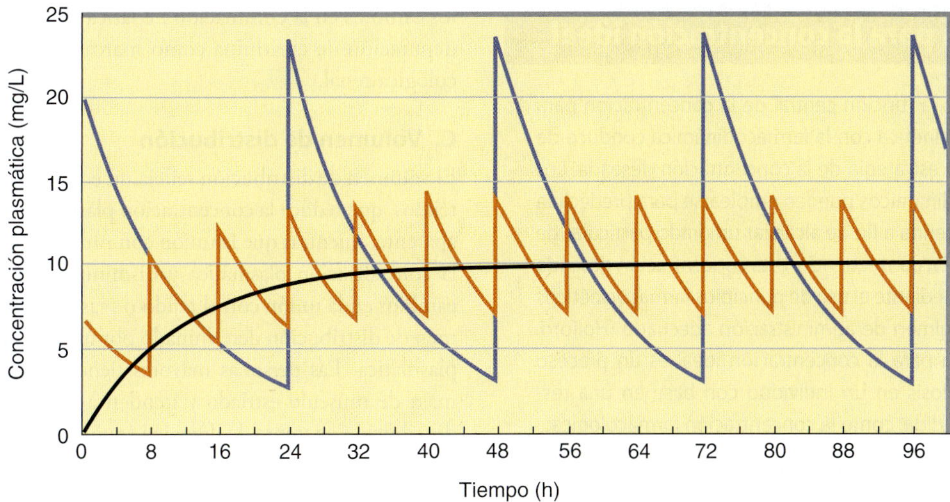

FIGURA 3-6 Relación entre la frecuencia de administración y las concentraciones plasmáticas máxima y mínima cuando se desea un nivel plasmático de 10 mg/L de teofilina en el estado de equilibrio. La línea negra que se eleva poco a poco muestra la concentración plasmática que se alcanza con una infusión intravenosa de 28 mg/h. Las dosis para la administración cada 8 h (línea naranja) es 224 mg; para la administración cada 24 h (línea azul), 672 mg. En cada uno de los tres casos, la concentración plasmática promedio en estado de equilibrio es 10 mg/L.

$$\text{Dosis de impregnación} = \begin{array}{l}\text{Cantidad en el cuerpo}\\ \text{inmediata posterior a}\\ \text{la dosis de impregnación}\end{array} = V \times TC \qquad (12)$$

Para el ejemplo de la teofilina presentado en el recuadro Ejemplo: cálculo de la dosis de mantenimiento, la dosis de impregnación sería 350 mg (35 L × 10 mg/L) para una persona de 70 kg. Para la mayoría de los fármacos, la dosis de impregnación puede administrarse como dosis única por la vía de administración elegida.

Hasta este momento se ha ignorado el hecho de que algunos fármacos tienen una farmacocinética más compleja de compartimientos múltiples, como el proceso de distribución ilustrado por el modelo de dos compartimientos de la figura 3-2. Esto se justifica en casi todos los casos. Sin embargo, en algunas ocasiones no puede ignorarse la fase de distribución, sobre todo en relación con el cálculo de las dosis de impregnación. Si la tasa de absorción es rápida con respecto a la distribución (esto siempre es verdad para la administración intravenosa rápida), la concentración plasmática del fármaco que se obtenga con una dosis de impregnación apropiada, calculada con base en el volumen de distribución aparente, puede ser en un principio mucho más alta de lo deseado. Es posible que haya toxicidad grave, aunque transitoria. Esto puede ser muy importante, por ejemplo, en la administración de fármacos antiarrítmicos como la lidocaína, que puede causar una respuesta tóxica casi inmediata. Por lo tanto, aunque el cálculo de la *cantidad* de una dosis de impregnación sea correcto, la *velocidad de administración* es algunas veces crucial para prevenir las concentraciones farmacológicas excesivas y casi siempre resulta prudente la administración lenta de un fármaco intravenoso (durante minutos, en lugar de segundos).

Cuando se administran dosis intermitentes, la dosis de impregnación calculada a partir de la ecuación (12) sólo alcanza la concentración promedio del estado estable y no iguala la concentración máxima del estado estable (fig. 3-6). Para equipararse a la concentración máxima del estado estable, la dosis de impregnación puede calcularse a partir de la ecuación (13):

$$\text{Dosis de impregnación} = \text{dosis de mantenimiento} \times \text{factor de acumulación} \qquad (13)$$

INTERVENCIÓN PARA LA CONCENTRACIÓN DESEADA: APLICACIÓN DE LA FARMACOCINÉTICA Y LA FARMACODINÁMICA A LA INDIVIDUALIZACIÓN DE LA DOSIS

Los principios básicos esbozados antes pueden aplicarse a la interpretación de las mediciones clínicas de concentración farmacológica con base en tres variables farmacocinéticas principales: absorción, eliminación y volumen de distribución (y la variable derivada, semivida). Además, tal vez sea necesario considerar dos variables farmacodinámicas: el efecto máximo obtenible en el tejido blanco y la sensibilidad del tejido al fármaco. Las enfermedades pueden modificar todos estos parámetros, y la capacidad para predecir el efecto de los estados patológicos en los parámetros farmacocinéticos es importante para hacer el ajuste apropiado de la dosis en tales casos. (Véase el recuadro La estrategia para la concentración ideal.)

Variables farmacocinéticas

A. Absorción

La cantidad de fármaco que ingresa al cuerpo depende de la observancia que mantenga el paciente del régimen prescrito, y de la velocidad y magnitud de la transferencia del sitio de administración a la sangre.

La estrategia para la concentración ideal

La identificación de la función central de la concentración para vincular la farmacocinética con la farmacodinámica conduce de manera natural a la estrategia de la concentración deseada. Los principios farmacodinámicos pueden emplearse para predecir la concentración requerida a fin de alcanzar un grado particular de efecto terapéutico. En consecuencia, esta concentración deseada puede alcanzarse mediante el uso de principios farmacocinéticos para llegar a un régimen de administración adecuado (Holford, 1999). La estrategia para la concentración ideal es un proceso para optimizar la dosis en un individuo con base en una respuesta sustituta medida, como la concentración farmacológica:

1. Elegir la concentración ideal, TC.
2. Calcular el volumen de distribución (V) y eliminación (CL) con base en valores poblacionales estándar (p. ej., cuadro 3-1) con ajustes para factores como el peso y la función renal.
3. Administrar una dosis de impregnación o mantenimiento calculada a partir de TC, V y CL.
4. Medir la respuesta del paciente y la concentración farmacológica.
5. Revisar el V o CL con base en la concentración medida.
6. Repetir los pasos 3 a 5 con ajuste en la dosis prevista para alcanzar la TC.

Las dosis excesivas o subóptimas con respecto a las prescritas, ambas relacionadas con la falta de apego terapéutico, pueden detectarse a menudo con la medición de las concentraciones, al obtener desviaciones marcadas de los valores esperados. Si se observa que el cumplimiento es adecuado, las anomalías de la absorción en el intestino delgado pueden ser la causa de concentraciones demasiado bajas. Las irregularidades en la elaboración de la presentación farmacológica rara vez ocasionan variaciones en la biodisponibilidad. Es más frecuente que éstas se relacionen con metabolismo durante la absorción.

B. Eliminación

Es de esperarse la eliminación anormal cuando existe un daño considerable en la función de los riñones, hígado o corazón. La depuración de creatinina es un indicador cuantitativo útil de la función renal. Por el contrario, la eliminación farmacológica puede ser un indicador útil de las consecuencias funcionales de la insuficiencia cardiaca, renal o hepática, muchas veces con más precisión que las manifestaciones clínicas y otras pruebas de laboratorio. Por ejemplo, cuando la función renal cambia con rapidez, el cálculo de la eliminación de antibióticos aminoglucósidos puede ser un indicador más preciso de la filtración glomerular que la creatinina sérica.

Está demostrado que la enfermedad hepática disminuye la eliminación y prolonga la semivida de muchos fármacos. Sin embargo, para muchos fármacos con eliminación conocida por vía hepática, no se han reconocido cambios en la eliminación ni en la semivida con alguna enfermedad hepática similar. Esto refleja el hecho de que la enfermedad hepática no siempre afecta la eliminación hepática intrínseca. Por ahora no hay un marcador confiable de la función metabólica farmacológica del hígado que pueda usarse para predecir los cambios en la eliminación hepática en forma análoga al uso de la depuración de creatinina como marcador de la eliminación farmacológica renal.

C. Volumen de distribución

El volumen de distribución refleja un equilibrio entre la unión con los tejidos, que reduce la concentración plasmática y aumenta el volumen aparente, mientras que la unión con proteínas plasmáticas incrementa la concentración plasmática y disminuye el volumen aparente. Los cambios en la unión con el tejido o plasma pueden modificar el volumen de distribución determinado por mediciones de la concentración plasmática. Las personas mayores tienen un descenso relativo de la masa de músculo estriado y tienden a tener un menor volumen de distribución aparente de digoxina (que se une con proteínas musculares). El volumen de distribución puede sobreestimarse en pacientes obesos si se basa en el peso corporal y el fármaco no penetra bien en tejidos adiposos, como ocurre con la digoxina. En cambio, la teofilina posee un volumen de distribución similar al del agua corporal total. El tejido adiposo tiene casi tanta agua como otros, por lo que el volumen de distribución total aparente de la teofilina es proporcional al agua corporal, incluso en pacientes obesos.

La acumulación anormal de líquido (edema, ascitis, derrame pleural) incrementa en gran medida el volumen de distribución de fármacos como la gentamicina, que son hidrofílicos y tienen volúmenes de distribución pequeños.

D. Semivida

Las diferencias entre la eliminación y la semivida son importantes para definir los mecanismos subyacentes del efecto de una enfermedad en la disposición de un fármaco. Por ejemplo, la semivida del diazepam aumenta con la edad. Cuando la eliminación se relaciona con la edad, se observa que la eliminación de este compuesto no cambia con la edad. El aumento de la semivida del diazepam se debe en realidad a cambios en el volumen de distribución con el envejecimiento; los procesos metabólicos encargados de la eliminación son bastante constantes.

Variables farmacodinámicas

A. Efecto máximo

Todas las respuestas farmacológicas deben tener un efecto máximo ($E_{máx}$). Sin importar cuánto ascienda la concentración farmacológica, se llegará a un punto después del cual ya no se produce un aumento adicional.

Si el incremento de la dosis en un paciente particular no induce una respuesta clínica adicional, es posible que se haya alcanzado el efecto máximo. La identificación del efecto máximo ayuda a evitar los aumentos infructuosos de la dosis, con el riesgo implícito de toxicidad.

B. Sensibilidad

La sensibilidad de los órganos a la concentración farmacológica se refleja en la concentración necesaria para producir 50% del efecto máximo, el C_{50}. La sensibilidad disminuida al fármaco puede detectarse mediante la medición de las concentraciones farmacológicas, que casi siempre se relacionan con la respuesta terapéutica en un paciente que no experimentó dicha respuesta. Esto puede ser resultado de trastornos fisiológicos (p. ej., la hiperpotasemia disminuye la capacidad de respuesta a la digoxina) o de antagonismo farmacológico (p. ej., los antagonistas de los conductos del calcio afectan la respuesta inotrópica a la digoxina).

El aumento de la sensibilidad a un fármaco casi siempre se indica por respuestas exageradas a dosis bajas o moderadas. La naturaleza farmacodinámica de esta sensibilidad puede confirmarse con la medición de concentraciones farmacológicas bajas con respecto al efecto observado.

INTERPRETACIÓN DE LAS MEDICIONES DE LA CONCENTRACIÓN FARMACOLÓGICA

Eliminación

La eliminación es el factor más importante para determinar las concentraciones farmacológicas. La interpretación de las mediciones de las concentraciones farmacológicas depende de la comprensión clara de tres factores que influyen en la eliminación: la dosis, el flujo sanguíneo orgánico y la función intrínseca del hígado o los riñones. Cada uno de estos factores debe considerarse cuando se interpreta la eliminación calculada a partir de la concentración de un compuesto. También hay que reconocer que los cambios en la unión proteica pueden llevar a creer de forma equívoca que existe un cambio en la eliminación cuando en realidad la depuración farmacológica no se altera (véase el recuadro ¿Es importante la unión con proteínas plasmáticas?). Los factores que afectan la unión proteica incluyen los siguientes:

1. **Concentración de albúmina.** Los fármacos como la difenilhidantoinato, salicilatos y disopiramida mantienen un alto porcentaje de unión con la albúmina plasmática. Las concentraciones de albúmina son bajas en muchos estados patológicos, lo que deriva en descenso de la concentración total del fármaco.
2. **Concentración de glucoproteína ácida α_1.** La glucoproteína ácida α_1 es una proteína de unión importante, con sitios de unión para fármacos como quinidina, lidocaína y propranolol. Aumenta en los trastornos inflamatorios agudos y produce cambios notables en la concentración plasmática total de estos compuestos, aunque la eliminación farmacológica no se modifica.
3. **Limitación de la capacidad de unión a proteínas.** La unión de fármacos con proteínas plasmáticas está limitada por la capacidad. Las concentraciones terapéuticas de los salicilatos y la prednisolona muestran unión con proteína dependiente de la concentración. Como la concentración del fármaco libre depende de la velocidad de administración y eliminación, que no se altera por la unión con proteínas en el caso de estos fármacos con índice de extracción bajo, los aumentos de la velocidad de administración producen variaciones correspondientes en la concentración libre que tiene importancia farmacodinámica. En contraste, la concentración farmacológica total se incrementa con menos rapidez de lo que sugeriría la velocidad de administración, ya que la unión con proteínas se aproxima a la saturación con concentraciones más altas.

Antecedentes de administración

Es indispensable contar con los antecedentes exactos de administración para obtener el valor máximo de la medición de la concentración de un fármaco. En realidad, si el antecedente posológico se desconoce o está incompleto, la medición de la concentración farmacológica pierde todo su valor predictivo.

Tiempo de muestreo para medir la concentración

La información sobre la velocidad y magnitud de la absorción farmacológica en un paciente particular rara vez tiene relevancia clínica. Sin embargo, la absorción casi siempre ocurre en las dos horas siguientes a la administración de la dosis y varía según sean el consumo de alimentos, la postura y la actividad. Por lo tanto, es importante no extraer sangre hasta que se complete la absorción (unas 2 h después de una dosis oral). Los intentos para medir la concentración

¿Es importante la unión con proteínas plasmáticas?

La unión con proteínas plasmáticas se menciona a menudo como factor participante en la farmacocinética, farmacodinámica e interacciones farmacológicas. Sin embargo, no hay ejemplos de importancia clínica de cambios en la disposición o efectos farmacológicos que puedan atribuirse de manera clara a cambios en la unión con proteínas plasmáticas (Benet y Hoener, 2002). La idea de que si un fármaco se desplaza de las proteínas plasmáticas aumentan su concentración libre y su efecto farmacológico, y tal vez causa toxicidad, parece un mecanismo simple y evidente. Por desgracia, esta teoría sencilla, que es apropiada para un tubo de ensayo, no funciona en el cuerpo, que es un sistema abierto capaz de eliminar el fármaco libre.

En primer lugar, un cambio notable en la fracción libre de 1 a 10% libera menos de 5% de la cantidad total del fármaco en el cuerpo hacia la reserva libre porque menos de un tercio del fármaco en el cuerpo está unido con proteínas plasmáticas, incluso en los casos más extremos como el de la warfarina. Por supuesto que el compuesto desplazado de las proteínas plasmáticas se distribuye en todo el volumen de distribución, por lo que un aumento de 5% en el fármaco libre en el cuerpo produce cuando mucho un incremento de 5% en el fármaco libre en el sitio de acción.

En segundo lugar, cuando aumenta la cantidad de compuesto libre en el plasma, la velocidad de eliminación se incrementa (si la eliminación del fármaco libre no se modifica) y después de cuatro semividas, la concentración del fármaco libre regresa a su valor previo de estado de equilibrio. Cuando se han estudiado las interacciones farmacológicas relacionadas con el desplazamiento de la unión con proteína y los efectos de importancia clínica, se ha encontrado que el fármaco desplazado también es un inhibidor de la eliminación, y es este cambio en la *eliminación* del *fármaco libre* el mecanismo relevante que explica la interacción.

La importancia clínica de la unión con proteína plasmática sólo ayuda a interpretar las concentraciones medidas del compuesto. Cuando las proteínas plasmáticas son menores de lo normal, las concentraciones totales del fármaco serán inferiores, pero no se modifica la concentración libre.

máxima poco después de la administración oral casi siempre son infructuosos y comprometen la validez de la medición, ya que no se puede estar seguro que la absorción ya era completa.

Algunos fármacos como la digoxina y el litio tardan varias horas en distribuirse en los tejidos. En el caso de la digoxina, las muestras deben tomarse al menos 6 h después de la última dosis, y del litio justo antes de la siguiente dosis (casi siempre 24 h después de la última). Los aminoglucósidos se distribuyen con bastante rapidez, pero aún es prudente esperar 1 h después de la dosis para tomar una muestra.

La eliminación es fácil de calcular con base en la velocidad de administración y la concentración promedio en estado de equilibrio. Las muestras sanguíneas deben programarse en forma apropiada para determinar la concentración en estado de equilibrio. Una vez que se alcance el estado de equilibrio (al menos tres semividas de administración constante), una muestra obtenida cerca del punto intermedio del intervalo de administración casi siempre se aproxima a la concentración promedio en estado de equilibrio.

Cálculo inicial del volumen de distribución y la eliminación

A. Volumen de distribución

Muchas veces se calcula el volumen de distribución para un paciente particular con base en el peso corporal (se asume un peso de 70 kg para los valores del cuadro 3-1). Si un paciente es obeso, para los fármacos que no penetran con facilidad la grasa (p. ej., gentamicina y digoxina) hay que calcular los valores con base en la masa magra (FFM, *fat-free mass*) como se muestra a continuación. El peso corporal total (WT, *total body weight*) se expresa en kilogramos y la talla (HTM, *height*) en metros:

$$\text{Para mujeres: FFM (kg)} = \frac{37.99 \times \text{HTM}^2 \times \text{WT}}{35.98 \times \text{HTM}^2 + \text{WT}} \quad (14a)$$

$$\text{Para varones: FFM (kg)} = \frac{42.92 \times \text{HTM}^2 \times \text{WT}}{30.93 \times \text{HTM}^2 + \text{WT}} \quad (14b)$$

Los pacientes con edema, ascitis o derrames pleurales ofrecen un volumen de distribución mayor para los antibióticos aminoglucósidos (p. ej., gentamicina) de lo esperado según el peso corporal. En tales casos, el peso debe corregirse de la siguiente manera: restar un cálculo del peso del líquido acumulado excesivo del peso medido. Usar el peso corporal "normal" resultante para calcular el volumen de distribución normal. Por último, este volumen normal debe incrementarse en un litro por cada kilogramo de líquido excesivo. Esta corrección es importante por los volúmenes de distribución relativamente pequeños de estos fármacos hidrosolubles.

B. Eliminación

Los compuestos eliminados por vía renal requieren a menudo ajuste de la eliminación en proporción con la función renal. Esto puede determinarse de manera conveniente a partir de la depuración de creatinina, la cual se calcula con base en una sola medición de creatinina sérica y el ritmo de producción esperado de creatinina.

El ritmo de producción esperado de creatinina en las mujeres es 85% del valor calculado, ya que tienen menor masa muscular por kilogramo y es la masa muscular la que determina la producción de creatinina. La masa muscular como fracción del peso corporal disminuye con la edad, razón por la cual la edad aparece en la ecuación de Cockcroft-Gault.*

El descenso de la función renal con la edad es independiente del decremento de la producción de creatinina. Debido a la dificultad para hacer recolecciones urinarias completas, la depuración de creatinina calculada de esta manera es al menos tan confiable como los cálculos basados en las recolecciones de orina. Debe considerarse la masa magra (ecuación [14]) en lugar del peso corporal total para los pacientes obesos, y debe hacerse la corrección para la atrofia muscular en los pacientes graves.

Revisión de los cálculos individuales del volumen de distribución y la eliminación

El sentido común indica que para interpretar las concentraciones farmacológicas se comparan las predicciones de los parámetros farmacocinéticos y las concentraciones esperadas con los valores medidos. Si las concentraciones medidas difieren en más de 20% de los valores esperados, deben realizarse cálculos revisados de V o CL para ese paciente según las ecuaciones (1) o (2). Si el cambio calculado es mayor al aumento de 100% o descenso de 50% de V o CL, las presuposiciones sobre el momento de extracción de la muestra y el antecedente de administración deben examinarse de manera crítica.

Por ejemplo, si un paciente toma 0.25 mg de digoxina al día, el médico puede esperar que la concentración de digoxina fuera cercana a 1 ng/ml. Esto se basa en los valores típicos para la biodisponibilidad de 70% y eliminación total cercana a 7 L/h (CL_{renal} 4 L/h, $CL_{no\ renal}$ 3 L/h). Si el paciente sufre insuficiencia cardiaca, la eliminación no renal (hepática) puede reducirse a la mitad por congestión e hipoxia hepáticas, por lo que la eliminación esperada se convertiría en 5.5 L/h. Por consiguiente, se espera que la concentración sea cercana a 1.3 ng/ml. Supóngase que la concentración real calculada es de 2 ng/ml. El sentido común sugeriría reducir la dosis a la mitad para alcanzar una concentración deseada de 1 ng/ml. Esta estrategia implica una eliminación revisada de 3.5 L/h. La eliminación más baja que el valor esperado de 5.5 L/h puede reflejar el daño adicional de la función renal causado por la insuficiencia cardiaca.

Esta técnica es a menudo engañosa si no se ha alcanzado el estado de equilibrio. Debe pasar al menos una semana con administración regular (tres o cuatro semividas) para que el método implícito sea confiable.

*La ecuación de Cockcroft-Gault se presenta en el capítulo 60.

BIBLIOGRAFÍA

Benet LZ, Hoener B: Changes in plasma protein binding have little clinical relevance. Clin Pharmacol Ther 2002;71:115.

Holford NHG: Pharmacokinetic and pharmacodynamic principles. 2011; http://www.fmhs.auckland.ac.nz/sms/pharmacology/holford/teaching/medsci722

Holford NHG: Target concentration intervention: Beyond Y2K. Br J Clin Pharmacol 1999:48:9.

Holford NHG, Sheiner LB: Understanding the dose-effect relationship. Clin Pharmacokinet 1981;6:429.

Speight T, Holford NHG: *Avery's Drug Treatment*, 4th ed. Adis International, 1997.

RESPUESTA AL ESTUDIO DE CASO

Hasta 67% de la eliminación total de la digoxina estándar es renal, por lo que la depuración renal estándar es 0.67×9 L/h = 6 L/h/70 kg con una depuración de creatinina de 100 ml/min; la eliminación no renal es $(1 - 0.67) \times 9$ L/h = 3 L/h/70 kg (véase el cuadro 3-1 con respecto a los parámetros farmacocinéticos estándar). La depuración de creatinina esperada de esta paciente es 22 ml/min (Cockcroft y Gault), de tal manera que para la digoxina, la eliminación renal es $6 \times 22/100 \times 60/70 = 1.1$ L/h, la eliminación no renal es $2.7 \times 60/70 = 2.6$ L/h y la eliminación total es 3.7 L/h. La tasa de la dosis de mantenimiento parenteral es 2 μg/L × 3.7 L/h = 7.4 μg/h. La administración oral una vez al día con biodisponibilidad de 0.7 necesitaría una dosis diaria de mantenimiento de $7.4/0.7 \times 24 = 254$ μg/día. Una dosis práctica sería la de una tableta de 250 μg al día.

CAPÍTULO

4

Biotransformación farmacológica

Maria Almira Correia, PhD

Los seres humanos están expuestos todos los días a una gran variedad de compuestos extraños llamados **xenobióticos**, sustancias que se absorben a través de los pulmones o la piel, o más a menudo, se ingieren en forma no intencional como compuestos presentes en alimentos y bebidas o en forma deliberada como fármacos con fines terapéuticos o "recreativos". La exposición a xenobióticos ambientales puede ser inadvertida o accidental; o inevitable cuando se presentan como componentes del aire, agua y alimentos. Algunos de estos compuestos son inocuos, pero muchos inducen respuestas biológicas que a menudo dependen de la conversión de la sustancia absorbida en un metabolito activo. La siguiente revisión es aplicable a los xenobióticos en general (incluidos fármacos) y en cierta medida a compuestos endógenos.

¿POR QUÉ ES NECESARIA LA BIOTRANSFORMACIÓN FARMACOLÓGICA?

La excreción renal tiene una función central para terminar la actividad biológica de algunos fármacos, sobre todo de aquellos con volúmenes moleculares pequeños o que tienen características polares, como los grupos funcionales ionizados en el pH fisiológico; muchos fármacos no tienen tales propiedades fisicoquímicas. Las moléculas orgánicas con actividad farmacológica tienden a ser lipofílicas y permanecen no ionizadas o sólo se ionizan en forma parcial en el pH fisiológico; se absorben con facilidad a partir del filtrado glomerular en la nefrona. Ciertos compuestos lipofílicos a menudo se unen con fuerza a las proteínas plasmáticas y no son fáciles de filtrar en el glomérulo. Por tanto, es posible que la mayor parte de los fármacos tengan una acción prolongada si la terminación de su efecto depende sólo de la excreción renal.

Un proceso alternativo que conduce a la terminación o alteración de la actividad biológica es el metabolismo. En general, los xenobióticos lipofílicos se transforman en productos más polares y por tanto, más fáciles de excretar. La función que tiene el metabolismo en la inactivación de los fármacos liposolubles puede ser muy espectacular. Por ejemplo, los barbitúricos lipofílicos como el tiopental o el pentobarbital tendrían semividas extremadamente largas si no fuera por su conversión metabólica a compuestos más hidrosolubles.

Los productos metabólicos a menudo tienen menor actividad farmacodinámica que el compuesto original, incluso pueden ser inactivos. Sin embargo, algunos productos de la biotransformación tienen *mayor* actividad o propiedades tóxicas. Resulta notorio que la síntesis de sustratos endógenos, como las hormonas esteroides, colesterol, congéneres activos de la vitamina D y ácidos biliares, incluya muchas vías catalizadas por enzimas relacionadas con el metabolismo de los xenobióticos. Por último, las enzimas que metabolizan fármacos se han utilizado en el diseño de profármacos sin actividad, desde el punto de vista farmacológico y se convierten en metabolitos activos en el cuerpo.

LA FUNCIÓN DE LA BIOTRANSFORMACIÓN EN LA DISPOSICIÓN FARMACOLÓGICA

La mayor parte de las biotransformaciones metabólicas ocurren en algún punto entre la absorción del fármaco a la circulación general y su eliminación renal. Unas pocas transformaciones ocurren en la luz o en la pared intestinales. En general, todas estas reacciones pueden asignarse a una de dos categorías principales llamadas **reacciones de fase I** y de **fase II** (fig. 4-1).

Las reacciones de la fase I casi siempre convierten al fármaco original en un metabolito más polar mediante la introducción o exposición de un grupo funcional (−OH, $-NH_2$, −SH). A menudo tales metabolitos son inactivos, aunque en algunos casos la actividad sólo se modifica o incluso se incrementa.

Si los metabolitos de la fase I son lo bastante polares, se excretan con facilidad. Sin embargo, muchos productos de la fase I no se eliminan con rapidez y se someten a una reacción ulterior en la que un sustrato endógeno, como el ácido glucurónico, ácido sulfúrico, ácido acético o un aminoácido se combina con el grupo funcional recién incorporado para formar un conjugado polar. Tales reacciones de conjugación o sintéticas son las características del metabolismo de fase II. Una gran cantidad de fármacos se somete a estas reacciones de biotransformación, aunque en algunos casos el fármaco original ya tiene un grupo funcional que forma el conjugado de manera

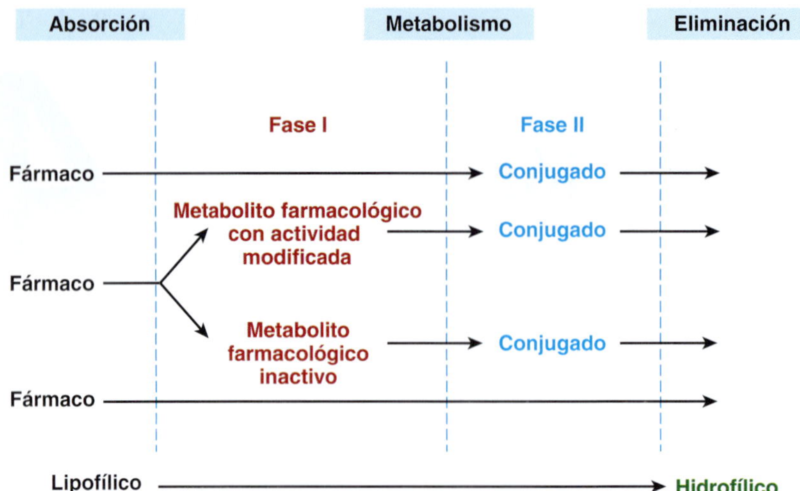

FIGURA 4–1 Reacciones de fase I, de fase II y eliminación directa en la disposición biológica de los fármacos. Las reacciones de fase II también pueden preceder a las de fase I.

directa. Por ejemplo, la fracción hidrazida de la isoniazida forma un conjugado *N*-acetilo en una reacción de fase II. Luego este conjugado se convierte en sustrato para una reacción tipo fase I, la hidrólisis hasta ácido isonicotínico (fig. 4-2). Por tanto, las reacciones de la fase II en realidad pueden preceder a las de fase I.

¿DÓNDE OCURREN LAS BIOTRANSFORMACIONES FARMACOLÓGICAS?

Aunque todos los tejidos tienen cierta capacidad para metabolizar fármacos, el hígado es el principal órgano del metabolismo farmacológico. Otros tejidos que presentan una actividad considerable incluyen el tubo digestivo, pulmones, piel, riñones y cerebro. Después de la administración oral, muchos fármacos (p. ej., isoproterenol, meperidina, pentazocina, morfina) se absorben intactos en el intestino delgado y se transportan por el sistema portal hasta el hígado, donde se someten a metabolismo extenso. Este proceso se llama **efecto de primer paso** (cap. 3). Algunos fármacos administrados por vía oral (p. ej., clonazepam, clorpromazina, ciclosporina) se someten a un metabolismo más extenso en el intestino que en el hígado, mientras que otros (como el midazolam) experimentan metabolismo intestinal significativo (≈50%). Por tanto, el metabolismo intestinal puede contribuir al efecto general de primer paso y las personas con compromiso de la función hepática dependen más de dicho metabolismo para eliminar fármacos. El compromiso del metabolismo en el intestino de ciertos fármacos (p. ej., felodipina, ciclosporina A) también puede ocasionar un incremento significativo de sus concentraciones plasmáticas e interacciones entre fármacos (DDI, véase más adelante) de importancia clínica. Los efectos del primer paso pueden limitar de manera importante la biodisponibilidad de los fármacos orales (p. ej., lidocaína) que deben usarse vías de administración alternativas para alcanzar concentraciones sanguíneas con eficacia terapéutica. Además, la parte distal del intestino aloja microorganismos intestinales capaces de realizar muchas reacciones de biotransformación. Asimismo, algunos medicamentos se metabolizan por efecto del ácido gástrico (como la penicilina), de enzimas digestivas (polipéptidos como la insulina) o de enzimas en la pared intestinal (catecolaminas simpaticomiméticas).

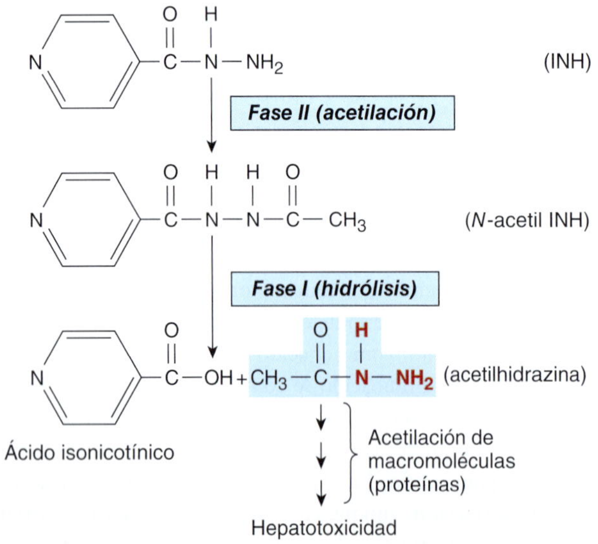

Aunque la biotransformación farmacológica *in vivo* puede ocurrir por reacciones químicas espontáneas no catalizadas, la mayor parte de las transformaciones se catalizan por enzimas celulares específicas. Al nivel subcelular, tales enzimas pueden localizarse en el retículo endoplásmico (ER, *endoplasmic reticulum*), mitocondrias, citosol, lisosomas e incluso en la envoltura nuclear o membrana plasmática.

(INH)

Fase II (acetilación)

(*N*-acetil INH)

Fase I (hidrólisis)

Ácido isonicotínico + acetilhidrazina

Acetilación de macromoléculas (proteínas)

Hepatotoxicidad

FIGURA 4–2 Activación fase II de la isoniazida (INH) hasta un metabolito hepatotóxico.

SISTEMA MICROSÓMICO DE OXIDASA DE FUNCIÓN MIXTA Y REACCIONES DE FASE I

Muchas enzimas que metabolizan fármacos se localizan en las membranas lipofílicas del retículo endoplásmico del hígado y

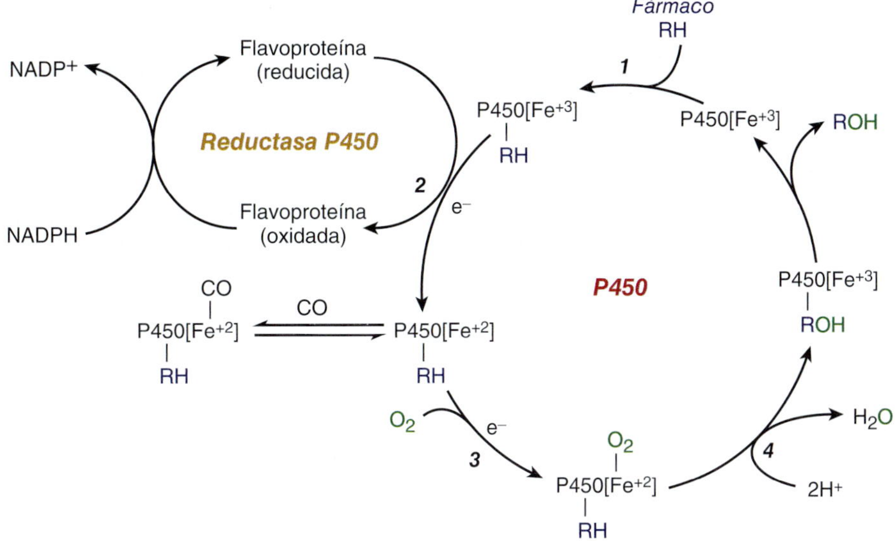

FIGURA 4-3 Ciclo del citocromo P450 en las oxidaciones farmacológicas. RH, fármaco original; ROH, metabolito oxidado; e^-, electrón.

otros tejidos. Cuando tales membranas laminares se aíslan por homogeneización y fraccionamiento de la célula, se reforman en vesículas llamadas **microsomas**, los cuales conservan la mayor parte de las características morfológicas y funcionales de las membranas intactas, incluidos los rasgos de la superficie rugosa y lisa del retículo endoplásmico rugoso (cubierto con ribosomas) y liso (sin ribosomas). En tanto los microsomas rugosos realizan la síntesis de proteína, los microsomas lisos son relativamente ricos en enzimas encargadas del metabolismo oxidativo de los fármacos. En particular, contienen la clase importante de enzimas conocida como **oxidasas de función mixta** (MFO, *mixed function oxidases*) o **monooxigenasas**. Para la actividad de estas enzimas es necesario un agente reductor (fosfato de dinucleótido de adenina nicotinamida [NADPH, *nicotinamide adenine dinucleotide phosphate*]), y oxígeno molecular. En una reacción típica se consume (reduce) una molécula de oxígeno por cada molécula de sustrato, con aparición de un átomo de oxígeno en el producto y el otro en una molécula de agua.

En este proceso de oxidación-reducción, dos enzimas microsómicas tienen funciones clave. La primera es una flavoproteína, la **NADPH-oxidorreductasa de citocromo P450** (POR). Una mola de esta enzima contiene 1 mol de mononucleótido de flavina (FMN, *flavin mononucleotide*) y 1 mol de dinucleótido de flavina adenina (FAD, *flavin adenine dinucleotide*). La segunda enzima microsómica es una hemoproteína llamada **citocromo P450**, que sirve como oxidasa terminal. De hecho, la membrana microsómica aloja múltiples formas de esta hemoproteína y dicha multiplicidad aumenta con la administración repetida o la exposición a sustancias exógenas (véase el texto siguiente). El nombre citocromo P450 (abreviado como **P450** o **CYP**) deriva de las propiedades espectrales de esta hemoproteína. En su forma reducida (ferrosa), se une con monóxido de carbono para producir un complejo que absorbe al máximo la luz a 450 nm. La abundancia relativa de P450 en comparación con la reductasa en el hígado contribuye a hacer de la reducción de P450 hem un paso limitante de la velocidad en la oxidación hepática de fármacos.

Las oxidaciones microsómicas de los fármacos requieren P450, reductasa de P450, NADPH y oxígeno molecular. En la figura 4-3 se presenta un esquema simplificado del ciclo oxidativo. En resumen, P450 oxidado (Fe^{3+}) se combina con un sustrato farmacológico para formar un complejo binario (paso 1). El NADPH dona un electrón a la reductasa de flavoproteína P450, que a su vez reduce el complejo oxidado P450-fármaco (paso 2). Se introduce un segundo electrón de NADPH a través de la misma reductasa P450, lo cual sirve para disminuir el oxígeno molecular y formar un complejo "oxígeno activado"-P450-sustrato (paso 3). Dicho complejo transfiere el oxígeno activado al sustrato farmacológico para formar el producto oxidado (paso 4).

Las propiedades oxidativas potentes de este oxígeno activado permiten la oxidación de un gran número de sustratos. La especificidad del sustrato de este complejo enzimático es muy baja. La alta solubilidad en lípidos es la única característica estructural común de la amplia variedad de fármacos y sustancias sin relación estructural que sirven como sustratos en este sistema (cuadro 4-1). Sin embargo, en comparación con muchas otras enzimas, incluidas las de fase II, las del grupo P450 son catalizadores muy lentos y sus reacciones de biotransformación farmacológica son lentas.

ENZIMAS HEPÁTICAS P450 HUMANAS

La selección génica combinada con análisis de inmunotransferencia de preparaciones microsómicas, así como el uso de marcadores funcionales relativamente selectivos e inhibidores selectivos de P450 permitieron identificar muchas isoformas de P450 (CYP: 1A2, 2A6, 2B6, 2C8, 2C9, 2C18, 2C19, 2D6, 2E1, 3A4, 3A5, 4A11 y 7) en el hígado de seres humanos. De éstas, **CYP1A2**, **CYP2A6**, **CYP2B6**, **CYP2C9**, **CYP2D6**, **CYP2E1** y **CYP3A4** parecen las formas más importantes, representan cerca de 15, 4, 1, 20, 5, 10 y 30%, respectivamente, del contenido hepático total de P450 en los seres humanos. En conjunto, catalizan la

CUADRO 4–1 Reacciones de fase I

Clase de reacción	Cambio estructural	Sustratos farmacológicos
Oxidaciones		
Oxidaciones dependientes de citocromo P450:		
Hidroxilaciones aromáticas	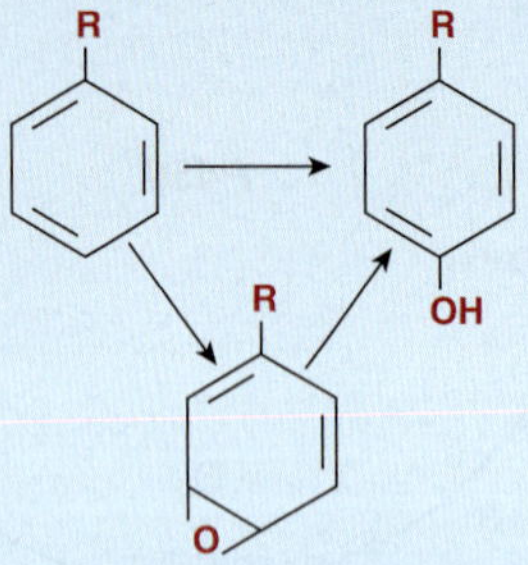 R–fenilo → R–fenilo–OH (a través del epóxido intermedio)	Acetanilida, propranolol, fenobarbital, fenitoína, fenilbutazona, anfetamina, warfarina, 17α-etinil estradiol, naftaleno, benzpireno
Hidroxilaciones alifáticas	$RCH_2CH_3 \longrightarrow RCH_2CH_2OH$ $RCH_2CH_3 \longrightarrow RCH(OH)CH_3$	Amobarbital, pentobarbital, secobarbital, clorpropamida, ibuprofeno, meprobamato, glutetimida, fenilbutazona, digitoxina
Epoxidación	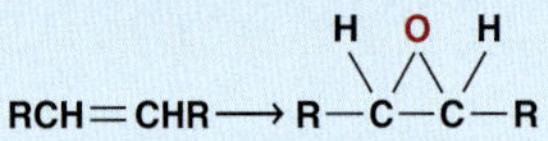 $RCH{=}CHR \longrightarrow R{-}CH{-}CH{-}R$ (con puente O: epóxido)	Aldrina
Desalquilación oxidativa		
N-desalquilación	$RNHCH_3 \longrightarrow RNH_2 + CH_2O$	Morfina, etilmorfina, benzfetamina, aminopirina, cafeína, teofilina
O-desalquilación	$ROCH_3 \longrightarrow ROH + CH_2O$	Codeína, *p*-nitroanisol
S-desalquilación	$RSCH_3 \longrightarrow RSH + CH_2O$	6-Metiltiopurina, metitural
***N*-oxidación**		
Aminas primarias	$RNH_2 \longrightarrow RNHOH$	Anilina, clorfentermina
Aminas secundarias	$(R_1)(R_2)NH \longrightarrow (R_1)(R_2)N{-}OH$	2-Acetilaminofluoreno, paracetamol
Aminas terciarias	$(R_1)(R_2)(R_3)N \longrightarrow (R_1)(R_2)(R_3)N{\rightarrow}O$	Nicotina, metacualona
***S*-oxidación**	$(R_1)(R_2)S \longrightarrow (R_1)(R_2)S{=}O$	Tioridazina, cimetidina, clorpromazina
Desaminación	$RCH(NH_2)CH_3 \longrightarrow R{-}C(OH)(NH_2){-}CH_3 \longrightarrow R{-}C({=}O)CH_3 + NH_3$	Anfetamina, diazepam
Desulfuración	$(R_1)(R_2)C{=}S \longrightarrow (R_1)(R_2)C{=}O$	Tiopental

(*continúa*)

CUADRO 4–1 Reacciones de fase I (*Continuación*)

Clase de reacción	Cambio estructural	Sustratos farmacológicos
Oxidaciones dependientes de citocromo P450 (continúa)		
	$(R_1)(R_2)P{=}S \longrightarrow (R_1)(R_2)P{=}O$	Paratión
Descloración	$CCl_4 \longrightarrow [CCl_3^{\bullet}] \longrightarrow CHCl_3$	Tetracloruro de carbono
Oxidaciones independientes del citocromo P450		
Monooxigenasa de flavina (enzima de Ziegler)	$R_3N \longrightarrow R_3N^+\!\rightarrow O^- \xrightarrow{H^+} R_3N^+OH$	Clorpromazina, amitriptilina, benzfetamina
	$RCH_2N(H){-}CH_2R \longrightarrow RCH_2{-}N(OH){-}CH_2R \longrightarrow RCH{=}N(O^-){-}CH_2R$	Desipramina, nortriptilina
	$(-N)(-N)C{-}SH \longrightarrow (-N)(-N)C{-}SOH \longrightarrow (-N)(-N)C{-}SO_2H$	Metimazol, propiltiouracilo
Oxidasas de amina	$RCH_2NH_2 \longrightarrow RCHO + NH_3$	Feniletilamina, adrenalina
Deshidrogenaciones	$RCH_2OH \longrightarrow RCHO$	Etanol
Reducciones		
Reducciones azo	$RN{=}NR_1 \longrightarrow RNH{-}NHR_1 \longrightarrow RNH_2 + R_1NH_2$	Prontosilo, tartrazina
Reducciones nitro	$RNO_2 \longrightarrow RNO \longrightarrow RNHOH \longrightarrow RNH_2$	Nitrobenceno, cloranfenicol, clonazepam, dantroleno
Reducciones carbonilo	$RC({=}O)R' \longrightarrow RCH(OH)R'$	Metirapona, metadona, naloxona
Hidrólisis		
Ésteres	$R_1COOR_2 \longrightarrow R_1COOH + R_2OH$	Procaína, succinilcolina, ácido acetilsalicílico, clofibrato, metilfenidato
Amidas	$RCONHR_1 \longrightarrow RCOOH + R_1NH_2$	Procainamida, lidocaína, indometacina

mayor parte del metabolismo hepático de fármacos y xenobióticos (cuadro 4-2, fig. 4-4).

Vale la pena señalar que CYP3A4 sola cataliza el metabolismo de más de 50% de los fármacos de prescripción que se metabolizan en el hígado. La participación de enzimas P450 individuales en el metabolismo de un fármaco determinado se detecta *in vitro* mediante marcadores funcionales selectivos, inhibidores químicos selectivos de P450 y anticuerpos contra P450. *In vivo*, tal detección puede hacerse mediante marcadores no invasivos relativamente selectivos que incluyen pruebas de aliento o análisis urinarios de metabolitos específicos después de la administración de una sonda de sustrato selectiva para P450.

Inducción enzimática

Con la administración repetida, algunos de los fármacos con diferencias químicas que son sustrato para P450 *inducen* la expresión de P450 al intensificar la velocidad de su síntesis o disminuir el ritmo

CUADRO 4-3 Reacciones de fase II

Tipo de conjugación	Reactante endógeno	Transferasa (localización)	Tipos de sustratos	Ejemplos
Glucuronidación	Ácido glucurónico UDP	UDP glucuronosil-transferasa (microsomas)	Fenoles, alcoholes, ácidos carboxílicos, hidroxilaminas, sulfonamidas	Nitrofenol, morfina, paracetamol, diazepam, *N*-hidroxidapsona, sulfatiazol, meprobamato, digitoxina, digoxina
Acetilación	Acetil-CoA	*N*-acetiltransferasa (citosol)	Aminas	Sulfonamidas, isoniazida, clonazepam, dapsona, mezcalina
Conjugación con glutatión	Glutatión (GSH)	GSH-*S*-transferasa (citosol, microsomas)	Epóxidos, óxidos areno, grupos nitro, hidroxilaminas	Paracetamol, ácido etacrínico, bromobenceno
Conjugación con glicina	Glicina	Acil-CoA glicinatransferasa (mitocondrias)	Derivados acil-CoA de ácidos carboxílicos	Ácido salicílico, ácido benzoico, ácido nicotínico, ácido cinámico, ácido cólico, ácido desoxicólico
Sulfatación	Fosfosulfato de fosfoadenosilo	Sulfotransferasa (citosol)	Fenoles, alcoholes, aminas aromáticas	Estrona, anilina, fenol, 3-hidroxicumarina, paracetamol, metildopa
Metilación	*S*-adenosilmetionina	Transmetilasas (citosol)	Catecolaminas, fenoles, aminas	Dopamina, adrenalina, piridina, histamina, tiouracilo
Conjugación con agua	Agua	Hidrolasa de epóxido (microsomas)	Óxidos areno, oxiranos *cis*-disustituidos y monosustituidos	7,8-epóxido de benzopireno, 1,2-óxido de estireno, epóxido de carbamazepina
		(Citosol)	Óxidos de alqueno, epóxidos de ácido graso	Leucotrieno A_4

Diecinueve genes *UGT* (*UGTA1* y *UGT2*) codifican las proteínas UGT implicadas en el metabolismo de los fármacos y xenobióticos. De igual manera, 11 sulfotransferasas humanas (**SULT**, *human sulfotransferases*) catalizan la sulfatación de sustratos con 5′-fosfosulfato de 3′-fosfoadenosina (**PAPS**, *3′-phosphoadenosine 5′-phosphosulfate*) como donador endógeno de sulfato. Las transferasas citosólicas y microsómicas de glutatión (**GSH**) y (**GST**) también participan en el metabolismo de fármacos y xenobióticos, y en el de leucotrienos y prostaglandinas, respectivamente. Las sustancias que contienen una amina aromática o una fracción hidrazina (p. ej., isoniazida) son sustratos de las *N*-acetiltransferasas (**NAT**, *N-acetyltransferases*) citosólicas, codificadas por los genes *NAT1* y *NAT2*, que utilizan la **acetil CoA** como cofactor endógeno.

También se produce *O*-, *N*- y *S*-metilación de los fármacos y xenobióticos mediada por *S*-adenosil-L-metionina (**SAMe**; AdoMet), por acción de las metiltransferasas (**MT**, *methyltransferases*). Por último, los epóxidos endobióticos, farmacológicos y xenobióticos generados por oxidaciones catalizadas por P450 también pueden someterse a hidrólisis por acción de hidrolasas de epóxido (**EH**, *epoxide hydrolases*) citosólicas o microsómicas. Asimismo, existe conjugación de un fármaco activado, como el derivado *S*-CoA del ácido benzoico, con un sustrato endógeno, como la glicina. Como los sustratos endógenos se originan en la dieta, la nutrición tiene una función crucial en la regulación de las conjugaciones farmacológicas.

Las reacciones de la fase II son relativamente más rápidas que las catalizadas por P450, por lo que aceleran la biotransformación de los fármacos.

Alguna vez se consideró que las conjugaciones de los fármacos representan fenómenos de desactivación terminal y por tanto, se han considerado como reacciones de "desintoxicación verdadera". Sin embargo, este concepto debe modificarse porque ahora se sabe que ciertas reacciones de conjugación (glucuronidación acilo de los antiinflamatorios no esteroideos, *O*-sulfatación de *N*-hidroxiacetilaminofluoreno y *N*-acetilación de isoniazida) pueden conducir a la formación de especies reactivas causantes de la toxicidad de los fármacos. Además, la sulfatación activa el profármaco oral minoxidilo en un vasodilatador muy eficaz, y el glucurónido-6 de morfina es más potente que la morfina misma.

METABOLISMO DE FÁRMACOS HACIA PRODUCTOS TÓXICOS

El metabolismo de fármacos y otras sustancias ajenas no siempre es un fenómeno bioquímico inocuo que conduce a la desintoxicación y eliminación de los compuestos. De hecho, como se señaló antes, se demostró que el metabolismo transforma varios compuestos hasta intermediarios reactivos que son tóxicos para varios órganos. Es posible que tales reacciones tóxicas no sean aparentes si los niveles de exposición a los compuestos originales son bajos cuando los mecanismos alternativos de desintoxicación aún no están saturados o comprometidos, y cuando hay disponibilidad ilimitada de los cosustratos destoxificadores endógenos (GSH, ácido glucurónico, sulfato [GSH, *glucuronic acid, sulfate]*). Sin embargo, cuando estos recursos se agotan, es probable que prevalezca la vía tóxica, lo que produce toxicidad orgánica manifiesta o carcinogénesis. El número de ejemplos específicos de tal toxicidad inducida por fármacos va en rápido aumento. Un ejemplo es la hepatotoxicidad inducida por paracetamol (fig. 4-5). El paracetamol, un analgésico antipirético, es bastante seguro en dosis terapéuticas (1.2 g/día para un adulto). En condiciones normales, se somete a glucuronidación y sulfatación

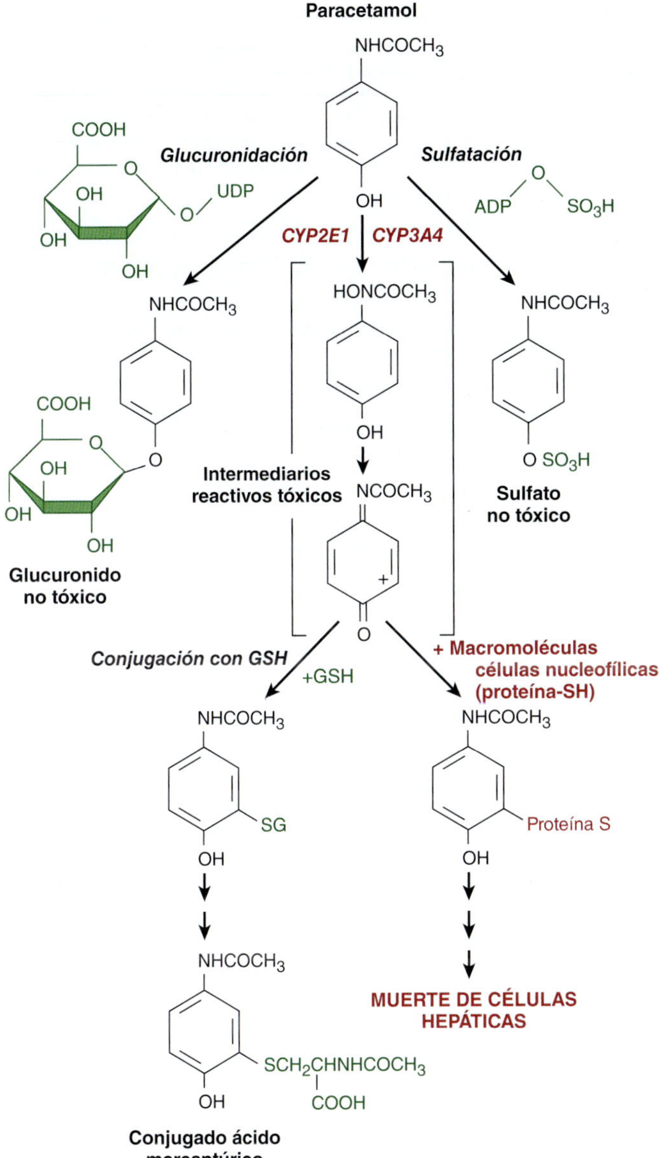

FIGURA 4-5 Metabolismo del paracetamol (arriba al centro) hasta metabolitos hepatotóxicos. GSH, glutatión; SG, fracción glutatión.

hasta los conjugados correspondientes, que en conjunto constituyen 95% del total de los metabolitos excretados. La vía alternativa de conjugación con GSH dependiente de P450 explica el 5% restante. Cuando la ingesta de paracetamol rebasa por mucho las dosis terapéuticas, las vías de glucuronidación y sulfatación se saturan, por lo que la vía dependiente de P450 adquiere cada vez más importancia. La toxicidad hepática es mínima o nula si se dispone de GSH hepático para la conjugación, pero con el tiempo, el GSH hepático se agota más rápido de lo que puede regenerarse y se acumula un metabolito tóxico reactivo. En ausencia de nucleófilos intracelulares, como GSH, este metabolito reactivo (*N*-acetilbenzoiminoquinona) reacciona con los grupos nucleofílicos de las proteínas celulares, lo que causa hepatotoxicidad.

La caracterización química y toxicológica de la naturaleza electrofílica del metabolito reactivo del paracetamol condujo al desarrollo de antídotos eficaces: cisteamina y *N*-acetilcisteína. La administración de *N*-acetilcisteína (el más seguro de los dos) en las 8 a 16 h siguientes a la sobredosis de paracetamol protege a las víctimas de la hepatotoxicidad fulminante y la muerte (cap. 58). La administración de GSH no es eficaz porque no cruza las membranas celulares con facilidad.

RELEVANCIA CLÍNICA DEL METABOLISMO FARMACOLÓGICO

La dosis y frecuencia de administración necesarias para alcanzar concentraciones terapéuticas eficaces en sangre y tejidos varían en distintos pacientes por las variaciones individuales en la distribución, las tasas de metabolismo y eliminación farmacológicas. Tales diferencias dependen de factores genéticos y variables no genéticas, como edad, sexo, tamaño del hígado, función hepática, ritmo circadiano, temperatura corporal, factores nutricionales y ambientales como la inducción concomitante a inductores o inhibidores del metabolismo farmacológico. La revisión siguiente resume las más importantes de estas variables.

Diferencias individuales

Las diferencias individuales en la tasa metabólica dependen de la naturaleza del fármaco mismo. Por tanto, en la misma población, las concentraciones plasmáticas en estado estable podrían reflejar una variación con un factor de 30 en el metabolismo de un fármaco y sólo una variación con un factor de dos en el metabolismo de otro.

Factores genéticos

Los factores genéticos que influyen en las concentraciones enzimáticas explican algunas de estas diferencias, lo que da origen a los "polimorfismos genéticos" en el metabolismo farmacológico. Los primeros ejemplos de fármacos sujetos a polimorfismos genéticos fueron el relajante muscular succinilcolina, el antituberculoso isoniazida y el anticoagulante warfarina. Un polimorfismo genético verdadero se define como la presencia de un alelo variante de un gen con una frecuencia ≥1% de la población, lo que altera la expresión o la actividad funcional (o ambos) del producto génico. Existen polimorfismos genéticos bien definidos con relevancia clínica en enzimas para la fase I y fase II del metabolismo farmacológico que modifican la eficacia del medicamento o las reacciones adversas al mismo (**ADR**, *adverse drug reactions*). Es frecuente que estas reacciones ameriten ajuste en la dosis (cuadro 4-4), una consideración crucial sobre todo para los fármacos con bajos índices terapéuticos.

A. Polimorfismos en enzimas de fase I

Hay informes de defectos genéticos en el metabolismo oxidativo fase I de varios fármacos (cuadro 4-4). Estos defectos a menudo se transmiten como rasgos autosómicos recesivos y pueden expresarse en cualquiera de las múltiples transformaciones metabólicas que un compuesto puede experimentar. Las isoenzimas hepáticas humanas P450 3A4, 2C9, 2D6, 2C19, 1A2 y 2B6 producen cerca del 75% de todo el metabolismo farmacológico fase I con relevancia clínica (fig. 4-4), lo que representa cerca del 60% de toda la biotransformación farmacológica y eliminación. Por consiguiente, los polimorfismos genéticos de estas enzimas, que tienen una influencia

CUADRO 4-4 Algunos ejemplos de polimorfismos genéticos en el metabolismo farmacológico de fase I y de fase II

Enzima implicada	Defecto	Genotipo	Fármaco y uso terapéutico	Consecuencias clínicas[1]
CYP1A2	*N*-desmetilación	**EM**	Cafeína (estimulante del SNC)	Menor estimulación del SNC por mayor capacidad de inducción del gen, con aumento del metabolismo y eliminación en fumadores y consumidores frecuentes de omeprazol
	N-desmetilación	**PM**	Cafeína (estimulante del SNC)	Mayor estimulación del SNC
CYP2A6	Oxidación	**PM**	Nicotina (estimulante de receptor colinérgico)	Toxicidad por nicotina. Menor deseo por fumar
	Oxidación	**EM**	Nicotina (estimulante de receptor colinérgico)	Aumento del metabolismo de la nicotina. Mayor deseo por fumar
	Oxidación	**PM**	Warfarina (anticoagulante)	Mayor riesgo de hemorragia
	Oxidación	**EM**	Warfarina (anticoagulante)	Aumento de la eliminación. Mayor riesgo de agregación plaquetaria y trombosis
CYP2B6	Oxidación, *N*-descloroetilación	**PM**	Ciclofosfamida, ifosfamida (antineoplásicos)	Menor eliminación. Mayor riesgo de ADR
	Oxidación	**PM**	Efavirenz (anti-VIH)	Menor eliminación. Mayor riesgo de ADR
CYP2C8	Hidroxilación	**PM**	Repaglinida, rosiglitazona, pioglitazona (antidiabéticos)	Menor eliminación. Mayor riesgo de ADR
	Hidroxilación	**PM**	Paclitaxel (antineoplásico)	Menor eliminación. Mayor riesgo de ADR (mielosupresión)
	N-desetilación/ *N*-desalquilación	**PM**	Amodiaquina, cloroquina (antipalúdicos)	Menor eliminación. Mayor riesgo de ADR
	N-desetilación	**PM**	Amiodarona (antiarrítmico)	Menor eliminación. Mayor riesgo de ADR
CYP2C9	Hidroxilación	**PM**	Celecoxib, diclofenaco, flurbiprofeno, *S*-ibuprofeno (NSAID)	Menor eliminación. Mayor riesgo de ADR
	Hidroxilación	**PM**	*S*-warfarina, *S*-acenocumarol (anticoagulantes)	Mayor riesgo de hemorragia. Gran relevancia clínica. Es necesario ajustar la dosis
	Hidroxilación	**PM**	Tolbutamida (antidiabético)	Cardiotoxicidad
	Hidroxilación	**PM**	Fenitoína (anticonvulsivo)	Nistagmo, diplopía, ataxia
CYP2C19	*N*-desmetilación	**PM**	Amitriptilina, clomipramina (antidepresivos)	Menor eliminación. Aumenta el riesgo de ADR. Es necesario ajustar la dosis
	Oxidación	**PM**	Moclobemida (MAOI)	
	N-desmetilación	**PM**	Citalopram (SSRI)	Mayor riesgo de efectos colaterales gastrointestinales
	O-desmetilación	**PM**	Omeprazol (PPI)	Mayor eficacia terapéutica
	Hidroxilación	**PM**	Mefenitoína (anticonvulsivo)	Toxicidad por sobredosis
	N-desmetilación	**EM**	Escitalopram (antidepresivo)	Aumento de la transcripción génica que incrementa la actividad y por tanto, reduce la eficacia terapéutica
	O-desmetilación	**EM**	Omeprazol (PPI)	Menor eficacia terapéutica
	Hidroxilación	**EM**	Tamoxifeno (antineoplásico)	Aumenta la activación metabólica, incrementa la eficacia terapéutica; menor riesgo de recaída. Es necesario ajustar la dosis
	Ciclización oxidativa	**EM**	Clorproguanilo (antipalúdico)	Aumento de activación metabólica, mayor eficacia terapéutica. Es necesario ajustar la dosis
	Oxidación	**EM**	Clopidogrel (antiplaquetario)	Aumento de activación metabólica, mayor eficacia terapéutica. Es necesario ajustar la dosis
CYP2D6	Oxidación	**PM**	Bufuralol (antagonista del receptor adrenérgico β)	Exacerbación del antagonismo β, náusea
	O-desmetilación	**PM**	Codeína (analgésico)	Menor activación metabólica hasta morfina y por tanto, menor analgesia
	Oxidación	**PM**	Debrisoquina (antihipertensivo)	Hipotensión ortostática
	N-desmetilación	**PM**	Nortriptilina (antidepresivo)	Eliminación reducida. Aumenta el riesgo de ADR
	Oxidación	**PM**	Esparteína	Síntomas oxitócicos
	O-desmetilación	**PM**	Dextrometorfano (antitusivo)	Eliminación reducida. Aumenta el riesgo de ADR
	O-desmetilación	**PM**	Tramadol (analgésico)	Mayor riesgo de convulsiones

(*continúa*)

CUADRO 4–4 Algunos ejemplos de polimorfismos genéticos en el metabolismo farmacológico de fase I y de fase II (*Continuación*)

Enzima implicada	Defecto	Genotipo	Fármaco y uso terapéutico	Consecuencias clínicas[1]
	Hidroxilación	**PM**	Tamoxifeno (antineoplásico)	Menor activación metabólica al compuesto con actividad terapéutica endoxifeno, por tanto es menor la eficacia terapéutica
	O-desmetilación	**UM**	Codeína (analgésico)	Aumenta la activación metabólica a morfina y eleva el riesgo de depresión respiratoria
	N-desmetilación	**UM**	Nortriptilina (antidepresivo)	Menor eficacia terapéutica por aumento de eliminación
	O-desmetilación	**UM**	Tramadol (analgésico)	Menor eficacia terapéutica por aumento de eliminación
CYP3A4		**PM?**	Podría afectar a todos los fármacos metabolizados por esta enzima	Menor eliminación. Tal vez sea necesario el ajuste de dosis para evitar interacciones farmacológicas
CYP3A5		**PM?**	Saquinavir y otros sustratos de CYP3A	Casi siempre tiene menor actividad catalítica que CYP3A4. Es más frecuente el alelo funcional CYP3A5*1 en africanos que en caucásicos; muchas veces estos últimos portan el alelo defectuoso CYP3A5*3. Esto podría afectar mucho la actividad de sustratos de CYP3A en sujetos homocigóticos para CYP3A5*1 o CYP3A5*3
ALDH	Deshidrogenación de aldehído	**PM**	Etanol (droga recreativa)	Rubor facial, hipotensión, taquicardia, náusea, vómito
BCHE	Hidrólisis éster	**PM**	Succinilcolina (relajante muscular) Mivacurio (bloqueador neuromuscular) Cocaína (estimulante del SNC)	Apnea prolongada Parálisis muscular prolongada Aumento de presión sanguínea, taquicardia, arritmias ventriculares
GST	Conjugación con GSH	**PM**	Paracetamol (analgésico), busulfán (antineoplásico)	Conjugación anormal con GSH por deleción génica
NAT2	*N*-acetilación	**PM**	Hidralazina (antihipertensivo)	Síndrome semejante a lupus eritematoso
	N-acetilación	**PM**	Isoniazida (antituberculoso)	Neuropatía periférica
TPMT	*S*-metilación	**PM**	6-tiopurinas (antineoplásico)	Mielotoxicidad
UGT1A1	Glucuronidación	**PM**	Bilirrubina (metabolito hem) Irinotecán (antineoplásico)	Hiperbilirrubinemia Menor eliminación. Tal vez sea necesario ajustar la dosis para evitar la toxicidad (disfunción gastrointestinal, inmunosupresión)

[1]Observados o predecibles.

ADR, reacción farmacológica adversa; EM, sujeto con metabolismo extenso; PM, sujeto con metabolismo pobre; UM, sujeto con metabolismo ultrarrápido.

significativa en el metabolismo farmacológico fase I, pueden alterar la farmacocinética y la magnitud o duración de la respuesta farmacológica y fenómenos relacionados.

Hay tres polimorfismos genéticos de P450 muy bien caracterizados, lo que proporciona cierta información sobre los posibles mecanismos moleculares subyacentes; tienen importancia clínica, ya que requieren ajustes en las dosis. La primera es el polimorfismo de tipo **oxidación de debrisoquina-esparteína**, que al parecer ocurre en 3 a 10% de los caucásicos y se hereda como rasgo autosómico recesivo. En las personas afectadas, se alteran las oxidaciones de debrisoquina y otros fármacos dependientes de **CYP2D6** (cuadro 4-2; fig. 4-6). Es probable que estos defectos en el metabolismo oxidativo farmacológico se hereden juntos. Al parecer, la base molecular precisa del defecto es la expresión defectuosa de la proteína P450 a causa de corte y pegado defectuoso del mRNA o plegamiento proteínico anormal, lo que ocasiona metabolismo farmacológico escaso o nulo mediante esa isoenzima; esto confiere un fenotipo de **sujeto con metabolismo disminuido** (**PM**, *poor metabolizer*). Este fenotipo PM se acompaña de un mayor riesgo de recaída en pacientes con cáncer mamario tratadas con tamoxifeno, un fármaco anticanceroso que depende de su activación metabólica con CYP2D6 hasta endoxifeno para ser eficaz. Sin embargo, en fechas más recientes se publicó sobre otro genotipo polimórfico que causa **metabolismo ultrarrápido** de fármacos relevantes por la presencia de variantes alélicas de CYP2D6 hasta con 13 copias en sucesión. Este genotipo de metabolismo ultrarrápido (**UM**, *ultrarapid metabolizer*) es más frecuente en personas de Etiopía y Arabia Saudita, poblaciones en las que se encuentra hasta en un tercio de las personas. Como resultado, estos sujetos requieren dosis diarias dos y hasta tres veces más altas de nortriptilina (antidepresivo y sustrato de CYP2D6) para alcanzar concentraciones plasmáticas terapéuticas. La escasa capacidad de respuesta al tratamiento antide-

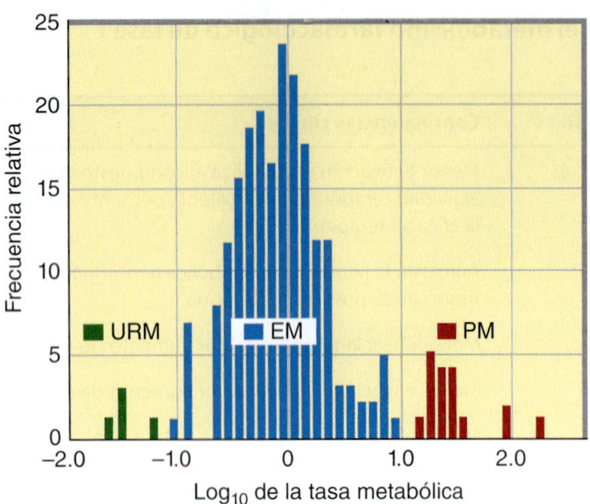

FIGURA 4–6 Polimorfismo genético en la 4-hidroxilación de debrisoquina por acción de CYP2D6 en una población caucásica. El histograma semilogarítmico de distribución de frecuencia de la tasa metabólica (MR; definida como porcentaje de la dosis excretada como debrisoquina sin cambios dividida entre el porcentaje de la dosis excretada como metabolito 4-hidroxidebrisoquina) en la orina de 8 h recolectada después de la ingestión oral de 12.8 mg de sulfato de debrisoquina (equivalente a 10 mg de debrisoquina base). A las personas con valores de MR >12.6 se les asignó el fenotipo de sujetos con metabolismo pobre (PM, *barras rojas*); y aquellos con valores de MR <12.6 pero >0.2 con metabolismo intenso (EM, *barras azules*). Aquellos con valores de MR <0.2 se designaron sujetos con metabolismo ultrarrápido (URM, *barras verdes*) con base en los valores de MR (0.01-0.1) de individuos con múltiples copias documentadas de variantes alélicas CYP2D6 resultantes de la amplificación de este gen. (Datos de Woolhouse et al: Debrisoquin hydroxylation polymorphism among Ghanians and Caucasians. Clin Pharmacol Ther 1979;26:584.)

presivo del fenotipo UM también tiene relación clínica con la elevada incidencia de suicidios con respecto a la muerte natural en esta población de pacientes. Por el contrario, en estas poblaciones UM el profármaco codeína (otro sustrato de CYP2D6) se metaboliza con mucha mayor rapidez hasta morfina, lo que a menudo produce los efectos adversos indeseables de la morfina, como dolor abdominal. En realidad, el consumo de dosis altas de codeína por parte de una madre de tipo UM se consideró la causa de la muerte inducida por morfina de su hijo, al que amamantaba.

El segundo polimorfismo genético farmacológico bien estudiado afecta a la **(4)-hidroxilación aromática** del anticonvulsivo mefenitoína, catalizada por **CYP2C19**. Este polimorfismo, que también se hereda como rasgo autosómico recesivo, ocurre en 3 a 5% de las poblaciones caucásicas y en 18 a 23% de las japonesas. Desde el punto de vista genético, es independiente del polimorfismo de la debrisoquina-esparteína. En los "**metabolizadores intensos**" (EM) normales, la (*S*)-mefenitoína se somete a hidroxilación extensa por acción de CYP2C19 en la posición 4 del anillo fenilo antes de su glucuronidación y rápida excreción a la orina, mientras que la (*R*)-mefenitoína se somete a *N*-desmetilación lenta hasta nirvanol, un metabolito activo. Sin embargo, parece que los PM carecen de la especificidad estereotáctica de la actividad hidroxilasa para la (*S*)-mefenitoína, por lo que ambos enantiómeros de la mefenitoína, (*S*) y (*R*), se someten a *N*-desmetilación hasta nirvanol, el cual se acumula en cantidades mucho más altas. Por tanto, los PM de la mefenitoína tienen signos de sedación profunda y ataxia después de dosis del fármaco que son bien toleradas entre los sujetos con metabolismo normal. Dos alelos variantes defectuosos de CYP2C19, CYP2C19*2 y CYP2C19*3, el segundo predominante en asiáticos, producen el genotipo de PM. Las bases moleculares incluyen defectos en el corte y pegado, lo que genera una proteína trunca, no funcional. La isoenzima CYP2C19 produce el metabolismo de varios fármacos relevantes en la clínica (cuadro 4-4). Por tanto, en la clínica es importante reconocer que la seguridad de todos estos fármacos podría reducirse en las personas con el fenotipo PM. Por otra parte, el fenotipo PM puede aumentar de manera notable la eficacia terapéutica de omeprazol, un inhibidor de la bomba de protones, en las enfermedades por úlcera gástrica y reflujo gastroesofágico.

Existe otro alelo variante de CYP2C19 (CYP2C19*17) que se relaciona con un aumento en la transcripción y por tanto, mayor expresión de la isoenzima, con actividad funcional incluso mayor que la de los EM portadores de CYP2C19 tipo nativo. Las personas con este alelo CYP2C19*17 tienen una activación metabólica mayor de profármacos, como el tamoxifeno que se usa para cáncer mamario, el antipalúdico clorproguanilo y el antiplaquetario clopidogrel. El primer caso se relaciona con menor riesgo de recaída del cáncer, el último con un riesgo más alto de hemorragia. Los portadores del alelo CYP2C19*17 también intensifican el metabolismo y eliminación de fármacos como los antidepresivos escitalopram e imipramina, así como el antimicótico voriconazol. Por consiguiente, esto afecta la eficacia terapéutica de estos fármacos y es necesario ajustar las dosis.

El tercer polimorfismo genético relativamente bien caracterizado es el de **CYP2C9**. Existen dos variantes bien caracterizadas de esta enzima, ambas con mutaciones en aminoácidos que derivan en un metabolismo alterado. El alelo CYP2C9*2 codifica una mutación Arg144Cys, con manifestación de interacciones funcionales alteradas con **POR**. La otra variante alélica, CYP2C9*3, codifica una enzima con una mutación Ile359Leu que determina una menor afinidad por muchos sustratos. Por ejemplo, las personas que tienen el fenotipo CYP2C9*3 tienen muy poca tolerancia al anticoagulante warfarina. La eliminación de ésta en personas homocigóticas para CYP2C9*3 es casi 10% de los valores normales y tales personas tienen mucha menor tolerancia al fármaco que las homocigóticas para el alelo nativo normal. Estos individuos también presentan un riesgo mucha más alto de efectos adversos con warfarina (p. ej., hemorragia) y con otros sustratos de CYP2C9, como fenitoína, losartán, tolbutamida y algunos antiinflamatorios no esteroideos (cuadro 4-4).

También hay reportes de variantes alélicas de CYP3A4, pero al parecer su contribución a su bien conocida variabilidad interpersonal en el metabolismo farmacológico es limitada. Por otro lado, la expresión de **CYP3A5**, otra isoforma hepática humana, tiene un polimorfismo marcado, va de 0 a 100% del contenido hepático de CYP3A. Se sabe que este polimorfismo proteico de CYP3A5 deriva del polimorfismo de un solo nucleótido (**SNP**, *single nucleotide polimorphism*) dentro del intrón 3, lo cual permite transcritos con corte y pegado normales de CYP3A5 en 5% de los caucásicos, 29% de los japoneses, 27% de los chinos, 30% de los coreanos y 73% de los estadounidenses de raza negra. Por tanto, puede contribuir mucho a las diferencias interpersonales en el metabolismo de los sustratos preferenciales de CYP3A5, como midazolam. También se conocen dos variantes alélicas más de CYP3A5 que producen el genotipo de sujeto con metabolismo pobre.

En fecha reciente se caracterizaron también polimorfismos del gen *CYP2A6*, y al parecer su prevalencia depende del grupo racial. CYP2A6 realiza la oxidación de la nicotina y los fumadores con baja actividad de CYP2A6 consumen menos y tienen menor incidencia de cáncer pulmonar. Hace poco se descubrieron variantes alélicas CYP2A6 1B, que se relacionan con metabolismo más rápido de la nicotina. Aún no se establece si las personas con estas variantes más rápidas caerán en el paradigma contrario de un comportamiento fumador más intenso y mayor incidencia de cáncer.

Continúa el descubrimiento de más polimorfismos genéticos en el metabolismo farmacológico (p. ej., **CYP2B6**) que se heredan de manera independiente a los ya descritos. Por ejemplo, se publicó acerca de una variación de 20 a 250 veces en la expresión interpersonal de CYP2B6 debida en parte a polimorfismos genéticos. Esto podría tener un impacto considerable en el metabolismo de varios fármacos relevantes en la clínica, como ciclofosfamida, metadona, efavirenz, selegilina y propofol. Los estudios sobre el metabolismo de teofilina en gemelos monocigóticos y dicigóticos que incluyeron análisis del árbol genealógico de varias familias revelaron que podría existir un polimorfismo distintivo para este fármaco y que se hereda como rasgo recesivo. También parece que existen polimorfismos genéticos para el metabolismo farmacológico en la oxidación de aminopirina y carbocisteína. Existe información actualizada de manera regular sobre polimorfismos del P450 humano en http://www.imm.ki.se/CYPalleles/.

Aunque los polimorfismos genéticos en la oxidación de fármacos a menudo afectan a enzimas P450 específicas, tales variaciones genéticas también pueden ocurrir en otras enzimas. A últimas fechas se publicó acerca de polimorfismos genéticos en POR, el donador electrónico esencial para P450. En particular, una variante alélica (con frecuencia del 28%) que codifica una mutación A503V en POR altera la síntesis de esteroides sexuales dependiente de CYP17, con efecto en el metabolismo farmacológico mediante CYP3A4 y CYP2D6 *in vitro*. Aunque es predecible su participación en el metabolismo farmacológico de relevancia clínica, todavía se desconoce. Las descripciones de un polimorfismo en la oxidación de trimetilamina, cuyo metabolismo parece depender en gran medida de la **monooxigenasa de flavina (enzima de Ziegler)**, causa el "síndrome de olor a pescado" en los sujetos con metabolismo lento, lo que sugiere que las variantes genéticas de otras enzimas oxidativas no dependientes de P450 también podrían contribuir a tales polimorfismos.

B. Polimorfismos enzimáticos de la fase II

La succinilcolina se metaboliza sólo a la mitad de la velocidad en personas con deficiencia genética de seudocolinesterasa (ahora referida en general como butirilcolinesterasa [**BCHE**, *butyrylcholinesterase*]) en comparación con los individuos que tienen la enzima funcional normal. Distintas mutaciones, heredadas como rasgos autosómicos recesivos, producen la deficiencia enzimática. Las personas con el defecto que reciben succinilcolina como relajante muscular quirúrgico son más susceptibles a la parálisis respiratoria prolongada (apnea por succinilcolina). Se observan diferencias farmacogenéticas similares en la acetilación de la isoniazida. El defecto en los sujetos con acetilación lenta (de isoniazida y aminas similares) parece resultado de la síntesis de menor cantidad de enzima NAT2, no de una forma anormal. El **fenotipo de acetilación lenta** se hereda como rasgo autosómico recesivo y se encuentra en casi 50% de las personas de raza negra y blanca de Estados Unidos, con mayor frecuencia en los europeos que viven a grandes latitudes al norte y su frecuencia es mucho más baja entre los asiáticos e inuit (esquimales). El fenotipo de acetilación lenta también se acompaña de mayor incidencia de neuritis periférica inducida por isoniazida, trastornos autoinmunitarios inducidos por fármacos y cáncer vesical secundario a aminas aromáticas bicíclicas.

Existe un polimorfismo de importancia clínica en el gen *TPMT* (*S*-metiltransferasa de tiopurina [*thiopurine* S-*methyltransferase*]) en europeos (frecuencia 1:300) que da origen a una enzima mutante que se degrada con rapidez y por consiguiente, produce un defecto en la *S*-metilación de los compuestos aromáticos y heterocíclicos de sulfhidrilo, incluidos los fármacos antineoplásicos tipo tiopurina 6-mercaptopurina, tioguanina y azatioprina, lo que reduce su desintoxicación. Las personas que heredan este polimorfismo como rasgo autosómico recesivo tienen riesgo elevado de toxicidad hemopoyética letal por fármacos tipo tiopurina.

También existen polimorfismos genéticos en la expresión de otras enzimas de la fase II (UGT y GST). Por tanto, los polimorfismos de UGT (*UGT1A1*28*) se relacionan con enfermedades manifestadas por hiperbilirrubinemia (síndrome de Gilbert) y con otros efectos colaterales tóxicos debidos a la conjugación y/o eliminación farmacológicas anormales (p. ej., el antineoplásico irinotecán). De igual manera, la expresión de los polimorfismos genéticos (*GSTM1*) en GST (isoforma mu1) puede producir efectos adversos considerables y toxicidad de fármacos que dependen de la conjugación con GSH para su eliminación.

C. La función de las pruebas farmacogenéticas en el tratamiento farmacológico seguro y eficaz

A pesar del mayor conocimiento de las bases moleculares de los defectos farmacogenéticos en las enzimas que metabolizan los medicamentos, su impacto en el tratamiento farmacológico y las ADR, y de la disponibilidad de biomarcadores farmacogenéticos validados para identificar a las personas con riesgo, esta información con relevancia clínica todavía no se traduce de manera efectiva en atención al paciente. Por tanto, la tan anunciada posibilidad de la medicina individualizada aún no se concreta, salvo en unos pocos casos de fármacos con índice terapéutico relativamente bajo (como la warfarina). Esto sucede a pesar de que 98% de los médicos en Estados Unidos parecen conocer que tal información genética podría tener una influencia significativa en el tratamiento. Esto se debe en parte a la falta de entrenamiento adecuado para traducir este conocimiento a la práctica clínica y en parte a la logística de las pruebas genéticas y la relación entre costo y efectividad. Se sabe que las ADR contribuyen a 100 000 muertes cada año en Estados Unidos, cerca del 7% de las hospitalizaciones y a prolongar las estancias en el hospital. La información sobre el genotipo podría mejorar mucho la seguridad y el tratamiento clínico eficaz mediante el ajuste de las dosis o el uso de un fármaco alternativo, lo que frenaría mucho la incidencia creciente de ADR y sus costos derivados.

Factores dietéticos y ambientales

La dieta y los factores ambientales contribuyen a las variaciones individuales en el metabolismo farmacológico. Se sabe que los alimentos asados al carbón y las verduras crucíferas inducen enzimas

CYP1A, mientras que el jugo de toronja inhibe el metabolismo por CYP3A de los sustratos farmacológicos que se administren al mismo tiempo (cuadro 4-2). Los fumadores metabolizan algunos fármacos con mayor rapidez que los no fumadores por la inducción enzimática (véase sección previa). Los trabajadores industriales expuestos a algunos pesticidas metabolizan ciertos fármacos con más rapidez que las personas no expuestas. Estas diferencias dificultan determinar las dosis eficaces y seguras de fármacos con índices terapéuticos estrechos.

Edad y sexo

Hay informes de mayor susceptibilidad a la actividad farmacológica o tóxica de los medicamentos en pacientes muy jóvenes y muy viejos en comparación con los adultos jóvenes (caps. 59 y 60). Aunque esto podría reflejar diferencias en la absorción, distribución y eliminación, también participan las discrepancias en el metabolismo farmacológico. El metabolismo más lento podría deberse a la menor actividad de enzimas metabólicas o disponibilidad reducida de cofactores endógenos esenciales.

Las variaciones en el metabolismo farmacológico dependientes del sexo están bien documentadas en ratas, pero no en otros roedores. Las ratas macho jóvenes metabolizan los fármacos mucho más rápido que las ratas hembra maduras o los machos púberes. Tales diferencias en el metabolismo farmacológico tienen una relación clara con las hormonas androgénicas. Los reportes clínicos sugieren que existen diferencias similares dependientes del sexo en los seres humanos para el etanol, propranolol, algunas benzodiazepinas, estrógenos y salicilatos.

Interacciones entre fármacos durante el metabolismo

A causa de su lipofilia relativamente alta, muchos sustratos no sólo se conservan en el sitio activo de la enzima, sino que permanecen unidos de manera inespecífica con la membrana lipídica del retículo endoplásmico. En dicho estado, pueden inducir a las enzimas microsómicas, sobre todo después del uso repetido. Asimismo, en la etapa aguda, según las concentraciones farmacológicas residuales en el sitio activo, pueden inhibir por competencia el metabolismo de un fármaco administrado al mismo tiempo.

Los fármacos inductores de enzimas incluyen varios hipnóticos-sedantes, antipsicóticos, anticonvulsivos, insecticidas y el antituberculoso rifampicina (cuadro 4-5). Los pacientes que toman barbitúricos en forma habitual, otros hipnóticos-sedantes o ciertos antipsicóticos a veces necesitan dosis mucho más altas de warfarina para mantener el efecto terapéutico. Por otra parte, la suspensión del sedante inductor podría derivar en el metabolismo reducido del anticoagulante y hemorragia, un efecto tóxico de las concentraciones plasmáticas consecuentes del anticoagulante. Se han observado interacciones similares en personas que reciben varias combinaciones de regímenes farmacológicos, como rifampicina, antipsicóticos o sedantes con anticonceptivos, sedantes con anticonvulsivos e incluso alcohol con hipoglucémicos (tolbutamida).

Se debe señalar que un inductor puede intensificar el metabolismo de otros fármacos, y de él mismo. Por tanto, el uso continuo de algunos medicamentos produce un tipo farmacocinético de **tolerancia**, lo que reduce en forma progresiva la eficacia terapéutica por intensificación de su propio metabolismo.

CUADRO 4–5 Lista parcial de fármacos que intensifican el metabolismo farmacológico en seres humanos

Inductor	Fármacos cuyo metabolismo se intensifica
Benzo[*a*]pireno	Teofilina
Carbamazepina	Carbamazepina, clonazepam, itraconazol
Clorciclizina	Hormonas esteroideas
Etclorvinol	Warfarina
Glutetimida	Antipirina, glutetimida, warfarina
Griseofulvina	Warfarina
Fenobarbital y otros barbitúricos[1]	Barbitúricos, cloranfenicol, clorpromazina, cortisol, anticoagulantes cumarínicos, desmetilimipramina, digitoxina, doxorrubicina, estradiol, itraconazol, fenilbutazona, fenitoína, quinina, testosterona
Fenilbutazona	Aminopirina, cortisol, digitoxina
Fenitoína	Cortisol, dexametasona, digitoxina, itraconazol, teofilina
Rifampicina	Anticoagulantes cumarínicos, digitoxina, glucocorticoides, itraconazol, metadona, metoprolol, anticonceptivos orales, prednisona, propranolol, quinidina, saquinavir
Ritonavir[2]	Midazolam
Hierba de San Juan	Alprazolam, ciclosporina, digoxina, indinavir, anticonceptivos orales, ritonavir, simvastatina, tacrolimus, warfarina

[1]El secobarbital es una excepción. Véanse cuadro 4-6 y el texto.

[2]Con la administración crónica (repetida); en forma aguda, ritonavir es un inhibidor/desactivador potente de CYP3A4.

Por el contrario, es posible que la administración simultánea de dos o más fármacos afecte la eliminación del que se metaboliza con mayor lentitud, con prolongación o potenciación de sus efectos farmacológicos (cuadro 4-6). Tanto la inhibición competitiva del sustrato como la desactivación enzimática irreversible mediada por el sustrato aumentan las concentraciones plasmáticas del compuesto y tienen efectos tóxicos por fármacos con índices terapéuticos estrechos. De hecho, tales interacciones agudas de la terfenadina (un antihistamínico de segunda generación) con un inhibidor del sustrato para CYP3A4 (cetoconazol, eritromicina o jugo de toronja) causaron arritmias cardiacas letales (taquicardia helicoidal) que obligaron a retirar ese fármaco del mercado. Interacciones farmacológicas similares con inhibidores del sustrato para CYP3A4 (como los antibióticos eritromicina y claritromicina; el antidepresivo nefazodona; los antimicóticos itraconazol y cetoconazol, y los inhibidores de la proteasa de VIH indinavir y ritonavir), y la cardiotoxicidad consecuente, condujeron al retiro o uso restringido del agonista de la 5-hidroxitriptamina cisaprida. De igual manera, el alopurinol prolonga la duración e intensifica las acciones antibióticas y tóxicas de mercaptopurina por inhibición competitiva de la oxidasa de xantina. Por consiguiente, para evitar la toxicidad de la médula ósea, la dosis de mercaptopurina debe reducirse en pacientes que reciben alopurinol. La cimetidina, un agente usado en el tratamiento de la úlcera péptica, potencia las acciones farmacológicas de los anticoa-

CUADRO 4-6 Lista parcial de fármacos que inhiben el metabolismo farmacológico en seres humanos

Inhibidor[1]	Fármaco cuyo metabolismo se inhibe
Alopurinol, cloranfenicol, isoniazida	Antipirina, dicumarol, probenecid, tolbutamida
Clorpromazina	Propranolol
Cimetidina	Clordiazepóxido, diazepam, warfarina, otros
Dicumarol	Fenitoína
Dietilpentenamida	Dietilpentenamida
Disulfiram	Antipirina, etanol, fenitoína, warfarina
Etanol	Clordiazepóxido (¿?), diazepam (¿?), metanol
Jugo de toronja[2]	Alprazolam, atorvastatina, cisaprida, ciclosporina, midazolam, triazolam
Itraconazol	Alfentanilo, alprazolam, astemizol, atorvastatina, buspirona, cisaprida, ciclosporina, delavirdina, diazepam, digoxina, felodipina, indinavir, loratadina, lovastatina, midazolam, nisoldipina, fenitoína, quinidina, ritonavir, saquinavir, sildenafilo, simvastatina, sirolimús, tacrolimus, triazolam, verapamilo, warfarina
Cetoconazol	Astemizol, ciclosporina, terfenadina
Nortriptilina	Antipirina
Anticonceptivos orales	Antipirina
Fenilbutazona	Fenitoína, tolbutamida
Ritonavir	Amiodarona, cisaprida, itraconazol, midazolam, triazolam
Saquinavir	Cisaprida, derivados del cornezuelo de centeno, midazolam, triazolam
Secobarbital	Secobarbital
Espironolactona	Digoxina
Troleandomicina	Teofilina, metilprednisolona

[1]Aunque algunos inhibidores son selectivos para una enzima P450 determinada, otros son más generales y pueden inhibir varias enzimas P450 al mismo tiempo.

[2]Los componentes activos en el jugo de toronja incluyen furanocumarinas, como 6′, 7′-dihidroxibergamotina (que desactiva CYP3A4 intestinal y hepática), así como otros componentes desconocidos que inhiben la salida farmacológica mediada por glucoproteína P y por consiguiente, aumentan más la biodisponibilidad de ciertos fármacos, como ciclosporina.

gulantes y sedantes. El metabolismo del sedante clordiazepóxido se inhibe en 63% después de una dosis única de cimetidina; estos efectos se revierten 48 h después de suspender la cimetidina.

También puede alterarse el metabolismo si un fármaco administrado al mismo tiempo desactiva en forma irreversible una enzima metabolizadora común. En el curso de su metabolismo por acción del citocromo P450, tales inhibidores desactivan la enzima y afectan su propio metabolismo y el de los otros sustratos de esa enzima. Esto es lo que ocurre con las furanocumarinas del jugo de toronja que desactivan CYP3A4 en la mucosa intestinal y por consiguiente intensifican su degradación proteolítica. Esta alteración en el metabolismo intestinal de primer paso dependiente de CYP3A4 aumenta mucho la biodisponibilidad de fármacos como la felodipina, nifedipina, terfenadina, verapamilo, etinilestradiol, saquinavir y ciclosporina A, y se relaciona con interacciones farmacológicas y con alimentos que tienen relevancia clínica.

La recuperación de estas interacciones depende de la nueva síntesis de CYP3A4, por lo que puede ser lenta.

Interacciones entre fármacos y compuestos endógenos

Algunos fármacos requieren conjugación con sustratos endógenos, como GSH, ácido glucurónico o sulfato para desactivarse. Por consiguiente, distintos fármacos podrían competir por las mismas sustancias endógenas y el fármaco de reacción más rápida podría agotar el sustrato endógeno y afectar el metabolismo de otro medicamento de reacción más lenta. Si este último tiene una curva inclinada de dosis-respuesta o un margen de seguridad estrecho, es probable que se potencien sus efectos terapéuticos y tóxicos.

Enfermedades que afectan el metabolismo farmacológico

Las enfermedades agudas o crónicas que afectan la morfología o función hepática influyen mucho en el metabolismo de algunos fármacos. Estos trastornos incluyen hepatitis alcohólica, cirrosis alcohólica activa o inactiva, hemocromatosis, hepatitis crónica activa, cirrosis biliar y hepatitis aguda, viral o farmacológica. Según su gravedad, estos trastornos podrían alterar las enzimas hepáticas metabólicas, sobre todo las oxidasas microsómicas, lo que modifica mucho la eliminación farmacológica. Por ejemplo, la semivida del clordiazepóxido y el diazepam aumenta mucho en pacientes con cirrosis hepática o hepatitis viral aguda, con un aumento correspondiente en sus efectos. Por consiguiente, estos fármacos podrían causar coma en individuos con enfermedad hepática cuando se administran en las dosis ordinarias.

Algunos fármacos se metabolizan con tanta facilidad que incluso el deterioro marcado de la función hepática no prolonga mucho su actividad. Sin embargo, la enfermedad cardiaca, que limita el flujo sanguíneo al hígado, podría alterar la disposición de los compuestos cuyo metabolismo está limitado por el flujo (cuadro 4-7). Estos fármacos se metabolizan con tal facilidad en el hígado, que la eliminación hepática es igual al flujo sanguíneo hepático. La enfermedad

CUADRO 4-7 Fármacos metabolizados rápidamente cuya eliminación hepática está limitada por el flujo sanguíneo

Alprenolol	Lidocaína
Amitriptilina	Meperidina
Clometiazol	Morfina
Desipramina	Pentazocina
Imipramina	Propoxifeno
Isoniazida	Propranolol
Labetalol	Verapamilo

pulmonar también influye en el metabolismo farmacológico, como lo indica la hidrólisis anormal de la procainamida y la procaína en pacientes con insuficiencia respiratoria crónica, y el aumento de la semivida de la antipirina (un explorador funcional de P450) en sujetos con cáncer pulmonar. La actividad enzimática alterada o la producción defectuosa de enzimas a causa de la intoxicación por metales pesados o porfiria también disminuyen el metabolismo hepático de los fármacos.

Aunque los efectos de la disfunción endocrina en el metabolismo farmacológico se han explorado bien en modelos animales experimentales, los datos correspondientes en seres humanos con trastornos endocrinos son escasos. La disfunción tiroidea se relaciona con alteración metabólica de algunos fármacos y compuestos endógenos. El hipotiroidismo prolonga la semivida de antipirina, digoxina, metimazol y algunos bloqueadores β, mientras que el hipertiroidismo tiene el efecto contrario. Unos cuantos estudios clínicos en pacientes diabéticos no indican un daño aparente en el metabolismo farmacológico, aunque se han observado alteraciones en ratas diabéticas. Las funciones anómalas de la hipófisis, corteza suprarrenal y gónadas disminuyen mucho el metabolismo hepático de los fármacos en ratas. Con base en estos datos, puede suponerse que tales enfermedades podrían alterar de manera importante el metabolismo farmacológico en seres humanos. Sin embargo, hasta que se obtenga evidencia suficiente de estudios clínicos en pacientes, tales extrapolaciones deben considerarse tentativas.

Por último, se sabe que la liberación de mediadores inflamatorios, citocinas y óxido nítrico relacionada con infecciones bacterianas o víricas, cáncer o inflamación afectan el metabolismo farmacológico por la desactivación de enzimas P450 y aumento de su degradación.

BIBLIOGRAFÍA

Benowitz NL: Pharmacology of nicotine: Addiction, smoking-induced disease, and therapeutics. Annu Rev Pharmacol Toxicol 2009;49:57.

Correia MA: Human and rat liver cytochromes P450: Functional markers, diagnostic inhibitor probes and parameters frequently used in P450 studies. In: Ortiz de Montellano P (editor). *Cytochrome P450: Structure, Mechanism and Biochemistry*, 3rd ed. Kluwer-Academic/Plenum Press, 2005.

Correia MA, Ortiz de Montellano P: Inhibitors of cytochrome P-450 and possibilities for their therapeutic application. In: Ruckpaul K (editor): *Frontiers in Biotransformation*, vol 8. Taylor & Francis, 1993.

Correia MA, Ortiz de Montellano P: Inhibition of cytochrome P450 enzymes. In: Ortiz de Montellano P (editor). Cytochrome P450: Structure, *Mechanism and Biochemistry*, 3rd ed. KluwerAcademic/Plenum Press, 2005.

Daly AK: Pharmacogenetics and human genetic polymorphisms. Biochem J 2010;429:435.

Guengerich FP: Human cytochrome P450 enzymes. In: Ortiz de Montellano P (editor). *Cytochrome P450: Structure, Mechanism and Biochemistry*, 3rd ed. Kluwer-Academic/Plenum Press, 2005.

Guengerich FP: Role of cytochrome P450 enzymes in drug-drug interactions. Adv Pharmacol 1997;43:7.

Hustert E et al: The genetic determinants of the CYP3A5 polymorphism. Pharmacogenetics 2001;11:773.

Ingelman-Sundberg M et al: Influence of cytochrome P450 polymorphisms on drug therapies: Pharmacogenetic, pharmacoepigenetic and clinical aspects. Pharmacol Ther 2007;116:496.

Ingelman-Sundberg M, Sim SC: Pharmacogenetic biomarkers as tools for improved drug therapy; emphasis on the cytochrome P450 system. Biochem Biophys Res Commun 2010;396:90.

Ingelman-Sundberg M: Pharmacogenetics: An opportunity for a safer and more efficient pharmacotherapy. J Intern Med 2001;250:186.

Kroemer HK, Klotz U: Glucuronidation of drugs: A reevaluation of the pharmacological significance of the conjugates and modulating factors. Clin Pharmacokinet 1992;23:292.

Kuehl P et al: Sequence diversity in CYP3A promoters and characterization of the genetic basis of polymorphic CYP3A5 expression. Nat Genet 2001;27:383.

Lown KS et al: Grapefruit juice increases felodipine oral availability in humans by decreasing intestinal CYP3A protein expression. J Clin Invest 1997;99:2545.

Meyer UA: Pharmacogenetics—Five decades of therapeutic lessons from genetic diversity. Nat Rev Genet 2004;5:669.

Morgan ET et al: Regulation of drug-metabolizing enzymes and transporters in infection, inflammation, and cancer. Drug Metab Dispos 2008;36:205.

Nelson DR et al: The P450 superfamily: Update on new sequences, gene mapping, accession numbers, and nomenclature. Pharmacogenetics 1996;6:1.

Nelson DR et al: Updated human P450 sequences available at http://drnelson.utmem.edu/human.P450.seqs.html.

Sueyoshi T, Negishi M: Phenobarbital response elements of cytochrome P450 genes and nuclear receptors. Annu Rev Pharmacol Toxicol 2001;41:123.

Thummel KE, Wilkinson GR: In vitro and in vivo drug interactions involving human CYP3A. Annu Rev Pharmacol Toxicol 1998;38:389.

Wang L, McLeod HL, Weinshilboum RM: Genomics and drug response. N Engl J Med 2011;364:1144.

Williams SN et al: Induction of cytochrome P450 enzymes. In: Ortiz de Montellano PR (editor). *Cytochrome P450. Structure, Mechanism, and Biochemistry*. Plenum Press, 2005; *and references therein*.

Willson TM, Kliewer SA: PXR, CAR and drug metabolism. Nat Rev Drug Discov 2002;1:259.

Xu C et al: CYP2A6 genetic variation and potential consequences. Adv Drug Delivery Rev 2002;54:1245.

C A P Í T U L O

5

Desarrollo y regulación de fármacos

Bertram G. Katzung, MD, PhD[*]

Desde que el ser humano comenzó a ingerir o inyectar sustancias y registrar los resultados se han conocido algunos fármacos útiles (véase en el capítulo 1 Historia de la farmacología), pero la mayor parte de los fármacos empleados en la actualidad se ha desarrollado durante los últimos 100 años con la aplicación de diversas técnicas farmacológicas y toxicológicas. Estas nuevas sustancias químicas y los esfuerzos por comercializarlas han dado origen a su vez a diversos métodos de regulación legal. En este capítulo se describen los métodos de investigación y la producción de nuevos fármacos y algunos aspectos de su regulación en Estados Unidos.

Los primeros pasos más frecuentes en el desarrollo de un nuevo fármaco son el descubrimiento o la síntesis de un nuevo compuesto farmacológico potencial o la identificación de un nuevo blanco farmacológico. Cuando se sintetiza o se descubre una molécula de un nuevo compuesto, los pasos subsiguientes intentan comprender las interacciones del fármaco con sus blancos biológicos. La aplicación repetida de este enfoque tiene como resultado la obtención de compuestos con eficacia, potencia y selectividad crecientes (fig. 5-1). En Estados Unidos deben determinarse la seguridad y la eficacia de los fármacos antes de su comercialización legal. Además de los estudios *in vitro*, es necesario caracterizar los efectos biológicos importantes, el metabolismo del fármaco, la farmacocinética y, sobre todo, realizar una valoración de su seguridad relativa *in vivo* en animales antes de iniciar estudios del fármaco en seres humanos. Sólo después de la aprobación de las autoridades sanitarias es posible realizar pruebas en seres humanos (por lo general en tres fases), para luego recibir la autorización del fármaco para uso general. Una cuarta fase, cada vez más importante en la actualidad, es la recopilación de datos y la vigilancia de la toxicidad y se inicia después de aprobar su comercialización. Una vez que se autoriza, la mayor parte de los fármacos está ya disponible para todo clínico certificado. Algunos fármacos muy tóxicos, útiles sin embargo en las enfermedades letales, pueden aprobarse para uso restringido por médicos que recibieron una capacitación especial en su empleo y que mantienen registros detallados.

[*]El autor agradece la colaboración del Dr. Barry A. Berkowitz, PhD, autor de este capítulo en ediciones previas.

LA INDUSTRIA FARMACÉUTICA

El análisis cuidadoso indica que casi todos los nuevos fármacos se *originan* en investigaciones realizadas en instituciones del sector público (universidades, institutos de investigación). No obstante, dada la inversión necesaria de recursos económicos y la necesidad de tener un acceso eficiente y la integración de múltiples recursos tecnológicos, la mayor parte de los nuevos fármacos se *produce* después en compañías farmacéuticas. En la investigación y la producción de un nuevo fármaco que llega al comercio se deben invertir enormes y crecientes costos, desde 150 millones hasta varios miles de millones de dólares. Sólo dos de cada 10 fármacos que se comercializan permiten recuperar su inversión en investigación y desarrollo (I y D) y por tanto muchos esfuerzos están enfocados en la producción de "fármacos exitosos". Pueden sintetizarse millares de compuestos y someter a valoración a centenares de millares en bibliotecas de compuestos por cada nuevo fármaco producido de forma exitosa, que a continuación requiere con frecuencia una optimización adicional en cuanto a potencia, selectividad, metabolismo del fármaco y comodidad de su administración, antes de que cada fármaco esté disponible en el mercado. Las crecientes exigencias regulatorias y los litigios entablados por toxicidad real o sospechada de los fármacos después de su aprobación han elevado aún más el costo del desarrollo de nuevos fármacos. Sólo 10 a 15% de los nuevos compuestos que reciben aprobación para su comercialización representa avances importantes en seguridad y eficacia; los restantes son sólo variantes moleculares ("fármacos congéneres") de los verdaderos fármacos exitosos.

Pese a los costos de la investigación y la producción, la retribución económica para el desarrollo de los fármacos puede ser enorme. El mercado global para los fármacos en 2007 se calculó en 712 000 millones de dólares y la recuperación de la inversión en la empresa farmacéutica es una de las más altas de todas las industrias. Esto se garantiza al establecer un precio muy alto de un fármaco importante nuevo y reducirlo sólo cuando la competencia obliga a hacerlo, por ejemplo cuando comienzan a comercializarse las variantes moleculares o versiones genéricas de la molécula original. Incluso en Europa, donde los precios de los fármacos son más bajos que en Estados Unidos, las utilidades de la industria son equivalentes. Las ventas

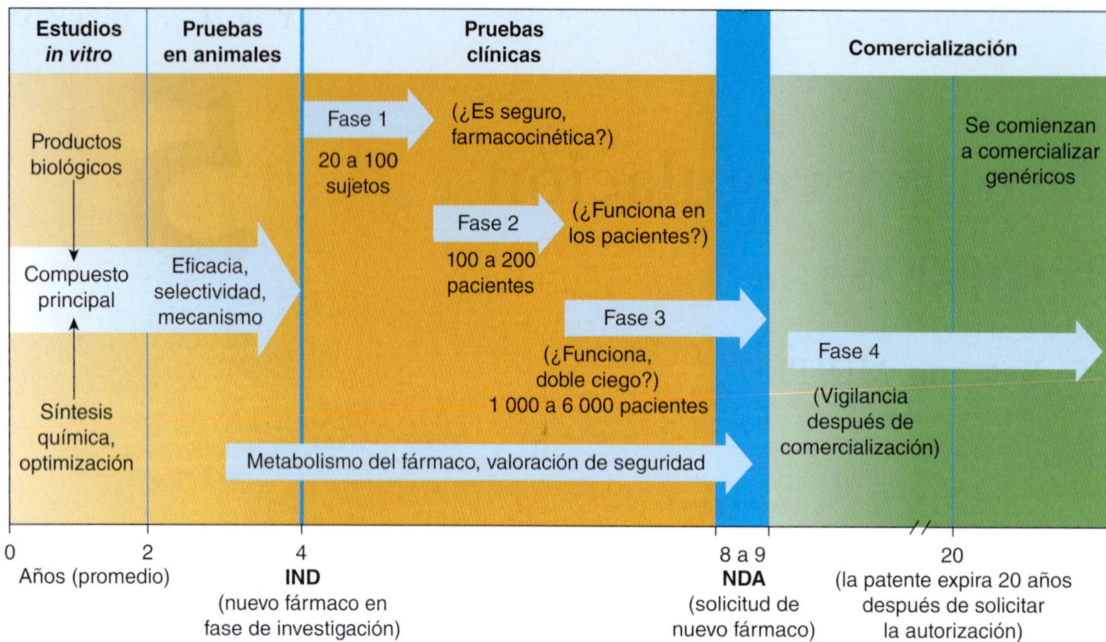

FIGURA 5–1 Proceso de desarrollo y pruebas necesarias para comercializar un fármaco en Estados Unidos. Algunos de los requisitos pueden ser diferentes para los fármacos administrados en enfermedades que pueden ocasionar la muerte (véase el texto).

exitosas de la atorvastatina en todo el mundo superaron en 2007 los 12 000 millones de dólares. En Estados Unidos, alrededor de 10 a 12% de cada dólar invertido en atención a la salud se invierte hoy en día en medicamentos de prescripción. Al mismo tiempo, la inversión en productos farmacológicos puede tener enormes beneficios para la salud: nuevos fármacos pueden reducir el sufrimiento y salvar vidas.

DESCUBRIMIENTO DE FÁRMACOS

La mayor parte de los nuevos fármacos o productos farmacológicos se descubre o se produce a través de los siguientes enfoques: 1) identificación o descubrimiento de un nuevo blanco farmacológico; 2) diseño adecuado de una nueva molécula basado en la comprensión de los mecanismos biológicos y la estructura del receptor del fármaco; 3) valoración de la actividad biológica de un gran número de productos naturales, bancos de entidades químicas previamente descubiertas o extensas bibliotecas de péptidos, ácidos nucleicos y otras moléculas orgánicas, y 4) modificación química de una molécula activa conocida, que tiene como resultado una variante molecular análoga. Los pasos 1 y 2 se llevan a cabo a menudo en laboratorios de investigación académica, pero los costos de los pasos 3 y 4 los lleva a cabo casi siempre la industria farmacéutica.

Una vez que se ha identificado un nuevo blanco farmacológico o una molécula promisoria, comienza el proceso de desplazamiento desde el laboratorio de ciencias básicas hasta la clínica. La **investigación aplicada** implica los pasos preclínicos y clínicos que se describen a continuación.

Evaluación de un fármaco

Cualesquiera que sean la fuente o la idea clave que condujeron al descubrimiento de una molécula apta para un fármaco, estudiarla supone una secuencia de experimentación y caracterización llamada valoración del fármaco. Se utilizan diversos análisis en los planos molecular, celular, orgánico y sistémico y un animal para definir la actividad y la selectividad del fármaco. El tipo y el número de pruebas de evaluación iniciales dependen del objetivo farmacológico y terapéutico. Por ejemplo, los fármacos antiinfecciosos pueden valorarse contra diversos microorganismos infecciosos, algunos de los cuales son resistentes a los fármacos habituales; los hipoglucémicos pueden estudiarse para determinar su capacidad de reducir la glucosa en la sangre, etcétera.

La molécula también se estudia en relación con otra amplia serie de acciones a fin de determinar el mecanismo de acción y la selectividad del fármaco. Esto puede revelar efectos tóxicos esperados e imprevistos. En ocasiones un observador sagaz descubre de manera fortuita una acción terapéutica inesperada. La selección de compuestos para investigación se efectúa con gran eficiencia en modelos animales de enfermedades humanas. Cuando existen buenos modelos preclínicos fiables (p. ej., antibacterianos, hipertensión o enfermedades trombóticas), por lo general se dispone de fármacos satisfactorios o excelentes. Es notoria la falta de fármacos apropiados o avances trascendentales, o bien éstos son lentos, para las enfermedades en las cuales los modelos preclínicos son deficientes o aún no están disponibles, por ejemplo autismo y enfermedad de Alzheimer.

Los estudios se realizan durante la evaluación del fármaco para definir las **características farmacológicas** del compuesto en los niveles molecular, celular, orgánico, sistémico e integral del organismo. La utilidad de estas pruebas depende en buena medida de la reproducibilidad y la fiabilidad de los análisis. Por ejemplo, se lleva a cabo una amplia gama de pruebas sobre un fármaco concebido para actuar como un antagonista de un nuevo blanco vascular en el tratamiento de la hipertensión.

A un nivel molecular, se valora el compuesto para determinar su actividad sobre el blanco, por ejemplo la afinidad de unión a receptor de las membranas celulares que contienen los receptores de animales homólogos (o, de ser posible, en receptores humanos clonados). Los primeros estudios se efectúan con objeto de pronosticar los efectos que más tarde pueden causar un metabolismo farmacológico adverso o complicaciones toxicológicas. Por ejemplo, se realizan estudios sobre las enzimas hepáticas del citocromo P450 para determinar si la molécula de interés es tal vez un sustrato o un inhibidor de estas enzimas o interfiere con el metabolismo de otros fármacos. Se toman en cuenta los efectos sobre los conductos iónicos cardiacos, como el conducto del potasio hERG, que pueden pronosticar arritmias quizá letales.

Los efectos sobre la función celular determinan si el fármaco es un agonista, un agonista parcial, un agonista inverso o un antagonista en los receptores relevantes. Se utilizan tejidos aislados, sobre todo el músculo liso vascular, para caracterizar la actividad farmacológica y la selectividad del nuevo compuesto en comparación con los compuestos de referencia. También se efectúa la comparación con otros fármacos en otros preparados *in vitro,* como el músculo liso del tubo digestivo y el bronquial. En cada paso de este proceso, el compuesto debe satisfacer los criterios de desempeño y selectividad específicos para poder avanzar.

Por lo general, los estudios realizados en el animal son necesarios para determinar el efecto del fármaco sobre órganos y sistemas y modelos de enfermedad. Los estudios de la función cardiovascular y renal para los nuevos fármacos casi siempre se efectúan primero en animales normales; después se realizan estudios en modelos de enfermedades, si se cuenta con ellos. En el caso de un fármaco antihipertensor putativo, se trata a los animales con hipertensión para observar si la presión arterial se redujo de una manera relacionada con la dosis y para caracterizar otros efectos del compuesto. Se obtienen pruebas de la duración de la acción y la eficacia después de su administración oral y parenteral. Si el compuesto ejerciera actividad útil, se estudia de modo adicional para reconocer posibles efectos adversos sobre otros órganos principales, incluidos los sistemas respiratorio, digestivo, endocrino y nervioso central.

Estos estudios pueden señalar la necesidad de efectuar más modificaciones químicas (optimización del compuesto) para conseguir propiedades farmacocinéticas o farmacodinámicas más convenientes. Por ejemplo, los estudios de la administración oral pueden demostrar que el fármaco no se absorbió bien o se metabolizó con rapidez en el hígado. Puede ser necesaria la modificación para mejorar su biodisponibilidad. Si el fármaco se va a administrar a largo plazo, se realiza una valoración de la aparición de tolerancia. En el caso de los fármacos relacionados o que tienen mecanismos de acción similares a los que producen dependencia física o psicológica, también se estudia el potencial de abuso. Se analizan las interacciones farmacológicas.

El resultado deseado de este procedimiento de valoración (que puede repetirse varias veces con análogos o congéneres de la molécula original) es un **compuesto principal**, es decir, una sustancia principal apta para un nuevo fármaco satisfactorio. Se solicita el otorgamiento de una patente para un compuesto nuevo (una patente de composición de materia) que es eficaz, o para una aplicación terapéutica nueva y no evidente (una patente de uso) para una entidad química ya conocida.

PRUEBAS DE SEGURIDAD Y TOXICIDAD PRECLÍNICAS

Todos los fármacos son tóxicos en algunos individuos y en algunas dosis. Tratar de definir de forma correcta los efectos tóxicos limitantes de los fármacos y el índice terapéutico que compara los beneficios y los riesgos de un nuevo fármaco es una parte esencial del proceso de investigación y producción de un nuevo fármaco. La mayor parte de los posibles fármacos no consigue aprobación para comercializarse, pero el arte de la investigación y la producción de los fármacos consiste en valorar y controlar de manera eficaz el riesgo frente al beneficio y no en evitar por completo el riesgo.

Los fármacos apropiados que superan los procedimientos de valoración inicial se deben evaluar de modo cuidadoso para identificar posibles riesgos antes y durante las pruebas clínicas. Según sea el uso propuesto del fármaco, las pruebas de toxicidad preclínica comprenden la mayor parte o todos los procedimientos que se muestran en el cuadro 5-1. Aunque ninguna sustancia química puede certificarse como "inocua" (libre de riesgo) por completo, el objetivo es valorar el riesgo inherente a la exposición al posible fármaco y considerar éste en el contexto de las necesidades terapéuticas y la posible duración de la aplicación del fármaco.

Los objetivos de los estudios preclínicos de toxicidad comprenden la identificación de posibles efectos tóxicos humanos, el diseño de pruebas para definir mejor los mecanismos tóxicos y el pronóstico de los efectos tóxicos más importantes que deben vigilarse en los estudios clínicos. Además de los estudios mostrados en el cuadro 5-1, son convenientes varias determinaciones cuantitativas. Éstas son la **dosis sin efecto**: la dosis máxima en la cual no se observa ningún efecto tóxico específico; la **dosis letal mínima**: la dosis más baja que produce la muerte de cual-

CUADRO 5-1 Pruebas de seguridad

Tipo de prueba	Método y objetivos
Toxicidad aguda	Por lo general dos especies, dos vías. Se determinan la dosis sin efecto y la dosis máxima tolerada. En algunos casos se determina la dosis aguda que es letal en alrededor de 50% de los animales.
Toxicidad subaguda o subcrónica	Tres dosis, dos especies. Pueden ser necesarias pruebas durante dos semanas a tres meses antes de los estudios clínicos. Cuanto más prolongada sea la duración de la aplicación clínica esperada, tanto más prolongada será la prueba subaguda. Se determinan los efectos bioquímicos y fisiológicos.
Toxicidad crónica	En roedores y por lo menos en una especie que no sea roedor durante ≥6 meses. Son necesarias cuando se pretende que el fármaco se utilice en seres humanos por periodos prolongados. Por lo general se llevan a cabo junto con los estudios clínicos. Se determinan los mismos criterios de valoración que las pruebas de toxicidad subaguda.
Efectos sobre la función reproductora	Dos especies, por lo regular un roedor y conejos. Se valoran los efectos en la conducta reproductora del animal, reproducción, parto, progenie, malformaciones congénitas y desarrollo posnatal.
Potencial carcinógeno	Dos años, dos especies. Se necesitan cuando se pretende utilizar el fármaco en seres humanos por periodos prolongados. Se determina la patología macroscópica e histológica.
Potencial mutágeno	Se valoran los efectos sobre la estabilidad genética y mutaciones en bacteria (prueba de Ames) o células de mamífero en cultivo; la prueba letal dominante y la plastogenicidad en los ratones.

quier animal de experimentación; y, si es necesario, la **dosis letal mediana (LD_{50})**: la dosis que produce la muerte de 50% de los animales. En la actualidad se determina la LD_{50} a partir del número más pequeño de animales posible. Se utilizan estas dosis para calcular la dosis inicial que se intentará en seres humanos, por lo general tomada como una centésima a una décima parte de la dosis sin efecto en animales.

Es importante reconocer las limitaciones de las pruebas preclínicas. Éstas son las siguientes:

1. Las pruebas de toxicidad son dilatadas y costosas. Pueden ser necesarios dos a seis años para recabar y analizar datos sobre la toxicidad antes de poder considerar el fármaco listo para someterse a pruebas en seres humanos.
2. Puede requerirse un gran número de animales para obtener datos preclínicos válidos. Los científicos se ocupan de manera adecuada de esta situación y se han logrado avances para reducir los números necesarios y a la vez obtener datos válidos. Se utilizan cada vez más los métodos de cultivos celulares y de tejidos *in vitro* y de modelación informática, pero todavía es limitada su utilidad pronosticadora. No obstante, algunos segmentos del público tratan de prohibir todas las pruebas en animales tras asumir sin fundamento que se han vuelto innecesarias.
3. Las extrapolaciones del índice terapéutico y los datos de toxicidad de animales o seres humanos pronostican de modo apropiado muchos efectos tóxicos, pero no todos. En busca de un mejor proceso, se ha creado el *Predictive Safety Testing Consortium* de las cinco compañías farmacéuticas más grandes de Estados Unidos con la asesoría de la *Food and Drug Administration* (FDA) para compartir los métodos de laboratorio de desarrollo interno que permitan pronosticar la toxicidad de nuevos fármacos antes de que se valoren en seres humanos. En el año 2007, este grupo presentó a la FDA una lista de biomarcadores de daño renal temprano.
4. Por motivos estadísticos, es improbable que se reconozcan los efectos adversos infrecuentes en las pruebas preclínicas.

VALORACIÓN EN SERES HUMANOS

Menos de una tercera parte de los fármacos valorados en estudios clínicos llega al mercado. La Ley Federal en Estados Unidos y algunas consideraciones éticas exigen que el estudio de nuevos fármacos en seres humanos se realice conforme a directrices estrictas. No obstante, los resultados científicos válidos no están garantizados tan sólo por la adaptación a las regulaciones del gobierno y el diseño y la ejecución de estudios clínicos satisfactorios necesitan personal interdisciplinario integrado por científicos de ciencias básicas, farmacólogos clínicos, especialistas clínicos, técnicos en estadística y otros más. La necesidad de un diseño y ejecución cuidadosos se basa en tres factores principales de confusión inherentes al estudio de cualquier fármaco en seres humanos.

Factores de confusión en los estudios clínicos

A. Evolución natural variable de la mayor parte de las enfermedades

Muchas enfermedades tienden a agravarse o atenuarse y algunas desaparecen en forma espontánea, incluido en ocasiones el cáncer. Un buen diseño experimental considera la evolución natural de la enfermedad al valorar a una población de individuos de suficiente magnitud durante un periodo apropiado. Algunas veces se obtiene más protección contra los errores de interpretación causados por las fluctuaciones de la enfermedad si se utiliza un **diseño cruzado** que consiste en periodos alternados de administración del fármaco de prueba, preparación del placebo (el testigo) y el tratamiento normal (testigo positivo), si es necesario, de cualquier sujeto. Estas secuencias se cambian de forma sistemática con la finalidad de que subgrupos diferentes de pacientes reciban cada una de las posibles fases del tratamiento.

B. Presentación de otras enfermedades y factores de riesgo

Las enfermedades conocidas y desconocidas y los factores de riesgo (incluidos los estilos de vida de los individuos) pueden influir en los resultados de un estudio clínico. Por ejemplo, algunas enfermedades alteran la farmacocinética de los fármacos (caps. 3 y 4). Otros fármacos y algunos alimentos modifican la farmacocinética de muchos fármacos. Las concentraciones de los componentes en la sangre o los tejidos, sometidas a vigilancia, como una medida del efecto del nuevo fármaco, pueden estar sujetas a la influencia de otras enfermedades u otros fármacos. Las tentativas para evitar este riesgo implican por lo general la técnica de cruzamiento (cuando es factible) y la selección y asignación apropiadas de los pacientes a cada uno de los grupos de estudio. Para esto es preciso obtener pruebas diagnósticas, antecedentes personales patológicos y farmacológicos (lo que comprende el empleo de drogas recreativas) y la aplicación de métodos estadísticos válidos de aleatorización en la asignación de pacientes a grupos de estudio específicos. Existe un interés creciente en analizar variaciones genéticas como parte del estudio que pueden influir en la posibilidad de que una persona responda a un fármaco específico. Se ha demostrado que la edad, el género y el embarazo influyen en la farmacocinética de algunos fármacos, pero estos factores no se han estudiado de modo adecuado debido a restricciones legales y a la renuencia a exponer a estas poblaciones a riesgos desconocidos.

C. Sesgo de sujeto y observador y otros factores

La mayoría de los pacientes tiende a responder de una manera positiva a cualquier intervención terapéutica por personal médico interesado, amable y entusiasta. La manifestación de este fenómeno en el sujeto es la **respuesta placebo** (del latín "*complacere*") y puede implicar cambios fisiológicos y bioquímicos objetivos, así como cambios en las manifestaciones subjetivas relacionadas con la enfermedad. La respuesta de placebo suele cuantificarse mediante la administración de un material inerte que tiene exactamente el mismo aspecto físico, olor, consistencia, etc., que el principio activo que se administra. La magnitud de la respuesta varía en grado considerable de un paciente a otro y también puede estar sujeta a la influencia de la duración del estudio. En algunos trastornos puede observarse una respuesta positiva hasta en 30 a 40% de las personas que reciben placebo. También se observan efectos adversos y "toxicidad" placebo pero casi siempre conllevan efectos subjetivos: molestias gástricas, insomnio, sedación, etcétera.

Los efectos del sesgo de las personas se pueden cuantificar (y minimizarse en relación con la respuesta medida durante el tratamiento activo) con el diseño de un **estudio ciego**. Esto implica el empleo de un placebo, según se señaló antes, que se administra a los mismos sujetos en un diseño cruzado, de ser posible, o a un grupo testigo diferente de individuos bien equiparados. El sesgo del observador se puede tomar en cuenta tras ocultar la identidad del fármaco utilizado (el placebo o la forma activa), tanto a los sujetos como al personal que valora las respuestas de los individuos (**estudio doble ciego**). En este diseño, una tercera parte mantiene el código que identifica a cada envase del fármaco y no se viola el código hasta que se obtienen todos los datos clínicos.

Los efectos del fármaco observados en estudios clínicos se afectan desde luego por el paciente que toma los fármacos en la dosis y con

Estudios de fármacos: los tipos de evidencia*

Como se describió en este capítulo, los fármacos se estudian de diversas maneras, desde experimentos en tubos de ensayo de 30 min con enzimas y receptores aislados hasta observaciones de decenios de duración en poblaciones de pacientes. Las conclusiones que pueden inferirse de tales tipos de estudios diferentes pueden resumirse de la manera siguiente.

La *investigación básica* está concebida para dar respuesta a preguntas específicas, por lo general simples, bajo condiciones de laboratorio muy bien controladas, por ejemplo, ¿inhibe el fármaco *x* a la enzima *y*? La pregunta básica puede entonces extenderse; por ejemplo, si el fármaco *x* inhibe a la enzima *y*, ¿cuál es la relación de concentración-respuesta? Tales experimentos son casi siempre reproducibles y a menudo tienen como resultado la dilucidación de conceptos fiables sobre el mecanismo de acción del fármaco.

Los *primeros estudios en seres humanos* comprenden los estudios de fases 1 a 3. Una vez que un fármaco recibe la aprobación de la FDA para su uso en seres humanos, los *estudios de caso* y *series de casos* constan de observaciones revisadas por los médicos en torno de los efectos del fármaco (u otros) en uno o más pacientes. Estos resultados revelan a menudo ventajas y efectos tóxicos imprevisibles, pero por lo general no ponen a prueba una hipótesis especificada de antemano y no pueden demostrar una relación de causa y efecto. Los *estudios epidemiológicos analíticos* constan de observaciones concebidas para poner a prueba una hipótesis específica, por ejemplo, que los fármacos antidiabéticos a base de tiazolidinediona tienen efectos cardiovasculares adversos. Los estudios epidemiológicos de *cohortes* utilizan poblaciones de pacientes que tienen (grupo expuesto) y no tienen (grupo testigo) exposición previa a los fármacos bajo estudio y cuestionan si los grupos expuestos muestran una frecuencia mayor o menor del efecto. Los estudios epidemiológicos de *casos y testigos* utilizan poblaciones de pacientes que han manifestado el criterio de valoración que se está estudiando y cuestionan si han estado expuestos o no expuestos a los fármacos en cuestión. Tales estudios epidemiológicos añaden peso a las conjeturas, pero no pueden servir de ajuste con respecto a todas las variables de confusión y por tanto no pueden demostrar de manera definitiva una relación de causa y efecto.

Los *metaanálisis* utilizan la valoración rigurosa y el agrupamiento de estudios similares para incrementar el número de sujetos subsidiados y por ende la potencia estadística de los resultados obtenidos en múltiples estudios publicados. Si bien los números pueden incrementarse de forma considerable mediante metaanálisis, los estudios individuales aún sufrirán sus diversos métodos y variables y un metaanálisis no puede demostrar una causa y efecto. Los *estudios aleatorizados comparativos a gran escala* están ideados para proporcionar respuesta a preguntas específicas sobre los efectos de fármacos en variables clínicas o variables sustitutivas importantes, mediante muestras de pacientes de suficiente tamaño y con asignación a tratamientos testigo y experimentales mediante métodos de aleatorización rigurosos. La aleatorización es el mejor método para distribuir todos los factores de confusión previstos (así como los factores de confusión desconocidos) entre los grupos experimental y testigo. Cuando se llevan a cabo en forma apropiada, estos estudios pocas veces se invalidan y pueden ser muy convincentes.

*Agradezco al Dr. Ralph Gonzales por sus útiles comentarios.

la frecuencia prescrita. En un estudio reciente de fase 2, un tercio de los pacientes que refirieron tomar el fármaco en realidad no lo hizo, según se determinó mediante análisis de la sangre. La confirmación del **cumplimiento** mediante protocolos (también conocido como **observancia**) es un elemento que se debe tomar en cuenta.

En el recuadro adjunto se describen los diversos tipos de estudios y las conclusiones que pueden extraerse de ellos. (Véase el recuadro Estudios de fármacos: los tipos de evidencia.)

Food and Drug Administration

La FDA es el organismo administrativo que vigila el proceso de valoración de los fármacos en Estados Unidos y otorga la aprobación para la comercialización de los nuevos productos farmacológicos. Para recibir la aprobación de comercialización por la FDA, la organización o compañía que lo desarrolló (casi siempre esta última) debe presentar pruebas de seguridad y eficacia. Por lo general, fuera de Estados Unidos el proceso reglamentario y de aprobación de fármacos es similar al que se lleva a cabo en este país.

Como su nombre lo sugiere, la FDA también está encargada de algunos aspectos de la seguridad de los alimentos, una función que comparte con el *US Department of Agriculture* (USDA). La responsabilidad compartida origina complicaciones cuando surgen cuestionamientos en torno del empleo de fármacos, por ejemplo antibióticos, en animales para alimentación. Otro tipo diferente de problema aparece cuando se observa que los complementos alimentarios contienen fármacos activos, por ejemplo análogos del sildenafilo en los complementos de "alimento energético".

La autoridad de la FDA para regular los fármacos se deriva de leyes específicas (cuadro 5-2). Si no se ha demostrado mediante pruebas controladas de forma adecuada que un fármaco es "seguro y eficaz" para una aplicación específica, no se puede comercializar en el mercado interestatal para este uso.*

No obstante, el término "seguro" puede tener diferentes significados para el paciente, el médico y la sociedad. Es imposible demostrar la carencia absoluta de riesgos, pero es posible que el público no comprenda esto y que a menudo asuma que cualquier medicamento que se venda con la aprobación de la FDA debe carecer por completo de "efectos secundarios" graves. Esta confusión es un factor relevante en el litigio y la insatisfacción con aspectos relacionados con los fármacos y la atención médica.

La historia de la regulación de los medicamentos (cuadro 5-2) refleja varios acontecimientos de salud que desencadenaron modificaciones

*Aunque la FDA no controla directamente el comercio de los fármacos en los estados, diversas leyes estatales y federales controlan su producción y comercialización interestatal.

CUADRO 5-2 Algunas leyes importantes relativas a los fármacos en Estados Unidos

Ley	Propósito y efecto
Pure Food and Drug Act of 1906	Prohibición de información incorrecta y adulteración de fármacos.
Opium Exclusion Act of 1909	Prohibición de importación de opio.
Amendment (1912) para la Pure Food and Drug Act	Prohibición de afirmaciones publicitarias falsas o fraudulentas.
Harrison Narcotic Act of 1914	Reglamentos establecidos para uso de opio, opiáceos y cocaína (se añadió la marihuana en 1937).
Food, Drug, and Cosmetic Act of 1938	Es necesario que los nuevos fármacos sean seguros y puros (pero no exigía prueba de eficacia). Vigilancia de cumplimiento por la FDA.
Durham-Humphrey Act of 1952	Invistió a la FDA de la facultad de determinar cuáles productos se podían vender sin receta.
Kefauver-Harris Amendments (1962) para la Food, Drug, and Cosmetic Act	Requisito de prueba de eficacia y seguridad de nuevos fármacos y para los fármacos aprobados desde 1938; directrices establecidas para comunicar la información sobre reacciones adversas, pruebas clínicas y publicidad de nuevos fármacos.
Comprehensive Drug Abuse Prevention and Control Act (1970)	Controles estrictos descritos para la manufactura, distribución y prescripción de fármacos que crean hábito; esquemas y programas de fármacos establecidos para evitar y tratar la toxicomanía.
Orphan Drug Amendments of 1983	Proporciona incentivos para la investigación y la producción de fármacos que se utilizan para tratar enfermedades que afectan a menos de 200 000 pacientes en Estados Unidos.
Drug Price Competition and Patent Restoration Act of 1984	Resumen de solicitudes de fármacos nuevos para fármaco genérico. Exige datos de bioequivalencia. La vigencia de la patente se extendió por la cantidad de tiempo de retraso del fármaco a causa del proceso de análisis de la FDA. No pueden superar cinco años adicionales ni extenderse a más de 14 años después de la aprobación de la NDA.
Prescription Drug User Fee Act (1992, autorización 2007)	Los laboratorios fabricantes pagan tarifas de usuario por determinadas solicitudes de autorización de nuevos fármacos.
Dietary Supplement Health and Education Act (1994)	Normas establecidas con respecto a complementos alimentarios, pero prohibía el análisis completo de complementos y productos botánicos como si fueran fármacos por la FDA. Obligó al establecimiento de información específica sobre los componentes y nutrición que definen a los complementos alimentarios y los clasifica como parte del suministro de alimentos, aunque permite publicidad no reglamentada.
Bioterrorism Act of 2002	Intensificó los controles sobre agentes biológicos y toxinas que son peligrosos. Pretende proteger la inocuidad de alimentos, agua y suministro de fármacos.
Food and Drug Administration Amendments Act of 2007	Otorgó a la FDA más autoridad con respecto a la comercialización de los fármacos, su información para prescribir y la publicidad dirigida de forma directa al consumidor; obligó a estudios realizados después de la aprobación, estableció sistemas de vigilancia activa e hizo que las operaciones y los resultados de estudios clínicos fueran más visibles para el público.

importantes en la opinión del público. La *Pure Food and Drug Act* de 1906 se convirtió en ley en respuesta a revelaciones de procedimientos no sanitarios y no éticos en la industria de envasado de la carne. La *Federal Food, Drug, and Cosmetic Act* de 1938 fue en gran parte una reacción a las muertes relacionadas con el empleo de un preparado de la sulfanilamida comercializado antes que ésta y su vehículo fueran objeto de pruebas adecuadas. Las enmiendas de Kefauver-Harris de 1962 fueron en buena medida resultado de una calamidad de fármacos teratógenos en la que intervino la talidomida. Este compuesto se comenzó a emplear en Europa entre 1957 y 1958 y, con base en pruebas realizadas en animales que entonces se utilizaban con frecuencia, se comercializó como un hipnótico "no tóxico" y favoreció su uso durante el embarazo. En 1961 se publicaron estudios que señalaban que la talidomida era la causa de un incremento notable de la frecuencia de una malformación congénita infrecuente llamada focomelia, un trastorno que consiste en acortamiento o agenesia de los brazos y las piernas. Estudios epidemiológicos demostraron pruebas sólidas de la relación de esta malformación con el empleo de la talidomida por las mujeres durante el primer trimestre del embarazo y el fármaco fue retirado del mercado en todo el mundo. Se calcula que 10 000 niños nacieron con malformaciones congénitas debidas a la exposición materna a este compuesto. La tragedia obligó a establecer como obligatorias las pruebas más extensas de nuevos fármacos para determinar los efectos teratógenos y llevaron a la aprobación de las enmiendas de Kefauver-Harris de 1962, aun cuando el fármaco no fue aprobado entonces para uso en Estados Unidos. Pese a esta toxicidad fetal desastrosa y a los efectos en el embarazo, la talidomida es un fármaco relativamente seguro en los seres humanos, excepto para el feto. Incluso el riesgo más grave de los efectos tóxicos se puede evitar o controlar si se comprende y, a pesar de su toxicidad, la talidomida ahora está aprobada por la FDA para uso limitado como un compuesto inmunorregulador potente administrado en el tratamiento de algunas formas de lepra.

Estudios clínicos: la IND y la NDA

En Estados Unidos, una vez que un nuevo fármaco se juzga apto para estudiarse en seres humanos, se debe solicitar una notificación de extensión de investigación propuesta para un nuevo fármaco (IND, *Investigational New Drug*) a la FDA (fig. 5-1). La IND comprende: 1) información sobre la composición y la fuente del fármaco, 2) información química y de manufactura, 3) todos los datos de estudios realizados en animales, 4) planes propuestos para estudios clínicos, 5) los nombres y acreditaciones de médicos que llevarán a cabo los estudios clínicos y 6) una compilación de datos clave relevantes para el estudio del fármaco en los seres humanos, puesta a disposición de los investigadores y sus comités de análisis institucionales.

Por lo general se necesitan cuatro a seis años de pruebas clínicas para acumular y analizar todos los datos necesarios. Las pruebas en seres humanos comienzan sólo después de completar suficientes estudios de toxicidad aguda y subaguda en animales. Las pruebas de toxicidad crónica en animales, que comprenden estudios de carcinogenicidad, suelen realizarse al mismo tiempo que los estudios clínicos. En cada una de las tres fases formales de estudios clínicos se deben notificar a los voluntarios o pacientes el estado del fármaco en etapa de investigación y también los posibles riesgos; asimismo, se les debe permitir rehusarse o consentir su participación y recibir el fármaco. Estos reglamentos se basan en los principios éticos establecidos en la Declaración de Helsinki (1966). Además de la aprobación de la organización que lo patrocina y la FDA, una junta de análisis institucional interdisciplinaria (IRB, *institutional review board*), en el centro clínico donde se llevará a cabo el estudio clínico del fármaco, debe analizar y aprobar los planes científicos y éticos para realizar las pruebas en seres humanos.

En la **fase 1** se establecen los efectos del fármaco como una función de su dosis en un pequeño número de voluntarios sanos (20 a 100). Aunque el objetivo es descubrir la dosis máxima tolerada, el estudio está concebido para evitar la toxicidad grave. Si es posible que el fármaco tenga una toxicidad elevada, como puede ser el caso en el tratamiento del cáncer y el sida, se utiliza en la fase 1 a pacientes voluntarios que tienen la enfermedad en vez de voluntarios normales. Los estudios de fase 1 se llevan a cabo para determinar los probables límites del rango de dosis clínica tolerable. Estos estudios pueden ser no ciegos o "abiertos"; esto quiere decir que los investigadores y los sujetos conocen el fármaco administrado. Como alternativa, pueden ser estudios ciegos y comparados con placebo. La selección del diseño depende del fármaco, la enfermedad, los objetivos de los investigadores y consideraciones éticas. Muchos efectos tóxicos previsibles se detectan en esta fase. A menudo se realizan determinaciones farmacocinéticas de absorción, semivida y metabolismo. Se llevan a cabo estudios de fase 1 en centros de investigación y los realizan farmacólogos clínicos con capacitación especial.

En la **fase 2** se estudia el fármaco en pacientes con la enfermedad elegida como objetivo para determinar su eficacia ("prueba de concepto") y las dosis que se utilizarán en cualquier estudio subsiguiente. Se estudia con detalle a un número moderado de pacientes (100 a 200). Se puede recurrir a un estudio ciego, con un compuesto placebo inerte y un fármaco activo establecido (testigo positivo), además del fármaco que se encuentra bajo investigación. Los estudios de fase 2 se efectúan casi siempre en centros clínicos especiales (p. ej., hospitales universitarios). En esta fase se puede detectar una gama más amplia de efectos tóxicos. Los estudios de fase 2 tienen la tasa más alta de fracasos de fármacos y sólo 25% de los fármacos innovadores avanza a la fase 3.

En la **fase 3** se valora el fármaco en un número mucho mayor de pacientes con la enfermedad elegida como objetivo (por lo general millares) para establecer y confirmar de nueva cuenta la seguridad y la eficacia. Los estudios de fase 3 utilizan información obtenida de las fases 1 y 2 y están concebidos para minimizar los errores causados por los efectos placebo, la evolución variable de la enfermedad, etc. Por consiguiente, a menudo se usan técnicas de doble ciego y cruzamiento. Por lo regular se efectúan los estudios de fase 3 en contextos similares a los previstos para el uso final del fármaco. Los estudios de fase 3 son difíciles de diseñar y ejecutar y a menudo costosos debido al gran número de pacientes que participa y los volúmenes de datos que deben recabarse y analizarse. El fármaco se formula tal y como se pretende comercializar. Los investigadores son casi siempre especialistas en la enfermedad a tratar. Determinados efectos tóxicos, sobre todo los producidos por procesos inmunitarios, pueden resultar evidentes de manera inicial en la fase 3.

Si los resultados de la fase 3 cumplen las expectativas, se solicita la autorización para comercializar el nuevo fármaco. La aprobación de la comercialización exige la remisión de una solicitud de nuevo fármaco (NDA, *New Drug Application*) o, en el caso de los productos biológicos, una solicitud de autorización del producto biológico a la FDA. La solicitud contiene, con frecuencia en centenares de volúmenes, informes completos de todos los datos preclínicos y clínicos pertinentes al fármaco que se analiza. El número de sujetos estudiados para respaldar la solicitud del nuevo fármaco se ha incrementado y en la actualidad promedia más de 5 000 pacientes para nuevos fármacos de estructura novedosa (nuevas entidades moleculares). La duración del análisis de la FDA que lleva a la aprobación (o el rechazo) de la solicitud del nuevo fármaco puede variar desde meses hasta años. Las aprobaciones prioritarias se conceden a productos que representan mejoras importantes en comparación con los productos ya comercializados; en 2007, la mediana del tiempo de aprobación prioritaria fue de seis meses. Las aprobaciones normales, que toman más tiempo, se conceden a productos que se consideran similares a los ya existentes en el comercio (en 2007, la mediana del tiempo de aprobación normal fue 10.2 meses). Si surgen problemas (p. ej., efectos inesperados importantes tal vez tóxicos), pueden ser necesarios estudios adicionales y el proceso de autorización puede prolongarse varios años.

En los casos en los cuales se reconoce una necesidad apremiante (p. ej., quimioterapia antineoplásica), se puede acelerar el proceso de pruebas preclínicas y clínicas y el análisis de la FDA. Para las enfermedades graves, la FDA permite la comercialización extensa pero controlada de un nuevo fármaco antes de concluir los estudios de fase 3; para las enfermedades que ponen en peligro la vida de los pacientes, puede permitirse la comercialización controlada aun antes de terminar los estudios de fase 2. Alrededor de 50% de los fármacos de los estudios de fase 3 tiene una comercialización temprana controlada. Tal "aprobación acelerada" suele otorgarse a condición de que se lleve a cabo la vigilancia cuidadosa de la eficacia y la toxicidad del fármaco y se notifique a la FDA. Sin embargo, no siempre ha sido adecuada la puesta en práctica de este requisito por la FDA.

Una vez que se ha obtenido la aprobación para comercializar un fármaco, comienza la **fase 4**. Ésta constituye la vigilancia de la seguridad del nuevo fármaco en las condiciones reales de uso en grandes números de pacientes. La importancia de la notificación cuidadosa y completa de la toxicidad por los médicos después del inicio de la comercialización se puede advertir si se toma en cuenta que los efectos provocados por múltiples fármacos importantes tienen una frecuencia de 1 en 10 000 o menos y que algunos efectos adversos pueden aparecer sólo después de la administración prolongada. El tamaño de la muestra necesario para revelar efectos secundarios o tóxicos provocados por el fármaco es muy grande para estos efectos infrecuentes. Por ejemplo, es posible que varios centenares de millares de pacientes deban exponerse antes de observar el primer caso de un efecto tóxico que ocurre con una prevalencia promedio de 1 en 10 000. Por lo tanto, los efectos farmacológicos que tienen una baja frecuencia no se detectan casi nunca antes de la fase 4, sin importar cuánto tiempo hayan tomado los estudios. La fase 4 no tiene una duración fija. Tal y como ocurre con la vigilancia de los fármacos que reciben la aprobación acelerada, la vigilancia de la fase 4 ha sido laxa.

El tiempo transcurrido desde la presentación de una solicitud de patente hasta la aprobación para la comercialización de un nuevo fármaco puede ser de cinco años o mucho más. Puesto que el tiempo de vida de una patente es de 20 años en Estados Unidos, el propietario de la patente (casi siempre una compañía farmacéutica) tiene los derechos exclusivos para comercializar el producto durante un tiempo limitado a partir de la aprobación de la solicitud de nuevo fármaco. Dado que el proceso de análisis por la FDA puede ser prolongado, el tiempo consumido por el análisis se añade algunas veces a la vida de la patente. Sin embargo, la extensión (hasta cinco años) no puede incrementar la vida total de la patente más de 14 años después de la aprobación de la solicitud de un nuevo fármaco. Hasta 2005, el promedio de vida efectiva de la patente de fármacos importantes era de 11 años. Después de la expiración de la patente, cualquier compañía farmacéutica puede producir el fármaco, presentar una solicitud abreviada del nuevo fármaco (ANDA, *abbreviated new drug application*), demostrar la equivalencia necesaria y, con la aprobación de la FDA, comercializar el fármaco como un producto **genérico** sin tener que pagar regalías de autorización al propietario de la patente original. En la actualidad, 67% de las prescripciones en Estados Unidos corresponde a fármacos genéricos. Incluso los fármacos basados en biotecnología, como los antibióticos y otras proteínas, reúnen ahora los requisitos para la designación genérica y esto ha avivado los problemas de reglamentación.

Una **patente** es el nombre comercial del propietario del fármaco y por lo regular se registra; ese nombre registrado puede protegerse en términos legales mientras se utilice. Un producto genérico equivalente no puede expenderse bajo el nombre de patente, a menos que tenga una autorización especial, y a menudo es designado por el nombre genérico oficial. En el capítulo 65 se describe la prescripción de los fármacos genéricos.

El proceso de aprobación del fármaco por la FDA es uno de los factores que limita el periodo que tarda un fármaco en comercializarse y en llegar a los pacientes. La *Prescription Drug User Fee Act* (PDUFA) de 1992, ratificada en 2007, pretende poner a disposición más recursos de la FDA al proceso de aprobación del fármaco y aumentar la eficiencia mediante el empleo de tarifas cobradas a las compañías farmacéuticas que producen determinados fármacos humanos y productos biológicos. En 2009, la FDA aprobó 19 solicitudes de fármacos de nuevas entidades moleculares para nuevas entidades no biológicas y seis solicitudes de registro de productos biológicos, uno más que en 2008. El proceso tradicional de producción secuencial y lineal de los fármacos antes descrito se ha modificado cada vez más para tratar de acelerar sin riesgo estudios clínicos que proporcionen "prueba de mecanismo" de acción y "prueba de concepto" de que el fármaco funciona en la enfermedad elegida como objetivo. En estos enfoques más recientes, algunas actividades de desarrollo como los estudios de respuesta a dosis completa, las investigaciones de la formulación final del fármaco y los estudios de toxicología a largo plazo pueden posponerse. Es de esperar que este método enfoque los recursos en los fármacos que tienen más posibilidades de tener éxito y minimice los fracasos en etapas más tardías. En un ejemplo, un estudio clínico de fase 0 (fase 0) está concebido para estudiar las propiedades farmacodinámicas y farmacocinéticas de un fármaco y sus vínculos con biomarcadores útiles y variables de mecanismo. A diferencia de un estudio de fase 1 para los estudios de dosis-respuesta, en un estudio de fase 0 se administra un número limitado de dosis bajas. Estos estudios no están concebidos para ser terapéuticos.

Conflictos de interés

Varios factores del desarrollo y comercialización de los fármacos tienen como resultado conflictos de interés. El empleo de financiamiento de la industria farmacéutica para respaldar los procesos de aprobación por la FDA supone la posibilidad de crear conflictos de interés dentro de la FDA. Quienes proclaman esta política señalan que el financiamiento insuficiente de la FDA por el gobierno representa alternativas limitadas. Otra fuente importante de conflictos de interés es la dependencia de la FDA de comités de expertos externos, que se integran con profesionales de la comunidad científica y clínica para que asesoren al organismo del gobierno en cuestiones relativas a la aprobación o el retiro del fármaco. Tales expertos reciben a menudo subvenciones de las compañías que producen los fármacos en cuestión. La necesidad de contar con datos favorables en la solicitud del nuevo fármaco lleva a la práctica de los estudios de fases 2 y 3, en los cuales un nuevo fármaco se compara sólo con placebo, no con los fármacos eficaces anteriores. En consecuencia, los datos referentes a la eficacia y la toxicidad del nuevo fármaco *en relación con un compuesto eficaz conocido* pueden no estar disponibles cuando se comienza a comercializar el nuevo fármaco.

Los laboratorios fabricantes que promueven un nuevo fármaco pueden pagar a médicos para utilizarlo en preferencia a los fármacos más antiguos con los cuales están más familiarizados. Los laboratorios productores patrocinan estudios clínicos pequeños y a menudo mal diseñados después de la autorización de la comercialización y promueven la publicación de resultados favorables, pero pueden retrasar la publicación de los resultados desfavorables. La necesidad de los médicos de satisfacer los requisitos de la formación médica continuada (CME, *continuing medical education*) a fin de mantener sus acreditaciones lleva a los laboratorios fabricantes a patrocinar congresos y cursos, muchas veces en lugares de vacaciones muy atractivos, y en estos cursos se presentan los nuevos fármacos. El reconocimiento de los conflictos de interés evidentes ha llevado a algunas organizaciones de especialidades clínicas a rechazar el apoyo de tales congresos por la industria farmacéutica. Por último, la práctica frecuente de distribuir muestras gratuitas de nuevos fármacos a los médicos en ejercicio clínico tiene efectos positivos y negativos. Las muestras permiten a los médicos intentar nuevos fármacos sin incurrir en algún costo para el paciente. Por otra parte, los nuevos fármacos suelen ser mucho más costosos que los antiguos y cuando se agotan las muestras gratuitas, el paciente (o el portador del seguro) se ven forzados a pagar mucho más por el tratamiento que si se utilizara el fármaco más antiguo, más económico y quizá igual de eficaz. Por último, cuando la patente de un medicamento se acerca a su expiración, el fabricante dueño de la patente puede tratar de extender el privilegio de comercialización exclusiva pagando a los laboratorios fabricantes de genéricos para que *no* introduzcan una versión genérica ("pago para retrasar").

Investigación aplicada

Es lamentable que la frecuencia de introducción de nuevos fármacos haya disminuido en los últimos dos decenios. Esto ha planteado inquietudes en torno de la capacidad de hacer frente a la creciente prevalencia de microorganismos resistentes y los problemas de enfermedades degenerativas en una población cada vez más longeva. En un esfuerzo por facilitar este proceso, los *National Institutes of Health* han considerado establecer en la actualidad (2011) un nuevo instituto que se especialice en investigación aplicada.

Reacciones adversas a los fármacos

Un episodio de reacción adversa (ADE, *adverse drug event*) o reacción a un fármaco (ADR, *reaction to a drug*) es una respuesta dañina o no intencionada. Se ha aseverado que las reacciones adversas a los fármacos son la cuarta causa principal de muerte, más frecuente que la neumopatía, el sida, los accidentes y las muertes de automovilistas. La FDA ha calculado además que en los hospitales ocurren 300 000 episodios adversos evitables, muchos como resultado de confundir información médica o de carecer de información (p. ej., en relación con incompatibilidades farmacológicas). Algunas reacciones adversas, como sobredosis, efectos excesivos e interacciones farmacológicas, pueden presentarse en cualquier paciente. Las reacciones adversas que se presentan sólo en individuos susceptibles son intolerancia, idiosincrasia (a menudo de origen genético) y alergia (casi siempre mediada por factores inmunitarios). Durante los estudios de IND y los estudios clínicos anteriores a la aprobación por la FDA se deben comunicar todos los efectos adversos (graves, potencialmente letales, discapacitantes, tal vez relacionados con los fármacos o inesperados). Después de la aprobación de la FDA para comercializar un fármaco, la vigilancia, la valoración y la notificación deben continuar con respecto a cualquier efecto adverso que se vincule con el empleo del fármaco, tales como sobredosis, accidente, falta de la acción esperada, episodios secundarios a la suspensión del fármaco y episodios inesperados no enumerados en la información para prescribir. Los episodios que son graves e inesperados deben comunicarse a la FDA en un plazo de 15 días. En 2008, la FDA comenzó a publicar cada trimestre una lista de fármacos bajo investigación por sus posibles riesgos de toxicidad. La capacidad para prever y evitar reacciones adversas a los fármacos y optimizar el índice terapéutico de un fármaco es objeto de atención creciente de la farmacogenética y la medicina personalizada. Cabe esperar que el mayor uso de los registros de salud electrónicos reduzca algunos de estos riesgos (cap. 65).

Fármacos huérfanos y tratamiento de enfermedades infrecuentes

Los fármacos para tratar las enfermedades infrecuentes (los "fármacos huérfanos") son difíciles de investigar, producir y comercializar. Se deben establecer pruebas de seguridad y eficacia del fármaco en poblaciones pequeñas, pero hacerlo es un proceso complejo. Asimismo, dado que la investigación básica en fisiopatología y mecanismos de enfermedades infrecuentes recibe relativamente escasa atención o financiamiento, tanto en el ámbito académico como en el industrial, pueden ser pocos los blancos adecuados reconocidos para la acción del fármaco. Además, el costo inherente a la investigación y producción de un fármaco puede influir en grado notable en las prioridades cuando la población a la que está dirigido el fármaco es pequeña. El financiamiento para el desarrollo de fármacos aplicables a enfermedades infrecuentes o inadvertidas que no reciben atención prioritaria de la industria tradicional ha sido objeto cada vez más de filantropía o subvención similar de fundaciones no lucrativas, como la *Cystic Fibrosis Foundation*, la *Huntington's Disease Society of America* y la *Gates Foundation*.

Las *Orphan Drug Amendments* de 1983 otorga incentivos para la investigación y producción de fármacos que se utilicen en el tratamiento de una enfermedad infrecuente o un trastorno definido como "cualquier enfermedad o trastorno que (a) afecte a menos de 200 000 personas en Estados Unidos o (b) afecte a más de 200 000 personas en Estados Unidos, pero para las cuales no hay una esperanza aceptable de que el costo inherente a la producción y comercialización de un fármaco para tal enfermedad o trastorno en ese país se recuperará de las ventas de tal fármaco en el mismo". Desde 1983, la FDA ha autorizado para comercialización más de 300 fármacos huérfanos administrados para tratar más de 82 enfermedades infrecuentes.

BIBLIOGRAFÍA

Avorn J: Debate about funding comparative effectiveness research. N Engl J Med 2009;360:1927.

Avorn J: *Powerful Medicines: The Benefits and Risks and Costs of Prescription Drugs.* Alfred A. Knopf, 2004.

Boutron I et al: Reporting and interpretation of randomized controlled trials with statistically nonsignificant results for primary outcomes. JAMA 2010;303:2058.

Brown WA: The placebo effect. Sci Am 1998;1:91.

DiMasi JA: Rising research and development costs for new drugs in a cost containment environment. J Health Econ 2003;22:151.

Editor's Page: Code of Ethics of the World Medical Association: Declaration of Helsinki. Clin Res 1966;14:193.

Evans RP: *Drug and Biological Development: From Molecule to Product and Beyond.* Springer, 2007.

FDA website: http://www.fda.gov

Ferrara N et al: Discovery and development of bevacizumab, an anti-VEGF antibody for treating cancer. Nat Rev Drug Discov 2004;3(5):391.

Grabowski H, Vernon J, DiMasi J: Returns on research and development for 1990s new drug introductions. Pharmacoeconomics 2002;20(Suppl 3):11.

Hennekens CH, DeMets D: Statistical association and causation. Contributions of different types of evidence. JAMA 2011;305:1134.

Hoffman GA, Harrington A, Fields, HK: Pain and the placebo response: What have we learned. Perspect Biol Med 2005;48:248.

Holaday JW, Berkowitz BA: Antiangiogenic drugs: Insights into drug development from endostatin, Avastin, and thalidomide. Mol Interv 2009;9:157.

Huang S-M, Temple R: Is this the drug or dose for you? Impact and consideration of ethnic factors in global drug development, regulatory review, and clinical practice. Clin Pharmacol Ther 2008;84:287; or http://www.fda.gov/cder/genomics/publications.htm

Hughes B: 2009 FDA drug approvals. Nat Rev Drug Discov 2010;9:89

Kesselheim AS et al: Whistle-blowers experiences in fraud litigation against pharmaceutical companies. N Engl J Med 2010;362:1832.

Lee C-J et al: *Clinical Trials of Drugs and Biopharmaceuticals.* CRC Publishing, 2005.

Lesko LJ: The critical path of warfarin dosing: Finding an optimal dosing strategy using pharmacogenetics. Clin Pharmacol Ther 2008;84:301; http://www.fda.gov/cder/genomics/publications.htm

Light DW: Global drug discovery: Europe is ahead. Health Affairs 2009;28:969.

Mogolian E, Mrydral P: What's the difference between brand-name and generic prescription drugs? Sci Am 2004;Dec 13; http://www.sciam.com/article.cfm?id=whats-the-difference-betw-2004-12-13

Ng R: *Drugs from Discovery to Approval.* Wiley-Blackwell, 2008.

Pharmaceutical Research and Manufacturers of America website: http://www.phrma.org

Rockey SJ, Collins FS: Managing financial conflict of interest in biomedical research. JAMA 2010;303:2400

Scheindlin S: Demystifying the new drug application. Molec Interventions 2004;4:188.

Sistare FD, DeGeorge JJ: Preclinical predictors of clinical safety: Opportunities for improvement. Clin Pharmacol Ther 2007;82(2):210.

Stevens AJ et al: The role of public sector research in the discovery of drugs and vaccines. N Engl J Med 2011;364:535.

SECCIÓN II FÁRMACOS QUE ACTÚAN EN EL SISTEMA NERVIOSO AUTÓNOMO

CAPÍTULO

6

Introducción a los fármacos con acción en el sistema nervioso autónomo

Bertram G. Katzung, MD, PhD

ESTUDIO DE CASO

Un adolescente es atendido en el consultorio de un cirujano dentista para extraer la muela del juicio impactada. Está muy nervioso, al grado de que el dentista decide administrar un sedante para tranquilizarlo. Después de la administración del fármaco (prometazina), el paciente se relaja y se le extrae la pieza, sin complicaciones. Sin embargo, al ponerse de pie, palidece de forma notoria y pierde el conocimiento. Ya en el suelo vuelve en sí con rapidez, pero su frecuencia cardiaca es de 120 latidos por minuto (lpm) y su presión arterial sólo de 110/70 mmHg. Al sentarse, la frecuencia cardiaca aumenta a 140 lpm, su presión desciende a 80/40 mmHg y se siente muy aturdido. Se lo coloca en un sofá y reposa 30 min. Al término de ese lapso puede sentarse sin presentar síntomas y 15 min más tarde puede estar de pie con normalidad. ¿Qué efectos tuvo la prometazina en el sistema nervioso autónomo que precipitaron los síntomas y los signos del paciente? ¿Por qué se aceleró la frecuencia cardiaca y descendió la presión arterial?

En forma convencional se ha dividido el sistema nervioso en sistema nervioso central (SNC; encéfalo y médula espinal) y periférico (SNP; tejidos neuronales externos del SNC). La sección motora (eferente) del sistema nervioso contiene dos grandes subdivisiones: los sistemas autónomo y somático. El **sistema nervioso autónomo** (**SNA**) es independiente en gran medida (autónomo) porque sus actividades no se hallan bajo control consciente directo. Regula de manera primordial funciones viscerales, como el gasto cardiaco, el flujo sanguíneo a diversos órganos y la digestión, todas necesarias para la vida. Cada vez hay más evidencia de que el SNA, sobre todo el nervio vago, también influye en la función inmunitaria y algunas funciones del SNC, como las descargas convulsivas. La subdivisión **somática** se ocupa en grado considerable de funciones controladas en forma consciente, como movimientos, respiración y postura. Los dos sistemas reciben estímulos aferentes (sensitivos) importantes que aportan datos del medio ambiente interno y externo y modifican los estímulos motores o eferentes, a través de arcos reflejos de magnitud y complejidad diversas.

El sistema nervioso tiene algunas características que comparte con el sistema endocrino, otro gran sistema que regula funciones corporales: integración en zonas corticales superiores; posibilidad de modificar fenómenos en diversas regiones del organismo, y uso extenso de retroalimentación negativa. Los dos sistemas emplean sustancias bioquímicas para la transmisión de señales. En el sistema nervioso, la transmisión bioquímica se lleva a cabo de una neurona a otra y entre las neuronas y sus efectoras. Dicha transmisión ocurre por medio de la liberación de cantidades pequeñas de sustancias transmisoras, desde las terminaciones nerviosas hasta la hendidura sináptica. El neurotransmisor cruza la hendidura por difusión y activa o inhibe a células postsinápticas al unirse a una molécula receptora especializada. En unos cuantos casos puede haber transmisión *retrógrada* de la célula postsináptica a la terminación de la neurona presináptica, lo cual modifica su actividad subsiguiente.

Con los fármacos que simulan o antagonizan las acciones de los transmisores químicos es posible alterar de manera selectiva muchas funciones autónomas. Estas funciones incluyen diversos tejidos efectores, como el músculo cardiaco, músculo liso, endotelio vascular, glándulas exocrinas y terminaciones nerviosas presinápticas. Los fármacos autonómicos son útiles en muchas situaciones clínicas. No obstante, una gran cantidad de fármacos usados con otros propósitos tiene efectos indeseables en la función autónoma (véase Estudio de caso).

ANATOMÍA DEL SISTEMA NERVIOSO AUTÓNOMO

En las distintas regiones anatómicas, el SNA se divide en dos partes principales: la división **simpática** (**toracolumbar**) y la división **parasimpática** (**craneosacra**) (fig. 6-1). Las neuronas de ambas divisiones se originan en los núcleos dentro del SNC y emiten fibras eferentes preganglionares que salen del tallo encefálico o la médula espinal y terminan en los ganglios motores. Las fibras preganglionares simpáticas salen del SNC por medio de los nervios raquídeos torácicos y lumbares. Las preganglionares parasimpáticas abandonan el SNC a través de los pares craneales (en particular

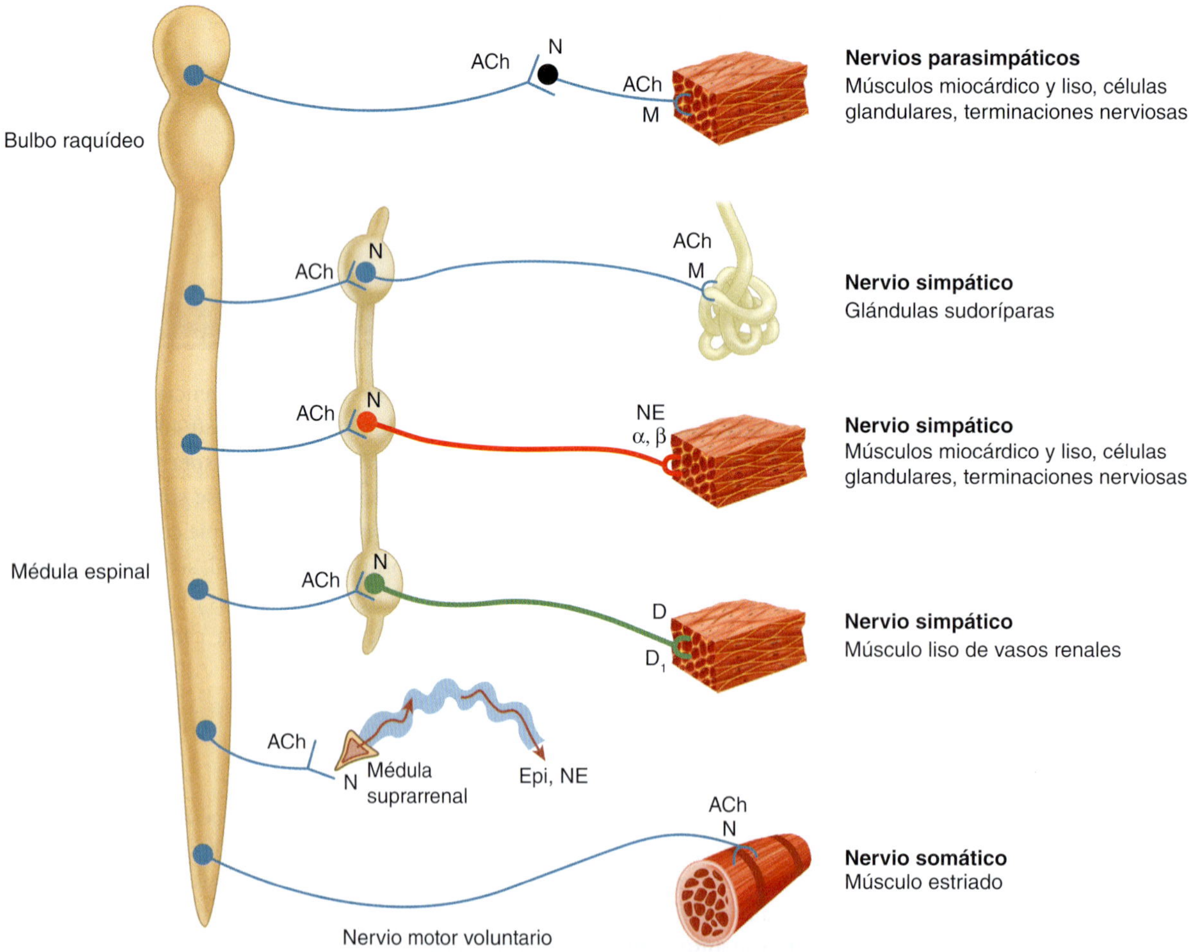

FIGURA 6-1 Esquema en que se comparan las características anatómicas y de neurotransmisores, propias de los nervios del sistema autónomo y motores somáticos. Se señala sólo la sustancia transmisora primaria. No se incluyen los ganglios parasimpáticos porque muchos están en el interior de la pared del órgano inervado, o cerca de ésta. Los nervios colinérgicos se encuentran señalados en azul; los noradrenérgicos en rojo y los dopaminérgicos en verde. Algunas fibras posganglionares simpáticas liberan acetilcolina o dopamina y no noradrenalina. La médula suprarrenal, que es un ganglio simpático modificado, recibe fibras preganglionares simpáticas y libera adrenalina y noradrenalina en la sangre. ACh, acetilcolina; D, dopamina; Epi, adrenalina; M, receptores muscarínicos; N, receptores nicotínicos; NE, noradrenalina.

el tercero, séptimo, noveno y décimo) y la tercera y la cuarta raíces sacras espinales.

Muchas de las fibras preganglionares somáticas son cortas y terminan en ganglios situados en cadenas **paravertebrales** que están a uno y otro lado de la columna vertebral. El resto de las fibras de ese tipo es un poco más largo y termina en **ganglios prevertebrales**, por delante de las vértebras, casi siempre en la superficie ventral de la aorta. Desde estos ganglios, las fibras simpáticas posganglionares llegan a los tejidos en que se distribuyen. Algunas de las fibras parasimpáticas preganglionares concluyen en ganglios del mismo tipo (parasimpáticos) que están fuera de los órganos inervados: constituyen los **ganglios ciliar**, **pterigopalatino**, **submandibular**, **ótico** y algunos **pélvicos**. Sin embargo, la mayor parte de las fibras preganglionares parasimpáticas termina en neuronas ganglionares distribuidas en forma difusa o en redes en las paredes de los órganos inervados. Hay que destacar que los términos "simpático" y "parasimpático" son de índole anatómica y no dependen del tipo de neurotransmisor liberado desde las terminaciones nerviosas, ni del tipo de efecto excitador o inhibidor desencadenado por la actividad nerviosa.

Además de estas divisiones motoras periféricas definidas con claridad del SNA, un gran número de fibras aferentes discurre desde la periferia hasta los centros de integración, que comprenden los plexos entéricos (intestinales), ganglios de tipo autónomo y el sistema nervioso central. Muchas de las vías sensitivas cuyo punto final es el SNC se proyectan hasta centros de integración del hipotálamo y el bulbo, y generan actividad motora refleja transportada hasta las células efectoras por las fibras eferentes ya descritas. Un número cada vez mayor de datos indica que algunas de las fibras sensitivas también poseen funciones motoras periféricas.

El **sistema nervioso entérico (SNE)** es un conjunto grande y muy organizado de neuronas que se encuentra en las paredes del aparato gastrointestinal (fig. 6-2). En ocasiones se le ha considerado como la tercera división del SNA. Se identifica en la pared del tubo digestivo desde el esófago hasta la porción distal del colon y participa en actividades motoras y secretorias del intestino. Estas neuronas asumen importancia

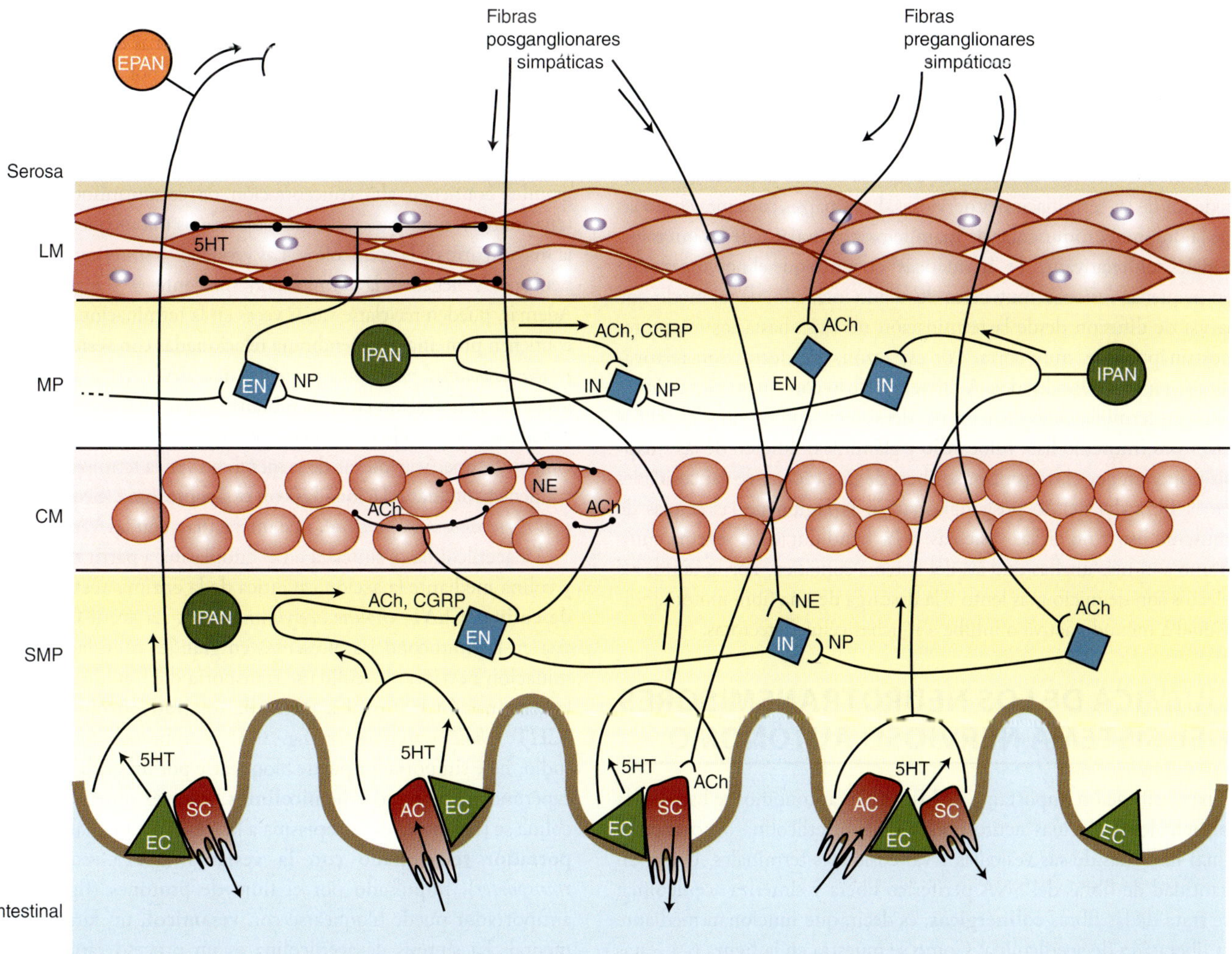

FIGURA 6–2 Esquema de la pared intestinal y parte de los circuitos del sistema nervioso entérico. El sistema nervioso entérico recibe impulsos de los sistemas simpático y parasimpático y emite impulsos aferentes a ganglios simpáticos del sistema nervioso central. En el sistema nervioso entérico se han identificado innumerables sustancias transmisoras o neuromoduladoras; consúltese el cuadro 6-1. ACh, acetilcolina; AC, célula de absorción; CM, capa muscular circular; EC, célula enterocromafín; EN, neurona excitadora; EPAN, neurona aferente primaria extrínseca; 5HT, serotonina; IN, neurona inhibitoria; IPAN, neurona aferente primaria intrínseca; LM, capa muscular longitudinal; MP, plexo mientérico; NE, noradrenalina; NP, neuropéptidos; SC, célula secretoria; SMP, plexo submucoso.

particular en la actividad motora del colon. El sistema nervioso entérico comprende el **plexo mientérico** (de Auerbach) y el **plexo submucoso** (de Meissner). Dichas redes neuronales reciben fibras preganglionares del sistema parasimpático y de axones simpáticos posganglionares; también reciben estímulos sensitivos provenientes del interior de la pared del intestino. Las fibras de los cuerpos neuronales (pericarion) de dichos plexos discurren en sentidos anterógrado, retrógrado y circular hasta el músculo liso del intestino, para controlar la motilidad y a las células secretorias en la mucosa. Las fibras sensitivas transmiten estímulos químicos y mecánicos de la mucosa y de barorreceptores a las neuronas motoras en los plexos y a las neuronas posganglionares en los ganglios simpáticos. Las fibras parasimpática y simpática que establecen sinapsis en las neuronas del plexo entérico desempeñan al parecer una función moduladora, como lo indica la observación de que la anulación de los impulsos provenientes de ambas divisiones del SNA no interrumpe la actividad de las vías gastrointestinales. En realidad, la desnervación selectiva puede intensificar en grado sumo la actividad motora.

El sistema nervioso entérico actúa en forma semiautónoma y utiliza estímulos de la corriente motora del SNA para modular la actividad del tubo digestivo y "devolver" estímulos sensitivos al SNC. El sistema nervioso entérico aporta la sincronización necesaria de impulsos que, por ejemplo, aseguran el desplazamiento anterógrado y no el retrógrado del contenido intestinal, y la relajación de los esfínteres en los puntos en que se contrae la pared de los intestinos.

La anatomía de las sinapsis y las uniones del sistema autónomo es el elemento que rige la localización de los efectos del transmisor, alrededor de las terminaciones nerviosas. Las sinapsis comunes como las de la unión neuromuscular de mamíferos y gran parte de las interneuronales son relativamente "herméticas" en tanto que el nervio termina en pequeñas vesículas muy cerca del tejido inervado, de tal modo que la vía de difusión desde la terminación nerviosa hasta los receptores postsinápticos es muy corta. Por esa razón, los efectos son relativamente rápidos y localizados. A diferencia de lo comentado, las uniones entre las terminaciones de neuronas del sistema autónomo y las células efectoras (músculo liso, miocardio y glándulas) difieren de las sinapsis típicas en que el transmisor se libera de una cadena de varicosidades en la fibra del nervio posganglionar en la región de las células de músculo liso y no en las vesículas, y las hendiduras del sistema autónomo son más anchas que las del sistema somático. Por lo tanto, los efectos son de inicio más lento y la descarga de una fibra motora individual a menudo activa o inhibe a muchas células efectoras.

QUÍMICA DE LOS NEUROTRANSMISORES DEL SISTEMA NERVIOSO AUTÓNOMO

Una clasificación importante de los nervios autónomos se basa en las principales moléculas neurotransmisoras (acetilcolina o noradrenalina) liberadas de sus vesículas y varicosidades terminales. Una gran cantidad de fibras del SNA periférico libera y sintetiza acetilcolina; se trata de las fibras **colinérgicas**, es decir, que funcionan mediante la liberación de acetilcolina. Como se muestra en la figura 6-1, éstas incluyen las fibras autónomas eferentes preganglionares y también las fibras motoras somáticas (no autónomas) que llegan al músculo esquelético. Por lo tanto, casi todas las fibras eferentes que salen del SNC son colinérgicas. Además, la mayor parte de las fibras posganglionares parasimpáticas y unas cuantas posganglionares simpáticas son colinérgicas. Una cantidad considerable de neuronas posganglionares parasimpáticas utiliza óxido nítrico o péptidos como transmisor principal o cotransmisor.

Casi todas las fibras simpáticas posganglionares liberan noradrenalina; son **noradrenérgicas** (a menudo llamadas sólo "adrenérgicas"), es decir, actúan mediante la liberación de noradrenalina. Estas características de neurotransmisor se presentan de manera esquemática en la figura 6-1. Como se indica, algunas fibras simpáticas liberan acetilcolina. La dopamina es un transmisor muy importante en el SNC y hay evidencia de que puede liberarse de algunas fibras simpáticas periféricas. Las células de la médula suprarrenal, que tienen analogía embrionaria con las neuronas simpáticas posganglionares, liberan una mezcla de adrenalina y noradrenalina. Por último, la mayoría de los nervios autónomos libera varias sustancias **cotransmisoras** (descritas en el texto en la sección siguiente), además de los transmisores principales ya referidos.

Cinco elementos clave de la función neurotransmisora representan sitios potenciales para el tratamiento farmacológico: **síntesis**, **almacenamiento**, **liberación** y **terminación de acción** del transmisor, y **efectos en el receptor**. A continuación se describen estos procesos.

Transmisión colinérgica

Las terminaciones y varicosidades de las neuronas colinérgicas contienen abundantes vesículas pequeñas limitadas por membrana que se concentran cerca de la porción sináptica de la membrana celular (fig. 6-3); además, hay una menor cantidad de vesículas grandes con centros densos, situadas más lejos de la membrana sináptica. Las vesículas grandes contienen alta concentración de cotransmisores peptídicos (cuadro 6-1), mientras que las vesículas claras más pequeñas contienen la mayor parte de la acetilcolina. Las vesículas se sintetizan en el cuerpo neuronal y llegan a la terminación mediante el transporte axonal. Además, pueden reciclarse varias veces en la terminación. Las vesículas contienen **proteínas de membrana relacionadas con vesículas** (**VAMP**, *vesicle-associated membrane proteins*) que sirven para alinearlas con los sitios de liberación en la membrana celular interna de la neurona y participan en el inicio de la liberación del transmisor. El sitio de liberación en la superficie interna de la membrana en la terminación nerviosa contiene **proteínas relacionadas con el sinaptosoma** (**SNAP**, *synaptosomal nerve-associated proteins*), que interactúan con las VAMP.

La acetilcolina se sintetiza en el citoplasma a partir de acetil-CoA y colina mediante la acción catalítica de la enzima **acetiltransferasa de colina** (**ChAT**, *choline acetyltransferase*). La acetil-CoA se sintetiza en las mitocondrias, presentes en grandes cantidades en la terminación nerviosa. La colina se transporta del líquido extracelular a la terminación neuronal a través de un **transportador de colina** (**CHT**, *choline transporter*; fig. 6-3) membranal dependiente de sodio. Este simportador puede bloquearse por un grupo de fármacos experimentales llamados **hemicolinios**. Una vez sintetizada, la acetilcolina se transporta del citoplasma a las vesículas mediante un **transportador relacionado con la vesícula** (**VAT**, *vesicle-associated transporter*), impulsado por el flujo de protones (fig. 6-3). Este antiportador puede bloquearse con **vesamicol**, un fármaco experimental. La síntesis de acetilcolina es un proceso rápido capaz de mantener una velocidad muy alta de liberación del transmisor. El almacenamiento de la acetilcolina se realiza mediante el empaque de "cuantos" de moléculas de acetilcolina (casi siempre 1 000 a 50 000 moléculas en cada vesícula). La mayor parte de la acetilcolina (ACh) vesicular está unida con **proteoglucano vesicular** (**VPG**, *vesicular proteoglycan*), de carga negativa.

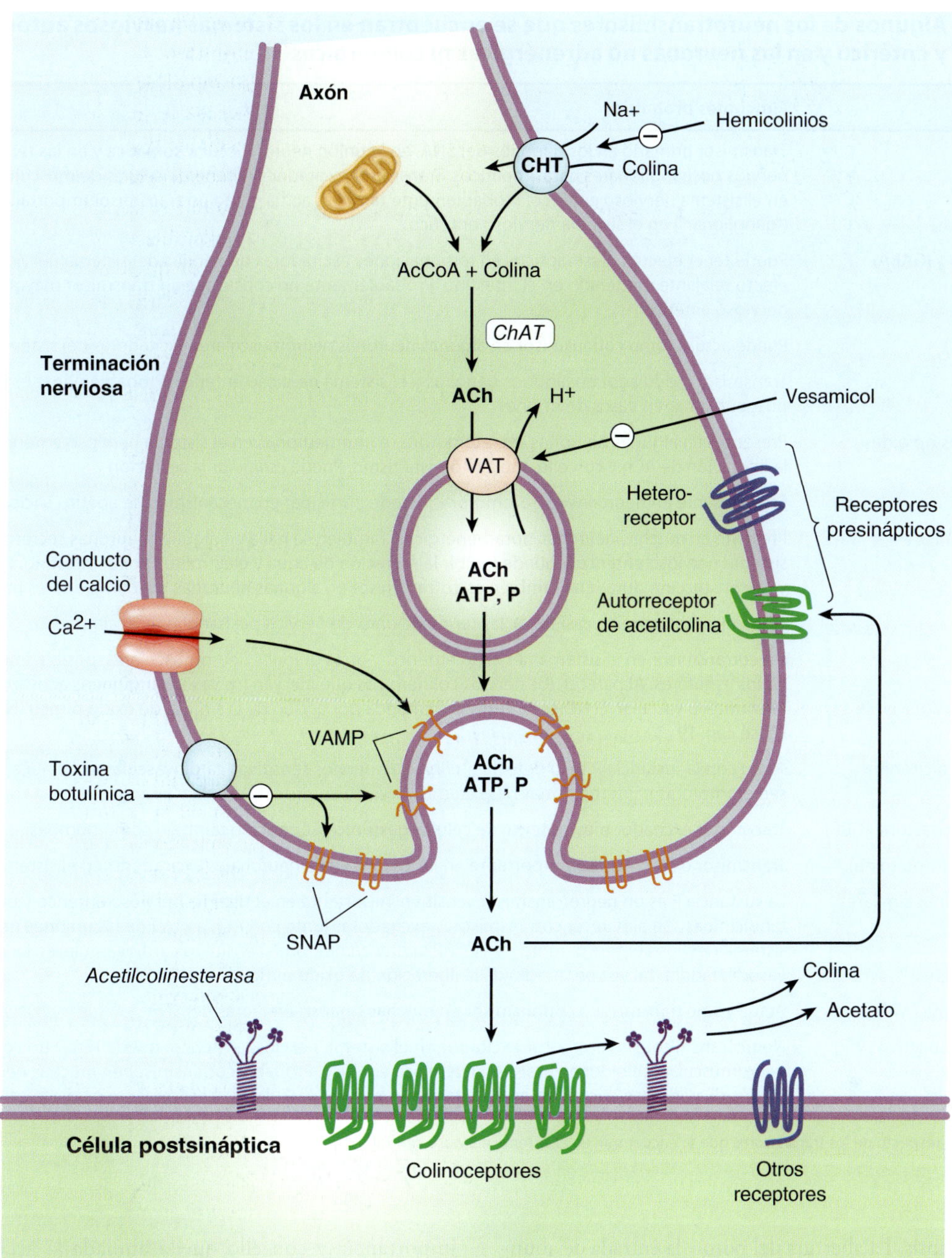

FIGURA 6–3 Esquema de la unión colinérgica generalizada (no se muestra a escala). La colina se transporta al interior de la terminación nerviosa presináptica por un transportador de colina (CHT) que depende del sodio; éste puede ser inhibido por fármacos hemicolínicos. En el citoplasma, la acetilcolina se sintetiza a partir de la colina y la acetil-CoA (AcCoA) por la enzima acetiltransferasa de colina (ChAT). A continuación, la acetilcolina es transportada al interior de la vesícula de almacenamiento por un segundo transportador, el transportador relacionado con la vesícula (VAT), que puede ser inhibido por vesamicol. Los péptidos (P), el trifosfato de adenosina (ATP) y los proteoglucanos también se depositan en la vesícula. El transmisor se libera cuando se abren los conductos del calcio sensibles a voltaje en la membrana de la terminación nerviosa, con lo que penetra dicho mineral. El incremento resultante en el calcio intracelular produce fusión de vesículas con la membrana de superficie y expulsión exocitótica de acetilcolina y cotransmisores y su paso a la sinapsis (véase el texto). Dicho paso puede ser bloqueado por toxina botulínica. La acción de la acetilcolina es anulada por el metabolismo que efectúa la enzima acetilcolinesterasa. Los resultados en la terminación nerviosa presináptica modulan la liberación del transmisor. SNAP, proteínas relacionadas con el sinaptosoma; VAMP, proteínas de membrana relacionadas con vesículas.

Las vesículas se concentran en la superficie interna de la terminación nerviosa frente a la sinapsis mediante la interacción de las proteínas conocidas como SNARE sobre la vesícula (un subgrupo de las VAMP, llamadas v-SNARE, en particular la **sinaptobrevina**) y las que están dentro de la membrana celular de la terminación (SNAP llamadas t-SNARE, en especial la **sintaxina** y **SNAP-25**). La liberación fisiológica del transmisor de las vesículas depende del calcio extracelular y se produce cuando un potencial de acción llega a la terminación e impulsa la entrada suficiente de iones calcio a través de los conductos del calcio tipo N. El calcio interactúa con la VAMP **sinaptotagmina** en la membrana vesicular e induce la fusión de la membrana vesicular con la membrana de la terminación, con abertura de

CUADRO 6-1 Algunos de los neurotransmisores que se encuentran en los sistemas nerviosos autónomo y entérico y en las neuronas no adrenérgicas ni colinérgicas[1]

Sustancia	Funciones probables
Acetilcolina (ACh)	Transmisor primario en los ganglios del SNA, en la unión neuromuscular somática y en las terminaciones de nervios posganglionares parasimpáticos. Transmisor excitador primario de células de músculo liso y secretorias en el sistema nervioso entérico. Probablemente también actúa como un transmisor importante interneuronal ("ganglionar") en el sistema nervioso entérico
Ácido aminobutírico γ (GABA)	Puede tener efectos presinápticos en terminaciones excitadoras de nervios del sistema nervioso entérico. Posee efecto relajante moderado en el intestino. Probablemente no constituye un transmisor mayor en el sistema nervioso entérico
Colecistocinina (CCK)	Puede actuar como cotransmisor en algunas neuronas neuromusculares excitadoras del sistema nervioso entérico
Dopamina	Transmisor modulador en algunos ganglios y el sistema nervioso entérico. Probablemente es transmisor simpático posganglionar en vasos de riñones
Encefalina y péptidos opioides similares	Presentes en algunas neuronas secretomotoras e interneuronas en el sistema nervioso entérico. Al parecer inhibe la liberación de ACh y con ello anula el peristaltismo. Puede *estimular* la secreción
Galanina	Está presente en neuronas secretomotoras; puede participar en mecanismos de apetito-saciedad
Neuropéptido Y (NPY)	Presente en muchas neuronas noradrenérgicas. También se halla en algunas neuronas secretomotoras en el sistema nervioso entérico y puede inhibir la secreción de agua y electrólitos por el intestino. Ocasiona vasoconstricción duradera. También es cotransmisor en algunas neuronas posganglionares parasimpáticas
Noradrenalina (NE)	Transmisor primario en casi todas las terminaciones de nervios posganglionares simpáticos
Óxido nítrico (NO)	Un cotransmisor en el sistema nervioso entérico y otras uniones neuromusculares; posible importancia particular en los esfínteres. Al parecer, los nervios colinérgicos que inervan los vasos sanguíneos activan la síntesis de NO en el endotelio vascular. El NO se sintetiza a demanda por acción de la sintasa de óxido nítrico (NOS), no se almacena; véase cap. 19
Péptido del gen de calcitonina (CGRP)	Junto con la sustancia P se lo detecta en fibras de nervios sensitivos cardiovasculares. Aparece en algunas neuronas secretomotoras e interneuronas del sistema nervioso entérico. Estimulante cardiaco
Péptido liberador de gastrina (GRP)	Transmisor excitador muy potente de células gastrínicas. Conocido también como bombesina de mamíferos
Serotonina (5-hidroxitriptamina)	Transmisor o cotransmisor importante en las uniones interneuronales excitadoras en el sistema nervioso entérico
Sustancia P, taquicininas similares	La sustancia P es un neurotransmisor sensitivo importante en el sistema nervioso entérico y otros sitios. Las taquicininas son al parecer cotransmisoras excitadoras junto con ACh a nivel de las uniones neuromusculares del sistema nervioso entérico. Junto con CGRP aparecen neuronas sensitivas cardiovasculares. La sustancia P es vasodilatadora (tal vez por medio de la liberación de óxido nítrico)
Trifosfato de adenosina (ATP)	Actúa como transmisor o cotransmisor en muchas sinapsis efectoras del SNA
Péptido intestinal vasoactivo (VIP)	Neurotransmisor secretomotor excitador en el sistema nervioso entérico; puede tener un cotransmisor neuromuscular inhibidor en el sistema nervioso entérico. Probable cotransmisor en muchas neuronas colinérgicas. Es vasodilatador (se encuentra en muchas neuronas perivasculares) y estimulante cardiaco

[1]Consúltese el capítulo 21 respecto de los transmisores que se encuentran en el sistema nervioso central.

un poro hacia la sinapsis. La abertura del poro y la entrada de abundantes cationes producen la liberación de la acetilcolina del proteoglucano y su expulsión por exocitosis hacia la hendidura sináptica. Una despolarización de un nervio motor sináptico puede liberar cientos de cuantos hacia la hendidura sináptica. La despolarización de una varicosidad del nervio posganglionar de tipo autónomo o la terminal probablemente libera una cantidad menor y lo hace en un área mayor. Además de la acetilcolina, se liberan varios cotransmisores en forma simultánea (cuadro 6-1). La liberación de acetilcolina por parte de la vesícula es bloqueada por la **toxina botulínica**, por la eliminación enzimática de dos aminoácidos de una o más de las proteínas de fusión.

Después de la liberación desde la terminación presináptica, las moléculas de acetilcolina tienden a unirse a su receptor y activarlo (**colinoceptor**). Al final (y por lo general con suma rapidez) toda la acetilcolina liberada se difunde dentro del radio de una molécula de **acetilcolinesterasa** (**AChE**, *acetylcholinesterase*). Esta enzima separa con gran eficiencia la acetilcolina en sus componentes colina y acetato, pero ninguno de estos dos ejerce efecto transmisor de importancia y con ello queda anulada la acción del transmisor (fig. 6-3). Muchas de las sinapsis colinérgicas cuentan con abundante acetilcolinesterasa; en consecuencia, la semivida de la acetilcolina en la sinapsis es muy corta (fracciones de segundo). La enzima mencionada también aparece en otros tejidos como los eritrocitos. (Existen otras colinesterasas con menor especificidad por la acetilcolina, incluida la butirilcolinesterasa [seudocolinesterasa], en el plasma, hígado, células gliales y muchos otros tejidos.)

Transmisión adrenérgica

Las neuronas adrenérgicas (fig. 6-4) transportan un aminoácido precursor (tirosina) a la terminación nerviosa para después sintetizar el transmisor catecolamínico (fig. 6-5) y al final almacenarlo en las vesículas de la membrana. En casi todas las neuronas posganglionares simpáticas el producto final es la noradrenalina. En la médula suprarrenal y algunas áreas del cerebro, una parte de la noradrenalina se transforma de manera adicional en adrenalina. En las neuronas dopaminérgicas el compuesto final de la síntesis es la dopamina.

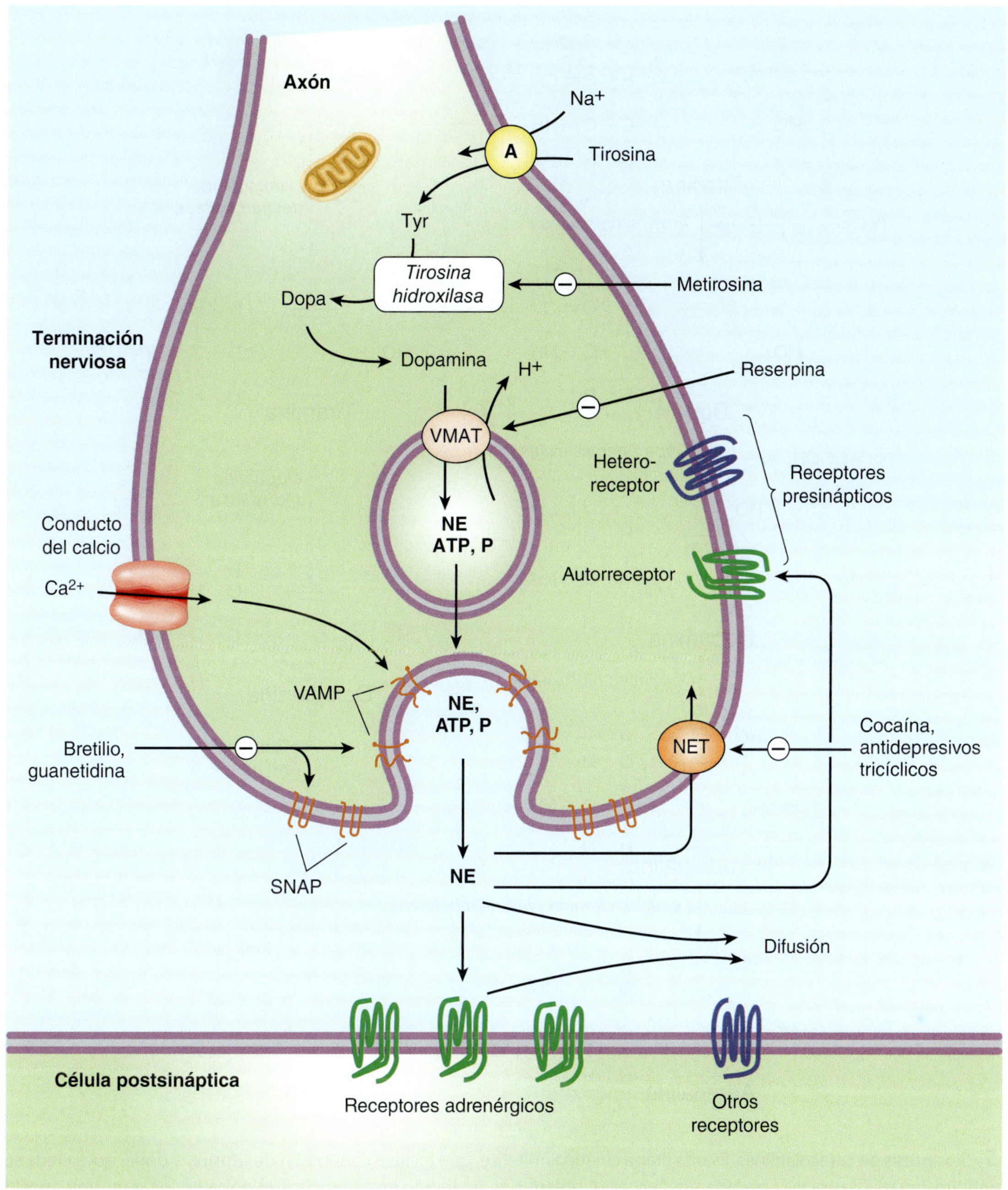

FIGURA 6-4 Esquema de la unión noradrenérgica generalizada (no se muestra a escala). La tirosina es transportada al interior de la terminación noradrenérgica o la varicosidad por un transportador que depende de sodio (A). En ese sitio dicho aminoácido es transformado en dopamina (véase la figura 6-5 para más detalles) y transportada al interior de la vesícula por el transportador monoamínico vesicular (VMAT), que puede ser bloqueado por la reserpina. El mismo transportador desplaza la noradrenalina (NE) y otras aminas al interior de tales granulos. La dopamina es transformada en NE en la vesícula por acción de la dopamina-β-hidroxilasa. El transmisor es liberado de forma fisiológica cuando un potencial de acción abre los conductos del calcio sensibles a voltaje e incrementa el nivel de calcio intracelular. La fusión de vesículas con la membrana superficial origina expulsión de la noradrenalina, cotransmisores y dopamina-β-hidroxilasa. La liberación puede bloquearse por fármacos como guanetidina y bretilio. Después de la liberación, la noradrenalina sale de la hendidura o se desplaza al citoplasma de la terminal por el transportador de noradrenalina (NET) que puede ser bloqueado por cocaína y antidepresivos tricíclicos o penetra en células posteriores a la unión o alrededor de ella. En la terminación presináptica están presentes receptores reguladores. SNAP, proteínas relacionadas con el sinaptosoma; VAMP, proteínas de membrana relacionadas con vesículas.

Algunos procesos en estas terminaciones nerviosas pueden ser "blancos" de acción farmacológica. Uno de ellos, la conversión de la tirosina en dopa, es la fase cineticolimitante de la síntesis de transmisores catecolamínicos. Puede ser inhibida por la **metirosina**, análogo de la tirosina. También los alcaloides de la reserpina inhiben a un cotransportador bidireccional de alta afinidad por las catecolaminas que se encuentran en la pared de la **vesícula de almacenamiento** (**VMAT**, *vesicular monoamine transporter* [transportador monoamínico vesicular]). La reserpina agota los depósitos del transmisor. Otro transportador, el **transportador de noradrenalina** (**NET**, *norepinephrine transporter*) transporta a ésta y moléculas semejantes de regreso al citoplasma celular desde el espacio sináptico (fig. 6-4;

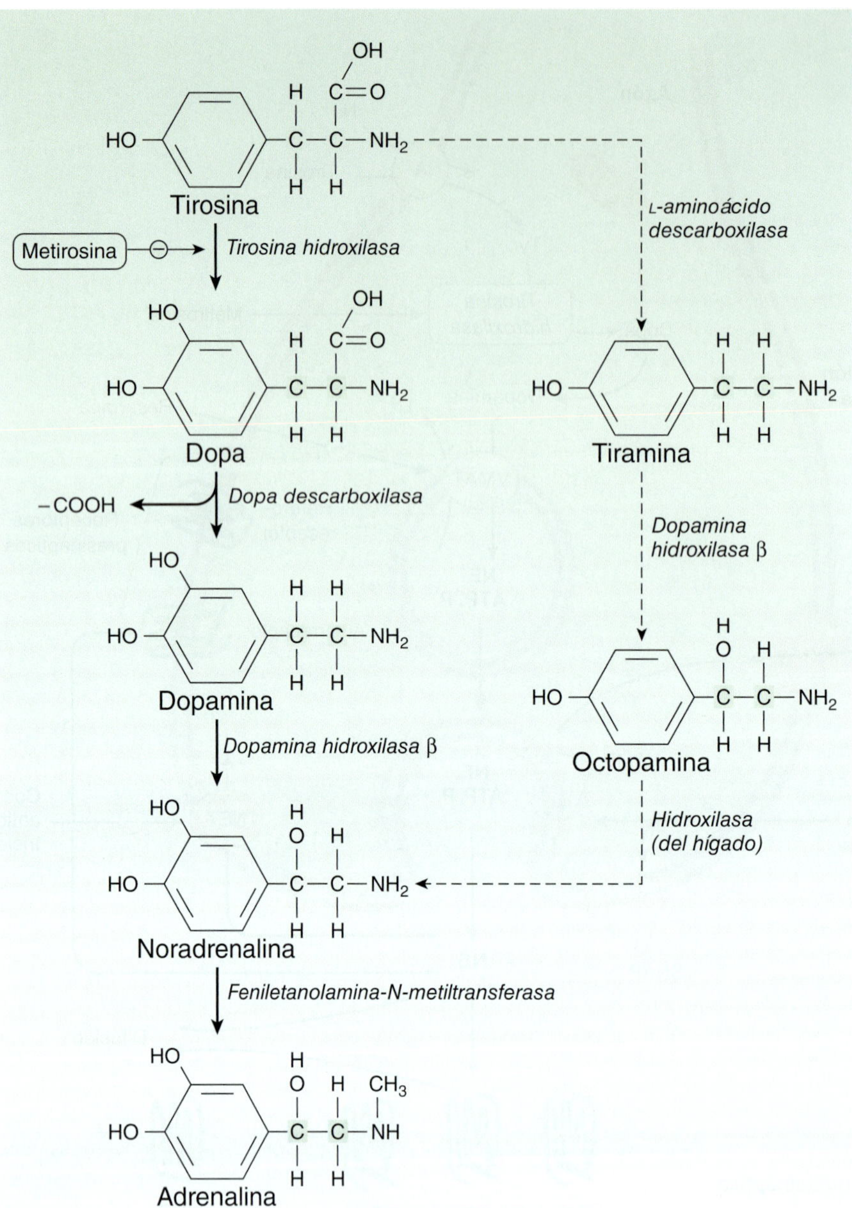

FIGURA 6–5 Biosíntesis de catecolaminas. Es una etapa cineticolimitante, que incluye conversión de tirosina a dopa, que puede ser inhibida por la metirosina (metiltirosina α). La otra vía señalada por flechas punteadas no ha tenido importancia fisiológica en los seres humanos. Sin embargo, pueden acumularse tiramina y octopamina en sujetos tratados con inhibidores de la monoaminooxidasa. (Con autorización de Greenspan FS, Gardner DG [editors]: *Basic and Clinical Endocrinology*, 7th ed. McGraw-Hill, 2003.)

NET). El transportador de la noradrenalina suele denominarse captador 1 o recaptador 1, y de él depende en parte la terminación de la actividad sináptica. Dicho transportador es inhibido por la **cocaína** y los **antidepresivos tricíclicos**, con lo cual aumenta la actividad transmisora en la sinapsis (véase el recuadro Transportadores de captación de neurotransmisores).

La liberación del transmisor vesicular almacenado, desde las terminaciones nerviosas noradrenérgicas, es semejante al proceso que depende del calcio, que se describió en las terminaciones colinérgicas. Además del transmisor primario (noradrenalina), también se liberan a la hendidura sináptica cotransmisores como el trifosfato de adenosina (ATP, *adenosine triphosphate*), la hidroxilasa β de dopamina y un péptido. Algunos simpaticomiméticos de acción indirecta y mixtos, como **tiramina**, **anfetaminas** y **efedrina**, pueden liberar el transmisor almacenado, desde las terminaciones nerviosas noradrenérgicas, por un proceso que no depende del calcio. Los fármacos mencionados son agonistas débiles (algunos de ellos son inactivos) a nivel de los receptores adrenérgicos, pero sirven de sustratos excelentes para los transportadores monoamínicos. Como consecuencia, son captados ávidamente en las terminaciones de nervios noradrenérgicos por parte del transportador de la noradrenalina. En la terminación nerviosa son transportados de modo adicional por el transportador monoamínico vesicular al interior de las vesículas, en las que desplaza a la noradrenalina, que más tarde se expulsa a la sinapsis por un transporte inverso, por medio del transportador de la noradrenalina. Las anfetaminas también inhiben a la monoaminooxidasa y tienen otros efectos que

Transportadores de captación de neurotransmisores

Como se señaló en el capítulo 1, se han identificado algunas grandes familias de proteínas transportadoras, las más importantes de las cuales son ABC (*ATP-Binding Cassette*) y SLC (*SoLute Carrier*). Como lo indica su nombre, los transportadores de la familia ABC utilizan ATP para su función. Las proteínas de la familia SLC son cotransportadoras y en muchos casos utilizan el desplazamiento de sodio hasta su gradiente de concentración, como fuente de energía. En algunas circunstancias también transportan transmisores en dirección contraria, por un mecanismo independiente del sodio.

NET, SLC6A2, transportador de noradrenalina, es un miembro de la familia de SLC, al igual que lo son transportadores similares encargados de la recaptación de dopamina (**DAT**, SLC6A3) y 5-hidroxitriptamina (serotonina, **SERT**, SLC6A4) al interior de neuronas que liberan dichos transmisores. Las proteínas de transporte mencionadas se localizan en tejidos periféricos y en el sistema nervioso central, en los sitios en que están las neuronas que los utilizan.

NET es importante en las acciones periféricas de la cocaína y las anfetaminas. En el SNC, NET y SERT son el sitio de acción esencial de algunos antidepresivos (cap. 30). El transmisor inhibidor más notable del SNC, que es el ácido aminobutírico γ (GABA), es sustrato de tres (como mínimo) transportadores de la familia SLC: GAT1, GAT2 y GAT3. GAT1 es el sitio en que actúa el fármaco anticonvulsivo (cap. 24). Otras proteínas de la familia SLC transportan glutamato, que es el principal transmisor excitador del SNC.

culminan en una mayor actividad de la noradrenalina en la sinapsis; para actuar no necesitan exocitosis de la vesícula.

Varias enzimas metabolizan la noradrenalina y la adrenalina, como se indica en la figura 6-6. Ante la gran actividad de la monoaminooxidasa en la mitocondria de la terminación nerviosa hay un "recambio" y generación notables de noradrenalina, incluso en la terminal en reposo. Los productos metabólicos se excretan en la orina y por ello es posible conocer el "recambio" o producción de catecolaminas, por la cuantificación (análisis) de los metabolitos totales en una muestra de orina de 24 h, en el laboratorio (método conocido algunas veces como "ácido vanililmandélico y metanefrinas"). Sin embargo, el metabolismo no constituye el mecanismo primario para terminar la acción de la noradrenalina liberada de forma fisiológica desde los nervios noradrenérgicos. La cesación de la transmisión noradrenérgica es consecuencia de dos procesos: el primero es la difusión simple, lejos del sitio receptor (y metabolismo final en el plasma o el hígado) y el segundo la recaptación en el interior de la terminación nerviosa por acción del transportador de la noradrenalina (fig. 6-4) o en la glía perisináptica u otras células.

Cotransmisores en nervios colinérgicos y adrenérgicos

Como se mencionó antes, las vesículas de los nervios colinérgicos y adrenérgicos contienen otras sustancias además del transmisor principal, algunas veces en las mismas vesículas y otras en una población separada de vesículas. Algunas de ellas identificadas hasta la fecha se incluyen en el cuadro 6-1. Muchas son también transmisores *primarios* en nervios no adrenérgicos ni colinérgicos, y se revisan en el siguiente apartado. Al parecer, actúan en varias formas en la función de nervios que liberan acetilcolina o noradrenalina. En algunos casos tienen una intervención más rápida o más lenta para complementar o modular los efectos del transmisor primario. Participan también en la inhibición por retroalimentación de la misma terminación nerviosa y las circundantes.

RECEPTORES DEL SISTEMA NERVIOSO AUTÓNOMO

En términos históricos, los análisis de estructura/actividad con comparaciones cuidadosas de la potencia de diversos análogos agonistas y antagonistas del sistema autónomo permitieron definir algunos subtipos de receptores de tal sistema, entre ellos los colinoceptores muscarínicos y nicotínicos y los receptores adrenérgicos α, β y dopamínicos (cuadro 6-2). Más adelante, la unión de ligandos marcados con isótopos permitió la purificación e identificación de varias de las moléculas de receptores. La biología molecular cuenta con técnicas para la identificación y expresión de genes que codifican receptores similares dentro de tales grupos (cap. 2).

Los subtipos de receptores acetilcolínicos primarios recibieron su nombre con base en los alcaloides utilizados en forma original para su identificación: muscarina y nicotina, razón por la cual fueron llamados **receptores muscarínicos** y **nicotínicos**. En el caso de los receptores situados en nervios noradrenérgicos no fue práctico utilizar los nombres de los agonistas (noradrenalina, fenilefrina, isoproterenol y otros más). En consecuencia, se utilizó en forma general el término de **adrenorreceptor** para describir a aquellos que reaccionan a catecolaminas como la noradrenalina. Por analogía, el vocablo **colinoceptor** se refiere a los receptores (muscarínicos y nicotínicos) que reaccionan a la acetilcolina. En Estados Unidos tales estructuras recibieron un nombre coloquial basado en los nervios de los que reciben impulsos; es por ello que se les ha denominado **receptores adrenérgicos** (o noradrenérgicos) y **colinérgicos**. La clase general de los receptores adrenérgicos se subdivide en los tipos α-, β- y **dopamínicos**, de acuerdo con la selectividad de agonista y antagonista, y las bases genómicas. La síntesis de fármacos antagonistas más selectivos ha permitido clasificar subclases dentro de estos tipos principales; por ejemplo, dentro de la clase de receptores adrenérgicos α, los receptores α_1 y α_2 difieren en su selectividad por agonista y antagonista. En los capítulos siguientes se incluyen los efectos específicos de los fármacos selectivos comentados.

NEURONAS NO ADRENÉRGICAS NI COLINÉRGICAS (NANC)

Desde hace años se sabe que los tejidos efectores que reciben inervación del sistema autónomo (como intestinos, vías respiratorias y vejiga), contienen fibras nerviosas que no poseen las características histoquímicas de las fibras colinérgicas ni de las adrenérgicas (NANC, *nonadrenergic noncholinergic neurons*). Ambas NANC motoras y sensitivas están presentes. Los péptidos son las sustancias transmisoras más comunes halladas en estas terminaciones nerviosas, pero también se encuentran otras sustancias como la sintasa de óxido

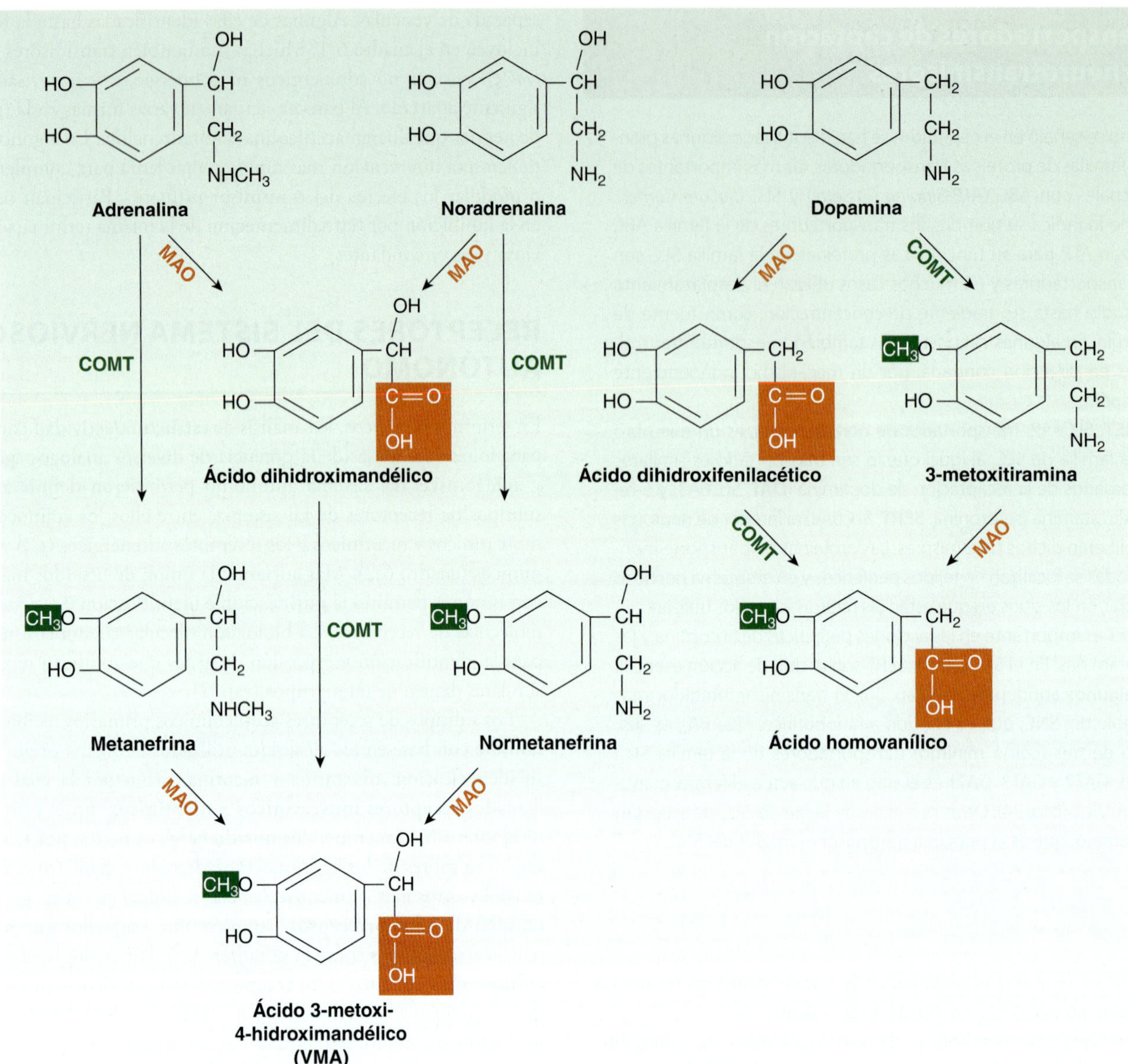

FIGURA 6–6 Metabolismo de las catecolaminas por acción de la catecol-*O*-metiltransferasa (COMT) y la monoaminooxidasa (MAO). (Con autorización de Greenspan FS, Gardner DG [editors]: *Basic and Clinical Endocrinology*. 7th ed. McGraw-Hill, 2003.)

nítrico y las purinas (cuadro 6-1) en varias terminaciones nerviosas. La capsaicina, neurotoxina obtenida de los pimientos picantes, puede hacer que dichas neuronas liberen el transmisor (en particular sustancia P) y, en altas dosis, culminar en la destrucción de la neurona.

El sistema más estudiado que contiene neuronas no adrenérgicas ni colinérgicas, además de las fibras colinérgicas y adrenérgicas, es el entérico, en la pared intestinal (fig. 6-2). En el intestino delgado, por ejemplo, dichas neuronas contienen una o más de las siguientes sustancias: sintasa de óxido nítrico (que genera óxido nítrico, NO); el péptido vinculado con el gen de calcitonina; colecistocinina, dinorfina, encefalinas, péptido liberador de gastrina, 5-hidroxitriptamina (serotonina), neuropéptido Y, somatostatina, sustancia P y péptido intestinal vasoactivo (VIP, *vasoactive intestinal peptide*). Algunas neuronas contienen incluso cinco transmisores diferentes.

Quizá sea mejor llamar a las fibras sensitivas, en los sistemas no adrenérgicos ni colinérgicos, "sensitivas-eferentes" o "sensitivas-efector local", dado que una vez activadas por estímulos sensitivos pueden liberar péptidos transmisores desde la propia terminación sensitiva, desde ramas axonales locales y desde colaterales que terminan en los ganglios del sistema autónomo. Los péptidos en cuestión son agonistas potentes en muchos tejidos efectores que reciben impulsos del sistema autónomo.

ORGANIZACIÓN FUNCIONAL DE LA ACTIVIDAD DEL SISTEMA AUTÓNOMO

La función del sistema autónomo está integrada y regulada en muchos planos, desde el sistema nervioso central hasta las células efectoras. Gran parte de la regulación aprovecha la retroalimentación negativa, pero se han identificado otros mecanismos. Dicha retroalimentación asume importancia particular en las respuestas del SNA a la administración de fármacos con acción en el mismo sistema.

CUADRO 6-2 Principales tipos de receptores del sistema nervioso autónomo

Nombre del receptor	Sitios típicos de localización	Resultados de unión a ligando
Colinoceptores		
M_1 muscarínico	Neuronas del SNC, neuronas posganglionares simpáticas y algunos sitios presinápticos	Formación de IP_3 y DAG; incremento del calcio intracelular
M_2 muscarínico	Miocardio, músculo liso, algunos sitios presinápticos; neuronas del SNC	Abertura de conductos del potasio, inhibición de la adenilil ciclasa
M_3 muscarínico	Glándulas exocrinas, vasos (músculo liso y endotelio); neuronas del SNC	Similar a la unión de ligando del receptor M_1
M_4 muscarínico	Neuronas del SNC; posiblemente terminaciones del nervio vago	Similar a la unión de ligando del receptor M_2
M_5 muscarínico	Endotelio de vasos, en particular los del cerebro; neuronas del SNC	Similar a la unión de ligando del receptor M_1
N_N nicotínico	Neuronas posganglionares, algunas terminaciones colinérgicas presinápticas; por lo general los receptores contienen dos subunidades tipo $\alpha3$ y una $\beta4$ además de las subunidades γ y δ	Abertura de los conductos de Na^+, K^+, despolarización
N_M nicotínico	Placas terminales neuromusculares del músculo esquelético; por lo general los receptores tienen dos subunidades $\alpha1$ y $\beta1$, además de las subunidades γ y δ	Abertura de conductos del Na^+, K^+, despolarización
Receptores adrenérgicos		
$Alfa_1$	Células efectoras postsinápticas, en particular de músculo liso	Formación de IP_3 y DAG; incremento del calcio intracelular
$Alfa_2$	Terminaciones de nervios adrenérgicos presinápticos; plaquetas, lipocitos, músculo liso	Inhibición de la adenilil ciclasa; disminución de cAMP
$Beta_1$	Células efectoras postsinápticas, en particular del corazón, lipocitos y encéfalo; terminaciones de nervios adrenérgicos y colinérgicos presinápticos, aparato yuxtaglomerular de túbulos renales y epitelio del cuerpo ciliar	Estimulación de la adenilil ciclasa, incremento de cAMP
$Beta_2$	Células efectoras postsinápticas, en particular las de músculo liso y miocardio	Estimulación de adenilil ciclasa e incremento de cAMP. En algunas situaciones activa a G_i del corazón
$Beta_3$	Células efectoras postsinápticas, en particular lipocitos; corazón	Estimulación de adenilil ciclasa e incremento de cAMP[1]
Receptores dopamínicos		
D_1 (DA_1), D_5	Cerebro, tejidos efectores, en particular músculo liso del lecho vascular renal	Estimulación de la adenilil ciclasa e incremento de cAMP
D_2 (DA_2)	Cerebro, tejidos efectores, en particular músculo liso; terminaciones nerviosas presinápticas	Inhibición de adenilil ciclasa; incremento de conductancia del potasio
D_3	Cerebro	Inhibición de adenilil ciclasa
D_4	Cerebro, aparato cardiovascular	Inhibición de adenilil ciclasa

[1]No se conoce en detalle la función del receptor β_3 del corazón, pero al parecer su activación no estimula la frecuencia ni la potencia del miocardio.

Integración central

En el nivel más alto (mesencéfalo y bulbo raquídeo) están integradas mutuamente las dos divisiones del SNA y el sistema endocrino, con impulsos sensitivos e información que llega desde los centros superiores del SNC, incluida la corteza cerebral. Las interacciones de ese tipo son tales que los investigadores llamaron de manera inicial al sistema parasimpático, **trofotrópico** (es decir, que estimulaba el crecimiento), utilizado para el "reposo y la digestión", y al sistema simpático lo denominaron **ergotrópico** (que ocasionaba gasto de energía), y que se activaba en la reacción de "lucha o huida". En la actualidad, estos términos casi no indican los mecanismos en que se basan, pero son descripciones sencillas aplicables a muchas de las acciones de los sistemas (cuadro 6-3). Por ejemplo, la lentificación del latido cardiaco (bradicardia) y la estimulación de la actividad del aparato digestivo son actos típicos de conservación y almacenamiento de energía del sistema parasimpático. A diferencia de ello, la estimulación cardiaca, el incremento de la glucemia y la vasoconstricción cutánea son respuestas generadas por la descarga de impulsos simpáticos, activados en forma idónea ante un ataque de lucha o supervivencia.

En un plano más sutil de interacciones en el tallo encefálico, en el bulbo raquídeo y la médula espinal se producen importantes interacciones por coordinación entre los sistemas parasimpático y simpático. En el caso de algunos órganos, las fibras sensitivas vinculadas con el sistema parasimpático ejercen control reflejo en relación con los impulsos motores, en el sistema simpático. De este modo, las fibras sensitivas del barorreceptor del seno carotídeo en el nervio glosofaríngeo influyen en gran medida en los impulsos simpáticos de salida, desde el centro vasomotor. Dicho ejemplo se describe en mayor detalle en el siguiente apartado. En forma semejante, las fibras sensitivas parasimpáticas en la pared de la vejiga modifican en grado significativo los estímulos inhibidores simpáticos que llegan a dicho órgano. Dentro del sistema nervioso entérico, las fibras simpáticas de la pared de los intestinos establecen sinapsis con neuronas motoras preganglionares y posganglionares que controlan la actividad del músculo liso de intestinos y las células secretorias de tales órganos (fig. 6-2).

Integración de la función cardiovascular

Los reflejos del sistema autónomo tienen importancia en el conocimiento de las respuestas cardiovasculares a fármacos con acción en dicho sistema. Como se indica en la figura 6-7, la variable primaria controlada en la función cardiovascular es la **presión arterial media**. Los cambios en cualquier variable que contribuya a dicha presión

CUADRO 6–3 Efectos directos de la actividad de *nervios* del sistema nervioso autónomo en algunos órganos y sistemas. Los efectos de *fármacos* en el sistema nervioso autónomo son similares, pero no idénticos (consúltese el texto)

Órgano	Efecto de			
	Actividad simpática		Actividad parasimpática	
	Acción[1]	*Receptor*[2]	*Acción*	*Receptor*[2]
Ojo				
Músculo radiado del iris	Contracción	α_1	...	...
Músculo circular del iris	...	...	Contracción	M_3
Músculo ciliar	[Relajación]	β	Contracción	M_3
Corazón				
Nudo sinoauricular	Aceleración	β_1, β_2	Desaceleración	M_2
Marcapasos ectópicos	Aceleración	β_1, β_2	...	...
Contractilidad	Incremento	β_1, β_2	Disminución (aurículas)	M_2
Vasos sanguíneos				
Piel, vasos esplácnicos	Contracción	α	...	...
Vasos de músculo estriado	Relajación	β_2	...	...
	[Contracción]	α	...	...
	Relajación[3]	M_3	...	...
Endotelio de los vasos del corazón, cerebro y vísceras	...	...	Sintetiza y libera EDRF[4]	M_3, M_5[5]
Músculo liso de bronquíolos	Relajación	β_2	Contracción	M_3
Vías gastrointestinales				
Músculo liso				
Paredes	Relajación	α_2,[6] β_2	Contracción	M_3
Esfínteres	Contracción	α_1	Relajación	M_3
Secreción	...	...	Incremento	M_3
Músculo liso de vías genitourinarias				
Pared de la vejiga	Relajación	β_2	Contracción	M_3
Esfínter	Contracción	α_1	Relajación	M_3
Útero, en el embarazo	Relajación	β_2	...	...
	Contracción	α	Contracción	M_3
Pene, vesículas seminales	Eyaculación	α	Erección	M
Piel				
Músculo de fibra lisa pilomotor	Contracción	α	...	...
Glándulas sudoríparas			...	...
Ecrinas	Incremento	M	...	...
Apocrinas (estrés)	Incremento	α	...	...
Funciones metabólicas				
Hígado	Gluconeogénesis	β_2, α	...	...
Hígado	Glucogenólisis	β_2, α	...	...
Lipocitos	Lipólisis	β_3	...	...
Riñones	Liberación de renina	β_1	...	...

[1]Entre corchetes se señalan las acciones menos importantes.

[2]Tipo de receptor específico: α, alfa; β, beta; M, muscarínico.

[3]El músculo liso de vasos en músculos estriados posee fibras dilatadoras colinérgicas simpáticas.

[4]El endotelio de la mayoría de los vasos sanguíneos libera EDRF (*endothelium-derived relaxing factor*), que produce vasodilatación marcada como respuesta a estímulos muscarínicos. Las fibras parasimpáticas inervan los receptores muscarínicos en los vasos de las vísceras y el cerebro, y las fibras colinérgicas simpáticas inervan los vasos sanguíneos del músculo esquelético. Los receptores muscarínicos en los otros vasos de la circulación periférica no están inervados, sólo responden a los agonistas muscarínicos circulantes.

[5]Los vasos sanguíneos cerebrales se dilatan en reacción a la activación del receptor M_5.

[6]Probablemente lo hace a través de inhibición presináptica de la actividad parasimpática.

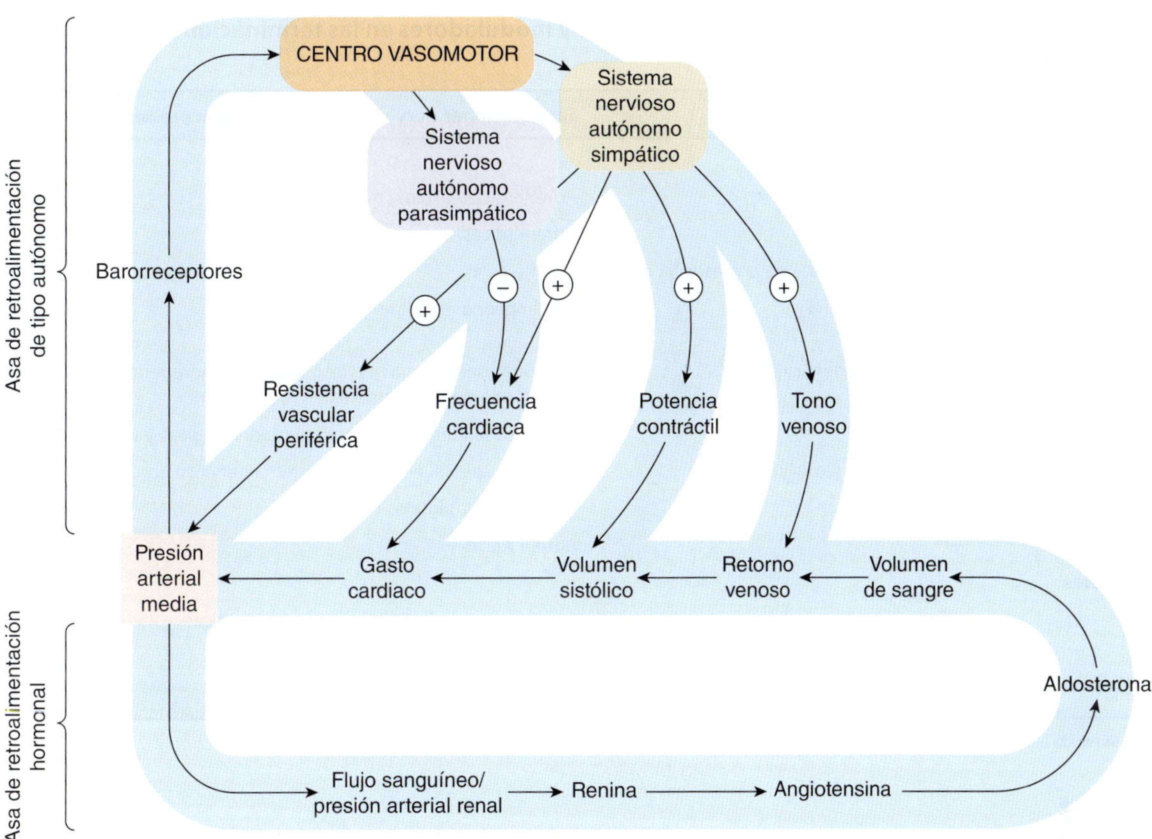

FIGURA 6–7 Control autónomo y hormonal de la función cardiovascular. Se identifican dos asas de retroalimentación: la del sistema nervioso autónomo y la de tipo hormonal. El sistema nervioso simpático influye en forma directa en cuatro variables principales: resistencia vascular periférica, frecuencia y fuerza cardiacas y tono venoso. También modula de manera directa la producción de renina (no se incluye). El sistema nervioso parasimpático influye de modo directo en la frecuencia cardiaca. Además de estimular la secreción de aldosterona, la angiotensina II intensifica en forma directa la resistencia vascular periférica y facilita los efectos simpáticos (no se incluyen). El efecto de retroalimentación neto de cada asa incluye la compensación de cambios en la presión arterial. De ese modo, la disminución de dicha presión por la pérdida sanguínea desencadenaría mayores impulsos simpáticos (de salida) y liberación de renina. Por lo contrario, la elevación de la presión por administración de un vasoconstrictor haría que disminuyera el flujo simpático (de salida), reduciría la liberación de renina e intensificaría el flujo de salida parasimpático (vagal).

(p. ej., un incremento de la resistencia vascular periférica inducido por algún fármaco) desencadenan reacciones **homeostáticas** potentes secundarias que tienden a la compensación de dicho cambio producido de modo directo. Tales respuestas quizá sean suficientes para disminuir el cambio en la presión arterial media y revertir los efectos del fármaco en la frecuencia cardiaca. Un ejemplo útil es la noradrenalina administrada en goteo intravenoso lento. Ésta induce efectos directos en el músculo de vasos y el corazón. Es un vasoconstrictor potente y al incrementar la resistencia vascular periférica intensifica la presión arterial media. En caso de no haber control reflejo (p. ej., en el sujeto que ha recibido el corazón en trasplante), también son estimulantes los efectos de los fármacos en el corazón, es decir, aceleran la frecuencia cardiaca e intensifican la potencia contráctil. Sin embargo, en una persona con reflejos intactos, la respuesta de retroalimentación negativa a la elevación de la presión arterial media hace que disminuya la corriente simpática al corazón y haya un aumento notable de la descarga parasimpática (nervio vago) en el marcapasos de dicha víscera. La respuesta en cuestión tiene la mediación del aumento de estímulos por parte de los nervios barorreceptores del seno carotídeo y el cayado aórtico. La mayor actividad de los barorreceptores da lugar a los cambios mencionados en los impulsos de salida simpáticos centrales y vagales. Como resultado, el efecto *neto* de las dosis presoras corrientes de noradrenalina en una persona normal es el incremento extraordinario de la resistencia vascular periférica, elevación de la presión arterial media y *lentificación* resultante de la frecuencia cardiaca. La bradicardia, que es la respuesta compensatoria refleja desencadenada por el agente en cuestión, es *exactamente lo contrario* de la acción directa de tal fármaco; ello es anticipable si se conoce la integración de la función cardiovascular por parte del SNA.

Regulación presináptica

El principio de control por retroalimentación negativa también se identifica a nivel presináptico de la función del sistema autónomo; se han demostrado en muchas terminaciones nerviosas importantes mecanismos de control por inhibición por retroalimentación a dicho nivel. Un mecanismo bien demostrado incluye el receptor α_2 situado en terminaciones de nervios noradrenérgicos; este receptor se activa por la noradrenalina y moléculas similares; la activación aminora la liberación ulterior de dicha catecolamina a partir de las terminaciones nerviosas mencionadas (cuadro 6-4). El mecanismo de este efecto mediado por proteína G comprende la inhibición de la corriente de entrada de calcio a la célula, que causa fusión vesicular y liberación del transmisor. En cambio, el receptor β presináptico facilita al parecer la

CUADRO 6-4 Efectos del autorreceptor, heterorreceptor y moduladores en las terminaciones nerviosas de las sinapsis periféricas[1]

Transmisor/modulador	Tipo de receptor	Terminaciones nerviosas en las que están presentes
Efectos inhibidores		
Acetilcolina	M_2, M_1	Adrenérgicas, sistema nervioso entérico
Noradrenalina	$Alfa_2$	Adrenérgicas
Dopamina	D_2; escasas pruebas de la presencia de D_1	Adrenérgicas
Serotonina (5-HT, 5-hidroxitriptamina)	$5\text{-}HT_1$, $5\text{-}HT_2$, $5\text{-}HT_3$	Preganglionares colinérgicas
ATP y adenosina	P_2 (ATP), P_1 (adenosina)	Neuronas del sistema nervioso autónomo adrenérgicas y colinérgicas del sistema nervioso entérico
Histamina	H_3, tal vez H_2	El tipo H_3 se identifica en neuronas adrenérgicas y serotoninérgicas del SNC
Encefalina	Delta (también mu, kappa)	Adrenérgicas, colinérgicas de sistema nervioso entérico
Neuropéptido Y	Y_1, Y_2 (NPY)	Adrenérgicas, algunas colinérgicas
Prostaglandinas E_1, E_2	EP_3	Adrenérgicas
Efectos excitadores		
Adrenalina	$Beta_2$	Adrenérgicas, colinérgicas motoras somáticas
Acetilcolina	N_M	Colinérgicas motoras somáticas
Angiotensina II	AT_1	Adrenérgica

[1]Lista provisional. Sin duda alguna, conforme se publiquen más investigaciones aumentará el número de transmisores y localización.

liberación de noradrenalina desde algunas neuronas adrenérgicas. A los receptores presinápticos que reaccionan a la sustancia transmisora primaria liberada por la terminación nerviosa se les denomina **autoreceptores**. Por lo regular, éstos son inhibidores, pero además de los receptores excitadores β, que se encuentran en fibras noradrenérgicas, muchas fibras colinérgicas, en particular las motoras somáticas, poseen autorreceptores nicotínicos excitadores.

El control de la liberación del transmisor no se limita a la modulación por él mismo. Las terminaciones nerviosas también poseen receptores reguladores que reaccionan a otras sustancias. Los **heteroreceptores** mencionados pueden ser activados por sustancias liberadas desde otras terminaciones nerviosas que establecen sinapsis con la terminal nerviosa. Por ejemplo, algunas fibras vagales en el miocardio hacen sinapsis en las terminaciones de nervios noradrenérgicos simpáticos e inhiben la liberación de noradrenalina. Como otra posibilidad, los ligandos correspondientes a estos receptores pueden difundirse a ellos desde la sangre o tejidos circundantes. En el cuadro 6-4 se incluyen algunos de los transmisores y receptores identificados hasta la fecha. Es probable que en todas las fibras nerviosas se produzca la regulación presináptica, por intervención de diversas sustancias endógenas.

Regulación postsináptica

La regulación postsináptica puede considerarse desde dos perspectivas: modulación por la actividad previa en el receptor primario (que puede aumentar o reducir el número de receptores, o desensibilizarlos; cap. 2) y modulación por otros fenómenos simultáneos.

El primer mecanismo se corroboró en algunos sistemas de receptores/efectores. Se sabe que el incremento y la disminución del número de receptores ocurren en reacción a la activación menor o mayor de ellos, respectivamente. Una forma extrema de regulación "aditiva", es decir, de incremento, se produce después de la **desnervación supersensitiva** de algunos tejidos, lo cual origina sensibilidad excesiva del tejido (después de la desnervación) a activadores de ese tipo de receptor. Por ejemplo, en el músculo estriado los receptores nicotínicos están casi siempre circunscritos a las regiones de la lámina terminal, que se encuentra en la parte inferior de las terminaciones de nervios motores somáticos. La desnervación quirúrgica produce proliferación extraordinaria de los colinoceptores nicotínicos en todas las partes de la fibra, incluidas las zonas que no tenían vínculo alguno con uniones de nervios motores. La supersensibilidad farmacológica relacionada con la supersensibilidad a la desnervación se observa en los tejidos efectores que reciben impulsos del sistema nervioso autónomo después de administrar fármacos que agotan las reservas de transmisores e impiden la activación de los receptores postsinápticos por un lapso suficiente. Por ejemplo, la administración duradera de grandes dosis de reserpina, sustancia que causa agotamiento de la noradrenalina, puede hacer que aumente la sensibilidad de las células efectoras de músculo liso y cardiaco, a las que llegan las fibras simpáticas en las que ocurrió el agotamiento.

El segundo mecanismo comprende la modulación del fenómeno transmisor/receptor primario por situaciones desencadenadas por los mismos transmisores, o de otro tipo, que actúan en diferentes receptores postsinápticos. Un ejemplo adecuado de este fenómeno es la transmisión ganglionar (fig. 6-8). Las células posganglionares se activan (despolarizan) como consecuencia de la unión de un ligando apropiado a un receptor acetilcolínico nicotínico neuronal (N_N). El **potencial postsináptico excitador** (**EPSP**, *excitatory postsynaptic potential*) rápido que surge desencadena un potencial de acción propagado si alcanza un "umbral" o límite. Después de este hecho surge un potencial ulterior o subsecuente, hiperpolarizante, pequeño y de desarrollo lento, pero más duradero, el llamado **potencial postsináptico inhibidor** (**IPSP**, *inhibitory postsynaptic potential*) lento; dicha hiperpolarización comprende la abertura de los conductos (canales) del potasio por los colinoceptores M_2. Después de IPSP

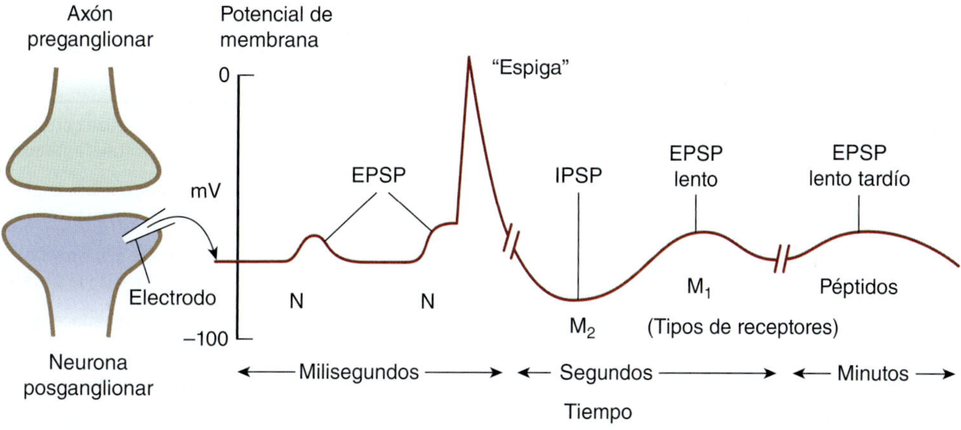

FIGURA 6–8 Potenciales postsinápticos excitadores e inhibidores (EPSP e IPSP) en una neurona de un ganglio de tipo autónomo. La neurona posganglionar señalada en el lado izquierdo del esquema, con un electrodo de registro, debe transitar por los cambios de potencial de membrana que se señalan de manera esquemática en el registro. La respuesta comienza con dos reacciones de tipo EPSP a la activación del receptor nicotínico (N), si bien el primero no alcanzó el nivel umbral. El segundo EPSP, supraumbral, desencadena un potencial de acción seguido por IPSP quizá desencadenado por activación del receptor M_2 (con la participación posible de la activación del receptor dopamínico). A su vez, después de IPSP aparece un EPSP más lento que depende de M_1, seguido, en ocasiones, por un potencial postsináptico excitador inducido por péptido, aún más lento.

surge un potencial postsináptico excitador lento y pequeño causado por el cierre de los conductos de dicho ion, por acción de los colinoceptores M_1. Por último, puede desencadenarse un EPSP muy lento y tardío, por la acción de péptidos liberados de otras fibras. Dichos potenciales lentos modulan la capacidad de respuesta de las células postsinápticas a la actividad ulterior del nervio presináptico excitador primario (para más ejemplos, véase cap. 21).

MODIFICACIÓN FARMACOLÓGICA DE LA FUNCIÓN DEL SISTEMA AUTÓNOMO

La transmisión comprende mecanismos diferentes en segmentos diversos del SNA, razón por la cual algunos fármacos producen efectos muy específicos, en tanto que en el caso de otros, sus acciones son menos selectivas. En el cuadro 6-5 se incluye un resumen de las fases de la transmisión de impulsos, desde el SNC hasta las células efectoras que reciben impulsos del sistema nervioso autónomo.

Los fármacos que antagonizan la propagación de potenciales de acción (anestésicos locales y algunas toxinas naturales), tienen una acción neta no selectiva o inespecífica, dado que actúan en un proceso que es común para todas las neuronas. Por otra parte, los fármacos que actúan en los fenómenos bioquímicos que intervienen en la síntesis del transmisor y su almacenamiento son más selectivos porque difieren las características bioquímicas de cada transmisor, es decir, la síntesis de noradrenalina es por completo distinta de la de acetilcolina. La activación o bloqueo de los receptores en la célula efectora ofrecen máxima flexibilidad y selectividad del

Farmacología de los ojos

El ojo es un buen ejemplo de un órgano con múltiples funciones autónomas controladas por varios tipos de receptores autónomos. Como se muestra en la figura 6-9, la cámara anterior es el sitio de algunos tejidos efectores que reciben el influjo del sistema nervioso autónomo, incluidos tres músculos (dilatador y constrictor de la pupila en el iris, y el músculo ciliar) y el epitelio secretor del cuerpo ciliar.

La actividad de nervios parasimpáticos y parasimpaticomiméticos muscarínicos median la contracción del músculo circular constrictor de la pupila y el músculo ciliar. La contracción del músculo constrictor origina miosis, es decir, disminución del diámetro pupilar. Este fenómeno suele aparecer en individuos expuestos a grandes dosis sistémicas o tópicas de parasimpaticomiméticos, en particular inhibidores organofosforados de colinesterasa. La contracción del músculo ciliar da lugar a la acomodación del foco para la visión cercana. El fenómeno contráctil mencionado (intenso) que suele surgir con intoxicación por inhibidores de colinesterasa recibe el nombre de *ciclospasmo*. La contracción de dicho músculo también genera tensión en la red trabecular, abre sus orificios y facilita la salida del humor acuoso al conducto de Schlemm. El mayor flujo aminora la tensión intraocular, resultado muy útil en individuos con glaucoma. Los fármacos de bloqueo muscarínico como la atropina evitan o revierten todos los efectos mencionados.

Los receptores adrenérgicos α median la contracción de las fibras del dilatador de la pupila, de disposición radiada, en el iris, y producen midriasis; esto surge durante la descarga simpática y cuando se colocan en el saco conjuntival fármacos agonistas α como la fenilefrina. Los receptores adrenérgicos β del epitelio ciliar facilitan la secreción de humor acuoso. El bloqueo de ellos (fármacos bloqueadores β) aminora la actividad secretoria y también la tensión intraocular y constituye otra forma de tratar el glaucoma.

CUADRO 6–5 Fases de la transmisión en el sistema nervioso autónomo: efectos de fármacos

Fenómeno modificado	Ejemplo de fármaco	Sitio	Acción
Propagación del potencial de acción	Anestésicos locales, tetrodotoxina,[1] saxitoxina[2]	Axones nerviosos	Antagoniza conductos del sodio activados por voltaje; antagoniza la conducción
Síntesis del transmisor	Hemicolinio	Terminaciones de nervios colinérgicos: membrana	Antagoniza la captación de colina y disminuye la síntesis
	Metiltirosina α (metirosina)	Terminaciones de nervios adrenérgicos y médula suprarrenal: citoplasma	Inhibe la hidroxilasa de tirosina y antagoniza la síntesis de catecolaminas
Almacenamiento del transmisor	Vesamicol	Terminaciones colinérgicas: VAT en las vesículas	Evita su almacenamiento y agota su nivel
	Reserpina	Terminaciones adrenérgicas: VMAT en las vesículas	Evita su almacenamiento y agota su nivel
Liberación del transmisor	Muchas[3]	Receptores de membrana en la terminación nerviosa	Modula su liberación
	GVIA de conotoxina ω[4]	Conductos del calcio en la terminación nerviosa	Disminuye la liberación del transmisor
	Toxina botulínica	Vesículas colinérgicas	Evita su liberación
	Latrotoxina α[5]	Vesículas colinérgicas y adrenérgicas	Origina liberación explosiva del transmisor
	Tiramina, anfetamina	Terminaciones nerviosas adrenérgicas	Estimula la liberación del transmisor
Recaptación del transmisor después de su liberación	Cocaína, antidepresivos tricíclicos	Terminaciones nerviosas adrenérgicas, NET	Inhibe la captación; incrementa el efecto del transmisor en receptores postsinápticos
Activación o bloqueo del receptor	Noradrenalina	Receptores en uniones adrenérgicas	Se une con receptores α; origina contracción
	Fentolamina	Receptores en uniones adrenérgicas	Se une a receptores α; evita la activación
	Isoproterenol	Receptores en uniones adrenérgicas	Se une a receptores β; activa la adenilil ciclasa
	Propranolol	Receptores en uniones adrenérgicas	Se une a receptores β; evita su activación
	Nicotina	Receptores de las uniones colinérgicas nicotínicas (ganglios del sistema autónomo, láminas terminales neuromusculares)	Se une a receptores nicotínicos; abre el canal iónico en la membrana postsináptica
	Tubocurarina	Láminas terminales neuromusculares	Evita su activación
	Betanecol	Receptores, células efectoras parasimpáticas (músculo liso, glándulas)	Se une con los receptores muscarínicos y los activa
	Atropina	Receptores, células efectoras parasimpáticas	Se une a receptores muscarínicos, evita la activación
Inactivación enzimática del transmisor	Neostigmina	Sinapsis colinérgicas (acetilcolinesterasa)	Inhibe la enzima; prolonga e intensifica la acción del transmisor
	Tranilcipromina	Terminaciones nerviosas adrenérgicas (monoaminooxidasa)	Inhibe la acción de la enzima; intensifica el fondo común de transmisor almacenado

[1]Toxina del pez globo y la salamandra de California.

[2]Toxina de *Gonyaulax* (microorganismo de la marea roja).

[3]Noradrenalina, dopamina, acetilcolina, angiotensina II, diversas prostaglandinas, etc.

[4]Toxina de caracoles marinos del género *Conus*.

[5]Veneno de la araña viuda negra.

VAT, transportador relacionado con la vesícula; VMAT, transportador monoamínico vesicular; NET, transportador de noradrenalina.

efecto alcanzable con los fármacos disponibles hoy en día: es fácil distinguir los receptores adrenérgicos de los colinérgicos. Además, pueden activarse o bloquearse a menudo de manera selectiva los subgrupos de receptores individuales dentro de cada tipo principal. Se presentan algunos ejemplos en el recuadro Farmacología de los ojos. En el futuro será posible obtener una selectividad aún mayor con fármacos que se dirijan a los procesos receptores siguientes a los usuales, por ejemplo los receptores de los segundos mensajeros.

En los cuatro capítulos siguientes se incluyen más ejemplos de la útil diversidad de fenómenos de control del sistema autónomo.

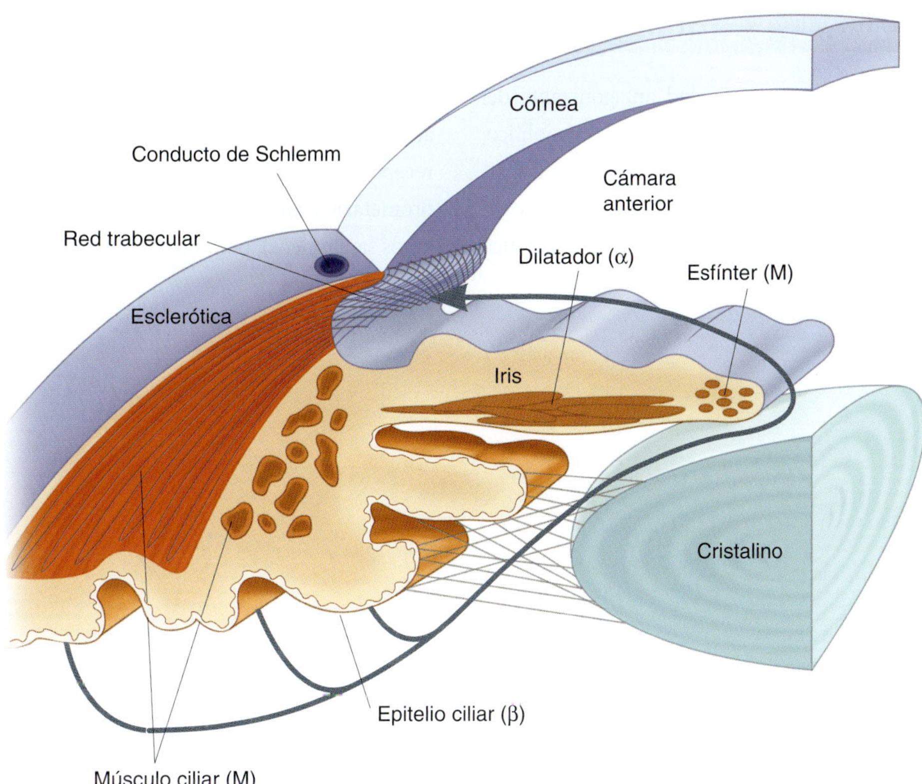

FIGURA 6–9 Estructuras de la cámara anterior del ojo. En este esquema se incluyen los tejidos con funciones de tipo autónomo importantes y los receptores del SNA vinculados con ellas. El humor acuoso se secreta por el epitelio del cuerpo ciliar, fluye al espacio por delante del iris y sigue por la red trabecular hasta salir por el conducto de Schlemm (*flecha*). El bloqueo de los receptores adrenérgicos β que están en el epitelio ciliar hace que disminuya la secreción del humor acuoso. Los vasos sanguíneos (no se muestran) en la esclerótica están bajo control de tipo autónomo e influyen en el drenaje del humor acuoso.

BIBLIOGRAFÍA

Andersson K-E, Wein AJ: Pharmacology of the lower urinary tract: Basis for current and future treatments of urinary incontinence. Pharmacol Rev 2004;56:581.

Bengel FM et al: Clinical determinants of ventricular sympathetic reinnervation after orthotopic heart transplantation. Circulation 2002;106:831.

Birdsall NJM: Class A GPCR heterodimers: Evidence from binding studies. Trends Pharmacol Sci 2010;31:499.

Boehm S, Kubista H: Fine tuning of sympathetic transmitter release via ionotropic and metabotropic presynaptic receptors. Pharmacol Rev 2002;54:43.

Broten TP et al: Role of endothelium-derived relaxing factor in parasympathetic coronary vasodilation. Am J Physiol 1992;262:H1579.

Burnstock G: Non-synaptic transmission at autonomic neuroeffector junctions. Neurochem Int 2008;52:14.

Fagerlund MJ, Eriksson LI: Current concepts in neuromuscular transmission. Br J Anaesthesia 2009;103:108.

Freeman R: Neurogenic orthostatic hypotension. N Engl J Med 2008;358:615.

Furchgott RF: Role of endothelium in responses of vascular smooth muscle to drugs. Annu Rev Pharmacol Toxicol 1984;24:175.

Galligan JJ: Ligand-gated ion channels in the enteric nervous system. Neurogastroenterol Motil 2002;14:611.

Gershon MD, Tack J: The serotonin signaling system: From basic understanding to drug development for functional GI disorders. Gastroenterology 2007; 132:397.

Goldstein DS et al: Dysautonomias: Clinical disorders of the autonomic nervous system. Ann Intern Med 2002;137:753.

Johnston GR, Webster NR: Cytokines and the immunomodulatory function of the vagus nerve. Br J Anaesthesiol 2009;102:453.

Kirstein SL, Insel PA: Autonomic nervous system pharmacogenomics: A progress report. Pharmacol Rev 2004;56:31.

Langer SZ: Presynaptic receptors regulating transmitter release. Neurochem Int 2008;52:26.

Mikoshiba K: IP_3 receptor/Ca^{2+} channel: From discovery to new signaling concepts. J Neurochem 2007;102:1426.

Shibasaki M, Crandall CG: Mechanisms and controllers of eccrine sweating in humans. Front Biosci (Schol Ed) 2011;2:685.

Symposium: Gastrointestinal Reviews. Curr Opin Pharmacol 2007;7:555.

Tobin G, Giglio D, Lundgren O: Muscarinic receptor subtypes in the alimentary tract. J Physiol Pharmacol 2009;60:3.

Toda N, Herman AG: Gastrointestinal function regulation by nitrergic efferent nerves. Pharmacol Rev 2005;57:315.

Vernino S, Hopkins S, Wang Z: Autonomic ganglia, acetylcholine antibodies, and autoimmune gangliopathy. Auton Neurosci 2009;146:3.

Verrier RL, Tan A: Heart rate, autonomic markers, and cardiac mortality. Heart Rhythm 2009;6 (Suppl 11):S68.

Westfall DP, Todorov LD, Mihaylova-Todorova ST: ATP as a cotransmitter in sympathetic nerves and its inactivation by releasable enzymes. J Pharmacol Exp Ther 2002;303:439.

Whittaker VP: Some currently neglected aspects of cholinergic function. J Mol Neurosci 2010;40:7

RESPUESTA AL ESTUDIO DE CASO

La prometazina tiene una potente actividad antagonizante del receptor adrenérgico α, además de su efecto sedante y ansiolítico. Como resultado, el paciente de este caso perdió de manera transitoria la respuesta autónoma normal al cambio postural (vasoconstricción simpática al ponerse de pie). La hipotensión ortostática intensa y el síncope mostraron una recuperación transitoria al acostarse. La frecuencia cardiaca se incrementó cuando los barorreceptores detectaron la caída de la presión sanguínea porque la prometazina antagoniza a los receptores α (dominantes en los vasos sanguíneos), pero no los β (dominantes en el corazón).

CAPÍTULO

7

Fármacos activadores de receptores colinérgicos e inhibidores de colinesterasa

Achilles J. Pappano, PhD

ESTUDIO DE CASO

A media tarde, un compañero lleva a JM, de 43 años, al departamento de urgencias porque su estado no le permite seguir recogiendo verduras. Su marcha es inestable y al caminar se apoya en su auxiliador. JM tiene dificultad para hablar y deglutir, su visión es borrosa y los ojos están llenos de lágrimas. Su compañero señala que JM se encontraba trabajando en un campo que por la mañana había sido fumigado con un material que olía a azufre. Unas 3 h después de comenzar su trabajo JM sintió opresión retroesternal que le dificultó la respiración y solicitó ayuda antes de mostrar desorientación. ¿Cuáles son los pasos para la valoración y el tratamiento del enfermo y qué medidas se deben emprender?

Los estimulantes del receptor para acetilcolina y los inhibidores de la colinesterasa conforman un gran grupo de fármacos que simulan la actividad de la acetilcolina (agentes colinomiméticos) (fig. 7-1). Desde el punto de vista farmacológico, los estimulantes del receptor colinérgico se clasifican por su espectro de acción, según el tipo de receptor que activen, muscarínicos o nicotínicos. Los parasimpaticomiméticos también se clasifican con base en su mecanismo de acción, porque se ligan en forma directa a los receptores colinérgicos (y los activan), en tanto que otros actúan en forma indirecta al inhibir la hidrólisis de la acetilcolina endógena.

ESPECTRO DE ACCIÓN DE FÁRMACOS PARASIMPATICOMIMÉTICOS

Los estudios originales del sistema nervioso parasimpático indicaron que la **muscarina**, un alcaloide, simulaba los efectos de la descarga de impulsos parasimpáticos, es decir, eran **parasimpaticomiméticos**. La aplicación de muscarina a los ganglios y a los tejidos efectores de tipo autónomo (músculo liso, corazón y glándulas exocrinas) mostró que la acción parasimpaticomimética del alcaloide se producía por medio de la acción en los receptores situados en las células efectoras y no en los que estaban presentes en los ganglios. Los efectos de la propia acetilcolina y de otros fármacos parasimpaticomiméticos en las uniones neuroefectoras de tipo autónomo han recibido el nombre de *efectos parasimpaticomiméticos* y son mediados por **receptores muscarínicos**. A diferencia de ello, las concentraciones pequeñas del alcaloide **nicotina** estimulan a ganglios de tipo autónomo y uniones neuromusculares de músculo estriado, pero no a células efectoras de tipo autónomo. En consecuencia, se denominó nicotínicos a los receptores presentes en ganglios y en músculo estriado. Más adelante, cuando se identificó a la acetilcolina como el transmisor fisiológico de los **receptores muscarínicos** y nicotínicos, se unió en el subtipo de receptores colinérgicos a ambos receptores.

Los receptores colinérgicos son miembros de las familias de conductos propios de la proteína G (muscarínicos) o de tipo iónico (nicotínicos), con arreglo a sus mecanismos de envíos de señales transmembrana. Los receptores muscarínicos contienen siete dominios transmembrana cuya tercer asa citoplásmica está acoplada a proteínas G que actúan como transductores (fig. 2-11). Los receptores en cuestión regulan la producción de segundos mensajeros intracelulares y modulan la de algunos conductos iónicos a través de sus proteínas G. La selectividad por agonistas depende de los subtipos de receptores muscarínicos y proteínas G presentes en una célula particular (cuadro 7-1). Cuando los receptores muscarínicos se expresan en las células, forman dímeros u oligómeros; se cree que éstos participan en el movimiento del receptor entre el retículo endoplásmico y la membrana plasmática. Es concebible que los ligandos agonistas o antagonistas

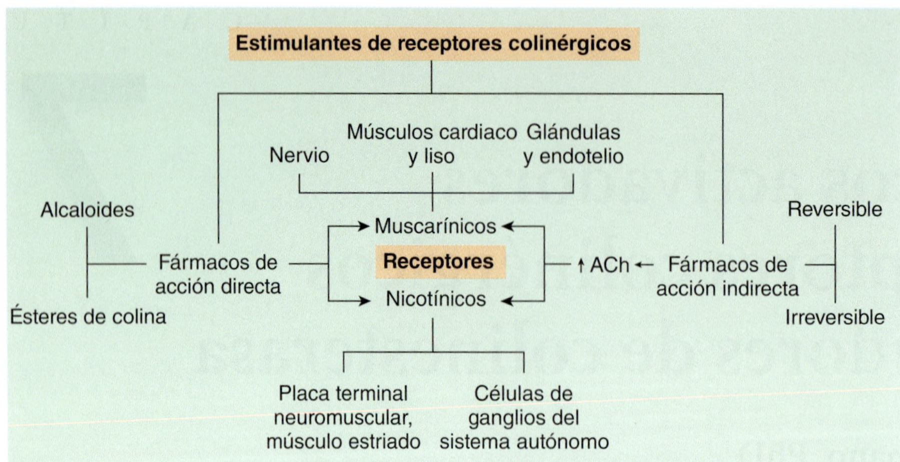

FIGURA 7–1 Principales grupos de fármacos activadores de receptores adrenérgicos, receptores y tejidos efectores. ACh, acetilcolina.

puedan emitir señales mediante el cambio en la proporción entre receptores monoméricos y oligoméricos. Tales receptores están situados en las membranas plasmáticas de células del sistema nervioso central, en órganos inervados por nervios parasimpáticos, en algunos tejidos que no reciben fibras de tales nervios, por ejemplo, las células endoteliales (cuadro 7-1), y en los tejidos que reciben nervios colinérgicos simpáticos posganglionares.

Los receptores nicotínicos son parte de un polipéptido transmembrana cuyas subunidades forman conductos iónicos con selectividad por cationes (fig. 2-9). Tales receptores están situados en las membranas plasmáticas de células posganglionares en todos los ganglios del sistema nervioso autónomo, de músculos que reciben fibras motoras somáticas y de algunas neuronas del sistema nervioso central (fig. 6-1).

Los estimulantes de receptores colinérgicos no selectivos si están en dosis suficientes, originan alteraciones muy difusas e intensas en funciones de órganos y sistemas, porque la colinesterasa posee múltiples sitios de acción en donde produce sus efectos excitadores e inhibidores. Por fortuna, se cuenta con medicamentos con suficiente sensibilidad, de modo que es posible lograr los efectos buscados y al mismo tiempo evitar las reacciones adversas o llevarlas al mínimo.

La selectividad de acción se basa en varios factores. Algunos fármacos estimulan los receptores muscarínicos o los nicotínicos en forma selectiva. Otros agentes estimulan los receptores nicotínicos en las uniones neuromusculares, en forma preferente, y ejercen menor efecto en los receptores nicotínicos en ganglios. La selectividad por órganos se logra por el uso de vías adecuadas de administración ("selectividad farmacocinética"). Por ejemplo, es posible aplicar en forma tópica estimulantes muscarínicos a la superficie de los ojos para modificar su función y al mismo tiempo llevar al mínimo los efectos a nivel sistémico.

CUADRO 7–1 Subtipos y características de los receptores colinérgicos

Tipo de receptor	Otros nombres	Sitio	Características estructurales	Mecanismo posreceptor
M_1		Nervios	Siete segmentos transmembrana, vinculados con proteína $G_{q/11}$	IP_3, cascada de DAG
M_2	M_2 del corazón	Corazón, nervios, músculo liso	Siete segmentos transmembrana, vinculados con proteína $G_{i/o}$	Inhibición de producción de cAMP, activación de conductos del potasio
M_3		Glándulas, músculo liso, endotelio	Siete segmentos transmembrana, vinculados con proteína $G_{q/11}$	IP_3, cascada de DAG
M_4		SNC	Siete segmentos transmembrana, vinculados con proteína $G_{i/o}$	Inhibición de producción de cAMP
M_5		SNC	Siete segmentos transmembrana, vinculados con proteína $G_{q/11}$	IP_3, cascada de DAG
N_M	Tipo de músculo, receptor de placa terminal	Unión neuromuscular de fibras de tipo estriado	Pentámero[1] $[(\alpha1)_2\beta1\delta\gamma)]$	Despolarización del conducto iónico del sodio y potasio
N_N	Tipo neuronal, receptor ganglionar	Cuerpo de neuronas posganglionares de SNC, dendritas	Pentámero[1] solamente con subunidades α y β, por ejemplo, $(\alpha4)_2(\beta2)_3$ (SNC) o $\alpha3\alpha5(\beta2)_3$ (ganglios)	Conducto iónico de despolarización del sodio y potasio

[1]La estructura pentamérica en el órgano eléctrico del *Torpedo* y músculo de feto de mamífero tiene dos subunidades $\alpha1$, y respectivamente, una subunidad de $\beta1$, δ y γ. El estudio estequiométrico está expresado por un subíndice, por ejemplo $[(\alpha1)_2\,\beta1\,\delta\,\gamma]$. En el músculo de adulto la subunidad γ es sustituida por otra ε. Se conocen 12 receptores nicotínicos neuronales con nueve subunidades α ($\alpha2$-$\alpha10$) y tres subunidades ($\beta2$-$\beta4$). La composición por subunidades varía en diferentes tejidos de mamíferos.

SNC, sistema nervioso central; DAG, diacilglicerol; IP_3, trifosfato de inositol.

Con autorización de Millar NS: Assembly and subunit diversity of nicotinic acetylcholine receptors. Biochem Soc Trans 2003;31:869.

MECANISMO DE ACCIÓN DE FÁRMACOS PARASIMPATICOMIMÉTICOS

Los agentes parasimpaticomiméticos de acción directa se ligan a receptores muscarínicos o nicotínicos y los activan (fig. 7-1). Los fármacos de acción indirecta producen sus efectos primarios al inhibir la acetilcolinesterasa, que hidroliza la acetilcolina en sus dos componentes colina y ácido acético (fig. 6-3). Los fármacos de acción indirecta, al inhibir la enzima mencionada, aumentan la concentración de acetilcolina endógena en la sinapsis y uniones neuroefectoras. A su vez, el exceso de acetilcolina estimula a los receptores colinérgicos para que desencadenen respuestas más intensas. Los fármacos en cuestión actúan de manera principal en el sitio en que se libera fisiológicamente la acetilcolina y por esa razón, *amplifican* la acción de esa catecolamina endógena.

Algunos inhibidores de colinesterasa también inhiben la butirilcolinesterasa (seudocolinesterasa), lo cual interviene poco en la actividad de los parasimpaticomiméticos de acción indirecta, porque esta enzima no es importante en la terminación fisiológica de la acción de la acetilcolina en la sinapsis. Algunos inhibidores de colinesterasa cuaternarios también ejercen acción directa pequeña, como el caso de la neostigmina, que activa los receptores colinérgicos nicotínicos neuromusculares en forma directa, además de bloquear la colinesterasa.

FARMACOLOGÍA BÁSICA DE LOS ESTIMULANTES DE RECEPTORES COLINÉRGICOS DE ACCIÓN DIRECTA

Los parasimpaticomiméticos de acción directa se dividen con base en su estructura química, en ésteres de colina (que incluyen la acetilcolina) y alcaloides (como la muscarina y la nicotina). Muchos fármacos de esta categoría ejercen sus efectos en ambos receptores y de este grupo la acetilcolina es típica. Otros más tienen gran selectividad por el receptor muscarínico o por el nicotínico. Sin embargo, ninguno de los fármacos útiles en seres humanos muestra selectividad por subtipos de receptores de ambas clases.

Aspectos químicos y farmacocinéticos

A. Estructura

Se han estudiado en forma extensa cuatro ésteres de colina importantes, que se incluyen en la figura 7-2. Su grupo de amonio cuaternario que está permanentemente cargado los torna relativamente insolubles en lípidos. Se identificaron muchos parasimpaticomiméticos naturales o sintéticos que no son ésteres de colina; en la figura 7-3 se incluyen algunos de ellos. El receptor muscarínico es fuertemente estereoselectivo: (*S*)-betanecol es casi 1 000 veces más potente que el (*R*)-betanecol.

B. Absorción, distribución y metabolismo

En el sistema nervioso central son muy pequeñas la absorción y la distribución de los ésteres de colina, porque son hidrófilos. Todos son hidrolizados en el tubo digestivo (y son menos activos por la vía oral), pero difieren de manera importante en su susceptibilidad a la hidrólisis por acción de la colinesterasa. La acetilcolina se hidroliza en forma muy rápida (cap. 6); se necesita administrar en goteo endovenoso grandes cantidades para lograr concentraciones que produzcan efectos detectables. La inyección de una gran dosis endovenosa directa tiene un efecto breve que dura 5 a 20 s, en forma típica, en tanto que las inyecciones intramusculares o subcutáneas ocasionan sólo efectos locales. La metacolina es más resistente a la hidrólisis, y el carbacol y el betanecol, ésteres del ácido carbámico, son aún más resistentes a la hidrólisis por parte de la colinesterasa, y en forma correspondiente sus acciones duran más. El grupo metilo β (metacolina, betanecol) aminora la potencia de dichos fármacos, en los receptores nicotínicos (cuadro 7-2).

Los alcaloides parasimpaticomiméticos naturales terciarios (pilocarpina, nicotina, lobelina; fig. 7-3) se absorben en forma satisfactoria desde casi todos los sitios de administración. La nicotina en forma líquida es lo bastante liposoluble para absorberse a través de la piel. La absorción de la muscarina, una amina cuaternaria, en el tubo digestivo, es menor que la de las aminas terciarias, pero aún así, después de ingerida, es tóxica (como ocurre en algunas setas) e incluso llega al encéfalo. La lobelina es un derivado vegetal similar a la nicotina; tales aminas se excretan de manera predominante por los riñones. La acidificación de la orina acelera la eliminación de las aminas terciarias (cap. 1).

Farmacodinámica

A. Mecanismo de acción

La activación del sistema nervioso parasimpático modifica la función de órganos, por dos mecanismos principales. En primer lugar,

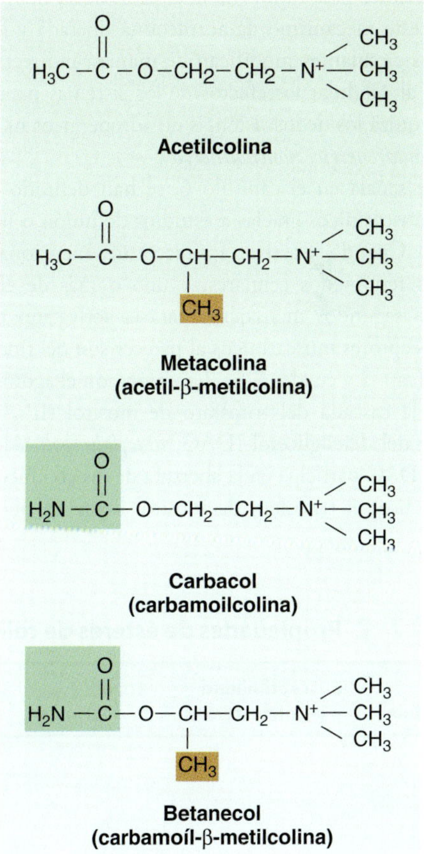

$H_3C-C(=O)-O-CH_2-CH_2-N^+(CH_3)_3$

Acetilcolina

$H_3C-C(=O)-O-CH(CH_3)-CH_2-N^+(CH_3)_3$

Metacolina (acetil-β-metilcolina)

$H_2N-C(=O)-O-CH_2-CH_2-N^+(CH_3)_3$

Carbacol (carbamoilcolina)

$H_2N-C(=O)-O-CH(CH_3)-CH_2-N^+(CH_3)_3$

Betanecol (carbamoíl-β-metilcolina)

FIGURA 7-2 Estructuras moleculares de cuatro ésteres de colina. La acetilcolina y la metacolina son ésteres de ácido acético de colina y β-metilcolina, respectivamente. El carbacol y el betanecol son ésteres de ácido carbámico, de los mismos alcoholes.

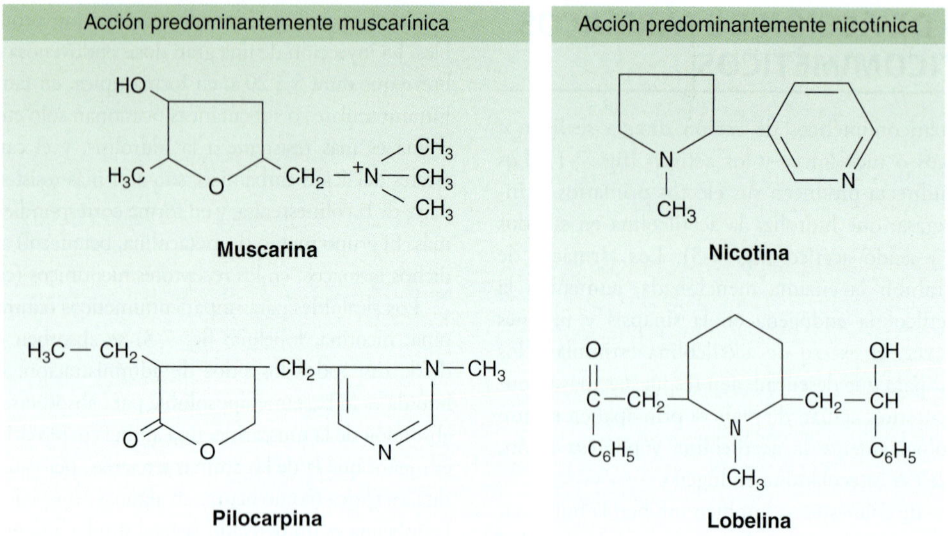

FIGURA 7–3 Estructuras de algunos alcaloides parasimpaticomiméticos.

la acetilcolina liberada de los nervios parasimpáticos activa los receptores muscarínicos en las células efectoras, para modificar en forma directa la función de ese órgano. Luego, dicha catecolamina del mismo origen interactúa con receptores muscarínicos en las terminaciones nerviosas para inhibir la liberación de su neurotransmisor. A través de este mecanismo, la acetilcolina liberada y los agonistas muscarínicos circulantes modifican de manera indirecta la función de órganos, al modular los efectos de los sistemas parasimpático y simpático y quizá los de los sistemas no adrenérgicos ni colinérgicos (NANC, *nonadrenergic, noncholinergic*).

Como se señala en el capítulo 6, se han definido subtipos de receptores muscarínicos gracias a estudios de unión o ligadura, y se han clonado. Cuando se activan los receptores mencionados se suceden algunos fenómenos celulares, y uno o más de ellos podrían actuar como segundos mensajeros para la activación muscarínica. Todos los receptores muscarínicos al parecer son del tipo acoplado a proteína G (cap. 2 y cuadro 7-1). La unión con el agonista muscarínico activa la cascada del trifosfato de inositol (IP_3, *inositol trisphosphate*) y del diacilglicerol (DAG, *diacylglycerol*). Algunos datos indican que DAG participa en la abertura de los conductos del calcio de muscúlo liso; el trifosfato de inositol libera calcio del retículo endoplásmico y del sarcoplásmico. Los agentes muscarínicos también incrementan las concentraciones del monofosfato de guanosina cíclico intracelular (cGMP, *cyclic guanosine monophosphate*). La activación de receptores muscarínicos también intensifica el flujo de potasio a través de las membranas de los miocardiocitos (fig. 7-4A) y lo disminuye en las células ganglionares y de músculo liso. El efecto anterior es mediado por la unión de una subunidad $\beta\gamma$ de la proteína G activada, directamente al conducto del potasio. Por último, la activación del receptor muscarínico en algunos tejidos (como corazón e intestinos) inhibe la actividad de la adenililciclasa. Aún más, los agonistas muscarínicos aplacan la activación de la adenililciclasa y modulan el incremento en los niveles de monofosfato de adenosina cíclico (cAMP, *cyclic adenosine monophosphate*) inducido por hormonas como las catecolaminas. Tales efectos muscarínicos en la generación de cAMP aminoran la respuesta fisiológica del órgano a hormonas estimulantes.

Se ha estudiado en gran detalle el mecanismo de la activación del receptor nicotínico, y para ello se han utilizado tres factores: 1) el receptor se encuentra en altas concentraciones en las membranas de órganos de peces que generan electricidad; 2) la bungarotoxina α, componente de algunos venenos de serpiente, se liga ávidamente a los receptores y se le puede utilizar con facilidad como marcadora para métodos de aislamiento, y 3) la activación del receptor origina cambios eléctricos iónicos de fácil medición en las células participantes. El receptor nicotínico en los tejidos musculares es un pentámero compuesto de cuatro tipos de subunidades de glucoproteínas (hay repetición de un monómero) con peso molecular total de 250 000, en promedio (fig. 7-4B). El receptor nicotínico neuronal consiste sólo en subunidades α y β (cuadro 7-1) y cada una posee cuatro segmentos transmembrana. El receptor nicotínico tiene dos sitios de unión con agonistas en las interfases formadas por las dos subunidades α y dos subunidades vecinas (β, γ, ε). La unión del agonista a los sitios receptores origina cambios en la conformación de la proteína (abertura del conducto) que permite la difusión rápida de los iones de sodio y potasio, hasta llegar a sus gradientes de concentración (los iones de calcio también pueden portar cargas a través del conducto del ion receptor nicotínico). La

CUADRO 7–2 Propiedades de ésteres de colina

Éster de colina	Susceptibilidad a la colinesterasa	Acción muscarínica	Acción nicotínica
Cloruro de acetilcolina	++++	+++	+++
Cloruro de metacolina	+	++++	Ninguna
Cloruro de carbacol	Insignificante	++	+++
Cloruro de betanecol	Insignificante	++	Ninguna

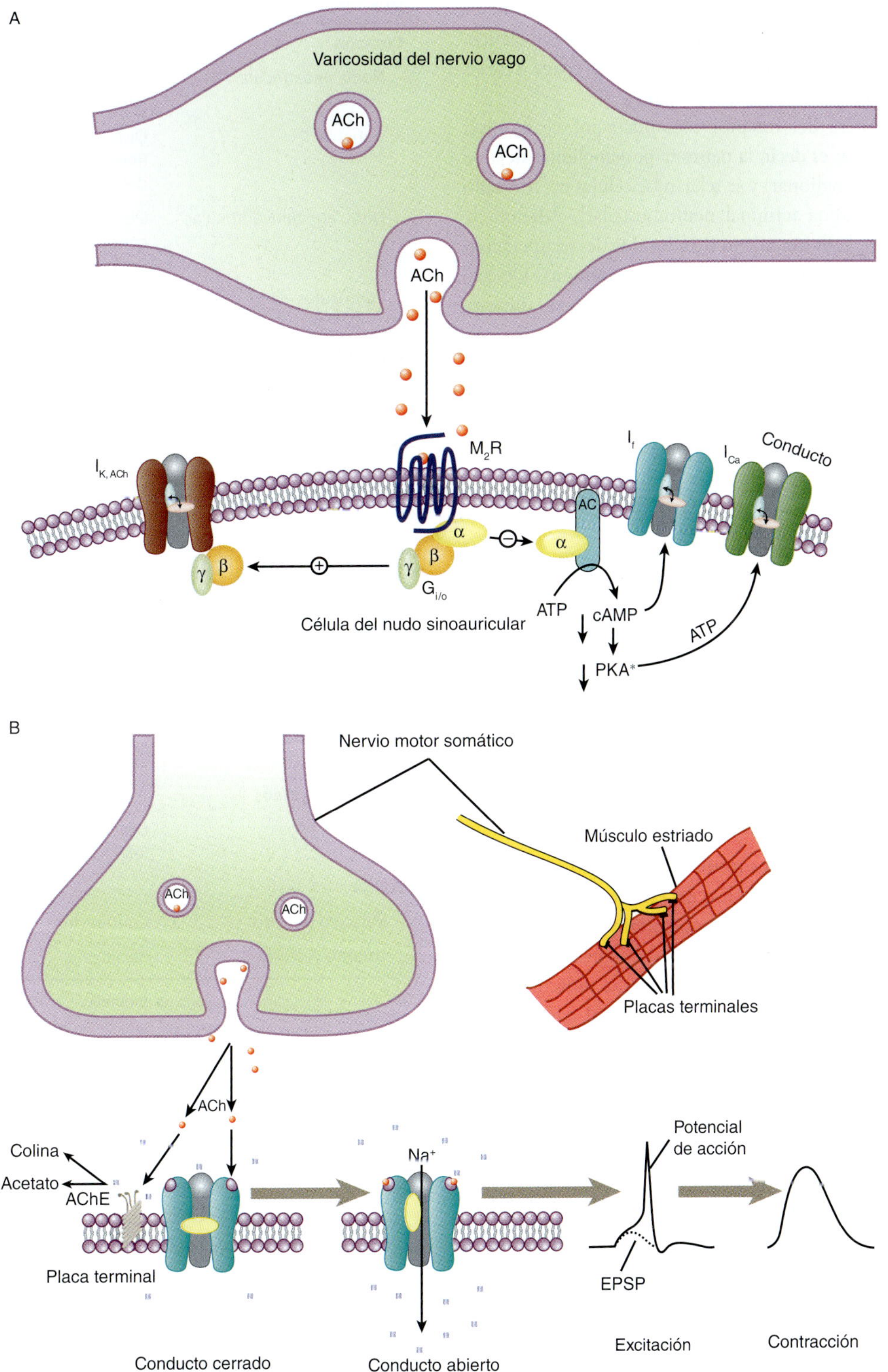

FIGURA 7–4 Señalización muscarínica y nicotínica. **A:** Transmisión muscarínica al nudo sinoauricular en el corazón. La acetilcolina (ACh) liberada de la varicosidad de un axón colinérgico interactúa con un receptor muscarínico (M_2R) vinculado con $G_{i/o}$ con la abertura del conducto de K^+, lo cual produce hiperpolarización, e inhibición de la síntesis de cAMP. El cAMP disminuido induce la abertura dependiente del voltaje de los conductos marcapasos (I_f) para cambiar a potenciales más negativos, y disminuye la fosforilación y la disponibilidad de los conductos para Ca^{2+} tipo L (I_{Ca}). **B:** Transmisión nicotínica en la unión neuromuscular esquelética. La ACh liberada de la terminación nerviosa motora interactúa con las subunidades del receptor nicotínico pentamérico para abrirlo, lo que permite la entrada de Na^+ para generar un potencial postsináptico estimulante (EPSP, *excitatory postsynaptic potential*). El EPSP despolariza la membrana muscular, lo que genera un potencial de acción e inicia la contracción. La acetilcolinesterasa (AChE) en la matriz extracelular hidroliza la acetilcolina.

unión de una molécula agonista y uno de los sitios del receptor sólo incrementa en forma mínima la probabilidad de abertura del conducto; la unión simultánea del agonista con los dos sitios receptores intensifica la probabilidad de abertura del receptor. La activación del receptor nicotínico causa despolarización de la neurona o de la membrana de la lámina terminal neuromuscular. En el músculo esquelético, la despolarización inicia un potencial de acción que se propaga a través de la membrana y produce contracción (fig. 7-4B).

La ocupación duradera del receptor nicotínico por el agonista anula la respuesta efectora; es decir, la neurona posganglionar deja de enviar impulsos (efecto ganglionar) y se relajan las células del músculo estriado (efecto en la lámina terminal neuromuscular). Además, la presencia continua del agonista nicotínico impide la recuperación eléctrica de la membrana, después de la sinapsis (posunión). De este modo, al inicio surge un estado de "bloqueo despolarizante" durante la ocupación persistente del receptor por el agonista. Dicha ocupación continua se acompaña del retorno del voltaje de la membrana al nivel que tenía en reposo. El receptor pierde su sensibilidad al agonista, y en ese estado es refractario a la reversión por parte de otros agonistas. Como se describe en el capítulo 27, tal efecto se ha aprovechado para producir parálisis muscular.

B. Efectos en órganos y sistemas

Gran parte de los efectos directos de los estimulantes de receptores colinérgicos muscarínicos en órganos y sistemas se prevé con facilidad con base en lo que se sabe de los efectos de la estimulación de un nervio parasimpático (cuadro 6-3) y de la distribución de los receptores muscarínicos. En el cuadro 7-3 se incluyen los efectos de un agente típico como la acetilcolina. Asimismo, es posible prever los efectos de agonistas nicotínicos con base en lo que se sabe de la fisiología de los ganglios del sistema autónomo y de la lámina terminal motora de músculo estriado.

1. Ojo. Los agonistas muscarínicos instilados en el saco conjuntival producen la contracción del músculo liso del esfínter del iris (lo cual ocasiona miosis), y del músculo ciliar (lo que origina acomodación). Como consecuencia, el iris se "desplaza" y aleja del ángulo de la cámara anterior y se abre la red trabecular en la base del músculo ciliar. Ambos efectos facilitan la salida del humor acuoso al conducto de Schlemm, que recibe el drenaje de la cámara mencionada.

2. Aparato cardiovascular. Los efectos cardiovasculares primarios de los agentes muscarínicos comprenden disminución de la resistencia vascular periférica y cambios en la frecuencia cardiaca. Las acciones directas incluidas en el cuadro 7-3 se modifican por reflejos homeostáticos importantes, como se señala en el capítulo 6 y se muestra en la figura 6-7. En seres humanos el goteo endovenoso de dosis mínimamente eficaces de acetilcolina (como serían 20 a 50 gammas(μg)/min) causa vasodilatación, que ocasiona disminución de la presión arterial y suele acompañarse de aceleración refleja de la frecuencia cardiaca. Dosis mayores de dicha catecolamina producen bradicardia y disminuyen la velocidad de conducción del nudo auriculoventricular, además de la hipotensión.

Las acciones directas de los estimulantes muscarínicos en el corazón comprenden: 1) incremento en la corriente de potasio ($I_{K(ACh)}$) en las células de los nudos sinoauricular y auriculoventricular, en las células de Purkinje y también en los miocitos auriculares y ventriculares; 2) disminución de la corriente lenta de calcio al interior de la célula (I_{Ca}) en los miocardiocitos, y 3) disminución de la corriente activada por hiperpolarización (I_f) que controla la despolarización diastólica (fig. 7-4A). Las acciones mencionadas son mediadas por receptores M_2 y contribuyen a lentificar el ritmo del marcapasos intrínseco. Los efectos (1) y (2) causan hiperpolarización, acortan la duración del potencial de acción y disminuyen la contractilidad de células auriculares y ventriculares. Como un aspecto anticipable, el bloqueo génico de los receptores M_2 elimina el efecto bradicárdico de la estimulación vagal y el efecto cronotrópico positivo del carbacol en el ritmo sinoauricular.

La lentificación directa de la frecuencia sinoauricular y de la conducción auriculoventricular que ocasionan los agonistas muscarínicos por lo común se antagoniza por la descarga simpática refleja, activada por la disminución de la presión arterial (fig. 6-7). La interacción simpática-parasimpática resultante es compleja porque la modulación muscarínica de las influencias simpáticas se produce por inhibición de la liberación de noradrenalina y por efectos celulares posunionales. Los receptores muscarínicos que están presentes en las

CUADRO 7-3 Efectos de los estimulantes de receptores colinérgicos de acción directa*

Órgano	Respuesta
Corazón	
Nudo sinoauricular	Disminución en la frecuencia (cronotropismo negativo)
Aurícula	Disminución de la potencia contráctil (inotropismo negativo). Acortamiento del periodo refractario
Nudo auriculoventricular	Disminución de la velocidad de conducción (dromotropismo negativo). Prolongación del periodo refractario
Ventrículos	Disminución pequeña de la potencia contráctil
Glándulas	
Sudoríparas, salivales, lagrimales, nasofaríngeas	Secreción
Ojo	
Músculo esfinteriano del iris	Contracción (miosis)
Músculo ciliar	Contracción, para la visión cercana
Pulmones	
Músculo bronquial	Contracción (broncoconstricción)
Glándulas bronquiales	Estimulación
Tubo digestivo	
Motilidad	Intensificación
Esfínteres	Relajación
Secreción	Estimulación
Vasos sanguíneos	
Arterias, venas	Dilatación (a través del EDRF). Constricción (efecto directo de dosis grandes)
Vejiga	
Músculo detrusor	Contracción
Trígono y esfínter	Relajación

EDRF, factor de relajación derivado de endotelio.

*Se señalan sólo los efectos directos; pueden ser importantes las respuestas homeostáticas a dichas acciones directas (consultar el texto).

terminaciones de nervios parasimpáticos posganglionares permiten que la acetilcolina liberada por mecanismos nerviosos inhiba su propia secreción. No es necesario que los receptores muscarínicos neuronales sean del mismo subtipo que el que poseen las células efectoras. Por tal razón, el efecto neto en la frecuencia del latido del corazón depende de las concentraciones locales del agonista en la víscera mencionada, y en los vasos y en el nivel de reactividad refleja.

La inervación parasimpática de los ventrículos es menos extensa que la de las aurículas; la activación de los receptores muscarínicos ventriculares causa un efecto fisiológico mucho menor que el que se observa en las aurículas. Sin embargo, es claro que los efectos de los agonistas muscarínicos en la función ventricular son evidentes durante la estimulación nerviosa simpática debido a la modulación muscarínica de los efectos simpáticos ("antagonismo ascendente").

En el organismo intacto la inyección intravascular de agonistas muscarínicos ocasiona vasodilatación intensa. Sin embargo, los primeros estudios en vasos aislados a menudo señalaron una respuesta contráctil a tales agentes. Ahora se sabe que la vasodilatación inducida por acetilcolina proviene de la activación de los receptores M_3 y requiere de la presencia de endotelio intacto (fig. 7-5). Los agonistas muscarínicos liberan factor de relajación derivado del endotelio (EDRF, *endothelium-derived relaxing factor*), que se ha identificado como óxido nítrico (NO), proveniente de células endoteliales. El NO se difunde a músculo liso adyacente de vasos, en donde activa la guanililciclasa e incrementa el nivel de cGMP, con lo cual aparece relajación (fig. 12-2). Los vasos aislados preparados con el endotelio conservado reproducen en forma indefectible la vasodilatación que se observa en el organismo intacto. El efecto relajante de la acetilcolina fue máximo cuando hubo 3×10^{-7} M (fig. 7-5), y desapareció cuando no se contó con endotelio y acetilcolina; en concentraciones mayores de 10^{-7} M, originó contracción. Lo anterior fue consecuencia del efecto directo de la acetilcolina en músculo liso vascular, en el cual la activación de los receptores M_3 estimula la producción de IP_3 y libera calcio intracelular.

Los nervios parasimpáticos pueden regular el tono arteriolar en los lechos vasculares de las vísceras torácicas y abdominales. La acetilcolina liberada de los nervios parasimpáticos posganglionares relaja el músculo liso arteriolar coronario mediante la vía NO/cGMP en los seres humanos que se describió antes. El daño al endotelio, como el de la ateroesclerosis, elimina esta acción, por lo que la acetilcolina es capaz de contraer el músculo liso y causar vasoconstricción. La estimulación nerviosa parasimpática también causa dilatación de los vasos sanguíneos cerebrales. Sin embargo, el efecto a menudo parece resultado del NO liberado de las neuronas NANC (nitrérgicas) o como cotransmisor de los nervios colinérgicos. Se desconocen las contribuciones relativas de las neuronas colinérgicas y NANC a los efectos vasculares de la estimulación nerviosa parasimpática para la mayoría de las vísceras. El músculo esquelético recibe nervios vasodilatadores colinérgicos simpáticos, pero la noción de que la acetilcolina causa vasodilatación en este lecho vascular no se ha confirmado de manera experimental. Es posible que estas neuronas liberen óxido nítrico, no acetilcolina. No obstante, este lecho vascular responde a los ésteres de colina exógenos por la presencia de receptores M_3 en las células endoteliales y musculares lisas.

Los efectos de todos los ésteres de la colina en el aparato cardiovascular son similares a los ocasionados por la acetilcolina, pero la gran diferencia reside en su potencia y duración de acción. Ante la resistencia de metacolina, carbacol y betanecol a la acción de acetilcolinesterasa, dosis menores administradas por vía endovenosa quizá basten para producir efectos similares a los de la acetilcolina, y es mucho más duradera la acción de dichos ésteres colínicos sintéticos. Los efectos de gran parte de los alcaloides parasimpaticomiméticos naturales y análogos sintéticos en el árbol cardiovascular son muy similares a los de la acetilcolina.

La pilocarpina es una excepción interesante a los planteamientos anteriores. Si se la administra por vía endovenosa (un ejercicio experimental) puede generar hipertensión después de una breve respuesta inicial de hipotensión. El efecto hipertensivo duradero puede provenir de la descarga ganglionar simpática, causada por activación de los receptores M_1 de la membrana celular posganglionar, que cierra los conductos del potasio y desencadena potenciales postsinápticos excitadores lentos (despolarizantes). Dicho efecto, a semejanza del efecto hipotensor, puede bloquearse por atropina, un antimuscarínico.

3. *Aparato respiratorio.* Los estimulantes muscarínicos contraen el músculo liso del árbol bronquial. Además, reciben estimulación para que las glándulas de la mucosa traqueobronquial secreten sus productos. Tal combinación de efectos causa síntomas, en particular en asmáticos. La broncoconstricción ocasionada por agonistas muscarínicos es eliminada en animales con "genoablación" en que se ha mutado el receptor M_3.

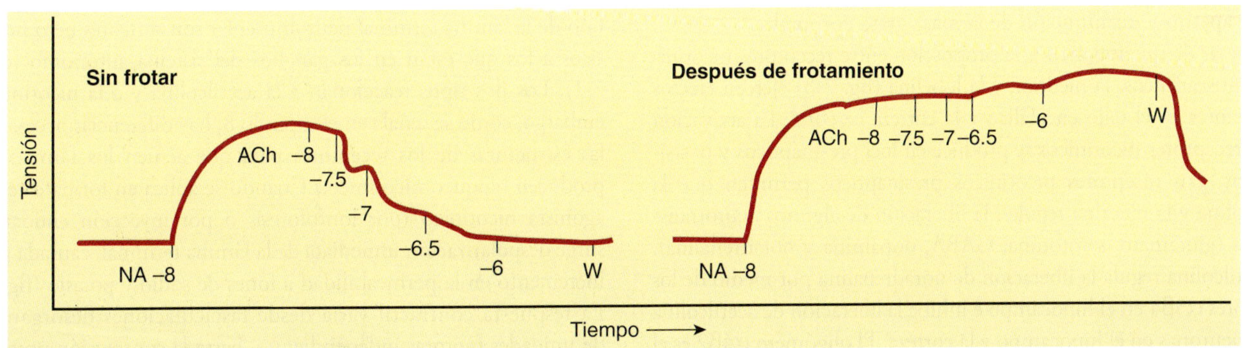

FIGURA 7–5 La activación de los receptores muscarínicos de células endoteliales por acción de la acetilcolina (ACh) libera el factor relajante derivado del endotelio (óxido nítrico), que relaja el músculo liso vascular, precontraído por concentraciones de 10^{-8} M de noradrenalina. La eliminación del endotelio por frotamiento anula el efecto relajante y revela la contracción causada por acción directa de la acetilcolina en músculo liso vascular. (NA, noradrenalina [norepinefrina]. Las cifras denotan la concentración logarítmica aplicada en un punto cronológico.) (Con autorización de Furchgott RF, Zawadzki JV: The obligatory role of endothelial cells in the relaxation of arterial smooth muscle by acetylcholine. Nature 1980;288:373.)

4. Tubo digestivo. La administración de agonistas muscarínicos, como ocurre en la estimulación del sistema nervioso parasimpático, incrementa la actividad secretoria y motora de los intestinos. Son estimuladas intensamente las glándulas salivales y gástricas; la estimulación es menor en el caso de las glándulas del páncreas y del intestino delgado. En todas las asas intestinales aumenta la actividad peristáltica y se observa relajación de muchos esfínteres. La estimulación de la contracción en dichos órganos y sistemas comprende la despolarización de la membrana de las células de músculo liso y una mayor penetración de calcio a ellas. Los agonistas muscarínicos no causan contracción del íleon en ratones mutantes que no poseen receptores M_2 y M_3. El receptor M_3 es necesario para la activación directa de la contracción de músculo liso, en tanto que el receptor M_2 aminora la síntesis de cAMP y su relajación causada por fármacos simpaticomiméticos.

5. Vías genitourinarias. Los agonistas muscarínicos estimulan el músculo detrusor y relajan el trígono y los músculos esfinterianos de la vejiga, con lo cual se estimula la micción. La función de los receptores M_2 y M_3 en la vejiga al parecer es la misma que tienen en el músculo liso de intestino. El útero de la mujer no es notablemente sensible a la acción de los agonistas comentados.

6. Glándulas secretorias diversas. Los agonistas muscarínicos estimulan la secreción por parte de glándulas sudoríparas termorreguladoras, lagrimales y nasofaríngeas.

7. Sistema nervioso central. El sistema recién mencionado contiene receptores muscarínicos y nicotínicos; el encéfalo tiene un número relativamente mayor de sitios muscarínicos y la médula espinal muestra preponderancia de sitios nicotínicos. Las acciones fisiológicas de los receptores mencionados se exponen en el capítulo 21.

En el sistema nervioso central se han detectado cinco subtipos de receptores muscarínicos. Las acciones de M_1 a M_3 se analizaron por medio de experimentos en ratones con genes inactivados. El subtipo M_1 se expresa en forma abundante en zonas encefálicas que intervienen en las funciones cognitivas. Los "genes inactivados" de los receptores M_1 se acompañaron de plasticidad neuronal deficiente en el prosencéfalo, y la pilocarpina no indujo convulsiones en los ratones mutantes (en cuanto a M_1). Los efectos de la oxotremorina, agonista muscarínico sintético, en el sistema nervioso central (temblor, hipotermia y antinocicepción) desaparecieron en ratones con receptores M_2 mutados por mecanismos homocigotos. Los animales sin los receptores M_3, en particular los del hipotálamo, tuvieron menor apetito y disminución de la masa grasa corporal.

A pesar de que fue menor la proporción entre receptores nicotínicos y muscarínicos, la nicotina y la lobelina (fig. 7-3) ejercen efectos importantes en el tallo encefálico y la corteza cerebral. La activación de los receptores nicotínicos se produce en loci presinápticos y postsinápticos. Los receptores nicotínicos presinápticos permiten que la acetilcolina y la nicotina regulen la liberación de algunos neurotransmisores (glutamato, serotonina, GABA, dopamina y noradrenalina). La acetilcolina regula la liberación de noradrenalina por medio de los receptores $\alpha3\beta4$ en el hipocampo e inhibe la liberación de acetilcolina desde neuronas en el hipocampo y la corteza. El oligómero $\alpha4\beta2$ es el receptor nicotínico más abundante en el cerebro. La respuesta crónica a la nicotina tiene un efecto doble en los receptores nicotínicos: activación (despolarización) seguida de desensibilización. El primer efecto se acompaña de una mayor liberación de dopamina en el sistema mesolímbico. Se cree que este efecto contribuye a la leve acción estimulante y la propiedad aditiva de la nicotina absorbida del tabaco. Cuando las subunidades $\beta2$ se eliminan en experimentos de reconstitución, disminuye la unión de la acetilcolina, al igual que la liberación de dopamina. Esta última desensibilización del receptor nicotínico se acompaña de aumento en la unión del agonista de alta afinidad y un incremento en los sitios de unión nicotínica, sobre todo los del oligómero $\alpha4\beta2$. La desensibilización sostenida podría contribuir a los beneficios del tratamiento de remplazo de nicotina en los regímenes para eliminación del tabaquismo. La nicotina, en concentraciones altas, induce temblor, emesis y estimulación del centro respiratorio; en niveles aún más altos, causa convulsiones que pueden culminar en coma letal. Los efectos letales en el sistema nervioso central y el hecho que la nicotina se absorba fácilmente, son el fundamento del uso de dicho alcaloide como insecticida.

8. Sistema nervioso periférico. Los ganglios del sistema autónomo son sitios importantes de acción sináptica nicotínica. Los agentes nicotínicos incluidos en la figura 7-3 causan activación extraordinaria de los receptores de igual nombre y desencadenan potenciales de acción en neuronas posganglionares (fig. 6-8). La propia nicotina tiene una afinidad un poco mayor por los receptores neuronales, que por los nicotínicos de músculo estriado. La acción es igual en ganglios parasimpáticos y en los simpáticos. Por lo comentado, la respuesta inicial suele semejarse a la descarga simultánea de los sistemas nerviosos parasimpático y simpático. En el caso del aparato cardiovascular, los efectos de la nicotina son de forma principal, simpaticomiméticos. La inyección parenteral de nicotina causa hipertensión extraordinaria; puede haber alternancia de taquicardia simpática, con bradicardia mediada por descarga vagal. En el tubo digestivo y vías urinarias los efectos en gran medida son parasimpaticomiméticos: se observan comúnmente náusea, vómito, diarrea y expulsión de orina. La exposición duradera puede ocasionar bloqueo despolarizante de los ganglios mencionados.

En las terminaciones nerviosas sensitivas están presentes receptores nicotínicos neuronales, en particular de nervios aferentes en arterias coronarias y en los corpúsculos carotídeo y aórtico, y también en células glómicas de este último corpúsculo. La activación de los receptores por estimulantes nicotínicos y de los receptores muscarínicos en las células glómicas por estimulantes muscarínicos, desencadena respuestas bulbares complejas que incluyen alteraciones respiratorias y descarga vagal.

9. Unión neuromuscular. Los receptores nicotínicos en el aparato de la lámina terminal neuromuscular son similares pero no idénticos a los que están en los ganglios del sistema autónomo (cuadro 7-1). Los dos tipos reaccionan a la acetilcolina y a la nicotina. (Sin embargo, como se señala en el capítulo 8, hay diferencias necesarias en las estructuras de los receptores para que actúen los fármacos que producen bloqueo nicotínico.) Cuando se aplica en forma directa un agonista nicotínico (por iontoforesis o por inyección endoarterial) surge despolarización inmediata de la lámina terminal, causada por un incremento en la permeabilidad a iones de sodio y potasio (fig. 7-4). La respuesta contráctil varía desde fasciculaciones desorganizadas de unidades motoras independientes, hasta la contracción potente de todo el músculo, y ello depende de la sincronización de la despolarización de láminas terminales en todo el músculo. Los agentes nicotínicos despolarizantes que no se hidrolizan con rapidez (como la propia nicotina) hacen que surja en forma rápida el bloqueo de despolarización; el bloqueo de la transmisión persiste incluso después de repolarizar la membrana (situación que se expone con más detalle en los capítulos 8 y 27); esta última fase del bloqueo se manifiesta por parálisis fláccida en el caso de músculo estriado.

FARMACOLOGÍA BÁSICA DE LOS PARASIMPATICOMIMÉTICOS DE ACCIÓN INDIRECTA

Las acciones de la acetilcolina liberada en los nervios motores de tipo autónomo y somático quedan anuladas por la hidrólisis enzimática de su molécula. La hidrólisis se produce por acción de la acetilcolinesterasa, presente en grandes concentraciones en la sinapsis colinérgica. Los parasimpaticomiméticos de acción indirecta ejercen su efecto principal en el sitio activo de dicha enzima, si bien algunos también tienen acciones directas en los receptores nicotínicos. Las diferencias principales entre los miembros del grupo son de índole química y farmacocinética, dado que sus propiedades farmacodinámicas son prácticamente idénticas.

Aspectos químicos y farmacocinéticos

A. Estructura

Existen tres grupos químicos de los inhibidores de colinesterasa: 1) alcoholes simples (sencillos) que tienen un grupo de amonio cuaternario, como el edrofonio; 2) ésteres de ácido carbámico de alcoholes que tienen grupos de amonio cuaternario o terciario (carbamatos, como la neostigmina), y 3) derivados orgánicos de ácidos fosfóricos (organofosforados, como el ecotiofato). En la figura 7-6 se incluyen ejemplos de los primeros dos grupos. El edrofonio, la neostigmina y la piridostigmina son agentes sintéticos de amonio cuaternario que se utilizan en medicina. La fisostigmina (eserina) es una amina terciaria natural de mayor liposolubilidad, que también se utiliza en terapéutica. El carbaril es miembro típico de un gran grupo de insecticidas de carbamato, creados para tener una enorme liposolubilidad y con ello, hacer que la absorción por el insecto y la distribución en el sistema nervioso central sean muy rápidas.

En la figura 7-7 se incluyen algunos de los 50 000 productos organofosforados. Muchos de los productos de esta categoría (el ecotiofato es la excepción) son líquidos fuertemente liposolubles. El ecotiofato, derivado tiocolínico tiene utilidad en seres humanos porque posee una duración muy larga de acción propia de otros organofosforados, pero es más estable en solución acuosa. El somán es un "gas neurotóxico" extraordinariamente potente. El paratión y el malatión son profármacos tiofosforados (fosfato que contiene azufre); originalmente son inactivos, pero se transforman en derivados fosforados en los animales y plantas y se utilizan como insecticidas.

B. Absorción, distribución y metabolismo

La absorción de los carbamatos cuaternarios a través de la conjuntiva, piel, intestino y pulmones es baja, ya que su carga permanente los vuelve poco insolubles en lípidos. De este modo, se necesitan dosis mucho mayores para la ingestión que para la inyección parenteral. La distribución en el sistema nervioso central es insignificante. A diferencia de ello, la fisostigmina se absorbe perfectamente desde todos los sitios y puede aplicarse en forma local en el ojo (cuadro 7-4). Se distribuye en el sistema nervioso central y es más tóxica que los carbamatos cuaternarios más polares. Los carbamatos son también estables en solución acuosa, pero pueden ser metabolizados por esterasas inespecíficas en el cuerpo y también por la colinesterasa. Sin embargo, la duración de su efecto depende en gran medida de la estabilidad del complejo inhibidor/enzima (consúltese Mecanismo de acción, más adelante), y no por metabolismo ni excreción.

Los inhibidores de colinesterasa organofosforados (excepto el ecotiofato) se absorben en forma adecuada desde la piel, pulmones, intestinos y conjuntiva, y por ello son muy peligrosos para los seres

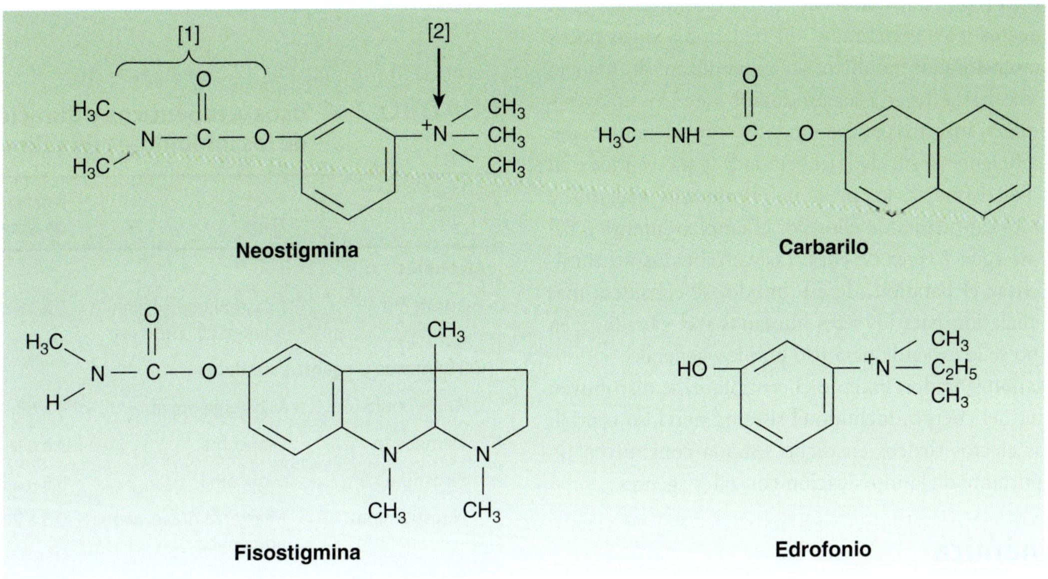

Neostigmina

Carbarilo

Fisostigmina

Edrofonio

FIGURA 7-6 Inhibidores de colinesterasa. La neostigmina es el ejemplo del típico éster, compuesto de ácido carbámico ([1]) y un fenol que posee un grupo de amonio cuaternario ([2]). La fisostigmina, carbamato natural, es una amina terciaria. El edrofonio no es un éster, pero se une al sitio activo de la enzima. El carbarilo se utiliza como insecticida.

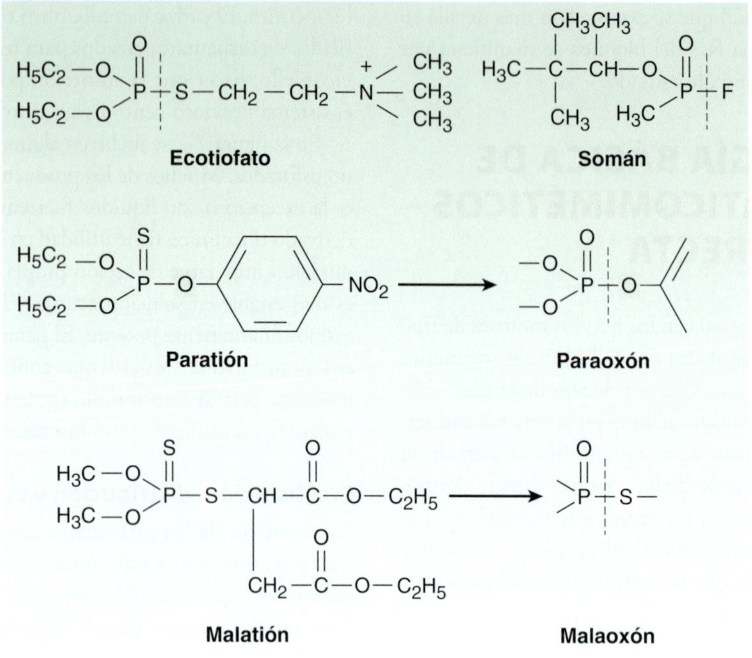

FIGURA 7–7 Estructura de algunos inhibidores colinesterásicos de organofosforados. Las líneas de guiones señalan el enlace que es hidrolizado al unirse con la enzima. Los enlaces de ésteres sombreados representan los puntos de desintoxicación de la molécula en mamíferos y aves.

humanos y muy eficaces como insecticidas. Su estabilidad es un poco menor que la de los carbamatos cuando se disuelven en agua, y por tal razón tienen una vida media limitada en el entorno (en comparación con las otras grandes clases de insecticidas que son los hidrocarburos halogenados como el DDT). El ecotiofato es muy polar y más estable que muchos otros organofosforados. Cuando se prepara en solución acuosa para uso oftálmico conserva su actividad durante semanas.

Los insecticidas tiofosforados (paratión, malatión y compuestos similares) son fuertemente liposolubles y se absorben con rapidez por todas las vías. El organismo debe activarlos al convertirlos en sus análogos oxigenados (fig. 7-7), fenómeno que se produce con gran rapidez en los insectos y los vertebrados. El malatión y otros pocos insecticidas organofosforados también se metabolizan de manera rápida por otras vías hasta llegar a ser productos inactivos en aves y mamíferos, pero no en insectos; de ese modo, se considera que tales agentes tienen suficiente seguridad (inocuidad) para venderse al público general. Por desgracia, los peces no eliminan el malatión y han muerto grandes cantidades de ellos por el empleo intensivo del agente en masas de agua y cerca de ellas. Los vertebrados no eliminan de manera eficaz el paratión; de este modo, se considera más peligroso que el malatión para los seres humanos y el ganado, y en Estados Unidos no se le expende para uso público general.

Todos los organofosforados, excepto el ecotiofato, se distribuyen en todas las partes del cuerpo, incluido el sistema nervioso central. Por tal razón, los efectos tóxicos en dicho sistema constituyen un componente importante de la intoxicación con tales agentes.

Farmacodinámica

A. Mecanismo de acción

La acetilcolinesterasa es la sustancia a la que se dirige en forma primaria la acción de tales fármacos, pero también hay inhibición de la butilcolinesterasa. La primera enzima es extraordinariamente activa. En la fase catalítica inicial, la acetilcolina se liga al sitio activo de la enzima y se hidroliza, con lo que se genera colina libre y la enzima acetilada. En la segunda etapa, se rompe el enlace covalente de acetilo/enzima, con la adición de agua (hidratación). Todo el proceso se produce en 150 microsegundos.

Todos los inhibidores de colinesterasa incrementan la concentración de acetilcolina endógena al nivel de los receptores colinérgicos, al inhibir la acetilcolinesterasa. Sin embargo, los detalles moleculares de su interacción con la enzima varían con base en la presencia de los tres subgrupos químicos mencionados.

CUADRO 7–4 Usos terapéuticos y duración de acción de los inhibidores de colinesterasa

	Usos	Duración aproximada de acción
Alcoholes		
Edrofonio	Miastenia grave, íleo adinámico, arritmias	5 a 15 min
Carbamatos y agentes similares		
Ambenonio	Miastenia grave	4 a 8 h
Demecario	Glaucoma	4 a 6 h
Fisostigmina	Glaucoma	0.5 a 2 h
Neostigmina	Miastenia grave, íleo adinámico	0.5 a 2 h
Piridostigmina	Miastenia grave	3 a 6 h
Organofosfatos		
Ecotiofato	Glaucoma	100 h

El primer grupo, del cual es ejemplo el edrofonio, consiste en alcoholes cuaternarios. Los agentes se unen de manera reversible por mecanismos electrostáticos y por enlace de hidrógeno al sitio activo, y ello evita el exceso de acetilcolina. El complejo enzima/inhibidor no incluye un enlace covalente, y como consecuencia dura poco (2 a 10 min). El segundo grupo consiste en ésteres de carbamato, como la neostigmina y la fisostigmina. Dichos agentes muestran hidrólisis en dos fases (en secuencia), análoga a la descrita en el caso de la acetilcolina. Sin embargo, el enlace covalente de la enzima *carbamoilada* es mucho más resistente al segundo proceso (hidratación), y esta fase, por consiguiente, es duradera (30 min a 6 h). El tercer grupo comprende los organofosforados. Ellos también pasan en su inicio por la unión y la hidrólisis por parte de la enzima, con lo cual surge un sitio activo *fosforilado*. El enlace covalente fósforo-enzima es muy estable y muestra hidrólisis en agua en un lapso de cientos de horas. Después de la fase inicial de unión/hidrólisis el complejo de enzima fosforilada puede pasar por una etapa llamada **envejecimiento**. Este último al parecer comprende la rotura de una de las uniones de oxígeno/fósforo del inhibidor y refuerzo de la unión fósforo/enzima. La rapidez del envejecimiento varía con el compuesto organofosforado particular. Por ejemplo, el envejecimiento ocurre en 10 minutos con el arma química somán, pero hasta 48 horas más tarde con el fármaco VX. Si se administra antes del envejecimiento, los nucleófilos potentes como la pralidoxima pueden romper el enlace fósforo/enzima y ser utilizados como "regeneradores de colinesterasa", y en caso de intoxicación con insecticidas organofosforados (cap. 8). Una vez que se produjo el envejecimiento el complejo enzima/inhibidor se torna más estable y es más difícil su separación o desdoblamiento incluso con compuestos de regenerador oxímicos.

A veces se conoce a los inhibidores de organofosforados como inhibidores de colinesterasa "irreversibles", y se considera que son "reversibles" el edrofonio y los carbamatos porque muestran notables diferencias en la duración de su acción. Sin embargo, los mecanismos moleculares de acción de los tres grupos no permiten esta descripción simplista.

B. Efectos en órganos y sistemas

Los efectos farmacológicos más notables de los inhibidores de colinesterasa se localizan en el aparato cardiovascular y tubo digestivo, los ojos y las uniones neuromusculares en músculo estriado (como se describió en el caso clínico). La acción primaria es amplificar las actividades de la acetilcolina endógena y por tal razón los efectos son similares (no siempre idénticos) a los de los agonistas parasimpaticomiméticos de acción directa.

1. Sistema nervioso central. En bajas concentraciones, los inhibidores liposolubles de colinesterasa permiten la activación difusa en los trazos electroencefalográficos y una respuesta subjetiva de "alerta". En concentraciones mayores originan convulsiones generalizadas a las que pueden seguir coma y paro respiratorio.

2. Ojos, vías respiratorias y urinarias, tubo digestivo. Los efectos de los inhibidores de colinesterasa en los órganos mencionados, todos inervados en forma satisfactoria por el sistema nervioso parasimpático, desde el punto de vista cualitativo son muy semejantes a los efectos de los parasimpaticomiméticos de acción directa (cuadro 7-3).

3. Aparato cardiovascular. Los inhibidores de colinesterasa intensifican la actividad en los ganglios simpáticos y parasimpáticos que envían fibras al corazón y al nivel de los receptores acetilcolínicos en las células neuroefectoras (músculos cardiaco y liso en vasos) que reciben fibras colinérgicas.

En el corazón, predominan los efectos en el componente parasimpático. De ese modo, los inhibidores de colinesterasa, el edrofonio, la fisostigmina o la neostigmina remedan los efectos de la activación vagal en el corazón. Se producen efectos cronotrópicos, dromotrópicos e inotrópicos negativos y disminuye el gasto cardiaco; este último fenómeno es atribuible a la bradicardia, a la menor contractilidad de aurículas, y a la moderada reducción de la contractilidad del ventrículo. El efecto recién mencionado surge como consecuencia de la inhibición de la liberación de noradrenalina (al nivel preunional) y también por inhibición de los efectos simpáticos celulares al nivel posunional.

Los inhibidores de colinesterasa ejercen efectos mínimos por acción directa en el músculo liso vascular, porque muchos lechos vasculares no poseen inervación colinérgica (la excepción son los vasos coronarios). En dosis moderadas, los inhibidores de colinesterasa incrementan la resistencia vascular sistémica y la presión arterial, que se inicia en los ganglios simpáticos en el caso de compuestos de nitrógenos cuaternarios y también en los centros simpáticos centrales en el caso de agentes liposolubles. La atropina, que actúa en los sistemas nerviosos central y periférico impide el incremento de la presión arterial y el aumento de las concentraciones plasmáticas de noradrenalina.

Por todo lo expuesto, los efectos cardiovasculares *netos* de dosis moderadas de inhibidores de colinesterasa consisten en bradicardia modesta, disminución del gasto cardiaco e incremento de la resistencia vascular que culmina en aumento de la presión arterial. (Por todo lo comentado, en sujetos con enfermedad de Alzheimer, que tienen hipertensión y reciben inhibidores de colinesterasa, es necesaria la medición constante de la presión arterial para ajustar el tratamiento antihipertensivo.) Si se utilizan dosis tóxicas y grandes de inhibidores de colinesterasa, surge bradicardia intensa, disminuye el grado significativo, el gasto cardiaco y ocurre hipotensión.

4. Unión neuromuscular. Los inhibidores de colinesterasa ejercen efectos terapéuticos y tóxicos importantes en la unión neuromuscular de músculo estriado. Las concentraciones pequeñas (terapéuticas) prolongan e intensifican en forma moderada las acciones de la acetilcolina liberada de manera fisiológica; ello intensifica la potencia de la contracción, en particular en músculos debilitados por agentes de bloqueo neuromusculares curariformes o por la miastenia grave. Con concentraciones mayores, la acumulación de acetilcolina puede culminar en fibrilación de fibras musculares. También es posible que haya descarga antidrómica de impulsos de la neurona motora, con lo que ocurren fasciculaciones que abarcan toda la unidad motora. Con la inhibición profunda de la acetilcolinesterasa surge bloqueo neuromuscular despolarizante y después de éste aparece una fase de bloqueo no despolarizante como la que se observa con la succinilcolina (cuadro 27-2 y fig. 27-7).

Algunos inhibidores colinesterásicos del tipo de los carbamatos cuaternarios como la neostigmina tienen además un efecto agonista nicotínico *directo* en la unión neuromuscular; éste puede contribuir a la eficacia de tales agentes para tratar la miastenia.

FARMACOLOGÍA CLÍNICA DE LOS PARASIMPATICOMIMÉTICOS

Las principales aplicaciones terapéuticas de los colinomiméticos son las enfermedades oculares (glaucoma, esotropía de acomodación); del tubo digestivo y vías urinarias (atonía posoperatoria, vejiga neurogénica), y de la unión neuromuscular (miastenia grave, parálisis neuromuscular inducida por curare); también en el tratamiento de pacientes con enfermedad de Alzheimer. Los inhibidores de la colinesterasa se utilizan a veces en el tratamiento de la sobredosis de atropina y en casos muy raros, en el de ciertas arritmias auriculares.

Usos clínicos

A. Los ojos

El glaucoma es una enfermedad caracterizada por mayor tensión dentro del ojo. Los estimulantes muscarínicos y los inhibidores de colinesterasa aminoran dicha tensión al contraer el corpúsculo ciliar y facilitar la salida de humor acuoso a través del conducto de Schlemm y tal vez al aminorar la rapidez de su secreción (fig. 6-9). En épocas pasadas se trataba al glaucoma por medio de agonistas directos (pilocarpina, metacolina o carbacol) o inhibidores de colinesterasa (fisostigmina, demecario, ecotiofato e isoflurofato). En caso del glaucoma crónico los fármacos comentados se sustituyeron en gran medida por bloqueadores β tópicos y derivados de prostaglandinas.

El glaucoma de ángulo agudo es una urgencia médica que al inicio se trata con fármacos, pero casi siempre requiere cirugía para su corrección permanente. El tratamiento inicial suele incluir una combinación de un agonista muscarínico directo y un inhibidor de colinesterasa (p. ej., pilocarpina y fisostigmina), al igual que otros fármacos. Una vez controlada la tensión intraocular y disminuido el peligro de pérdida de la visión, se prepara al enfermo para cirugía correctiva (iridectomía). El glaucoma de ángulo abierto y algunos casos el glaucoma secundario son cuadros crónicos en que no es posible recurrir a la corrección quirúrgica tradicional, si bien algunas técnicas nuevas de láser son útiles. Otros tratamientos del glaucoma se describen en el recuadro, Tratamiento del glaucoma, en el capítulo 10.

En ocasiones se diagnostican y tratan con agonistas parasimpaticomiméticos casos de esotropía por acomodación (estrabismo causado por error de acomodación hipermétrope). Las dosis son semejantes a las utilizadas en el glaucoma, o incluso mayores.

B. Tubo digestivo y vías urinarias

En trastornos clínicos con depresión de la actividad del músculo liso sin obstrucción, pueden ser útiles los fármacos parasimpaticomiméticos con efectos muscarínicos directos o indirectos. Los cuadros en cuestión incluyen el íleo posoperatorio (atonía o parálisis del estómago o los intestinos después de manipulación quirúrgica) y el megacolon congénito. Después de la operación o del parto puede surgir retención de orina, o ser consecuencia de daño o enfermedad de la médula espinal (vejiga neurógena). Los parasimpaticomiméticos también son útiles para intensificar el tono del esfínter esofágico inferior en individuos con esofagitis por reflujo. De los ésteres colínicos, el betanecol es el más utilizado para los trastornos mencionados. En el caso de problemas gastrointestinales por lo común se administra por vía oral en dosis de 10 a 25 mg tres a cuatro veces al día; en personas con retención urinaria se puede aplicar por vía subcutánea en una dosis de 5 mg y repetirla a los 30 min, si es necesario. Entre los inhibidores de colinesterasa, la neostigmina es la más utilizada para dichas aplicaciones. En caso del íleo paralítico o atonía de la vejiga se puede administrar por vía subcutánea dicho fármaco en una dosis de 0.5 a 1 mg. Si es posible que el paciente ingiera la neostigmina, se administra por vía oral en una dosis de 15 mg. En todas las situaciones comentadas el clínico debe tener la certeza de que no existe obstrucción mecánica al flujo de salida, antes de usar el parasimpaticomimético. Por lo demás, el medicamento puede exacerbar el problema e incluso culminar en perforación como consecuencia del incremento tensional.

Desde hace tiempo se ha utilizado a la pilocarpina para acrecentar la secreción de saliva. La cevimelina, derivado quinuclidínico de la acetilcolina, es el nuevo agonista muscarínico de acción directa utilizado para tatar la xerostomía que es parte del síndrome de Sjögren y la causada por daño posradiación de las glándulas salivales.

C. Unión neuromuscular

La miastenia grave es una enfermedad autoinmunitaria que afecta las uniones neuromusculares de músculo estriado. En ella, se producen anticuerpos contra la principal región inmunógena que está en las subunidades α1 del complejo del receptor/conducto nicotínico. Se detectan anticuerpos en 85% de los sujetos con miastenia; dichos anticuerpos disminuyen la función del receptor nicotínico al: 1) establecer enlace con los receptores, proceso que estimula su internalización y degradación; 2) originar lisis de la membrana postsináptica, y 3) unirse al receptor nicotínico e inhibir su función. Entre los signos frecuentes se encuentran ptosis, diplopía, y dificultad para hablar y deglutir, así como debilidad de extremidades. La enfermedad grave puede afectar todos los músculos, incluso los que intervienen en la respiración. El trastorno se asemeja a la parálisis neuromuscular producida por la *d*-tubocurarina y por agentes de bloqueo neuromuscular no despolarizantes similares (cap. 27). Las personas con miastenia son muy sensibles a la acción de los fármacos curariformes y otros que interfieran en la transmisión neuromuscular, como los antibióticos aminoglucósidos.

Los inhibidores de colinesterasa (pero no los agonistas de acción directa del receptor de acetilcolina) son bastante útiles para tratar la miastenia. Los individuos con miastenia de músculos extraoculares pueden tratarse con inhibidores de colinesterasa solos (fig. 7-4B). Los sujetos que tienen debilidad muscular mucho más extensa también pueden recibir inmunosupresores (corticoesteroides, ciclosporina y azatioprina). En algunos pacientes, se hace timectomía; los individuos con ataque muy grave pueden beneficiarse de la administración de inmunoglobulinas y de plasmaféresis.

El edrofonio se utiliza en una prueba diagnóstica de miastenia. Por vía endovenosa se inyecta una dosis de 2 mg después de medir la potencia muscular "basal" o inicial. Si después de 45 s no surge reacción alguna, se pueden inyectar otros 8 mg; si la persona tiene miastenia grave por lo común surge mejoría en la potencia muscular que dura 5 min, en promedio.

Hay situaciones clínicas en las que debe diferenciarse una miastenia grave (crisis miasténica) de un tratamiento excesivo con fármacos (crisis colinérgica), tales casos suelen ocurrir en pacientes con miastenia muy grave y deben tratarse en un hospital que cuente con medios adecuados de apoyo en una situación de urgencia (p. ej., respiradores mecánicos). El edrofonio puede utilizarse para valorar la adecuación del tratamiento con los inhibidores de la colinesterasa de acción más prolongada que se prescriben a pacientes con miastenia grave. Si se han utilizado dosis excesivas de tales inhibidores, la persona puede mostrar, como aspecto paradójico, debilidad, por el bloqueo despolarizante nicotínico de la placa motora terminal. Los pacientes de esta categoría también pueden tener síntomas de estimulación excesiva de los receptores muscarínicos (cólicos abdominales, diarrea, sialorrea, exceso de secreciones bronquiales, miosis, y bradicardia). Dosis pequeñas de edrofonio (1 a 2 mg por vía endovenosa) no producen alivio e incluso pueden empeorar la debilidad si el paciente recibe algún inhibidor de la colinesterasa, en dosis excesivas. Por otra parte, si la persona mejora con el edrofonio, se puede incrementar la dosis.

El tratamiento a largo plazo de la miastenia grave por lo común incluye piridostigmina; otra alternativa son neostigmina o ambenonio. Las dosis se ajustan hasta niveles óptimos, con base en los cambios de la potencia muscular. Los fármacos mencionados tienen acción relativamente breve y por ello obligan a administrarlos con frecuencia (cada 6 h en el caso de piridostigmina y ambenonio y cada 4 h en caso de neostigmina; cuadro 7-4). Se cuenta con preparados de liberación sostenida, pero deben utilizarse sólo por la noche y si son necesarios. Es importante no utilizar inhibidores de colinesterasa de acción prolongada como los agentes organofosforados, porque las dosis necesarias en esta enfermedad cambian con rapidez enorme como para permitir el control uniforme de síntomas con productos de larga acción.

Si son notables, los efectos del tratamiento muscarínico, pueden controlarse con la administración de productos antimuscarínicos como la atropina. A menudo surge tolerancia a dichos efectos de los inhibidores de la colinesterasa, de tal forma que no es necesaria la administración de atropina.

El bloqueo neuromuscular suele producirse como complemento de la anestesia quirúrgica y para ello se utilizan relajantes neuromusculares no despolarizantes como el pancuronio y nuevos fármacos (cap. 27). Después de la cirugía es conveniente revertir en forma inmediata la parálisis farmacológica; ello se logra con facilidad con los inhibidores de colinesterasa, y en este sentido los más indicados son la neostigmina y el edrofonio. Para lograr efecto inmediato se administran por vías endovenosa o intramuscular.

D. Corazón

El inhibidor de la colinesterasa de acción corta edrofonio se utilizó para tratar taquiarritmias supraventriculares, en particular la taquicardia supraventricular paroxística. En esta aplicación, el edrofonio se sustituyó por fármacos nuevos con distintos mecanismos de acción (adenosina y los antagonistas de conductos del calcio verapamilo y diltiazem, véase cap. 14).

E. Intoxicación por fármacos antimuscarínicos

La intoxicación por atropina puede ser letal en niños (cap. 8) y puede causar trastornos conductuales graves prolongados y arritmias en los adultos. Cuando se ingieren sobredosis de antidepresivos tricíclicos (a menudo en un intento suicida), también causa bloqueo muscarínico grave (cap. 30). El bloqueo del receptor muscarínico producido por todos estos fármacos es competitivo y puede vencerse si se aumenta la cantidad de acetilcolina endógena en las uniones neuroefectoras. En teoría, podría utilizarse un inhibidor de la colinesterasa para revertir estos efectos. La fisostigmina se ha utilizado para esta aplicación porque entra al sistema nervioso central y revierte los signos centrales y periféricos del bloqueo muscarínico. Sin embargo, como se describe más adelante, la fisostigmina misma puede tener efectos peligrosos en el sistema nervioso central, por lo que este tratamiento sólo se utiliza en pacientes con elevación peligrosa de la temperatura corporal o taquicardia supraventricular muy rápida (véase también cap. 58).

F. Sistema nervioso central

La tacrina es un medicamento con acciones anticolinesterásicas y colinomiméticas de otro tipo, que se ha utilizado para tratar las formas leves o moderadas de la enfermedad de Alzheimer. La eficacia del fármaco es poca y es notable su efecto tóxico en el hígado. Los inhibidores más selectivos de la acetilcolinesterasa son el donepezilo, galantamina y rivastigmina, productos nuevos que al parecer brindan el mismo beneficio clínico pequeño que la tacrina para tratar la disfunción cognitiva en sujetos con la enfermedad mencionada. El donepezilo puede administrarse una vez al día, porque su semivida es larga y no muestra los efectos hepatotóxicos propios de la tacrina. Sin embargo, no hay reportes de estudios donde se comparen los dos fármacos nuevos, con este último medicamento. Los fármacos en cuestión se incluyen en el capítulo 60.

Efectos tóxicos

La capacidad tóxica de los estimulantes de receptores colinérgicos varía de manera excesiva con base en su absorción, acceso al sistema nervioso central y metabolismo.

A. Estimulantes muscarínicos de acción directa

Fármacos como la pilocarpina y los ésteres de colina causan signos predecibles de exceso muscarínico si se administran en dosis excesivas; tales efectos comprenden náusea, vómito, diarrea, urgencia para la micción, sialorrea, hiperhidrosis, vasodilatación cutánea y constricción bronquial. Todos los efectos son bloqueados en forma competitiva por la atropina y sus congéneres.

Algunas setas, en particular las del género *Inocybe*, contienen alcaloides muscarínicos. Su ingestión origina los signos típicos de exceso muscarínico, en 15 a 30 min, que son muy molestos, aunque rara vez letales. El tratamiento incluye 1 a 2 mg de atropina por vía parenteral. (*Amanita muscaria*, la fuente original de la muscarina contiene cantidades pequeñísimas de dicho alcaloide.)

B. Estimulantes nicotínicos de acción directa

La nicotina constituye la única causa más común de este tipo de intoxicación (la toxicidad por vareniclina se expone en otros apartados de este capítulo). Los efectos tóxicos agudos de dicho alcaloide son perfectamente definidos, pero menos importantes que los efectos a largo plazo propios del tabaquismo. Además de los productos de tabaco, la nicotina también se utiliza en insecticidas.

1. Efectos tóxicos agudos. La dosis letal de nicotina es de unos 40 mg o una gota de líquido puro; es la cantidad del alcaloide que está en dos cigarrillos corrientes. Por fortuna, gran parte de ella en los cigarrillos se destruye al quemarse o "escapa" con el humo "lateral". La ingestión de insecticidas con nicotina o de tabaco por parte de lactantes y niños suele continuarse de vómito, lo cual limita la cantidad de alcaloide absorbido.

Los efectos tóxicos de una dosis excesiva de nicotina son las "extensiones" simples de los efectos descritos. Los más peligrosos son: 1) acciones de estimulación central que originan convulsiones y pueden evolucionar al coma y paro respiratorio; 2) despolarización de la placa terminal motora de músculo estriado que puede ocasionar bloqueo por despolarización y parálisis respiratoria, y 3) hipertensión y arritmias cardiacas.

El tratamiento del nicotinismo agudo en gran medida es sintomático. El exceso muscarínico que es consecuencia de estimulación del ganglio parasimpático se puede controlar con atropina. La estimulación del sistema nervioso central suele tratarse con anticonvulsivos parenterales como el diazepam. El bloqueo neuromuscular no reacciona a la farmacoterapia y puede obligar a la ventilación mecánica.

Por fortuna, la nicotina se metaboliza y excreta con rapidez relativa. El individuo que vive las primeras 4 h, por lo común se recupera del todo si no han surgido hipoxia ni daño encefálico.

2. Efectos tóxicos de la nicotina a largo plazo. No se conocen en detalle los costos del tabaquismo en la salud de los fumadores y las pérdidas socioeconómicas para el público general. Sin embargo, en Estados Unidos la *Notificación del Director Sanitario sobre la Promoción de la Salud y Prevención de Enfermedades* en 1979 señaló que "sin duda alguna el tabaquismo (fumar cigarrillos) es la mayor causa evitable de enfermedad y muerte prematura en Estados Unidos", declaración que se corroboró y reforzó por datos de innumerables estudios ulteriores. Por desgracia, el hecho de que la más importante de las enfermedades a causa del tabaquismo comience en forma tardía disminuye los incentivos de "salud" del abandono del tabaquismo.

Sin duda, la capacidad de adicción que generan los cigarrillos guarda relación directa con su contenido de nicotina. No se sabe el grado en que ésta contribuye a otros efectos adversos y probados del tabaquismo a largo plazo. Es muy probable que la nicotina contribuya al mayor peligro de vasculopatía y muerte súbita de origen coronario, que surge con el tabaquismo. Asimismo, la nicotina probablemente contribuye a la elevada incidencia de recidivas de úlcera en fumadores con úlcera péptica.

Se conocen algunas estrategias para auxiliar al individuo a interrumpir el tabaquismo. Una de ellas es la administración de nicotina como reposición en forma de chicle, parche transdérmico, nebulización nasal o inhalador; la posibilidad de que se abuse de éstas es mínima y son eficaces en personas motivadas para abandonar la adicción. Su acción proviene de la absorción lenta de nicotina que ocupa los receptores $\alpha4\beta2$ en el sistema nervioso central y disminuye el deseo de fumar, y las sensaciones satisfactorias que conlleva tal acto.

Otro fármaco muy eficaz para eliminar el tabaquismo es la **vareniclina**, un compuesto sintético con acción agonista parcial en los receptores nicotínicos $\alpha4\beta2$. La vareniclina también tiene propiedades antagonistas que persisten por su semivida prolongada; esto impide el efecto estimulante de la nicotina en los receptores presinápticos $\alpha4\beta2$ que inducen la liberación de dopamina. Sin embargo, su empleo está limitado por la náusea e insomnio que causa, así como por la exacerbación de enfermedades psiquiátricas, incluidas ansiedad y depresión. También hay reportes de ideación suicida en algunos pacientes; esto se encuentra en valoración. La eficacia de la vareniclina es superior a la del bupropión, un antidepresivo (cap. 30). Parte de la eficacia del bupropión en el tratamiento para el tabaquismo deriva de su antagonismo no competitivo (cap. 2) sobre los receptores nicotínicos, donde tiene cierta selectividad entre los subtipos neuronales.

C. Inhibidores de colinesterasa

Los efectos tóxicos agudos de los inhibidores de la colinesterasa como los de agentes de acción directa, son extensiones directas de sus acciones farmacológicas. El origen principal de estos problemas es el empleo de plaguicidas en la agricultura y en el hogar. En Estados Unidos se cuenta con unos 100 productos organofosforados y 20 inhibidores de colinesterasa de tipo carbamato en forma de pesticidas y vermífugos para empleo veterinario. Tales inhibidores utilizados en agricultura pueden originar síntomas de aparición lenta o rápida, como se describió en el caso clínico, y que persisten durante días. Los inhibidores de colinesterasa utilizados como agentes químicos bélicos (somán, sarin, VX) inducen de manera rápida sus efectos por sus grandes concentraciones presentes.

Es importante que el clínico identifique y trate en forma inmediata los signos de intoxicación aguda si la persona tuvo exposición intensa. Los signos iniciales predominantes son los del exceso muscarínico: miosis, sialorrea, hiperhidrosis, constricción bronquial, vómito y diarrea. La afección del sistema nervioso central (perturbaciones de la esfera cognitiva, convulsiones y coma) por lo común aparecen a muy breve plazo, acompañados de efectos nicotínicos periféricos, en particular bloqueo neuromuscular despolarizante. El tratamiento siempre incluye: 1) conservación de los signos vitales; puede haber deterioro, en particular, de la respiración; 2) descontaminación para evitar absorción ulterior; para ello se necesita eliminación de todas las ropas y lavar la piel en caso de exposición a polvos y sustancias atomizadas, y 3) aplicación parenteral de atropina en grandes dosis, con la frecuencia necesaria para controlar los síntomas del exceso muscarínico. El tratamiento a menudo incluye la administración de pralidoxima, como se describió en el capítulo 8, y la de benzodiazepinas para combatir las convulsiones.

Se han creado medidas preventivas contra los inhibidores de colinesterasa utilizados como agentes químicos bélicos, para proteger a soldados y civiles. Se suministra al personal jeringas de autoinyección que contienen un carbamato, la piridostigmina y la atropina. La piridostigmina es el fármaco que protege en esta situación y, al unirse previamente a la enzima, impide la unión de los agentes organofosforados, y de este modo, evita la inhibición duradera de la colinesterasa. La protección se limita al sistema nervioso periférico, porque la piridostigmina en realidad no penetra en el sistema nervioso central. La inhibición enzimática de dicho fármaco desaparece en término de horas (cuadro 7-4), lapso que permite eliminar del cuerpo al agente organofosforado.

La exposición a largo plazo de algunos organofosforados, que incluyen algunos de los inhibidores de colinesterasa con tal propiedad, origina neuropatías tardías, vinculadas con la desmielinización de los axones. El prototipo de esta clase es el **fosfato de triortocresilo**, aditivo de aceites lubricantes. Sus efectos no son causados por inhibición de la colinesterasa, sino más bien por inhibición de una esterasa ("blanco" neuropático) (NTE, *neuropathy target esterase*), cuyos síntomas (debilidad de extremidades escapulares y pélvicas e inestabilidad de la marcha) aparecen una a dos semanas después de la exposición. Otro cuadro de efecto tóxico en nervios, llamado síndrome intermedio, surge uno a cuatro días después de la exposición a insecticidas organofosforados. También se caracteriza por debilidad muscular; se desconoce su origen, pero al parecer depende de inhibición de la colinesterasa.

RESUMEN Fármacos utilizados por sus efectos parasimpaticomiméticos

Subclase	Mecanismo de acción	Efectos	Aplicaciones clínicas	Farmacocinética, efectos tóxicos e interacciones
ÉSTERES DE COLINA DE ACCIÓN DIRECTA				
• Betanecol	Agonista muscarínico • efectos insignificantes en los receptores nicotínicos	Activa receptores M_1, M_2 y M_3 en todos los tejidos periféricos • intensifica la secreción, la contracción de músculo liso (excepto que relaja el músculo liso vascular) y cambia la frecuencia cardiaca	Íleo posoperatorio neurógeno y retención urinaria	Vías oral y parenteral; su acción dura en promedio 30 min • no se difunde en el sistema nervioso central (SNC) • *Efectos tóxicos:* efectos parasimpaticomiméticos excesivos, en particular broncoespasmo en asmáticos • *Interacciones:* se agregan a las de otros simpaticomiméticos
• *Carbacol: agonista muscarínico y nicotínico no selectivo; en los demás aspectos es similar al betanecol; se utiliza por vía tópica casi exclusivamente en el glaucoma*				
ALCALOIDES MUSCARÍNICOS O SINTÉTICOS DE ACCIÓN DIRECTA				
• Pilocarpina	Semejante al betanecol, agonista parcial	Semejante al betanecol	Glaucoma; síndrome de Sjögren	Trociscos orales y aplicación tópica • *Efectos tóxicos e interacciones:* Semejantes a los del betanecol
• *Cevimelina: sintético, con selectividad por M_3; similar a la pilocarpina*				
AGONISTAS NICOTÍNICOS DE ACCIÓN DIRECTA				
• Nicotina	Agonista en los receptores N_N y N_M	Activa las neuronas posganglionares de tipo autónomo (simpáticas y parasimpáticas) y la placa terminal neuromuscular en músculo estriado; se difunde en SNC y activa los receptores N_N	Se aplica en medicina para interrumpir el tabaquismo • empleo no médico en el tabaquismo y en insecticidas	Chicle masticable, parche para interrupción del tabaquismo • *Efectos tóxicos:* Mayor actividad del tubo digestivo, náusea, vómito, diarrea aguda; incremento de la presión arterial; las dosis grandes originan convulsiones • factor de riesgo cardiovascular y de tubo digestivo a largo plazo • *Interacciones:* efectos que se suman a los de los estimulantes del SNC
• *Vareniclina: agonista parcial selectivo al nivel de los receptores nicotínicos $\alpha 4\beta 2$; se utiliza exclusivamente como tratamiento antitabáquico*				
INHIBIDOR DE LA COLINESTERASA DE ACCIÓN CORTA (ALCOHOL)				
• Edrofonio	El alcohol se une en forma breve con el sitio activo de la acetilcolinesterasa (AChE) e impide el acceso de la acetilcolina (ACh)	Amplifica todas las acciones de la ACh • aumenta la actividad parasimpática y la transmisión neuromuscular somática	Diagnóstico y tratamiento agudo de la miastenia grave	Parenteral • amina cuaternaria • no entra al SNC • *Toxicidad:* exceso parasimpaticomimético • *Interacciones:* aditivo con parasimpaticomiméticos
INHIBIDORES DE LA COLINESTERASA, ACCIÓN INTERMEDIA (CARBAMATOS)				
• Neostigmina	Forma enlace covalente con AChE, pero se hidroliza y se libera	Como el edrofonio, pero de acción más prolongada	Miastenia grave • íleo y retención urinaria posoperatorios y neurogénicos	Oral y parenteral; amina cuaternaria, no penetra al SNC. Duración 2-4 h • *Toxicidad e interacciones:* como edrofonio
• *Piridostigmina: como neostigmina, pero de acción más prolongada (4-6 h); se utiliza en miastenia*				
• *Fisostigmina: como la neostigmina, pero es una amina terciaria alcaloide natural; entra al SNC*				
INHIBIDORES DE LA COLINESTERASA DE ACCIÓN PROLONGADA (ORGANOFOSFORADOS)				
• Ecotiofato	Similar al de la neostigmina, pero la liberación es más lenta	Similar a la neostigmina, pero su acción es más larga	Obsoleto • se utilizó contra el glaucoma	Vía tópica solamente • *Efectos tóxicos:* Dolor en la mitad superior de la cara, uveítis, visión borrosa
• *Malatión: insecticida, poco inocuo en mamíferos y aves, porque se metaboliza por otras enzimas hasta formar productos inactivos; uso médico ocasional como ectoparasiticida*				
• *Paratión, otros productos: insecticidas, peligrosos para todos los animales; sus efectos tóxicos son importantes por empleo en agricultura y la exposición de trabajadores de granjas (véase el texto)*				
• *Sarin, otros productos: "gas neurotóxico" utilizado de manera exclusiva en guerra y terrorismo*				

PREPARADOS COMERCIALES

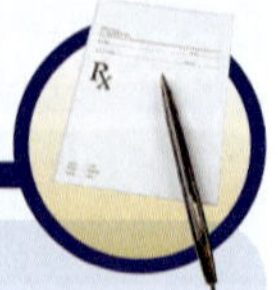

PARASIMPATICOMIMÉTICOS DE ACCIÓN DIRECTA

Acetilcolina
Solución oftálmica: al 1%, vía intraocular

Betanecol
Vía oral: comprimidos de 5, 10, 25 y 50 mg
Parenteral: 5 mg/ml para inyección subcutánea

Carbacol
Solución oftálmica (tópica, Isopto Carbachol, Carboptic): solución al 0.75, 1.5, 2.25 y 3%
Vía oftálmica (intraocular, Miostat, Carbastat): solución al 0.01%

Cevimelina
Vía oral: cápsulas de 30 mg

Nicotina
Transdérmica: 5-21 mg/día absorbido/parche
Inhalación: 0.5-4 mg/dosis
Goma de mascar: 2-4 mg/dosis

Pilocarpina
Oftálmica (tópica): soluciones al 0.5, 1, 2, 3, 4, 6, 8, 10%, gel al 4%
Oftálmica, insertos de liberación sostenida: liberación de 20 y 40 μg/h durante una semana
Oral: tabletas 5 mg

Vareniclina
Oral: tabletas de 0.5, 1 mg

INHIBIDORES DE LA COLINESTERASA

Ambenonio
Oral: tabletas 10 mg

Demecario
Oftálmico: solución 0.125, 0.25%

Donepezilo
Oral: tabletas 5, 10, 23 mg

Ecotiofato
Oftálmico: polvo con 1.5 mg para reconstituir en solución de 0.03, 0.06, 0.125%

Edrofonio
Parenteral: 10 mg/ml para inyección IM o IV

Galantamina
Oral: tabletas 4, 8, 12 mg; cápsulas de liberación extendida de 8, 16, 24 mg; solución 4 mg/ml

Neostigmina
Oral: tabletas 15 mg
Parenteral: solución 0.2, 0.5, 1, 2.5 mg/ml

Piridostigmina
Oftálmica: ungüento 0.25%; solución 0.25, 0.5%
Parenteral: 1 mg/ml para inyección IM o IV lenta

Piridostigmina
Oral: tabletas 30, 60 mg; tabletas de liberación sostenida 180 mg; jarabe 12 mg/ml
Parenteral: 5 mg/ml para inyección IM o IV lenta

Rivastigmina
Oral: tabletas 1.5, 3, 4.5, 6 mg; solución 2 mg/ml; parche transdérmico 4.6 o 9.5 mg/24 h

Tacrina
Oral: tabletas 10, 20, 30, 40 mg

BIBLIOGRAFÍA

Aaron CK: Organophosphates and carbamates. In: Shannon MW, Borron SW, Burns MJ (editors): *Haddad and Winchester's Clinical Management of Poisoning and Drug Overdose*, 4th ed. Philadelphia: Saunders, 2007:1171.

Benowitz N: Nicotine addiction. N Engl J Med 2010;362:2295.

Celie PH et al: Nicotine and carbamylcholine binding to nicotinic acetylcholine receptors as studied in AChBP crystal structures. Neuron 2004;41:907.

Chen L: In pursuit of the high-resolution structure of nicotinic acetylcholine receptors. J Physiol 2004;588:557.

Conti-Fine B, Milani M, Kaminski HJ: Myasthenia gravis: past, present, and future. J Clin Invest 2006;116:2843.

Ehlert FJ: Contractile role of M2 and M3 muscarinic receptors in gastrointestinal, airway and urinary bladder smooth muscle. Life Sci 2003;74:355.

Gerthoffer WT: Signal-transduction pathways that regulate visceral smooth muscle function. III. Coupling of muscarinic receptors to signaling kinases and effector proteins in gastrointestinal smooth muscles. Am J Physiol 2005;288:G849.

Giacobini E (editor): *Cholinesterases and Cholinesterase Inhibitors*. London: Martin Dunitz, 2000.

Harvey RD, Belevych AE: Muscarinic regulation of cardiac ion channels. Br J Pharmacol 2003;139:1074.

Hern JA et al: Formation and dissociation of M_1 muscarinic receptor dimers seen by total internal reflection fluorescence imaging of single molecules. Proc Natl Acad Sci USA 2010;107:2693.

Lamping KG et al: Muscarinic (M) receptors in coronary circulation. Arterioscler Thromb Vasc Biol 2004;24:1253.

Lazartigues E et al: Spontaneously hypertensive rats cholinergic hyper-responsiveness: Central and peripheral pharmacological mechanisms. Br J Pharmacol 1999;127:1657.

Matsui M et al: Increased relaxant action of forskolin and isoproterenol against muscarinic agonist-induced contractions in smooth muscle from M_2 receptor knockout mice. J Pharmacol Exp Ther 2003;305:106.

Mavragani CP, Moutsopoulos HM: Conventional therapy of Sjögren's syndrome. Clin Rev Allergy Immunol 2007;32:284.

Millar NS: Assembly and subunit diversity of nicotinic acetylcholine receptors. Biochem Soc Trans 2003;31:869.

Molitor H: A comparative study of the effects of five choline compounds used in therapeutics: Acetylcholine chloride, acetyl-beta-methylcholine chloride, carbaminoyl choline, ethyl ether beta-methylcholine chloride, carbaminoyl beta-methylcholine chloride. J Pharmacol Exp Ther 1936;58:337.

Okamoto H et al: Muscarinic agonist potencies at three different effector systems linked to the M(2) or M(3) receptor in longitudinal smooth muscle of guinea-pig small intestine. Br J Pharmacol 2002;135:1765.

Picciotto MR et al: It is not "either/or": Activation and desensitization of nicotinic acetylcholine receptors both contribute to behaviors related to nicotine addiction and mood. Prog Neurobiol 2008;84:329.

The Surgeon General: *Smoking and Health*. US Department of Health and Human Services, 1979.

Wess J et al: Muscarinic acetylcholine receptors: Mutant mice provide new insights for drug development. Nat Rev Drug Discov 2007;6:721.

RESPUESTA AL CASO DE ESTUDIO

El cuadro clínico del paciente es característico de intoxicación debido a inhibidores de la colinesterasa organofosforados. Debe preguntarse al trabajador si puede identificar el compuesto utilizado. Hay que descontaminar al paciente, con retiro de la ropa y lavado de las regiones expuestas. Asegurar una vía respiratoria permeable y administrar oxígeno. En caso de exceso muscarínico, se administra atropina (0.5 a 5 mg) por vía endovenosa hasta que cedan los signos de exceso muscarínico (disnea, lagrimeo, confusión). Para tratar el exceso nicotínico, se infunde 2-PAM (al principio en solución al 1 a 2% en 15 a 30 min), seguida de infusión de solución al 1% (200 a 500 mg/h) hasta que cesen las fasciculaciones musculares. Si es necesario, descontaminar al compañero de trabajo y aislar toda la ropa contaminada.

C A P Í T U L O

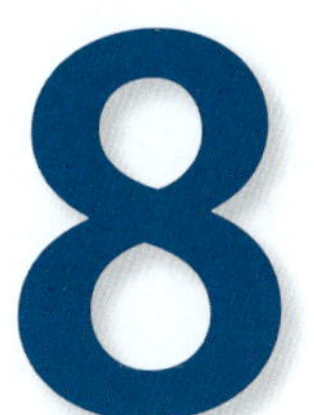

Fármacos antagonistas de los receptores colinérgicos

Achilles J. Pappano, PhD

ESTUDIO DE CASO

JH, arquitecto de 63 años de edad que refirió a su médico familiar la aparición de síntomas urinarios. Tiene hipertensión arterial y en los últimos ocho años se ha tratado de forma adecuada con un diurético tiazídico y un inhibidor de la enzima convertidora de angiotensina. En el mismo lapso, el paciente presentó signos de hipertrofia prostática benigna y para corregirlos finalmente hubo necesidad de una prostatectomía. En la actualidad señala que la urgencia urinaria y la polaquiuria se han incrementado, lo que ha alterado su vida cotidiana. En opinión del lector, ¿cuál es la causa del problema del arquitecto JH? ¿Qué información habría que reunir para confirmar el diagnóstico? ¿Qué tratamiento habría que iniciar?

Los antagonistas de receptores colinérgicos, a semejanza de los agonistas, se dividen en subgrupos muscarínicos y nicotínicos, con base en sus afinidades por receptores específicos. Los antagonistas ganglionares y los antagonistas de la unión neuromuscular comprenden el grupo de fármacos antinicotínicos. Los antagonistas ganglionares tienen escasa utilidad clínica y se revisan al final del capítulo. Los antagonistas neuromusculares se exponen en el capítulo 27. El capítulo se ocupa de fármacos que bloquean los receptores colinérgicos muscarínicos.

Se han identificado cinco subtipos de receptores muscarínicos, con base, sobre todo, en datos experimentales de unión con ligandos y clonación de cDNA (caps. 6 y 7). Es de uso común la terminología estándar (M_1 a M_5) para estos subtipos y las pruebas indican que existen diferencias funcionales entre algunos de los subtipos en cuestión (basada sobre todo en el empleo de agonistas y antagonistas selectivos).

El subtipo de receptor M_1 se encuentra en neuronas del sistema nervioso central (SNC), pericarion (cuerpo) de neuronas posganglionares simpáticas y muchos sitios presinápticos. Los receptores M_2 están en el miocardio, en órganos con músculo liso y algunos sitios neuronales. Los receptores M_3 son los más comunes en las membranas de células efectoras, en particular las de glándulas, y músculo liso. Los receptores M_4 y M_5 son menos prominentes y parecen tener un papel más importante en el SNC que en la periferia.

BASES FARMACOLÓGICAS DE LOS FÁRMACOS ANTAGONISTAS DE LOS RECEPTORES MUSCARÍNICOS

Los antagonistas muscarínicos a veces son llamados parasimpaticolíticos porque bloquean los efectos de la descarga del sistema nervioso autónomo parasimpático. Sin embargo, ellos no "anulan" la acción de los nervios de ese tipo y ejercen algunos efectos que no se pueden predecir partiendo del bloqueo del sistema nervioso comentado (parasimpático). Por las razones señaladas, sería preferible el término "antimuscarínico".

Desde hace mucho se conocen compuestos naturales que poseen efectos antimuscarínicos y se les ha utilizado durante miles de años como fármacos, tóxicos y cosméticos. La **atropina** es el prototipo. Se tiene conocimiento de muchos alcaloides vegetales semejantes y se han preparado cientos de compuestos antimuscarínicos sintéticos.

Aspectos químicos y farmacocinética

A. Origen y propiedades químicas

La atropina y sus congéneres naturales son ésteres alcaloides de aminas terciarias del ácido trópico (fig. 8-1). La atropina (hiosciamina) se encuentra en la *Atropa belladonna* (en partes se le conoce como

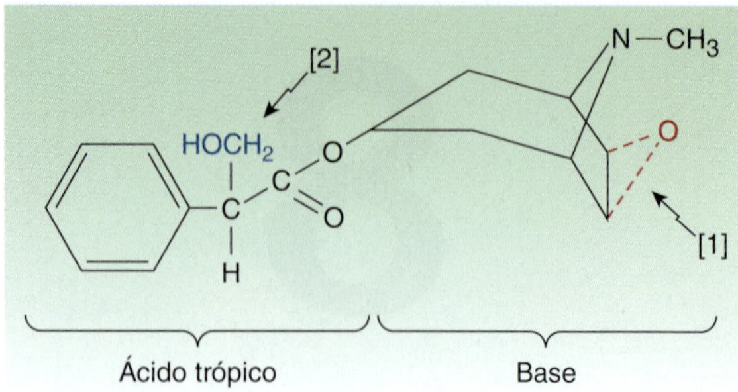

FIGURA 8–1 Estructura de la atropina (sin el oxígeno [rojo] de *[1]*) y de escopolamina (oxígeno presente). En la homatropina, el hidroximetil en *[2]* se sustituye por un grupo hidroxilo y el oxígeno de *[1]* está ausente.

hierba mora) y en *Datura stramonium*, también conocida como estramonio. La **escopolamina** (hioscina) proviene de *Hyoscyamus niger* o beleño, en la forma del estereoisómero *l*(–). La atropina natural es la forma *l*(–) hiosciamina, pero tal compuesto tiende con facilidad a tornarse racémico y por ello el preparado comercial es la *d,l*-hiosciamina racémica. Los isómeros *l*(–) de ambos alcaloides son, como mínimo, 100 veces más potentes que los isómeros *d*(+).

Muy diversas moléculas semisintéticas y sintéticas poseen efectos antimuscarínicos. Los miembros terciarios de dichas clases (fig. 8-2) suelen usarse por sus efectos en los ojos o el sistema nervioso central. Innumerables antihistamínicos (cap. 16), antipsicóticos (cap. 29) y antidepresivos (cap. 30) poseen estructuras similares y, como es de preverse, también ejercen notables efectos antimuscarínicos.

Se han sintetizado antimuscarínicos basados en aminas cuaternarias (fig. 8-2) para que ocasionen más efectos en zonas periféricas y menos efectos en sistema nervioso central.

B. Absorción

Los alcaloides naturales y muchos de los antimuscarínicos terciarios se absorben de forma perfecta en el intestino y las membranas conjuntivales. Si se aplican en un vehículo adecuado, algunos son absorbidos (como la escopolamina) incluso por la piel (vía transdérmica). A diferencia de ello, después de ingerida se absorbe sólo 10 a 30% de una dosis de antimuscarínico cuaternario, lo cual traduce la menor liposolubilidad de la molécula cargada.

C. Distribución

La atropina y otros agentes terciarios se distribuyen en el organismo. En término de 30 a 60 minutos de su administración se alcanzan niveles notables en el SNC y ello puede limitar la dosis tolerada si se utiliza el fármaco por sus efectos periféricos. La escopolamina se distribuye en forma breve y completa en el sistema nervioso central, en el cual ejerce sus efectos de mayor cuantía, en comparación con otros antimuscarínicos. A diferencia de lo señalado, el encéfalo casi no capta los derivados cuaternarios, y por ello, en dosis pequeñas prácticamente no ejercen efectos en el SNC.

D. Metabolismo y excreción

Una vez administrada la atropina, su eliminación de la sangre se efectúa en dos fases: la duración en promedio de la fase rápida es de dos horas y de la fase lenta, de unas 13 horas. Casi la mitad de la dosis se excreta sin modificaciones en su forma original por la orina, y gran parte del resto se elimina por la misma vía en la forma de productos de hidrólisis y de conjugación. El efecto del fármaco en la función parasimpática disminuye a muy breve plazo en todos los órganos, excepto en los ojos. Los efectos en los músculos del iris y ciliar persisten 72 horas o más.

Farmacodinámica

A. Mecanismo de acción

La atropina bloquea en forma reversible (cap. 2) las acciones colinomiméticas en los receptores muscarínicos, es decir, es posible que el efecto de bloqueo de una dosis pequeña de atropina pueda ser superado por una concentración mayor de acetilcolina o un agonista muscarínico equivalente. Los experimentos de mutación sugieren que el aspartato en el tercer segmento transmembrana del receptor heptahelicoidal forma un enlace iónico con el átomo de nitrógeno de la acetilcolina; se necesita también dicho aminoácido para la unión de fármacos antimuscarínicos. Cuando la atropina se une al receptor muscarínico impide acciones como la liberación del trifosfato de inositol (IP_3, *inositol triphosphate*) y la inhibición de la adenililciclasa, que es causada por los agonistas muscarínicos (cap. 7). Antes, los antagonistas muscarínicos se consideraban compuestos neutrales que ocupaban el receptor e impedían la unión del agonista. La evidencia reciente indica que los receptores muscarínicos tienen actividad constitutiva y casi todos los fármacos que bloquean la actividad de la acetilcolina son agonistas inversos (cap. 1) que cambian el equilibrio hacia el estado inactivo del receptor. Los fármacos bloqueadores muscarínicos que son agonistas inversos incluyen atropina, pirenzepina, trihexifenidilo, AF-DX 116, 4-DAMP, ipratropio, glucopirrolato y un derivado metilo de la escopolamina (cuadro 8-1).

La eficacia de los antimuscarínicos varía con el tejido en que actúan y el origen del agonista. Los tejidos más sensibles a la atropina son las glándulas salivales, bronquiales y sudoríparas. El fenómeno menos sensible es la secreción de ácido por las células parietales del estómago. En muchos tejidos, los agentes antimuscarínicos bloquean los agonistas de receptores colinérgicos exógenos y lo hacen con eficacia mayor que la acetilcolina endógena.

La atropina muestra enorme selectividad por los receptores muscarínicos. Su potencia a nivel de los receptores nicotínicos es mucho menor y por lo regular no se detectan en clínica las acciones a nivel de los receptores no muscarínicos.

La atropina, al actuar, no "diferencia" entre los subgrupos M_1, M_2 y M_3 de los receptores muscarínicos. Por lo contrario, otros antimuscarínicos muestran selectividad moderada por un miembro u otro de esos subgrupos (cuadro 8-1). Muchos antimuscarínicos sintéticos son mucho menos selectivos que la atropina en sus interacciones con receptores no muscarínicos. Por ejemplo, algunos antimuscarínicos que son aminas cuaternarias poseen notables acciones de bloqueo ganglionar y son potentes antagonistas de receptores histaminérgicos. Se han mencionado los efectos antimuscarínicos de otros agentes, por ejemplo, los antipsicóticos y los antidepresivos. No se ha definido su selectividad relativa por los subtipos de receptores muscarínicos.

B. Efectos en órganos, aparatos y sistemas

1. Sistema nervioso central. La atropina, en las dosis que más se utilizan, produce mínimos efectos estimulantes en el sistema nervioso central, en particular los centros bulbares parasimpáticos, y un

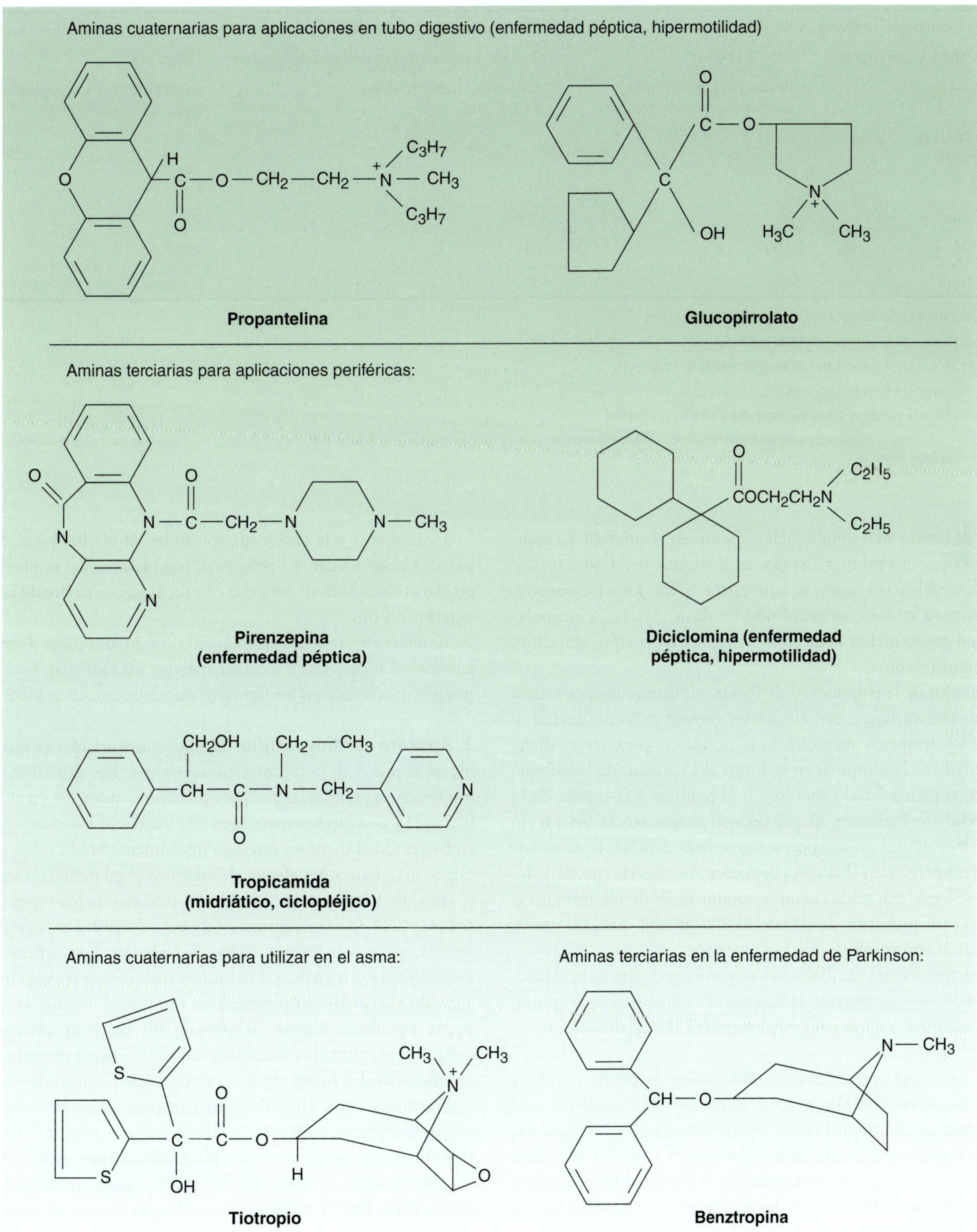

FIGURA 8-2 Estructuras de algunos antimuscarínicos semisintéticos y sintéticos.

CUADRO 8-1 Subgrupos de receptores muscarínicos importantes en tejidos periféricos y sus antagonistas

	Subgrupo		
Fármacos y características	**M_1**	**M_2**	**M_3**
Sitios de localización primaria	Nervios	Corazón, nervios y músculo liso	Glándulas, músculo liso y endotelio
Sistema efector dominante	↑ IP_3, ↑ DAG	↓ cAMP, ↑ corriente por conducto del potasio	↑ IP_3, ↑ DAG
Antagonistas	Pirenzepina, telenzepina, diciclomina,[2] trihexilfenidilo[3]	Galamina,[1] metoctramina, AF-DX 116[4]	4-DAMP, darifenacina, solifenacina, oxibutinina, tolterodina
Constante de disociación (aproximada)[5]			
Atropina	1	1	1
Pirenzepina	25	300	500
AF-DX 116	2 000	65	4 000
Darifenacina	70	55	8

[1]Se utiliza en clínica como antagonista neuromuscular (obsoleto).

[2]Se utiliza en clínica como antiespasmódico intestinal.

[3]Se utiliza en clínica en el tratamiento de la enfermedad de Parkinson.

[4]Se utiliza únicamente en investigaciones.

[5]Correspondiente a la atropina. Cifras menores denotan mayor afinidad.

AF-DX 116, 11-({2-[(dietilamino)metil-1-piperidinil}acetilo)-5,11-dihidro-6*H*-pirido-[2,3-*b*](1,4)benzodiazepina-6-una; DAG, diacilglicerol; IP_3, trifosfato de inositol; 4-DAMP, 4-difenil-acetoxi-*N*-metilpiperidina.

efecto más lento y más duradero de sedación en el encéfalo. La escopolamina tiene efectos más intensos en el sistema nervioso central y origina somnolencia cuando se administra en las dosis recomendadas, y amnesia en personas sensibles. En dosis tóxicas, la escopolamina y en grado menor la atropina, originan excitación, agitación, alucinaciones y coma.

El temblor de la enfermedad de Parkinson disminuye por acción de los antimuscarínicos con efectos en sistema nervioso central, y uno de los primeros medicamentos utilizados para tratar dicha enfermedad fue la atropina, en la forma del extracto de belladona. Como se comenta en el capítulo 28, el temblor y la rigidez de la enfermedad de Parkinson al parecer son consecuencia del exceso *relativo* de actividad colinérgica, a causa de la deficiencia de actividad dopaminérgica en el sistema de núcleos basales/cuerpo estriado. A veces se logra más eficacia con la combinación de un antimuscarínico con un precursor de dopamina (levodopa), que con uno u otro medicamentos solos.

Las perturbaciones vestibulares, y en particular la cinetosis, al parecer dependen de trastornos en la transmisión colinérgica muscarínica. La escopolamina es eficaz para evitar o revertir dichas alteraciones.

2. Ojo. La acción constrictora del músculo de la pupila (fig. 6-9) depende de activación de un receptor colinérgico muscarínico, la cual es bloqueada por la atropina tópica y otros antimuscarínicos terciarios, y como consecuencia, queda sin antagonismo la actividad dilatadora simpática y surge con ello **midriasis** (fig. 8-3). En el Renacimiento se consideró que la dilatación de las pupilas era una signo de belleza y se acuñó el término dama bella (belladona) a tal planta y su extracto activo, porque se le usó en gotas oftálmicas en esa época.

El segundo efecto importante de los antimuscarínicos en los ojos es debilitar la contracción del músculo ciliar, con lo que surge **cicloplejía**; tiene como consecuencia la pérdida de la capacidad de acomodación, y el ojo totalmente atropinizado no enfoca los puntos de visión cercana (fig. 8-3).

La midriasis y la cicloplejía son útiles en oftalmología. Sin embargo, ambas pueden ser peligrosas, porque con ellas se puede inducir glaucoma agudo en personas con un ángulo estrecho de la cámara anterior del ojo.

El tercer efecto de los antimuscarínicos en los ojos es disminuir el lagrimeo. Las personas a veces señalan que sus ojos están secos o "arenosos" cuando reciben los fármacos mencionados, en grandes dosis.

3. Aparato cardiovascular. El nudo sinoauricular es muy sensible al bloqueo de receptores muscarínicos. Las dosis terapéuticas moderadas o grandes de atropina originan taquicardia en el corazón inervado y con latido espontáneo, al bloquear el estímulo vagal. Sin embargo, dosis menores originan inicialmente bradicardia, antes de que se manifiesten los efectos del bloqueo vagal periférico (fig. 8-4); el estímulo vagal puede provenir del bloqueo de los receptores M_1 presinápticos (autorreceptores, fig. 6-3) en fibras posganglionares vagales, que normalmente limitan la liberación de acetilcolina en el nudo sinusal y otros tejidos. Los mismos mecanismos operan en el nudo auriculoventricular; en presencia de tono vagal intenso, la atropina acorta significativamente el intervalo PR del trazo electrocardiográfico al bloquear los receptores muscarínicos en el nudo auriculoventricular. En forma similar, también hay bloqueo de los efectos muscarínicos en el músculo auricular, pero carece de importancia clínica excepto en el flúter y la fibrilación auriculares. A niveles terapéuticos los antimuscarínicos afectan en menor medida los ventrículos, porque en ellos hay un grado menor de control por el nervio vago. Los fármacos mencionados, en concentraciones tóxicas originan bloqueo de conducción intraventricular, que se ha atribuido a una acción anestésica local.

Excepto por los de las vísceras torácicas y abdominales, ninguno de los vasos sanguíneos recibe inervación directa del sistema parasimpático. Sin embargo, la estimulación de los nervios de dicho sistema dilata las arterias coronarias, y los nervios colinérgicos simpáticos dilatan el lecho vascular del músculo estriado (cap. 6). La

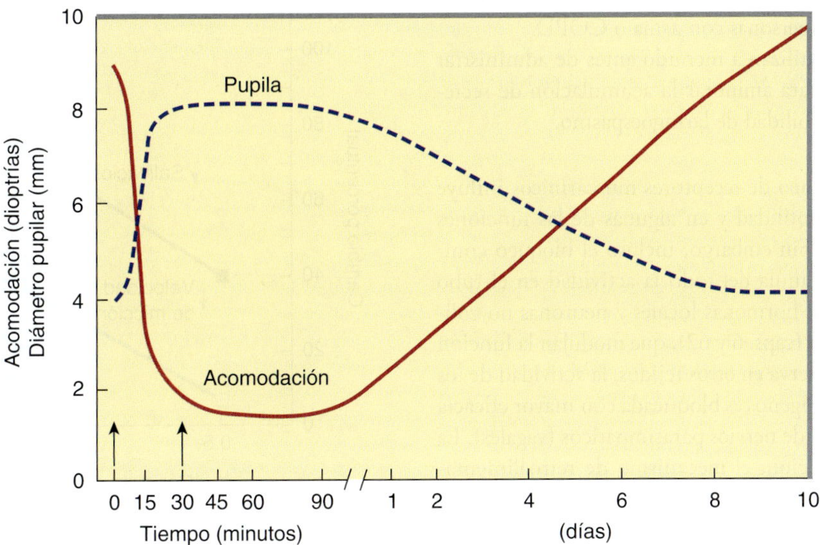

FIGURA 8-3 Efecto de gotas tópicas de escopolamina en el diámetro pupilar (mm) y en la acomodación (dioptrías) en el ojo humano normal. En el momento 0 se aplicó una gota de solución al 0.5% y otra más a los 30 minutos (*flechas*). Se hizo un promedio de las respuestas de 42 ojos. Se destaca la recuperación muy lenta. (Con autorización de Marron J: Cycloplegia and mydriasis by use of atropine, scopolamine, and homatropine-paredrine. Arch Ophthalmol 1940;23:340.)

atropina bloquea dicha dilatación. Además, casi todos los vasos mencionados contienen receptores muscarínicos en el endotelio, que median la vasodilatación (cap. 7), receptores que son fácilmente bloqueados por los antimuscarínicos. En dosis tóxicas y en algunas personas, con dosis normales, los antimuscarínicos originan vasodilatación cutánea particularmente en la mitad superior del cuerpo. Se desconoce el mecanismo por el cual surge dicho fenómeno.

Los efectos de la atropina en el árbol cardiovascular en sujetos con hemodinámica normal no son impresionantes: puede surgir taquicardia, pero tiene escasa consecuencia en la tensión arterial. A pesar de ello, se pueden evitar fácilmente los efectos cardiovasculares de los agonistas muscarínicos de acción directa.

4. Aparato respiratorio. Las glándulas secretorias y el músculo liso de vías respiratorias reciben fibras vagales y contienen receptores muscarínicos. Incluso en personas normales, la atropina, después de administrada, puede originar broncodilatación moderada y disminuir la secreción por tales vías. El efecto es más importante en sujetos con neumopatías, aunque los antimuscarínicos no son tan útiles como estimulantes de receptores adrenérgicos β en el tratamiento del asma (cap. 20). La eficacia de los antimuscarínicos no selectivos para tratar la enfermedad pulmonar obstructiva crónica (EPOC) es escasa, porque el bloqueo de receptores M_2 de tipo autoinhibidor en los nervios parasimpáticos posganglionares puede antagonizar la broncodilatación causada por el bloqueo de los receptores M_3 en el

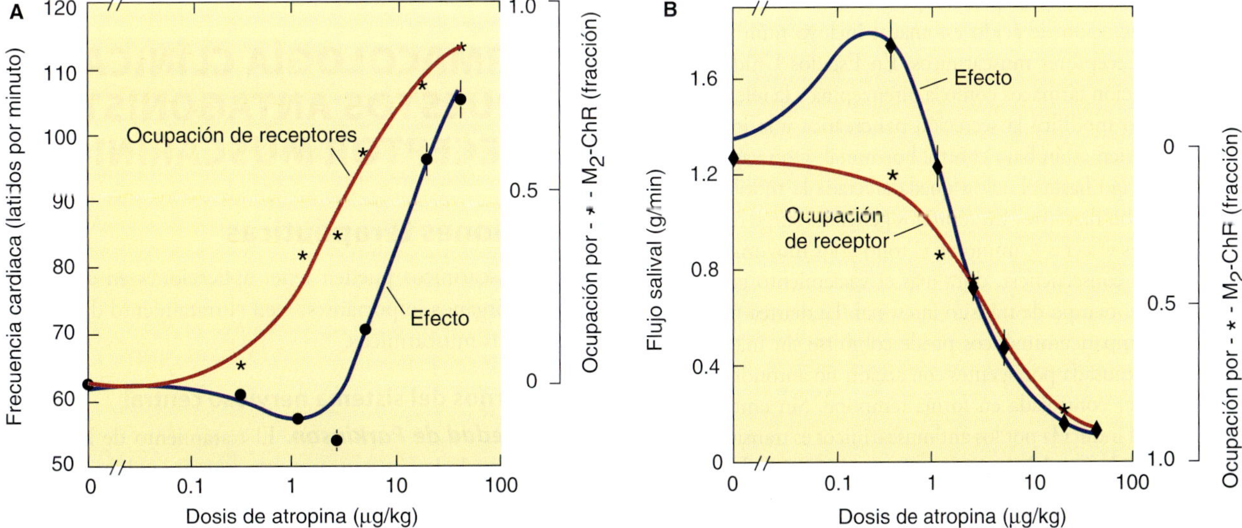

FIGURA 8-4 Efectos de dosis cada vez mayores de atropina en la frecuencia cardiaca (**A**) y en el flujo de saliva (**B**) en comparación con la ocupación de receptores muscarínicos en humanos. El efecto parasimpaticomimético de atropina en dosis pequeñas se atribuye al bloqueo de los receptores muscarínicos presinápticos que suprime la liberación de acetilcolina. (Con autorización de Wellstein A, Pitschner HF: Complex dose-response curves of atropine in man explained by different functions of M_1 y M_2 cholinoceptors. Naunyn Schmiedebergs Arch Pharmacol 1988;338:19.)

músculo liso de las vías respiratorias. A pesar de ello, los antimuscarínicos son útiles en algunas personas con asma o COPD.

Los antimuscarínicos se utilizan a menudo antes de administrar anestésicos por inhalación, para aminorar la acumulación de secreciones en la tráquea y la posibilidad de laringoespasmo.

5. Tubo digestivo. El bloqueo de receptores muscarínicos influye extraordinariamente en la motilidad y en algunas de las funciones secretorias de los intestinos. Sin embargo, incluso el bloqueo completo de tales receptores no anula del todo la actividad en el tubo digestivo, porque intervienen hormonas locales y neuronas no colinérgicas en el sistema entérico (caps. 6 y 62), que modulan la función gastrointestinal. Como se observa en otros tejidos, la actividad de los estimulantes muscarínicos exógenos es bloqueada con mayor eficacia que los efectos de la actividad de nervios parasimpáticos (vagales). La eliminación de la autoinhibición, el mecanismo de retroalimentación negativa por el cual la acetilcolina nerviosa suprime su propia liberación, podría explicar la menor eficacia de los antimuscarínicos contra los efectos de la acetilcolina endógena.

Los antimuscarínicos ejercen efectos notables en la secreción salival; la xerostomía o boca seca surge a menudo en individuos que reciben dicho tipo de fármacos contra la enfermedad de Parkinson o por trastornos de vías urinarias (fig. 8-5). La secreción gástrica es bloqueada con menor eficacia; disminuyen el volumen y la cantidad de ácido, pepsina y mucina, pero para ello se necesitan grandes dosis de atropina. La secreción gástrica basal es bloqueada con mayor eficacia que la estimulada por alimentos, nicotina o alcohol. La pirenzepina y un análogo más potente, la telenzepina, aminoran la secreción de ácido por el estómago, con menores efectos adversos que la atropina y otros agentes menos selectivos; según expertos, ello era consecuencia de un bloqueo selectivo de receptores muscarínicos M_1 excitadores en neuronas de ganglios vagales que inervan el estómago, como lo ha sugerido la proporción mayor en la afinidad entre M_1/M_3 (cuadro 8-1). Sin embargo, se observó que el carbacol estimulaba la secreción de ácido por estómago en animales a los que se había eliminado por "ablación génica" los receptores M_1; se dijo que participaban los receptores M_3 y la pirenzepina antagonizó dicho efecto del carbacol, signo de que la pirenzepina es selectiva pero no específica en su acción en los receptores M_1. Es posible que el mecanismo de regulación vagal de la secreción de ácido estomacal incluya múltiples vías que dependen de receptores muscarínicos. En Estados Unidos están en fase de investigación fármacos como la pirenzepina y la telenzepina. La atropina casi no modifica la secreción pancreática y la intestinal, procesos que más bien están bajo control hormonal, y no vagal.

Desde el estómago hasta el colon queda afectada la motilidad del músculo liso del tubo digestivo. En términos generales surge relajación de las paredes de las vísceras y aminoran el tono y los movimientos de propulsión. Como consecuencia, dura más el vaciamiento gástrico y también se alarga el tiempo de tránsito intestinal. La diarrea por dosis excesivas de parasimpaticomiméticos puede cohibirse sin mayor problema e incluso la causada por agentes con acción no autonómica por lo común puede ser controlada en forma temporal. Sin embargo, la "parálisis" intestinal inducida por los antimuscarínicos es transitoria; los mecanismos locales dentro del sistema nervioso entérico por lo común logran restablecer algún grado de peristaltismo (como mínimo) después de que se administran antimuscarínicos durante uno a tres días.

6. Vías genitourinarias. La acción antimuscarínica de la atropina y sus análogos relaja el músculo liso de los uréteres y la pared vesical, y lentifica la micción (fig. 8-5). La acción mencionada es útil para tratar el espasmo inducido por inflamación leve, operaciones y algunos cuadros neurológicos, pero desencadena retención de orina en varones con hiperplasia prostática (consultar Farmacología clínica de compuestos antagonistas del receptor muscarínico). Los fármacos antimuscarínicos no ejercen efecto importante en el útero.

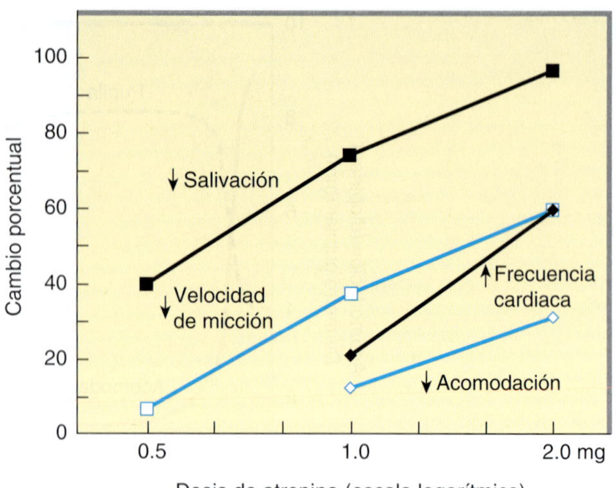

FIGURA 8-5 Efecto de la inyección subcutánea de atropina en la salivación, velocidad de la micción, frecuencia cardiaca y acomodación en adultos normales. La salivación es la más sensible de las variables mencionadas, y la menos sensible es la acomodación. (Con autorización de Herxheimer A: Br J Pharmacol 1958;13:184.)

7. Glándulas sudoríparas. La atropina suprime la generación de sudor con fines de termorregulación. Las fibras colinérgicas simpáticas inervan las glándulas ecrinas y los antimuscarínicos pueden actuar fácilmente en los receptores muscarínicos. En los adultos, dicho efecto hace que aumente la temperatura corporal sólo si se administran en grandes dosis, pero en lactantes y niños las dosis habituales pueden causar "fiebre por atropina".

FARMACOLOGÍA CLÍNICA DE COMPUESTOS ANTAGONISTAS DEL RECEPTOR MUSCARÍNICO

Aplicaciones terapéuticas

Los antimuscarínicos pueden tener aplicaciones en algunos de los sistemas y órganos importantes, y en el tratamiento de intoxicación por agonistas muscarínicos.

A. Trastornos del sistema nervioso central

1. Enfermedad de Parkinson. El tratamiento de la enfermedad comentada suele basarse en una estrategia de polifarmacia, porque un fármaco solo no es totalmente eficaz para modificar la evolución de la enfermedad. Muchos de los fármacos antimuscarínicos usados con dicha indicación (cuadro 28-1) fueron sintetizados antes de que se dispusiera de levodopa. Su uso se acompaña de todos los efectos adversos que se describirán, pero unos pocos han seguido siendo útiles como complemento en algunos pacientes.

2. Cinetosis. Algunos trastornos vestibulares mejoran con los antimuscarínicos (y con antihistamínicos que posean los mismos efectos). La escopolamina es uno de los fármacos más antiguos que se ha utilizado contra la cinetosis, y tiene una eficacia similar a cualquiera de los nuevos agentes. Se puede aplicar por inyección, por vía oral o a través del parche transdérmico. Con el parche se obtienen concentraciones sanguíneas importantes en un lapso de 48 a 72 horas. Las dosis útiles por cualquier vía por lo común originan sedación y xerostomía intensas.

B. Trastornos oftalmológicos

La medición precisa de los errores de refracción en pacientes que no colaboran, como el caso de niños de corta edad, obliga a paralizar el músculo ciliar. También la exploración de la retina con oftalmoscopio es facilitada en gran medida con la midriasis. En consecuencia, los antimuscarínicos administrados tópicamente en la forma de gotas o pomada oftálmicas son muy útiles para la realización de una exploración completa. En adultos y niños de mayor edad se prefieren los fármacos de acción más breve (cuadro 8-2). En el caso de niños de corta edad a veces se necesita la atropina, por su mayor eficacia, pero como situación correspondiente, también aumenta la posibilidad de intoxicación por antimuscarínicos. Se puede disminuir el escurrimiento del fármaco del saco conjuntival a través del conducto nasolagrimal y de ahí a la nasofaringe, por el empleo de la pomada en lugar de gotas oftálmicas. En épocas pasadas se escogían los antimuscarínicos para uso oftálmico entre el subgrupo de aminas terciarias, para obtener una penetración adecuada después de la aplicación en el saco conjuntival. Sin embargo, experimentos recientes en animales sugieren que el glucopirrolato, agente cuaternario, tiene comienzo de acción y duración de efectos similares a los de la atropina.

Nunca se utilizarán antimuscarínicos para inducir midriasis, excepto que se necesite cicloplejía o acción duradera. Los estimulantes de los receptores adrenérgicos α como la fenilefrina originan midriasis de larga duración que suele bastar para la exploración del fondo de ojo (cap. 9).

La otra utilización oftalmológica de estos fármacos es evitar las sinequias (adherencias) que se forman en la uveítis y la iritis. Los preparados de larga duración, en particular la homatropina, son útiles para tal indicación.

C. Neumopatías

El uso de atropina se volvió parte de la preparación preoperatoria sistemática, cuando se utilizaban anestésicos volátiles como el éter, porque la irritación por ellos causada, intensificaba en grado extraordinario la producción de secreciones en vías respiratorias, y a menudo surgían episodios de laringoespasmo. Tales efectos peligrosos se podían evitar con la inyección preanestésica de atropina o escopolamina. Esta última también ocasiona amnesia notable de hechos vinculados con la cirugía y el parto, efecto secundario considerado como deseable. Por otra parte, los antimuscarínicos solían exacerbar la retención de orina y la hipomotilidad intestinal después de operaciones. Los nuevos anestésicos inhalados ocasionan menor irritación de las vías respiratorias.

Los pacientes con **COPD**, un trastorno más frecuente en ancianos y en especial en fumadores, se benefician con broncodilatadores, sobre todo fármacos antimuscarínicos. El **ipratropio** y el **tiotropio** (fig. 8-2), análogos sintéticos de la atropina, se utilizan como fármacos inhalables en la COPD. La vía de administración en aerosol tiene la ventaja de obtener la máxima concentración en el tejido bronquial blanco, con menores efectos sistémicos. Esta aplicación se describe con mayor detalle en el capítulo 20. El tiotropio tiene un efecto broncodilatador más prolongado que el ipratropio, se administra una vez al día porque se disocia despacio de los receptores M_3. Su semivida de eliminación terminal es de 5 a 6 días; las concentraciones plasmáticas del estado estable se alcanzan en cerca de 25 días con la administración una vez al día. El tiotropio reduce la incidencia de exacerbaciones de COPD y es un adjunto útil para la rehabilitación pulmonar, aumenta la tolerancia al ejercicio. El reflejo broncoconstrictor neural hiperactivo presente en la mayoría de las personas con **asma** está mediado por el nervio vago, que actúa sobre receptores muscarínicos en las células musculares lisas bronquiales. Ambos fármacos se utilizan en forma inhalable en pacientes con asma.

D. Trastornos cardiovasculares

El dolor del infarto del miocardio suele acompañarse de descarga vagal refleja (p. ej., ataque vasovagal) y puede deprimir las funciones de los nudos sinoauricular o auriculoventricular en grado suficiente para que disminuya el gasto cardiaco. En tal situación, es adecuada la administración parenteral de atropina o un antimuscarínico similar. Unos pocos individuos sin otras cardiopatías detectables muestran hiperactividad de reflejos del seno carotídeo y presentan lipotimia o incluso síncope como consecuencia de la descarga vagal en reacción a la presión ejercida en el cuello como el caso de un collar ajustado. Ellos se benefician del uso juicioso de atropina o un antimuscarínico similar.

La fisiopatología influye por otros mecanismos en la actividad muscarínica. Los autoanticuerpos circulantes contra el segundo bucle (asa) extracelular de los receptores muscarínicos M_2 en corazón, fueron detectados en algunos sujetos con miocardiopatía dilatada idiopática y en los afectados de enfermedad de Chagas causada por el protozoo *Trypanosoma cruzi*. Los pacientes con enfermedad de Graves (hipertiroidismo) también tienen tales autoanticuerpos que facilitan el desarrollo de fibrilación auricular. Los anticuerpos en cuestión ejercen acciones parasimpaticomiméticas en el corazón, que son evitadas por la atropina. En animales inmunizados con un péptido obtenido de la segunda asa extracelular del receptor M_2, el anticuerpo es un modulador alostérico del receptor. No se ha precisado en detalle su participación en el mecanismo patológico de la insuficiencia cardiaca, pero los anticuerpos mencionados pueden aportar información sobre la base molecular y la activación de receptores, porque sus sitios de acción difieren de los del sitio ortostérico en el cual se une la acetilcolina (cap. 2).

E. Trastornos del tubo digestivo

En la actualidad se utilizan muy poco los antimuscarínicos en las ulceropatías pépticas, en Estados Unidos (cap. 62). Con ellos se puede obtener moderado alivio en el tratamiento de la diarrea

CUADRO 8–2 Antimuscarínicos usados en oftalmología

Fármaco	Duración de efecto (días)	Concentración usual (%)
Atropina	7-10	0.5-1
Ciclopentolato	1	0.5-2
Escopolamina	3–7	0.25
Homatropina	1–3	2-5
Tropicamida	0.25	0.5-1

común de los viajeros y otros cuadros leves de hipermotilidad que ceden por sí solos. A menudo se les combina con algún antidiarreico opioide y constituyen un tratamiento muy eficaz. Sin embargo, en la combinación mencionada la dosis pequeñísima del antimuscarínico actúa más bien como freno para que no se abuse del opioide. Las combinaciones clásicas de atropina y difenoxilato, congénere no analgésico de la meperidina, se distribuye con nombres diversos comerciales en comprimidos y presentación líquida (cap. 62).

F. Trastornos de vías urinarias

La atropina y otros antimuscarínicos han sido utilizados para obtener alivio sintomático en el tratamiento de la urgencia miccional causada por inflamaciones de poca monta en la vejiga (cuadro 8-3). Sin embargo, en la cistitis bacteriana son esenciales los antimicrobianos específicos. En la vejiga del humano se expresan predominantemente los receptores M_2 y M_3, y el subtipo M_3 media la activación directa de la contracción. Como se observa en el músculo liso intestinal, el subtipo M_2 actúa de manera indirecta al inhibir la relajación por acción de noradrenalina y adrenalina.

Los receptores de acetilcolina en el epitelio de las vías urinarias, en nervios aferentes y en el músculo detrusor constituyen un "sustrato amplio" para la acción de los antimuscarínicos en el tratamiento de la vejiga hiperactiva. La **oxibutinina**, que muestra moderada selectividad por los receptores M_3, se utiliza para aplacar el espasmo vesical después de operaciones en vías urinarias, como la prostatectomía. También es útil para frenar la micción involuntaria en personas con trastornos neurológicos como el caso de niños con meningomielocele. La oxibutinina ingerida o instilada a través de una sonda en la vejiga en los pacientes mencionados, al parecer mejora la capacidad de esa víscera hueca y logra continencia y al mismo tiempo aminora la infección y el daño a riñones. La oxibutinina por vía transdérmica o por liberación extendida ahorra la administración frecuente de múltiples dosis al día. Se ha aprobado al **trospio**, que es un antagonista no selectivo; su eficacia y efectos adversos son similares a los de la oxibutinina. Otros antagonistas de aprobación reciente son la **darifenacina** y la **solifenacina**, y tienen una selectividad por receptores M_3 mayor que la de oxibutinina o el trospio. La darifenacina y la solifenacina tienen la ventaja de que se administran una sola vez al día, por su semivida larga. La **tolterodina** y la **fesoterodina**, antimuscarínicos con selectividad por M_3, se pueden utilizar en adultos con incontinencia urinaria. Poseen muchas de las características de la darifenacina y la solifenacina y se les expende en comprimidos de liberación extendida. La comodidad de los fármacos nuevos, de acción más larga, no se ha acompañado de mejoría en su eficacia global ni de disminución en sus efectos adversos como la xerostomía. Un tratamiento alternativo para la incontinencia urinaria resistente a fármacos antimuscarínicos es la inyección intravesical de toxina botulínica A. Se ha reportado que esta toxina reduce la incontinencia urinaria por varios meses después de una aplicación, al interferir con la coliberación de ATP con acetilcolina neuronal (fig. 6-3). El bloqueo de la activación de los nervios sensitivos del urotelio por el ATP puede explicar en gran medida el efecto de la toxina botulínica. Esta estrategia aún no es una indicación aprobada por la FDA.

La **imipramina**, antidepresivo tricíclico con potentes acciones antimuscarínicas, se ha utilizado desde hace mucho para aminorar la incontinencia de ancianos internados en asilos geriátricos. Tiene eficacia moderada, pero origina notables efectos tóxicos en el SNC. Para tal objetivo se ha aprobado el uso de **propiverina**, que es un antimuscarínico nuevo.

Los antimuscarínicos se han utilizado también contra la urolitiasis para aplacar el espasmo ureteral doloroso proveniente del músculo liso, causado por la expulsión del cálculo. Sin embargo, es debatible la utilidad en tal situación.

CUADRO 8–3 Antimuscarínicos utilizados en trastornos de tubo digestivo y vías genitourinarias

Fármaco	Dosis usual
Aminas cuaternarias	
Anisotropina	50 mg tid
Clidinio	2.5 mg tid-qid
Glucopirrolato	1 mg bid-tid
Isopropamida	5 mg bid
Mepenzolato	25-50 mg qid
Metantelina	50-100 mg qid
Metilescopolamina	2.5 mg qid
Oxifenonio	5-10 mg qid
Propantelina	15 mg qid
Tridihexetilo	25-50 mg tid-qid
Trospio	20 mg bid
Aminas terciarias	
Atropina	0.4 mg tid-qid
Darifenacina	7.5 mg qd
Diciclomina	10-20 mg qid
Escopolamina	0.4 mg tid
Oxibutinina	5 mg tid
Oxifenciclimina	10 mg bid
Propiverina	15 mg bid-tid
Solifenacina	5 mg qd
Tolterodina	2 mg bid

G. Intoxicación por colinérgicos

La administración excesiva de colinérgicos constituye una urgencia médica, en particular en comunidades rurales en que se utilizan a menudo insecticidas a base de inhibidores de colinesterasa, y en cultivos en que se consumen a menudo setas silvestres. El posible uso de inhibidores de colinesterasa como "gases neurotóxicos" en guerras bioquímicas también obliga a conocer los métodos para combatir la intoxicación aguda (cap. 58).

1. Tratamiento antimuscarínico. Los efectos nicotínicos y muscarínicos de los inhibidores de la colinesterasa pueden ser letales. Por desgracia, no se cuenta con método eficaz alguno para el bloqueo directo de los efectos nicotínicos de la inhibición de colinesterasa, dado que agonistas *y* antagonistas nicotínicos por igual bloquean la transmisión (cap. 27). Para revertir los efectos muscarínicos habrá que recurrir a una amina terciaria (no cuaternaria) (de preferencia atropina), para tratar los efectos en el SNC y también los periféricos, causados por los inhibidores organofosforados. Se necesitan a veces grandes dosis de atropina para contrarrestar los efectos muscarínicos de agentes de extraordinaria potencia como el paratión y los gases neurotóxicos usados en la guerra bioquímica: se pueden aplicar por vía endovenosa 1 a 2 mg de sulfato de atropina cada cinco a 15 minutos hasta que surgen los signos de su efecto (xerostomía, corrección de la miosis). Es probable que el fármaco deba administrarse muchas veces, ya que los efectos agudos del inhibidor de la colinesterasa puede durar 24 a 48 h, incluso más. En esta situación que pone en peligro la vida, es posible que se necesite hasta 1 g de atropina al día durante un mes para controlar por completo el exceso muscarínico.

2. Compuestos regeneradores de la colinesterasa. Existe una segunda clase de compuestos, formados por oximas sustituidas capaces de regenerar la enzima activa a partir del complejo de organofosforados-colinesterasa, útil en el tratamiento de la intoxicación por organofosforados. Estas oximas incluyen la pralidoxima (PAM, *pralidoxime*), diacetilmonoxima (DAM, *diacetylmonoxime*), obidoxima y otros.

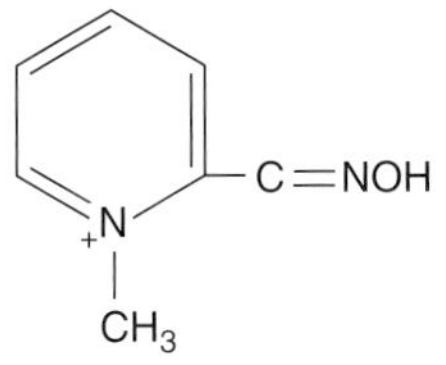

Pralidoxima 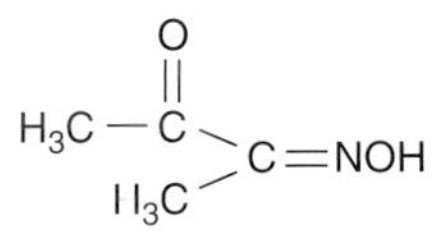 **Diacetilmonoxima**

Los organofosforados producen fosforilación del grupo OH de la serina en el sitio activo para la colinesterasa. El grupo oxima (=NOH) tiene una gran afinidad por el átomo fósforo, por el cual compite con el OH de la serina. Estas oximas pueden hidrolizar la enzima fosforilada y regenerar la enzima activa a partir del complejo organofosforado-colinesterasa, si el compuesto no ha "envejecido" (cap. 7). La pralidoxima es la más estudiada (en humanos) de estos fármacos y es la única disponible para uso clínico en Estados Unidos. Es más efectiva para regenerar la colinesterasa de las uniones neuromusculares del músculo esquelético. La pralidoxima y la obidoxima no son efectivas para revertir los efectos centrales de la intoxicación por organofosforados porque tienen grupos amonio con carga positiva que impiden su entrada al SNC. Por otra parte, la diacetilmonoxima cruza la barrera hematoencefálica y en animales de experimentación regenera parte de la colinesterasa del sistema nervioso central.

La pralidoxima se administra en goteo intravenoso a razón de 1 a 2 g en un lapso de 15 a 30 minutos. A pesar de la posibilidad de que "madure" el complejo de fosfato-enzima, publicaciones recientes sugieren que puede ser útil, en casos de intoxicación grave, administrar dosis múltiples de pralidoxima durante varios días. El fármaco, si se usa en dosis excesivas, induce debilidad neuromuscular y otros efectos adversos. La pralidoxima *no* es recomendable para la anulación de la inhibición de la acetilcolinesterasa por inhibidores de tipo carbamato. En el capítulo 58 se incluyen mayores detalles del tratamiento de los efectos tóxicos de las anticolinesterasas.

Una tercera estrategia de protección contra la inhibición acetilcolinesterásica excesiva es el *tratamiento previo* con inhibidores enzimáticos reversibles para evitar la unión irreversible del inhibidor organofosforado; la profilaxis anterior se puede obtener con piridostigmina, pero se le reserva para situaciones en que posiblemente se prevé intoxicación letal, como en el caso de una guerra química (cap. 7). Se necesita utilizar simultáneamente atropina para controlar el exceso muscarínico.

Desde hace mucho se ha dividido a la **intoxicación por hongos o setas** en la de comienzo rápido y la de comienzo tardío. El tipo de comienzo rápido casi siempre resulta evidente 30 min a 2 h después de la ingestión de los hongos; los efectos se deben a diversas toxinas. Algunos producen simple molestia gástrica; otros tienen efectos tipo disulfiram; algunos causan alucinaciones y unos cuantos (p. ej., la especie *Inocybe*) puede causar signos de exceso muscarínico: náusea, vómito, diarrea, urgencia urinaria, transpiración, salivación y a veces broncoconstricción. La atropina parenteral, 1 a 2 mg, es un tratamiento efectivo en tales intoxicaciones. A pesar de su nombre, *Amanita muscaria* no sólo contiene muscarina (el alcaloide recibió su nombre de este hongo), también de muchos otros alcaloides, incluidos agentes antimuscarínicos; la ingestión de *A. muscaria* a menudo produce signos de intoxicación atropínica, no muscarínica.

La intoxicación tardía suele ser causada por *Amanita phalloides*, *A. virosa*, *Galerina autumnalis* o *G. marginata*, los primeros síntomas aparecen seis a 12 horas después de la ingestión. Los primeros síntomas suelen incluir náusea y vómito, pero el cuadro principal de efectos tóxicos comprende daño de células hepáticas y renales por las amatoxinas, que inhiben la polimerasa de ARN. En esta forma de intoxicación por setas carece de utilidad la atropina (cap. 58).

H. Otras aplicaciones

Los fármacos antimuscarínicos a veces disminuyen la hiperhidrosis (sudación excesiva). Sin embargo, en el mejor de los casos, el alivio es incompleto porque por lo común hay afección de las glándulas apocrinas y no de las ecrinas.

Efectos adversos

El tratamiento con atropina o sus congéneres, dirigido a un órgano o sistema, casi siempre induce efectos adversos en otros órganos. De este modo, cuando un agente antimuscarínico se utiliza para disminuir la secreción o la motilidad gastrointestinal, surgen como efectos adversos midriasis y cicloplejía, aunque se les considera efectos terapéuticos si dicho agente se utiliza en oftalmología.

La atropina en concentraciones altas bloquea todas las funciones parasimpáticas. Sin embargo, es un fármaco extraordinariamente inocuo *en adultos*. El atropinismo ha sido resultado de intentos de suicidio, pero muchos casos provienen de situaciones en que se buscó inducir alucinaciones. Los sujetos intoxicados presentan xerostomía, midriasis, taquicardia, piel caliente e hiperémica, agitación y delirio, incluso durante una semana. A menudo hay hipertermia. Los efectos han sido consignados en el dicho: "seco como un hueso, ciego como un murciélago, rojo como un betabel y loco como un demente".

Por desgracia, los niños y en particular los lactantes son muy sensibles a los efectos hipertérmicos de la atropina. Se ha sabido de casos en que después de la administración accidental de más de 400 mg del fármaco hubo recuperación, pero se ha sabido también de fallecimientos incluso con dosis de 2 mg. Por esa razón, hay que considerar que la atropina es un producto muy peligroso, si en lactantes o niños se rebasan las dosis comunes.

Las dosis excesivas de atropina o sus congéneres suelen tratarse sobre bases sintomáticas (cap. 58). Los expertos en el control de intoxicaciones no recomiendan el uso de fisostigmina y algún otro inhibidor de colinesterasa para revertir los efectos de la sobredosis de atropina, porque el tratamiento sintomático es más eficaz y menos peligroso. Si se juzga que se necesita la fisostigmina, se administrarán *dosis pequeñas lentamente por la vena* (1 a 4 mg en adultos; 0.5 a 1 mg en niños). Las medidas sintomáticas pueden obligar al control térmico con mantas de enfriamiento y control de convulsiones, con diazepam.

La intoxicación con dosis grandes de antimuscarínicos cuaternarios se acompaña de todos los signos periféricos del bloqueo parasimpático, pero pocos o ninguno de los efectos de la atropina en el SNC; sin embargo, tales fármacos más polares pueden originar notable bloqueo ganglionar con hipotensión ortostática extraordinaria (véase adelante). El tratamiento de los efectos antimuscarínicos, si es necesario, incluirá un inhibidor colinesterásico cuaternario como la neostigmina. Para controlar la hipotensión se necesita a veces administrar un simpaticomimético como la fenilefrina.

La evidencia reciente indica que algunos de los fármacos de acción central (antidepresivos tricíclicos, inhibidores selectivos de la recaptación de serotonina, ansiolíticos) con acciones antimuscarínicas afectan la memoria y la función cognitiva de los pacientes geriátricos.

Contraindicaciones

Las contraindicaciones para utilizar antimuscarínicos son relativas, no absolutas. El exceso obvio de actividad muscarínica, en particular el causado por inhibidores de colinesterasa, casi siempre se trata con atropina.

Los antimuscarínicos están contraindicados en personas con glaucoma, en particular de ángulo cerrado. Incluso el uso de dosis moderadas a nivel sistémico puede desencadenar cierre del ángulo (y glaucoma agudo) en individuos cuya cámara anterior es superficial.

En varones ancianos habrá que utilizar siempre con cautela los antimuscarínicos y es mejor no emplearlos si existe el antecedente de hiperplasia prostática.

Los antimuscarínicos lentifican el vaciamiento del estómago, razón por la cual pueden *intensificar* síntomas en pacientes de úlcera gástrica. Nunca se utilizarán los antimuscarínicos no selectivos para combatir la enfermedad acidopéptica (cap. 62).

FARMACOLOGÍA BÁSICA Y CLÍNICA DE LOS FÁRMACOS DE BLOQUEO GANGLIONAR

Los agentes de esta categoría bloquean en forma competitiva la acción de la acetilcolina y agonistas similares a nivel de los receptores nicotínicos de ganglios de tipo autónomo, parasimpático y simpático. Algunos miembros del grupo también bloquean el conducto iónico que es regulado por el receptor colinérgico nicotínico. Los fármacos de bloqueo ganglionar son importantes y se utilizan en investigación farmacológica y fisiológica, porque bloquean todos los estímulos de tipo autónomo, eferentes. Sin embargo, su falta de selectividad ocasiona efectos adversos de índole tan diversa que su utilidad en seres humanos es muy pequeña.

Aspectos químicos y farmacocinética

Todos los agentes de bloqueo ganglionar que son interesantes, son aminas sintéticas. El primero identificado en esta categoría y con tal acción, el **tetraetilamonio** (**TEA**, *tetraethylammonium*), tiene una acción bastante breve. Se sintetizó el **hexametonio ("C6")** (*hexamethonium ["C6"]*) y se introdujo clínicamente como el primer medicamento eficaz para tratar la hipertensión. Como se indica en la figura 8-6 existe una relación neta entre la estructura de la acetilcolina agonista y los antagonistas nicotínicos, tetraetilamonio y hexametonio. El decametonio (análogo "C10" del hexametonio), es un agente de bloqueo neuromuscular despolarizante.

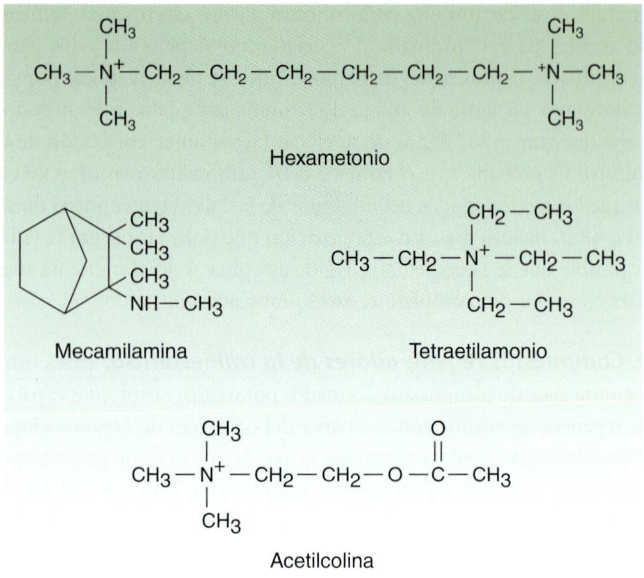

Hexametonio

Mecamilamina

Tetraetilamonio

Acetilcolina

FIGURA 8-6 Algunos fármacos antagonistas ganglionares. Se señala la acetilcolina como producto de referencia.

La **mecamilamina**, una amina secundaria, fue sintetizada para mejorar la absorción en el tubo digestivo, porque después de ingeridos los compuestos de bloqueo ganglionar del tipo de aminas cuaternarias eran absorbidos en forma mínima e irregular. El **trimetafán**, un bloqueador ganglionar de acción breve, se inactiva después de su administración por vía oral y por ello se administra en goteo endovenoso.

Farmacodinámica

A. Mecanismo de acción

Los receptores nicotínicos ganglionares, a semejanza de los de la unión neuromuscular de músculo estriado, pueden ser sometidos a bloqueo despolarizante y no despolarizante (caps. 7 y 27). La propia nicotina, la carbamoilcolina e incluso la acetilcolina (si se amplifica su acción con un inhibidor de colinesterasa) pueden ocasionar bloqueo ganglionar despolarizante.

Los fármacos utilizados como antagonistas ganglionares se clasifican como antagonistas competitivos no despolarizantes. Sin embargo, el hexametonio en realidad genera gran parte de su efecto de bloqueo al ocupar sitios dentro del conducto iónico nicotínico o sobre él, y no por ocupar el propio receptor colinérgico. A diferencia de lo mencionado, el trimetafán al parecer bloquea el receptor nicotínico y no el poro del conducto. El bloqueo se puede vencer si se incrementa la concentración de un agonista como la acetilcolina.

B. Efectos en órganos, aparatos y sistemas

1. Sistema nervioso central. La mecamilamina, a diferencia de los agentes de aminas cuaternarias y trimetafán, cruza la barrera hematoencefálica y penetra fácilmente en el SNC. Entre los efectos se han señalado sedación, temblor, movimientos coreiformes y trastornos psíquicos.

2. Ojo. Los productos de bloqueo ganglionar originan cicloplejía con pérdida de la acomodación, porque el músculo ciliar recibe fibras más bien del sistema nervioso parasimpático. No es tan predecible el efecto que tiene en la pupila, porque el iris recibe fibras simpáticas (que median la midriasis) y fibras parasimpáticas (que median la miosis). El bloqueo ganglionar suele ocasionar dilatación moderada de la pupila, porque el tono parasimpático es el que predomina en este tejido.

3. Aparato cardiovascular. Los vasos sanguíneos reciben predominantemente fibras vasoconstrictoras, del sistema nervioso simpático; en consecuencia, el bloqueo ganglionar disminuye significativamente el tono arteriolar y venomotor. La tensión arterial puede descender repentinamente porque disminuye la resistencia vascular periférica y el retorno venoso (fig. 6-7). La hipotensión es especialmente intensa con el sujeto erecto (hipotensión ortostática o postural), porque hay bloqueo de los reflejos posturales que normalmente evitan la acumulación de sangre venosa.

Entre los efectos en el corazón están disminución de su contractilidad, y dado que el nudo sinoauricular suele estar dominado por el sistema nervioso parasimpático, taquicardia moderada.

4. Tubo digestivo. Hay disminución en la producción de secreciones, aunque no en grado suficiente para corregir eficazmente las enfermedades pépticas. Hay inhibición profunda de la motilidad y puede ser intenso el estreñimiento.

5. Otros órganos, aparatos y sistemas. El músculo liso de vías genitourinarias depende en parte de la inervación del sistema autónomo para sus funciones normales. Así, el bloqueo ganglionar dificulta la micción y puede desencadenar retención de orina en varones con hiperplasia prostática. La función sexual disminuye, porque dosis moderadas pueden impedir la erección y la eyaculación.

La sudación termorreguladora disminuye con el uso de agentes de bloqueo ganglionar. Sin embargo, la hipertermia no constituye un problema, excepto en entornos muy cálidos, porque la vasodilatación cutánea suele bastar para la conservación de la temperatura corporal normal.

6. Respuesta a fármacos con acción en el sistema autónomo. Los sujetos que reciben agentes de bloqueo ganglionar reaccionan plenamente a los fármacos con acción en sistema autónomo que actúan en los receptores muscarínicos, y los adrenérgicos α y β porque no se bloquean dichos receptores en células efectoras. De hecho, puede haber intensificación o incluso reversión de las respuestas (p. ej., la noradrenalina por vía endovenosa origina taquicardia y no bradicardia), porque están ausentes los reflejos homeostáticos que normalmente moderan las respuestas del sistema autónomo.

Aplicaciones clínicas y efectos tóxicos

Los antagonistas ganglionares se utilizan poco, dado que se dispone de agentes de bloqueo del sistema autónomo, más selectivos. La mecamilamina bloquea los receptores nicotínicos centrales y se ha recomendado como un complemento posible del parche nicotínico transdérmico para disminuir el deseo ávido por nicotina en pacientes que intentan dejar de fumar. El trimetafán a veces se utiliza para tratar emergencias hipertensivas y en el aneurisma aórtico disecante; para producir hipotensión que puede ser útil en neurocirugía para aminorar la hemorragia en el campo operatorio, en el tratamiento de personas a quienes se practicará tratamiento electroconvulsivo. Los efectos tóxicos de los fármacos de bloqueo ganglionar se limitan a los de tipo autónomo, que se describieron. En el caso de muchos enfermos, los efectos son intolerables, excepto en el caso de empleo agudo o inmediato.

RESUMEN Fármacos con acciones anticolinérgicas

Subclase	Mecanismo de acción	Efectos	Aplicaciones clínicas	Farmacocinética, efectos tóxicos e interacciones
FÁRMACOS CONTRA LA CINETOSIS				
• Escopolamina	Mecanismo desconocido en el SNC	Calma el vértigo y la náusea posoperatoria	Prevención de la cinetosis y de la náusea y los vómitos en el posoperatorio	Se utiliza contra la cinetosis el parche transdérmico. • Para empleo posoperatorio, la inyección IM • *Efectos tóxicos:* taquicardia, visión borrosa, xerostomía, delirio • *Interacciones:* con otros antimuscarínicos
TRASTORNOS DE TUBO DIGESTIVO				
• Diciclomina	Antagonismo competitivo a nivel de receptores M_3	Disminuye la actividad del músculo liso y secretoria del intestino	Síndrome de colon irritable; diarrea de poca intensidad	Se distribuye en presentaciones oral y parenteral • Su semivida es breve, pero su acción dura incluso 6 horas • *Efectos tóxicos:* Taquicardia, confusión, retención de orina, incremento de la tensión intraocular • *Interacciones:* con otros antimuscarínicos
• *Hiosciamina: mayor duración de acción*				
• *Glucopirrolato: similar a la diciclomina*				
OFTALMOLOGÍA				
• Atropina	Antagonismo competitivo a nivel de todos los receptores M	Causa midriasis y cicloplejía	Exploración de la retina; prevención de sinequias después de operaciones	Utilizar en la forma de gotas oftálmicas • Acción larga (5-6 días) • *Efectos tóxicos:* mayor tensión intraocular en caso de glaucoma de ángulo cerrado • *Interacciones:* con otros antimuscarínicos
• *Escopolamina: comienzo de acción más rápido que la atropina*				
• *Homatropina: duración de acción más breve (12-24 horas)*				
• *Ciclopentolato: duración de acción más breve (3-6 horas)*				
• *Tropicamida: duración de acción más breve (15-60 minutos)*				
VÍAS RESPIRATORIAS (ASMA, NEUMOPATÍA OBSTRUCTIVA CRÓNICA)				
• Ipratropio	Antagonista competitivo no selectivo de receptores M	Disminuye o evita el broncoespasmo	Prevención y alivio de episodios agudos de broncoespasmo	Recipiente de aerosol, incluso 4 veces al día • *Efectos tóxicos*: xerostomía, tos • *Interacciones:* con otros antimuscarínicos
• *Tiotropio: duración más larga de acción; se utiliza una vez al día*				
VÍAS URINARIAS				
• Oxibutinina	Antagonista muscarínico con ligera selectividad por M_3	Aminora el tono de músculo liso en el detrusor; espasmos	Incontinencia de urgencia; espasmos posoperatorios	Presentaciones ingerible, IV o en parche • *Efectos tóxicos:* taquicardia, estreñimiento, mayor tensión intraocular, xerostomía • Parche: prurito • *Interacciones:* con otros antimuscarínicos
• *Darifenacina, solifenacina y tolterodina: aminas terciarias con selectividad un poco mayor por receptores M_3*				
• *Trospio: amina cuaternaria con menores efectos en el SNC*				
INTOXICACIÓN POR COLINÉRGICOS				
• Atropina	Antagonista competitivo no selectivo a nivel de todos los receptores muscarínicos en el SNC y la periferia	Bloquea el exceso muscarínico en glándulas exocrinas, corazón y músculo liso	Antídoto indispensable contra la intoxicación grave por inhibidores de colinesterasa	Goteo intravenoso hasta que surjan signos antimuscarínicos • Continuar el tiempo necesario • *Efectos tóxicos*: Insignificantes en la medida en que continúe la inhibición de AChE
• Pralidoxima	Afinidad extraordinaria por el átomo de fósforo, pero no penetra la barrera hematoencefálica (SNC)	Regenera la acetilcolinesterasa activa; puede anular el bloqueo de placa terminal de músculo estriado	Antídoto usual en la fase temprana (48 horas) de la intoxicación por inhibidores de colinesterasa	Vía intravenosa, cada 4 a 6 h • *Efectos tóxicos*: Puede ocasionar debilidad muscular, en dosis excesivas

AChE, acetilcolinesterasa; SNC, sistema nervioso central; COPD, neumopatía obstructiva crónica.

PREPARADOS COMERCIALES

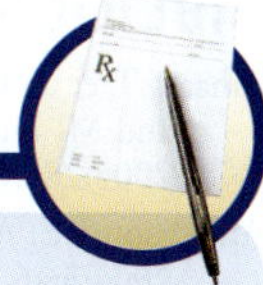

ANTICOLINÉRGICOS ANTIMUSCARÍNICOS*

Atropina
Oral: tabletas 0.4, 0.6 mg
Parenteral: 0.05, 0.1, 0.4, 0.5, 1 mg/ml para inyección; 0.25, 0.5, 2 mg para plumas inyectoras
Oftálmica: gotas 0.5, 1, 2%; ungüentos 0.5, 1%

Alcaloides, extracto o tintura de belladona
Oral: líquido 0.27-0.33 mg/ml

Clidinio
Oral: cápsulas 2.5, 5 mg

Ciclopentolato
Oftálmico: solución 0.5, 1, 2%

Darifenacina
Oral: tabletas 7.5, 15 mg (liberación extendida)

Diciclomina
Oral: cápsulas 10, 20 mg; tabletas 20 mg; jarabe 10 mg/5 ml
Parenteral: 10 mg/ml para inyección intramuscular

Escopolamina
Oral: tabletas 0.4 mg
Parenteral: 0.4 mg/ml para inyección
Oftálmica: solución 0.25%
Transdérmica: parche 1.5 mg (libera 0.5 mg/24 h); parche de liberación extendida (libera 0.33 mg/24 h)

Fesoterodina
Oral: tabletas de liberación extendida 4, 8 mg

Flavoxato
Oral: tabletas 100 mg

Glucopirrolato
Oral: tabletas 1, 2 mg
Parenteral: 0.2 mg/ml para inyección

Homatropina
Oftálmico: solución 2, 5%

l-Hiosciamina
Oral: tabletas 0.125, 0.25 mg; cápsulas de liberación programada 0.375, 0.75 mg; elixir y solución oral 0.125 mg/5 ml
Parenteral: 0.5 mg/ml para inyección

Ipratropio
Aerosol: inhalador con 200 dosis medidas (0.17 mg/dosis)
Solución para nebulizador: 0.02%
Aerosol nasal: 0.03, 0.06%

Mepenzolato
Oral: tabletas 25 mg

Metantelina
Oral: tabletas 50 mg

Metaescopolamina
Oral: tabletas 2.5, 5 mg

Oxibutinina
Oral: tabletas 5 mg; tabletas de liberación extendida 10 mg; parche 3.9 mg/día; jarabe 5 mg/5 ml
Tópico: jalea al 10%

Propantelina
Oral: tabletas 7.5, 15 mg

Solifenacina
Oral: tabletas 5, 10 mg

Tiotropio
Aerosol: tableta 18 μg para inhalador

Tolterodina
Oral: tabletas 1, 2 mg; cápsulas liberación extendida 2, 4 mg

Tridihexetilo
Oral: tabletas 25 mg

Tropicamida
Oftálmico: gotas 0.5, 1%

Trospio
Oral: tabletas 20 mg; cápsula de liberación extendida 60 mg
Supositorio: 0.75, 1.0 mg
Parenteral: 0.6 mg/ml

BLOQUEADORES GANGLIONARES

Mecamilamina
Oral: tabletas 2.5, 10 mg

Trimetafán
Vía parenteral: 50 mg/ml

REGENERADOR DE COLINESTERASA

Pralidoxima
Vía parenteral: frasco con 1 g y 20 ml de diluyente para administración IV; autoinyector con 600 mg en 2 ml

*Los antimuscarínicos utilizados contra la enfermedad de Parkinson se incluyen en el capítulo 28.

BIBLIOGRAFÍA

Aihaara T et al: Cholinergically stimulated gastric acid secretion is mediated by M_3 and M_5 but not M_1 muscarinic acetylcholine receptors in mice. Am J Physiol 2005;288:G1199.

Andersson KE: Antimuscarinics for treatment of overactive bladder. Lancet Neurol 2004;3:46.

Brodde OE et al: Presence, distribution and physiological function of adrenergic and muscarinic receptor subtypes in the human heart. Basic Res Cardiol 2001;96:528.

Carrière I et al: Drugs with anticholinergic properties, cognitive decline, and dementia in an elderly general population. Arch Intern Med 2009;169:1317.

Casaburi R et al: Improvement in exercise tolerance with the combination of tiotropium and pulmonary rehabilitation in patients with COPD. Chest 2005; 127:809.

Casarosa P et al: The constitutive activity of the human muscarinic M3 receptor unmasks differences in the pharmacology of anticholinergics. J Pharmacol Exp Ther 2010;333:201.

Chapple CR et al: A comparison of the efficacy and tolerability of solifenacin succinate and extended release tolterodine at treating overactive bladder syndrome: Results of the STAR trial. Eur Urol 2005;48:464.

Fowler CJ et al: The neural control of micturition. Nat Rev Neurosci 2008:9:453.

Fukusaki M et al: Effects of controlled hypotension with sevoflurane anesthesia on hepatic function of surgical patients. Eur J Anaesthesiol 1999;16:111.

Hegde SS: Muscarinic receptors in the bladder: From basic research to therapeutics. Br J Pharmacol 2006;147:S80.

Kranke P et al: The efficacy and safety of transdermal scopolamine for the prevention of postoperative nausea and vomiting: A quantitative systematic review. Anesth Analg 2002;95:133.

Lawrence GW et al: Excitatory cholinergic and purinergic signaling in bladder are equally susceptible to botulinum neurotoxin A consistent with co-release of transmitters from efferent fibers. J Pharmacol Exp Ther 2010;334:1080.

Moreland RB et al: Emerging pharmacologic approaches for the treatment of lower urinary tract disorders. J Pharm Exp Ther 2004;308:797.

Olson K: Mushrooms. In: Olson K (editor). *Poisoning & Drug Overdose,* 5th ed. McGraw-Hill, 2007.

Petrides G et al: Trimethaphan (Arfonad) control of hypertension and tachycardia during electroconvulsive therapy: A double-blind study. J Clin Anesth 1996;8:104.

Profita M et al: Smoke, choline acetyltransferase, muscarinic receptors, and fibroblast proliferation in chronic obstructive pulmonary disease. J Pharmacol Exp Ther 2009;329:753.

Stavrakis S et al: Activating autoantibodies to the beta-1 adrenergic and m2 muscarinic receptors facilitate atrial fibrillation in patients with Graves' hyperthyroidism. J Am Coll Cardiol 2009;54:1309.

Xie G et al: Cholinergic agonist-induced pepsinogen secretion from murine gastric chief cells is mediated by M_1 and M_3 muscarinic receptors. Am J Physiol 2005;289:G521.

Young JM et al: Mecamylamine: New therapeutic uses and toxicity/risk profile. Clin Ther 2001;23:532.

Zhang L et al: A missense mutation in the CHRM2 gene is associated with familial dilated cardiomyopathy. Circ Res 2008;102:1426.

Tratamiento de la intoxicación por anticolinesterásicos

Jokanovic M: Medical treatment of acute poisoning with organophosphorus and carbamate pesticides. Toxicol Lett 2009;190:107.

Newmark J: Nerve agents: Pathophysiology and treatment of poisoning. Semin Neurol 2004:24:185.

Thiermann H et al: Pharmacokinetics of obidoxime in patients poisoned with organophosphorus compounds. Toxicol Lett 2010;197:236.

Weinbroum AA: Pathophysiological and clinical aspects of combat anticholinesterase poisoning. Br Med Bull 2005;72:119.

Worek R et al: Recent advances in evaluation of oxime efficacy in nerve agent poisoning by in vitro analysis. Toxicol Appl Pharmacol 2007;219:226.

RESPUESTA AL ESTUDIO DE CASO

Los síntomas de JH a menudo se observan en pacientes después de la prostatectomía para aliviar la obstrucción considerable del flujo urinario. La incontinencia de urgencia puede ocurrir en pacientes en los que la hipertrofia prostática produjo inestabilidad del músculo detrusor. Se le debe advertir que la incontinencia urinaria y la polaquiuria pueden disminuir con el tiempo después de la prostatectomía, conforme cede la inestabilidad del detrusor. Puede ayudarse a JH con la administración diaria de una sola tableta de tolterodina de liberación extendida (4 mg/día) u oxibutinina (5 a 10 mg/día). También existe un parche transdérmico con oxibutinina (3.9 mg/día).

CAPÍTULO

9

Agonistas de receptores adrenérgicos y fármacos simpaticomiméticos

Italo Biaggioni, MD y David Robertson, MD*

ESTUDIO DE CASO

Un varón de 68 años de edad acude con manifestación de ligero mareo en la bipedestación que empeora después de las comidas y en ambientes cálidos. Los síntomas se iniciaron hace casi cuatro años y han avanzado lentamente hasta el punto de que se encuentra incapacitado. Se ha desmayado varias veces pero siempre recupera el conocimiento tan pronto como cae. En la revisión de síntomas revela ligero empeoramiento de estreñimiento, retención urinaria fuera de proporción con el tamaño de la próstata y disminución de la sudación. Se encuentra sano desde otros puntos de vista sin antecedentes de hipertensión, diabetes o enfermedad de Parkinson. Debido a su retención urinaria se le prescribió el antagonista α_1 tamsulosina, pero no pudo tolerarlo por empeoramiento de la hipertensión ortostática. La exploración física reveló en decúbito dorsal una presión arterial de 167/84 mmHg, y de 106/55 mmHg en bipedestación. Hubo un aumento compensatorio insuficiente de la frecuencia cardiaca (de 84 a 88 lpm), considerando el grado de hipotensión ortostática. La exploración física no aporta datos adicionales; no hay pruebas de neuropatía periférica o manifestaciones de enfermedad de Parkinson. Los estudios de laboratorio son negativos, excepto la noradrenalina plasmática que es baja, de 98 pg/ml (lo normal es de 250 a 400 pg/ml para su edad). Se hace el diagnóstico de insuficiencia autonómica pura con base en el cuadro clínico y la ausencia de fármacos que pudiesen inducir hipotensión ortostática y de las enfermedades que suelen vincularse con neuropatía autonómica (p. ej., diabetes, enfermedad de Parkinson). ¿Qué precauciones debería tener este paciente con el uso de fármacos simpaticomiméticos? ¿Pueden usarse tales fármacos en su tratamiento?

El sistema nervioso simpático es un regulador importante de virtualmente todos los órganos, aparatos y sistemas, algo particularmente evidente en el control de la presión arterial. Como se ilustra en este estudio de caso, el sistema nervioso autónomo es crucial para el mantenimiento de la presión arterial, incluso bajo situaciones relativamente menores de estrés (p. ej., el estrés gravitacional de la bipedestación).

Los efectos finales de la estimulación simpática son mediados por la secreción de noradrenalina de las terminaciones nerviosas, que a su vez activa a los receptores adrenérgicos en los sitios postsinápticos (cap. 6). También en respuesta a diversos estímulos, como el estrés, la médula suprarrenal secreta adrenalina, que se transporta por la sangre a los tejidos efectores. En otras palabras, la adrenalina actúa como hormona, en tanto la noradrenalina lo hace como neurotransmisor.

Los fármacos que simulan las acciones de la adrenalina o la noradrenalina se han denominado por lo general **simpaticomiméticos**. Se pueden agrupar por su forma de acción y el efecto de los receptores que activan. Algunos de esos fármacos (p. ej., noradrenalina y adrenalina) son agonistas *directos*; esto es, interactúan en forma directa con los receptores adrenérgicos y los activan. Otros son agonistas *indirectos* porque sus acciones dependen de su capacidad para intensificar la actividad de las catecolaminas endógenas. Estos fármacos indirectos tienen dos mecanismos distintos posibles: 1) desplazan a las catecolaminas almacenadas de la terminación nerviosa adrenérgica (p. ej., el mecanismo de acción de la tiramina) o disminuyen la eliminación de

*Los autores agradecen al Dr. Vsevolod Gurevich y al Dr. Randy Blakely por sus útiles comentarios.

la noradrenalina liberada mediante 2a) inhibición de la recaptación de catecolaminas ya liberadas (p. ej., el mecanismo de acción de la cocaína y los antidepresivos tricíclicos) o 2b) impiden el metabolismo de la noradrenalina (inhibidores de la monoaminooxidasa y de la catecol-*O*-metiltransferasa). Algunos fármacos tienen acción directa e indirecta. Ambos tipos de simpaticomiméticos, directos e indirectos, finalmente causan activación de los receptores adrenérgicos, que produce algunos o todos los efectos característicos de las catecolaminas endógenas.

Los efectos farmacológicos de un agonista directo dependen de la vía de administración, su afinidad relativa para los subtipos de receptores adrenérgicos y la expresión relativa de esos receptores en los tejidos efectores. Los efectos farmacológicos de los simpaticomiméticos indirectos son mayores bajo condiciones de aumento de la actividad simpática y de almacenamiento y emisión de noradrenalina.

FARMACOLOGÍA MOLECULAR DE LAS ACCIONES DE LOS AGENTES SIMPATICOMIMÉTICOS

Los efectos de las catecolaminas son mediados por receptores de superficie celular. Son usuales los receptores adrenérgicos, receptores acoplados a la proteína G (GPCR, *G protein-coupled receptors*; véase cap. 2). La proteína receptora tiene un extremo N extracelular, atraviesa la membrana siete veces (dominios transmembrana) y forma tres asas extracelulares y tres intracelulares, con un extremo C intracelular (fig. 9-1). Los receptores acoplados a la proteína G lo están a diversas proteínas efectoras cuyas actividades son reguladas por dichos receptores. Cada proteína G es un heterotrímero constituido por subunidades α, β y γ. Las proteínas G se clasifican con base en sus subunidades α distintivas. Las proteínas G de particular importancia para la función de los receptores adrenérgicos incluyen G_s, la proteína G estimulante de la ciclasa de adenilato; G_i y G_o, las proteínas G inhibidoras de la ciclasa de adenilato; y G_q y G_{11}, las proteínas G que acoplan los receptores α a la fosfolipasa C. La activación de los receptores acoplados a la proteína G por las catecolaminas promueve la disociación del difosfato de guanosina (GDP, *guanosine diphosphate*) de la subunidad α de la proteína G correspondiente. El trifosfato de guanosina (GTP, *guanosine triphosphate*) se une entonces a esa proteína G y la subunidad α se disocia de la unidad β-γ. La subunidad α activada unida al GTP regula entonces la función de su efector. Los efectores de las subunidades α activadas por receptores adrenérgicos incluyen ciclasa de adenilato, fosfodiesterasa de cGMP, fosfolipasa C y conductos iónicos. La subunidad α es desactivada por hidrólisis de la unión del GTP con obtención de GDP y fosfato, y la reunión subsiguiente de la subunidad α con la subunidad β-γ. Las subunidades β-γ tienen acciones independientes adicionales al operar sobre una diversidad de efectores, como los conductos iónicos y las enzimas.

Los receptores adrenérgicos se identificaron en primer lugar desde el punto de vista farmacológico: los de tipo α tienen las potencias comparativas adrenalina $\geq$ noradrenalina >> isoproterenol, y los de tipo β, las correspondientes isoproterenol > adrenalina $\geq$ noradrena-

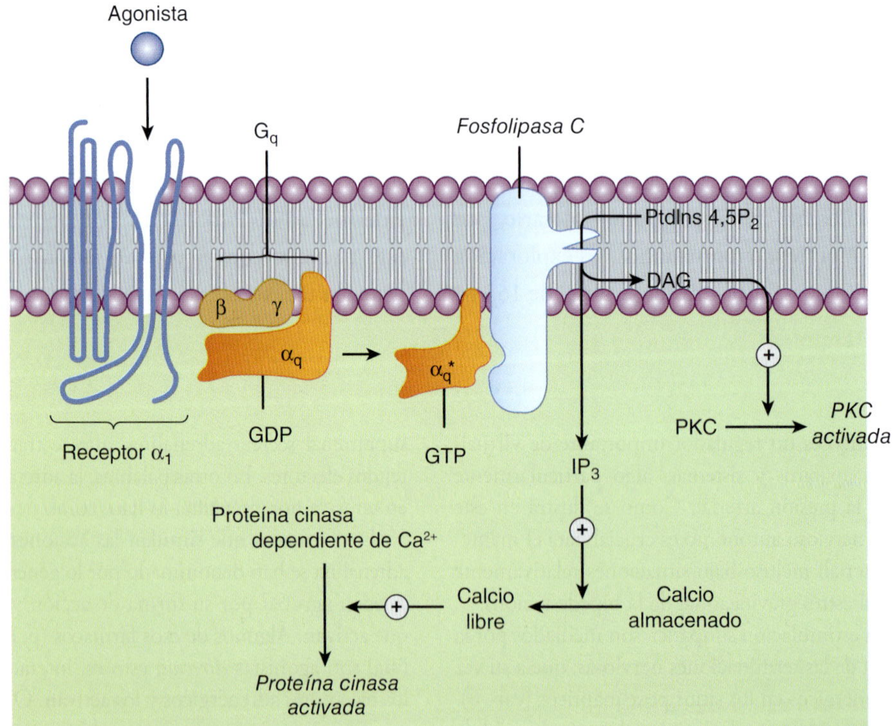

FIGURA 9–1 Activación de las respuestas α_1. La estimulación de los receptores α_1 por las catecolaminas lleva a la activación de la proteína de acoplamiento G_q. La subunidad α activada (α_q*) de esa proteína G activa al efector, fosfolipasa C, lo que lleva a la secreción de IP_3 (1,4,5-trifosfato de inositol) y DAG (diacilglicerol) a partir del 4,5-difosfato de fosfatidilinositol (PtdIns 4,5P_2). El IP_3 estimula la emisión de las reservas de calcio secuestradas, lo que causa una mayor concentración de Ca^{2+} citoplásmico. El Ca^{2+} puede entonces activar a las proteína cinasas dependientes de Ca^{2+}, que a su vez fosforilan a sus sustratos. La DAG activa a la proteína cinasa C (PKC). GTP, trifosfato de guanosina; GDP, difosfato de guanosina. Véase el texto para los efectos adicionales de la activación del receptor α_1.

CUADRO 9–1 Tipos y subtipos de receptores adrenérgicos

Receptor	Agonista	Antagonista	Proteína G	Efectos	Gen en el cromosoma
Tipo α_1	Fenilefrina	Prazosina	G_q	↑ IP3, DAG común a todos	
α_{1A}					C8
α_{1B}					C5
α_{1D}					C20
Tipo α_2	Clonidina	Yohimbina	G_i	↓ cAMP común a todos	
α_{2A}	Oximetazolina				C10
α_{2B}		Prazosina			C2
α_{2C}		Prazosina			C4
Tipo β	Isoproterenol	Propranolol	G_s	↑ cAMP común a todos	
β_1	Dobutamina	Betaxolol			C10
β_2	Salbutamol	Butoxamina			C5
β_3					C8
Tipo dopamina	Dopamina				
D_1	Fenoldopam		G_s	↑ cAMP	C5
D_2	Bromocriptina		G_i	↓ cAMP	C11
D_3			G_i	↓ cAMP	C3
D_4		Clozapina	G_i	↓ cAMP	C11
D_5			G_s	↑ cAMP	C4

lina. El perfeccionamiento de antagonistas selectivos reveló la presencia de subtipos de esos receptores, que finalmente se identificaron por clonación molecular. Hoy se sabe que los subtipos de receptores enumerados en el cuadro 9-1 son codificados por genes únicos.

De manera similar, la catecolamina endógena, dopamina, produce diversos efectos biológicos que son mediados por interacciones de los receptores específicos de dopamina (cuadro 9-1). Esos receptores son diferentes de los α y β, y son de particular importancia en el cerebro (caps. 21 y 29), y en la vasculatura esplácnica y renal. La clonación molecular ha permitido identificar varios genes distintos que codifican cinco subtipos de receptores, dos similares a D_1 (D_1 y D_5) y tres similares a D_2 (D_2, D_3, y D_4). Hay una mayor complejidad debido a la presencia de intrones en la región de codificación de los receptores similares a D_2, lo que permite el empalme alternativo de los exones en ese subtipo mayor. Hay una variación polimórfica extensa en el gen del receptor D_4 humano. Esos subtipos pueden tener importancia para comprender la eficacia y los efectos adversos de los fármacos antipsicóticos nuevos (cap. 29).

Tipos de receptores

A. Receptores α

Los receptores α_1 se acoplan a través de proteínas G de la familia G_q a la fosfolipasa C, enzima que hidroliza los polifosfoinosítidos y lleva a la formación de **1,4,5-trifosfato de inositol (IP_3**, *inositol 1,4,5-triphosphate*) y **diacilglicerol** (**DAG**, *diacylglycerol*) (cuadro 9-1, fig. 9-1). El IP_3 promueve la emisión del Ca^{2+} que se encuentra en las reservas intracelulares, lo que aumenta la concentración citoplásmica de Ca^{2+} libre y la activación de varias cinasas de proteínas dependientes del calcio. La activación de esos receptores puede también aumentar el ingreso de calcio a través de la membrana plasmática celular. El IP_3 es desfosforilado en forma secuencial, lo que finalmente lleva a la formación de inositol libre. El DAG activa a la proteína cinasa C, que regula la actividad de muchas vías de señal. Además, los receptores α_1 impulsan las vías de transducción de señal que originalmente se describieron para los receptores del factor de crecimiento peptídico que activan a las cinasas de tirosina. Por ejemplo, se ha visto que los receptores α_1 impulsan a las cinasas activadas por mitógenos (cinasa de MAP; *MAP kinases, mitogen-activated kinases*) y la cinasa del fosfoinositol-3 (cinasa de PI-3; *PI-3 kinase, polyphosphoinositol-3-kinase*). Esas vías pueden tener importancia para la estimulación del crecimiento y la proliferación celulares mediada por receptores α_1 mediante la regulación de la expresión génica.

Los receptores α_2 inhiben la actividad de la ciclasa de adenilato y causan disminución de las cifras intracelulares de monofosfato de adenosina cíclico (cAMP, *cyclic adenosine monophosphate*). La inhibición de la actividad de la ciclasa de adenilato mediada por receptores α_2 ocurre por transducción de la proteína reguladora inhibidora G_i (fig. 9-2). Es posible que no sólo las subunidades α, sino también las β-γ, de la proteína G_i contribuyan a la inhibición de la ciclasa de adenilato. Los receptores α_2 usan otras vías de señal, que incluyen la regulación de las actividades de los conductos iónicos y las funciones de importantes enzimas involucradas en la transducción de la señal. De hecho, algunos de los efectos de los receptores adrenérgicos α_2 son independientes de su capacidad de inhibir la ciclasa de adenilato; por ejemplo, los agonistas del receptor α_2 causan agregación plaquetaria y un decremento en la cifra de cAMP, pero no se sabe si la agregación es resultado del decremento en el cAMP u otros mecanismos que implican efectores regulados por G_i.

B. Receptores β

La activación de los tres subtipos de receptores β (β_1, β_2 y β_3) produce estimulación de la ciclasa de adenilato y aumento de la conver-

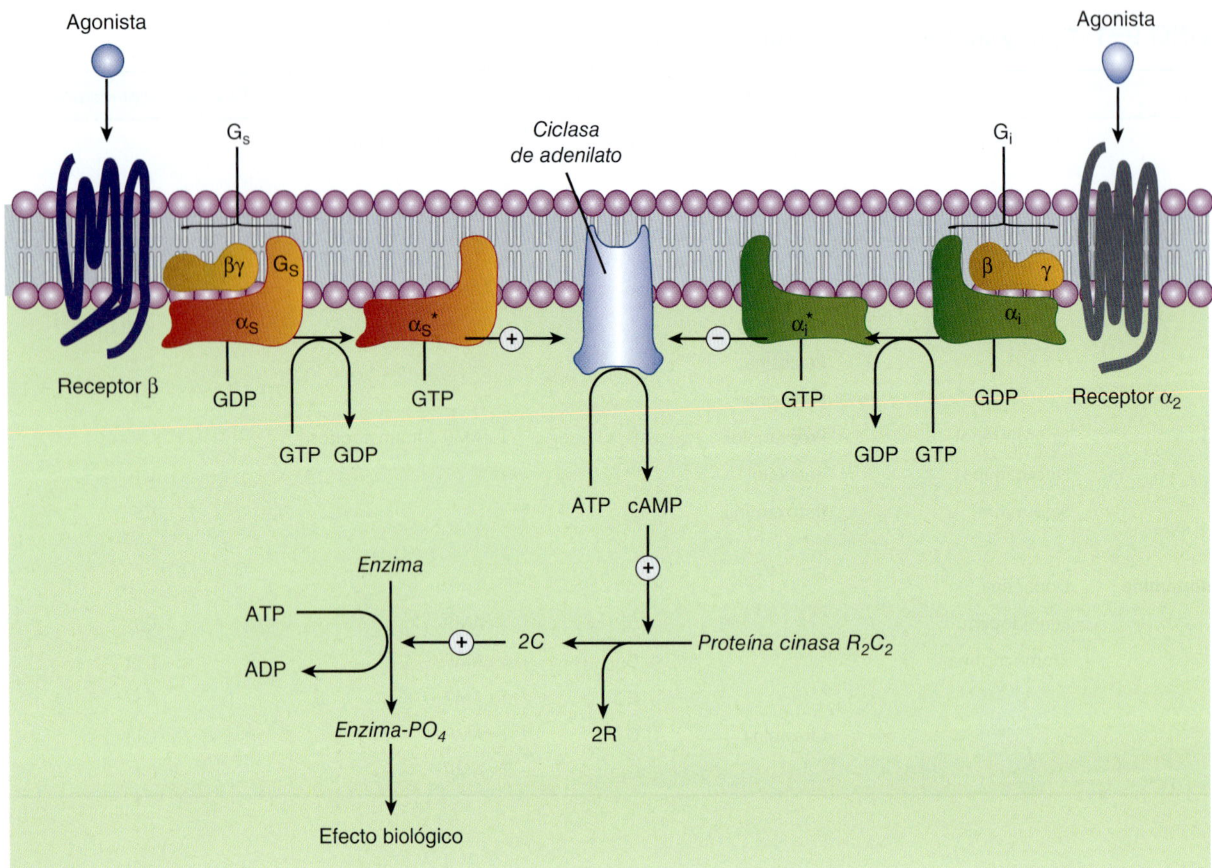

FIGURA 9–2 Activación e inhibición de la ciclasa de adenilato por agonistas que se unen a los receptores de catecolaminas. La unión de los receptores adrenérgicos β estimula a la ciclasa de adenilato al activar a la proteína G estimulante, G_s, lo que lleva a la disociación de su subunidad α cargada con GTP. Esta subunidad α_s activada estimula directamente a la ciclasa de adenilato y da como resultado una mayor tasa de síntesis de cAMP. Los ligandos del receptor adrenérgico α_2 inhiben a la ciclasa de adenilato al causar disociación de la proteína G inhibidora G_i en sus subunidades; p. ej., una subunidad α_i activada cargada con GTP y una subunidad β-γ. El mecanismo por el que estas subunidades inhiben a la ciclasa de adenilato es incierto. El cAMP se une a la subunidad reguladora (*R*) de la proteína cinasa dependiente de cAMP, lo que lleva a la liberación de subunidades catalíticas activas (*C*) que fosforilan sustratos proteínicos específicos y modifican su actividad. Esas unidades catalíticas también fosforilan la proteína de unión al elemento de respuesta del cAMP (CREB), que modifica la expresión génica. Véase el texto para otras acciones de los receptores adrenérgicos β y α_2.

sión del trifosfato de adenosina (ATP, *adenosine triphosphate*) en cAMP (cuadro 9-1, fig. 9-2). La activación de la enzima ciclasa es mediada por la proteína acoplante estimuladora G_s. El AMP cíclico es el principal segundo mensajero de la activación de los receptores β. Por ejemplo, en el hígado de muchas especies animales la síntesis de cAMP activada por el receptor β lleva a una serie de sucesos que culminan en la activación de la fosforilasa de glucógeno. En el corazón, la síntesis de cAMP activada por el receptor β aumenta el ingreso de calcio a través de la membrana celular y su secuestro dentro de la célula. La activación de receptores β también promueve la relajación del músculo liso. Aunque el mecanismo del efecto en el músculo liso es incierto, puede involucrar la fosforilación de la cinasa de la cadena libre de miosina con la obtención de una forma inactiva (fig. 12-1). Los receptores adrenérgicos β pueden activar los conductos del calcio sensibles al voltaje en el corazón a través de un refuerzo mediado por G_s de manera independiente de cambios en la concentración de cAMP. Bajo ciertas circunstancias los receptores β_2 pueden acoplarse con las proteínas G_q. Esos receptores han mostrado activar cinasas adicionales, como las cinasas de MAP, mediante la formación de complejos de subunidades múltiples dentro de las células que contienen numerosas moléculas de señalización.

El receptor adrenérgico β_3 tiene menor afinidad que los receptores β_1 y β_2, pero es más resistente a la desensibilización. Se encuentra en varios tejidos, pero se desconoce su papel fisiológico o patológico en los humanos. Se desarrollaron agonistas y antagonistas selectivos, pero aún no están disponibles en la clínica.

C. Receptores de dopamina

El receptor D_1 suele vincularse con la estimulación de la ciclasa de adenilato (cuadro 9-1); por ejemplo, la relajación del músculo liso inducida por el receptor D_1 se debe supuestamente a la acumulación de cAMP en el músculo liso de los lechos vasculares, donde la dopamina es un vasodilatador. Se ha visto que los receptores D_2 inhiben la actividad de la ciclasa de adenilato, abren conductos del potasio y disminuyen el ingreso de calcio.

Selectividad de los receptores

Muchos agonistas adrenérgicos disponibles en la clínica tienen selectividad para los tipos principales de receptores adrenérgicos (α_1, α_2 *vs* β) pero no los subtipos de estos grupos principales. En el cuadro 9-2 se comparan ejemplos de agonistas simpaticomiméticos útiles que son relativamente selectivos para los subgrupos de receptores adrenérgicos α_1-, α_2- y β con algunos agentes no selectivos. La selectividad implica que un fármaco puede unirse de manera preferencial a un subgrupo de receptores a una concentración muy baja para causar interacción amplia con otro subgrupo. Sin embargo, la selectividad no suele ser absoluta (la selectividad casi absoluta se ha denominado "especificidad"), y a concentraciones mayores un fármaco también puede interactuar con otras clases relacionadas de receptores. Los efectos de un fármaco determinado pueden depender no sólo de su selectividad por los tipos de receptores adrenérgicos, sino también por la expresión relativa de los subtipos de receptor en un tejido determinado. (Véase el recuadro Selectividad de receptores y funciones fisiológicas de los subtipos de receptores adrenérgicos: lecciones de ratones con bloqueo génico).

Regulación de los receptores

Las respuestas mediadas por receptores adrenérgicos no son fijas y estáticas. El número y la función de los receptores adrenérgicos en la superficie celular y sus respuestas pueden ser modificados por las catecolaminas mismas, otras hormonas y fármacos, la edad y varios estados de enfermedad (cap. 2). Esos cambios tal vez modifiquen la magnitud de la respuesta fisiológica de un tejido a las catecolaminas y pueden ser importantes en clínica durante la evolución del tratamiento. Uno de los mejores ejemplos estudiados de regulación de receptores es la **desensibilización** de los receptores adrenérgicos, que puede ocurrir después de la exposición a catecolaminas y otros fármacos simpaticomiméticos. Después de que una célula o tejido se ha expuesto durante un periodo determinado a un agonista suele tener una menor respuesta ante la estimulación adicional por ese agente (fig. 2-12). Se han usado también otros términos, como tolerancia, refractariedad y taquifilaxia, para referirse a la desensibilización, proceso que tiene importancia clínica potencial porque puede limitar la respuesta terapéutica a los agentes simpaticomiméticos.

Se han encontrado muchos mecanismos que contribuyen a la desensibilización. Algunos actúan en forma relativamente lenta; durante horas o días, y suelen involucrar cambios de transcripción o traducción en el ámbito de la proteína del receptor, o su migración a la superficie celular. Otros mecanismos de desensibilización ocurren con rapidez, en minutos. La regulación rápida de la función de los receptores en las células desensibilizadas puede involucrar una modificación covalente crítica del receptor, en especial por fosforilación de moléculas de aminoácidos específicos, vínculo de esos receptores con otras proteínas, o cambios en su localización subcelular.

Hay dos categorías principales de desensibilización de las respuestas mediadas por receptores acoplados a la proteína G. La desensibilización **homóloga** se refiere a la pérdida de la capacidad de respuesta exclusiva de los receptores que se han expuesto a la activación repetida o sostenida por un agonista. La desensibilización **heteróloga** se refiere al proceso por el que la desensibilización de un receptor por sus agonistas también produce desensibilización de otro receptor, que no se ha activado directamente por el agonista en cuestión.

Un mecanismo importante de desensibilización que ocurre con rapidez implica la fosforilación de receptores por miembros **receptores de cinasas acoplados a proteínas G** (**GRK**, *G protein-coupled receptor kinase*), de las que hay siete miembros. Los receptores adrenérgicos específicos se tornan en sustratos de esas cinasas sólo cuando se unen a un agonista. Ese mecanismo es un ejemplo de desensibilización homóloga, porque involucra específicamente sólo a los receptores ocupados por agonistas.

La fosforilación de esos receptores aumenta su afinidad por las **arrestinas** β, una familia de cuatro proteínas ampliamente expresadas. Al unirse con la arrestina, se reduce la capacidad del receptor para activar a las proteínas G, tal vez como resultado de un impedi-

Selectividad de receptores y funciones fisiológicas de los subtipos de receptores adrenérgicos: lecciones de ratones con bloqueo génico

Puesto que los recursos farmacológicos utilizados para valorar la función de los subtipos de receptores adrenérgicos tienen algunas limitaciones, se han obtenido varios ratones por procesos de ingeniería genética de pérdida de la función por mutaciones de uno o más genes de los receptores adrenérgicos, como se describe en el capítulo 1 (recuadro: Farmacología y genética). Esos modelos tienen sus propias complejidades y las extrapolaciones de ratones a seres humanos pueden ser inciertas. No obstante, esos estudios han brindado información novedosa. Por ejemplo, los subtipos de receptores adrenérgicos α tienen participación importante en las respuestas cardiacas, el α_{2A} es crítico para los efectos de los agonistas α_2 sobre el control de la presión arterial y los receptores β_1 tienen un papel predominante de aumento directo de la frecuencia cardiaca en el corazón de ratón.

CUADRO 9-2 Afinidades relativas de los receptores

	Afinidades relativas de los receptores
Agonistas α	
Fenilefrina, metoxamina	$\alpha_1 > \alpha_2 >>>>> \beta$
Clonidina, metilnoradrenalina	$\alpha_2 > \alpha_1 >>>>> \beta$
Agonistas mixtos α y β	
Noradrenalina	$\alpha_1 = \alpha_2; \beta_1 >> \beta_2$
Adrenalina	$\alpha_1 = \alpha_2; \beta_1 = \beta_2$
Agonistas beta	
Dobutamina[1]	$\beta_1 > \beta_2 >>>> \alpha$
Isoproterenol	$\beta_1 = \beta_2 >>>> \alpha$
Salbutamol, terbutalina, metaproterenol, ritodrina	$\beta_2 >> \beta_1 >>>> \alpha$
Agonistas de dopamina	
Dopamina	$D_1 = D_2 >> \beta >> \alpha$
Fenoldopam	$D_1 >> D_2$

[1]Véase texto.

mento estérico (véase fig. 2-12). La arrestina interactúa entonces con la clatrina y su adaptador, AP2, lo que lleva a la endocitosis del receptor. Además de las respuestas de obstaculización que requieren la presencia del receptor en la superficie celular, esos procesos reguladores también contribuyen a mecanismos novedosos de vías de señalización intracelulares de los receptores.

La desensibilización del receptor puede también ser mediada por retroalimentación de segundos mensajeros. Por ejemplo, los receptores adrenérgicos β estimulan la acumulación de cAMP, lo que lleva a la activación de la proteína cinasa A, la cual puede fosforilar moléculas en los receptores β, lo que causa una inhibición de la función de los receptores. Para el receptor β_2 la fosforilación ocurre en las moléculas de serina, tanto en la tercer asa citoplásmica como en la cola carboxilo terminal del receptor. De manera similar, la activación de la proteína cinasa C por receptores acoplados a G_q puede llevar a la fosforilación de esa clase de receptores acoplados a la proteína G. Este mecanismo de retroalimentación de segundos mensajeros se ha denominado desensibilización heteróloga, porque la proteína cinasa A activada o la proteína cinasa C pueden fosforilar cualquier receptor estructuralmente similar sin sitios de consenso apropiados para la fosforilación por esas enzimas.

Polimorfismos de los receptores adrenérgicos

Desde la dilucidación de las secuencias de los genes que codifican a los subtipos de receptores adrenérgicos α_1, α_2 y β se ha hecho claro que hay polimorfismos genéticos relativamente comunes para muchos de esos subtipos de receptores en los seres humanos. Algunos de ellos pueden llevar a cambios en las secuencias críticas de aminoácidos que tienen importancia farmacológica. A menudo ocurren polimorfismos distintivos en una combinación específica llamados **haplotipos**. Está demostrado que algunos polimorfismos alteran la susceptibilidad a enfermedades como la insuficiencia cardiaca, otros modifican la propensión de un receptor a la desensibilización y otros más alteran las respuestas terapéuticas a los fármacos en enfermedades como el asma. Esta es todavía un área de investigación activa porque los estudios informaron resultados inconsistentes sobre la importancia fisiológica de algunos polimorfismos.

El transportador de noradrenalina

Cuando se libera noradrenalina a la hendidura sináptica, se une con los receptores adrenérgicos postsinápticos para inducir el efecto fisiológico esperado. Sin embargo, tal como la liberación de neurotransmisores es un proceso bien regulado, los mecanismos para eliminar el neurotransmisor también deben ser muy efectivos. El transportador de noradrenalina (NET, *norepinephrine transporter*) es la principal vía por la que esto sucede. Tiene una eficiencia particular en las sinapsis del corazón, donde hasta 90% de la noradrenalina liberada se elimina mediante el NET. La noradrenalina sináptica restante puede escapar al espacio extrasináptico e ingresar a la corriente sanguínea, o ser captada por las células no neuronales para metabolizarse por acción de la catecolamina-*N*-metiltransferasa. En otros sitios, como los vasos sanguíneos, donde las estructuras sinápticas están menos desarrolladas, el 60% o más de la eliminación todavía se hace mediante el NET. Éste, a menudo situado en la membrana neuronal presináptica, bombea la noradrenalina sináptica de regreso al citoplasma de la neurona. En la célula, esta noradrenalina puede reingresar a las vesículas o someterse a metabolismo mediante la monoaminooxidasa hasta dihidroxifenilglicol (DHPG, *dihydroxyphenylglycol*). En otras partes del cuerpo, transportadores similares eliminan la dopamina (transportador de dopamina, DAT, *dopamine transporter*), serotonina (transportador de serotonina; SERT, *serotonin transporter*) y otros neurotransmisores. Un hecho sorprendente es que el NET tiene afinidad equivalente por la dopamina y por la noradrenalina, y a veces puede eliminar la dopamina de áreas cerebrales en las que el DAT es escaso, como la corteza.

El bloqueo del NET, como sucede por la cocaína, un psicoestimulante no selectivo, o por los fármacos selectivos para el NET atomoxetina y reboxetina, afecta este sitio principal de eliminación de noradrenalina, por lo que la concentración de noradrenalina sináptica se eleva, lo que intensifica la estimulación de los receptores adrenérgicos α y β. En la periferia, esto podría generar un cuadro clínico de activación simpática, pero a menudo se contrarresta por la estimulación concomitante de los receptores adrenérgicos α_2 en el tallo encefálico que reduce la activación simpática.

Sin embargo, la función de los transportadores de noradrenalina y dopamina es compleja, y los fármacos pueden interactuar con el NET para revertir la dirección del transporte e inducir la liberación del neurotransmisor intraneuronal. Esto se ilustra en la figura 9-3. En circunstancias normales (panel A), el NET presináptico (rojo) desactiva y recicla a la noradrenalina (NE, rojo) liberada por fusión vesicular. En el panel B, la anfetamina (negro) actúa como sustrato de NET y como antagonista de la recaptación, lo que induce el transporte inverso y el bloqueo de la captación normal, lo que eleva la concentración de NE dentro y fuera de la hendidura sináptica. En el panel C, los fármacos como metilfenidato y cocaína (hexágonos) bloquean la recaptación de NE mediada por NET e incrementan la señal de la noradrenalina.

QUÍMICA FARMACOLÓGICA DE LOS COMPUESTOS SIMPATICOMIMÉTICOS

La feniletilamina puede considerarse el compuesto original del que provienen los fármacos simpaticomiméticos (fig. 9-4). Este compuesto consiste en un anillo de benceno con una cadena lateral de etilamina. Pueden hacerse sustituciones en 1) el anillo de benceno, 2) el grupo amino terminal y 3) los carbonos α o β de la cadena etilamino. La sustitución por grupos –OH en las posiciones 3 y 4 produce fármacos simpaticomiméticos que en conjunto se conocen como catecolaminas. Los efectos de la modificación de la feniletilamina son de cambio de la afinidad de los fármacos por los receptores α y β, que abarca los límites de la actividad α casi pura (metoxamina) hasta la actividad β casi pura (isoproterenol), así como influir en su capacidad intrínseca para activar los receptores.

Además de determinar la afinidad relativa por el subtipo de receptor, la estructura química también determina las propiedades farmacocinéticas de esas moléculas y su biodisponibilidad.

A. Sustituciones en el anillo de benceno

Se encuentra la máxima actividad α y β en las catecolaminas, p. ej., fármacos que tienen grupos –OH en las posiciones 3 y 4 del anillo de benceno. La ausencia de uno u otro de esos grupos, en particular el hidroxilo en C_3, sin otras sustituciones en el anillo, puede dismi-

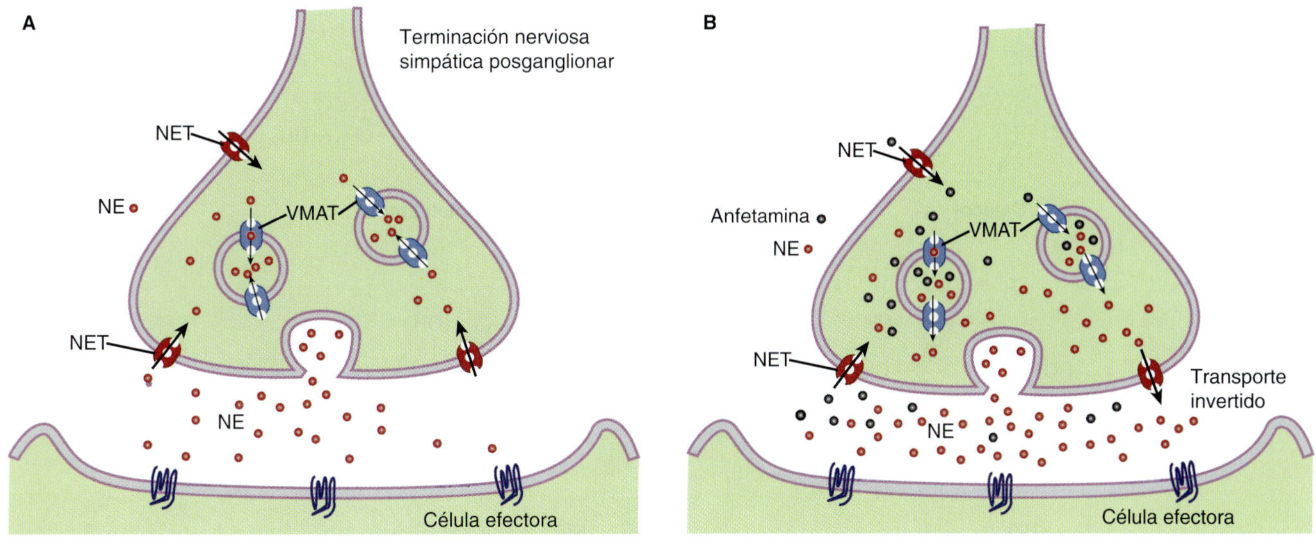

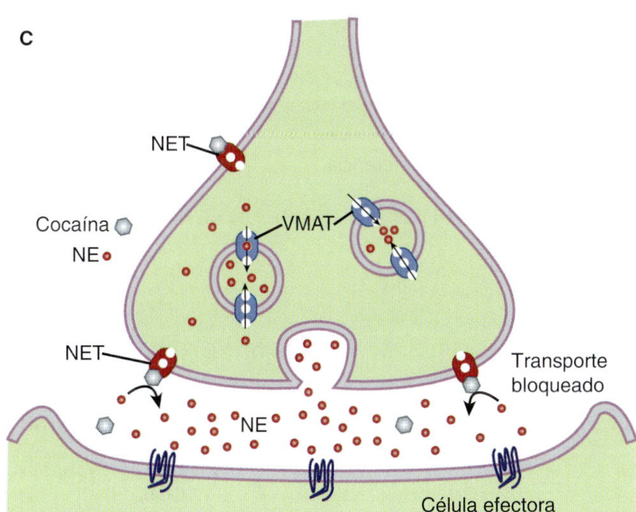

FIGURA 9–3 Dianas farmacológicas de los transportadores de monoaminas. Los fármacos de uso frecuente como los antidepresivos, las anfetaminas y la cocaína se dirigen a los transportadores de monoaminas (noradrenalina, dopamina y serotonina) con potencias diferentes. En **A** se muestran los mecanismos de recaptación de la noradrenalina (NE) de regreso a la neurona noradrenérgica a través del transportador de noradrenalina (NET) donde un porcentaje se secuestra en vesículas presinápticas a través del transportador de monoaminas vesicular (VMAT). En **B** y **C** se muestran los efectos de las anfetaminas y la cocaína sobre esas vías. Véase el texto para los detalles.

nuir de manera notoria la potencia del fármaco. Por ejemplo, la fenilefrina (fig. 9-5) es mucho menos potente que la adrenalina; de hecho, su afinidad por el receptor α disminuye casi 100 tantos y su actividad β es casi nula, excepto a concentraciones muy altas. Por otro lado, las catecolaminas están sujetas a desactivación por la transferasa de catecol-*O*-metilo (COMT, *catechol-O-methyltransferase*) y debido a que esa enzima se encuentra en el intestino y el hígado, las catecolaminas carecen de actividad cuando se administran por vía oral (cap. 6). La ausencia de uno o ambos grupos OH en el anillo fenólico aumenta la biodisponibilidad después de su administración oral y prolonga la duración de su acción. Es más, la ausencia de grupos –OH en el anillo tiende a aumentar la distribución de la molécula hacia el sistema nervioso central. Por ejemplo, efedrina y anfetamina (fig. 9-5) son activas por vía oral, tienen una duración prolongada de acción y producen efectos en el sistema nervioso central, que no suelen observarse con las catecolaminas.

B. Sustituciones en el grupo amino

El aumento del tamaño de los radicales alquilo en el grupo amino tiende a aumentar la actividad de receptor β. Por ejemplo, la sustitución metilo en la noradrenalina, que origina la adrenalina, aumenta la actividad en receptores β_2. La actividad β se intensifica más con la sustitución isopropilo en el grupo amino (isoproterenol). Los agonistas selectivos β_2 requieren en general un radical grande en el grupo amino. Mientras más grande el radical en el grupo amino, menor la actividad en los receptores α; por ejemplo, el isoproterenol es muy débil en los receptores α.

C. Sustituciones en el carbono α

Las sustituciones en el carbono α bloquean la oxidación por la monoaminooxidasa (MAO, *monoamine oxidase*) y prolongan la acción de tales fármacos, en particular los que no son catecolaminas. La

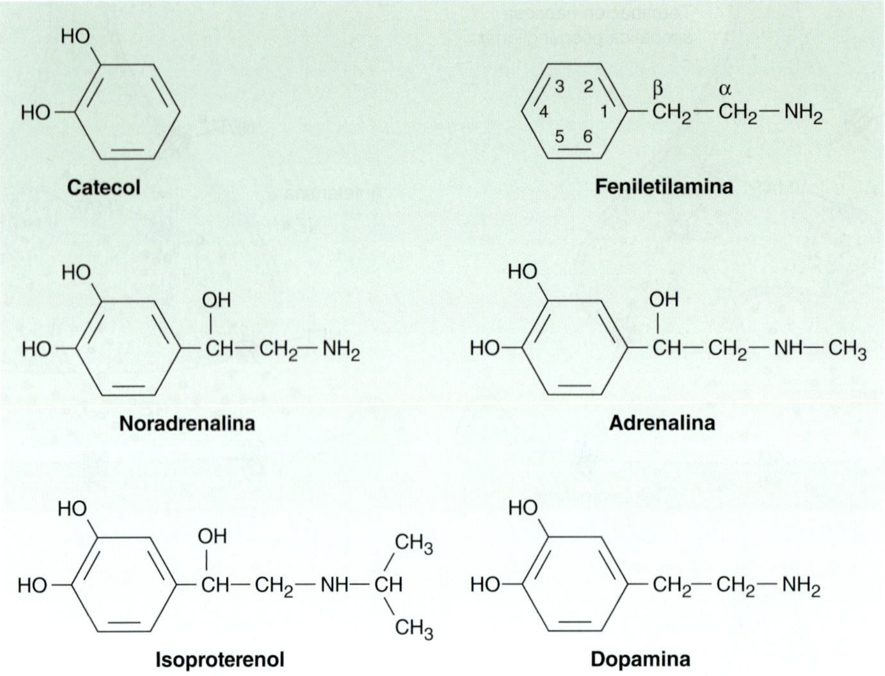

Catecol

Feniletilamina

Noradrenalina

Adrenalina

Isoproterenol

Dopamina

FIGURA 9–4 La feniletilamina y algunas catecolaminas importantes. Se muestra el catecol para referencia.

efedrina y la anfetamina son ejemplos de compuestos con sustitución α (fig. 9-5). Los compuestos α-metilados también se llaman fenilisopropilaminas. Además de su resistencia a la oxidación por MAO, algunas fenilisopropilaminas tienen una mayor capacidad de desplazar catecolaminas de sus sitios de almacenamiento en los nervios noradrenérgicos (cap. 6). Por tanto, un porcentaje de su actividad depende de la presencia de reservas normales de noradrenalina en el cuerpo; son simpaticomiméticos de acción indirecta.

D. Sustituciones en el carbono β

Los agonistas de acción directa suelen tener un grupo hidroxilo β, aunque la dopamina no. Además de facilitar la activación de los receptores adrenérgicos, ese grupo hidroxilo puede ser importante para el almacenamiento de aminas simpaticomiméticas en las vesículas neurales.

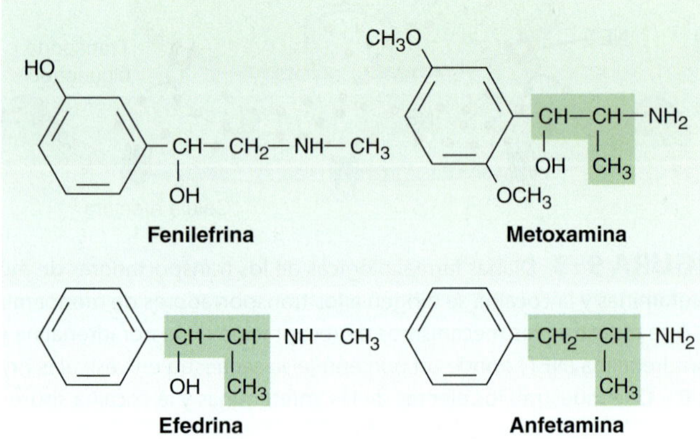

FIGURA 9–5 Algunos ejemplos de fármacos simpaticomiméticos distintos a las catecolaminas. El grupo isopropilo se resalta en color.

EFECTOS DE LOS FÁRMACOS SIMPATICOMIMÉTICOS SOBRE ÓRGANOS, APARATOS Y SISTEMAS

Aparato cardiovascular

En los cuadros 6-3 y 9-3 se muestran datos generales de las acciones celulares de los fármacos simpaticomiméticos, que tienen efectos cardiovasculares notorios por la distribución amplia de receptores adrenérgicos α y β en el corazón, los vasos sanguíneos y los sistemas neurales y hormonales involucrados en la regulación de la presión arterial. El efecto neto de un simpaticomimético determinado en el organismo íntegro depende no sólo de su selectividad relativa por receptores adrenérgicos α o β y su acción farmacológica en esos receptores; cualquier efecto que esos agentes tengan sobre la presión arterial es contrarrestado por mecanismos compensatorios barorreflejos que pretenden restablecer la homeostasia.

Los efectos de los fármacos simpaticomiméticos sobre la presión arterial pueden explicarse con base en sus efectos sobre la frecuencia cardiaca, la función miocárdica, la resistencia vascular periférica y el retorno venoso (fig. 6-7 y cuadro 9-4). Las catecolaminas endógenas, noradrenalina y adrenalina, tienen efectos cardiovasculares complejos porque activan tanto a receptores α como β. Es más fácil comprender esas acciones describiendo primero el efecto cardiovascular de los simpaticomiméticos selectivos para un receptor adrenérgico determinado.

CUADRO 9-3 Distribución de los subtipos de receptores adrenérgicos

Tipo	Tejido	Acciones
α_1	Casi todos los músculos lisos vasculares (inervados)	Contracción
	Músculo dilatador de la pupila	Contracción (dilatación de la pupila)
	Músculo liso pilomotor	Eriza el cabello
	Próstata	Contracción
	Corazón	Aumenta la fuerza de contracción
α_2	Neuronas postsinápticas del SNC	Probablemente múltiples
	Plaquetas	Agregación
	Terminales nerviosas adrenérgicas y colinérgicas	Inhibición de la emisión de transmisores
	Músculo liso vascular en algunos sitios	Contracción
	Células adiposas	Inhibición de la lipólisis
β_1	Corazón, células yuxtaglomerulares	Aumento de la fuerza y velocidad de contracción; incrementa la secreción de renina
β_2	Músculo liso respiratorio, uterino y vascular	Promueven la relajación del músculo liso
	Músculo estriado	Promueve la captación de potasio
	Hígado humano	Activa la glucogenólisis
β_3	Células adiposas	Activa la lipólisis
D_1	Músculo liso	Dilata los vasos sanguíneos renales
D_2	Terminaciones nerviosas	Regula la emisión de transmisores

A. Efectos de la activación de los receptores adrenérgicos α_1

Los receptores α_1 se expresan de manera abundante en los lechos vasculares y su activación causa vasoconstricción arterial y venosa. Su efecto directo en la función cardiaca tiene una importancia relativamente menor. Un agonista α casi puro como la fenilefrina aumenta la resistencia arterial periférica y disminuye la capacitancia venosa. La resistencia arterial elevada casi siempre produce un aumento dependiente de la dosis en la presión sanguínea (fig. 9-6). En presencia de reflejos cardiovasculares normales, el aumento de la presión sanguínea induce un aumento mediado por barorreceptores en el tono vagal, con descenso de la frecuencia cardiaca, que puede ser muy marcado (fig. 9-7). Sin embargo, es probable que el gasto cardiaco no disminuya en proporción a esta disminución en la frecuencia cardiaca, ya que el retorno venoso incrementa el volumen por latido. Además, la estimulación directa de los receptores adrenérgicos α en el corazón tiene un modesto efecto inotrópico. El efecto limitante del barorreflejo es muy intenso. Si la función del barorreflejo se elimina con la administración previa del bloqueador ganglionar trimetafán, el efecto presor de la fenilefrina aumenta casi 10 veces y ya no se observa la bradicardia (fig. 9-7), lo que confirma que el descenso de la frecuencia cardiaca relacionado con el aumento en la presión sanguínea inducido por la fenilefrina era de naturaleza refleja y no un efecto directo de la activación del receptor α_1.

Los pacientes con alteración de la función autonómica (debida a insuficiencia autonómica pura, como en el caso de estudio, o a afecciones más frecuentes, como la neuropatía autonómica del paciente con diabetes) muestran esa hipersensibilidad extrema ante casi todos los estímulos presores y de disminución de la presión, incluidos los medicamentos. Esto en parte se debe a insuficiencia de amortiguación del barorreflejo. Tales pacientes pueden tener también aumentos exagerados en la frecuencia cardiaca o la presión arterial cuando toman simpaticomiméticos con actividad adrenérgica β y α, respectivamente. Esto, no obstante, se puede usar como una ventaja en su tratamiento. El agonista, midodrina α, suele usarse para aliviar la hipotensión ortostática en ellos.

Hay diferencias importantes en los tipos de receptores que se expresan predominantemente en los diversos lechos vasculares (cuadro 9-4). Los vasos cutáneos tienen predominio de receptores α y se constriñen en respuesta a la adrenalina y noradrenalina, al igual que los vasos esplácnicos. Los vasos del músculo estriado pueden constreñirse o dilatarse dependiendo de que se activen receptores α o β. Los vasos sanguíneos de la mucosa nasal expresan receptores α y la vasoconstricción local inducida por los agentes simpaticomiméticos explica su acción descongestiva (véase Usos terapéuticos de los fármacos simpaticomiméticos).

B. Efectos de la activación de los receptores adrenérgicos α_2

Los receptores adrenérgicos α_2 están presentes en la vasculatura y su activación produce vasoconstricción. Ese efecto, sin embargo, se observa sólo cuando los agonistas α_2 se administran en forma local, por inyección intravenosa rápida, o en dosis orales muy altas. Cuando se administran por vía sistémica esos efectos vasculares son obstaculizados por los efectos centrales de los receptores α_2, que llevan a la inhibición del tono simpático y la disminución de la presión arterial. Por tanto, se usan agonistas α_2 como *simpaticolíticos* en el tratamiento de la hipertensión (cap. 11). En pacientes con insuficiencia autonómica pura, caracterizada por degeneración neuronal de las fibras noradrenérgicas posganglionares, la clonidina puede aumentar la presión arterial porque efectos simpaticolíticos centrales se tornan irrelevantes, en tanto la vasoconstricción periférica se mantiene intacta.

C. Efectos de la activación de los receptores adrenérgicos β

La respuesta de presión arterial a un agonista de receptores adrenérgicos β depende de sus efectos contrastantes sobre el corazón y los vasos sanguíneos. La estimulación de los receptores β en el corazón aumenta el gasto cardiaco por aumento de la contractilidad y por activación directa del nudo sinusal para aumentar la frecuencia cardiaca. Los agonistas β también disminuyen la resistencia periférica por la activación de los receptores β_2, que lleva a la vasodilatación en ciertos lechos vasculares (cuadro 9-4). El isoproterenol es un agonista β no selectivo; activa los receptores β_1 y β_2. El efecto neto es mantener o aumentar ligeramente la presión sistólica y disminuir la diastólica, de manera que se reduce la presión arterial media (fig. 9-6).

Los efectos directos sobre el corazón se determinan en gran parte por los receptores adrenérgicos β_1 aunque los β_2 y, en menor grado los α, también participan, en especial en la insuficiencia cardiaca. La

CUADRO 9–4 Respuestas cardiovasculares a las aminas simpaticomiméticas

	Fenilefrina	Adrenalina	Isoproterenol
Resistencia vascular (tono)			
Cutánea, de mucosas (α)	↑↑	↑↑	0
De musculoesquelético (β_2, α)	↑	↓ o bien ↑	↓↓
Renal (α, D_1)	↑	↑	↓
Esplácnica (α, β)	↑↑	↓ o bien ↑[1]	↓
Resistencia periférica total	↑↑↑	↓ o bien ↑[1]	↓↓
Tono venoso (α, β)	↑	↑	↓
Cardiacas			
Contractilidad (β_1)	0 o bien ↑	↑↑↑	↑↑↑
Frecuencia cardiaca (predominantemente β_1)	↓↓ (reflejo vagal)	↑ o bien ↓	↑↑↑
Volumen sistólico	0, ↓, ↑	↑	↑
Gasto cardiaco	↓	↑	↑↑
Presión arterial			
Media	↑↑	↑	↓
Diastólica	↑↑	↓ o bien ↑[1]	↓↓
Sistólica	↑↑	↑↑	0 o bien ↓
Presión del pulso	0	↑↑	↑↑

[1]Dosis pequeñas disminuyen, dosis grandes aumentan.

↑, aumento; ↓, disminuye; 0, sin cambio.

activación de receptores adrenérgicos β aumenta el ingreso de calcio en las células cardiacas. Esto tiene consecuencias eléctricas y mecánicas. Aumenta la actividad del marcapasos, tanto normal (**nudo sinoauricular**) como anormal (p. ej., fibras de Purkinje) (**efecto cronotrópico positivo**). La velocidad de conducción en el nudo auriculoventricular aumenta (**efecto dromotrópico positivo**), y el periodo refractario disminuye. La contractilidad intrínseca está aumentada (efecto **inotrópico positivo**) y la relajación se acelera. Como resultado, la respuesta de contracción del músculo cardiaco aislado aumenta de intensidad, pero tiene una duración abreviada. En el corazón intacto la presión intraventricular aumenta y disminuye con más rapidez y el tiempo sistólico se reduce. Esos efectos directos son fácilmente demostrables en ausencia de reflejos evocados por cambios en la presión arterial, p. ej., en preparaciones miocárdicas aisladas y en pacientes con bloqueo ganglionar. En presencia de actividad refleja normal los efectos directos sobre la frecuencia cardiaca pueden ser dominados por una respuesta refleja ante los cambios de la presión arterial. La estimulación fisiológica del corazón por las catecolaminas tiende a aumentar el riego sanguíneo coronario. Se descubrió la expresión de los receptores adrenérgicos β_3 en el corazón humano; éstos pueden incrementarse en estados patológicos, pero todavía se desconoce su relevancia en la enfermedad humana.

D. Efectos de la activación del receptor de dopamina

La administración intravenosa de dopamina promueve la vasodilatación de los vasos renales, esplácnicos, coronarios, cerebrales y, tal vez, otros de resistencia, a través de la activación de los receptores D_1. La activación de los receptores D_1 en la vasculatura renal puede también inducir natriuresis. Se han usado los efectos renales de la dopamina en clínica para mejorar la perfusión del riñón en circunstancias de oliguria (gasto urinario normalmente bajo). La activación de receptores D_2 presinápticos suprime la secreción de noradrenalina, pero no se sabe si ello contribuye a los efectos cardiovasculares de la dopamina. Además, la dopamina activa a los receptores β_1 en el corazón. A dosis baja, la resistencia periférica puede disminuir. A velocidades altas de administración en solución, la dopamina activa los receptores α vasculares y produce vasoconstricción, que incluye al lecho vascular renal. En consecuencia, las velocidades altas de administración de dopamina en solución pueden producir acciones similares a las de la adrenalina.

Efectos no cardiacos de los simpaticomiméticos

Los receptores adrenérgicos están distribuidos en todos los órganos, aparatos y sistemas. Esta sección se dedica a la activación de los receptores adrenérgicos que es causa de los efectos terapéuticos de los simpaticomiméticos o que explican sus efectos adversos. Más adelante en este capítulo se hace una descripción más detallada del uso terapéutico de los simpaticomiméticos.

La activación de los receptores adrenérgicos β_2 en el **músculo liso bronquial** produce broncodilatación, y los agonistas β_2 son importantes para el tratamiento del asma (cap. 20 y cuadro 9-3).

En el **ojo**, el músculo dilatador del iris contiene receptores α; su activación por fármacos como la fenilefrina produce midriasis (fig. 6-9). Los estimulantes α también tienen efectos importantes sobre la presión intraocular. Los agonistas α aumentan el flujo de salida del humor acuoso del ojo y pueden usarse en la clínica para disminuir la presión intraocular. Por lo contrario, los agonistas β tienen poco efecto, pero los *antagonistas* β disminuyen la producción del humor acuoso. Esos efectos son importantes en el tratamiento del glaucoma (cap. 10), una causa importante de ceguera.

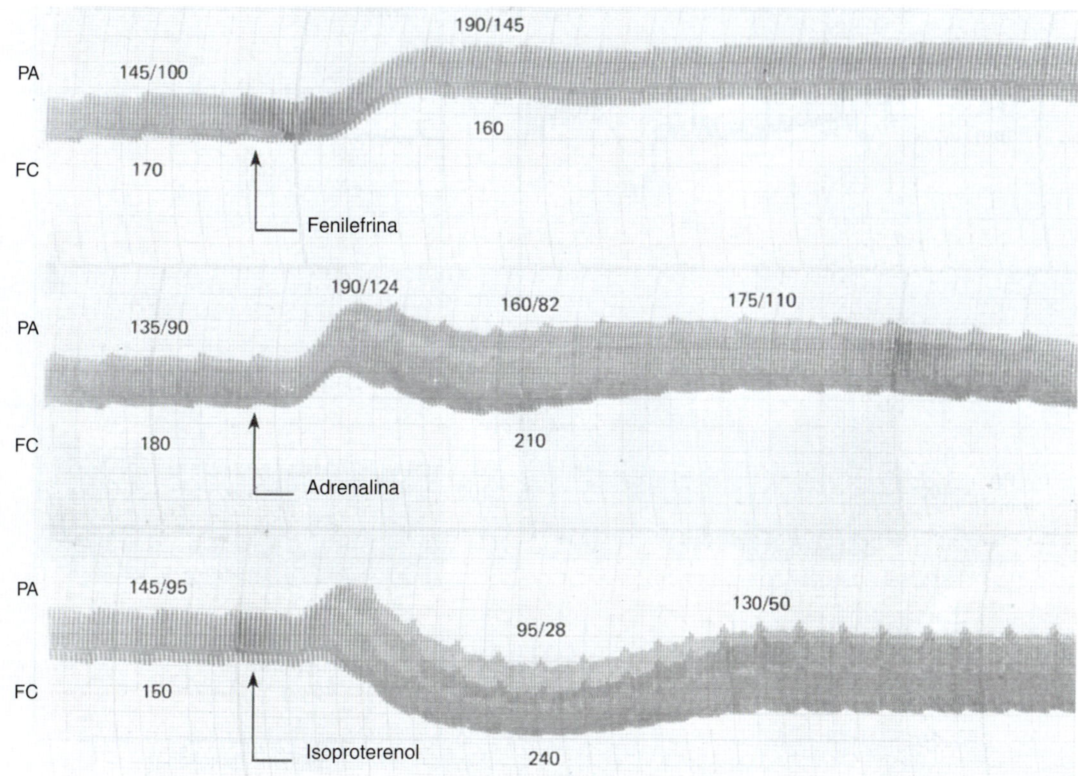

FIGURA 9–6 Efectos de una inyección intravenosa súbita de un agente simpaticomimético selectivo α (fenilefrina), uno selectivo β (isoproterenol) y uno no selectivo (adrenalina) a un perro. Los reflejos se obstaculizan pero sin eliminarse en este animal anestesiado. PA, presión arterial; FC, frecuencia cardiaca.

En los órganos **genitourinarios**, la base de la vejiga, el esfínter uretral y la próstata contienen receptores α que median la contracción y, por tanto, promueven la continencia urinaria. El subtipo específico de receptor α_1 involucrado en la constricción de la base vesical y la próstata es incierto, pero los receptores α_{1A} probablemente tengan una participación importante. Ese fenómeno explica por qué la retención urinaria es un efecto adverso potencial de la administración del agonista α_1, midodrina.

La activación del receptor α en el conducto deferente, las vesículas seminales y la próstata interviene en la eyaculación normal. La detumescencia del tejido eréctil que normalmente sigue a la eyaculación también es causada por la noradrenalina (y tal vez el neuropéptido Y) emitidos por los nervios simpáticos. La activación α parece tener un efecto similar de detumescencia en el tejido eréctil de animales de sexo femenino.

Las **glándulas salivales** contienen receptores adrenérgicos que regulan la secreción de amilasa y agua. Sin embargo, ciertos fármacos simpaticomiméticos p. ej., clonidina, producen resequedad de boca. El mecanismo de ese efecto es incierto; es probable que el sistema nervioso central sea el efector, aunque también pueden contribuir las acciones periféricas.

Las **glándulas sudoríparas apocrinas** localizadas en las palmas de las manos y en unas cuantas áreas adicionales responden a los estimulantes de receptores adrenérgicos con aumento de la producción de sudor. Se trata de glándulas apocrinas no termorreguladoras que suelen vincularse con el estrés psicológico (las glándulas sudoríparas ecrinas termorreguladoras de distribución difusa son reguladas por nervios *simpáticos colinérgicos* posganglionares que activan a los receptores colinérgicos muscarínicos; cap. 6).

Los fármacos simpaticomiméticos tienen efectos importantes en el **metabolismo** intermedio. La activación de los receptores adrenérgicos β en las células grasas lleva a un aumento de la lipólisis y de la emisión de ácidos grasos libres y glicerol hacia la sangre. Los receptores adrenérgicos β_3 participan en esa respuesta en los animales, pero su intervención en los seres humanos quizá sea menor. Las células grasas humanas también contienen receptores α_2 que inhiben la lipólisis por disminución del cAMP intracelular. Los fármacos simpaticomiméticos aumentan la glucogenólisis en el hígado, lo que lleva a un aumento de la secreción de glucosa hacia la circulación. En el hígado humano, los efectos de las catecolaminas son tal vez mediados sobre todo por receptores β, aunque los receptores α_1 también pueden participar. Las catecolaminas en concentraciones altas también pueden causar acidosis metabólica. La activación de los receptores adrenérgicos β_2 por la adrenalina endógena y los fármacos simpaticomiméticos promueve la captación de potasio por las células, lo que lleva a un decremento del potasio extracelular. Esto podría causar una caída en la concentración plasmática de potasio durante el estrés y proteger contra el incremento del potasio plasmático durante el ejercicio. El bloqueo de esos receptores puede acentuar el incremento de potasio plasmático que ocurre durante el ejercicio. Por otro lado, la adrenalina se ha utilizado para tratar la hiperpotasemia en ciertas circunstancias, pero se utilizan más a menudo otras alternativas. Los receptores β y α_2 que se expresan en los islotes pancreáticos tienden a aumentar y disminuir la secreción de insulina, respectivamente, si bien el principal regulador de la secreción de insulina es la concentración plasmática de glucosa.

Las catecolaminas son importantes reguladores endógenos de la **secreción de hormonas** de varias glándulas. Como se mencionó

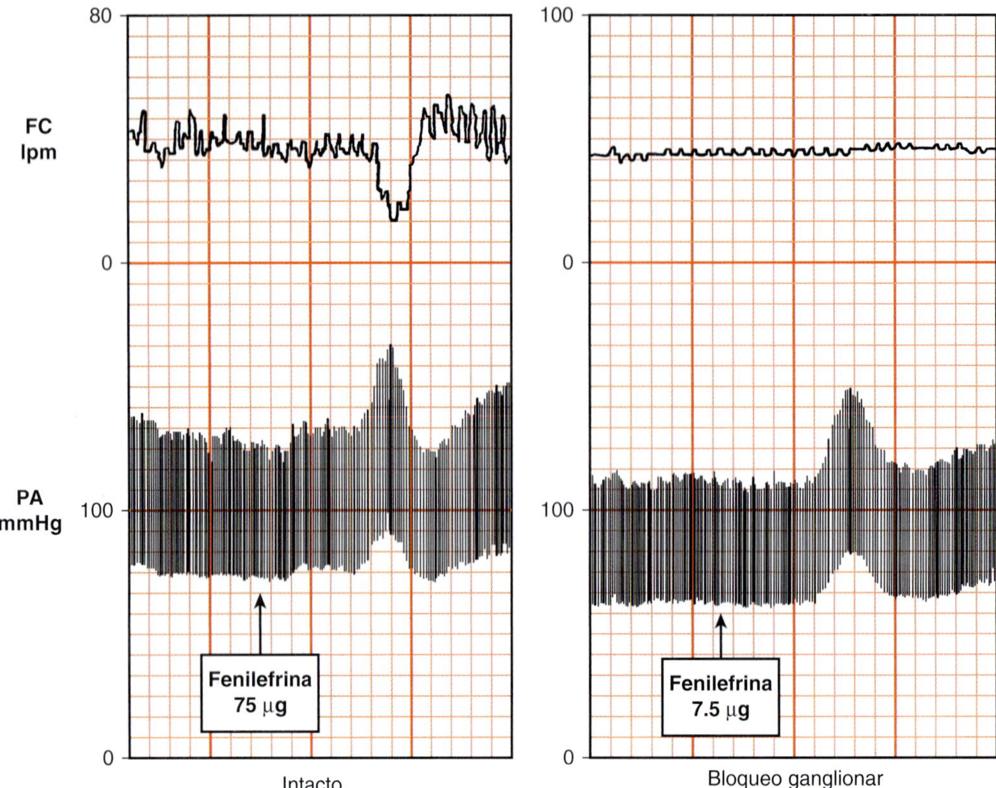

FIGURA 9-7 Efectos del bloqueo ganglionar en la respuesta a la fenilefrina en un sujeto humano. **Izquierda:** el efecto cardiovascular del agonista α selectivo fenilefrina cuando se administra como bolo intravenoso a un sujeto con función intacta del barorreflejo autonómico. Nótese que el aumento en la presión sanguínea (PA) se acompaña de un descenso compensatorio en la frecuencia cardiaca (FC) mediado por el barorreflejo. **Derecha:** la respuesta en el mismo sujeto después de abolir los reflejos autonómicos con el bloqueador ganglionar trimetafán. Nótese que la presión sanguínea en reposo disminuye y la frecuencia cardiaca aumenta con el trimetafán por la eliminación simpática y parasimpática (la escala de la FC es diferente). En ausencia de la amortiguación del barorreflejo se requiere una dosis casi 10 veces menor de fenilefrina para producir un aumento similar en la presión sanguínea. Nótese también la falta de descenso compensatorio en la frecuencia cardiaca.

antes, la secreción de insulina es estimulada por los receptores β e inhibida por los receptores α_2. De manera similar, la secreción de renina es estimulada por los receptores β_1 e inhibida por los α_2; de hecho, los fármacos antagonistas de receptores β pueden disminuir la presión arterial en pacientes con hipertensión, al menos en parte por disminución de la renina plasmática. Los receptores adrenérgicos también regulan la secreción de la hormona paratiroidea, calcitonina, tiroxina y gastrina; sin embargo, la importancia fisiológica de esos mecanismos de control probablemente sea limitada. En concentraciones altas, la adrenalina y los fármacos relacionados causan leucocitosis, en parte porque inducen la desmarginación de los leucocitos secuestrados para que regresen a la circulación general.

La acción de los simpaticomiméticos sobre el **sistema nervioso central** varía de manera notoria dependiendo de su capacidad de atravesar la barrera hematoencefálica. Las catecolaminas son casi por completo excluidas por esa barrera y se observan efectos subjetivos en el sistema nervioso central sólo con las más altas velocidades de inyección en solución intravenosa. Esos efectos se han descrito como variables, desde "nerviosismo" hasta "el chorro de adrenalina" o "una sensación de desastre inminente". Es más, los efectos periféricos de los agonistas de receptores adrenérgicos β, como taquicardia y temblor, son similares a las manifestaciones somáticas de la ansiedad. Por el contrario, las sustancias no catecolamínicas con acción indirecta, como las anfetaminas, que fácilmente penetran al sistema nervioso central desde la circulación, producen efectos cualitativamente muy diferentes en él, que van desde una alerta leve con mayor atención a las tareas aburridas; pasando por la elevación del talante, insomnio, euforia y anorexia; hasta una conducta por completo psicótica. Esos efectos no son fáciles de asignar a acciones de mediación α o β y pudiesen representar un reforzamiento de los procesos producidos por la dopamina u otros efectos de esos fármacos en el sistema nervioso central.

FÁRMACOS SIMPATICOMIMÉTICOS ESPECÍFICOS

Catecolaminas endógenas

La **adrenalina** es un agonista de receptores α y β, por lo que se trata de un vasoconstrictor y estimulante cardiaco muy potente. El aumento de la presión arterial sistólica que ocurre con la secreción de adrenalina o su administración es causado por sus acciones inotrópicas y cronotrópicas positivas sobre el corazón (predominantemente receptores β_1) y la vasoconstricción inducida en muchos lechos vasculares (receptores α). La adrenalina también activa a los receptores β_2 en algunos vasos sanguíneos (p. ej., los del músculo estriado) y causa su dilatación. En consecuencia, la resistencia periférica total puede en realidad disminuir, lo que explica el decremento de la presión arterial diastólica que a veces se observa con la inyección de adrenalina (fig. 9-6; cuadro 9-4). La activación de los receptores β_2 en el músculo estriado contribuye a un mayor riego sanguíneo durante el ejercicio. Bajo condiciones fisiológicas la adrenalina se conduce principalmente como hormona; después de su secreción de la médula suprarrenal hacia la sangre, actúa sobre células distantes.

La **noradrenalina** (levarterenol) es un agonista de receptores α_1 y α_2, que también activa los receptores β_1 con una potencia similar a la adrenalina, pero tiene poco efecto sobre los receptores β_2. En consecuencia, la noradrenalina aumenta la resistencia periférica y tanto la presión arterial diastólica como la sistólica. La activación compensatoria barorrefleja tiende a contrarrestar el efecto cronotrópico positivo directo de la noradrenalina; sin embargo, se mantienen los efectos inotrópicos positivos sobre el corazón.

La **dopamina** es el precursor inmediato en la síntesis de noradrenalina (fig. 6-5) y sus efectos cardiovasculares fueron descritos antes. La dopamina endógena puede tener efectos más importantes sobre la regulación de la excreción de sodio y la función renal. Se trata de un importante neurotransmisor en el sistema nervioso central y participa en estímulos de recompensa importantes para las adicciones. Su deficiencia en los ganglios basales lleva a la enfermedad de Parkinson, que se trata con su precursor, la levodopa. Los receptores de dopamina también son diana de los fármacos antipsicóticos.

Simpaticomiméticos de acción directa

La **fenilefrina** se discutió antes al describir las acciones de un agonista α_1 relativamente puro (cuadro 9-2). Puesto que no se trata de un derivado del catecol (fig. 9-4), no es desactivado por la COMT y tiene una duración de acción más prolongada que las catecolaminas. Es un midriático y descongestivo eficaz que se puede usar para aumentar la presión arterial (fig. 9-6).

La **midodrina** es un profármaco que se hidroliza enzimáticamente hasta desglimidodrina, un agonista selectivo de receptores α_1. La concentración máxima de desglimidodrina se alcanza casi una hora después de administrar la midodrina. La principal indicación de la midodrina es en el tratamiento de la hipotensión ortostática, por lo general debida a una alteración de la función del sistema nervioso autónomo. Aunque el fármaco tiene eficacia para disminuir el decremento de la presión arterial cuando el paciente está en bipedestación, puede causar hipertensión en decúbito dorsal. La *Food and Drug Administration* consideró retirar la aprobación de este fármaco en 2010 porque no se habían hecho los estudios requeridos posteriores a la aprobación que comprobaran el beneficio clínico del fármaco. La acción se suspendió como respuesta a las solicitudes de médicos y pacientes.

La acción farmacológica de la **metoxamina** es similar a la de la fenilefrina, ya que es un agonista del receptor α_1 con acción de predominio directo. Puede causar aumento prolongado en la presión sanguínea a causa de la vasoconstricción; también produce bradicardia mediada por el vago. La metoxamina está disponible para uso parenteral, pero sus aplicaciones clínicas son raras y se limitan a estados de hipotensión.

Los **agonistas selectivos** α_2 tienen una capacidad importante para disminuir la presión sanguínea mediante acciones en el sistema nervioso central, aunque una aplicación directa a un vaso sanguíneo puede causar vasoconstricción. Tales fármacos (p. ej., **clonidina**, **metildopa**, **guanfacina**, **guanabenz**) son útiles en el tratamiento de la hipertensión (y algunos otros trastornos) y se describen en el capítulo 11. La sedación es un efecto colateral reconocido de estos fármacos y los agonistas α_2 nuevos (con actividad también en los receptores para imidazolina) con menos efectos colaterales en el sistema nervioso central están disponibles fuera de Estados Unidos para el tratamiento de la hipertensión (**moxonidina**, rilmenidina). Por otra parte, la indicación principal de **dexmedetomidina** es para la sedación inicial de pacientes intubados y conectados al ventilador mecánico durante su estancia en la unidad de cuidados intensivos. También disminuye los requerimientos de opioides para aliviar el dolor. Por último, la **tizanidina** se utiliza como relajante muscular central.

La **xilometazolina** y la **oximetazolina** son agonistas α de acción directa; estos fármacos se han utilizado como descongestivos tópicos debido a su capacidad de promover la constricción de la mucosa nasal. Cuando se toma en grandes dosis, la oximetazolina puede causar hipotensión, supuestamente por un efecto central similar al de la clonidina (cap. 11). La oximetazolina tiene afinidad significativa por los receptores α_{2A}.

El **isoproterenol** (isoprenalina) es un agonista muy potente de los receptores β y tiene poco efecto sobre los receptores α. El fármaco tiene acciones cronotrópicas e inotrópicas positivas; puesto que el isoproterenol activa casi exclusivamente a los receptores β, es un potente vasodilatador. Estas acciones llevan al incremento notorio en el gasto cardiaco vinculado con un decremento en la presión arterial diastólica y media una disminución o un ligero aumento de la presión sistólica (cuadro 9-4; fig. 9-6).

Los **agonistas selectivos** β son muy importantes debido a que la separación de los efectos β_1 y β_2 (cuadro 9-2), aunque incompleta, es suficiente para disminuir los efectos adversos en varias aplicaciones clínicas.

Los agentes selectivos β_1 incluyen a la **dobutamina** y un agonista parcial, el **prenalterol** (fig. 9-8). Debido a que son menos eficaces para activar a los receptores β_2, vasodilatadores, pueden aumentar el gasto cardiaco con menor taquicardia refleja que la que ocurre con los agonistas β no selectivos, como el isoproterenol. La **dobutamina** inicialmente se consideró un agonista relativamente selectivo β_1, pero sus acciones son más complejas. Su estructura química simula a la de la dopamina, pero su acción es mediada en gran parte por activación de los receptores α y β. Los preparados clínicos de dobutamina son una mezcla racémica de isómeros (–) y (+), cada uno con actividad diferente en los receptores α_1 y α_2. El isómero (+) es un potente agonista β_1 y un antagonista del receptor α_1. El isómero (–) es un potente agonista α_1 capaz de causar vasoconstricción significativa cuando se administra solo. Los efectos cardiovasculares resultantes de la dobutamina reflejan esa compleja farmacología. La dobutamina tiene una acción inotrópica positiva causada por el isómero con actividad predominantemente de receptores β. Tiene un efecto inotrópico un poco mayor que el cronotrópico en comparación con el isoproterenol. La activación de los receptores α_1 probablemente explique por qué la resistencia periférica no disminuye de forma significativa.

Los agentes selectivos β_2 han alcanzado un lugar importante en el tratamiento del asma y se revisan en el capítulo 20. Una aplicación adicional es en el logro de la relajación uterina ante un trabajo de parto prematuro (ritodrina; véase más adelante). En las figuras 9-8 y 20-4 se muestran algunos ejemplos de fármacos selectivos β_2 utilizados en la actualidad; muchos más están disponibles o en proceso de investigación.

Simpaticomiméticos de acción mixta

La **efedrina** se encuentra en varias plantas y se ha utilizado en China durante más de 2000 años; se introdujo a la medicina occidental en 1924 como el primer fármaco simpaticomimético activo por vía

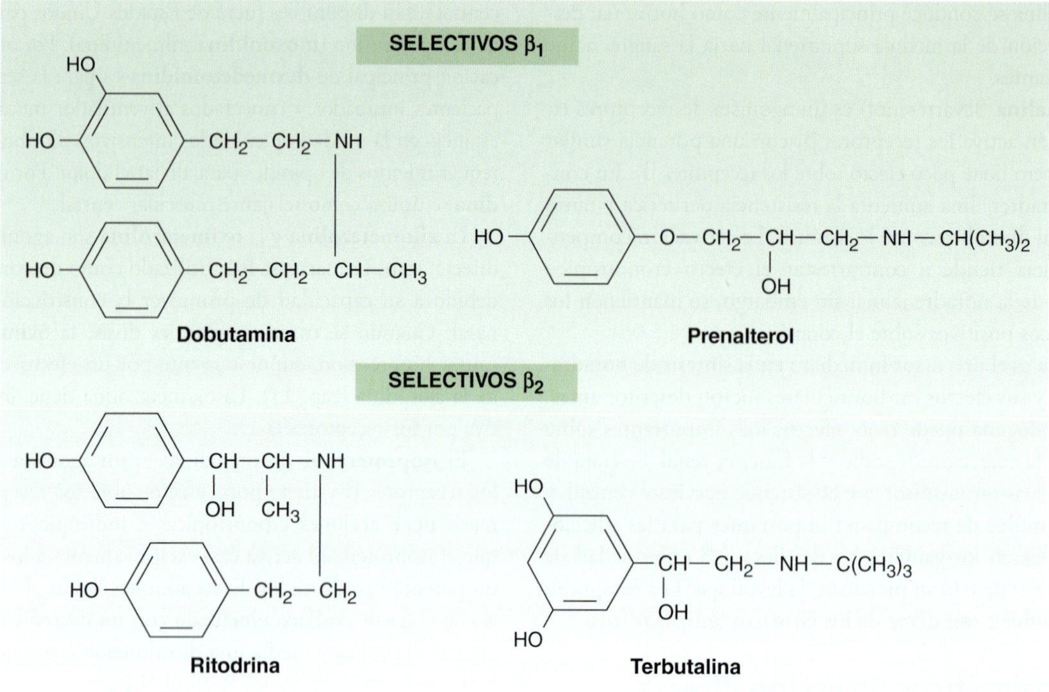

FIGURA 9-8 Ejemplos de agentes selectivos β_1 y β_2.

oral. Se encuentra en el ma huang, un preparado popular de herbolaria (cap. 64). El ma huang contiene múltiples alcaloides similares a la efedrina, además de ella. Puesto que la efedrina es una fenilisopropilamina no catecólica (fig. 9-5) tiene una elevada biodisponibilidad y una duración de acción relativamente larga, de horas más bien que minutos. Como con muchas otras fenilisopropilaminas, una porción significativa del fármaco se excreta sin cambios en la orina. Puesto que se trata de una base débil, su excreción puede acelerarse por acidificación de la orina.

La efedrina no se ha estudiado de manera extensa en seres humanos a pesar de su prolongada historia de uso. Su capacidad de activar los receptores β probablemente contribuyó a su utilización previa en el asma. Puesto que logra el acceso al sistema nervioso central es un estimulante leve. La ingestión de los alcaloides de la efedrina contenidos en ma huang ha originado importantes preocupaciones de seguridad. La **seudoefedrina**, uno de cuatro enantiómeros de efedrina, ha estado disponible sin receta como componente de muchas mezclas de descongestivos. Sin embargo, el uso de seudoefedrina como precursor en la fabricación ilícita de metanfetaminas ha llevado a restricciones en su venta.

La **fenilpropanolamina** fue componente común de supresores del apetito que se obtenían sin receta. Se retiró del mercado porque su uso se vinculó con apoplejías hemorrágicas en mujeres jóvenes. Se desconoce el mecanismo de ese potencial efecto adverso, pero el fármaco puede aumentar la presión arterial en pacientes con alteración de los reflejos autonómicos.

Simpaticomiméticos de acción indirecta

Como se señaló antes, los simpaticomiméticos de acción indirecta pueden actuar por uno de dos mecanismos diferentes (fig. 9-3). En primer término, ingresan a la terminación nerviosa simpática y desplazan al transmisor catecolamínico almacenado. Tales fármacos se han llamado "desplazadores" de anfetaminas o similares. En segundo término, pueden inhibir la recaptación de los transmisores emitidos por interferencia con la acción del transportador de noradrenalina, NET.

A. Compuestos similares a las anfetaminas

La **anfetamina** es una mezcla racémica de la fenilisopropilamina (fig. 9-5), importante sobre todo por su uso y abuso como estimulante del sistema nervioso central (cap. 32). Desde el punto de vista de la farmacocinética es similar a la efedrina; sin embargo, la anfetamina ingresa todavía más fácilmente al sistema nervioso central, donde tiene efectos estimulantes notorios sobre el talante y el estado de alerta, así como un efecto depresor del apetito. Su isómero D es más potente que el L. Las acciones de la anfetamina son mediadas por la secreción de noradrenalina y, hasta cierto grado, de dopamina.

La **metanfetamina** (*N*-metilanfetamina) es muy similar a la anfetamina, con una razón todavía mayor de acciones centrales: periféricas. La **fenmetracina** es una variante de la fenilisopropilamina con efectos similares a la anfetamina. Se ha recomendado como anoréxico y también es un fármaco de abuso muy conocido. La **metilfenidato** es una variante de anfetamina cuyo principal efecto farmacológico y potencial de abuso son similares a los de las anfetaminas. El metilfenidato puede ser eficaz en algunos niños con trastorno de hiperactividad con déficit de atención (usos terapéuticos de los fármacos simpaticomiméticos). El **modafinilo** es un psicoestimulante que difiere de las anfetaminas en estructura, perfil neuroquímico y efectos conductuales. No se conoce del todo su mecanismo de acción. Inhibe tanto el transportador de noradrenalina como el de dopamina y aumenta las concentraciones sinápticas de ambas, pero también de la serotonina y glutamato, al tiempo que reduce la concentración de GABA. Se utiliza sobre todo para mejorar la vigilia en la narcolepsia y algunos otros trastornos. A menudo causa aumento de la presión sanguínea y frecuencia cardiaca, aunque los incrementos casi siempre son ligeros (véase Usos terapéuticos de los fármacos simpaticomiméticos).

La **tiramina** (véase fig. 6-5) es un producto intermediario normal en el cuerpo del metabolismo de la tirosina y puede producirse en grandes cantidades por los alimentos ricos en proteína debido a la descarboxilación de la tirosina durante la fermentación (cuadro 9-5). Se degrada fácilmente por la MAO en el hígado y por lo común se desactiva cuando se toma por vía oral por un efecto de primer paso muy intenso, p. ej., baja biodisponibilidad. Si se administra por vía parenteral tiene una acción simpaticomimética indirecta causada por la secreción de las catecolaminas almacenadas. En consecuencia, el espectro de acción de la tiramina es similar al de la noradrenalina. En pacientes tratados con inhibidores de MAO, en particular con la isoforma A, ese efecto de la tiramina puede intensificarse mucho, lo que lleva a incrementos notorios de la presión arterial, que ocurren por mayor biodisponibilidad de tiramina y aumento de las reservas neuronales de catecolaminas. Los pacientes que toman inhibidores de la MAO deben tener mucho cuidado de evitar alimentos que contengan tiramina. Hay diferencias en los efectos de varios inhibidores de la MAO sobre la biodisponibilidad de tiramina y pueden ser más seguros los antagonistas enzimáticos específicos de isoforma o reversibles (caps. 28 y 30).

CUADRO 9–5 Alimentos con altos contenidos supuestos de tiramina y otros compuestos simpaticomiméticos

Alimento	Contenido de tiramina en una porción promedio
Cerveza	4-45 mg
Habas	Insignificante (pero contiene dopamina)
Queso, natural o madurado	Nula a 130 mg (contenido muy alto en los tipos cheddar, gruyer y Stilton)
Hígado de pollo	Nula a 9 mg
Chocolate	Insignificante (pero contiene feniletilamina)
Embutido fermentado (p. ej., salami, peperoni, embutidos curados que no requieren refrigeración)	Nula a 74 mq
Pescado ahumado o en salmuera (p. ej., arenque en salmuera)	Nula a 198 mg
Caracoles	(No se encontraron datos)
Vino tinto	Nula a 3 mg
Levadura (p. ej., suplementos dietéticos de levadura de cerveza)	2-68 mg

Nota: en un paciente que toma un fármaco inhibidor irreversible de monoaminooxidasa ((MAO), 20 a 50 mg de tiramina en una comida pueden producir un aumento significativo de la presión sanguínea (véase también capítulo 30, Fármacos antidepresivos). Nótese que sólo el queso, embutidos, pescado en salmuera y los suplementos de levadura contienen suficiente tiramina para representar un peligro consistente. Esto no descarta la posibilidad de que algunas preparaciones de otros alimentos pudieran contener una cantidad de tiramina mucho mayor al promedio. Las cantidades son en mg por porción regular del alimento.

B. Inhibidores de la recaptación de catecolaminas

Muchos inhibidores de los transportadores de las catecolaminas noradrenalina, dopamina y serotonina, se utilizan en clínica. Aunque su especificidad no es absoluta, algunos son altamente selectivos para uno de los transportadores. Muchos de los antidepresivos, en particular los más antiguos de tipo tricíclico, pueden inhibir la recaptación de noradrenalina y serotonina en diferentes grados, lo que puede causar taquicardia ortostática como efecto secundario. Algunos antidepresivos de esta clase, en particular la imipramina, pueden inducir hipotensión ortostática, al parecer por su efecto similar a la clonidina o por bloqueo de receptores α_1, pero no se ha definido el mecanismo.

La **atomoxetina** es un inhibidor selectivo de la recaptación de noradrenalina. Sus actividades, por tanto, son mediadas por la potenciación de la cifra de noradrenalina en las sinapsis noradrenérgicas. Se utiliza en el tratamiento de los trastornos de déficit de atención (ver más adelante). La atomoxetina tiene poco efecto cardiovascular porque presenta un efecto similar a la clonidina en el sistema nervioso central, de disminución de la emisión simpática, en tanto que potencia los efectos de la noradrenalina en la periferia. Sin embargo, puede aumentar la presión arterial en algunos pacientes. La recaptación de noradrenalina tiene particular importancia en el corazón, sobre todo durante la estimulación simpática, y esto explica por qué la atomoxetina y otros inhibidores de la recaptación de noradrenalina a menudo causan taquicardia ortostática. La **reboxetina** tiene características similares a la atomoxetina. La **sibutramina** es un inhibidor de la recaptación de serotonina y noradrenalina, al principio fue aprobado por la FDA como supresor del apetito para el tratamiento prolongado de la obesidad. Se retiró del mercado estadounidense y de varios países más porque se relacionó con un pequeño aumento de los eventos cardiovasculares, incluidos accidentes vasculares cerebrales, en los pacientes con antecedente de enfermedad cardiovascular, lo cual rebasaba los beneficios obtenidos por la modesta pérdida de peso. La **duloxetina** es un antidepresivo de uso difundido con efecto inhibidor equilibrado de la recaptación de serotonina y noradrenalina (cap. 30). No hay informes de aumento en el riesgo cardiovascular con la duloxetina. Ésta y el **milnaciprán**, otro antagonista de los transportadores de serotonina y de dopamina, están aprobados para el tratamiento del dolor en la fibromialgia (cap. 30).

La **cocaína** es un anestésico local con acción simpaticomimética periférica causada por la inhibición de la recaptación del transmisor en las sinapsis noradrenérgicas (fig. 9-3). Entra con facilidad al sistema nervioso central y produce un efecto psicológico similar al de la anfetamina, aunque de duración más corta y mayor intensidad. La principal acción de la cocaína en el sistema nervioso central es inhibir la recaptación de la dopamina en las neuronas de los "centros de placer" en el cerebro. Estas propiedades y el hecho de que puede obtenerse un efecto de inicio rápido cuando se fuma, hicieron de la cocaína una droga de abuso intenso (cap. 32). Resulta interesante que los ratones con eliminación del transportador para dopamina de cualquier manera se autoadministran cocaína, lo que sugiere que este fármaco tiene blancos farmacológicos adicionales.

Agonistas de dopamina

La **levodopa**, que se convierte a dopamina en el cuerpo, y los **agonistas de dopamina** con acciones centrales son de utilidad considerable en el tratamiento de enfermedad de Parkinson y la hiperprolactinemia. Estos fármacos se revisan en los capítulos 28 y 37.

El **fenoldopam** es un agonista del receptor D_1 que produce vasodilatación periférica selectiva en algunos lechos vasculares. La principal indicación del fenoldopam es en el tratamiento intravenoso de la hipertensión grave (cap. 11).

USOS TERAPÉUTICOS DE LOS FÁRMACOS SIMPATICOMIMÉTICOS

Aplicaciones cardiovasculares

En relación con la participación crítica del sistema nervioso simpático en el control de la presión arterial, un aspecto importante de la aplicación de los simpaticomiméticos es en los trastornos cardiovasculares.

A. Tratamiento de la hipotensión aguda

Puede ocurrir hipotensión aguda en diversos contextos, como hemorragia intensa, disminución del volumen sanguíneo, arritmias cardiacas, enfermedades o accidentes neurológicos, reacciones adversas o sobredosis de medicamentos, como los antihipertensivos, e infección. Si se mantiene la perfusión cerebral, renal y cardiaca, la hipotensión misma no suele requerir tratamiento directo intensivo. Más bien, el tratamiento correcto consiste en colocar al paciente en decúbito y asegurar un volumen adecuado de líquido mientras se establece cuál es el problema primario y se inicia el tratamiento. El empleo de fármacos simpaticomiméticos tan sólo para incrementar una presión arterial que no constituye una amenaza inmediata para el paciente puede aumentar la morbilidad. Los fármacos simpaticomiméticos pueden utilizarse en una urgencia de hipotensión para conservar el riego sanguíneo cerebral y coronario. El tratamiento suele ser de corta duración, en tanto se administra una carga de líquidos intravenosos o sangre apropiada. Los agonistas α de acción directa, **noradrenalina**, **fenilefrina** y **metoxamina**, se han utilizado en este contexto cuando se desea vasoconstricción.

El **choque** es un síndrome cardiovascular complejo agudo que produce disminución crítica de la perfusión de los tejidos vitales y una amplia variedad de efectos sistémicos. El choque suele vincularse con hipotensión, alteración del estado mental, oliguria y acidosis metabólica. Si no se trata, el choque suele progresar hasta un estado de deterioro importante, resistente al tratamiento, e incluso la muerte. Los tres principales mecanismos causales del choque son hipovolemia, insuficiencia cardiaca y alteración de la resistencia vascular. La reposición de volumen y el tratamiento de la enfermedad subyacente son los principales recursos terapéuticos ante el choque. Aunque se han utilizado fármacos simpaticomiméticos como tratamiento en casi todas las formas de choque, su eficacia no es clara.

En casi todas las formas de choque hay vasoconstricción intensa mediada por activación refleja del sistema nervioso simpático. De hecho, los esfuerzos por disminuir la resistencia periférica, más bien que aumentarla, pueden ser más fructíferos para el mejoramiento de la perfusión cerebral, coronaria y renal. La decisión de utilizar vasoconstrictores o vasodilatadores se toma mejor con base en la información sobre la causa subyacente. Su empleo requiere a veces vigilancia invasiva.

El **choque cardiógeno y la insuficiencia cardiaca aguda** por lo general por infarto miocárdico masivo conllevan un mal pronóstico. La perfusión asistida de forma mecánica y la cirugía cardiaca de urgencia se han utilizado en algunas situaciones. La sustitución óptima de líquidos requiere vigilancia de la presión capilar pulmonar en cuña y otros parámetros de la función cardiaca. Los agentes inotrópicos positivos, como dopamina o dobutamina, puede proveer alivio a corto plazo de los síntomas de insuficiencia cardiaca en pacientes con disfunción ventricular avanzada. En dosis bajas a moderadas esos fármacos pueden aumentar el gasto cardiaco, y en comparación con noradrenalina, causan escasa vasoconstricción periférica. El isoproterenol aumenta más la frecuencia y el trabajo cardiacos que la dopamina o la dobutamina. Véase el capítulo 13 para una revisión del choque relacionado con el infarto miocárdico.

Por desgracia, el paciente con choque tal vez no responda a ninguna de las maniobras terapéuticas; la tentación es entonces de aplicar vasoconstrictores para mantener la presión arterial. La perfusión coronaria puede mejorar, pero ese beneficio tal vez se contrarreste por la demanda del oxígeno del miocardio, así como una vasoconstricción más intensa en los vasos sanguíneos de las vísceras abdominales. Por tanto, el propósito del tratamiento en el choque debería hacer óptima la perfusión hística no la presión arterial.

B. Hipotensión ortostática crónica

En bipedestación, la fuerza de gravedad induce la acumulación de sangre en las venas, lo que causa disminución del retorno venoso. De manera gradual se evita el decremento de la presión arterial por activación simpática refleja con aumento de la frecuencia cardiaca y vasoconstricción de venas y arterias periféricas. La alteración de los reflejos autonómicos que regulan la presión arterial puede llevar a hipotensión ortostática crónica. Ésta se debe más a menudo a medicamentos que pueden interferir con la función autonómica (p. ej., imipramina y otros antidepresivos tricíclicos, los bloqueadores α para el tratamiento de la retención urinaria y los diuréticos), la diabetes y otras enfermedades que causan neuropatías autonómicas periféricas y, menos a menudo, trastornos degenerativos primarios del sistema nervioso autónomo, como en el estudio de un caso descrito al inicio del capítulo.

El aumento de la resistencia periférica es una de las estrategias para tratar la hipotensión ortostática crónica y se pueden utilizar fármacos que activan receptores α para ese propósito. La midodrina, un agonista α_1 activo por vía oral, se utiliza con esa indicación. Se puede intentar usar otros simpaticomiméticos, como la efedrina oral o la fenilefrina.

C. Aplicaciones cardiacas

Las catecolaminas, como isoproterenol y adrenalina, se han utilizado en el tratamiento temporal de urgencia del bloqueo completo y el paro cardiacos. La adrenalina puede ser útil en el paro cardiaco en parte por redistribución del riego sanguíneo durante la reanimación cardiopulmonar hacia las arterias coronarias del cerebro. Sin embargo, los marcapasos electrónicos son más seguros y eficaces en el bloqueo cardiaco y deberían insertarse tan pronto como sea posible si hay índices de un bloqueo continuo grave.

La **inyección de dobutamina** se utiliza como **prueba farmacológica de estrés cardiaco**. La dobutamina aumenta la contractilidad miocárdica e induce vasodilatación coronaria y sistémica. Estas acciones incrementan la frecuencia cardiaca y aumentan el trabajo cardiaco; también pueden revelar zonas de isquemia en el miocardio que se detectan por ecocardiografía o técnicas de medicina nuclear. La dobutamina se utiliza a menudo en pacientes incapaces de hacer ejercicio en una prueba de esfuerzo.

D. Inducción de vasoconstricción local

Es deseable la disminución del riego sanguíneo local o regional para lograr la hemostasia en la cirugía, disminuir la disfunción de anestésicos locales fuera del sitio de administración y aminorar la congestión de las mucosas. En cada caso se desea la activación de receptores α y la selección del agente depende de la eficacia máxima requerida, la duración de acción deseada y la vía de administración.

La hemostasia farmacológica eficaz, a menudo necesaria para la cirugía facial, oral y nasofaríngea, requiere sustancias de alta eficacia que se pueden administrar a concentraciones altas por aplicación local. La adrenalina suele aplicarse en forma tópica por taponamiento nasal (para la epistaxis) o cuerda gingival (para la gingivectomía). La cocaína se utiliza todavía en ocasiones para la cirugía nasofaríngea, porque combina un efecto hemostático con la anestesia local. En ocasiones se mezcla la cocaína con adrenalina para obtener máxima hemostasia y anestesia local.

La combinación de agonistas α con algunos anestésicos locales prolonga mucho la duración del bloqueo nervioso por infiltración; la dosis total de anestésico local (y la probabilidad de toxicidad) pueden así disminuirse. La adrenalina, 1:200 000 es el agente preferido para esta aplicación, pero también se han utilizado la noradrenalina, la fenilefrina y otros agonistas α. Pueden ocurrir efectos sistémicos sobre el corazón y la vasculatura periférica incluso con la administración local del fármaco pero suelen ser mínimos. No se recomienda utilizar adrenalina con anestesia local en los lechos vasculares acrales (dedos, nariz y orejas) por temor a causar necrosis isquémica. Estudios recientes sugieren que puede utilizarse (con cautela) para esta indicación.

Los descongestionantes de las mucosas son agonistas α que reducen la molestia en la fiebre del heno y en menor medida del resfriado común porque reducen el volumen de la mucosa nasal. Es probable que estos efectos estén mediados por receptores α_1. Por desgracia, utilizar estos fármacos puede ir seguido de hiperemia de rebote y la administración tópica repetida en altas concentraciones puede producir cambios isquémicos en las mucosas, tal vez como resultado de la vasoconstricción de las arterias nutricias. La constricción de estos vasos puede ser resultado de la activación de receptores α_2, y la fenilefrina se utiliza a menudo en los aerosoles descongestionantes nasales. Con la administración oral de fármacos como la efedrina o uno de sus isómeros (seudoefedrina) puede obtenerse un efecto más prolongado, a cambio de una concentración local mucho menor con mayor probabilidad de efectos sistémicos cardiacos y nerviosos centrales. Los descongestionantes tópicos de efecto prolongado incluyen xilometazolina y oximetazolina. La mayoría de estos descongestionantes mucosos están disponibles como productos en mostrador.

Aplicaciones pulmonares

La utilidad más importante de los fármacos simpaticomiméticos es el tratamiento del asma bronquial. Los fármacos selectivos β_2 (albuterol, metaproterenol, terbutalina) se utilizan con esta finalidad. Las preparaciones de acción corta pueden emplearse sólo en forma temporal para el alivio de los síntomas asmáticos agudos. Para el tratamiento del asma crónica en los adultos, los agonistas β_2 de acción prolongada sólo deben utilizarse como adición a los esteroides porque pueden elevar la morbilidad si se aplican solos. No hay un acuerdo acerca de su beneficio en los niños. Los agonistas β_2 de acción prolongada se utilizan también en pacientes con enfermedad pulmonar obstructiva crónica (COPD, *chronic obstructive pulmonary disease*). Ahora, los fármacos no selectivos se utilizan rara vez porque es probable que causen más efectos adversos que los compuestos selectivos. El uso de agonistas β para el tratamiento del asma se describe en el capítulo 20.

Anafilaxia

El choque anafiláctico y las reacciones inmediatas mediadas por IgE (tipo I) afectan a los sistemas respiratorio y cardiovascular. El síndrome de broncoespasmo, congestión de las mucosas, angioedema e hipotensión grave casi siempre responde con rapidez a la administración parenteral de **adrenalina**, 0.3 a 0.5 mg (0.3 a 0.5 ml de una solución de adrenalina 1:1 000). La inyección intramuscular puede ser la vía preferible de administración, ya que el flujo sanguíneo cutáneo (y por tanto, la absorción sistémica luego de la inyección subcutánea) es impredecible en pacientes hipotensos. En algunas personas con función cardiovascular alterada es necesaria la inyección intravenosa de adrenalina. Los glucocorticoides y los antihistamínicos (antagonistas de receptores H_1 y H_2) pueden ser útiles como tratamiento secundario en la anafilaxia. La utilización de estos agentes precede a la era de los estudios clínicos controlados, pero la extensa experiencia experimental y clínica respalda el empleo de adrenalina como agente de elección en la anafilaxia, tal vez porque activa los receptores α, β_1 y β_2, todos los cuales son importantes para revertir los procesos fisiopatológicos subyacentes a la anafilaxia. Se recomienda que los pacientes con riesgo de hipersensibilidad a las picaduras de insectos, alergia alimentaria grave u otros tipos de anafilaxia porten adrenalina en un inyector automático para aplicársela por sí solos.

Aplicaciones oftálmicas

La fenilefrina es un agente midriático eficaz que se utiliza a menudo para facilitar la exploración de la retina. También es un descongestivo útil para la hiperemia alérgica menor y el prurito de las membranas conjuntivales. Los simpaticomiméticos administrados como gotas oftálmicas también son útiles para localizar la lesión en el síndrome de Horner. (Véase recuadro Una aplicación de la farmacología básica a un problema clínico.)

El glaucoma responde a diversos fármacos simpaticomiméticos y simpaticolíticos (recuadro en el capítulo 10, Tratamiento del glaucoma). La adrenalina y su profármaco dipivefrina, rara vez se utilizan hoy, pero los agentes bloqueadores β son de los tratamientos más importantes. La **apraclonida** y la **brimonidina** son agonistas selectivos α_2 que también disminuyen la presión intraocular y tienen aprobación de uso para el glaucoma. El mecanismo de acción de esos fármacos en el tratamiento del glaucoma aun es incierto; pueden estar involucrados los efectos neuroprotectores directos, además de los beneficios de disminuir la presión intraocular.

Aplicaciones genitourinarias

Como se señalo antes, los agentes selectivos β_2 relajan el útero gestante. Se han utilizado la **ritodrina**, la **terbutalina** y fármacos similares para suprimir el trabajo de parto prematuro. El propósito es retrasar el trabajo de parto lo suficiente para asegurar una maduración adecuada del feto. Estos fármacos pueden retrasar el trabajo de parto durante varios días, lo que brindaría tiempo para administrar corticoesteroides, que disminuyen la incidencia del síndrome de insuficiencia respiratoria neonatal. Sin embargo, un metaanálisis de estudios antiguos y un estudio clínico con asignación al azar sugirieron qué tratamiento con agonistas β tal vez no tuviese beneficio significativo sobre la mortalidad perinatal y pudiese aumentar la morbilidad materna.

En ocasiones es útil el tratamiento oral con simpaticomiméticos para la incontinencia de esfuerzo. La efedrina o la seudoefedrina podrían utilizarse.

Una aplicación de la farmacología básica a un problema clínico

El síndrome de Horner es un trastorno, por lo general unilateral, resultante de la interrupción de los nervios simpáticos en la cara, cuyos efectos incluyen vasodilatación, ptosis, miosis y pérdida de la sudación en el lado afectado. El síndrome puede ser causado por una lesión preganglionar o posganglionar, como un tumor. El conocimiento de la localización de la lesión (preganglionar o posganglionar) ayuda a decidir el tratamiento óptimo.

Una lesión localizada en un nervio causa degeneración de la parte distal de esa fibra y pérdida del contenido de transmisor en la terminación nerviosa degenerada, sin que afecte a las neuronas inervadas por esa fibra. Por tanto, una lesión preganglionar deja intacta la neurona adrenérgica posganglionar, en tanto una lesión posganglionar causa degeneración de las terminaciones nerviosas adrenérgicas y pérdida de las catecolaminas almacenadas en ellas. Debido a que los simpaticomiméticos de acción indirecta requieren reservas normales de catecolaminas, dichos fármacos pueden usarse para probar la presencia de terminaciones nerviosas adrenérgicas normales. El iris, debido a su fácil visibilidad y capacidad de respuesta a los simpaticomiméticos tópicos, es un tejido de análisis conveniente en los pacientes.

Si la lesión del síndrome de Horner es posganglionar, los simpaticomiméticos de acción indirecta (p. ej., cocaína, hidroxianfetamina) no dilatarán la pupila anormalmente constreñida debido a que se han perdido las catecolaminas de las terminaciones nerviosas del iris. Por el contrario, la pupila se dilata en respuesta a la fenilefrina, que también actúa directamente sobre los receptores α en el músculo liso del iris. Un paciente con una lesión preganglionar, por otro lado, muestra una respuesta normal a ambos fármacos, ya que las fibras posganglionares y sus reservas de catecolaminas se mantienen intactas en esas circunstancias.

Aplicaciones en el sistema nervioso central

Las anfetaminas tienen un efecto de estimulación del talante (euforia) que es la base del abuso amplio de ese grupo farmacológico (cap. 32). Las anfetaminas también tienen una acción de alerta y retraso del sueño, que se manifiesta por mejor atención a tareas repetitivas y por la aceleración y desincronización del electroencefalograma. Una aplicación terapéutica de ese efecto es en el tratamiento de la narcolepsia. El **modafinilo**, un nuevo sustituto de anfetaminas, tiene aprobación para utilizarse en la narcolepsia y se asegura que presenta menos desventajas (cambios de talante excesivos, insomnio y potencial de abuso) que la anfetamina en esas circunstancias. El efecto supresor del apetito de estos agentes es fácil de demostrar en animales de experimentación. En seres humanos con obesidad se observa una respuesta inicial alentadora, pero no hay pruebas de poder lograr mejoría a largo plazo en el control de peso con las anfetaminas solas, en especial cuando se administran durante un tiempo breve. Una aplicación final de los simpaticomiméticos activos en el sistema nervioso central es en el trastorno de hiperactividad con déficit de atención (ADHD, *attention deficit hyperactivity disorder*), un síndrome conductual constituido por un periodo de atención breve, hiperactividad y problemas de aprendizaje. Algunos pacientes con este síndrome responden bien a dosis bajas de **metilfenidato** y fármacos relacionados. Las formulaciones de liberación extendida de metilfenidato simplifican los regímenes de administración y aumentan la observancia al tratamiento, sobre todo en niños en edad escolar. Las preparaciones de liberación lenta o continua de los agonistas α_2 clonidina y guanfacina también son efectivas en niños con ADHD. Los estudios clínicos sugieren que el modafinilo también es útil para la ADHD, pero debido a que no se ha definido su perfil de seguridad en niños, no ha obtenido a probación de la FDA para esa indicación.

Usos terapéuticos adicionales

Aunque la principal aplicación del agonista α_2, clonidina, es en el tratamiento de la hipertensión (cap. 11), se ha observado eficacia terapéutica del fármaco en la diarrea de pacientes con diabetes y neuropatía autonómica, tal vez por su capacidad de aumentar la absorción de sal y agua del intestino. Además, la clonidina tiene eficacia para disminuir el deseo intensivo de narcóticos y alcohol durante la abstinencia y para facilitar el cese del tabaquismo. La clonidina también es útil para disminuir los bochornos de la menopausia y se está utilizando de forma experimental para aminorar la inestabilidad hemodinámica durante la anestesia general. La **dexmedetomidina** es un agonista α_2 utilizado para sedación bajo circunstancias de cuidados intensivos y durante la anestesia (cap. 25). Obstaculizan la respuesta simpática a la cirugía, lo que pudiese ser útil en algunas circunstancias. Disminuye los requerimientos de opioides para el control del dolor y no deprime la ventilación. En ocasiones, la clonidina también se utiliza como fármaco previo a la anestesia. La **tizanidina** es un agonista α_2 que es útil como relajante muscular (véase cap. 27).

RESUMEN Fármacos simpaticomiméticos

Subclase	Mecanismo de acción	Efectos	Aplicaciones clínicas	Farmacocinética, toxicidad, interacciones
AGONISTAS α_1				
• Midodrina	Activa a la fosfolipasa C, lo que produce aumento del calcio intracelular y vasoconstricción	Contracción de músculo liso vascular que aumenta la presión arterial (PA)	Hipotensión ortostática	Oral • profármaco que se convierte al fármaco activo con efecto máximo en 1 h • *Toxicidad:* hipertensión supina, piloerección (piel de gallina) y retención urinaria
• *Fenilefrina: se puede usar por vía IV para mantenimiento a corto plazo de la PA en la hipotensión aguda y como descongestivo por vía intranasal para producir vasoconstricción nasal local*				
AGONISTAS α_2				
• Clonidina	Inhibe a la ciclasa de adenilato e interactúa con otras vías intracelulares	Vasoconstricción enmascarada por el efecto simpaticolítico central, que aminora la PA	Hipertensión	Oral • transdérmico • Efecto máximo en una a tres horas • semivida del fármaco oral de casi 12 horas • produce resequedad de boca y sedación
• *Metildopa α, guanfacina y guanabenz: también usados como simpaticolíticos centrales*				
• *Dexmedetomidina: efectos sedantes prominentes y uso anestésico*				
• *Tizanidina: se utiliza como relajante muscular*				
• *Apraclonidina y brimonidina: se usan en el glaucoma para disminuir la presión ocular*				
AGONISTAS β_1				
• Dobutamina[1]	Activa a la ciclasa de adenilato y aumenta la contractilidad miocárdica	Efecto inotrópico positivo	Choque cardiógeno, insuficiencia cardiaca aguda	IV • requiere titulación de dosis hasta lograr el efecto deseado
AGONISTAS β_2				
• Salbutamol	Activa a la ciclasa de adenilato	Dilatación del músculo liso bronquial	Asma	Inhalado • duración de 4 a 6 h • *Toxicidad:* temblor, taquicardia
• *Véanse otros agonistas β_2 en el capítulo 20*				
DOPAMINA				
Agonistas D_1				
• Fenoldopam	Activa a la ciclasa de adenilato	Relajación del músculo liso vascular	Hipertensión	Requiere titulación de dosis hasta el efecto deseado
Agonistas D_2				
• Bromocriptina	Inhibe a la ciclasa de adenilato e interactúa con otras vías intracelulares	Restablece las acciones de la dopamina en el sistema nervioso central	Enfermedad de Parkinson, hiperprolactinemia	Oral • *Toxicidad:* náusea, cefalea, hipotensión ortostática
• *Véanse otros agonistas D_2 en los capítulos 28 y 37*				

[1] *La dobutamina tiene otras acciones además del efecto agonista β_1. Véase el texto para los detalles.*

PREPARACIONES DISPONIBLES[1]

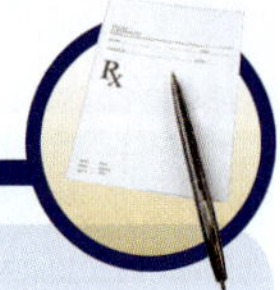

Adrenalina
(Anafilaxia, hipotensión, asma)
Parenteral: solución 1:1 000 (1 mg/ml), 1:2 000 (0.5 mg/ml), 1:10 000 (0.1 mg/ml), 1:100 000 (0.01 mg/ml) para inyección
Inyector automático parenteral: 1:1 000 (1 mg/ml), 1:2 000 (0.5 mg/ml)
Oftálmica: gotas 0.1, 0.5, 1, 2%
Nasal: gotas y aerosol 0.1%
Aerosol para broncoespasmo: 0.22 mg/disparo
Solución para aerosol por nebulizador: 1:100

Anfetamina, mezcla racémica
(Trastorno por déficit de atención e hiperactividad [ADHD], narcolepsia)
Oral: tabletas 5, 10 mg
Oral: mezclas 1:1:1:1 de sulfato de anfetamina, aspartato de anfetamina, sulfato de dextroanfetamina y sacarato de dextroanfetamina, formuladas para contener un total de 5, 7.5, 10, 12.5, 15, 20 o 30 mg en tabletas; o 10, 20 o 30 mg en cápsulas

Apraclonidina
(Glaucoma)
Tópico: soluciones oftálmicas 0.5, 1%

Armodafinilo
(Narcolepsia)
Oral: tabletas 50, 150, 250 mg

Brimonidina
(Glaucoma)
Tópico: solución oftálmica 0.15, 0.2%

Dexmedetomidina
(Sedación)
Parenteral: 100 μg/ml

Dexmetilfenidato
(ADHD)
Oral: tabletas 2.5, 5, 10 mg
Oral, liberación sostenida; cápsulas 5, 10, 15, 20, 30 mg

Dextroanfetamina
(ADHD, narcolepsia)
Oral: tabletas 5, 10 mg
Oral, liberación sostenida: cápsulas 5, 10, 15 mg
Mezclas orales con anfetamina, véase anfetamina

Dobutamina
(Hipotensión)
Parenteral: 12.5 mg/ml en frascos de 20 ml para inyección

Dopamina
(Hipotensión)
Parenteral: 40, 80, 160 mg/ml para inyección; 80, 160, 320 mg/100 ml con glucosa al 5% en agua para inyección

Efedrina
(Hipotensión, asma)
Oral: cápsulas 25 mg
Parenteral: 50 mg/ml para inyección

Fenoldopam
(Hipertensión)
Parenteral: 10 mg/ml para infusión IV

Hidroxianfetamina
(Midriático)
Oftálmica: gotas 1% (incluye 0.25% de tropicamida)

Isoproterenol
(Bradicardia)
Parenteral: 1:5 000 (0.2 mg/ml), 1:50 000 (0.02 mg/ml) para inyección

Metaraminol
(Hipotensión)
Parenteral: 10 mg/ml para inyección

Metanfetamina
(ADHD)
Oral: tabletas 5 mg

Metilfenidato
(ADHD, narcolepsia)
Oral: tabletas 5, 10, 20 mg
Oral, liberación sostenida: tabletas 10, 18, 20, 27, 36, 54 mg; cápsulas 20, 30, 40 mg

Midodrina
(Hipotensión)
Oral: tabletas 2.5, 5, 10 mg

Modafinilo
(Narcolepsia)
Oral: tabletas 100, 200 mg

Nafazolina
(Descongestionante)
Nasal: gotas y aerosol 0.05%
Oftálmico: gotas 0.012, 0.02, 0.03, 0.1%

Noradrenalina
(Hipotensión)
Parenteral: 1 mg/ml para inyección

Oximetazolina
(Descongestionante)
Nasal: aerosol 0.05%
Oftálmico: gotas 0.025%

Fenilefrina
(Hipotensión, descongestionante)
Oral: tabletas masticables 10 mg
Parenteral: 10 mg/ml para inyección
Nasal: 0.125, 0.16. 0.25, 0.5, 1%
Oftálmico: solución 0.12, 2.5, 10%

Seudoefedrina
(Descongestionante)
Oral: tabletas 30, 60 mg; cápsulas 30, 60 mg; jarabe 15, 30 mg/5 ml; gotas 7.5 mg/0.8 ml
Oral, liberación extendida: tabletas y cápsulas 120, 240 mg

Tetrahidrozolina
(Descongestionante)
Nasal: gotas 0.05, 0.1%
Oftálmico: gotas 0.05%

Tizanidina
(Relajante muscular)
Oral: cápsulas 2, 4, 6 mg; tabletas 2, 4 mg

Xilometazolina
(Descongestionante)
Nasal: gotas 0.05, 0.1%

[1]Las indicaciones clínicas principales se indican entre paréntesis. Los agonistas α_2 utilizados en hipertensión se listan en el capítulo 11. Los agonistas β_2 utilizados en asma se listan en el capítulo 20. Los inhibidores del transportador de noradrenalina se listan en el capítulo 30.

BIBLIOGRAFÍA

Brown SG: Cardiovascular aspects of anaphylaxis: Implications for treatment and diagnosis. Curr Opin Allergy Clin Immunol 2005;5:359.

Evans WE, McLeod HL: Pharmacogenomics—drug disposition, drug targets, and side effects. N Engl J Med 2003;348:538.

Gainetdinov RR et al: Desensitization of G protein-coupled receptors and neuronal functions. Annu Rev Neurosci 2004;27:107.

Hawrylyshyn KA et al: Update on human alpha1-adrenoceptor subtype signaling and genomic organization. Trends Pharmacol Sci 2004;25:449.

Holmes A, Lachowicz JE, Sibley DR: Phenotypic analysis of dopamine receptor knockout mice: Recent insights into the functional specificity of dopamine receptor subtypes. Neuropharmacology 2004;47:1117.

Johnson M: Molecular mechanisms of β_2-adrenergic receptor function, response, and regulation. J Allergy Clin Immunol 2006;117:18.

Kaufmann H, Biaggioni I: Orthostatic hypotension. In Shapira AHV (editor): *Neurology and Clinical Neurosciences.* Mosby Elsevier, 2007:354-361.

Koch WJ: Genetic and phenotypic targeting of beta-adrenergic signaling in heart failure. Mol Cell Biochem 2004;263:5.

Koshimizu T et al: Recent progress in $alpha_1$-adrenoceptor pharmacology. Biol Pharm Bull 2002;25:401.

Lefkowitz RJ, Shenoy SK: Transduction of receptor signals by beta-arrestins. Science 2005;308:512.

Minzenberg MJ, Carter CS: Modafinil: A review of neurochemical actions and effects on cognition. Neuropsychopharmacol 2008;33:1477.

Mitler MM, Hayduk R: Benefits and risks of pharmacotherapy for narcolepsy. Drug Saf 2002;25:791.

Oldenburg O et al: Treatment of orthostatic hypotension. Curr Opin Pharmacol 2002;2:740.

Philipp M, Hein L: Adrenergic receptor knockout mice: Distinct functions of 9 receptor subtypes. Pharmacol Ther 2004;101:65.

Rockman HA, Koch WJ, Lefkowitz RJ: Seven-transmembrane-spanning receptors and heart function. Nature 2002;415:206.

Sandilands AJ, O'Shaughnessy KM: The functional significance of genetic variation within the beta-adrenoceptor. Br J Clin Pharmacol 2005;60:235.

Sicherer SH, Simons FE: Self-injectable epinephrine for first-aid management of anaphylaxis. Pediatrics 2007;119:638.

Simons FE: Anaphylaxis. J Allergy Clin Immunol 2008;121:S402.

Small KM, McGraw DW, Liggett SB: Pharmacology and physiology of human adrenergic receptor polymorphisms. Ann Rev Pharmacol Toxicol 2003;43:381.

Wechsler ME, Israel E: How pharmacogenomics will play a role in the management of asthma. Am J Respir Crit Care Med 2005;172:12.

Wechsler ME et al: Beta-adrenergic receptor polymorphisms and response to salmeterol. Am J Respir Crit Care Med 2006;173:519.Anfetamina, mezcla racémica

RESPUESTA AL ESTUDIO DE CASO

El cuadro clínico es el de la falla autonómica. El mejor indicador es la caída profunda en la presión sanguínea ortostática sin un aumento compensatorio adecuado en la frecuencia cardiaca. La falla autonómica pura es un trastorno neurodegenerativo que afecta de manera selectiva las fibras autonómicas periféricas. La presión sanguínea del paciente depende mucho del tono simpático residual, de ahí la agravación sintomática de la hipotensión ortostática que se produjo cuando el paciente tomó el antagonista α tamsulosina. Por el contrario, estos pacientes son hipersensibles a los efectos presores de los agonistas α y otros simpaticomiméticos. Por ejemplo, el agonista α midodrina puede elevar mucho la presión sanguínea con dosis que no tendrían efecto en las personas normales y puede usarse para tratar la hipotensión ortostática. Los simpaticomiméticos (incluidos productos disponibles en mostrador) y los fármacos simpaticolíticos deben utilizarse con cautela.

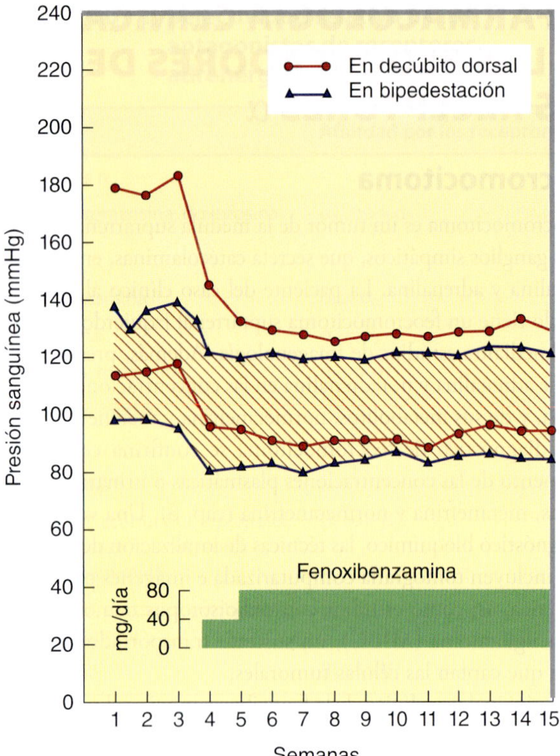

FIGURA 10–4 Efectos de la fenoxibenzamina sobre la presión sanguínea en un paciente con feocromocitoma. La administración del fármaco se inició en la cuarta semana, como lo muestra la barra sombreada. Se indican las presiones sistólica y diastólica en decúbito dorsal con círculos, y las correspondientes en bipedestación con triángulos y la zona punteada. Nótese que el bloqueador α redujo en forma notoria la presión sanguínea. La disminución de la hipotensión ortostática, que era notoria antes del tratamiento, tal vez se deba a la normalización del volumen sanguíneo, una variable que algunas veces disminuye de forma notoria en pacientes con hipertensión inducida por feocromocitoma de larga duración. (Reproducida con autorización de Engelman E, Sjoerdsma A: Chronic medical therapy for pheochromocytoma. Ann Intern Med 1961;61:229.)

El feocromocitoma se trata algunas veces con **metirosina** (metiltirosina α), el análogo α-metilado de la tirosina. Este agente es un inhibidor competitivo de la hidroxilasa de tirosina, el paso limitante en la síntesis de dopamina, noradrenalina y adrenalina (fig. 6-5). La metirosina es en particular útil en pacientes sintomáticos con feocromocitoma inoperable o metastásico. Puesto que tiene acceso al sistema nervioso central, la metirosina puede causar efectos extrapiramidales por disminución de las concentraciones de dopamina.

Urgencias hipertensivas

Los fármacos antagonistas de los receptores adrenérgicos α tienen aplicación limitada en el tratamiento de las urgencias hipertensivas, pero el labetalol se ha utilizado en ese contexto (cap. 11). En teoría, los antagonistas de los receptores adrenérgicos α son más útiles cuando la elevación de la presión sanguínea refleja concentraciones circulantes excesivas de agonistas α, por ejemplo en el feocromocitoma, sobredosis de fármacos simpaticomiméticos o abstinencia de clonidina. Sin embargo, otros fármacos son en general preferibles, ya que se requiere experiencia considerable para usar los antagonistas de los receptores adrenérgicos α con seguridad en ese contexto.

Hipertensión crónica

Los miembros de la familia de la prazosina de los antagonistas selectivos α_1 son fármacos eficaces para el tratamiento de la hipertensión sistémica leve a moderada (cap. 11). En general se toleran bien, pero no suelen recomendarse como monoterapia para la hipertensión porque otras clases de antihipertensivos son más eficaces para evitar la insuficiencia cardiaca. Su principal efecto adverso es la hipotensión ortostática, que puede ser considerable después de las primeras dosis, pero es rara desde otros puntos de vista. Los antagonistas α no selectivos no se utilizan en la hipertensión sistémica primaria. La prazosina y los fármacos relacionados también se relacionan con mareo. Deben revisarse en forma sistemática los cambios ortostáticos de la presión sanguínea en todo paciente tratado por hipertensión.

Resulta interesante que el uso de antagonistas de los receptores adrenérgicos α, como la prazosina, se ha vinculado con cambios nulos en los lípidos plasmáticos o con un aumento de la concentración del colesterol de lipoproteínas de alta densidad (HDL), que pueden ser modificaciones favorables. Se desconoce el mecanismo de tal efecto.

Enfermedad vascular periférica

Los fármacos antagonistas de los receptores adrenérgicos α no parecen eficaces en el tratamiento de la enfermedad vascular oclusiva periférica, caracterizada por cambios morfológicos que limitan el flujo vascular. En ocasiones, los individuos con el fenómeno de Raynaud y otros trastornos que implican vasoespasmo reversible excesivo en la circulación periférica se benefician del uso de la prazosina o la fenoxibenzamina, si bien tal vez sean preferibles los antagonistas de los conductos del calcio para la mayoría de los pacientes.

Obstrucción urinaria

La hiperplasia prostática benigna (BPH) es frecuente en varones de edad avanzada. Varios tratamientos quirúrgicos son eficaces para aliviar los síntomas urinarios de ésta; sin embargo, la farmacoterapia es eficaz en muchos pacientes. El mecanismo de acción del mejoramiento del flujo urinario implica la reversión parcial de la contracción del músculo liso en la próstata crecida y en la base vesical. Se ha sugerido que algunos antagonistas del receptor α_1 pueden tener efectos adicionales sobre las células prostáticas y ayudan a mejorar los síntomas.

En pacientes con BPH son eficaces la prazosina, doxazosina y terazosina, fármacos en particular útiles también en aquellos que presentan hipertensión. Ha suscitado un considerable interés identificar el subtipo de receptor α_1 más importante para la contracción del músculo liso prostático: los antagonistas de receptor *selectivos del subtipo* α_{1A} pueden ser más eficaces y seguros para el tratamiento de esta enfermedad. Como se indicó antes, la tamsulosina también es eficaz en la BPH y tiene efectos relativamente menores en la presión sanguínea si se administra en dosis bajas. Este fármaco es preferible en pacientes que experimentaron hipotensión ortostática con otros antagonistas del receptor α_1.

Disfunción eréctil

Cuando se inyecta en el pene una combinación de fentolamina con el relajante muscular liso inespecífico papaverina, pueden producirse erecciones en pacientes con disfunción sexual. La administración por un periodo prolongado puede causar fibrosis. La absorción sistémica puede ocasionar hipotensión ortostática; en caso de priapismo se requiere tratamiento directo con un agonista de los receptores adrenérgicos α, como la fenilefrina. Los tratamientos alternativos para la disfunción eréctil incluyen prostaglandinas (cap. 18), sildenafilo y otros inhibidores de la cGMP fosfodiesterasa (cap. 12) y apomorfina.

Aplicaciones de los antagonistas α_2

Los antagonistas α_2 tienen relativamente poca utilidad clínica. Su beneficio se limita a la disfunción eréctil. Existe interés experimental en el desarrollo de antagonistas muy selectivos para el tratamiento de la diabetes tipo 2 (los receptores α_2 inhiben la secreción de insulina) y el tratamiento de la depresión. Es probable que el avance en el conocimiento de los subtipos de receptores α_2 conduzca al desarrollo de nuevos fármacos selectivos por subtipo que tengan utilidad clínica.

FARMACOLOGÍA BÁSICA DE LOS ANTAGONISTAS DE LOS RECEPTORES β

Los antagonistas de los receptores β comparten la característica común de contrarrestar los efectos de las catecolaminas en esos receptores. Los fármacos bloqueadores β ocupan los receptores β y disminuyen de manera competitiva su ocupación por las catecolaminas y otros agonistas β. (Unos cuantos miembros de este grupo usados sólo para fines experimentales se unen de manera irreversible a los receptores β.) Casi todos los fármacos bloqueadores β en uso clínico son antagonistas puros; esto es, la ocupación del receptor β por uno de ellos no produce activación del receptor. Pese a ello, algunos son agonistas parciales, es decir, producen activación parcial del receptor, si bien menor que la causada por los agonistas completos, adrenalina e isoproterenol. Como se describió en el capítulo 2, los agonistas parciales inhiben la activación de los receptores β en presencia de concentraciones elevadas de catecolaminas, pero activan de manera moderada a los receptores en ausencia de agonistas endógenos. Por último, las pruebas sugieren que algunos bloqueadores β (p. ej., betaxolol, metoprolol) son *agonistas inversos*, fármacos que disminuyen su actividad constitutiva de receptores β en algunos tejidos. No se conoce la importancia clínica de esa propiedad.

Los fármacos bloqueadores de los receptores β difieren en sus afinidades relativas de los receptores β_1 y β_2 (cuadro 10-1). Algunos tienen una mayor afinidad por los receptores β_1 que β_2 y tal selectividad tiene implicaciones clínicas de importancia. Puesto que ninguno de los antagonistas de los receptores β disponibles en clínica es por completo específico de los receptores β_1, la selectividad tiene relación con la dosis y tiende a disminuir a concentraciones farmacológicas mayores. Otras diferencias importantes entre los antagonistas β se relacionan con sus características farmacocinéticas y efectos estabilizadores de membranas de anestésicos locales.

Desde el punto de vista químico casi todos los fármacos antagonistas de receptores β (fig. 10-5) se asemejan hasta cierto grado al isoproterenol (fig. 9-4).

Propiedades farmacocinéticas de los antagonistas de los receptores β

A. Absorción

Casi todos los fármacos de esta clase se absorben bien después de su administración oral; se presentan concentraciones máximas 1 a 3 h después de su ingestión. Se dispone de preparados de propranolol y metoprolol de liberación sostenida.

B. Biodisponibilidad

El propranolol tiene metabolismo hepático extenso (de primer paso) y su biodisponibilidad es relativamente baja (cuadro 10-2). El porcentaje del fármaco que alcanza la circulación sistémica aumenta conforme lo hace la dosis, lo que sugiere que pueden saturarse los mecanismos hepáticos de extracción. Una consecuencia importante de la baja biodisponibilidad del propranolol es que su administración oral lleva a concentraciones mucho menores que las alcanzadas después de la inyección intravenosa de la misma dosis. El efecto de primer paso varía entre los pacientes, por lo que existe una gran variabilidad individual en las concentraciones plasmáticas alcanzadas después del uso del propranolol oral. Por la misma razón, la biodisponibilidad de casi todos los antagonistas β se limita en grados variables, con excepción del betaxolol, penbutolol, pindolol y sotalol.

C. Distribución y eliminación

Los antagonistas β se distribuyen con rapidez y en grandes volúmenes. El propranolol y el penbutolol son bastante lipófilos y cruzan con facilidad la barrera hematoencefálica (cuadro 10-2). Casi todos los antagonistas β tienen semividas en límites de 3 a 10 h. Una excepción importante es el esmolol, que se hidroliza con rapidez y tiene una semivida aproximada de 10 min. El propranolol y el metoprolol se degradan de forma amplia en el hígado, con aparición de poco fármaco sin cambios en la orina. El genotipo del citocromo P450 2D6 (CYP2D6) es un determinante importante de las diferencias entre individuos en la eliminación plasmática del metoprolol (cap. 4). Los pacientes con metabolismo lento presentan concentraciones plasmáticas tres a 10 veces mayores después de la administración de metoprolol respecto de aquellos con buen metabolismo. El atenolol, celiprolol y pindolol se metabolizan en forma menos completa. El nadolol se excreta sin cambios en la orina y tiene la semivida más prolongada de todos los antagonistas β disponibles (hasta 24 h). La semivida del nadolol se prolonga en presencia de insuficiencia renal. La eliminación de fármacos como el propranolol puede prolongarse en presencia de enfermedad, disminución del riego sanguíneo o inhibición de las enzimas hepáticas. Es notable que los efectos farmacodinámicos de esos agentes se prolonguen algunas veces mucho más allá de lo predicho a partir de los datos de su semivida.

Farmacodinámica de los antagonistas de los receptores β

Casi todos los efectos de estos fármacos se deben a la ocupación y el bloqueo de los receptores β. Sin embargo, algunas acciones pueden deberse a otros efectos, que incluyen la actividad agonista parcial en los receptores β y la acción del anestésico local, que difieren entre los bloqueadores β (cuadro 10-2).

A. Efectos sobre el aparato cardiovascular

Los fármacos bloqueadores β administrados en forma crónica reducen la presión sanguínea en pacientes con hipertensión (cap. 11). Los mecanismos no se conocen por completo, pero tal vez incluyan supresión de la secreción de renina y efectos en el sistema nervioso central. Tales fármacos *no* inducen casi nunca hipotensión en individuos sanos con presión sanguínea normal.

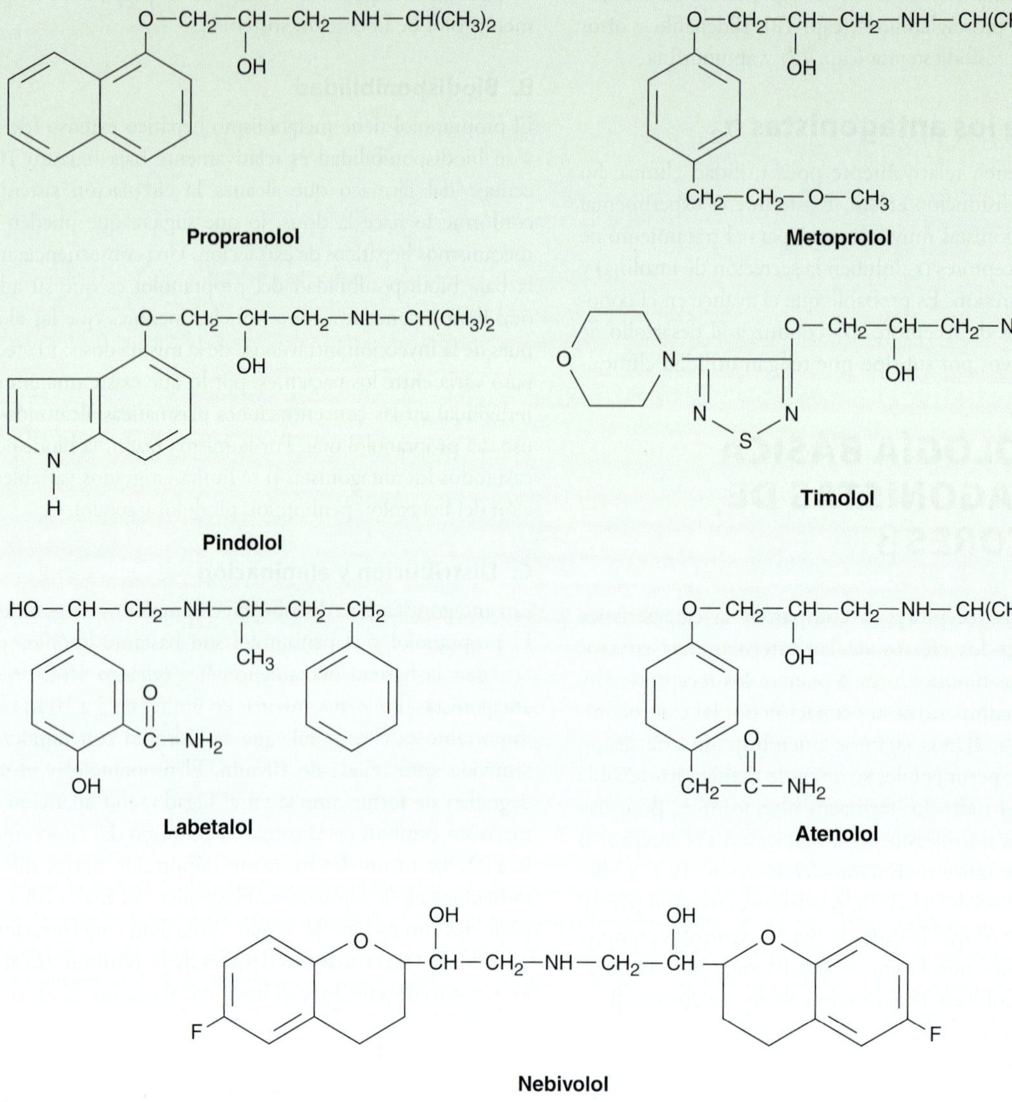

Propranolol

Metoprolol

Pindolol

Timolol

Labetalol

Atenolol

Nebivolol

FIGURA 10–5 Estructuras de algunos antagonistas de los receptores β.

Los antagonistas de los receptores β tienen efectos notorios sobre el corazón (fig. 10-6) y son muy valiosos en el tratamiento de la angina (cap. 12) y la insuficiencia cardiaca crónica (cap. 13), así como después del infarto miocárdico (cap. 14). Los efectos inotrópicos y cronotrópicos negativos reflejan la participación de los receptores adrenérgicos en la regulación de esas funciones. La conducción auriculoventricular más lenta con un intervalo PR aumentado es un resultado relacionado con el bloqueo de los receptores adrenérgicos en el nódulo auriculoventricular. En el árbol vascular, el bloqueo de los receptores β se opone a la vasodilatación mediada por los receptores β_2, lo que puede generar en forma aguda un aumento de la resistencia periférica por efectos mediados por receptores α sin oposición, como las descargas del sistema nervioso simpático en respuesta a la disminución de la presión sanguínea por decremento del gasto cardiaco. Los bloqueadores β_1 no selectivos antagonizan la secreción de renina causada por el sistema nervioso simpático.

En conjunto, si bien los efectos agudos de estos fármacos incluyen un incremento de la resistencia periférica, su administración crónica lleva a la disminución de ésta en pacientes con hipertensión.

B. Efectos en el aparato respiratorio

El bloqueo de los receptores β_2 en el músculo liso bronquial puede conducir a un aumento de la resistencia de las vías respiratorias, en particular en pacientes con asma. Es posible que los antagonistas del receptor β_1, como metoprolol y atenolol, tengan alguna ventaja sobre los antagonistas β no selectivos cuando el objetivo es el bloqueo de los receptores β_1 en el corazón y es indeseable el bloqueo de los receptores β_2. Sin embargo, en la actualidad, ningún antagonista selectivo β_1 es específico en grado suficiente para evitar *por completo* las interacciones con los receptores β_2. En consecuencia, tales fármacos deben en general evitarse en sujetos con asma. Por otro lado, muchos individuos con enfermedad pulmonar obstructiva crónica (COPD, *chronic obstructive pulmonary disease*) toleran bastante bien

CUADRO 10–2 Propiedades de varios antagonistas de los receptores β

	Selectividad	Actividad agonista parcial	Acción de anestésico local	Solubilidad en lípidos	Semivida de eliminación	Biodisponibilidad aproximada
Acebutolol	β_1	Sí	Sí	Baja	3-4 h	50
Atenolol	β_1	No	No	Baja	6-9 h	40
Betaxolol	β_1	No	Ligera	Baja	14-22 h	90
Bisoprolol	β_1	No	No	Baja	9-12 h	80
Carteolol	Ninguna	Sí	No	Baja	6 h	85
Carvedilol[1]	Ninguna	No	No	Moderada	7-10 h	25-35
Celiprolol	β_1	Sí	No	Baja	4-5 h	70
Esmolol	β_1	No	No	Baja	10 min	0
Labetalol[1]	Ninguna	Sí	Sí	Baja	5 h	30
Metoprolol	β_1	No	Sí	Moderada	3-4 h	50
Nadolol	Ninguna	No	No	Baja	14-24 h	33
Nebivolol	β_1	¿?[2]	No	Baja	11-30 h	12-96
Penbutolol	Ninguna	Sí	No	Alta	5 h	>90
Pindolol	Ninguna	Sí	Sí	Moderada	3-4 h	90
Propanolol	Ninguna	No	Sí	Alta	3.5-6 h	30[3]
Sotalol	Ninguna	No	No	Baja	12 h	90
Timolol	Ninguna	No	No	Moderada	4-5 h	50

[1]El carvedilol y el labetalol también causan bloqueo del receptor adrenérgico α_1.

[2]Agonista β_3.

[3]La biodisponibilidad depende de la dosis.

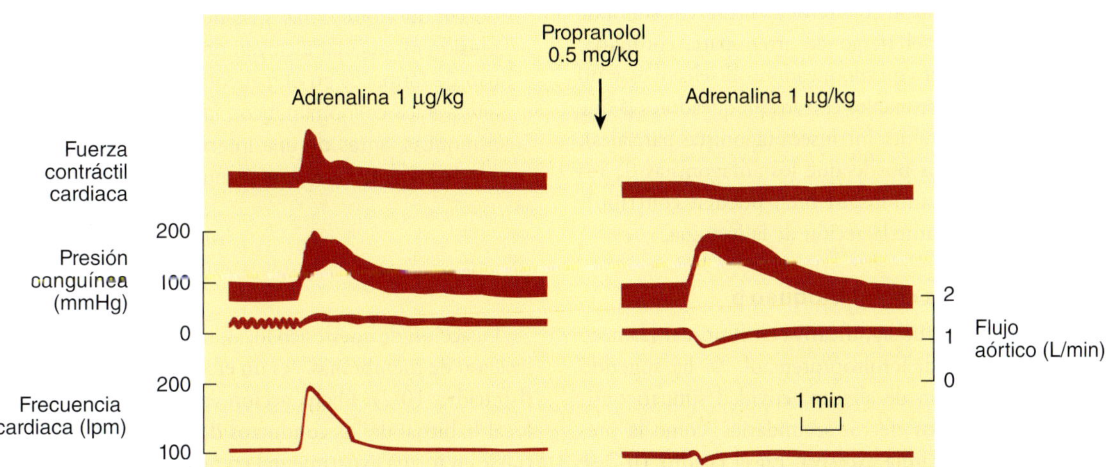

FIGURA 10–6 Efecto de la inyección de adrenalina antes y después de propranolol en un perro anestesiado. En presencia de un bloqueador de receptores β, la adrenalina ya no aumenta la fuerza de contracción (medida por un manómetro de tensión adosado a la pared ventricular) ni la frecuencia cardiaca. La presión sanguínea aún es elevada por la adrenalina debido a que no se bloquea la vasoconstricción. (Reproducida con autorización de Shanks RG: The pharmacology of β sympathetic blockade. Am J Cardiol 1966;18:312.)

estos fármacos y los beneficios, por ejemplo en aquellos con cardiopatía isquémica concomitante, pueden superar a los riesgos.

C. Efectos en el ojo

Los bloqueadores β reducen la presión intraocular, en especial en el glaucoma. El mecanismo notificado es una disminución de la producción del humor acuoso (véanse la sección Farmacología clínica de los bloqueadores de los receptores β y el recuadro Tratamiento del glaucoma).

D. Efectos metabólicos y endocrinos

Los antagonistas de los receptores β, como el propranolol, inhiben la estimulación de la lipólisis por el sistema nervioso simpático. Los efectos sobre el metabolismo de carbohidratos son menos claros, si bien la glucogenólisis en el hígado humano se inhibe al menos en forma parcial después del bloqueo de los receptores β_2. El glucagon es la principal hormona utilizada para combatir la hipoglucemia y no se sabe hasta qué grado los antagonistas β alteran la recuperación ante dicho trastorno, pero debe utilizarse con precaución en pacientes con diabetes dependiente de insulina. Esto puede ser en particular importante en individuos con diabetes y una reserva inadecuada de glucagon, así como en aquéllos con pancreatectomía, ya que es posible que las catecolaminas sean los principales factores de estímulo de la secreción de glucosa del hígado en respuesta a la hipoglucemia. Los fármacos selectivos del receptor β_1 pueden ser menos propensos a inhibir la recuperación de la hipoglucemia. Los antagonistas de los receptores β son mucho más seguros en pacientes con diabetes tipo 2 que no presentan crisis de hipoglucemia.

El uso crónico de los antagonistas de los receptores adrenérgicos β se ha vinculado con aumento de la concentración plasmática de colesterol de lipoproteínas de muy baja densidad (VLDL, *very-low-density lipoproteins*) y disminución de la concentración del colesterol de HDL (*high-density lipoproteins*). Ambos cambios pueden ser desfavorables en términos del riesgo de enfermedad cardiovascular. Aunque las concentraciones del colesterol de lipoproteínas de baja densidad (LDL, *low-density lipoproteins*) en general no cambian, existe una declinación variable en la razón colesterol de HDL/colesterol de LDL, que puede incrementar el riesgo de arteriopatía coronaria. Tales cambios tienden a ocurrir con bloqueadores β selectivos y no selectivos, aunque son menos probables con los bloqueadores β que posean actividad simpaticomimética intrínseca (agonistas parciales). No se conocen los mecanismos por lo que los antagonistas de los receptores β causan dichos cambios, si bien pueden contribuir los cambios de la sensibilidad ante la acción de la insulina.

Tratamiento del glaucoma

El glaucoma es una causa importante de ceguera y de gran interés farmacológico debido a que la forma crónica del trastorno responde casi siempre a la farmacoterapia. La principal manifestación es un aumento de la presión intraocular, al principio sin síntomas. Si no se trata, la elevación de la presión intraocular causa daño de la retina y el nervio óptico con restricción de los campos visuales y al final ceguera. La presión intraocular es fácil de cuantificar como parte del estudio oftalmológico sistemático. Se reconocen dos tipos principales de glaucoma: de ángulo abierto y de ángulo cerrado (también llamado de ángulo estrecho). Este segundo tipo se vincula con una cámara anterior poco profunda, donde el iris dilatado puede ocluir el flujo de salida de drenaje en el ángulo entre la córnea y el cuerpo ciliar (fig. 6-9). Esta forma se relaciona con incrementos agudos y dolorosos de la presión, que pueden controlarse en una urgencia con fármacos, o evitarse mediante el retiro quirúrgico de esa parte del iris (iridectomía). El glaucoma de ángulo abierto es un trastorno crónico y su tratamiento es sobre todo farmacológico. Puesto que la presión intraocular es función del equilibrio entre el ingreso y la salida de líquido del globo ocular, las medidas terapéuticas del glaucoma de ángulo abierto son de dos clases: disminución de la secreción y aumento del flujo de salida del humor acuoso. Se ha observado que cinco grupos generales de fármacos, colinomiméticos, agonistas α, bloqueadores β, análogos de prostaglandina $F_{2\alpha}$ y diuréticos, son útiles para disminuir la presión intraocular y pueden relacionarse con esas estrategias, como se muestra en el cuadro 10-3. De los cinco grupos de fármacos enlistados en este cuadro, los análogos de prostaglandinas y los bloqueadores β son los más conocidos. Tal aceptación resulta de la conveniencia (dosis de una o dos veces al día) y su relativa carencia de efectos adversos (excepto en el caso de los bloqueadores β, en pacientes con asma o marcapasos cardiaco, o enfermedad de una vía de conducción). Otras sustancias notificadas que reducen la presión intraocular incluyen prostaglandina E_2 y marihuana. El uso de fármacos en el glaucoma de ángulo cerrado agudo se limita a los colinomiméticos, la acetazolamida y las sustancias osmóticas, antes de una intervención quirúrgica. El inicio de acción de otros fármacos es muy lento en esas circunstancias.

E. Efectos no relacionados con el bloqueo β

La actividad agonista parcial β fue significativa en el primer fármaco bloqueador β sintetizado, el dicloroisoproterenol. Se ha sugerido que es deseable la conservación de alguna actividad simpaticomimética intrínseca para evitar los efectos secundarios, como la precipitación de asma o la bradicardia excesiva. En el cuadro 10-2 se muestran el pindolol y otros agonistas parciales. Aún no se dilucida hasta qué grado el agonismo parcial es clínicamente valioso. Más aún, esos fármacos tal vez no sean tan eficaces como los antagonistas puros en la prevención secundaria del infarto miocárdico. Sin embargo, pueden ser beneficiosos en sujetos que presentan bradicardia sintomática o broncoconstricción en respuesta a los fármacos antagonistas de receptores adrenérgicos β puros, pero sólo si tienen indicación sólida para un cuadro clínico particular.

La acción de anestésico local, también conocida como de "estabilización de membranas", es un efecto notorio de varios bloqueadores β (cuadro 10-2). Dicha acción es resultado del bloqueo anestésico local habitual de los conductos del sodio (cap. 26) y puede demostrarse en forma experimental en neuronas aisladas, músculo cardiaco y la membrana del músculo estriado. Sin embargo, es muy poco probable que este efecto tenga relevancia después de la administración sistémica de tales fármacos, ya que la concentración plasmática que suele alcanzarse por esas vías es muy pequeña para que sean evidentes los efectos anestésicos. Estos bloqueadores β estabilizadores de la membrana no se utilizan en forma tópica en el ojo, donde la anestesia local de la córnea sería muy indeseable. El sotalol es un antagonista no selectivo de los receptores β que carece de acción

CUADRO 10-3 Fármacos usados en el glaucoma de ángulo abierto

	Mecanismo	Métodos de administración
Colinomiméticos		
Pilocarpina, carbacol, fisostigmina, ecotiofato, demecario	Contracción del músculo ciliar, abertura de la malla trabecular; aumento del flujo de salida	Gotas o gel tópicos; inserción de película de plástico de liberación lenta
Agonistas α		
No selectivos	Aumento del flujo de salida	Gotas tópicas
Adrenalina, dipivefrina		
Selectivos α_2	Disminución de la secreción de humor acuoso	
Apraclonidina		Tópico, sólo después del uso de láser
Brimonidina		Tópico
Bloqueadores β		
Timolol, betaxolol, carteolol, levobunolol, metipranolol	Disminución de la secreción acuosa del epitelio ciliar	Gotas tópicas
Inhibidores de la anhidrasa carbónica		
Dorzolamida, brinzolamida	Disminución de la secreción acuosa por carencia de HCO_3^-	Tópico
Acetazolamida, diclorfenamida, metazolamida		Oral
Prostaglandinas		
Latanoprost, bimatoprost, travoprost, unoprostona	Aumento del flujo de salida	Tópico

anestésica local pero tiene efectos antiarrítmicos notorios de clase III que reflejan un bloqueo de los conductos del potasio (cap. 14).

FÁRMACOS ESPECÍFICOS (CUADRO 10-2)

El **propranolol** es el prototipo de bloqueador β. Como se señaló antes, tiene biodisponibilidad baja y dependiente de la dosis. Existe una forma del propranolol de acción prolongada; puede ocurrir absorción duradera del fármaco durante un periodo de 24 h, que tiene efectos mínimos en los receptores muscarínicos y α; sin embargo, puede bloquear algunos receptores de serotonina en el cerebro, aunque no se conoce su importancia clínica. No tiene acción agonista parcial en los receptores β.

El **metoprolol**, el **atenolol** y otros fármacos (cuadro 10-2) son miembros de un grupo selectivo β_1. Estas sustancias pueden ser más seguras en pacientes que experimentan broncoconstricción en respuesta al propranolol. Dado que su selectividad β_1 es más bien escasa, deben utilizarse, si acaso, con gran precaución en individuos con antecedente de asma. Sin embargo, en algunos pacientes con COPD los beneficios sobrepasan a los riesgos, como en las personas con infarto miocárdico. Los antagonistas selectivos β_1 son preferibles en sujetos con diabetes o enfermedad vascular periférica cuando es necesario el tratamiento con un bloqueador β, ya que los receptores β_2 tal vez sean importantes en el hígado (recuperación de la hipoglucemia) y los vasos sanguíneos (vasodilatación).

El **nebivolol** es el antagonista más selectivo del receptor adrenérgico β_1, aunque algunos de sus metabolitos no tienen este grado de especificidad. El nebivolol posee la cualidad adicional de inducir vasodilatación. Esto se debe a la acción del fármaco en la producción endotelial de óxido nítrico. Este compuesto puede incrementar la sensibilidad a la insulina y no tiene un efecto adverso en el perfil de lípidos.

El **nadolol** es notable por su duración de acción tan prolongada, la cual es similar a la del timolol. El **timolol** es un fármaco no selectivo sin actividad anestésica local. Produce efectos hipotensores oculares excelentes cuando se administra por vía tópica en el ojo. El **levobunolol** (no selectivo) y el **betaxolol** (selectivo β_1) también se administran por vía oftálmica tópica en el glaucoma; puede ser menos probable que este último fármaco induzca broncoconstricción que los antagonistas no selectivos. El **carteolol** es un antagonista no selectivo del receptor β.

Son de interés el **pindolol**, **acebutolol**, **carteolol**, **bopindolol**,* **oxprenolol**,* **celiprolol*** y **penbutolol** porque poseen actividad agonista parcial β. Son eficaces en casi todas las aplicaciones cardiovasculares principales del grupo de los bloqueadores β (hipertensión y angina). Aunque puede ser menos probable que estos agonistas parciales induzcan bradicardia y anomalías de lípidos plasmáticos que los antagonistas, no se ha definido el significado clínico global de la actividad simpaticomimética intrínseca. El pindolol, tal vez como resultado de sus acciones sobre las señales de serotonina, puede potenciar la acción de los antidepresivos comunes. El celiprolol es un antagonista β_1 selectivo con capacidad leve de activación de los receptores β_2.

Algunas pruebas limitadas sugieren que el celiprolol puede tener un menor efecto vasoconstrictor adverso en el asma e incluso promover la broncodilatación. El acebutolol es también un antagonista selectivo β_1.

*No disponible en Estados Unidos.

El **labetalol** es un antagonista reversible de los receptores adrenérgicos disponible como mezcla racémica de dos pares de isómeros (la molécula tiene dos centros de asimetría). Los isómeros (*S,S*) y (*R,S*) son casi inactivos, el isómero (*S,R*) es un bloqueador α potente y el isómero (*R,R*) es un potente bloqueador β. La afinidad del labetalol por los receptores α es menor que la de la fentolamina, pero el labetalol es α_1 selectivo. Su potencia de bloqueo es poco menor que la del propranolol. La hipotensión inducida por el labetalol se acompaña de menos taquicardia que la observada con la fentolamina y los bloqueadores α similares.

El **carvedilol**, **medroxalol*** y **bucindolol*** son antagonistas con alguna capacidad de bloqueo de receptores adrenérgicos α_1 no selectivos de los receptores adrenérgicos β. El carvedilol antagoniza las acciones de las catecolaminas de manera más potente en los receptores β que en los α_1; tiene una semivida de 6 a 8 h. Se degrada de forma amplia en el hígado y se observa metabolismo estereoselectivo de sus dos isómeros. Puesto que el metabolismo del carvedilol (*R*) tiene influencia de polimorfismos en la actividad de CYP2D6 y de fármacos que inhiben la actividad de esta enzima (como quinidina y fluoxetina; cap. 4), pueden presentarse interacciones farmacológicas. El carvedilol también parece atenuar la peroxidación de los lípidos iniciada por los radicales libres de oxígeno, e inhibir la mitogénesis del músculo liso vascular, al margen del bloqueo de los receptores adrenérgicos. Estos efectos pueden contribuir a los beneficios clínicos del fármaco en la insuficiencia cardiaca crónica (cap. 13).

El **esmolol** es un antagonista de los receptores adrenérgicos β_1 selectivo de acción ultracorta; su estructura contiene un enlace éster; las esterasas en los eritrocitos degradan con rapidez dicho fármaco hasta un metabolito que tiene poca afinidad por los receptores β. En consecuencia, el esmolol posee una semivida breve (casi 10 min). Por ello, durante la administración continua de éste en solución se alcanzan concentraciones en equilibrio con rapidez y las acciones terapéuticas del fármaco terminan en poco tiempo cuando se discontinúa su administración. El uso del esmolol puede ser más seguro que los antagonistas de acción más prolongada en enfermos de gravedad que requieren antagonistas de los receptores adrenérgicos β. Dicho fármaco es útil para controlar las arritmias supraventriculares, las vinculadas con tirotoxicosis, la hipertensión perioperatoria y la isquemia miocárdica en sujetos con enfermedad avanzada.

La **butoxamina** es un fármaco de investigación selectivo de los receptores β_2. No se han buscado de manera activa fármacos bloqueadores β_2 selectivos porque no existe una aplicación clínica reconocida para ellos; ninguno está disponible para uso clínico.

FARMACOLOGÍA CLÍNICA DE LOS BLOQUEADORES DE LOS RECEPTORES β

Hipertensión

Los fármacos bloqueadores de los receptores adrenérgicos β han mostrado eficacia y buena tolerancia en el tratamiento de la hipertensión. Si bien muchos pacientes hipertensos responden a un bloqueador β solo, el fármaco suele utilizarse junto con un diurético o un vasodilatador. Pese a que muchos antagonistas β poseen una semivida breve, pueden administrarse una o dos veces al día y aún tienen un efecto terapéutico adecuado. El labetalol, un antagonista competitivo α y β, es eficaz en la hipertensión, aunque todavía no se determina su utilidad precisa. El uso de tales fármacos se revisa con mayor detalle en el capítulo 11. Algunas pruebas señalan que los fármacos de esta clase pueden ser menos eficaces en pacientes de edad avanzada y en individuos con ascendencia africana. Sin embargo, tales diferencias son relativamente pequeñas y tal vez no se aplican a un paciente individual. En realidad, puesto que los efectos en la presión sanguínea son fáciles de cuantificar, el resultado terapéutico para esa indicación puede detectarse sin dificultad en cualquier paciente.

Cardiopatía isquémica

Los bloqueadores de los receptores adrenérgicos β reducen la frecuencia de las crisis anginosas y mejoran la tolerancia al ejercicio en muchos pacientes con angina (cap. 12). Estas acciones tienen relación con el bloqueo de los receptores cardiacos β, cuyo resultado es un menor gasto cardiaco y una reducción de la demanda de oxígeno. La disminución de la velocidad y la regularización de la frecuencia cardiaca pueden contribuir a los beneficios clínicos (fig. 10-7). Múltiples estudios prospectivos a gran escala indican que el uso prolongado de **timolol**, **propranolol** o **metoprolol** en pacientes que tuvieron un infarto miocárdico prolonga la supervivencia (fig. 10-8). En la actualidad, los datos son menos convincentes para el uso de otros antagonistas de los receptores adrenérgicos β, además de los tres mencionados para dicha indicación. Es significativo que las encuestas en muchas poblaciones indican que los antagonistas de los receptores β se utilizan menos, lo que representa una morbilidad y mortalidad innecesarias. Además, dichos antagonistas tienen indicación sólida en la fase aguda del infarto miocárdico. En ese contexto, las contraindicaciones relativas incluyen bradicardia, hipotensión, insuficiencia ventricular izquierda moderada o grave, choque, bloqueo cardiaco y enfermedad activa de las vías respiratorias. Se ha sugerido que ciertos polimorfismos de los genes de los receptores adrenérgicos β_2 pueden influir en la supervivencia de los pacientes que reciben antagonistas después de sufrir síndromes coronarios agudos.

Arritmias cardiacas

Muchas veces los antagonistas β son eficaces para el tratamiento de las arritmias supraventriculares y ventriculares (cap. 14). Se ha sugerido que la mejor supervivencia después del infarto miocárdico de pacientes que reciben antagonistas β (fig. 10-8) se debe a la supresión de las arritmias, pero aún no se ha demostrado. Al aumentar el periodo refractario nodular auriculoventricular, los antagonistas β disminuyen la velocidad de la respuesta ventricular en el aleteo y la fibrilación auriculares. Estos fármacos también pueden aminorar los latidos ventriculares ectópicos, en particular si los precipitaron las catecolaminas. El sotalol tiene efectos antiarrítmicos que implican el bloqueo de los conductos iónicos además de su acción de bloqueo β; se revisan en el capítulo 14.

Insuficiencia cardiaca

Los estudios clínicos muestran que al menos tres antagonistas β, metoprolol, bisoprolol y carvedilol, son eficaces para disminuir la mortalidad en pacientes seleccionados con insuficiencia cardiaca crónica. Aunque la administración de tales fármacos puede empeorar la

*No disponible en Estados Unidos.

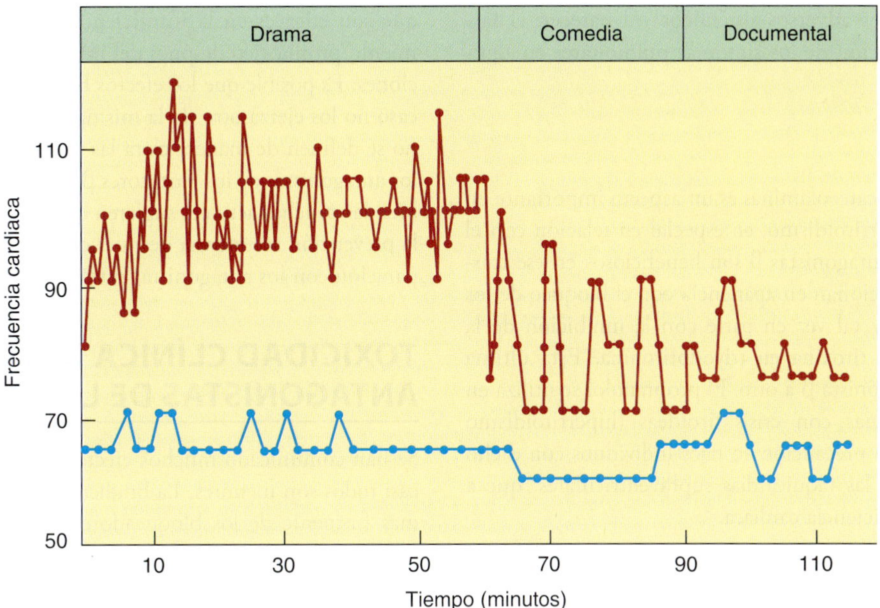

FIGURA 10-7 Frecuencia cardiaca en un paciente con cardiopatía isquémica determinada por telemetría mientras veía televisión. Las determinaciones se iniciaron 1 h antes de administrarle placebo (*línea superior, en rojo*) o 40 mg de oxprenolol (*línea inferior, en azul*), un antagonista β no selectivo con actividad agonista parcial. No sólo se redujo la frecuencia cardiaca por el fármaco bajo las condiciones de este experimento, sino que también varió mucho menos en respuesta a los estímulos. (Modificada y reproducida con autorización de Taylor SH: Oxprenolol in clinical practice. Am J Cardiol 1983;52:34D.)

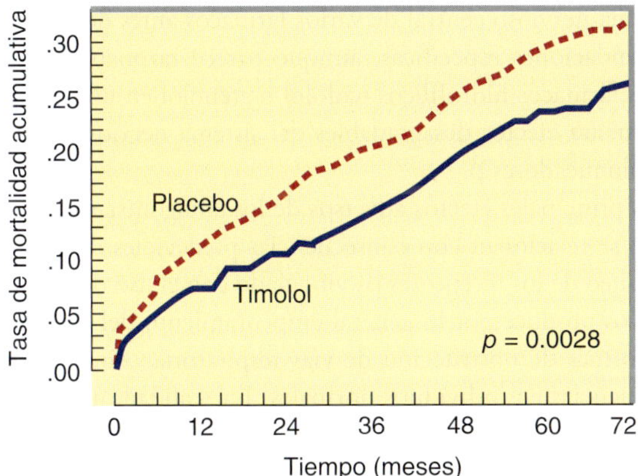

FIGURA 10-8 Efectos del tratamiento con bloqueador β sobre las tasas acumulativas de la tabla demográfica de mortalidad por todas las causas durante seis años en 1 884 pacientes sobrevivientes de infartos miocárdicos, quienes se asignaron al azar para recibir placebo (*línea punteada en rojo*) o timolol (*línea continua en azul*). (Reproducida con autorización de Pederson TR: Six-year follow-up of the Norwegian multicenter study on timolol after acute myocardial infarction. N Engl J Med 1985;313:1055.)

insuficiencia cardiaca congestiva aguda, su uso cuidadoso a largo plazo, con incrementos posológicos graduales en pacientes que los toleran, puede prolongar la vida. Aunque no se han definido los mecanismos, parece haber efectos beneficiosos sobre la remodelación miocárdica y la disminución del riesgo de muerte súbita (cap. 13).

Otros trastornos cardiovasculares

En algunos pacientes con miocardiopatía obstructiva se observó que los antagonistas de los receptores β aumentan el volumen sistólico. Este efecto beneficioso es al parecer resultado de la disminución de la velocidad sistólica ventricular y la resistencia al flujo de salida. Los antagonistas β son útiles en el aneurisma aórtico disecante para reducir la velocidad de elevación de la presión sistólica. Los antagonistas β también son beneficiosos en sujetos con riesgo alto elegibles para la prevención de resultados cardiovasculares adversos en operaciones no cardiacas.

Glaucoma (véase el recuadro Tratamiento del glaucoma)

De manera casual se observó que la administración sistémica de bloqueadores β para otras indicaciones reducía la presión intraocular en pacientes con glaucoma. A continuación se advirtió que su administración tópica también aminoraba la presión intraocular. El mecanismo parece incluir una producción de humor acuoso menor por el cuerpo ciliar, que se activa de forma fisiológica por el cAMP. El timolol y los antagonistas β relacionados son útiles para uso local en el ojo porque carecen de propiedades anestésicas locales. Los antagonistas β parecen tener una eficacia comparable con la de la adrenalina o la pilocarpina en el glaucoma de ángulo abierto y son bastante mejor tolerados por la mayoría de los pacientes. Si bien la dosis máxima diaria aplicada en forma local (1 mg) es pequeña en comparación con las dosis sistémicas de uso frecuente para el tratamiento de la hipertensión o la angina (10 a 60 mg), puede absorberse suficiente timolol por el ojo para causar efectos adversos en el corazón o las vías respiratorias en individuos susceptibles. El timolol tópico puede interactuar con el verapamilo administrado por vía oral e incrementar el riesgo de bloqueo cardiaco.

El betaxolol, carteolol, levobunolol y metipranolol también están aprobados para el tratamiento del glaucoma. El betaxolol tiene la ventaja potencial de ser selectivo para los receptores β_1; todavía no se determina el grado en que esta ventaja potencial puede atenuar los efectos adversos sistémicos. Al parecer, el fármaco ha causado agravación de los síntomas pulmonares en algunos individuos.

Hipertiroidismo

La acción excesiva de las catecolaminas es un aspecto importante en la fisiopatología del hipertiroidismo, en especial en relación con el corazón (cap. 38). Los antagonistas β son beneficiosos en ese trastorno. Los efectos se relacionan en apariencia con el bloqueo de los receptores adrenérgicos y tal vez en parte con la inhibición de la conversión periférica de tiroxina en triyodotironina. Esta última puede variar de un antagonista β a otro. El propranolol se utiliza en forma amplia en personas con crisis tiroideas (hipertiroidismo grave); se administra con precaución en tales individuos con dicho trastorno para controlar las taquicardias supraventriculares, que a menudo precipitan insuficiencia cardiaca.

Enfermedades neurológicas

El propranolol reduce la frecuencia e intensidad de la **migraña (jaqueca)**. Otros antagonistas de los receptores β con eficacia preventiva incluyen metoprolol y tal vez también atenolol, timolol y nadolol. El mecanismo se desconoce. Puesto que la actividad simpática puede aumentar el temblor del músculo estriado, no es de sorprender haber observado que los antagonistas β disminuyen ciertos **temblores** (cap. 28). Las manifestaciones somáticas de la ansiedad pueden responder de manera espectacular a dosis bajas de propranolol, en particular cuando se administran como profilaxia. Por ejemplo, se ha observado beneficio en músicos con **ansiedad de desempeño** ("**temor escénico**"). El propranolol puede contribuir al tratamiento sintomático de la abstinencia de alcohol en algunos pacientes.

Diversos

En enfermos con cirrosis se ha observado que los antagonistas de los receptores β disminuyen la presión venosa porta. Hay evidencia de que tanto el propranolol como el nadolol reducen la incidencia de la primera crisis de hemorragia por varices esofágicas y la tasa de mortalidad relacionada con la hemorragia en sujetos con cirrosis. El nadolol en combinación con mononitrato de isosorbida parece más eficaz que la escleroterapia para prevenir la repetición de la hemorragia en personas que antes sangraron por varices esofágicas. La ligadura de éstas en combinación con un antagonista β puede resultar más eficaz.

SELECCIÓN DE UN FÁRMACO ANTAGONISTA DE LOS RECEPTORES ADRENÉRGICOS β

El propranolol es el estándar de comparación de los nuevos antagonistas β perfeccionados para uso sistémico. Durante muchos años de administración muy amplia se encontró que el propranolol es un fármaco seguro y eficaz para muchas indicaciones. Dado que es posible que algunas de las acciones de un antagonista de los receptores β puedan relacionarse con algún otro efecto del fármaco, estos medicamentos no deben considerarse indistintos para todas las aplicaciones. Por ejemplo, tienen que utilizarse sólo los antagonistas β que son eficaces en la insuficiencia cardiaca estable o en el tratamiento profiláctico después del infarto miocárdico para esas indicaciones. Es posible que los efectos beneficiosos de un fármaco en ese caso no los ejerza otro de la misma clase. En contextos clínicos aún no se definen de manera clara las posibles ventajas y desventajas de los antagonistas de los receptores β que son antagonistas parciales, si bien las pruebas actuales sugieren que tal vez sean menos eficaces en la prevención secundaria después de un infarto miocárdico en comparación con los antagonistas puros.

TOXICIDAD CLÍNICA DE LOS FÁRMACOS ANTAGONISTAS DE LOS RECEPTORES β

Se han comunicado muchos efectos adversos del propranolol, pero casi todos son menores. La bradicardia es el efecto adverso cardiaco más frecuente de los bloqueadores β. Algunas veces los pacientes manifiestan enfriamiento de manos y pies en el invierno. Los efectos sobre el sistema nervioso central incluyen sedación leve, sueños vívidos y, rara vez, depresión. Se debe considerar la interrupción de los bloqueadores β en cualquier paciente que presenta depresión, si es factible en clínica. Se ha señalado que los fármacos antagonistas de los receptores β con baja liposolubilidad se vinculan con una menor incidencia de efectos adversos en el sistema nervioso central que los compuestos con mayor liposolubilidad (cuadro 10-2). Se requieren estudios adicionales diseñados para comparar los efectos adversos en el sistema nervioso central de varios fármacos antes de poder emitir recomendaciones específicas, aunque parece razonable un intento con los fármacos hidrofílicos nadolol o atenolol en un paciente que experimenta efectos desagradables del sistema nervioso central con otros bloqueadores β.

Los principales efectos adversos de los antagonistas de los receptores β se relacionan con consecuencias predecibles del bloqueo β. El bloqueo de los receptores β_2 vinculado con el uso de fármacos no selectivos produce por lo general empeoramiento del asma previo y otras formas de obstrucción de vías respiratorias, sin mostrar tales consecuencias en individuos normales. En realidad, un asma relativamente leve puede agravarse después del bloqueo β. Sin embargo, debido al potencial de rescate vital en la enfermedad cardiovascular, debe considerarse de manera sólida el intento de tratamiento individualizado en algunos pacientes, como en aquellos con enfermedad pulmonar obstructiva crónica que tienen indicaciones apropiadas de uso de los bloqueadores β. Pese a que los fármacos antagonistas selectivos β_1 pueden tener menos efectos sobre las vías respiratorias que los β no selectivos, deben utilizarse de manera cautelosa en personas con enfermedad reactiva de vías respiratorias. Por lo regular, los antagonistas selectivos β_1 se toleran bien por individuos con enfermedad vascular periférica leve a moderada, pero es preciso tener cuidado en aquellos con enfermedad vascular periférica grave o trastornos vasoespásticos.

El bloqueo de los receptores β deprime la contractilidad y excitabilidad del miocardio. En sujetos con función miocárdica anormal, el gasto cardiaco puede ser dependiente del impulso simpático. Si dicho estímulo se retira por bloqueo β, puede sobrevenir una descompensación cardiaca. Por lo tanto, es necesario tener precaución para iniciar antagonistas de los receptores β en pacientes con insuficiencia cardiaca compensada, aunque el uso a largo plazo de esos fármacos en tales individuos puede prolongar su vida. Un efecto cardiaco adverso de un antagonista β que pone en riesgo la vida puede contrarrestarse de manera directa con isoproterenol o glucagon (este último estimula al corazón a través de receptores de glucagon, que no son bloqueados por los antagonistas β), pero ninguno de tales métodos carece de riesgo. Una dosis muy pequeña de un antagonista β (p. ej., 10 mg de propranolol) puede provocar insuficiencia cardiaca grave en un individuo susceptible. Los bloqueadores β pueden interactuar con el antagonista del calcio verapamilo; se han notificado hipotensión grave, bradicardia, insuficiencia cardiaca y anomalías de la conducción cardiaca como resultado. Estos efectos adversos pueden incluso surgir en personas susceptibles que usan un bloqueador β tópico (oftálmico) y verapamilo oral.

Los pacientes con enfermedad cardiaca isquémica o hipertensión renovascular pueden tener mayor riesgo si se interrumpe en forma súbita un bloqueo β. Es posible que el mecanismo de tal efecto implique la regulación ascendente del número de receptores β. Hasta que se disponga de mejores pruebas acerca de la magnitud del riesgo, se debe disminuir en forma gradual el fármaco, no interrumpirlo en forma abrupta, en especial aquellos con semividas breves, como el propranolol y el metoprolol.

Se desconoce la incidencia de crisis de hipoglucemia exacerbada por los bloqueadores β en diabéticos. No obstante, no se recomienda usar antagonistas β en enfermos con diabetes dependiente de insulina susceptibles a reacciones de hipoglucemia frecuentes si se dispone de tratamientos alternativos. Los antagonistas selectivos β_1 ofrecen alguna ventaja en esos sujetos, ya que la velocidad de recuperación de la hipoglucemia puede ser más rápida en comparación con aquellos con diabetes que reciben antagonistas de los receptores β no selectivos. Existe un beneficio potencial considerable de estos fármacos en individuos con diabetes después de un infarto miocárdico, por lo que siempre debe valorarse la relación riesgo:beneficio en forma individual.

RESUMEN Antagonistas simpáticos

Subclase	Mecanismo de acción	Efectos	Aplicaciones clínicas	Farmacocinética, toxicidad, interacciones
ANTAGONISTAS DE LOS RECEPTORES ADRENÉRGICOS α				
• Fenoxibenzamina	Bloquea de manera irreversible los receptores α_1 y α_2 • activación barorrefleja indirecta	Disminuye la presión sanguínea (BP) • aumenta la frecuencia cardiaca (HR) por activación barorrefleja	Feocromocitoma • estados con elevación de catecolaminas	Antagonista irreversible • duración >1 día • *Toxicidad:* hipotensión ortostática • taquicardia • isquemia miocárdica
• Fentolamina	Bloquea de manera reversible los receptores α_1 y α_2	Bloquea la vasoconstricción mediada por α, reduce la BP, aumenta la HR (barorreflejo)	Feocromocitoma	Semivida ~45 min después de inyección IV
• Prazosina • Doxazosina • Terazosina	Bloquea α_1, pero no α_2	Disminuye la BP	Hipertensión • hiperplasia prostática benigna	El mayor efecto depresor con la primera dosis puede producir hipotensión ortostática
• Tamsulosina	La tamsulosina es ligeramente selectiva para α_{1A}	El bloqueo α_{1A} puede relajar más el músculo liso prostático que el vascular	Hiperplasia prostática benigna	La hipotensión ortostática puede ser menos frecuente con este subtipo
• Yohimbina	Bloquea α_2 • estimula mayor actividad simpática central • aumento de la secreción de noradrenalina	Aumenta BP y HR	Disfunción eréctil • hipotensión	Puede causar ansiedad • exceso de efecto presor si se bloquea el transportador de noradrenalina
• Labetalol (véase más adelante la sección de carvedilol)	Bloqueo $\beta > \alpha_1$	Disminuye BP con incremento limitado de HR	Hipertensión	Oral, parenteral • *Toxicidad:* menos taquicardia que otros fármacos α_1
ANTAGONISTAS DE LOS RECEPTORES ADRENÉRGICOS β				
• Propranolol • Nadolol • Timolol	Bloqueo de receptores β_1 y β_2	Disminuye HR y BP • aminora la renina	Hipertensión • angina de pecho • arritmias • migraña • hipertiroidismo	Oral, parenteral • *Toxicidad:* bradicardia • empeoramiento del asma • fatiga • sueños vívidos • manos frías
• Metoprolol • Atenolol • Alprenolol • Betaxolol • Nebivolol	Bloqueo $\beta_1 > \beta_2$	Disminuye HR y BP • reduce la renina • puede ser más seguro en el asma	Angina de pecho • hipertensión • arritmias	*Toxicidad:* bradicardia • fatiga • sueños vívidos • manos frías

(*continúa*)

Subclase	Mecanismo de acción	Efectos	Aplicaciones clínicas	Farmacocinética, toxicidad, interacciones
• Butoxamina[1]	Bloqueo $\beta_2 > \beta_1$	Aumenta la resistencia periférica	Sin indicación clínica	*Toxicidad:* provocación de asma
• Pindolol • Acebutolol • Carteolol • Bopindolol[1] • Oxprenolol[1] • Celiprolol[1] • Penbutolol	β_1, β_2 con efecto simpaticomimético intrínseco (agonista parcial)	Disminuye BP • reducción leve de HR	Hipertensión • arritmias • migraña • puede evitar el empeoramiento de la bradicardia	Oral • *Toxicidad:* fatiga • sueños vívidos • manos frías
• Carvedilol • Medroxalol[1] • Bucindolol[1] (véase antes labetalol)	Bloqueo $\beta > \alpha_1$		Insuficiencia cardiaca	Oral, semivida prolongada • *Toxicidad:* fatiga
• Esmolol	$\beta_1 > \beta_2$	Bloqueo β cardiaco muy breve	Control rápido de BP y arritmias, tirotoxicosis e isquemia miocárdica transoperatoria	Sólo parenteral • semivida ~10 min • *Toxicidad:* bradicardia • hipotensión
INHIBIDOR DE LA HIDROXILASA DE TIROSINA				
• Metirosina	Bloquea la hidroxilasa de tirosina • disminuye la síntesis de dopamina, noradrenalina y adrenalina	Disminuye BP • en el sistema nervioso central puede producir efectos extrapiramidales (por disminución de la dopamina)	Feocromocitoma	*Toxicidad:* síntomas extrapiramidales • hipotensión ortostática • cristaluria

[1]No disponible en Estados Unidos.

PRESENTACIONES DISPONIBLES*

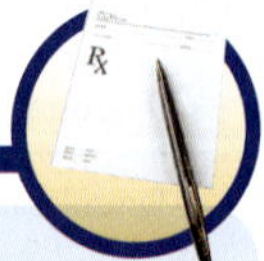

BLOQUEADORES α

Alfuzosina
Oral: comprimidos de 10 mg (liberación prolongada)

Doxazosina
Oral: comprimidos de 1, 2, 4, 8 mg; comprimidos de liberación prolongada de 4, 8 mg

Fenoxibenzamina
Oral: cápsulas de 10 mg

Fentolamina
Parenteral: frasco ámpula de 5 mg para inyección

Prazosina
Oral: cápsulas de 1, 2, 5 mg

Silodosina
Oral: cápsulas de 4, 8 mg

Tamsulosina
Oral: cápsulas de 0.4 mg

Terazosina
Oral: comprimidos y cápsulas de 1, 2, 5, 10 mg

Tolazolina
Parenteral: 25 mg/ml para inyección

BLOQUEADORES β

Acebutolol
Oral: cápsulas de 200, 400 mg

Atenolol
Oral: comprimidos de 25, 50, 100 mg
Parenteral: 0.5 mg/ml para inyección IV

Betaxolol
Oral: comprimidos de 10, 20 mg
Oftálmico: gotas al 0.25%, 0.5%

Bisoprolol
Oral: comprimidos de 5, 10 mg

Carteolol
Oral: comprimidos de 2.5, 5 mg
Oftálmico: gotas al 1%

Carvedilol
Oral: comprimidos de 3.125, 6.25, 12.5, 25 mg; cápsulas de liberación prolongada de 10, 20, 40, 80 mg

Esmolol
Parenteral: 10 mg/ml para inyección IV; 250 mg/ml para inyección IV en solución

*En Estados Unidos.

Labetalol
Oral: comprimidos de 100, 200, 300 mg
Parenteral: 5 mg/ml para inyección

Levobunolol
Oftálmico: gotas al 0.25, 0.5%

Metipranolol
Oftálmico: gotas al 0.3%

Metoprolol
Oral: comprimidos de 50, 100 mg
Oral de liberación sostenida: comprimidos de 25, 50, 100, 200 mg
Parenteral: 1 mg/ml para inyección

Nadolol
Oral: comprimidos de 20, 40, 80, 120, 160 mg

Nebivolol
Oral: tabletas de 2.5, 5, 10 mg

Penbutolol
Oral: comprimidos de 20 mg

Pindolol
Oral: comprimidos de 5, 10 mg

Propranolol
Oral: comprimidos de 10, 20, 40, 60, 80, 90 mg; soluciones de 4, 8, 80 mg/ml
Oral de liberación sostenida: cápsulas de 60, 80, 120, 160 mg
Parenteral: 1 mg/ml para inyección

Sotalol
Oral: comprimidos de 80, 120, 160, 240 mg

Timolol
Oral: tabletas de 5, 10, 20 mg
Oftálmico: gotas, gel, 0.25, 0.5%

INHIBIDOR DE LA HIDROXILASA DE TIROSINA

Metirosina
Oral: cápsulas de 250 mg

BIBLIOGRAFÍA

Ambrosio G et al: β-Blockade with nebivolol for prevention of acute ischaemic events in elderly patients with heart failure. Heart 2011;97:209.

Bell CM et al. Association between tamsulosin and serious ophthalmic adverse events in older men following cataract surgery. JAMA 2009;301:1991.

Blakely RD, DeFelice LJ: All aglow about presynaptic receptor regulation of neurotransmitter transporters. Mol Pharmacol 2007;71:1206.

Blaufarb I, Pfeifer TM, Frishman WH: Beta-blockers: Drug interactions of clinical significance. Drug Saf 1995;13:359.

Boyer TD: Primary prophylaxis for variceal bleeding: Are we there yet? Gastroenterology 2005;128:1120.

Berruezo A, Brugada J: Beta blockers: Is the reduction of sudden death related to pure electrophysiologic effects? Cardiovasc Drug Ther 2008;22:163.

Brantigan CO, Brantigan TA, Joseph N: Effect of beta blockade and beta stimulation on stage fright. Am J Med 1982;72:88.

Bristow M: Antiadrenergic therapy of chronic heart failure: Surprises and new opportunities. Circulation 2003;107:1100.

Cheng J, Kamiya K, Kodama I: Carvedilol: Molecular and cellular basis for its multifaceted therapeutic potential. Cardiovasc Drug Rev 2001;19:152.

Cleland JG: Beta-blockers for heart failure: Why, which, when, and where. Med Clin North Am 2003;87:339.

Eisenhofer G et al: Current progress and future challenges in the biochemical diagnosis and treatment of pheochromocytomas and paragangliomas. Horm Metab Res 2008;40:329.

Ellison KE, Gandhi G: Optimising the use of beta-adrenoceptor antagonists in coronary artery disease. Drugs 2005;65:787.

Fitzgerald JD: Do partial agonist beta-blockers have improved clinical utility? Cardiovasc Drugs Ther 1993;7:303.

Freemantle N et al: Beta blockade after myocardial infarction: Systematic review and meta regression analysis. BMJ 1999;318:1730.

Kamp O et al: Nebivolol: Haemodynamic effects and clinical significance of combined β-blockade and nitric oxide release. Drugs 2010;70:41.

Kaplan SA et al: Combination therapy using oral β-blockers and intracavernosal injection in men with erectile dysfunction. Urology 1998;52:739.

Kyprianou N: Doxazosin and terazosin suppress prostate growth by inducing apoptosis: Clinical significance. J Urol 2003;169:1520.

Lanfear et al: β_2-Adrenergic receptor genotype and survival among patients receiving β-blocker therapy after an acute coronary syndrome. JAMA 2005;294:1526.

Lepor H et al: The efficacy of terazosin, finasteride, or both in benign prostate hyperplasia. N Engl J Med 1996;335:533.

Maggio PM, Taheri PA: Perioperative issues: Myocardial ischemia and protection–beta-blockade. Surg Clin North Am 2005;85:1091.

Marquis RE, Whitson JT: Management of glaucoma: Focus on pharmacological therapy. Drugs Aging 2005;22:1.

McVary KT: Alfuzosin for symptomatic benign prostatic hyperplasia: Long-term experience. J Urol 2006;175:35.

Nickerson M: The pharmacology of adrenergic blockade. Pharmacol Rev 1949;1:27.

Nickel JC, Sander S, Moon TD: A meta-analysis of the vascular-related safety profile and efficacy of alpha-adrenergic blockers for symptoms related to benign prostatic hyperplasia. Int J Clin Pract 2008;62:1547.

Perez DM: Structure-function of $alpha_1$-adrenergic receptors. Biochem Pharmacol 2007;73:1051.

Pojoga L et al: Beta-2 adrenergic receptor diplotype defines a subset of salt-sensitive hypertension. Hypertension 2006;48:892.

Roehrborn CG, Schwinn DA: $Alpha_1$-adrenergic receptors and their inhibitors in lower urinary tract symptoms and benign prostatic hyperplasia. J Urol 2004;171:1029.

Schwinn DA, Roehrborn CG. Alpha1-adrenoceptor subtypes and lower urinary tract symptoms. Int J Urol 2008;15:193.

Tank J et al: Yohimbine attenuates baroreflex-mediated bradycardia in humans. Hypertension 2007:50:899.

Wespes E: Intracavernous injection as an option for aging men with erectile dysfunction. Aging Male 2002;5:177.

Wilt TJ, MacDonald R, Rutks I: Tamsulosin for benign prostatic hyperplasia. Cochrane Database Syst Rev 2003;(1):CD002081.

RESPUESTA AL ESTUDIO DE CASO

La paciente tenía un feocromocitoma. El tumor secreta catecol aminas, en especial noradrenalina y adrenalina, lo que genera elevaciones de la presión sanguínea (a través de los receptores α_1) y la frecuencia cardiaca (por los receptores β_1). El feocromocitoma se localizaba en la glándula suprarrenal izquierda y se identificó mediante imágenes con MIBG, que marcan los tejidos con transportadores para noradrenalina en su superficie celular (véase el texto). Además, tenía concentraciones plasmáticas y urinarias elevadas de noradrenalina, adrenalina y sus metabolitos, normetanefrina y metanefrina. Las catecolaminas producían incremento súbito de la presión sanguínea y la frecuencia cardiaca, lo que precipitó el episodio típico durante la exploración, tal vez desencadenado en este caso por la presión externa mientras el médico palpaba el abdomen. La transpiración profusa era típica y se debe en parte a la acción de los receptores α_1, aunque la intensidad de la sudación excesiva en el feocromocitoma nunca se ha explicado del todo. El tratamiento consiste en el control preoperatorio de la presión sanguínea y normalización del volumen sanguíneo, si está disminuido, seguido de la resección quirúrgica del tumor. Durante el procedimiento tal vez sea necesario el control de los extremos de la presión sanguínea, quizá con nitroprusiato.

SECCIÓN III FÁRMACOS CARDIOVASCULARES Y RENALES

CAPÍTULO

Fármacos antihipertensivos 11

Neal L. Benowitz, MD

ESTUDIO DE CASO

Un varón de 35 años acude al médico con presión sanguínea de 150/95 mmHg; en general, ha sido sano, sedentario, ingiere varias bebidas alcohólicas combinadas al día y no fuma cigarrillos. Tiene antecedente familiar de hipertensión y su padre murió por infarto del miocardio a los 55 años. En la exploración física se observa sólo obesidad moderada. El colesterol total es de 220 y el de lipoproteínas de alta densidad (HDL) de 40 mg/100 ml; la glucosa en ayuno es de 105 mg/100 ml y la radiografía de tórax es normal. El electrocardiograma muestra crecimiento ventricular izquierdo. ¿Cómo debe tratarse a este paciente?

La hipertensión es la enfermedad cardiovascular más frecuente. En una encuesta realizada en 2007 y 2008 se encontró el padecimiento en 29% de los adultos estadounidenses. La prevalencia varió con la edad, raza, nivel académico y muchas otras variables. De acuerdo con algunos estudios, 60 a 80% de los varones y mujeres presentan hipertensión alrededor de los 80 años de edad. La hipertensión arterial sostenida daña los vasos sanguíneos de los riñones, corazón y cerebro, y eleva la incidencia de insuficiencia renal, enfermedad coronaria, insuficiencia cardiaca, apoplejía y demencia. Se ha mostrado que la disminución eficaz de la presión sanguínea por medios farmacológicos previene el daño de los vasos sanguíneos y reduce de manera sustancial las tasas de morbilidad y mortalidad. No obstante, varias encuestas indican que sólo 33 a 50% de los estadounidenses con hipertensión logra un control adecuado de ésta. Muchos fármacos eficaces son valiosos. El conocimiento de sus mecanismos antihipertensivos y sitios de acción permite una predicción precisa de su eficacia y toxicidad. Como resultado, el uso racional de esos fármacos, solos o en combinación, puede disminuir la presión sanguínea, con riesgo mínimo de toxicidad grave en la mayoría de los pacientes.

HIPERTENSIÓN Y REGULACIÓN DE LA PRESIÓN ARTERIAL

Diagnóstico

El diagnóstico de hipertensión se basa en mediciones repetidas y reproducibles de una presión arterial alta (cuadro 11-1). El diagnóstico sirve sobre todo como predicción de consecuencias para el paciente. Rara vez incluye la determinación de la causa de la hipertensión.

Los estudios epidemiológicos indican que los riesgos de daño renal, cardiaco y cerebral tienen relación directa con el grado de elevación de la presión arterial. Incluso en la hipertensión leve (140/90 mmHg) el riesgo de daño de órgano terminal aumenta al

CUADRO 11–1 Clasificación de la hipertensión con base en la presión arterial

Presión arterial sistólica/ diastólica (mmHg)	Categoría
<120/80	Normal
120-135/80-89	Prehipertensión
≥140/90	Hipertensión
140-159/90-99	Etapa 1
≥160/100	Etapa 2

Del Joint National Committee on prevention, detection, evaluation, and treatment of high blood pressure. JAMA 2003;289-2560.

final. A partir de 115/75 mmHg, el riesgo de enfermedad cardiovascular se duplica con cada incremento de 20/10 mmHg dentro de los límites de presión arterial. Tanto la hipertensión sistólica como la diastólica se vinculan con daño de órgano terminal; la llamada hipertensión sistólica aislada no es benigna. Los riesgos, y por lo tanto la urgencia de instituir un tratamiento, aumentan en proporción con la magnitud de la elevación de la presión sanguínea. El riesgo de daño de órgano terminal ante cualquier cifra de presión sanguínea o edad es mayor en estadounidenses de raza negra y relativamente menor en mujeres en la premenopausia respecto de los varones. Otros factores de riesgo positivos abarcan tabaquismo; síndrome metabólico, incluida la obesidad, dislipidemia y diabetes; manifestaciones de daño de órgano terminal al momento del diagnóstico y antecedente familiar de enfermedad cardiovascular.

Conviene señalar que el diagnóstico de hipertensión depende de la determinación de la presión sanguínea y no de los síntomas presentes. En realidad, tal trastorno suele ser asintomático hasta que ya es inminente y hay daño de órgano terminal.

Etiología de la hipertensión

En sólo 10 a 15% de los pacientes se establece una causa específica de la hipertensión. Cuando no es posible reconocer el origen, el sujeto presenta *hipertensión esencial* o *primaria*; si los pacientes muestran una causa específica entonces sufren *hipertensión secundaria*. Pese a ello, es importante considerar causas específicas en cada caso, dado que algunos son susceptibles de tratamiento quirúrgico definitivo: constricción de arteria renal, coartación de la aorta, feocromocitoma, enfermedad de Cushing e hiperaldosteronismo primario.

En la mayor parte de los casos la elevación de la presión arterial se vincula con un incremento global de la resistencia al flujo de sangre a través de las arteriolas, en tanto que el gasto cardiaco es casi siempre normal. La investigación meticulosa de la función del sistema nervioso autónomo, los reflejos barorreceptores, el sistema renina-angiotensina-aldosterona y el riñón no ha podido identificar una anomalía aislada como la causa del aumento de la resistencia vascular periférica en la hipertensión esencial. En consecuencia, tal vez las cifras elevadas de presión arterial sean producto de una combinación de varias alteraciones (multifactorial). Las pruebas epidemiológicas señalan factores genéticos, estrés psicosocial, y factores ambientales y dietéticos (aumento de la ingestión de sal y disminución de la de potasio o calcio) como contribuyentes a la aparición de la hipertensión. No se desarrolla hipertensión con el envejecimiento en personas con una baja ingestión diaria de sodio. Aquellos con hipertensión lábil parecen más susceptibles que los controles normales a presentar elevación de la presión arterial después de una carga de sal.

La heredabilidad de la hipertensión esencial se calcula en casi 30%. Se han vinculado mutaciones en varios genes con diversas causas raras de hipertensión. Las variaciones funcionales de los genes del angiotensinógeno, enzima convertidora de angiotensina (ACE, *angiotensin-converting enzyme*), los receptores adrenérgicos β_2 y la aducina α (una proteína del citoesqueleto) parecen contribuir a algunos casos de hipertensión esencial.

Regulación normal de la presión arterial

De acuerdo con la ecuación hidráulica, la presión arterial (BP) es directamente proporcional al producto del riego sanguíneo (gasto cardiaco, CO [*cardiac output*]) y la resistencia al paso de la sangre por las arteriolas precapilares (resistencia vascular periférica [PVR, *peripheral vascular resistance*]):

$$BP = CO \times PVR$$

En términos fisiológicos, la presión sanguínea se mantiene en individuos normales e hipertensos por una regulación momento a momento del gasto cardiaco y la resistencia vascular periférica, ejercida en tres sitios anatómicos (fig. 11-1): arteriolas, vénulas poscapilares (vasos de capacitancia) y corazón. Un cuarto sitio de control anatómico, el riñón, contribuye al mantenimiento de la presión sanguínea por regulación del volumen del líquido intravascular. Los barorreflejos, mediados por nervios autónomos, actúan en combinación con mecanismos humorales que incluyen al sistema renina-angiotensina-aldosterona para coordinar la función en estos cuatro sitios de control y mantener la presión sanguínea normal. Por último, la secreción local de sustancias vasoactivas del endotelio vascular también participa en la regulación y la resistencia vascular.

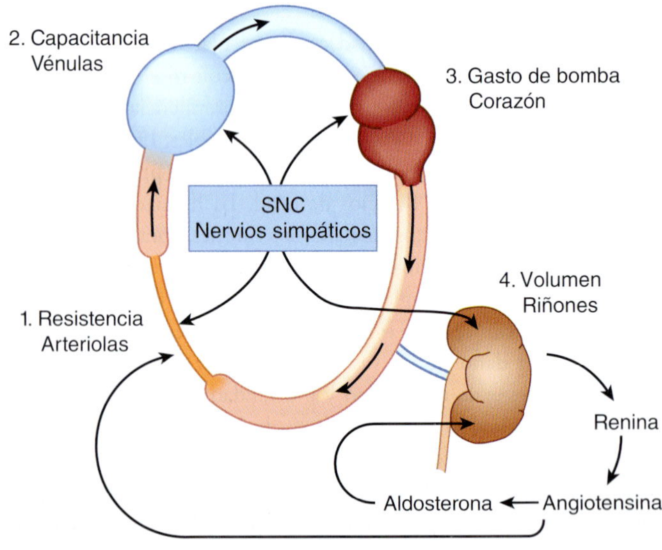

FIGURA 11–1 Sitios anatómicos de control de la presión sanguínea.

Por ejemplo, la endotelina 1 (cap. 17) produce vasoconstricción y el óxido nítrico (cap. 19) vasodilatación.

La presión sanguínea en el paciente hipertenso se controla por los mismos mecanismos observados en sujetos normotensos; dicho control difiere del de individuos sanos porque los barorreceptores y el sistema de control de la presión y el volumen sanguíneo renales parecen "ajustarse" a un nivel más alto. Todos los fármacos antihipertensivos actúan al interferir con estos mecanismos normales, que se revisan a continuación.

A. Barorreflejo postural

Los barorreflejos se encargan de los ajustes rápidos, momento a momento, de la presión sanguínea, como en la transición de una postura de decúbito a la erguida (fig. 11-2). Las neuronas simpáticas centrales de la región vasomotora del bulbo raquídeo tienen actividad tónica. Los barorreceptores carotídeos son estimulados por la distensión de las paredes vasculares dependiente de la presión interna (presión sanguínea). La activación de los barorreceptores inhibe las descargas simpáticas centrales. En cambio, la disminución de la distensión provoca decremento de la actividad de los barorreceptores. Por consiguiente, en el caso de un cambio a la posición erguida, los barorreceptores perciben la disminución de la presión sanguínea resultante de la acumulación de sangre en las venas por debajo del nivel del corazón como disminución de la distensión de la pared y se desinhibe la descarga simpática. El aumento reflejo de la descarga simpática actúa a través de las terminaciones nerviosas para incrementar la resistencia vascular periférica (constricción de arteriolas) y el gasto cardiaco (estimulación directa del corazón y constricción de los vasos de capacitancia, que aumenta el retorno venoso al corazón), de tal modo que se restablece la presión sanguínea normal. El mismo barorreflejo actúa en respuesta a cualquier episodio que reduzca la presión sanguínea, incluido un decremento primario de la resistencia vascular periférica (p. ej., causado por un fármaco vasodilatador) o una disminución del volumen intravascular (p. ej., secundaria a hemorragia o pérdida de sal y agua a través de los riñones).

B. Respuesta renal a la disminución de la presión arterial

Mediante el control del volumen sanguíneo el riñón se encarga en particular del control a largo plazo de la presión sanguínea. Una disminución de la presión de perfusión renal da lugar a la redistribución intrarrenal del flujo sanguíneo y aumento de la resorción de sal y agua. Además, la presión disminuida en las arteriolas renales, así como la actividad simpática neural (mediante receptores adrenérgicos β), estimulan la producción de renina, que aumenta la correspondiente de angiotensina II (fig. 11-1 y cap. 17). La angiotensina II causa 1) constricción directa de los vasos de resistencia, y 2) estimulación de la síntesis de aldosterona en la corteza suprarrenal, que incrementa la absorción renal de sodio y el volumen sanguíneo intravascular. La vasopresina secretada por la neurohipófisis también tiene participación en el mantenimiento de la presión sanguínea a través de su capacidad de regular la resorción de agua por el riñón (caps. 15 y 17).

FARMACOLOGÍA BÁSICA DE LOS FÁRMACOS ANTIHIPERTENSIVOS

Todos los antihipertensivos actúan en uno o más de los cuatro sitios de control anatómico señalados en la figura 11-1 y producen sus efectos por interferencia con los mecanismos normales de regulación de la presión arterial. Una clasificación útil de tales agentes los ordena de acuerdo con el sitio de regulación principal o los mecanismos por los que actúan (fig. 11-3). Debido a los mecanismos de acción comunes, los fármacos dentro de cada categoría tienden a producir una variedad similar de toxicidades. Las categorías incluyen las siguientes.

1. **Diuréticos**, que disminuyen la presión sanguínea por eliminación de sodio del cuerpo y decremento del volumen sanguíneo, y tal vez por otros mecanismos.

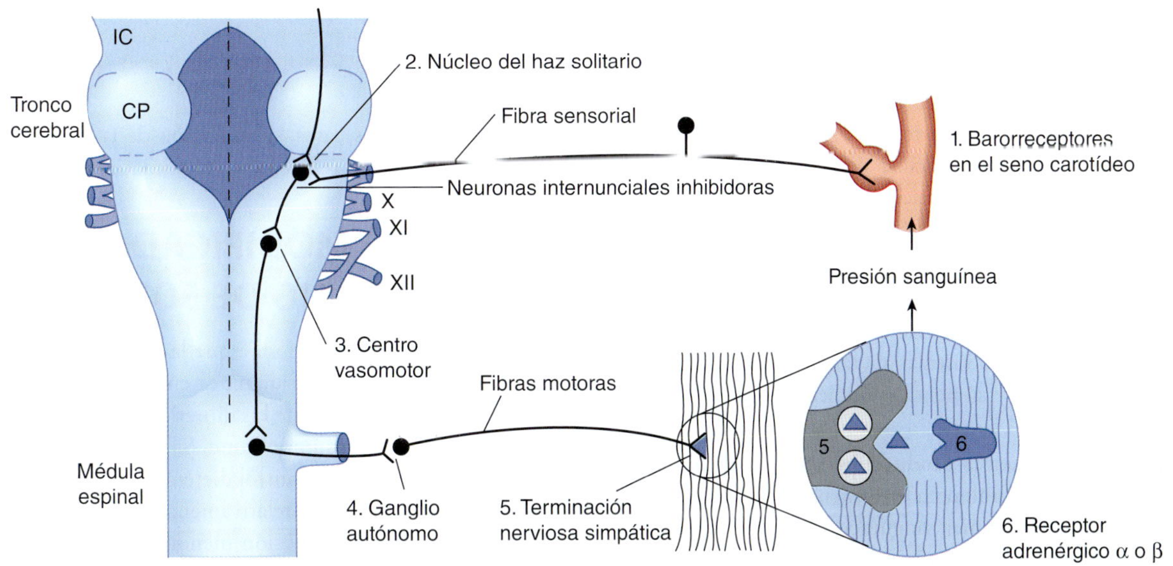

FIGURA 11–2 Arco reflejo de los barorreceptores.

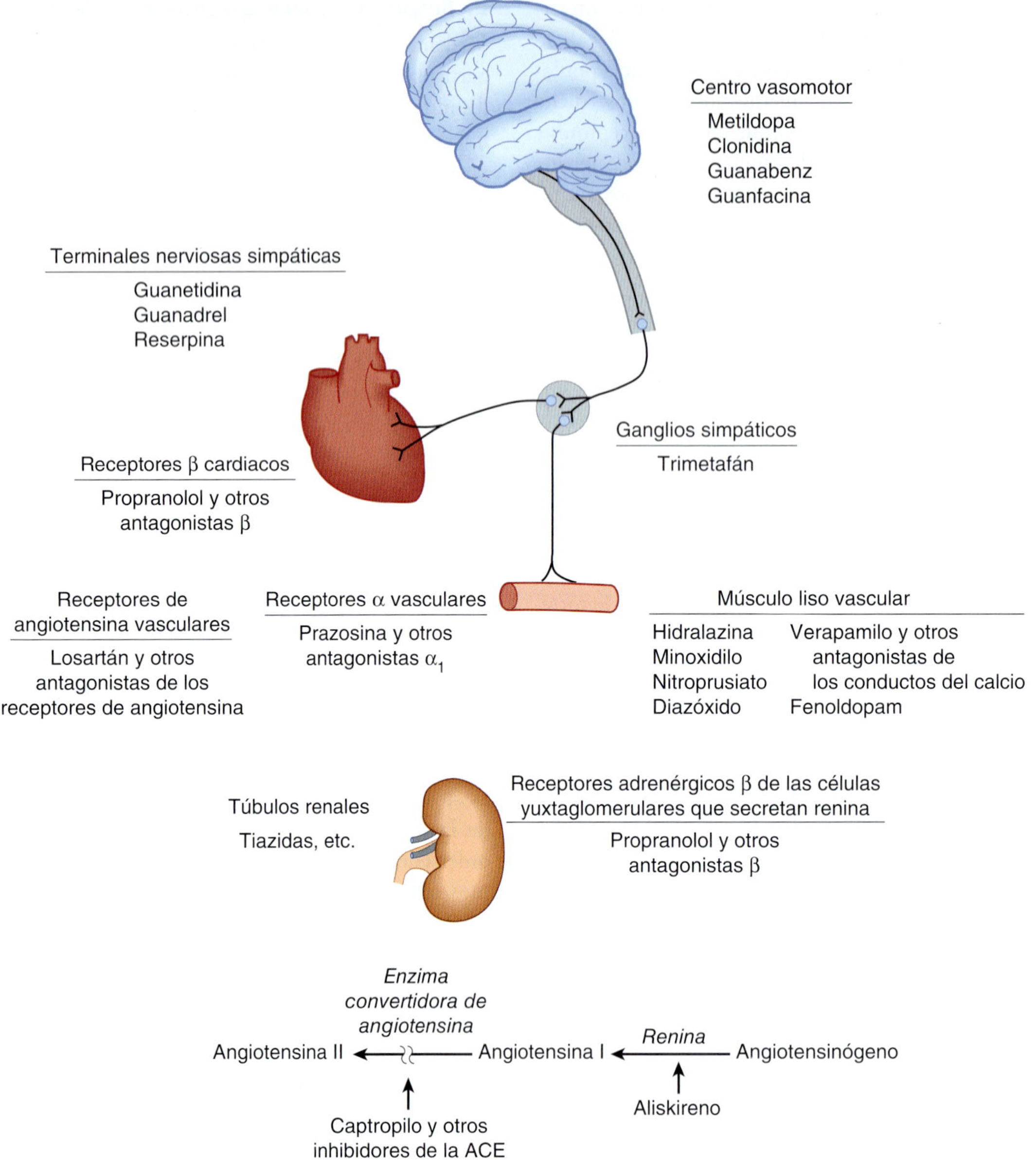

FIGURA 11-3 Sitios de acción de las principales clases de fármacos antihipertensivos.

2. **Agentes simpaticolíticos**, que reducen la presión arterial por decremento de la resistencia vascular periférica, inhibición de la función cardiaca y aumento de la acumulación de sangre venosa en vasos de capacitancia (los últimos dos efectos disminuyen el gasto cardiaco). Tales fármacos se subdividen de acuerdo con sus sitios de acción en el arco reflejo simpático (véase más adelante).
3. **Vasodilatadores directos**, que reducen la presión sanguínea por relajación del músculo liso vascular, de tal manera que dilatan así los vasos de resistencia y aumentan también en grados variables la capacitancia.
4. **Fármacos que suprimen la producción o acción de la angiotensina** y, por lo tanto, aminoran la resistencia vascular periférica y (potencialmente) el volumen sanguíneo.

El hecho de que estos grupos de fármacos actúen por diferentes mecanismos permite la combinación de dos o más grupos, con mayor eficacia y, en algunos casos, disminución de la toxicidad (véase el recuadro Hipertensión resistente y polifarmacia).

FÁRMACOS MODIFICADORES DEL EQUILIBRIO DE SODIO Y AGUA

Desde hace muchos años se sabe que la restricción de sodio en la dieta disminuye la presión sanguínea en individuos con hipertensión. Con el advenimiento de los diuréticos se pensó que la restricción de sodio era menos importante. Sin embargo, hoy en día hay acuerdo general de que el control dietético de la presión sanguínea es una medida terapéutica relativamente atóxica y puede incluso ser preventiva. Aun la reducción menor del sodio en la dieta disminuye la presión sanguínea (en varios grados) en muchas personas hipertensas.

Hipertensión resistente y polifarmacia

Es deseable la monoterapia (tratamiento con un solo fármaco) en la hipertensión debido a que el cumplimiento es tal vez mejor y el costo menor, además de que en algunos casos los efectos adversos son menores. Sin embargo, la mayoría de los pacientes con hipertensión requiere dos o más fármacos, en particular los que actúan por diferentes mecanismos (polifarmacia). De acuerdo con algunos cálculos, hasta 40% de los pacientes puede responder de modo inadecuado incluso a dos agentes y se los considera con "hipertensión resistente". Algunos de estos enfermos presentan hipertensión secundaria tratable inadvertida, pero la mayoría no, y se requieren tres o más fármacos.

Un motivo para la polifarmacia en la hipertensión es que la mayor parte de los fármacos provoca mecanismos compensatorios regulatorios para mantener la presión arterial (figs. 6-7 y 11-1), que pueden limitar en grado notable su efecto. Por ejemplo, los vasodilatadores como la hidralazina producen un decremento significativo de la resistencia vascular periférica, pero precipitan una taquicardia compensatoria intensa y retención de sal y agua (fig. 11-4), que son casi capaces de revertir por completo su efecto. La adición de un bloqueador β impide la taquicardia y la de un diurético (p. ej., hidroclorotiazida) la retención de sal y agua. En efecto, los tres fármacos acentúan la sensibilidad del aparato cardiovascular a la acción de los otros.

Un segundo motivo es que algunos fármacos tienen sólo una leve eficacia máxima, pero la disminución de la morbilidad a largo plazo indica su uso. Muchos estudios de los inhibidores de la enzima convertidora de angiotensina (ACE) notifican una disminución máxima de menos de 10 mmHg de la presión arterial. En pacientes con hipertensión en etapa 2 (>160/100 mmHg) esto es inadecuado para prevenir todas las secuelas de la afección, pero los inhibidores de la ACE representan importantes beneficios a largo plazo para prevenir o disminuir la nefropatía en personas con diabetes y reducir la insuficiencia cardiaca.

Por último, la toxicidad de algunos fármacos eficaces impide su uso a las dosis máximas. Se ha criticado el empleo irrestricto de bloqueadores β, porque varios estudios clínicos grandes indican que algunos miembros del grupo (p. ej., metoprolol y carvedilol) ofrecen un mayor beneficio que otros (p. ej., atenolol). Sin embargo, todos los bloqueadores β parecen mostrar beneficios similares de disminución de la mortalidad después del infarto miocárdico, por lo que estos fármacos están en particular indicados en personas con un infarto e hipertensión.

En la práctica clínica, cuando la hipertensión no responde de modo apropiado a un esquema de un fármaco, se agrega un segundo de una clase diferente con un mecanismo de acción diverso y patrón disímil de toxicidad. Si la respuesta es aún inadecuada y se sabe que el cumplimiento es bueno, debe agregarse un tercer fármaco. Si tres fármacos son inadecuados (por lo general con la inclusión de un diurético), pueden ser necesarias la restricción de sodio de la dieta y la administración de un fármaco adicional.

Mecanismos de acción y efectos hemodinámicos de los diuréticos

Los diuréticos disminuyen la presión sanguínea sobre todo por agotamiento de la reserva de sodio corporal. Al principio, los diuréticos aminoran la presión sanguínea por disminución del volumen sanguíneo y el gasto cardiaco; la resistencia vascular periférica puede aumentar. Después de seis a ocho semanas, el gasto cardiaco retorna a lo normal, en tanto que la resistencia vascular periférica declina. Se cree que el sodio contribuye a la resistencia vascular por aumento de la rigidez de los vasos y la reactividad neural, tal vez relacionadas con alteración del intercambio del sodio-calcio, con un incremento resultante del calcio intracelular. Estos efectos se revierten por la acción de los diuréticos o la restricción de sodio.

En la mayoría de los pacientes, los diuréticos son eficaces para reducir la presión sanguínea de 10 a 15 mmHg, y tales fármacos solos proveen a menudo el tratamiento adecuado de la hipertensión esencial leve a moderada. En la hipertensión más grave, los diuréticos se usan en combinación con fármacos simpaticolíticos y vasodilatadores para controlar la tendencia a la retención de sodio causada por esos agentes. La capacidad de respuesta vascular, por ejemplo de constricción o dilatación, disminuye por los fármacos simpaticolíticos y vasodilatadores, de tal manera que la vasculatura se comporta como un tubo rígido. Como consecuencia, la presión sanguínea se vuelve muy sensible al volumen sanguíneo. Así, en la hipertensión grave, cuando se administran múltiples fármacos, la presión sanguínea puede controlarse bien si el volumen sanguíneo es de 95% de lo normal, pero aumenta en gran medida cuando es de 105% respecto de lo normal.

Uso de diuréticos

Los sitios de acción dentro del riñón y la farmacocinética de diversos diuréticos se revisan en el capítulo 15. Los diuréticos tiazídicos son apropiados para la mayoría de pacientes con hipertensión leve o moderada y funciones renal y cardiaca normales. Los diuréticos más potentes (p. ej., aquellos que actúan sobre el asa de Henle), como la furosemida, son necesarios en la hipertensión grave cuando se utilizan fármacos múltiples con propiedades de retención de sodio; en presencia de insuficiencia renal, cuando la tasa de filtración glomerular es menor de 30 o 40 ml/min; y en la insuficiencia cardiaca o la cirrosis, en las que la retención de sodio es notoria.

Los diuréticos ahorradores de potasio son útiles para evitar el agotamiento excesivo de potasio y aumentar los efectos natriuréticos de estos agentes. Los antagonistas del receptor de aldosterona en particular poseen un efecto favorable sobre la función cardiaca de personas con insuficiencia cardiaca.

En el cuadro 11-2 se enlistan algunas características farmacocinéticas y las dosis de mantenimiento inicial y regular de la hidroclorotiazida. Aunque los diuréticos tiazídicos son más natriuréticos a

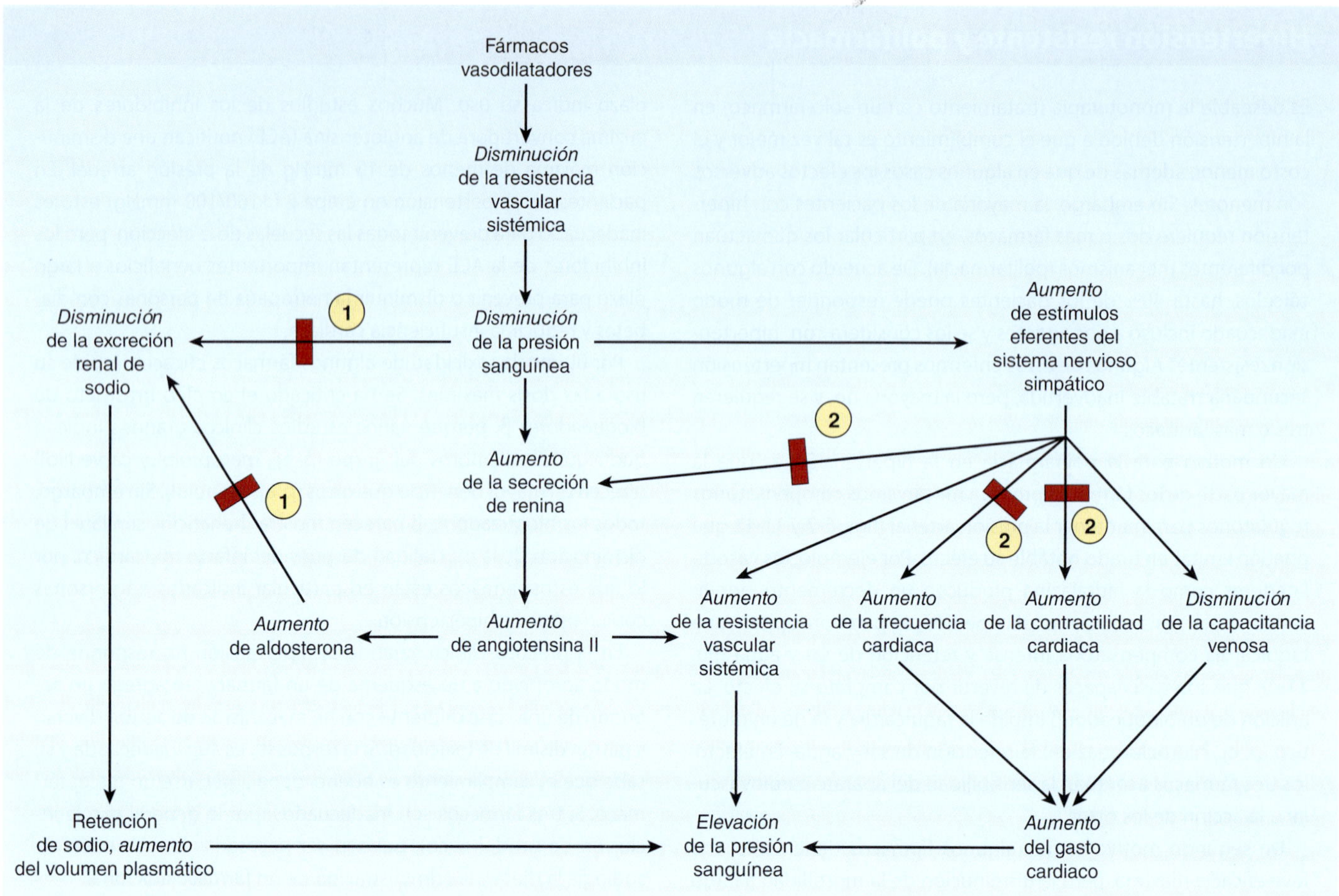

FIGURA 11–4 Respuestas compensatorias a los vasodilatadores; base para el tratamiento combinado con bloqueadores β y diuréticos. ① Efecto antagonizado por los diuréticos. ② Efecto anulado por los antagonistas β.

dosis mayores (hasta 100 a 200 mg de hidroclorotiazida), cuando se administran como agentes únicos, las dosis menores (25 a 50 mg) ejercen un efecto más antihipertensivo que las dosis mayores. A diferencia de las tiazidas, la respuesta de la presión arterial a los diuréticos de asa continúa en ascenso a dosis varias veces mayores que el tratamiento habitual.

Toxicidad de los diuréticos

En el tratamiento de la hipertensión, el efecto adverso más frecuente de tales fármacos (excepto los ahorradores de potasio) es el agotamiento de potasio. Aunque muchos pacientes toleran bien grados leves de hipopotasemia, ésta puede ser peligrosa en personas que toman digitálicos, quienes presentan arritmias crónicas o aquellos con infarto miocárdico agudo o disfunción ventricular izquierda. La pérdida de potasio se acopla a la resorción de sodio y la restricción de la ingestión del mismo elemento en la dieta; por lo tanto, disminuye al mínimo la pérdida de potasio. Los diuréticos pueden también ocasionar agotamiento de magnesio, alterar la tolerancia de la glucosa e incrementar la concentración de lípidos séricos. Los diuréticos aumentan la concentración de ácido úrico y pueden precipitar la gota. El uso de dosis bajas disminuye dichos efectos metabólicos adversos sin alterar la acción antihipertensiva. Los diuréticos ahorradores de potasio pueden producir hiperpotasemia, en particular en pacientes con insuficiencia renal y aquellos que toman inhibidores de la ACE o antagonistas de los receptores de angiotensina; la espironolactona (un esteroide) se relaciona con ginecomastia.

FÁRMACOS MODIFICADORES DE LA FUNCIÓN DEL SISTEMA NERVIOSO SIMPÁTICO

En muchos pacientes, la hipertensión se inicia y sostiene al menos en parte por la activación neural simpática. En personas con hipertensión moderada a grave, los regímenes más efectivos incluyen un fármaco que inhiba la función del sistema nervioso simpático. Los fármacos de este grupo se clasifican con base en el sitio en el que influyen en el arco reflejo simpático (fig. 11-2). Esta clasificación neuroanatómica explica las grandes diferencias en los efectos cardiovasculares de las sustancias y permite al médico predecir las interacciones de estos compuestos entre sí y con otros fármacos.

Los subtipos de fármacos simpaticolíticos tienen distintos patrones de toxicidad posible. Los que reducen la presión sanguínea por efectos en el sistema nervioso central tienden a inducir sedación y depresión mental; es posible que alteren el sueño e incluso que ocasionen pesadillas. Los compuestos que inhiben la transmisión a tra-

CUADRO 11-2 Características farmacocinéticas y dosis de los antihipertensivos orales seleccionados

Fármaco	Semivida (h)	Biodisponibilidad (%)	Dosis inicial sugerida	Límites posológicos de mantenimiento usuales	Menor dosis necesaria en la insuficiencia renal moderada[1]
Amlodipina	35	65	2.5 mg/día	5-10 mg/día	No
Atenolol	6	60	50 mg/día	50-100 mg/día	Sí
Benazeprilo	0.6[2]	35	5-10 mg/día	20-40 mg/día	Sí
Captoprilo	2.2	65	50-75 mg/día	75-150 mg/día	Sí
Clonidina	8-12	95	0.2 mg/día	0.2-1.2 mg/día	Sí
Diltiazem	3.5	40	120-140 mg/día	240-360 mg/día	No
Guanetidina	120	3-50	10 mg/día	25-50 mg/día	Posible
Hidralazina	1.5-3	25	40 mg/día	40-200 mg/día	No
Hidroclorotiazida	12	70	25 mg/día	25-50 mg/día	No
Lisinoprilo	12	25	10 mg/día	10-80 mg/día	Sí
Losartán	1-2[3]	36	50 mg/día	25-100 mg/día	No
Metildopa	2	25	1 g/día	1-2 g/día	No
Metoprolol	3-7	40	50-100 mg/día	200-400 mg/día	No
Minoxidilo	4	90	5-10 mg/día	40 mg/día	No
Nebivolol	12	Nd[4]	5 mg/día	10-40 mg/día	No
Nifedipina	2	50	30 mg/día	30-60 mg/día	No
Prazosina	3-4	70	3 mg/día	10-30 mg/día	No
Propranolol	3-5	25	80 mg/día	80-480 mg/día	No
Reserpina	24-48	50	0.25 mg/día	0.25 mg/día	No
Verapamilo	4-6	22	180 mg/día	240-480 mg/día	No

[1]Depuración de creatinina ≥30 ml/min. Muchos de estos fármacos requieren ajustes posológico si la depuración de creatinina desciende por debajo de 30 ml/min.

[2]El metabolito activo del benazeprilo tiene una semivida de 10 h.

[3]El metabolito activo del losartán tiene una semivida de 3 a 4 h.

[4]Nd, no determinada.

vés de los ganglios autónomos (neurovegetativos) (bloqueadores ganglionares) producen toxicidad por la inhibición de la regulación parasimpática, además de ejercer un bloqueo simpático profundo y ya no se utilizan más. Los fármacos cuya principal acción es la reducción de la liberación de noradrenalina de las terminaciones nerviosas simpáticas tienen efectos similares a los de la simpatectomía quirúrgica, como inhibición de la eyaculación e hipotensión, que se intensifica en la posición erguida y después del ejercicio. Los fármacos que bloquean los receptores adrenérgicos postsinápticos tienen un espectro de efectos más selectivo, según sea la clase de receptor al que se unan. Aunque no se describe en este capítulo, debe señalarse que la desnervación simpática renal es una medida efectiva para disminuir la presión sanguínea en pacientes con hipertensión resistente a los antihipertensivos.

Por último, debe señalarse que *todos* los fármacos que disminuyen la presión sanguínea por alteración de la función simpática pueden precipitar efectos compensatorios a través de mecanismos que no dependen de los nervios adrenérgicos. Por lo tanto, el efecto antihipertensivo de cualquiera de estos compuestos usado solo puede limitarse por la retención de sodio por el riñón y la expansión del volumen sanguíneo. Por tal motivo, los fármacos antihipertensivos simpaticolíticos son más eficaces cuando se utilizan en combinación con un diurético.

FÁRMACOS SIMPATICOLÍTICOS DE ACCIÓN CENTRAL

Los fármacos simpaticolíticos de acción central se administraron de forma amplia para el tratamiento de la hipertensión. Con excepción de la clonidina, dichos fármacos rara vez se indican en la actualidad.

Mecanismos y sitios de acción

Estos compuestos reducen la emisión simpática desde centros vasomotores en el tronco cerebral, pero permiten que tales centros conserven, o incluso aumenten, su sensibilidad al control por los barorreceptores. De acuerdo con ello, las acciones antihipertensivas y tóxicas de estos fármacos dependen en general menos de la postura que los efectos de aquellos que actúan en forma directa sobre neuronas simpáticas periféricas.

La **metildopa** (L-α-metil-3,4-dihidroxifenilalanina) es un análogo de L-dopa y se convierte en metildopamina α y metilnoradrenalina α; en la figura 6-5 se ilustra una vía paralela directa para la síntesis de noradrenalina a partir de dopa. La metilnoradrenalina α se almacena en vesículas de los nervios adrenérgicos, donde sustituye de modo estequiométrico a la noradrenalina y se libera por la estimulación nerviosa para interactuar con receptores adrenérgicos postsinápticos.

Sin embargo, esa sustitución de la noradrenalina por un falso transmisor en las neuronas periféricas *no* es la encargada del efecto antihipertensivo de la metildopa, debido a que la metilnoradrenalina α secretada es un agonista eficaz de los receptores adrenérgicos α que media la constricción simpática periférica de las arteriolas y vénulas. En realidad, la acción antihipertensiva de la metildopa es resultado al parecer de la estimulación de los receptores adrenérgicos α *centrales* por la metilnoradrenalina α o la metildopamina α.

La acción antihipertensiva de la **clonidina**, un derivado de la 2-imidazolina, se descubrió durante pruebas del fármaco para su uso como descongestivo nasal.

Después de su inyección intravenosa, la clonidina produce una breve elevación de la presión sanguínea, seguido por hipotensión de mayor duración. La respuesta presora se debe a la estimulación directa de los receptores adrenérgicos α en las arteriolas. El fármaco se clasifica como agonista parcial de los receptores adrenérgicos α porque también inhibe los efectos presores de otros agonistas α.

Un número considerable de pruebas indica que el efecto hipotensor de la clonidina se ejerce en receptores adrenérgicos α del bulbo raquídeo. En los animales se previene el efecto hipotensor de la clonidina por la administración central de antagonistas α. La clonidina atenúa el tono simpático y aumenta el parasimpático, lo que tiene como resultado una reducción de la presión sanguínea y bradicardia. La disminución de la presión sanguínea se acompaña de un decremento de la cifra de catecolaminas circulantes. Tales observaciones sugieren que la clonidina sensibiliza a los centros motores del tronco cerebral para su inhibición por barorreflejos.

En consecuencia, los estudios de clonidina y metildopa señalan que en la regulación normal de la presión sanguínea intervienen neuronas adrenérgicas centrales que regulan los reflejos de barorreceptores. La clonidina y la metilnoradrenalina α se unen con mayor fuerza a los receptores adrenérgicos α_2 que a los α_1. Como se indicó en el capítulo 6, los receptores adrenérgicos α_2 se localizan en neuronas adrenérgicas presinápticas, así como en algunos sitios postsinápticos. Es posible que la clonidina y la metilnoradrenalina α actúen en el cerebro para disminuir la secreción de noradrenalina hacia sitios receptores importantes. De manera alternativa, estos fármacos pueden actuar sobre receptores adrenérgicos α_2 postsinápticos para inhibir la actividad de las neuronas correspondientes. Por último, la clonidina también se une a un receptor no adrenérgico, el **receptor de imidazolina**, que también puede mediar efectos antihipertensivos.

La clonidina y la metildopa producen efectos hemodinámicos un poco diferentes: la primera aminora más la frecuencia y el gasto cardiaco que la segunda. Esta diferencia sugiere que dichos fármacos no tienen sitios idénticos de acción. Pueden actuar de manera principal en diferentes grupos de neuronas en los centros vasomotores del tronco cerebral.

El **guanabenz** y la **guanfacina** son fármacos antihipertensivos de acción central que comparten los efectos de simulación de los receptores adrenérgicos α centrales de la clonidina. No parecen ofrecer ninguna ventaja sobre la clonidina y rara vez se administran.

METILDOPA

La metildopa se utilizó en forma amplia en el pasado, pero hoy se emplea de manera predominante para la hipertensión durante el embarazo. Disminuye la presión sanguínea, en particular por disminución de la resistencia vascular periférica, con decremento variable de la frecuencia y el gasto cardiacos.

Casi todos los reflejos cardiovasculares se mantienen intactos después de la administración de metildopa y la reducción de la presión sanguínea no depende demasiado de la postura. Algunas veces hay hipotensión postural (ortostática), en particular en sujetos con disminución del volumen circulante. Una ventaja potencial de este fármaco es que provoca disminución de la resistencia vascular renal.

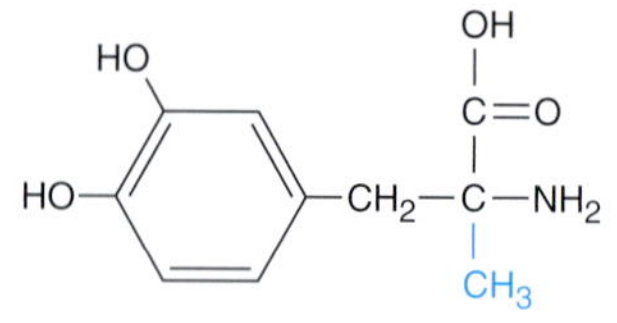

α-metildopa
(grupo α-metilo en color)

Farmacocinética y dosis

En el cuadro 11-2 se muestran las características farmacocinéticas de la metildopa. Ésta entra al cerebro a través de un transportador de aminoácidos aromáticos. La dosis usual de la metildopa produce su efecto antihipertensivo máximo en 4 a 6 h y puede persistir hasta 24 h. Su efecto depende de la acumulación y almacenamiento de un metabolito (metilnoradrenalina α) en las vesículas de las terminaciones nerviosas, por lo que la acción persiste después de la desaparición del fármaco original de la circulación.

Toxicidad

El efecto indeseable más frecuente de la metildopa es la sedación, en particular al inicio del tratamiento. Con la farmacoterapia de largo plazo, los pacientes pueden manifestar lasitud persistente y alteración de la concentración mental. Es posible que tengan pesadillas, alteración del estado mental, vértigo y signos extrapiramidales, pero son relativamente infrecuentes. Puede ocurrir galactorrea vinculada con aumento de la secreción de prolactina en varones y mujeres tratados con metildopa. Es probable que esta toxicidad sea mediada por la inhibición de los mecanismos dopaminérgicos en el hipotálamo.

Otros efectos adversos importantes de la metildopa son la aparición de una prueba de Coombs positiva (que ocurre en 10 a 20% de los pacientes sometidos a tratamiento durante más de 12 meses), que en ocasiones dificulta las pruebas cruzadas para transfusiones sanguíneas y rara vez se vincula con anemia hemolítica, así como hepatitis y fiebre por fármacos. La interrupción del fármaco produce por lo general una reversión rápida de esas anomalías.

CLONIDINA

La disminución de la presión sanguínea por la clonidina es producto del decremento del gasto cardiaco por una frecuencia cardiaca menor y relajación de los vasos de capacitancia, con reducción de la resistencia vascular periférica.

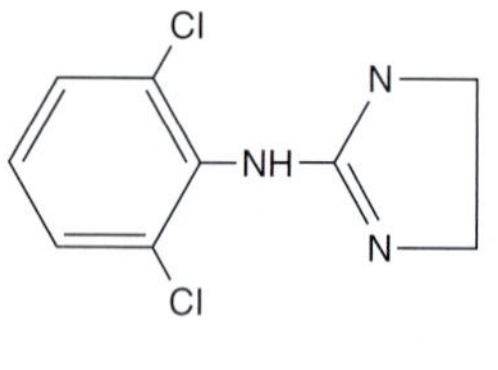

Clonidina

La disminución de la presión sanguínea por la clonidina se logra por reducción de la resistencia vascular y mantenimiento del riego sanguíneo renales. Al igual que la metildopa, la clonidina disminuye la presión sanguínea en decúbito dorsal y sólo rara vez causa hipotensión postural. No se observan efectos presores de la clonidina después de la ingestión de dosis terapéuticas, pero una hipertensión considerable puede complicar una sobredosis masiva.

Farmacocinética y dosis

En el cuadro 11-2 se muestran las características farmacocinéticas comunes.

La clonidina es liposoluble e ingresa con rapidez al cerebro desde la circulación. En virtud de su semivida relativamente breve y el hecho de que el efecto antihipertensivo tiene relación directa con su concentración sanguínea, la clonidina oral debe administrarse cada 12 h (o en la forma de parche; véase más adelante) para mantener el control uniforme de la presión sanguínea. Sin embargo, a diferencia de la metildopa, la curva de dosis-respuesta de la clonidina es tal que el aumento de la dosis es más eficaz (aunque también más tóxico).

Asimismo, se dispone de una preparación transdérmica de clonidina que aminora la presión sanguínea durante siete días después de una sola aplicación. Esta presentación parece producir menos sedación que los comprimidos, pero a menudo se vincula con reacciones cutáneas locales.

Toxicidad

Son frecuentes la boca seca y la sedación, ambos efectos de mediación central y dependientes de la dosis, que coinciden de manera temporal con el efecto antihipertensivo del fármaco.

La clonidina no debe administrarse a pacientes con riesgo de depresión del sistema nervioso y es conveniente retirarla si ocurre ésta durante su administración. El tratamiento concomitante con depresivos tricíclicos puede bloquear el efecto antihipertensivo de la clonidina. Dicha interacción puede deberse a la acción de bloqueo de los receptores adrenérgicos α por los preparados tricíclicos.

Es posible que la abstinencia de clonidina después de un uso prolongado, en particular a dosis altas (más de 1 mg/día), precipite una crisis hipertensiva que pone en riesgo la vida, mediada por un aumento de la actividad nerviosa simpática. Los pacientes presentan nerviosismo, taquicardia, cefalea y diaforesis después de omitir una o dos dosis del fármaco. Debido a tal riesgo, es preciso informar a todos los pacientes que la reciben acerca de su interrupción súbita. Cuando se decide discontinuarla, debe hacerse en forma gradual, en tanto se sustituye con otros antihipertensivos. El tratamiento de la crisis hipertensiva consta de la reinstitución del tratamiento con clonidina o la administración de antagonistas de receptores adrenérgicos α y β.

ANTAGONISTAS GANGLIONARES

Desde el punto de vista histórico, los fármacos que antagonizan la activación de neuronas autónomas posganglionares por la acetilcolina fueron de los primeros compuestos utilizados para el tratamiento de la hipertensión. La mayor parte de ellos ya no está disponible en clínica por su toxicidad intolerable en relación con su acción primaria (véase más adelante).

Los antagonistas ganglionares obstaculizan de manera competitiva a los colinorreceptores nicotínicos en neuronas posganglionares en los ganglios simpáticos y parasimpáticos. Además, dichos fármacos pueden antagonizar de manera directa el conducto nicotínico de la acetilcolina en la misma forma que los antagonistas neuromusculares nicotínicos (fig. 27-6).

Los efectos adversos de los antagonistas ganglionares son extensión directa de sus efectos farmacológicos e incluyen simpaticólisis (hipotensión ortostática excesiva y disfunción sexual) y parasimpaticólisis (estreñimiento, retención urinaria, precipitación de glaucoma, visión borrosa, boca seca, etc.). Estas toxicidades importantes son el principal motivo de abandono de los antagonistas ganglionares en el tratamiento de la hipertensión.

ANTAGONISTAS ADRENÉRGICOS NEURONALES

Estos fármacos reducen la presión sanguínea al evitar la secreción fisiológica normal de noradrenalina de las neuronas simpáticas posganglionares.

Guanetidina

En dosis de suficiente magnitud, la guanetidina puede producir simpaticólisis intensa; durante muchos años, su gran eficacia la hizo el fármaco principal para el tratamiento externo de la hipertensión grave. Por el mismo motivo, la guanetidina puede generar todos los efectos tóxicos esperados de la "simpatectomía farmacológica", incluidos la hipotensión postural, la diarrea y la alteración de la eyaculación. Por tales efectos adversos, dicho fármaco se usa rara vez en la actualidad.

La guanetidina es muy polar para ingresar al sistema nervioso central. Como resultado, el fármaco carece de los efectos centrales observados con muchos de los agentes antidepresores descritos en este capítulo.

El **guanadrel** es un fármaco similar a la guanetidina, disponible en Estados Unidos. La **betanidina** y el **debrisoquín**, antihipertensivos no disponibles para uso clínico en Estados Unidos, son similares.

A. Mecanismo y sitios de acción

La guanetidina inhibe la secreción de noradrenalina por terminaciones nerviosas simpáticas (fig. 6-4), efecto tal vez encargado de casi toda la simpaticólisis que ocurre en los pacientes; se transporta a través de la membrana de los nervios simpáticos por algún mecanismo del traslado de la misma noradrenalina (NET, captación 1) y su captación es indispensable para la acción del fármaco. Una vez que la guanetidina ingresa al nervio, se concentra en las vesículas de transmisores, donde sustituye a la noradrenalina. Debido a ese cambio, el fármaco causa agotamiento gradual de las reservas de noradrenalina en la terminación nerviosa.

Puesto que la captación neuronal es necesaria para la actividad hipotensora de la guanetidina, los fármacos que bloquean el proceso de captación de catecolaminas o que desplazan aminas de la terminal nerviosa (cap. 6) impiden sus efectos. Éstos incluyen cocaína, anfetamina, antidepresivos tricíclicos, fenotiazinas y fenoxibenzamina.

B. Farmacocinética y dosis

Debido a la semivida prolongada de la guanetidina (cinco días), el inicio de la simpaticólisis es gradual (máximo efecto en una a dos semanas) y persiste durante un periodo comparable después del cese de su administración. La dosis no debe aumentarse de ordinario a intervalos menores de dos semanas.

C. Toxicidad

El uso terapéutico de la guanetidina se vincula a menudo con hipotensión postural sintomática y consecutiva al ejercicio, en particular cuando la dosis es alta. La simpaticólisis inducida por la guanetidina en los varones puede relacionarse con eyaculación retrasada o retrógrada (hacia la vejiga). La guanetidina provoca casi siempre diarrea, que resulta de un aumento de la motilidad gastrointestinal por predominio parasimpático en el control de la actividad del músculo liso del tubo digestivo.

Las interacciones con otros fármacos pueden complicar el tratamiento con guanetidina. Los agentes simpaticomiméticos a las dosis disponibles en preparados para el resfrío que se obtienen sin prescripción médica pueden producir hipertensión en individuos que toman guanetidina. De manera similar, dicho fármaco puede ocasionar crisis hipertensivas por liberación de catecolaminas en personas con feocromocitoma. Cuando se administran antidepresivos tricíclicos a pacientes que consumen guanetidina, el efecto antihipertensivo del fármaco se atenúa y puede ocurrir hipertensión grave.

Reserpina

La reserpina, un alcaloide extraído de las raíces de la planta hindú *Rauwolfia serpentina*, fue uno de los primeros fármacos eficaces usados a gran escala para tratar la hipertensión. En la actualidad es poco común su empleo por sus efectos adversos.

A. Mecanismo y sitios de acción

La reserpina bloquea la capacidad de las vesículas de los transmisores aminérgicos de captar y almacenar aminas biógenas, tal vez con interferencia con un transportador vinculado con membrana vesicular (VMAT, *vesicular membrane-associated transporter*; fig. 6-4), efecto que ocurre en todo el cuerpo y causa agotamiento de noradrenalina, dopamina y serotonina en neuronas centrales y periféricas. Los gránulos cromafines en la médula suprarrenal también pierden sus reservas de catecolaminas, aunque en menor grado que las vesículas neuronales. Los efectos de la reserpina sobre las vesículas adrenérgicas parecen irreversibles; durante muchos días permanecen cantidades mínimas del fármaco unidas a las membranas vesiculares.

El agotamiento de aminas periféricas tal vez contribuya con gran parte del efecto antihipertensivo beneficioso de la reserpina, pero no puede descartarse un componente central. Este fármaco ingresa con facilidad al cerebro y el agotamiento de las reservas de aminas cerebrales causa sedación, depresión mental y síntomas de parkinsonismo.

A las dosis más bajas usadas para el tratamiento de la hipertensión leve, la reserpina reduce la presión sanguínea por una combinación de menor gasto cardiaco y reducción de la resistencia vascular periférica.

B. Farmacocinética y dosis

Véase el cuadro 11-2.

C. Toxicidad

A las dosis bajas a las que suele administrarse, la reserpina produce poca hipotensión postural; gran parte de sus efectos indeseados es resultado de acciones en el cerebro o el aparato digestivo.

Las dosis elevadas de reserpina producen de manera característica sedación, lasitud, pesadillas y depresión mental grave; en ocasiones se presentan incluso en personas que reciben dosis bajas (0.25 mg/día). Con menor frecuencia, las dosis bajas habituales de la reserpina inducen efectos extrapiramidales que simulan la enfermedad de Parkinson, tal vez como resultado del agotamiento de la dopamina en el cuerpo estriado. Si bien estos efectos centrales son infrecuentes, debe señalarse que pueden presentarse en cualquier momento, incluso después de meses de tratamiento sin alteraciones. Los pacientes con antecedente de depresión mental no deben recibir reserpina y si aparece depresión hay que interrumpir el fármaco.

La reserpina provoca con frecuencia diarrea leve y cólicos gastrointestinales, así como aumento de la secreción de ácido gástrico. No debe administrarse a pacientes con antecedente de úlcera péptica.

ANTAGONISTAS DE RECEPTORES ADRENÉRGICOS

La farmacología detallada de los antagonistas de los receptores adrenérgicos α y β se presenta en el capítulo 10.

ANTAGONISTAS DE LOS RECEPTORES ADRENÉRGICOS β

Del gran número de antagonistas β estudiados, la mayor parte muestra eficacia para reducir la presión sanguínea. Las propiedades farmacológicas de varios de estos agentes difieren en formas que pueden conferir beneficio terapéutico en ciertas circunstancias clínicas.

Propranolol

El propranolol fue el primer antagonista β que mostró eficacia en la hipertensión y la cardiopatía isquémica. En la actualidad se ha sustituido en gran parte por los antagonistas β cardioselectivos, como el metoprolol y el atenolol. Todos los antagonistas de los receptores adrenérgicos β son útiles para disminuir la presión sanguínea en la hipertensión leve a moderada. En la hipertensión grave, los antagonistas β son en especial útiles para evitar la taquicardia refleja, que a menudo resulta del tratamiento con vasodilatadores directos. Los antagonistas β han mostrado disminuir la mortalidad después de un infarto miocárdico y algunos también reducen la mortalidad en pacientes con insuficiencia cardiaca; son en particular ventajosos para el tratamiento de la hipertensión en sujetos con tales trastornos (cap. 13).

A. Mecanismo y sitios de acción

La eficacia del propranolol para el tratamiento de la hipertensión, así como la mayor parte de sus efectos tóxicos, son resultado del antagonismo β no selectivo. Este fármaco reduce la presión sanguínea, en especial como resultado de un decremento del gasto cardiaco. Otros antagonistas β pueden disminuir el gasto cardiaco o la resistencia vascular periférica en diversos grados, según sean su cardioselectividad y sus actividades agonistas parciales.

El propranolol inhibe la estimulación de la producción de renina por las catecolaminas (mediada por receptores β_1); es posible que dicho efecto se deba en parte a la depresión del sistema renina-angiotensina-aldosterona. Aunque de eficacia máxima en pacientes con actividad alta de la renina plasmática, el propranolol también aminora la presión sanguínea en individuos hipertensos con actividad de renina normal o incluso baja. Los antagonistas β pueden también actuar sobre los receptores adrenérgicos β presinápticos periféricos para atenuar la actividad de los nervios simpáticos vasoconstrictores.

En la hipertensión leve a moderada, el propranolol produce una disminución significativa de la presión sanguínea sin hipotensión postural notoria.

B. Farmacocinética y dosis

Véase el cuadro 11-2. La bradicardia en reposo y una disminución de la frecuencia cardiaca durante el ejercicio son índices del efecto antagonista β del propranolol y los cambios en dichos parámetros pueden usarse como guía para regular las dosis; puede administrarse cada 12 h y se dispone de preparados de liberación lenta.

C. Toxicidad

Los principales efectos tóxicos del propranolol son secundarios al antagonismo de los bloqueos de los receptores β cardiacos, vasculares o bronquiales y se describen con mayor detalle en el capítulo 10. Las más importantes de estas extensiones predecibles de la acción de los antagonistas β ocurren en pacientes con bradicardia o defectos de la conducción cardiaca, asma, insuficiencia vascular periférica y diabetes.

Cuando se discontinúa el propranolol después de un uso regular prolongado, algunos sujetos presentan un síndrome de abstinencia manifestado por nerviosismo, taquicardia, aumento de la intensidad de la angina y la presión sanguínea. Se ha comunicado infarto miocárdico en unos cuantos pacientes. Aunque es probable que la incidencia de tales complicaciones sea baja, el propranolol no debe discontinuarse en forma abrupta. El síndrome de abstinencia puede incluir regulación ascendente o supersensibilidad de los receptores adrenérgicos β.

Metoprolol y atenolol

Los fármacos cardioselectivos metoprolol y atenolol son los antagonistas β utilizados con mayor frecuencia para el tratamiento de la hipertensión. El metoprolol es casi equipotente con respecto al propranolol para la inhibición de la estimulación de los receptores adrenérgicos β_1, como los cardiacos, pero de 50 a 100 tantos menos potente que el propranolol para antagonizar a los receptores β_2. La cardioselectividad relativa puede tener cierta ventaja en el tratamiento de pacientes hipertensos que también sufren asma, diabetes o enfermedad vascular periférica. Aunque la cardioselectividad no es completa, el metoprolol provoca menos constricción bronquial que el propranolol a dosis que producen inhibición equivalente de las respuestas de los receptores adrenérgicos β_1. El metoprolol se degrada de forma amplia por la acción de la CYP2D6 con un metabolismo elevado de primer paso. El fármaco tiene una semivida relativamente breve de 4 a 6 h, pero el preparado de liberación prolongada se puede dosificar cada 12 h (cuadro 11-2). El metoprolol de liberación sostenida es eficaz para disminuir la mortalidad por insuficiencia cardiaca y útil, en particular, en sujetos con hipertensión e insuficiencia cardiaca.

El atenolol no se degrada de manera amplia y se excreta sobre todo en la orina, con una semivida de 6 h; por lo general se dosifica una vez al día. En estudios recientes se encontró que es menos eficaz que el metoprolol para prevenir las complicaciones de la hipertensión. Un posible motivo para dicha diferencia es que las dosis una vez al día no mantienen concentraciones sanguíneas adecuadas del atenolol. La dosis usual es de 50 a 100 mg/día. Los pacientes con atenuación de la función renal deben recibir dosis menores.

Nadolol, carteolol, betaxolol y bisoprolol

El nadolol y el carteolol, antagonistas no selectivos de los receptores β, no presentan degradación reconocible y se eliminan en grado considerable en la orina. El betaxolol y el bisoprolol son antagonistas selectivos β_1 que se degradan sobre todo en el hígado, pero con semividas prolongadas. Por tal razón, estos fármacos pueden administrarse una vez al día. El nadolol suele iniciarse a dosis de 40 mg/día, el carteolol a 2.5 mg/día, el betaxolol a 10 mg/día y el bisoprolol a 5 mg/día. El aumento de la dosis para obtener un efecto terapéutico satisfactorio debe ocurrir no más a menudo que cada cuatro o cinco días. Los pacientes con disminución de la función renal deben recibir, de manera correspondiente, dosis menores de nadolol y carteolol.

Pindolol, acebutolol y penbutolol

El pindolol, acebutolol y penbutolol son agonistas parciales, es decir, antagonistas β con alguna actividad simpaticomimética intrínseca. Reducen la presión sanguínea por decremento de la resistencia vascular y parecen aminorar menos el gasto o la frecuencia cardiacos que otros antagonistas β, tal vez por sus efectos agonistas mucho mayores que los antagonistas en los receptores β_2. Esto puede ser en particular beneficioso para personas con bradiarritmias o enfermedad vascular periférica. Las dosis diarias del pindolol se inician con 10 mg; las del acebutolol con 400 mg y las del penbutolol con 20 mg.

Labetalol, carvedilol y nebivolol

Estos fármacos tienen efectos antagonistas β y vasodilatadores. El labetalol se prepara como mezcla racémica de cuatro isómeros (con dos centros de asimetría). Dos de esos isómeros, el (*S,S*) y el (*R,S*), son relativamente inactivos; un tercero (*S,R*), es un antagonista α potente, y el último (*R,R*), un antagonista β potente. El labetalol presenta una razón 3:1 de antagonismo β:α después de su dosificación oral. La presión sanguínea disminuye por reducción de la resistencia vascular sistémica (por antagonismo α) sin alteración significativa de la frecuencia o el gasto cardiacos. En virtud de su actividad combinada de antagonismo α y β, el labetalol es útil para tratar la hipertensión en el feocromocitoma y las urgencias hipertensivas. Las dosis diarias orales del labetalol fluctúan entre 200 y 2 400 mg/día y se administra en inyecciones súbitas intravenosas repetidas de 20 a 80 mg para tratar urgencias hipertensivas.

El carvedilol, al igual que el labetalol, se administra como mezcla racémica. El isómero *S*( ) es un antagonista no selectivo de los receptores adrenérgicos β, pero los isómeros *S*(–) y *R*(+) tienen una potencia casi equivalente de antagonismo α. Los isómeros se degradan de manera estereoselectiva en el hígado, lo que significa que sus semividas de eliminación pueden diferir. La semivida promedio es de 7 a 10 h. La dosis común de inicio del carvedilol para la hipertensión común es de 6.25 mg cada 12 h. El carvedilol reduce la mortalidad en enfermos con insuficiencia cardiaca y por ello es útil en particular en quienes la padecen junto con hipertensión.

El nebivolol es un antagonista selectivo β_1 con propiedades de vasodilatación que *no* tienen la mediación del antagonismo α. El D-nebivolol posee efectos bloqueadores β_1 de selectividad elevada, en tanto que el isómero L causa vasodilatación; se encuentra en el mercado como mezcla racémica. El efecto vasodilatador puede ser causado por una mayor secreción endotelial de óxido nítrico por vía de la inducción de la sintasa endotelial del mismo óxido. Por lo tanto, los efectos hemodinámicos del nebivolol difieren de los de los antagonista β puros, ya que la resistencia vascular periférica disminuye en forma aguda (por el nebivolol) en contraposición con su aumento (por los fármacos más antiguos). El nebivolol se degrada de modo amplio y tiene metabolitos activos; la semivida es de 10 a 12 h, pero el fármaco se puede administrar una vez al día. La dosificación en general se inicia con 5 mg/día y aumento hasta 40 mg, de ser necesario. La eficacia del nebivolol es similar a la de otros antihipertensivos, pero varios estudios comunican menos efectos adversos.

Esmolol

El esmolol es un antagonista selectivo β_1 que se degrada con rapidez mediante hidrólisis por las esterasas eritrocíticas. Tiene una semivida breve (9 a 10 min) y se administra por vía intravenosa en solución constante. El esmolol se administra en general con una dosis de carga (0.5 a 1 mg/kg) seguida por su infusión constante. La administración suele iniciarse a razón de 50 a 150 μg/kg/min y la dosis aumenta cada 5 min hasta 300 μg/kg/min, según sea necesario para alcanzar el efecto terapéutico deseado. El esmolol se emplea para el tratamiento de la hipertensión transoperatoria y posoperatoria, y algunas veces para urgencias hipertensivas, en particular cuando la hipertensión se vincula con taquicardia.

PRAZOSINA Y OTROS ANTAGONISTAS α_1

Mecanismo y sitios de acción

La prazosina, la terazosina y la doxazosina producen la mayor parte de sus efectos antihipertensivos por bloqueo selectivo de los receptores adrenérgicos α_1 en arteriolas y vénulas. Estos compuestos producen menos taquicardia refleja cuando reducen la presión sanguínea que los antagonistas α no selectivos, como la fentolamina. La selectividad de los receptores adrenérgicos α_1 permite a la noradrenalina ejercer una retroalimentación negativa sin oposición (mediada por receptores adrenérgicos α_2 presinápticos) de su propia secreción (cap. 6); en cambio, la fentolamina bloquea los receptores adrenérgicos α presinápticos y postsinápticos, con el resultado de que la activación refleja de las neuronas simpáticas por los efectos de la fentolamina produce mayor secreción del transmisor hacia los receptores β y una cardioaceleración correspondiente mayor.

Los antagonistas α disminuyen la presión sanguínea por dilatación de los vasos de resistencia y capacitancia. Como era previsible, la presión sanguínea decrece más en posición erguida que en decúbito dorsal. Se observa retención de sal y agua cuando se administran estos fármacos sin un diurético y son más eficaces cuando se emplean en combinación con otros fármacos, como un antagonista β y un diurético, respecto de cuando se administran solos. Debido a sus efectos beneficiosos en varones con síntomas de hiperplasia prostática y obstrucción vesical, tales fármacos se usan sobre todo en varones con hipertensión e hiperplasia prostática benigna concomitantes.

Farmacocinética y dosis

Las características farmacocinéticas de la prazosina se muestran en el cuadro 11-2. La terazosina también se degrada de forma amplia, pero experimenta muy poco metabolismo de primer paso y tiene una semivida de 12 h. La doxazosina posee una biodisponibilidad intermedia y semivida de 22 h.

La terazosina puede a menudo usarse una vez al día, con dosis de 5 a 20 mg/día. La doxazosina suele administrarse una vez al día con inicio de 1 mg/día y aumento hasta de 4 mg/día o más, según sea necesario. Aunque el tratamiento de largo plazo con estos antagonistas α induce relativamente poca hipotensión postural, se identifica un descenso precipitado de la presión sanguínea en bipedestación en algunos pacientes poco después de la absorción de la primera dosis. Por ese motivo, la primera dosis debe ser pequeña y administrarse al acostarse. Aunque el mecanismo de este fenómeno de primera dosis no es claro, se presenta más a menudo en pacientes con disminución de sal y volumen.

Además del fenómeno de la primera dosis, la toxicidad comunicada de los antagonistas α_1 es relativamente rara y leve; incluye mareo, palpitaciones, cefalea y lasitud. Algunos individuos presentan una prueba positiva para el factor antinuclear sérico mientras reciben la prazosina, pero esto no se ha vinculado con síntomas reumáticos. Los antagonistas α_1 no afectan los perfiles de lípidos plasmáticos de manera adversa y pueden incluso ser beneficiosos, pero no se ha mostrado que esa acción confiera alguna ventaja sobre la evolución clínica.

OTROS FÁRMACOS ANTAGONISTAS DE LOS RECEPTORES ADRENÉRGICOS α

Los fármacos no selectivos, **fentolamina** y **fenoxibenzamina**, son útiles para el diagnóstico y el tratamiento del feocromocitoma y en otras situaciones clínicas vinculadas con secreción excesiva de catecolaminas (p. ej., la fentolamina puede combinarse con propranolol para tratar el síndrome de abstinencia de clonidina ya descrito) y su farmacología se describe en el capítulo 10.

VASODILATADORES

Mecanismo y sitios de acción

Esta clase de fármacos incluye a los vasodilatadores orales hidralazina y minoxidilo que se usan para el tratamiento externo de largo plazo de la hipertensión; los vasodilatadores parenterales nitroprusiato, diazóxido y fenoldopam, que se emplean para tratar urgencias hipertensivas; los antagonistas de los conductos del calcio, que pueden administrarse en ambas circunstancias; y los nitratos, que se indican sobre todo en la angina de pecho (cuadro 11-3).

En el capítulo 12 se revisan de manera adicional los vasodilatadores. Todos éstos son útiles en la hipertensión, relajan el músculo liso de las arteriolas y aminoran así la resistencia vascular sistémica. El nitroprusiato de sodio y los nitratos también relajan las venas. La disminución de la resistencia arterial y la presión sanguínea media precipita respuestas compensatorias mediadas por los barorreceptores y el sistema nervioso simpático (fig. 11-4), así como la renina, la angiotensina y la aldosterona. Como los reflejos simpáticos están intactos, el tratamiento con vasodilatadores no causa hipotensión ortostática o disfunción sexual.

Los vasodilatadores actuales actúan mejor en combinación con otros fármacos antihipertensivos que se oponen a las respuestas compensatorias cardiovasculares (véase el recuadro Hipertensión resistente y polifarmacia).

CUADRO 11-3 Mecanismos de acción de los vasodilatadores

Mecanismos	Ejemplos
Liberación de óxido nítrico por el fármaco o el endotelio	Nitroprusiato, hidralazina, nitratos,[1] histamina, acetilcolina
Disminución del ingreso de calcio	Verapamilo, diltiazem, nifedipina
Hiperpolarización de la membrana del músculo liso por abertura de los conductos del potasio	Minoxidilo, diazóxido
Activación de los receptores de dopamina	Fenoldopam

[1]Véase el capítulo 12.

HIDRALAZINA

La hidralazina, un derivado de la hidrazina, dilata las arteriolas pero no las venas. Ha estado disponible durante muchos años, aunque de forma inicial se pensó que no era en particular eficaz porque aparece con rapidez taquifilaxia ante sus efectos antihipertensivos. Hoy en día se reconocen los beneficios del tratamiento combinado y la hidralazina puede utilizarse de manera más eficaz, en particular ante la hipertensión grave. La combinación de hidralazina y nitratos es beneficiosa en la insuficiencia cardiaca y debe considerarse en personas con hipertensión e insuficiencia cardiaca, en especial en estadounidenses de raza negra.

Farmacocinética y dosis

La hidralazina se absorbe bien y con rapidez; es degradada por el hígado durante el primer paso, de tal manera que su biodisponibilidad es baja (en promedio 25%) y variable entre un individuo y otro. Se degrada en parte por acetilación, a una velocidad que parece de distribución bimodal en la población (cap. 4). Como consecuencia, los individuos con acetilación rápida presentan un metabolismo mayor de primer paso, menores concentraciones sanguíneas y menos beneficio antihipertensivo ante una dosis determinada, a diferencia de los sujetos con acetilación lenta. La semivida de la hidralazina es de 1.5 a 3 h, pero los efectos vasculares persisten más tiempo que la concentración sanguínea, tal vez por su unión ávida al tejido vascular.

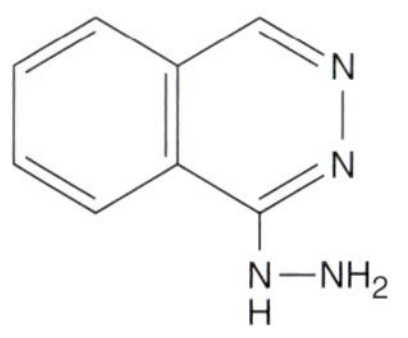

Hidralazina

La dosis habitual es de 40 a 200 mg/día. La mayor se determinó como aquella en la cual hay una pequeña posibilidad de presentar un síndrome similar al lupus eritematoso, descrito en la siguiente sección. Sin embargo, las dosis mayores producen vasodilatación más intensa y pueden usarse si es necesario. La dosis cada 12 u 8 h provee un control constante de la presión sanguínea.

Toxicidad

Los efectos adversos más frecuentes de la hidralazina son cefalea, náusea, anorexia, palpitaciones, sudación y rubor. En pacientes con cardiopatía isquémica, la taquicardia y la estimulación simpática reflejas pueden provocar angina o arritmias isquémicas. Con dosis de 400 mg/día o más hay una incidencia de 10 a 20%, sobre todo en personas con acetilación lenta del fármaco, de un síndrome caracterizado por artralgias, mialgias, exantema y fiebre, que se asemeja al lupus eritematoso. El síndrome no se relaciona con daño renal y se revierte al discontinuar la hidralazina. La neuropatía periférica y la fiebre por fármacos son otros efectos adversos graves pero muy poco comunes.

MINOXIDILO

El minoxidilo es un vasodilatador muy eficaz por vía oral. Su efecto resulta de la abertura de los conductos del potasio en las membranas del músculo liso por el sulfato de minoxidilo, su metabolito activo. El aumento de la permeabilidad al potasio estabiliza la membrana en su potencial en reposo y hace menos probable una contracción. A semejanza de la hidralazina, el minoxidilo dilata las arteriolas pero no las venas. Debido a su mayor efecto antihipertensivo potencial, el minoxidilo debería sustituir a la hidralazina cuando las dosis máximas de esta última no son eficaces, o en pacientes con insuficiencia renal e hipertensión grave que no responden bien a la hidralazina.

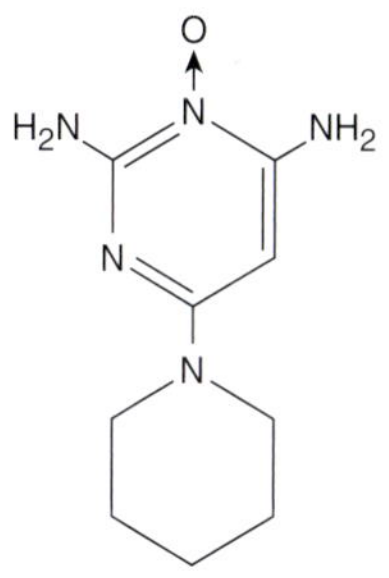

Minoxidilo

Farmacocinética y dosis

Los parámetros farmacocinéticos del minoxidilo se muestran en el cuadro 11-2. Aún más que la hidralazina, el uso del minoxidilo se vincula con estimulación simpática refleja y retención de sodio y líquidos. El minoxidilo debe emplearse en combinación con un antagonista β y un diurético de asa.

Toxicidad

Se presentan taquicardia, palpitaciones, angina y edema cuando las dosis de los antagonistas β y los diuréticos son inadecuadas. La cefalea, sudación e hipertricosis, esta última en especial molesta en las mujeres, son relativamente frecuentes. El minoxidilo ilustra la forma en que la toxicidad en una persona puede convertirse en el tratamiento de otra. El minoxidilo tópico se usa como estimulante del crecimiento piloso para la corrección de la alopecia.

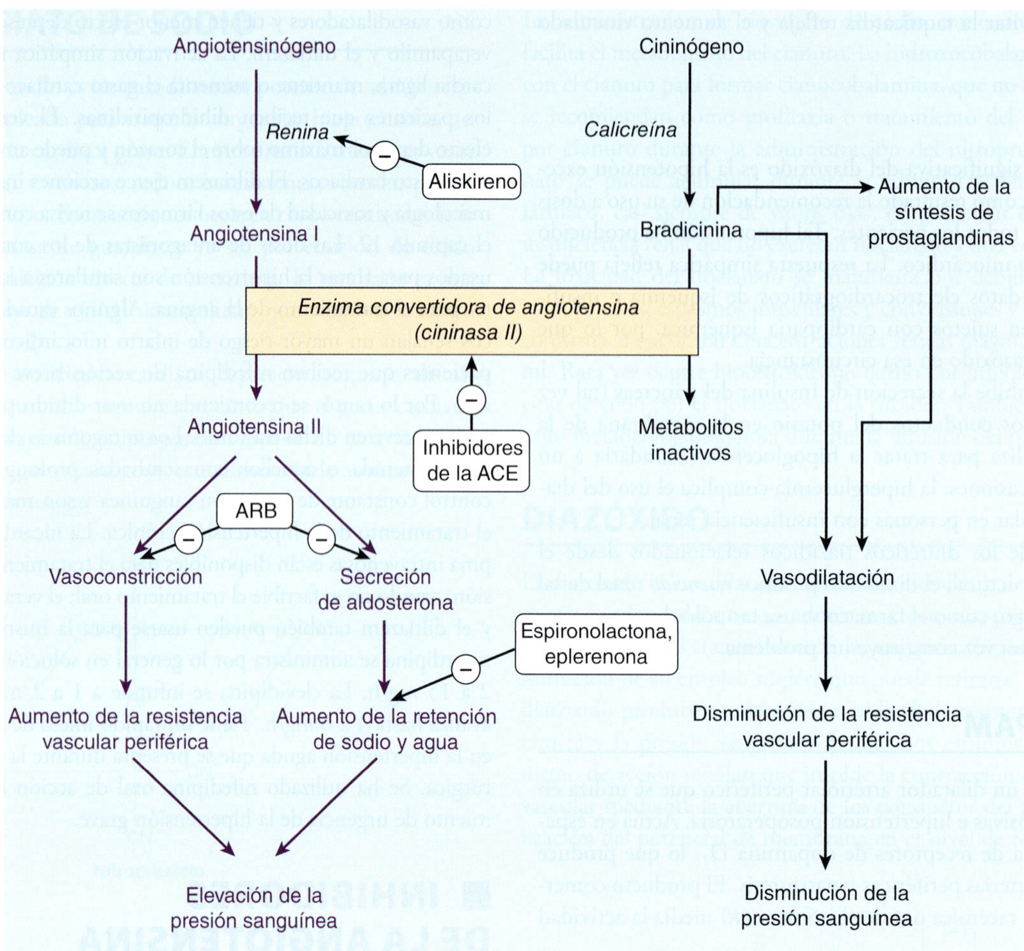

FIGURA 11–5 Sitios de acción de los fármacos que interfieren con el sistema renina-angiotensina-aldosterona. ACE, enzima convertidora de angiotensina; ARB, antagonistas de los receptores de angiotensina.

Existe un sistema paralelo de generación de angiotensina en otros tejidos (p. ej., corazón) y puede ser causa de cambios tróficos, como la hipertrofia cardiaca. La enzima convertidora que participa en la síntesis de la angiotensina II hística también se inhabilita por acción de los inhibidores de la ACE.

Tres clases de fármacos actúan de manera específica en el sistema renina-angiotensina: los inhibidores de la ACE; los inhibidores competitivos de angiotensina en sus receptores, incluidos el losartán y otros antagonistas no peptídicos; y el aliskireno, un antagonista de la renina con actividad por vía oral (cap. 17). Un cuarto grupo de fármacos, el de los inhibidores del receptor de aldosterona (p. ej., espironolactona, eplerenona), se revisa con los diuréticos. Además, los antagonistas β, como se señaló con anterioridad, pueden disminuir la secreción de renina.

INHIBIDORES DE LA ENZIMA CONVERTIDORA DE ANGIOTENSINA (ACE)

El **captoprilo** y otros fármacos de esta clase inhiben la dipeptidasa de peptidilo, una enzima convertidora que hidroliza la angiotensina I en angiotensina II y (bajo el nombre de cininasa plasmática), inactiva a la bradicinina, un potente vasodilatador que actúa al menos en parte por estimulación de la secreción de óxido nítrico y prostaciclina. La actividad hipotensora del captoprilo es resultado de una acción inhibidora sobre el sistema de renina-angiotensina y una estimulante del sistema de calicreína-cinina (fig. 11-5). Se ha demostrado este último mecanismo porque un antagonista de los receptores de bradicinina, el **icatibant** (cap. 17), obstaculiza el efecto de disminución de la presión sanguínea del captoprilo.

El **enalaprilo** es un profármaco oral que se convierte por hidrólisis en un inhibidor de la enzima convertidora, enalaprilato, con efectos similares a los del captoprilo. El enalaprilato está disponible sólo para uso intravenoso, sobre todo en urgencias hipertensivas. El lisinoprilo es un derivado de la lisina del enalaprilato. Otros fármacos de esta clase de acción prolongada son **benazeprilo**, **fosinoprilo**, **moexiprilo**, **perindoprilo**, **quinaprilo**, **ramiprilo** y **trandolaprilo**. Todos son profármacos como el enalaprilo y se convierten en compuestos activos por hidrólisis, en particular en el hígado.

Los inhibidores de la angiotensina II reducen la presión sanguínea, sobre todo por decremento de la resistencia vascular periférica. El gasto y frecuencia cardiacos no cambian de manera significativa. A diferencia de los vasodilatadores directos, estos fármacos no causan activación simpática refleja y se pueden usar con seguridad en personas con cardiopatía isquémica. La ausencia de taquicardia refleja puede ser efecto de un reajuste descendente de los barorreceptores o aumento de la actividad parasimpática.

Si bien los inhibidores de la enzima convertidora de angiotensina son más eficaces en condiciones vinculadas con actividad alta de renina plasmática, no existe una buena correlación entre sujetos en la actividad de la renina plasmática y la respuesta antihipertensiva. De acuerdo con ello, es innecesario ajustar de manera dirigida la renina.

Los inhibidores de la ACE tienen una participación, en particular útil, para tratar a pacientes con nefropatía crónica, dado que disminuyen la proteinuria y estabilizan la función renal (incluso en ausencia de reducción de la presión sanguínea). Ese efecto es en especial valioso en la diabetes y estos fármacos ahora se recomiendan para tratar dicha enfermedad, incluso en ausencia de hipertensión. Es probable que tales beneficios procedan de una mejor hemodinámica intrarrenal, con disminución de la resistencia de arteriolas eferentes glomerulares y la resultante correspondiente de la presión capilar intraglomerular. Los inhibidores de la ACE también se aprobaron como extremadamente útiles para el tratamiento de la insuficiencia cardiaca y después del infarto miocárdico y hay pruebas recientes de que los inhibidores de la ACE reducen la incidencia de diabetes en pacientes con alto riesgo cardiovascular (cap. 13).

Farmacocinética y dosis

En el cuadro 11-2 se incluyen los parámetros farmacocinéticos y las recomendaciones posológicas del captoprilo. Las concentraciones máximas de enalaprilato, el metabolito activo del enalaprilo, se presentan 3 a 4 h después de la dosis del enalaprilo. La semivida de éste es de casi 11 h y su dosis habitual es de 10 a 20 mg, una o dos veces al día. El lisinoprilo tiene una semivida de 12 h. Las dosis de 10 a 80 mg una vez al día son eficaces en la mayoría de los pacientes. Todos los inhibidores de la ACE, excepto el fosinoprilo y el moexiprilo, se eliminan de manera principal por los riñones; las dosis de estos fármacos deben reducirse en sujetos con insuficiencia renal.

Toxicidad

Es posible la hipotensión grave después de las dosis iniciales de cualquier inhibidor de la ACE en individuos con hipovolemia por el uso de diuréticos, restricción de sal o pérdida gastrointestinal de líquidos. Otros efectos adversos comunes a todos los inhibidores de la ACE incluyen insuficiencia renal aguda (en particular en pacientes con estenosis bilateral de las arterias renales o la correspondiente de un riñón solitario), hiperpotasemia, tos seca acompañada algunas veces por sibilancias y angioedema. Es más probable que ocurra hiperpotasemia en personas con insuficiencia renal o diabetes. La bradicinina y la sustancia P parecen ser causa de la tos y el angioedema que se observa con los inhibidores de la ACE.

Los inhibidores de la ACE están contraindicados durante el segundo y tercer trimestres del embarazo por el riesgo de hipotensión, anuria e insuficiencia renal del feto, en ocasiones vinculados con malformaciones o la muerte. Pruebas recientes también vinculan la exposición a los inhibidores de la ACE en el primer trimestre con un mayor riesgo teratogénico. El captoprilo, en particular cuando se administra a dosis altas en pacientes con insuficiencia renal, puede causar neutropenia o proteinuria. Los efectos tóxicos menores observados más a menudo incluyen alteración del sentido del gusto, exantemas alérgicos y fiebre por fármacos, que pueden presentarse hasta en 10% de los pacientes.

Las interacciones farmacológicas importantes incluyen aquellas con complementos de potasio o diuréticos ahorradores de potasio, que pueden causar hiperpotasemia. Los fármacos antiinflamatorios no esteroideos alteran los efectos hipotensores de los inhibidores de la ACE por bloqueo de la vasodilatación mediada por la bradicinina, que al menos en parte es mediada por prostaglandinas.

FÁRMACOS ANTAGONISTAS DE LOS RECEPTORES DE ANGIOTENSINA

El **losartán** y el **valsartán** fueron los primeros antagonistas de los receptores de angiotensina II de tipo 1 (AT_1) en el mercado. También se dispone de **candesartán**, **eprosartán**, **irbesartán**, **telmisartán** y **olmesartán**. No tienen efecto sobre el metabolismo de la bradicinina y, por lo tanto, son antagonistas más selectivos de los efectos de la angiotensina que los inhibidores de la ACE. Asimismo, tienen el potencial de una inhibición más completa de la acción de la angiotensina, en comparación con los inhibidores de la ACE, porque existen enzimas diferentes de la ACE que pueden generar angiotensina II. Los antagonistas de los receptores de angiotensina proveen beneficios similares a los de los inhibidores de la ACE en pacientes con insuficiencia cardiaca y nefropatía crónica. En el cuadro 11-2 se incluyen los parámetros farmacocinéticos del losartán. Los efectos adversos son similares a los descritos para los inhibidores de la ACE, incluido el riesgo de uso durante el embarazo. Pueden ocurrir tos y angioedema, pero son menos frecuentes con los antagonistas de los receptores de angiotensina en comparación con los inhibidores de la ACE.

■ FARMACOLOGÍA CLÍNICA DE LOS FÁRMACOS ANTIHIPERTENSIVOS

La hipertensión constituye un problema singular del tratamiento. Las más de las veces representa una enfermedad de toda la vida que causa escasos síntomas hasta alcanzar una etapa avanzada. Para el tratamiento eficaz deben consumirse todos los días fármacos que pueden ser costosos y producir efectos adversos. Por lo tanto, el médico debe establecer con certeza que la elevación de la presión sanguínea es persistente y requiere tratamiento, así como descartar causas secundarias de hipertensión que pueden tratarse por procedimientos quirúrgicos definitivos. La persistencia de la hipertensión, en particular en personas con elevación leve de la presión sanguínea, debe establecerse por el dato de una presión sanguínea elevada en al menos tres consultas diferentes. La vigilancia ambulatoria de la presión sanguínea puede ser el mejor método de predicción de riesgo y por tanto de la necesidad de tratamiento en la hipertensión leve. La hipertensión sistólica aislada y la hipertensión en el anciano también se benefician del tratamiento.

Una vez que se establece la presencia de hipertensión debe determinarse la necesidad de instituir un tratamiento y considerar los fármacos a utilizar. Deben valorarse la cifra de presión sanguínea, la edad del paciente, la gravedad del daño orgánico (si lo hay) por la presión sanguínea elevada y la presencia de factores de riesgo cardiovasculares. La valoración de la función renal y la presencia de proteinuria son útiles en la selección de fármacos antihipertensivos. En esa etapa debe instruirse a los pacientes acerca de la naturaleza de la hipertensión y la importancia del tratamiento, de tal manera que puedan tomar una decisión terapéutica basada en información.

Una vez que se toma la decisión de instituir tratamiento debe estructurarse un esquema terapéutico. La selección de fármacos depende de la cifra de presión arterial, presencia e intensidad de daño de órganos terminales y la presencia de otras enfermedades. La presión arterial alta grave con complicaciones que ponen en riesgo la vida exige un tratamiento más rápido con fármacos más eficaces. No obstante, la mayoría de los pacientes con hipertensión esencial ha tenido una presión sanguínea elevada durante meses o años y es mejor iniciar el tratamiento en forma gradual.

Es indispensable la instrucción acerca de la evolución natural de la hipertensión y la importancia de cumplir con el tratamiento, así como los efectos adversos potenciales de los fármacos. Debe tratarse la obesidad y eliminar, de ser posible, aquellos fármacos que incrementan la presión sanguínea (simpaticomiméticos, descongestionantes, antiinflamatorios no esteroideos, anticonceptivos orales y algunos productos de herbolaria). Deben llevarse a cabo las consultas de seguimiento con frecuencia para convencer al paciente de que el médico piensa que la enfermedad es grave. En cada consulta de seguimiento debe insistirse en la importancia del tratamiento y formular preguntas acerca de la dosis o los efectos secundarios del fármaco. Otros factores que pueden mejorar el cumplimiento son simplificar los esquemas de dosificación y hacer que el paciente vigile su presión sanguínea en casa.

TRATAMIENTO DE LA HIPERTENSIÓN EN EL PACIENTE EXTERNO

El paso inicial en el tratamiento de la hipertensión puede no ser farmacológico. Como se señaló antes, la restricción de sodio es el tratamiento eficaz para muchos pacientes con hipertensión leve. La dieta promedio estadounidense contiene casi 200 meq de sodio al día. Un propósito dietético razonable en el tratamiento de la hipertensión es limitar a 70 a 100 meq la ingestión de sodio al día, que se puede lograr al no agregar sal a los alimentos durante o después de cocinarlos y evitar aquellos procesados que contienen grandes cantidades de sodio. Consumir una dieta rica en frutas, vegetales y productos lácteos bajos en grasa, con disminución del contenido de grasas saturadas y totales, y la moderación en la ingestión de alcohol (no más de dos copas por día), también aminora la presión sanguínea.

Se ha demostrado que la disminución de peso, incluso sin restricción de sodio, normaliza la presión sanguínea hasta en 75% de los sujetos con sobrepeso e hipertensión leve a moderada y que el ejercicio regular reduce la presión sanguínea en personas hipertensas en algunos estudios, pero no en todos.

En el tratamiento farmacológico de la hipertensión leve, la presión sanguínea puede normalizarse en muchos individuos con un solo fármaco. Sin embargo, la mayoría de aquellos con hipertensión requiere dos o más fármacos antihipertensivos (véase el recuadro Hipertensión resistente y polifarmacia). Los diuréticos tiazídicos, los antagonistas β, los inhibidores de la ACE, los antagonistas de los receptores de angiotensina y los de los conductos del calcio han mostrado disminuir las complicaciones de la hipertensión y pueden usarse para el tratamiento farmacológico inicial. Ha suscitado preocupación que los diuréticos, dado que afectan de forma adversa el perfil de lípidos séricos o alterar la tolerancia de la glucosa, pueden incrementar el riesgo de cardiopatía coronaria, de tal manera que se contrarresta el beneficio de la disminución de la presión sanguínea. Sin embargo, en un estudio clínico reciente de comparación de diferentes clases de fármacos antihipertensivos para el tratamiento inicial, se encontró que la clortalidona (un diurético tiazídico) era tan eficaz como otros compuestos para disminuir las muertes por cardiopatía coronaria y el infarto miocárdico no letal, y superior a la amlodipina para prevenir la insuficiencia cardiaca y al lisinoprilo para evitar las apoplejías.

La presencia de enfermedad concomitante debe ser determinante en la selección de fármacos antihipertensivos, ya que dos enfermedades pueden beneficiarse de un solo fármaco. Por ejemplo, son en particular útiles aquellos que inhiben al sistema renina-angiotensina en personas con diabetes o signos de nefropatía crónica con proteinuria. Los antagonistas β o de los conductos del calcio son útiles en pacientes que también presentan angina; los diuréticos, los inhibidores de la ACE, los antagonistas de los receptores de angiotensina, los antagonistas β o la hidralazina, combinados con nitratos, en sujetos que también sufren insuficiencia cardiaca; y los antagonistas α_1 en varones con hiperplasia prostática benigna. La raza puede también afectar la selección de los fármacos: los estadounidenses de ascendencia africana responden mejor en promedio a los diuréticos y los antagonistas de los conductos del calcio que a los bloqueadores β e inhibidores de la ACE. Los pacientes de grupos étnicos chinos son más sensibles a los efectos de los antagonistas bloqueadores β y pueden requerir dosis menores.

Si un solo fármaco no controla de modo adecuado la presión sanguínea, se puede combinar con otros de diferentes sitios de acción para reducir de forma eficaz la presión sanguínea, en tanto que se reduce al mínimo la toxicidad ("atención gradual"). Si no se indica de manera inicial un diurético, muchas veces se selecciona como segundo fármaco. Si se requieren tres compuestos, a menudo es eficaz la combinación de un diurético, un simpaticolítico o un inhibidor de ACE y un vasodilatador directo (p. ej., hidralazina, o un antagonista de los conductos del calcio). En Estados Unidos se dispone de combinaciones de fármacos de dosis fijas que contienen un antagonista β, un inhibidor de ACE o un antagonista de los receptores de angiotensina más una tiazida y un antagonista de los conductos del calcio más un inhibidor de ACE. Las combinaciones de dosis fija tienen la desventaja de no permitir la titulación de la dosis de un fármaco individual, pero tienen la ventaja de permitir tomar menos píldoras, lo que puede mejorar el cumplimiento.

La valoración de la presión sanguínea durante las consultas debe incluir su cuantificación en las posiciones de decúbito, sedente y en bipedestación. Es necesario intentar normalizar la presión sanguínea, en la postura o grado de actividad acostumbrados del paciente. El reciente estudio de tratamiento óptimo de la hipertensión de grandes dimensiones sugiere que el punto terminal de la presión sanguínea óptimo es de 138/83 mmHg. Disminuir la presión sanguínea por debajo de esa cifra no produce beneficio adicional. No obstante, en personas con diabetes hay una disminución continua de las tasas de episodios con las disminuciones progresivas de la presión sanguínea. La hipertensión sistólica (>140 mmHg en presencia de presión sanguínea diastólica normal) es un factor sólido de riesgo cardiovascular en personas mayores de 50 años y debe tratarse.

Además del incumplimiento con los fármacos, las causas del fracaso en la respuesta a la farmacoterapia incluyen ingestión excesiva de sodio y tratamiento inadecuado con diuréticos ante un volumen sanguíneo excesivo, así como el consumo de fármacos como los antidepresivos tricíclicos, los antiinflamatorios no esteroideos, los simpaticomiméticos sin prescripción, el abuso de estimulantes (anfetamina o cocaína) o las dosis excesivas de cafeína y anticonceptivos orales, que pueden interferir con la acción de algunos fármacos antihipertensivos o aumentar de forma directa la presión sanguínea.

TRATAMIENTO DE LAS URGENCIAS HIPERTENSIVAS

A pesar del gran número de pacientes con hipertensión crónica, las urgencias hipertensivas son relativamente raras. Sin embargo, la elevación notoria o súbita de la presión arterial puede ser una amenaza grave para la vida y está indicado su rápido control. Con frecuencia máxima, las urgencias hipertensivas ocurren en sujetos cuya hipertensión es grave y mal controlada, y aquellos que discontinúan de manera súbita los fármacos antihipertensivos.

Cuadro clínico y fisiopatología

Las urgencias hipertensivas incluyen la hipertensión vinculada con daño vascular (llamada hipertensión maligna) y la relacionada con complicaciones hemodinámicas, como insuficiencia cardiaca, apoplejía o aneurisma disecante de la aorta. El proceso patológico subyacente en la hipertensión maligna es una arteriopatía progresiva con inflamación y necrosis de las arteriolas. Ocurren lesiones vasculares en el riñón, que secreta renina; a su vez, ésta estimula la producción de angiotensina y aldosterona, que elevan aún más la presión arterial.

La encefalopatía hipertensiva es una manifestación común de la hipertensión maligna. Su cuadro clínico consta de cefalea intensa, confusión mental y aprensión. La visión borrosa, náusea y vómito y los déficit neurológicos focales son frecuentes. Sin tratamiento, el síndrome puede avanzar durante un periodo de 12 a 48 h hasta las convulsiones, el estupor, el coma e incluso la muerte.

Tratamiento de las urgencias hipertensivas

El tratamiento general de las urgencias hipertensivas requiere vigilancia del paciente en una unidad de cuidados intensivos con registro continuo de la presión sanguínea. Deben vigilarse de forma cuidadosa la ingestión y excreción de líquidos y determinar el peso corporal todos los días, como índices del volumen de líquido corporal total durante el tratamiento.

Se indican antihipertensivos parenterales para reducir con rapidez la presión sanguínea (en unas cuantas horas); tan pronto como se alcance un control razonable de la presión sanguínea debe cambiarse a antihipertensivos orales, ya que ello permite un tratamiento más constante a largo plazo de la hipertensión. El propósito del tratamiento en las primeras horas o días no es la normalización completa de las cifras de presión arterial, debido a que la hipertensión crónica se vincula con cambios autorregulatorios en el riego sanguíneo cerebral. En consecuencia, la rápida normalización de la presión sanguínea puede llevar a una hipoperfusión y daño cerebrales. Más aún, la presión arterial debe disminuirse por casi 25%, con mantenimiento de la cifra diastólica a no menos de 100 a 110 mmHg. Con posterioridad se puede reducir la presión sanguínea hasta cifras normales con el uso de fármacos orales durante varias semanas. El fármaco de uso más frecuente para tratar las urgencias hipertensivas es el vasodilatador nitroprusiato de sodio. Otras fórmulas parenterales que pueden ser eficaces incluyen fenoldopam, nitroglicerina, labetalol, antagonistas de los conductos del calcio, diazóxido e hidralazina. El esmolol se emplea a menudo para tratar la hipertensión transoperatoria y posoperatoria. Los diuréticos, como la furosemida, se administran para prevenir la expansión de volumen que suele ocurrir durante la administración de vasodilatadores potentes.

RESUMEN Fármacos administrados para la hipertensión

Subclase	Mecanismo de acción	Efectos	Aplicaciones clínicas	Farmacocinética, toxicidad, interacciones
DIURÉTICOS				
• Tiazidas: hidroclorotiazida	Antagoniza al transportador de Na/Cl en el túbulo contorneado distal renal	Disminuye el volumen sanguíneo y tiene efectos vasculares imprecisos	Hipertensión, insuficiencia cardiaca leve	
• Diuréticos de asa: furosemida	Antagoniza al transportador de Na/K/2Cl renal en el asa de Henle	Como las tiazidas • mayor eficacia	Hipertensión grave, insuficiencia cardiaca	Véase capítulo 15
• Espironolactona • Eplerenona	Antagoniza al receptor de aldosterona en el túbulo colector renal	Aumentan la excreción de Na y disminuyen la de K • reducción no bien definida de la mortalidad por insuficiencia cardiaca	Aldosteronismo, insuficiencia cardiaca, hipertensión	
SIMPATICOLÍTICOS DE ACCIÓN CENTRAL				
• Clonidina, metildopa	Activan a receptores adrenérgicos α_2	Disminuyen el estímulo aferente simpático central • reducen la secreción de noradrenalina de las terminaciones nerviosas noradrenérgicas	Hipertensión • la clonidina también se usa en la abstinencia de fármacos de abuso	Oral • la clonidina también en parche • *Toxicidad:* sedación • anemia hemolítica por metildopa
ANTAGONISTAS DE TERMINACIONES NERVIOSAS SIMPÁTICAS				
• Reserpina	Antagoniza al transportador de aminas vesicular en nervios noradrenérgicos y refleja la reserva de transmisor	Disminuye todos los efectos simpáticos, en especial los cardiovasculares y aminora la presión sanguínea	Hipertensión, pero rara vez se usa	Oral • duración prolongada (días) • *Toxicidad:* reserpina: depresión psiquiátrica, trastornos gastrointestinales
• Guanetidina	Interfiere con la emisión de aminas y sustituye a la noradrenalina en las vesículas	Igual que la reserpina	Igual que la reserpina	Guanetidina: hipotensión ortostática intensa • disfunción sexual

(continúa)

Subclase	Mecanismo de acción	Efectos	Aplicaciones clínicas	Farmacocinética, toxicidad, interacciones
ANTAGONISTAS α				
• Prazosina • Terazosina • Doxazosina	Antagonizan selectivamente a los receptores adrenérgicos α_1	Impiden la vasoconstricción simpática • disminuyen el tono del músculo liso prostático	Hipertensión • hiperplasia prostática benigna	Oral • *Toxicidad:* hipotensión ortostática
ANTAGONISTAS β				
• Metoprolol, otros • Carvedilol	Antagonizan a receptores β_1; el carvedilol también bloquea a receptores α	Impiden la estimulación cardiaca simpática • disminuyen la secreción de renina	Hipertensión • insuficiencia cardiaca	Véase capítulo 10
• *Propranolol: prototipo de antagonista β no selectivo* • *Atenolol: antagonista selectivo β_1 de muy amplio uso*				
VASODILATADORES				
• Verapamilo • Diltiazem	Bloqueo no selectivo de conductos del calcio del tipo L	Aminoran la frecuencia y el gasto cardiacos • reducen la resistencia vascular	Hipertensión, angina, arritmias	Véase capítulo 12
• Nifedipina, amlodipina, otras dihidropiridinas	Bloqueo de conductos del calcio vasculares > conductos del calcio cardiacos	Disminuyen la resistencia vascular	Hipertensión • angina	Véase capítulo 12
• Hidralazina	Causa emisión de óxido nítrico	Vasodilatación • disminuye la resistencia vascular • las arteriolas son más sensibles que las venas • taquicardia refleja	Hipertensión • el minoxidilo también se usa para tratar la alopecia	Oral • *Toxicidad:* angina, taquicardia • hidralazina: síndrome similar al lupus eritematoso
• Minoxidilo	Metabolito que abre conductos del K en el músculo liso vascular			Minoxidilo: hipertricosis
FÁRMACOS PARENTERALES				
• Nitroprusiato • Fenoldopam • Diazóxido • Labetalol	Libera óxido nítrico Activa receptores D_1 Abre conductos del K Antagonista α y β	Vasodilatación potente	Urgencias hipertensivas	Parenteral • corta duración • *Toxicidad:* hipotensión excesiva, choque
INHIBIDORES DE LA ENZIMA CONVERTIDORA DE ANGIOTENSINA (ACE)				
• Captoprilo, muchos otros	Inhibe la enzima convertidora de angiotensina	Reduce la concentración de angiotensina II • reduce la vasoconstricción y secreción de aldosterona • aumenta la bradicinina	Hipertensión • insuficiencia cardiaca, diabetes	Oral • *Toxicidad:* tos, angioedema, hiperpotasemia • daño renal • teratógeno
ANTAGONISTAS DEL RECEPTOR PARA ANGIOTENSINA (ARB)				
• Losartán, muchos otros	Antagoniza los receptores AT_1 para angiotensina	Igual que los inhibidores de la ACE, pero sin aumento de la bradicinina	Hipertensión • insuficiencia cardiaca	Oral • *Toxicidad:* igual que los inhibidores de ACE, pero menos tos
INHIBIDOR DE RENINA				
• Aliskireno	Inhibe la actividad enzimática de la renina	Disminuye la angiotensina I y II y la aldosterona	Hipertensión	Oral • *Toxicidad:* hiperpotasemia, alteración renal • teratógeno potencial

PREPARACIONES DISPONIBLES

ANTAGONISTAS DE RECEPTORES ADRENÉRGICOS β

Acebutolol
Oral: cápsulas de 200, 400 mg

Atenolol
Oral: comprimidos de 25, 50, 100 mg
Parenteral: 0.5 mg/ml para inyección

Betaxolol
Oral: comprimidos de 10, 20 mg

Bisoprolol
Oral: comprimidos de 5, 10 mg

Carteolol
Oral: comprimidos de 2.5, 5 mg

Carvedilol
Oral: comprimidos de 3.125, 6.25, 12.5, 25 mg; cápsulas de liberación prolongada de 10, 20, 40, 80 mg

Esmolol
Parenteral: 10, 250 mg/ml para inyección

Labetalol
Oral: comprimidos de 100, 200, 300 mg
Parenteral: 5 mg/ml para inyección

Metoprolol
Oral: comprimidos de 50, 100 mg
Oral: comprimidos de liberación prolongada: 25, 50, 100, 200 mg
Parenteral: 1 mg/ml para inyección

Nadolol
Oral: comprimidos de 20, 40, 80, 120, 160 mg

Nebivolol
Oral: comprimidos de 2.5, 5, 10 mg

Penbutolol
Oral: comprimidos de 20 mg

Pindolol
Oral: comprimidos de 5, 10 mg

Propranolol
Oral: comprimidos de 10, 20, 40, 60, 80, 90 mg; solución oral 4, 8 mg/ml; en solución de 80 mg/ml
Oral de liberación prolongada: cápsulas de 60, 80, 120, 160 mg
Parenteral: 1 mg/ml para inyección

Timolol
Oral: comprimidos 5, 10, 20 mg

FÁRMACOS SIMPATICOLÍTICOS DE ACCIÓN CENTRAL

Clonidina
Oral: comprimidos de 0.1, 0.2, 0.3 mg
Transdérmica: parches que liberan 0.1, 0.2, 0.3 mg/24 h

Guanabenz
Oral: comprimidos de 4, 8 mg

Guanfacina
Oral: comprimidos de 1, 2 mg

Metildopa
Oral: comprimidos de 250, 500 mg
Parenteral: 50 mg/ml para inyección

ANTAGONISTAS DE TERMINALES NERVIOSAS SIMPÁTICAS POSGANGLIONARES

Guanadrel
Oral: comprimidos de 10, 25 mg

Guanetidina
Oral: comprimidos de 10, 25 mg

Reserpina
Oral: comprimidos de 0.1, 0.25 mg

ANTAGONISTAS DE RECEPTORES ADRENÉRGICOS α_1 SELECTIVOS

Doxazosina
Oral: comprimidos de 1, 2, 4, 8 mg

Prazosina
Oral: cápsulas de 1, 2, 5 mg

Terazosina
Oral: cápsulas y comprimidos de 1, 2, 5, 10 mg

ANTAGONISTAS GANGLIONARES

Mecamilamina
Oral: comprimidos de 2.5 mg

VASODILATADORES USADOS EN LA HIPERTENSIÓN

Diazóxido
Parenteral: ampolleta de 15 mg/ml
Oral: cápsulas de 50 mg; suspensión oral de 50 mg/ml (para el insulinoma)

Fenoldopam
Parenteral: 10 mg/ml para administración IV en solución

Hidralazina
Oral: comprimidos de 10, 25, 50, 100 mg
Parenteral: 20 mg/ml para inyección

Minoxidilo
Oral: comprimidos de 2.5, 10 mg
Tópico: loción al 2%

Nitroprusiato
Parenteral: 50 mg/frasco ámpula

ANTAGONISTAS DE LOS CONDUCTOS DEL CALCIO

Amlodipina
Oral: comprimidos de 2.5, 5, 10 mg

Clevidipina
Parenteral: emulsión 0.5 mg/ml para inyección

Diltiazem
Oral: comprimidos de 30, 60, 90, 120 mg (extraoficial en la hipertensión)
Oral de liberación sostenida: cápsulas de 60, 90, 120, 180, 240, 300, 360, 420 mg
Parenteral: 5 mg/ml para inyección

Felodipina
Oral de liberación prolongada: comprimidos de 2.5, 5, 10 mg

Isradipina
Oral: cápsulas de 2.5, 5 mg; comprimidos de liberación controlada de 5, 10 mg

Nicardipina
Oral: cápsulas de 20, 30 mg
Oral de liberación prolongada: cápsulas de 30, 45, 60 mg
Parenteral: 0.1, 2.5 mg/ml para inyección

Nifedipina
Oral: cápsulas de 10, 20 mg (extraoficial en la hipertensión)
Oral de liberación prolongada: comprimidos de 30, 60, 90 mg

Nisoldipina
Oral de liberación prolongada: comprimidos de 8.5, 17, 25.5, 34 mg

Verapamilo
Oral: comprimidos de 40, 80, 120 mg
Oral de liberación prolongada: comprimidos de 120, 180, 240 mg; cápsulas de 100, 120, 180, 200, 240, 300, 360 mg
Parenteral: 2.5 mg/ml para inyección

INHIBIDORES DE LA ENZIMA CONVERTIDORA DE ANGIOTENSINA

Benazeprilo
Oral: comprimidos de 5, 10, 20, 40 mg

Captoprilo
Oral: comprimidos de 12.5, 25, 50, 100 mg

Enalaprilo
Oral: comprimidos de 2.5, 5, 10, 20 mg
Parenteral (enalaprilato): 1.25 mg/ml para inyección

Fosinoprilo
Oral: comprimidos de 10, 20, 40 mg

Lisinoprilo
Oral: comprimidos de 2.5, 5, 10, 20, 40 mg

Moexiprilo
Oral: comprimidos de 7.5, 15 mg

Perindoprilo
Oral: comprimidos de 2, 4, 8 mg

Quinaprilo
Oral: comprimidos de 5, 10, 20, 40 mg

Ramiprilo
Oral: cápsulas de 1.25, 2.5, 5, 10 mg

Trandolaprilo
Oral: comprimidos de 1, 2, 4 mg

ANTAGONISTAS DE LOS RECEPTORES DE ANGIOTENSINA

Azilsartán
Oral: tabletas de 40, 80 mg

Candesartán
Oral: comprimidos de 4, 8, 16, 32 mg

Eprosartán
Oral: comprimidos de 600 mg

Irbesartán
Oral: comprimidos de 75, 150, 300 mg

Losartán
Oral: comprimidos de 25, 50, 100 mg

Olmesartán
Oral: comprimidos de 5, 20, 40 mg

Telmisartán
Oral: comprimidos de 20, 40, 80 mg

Valsartán
Oral: comprimidos de 40, 80, 160, 320 mg

INHIBIDOR DE RENINA

Aliskireno
Oral: comprimidos de 150, 300 mg

BIBLIOGRAFÍA

ACE Inhibitors in Diabetic Nephropathy Trialist Group: Should all patients with type 1 diabetes mellitus and microalbuminuria receive angiotensin-converting enzyme inhibitors? A meta-analysis of individual patient data. Ann Intern Med 2001;134:370.

ALLHAT Officers and Coordinators for the ALLHAT Collaborative Research Group: Major outcomes of high-risk hypertensive patients randomized to angiotensin-converting enzyme inhibitor or calcium channel blockers vs diuretic: The antihypertensive and lipid-lowering treatment to prevent heart attack trial. JAMA 2002;288:2981.

Appel LJ et al: The importance of population-wide sodium reduction as a means to prevent cardiovascular disease and stroke: A call to action from the American Heart Association. Circulation 2011;123:1138.

Appel LJ et al: Intensive blood-pressure control in hypertensive chronic kidney disease. N Engl J Med 2010;363:918.

Appel LJ et al: Effects of comprehensive lifestyle modification on blood pressure control: Main results of the PREMIER clinical trial. JAMA 2003;289:2083.

Aronow WS et al: ACCF/AHA 2011 Expert consensus document on hypertension in the elderly: A report of the American College of Cardiology Foundation Task Force on Clinical Expert Consensus Documents. Circulation 2011; 123:2434.

Aronson S et al: The ECLIPSE trials: Comparative studies of clevidipine to nitroglycerin, sodium nitroprusside, and nicardipine for acute hypertension in cardiac surgery patients. Anesth Alang 2008;107:1110.

August P: Initial treatment of hypertension. N Engl J Med 2003;348:610.

Bangalore S et al: Beta-blockers for primary prevention of heart failure in patients with hypertension: Insights from a meta-analysis. J Am Coll Cardiol 2008;52:1062.

Calhoun DA et al: Resistant hypertension: Diagnosis, evaluation, and treatment: A scientific statement from the American Heart Association Professional Education Committee of the Council for High Blood Pressure Research. Circulation 2008;117:e510.

Chobanian AV et al: The Seventh report of the Joint National Committee on Prevention, Detection, Evaluation, and Treatment of High Blood Pressure. JAMA 2003;289:2560.

Egan BM et al: US trends in prevalence, awareness, treatment, and control of hypertension, 1988-2008. JAMA 2010;303:2043.

Esler MD et al: Renal sympathetic denervation in patients with treatment-resistant hypertension (The Symplicity HTN-2 Trial): A randomised controlled trial. Lancet 2010;376:1903.

Garg J, Messerli AW, Bakris GL: Evaluation and treatment of patients with systemic hypertension. Circulation 2002;105:2458.

Hajjar I et al: Hypertension, white matter hyperintensities, and concurrent impairments in mobility, cognition, and mood: The Cardiovascular Health Study. Circulation 2011;123:858.

Heran BS et al: Blood pressure lowering efficacy of angiotensin converting enzyme (ACE) inhibitors for primary hypertension. Cochrane Database Syst Rev 2008;(4):CD003823.

Jamerson K et al: Benazepril plus amlodipine or hydrochlorothiazide for hypertension in high-risk patients. N Engl J Med 2008;359:2417.

Khan NA et al: The 2008 Canadian Hypertension Education Program recommendations for the management of hypertension: Part 2—therapy. Can J Cardiol 2008;24:465.

Krum H et al: Device-based antihypertensive therapy: Therapeutic modulation of the autonomic nervous system. Circulation 2011;123:209.

Mark PE, Varon J: Hypertensive crisis. Challenges and management. Chest 2007;131:1949.

Mauer M et al: Renal and retinal effects of enalapril and losartan in type 1 diabetes. N Engl J Med 2009;361:40.

Moser M, Setaro JF: Resistant or difficult-to-control hypertension. N Engl J Med 2006;355:385.

Psaty BM et al: Health outcomes associated with various antihypertensive therapies used as first-line agents: A network meta-analysis. JAMA 2003;289: 2534.

Ram CV: Angiotensin receptor blockers: Current status and future prospects. Am J Med 2008;121:656.

Sacks FM, Campos H: Dietary therapy in hypertension. N Engl J Med 2010;362:2102.

Thompson AM et al: Antihypertensive treatment and secondary prevention of cardiovascular disease events among persons without hypertension: A meta-analysis. JAMA 2011;305:913.

Verdecchia P et al: Angiotensin-converting enzyme inhibitors and calcium channel blockers for coronary heart disease and stroke prevention. Hypertension 2005;46:386.

Vermes E et al: Enalapril reduces the incidence of diabetes in patients with chronic heart failure: Insight from the Studies of Left Ventricular Dysfunction (SOLVD). Circulation 2003;107:1291.

Wang TJ, Ramachandran SV: Epidemiology of uncontrolled hypertension in the United States. Circulation 2005;112:1651.

Wing LMH et al: A comparison of outcomes with angiotensin-converting-enzyme inhibitors and diuretics for hypertension in the elderly. N Engl J Med 2003;348:583.

RESPUESTA AL ESTUDIO DE CASO

El paciente tiene hipertensión en etapa 1 del *Joint National Committee* (cuadro 11-1). La primera cuestión en el tratamiento es determinar cuán urgente es tratar la hipertensión. Los factores de riesgo cardiovasculares de este paciente incluyen antecedente familiar de enfermedad coronaria temprana y colesterol elevado. La evidencia de alteración orgánica incluye crecimiento ventricular izquierdo en el ECG. El marcado antecedente familiar sugiere que este paciente tiene hipertensión esencial. Sin embargo, debe someterse a las pruebas de detección habituales, que incluyen mediciones de la función renal, función tiroidea y electrólitos séricos. También debe considerarse un ecocardiograma para establecer si la persona tiene hipertrofia ventricular izquierda secundaria a enfermedad valvular u otra cardiopatía estructural distinta de la hipertensión.

En este sujeto, el tratamiento inicial puede ser conductual, con cambios dietéticos y ejercicio aeróbico. Sin embargo, la mayoría de los enfermos como éste requiere fármacos. Las dosis bajas de diuréticos tiazídicos son alternativas de bajo costo, tienen relativamente pocos efectos colaterales y son efectivos en muchos sujetos con hipertensión leve. Otros fármacos de primera línea incluyen inhibidores de la enzima convertidora de angiotensina y antagonistas del conducto del calcio. Los antagonistas β pueden considerarse si la persona padece enfermedad coronaria o hipertensión lábil. Debe prescribirse un solo fármaco para valorar de nueva cuenta al paciente en un mes. Si se requiere un segundo fármaco, uno de los dos debe ser un diurético tiazídico. Una vez que se controle la presión arterial, es preciso el seguimiento periódico de los pacientes para verificar la observancia de los cambios en el estilo de vida y los fármacos.

C A P Í T U L O

12

Vasodilatadores y tratamiento de la angina de pecho

Bertram G. Katzung, MD, PhD*

ESTUDIO DE CASO

Un varón de 74 años de edad se presenta con antecedente de sensación de compresión torácica anterior cuando camina más de una cuadra. La molestia torácica es difusa y no puede localizarla; algunas veces se irradia a la mandíbula; es más intensa cuando camina después de las comidas, pero se alivia en cinco a 10 min cuando interrumpe la marcha. Si se presupone que el diagnóstico de angina de esfuerzo estable es correcto, ¿qué tratamientos médicos deben instituirse para reducir el dolor agudo de una crisis y prevenir crisis futuras?

La cardiopatía isquémica es una de las enfermedades cardiovasculares más frecuentes en los países desarrollados y la angina de pecho es el trastorno más común con isquemia tisular para el que se administran fármacos vasodilatadores. El término *angina de pecho* alude al dolor torácico causado por la acumulación de metabolitos resultantes de la isquemia miocárdica. Los nitratos orgánicos, como la **nitroglicerina**, son la base del tratamiento para el alivio inmediato de la angina. Otro grupo de vasodilatadores, los **antagonistas del conducto del calcio**, también es importante, sobre todo para la profilaxia, y los **bloqueadores (antagonistas)** β, que *no* son vasodilatadores, tienen asimismo utilidad profiláctica. Varios grupos nuevos de fármacos se hallan en investigación, incluidos los compuestos que alteran el metabolismo miocárdico y los inhibidores selectivos de la frecuencia cardiaca.

Por un gran margen, la causa más frecuente de la angina es la obstrucción ateromatosa de los grandes vasos coronarios (coronariopatía [CAD, *coronary artery disease*]). El flujo sanguíneo insuficiente en presencia de CAD provoca **angina de esfuerzo**, también conocida como **angina típica**. Sin embargo, el espasmo transitorio en porciones localizadas de estos vasos, que se relacionan casi siempre con ateromas subyacentes, también pueden ocasionar isquemia miocárdica significativa y dolor (**angina por espasmo vascular** o **variante**). La angina variante también se conoce como **angina de Prinzmetal**.

La principal causa de la angina de pecho es un desequilibrio entre el requerimiento miocárdico de oxígeno y el oxígeno suministrado por los vasos coronarios. En la angina de esfuerzo, el desequilibrio tiene lugar cuando el requerimiento miocárdico de oxígeno aumenta, en especial durante el ejercicio, y el flujo sanguíneo coronario no se incrementa en forma proporcional. La isquemia resultante casi siempre produce dolor. En realidad, la reserva de flujo coronario se altera a menudo en estos pacientes por disfunción endotelial, la cual se acompaña de vasodilatación anormal. Como consecuencia, puede haber isquemia con un nivel más bajo de la demanda miocárdica de oxígeno. En algunas personas, la isquemia no siempre se vincula con dolor, lo cual da lugar a la isquemia "silenciosa" o "ambulatoria". En la angina variante, el aporte de oxígeno decrece como efecto del vasoespasmo coronario reversible.

Se dice que existe **angina inestable**, un **síndrome coronario agudo**, cuando los episodios anginosos se presentan en reposo y aumentan la intensidad, frecuencia y duración del dolor torácico en sujetos con angina que había permanecido estable. La angina inestable se debe a episodios de aumento de la resistencia de las arterias coronarias epicárdicas o de pequeños coágulos plaquetarios que se forman en la proximidad de la placa ateroesclerótica. En la mayor parte de los casos, el mecanismo de la reducción del flujo es el desarrollo de trombos lábiles que provocan obstrucción parcial en el sitio de una placa agrietada o ulcerada. La evolución y pronóstico de la angina inestable son variables, pero este subtipo de síndrome coronario agudo tiene un riesgo alto de infarto miocárdico y muerte, y se considera una urgencia médica.

*El autor agradece la labor del Dr. Kanu Chatterjee, MB, FRCP, que fue coautor de este capítulo en ediciones previas.

En teoría, el desequilibrio entre el aporte de oxígeno y la necesidad que tiene de él el miocardio puede corregirse al **disminuir la necesidad de oxígeno** o **incrementar su aporte** (por aumento del flujo coronario). En la angina de esfuerzo es posible reducir la necesidad de oxígeno al aminorar el trabajo del corazón o, según los datos de estudios recientes, al desplazar el metabolismo del miocardio a sustratos que necesitan una menor cantidad de oxígeno por unidad del trifosfato de adenosina (ATP, *adenosine triphosphate*) producido. Por otra parte, en la angina variante hay espasmo de vasos coronarios que puede revertirse con nitratos o antagonistas de los conductos del calcio. Han cobrado importancia extraordinaria los fármacos hipolipemiantes y en particular las "estatinas" en el tratamiento de largo plazo de la enfermedad ateroesclerótica (cap. 35). En la angina inestable se instituyen medidas radicales para alcanzar ambos objetivos, es decir, mejorar el aporte de oxígeno y reducir la necesidad de éste.

FISIOPATOLOGÍA DE LA ANGINA

Elementos determinantes de la necesidad miocárdica de oxígeno

Los determinantes principales de las necesidades de oxígeno del miocardio se muestran en el cuadro 12-1. El efecto de la presión arterial es mediado por sus consecuencias sobre la tensión parietal. Como resultado de su actividad incesante, las necesidades de oxígeno del miocardio son relativamente grandes, dado que se extrae, en promedio, 75% de oxígeno útil incluso en situaciones en que no hay sobrecarga. La necesidad de oxígeno por el miocardio se incrementa cuando lo hacen la frecuencia del latido y la contractilidad del corazón, la presión arterial o el volumen ventricular. Tales alteraciones hemodinámicas se observan durante el ejercicio físico y con las descargas simpáticas que a menudo desencadenan la angina en personas con arteriopatía coronaria obstructiva.

Los fármacos que disminuyen el tamaño, la frecuencia del latido o la fuerza del corazón también atenúan la necesidad de oxígeno de este órgano. De ese modo, los vasodilatadores, los antagonistas β y los antagonistas del calcio generan beneficios previsibles en la angina. Un componente tardío y pequeño del flujo de sodio permite conservar una fase larga de "equilibrio" y prolonga la corriente de calcio de los potenciales de acción del miocardio. Los fármacos que bloquean esta corriente tardía de dicho ion de manera indirecta aminoran su penetración y, como consecuencia, decrece la fuerza contráctil del corazón. El miocardio "prefiere" a los ácidos grasos como sustrato para la generación de energía. Sin embargo, la oxidación de los ácidos grasos necesita mayor cantidad de oxígeno por unidad de ATP generado, en comparación con la oxidación de carbohidratos. Por consiguiente, los fármacos que cambian el metabolismo del miocardio hacia un esquema con mayor utilización de la glucosa (inhibidores de la oxidación de ácidos grasos) tienen la posibilidad (cuando menos en teoría) de reducir la necesidad de oxígeno, sin alterar la hemodinámica.

CUADRO 12–1 Factores determinantes en el consumo de oxígeno miocárdico

Tensión parietal
Tensión intraventricular
Radio ventricular (volumen)
Espesor de la pared
Frecuencia cardiaca
Contractilidad

Factores determinantes del flujo arterial coronario y aporte de oxígeno al miocardio

El aumento de las necesidades de oxígeno en el corazón normal se cubre con el incremento del flujo sanguíneo coronario. Este último guarda relación directa con la presión de perfusión (presión aórtica diastólica) y la duración de la diástole. El flujo coronario disminuye a cifras insignificantes durante la sístole, razón por la cual la duración de la diástole se torna un factor limitante del riego del miocardio durante la taquicardia. La corriente coronaria es inversamente proporcional a la resistencia del lecho coronario, y la resistencia depende más bien de factores intrínsecos como los productos metabólicos y la actividad del sistema autónomo y también de algunos agentes farmacológicos. Se sabe que el daño del endotelio de los vasos coronarios altera su capacidad de dilatación e incrementa la resistencia vascular coronaria.

Factores determinantes del tono vascular

El tono de arteriolas y venas (tensión de músculo liso) interviene en forma decisiva en la generación de las "cargas" parietales del miocardio (cuadro 12-1). El tono arteriolar controla en forma directa la resistencia vascular periférica y, como resultado, la presión arterial. En la sístole, la tensión intraventricular debe rebasar la tensión aórtica para que se expulse sangre; de ese modo, la presión arterial es el elemento que rige la tensión o carga parietal *sistólica*, en grado considerable. El tono venoso es el elemento que rige la capacidad de la circulación venosa y controla el volumen de sangre secuestrado en el sistema venoso, en comparación con el volumen que retorna al corazón. Por esa razón, el tono venoso es el elemento que rige la tensión parietal *diastólica*.

En la figura 12-1 se señala en forma esquemática la regulación de la contracción y la relajación del músculo liso. Los mecanismos de acción de los tipos principales de vasodilatadores se incluyen en el cuadro 11-2. Como se señala en las figuras 12-1 y 12-2, los fármacos pueden relajar el músculo liso de los vasos por varios mecanismos:

1. **Incremento de cGMP (monofosfato cíclico de guanosina):** como se señala en las figuras 12-1 y 12-2, cGMP facilita la desfosforilación de las cadenas ligeras de la miosina y evita la interacción de dicha proteína con la actina. El **óxido nítrico** es un activador eficaz de la guanililciclasa soluble, y actúa más bien por el mecanismo ya comentado. Entre los donantes moleculares importantes de óxido nítrico figuran el **nitroprusiato** (caps. 11 y 19) y los **nitratos** orgánicos utilizados contra la angina.
2. **Disminución del calcio intracelular:** como puede preverse, los **antagonistas del conducto del calcio** producen vasodilatación porque reducen el nivel de calcio intracelular que es un modulador importante de la activación de la cinasa de la cadena ligera de miosina (fig. 12-1). Los **antagonistas** β y los **antagonistas de los conductos del calcio** aminoran la penetración de dicho ion en las células miocárdicas, y con ello disminuyen la frecuencia, la contractilidad y la necesidad de oxígeno de dichas células, en casi todas las circunstancias.
3. **Estabilidad o prevención de la despolarización de la membrana de la célula del músculo liso vascular:** el potencial de membrana de las células excitables se estabiliza cerca del potencial de reposo, al incrementarse la permeabilidad del potasio. Los compuestos que abren los conductos del potasio como el sulfato de minoxidilo (cap. 11) incrementan la permeabilidad de los conductos de ese ion, tal vez conductos del potasio dependientes de ATP. Algunos fármacos nuevos en estudio para utilizar contra la angina (como el **nicorandilo**) podrían actuar en parte por el mecanismo mencionado.

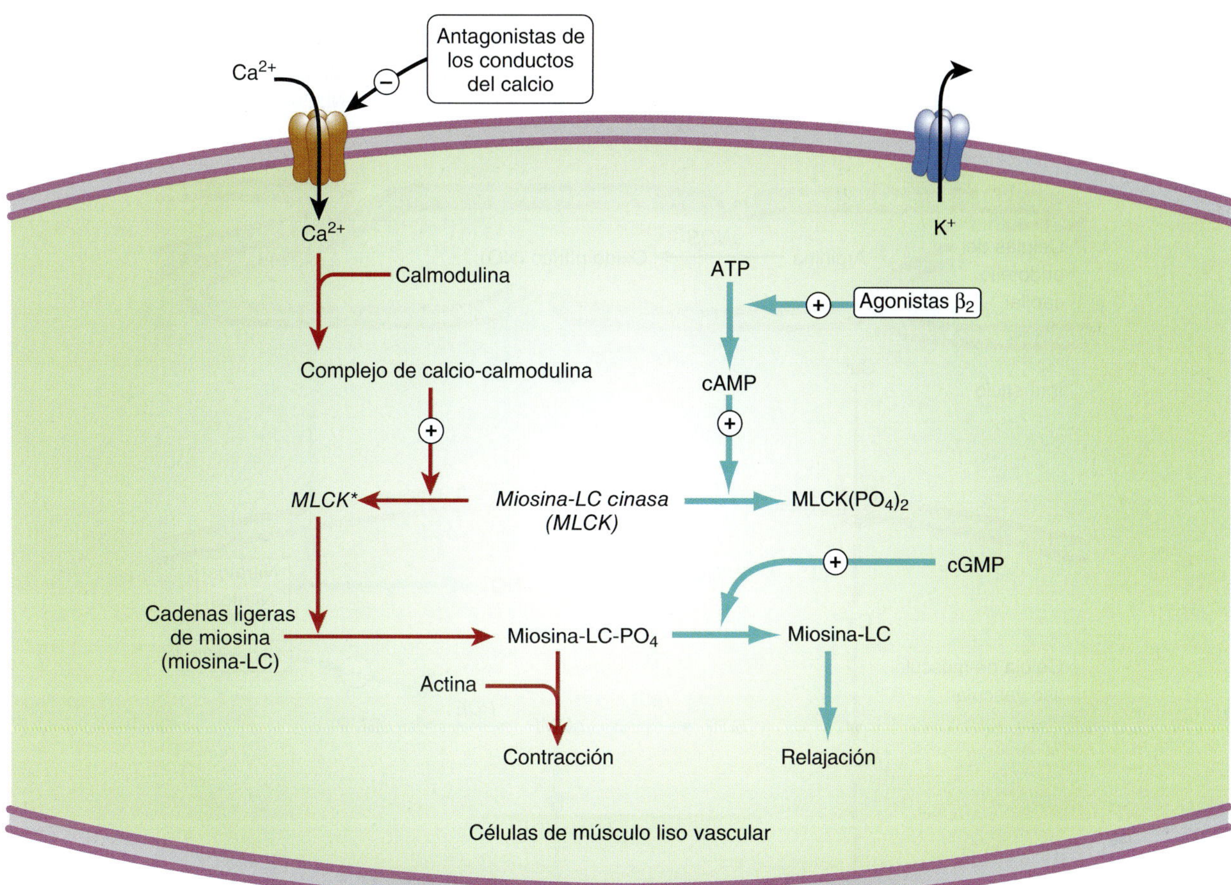

FIGURA 12–1 Control de la contracción del músculo liso y sitio de acción de los fármacos antagonistas de los conductos del calcio. La contracción se produce (flechas rojas) por la penetración del calcio (que puede anularse por acción de los antagonistas de los conductos del calcio) a través de los conductos del calcio transmembrana. El calcio se combina con la calmodulina para formar un complejo que transforma la enzima cinasa de cadena ligera de miosina hasta su forma activa (*MLCK**). Esta última fosforila las cadenas ligeras de miosina e inicia la interacción de la miosina con la actina. Otras proteínas como la calponina y el caldesmón (no se incluyen) inhiben la actividad de la ATPasa de la miosina durante la relajación del músculo liso. La interacción con el complejo de calcio-calmodulina aminora su interacción con la miosina durante el ciclo de contracción. Los agonistas β_2 (y otras sustancias que incrementan el nivel de cAMP) pueden relajar el músculo liso al acelerar la inactivación de MLCK, y al facilitar la expulsión de calcio del interior de la célula (no se muestra). cGMP facilita la relajación por el mecanismo señalado en la figura 12-2.

4. **Incremento del cAMP en células del músculo liso vascular:** como se señala en la figura 12-1, el incremento del monofosfato cíclico de adenosina (cAMP, *cyclic adenosine monophosphate*) aumenta la rapidez de inactivación de la cinasa de la cadena ligera de miosina, enzima que desencadena la interacción de la actina con la miosina en dichas células. Este parece ser el mecanismo de vasodilatación causado por los agonistas β_2, fármacos que *no* se utilizan en la angina (porque estimulan de manera excesiva el miocardio), y por el fenoldopam, agonista D_1 empleado en emergencias de hipertensión.

■ FARMACOLOGÍA BÁSICA DE LOS FÁRMACOS ADMINISTRADOS PARA TRATAR LA ANGINA

Acción farmacológica en la angina

Los tres grupos de fármacos que se utilizan con regularidad en la angina (nitratos orgánicos, antagonistas de los conductos del calcio y antagonistas β) *disminuyen la necesidad de oxígeno por el miocardio* al reducir los factores determinantes en tal necesidad (frecuencia cardiaca, volumen ventricular, presión arterial y contractilidad). En algunos sujetos, los nitratos y los antagonistas de los conductos del calcio pueden hacer que se redistribuya el flujo coronario y *aumente el aporte de oxígeno* al tejido isquémico. En la angina variante, los dos grupos de fármacos también incrementan el aporte de oxígeno al miocardio, al anular el espasmo arterial coronario. Más adelante se revisan los fármacos nuevos, representados por la ranolazina y la ivabradina.

NITRATOS Y NITRITOS

Aspectos químicos

Los compuestos de esta categoría son ésteres polialcohólicos simples de ácidos nítrico y nitroso. El prototipo del grupo es la **nitroglicerina**; a pesar de que ésta se emplea para elaborar dinamita, las presentaciones utilizadas en medicina no son explosivas. La tableta sublingual corriente de nitroglicerina puede perder su potencia si se almacena, como consecuencia de volatilización y absorción en superficies de plástico. Por esa razón es necesario conservarla en recipientes de cristal herméticos. La nitroglicerina no es sensible a la luz.

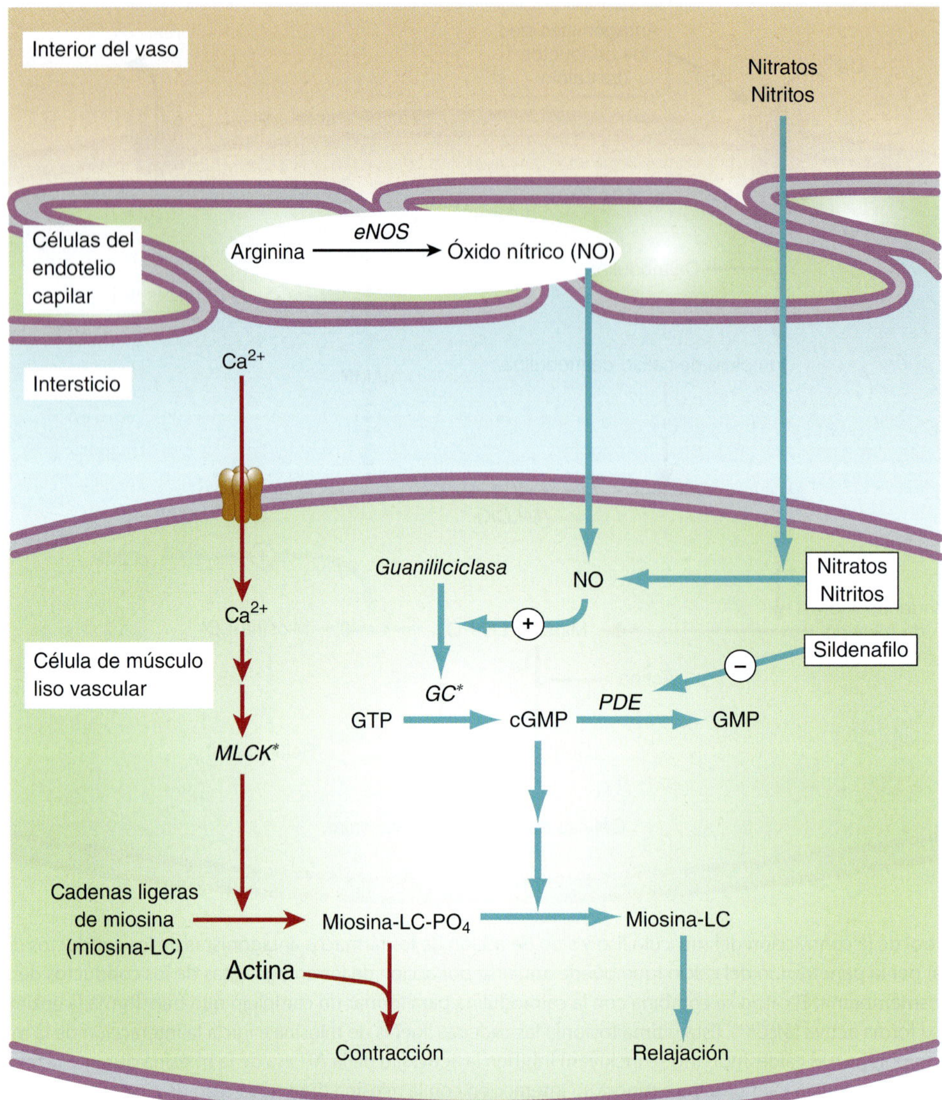

FIGURA 12–2 Mecanismo de acción de nitratos, nitritos y otras sustancias que incrementan la concentración de óxido nítrico (NO) en células de músculo liso vascular. Las fases que culminan en la relajación se señalan con flechas azules. MLCK* activa a la cinasa de cadena ligera de miosina (fig. 12-1). GC*, guanililciclasa activada; PDE, fosfodiesterasa; eNOS, sintasa de óxido nítrico de endotelio.

Todos los compuestos con actividad terapéutica del grupo del nitrato parecen tener mecanismos de acción idénticos y perfiles de toxicidad similares, aunque la susceptibilidad y tolerancia son variables. Por lo tanto, cuando se administran nitratos, los factores farmacocinéticos regulan la elección del fármaco y el modo de tratamiento.

$$
\begin{array}{l}
H_2C{-}O{-}NO_2 \\
\quad | \\
\ HC{-}O{-}NO_2 \\
\quad | \\
H_2C{-}O{-}NO_2
\end{array}
$$

Nitroglicerina (trinitrato de glicerilo)

Farmacocinética

El hígado contiene una reductasa de nitratos orgánicos, de gran capacidad, que separa los grupos nitrato en forma escalonada desde la molécula original, y al final inactiva al fármaco. Por esa razón es muy pequeña la biodisponibilidad oral de los nitratos orgánicos comunes (como la nitroglicerina y el **dinitrato de isosorbida**) después de ingeridos (de manera característica <10 a 20%). Por tal motivo se prefiere la vía sublingual, dado que con ella no se produce el efecto del primer paso con lo que se alcanzan con rapidez concentraciones terapéuticas en sangre. La nitroglicerina y el dinitrato de isosorbida se absorben en forma eficaz por la vía comentada y en cuestión de minutos alcanzan en la sangre niveles terapéuticos. Sin embargo, la dosis total administrada por dicha vía debe ser muy limitada para evitar efectos excesivos; la duración total del efecto es breve (15 a 30 min). Si se necesita una acción más prolongada, pueden administrarse preparados ingeribles que contengan una dosis suficiente para que se produzcan en la sangre concentraciones sostenidas del fármaco original, y además metabolitos activos. Otras vías de administración en el caso de la nitroglicerina son la transdérmica y la vestibular (en la boca), a partir de las cuales se absorben de modo adecuado estos preparados de liberación lenta (se describen más adelante).

El **nitrito de amilo** y nitritos similares son líquidos muy volátiles. El compuesto en cuestión se expende en ámpulas de cristal muy delgado, empacadas dentro de una cubierta de tela protectora. De este modo, la ampolleta puede romperse con los dedos y así se liberan con rapidez vapores que pueden inhalarse a través del lienzo. Con la inhalación se logra una absorción muy rápida y, a semejanza de la vía sublingual, se elimina el efecto de primer paso por el hígado. Por su olor desagradable y acción muy breve ya no se utiliza el nitrito de amilo para tratar la angina.

Una vez absorbidos, los compuestos de nitrato sin cambios tienen una semivida de sólo 2 a 8 min. Los metabolitos desnitritados de forma parcial tienen semividas más largas (hasta 3 h). De los metabolitos de nitroglicerina (dos dinitroglicerinas y dos formas mononitro), los derivados 1,2-dinitro muestran notable eficacia como vasodilatadores; es probable que dependa de ellos gran parte del efecto terapéutico de la nitroglicerina ingerida. El metabolito 5-mononitrato de isosorbida constituye un metabolito activo de este último fármaco y se lo expende para uso oral con el nombre de **mononitrato de isosorbida**. Su biodisponibilidad es de 100%.

La excreción de estos compuestos, que se realiza más bien en la forma de derivados glucurónidos de los metabolitos desnitritados, se lleva a cabo en particular en los riñones.

Farmacodinámica

A. Mecanismo de acción en el músculo liso

Después de más de un siglo de estudio, el mecanismo de acción de la nitroglicerina todavía no se comprende del todo. Existe un acuerdo general en que el fármaco debe volverse bioactivo con la liberación de óxido nítrico. A diferencia del nitroprusiato y algunos otros donadores directos de óxido nítrico, la activación de la nitroglicerina requiere actividad enzimática. Esta molécula pierde su radical nitrato mediante la glutatión *S*-transferasa en el músculo liso y en otras células. Una enzima mitocondrial, la isoforma 2 de la deshidrogenasa de aldehído (ALDH2) y tal vez la isoforma 3 (ALDH3), también es capaz de activar la nitroglicerina y liberar óxido nítrico. La selectividad diferencial de la glutatión *S*-transferasa y la ALDH2 para distintos nitratos orgánicos sugiere que la ALDH2 podría ser la enzima más importante para la bioactivación de la nitroglicerina. Se produce un ion nitrito libre, que luego se convierte en **óxido nítrico** (cap. 19). El óxido nítrico (tal vez junto con cisteína) se combina con el grupo hem de la guanililciclasa soluble, lo que activa esa enzima y produce un aumento del cGMP. Como se muestra en la figura 12-2, la formación de cGMP representa un primer paso hacia la relajación del músculo liso. También es posible que participe la producción de prostaglandina E o prostaciclina (PGI_2) y la hiperpolarización de la membrana. No hay evidencia de la participación de receptores autonómicos en la respuesta primaria al nitrato. Sin embargo, son frecuentes las respuestas *reflejas*, inducidas cuando se administran dosis que causan hipotensión.

Como se describe en el texto siguiente, la tolerancia es una consideración importante en el uso de los nitratos. Aunque la tolerancia puede ser consecuencia en parte de la disminución de los grupos sulfhidrilo en el tejido, por ejemplo en la cisteína, sólo puede prevenirse de manera parcial o revertirse con un compuesto regenerador de sulfhidrilo. El incremento de la producción de radicales libres de oxígeno durante el tratamiento con nitrato puede ser otro mecanismo sustancial de tolerancia. La evidencia reciente sugiere que la menor disponibilidad del péptido relacionado con el gen de calcitonina (CGRP, un vasodilatador potente) también se relaciona con la tolerancia al nitrato.

El nicorandilo y varios otros compuestos antianginosos experimentales parecen combinar la actividad de la liberación de óxido nítrico con la acción por abertura del conducto del potasio, lo que representa un mecanismo adicional para inducir vasodilatación. No hay informes de que la nitroglicerina abra los conductos del potasio.

B. Efectos en sistemas orgánicos

La nitroglicerina relaja todos los tipos de músculo liso, cualquiera que sea la causa del tono muscular preexistente (fig. 12-3). Carece de efecto en el músculo cardiaco y el esquelético.

1. Músculo liso vascular. Todos los segmentos del sistema vascular, desde las grandes arterias hasta las grandes venas, se relajan como respuesta a la nitroglicerina. La mayor parte de la evidencia sugiere un gradiente de respuesta: las venas responden a las concentraciones más bajas y las arterias a otras un poco más elevadas. Las arterias coronarias epicárdicas son sensibles, pero los ateromas concéntricos pueden impedir la dilatación significativa. Por otra parte, las lesiones excéntricas permiten un aumento del flujo cuando los nitratos relajan el músculo liso en el lado distal a la lesión. Las arteriolas y los esfínteres precapilares se dilatan en menor medida, en parte por las respuestas reflejas y en parte porque los distintos vasos tienen capacidad diversa para liberar óxido nítrico a partir del fármaco.

Un resultado directo primario de una dosis efectiva de nitroglicerina es la relajación marcada de las venas, con aumento de la capacitancia venosa y descenso de la precarga ventricular. Las presiones vasculares pulmonares y el tamaño del corazón disminuyen en forma significativa. En ausencia de insuficiencia cardiaca, el gasto cardiaco desciende. Como la capacitancia venosa aumenta, es posible que la hipotensión ortostática sea intensa y cause síncope. La dilatación de las grandes arterias coronarias epicárdicas mejora el suministro de oxígeno en presencia de ateromas excéntricos. Efectos comunes de la nitroglicerina y el nitrito de amilo son pulsaciones en la arteria temporal y una cefalea pulsátil que tal vez dependa de pulsaciones de arterias meníngeas. En la insuficiencia cardiaca la precarga suele ser anormalmente grande; los nitratos y otros vasodilatadores, al aminorar la precarga, pueden tener efecto beneficioso en el gasto cardiaco en tal situación (cap. 13).

Los efectos indirectos de la nitroglicerina consisten en las respuestas compensatorias desencadenadas por barorreceptores y mecanismos hormonales que reaccionan a la disminución de la presión arterial (fig. 6-7); todo ello suele originar taquicardia y aumento de la contractilidad cardiaca. Puede ser significativa la retención de sodio y agua, en particular con nitratos de acción intermedia o larga; dichas respuestas compensatorias contribuyen a la génesis de la tolerancia.

En personas normales sin enfermedad de coronarias, la nitroglicerina induce un incremento significativo aunque transitorio del flujo coronario total. A diferencia de ello, no hay pruebas de que aumente el flujo coronario total en personas con angina por alguna arteriopatía coronaria obstructiva de tipo ateroesclerótico. Sin embargo, algunos estudios sugieren que la *redistribución* del flujo coronario de las regiones normales, a las isquémicas, podría participar en el efecto terapéutico de las nitroglicerinas. Dichos compuestos también ejercen un efecto inotrópico negativo débil en el corazón, por medio del óxido nítrico.

2. Otros órganos con músculo liso. En algunos experimentos se ha demostrado la relajación del músculo liso de bronquios, tubo digestivo (incluidas las vías biliares) y vías genitourinarias. Las acciones

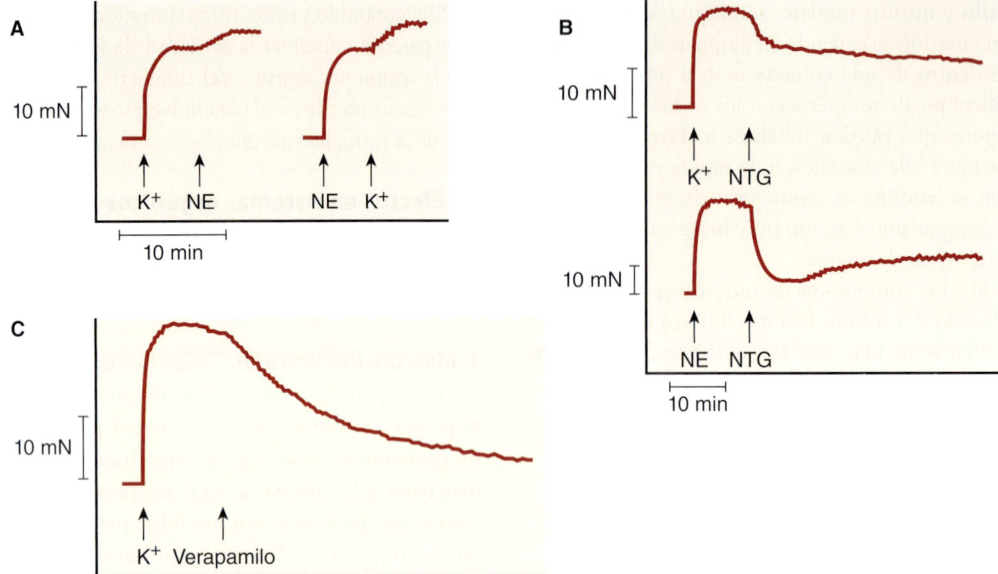

FIGURA 12-3 Efectos de vasodilatadores en la contracción de segmentos de vena de seres humanos, estudiados *in vitro*. **A** indica las contracciones inducidas por dos fármacos vasoconstrictores, noradrenalina (NE) y potasio (K^+). **B** señala la relajación inducida por nitroglicerina (NTG) a razón de 4 μmol/L. La relajación es rápida. **C** representa la relajación inducida por verapamilo a razón de 2.2 μmol/L. La relajación es más lenta pero más sostenida. (Modificada y reproducida con autorización de Mikkelsen E, Andersson KE, Bengtsson B: Effects of verapamil and nitroglycerin on contractile responses to potassium and noradrenaline in isolated human peripheral veins. Acta Pharmacol Toxicol 1978;42:14.)

de los nitratos, por ser breves, rara vez tienen utilidad clínica. Durante decenios recientes se ha vuelto muy difundido en algunos segmentos de la población el consumo de nitrito de amilo y nitrito de isobutilo (no nitratos) por inhalación como productos al parecer afrodisiacos para obtener placer. Los nitritos liberan con facilidad óxido nítrico en el tejido eréctil y el músculo liso vascular, y activan a la guanililciclasa. El incremento resultante de cGMP provoca desfosforilación de las cadenas ligeras de miosina, y con ello relajación (fig. 12-2), lo cual intensifica la erección. Los fármacos usados para tratar la disfunción eréctil se exponen en el recuadro Fármacos usados en el tratamiento de la disfunción eréctil.

3. Acción en plaquetas. El óxido nítrico liberado de la nitroglicerina estimula la guanililciclasa en plaquetas, como lo hace en el músculo liso. El incremento de cGMP que aparece es el que produce la disminución de la agregación plaquetaria. No obstante, los datos de estudios prospectivos recientes han señalado que no se obtiene beneficio alguno en la supervivencia cuando se utiliza nitroglicerina en el infarto agudo del miocardio. En cambio, la nitroglicerina puede ser beneficiosa en la angina inestable, en parte a través de su acción sobre las plaquetas.

4. Efectos adversos. El ion *nitrito* reacciona con la hemoglobina (que contiene hierro ferroso) para producir metahemoglobina (que contiene hierro férrico). Esta última tiene muy poca afinidad por el oxígeno y por ello grandes dosis de nitritos pueden ocasionar seudocianosis, hipoxia hística y muerte. Por fortuna, la concentración plasmática de nitritos que es consecuencia del uso de grandes dosis de nitratos orgánicos e inorgánicos es demasiado pequeña como para ocasionar metahemoglobinemia considerable en el adulto. En lactantes que aún son amamantados la flora intestinal puede transformar cantidades notables de nitrato inorgánico, por ejemplo, en el agua dulce, en ion nitrito. Además, el nitrito de sodio se utiliza para curar carnes, como la carne enlatada; por esta razón, puede haber contacto inadvertido con grandes cantidades de ion nitrito y precipitar efectos tóxicos graves.

En fecha reciente se ha identificado una aplicación terapéutica del efecto del nitrito, por lo demás tóxico. La intoxicación con cianuro es consecuencia de la formación de complejos del ion citocromo con el ion cianuro (CN^-). El hierro de la metahemoglobina muestra extraordinaria afinidad por CN^-; en consecuencia, la administración de nitrito sódico ($NaNO_2$) poco después del contacto con cianuro regenera el citocromo activo. La cianometahemoglobina producida puede eliminarse todavía más por la administración intravenosa de tiosulfato sódico ($Na_2S_2O_3$); este compuesto es producto de la formación del ion tiocianato (SCN^-), que es menos tóxico y se excreta con facilidad. La metahemoglobinemia, si es excesiva, puede tratarse por administración intravenosa de azul de metileno; el antídoto se ha sustituido por la hidroxicobalamina, forma de la vitamina B_{12} que muestra enorme afinidad por el cianuro y lo convierte en otra forma de vitamina B_{12}.

Efectos tóxicos y tolerancia

A. Efectos adversos agudos

Los efectos adversos agudos principales de los nitratos orgánicos son extensiones directas de la vasodilatación terapéutica: hipotensión ortostática, taquicardia y cefalea pulsátil. El glaucoma, considerado alguna vez como una contraindicación, no muestra empeoramiento y es posible utilizar los nitratos en presencia de presión intraocular elevada. Sin embargo, tales productos están contraindicados en caso de hipertensión intracraneal. Rara vez, los parches transdérmicos de nitroglicerina se han incendiado tras la aplicación del choque eléctrico con un desfibrilador externo al tórax de los pacientes con

Fármacos usados en el tratamiento de la disfunción eréctil

Desde hace mucho tiempo la disfunción eréctil ha sido un trastorno sometido a investigaciones (por científicos aficionados y por profesionales). Entre las sustancias utilizadas, y por lo general no aceptadas del todo, figuran la cantárida, irritante de vejiga y uretra, la yohimbina (antagonista α_2; capítulo 10), la nuez moscada, y mezclas con plomo, arsénico o estricnina. Los especialistas en fitoterapia se inclinan por sustancias como el ginseng y la kava.

Estudios científicos han indicado que la erección exige la *relajación* del músculo liso no vascular de los cuerpos cavernosos. Dicha relajación hace posible el flujo de sangre a presión casi arterial en los senos cavernosos, y es precisamente la presión del líquido la que causa la erección. (Con respecto a otros aspectos de la función sexual masculina, la eyaculación requiere que la función motora simpática se encuentre intacta, mientras que en el orgasmo intervienen nervios independientes sensitivos superficiales y profundos.) La erección fisiológica ocurre como respuesta a la liberación de óxido nítrico de los nervios no adrenérgicos y no colinérgicos (cap. 6) relacionados con la descarga parasimpática. Por tanto, es preciso que la inervación motora parasimpática esté intacta y que la síntesis de óxido nítrico esté activa. (Al parecer hay un proceso similar en los tejidos eréctiles femeninos.) Si existen otros relajantes del músculo liso, como los análogos de PGE_1 o los antagonistas α, en concentración suficiente, pueden inducir en forma independiente una relajación cavernosa suficiente para generar una erección. Como se señala en el texto, el óxido nítrico activa la guanililciclasa, la cual eleva la concentración de cGMP y este segundo mensajero estimula la desfosforilación de las cadenas ligeras de la miosina (fig. 12-2) y la relajación del músculo liso. Por lo tanto, cualquier fármaco que aumente el cGMP puede tener valor en la disfunción eréctil, si la inervación es normal. El **sildenafilo** incrementa el cGMP porque inhibe su degradación mediante la isoforma 5 de la fosfodiesterasa (PDE-5). El fármaco ha tenido mucho éxito en el mercado porque puede tomarse por vía oral. Sin embargo, el sildenafilo tiene poco o ningún valor cuando la pérdida de la potencia se debe a lesión medular u otro daño en la inervación, así como en los varones carentes de libido. Además, el sildenafilo potencia la acción de los nitratos empleados para la angina; hay reportes de hipotensión grave y pocos infartos miocárdicos en varones que tomaron ambos fármacos. Se recomienda que pasen al menos 6 h entre el uso de un nitrato y la ingestión del sildenafilo. Este último también tiene efectos en la visión del color y produce dificultad para discriminar entre azul y verde. Se cuenta con dos inhibidores de la PDE-5 similares: **tadalafilo** y **vardenafilo**. Es importante saber que muchos productos sin prescripción que se solicitan por correo y que contienen análogos del sildenafilo, como el hidroxitiohomosildenafilo y sulfoaldenafilo, se han comercializado como agentes "intensificadores masculinos". Estos productos no están aprobados por la FDA y representan el mismo riesgo de interacciones peligrosas con los nitratos que los fármacos aprobados.

Los inhibidores de la PDE-5 también se han estudiado para su posible empleo en otros trastornos. Estudios clínicos muestran un beneficio distintivo en algunos pacientes con hipertensión arterial pulmonar, pero no en aquellos con fibrosis pulmonar idiopática avanzada. Los fármacos tienen un posible beneficio en la hipertensión sistémica, fibrosis quística e hiperplasia prostática benigna. Tanto el sildenafilo como el tadalafilo están aprobados para la hipertensión pulmonar. Estudios preclínicos sugieren que el sildenafilo puede ser útil en la prevención de la apoptosis y remodelación cardiaca después de la isquemia y reperfusión.

El fármaco más utilizado en varones que no mejoran con el sildenafilo es el **alprostadilo**, análogo de PGE_1 (cap. 18), que puede inyectarse de forma directa en los cuerpos cavernosos o colocarse en la uretra en la forma de una "minicandelilla", sitio del cual se difunde al tejido cavernoso. En este último tejido se puede inyectar fentolamina. Los fármacos mencionados producen erección en muchos varones que no reaccionan al sildenafilo.

fibrilación ventricular. Estos parches deben retirarse antes de usar desfibriladores externos para prevenir quemaduras superficiales.

B. Tolerancia

Con la exposición continua a los nitratos, es posible que el músculo liso aislado desarrolle tolerancia completa (taquifilaxia); el ser humano se vuelve cada vez más tolerante cuando se emplean preparaciones de acción prolongada (orales, transdérmicas) o infusiones intravenosas continuas por más de unas cuantas horas sin interrupción. No se conocen del todo los mecanismos por los que se desarrolla la tolerancia. Como se indicó antes, la liberación disminuida de óxido nítrico derivada de la bioactivación reducida puede ser la causa parcial de la tolerancia a la nitroglicerina. La compensación sistémica también participa en la tolerancia en el ser humano. Al principio se observa una descarga simpática considerable y después de uno o más días de tratamiento con nitratos de acción prolongada es probable que la retención de sal y agua revierta los cambios hemodinámicos favorables que produce la nitroglicerina en condiciones normales.

La tolerancia no se desarrolla de igual manera con todos los donadores de óxido nítrico. Por ejemplo, el nitroprusiato conserva su actividad por periodos prolongados. Otros nitratos orgánicos parecen menos susceptibles que la nitroglicerina al desarrollo de tolerancia. En los sistemas sin células, la guanilato ciclasa soluble sólo se inhibe, tal vez por la nitrosilación de la enzima, después de la exposición prolongada a concentraciones altísimas de nitroglicerina. En contraste, el tratamiento con antioxidantes que protegen a la ALDH2 y enzimas similares parece prevenir o reducir la tolerancia. Esto sugiere que la tolerancia depende de la disminución de la bioactivación de nitratos orgánicos y, en menor medida, de una pérdida de la capacidad de respuesta de la guanilato ciclasa al óxido nítrico.

El contacto ininterrumpido a concentraciones elevadas de nitratos se observa algunas veces en la industria química, en particular en la manufactura de explosivos. Si es intensa la contaminación del sitio de trabajo con compuestos volátiles de nitratos orgánicos, los trabajadores observan que al comenzar su semana laboral (lunes) experimentan cefalea y mareo transitorio ("enfermedad del lunes"). Después de un día o más los síntomas desaparecen por el desarrollo de tolerancia. Al finalizar la semana, cuando aminora la exposición a las sustancias químicas, desaparece la tolerancia y por ello reaparecen los síntomas cada lunes. Se han señalado otros peligros de exposición industrial que incluyen dependencia. No hay datos de que surja la dependencia física como consecuencia del uso *terapéutico* de los nitratos de acción breve contra la angina, incluso en grandes dosis.

C. Carcinogenicidad de los derivados de nitratos y nitritos

Las nitrosaminas son moléculas pequeñas con una estructura R_2-N-NO formadas por la combinación de nitratos y nitritos, con aminas. Algunas nitrosaminas son carcinógenos potentes en animales, al parecer por la conversión de ellas en derivados reactivos. No hay prueba de que tales agentes originen cáncer en seres humanos, pero se advierte una notable correlación estadística (epidemiológica) entre la incidencia del carcinoma esofágico y gástrico y el contenido de nitratos de alimentos en algunas culturas. Las nitrosaminas también están presentes en el humo de tabaco y cigarrillos. No hay pruebas de que las dosis pequeñas de nitratos utilizados en el tratamiento de la angina originen cantidades corporales notables de nitrosaminas.

Mecanismos del efecto clínico

Los efectos beneficiosos y perjudiciales de la vasodilatación inducida por nitratos se resumen en el cuadro 12-2.

A. Efectos de los nitratos en la angina de esfuerzo

Entre los efectos hemodinámicos beneficiosos importantes de los nitratos figuran la disminución del retorno venoso al corazón y el decremento resultante del volumen intracardiaco. Las disminuciones de la presión arterial, presión intraventricular y volumen ventricular izquierdo hacen que decrezca la tensión parietal (relación de Laplace) y haya una menor necesidad de oxígeno por el miocardio. En casos raros puede haber incremento paradójico de la necesidad de oxígeno por el miocardio, como consecuencia de taquicardia refleja excesiva y mayor contractilidad.

La administración de nitrato por las vías intracoronaria, intravenosa o sublingual siempre amplía el calibre de las arterias coronarias epicárdicas de grueso calibre, excepto cuando están bloqueadas por ateromas concéntricos. La resistencia arteriolar coronaria tiende a disminuir, aunque en menor grado. Sin embargo, los nitratos administrados por las vías sistémicas usuales pueden *disminuir* el flujo coronario global (y el consumo de oxígeno por el miocardio), si el gasto cardiaco es menor a causa de la reducción del retorno venoso. El principal mecanismo para aliviar la angina de esfuerzo es la disminución del consumo de oxígeno.

B. Efectos de los nitratos en la angina variante

Los nitratos son beneficiosos en sujetos con angina variante al relajar el músculo liso de las arterias coronarias epicárdicas y reducir el espasmo de dichas arterias.

C. Efectos de los nitratos en la angina inestable

Los nitratos también son útiles en el tratamiento del síndrome coronario agudo de la angina inestable, pero no se ha dilucidado el mecanismo exacto de dichos beneficios. El incremento del tono de los vasos coronarios y de la necesidad de oxígeno por el miocardio desencadenan angina de reposo en tales enfermos; por esa razón, los nitratos pueden conferir efectos beneficiosos al dilatar las arterias coronarias epicárdicas y aminorar de forma simultánea la necesidad de oxígeno por el miocardio. Como se ha mencionado ya, la nitroglicerina también atenúa la agregación plaquetaria, efecto que puede ser importante en la angina inestable.

CUADRO 12-2 Efectos beneficiosos y nocivos de los nitratos en el tratamiento de la angina

Efecto	Resultado
Efectos beneficiosos posibles	
Disminución del volumen ventricular	Disminución de las necesidades de oxígeno por el miocardio
Disminución de la presión arterial	
Acortamiento del tiempo de expulsión	
Vasodilatación de arterias coronarias epicárdicas	Alivio del espasmo de arterias coronarias
Mayor flujo colateral	Mejor riego al miocardio isquémico
Disminución de la presión diastólica del ventrículo izquierdo	Mejoría del riego subendocárdico
Efectos nocivos posibles	
Taquicardia refleja	Mayor necesidad de oxígeno por el miocardio
Incremento reflejo de la contractilidad	Mayor necesidad de oxígeno por el miocardio
Acortamiento del tiempo de riego diastólico por taquicardia	Disminución del riego coronario

Uso clínico de los nitratos

En el cuadro 12-3 se incluyen algunas formas de la nitroglicerina y sus congéneres. La presentación sublingual, dado que tiene una acción que comienza en un plazo muy breve (1 a 3 min), es la forma más utilizada para el tratamiento inmediato de la angina. En virtud de la brevedad de su acción (no mayor de 20 a 30 min), no es un preparado idóneo para la fase de mantenimiento. El comienzo de acción de la nitroglicerina intravenosa también es rápido (minutos), pero una vez que se interrumpe el goteo, hay reversión rápida de sus efectos hemodinámicos. En consecuencia, el uso clínico de la nitroglicerina intravenosa en seres humanos se limita al tratamiento de la angina grave y recurrente de reposo. Entre los preparados de absorción lenta de la nitroglicerina están la forma bucal, las ingeribles y algunas transdérmicas. Se ha demostrado que tales presentaciones permiten lograr concentraciones hemáticas por periodos largos y ello produce tolerancia con facilidad.

Los efectos hemodinámicos del dinitrato de isosorbida sublingual o masticable y los nitratos orgánicos ingeribles (orales) son semejantes a los de la nitroglicerina administrada por la misma vía. En el cuadro 12-3 se señalan los planes posológicos recomendados para los preparados de nitratos de larga acción, junto con la duración de sus efectos. Con la administración transdérmica se pueden obtener niveles de nitroglicerina en sangre durante 24 h o más, pero los efectos hemodinámicos completos no persisten por lo

CUADRO 12-3 Nitratos y nitritos utilizados en el tratamiento de la angina de pecho

Fármaco	Dosis	Duración de acción
Acción breve		
Nitroglicerina sublingual	0.15-1.2 mg	10-30 min
Dinitrato de isosorbida sublingual	2.5-5 mg	10-60 min
Nitrito de amilo, inhalado	0.18-0.3 ml	3-5 min
Larga acción		
Nitroglicerina, ingerible de acción sostenida	6.5-13 mg durante 6-8 h	6-8 h
Nitroglicerina, pomada al 2%, transdérmica	1-1.5 pulgadas cada 4 h	3-6 h
Nitroglicerina bucal de liberación lenta	1-2 mg cada 4 h	3-6 h
Nitroglicerina, parche de liberación lenta, transdérmico	10-25 mg por 24 h (un parche al día)	8-10 h
Dinitrato de isosorbida, sublingual	2.5-10 mg por 2 h	1.5-2 h
Dinitrato de isosorbida, oral	10-60 mg por 4-6 h	4-6 h
Dinitrato de isosorbida, oral masticable	5-10 mg por 2-4 h	2-3 h
Mononitrato de isosorbida, oral	20 mg por 12 h	6-10 h

regular más de 6 a 8 h. Por consiguiente, la eficacia clínica de las formas de nitroglicerina de liberación lenta para la fase de mantenimiento contra la angina se anula por la aparición de tolerancia notable. Por esa razón hay que cumplir con un periodo de 8 h, como mínimo, entre una y otra dosis, sin nitratos, para disminuir o evitar la tolerancia.

OTROS NITROVASODILATADORES

El **nicorandilo** es un éster del nitrato de nicotinamida con propiedades dilatadoras de las arterias coronarias normales, pero con efectos más complejos en sujetos con angina. Los estudios clínicos sugieren que aminora la precarga y la poscarga. También ofrece moderada protección al miocardio, a través del preacondicionamiento, por activación de los conductos cardiacos K_{ATP}. En un estudio clínico grande se observó disminución significativa del riesgo relativo de problemas coronarios letales y no letales en personas que recibían el fármaco. Se ha aprobado el empleo del nicorandilo en el tratamiento de la angina en Europa y Japón y está en fase de revisión para tal objetivo en Estados Unidos.

FÁRMACOS ANTAGONISTAS DEL CONDUCTO DEL CALCIO

Desde finales del siglo XIX se sabe que el calcio transmembrana es necesario para la contracción del músculo liso y cardiaco. El descubrimiento de un conducto del calcio en el músculo cardiaco fue seguido por el hallazgo de distintos tipos de conductos del calcio en diferentes tejidos (cuadro 12-4). El descubrimiento de estos conductos hizo posible medir la corriente de calcio, I_{Ca}, y luego desarrollar

CUADRO 12-4 Propiedades de algunos conductos reconocidos del calcio activados por voltaje

Tipo	Nombre del conducto	Sitio en que está ubicado	Propiedades de la corriente de calcio	Bloqueado por
L	$Ca_V1.1$-$Ca_V1.4$	Músculo estriado o liso cardiaco; neuronas ($Ca_V1.4$ se encuentra en la retina); células endocrinas, hueso	Umbral largo, grande y alto	Verapamilo, DHP, Cd^{2+}, ω-aga-IIIA
T	$Ca_V3.1$-$Ca_V3.3$	Corazón, neuronas	Umbral breve, pequeño y bajo	sFTX, flunarizina, Ni^{2+} (sólo $Ca_V3.2$), mibefradilo[1]
N	$Ca_V2.2$	Neuronas, espermatozoides[2]	Umbral breve y alto	Ziconotida,[3] gabapentina,[4] ω-CTXGVIA, ω-aga-IIIA, Cd^{2+}
P/Q	$Ca_V2.1$	Neuronas	Umbral alto y largo	ω-CTX-MVIIC, ω-aga-IVA
R	$Ca_V2.3$	Neuronas, espermatozoides[2]	Marcapasos	SNX-482, ω-aga-IIIA

[1]Antianginoso que no se distribuye en el mercado.

[2]Los tipos de conductos vinculados con la actividad flagelar de los espermatozoides pueden pertenecer a la variedad Catsper 1-4.

[3]Analgésico sintético de péptidos del caracol (cap. 31).

[4]Fármaco anticonvulsivo (cap. 24).

DHP, dihidropiridinas (como la nifedipina); sFTX, toxina sintética de la araña "reloj de arena"; ω-CTX, conotoxinas extraídas de algunos caracoles marinos del género *Conus*; ω-aga-IIIA y ω-aga-IVA, toxinas de la araña "reloj de arena", *Agelenopsis operta*; SNX-482, toxinas de la tarántula africana, *Hysterocrates gigas*.

CUADRO 12-5 Farmacología clínica de algunos fármacos que bloquean los conductos del calcio

Fármaco	Biodisponibilidad después de ingestión (%)	Semivida (h)	Indicaciones	Dosis
Dihidropiridinas				
Amlodipina	65-90	30-50	Angina, hipertensión	5-10 mg ingeridos una vez al día
Felodipina	15-20	11-16	Hipertensión, fenómeno de Raynaud	5-10 mg ingeridos una vez al día
Isradipina	15-25	8	Hipertensión	2.5-10 mg ingeridos dos veces al día
Nicardipina	35	2-4	Angina, hipertensión	20-40 mg ingeridos cada 8 h
Nifedipina	45-70	4	Angina, hipertensión, fenómeno de Raynaud	3-10 μg/kg por vía IV; 20-40 mg ingeridos cada 8 h
Nisoldipina	<10	6-12	Hipertensión	20-40 mg ingeridos una vez al día
Nitrendipina	10-30	5-12	En investigación	20 mg ingeridos una o dos veces al día
Diversos				
Diltiazem	40-65	3-4	Angina, hipertensión, fenómeno de Raynaud	75-150 μg/kg por vía IV; 30-80 mg ingeridos cada 6 h
Verapamilo	20-35	6	Angina, hipertensión, arritmias, migrañas	75-150 μg/kg por vía IV; 80-160 mg ingeridos cada 8 h

fármacos que la bloquearan y tuvieran utilidad clínica. Aunque los antagonistas disponibles para el uso clínico en trastornos cardiovasculares sólo bloquean el conducto del calcio tipo L, existen antagonistas selectivos de otros tipos de conductos del calcio en investigación intensiva. Se cree que ciertos fármacos anticonvulsivos actúan, al menos en parte, mediante el bloqueo de los conductos del calcio (en particular de tipo T) en las neuronas (cap. 24).

Química y farmacocinética

El verapamilo, el primer integrante de este grupo que tuvo utilidad clínica, fue resultado de los intentos por sintetizar análogos más activos de la papaverina, un alcaloide vasodilatador encontrado en la amapola de opio. Desde entonces se han identificado docenas de compuestos de estructura variable que tienen la misma acción farmacológica fundamental (cuadro 12-5). Como se muestra en la figura 12-4, existen antagonistas del conducto del calcio con diferencias químicas. La nifedipina es el prototipo de la familia de las dihidropiridinas de los antagonistas del conducto del calcio; se han investigado docenas de moléculas de este grupo y hoy en día hay varias aprobadas en Estados Unidos para la angina y otras indicaciones. La nifedipina es el fármaco más estudiado de este grupo, pero puede asumirse que las propiedades de otras dihidropiridinas son similares a las de ésta, a menos que se indique lo contrario.

Los antagonistas del conducto del calcio son compuestos con actividad por vía oral y se caracterizan por un efecto de primer paso, alto porcentaje de unión con proteínas plasmáticas y metabolismo extenso. El verapamilo y el diltiazem también se emplean por vía intravenosa.

Farmacodinámica

A. Mecanismo de acción

El conducto del calcio tipo L activado por voltaje es el tipo dominante en el músculo cardiaco y liso, y se sabe que contiene varios receptores farmacológicos. Está formado por las subunidades α_1 (la subunidad más grande, formadora del poro), α_2, β, γ y δ. Se han descubierto cuatro subunidades α_1 variantes. Se ha demostrado que la nifedipina y otras dihidropiridinas se ligan a un sitio en la subunidad α_1, en tanto que el verapamilo y el diltiazem lo hacen al parecer con receptores muy similares pero no idénticos en otra región de la misma subunidad. Desde el punto de vista alostérico, la fijación de un fármaco a los receptores de verapamilo o diltiazem modifica la fijación de la dihidropiridina; las regiones de receptores son estereoselectivas porque se observan diferencias notables en la afinidad de unión con estereoisómeros, y en la potencia farmacológica en el caso de enantiómeros del verapamilo, diltiazem y congéneres de la nifedipina ópticamente activos.

El antagonismo de estos fármacos se asemeja al bloqueo de los conductos del sodio por parte de anestésicos locales (caps. 14 y 26). Los fármacos actúan desde la cara interna de la membrana y se fijan con mayor eficacia a conductos abiertos y a los inactivos. La fijación del fármaco aminora la frecuencia de abertura en reacción con la despolarización. La consecuencia es una disminución intensa en la corriente de calcio transmembrana, que a su vez hace que se produzca relajación prolongada en el músculo liso (fig. 12-3) y el músculo cardiaco, con disminución de la contractilidad en todo el corazón y decrementos de la frecuencia de marcapasos del nódulo sinusal y de la velocidad de conducción del nódulo auriculoventricular.* Algunas neuronas poseen conductos del calcio de tipo L, pero su sensibilidad a dichos fármacos es menor porque los conductos en ellas pasan menor tiempo en los estados abierto e inactivado.

Las respuestas del músculo liso al flujo de calcio a través de conductos del calcio operados por *ligandos* también decrecen por la acción de estos fármacos, aunque en menor grado. El bloqueo puede revertirse de forma parcial al incrementarse la concentración de calcio, si bien no se alcanzan con facilidad las concentraciones nece-

*Algunas dihidropiridinas, en dosis muy pequeñas y en algunas circunstancias, intensifican la penetración de calcio. Algunas dihidropiridinas especiales, como Bay K 8644, incrementan en realidad la penetración de dicho ion en todas sus dosis.

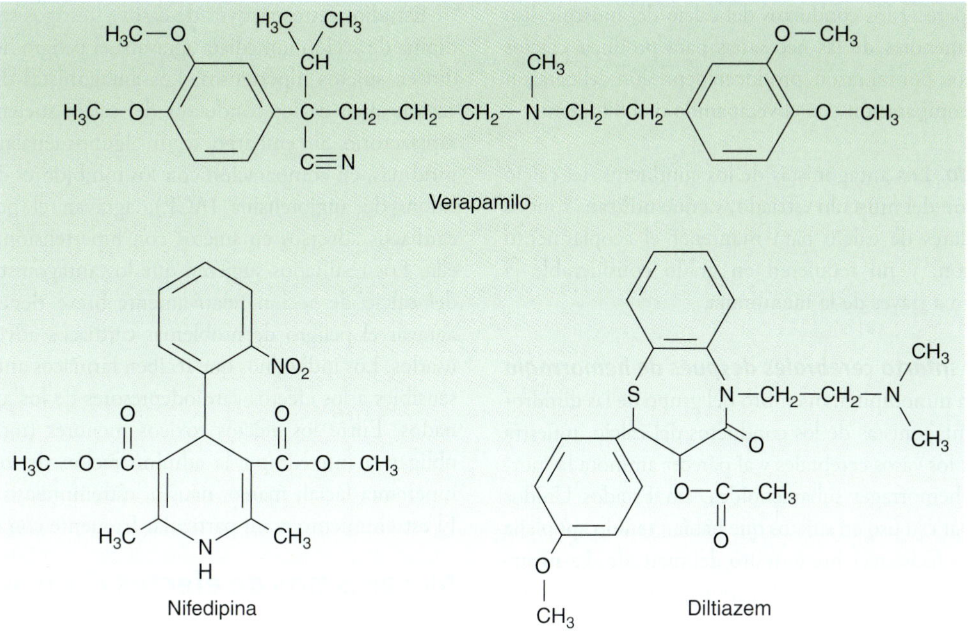

FIGURA 12-4 Estructuras químicas de algunos fármacos antagonistas de los conductos del calcio.

sarias de dicho mineral en algunos sujetos. El bloqueo se puede revertir en parte con el uso de fármacos que incrementan el flujo transmembrana de calcio, como los simpaticomiméticos.

Otros tipos de conductos del calcio son menos sensibles al bloqueo por acción de los fármacos de esta categoría (cuadro 12-4). Por consiguiente, dichos fármacos afectan en grado mucho menor a tejidos en que intervienen en grado notorio otros tipos de conductos (neuronas y muchas glándulas secretorias), que los músculos cardiaco y liso. El **mibefradilo** es un antagonista de los conductos del calcio tipo T selectivo que se introdujo como antiarrítmico, aunque se ha retirado. Los conductos iónicos distintos a los del calcio son mucho menos sensibles a estos fármacos. Los conductos del potasio en el músculo liso vascular se inhiben con verapamilo, lo que limita la vasodilatación producida por este fármaco. Los conductos del sodio y los del calcio se bloquean con **bepridilo**, un compuesto antiarrítmico obsoleto.

B. Efectos en órganos y sistemas

1. Músculo liso. La mayor parte de los tipos de músculo liso depende de la entrada de calcio a través de la membrana para mantener el tono de reposo normal y las respuestas contráctiles. Estas células se relajan por efecto de los antagonistas del conducto del calcio (fig. 12-3). Al parecer, el músculo liso vascular es el más sensible, pero puede demostrarse relajación similar en el músculo liso bronquiolar, gastrointestinal y uterino. En el sistema vascular, las arteriolas son más sensibles que las venas; la hipotensión ortostática no es un efecto adverso frecuente. La presión sanguínea disminuye con los antagonistas del conducto del calcio (cap. 11). Es probable que las mujeres sean más sensibles que los varones al efecto hipotensor del diltiazem. La reducción de la resistencia vascular periférica es un mecanismo por el cual estos fármacos pueden beneficiar al paciente con angina de esfuerzo. Ya se demostró la reducción del espasmo arterial coronario en individuos con angina variante.

Existen diferencias sustanciales en la selectividad vascular entre los antagonistas del conducto del calcio. En general, las dihidropiridinas tienen una mayor proporción de efectos en el músculo liso vascular que en el corazón, comparadas con el diltiazem y el verapamilo. El efecto relativamente menor del verapamilo en la vasodilatación puede ser resultado del bloqueo simultáneo de los conductos del potasio en el músculo liso vascular que se describió antes. Además, las dihidropiridinas tienen distintas potencias en lechos vasculares específicos. Por ejemplo, la **nimodipina** posee selectividad particular por los vasos sanguíneos cerebrales. En apariencia, estas diferencias se explican por las variantes en el corte y pegado de la estructura de la subunidad α_1 del conducto.

2. Miocardio. El músculo cardiaco depende en gran medida de la entrada de calcio en las células para su función normal. La generación de impulsos en el nódulo sinoauricular y la conducción en el auriculoventricular (los llamados potenciales de acción de respuesta lenta o dependientes del calcio) pueden disminuir o quedar bloqueados del todo, con los antagonistas de los conductos del calcio. El acoplamiento de excitación/contracción de todas las células miocárdicas necesita de la entrada de calcio en ellos, de tal forma que los fármacos en cuestión disminuyen la contractilidad del corazón por un mecanismo que depende de la dosis. En algunos casos puede decrecer el gasto cardiaco; tal reducción de la función mecánica del corazón es otro mecanismo por el cual los antagonistas de los conductos del calcio atenúan la necesidad de oxígeno en sujetos con angina.

Diferencias importantes entre los antagonistas activos de los conductos del calcio provienen de las particularidades de sus interacciones con conductos de iones del corazón y, como se ha mencionado, de sus diferencias relativas en músculo liso y células miocárdicas. El bloqueo del conducto del sodio es pequeño con el verapamilo y aún menor con el diltiazem. Es insignificante en el caso de la nifedipina y otras dihidropiridinas. El verapamilo y el diltiazem interactúan de manera cinética con el receptor del conducto del calcio en una forma distinta respecto de como lo hacen las dihidropiridinas; bloquean taquicardias en células que dependen de calcio, por ejemplo el nódulo auriculoventricular, en forma más selectiva que las dihidropiridinas (en el capítulo 14 pueden consultarse otros detalles). Por otra parte, las dihidropiridinas bloquean al parecer los conductos del calcio del músculo liso en concentraciones menores de las necesarias para producir efectos cardiacos significativos; por tal razón, producen depresión del corazón en grado menor en comparación con el verapamilo o el diltiazem.

3. Músculo estriado. Los antagonistas de los conductos del calcio no deprimen la acción del músculo estriado, ya que utilizan "fondos comunes" intracelulares de calcio para mantener el acoplamiento excitación-contracción, y no requieren en grado considerable la penetración de calcio a través de la membrana.

4. Vasoespasmo e infarto cerebrales después de hemorragia subaracnoidea. La nimodipina, miembro del grupo de las dihidropiridinas, que son antagonistas de los conductos del calcio, muestra notable afinidad por los vasos cerebrales y al parecer aminora la morbilidad después de hemorragia subaracnoidea. En Estados Unidos recibió aprobación para su uso en sujetos que habían tenido apoplejía hemorrágica, pero en fecha reciente se retiró del mercado. La **nicardipina** posee efectos similares y se utiliza por goteo intravenoso y dentro de arterias cerebrales para evitar el vasoespasmo cerebral que surge con el accidente cerebrovascular. También el verapamilo, a pesar de que no posee vasoselectividad, se ha utilizado por la vía intraarterial en la apoplejía. Algunos datos sugieren que los antagonistas de los conductos del calcio también pueden disminuir el daño cerebral después de un accidente tromboembólico.

5. Otros efectos. Los antagonistas de los conductos del calcio ejercen una interferencia mínima con el acoplamiento estímulo-secreción en las glándulas y terminaciones nerviosas debido a las diferencias entre el tipo del conducto del calcio y la sensibilidad en distintos tejidos. Está demostrado que el verapamilo inhibe la liberación de insulina en los seres humanos, pero las dosis necesarias son más altas que las usadas en el tratamiento de la angina y otras enfermedades cardiovasculares.

Múltiples pruebas sugieren que los antagonistas del conducto del calcio pueden interferir con la agregación plaquetaria *in vitro,* además de prevenir o atenuar el desarrollo de lesiones ateromatosas en animales. Sin embargo, los estudios clínicos no han establecido su función en la coagulación sanguínea y la ateroesclerosis humanas.

El verapamilo bloquea la glucoproteína P encargada del transporte de muchos fármacos ajenos fuera de las células cancerosas (y de otro tipo) (cap. 1); otros antagonistas del calcio parecen tener un efecto similar. Esta acción es estereoespecífica. El verapamilo revierte en forma parcial la resistencia de las células cancerosas a muchos quimioterapéuticos *in vitro.* Algunos resultados clínicos sugieren efectos similares en los pacientes (cap. 54). La investigación en animales indica posibles aplicaciones futuras de los antagonistas del calcio en el tratamiento de la osteoporosis, trastornos de la fecundidad y anticoncepción masculina, modulación inmunitaria e incluso esquistosomiosis. Al parecer, el verapamilo no bloquea los transportadores transmembrana de iones metálicos divalentes, como DMT1.

Efectos tóxicos

Los efectos tóxicos más importantes señalados con los antagonistas de los conductos del calcio constituyen extensiones directas de su acción terapéutica. La inhibición excesiva de la entrada de calcio puede provocar depresión grave de la función cardiaca que incluye paro cardiaco, bradicardia, bloqueo auriculoventricular e insuficiencia cardiaca; estos efectos han sido raros en el uso clínico.

Estudios retrospectivos de casos y testigos señalaron que la nifedipina de acción inmediata agravaba el peligro de infarto del miocardio en sujetos hipertensos. Los antagonistas de liberación lenta y acción larga de los conductos del calcio suelen tolerarse de modo satisfactorio. Sin embargo, según algunos señalamientos, las dihidropiridinas, en comparación con los inhibidores de la enzima convertidora de angiotensina (ACE), agravan el peligro de trastornos cardiacos adversos en sujetos con hipertensión, con diabetes o sin ella. Los resultados sugieren que los antagonistas de los conductos del calcio de acción relativamente breve tienen la posibilidad de agravar el peligro de problemas cardiacos adversos y es mejor no usarlos. Los individuos que reciben fármacos antagonistas β son más sensibles a los efectos cardiodepresores de los antagonistas mencionados. Entre los efectos tóxicos menores (molestos pero que no obligan a interrumpir la administración de los fármacos) figuran hiperemia facial, mareo, náusea, estreñimiento y edema periférico. El estreñimiento es en particular frecuente con el verapamilo.

Mecanismos de efectos clínicos

Los antagonistas de los conductos del calcio reducen la potencia contráctil del miocardio y con ello aminoran las necesidades de oxígeno de esa capa muscular. El bloqueo que producen en el músculo liso de las arterias atenúa la presión arterial e intraventricular. Algunos de los fármacos de esta categoría (como el verapamilo o el diltiazem) también ejercen un efecto antiadrenérgico inespecífico, que puede contribuir a la vasodilatación periférica. Como consecuencia de todos los efectos en cuestión, disminuye la tensión parietal del ventrículo izquierdo, que a su vez aminora las necesidades de oxígeno del miocardio. La lentificación de la frecuencia cardiaca con el uso del verapamilo o el diltiazem disminuye todavía más las necesidades de oxígeno del miocardio. Los fármacos que bloquean los conductos del calcio también alivian y evitan el espasmo focal de las arterias coronarias, que interviene en la angina variante. Por tal motivo, el empleo de dichos compuestos ha surgido como el tratamiento profiláctico más eficaz contra esta forma de angina de pecho.

Los tejidos de los nódulos sinoauricular y auriculoventricular, compuestos de manera predominante por células de respuesta lenta y que dependen del calcio, se afectan en grado extraordinario por el verapamilo, de forma moderada por el diltiazem y en mucha menor magnitud por las dihidropiridinas. Por lo expuesto, el verapamilo y el diltiazem reducen la conducción del nódulo auriculoventricular y son eficaces para tratar la taquicardia supraventricular de reentrada, y atenuar las respuestas ventriculares en la fibrilación o el flúter auriculares. La nifedipina no tiene efecto alguno en la conducción auriculoventricular. El antagonismo simpático inespecífico es más notable con el diltiazem y lo es en grado menor con el verapamilo. Al parecer, la nifedipina carece de dicho efecto. En consecuencia, la notable taquicardia refleja en reacción a la hipotensión se observa con mayor frecuencia con la nifedipina y en menor grado con el diltiazem y el verapamilo. El médico debe considerar tales diferencias en los efectos farmacológicos al elegir fármacos que bloquean los conductos del calcio, para tratar la angina de pecho.

Usos clínicos de los antagonistas de los conductos del calcio

Además de la angina, tienen eficacia probada en la hipertensión (cap. 11) y en las taquiarritmias supraventriculares (cap. 14) los antagonistas de los conductos del calcio. Su eficacia es moderada en otros trastornos, entre ellos miocardiopatía hipertrófica, migraña y fenómeno de Raynaud. La nifedipina presenta eficacia moderada en el parto prematuro, pero es más tóxica y no tiene la misma eficacia que el **atosibán**, un antagonista de la oxitocina aún en fase de investigación (cap. 17).

En el cuadro 12-5 se incluyen las propiedades farmacocinéticas de los compuestos de esta categoría. La selección de un compuesto particular que bloquea los conductos del calcio debe hacerse con el conocimiento de sus posibles efectos adversos específicos y también de sus propiedades farmacológicas. La nifedipina no disminuye la conducción auriculoventricular y, por tal razón, puede utilizarse con mayor seguridad que el verapamilo o el diltiazem en presencia de anomalías de la conducción auriculoventricular. La combinación de verapamilo o diltiazem con antagonistas β puede ocasionar bloqueo auriculoventricular y depresión de la función ventricular. En caso de insuficiencia cardiaca manifiesta, todos los antagonistas de esta categoría pueden empeorar aún más la insuficiencia, como consecuencia de su efecto inotrópico negativo. Sin embargo, la **amlodipina** no incrementa la mortalidad de sujetos con la insuficiencia comentada por disfunción sistólica no isquémica del ventrículo izquierdo y puede emplearse en forma inocua en tales enfermos.

En personas con disminución relativamente pequeña de la presión arterial, las dihidropiridinas pueden atenuarla todavía más, con efectos nocivos. El verapamilo y el diltiazem generan al parecer menor hipotensión y pueden tolerarse mejor en dichas circunstancias. En individuos con el antecedente de taquicardia, flúter y fibrilación auriculares, el verapamilo y el diltiazem ofrecen ventajas netas por sus efectos antiarrítmicos. En el paciente que recibe digitálicos es preciso utilizar con cautela el verapamilo porque puede incrementar las concentraciones sanguíneas de digoxina por medio de interacción farmacocinética. Con el diltiazem y la nifedipina se han demostrado incrementos de la concentración de digoxina en sangre, pero tales interacciones son menos frecuentes en comparación con el verapamilo.

En personas con angina inestable, los antagonistas de los conductos del calcio de liberación inmediata y acción breve pueden agravar el peligro de problemas cardiacos adversos y, en consecuencia, están contraindicados (véase la sección de Efectos tóxicos más adelante). Sin embargo, en personas con infarto sin onda Q, el diltiazem disminuye la frecuencia de angina después de este problema y puede utilizarse.

BLOQUEADORES β

Los fármacos que bloquean los receptores adrenérgicos β, a pesar de no ser vasodilatadores (con la posible excepción del carvedilol y el nebivolol) (cap. 10), son útiles en grado extraordinario en el tratamiento de la angina de esfuerzo. Los efectos beneficiosos de esta categoría de fármacos dependen más bien de sus acciones hemodinámicas, es decir, disminuciones de la frecuencia cardiaca, la presión arterial y la contractilidad, que a su vez aminoran las necesidades de oxígeno por el miocardio, en el reposo y durante el ejercicio. La reducción de la frecuencia cardiaca se acompaña también de incremento del tiempo de riego (perfusión) diastólico, lo cual puede mejorar la irrigación coronaria. Sin embargo, la reducción de la frecuencia cardiaca y la disminución de la presión arterial, y como consecuencia el menor consumo de oxígeno por el miocardio, constituyen al parecer los mecanismos más importantes para el alivio de la angina y la mejoría de la tolerancia al ejercicio. Los antagonistas β también pueden ser útiles para tratar la isquemia asintomática o "ambulatoria". El trastorno en cuestión no origina dolor, aunque suele detectarse por la aparición de los típicos signos electrocardiográficos de isquemia. La administración a largo plazo de un bloqueador β acorta el "tiempo total de isquemia" al día. Los bloqueadores β aminoran la mortalidad de personas con infarto reciente del miocardio y prolongan la supervivencia y evitan la apoplejía en pacientes hipertensos. Los datos de estudios con asignación al azar en individuos con angina estable han señalado mejores resultados y mejoría sintomática con los antagonistas β, en comparación con los antagonistas de los conductos del calcio.

Entre los efectos adversos de los bloqueadores β en la angina figuran el incremento del volumen telediastólico y del tiempo de expulsión, y ambos tienden a incrementar las necesidades de oxígeno del miocardio. Los efectos nocivos ya comentados de estos compuestos pueden "neutralizarse" por el empleo concomitante de nitratos, como se describe más adelante.

Las contraindicaciones para utilizar los antagonistas β son asma y otros cuadros de broncoespasmo, bradicardia grave, bloqueo auriculoventricular, síndrome de bradicardia-taquicardia e insuficiencia grave e inestable del ventrículo izquierdo. Entre las complicaciones posibles se encuentran fatiga, menor tolerancia al ejercicio, insomnio, sueños de contenido desagradable, empeoramiento de la claudicación y disfunción eréctil.

NUEVOS FÁRMACOS ANTIANGINOSOS

Debido a la elevada prevalencia de la angina, existe una búsqueda activa de nuevos fármacos para tratarla. Algunos de los fármacos o grupos farmacológicos que se hallan en investigación se listan en el cuadro 12-6.

La **ranolazina** es el antianginoso más reciente y parece actuar por reducción de la corriente de sodio tardía (I_{Na}), lo que facilita la

CUADRO 12-6 Nuevos fármacos o grupos farmacológicos en investigación para tratar la angina

Fármacos
Activadores del conducto del potasio como el nicorandilo
Amilorida
Capsaicina
Donadores de óxido nítrico como L-arginina
Facilitadores de la proteína cinasa G, como el detanonoato
Fármacos bradicárdicos directos como la ivabradina
Inhibidores de vasopeptidasa
Inhibidores de la corriente de sodio de lenta inactivación, como la ranolazina
Inhibidores de la oxidasa de xantina, como el alopurinol
Inhibidores de Rho-cinasa como fasudilo
Moduladores metabólicos, como la trimetazidina
Sulfonilureas, como la glibenclamida
Tiazolidinedionas

entrada de calcio mediante el intercambiador de sodio-calcio (cap. 13). La disminución consecuente de la concentración intracelular de calcio reduce la contractilidad y el trabajo cardiacos. La ranolazina está aprobada para uso en angina en Estados Unidos.

Ciertos moduladores metabólicos (p. ej., **trimetazidina**) se conocen como **inhibidores de pFOX**, ya que producen inhibición parcial de la vía de oxidación de los ácidos grasos en el miocardio. Como el metabolismo se desvía a la oxidación de ácidos grasos en el miocardio isquémico, aumenta el requerimiento de oxígeno por unidad de ATP producida. La inhibición parcial de la enzima necesaria para la oxidación de ácidos grasos (3-cetoacil tiolasa de cadena larga, LC-3KAT) parece mejorar el estado metabólico del tejido isquémico (al principio, la ranolazina se incluyó en este grupo de fármacos). El empleo de la trimetazidina no está aprobado para angina en Estados Unidos. Un fármaco mucho más antiguo, el **alopurinol**, es otro tipo de modificador metabólico. El alopurinol inhibe la oxidasa de xantina (cap. 36), una enzima que contribuye al estrés oxidativo y la disfunción endotelial. Un estudio reciente sugiere que las dosis altas de alopurinol prolongan el tiempo de ejercicio en los pacientes con angina ateroesclerótica.

Los llamados fármacos *bradicárdicos*, antagonistas con selectividad relativa por el conducto del sodio I_f (p. ej., **ivabradina**), reducen la frecuencia cardiaca porque inhiben el conducto del sodio activado por hiperpolarización en el nódulo sinoauricular. No se han informado otros efectos hemodinámicos sustanciales. Al parecer, la ivabradina reduce los ataques anginosos con una eficacia similar a la de los antagonistas de los conductos del calcio y los antagonistas β. La falta de efecto en el músculo liso gastrointestinal y bronquial es una ventaja de la ivabradina; se espera la aprobación de la *Food and Drug Administration*.

Las cinasas Rho comprenden una familia de enzimas que inhiben la relajación vascular y funciones diversas de otros tipos celulares. La actividad excesiva de estas enzimas se ha vinculado con el espasmo coronario, hipertensión pulmonar, apoptosis y otros trastornos. Por lo tanto, se buscan fármacos con efecto en la enzima por sus posibles aplicaciones clínicas. El **fasudilo** es un inhibidor de la cinasa Rho del músculo liso y reduce el espasmo vascular coronario en animales de experimentación. En estudios clínicos de pacientes con CAD mejoró el desempeño en las pruebas de esfuerzo.

■ FARMACOLOGÍA CLÍNICA DE LOS FÁRMACOS PARA TRATAMIENTO DE LA ANGINA

Como la causa más frecuente de la angina es la enfermedad ateroesclerótica de las arterias coronarias (CAD, *coronary artery disease*), el tratamiento debe corregir las causas subyacentes de la CAD y los síntomas inmediatos de angina. Además de reducir la necesidad de tratamiento antianginoso, está demostrado que tal tratamiento primario reduce los incidentes cardiacos mayores, como el infarto miocárdico.

El tratamiento de primera línea de la CAD depende de la modificación de los factores de riesgo, como el tabaquismo, hipertensión (cap. 11), hiperlipidemia (cap. 35), obesidad y depresión clínica. Además, son muy importantes los fármacos antiplaquetarios (cap. 34).

El tratamiento farmacológico específico para prevenir el infarto miocárdico y la muerte consiste en antiplaquetarios (ácido acetilsalicílico, antagonistas del receptor para ADP, cap. 34) y fármacos reductores de lípidos, en especial estatinas (cap. 35). Se ha demostrado que la administración intensiva de estos últimos disminuye la incidencia y gravedad de la isquemia en individuos durante las pruebas de esfuerzo y también la incidencia de problemas cardiacos (incluidos infarto y muerte) en investigaciones clínicas. Los inhibidores de la enzima convertidora de angiotensina (ACE) también disminuyen el peligro de problemas cardiacos adversos en sujetos expuestos a un riesgo grande de presentar CAD, aunque no se ha demostrado de modo inobjetable que ejerzan efectos antianginosos. En individuos con angina inestable e infarto del miocardio con elevación del segmento ST se recomiendan medidas intensivas que comprenden endoprótesis en coronarias, fármacos antilipídicos, heparina y antiplaquetarios.

El tratamiento de la angina establecida y otras manifestaciones de la isquemia del miocardio comprende las medidas correctoras mencionadas y otras para evitar o corregir síntomas. El tratamiento sintomático se basa en la disminución de la necesidad de oxígeno por el miocardio y mejoría de la corriente coronaria que llegue al miocardio potencialmente isquémico, para restaurar el equilibrio entre el aporte y la necesidad de oxígeno por dicha capa muscular.

Angina de esfuerzo

Muchos estudios han demostrado que los nitratos, los antagonistas de los conductos del calcio y los antagonistas β prolongan el lapso que media hasta el comienzo de la angina, y la depresión del segmento ST, durante pruebas con banda sinfín en pacientes de angina de esfuerzo (fig. 12-5). Incrementa la tolerancia al ejercicio, pero por lo regular no hay cambios en el "umbral" en que surge la angina, es decir, el producto de frecuencia-presión en el que aparecen los síntomas.

En la fase de mantenimiento en el tratamiento de la angina estable y crónica, pueden seleccionarse fármacos como nitratos de larga acción, antagonistas de los conductos del calcio o antagonistas β; el mejor fármaco seleccionado depende de la respuesta de cada enfermo. En

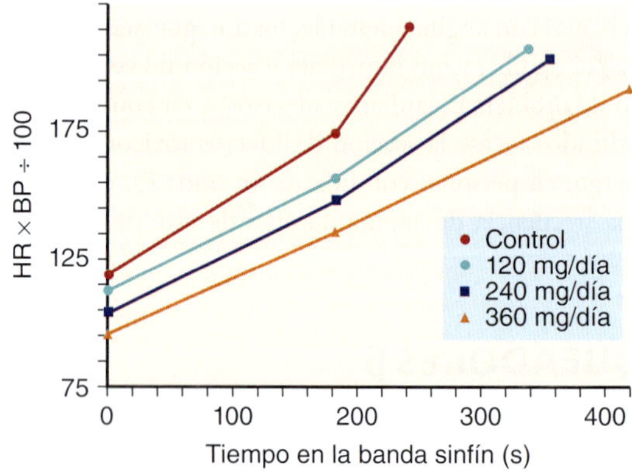

FIGURA 12–5 Efectos del diltiazem en el doble producto (frecuencia cardiaca × tensión sistólica) en un grupo de 20 personas con angina de esfuerzo. En un estudio doble ciego en que se utilizó el protocolo habitual, se sometió a las personas a la prueba de banda sinfín durante el tratamiento con placebo y tres dosis del fármaco. A los 180 s del ejercicio se registraron la frecuencia cardiaca (HR) y la tensión sistólica (BP) (puntos medios de las líneas) y también en el momento de comienzo de los síntomas anginosos (puntos situados más a la derecha). Debe destacarse que la farmacoterapia redujo el doble producto en todos los momentos del ejercicio y prolongó el lapso hasta la aparición de los síntomas. (Con autorización de Lindenberg BS et al: Efficacy and safety of incremental doses of diltiazem for the treatment of angina. J Am Coll Cardiol 1983;2:1129. Usada con autorización de the American College of Cardiology.)

CUADRO 12-7 Efectos de los nitratos solos y en combinación con antagonistas β o antagonistas de los conductos del calcio en la angina de pecho

	Nitratos solos	Antagonistas β o de los conductos del calcio	Combinación de nitratos, antagonistas β o de los conductos del calcio
Frecuencia cardiaca	*Incremento reflejo*[1]	Disminución	Disminución
Presión arterial	Disminución	Disminución	Disminución
Volumen telediastólico	Disminución	*Incremento*	Ninguno o disminución
Contractilidad	*Incremento reflejo*[1]	Disminución	Ninguno
Tiempo de expulsión	Disminución[1]	*Incremento*	Ninguno

[1]Reflejo barorreceptor.

Nota: los efectos adversos se señalan en cursivas.

sujetos hipertensos es posible que baste un solo fármaco que incluya antagonistas de liberación lenta o de larga acción de los conductos del calcio o antagonistas β. En individuos normotensos pueden ser útiles los nitratos de larga acción. Se ha demostrado que la combinación de un bloqueador β con otro antagonista de los conductos del calcio (como propranolol y nifedipina) o dos antagonistas de los conductos del calcio diferentes (nifedipina y verapamilo) son más eficaces que los fármacos individuales solos. Si no es adecuada la respuesta a un fármaco solo, debe agregarse otro de una clase diferente para llevar al máximo la disminución beneficiosa del trabajo del corazón y al mismo tiempo minimizar los efectos adversos (cuadro 12-7). En algunos pacientes se necesitan compuestos de los tres grupos de fármacos.

La revascularización quirúrgica (es decir, injerto para revascularización arterial coronaria [CABG, *coronary artery bypass grafting*]) y la revascularización por catéter (es decir, intervención coronaria percutánea [PCI, *percutaneous coronary intervention*]) son los principales métodos para la restauración rápida del flujo sanguíneo coronario y para aumentar el suministro de oxígeno en la angina inestable o resistente al tratamiento médico.

Angina vasoespástica

Los nitratos y los antagonistas de los conductos del calcio son fármacos eficaces para aliviar y evitar episodios isquémicos en individuos con angina variante. En 70% de los pacientes, en promedio, tratados con ambos tipos de fármacos, quedan por completo suprimidas las crisis anginosas; en otro 20% se observa una disminución extraordinaria de la frecuencia de los episodios de ese tipo. El mecanismo principal de dicha reacción beneficiosa es la prevención del espasmo de arterias coronarias (con o sin lesiones ateroescleróticas fijas en dichos vasos). Al parecer tienen igual eficacia todos los antagonistas de los conductos del calcio disponibles, y la selección de un compuesto particular depende de cada paciente. La revascularización quirúrgica y la angioplastia no están indicadas en individuos con angina variante.

Angina inestable y síndromes coronarios agudos

En personas con angina inestable y episodios isquémicos recurrentes durante el reposo, el mecanismo principal es la formación de un trombo no oclusivo, con abundantes plaquetas, en forma repetitiva. Está indicada la administración intensiva de antiplaquetarios, como la combinación de ácido acetilsalicílico y clopidogrel. También en muchos individuos conviene el uso de heparina intravenosa o heparina de bajo peso molecular por vía subcutánea. Si se necesita la colocación percutánea de una endoprótesis en coronarias es necesario agregar inhibidores de la glucoproteína IIb/IIIa como el abciximab. Además, también hay que pensar en la administración de nitroglicerina y antagonistas β; en casos resistentes al tratamiento se añaden antagonistas de los conductos del calcio, en aquellos casos en los que no hay alivio de la isquemia del miocardio. También es preciso administrar hipolipemiantes primarios e inhibidores de ACE.

TRATAMIENTO DE LA ARTERIOPATÍA PERIFÉRICA Y LA CLAUDICACIÓN INTERMITENTE

La ateroesclerosis puede originar isquemia de músculos periféricos, de la misma forma en que la arteriopatía coronaria provoca isquemia del corazón. En el músculo estriado aparece dolor (claudicación), en particular en las extremidades pélvicas durante el ejercicio, y desaparece con el reposo. La claudicación no es letal de inmediato, pero la arteriopatía periférica se acompaña de mayor mortalidad, limita en grado considerable la tolerancia al ejercicio y puede acompañarse de úlceras isquémicas crónicas y susceptibilidad a la infección.

La claudicación intermitente es consecuencia de la obstrucción de la corriente sanguínea por ateromas en arterias de grueso y mediano calibres. El tratamiento se orienta más bien a la reversión o el control de la ateroesclerosis y obliga a la medición y control de la hiperlipidemia (cap. 35), la hipertensión (cap. 11) y la obesidad; la interrupción del tabaquismo y el control de la diabetes, si la hay. Se obtienen beneficios netos con la fisioterapia y el entrenamiento ergométrico. Los vasodilatadores corrientes no son beneficiosos porque muestran casi siempre dilatación en reposo de los vasos en sentido distal a las lesiones obstructivas. A menudo se recurre a los antiplaquetarios como el ácido acetilsalicílico o el clopidogrel para evitar la coagulación en la región de las placas. En el caso de la arteriopatía periférica se utilizan de manera casi exclusiva dos fármacos. Según expertos, la **pentoxifilina**, un derivado xantínico, actúa al disminuir la viscosidad de la sangre de tal modo que pueda fluir con mayor facilidad en áreas con obstrucción parcial. El **cilostazol**, un inhibidor de tipo 3 de la fosfodiesterasa (PDE3), actúa por un mecanismo casi desconocido, pero puede tener efectos antiplaquetarios y vasodilatadores selectivos. Los dos fármacos incrementan la tolerancia al ejercicio en individuos con claudicación intensa. La angioplasia percutánea con colocación de endoprótesis suele ser eficaz en personas con signos y síntomas de isquemia resistente al tratamiento.

RESUMEN Fármacos antianginosos

Subclase	Mecanismo de acción	Efectos	Aplicaciones clínicas	Farmacocinética, efectos tóxicos e interacciones
NITRATOS				
• Nitroglicerina	Libera óxido nítrico en el músculo liso, lo cual activa la guanililciclasa e incrementa la concentración de cGMP	Relajación de músculo liso en particular en vasos • hay relajación de músculo liso aunque no tan notable • la vasodilatación disminuye el retorno venoso y el tamaño del corazón • puede incrementar el flujo coronario en algunas zonas y en la angina variante	Angina: forma sublingual contra episodios agudos • presentaciones oral y transdérmica para profilaxia • presentación IV para el síndrome coronario agudo	Efecto de primer paso muy intenso de tal forma que la dosis sublingual es mucho menor que la oral • la gran liposolubilidad asegura su absorción rápida • *Efectos tóxicos:* hipotensión ortostática, taquicardia, cefalea • *Interacciones:* hipotensión sinérgica con inhibidores de tipo 5 de la fosfodiesterasa (sildenafilo, etc.)
• *Dinitrato de isosorbida: muy semejante a la nitroglicerina, pero su duración de acción es un poco mayor*				
• *Mononitrato de isosorbida: metabolito activo del dinitrato; se lo utiliza por vía oral para profilaxia*				
ANTAGONISTAS β				
• Propranolol	Antagonista competitivo no selectivo a nivel de los receptores adrenérgicos β	Lentificación de la frecuencia cardiaca, con disminución del gasto cardiaco y la presión arterial • aminora la necesidad de oxígeno por el miocardio	Profilaxia de angina • respecto de otras aplicaciones consultar, los capítulos 10, 11 y 13	Vías oral y parenteral con 4 a 6 h de duración de acción • *Efectos tóxicos:* asma, bloqueo auriculoventricular con insuficiencia cardiaca aguda y sedación • *Interacciones:* acción aditiva con todos los depresores de la función cardiaca
• *Atenolol, metoprolol, y otros: antagonistas β_1 selectivos, con menor peligro de broncoespasmo, pero aún considerable*				
• *Consultar los capítulos 10 y 11 respecto de otros antagonistas β y sus aplicaciones*				
ANTAGONISTAS DE LOS CONDUCTOS DEL CALCIO				
• Verapamilo, diltiazem	Antagonismo no selectivo de los conductos del calcio de tipo L en vasos y corazón	La disminución de la resistencia vascular, la frecuencia y la potencia cardiacas hace que decrezca la necesidad de oxígeno	Profilaxia de angina, hipertensión y otras indicaciones	Vía oral, IV, durante 4-8 h • *Efectos tóxicos:* bloqueo auriculoventricular, insuficiencia cardiaca aguda, estreñimiento, edema • *Interacciones:* acción que se añade a la de otros depresores de la función cardiaca y fármacos hipotensores
• Nifedipina (una dihidropiridina)	Bloqueo de los conductos del calcio de tipo L en vasos, en mayor grado que los conductos cardiacos	Semejante al verapamilo y el diltiazem; menor efecto en el corazón	Profilaxia de angina e hipertensión	Vía oral, duración 4 a 6 h • *Efectos tóxicos:* hipotensión excesiva, taquicardia de reflejo barorreceptor • *Interacciones:* su acción se añade a la de otros vasodilatadores
• *Otras dihidropiridinas: similares a la nifedipina, pero su comienzo de acción es más lento y su acción dura más (incluso 12 h o más)*				
DIVERSOS				
• Ranolazina	Inhibe la corriente de sodio tardía en el corazón • también modifica la oxidación de los ácidos grasos	Disminuye la necesidad de oxígeno del corazón • la modificación de la oxidación de los ácidos grasos puede mejorar la eficiencia de la utilización del oxígeno por el corazón	Profilaxia de angina	Vía oral, duración 6-8 h • *Efectos tóxicos:* prolongación del intervalo QT, náusea, estreñimiento, mareo • *Interacciones:* los inhibidores de CYP3A incrementan la concentración y la duración de acción de la ranolazina
• *Ivabradina: inhibidor (en fase experimental) del marcapasos sinoauricular; la lentificación de la frecuencia cardiaca disminuye la necesidad de oxígeno*				

PREPARACIONES DISPONIBLES

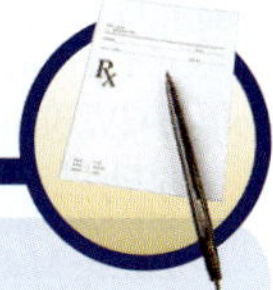

NITRATOS Y NITRITOS

Nitrito de amilo
Para inhalar: cápsulas con 0.3 ml

Dinitrato de isosorbida
Vía oral: comprimidos de 5, 10, 20, 30 y 40 mg; comprimidos masticables de 5 y 10 mg
Vía oral, liberación sostenida: comprimidos y cápsulas de 40 mg
Vía sublingual: tabletas sublinguales de 2.5 y 5 mg

Mononitrato de isosorbida
Vía oral: Comprimidos de 10 y 20 mg; liberación extendida: comprimidos de 30, 60 y 120 mg

Nitroglicerina
Sublingual o bucal: comprimidos de 0.3, 0.4 y 0.6 mg; aerosol, 0.4 mg por dosímetro
Vía oral, liberación sostenida: cápsulas de 2.5, 6.5 y 9 mg
Vía parenteral: 5 mg/ml para administración IV; solución con 100, 200 y 400 μg/ml en solución glucosada para goteo intravenoso
Parches transdérmicos: para liberación, con ritmo de 0.1, 0.2, 0.3, 0.4, 0.6 o 0.8 mg/h
Pomada tópica: pomada con 20 mg/ml (2.5 o 5 mm de la pomada contienen unos 15 mg de nitroglicerina)

ANTAGONISTAS DE LOS CONDUCTOS DEL CALCIO

Amlodipina
Vía oral: comprimidos de 2.5, 5 y 10 mg

Clevidipina (aprobada sólo para uso en urgencias hipertensivas)
Vía parenteral: 0.5 mg/ml para goteo IV

Diltiazem
Vía oral: comprimidos de 30, 60, 90 y 120 mg
Vía oral, liberación sostenida: cápsulas y comprimidos de 60, 90, 120, 180, 240, 300, 360 y 420 mg
Vía parenteral: 5 mg/ml, para inyección

Felodipina
Vía oral, liberación extendida: comprimidos de 2.5, 5 y 10 mg

Isradipina
Vía oral: cápsulas de 2.5 y 5 mg
Vía oral, liberación controlada: comprimidos de 5 y 10 mg

Nicardipina
Vía oral: cápsulas de 20 y 30 mg
Vía oral, liberación sostenida: cápsulas de 30, 45 y 60 mg
Vía parenteral: 2.5 mg/ml

Nifedipina
Vía oral: cápsulas de 10 y 20 mg
Vía oral, liberación extendida: comprimidos de 30, 60 y 90 mg

Nisoldipina
Vía oral, liberación extendida: comprimidos de 8.5, 17, 25.5 y 34 mg

Verapamilo
Vía oral: comprimidos de 40, 80 y 120 mg
Vía oral, liberación extendida: comprimidos o cápsulas de 100, 120, 180, 240 mg
Vía parenteral: 2.5 mg/ml para inyección

BLOQUEADORES β

Véase el capítulo 10

ANTAGONISTAS DEL CONDUCTO DEL SODIO

Ranolazina
Oral: comprimidos de liberación extendida de 500 y 1 000 mg

FÁRMACOS PARA DISFUNCIÓN ERÉCTIL

Sildenafilo
Oral: comprimidos de 20 (aprobado para uso en hipertensión arterial pulmonar), 25, 50, 100 mg

Tadalafilo
Oral: comprimidos de 2.5, 5, 10, 20 mg (20 mg aprobado para uso en hipertensión pulmonar)

Vardenafilo
Oral: comprimidos de 2.5, 5, 10, 20 mg

FÁRMACOS CONTRA ARTERIOPATÍA PERIFÉRICA

Cilostazol
Vía oral: comprimidos de 50 y 100 mg

Pentoxifilina
Vía oral: comprimidos de liberación extendida o controlada, de 400 mg

BIBLIOGRAFÍA

Borer JS: Clinical effect of 'pure' heart rate slowing with a prototype If inhibitor: placebo-controlled experience with ivabradine. Adv Cardiol 2006;43:54.

Carmichael P, Lieben J: Sudden death in explosives workers. Arch Environ Health 1963;7:50.

Chaitman BR: Efficacy and safety of a metabolic modulator drug in chronic stable angina: Review of evidence from clinical trials. J Cardiovasc Pharmacol Ther 2004;9(Suppl 1):S47.

Chaitman BR et al: Effects of ranolazine, with atenolol, amlodipine, or diltiazem on exercise tolerance and angina frequency in patients with severe chronic angina. A randomized controlled trial. JAMA 2004;291:309.

Chen Z, Zhang J, Stamler JS: Identification of the enzymatic mechanism of nitroglycerin bioactivation. Proc Nat Acad Sci 2002;99:8306.

DeWitt CR, Waksman JC: Pharmacology, pathophysiology and management of calcium channel blocker and beta-blocker toxicity. Toxicol Rev 2004;23:223.

Fraker TD Jr, Fihn SD: 2007 Chronic angina focused update of the ACC/AHA 2002 guidelines for the management of patients with chronic stable angina. J Am Coll Cardiol 2007;50:2264.

Ignarro LJ et al: Mechanism of vascular smooth muscle relaxation by organic nitrates, nitrites, nitroprusside, and nitric oxide: Evidence for the involvement of S-nitrosothiols as active intermediates. J Pharmacol Exp Ther 1981;218:739.

Kannam JP, Aroesty JM, Gersh BJ: Overview of the management of stable angina pectoris. UpToDate, 2010. http://www.uptodate.com.

Kast R et al: Cardiovascular effects of a novel potent and highly selective asaindole-based inhibitor of Rho-kinase. Br J Pharmacol 2007;152:1070.

Lacinova L: Voltage-dependent calcium channels. Gen Physiol Biophys 2005;24(Suppl 1):1.

Mayer B, Beretta M: The enigma of nitroglycerin bioactivation and nitrate tolerance: News, views and troubles. Br J Pharmacol 2008;155:170.

McLaughlin VV et al: Expert consensus document on pulmonary hypertension. J Am Coll Cardiol 2009;53:1573.

Peng J, Li Y-J: New insights into nitroglycerin effects and tolerance: Role of calcitonin gene-related peptide. Eur J Pharmacol 2008;586:9.

Pollack CV, Braunwald E: 2007 Update to the ACC/AHA guidelines for the management of patients with unstable angina and non-ST-segment elevation myocardial infarction: Implications for emergency department practice. Ann Emerg Med 2008;51:591.

Saint DA: The cardiac persistent sodium current: An appealing therapeutic target? Br J Pharmacol 2008;153:1133.

Simmons M, Laham RJ: New therapies for angina pectoris. UpToDate, 2010. http://www.uptodate.com

Stone GW et al: A prospective natural-history study of coronary atherosclerosis. N Eng J Med 2011;364:226.

Triggle DJ: Calcium channel antagonists: clinical uses—past, present and future. Biochem Pharmacol 2007;74:1.

RESPUESTA AL ESTUDIO DE CASO

El caso descrito es típico de la angina ateroesclerótica estable. El tratamiento de los episodios agudos debe incluir nitroglicerina en tabletas o aerosol sublinguales, 0.4 a 0.6 mg. Puede esperarse el alivio de la molestia en 2 a 4 min. Si los episodios de angina son frecuentes, o la finalidad es prevenir los episodios de angina, debe intentarse primero un bloqueador β como el metoprolol. Si existen contraindicaciones para administrar un antagonista β, es probable que sea efectivo un antagonista del conducto del calcio de acción media a prolongada, como verapamilo, diltiazem o amlodipina.

C A P Í T U L O

13

Fármacos utilizados en la insuficiencia cardiaca

Bertram G. Katzung, MD, PhD*

ESTUDIO DE CASO

Un paciente masculino de 65 años desarrolló disnea de esfuerzo varias semanas después de una enfermedad viral. Esto se acompañó de edema de pies y tobillos, además de fatiga creciente. En la exploración física se encuentra disnea ligera al estar acostado, pero se siente mejor al sentarse. El pulso es regular, de 105 por min, y la presión arterial es de 90/60 mmHg. Se escuchan estertores en las bases de ambos campos pulmonares y la presión venosa yugular está elevada. Hay hepatomegalia y edema 3+ en tobillos y pies. Un ecocardiograma muestra corazón dilatado, contracción deficiente, fracción de expulsión ventricular izquierda cercana a 20% (normal, 60%). El diagnóstico preliminar es miocardiopatía dilatada secundaria a una infección viral, con insuficiencia cardiaca de clase III en etapa C. ¿Cuál es el tratamiento indicado?

La insuficiencia cardiaca se desarrolla cuando el gasto cardiaco es inadecuado para suministrar el oxígeno que necesita el cuerpo. Es un trastorno de alta letalidad: la tasa de mortalidad a cinco años se aproxima a 50%. La causa más frecuente de insuficiencia cardiaca en Estados Unidos es la enfermedad coronaria, con la hipertensión como un factor importante. Pueden distinguirse dos tipos de insuficiencia. Cerca de 50% de los sujetos más jóvenes tiene **insuficiencia sistólica**, con disminución de la actividad mecánica de bombeo (contractilidad) y fracción de expulsión disminuida. El grupo restante sufre **insuficiencia diastólica**, con endurecimiento y pérdida de la relajación adecuada como causas importantes de la disminución del llenado y el gasto cardiaco; es posible que la fracción de expulsión sea normal, aunque el volumen por latido se reduzca de manera significativa. La proporción de pacientes con insuficiencia diastólica se incrementa con la edad. Dado que otras enfermedades cardiovasculares (en especial el infarto miocárdico) se tratan ahora de manera más efectiva, más pacientes sobreviven el tiempo suficiente para desarrollar insuficiencia cardiaca, lo cual hace de ésta uno de los trastornos cardiovasculares con aumento real en la prevalencia.

La insuficiencia cardiaca es un trastorno progresivo que se caracteriza por una reducción gradual del desempeño cardiaco, marcado en muchos casos por episodios de descompensación aguda que a menudo requieren hospitalización. Por lo tanto, el tratamiento se enfoca en dos objetivos distintos: 1) reducir los síntomas y el ritmo de progresión lo más posible durante los periodos de estabilidad relativa, y 2) controlar los episodios agudos de insuficiencia descompensada. Estos factores se describen en la sección Farmacología clínica de los compuestos usados en la insuficiencia cardiaca.

Aunque se cree que la anomalía primaria en la insuficiencia cardiaca sistólica radica en el mecanismo de excitación-contracción del corazón, el trastorno clínico también afecta a muchos otros procesos y órganos, como el reflejo barorreceptor, el sistema nervioso simpático, los riñones, la angiotensina II y otros péptidos, aldosterona y apoptosis de las células cardiacas. La identificación de estos factores ha derivado en la evolución de varias conductas farmacológicas (cuadro 13-1).

Grandes estudios clínicos han mostrado que el tratamiento dirigido hacia objetivos no cardiacos es más valioso en el tratamiento de largo plazo de la insuficiencia cardiaca que los fármacos inotrópicos positivos habituales (glucósidos cardiacos, digital). Protocolos extensos demostraron que los inhibidores de la enzima convertidora de angiotensina (ACE, *angiotensin-converting enzyme*), los antagonistas del receptor para angiotensina, ciertos bloqueadores β, antagonistas del receptor para aldosterona y el tratamiento combinado de hidralazina y nitrato son los únicos fármacos de uso actual que en realidad prolongan la vida en pacientes con insuficiencia cardiaca crónica. Estas medidas son útiles en la insuficiencia sistólica y diastólica. Por otra parte, los inotrópicos positivos son útiles sobre todo en la insuficiencia sistólica. Los glucósidos cardiacos también atenúan los síntomas en la insuficiencia cardiaca sistólica crónica. Otros inotrópicos positivos *disminuyen* de manera consistente la supervivencia en la insuficiencia crónica y se desaconseja su empleo.

*El autor agradece la contribución del Dr. William W. Parmley, MD, que fue coautor de este capítulo en ediciones anteriores.

CUADRO 13–1 Grupos de fármacos utilizados en la insuficiencia cardiaca

Insuficiencia cardiaca crónica	Insuficiencia cardiaca aguda
Diuréticos	Diuréticos
Antagonistas de los receptores de aldosterona	Vasodilatadores
Inhibidores de la enzima convertidora de angiotensina	Agonistas β
Antagonistas de los receptores de angiotensina	Bipiridinas
Bloqueadores β	Péptido natriurético
Glucósidos cardiacos	
Vasodilatadores	

Control de la contractilidad cardiaca normal

El vigor de la contracción del músculo cardiaco depende de varios procesos que conducen al movimiento de los filamentos de actina y miosina en la sarcómera cardiaca (fig. 13-1). Al final, la contracción se produce por la interacción del calcio *activador* (durante la sístole) con el sistema actina-troponina-tropomiosina, con lo que se libera la interacción entre actina y miosina. Este calcio activador se produce en el retículo sarcoplásmico (SR, *sarcoplasmic reticulum*). La cantidad liberada depende de la cantidad almacenada en el SR y la cantidad del calcio *desencadenante* que ingrese a la célula durante la meseta del potencial de acción.

A. Sensibilidad de las proteínas contráctiles al calcio y otras modificaciones en la proteína contráctil

No se comprenden del todo los determinantes de la sensibilidad al calcio; es decir, la curva que relaciona el acortamiento de las miofibrillas cardiacas con la concentración citoplásmica de calcio, pero es posible demostrar que varios tipos de fármacos influyen en la sensibilidad al calcio *in vitro*. El **levosimendán** es el ejemplo más reciente de un fármaco que incrementa la sensibilidad al calcio (también inhibe la fosfodiesterasa) y reduce los síntomas en modelos de insuficiencia cardiaca.

Un reporte reciente sugiere que un fármaco experimental, **omecantiv mecarbilo** (CK-1827452), altera la velocidad de transición de la miosina de un estado de baja unión con actina a un estado con intensa generación de fuerza unida con actina. Los estudios preliminares en modelos animales de insuficiencia cardiaca indican que este fármaco podría representar una nueva estrategia para el tratamiento de la insuficiencia en seres humanos. Los estudios clínicos se encuentran en proceso.

B. Cantidad de calcio liberado del retículo sarcoplásmico

Un incremento pequeño del calcio citoplásmico libre, causado por la penetración de dicho ion durante la generación del potencial de acción, desencadena la abertura de los conductos del calcio sensibles a rianodina (RyR2, *ryanodine-sensitive calcium channels*) y controlados por calcio en la membrana del retículo sarcoplásmico cardiaco, y la liberación rápida de una gran cantidad del ion al interior del citoplasma, en la proximidad del complejo de actina-troponina-tropomiosina. La cantidad liberada es proporcional a la almacenada en el retículo ya mencionado y a la cantidad del calcio "estimulante" que penetra en la célula a través de sus membranas. (La rianodina es un potente alcaloide vegetal con propiedades inotrópicas negativas que interfiere en la liberación de calcio a través de los conductos de SR del corazón.)

C. Cantidad de calcio almacenado en el retículo sarcoplásmico

La membrana del retículo sarcoplásmico contiene un transportador muy eficiente para la captación de calcio conocido como ATPasa de calcio del retículo endoplásmico sarcoplásmico (SERCA). Durante la diástole, dicha bomba conserva en concentraciones muy bajas el calcio citoplásmico libre al "bombearlo" al interior del retículo sarcoplásmico. Por lo regular, el fosfolamban inhibe al SERCA; tal inhibición se anula por la fosforilación de esta sustancia por la proteincinasa A (p. ej., agonistas β). En consecuencia, la cantidad de calcio secuestrado en el retículo endoplásmico depende en parte de la cantidad accesible al transportador y la actividad del sistema nervioso simpático; todo lo anterior depende, a su vez, del equilibrio del calcio que penetra (más bien a través de los conductos del calcio tipo L de la membrana regulados por voltaje) y de su salida, es decir, el calcio extraído de la célula (sobre todo por medio del intercambiador de sodio-calcio, un transportador de la membrana celular). La cantidad de calcio liberado del retículo sarcoplásmico depende de la respuesta de RyR al calcio "activador".

D. Cantidad de calcio "activador"

La cantidad del calcio activador que penetra en la célula depende de la disponibilidad de los conductos de este ion en la membrana y el tiempo que dure abierto el conducto. Como se describe en los capítulos 6 y 9, los simpaticomiméticos hacen que aumente la cantidad de calcio que penetra, mediante la acción de tales conductos. Por lo contrario, los compuestos que los antagonizan (cap. 12) reducen la penetración del ion y deprimen la contractilidad.

E. Actividad del intercambiador de sodio-calcio

El cotransportador bidireccional (NCX) utiliza el gradiente de sodio para desplazar el calcio contra su gradiente de concentración, desde el citoplasma al espacio extracelular. Las concentraciones extracelulares de los dos iones son mucho menos lábiles que las intracelulares, en circunstancias fisiológicas. Por lo tanto, la capacidad del intercambiador de sodio-calcio para realizar tal transporte depende por completo de las concentraciones intracelulares de los dos iones, en particular del sodio.

F. Concentración intracelular de sodio y actividad de la ATPasa de sodio y potasio

Al "expulsar" el sodio intracelular, la Na^+/K^+-ATPasa constituye el factor determinante de la concentración del ion dentro de la célula. La penetración de sodio por los conductos regulados por voltaje, que tiene lugar como parte normal de casi todos los potenciales de acción del corazón, es otro factor determinante, si bien la cantidad de sodio que penetra con cada potencial de acción es mucho menor de 1% del sodio intracelular total. La Na^+/K^+-ATPasa constituye al parecer el sitio primario en que actúan la **digoxina** y otros glucósidos cardiacos.

Fisiopatología de la insuficiencia cardiaca

La insuficiencia cardiaca es un síndrome de muchas causas que afecta a uno o los dos ventrículos. Por lo regular, el gasto del corazón se encuentra por debajo de los límites normales (insuficiencia de "gasto bajo"). La disfunción sistólica con disminución del gasto reduce de manera significativa la fracción de expulsión (<45%; normal >60%) y es un signo típico de la insuficiencia aguda, en particular la secundaria a infarto del miocardio. La disfunción diastólica suele ocurrir como consecuencia de hipertrofia y rigidez del miocardio y, si bien disminuye el gasto cardiaco, puede ser normal la fracción de expul-

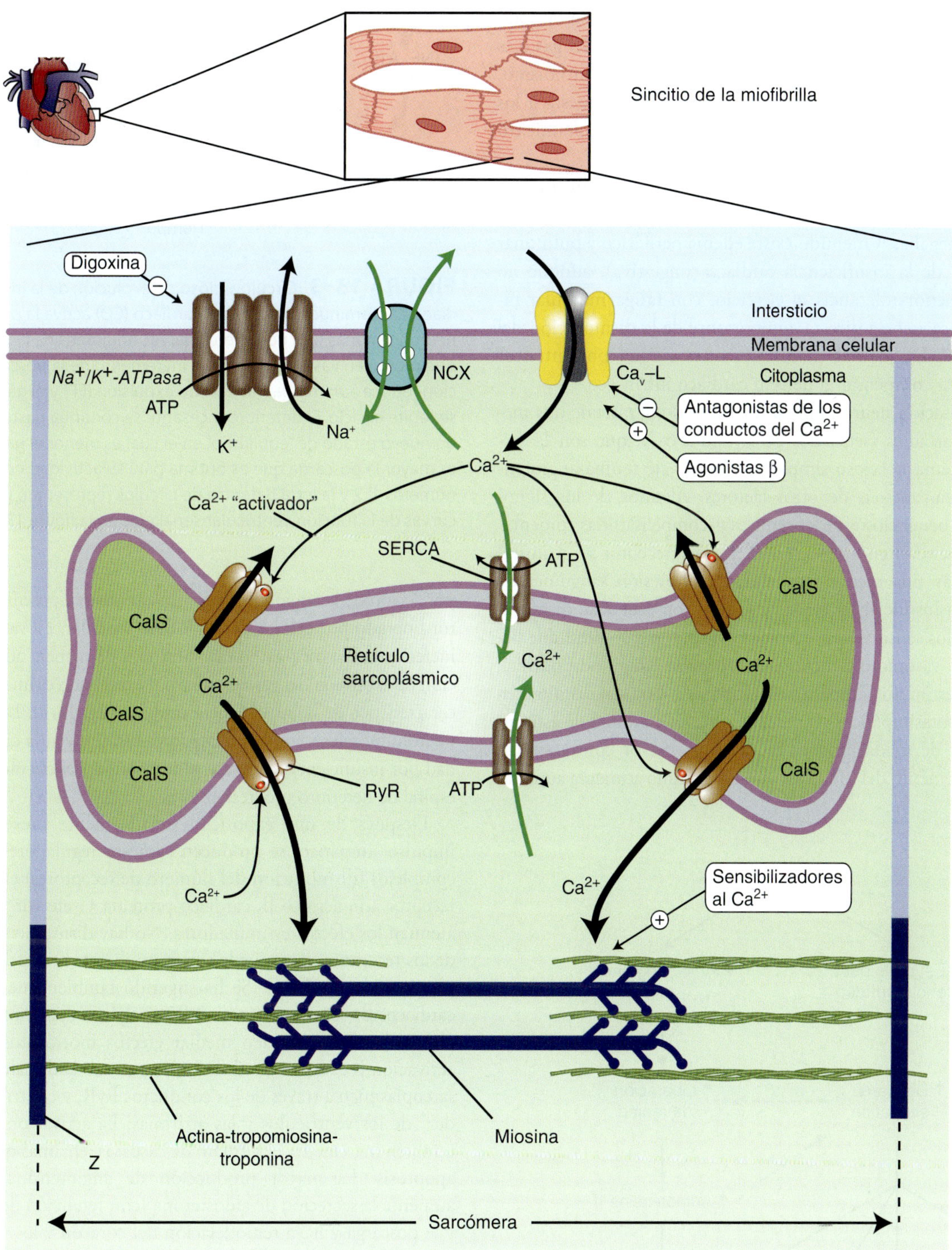

FIGURA 13–1 Esquema de la sarcómera del miocardio, con sitios de acción de varios fármacos que modifican la contractilidad. La bomba de sodio, Na^+/K^+-ATPasa, es el sitio en que actúan los glucósicos cardiacos. NCX es el intercambiador de sodio-calcio. Ca_v-L es el conducto del calcio de tipo L regulado por voltaje. SERCA (ATPasa de calcio del retículo endoplásmico sarcoplásmico) es una ATPasa portadora de calcio que bombea dicho ion al interior del retículo sarcoplásmico (SR). CalS es el calcio ligado a calsecuestrina, una proteína de unión a calcio de gran capacidad. RyR (receptor de rianodina RyR2) es el conducto del calcio activado por el propio calcio en la membrana del retículo sarcoplásmico, que es activado para liberar el calcio almacenado. Los sensibilizadores de calcio actúan como un complejo de actina-troponina-tropomiosina en el cual el calcio activador desencadena la interacción contráctil de la actina y la miosina. Las flechas negras representan procesos que inician la contracción o apoyan el tono basal. Las flechas verdes señalan procesos que estimulan la relajación.

sión. La insuficiencia por disfunción diastólica no responde casi nunca en forma óptima a los fármacos inotrópicos positivos.

La insuficiencia de "gasto alto" es una forma rara de este trastorno; en esta alteración, las exigencias de sangre y oxígeno de todo el organismo son tan grandes que incluso el incremento del gasto es insuficiente. El trastorno puede ser consecuencia de hipertiroidismo, beriberi, anemia y cortocircuitos arteriovenosos; su respuesta a los fármacos revisados en este capítulo es casi nula y su tratamiento depende de la corrección de la causa primaria.

Los signos y síntomas primarios de todos los tipos de insuficiencia cardiaca incluyen taquicardia, menor tolerancia al ejercicio, disnea, y cardiomegalia. A menudo existe edema periférico y pulmonar (la congestión de la insuficiencia cardiaca congestiva), aunque no siempre. La menor tolerancia al ejercicio, con fatiga muscular rápida, es la consecuencia directa e importante de la disminución del gasto cardiaco. Las demás manifestaciones surgen por intentos del cuerpo para compensar el defecto cardiaco intrínseco.

La compensación neurohumoral (extrínseca) comprende dos mecanismos importantes (señalados en la figura 6-7), que son la respuesta del sistema nervioso simpático y la del eje renina-angiotensina-aldosterona, además de otros factores. Algunos de los signos perjudiciales y beneficiosos de las respuestas compensatorias comentadas se ilustran en la figura 13-2. El reflejo barorreceptor se "reajusta" al parecer y hay una menor sensibilidad a la presión sanguínea en individuos con insuficiencia cardiaca. Como consecuencia, disminuyen los estímulos sensitivos (provenientes de barorreceptores) que llegan al centro vasomotor, incluso con presión sanguínea normal; aumentan los estímulos simpáticos centrífugos y también disminuyen los estímulos parasimpáticos de salida. La mayor cantidad de estímulos simpáticos de salida provoca taquicardia, mayor contractilidad cardiaca e incremento del tono vascular. Este último aumenta aún más

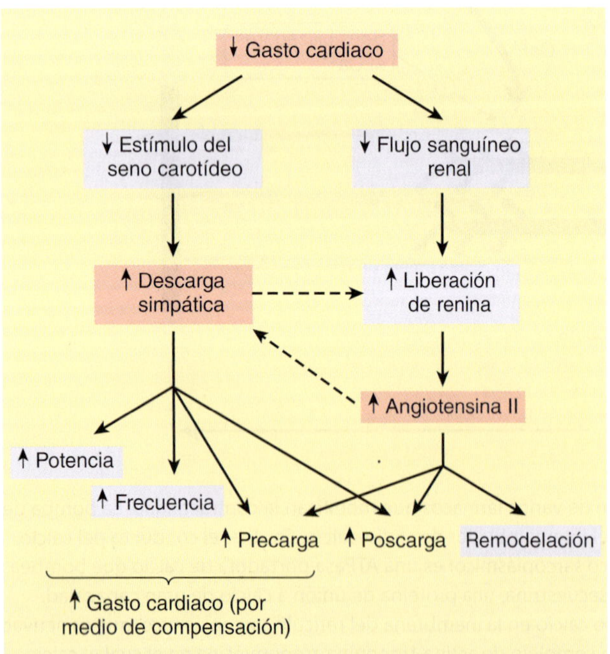

FIGURA 13–2 Algunas de las respuestas compensatorias que surgen durante la insuficiencia cardiaca congestiva. Además de los efectos señalados, la descarga simpática facilita la liberación de renina y la angiotensina II incrementa la de noradrenalina por parte de las terminaciones nerviosas simpáticas (*flechas de guiones*).

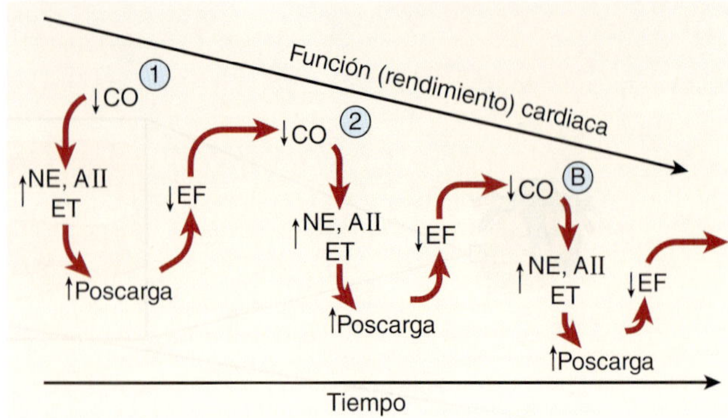

FIGURA 13–3 Círculo vicioso de evolución de la insuficiencia cardiaca. La disminución del gasto cardiaco (CO) activa la producción de neurohormonas (NE, noradrenalina; AII, angiotensina II; ET, endotelina), que producen vasoconstricción e incremento de la poscarga; tal situación reduce aún más la fracción de expulsión (EF) y el gasto cardiaco, y se repite el ciclo. El deterioro incesante se continúa hasta que se llega a un nuevo estado de "equilibrio" en el cual es menor el gasto cardiaco y es mayor la poscarga que es óptima para su actividad normal. Los números 1, 2 y la letra B dentro de círculos representan puntos en las curvas de la función ventricular señaladas en la figura 13-4.

por acción de la angiotensina II y la endotelina, potente vasoconstrictor liberado por células del endotelio vascular. La vasoconstricción incrementa la poscarga, lo cual aminora de manera adicional la fracción de expulsión del gasto cardiaco. El resultado es un círculo vicioso, característico de la insuficiencia cardiaca (fig. 13-3). Los antagonistas neurohumorales y los vasodilatadores disminuyen la cifra de mortalidad por insuficiencia cardiaca, al interrumpir el círculo y lentificar la espiral de deterioro progresivo.

Después de una exposición relativamente breve a un mayor impulso simpático, se producen cambios reguladores descendentes complejos (disminución del número de receptores) en el sistema de receptor adrenérgico β_1 cardiaco-proteína G-efector, con lo cual se atenúan los efectos estimuladores. No hay disminución del número de los receptores β_2 y puede surgir un incremento del acoplamiento a la cascada IP_3-DAG. Se ha sugerido también que los receptores cardiacos β_3 (cuyo número no disminuye en apariencia en la insuficiencia cardiaca) pueden mediar efectos inotrópicos *negativos*. La activación β excesiva puede culminar en salida de calcio del retículo sarcoplásmico a través de los conductos RyR, y contribuye a la "rigidez" de los ventrículos y las arritmias. La activación β prolongada también incrementa el número de caspasas, enzimas que provocan la apoptosis. La mayor producción de angiotensina II hace que aumente la secreción de aldosterona (con retención de sodio y agua) y la poscarga y haya remodelación del corazón y los vasos (se revisa más adelante). Se producen otras hormonas, entre ellas el péptido natriurético, la endotelina y la vasopresina (cap. 17). Dentro del corazón se han documentado cambios inducidos por la insuficiencia en el metabolismo del calcio en el retículo sarcoplásmico por parte de SERCA y fosfolamban; en los factores de transcripción que causan hipertrofia y fibrosis; en la función mitocondrial que es de importancia decisiva para la producción de energía en el corazón "con sobrecarga funcional"; y en los conductos iónicos, en particular los de potasio, que facilitan la aparición de arritmias, causa primaria de muerte en la insuficiencia cardiaca. La fosforilación de RyR en el retículo sarcoplásmico intensifica la liberación de calcio y la desfosforilación la reduce; estudios en modelos animales señalan que en la insuficiencia cardiaca existe una mayor concentración de la enzima cuya actividad principal es realizar la desfosforilación de RyR, la fosfatasa proteínica 1 (PP1). Dichos cambios celulares pueden ser puntos clave para el desarrollo de fármacos futuros.

El principal mecanismo compensatorio intrínseco es la **hipertrofia del miocardio**; el incremento de la masa muscular permite conservar el trabajo o rendimiento del corazón. Sin embargo, después de un efecto beneficioso inicial, la hipertrofia puede ocasionar cambios isquémicos, deficiencia del llenado diastólico y alteraciones en la geometría ventricular. **Remodelación** es el término aplicado a la dilatación (diferente de la causada por distensión pasiva) y otros cambios estructurales lentos que aparecen en el miocardio sometido a sobrecargas. Puede comprender la proliferación de células de tejido conjuntivo y también miocardiocitos anormales con algunas características bioquímicas de los miocitos fetales. Por último, dichas células en la insuficiencia cardiaca mueren a ritmo acelerado, por apoptosis, y los miocitos restantes quedan sometidos a exigencias aún mayores.

Fisiopatología del rendimiento cardiaco

La función (rendimiento) del corazón depende de cuatro factores primarios:

1. **Precarga:** cuando se compara en forma gráfica algún índice del rendimiento o función del ventrículo izquierdo, como el volumen o el trabajo sistólico, con la función de la presión de llenado de dicha cámara o la longitud de la fibra telediastólica, la curva resultante recibe el nombre de curva de función del ventrículo izquierdo (fig. 13-4). La porción ascendente (presión de llenado menor de 15 mmHg) representa la clásica relación de Frank-Starling descrita en los libros de texto de fisiología. Después de 15 mmHg, en promedio, surge un segmento de "equilibrio" en el rendimiento ya mencionado. Las precargas mayores de 20 a 25 mmHg producen congestión pulmonar. Como se ha indicado, la precarga aumenta casi siempre en la insuficiencia cardiaca porque se incrementan el volumen de sangre y el tono venoso. La curva de función cardiaca en la insuficiencia se encuentra en una zona más baja, razón por la cual el segmento de equilibrio se alcanza con cifras mucho menores de trabajo o gasto sistólico. La mayor longitud de la fibra o de la presión del llenado hace que aumente la cantidad de oxígeno necesaria en el miocardio, según se describe en el capítulo 12. Reducir la presión elevada de llenado es el objetivo de la restricción de sodio y la administración de diuréticos en la insuficiencia cardiaca. Los fármacos venodilatadores (como la nitroglicerina) también aminoran la precarga al redistribuir la sangre y alejarla del tórax para que se concentre en venas periféricas.
2. **Poscarga:** la poscarga es la resistencia contra la cual el corazón debe bombear sangre y está representada por la impedancia aórtica y la resistencia vascular sistémica. Como se muestra en la figura 13-2, conforme el gasto cardiaco disminuye en la insuficiencia crónica, surge un incremento reflejo en la resistencia vascular sistémica, mediado en parte por un mayor flujo simpático (de salida) y catecolaminas circulantes, y en parte por activación del sistema de renina-angiotensina. También participa la endotelina, un péptido vasoconstrictor potente. Todo lo anterior establece la necesidad de utilizar fármacos que reduzcan el tono arteriolar en la insuficiencia cardiaca.
3. **Contractilidad:** el miocardio obtenido para biopsia de personas con insuficiencia crónica de gasto bajo muestra una disminución de la contractilidad intrínseca. Conforme surge este fenómeno, decrecen la velocidad de acortamiento muscular, la rapidez con que se genera la presión intraventricular (dP/dt) y el gasto sistólico conseguido (fig. 13-4). A pesar de ello, el corazón aún tiene la capacidad de generar un incremento moderado de todos estos índices de contractilidad en respuesta a los fármacos inotrópicos.
4. **Frecuencia cardiaca:** la frecuencia del latido es el factor determinante del gasto cardiaco. A medida que disminuye la función intrínseca del corazón en la insuficiencia y con ello el volumen sistólico, el primer mecanismo compensador que se activa para conservar el gasto es la aceleración de la frecuencia cardiaca (por medio de activación simpática de los receptores adrenérgicos β).

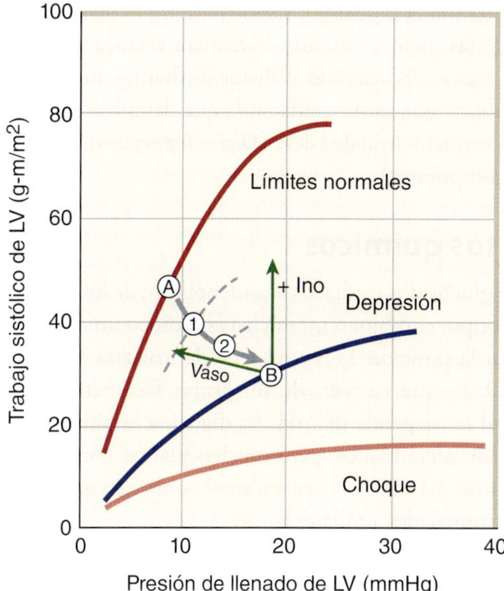

FIGURA 13-4 Relación del rendimiento (función) del ventrículo izquierdo (LV) con la presión de llenado en personas con infarto agudo del miocardio, una causa importante de insuficiencia cardiaca. La línea superior señala los límites correspondientes a sujetos sanos normales. Con un nivel particular de ejercicio, el corazón funciona en un punto estable, por ejemplo el punto A. En la insuficiencia, la función desciende y se desplaza a la derecha, a través de los puntos 1 y 2, hasta llegar finalmente al punto B. Un fármaco inotrópico positivo "puro" (+ Ino) desplazaría el punto operativo hacia arriba, al incrementar el trabajo sistólico del corazón. Un vasodilatador (Vaso) desplazaría el punto a la izquierda al disminuir la presión de llenado. El tratamiento satisfactorio genera por lo regular ambos efectos. (Modificada y reproducida con autorización de Swan HJC, Parmley WW: Congestive heart failure. En: Sodeman WA Jr. Sodeman TM (editores). *Pathologic Physiology*. Saunders, 1979.)

FARMACOLOGÍA BÁSICA DE LOS COMPUESTOS UTILIZADOS EN LA INSUFICIENCIA CARDIACA

Los digitálicos no fueron los primeros fármacos ni los únicos empleados en la insuficiencia cardiaca, pero se revisan en este capítulo porque otros fármacos se describen de manera más detallada en otros capítulos.

DIGITÁLICOS

Los digitálicos constituyen extractos de una familia de plantas de las cuales se obtiene gran parte de los **glucósidos cardiacos** útiles en medicina (como la digoxina). Desde hace miles de años se conocían dichas plantas, pero se usaron de manera errática y con resultados variables, hasta 1785 cuando William Withering, médico y botánico inglés, publicó una monografía en la que describió los efectos clínicos de un extracto de la dedalera (*Digitalis purpurea*, fuente principal de estos compuestos).

Aspectos químicos

Todos los glucósidos cardiacos o cardenólidos, de los que la **digoxina** es el prototipo, combinan un núcleo esteroideo unido a un anillo de lactona en la posición 17 y una serie de azúcares al carbono 3 del núcleo. Dado que carecen de un grupo fácilmente ionizable, su solubilidad no depende del pH. La digoxina se obtiene de *Digitalis lanata*, la dedalera blanca, pero muchas plantas corrientes (como la adelfa, el lirio del valle y el vencetósigo) contienen glucósidos cardiacos con propiedades similares.

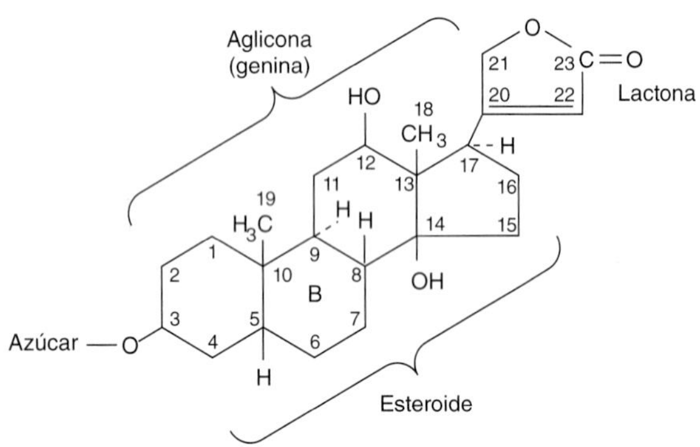

Farmacocinética

La digoxina, el único glucósido cardiaco utilizado en Estados Unidos, se absorbe en una proporción de 65 a 80% después de su administración oral. La absorción de otros glucósidos varía de 0 a casi 100%. Una vez en la sangre, todos los glucósidos cardiacos se distribuyen de manera amplia en los tejidos, incluido el sistema nervioso central.

La digoxina no se metaboliza en forma extensa en los seres humanos y se excreta casi 66% en estado original por los riñones. Su eliminación por estos órganos es proporcional a la eliminación de creatinina y su semivida es de 36 a 40 h en personas con función renal normal. Se cuenta con ecuaciones y nomogramas para ajustar la dosis de dicho fármaco en sujetos con insuficiencia renal.

Farmacodinámica

La digoxina posee múltiples efectos cardiovasculares directos e indirectos, con consecuencias terapéuticas y tóxicas. Además, ejerce efectos adversos en el sistema nervioso central e intestinos.

En el plano molecular, todos los glucósidos cardiacos de utilidad terapéutica **inhiben la Na^+/K^+-ATPasa**, el transportador unido a la membrana que a menudo se denomina **bomba de sodio** (fig. 13-1). Aunque existen varias isoformas de esta ATPasa con sensibilidad distinta a la de los glucósidos cardiacos, están bien conservadas a lo largo de la evolución. En la mayor parte del intervalo posológico, la inhibición de este transportador está bien documentada en todos los tejidos estudiados. Es probable que esta actividad inhibidora sea la principal causante del efecto terapéutico (inotropismo positivo), así como de una parte considerable de la toxicidad de la digital. Otros efectos moleculares de la digital se han estudiado en el corazón y se describen más adelante. El hecho de que exista un receptor para glucósidos cardiacos en la bomba de sodio llevó a algunos investigadores a proponer que debía existir un esteroide endógeno similar a la digital, tal vez **ouabaína** o **marinobufagenina**. Además, se postularon otras funciones de la Na^+/K^+-ATPasa que implican apoptosis, crecimiento y diferenciación celulares, inmunidad y metabolismo de carbohidratos.

A. Efectos cardiacos

1. Efectos mecánicos. Los glucósidos cardiacos intensifican la contracción de la sarcómera del corazón al incrementar la concentración de calcio libre muy cerca de las proteínas contráctiles durante la sístole. La mayor concentración de calcio es consecuencia de un proceso bifásico: en primer lugar, **aumenta la concentración del sodio intracelular** por inhibición de la ATPasa de sodio y potasio, y en segundo lugar hay una **disminución relativa de la expulsión de calcio** desde la célula, por el intercambiador de sodio-calcio (NCX en la figura 13-1), en virtud del incremento de la concentración del sodio intracelular. El SERCA secuestra el calcio citoplásmico en mayor cantidad en el retículo sarcoplásmico y lo libera con posterioridad. Se han planteado otros mecanismos, aunque no se han aportado pruebas sólidas de ellos.

El resultado neto de la acción de las concentraciones terapéuticas de un glucósido cardiaco es la intensificación peculiar de la contractilidad cardiaca (fig. 13-5, trazo inferior, paneles A y B). En preparados de miocardio aislado, las tasas de desarrollo de la tensión y la relajación aumentan con poco o nulo cambio en el lapso que media hasta alcanzar la tensión máxima. El efecto anterior se observa en el miocardio normal y el insuficiente, pero en el paciente normal las respuestas se modifican por reflejos cardiovasculares y la fisiopatología de la insuficiencia cardiaca.

2. Efectos eléctricos. Los efectos de los digitálicos en las propiedades eléctricas del corazón constituyen una mezcla de acciones directas y del sistema autónomo. Las acciones directas en las membranas de los miocardiocitos siguen una progresión definida: prolongación temprana y breve del potencial de acción, seguida de acortamiento (en particular la fase de equilibrio o meseta). La disminución de la duración del potencial de acción quizá sea consecuencia de una mayor conductancia de potasio, causada por aumento de la cantidad del calcio intracelular (cap. 14). Los efectos comentados se observan al alcanzarse concentraciones terapéuticas y en ausencia de signos tóxicos manifiestos (cuadro 13-2).

A concentraciones mayores, disminuye el potencial de membrana en reposo (se torna menos negativo), como consecuencia de la inhibición de la bomba de sodio y de la menor cifra de potasio intracelular. Al evolucionar los efectos tóxicos, surgen pospotenciales oscilatorios despolarizantes después de potenciales de acción provocados con normalidad (fig. 13-5, panel C). Los pospotenciales, conocidos también como **posdespolarizaciones tardías** (DAD, *delayed after depolarizations*), surgen junto con la sobrecarga de las reservas de calcio intracelular y oscilaciones de la concentración intracelular de dicho ion libre. Cuando los pospotenciales alcanzan un límite o nivel, desencadenan potenciales de acción (**despolarizaciones prematuras** o "latidos" ectópicos) acoplados a los potenciales de acción normales previos. Si los pospotenciales en el sistema de conducción de Purkinje llegan a un nivel umbral por los mecanis-

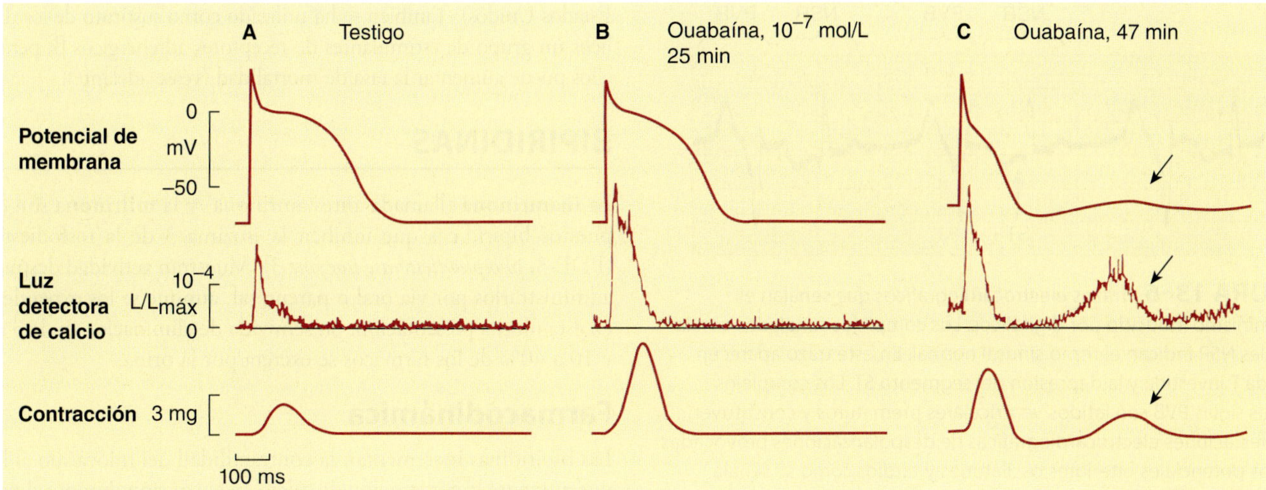

FIGURA 13–5 Efectos de la ouabaína, un glucósido cardiaco, en tejido cardiaco aislado. Los trazos superiores indican los potenciales de acción desencadenados durante el periodo testigo (conjunto **A**), los que aparecen en los comienzos de la fase "terapéutica" (**B**) y más tarde cuando surgen los efectos tóxicos (**C**). Los trazos medios indican la luz (L) emitida por la aecuorina, proteína detectora de calcio (en relación con el máximo posible, $L_{máx}$) y es casi proporcional a la concentración de calcio libre intracelular. Los trazos inferiores señalan la tensión desencadenada por los potenciales de acción. La fase inicial de la acción de la ouabaína (conjunto **B**) señala un acortamiento leve del potencial de acción y un incremento extraordinario de la concentración de calcio libre intracelular y la tensión contráctil. La fase tóxica (conjunto **C**) se acompaña de despolarización del potencial de reposo, acortamiento extraordinario del potencial de acción y la aparición de despolarización oscilatoria, incremento de calcio y contracción (*flechas*). (Con la amable autorización de P Hess y H Gil Wier.)

mos ya señalados, el electrocardiograma registra bigeminismo (fig. 13-6). Si prosigue la intoxicación, cada potencial de acción provocado por pospotenciales ocasiona por sí mismo un pospotencial más allá del umbral y se establece una taquicardia autoperpetuada. Sin tratamiento, tal taquicardia puede culminar en fibrilación y, si afecta al ventrículo, las arritmias son letales con rapidez si no se corrigen de manera oportuna.

Las acciones de los glucósidos cardiacos de tipo autónomo en el corazón abarcan los sistemas parasimpático y simpático. En el límite posológico inferior predominan los efectos parasimpaticomiméticos cardioselectivos; en realidad, tales efectos de bloqueo de tipo atropínico explican una parte importante de los efectos eléctricos tempranos de los digitálicos (cuadro 13-2). La acción comprende sensibilización de los barorreceptores, estimulación vagal central y facilitación de la transmisión muscarínica en el miocardiocito. La inervación colinérgica es mucho mayor en las aurículas y por tanto las acciones señaladas afectan la función de los nódulos auricular y auriculoventricular en grado mayor que la función del sistema de Purkinje o ventricular. Algunos de los efectos colinomiméticos son útiles en el tratamiento de arritmias de diversos tipos. En concentraciones tóxicas, los digitálicos incrementan la corriente simpática de salida; el efecto anterior no es esencial para que surjan los efectos típicos de intoxicación digitálica, pero sensibilizan al miocardio e intensifican todos los efectos tóxicos del fármaco.

Las manifestaciones más comunes de intoxicación digitálica en el corazón incluyen ritmo de unión auriculoventricular, despolarizaciones ventriculares prematuras, ritmo bigeminado y bloqueo auriculoventricular de segundo grado. Sin embargo, se ha afirmado que los digitálicos pueden provocar casi cualquier arritmia.

B. Efectos en otros órganos

Los glucósidos cardiacos afectan todos los tejidos excitables, como el músculo liso y el sistema nervioso central. Sin considerar el corazón, el tubo digestivo constituye el sitio en que se manifiestan con mayor frecuencia los efectos tóxicos de estos compuestos. Dichos efectos incluyen anorexia, náusea, vómito y diarrea y en parte dependen de las acciones directas en el tubo digestivo y en parte de las acciones en el sistema nervioso central.

Los efectos en el sistema nervioso central comprenden estimulación de la zona de activación de quimiorreceptores y la vagal. Con menor frecuencia aparecen desorientación y alucinaciones (en particular en el anciano) y alteraciones visuales; entre estas últimas figuran las aberraciones de la percepción del color. En varones que reciben digitálicos se ha notificado la ginecomastia como un efecto infrecuente.

CUADRO 13–2 Efectos de la digoxina en las propiedades eléctricas de los tejidos cardiacos

Tejido o variable	Efectos en dosis terapéuticas	Efectos en dosis tóxicas
Nódulo sinusal	↓ Frecuencia	↓ Frecuencia
Músculo auricular	↓ Periodo refractario	↓ Periodo refractario, arritmias
Nódulo auriculoventricular	↓ Velocidad de conducción, ↑ periodo refractario	↓ Periodo refractario, arritmias
Sistema de Purkinje, músculo ventricular	Moderada ↓ periodo refractario	Extrasístoles, taquicardia, fibrilación
Electrocardiograma	↑ Intervalo PR, ↓ intervalo QT	Taquicardia, fibrilación, paro en dosis muy altas

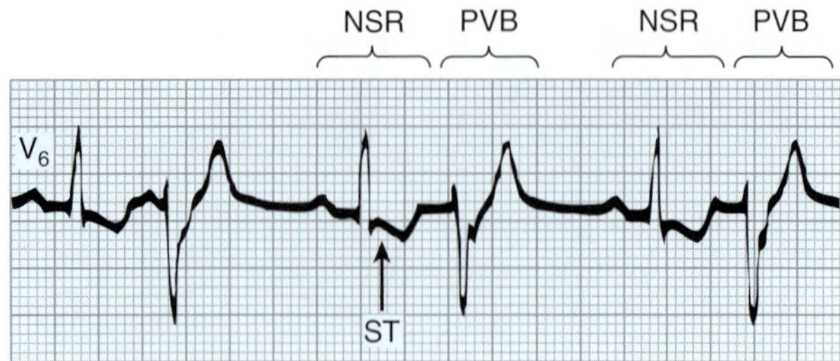

FIGURA 13-6 Trazos electrocardiográficos que señalan el bigeminismo inducido por digitálicos. Los complejos señalados con las iniciales NSR indican el ritmo sinusal normal. En este trazo aparecen la onda T invertida y la depresión del segmento ST. Los complejos con las siglas PVB son latidos ventriculares prematuros y constituyen manifestaciones electrocardiográficas de despolarizaciones provocadas por los potenciales ulteriores oscilatorios y tardíos como se señala en la figura 13-5. (Con autorización de Goldman MJ: *Principles of Clinical Electrocardiography*. 12th ed. Lange, 1986.)

C. Interacciones con potasio, calcio y magnesio

El potasio y los digitálicos interactúan en dos formas. En primer lugar, inhiben de manera recíproca la capacidad de unión a Na^+/K^+-ATPasa; como consecuencia, la hiperpotasemia atenúa las acciones inhibidoras de las enzimas propias de los glucósidos cardiacos, en tanto que la hipopotasemia las facilita. En segundo lugar, la hiperpotasemia inhibe el automatismo cardiaco anormal (cap. 14). En consecuencia, el incremento moderado del potasio extracelular reduce los efectos de los digitálicos, en particular los tóxicos.

El ion calcio facilita las acciones tóxicas de los glucósidos cardiacos al acelerar la "sobrecarga" de reservas intracelulares de calcio, que al parecer son las que explican el automatismo anormal inducido por los digitálicos. En tales situaciones, la hipercalcemia agrava el riesgo de arritmias inducidas por digitálicos. Los efectos del ion magnesio son contrarios a los del calcio. Las interacciones exigen una valoración cuidadosa de electrólitos séricos en personas con arritmias inducidas por digitálicos.

OTROS FÁRMACOS CON EFECTOS INOTRÓPICOS POSITIVOS UTILIZADOS EN LA INSUFICIENCIA CARDIACA

La **istaroxima** es un esteroide en estudio que incrementa la contractilidad al inhibir la Na^+/K^+-ATPasa (efecto similar al de los glucósidos cardiacos), pero además facilita el secuestro de calcio por el retículo sarcoplásmico; esta última acción puede hacer que el fármaco sea menos "arritmógeno" que la digoxina. La istaroxima se encuentra en la fase II de estudios en seres humanos.

Desde hace mucho se han utilizado en el tratamiento de la insuficiencia cardiaca compuestos que inhiben a las **fosfodiesterasas**, familia de enzimas que inactivan a cAMP y cGMP. A pesar de que poseen efectos inotrópicos positivos, gran parte de su acción beneficiosa proviene al parecer de la vasodilatación, como se muestra más adelante. Las bipiridinas **inamrinona** y **milrinona** son algunos de los compuestos que han generado buenos resultados hasta la fecha, pero su utilidad es escasa. El **levosimendán**, fármaco que sensibiliza el sistema de troponina al calcio, también parece inhibir la fosfodiesterasa y produce vasodilatación moderada, además de efectos inotrópicos. Algunas investigaciones en seres humanos sugieren que dicho fármaco puede ser útil en personas con insuficiencia cardiaca y se ha aprobado en otros países (no en Estados Unidos). También se ha utilizado como sustituto de los digitálicos un grupo de estimulantes de receptores adrenérgicos β, pero con ellos puede aumentar la tasa de mortalidad (véase adelante).

BIPIRIDINAS

La **inamrinona** (llamada antes amrinona) y la **milrinona** son compuestos bipiridícos que inhiben la isozima 3 de la fosfodiesterasa (PDE-3, *phosphodiesterase isozyme 3*). Muestran actividad después de administrarlos por vía oral o parenteral, aunque se los expende sólo en esta última presentación. Su semivida de eliminación es de 3 a 6 h y 10 a 40% de los fármacos se excreta por la orina.

Farmacodinámica

Las bipiridinas incrementan la contractilidad del miocardio al hacer que aumente la penetración de calcio en el corazón durante el potencial de acción; también alteran los desplazamientos intracelulares de calcio al influir en el retículo sarcoplásmico. Asimismo, poseen un efecto vasodilatador notable. La inhibición de la fosfodiesterasa hace que aumente la concentración de cAMP y con ello se intensifiquen la contractilidad y la vasodilatación.

Los efectos tóxicos de la inamrinona comprenden náusea y vómito, arritmias y trombocitopenia; también se han notificado en un considerable número de pacientes cambios en las concentraciones de las enzimas hepáticas. En algunos países se ha retirado el fármaco del mercado. Al parecer existe una menor posibilidad de que la milrinona induzca efectos tóxicos en la médula ósea y el hígado, en comparación con la inamrinona, pero aun así origina arritmias. Los dos fármacos de esta clase se utilizan sólo por vía intravenosa, y en casos de insuficiencia cardiaca aguda o exacerbación grave de la insuficiencia cardiaca crónica.

ESTIMULANTES DE LOS RECEPTORES ADRENÉRGICOS β

Las propiedades farmacológicas generales de los fármacos de esta clase se exponen en el capítulo 9. El agonista con selectividad por β_1 utilizado más a menudo en sujetos con insuficiencia cardiaca es la **dobutamina**. Dicho fármaco incrementa el gasto cardiaco por vía parenteral, junto con disminución de la presión de llenado ventricular. Se han señalado algunos casos de taquicardia y aumento del consumo de oxígeno por el miocardio. Por estas razones existe una gran posibilidad de causar angina de pecho o arritmias en personas con arteriopatía coronaria, además de un riesgo alto de taquifilaxia que acompaña al uso de cualquier estimulante β. El goteo intermitente de dobutamina por la vena puede ser beneficioso en algunos sujetos con insuficiencia cardiaca crónica.

La dopamina también es útil en la insuficiencia cardiaca aguda y puede ser muy beneficiosa si existe la necesidad de incrementar la presión sanguínea.

FÁRMACOS SIN EFECTOS INOTRÓPICOS POSITIVOS UTILIZADOS EN LA INSUFICIENCIA CARDIACA

Estos fármacos, carentes de efecto inotrópico positivo, constituyen la primera línea terapéutica para la insuficiencia cardiaca crónica. Los más administrados son los diuréticos, inhibidores de la ACE, antagonistas de los receptores de angiotensina, antagonistas de aldosterona y bloqueadores β (cuadro 13-1). En la insuficiencia aguda son importantes los diuréticos y los vasodilatadores.

DIURÉTICOS

Los diuréticos, sobre todo la furosemida, son los fármacos fundamentales para tratar la insuficiencia cardiaca; sus características se describen con detalle en el capítulo 15. No ejercen efecto directo alguno en la contractilidad del miocardio y su principal mecanismo de acción en la insuficiencia cardiaca es la reducción de la presión venosa y la precarga ventricular; como consecuencia, se produce una menor retención de sodio y agua, y del edema y sus síntomas. Otra acción útil de dichos fármacos en la insuficiencia sistólica es la disminución del tamaño del corazón, que produce mayor eficiencia de bomba. La **espironolactona** y la **eplerenona**, que son diuréticos antagonistas de la aldosterona (cap. 15), confieren el beneficio adicional de reducir las tasas de morbilidad y mortalidad en individuos con insuficiencia cardiaca grave, que también reciben inhibidores de la ACE y otros tratamientos estándar. Un mecanismo posible del efecto beneficioso ya referido son las pruebas cada vez más frecuentes de que la aldosterona puede ocasionar también fibrosis del miocardio y vasos, así como disfunción de los barorreceptores, además de sus efectos en el riñón.

INHIBIDORES DE LA ENZIMA CONVERTIDORA DE ANGIOTENSINA, ANTAGONISTAS DE LOS RECEPTORES DE ANGIOTENSINA Y FÁRMACOS SIMILARES

En los capítulos 11 y 17 se revisan los inhibidores de la ACE como el **captoprilo**. Estos fármacos de múltiples acciones disminuyen la resistencia periférica y con ello también la poscarga; reducen la retención de sodio y agua (al disminuir la secreción de aldosterona) y, por ese mecanismo, también la precarga. La disminución de las concentraciones de angiotensina hística también aminora la actividad simpática, al ocasionar una atenuación de los efectos presinápticos de la angiotensina en la liberación de noradrenalina. Por último, estos fármacos disminuyen la remodelación del corazón y vasos a largo plazo, un efecto que puede generar menor mortalidad y morbilidad (véase la sección sobre farmacología clínica).

Al parecer, los antagonistas de los receptores AT_1 de angiotensina como el **losartán** (caps. 11 y 17) poseen efectos beneficiosos similares, aunque más limitados. Deben considerarse los antagonistas de los receptores de angiotensina en individuos que no toleran los inhibidores de la ACE porque provocan tos incesante. En algunas investigaciones fue beneficioso el **candesartán** cuando se *agregó* a un inhibidor de la ACE.

El **aliskireno**, un inhibidor de la renina aprobado en fecha reciente en Estados Unidos contra la hipertensión, se encuentra en fase de investigación clínica contra la insuficiencia cardiaca. Los resultados preliminares sugieren que su eficacia es similar a la de los inhibidores de la ACE.

VASODILATADORES

Los vasodilatadores son eficaces en la insuficiencia cardiaca aguda porque disminuyen la precarga (por medio de venodilatación) o la poscarga (por dilatación arteriolar), o bien por ambas acciones. Algunos datos indican que el empleo de la hidralazina y el dinitrato de isosorbida por largo tiempo también atenúa la remodelación lesiva del corazón.

En Estados Unidos se aprobó una forma sintética, conocida como **nesiritida**, de la sustancia endógena llamada péptido natriurético cerebral (BNP, *brain natriuretic peptide*) para utilizar en la insuficiencia cardiaca aguda (no la crónica). Este producto obtenido por ingeniería genética mejora el nivel de cGMP en células musculares de fibra lisa y reduce el tono venoso y arteriolar en preparados experimentales; también provoca diuresis; tiene una semivida breve de 18 min en promedio; y se administra en una dosis intravenosa directa, seguida de goteo continuo. El efecto adverso más frecuente es la hipotensión excesiva. Informes de daño renal notable y muerte han llevado a publicar recomendaciones precautorias adicionales en relación con dicho compuesto, razón por la cual debe utilizarse con enorme cautela.

Las concentraciones plasmáticas del péptido natriurético cerebral *endógeno* aumentan en casi todos los sujetos con insuficiencia cardiaca y guardan relación con la intensidad del cuadro. La medición del BNP plasmático se ha tornado un método diagnóstico o pronóstico útil en algunos centros.

Entre los péptidos similares figuran el natriurético auricular (ANP, *atrial natriuretic peptide*) y la urodilatina, péptido similar producido en el riñón. La **carperitida** y la **ularitida** son análogos sintéticos (en fase experimental) de los péptidos endógenos comentados, y se hallan en fase de estudio clínico (cap. 15).

Se ha demostrado que el **bosentán** y el **tezosentán**, inhibidores competitivos de la endotelina con actividad después de su administración oral, confieren algunos beneficios en modelos experimentales de animales con insuficiencia cardiaca (cap. 17), pero los resultados en estudios de pacientes han sido desalentadores. Se aprobó ya el uso del bosentán en la hipertensión pulmonar (cap. 11); sin embargo, produce notables efectos teratógenos y hepatotóxicos.

ANTAGONISTAS DE LOS RECEPTORES ADRENÉRGICOS β

Muchos sujetos con insuficiencia cardiaca crónica reaccionan de modo favorable a algunos bloqueadores β, a pesar de que dichos fármacos pueden desencadenar descompensación aguda de la función cardiaca (cap. 10). Las investigaciones con **bisoprolol**, **carvedilol**, **metoprolol** y **nebivolol** señalaron una disminución de la mortalidad en personas con insuficiencia cardiaca grave pero estable, efecto que no se observó con el bucindolol, otro bloqueador β. No se cuenta con datos exhaustivos de la acción beneficiosa del bloqueo β, pero entre los mecanismos sugeridos figuran la disminución de los efectos nocivos de concentraciones elevadas de catecolaminas (incluida la apoptosis), incremento del número de receptores β, lentificación de la frecuencia cardiaca y disminución de la remodelación, al inhibir la actividad mitógena de las catecolaminas.

FARMACOLOGÍA CLÍNICA DE LOS FÁRMACOS USADOS EN LA INSUFICIENCIA CARDIACA

Las directrices del *American College of Cardiology/American Heart Association* (ACC/AHA) para el tratamiento de la insuficiencia cardiaca crónica señalaron cuatro fases en la génesis de dicho problema (cuadro 13-3). Los individuos en la fase A están expuestos al mayor riesgo del trastorno, por la coexistencia de otras enfermedades, pero no tienen signos ni síntomas de insuficiencia cardiaca. Los sujetos en fase B muestras datos de cardiopatía estructural pero ningún sín-

CUADRO 13-3 Clasificación y tratamiento de la insuficiencia cardiaca crónica

Etapa ACC/AHA[1]	Clase NYHA[2]	Descripción	Tratamiento
A	Preinsuficiencia	Sin síntomas, pero con factores de riesgo[3]	Tratar la obesidad, hipertensión, diabetes, hiperlipidemia, etc.
B	I	Síntomas con ejercicio intenso	ACEI/ARB, bloqueador β, diurético
C	II/III	Síntomas con ejercicio intenso (clase II) o leve (clase III)	Agregar antagonista de la aldosterona, digoxina, CRT, hidralazina/nitrato[4]
D	IV	Síntomas intensos en reposo	Trasplante, LVAD

[1]Clasificación del *American College of Cardiology/American Heart Association*.

[2]Clasificación de la *New York Heart Association*.

[3]Los factores de riesgo incluyen hipertensión, infarto miocárdico, diabetes.

[4]Para algunas poblaciones, por ejemplo pacientes de raza negra.

ACEI, inhibidor de la enzima convertidora de angiotensina; ARB, antagonista del receptor para angiotensina; CRT, tratamiento de resincronización cardiaca; LVAD, dispositivo de asistencia ventricular izquierda.

toma de insuficiencia cardiaca. Las personas en fase C sufren alguna cardiopatía estructural y síntomas de insuficiencia, pero el cuadro clínico mejora con el tratamiento estándar. Los individuos en fase D padecen insuficiencia cardiaca resistente a las medidas corrientes, y en ellos se necesitan intervenciones especiales (tratamiento de resincronización o trasplante de órgano).

Una vez que el enfermo llega a la fase C, la intensidad de la insuficiencia cardiaca se describe con base en una escala elaborada por la *New York Heart Association*. La insuficiencia de clase I se caracteriza por la ausencia de limitaciones en las actividades habituales y los síntomas aparecen sólo con el ejercicio más intenso que el ordinario. La clase II se distingue por limitaciones moderadas, y con la actividad física común surgen fatiga y palpitaciones. La insuficiencia de clase III se reconoce por ausencia de síntomas en el reposo, pero con un nivel menor de la actividad física corriente aparecen fatiga, disnea y taquicardia. La clase IV se acompaña de síntomas incluso si la persona se halla en reposo.

TRATAMIENTO DE LA INSUFICIENCIA CARDIACA CRÓNICA

Las principales fases del tratamiento de sujetos con insuficiencia cardiaca crónica se muestran en el cuadro 13-3. La versión actualizada de 2009 de las directrices de la ACC/AHA del 2005 sugiere que la farmacoterapia de individuos de alto riesgo (fases A y B) debe centrarse en el control de la hipertensión, la hiperlipidemia y la diabetes, si están presentes. Una vez que aparecen los síntomas y signos de insuficiencia, se cambia a la fase C, y deben instituirse medidas activas contra la insuficiencia.

ELIMINACIÓN DE SODIO

La eliminación del sodio (con restricción de la sal de mesa de los alimentos y la administración de un diurético) es el elemento básico para tratar la insuficiencia sintomática, en particular si existe edema. En la insuficiencia mínima cabe probar algún diurético **tiazídico** y cambiar a un fármaco con acción en asa como la **furosemida**, según sea necesario. La pérdida de sodio causa pérdida secundaria de potasio, situación en particular peligrosa si el paciente recibirá digitálicos. La hipopotasemia puede tratarse con complementos de potasio o la adición de un inhibidor de ACE o un diurético que ahorre potasio, como la espironolactona. Es probable que esta última o la eplerenona puedan ser utilizadas en todos los enfermos con insuficiencia moderada o grave, ya que los dos fármacos disminuyen al parecer las tasas de morbilidad y mortalidad.

INHIBIDORES DE LA ACE Y ANTAGONISTAS DE LOS RECEPTORES DE ANGIOTENSINA

En personas con disfunción del ventrículo izquierdo pero sin edema, debe probarse en primer lugar un inhibidor de ACE. Estudios de gran magnitud señalan con claridad que dichos inhibidores son mejores que el placebo y los vasodilatadores; hay que pensar en su uso junto con los diuréticos como tratamiento de primera línea contra la insuficiencia cardiaca crónica. Sin embargo, los inhibidores de la ACE no sustituyen a la digoxina en pacientes que ya la recibían, porque al privarlos de ese glucósido cardiaco se deterioran en el lapso en que reciben los inhibidores de la ACE.

Estos inhibidores, al disminuir la precarga y la poscarga (como el **enalaprilo**) en sujetos asintomáticos, lentifican la evolución de la dilatación ventricular y con ello el deterioro progresivo propio de la insuficiencia cardiaca. Por tal razón, dicha categoría de fármacos es beneficiosa en todos los subgrupos de pacientes, desde los asintomáticos hasta los que muestran insuficiencia crónica grave. En apariencia, el beneficio es característico de toda la clase de fármacos y son eficaces todos los miembros de esta categoría.

Los antagonistas de los receptores AT_1 de la angiotensina II (ARB, como el **losartán**) inducen efectos hemodinámicos beneficiosos semejantes a los que generan los inhibidores de la ACE. Sin embargo, grandes estudios en seres humanos sugieren que los antagonistas de los receptores de angiotensina deben prescribirse sólo en personas que no toleran los inhibidores de la ACE (casi siempre por la tos).

VASODILATADORES

Los fármacos de esta categoría se dividen en arteriolares selectivos, venosos y otros que muestran efectos vasodilatadores no selectivos. La selección de un compuesto debe basarse en los signos y síntomas del enfermo y en las mediciones de la hemodinámica. Por consiguiente, en individuos con grandes presiones de llenado en los que la manifestación principal es la disnea, son más útiles los dilatadores venosos como los **nitratos** de acción prolongada porque reducen las presiones de llenado y los síntomas de congestión pulmonar. En enfermos cuyo síntoma primario es la fatiga por disminución del gasto del ventrículo izquierdo puede ser útil un dilatador arteriolar como la **hidralazina**, para mejorar el gasto cardiaco anterógrado. En la mayoría de los sujetos con insuficiencia crónica grave que no mejoran con otros tratamientos, el problema incluye por lo regular elevación de las presiones de llenado y disminución del gasto cardiaco. En tales circunstancias es necesaria la dilatación de arteriolas y venas. En una investigación efectuada en estadounidenses de raza negra que ya recibían inhibidores de la ACE, la adición de hidralazina y dinitrato de isosorbida redujo la mortalidad. Como consecuencia, en el comercio está disponible una combinación fija de ambos fármacos, el dinitrato de isosorbida/hidralazina, destinado sólo a ese segmento de la población estadounidense.

BLOQUEADORES β Y ANTAGONISTAS DE LOS CONDUCTOS IÓNICOS

Las investigaciones del tratamiento con bloqueadores β en personas con insuficiencia cardiaca se basan en la hipótesis de que la taquicardia excesiva y los efectos adversos de los niveles elevados de catecolaminas en el corazón contribuyen al deterioro de los sujetos con dicha insuficiencia. Los resultados señalan con claridad que estos fármacos son beneficiosos si su uso se inicia con gran cautela y en dosis bajas, a pesar de que el bloqueo "inmediato" de los efectos de apoyo de las catecolaminas puede empeorar la insuficiencia del corazón. Es necesario el transcurso de varios meses de tratamiento antes de advertir mejoría alguna y suele consistir en un incremento pequeño de la fracción de expulsión, lentificación de la frecuencia cardiaca y desaparición de los síntomas. Como se indicó antes, no todos los bloqueadores β son útiles, pero está demostrado que el **bisoprolol**, **carvedilol**, **metoprolol** y **nebivolol** reducen la mortalidad.

En contraste, los antagonistas del calcio parecen no tener aplicación en el tratamiento de pacientes con insuficiencia cardiaca. Sus efectos depresores en el corazón pueden agravar la insuficiencia cardiaca. Por otra parte, la disminución de la frecuencia cardiaca con **ivabradina** (un bloqueador de I_f, capítulo 12) parece ser provechoso.

Digitálicos

La **digoxina** está indicada en personas con insuficiencia cardiaca y fibrilación auricular. Por lo regular se administra en los casos que fueron ineficaces los diuréticos y los inhibidores de la ACE para controlar los síntomas. En promedio, sólo la mitad de sujetos con ritmo sinusal normal (los que tienen disfunción sistólica corroborada) obtiene alivio de su insuficiencia con los digitálicos. Se observan mejores resultados en pacientes con fibrilación auricular. Si se decide recurrir a un glucósido cardiaco, se elige la digoxina en muchos casos (la única que se distribuye en Estados Unidos). Si los síntomas son de poca intensidad, es más segura la digitalización lenta a razón de 0.125 a 0.25 mg al día y tiene la misma eficacia que el método rápido (0.5 a 0.75 mg cada 8 h en tres dosis, seguida de 0.125 a 0.25 mg al día).

Es difícil escoger el nivel óptimo de los efectos digitálicos. No obstante, pueden surgir los efectos tóxicos antes de detectar el punto final terapéutico. La medición de las concentraciones de digoxina en plasma es útil en individuos que al parecer son en extremo resistentes o sensibles; conviene un nivel de 1 ng/ml o menos.

Los digitálicos, dado que tienen un efecto inotrópico positivo y persistente pero moderado, pueden revertir en teoría todos los signos y síntomas de la insuficiencia cardiaca. Carecen de influencia alguna en la tasa de mortalidad, pero disminuyen la hospitalización y el número de muertes por insuficiencia cardiaca progresiva, a expensas de un incremento de la tasa de muerte repentina. Es importante destacar que decrece la mortalidad en sujetos con concentraciones de digoxina sérica menores de 0.9 ng/ml, pero aumenta en aquellos con cantidades mayores de 1.5 ng de digoxina/ml.

Otros usos clínicos de los digitálicos

Los digitálicos son útiles en el tratamiento de las arritmias auriculares por sus efectos parasimpaticomiméticos cardioselectivos. En el flúter y la fibrilación auriculares, el efecto depresor del fármaco en la conducción auriculoventricular permite controlar la frecuencia ventricular excesivamente acelerada. Tales fármacos se utilizan también para controlar la taquicardia auricular paroxística y la del nódulo auriculoventricular. En la actualidad se prefieren para dicha indicación los antagonistas de los conductos del calcio y la adenosina. La digoxina está contraindicada de manera explícita en personas con el síndrome de Wolff-Parkinson-White y con fibrilación auricular (cap. 14).

Efectos tóxicos

A pesar de los beneficios escasos y los peligros identificados, los digitálicos aún se usan en forma amplia y sus efectos tóxicos son frecuentes. Las medidas para corregir dichos efectos, que se manifiestan por cambios visuales o alteraciones gastrointestinales, casi nunca van más allá de disminuir la dosis del producto. Si aparecen arritmias y se pueden atribuir a estos fármacos, tal vez se necesiten medidas más intensivas. Se deben practicar en forma seriada mediciones de las concentraciones séricas de digitálicos y potasio, así como realizar electrocardiogramas, para atenuar los efectos tóxicos notables de estos fármacos. Si hay anomalías electrolíticas, es necesario corregirlas (véase antes). Es muy importante vigilar las concentraciones de potasio en pacientes tratados con diálisis.

En la intoxicación digitálica grave se advierte hiperpotasemia (que ya existía) al momento del diagnóstico (por la pérdida de potasio desde el compartimiento intracelular de músculo liso y otros tejidos). Aún más, por lo regular disminuye el automatismo y los antiarrítmicos administrados en tal situación pueden ocasionar paro cardiaco. El mejor tratamiento incluye la colocación inmediata de un catéter-marcapasos temporal y administración de anticuerpos antidigitálicos (**fab inmunitario contra digoxina**). Los anticuerpos identifican la digoxina y los glucósidos cardiacos, provenientes de otras plantas además de dicho digitálico. Son muy útiles para revertir la intoxicación grave con gran parte de estos glucósidos.

Las arritmias inducidas por digitálicos empeoran a menudo con la cardioversión; esta última debe reservarse para casos de fibrilación ventricular si los glucósidos indujeron la arritmia.

TRATAMIENTO DE RESINCRONIZACIÓN CARDIACA

Los pacientes con ritmo sinusal normal y un intervalo QRS amplio, por ejemplo mayor de 120 ms, muestran deficiencia en la sincronización de la contracción ventricular derecha e izquierda. La escasa sincronización de la contracción ventricular produce disminución del gasto cardiaco. Se demostró ya que la resincronización con estimulación biventricular o del ventrículo izquierdo, de tipo exógeno, reduce la mortalidad en personas con insuficiencia cardiaca crónica, que recibían con anterioridad tratamiento médico óptimo.

TRATAMIENTO DE LA INSUFICIENCIA DIASTÓLICA

Muchos de los estudios clínicos se han realizado en individuos con disfunción sistólica; por esa razón son escasas las pruebas de la superioridad o inferioridad de fármacos en la insuficiencia cardiaca con conservación de la fracción de expulsión. La mayoría de las autoridades respalda el uso de los grupos farmacológicos descritos antes, y el estudio SENIORS 2009 sugiere que el nebivolol es efectivo en la insuficiencia sistólica y diastólica. El control de la hipertensión asume importancia particular y hay que pensar en la revascularización en caso de arteriopatía coronaria. La taquicardia limita el tiempo de llenado y, por tanto, los fármacos bradicárdicos son en particular útiles, al menos en teoría.

TRATAMIENTO DE LA INSUFICIENCIA CARDIACA AGUDA

La insuficiencia cardiaca aguda aparece con frecuencia en individuos con insuficiencia crónica. Por lo general, los episodios de ese tipo se deben a ejercicio intenso, emociones, consumo de sal en los alimentos, falta de cumplimiento terapéutico o incremento de las exigencias metabólicas por fiebre, anemia u otros factores. En particular, el infarto agudo del miocardio es una causa frecuente e importante de insuficiencia aguda (con insuficiencia crónica o sin ella).

El mejor tratamiento para individuos con infarto agudo del miocardio es la revascularización de emergencia, con angioplastia coronaria y una endoprótesis, o bien un agente trombolítico. Incluso con la revascularización puede surgir insuficiencia aguda. Muchos de los signos y síntomas de las insuficiencias aguda y crónica son idénticos, pero sus tratamientos son diferentes, dada la necesidad en la forma aguda de una respuesta más rápida y la frecuencia relativamente mayor e intensidad de la congestión vascular pulmonar.

En sujetos con las formas agudas de infarto del miocardio e insuficiencia cardiaca son en especial útiles las mediciones seriadas de la presión sanguínea, gasto cardiaco, índice de trabajo sistólico y presión capilar pulmonar. La situación de tales enfermos se puede definir con base en tres mediciones hemodinámicas: presión sanguínea, presión de llenado del ventrículo izquierdo e índice cardiaco. Si la presión de llenado excede los 15 mmHg y el índice de trabajo sistólico es menor de 20 g-m/m^2, la tasa de mortalidad es mayor. Los niveles intermedios de las dos variables comentadas tienen un pronóstico mucho mejor.

El tratamiento intravenoso es la norma en la insuficiencia cardiaca aguda. De los diuréticos, la **furosemida** es el más utilizado. La **dopamina** o la **dobutamina** son fármacos inotrópicos positivos cuya acción inicia con rapidez, aunque dura poco tiempo; su mayor utilidad se identifica en individuos con hipotensión profunda. El **levosimendán** se aprobó para uso en la insuficiencia aguda en Europa y se ha demostrado que no es inferior a la dobutamina. Los vasodilatadores administrados en personas con descompensación aguda incluyen **nitroprusiato**, **nitroglicerina** y **nesiritida**. La disminución de la poscarga suele mejorar la fracción de expulsión, pero no se ha corroborado una supervivencia más prolongada. Un subgrupo pequeño de individuos con insuficiencia cardiaca aguda experimenta hiponatremia, quizá por el incremento de la actividad de la vasopresina. En Estados Unidos se aprobó el uso del **conivaptán**, antagonista de los receptores V_{1a} y V_2, para el tratamiento parenteral de la hiponatremia euvolémica. Datos de algunos estudios en seres humanos indicaron que dicho fármaco y los antagonistas de V_2 similares (**tolvaptán**) pueden tener un efecto beneficioso en algunas personas con insuficiencia cardiaca aguda e hiponatremia. Hasta la fecha, los antagonistas de la vasopresina no disminuyen al parecer la mortalidad.

RESUMEN Fármacos usados en la insuficiencia cardiaca

Subclase	Mecanismo de acción	Efectos	Aplicaciones clínicas	Farmacocinética, toxicidad, interacciones
DIURÉTICOS				
• Furosemida	Diurético de asa. Disminuye la resorción de NaCl y KCl en la rama gruesa ascendente del asa de Henle en la nefrona (cap. 15)	Aumenta la secreción de sal y agua • reduce la precarga y la poscarga • reduce el edema pulmonar y periférico	Insuficiencia cardiaca aguda y crónica • hipertensión grave • trastornos edematosos	Oral e IV • duración 2 a 4 h • *Toxicidad:* hipovolemia, hipopotasemia, hipotensión ortostática, ototoxicidad, alergia a sulfonamida
• Hidroclorotiazida	Disminuye la resorción de NaCl en el túbulo contorneado distal	Igual que la furosemida, pero menos eficaz	Insuficiencia crónica leve • hipertensión leve-moderada • hipercalciuria • no se ha demostrado que reduzca la mortalidad	Sólo oral • duración 10-12 h • *Toxicidad:* hiponatremia, hipopotasemia, hiperglucemia, hiperuricemia, hiperlipidemia, alergia a sulfonamida
• *Tres diuréticos de asa más: la bumetanida y la torsemida son similares a la furosemida; el ácido etacrínico no es una sulfonamida*				
• *Muchas otras tiazidas: todas son similares a la hidroclorotiazida, sólo difieren en su farmacocinética*				
ANTAGONISTAS DE LA ALDOSTERONA				
• Espironolactona	Bloquea los receptores citoplásmicos para aldosterona en los túbulos colectores de la neurona • posible efecto de membrana	Aumenta la excreción de sal y agua • reduce la remodelación • reduce la mortalidad	Insuficiencia cardiaca crónica • aldosteronismo (cirrosis, tumor suprarrenal) • hipertensión • se ha demostrado que reduce la mortalidad	Oral • duración 24-72 h (inicio y desaparición lentos) • *Toxicidad:* hiperpotasemia, actividad antiandrogénica
• *Eplerenona: similar a la espironolactona; efecto más específico contra la aldosterona; sin actividad antiandrogénica significativa; se ha demostrado que reduce la mortalidad*				

(continúa)

Subclase	Mecanismo de acción	Efectos	Aplicaciones clínicas	Farmacocinética, toxicidad, interacciones
ANTAGONISTAS DE LA ANGIOTENSINA				
Inhibidores de la enzima convertidora de angiotensina (ACE): • Captoprilo	Inhibe la ACE • reduce la formación de angiotensina II por inhibición de la conversión de AI en AII	Dilatación arteriolar y venosa • reduce la secreción de aldosterona • reduce la remodelación cardiaca	Insuficiencia cardiaca crónica • nefropatía diabética • se ha demostrado que reduce la mortalidad	Oral • semivida de 2-4 h, pero se administra en grandes dosis, por lo que su duración es de 12-24 h • *Toxicidad:* tos, hiperpotasemia, edema angioneurótico • *Interacciones:* aditivo con otros antagonistas de la angiotensina
Antagonistas del receptor para angiotensina (ARB): • Losartán	Antagoniza los efectos de AII en los receptores AT_1	Como los inhibidores de ACE	Como los inhibidores de la ACE • se usa en pacientes intolerantes a los inhibidores de la ACE • se ha demostrado que reduce la mortalidad	Oral • duración de 6-8 h • *Toxicidad:* hiperpotasemia, edema angioneurótico • *Interacciones:* aditivo con otros antagonistas de la angiotensina
• *Enalaprilo, muchos otros inhibidores de la ACE, como el captoprilo*				
• *Candesartán, muchos otros ARB, como el losartán*				
BLOQUEADORES β				
• Carvedilol	Bloquea en forma competitiva los receptores β_1 (cap. 10)	Disminuye la frecuencia cardiaca • reduce la presión sanguínea • efectos poco conocidos • reduce la mortalidad por insuficiencia cardiaca	Insuficiencia cardiaca crónica: para lentificar la progresión • reduce la mortalidad en la insuficiencia cardiaca moderada y grave • muchas otras indicaciones en el capítulo 10	Oral • duración de 10-12 h • *Toxicidad:* broncoespasmo, bradicardia, bloqueo auriculoventricular, descompensación cardiaca aguda • véase capítulo 10 con respecto a otros efectos tóxicos e interacciones
• *Metoprolol, bisoprolol, nebivolol: grupo selecto de bloqueadores β que reducen la mortalidad por insuficiencia cardiaca*				
GLUCÓSIDO CARDIACO				
• Digoxina	Inhibición de la Na^+/K^+-ATPasa que reduce la expulsión de Ca^{2+} y aumenta el Ca^{2+} almacenado en el retículo sarcoplásmico	Aumenta la contractilidad cardiaca • efecto parasimpaticomimético cardiaco (disminuye la frecuencia cardiaca sinusal, conducción auriculoventricular lenta)	Insuficiencia cardiaca sintomática crónica • frecuencia ventricular rápida en la fibrilación auricular • no se ha demostrado de manera definitiva que reduzca la mortalidad	Oral, parenteral • duración de 36-40 h • *Toxicidad:* náusea, vómito, diarrea • arritmias cardiacas
VASODILATADORES				
Vasodilatadores: • Dinitrato de isosorbida	Libera óxido nítrico (NO) • activa la guanililciclasa (cap. 12)	Dilatación venosa • reduce la precarga y el estiramiento ventricular	Insuficiencia cardiaca aguda y crónica • angina	Oral • duración de 4-6 h • *Toxicidad:* hipotensión postural, taquicardia, cefalea • *Interacciones:* aditivo con otros vasodilatadores y sinérgico con inhibidores de la fosfodiesterasa tipo 5
Dilatadores arteriolares: • Hidralazina	Es probable que aumente la síntesis de NO en el endotelio (cap. 11)	Reduce la presión sanguínea y la poscarga • aumenta el gasto cardiaco	La hidralazina más nitratos reducen la mortalidad	Oral • duración de 8-12 h • *Toxicidad:* taquicardia, retención de líquido, síndrome parecido a lupus
Dilatador combinado arteriolar y venoso: • Nitroprusiato	Libera NO en forma espontánea • activa la guanililciclasa	Vasodilatación marcada • reduce la precarga y la poscarga	Descompensación cardiaca aguda • urgencias hipertensivas (hipertensión maligna)	Sólo IV • duración de 1-2 min • *Toxicidad:* hipotensión excesiva, toxicidad por tiocianato y cianuro • *Interacciones:* aditivo con otros vasodilatadores
AGONISTAS DE LOS RECEPTORES ADRENÉRGICOS β				
• Dobutamina	Agonista selectivo β_1 • aumenta la síntesis de cAMP	Aumenta contractilidad y gasto cardiacos	Insuficiencia cardiaca descompensada aguda • el tratamiento intermitente en la insuficiencia crónica reduce los síntomas	Sólo IV • duración de unos minutos • *Toxicidad:* arritmias • *Interacciones:* aditivo con otros simpaticomiméticos
• Dopamina	Agonista del receptor para dopamina • las dosis altas activan los receptores adrenérgicos β y α	Aumenta el flujo sanguíneo renal • las dosis altas incrementan la fuerza cardiaca y la presión sanguínea	Insuficiencia cardiaca descompensada aguda • choque	Sólo IV • duración de unos minutos • *Toxicidad:* arritmias • *Interacciones:* aditivo con los simpaticomiméticos

(*continúa*)

Subclase	Mecanismo de acción	Efectos	Aplicaciones clínicas	Farmacocinética, toxicidad, interacciones
BIPIRIDINAS				
• Inamrinona, milrinona	Inhibidores de la fosfodiesterasa tipo 3 • disminuyen la degradación del cAMP	Vasodilatadores, reducen la resistencia vascular periférica • también aumentan la contractilidad cardiaca	Insuficiencia cardiaca aguda descompensada • aumenta la mortalidad en la insuficiencia crónica	Sólo IV • duración de 3-6 h • *Toxicidad:* arritmias • *Interacciones:* aditivo con otros arritmógenos
PÉPTIDO NATRIURÉTICO				
• Nesiritida	Activa los receptores para BNP, aumenta cGMP	Vasodilatación • diuresis	Insuficiencia descompensada aguda • no se ha demostrado que reduzca la mortalidad	Sólo IV • duración de 18 min • *Toxicidad:* daño renal, hipotensión, puede aumentar la mortalidad

PRESENTACIONES DISPONIBLES

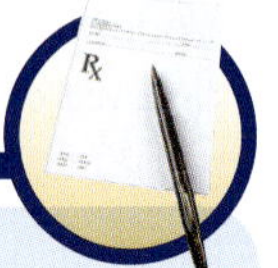

DIURÉTICOS

Véase el capítulo 15

DIGITÁLICOS

Digoxina
Vía oral: comprimidos de 0.125, 0.25 mg; cápsulas* de 0.05, 0.1 y 0.2 mg; elíxir con 0.05 mg/ml
Vía parenteral: 0.1, 0.25 mg/ml para inyección

ANTICUERPO CONTRA DIGITÁLICOS

Fab inmunitaria contra digoxina (ovina)
Vía parenteral: 38 o 40 mg por frasco ámpula con 75 mg de polvo de sorbitol liofilizado para reconstituir antes de inyección IV. El contenido de cada ampolleta se une de forma aproximada con 0.5 mg de digoxina o digitoxina.

SIMPATICOMIMÉTICOS MÁS USADOS EN LA INSUFICIENCIA CARDIACA CONGESTIVA

Dobutamina
Vía parenteral: 12.5 mg/ml para goteo IV

Dopamina
Vía parenteral: 40, 80, 160 mg/ml para inyección IV; 80, 160 y 320 mg/100 ml en solución glucosada al 5% para goteo IV.

INHIBIDORES DE LA ENZIMA CONVERTIDORA DE ANGIOTENSINA

Benazeprilo
Vía oral: comprimidos de 5, 10, 20 y 40 mg

Captoprilo
Vía oral: comprimidos de 12.5, 25, 50 y 100 mg

Enalaprilo
Vía oral: comprimidos de 2.5, 5, 10 y 20 mg
Vía parenteral: 1.25 mg de enalaprilato/ml

Fosinoprilo
Vía oral: comprimidos de 10, 20 y 40 mg

Lisinoprilo
Vía oral: comprimidos de 2.5, 5, 10, 20, 30 y 40 mg

Moexiprilo
Vía oral: comprimidos de 7.5 y 15 mg

Perindoprilo
Vía oral: comprimidos de 2, 4 y 8 mg

Quinaprilo
Vía oral: comprimidos de 5, 10, 20 y 40 mg

Ramiprilo
Vía oral: cápsulas de 1.25, 2.5, 5 y 10 mg

Trandolaprilo
Vía oral: comprimidos de 1, 2 y 4 mg

BLOQUEADORES DE LOS RECEPTORES DE ANGIOTENSINA

Candesartán
Vía oral: comprimidos de 4, 8, 16 y 32 mg

Eprosartán
Vía oral: comprimidos de 600 mg

Irbesartán
Vía oral: comprimidos de 75, 150 y 300 mg

Losartán
Vía oral: comprimidos de 25, 50 y 100 mg

Olmesartán
Vía oral: comprimidos de 5, 20 y 40 mg

Telmisartán
Vía oral: comprimidos de 20, 40 y 80 mg

Valsartán
Vía oral: comprimidos de 40, 80, 160 y 320 mg

BLOQUEADORES β QUE HAN REDUCIDO LA MORTALIDAD EN LA INSUFICIENCIA CARDIACA

Bisoprolol
Vía oral: comprimidos de 5 y 10 mg

Carvedilol

Vía oral: comprimidos de 3.125, 6.25, 12.5 y 25 mg; cápsulas de liberación extendida de 10, 20, 40 y 80 mg

Metoprolol

Vía oral: comprimidos de 50 y 100 mg; comprimidos de liberación extendida de 25, 50, 100 y 200 mg

Vía parenteral: 1 mg/ml para inyección IV

Nebivolol

Vía oral: comprimidos de 2.5, 5 y 10 mg

ANTAGONISTAS DE ALDOSTERONA

Espironolactona

Vía oral: comprimidos de 25 y 50 mg

Eplerenona

Vía oral: comprimidos de 25 y 50 mg

OTROS FÁRMACOS

Hidralazina (cap. 11)

Dinitrato de isosorbida (cap. 12)

Nitroglicerina (cap. 12)

Combinación con dosis fijas de hidralazina y dinitrato de isosorbida

Vía oral: 37.5 mg de hidralazina + 20 mg de dinitrato de isosorbida (comprimidos)

Inamrinona

Vía parenteral: 5 mg/ml para inyección IV

Milrinona

Vía parenteral: 1 mg/ml para inyección IV

Nesiritida

Vía parenteral: polvo con 1.58 mg para inyección IV

Bosentán

Vía oral: comprimidos de 62.5 y de 125 mg

*Las cápsulas de digoxina tienen una biodisponibilidad mayor que los comprimidos de digoxina.

BIBLIOGRAFÍA

Abraham WT, Greenberg BH, Yancy CW: Pharmacologic therapies across the continuum of left ventricular dysfunction. Am J Cardiol 2008;102 (Suppl):21G.

Ahmed A et al: Effectiveness of digoxin in reducing one-year mortality in chronic heart failure in the Digitalis Investigation Group trial. Am J Cardiol 2009;103:82.

Arnold JM et al: Canadian Cardiovascular Society Consensus Conference Recommendations on Heart Failure. Can J Cardiol 2006;22:23.

Bagrov AY, Shapiro JI, Federova OV: Endogenous cardiotonic steroids: Physiology, pharmacology, and novel therapeutic targets. Pharmacol Rev 2009;61:9.

Cleland JCF et al: The effect of cardiac resynchronization on morbidity and mortality in heart failure. N Engl J Med 2005;352:1539.

Colucci WS: Overview of the therapy of heart failure due to systolic dysfunction. UpToDate, 2010. http://www.UpToDate.com.

CONSENSUS Trial Study Group: Effects of enalapril on mortality in severe congestive heart failure. N Engl J Med 1987;316:1429.

DeLuca L et al: Overview of emerging pharmacologic agents for acute heart failure syndromes. Eur J Heart Fail 2008;10:201.

Elkayam U et al: Vasodilators in the management of acute heart failure. Crit Care Med 2008;36:S95.

Ikeda Y, Hoshijima M, Chien KR: Toward biologically targeted therapy of calcium cycling defects in heart failure. Physiology 2008;28:6.

Jessup M et al: 2009 Focused update incorporated into the ACC/AHA 2005 guidelines for the diagnosis and management of heart failure in adults. J Am Coll Cardiol 2009;53:e1.

Klapholtz M: β-Blocker use for the stages of heart failure. Mayo Clin Proc 2009;84:718.

Lingrel JB: The physiological significance of the cardiotonic steroid/ouabain-binding site of the Na,K-ATPase. Annu Rev Physiol 2010;72:395.

Malik FI et al: Cardiac myosin activation: A potential therapeutic approach for systolic heart failure. Science 2011;331:1439.

Post SR, Hammond HK, Insel PA: β-Adrenergic receptors and receptor signaling in heart failure. Annu Rev Pharmacol Toxicol 1999;39:343.

Ramani GV, Ur PA, Mehra MR: Chronic heart failure: Contemporary diagnosis and management. Mayo Clin Proc 2010;85:180.

Rathbone SS et al: Association of serum digoxin concentration and outcomes in patients with heart failure. JAMA 2003;289:871.

Seed A et al: Neurohumoral effects of the new orally active renin inhibitor, aliskiren, in chronic heart failure. Eur J Heart Fail 2007;9:1120.

Shekelle PG et al: Efficacy of angiotensin-converting enzyme inhibitors and beta blockers in the management of left ventricular systolic dysfunction according to race, gender, and diabetic status: A meta-analysis of major clinical trials. J Am Coll Cardiol 2003;41:1529.

Taur Y, Frishman WH: The cardiac ryanodine receptor (RyR2) and its role in heart disease. Cardiol Rev 2005;13:142.

Taylor AL et al: Combination of isosorbide dinitrate and hydralazine in blacks with heart failure. N Engl J Med 2004;351:2049.

Topalian S, Ginsberg F, Parrillo JE: Cardiogenic shock. Crit Care Med 2008;36:S66.

van Veldhuisen DJ et al: Beta-blockade with nebivolol in elderly heart failure patients with impaired and preserved left ventricular ejection fraction. Data from SENIORS (Study of Effects of Nebivolol Intervention on Outcomes and Rehospitalization in Seniors with Heart Failure). J Am Coll Cardiol 2009;53:2150.

RESPUESTA AL ESTUDIO DE CASO

El paciente tiene una fracción de expulsión baja con insuficiencia cardiaca sistólica. Se inició una dieta baja en sodio y se trató con un diurético (furosemida, 40 mg cada 12 h). Con este tratamiento se redujo la disnea de esfuerzo y también fue posible adoptar el decúbito sin experimentar disnea. Se agregó un inhibidor de la enzima convertidora de angiotensina (enalaprilo, 20 mg cada 12 h) y en las siguientes semanas continuó la mejoría. Debido a la disnea persistente durante el ejercicio, se agregó digoxina (0.25 mg/día), con mejoría adicional en la tolerancia al ejercicio. Se considera la inclusión de un bloqueador β y eplerenona.

CAPÍTULO

14

Antiarrítmicos

Joseph R. Hume, PhD
y Augustus O. Grant, MD, PhD

ESTUDIO DE CASO

Una maestra jubilada de 69 años acude al médico por un padecimiento de un mes de evolución, con palpitaciones, disnea intermitente y fatiga. Tiene antecedente de hipertensión. El trazo electrocardiográfico indica fibrilación auricular con frecuencia ventricular de 122 lpm y signos de hipertrofia del ventrículo izquierdo. Recibe warfarina como anticoagulante y se prescriben 50 mg de metoprolol al día, en una presentación de liberación sostenida. Después de siete días, el ritmo cambia de manera espontánea a sinusal normal. Sin embargo, en el mes siguiente no cesan las palpitaciones intermitentes y la fatiga. El registro electrocardiográfico continuo durante 48 h corrobora la aparición de paroxismos de fibrilación auricular con frecuencia cardiaca de 88 a 114 lpm. El ecocardiograma indica que la fracción de expulsión del ventrículo izquierdo es de 38%, sin anomalías localizadas de la cinética parietal. En esta fase ¿debe iniciarse la administración de un antiarrítmico para conservar el ritmo sinusal normal? En caso afirmativo, ¿qué fármaco debe seleccionarse?

Las arritmias cardiacas constituyen un problema común en la práctica clínica y se manifiestan en 25% de los pacientes digitalizados, en 50% de los sujetos anestesiados y en más de 80% de las personas con infarto agudo del miocardio. Pueden ser necesarias medidas terapéuticas, ya que en esos casos los ritmos muy rápidos, muy lentos o asincrónicos disminuyen el gasto cardiaco. Algunas arritmias desencadenan anomalías más graves o incluso letales; por ejemplo, las despolarizaciones ventriculares prematuras pueden ocasionar fibrilación ventricular. En estas situaciones, los antiarrítmicos pueden salvar la vida. Por otra parte, los riesgos que implican los antiarrítmicos (y en particular el hecho de que pueden *desencadenar* arritmias letales en algunos pacientes), han obligado a revalorar sus riesgos y beneficios relativos. En términos generales, por las razones expuestas, es mejor no tratar las arritmias con síntomas mínimos o asintomáticas.

Las arritmias pueden corregirse con los fármacos descritos en este capítulo y con medidas no farmacológicas, como marcapasos, cardioversión, ablación por catéter y cirugía. El capítulo describe las características farmacológicas de los compuestos que suprimen las arritmias al actuar de modo directo en la membrana de la célula miocárdica. Otras modalidades de tratamiento se revisan de manera sinóptica (véase el recuadro Tratamiento no farmacológico de las arritmias cardiacas).

CARACTERÍSTICAS ELECTROFISIOLÓGICAS DEL RITMO CARDIACO NORMAL

El impulso eléctrico que desencadena una contracción normal del corazón se origina a intervalos regulares en el nódulo sinoauricular (SA, *sinoatrial node*) (fig. 14-1), con una frecuencia promedio de 60 a 100 lpm. El impulso se propaga con rapidez por las aurículas y llega al nódulo auriculoventricular (AV, *atrioventricular node*), que por lo regular es la única vía de conducción entre las aurículas y los ventrículos. La conducción a través del nódulo AV es lenta y tarda, en promedio, 0.15 s. (El retraso permite contar con tiempo para que la aurícula se contraiga y expulse sangre a los ventrículos.) Como paso siguiente, el impulso se propaga por el sistema de His-Purkinje y penetra en todas las regiones de los ventrículos, en primer lugar en la superficie endocárdica cerca del vértice, para terminar en la superficie epicárdica en la base del corazón. La activación ventricular se completa en menos de 0.1 s; por ello, en condiciones normales, la contracción de todo el músculo ventricular es sincrónica y eficaz desde el punto de vista hemodinámico.

Las arritmias consisten en despolarizaciones cardiacas que difieren de la descripción anterior en uno o más aspectos: surge una anomalía en el sitio de origen del impulso, frecuencia, regularidad o conducción.

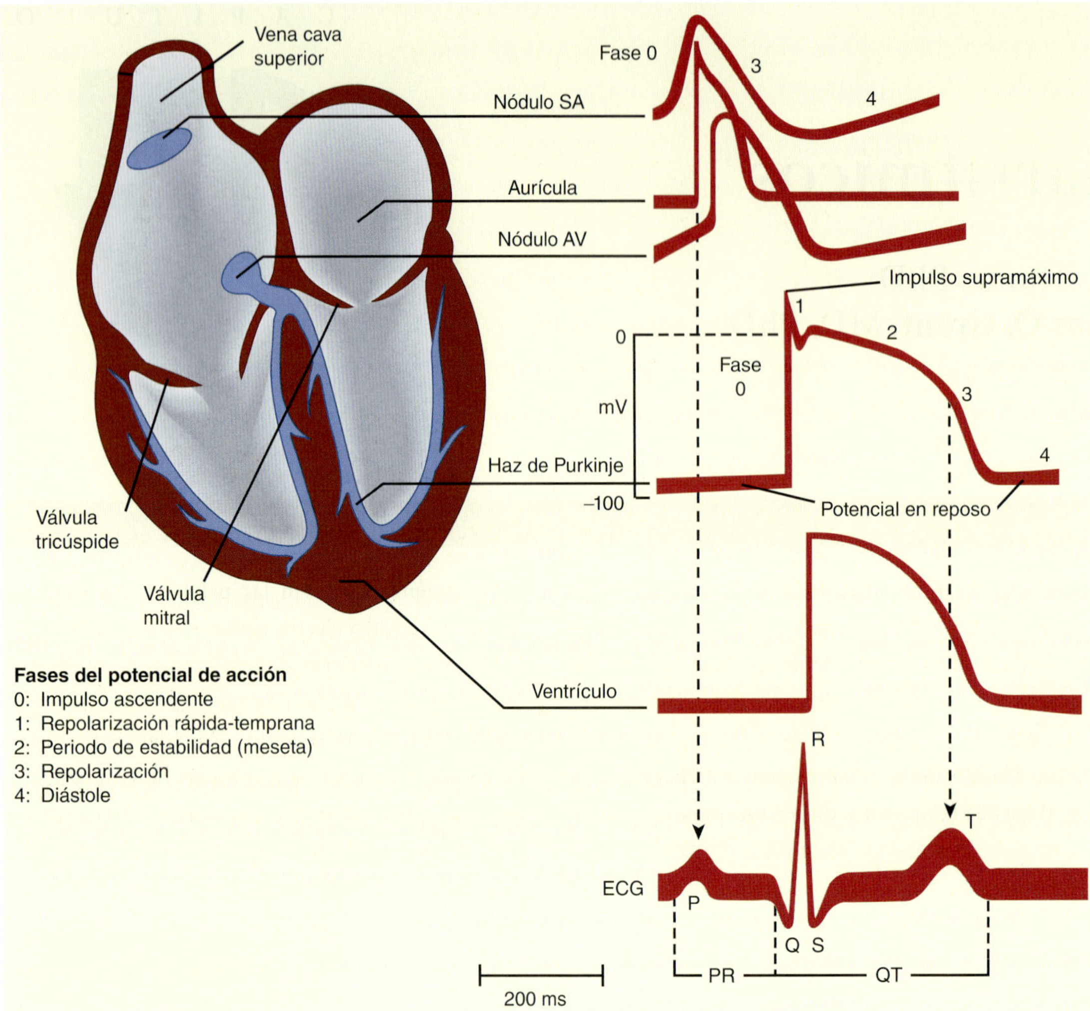

FIGURA 14–1 Esquema del corazón y la actividad eléctrica cardiaca normal (registros intracelulares de zonas indicadas y registros ECG). Las células de los nódulos SA y AV y del sistema de Purkinje muestran actividad de marcapasos (despolarización de fase 4). El trazo electrocardiográfico es la manifestación (en la superficie cutánea), de las ondas de despolarización y repolarización del corazón. La onda P es generada por la despolarización auricular, el complejo QRS se produce por la despolarización del músculo ventricular y la onda T por la repolarización ventricular. De este modo, el intervalo PR es un índice que traduce el tiempo de conducción de la aurícula al ventrículo, y la duración de QRS indica el tiempo necesario para activar a todas las células miocárdicas ventriculares (es decir, el tiempo de conducción intraventricular). El intervalo QT refleja la duración del potencial de acción ventricular.

Bases iónicas de la actividad eléctrica de la membrana

El potencial transmembrana de las células miocárdicas depende de las concentraciones de algunos iones, en particular sodio (Na^+), potasio (K^+), calcio (Ca^{2+}) y cloruro (Cl^-), en ambos lados de la membrana, así como de la permeabilidad de ella a cada ion. Los iones hidrosolubles mencionados no pueden difundirse sin restricción a través de la membrana lipídica de la célula, en reacción a sus gradientes eléctricos y de concentración; para tal difusión se necesitan conductos (proteínas específicas que forman poros). En consecuencia, los iones cruzan membranas celulares en reacción a sus gradientes sólo en momentos específicos del ciclo cardiaco, cuando se abren dichos conductos. Los movimientos de los iones generan corrientes que forman la base del potencial de acción de las células miocárdicas. Los conductos individuales muestran especificidad relativa por iones y el flujo de iones a través de ellos es controlado por "compuertas" (zonas flexibles de las cadenas peptídicas que componen las proteínas del conducto). Cada tipo de conducto posee su "compuerta" propia (al parecer, los conductos del sodio, calcio y algunos del potasio, tienen dos tipos de compuertas reguladoras). Los conductos principales encargados del potencial de acción de las células miocárdicas se abren y cierran (sodio, calcio y varios iones de potasio) por voltaje a través de la membrana celular, es decir, son sensibles al voltaje. Muchos también son modulados por las concentraciones iónicas y aspectos metabólicos, y algunos de los conductos del potasio son en particular sensibles a ligandos y no al voltaje.

Todos los flujos iónicos que contribuyen al potencial de acción de las células miocárdicas se ilustran en la figura 14-2. En reposo, gran parte de dichas células no es muy permeable al sodio, pero al comenzar cada potencial de acción se tornan muy permeables a él (véase más adelante). En términos electrofisiológicos, la conductancia del conducto rápido de sodio aumenta de modo repentino en reacción al estímulo despolarizante. En forma similar, con cada potencial de acción entra calcio y sale potasio de las células. Por tal motivo, además de los conductos iónicos, las células deben contar

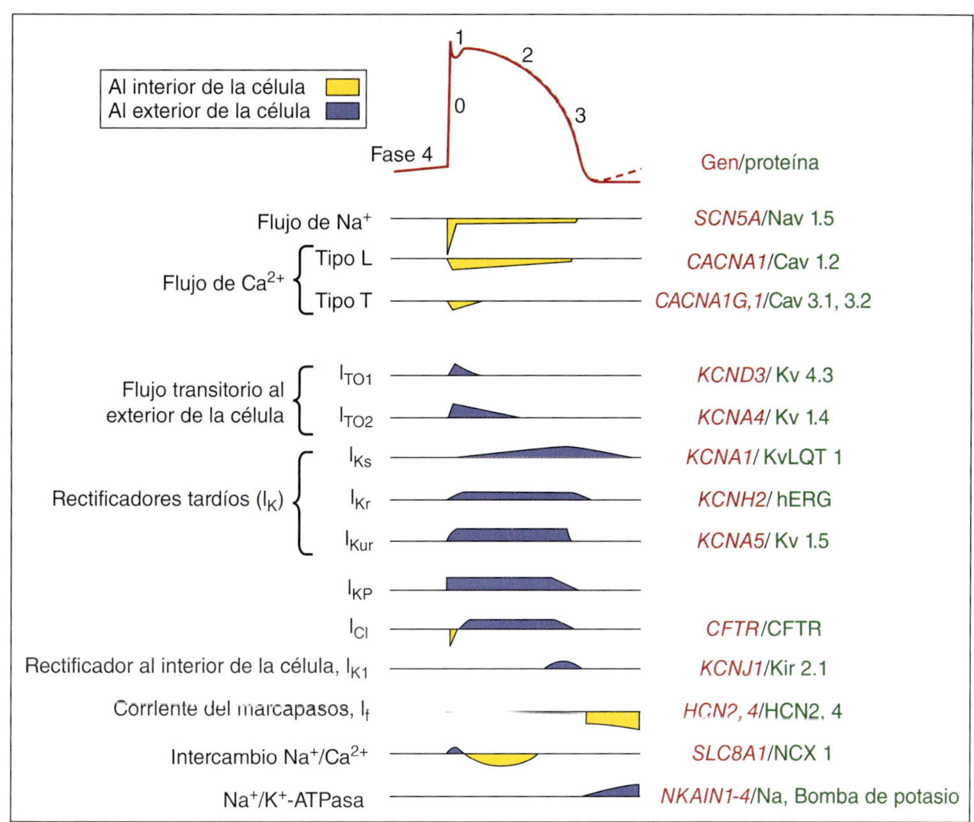

FIGURA 14–2 Esquema de los cambios de permeabilidad iónica y fenómenos de transporte que surgen durante un potencial de acción y el periodo diastólico que le sigue. El color amarillo muestra el flujo hacia el interior de la membrana celular (despolarizantes); el color azul señala el flujo hacia el exterior de la célula (repolarizantes). Se han identificado múltiples subtipos de flujos de potasio y calcio, con sensibilidades diferentes a antagonistas. La mitad derecha de la figura incluye los genes y las proteínas de las que depende cada tipo de conducto o transportador.

con mecanismos para conservar una situación iónica transmembrana estable, al generar y conservar gradientes iónicos. Los mecanismos activos más importantes son la bomba de sodio, la Na^+/K^+-ATPasa, descrita en el capítulo 13. La bomba y otros transportadores iónicos activos contribuyen de manera indirecta al potencial transmembrana, al conservar los gradientes necesarios para la difusión a través de los conductos. Además, algunas bombas y cambiadores generan un flujo neto de corriente (p. ej., al sustituir dos iones de potasio por tres de sodio), razón por la cual se han llamado "electrógenos".

Cuando la membrana de la célula miocárdica se torna permeable a un ion específico (p. ej., al abrirse los conductos selectivos para dicho ion), el desplazamiento del ion por la membrana depende de la ley de Ohm: corriente = voltaje ÷ resistencia, o corriente = voltaje × conductancia. La conductancia depende de las propiedades de la proteína del conducto iónico individual. El término voltaje representa la diferencia entre el potencial real de membrana y el potencial "inverso" de ese ion (el potencial de membrana en que no fluiría corriente incluso si estuvieran abiertos los conductos). Por ejemplo, en el caso del sodio en la célula miocárdica en reposo se advierte un notable gradiente de concentración (140 mmol/L de sodio externo; 10 a 15 mmol/L de sodio interno) y un gradiente eléctrico (0 mV externo; –90 mV interno) que "arrastraría" a los iones de sodio hacia el interior de las células. El sodio no penetra en la célula en reposo porque están cerrados sus conductos; cuando se abren estos últimos, la penetración de grandes cantidades del ion explica la despolarización de fase 0. La situación del potasio en la célula miocárdica en reposo es muy diferente. En este caso, el gradiente de concentración (140 mmol/L en el interior y 4 mmol/L en el exterior) haría que el ion fuera expulsado de las células, pero el gradiente eléctrico lo arrastraría al interior, es decir, el gradiente hacia el interior de la célula (interógrado) se halla en equilibrio con el que actúa hacia afuera (exterógrado). En realidad, algunos conductos del potasio (los llamados de "rectificador interno") están abiertos en la célula en reposo, pero por ellos fluye poca corriente a causa del equilibrio ya mencionado. El equilibrio para los iones, denominado también **potencial de inversión**, está regido por la **ecuación de Nernst**:

$$E_{ion} = 61 \times \log\left(\frac{C_e}{C_i}\right)$$

donde C_e y C_i son las concentraciones extracelular e intracelular, respectivamente, multiplicadas por sus coeficientes de actividad. Conviene destacar que el incremento del potasio extracelular torna a E_K menos negativa y, al surgir tal situación, la membrana se despolariza hasta que se alcanza el E_K nuevo. Por lo tanto, la concentración de potasio extracelular y la función del conducto de "rectificación interna" constituyen los dos factores que rigen el potencial de membrana en la célula miocárdica en reposo. Las condiciones necesarias para aplicar la ecuación de Nernst se aproximan a la porción más alta del trazo supramáximo (con base en concentraciones de sodio) y durante el reposo (con concentraciones de potasio) en la mayor

Bases moleculares y genéticas de las arritmias cardiacas

En la actualidad es posible definir las bases moleculares de algunas arritmias cardiacas congénitas y otras adquiridas. El mejor ejemplo es la taquicardia ventricular polimorfa en entorchado (*torsades de pointes*) (fig. 14-8), que se acompaña de prolongación del intervalo QT (en particular en el comienzo de la taquicardia), síncope y muerte repentina; ello debe representar la prolongación del potencial de acción de algunas células miocárdicas ventriculares, como mínimo (fig. 14-1). En teoría, cabría atribuir el efecto a un aumento del flujo de entrada (incremento de la función), o disminución del flujo de salida (pérdida de la función) durante la fase de "estabilidad" o "meseta" del potencial de acción. En realidad, en estudios genéticos moleculares recientes se han identificado incluso 300 mutaciones distintas en ocho genes de conductos iónicos (como mínimo) que originan el síndrome de QT largo congénito (LQT, *long QT*) (cuadro 14-1) y cada mutación conlleva consecuencias clínicas diferentes. La pérdida de las mutaciones funcionales en los genes de conductos del potasio hace que disminuya el flujo repolarizante al exterior de la membrana y son el origen de los subtipos LQT 1, 2, 5, 6 y 7. Los genes *HERG* y *KCNE2 (MiRP1)* codifican subunidades de flujo rápido del potasio rectificador tardío (I_{Kr}), en tanto que los genes *KCNQ1* y *KCNE1* (*minK*) codifican subunidades de flujo lento del potasio rectificador tardío (I_{Ks}). El gen *KCNJ2* codifica el flujo del potasio rectificador hacia el interior de la célula (I_{Kir}). A diferencia de ello, la "ganancia" de las mutaciones funcionales en el gen de los conductos del sodio (*SCN5A*) o calcio (*CACNA1c*) genera incrementos en el flujo estable hacia el interior de la célula (en meseta) y es el origen de los subtipos 3 y 8 del LQT, de manera respectiva.

Los estudios de genética molecular han identificado la causa por la cual los casos congénitos y los adquiridos de taquicardia ventricular polimorfa en entorchado pueden tener una similitud extraordinaria. El I_{Kr} de los conductos del potasio (codificado por *HERG*) lo bloquean o modifican muchos fármacos (como quinidina o sotalol) o anomalías electrolíticas (hipopotasemia, hipomagnesemia, hipocalcemia) que también producen taquicardia ventricular polimorfa en entorchado. En consecuencia, la identificación de los mecanismos moleculares precisos que explican las formas de los síndromes de LQT plantea la posibilidad de crear tratamientos específicos para personas con anomalías moleculares definidas. Los señalamientos preliminares sugieren que la mexiletina, un antagonista de los conductos del sodio, puede corregir las manifestaciones clínicas del síndrome del subtipo 3 de LQT congénito. Es posible que la taquicardia polimorfa se origine en la activación de impulsos ascendentes que a su vez provienen de posdespolarizaciones tempranas (fig. 14-5). Por consiguiente, el tratamiento se orienta a corregir la hipopotasemia, eliminar los impulsos ascendentes provocados (p. ej., por empleo de bloqueadores β o magnesio) o acortar el potencial de acción (p. ej., al acelerar la frecuencia cardiaca con isoproterenol o estímulos externos), o recurrir a las tres modalidades mencionadas.

En fecha reciente se han identificado las bases moleculares de otras arritmias congénitas del corazón que culminan en muerte súbita. Se han detectado tres formas del síndrome de QT corto vinculadas con la "ganancia" de mutaciones funcionales en tres genes diferentes de los conductos del potasio (*KCNH2, KCNQ1* y *KCNJ2*). La taquicardia ventricular polimorfa catecolaminérgica, enfermedad que se caracteriza por síncope inducido por estrés o emociones, puede deberse a mutaciones genéticas en dos proteínas diferentes en el retículo sarcoplásmico que controlan la homeostasia de calcio intracelular. Las mutaciones en dos genes de conductos iónicos diferentes (*HCN4* y *SCN5A*) se han vinculado con formas congénitas del síndrome de disfunción sinusal. Se ha relacionado el síndrome de Brugada (caracterizado por fibrilación ventricular), que se acompaña de elevación persistente del segmento ST y un trastorno progresivo de la conducción cardiaca (PCCD), definido por alteración de la conducción en el sistema de His-Purkinje y bloqueo de las ramas derecha e izquierda del haz de His, que culminan en bloqueo AV completo, con algunas mutaciones de pérdida funcional en el gen de los conductos del sodio (*SCN5A*). Cuando menos una forma de fibrilación auricular familiar es efecto de una mutación de "ganancia de función" en el gen de los conductos del potasio (*KCNQ1*).

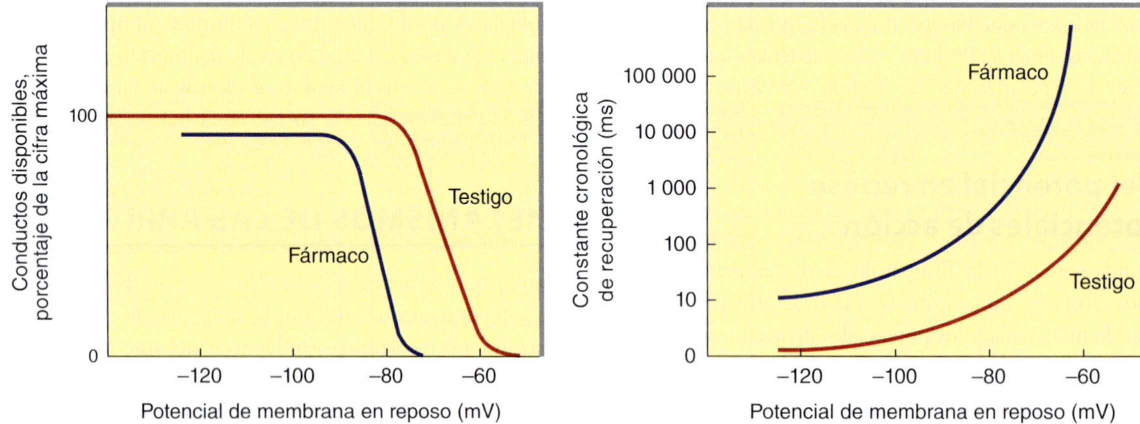

FIGURA 14–4 La función del conducto del sodio depende del potencial de membrana que antecede al estímulo. **Izquierda:** la fracción de los conductos del sodio disponibles para abrirse en respuesta a un estímulo depende del potencial de membrana que lo antecedió inmediatamente. La disminución de la fracción disponible cuando el potencial de reposo se despolariza en ausencia de un fármaco (curva testigo) es consecuencia del cierre de las compuertas *h* en los conductos, que dependen del voltaje. La curva señalada como *fármaco* ilustra el efecto de un típico antiarrítmico anestésico local. Gran parte de los conductos del sodio se inactivan durante el segmento "estable" del potencial de acción. **Derecha:** la constante cronológica de recuperación desde la desactivación después de la repolarización depende también del potencial de reposo. En caso de no haber fármacos, la recuperación se produce en menos de 10 ms con potenciales de reposo normales (–85 a –95 mV). Las células despolarizadas se recuperan con mayor lentitud (se destaca la escala logarítmica). En presencia de un fármaco que bloquea el conducto del sodio, la constante cronológica de la recuperación aumenta, pero tal aumento es mucho mayor en el caso de potenciales despolarizados que en el de los más negativos.

CUADRO 14-1 Bases moleculares y genéticas de algunas arritmias cardiacas

Tipo	Cromosoma afectado	Gen defectuoso	Conducto iónico o proteínas afectadas	Resultado
LQT-1	11	*KCNQ1*	I_{Ks}	LF
LQT-2	7	*KCNH2 (HERG)*	I_{Kr}	LF
LQT-3	3	*SCN5A*	I_{Na}	GF
LQT-4	4	Ankyrin-B[1]		LF
LQT-5	21	*KCNE1 (minK)*	I_{Ks}	LF
LQT-6	21	*KCNE2 (MiRP1)*	I_{Kr}	LF
LQT-7[2]	17	*KCNJ2*	I_{Kir}	LF
LQT-8[3]	12	*CACNA1c*	I_{Ca}	GF
SQT-1	7	*KCNH2*	I_{Kr}	GF
SQT-2	11	*KCNQ1*	I_{Ks}	GF
SQT-3	17	*KCNJ2*	I_{Kir}	GF
CPVT-1[4]	1	*hRyR2*	Receptor de rianodina	GF
CPVT-2	1	*CASQ2*	Calsecuestrina	LF
Síndrome de disfunción sinusal	15 o 3	*HCN4 o SCN5A*[5]		LF
Síndrome de Brugada	3	*SCN5A*	I_{Na}	LF
PCCD	3	*SCN5A*	I_{Na}	LF
Fibrilación auricular familiar	11	*KCNQ1*	I_{Ks}	GF

[1]Las ankirinas son proteínas intracelulares vinculadas con diversas proteínas de transporte que incluyen las de los conductos del sodio, Na^+/K^+-ATPasa, intercambio de sodio y calcio y conductos de liberación del calcio.

[2]También se conoce como síndrome de Andersen.

[3]También se conoce como síndrome de Timothy; disfunción de múltiples órganos, incluido el autismo.

[4]CPVT, taquicardia ventricular polimorfa catecolaminérgica; las mutaciones en la rianodina intracelular, el conducto de liberación de calcio o la proteína amortiguadora de calcio, calsecuestrina, pueden ocasionar mayor fuga del calcio del retículo sarcoplásmico o mayor liberación de dicho ion durante la estimulación adrenérgica, y con ello desencadenar arritmias (efectos arritmógenos).

[5]*HCN4* codifica una corriente de marcapasos en las células del nódulo SA; las mutaciones en el gen de los conductos del sodio (*SCN5A*) producen defectos de conducción.

GF, ganancia de función; LF, pérdida de función; LQT, síndrome de QT largo; PCCD, trastorno progresivo de la conducción cardiaca; SQT, síndrome de QT corto.

factores (duración) da lugar a una aceleración de la velocidad del marcapasos. El más importante de los dos elementos, que es el intervalo diastólico, depende en esencia de la pendiente (en la curva de un gráfico) de la despolarización de fase 4 (potencial de marcapasos). La descarga vagal y los fármacos bloqueadores β lentifican la frecuencia normal del marcapasos al reducir la pendiente de la fase 4 (la acetilcolina también vuelve mucho más negativo el potencial diastólico máximo). La aceleración de descarga del marcapasos suele activarse por intensificación de la pendiente de despolarización de la fase 4, que puede deberse a hipopotasemia, estimulación del receptor adrenérgico β, fármacos cronotrópicos positivos, distensión de fibras, acidosis, y despolarización parcial por corrientes lesivas.

Todos los mecanismos anteriores pueden acelerar en particular a las células de marcapasos latentes (células que muestran lentitud de la despolarización de fase 4 incluso en circunstancias normales, como el caso de algunas fibras de Purkinje). Sin embargo, todas las células miocárdicas, incluidas las células auriculares y ventriculares por lo regular "en reposo", pueden presentar actividad de marcapasos repetitiva cuando se despolarizan en situaciones apropiadas, en particular si también existe hipopotasemia.

Las posdespolarizaciones (fig. 14-5) son aquellas que interrumpen la fase 3 (**posdespolarizaciones tempranas, EAD,** *early afterdepolarizations*) o de fase 4 (**posdespolarizaciones tardías, DAD,** *delayed afterdepolarizations*). Por lo general, las EAD se exacerban si hay lentitud en el latido cardiaco y al parecer contribuyen a la aparición de arritmias que se acompañan de QT largo (véase el recuadro Bases moleculares y genéticas de las arritmias cardiacas). Por otra parte, las posdespolarizaciones tardías suelen surgir cuando aumenta la concentración de calcio intracelular (cap. 13). Se exacerban por las frecuencias cardiacas *rápidas* y parecen ser el origen de algunas arritmias que surgen con el exceso de digitálicos, catecolaminas e isquemia del miocardio.

Alteraciones de la conducción de impulsos

La depresión intensa de la conducción puede culminar en un **bloqueo** simple, es decir, bloqueo del nódulo AV o de la rama del haz de His. Es importante el control parasimpático de la conducción AV, y por esa razón algunas veces la atropina corrige el bloqueo parcial por esa vía. Otra anomalía frecuente de la conducción es la **reentrada** (conocida también como "movimiento circular") en la cual un estímulo se reincorpora y activa zonas del corazón de manera repetida (fig. 14-6).

La vía que sigue el impulso de reentrada puede circunscribirse a zonas pequeñísimas, por ejemplo dentro del nódulo AV o junto a él, o puede abarcar grandes zonas de las paredes auriculares o ventricula-

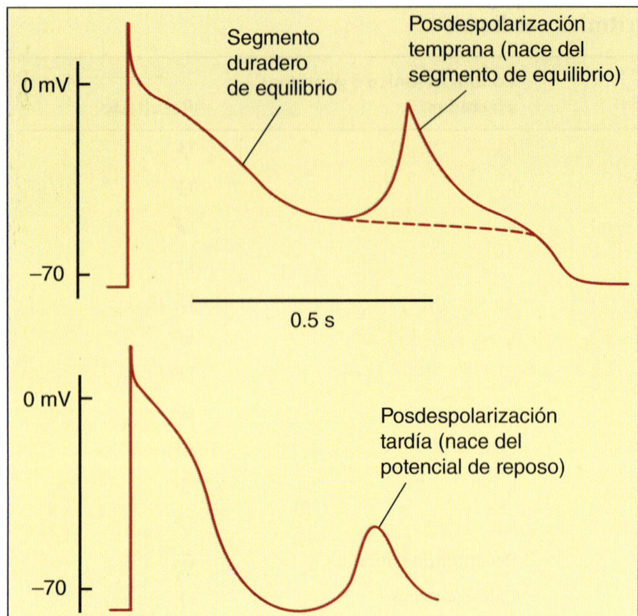

FIGURA 14–5 Dos formas de actividad anormal, la temprana (**trazos superiores**) y la tardía después de despolarizaciones (**trazos inferiores**). En los dos casos, las despolarizaciones anormales se originan durante o después del potencial de acción provocado normalmente. De este modo, a menudo se los conoce como automatismo "estimulado", es decir, necesitan para su comienzo un potencial de acción normal.

res. Algunas formas del fenómeno de reentrada dependen de modo estricto de zonas anatómicas; por ejemplo, en el síndrome de Wolff-Parkinson-White el circuito de reentrada consiste en tejido auricular, nódulo AV, tejido ventricular y una conducción AV accesoria (haz de Kent). En otros casos (como en la fibrilación auricular o ventricular), los múltiples circuitos de reentrada que dependen de las propiedades del tejido cardiaco pueden recorrer el corazón por vías al parecer dispersas o desordenadas. Aún más, el impulso circulante puede generar "impulsos" accesorios que se propaguen al resto del corazón. Con base en el número de "vueltas" o rondas que efectúe el impulso por la vía, antes de extinguirse, la arritmia se puede manifestar por uno o más latidos adicionales o en la forma de taquicardia sostenida.

Para que surja la reentrada deben coexistir tres situaciones, como se señala en la figura 14-6. 1) Debe haber un obstáculo (anatómico o fisiológico) a la conducción homogénea y que con ello se establezca un circuito alrededor del cual se propague la onda de reentrada. 2) También debe haber bloqueo unidireccional en algún punto del circuito, es decir, la conducción debe extinguirse en una dirección, pero continuar en la contraria (como se muestra en la figura 14-6, el impulso puede disminuir poco a poco conforme penetra de manera progresiva en tejido más despolarizado hasta que por último queda anulado o se "bloquea", proceso conocido como conducción decreciente). 3) El tiempo que dure la conducción en el circuito debe tener una duración tal que el impulso retrógrado no penetre en el tejido durante el periodo refractario, en su trayecto alrededor del obstáculo, es decir, el tiempo de conducción debe exceder del periodo refractario eficaz. Es importante destacar que la reentrada depende de la conducción que ha sido deprimida por una fracción crítica como consecuencia de lesión o isquemia. Si la conducción es demasiado lenta, surge bloqueo bidireccional y no unidireccional; si el impulso de reentrada es muy débil, puede no haber conducción, o el impulso puede llegar de forma tan tardía que "coincida o choque" con el siguiente impulso regular. Por otra parte, si la conducción es muy rápida (casi normal) aparece conducción bidireccional y no unidireccional. Incluso en caso de surgir esta última, el impulso rodea al obstáculo con demasiada rapidez y llega a tejido aún en estado refractario. En las figuras 14-7 y 14-8 se presentan electrocardiogramas representativos de arritmias importantes.

La lentificación de la conducción puede provenir de la depresión del flujo de sodio, la depresión del flujo de calcio (esta última sobre todo en el nódulo AV) o de ambas situaciones. Los fármacos que

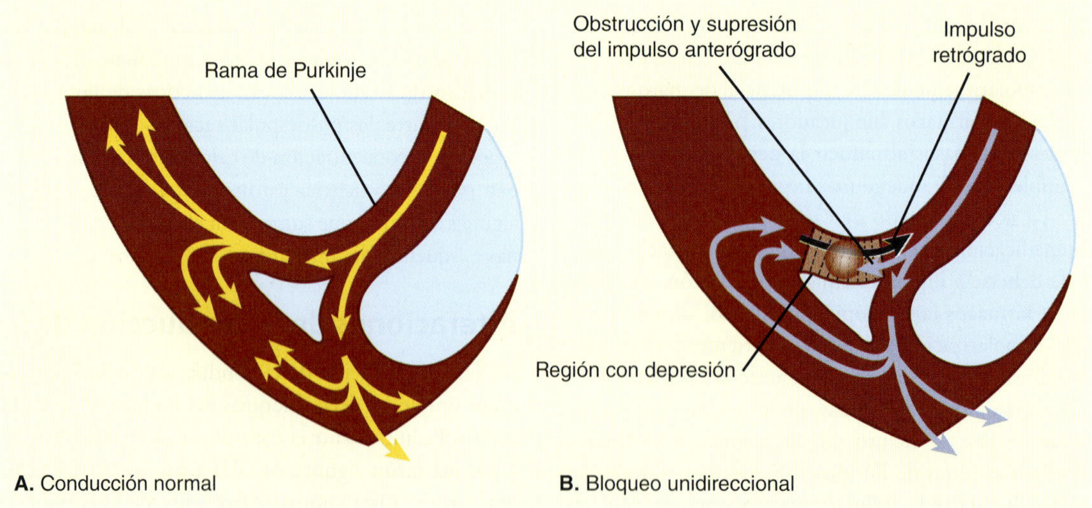

FIGURA 14–6 Esquema de un circuito de reentrada que puede ocurrir en ramas del sistema de Purkinje, en el punto en que penetran en la pared del ventrículo. **A:** en circunstancias normales, la excitación eléctrica se ramifica alrededor del circuito y se transmite a las ramas ventriculares y se extingue en el otro extremo del circuito por choque de impulsos. **B:** surge un área de bloqueo unidireccional en una de las ramas, que evita la transmisión de impulsos anterógrados en el sitio de bloqueo, pero el impulso retrógrado puede propagarse a través del sitio del bloqueo si halla tejido excitable, es decir, el periodo refractario es más breve que el de conducción. Dicho impulso reexcita al tejido que atravesó con anterioridad y se establece la arritmia de reentrada.

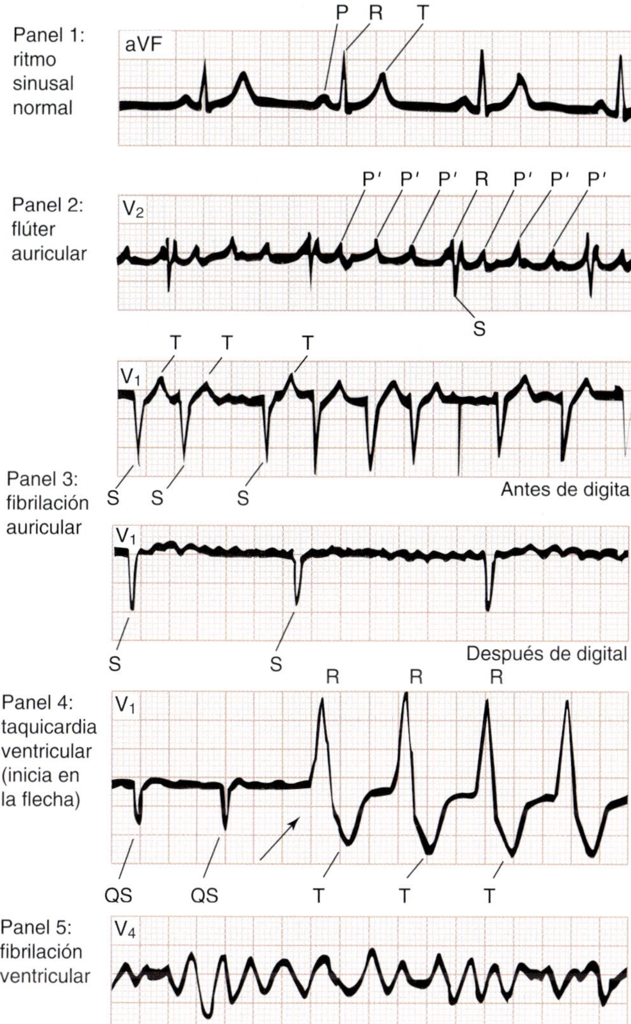

FIGURA 14–7 Electrocardiogramas de ritmo sinusal normal y algunas arritmias frecuentes. Se señalan las desviaciones principales (P, Q, R, S y T), excepto en el panel 5, en el que la actividad eléctrica está desorganizada por completo y ninguna de estas desviaciones es reconocible. (Modificada y reproducida con autorización a partir de Goldman MJ: *Principles of Clinical Electrocardiography*, 11th ed. McGraw-Hill, 1982.)

anulan la reentrada actúan casi siempre al lentificar todavía más la depresión (al bloquear el flujo de sodio o calcio), y causar bloqueo unidireccional. En teoría, sería eficaz la aceleración de la conducción (al incrementar el flujo de sodio o calcio), pero sólo en circunstancias poco comunes este mecanismo explicaría la acción de cualquier fármaco disponible.

El alargamiento del periodo refractario (o su acortamiento) también reduce las posibilidades de la reentrada. Cuanto más dure el periodo refractario en el tejido cercano al sitio de bloqueo, mayor será la posibilidad de que dicho tejido continúe en periodo refractario cuando se "intente" la reentrada. (De modo alternativo, cuanto más breve sea el periodo refractario en la región "deprimida", menor será la posibilidad de que surja el bloqueo unidireccional.) De ese modo, un factor que contribuye a la reentrada es la mayor dispersión del estado refractario, y los fármacos pueden suprimir las arritmias al aminorar tal dispersión.

FARMACOLOGÍA BÁSICA DE LOS ANTIARRÍTMICOS

Mecanismos de acción

Las arritmias son causadas por actividad anormal del marcapasos o propagación anormal de impulsos. Por tal situación, el objetivo del tratamiento contra ellas es disminuir la actividad del marcapasos ectópico y modificar la conducción o el periodo refractario en los circuitos de reentrada para anular así el movimiento circular. Los principales mecanismos para lograr tales objetivos son: 1) bloqueo del conducto de sodio; 2) bloqueo de los efectos del sistema simpático autónomo en el corazón; 3) prolongación del periodo refractario eficaz y 4) bloqueo de los conductos del calcio.

Los antiarrítmicos disminuyen el automatismo de los marcapasos ectópicos, en grado mayor que el automatismo del nódulo SA. También aminoran la conducción y la excitabilidad y prolongan el periodo refractario, en mayor medida en el tejido despolarizado que en el polarizado normal; ello se logra en particular por bloqueo selectivo de los conductos de sodio o calcio de células despolarizadas (fig. 14-9). Los fármacos antagonistas de conductos útiles en el tratamiento se unen con facilidad a los conductos activados (p. ej., en la fase 0) o desactivados (p. ej., durante la fase 2), pero sólo en escasa o nula medida con los conductos en reposo. En consecuencia, dichos fármacos bloquean la actividad eléctrica cuando existe taquicardia rápida (activaciones y desactivaciones de muchos conductos, por unidad de tiempo), o si hay pérdida notable del potencial en reposo (muchos conductos desactivados durante el reposo). Este tipo de acción farmacológica suele describirse como **dependiente del uso** o **dependiente del estado**, es decir, conductos que se utilizan de modo frecuente, o en el estado de desactivación, que son más susceptibles a ser bloqueados. Los conductos en células normales que bloquea un fármaco durante los ciclos de activación-desactivación normales pierden con rapidez el fármaco desde los receptores, durante el segmento de reposo del ciclo (fig. 14-9). Los conductos en el miocardio despolarizados por largo tiempo (es decir, con un potencial de reposo y una positividad mayor de –75 mV) se recuperan con suma lentitud del bloqueo, si es que acaso lo hacen (véase también el panel de la derecha, figura 14-4).

En células con automatismo anormal, muchos de los fármacos mencionados reducen la pendiente de fase 4, al bloquear los conductos del sodio o calcio y así disminuir la razón de permeabilidades de sodio (o calcio)-potasio. Como consecuencia, el potencial de membrana durante la fase 4 se estabiliza muy cerca del potencial de equilibrio del potasio. Además, algunos agentes pueden incrementar el umbral (tornarlo más positivo). Los fármacos que bloquean a los receptores adrenérgicos β indirectamente aminoran la "pendiente" de la curva de fase 4 al bloquear la acción cronotrópica positiva de la noradrenalina en el corazón.

En el caso de las arritmias de reentrada que dependen de la depresión crítica o extraordinaria de la conducción, muchos antiarrítmicos la lentifican todavía más por medio de uno o dos mecanismos: 1) disminución de equilibrio dinámico en el número de conductos no bloqueados disponibles, lo cual aminora las corrientes excitadoras a un nivel menor del necesario para la propagación (fig. 14-4, panel izquierdo), y 2) prolongación del tiempo de recuperación de los conductos que aún pueden alcanzar el estado de reposo y disponibilidad, lo cual prolonga el periodo refractario eficaz (fig. 14-4, derecha). Como consecuencia, es imposible la propagación de extrasístoles tempranas; los impulsos ulteriores se transmiten con mayor lentitud y están sometidos a bloqueo bidireccional de conducción.

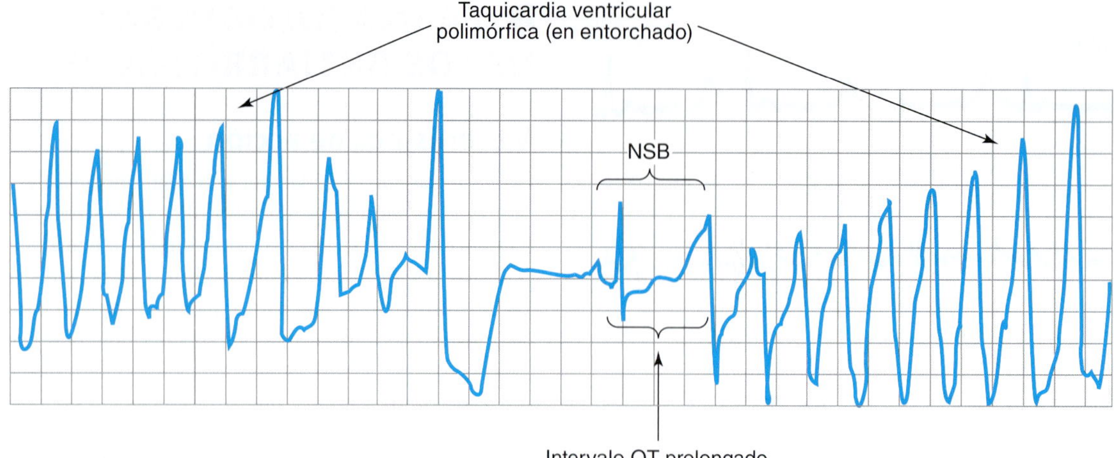

FIGURA 14-8 Electrocardiograma de un paciente con síndrome de QT largo durante dos episodios de taquicardia ventricular polimorfa en entorchado. La taquicardia ventricular polimórfica se observa al inicio de este trazo y se detiene de manera espontánea en la parte media del panel. Sigue un solo latido sinusal normal (NSB) con un intervalo QT muy prolongado, seguido de inmediato por otro episodio de taquicardia ventricular polimorfa en entorchado. Los síntomas usuales incluyen mareo o pérdida transitoria de la conciencia. (Reproducida con autorización a partir de *Basic and Clinical Pharmacology,* 10th edition, McGraw-Hill, 2007.)

En virtud de los mecanismos ya comentados, los antiarrítmicos suprimen el automatismo ectópico y la conducción anormal que se manifiesta en las células despolarizadas (y que las mantiene sin actividad eléctrica), en tanto que casi no afectan la actividad eléctrica en las zonas del corazón con polarización normal. Sin embargo, conforme aumentan sus dosis, tales agentes deprimen la conducción de tejido normal y culminan al final en arritmias *farmacoinducidas*. Aún más, la concentración de un fármaco que tiene acción terapéutica (antiarrítmica) en las circunstancias del tratamiento inicial, puede tornarse proarrítmica o arritmógena durante las frecuencias del corazón rápidas (un mayor desarrollo del bloqueo), acidosis (recuperación más lenta desde el bloqueo en relación con dichos fármacos), hiperpotasemia o isquemia.

ANTIARRÍTMICOS ESPECÍFICOS

El esquema más usado para clasificar las acciones de los antiarrítmicos incluye cuatro clases:

1. La acción de clase 1 consiste en el bloqueo de los conductos del sodio. Las subclases de tal acción reflejan los efectos en la duración del potencial de acción (APD, *action potential duration*) y la cinética del bloqueo del conducto del sodio. Los fármacos con acción de clase 1A prolongan la APD y se disocian del conducto con cinética intermedia; los fármacos con acción de clase 1B acortan la APD en algunos tejidos del corazón y la disocian del conducto con cinética rápida; los compuestos con acción de clase 1C ejercen efectos mínimos en APD y la disocian del conducto con cinética lenta.
2. La acción de clase 2 es simpaticolítica. Los productos con dicha acción disminuyen la actividad adrenérgica β en el corazón.
3. La acción de clase 3 se manifiesta por prolongación de la APD. La mayor parte de los productos con esta acción bloquea el componente rápido del flujo del potasio rectificador tardío, I_{Kr}.
4. Los fármacos de clase 4 bloquean el flujo de calcio en el corazón. La actividad lentifica la conducción en regiones en que el impulso supramáximo del potencial de acción depende del calcio, por ejemplo en los nódulos SA y AV.

Un fármaco particular puede tener varias clases de acciones, como lo indican sus efectos en la membrana y en el trazo electrocardiográfico (ECG) (cuadros 14-2 y 14-3). Por ejemplo, la amiodarona comparte las cuatro clases de acciones. La exposición de los fármacos se basa por lo general en su clase predominante de acción. Algunos antiarrítmicos como la adenosina y el magnesio no adoptan con facilidad el esquema anterior y por ello se describen por separado.

FÁRMACOS ANTAGONISTAS DE LOS CONDUCTOS DEL SODIO (CLASE 1)

Los fármacos con acción anestésica local bloquean los conductos del sodio y aminoran el flujo de dicho ion, I_{Na}. Constituyen el grupo más antiguo de antiarrítmicos que aún se utilizan.

PROCAINAMIDA (SUBGRUPO 1A)

Efectos cardiacos

La procainamida, al bloquear a los conductos del sodio, lentifica la fase de impulso del potencial de acción, enlentece la conducción y prolonga la duración del complejo QRS en el ECG. El fármaco también prolonga la duración del potencial de acción (acción de clase 3), por el bloqueo inespecífico de los conductos del potasio. Puede ser menos eficaz que la quinidina (véase más adelante) en la supresión de la actividad del marcapasos ectópico anormal, pero es más eficaz para el bloqueo de los conductos del sodio en células despolarizadas.

$H_2N-C_6H_4-C(=O)-NH-CH_2-CH_2-N(C_2H_5)_2$

Procainamida

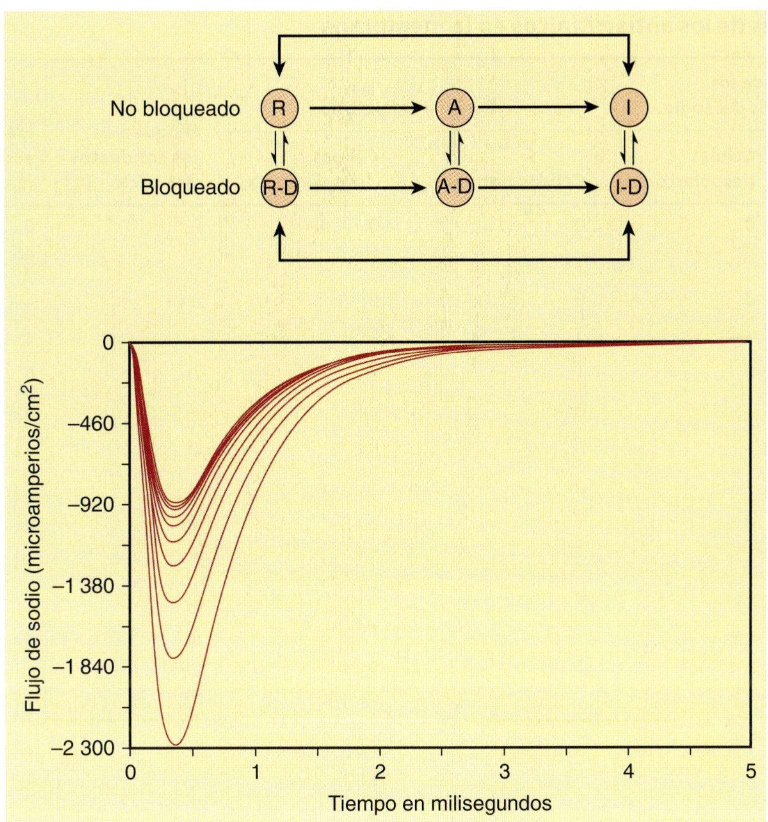

FIGURA 14–9 Bloqueo de los conductos del sodio (que depende de estado y frecuencia) por acción de antiarrítmicos. **Arriba:** mecanismo de la acción depresora selectiva de los antiarrítmicos en los conductos del sodio. La mitad superior de la figura indica la población de conductos que pasa por un ciclo de actividad durante un potencial de acción, en ausencia de fármacos: R (reposo) → A (activado) → I (desactivado). La recuperación se produce por la vía I → R. Los antiarrítmicos (D) que bloquean los conductos del sodio se unen a sus receptores en los conductos, como lo demuestran las flechas verticales para formar complejos de fármaco-conducto que indican las siglas R-D, A-D e I-D. La unión de los fármacos con los receptores varía con el estado del conducto. Muchos de los antagonistas de los conductos del sodio se ligan a un receptor activo y desactivado del conducto con mucha mayor avidez respecto de como lo hacen en el conducto en reposo. Además, la recuperación desde el estado I-D al R-D es mucho más lenta que la observada con I a R. Como consecuencia, la actividad rápida (más activaciones y desactivaciones) y la despolarización del potencial de reposo (más conductos en estado I) facilitan el bloqueo de los conductos y suprimen de manera selectiva a las células arrítmicas. **Abajo:** reducción progresiva del flujo de sodio hacia el interior de la célula (deflexiones descendentes) en presencia de un derivado de lidocaína. La curva más grande es el flujo inicial de sodio desencadenada por la fase de voltaje despolarizante; las amplitudes ulteriores del flujo de sodio disminuyen de manera progresiva por el bloqueo acumulado previo y el bloqueo en cada despolarización. (Con autorización de Starmer FC, Grant AO, Strauss HC: Mechanisms of use-dependent block of sodium channels in excitable membranes by local anesthetics. Biophys J 1984:46:15.)

La procainamida ejerce acciones depresoras directas en los nódulos SA y AV, que son apenas antagonizadas por el bloqueo vagal farmacoinducido.

Efectos extracardiacos

La procainamida posee propiedades de bloqueo ganglionar; dicha acción disminuye la resistencia vascular periférica y puede originar hipotensión, en particular si se usa por la vía intravenosa. Sin embargo, en concentraciones terapéuticas, sus efectos vasculares periféricos son menos notables que los de la quinidina. La hipotensión depende casi siempre del goteo intravenoso excesivamente rápido del fármaco o la presencia de una disfunción básica y grave del ventrículo izquierdo.

Efectos tóxicos

Los efectos cardiotóxicos de la procainamida incluyen prolongación excesiva del potencial de acción, prolongación del intervalo QT e inducción de arritmias de la variedad taquicardia ventricular polimorfa en entorchado (*torsades de pointes*) y síncope. También puede haber lentificación excesiva de la conducción y desencadenamiento de nuevas arritmias.

El efecto adverso más nocivo de la administración de la procainamida por largo tiempo es un síndrome que se asemeja al lupus eritematoso y que suele incluir artralgias y artritis. En algunos pacientes también aparecen pleuritis, pericarditis o enfermedad del parénquima pulmonar. En raras ocasiones el fármaco induce nefropatía lúpica. Durante la administración por largo tiempo surgen anomalías serológicas (como el incremento de los títulos de anticuerpos antinucleares) casi en todos los enfermos, e incluso si no surgen síntomas, lo cual no constituye indicación alguna para interrumpir el uso del fármaco. En promedio, 33% de los pacientes que reciben procainamida por largo tiempo termina por mostrar dichos síndromes similares al lupus, pero de forma reversible.

Otros efectos adversos incluyen náusea y diarrea (en 10% de los casos), erupciones, fiebre, hepatitis (<5%) y agranulocitosis (en promedio, 0.2%).

CUADRO 14-2 Acciones de los antiarrítmicos en la membrana

Fármaco	Bloqueo de los conductos del sodio		Periodo refractario		Bloqueo de los conductos del calcio	Efecto en la actividad del marcapasos	Acción simpaticolítica
	Células normales	Células despolarizadas	Células normales	Células despolarizadas			
Adenosina	0	0	0	0	+	0	+
Amiodarona	+	+++	↑↑	↑↑	+	↓↓	+
Diltiazem	0	0	0	0	+++	↓↓	0
Disopiramida	+	+++	↑	↑↑	+	↓	0
Dofetilida	0	0	↑	?	0	0	0
Dronedarona	+	+	na	na	+	na	+
Esmolol	0	+	0	na	0	↓↓	+++
Flecainida	+	+++	0	↑	0	↓↓	0
Ibutilida	0	0	↑	?	0	0	0
Lidocaína	0	+++	↓	↑↑	0	↓↓	0
Mexiletina	0	+++	0	↑↑	0	↓↓	0
Procainamida	+	+++	↑	↑↑↑	0	↓	+
Propafenona	+	++	↑	↑↑	+	↓↓	+
Propranolol	0	+	↓	↑↑	0	↓↓	+++
Quinidina	+	++	↑	↑↑	0	↓↓	+
Sotalol	0	0	↑↑	↑↑↑	0	↓↓	++
Verapamilo	0	+	0	↑	+++	↓↓	+
Vernakalant	+	+	+	+	na	0	na

na, datos no disponibles.

Farmacocinética y dosis

La procainamida se administra con seguridad por las vías intravenosa e intramuscular, y después de ingerida se absorbe de modo satisfactorio. Uno de sus metabolitos (*N*-acetilprocainamida, NAPA) posee actividad de clase 3. Se ha asegurado que la acumulación excesiva de NAPA culmina en la aparición de taquicardia ventricular polimorfa en entorchado durante el tratamiento con el fármaco, en particular en sujetos con insuficiencia renal. Algunas personas acetilan con rapidez la procainamida y muestran al final concentraciones elevadas de NAPA. En dichos pacientes es menos frecuente al parecer el síndrome lúpico.

La procainamida se elimina por metabolismo hepático de NAPA y eliminación renal. Su semivida es sólo de 3 a 4 h, lo cual obliga a la administración frecuente o a emplear presentaciones de liberación lenta (práctica común). El metabolito NAPA se excreta por los riñones. Como consecuencia, en la insuficiencia renal debe disminuirse la dosis del fármaco. La reducción del volumen de distribución y de la depuración renal que acompaña a la insuficiencia cardiaca obliga también a disminuir las dosis. La semivida de NAPA es mucho más larga que la de la procainamida, y por tal razón se acumula con mayor lentitud. De este modo es importante medir las concentraciones plasmáticas de procainamida y NAPA, en particular en sujetos con deficiencias circulatorias o renales.

Si es necesario un efecto de la procainamida rápido, se puede administrar una dosis intravenosa incluso de 12 mg/kg para introducir el fármaco con un ritmo de 0.3 mg/kg/min o menor. Después de esa dosis sigue otra de 2 a 5 mg/min en la fase de mantenimiento, con medición cuidadosa de las concentraciones plasmáticas. El riesgo de efectos tóxicos en el tubo digestivo o el corazón aumenta con concentraciones plasmáticas mayores de 8 μg/ml o concentraciones de NAPA superiores a 20 μg/ml.

Para controlar las arritmias ventriculares se necesita por lo regular una dosis total de 2 a 5 g de procainamida/día. En el paciente ocasional, en quien se acumulan grandes concentraciones de NAPA, es posible administrar las dosis con menor frecuencia; también lo anterior es factible en casos de neuropatía, en los que se lentifica la eliminación del fármaco.

Uso terapéutico

La procainamida es eficaz contra varias de las arritmias auriculares y ventriculares. Sin embargo, muchos clínicos intentan no utilizarla por largo tiempo, dado que es necesaria su administración frecuente y en virtud de la aparición regular de efectos similares a los del lupus. Ocupa el segundo o tercer lugar en orden de preferencia (después de la lidocaína o la amiodarona) en muchas unidades de cuidados coronarios para tratar las arritmias ventriculares sostenidas que aparecen con el infarto agudo del miocardio.

QUINIDINA (SUBGRUPO 1A)

Efectos cardiacos

La quinidina ejerce acciones similares a las de la procainamida: lentifica el "impulso" ascendente del potencial de acción y la con-

CUADRO 14-3 Propiedades farmacológicas clínicas de los antiarrítmicos

Fármaco	Efectos en la velocidad del nódulo SA	Efectos en el periodo refractario del nódulo AV	Intervalo PR	Duración de QRS	Intervalo QT	Utilidad en arritmias		Semivida
						Supra-ventricular	Ventricular	
Adenosina	↓↑	↑↑↑	↑↑↑	0	0	++++	?	<10 s
Amiodarona	↓↓[1]	↑↑	Variable	↑	↑↑↑↑	+++	+++	(semanas)
Diltiazem	↑↓	↑↑	↑	0	0	+++	–	4-8 h
Disopiramida	↑↓[1,2]	↑↓[2]	↑↓[2]	↑↑	↑↑	+	+++	7-8 h
Dofetilida	↓(?)	0	0	0	↑↑	++	Ninguna	7 h
Dronedarona					↑	+++	–	24 h
Esmolol	↓↓	↑↑	↑↑	0	0	+	+	10 min
Flecainida	Ninguna, ↓	↑	↑	↑↑↑	0	+[3]	++++	20 h
Ibutilida	↓ (?)	0	0	0	↑↑	++	?	6 h
Lidocaína	Ninguno[1]	Ninguno	0	0	0	Ninguna[4]	+++	1-2 h
Mexiletina	Ninguno[1]	Ninguno	0	0	0	Ninguna	+++	12 h
Procainamida	↓[1]	↑↓[2]	↑↓[2]	↑↑	↑↑	+	+++	3-4 h
Propafenona	0, ↓	↑	↑	↑↑↑	0	+	+++	5-7 h
Propranolol	↓↓	↑↑	↑↑	0	0	+	+	5 h
Quinidina	↑↓[1,2]	↑↓[2]	↑↓[2]	↑↑	↑↑	+	+++	6 h
Sotalol	↓↓	↑↑	↑↑	0	↑↑↑	+++	+++	7 h
Verapamilo	↓↓	↑↑	↑↑	0	0	+++	–	7 h
Vernakalant		↑	↑			+++	–	2 h

[1]Puede suprimir nódulos sinusales enfermos.

[2]Efecto anticolinérgico y acción depresora directa.

[3]Sobre todo en el síndrome de Wolff-Parkinson-White.

[4]Puede ser eficaz en arritmias auriculares causadas por digitálicos.

[5]La semivida de los metabolitos activos es mucho más larga.

ducción y prolonga la duración de QRS en el ECG al bloquear los conductos del sodio. También prolonga la duración del potencial de acción al bloquear a algunos conductos del potasio. Sus efectos tóxicos en el corazón incluyen la prolongación excesiva del intervalo QT y la inducción de taquicardia ventricular polimorfa en entorchado. Las concentraciones tóxicas del fármaco producen bloqueo excesivo de los conductos del sodio y lentifican la conducción en todo el corazón.

Quinidina

Efectos extracardiacos

Los efectos adversos gastrointestinales como diarrea, náusea y vómito se observan en 33 a 50% de los pacientes. En concentraciones tóxicas surge un síndrome que consiste en cefalea, mareo y *tinnitus* (**cinconismo**). En contadas ocasiones se presentan reacciones de idiosincrasia o inmunitarias, entre ellas trombocitopenia, hepatitis, edema angioneurótico y fiebre.

Farmacocinética y uso terapéutico

La quinidina se absorbe con facilidad en el tubo digestivo y se elimina por el metabolismo hepático. Rara vez se utiliza por sus efectos adversos en el corazón y de tipo extracardiaco y porque se cuenta con antiarrítmicos mejor tolerados.

DISOPIRAMIDA (SUBGRUPO 1A)

Efectos cardiacos

Los efectos de la disopiramida son muy semejantes a los de la procainamida y la quinidina. Sus acciones antimuscarínicas a nivel cardiaco son aún más intensas que las de la quinidina. Por consiguiente, debe administrarse un fármaco que lentifique la conducción AV junto con la disopiramida cuando se intenta tratar el flúter o la fibrilación auriculares.

Disopiramida

Efectos tóxicos

Las concentraciones tóxicas de la disopiramida desencadenan todas las alteraciones electrofisiológicas descritas en el apartado de la quinidina. La disopiramida, como consecuencia de su efecto inotrópico negativo, puede desencadenar insuficiencia cardiaca de nueva aparición o en individuos con depresión preexistente de la función del ventrículo izquierdo. Por este efecto, el fármaco no se utiliza como antiarrítmico de primera línea en Estados Unidos; tampoco debe prescribirse en individuos con insuficiencia cardiaca.

La actividad atropiniforme de la disopiramida explica gran parte de sus efectos adversos sintomáticos: retención de orina (muy a menudo, aunque no de forma exclusiva, en varones con hiperplasia prostática), xerostomía, visión borrosa, estreñimiento y empeoramiento del glaucoma preexistente. Tales efectos obligan algunas veces a interrumpir el uso del fármaco.

Farmacocinética y dosis

En Estados Unidos, la única presentación de la disopiramida es la ingerible. La dosis típica para usar por esa vía es de 150 mg tres veces al día, pero se ha utilizado incluso 1 g al día. Dicha dosis debe reducirse en individuos con insuficiencia renal. Ante el peligro de desencadenar insuficiencia cardiaca, no se recomienda suministrar dosis iniciales grandes (de saturación).

Uso terapéutico

Se ha demostrado la eficacia de la disopiramida en diversas arritmias supraventriculares, pero en Estados Unidos su empleo se ha aprobado sólo para tratar las arritmias ventriculares.

LIDOCAÍNA (SUBGRUPO 1B)

La lidocaína muestra una incidencia pequeña de efectos tóxicos y un alto grado de eficacia en las arritmias que surgen con el infarto agudo del miocardio. Se emplea sólo por vía intravenosa.

Lidocaína

Efectos cardiacos

La lidocaína bloquea los conductos activados y desactivados del sodio, con una cinética rápida (fig. 14-10); el bloqueo del estado desactivado asegura efectos mayores en células con potenciales más largos de acción, como las de Purkinje y las ventriculares, en comparación con las auriculares. La cinética rápida, con potenciales de reposo normales,

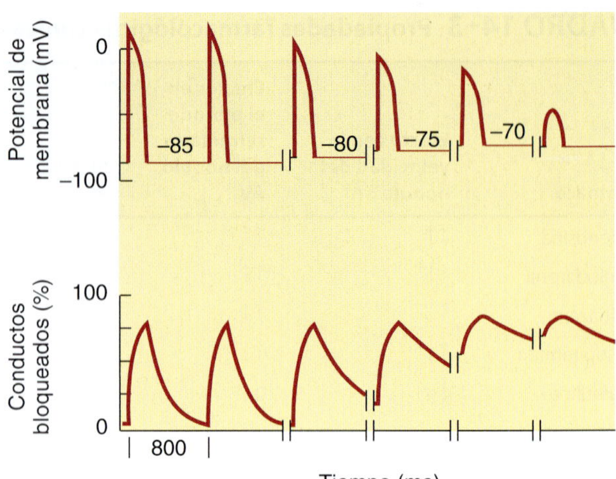

FIGURA 14–10 Simulación computarizada del efecto del potencial de membrana en reposo, en el bloqueo y desbloqueo de los conductos del sodio por la lidocaína, conforme se despolariza la membrana. **Trazos superiores:** potenciales de acción en la célula miocárdica ventricular. **Trazos inferiores:** porcentaje de conductos bloqueados por el fármaco. Se muestran segmentos temporales de 800 ms. El paso adicional del tiempo se indica con los espacios en los trazos. **Lado izquierdo:** con el potencial normal de reposo de −85 mV el fármaco se combina con los conductos abiertos (activados) y desactivados durante el potencial de acción, pero el bloqueo se revierte rápidamente durante la diástole porque la afinidad del fármaco por su receptor es pequeña cuando el conducto se recupera hasta su estado de reposo en −85 mV. **Segmento medio:** se ha producido daño metabólico, por ejemplo isquemia por oclusión coronaria, que origina despolarización gradual con el paso del tiempo. Con nuevos potenciales de acción que se originan en potenciales más despolarizados, la fracción de conductos bloqueados aumenta porque más conductos permanecen en estado desactivado con potenciales menos negativos (fig. 14-4, izquierda) y la constante cronológica para el desbloqueo durante la diástole aumenta con rapidez con potenciales de reposo menos negativos (fig. 14-4, derecha). **Segmento de la derecha:** dada la notable unión con el fármaco, surge bloqueo de conducción y pérdida de la excitabilidad de este tejido, es decir, el tejido "enfermo" (despolarizado) muestra supresión selectiva.

ocasiona recuperación desde el bloqueo que media entre potenciales de acción, y ningún efecto en la conducción. La desactivación mayor y la cinética más lenta de las formas no ligadas originan depresión selectiva de la conducción en células despolarizadas. Se observa poco efecto en el ECG en el ritmo sinusal normal.

Efectos tóxicos

Entre los antagonistas de conductos del sodio más utilizados, la lidocaína es el que menos efectos cardiotóxicos tiene. Pocas veces surgen con su uso efectos proarrítmicos que abarcan paro del nódulo SA, empeoramiento de las deficiencias de la conducción y arritmias ventriculares. En grandes dosis, en particular en sujetos con insuficiencia cardiaca preexistente, la lidocaína puede originar hipotensión, en parte al deprimir la contractilidad del miocardio.

Los efectos adversos más frecuentes de la lidocaína (a semejanza de los de cualquier otro anestésico local) se ejercen en la esfera neurológica: parestesias, temblores, náusea de origen central, aturdimiento leve, alteraciones de la audición, balbuceo y convulsiones. Tales efectos se observan con mayor frecuencia en ancianos o personas por lo demás vulnerables, o cuando el compuesto se administra con demasiada rapidez por la vena. Estos efectos dependen de las dosis y son breves; las convulsiones mejoran con el diazepam intravenoso. En términos generales, si se procura que las concentraciones plasmáticas no rebasen los 9 μg/ml, la lidocaína se tolera de modo satisfactorio.

Farmacocinética y dosis

El metabolismo de primer paso extenso por el hígado hace que sólo 3% de la lidocaína ingerida aparezca en el plasma. Por esta razón, es mejor administrarla por vía parenteral. El fármaco tiene una semivida a 1 a 2 h. En adultos se comienza con una dosis de "saturación" de 150 a 200 mg, aplicada durante unos 15 min (en goteo solo o en una serie de pequeñas inyecciones intravenosas lentas) y de inmediato se comienza con la fase de mantenimiento a base de goteo intravenoso a razón de 2 a 4 mg/min, para alcanzar un nivel terapéutico en plasma de 2 a 6 μg/ml. La cuantificación seriada de las concentraciones plasmáticas de lidocaína es de gran utilidad para ajustar el ritmo de goteo. Algunos pacientes con infarto del miocardio u otro cuadro agudo necesitan concentraciones mayores (y las toleran); lo anterior puede depender del incremento de la glucoproteína α_1 ácida en plasma, una proteína reactiva de fase aguda que se liga a la lidocaína, de tal modo que queda una menor cantidad de ella disponible para ejercer sus efectos farmacológicos.

En sujetos con insuficiencia cardiaca, el volumen de distribución y eliminación corporal total del fármaco puede disminuir. Por esa razón es preciso reducir las dosis inicial (de saturación) y de mantenimiento. Los dos efectos se "antagonizan" entre sí y por ello la semivida quizá no aumente como se podrían anticipar con base sólo en los cambios de la eliminación. En enfermos con hepatopatía disminuye en grado considerable la eliminación desde el plasma y suele aumentar el volumen de distribución; en esos casos la semivida de eliminación puede aumentar tres veces o más. En las hepatopatías hay que disminuir la dosis de mantenimiento, pero se pueden utilizar las dosis de "saturación" o iniciales habituales. La semivida de eliminación es el elemento que rige el lapso que media hasta alcanzar el estado de equilibrio dinámico. De este modo, a pesar de que las concentraciones en equilibrio dinámico pueden alcanzarse en cuestión de 8 a 10 h en sujetos normales e individuos con insuficiencia cardiaca, en personas con hepatopatías se necesita algunas veces que transcurran 24 a 36 h. Los fármacos que reducen la corriente sanguínea por el hígado (como el propranolol o la cimetidina) pueden aminorar la eliminación de la lidocaína y agravar el peligro de efectos tóxicos, salvo que se lentifiquen las velocidades de goteo. Si el goteo intravenoso dura más de 24 h, disminuye la eliminación y aumentan las concentraciones plasmáticas. Las enfermedades renales no ejercen efecto alguno en la biotransformación de la lidocaína.

Uso terapéutico

La lidocaína es el fármaco más indicado para suprimir la taquicardia ventricular y evitar la fibrilación ventricular, después de la cardioversión en caso de isquemia aguda. Sin embargo, el empleo *profiláctico* sistemático de dicho fármaco en la situación comentada puede incrementar en realidad la mortalidad total, quizá al aumentar la incidencia de asistolia, y no constituye una medida asistencial común. Muchos médicos administran lidocaína por vía intravenosa sólo a personas con arritmias.

MEXILETINA (SUBGRUPO 1B)

La mexiletina en un congénere de la lidocaína, activo después de ingerido. Sus acciones electrofisiológica y antiarrítmica son similares a las de la lidocaína. (La fenilhidantoína es un anticonvulsivo [cap. 24] que también ejerce efectos electrofisiológicos similares y se ha utilizado como antiarrítmico.) La mexiletina se indica para tratar las arritmias ventriculares. Su semivida de eliminación es de 8 a 20 h, lo que permite suministrarla dos o tres veces al día. La dosis diaria habitual es de 600 a 1 200 mg/día. Con las dosis terapéuticas se observan a menudo sus efectos adversos inherentes, que afectan de manera predominante la esfera neurológica e incluyen temblores, visión borrosa y letargo. La náusea también es un efecto frecuente.

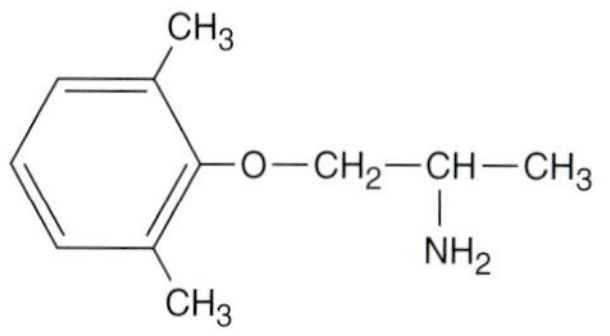

Mexiletina

La mexiletina muestra eficacia notable y probada para aliviar el dolor crónico, en particular el de la neuropatía diabética y de lesiones nerviosas. La dosis regular es de 450 a 750 mg/día por vía oral; no está aprobado su uso con dicho fin.

FLECAINIDA (SUBGRUPO 1C)

La flecainida es un antagonista potente de los conductos del sodio y potasio con una cinética lenta de desaparición del bloqueo. (Obsérvese que si bien bloquea algunos conductos del potasio, no prolonga el potencial de acción ni el intervalo QT.) Se utiliza hoy día en sujetos con función cardiaca por lo demás normal y que tienen arritmias supraventriculares. No posee efectos antimuscarínicos.

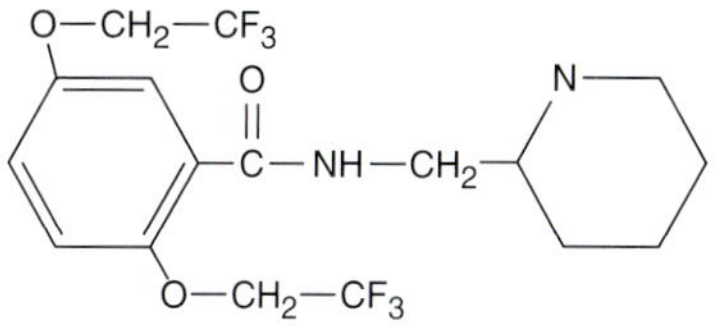

Flecainida

La flecainida tiene gran eficacia para suprimir las extrasístoles ventriculares, pero puede ocasionar exacerbaciones graves de arritmias incluso si se utilizan dosis normales en personas que ya padecían taquiarritmias ventriculares, y en las que presentaron un infarto del miocardio y ectopia ventricular. La situación se ha demostrado en forma notable en el estudio CAST, terminado de modo prematuro porque se detectó un incremento de 2.5 veces en la cifra de mortalidad en individuos que recibían flecainida y fármacos similares del grupo 1C. La flecainida se absorbe bien y su semivida es de unas 20 h. Se elimina por metabolismo en el hígado y los riñones. La dosis usual de este fármaco es de 100 a 200 mg cada 12 h.

PROPAFENONA (SUBGRUPO 1C)

La propafenona posee algunas semejanzas estructurales con el propranolol y muestra débil actividad bloqueadora β. Su espectro de acción es muy similar al de la quinidina, pero no prolonga el potencial de acción. Su cinética de bloqueo de los conductos del sodio es similar a la de la flecainida. El fármaco se metaboliza en el hígado y su semivida promedio es de 5 a 7 h. La dosis diaria usual de propafenona es de 450 a 900 mg dividida en tres tomas, cada 8 h. El fármaco se emplea en especial contra arritmias supraventriculares.

Sus reacciones adversas más frecuentes son el sabor metálico y el estreñimiento; también puede haber exacerbación de la arritmia.

MORICIZINA (SUBGRUPO 1C)

Se trata de un derivado fenotiazínico antiarrítmico que se utilizó para combatir las arritmias ventriculares. Es un bloqueador relativamente potente de los conductos del sodio que no prolonga la duración del potencial de acción. En Estados Unidos se ha retirado del comercio.

FÁRMACOS ANTAGONISTAS DE LOS RECEPTORES ADRENÉRGICOS β (CLASE 2)

Efectos cardiacos

El **propranolol** y fármacos similares poseen propiedades antiarrítmicas, gracias a su acción de bloqueo de receptores β y efectos directos en la membrana. Como se describió en el capítulo 10, algunos de los fármacos de esta categoría muestran selectividad por los receptores β_1 del corazón; algunos poseen actividad simpaticomimética intrínseca; otros tienen notables efectos directos en la membrana y otros más prolongan el potencial de acción del corazón. No se conocen con detalle las contribuciones relativas de los efectos de bloqueo β y directos en la membrana, en relación con los efectos antiarrítmicos en los fármacos de esta categoría. Los bloqueadores β se toleran en grado bastante satisfactorio, pero su eficacia para suprimir las extrasístoles ventriculares es menor que la de los antagonistas de los conductos del sodio. A pesar de ello, hay pruebas firmes de que estos compuestos pueden evitar el infarto recurrente y la muerte repentina en personas que se recuperan del infarto agudo del miocardio (cap. 10).

El **esmolol** es un bloqueador β de acción breve utilizado de forma predominante como antiarrítmico, en el caso de arritmias durante las operaciones y otras de tipo agudo. Consúltese el capítulo 10 para obtener más datos. El **sotalol** es un bloqueador β no selectivo que prolonga el potencial de acción (acción de clase 3).

FÁRMACOS QUE EXTIENDEN EL PERIODO REFRACTARIO EFECTIVO AL PROLONGAR EL POTENCIAL DE ACCIÓN (CLASE 3)

Los fármacos de esta categoría alargan los potenciales de acción por lo regular al bloquear los conductos del calcio en el miocardio o intensificar el flujo al interior de la célula, por ejemplo a través de los conductos del sodio. La prolongación del potencial de acción por un gran número de estos fármacos tiene a menudo la propiedad indeseable de crear "dependencia inversa con el uso": la prolongación del potencial de acción es menos notable con grandes velocidades (en las cuales es deseable) y más notable cuando la frecuencia es lenta, en una situación en la cual puede contribuir al peligro de que surja taquicardia ventricular polimorfa en entorchado.

Muchos fármacos de esta categoría prolongan el intervalo QT, pero se advierte notable variación de uno a otro en su tendencia proarrítmica para originar taquicardia ventricular polimorfa en entorchado, a pesar de que prolonga en proporción notable el intervalo ya comentado. Datos de estudios recientes sugieren que la sola prolongación excesiva de QT quizá no sea el elemento que mejor anticipe la aparición de taquicardia ventricular polimorfa en entorchado farmacoinducida. Otros factores importantes, además de la prolongación mencionada, incluyen estabilidad del potencial de acción y aparición de "triangulación", dependencia inversa con el uso y dispersión de la repolarización.

AMIODARONA

En Estados Unidos, la amiodarona ha recibido aprobación para uso oral e intravenoso para combatir arritmias ventriculares graves. Sin embargo, es muy eficaz para tratar arritmias supraventriculares como la fibrilación auricular. Ante su amplio espectro de propiedades antiarrítmicas se prescribe de forma amplia contra diversas arritmias. El compuesto posee una farmacocinética peculiar y notables efectos adversos extracardiacos. En fecha reciente, la **dronedarona**, un análogo que carece de átomos de yodo, recibió la aprobación de la *Food and Drug Administration* para el tratamiento del flúter y la fibrilación auriculares. La **celivarona** es otro derivado del benzofurano no yodado similar a la dronedarona que se encuentra en estudios clínicos para prevenir la recurrencia de la taquicardia ventricular.

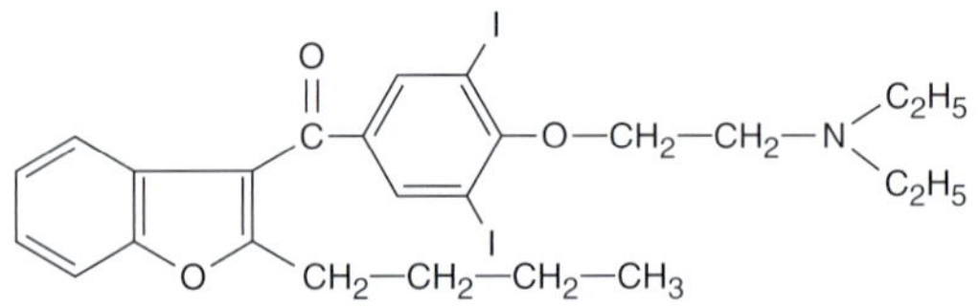

Amiodarona

Efectos cardiacos

La amiodarona prolonga en gran medida la duración del potencial de acción (y el intervalo QT en el ECG) al bloquear I_{Kr}. Durante la administración a largo plazo también bloquea I_{Ks}. La duración del potencial de acción se alarga de modo uniforme, con muy diversas frecuencias cardiacas, es decir, el fármaco no tiene una acción de "dependencia inversa con el uso". A pesar de que en la actualidad se clasifica como fármaco de la clase 3, la amiodarona también bloquea en grado significativo los conductos del sodio desactivados. Su capacidad de prolongar el potencial de acción refuerza dicho efecto. También tiene acciones adrenérgicas débiles y de bloqueo de los conductos del calcio. Entre sus consecuencias figuran la lentificación del latido cardiaco y de la conducción del nódulo AV. La gran variedad de acciones puede explicar su gran eficacia y su pequeña incidencia de efectos como taquicardia ventricular polimorfa en entorchado, a pesar de que prolonga en grado significativo el intervalo QT.

Efectos extracardiacos

La amiodarona dilata vasos periféricos, acción que es notable después de la administración intravenosa y puede depender de la acción del vehículo empleado.

Efectos tóxicos

La amiodarona puede producir bradicardia y bloqueo cardiaco sintomáticos en individuos que ya tenían afección de nódulo sinusal o AV. Se acumula en innumerables tejidos, incluidos el corazón (en él se acumula 10 a 50 veces más de lo que se observa en plasma), pulmones, hígado y piel, y se concentra en las lágrimas. Los efectos tóxicos que dependen de la dosis en pulmones constituyen las manifestaciones adversas más importantes. Incluso con una dosis pequeña de 200 mg/día o menor, en 1% de los pacientes surge algunas veces fibrosis pulmonar letal. Durante el tratamiento con amiodarona pueden presentarse alteraciones en las pruebas de función hepática y hepatitis; es importante establecer vigilancia y mediciones regulares. Los depósitos en la piel ocasionan fotodermatitis y un color azul grisáceo en zonas expuestas a la luz solar, como las regiones malares. Después de semanas de tratamiento surgen microdepósitos asintomáticos en la córnea, casi sin excepción en todos los sujetos que reciben el fármaco. En la zona periférica de los campos de visión de algunos pacientes aparecen "halos". Por lo general no se necesita interrumpir el uso del fármaco. En raras ocasiones, la neuritis óptica puede evolucionar y llegar a la ceguera.

La amiodarona bloquea la conversión periférica de la tiroxina (T_4) en la triyodotironina (T_3). También constituye una fuente posible de grandes cantidades de yodo inorgánico. El fármaco puede ocasionar hipotiroidismo o hipertiroidismo. Antes de comenzar su uso debe valorarse la función de la glándula tiroides y efectuar mediciones periódicas de vigilancia. Los efectos se han descrito casi en todos los órganos y sistemas, y por ello es mejor revalorar la administración de la amiodarona siempre que surjan nuevos síntomas en un enfermo, entre ellos el agravamiento de la arritmia.

Farmacocinética

La amiodarona se absorbe en forma variable y su biodisponibilidad es de 35 a 65%. En el hígado se metaboliza y el metabolito principal, la desetilamiodarona, es bioactivo. La semivida de eliminación es compleja y posee un componente rápido de tres a 10 días (la mitad del fármaco) y otro lento que dura varias semanas. Una vez interrumpido el uso del compuesto, sus efectos persisten durante uno a tres meses. Incluso 12 meses después de interrumpir el uso se puede encontrar el fármaco en los tejidos. La dosis total de "saturación" o inicial es de 10 g y por lo regular se alcanza con dosis diarias de 0. 8 a 1.2 g. La dosis de mantenimiento es de 200 a 400 mg al día. Los efectos farmacológicos se pueden alcanzar con rapidez con la vía intravenosa. El efecto de prolongación de QT es pequeño con dicha vía de administración, en tanto que pueden ser notables la bradicardia y el bloqueo AV.

Las interacciones farmacológicas de la amiodarona son considerables y hay que hacer una revisión de todos los fármacos cuando se comience a usar y cuando se ajusten sus dosis. La amiodarona constituye un sustrato del citocromo CYP3A4 del hígado y aumentan sus concentraciones por la acción de fármacos que inhiben dicha enzima como la cimetidina, antagonista de los receptores H_2 histaminérgicos. Los fármacos que inducen la acción CYP3A4, como la rifampicina, disminuyen la concentración de amiodarona si se administran en forma simultánea. La amiodarona inhibe varias enzimas del citocromo P450 y eleva las concentraciones de muchos fármacos, incluidas estatinas, digoxina y warfarina. La dosis de warfarina debe reducirse en un tercio a un medio después de iniciar la amiodarona, y el tiempo de protrombina debe vigilarse de cerca.

Uso terapéutico

Las dosis bajas (100 a 200 mg/día) de amiodarona son efectivas para mantener el ritmo sinusal normal en pacientes con fibrilación auricular. El fármaco es efectivo en la prevención de taquicardia ventricular recurrente. No se acompaña de aumento de la mortalidad en pacientes con enfermedad coronaria o insuficiencia cardiaca. En muchos centros, el desfibrilador cardioversor implantable (ICD, *implanted cardioverter-defibrillator*) ha superado al tratamiento farmacológico como la modalidad terapéutica principal para la taquicardia ventricular, pero la amiodarona puede usarse para esta arritmia como adyuvante a fin de disminuir la frecuencia de descargas incómodas del desfibrilador cardioversor. Este fármaco aumenta el control del ritmo y el umbral de la desfibrilación, y es necesario el ajuste de estos dispositivos después de alcanzar una dosis de mantenimiento.

DRONEDARONA

La dronedarona es un análogo estructural de la amiodarona en el que los átomos de yodo se eliminaron del anillo fenilo y se agregó un grupo matanosulfonilo al anillo benzofurano. La intención del diseño es eliminar la acción del fármaco original en el metabolismo de la tiroxina y modificar la semivida del compuesto. No hay reportes de disfunción tiroidea ni toxicidad pulmonar en los estudios de corto plazo. Sin embargo, hay informes de toxicidad hepática, incluidos dos casos graves que requirieron trasplante hepático. Como la amiodarona, la dronedarona tiene múltiples actividades en los conductos, incluido el bloqueo de I_{Kr}, I_{Ks}, I_{Ca} e I_{Na}. También tiene actividad bloqueadora adrenérgica β. La semivida de este compuesto es de 24 h y puede administrarse dos veces al día en dosis fijas de 400 mg. La absorción de la dronedarona aumenta dos a tres veces cuando se toma con alimentos, y esto debe comunicarse a los pacientes como parte de las instrucciones para la administración. La eliminación de la dronedarona ocurre sobre todo por vía distinta de la renal. Sin embargo, inhibe la secreción tubular de creatinina, lo que produce un incremento de 10 a 20% de la creatinina sérica; no obstante, como la tasa de filtración glomerular no cambia, no es necesario hacer ajustes. La dronedarona es sustrato e inhibidor de CYP3A4 y no debe administrarse junto con inhibidores potentes de esta enzima, como los antimicóticos tipo azol y similares, así como los inhibidores de la proteasa.

La dronedarona restaura el ritmo sinusal en un pequeño porcentaje de pacientes (<15%) con fibrilación auricular. Produce un descenso de 10 a 15 latidos por minuto en la frecuencia ventricular, comparada con el placebo. Duplica el intervalo entre los episodios de fibrilación auricular recurrente en pacientes con fibrilación auricular paroxística. Los estudios iniciales sugirieron una reducción de la mortalidad u hospitalización de pacientes con fibrilación auricular. Sin embargo, en 2011 se terminó un estudio sobre los efectos de la dronedarona en la fibrilación auricular permanente por el aumento del riesgo de muerte, apoplejía e insuficiencia cardiaca. De igual manera, un estudio de dronedarona en insuficiencia cardiaca avanzada se terminó en forma prematura por un incremento de la mortalidad. El fármaco tiene una advertencia de "recuadro negro" contra su empleo en la insuficiencia cardiaca aguda descompensada o avanzada (clase IV).

VERNAKALANT

El éxito limitado de fármacos muy específicos dirigidos contra conductos iónicos individuales y la eficacia de los antagonistas de los conductos iónicos múltiples, como la amiodarona, ha cambiado el énfasis en el desarrollo de fármacos antiarrítmicos a esta última clase de compuestos. El vernakalant es un bloqueador de los conductos iónicos múltiples que se desarrolló para el tratamiento de la fibrilación auricular.

El vernakalant prolonga el periodo refractario auricular efectivo y enlentece la conducción por el nódulo AV. El periodo refractario ventricular efectivo no cambia. Con la dosis clínica máxima de 1 800 mg/día, el vernakalant no modifica el intervalo QT en el ECG. Este fármaco bloquea las corrientes I_{Kur}, I_{ACh} e I_{to}, que tienen funciones clave en la repolarización auricular; su bloqueo explica la prolongación del periodo refractario auricular efectivo. El fármaco es un bloqueador menos potente de I_{Kr} y, como consecuencia, produce menor prolongación de APD en el ventrículo; es decir, el efecto prolongador de APD es relativamente específico de las aurículas. El vernakalant también produce bloqueo dependiente del uso del conducto del sodio. La recuperación del bloqueo es rápida, por lo que el bloqueo intenso sólo se observa con frecuencias elevadas o con potenciales de membrana bajos. En el intervalo de concentración terapéutica, el vernakalant no tiene efecto en la frecuencia cardiaca.

Toxicidad

Los efectos adversos del vernakalant incluyen disgeusia (alteración gustativa), estornudos, parestesia, tos e hipotensión.

Farmacocinética y aplicaciones terapéuticas

Los datos farmacocinéticos del vernakalant son limitados. Después de la administración IV, el fármaco se metaboliza en el hígado por acción de CYP2D6, con semivida de 2 h. Sin embargo, con un régimen oral de 900 mg cada 12 h se observó una concentración sanguínea sostenida durante un intervalo de 12 h. Los estudios clínicos con el fármaco oral usaron un régimen de administración dos veces al día.

El vernakalant intravenoso es efectivo para convertir la fibrilación auricular de inicio reciente en ritmo sinusal normal en 50% de los pacientes. Se espera la aprobación final para esta aplicación. El fármaco se halla en estudios clínicos para el mantenimiento del ritmo sinusal normal en enfermos con fibrilación auricular paroxística o persistente.

SOTALOL

El sotalol posee acciones de bloqueo de receptor adrenérgico β (clase 2) y de prolongación de potencial de acción (clase 3). Se ha elaborado en la forma de una mezcla racémica de sotalol dextrógiro y levógiro. Toda la actividad bloqueadora β reside en el isómero levógiro; ambos isómeros comparten acciones de prolongación de potencial de acción. La acción de bloqueo adrenérgico β no es cardioselectiva y llega a su máximo en dosis por debajo de las necesarias para que surja la prolongación del potencial de acción.

CH_3SO_2NH–(C₆H₄)–$CHOHCH_2NHCH(CH_3)_2$

Sotalol

El sotalol se absorbe de modo satisfactorio después de ingerido y su biodisponibilidad se aproxima a 100%. No se metaboliza en el hígado ni se une a proteínas plasmáticas. Se excreta sobre todo en los riñones, en su forma original, con una semivida aproximada de 12 h. El sotalol, en virtud de su farmacocinética relativamente sencilla, tiene escasa interacción farmacológica directa. Su reacción adversa más notable en el corazón es una extensión de su acción farmacológica: taquicardia ventricular polimorfa en entorchado, relacionada con la dosis, con una incidencia cercana a 6% con la dosis diaria máxima recomendada. Los individuos con insuficiencia cardiaca franca pueden mostrar una mayor depresión de la función ventricular izquierda durante el tratamiento con sotalol.

En Estados Unidos el sotalol ha recibido aprobación para tratar arritmias ventriculares letales y conservar el ritmo sinusal en sujetos con fibrilación auricular. También se ha aprobado para tratar arritmias supraventriculares y ventriculares en niños. Disminuye el nivel umbral para la desfibrilación cardiaca.

DOFETILIDA

La dofetilida pertenece a la categoría de clase 3 en cuanto a prolongar el potencial de acción; tal fenómeno se efectúa por bloqueo "dependiente de la dosis" del componente rápido del flujo del potasio rectificador tardío I_{Kr} y el bloqueo de los incrementos de I_{Kr} en la hipopotasemia. La dofetilida no produce un bloqueo notable de los otros conductos del potasio o del sodio. Dada la lentitud de la recuperación del bloqueo, la magnitud de este último depende poco de la frecuencia de estimulación. Sin embargo, la dofetilida tiene una menor prolongación del potencial de acción si existen ritmos rápidos, por la mayor importancia de otros conductos de potasio como I_{Ks}, con frecuencias más altas.

La biodisponibilidad del fármaco es de 100%. El verapamilo incrementa la concentración plasmática máxima de la dofetilida al intensificar el flujo sanguíneo intestinal. Se ha observado que 80% de la dosis se elimina por vía renal sin cambios, mientras que la proporción restante de 20% lo hace en la orina como metabolitos inactivos. Los inhibidores del mecanismo de secreción de cationes en riñones, como la cimetidina, prolongan la semivida de la dofetilida. Los efectos de prolongación de QT y los riesgos de proarritmias ventriculares guardan relación directa con la concentración del fármaco en plasma; por tales motivos, las dosis de dofetilida deben basarse en la depuración calculada de creatinina. La administración de este fármaco debe comenzarse en un hospital después de medir por primera vez el intervalo QT corregido con base en la velocidad (QT_c) y las concentraciones de electrólitos en suero. El intervalo "basal" de dicho trazo QT_c que rebase los 450 milisegundos (500 ms en presencia de un retraso de conducción intraventricular), la bradicardia con menos de 50 lpm y la hipopotasemia constituyen contraindicaciones relativas para su empleo.

En Estados Unidos se ha aprobado el uso de la dofetilida para la conservación del ritmo sinusal normal en individuos con fibrilación auricular. También es eficaz para restaurar el ritmo sinusal en individuos con fibrilación auricular.

IBUTILIDA

La ibutilida lentifica la repolarización cardiaca por bloqueo del componente rápido (I_{Kr}) del flujo del potasio rectificador tardío. También se ha sugerido la activación del flujo lento de sodio al interior de la célula como un mecanismo adicional de prolongación del potencial de acción. Después de la administración intravenosa, el fármaco se elimina con rapidez del plasma, por metabolismo en el hígado. Los metabolitos se excretan en el riñón y la semivida de eliminación es de 6 h en promedio.

La ibutilida intravenosa se utiliza para la conversión aguda de flúter y fibrilación auriculares, en ritmo sinusal normal. Es más eficaz en el flúter que en la fibrilación auricular, con una media cronológica de 20 min hasta la terminación. La reacción adversa más importante es la prolongación excesiva del intervalo QT y la taquicardia ventricular polimorfa en entorchado. Después de administrar la ibutilida en goteo intravenoso se necesita vigilancia electrocardiográfica continua durante 4 h o hasta que el intervalo QT_c recupere sus características iniciales.

FÁRMACOS ANTAGONISTAS DEL CONDUCTO DEL CALCIO (CLASE 4)

Los fármacos de esta categoría, de los cuales el verapamilo es el prototipo, se emplearon por primera vez en seres humanos como compuestos antianginosos y por ello se describen con mayor detalle en el capítulo 12. El verapamilo y el diltiazem también poseen efectos antiarrítmicos. Las dihidropiridinas (p. ej., nifedipina) no comparten la eficacia antiarrítmica y pueden *desencadenar* arritmias.

VERAPAMILO

Efectos cardiacos

El verapamilo bloquea los conductos activados y desactivados del calcio, de tipo L, es decir, su efecto es más notable en tejidos estimulados con más frecuencia que en los que tienen una polarización menos completa en reposo, y en aquellos en los cuales la activación depende de manera exclusiva del flujo de calcio, como en los nódulos SA y AV. En concentraciones terapéuticas alarga el tiempo de conducción del nódulo AV y el periodo refractario eficaz. El verapamilo suele lentificar el nódulo SA por su acción directa, pero su actividad hipotensora algunas veces origina un pequeño incremento reflejo de la velocidad de descarga del nódulo SA. Asimismo, suprime las posdespolarizaciones temprana y tardía y puede antagonizar las respuestas lentas originadas en tejido muy despolarizado.

Efectos extracardiacos

El verapamilo provoca vasodilatación periférica, que puede ser beneficiosa en la hipertensión y trastornos vasoespásticos periféricos. Sus acciones en el músculo liso generan diversos efectos extracardiacos (cap. 12).

Efectos tóxicos

Los efectos cardiotóxicos del verapamilo dependen de la dosis y suelen ser evitables. Un error frecuente ha sido administrar por la vena el fármaco a un paciente con taquicardia ventricular diagnosticada de modo erróneo como supraventricular. En esta situación puede haber hipotensión y fibrilación ventricular. Los efectos inotrópicos negativos del verapamilo pueden limitar su utilidad clínica en el corazón enfermo (cap. 12). El fármaco induce bloqueo AV si se utiliza en grandes dosis o en individuos con afección del nódulo AV. Dicho bloqueo puede tratarse con atropina y estimulantes de los receptores adrenérgicos β. Entre los efectos extracardiacos adversos del fármaco figuran el estreñimiento, lasitud, nerviosismo y edema periférico.

Farmacocinética y dosis

La semivida del verapamilo se aproxima a 7 h. El hígado lo metaboliza de manera extensa después de ingerido y su biodisponibilidad es sólo de 20%, en promedio. Por esa razón, debe administrarse con cautela en individuos con disfunción hepática.

En adultos sin insuficiencia cardiaca ni enfermedad de los nódulos SA o AV, cabe recurrir al verapamilo parenteral para suprimir la taquicardia supraventricular, si bien en estos casos la adenosina es el compuesto de primera línea. La dosis del fármaco incluye la administración inicial directa de 5 mg por la vena, en un lapso de 2 a 5 min, seguida, minutos después, por una segunda dosis de 5 mg, si es necesario. Luego cabe administrar dosis de 5 a 10 mg cada 4 a 6 h o recurrir al goteo intravenoso constante de 0.4 μg/kg/min.

Las dosis eficaces después de ingeridas son mayores que las intravenosas, por el metabolismo de primer paso, y varían de 120 a 640 mg al día en tres o cuatro fracciones.

Uso terapéutico

La taquicardia supraventricular es la principal indicación del verapamilo contra las arritmias. Se prefieren la adenosina o el verapamilo, en comparación con fármacos anteriores (propranolol, digoxina, edrofonio, y sustancias vasoconstrictoras) para suprimir el trastorno. El verapamilo también lentifica la frecuencia ventricular en la fibrilación y el flúter auriculares. Sólo en ocasiones convierte el flúter y la fibrilación auriculares en ritmo sinusal. El fármaco es útil algunas veces en las arritmias ventriculares. Sin embargo, la administración intravenosa en un individuo con taquicardia ventricular sostenida puede desencadenar colapso hemodinámico.

DILTIAZEM

El diltiazem tiene al parecer una eficacia similar a la del verapamilo en el tratamiento de las arritmias supraventriculares, que incluyen el control de la frecuencia de la fibrilación auricular. Para esta última indicación se cuenta con una presentación intravenosa del fármaco y provoca hipotensión o bradicardias muy pocas veces.

ANTIARRÍTMICOS DIVERSOS

Ciertos fármacos usados en el tratamiento de las arritmias no se ajustan a la organización convencional de las clases 1 a 4. Incluyen digital (descrita en el cap. 13), adenosina, magnesio y potasio. También es cada vez más claro que ciertos fármacos no antiarrítmicos, como los que actúan en el sistema renina-angiotensina-aldosterona, aceite de pescado y estatinas pueden reducir la recurrencia de taquicardias y fibrilación en pacientes con cardiopatía coronaria o insuficiencia cardiaca congestiva.

ADENOSINA

Mecanismo y uso clínico

La adenosina es un nucleósido que aparece en forma natural en todo el organismo. Su semivida en la sangre es menor de 10 s. Su mecanismo de acción comprende la activación del flujo del potasio rectificador al interior de la célula e inhibición del flujo de calcio. Las dos acciones tienen como consecuencia hiperpolarización notable y supresión de los potenciales de acción que dependen de calcio. En administración intravenosa directa, la adenosina inhibe de modo directo la conducción del nódulo AV y prolonga el periodo refractario de dicho nódulo. En la actualidad es el fármaco más indicado para la conversión inmediata de la taquicardia supraventricular paroxística, en ritmo sinusal, por su enorme eficacia (90 a 95%) y su acción brevísima. Por lo general se administra en una dosis intravenosa directa de 6 mg seguida, si es necesario, de otra dosis de 12 mg. Una variante poco común de la taquicardia ventricular es la sensible a adenosina. El fármaco es menos eficaz en caso de haber antagonistas de su receptor como la teofilina o la cafeína, y sus efectos los potencian los inhibidores de la captación de adenosina, como el dipiridamol.

Efectos tóxicos

La adenosina induce hiperemia cutánea en 20% de pacientes, disnea o ardor retroesternal (tal vez en relación con broncoespasmo) en más de 10% de los enfermos. Puede surgir bloqueo AV intenso, pero es muy breve. Puede haber fibrilación auricular. Entre los efectos tóxicos menos comunes se incluyen cefalea, hipotensión, náusea y parestesias.

Tratamiento no farmacológico de las arritmias cardiacas

Hace más de 100 años se reconoció que en modelos *in vitro* sencillos (p. ej., anillos de tejidos conductores) la reentrada se interrumpe en forma definitiva si se corta el circuito de reentrada. Este concepto se aplica ahora en las arritmias cardiacas con vías anatómicas definidas, como la reentrada auriculoventricular, flúter auricular y algunas formas de taquicardia ventricular, mediante el tratamiento con **ablación por catéter de radiofrecuencia** o frío extremo, la **crioablación**. El mapeo de las vías de reentrada y la ablación pueden realizarse mediante catéteres llevados hasta el corazón desde arterias y venas periféricas. Estudios recientes mostraron que la fibrilación auricular paroxística y persistente puede originarse en una de las venas pulmonares. Ambas formas de fibrilación auricular pueden resolverse con aislamiento eléctrico de las venas pulmonares mediante ablación por catéter de radiofrecuencia o durante una operación cardiaca concomitante.

Otra forma de tratamiento no farmacológico es el **desfibrilador cardioversor implantable (ICD)**, un dispositivo que detecta y trata en forma automática las arritmias que pueden ser letales, como la fibrilación ventricular. Los ICD se usan a menudo ahora en pacientes que se reanimaron de tales arritmias y varios estudios muestran que el tratamiento con ICD reduce la mortalidad en personas con enfermedad coronaria y fracción de expulsión ≤30%, así como en individuos con insuficiencia cardiaca de clase II o III y sin antecedente de arritmias. El uso creciente de los tratamientos antiarrítmicos no farmacológicos refleja los avances de las tecnologías relevantes y una consideración cada vez mayor de los peligros del tratamiento prolongado con los fármacos disponibles en la actualidad.

MAGNESIO

El magnesio en solución para goteo intravenoso, utilizado de manera original en individuos con arritmias inducidas por digitálicos, que estaban en estado de hipomagnesemia, posee efectos antiarrítmicos en sujetos con magnesemia normal. No se conocen los mecanismos de tales efectos, pero se sabe que el magnesio influye en la Na^+/K^+-ATPasa, los conductos del sodio y algunos de potasio, así como los del calcio. La administración del magnesio conviene al parecer en individuos con arritmias inducidas por digitálicos en caso de hipomagnesemia; también puede estar indicado en personas con taquicardia ventricular polimorfa en entorchado incluso si el magnesio sérico es normal. La dosis usual es de 1 g (en la forma de sulfato), intravenosa en un lapso de 20 min, que se puede repetir una vez si es necesario. Está en investigación la acción y las indicaciones del magnesio como antiarrítmico para obtener mejor conocimiento de tal fármaco.

POTASIO

En los comienzos de este capítulo se revisaron los datos de importancia de las concentraciones del ion potasio en el interior y el exterior de la membrana de la célula miocárdica. Los efectos del incremento del potasio en suero (potasemia) pueden resumirse de este modo: 1) acción despolarizante del potencial en reposo, y 2) acción estabilizadora del potencial de membrana, esto último originado por incremento de la permeabilidad al potasio. La hipopotasemia provoca un mayor peligro de posdespolarizaciones temprana y tardía y actividad de marcapasos ectópico, en particular en presencia de digitálicos. La hiperpotasemia deprime los marcapasos ectópicos (es necesario que sea muy intensa para suprimir al nódulo SA) y lentifica la conducción. Las concentraciones insuficientes o excesivas de potasio pueden ser arritmógenas; por ello, la administración de este ion se orienta a normalizar los gradientes y reservas corporales de potasio.

■ PRINCIPIOS DEL EMPLEO CLÍNICO DE LOS ANTIARRÍTMICOS

El margen entre la eficacia y los efectos tóxicos es en particular estrecho en el caso de los antiarrítmicos. El médico debe comparar con enorme cuidado los riesgos y los beneficios de su empleo (véase el recuadro Principios del empleo de los antiarrítmicos para la fibrilación auricular).

Valoración del tratamiento

El médico debe hacer algunas consideraciones importantes antes de indicar cualquier antiarrítmico.

1. **Eliminar la causa.** Es importante identificar los factores desencadenantes y eliminarlos, en la medida de lo posible; esto incluye no sólo las anomalías de la homeostasia interna como la hipoxia o las alteraciones de electrólitos (en particular hipopotasemia o hipomagnesemia), sino también la farmacoterapia y cuadros patológicos primarios como el hipertiroidismo o las cardiopatías. Otro punto trascendente es también diferenciar el sustrato anormal de los factores desencadenantes como la isquemia del miocardio o la dilatación aguda del corazón que puede corregirse y revertirse.

2. **Confirmar el diagnóstico con certeza.** Es importante corroborar el diagnóstico de arritmias. Por ejemplo, el empleo equivocado del verapamilo en individuos con taquicardia ventricular mal diagnosticada como taquicardia supraventricular puede culminar en hipotensión catastrófica y paro cardiaco. Conforme se cuenta con métodos cada vez más complejos para identificar mecanismos subyacentes de las arritmias y se comprueban sus resultados, tal vez sea posible emplear ciertos fármacos en mecanismos específicos de arritmias.

3. **Valorar la situación inicial.** Las cardiopatías constituyen un factor determinante en la selección de fármacos contra una arritmia específica en un paciente particular. Un dilema fundamental es saber si hay anomalía estructural del corazón. En pocos antiarrítmicos se ha comprobado su inocuidad en la insuficiencia cardiaca congestiva o la cardiopatía isquémica. En realidad, algunos fármacos implican un riesgo proarrítmico corroborado en algunos cuadros patológicos, por ejemplo fármacos de clase 1C en individuos con cardiopatía isquémica. El médico debe definir un nivel basal fiable, y con él comparar la eficacia de la intervención ulterior con antiarrítmicos. Se dispone de métodos para dicha cuantificación inicial y comprenden la vigilancia ambulatoria duradera, estudios electrofisiológicos que reproducen una

Principios del empleo de los antiarrítmicos para la fibrilación auricular

La fibrilación auricular es la arritmia sostenida más frecuente en seres humanos. Su prevalencia aumenta en promedio de 0.5%, en sujetos menores de 65 años, a 10% en personas que tienen más de 80 años. Por lo regular, el diagnóstico es directo, por medio de la electrocardiografía. En el ECG se puede identificar algún infarto previo del miocardio, hipertrofia ventricular izquierda o preexcitación ventricular. El hipertiroidismo es una causa tratable y grave de fibrilación auricular y hay que practicar un conjunto de pruebas tiroideas en el momento del diagnóstico, para descartar tal posibilidad. Con los datos de la anamnesis y la exploración física como orientación, el médico debe valorar la presencia y magnitud de la cardiopatía primaria, de preferencia con técnicas sin penetración corporal como la ecocardiografía.

El tratamiento de la fibrilación auricular tiene como objetivo eliminar síntomas y evitar las complicaciones de la tromboembolia y la insuficiencia cardiaca inducida por taquicardia, que es el resultado de que durante largo tiempo no fuera posible controlar la frecuencia cardiaca. El objetivo terapéutico inicial es el control de la respuesta ventricular que casi siempre se alcanza con el empleo de un solo fármaco antagonista de los conductos del calcio o en combinación con un bloqueador β adrenérgico. La digoxina puede ser útil en presencia de insuficiencia cardiaca. El segundo objetivo es restaurar y conservar el ritmo sinusal normal. Algunas investigaciones indican que el control de la frecuencia (conservar la frecuencia ventricular en límites de 60 a 80 lpm) produce resultados mayores en cuanto a beneficios-riesgos, que el mero control del ritmo (conversión a ritmo sinusal normal) en el estado a largo plazo de los sujetos con fibrilación auricular. Si se juzga conveniente el control del ritmo se restaura por lo regular el ritmo sinusal por medio de cardioversión con corriente directa (en Estados Unidos); en algunos países se utilizan de forma inicial antiarrítmicos de clase 1. En el caso de sujetos con fibrilación auricular paroxística se puede restaurar el ritmo sinusal normal con una sola dosis grande de propafenona o flecainida ingeridas, a condición de que el médico corrobore primero con monitores la inocuidad en la situación. La ibutilida intravenosa restaura a corto plazo el ritmo sinusal. En el caso de una urgencia en la que es necesario restaurar el ritmo sinusal, como en la fibrilación auricular acompañada de hipotensión o angina, la modalidad preferida es la cardioversión con DC. Para conservar el ritmo sinusal normal se utiliza un antiarrítmico de clase 1 o 3.

arritmia en estudio y tratamiento, reproducción de dicha arritmia por el ejercicio en banda sinfín, y el empleo de vigilancia telefónica para registrar arritmias esporádicas pero sintomáticas.

4. **Cuestionar la necesidad de tratamiento.** La sola identificación de una anomalía del ritmo cardiaco no exige en todos los casos tratarla y suprimirla. Una justificación excelente para emprender medidas conservadoras fue la señalada por el *Cardiac Arrhythmia Suppression Trial* (CAST) que se revisó antes en este capítulo.

Beneficios y riesgos

Son relativamente difíciles de definir los beneficios de los antiarrítmicos. Cabe prever dos variedades de beneficios: disminución de los síntomas propios de la arritmia, como palpitaciones, síncope o paro cardiaco, y reducción de la mortalidad a largo plazo en sujetos asintomáticos. Entre los fármacos que se revisan, sólo los bloqueadores β se han vinculado con disminución de la mortalidad en pacientes con síntomas mínimos, aunque no se ha definido el mecanismo que sustenta tal efecto (cap. 10).

El uso de los antiarrítmicos supone diversos riesgos. En algunos casos, el peligro de que surja una reacción adversa depende de dosis altas o concentraciones plasmáticas elevadas. Entre los ejemplos están el temblor inducido por lidocaína o el cinconismo inducido por quinidina. En otros casos, las reacciones adversas no dependen de las elevadas concentraciones plasmáticas (como es el caso de la agranulocitosis inducida por procainamida). En cuanto a las diversas reacciones adversas graves a los antiarrítmicos, asume importancia al parecer la *combinación* de la farmacoterapia con la cardiopatía primaria.

Se han identificado también algunos síndromes específicos de desencadenamiento de arritmias por antiarrítmicos y cada uno posee su mecanismo fisiopatológico y sus factores de riesgo. Los fármacos como quinidina, sotalol, ibutilida y dofetilida que actúan, cuando menos en parte, al lentificar la repolarización y alargar los potenciales de acción cardiacos, pueden culminar en prolongación extraordinaria de QT y la aparición de la taquicardia polimorfa en entorchado. El tratamiento de esta última entidad obliga a detectar la arritmia, eliminar cualquier agente nocivo, corregir la hipopotasemia y emprender maniobras para mejorar la frecuencia cardiaca (estimulación externa o administración de isoproterenol); el magnesio intravenoso también parece ser eficaz incluso en personas con magnesemia normal.

Los fármacos que lentifican en forma notable la conducción como la flecainida o las elevadas concentraciones de quinidina pueden incrementar la frecuencia de arritmias de reentrada, en particular la taquicardia ventricular en sujetos con infarto previo del miocardio en los que puede existir un circuito posible de reentrada. En estos casos, el tratamiento consiste en identificación, eliminación del agente nocivo y administración de sodio intravenoso.

Características del tratamiento antiarrítmico

La urgencia de la situación clínica es el elemento que rige la vía y el ritmo del comienzo de la farmacoterapia. Si se necesita una acción farmacológica inmediata se prefiere la vía intravenosa. Los niveles terapéuticos de cada fármaco se logran por administración de múltiples dosis intravenosas directas. Se puede considerar que es eficaz la farmacoterapia cuando la arritmia que se busca eliminar se suprime (según la medida utilizada para cuantificarla desde el comienzo) y no surgen efectos tóxicos. Por lo contrario, no hay que considerar como ineficaz la farmacoterapia, salvo que los efectos tóxicos surjan en un momento en que no se han suprimido las arritmias.

La medición seriada de las concentraciones plasmáticas de cada fármaco puede ser un complemento útil en el tratamiento con antiarrítmicos. Las concentraciones del compuesto en plasma también son importantes para definir el cumplimiento de las órdenes terapéuticas durante el tratamiento a largo plazo y para detectar interacciones farmacológicas que pueden producir concentraciones muy grandes con dosis pequeñas de fármacos o concentraciones muy pequeñas con dosis grandes de cada producto.

RESUMEN Antiarrítmicos

Subclase	Mecanismo de acción	Efectos	Aplicaciones clínicas	Farmacocinética, efectos tóxicos e interacciones
CLASE 1A				
• Procainamida	Bloqueo de I_{Na} (primario) e I_{Kr} (secundario)	Lentifica la velocidad de conducción y la del marcapasos • prolonga la duración del potencial de acción y la disocia del conducto de I_{Na} con cinética intermedia • efectos depresores directos en los nódulos SA y auriculoventricular (AV)	En muchas de las arritmias auriculares y ventriculares • fármaco de segunda línea en el caso de muchas arritmias ventriculares sostenidas, que surgen con el infarto agudo del miocardio	Vías oral, IV, IM • eliminada por metabolismo en el hígado hasta el metabolito *N*-acetilprocainamida (NAPA; consultar el texto) y también por los riñones • se ha afirmado que el metabolismo de NAPA interviene en la génesis de la taquicardia ventricular polimorfa en entorchado en sujetos con insuficiencia renal • *Efectos tóxicos:* hipotensión • la administración por largo tiempo origina síntomas reversibles similares a los del lupus
• *Quinidina: similar a la procainamida, pero más tóxica (cinconismo, taquicardia ventricular polimorfa en entorchado); rara vez se utiliza para arritmias; para el paludismo, véase el capítulo 52*				
• *Disopiramida: semejante a la procainamida, pero posee notables efectos antimuscarínicos; puede desencadenar insuficiencia cardiaca; rara vez se utiliza*				
CLASE 1B				
• Lidocaína	Bloqueo de los conductos del sodio (I_{Na})	Bloquea los conductos activados y desactivados, con cinética rápida • no prolonga el potencial de acción y en realidad puede acortarlo	Suprime las taquicardias ventriculares y evita la fibrilación ventricular después de la cardioversión	Vía IV • metabolismo de primer paso por el hígado • disminuir la dosis en sujetos con insuficiencia cardiaca o hepatopatía • *Efectos tóxicos:* síntomas neurológicos
• *Mexiletina: congénere de la lidocaína con actividad posterior a su ingestión; se utiliza en arritmias ventriculares y en síndromes de dolor crónico*				
CLASE 1C				
• Flecainida	Bloqueo de los conducto del sodio (I_{Na})	Se disocia del conducto con cinética lenta • no hay modificaciones en la duración del potencial de acción	Arritmias supraventriculares en la persona con corazón sano • no utilizar en cuadros isquémicos (después de infarto del miocardio)	Vía oral • metabolismo por hígado y riñones • semivida en promedio 20 h • *Efectos tóxicos:* fármaco proarrítmico
• *Propafenona: activa después de su ingestión, con actividad bloqueadora β débil; arritmias supraventriculares; metabolismo hepático*				
• *Moricizina: derivado fenotiazínico, activo después de ingerido; arritmias ventriculares, pero es un producto proarrítmico. Retirado del mercado en Estados Unidos*				
CLASE 2				
• Propranolol	Bloqueo de receptores adrenérgicos β	Efectos directos en membrana (bloqueo de los conductos del sodio) y prolongación de la duración del potencial de acción • lentifica el automatismo del nódulo SA y la velocidad de conducción del nódulo AV	Arritmias auriculares y prevención de infartos repetitivos y muerte repentina	Vías oral y parenteral • su acción dura 4 a 6 h • *Efectos tóxicos:* asma, bloqueo AV, insuficiencia cardiaca aguda • *Interacciones:* con otros depresores del corazón y productos hipotensores
• *Esmolol: producto de acción breve, que se usa sólo por vía IV; se utiliza contra arritmias transoperatorias y otras arritmias agudas*				
CLASE 3				
• Amiodarona	Bloquea los conductos I_{Kr}, I_{Na}, $I_{Ca\text{-}L}$; los receptores adrenérgicos β	Prolonga la duración del potencial de acción y el intervalo QT • lentifica la frecuencia cardiaca y la conducción por el nódulo AV • pequeña incidencia de taquicardia ventricular polimorfa en entorchado	Arritmias ventriculares y supraventriculares graves	Vías oral e IV • absorción y acumulación en tejidos, variables • metabolismo por el hígado y eliminación compleja y lenta • *Efectos tóxicos:* bradicardia y bloqueo cardiaco en caso de afección del corazón; vasodilatación periférica, efectos tóxicos en pulmones e hígado • hipertiroidismo hipotiroidismo • *Interacciones:* muchas con base en el metabolismo por la enzima CYP
• Dofetilida	Bloqueo de I_{Kr}	Prolonga el potencial de acción y el periodo refractario eficaz	Conservación o restauración del ritmo sinusal en casos de fibrilación auricular	Vía oral • se excreta por riñones • *Efectos tóxicos:* taquicardia ventricular polimorfa en entorchado (emprender la administración de la dofetilida en el hospital) • *Interacciones:* aditivas con otros fármacos que prolongan el intervalo QT
• *Sotalol: bloqueador adrenérgico β e I_{Kr}, prolonga en forma directa el potencial de acción; se utiliza contra arritmias ventriculares y fibrilación auricular*				
• *Ibutilida: antagonista de los conductos del potasio, puede activar el flujo al interior de la célula; utilización por vía IV para convertir el flúter y la fibrilación auriculares (en ritmo sinusal)*				
• *Dronedarona: derivado de la amiodarona; acción en múltiples conductos; disminuye la mortalidad en sujetos con fibrilación auricular*				
• *Vernakalant: producto en investigación que actúa en múltiples conductos en aurículas; prolonga el periodo refractario auricular y es eficaz en la fibrilación de dicha cámara*				

(*continúa*)

Subclase	Mecanismo de acción	Efectos	Aplicaciones clínicas	Farmacocinética, efectos tóxicos e interacciones
CLASE 4				
• Verapamilo	Bloqueo del conducto del calcio (tipo $I_{Ca\text{-}L}$)	Lentifica el automatismo del nódulo SA y la velocidad de conducción del nódulo AV • disminuye la contractilidad del miocardio • aminora la tensión arterial	Taquicardias supraventriculares, hipertensión, angina	Vías oral e IV • metabolismo por el hígado • usarlo cautamente en personas con disfunción hepática • *Efectos tóxicos e interacciones:* consultar el capítulo 12
• *Diltiazem: equivalente a verapamilo*				
DIVERSAS				
• Adenosina	Activa el rectificador interógrado I_K • bloquea I_{Ca}	Acción muy breve y por lo regular bloqueo AV completo	Taquicardias supraventriculares paroxísticas	Sólo vía IV • su acción dura 10 a 15 s • *Efectos tóxicos:* hiperemia facial, sensación de opresión retroesternal, mareo • *Interacciones:* mínimas
• Magnesio	Acción poco conocida • interactúa con la Na^+/K^+-ATPasa, así como con los conductos del potasio y del calcio	Normaliza o incrementa la magnesemia	Taquicardia ventricular polimorfa en entorchado • arritmias inducidas por digitálicos	Vía IV • la duración depende de la dosis • *Efectos tóxicos:* debilidad muscular en caso de sobredosis
• Potasio	Incrementa la permeabilidad y el flujo de potasio	Lentifica los marcapasos ectópicos • enlentece la velocidad de conducción en el corazón	Arritmias inducidas por digitálicos • arritmias vinculadas con hipopotasemia	Vías oral e IV • *Efectos tóxicos:* arritmias de reentrada, fibrilación o paro en caso de sobredosis

PREPARACIONES DISPONIBLES

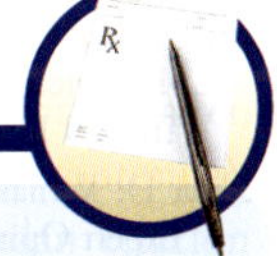

ANTAGONISTAS DE LOS CONDUCTOS DEL SODIO

Disopiramida
Vía oral: cápsulas de 100 y 150 mg
Vía oral, liberación controlada: cápsulas de 100 y 150 mg

Flecainida
Vía oral: comprimidos de 50, 100 y 150 mg

Lidocaína
Vía parenteral: 100 mg/ml intramuscular (IM): solución de 10, 20 mg/ml para inyección intravenosa (IV); solución con 40, 100 y 200 mg/ml para mezclas intravenosas; solución intravenosa premezclada con solución glucosada al 5%, en dosis de 2, 4 y 8 mg/ml

Mexiletina
Vía oral: cápsulas de 150, 200 y 250 mg

Procainamida
Vía oral: comprimidos y cápsulas de 250, 375 y 500 mg
Vía oral, comprimidos de liberación sostenida: comprimidos de 250, 500, 750 y 1 000 mg
Vía parenteral: 500 mg/ml, inyectable

Propafenona
Vía oral: comprimidos y cápsulas de 150, 225 y 300 mg

Sulfato de quinidina (83% de quinidina base)
Vía oral: comprimidos de 200 y 300 mg
Liberación sostenida oral, vía parenteral: comprimidos de 300 mg

Gluconato de quinidina (62% de quinidina base)
Vía oral, liberación sostenida: comprimidos de 324 mg
Vía parenteral: 80 mg/ml para inyección

Poligalacturonato de quinidina (60% de quinidina base)
Vía oral: comprimidos de 275 mg

BLOQUEADORES β ACEPTADOS PARA USAR COMO ANTIARRÍTMICOS

Acebutolol
Vía oral: cápsulas de 200 y 400 mg

Esmolol
Vía parenteral: 10 mg/ml; 250 mg/ml para inyección IV

Propranolol
Vía oral: comprimidos de 10, 20, 40, 60, 80 y 90 mg
Vía oral, liberación sostenida: cápsulas de 60, 80, 120 y 160 mg
Solución por vía oral: 4, 8 mg/ml
Vía parenteral: 1 mg/ml para inyección

FÁRMACOS QUE PROLONGAN EL POTENCIAL DE ACCIÓN

Amiodarona
Vía oral: comprimidos de 100, 200 y 400 mg
Vía parenteral: 150 mg/3 ml para goteo intravenoso

Dofetilida
Vía oral: cápsulas con 125, 250 y 500 μg

Dronedarona
Vía oral: comprimidos de 400 mg

Ibutilida
Vía parenteral: 0.1 g/ml de solución para goteo intravenoso

Sotalol
Vía oral: cápsulas de 80, 120, 160 y 240 mg

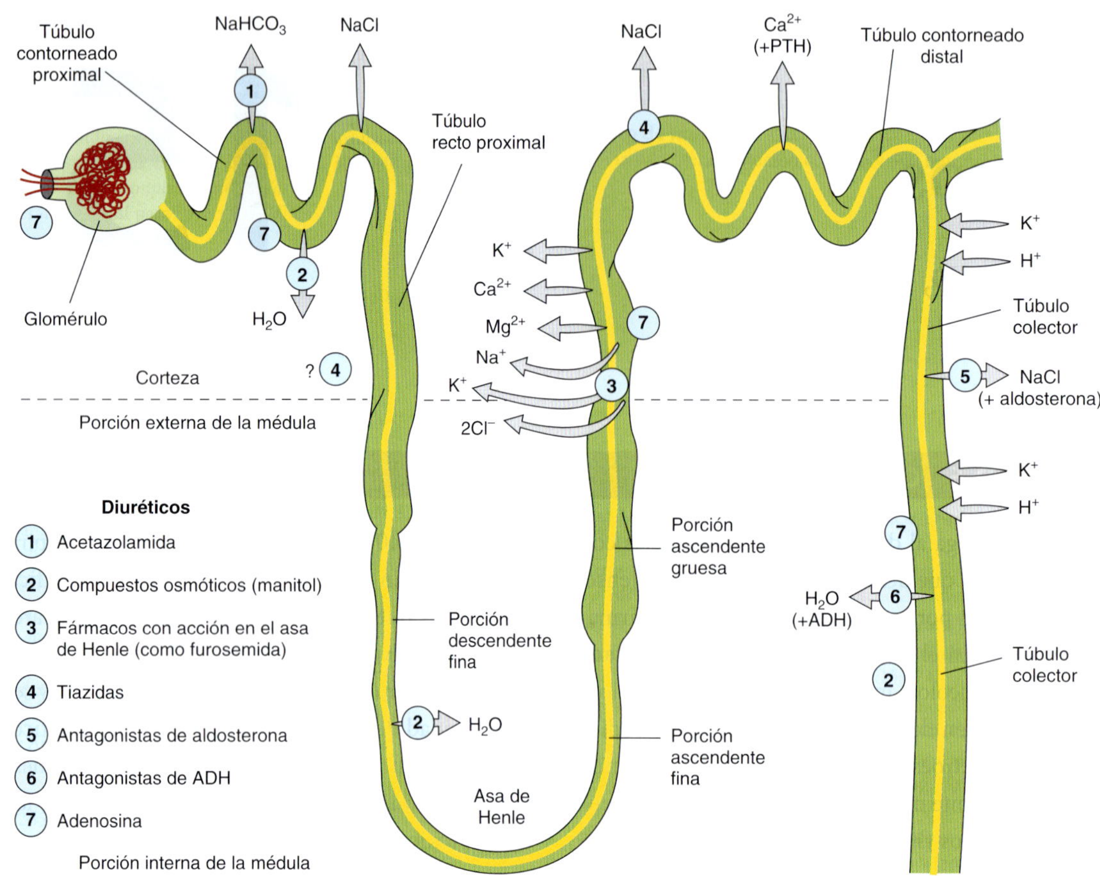

FIGURA 15–1 Sistemas de transporte en túbulos y sitios de acción de diuréticos. ADH, hormona antidiurética; PTH, hormona paratiroidea.

CUADRO 15–1 Segmentos principales de la nefrona y funciones

Segmentos	Funciones	Permeabilidad al agua	Transportadores primarios y sitios de acción de fármacos en la membrana apical	Diurético con acción principal
Glomérulos	Formación de filtrado glomerular	Notablemente grande	Ninguna	Ninguna
Túbulo contorneado proximal (PCT)	Resorción de 65% de sodio/potasio/calcio filtrado y magnesio; 85% de bicarbonato de sodio y prácticamente 100% de glucosa y aminoácidos. Resorción isoosmótica de agua	Muy grande	Na/H[1] (NHE3); anhidrasa carbónica	Inhibidores de anhidrasa carbónica Antagonistas de adenosina (en investigación)
Túbulo proximal, segmentos rectos	Secreción y resorción de ácidos y bases orgánicos que incluyen ácido úrico y muchos diuréticos	Muy grande	Transportadores de ácidos (como el ácido úrico) y bases	Ninguno
Porción descendente fina del asa de Henle	Resorción pasiva de agua	Grande	Acuaporinas	Ninguna
Porción ascendente gruesa del asa de Henle (TAL)	Resorción activa de 15 a 25% de sodio/potasio/cloruro filtrados; resorción secundaria de calcio y magnesio	Muy pequeña	Na/K/2Cl (NKCC2)	Diuréticos con acción en el asa de Henle
Túbulo contorneado distal (DCT)	Resorción activa de 4 a 8% del sodio y Cl^- filtrados; resorción de calcio, bajo control de la hormona paratiroidea	Muy pequeña	Na/Cl (NCC)	Tiazidas
Túbulo colector cortical (CCT)	Resorción de sodio (2 a 5%) acoplada a secreción de potasio e hidrogeniones	Variable[2]	Conductos del sodio (ENaC), conductos del potasio,[1] transportador de H^+,[1] acuaporinas	Diuréticos ahorradores de potasio Antagonistas de adenosina (en investigación)
Conducto colector medular	Resorción de agua bajo vasopresina	Variable[2]	Acuaporinas	Antagonista de vasopresina

[1]No es el sitio de acción de los fármacos disponibles.

[2]Controlado por la actividad de la vasopresina.

De los solutos resorbidos en el túbulo proximal, los que mayor importancia tienen en la acción de diuréticos son el bicarbonato y el cloruro de sodio. De los diuréticos disponibles en el comercio, sólo un grupo (inhibidores de la anhidrasa carbónica que bloquea la resorción del bicarbonato de sodio) actúa de manera predominante en el túbulo contorneado proximal. Dada la gran cantidad de cloruro de sodio que se absorbe en el segmento en cuestión, el fármaco que debe bloquear de manera específica la absorción tubular proximal de dicho compuesto (NaCl), debe ser un diurético, en particular potente. Los antagonistas del receptor para adenosina, que son tema de investigación clínica intensiva, actúan sobre todo en el PCT y parecen inducir diuresis de NaCl, más que de $NaHCO_3$. La resorción de bicarbonato de sodio por el túbulo contorneado proximal comienza gracias a la acción del intercambiador de Na^+/H^+ (NHE3, *Na^+/H^+ exchanger*) situado en la membrana luminal de las células del epitelio del túbulo proximal (fig. 15-2). El sistema mencionado de transporte permite al sodio penetrar en la célula desde el interior (luz) del túbulo, en sustitución de un protón (H^+) expulsado desde dentro de la célula. Como ocurre en todos los segmentos de la nefrona, la Na^+/K^+-ATPasa de la membrana basolateral impulsa el sodio resorbido y lo hace pasar al interior del plano intersticial para conservar una concentración intracelular baja de dicho ion (Na^+). El ion de hidrógeno secretado a la luz (conducto interior) del túbulo se combina con el bicarbonato (HCO_3^-) para formar ácido carbónico (H_2CO_3) que es deshidratado con rapidez hasta que se forma dióxido de carbono y agua, por acción de la anhidrasa carbónica. El dióxido de carbono producido por deshidratación de H_2CO_3 penetra en las células del túbulo proximal por difusión simple y en ellas es rehidratado de nueva cuenta hasta formar H_2CO_3, fenómeno facilitado por la anhidrasa carbónica intracelular. Después de la disociación de H_2CO_3, el ion hidrógeno queda disponible para ser transportado por el intercambiador de Na^+/H^+, y el HCO_3^- es expulsado de la célula por el transportador de la membrana basolateral (fig. 15-2). En consecuencia, la resorción de bicarbonato por parte del túbulo proximal depende de la anhidrasa carbónica. Dicha enzima pueden inhibirla la acetazolamida y otros compuestos con igual función.

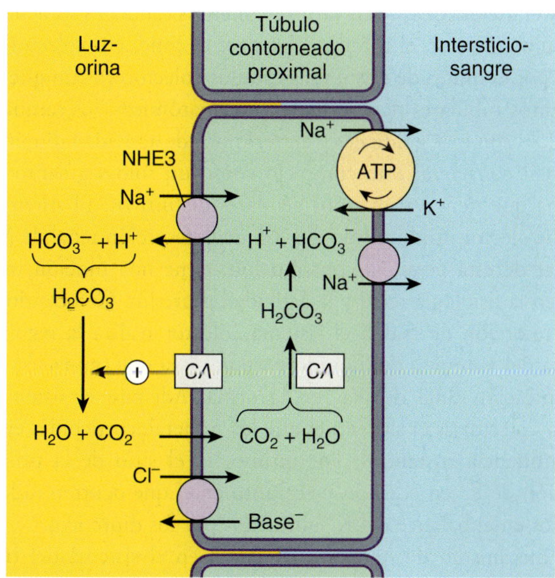

FIGURA 15–2 Intercambio de sodio/hidrogeniones en la membrana apical (por medio de NHE3) y resorción de bicarbonato en células del túbulo contorneado proximal. Aparece la Na^+/K^+-ATPasa en la membrana basolateral para conservar las concentraciones intracelulares de los dos iones dentro de límites normales. Por el equilibrio rápido, las concentraciones de los solutos son casi iguales en el líquido intersticial y la sangre. La anhidrasa carbónica (CA) aparece en otros sitios además del borde en cepillo de la membrana luminal.

La adenosina, que se libera como resultado de la hipoxia y el consumo del ATP, es una molécula con cuatro receptores diferentes y efectos complejos sobre el transporte de Na^+ en varios segmentos de la nefrona. Aunque reduce la tasa de filtración glomerular (GFR, *glomerular filtration rate*) para disminuir el consumo energético en el riñón, la adenosina en realidad incrementa la resorción proximal de Na^+ mediante la estimulación de la actividad de NHE3. En fecha reciente se descubrió que una nueva clase de fármacos, los antagonistas del receptor A_1 para adenosina, aminora de manera significativa la actividad de NHE3 en el túbulo proximal y la resorción de NaCl en el túbulo colector, y además tiene potentes efectos vasomotores en la microvasculatura renal (véanse más adelante Autacoides renales, Farmacología básica de los diuréticos e Insuficiencia cardiaca).

Como el HCO_3^- y los solutos orgánicos ya casi se han eliminado del líquido tubular al llegar al túbulo proximal, el líquido luminal residual contiene sobre todo NaCl. En estas condiciones, la resorción de Na^+ continúa, pero el H^+ secretado por el intercambiador Na^+/H^+ ya no puede unirse con el HCO_3^-. El H^+ libre hace que el pH luminal descienda, lo que activa a un intercambiador Cl^-/base apenas definido (fig. 15-2). El efecto neto del intercambio paralelo Na^+/H^+ y Cl^-/base es la resorción de NaCl. Hasta ahora no hay diuréticos con efecto conocido en este proceso conjunto.

El agua se resorbe en el PCT como respuesta a fuerzas osmóticas, por lo que la osmolalidad del líquido luminal permanece casi constante en toda su extensión y la concentración de un soluto impermeable como la inulina aumenta conforme se resorbe el agua. Si existen grandes cantidades de un soluto no permeable como el manitol (un diurético osmótico) en el líquido tubular, la resorción de agua incrementa la concentración del soluto, por lo que conforme disminuyen las concentraciones de sal se impide la resorción de agua.

Los sistemas secretores de ácido orgánico se localizan en el tercio medio de la parte recta del túbulo proximal (segmento S_2). Estos sistemas secretan diversos ácidos orgánicos (ácido úrico, fármacos antiinflamatorios no esteroideos [NSAID], diuréticos, antibióticos, etc.) hacia el líquido luminal desde la sangre. Estos sistemas ayudan a llevar los diuréticos al lado luminal del túbulo, donde actúa la mayoría de ellos. También existen sistemas secretores de bases orgánicas (creatinina, colina, etc.) en los segmentos inicial (S_1) e intermedio (S_2) del túbulo proximal.

ASA DE HENLE

En el límite entre las franjas interna y externa de la médula exterior, el túbulo proximal se vacía en la rama delgada descendente del asa de Henle. El agua se excreta desde la rama descendente de esta asa por las fuerzas osmóticas que hay en el intersticio medular hipertónico. Como ocurre en el túbulo proximal, los solutos luminales impermeables como el manitol se oponen a esta extracción de agua y por tanto a la actividad acuarética. La rama *ascendente* delgada es relativamente impermeable al agua, pero permeable a algunos solutos.

La rama ascendente gruesa (TAL, *thick ascending limb*) del asa de Henle resorbe cloruro de sodio de forma activa desde la luz (en promedio, 25% del sodio filtrado), pero a diferencia del túbulo

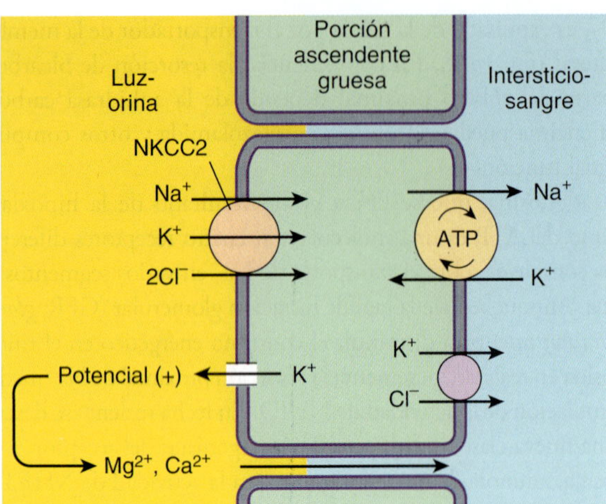

FIGURA 15-3 Vías de transporte iónico a través de las membranas luminal y basolateral de células de la rama ascendente gruesa. El potencial eléctrico positivo en la luz creado por la difusión retrógrada de potasio impulsa la resorción de cationes divalentes (y monovalentes) por la vía paracelular. NKCC2 es el transportador primario en la membrana luminal.

proximal y la rama fina descendente del asa de Henle, es casi impermeable al agua. Por esa razón, la resorción de cloruro de sodio en la TAL diluye el líquido tubular, por lo que ha recibido el nombre de *segmento diluyente*. Los segmentos del TAL dentro de la médula contribuyen a la hipertonicidad de esa zona, y por ello asumen gran importancia en la concentración de orina por parte del túbulo colector.

El sistema de transporte de cloruro de sodio en la membrana luminal de TAL es un cotransportador de $Na^+/K^+/2Cl^-$ (llamado NKCC2 o NK2CL) (fig. 15-3). Dicho transportador es bloqueado de manera selectiva por diuréticos que actúan en el asa de Henle (véase más adelante). El propio cotransportador de $Na^+/K^+/2Cl^-$ es neutro desde el punto de vista eléctrico (hay transporte conjunto de dos cationes y dos aniones), pero su acción contribuye a la acumulación excesiva de potasio en el interior de la célula. La difusión "retrógrada" del potasio y su devolución al interior (luz) del túbulo causa un potencial eléctrico positivo en la luz que constituye la fuerza impulsora para la resorción de cationes (incluidos magnesio y calcio) a través de la vía paracelular. Por consiguiente, la inhibición del transporte de cloruro de sodio en la TAL por acción de diuréticos que actúan en el asa de Henle (acción que disminuye el potencial positivo en la luz) incrementa la excreción de cationes divalentes, además del cloruro de sodio, por la orina.

TÚBULO CONTORNEADO DISTAL

Casi 10% del cloruro de sodio filtrado se resorbe en el túbulo contorneado distal (DCT, *distal convoluted tubule*). A semejanza de la TAL del asa de Henle, dicho segmento es relativamente impermeable al agua y la resorción de cloruro de sodio diluye todavía más el líquido tubular. El mecanismo de transporte de NaCl en el DCT es el de la participación de un cotransportador de sodio y cloruro sensible a las tiazidas y eléctricamente neutro (NCC, fig. 15-4).

El potasio no se recicla a través de la membrana apical del DCT, como lo hace en la TAL, razón por la cual en este segmento no existe un potencial positivo en luz y desde el interior del túbulo no se expulsan el calcio y el magnesio por fuerzas eléctricas. En vez de ello, las células epiteliales del DCT resorben en forma activa el calcio a través de un canal apical de dicho ion intercambiador basolateral de sodio/calcio (fig. 15-4). Tal proceso es regulado por la hormona paratiroidea.

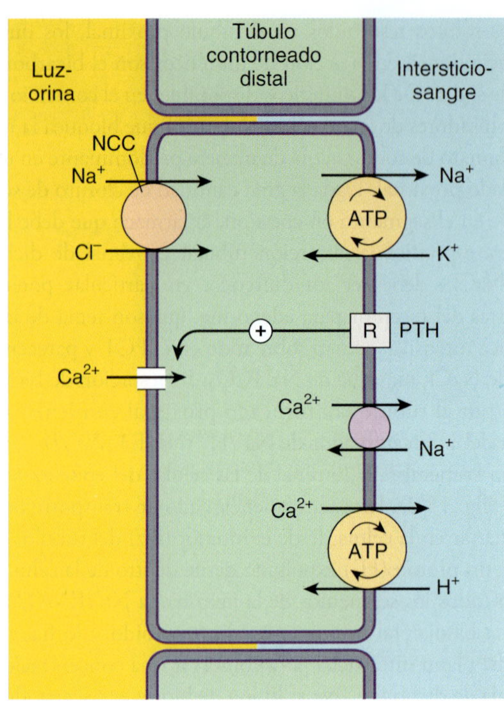

FIGURA 15-4 Vías de transporte iónico a través de las membranas luminal y basolateral de células del túbulo contorneado distal. Como ocurre en todas las células tubulares, está presente la Na^+/K^+-ATPasa en la membrana basolateral. NCC es el principal transportador de sodio y cloruro en la membrana luminal (R, receptor de hormona paratiroidea [PTH]).

SISTEMA DEL TÚBULO COLECTOR

El sistema del túbulo colector que conecta el DCT con la pelvis renal y el uréter consiste en varios segmentos tubulares secuenciales: el túbulo conector, el túbulo colector y el conducto colector (formado por la unión de dos o más túbulos colectores). Aunque estos segmentos tubulares tienen diferencias anatómicas, los cambios fisiológicos son más graduales y en términos de actividad diurética es más fácil considerar este complejo como un solo segmento de la nefrona que tiene varios tipos celulares distintivos. El sistema del túbulo colector produce sólo 2 a 5% de la resorción renal de NaCl. A pesar de esta pequeña contribución, tiene una función importante en la fisiología renal y la actividad diurética. Como sitio final de la resorción de NaCl, el sistema colector realiza la regulación estricta del volumen del líquido corporal y la determinación de la concentración final de Na^+ en la orina. Además, el sistema del túbulo colector es el sitio en el que los mineralocorticoides ejercen una influencia sustancial. Por último, es el sitio de la principal secreción de K^+ en el riñón y el punto en el que ocurren todos los cambios en el balance del K^+ inducidos por los diuréticos.

El mecanismo de resorción de NaCl en el sistema del túbulo colector se diferencia de los mecanismos observados en otros segmentos del túbulo. Las **células principales** son el sitio principal de transporte de Na^+, K^+ y agua (figs. 15-5 y 15-6), y las **células intercaladas** (α, β) son el sitio principal de secreción de H^+ (células α) y bicarbonato (células β). Las células intercaladas α y β son muy similares, salvo porque la localización en la membrana de la H^+-ATPasa y el intercambiador de Cl/HCO_3^- está invertida. Las células principales no contienen sistemas de cotransporte apical para el Na^+ y otros

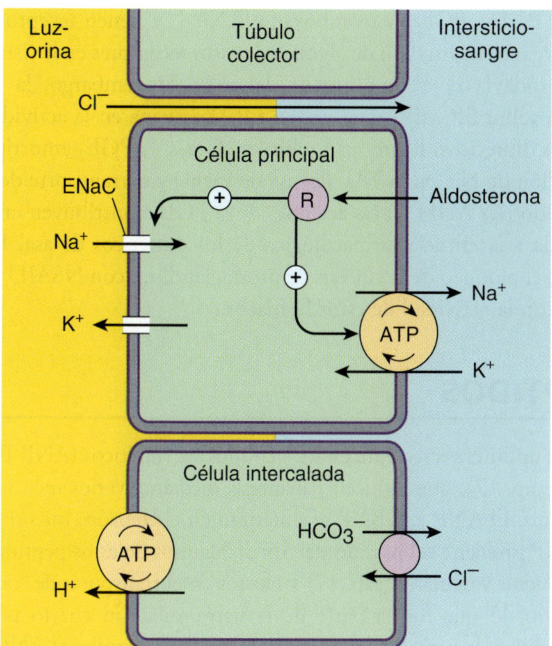

FIGURA 15–5 Vías de transporte iónico a través de las membranas luminal y basolateral de células del túbulo colector y conductos colectores. La difusión de sodio al interior de la célula a través del conducto del sodio epitelial (ENaC) genera un potencial negativo en la luz que impulsa la resorción de cloruro y la salida de potasio (R, receptor de aldosterona).

iones, a diferencia de las células de otros segmentos de la nefrona. La membrana de las células principales tiene conductos iónicos separados para Na^+ y K^+. Como estos conductos excluyen a los aniones, el transporte de Na^+ o K^+ produce un desplazamiento neto de cargas a través de la membrana. Dado que la entrada del Na^+ a la célula principal predomina sobre la secreción de K^+ a la luz, se desarrolla un potencial eléctrico de 10 a 50 mV negativo en la luz. El sodio que entra a la célula principal desde el líquido tubular se transporta de regreso a la sangre a través de la Na^+/K^+-ATPasa basolateral (fig. 15-5). El potencial eléctrico negativo en la luz de 10 a 50 mV impulsa el transporte de Cl^- de regreso a la sangre por la vía paracelular y extrae K^+ de las células a través del conducto de K^+ en la membrana apical. Por lo tanto, existe una relación importante entre la llegada de Na^+ al sistema del túbulo colector y la secreción consecuente de K^+. Los diuréticos con un efecto más proximal incrementan la llegada de Na^+ a este sitio y aumentan la secreción de K^+.

Si el Na^+ llega al sistema colector con un anión que no puede absorberse con tanta facilidad como el Cl^- (p. ej., HCO_3^-), aumenta el potencial negativo en la luz y se intensifica la secreción de K^+. Este mecanismo, combinado con el incremento de la secreción de aldosterona producido por la deficiencia de volumen, es la base de la pérdida de K^+ que provoca la mayor parte de los diuréticos. Los antagonistas de la adenosina, que actúan en un sitio previo en el túbulo proximal, aunque también en el túbulo colector, tal vez sean los únicos diuréticos que eluden este principio (véase más adelante). La resorción de Na^+ a través del conducto del Na epitelial (ENaC) y la secreción acoplada de K^+ están reguladas por la aldosterona. Mediante sus efectos en la transcripción génica, esta hormona esteroidea incrementa la actividad de los conductos de la membrana apical y la Na^+/K^+-ATPasa basolateral. Esto aumenta el potencial eléctrico transepitelial y produce una elevación drástica de la resorción de Na^+ y la secreción de K^+.

El sistema del túbulo colector también es el sitio en el que se determina la concentración final de la orina. Además de su función en el control de la absorción de Na^+ y la secreción de K^+ (fig. 15-5), las células principales también contienen un sistema regulado de conductos de agua (fig. 15-6). La hormona antidiurética (también llamada arginina vasopresina, AVP) controla la permeabilidad de estas células al agua mediante la regulación de la inserción de los conductos del agua preformados (acuaporina 2, AQP2) en la membrana apical. Los receptores para vasopresina en la vasculatura y el sistema nervioso central (SNC) son receptores V_1 y los del riñón son V_2. Los receptores V_2 actúan mediante un proceso acoplado con una proteína G y mediado por cAMP. En ausencia de ADH, el túbulo (y el conducto) colector es impermeable al agua y se produce orina diluida. La ADH incrementa en grado notable la permeabilidad al agua y esto conduce a la formación de orina más concentrada. La ADH también estimula la inserción de moléculas UT1 transportadoras de urea en las membranas apicales de las células del conducto colector en la médula.

La concentración de urea en la médula tiene una contribución importante para mantener la osmolaridad elevada de la médula y concentrar la orina. La secreción de ADH está regulada por la osmolalidad sérica y el estado del volumen. Una nueva clase de fármacos, los vaptanos (véase Fármacos modificadores de la excreción de agua), son antagonistas de la ADH.

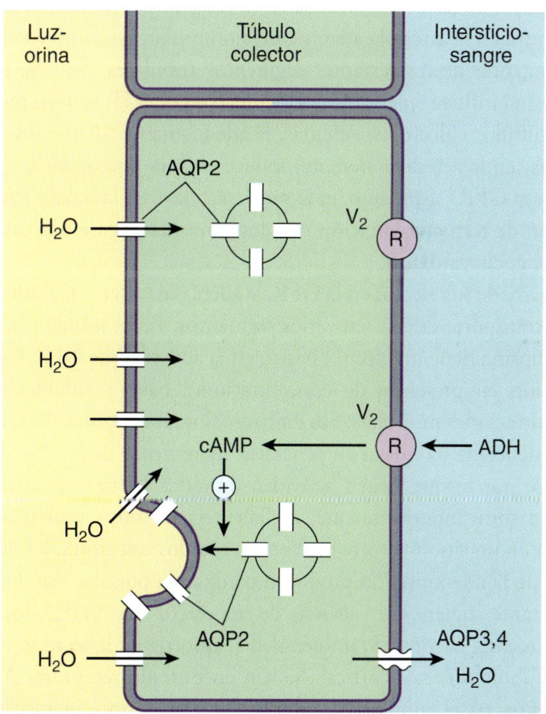

FIGURA 15–6 Transporte de agua a través de las membranas luminal y basolateral de las células del conducto colector. Sección superior, existe poca permeabilidad al agua en ausencia de hormona antidiurética (ADH). Porción inferior, en presencia de ADH, se insertan acuaporinas en la membrana apical, lo cual intensifica de forma notable la permeabilidad al agua. (AQP2, conductos hídricos de acuaporina apical; AQP3,4, conductos hídricos de acuaporina basolateral; V_2, receptor V_2 de vasopresina.)

AUTACOIDES RENALES

Existen varios compuestos de producción local que tienen efectos fisiológicos en el riñón y por tanto se refieren como *autacoides*, o *factores paracrinos*. Varios de estos autacoides (adenosina, prostaglandinas y urodilatina) parecen tener efectos importantes en la farmacología de los diuréticos. Puesto que estos efectos son complejos, se tratan de manera independiente respecto de los segmentos tubulares individuales ya descritos.

ADENOSINA

La adenosina es un ribonucleósido no fosforilado cuyas acciones renales se han estudiado de forma amplia. Como en todos los tejidos, las concentraciones renales de adenosina aumentan en reacción a la hipoxia y al consumo de ATP. En la mayoría de los tejidos, la hipoxia produce vasodilatación compensatoria y, si el gasto cardiaco es suficiente, aumenta el flujo sanguíneo. El riñón tiene distintos requerimientos porque el mayor flujo sanguíneo eleva la GFR y el suministro de solutos a los túbulos. Este aumento del aporte incrementa el trabajo tubular y el consumo de ATP. En contraste, en el riñón hipóxico la adenosina reduce en realidad el flujo sanguíneo y la GFR. Como la médula siempre es más hipóxica que la corteza, la adenosina aumenta la resorción de Na^+ del flujo reducido en la corteza, por lo que el suministro a los segmentos medulares decrece aún más.

Existen cuatro receptores distintivos para adenosina (A_1, E_{2a}, A_{2b} y A_3), todos los cuales se encuentran en el riñón. Sin embargo, es probable que sólo uno de ellos (A_1) tenga importancia con respecto a la farmacología de los diuréticos. El receptor A_1 para adenosina se encuentra en la arteriola aferente preglomerular, así como en el PCT y la mayoría de los restantes segmentos tubulares. Se sabe que la adenosina influye en el transporte iónico en el PCT, la TAL medular y los túbulos colectores. Además, la adenosina (mediante los receptores A_1 en la arteriola aferente) reduce el flujo sanguíneo al glomérulo (y la GFR); asimismo, es la molécula clave en la señalización del proceso de retroalimentación tubuloglomerular (véase más adelante Insuficiencia cardiaca).

Aparte de sus efectos en la GFR, la adenosina altera en grado notorio el transporte de Na^+ en varios segmentos. En el túbulo proximal, la adenosina tiene un efecto bifásico en la actividad de NHE3: intensificación en presencia de concentraciones bajas e inhibición con concentraciones muy altas. Sin embargo, los antagonistas del receptor para adenosina bloquean en general el incremento de la actividad de NHE3, por lo que tienen actividad diurética (véase más adelante). Resulta muy interesante que, a diferencia de otros diuréticos que actúan en un sitio más proximal en los túbulos colectores, los antagonistas de la adenosina no producen pérdida de potasio. Este hallazgo importante sugiere que, además de sus efectos en NHE3, los antagonistas de la adenosina también deben amortiguar la secreción de K^+ en el túbulo colector cortical. Se han encontrado receptores A_1 para adenosina en el túbulo colector, pero no se conoce el mecanismo preciso por el cual la adenosina bloquea la secreción de potasio.

PROSTAGLANDINAS

Las prostaglandinas son autacoides que contribuyen en buena medida a la fisiología renal y la función de muchos otros órganos (cap. 18). En el riñón se sintetizan cinco subtipos de prostaglandinas (PGE_2, PGI_2, PGD_2, $PGF_{2\alpha}$ y tromboxano [TXA_2]) y tienen receptores en este órgano. La función de algunos de estos receptores en la fisiología renal todavía no se comprende del todo. Sin embargo, la PGE_2 (actúa sobre EP_1, EP_3 y tal vez en EP_2) participa en la actividad de ciertos diuréticos. Entre sus múltiples efectos, la PGE_2 amortigua la resorción de Na^+ en la TAL del asa de Henle y el transporte de agua mediado por ADH. Estas acciones de la PGE_2 contribuyen en gran medida a la eficacia farmacológica de los diuréticos de asa. Por lo tanto, el bloqueo de la síntesis de prostaglandinas con NSAID interfiere con la actividad de estos fármacos.

PÉPTIDOS

Existe un interés creciente en los péptidos natriuréticos (ANP, BNP y CNP, cap. 17), que inducen natriuresis mediante varios mecanismos distintos. El ANP y el BNP se sintetizan en el corazón, mientras que el CNP proviene sobre todo del SNC. Algunos de estos péptidos tienen efectos vasculares (cap. 17) y efectos en el transporte de sodio en el riñón, lo que forma parte de la natriuresis. Un cuarto péptido natriurético, la urodilatina, posee estructura muy similar al ANP, pero se sintetiza y funciona sólo en el riñón. La urodilatina se sintetiza en las células epiteliales del túbulo distal y amortigua la resorción de Na^+ mediante sus efectos en los conductos para captación de Na^+ y la Na^+/K^+-ATPasa en el sistema del túbulo colector más distal. Además, mediante sus efectos en el músculo liso vascular reduce el tono vasomotor aferente glomerular e incrementa el eferente glomerular. Estos efectos aumentan la GFR, lo que se agrega a su actividad natriurética. La ularitida es un péptido recombinante que simula la actividad de la urodilatina. Por ahora se encuentra en investigación intensiva y podría estar disponible para uso clínico en un futuro próximo.

Los péptidos cardiacos ANP y BNP tienen efectos vasculares sistémicos pronunciados. Los receptores ANP_A y ANP_B, también conocidos como NPR_A y NPR_B, son moléculas transmembrana con actividad catalítica de guanililciclasa en los dominios citoplásmicos. Un hecho interesante es que ambos péptidos aumentan la GFR a través de efectos en el tono vasomotor arteriolar glomerular y también ejercen actividad diurética. La actividad diurética del CNP es muy baja. Hay tres compuestos de este grupo en uso clínico o en proceso de investigación: nesiritida (BNP), carperitida (ANP, sólo disponible en Japón) y ularitida (urodilatina, en investigación). La ularitida intravenosa se ha estudiado de forma amplia en la insuficiencia cardiaca aguda. Logra mejorías drásticas en los parámetros cardiovasculares e induce la diuresis sin reducir la depuración de creatinina. También hay evidencia de que la nesiritida (similar a BNP) puede intensificar la actividad de otros diuréticos al tiempo que ayuda a mantener la función renal estable.

■ FARMACOLOGÍA BÁSICA DE LOS DIURÉTICOS

INHIBIDORES DE LA ANHIDRASA CARBÓNICA

La anhidrasa carbónica se encuentra en muchos sitios de la nefrona, pero esta enzima se localiza sobre todo en las células epiteliales del PCT (fig. 15-2), donde cataliza la deshidratación de H_2CO_3 para convertirlo en CO_2 en la membrana luminal, y la rehidratación de CO_2 en H_2CO_3 en el citoplasma, como se describió antes. Al bloquear la anhidrasa carbónica, estos fármacos reducen la resorción de $NaHCO_3$ e inducen diuresis.

Los inhibidores de la anhidrasa carbónica fueron los antecesores de los diuréticos actuales. Se les identificó en 1937, cuando se advirtió que las sulfonamidas bacteriostáticas producían diuresis alcalina y acidosis metabólica hiperclorémica. Con la síntesis de nuevos agentes, en la actualidad rara vez se usan los inhibidores de la anhidrasa carbónica como diuréticos, aunque aún tienen algunas aplicaciones específicas que se revisan más adelante. El inhibidor prototípico de esta categoría de fármacos es la **acetazolamida**.

Farmacocinética

Los inhibidores de la anhidrasa carbónica se absorben de manera satisfactoria después de su administración oral. En término de 30 min se advierte un incremento del pH de la orina (alcalinización) por la diuresis de HCO_3^-, fenómeno que alcanza su máximo a las 2 h y persiste 12 h más después de la administración de una dosis. El fármaco se excreta al secretarse en el segmento S_2 del túbulo proximal. Por tal razón, en casos de disfunción renal hay que disminuir su dosis.

Farmacodinámica

La inhibición de la actividad de la anhidrasa carbónica deprime profundamente la resorción de HCO_3^- en el PCT. Con las dosis máximas "seguras" se inhibe 85% de la capacidad de resorción de HCO_3^-, del PCT superficial. Parte del HCO_3^- se absorbe en otros sitios de la nefrona, por mecanismos que no dependen de la anhidrasa carbónica, de tal forma que el efecto global de la dosis máxima de la acetazolamida incluye, en promedio, sólo 45% de la inhibición de toda la resorción de HCO_3^- del riñón. A pesar de ello, la inhibición de dicha enzima causa notables pérdidas de HCO_3^- y acidosis metabólica hiperclorémica (cuadro 15-2). Ante la disminución del nivel de HCO_3^- en el filtrado glomerular y el hecho de que el agotamiento de dicho ion culmine en una mayor resorción de cloruro de sodio por el resto de la nefrona, la eficacia diurética de la acetazolamida disminuye de manera significativa cuando se administra durante varios días.

En la actualidad, las principales aplicaciones clínicas de la acetazolamida comprenden el transporte de HCO_3^- que depende de la anhidrasa carbónica, y también el desplazamiento de líquidos en sitios extrarrenales. El cuerpo ciliar del ojo secreta HCO_3^- desde la sangre al humor acuoso. En forma similar, la formación del líquido cefalorraquídeo por parte del plexo coroides comprende la secreción de HCO_3^-. Los procesos mencionados "extraen" dicho ion bicarbonato de la sangre (en dirección opuesta a la que se observa en el túbulo proximal), pero en forma similar son anulados por los inhibidores de la anhidrasa carbónica.

CUADRO 15–2 Cambios en los perfiles de electrólitos en orina y pH corporal en reacción a diuréticos

Grupo	Electrólitos en orina			
	NaCl	*$NaHCO_3$*	*K^+*	pH corporal
Inhibidores de anhidrasa carbónica	+	+++	+	↓
Agentes con acción en el asa de Henle	++++	0	+	↑
Tiazidas	++	+	+	↑
Combinación de agentes con acción en el asa de Henle y tiazidas	+++++	+	++	↑
Fármacos ahorradores de potasio	+	(+)	–	↓

+, incremento; –, decremento; 0, sin cambios; ↓, acidosis; ↑, alcalosis.

CUADRO 15–3 Inhibidores de la anhidrasa carbónica utilizados por vía oral en el tratamiento del glaucoma

Fármaco	Dosis oral usual
Diclorfenamida	50 mg 1-3 veces al día
Metazolamida	50 a 100 mg 2-3 veces al día

Indicaciones clínicas y dosis (cuadro 15-3)

A. Glaucoma

La disminución de la formación de humor acuoso, por acción de los inhibidores de la anhidrasa carbónica, aminora la presión intraocular; tal efecto es útil para tratar el glaucoma y por ello se ha tornado la indicación más frecuente para utilizar los inhibidores de este tipo. Los inhibidores con actividad tópica que reducen la presión intraocular sin generar efectos diuréticos ni sistémicos están disponibles en el comercio (dorzolamida, brinzolamida).

B. Alcalinización urinaria

El ácido úrico y la cistina son relativamente insolubles y pueden formar cálculos en la orina ácida. Por lo tanto, en la cistinuria, un trastorno de la resorción de cistina, puede aumentarse la solubilidad de la cistina si se incrementa el pH urinario de 7.0 a 7.5 con inhibidores de la anhidrasa carbónica. En caso del ácido úrico, el pH debe elevarse sólo a 6.0 o 6.5. Si no se administra HCO_3^-, estos efectos de la acetazolamida sólo duran dos o tres días, por lo que el tratamiento prolongado requiere bicarbonato. La alcalinización urinaria excesiva puede conducir a la formación de cálculos de sales de calcio (véase más adelante), por lo que debe vigilarse el pH urinario durante el tratamiento con acetazolamida.

C. Alcalosis metabólica

Por lo general, la alcalosis metabólica se trata con la corrección de las anomalías en el K^+ corporal total, el volumen intravascular o las concentraciones de mineralocorticoides. Sin embargo, cuando la alcalosis se debe al uso excesivo de diuréticos en pacientes con insuficiencia cardiaca grave, está contraindicado el remplazo del volumen intravascular. En estos casos, la acetazolamida ayuda a corregir la alcalosis, además de inducir una ligera diuresis adicional para mejorar la sobrecarga de volumen. La acetazolamida también puede usarse para contrarrestar pronto la alcalosis metabólica que aparece después de la corrección de la acidosis respiratoria.

D. Mal de montaña

Los montañistas que ascienden en poco tiempo a más de 3 000 m pueden desarrollar debilidad, mareo, insomnio, cefalea y náusea. Los síntomas casi siempre son ligeros y duran unos cuantos días. En los casos más graves el edema pulmonar o cerebral de rápida progresión puede poner en peligro la vida. Al disminuir la formación de líquido cefalorraquídeo (CSF, *cerebrospinal fluid*) y reducir el pH de este líquido y el cerebro, la acetazolamida incrementa la ventilación y disminuye los síntomas de este trastorno. Esta ligera acidosis metabólica central y del CSF también es útil en el tratamiento de la apnea durante el sueño.

E. Otros usos

Los inhibidores de la anhidrasa carbónica se han empleado como adyuvantes en el tratamiento de la epilepsia y en algunas formas de parálisis periódica hipopotasémica. También son útiles en el tratamiento de pacientes con fuga del CSF (casi siempre por un tumor o traumatismo cefálico, aunque a menudo idiopática). Al disminuir la velocidad de formación del CSF y la presión intracraneal, los inhibidores de la anhidrasa carbónica pueden reducir en gran medida el ritmo de la fuga de CSF. Por último, también aumentan la excreción urinaria de fosfato durante la hiperfosfatemia grave.

Efectos tóxicos

A. Acidosis metabólica hiperclorémica

Como una situación previsible, surge acidosis como consecuencia de la disminución de las reservas corporales de HCO_3^- que persiste durante largo tiempo, por acción de los inhibidores de la anhidrasa carbónica (cuadro 15-2) y limita la eficacia diurética de tales fármacos a dos a tres días. A diferencia del efecto diurético, la acidosis persiste en la medida en que no se interrumpa el uso del fármaco.

B. Cálculos renales

La fosfaturia y la hipercalciuria se observan durante la respuesta bicarbonatúrica a inhibidores de la anhidrasa carbónica. Con el empleo a largo plazo también disminuye la excreción de factores solubilizantes (como el citrato), por los riñones. Las sales de calcio son relativamente insolubles en el pH alcalino, lo cual significa que se intensifica la posibilidad de cálculos renales con dichas sales.

C. Pérdida de potasio por los riñones

La pérdida de potasio surge porque hay resorción parcial de la mayor cantidad de sodio que llega al túbulo colector (con HCO_3^-), lo cual intensifica el potencial eléctrico negativo en la luz en ese segmento e intensifica la secreción de potasio. Dicho efecto puede antagonizarlo la administración simultánea de cloruro de potasio o un diurético ahorrador de potasio. En teoría, la pérdida de dicho ion constituye un problema con cualquier diurético que actúa en el túbulo proximal y que hace llegar mayores cantidades de sodio al túbulo colector. Sin embargo, los nuevos antagonistas del receptor A_1 de adenosina (véase más adelante) evitan tales manifestaciones tóxicas al disminuir la resorción de sodio en los túbulos proximal y colector.

D. Otros efectos tóxicos

La somnolencia y las parestesias son frecuentes después de administrar grandes dosis de acetazolamida. Los inhibidores de la anhidrasa carbónica se pueden acumular en sujetos con insuficiencia renal, y con ello surgir efectos tóxicos en el sistema nervioso. También aparecen algunas veces reacciones de hipersensibilidad (fiebre, erupciones, supresión de médula ósea y nefritis intersticial).

Contraindicaciones

La alcalinización de la orina inducida por inhibidores de la anhidrasa carbónica reduce la excreción de NH_4^+ por orina (al transformarlo en NH_3 que se resorbe con rapidez) y puede contribuir a la génesis de **hiperamonemia** y **encefalopatía hepática** en los cirróticos.

ANTAGONISTAS DEL RECEPTOR A_1 PARA ADENOSINA

Además de su posible efecto benéfico en la prevención de la retroalimentación tubuloglomerular (véase más adelante, Insuficiencia cardiaca), los antagonistas del receptor para adenosina interfieren con la activación de NHE3 en el PCT y con la intensificación mediada por adenosina de la secreción de K^+ en el túbulo colector. Por lo tanto, los antagonistas del receptor para adenosina deben ser diuréticos muy útiles.

Desde hace mucho tiempo se sabe que la cafeína y la teofilina son diuréticos débiles por su inhibición discreta e inespecífica de los receptores para adenosina. Un antagonista A_1 más selectivo, la rolofilina, se retiró hace poco de los estudios por sus efectos tóxicos en el SNC y efectos negativos inesperados en la GFR. Sin embargo, se han sintetizado nuevos inhibidores de la adenosina que son mucho más potentes y específicos. Varios de estos (Aventri [BG9928], SLV320 y BG9719) están en estudio y si se confirma que son menos tóxicos que la rolofilina, podrían estar disponibles como diuréticos para evitar los efectos eliminadores del K^+ y la reducción de la GFR por la retroalimentación tubuloglomerular.

DIURÉTICOS CON ACCIÓN EN EL ASA DE HENLE

Los diuréticos de esta categoría inhiben de manera selectiva la resorción de cloruro de sodio en la rama ascendente gruesa (TAL). Dada la gran capacidad de absorción de dicha sustancia por el segmento mencionado y el hecho de que la acción diurética de estos fármacos no se anula con la aparición de acidosis, como ocurre con los inhibidores de la anhidrasa carbónica, los diuréticos con acción en el asa de Henle son los más eficaces entre todos los fármacos de esta categoría.

Aspectos químicos

Los dos fármacos prototípicos de esta categoría son la **furosemida** y el **ácido etacrínico**. Las estructuras de ambos se incluyen en la figura 15-7. Además de la furosemida, otros diuréticos sulfonamídicos con acción en el asa de Henle son la **bumetanida** y la **torsemida**.

El ácido etacrínico (que no es un derivado sulfonamídico) es un derivado del ácido fenoxiacético, que contiene una cetona y un grupo metileno adyacentes (fig. 15-7). El grupo metilénico (sombreado en la figura) forma un aducto con el grupo sulfhidrílico libre de la cisteína. El aducto con cisteína constituye al parecer una forma activa del fármaco.

Los **diuréticos mercuriales** orgánicos también inhiben el transporte de cloruro de sodio en la TAL, pero no se les utiliza por sus efectos tóxicos.

Farmacocinética

Los diuréticos con acción en el asa de Henle se absorben con rapidez y el riñón los elimina por filtración glomerular y secreción tubular. La absorción de la torsemida después de su administración oral es más rápida (1 h) que la de la furosemida (2 a 3 h), y casi es tan completa como la que ocurre después de la administración intravenosa. La duración del efecto de la furosemida es de 2 a 3 h y la de la torsemida

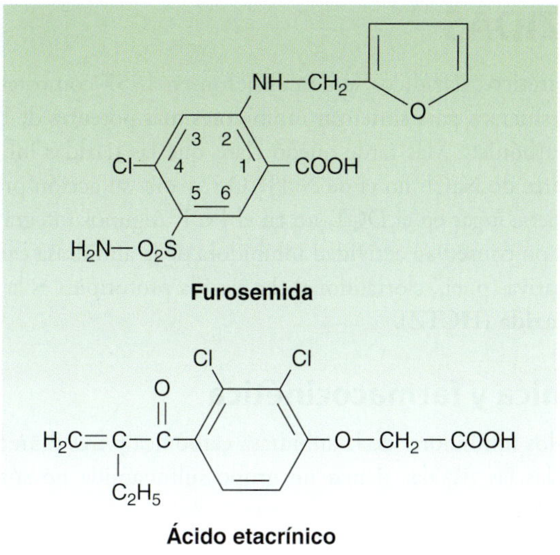

Furosemida

Ácido etacrínico

FIGURA 15-7 Dos diuréticos con acción en el asa de Henle. El grupo metileno (sombreado) en el ácido etacrínico es reactivo y se puede combinar con los grupos sulfhidrilo libres.

de 4 a 6 h. La semivida depende de la función renal. Los agentes de esta categoría actúan en la cara luminal del túbulo y por ello su actividad diurética guarda relación con su secreción por parte del túbulo proximal. La disminución de la secreción de los diuréticos con acción en el asa de Henle puede ser consecuencia de la administración simultánea de compuestos como los antiinflamatorios no esteroideos o el probenecid, que compiten por la secreción de ácidos débiles en el túbulo proximal. Se han identificado metabolitos del ácido etacrínico y la furosemida, pero no se sabe si poseen actividad diurética alguna. La torsemida tiene como mínimo un metabolito activo con una semivida mucho más larga que la del compuesto original.

Farmacodinámica

Los diuréticos con acción en el asa de Henle inhiben al NKCC2, el transportador luminal de $Na^+/K^+/2Cl^-$ en la TAL del asa de Henle. Al inhibir a dicho transportador los diuréticos de esa categoría reducen la resorción de cloruro de sodio y también reducen el potencial positivo en la luz que proviene del reciclado de potasio (fig. 15-3). En condiciones normales, este potencial "impulsa" la resorción de cationes divalentes en la TAL (fig. 15-3) y, al disminuir el potencial, los diuréticos de esa clase hacen que aumente la excreción de magnesio y calcio. El uso prolongado de estos fármacos puede ocasionar hipomagnesemia notable en algunos sujetos. La absorción intestinal del calcio inducida por vitamina D también puede aumentar y se resorbe de forma activa dicho ion en el DCT; por esa razón, los diuréticos con acción en el asa de Henle casi nunca causan *hipocalcemia*. Sin embargo, en trastornos que originan hipercalcemia se puede intensificar en forma provechosa la excreción de calcio con la administración de diuréticos con acción en el asa de Henle en combinación con la administración de soluciones salinas en goteo intravenoso.

También se ha demostrado que los diuréticos con acción en el asa de Henle inducen la expresión de una de las ciclooxigenasas (COX-2), que participa en la síntesis de prostaglandinas a partir del ácido araquidónico. Se sabe que cuando menos una de las prostaglandinas (PGE_2) inhibe el transporte de cloruro de sodio en TAL, y con ello participa en las acciones de los diuréticos con actividad en el asa de Henle de los riñones. Los antiinflamatorios no esteroideos (NSAID, *nonsteroid antiinflammatory drugs*) (como la indometacina) que atenúan la actividad de ciclooxigenasa, interfieren en las acciones de los diuréticos que actúan en el asa de Henle al aminorar la síntesis de prostaglandinas por los riñones; dicha interferencia es mínima en individuos por lo demás normales, pero puede ser grave en personas con síndrome nefrótico o cirrosis hepática.

Los diuréticos de esta categoría tienen efectos directos en la corriente sanguínea de diversos lechos vasculares. La furosemida intensifica la corriente sanguínea mediante la acción de la prostaglandina en la vasculatura de los riñones. El fármaco en cuestión y el ácido etacrínico, según algunos estudios, disminuyen la congestión pulmonar y las presiones de llenado del ventrículo izquierdo en la insuficiencia cardiaca antes de un incremento mesurable de la diuresis. Tales efectos en el tono vascular periférico también pueden provenir de la liberación de prostaglandinas por los riñones, inducida por los diuréticos.

CUADRO 15-4 Dosis típicas de los diuréticos con acción en el asa de Henle

Fármaco	Dosis diaria total ingerible[1]
Bumetanida	0.5-2 mg
Ácido etacrínico	50-200 mg
Furosemida	20-80 mg
Torsemida	5-20 mg

[1]En dosis única o en dos fracciones.

Indicaciones clínicas y dosis (cuadro 15-4)

Las indicaciones más importantes para utilizar los diuréticos con acción en el asa de Henle incluyen **edema pulmonar agudo**, **otros cuadros edematosos** e **hipercalcemia aguda**. El uso de los diuréticos de esta categoría en estos trastornos se expone en el apartado Farmacología clínica de los diuréticos. Otras indicaciones para usarlos son hiperpotasemia, insuficiencia renal aguda y sobredosis de aniones.

A. Hiperpotasemia

En la forma leve de la hiperpotasemia o después del tratamiento inmediato de un cuadro grave de ésta con otros recursos, los diuréticos con acción en el asa de Henle intensifican de manera significativa la excreción de potasio por la orina; la respuesta anterior se amplifica por la administración simultánea de cloruro de sodio y agua.

B. Insuficiencia renal aguda

Los compuestos con acción en el asa de Henle incrementan el flujo de orina y su rapidez, e intensifican la excreción de potasio en caso de insuficiencia renal aguda. Sin embargo, no acortan la duración de este último problema. Si la insuficiencia en cuestión se desencadenó por una gran carga de pigmentos (de origen sanguíneo) (o existe esa amenaza), los fármacos con acción en el asa de Henle pueden expulsar cilindros intratubulares y aliviar la obstrucción intratubular. Por otra parte, los diuréticos de asa pueden agravar en realidad la formación de cilindros en el mieloma y la nefropatía por cadenas ligeras porque el aumento de la concentración distal de Cl^- intensifica la secreción de proteína de Tamm-Horsfall, que luego se agrega con las proteínas de Bence-Jones del mieloma.

C. Sobredosis de aniones

Los diuréticos con acción en el asa de Henle son útiles para combatir la ingestión de bromuro, fluoruro y yoduro en niveles tóxicos, que se resorben en la TAL. Hay que administrar solución salina para reponer las pérdidas de sodio por orina y aportar cloruro y así evitar el agotamiento volumétrico extracelular.

Efectos tóxicos

A. Alcalosis metabólica hipopotasémica

Los diuréticos con acción en el asa de Henle, al inhibir la resorción del cloruro de sodio en la TAL, incrementan la llegada de sodio al conducto colector, fenómeno que ocasiona por parte de éste un aumento de la secreción de iones de potasio e hidrógeno, y así surge alcalosis metabólica hipopotasémica (cuadro 15-2). Dicho efecto tóxico depende de la magnitud de la diuresis y se revierte por reposición de potasio y corrección de la hipovolemia.

B. Ototoxicidad

En ocasiones, los diuréticos con acción en el asa de Henle causan hipoacusia vinculada con la dosis, que suele ser reversible. Es más frecuente en sujetos que muestran disminución de la función renal o que también reciben otros agentes ototóxicos como los antibióticos aminoglucósidos.

C. Hiperuricemia

Los diuréticos con acción en el asa de Henle pueden causar hiperuricemia y desencadenar crisis de gota; ello depende de la intensificación de la resorción de ácido úrico en el túbulo proximal, vinculada con la hipovolemia. Se puede prevenir si se utilizan dosis menores de dichos diuréticos para evitar que surja hipovolemia.

D. Hipomagnesemia

El agotamiento de magnesio es una consecuencia anticipable del empleo duradero de los fármacos con acción en el asa de Henle y afecta con mayor frecuencia a personas que muestran deficiencia de magnesio en su alimentación. Se puede revertir con la administración de preparados ingeribles del mineral.

E. Reacciones alérgicas y diversas

Todos los diuréticos con acción en el asa de Henle, con excepción del ácido etacrínico, son sulfonamidas. Por ese motivo, entre los efectos adversos adicionales de estos fármacos figuran las erupciones cutáneas, eosinofilia y, con menor frecuencia, nefritis intersticial. Los efectos tóxicos experimentan casi siempre resolución rápida después de interrumpir el uso del compuesto. Las reacciones alérgicas son mucho menos frecuentes con el ácido etacrínico.

El asa de Henle se encarga de manera indirecta de la resorción de agua por parte del conducto colector situado en un punto anterógrado, razón por la cual los diuréticos de este tipo pueden provocar deshidratación intensa. La hiponatremia es menos frecuente en comparación con los tiazídicos (véase más adelante), pero las personas que incrementan su ingestión de agua en reacción con la sed inducida por hipovolemia pueden presentar hiponatremia muy intensa si reciben fármacos con acción en el asa de Henle. Los diuréticos de asa pueden causar hipercalciuria, la cual produce hipocalcemia ligera e hipoparatiroidismo secundario. Por otra parte, esta clase de fármacos puede tener el efecto contrario (hipercalcemia) en pacientes con deficiencia de volumen que tienen otra causa de hipercalcemia, hasta entonces oculta, como carcinoma mamario o pulmonar epidermoide metastásico.

Contraindicaciones

La furosemida, bumetanida y torsemida pueden tener reactividad alérgica cruzada en pacientes sensibles a otras sulfonamidas, pero al parecer esto es muy raro. El uso excesivo de cualquier diurético es peligroso en la cirrosis hepática, insuficiencia renal limítrofe o insuficiencia cardiaca.

TIAZIDAS

Los diuréticos tiazídicos se descubrieron en 1957 como resultado de los esfuerzos para sintetizar inhibidores más potentes de la anhidrasa carbónica. Más tarde quedó claro que las tiazidas inhiben el transporte de NaCl, no el de $NaHCO_3^-$, y que su acción predominante tiene lugar en el DCT, no en el PCT. Algunos integrantes de este grupo conservan actividad inhibidora de la anhidrasa carbónica significativa (p. ej., clortalidona). La tiazida prototípica es la **hidroclorotiazida (HCTZ)**.

Química y farmacocinética

Como los inhibidores de la anhidrasa carbónica y tres diuréticos de asa, todas las tiazidas tienen un grupo sulfonamida no sustituido (fig. 15-8).

Todas las tiazidas pueden administrarse por vía oral, pero existen diferencias en su metabolismo. La clorotiazida, el origen del grupo, no es muy soluble en lípidos y debe administrarse en dosis relativamente altas. Es la única tiazida disponible para administración parenteral. La HCTZ es mucho más potente y debe usarse en dosis más bajas (cuadro 15-5). La clortalidona se absorbe en forma lenta y su duración de acción es mayor. La indapamida se excreta de manera predominante por el sistema biliar, pero una cantidad suficiente de la forma activa se elimina por el riñón, para ejercer así su efecto diurético en el túbulo contorneado distal. Todas las tiazidas se secretan por el sistema de secreción de ácidos orgánicos en el túbulo

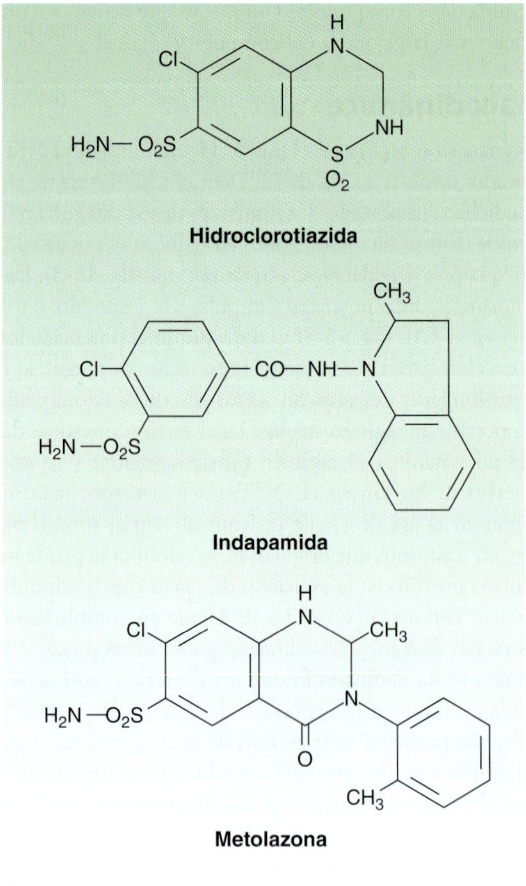

Hidroclorotiazida

Indapamida

Metolazona

FIGURA 15–8 Hidroclorotiazida y compuestos similares.

proximal y establecen competencia por la secreción de ácido úrico, en ese sistema. Como consecuencia, el consumo de tiazidas puede aminorar la secreción de dicho ácido, y así incrementar su concentración en suero.

Farmacodinámica

Las tiazidas inhiben la resorción de cloruro de sodio desde el lado luminal de las células epiteliales en el túbulo contorneado distal, al bloquear el transportador de sodio/cloro (NCC, *Na^+/Cl^- transporter*). A diferencia de la situación que priva en la TAL, en la cual los diuréticos con acción en el asa de Henle inhiben la resorción de calcio, las tiazidas intensifican en realidad la resorción de dicho mineral. Tal intensificación, según algunos expertos, es consecuencia de efectos en los túbulos contorneados proximal y distal. En el túbulo proximal, la disminución volumétrica inducida por una tiazida causa incremento del sodio y resorción pasiva del calcio. En el túbulo contorneado distal, la disminución del sodio intracelular por el bloqueo de la penetración de dicho ion, inducido por la tiazida, intensifica el intercambio de Na^+/Ca^{2+} en la membrana basolateral (fig. 15-4) e incrementa la resorción global de calcio. Las tiazidas rara vez producen hipercalcemia como consecuencia de la mayor resorción, pero pueden "desenmascararla", si está presente por otras causas (como hiperparatiroidismo, carcinoma, sarcoidosis). Las tiazidas son útiles para tratar los cálculos renales causados por hipercalciuria.

La acción de las tiazidas depende en parte de la producción de prostaglandinas por los riñones. Como se describió al describir los diuréticos con acción en el asa de Henle, las acciones de las tiazidas también pueden inhibirse por acción de antiinflamatorios no esteroideos, en algunas situaciones o enfermedades.

Indicaciones clínicas y dosis (cuadro 15-5)

Las principales indicaciones de los diuréticos tiazídicos son: 1) hipertensión; 2) insuficiencia cardiaca; 3) nefrolitiasis por hipercalciuria idiopática, y 4) diabetes insípida nefrógena. El empleo de las tiazidas en cada uno de los trastornos mencionados se describe en el apartado Farmacología clínica de los diuréticos.

CUADRO 15-5 Tiazidas y diuréticos similares

Fármaco	Dosis diaria total ingerible	Frecuencia de administración diaria
Bendroflumetiazida	2.5-10 mg	Dosis única
Clorotiazida	0.5-2 g	Dos dosis fraccionadas
Clortalidona[1]	25-50 mg	Dosis única
Hidroclorotiazida	25-100 mg	Dosis única
Hidroflumetiazida	12.5-50 mg	Dos dosis fraccionadas
Indapamida[1]	2.5-10 mg	Dosis única
Meticlotiazida	2.5-10 mg	Dosis única
Metolazona[1]	2.5-10 mg	Dosis única
Politiazida	1-4 mg	Dosis única
Quinetazona[1]	25-100 mg	Dosis única
Triclormetiazida	1-4 mg	Dosis única

[1]No es una tiazida, sino una sulfonamida cualitativamente similar a las tiazidas.

Efectos tóxicos

A. Alcalosis metabólica hipopotasémica e hiperuricemia

Los dos efectos tóxicos comentados son semejantes a los que surgen con los diuréticos que actúan en el asa de Henle (véanse el apartado anterior y el cuadro 15-2).

B. Intolerancia a los carbohidratos

La hiperglucemia puede observarse en individuos diabéticos o cuyas pruebas de tolerancia a la glucosa son apenas anormales. El efecto proviene de la disminución de la liberación de insulina por el páncreas, y de la menor utilización de glucosa por los tejidos. La hiperglucemia puede ser reversible, en parte, si se corrige la hipopotasemia.

C. Hiperlipidemia

Las tiazidas aumentan 5 a 15% las concentraciones de colesterol sérico total y las lipoproteínas de baja densidad (LDL, *low-density lipoproteins*); las cantidades pueden regresar a los iniciales o basales después de uso prolongado.

D. Hiponatremia

La hiponatremia es un efecto adverso importante de las tiazidas. Es consecuencia de una combinación de incremento de ADH inducido por hipovolemia, disminución de la capacidad de dilución del riñón e intensificación de la sed. Se evita al disminuir la dosis del fármaco o limitar la ingestión de agua.

E. Reacciones alérgicas

Las tiazidas son sulfonamidas y tienen reactividad cruzada con otros miembros de ese grupo químico. En ocasiones raras se advierte fotosensibilidad o dermatitis generalizada. Sólo de forma ocasional aparecen reacciones alérgicas graves que incluyen anemia hemolítica, trombocitopenia y pancreatitis necrosante aguda.

F. Otros efectos tóxicos

Pueden observarse debilidad, fatiga fácil y parestesias similares a las que causan los inhibidores de la anhidrasa carbónica. Se han señalado casos de impotencia, pero quizá dependa de la disminución volumétrica.

Contraindicaciones

El uso excesivo de cualquier diurético es peligroso en personas con cirrosis hepática, insuficiencia renal apenas compensada o insuficiencia cardiaca (véase la sección siguiente).

DIURÉTICOS AHORRADORES DE POTASIO

Estos diuréticos evitan la secreción de potasio al antagonizar los efectos de la aldosterona en los túbulos colectores. La inhibición puede aparecer por antagonismo farmacológico directo de los receptores mineralocorticoides (**espironolactona**, **eplerenona**) o por inhibición de la penetración de sodio, a través de los conductos de dicho ion en la membrana luminal (**amilorida**, **triamtereno**). Esta última propiedad parece compartida por los antagonistas de la adenosina, que bloquean sobre todo la resorción de Na^+ en el PCT, pero también la resorción de Na^+ y la secreción de K^+ en los túbulos colectores. Por último, la ularitida (urodilatina recombinante), que todavía se encuentra en investigación, reduce la captación de Na^+ y la acción de Na^+/K^+-ATPasa en los túbulos colectores, e incrementa la GFR a través de sus efectos vasculares. La nesiritida, que ya está disponible en el mercado sólo para uso intravenoso, aumenta la GFR y reduce la resorción de Na^+ en los túbulos proximal y colector.

Aspectos químicos y farmacocinética

Las estructuras de la espironolactona y la amilorida se incluyen en la figura 15-9.

La espironolactona es un esteroide sintético que actúa como antagonista competitivo de la aldosterona; su comienzo de acción y duración dependen de la cinética de la respuesta de aldosterona en el tejido "efector". En el hígado hay notable inactivación de dicho fármaco. De manera global, el comienzo de acción de la espironolactona es bastante lento y es necesario que transcurran algunos días para obtener el efecto terapéutico pleno. La eplerenona es un análogo de espironolactona con una selectividad mucho mayor por el receptor mineralocorticoide. Es varios cientos de veces menos activa en los receptores de andrógeno y progesterona, que la espironolactona, y por tal motivo tiene un número mucho menor de efectos adversos.

La amilorida y el triamtereno son inhibidores directos de la penetración de sodio en el túbulo colector cortical (CCT, *cortical collecting tubule*). El triamtereno se metaboliza en el hígado, pero el riñón es la ruta principal de excreción y eliminación de la forma activa y de sus metabolitos. El triamtereno se metaboliza en forma extensa, razón por la cual su semivida es más breve y debe administrarse con mayor frecuencia que la amilorida (que no se metaboliza).

Farmacodinámica

Los diuréticos ahorradores de potasio reducen la absorción de sodio en los túbulos y los conductos colectores. Dicha absorción (y la secreción de potasio) en ese sitio es regulada por la aldosterona, como se describe en párrafos anteriores. Los antagonistas de la aldosterona interfieren en tal proceso. Se observan efectos similares en relación con la biotransformación del ion hidrógeno por parte de las células intercalares del túbulo colector y ello explica en parte la acidosis metabólica observada con los antagonistas de aldosterona (cuadro 15-2).

La espironolactona y la eplerenona se unen a los receptores de mineralocorticoides y disminuyen la actividad de aldosterona. La amilorida y el triamtereno no bloquean esta última hormona, sino que, en vez de ello, interfieren de modo directo en la penetración de sodio a través de los conductos epiteliales de dicho ion (ENaC, figura 15-5) de la membrana apical del túbulo colector. La secreción de potasio está acoplada a la penetración de sodio en ese segmento, razón por la cual los compuestos de esta categoría también son diuréticos eficaces ahorradores de potasio.

Las acciones de los antagonistas de aldosterona dependen de la producción de prostaglandina por los riñones. Las acciones de los diuréticos ahorradores de potasio pueden inhibirse por los antiinflamatorios no esteroideos, en algunas situaciones y enfermedades.

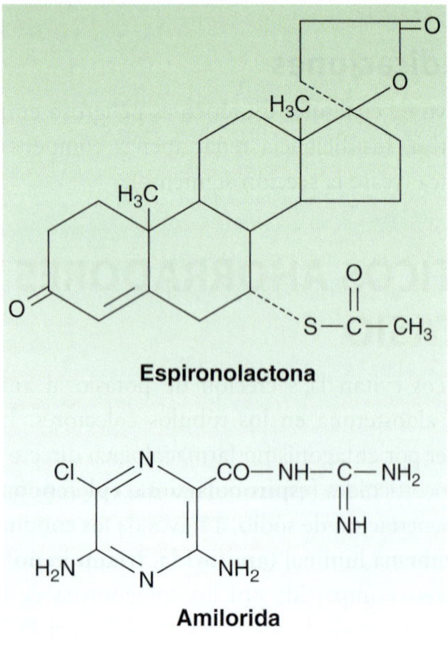

FIGURA 15–9 Diuréticos ahorradores de potasio.

Indicaciones clínicas y dosis (cuadro 15-6)

Los diuréticos ahorradores de potasio son muy útiles en estados de exceso de mineralocorticoides o en el hiperaldosteronismo (también llamado aldosteronismo), causado por hipersecreción primaria (síndrome de Conn, producción ectópica de hormona adrenocorticotrópica) o de hiperaldosteronismo secundario (desencadenado por insuficiencia cardiaca, cirrosis hepática, síndrome nefrótico u otros trastornos que se acompañan de disminución del volumen intravascular efectivo). Los diuréticos como los tiazidas o agentes con acción en el asa de Henle causan o exacerban la contracción volumétrica y pueden ocasionar hiperaldosteronismo secundario. Dentro del marco de una mayor secreción de mineralocorticoides y el aporte excesivo de sodio a sitios de la nefrona distal, se produce eliminación (pérdida) de potasio por riñones. Los diuréticos ahorradores de potasio de uno o ambos tipos son útiles en tal situación para atenuar la respuesta secretoria de dicho ion.

También se ha observado que las dosis pequeñas de eplerenona (25 a 50 mg/día) pueden interferir con algunos de los efectos fibróticos e inflamatorios de la aldosterona. Al realizar tal tarea aminoran la evolución de la albuminuria en diabéticos. De mayor importancia es que se ha observado que la eplerenona reduce los defectos del riego del miocardio después de infarto de dicha capa. En un estudio

CUADRO 15–6 Diuréticos ahorradores de potasio y combinaciones (disponibles con diferentes nombres comerciales)

Nombre comercial	Fármaco ahorrador de potasio	Hidroclorotiazida
Aldactazide	Espironolactona, 25 mg	50 mg
Aldactone	Espironolactona, 25, 50 o 100 mg	...
Dyazide	Triamtereno, 37.5 mg	25 mg
Dyrenium	Triamtereno, 50 o 100 mg	...
Inspra[1]	Eplerenona, 25, 50 o 100 mg	...
Maxzide	Triamtereno, 75 mg	50 mg
Maxzide-25 mg	Triamtereno, 37.5 mg	25 mg
Midamor	Amilorida, 5 mg	...
Moduretic	Amilorida, 5 mg	50 mg

[1]La eplerenona está aprobada en Estados Unidos sólo contra la hipertensión.

clínico, la eplerenona redujo 15% la cifra de mortalidad (en comparación con placebo) en personas con insuficiencia cardiaca leve o moderada, después de infarto del miocardio.

Efectos tóxicos

A. Hiperpotasemia

A diferencia de muchos otros diuréticos, los que ahorran potasio disminuyen la excreción de dicho ion por la orina (cuadro 15-2) y pueden ocasionar hiperpotasemia leve, moderada o incluso letal. El riesgo de dicha complicación se agrava en forma notable por la presencia de nefropatía (en la cual puede disminuir la excreción máxima de potasio), o por el uso de otros fármacos que aminoran o inhiben la actividad de renina (bloqueadores β, NSAID, aliskireno) o la actividad de angiotensina II (inhibidores de la enzima convertidora de angiotensina [ACE], inhibidores del receptor de angiotensina). Muchos de los demás diuréticos causan pérdida de potasio, razón por la cual es más frecuente la hiperpotasemia cuando se utilizan como diuréticos únicos los ahorradores de potasio, en especial en personas con insuficiencia renal. En el caso de las combinaciones fijas de diuréticos ahorradores de potasio y tiazidas, la hipopotasemia inducida por estas últimas y la alcalosis metabólica no son tan intensas. Sin embargo, dadas las variaciones en la biodisponibilidad de los componentes de preparados con dosis fijas, suelen predominar los efectos adversos propios de las tiazidas. En consecuencia, a menudo es preferible ajustar las dosis de los fármacos por separado.

B. Acidosis metabólica hiperclorémica

Los diuréticos ahorradores de potasio, al inhibir la secreción de hidrogeniones junto con la de potasio, pueden causar acidosis similar a la que surge con la acidosis tubular renal de tipo IV.

C. Ginecomastia

Los esteroides sintéticos pueden ocasionar anomalías endocrinas al actuar en los receptores de otros esteroides. Se han notificado con la espironolactona ginecomastia, impotencia e hiperplasia prostática benigna, que no se han observado con la eplerenona, porque es mucho más selectiva que la espironolactona en relación con el receptor mineralocorticoide, dado que es prácticamente inactiva al nivel de los receptores de andrógenos o progesteronas.

D. Insuficiencia renal aguda

Se ha informado que la combinación de triamtereno e indometacina causa insuficiencia renal aguda, situación que no se ha señalado con otros diuréticos ahorradores de potasio.

E. Cálculos renales

El triamtereno tiene escasa solubilidad y puede precipitarse en la orina y originar cálculos renales.

Contraindicaciones

Los fármacos ahorradores de potasio pueden causar hiperpotasemia grave, incluso letal, en los pacientes susceptibles. Las personas con insuficiencia renal crónica tienen una vulnerabilidad particular y rara vez deben tratarse con estos diuréticos. La administración oral de potasio debe suspenderse si se administran diuréticos ahorradores de este catión. El uso concomitante de otros fármacos que amortiguan las señales del sistema renina-angiotensina (bloqueadores β, inhibidores de ACE, ARB) aumenta la probabilidad de hiperpotasemia. Es probable que los individuos con enfermedad hepática tengan metabolismo anormal del triamtereno y la espironolactona, por lo que la dosis debe ajustarse con cuidado. Los inhibidores potentes de CYP3A4 (p. ej., eritromicina, fluconazol, diltiazem y jugo de toronja) pueden incrementar en gran medida la concentración sanguínea de eplerenona, pero no de la espironolactona.

FÁRMACOS MODIFICADORES DE LA EXCRECIÓN DE AGUA (ACUARÉTICOS)

DIURÉTICOS OSMÓTICOS

El túbulo proximal y la rama descendente del asa de Henle tienen permeabilidad libre al agua (cuadro 15-1). Cualquier fármaco con actividad osmótica que se filtra en el glomérulo, pero no se resorbe, produce retención de agua en estos segmentos e induce la diuresis de agua. Estos compuestos pueden usarse para reducir la presión intracraneal e inducir la eliminación rápida de toxinas renales. El prototipo de diurético osmótico es el **manitol**. La glucosa no se emplea en la clínica como diurético, pero a menudo produce diuresis osmótica (glucosuria) en pacientes con hiperglucemia.

Farmacocinética

El manitol se absorbe poco en el tubo digestivo y cuando se administra por vía oral causa diarrea osmótica, en lugar de diuresis. Para obtener un efecto sistémico, el manitol debe administrarse por vía intravenosa. El manitol no se metaboliza y se excreta por filtración glomerular en 30 a 60 min, sin resorción ni secreción tubulares considerables. Debe usarse con cautela en pacientes con insuficiencia renal, incluso ligera (véase más adelante).

Farmacodinámica

Los diuréticos osmóticos actúan sobre todo en el túbulo proximal y la porción descendente del asa de Henle. Por sus efectos osmóticos antagonizan la acción de ADH en el túbulo colector. La presencia de un soluto no resorbible como el manitol impide la absorción normal de agua al "interponer" una fuerza osmótica contraria y, en consecuencia, aumenta el volumen de orina. Este incremento hace que disminuya el tiempo de contacto entre el líquido y el epitelio tubular y con ello se reduce la resorción de sodio y agua. La natriuresis resultante es de menor magnitud que la diuresis hídrica y al final surgen pérdidas hídricas e hipernatremia excesivas.

Indicaciones clínicas y dosis

A. Incremento del volumen de orina

Los diuréticos osmóticos se utilizan para incrementar la excreción de agua, y no la de sodio; tal efecto puede ser útil cuando la retención ávida de dicho ion limita la respuesta a fármacos corrientes. Se puede utilizar para conservar el volumen de orina y evitar la anuria, que en otras circunstancias surgiría por la "presentación" de grandes cargas de pigmentos al riñón (como hemólisis o rabdomiólisis). Algunos sujetos oligúricos no reaccionan a los diuréticos osmóticos; en consecuencia, hay que utilizar una dosis de prueba de manitol

(12.5 g por vía intravenosa) antes de comenzar a administrarlo en goteo continuo por la vena. Es importante interrumpir el uso de dicha sustancia, salvo que se advierta un incremento de la diuresis a más de 50 ml/h durante las primeras 3 h después de introducir la dosis de prueba. Cada 1 a 2 h se puede repetir la dosis de 12.5 a 25 g IV de manitol para conservar la diuresis con una velocidad mayor de 100 ml/h. No conviene utilizar el manitol por largo tiempo.

B. Disminución de las presiones intracraneal e intraocular

Los diuréticos osmóticos alteran las fuerzas de Starling y con ello el agua sale de las células y disminuye el volumen intracelular. El efecto en cuestión se utiliza para disminuir la presión intracraneal en trastornos neurológicos y reducir la presión intraocular antes de procedimientos oftalmológicos. Por vía intravenosa se administra una dosis de 1 a 2 g de manitol/kg de peso. La presión intracraneal, que debe medirse en forma seriada, debe descender en un plazo de 60 a 90 min.

Efectos tóxicos

A. Expansión del volumen extracelular

El manitol se distribuye con rapidez en el compartimiento extracelular y extrae agua de las células. Antes de la diuresis, tal acción permite la expansión del volumen extracelular y la aparición de hiponatremia. El efecto mencionado complica la insuficiencia cardiaca y puede ocasionar edema pulmonar muy intenso. En individuos que reciben diuréticos osmóticos suelen observarse cefalea, náusea y vómito.

B. Deshidratación, hiperpotasemia e hipernatremia

El uso excesivo de manitol sin reposición adecuada de agua culmina en deshidratación profunda, pérdida de agua libre e hipernatremia. Al ser extraída el agua de las células, aumenta la concentración de potasio en el interior de ellas, lo cual produce pérdidas celulares e hiperpotasemia. Es importante evitar las complicaciones señaladas, por atención cuidadosa a la composición de iones en suero y el equilibrio hídrico.

C. Hiponatremia

Cuando se usa en pacientes con daño renal grave, el manitol parenteral no puede excretarse y queda retenido en el compartimiento vascular. Esto produce extracción osmótica de agua desde las células, lo que causa hiponatremia.

AGONISTAS DE LA HORMONA ANTIDIURÉTICA (ADH, VASOPRESINA)

La **vasopresina** y la **desmopresina** se emplean en el tratamiento de la diabetes insípida central. Se describen en el capítulo 37. Su actividad renal parece mediada sobre todo por los receptores V_2 para ADH, aunque también es probable que participen los receptores V_{1a}.

ANTAGONISTAS DE LA HORMONA ANTIDIURÉTICA

Diversas enfermedades, incluida la insuficiencia cardiaca congestiva (CHF, *congestive heart failure*) y el síndrome de secreción inadecuada de ADH (SIADH), provocan retención de agua por la secreción excesiva de ADH. Los enfermos con CHF que reciben diuréticos a menudo desarrollan hiponatremia secundaria a la secreción excesiva de ADH. La hiponatremia puede ser grave.

Hasta hace poco se administraban dos fármacos no selectivos, el litio (descrito en el cap. 29) y la demeclociclina (un antibiótico tipo tetraciclina descrito en el cap. 44), por su interferencia bien conocida con la actividad de la ADH. El mecanismo de esta interferencia no se comprendía por completo. La demeclociclina se usa con más frecuencia que el litio porque éste tiene muchos efectos colaterales. Sin embargo, ahora se sustituye la demeclociclina cada vez con mayor frecuencia por varios antagonistas específicos de la ADH (vaptanos), que han mostrado resultados clínicos alentadores.

Existen tres receptores conocidos para la vasopresina: V_{1a}, V_{1b} y V_2. Los receptores V_1 se expresan en la vasculatura y el SNC, mientras que los receptores V_2 lo hacen de manera específica en los riñones. El **conivaptán** (por ahora disponible sólo para uso intravenoso) tiene actividad en los receptores V_{1a} y V_2 (véase más adelante). Los agentes orales **tolvaptán**, lixivaptán y satavaptán son selectivos para el receptor V_2. El lixivaptán y satavaptán todavía se hallan en investigación clínica, pero el tolvaptán, que recibió hace poco la aprobación de la *Food and Drug Administration*, es muy efectivo en el tratamiento de la hiponatremia y como adjunto al tratamiento diurético estándar en pacientes con insuficiencia cardiaca congestiva.

Farmacocinética

La semivida del conivaptán y la demeclociclina es de 5 a 10 h; la del tolvaptán es de 12 a 24 h.

Farmacodinámica

Los antagonistas de la hormona antidiurética inhiben los efectos de la ADH en el túbulo colector. El conivaptán y tolvaptán son antagonistas directos del receptor para ADH, mientras que el litio y la demeclociclina reducen el cAMP inducido por ADH a través de mecanismos aún desconocidos.

Indicaciones clínicas y dosis

A. Síndrome de secreción inadecuada de hormona antidiurética

Los antagonistas de la ADH se utilizan en el tratamiento del SIADH cuando la restricción de agua no corrige la anomalía. Por lo general, esto sucede en sujetos ambulatorios, cuando no puede imponerse la restricción de agua, aunque puede ser en el hospital, cuando se necesitan grandes cantidades de líquidos intravenosos para otros fines. Pueden usarse demeclociclina (600 a 1 200 mg/día) o tolvaptán (15 a 60 mg/día) para el SIADH. Es precisa la vigilancia para mantener las concentraciones plasmáticas apropiadas de demeclociclina (2 μg/ml), pero el tolvaptán no requiere la vigilancia habitual. A diferencia de la demeclociclina o el tolvaptán, el conivaptán se administra por vía intravenosa y no es adecuado para uso ambulatorio. El lixivaptán y el satavaptán también estarán disponibles pronto para uso oral.

B. Otras causas de hormona antidiurética elevada

La ADH también se eleva como respuesta al volumen sanguíneo efectivo disminuido, como sucede a menudo en la insuficiencia cardiaca. Cuando no es conveniente el tratamiento con reposición de volumen, es posible que se induzca hiponatremia. Como en el caso del SIADH, la restricción de agua suele ser el tratamiento de elección. En pacientes con insuficiencia cardiaca, muchas veces esta estrategia es infructuosa en vista del aumento de la sed y la gran cantidad de fármacos orales empleados. Para pacientes con insuficiencia cardiaca, el conivaptán intravenoso puede ser muy útil porque se descubrió que el bloqueo de los receptores V_{1a} con este fármaco reduce la resistencia vascular periférica y aumenta el gasto cardiaco.

Toxicidad

A. Diabetes insípida nefrógena

Si el Na^+ sérico no se vigila de cerca, cualquier antagonista de la ADH puede causar hipernatremia grave y diabetes insípida nefrógena. Si el litio se usa para un trastorno psiquiátrico, la diabetes insípida nefrógena puede tratarse con un diurético tiazídico o amilorida (véase Diabetes insípida, más adelante).

B. Insuficiencia renal

Hay informes de que el litio y la demeclociclina provocan insuficiencia renal aguda. El tratamiento prolongado con litio también puede causar nefritis intersticial crónica.

C. Otras

Son frecuentes la xerostomía y la sed con muchos de estos fármacos. El tolvaptán puede precipitar hipotensión. Se han descubierto muchos efectos adversos relacionados con el litio y se describen en el capítulo 29. La demeclociclina debe evitarse en personas con enfermedad hepática (cap. 44) y en niños menores de 12 años.

COMBINACIONES DE DIURÉTICOS

FÁRMACOS CON ACCIÓN EN EL ASA DE HENLE Y TIAZIDAS

Algunos pacientes se tornan resistentes a las dosis usuales de diuréticos con acción en el asa de Henle o lo son después de mostrar una respuesta inicial positiva. Dichos fármacos tienen una semivida breve (2 a 6 h), y por ello el estado resistente puede depender de un intervalo excesivo entre una y otra dosis. La retención de sodio por los riñones puede aumentar demasiado en el lapso en que deja de ser activo el fármaco. Después de minimizar el intervalo entre otra dosis de fármacos con acción en el asa de Henle o maximizar la dosis, el empleo de los dos fármacos que actúan en sitios diferentes de la nefrona puede experimentar sinergia extraordinaria. Los fármacos con acción en el asa de Henle y las tiazidas en combinación suelen generar diuresis, cuando ninguno de los dos, solos, tiene eficacia mínima en ese sentido. Se han identificado algunas causas de dicho fenómeno.

En primer lugar, la resorción del cloruro de sodio en la TAL o el DCT puede aumentar cuando se bloquea el otro. La inhibición de ambos origina por tanto algo más que una respuesta diurética activa. En segundo lugar, las tiazidas suelen ocasionar natriuresis leve en el túbulo proximal, que a menudo queda oculta por la mayor resorción en la TAL. Por consiguiente, la combinación de diuréticos con acción en el asa de Henle y tiazidas bloquean la resorción de sodio, en cierta medida, en los tres segmentos en cuestión.

La metolazona es un fármaco similar a las tiazidas que se utiliza algunas veces en individuos resistentes a los fármacos con acción en el asa de Henle solos, si bien es posible que otras tiazidas tengan la misma eficacia. Aún más, el fármaco en cuestión se distribuye sólo en preparados ingeribles, en tanto que la clorotiazida se puede administrar por vía parenteral.

La combinación de diuréticos con acción en el asa de Henle y tiazidas moviliza enormes volúmenes de líquido incluso en sujetos que no mostraron respuesta a los compuestos solos. Por esa razón es esencial la vigilancia hemodinámica minuciosa. No se recomienda el uso sistemático fuera de hospitales. Más aún, la pérdida de potasio es muy frecuente y obliga a administrar dicho ion por vía parenteral, con mediciones cuidadosas del estado hidroelectrolítico.

DIURÉTICOS AHORRADORES DE POTASIO Y DIURÉTICOS DEL TÚBULO PROXIMAL, DE ASA O TIAZIDAS

La hipopotasemia es frecuente en pacientes que toman inhibidores de la anhidrasa carbónica, diuréticos de asa o tiazidas. Por lo general, puede tratarse con la restricción dietética de NaCl o con suplementos de KCl. Cuando la hipopotasemia no puede corregirse de esta manera, la adición de un diurético ahorrador de potasio reduce en forma significativa la excreción de K^+. Aunque en general esta estrategia es segura, debe evitarse en pacientes con insuficiencia renal y en los que reciben antagonistas de la angiotensina como inhibidores de la ACE, ya que pueden desarrollar hiperpotasemia que pone en peligro la vida como respuesta a los diuréticos ahorradores de potasio. Todavía no se sabe si los antagonistas del receptor para adenosina, que son diuréticos ahorradores de potasio (pero que actúan sobre todo en el túbulo proximal), provocan hiperpotasemia.

■ FARMACOLOGÍA CLÍNICA DE LOS DIURÉTICOS

En el cuadro 15-2 se incluye un resumen de los efectos de los diuréticos en la excreción de electrólitos por la orina.

ESTADOS EDEMATOSOS

Una justificación frecuente para administrar diuréticos es la disminución del edema periférico o pulmonar, en el cual se acumuló líquido como consecuencia de trastornos del corazón, riñones o vasos, que aminoran la llegada de sangre a los riñones. Dicha reducción es "percibida" como volumen arterial efectivo insuficiente y culmina en retención de sodio y agua, lo cual expande el volumen sanguíneo y al final da lugar a la aparición de edema. El empleo juicioso de los diuréticos moviliza dicho edema intersticial sin reducir de manera significativa el volumen plasmático. Sin embargo, la administración excesiva de diuréticos puede disminuir todavía más el volumen arterial efectivo, y con ello aminorar el riego de órganos vitales. Por todo lo expuesto, el empleo de diurético para movilizar líquido de edema obliga a la vigilancia cuidadosa del estado hemodinámico y a conocer la fisiopatología de la enfermedad primaria.

INSUFICIENCIA CARDIACA

Cuando decrece el gasto del corazón por insuficiencia cardiaca, el cambio resultante en la presión sanguínea y el flujo sanguíneo en los riñones se "percibe" como hipovolemia, y éstos pueden retener sodio y agua. Al inicio, tal respuesta fisiológica incrementa el volumen intravascular y el retorno venoso al corazón, y puede devolver en forma parcial el gasto cardiaco a lo normal (cap. 13).

Si la enfermedad primaria causa deterioro del gasto cardiaco pese a la expansión del volumen plasmático, los riñones retienen sodio y agua, que luego se liberan a los vasos y se acumulan en el plano intersticial o los pulmones en forma de edema. En este punto se necesitan los diuréticos para disminuir la acumulación de líquido de edema, en particular en los pulmones. La disminución de la congestión vascular pulmonar por medio de diuréticos puede mejorar la oxigenación y con ello la función del miocardio. La disminución de la precarga aminora el tamaño del corazón y éste puede funcionar con una longitud más eficaz de sus fibras musculares. El edema que acompaña a la insuficiencia cardiaca puede ceder con diuréticos con acción en el asa de Henle. En algunos casos, la retención de sodio y agua es tan intensa que se necesita una combinación de tiazidas y diuréticos con acción en dicha asa.

Al combatir la insuficiencia cardiaca con diuréticos hay que recordar siempre que el gasto cardiaco en tales enfermos se conserva en parte gracias a las grandes presiones de llenado. En consecuencia, el uso excesivo de dichos fármacos puede disminuir el retorno venoso y todavía más el gasto cardiaco, situación en especial crítica en la insuficiencia del ventrículo derecho. El signo definitorio de este problema es la congestión al nivel sistémico, más que de vasos pulmonares. Como signo previsible, la contracción volumétrica inducida por diuréticos aminora el retorno venoso y puede afectar en grado considerable el gasto cardiaco si la presión de llenado del ventrículo izquierdo disminuye a menos de 15 mmHg (cap. 13). La disminución del gasto cardiaco que es consecuencia de la disfunción de los ventrículos izquierdo o derecho culmina en disfunción renal, como efecto de la reducción de las presiones de riego o perfusión.

El aumento del suministro de sal a la TAL activa la mácula densa, lo que deriva en un descenso de la GFR por retroalimentación tubuloglomerular. El mecanismo de esta retroalimentación es la secreción de adenosina de las células de la mácula densa, lo que produce constricción arteriolar a través de la activación de los receptores A_1 para adenosina en la arteriola aferente. Esta vasoconstricción disminuye la GFR. La reducción de la GFR mediada por la retroalimentación tubuloglomerular exacerba la disminución que al principio se produjo por el descenso del gasto cardiaco. El trabajo reciente con los antagonistas del receptor para adenosina mostró que tal vez pronto sea posible evitar esta complicación del tratamiento diurético en pacientes con insuficiencia cardiaca mediante el decremento de la retroalimentación tubuloglomerular.

La alcalosis metabólica inducida por diuréticos es otra reacción adversa que puede dañar todavía más la función cardiaca; tal complicación se puede tratar con la reposición de potasio y la restauración del volumen intravascular con solución salina; sin embargo, no se puede utilizar dicha solución en la insuficiencia cardiaca grave, incluso en sujetos que han recibido dosis excesivas de diuréticos. En tales casos, el empleo complementario de acetazolamida permite corregir la alcalosis.

Otro efecto tóxico grave del uso de diuréticos, en particular en el cardiópata, es la hipopotasemia, que puede exacerbar arritmias cardiacas subyacentes y contribuir a efectos tóxicos de los digitálicos; todo lo anterior se puede evitar al solicitar al paciente que reduzca su ingestión de sodio a fin de disminuir la llegada de este ion al túbulo colector que secreta potasio. Los individuos que no cumplen con la recomendación de ingerir una dieta hiposódica deben recibir suplementos de cloruro de potasio o un diurético ahorrador de éste.

NEFROPATÍAS E INSUFICIENCIA RENAL

Diversas enfermedades interfieren en la participación vital de los riñones en la homeostasia volumétrica. Algunas nefropatías causan pérdida de sodio, pero muchos de los trastornos del riñón producen retención de ese ion y agua. Si la insuficiencia renal es grave (filtración glomerular menor de 5 ml/min) son poco beneficiosos los diuréticos, porque no basta la filtración para generar o conservar una respuesta natriurética. Sin embargo, pueden administrarse diuréticos a un gran número de pacientes, incluso los sometidos a diálisis que tengan grados menos intensos de insuficiencia o deficiencia (filtración glomerular de 5 a 15 ml/min), cuando retienen volúmenes excesivos de líquido entre una y otra sesiones de diálisis.

Subsiste el interés para dilucidar el dilema de si los diuréticos alteran la intensidad o la culminación de la insuficiencia renal aguda; ello se debe a que las formas "no oligúricas" de la insuficiencia tienen mejor pronóstico que las formas "oligúricas" (diuresis <400-500 ml/24 h). Casi todos los estudios de este problema indican que la administración de diuréticos es útil para tratar en el corto plazo los trastornos de líquidos en tales pacientes con insuficiencia renal aguda, pero no tiene trascendencia considerable en los resultados de largo plazo.

Muchas glomerulopatías, como las que surgen con la diabetes mellitus o el lupus eritematoso sistémico, causan retención de sodio y agua por los riñones. No se conoce en detalle la causa de tal retención, pero en ella quizá interviene el trastorno de la regulación de la microcirculación y la función tubular en esos órganos, por medio de la liberación de vasoconstrictores, prostaglandinas, citocinas y otros mediadores. Cuando aparecen edema o hipertensión en estos pacientes, la administración de diuréticos puede ser muy eficaz.

Algunas formas de nefropatía, y en particular la diabética, suelen acompañarse de hiperpotasemia desde una fase relativamente temprana de la insuficiencia renal. En esos casos, la administración de una tiazida o un diurético con acción en el asa de Henle incrementa la excreción de potasio al incrementar la liberación de sal al túbulo colector productor de potasio.

Los individuos con afección renal que culminan en el síndrome nefrótico suelen tener problemas complejos en la fluidoterapia. Por lo regular muestran retención de líquido en forma de ascitis o edema, pero su volumen plasmático es menor porque disminuyen las presiones osmóticas en plasma; esto es lo que ocurre a menudo en sujetos con nefropatías "con cambios mínimos" y en ellos la administración de diuréticos hace que se reduzca aún más el volumen plasmático, lo cual puede deteriorar la función glomerular y provocar hipotensión ortostática. Muchas otras causas del síndrome nefrótico se acompañan de retención primaria de sal y agua por parte de los riñones, con lo cual hay expansión del volumen plasmático e hipertensión, a pesar de la baja presión osmótica del plasma. En tales casos, la administración de diuréticos puede ser beneficiosa para controlar el componente dependiente de volumen de la hipertensión.

Al seleccionar un diurético para un paciente con nefropatía es necesario conocer diversas limitaciones importantes. Es mejor no indicar acetazolamida, porque causa excreción de $NaHCO_3$ y puede exacerbar la acidosis. Los diuréticos ahorradores de potasio pueden ocasionar hiperpotasemia. Las tiazidas, según informes previos, son ineficaces si la filtración glomerular disminuye a menos de 30 ml/min; en fecha reciente se ha observado que tales fármacos, de escaso beneficio si se usan solos, pueden utilizarse para reducir de manera significativa la dosis de diuréticos con acción en el asa de Henle, paso necesario para estimular la diuresis en una persona con filtración glomerular de 5 a 15 ml/min. Por todo lo comentado, los diuréticos con acción en el asa de Henle, en altas dosis (hasta 500 mg de furosemida/día), o una combinación de metolazona (5 a 10 mg/día) y dosis mucho menores de furosemida (40 a 80 mg/día), pueden ser útiles para combatir la sobrecarga volumétrica en sujetos sometidos a diálisis o en fase de prediálisis. Existe algún interés en el uso de diuréticos osmóticos como el manitol porque pueden contraer las células epiteliales turgentes y en teoría disminuir la obstrucción tubular. Es lamentable que no hay datos indicativos de que el manitol evite la insuficiencia renal aguda de tipo isquémico o tóxico. Dicho fármaco puede ser útil en el tratamiento de la hemoglobinuria o mioglobinuria. Por último, a pesar de que el uso excesivo de los diuréticos puede atenuar la función renal en todos los enfermos, las consecuencias son mucho más graves en personas con nefropatía primaria.

CIRROSIS HEPÁTICA

Las hepatopatías suelen acompañarse de edema y ascitis, junto con incremento de las presiones hidrostáticas porta y menores presiones oncóticas en plasma. Los mecanismos que explican la retención de sodio por los riñones en esta situación incluyen menor riego renal (por alteraciones vasculares sistémicas); disminución del volumen plasmático (por la formación de ascitis) y una menor presión oncótica (hipoalbuminemia). Además, surge retención primaria de sodio al incrementarse las concentraciones de aldosterona plasmática.

En ocasiones son útiles los diuréticos cuando la ascitis y el edema son intensos. Sin embargo, los cirróticos son casi siempre resistentes a la acción de los diuréticos con acción en el asa de Henle, por la menor secreción de dichos fármacos en el líquido tubular y las concentraciones altas de aldosterona. A diferencia de ellos, el edema de origen cirrótico reacciona por lo regular de manera extraordinaria a la espironolactona y la eplerenona. En algunos pacientes es útil la combinación de diuréticos con acción en el asa de Henle y un antagonista del receptor de aldosterona. Sin embargo, es necesario ser muy cauteloso con el uso de los antagonistas de la aldosterona en pacientes cirróticos que tienen incluso un grado ligero de insuficiencia renal por la posibilidad de causar hiperpotasemia grave.

Es importante señalar que aún más que en la insuficiencia cardiaca, el uso demasiado radical de los diuréticos en esta situación puede ser desastroso. El tratamiento diurético intenso puede ocasionar reducción grave del volumen intravascular, hipopotasemia y alcalosis metabólica. El síndrome hepatorrenal y la encefalopatía hepática son las desafortunadas consecuencias de la administración excesiva de diuréticos en el paciente cirrótico.

EDEMA IDIOPÁTICO

El edema idiopático (retención de sal y edema fluctuantes) es un síndrome que se observa más a menudo en mujeres de 20 a 30 años de edad. A pesar de la investigación intensiva, todavía se desconoce la fisiopatología. Algunos estudios sugieren que el consumo intermitente y subrepticio de diuréticos en realidad puede contribuir al síndrome y debe descartarse antes de iniciar un tratamiento adicional. Aunque se ha empleado espironolactona para el edema idiopático, es probable que deba tratarse sólo con restricción moderada de sal, si es posible. También se han aplicado medias compresivas, pero su beneficio parece ser variable.

ESTADOS NO EDEMATOSOS

HIPERTENSIÓN

La actividad diurética y vasodilatadora leve de las tiazidas es útil en el tratamiento de todos los pacientes con hipertensión esencial y puede ser suficiente en muchos. Aunque la hidroclorotiazida es el diurético más usado para la hipertensión, es posible que la clortalidona sea más efectiva por su semivida mucho más prolongada. Los diuréticos de asa casi siempre se reservan para pacientes con insuficiencia renal leve (GFR <30 a 40 ml/min) o insuficiencia cardiaca. La restricción moderada de la ingestión de Na^+ en la dieta (60 a 100 meq/día) potencia los efectos de los diuréticos en la hipertensión esencial y reduce la pérdida renal de potasio. Puede agregarse un diurético ahorrador de K^+ para reducir su pérdida.

Existe controversia acerca de si las tiazidas deben administrarse como tratamiento inicial de la hipertensión. Su eficacia relativamente leve limita en ocasiones su empleo como tratamiento único. Sin embargo, un estudio muy grande con más de 30 000 participantes mostró que los diuréticos de bajo costo, como las tiazidas, tienen resultados similares o superiores a los obtenidos con un inhibidor de la ACE o un antagonista del conducto del calcio. Este importante resultado refuerza la importancia del tratamiento tiazídico en la hipertensión.

Aunque los diuréticos son a menudo exitosos como tratamiento único, también tienen una función importante en los pacientes que requieren múltiples fármacos para controlar la presión sanguínea. Los diuréticos intensifican la eficacia de muchos fármacos, en especial los inhibidores de la ACE. Los sujetos tratados con vasodilatadores potentes como la hidralazina o el minoxidilo, casi siempre requieren diuréticos simultáneos porque los vasodilatadores producen retención considerable de sal y agua.

NEFROLITIASIS

Cerca de dos tercios de los cálculos renales contienen fosfato de calcio u oxalato de calcio. Aunque existen muchos trastornos médicos (hiperparatiroidismo, hipervitaminosis D, sarcoidosis, neoplasias malignas, etc.) que causan hipercalciuria, muchos pacientes con estos cálculos tienen un defecto en la resorción tubular proximal de Ca^{2+}. Esto puede corregirse con diuréticos tiazídicos, que intensifican la resorción de Ca^{2+} en el DCT y por tanto reducen la concentración urinaria de Ca^{2+}. Debe aumentarse la ingestión de líquido, pero disminuirse la de sal ya que el exceso de NaCl en la dieta rebasa el efecto hipocalciúrico de las tiazidas. El Ca^{2+} dietético no debe limitarse, dado que esto puede conducir a un balance corporal negativo del calcio. Los cálculos de calcio también pueden ser consecuencia de la absorción intestinal aumentada de Ca^{2+}, o de origen idiopático. En estas situaciones, las tiazidas también son efectivas, pero deben emplearse como tratamiento adjunto con otras medidas.

HIPERCALCEMIA

La hipercalcemia puede ser una emergencia médica (cap. 42). Como los diuréticos de asa producen un descenso significativo de la resorción de Ca^{2+}, pueden ser muy efectivos para inducir la diuresis de Ca^{2+}. Sin embargo, los diuréticos de asa solos pueden provocar una gran reducción de volumen. Si esto ocurre, los diuréticos de asa son inefectivos (y pueden ser contraproducentes), ya que se intensificaría la resorción de Ca^{2+} en el túbulo proximal. Por lo tanto, debe administrarse solución salina al mismo tiempo que los diuréticos de asa para mantener la diuresis efectiva de Ca^{2+}. La estrategia habitual consiste en administrar solución salina y furosemida (80 a 120 mg) por vía intravenosa. Una vez que comienza la diuresis, el ritmo de infusión de la solución salina se equipara con el flujo urinario para evitar la deficiencia de volumen. Puede agregarse cloruro de potasio a la infusión de solución salina, en caso necesario.

DIABETES INSÍPIDA

La diabetes insípida se debe a la producción deficiente de ADH (diabetes insípida neurógena o central) o a la capacidad alterada de respuesta a la ADH (diabetes insípida nefrógena, NDI [*nephrogenic diabetes insipidus*]). La administración de ADH complementaria o uno de sus análogos sólo es efectiva en la diabetes insípida central. Los diuréticos tiazídicos pueden reducir la poliuria y la polidipsia en ambos tipos de la enfermedad. El litio, que se emplea en el tratamiento del trastorno maniaco-depresivo, es causa frecuente de NDI y se ha descubierto que las tiazidas son muy útiles en su tratamiento. Antes se pensaba que este efecto benéfico al parecer paradójico de las tiazidas estaba mediado por la reducción del volumen plasmático, con un descenso consecuente de la GFR que producía mayor resorción proximal de NaCl y agua y menor suministro de líquido a los segmentos diluyentes distales. Sin embargo, en el caso de la NDI inducida por litio, ahora se sabe que la HCTZ incrementa la osmolalidad en la médula interna (papila), con corrección parcial de la reducción en la expresión de acuaporina 2 inducida por el litio. La HCTZ también aumenta la expresión de los transportadores de Na^+ en los segmentos DCT y CCT de la nefrona. Por lo tanto, el volumen máximo de orina diluida que puede producirse es mucho menor en la NDI. La restricción del sodio dietético puede potenciar los efectos benéficos de las tiazidas en el volumen urinario en estas circunstancias. La concentración sérica de litio debe vigilarse con cuidado en estas personas, ya que los diuréticos pueden reducir la eliminación renal de litio y elevar sus concentraciones plasmáticas hasta el intervalo tóxico (cap. 29). La poliuria causada por litio también se revierte en forma parcial con amilorida, la cual impide la entrada de litio a las células del conducto colector, tanto como la entrada de Na^+. Como se mencionó antes, las tiazidas también son útiles en otras formas de diabetes insípida nefrógena. No está claro si este es el mismo mecanismo que se descubrió para la NDI inducida por litio.

RESUMEN Diuréticos

Subclase	Mecanismo de acción	Efectos	Aplicaciones clínicas	Farmacocinética, efectos tóxicos e interacciones
INHIBIDORES DE LA ANHIDRASA CARBÓNICA				
• Acetazolamida y otros	La inhibición de la enzima evita la deshidratación de H_2CO_3 y la hidratación de CO_2 en el túbulo contorneado proximal	Disminuye la resorción de HCO_3^- en el riñón y así origina diuresis autolimitada • la acidosis metabólica hiperclorémica disminuye (acidifica) el pH corporal y aminora la presión intraocular	Glaucoma, mal de montaña, y edema con alcalosis	Se cuenta con preparados de administración oral y tópicos • duración de acción: en promedio 8 a 12 h • *Efectos tóxicos:* acidosis metabólica, cálculos renales, hiperamonemia en cirróticos
• *Brinzolamida, dorzolamida: tópicos para glaucoma*				
DIURÉTICOS CON ACCIÓN EN EL ASA DE HENLE				
• Furosemida	Inhibición del transportador de Na/K/2Cl en la porción ascendente del asa de Henle	Incremento notable de la excreción de NaCl, moderada pérdida de potasio, alcalosis metabólica hipopotasémica y mayor excreción de calcio y magnesio por orina	Edema pulmonar, edema periférico, hipertensión, hipercalcemia o hiperpotasemia agudas, insuficiencia renal aguda, sobredosis aniónica	Preparados ingeribles y parenterales • duración de acción, 2 a 4 h • *Efectos tóxicos:* ototoxicidad, hipovolemia, pérdida de potasio, hiperuricemia e hipomagnesemia
• *Bumetanida, torsemida: sulfonamídicos como la furosemida, con acción en el asa de Henle*				
• *Ácido etacrínico: no es una sulfonamida, pero posee actividad típica en el asa de Henle y moderada acción uricosúrica*				
TIAZIDAS				
• Hidroclorotiazida	Inhibición del transportador de Na/Cl en el túbulo contorneado distal	Incremento pequeño en la excreción de NaCl • pérdida de potasio moderada • alcalosis metabólica hipopotasémica; menor cantidad de calcio en orina	Hipertensión, insuficiencia cardiaca leve, nefrolitiasis, diabetes insípida nefrógena	Preparado ingerible • duración de acción, 8 a 12 h • *Efectos tóxicos:* alcalosis metabólica hipopotasémica, hiperuricemia, hiperglucemia, hiponatremia
• *Metolazona: gran aceptación para utilizar con fármacos con efecto en el asa de Henle, para obtener efectos sinérgicos*				
• *Clorotiazida: sólo se dispone de la presentación parenteral (IV)*				
• *Clortalidona: semivida larga (50 a 60 h) debido a su fijación a eritrocitos*				

(continúa)

Subclase	Mecanismo de acción	Efectos	Aplicaciones clínicas	Farmacocinética, efectos tóxicos e interacciones
DIURÉTICOS AHORRADORES DE POTASIO				
• Espironolactona	Antagonista farmacológico de la aldosterona en túbulos colectores • antagonista débil de los receptores de andrógeno	Disminuye la retención de sodio y la pérdida de potasio por riñones • antagonismo de la aldosterona en corazón y vasos, poco dilucidada	Aldosteronismo de cualquier causa • hipopotasemia por otros diuréticos • estado ulterior al infarto del miocardio	Lentitud con que inicia y desaparece el efecto • duración de efecto, 24 a 48 h • *Efectos tóxicos:* hiperpotasemia, ginecomastia (con la espironolactona, pero no con la eplerenona) • interacción aditiva con otros fármacos que retienen potasio
• Amilorida	Antagoniza los conductos del sodio epiteliales en los túbulos colectores	Disminuye la retención de sodio y la pérdida de potasio • incrementa la eliminación de litio	Hipopotasemia por otros diuréticos • disminuye la poliuria inducida por litio	Activa después de su administración oral • duración de acción, 24 h • *Efectos tóxicos:* acidosis metabólica hiperpotasémica
• *Eplerenona: similar a la espironolactona, pero más selectiva en relación con el receptor de aldosterona*				
• *Triamtereno: mecanismo de acción similar al de la amilorida, mucho menos potente pero más tóxico*				
DIURÉTICOS OSMÓTICOS				
• Manitol	Efecto osmótico físico en la distribución de agua hística, porque es retenido en el compartimiento vascular	Incremento notable de la producción de orina; disminución del volumen encefálico, menor presión intraocular; hiponatremia inicial seguida por hipernatremia	Insuficiencia renal por una mayor carga de solutos (rabdomiólisis, quimioterapéuticos), incremento de la presión intracraneal, glaucoma	Administración IV • *Efectos tóxicos:* náusea, vómito, cefalea
ANTAGONISTAS DE LA VASOPRESINA (ADH)				
• Conivaptán	Antagonista de los receptores V_{1a} y V_2 para ADH	Reduce la resorción de agua, aumenta la concentración plasmática de Na, vasodilatación	Hiponatremia, insuficiencia cardiaca congestiva	Sólo IV, casi siempre continua • *Toxicidad:* reacciones en el sitio de infusión, poliuria, hipernatremia
• Tolvaptán	Antagonista selectivo de los receptores V_2 para ADH	Reduce la resorción de agua, aumenta la concentración plasmática de Na	Hiponatremia, SIADH	Oral • duración, 12 a 24 h • *Toxicidad:* poliuria (frecuencia), sed, hipernatremia

PREPARACIONES DISPONIBLES

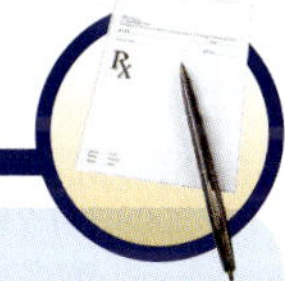

Acetazolamida
Vía oral: comprimidos de 125 y 250 mg
Producto ingerible de liberación sostenida: cápsulas de 500 mg
Vía parenteral: polvo para inyección, con 500 mg

Amilorida[1]
Vía oral: comprimidos con 5 mg

Bendroflumetiazida[1]
Vía oral: comprimidos de 5 y 10 mg

Brinzolamida (para trastornos oculares)
Preparado oftálmico: suspensión al 1%

Bumetanida
Vía oral: comprimidos con 0.5, 1 y 2 mg
Vía parenteral: ampolleta con 0.5 mg/2 ml para inyección IV o IM

Clorotiazida
Vía oral: comprimidos con 250 y 500 mg; suspensión ingerible con 250 mg/5 ml
Vía parenteral: 500 mg, para inyección

Clortalidona[1]
Vía oral: comprimidos de 25, 50 y 100 mg

Conivaptán
Vía parenteral: 5 mg/ml; 20 mg/100 ml D5W para inyección IV

Demeclociclina
Vía oral: comprimidos y cápsulas con 150 mg; comprimidos con 300 mg

Diclorfenamida
Vía oral: comprimidos de 50 mg

Dorzolamida (para trastornos oculares)
Preparado oftálmico: solución al 2%

Eplerenona
Vía oral: comprimidos de 25 y 50 mg

Ácido etacrínico
Vía oral: comprimidos de 25 y 50 mg
Vía parenteral: 50 mg, para inyección IV

Furosemida
Vía oral: comprimidos de 20, 40 y 80 mg; soluciones ingeribles con 8 y 10 mg/ml
Vía parenteral: 10 mg/ml para inyección IM o IV

Hidroclorotiazida[1]
Vía oral: cápsulas de 12.5 mg; comprimidos de 25, 50 y 100 mg; solución con 10 y 100 mg/ml

Hidroflumetiazida
Vía oral: comprimidos de 50 mg

Indapamida
Vía oral: comprimidos de 1.25 y 2.5 mg

Manitol
Vía parenteral: solución al 5, 10, 15 y 20% para inyección

Metazolamida (para trastornos oculares)
Vía oral: comprimidos con 25 y 50 mg

Meticlotiazida
Vía oral: comprimidos de 2.5 y 5 mg

Metolazona
Vía oral: comprimidos de 0.5; 2.5, 5 y 10 mg

Nesiritida
Vía parenteral: ampolleta con 1.5 mg para diluir en 250 ml de solución inyectable (6 μg/ml)

Politiazida[1]
Vía oral: comprimidos 1, 2 y 4 mg

Quinetazona
Vía oral: comprimidos de 50 mg

Espironolactona[1]
Vía oral: comprimidos de 25, 50 y 100 mg

Tolvaptán
Vía oral: comprimidos de 15 y 30 mg

Torsemida
Vía oral: comprimidos de 5, 10, 20 y 100 mg
Vía parenteral: 10 mg/ml para inyección

Triamtereno
Vía oral: cápsulas de 50 y 100 mg

Triclormetiazida
Vía oral: comprimidos de 2 y 4 mg

[1]Para las combinaciones farmacológicas véase el cuadro 15-6.

BIBLIOGRAFÍA

ALLHAT Officers and Coordinators for the ALLHAT Collaborative Research Group: Major outcomes in high-risk hypertensive patients randomized to angiotensin-converting enzyme inhibitor or calcium channel blocker vs diuretic: The Antihypertensive and Lipid-Lowering Treatment to Prevent Heart Attack Trial (ALLHAT). JAMA 2002;288:2981.

Berl T et al: Oral Tolvaptan is safe and effective in chronic hyponatremia. J Am Soc Nephrol 2010;21:705.

BMJ group: Eplerenone after myocardial infarction? Drug Ther Bull 2008;46(1):1.

Brenner BM (editor): *Brenner & Rector's The Kidney*, 8th ed. Saunders, 2008.

Chow T et al: *Ginkgo biloba* and acetazolamide prophylaxis for acute mountain sickness. Arch Intern Med 2005;165:296.

Cooper BE: Diuresis in renal failure: Treat the patient, not the urine output. Crit Care Med 2009;37:761.

Costello-Boerrigter LC, Boerrigter G, Burnett JC Jr: Revisiting salt and water retention: New diuretics, aquaretics, and natriuretics. Med Clin North Am 2003;87:475.

Ely JW et al: Approach to leg edema of unclear etiology. J Am Board Family Med 2006;19:148.

Ernst ME, Moser M: Use of diuretics in patients with hypertension. N Engl J Med 2009;361:2153.

Forssmann W-G, Meyer M, Forsmann K: The renal urodilatin system: Clinical implications. Cardiovasc Res 2001;51(3):450.

Ginès P, Schrier RW: Renal failure in cirrhosis. N Engl J Med 2009;361:1279.

Gross P: Treatment of hyponatremia. Intern Med 2008;47:885.

Hall PM: Nephrolithiasis: Treatment, causes, and prevention. Cleveland Clinic J Med 2009;76:583.

Hao C-M, Breyer MD: Physiological regulation of prostaglandins in the kidney. Annu Rev Physiol 2008;70:357.

Hays RM: Vasopressin antagonists: Progress and promise. N Engl J Med 2006;355:146.

Hill JA, Yancy CW, Abraham WT: Beyond diuretics: Management of volume overload in acute heart failure syndromes. Am J Med 2006; 119:S37.

Hocher B: Adenosine A1 receptor antagonists in clinical research and development. Kidney Int 2010;78(5):438.

Kaplan NM: The place of diuretics in preventing cardiovascular events. J Hum Hypertens 2004;18:S29.

Kim G-H et al: Antidiuretic effect of hydrochlorothiazide in lithium-induced nephrogenic diabetes insipidus is associated with upregulation of aquaporin-2, Na-Cl co-transporter, and epithelial sodium channel. J Am Soc Nephrol 2004; 15:2836.

Lee C, Burnett J: Natriuretic peptides and therapeutic applications. Heart Failure Rev 2007;12:131.

Lüss H et al: Renal effects of ularitide in patients with decompensated heart failure. Am Heart J 2008;155:1012.

Mitrovic V et al: Cardio-renal effects of the A1 adenosine receptor antagonist SLV320 in patients with heart failure. Circ Heart Fail 2009;2:523.

Na KY et al: Upregulation of Na^+ transporter abundance in response to chronic thiazide or loop diuretic treatment in rats. Am J Physiol 2003;284:F133.

Nijenhuis T et al: Enhanced passive Ca^{2+} reabsorption and reduced Mg^{2+} channel abundance explains thiazide-induced hypocalciuria and hypomagnesemia. J Clin Invest 2005;115:1651.

Rejnmark L et al: Effects of long-term treatment with loop diuretics on bone mineral density, calciotropic hormones and bone turnover. J Intern Med 2005;257:176.

Shlipak MG, Massie BM: The clinical challenge of cardiorenal syndrome. Circulation 2004;110:1514.

Sica DA, Gehr TWB: Diuretic use in stage 5 chronic kidney disease and end-stage renal disease. Curr Opin Nephrol Hypertens 2003;12:483.

Smyth EM et al: Prostanoids in health and disease. J Lipid Res 2009;50:S423.

Tavares M et al: New pharmacologic therapies in acute heart failure. Crit Care Med 2008;36:S112.

Tovar-Palacio C et al: Ion and diuretic specificity of chimeric proteins between apical Na^+-K^+-$2Cl^-$ and Na^+-Cl^- cotransporters. Am J Physiol 2004;287:F570.

Vallon V et al: Adenosine and kidney function. Physiol Rev 2006;86:901.

Vallon V et al: Adenosine and kidney function: Potential implications in patients with heart failure. Eur J Heart Failure 2008;10:176.

Vigen R, Weideman RA, Reilly RF: Thiazides diuretics in the treatment of nephrolithiasis; are we using them in an evidence-based fashion? Int Urol Nephrol 2010;Epub Aug 25.

Wakai, R, Roberts IG, Schierhout G: Mannitol for acute traumatic brain injury. Cochrane Library (online publication) Issue 4, 2008.

Wilcox C: New insights into diuretic use in patients with chronic renal disease. J Am Soc Nephrol 2002;13:798.Acetazolamida

RESPUESTA AL ESTUDIO DE CASO

El diurético usado con mayor frecuencia para la insuficiencia cardiaca congestiva es un diurético de asa, como la furosemida, que se administra por vía IV en dosis de 40 mg, seguida de administración oral de 20 a 80 mg/24 h, en caso necesario. Es probable que este paciente necesite la administración crónica de furosemida, ya que aminora los síntomas de insuficiencia cardiaca congestiva, pero no revierte el daño ventricular que causó los síntomas. Un problema frecuente cuando se inicia el tratamiento diurético efectivo es una reducción de la tasa de filtración glomerular. Otros efectos adversos de los diuréticos de asa incluyen hipopotasemia, alcalosis metabólica, ototoxicidad, hiperuricemia, hipomagnesemia y reacciones alérgicas.

SECCIÓN IV FÁRMACOS CON ACCIONES IMPORTANTES EN EL MÚSCULO LISO

CAPÍTULO 16

Histamina, serotonina y alcaloides del cornezuelo

Bertram G. Katzung, MD, PhD

ESTUDIO DE CASO

Un varón de 35 años acude al médico familiar, por presentar ampollas rojas, elevadas y pruriginosas en brazos y piernas. Dos días antes, consumió un platillo picante y condimentado en un restaurante al que había ido por primera vez. En la mañana siguiente observó que las palmas y las plantas estaban enrojecidas y con prurito. En el transcurso del día en brazos y piernas aparecieron lesiones similares, elevadas y pruríticas y al momento de la consulta tenía algunas más en el tronco. Señala que unos dos años antes tuvo un cuadro similar, del cual se recuperó sin tratamiento. En la exploración física no se advierten síntomas de vías respiratorias ni manifestaciones de edema faríngeo. El médico familiar plantea el diagnóstico de urticaria causada por alergia a alimentos y sugiere que el paciente ingiera un antihistamínico que se obtiene sin prescripción médica. Al día siguiente el paciente llama para señalar que el antihistamínico le calmó en forma moderada el prurito, pero que persisten las ampollas y aparecieron otras nuevas. ¿Qué otras medidas terapéuticas son apropiadas?

Un hecho sabido de tiempo atrás es que muchos tejidos contienen sustancias que después de ser liberadas por algunos estímulos, causan efectos fisiológicos como rubor de la piel, dolor o prurito y broncoespasmo. También se sabe que muchas de las sustancias en cuestión estaban en el tejido nervioso y que poseían múltiples funciones. La histamina y la serotonina (5-hidroxitriptamina) son aminas biológicamente activas que actúan como neurotransmisores, se les detecta en tejidos diferentes del nervioso, ejercen efectos fisiológicos y patológicos complejos a través de receptores de múltiples subtipos y suelen ser liberadas de manera local. Junto con los péptidos endógenos (cap. 17), las prostaglandinas y los leucotrienos (cap. 18) y las citocinas (cap. 55), constituyen el grupo de **autacoides**.

La histamina y la serotonina, por sus efectos amplios y en gran medida adversos, no tienen aplicación clínica en el tratamiento de enfermedades. Sin embargo, poseen enorme interés clínico los compuestos que activan de *manera selectiva* algunos subtipos de receptores o antagonizan de ese mismo modo las acciones de tales aminas. En este capítulo se destacan los aspectos farmacológicos básicos de las aminas agonistas y la farmacología clínica de los agentes agonistas y antagonistas más selectivos. Al final, se revisan los alcaloides del cornezuelo de centeno, compuestos que poseen actividad agonista parcial en los receptores serotonínicos y de otros tipos.

HISTAMINA

La histamina fue sintetizada en 1907 y aislada de forma posterior en tejidos de mamíferos. Las hipótesis iniciales en cuanto a las posibles acciones fisiológicas de la histamina hística se basaron en semejanzas entre los efectos de la histamina intravenosa y los síntomas de choque anafiláctico y daño hístico. Se observó enorme variación de una especie a otra, pero en los seres humanos, la sustancia constituyó un mediador importante de reacciones alérgicas (como la urticaria) e inflamatorias inmediatas, aunque sólo hubo una participación pequeña en la anafilaxia. La sustancia mencionada interviene de manera importante en la secreción de ácido por el estómago (cap. 62) y actúa como neurotransmisor y neuromodulador (caps. 6 y 21). Nuevas pruebas indican que también interviene en la quimiotaxis de los leucocitos.

FARMACOLOGÍA BÁSICA DE LA HISTAMINA

Aspectos químicos y farmacocinética

La histamina está distribuida en plantas y en tejidos de animales y es componente de algunos venenos y secreciones urticantes.

Dicho compuesto se forma por descarboxilación del aminoácido L-histidina, reacción catalizada en tejidos de mamíferos por la enzima histidina descarboxilasa. Una vez formada, la histamina se almacena o se inactiva con rapidez. Muy poca se excreta en su forma original. Las principales vías metabólicas comprenden la conversión en *N*-metilhistamina y ácido metilimidazolacético (IAA, *imidazoleacetic acid*). Algunas neoplasias (mastocitosis sistémica, urticaria pigmentaria, carcinoide gástrico y a veces leucemia mielógena), se acompañan de un mayor número de mastocitos o basófilos y una mayor excreción de histamina y sus metabolitos.

$CH_2—CH_2—NH_2$ HN N

Histamina

Casi toda la histamina hística está secuestrada y almacenada en gránulos (vesículas) en mastocitos o basófilos; el contenido histamínico de muchos tejidos guarda relación directa con el número de mastocitos. La forma "almacenada" se inactiva desde el punto de vista biológico, pero como se mencionó, innumerables estímulos desencadenan su liberación desde las células comentadas y permiten que la amina libre ejerza sus acciones en tejidos vecinos. Los mastocitos abundan, en especial, en sitios en que puede haber alguna lesión hística como conductos nasales, boca y pies; superficies internas corporales y vasos sanguíneos, en particular en puntos de presión y bifurcaciones.

En algunos tejidos como el encéfalo, se detecta histamina que no está presente en los mastocitos, que actúa como neurotransmisor en los mismos. Pruebas de peso indican que la histamina endógena, en su acción como neurotransmisora, interviene en muchas funciones encefálicas, como control neuroendocrino, regulaciones cardiovascular, térmica y de peso corporal, dormir y despertar (caps. 21 y 37).

Un sitio extraneuronal importante de almacenamiento de histamina y su liberación son las células similares a las enterocromafines (ECL, *enterochromaffin-like cells*) del fondo del estómago. Las células ECL liberan histamina, uno de los secretagogos primarios de ácido gástrico para activar a las células parietales de la mucosa y así producir el ácido (cap. 62).

Almacenamiento y liberación de histamina

La histamina almacenada en los mastocitos puede liberarse por varios mecanismos.

A. Liberación inmunitaria

El principal mecanismo fisiopatológico de la liberación de histamina por mastocitos y basófilos es inmunitario. Las células mencionadas, sensibilizadas por los anticuerpos IgE adheridos a sus membranas superficiales, se desgranulan a manera de detonante cuando se exponen al antígeno apropiado (figura 55-5, fase efectora). La liberación de ese tipo obliga a contar con energía y calcio. La desgranulación ocasiona la liberación simultánea de histamina, trifosfato de adenosina (ATP, *adenosine triphosphate*) y otros mediadores almacenados en los gránulos. La histamina liberada por el mecanismo anterior es mediadora de reacciones alérgicas inmediatas (de tipo I), como la rinitis alérgica primaveral y la urticaria aguda. Las sustancias liberadas durante las reacciones inmunitarias mediadas por IgG o IgM que activan la cascada de complemento también liberan histamina de células cebadas y basófilos.

Por un mecanismo de control retroalimentario negativo mediado por receptores H_2, al parecer la histamina modula su propia liberación y la de otros mediadores, desde mastocitos sensibilizados, en algunos tejidos. En seres humanos, dichas células de la piel y los basófilos presentan el mecanismo retroalimentario negativo citado y no lo tienen los mastocitos del pulmón. De ese modo, la histamina puede actuar y limitar la intensidad de la reacción alérgica en la piel y la sangre.

La histamina endógena tiene una función moduladora en diversas reacciones inflamatorias e inmunitarias. Una vez lesionado el tejido, la histamina liberada causa vasodilatación local y salida de mediadores de inflamación aguda (complemento, proteína C reactiva) y anticuerpos, presentes en el plasma. Dicha sustancia atrae por quimiotaxis activa, células inflamatorias (neutrófilos, eosinófilos, basófilos, monocitos y linfocitos); también inhibe la liberación del contenido del lisosoma y algunas de las funciones de linfocitos T y B. Muchas de las acciones en cuestión son mediadas por los receptores H_2 o H_4. Es probable que también la histamina module la liberación de péptidos desde nervios, en reacción a la inflamación, y en este caso actuaría por medio de receptores H_3 presinápticos.

B. Liberación química y mecánica

Algunas aminas, que incluyen fármacos como la morfina y la tubocurarina, desplazan la histamina de su forma "almacenada" en el interior de las células; para la liberación de ese tipo no se necesita energía, lesión ni desgranulación de mastocitos. La pérdida de gránulos de estas últimas células también libera histamina, porque los iones de sodio en el líquido extracelular desplazan con rapidez la amina del complejo en que está. La lesión química y mecánica de mastocitos causa desgranulación, y con ello liberación de histamina. El **compuesto 48/80**, de tipo experimental libera de manera selectiva histamina de los mastocitos hísticos por un proceso de desgranulación exocitótica en que se necesitan energía y calcio.

Farmacodinámica

A. Mecanismo de acción

La histamina ejerce sus acciones biológicas al combinarse con receptores específicos que están en la membrana superficial de la célula. Cuatro receptores distintos de tal sustancia identificados hasta la fecha, se clasificaron como H_1 a H_4 y se describen en el cuadro 16-1. A diferencia de otros receptores de transmisores amínicos que ya se revisaron, dentro de los tipos principales de esta categoría no hay subfamilias, aunque se han descrito algunas variantes con corte y empalme de varios tipos de receptores.

Se logró la clonación de los cuatro tipos de receptores y pertenecen a la gran superfamilia de tales estructuras que tienen siete dominios transmembrana y se acoplan con las proteínas G (GPCR, *G proteins coupling regions*). La estructura de los receptores H_1 y H_2 difiere de manera significativa y al parecer guarda una mayor semejanza con los receptores muscarínicos y de 5-HT_1, de forma respectiva, que entre sí. El receptor H_4 tiene homología aproximada de 40% con el receptor H_3, aunque al parecer no guarda una relación cercana con otros receptores histamínicos. Se ha demostrado que los cuatro receptores muestran actividad constitutiva en algunos órganos y sistemas; de este modo, se creía de manera tradicional que algunos antihistamínicos eran los antagonistas farmacológicos, pero ahora se les califica de agonistas inversos (caps. 1 y 2). En realidad, muchos antagonistas H_1 de la primera y segunda generación (véase más adelante) funcionan como agonistas inversos. Además, una misma molécula podría ser agonista para un receptor de la histamina y antagonista o agonista inverso para otro. Por ejemplo, el clobenpropit, un agonista de los receptores H_4, es un antagonista o agonista inverso en los receptores H_3 (cuadro 16-1).

En el encéfalo, los receptores H_1 y H_2 se encuentran en las membranas postsinápticas, en tanto que los receptores H_3 son presinápticos de manera predominante. La activación de los receptores H_1 que están en endotelio, células de músculo liso y terminaciones (terminales) nerviosas, suelen desencadenar un incremento en la hidrólisis de fosfoinositol y también en la concentración de calcio intracelular. La activación de los receptores H_2 presentes en la mucosa gástrica, miocardiocitos y algunas células inmunitarias incrementa las concentraciones intracelulares de monofosfato de adenosina cíclico (cAMP, *cyclic adenosine monophosphate*) por medio de G_r. A semejanza del receptor adrenérgico β_2, en algunas circunstancias el receptor H_2 puede acoplarse a G_q y activar la cascada de IP_3-DAG (1,4,5-trisfosfato de inositol-diacilglicerol). La activación de los receptores H_3 disminuye la liberación del transmisor desde las neuronas histaminérgicas y de otro tipo, quizá mediado por una disminución en la penetración de calcio a través de los conductos de tipo N de dicho ion en las terminaciones nerviosas. Los receptores H_4 aparecen de forma importante en leucocitos en la médula ósea roja y en la sangre circulante. Tales receptores al parecer desempeñan efectos quimiotácticos importantes en los eosinófilos y mastocitos. En dicha situación pudieran intervenir en forma parcial en la inflamación y la alergia; también pueden modular la producción de estos tipos celulares y mediar tal vez, en parte, los efectos que se habían identificado de la histamina en la producción de citocinas.

B. Efectos de la histamina en tejidos, órganos y sistemas

La histamina tiene efectos potentes en el músculo liso y en miocardiocitos, en algunas células endoteliales y nerviosas, en las secretorias del estómago y en aquellas que intervienen en la inflamación. Sin embargo, la sensibilidad a dicha sustancia varía en gran medida de una especie a otra. Los cobayos son muy sensibles; lo son en grado un poco menor los seres humanos, perros y gatos; y son mucho menos sensibles los ratones y ratas.

1. Sistema nervioso. La histamina es un estimulante potente de terminaciones nerviosas sensitivas, en particular las que median el dolor y el prurito. Dicho efecto mediado por H_1 es un componente importante de la respuesta urticariana y de las reacciones a las picaduras de insectos y de ortigas. Algunas pruebas sugieren que las concentraciones locales grandes también despolarizan las terminaciones nerviosas eferentes (axónicas) (consúltese Triple respuesta, 8). En el ratón y tal vez en los seres humanos, los receptores H_1 "modulan" el envío de señales para la inspiración y la espiración a las neuronas que intervienen en la respiración. Los receptores H_1 y H_3 tienen funciones importantes en el apetito y la saciedad; los antipsicóticos que bloquean estos receptores producen una ganancia de peso significativa (cap. 29). Los receptores H_3 presinápticos tienen una participación sustancial en la modulación de la liberación de varios transmisores en el sistema nervioso. Los agonistas H_3 reducen la liberación de acetilcolina, amina y transmisores peptídicos en varias áreas del cerebro y en nervios periféricos.

2. Aparato cardiovascular. En los seres humanos, la inyección o la venoclisis de histamina causan disminución de las presiones sistólicas y diastólicas generales y aceleración de la frecuencia cardiaca. Los cambios en las presiones mencionadas son causados por acción vasodilatadora directa de dicha sustancia en las arteriolas y en los esfínteres precapilares; la aceleración de la frecuencia cardiaca incluye las acciones estimulantes de la histamina en el corazón y taquicardia refleja. Como un fenómeno congruente con la vasodilatación, durante

CUADRO 16–1 Subtipos del receptor de histamina

Subtipo del receptor	Distribución	Mecanismo posreceptor	Agonistas parcialmente selectivos	Antagonistas parcialmente selectivos
H_1	Músculo liso, endotelio, cerebro	G_q, ↑ IP_3, DAG	Histaprodifen	Mepiramina,[1] triprolidina, cetirizina
H_2	Mucosa de estómago, miocardio, mastocitos, cerebro	G_s, ↑ cAMP	Amtamina	Cimetidina,[1] ranitidina,[1] tiotidina
H_3	Presinápticas: neuronas de encéfalo, plexo mientérico y otras	G_i, ↓ cAMP	Metilhistamina *R*-α, imetit, immepip	Tioperamida,[1] yodofenpropit, clobenpropit,[1] tiprolisant[1]
H_4	Eosinófilos, neutrófilos, linfocitos CD4 T	G_i, ↓ cAMP	Clobenpropit, imetit, clozapina	Tioperamida[1]

[1]Agonista inverso.

cAMP, monofosfato de adenosina cíclico; DAG, diacilglicerol; IP_3, trifosfato de inositol.

la administración de histamina pueden también surgir hiperemia facial, sensación de calor y cefalea. La vasodilatación ocasionada por dosis pequeñas de histamina depende de la activación del receptor H_1 y es mediada en forma principal por la liberación de óxido nítrico, desde el endotelio (cap. 19). La disminución de la presión sanguínea suele acompañarse de taquicardia refleja. Dosis mayores de histamina activan el proceso de vasodilatación y estimulación cardiaca directa en que interviene cAMP mediado por H_2. En los seres humanos, los efectos cardiovasculares de dosis pequeñas de histamina por lo común son antagonizados sólo por antagonistas del receptor H_1.

El edema inducido por histamina es consecuencia de la acción de dicha amina en los receptores H_1 en los vasos de la microcirculación, en particular los poscapilares. Tal efecto proviene de la separación de las células endoteliales, que permite el trasudado de líquido y moléculas del mismo tamaño que las proteínas pequeñas en el tejido perivascular. El efecto es el que causa la urticaria, que denota la liberación de histamina en la piel. Los estudios de células endoteliales sugieren que la actina y la miosina se contraen en el interior de dichas células, con lo cual se separan las células endoteliales y aumenta la permeabilidad.

Los efectos directos de la histamina en el miocardio incluyen mayor contractilidad y aceleración del ritmo de descarga del marcapasos. Ambos efectos son mediados de manera principal por los receptores H_2. En el miocardio auricular de los seres humanos la histamina también disminuye la contractilidad, efecto mediado por los receptores H_1. No se ha dilucidado la importancia fisiológica de las acciones mencionadas, en el corazón. Algunos de los signos y síntomas anafilácticos en el aparato cardiovascular provienen de la histamina liberada, si bien otros mediadores intervienen y al parecer son más importantes que la propia histamina en los seres humanos.

3. Músculo liso bronquiolar. En los seres humanos y cobayos la histamina origina broncoconstricción mediada por los receptores H_1. En los cobayos, tal efecto es la causa de fallecimiento por la acción tóxica de la histamina, pero en los seres humanos con vías respiratorias normales no es intensa la broncoconstricción después de que se administran dosis pequeñas de tal sustancia. Sin embargo, los asmáticos son muy sensibles a la histamina. La broncoconstricción inducida en ellos quizá representa una respuesta nerviosa hiperactiva, porque tales enfermos también reaccionan en forma excesiva a otros estímulos, y la respuesta a la histamina puede bloquearse con fármacos que bloquean el sistema autónomo, como los agentes bloqueadores ganglionares y también por antagonistas de receptores H_1 (cap. 20). La prueba de provocación con metacolina es muy utilizada, pero también se ha recurrido a métodos que emplean dosis pequeñas de histamina inhalada, en el diagnóstico de hiperreactividad bronquial, en quienes se sospecha asma o fibrosis quística. A diferencia de las personas normales, ellos pueden ser 100 a 1 000 veces más sensibles a la histamina (y la metacolina). Unas cuantas especies (como el conejo) reaccionan a la histamina con bronco*dilatación*, lo cual refleja el predominio del receptor H_2 en sus vías respiratorias.

4. Músculo liso del tubo digestivo. La histamina contrae el músculo liso del tubo digestivo y la contracción inducida por ella en el íleon de cobayo es un bioensayo estándar para identificar la amina. El intestino de los seres humanos no es tan sensible como el del cobayo, pero dosis grandes de histamina pueden ocasionar diarrea, en parte como consecuencia de dicho efecto; tal acción de la histamina es mediada por receptores H_1.

5. Otros órganos de músculo liso. En los seres humanos, la histamina por lo común no ejerce efectos significativos en el músculo liso del ojo y tubo digestivo. Sin embargo, las embarazadas que sufren reacciones anafilácticas pueden abortar como consecuencia de contracciones inducidas por histamina, y en algunas especies la sensibilidad del útero basta para utilizarla como base para un bioensayo.

6. Tejido secretor. Desde hace mucho se ha aceptado que la histamina es un estimulante potente de la secreción de ácido por el estómago, y en menor magnitud, de la pepsina gástrica y de la producción del factor intrínseco. El efecto es causado por activación de los receptores H_2 en células parietales del estómago y se acompaña de una mayor actividad de adenililciclasa, de una mayor concentración de cAMP y también de incremento en la concentración de calcio intracelular. Otros estimulantes de la secreción de ácido por el estómago como la acetilcolina y la gastrina no incrementan la concentración de cAMP a pesar de que los antagonistas del receptor H_2 pueden disminuir sus efectos máximos en la producción de ácido (pero no queda abolido). Las acciones comentadas se exponen en mayor detalle en el capítulo 62. La histamina también estimula la secreción en el intestino delgado y el colon. A diferencia de ello, los agonistas histamínicos con selectividad por H_3 *inhiben* la secreción de ácido en el estómago estimulada por alimentos o pentagastrina, en algunas especies.

La histamina ejerce efectos menores en la actividad de otros tejidos glandulares, en concentraciones corrientes. Las concentraciones muy grandes pueden originar descarga de médula suprarrenal.

7. Efectos metabólicos. Estudios recientes en ratones con bloqueo génico del receptor H_3 demuestran que la ausencia del mismo en los animales hace que se intensifique la ingesta de alimentos, disminuya el consumo de energía y surja obesidad. También, los animales muestran resistencia a la insulina y en la sangre concentraciones mayores de leptina e insulina. No se ha dilucidado si el receptor H_3 ejerce una función similar en los seres humanos, pero están en marcha investigaciones intensivas para dilucidar si se pueden utilizar los agonistas de H_3 en el tratamiento de la obesidad.

8. La "triple respuesta". La inyección intradérmica de histamina causa una respuesta característica que incluye rubor, edema y eritema, descrita por primera vez hace tiempo. El efecto comprende la intervención de tres tipos de células diferentes: células de músculo liso en la microcirculación; endotelio de capilares o venillas y terminaciones sensitivas. En el sitio de la inyección aparece una zona de enrojecimiento por dilatación de vasos finos, seguida a muy corto plazo por una roncha edematosa en el sitio mencionado y un eritema rojizo e irregular alrededor de la roncha. Se ha reportado que el eritema es causado por un reflejo axónico. Todos los efectos anteriores se pueden acompañar de una sensación de prurito.

Es posible obtener efectos locales semejantes, con la inyección de liberadores de histamina (compuesto 48/80, morfina y otros) por vía intradérmica o al aplicar los antígenos apropiados a la piel de una persona sensibilizada. Muchos de los efectos locales se pueden evitar con dosis adecuadas de un antagonista del receptor H_1, pero también pudieran participar los receptores H_2 y H_3.

9. Otros efectos mediados posiblemente por receptores histamínicos. Además de la estimulación local de terminaciones nerviosas del dolor en la periferia, por medio de receptores H_3 y H_1, la histamina puede participar en los mecanismos de nocicepción en el sistema nervioso central. Se demostró que la **burimamida**, elección inicial para la acción bloqueadora de receptores H_2 y análogos nuevos sin efecto en los receptores H_1, H_2 o H_3, posee acción analgésica significativa en roedores cuando se les administra en el interior del sistema nervioso central. Según expertos, la analgesia es similar a la producida por opioides, pero no se han señalado con tal compuesto fenómenos como tolerancia, depresión respiratoria ni estreñimiento. Se desconoce el mecanismo de dicha acción, pero los compuestos comentados pudieran constituir una clase nueva e importante de analgésicos.

Otros agonistas de histamina

Sustituciones pequeñas en el anillo imidazólico de la histamina modifican en grado significativo la selectividad de los compuestos, por los subtipos de receptores histamínicos. Algunos de ellos se incluyen en el cuadro 16-1.

FARMACOLOGÍA CLÍNICA DE LA HISTAMINA

Usos clínicos

En laboratorios de función pulmonar se ha utilizado la histamina en aerosol como **prueba de provocación** de hiperreactividad bronquial. En la actualidad no tiene otras aplicaciones en los seres humanos.

Efectos tóxicos y contraindicaciones

Los efectos adversos de la liberación de histamina, como los que se observan después de administrar tal sustancia, dependen de la dosis. Surgen hiperemia cutánea, hipotensión, taquicardia, cefalea, ronchas, broncoconstricción y perturbaciones gastrointestinales, efectos que también se observan después de ingerir pescado descompuesto (intoxicación por escómbridos) y hay datos de que la histamina producida por acción bacteriana en la carne del pez constituye el principal agente causal.

Es importante no administrar histamina a asmáticos (salvo como parte de una valoración de la función pulmonar en extremo vigilada) o a personas con ulceropatía activa o hemorragia de tubo digestivo.

ANTAGONISTAS DE HISTAMINA

Los efectos de la histamina liberada en el organismo pueden disminuirse en varias formas. Los **antagonistas fisiológicos**, en particular la adrenalina, actúan en el músculo liso, en forma contraria a como lo hace la histamina, pero en diferentes receptores. Lo anterior asume importancia clínica porque la inyección de adrenalina puede salvar la vida en la **anafilaxia** sistémica y en otros cuadros en que se produce la liberación masiva de histamina (y de otros mediadores).

Los **inhibidores de la liberación** aminoran la desgranulación de mastocitos que es consecuencia de factores inmunitarios desencadenantes, por la interacción del antígeno con IgE. Al parecer poseen este efecto el **cromolín** y el **nedocromil** (cap. 20) y se han utilizado para tratar el asma, si bien no se conoce en detalle el mecanismo molecular en que se funda su acción. Al parecer también disminuyen la liberación de histamina los agonistas de receptores adrenérgicos β_2.

Los **antagonistas de receptores** de histamina constituyen el tercer recurso para disminuir las respuestas mediadas por dicha sustancia. Desde hace más de 60 años se ha podido contar con compuestos que antagonizan en forma competitiva muchas de las acciones de la histamina en el músculo liso. Sin embargo, apenas en 1972, con el advenimiento de la burimamida, antagonista del receptor H_2, fue posible antagonizar la actividad estimulante de ácido gástrico, por medio de la histamina. La obtención de antagonistas selectivos del receptor H_2 logró que se contara con medios más eficaces para tratar la enfermedad péptica (cap. 62). No se cuenta con antagonistas selectivos de H_3 y H_4 para empleo en seres humanos. Sin embargo, se encuentran en fase experimental antagonistas potentes y en parte selectivos del receptor H_3, como son la tioperamida y el clobenpropit.

ANTAGONISTAS DE LOS RECEPTORES DE HISTAMINA

ANTAGONISTAS DEL RECEPTOR H_1

Los compuestos que bloquean la histamina en forma competitiva o que actúan como agonistas inversos de los receptores H_1 se utilizan en el tratamiento de enfermedades alérgicas desde hace muchos años y en la discusión que sigue se referirán como antagonistas. Hoy en día se comercializan muchos antagonistas H_1 en Estados Unidos. Muchos de ellos están disponibles sin prescripción, solos y en formulaciones combinadas como "pastillas para la gripe" y "auxiliares para dormir" (cap. 63).

FARMACOLOGÍA BÁSICA DE LOS ANTAGONISTAS DE RECEPTOR H_1

Aspectos químicos y farmacocinética

Por comodidad se ha dividido a los antagonistas de receptor H_1 en los de la primera y los de la segunda generación. Los grupos en cuestión se diferencian por los efectos sedantes considerados potentes de muchos de los miembros de la primera generación. Los agentes de ese grupo también tienen mayor capacidad de bloquear los receptores del sistema autónomo. Los antagonistas de H_1 de la segunda generación tienen acción menos sedante, lo cual se debe en parte a su distribución menos completa dentro del sistema nervioso central. Todos los antagonistas de esta categoría son aminas estables con la estructura general que se muestra en la figura 16-1. Las dosis de algunos de ellos se señalan en el cuadro 16-2.

Los fármacos de este grupo se absorben con rapidez una vez administrados, y alcanzan sus concentraciones máximas en sangre en 1 a 2 h. Su distribución en el cuerpo es muy amplia y los agentes de la primera generación penetran con facilidad en el sistema nervioso central. Algunos de ellos se metabolizan de manera extensa más bien por sistemas microsómicos en el hígado. Algunos de los productos de la segunda generación se metabolizan por el sistema CYP3A4 y con ello presentan interacciones importantes cuando otros fármacos (como el cetoconazol) inhiben este subtipo de las enzimas del citocromo P450. Muchos de los fármacos tienen una acción eficaz que dura 4 a 6 h después de usar una sola dosis, pero la meclizina y algunos agentes de la segunda generación tienen una acción más duradera, 12 a 24 h. Los agentes nuevos son mucho menos liposolubles que los de la primera generación y sirven de sustratos del transportador de P-glucoproteína en la barrera hematoencefálica; como resultado, penetran con dificultad en el sistema nervioso central o no lo hacen. Muchos antagonistas de H_1 poseen metabolitos activos; por ejemplo, se pueden obtener los metabolitos activos de hidroxizina, terfenadina y loratadina en la forma de fármacos (cetirizina, fenoxifenadina y desloratadina).

Farmacodinámica

Los antagonistas de H_1 neutros y los agonistas H_1 inversos aminoran o bloquean las acciones de la histamina, por unión competitiva rever-

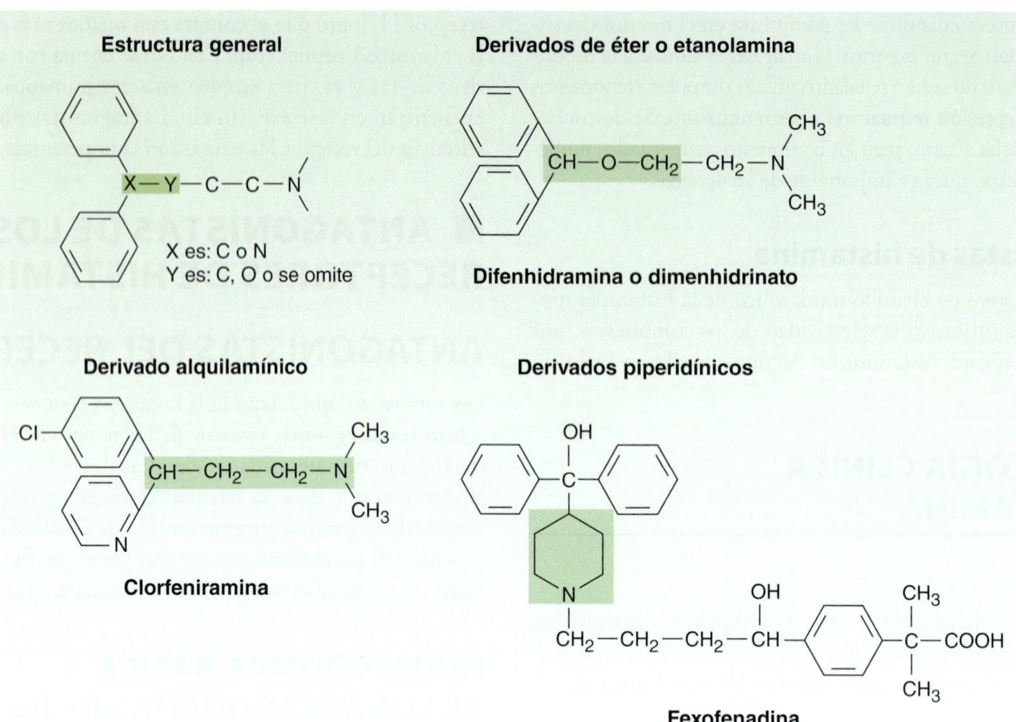

FIGURA 16–1 Estructura general de los antagonistas del receptor H_1 y ejemplos de los principales subgrupos. Los subgrupos químicos están señalados por la zona sombreada.

sible con los receptores H_1. Se demostró que algunos son agonistas inversos, y es posible que todos actúen por medio de ese mecanismo. Es muy pequeña su potencia a nivel del receptor H_2 y poca en el receptor H_3. Por ejemplo, los agentes mencionados pueden bloquear por completo la contracción del músculo liso de bronquiolos o de tubo digestivo inducida por histamina, pero no cambian los efectos que tienen en la secreción de ácido por el estómago y la que se observa en el corazón.

Los antagonistas del receptor H_1 de la primera generación poseen muchas acciones para bloquear los efectos de la histamina. El gran número de dichas acciones quizá sea consecuencia de la semejanza de la estructura general (fig. 16-1) con la que tienen fármacos que ejercen efectos a nivel del receptor colinérgico muscarínico, del receptor adrenérgico α, de la serotonina y de otros sitios receptores de anestésicos locales. Algunas de esas propiedades son útiles en el tratamiento y otras son indeseables (adversas).

1. Sedación. La sedación es un efecto frecuente de la primera generación de antagonistas de H_1, pero la intensidad de ella varía de uno a otro subgrupos químicos (cuadro 16-2) y también entre los pacientes. El efecto es lo bastante notable con algunos fármacos al grado de utilizarlos como "somníferos auxiliares" (cap. 63), pero no son idóneos para utilizar en horas diurnas. El efecto se asemeja al de algunos antimuscarínicos y es muy diferente de la sedación "desinhibida" producida por los sedantes-hipnóticos. No se ha señalado su consumo compulsivo. Con las dosis corrientes, en ocasiones niños (y raras veces adultos) manifiestan excitación y no sedación. Con dosis muy grandes a nivel tóxico antes del coma surgen estimulación, agitación intensa e incluso convulsiones. La segunda generación de antagonistas de H_1 tiene escaso o nulo efecto sedante o estimulante. También tienen menos efectos en el sistema autónomo (los metabolitos activos) que la primera generación de antihistamínicos.

2. Acciones antinauseosas y antieméticas. Algunos antagonistas de H_1 de la primera generación son muy activos para evitar la cinetosis (cuadro 16-2). Su eficacia es menor contra un episodio de ella, una vez desencadenado. Algunos antagonistas de H_1 y en particular la doxilamina (presente en el Bendectin) se utilizaron mucho en el tratamiento de la náusea y el vómito del embarazo (véase adelante).

3. Efectos antiparkinsonianos. Algunos de los antagonistas del receptor H_1, y en particular la **difenhidramina**, muestran efectos supresores inmediatos de los síntomas extrapiramidales que surgen con algunos antipsicóticos. El fármaco se administra por vía parenteral contra las reacciones distónicas agudas a los antipsicóticos.

4. Acciones anticolinoceptoras. Muchos agentes de la primera generación, en particular los de los subgrupos de la etanolamina y la etilendiamina, muestran efectos atropiniformes notables en los receptores muscarínicos periféricos. Tal acción pudiera explicar algunos de los beneficios (no corroborados) señalados en casos de rinorrea no alérgica, pero también pueden ocasionar retención de orina y visión borrosa (diplopía).

5. Acciones de bloqueo de receptores adrenérgicos. Los efectos de bloqueo de receptores α pueden demostrarse en el caso de muchos antagonistas de receptores H_1, en particular los del grupo de la fenotiazina, como la **prometazina**. La acción en cuestión puede originar hipotensión ortostática en personas susceptibles. No se observa bloqueo del receptor β.

6. Acción de bloqueo de serotonina. En algunos de los antagonistas de H_1 de la primera generación y en particular la **ciproheptadina**, se han detectado intensos efectos de bloqueo de los receptores de

CUADRO 16–2 Algunos antihistamínicos con acción en receptor H_1, de empleo en seres humanos

Fármaco	Dosis usual del adulto	Actividad anticolinérgica	Comentarios
ANTIHISTAMÍNICOS DE PRIMERA GENERACIÓN			
Etanolaminas			
Carbinoxamina	4-8 mg	+++	Sedación leve o moderada
Dimenhidrinato (sal de la difenhidramina)	50 mg	+++	Sedación intensa; actividad contra la cinetosis
Difenhidramina	25-50 mg	+++	Sedación intensa; actividad contra la cinetosis
Derivados de piperazina			
Hidroxizina	15-100 mg	nd	Sedación intensa
Ciclizina	25-50 mg	–	Sedación leve; actividad contra la cinetosis
Meclizina	25-50 mg	–	Sedación leve; actividad contra la cinetosis
Alquilaminas			
Bromofeniramina	4-8 mg	+	Sedación leve
Clorfeniramina	4-8 mg	+	Sedación leve; componente común de preparados antigripales que se expenden sin prescripción médica
Derivados fenotiazínicos			
Prometazina	10-25 mg	+++	Sedación notable; antiemético; bloqueo α
Diversos			
Ciproheptadina	4 mg	+	Sedación moderada; posee también actividad antiserotonínica
ANTIHISTAMÍNICOS DE SEGUNDA GENERACIÓN			
Piperidina			
Fexofenadina	60 mg	–	
Diversos			
Loratadina, desloratadina	10 mg (desloratadina, 5 mg)	–	Acción más duradera; empleados en dosis de 5 mg
Cetirizina	5-10 mg	–	

nd, no se cuenta con datos.

serotonina. Dicho fármaco se distribuyó como un agente antiserotonínico, y se señalan sus características con ese grupo de fármacos. A pesar de ello, su estructura se asemeja a la de los antihistamínicos del subgrupo de la fenotiazina y es un potente antagonista del receptor H_1.

7. Anestesia local. Algunos antagonistas de H_1 de la primera generación son anestésicos locales potentes. Bloquean los conductos del sodio en membranas excitables en la misma forma que lo hacen la procaína y la lidocaína. La difenhidramina y la prometazina en realidad son más potentes que la procaína como anestésicos locales. A veces se utilizan para obtener anestesia local en individuos alérgicos a los anestésicos locales corrientes. Un corto número de los agentes de esta categoría también antagonizan los conductos del potasio; dicha acción se expone en párrafos siguientes (consúltese Efectos tóxicos).

8. Otras acciones. Algunos antagonistas de H_1 como la cetirizina, inhiben la liberación de histamina por parte de los mastocitos y también de otros mediadores de inflamación. Dicho fenómeno no depende del bloqueo del receptor H_1 y pudiera reflejar un efecto en el receptor H_4 (véase adelante). No se conoce en detalle el mecanismo que interviene en tal situación, pero pudiera participar en los efectos beneficiosos de dichos fármacos en el tratamiento de alergias como la rinitis. Unos cuantos antagonistas de H_1 (como terfenadina, acrivastina) inhiben el transportador de P-glucoproteína que aparece en células cancerosas, el epitelio de intestinos y los capilares del cerebro. Se desconoce la importancia de dicho efecto.

FARMACOLOGÍA CLÍNICA DE ANTAGONISTAS DE LOS RECEPTORES H_1

Usos clínicos

La primera generación de antagonistas de los receptores H_1 incluye algunos de los fármacos más promocionados y que se expenden sin prescripción médica. La prevalencia de cuadros alérgicos y la inocuidad *relativa* de tales productos contribuyen a su consumo intenso. El hecho de que no causen sedación contribuye a que muchos antihistamínicos de la segunda generación se prescriban (y consuman) con gran frecuencia.

A. Reacciones alérgicas

Los antihistamínicos H_1 a menudo son los primeros fármacos que se utilizan para prevenir o tratar los síntomas de las reacciones alérgicas. En la rinitis alérgica (fiebre del heno), los antagonistas H_1 son fármacos de segunda línea después de los glucocorticoides administrados en aerosol nasal. En la urticaria, en la que la histamina es el mediador primario, los antagonistas H_1 son los fármacos de elección y a menudo son muy efectivos si se administran antes de la exposición. Sin embargo, en el asma bronquial, que implica varios mediadores, son muy efectivos los antagonistas H_1.

El angioedema puede desencadenarse por la liberación de histamina, pero al parecer es perpetuado por las cininas péptidas que no se "antagonizan" por los antihistamínicos. En la dermatitis atópica, se utilizan antihistamínicos como la difenhidramina, más bien por su efecto sedante secundario que disminuye el prurito.

Por lo común se prefiere a los antihistamínicos con acción en H_1 utilizados para combatir cuadros alérgicos como la rinosinusitis, en un intento de llevar al mínimo los efectos sedantes; en Estados Unidos los más utilizados son las alquilaminas y agentes no sedantes de la segunda generación. Sin embargo, de una a otra persona varía mucho el efecto sedante y la eficacia terapéutica de diversos productos de esta categoría. Además, la eficacia clínica de un grupo puede disminuir con el empleo ininterrumpido, y el cambio a otro grupo puede recuperar la eficacia por un mecanismo no explicado.

Los antagonistas de H_1 de la segunda generación se utilizan más bien para tratar la rinitis alérgica y la urticaria crónica. Algunas comparaciones doblemente anónimas con fármacos antiguos (como la clorfeniramina) señalaron que su eficacia terapéutica era casi igual. Sin embargo, la sedación y la interferencia en el manejo seguro de máquinas y motores que se observa casi en la mitad de personas que reciben antihistamínicos de la primera generación, se detectaron sólo en 7% de quienes recibieron agentes de la segunda generación. Los nuevos fármacos son mucho más caros, incluso en presentaciones que se obtienen sin prescripción médica.

B. Cinetosis y alteraciones vestibulares

La escopolamina (cap. 8) y algunos antagonistas de H_1 de la primera generación son los agentes disponibles más eficaces para evitar la cinetosis. Los antihistamínicos con la máxima eficacia en esta situación son la difenhidramina y la prometazina. El dimenhidrinato, que se anuncia casi de forma exclusiva para tratar la cinetosis, es una sal de la difenhidramina con eficacia similar. Las piperazinas (ciclizina y meclizina) también poseen actividad importante para evitar tal problema, y son menos sedantes que la difenhidramina en casi todos los pacientes. La dosis es igual a la recomendada contra trastornos alérgicos (cuadro 16-2). La escopolamina y los antagonistas de H_1 son más eficaces para evitar la cinetosis y se combinan con efedrina o anfetamina.

Se ha afirmado que los antihistamínicos que son eficaces para evitar la cinetosis también lo son contra el síndrome de Ménière, pero tal aseveración no se ha corroborado.

C. Náusea y vómito del embarazo

Se ha estudiado a algunos antagonistas de H_1 por su posible utilidad para combatir el "malestar matinal". Los derivados piperazínicos dejaron de utilizarse con tal indicación cuando se demostró que tenían efectos teratógenos en roedores. La doxilamina, antagonista etanolamínico de H_1, se recomendó para tal aplicación como componente del Bendectin, un fármaco que se obtenía con prescripción médica y que también contenía piridoxina. Los posibles efectos de la doxilamina se publicaron en forma amplia en la prensa no especializada después de 1978, como consecuencia de algunos señalamientos de malformaciones fetales tal vez vinculados con la ingestión de Bendectin por la gestante. Sin embargo, algunos estudios prospectivos grandes en donde participaron más de 60 000 embarazadas, de las cuales más de 3 000 ingirieron Bendectin, no identificaron incremento alguno en la incidencia de defectos congénitos. A pesar de tal información, el fabricante del fármaco lo retiró del mercado ante la controversia incesante, publicidad adversa y juicios legales.

Efectos tóxicos

En párrafos anteriores se describió la variedad de efectos no antihistamínicos de los antihistamínicos al nivel de H_1; se han utilizado algunos de estos efectos (sedación, acción antimuscarínica) con fines terapéuticos, en particular, de preparados que se obtienen sin prescripción médica (cap. 63). A pesar de ello, los dos efectos comentados siguen siendo las dos reacciones adversas más frecuentes cuando se utilizan tales fármacos como antagonistas de los receptores histamínicos.

Entre los efectos tóxicos menos frecuentes del empleo sistémico están la excitación y las convulsiones en niños, la hipotensión postural y las respuestas alérgicas. Las acciones medicamentosas alérgicas son poco frecuentes después del empleo tópico de antagonistas de H_1. Los efectos de la sobredosis sistémica excesiva de los antiguos fármacos son parecidos a los de la sobredosis de atropina, y el tratamiento es el mismo (caps. 8 y 58). La sobredosis de astemizol o de terfenadina puede inducir arritmias cardiacas; éstos ya no se distribuyen en Estados Unidos. El mismo efecto puede ser causado con dosis normales, por interacción con inhibidores enzimáticos (véase Interacciones medicamentosas). Ya no se comercializan estos fármacos en Estados Unidos.

Interacciones medicamentosas

En algunos pacientes que recibieron los primeros agentes de la segunda generación de fármacos, como terfenadina o astemizol, al exponerse a cetoconazol, itraconazol o antibióticos macrólidos como la eritromicina, de modo simultáneo, presentaron arritmias ventriculares letales. Los antimicóticos y los antimicrobianos mencionados inhiben el metabolismo de muchos fármacos que depende de CYP3A4, y hacen que aumenten en forma significativa las concentraciones de los antihistamínicos en la sangre. El mecanismo de tal efecto tóxico comprende el bloqueo de los conductos del potasio HERG (I_{Kr}) en el corazón, encargados de la repolarización del potencial de acción (cap. 14). El resultado es la prolongación y un cambio en la forma del potencial de acción; estos cambios predisponen a las arritmias. En Estados Unidos se retiraron del mercado la terfenadina y el astemizol, al identificar tales problemas. En países en que aún están disponibles, habrá que considerarlos como contraindicados en sujetos que reciben cetoconazol, itraconazol o macrólidos, y en personas con hepatopatía. El jugo de toronja también inhibe CYP3A4 e incrementa en grado notable los niveles sanguíneos de terfenadina.

En el caso de los antagonistas de H_1 que causan sedación profunda, el empleo concomitante de otros medicamentos que deprimen el sistema nervioso central origina efectos aditivos y están contraindicados en personas que conducen vehículos u operan maquinaria. En forma similar, los efectos de bloqueo del sistema autónomo que tienen los antihistamínicos originales se agregan a los de los fármacos de bloqueos muscarínico y α.

ANTAGONISTAS DEL RECEPTOR H_2

La síntesis de los antagonistas del receptor H_2 se basó en la observación de que los agonistas del receptor H_1 no influían en la secreción de ácido del estómago inducida por histamina. La manipulación de la molécula de histamina dio como resultado la obtención de fármacos que bloqueaban la secreción de ácido gástrico, pero que no tenían efectos agonistas o antagonistas al nivel de H_1. A semejanza de los otros receptores histamínicos, el receptor H_2 muestra actividad constitutiva y algunos antagonistas de H_2 son agonistas inversos.

La elevada incidencia de enfermedad ulcerosa péptica despertó gran interés por las posibilidades terapéuticas de los antagonistas del receptor H_2 cuando se le sintetizó en un principio. A pesar de que no constituyen los agentes más eficaces disponibles, su capacidad de disminuir la secreción de ácido gástrico con efectos tóxicos muy pequeños, los han vuelto muy populares como medicamentos de venta sin prescripción médica e incluso se expenden sin prescripción médica. En el capítulo 62 se describen con mayor detalle.

ANTAGONISTAS DE RECEPTORES H_3 Y H_4

No se dispone hoy día de los ligandos selectivos con H_3 o H_4 para empleo clínico general, pero existe enorme interés por sus posibilidades terapéuticas. Los ligandos con selectividad por H_3 pudieran ser útiles en trastornos del sueño, la obesidad y problemas de la esfera cognitiva y psiquiátrica. Según investigaciones, el tripolisant, agonista inverso de receptor H_3, disminuye los ciclos del sueño en ratones mutantes y en seres humanos con narcolepsia. Se ha demostrado intensificación de la obesidad en ratones con bloqueo génico de receptores H_1 y H_3. Como se indica en el capítulo 29, varios antipsicóticos nuevos tienen afinidad notable por los receptores H_3.

Debido a la homología entre los receptores H_3 y H_4, muchos ligandos de H_3 también tienen afinidad por el receptor H_4. Los antagonistas H_4 tienen utilidad potencial en enfermedades inflamatorias crónicas como el asma, en la que los eosinófilos y los mastocitos tienen un papel prominente. No hay un ligando H_4 selectivo disponible para utilizar en seres humanos, pero además de los compuestos experimentales listados en el cuadro 16-1, muchos bloqueadores H_1 selectivos (p. ej., difenhidramina, cetirizina, loratadina) muestran cierta afinidad por este receptor. Varios estudios sugieren que los antagonistas del receptor H_4 pueden ser útiles en el prurito, asma, rinitis alérgica y trastornos dolorosos.

SEROTONINA (5-HIDROXITRIPTAMINA)

Antes de la identificación de la 5-hidroxitriptamina (5-HT), se sabía que cuando se permitía que la sangre coagulara, se libera una sustancia vasoconstrictora (tónica) del coágulo hacia el suero. Esta sustancia se llamó serotonina. Estudios independientes establecieron la existencia de un estimulante muscular liso en la mucosa intestinal que se llamó enteramina. La síntesis de 5-hidroxitriptamina en 1951 condujo a la identificación de la serotonina y la enteramina como el mismo metabolito del 5-hidroxitriptófano.

La serotonina es un neurotransmisor importante, una hormona local en el intestino, un componente del proceso de coagulación plaquetaria y se cree que participa en la cefalea migrañosa y varios trastornos clínicos más, como el síndrome carcinoide. Este síndrome es una manifestación inusual de un tumor carcinoide, una neoplasia de células enterocromafines. En pacientes con un tumor imposible de extirpar, un antagonista de la serotonina es un tratamiento útil.

FARMACOLOGÍA BÁSICA DE LA SEROTONINA

Química y farmacocinética

Como la histamina, la serotonina tiene una amplia distribución en la naturaleza, se encuentra en tejidos animales y vegetales, venenos y toxinas. En los sistemas biológicos se sintetiza a partir del aminoácido L-triptófano por hidroxilación del anillo indol, seguida de descarboxilación del aminoácido (fig. 16-2). La hidroxilación en el C5 por acción de la hidroxilasa-1 de triptófano es el paso limitante de la velocidad y puede bloquearse con *p*-clorofenilalanina (PCPA, *p-chlorophenylalanine;* fenclonina) y por la *p*-cloroanfetamina. Estos compuestos se han utilizado en experimentos para reducir la síntesis de serotonina en el síndrome carcinoide, pero son demasiado tóxicos para emplearlos en la clínica.

Después de su síntesis, la amina libre se almacena o se desactiva de inmediato, casi siempre por oxidación mediante monoaminooxidasa (MAO, *monoamine oxidase*). En la glándula pineal, la serotonina sirve como precursor de la melatonina, una hormona estimulante del melanocito. En los mamíferos (incluidos los humanos), más del 90% de la serotonina del cuerpo se encuentra en las células enterocromafines del tubo digestivo. En la sangre, la serotonina se localiza en las plaquetas, que son capaces de concentrar la amina mediante un mecanismo transportador activo de serotonina (SERT, *serotonin transporter mechanism*), similar al que existe en la membrana de las terminaciones nerviosas serotoninérgicas. Una vez transportada en la plaqueta o en la terminación nerviosa, la 5-HT se concentra en vesículas por acción de un transportador relacionado con la vesícula (VAT, *vesicle-associated transporter,*) que se bloquea con **reserpina**. La serotonina también se encuentra en los núcleos del rafé, en el tallo

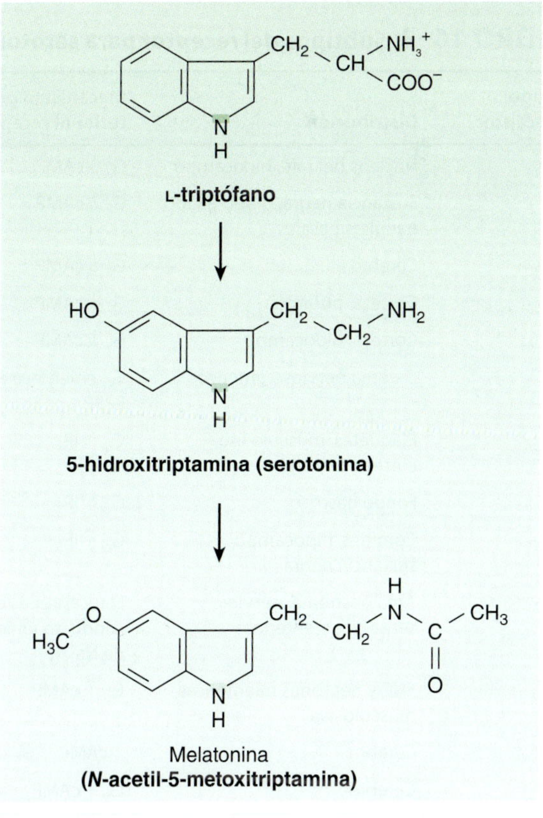

L-triptófano

5-hidroxitriptamina (serotonina)

Melatonina (*N*-acetil-5-metoxitriptamina)

FIGURA 16–2 Síntesis de serotonina y melatonina a partir del L-triptófano.

encefálico. Estos núcleos contienen los cuerpos celulares de neuronas serotoninérgicas que sintetizan, almacenan y liberan serotonina como transmisor. La serotonina almacenada puede agotarse con la reserpina, de la misma manera en que este fármaco agota las catecolaminas de las vesículas en los nervios adrenérgicos y la médula suprarrenal (cap. 6).

Las neuronas serotoninérgicas cerebrales participan en innumerables funciones difusas como el ánimo, sueño, apetito y regulación de la temperatura, así como en la percepción del dolor, regulación de la presión sanguínea y el vómito (cap. 21). Al parecer la serotonina también interviene en situaciones clínicas como depresión, ansiedad y migraña. Las neuronas serotoninérgicas también se encuentran en el sistema nervioso entérico del tubo digestivo y alrededor de vasos sanguíneos. En roedores (pero no en seres humanos) se encuentra en los mastocitos.

No se conoce en detalle la función de la serotonina en las células enterocromafines, las cuales sintentizan serotonina, almacenan en gránulos la amina en un complejo con ATP y con otras sustancias y la liberan en respuesta a estímulos mecánicos y neuronales. Dicha serotonina paracrina interactúa con algunos receptores de 5-HT en el intestino. Parte de la serotonina liberada difunde al interior de vasos sanguíneos y es captada y almacenada en las plaquetas.

La serotonina se metaboliza por la monoaminooxidasa y el producto intermedio, 5-hidroxiindolacetaldehído es oxidado todavía más por la aldehído deshidrogenasa hasta obtener ácido 5-hidroxiindolacético (5-HIAA, *5-hydroxyindoleacetic acid*). En seres humanos que consumen una dieta normal, la excreción de 5-HIAA es un índice de la síntesis de serotonina. Por esa razón, es posible utilizar la excreción de 5-HIAA durante 24 h como método diagnóstico para identificar tumores que sintetizan cantidades excesivas de serotonina, en especial el tumor carcinoide. Unos cuantos alimentos (como las bananas) contienen grandes cantidades de serotonina o sus precursores, y es importante no consumirlos durante la práctica de las pruebas diagnósticas mencionadas.

Farmacodinámica

A. Mecanismos de acción

La serotonina posee innumerables acciones, y al igual que la histamina, muestra diferencias entre muchas especies, lo cual dificulta las generalizaciones. Las acciones de la serotonina son mediadas por un número muy grande de receptores de membrana celular. En el cuadro 16-3 se incluyen los receptores de serotonina identificados hasta la fecha. Se han detectado siete familias de subtipos del receptor de 5-HT (a los que se han dado subscritos del 1 al 7), seis que incluyen los receptores acoplados a proteína G de los siete dominios transmembrana tipo usual serpentino y un conducto iónico regulado por ligando. Este último receptor (5-HT$_3$) es un miembro de la familia de ácido nicotínico/GABA$_A$ de las proteínas de los conductos del sodio y potasio.

B. Efectos en tejidos, órganos y sistemas

1. Sistema nervioso. La serotonina se encuentra en diversos sitios del encéfalo. En los capítulos 21 y 30 se expone su participación como neurotransmisor y su relación con las acciones de fármacos que muestran actividad en el sistema nervioso central. Ella es precursora de la melatonina en la glándula pineal (fig. 16-2); véase el recuadro Aspectos farmacológicos de la melatonina). El **repinotán**, un agonista 5-HT$_{1A}$ que todavía se valora en estudios clínicos, parece tener cierta acción antinociceptiva en dosis más altas, al tiempo que revierte la depresión respiratoria causada por opioides.

CUADRO 16-3 Subtipos del receptor para serotonina reconocidos hasta ahora (véase también cap. 21)

Subtipo de receptor	Distribución	Mecanismo posterior al receptor	Agonistas con selectividad parcial	Antagonistas con selectividad parcial
5-HT$_{1A}$	Núcleos del rafé, hipocampo	G$_i$, ↓ cAMP	8-OH-DPAR,[1] repinotán	WAY100635[1]
5-HT$_{1B}$	Sustancia negra, globo pálido, ganglios basales	G$_i$, ↓ cAMP	Sumatriptán, L694247[1]	
5-HT$_{1D}$	Cerebro	G$_i$, ↓ cAMP	Sumatriptán, eletriptán	
5-HT$_{1E}$	Corteza, putamen	G$_i$, ↓ cAMP		
5-HT$_{1F}$	Corteza, hipocampo	G$_i$, ↓ cAMP	LY3344864[1]	
5-HT$_{1P}$	Sistema nervioso entérico	G$_o$, enlentece el EPSP	5-Hidroxiindalpina	Renzaprida
5-HT$_{2A}$	Plaquetas, músculo liso, corteza cerebral	G$_q$, ↑ IP$_3$	α-Metil-5-HT, DOI[1]	Ketanserina
5-HT$_{2B}$	Fondo gástrico	G$_q$, ↑ IP$_3$	α-Metil-5-HT, DOI[1]	RS127445[1]
5-HT$_{2C}$	Coroides, hipocampo, sustancia negra	G$_q$, ↑ IP$_3$	α-Metil-5-HT, DOI[1], lorcaserina	Mesulergina
5-HT$_3$	Área postrema, nervios sensitivos y entéricos	El receptor es el conducto iónico de Na$^+$/K$^+$	2-Metil-5-HT, *m*-clorofenilbiguanida	Granisetrón, ondansetrón, otros
5-HT$_4$	SNC y neuronas mientéricas, músculo liso	G$_s$, ↑ cAMP	BIMU8[1], renzaprida, metoclopramida	GR113808[1]
5-HT$_{5A,B}$	Cerebro	↓ cAMP		
5-HT$_{6,7}$	Cerebro	G$_s$, ↑ cAMP		Clozapina (5-HT$_7$)

[1]Fármacos experimentales; para conocer los nombres químicos, véase Alexander SPH, Mathie A, Peters JA; *Guide to receptors and channels* (GRAC). Br J Pharmacol 2009;158 (Suppl 1):S12.
cAPM, monofosfato de adenosina cíclico; EPSP, potencial postsináptico excitatorio; IP$_3$, trifosfato de inositol.

Aspectos farmacológicos de la melatonina

La melatonina es *N*-acetil-5-metoxitriptamina (fig. 16-2), un producto metoxilado y *N*-acetilado simple de la serotonina presente en la glándula pineal. Se produce y libera más bien por la noche y desde hace mucho se sospecha que interviene en los ciclos diurnos de animales y en el comportamiento de sueño y vigilia de los seres humanos. Los receptores de melatonina se han identificado en el sistema nervioso central y algunos tejidos periféricos. En el cerebro, aparecen MT_1 y MT_2 en membranas de neuronas en el núcleo supraquiasmático del hipotálamo, una zona vinculada (en el caso de experimentos con lesiones), con el ritmo circadiano. MT_1 y MT_2 son receptores acoplados a proteína G_i de siete dominios transmembrana. El resultado de la unión con el receptor es la inhibición de la adenililciclasa. El tercer receptor MT_3, es una enzima; la unión a ese sitio tiene una participación fisiológica poco definida quizá vinculada con la tensión intraocular. La activación del receptor MT_1 causa somnolencia, en tanto que la del receptor MT_2 pudiera vincularse con la sincronización luz/oscuridad del reloj circadiano biológico. Se ha dicho también que la melatonina interviene en el metabolismo energético y la obesidad y su administración aminora el peso corporal en algunos modelos animales. Sin embargo, es poco lo que se sabe de su participación en los procesos mencionados y no hay prueba de que la propia melatonina sea útil contra la obesidad en seres humanos. Otros estudios sugieren que la melatonina tiene efectos antiapoptósicos en modelos experimentales. La investigación reciente implica a los receptores para melatonina en los trastornos depresivos.

La industria de suplementos alimentarios promueve la **melatonina** como auxiliar para el sueño (cap. 64). Existe mucha bibliografía que apoya su empleo para aminorar el desfase horario por viajes. Se utiliza en dosis orales de 0.5 a 5 mg, casi siempre se administra a la hora de acostarse en el destino. El **ramelteón** es un agonista selectivo MT_1 y MT_2 que se aprobó para el tratamiento del insomnio. Este fármaco no causa adicción (no es una sustancia controlada) y parece mucho más eficaz que la melatonina (aunque menos eficaz que las benzodiazepinas) como hipnótico. Se metaboliza mediante las enzimas P450 y no debe utilizarse en personas que toman inhibidores de CYP1A2. Su semivida es de 1 a 3 h y tiene un metabolito activo con semivida de hasta 5 h. Los efectos tóxicos del ramelteón aún no se conocen bien, pero en un estudio elevó las concentraciones de prolactina. La **agomelatina**, un agonista MT_1 y MT_2 y antagonista de 5-HT_{2C}, fue aprobada en fecha reciente en Europa para su empleo en el trastorno depresivo mayor.

Los receptores de 5-HT_3 en el tubo digestivo y en el centro del vómito en el bulbo raquídeo participan en el reflejo del vómito (cap. 62). Asumen importancia particular en el vómito causado por sustancias químicas "emetógenas" como los antineoplásicos. Los receptores 5-HT_{1P} y 5-HT_4 también intervienen de manera importante en la función del sistema nervioso entérico.

A semejanza de la histamina, la serotonina es un estimulante potente de las terminaciones nerviosas sensitivas que transportan impulsos del dolor y prurito y de ella dependen algunos de los síntomas causados por picaduras de insectos y contacto con plantas urticantes. Además, la serotonina es un activador potente de las terminaciones quimiosensibles que están en el lecho de los vasos coronarios. La activación de los receptores 5-HT_3 que están en las terminaciones vagales aferentes, es parte del **reflejo quimiorreceptor** (conocido también como de Bezold-Jarisch). La respuesta refleja consiste en bradicardia e hipotensión notables, aunque se desconoce su importancia fisiológica. La bradicardia es mediada por los impulsos vagales que llegan al corazón y puede ser bloqueada por atropina. La hipotensión es consecuencia de la disminución del gasto cardiaco que a su vez es resultado de la bradicardia. Otros agentes activan el reflejo quimiorreceptor, y entre ellos están los agonistas receptores colinérgicos nicotínicos, y algunos glucósidos cardiacos como la ouabaína.

2. Aparato respiratorio. La serotonina ejerce un pequeño efecto estimulante directo en el músculo liso de bronquiolos en seres humanos normales, tal vez por intermediación de los receptores 5-HT_{2A}. Al parecer también facilita la liberación de acetilcolina desde las terminaciones vagales en bronquios. En personas con el síndrome carcinoide, surgen episodios de broncoconstricción en respuesta a las mayores concentraciones de la amina o de péptidos liberados por el tumor. La serotonina también puede ocasionar hiperventilación como consecuencia del reflejo quimiorreceptor o de estimulación de las terminaciones nerviosas sensitivas en bronquios.

3. Aparato cardiovascular. La serotonina produce de forma directa contracción del músculo liso vascular, por mediación de los receptores 5-HT_2. En los seres humanos tal sustancia es un vasoconstrictor potente, excepto en músculo estriado y en miocardio, en los que dilata los vasos. Dicha vasodilatación inducida por 5-HT, necesita, cuando menos en parte, de la presencia de células del endotelio vascular. Si hay lesión de dicha capa, se contraen los vasos coronarios. Como se mencionó, la serotonina también desencadena bradicardia refleja por activación de los receptores 5-HT_3 en las terminaciones nerviosas quimiorreceptoras. A menudo surge una respuesta trifásica en la presión sanguínea después de inyectar serotonina en animales de experimentación. Al principio se advierte disminución de la frecuencia y del gasto cardiacos y de la presión arterial, causados por la respuesta quimiorreceptora. Después de tal disminución aumenta la presión arterial, como consecuencia de vasoconstricción. La tercera fase incluye de nuevo disminución de la presión arterial, atribuida a dilatación de vasos que llevan sangre al músculo estriado. Los vasos en pulmones y riñones al parecer son en particular sensibles a la acción vasoconstrictora de la serotonina.

Los estudios en ratones con eliminación génica sugieren que la acción de 5-HT sobre los receptores 5-HT_{1A}, 5-HT_2 y 5-HT_4 es necesaria para el desarrollo cardiaco normal del feto. Por otra parte, la exposición crónica de los adultos a agonistas 5-HT_{2B} se relaciona con valvulopatía y los ratones adultos que carecen del gen del receptor 5-HT_{2B} están protegidos contra la hipertrofia cardiaca. Los estudios preliminares sugieren que los antagonistas 5-HT_{2B} pueden prevenir el desarrollo de hipertensión pulmonar en modelos animales.

La serotonina también produce constricción venosa, y parece que ésta junto con el aumento del llenado capilar es la causa del rubor que se observa después de la administración o la liberación de serotonina desde un tumor carcinoide. La serotonina tiene pequeños efectos cronotrópicos e inotrópicos positivos directos en el corazón, que tal vez carezcan de trascendencia clínica. Sin embargo, el aumento prolongado en la concentración sanguínea de serotonina

Síndrome por serotonina y otros similares

El exceso de serotonina en las sinapsis causa un síndrome grave que puede ser letal y se diagnostica por el antecedente de administración de un serotoninérgico pocas semanas antes, y por los signos físicos (cuadro 16-4). Posee algunas características comunes con el síndrome neuroléptico maligno (NMS, *neuroleptic malignant syndrome*) y la hipertermia maligna (MH, *malignant hiperthermia*), pero son muy diferentes su fisiología y tratamiento.

Como lo sugieren los fármacos que lo desencadenan, el síndrome en cuestión surge cuando una sobredosis de un solo fármaco o el empleo concomitante de varios culmina en actividad serotonérgica excesiva en el sistema nervioso central. Es predecible y no idiosincrásico, pero con frecuencia se diagnostican en forma errónea formas menos intensas. En modelos animales de experimentación es posible revertir muchos de los signos del síndrome con administración de antagonistas de 5-HT_2; sin embargo, también pudieran participar otros receptores de 5-HT. El dantroleno no es útil, a diferencia de su utilidad para tratar MH.

NMS es idiosincrásico y no predecible y al parecer se vincula con hipersensibilidad a los efectos de antipsicóticos que bloquean D_2, inductores de parkinsonismo, en algunos individuos. MH se relaciona con un defecto genético en los conductos del calcio RyR1 del retículo sarcoplásmico de músculo estriado, lo cual permite la liberación no controlada de calcio a partir de SR cuando se administran fármacos desencadenantes (cap. 27).

(que ocurre en el síndrome carcinoide) se relaciona con alteraciones patológicas endocárdicas (fibroplasia subendocárdica), que puede derivar en disfunción valvular o eléctrica.

La serotonina induce agregación plaquetaria mediante la activación de los receptores 5-HT_2. En contraste con la agregación inducida durante la formación normal del coágulo, esta respuesta no se acompaña de la liberación de serotonina almacenada en las plaquetas. Se desconoce el papel fisiológico de este efecto.

4. Tubo digestivo. La serotonina es un potente estimulante del músculo liso vascular, aumenta el tono y facilita la peristalsis. Esta acción se debe a la acción directa de la serotonina sobre los receptores 5-HT_2 del músculo liso además de la acción estimulante en las células ganglionares situadas en el sistema nervioso entérico (cap. 6). También es probable que los receptores 5-HT_{1A} y 5-HT_7 participen en esta acción compleja. La activación de los receptores 5-HT_4 en el sistema nervioso entérico aumenta la liberación de acetilcolina, lo que explica la intensificación de la motilidad (efecto "procinético") que producen los agonistas selectivos de la serotonina como la cisaprida. Estos fármacos son útiles en varios trastornos gastrointestinales (cap. 62). La síntesis excesiva de serotonina (y otras sustancias) en el tumor carcinoide causa diarrea intensa. La serotonina tiene poco efecto en las secreciones gastrointestinales y el que tiene, en general es inhibidor.

5. Músculo esquelético y el ojo. Existen receptores 5-HT_2 en las membranas del músculo esquelético, pero se desconoce su papel fisiológico. El **síndrome por serotonina** es un trastorno relacionado con las contracciones del músculo esquelético que se desencadena cuando se administran inhibidores de la MAO junto con agonistas de la serotonina, en especial los antidepresivos inhibidores selectivos de la recaptación de serotonina (*selective serotonin reuptake inhibitor*, SSRI; capítulo 30). Aunque la hipertermia del síndrome por serotonina se debe a la contracción muscular intensa, es probable que el síndrome se deba al efecto de estos fármacos en el sistema nervioso central (cuadro 16-4 y recuadro "Síndrome por serotonina y otros similares").

Los estudios con modelos animales de glaucoma indican que los agonistas 5-HT_{2A} reducen la presión intraocular. Esta acción puede bloquearse con ketanserina y antagonistas 5-HT_2 similares.

FARMACOLOGÍA CLÍNICA DE LA SEROTONINA

Agonistas de serotonina

La serotonina no es utilizada como fármaco en seres humanos. Sin embargo, algunos agonistas con selectividad por subtipos de receptores han resultado ser útiles. Se ha puesto gran interés en la **buspirona**, agonista de 5-HT_{1A}, por su utilidad como ansiolítico eficaz no

CUADRO 16–4 Características del síndrome por serotonina y otros síndromes con hipertermia

Síndrome	Fármacos desencadenantes	Cuadro clínico inicial	Tratamiento[1]
Síndrome por serotonina	SSRIs, antidepresivos de la segunda generación; MAOI, linezolida, tramadol, meperidina, fentanilo, ondansetrón, sumatriptán, MDMA, LSD, hipérico, ginseng	Hipertensión, hiperreflexia, temblor, clono, hipertermia, hiperactividad de ruidos intestinales, diarrea, midriasis, agitación, coma; comienza en término de horas	**Sedación (benzodiazepinas), parálisis, intubación y ventilación;** pensar en antagonizar 5-HT_2 con ciproheptadina o clorpromazina
Síndrome neuroléptico	Antipsicóticos con bloqueo de D_2	Parkinsonismo intenso agudo; hipertensión, hipertermia, ruidos intestinales normales o apagados; comienzo en término de 1 a 3 días	**Difenhidramina** (parenteral), enfriamiento si la temperatura es muy alta; sedación con benzodiazepinas
Hipertermia maligna	Anestésicos volátiles, succinilcolina	Hipertermia, rigidez muscular, hipertensión, taquicardia; comienza en término de minutos	**Dantroleno,** enfriamiento

[1]Es importante interrumpir de manera inmediata el empleo de los fármacos desencadenantes. El tratamiento de primera línea está señalado en **negritas** gruesas.

MAOI, inhibidor de monoaminooxidasa; MDMA, metilendioxi-metanfetamina (éxtasis); SSRI, inhibidor selectivo de la recaptación de serotonina.

benzodiazepínico (cap. 22). La **dexfenfluramina**, otro agonista 5-HT selectivo, se utilizó de manera intensa como anorexígeno, pero se le retiró del mercado por sus efectos tóxicos. La supresión del apetito al parecer se vincula con la acción agonista al nivel de los receptores 5-HT_{2C} en el sistema nervioso central.

Agonistas de $5\text{-HT}_{1D/1B}$ y migraña

Los agonistas de $5\text{-HT}_{1D/1B}$ (**triptanos**, como el **sumatriptán**) se utilizan casi en forma exclusiva contra la migraña. La forma "clásica" de este trastorno se caracteriza por un aura de duración variable que puede acompañarse de náusea, vómito y escotomas visuales e incluso hemianopsia y anomalías del habla; después del aura surge cefalea intensa, pulsátil y unilateral que dura horas o incluso uno o dos días. La migraña "común" no tiene la fase de aura, pero el dolor es similar. Después de un siglo de estudios intensos no se conoce en detalle la fisiopatología de la migraña y es un punto sujeto a controversias. El perfil sintomático varía de un paciente a otro, pero la intensidad del dolor justifica el tratamiento intensivo en la mayor parte de los casos.

La migraña abarca la distribución del nervio trigémino y arterias intracraneales (y tal vez extracraneales); los nervios en cuestión liberan neurotransmisores péptidos y en particular el **péptido del gen de calcitonina** (GGRP, *calcitonin gene-related peptide*; capítulo 17), vasodilatador muy potente. Pudieran participar la sustancia P y la neurocinina A. Al parecer el signo común de los modelos de migraña en animales y fragmentos de biopsia de sujetos migrañosos es la extravasación de plasma y proteínas plasmáticas al interior del espacio perivascular, y tal vez constituya el efecto de los neuropéptidos en los vasos. La distensión mecánica causada por dicho edema perivascular puede ser la causa inmediata de activación de las terminaciones nerviosas del dolor en la duramadre. El comienzo de la cefalea a veces se acompaña de un incremento extraordinario en la amplitud de las pulsaciones de la arteria temporal, y el alivio del dolor por medio de tratamiento eficaz en ocasiones se asocia con disminución de las pulsaciones mencionadas.

No se conocen en detalle los mecanismos de acción de fármacos antimigrañosos, y ello se debe en parte a que son muy variados los grupos y las acciones de medicamentos. Además de los triptanos, comprenden alcaloides del cornezuelo, analgésicos antiinflamatorios no esteroideos, antagonistas de receptores adrenérgicos β y también de conductos del calcio, antidepresores tricíclicos y SSRIs y algunos anticonvulsivos. Aún más, algunos de los grupos de medicamentos son eficaces sólo para profilaxia y no para combatir el ataque agudo.

Se han planteado dos hipótesis primarias para explicar la acción de los fármacos comentados. En primer lugar, los triptanos, los alcaloides del cornezuelo y los antidepresores pueden activar los receptores $5\text{-HT}_{1D/1B}$ en las terminaciones presinápticas del nervio trigémino para inhibir la liberación de péptidos vasodilatadores, y los agentes anticonvulsivos pueden suprimir el desencadenamiento excesivo de impulsos de dichas terminaciones nerviosas. En segundo lugar, las acciones vasoconstrictoras de los agonistas de 5-HT directos (triptanos y cornezuelo) pueden evitar la vasodilatación y la distensión de las terminaciones del dolor. Es posible que ambos mecanismos contribuyan a tal acción, en el caso de algunos fármacos. En la actualidad el sumatriptán y sus congéneres son productos de primera línea contra los ataques agudos e intensos de migraña, en muchos enfermos (fig. 16-3). Sin embargo, es mejor no utilizarlos en individuos que se encuentran en riesgo de mostrar arteriopatía coronaria. Para controlar el dolor de la migraña suelen ser útiles los analgésicos con acción antiinflamatoria como el ácido acetilsalicílico y el ibuprofeno. En raras

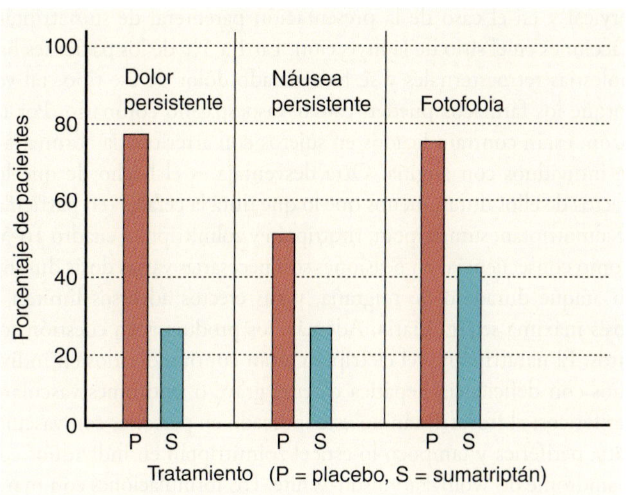

FIGURA 16-3 Efectos del sumatriptán (734 pacientes) o el placebo (370 pacientes) en síntomas de migraña aguda 60 min después de la inyección de 6 mg por vía subcutánea. Todas las diferencias entre el placebo y el sumatriptán tuvieron significación estadística. (Con autorización de Cady RK et al: Treatment of acute migraine with subcutaneous sumatriptan. JAMA 1991;265:2831.)

ocasiones, como en casos resistentes al tratamiento, son necesarios opioides parenterales. En individuos con náusea y vómito muy intensos pudiera ser útil la metoclopramida parenteral.

Se ha observado que el **propranolol**, la **amitriptilina** y algunos antagonistas de conductos del calcio, son eficaces en la profilaxia de la migraña en algunos enfermos y no tienen utilidad en el tratamiento de la migraña aguda. También se ha observado que el **ácido valproico** y el **topiramato** (anticonvulsivos) (cap. 24), muestran eficacia profiláctica satisfactoria en muchos pacientes con migraña. La **flunarizina**, un antagonista de conductos del calcio que se utiliza en Europa, según algunos señalamientos de estudios en seres humanos, disminuye de manera eficaz la intensidad del ataque agudo y evita sus repeticiones. El **verapamilo** al parecer posee eficacia pequeña como profiláctico contra la migraña.

El sumatriptán y los demás triptanos son agonistas selectivos de receptores 5-HT_{1D} y 5-HT_{1B}; es posible identificar la semejanza de la estructura de los triptanos con la del núcleo 5-HT, en el esquema que se muestra. Los tipos de receptores mencionados se detectan en vasos cerebrales y meníngeos y en ellos median su constricción. También están presentes en neuronas y tal vez actúan como receptores inhibidores presinápticos.

$CH_3-NH-SO_2-CH_2-$ [indol] $-CH_2-CH_2-N(CH_3)_2$

Sumatriptán

Todos los agonistas de 5-HT_1 del tipo de los triptanos contra la migraña tienen la misma eficacia o incluso mayor que la de otros fármacos para empleo inmediato, como los alcaloides del cornezuelo, en presentaciones parenterales, orales y rectales. La farmacocinética de los triptanos difiere en forma notable y se señala en el cuadro 16-5. Muchos efectos adversos son leves e incluyen disestesias (hormigueo, calor y otras), mareos, debilidad muscular, dolor cervical y en el caso de la presentación parenteral de sumatriptán, reacciones en el sitio de la inyección. En 1 a 5% de los pacientes hay molestias retroesternales y se ha señalado dolor de ese tipo, tal vez porque los fármacos pueden causar vasoespasmo coronario. Por tal razón, están contraindicados en sujetos con arteriopatía coronaria y en individuos con angina. Otra desventaja es el hecho de que los efectos de ellos duran menos que lo que dura la cefalea (en particular de almotriptán, sumatriptán, rizatriptán y zolmitriptán, cuadro 16-5). Como consecuencia, en ocasiones son necesarias varias dosis durante un ataque duradero de migraña, y sus efectos adversos limitan la dosis máxima segura diaria. Además, los productos en cuestión son caros. El naratriptán y el eletriptán están contraindicados en individuos con deficiencia hepática o renal grave o síndromes vasculares periféricos; el frovatriptán no está indicado en personas con vasculopatía periférica y tampoco lo está el zolmitriptán en individuos con el síndrome de Wolff-Parkinson-White. Las formulaciones con marca comercial de los triptanos son caras en extremo, por lo que siempre que sea posible, debe utilizarse sumatriptán genérico.

Otros agonistas serotonínicos de empleo clínico

La **cisaprida**, agonista de 5-HT_4, se utilizó para tratar el reflujo gastroesofágico y trastornos de motilidad. Por sus efectos tóxicos, en la actualidad en Estados Unidos sólo se le distribuye para fines humanitarios. El **tegaserod**, agonista parcial de 5-HT_4, se utiliza en el síndrome de colon irritable con estreñimiento. Los datos de estos fármacos se exponen en el capítulo 62.

Entre los fármacos de mayor empleo para tratar la depresión y cuadros similares están los compuestos como la **fluoxetina** y otros SSRI que modulan la transmisión serotoninérgica al bloquear la recaptación del transmisor. Los fármacos se exponen en el capítulo 30.

ANTAGONISTAS DE SEROTONINA

Las acciones de la serotonina, a semejanza de las de histamina, se pueden antagonizar en varias formas. El antagonismo es deseable en su totalidad en pacientes poco comunes que tienen tumor carcinoide, y también pudiera ser útil en otros trastornos.

Como se mencionó antes, la síntesis de serotonina puede inhibirse por *p*-clorofenilalanina y por *p*-cloroanfetamina. Sin embargo, los dos agentes son demasiado tóxicos para empleo general. El almacenamiento de la serotonina se puede inhibir con reserpina, pero su empleo en el carcinoide es casi imposible, por los efectos simpaticolíticos de tal producto (cap. 11) y las concentraciones altas de serotonina circulante que son consecuencia de su liberación. Por tales razones, el bloqueo de receptores constituye la estrategia terapéutica más importante en situaciones de exceso de serotonina.

ANTAGONISTAS DE RECEPTORES DE SEROTONINA

Muy diversos fármacos que actúan en otros receptores (como serían los receptores adrenérgicos α, y los receptores histamínicos H_1) también bloquean los receptores serotonínicos. La **fenoxibenzamina** (cap. 10) produce bloqueo perdurable al nivel de los receptores 5-HT_2. Además, los alcaloides del cornezuelo (expuestos en el último apartado de este capítulo), son agonistas parciales al nivel de los receptores de serotonina.

La **ciproheptadina** se asemeja a los antihistamínicos fenotiazínicos en su estructura química y posee notable efecto de antagonista del receptor H_1 y también de antagonista de 5-HT_2. Las acciones de dicho fármaco se pueden anticipar a partir de sus afinidades por receptores histamínicos H_1 y de 5-HT. Evita los efectos de ambas aminas al nivel del músculo liso, pero no actúa en la secreción estomacal estimulada por la histamina. También muestra notables efectos antimuscarínicos y causa sedación.

Las aplicaciones clínicas principales de la ciproheptadina incluyen el tratamiento de manifestaciones del tumor carcinoide en músculo liso y la urticaria criógena. La dosis usual en adultos es de 12 a 16 mg/día divididos en tres o cuatro dosis. Tiene alguna utilidad en el síndrome por serotonina, pero ante el hecho de que sólo está disponible en comprimidos, se debe triturar la ciproheptadina y administrarla en una sonda gástrica en personas inconscientes.

La **ketanserina** es un antagonista de los receptores 5-HT_2 en músculo liso y otros tejidos, y posee actividad antagonista mínima o nula en otros receptores 5-HT o H_1. Sin embargo, el fármaco comentado bloquea de manera potente los receptores adrenérgicos α_1 en vasos. El medicamento es un antagonista de los receptores 5-HT_2 en plaquetas y de la agregación plaquetaria estimulada por la serotonina. El mecanismo que interviene en la acción hipotensora de la ketanserina quizá abarca el bloqueo de receptores adrenérgicos α_1 en mayor grado que el antagonismo del receptor 5-HT_2. En Europa se dispone de la ketanserina para tratar la hipertensión y cuadros vasospásticos, pero su empleo no se ha aprobado en Estados Unidos. La **ritanserina**, otro antagonista de 5-HT_2, tiene poca o ninguna acción bloqueadora α. Se ha señalado que modifica el

CUADRO 16-5 Farmacocinética de los triptanos

Fármaco	Vías	Tiempo que media hasta el comienzo de acción (horas)	Dosis única (mg)	Dosis máxima al día (mg)	Semivida (horas)
Almotriptán	Oral	2.6	6.25-12.5	25	3.3
Eletriptán	Oral	2	20-40	80	4
Frovatriptán	Oral	3	2.5	7.5	27
Naratriptán	Oral	2	1-2.5	5	5.5
Rizatriptán	Oral	1-2.5	5-10	30	2
Sumatriptán	Oral, nasal, subcutánea, rectal	1.5 (0.2 por vía subcutánea)	25-100 (PO), 20 nasal, 6 subcutánea, 25 rectal	200	2
Zolmitriptán	Oral, nasal	1.5-3	2.5-5	10	2.8

Ergotismo: flagelo aún vivo

Como se señala en el texto, de manera esporádica en épocas antiguas y en la Edad Media surgieron epidemias de ergotismo o intoxicación por granos contaminados con cornezuelo de centeno. Es fácil imaginar el caos social que originaron el dolor intenso, la gangrena, las alucinaciones, las convulsiones y los abortos, que surgieron en forma simultánea en todos los miembros de una comunidad, en la cual todos o casi todos creían en la brujería, la posesión demoniaca y castigos sobrenaturales en los seres humanos por sus pecados. Las creencias mencionadas son poco comunes en muchas culturas actuales, pero el ergotismo no ha desaparecido. Una demostración convincente surgió en la pequeña aldea francesa de Pont-Saint-Esprit en 1951, situación descrita en *British Medical Journal* en ese año (Gabbai et al., 1951) y en una narración en un libro (Fuller, 1968). Algunos cientos de individuos sufrieron síntomas, alucinaciones, convulsiones e isquemia (y algunos fallecieron) después de consumir pan hecho con harina contaminada. Se han producido casos similares en fecha más reciente en situaciones en que la pobreza, el hambre o la incompetencia culminaron en el consumo de granos contaminados. Los efectos tóxicos del cornezuelo causados por la automedicación excesiva con preparados farmacéuticos de ese tipo, se han señalado de manera ocasional.

tiempo de hemorragia y aminora la formación de tromboxano, quizá al alterar la función plaquetaria.

El **ondansetrón** es el prototípico antagonista de 5-HT_3. Él y sus análogos asumen gran importancia para evitar la náusea y vómito que surgen con operaciones y con quimioterapéuticos antineoplásicos. Sus características se exponen en el capítulo 62.

Después de considerar los efectos diversos atribuidos a la serotonina y la naturaleza heterogénea de los receptores de 5-HT, podrían ser clínicamente útiles otros antagonistas selectivos de 5-HT.

■ ALCALOIDES DEL CORNEZUELO DE CENTENO

Los alcaloides de esta categoría son producidos por *Claviceps purpurea*, hongo que ataca hierbas y granos y en particular el centeno almacenado en un medio húmedo o apiñado. El hongo sintetiza histamina, acetilcolina, tiramina y otros productos biológicamente activos, además de los peculiares alcaloides que llevan su nombre. Los alcaloides modifican los receptores adrenérgicos α, los receptores dopamínicos, los receptores de 5-HT y quizá otros tipos de tales estructuras. Los hongos que parasitan otras plantas herbáceas generan alcaloides similares.

Desde hace más de 2 000 años se reconocieron los trastornos característicos que surgen en epidemias de intoxicación por cornezuelo (**ergotismo**), por ingestión accidental de sus alcaloides. Los efectos más impresionantes de la intoxicación son la demencia con alucinaciones floridas; el vasospasmo duradero que puede culminar en gangrena, y la estimulación del músculo liso del útero, la cual en el embarazo puede ocasionar aborto. Desde la época medieval se dio el nombre de **fuego de San Antonio** al ergotismo, pues se recurría a dicho santo para disminuir el dolor ardoroso de la isquemia vasoespástica. En la época actual se han identificado epidemias esporádicas (consúltese el recuadro Ergotismo: flagelo aún vivo) y ello obliga a la supervisión ininterrumpida de todos los granos que sirven de alimento. Es frecuente la aparición del problema en animales de pastoreo de muchas zonas, porque los hongos pueden proliferar en la hierba que consumen.

Además de los efectos comentados, los alcaloides del cornezuelo causan otros trastornos en el sistema nervioso central y zonas periféricas. El análisis detallado de estructura/actividad y las modificaciones semisintéticas adecuadas permiten obtener diversos agentes de interés experimental y farmacológico.

FARMACOLOGÍA BÁSICA DE ALCALOIDES DEL CORNEZUELO

Aspectos químicos y farmacocinética

Se pueden identificar dos grandes familias de compuestos que incorporan el núcleo de **ergolina** tetracíclico: los alcaloides amínicos y los alcaloides péptidos (cuadro 16-6). Los dos grupos incluyen productos de importancia terapéutica y toxicológica.

Los alcaloides del cornezuelo se absorben en forma variable en el tubo digestivo. La dosis de ergotamina ingerida es 10 veces mayor que la que se aplica por vía intramuscular, pero la rapidez de absorción y las concentraciones sanguíneas máximas después de la ingestión del fármaco se pueden mejorar con el consumo de cafeína (véase más adelante). Los alcaloides amínicos también se absorben en el recto y el vestíbulo bucal y después de la aplicación por aerosol en inhalador. En términos generales, la absorción después de inyección intramuscular es lenta pero fiable. Los análogos sintéticos, como la bromocriptina y la cabergolina, se absorben de manera satisfactoria en el tubo digestivo.

Los alcaloides del cornezuelo se metabolizan de manera extensa en el organismo. Los metabolitos primarios son hidroxilados en el anillo A y los alcaloides péptidos son modificados en la fracción péptida.

Farmacodinámica

A. Mecanismo de acción

Los alcaloides del cornezuelo actúan en receptores de diversos tipos. Como lo indican los perfiles de color en el cuadro 16-6, en el núcleo de la ergolina se detectan los núcleos de catecolaminas (feniletilamina, *conjunto izquierdo*) y 5-HT (indol, *conjunto derecho*). Los efectos incluyen acciones agonista, agonista parcial y antagonista al nivel de los receptores adrenérgicos α y los receptores serotonínicos (en particular 5-HT_{1A} y 5-HT_{1D}; en menor grado, 5-HT_2 y 5-HT_3), y acciones agonistas y agonistas parciales en los receptores dopamínicos del sistema nervioso central (cuadro 16-7). Además, algunos miembros de la familia del cornezuelo poseen notable afinidad por receptores presinápticos, en tanto que otros muestran mayor selectividad por los que están después de la unión (posunionales). Se advierte un potente efecto estimulante en el útero, que al parecer guarda un vínculo íntimo con los efectos agonistas o agonistas parciales al nivel de los receptores 5-HT_2. Las variaciones estructurales intensifican la selectividad de algunos miembros de la familia por tipos específicos de receptores.

CUADRO 16–6 Principales derivados ergolínicos (alcaloides del cornezuelo de centeno)

Alcaloides amínicos

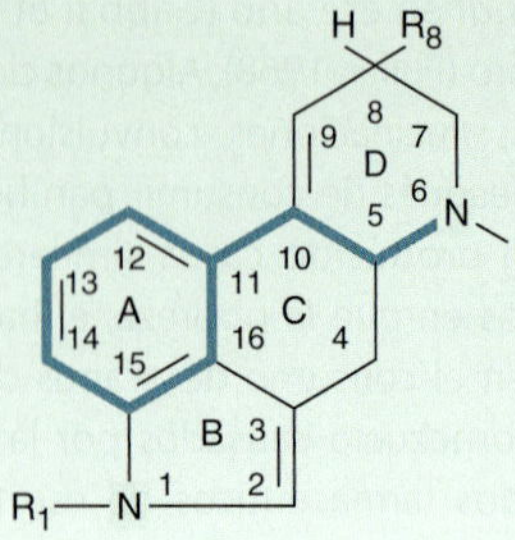

	R_1	R_8
6-metilergolina	—H	—H
Ácido lisérgico	—H	—COOH
Dietilamida del ácido lisérgico (LSD)	—H	$-C(=O)-N(CH_2-CH_3)_2$
Ergonovina (ergometrina)	—H	$-C(=O)-NHCH(CH_2OH)CH_3$

Alcaloides péptidos

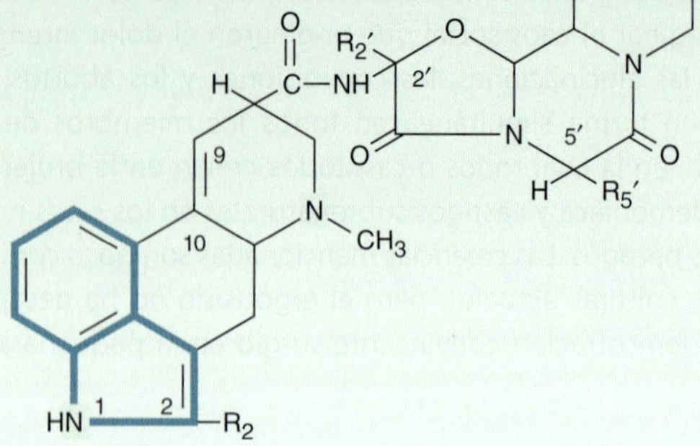

	R_2	R_2'	R_5'
Ergotamina[1]	—H	$-CH_3$	$-CH_2-C_6H_5$ 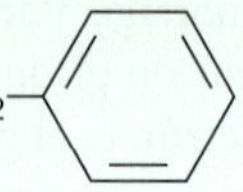
α-ergocriptina	—H	$-CH(CH_3)_2$	$-CH_2-CH(CH_3)_2$
Bromocriptina	—Br	$-CH(CH_3)_2$	$-CH_2-CH(CH_3)_2$

[1]La dihidroergotamina no posee el doble enlace de los carbonos 9 y 10.

B. Efectos en órganos y sistemas

1. Sistema nervioso central. Como lo indican las descripciones tradicionales del ergotismo, algunos de los alcaloides naturales son alucinógenos potentes. La dietilamida del ácido lisérgico (LSD, *lysergic acid diethylamide* o "ácido") es un compuesto sintético del cornezuelo que demuestra con claridad tal acción. El fármaco se utilizó en el laboratorio como *antagonista* periférico potente de 5-HT_2, pero pruebas de peso sugieren que sus efectos en el comportamiento son mediados por los efectos *agonistas* al nivel de los receptores de 5-HT_2 que están antes o después de la sinapsis (preunionales o posunionales) en el sistema nervioso central. A pesar de investigaciones amplias, no se ha identificado alguna utilidad clínica de los efectos de la dietilamida del ácido lisérgico en el sistema nervioso central. El abuso de dicho producto ha pasado por etapas de efervescencia y defervescencia, pero aún es amplio (se expone en el capítulo 32).

Los receptores dopamínicos en el sistema nervioso central intervienen de manera importante en el control motor extrapiramidal y en la regulación de la liberación de prolactina por la hipófisis. En el capítulo 28 se exponen las acciones de la **bromocriptina**, ergolina péptida en el sistema extrapiramidal. De los derivados del cornezuelo disponibles en el comercio, la bromocriptina, la **cabergolina** y la **pergolida** son los que muestran mayor selectividad por los receptores dopamínicos en la hipófisis. Éstos suprimen de manera directa la secreción de prolactina de los pituicitos, al activar los receptores dopamínicos reguladores (cap. 37). Establecen competencia por la unión con tales sitios, con la propia dopamina y con otros

CUADRO 16–7 Efectos de los alcaloides del cornezuelo en diversos receptores[1]

Alcaloide del cornezuelo	Receptores adrenérgicos α	Receptor de dopamina	Receptor de serotonina (5-HT_2)	Estimulación del músculo liso en útero
Bromocriptina	–	+++	–	0
Ergonovina	++	– (PA)	+++	
Ergotamina	– – (PA)	0	+ (PA)	+++
Dietilamida del ácido lisérgico (LSD)	0	+++	– – (++ en SNC)	+
Metisergida	+/0	+/0	– – – (PA)	+/0

[1]Los efectos agonistas están indicados por +; los antagonistas por –, la ausencia de efecto por 0. La afinidad relativa por el receptor la señala el número de + o signos –. PA significa agonista parcial (pueden detectarse ambos efectos agonista y antagonista). SNC, sistema nervioso central.

agonistas dopamínicos como la apomorfina. Se unen con gran afinidad y se disocian con lentitud.

2. Músculo liso vascular. La acción de los alcaloides del cornezuelo en el músculo liso vascular depende del fármaco, de la especie y de cada tipo de vaso, y por ello sólo se pueden hacer pocas generalizaciones. En los seres humanos, la ergotamina y compuestos similares contraen casi todos los vasos, si se utilizan en concentraciones nanomolares (fig. 16-4). El vasoespasmo es duradero; dicha respuesta puede ser bloqueada en forma parcial por los agentes corrientes de bloqueo α. Sin embargo, el efecto de la ergotamina también abarca la llamada "inversión de adrenalina" (cap. 10) y el *bloqueo* de la respuesta a otros agonistas α. Este doble efecto refleja la acción agonista parcial del fármaco (cuadro 16-7). La ergotamina se disocia con gran lentitud del receptor α, razón por la cual sus efectos agonista y antagonista duran largo tiempo en ese receptor. El efecto en los receptores adrenérgicos β es mínimo o nulo.

Gran parte de la vasoconstricción causada por los alcaloides del cornezuelo se puede atribuir a los efectos agonistas parciales al nivel de los receptores adrenérgicos α, pero una parte podría ser consecuencia de los efectos al nivel de los receptores de 5-HT. En los receptores 5-HT_2 en vasos se manifiestan los agonistas parciales de *ergotamina, ergonovina* y *metisergida*. La acción antimigrañosa específica e intensa de los derivados del cornezuelo, según se pensó al principio, provenía de su acción en los receptores serotonínicos de vasos. No obstante, las hipótesis actuales destacan su acción en los receptores de 5-HT de neuronas presinápticas.

Después de una sobredosis con ergotamina y fármacos similares, el vasoespasmo es intenso y duradero (consúltese Efectos tóxicos y contraindicaciones, más adelante); tal trastorno no puede revertirse de forma fácil con los antagonistas α, con los antagonistas de serotonina ni con combinaciones de ambos.

Entre los alcaloides del cornezuelo, un rasgo típico de la ergotamina es su espectro de acción vasoconstrictora potente. La hidrogenación de los alcaloides mencionados en las posiciones 9 y 10 (cuadro 16-6) genera derivados dihidro que tienen menores efectos agonistas parciales de serotonina y mayores acciones de bloqueo selectivo de receptores α.

3. Músculo liso en útero. La acción estimulante de los alcaloides del cornezuelo en el útero, al igual que en músculo liso vascular, al parecer es una combinación de efectos agonistas α, serotonínico y de otra índole. Además, la sensibilidad del útero a los efectos estimulantes del cornezuelo aumenta de manera impresionante durante el embarazo, quizá por el predominio cada vez mayor de receptores α_1 al evolucionar la gestación. Como consecuencia, el útero en el término del embarazo es más sensible al cornezuelo que en los comienzos de tal etapa, y más sensible que el órgano sin embarazo.

En dosis muy pequeñas, los preparados del cornezuelo desencadenan contracciones y relajaciones rítmicas del útero. En concentraciones mayores, inducen contractura potente y duradera. La ergonovina tiene un efecto más selectivo en el útero que otros alcaloides del cornezuelo de centeno y es el fármaco de elección para aplicaciones obstétricas de esta clase de fármacos, aunque en la mayoría de los casos es preferible la oxitocina, hormona peptídica.

4. Otros órganos con músculo liso. En muchos enfermos los alcaloides del cornezuelo casi no ejercen efectos importantes (o no los ejercen) en músculo liso de bronquios o vías urinarias. Por otra parte, son muy sensibles a ellos el tubo digestivo. En algunos pacientes, incluso dosis pequeñas pueden inducir náusea, vómito y diarrea. Tal efecto es congruente con la acción en el centro emético del sistema nervioso central y en los receptores serotonínicos del tubo digestivo.

FARMACOLOGÍA CLÍNICA DE LOS ALCALOIDES DEL CORNEZUELO

Usos clínicos

A pesar de sus efectos tóxicos significativos, los alcaloides del cornezuelo aún se utilizan en forma amplia en individuos con migraña o disfunción hipofisaria y a veces de forma inmediata después del parto.

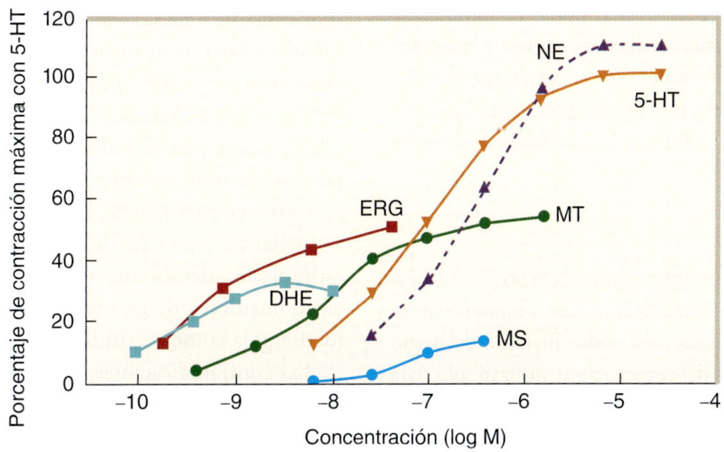

FIGURA 16–4 Efectos de derivados del cornezuelo en la contracción de segmentos aislados de tiras del tronco basilar de seres humanos extraídos durante cirugía. Todos los derivados del cornezuelo son agonistas parciales y todos son más potentes que los agonistas completos, noradrenalina y serotonina. DHE, dihidroergotamina; ERG, ergotamina; 5-HT, serotonina; MS, metisergida; MT, metilergometrina; NE, noradrenalina. (Con autorización de Müller- Schweinitzer E. En: 5-*Hydroxytryptamine Mechanisms in Primary Headaches*. Oleson J, Saxena PR [editors]. Raven Press, 1992.)

A. Jaqueca (migraña)

Los derivados del cornezuelo son muy específicos contra el dolor de la migraña; no producen analgesia en otros cuadros. Los fármacos de triptano que se revisaron, son los preferidos por muchos clínicos y pacientes, pero el tratamiento tradicional con ergotamina también puede ser eficaz si se utiliza durante el pródromo de un ataque; si se retrasa su empleo, se torna cada vez menos eficaz. El tartrato de ergotamina se distribuye en presentaciones oral, sublingual, de supositorio y para inhalador. Se le combina a menudo con cafeína (100 mg de cafeína por cada miligramo de tartrato de ergotamina), para facilitar la absorción del alcaloide.

La vasoconstricción inducida por ergotamina dura largo tiempo y es acumulativa si se administra repetidas veces el medicamento, como ocurre en los ataques intensos de migraña. Por tal razón, se debe informar con cuidado al paciente de que no reciba más de 6 mg del preparado ingerible, en cada ataque, ni exceda de 10 mg por semana. En el caso de ataques muy intensos se puede aplicar por vía endovenosa o intramuscular 0.25 a 0.5 mg del tartrato mencionado. Muchos clínicos prefieren tratar la migraña resistente con dihidroergotamina a razón de 0.5 a 1 mg por vía endovenosa. También es eficaz la dihidroergotamina intranasal. La metisergida, utilizada en el pasado para la profilaxia de la migraña, se retiró del mercado por sus efectos tóxicos (véase más adelante).

B. Hiperprolactinemia

Las concentraciones séricas mayores de la prolactina, hormona adenohipofisaria, surgen con los tumores secretores de dicha glándula y también con el empleo de antagonistas dopamínicos de acción central, en particular los fármacos antipsicóticos que bloquean D_2. La hiperprolactinemia, por efectos de retroalimentación negativos, se acompaña de amenorrea e infecundidad de mujeres, y de galactorrea en personas de ambos sexos. En casos raros, el pico de prolactina que se produce hacia el final del embarazo puede relacionarse con insuficiencia cardiaca; se ha utilizado cabergolina para tratar con éxito este trastorno cardiaco.

La bromocriptina es muy eficaz para disminuir las concentraciones altas de prolactina que son consecuencia de tumores hipofisarios, y en algunos casos se ha vinculado con regresión del tumor. La dosis usual de dicho fármaco es de 2.5 mg dos a tres veces al día. La cabergolina tiene propiedades similares pero es más potente. También se utiliza la bromocriptina en las mismas dosis para suprimir la lactancia fisiológica. Sin embargo, con el empleo duradero de bromocriptina o pergolida se han señalado efectos tóxicos graves en el aparato cardiovascular después del parto, razón por la cual no se les emplea para tal indicación (cap. 37).

C. Hemorragia posparto

El útero al término de la gestación es muy sensible a la acción estimulante del cornezuelo e incluso dosis moderadas generan espasmo duradero y potente de tal órgano muscular, del todo diferente del parto natural. Por tal razón, los derivados del cornezuelo se utilizan sólo para el control de la hemorragia uterina tardía y nunca se administran antes del parto. La oxitocina es el agente preferido para controlar la hemorragia posparto, pero si es ineficaz, cabe probar 0.2 mg de maleato de ergonovina por vía intramuscular. Por lo común es eficaz en término de 1 a 5 min y menos tóxico que otros derivados del cornezuelo para dicha aplicación. Se aplica al momento del nacimiento de la placenta o de forma inmediata si la hemorragia es profusa.

D. Diagnóstico de la angina variante

La ergonovina por vía endovenosa causa vasoconstricción inmediata durante la angiografía coronaria para diagnosticar angina variante, si existen segmentos reactivos de las coronarias. En Europa se ha utilizado metilergometrina para diagnosticar angina variante.

E. Insuficiencia cerebral senil

La dihidroergotoxina, una mezcla de dihidro-α-ergocriptina y tres alcaloides similares péptidos dihidrogenados del cornezuelo (mesilatos de ergoloide), durante años han sido preconizados para el alivio de los efectos de la senilidad y en fecha más reciente para tratamiento de la enfermedad de Alzheimer. No hay pruebas útiles de que con ellos se obtenga beneficio importante.

Efectos tóxicos y contraindicaciones

Los efectos tóxicos más frecuentes de los derivados del cornezuelo son alteraciones gastrointestinales, que incluyen diarrea, náusea y vómito. Interviene en tal situación la activación del centro emetógeno del bulbo y de los receptores de serotonina en el tubo digestivo. Los ataques de migraña suelen acompañarse de los síntomas mencionados, antes de comenzar el tratamiento, y por esa razón los efectos adversos rara vez constituyen contraindicaciones para utilizar los derivados del cornezuelo.

El efecto tóxico más peligroso de la dosis excesiva de fármacos como la ergotamina y la ergonovina es el vasoespasmo duradero; este signo de estimulación de músculo liso vascular puede culminar en gangrena y obligar a amputación. Se han señalado casos de infarto de intestino en donde también es necesaria la ablación. El vasoespasmo periférico causado por derivados del cornezuelo es resistente a la acción de muchos vasodilatadores, pero se han obtenido buenos resultados en algunos casos con la administración de grandes dosis de nitroprusiato o nitroglicerina en goteo endovascular.

La administración de la metisergida por largo tiempo se vinculó con la proliferación de tejido conjuntivo en el espacio retroperitoneal, cavidad pleural y tejido endocárdico. Los cambios surgieron en forma insidiosa en cuestión de meses y asumieron la forma inicial de hidronefrosis (por obstrucción de los uréteres) o soplos cardiacos (por distorsión de las válvulas cardiacas). En algunos casos, el daño valvular obligó a su sustitución quirúrgica. Como consecuencia, el fármaco se retiró del comercio estadounidense. Cambios fibróticos similares han sido consecuencia del empleo de los agonistas de 5-HT a largo plazo, preconizado en épocas pasadas para adelgazar (fenfluramina, dexfenfluramina).

Otros efectos tóxicos de los alcaloides del cornezuelo incluyen somnolencia y en caso de la metisergida, situaciones ocasionales de estimulación del sistema nervioso central y alucinaciones. De hecho, entre miembros de la "cultura de las drogas" a veces se utilizó a la metisergida como sustitutivo del LSD.

Las contraindicaciones para utilizar los derivados del cornezuelo incluyen enfermedades vasculares obstructivas y colagenopatías.

No existen pruebas de que el empleo corriente de ergotamina contra migrañas sea peligroso en embarazadas. Sin embargo, muchos clínicos aconsejan cautela y restringir el empleo de dichos derivados en ellas. Su empleo deliberado para inducir el aborto está contraindicado debido a que las elevadas dosis que se requieren a menudo producen vasoconstricción peligrosa.

RESUMEN Fármacos con acciones en los receptores de histamina y serotonina; alcaloides del cornezuelo

Subclase	Mecanismo de acción	Efectos	Aplicaciones clínicas	Farmacocinética, efectos tóxicos, interacciones
ANTIHISTAMÍNICOS CON ACCIÓN EN EL RECEPTOR H_1				
Primera generación				
• Difenhidramina	Antagonismo competitivo a nivel de los receptores H_1	Disminuye o evita los efectos histamínicos en músculo liso, en células inmunitarias • también antagoniza los receptores muscarínicos y los receptores adrenérgicos α • sedante potente	IgE media las alergias en particular en la rinitis alérgica primaveral y la urticaria • a menudo se emplea como sedante, antiemético y contra la cinetosis	Vías oral y parenteral • duración de acción 4 a 6 h • *Efectos tóxicos:* sedación cuando se utiliza en la rinitis alérgica primaveral; en síntomas de bloqueo muscarínico y en hipotensión ortostática • *Interacciones:* sedación aditiva junto con otros sedantes, incluido el alcohol • inhibición moderada de CYP2D6; puede prolongar la acción de algunos antagonistas β
Segunda generación:				
• Cetirizina	Antagonismo competitivo/ agonismo inverso en receptores H_1	Reduce o previene los efectos de la histamina en el músculo liso y células inmunitarias	Alergias inmediatas por IgE, en especial fiebre del heno, urticaria	Oral • duración 12 a 24 h • *Efectos tóxicos:* sedación y arritmias con sobredosis • *Interacciones:* mínimas
• *Otros antagonistas de receptor H_1 de la primera generación: la clorfeniramina es un antagonista de esta categoría con menor efecto sedante y efectos escasos en el sistema autónomo*				
• *Antagonistas de receptores H_1, de la segunda generación: la loratadina y la fexofenadina son muy semejantes a la cetirizina*				
ANTIHISTAMÍNICOS CON ACCIÓN EN RECEPTOR H_2				
• Cimetidina (cap. 62)				
AGONISTAS DE SEROTONINA				
$5\text{-}HT_{1B/1D}$:				
• Sumatriptán	Agonista parcial al nivel de los receptores $5\text{-}HT_{1B/1D}$	No se conocen en detalle sus efectos • puede disminuir la liberación del péptido propio el gen de calcitonina y el edema perivascular en la circulación cerebral	Migraña y cefalea en brotes	Vías oral, nasal y parenteral • duración de acción, 2 h • *Efectos tóxicos:* parestesias, mareos, vasoconstricción coronaria • *Interacciones:* acción aditiva con otros vasoconstrictores
• *Otros triptanos: semejantes al sumatriptán, excepto su farmacocinética (su acción dura 2 a 6 h); más costosos que el sumatriptán genérico*				
$5\text{-}HT_4$:				
• Tegaserod (cap. 62)				
ANTAGONISTAS DE LA SEROTONINA				
$5\text{-}HT_2$:				
• Ketanserina (no disponible en Estados Unidos)	Antagonista competitivo al nivel de los receptores $5\text{-}HT_2$	Evita la vasoconstricción y el broncoespasmo del síndrome carcinoide	Hipertensión • síndrome carcinoide propio del tumor carcinoide	Vía oral • duración, 12 a 24 h • *Efectos tóxicos:* hipotensión
$5\text{-}HT_3$:				
• Ondansetrón (cap. 62)				
ALCALOIDES DEL CORNEZUELO DE CENTENO				
Vasoselectivos:				
• Ergotamina	Efectos mixtos de agonista parcial a nivel de $5\text{-}HT_2$ y receptores adrenérgicos α	Causa contracción intensa de músculo liso pero bloquea la vasoconstricción de tipo agonista α	Migraña y cefalea en brotes	Vías oral, parenteral • duración de acción, 12 a 24 h • *Efectos tóxicos:* el vasoespasmo duradero origina gangrena; espasmo uterino
Uteroselectivos:				
• Ergonovina	Efectos mixtos de agonista parcial al nivel de $5\text{-}HT_2$ y receptores adrenérgicos α	Igual que la ergotamina • moderada selectividad por músculo liso del útero	Hemorragia puerperal • migraña	Vías oral, parenteral (metilergonovina) • duración, 2 a 4 h • *Efectos tóxicos:* iguales que la ergotamina
Con selectividad por el sistema nervioso central:				
• Dietilamida del ácido lisérgico	Agonista de $5\text{-}HT_2$ y dopamina en el sistema nervioso central • antagonista de $5\text{-}HT_2$ en tejidos periféricos	Alucinaciones • fármaco psicoticomimético	Ninguna • producto del que se abusa de manera considerable	Vía oral • duración de acción, varias horas • *Efectos tóxicos:* estado psicótico duradero, "reviviscencia"
• *Bromocriptina, pergolida: derivado del cornezuelo que se utiliza en la enfermedad de Parkinson (cap. 28) y en el prolactinoma (cap. 37)*				

PREPARACIONES DISPONIBLES

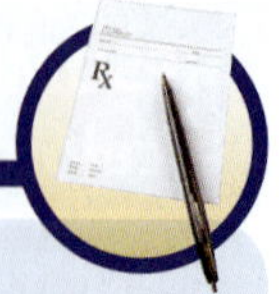

ANTIHISTAMÍNICOS (ANTAGONISTAS DE RECEPTOR H_1)*

Azelastina
Vía nasal: nebulizador nasal que expulsa 137 µg/bocanada
Preparado oftálmico: solución con 0.5 mg/ml

Bromfeniramina
Vía oral: comprimidos de 6 y 12 mg de liberación extendida; comprimidos masticables de 12 mg; suspensión con 2, 8 y 12 mg/5 ml

Buclizina
Vía oral: comprimidos de 50 mg

Carbinoxamina
Vía oral: comprimidos de 4 mg; cápsulas de 8 y 10 mg de liberación extendida; líquido con 1.5, 3.6 y 4 mg/5 ml

Cetirizina
Vía oral: comprimidos de 5 y 10 mg; comprimidos masticables de 5 y 10 mg; jarabe con 5 mg/5 ml

Clorfeniramina
Vía oral: comprimidos masticables de 2 mg; comprimidos de 4 mg; jarabe con 2 mg/5 ml
Vía oral, liberación extendida: comprimidos de 8, 12 y 16 mg; cápsulas de 8 y 12 mg

Clemastina
Vía oral: comprimidos con 1.34 y 2.68 mg; jarabe con 0.67 mg/5 ml

Ciclizina
Vía oral: comprimidos de 50 mg

Ciproheptadina
Vía oral: comprimidos de 4 mg; jarabe con 2 mg/5 ml

Desloratadina
Vía oral: comprimidos de 5 mg; comprimidos de 2.5 y 5 mg de desintegración rápida; jarabe con 2.5 mg/5 ml

Dimenhidrinato[†]
Vía oral: comprimidos de 50 mg; comprimidos masticables de 50 mg; líquido con 12.5/5 ml, 12.5 mg/4 ml y 15.62 mg/5 ml
Vía parenteral: 50 mg/ml para inyección IM o IV

Difenhidramina
Vía oral: comprimidos masticables de 12.5 y 25 mg; comprimidos de 25 y 50 mg; cápsulas de 12.5 mg, y comprimidos de desintegración oral; elíxir y jarabe con 12.5, 25 mg/5 ml
Vía parenteral: 50 mg/ml para inyección

Epinastina
Preparado oftálmico: solución al 0.05%

Fenindamina
Vía oral: comprimidos de 25 mg

Fexofenadina
Vía oral: comprimidos de 30, 60 y 180 mg; comprimidos de 30 mg de desintegración rápida; suspensión con 6 mg/ml

Hidroxizina
Vía oral: comprimidos de 10, 25 y 50 mg; cápsulas con 25, 50 y 100 mg; jarabe con 10 mg/5 ml; suspensión con 25 mg/5 ml
Vía parenteral: 25 y 50 mg/ml para inyección

Ketotifeno
Preparado oftálmico: solución al 0.025%

Levocabastina
Preparado oftálmico: solución al 0.05%

Levocetirizina
Vía oral: comprimidos de 5 mg

Loratadina
Vía oral: comprimidos de 10 mg; comprimidos masticables de 5 mg; comprimidos de 10 mg de desintegración rápida; jarabe con 1 mg/ml

Meclizina
Vía oral: comprimidos de 12.5, 25 y 50 mg; cápsula con 25 mg; comprimidos masticables de 25 mg

Olopatadina
Preparado oftálmico: solución al 0.1%

Prometazina
Vía oral: comprimidos de 12.5, 25 y 50 mg; jarabe con 6.5 mg/5 ml
Vía parenteral: solución con 25, 50 mg/ml para inyección
Vía rectal: supositorios con 12.5, 25 y 50 mg

Triprolidina
Vía oral: líquido con 1.25 mg/5 ml

ANTAGONISTAS DE RECEPTORES H_2

Consultar el capítulo 62.

AGONISTAS DE 5-HIDROXITRIPTAMINA

Almotriptán
Vía oral: comprimidos con 6.25 y 12.5 mg

Eletriptán
Vía oral: comprimidos con 24.2 y 48.5 mg (equivalen a 20 y 40 mg de la base)

Frovatriptán
Vía oral: comprimidos con 2.5 mg

Naratriptán
Vía oral: comprimidos con 1 y 2.5 mg

Rizatriptán
Vía oral: comprimidos con 5, 10 mg; comprimidos de 5, 10 mg con desintegración en la boca

Sumatriptán
Vía oral: comprimidos con 25, 50 y 100 mg
Vía nasal: dispositivos de aerosol que expulsan 5 o 20 mg unidades por dosis
Vía parenteral: 4, 6 mg/0.5 ml en unidades autoinyectables con dosis fija para inyección subcutánea

Zolmitriptán
Vía oral: comprimidos de 2.5 y 5 mg; comprimidos de 2.5 de desintegración en la boca
Vía nasal: 5 mg

ANTAGONISTAS DE 5-HT

Consúltese el capítulo 62

AGONISTAS DEL RECEPTOR DE MELATONINA

Ramelteón
Vía oral: comprimidos de 8 mg

ALCALOIDES DEL CORNEZUELO DE CENTENO

Dihidroergotamina
Vía nasal: 4 mg/ml en aerosol nasal
Vía parenteral (D.H.E. 45): 1 mg/ml para inyección

Ergonovina
Vía oral: comprimidos de 0.2 mg

Mezclas de ergotamina
Vía oral: comprimidos con 1 mg de ergotamina/100 mg de cafeína
Vía rectal: supositorios con 2 mg de ergotamina/100 mg de cafeína

Tartrato de ergotamina
Vía sublingual: tabletas sublinguales de 2 mg

Metilergonovina
Vía oral: comprimidos con 0.2 mg
Vía parenteral: 0.2 mg/ml para inyección

*Otros antihistamínicos se expenden sólo en combinaciones, por ejemplo, la fenilefrina.
[†]El dimenhidrinato es la sal cloroteofilínica de la difenhidramina.

BIBLIOGRAFÍA

Histamina

Arrang J-M, Morisset S, Gbahou F: Constitutive activity of the histamine H_3 receptor. Trends Pharmacol Sci 2007;28:350.

Barnes PJ: Histamine and serotonin. Pulm Pharmacol Ther 2001;14:329.

Bond RA, IJzerman AP: Recent developments in constitutive receptor activity and inverse agonism, and their potential for GPCR drug discovery. Trend Pharmacol Sci 2006;27:92.

deShazo RD, Kemp SF: Pharmacotherapy of allergic rhinitis. www.UpToDate.com, 2010.

Gemkow MJ et al: The histamine H_3 receptor as a therapeutic drug target for CNS disorders. Drug Discov Today 2009;14:509.

Lieberman P: Anaphylaxis. Med Clin North Am 2006;90:77.

Lin J-S et al: An inverse agonist of the histamine H_3 receptor improves wakefulness in narcolepsy: Studies in orexin$^{-/-}$ mice and patients. Neurobiol Dis 2008;30:74.

Preuss H et al: Constitutive activity and ligand selectivity of human, guinea pig, rat, and canine histamine H_2 receptors. J Pharmacol Exp Therap 2007;321:983.

Smits RA, Leurs R, deEdech JP: Major advances in the development of histamine H_4 receptor ligands. Drug Discov Today 2009;14:745.

Thurmond RL, Gelfand EW, Dunford PJ: The role of histamine H_1 and H_4 receptors in allergic inflammation: The search for new antihistamines. Nat Rev Drug Dis 2008;7:41.

Tokita S, Takahashi K, Kotani H: Recent advances in molecular pharmacology of the histamine systems: Physiology and pharmacology of histamine H_3 receptor: Roles in feeding regulation and therapeutic potential for metabolic disorders. J Pharmacol Sci 2006;101:12.

Serotonina

Bajwa ZH, Sabahat A: Acute treatment of migraine in adults. www.UpToDate.com, 2010.

Barrenetxe J, Delagrange P, Martinez JA: Physiologic and metabolic functions of melatonin. J Physiol Biochem 2004;60:61.

Boyer EW, Shannon M: The serotonin syndrome. N Engl J Med 2005;352:1112.

Elangbam CS: Drug-induced valvulopathy: An update. Toxicol Path 2010; 38:837.

Frank C: Recognition and treatment of serotonin syndrome. Can Fam Physician 2008;54:988.

Isbister GK, Buckley NA, Whyte IM: Serotonin toxicity: A practical approach to diagnosis and treatment. Med J Aust 2007;187:361.

Loder E: Triptan therapy in migraine. N Engl J Med 2010;363:63.

Porvasnik SL et al: PRX-08066, a novel 5-hydroxytryptamine receptor 2B antagonist, reduces monocrotaline-induced pulmonary hypertension and right ventricular hypertrophy in rats. J Pharmacol Exp Therap 2010;334:364.

Prunet-Marcassus B et al: Melatonin reduces body weight gain in Sprague-Dawley rats with diet-induced obesity. Endocrinology 2003;144:5347.

Raymond JR et al: Multiplicity of mechanisms of serotonin receptor signal transduction. Pharmacol Ther 2001;92:179.

Sack RL: Jet lag. N Engl J Med 2010;362:440.

Alcaloides del cornezuelo: historia

Fuller JG: *The Day of St. Anthony's Fire*. Macmillan, 1968; Signet, 1969.

Gabbai Dr, Lisbonne Dr, Pourquier Dr: Ergot poisoning at Pont St. Esprit. Br Med J 1951;Sept 15:650.

Alcaloides del cornezuelo: farmacología

Dierckx RA et al: Intraarterial sodium nitroprusside infusion in the treatment of severe ergotism. Clin Neuropharmacol 1986;9:542.

Dildy GA: Postpartum hemorrhage: New management options. Clin Obstet Gynecol 2002;45:330.

Mantegani S, Brambilla E, Varasi M: Ergoline derivatives: Receptor affinity and selectivity. Farmaco 1999;54:288.

Porter JK, Thompson FN Jr: Effects of fescue toxicosis on reproduction in livestock. J Animal Sci 1992;70:1594.

Snow V et al: Pharmacologic management of acute attacks of migraine and prevention of migraine headache. Ann Intern Med 2002;137:840.

RESPUESTA AL ESTUDIO DE CASO

El paciente muestra los síntomas, signos y evolución típicos de la urticaria debida a la alergia alimentaria. También es frecuente la incapacidad para controlar del todo las manifestaciones. En tales casos, a menudo la medida más efectiva es la adición de corticoesteroides orales. Como el trastorno se autolimita (si se asume que el paciente no repita la exposición al alergeno), un régimen con prednisona en dosis alta y reducción gradual es seguro y efectivo. Consiste en 50 a 100 mg de prednisona los días 1 y 2, 30 a 75 mg los días 3 y 4, 15 a 40 mg los días 5 y 6, 5 a 10 mg los días 7, 8 y 9 y suspender después, si los síntomas no recurren.

C A P Í T U L O

17

Péptidos vasoactivos

Ian A. Reid, PhD

ESTUDIO DE CASO

En una revisión sistemática se observó que un varón de 45 años tenía hipertensión arterial (165/100 mmHg), cifra que continuó igual en dos consultas de vigilancia. El médico prescribió de manera inicial hidroclorotiazida, un diurético que suele utilizarse para combatir la hipertensión. El fármaco redujo la presión, aunque persistió en niveles aún altos (145/95 mmHg), razón por la cual se le refirió a una clínica universitaria de hipertensión. La valoración del médico en dicha institución identificó un incremento de la actividad de la renina plasmática y la concentración de aldosterona. En consecuencia, se sustituyó la hidroclorotiazida por enalaprilo, un inhibidor de la enzima convertidora de angiotensina (ACE, *angiotensin-converting enzyme*). Con el nuevo fármaco, la presión alcanzó cifras casi normales. Sin embargo, después de algunas semanas de consumir ese fármaco, el paciente acudió de nueva cuenta al médico y señaló que tenía tos persistente. Además, se detectaron algunos signos de angioedema. ¿Cuál es el mecanismo por el cual el enalaprilo disminuye la presión sanguínea? ¿Por qué causa en ocasiones tos y angioedema? ¿Qué otros fármacos son útiles para inhibir la secreción de renina o suprimir el sistema renina-angiotensina y reducir la presión sanguínea, sin los efectos adversos del enalaprilo?

Casi todos los tejidos utilizan los péptidos para la comunicación intercelular. Como se señala en los capítulos 6 y 21, desempeñan funciones importantes en los sistemas nerviosos autónomo y central. Algunos péptidos también ejercen efectos directos decisivos en el músculo liso vascular y en otros sitios. Estos fármacos incluyen a los vasoconstrictores (**angiotensina II**, **vasopresina**, **endotelinas**, **neuropéptido Y** y **urotensina**) y los vasodilatadores (**bradicinina** y **cininas** similares, **péptidos natriurético e intestinal vasoactivo**, **sustancia P**, **neurotensina**, **péptido del gen de la calcitonina** y **adrenomedulina**). Este capítulo se ocupa de las acciones de los péptidos en el músculo liso.

ANGIOTENSINA

BIOSÍNTESIS

La vía para la formación y el metabolismo de la angiotensina II (ANG II) se resume en la figura 17-1. Las fases principales incluyen la separación de la angiotensina I (ANG I) a partir del angiotensinógeno, por acción enzimática de la renina; conversión de angiotensina I en angiotensina II por la enzima convertidora; y degradación de la angiotensina II por algunas peptidasas.

Renina

La renina es una aspartil proteasa que cataliza en forma específica la hidrólisis del decapéptido ANG I a partir del angiotensinógeno. Se sintetiza en la forma de prepromolécula que se modifica hasta prorenina, cuyas acciones se comprenden en escasa medida (véase más adelante), y después a la forma de renina activa, una glucoproteína compuesta de 340 aminoácidos.

En la circulación, la renina proviene de los riñones. En algunos tejidos extrarrenales, entre ellos vasos sanguíneos, útero, glándulas salivales y corteza suprarrenal, existen enzimas con actividad similar a la de la renina, pero no se ha definido si tienen alguna actividad fisiológica. En el riñón, la renina se sintetiza y almacena en el aparato yuxtaglomerular de la nefrona. Los sitios de síntesis, almacenamiento y liberación de la renina son las células granulosas especializadas llamadas yuxtaglomerulares. La mácula densa es un segmento especializado de la nefrona que se relaciona de manera estrecha con los componentes vasculares del aparato yuxtaglomerular. Los componentes vascular y tubular del aparato mencionado, incluidas sus células, reciben estímulos de neuronas noradrenérgicas.

Control de la liberación de renina

El ritmo con el cual los riñones secretan renina y la cantidad que producen son los factores determinantes de la actividad del sistema

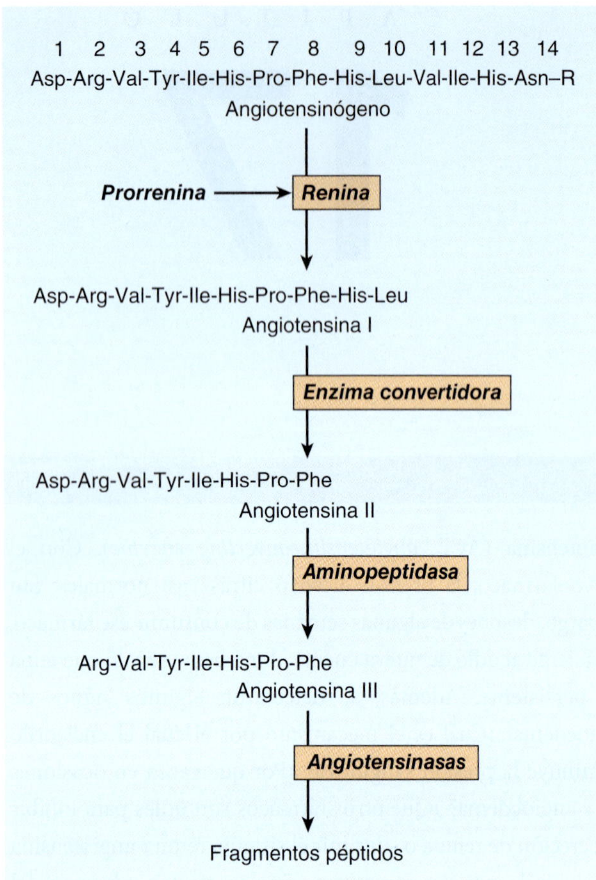

FIGURA 17–1 Estructuras químicas de los componentes del sistema renina-angiotensina. Se muestra la secuencia de aminoácidos del extremo amínico del angiotensinógeno humano. R se refiere al resto de la molécula proteínica. Consúltese el texto para identificar fases adicionales en la formación y el metabolismo de los péptidos de angiotensina.

renina-angiotensina. La forma activa de la enzima se libera por exocitosis inmediatamente después de la estimulación del aparato yuxtaglomerular. La prorrenina se libera en forma constitutiva con un ritmo y cantidad mayores que los de la renina activa, lo cual explica el hecho de que la prorrenina representa 80 a 90% de la renina total en la circulación. Al final de este apartado se expone la importancia de la prorrenina circulante. Diversos factores controlan la secreción de renina activa, como el receptor vascular renal, la mácula densa, el sistema nervioso simpático y la ANG II.

A. Mácula densa

La liberación de renina está controlada en parte por la mácula densa, una estructura que posee una relación anatómica estrecha con la arteriola aferente. El paso inicial implica la detección de alguna función, o suministro, de la concentración de NaCl al túbulo distal, tal vez mediante el transportador $Na^+/K^+/2Cl^-$. La mácula densa indica cambios en la liberación de la renina a las células yuxtaglomerulares, de tal manera que existe una relación inversa entre el suministro o la concentración de NaCl y la liberación de renina. Los que se consideran posibles transmisores de la señal incluyen la prostaglandina E_2 (PGE_2) y el óxido nítrico, que estimulan la liberación de renina, y la adenosina, que la inhibe.

B. Barorreceptor renal

El barorreceptor renal media una relación inversa entre la presión en la arteria renal y la liberación de renina. El mecanismo no se comprende del todo, pero al parecer las células yuxtaglomerulares son sensibles al estiramiento y el mayor estiramiento reduce la liberación de la renina. El descenso puede ser consecuencia de la entrada de calcio, que de alguna manera paradójica inhibe la secreción de renina. Los factores paracrinos PGE_2, óxido nítrico y adenosina también se han referido en el control de la liberación de renina mediante el barorreceptor.

C. Sistema nervioso simpático

La noradrenalina liberada por los nervios simpáticos renales estimula la producción de renina de manera indirecta por activación adrenérgica α del barorreceptor renal y los mecanismos de la mácula densa, y de forma directa por efecto en las células yuxtaglomerulares. En los seres humanos, el efecto directo tiene la mediación de los receptores adrenérgicos β_1. La hipotensión o la hipovolemia inducen la activación del sistema renina-angiotensina por activación refleja del sistema nervioso simpático a través de este mecanismo.

D. Angiotensina

La angiotensina II inhibe la liberación de renina. La inhibición se produce por la elevación de la presión sanguínea que actúa por mecanismos del barorreceptor renal y la mácula densa, también por la acción directa del péptido en las células yuxtaglomerulares. La inhibición directa está mediada por el aumento de la concentración intracelular de Ca^{2+} y constituye la base para el mecanismo de retroalimentación negativa de ciclo corto que controla la liberación de renina. La interrupción de esta retroalimentación con fármacos que inhiben el sistema renina-angiotensina (véase más adelante) induce la liberación de renina.

E. Vías de señalización extracelulares

La liberación de renina de las células yuxtaglomerulares está controlada por la interrelación entre tres mensajeros intracelulares: cAMP, monofosfato cíclico de guanosina (cGMP) y la concentración citosólica de Ca^{2+} libre (fig. 17-2). El cAMP tiene una participación mayor; las maniobras que incrementan la concentración de cAMP, incluida la activación de la adenililciclasa, inhibición de las fosfodiesterasas de cAMP y la administración de análogos de cAMP, aumentan la liberación de renina. El incremento del Ca^{2+} puede ser resultado de la entrada de Ca^{2+} extracelular o de la movilización de Ca^{2+} desde las reservas intracelulares, mientras que los aumentos de la concentración de cGMP se deben a la activación de la guanililciclasa soluble o en partículas. En apariencia, el Ca^{2+} y el cGMP modifican la producción de renina en forma indirecta, sobre todo por cambio en la concentración de cAMP.

F. Modificación farmacológica de la liberación de renina

La liberación de renina se modifica por una gran variedad de fármacos. Su liberación aumenta por efecto de los vasodilatadores (hidralazina, minoxidilo, nitroprusiato), agonistas del receptor adrenérgico β, antagonistas del receptor adrenérgico α, inhibidores de la fosfodiesterasa (p. ej., teofilina, milrinona, rolipram) y con la mayor parte de los diuréticos y anestésicos. Esta estimulación puede explicarse con los mecanismos de control ya señalados. A continuación se describen los fármacos que inhiben la liberación de renina.

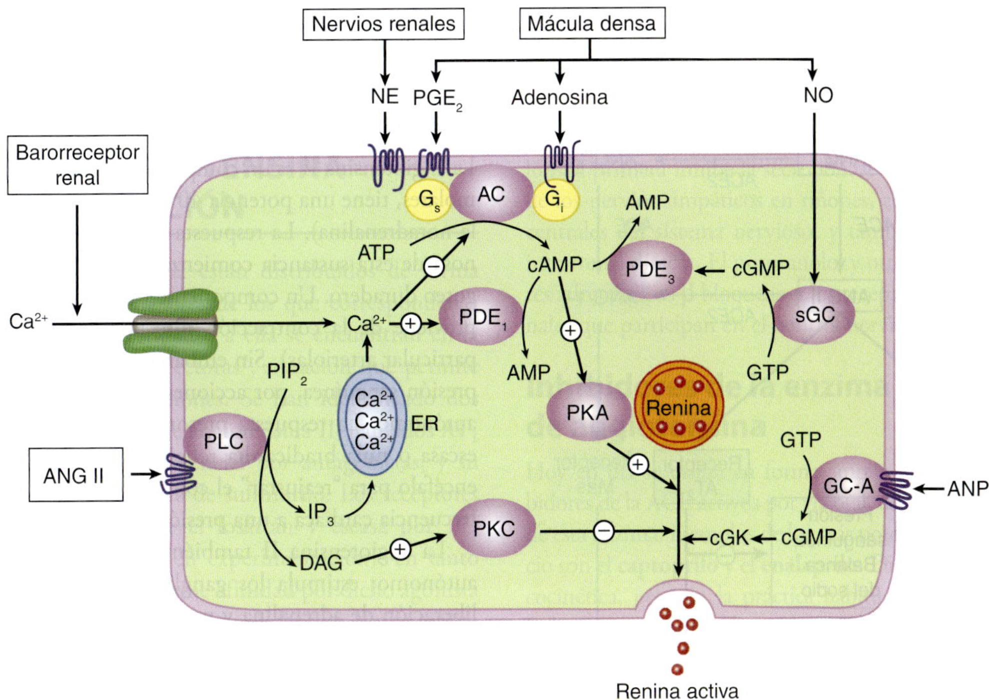

FIGURA 17-2 Principales señales fisiológicas para la liberación de renina y la integración propuesta con las vías de señalización en la célula yuxtaglomerular. AC, adenililciclasa; ANG II, angiotensina II; ANP, péptido natriurético auricular; cGK, cinasa G de proteína; DAG, diacilglicerol; GC-A, guanililciclasa en partícula; ER, retículo endoplásmico; IP_3, trifosfato de inositol; NE, noradrenalina; NO, óxido nítrico; PDE, fosfodiesterasa; PKA, cinasa A de proteína; PLC, fosfolipasa C; sGC, guanililciclasa soluble. (Modificada con autorización a partir de Castrop H et al: Physiology of kidney renin. Physiol Rev 2010;90:607.)

Muchos de los péptidos incluidos en este capítulo también modifican la producción de la renina. La liberación se estimula con adrenomedulina, bradicinina y el péptido relacionado con el gen de la calcitonina, y se inhibe con el péptido natriurético auricular, endotelina, sustancia P y vasopresina.

Angiotensinógeno

El angiotensinógeno es el sustrato proteínico circulante a partir del cual la renina "separa" la ANG I. Se sintetiza en el hígado. La forma humana de esta sustancia es una glucoproteína con peso molecular aproximado de 57 000. En la figura 17-1 se incluyen los 14 aminoácidos de la terminación amínica de la molécula. En los seres humanos, la concentración de angiotensinógeno en la circulación es menor que K_m de la reacción de renina-angiotensinógeno, y por tal causa es un elemento determinante del ritmo y cantidad de formación de angiotensina.

La producción de angiotensinógeno aumenta por acción de corticoesteroides, estrógenos, hormonas tiroideas y ANG II. También se incrementa en el embarazo y en mujeres que reciben anticonceptivos que contienen estrógeno. La mayor concentración plasmática de angiotensinógeno contribuye al parecer a la hipertensión que algunas veces surge en tales situaciones.

Angiotensina I

Aunque la ANG I contiene las series de péptidos necesarias para todas las acciones del sistema renina-angiotensina, su actividad biológica es mínima o nula. En vez de ello, es necesario que la enzima convertidora la transforme en ANG II (fig. 17-1). La ANG I también puede recibir la acción de aminopeptidasas plasmáticas o hísticas para formar [des-Asp[1]]angiotensina I que a su vez se transforma en [des-Asp[1]]angiotensina II (conocida por lo general como angiotensina III), por acción de la enzima convertidora.

Enzima convertidora (ACE, dipeptidasa de peptidilo, cininasa II)

La enzima convertidora es una dipeptidil carboxipeptidasa con dos sitios activos que cataliza la separación de dipéptidos desde el carboxilo terminal de algunos péptidos. Sus principales sustratos son angiotensina I que se transforma en angiotensina II, y la bradicinina, que ella misma inactiva (véase más adelante). También separa (desdobla) las encefalinas y la sustancia P, aunque no se ha definido la importancia fisiológica de dichos efectos. El penúltimo residuo prolílico anula la acción de la enzima convertidora y por tanto la angiotensina II no se hidroliza por dicha enzima. La enzima convertidora está distribuida en forma extensa en el organismo. En muchos tejidos está situada en la superficie luminal de las células del endotelio vascular y, en consecuencia, en íntimo contacto con la sangre circulante.

En fecha reciente se observó que las células endoteliales vasculares de riñones, corazón y testículos expresaban en forma abundante un homólogo de la enzima convertidora denominado ACE2. A diferencia de la enzima original, ACE2 sólo posee un sitio activo y actúa como carboxipeptidasa y no como dipeptidilcarboxipeptidasa. Asimismo, elimina un solo aminoácido del extremo terminal C de ANG I y forma ANG 1-9 (fig. 17-3), la cual carece de actividad, pero se convierte en ANG 1-7 por acción de la ACE. Esta enzima también convierte la angiotensina II en ANG 1-7. La ANG 1-7

El síndrome de Marfan es un trastorno del tejido conectivo que se acompaña de enfermedad aórtica y otras anomalías que implican aumento de la señalización del factor de crecimiento transformador (TGF)-β. Como la ANG II eleva la concentración de TGF-β, se razonó que el bloqueo del sistema renina-angiotensina podría ser provechoso en el síndrome de Marfan. Se han obtenido resultados iniciales alentadores con el losartán y existen estudios clínicos en proceso.

Los ARB disponibles hoy en día son selectivos para el receptor AT_1. Dado que el tratamiento prolongado con los fármacos reduce la liberación de renina e incrementa la concentración de ANG II circulante, es posible que aumente la estimulación de los receptores AT_2. Esto podría ser importante, ya que hay evidencia de que la activación de los receptores AT_2 causa vasodilatación y otros efectos favorables. Los antagonistas del receptor AT_2, como PD 123177, están disponibles para investigación, pero por ahora no tienen aplicación clínica. Sin embargo, un *agonista* selectivo de AT_2, el compuesto 21, reduce la presión sanguínea en animales hipertensos y podría ser útil en la hipertensión humana. Los beneficios clínicos de los ARB son similares a los de los inhibidores de la ACE y todavía no está claro si un grupo de fármacos tiene ventajas significativas sobre el otro. El tratamiento combinado con un inhibidor de la ACE y un ARB tiene varias ventajas potenciales y se encuentra en investigación.

Inhibidores de la renina

La división del angiotensinógeno por la renina (figs. 17-1 y 17-3) es el paso limitante de la velocidad de formación de ANG II y, por lo tanto, representa un objetivo lógico para la inhibición del sistema renina-angiotensina. Desde hace muchos años se cuenta con fármacos que inhiben la renina, pero han estado limitados por su baja potencia, escasa biodisponibilidad y corta duración de su efecto. Sin embargo, en fecha reciente se desarrolló una nueva clase de fármacos no peptídicos de bajo peso molecular y con actividad después de su administración oral.

El **aliskireno** es el más avanzado de este grupo de compuestos y el primero en recibir aprobación para el tratamiento de la hipertensión. En sujetos sanos, el aliskireno produce una reducción dependiente de la dosis de la actividad plasmática de la renina, y de las concentraciones de ANG I, ANG II y aldosterona. En pacientes con hipertensión, muchos de los cuales tienen concentraciones elevadas de renina plasmática, este compuesto suprime la actividad plasmática de renina y produce descensos de la presión sanguínea relacionados con la dosis y similares a los obtenidos con inhibidores de la ACE y ARB. La seguridad y tolerabilidad del aliskireno parecen comparables a las de los antagonistas de la angiotensina y el placebo. Está contraindicado en el embarazo.

La supresión del sistema renina-angiotensina con inhibidores de la ACE o ARB puede ser incompleta, ya que los fármacos interrumpen o alteran la acción de retroalimentación negativa de la ANG II en la secreción de renina y en consecuencia incrementan la actividad de la renina plasmática. Otros antihipertensores, en particular la hidroclorotiazida y otros diuréticos, también intensifican la actividad de la renina plasmática. El aliskireno no sólo disminuye la actividad basal de esta última en personas hipertensas, sino que también elimina el incremento producido por los inhibidores de la ACE, ARB y diuréticos, y con ello propicia un mayor efecto antihipertensivo. En consecuencia, la inhibición de renina ha terminado por ser una estrategia nueva e importante en el tratamiento de la hipertensión.

Receptores de la prorrenina

Durante muchos años se consideró que la prorrenina era un precursor inactivo de la renina, sin función propia. Por lo tanto, causó sorpresa la observación anotada en apartados anteriores de la sección sobre renina, según la cual la prorrenina circulaba en concentraciones elevadas. Sin embargo, en fecha reciente se identificó un receptor que se une de manera específica a la prorrenina; dado que también se liga a la renina activa, se conoce como el receptor "(pro)renina".

El receptor es una proteína de 350 aminoácidos con un solo dominio transmembrana. Cuando la prorrenina se une al receptor de (pro)renina, experimenta un cambio de conformación y se torna por completo activa. La acción catalítica de la renina activa se incrementa todavía más cuando se une al receptor de (pro)renina. La prorrenina activada y la renina interactúan con el angiotensinógeno circulante para formar angiotensina (fig. 17-3). Sin embargo, la unión de la prorrenina al receptor también activa las vías de señalización intracelulares que difieren con base en el tipo de célula. Por ejemplo, en células de músculo liso vascular y mesangiales, la unión de prorrenina activa MAP cinasas y la expresión de moléculas profibróticas. Por consiguiente, las concentraciones mayores de prorrenina (como ocurre, por ejemplo, en la diabetes mellitus) pueden producir diversos efectos adversos, con la mediación de las vías dependientes y no dependientes de la angiotensina. La investigación reciente indica que el receptor para (pro)renina tiene un vínculo funcional con la ATPasa protónica vacuolar (ATP6ap2) y es necesario para las vías de señalización Wnt participantes (al margen de la renina) en la biología de las células primordiales, embriología y cáncer.

Se ha sintetizado un péptido sintético llamado péptido de la región del mango (HRP, *handle region peptide*), que consiste en la secuencia de aminoácidos correspondiente a la región del "mango" del prosegmento de la prorrenina, e inhibe por competencia la unión de la prorrenina con el receptor para (pro)renina. El HRP tiene efectos beneficiosos en los riñones de ratas diabéticas y existe un gran interés en desarrollar antagonistas no competitivos del receptor para (pro)renina.

Este nuevo receptor podría ser importante en las enfermedades cardiovasculares y otros trastornos, pero por ahora no se conoce bien su participación en la enfermedad humana.

■ CININAS

BIOSÍNTESIS DE CININAS

Las cininas son péptidos vasodilatadores potentes sintetizados por la acción de enzimas conocidas como calicreínas o cininogenasas que actúan en sustratos proteínicos llamados cininógenos. El sistema calicreína-cinina tiene algunas características en común con el sistema renina-angiotensina.

Calicreínas

Las calicreínas se encuentran en el plasma y algunos tejidos, como riñones, páncreas, intestinos, glándulas sudoríparas y glándulas salivales. La precalicreína plasmática puede activarse hasta la forma de calicreína por acción de la tripsina, el factor de Hageman y tal vez la propia calicreína. En términos generales, las propiedades bioquímicas de las calicreínas hísticas son diferentes de las plasmáticas. Las calicreínas transforman la prorrenina activa, pero no se ha definido la importancia fisiológica de esa acción.

Cininógenos

Los cininógenos (precursores de cininas y sustrato de calicreínas) aparecen en plasma, linfa y líquido intersticial. En el plasma se han identificado dos cininógenos: la forma de bajo peso molecular (cininógeno LMW) y la forma de alto peso molecular (cininógeno HMW). Se sabe que 15 a 20% del cininógeno total en plasma se encuentra en la forma HMW. Se ha pensado que el cininógeno LMW cruza las paredes de capilares y sirve como sustrato para las calicreínas hísticas, en tanto que el cininógeno HMW está circunscrito a la corriente sanguínea y sirve de sustrato para la calicreína plasmática.

FORMACIÓN DE CININAS EN PLASMA Y TEJIDOS

La vía para la formación y el metabolismo de las cininas se representa en la figura 17-4. En los mamíferos se han identificado tres cininas: **bradicinina**, **lisilbradicinina** (conocida también como **calidina**), y **metionilisilbradicinina**), y en su estructura cada una contiene bradicinina.

Cada cinina se forma a partir de un cininógeno, por la acción de una enzima diferente. La bradicinina se libera por la acción de la calicreína plasmática; la lisilbradicinina, por intervención de la calicreína hística y la metionilisilbradicinina, por acción de la pepsina y enzimas similares a ella. Se han identificado las tres cininas en plasma y orina. La bradicinina es la que predomina en el plasma, en tanto que la lisilbradicinina es la principal forma en la orina.

EFECTOS FISIOLÓGICOS Y PATOLÓGICOS DE LAS CININAS

Efectos en el aparato cardiovascular

Las cininas producen intensa vasodilatación en algunos lechos vasculares como los de corazón, riñones, intestino, músculo estriado e hígado.

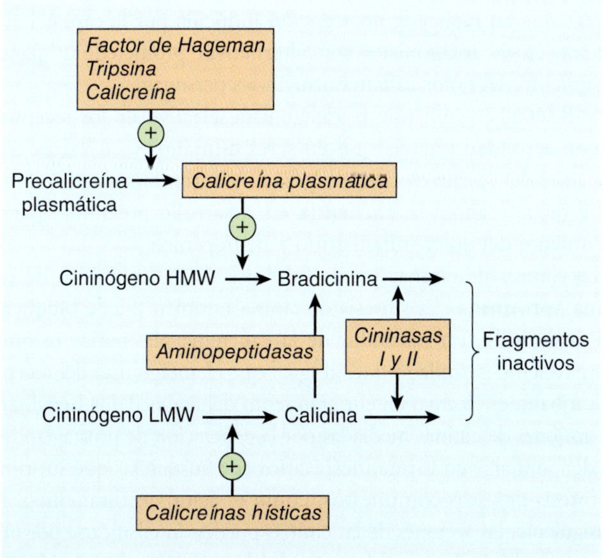

FIGURA 17–4 Sistema calicreína-cinina. La cininasa II es idéntica a la enzima convertidora peptidil dipeptidasa (ACE). HMW, cininógeno de alto peso molecular; LMW, cininógeno de bajo peso molecular.

En ese sentido, son 10 veces más potentes (en términos molares), que la histamina. La vasodilatación puede ser consecuencia del efecto inhibidor directo de las cininas en el músculo liso de arteriolas o tener la mediación de la liberación de óxido nítrico o prostaglandinas vasodilatadoras como PGE_2 y PGI_2. A diferencia de ello, el efecto predominante de las cininas en venas es su contracción; una vez más, esto puede ser consecuencia de la estimulación directa del músculo liso vascular o la liberación de prostaglandinas venoconstrictoras como $PGF_{2\alpha}$. Las cininas también contraen gran parte del músculo liso vascular.

Las cininas, administradas por vía intravenosa, hacen que disminuya con rapidez y brevedad la presión arterial, efecto que depende de su acción dilatadora de arteriolas. El goteo intravenoso del péptido no genera un decremento sostenido de la presión sanguínea; es posible obtener hipotensión prolongada por la aceleración progresiva del ritmo de goteo. La rápida reversibilidad de la respuesta hipotensora a las cininas depende en esencia de aceleraciones reflejas de la frecuencia cardiaca e incremento de la contractilidad del miocardio y el gasto cardiaco. En algunas especies, la bradicinina produce un cambio bifásico de la presión sanguínea, en la que se observa una respuesta hipotensora inicial, a la que sigue un incremento por arriba del nivel anterior a la inyección. La elevación de la presión sanguínea puede provenir de la activación refleja del sistema nervioso simpático, pero en algunas situaciones la bradicinina libera de manera directa catecolaminas de la médula suprarrenal y estimula los ganglios simpáticos. La bradicinina también incrementa la presión sanguínea si se inyecta en el sistema nervioso central, pero no se ha precisado la importancia fisiológica de tal efecto, dado que es poco probable que las cininas crucen la barrera hematoencefálica. (Sin embargo, hay que destacar que la bradicinina incrementa la permeabilidad de dicha barrera a otras sustancias.) Las cininas no tienen un efecto constante en las terminaciones de nervios simpáticos o parasimpáticos.

La dilatación arteriolar producida por las cininas hace que aumenten la presión y el flujo en el lecho capilar, lo cual facilita la salida de líquido de la sangre a los tejidos; el efecto anterior puede facilitarse por el incremento de la permeabilidad capilar que es consecuencia de la contracción de células endoteliales y ensanchamiento de uniones intercelulares, y también por el aumento de la presión venosa como consecuencia de constricción de las venas. Como resultado de estos cambios, el agua y los solutos pasan de la sangre al líquido extracelular, la corriente linfática aumenta y puede surgir edema.

No se ha definido del todo la participación que tienen las cininas endógenas en la regulación de la presión sanguínea. Al parecer no intervienen en el control de la presión en situaciones de reposo, pero puede intervenir en la hipotensión después del ejercicio.

Efectos en glándulas endocrinas y exocrinas

Como se mencionó, las precalicreínas y las calicreínas se localizan en algunas glándulas, como el páncreas, riñones, intestinos, glándulas salivales y sudoríparas, y pueden liberarse en los líquidos que éstas secretan. No se conoce la función de las enzimas en dichos tejidos; éstas (o las cininas activas) pueden difundirse desde los órganos hasta la sangre y actuar como moduladores locales de la corriente sanguínea. Las cininas tienen dichos efectos intensos en el músculo liso y también modulan el tono de conductos salivales y pancreáticos, intervienen en la regulación de la motilidad gastrointestinal y actúan como moduladores locales del flujo sanguíneo. Las cininas también influyen en el transporte de agua, electrólitos, glucosa y aminoácidos a través del epitelio y pueden regular el transporte de esas sustancias en el tubo digestivo y riñones. Por último, las calicreínas pueden intervenir en la activación fisiológica de algunas prohormonas incluida la proinsulina y la prorrenina.

Participación en la inflamación y el dolor

Desde hace mucho se sabe que la bradicinina produce los cuatro signos habituales de la inflamación: rubor, calor local, hinchazón y dolor. Éstos aparecen con rapidez después de la lesión de tejidos y desempeñan una función importante en la génesis y la perpetuación de tales procesos inflamatorios.

Las cininas son potentes productos algógenos, es decir, generadores de dolor, si se aplican a una base ampollosa o se inyectan en la dermis. Desencadenan dolor al estimular los aferentes nociceptivos en la piel y las vísceras.

Otros efectos

Algunos datos señalan que la bradicinina puede tener una función beneficiosa y protectora en algunas enfermedades cardiovasculares y en la lesión encefálica inducida por apoplejía. Por otra parte, se ha aseverado que participa en la génesis del cáncer y algunas enfermedades del sistema nervioso central.

RECEPTORES DE CININAS Y MECANISMOS DE ACCIÓN

Las acciones biológicas de las cininas están mediadas por receptores específicos situados en las membranas de los tejidos blanco. Se han definido dos tipos de receptores para cinina, llamados B_1 y B_2, con base en sus órdenes jerárquicos de potencias agonistas; ambos son receptores acoplados con proteínas G. (Obsérvese que la letra B se refiere a la bradicinina y no al receptor adrenérgico β.) La bradicinina muestra su máxima afinidad en muchos de los sistemas de receptor B_2, y le siguen la lis-bradicinina y después la met-lis-bradicinina. Una excepción es el receptor B_2 que media la contracción del músculo liso vascular; al parecer, su sensibilidad es máxima a la lis-bradicinina. Pruebas recientes sugieren la existencia de dos subtipos del receptor B_2, que se han calificado como B_{2A} y B_{2B}.

Los receptores B_1 tienen al parecer una distribución muy escasa en tejidos de mamíferos, y son escasas sus funciones identificadas. Los estudios en ratones con bloqueo génico sin receptores B_1 funcionales sugieren que estos últimos participan en la respuesta inflamatoria y pueden ser importantes en los efectos a largo plazo de las cininas, como la síntesis de colágena y la multiplicación celular. A diferencia de ello, los receptores B_2 tienen una distribución muy amplia, lo cual concuerda con la diversidad de efectos biológicos que tienen la mediación de esa estructura. La unión de los receptores B_2 a la proteína G pone en marcha múltiples fenómenos de transducción de señales que incluyen movilización del calcio, transporte de cloruro, formación de óxido nítrico y activación de fosfolipasa C y A_2 y adenililciclasa.

METABOLISMO DE LAS CININAS

Las cininas se metabolizan con rapidez (su semivida es menor de 15 s) por exopeptidasas o endopeptidasas inespecíficas, llamadas por lo general cininasas. Se han definido con precisión dos cininasas plasmáticas. La cininasa I, sintetizada al parecer en el hígado, es una carboxipeptidasa que libera el residuo argininico en el radical carboxilo terminal. La cininasa II aparece en el plasma y en células del endotelio vascular en todo el cuerpo. Es idéntica a la enzima convertidora de angiotensina (ACE, peptidil dipeptidasa), ya descrita en secciones anteriores. La cininasa II inactiva a las cininas al separar el dipéptido fenilalanil-arginina en la terminación carboxilo. A semejanza de la angiotensina I, la bradicinina se hidroliza en forma casi total durante un solo paso por el lecho vascular de los pulmones.

FÁRMACOS MODIFICADORES DEL SISTEMA CALICREÍNA-CININAS

Existen fármacos que alteran la actividad del sistema de calicreína y cininas, pero ninguno se ha utilizado en forma amplia en seres humanos. Intentos notables se han orientado a la obtención de antagonistas del receptor de cininas, ya que podrían tener una gran utilidad terapéutica como antiinflamatorios y antinociceptivos. Para fines de investigación se cuenta con antagonistas competitivos de los receptores B_1 y B_2; entre los ejemplos de los antagonistas de receptor B_1 figuran los péptidos [Leu_8-des-Arg_9]bradicinina y Lis[Leu_8-des-Arg_9]bradicinina. Los primeros antagonistas de los receptores B_2 descubiertos fueron también derivados peptídicos de la bradicinina. Tales antagonistas de la primera generación se utilizaron en forma amplia en estudios de aspectos farmacológicos del receptor de cininas en animales. Sin embargo, su semivida es breve y casi no muestran actividad en el receptor B_2 de los seres humanos.

El **icatibant** es un antagonista del receptor B_2 de segunda generación. Es un decapéptido con afinidad por el receptor B_2 similar a la de la bradicinina y se absorbe con rapidez después de la administración subcutánea. El icatibant es efectivo en el tratamiento del angioedema hereditario, un trastorno autosómico dominante caracterizado por episodios recurrentes de angioedema mediado por bradicinina de las vías respiratorias, tubo digestivo, extremidades y genitales. También puede ser útil en otros trastornos, incluido el angioedema causado por fármacos, enfermedad de vías respiratorias, lesión térmica, ascitis y pancreatitis.

En fecha reciente se desarrolló una tercera generación de antagonistas del receptor B_2; algunos de sus integrantes son FR 173657, FR 172357 y NPC 18884. Estos antagonistas bloquean los receptores B_2 humanos y animales, y tienen actividad cuando se administran por vía oral. Hay informes de que inhiben la broncoconstricción inducida por bradicinina en cobayos, la inflamación inducida por carragenina en ratas y la nocicepción inducida por la capsaicina en ratones. Estos antagonistas son alternativas prometedoras para el tratamiento del dolor inflamatorio en las personas.

SSR240612 es un nuevo antagonista selectivo de los receptores B_1 con actividad por vía oral en seres humanos y en varias especies animales. Tiene efectos analgésicos y antiinflamatorios en ratones y ratas, y ahora se encuentra en desarrollo preclínico para el tratamiento del dolor inflamatorio y neurogénico.

La síntesis de cininas puede inhibirse con el inhibidor de calicreína **aprotinina**. La síntesis de cinina también puede bloquearse con **ecalantida**, un inhibidor de la calicreína plasmática recombinante recién desarrollado que, al igual que el antagonista del receptor B_2 icatibant, es efectivo en el tratamiento del angioedema hereditario. Las acciones de cininas mediadas por la generación de prostaglandinas pueden anularse en forma inespecífica con sustancias que suprimen la síntesis de estos compuestos, como el ácido acetilsalicílico. Por consiguiente, las acciones de las cininas pueden intensificarse por inhibidores de la ACE, que bloquean la degradación de péptidos. En realidad, como ya se ha mencionado, la inhibición del metabolismo de bradicinina por inhibidores de la ACE contribuye en grado significativo a su acción antihipertensora.

Se encuentran en estudio agonistas selectivos de B_2 y, según algunos datos, son eficaces en unos cuantos modelos en animales de enfermedades cardiovasculares humanas. Tienen posibilidades para administrarse en el tratamiento de la hipertensión, hipertrofia del miocardio y otras enfermedades.

VASOPRESINA

La vasopresina (**arginina vasopresina, AVP; hormona antidiurética, ADH**) es un compuesto importante para el control a largo plazo de la presión arterial, por medio de su acción en los riñones para incrementar la resorción de agua; el aspecto anterior y otras funciones de dicha sustancia se exponen en los capítulos 15 y 37.

La vasopresina también es importante en la regulación a corto plazo de la presión arterial, por su acción vasoconstrictora. Incrementa la resistencia periférica total cuando se administra en goteo intravenoso en dosis menores de las necesarias para producir la concentración máxima de orina. Las dosis en cuestión casi nunca incrementan la presión arterial porque la actividad vasopresora del péptido se "antagoniza" por un decremento reflejo del gasto cardiaco. Si desaparece la influencia de dicho reflejo, como en el caso del choque, aumenta en forma notable la sensibilidad presora a la vasopresina; este último fenómeno también se acentúa en individuos con hipotensión ortostática idiopática. Las dosis mayores de vasopresina intensifican la presión sanguínea, incluso si los reflejos barorreceptores están intactos.

RECEPTORES Y ANTAGONISTAS DE LA VASOPRESINA

Se han identificado tres subtipos de receptores de vasopresina acoplados a proteína G. Los **receptores V_{1a}** median la acción vasoconstrictora de la vasopresina; los **receptores V_{1b}** potencian la liberación de ACTH por células corticotrópicas hipofisarias y los **receptores V_2** median la acción antidiurética. Los efectos de V_{1a} son mediados por activación G_q de la fosfolipasa C, formación del trifosfato de inositol e incremento de la concentración intracelular de calcio. Los efectos de V_2 son mediados por la activación de la adenililciclasa.

Ya se han sintetizado análogos de AVP selectivos para la actividad vasoconstrictora o antidiurética. El agonista vasoconstrictor V_1 más específico sintetizado hasta ahora es [Phe^2, Ile^3, Orn^8]vasotocina. Los análogos selectivos de V_2 antidiurética incluyen 1-desamino[D-Arg^8]arginina vasopresina (dDAVP) y 1-desamino[Val^4,D-Arg^8]arginina vasopresina (dVDAVP).

La AVP tiene utilidad probada en el tratamiento de estados de choque por vasodilatación, al menos en parte, gracias a su actividad agonista V_{1a}. La **terlipresina** (triglicil lisina vasopresina), un análogo sintético de la vasopresina que se convierte en lisina vasopresina en el cuerpo, también es efectiva. Es probable que tenga ventajas sobre la AVP porque tiene mayor selectividad por los receptores V_1 y su semivida es más prolongada.

También se cuenta con antagonistas de la acción vasoconstrictora de AVP. El antagonista peptídico d$(CH2)_5$[Tyr$(Me)^2$AVP tiene asimismo actividad antioxitócica, pero no tiene efecto antagonista contra la acción antidiurética de AVP. El antagonista relacionado d$(CH2)_5$[Tyr$(Me)^2$,Dab^5]AVP carece de antagonismo contra la oxitocina, pero posee menor actividad anti-V_1. En fecha reciente se han descubierto antagonistas del receptor V_{1a} con actividad por vía oral; son ejemplos el **relcovaptán** y el **SRX251**.

Los antagonistas V_{1a} han sido muy útiles para revelar el importante papel que tiene la AVP en la regulación de la presión sanguínea en situaciones como la deshidratación y la hemorragia. Tienen potencial como fármacos terapéuticos en enfermedades tan diversas como la enfermedad de Raynaud, hipertensión, insuficiencia cardiaca, edema cerebral, cinetosis, cáncer, trabajo de parto prematuro y reducción de la ira. Hasta ahora, la mayor parte de los estudios se ha enfocado en la insuficiencia cardiaca; se han obtenido resultados alentadores con antagonistas V_2 como el **tolvaptán**, que no obstante por ahora sólo está aprobado para uso en la hiponatremia. Los antagonistas V_{1a} también tienen potencial y el **conivaptán** (YM087), un fármaco con actividad antagonista V_{1a} y V_2, también está aprobado para el tratamiento de la hiponatremia (cap. 15).

PÉPTIDOS NATRIURÉTICOS

Síntesis y estructura

Las aurículas y otros tejidos de los mamíferos contienen una familia de péptidos con propiedades natriuréticas, diuréticas, vasorrelajantes y de otra índole; comprenden los péptidos natriurético auricular (ANP, *atrial natriuretic peptide*); el natriurético cerebral (BNP, *brain natriuretic peptide*); y el natriurético de tipo C (CNP, *C-type natriuretic peptide*). Los tres péptidos comparten un anillo disulfuro de 17 aminoácidos común, con extremos C- y N- (fig. 17-5). Un cuarto péptido, la urodilatina, posee la misma estructura que ANP, con una extensión de cuatro aminoácidos en el extremo N-. Los efectos renales de dichos péptidos se exponen en el capítulo 15.

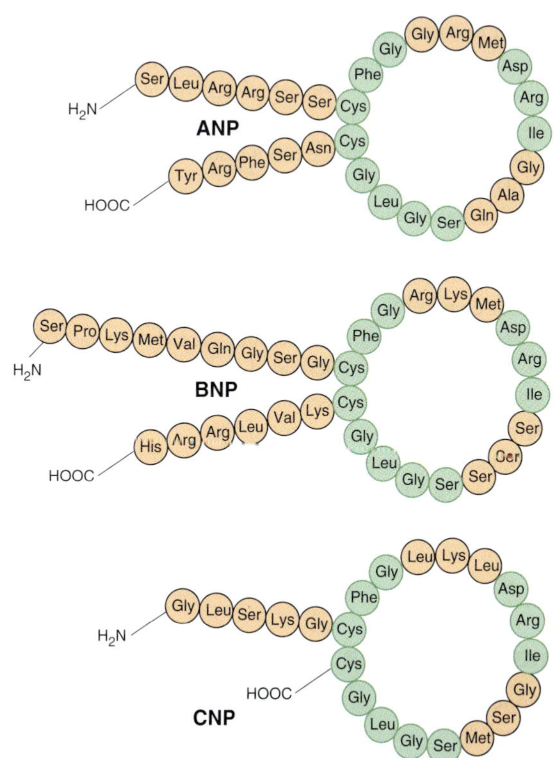

FIGURA 17–5 Estructuras de los péptidos natriurético auricular (ANP), natriurético cerebral (BNP) y natriurético de tipo C (CNP). En verde se señalan las secuencias que son comunes a los tres péptidos. Gly, glicina; Phe, fenilalanina; Tyr, tirosina; Lys, lisina; Gln, glutamina; Cys, cisteína.

El ANP proviene del extremo carboxilo de un precursor común llamado preproANP. El péptido natriurético auricular se sintetiza de manera principal en células de la aurícula cardiaca, pero también lo hace en el miocardio ventricular, por neuronas de los sistemas nerviosos central y periférico, y en los pulmones.

El estímulo más notable para la liberación de ANP desde el corazón es la distensión o estiramiento auricular a través de los conductos iónicos mecanosensibles. La liberación de ANP también aumenta por la expansión volumétrica, al cambiar el sujeto de la posición de bipedestación a la de decúbito, y con el ejercicio. La liberación de ANP también puede incrementarse por estimulación simpática por medio de receptores adrenérgicos α_{1A}, endotelinas a través del subtipo de receptor ET_A (véase más adelante), glucocorticoides y vasopresinas. La concentración plasmática del péptido auricular aumenta en varios estados patológicos como la insuficiencia cardiaca, aldosteronismo primario, insuficiencia renal crónica y síndrome de secreción inapropiada de hormona antidiurética.

La administración del péptido natriurético auricular incrementa en forma rápida e intensa la excreción de sodio y el flujo de orina. Aumenta la filtración glomerular, con cambios pequeños o sin ellos en el flujo sanguíneo renal, de tal forma que aumenta la fracción de filtración. La natriuresis inducida por ANP proviene del incremento de la filtración glomerular y disminución de la resorción de sodio en el túbulo proximal. Asimismo, el ANP inhibe la secreción de renina, aldosterona y vasopresina, cambios que también pueden intensificar la excreción de sodio y agua. Por último, el ANP causa vasodilatación y reduce la presión sanguínea. La supresión de la producción del ANP o el bloqueo de su acción anulan la respuesta natriurética a la expansión volumétrica e incrementa la presión arterial.

Al principio se aisló el péptido natriurético cerebral (BNP) del cerebro de cerdos, pero a semejanza del ANP, se sintetiza de manera principal en el corazón. Se conocen dos formas de éste, que tienen 26 o 32 aminoácidos (fig. 17-5). Del mismo modo que el ANP, la liberación del BNP depende al parecer del volumen y por ello puede haber secreción conjunta de los dos péptidos. El BNP muestra actividades natriurética, diurética e hipotensora similares a las del ANP, pero circula en menor concentración.

El péptido natriurético de tipo C (CNP) está compuesto por 22 aminoácidos (fig. 17-5) y se sitúa de manera predominante en el sistema nervioso central, aunque también puede encontrarse en otros tejidos como el endotelio de vasos, los riñones e intestino. No se le ha detectado en concentraciones elevadas en la circulación. Dicho péptido tiene menor actividad natriurética y diurética que el ANP y el BNP, pero es un vasodilatador potente y puede intervenir en la regulación de la resistencia periférica.

La urodilatina se sintetiza en los túbulos distales de los riñones por el "procesamiento" alternativo del precursor del ANP. Desencadena en forma potente natriuresis y diuresis y por ello actúa como un regulador paracrino de la excreción de sodio y agua. También relaja el músculo liso vascular.

Farmacodinámica y farmacocinética

Las acciones biológicas de los péptidos natriuréticos son mediadas por la "asociación" con receptores específicos de gran afinidad que se encuentran en la superficie de las células "efectoras". Se han identificado tres subtipos de receptores llamados $\mathbf{ANP_A}$, $\mathbf{ANP_B}$ y $\mathbf{ANP_C}$ (también llamados NPR_1, NPR_2 y NPR_3). El receptor ANP_A consiste en una proteína que abarca toda la membrana y tiene 120 kDa, y su actividad enzimática está vinculada con su dominio intracelular. Sus ligandos primarios son ANP y BNP. El receptor ANP_B tiene estructura similar a la de ANP_A, pero su ligando primario es al parecer el CNP. Los receptores ANP_A y ANP_B, pero no el ANP_C, son las enzimas de la familia de la guanililciclasa.

Los péptidos natriuréticos tienen una semivida breve en la circulación. Se metabolizan en los riñones, hígado y pulmones por la endopeptidasa neutra NEP 24.11. La inhibición de esta última hace que se incrementen en la circulación las concentraciones de péptidos natriuréticos y haya mayor natriuresis y diuresis. Los péptidos también se eliminan de la circulación al unirse a receptores ANP_C en el endotelio vascular. Dicho receptor se une a los péptidos natriuréticos con igual afinidad. El receptor y el péptido unidos a él se internalizan. El péptido se degrada por mecanismos enzimáticos y el receptor vuele a la superficie celular. Los sujetos con insuficiencia cardiaca tienen concentraciones plasmáticas grandes de ANP y BNP; este último ha terminado por ser un marcador diagnóstico y pronóstico de la enfermedad.

INHIBIDORES DE LA VASOPEPTIDASA

Los inhibidores de la vasopeptidasa son una nueva clase de fármacos con efectos cardiovasculares que inhiben a dos enzimas de metaloproteasa, NEP 24.11 y la enzima convertidora de angiotensina; estos compuestos incrementan en forma simultánea las concentraciones de los péptidos natriuréticos y atenúan la formación de angiotensina II. Como consecuencia, incrementan la vasodilatación, reducen la vasoconstricción y aumentan la secreción de sodio, lo cual a su vez aminora la resistencia vascular periférica y la presión arterial.

El **omapatrilat**, **sampatrilat** y **fasidotrilat** son tres de los inhibidores de la vasopeptidasa sintetizados en forma reciente. El primero, al cual se ha concedido mayor atención, disminuye la presión sanguínea en modelos animales de hipertensión y también en pacientes hipertensos, además de que mejora la función del corazón en personas con insuficiencia cardiaca. Pese a ello, el omapatrilat causa una incidencia elevada de angioedema además de tos y mareo y no se ha aprobado su uso clínico.

ENDOTELINAS

El endotelio puede generar diversas sustancias con actividades vasodilatadoras (PGI_2 y óxido nítrico) y vasoconstrictoras; estas últimas incluyen a la familia de la endotelina, péptidos vasoconstrictores potentes que se aislaron en forma inicial de células del endotelio de la aorta.

Biosíntesis, estructura y eliminación

Se han identificado tres isoformas de endotelina: la descrita de modo original (**ET-1**) y dos péptidos similares, **ET-2** y **ET-3**. Cada isoforma es producto de un gen diferente y se sintetiza en la forma prepro, que se modifica hasta obtener un propéptido y después el péptido maduro. La preparación hasta los péptidos maduros se produce por acción de la enzima convertidora de endotelina. Cada endotelina es un péptido de 21 aminoácidos que contiene dos enlaces disulfuro. La estructura de ET-1 se muestra en la figura 17-6.

Las endotelinas están distribuidas de manera amplia en el organismo. La predominante es ET-1, secretada por el endotelio vascular. También la producen las neuronas y los astrocitos en el sistema nervioso central, y endometrio, mesangio renal, células de Sertoli, epitelio mamario y otras células. Los principales productores de ET-2 son los

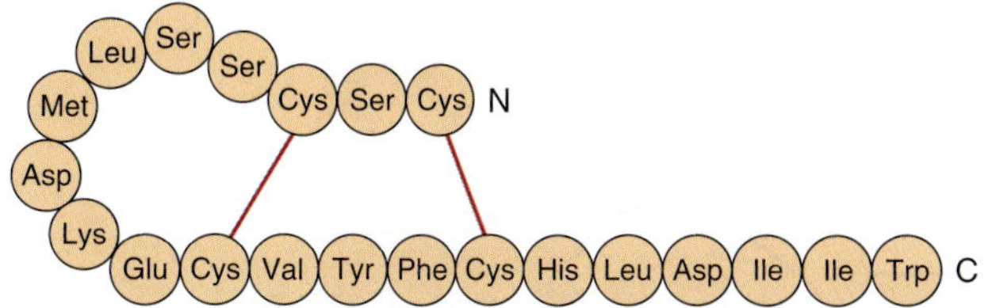

FIGURA 17–6 Estructura de la endotelina 1 humana. Cys, cisteína; Lys, lisina; Tyr, tironina; Phe, fenilalanina.

riñones e intestinos, en tanto que ET-3 se detecta en concentraciones máximas en el encéfalo, aunque también en el tubo digestivo, pulmones y riñones. Las endotelinas están presentes en la sangre, si bien en concentración pequeña; al parecer actúan en forma local por un mecanismo paracrino o autocrino y no como hormonas circulantes.

La expresión del gen ET-1 se intensifica por factores de crecimiento y citocinas, incluido el factor transformador del crecimiento β (TGF-β, *transforming growth factor*-β) y la interleucina 1 (IL-1), sustancias vasoactivas que incluyen angiotensina II y vasopresina, y estrés mecánico. Su expresión es inhibida por el óxido nítrico, la prostaciclina y el péptido natriurético auricular.

La eliminación de endotelinas desde la circulación es rápida y en ella intervienen la degradación enzimática por NEP 24.11 y la eliminación por el receptor ET_B.

Acciones

Las endotelinas ejercen amplias acciones en el organismo. En particular, causan constricción que depende de su dosis en muchos de los lechos vasculares. La administración intravenosa de ET-1 reduce en forma rápida y transitoria la presión sanguínea, seguida de un incremento prolongado. La respuesta depresora es consecuencia de la liberación de prostaciclina y óxido nítrico, por el endotelio vascular, en tanto que la respuesta presora proviene de la contracción directa del músculo liso vascular. Las endotelinas también ejercen acciones inotrópica y cronotrópica positivas y directas en el corazón y son potentes vasoconstrictores coronarios. Actúan en los riñones hasta causar vasoconstricción, y disminuir la filtración glomerular y la excreción de sodio y agua. En el aparato respiratorio producen contracción potente del músculo liso en tráquea y bronquios. Las endotelinas interactúan con algunos sistemas endocrinos, e intensifican la secreción de renina, aldosterona, vasopresina y péptido natriurético auricular. También muestran diversas acciones en los sistemas nerviosos central y periférico, tubo digestivo, hígado, vías urinarias, aparatos reproductores masculino y femenino, el ojo, el sistema locomotor y la piel. Por último, la ET-1 es un potente mitógeno de células del músculo liso vascular, miocardiocitos y células del mesangio glomerular.

Los receptores de endotelina están distribuidos en forma amplia en el cuerpo. Se han clonado dos subtipos de receptores de endotelina, llamados $\mathbf{ET_A}$ y $\mathbf{ET_B}$, y se han definido sus secuencias. Los receptores ET_A muestran gran afinidad por ET-1 y poca afinidad por ET-3 y se encuentran en células del músculo liso, en las cuales median la vasoconstricción (fig. 17-7). Los receptores ET_B tienen afinidades casi iguales por ET-1 y ET-3 y se encuentran más bien sobre células del endotelio vascular, sitio en el cual median la liberación de PGI_2 y óxido nítrico. Algunos receptores ET_B también están presentes en células de músculo liso y median la vasoconstricción. Ambos subtipos de receptores pertenecen a la familia de receptores con siete dominios transmembrana acoplados a proteínas G.

Los mecanismos de transducción de señales desencadenados por la unión de ET-1 a sus receptores vasculares incluyen la estimulación de fosfolipasa C, formación de inositol trifosfato y liberación de calcio desde el retículo endoplásmico, todo lo cual culmina en vasoconstricción. En cambio, la estimulación de la síntesis de PGI_2 y óxido nítrico provoca menor concentración de calcio intracelular y vasodilatación.

INHIBIDORES DE LA SÍNTESIS Y LA ACCIÓN DE ENDOTELINA

El sistema de endotelina puede bloquearse por antagonistas de receptores y fármacos que inactiven la enzima convertidora de endotelina. Los receptores ET_A o ET_B de endotelina pueden bloquearse en forma selectiva, o por medio de antagonistas no selectivos (ET_A-ET_B).

El **bosentán** es un antagonista de receptores no selectivos. Se activa luego de su administración oral y bloquea las respuestas depresora transitoria inicial (ET_B) y presora prolongada (ET_A) a la endotelina intravenosa. Se han sintetizado innumerables antagonistas del receptor de endotelina que son activos después de ingeridos, con una mayor selectividad, y se les utiliza en investigaciones. Los ejemplos incluyen los antagonistas selectivos ET_A **ambrisentán**, que ha recibido aprobación de la *Food and Drug Administration* para tratar la hipertensión arterial pulmonar, y **sitaxsentán**.

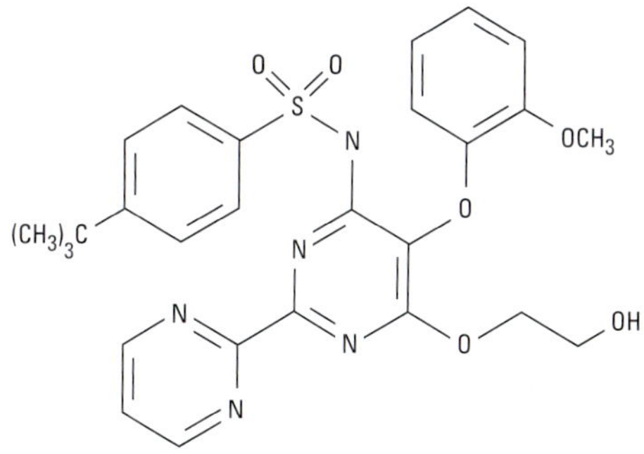

Bosentán

La formación de endotelinas se puede bloquear al inhibir con fosforamidón, la enzima convertidora de endotelina. Este compuesto no muestra especificidad por la enzima convertidora de endotelina, pero están disponibles para investigación otros inhibidores más selectivos, incluido el CGS35066. La capacidad terapéutica de estos fármacos pareció ser similar a la de los antagonistas de los receptores de endotelina (véase más adelante), pero su uso ha sido rebasado por los antagonistas de la endotelina.

Acciones fisiológicas y patológicas de la endotelina: efectos de sus antagonistas

La administración sistémica de antagonistas del receptor de endotelina o los inhibidores de la enzima convertidora de endotelina causa vasodilatación y reduce la presión sanguínea en seres humanos y en animales de experimentación. La administración intraarterial de tales fármacos induce también vasodilatación del antebrazo de inicio lento en los seres humanos. Las observaciones anteriores se han aceptado como prueba de que el sistema de endotelina participa en

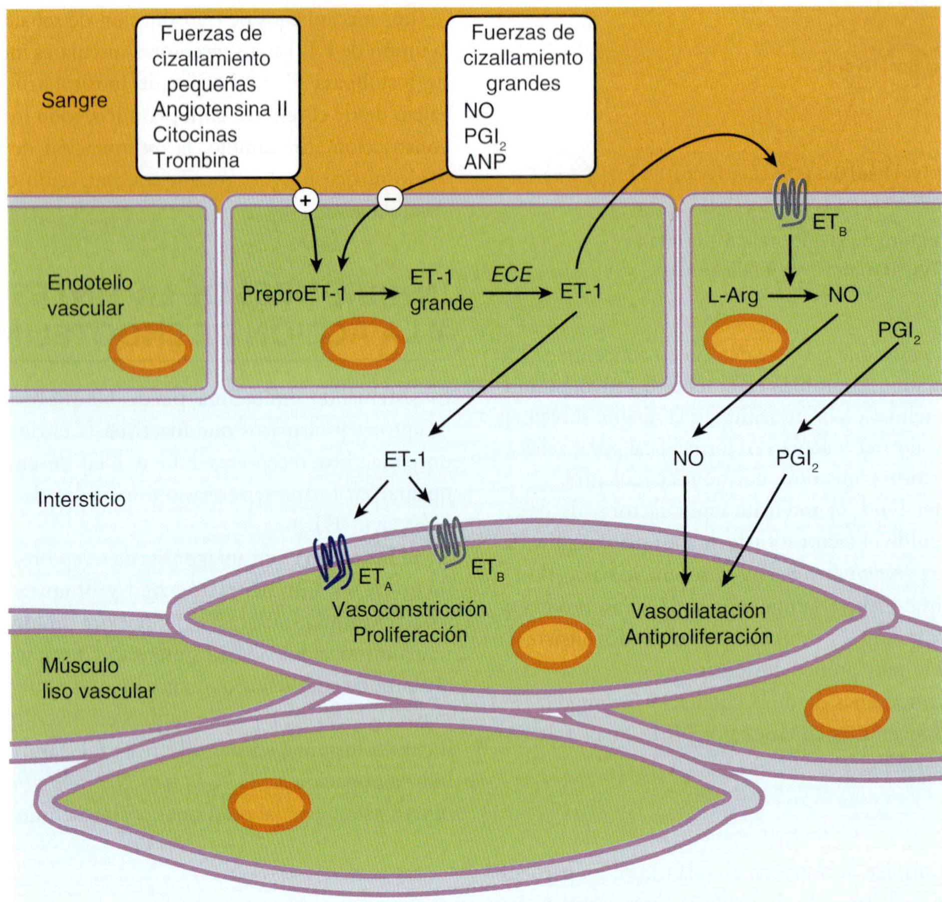

FIGURA 17–7 Generación de la endotelina 1 (ET-1) en el endotelio vascular y sus efectos directo e indirecto en células de músculo liso, mediados por los receptores ET_A y ET_B. ANG II, angiotensina II; ANP, péptido natriurético auricular; ECE, enzima convertidora endotelial; NO, óxido nítrico; PGI_2, prostaglandina I_2.

la regulación del tono vascular, incluso en situaciones de reposo. La actividad de dicho sistema es mayor en varones que en mujeres; aumenta con la edad, efecto que puede antagonizarse con los ejercicios aeróbicos regulares.

Se ha referido que la mayor producción de ET-1 interviene en diversas enfermedades cardiovasculares como hipertensión, hipertrofia e insuficiencia cardiacas, ateroesclerosis, arteriopatía coronaria e infarto del miocardio. La ET-1 también participa en neumopatías, que incluyen asma e hipertensión pulmonar, así como en algunas nefropatías y tumoraciones, como el cáncer de ovario.

Los antagonistas de la endotelina tienen un potencial considerable como tratamiento de estas enfermedades. En realidad, el antagonismo de la endotelina con bosentán, sitaxsentán y ambrisentán ha sido un tratamiento con efectividad moderada y casi siempre bien tolerado para pacientes con hipertensión arterial pulmonar, un trastorno sustancial con pocos tratamientos efectivos. Otros objetivos promisorios para estos fármacos son la hipertensión resistente, nefropatía crónica, enfermedad del tejido conectivo y hemorragia subaracnoidea. Por otra parte, los estudios clínicos de los fármacos para tratamiento de la insuficiencia cardiaca congestiva han resultado decepcionantes.

En ocasiones, los antagonistas de la endotelina provocan hipotensión sistémica, aumento de la frecuencia cardiaca, rubor o edema facial y cefalea. Los efectos gastrointestinales potenciales incluyen náusea, vómito y estreñimiento. Debido a sus efectos teratogénicos, los antagonistas de la endotelina están contraindicados en el embarazo. El bosentán se ha vinculado con casos de hepatotoxicidad letal y deben solicitarse pruebas de función hepática en los sujetos que toman este fármaco. Es necesario el resultado negativo de la prueba de embarazo para las mujeres en edad reproductiva que consumen este compuesto.

■ PÉPTIDO INTESTINAL VASOACTIVO

El péptido intestinal vasoactivo (VIP) es una molécula de 28 aminoácidos que pertenece a la familia peptídica del glucagon-secretina. El VIP tiene una distribución amplia en los sistemas nerviosos central y periférico, donde funciona como uno de los principales neurotransmisores peptídicos. Se encuentra en las neuronas presinápticas colinérgicas en el sistema nervioso central y en las neuronas peptidérgicas periféricas que inervan tejidos diversos, como el corazón, pulmones, tubo digestivo, aparato urogenital, piel, ojos, ovarios y glándula tiroides. Muchos vasos sanguíneos están inervados por neuronas con VIP. También se encuentra en órganos clave del sistema inmunitario, como el timo, bazo y ganglios linfáticos. Aunque el VIP se encuentra en la sangre, donde experimenta una rápida degradación, no parece funcionar como hormona. El VIP participa en una amplia variedad de funciones biológicas que incluyen procesos metabólicos, secreción de las glándulas endocrinas y exocrinas, relajación del músculo liso y respuesta inmunitaria.

El VIP tiene efectos intensos en el sistema cardiovascular. Produce vasodilatación marcada en la mayor parte de los lechos vasculares y a este respecto es más potente, en términos molares, que la acetilcolina. En el corazón produce vasodilatación coronaria y tiene efectos inotrópico y cronotrópico positivos. Por lo tanto, participa en la regulación del flujo sanguíneo coronario, contracción cardiaca y frecuencia cardiaca.

Los efectos del VIP están mediados por receptores acoplados con proteína G. Se han clonado dos subtipos, **VPAC1** y **VPAC2**, en tejidos humanos; ambos subtipos tienen una distribución amplia en el sistema nervioso central, corazón, vasos sanguíneos y otros tejidos. El VIP tiene gran afinidad por ambos subtipos de receptores. La unión del VIP con sus receptores activa la adenililciclasa y la síntesis de cAMP, que es causante de la vasodilatación y muchos otros efectos del péptido. Es posible que otras acciones estén mediadas por la síntesis del trifosfato de inositol y la movilización del calcio. El VIP también puede unirse con poca afinidad al receptor para el péptido activador de la adenililciclasa hipofisario semejante a VIP, PAC1.

Ya se cuenta con análogos del VIP con semivida más prolongada que el péptido natural para uso experimental. Un ejemplo es el estearil-Nle^{17}-VIP. Pueden ser útiles como fármacos terapéuticos de enfermedades cardiovasculares, pulmonares, gastrointestinales y del sistema nervioso y tal vez sean también eficaces para combatir algunas enfermedades inflamatorias y la diabetes. En realidad, están en fase de estudio preclínico y clínico derivados del VIP para tratar la diabetes tipo 2 y la neumopatía obstructiva crónica. Pese a ello, no es factible su empleo dado que muestran algunos aspectos impropios, como escasa disponibilidad después de su administración oral, metabolismo rápido en sangre e hipotensión. Se hallan en fase de síntesis los antagonistas del receptor del VIP.

SUSTANCIA P

Esta sustancia pertenece a la familia de péptidos de la **taquicinina**, que comparten la secuencia Phe-Gly-Leu-Met en el extremo carboxilo común. Otros miembros de la familia son las **neurocininas A** y **B**. La sustancia P es un undecapéptido, en tanto que las dos neurocininas son decapéptidos.

La sustancia P se encuentra en el sistema nervioso central, en el que actúa como neurotransmisor (cap. 21), y en el tubo digestivo, en donde puede servir como transmisor en el sistema nervioso entérico y como hormona local (cap. 6).

La sustancia P es el miembro más importante de la familia de las taquicininas. Desempeña muy diversas acciones de tipo central no conocidas por completo, en aspectos como comportamiento, ansiedad, depresión, náusea y emesis. Es un dilatador arteriolar potente y provoca hipotensión profunda en seres humanos y algunas especies animales. La vasodilatación es mediada por la liberación del óxido nítrico del endotelio. En cambio, la sustancia P contrae el músculo liso vascular, intestinos y bronquios. También estimula la secreción de las glándulas salivales; en los riñones causa diuresis y natriuresis.

Las acciones de la sustancia P y las neurocininas A y B tienen la mediación de tres receptores de taquicinina acoplados a proteína G_q, que se han denominado $\mathbf{NK_1}$, $\mathbf{NK_2}$ y $\mathbf{NK_3}$. La sustancia P es el ligando preferido del receptor NK_1, el receptor de taquicinina predominante en el encéfalo humano. Sin embargo, las neurocininas A y B también muestran afinidad notable por dicho receptor. En los seres humanos, gran parte de los efectos de la sustancia P en los planos central y periférico son mediados por los receptores NK_1. Los tres subtipos de éstos se acoplan a la síntesis del inositol trifosfato y a la movilización del calcio.

Algunos antagonistas del receptor no peptídico NK_1 se han sintetizado y son muy selectivos y activos después de su administración oral y penetran en el encéfalo. Estudios clínicos recientes han indicado que podrían ser útiles para tratar la depresión y otros trastornos y evitar la emesis inducida por los quimioterapéuticos. El primero de ellos se aprobó en Estados Unidos para evitar la náusea y el vómito inducidos por los quimioterapéuticos y se le llamó **aprepitant** (cap. 62). El **fosaprepitant** es un profármaco que se convierte en aprepitant después de la administración intravenosa y puede ser una alternativa parenteral útil al aprepitant oral.

NEUROTENSINA

La neurotensina (NT) es un tridecapéptido aislado de manera original del sistema nervioso central, aunque después se advirtió que se localizaba también en el tubo digestivo y la circulación. Se sintetiza como parte de un precursor más grande que también contiene la **neuromedina N**, un péptido similar a la NT con seis aminoácidos.

En el cerebro, las modificaciones del precursor culminan más bien en la formación de NT y neuromedina N, que se liberan juntas desde las terminaciones nerviosas. En el intestino, la transformación da lugar más bien a la formación de NT y otro péptido de mayor tamaño que contiene la secuencia de neuromedina N en el extremo carboxilo. Los dos péptidos se secretan a la circulación después de la ingestión de alimentos. Gran parte de la actividad de NT es mediada por los seis últimos aminoácidos, del 8 al 13 de NT.

A semejanza de otros neuropéptidos, la neurotensina ejerce dos funciones: es neurotransmisora o neuromoduladora en el sistema nervioso central, y puede ser asimismo una hormona local en la periferia. Cuando se administra al nivel central genera efectos potentes, como hipotermia, antinocicepción y modulación de la neurotransmisión dopamínica. Administrada en la circulación periférica produce vasodilatación, hipotensión, mayor permeabilidad vascular, mayor secreción de algunas de las hormonas adenohipofisarias, hiperglucemia, inhibición de la secreción de ácido y pepsina por el estómago y anulación de la motilidad gástrica. También ejerce efectos en el sistema inmunitario.

En el sistema nervioso central se advierten vínculos estrechos entre la neurotensina y los sistemas dopamínicos; la primera puede intervenir en cuadros clínicos en los que participan vías dopamínicas, como la esquizofrenia, la enfermedad de Parkinson y el abuso de drogas. De forma consistente con lo anterior, se ha demostrado que la administración de NT al nivel central induce efectos en los roedores semejantes a los producidos por fármacos antipsicóticos.

Los efectos de la neurotensina están mediados por tres subtipos de receptores NT llamados $\mathbf{NTR_1}$, $\mathbf{NTR_2}$ y $\mathbf{NTR_3}$, denominados también $\mathbf{NTS_1}$, $\mathbf{NTS_2}$ y $\mathbf{NTS_3}$. Los receptores NTR_1 y NTR_2 pertenecen a la superfamilia de siete dominios transmembrana acoplados a proteína G_q; el receptor NTR_3 es una proteína con un solo dominio transmembrana que pertenece a la familia de proteínas clasificadoras.

Ya se han desarrollado agonistas del receptor NT que cruzan la barrera hematoencefálica, todos péptidos análogos de NT(8-13). Por el contrario, los receptores NT pueden bloquearse con los antagonistas no peptídicos SR142948A y meclinertant (SR48692). SR142948A es un antagonista potente de la hipotermia y analgesia producidas por la neurotensina administrada por vía central. También bloquea los efectos cardiovasculares de la neurotensina sistémica. El desarrollo de fármacos que se dirijan de manera selectiva o bloqueen los receptores de NT ha dado origen a fármacos terapéuticos potenciales para la esquizofrenia y la enfermedad de Parkinson, así como para el abuso de drogas.

PÉPTIDO RELACIONADO CON EL GEN DE LA CALCITONINA

El péptido relacionado con el gen de la calcitonina (**CGRP**) es miembro de la familia peptídica de la calcitonina, que también incluye a la calcitonina, adrenomedulina (véase más adelante) y amilina. El CGRP está formado por 37 aminoácidos. Como la calcitonina, el CGRP se encuentra en grandes cantidades en las células C de la glándula tiroides. También tiene una distribución amplia en los sistemas nerviosos central y periférico, cardiovascular, respiratorio y digestivo. En el sistema cardiovascular, las fibras que contienen CGRP son más abundantes alrededor de las arterias en comparación con las venas, y más en las aurículas que en los ventrículos. Las fibras de CGRP se relacionan con la mayor parte de los músculos lisos del tubo digestivo. El CGRP se encuentra con la sustancia P (véase antes) en algunas de estas regiones y con acetilcolina en otras.

Cuando se inyecta CGRP en el sistema nervioso central, tiene varios efectos, incluidas la hipertensión y la supresión de la alimentación. Cuando se inyecta en la circulación sistémica, el péptido produce hipotensión y taquicardia. La acción hipotensora del CGRP se debe a su potente acción vasodilatadora; en realidad, el CGRP es el vasodilatador más potente descubierto hasta ahora. Dilata múltiples lechos vasculares, pero la circulación coronaria tiene una sensibilidad particular. La vasodilatación está mediada por un mecanismo no endotelial por activación de la adenililciclasa.

Aunque los receptores para CGRP se dividen en dos clases $CGRP_1$ y $CGRP_2$, ahora las acciones de este péptido parecen estar mediadas por un solo receptor. En particular, el receptor para la proteína semejante a calcitonina (CLR) acoplada con proteína G de siete dominios transmembrana se ensambla con la proteína modificadora de actividad del receptor RAMP1 para formar un solo receptor funcional para CGRP que puede activar a las proteínas G_s y G_q. Ya se han desarrollado antagonistas peptídicos y no peptídicos del receptor. $CGRP_{8\text{-}37}$ se ha usado de forma amplia para investigar las acciones de CGRP, pero tiene afinidad por receptores relacionados, incluidos los de la adrenomedulina (véase más adelante). Los antagonistas no peptídicos del receptor CGRP se dirigen a la interfaz entre CLR y RAMP1, lo cual los hace más selectivos para el receptor CGRP. Estos antagonistas tienen selectividad por especie y son más selectivos para receptores humanos que para los de roedores. Los ejemplos son **olcegepant** y **telcagepant**.

Cada vez hay más evidencia de que la liberación de CGRP de los nervios trigéminos tiene una participación central en la fisiopatología de la migraña. El péptido se libera durante los ataques de migraña y el tratamiento exitoso de ésta con un agonista selectivo de la serotonina normaliza las concentraciones craneales de CGRP. Estudios clínicos con olcegepant y telcagepant demostraron que el antagonismo de CGRP es un tratamiento efectivo y bien tolerado de la migraña.

ADRENOMEDULINA

La adrenomedulina (AM) se descubrió en el tejido del feocromocitoma medular suprarrenal humano. Es un péptido de 52 aminoácidos con un anillo de seis aminoácidos y una secuencia de amidación C-terminal. Como el CGRP, la adrenomedulina es miembro de la familia peptídica de la calcitonina. Se identificó un péptido relacionado llamado adrenomedulina 2, también conocido como intermedina, en los seres humanos y otros mamíferos.

La adrenomedulina tiene una distribución amplia en el cuerpo. Las concentraciones más elevadas se encuentran en las glándulas suprarrenales, hipotálamo e hipófisis anterior, pero también existe en los riñones, pulmones, sistema cardiovascular y tubo digestivo. La adrenomedulina plasmática parece provenir del corazón y la vasculatura.

En los animales, la adrenomedulina dilata los vasos de resistencia en los riñones, cerebro, pulmones, extremidades posteriores y mesenterio, lo que causa hipotensión marcada y prolongada. A su vez, la hipotensión induce aumentos reflejos de la frecuencia cardiaca y el gasto cardiaco. Estas respuestas también ocurren durante la infusión intravenosa del péptido en seres humanos sanos. La adrenomedulina actúa en los riñones para incrementar la excreción de sodio y la liberación de renina, y ejerce otros efectos endocrinos que incluyen inhibición de la aldosterona y la secreción de insulina. Actúa sobre el sistema nervioso central para aumentar las señales simpáticas.

Las diversas acciones de la adrenomedulina están mediadas por un receptor muy relacionado con el receptor de CGRP (véase antes). El CLR se ensambla con los subtipos 2 y 3 de RAMP, con lo que se forma un sistema receptor-correceptor. La unión de adrenomedulina con CLR activa a G_s e inicia la síntesis de cAMP en las células musculares lisas vasculares, y aumenta la síntesis de óxido nítrico en las células endoteliales. También participan otras vías de señalización.

Las concentraciones de AM circulante aumentan durante el ejercicio intenso y también lo hacen en otros estados patológicos que incluyen hipertensión esencial, insuficiencia cardiaca y renal y choque séptico. No se ha definido la participación de la AM en dichos estados, pero en la actualidad se piensa que este péptido actúa como antagonista fisiológico de las acciones de vasoconstrictores como ET-1 y ANG II. En virtud de estas acciones, la AM puede proteger contra la sobrecarga y la lesión cardiovasculares y también ser beneficiosa para tratar algunos trastornos cardiovasculares.

NEUROPÉPTIDO Y

El neuropéptido Y (NPY) es miembro de una familia a la que pertenecen los péptidos YY y el polipéptido pancreático. Cada péptido contiene 36 aminoácidos.

El NPY es uno de los neuropéptidos más abundantes en los sistemas nerviosos central y periférico. En el sistema nervioso simpático suele localizarse en las neuronas noradrenérgicas y al parecer actúa como vasoconstrictor y cotransmisor con la noradrenalina. El péptido YY y el polipéptido pancreático son péptidos endocrinos intestinales.

El NPY ejerce muy diversos efectos en el sistema nervioso central, como el deseo más intenso de comer (constituye una de las más potentes moléculas orexígenas del encéfalo), hipotensión, hipotermia, depresión respiratoria y activación del eje hipotálamo-hipófisis-suprarrenales. Otros efectos incluyen constricción de los vasos sanguíneos cerebrales, acciones cronotrópica e inotrópica positivas en el corazón, e hipertensión. Es un vasoconstrictor potente en riñones, en donde suprime la secreción de renina, pero causa diuresis y natriuresis. Las acciones neuronales presinápticas incluyen inhibición de la liberación de transmisores de los nervios simpáticos y parasimpáticos. Las acciones en vasos comprenden constricción directa, potenciación de la acción de los vasoconstrictores e inhibición de la acción de vasodilatadores.

Estos efectos diversos están mediados por cuatro subtipos de receptores NPY, designados como Y_1, Y_2, Y_4 y Y_5. Los receptores se clonaron y se descubrió que son receptores acoplados con proteínas G_i vinculados con la movilización de Ca^{2+} y la inhibición de la adenililciclasa. Los receptores Y_1 y Y_2 tienen gran importancia para los efectos cardiovasculares y otros periféricos del péptido. Los receptores Y_4 tienen gran afinidad por el polipéptido pancreático y es probable que sean receptores para el péptido pancreático, no para NPY. Los receptores Y_5 se encuentran sobre todo en el sistema nervioso central y es probable que participen en el control de la ingestión de alimentos. Asimismo, median la activación del eje hipotálamo-hipófisis-suprarrenales mediante NPY.

Ya se dispone de antagonistas no peptídicos selectivos del receptor para NPY para su investigación. El primer antagonista del receptor Y_1 o peptídico, BIBP3226, también es el más estudiado. Tiene semivida corta *in vivo*. En modelos animales bloquea las respuestas vasoconstrictora y presora al NPY. Los antagonistas de Y_1 que tienen una estructura relacionada incluyen BIB03304 y H409/22; este último se ha valorado en seres humanos. Los compuestos SR120107A y SR120819A son antagonistas de Y_1 con actividad después de la administración oral y efecto de duración prolongada. BIIE0246 es el primer antagonista no peptídico selectivo para el receptor Y_2; no cruza la barrera hematoencefálica. Todavía no existen antagonistas útiles de Y_4. Los antagonistas de Y_5 MK-0557 y S-2367 se han evaluado en pruebas clínicas de obesidad.

Estos fármacos han ayudado a analizar la función de NPY en la regulación cardiovascular. Al parecer, el péptido no es ahora importante en la regulación hemodinámica en condiciones normales de reposo, sino que adquiere más relevancia en trastornos cardiovasculares, como hipertensión e insuficiencia cardiaca. Otros estudios han vinculado al NPY en trastornos de la alimentación, obesidad, alcoholismo, ansiedad, depresión, epilepsia, dolor, cáncer y fisiología ósea. Los antagonistas del receptor Y_1 y en especial los del Y_5 tienen potencial como fármacos contra la obesidad.

UROTENSINA

En un principio, la urotensina II (UII) se identificó en peces, pero ahora se conocen isoformas en los seres humanos y otras especies de mamíferos. La UII humana es un péptido de 11 aminoácidos. Los principales sitios de expresión de la urotensina II en las personas incluyen el cerebro, médula espinal y riñones. También se encuentran en el plasma y las fuentes potenciales del péptido circulante incluyen el corazón, pulmones, hígado y riñones. Aún no se identifica el estímulo para la liberación de urotensina II, pero en algunos estudios se ha referido la elevación de la presión sanguínea.

In vitro, la urotensina II es un potente constrictor del músculo liso vascular; su actividad depende del tipo de vaso sanguíneo y la especie de la que se haya obtenido. La vasoconstricción ocurre sobre todo en las arterias, donde la UII puede ser más potente que la ET-1, y eso la convierte en el vasoconstrictor más potente conocido. Sin embargo, en ciertas circunstancias la UII puede provocar vasodilatación. *In vivo*, esta molécula tiene efectos hemodinámicos complejos, los más notables de los cuales son la vasoconstricción regional y la depresión cardiaca. De cierta manera, estos efectos se asemejan a los producidos por ET-1. No obstante, la función del péptido en la regulación normal del tono vascular y la presión sanguínea de los seres humanos parece ser menor.

Las actividades de la UII están mediadas por un receptor acoplado a la proteína G_q llamado receptor UT. Los receptores UT tienen distribución amplia en el cerebro, médula espinal, corazón, músculo liso vascular, músculo esquelético y páncreas. Algunos efectos del péptido, incluida la vasoconstricción, están mediados por la fosfolipasa C, vía de transducción de señal del trifosfato de inositol-diacilglicerol.

La **urantida** ("péptido antagonista de urotensina"), una penicilamina sustituida derivada de UII, es un antagonista del receptor UII. También se ha desarrollado un antagonista no peptídico, el **palosurán**, que se encuentra en estudios clínicos.

Aunque al parecer la UII sólo tiene una participación menor en la salud, cada vez hay más evidencia de que influye en las enfermedades cardiovasculares y de otros sistemas. En particular, hay reportes de que las concentraciones plasmáticas de UII se elevan en la hipertensión, insuficiencia cardiaca, ateroesclerosis, diabetes mellitus e insuficiencia renal, y el palosurán podría beneficiar a pacientes diabéticos con nefropatía. No obstante, la función de la UII en la enfermedad no se conoce bien. En realidad, es posible que la urotensina II, más que contribuir a estas anomalías, tenga un efecto protector.

RESUMEN Fármacos que interactúan con sistemas de péptidos vasoactivos

Subclase	Mecanismo de acción	Efectos	Aplicaciones clínicas
ANTAGONISTAS DE LOS RECEPTORES DE ANGIOTENSINAS			
• Valsartán	Antagonista competitivo y selectivo de los receptores AT_1 de angiotensina	Dilatación arteriolar • menor secreción de aldosterona • mayor excreción de sodio y agua	Hipertensión
• *Son similares al valsartán: eprosartán, irbesartán, candesartán, olmesartán y telmisartán*			
INHIBIDORES DE LA ENZIMA CONVERTIDORA			
• Enalaprilo	Inhibe la conversión de angiotensina I en angiotensina II	Dilatación arteriolar • menor secreción de aldosterona • mayor excreción de sodio y agua	Hipertensión • insuficiencia cardiaca
• *El captoprilo y muchos otros son semejantes al enalaprilo*			
INHIBIDORES DE LA RENINA			
• Aliskireno	Inhibe la actividad catalítica de la renina	Dilatación arteriolar • menor secreción de aldosterona • mayor excreción de sodio y agua	Hipertensión
ANTAGONISTAS DE LA CININA			
• Icatibant	Antagonista selectivo de los receptores B_2 de cinina	Bloquea los efectos de cininas en dolor, hiperalgesia e inflamación	Angioedema hereditario
• *La ecalantida es un inhibidor plasmático de la calicreína*			
AGONISTAS DE LA VASOPRESINA			
• Vasopresina de arginina	Agonista de los receptores V_1 (y V_2) de la vasopresina	Vasoconstricción	Choque por vasodilatación
• *Terlipresina: mayor selectividad por el receptor V_1*			
ANTAGONISTAS DE LA VASOPRESINA			
• Conivaptán	Antagonista de los receptores V_1 (y V_2) de la vasopresina	Vasodilatación	Uso posible en hipertensión e insuficiencia cardiaca • hiponatremia
• *Relcovaptán: mayor selectividad por el receptor V_1*			
PÉPTIDOS NATRIURÉTICOS			
• Nesiritida	Agonista de los receptores para el péptido natriurético	Aumento de la excreción de sodio y agua • vasodilatación	Insuficiencia cardiaca
• *Uralitida: forma sintética de la urodilatina*			
INHIBIDORES DE LA VASOPEPTIDASA			
• Omapatrilat	Reduce el metabolismo de los péptidos natriuréticos y la formación de angiotensina II	Vasodilatación • aumenta la excreción de sodio y agua	Hipertensión • insuficiencia cardiaca[1]
ANTAGONISTAS DE LA ENDOTELINA			
• Bosentán	Antagonista no selectivo de los receptores ET_A y ET_B para endotelina	Vasodilatación	Hipertensión arterial pulmonar
• *Sitaxsentán, ambrisentán: selectivos para los receptores ET_A*			
AGONISTAS DEL PÉPTIDO INTESTINAL VASOACTIVO			
• Estearil-Nle[17]-VIP	Agonista de los receptores VPAC1 y VPAC2	Vasodilatación • múltiples efectos metabólicos, endocrinos y otros	Diabetes tipo 2 • enfermedad pulmonar obstructiva crónica[1]

(continúa)

Subclase	Mecanismo de acción	Efectos	Aplicaciones clínicas
ANTAGONISTAS DE LA SUSTANCIA P			
• Aprepitant	Antagonista selectivo de los receptores NK_1 para taquicinina	Bloquea varios efectos de la sustancia P en el sistema nervioso central	Prevención de náusea y vómito inducidos por quimioterapia
• *Fosaprepitant: profármaco que se convierte en aprepitant*			
AGONISTAS DE LA NEUROTENSINA			
• PD149163	Agonista de los receptores centrales para neurotensina	Interactúa con los sistemas centrales de dopamina	Potencial como tratamiento de la esquizofrenia y enfermedad de Parkinson
ANTAGONISTAS DE LA NEUROTENSINA			
• Meclinertant	Antagonista de los receptores centrales y periféricos para neurotensina	Bloquea algunas acciones centrales y periféricas (vasodilatación) de la neurotensina	No identificadas
ANTAGONISTAS DEL PÉPTIDO RELACIONADO CON EL GEN DE LA CALCITONINA			
• Telcagepant, *olcegepant*	Antagonistas del receptor para el péptido relacionado con el gen de la calcitonina (CGRP)	Bloquea algunas acciones centrales y periféricas (vasodilatación) del CGRP	Migraña[1]
ANTAGONISTAS DEL NEUROPÉPTIDO Y			
• BIBP3226	Antagonista selectivo de los receptores para el neuropéptido Y_1	Bloquea la respuesta vasoconstrictora a la neurotensina	Fármaco potencial contra la obesidad
• *BIIE0246: selectivo para el receptor Y_2*			
• *MK-0557: selectivo para el receptor Y_5*			
ANTAGONISTAS DE LA UROTENSINA			
• Palosurán	Antagonista de los receptores para urotensina	Bloquea acción vasoconstrictora de urotensina	Insuficiencia renal diabética[1]

[1]En proceso de evaluación preclínica o clínica.

BIBLIOGRAFÍA

Angiotensina

Balakumar P, Jagadeesh G: Cardiovascular and renal pathologic implications of prorenin, renin, and the (pro)renin receptor: Promising young players from the old renin-angiotensin-aldosterone system. J Cardiovasc Pharmacol 2010;56:570.

Beierwaltes WH: The role of calcium in the regulation of renin secretion. Am J Physiol Renal Physiol 2010;298:F1.

Castrop H et al: Physiology of kidney renin. Physiol Rev 2010;90:607.

Ichihara A et al: New approaches to blockade of the renin-angiotensin-aldosterone system: Characteristics and usefulness of the direct renin inhibitor aliskiren. J Pharmacol Sci 2009;113:296.

Ichihara A et al: Renin, prorenin and the kidney: A new chapter in an old saga. J Nephrol 2009;22:306.

Kurtz A: Renin release: Sites, mechanisms, and control. Annu Rev Physiol 2011;73:377.

Matt P et al: Recent advances in understanding Marfan syndrome: Should we now treat surgical patients with losartan? J Thorac Cardiovasc Surg 2008;135:389.

McMurray JJ et al: Effect of valsartan on the incidence of diabetes and cardiovascular events. N Engl J Med 2010;362:1477.

Nguyen G: Renin, (pro)renin and receptor: An update. Clin Sci (Lond) 2011;120:169.

Sihn G et al: Physiology of the (pro)renin receptor: Wnt of change? Kidney Int 2010;78:246.

Uresin Y et al: Efficacy and safety of the direct renin inhibitor aliskiren and ramipril alone or in combination in patients with diabetes and hypertension. J Renin Angiotensin Aldosterone Syst 2007;8:190.

Varagic J et al: New angiotensins. J Mol Med 2008;86:663.

Zheng Z et al: A systematic review and meta-analysis of aliskiren and angiotensin receptor blockers in the management of essential hypertension. J Renin Angiotensin Aldosterone Syst 2011;12:102.

Cininas

Cicardi M et al: Ecallantide for the treatment of acute attacks in hereditary angioedema. N Engl J Med 2010;363:523.

Cicardi M et al: Icatibant, a new bradykinin-receptor antagonist, in hereditary angioedema. N Engl J Med 2010;363:532.

Costa-Neto CM et al: Participation of kallikrein-kinin system in different pathologies. Int Immunopharmacol 2008;8:135.

Leeb-Lundberg LM et al: International union of pharmacology. XLV. Classification of the kinin receptor family: From molecular mechanisms to pathophysiological consequences. Pharmacol Rev 2005;57:27.

Longhurst HJ: Management of acute attacks of hereditary angioedema: Potential role of icatibant. Vasc Health Risk Manag 2010;6:795.

Vasopresina

Lange M, Ertmer C, Westphal M: Vasopressin vs. terlipressin in the treatment of cardiovascular failure in sepsis. Intensive Care Med 2008;34:821.

Manning M et al: Peptide and non-peptide agonists and antagonists for the vasopressin and oxytocin V1a, V1b, V2 and OT receptors: Research tools and potential therapeutic agents. Prog Brain Res 2008;170:473.

Maybauer MO et al: Physiology of the vasopressin receptors. Best Pract Res Clin Anaesthesiol 2008;22:253.

Péptidos natriuréticos

Federico C: Natriuretic peptide system and cardiovascular disease. Heart Views 2010;11:1.

Luss H et al: Renal effects of ularitide in patients with decompensated heart failure. Am Heart J 2008;155:1012.

Saito Y: Roles of atrial natriuretic peptide and its therapeutic use. J Cardiol 2010;56:262.

Vogel MW, Chen HH: Novel natriuretic peptides: New compounds and new approaches. Curr Heart Fail Rep 2011;8:22.

Endotelinas

Cartin-Ceba R et al: Safety and efficacy of ambrisentan for the therapy of portopulmonary hypertension. Chest 2011;139:109.

Kasimay O et al: Diet-supported aerobic exercise reduces blood endothelin-1 and nitric oxide levels in individuals with impaired glucose tolerance. J Clin Lipidol 2010;4:427.

Kawanabe Y, Nauli SM: Endothelin. Cell Mol Life Sci 2011;68:195.

Tostes RC et al: Endothelin, sex and hypertension. Clin Sci (Lond) 2008;114:85.

Péptido intestinal vasoactivo

Onoue S, Misaka S, Yamada S: Structure-activity relationship of vasoactive intestinal peptide (VIP): Potent agonists and potential clinical applications. Naunyn Schmiedebergs Arch Pharmacol 2008;377:579.

White CM et al: Therapeutic potential of vasoactive intestinal peptide and its receptors in neurological disorders. CNS Neurol Disord Drug Targets 2010;9:661.

Sustancia P

Curran MP, Robinson DM: Aprepitant: A review of its use in the prevention of nausea and vomiting. Drugs 2009;69:1853.

Hokfelt T, Pernow B, Wahren J: Substance P: A pioneer amongst neuropeptides. J Intern Med 2001;249:27.

Mizuta K et al: Expression and coupling of neurokinin receptor subtypes to inositol phosphate and calcium signaling pathways in human airway smooth muscle cells. Am J Physiol Lung Cell Mol Physiol 2008;294:L523.

Navari RM: Fosaprepitant: A neurokinin-1 receptor antagonist for the prevention of chemotherapy-induced nausea and vomiting. Expert Rev Anticancer Ther 2008;8:1733.

Neurotensina

Boules M et al: Neurotensin agonists: Potential in the treatment of schizophrenia. CNS Drugs 2007;21:13.

Ferraro L et al: Emerging evidence for neurotensin receptor 1 antagonists as novel pharmaceutics in neurodegenerative disorders. Mini Rev Med Chem 2009;9:1429.

Hwang JI et al: Phylogenetic history, pharmacological features, and signal transduction of neurotensin receptors in vertebrates. Ann N Y Acad Sci 2009;1163:169.

Katsanos GS et al: Biology of neurotensin: Revisited study. Int J Immunopathol Pharmacol 2008;21:255.

Péptido del gen de la calcitonina

Edvinsson L, Ho TW: CGRP receptor antagonism and migraine. Neurotherapeutics 2010;7:164.

Villalon CM, Olesen J: The role of CGRP in the pathophysiology of migraine and efficacy of CGRP receptor antagonists as acute antimigraine drugs. Pharmacol Ther 2009;124:309.

Walker CS et al: Regulation of signal transduction by calcitonin gene-related peptide receptors. Trends Pharmacol Sci 2010;31:476.

Adrenomedulina

Bell D, McDermott BJ: Intermedin (adrenomedullin-2): A novel counter-regulatory peptide in the cardiovascular and renal systems. Br J Pharmacol 2008;153(Suppl 1):S247.

Yanagawa B, Nagaya N: Adrenomedullin: Molecular mechanisms and its role in cardiac disease. Amino Acids 2007;32:157.

Neuropéptido Y

Brothers SP, Wahlestedt C: Therapeutic potential of neuropeptide Y (NPY) receptor ligands. EMBO Mol Med 2010;2:429.

Parker SL, Balasubramaniam A: Neuropeptide Y Y2 receptor in health and disease. Br J Pharmacol 2008;153:420.

Thorsell A: Brain neuropeptide Y and corticotropin-releasing hormone in mediating stress and anxiety. Exp Biol Med 2010;235:1163.

Urotensina

Cheriyan J et al: The effects of urotensin II and urantide on forearm blood flow and systemic haemodynamics in humans. Br J Clin Pharmacol 2009;68:518.

McDonald J, Batuwangala M, Lambert DG: Role of urotensin II and its receptor in health and disease. J Anesth 2007;21:378.

Russell FD: Urotensin II in cardiovascular regulation. Vasc Health Risk Manag 2008;4:775.

General

Paulis L, Unger T: Novel therapeutic targets for hypertension. Nat Rev Cardiol 2010;7:431.

Takahashi K et al: The renin-angiotensin system, adrenomedullins and urotensin II in the kidney: Possible renoprotection via the kidney peptide systems. Peptides 2009;30:1575.

RESPUESTA AL ESTUDIO DE CASO

El enalaprilo reduce la presión sanguínea porque bloquea la conversión de ANG I en ANG II. Como la enzima convertidora también desactiva la bradicinina, el enalaprilo eleva la concentración de ésta, lo cual explica los efectos colaterales adversos, como tos y angioedema. Este problema podría evitarse con el uso de un inhibidor de la renina, como el aliskireno, o un bloqueador del receptor para ANG II, como el losartán, en lugar de un inhibidor de la ACE, para bloquear el sistema renina-angiotensina.

CAPÍTULO

18

Eicosanoides: prostaglandinas, tromboxanos, leucotrienos y compuestos similares

Emer M. Smyth, PhD y Garret A. FitzGerald, MD

Los eicosanoides son productos de oxigenación de ácidos grasos poliinsaturados de cadena larga. En el reino animal están ampliamente distribuidos y también lo están en diversas plantas (junto con sus precursores). Constituyen una familia muy grande de compuestos muy potentes y cuyo espectro de actividad biológica es amplísimo. Ante dicha amplitud de actividades, los eicosanoides, sus antagonistas de receptores específicos e inhibidores enzimáticos, y sus precursores en aceites vegetales y de peces, poseen enormes posibilidades de utilizarse con fines terapéuticos.

ÁCIDO ARAQUIDÓNICO Y OTROS PRECURSORES POLIINSATURADOS

El ácido araquidónico (AA), o ácido 5,8,11,14-eicosatetraenoico, que es el más abundante de los precursores eicosanoides, es un ácido graso de 20 carbonos (C20) que posee cuatro ligaduras dobles (su fórmula es C20:4-6). En primer lugar es necesario que el AA se libere o movilice desde su posición sn-2 de los fosfolípidos de la membrana, por acción de una o más lipasas del tipo de la fosfolipasa A_2 (PLA_2) (fig. 18-1) para que se produzca la síntesis de eicosanoides. Tres fosfolipasas (como mínimo) median la liberación de ácido araquidónico a partir de los lípidos de la membrana: fosfolipasa citosólica ($cPLA_2$); secretora ($sPLA_2$) e independiente del calcio ($iPLA_2$). Los estímulos químicos y físicos activan la translocación del grupo IVA $cPLA_2$ dependiente de Ca^{2+}, que tiene alta afinidad por el AA, a la membrana, donde libera araquidonato. Ya se caracterizaron múltiples isoformas adicionales de PLA_2 (grupo VI $iPLA_2$ y $sPLA_2$ de los grupos IIA, V y X). En condiciones sin estimulación, el AA liberado por $iPLA_2$ se reincorpora a las membranas celulares, por lo que la biosíntesis de eicosanoide resulta insignificante. Aunque $cPLA_2$ domina en la liberación aguda de AA, el $sPLA_2$ inducible contribuye en condiciones de estimulación sostenida o intensa de la síntesis de AA. El AA también puede liberarse por una combinación de fosfolipasa C y lipasa de diglicérido.

Después de la movilización, el AA se oxigena a través de cuatro vías separadas: las vías de la ciclooxigenasa (COX), lipooxigenasa, epoxigenasa P450 y la de isoeicosanoide (fig. 18-1). Entre los factores que determinan el tipo de eicosanoide que se sintetiza están 1) la

ACRÓNIMOS

AA	Ácido araquidónico (Arachidonic acid)
COX	Ciclooxigenasa (Cyclooxygenase)
DHET	Ácido dihidroxieicosatrienoico (Dihydroxyeicosatrienoic acid)
EET	Ácido epoxieicosatrienoico (Epoxyeicosatrienoic acid)
HETE	Ácido hidroxieicosatetraenoico (Hydroxyeicosatetraenoic acid)
HPETE	Ácido hidroxiperoxieicosatetraenoico (Hydroxyperoxyeicosatetraenoic acid)
LTB, LTC	Leucotrienos B, C, etc. (Leukotriene B, C, etc)
LOX	Lipooxigenasa (Lipoxygenase)
LXA, LXB	Lipoxina A, B (Lipoxin A, B)
NSAID	Antiinflamatorios no esteroideos (Nonsteroidal anti-inflammatory drugs)
PGE, PGF	Prostaglandinas E, F, etc. (Prostaglandin E, F, etc)
PLA, PLC	Fosfolipasas A, C, (Phospholipase A, C)
TXA, TXB	Tromboxanos A, B (Thromboxane A, B)

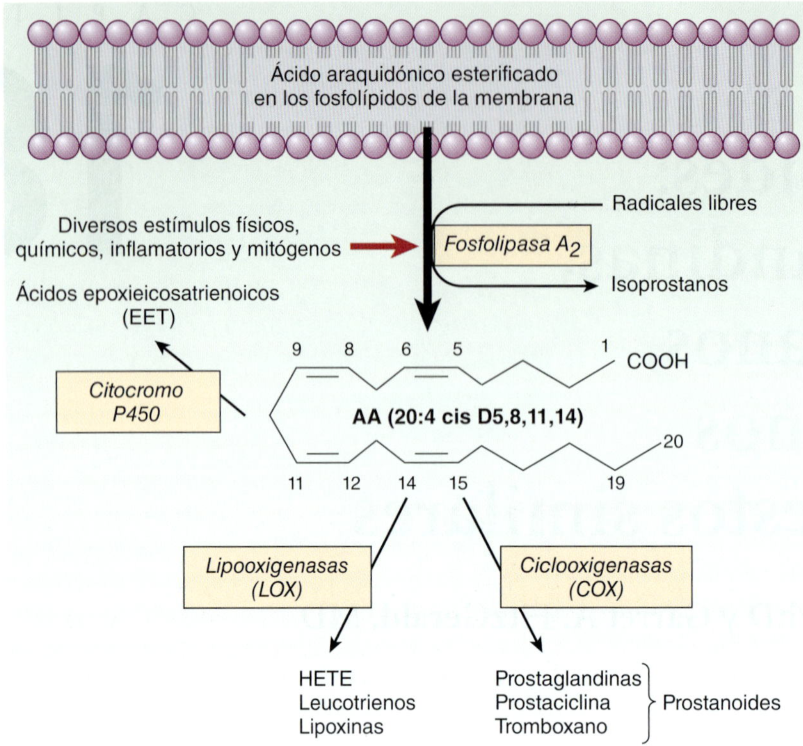

FIGURA 18–1 Vías de la liberación y del metabolismo del ácido araquidónico (AA).

especie de sustrato lipídico, 2) el tipo de célula y 3) la manera en que se estimula la célula. Pueden formarse productos distintivos, pero relacionados a partir de precursores distintos al AA. Por ejemplo, el ácido homo-γ-linoleico (C20:3-6) o el ácido eicosapentaenoico (C20:5-3, EPA) generan productos con diferencias cuantitativas y cualitativas de los derivados del AA. Este cambio en la formación de productos es la base para utilizar ácidos grasos obtenidos de pescados de agua fría o de plantas como suplementos nutricionales para los seres humanos. Por ejemplo, el tromboxano (TXA_2), un potente vasoconstrictor y agonista plaquetario, se sintetiza a partir de AA por la vía de COX. El metabolismo del ácido eicosapentaenoico mediante la COX genera TXA_3, que es relativamente inactivo. Las prostaglandinas de la serie 3, como la prostaglandina E_3 (PGE_3), también pueden actuar como agonistas o antagonistas parciales, lo que reduce la actividad de sus contrapartes de la serie 2 de derivados del AA. Las hipótesis de que la sustitución del eicosapentaenoato dietético por araquidonato podría disminuir la incidencia de enfermedad cardiovascular y cáncer es el centro de la investigación actual.

SÍNTESIS DE EICOSANOIDES

Productos de las sintasas de endoperóxido de prostaglandina (ciclooxigenasas)

Dos isoenzimas peculiares de la ciclooxigenasa transforman el ácido araquidónico en endoperoxidasas de prostaglandina. La sintasa H-1 de prostaglandina (PG) (**COX-1**) se expresa en forma constitutiva en casi todas las células. A diferencia de ello, la sintasa 2PGH (**COX-2**) es inducible; su expresión varía de manera notable con el estímulo. COX-2 es un producto génico inmediato de respuesta temprana cuya cantidad aumenta de manera extraordinaria por fuerzas de cizallamiento, factores de crecimiento, oncoestimulantes y citocinas. COX-1 genera prostanoides para "funciones de mantenimiento interno" como la citoprotección del epitelio gástrico, en tanto que COX-2 es la fuente principal de prostanoides en la inflamación y el cáncer. No obstante, la diferenciación anterior es demasiado simplista; cada enzima participa de modo privativo en procesos fisiológicos y fisiopatológicos, pero existen otras situaciones en que ambas actúan coordinadamente. Por ejemplo, COX-2 endotelial es la fuente principal de prostaciclina vascular (PGI_2), en tanto que los prostanoides derivados de COX-2 renal son importantes para el desarrollo normal de los riñones y la conservación de sus funciones. Los antiinflamatorios no esteroideos (NSAID) (cap. 36), ejercen sus efectos terapéuticos por la inhibición de las ciclooxigenasas. La indometacina y el sulindaco muestran mínima selectividad por COX-1. El meclofenamato y el ibuprofeno tienen casi la misma potencia en relación con COX-1 y COX-2, en tanto que, en lo que respecta a la inhibición de COX-2 (en orden de selectividad promedio cada vez mayor), la serie es: celecoxib = diclofenaco < rofecoxib = lumiracoxib < etoricoxib. El ácido acetilsalicílico acetila e inhibe en forma covalente ambas enzimas; dosis pequeñas de ella <100 mg/día inhiben de modo preferente (pero no exclusivo), COX-1 de plaquetas, en tanto que dosis mayores inhiben COX-1 y COX-2 a nivel sistémico.

Ambas ciclooxigenasas estimulan la captación de dos moléculas de oxígeno por ciclización del ácido araquidónico para generar C_9-C_{11} endoperóxido C_{15} hidroperóxido (fig. 18-2); dicho producto

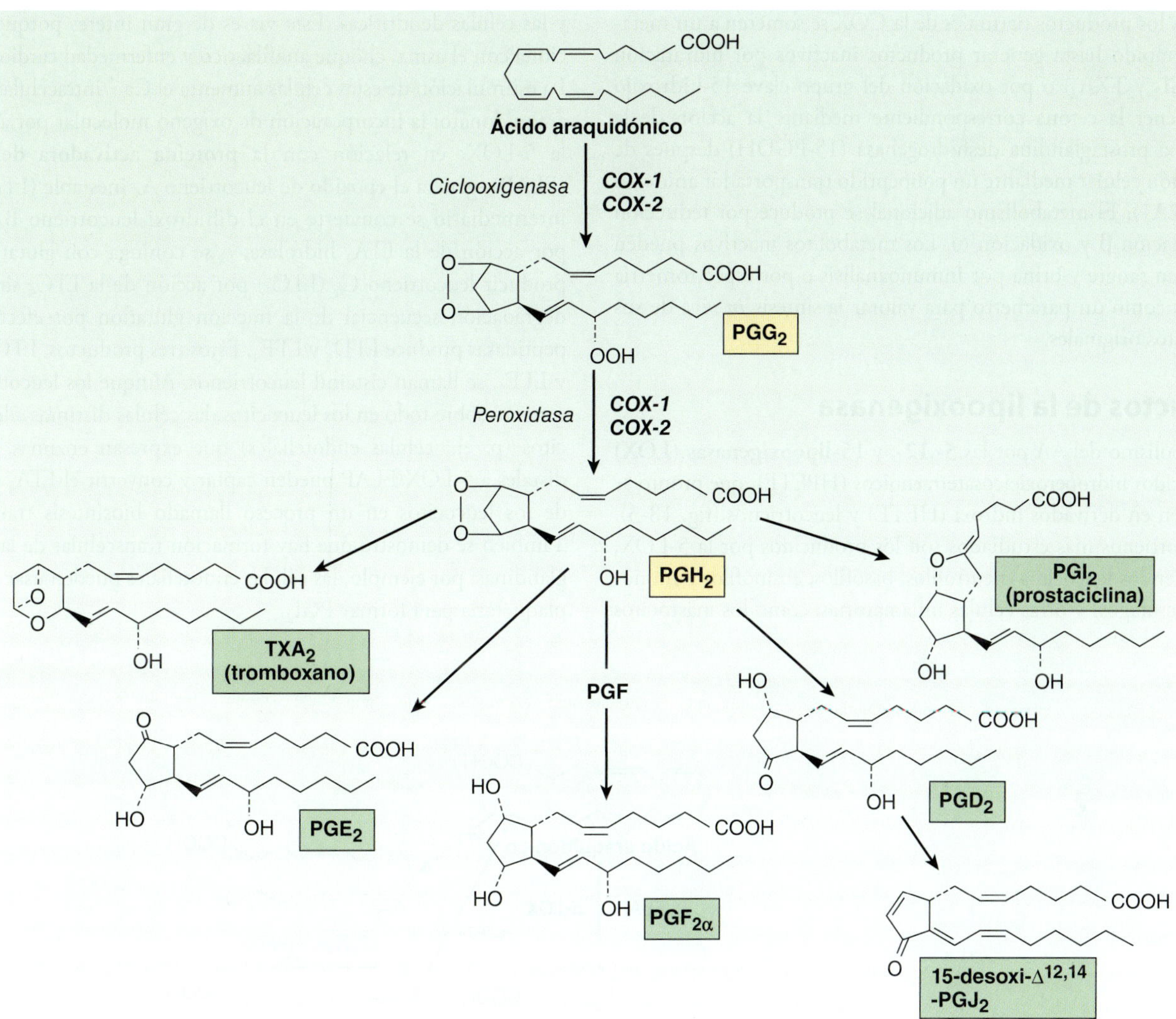

FIGURA 18–2 Biosíntesis de prostanoides. Los nombres de los compuestos están dentro de rectángulos.

es PGG_2, modificado con rapidez gracias a la fracción peroxidasa de la enzima COX, para agregar un grupo 15-hidroxilo esencial para la actividad biológica; el producto en cuestión es PGH_2. Ambos endoperóxidos son muy inestables. Familias análogas (PGH_1 y PGH_3 y sus productos subsecuentes) son generadas a partir de los ácidos homo-γ-linolénico y eicosapentaenoico, respectivamente.

Las prostaglandinas, el tromboxano y la prostaciclina, denominados en conjunto como prostanoides, son generados a partir de PGH_2, por acción de isomerasas y sintasas en fases ulteriores. Dichas enzimas terminales se expresan con relativa citoespecificidad, dado que muchas de las células elaboran uno o dos prostanoides predominantes. Las prostaglandinas difieren entre sí en dos formas: 1) en los sustituyentes del anillo pentano (señalado por la última letra; por ejemplo, E y F en PGE y PGF), y 2) en el número de dobles ligaduras en las cadenas laterales (señalado por el subíndice, por ejemplo, PGE_1, PGE_2). PGH_2 es metabolizada por sintasas de prostaciclina, tromboxano y PGF (PGIS, TXAS y PGFS) hasta formar PGI_2, TXA_2 y $TGF_2\alpha$, respectivamente. Dos enzimas más que son la reductasa de 9,11-endoperóxido y la 9-cetorreductasa se encargan de la síntesis de $PGF_{2\alpha}$ a partir de PGH_2 y PGE_2, respectivamente. Se han identificado, como mínimo, tres sintasas de PGE_2: la microsómica o (m) PGES-1; mPGES-2, de inducción más fácil, y PGES citosólica. Se han identificado dos isoformas diferentes: PGDS de tipo lipocalina y PGDS hematopoyética.

Algunos productos de la serie del ácido araquidónico tienen utilidad clínica. El **alprostadil** (PGE_1) puede aprovecharse por sus efectos de relajación del músculo liso para conservar permeable el conducto arterioso en algunos recién nacidos en espera de ser operados del corazón, y en el tratamiento de la impotencia. El **misoprostol**, derivado de PGE_1, es una prostaglandina citoprotectora utilizada para evitar la úlcera péptica y en combinación con la mifepristona (RU-486), para terminar el embarazo en sus comienzos. Las **PGE_2** y **$PGF_{2\alpha}$** se utilizan en obstetricia para inducir el parto. El **latanoprost** y compuestos similares muestran actividad tópica como derivados de $PGE_{2\alpha}$ y se utilizan en oftalmología para tratar el glaucoma de ángulo abierto. La **prostaciclina** (PGI_2, epoprostenol) se sintetiza preferentemente por el endotelio de vasos y es un vasodilatador e inhibidor intenso de la agregación plaquetaria; se utiliza para combatir las hipertensiones pulmonar y portopulmonar. A diferencia de ello, el **tromboxano** (TXA_2) posee propiedades dañinas (agregación plaquetaria, vasoconstricción). Por tal razón, se han sintetizado antagonistas del receptor de TXA_2 e inhibidores de su síntesis, para uso en trastornos cardiovasculares, si bien ambos tipos de compuestos (excepto el ácido acetilsalicílico) aún no han demostrado su utilidad en seres humanos.

Todos los productos naturales de la COX se someten a un metabolismo rápido hasta generar productos inactivos por hidratación (para PGI_2 y TXA_2) o por oxidación del grupo clave 15-hidroxilo para obtener la cetona correspondiente mediante la acción de la 15-hidroxi prostaglandina deshidrogenasa (15-PGDH) después de la captación celular mediante un polipéptido transportador aniónico (OATP 2A1). El metabolismo adicional se produce por reducción Δ^{13}, oxidación β y oxidación ω. Los metabolitos inactivos pueden medirse en sangre y orina por inmunoanálisis o por espectrometría de masas como un parámetro para valorar la síntesis *in vivo* de sus compuestos originales.

Productos de la lipooxigenasa

El metabolismo del AA por las **5-,12-**, y **15-lipooxigenasas** (**LOX**) genera ácidos hidroperoxieicosatetraenoicos (HPETE), que pronto se convierten en derivados hidroxi (HETE) y leucotrienos (fig. 18-3). Los leucotrienos más estudiados son los producidos por la 5-LOX, presente en los leucocitos (neutrófilos, basófilos, eosinófilos y monocitos-macrófagos) y otras células inflamatorias, como los mastocitos y las células dendríticas. Esta vía es de gran interés porque se relaciona con el asma, choque anafiláctico y enfermedad cardiovascular. La estimulación de estas células aumenta el Ca^{2+} intracelular y libera araquidonato; la incorporación de oxígeno molecular por acción de la 5-LOX, en relación con la **proteína activadora de 5-LOX (FLAP)**, genera el epóxido de leucotrieno A_4 inestable (LTA_4). Este intermediario se convierte en el dihidroxi leucotrieno B_4 (LTB_4) por acción de la LTA_4 hidrolasa, o se conjuga con glutatión para producir leucotrieno C_4 (LTC_4) por acción de la LTC_4 sintasa. La degradación secuencial de la fracción glutatión por efecto de las peptidasas produce LTD_4 y LTE_4. Estos tres productos, LTC_4, LTD_4 y LTE_4, se llaman cisteinil leucotrienos. Aunque los leucotrienos se generan sobre todo en los leucocitos, las células distintas a los leucocitos (p. ej., células endoteliales) que expresan enzimas en sitios distales a 5-LOX/FLAP pueden captar y convertir el LTA_4 derivado de los leucocitos en un proceso llamado biosíntesis transcelular. También se demostró que hay formación transcelular de las prostaglandinas; por ejemplo, las células endoteliales pueden usar la PGH_2 plaquetaria para formar PGI_2.

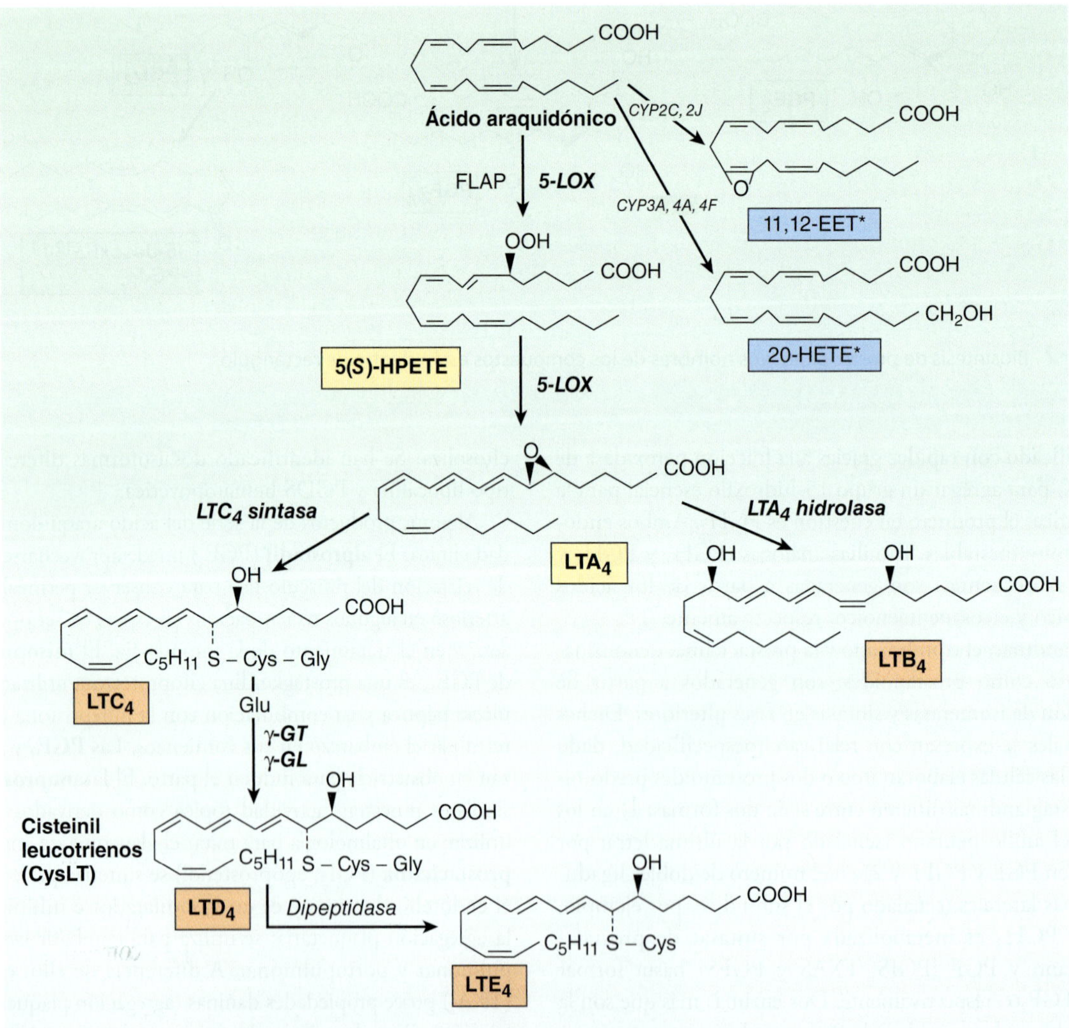

FIGURA 18–3 Biosíntesis de leucotrienos (LT). Se ha calificado colectivamente como cisteinil (Cys) LT, a los leucotrienos LTC_4, LTD_4 y LTE_4. FLAP, proteína activadora de 5-LOX; GT, glutamil transpeptidasa; GL, glutamil leucotrienasa. *Productos adicionales incluyen 5, 6-; 8, 9-; y 14, 15-EET; y 19-, 18-, 17-, y 16-HETE.

El **LTC_4** y **LTD_4** son broncoconstrictores potentes y se reconocen como elementos principales de la **sustancia de reacción lenta de anafilaxia (SRS-A)** que se secreta en el asma y las reacciones anafilácticas. Existen cuatro estrategias actuales para el desarrollo de fármacos antagonistas de leucotrienos: inhibidores de la enzima 5-LOX, antagonistas del receptor para leucotrieno, inhibidores de FLAP e inhibidores de la fosfolipasa A_2.

Con la estimulación apropiada a través de la 12-LOX en las plaquetas, el LTA_4, producto principal de 5-LOX, puede convertirse en las **lipoxinas** LXA_4 y LXB_4 *in vitro*. Estos mediadores también pueden generarse mediante el metabolismo de 5-LOX del 15-HETE, producto del efecto de 15-LOX-2 sobre el ácido araquidónico. La 15-LOX-1 tiene preferencia por el ácido linoleico como sustrato para formar ácido 15S-hidroxioctadecadienoico. El isómero estereoquímico, 15(*R*)-HETE, puede derivar de la acción de COX-2 acetilada por ácido acetilsalicílico y transformarse luego en los leucocitos por acción de 5-LOX hasta 15-epi-LXA_4 o 15-epi-LXB_4, las llamadas lipoxinas inducidas por ácido acetilsalicílico. Las lipoxinas sintéticas y las epi-lipoxinas tienen acciones antiinflamatorias cuando se aplican *in vivo*. Aunque estos compuestos pueden formarse a partir de sustancias endógenas *in vitro* y cuando se sintetizan tienen efectos biológicos potentes, todavía no se define bien la importancia de los compuestos endógenos en la biología humana *in vivo*. El 12-HETE, producto de 12-LOX, también puede experimentar un reacomodo molecular catalizado hasta ácidos epoxihidroxieicosatrienoicos llamados **hepoxilinas**. Hay reportes de efectos proinflamatorios de las hepoxilinas sintéticas, aunque se desconoce su relevancia biológica.

Las LOX localizadas en las células epidérmicas son distintas de las enzimas "convencionales", al parecer el ácido araquidónico y el ácido linoleico no son los sustratos naturales de la LOX epidérmica. La acumulación epidérmica de 12(*R*)-HETE es un rasgo de la psoriasis y la ictiosis; se encuentran en investigación los inhibidores de la 12(*R*)-LOX para el tratamiento de estos trastornos de la proliferación cutánea.

Productos de la epoxigenasa

Las isoenzimas específicas de las monooxigenasas del citocromo P450 microsómico convierten el AA en ácidos hidroxi- o epoxieicosatrienoicos (figs. 18-1 y 18-3). Los productos son 20-HETE, generado por las hidroxilasas CYP (CTP3A, 4A, 4F) y los ácidos 5,6-, 8,9-, 11,12-, y 14,15-epoxieicosatrienoicos (EET), que son productos de la CYP epoxigenasa (2J, 2C). Su biosíntesis puede modificarse con factores farmacológicos, nutricionales y genéticos que influyen en la expresión de P450. Las acciones biológicas de los EET disminuyen con su conversión a los ácidos dihidroxieicosatrienoicos (DHET) correspondientes, con menor actividad biológica; esta conversión es efecto de la epóxido hidrolasa soluble (sEH). A diferencia de las prostaglandinas, los EET pueden esterificarse en fosfolípidos, que luego funcionan como moléculas de almacenamiento. Las proteínas de unión con ácidos grasos intracelulares inducen la captación de EET a las células, su incorporación en fosfolípidos y su disponibilidad para la sEH. Los EET se sintetizan en las células endoteliales y causan vasodilatación en varios lechos vasculares por activación de los conductos del K^+ activados por conductancia elevada de Ca^{2+} en el músculo liso. Esto produce hiperpolarización de la célula de músculo liso y vasodilatación, lo que reduce la presión sanguínea. Hay evidencia sustancial indicativa de que los EET pueden funcionar como **factores hiperpolarizadores derivados del endotelio**, sobre todo en la circulación coronaria. Por consiguiente, hay interés en los inhibidores de la sEH soluble como posibles fármacos antitrombóticos y antihipertensivos. Una excepción a la respuesta general a los EET como vasodilatadores es la vasculatura pulmonar, donde causan vasoconstricción. No está claro si esta actividad de los EET podría limitar la aplicación clínica de los inhibidores de sEH. La regulación en descenso de la sEH pulmonar podría contribuir a la hipertensión pulmonar. También hay reportes de que los EET tienen acciones antiinflamatorias, antiapoptósicas y proangiogénicas.

Isoeicosanoides

Los isoeicosanoides, familia de isómeros de eicosanoides, se forman por mecanismos no enzimáticos, por acción directa de radicales libres en el ácido araquidónico y lípidos similares. Los isoprostanos son estereoisómeros de prostaglandinas; dado que estas últimas pueden tener muchos centros asimétricos, existe un gran número de posibles estereoisómeros. No se necesita de COX para la formación de los isoprostanos, y su inhibición con ácido acetilsalicílico u otros NSAID no debe alterar la vía isoprostánica. El mecanismo de epimerización primario es la peroxidación del ácido araquidónico, por parte de radicales libres. La peroxidación se produce mientras el ácido mencionado está aún esterificado con los fosfolípidos de la membrana. Por lo expuesto, a diferencia de las prostaglandinas, dichos estereoisómeros se "almacenan" como parte de la membrana; más adelante son desdoblados por las fosfolipasas, circulan y son excretados en la orina. Los isoprostanos aparecen en cantidades relativamente grandes (su nivel es 10 veces mayor en la sangre y en la orina, que las prostaglandinas derivadas de COX). Ejercen potentes efectos vasoconstrictores cuando se introducen en goteo en el lecho vascular de riñones y otros órganos, y pueden activar los receptores de prostanoides. También pueden modular otros aspectos de la función vascular, que incluyen las interacciones de adhesión de leucocitos y plaquetas y la angiogénesis. Se ha pensado que pueden contribuir al mecanismo fisiopatológico de las respuestas inflamatorias, de una manera no sensible a los inhibidores de COX. Una dificultad particular para identificar las posibles funciones biológicas de los isoprostanos (se ha demostrado que algunos actúan como ligandos ocasionales en los receptores de prostaglandinas), es que si bien se necesitan a veces grandes concentraciones de isoprostanos individuales para desencadenar una respuesta, *in vivo* se forman de manera simultánea múltiples compuestos en un entorno de estrés oxidativo. Se han descrito isómeros de leucotrienos y EET análogos.

■ FARMACOLOGÍA BÁSICA DE LOS EICOSANOIDES

MECANISMOS Y EFECTOS DE LOS EICOSANOIDES

Mecanismos de receptores

Los eicosanoides, como consecuencia de su corta semivida, actúan de modo autocrino y también paracrino, es decir, cerca del sitio en que se sintetizan, y no como hormonas circulantes. Tales ligandos se fijan a receptores en la superficie celular y su especificidad farmacológica depende del número y del tipo de receptores en diferentes

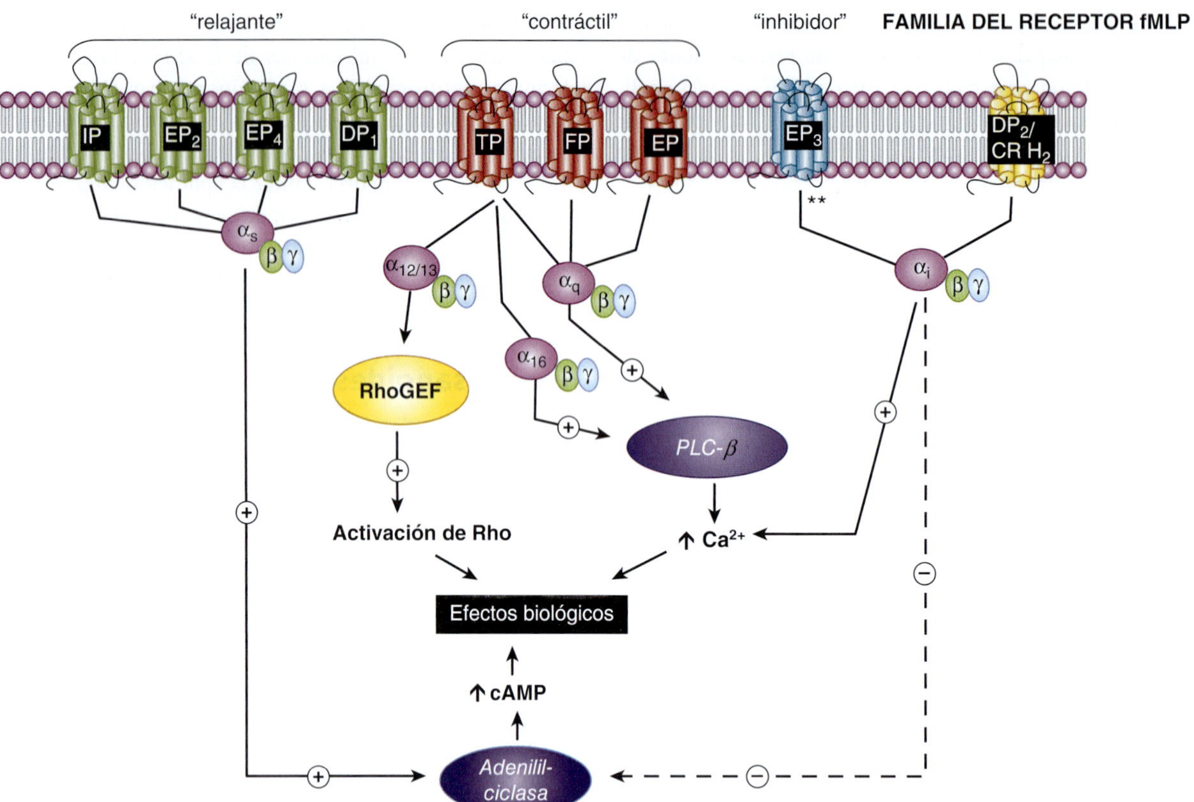

FIGURA 18–4 Receptores de prostanoides y sus vías de emisión de señales. fMLP, MetLeuFe, formilado, un receptor de péptidos pequeños; PLC-β, fosfolipasa C-β. Todos los receptores mostrados tienen siete dominios transmembrana acoplados a proteína G. Los términos "relajante", "contráctil" e "inhibidor" se refieren a la caracterización filogenética de sus efectos primarios. **Todas las isoformas EP_3 se acoplan de G_i, pero algunas también activan las vías G_s o de $G_{12/13}$. RhoGEF, factor de intercambio rho del nucleótido de guanina. Consúltese el texto en busca de detalles.

células (fig. 18-4). Se ha identificado un solo producto génico para los receptores de PGI_2 (IP), $PGF_{2\alpha}$ (FP) y TXA_2 (TP), en tanto que se han clonado cuatro receptores diferentes para PGE_2 (EPs1-4), y dos receptores de PGD_2 (DP_1 y DP_2). Pueden surgir por medio del corte y empalme diferenciales de mRNA, isoformas adicionales de los receptores humanos TP (α y β) FP (A y B), y EP_3 (I, II, III, IV, V, VI, e y f). Existen dos receptores para LTB_4 (BLT_1 y BLT_2) y los cisteinil leucotrienos ($cysLT_1$ y $cysLT_2$). El receptor formilopéptido (fMPL)-1 puede activarse por la lipoxina A4, y por esa razón, se le ha llamado el receptor de ALX. Todos los receptores comentados están acoplados a la proteína G y en el cuadro 18-1 se incluyen las propiedades de los más estudiados.

Los receptores EP_2, EP_4, IP y DP_1 activan la adenililciclasa por medio de G_s. Esto ocasiona incremento de los niveles intracelulares de cAMP, lo que, a su vez activa proteínas cinasas específicas (cap. 2). EP_1, FP y TP activan el metabolismo del fosfatidilinositol, con lo cual se forma trifosfato de inositol, y como consecuencia, se movilizan las reservas de calcio y aumenta la concentración intracelular de dicho ion libre. TP también se acopla a múltiples proteínas G, incluidas $G_{12/13}$, G_{16}, para estimular las vías de envío de señales de proteína G pequeña, y pueden activar o inhibir la adnenililciclasa por medio de G_s (TPα) o G_i (TPβ), respectivamente. Las isoformas de EP_3 pueden vincularse con el incremento del calcio intracelular o con el aumento o disminución de cAMP. El receptor DP_2 (conocido también como la molécula homóloga del receptor quimiotáctico expresado en las células TH2, o CRTH2), sin relación con los otros receptores de prostanoides, es miembro de la superfamilia del receptor fMLP (MetLeuFe formilado); dicho receptor se acopla por medio de una proteína G de tipo G_i, lo cual inhibe la síntesis de cAMP y aumenta el nivel de calcio en el interior de diversos tipos de células.

LTB_4 también causa liberación del trifosfato de inositol por medio del receptor BLT_1, y ello origina activación, desgranulación y generación de aniones superóxido en los leucocitos. El receptor BLT_2, que posee poca afinidad por LTB_4, también es fijado con afinidad razonable por el 12(*S*)- y por 12(*R*)-HETE, si bien no se ha definido la importancia biológica de tal observación. $CysLT_1$ y $cysLT_2$ se acoplan a G_q y con ello aumenta la concentración intracelular de calcio. Algunos estudios han situado a G_i en pasos subsecuentes de la vía de $cysLT_2$. Un receptor huérfano, GPR17, se une con cysLT y es posible que regule en sentido negativo la función de $cysLT_1$, pero aún se desconoce su actividad fisiológica. Como se indicó antes, los EET inducen vasodilatación por activación paracrina de los conductos del potasio activados por calcio en las células de músculo liso, lo que conduce a la hiperpolarización y relajación. Esto sucede de manera consistente con la activación de un receptor acoplado con G_s, aunque aún no se identifica un receptor específico para EET. También es posible que los EET actúen en forma autocrina, con activación directa de los conductos potenciales receptores transitorios endoteliales para producir la hiperpolarización endotelial, que luego se transfiere a las células de músculo liso a través de las uniones comunicantes o por iones de potasio. No se han identificado receptores específicos para isoprostanos, y todavía no se establece la importancia biológica de su capacidad para actuar como ligandos incidentales en los receptores para prostaglandina.

CUADRO 18–1 Receptores de eicosanoides[1]

Receptor (humano)	Ligando endógeno	Ligandos secundarios	Proteína G; segundo mensajero	Fenotipos principales en ratones con bloqueo génico
DP_1	PGD_2		G_s; ↑cAMP	↓Asma alérgica
DP_2, CRTH2	PGD_2	15d-PGJ_2	G_i; ↑Ca^{2+}_i, ↓cAMP	↑Inflamación alérgica de vías respiratorias ↓Inflamación cutánea
EP_1	PGE_2	PGI_2	G_q; ↑Ca^{2+}_i	↓Carcinogénesis del colon
EP_2	PGE_2		G_s; ↑cAMP	Trastornos de la ovulación y la fecundación
				Hipertensión natriosensible
$EP_{3\ I,\ II,\ III,\ IV,\ V,\ VI,\ e,\ f}$	PGE_2		G_i; ↓cAMP, ↑Ca^{2+}_i	Resistencia a los pirógenos
			G_s; ↑cAMP	↓Inflamación cutánea aguda
			G_q; ↑PLC, ↑Ca^{2+}_i	
EP_4	PGE_2		G_s; ↑cAMP	↓Masa y densidad óseas en ratones añosos
				↑Respuesta inflamatoria/inmunitaria de intestinos
				↓Carcinogénesis del colon
				Persistencia del conducto arterioso
$FP_{A,B}$	$PGF_{2\alpha}$	isoPs	G_q; ↑PLC, ↑Ca^{2+}_i	Deficiencia en las fases del parto
IP	PGI_2	PGE_2	G_s; ↑cAMP	↑Respuesta trombótica
				↑Respuesta a lesión vascular
				↑Ateroesclerosis
				↑Fibrosis cardiaca
				Hipertensión sensible al sodio
				↓Inflamación articular
$TP_{\alpha,\beta}$	TXA_2	isoPs	G_q, $G_{12/13}$, G_{16}; ↑PLC, ↑Ca^{2+}_i, activación de Rho	↑Tiempo de hemorragia
				↓Respuesta a lesión vascular
				↓Ateroesclerosis
				↑Supervivencia después de colocar un aloinjerto de corazón
BLT_1	LTB_4		G_{16}, G_i; ↑Ca^{2+}_i, ↓cAMP	Supresión moderada de la respuesta inflamatoria
BLT_2	LTB_4	12(*S*)-HETE	G_q, G_i, G_{12}, ↑Ca^{2+}_i	Se desconoce
		12(*R*)-HETE		
$CysLT_1$	LTD_4	LTC_4/LTE_4	G_q; ↑PLC, ↑Ca^{2+}_i	↓Respuesta innata y adaptativa inmunitaria de la permeabilidad de vasos
				↑Respuesta inmunitaria y fibrótica de pulmones
$CysLT_2$	LTC_4/LTD_4	LTE_4	G_q; ↑PLC, ↑Ca^{2+}_i	↓Respuesta inflamatoria y fibrótica de pulmones

[1]Las variantes híbridas de los receptores de eicosanoides están señaladas cuando así conviene.

Ca^{2+}_i, calcio intracelular, cAMP, 3'5'-monofosfato cíclico de adenosina; PLC, fosfolipasa C; isoPs, isoprostanos; 15d-PGJ_2, 15-desoxi-$\Delta^{12,14}$-PGJ_2.

Los prostanoides estimulan los receptores activados por el proliferador de peroxisoma (PPAR), si se añaden *in vitro* en un número suficiente, pero no hay certeza de que tales compuestos alcancen un número suficiente para actuar *in vivo* como ligandos de receptores nucleares endógenos.

Efectos de prostaglandinas y tromboxanos

Las prostaglandinas y los tromboxanos ejercen efectos importantes en el músculo liso de vasos y de vías respiratorias, gastrointestinales y reproductivas. La contracción del músculo liso es mediada por la liberación de calcio, en tanto que los efectos relajantes lo son por la generación de cAMP. Muchos de los efectos contráctiles de los eicosanoides en músculo liso son inhibidos por la disminución del calcio extracelular o por medio de fármacos que bloquean los conductos de ese ion. Otros sitios efectores importantes son plaquetas y monocitos, riñones, sistema nervioso central, terminaciones de nervios autónomos presinápticos, terminaciones de nervios sensitivos, órganos endocrinos, tejido adiposo y los ojos (los efectos en estos últimos pueden incluir la participación de músculo liso).

A. Músculo liso

1. Vasos. El TXA_2 es un vasoconstrictor potente; también es un mitógeno de las células de músculo liso y es el único eicosanoide que posee tal efecto, con base en datos convincentes. El efecto mitógeno se potencia por la exposición de las células de músculo liso a la testosterona, que incrementa la expresión de TP en las células de ese tipo de músculo. $PGF_{2\alpha}$ también es vasoconstrictora, pero no mitógeno de músculo liso. Otro vasoconstrictor es el isoprostano 8-*iso*-$PGF_{2\alpha}$, conocido también como $iPF_{2\alpha}III$, que puede actuar a través del receptor TP.

Las prostaglandinas dilatadoras, y en particular PGI_2 y PGE_2, activan la vasodilatación al incrementar la concentración de cAMP y disminuir la de calcio intracelular en el músculo liso, predominantemente por medio de los receptores IP y EP_4. PGI_2 vascular se sintetiza por células de músculo liso y de endotelio, y en este último tipo de células, la contribuyente principal es la isoforma de COX-2. En la microcirculación, PGE_2 es una sustancia vasodilatadora producida por las células endoteliales. La PGI_2 inhibe la proliferación de células de músculo liso, una acción que podría tener relevancia particular en la hipertensión pulmonar. La PGD_2 también podría funcionar como vasodilatador, sobre todo como mediador dominante del rubor inducido por el fármaco reductor de lípidos niacina, aunque la función de este prostanoide en el sistema cardiovascular aún está en investigación.

2. Tubo digestivo. La mayoría de las prostaglandinas y tromboxanos activan el músculo liso gastrointestinal. El músculo longitudinal se contrae en presencia de PGE_2 (a través de EP_3) y $PGF_{2\alpha}$ (a través de FP), mientras que el músculo liso circular se contrae con fuerza por efecto de $PGF_{2\alpha}$ y de manera débil por PGI_2, y se relaja por acción de PGE_2 (a través de EP_4). La administración de PGE_2 o $PGF_{2\alpha}$ causa dolor cólico (véase Farmacología clínica de los eicosanoides, más adelante). Los leucotrienos también tienen efectos contráctiles potentes.

3. Vías respiratorias. El músculo liso respiratorio se relaja por efecto de PGE_2 y PGI_2, y se contrae con PGD_2, TXA_2 y $PGF_{2\alpha}$. Los estudios en ratones con bloqueo génico del receptor DP_1 y DP_2 sugiere una participación importante de este prostanoide en el asma, aunque el receptor DP_2 parece más relevante en las enfermedades alérgicas de las vías respiratorias. Los cisteinil leucotrienos también son broncoconstrictores; actúan principalmente en el músculo liso de las vías respiratorias periféricas y su potencia es mil veces mayor que la de la histamina, *in vitro* e *in vivo*. Estimulan la secreción de moco en bronquios y originan edema de la mucosa. En casi 10% de las personas que reciben NSAID surge broncoespasmo, tal vez por el cambio del metabolismo de ácido araquidónico, proveniente del metabolismo de COX, con la formación de leucotrienos.

4. Aparato reproductor. Las acciones de las prostaglandinas en el músculo liso del aparato reproductor se exponen en la sección D, Órganos de la reproducción, de este capítulo.

B. Plaquetas

La agregación plaquetaria es influida de manera extraordinaria por los eicosanoides. Las concentraciones pequeñas de PGE_2 la intensifican (por medio del receptor EP_3), en tanto que las grandes las inhiben (a través de IP). PGD_2 y PGI_2 inhiben la agregación por medio del incremento en la generación de cAMP, que depende de DP_1 y de IP. A diferencia de sus equivalentes en seres humanos, las plaquetas de ratón no expresan DP_1. TXA_2 es el principal producto de COX-1, que es la única isoforma de dicha oxigenasa expresada en plaquetas maduras. TXA_2, que por sí mismo es un agregante plaquetario, amplifica los efectos de otros agonistas plaquetarios más potentes como la trombina. La vía de señales TP-G_q aumenta la concentración de calcio intracelular y activa la proteína cinasa C, lo cual facilita la agregación plaquetaria y la biosíntesis de TXA_2. La activación de G_{12}/G_{13} induce la regulación (que depende de la Rho/Rho-cinasa) de la fosforilación de la cadena ligera de miosina, lo cual cambia la forma de las plaquetas. Las mutaciones en TP humano originan un trastorno hemorrágico leve. Las acciones de TXA_2 en las plaquetas son "restringidas" *in vivo* por PGI_2, que inhibe la agregación plaquetaria, por parte de todos los agonistas conocidos. La biosíntesis de TXA_2 derivado de COX-1 plaquetaria aumenta durante la activación y la agregación de los trombocitos y es inhibida de manera irreversible por la administración de dosis pequeñas de ácido acetilsalicílico, por largo tiempo. La cantidad de metabolitos de TXA_2 en orina aumenta en los síndromes clínicos de activación plaquetaria, como el infarto del miocardio y la apoplejía. La COX-2 de macrófagos al parecer abarca, en promedio, 10% del incremento en la biosíntesis de TXA_2 observado en fumadores, y el resto proviene de COX-1 plaquetaria. Una contribución variable, quizá proveniente de COX-2 de macrófagos, quizá no sea sensible a los efectos del ácido acetilsalicílico en dosis pequeñas. No se han realizado estudios comparativos de las acciones cardioprotectoras de dosis pequeñas y dosis grandes de ácido acetilsalicílico. No obstante, las comparaciones indirectas hechas en investigaciones en que los testigos recibieron placebo, no han sugerido un beneficio mayor cuando se aumentan las dosis; de hecho, los datos sugieren una relación inversa de dosis/respuesta, que tal vez refleja el incremento de la inhibición de la síntesis PGI_2, con dosis más grandes de ácido acetilsalicílico.

C. Riñones

La médula y la corteza renal sintetizan prostaglandina, la primera sustancialmente más que la segunda. COX-1 se expresa en forma predominante en los túbulos colectores de corteza y médula renales, en células mesangiales, endotelio arteriolar y células epiteliales de la cápsula de Bowman. La COX-2 se circunscribe a las células intersticiales de la médula renal, la mácula densa y la porción ascendente gruesa cortical.

Los principales productos eicosanoides de riñones son PGE_2 y PGI_2, y le siguen en frecuencia $PGF_{2\alpha}$ y TXA_2. Los riñones también sintetizan varios ácidos hidroxieicosatetraenoicos, leucotrienos, productos del citocromo P450 y epóxidos. Las prostaglandinas intervienen de manera importante en la conservación de la presión arterial y en la regulación de la función renal, en particular en riñones que funcionan en niveles apenas suficientes y en estados de contracción volumétrica. En tales circunstancias, las PGE_2 y PGI_2 derivadas de COX-2 de la corteza renal conservan la corriente sanguínea por riñones y la filtración glomerular, por medio de sus efectos vasodilatadores locales. Las prostaglandinas mencionadas también modulan la presión arterial sistémica, por medio de regulación de la excreción de agua y sodio. Si aumenta el consumo de cloruro de sodio, se incrementa la expresión de COX-2 y mPGES-1 de médula renal. Los prostanoides derivados de COX-2 intensifican la corriente sanguínea por la médula mencionada e inhiben la resorción tubular de sodio, en tanto que los productos derivados de COX-1 estimulan la excreción de sodio en los tubos colectores. La mayor eliminación de agua quizá sea resultado de atenuación de la acción de la hormona antidiurética (ADH) en la adenililciclasa. La pérdida de estos efectos pudiera explicar la génesis de la hipertensión sistémica o "sensible al sodio", que suele surgir con la inhibición de la COX. Un concepto erróneo frecuente (que a menudo se plantea al comentar los efectos tóxicos de productos como el rofecoxib en el aparato cardiovascular), es que la hipertensión que es consecuencia de la administración de NSAID en cierta forma no depende de la inhibición de las prostaglandinas. Los diuréticos con acción en asa de Henle, como la furosemida, basan parte de su efecto en la estimulación de la actividad de COX. En los riñones normales ello intensifica la síntesis de las prostaglandinas vasodilatadoras. Por tales razones, la respuesta de un paciente a un diurético con acción en asa de Henle disminuye si se administra de manera simultánea un inhibidor de COX (cap. 15).

Hay una capa adicional de complejidad asociada con los efectos de las prostaglandinas renales. A diferencia de la enzima medular, la expresión de COX-2 cortical aumenta cuando la persona consume poca sal de mesa, lo que hace que se incremente la liberación de renina; ello aumenta la filtración glomerular y contribuye a que se intensifique la resorción de sodio y aumente la presión arterial. Según se piensa, PGE_2 estimula la liberación de renina por medio de activación de receptores EP_4 o EP_2. PGI_2 también puede estimular la liberación de dicha sustancia y tal situación pudiera ser decisiva para la conservación de la presión arterial en cuadros con contracción volumétrica y en la patogenia de la hipertensión renovascular. La inhibición de COX-2 en dicha situación podría disminuir la presión arterial.

TXA_2 causa vasoconstricción intrarrenal (y quizá un efecto similar al de la hormona antidiurética), con lo que disminuye la función de los riñones. Los órganos normales sintetizan sólo cantidades pequeñas de TXA_2. Sin embargo, en nefropatías en que hay infiltración de células inflamatorias (como en la glomerulonefritis y el rechazo de un riñón injertado), las células de inflamación (monocitos-macrófagos) liberan cantidades sustanciales de TXA_2. En teoría, los inhibidores de la sintasa de TXA_2 o los antagonistas de su receptor deben mejorar la función renal en esos pacientes, pero no se cuenta todavía con un fármaco de ese tipo para seres humanos. La hipertensión se acompaña de incremento en la síntesis de TXA_2 y de disminución de la de PGE_2 y PGI_2 en algunos modelos animales, como el modelo de riñón Goldblatt. Se desconoce si los cambios mencionados constituyen factores contribuyentes primarios o respuestas secundarias. En forma similar, se ha señalado que aumenta la formación de TXA_2 en la nefrotroxicidad inducida por ciclosporina, pero no se ha corroborado que exista una relación causal. Es probable que la $PGF_{2\alpha}$ eleve la presión sanguínea mediante la regulación de la liberación renal de renina. Aunque se necesita más investigación, los antagonistas de FP tienen potencial como nuevos fármacos antihipertensivos.

D. Órganos de la reproducción

1. Órganos reproductores de la mujer. Los estudios en animales demuestran la participación de PGE_2 y $PGF_{2\alpha}$ en la fase inicial de fenómenos de la reproducción como la ovulación, la luteólisis y la fecundación. El músculo uterino se contrae por acción de $PGF_{2\alpha}$, TXA_2 y concentraciones pequeñas de PGE_2; lo relajan PGI_2 y concentraciones grandes de PGE_2. $PGF_{2\alpha}$, junto con la oxitocina, es esencial para el desencadenamiento del parto. En párrafos siguientes se exponen los efectos de las prostaglandinas en la función uterina (véase Farmacología clínica de los eicosanoides).

2. Órganos reproductores del varón. A pesar de que en el líquido seminal se descubrieron las prostaglandinas y que poseen efectos uterotrópicos, las acciones de ellas en el semen son hipotéticas. La fuente principal de dichas sustancias es la vesícula seminal; la próstata, a pesar de que su nombre se usó para acuñar el de "prostaglandina", y los testículos, sintetizan solamente cantidades pequeñas. No se conocen en detalle los factores que regulan la concentración de prostaglandinas en el plasma seminal del varón, pero la producción de ellas se estimula por la testosterona. En el plasma seminal no se han identificado tromboxano ni leucotrienos. Los varones con una concentración pequeña de prostaglandinas en el líquido seminal son relativamente infecundos.

Las prostaglandinas que relajan el músculo liso como la PGE_1 intensifican la erección del pene al relajar el músculo liso de los cuerpos cavernosos (véase Farmacología clínica de los eicosanoides).

E. Sistemas nerviosos central y periférico

1. Fiebre. PGE_2 incrementa la temperatura corporal, de manera predominante por intervención de EP_3, aunque también participa EP_1, en particular cuando se administra de manera directa en los ventrículos cerebrales. La administración de $PGF_{2\alpha}$ y PGI_2 exógenas, induce fiebre, situación que no ocurre con PGD_2 y TXA_2. Los pirógenos endógenos liberan interleucina-1, lo que a su vez estimula la síntesis y la liberación de PGE_2. Dicha síntesis es bloqueada por el ácido acetilsalicílico y otros antipiréticos.

2. Dormir (sueño). Cuando se introduce en goteo PGD_2 en los ventrículos cerebrales origina sueño natural (como lo confirma el análisis electroencefalográfico) por activación de los receptores DP_1 y la liberación secundaria de adenosina. El goteo de PGE_2 en la porción posterior del hipotálamo origina el estado de vigilia.

3. Neurotransmisión. Los compuestos de PGE inhiben la liberación de noradrenalina desde las terminaciones de nervios simpáticos posganglionares. Aun más, los antiinflamatorios no esteroideos incrementan *in vivo* la liberación de noradrenalina, lo cual sugiere que las prostaglandinas pudieran tener una participación fisiológica en tal proceso. Por todo lo comentado, la vasoconstricción que surge durante el tratamiento con inhibidores de COX puede provenir, en parte, de la mayor liberación de noradrenalina, y de la inhibición de la síntesis endotelial de los vasodilatadores PGE_2 y PGI_2. Ambas prostaglandinas sensibilizan a las terminaciones de nervios periféricos, a estímulos dolorosos, al intensificar su excitabilidad de membrana terminal. Las prostaglandinas también modulan el dolor a nivel central. COX-1 y COX-2 son expresadas en la médula espinal y liberan prostaglandinas en reacción a estímulos dolorosos periféricos. PGE_2 y tal vez también PGD_2, PGI_2 y $PGF_{2\alpha}$, contribuyen a la llamada sensibilización central, incremento en la excitabilidad de las neuronas del asta dorsal de la médula, lo cual intensifica el dolor, amplía el área de percepción dolorosa y ocasiona dolor proveniente de estímulos antes inocuos.

clínicas de sus modificadores. Hay informes de datos contradictorios en estudios animales, según el modelo de enfermedad que se utilice y el objetivo molecular (5-LOX o FLAP). En un principio, los estudios genéticos en seres humanos demostraron un vínculo entre la enfermedad cardiovascular y los polimorfismos en las enzimas biosintéticas de leucotrieno, sobre todo FLAP, en algunas poblaciones. Sin embargo, estos resultados no se han respaldado en los estudios más grandes y recientes.

Por lo común los antiinflamatorios no esteroideos no inhiben la actividad de lipooxigenasa en las concentraciones que inhiben la de COX. De hecho, los fármacos mencionados, al evitar la conversión de ácido araquidónico por la vía de COX, hacen que sea metabolizada una cantidad mayor de sustrato, por medio de las vías de lipooxigenasa, lo cual culmina en una mayor síntesis de leucotrienos inflamatorios. Incluso en las vías que dependen de COX, la inhibición de la síntesis de un derivado puede incrementar la de un producto enzimáticamente similar. Por tal razón, están en fase de obtención fármacos que inhiben COX y lipooxigenasa.

FARMACOLOGÍA CLÍNICA DE LOS EICOSANOIDES

Se han utilizado algunas estrategias en la aplicación clínica de los eicosanoides. En primer lugar, se han sintetizado análogos orales o parenterales estables y de larga acción, de las prostaglandinas naturales. En otros países se ha aprobado el uso de dichos compuestos en humanos y en la actualidad están en fase de introducción en Estados Unidos (fig. 18-5). En segundo lugar, se han obtenido inhibidores de enzimas y antagonistas de receptores para interferir en la síntesis o los efectos de los eicosanoides. La identificación de COX-2 como la fuente principal de prostanoides inflamatorios permitió obtener inhibidores con selectividad por COX-2 en un intento de conservar las funciones del tubo digestivo y riñones, dirigidas por medio de COX-1, y de este modo aminorar los efectos tóxicos. Sin embargo, la disminución notable de la biosíntesis de PGI_2 que es consecuencia de la inhibición de COX-2 y que surge sin una inhibición concomitante de TXA_2 derivado de COX-1 plaquetario, elimina un "freno" protector en los mediadores endógenos de disfunción cardiovascular y con ello aumenta el número de cuadros cardiovasculares agudos en personas que reciben inhibidores selectivos de COX-2. En tercer lugar, se utilizan ampliamente (en la forma de productos que se obtienen sin receta y dietas en que se insiste en el consumo mayor de aceites de peces de aguas frías), en los intentos de manipulación dietética (cambiar los precursores de ácidos grasos poliinsaturados en los fosfolípidos de la membrana celular y con ello modificar la síntesis de eicosanoides).

Aparato reproductor de la mujer

Los estudios en ratones sometidos a bloqueo génico confirman la participación de las prostaglandinas en la reproducción y el parto. Al parecer es importante $PGF_{2\alpha}$ derivada de COX-1 en la luteólisis, lo que es compatible con el retraso del parto de ratas hembra con deficiencia de COX-1. Es de gran importancia en el comienzo del parto la interrelación compleja entre $PGF_{2\alpha}$ y la oxitocina. Las ratas hembra con deficiencia del receptor EP_2 mostraron un defecto previo al implante del embrión, lo cual explicaría algunas de las dificultades de crianza observadas en animales con bloqueo génico de COX-2.

A. Aborto

PGE_2 y $PGF_{2\alpha}$ poseen potentes acciones oxitócicas. La capacidad de las prostaglandinas E y F y de sus análogos para terminar el embarazo en cualquier fase, al estimular las contracciones uterinas, se ha adaptado para uso clínico común. Diversos estudios a nivel mundial han definido que la administración de prostaglandinas termina de manera eficaz la gestación. Los fármacos de esta categoría se utilizan para el aborto en el primero y el segundo trimestres y para "condicionar" o madurar el cuello uterino antes del aborto. Las prostaglandinas comentadas al parecer "ablandan" el cuello uterino al incrementar su contenido de proteoglucanos y cambiar las propiedades biofísicas del colágeno.

La **dinoprostona** es un preparado sintético de PGE_2 que se aplica por vía vaginal como oxitócico. En Estados Unidos se aprobó su uso para inducir el aborto en el segundo trimestre de la gestación, para casos de aborto diferido, en la mola hidatiforme benigna y para la "maduración" del cuello uterino en la inducción del parto en mujeres en el término del embarazo o en fechas cercanas al mismo. La dinoprostona estimula la contracción del útero durante todo el embarazo; al evolucionar éste, el útero intensifica su respuesta contráctil y también es potenciado un efecto igual de la oxitocina. La dinoprostona modifica directamente la colagenasa del cuello uterino y lo ablanda. La prostaglandina por vía vaginal penetra en la circulación de la madre y se absorbe una cantidad pequeña en forma directa por el útero, a través del cuello uterino y el sistema linfático. La dinoprostona se metaboliza en los tejidos locales, y en el "primer paso" a través de los pulmones (95%, en promedio). Los metabolitos se excretan en forma predominante por la orina. La semivida plasmática es de 2.5 a 5 minutos.

Para inducir el parto, se usa la dinoprostona en la forma de gel (con 0.5 mg de PGE_2) o en una presentación de liberación controlada (10 mg de PGE_2), que libera dicha prostaglandina *in vivo* a razón de 0.3 mg/h (aproximadamente) en un lapso de 12 h. Una ventaja de dicha presentación es la menor incidencia de efectos adversos que genera en las vías gastrointestinales (<1%).

Como abortivo, la dosis recomendada es un óvulo vaginal con 20 mg de dinoprostona, que se repite a intervalos de 3 a 5 h, según la reacción del útero. El lapso medio hasta la expulsión del producto es de 17 h, pero en más de 25% de los casos el aborto es incompleto y requiere intervenciones adicionales.

Para el ablandamiento del cuello uterino en el término de la gestación, los preparados utilizados son un solo óvulo vaginal que contiene 10 mg PGE_2 o un gel por la misma vía que contiene 0.5 mg de PGE_2, aplicado cada 6 h. El ablandamiento del cuello uterino para inducir el parto acorta de manera notable el lapso que media entre el comienzo de tal fenómeno y la expulsión del producto.

Los antiprogestágenos (como la **mifepristona**), se han combinado con el **misoprostol**, análogo sintético oxitócico de PGE_1 oral, para inducir aborto en fase temprana. El régimen anterior se puede practicar en Estados Unidos y en Europa (cap. 40). La facilidad de uso y la eficacia de dicha combinación han despertado enorme oposición en algunos sectores. Los principales efectos tóxicos son dolor, cólico y diarrea. Las vías de administración oral y vaginal son igualmente eficaces, pero se ha vinculado a la segunda con una mayor incidencia de septicemia, por lo cual se recomienda ahora la primera.

También se ha utilizado en obstetricia un análogo de $PGF_{2\alpha}$, la **carboprost trometamina** (15-metil-$PGF_{2\alpha}$; el grupo 15-metilo prolonga la duración de acción), para inducir el aborto del segundo trimestre y cohibir la hemorragia puerperal que no cesa con los métodos acostumbrados de tratamiento. El índice de buenos resultados es de 80%, en promedio. Se le aplica en una sola inyección intramuscular de 250 μg que se repite si es necesaria. Por lo regular ocurre vómito y diarrea, tal vez por estimulación del músculo liso del tubo digestivo. En algunas personas aparece broncoconstricción transitoria. En casi 12.5% de las pacientes aumenta de forma transitoria la temperatura corporal.

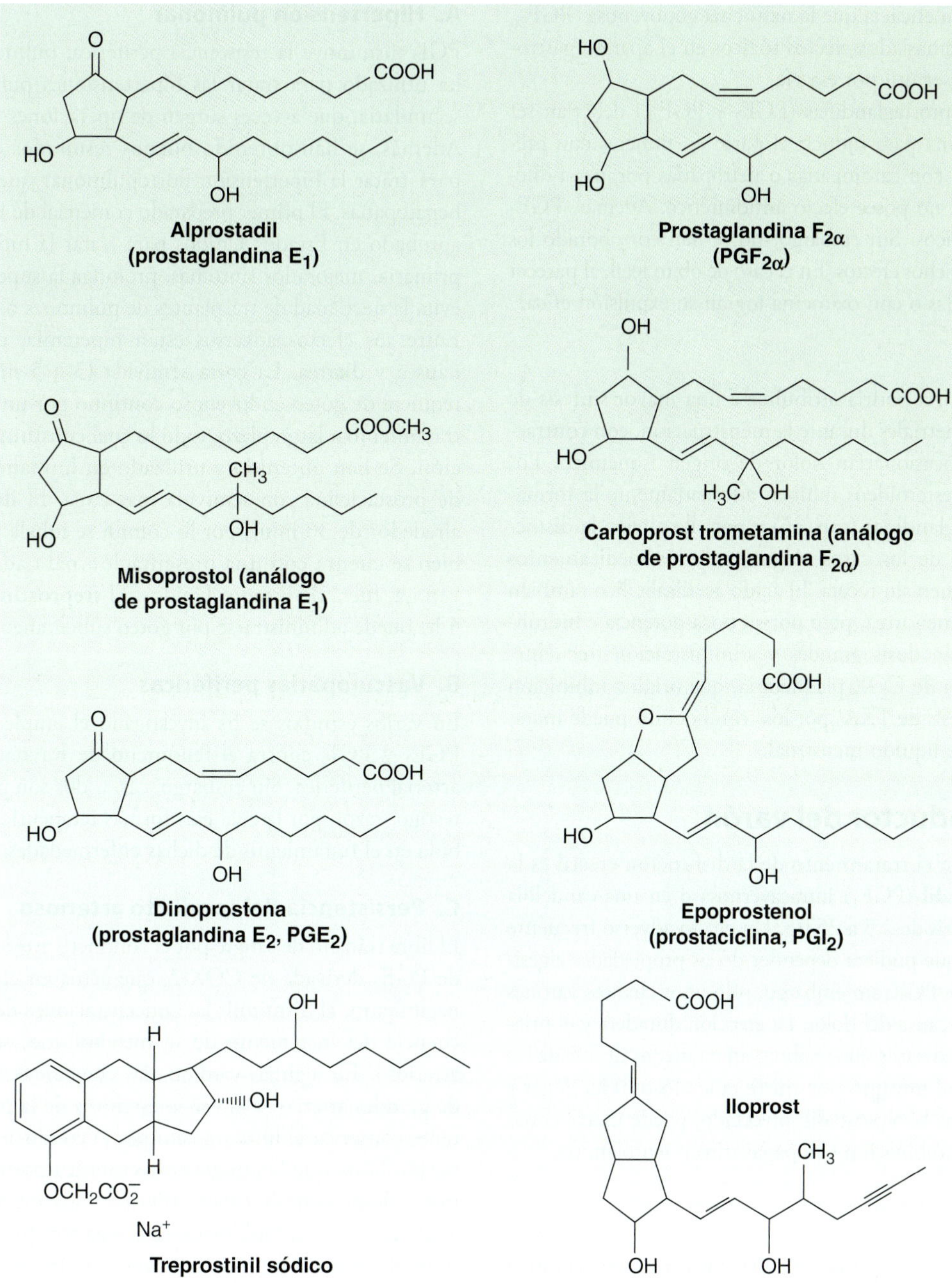

FIGURA 18–5 Estructuras químicas de algunas prostaglandinas y sus análogos que se usan en clínica.

B. Facilitación del parto

Innumerables estudios han demostrado que PGE_2, $PGF_{2\alpha}$ y sus análogos desencadenan y estimulan de manera eficaz el parto, pero $PGF_{2\alpha}$ tiene la décima parte de la potencia de PGE_2. Al parecer no existe diferencia en la eficacia de las dos prostaglandinas mencionadas si se administran por la vena; sin embargo, el uso más común es la aplicación de análogos de PGE_2 (dinoprostona) para estimular el parto por medio del "ablandamiento" o maduración del cuello uterino. Con los fármacos mencionados y con la oxitocina se obtienen índices similares de buenos resultados e intervalos parecidos del lapso que media entre la inducción y la expulsión del producto. Los efectos adversos de las prostaglandinas son moderados y hay una incidencia levemente mayor de náusea, vómito y diarrea, que las que ocasiona la oxitocina. $PGF_{2\alpha}$ causa más efectos tóxicos en el tubo digestivo que PGE_2. Las dos prostaglandinas no muestran notables efectos tóxicos en la esfera cardiovascular de la parturienta, en las dosis recomendadas. De hecho, es necesario administrar en goteo endovenoso PGE_2 con una velocidad 20 veces mayor que la usada para inducir el parto, para disminuir la presión arterial y acelerar el latido cardiaco. $PGF_{2\alpha}$ es broncoconstrictora y debe utilizarse con cautela en asmáticas; sin embargo, durante la inducción del parto no se han observado ataques de asma ni broncoconstricción. Las dos protaglandinas (PGE_2 y $PGF_{2\alpha}$) cruzan la barrera fetoplacentaria, pero pocas veces se manifiestan efectos tóxicos en el feto.

Se han comparado los efectos de la administración de PGE_2 oral (0.5 a 1.5 mg/h), con los de la oxitocina endovenosa y la demoxitocina oral (un derivado), en la inducción del parto. PGE_2 oral fue superior respecto al derivado ingerible de oxitocina, y en muchos estudios tuvo la misma eficacia que la oxitocina endovenosa. $PGF_{2\alpha}$ por vía oral origina demasiados efectos tóxicos en el aparato gastrointestinal, como para ser útil por esa vía.

En teoría, las dos prostaglandinas (PGE_2 y $PGF_{2\alpha}$) deberían ser superiores a la oxitocina para inducir el parto en mujeres con preeclampsia-eclampsia o con cardiopatías o nefropatías porque, a diferencia de la oxitocina, no posee efecto antidiurético. Además, PGE_2 tiene efectos natriuréticos. Sin embargo, no se han corroborado los beneficios clínicos de dichos efectos. En el caso de óbito fetal, al parecer las prostaglandinas solas o con oxitocina logran su expulsión eficaz.

C. Dismenorrea

La dismenorrea primaria podría atribuirse a una mayor síntesis de PGE_2 y $PGF_{2\alpha}$ endometriales durante la menstruación, con contracciones uterinas que ocasionarían dolor de origen isquémico. Los antiinflamatorios no esteroideos inhiben adecuadamente la formación de dichas prostaglandinas (cap. 36) y por ello alivian la dismenorrea en 75 a 85% de los casos. Algunos de los medicamentos mencionados se obtienen sin receta. El ácido acetilsalicílico también es eficaz contra la dismenorrea, pero por su poca potencia e hidrólisis rápida, se necesitan dosis grandes y administración frecuente. Además, la acetilación de COX plaquetaria, que origina inhibición irreversible de la síntesis de TXA_2 por los trombocitos, puede incrementar el volumen de líquido menstrual.

Aparato reproductor del varón

La segunda opción en el tratamiento de la disfunción eréctil es la inyección de **alprostadil** (PGE_1) intracavernosa o en una candelilla uretral. Se utilizan dosis de 2.5 a 25 μg. Un efecto adverso frecuente es el dolor del pene, que pudiera depender de las propiedades algésicas de los derivados de PGE; sin embargo, sólo unos cuantos varones interrumpen su uso a causa del dolor. La erección duradera y el priapismo son reacciones adversas que se observan en menos de 4% de los pacientes y se llevan al mínimo por ajuste cuidadoso hasta llegar a la dosis eficaz mínima. El alprostadil, inyectado, puede usarse como fármaco único o en combinación con papaverina o fentolamina.

Riñones

La mayor biosíntesis de prostaglandinas se ha vinculado con una forma del síndrome de Bartter, enfermedad poco común caracterizada por presión arterial baja a normal, menor sensibilidad a la angiotensina; hiperreninemia, hiperaldosteronismo y pérdida excesiva de potasio; también aumenta la excreción de prostaglandinas, en particular metabolitos de PGE, en la orina. Después de administrar por largo tiempo inhibidores de COX, se normalizan la sensibilidad a la angiotensina, las concentraciones de renina plasmática y la concentración de aldosterona en plasma. A pesar de que aumenta el potasio plasmático, permanece en nivel bajo y persiste la pérdida de dicho ion por orina. Se desconoce si la intensificación de la biosíntesis de prostaglandinas es la causa del síndrome, o un reflejo de un defecto fisiológico básico.

Aparato cardiovascular

Los efectos vasodilatadores de los compuestos de PGE se han estudiado ampliamente en sujetos hipertensos; dichos compuestos también estimulan la diuresis de sodio. Para tener aplicación práctica, es necesario que dichos productos sean derivados que conserven su actividad después de ingeridos, y tengan semividas más largas y menos efectos adversos.

A. Hipertensión pulmonar

PGI_2 disminuye la resistencia periférica, pulmonar y coronaria. Se ha utilizado para tratar las hipertensiones pulmonares primaria y secundaria, que a veces surgen de operaciones de la válvula mitral. Además, se han obtenido buenos resultados con la prostaciclina para tratar la hipertensión portopulmonar que es consecuencia de hepatopatías. El primer preparado comercial de PGI_2 (**epoprostenol**) aprobado en Estados Unidos para tratar la hipertensión pulmonar primaria, mejora los síntomas, prolonga la supervivencia y difiere o evita la necesidad de trasplantes de pulmones o de pulmón-corazón. Entre sus efectos adversos están hiperemia, cefalea, hipotensión, náusea y diarrea. La corta semivida (3 a 5 min) de epoprostenol requiere de goteo endovenoso continuo por un catéter central en el tratamiento a largo plazo, todo lo cual constituye su máxima limitación. Se han obtenido y utilizado en humanos algunos análogos de prostaciclina con semivida más larga. El **iloprost** (semivida de alrededor de 30 min), por lo común se inhala 6 a 9 veces al día, si bien se cuenta con una presentación para administración endovenosa, fuera de Estados Unidos. El **treprostinil** (semivida de unas 4 h) puede administrarse por goteo subcutáneo o intravenoso.

B. Vasculopatías periféricas

En varios estudios se ha investigado el empleo de compuestos de PGE_1 y PGI_2 contra el fenómeno de Raynaud y la enfermedad arterial periférica. Sin embargo, casi todos son pequeños y sin grupo testigo, razón por la cual esas formas terapéuticas no han tenido cabida en el tratamiento de dichas enfermedades.

C. Persistencia del conducto arterioso

El libre tránsito de sangre por el conducto arterioso del feto depende de PGE_2 derivada de COX-2, que actúa en el receptor EP_4. En el nacimiento, al disminuir las concentraciones de PGE_2 como consecuencia del incremento de su metabolismo, se cierra el conducto arterioso. En algunas cardiopatías congénitas (como transposición de grandes arterias, y atresia o estenosis de la pulmonar), es importante conservar el libre tránsito por el conducto arterioso del recién nacido hasta que la cirugía correctora sea posible. La medida anterior se logra con alprostadil (PGE_1) y a semejanza de PGE_2, es un vasodilatador e inhibidor de la agregación plaquetaria y contrae el músculo liso de útero e intestinos. Entre sus efectos adversos se encuentran apnea, bradicardia, hipotensión e hiperpirexia. Los pulmones eliminan rápidamente dicha prostaglandina (su semivida es de 5 a 10 min en adultos y recién nacidos sanos), y por esa razón debe administrarse en goteo endovenoso continuo con velocidad inicial de 0.05 a 0.1 μg/kg/min, que puede aumentarse a 0.4 μg/kg/min. La administración por largo tiempo se ha vinculado con fragilidad y rotura del conducto arterioso.

En el cierre diferido del mismo, se utilizan a menudo los inhibidores de COX para inhibir la síntesis de PGE_2 y cerrar dicha estructura. Los prematuros en quienes surge insuficiencia respiratoria porque no se cierra el conducto, pueden ser tratados con indometacina, con la que se obtiene un índice mayor de buenos resultados; con dicho antiinflamatorio se evita la necesidad del cierre quirúrgico del conducto.

Sangre

Como ya se comentó, los eicosanoides participan en la trombosis, porque TXA_2 estimula la agregación plaquetaria, en tanto que PGI_2 y posiblemente también PGE_2 y PGD_2 son antagonistas plaquetarios.

La administración de ácido acetilsalicílico por largo tiempo y en dosis pequeñas (81 mg/día) inhibe de manera selectiva e irreversible COX-1 plaquetaria, sin modificar la actividad de COX-1 o COX-2 a nivel sistémico (cap. 34). Como sus efectos son reversibles en el intervalo típico de administración, los NSAID no selectivos (p. ej., ibuprofeno) no reproducen este efecto, aunque el naproxeno, por su semivida con prolongación variable, podría aportar un beneficio plaquetario a algunas personas. Además de activar las plaquetas, TXA_2 amplifica la respuesta a otros agonistas plaquetarios; por tal razón, la inhibición de su síntesis anula la agregación secundaria de plaquetas inducida por ADP, por concentraciones pequeñas de trombina y colágeno, y por adrenalina. Los inhibidores selectivos de COX-2 no alteran la biosíntesis de TXA_2 plaquetario, ni son inhibidores de tales células. Sin embargo, la generación de PGI_2 derivada de COX-2 queda sustancialmente suprimida durante la inhibición selectiva de COX-2, con lo cual se elimina un factor limitante de la acción de TXA_2 en aparato cardiovascular, y de otros agonistas plaquetarios. Es muy probable que la depresión selectiva de la generación de PGI_2 contribuya al incremento del número de problemas trombóticos agudos en seres humanos que reciben inhibidores selectivos de COX-2.

Los análisis globales han señalado que el ácido acetilsalicílico en dosis pequeñas disminuye 25%, en promedio, la incidencia secundaria de infarto del miocardio y apoplejía. Sin embargo, incrementa el riesgo pequeño de hemorragia grave del tubo digestivo, unas dos veces más que el placebo. El ácido acetilsalicílico en dosis pequeñas también aminora la incidencia del primer infarto del miocardio. Sin embargo, en dicho caso no se ha dilucidado el beneficio, en comparación con el riesgo de hemorragia del tubo digestivo. Los efectos del ácido acetilsalicílico en la función plaquetaria se señalan con mayor detalle en el capítulo 34.

Aparato respiratorio

La PGE_2 es un broncodilatador potente en aerosol. Por desgracia, también desencadena tos y no se ha podido obtener un análogo que posea sólo sus propiedades broncodilatadoras.

$PGF_{2\alpha}$ y TXA_2 son potentes broncoconstrictores y alguna vez se pensó que eran mediadores primarios en el asma. Los polimorfismos en los genes para la sintasa de PGD_2, ambos receptores DP y el receptor TP se han vinculado con el asma en seres humanos. Los antagonistas de DP, en especial los dirigidos contra DP_2, están en investigación como posibles tratamientos para las enfermedades alérgicas, incluida el asma. No obstante, los cisteinil leucotrienos (LTC_4, LTD_4 y LTE_4) probablemente predominen en la constricción asmática de las vías respiratorias. Como se describe en el capítulo 20, son eficaces en el asma los inhibidores del receptor de leucotrieno (**zafirlukast** y **montelukast**). También se ha utilizado en dicha enfermedad un inhibidor de lipooxigenasa (**zileutón**), pero no tiene tanta aceptación como los inhibidores del receptor. No se sabe si los leucotrienos ocasionan, cuando menos en parte, el síndrome de dificultad respiratoria aguda.

Los corticoesteroides y el cromoglicato disódico son útiles en el asma; los primeros inhiben la síntesis de eicosanoides y con ello limitan las cantidades del mediador de dicha sustancia, disponible para su liberación. El cromoglicato al parecer inhibe la liberación de eicosanoides y otros mediadores como la histamina y el factor activador de plaquetas, provenientes de las células cebadas.

Tubo digestivo

El término "citoprotección" se acuñó para denotar el notable efecto protector de las prostaglandinas E, contra úlceras pépticas en animales, en dosis que no disminuían la secreción de ácido. Desde ese momento, innumerables investigaciones experimentales y clínicas han demostrado que los compuestos de PGE y sus análogos, protegen contra úlceras pépticas causadas por corticoesteroides o antiinflamatorios no esteroideos. El **misoprostol** es un análogo sintético de PGE_1 que es activo después de ingerido. En Estados Unidos la indicación aprobada por la FDA incluyó la prevención de úlceras pépticas inducidas por NSAID. El producto se administra en una dosis de 200 μg cuatro veces al día, con los alimentos. El análogo comentado de PGE y otros más (como el enprostil) son citoprotectores en dosis pequeñas e inhiben en dosis mayores la secreción de ácido por el estómago. Se usa poco el misoprostol, tal vez por sus efectos adversos que incluyen molestias abdominales y a veces diarrea. En sujetos con hepatopatías que recibieron por largo tiempo PGE, se han descrito dolor óseo e hiperostosis, ambos dependientes de la dosis.

Se obtuvieron los inhibidores selectivos de COX-2 en un intento de conservar COX-1 del estómago, para que no se alterara la citoprotección natural por parte de PGE_2 y PGI_2 sintetizadas localmente (cap. 36). Sin embargo, dicho beneficio se identificó sólo con inhibidores muy selectivos y pudiera ser anulado por el incremento en los efectos tóxicos en el aparato cardiovascular.

Sistema inmunitario

Las células del sistema inmunitario contribuyen de forma sustancial a la biosíntesis de eicosanoides durante una reacción inmunitaria. Los linfocitos T y B no constituyen fuentes sintéticas primarias. Sin embargo, pueden aportar ácido araquidónico a los monocitos-macrófagos para la síntesis de eicosanoides. Además existen pruebas de interacciones intercelulares mediadas por eicosanoides, por parte de plaquetas, eritrocitos, leucocitos y células endoteliales.

Los eicosanoides modulan los efectos del sistema inmunitario. PGE_2 y PGI_2 limitan *in vitro* la proliferación de linfocitos T, al igual que lo hacen los corticoesteroides. PGE_2 también inhibe la diferenciación de linfocitos B y con ello suprime la respuesta inmunitaria. La expansión clonal de linfocitos T disminuye por la inhibición de la expresión de las interleucinas-1 y -2 y la del antígeno de clase II por parte de macrófagos u otras células presentadoras de antígeno. Los leucotrienos, el TXA_2 y el factor activador de plaquetas estimulan la expansión clonal de linfocitos T. Los compuestos mencionados estimulan la formación de interleucinas 1 y 2 y la expresión de los receptores de esta última interleucina. Los leucotrienos también activan la liberación de interferón γ y pueden sustituir a la interleucina-2 como estimulador de dicha forma de interferón. PGD_2 induce la quimiotaxia y la migración de linfocitos TH2. Los efectos *in vitro* mencionados de los eicosanoides concuerdan con los observados *in vivo* en animales con rechazo agudo de un órgano en trasplante, como se describió.

A. Rechazo mediado por células de un órgano trasplantado

El rechazo agudo de un órgano trasplantado es una respuesta inmunitaria mediada por células (cap. 55). La administración de PGI_2 a sujetos que han recibido un riñón en trasplante ha revertido el proceso de rechazo en algunos casos. Los datos de experimentos *in vitro* e *in vivo* indican que PGE_2 y PGI_2 disminuyen la proliferación de linfocitos T y el rechazo, que también se observa con fármacos que inhiben la síntesis de TXA_2 y leucotrienos. En personas que han recibido un órgano en trasplante, aumenta la excreción de metabolitos de TXA_2 por la orina, durante la fase de rechazo agudo. Los corticoesteroides, fármacos de primera línea utilizados para tratar el rechazo agudo por sus efectos linfotóxicos, inhiben la fosfolipasa y la actividad de COX-2.

B. Inflamación

Desde hace casi 100 años se ha utilizado el ácido acetilsalicílico para tratar las artritis, pero apenas en 1971 se identificó su mecanismo de acción (inhibición de la actividad de COX). Al parecer COX-2 es la forma de la enzima que mayor relación tiene con células que participan en el proceso inflamatorio, aunque como se describió, COX-1 también contribuye significativamente a la biosíntesis de prostaglandinas durante la inflamación. En el capítulo 36 se expone la información sobre el ácido acetilsalicílico y otros antiinflamatorios que inhiben la COX.

C. Artritis reumatoide

En este trastorno, se depositan complejos inmunitarios en las articulaciones afectadas y originan una respuesta inflamatoria que es amplificada por los eicosanoides. En la membrana sinovial se acumulan linfocitos y macrófagos, en tanto que otros leucocitos se localizan primordialmente en el líquido sinovial. Los principales eicosanoides producidos por los leucocitos son los leucotrienos, que facilitan la proliferación de linfocitos T y que actúan como quimiotácticos. Los macrófagos de seres humanos sintetizan los productos de COX, PGE_2 y TXA_2 y grandes cantidades de leucotrienos.

D. Infección

No se ha definido con exactitud la relación de los eicosanoides con la infección. Se ha corroborado plenamente el vínculo de los corticoesteroides antiinflamatorios y el mayor peligro de infección. Sin embargo, los NSAID al parecer no alteran las respuestas de los pacientes a las infecciones.

Glaucoma

El primer prostanoide utilizado contra el glaucoma fue el **latanoprost**, un derivado estable de $PGF_{2\alpha}$ de larga acción. Los buenos resultados obtenidos estimularon la obtención de prostanoides similares con efectos hipotensores en el ojo y en la actualidad se dispone de **bimatoprost**, **travoprost** y **unoprostona**, fármacos que actúan en el receptor FP y se administran en la forma de gotas en el saco conjuntival una o dos veces al día. Entre sus efectos adversos están pigmentación parda irreversible del iris y las pestañas, xeroftalmía y conjuntivitis.

MANIPULACIÓN ALIMENTARIA DEL METABOLISMO DEL ÁCIDO ARAQUIDÓNICO

El ácido araquidónico proviene de los ácidos linoleico y linolénico α de los alimentos, que son ácidos grasos esenciales; por esa razón, se han estudiado ampliamente los efectos de la manipulación del metabolismo de ácido araquidónico por medio de la alimentación. Se han usado dos estrategias. En la primera se agregan a los alimentos aceites de maíz, cártamo y girasol que contienen ácido linoleico (C18:2). La segunda agrega aceites que contienen ácidos eicosapentaenoico (C20:5) y docosahexaenoico (C22:6), llamados ácidos grasos omega 3, de peces de agua fría. Las dos estrategias alimentarias cambian la composición de fosfolípidos de las membranas celulares, al sustituir el ácido araquidónico por los ácidos grasos de los alimentos. Se ha demostrado que las dietas con abundantes aceites de peces modifican los índices *ex vivo* de función plaquetaria y de leucocitos, tensión arterial y triglicéridos, con diferentes tasas de dosis/respuesta. Se cuenta con innumerables datos epidemiológicos que vinculan las dietas con abundantes aceites de pescado, con una disminución en la incidencia de infarto del miocardio y muerte repentina de origen cardiaco, aunque los datos son más ambiguos en cuanto a la apoplejía. Por supuesto, los datos epidemiológicos pueden ocasionar confusión en las dietas mencionadas, con disminución de dietas saturadas y otros elementos del modo de vida "sano". Además, algunos datos obtenidos de estudios prospectivos con asignación al azar sugieren que las intervenciones alimentarias de ese tipo pueden disminuir la incidencia de muerte repentina. Los experimentos *in vitro* sugieren que los aceites de peces protegen de la arritmogénesis inducida experimentalmente, la agregación plaquetaria, el espasmo vasomotor y el metabolismo de colesterol.

PREPARACIONES DISPONIBLES

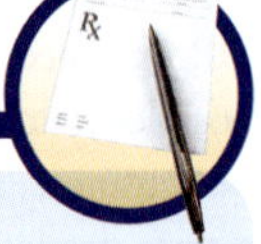

LOS ANTIINFLAMATORIOS NO ESTEROIDEOS SE EXPONEN EN EL CAPÍTULO 36

Alprostadil
Inyección en el pene: polvo estéril con 5, 10, 20, 40 μg para reconstitución
Vía parenteral: ampolletas con 500 μg/ml

Bimatoprost
Gotas oftálmicas: solución al 0.03%

Carboprost trometamina
Vía parenteral: ampolletas con 250 μg de carboprost y 83 μg de trometamina por ml

Dinoprostona (prostaglandina E_2)
Vía vaginal: óvulos de 20 mg; gel con 0.5 mg; sistema de liberación controlada, con 10 mg

Epoprostenol (prostaciclina)
Vía intravenosa: polvo con 0.5 o 1.5 mg para reconstitución

Iloprost
Inhalación: solución con 10 μg/ml

Latanoprost
Aplicación tópica: solución oftálmica con 0.005%

Misoprostol
Vía oral: comprimidos con 100 y 200 μg

Montelukast
Vía oral: comprimidos masticables de 4 y 5 mg; comprimidos de 10 mg y gránulos de 4 mg

Travoprost
Solución oftálmica: 0.004%

Treprostinil
Vía parenteral: 1, 2.5, 5 y 10 mg/ml para goteo endovenoso o vía subcutánea

Zafirlukast
Vía oral: comprimidos de 10 o 20 mg

Zileutón
Vía oral: comprimidos de 600 mg

BIBLIOGRAFÍA

Breyer RM et al: Prostanoid receptors: Subtypes and signaling. Annu Rev Pharmacol Toxicol 2001;41:661.

Brink C et al: International Union of Pharmacology XXXVII. Nomenclature for leukotriene and lipoxin receptors. Pharmacol Rev 2003;55:195.

Cheng HF, Harris RC: Cyclooxygenases, the kidney, and hypertension. Hypertension 2004;43:525.

Christin-Maitre S, Bouchard P, Spitz IM: Medical termination of pregnancy. N Engl J Med 2000;342:946.

Grosser T, Fries S, FitzGerald GA: Biological basis for the cardiovascular consequences of COX-2 inhibition: Therapeutic challenges and opportunities. J Clin Invest 2006;116:4.

Hao CM, Breyer MD: Physiological regulation of prostaglandins in the kidney. Annu Rev Physiol 2008;70:357.

Hata AN, Breyer RM: Pharmacology and signaling of prostaglandin receptors: Multiple roles in inflammation and immune modulation. Pharmacol Ther 2004;103:147.

Leonhardt A et al: Expression of prostanoid receptors in human ductus arteriosus. Br J Pharmacol 2003;138:655.

Martel-Pelletier J et al: Therapeutic role of dual inhibitors of 5-LOX and COX, selective and non-selective non-steroidal anti-inflammatory drugs. Ann Rheum Dis 2003;62:501.

Matsuoka T, Narumiya S: Prostaglandin receptor signaling in disease. Scientific World Journal 2007;7:1329.

Narumiya S, FitzGerald GA: Genetic and pharmacological analysis of prostanoid receptor function. J Clin Invest 2001;108:25.

Rokach J et al: Nomenclature of isoprostanes: A proposal. Prostaglandins 1997; 54:853.

Smith WL, Dewitt DL, Garavito MR: Cyclooxygenases: Structural, cellular, and molecular biology. Annu Rev Biochem 2000;69:145.

Smyth EM, FitzGerald GA: Prostaglandin mediators. In: Bradshaw RD, Dennis EA (editors): *Handbook of Cell Signaling*. Elsevier, 2009.

Steiropoulos P, Trakada G, Bouros D: Current pharmacological treatment of pulmonary arterial hypertension. Curr Clin Pharmacol 2008;3:11.

Wang D, Dubois RN: Prostaglandins and cancer. Gut 2006;55:115.

Wang D, Mann JR, DuBois RN: The role of prostaglandins and other eicosanoids in the gastrointestinal tract. Gastroenterology 2005;128:1445.

CAPÍTULO

19

Óxido nítrico

Samie R. Jaffrey, MD, PhD

El óxido nítrico (NO, *nitric oxide*) es una molécula gaseosa de señalización que se difunde con facilidad a través de las membranas celulares y regula una amplia variedad de procesos fisiológicos y fisiopatológicos que incluyen funciones cardiovasculares, inflamatorias y neuronales. No debe confundirse con el óxido nitroso (N_2O), un gas anestésico, ni con el dióxido de nitrógeno (NO_2), un gas tóxico irritante pulmonar.

DESCUBRIMIENTO DEL ÓXIDO NÍTRICO DE PRODUCCIÓN ENDÓGENA

El óxido nítrico (NO) es un contaminante ambiental, por lo que fue inesperado descubrir que el NO es sintetizado por las células y que activa vías de señalización intracelulares específicas. El primer indicio de que se produce NO en las células provino de estudios en cultivos de macrófagos, que mostraron que el tratamiento con mediadores de inflamación, como las endotoxinas bacterianas producía nitrato y nitrito, moléculas que son subproductos de la degradación del NO. De manera similar, la inyección de una endotoxina en animales aumentaba la concentración de nitritos y nitratos en la orina.

El segundo indicio provino de estudios sobre la regulación vascular. Se sabía que varias moléculas, como la acetilcolina, causaban relajación de los vasos sanguíneos. Ese efecto ocurría sólo cuando los vasos estaban preparados de manera que se conservasen las células endoteliales luminales que cubrían al músculo liso de la pared vascular. Estudios posteriores mostraron que las células endoteliales responden a esos relajantes vasculares por liberación de un **factor de relajación derivado del endotelio** (**EDRF**, *endothelial-derived relaxing factor*) que actúa sobre el músculo vascular para lograr la relajación. Tales datos dieron pie a una búsqueda intensiva de la identidad del EDRF.

Al mismo tiempo, se observó que la aplicación exógena de NO o nitratos orgánicos, que son metabolizados hasta formar NO, provoca diversos efectos, incluidas la inhibición de la agregación plaquetaria y vasorrelajación. Estos efectos eran especialmente intrigantes, puesto que, al parecer, involucraban la activación de respuestas celulares muy específicas en lugar de respuestas citotóxicas más generales. Al comparar las propiedades bioquímicas y farmacológicas del EDRF y del NO se encontraron las primeras pruebas de que el NO constituye el principal componente bioactivo del EDRF. Además, dichos hallazgos aclararon que los compuestos exógenos de NO o que lo liberan (nitratos, nitritos, nitroprusiato; véanse caps. 11 y 12) producían sus efectos por reclutamiento de vías de señalización fisiológicas que normalmente regulan las acciones del NO endógeno.

SÍNTESIS, MECANISMOS DE SEÑALIZACIÓN E INACTIVACIÓN DE ÓXIDO NÍTRICO

Síntesis

El óxido nítrico, escrito como $NO^{\bullet}$ para indicar que contiene un electrón impar en su estructura química, o simplemente como NO, es una molécula de señalización altamente reactiva formada por la acción de una de tres isoenzimas muy relacionadas entre sí: las NO sintetasas (NOS, EC 1.14.13.49), cada una de ellas codificada por un gen separado y nombrada por el tipo de célula del que se aisló inicialmente (cuadro 19-1). A pesar de sus nombres, estas enzimas —la NOS neuronal (nNOS o NOS-1), la NOS de macrófagos o inducible (iNOS o NOS-2) y la NOS endotelial (eNOS o NOS-3)— se expresan en una amplia variedad de células y a menudo con una distribución superpuesta. Tales isoformas generan NO en una reacción dependiente de O_2 y NADPH a partir del aminoácido L-arginina (fig. 19-1). La reacción enzimática involucra cofactores unidos a enzimas, como el grupo hem, la tetrahidrobiopterina y el dinucleótido de flavina y adenina (FAD, *flavin adenine dinucleotide*). En el caso de nNOS y eNOS, la síntesis de NO se desencadena por agentes y procesos que aumentan la concentración de calcio en el citosol. El calcio citosólico forma complejos con calmodulina, una abundante proteína de unión de calcio, que después se une y activa a eNOS y nNOS. Por otro lado, la iNOS no se regula por el calcio, más bien es activa de manera constitutiva. En los macrófagos y varios otros tipos celulares, los mediadores de inflamación producen activación transcripcional del gen de iNOS, lo que culmina con la acumulación de iNOS y la generación de mayores cantidades de NO.

Mecanismos de señalización

El NO media sus efectos por la modificación covalente de las proteínas. Hay tres sitios efectores principales de NO (fig. 19-1):

1. Metaloproteínas. El NO interactúa con los metales, en especial el hierro del grupo hem. El sitio efector principal del NO es la

CUADRO 19–1 Propiedades de las tres isoformas de la sintetasa de óxido nítrico (NOS)

	Nombres de las isoformas		
Propiedad	**NOS-1**	**NOS-2**	**NOS-3**
Otros nombres	nNOS (NOS neuronal)	iNOS (NOS inducible)	eNOS (NOS endotelial)
Tejido	Neuronas, músculo esquelético	Macrófagos, células de músculo liso	Células endoteliales, neuronas
Expresión	Constitutiva	Inducción transcripcional	Constitutiva
Regulación del calcio	Sí	No	Sí

guanililciclasa soluble (sGC, *soluble guanylyl cyclase*), una enzima con hem que genera monofosfato de guanosina cíclico (*cyclic guanosine monophosphate,* cGMP) a partir del trifosfato de guanosina (GTP, *guanosine triphosphate*). El NO se fija a hem en sGC, provocando activación enzimática y elevación de la concentración intracelular de cGMP. El cGMP activa a la proteína cinasa G (PKG, *protein kinase G*), que fosforila proteínas específicas. En los vasos sanguíneos, el aumento dependiente de NO de la actividad de cGMP y PKG resulta en la fosforilación de proteínas que generan una menor concentración citosólica de calcio y posteriormente una reducción en la contracción del músculo liso vascular. La interacción de NO con otras metaloproteínas gobierna algunos de los efectos citotóxicos del NO cuando éste se produce en exceso, por ejemplo, por los macrófagos activados. Por ejemplo, el NO inhibe a las metaloproteínas que participan en la respiración celular, como la aconitasa, una enzima del ciclo del ácido cítrico y a la citocromo oxidasa, una proteína de la cadena de transporte de electrones. La inhibición por el NO de las enzimas del citocromo P450 que contienen grupos hem es un mecanismo patógeno de importancia en la hepatopatía inflamatoria.

2. Tioles. El NO reacciona con los tioles (compuestos que contienen un grupo –SH) para formar nitrotioles. En las proteínas, la porción tiol se encuentra en el aminoácido cisteína. Esa modificación postraducción, denominada *S*-nitrosilación o *S*-nitrosación, requiere metales u oxígeno para catalizar la formación del aducto nitrosotiol. La *S*-nitrosilación es muy específica y sólo determinados residuos de cisteína de las proteínas se *S*-nitrosilan. La *S*-nitrosilación puede modificar la función, estabilidad o ubicación de las proteínas diana. Aunque no se ha dilucidado por completo la función fisiológica de la nitrosilación de proteínas, los sitios principales de la reac-

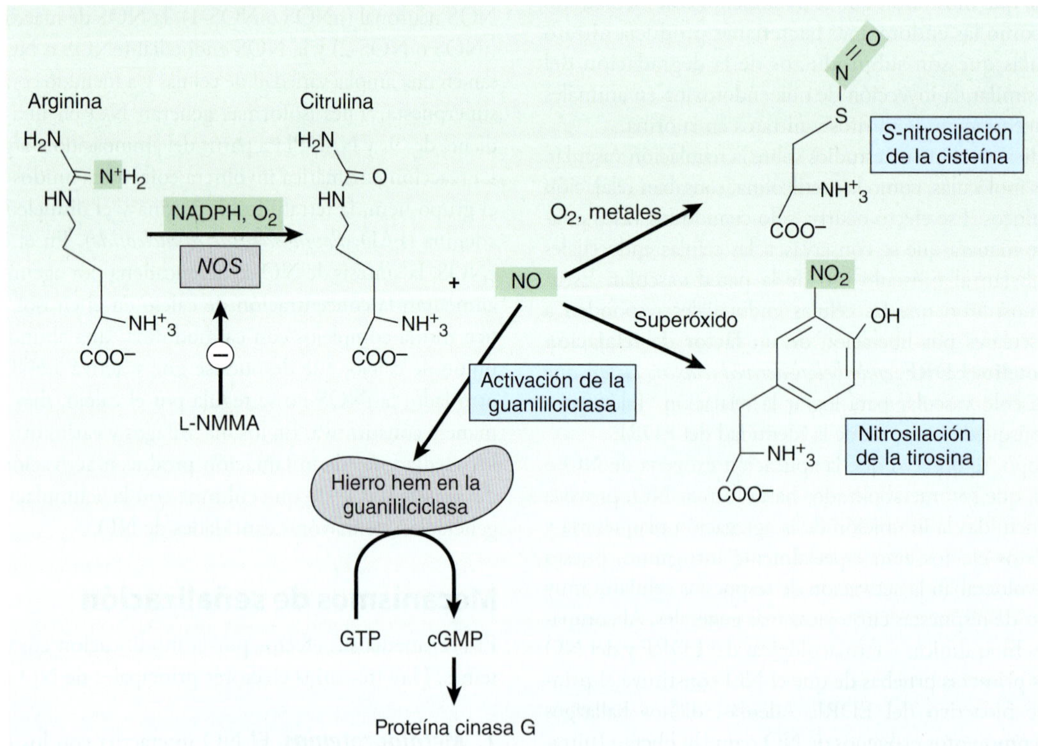

FIGURA 19–1 Síntesis y reacciones del óxido nítrico (NO). La L-NMMA inhibe a la sintetasa de óxido nítrico. El NO forma un complejo con el hierro en las hemoproteínas (p. ej., guanililciclasa), que produce activación de la síntesis de cGMP y proteínas efectoras de cGMP, como la proteína cinasa G. Bajo condiciones de estrés oxidativo el NO puede reaccionar con el superóxido para formar nitrato de tirosina. GTP, trifosfato de guanosina.

CUADRO 19-2 Óxidos de nitrógeno

Nombre	Estructura	Función conocida
Óxido nítrico (NO)	N=O•	Vasodilatador, inhibidor plaquetario, regulador inmunitario, neurotransmisor
Peroxinitrito (NO_3^-)	O=N—O—O⁻	Agente oxidante y de nitrogenación
Anión nitroxilo (NO^-)	N⁻=O	Puede formarse a partir de la donación inespecífica de un electrón de metales a NO• Tiene efectos similares a NO, tal vez por oxidarse primero a NO
Óxido nitroso (N_2O)	N⁻=N⁺=O	Anestésico
Trióxido de dinitrógeno (N_2O_3)	O=N—N⁺(—O⁻)=O	Producto de autooxidación del NO que puede nitrosilar grupos tiol de las proteínas
Nitrito (NO_2^-)	O=N=O⁻	Producto estable de la oxidación del NO• Degradado lentamente hasta nitrosotioles y se descompone hasta NO en un pH ácido
Nitrato (NO_3^-)	O=N⁺(—O⁻)—O⁻	Producto estable de la oxidación del NO•

ción de *S*-nitrosilación son H-ras, un regulador de la proliferación celular que es activado por la *S*-nitrosilación, y la enzima metabólica gliceraldehído-3-fosfato deshidrogenasa, que es inhibida cuando es *S*-nitrosilada. La desnitrosilación de las proteínas se conoce poco pero quizás incluye enzimas, como tiorredoxina, o reducción química a través de elementos reductores intracelulares como glutatión, un compuesto intracelular abundante que contiene sulfhidrilo. El glutatión también se puede *S*-nitrosilar en situaciones fisiológicas para generar *S*-nitrosoglutatión, que funciona como forma estabilizada endógena de NO o como portador de NO. El glutatión vascular disminuye en la diabetes mellitus y la ateroesclerosis, y la deficiencia resultante de *S*-nitrosoglutatión puede contribuir a la mayor incidencia de complicaciones cardiovasculares en esas enfermedades.

3. Nitrosilación de la tirosina. El NO sufre reacciones tanto de oxidación como de reducción, generando diversos óxidos de nitrógeno que nitrosilan tioles y nitratotirosinas (descritas más adelante) o bien constituyen productos estables de la oxidación (cuadro 19-2). El NO reacciona de manera eficaz con el superóxido para formar peroxinitrito ($ONOO^-$), un oxidante altamente reactivo que lleva a daño del DNA, nitrosilación de la tirosina y oxidación de la cisteína a disulfuros o diversos óxidos de azufre (SO_x). Varias enzimas celulares sintetizan el superóxido y la actividad de esas enzimas, así como la síntesis de NO, incrementa en numerosas enfermedades inflamatorias y degenerativas, lo que resulta en un aumento de la concentración de peroxinitrito. Numerosas proteínas son susceptibles a la nitrosilación de la tirosina catalizada por el peroxinitrito, y esa modificación irreversible se puede vincular con activación o inhibición de la función de la proteína. La detección de nitrosilación de la tirosina en los tejidos se correlaciona con su daño, aunque no se ha establecido de manera definitiva una relación causal directa de la nitrosilación de la tirosina en la patogenia de alguna enfermedad. La modificación proteínica mediada por el peroxinitrito se regula por las concentraciones intracelulares de glutatión, que puede proteger contra el daño hístico al eliminar el peroxinitrito. Los factores que regulan la biosíntesis y descomposición de glutatión pueden tener consecuencias importantes sobre la toxicidad del NO.

Inactivación

El NO es muy lábil por su reacción rápida con los metales, O_2 y especies reactivas de oxígeno. El NO reacciona con el grupo hem y las hemoproteínas, incluida la oxihemoglobina, que oxida al NO hasta formar nitrato. La reacción del NO con hemoglobina también provoca *S*-nitrosilación de la hemoglobina, que tiene como resultado el transporte de NO a través de la vasculatura. El NO también es desactivado por la reacción con O_2 para formar bióxido de nitrógeno. El NO reacciona con el superóxido, provocando la formación de la especie oxidante altamente reactiva, peroxinitrito. Los antioxidantes del anión superóxido, como la superóxido dismutasa, protegen al NO, incrementando su potencia y prolongando la duración de su acción.

MANIPULACIÓN FARMACOLÓGICA DEL ÓXIDO NÍTRICO

Inhibidores de la síntesis del óxido nítrico

La estrategia primaria para disminuir la generación de NO en las células es utilizar inhibidores de la NO sintetasa. La mayor parte de estos inhibidores son análogos de la arginina que se unen al sitio de unión de arginina de la NOS. Puesto que las tres isoformas de la NOS tienen una elevada similitud estructural, casi ningún inhibidor muestra selectividad específica por alguna isoforma. En trastornos inflamatorios e infecciones (véase más adelante), la inhibición de la isoforma iNOS es potencialmente beneficiosa, mientras que los inhibidores específicos para eNOS pueden ser útiles en el tratamiento de los trastornos neurodegenerativos. No obstante, la administración de inhibidores no selectivos de la NOS lleva a la inhibición concomitante de la eNOS, lo que altera sus señales homeostáticas y también produce vasoconstricción y daño isquémico potencial. Por ello, se encuentran en proceso de diseño nuevos inhibidores selectivos de isoformas de la NOS para aprovecharse de diferencias sutiles en los sitios de unión de sustratos, así como inhibidores más recientes que previenen la dimerización de la NOS, un cambio de conformación requerido para su actividad enzimática. Se está investigando la eficacia de los inhibidores selectivos de isoformas de la NOS en trastornos médicos.

Donadores de óxido nítrico

Los donadores de NO, que liberan esa sustancia o especies relacionadas, se utilizan para producir relajación del músculo liso. Distintas clases de donadores de NO tienen propiedades biológicas diferentes entre sí y dependientes de la naturaleza de la especie de NO que liberan y del mecanismo que es responsable de su liberación.

1. Nitratos orgánicos. La nitroglicerina, que dilata las venas y arterias coronarias, es degradada hasta formar NO por la aldehído reductasa mitocondrial, una enzima abundante en el músculo liso venoso que contribuye a la potente actividad de venodilatación de esa molécula. La venodilatación reduce la precarga cardiaca que, aunada a la dilatación coronaria, explica los efectos antianginosos de la nitroglicerina. Otros nitratos orgánicos, como el dinitrato de isosorbida, se degradan hasta especies liberadoras de NO a través de una vía enzimática aún no identificada. A diferencia del NO, los nitratos orgánicos tienen efectos menos significativos sobre la agregación plaquetaria, que parece carecer de las vías enzimáticas necesarias para la activación rápida del metabolismo. Los nitratos orgánicos muestran tolerancia rápida durante la administración continua. Esta tolerancia se deriva de la generación de especies de oxígeno reactivas que inhiben a la aldehído reductasa mitocondrial, síntesis endógena de NO y otras vías (cap. 12).

2. Nitritos orgánicos. Los nitritos orgánicos como el nitrito de amilo, un inhalante antianginoso, también requieren activación metabólica para producir vasorrelajación, aunque no se ha identificado la enzima encargada de la activación. Los nitritos son vasodilatadores arteriales y no muestran la rápida tolerancia observada con los nitratos. Se abusa del nitrito de amilo por sus efectos eufóricos. Al combinarlo con algún inhibidor de la fosfodiesterasa como sildenafilo genera hipotensión mortal. El nitrito de amilo ha sido sustituido en gran parte por nitratos, como nitroglicerina, que son más fáciles de administrar.

3. Nitroprusiato de sodio. El nitroprusiato de sodio dilata las arteriolas y vénulas y se utiliza para reducir rápidamente la presión en caso de hipertensión arterial. En respuesta a la luz, así como a diversos mecanismos químicos o enzimáticos en las membranas celulares, el nitroprusiato de sodio se degrada hasta formar cinco moléculas de cianuro y una de NO. Véase el capítulo 11 para más detalles.

4. Inhalación del NO gaseoso. El NO mismo puede usarse de manera terapéutica y su inhalación produce disminución de la presión de la arteria pulmonar y mejora la perfusión de las zonas ventiladas del pulmón. El NO inhalado se utiliza durante la reanimación cardiopulmonar y para tratar la hipertensión pulmonar y la hipoxemia aguda; hay evidencias de mejoría a corto plazo de la función pulmonar. El NO inhalado es almacenado como una mezcla de gas comprimido con nitrógeno, que no reacciona fácilmente con NO y se diluye hasta obtener la concentración deseada durante su administración. El NO reacciona con el O_2 para formar bióxido de nitrógeno, irritante pulmonar que provoca deterioro de la función pulmonar (cap. 56). Además, el NO induce la formación de metahemoglobina, variedad de hemoglobina que contiene Fe^{3+} en lugar de Fe^{2+} y que no fija al O_2 (véase también capítulo 12). Por lo tanto, durante el tratamiento con NO inhalado es importante vigilar la concentración de bióxido de nitrógeno y metahemoglobina.

5. Otras estrategias. Otro mecanismo que resulta en potenciación de las acciones del NO es inhibir las enzimas fosfodiesterasas que degradan el cGMP. Los inhibidores de la fosfodiesterasa de tipo 5, como el sildenafilo, causan prolongación de la elevación de la concentración de cGMP provocada por el NO en una variedad de tejidos (cap. 12).

ÓXIDO NÍTRICO EN LAS ENFERMEDADES

EFECTOS VASCULARES

El NO tiene un efecto significativo sobre el tono del músculo liso vascular y la presión arterial. Numerosos vasodilatadores supeditados al endotelio, como acetilcolina y bradicinina, actúan incrementando la concentración intracelular de calcio en las células endoteliales, lo que provoca la síntesis de NO. El NO se difunde al músculo liso vascular generando vasorrelajación (fig. 19-2). Los ratones con una mutación por inactivación del gen eNOS exhiben mayor tono vascular y presión arterial media elevada, lo que indica que el eNOS es un regulador fundamental de la presión arterial.

Además de ser vasodilatador y regulador de la presión arterial, el NO posee efectos antitrombóticos. Tanto las células endoteliales como las plaquetas contienen eNOS, que actúa a través de la vía NO-cGMP para inhibir la activación plaquetaria, que es un iniciador de la formación de trombos. Por lo tanto, en enfermedades que se acompañan de disfunción endotelial, la reducción concomitante en la producción de NO aumenta la predisposición a una función plaquetaria anormal y trombosis. El NO posee un efecto inhibidor adicional sobre la coagulación sanguínea al incrementar la fibrinólisis a través de su efecto sobre el plasminógeno.

El NO también protege contra la aterogénesis. Uno de los principales mecanismos antiaterógenos del NO es la inhibición de la proliferación y migración de las células musculares lisas vasculares. En modelos animales, la proliferación de la mioíntima después de la angioplastia puede ser bloqueada por los donadores de NO, por la transferencia del gen de la NOS y por inhalación de NO. El NO disminuye la adhesión endotelial de monocitos y leucocitos, características clave del desarrollo temprano de placas ateromatosas. Dicho efecto se debe a la inhibición del NO sobre la expresión de moléculas de adhesión en la superficie endotelial. Además, el NO puede actuar como antioxidante al bloquear la oxidación de las lipoproteínas de baja densidad y evitar o disminuir así la formación de células espumosas en la pared vascular. También se afecta la formación de la placa por la disminución (dependiente del NO) de la permeabilidad de las células endoteliales a las lipoproteínas. La importancia de la eNOS en las enfermedades vasculares se respalda por los experimentos que muestran aumentos de la ateroesclerosis en

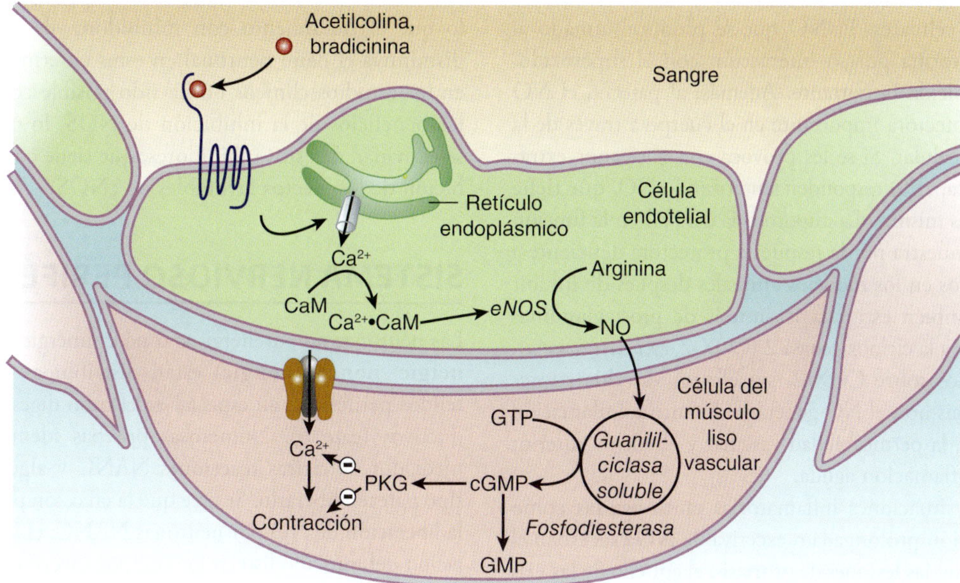

FIGURA 19–2 Regulación de la relajación vascular por el óxido nítrico derivado del endotelio (NO). Los vasodilatadores endógenos, p. ej., acetilcolina y bradicinina, activan la síntesis de NO en las células del endotelio luminal, lo que lleva a la salida de calcio (Ca^{2+}) desde el retículo endoplásmico al citoplasma. El calcio se une con la calmodulina (CaM), que activa a la sintetasa de NO endotelial (eNOS) y la producción de NO a partir de L-arginina. El NO se difunde a las células del músculo liso donde activa la guanililciclasa soluble y la síntesis de monofosfato cíclico de guanosina (cGMP) a partir de trifosfato de guanosina (GTP). El cGMP se une a la proteína cinasa G (PKG) y la activa, con el resultado de una disminución global del ingreso de calcio e inhibición de la contracción muscular dependiente de ese ion. La PKG puede también bloquear otras vías que conducen a la contracción muscular. La señalización de cGMP termina por acción de las fosfodiesterasas, que convierten el cGMP en monofosfato de guanosina (GMP).

animales tratados con inhibidores de eNOS. Los factores de riesgo de ateroesclerosis, como tabaquismo, hiperlipidemia, diabetes e hipertensión, se vinculan con una disminución de la producción de NO endotelial y, por tanto, incrementan la aterogénesis.

ESTADO DE CHOQUE SÉPTICO

La septicemia es una respuesta inflamatoria sistémica causada por una infección. Los componentes endotoxínicos de la pared bacteriana junto con el factor α de necrosis tumoral —de producción endógena— y otras citocinas, inducen la síntesis de iNOS en macrófagos, neutrófilos y células T, así como en hepatocitos, células de músculo liso, endoteliales y fibroblastos. La generación amplia de NO produce hipotensión intensa, estado de choque y, en algunos casos, la muerte. La hipotensión se revierte con el uso de inhibidores de la NOS en los seres humanos, así como en modelos animales (cuadro 19-3). Se produce una reversión similar de la hipotensión por compuestos que impiden la acción del NO, como el azul de metileno, inhibidor de la guanililciclasa soluble. Los ratones con bloqueo génico que carecen de un gen de iNOS funcional son más resistentes a las endotoxinas que los ratones genéticamente intactos. No obstante, pese al potencial de los inhibidores de NOS para contrarrestar la hipotensión en los casos de septicemia, la supervivencia de los pacientes con septicemia por gramnegativos que reciben inhibidores de NOS no mejora. La ausencia de beneficio puede reflejar la incapacidad de los inhibidores de la NOS para diferenciar entre sus isoformas o reflejar la inhibición concomitante de aspectos beneficiosos de la señalización de la iNOS.

INFECCIÓN E INFLAMACIÓN

La producción de NO tiene efectos tanto benéficos como nocivos en la respuesta inmunitaria del hospedador y en la inflamación. La respuesta del hospedador a la infección o lesión implica el reclutamiento de leucocitos y la liberación de mediadores de inflamación, como el factor de necrosis tumoral y la interleucina I. Dicho reclu-

CUADRO 19–3 Algunos inhibidores de la síntesis o acción del óxido nítrico

Inhibidor	Mecanismo	Comentario
N^{ω}-Monometil-L-arginina (L-NMMA)	Inhibidor competitivo, se une al sitio de unión de arginina en la NOS	Inhibidor no selectivo de la NOS
Éster metílico de N^{ω}-nitro-L-arginina (L-NAME)	Inhibidor competitivo, se une al sitio de unión de arginina en la NOS	Inhibidor no selectivo de la NOS
7-Nitroindazol	Inhibidor competitivo, se une a la tetrahidrobiopterina y a los sitios de unión de arginina en la NOS	Inhibidor parcialmente selectivo de la NOS-1 *in vivo*
BBS-2	Inhibe la dimerización de la iNOS	También inhibe débilmente a nNOS y eNOS
Hemoglobina	Captador del NO	

NOS, sintasa de óxido nítrico; BBS-2, un imidazol de pirimidina.

tamiento conduce a la producción de la iNOS en leucocitos, fibroblastos y otros tipos celulares. El NO que se produce, aunado al peroxinitrito que se forma por su interacción con el superóxido, constituye un microbicida importante. Además, al parecer, el NO tiene una función protectora importante en el cuerpo a través de la función inmunitaria celular. Si se les provoca con antígenos extraños, las células TH1 (cap. 55) responden sintetizando NO, que tiene funciones dentro de las mismas. La importancia del NO en la función celular de TH1 se demuestra por la respuesta protectora deficiente a los parásitos inyectados en los modelos animales después de inhibir al iNOS. El NO también estimula la síntesis de prostaglandinas inflamatorias al activar a la ciclooxigenasa 2 (COX-2, *cyclooxygenase 2*). A través de sus efectos sobre COX-2, sus efectos vasodilatadores directos y otros mecanismos, el NO generado durante la inflamación contribuye al eritema, la permeabilidad vascular y el edema ulterior que acompaña a la inflamación aguda.

Sin embargo, las situaciones inflamatorias tanto agudas como crónicas con producción prolongada o excesiva de NO exacerban el daño hístico. De hecho, las lesiones de psoriasis, el epitelio de las vías respiratorias en el asma y las lesiones intestinales inflamatorias en el ser humano, exhiben una concentración elevada de NO e iNOS, lo que sugiere que la producción persistente de iNOS contribuye a la patogenia de las enfermedades. Además, estos tejidos exhiben una mayor concentración de nitrotirosina, lo que indica la formación excesiva de peroxinitrito. En diversos modelos animales de artritis, el hecho de incrementar la producción de NO por medio de complementos alimenticios de L-arginina exacerba la artritis, mientras que la inhibición de la iNOS tiene un efecto opuesto. Por lo tanto, quizá la inhibición de la vía del NO tiene efectos favorables sobre diversas enfermedades inflamatorias agudas y crónicas.

SISTEMA NERVIOSO CENTRAL

El NO tiene una función importante en el sistema nervioso central como neurotransmisor (cap. 21). A diferencia de los transmisores clásicos, como el glutamato o la dopamina, que se almacenan en las vesículas sinápticas y se liberan en la hendidura sináptica durante la fusión de vesículas, el NO no se almacena sino que se sintetiza según la demanda y de inmediato se difunde a las células vecinas. La síntesis de NO se da en los sitios presinápticos de las neuronas, sobre todo durante activación del subtipo NMDA del receptor del glutamato, lo que produce ingreso de calcio y activación de la nNOS. En varios subtipos neuronales, también está presente la eNOS y se activa por vías de neurotransmisión que conducen al ingreso de calcio. El NO sintetizado después de la sinapsis funciona como mensajero retrógrado y se difunde hasta la terminal presináptica para incrementar la eficacia de la liberación de neurotransmisores, regulando de esta manera la plasticidad sináptica, esto es, el reforzamiento de las sinapsis que constituye la base del aprendizaje y de la memoria. La activación aberrante de receptores de NMDA y la síntesis excesiva de NO se relacionan con muerte neuronal excitotóxica en diversas enfermedades neurológicas, incluida la apoplejía, esclerosis lateral amniotrófica y enfermedad de Parkinson, por lo que el tratamiento con inhibidores de NOS probablemente disminuya el daño neuronal en estas enfermedades. Sin embargo, en los estudios clínicos no ha sido posible comprobar claramente los beneficios de la inhibición de NOS, lo que refleja la falta de selectividad de estos inhibidores, que tiene como resultado la inhibición de los efectos favorables de eNOS.

SISTEMA NERVIOSO PERIFÉRICO

Las neuronas no adrenérgicas o no colinérgicas (NANC, **nonadrenergic**, **noncholinergic**) están distribuidas ampliamente en los tejidos periféricos, en especial en el tubo digestivo y órganos reproductivos (cap. 6). Numerosas pruebas identifican al NO como mediador de ciertas reacciones NANC y algunas neuronas de ese tipo parecen liberarlo. Se cree que la erección peniana es causada por la liberación de NO por neuronas NANC; el NO promueve la relajación del músculo liso en los cuerpos cavernosos, el factor de inicio de la erección peniana, y los inhibidores de la NOS han mostrado impedir la erección causada por estimulación de nervios pélvicos en ratas. Una estrategia establecida para el tratamiento de la disfunción eréctil es resaltar el efecto de la señalización de NO al inhibir la degradación de cGMP a través de la fosfodiesterasa (isoforma 5 de PDE) presente en el músculo liso de los cuerpos cavernosos con fármacos como sildenafilo, tadalafilo y vardenafilo (cap. 12).

ENFERMEDADES RESPIRATORIAS

El NO se administra por inhalación (véase Preparaciones disponibles) a los recién nacidos con insuficiencia respiratoria hipóxica vinculada con hipertensión pulmonar. El tratamiento actual contra el intercambio de gases notoriamente defectuoso en el recién nacido es mediante oxigenación con membrana extracorpórea (*extracorporeal membrane oxygenation,* ECMO), que no modifica en forma directa las presiones vasculares pulmonares. La inhalación de NO dilata los vasos pulmonares y da como resultado una menor resistencia vascular pulmonar y disminución de la presión arterial pulmonar. El NO inhalado también mejora la oxigenación al disminuir el desequilibrio entre la ventilación y la perfusión en el pulmón. La inhalación de NO produce dilatación de los vasos pulmonares en zonas del pulmón con mejor ventilación, redistribuyendo así el riego sanguíneo pulmonar lejos de las zonas mal ventiladas. La inhalación de NO por lo común no ejerce efectos notorios sobre la circulación sistémica. El NO inhalado ha mostrado mejorar la función cardiopulmonar en pacientes adultos con hipertensión arterial pulmonar.

Otra estrategia para el tratamiento de la hipertensión pulmonar es reforzar las acciones del NO en los lechos vasculares pulmonares. Gracias al enriquecimiento de PDE-5 en los lechos vasculares pulmonares, los inhibidores de PDE-5, como sildenafilo y tadalafilo, inducen vasodilatación y reducción considerable de la hipertensión pulmonar (cap. 12).

RESUMEN Óxido nítrico

Subclase	Mecanismo de acción	Efectos	Aplicaciones clínicas	Farmacocinética, toxicidad, interacciones
ÓXIDO NÍTRICO (NO)				
	Activa a la ciclasa de guanilato soluble para aumentar las concentraciones de cGMP en el músculo liso vascular	Vasodilatador • relaja otros músculos lisos • la inhalación de NO produce aumento del riego sanguíneo en porciones del pulmón expuestas y disminución de la resistencia vascular pulmonar	Insuficiencia respiratoria hipóxica e hipertensión pulmonar	Gas inhalado • *Toxicidad:* metahemoglobinemia

PREPARACIONES DISPONIBLES

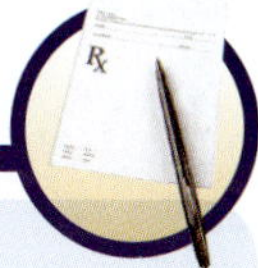

Óxido nítrico
Inhalación: gas 100, 800 ppm

BIBLIOGRAFÍA

Chen Z, Stamler JS: Bioactivation of nitroglycerin by the mitochondrial aldehyde dehydrogenase. Trends Cardiovasc Med 2006;16:259.

Griffiths MJ, Evans TW: Inhaled nitric oxide therapy in adults. N Engl J Med 2005;353:2683.

Guix FX et al: The physiology and pathophysiology of nitric oxide in the brain. Prog Neurobiol 2005;76:126.

McMillan K et al: Allosteric inhibitors of inducible nitric oxide synthase dimerization discovered via combinatorial chemistry. Proc Nat Acad Sci USA 2000; 97:1506.

Moncada S, Higgs EA: The discovery of nitric oxide and its role in vascular biology. Br J Pharmacol 2006;147:S193.

Napoli C, Ignarro LJ: Nitric oxide-releasing drugs. Annu Rev Pharmacol Toxicol 2003;43:97.

Paige JS, Jaffrey, SR: Pharmacologic manipulation of nitric oxide signaling: Targeting NOS dimerization and protein-protein interactions. Curr Topics Med Chem 2007;7:97.

Ramani GV, Park MH: Update on the clinical utility of sildenafil in the treatment of pulmonary arterial hypertension. Drug Des Devel Ther 2010;4:61.

Wimalawansa SJ: Nitric oxide: New evidence for novel therapeutic indications. Expert Opin Pharmacother 2008;9:1935.

CAPÍTULO

20

Fármacos utilizados en el asma

Homer A. Boushey, MD

ESTUDIO DE CASO

Una niña de 10 años con antecedente de asma mal controlada acude al servicio de urgencias con disnea importante y sibilancias inspiratorias y espiratorias; se encuentra pálida, no quiere acostarse y parece en extremo atemorizada. Su pulso es de 120 latidos por minuto (lpm) y la frecuencia respiratoria de 32/min. Su madre señala que se acaba de recuperar de una crisis leve de gripe y parecía tranquila hasta esa tarde. La niña utiliza un inhalador (albuterol), pero "sólo cuando en realidad lo necesita" porque sus padres tienen temor de que se vuelva muy dependiente del fármaco. Ella se administró dos descargas con su inhalador poco antes de acudir al hospital, pero "parece que no ayudó nada". ¿Qué medidas de urgencia están indicadas? ¿Cómo debe modificarse su tratamiento a largo plazo?

En términos clínicos, el asma se caracteriza en la clínica por crisis recurrentes de disnea, rigidez torácica y sibilancias, a menudo vinculadas con tos; en términos fisiológicos, por estenosis extendida y reversible de las vías respiratorias e incremento notable de la capacidad de respuesta bronquial a los estímulos inhalatorios; y en términos histopatológicos, por inflamación linfocítica y eosinofílica de la mucosa bronquial. Otra característica histopatológica es el "remodelado" de la mucosa bronquial, con engrosamiento de la lámina reticular bajo el epitelio de las vías respiratorias e hiperplasia de las células de todos los elementos estructurales de las paredes vasculares de las vías respiratorias, el músculo liso, así como las glándulas secretoras y caliciformes.

En el asma leve los síntomas aparecen sólo de manera ocasional, por ejemplo, ante la exposición a alergenos o ciertos contaminantes, con el ejercicio o después de una infección viral de las vías respiratorias altas. Las formas más graves de asma se asocian a crisis frecuentes de disnea con sibilancias, en especial por la noche, o con estenosis crónica de las vías respiratorias, que producen alteración crónica de la respiración. Se considera que esas consecuencias en gran medida se pueden prevenir porque se cuenta con tratamientos eficaces para el alivio de la broncoconstricción aguda ("proveedores de alivio a corto plazo"), así como para la disminución de los síntomas y la prevención de crisis ("proveedores de control a largo plazo"). Se considera que el incremento persistente de los costos médicos del tratamiento del asma, propiciado sobre todo por los servicios de urgencias o el tratamiento hospitalario de las exacerbaciones, refleja una subutilización de los tratamientos disponibles.

Las causas de la estenosis de las vías respiratorias en las crisis agudas de asma (o "exacerbaciones del asma") comprenden la contracción del músculo liso de las vías respiratorias; espesamiento de tapones de moco viscoso en la luz de estas vías y engrosamiento de la mucosa bronquial por edema, infiltración celular, e hiperplasia de las células secretoras, vasculares y de músculo liso. De esas causas de obstrucción de las vías respiratorias, la contracción del músculo liso se revierte con mayor facilidad mediante el tratamiento actual; para la reversión del edema y la infiltración celular se necesita tratamiento sostenido con fármacos antiinflamatorios.

De esta manera, se logra el alivio a corto plazo de manera eficaz con los fármacos que relajan el músculo de las vías respiratorias, de los cuales los estimulantes de adrenorreceptores β (cap. 9) son los más eficaces y de uso más popular. La teofilina, una metilxantina, y los antimuscarínicos (cap. 8) también sirven para la reversión de la constricción de las vías respiratorias.

El control a largo plazo se logra mejor con un antiinflamatorio, como un corticoesteroide inhalado; también son útiles los antagonistas de la vía del leucotrieno o los inhibidores de la desgranulación de los mastocitos, como el cromolín o el nedocromilo, aunque su eficacia es menor. Por último, los estudios clínicos han establecido la eficacia del tratamiento del asma grave con un anticuerpo monoclonal humanizado, el omalizumab, dirigido en forma específica contra la IgE, el anticuerpo causal de la sensibilización alérgica.

La diferencia entre "proveedores de alivio a corto plazo" y "proveedores de control a largo plazo" no está bien definida. Los corticoesteroides inhalados, considerados proveedores de control a largo plazo, producen broncodilatación leve inmediata. La teofilina, que se considera un broncodilatador, inhibe algunas funciones de los linfocitos y aminora en forma leve la inflamación de la mucosa de las vías respiratorias; también puede aumentar la acción antiinflamatoria de los corticoesteroides inhalados, lo cual también sucede con los estimulantes de adrenorreceptores β de acción prolongada, como salmeterol y formoterol, que son eficaces para mejorar el control del asma cuando se agregan al tratamiento con corticoesteroides inhalados, aunque ninguno es antiinflamatorio cuando se administra por separado.

En este capítulo se presenta la farmacología básica de las metilxantinas, el cromolín, los inhibidores de la vía del leucotrieno y los anticuerpos monoclonales anti-IgE, cuyo uso en medicina se limita casi en forma exclusiva a las neumopatías. Las otras clases de fármacos antes mencionados se revisan en relación con el tratamiento del asma.

PATOGENIA DEL ASMA

El modelo inmunitario clásico del asma lo presenta como enfermedad mediada por una inmunoglobulina reagínica (IgE). Los materiales extraños que provocan la producción de IgE se describen como "alergenos"; los más comunes son las proteínas de ácaros del polvo casero, cucarachas, caspa de animales, mohos y pólenes. La tendencia a producir anticuerpos IgE está determinada genéticamente; el asma y otras enfermedades alérgicas tienen agrupación familiar. Una vez producidos, los anticuerpos IgE se unen a los mastocitos en la mucosa de las vías respiratorias (fig. 20-1). Ante una nueva exposición a un alergeno específico, la interacción antígeno-anticuerpo en la superficie de los mastocitos desencadena la liberación de mediadores almacenados en los gránulos de esas células y la síntesis y secreción de otros mediadores. La histamina, la triptasa, los leucotrienos C_4 y D_4 y la prostaglandina D_2 se difunden por las mucosas de las vías respiratorias y desencadenan la contracción muscular y la extravasación que causa la broncoconstricción aguda en la "respuesta asmática temprana". Con frecuencia, a esta respuesta le sigue en 3 a 6 h una segunda respuesta de broncoconstricción más sostenida, la "respuesta asmática tardía", que se vincula con el ingreso de

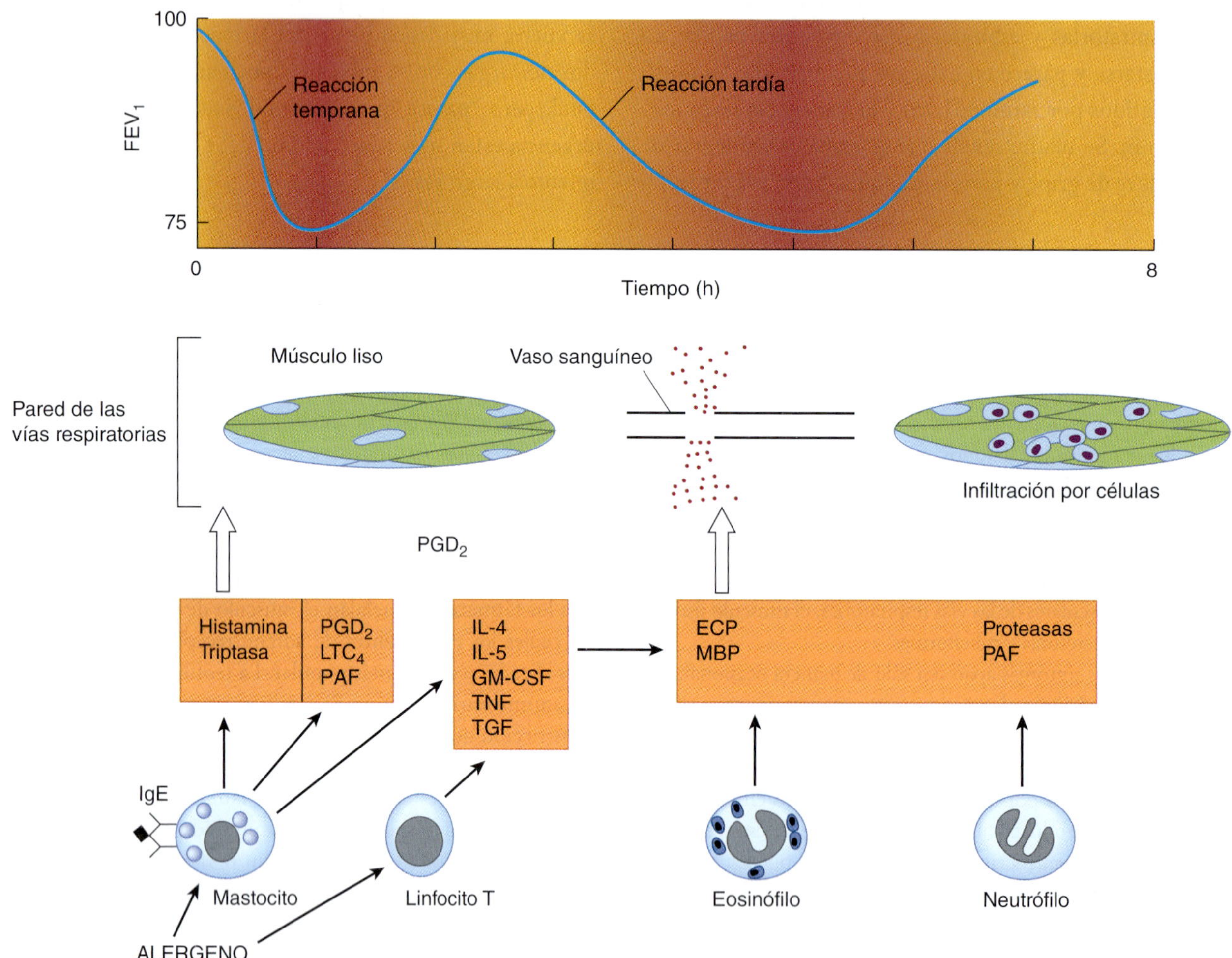

FIGURA 20–1 Modelo conceptual de la inmunopatogenia del asma. La exposición a un alergeno produce síntesis de IgE, que se une a los mastocitos de la mucosa de las vías respiratorias. Ante una nueva exposición al alergeno, la interacción antígeno-anticuerpo en la superficie de los mastocitos desencadena la liberación de mediadores de la anafilaxia: histamina, triptasa, prostaglandina D_2 (PGD_2), leucotrieno C_4 y factor activador de plaquetas (PAF). Esos agentes provocan contracción del músculo liso de las vías respiratorias y causan el descenso inmediato de FEV_1. La reexposición al alergeno también causa la síntesis y emisión de una diversidad de citocinas, las interleucinas 4 y 5, el factor estimulante de colonias de granulocitos-macrófagos (GM-CSF), el factor de necrosis tumoral (TNF) y el factor de crecimiento hístico (TGF) por los linfocitos T y los mastocitos. Esas citocinas a su vez atraen y activan a los eosinófilos y neutrófilos, cuyos productos incluyen la proteína catiónica eosinofílica (ECP), la proteína básica mayor (MBP), las proteasas y el factor activador de plaquetas. Esos mediadores causan edema, hipersecreción de moco, contracción del músculo liso y el aumento de la reactividad bronquial vinculado con la respuesta asmática tardía, señalada por un segundo decremento en el FEV_1 de 3 a 6 h después de la exposición.

células inflamatorias hacia la mucosa bronquial y con un incremento de la reactividad bronquial que puede durar varias semanas después de una sola inhalación del alergeno. Se cree que los mediadores encargados de la respuesta tardía son las citocinas, producidas de manera habitual por los linfocitos TH2, en especial las interleucinas (IL) 5, 9 y 13. Se piensa que esas citocinas atraen y activan a los eosinófilos, estimulan la producción de IgE por los linfocitos B y la de moco por las células del epitelio bronquial. No se sabe si los linfocitos o los mastocitos de la mucosa de las vías respiratorias son la fuente primaria de los mediadores encargados de la respuesta inflamatoria tardía, pero los beneficios del tratamiento con corticoesteroides se atribuyen a su inhibición de la producción de citocinas proinflamatorias en las vías respiratorias.

El modelo de exposición a alergenos no reproduce todas las manifestaciones del asma. La mayor parte de las crisis no se desencadena por la inhalación de alergenos, sino por una infección viral respiratoria. Algunos adultos con asma no tienen manifestaciones de sensibilidad ante los alergenos, e incluso en personas con sensibilidad alérgica la intensidad de los síntomas guarda poca relación con la concentración de alergenos en la atmósfera. Es más, se puede provocar broncoespasmo con estímulos no alergénicos, como agua destilada, ejercicio, aire frío, bióxido de azufre y maniobras respiratorias rápidas.

La tendencia a presentar broncoespasmo ante estímulos que no afectan las vías respiratorias de sujetos sanos sin la enfermedad es característica del asma y a veces se llama "hiperactividad bronquial inespecífica" para distinguirla de la respuesta bronquial de antígenos específicos. Para valorar la reactividad bronquial se determina el decremento del volumen espiratorio forzado en 1 s (FEV_1) provocado por la inhalación de concentraciones crecientes de metacolina en aerosol. La reactividad exagerada de las vías respiratorias parece fundamental para la patogenia del asma, puesto que es casi ubicua en pacientes con la enfermedad y su grado se correlaciona con la gravedad clínica del trastorno.

Los mecanismos que subyacen a la hiperactividad bronquial de alguna forma guardan relación con la inflamación de la mucosa de las vías respiratorias. Los agentes que incrementan la reactividad bronquial, como la exposición a ozono, la inhalación de alergenos y la infección por virus respiratorios, también causan inflamación de las vías respiratorias. El aumento de la reactividad por inhalación de alergenos se vincula con un incremento de eosinófilos y leucocitos polimorfonucleares en el líquido de lavado bronquial. El aumento de la reactividad que se vincula con la respuesta asmática tardía ante la inhalación de alergenos (fig. 20-1) es sostenido, y como éste se evita mediante el tratamiento con un corticoesteroide inhalado, se cree que es causado por inflamación de las vías respiratorias.

Cualquiera que sea el mecanismo encargado de la hiperreactividad bronquial, la broncoconstricción misma parece ser resultado no sólo del efecto directo de los mediadores emitidos, sino también de la activación de vías neurales o humorales. Los datos que demuestran la importancia de las vías neurales surgen sobre todo de estudios en animales de laboratorio. El broncoespasmo provocado en perros por la inhalación de histamina disminuye con el tratamiento previo con un fármaco anestésico tópico inhalado, el corte transversal de los nervios vagos y el tratamiento previo con atropina. Sin embargo, los estudios en seres humanos con asma han mostrado que el tratamiento con atropina causa sólo una disminución de respuesta broncoespástica, no su abolición, ante antígenos y estímulos no antigénicos. Es posible que la actividad en otra vía neural, como el sistema no adrenérgico, no colinérgico, contribuya a las respuestas motoras bronquiales (fig. 20-2).

La hipótesis sugerida por esos estudios, de que el broncoespasmo asmático es resultado de una combinación de secreción de mediadores y una exageración de la respuesta a sus efectos, predice que el asma puede ser tratada de manera eficaz con fármacos que tienen diferentes formas de acción. Es posible revertir o evitar el broncoespasmo, por ejemplo, con fármacos que disminuyen la cantidad de IgE unida a mastocitos (anticuerpos contra IgE), al evitar la desgranulación de los mastocitos (cromolín o nedocromilo, con fármacos simpaticomiméticos, antagonistas de los conductos del calcio), sustancias que obstaculizan la acción de los productos liberados (antihistamínicos y antagonistas del receptor de leucotrienos), que inhiben el efecto de la acetilcolina liberada por los nervios motores vagales (antagonistas muscarínicos) o que relajan directamente el músculo liso de las vías respiratorias (fármacos simpaticomiméticos, teofilina).

La segunda forma de tratamiento del asma pretende no sólo evitar o revertir el broncoespasmo agudo, sino disminuir el grado de la respuesta bronquial. Puesto que el incremento de la respuesta parece asociarse a la inflamación de las vías respiratorias y dado que ésta es una manifestación de la respuesta asmática tardía, para aplicar esa estrategia se disminuye la exposición a alergenos que provocan inflamación y se administra tratamiento prolongado con fármacos antiinflamatorios, en especial los corticoesteroides inhalados.

FARMACOLOGÍA BÁSICA DE LOS MEDICAMENTOS ADMINISTRADOS EN EL TRATAMIENTO DEL ASMA

Los fármacos de uso más frecuente para el tratamiento del asma son agonistas de adrenorreceptores o simpaticomiméticos (utilizados como "proveedores de alivio" o broncodilatadores) y los corticoesteroides inhalados ("proveedores de control" o agentes antiinflamatorios). Su farmacología básica se presenta en otras secciones de esta obra (caps. 9 y 39). Aquí se revisa su farmacología en relación con el asma.

FÁRMACOS SIMPATICOMIMÉTICOS

Los agonistas de adrenorreceptores tienen varias acciones farmacológicas que son importantes para el tratamiento del asma. Relajan el músculo liso de las vías respiratorias e inhiben la emisión de los mediadores de broncoconstricción de los mastocitos; asimismo, inhiben las fugas en la microvasculatura y aumentan el transporte mucociliar por incremento de la actividad de los cilios. Como en otros tejidos, los agonistas β activan la adenililciclasa y aumentan la formación de cAMP intracelular (fig. 20-3).

La acción mejor caracterizada de los agonistas de adrenorreceptores en las vías respiratorias es la relajación del músculo liso. Aunque no hay datos de una inervación simpática directa del músculo liso de las vías respiratorias humanas, se cuenta con pruebas amplias de la presencia de adrenorreceptores. En general, la estimulación de los

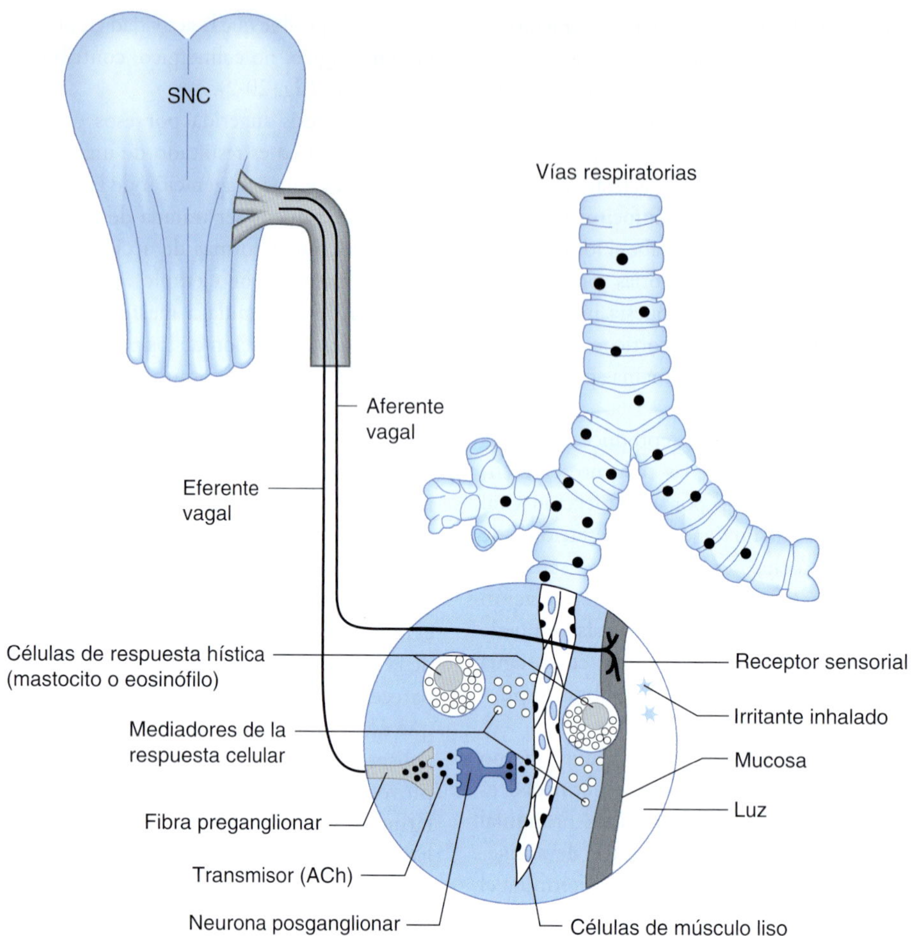

FIGURA 20–2 Mecanismos de respuesta a los irritantes inhalados. Se representan las vías respiratorias al microscopio en un corte transversal de la pared con terminaciones sensoriales vagales ramificadas que yacen adyacentes a la luz. Las vías aferentes de los nervios vagos se dirigen hasta el sistema nervioso central (SNC); las vías eferentes del sistema nervioso central transcurren hacia los ganglios eferentes. Las fibras posganglionares liberan acetilcolina (ACh) que se une a receptores muscarínicos en el músculo liso de las vías respiratorias. Los materiales inhalados pueden provocar broncoconstricción por varios posibles mecanismos. Primero, pueden desencadenar la liberación de mediadores químicos de los mastocitos. En segundo lugar, pueden estimular los receptores aferentes para iniciar una broncoconstricción refleja y emitir taquicininas (p. ej., sustancia P) que directamente estimulan la contracción del músculo liso.

receptores β_2 relaja el músculo liso de las vías respiratorias, inhibe la secreción de mediadores y causa taquicardia y temblor del músculo estriado como efectos secundarios.

Los simpaticomiméticos que a menudo se utilizan en el tratamiento del asma son adrenalina, efedrina, isoproterenol y albuterol, así como otros fármacos β_2 selectivos (fig. 20-4). La adrenalina y el isoproterenol aumentan la frecuencia y fuerza de contracción cardiacas (mediada principalmente por receptores β_1), por tal razón se reservan para situaciones especiales (véase más adelante).

En general, los agonistas de adrenorreceptores se administran mejor por inhalación porque así se obtiene el efecto local máximo en el músculo liso de las vías respiratorias con la menor toxicidad sistémica. El depósito de sustancias por esta vía depende del tamaño de la partícula, el patrón de la respiración y la geometría de las vías respiratorias. Incluso con partículas dentro de los límites óptimos de 2 a 5 mm, 80 a 90% de la dosis total en aerosol se deposita en la boca o faringe. Las partículas menores de 1 a 2 μm se mantienen suspendidas y pueden exhalarse. El depósito bronquial desde un aerosol aumenta por si se inhala en forma lenta con una inspiración casi completa y se detiene la respiración más de 5 s a su término.

La **adrenalina** es una hormona con acción broncodilatadora, rápida y eficaz cuando se administra por vía subcutánea (0.4 ml de una solución 1:1 000) o si se inhala como microaerosol desde un cilindro metálico a presión (320 μg por descarga). Se logra la broncodilatación máxima 15 min después de la inhalación y dura de 60 a 90 min. Puesto que la adrenalina estimula receptores α y β_1, así como β_2, la taquicardia, las arritmias y el empeoramiento de la angina de pecho son efectos secundarios problemáticos. Los efectos cardiovasculares del fármaco ayudan a tratar la vasodilatación aguda y el choque, así como el broncoespasmo de la anafilaxia, pero su uso en el asma se ha sustituido con otros fármacos más selectivos de tipo β_2.

La **efedrina** se usó en China por más de 2 000 años antes de su introducción a la medicina occidental en 1924. En comparación con la adrenalina, la efedrina tiene una duración más prolongada, actividad por vía oral, efectos centrales más pronunciados y mucha

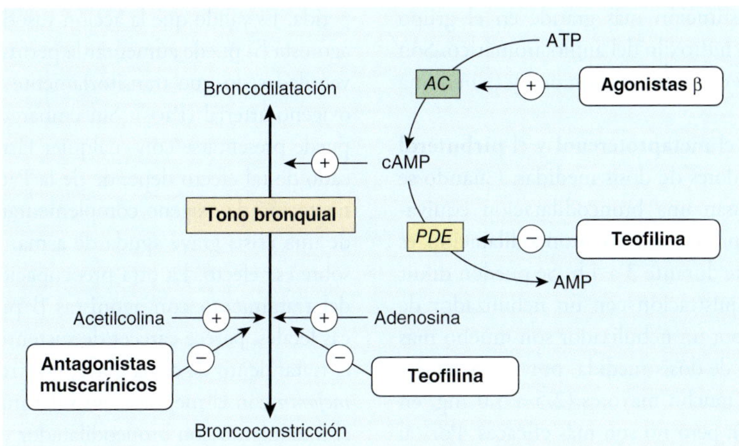

FIGURA 20-3 La broncodilatación es promovida por el cAMP. Se pueden aumentar las cifras intracelulares de cAMP por el uso de agonistas de adrenorreceptores β, que aumentan su velocidad de síntesis por la adenililciclasa; o por inhibidores de la fosfodiesterasa (PDE), como la teofilina, que disminuyen su velocidad de degradación. La broncoconstricción puede inhibirse por el uso de antagonistas muscarínicos y tal vez por el de antagonistas de adenosina.

menor potencia. Hoy en día, se utiliza cada vez menos la efedrina para tratar el asma por el perfeccionamiento de agonistas selectivos β_2 más eficaces.

El **isoproterenol** es un potente broncodilatador; cuando se inhala como microaerosol desde un cilindro metálico a presión, 80 a 120 μg, produce broncodilatación máxima en 5 min; tiene una duración de acción de 60 a 90 min. Un aumento en la tasa de mortalidad por asma que ocurrió en Gran Bretaña a mediados de la década de 1960 se atribuyó a arritmias cardiacas resultantes del uso de dosis altas de isoproterenol inhalado. Hoy rara vez se utiliza para dicho trastorno.

Fármacos selectivos β_2

En la actualidad, los fármacos agonistas de adrenorreceptores β_2 selectivos, en particular el albuterol, son los simpaticomiméticos de uso más frecuente para el tratamiento de la broncoconstricción del asma (fig. 20-4). Esos fármacos difieren de la adrenalina en términos

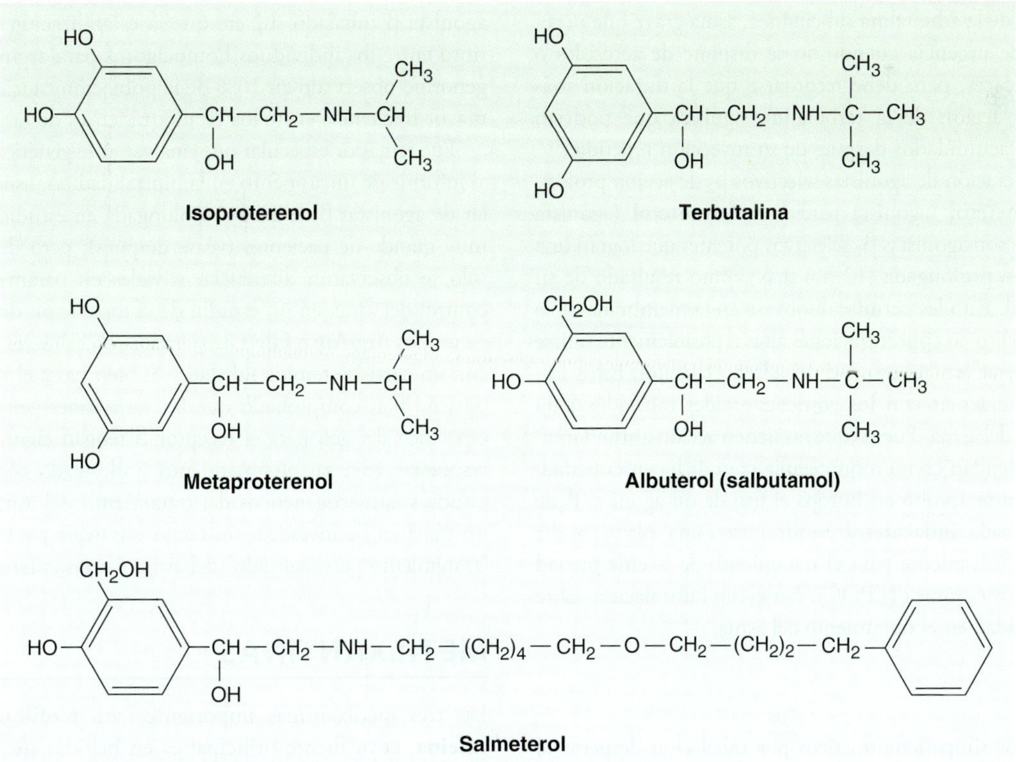

Isoproterenol

Terbutalina

Metaproterenol

Albuterol (salbutamol)

Salmeterol

FIGURA 20-4 Estructuras del isoproterenol y varios análogos selectivos β_2.

de estructura por tener una sustitución más grande en el grupo amino y en la posición del grupo hidroxilo del anillo aromático. Son eficaces después de su inhalación o administración oral y tienen una duración de acción prolongada.

El **albuterol**, la **terbutalina**, el **metaproterenol** y el **pirbuterol** se venden en la forma de inhaladores de dosis medidas. Cuando se administran por inhalación causan una broncodilatación equivalente a la producida por el isoproterenol. La broncodilatación es máxima en 15 a 30 min y persiste durante 3 a 4 h. Se pueden diluir en solución salina para su administración con un nebulizador de mano. Las partículas generadas por un nebulizador son mucho más grandes que las de un inhalador de dosis medida, por tanto, se tienen que administrar cantidades mucho mayores (2.5 a 5.0 mg, en comparación con 100 a 400 μg), pero no son más eficaces. Por tal razón, el tratamiento por nebulización debe reservarse para pacientes que no pueden coordinar la aplicación con un inhalador de dosis medida.

Casi todos los preparados de fármacos β_2 selectivos son una mezcla de los isómeros *R* y *S*. Sólo el isómero *R* activa al receptor β. Con el razonamiento de que el isómero *S* puede favorecer la inflamación, se perfeccionó un preparado purificado del isómeros *R* del albuterol (levalbuterol). No se ha demostrado si esto en realidad representa una ventaja significativa en la clínica.

También se dispone de albuterol y terbutalina en comprimidos y el esquema de administración habitual es de uno cada 8 a 12 h; los principales efectos secundarios son temblores del músculo estriado, nerviosismo y debilidad ocasional, y pueden disminuirse con el uso de comprimidos a la mitad de la dosis durante las primeras dos semanas del tratamiento. Esta vía de administración no representa una ventaja sobre el tratamiento inhalatorio y, por tanto, rara vez se prescribe.

De estos fármacos, sólo la terbutalina se encuentra disponible para inyección subcutánea (0.25 mg). Las indicaciones de esta vía son similares a las de la adrenalina subcutánea, asma grave que necesita tratamiento de urgencia cuando no se dispone de aerosoles o éstos fueron ineficaces, pero debe recordarse que la duración más prolongada de la acción de la terbutalina significa que podrían observarse efectos acumulados después de su inyección repetida.

Una nueva generación de agonistas selectivos β_2 de acción prolongada incluye **salmeterol** (agonista parcial) y **formoterol** (agonista completo). Ambos son agonistas β_2 selectivos potentes que logran una duración de acción prolongada (12 h o más) como resultado de su alta liposolubilidad. Esto les permite disolverse en la membrana de la célula del músculo liso en concentraciones altas o posiblemente unirse a moléculas "fijadoras" en la vecindad del adrenorreceptor. Estos fármacos parecen interactuar con los corticoesteroides inhalados para mejorar el control del asma. Puesto que no tienen acción antiinflamatoria, no se recomiendan como monoterapia para dicha enfermedad. En la actualidad ya se aprobó en Europa el uso de un agonista β de acción ultraprolongada, **indacaterol**. Se administra una sola vez al día pero se utiliza exclusivamente para el tratamiento de la enfermedad pulmonar obstructiva crónica (EPOC). No existe información sobre su eficacia e inocuidad en el tratamiento del asma.

Toxicidad

El uso de fármacos simpaticomiméticos por inhalación despertó al principio temores de posibles arritmias cardiacas e hipoxemia aguda, así como taquifilaxia o tolerancia, cuando se administra de manera repetida. Es válido que la acción vasodilatadora del tratamiento con un agonista β_2 puede aumentar la perfusión de unidades pulmonares mal ventiladas, lo que transitoriamente disminuye la presión parcial de oxígeno arterial (Pa_{O_2}). Sin embargo, ese efecto suele ser pequeño y puede presentarse con cualquier fármaco broncodilatador; el significado de tal efecto depende de la Pa_{O_2} inicial del paciente. La administración de oxígeno complementario, sistemática en el tratamiento de una crisis grave aguda de asma, elimina cualquier preocupación sobre ese efecto. La otra preocupación, la de que las dosis habituales del tratamiento con agonistas β pudiesen causar arritmias cardiacas letales, parece carecer de sustento. En pacientes que acuden para el tratamiento de asma grave, las irregularidades en el ritmo cardiaco *mejoran* con el mejoramiento del intercambio de gases obtenido por el tratamiento con broncodilatador y la administración de oxígeno.

El concepto de que los fármacos agonistas β pudiesen empeorar el asma clínica por inducción de taquifilaxia ante su propia acción aún no se define. La mayor parte de los estudios ha mostrado sólo un pequeño cambio en la respuesta de broncodilatación ante la estimulación β después del tratamiento prolongado con fármacos agonistas β, pero algunos estudios han mostrado una pérdida de la capacidad del tratamiento con agonistas β de inhibir la respuesta a un reto subsiguiente con ejercicio, metacolina o antígenos (referido como pérdida de la acción de broncoprotección).

Si bien es válido que los agonistas de los adrenorreceptores β_2, al parecer broncodilatadores seguros y eficaces cuando se toman "según sea necesario" para el alivio de los síntomas, hay algunos datos del riesgo de efectos secundarios por el tratamiento crónico con agonistas β de acción prolongada. Esos riesgos pueden ser mayores para algunos individuos que portan una variante genética del receptor β específica. Dos estudios retrospectivos y uno prospectivo mostraron diferencias entre pacientes homocigotos para la glicina en comparación con la arginina en el locus B-16 del receptor β. El análisis retrospectivo de los estudios sobre el tratamiento regular con un agonista β inhalado sugiere que la estabilización del asma se deterioró entre los individuos homocigotos para arginina en este locus, genotipo observado en 16% de la población caucásica y todavía con mayor frecuencia entre los estadounidenses de raza negra.

Fue tentador especular que una variante genética pudiese subyacer al informe de un aumento en la mortalidad por asma con el uso regular de agonistas β de acción prolongada en estudios con un número muy grande de pacientes (véase después), pero debería notarse que sólo se observaron diferencias triviales en parámetros múltiples de control del asma en un estudio de comparación de pacientes con los genotipos Arg/Arg o Gly/Gly tratados con salmeterol en combinación con un corticoesteroide inhalado. Si bien hasta el momento los estudios no han comprobado que las variaciones genéticas en este sitio específico del gen para el receptor β tengan alguna relación con las respuestas adversas al tratamiento prolongado con agonistas β, los estudios farmacogenéticos del tratamiento del asma seguirán siendo un objetivo de investigación como estrategia para la creación de un "tratamiento personalizado" del asma y otras enfermedades.

METILXANTINAS

Las tres metilxantinas importantes son **teofilina**, **teobromina** y **cafeína**, cuya fuente principal es en bebidas (té, chocolate y café, respectivamente). La importancia de la teofilina como sustancia terapéutica para el asma decreció conforme se obtuvieron adrenérgicos inhalados con mayor eficacia para el asma aguda y antiinflamatorios inhalados para el asma crónica, pero el muy bajo costo de la teofilina es una ventaja importante para pacientes con escasos recursos económicos en sociedades donde los recursos para la atención de la salud son limitados.

Química

Como se muestra abajo, la teofilina es la 1,3-dimetilxantina; la teobromina es la 3,7-dimetilxantina; y la cafeína es la 1,3,7-trimetilxantina. La **aminofilina**, un preparado de teofilina usado con frecuencia para fines terapéuticos, es un complejo de teofilina-etilendiamina. La farmacocinética de la teofilina se describe más adelante (véase Uso clínico de las metilxantinas). Sus productos metabólicos, xantinas parcialmente desmetiladas (no el ácido úrico), se excretan en la orina.

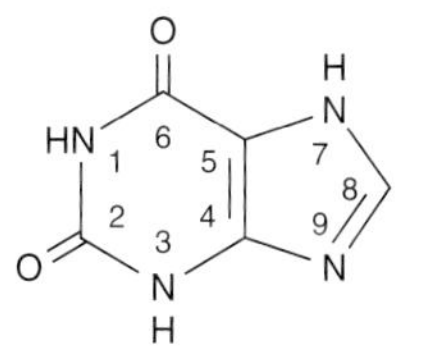

Xantina

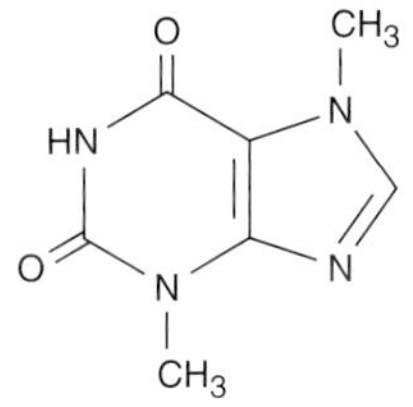

Teobromina

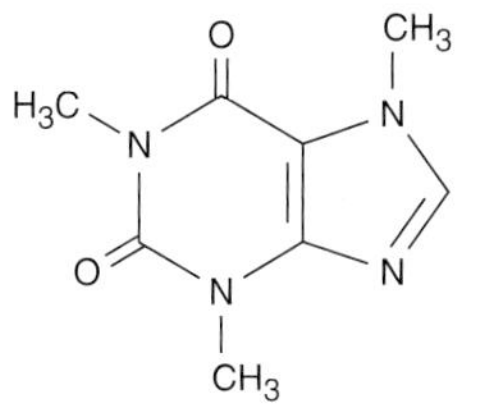

Cafeína

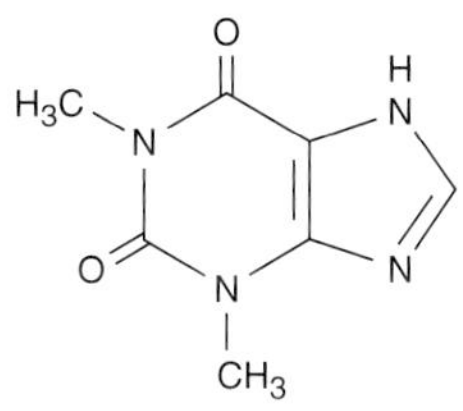

Teofilina

Mecanismos de acción

Se han propuesto varios mecanismos para las acciones de las metilxantinas, pero ninguno se ha establecido firmemente. En concentraciones altas pueden mostrar *in vitro* la inhibición de varios miembros de la familia de enzimas de la fosfodiesterasa (PDE) (fig. 20-3). Puesto que las fosfodiesterasas hidrolizan nucleótidos cíclicos, esa inhibición produce una mayor concentración de AMP cíclico intracelular (cAMP) y de cGMP en algunos tejidos. El cAMP se encarga de una miríada de funciones celulares que incluyen, pero sin limitarse a, la estimulación de la función cardiaca, la relajación del músculo liso y la disminución de la actividad inmunitaria e inflamatoria de células específicas.

De las varias isoformas de la fosfodiesterasa que se han identificado, la PDE4 parece la más directamente involucrada en las acciones de las metilxantinas sobre el músculo liso de las vías respiratorias y las células que intervienen en el proceso de la inflamación. La inhibición de PDE4 en esas células disminuye su secreción de citocinas y quimiocinas, lo que a su vez causa un decremento de la migración y activación de células inmunitarias. En un intento por reducir los efectos secundarios al tiempo que se conserva la eficacia terapéutica, se crearon inhibidores selectivos de diversas isoformas de PDE4. Muchas fueron abandonadas después de que los estudios clínicos demostraron que para eliminar los efectos secundarios como náusea, cefalea y diarrea era necesario administrar una dosis subterapéutica; sin embargo, uno, el **roflumilast**, fue aprobado en fecha reciente por la *Food and Drug Aministration* (FDA) como tratamiento de la EPOC, pero no del asma.

Otro mecanismo propuesto es la inhibición de los receptores de superficie celular de la adenosina, que regulan la actividad de la adenililciclasa y se ha demostrado que la adenosina provoca contracción del músculo liso de vías respiratorias aisladas y la secreción de histamina de los mastocitos de dichas vías. No obstante, se ha demostrado que los derivados de xantinas carentes de antagonismo de adenosina (p. ej., enprofilina) pueden ser potentes inhibidores de la broncoconstricción en sujetos con asma.

Algunas investigaciones sugieren que la eficacia de las teofilinas puede deberse a un tercer mecanismo de acción: reforzamiento de la desacetilación de histonas. La acetilación de histonas medulares es necesaria para la activación de la transcripción de genes que participan en la inflamación. Los corticoesteroides actúan, al menos en parte, por reclutamiento de histonas desacetilactilasas hacia el sitio de transcripción de esos genes, una acción reforzada por la teofilina a dosis baja. Esa interacción podría predecir que el tratamiento con teofilina en dosis baja aumentaría la eficacia de los corticoesteroides y algunos estudios clínicos, de hecho, respaldan la idea de que el tratamiento con teofilina logra restablecer la capacidad de respuesta a los corticoesteroides en pacientes con asma que fuman y en aquellos con algunas formas de EPOC.

Farmacodinámica

Las metilxantinas tienen efectos sobre el sistema nervioso central (SNC), el riñón y los músculos cardiaco y esquelético, así como el músculo liso. De los tres fármacos, la teofilina es el más selectivo en sus efectos sobre el músculo liso, en tanto la cafeína tiene acciones más notorias en el SNC.

A. Efectos en el sistema nervioso central

En dosis bajas y moderadas, las metilxantinas, en especial la cafeína, causan estimulación cortical leve con aumento del estado de alerta y retraso de la fatiga. La cafeína contenida en las bebidas (p. ej., 100 mg en una taza de café), es suficiente para causar nerviosismo e insomnio en individuos sensibles y ligera broncodilatación en pacientes con asma. Las dosis mayores necesarias para una broncodilatación más eficaz por lo general producen nerviosismo y temblor en algunos sujetos. Las cantidades muy altas por sobredosis accidental o suicida causan estimulación del bulbo raquídeo y convulsiones que pueden llevar a la muerte.

B. Efectos cardiovasculares

Las metilxantinas tienen efectos cronotrópicos e inotrópicos positivos. En concentraciones bajas esos efectos parecen resultado de la inhibición de los receptores de adenosina presinápticos en los nervios simpáticos, que aumenta la emisión de catecolaminas en las terminaciones nerviosas. Las concentraciones mayores (>10 μmol/L, 2 mg/L) vinculadas con la inhibición de la fosfodiesterasa y los aumentos de cAMP pueden causar un mayor ingreso de calcio. En concentraciones mucho mayores (>100 μmol/L), se altera el secuestro de calcio por el retículo sarcoplásmico.

La expresión clínica de esos efectos sobre la función cardiovascular varía entre individuos. El consumo ordinario de café y otras bebidas que contienen metilxantinas suele producir taquicardia ligera, un aumento del gasto cardiaco y de la resistencia periférica con

la precipitación de una insuficiencia suprarrenal. En pacientes que necesitan tratamiento continuo con prednisona a pesar de la inhalación de dosis estándar de un corticoesteroide en aerosol, las dosis mayores pueden ser más eficaces; por ejemplo, se ha demostrado que la inhalación de dosis altas de fluticasona y ciclesonida son eficaces en el retiro de pacientes de un tratamiento crónico con prednisona. Aunque estas dosis altas de esteroides inhalados pueden causar supresión suprarrenal, los riesgos de toxicidad sistémica por su uso crónico parecen mínimos en comparación con los del tratamiento oral con los corticoesteroides que sustituyen.

Un problema especial causado por los corticoesteroides inhalados es la aparición de candidosis bucofaríngea. El riesgo de esa complicación puede disminuirse si se indica a los pacientes hacer gárgaras con agua y escupir después de cada tratamiento de inhalación. También puede ocurrir ronquera por efecto local directo de los corticoesteroides inhalados sobre las cuerdas vocales. Estos fármacos están notoriamente libres de otras complicaciones a corto plazo en los adultos, pero pueden aumentar el riesgo de osteoporosis y cataratas a largo plazo. En los niños se ha demostrado que el tratamiento con corticoesteroides inhalados reduce cerca de 1 cm el crecimiento durante el primer año de tratamiento, pero no más adelante, por lo que su repercusión sobre la talla del adulto es mínima.

Una forma novedosa de disminuir al mínimo el riesgo de toxicidad por la absorción sistémica de corticoesteroides inhalados es el del perfeccionamiento de la **ciclesonida**, corticoesteroide de aprobación reciente que se inhala como profármaco y se activa por degradación por esterasas en las células epiteliales bronquiales. Cuando se absorbe a la circulación sistémica el producto activo está fuertemente unido a proteínas séricas, de modo que tiene poco acceso a los receptores de glucocorticoides en la piel, el ojo y el hueso, por lo que disminuye al mínimo el riesgo de causar adelgazamiento cutáneo, cataratas, osteoporosis o disminución temporal de la velocidad del crecimiento. La ciclesonida ha mostrado eficacia para mejorar el control del asma en algunos estudios clínicos pero aún no se ha demostrado en otros que su uso se vincule con una disminución significativa de la toxicidad sistémica predicha por su diseño como profármaco con poca actividad de corticoesteroide, activado hasta un agonista potente de corticoesteroides por la acción de esterasas en sus sitios de depósito en las vías respiratorias.

El uso crónico de corticoesteroides inhalados disminuye en forma eficaz los síntomas y mejora la función pulmonar en pacientes con asma leve. Tal uso también disminuye o elimina la necesidad de corticoesteroides orales en pacientes con enfermedad más grave. A diferencia de los fármacos estimulantes β y la teofilina, el uso crónico de corticoesteroides inhalados disminuye la reactividad bronquial. Debido a la eficacia y seguridad de los corticoesteroides inhalados, hoy se prescriben de manera sistemática para pacientes que necesitan más que inhalaciones ocasionales de un agonista β para el alivio de los síntomas. Dicho tratamiento se continúa durante 10 a 12 semanas y después se interrumpe para determinar si se necesita prolongarlo aún más. Los corticoesteroides inhalados no son curativos. En la mayoría de los casos las manifestaciones del asma retornan en unas cuantas semanas después de interrumpir el tratamiento, incluso cuando se administra en dosis altas durante dos años o más. En un estudio prospectivo controlado y con placebo del uso temprano y sostenido de corticoesteroides inhalados en niños pequeños con asma se mostró una mejoría mucho más importante en los síntomas, la función pulmonar y la frecuencia de las exacerbaciones durante los dos años de tratamiento, pero no hubo diferencia del control global del asma después del término del estudio. Los corticoesteroides inhalados se etiquetan apropiadamente como "controladores". No son curativos y su eficacia dura mientras se administran. Otra estrategia para reducir el riesgo del tratamiento prolongado con corticoesteroides inhalados cada 12 h es administrarlos en forma intermitente, sólo cuando se recrudecen los síntomas del asma. Se ha observado que una sola inhalación de un corticoesteroide con cada inhalación de un agonista β de acción corta (p. ej., una inhalación de beclometasona por cada inhalación de albuterol) o un régimen durante cinco a 10 días de budesonida o beclometasona en dosis altas cada 12 h cuando empeoran los síntomas del asma es tan eficaz como el tratamiento diario regular en los adultos y niños con asma leve o moderada, aunque estas estrategias no cuentan con el respaldo de las normas del tratamiento del asma que han sido aprobadas por la FDA.

CROMOLÍN Y NEDOCROMILO

El cromolín sódico (cromoglicato disódico) y el nedocromilo sódico se utilizaron de manera generalizada para el tratamiento del asma, principalmente en niños, pero ahora han sido sustituidos por otros tratamientos y su importancia es más bien histórica. Ambos son poco solubles, se absorben mal del aparato digestivo y se deben inhalar en forma de polvo microfino o suspensión microfina. Cuando se inhalan, inhiben el asma inducida por antígenos y por ejercicio y su empleo crónico (cada 6 h) reduce un poco la reactividad bronquial. No obstante, estos fármacos carecen de efecto sobre el tono del músculo liso de las vías respiratorias y son ineficaces en la reversión del broncoespasmo asmático; sólo tienen utilidad si se toman de manera profiláctica.

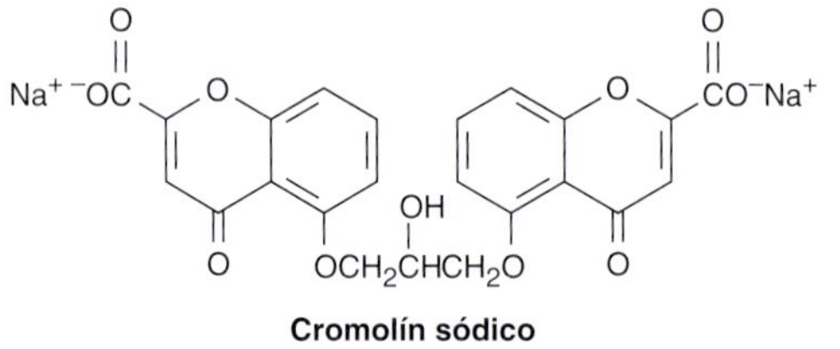

Cromolín sódico

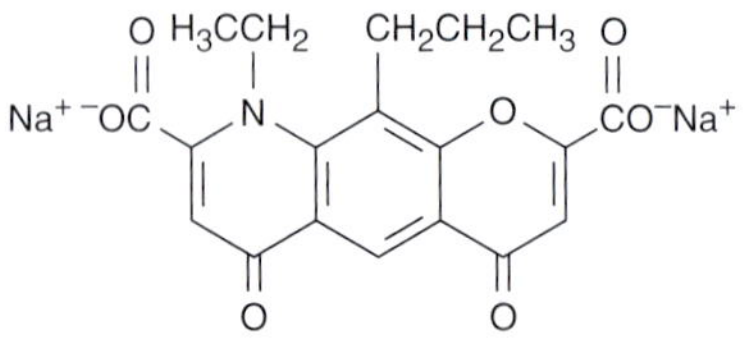

Nedocromilo sódico

Mecanismo de acción

Se cree que el cromolín y el nedocromilo modifican la función de los conductos del cloro tardíos en la membrana celular, lo que inhibe la activación celular. Se cree que el nedocromilo inhibe la tos gracias a esta acción sobre los nervios de las vías respiratorias; en los mastocitos, el mismo mecanismo es el encargado de inhibir la primera respuesta al estímulo antigénico, y en los eosinófilos, de inhibir la respuesta inflamatoria a la inhalación de alergenos. El efecto inhibidor en los mastocitos parece específico del tipo celular, ya que el cromolín tiene poco efecto inhibidor sobre la liberación de mediadores por los basófilos humanos. Puede también ser específico para órganos diferentes, ya que el cromolín inhibe la desgranulación de mastocitos en el pulmón humano y de primates, pero no en la piel. Esto a su vez puede reflejar diferencias conocidas en los mastocitos que se encuentran en sitios diferentes, como en su contenido de proteasa neutra.

Alguna vez, la idea de que el cromolín inhibe la desgranulación de los mastocitos era tan bien aceptada que se pensó que la inhibición de una respuesta por el cromolín indicaba la participación de mastocitos en ella. Esa idea simplista ha sido descartada por el hallazgo de que el cromolín y el nedocromilo inhiben la función de células diferentes a los mastocitos y en parte por el hallazgo de que el nedocromilo inhibe la aparición de respuesta tardía incluso cuando se administra después de la respuesta primaria a una exposición a antígeno (p. ej., después de que ha ocurrido la desgranulación de los mastocitos).

Usos clínicos

En estudios clínicos a corto plazo, el tratamiento previo con cromolín o nedocromilo bloqueó la broncoconstricción causada por inhalación de alergenos, por el ejercicio, por el bióxido de azufre y por una diversidad de causas de asma laboral. Ese efecto protector agudo de un tratamiento único hace al cromolín útil para su administración poco antes del ejercicio o de la exposición inevitable a un alergeno.

Cuando se usa en forma regular (2 a 4 descargas cada 6 a 12 h) por pacientes con asma perenne (no estacional), ambos fármacos disminuyen poco pero significativamente la intensidad de los síntomas y la necesidad de fármacos broncodilatadores, sobre todo en pacientes jóvenes con asma extrínseca. Estos fármacos no son tan potentes o predeciblemente eficaces como los corticoesteroides inhalados, y la única forma de determinar si un paciente responderá es con un ensayo terapéutico de cuatro semanas.

Las soluciones de cromolín y nedocromilo también ayudan a disminuir los síntomas de la **rinoconjuntivitis alérgica**. La aplicación de la solución por nebulizador nasal o gotas oculares varias veces al día es eficaz en cerca del 75% de los pacientes, incluso durante la temporada de máxima presencia de polen.

Debido a que los fármacos son tan mal absorbidos, los efectos adversos del cromolín y el nedocromilo son menores y se localizan en los sitios de depósito e incluyen síntomas menores tales como irritación faríngea, tos y sequedad de boca y, rara vez, rigidez torácica y sibilancias. Algunos de esos síntomas pueden prevenirse con la inhalación de un agonista de adrenorreceptores β_2 antes del tratamiento con cromolín o nedocromilo. Los efectos secundarios graves son raros. Ocurren dermatitis, miositis o gastroenteritis reversibles en menos del 2% de los pacientes y se han comunicado muy pocos casos de infiltración pulmonar con eosinofilia y anafilaxia. Esta falta de toxicidad contribuye al uso amplio previo de cromolín en niños, en especial aquellos con edades de rápido crecimiento. Sin embargo, en fecha reciente el lugar que ocupaba en el tratamiento del asma infantil ha disminuido por la eficacia mucho mayor del tratamiento con corticoesteroides incluso en dosis reducidas, así como por la existencia de una clase de fármacos que no son esteroides pero que estabilizan el asma, los inhibidores de la vía de leucotrienos (véase más adelante).

INHIBIDORES DE LA VÍA DE LEUCOTRIENOS

Debido a las pruebas de la participación de los leucotrienos en muchas enfermedades inflamatorias (cap. 18) y en la anafilaxia, se ha dedicado considerable esfuerzo al perfeccionamiento de fármacos que bloquean las síntesis de estos derivados del ácido araquidónico o sus receptores. Los leucotrienos son resultado de la acción de la 5-lipooxigenasa sobre el ácido araquidónico y se sintetizan por una variedad de células inflamatorias en las vías respiratorias, que incluyen eosinófilos, mastocitos, macrófagos y basófilos. El leucotrieno B_4 (LTB_4) es un potente quimioatrayente de neutrófilos, en tanto LTC_4 y LTD_4 ejercen muchos efectos que se sabe ocurren en el asma, incluidas la broncoconstricción, el aumento de la reactividad bronquial, el edema de mucosa y la hipersecreción de moco. Estudios tempranos establecieron que la exposición a antígenos de tejido pulmonar humano sensibilizado produce la generación de leucotrienos, en tanto otros estudios de sujetos humanos han mostrado que la inhalación de leucotrienos causa no sólo broncoconstricción, sino también un aumento de la reactividad bronquial a la histamina que persiste durante varios días.

Dos abordajes para la interrupción de la vía de leucotrienos se han pretendido: inhibición de la 5-lipooxigenasa, que impide la síntesis de leucotrienos; e inhibición de la unión de LTD_4 a su receptor en tejidos blanco, lo que impide su acción. Se ha demostrado la eficacia en el bloqueo de la respuesta de vías respiratorias al ejercicio y a la exposición de antígenos para fármacos de ambas categorías: **zileutón**, un inhibidor de la 5-lipooxigenasa y **zafirlukast** y **montelukast**, antagonistas del receptor LTD_4. Todos han mostrado el control del asma y disminución de la frecuencia de sus exacerbaciones en estudios clínicos de pacientes externos. Sus efectos sobre los síntomas, el calibre de las vías respiratorias, la reactividad bronquial y la inflamación de las vías respiratorias son menos notorios que los de los corticoesteroides inhalados, pero logran una disminución casi equivalente de la frecuencia de exacerbaciones. Su principal ventaja es que se toman por vía oral; algunos pacientes, en especial los niños, incumplen los tratamientos inhalatorios. El montelukast tiene aprobación de uso en niños de apenas seis años de edad.

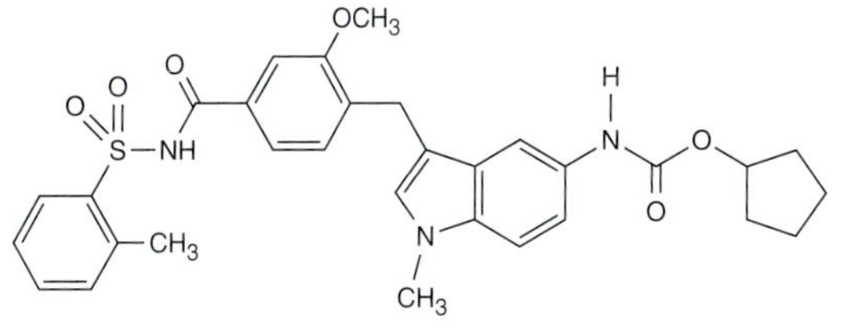

Zafirlukast

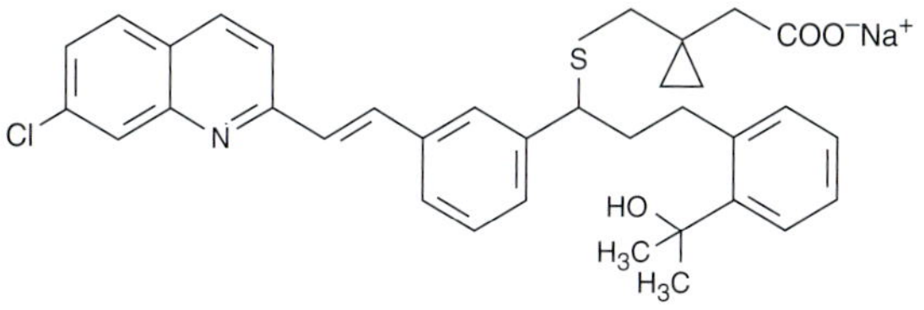

Montelukast

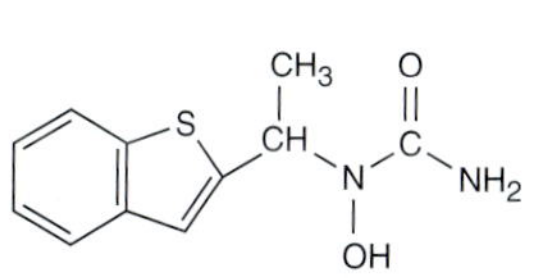

Zileutón

Algunos pacientes parecen tener respuestas particularmente favorables, pero ningún rasgo clínico permite la identificación de "quienes presentarán respuesta" antes de un intento terapéutico. En Estados Unidos se ha aprobado el uso de zileutón en dosis oral de 1 200 mg de la forma de liberación sostenida cada 12 h; el zafirlukast, 20 mg cada 12 h; y el montelukast, 10 mg (en adultos) o 4 mg (en niños), una vez al día.

Los intentos terapéuticos con inhibidores de leucotrienos han mostrado su participación importante en el asma inducida por ácido acetilsalicílico. Se ha sabido durante mucho tiempo que 5 a 10% de los asmáticos son muy sensibles al ácido acetilsalicílico, de manera que la ingestión de incluso una dosis muy pequeña causa profunda broncoconstricción y síntomas de secreción sistémica de histamina, como rubor y cólicos abdominales. Debido a que esta reacción ante el ácido acetilsalicílico no se vincula con ningún dato de sensibilización alérgica a la sustancia o sus metabolitos y puesto que es producida por cualquiera de los antiinflamatorios no esteroideos, se cree que es resultado de la inhibición de la sintetasa de prostaglandinas (ciclooxigenasa), que desvía el metabolismo del ácido araquidónico de la vía de prostaglandinas a la de leucotrienos. Esta idea se sustentó en la demostración de que los inhibidores de la vía de leucotrienos disminuyen de manera notoria la respuesta a la exposición de ácido acetilsalicílico y mejoran el control general de asma en forma cotidiana.

De estos fármacos, el zileutón es el que menos se prescribe porque hay informes de toxicidad hepática ocasional. Los antagonistas del receptor parecen tener poca toxicidad. Los informes de síndrome de Churg-Strauss (una vasculitis sistémica acompañada de agravamiento del asma, infiltrados pulmonares y eosinofilia) parecen haber sido coincidentales, y el síndrome se desenmascaró cuando se disminuyó la dosis de prednisona, lo que fue posible al añadir zafirlukast o montelukast. De estas dos sustancias, el montelukast es el que se prescribe más a menudo, tal vez porque puede tomarse sin relación con las comidas y porque la dosis de una sola vez al día es muy cómoda.

OTROS FÁRMACOS PARA EL TRATAMIENTO DEL ASMA

Anticuerpos monoclonales anti-IgE

Una manera totalmente nueva de tratar el asma aprovecha los adelantos de la biología molecular y se dirige a los anticuerpos IgE. A partir de un grupo de anticuerpos monoclonales producidos en ratones contra anticuerpos IgE, se seleccionó uno que se dirige contra la porción de la IgE que se une a sus receptores (receptores FCε-R1 y FCε-R2) en mastocitos y otras células que participan en el proceso inflamatorio. El **omalizumab** (un anticuerpo monoclonal anti-IgE) inhibe la unión de IgE a los mastocitos pero no activa la IgE que ya está unida a estas células y, por tanto, no provoca su desgranulación. El anticuerpo murino se ha humanizado genéticamente mediante la sustitución de todos sus aminoácidos, excepto una pequeña fracción, con los que se encuentran en proteínas humanas, y no parece causar sensibilización cuando se administra a los seres humanos.

La administración de omalizumab a individuos con asma durante 10 semanas disminuye la IgE plasmática hasta cifras indetectables y aminora en forma significativa la magnitud de las respuestas broncoespásticas temprana y tardía a la exposición de antígenos. La administración repetida disminuye la intensidad del asma y la necesidad de corticoesteroides en pacientes con enfermedad moderada a grave, en especial aquellos con un claro factor precipitante de antígenos ambientales, y mejoran los síntomas nasales y conjuntivales en individuos con rinitis alérgica perenne o estacional. El efecto más importante del omalizumab es la disminución de la frecuencia e intensidad de las exacerbaciones del asma, al tiempo que permite incluso una disminución de las necesidades de corticoesteroides. El análisis combinado de varios estudios clínicos ha mostrado que los pacientes con máxima probabilidad de responder son aquellos con antecedente de exacerbaciones repetidas, gran necesidad de tratamiento con corticoesteroides y función pulmonar deficiente. De manera similar, las exacerbaciones que más se previenen son las que es más importante evitar. El tratamiento con omalizumab disminuyó en 88% las exacerbaciones que necesitaron hospitalización. Esos beneficios justifican el alto costo de ese tratamiento en individuos seleccionados con enfermedad grave, caracterizada por exacerbaciones frecuentes.

TRATAMIENTOS FUTUROS POSIBLES

El rápido avance de la descripción científica de la inmunopatogenia del asma ha impulsado el desarrollo de muchos nuevos tratamientos dirigidos a diversos sitios de la cascada inmunitaria e incluyen anticuerpos monoclonales dirigidos contra citocinas (IL-4, IL-5 e IL-13), antagonistas de moléculas de adhesión celular, inhibidores de proteasa e inmunorreguladores que se pretende desvíen los linfocitos CD4 del fenotipo TH2 al TH1, o la inhibición selectiva del subgrupo de linfocitos TH2 dirigidos contra antígenos particulares. Hay pruebas de que el asma puede agravarse, o incluso ser causado, por la infección crónica de vías respiratorias por *Chlamydia pneumoniae* o *Mycoplasma pneumoniae*. Esto explica los informes sobre el beneficio en algunos pacientes del tratamiento con macrólidos, pero en un estudio clínico reciente sobre el tratamiento prolongado con claritromicina (500 mg cada 12 h durante varias semanas) el asma moderada o grave no mejoró.

FARMACOLOGÍA CLÍNICA DE LOS MEDICAMENTOS USADOS PARA EL TRATAMIENTO DEL ASMA

La mejor manera de considerar el asma es como una enfermedad con dos dominios temporales. En el dominio presente es importante por el malestar que causa, la tos, los despertares nocturnos y la disnea, que alteran la capacidad de hacer ejercicio o de cumplir con las actividades deseadas. Para el asma leve tal vez todo lo que se necesite sea el uso estacional de un broncodilatador. Para el asma más grave es necesario el tratamiento con un controlador a largo plazo, como un corticoesteroide inhalado, para prevenir los síntomas y restablecer la función. El segundo dominio del asma es el riesgo de que surjan episodios futuros, como las exacerbaciones o una pérdida progresiva de la función pulmonar. Que el paciente esté satisfecho con su capacidad de controlar los síntomas y mantener la función mediante el uso frecuente de un agonista β_2 inhalado no significa que también esté controlado el riesgo de episodios futuros. De hecho, el uso de dos o más cilindros metálicos de un agonista adrenérgico β inhalado por mes es índice de un mayor riesgo de mortalidad por asma.

La dificultad que plantea la valoración de la gravedad y el ajuste del tratamiento para esos dos dominios del asma es diferente. Para aliviar el malestar en el dominio presente, se puede obtener información relevante al hacer preguntas específicas en cuanto a la frecuencia e intensidad de los síntomas, la frecuencia de uso del agonista adrenérgico β_2 inhalado para alivio de los síntomas, la frecuencia de los despertares nocturnos y la capacidad de hacer ejercicio. El cálculo del riesgo de exacerbaciones futuras es más difícil. En general, los pacientes con síntomas mal controlados en el presente tienen un mayor riesgo de exacerbaciones futuras, pero algunos parecen no percatarse de la gravedad de su obstrucción de vías respiratorias subyacente (a veces descritos como "pacientes con mala percepción") y se pueden identificar sólo con la medición de la función pulmonar, como se hace por espirometría. La disminución de FEV_1 guarda relación con un mayor riesgo de crisis de asma en el futuro. Otros posibles marcadores del incremento del riesgo son una función pulmonar inestable (grandes variaciones de FEV_1 de una consulta a otra, un cambio importante del tratamiento con broncodilatadores), la reactividad bronquial extrema o cifras altas de eosinófilos en el esputo o de óxido nítrico en el aire exhalado. La valoración de esas características permite identificar pacientes que necesitan aumento del tratamiento para su protección contra las exacerbaciones.

BRONCODILATADORES

Los broncodilatadores, como el albuterol inhalado, surten efecto en forma rápida, además de que son seguros y baratos. Los pacientes sólo con síntomas ocasionales de asma no necesitan más que un agonista de receptores β_2 inhalado, administrado según sea necesario. Si los síntomas exigen este tratamiento de "rescate" más de dos veces por semana, si aparecen síntomas nocturnos más de dos veces al mes o si el FEV_1 es menor de 80% del predicho, es indispensable un tratamiento adicional. El primer esquema terapéutico recomendado es una dosis baja de un corticoesteroide inhalado, si bien se puede usar aquel con un antagonista del receptor de leucotrienos o cromolín. La teofilina se reserva hoy en gran parte para pacientes cuyos síntomas se mantienen con mal control a pesar de la combinación del tratamiento regular con un antiinflamatorio inhalado y el uso de un agonista β_2 según sea necesario. Si la adición de teofilina no mejora los síntomas o si los efectos secundarios se vuelven muy molestos, es importante verificar la concentración plasmática de teofilina para asegurarse de que se encuentra dentro de los límites terapéuticos (10 a 20 mg/L).

Una desventaja importante para pacientes con asma leve es que aunque el riesgo de una crisis grave que pone en peligro la vida es menor que en pacientes con asma grave, no es nulo. Debe instruirse a todos los pacientes con asma acerca de un plan de acción simple ante crisis graves atemorizantes: administrar cuatro nebulizaciones de albuterol cada 20 min durante 1 h. Si no se observa mejoría clara después de esos primeros cuatro nebulizados, será necesario administrar tratamientos adicionales mientras se dirigen al servicio de urgencias o a algún otro nivel de atención médica más elevado.

ANTAGONISTAS MUSCARÍNICOS

Los antagonistas muscarínicos inhalados han ganado hasta ahora un lugar limitado en el tratamiento del asma. Los efectos de los fármacos de acción corta (p. j., bromuro de ipratropio) sobre la resistencia basal de las vías respiratorias es casi tan importante como la de los simpaticomiméticos, por lo que se utilizan como tratamiento opcional para los individuos que no toleran los agonistas de los adrenorreceptores β_2. Se ha demostrado que los efectos sobre las vías respiratorias de los antimuscarínicos y simpaticomiméticos en dosis completas son aditivos sólo en los pacientes con obstrucción grave de vías respiratorias que solicitan tratamiento de urgencia.

El antimuscarínico de acción prolongada tiotropio todavía no alcanza su lugar en el tratamiento del asma, pero se ha demostrado que es tan eficaz como los agonistas β_2 de acción prolongada cuando se agregan a un corticoesteroide inhalado. Al igual que en el tratamiento de la EPOC, el tiotropio mejora la capacidad funcional, quizá por su acción como broncodilatador, y reduce la frecuencia de las exacerbaciones, a través de mecanismos aún desconocidos.

Si bien se predijo que los antagonistas muscarínicos secarían las secreciones de vías respiratorias e interferirían en la depuración mucociliar, las determinaciones directas del volumen de líquido de la secreción de las glándulas submucosas de vías respiratorias únicas en animales muestran que la atropina disminuye sólo un poco la tasa de secreción basal. Sin embargo, los fármacos inhiben el aumento de secreción de moco causado por la estimulación vagal. No se han comunicado casos de espesamiento de moco después de la administración de esos fármacos.

CORTICOESTEROIDES

Si los síntomas asmáticos se presentan con frecuencia o si persiste la obstrucción significativa de las vías respiratorias a pesar del tratamiento con broncodilatadores, deben iniciarse corticoesteroides inhalados. Para pacientes con síntomas graves y obstrucción importante de las vías respiratorias (p. ej., FEV_1 <50% del predicho), el tratamiento inicial con una combinación de corticoesteroides inhalados y orales (p. ej., 30 mg/día de prednisona durante tres semanas) es apropiado. Una vez que se observa mejoría clínica, por lo general después de siete a diez días, debe interrumpirse la dosis oral o disminuirse al mínimo necesario para controlar los síntomas.

Un aspecto importante del tratamiento con corticoesteroides inhalados es el cumplimiento del paciente. El análisis del resurtido de prescripciones muestra que sólo una minoría de pacientes toma en forma regular los corticoesteroides. Esto puede ser consecuencia de una "fobia contra los esteroides" general impulsada por el énfasis en la prensa lega acerca de los peligros del tratamiento a largo plazo con corticoesteroides orales y por ignorancia de la diferencia entre corticoesteroides y los esteroides anabólicos que se toman para aumentar la fortaleza muscular por deportistas, ahora en descrédito. Ese temor de la toxicidad de los corticoesteroides dificulta persuadir a los pacientes cuyos síntomas han mejorado después de iniciar el tratamiento, de que deberían continuarlo para su protección contra las crisis. Este contexto explica el interés que se observa en los informes en señalar que instruir a los pacientes con asma leve pero persistente de tomar corticoesteroides inhalados sólo cuando sus síntomas empeoran es tan eficaz para mantener la función pulmonar y evitar crisis como tomar los corticoesteroides inhalados dos veces al día (véase antes).

En pacientes con asma más grave, cuyos síntomas se controlan inadecuadamente con una dosis estándar de corticoesteroides inhalados, se pueden considerar dos opciones: duplicar la dosis del corticoesteroide inhalado o combinarlo con otro fármaco. La adición de teofilina a un antagonista del receptor de leucotrienos mejora un poco el control del asma, pero se observan los beneficios más impresionantes con la adición de un agonista del receptor β_2 inhalado de *acción prolongada* (salmeterol o formoterol). Muchos estudios han demostrado que ese tratamiento combinado es más eficaz que duplicar la dosis del corticoesteroide inhalado para disminuir los síntomas, aminorar el uso de albuterol según sea necesario y prevenir crisis de asma. Las combinaciones de un corticoesteroide inhalado y un agonista β de acción prolongada en un solo inhalador se prescriben ahora con frecuencia (fluticasona y salmeterol [Advair], budesonida y formoterol [Symbicort]. En detrimento de los claros beneficios hay pruebas de un aumento con significación estadística en el muy bajo riesgo de una crisis de asma letal por el uso de un agonista β de acción prolongada, tal vez incluso cuando se toma en combinación con un corticoesteroide inhalado. Esas pruebas llevaron a la *Food and Drug Administration* (FDA) a emitir una "nota precautoria" de que el uso de un agonista β de acción prolongada se relaciona con un incremento pequeño pero con significación estadística del riesgo de muerte o casi por una crisis de asma, en especial en estadounidenses de raza negra. La FDA no retiró la aprobación de esos fármacos porque reconoce que son clínicamente eficaces. Las principales implicaciones de la nota precautoria para el médico son las siguientes: 1) que los pacientes con asma leve a moderada deben tratarse sólo con corticoesteroides inhalados en dosis baja, y considerar un tratamiento adicional sólo si el asma no es bien controlada; 2) si el asma no es bien controlada, debe discutirse el posible aumento del riesgo de un evento raro, mortalidad por asma, al presentar las opciones terapéuticas: aumentar a una dosis mayor del corticoesteroide inhalado o agregar un agonista β de acción prolongada.

La nota precautoria de la FDA no ha tenido hasta ahora mucho efecto sobre las prescripciones de combinaciones de corticoesteroides inhalados con un agonista β de acción prolongada, tal vez porque dicha combinación en un solo inhalador ofrece varias ventajas. Los inhaladores combinados son convenientes; aseguran que no se tome el agonista β de acción prolongada como monoterapia (que se sabe no protege contra las crisis); y producen mejoría rápida y sostenida de los síntomas clínicos y la función pulmonar así como disminución de la frecuencia de exacerbaciones que necesitan tratamiento con corticoesteroides orales. Es importante proveer instrucciones explícitas a los pacientes a quienes se prescribe tal tratamiento combinado, de que debe usarse un agonista β_2 inhalado de acción rápida, como el albuterol, según sea necesario, para el alivio de los síntomas agudos.

Una estrategia nueva para el tratamiento aprovecha la acción broncodilatadora rápida del agonista β de acción prolongada formoterol, que se administra combinado con el corticoesteroide budesonida en una dosis fija dentro de un inhalador de dosis medidas marca Symbicort. En varios estudios se ha confirmado que la inhalación cada 12 h y según sea necesario de esta combinación es tan eficaz para prevenir las exacerbaciones asmáticas como una dosis cuatro veces mayor de budesonida cada 12 h únicamente con albuterol para aliviar los síntomas. Esta estrategia flexible se utiliza de manera generalizada en Europa, pero no ha sido aprobada en Estados Unidos.

ANTAGONISTAS DE LEUCOTRIENOS; CROMOLÍN Y NEDOCROMILO

Un antagonista del receptor de leucotrienos en comprimidos orales se puede considerar como una alternativa del tratamiento con corticoesteroides inhalados en pacientes con síntomas que se presentan más de dos veces a la semana o que despiertan del sueño por síntomas de asma más de dos veces al mes. Este lugar en el tratamiento del asma lo ocupaba el cromolín y el nedocromilo, pero ya no se dispone de ninguno en Estados Unidos. Estos tratamientos no son tan eficaces como una dosis reducida de algún corticoesteroide inhalado, pero evitan la "fobia a los esteroides" descrita antes y se utilizan con frecuencia en los niños.

El antagonista de los receptores de leucotrieno, montelukast (Singulair) se prescribe con frecuencia, principalmente entre los médicos generales. Este fármaco se administra por vía oral, es sencillo de utilizar y al parecer se aplica con mayor regularidad que los corticoesteroides inhalados. Los antagonistas de los receptores de leucotrieno rara vez producen efectos secundarios molestos.

Debido a preocupaciones acerca de la posible toxicidad a largo plazo por la absorción sistémica de corticoesteroides inhalados, este tratamiento de mantenimiento se usa de manera generalizada en niños estadounidenses.

ANTICUERPO MONOCLONAL CONTRA IGE

El tratamiento con omalizumab, el anticuerpo monoclonal humanizado contra IgE, se reserva para pacientes con asma crónica grave inadecuadamente controlada por corticoesteroides inhalados en dosis alta más un agonista β de acción prolongada en combinación (p. ej., 500 mg de fluticasona más 50 μg de salmeterol inhalados cada 12 h). El omalizumab disminuye la inflamación bronquial linfocítica, eosinofílica, y aminora eficazmente la frecuencia y gravedad de las exacerbaciones. Se reserva para pacientes con sensibilidad demostrada mediada por IgE (por una prueba cutánea positiva o la prueba de radioalergosorbente [RAST] ante alergenos comunes) y una concentración de IgE dentro de límites que pueden disminuirse lo suficiente con inyecciones subcutáneas dos veces por semana.

OTROS TRATAMIENTOS ANTIINFLAMATORIOS

Algunos informes sugieren que los fármacos de uso frecuente para tratar la artritis reumatoide pueden también utilizarse en pacientes con asma crónica dependiente de esteroides. Es importante el perfeccionamiento de un tratamiento alternativo porque el crónico con corticoesteroides orales puede causar osteoporosis, cataratas, intolerancia a la glucosa, empeoramiento de la hipertensión y cambios de aspecto cushingoide. Los estudios iniciales sugirieron que el metotrexato oral o las inyecciones de sales de oro eran beneficiosas en pacientes con asma dependiente de la prednisona, pero los estudios subsiguientes no confirmaron esa premisa. Por el contrario, el beneficio del tratamiento con ciclosporina parece real. No obstante, la gran toxicidad de este fármaco convierte a ese hallazgo en sólo una fuente de esperanza de que otros tratamientos de inmunorregulación finalmente se perfeccionen para el pequeño porcentaje de pacientes cuyo asma se puede tratar sólo con dosis orales altas de prednisona. Un tratamiento inmunorregulador que mejora el asma y del que se informó en fecha reciente es el de inyección de etanercept, un antagonista del factor de necrosis tumoral (TNF) α usado para el tratamiento de la espondilitis anquilosante y la artritis reumatoide grave.

TRATAMIENTO PARA EL ASMA AGUDA

El tratamiento de las crisis agudas de asma en pacientes que acuden al hospital exige una valoración clínica rigurosa y continua, y cuantificación objetiva repetida de la función pulmonar. Para pacientes con crisis leves, la inhalación de un agonista de receptores β_2 es tan eficaz como la inyección subcutánea de adrenalina. Ambos tratamientos son más eficaces que la administración intravenosa de aminofilina (una sal soluble de teofilina). Para las crisis graves se necesita tratamiento con oxígeno, administración frecuente o continua de albuterol en aerosol y uso sistémico de prednisona o metilprednisolona (0.5 mg/kg cada 6 a 12 h). Incluso este tratamiento intensivo no siempre es eficaz, y deberá vigilarse a los pacientes de manera estrecha en cuanto a signos de deterioro. La anestesia general, la intubación y la ventilación mecánica de individuos con asma no pueden tomarse a la ligera, pero pudiesen salvar la vida si ocurre insuficiencia respiratoria.

PROSPECTOS PARA LA PREVENCIÓN

La elevada prevalencia de asma en países desarrollados y su aumento rápido en aquellos en vías de desarrollo exigen una estrategia de prevención primaria. La prohibición estricta de antígenos durante la lactancia, que alguna vez se consideró sensata, hoy ha mostrado ineficacia. De hecho, el criarse desde el nacimiento en un hogar donde se tienen gatos y perros como mascotas parece *proteger* contra la aparición del asma. Al parecer la mayor esperanza yace en el conocimiento de los mecanismos por medio de los cuales la exposición a diversos microorganismos durante la lactancia provoca la creación de una respuesta inmunitaria equilibrada y luego simular los efectos de esas exposiciones ambientales naturales administrando microorganismos comensales inocuos (probióticos) o los nutrimentos que estimulan su crecimiento (prebióticos) en el aparato digestivo durante el periodo crítico del florecimiento inmunitario al principio de la lactancia.

TRATAMIENTO DE LA ENFERMEDAD PULMONAR OBSTRUCTIVA CRÓNICA

La EPOC se caracteriza por limitación del flujo de aire que no se revierte por completo con el tratamiento con broncodilatadores. La limitación del flujo de aire suele ser progresiva y se cree refleja una respuesta inflamatoria anormal del pulmón ante partículas o gases nocivos. El trastorno es más a menudo consecuencia del tabaquismo de cigarrillos habitual prolongado, pero casi 15% de los casos se presenta en no fumadores. A pesar de que la EPOC difiere del asma, en su tratamiento se utilizan los mismos fármacos. En esta sección se describen los fármacos que son útiles en ambas enfermedades.

Si bien el asma y la EPOC se caracterizan ambos por inflamación de vías respiratorias, disminución del flujo espiratorio máximo y exacerbaciones episódicas de la obstrucción de vías respiratorias, más a menudo desencadenadas por una infección viral respiratoria, difieren en muchos aspectos importantes. De importancia máxima entre ellos son las diferencias en la población afectada, las características de la inflamación de las vías respiratorias, la reversibilidad de la obstrucción del flujo de aire, la capacidad de respuesta al tratamiento con corticoesteroides, así como la evolución y el pronóstico. En comparación con el asma, la EPOC se presenta en pacientes de mayor edad, se vincula con inflamación neutrofílica más bien que eosinofílica, tiene mala respuesta incluso al tratamiento con corticoesteroides inhalados en dosis altas y se vincula con pérdida progresiva e inexorable de la función pulmonar con el paso del tiempo, en especial si se continúa el tabaquismo de cigarrillos.

A pesar de esas diferencias, las estrategias terapéuticas son similares, si bien los beneficios esperados y alcanzados son menores para la EPOC que para el asma. Para el alivio de los síntomas agudos suele ser eficaz la inhalación de un agonista β de acción breve (p. ej., albuterol), un fármaco anticolinérgico (p. ej., bromuro de ipratropio), o los dos en combinación. Para pacientes con síntomas persistentes de disnea de ejercicio y limitación de actividades, está indicado el uso regular de un broncodilatador de acción prolongada, ya sea un agonista β (p. ej., salmeterol) o un anticolinérgico (p. ej., tiotropio). Para pacientes con obstrucción grave de las vías respiratorias o antecedente de exacerbaciones, el uso regular de corticoesteroides inhalados disminuye la incidencia de exacerbaciones futuras. La teofilina puede tener un sitio particular en la EPOC, puesto que tal vez mejore la función contráctil del diafragma y así también la capacidad ventilatoria. La diferencia principal en el tratamiento de estas enfermedades es el manejo de las exacerbaciones. El uso de antibióticos en este contexto es sistemático en la EPOC puesto que las exacerbaciones incluyen infecciones bacterianas de las vías respiratorias inferiores con mucha más frecuencia que en el asma.

RESUMEN Fármacos usados en el asma

Subclase	Mecanismo de acción	Efectos	Aplicaciones clínicas	Farmacocinética, toxicidad
AGONISTAS BETA				
• Albuterol	Agonista selectivo β_2	Broncodilatación rápida y eficaz	Asma, enfermedad pulmonar obstructiva crónica (EPOC) • fármaco ideal en el broncoespasmo asmático agudo	Inhalación en aerosol • duración de varias horas • también disponible para uso por nebulizador y parenteral • *Toxicidad:* temblor, taquicardia • sobredosis: arritmias
• Salmeterol	Agonista selectivo β_2	Inicio lento, acción principalmente preventiva; potencia los efectos de los corticoesteroides	Profilaxis del asma	Inhalación en aerosol • duración 12-24 h • *Toxicidad:* temblor, taquicardia • sobredosis: arritmias
• *Metoproterenol, terbutalina: similar al albuterol; la terbutalina está disponible en presentación oral*				
• *Formoterol: similar a salmeterol*				
• Adrenalina	Agonista β y α no selectivo	Broncodilatación más todos los otros efectos simpaticomiméticos sobre el aparato cardiovascular y otros órganos, aparatos y sistemas (cap. 9)	Anafilaxia, asma, otros (cap. 9) • rara vez usado para el asma (se prefieren agentes selectivos β_2)	Aerosol, por nebulizador o parenteral • véase capítulo 9
• Isoproterenol	Agonista β_1 y β_2	Broncodilatación más efectos cardiovasculares potentes	Asma, pero se prefieren los agentes selectivos β_2	Aerosol, por nebulizador • véase capítulo 9
CORTICOESTEROIDES INHALADOS				
• Fluticasona	Altera la expresión genética	Disminuye los mediadores de inflamación • profilaxia intensa de exacerbaciones	Asma • adyuvante en la EPOC • fiebre del heno (nasal)	Aerosol • duración de horas • *Toxicidad:* limitada por aplicación en aerosol • infección por especies de *Candida*, cambios de cuerdas vocales
• *Beclometasona, budesonida, flunisolida, otros: similares a fluticasona*				
CORTICOESTEROIDES SISTÉMICOS				
• Prednisona	Como fluticasona	Como fluticasona	Asma • adyuvante en la EPOC	Oral • duración 12-24 h • *Toxicidad:* múltiple • véase capítulo 39
• *Metilprednisolona: fármaco parenteral como la prednisona*				
ESTABILIZANTES DE MASTOCITOS Y OTRAS				
• Cromolín, nedocromilo (no disponible en Estados Unidos)	Altera la función de los conductos del cloro tardíos • inhibe la activación de células inflamatorias	Previene el broncoespasmo agudo	Asma (se usan otras vías para alergias oculares, nasales y gastrointestinales)	Aerosol • duración de 6 a 8 h • *Toxicidad:* tos • no se absorbe, por lo que son mínimas otras toxicidades
METILXANTINAS				
• Teofilina	Incierto • inhibición de la fosfodiesterasa • antagonista del receptor de adenosina	Broncodilatación, estimulación cardiaca, aumento de la fortaleza del músculo estriado (diafragma)	Asma, COPD	Oral • duración de 8 a 12 h, pero a menudo se usan preparados de liberación prolongada • *Toxicidad:* múltiple (véase texto)
ANTAGONISTAS DE LEUCOTRIENOS				
• Montelukast, zafirlukast	Bloquea los receptores del leucotrieno D_4	Bloquea la respuesta de vías respiratorias al ejercicio y la exposición a antígenos	Profilaxia del asma, en especial en niños y en el asma inducida por ácido acetilsalicílico	Oral • duración de horas • *Toxicidad:* mínima
• *Zileutón: inhibe a la lipooxigenasa, disminuye la síntesis de leucotrienos*				
ANTICUERPOS IgE				
• Omalizumab	Anticuerpo IgE humanizado que disminuye la IgE circulante	Disminuye la frecuencia de exacerbaciones del asma	Asma grave inadecuadamente controlada por los agentes antes señalados	Parenteral • duración de dos a cuatro días. *Toxicidad:* reacción en el sitio de inyección (la anafilaxia es en extremo rara)

PREPARACIONES DISPONIBLES

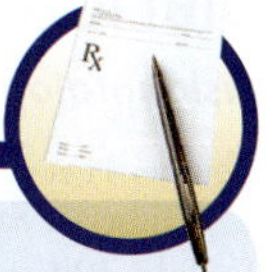

SIMPATICOMIMÉTICOS USADOS EN EL ASMA

Adrenalina
Inhalatoria: 1, 10 mg/ml para nebulización; 0.22 mg/descarga de adrenalina base en aerosol
Parenteral: 1:10 000 (0.1 mg/ml), 1:1 000 (1 mg/ml)

Albuterol
Inhalatoria: aerosol con 90 µg/descarga; solución al 0.021, 0.042, 0.083, 0.5, 0.63% para nebulización
Oral: comprimidos de 2, 4 mg; jarabe de 2 mg/5 ml
Oral de liberación prolongada: comprimidos de 4, 8 mg

Albuterol/ipratropio
Inhalatoria: 103 µg de albuterol más 18 µg de ipratropio/descarga; 3 mg de albuterol más 0.5 mg de ipratropio/3ml en solución para nebulización

Arformoterol
Inhalatoria: 15 µg/2 ml en solución para nebulización

Bitolterol
Inhalatoria: solución al 0.2% para nebulización

Efedrina
Oral: cápsulas de 25 mg
Parenteral: 50 mg/ml para inyección

Formoterol
Inhalatoria: 12 µg/unidad de polvo para inhalación; solución al 1% para nebulización

Formoterol/budesonida
Inhalatoria: 4.5 µg/80 µg, 4.5 µg/160 µg por inhalación

Isoetarina
Inhalatoria: solución al 1% para nebulización

Isoproterenol
Inhalatoria: 0.5, 1% para nebulización; 80, 131 µg/descarga en aerosol
Parenteral: 0.02, 0.2 mg/ml para inyección

Levalbuterol
Inhalatoria: 0.31, 0.63, 1.25 mg/3 ml de solución

Metaproterenol
Inhalatoria: 0.65 mg/descarga en aerosol en recipientes de 7, 14 g; al 0.4, 0.6, 5% para nebulización

Pirbuterol
Inhalatoria: 0.2 mg/descarga en aerosol en recipientes de 80 y 300 dosis

Salmeterol
Polvo para inhalación: 50 µg/unidad

Salmeterol/fluticasona
Inhalatoria: 100, 250, 500 µg de fluticasona más 50 µg de salmeterol/unidad

Terbutalina
Oral: comprimidos de 2.5, 5 mg
Parenteral: 1 mg/ml para inyección

CORTICOESTEROIDES EN AEROSOL (VÉASE TAMBIÉN CAPÍTULO 39)

Beclometasona
Aerosol: 40, 80 µg/descarga en recipientes de 100 dosis

Budesonida
Polvo en aerosol (Turbuhaler): 160 µg/activación
Suspensión para inhalación (Respules): 0.25, 0.5 mg/2 ml

Flunisolida
Aerosol: 80, 250 µg/descarga en recipientes de 80, 100 y 120 dosis

Fluticasona
Aerosol: 44, 110 y 220 µg/descarga en recipientes de 120 dosis; polvo 50, 100, 250 µg/activación

Mometasona
Inhalatoria: 110, 220 µg/activación en unidades de 14, 30, 60 y 120 dosis

Triamcinolona
Aerosol: 75 µg/descarga en recipiente de 240 dosis

INHIBIDORES DE LEUCOTRIENOS

Montelukast
Oral: comprimidos de 10 mg, comprimidos masticables de 4, 5 mg; gránulos de 4 mg/paquete

Zafirlukast
Oral: comprimidos de 10, 20 mg

Zileutón
Oral: comprimidos de 600 mg; comprimidos de liberación prolongada de 600 mg

INHIBIDORES DE FOSFODIESTERASA

Aminofilina
Oral: comprimidos de 100, 200 mg
Parenteral: 250 mg/10 ml, para inyección

Roflumilast
Oral: tabletas 500 µg

Teofilina
Oral: elíxir de 50 mg/5 ml
Oral de liberación prolongada, 12 horas: comprimidos de 100, 200, 300, 450 mg
Oral de liberación prolongada, 24 horas: comprimidos y cápsulas de 100, 200, 300 mg; comprimidos de 400, 600 mg
Parenteral: 0.08, 1.6, 2.0, 3.2, 4 mg/ml, de teofilina y dextrosa al 5% para inyección

OTRAS METILXANTINAS

Difilina
Oral: comprimidos de 200, 400 mg; elíxir de 100 mg/15 ml

Pentoxifilina
Oral: comprimidos normales y comprimidos de liberación controlada de 400 mg
Nota: la pentoxifilina tiene autorización de uso sólo en la claudicación intermitente

FÁRMACOS ANTIMUSCARÍNICOS USADOS EN EL ASMA

Ipratropio
Aerosol: 17 (sin freón), 18 µg/descarga en inhalador de 200 dosis medidas; 0.02% (500 µg/frasco ámpula) para nebulización
Nebulizador nasal: 21, 42 µg/descarga

Tiotropio
Aerosol: 18 µg/descarga en seis paquetes

ANTICUERPO

Omalizumab
Polvo para inyección SC: 202.5 mg

BIBLIOGRAFÍA

Fisiopatología de enfermedades de las vías respiratorias

Boushey H et al: Asthma. In Mason R et al (editors): *Textbook of Respiratory Medicine.* Elsevier Saunders, 2005:1168.

Locksley RM: Asthma and allergic inflammation. Cell 2010;140:777.

Tratamiento del asma

Bateman ED et al: Overall asthma control: The relationship between current control and future risk. J Allergy Clin Immunol 2010;125:600.

Fanta CH: Drug therapy: Asthma. N Engl J Med 2009;360:1002.

Agonistas β

Ducharme FM et al: Addition of long-acting beta2-agonists to inhaled corticosteroids versus same dose inhaled corticosteroids for chronic asthma in adults and children. Cochrane Database Syst Rev 2010;(5):CD005535.

Kelly HW, Harkins MS, Boushey H: The role of inhaled long-acting beta-2 agonists in the management of asthma. J Natl Med Assoc 2006;98:8.

Walters E, Walters J, Gibson P: Regular treatment with long acting beta agonists versus daily regular treatment with short acting beta agonists in adults and children with stable asthma. Cochrane Database Syst Rev 2002;(4): CD003901.

Metilxantinas y roflumilast

Ito K et al: A molecular mechanism of action of theophylline: Induction of histone deacetylase activity to decrease inflammatory gene expression. Proc Natl Acad Sci USA 2002;99:8921.

Rabe KF: Roflumilast for the treatment of chronic obstructive pulmonary disease. Expert Rev Respir Med 2010;4:543.

Spina D: PDE4 inhibitors: Current status. Br J Pharmacol 2008;155:308.

Cromolín y nedocromilo

Guevara J et al: Inhaled corticosteroids versus sodium cromoglycate in children and adults with asthma. Cochrane Database Syst Rev 2006;(2):CD003558.

Yoshihara S et al: Effects of early intervention with inhaled sodium cromoglycate in childhood asthma. Lung 2006;184:63.

Corticoesteroides

Barnes P: How corticosteroids control inflammation: Quintiles Prize Lecture 2005. Br J Pharmacol 2006;148:245.

Boushey HA et al: Daily versus as-needed corticosteroids for mild persistent asthma. N Engl J Med 2005;352:1519.

O'Byrne PM et al: Budesonide/formoterol combination therapy as both maintenance and reliever medication in asthma. Am J Respir Crit Care Med 2005; 171:129.

Suissa S et al: Low-dose inhaled corticosteroids and the prevention of death from asthma. N Engl J Med 2000;343:332.

Fármacos antimuscarínicos

Gross N: Anticholinergic agents in asthma and COPD. Eur J Pharmacol 2006;8:533

Lee AM, Jacoby DB, Fryer AD: Selective muscarinic receptor antagonists for airway diseases. Curr Opin Pharmacol 2001;1:223.

Peters SP et al: Tiotropium bromide step-up therapy for adults with uncontrolled asthma. N Engl J Med 2010;363:1715.

Inhibidores de la vía de leucotrienos

Calhoun WJ: Anti-leukotrienes for asthma. Curr Opin Pharmacol 2001;1:230.

Krawiec ME, Wenzel SE: Leukotriene inhibitors and non-steroidal therapies in the treatment of asthma. Exp Opin Invest Drugs 2001;2:47.

Wang L et al: Cost-effectiveness analysis of fluticasone versus montelukast in children with mild-to-moderate persistent asthma in the Pediatric Asthma Controller Trial. J Allergy Clin Immunol 2011;127:161.

Tratamiento contra IgE

Walker S et al: Anti-IgE for chronic asthma in adults and children. Cochrane Database Syst Rev 2006;(2):CD003559.

Tratamiento clínico de enfermedades de vías respiratorias

Barnes PJ: Drugs for asthma. Br J Pharmacol 2006;147(Suppl 1):S297.

Expert Panel Report 3 (EPR3): Guidelines for the diagnosis and management of asthma. National Institutes of Health, 2008; http://www.nhlbi.nih.gov/guidelines/asthma/asthgdln.htm.

Tattersfield AE et al: Asthma. Lancet 2002;360:1313.

Tratamiento de la EPOC

Buist S for the Executive Committee, Global Initiative for Chronic Obstructive Lung Disease: Global strategy for the diagnosis, management, and prevention of chronic obstructive pulmonary disease. Medical Communications Resources, 2007; http://www.goldcopd.com.

Matera MG, Page CP, Cazzola M: Novel bronchodilators for the treatment of chronic obstructive pulmonary disease. Trends Pharmacol Sci 2011;32:495.

Vogelmeier C et al: Tiotropium versus salmeterol for the prevention of exacerbations of COPD. N Engl J Med 2011;364;1093.

RESPUESTA AL ESTUDIO DE CASO

La paciente exhibe los efectos desestabilizadores de una infección respiratoria con asma, y los padres, revelan la fobia frecuente (y peligrosa) al "uso excesivo" de broncodilatadores o esteroides inhalados. La paciente muestra signos de insuficiencia respiratoria inminente, incluida su negativa a acostarse, su temor y su taquicardia, que no se pueden atribuir al tratamiento mínimo con albuterol. Los primeros pasos fundamentales son administrar oxígeno con alto flujo y albuterol por medio de nebulizaciones. Se recomienda agregar ipratropio (Atrovent) a la solución nebulizadora. También se debe administrar algún corticoesteroide (0.5 a 1.0 mg/kg de metilprednisolona) por vía intravenosa. Asimismo, se recomienda alertar a la unidad de cuidados intensivos, puesto que un paciente con broncoespasmo grave que se cansa puede caer rápidamente en insuficiencia respiratoria y es difícil intubarlo.

Por fortuna, la mayoría de los pacientes tratados en el servicio de urgencias de un hospital tiene un buen desenlace. La mortalidad por asma es rara (<5 000 muertes por año en una población de 20 millones de asmáticos en Estados Unidos) pero, cuando sucede, suele ser fuera del hospital. Suponiendo que la paciente se recupere, se deben hacer algunos ajustes a su tratamiento antes del alta hospitalaria. El factor pronóstico más importante de una crisis asmática grave es si ha habido otras en el pasado. Por lo tanto, esta paciente necesita un regulador a largo plazo, principalmente un corticoesteroide inhalado y se le debe instruir sobre un plan de acción para atenuar los síntomas graves. Esto puede ser tan sencillo como recomendarle a la paciente y a sus padres que en caso de un episodio grave que le asuste, puede inhalar hasta cinco veces albuterol cada 15 min, pero si el primer tratamiento no la alivia, deberá administrarse las siguientes cuatro inhalaciones en su camino al servicio de urgencias. También se le proporciona una prescripción médica de prednisona, con la instrucción de tomar 40 a 60 mg por vía oral para las crisis graves, pero sin esperar a que surta efecto en caso de permanecer con disnea incluso después de inhalar albuterol. El asma es una enfermedad crónica y para que la atención sea satisfactoria, es necesario un seguimiento estrecho y una buena relación entre médico y paciente.

SECCIÓN V FÁRMACOS QUE ACTÚAN EN EL SISTEMA NERVIOSO CENTRAL

CAPÍTULO

21

Introducción a la farmacología del SNC

Roger A. Nicoll, MD

Los fármacos que actúan en el sistema nervioso central (SNC) fueron de los primeros en descubrirse por el hombre primitivo y aún son el grupo de fármacos más utilizados. Además de su uso en tratamientos, muchos de estos fármacos se utilizan sin prescripción para aumentar la sensación de bienestar.

Los mecanismos por los que actúan diversos fármacos en el SNC no siempre se conocen bien. En los últimos tres decenios, se han hecho avances notorios en la metodología de la farmacología en el SNC. Hoy es posible estudiar la acción de un fármaco en células individuales e incluso en conductos iónicos únicos dentro de las sinapsis. La información obtenida por esos métodos forma la base de varios perfeccionamientos mayores en los estudios del SNC.

En primer término, es claro que casi todos los fármacos con efectos en el SNC actúan sobre receptores específicos que regulan la transmisión sináptica. Unos cuantos, como los anestésicos generales y el alcohol, pueden tener funciones inespecíficas en las membranas (si bien esas excepciones no se aceptan por completo), pero incluso tales funciones no mediadas por receptores producen alteraciones demostrables en la transmisión sináptica.

En segundo término, los fármacos son de los recursos más importantes para estudiar todos los aspectos de la fisiología del SNC, desde el mecanismo de las convulsiones hasta el deterioro de la memoria a largo plazo. Como se describe a continuación, los agonistas que simulan transmisores naturales (y en muchos casos son más selectivos que las sustancias endógenas) y los antagonistas son en extremo útiles en tales estudios. En el recuadro Toxinas naturales: elementos para conocer las características de los conductos iónicos, se describen unas cuantas de esas sustancias.

En tercer lugar, descubrir las acciones de los fármacos con eficacia clínica conocida ha llevado a algunas de las hipótesis más fructíferas en cuanto a los mecanismos de la enfermedad. Por ejemplo, la información sobre la acción de los fármacos antipsicóticos sobre los receptores de dopamina constituye la base de hipótesis importantes acerca de la fisiopatología de la esquizofrenia. Los estudios de los efectos de una diversidad de agonistas y antagonistas sobre los receptores de ácido aminobutírico gamma (GABA) ha dado lugar a nuevos conceptos respecto a la fisiopatología de varias enfermedades, incluidas ansiedad y epilepsia.

En este capítulo se provee una introducción a la organización funcional del SNC y sus transmisores sinápticos, como base para comprender las acciones de los fármacos descritos en los siguientes capítulos.

Métodos para el estudio de la farmacología en el SNC

Como en muchas áreas de la ciencia, el progreso importante en el estudio de fármacos en el SNC depende del desarrollo de nuevas técnicas experimentales. La primera descripción detallada de la

Toxinas naturales: elementos para conocer las características de los conductos iónicos

El desarrollo de las toxinas naturales tiene una evolución constante. Es posible una gran cantidad de variaciones incluso con un pequeño número de aminoácidos y péptidos, y estos últimos sólo constituyen uno de una amplia variedad de compuestos tóxicos. Por ejemplo, se calcula que el caracol marino predador del género *Conus* incluye al menos 500 especies diferentes, cada una que mata o paraliza a su presa con un veneno que contiene 50 a 200 péptidos y proteínas diferentes. Es más, hay poca duplicación de péptidos en las especies de *Conus*. Otros animales con toxinas útiles incluyen serpientes, ranas, arañas, abejas, avispas y escorpiones. Existe una gran variedad de especies de plantas con sustancias tóxicas (o terapéuticas) para mencionarlas aquí; en varios capítulos de este texto se hace referencia a ellas.

Existen muchas toxinas que actúan sobre conductos iónicos y proveen múltiples recursos químicos para estudiar la función de esos conductos. De hecho, gran parte de la comprensión actual de las propiedades de los conductos iónicos proviene de estudios de uso de sólo un pequeño porcentaje de las toxinas altamente potentes y selectivas hoy disponibles. Las toxinas suelen dirigirse a los conductos iónicos sensibles a voltaje, pero varias toxinas muy útiles bloquean los receptores de neurotransmisores ionotrópicos. En el cuadro 21-1 se numeran algunas de las toxinas de uso más frecuente en la investigación, su forma de acción y su origen.

transmisión sináptica se hizo posible por la invención de microelectrodos de vidrio que permiten el registro intracelular. El desarrollo de la técnica de cortes de tejido cerebral permitió un análisis de la fisiología y farmacología de la sinapsis. Se facilitaron los estudios electrofisiológicos detallados de la acción de los fármacos sobre los conductos de voltaje y dependientes de transmisores con la introducción de la técnica de pinzamiento zonal de membrana, que permite el registro de la corriente a través de conductos iónicos. Los conductos se pueden expresar en células en cultivo y se registran las corrientes producidas por su activación (fig. 21-1). Los métodos histoquímicos, inmunitarios y de radioisótopos han hecho posible localizar la distribución de transmisores específicos, sus sistemas enzimáticos y receptores vinculados. La clonación molecular tiene un impacto importante sobre la comprensión de los receptores del SNC. Estas técnicas hacen posible determinar la estructura molecular precisa de los receptores y sus conductos vinculados. Finalmente, los ratones con genes mutados para receptores o enzimas específicos (ratones con bloqueo génico) pueden proveer información acerca de la participación fisiológica y farmacológica de esos componentes.

CUADRO 21–1 Algunas toxinas utilizadas para caracterizar conductos iónicos

Tipos de conducto	Forma de acción de la toxina	Fuente
Controlados por voltaje		
Conductos del sodio		
Tetrodotoxina (TTX)	Bloquea el conducto desde afuera	Pez globo
Batracotoxina (BTX)	Hace más lenta la inactivación, desvía la activación	Rana colombiana
Conductos del potasio		
Apamina	Bloquea el conducto del K "pequeño activado por Ca"	Abeja
Caribdotoxina	Bloquea el conducto del K "grande activado por Ca"	Escorpión
Conductos del calcio		
Conotoxina omega (ω-CTX-GVIA)	Bloquea conductos de tipo N	Caracol cónico del Pacífico
Agatoxina (ω-AGAIVA)	Bloquea conductos de tipo P	Araña de telaraña en embudo
Controlados por ligando		
Receptor nicotínico de ACh		
Bungarotoxina α	Antagonista irreversible	Serpiente marina
Receptor $GABA_A$		
Picrotoxina	Bloquea conductos	Planta del Pacífico sur
Receptor de glicina		
Estricnina	Antagonista competitivo	Planta india
Receptor de AMPA		
Filantotoxina	Bloquea conductos	Avispa

CONDUCTOS IÓNICOS Y RECEPTORES DE NEUROTRANSMISORES

Las membranas de las células nerviosas contienen dos tipos de conductos definidos con base en los mecanismos que controlan su abertura y cierre: los conductos **controlados por voltaje** y los **controlados por ligando** (fig. 21-2A y B). Los conductos controlados por voltaje responden ante cambios en el potencial de la membrana celular. El conducto del sodio controlado por voltaje descrito en el capítulo 14 para el corazón es un ejemplo del primer tipo de conducto. En las células nerviosas esos conductos se concentran en el segmento inicial y el axón y se encargan del rápido potencial de acción que transmite la señal del cuerpo celular a la terminación nerviosa. Hay muchos tipos de conductos del calcio y potasio sensibles al voltaje en el cuerpo celular, las dendritas y el segmento inicial, que actúan en relación con una escala de tiempo mucho más lenta y regulan la velocidad a la que la neurona produce descargas. Por ejemplo, algunos tipos de conductos del potasio que se abren por despolarización de la célula producen disminución de la velocidad de la despolarización subsiguiente y actúan como freno para limitar la descarga adicional de potenciales de acción.

Los neurotransmisores ejercen sus efectos en las neuronas por unión a dos clases diferentes de receptor. La primera se conoce como **conductos controlados por ligando** o **receptores ionotrópicos**. El receptor está constituido por subunidades y la unión del ligando abre

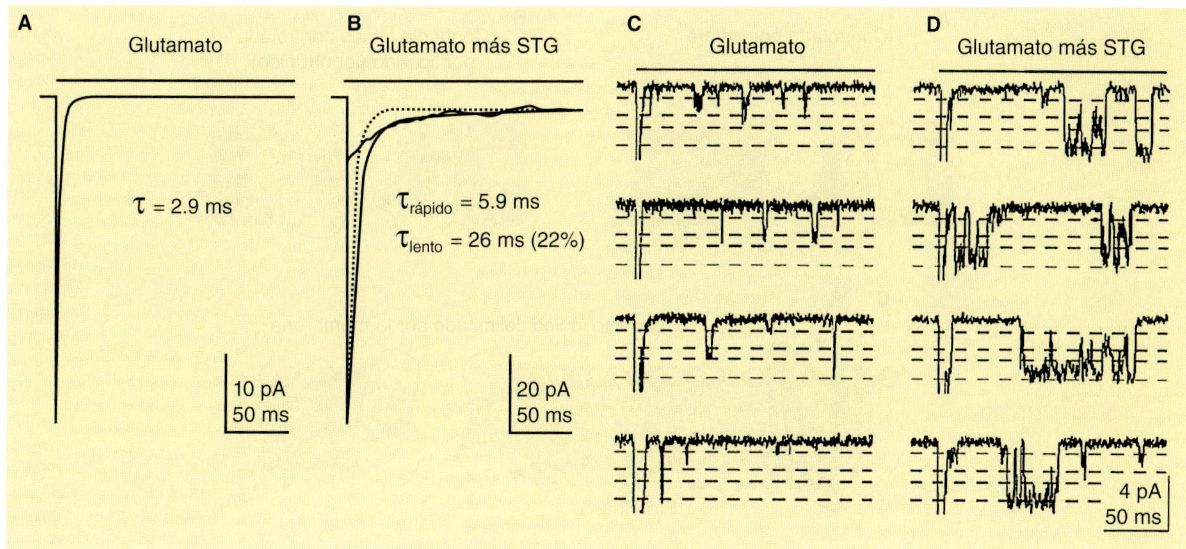

FIGURA 21–1 Corrientes en la célula completa y un solo conducto. Las técnicas modernas permiten registrar las corrientes neuronales en respuesta a la aplicación de transmisores y reguladores de la transmisión. **A:** corrientes de células completas promediadas y sumadas evocadas por la aplicación de glutamato (las corrientes de ingreso son descendentes). **B:** las corrientes provocadas por el glutamato en presencia de un regulador (estargacina, STG). **C:** corrientes de un conducto evocadas por el glutamato solo. **D:** corrientes de un solo conducto evocadas por glutamato más estargacina. Obsérvense las aberturas prolongadas de los conductos en presencia de estargacina. (Reproducida con autorización de Tomita et al: Stargazin modulates AMPA receptor gating and trafficking by distinct domains. Nature 2005;435:1052.)

directamente el conducto, que es una parte integral del complejo del receptor (fig. 22-6). Estos conductos son insensibles o sólo sensibles en forma débil al potencial de membrana. Su activación por lo general produce una abertura breve (unos cuantos milisegundos a decenas de milisegundos) del conducto. Los conductos controlados por ligando se encargan de la transmisión sináptica rápida común de las vía jerárquicas en el SNC (véase el texto a continuación).

La segunda clase de receptor de neurotransmisores se conoce como **receptores metabotrópicos**. Son receptores acoplados con proteína G con siete dominios transmembrana del tipo descrito en el capítulo 2. La unión del neurotransmisor a este tipo de receptor no causa abertura o cierre directo de un conducto. Más bien, la unión al receptor involucra a una proteína G, lo que da como resultado la producción de segundos mensajeros que regulan los conductos controlados por voltaje. Esas interacciones pueden ocurrir por completo en el plano de la membrana y se conocen como vías **delimitadas por la membrana** (fig. 21-2C). En este caso, la proteína G (a menudo la subunidad $\beta\gamma$) interactúa directamente con el conducto iónico controlado por voltaje. En general dos conductos iónicos controlados por voltaje son sitios efectores de este tipo de señal: los conductos del calcio y del potasio. Cuando las proteínas G interactúan con los conductos del calcio inhiben su función. Ese mecanismo contribuye a la inhibición presináptica que ocurre cuando se activan los receptores metabotrópicos presinápticos. En cambio, cuando estos receptores son postsinápticos, activan (causan la abertura) a los conductos del potasio, lo que resulta en inhibición postsináptica lenta. Los receptores metabotrópicos también pueden regular conductos controlados por voltaje de manera menos directa por la generación de **segundos mensajeros difusibles** (fig. 21-2D). Un ejemplo clásico de ese tipo de acción es provisto con el receptor adrenérgico β, que genera cAMP a través de la activación de la adenililciclasa (cap. 2). En tanto las acciones delimitadas por membrana ocurren dentro del microdominio en esa estructura, los efectos mediados por segundos mensajeros pueden presentarse a distancias considerables. Finalmente, una consecuencia importante de la participación de las proteínas G en las señales de receptores es que, a diferencia del efecto breve de los receptores ionotrópicos, los efectos de la activación de receptores metabotrópicos pueden durar de décimas de segundo a minutos. Estos últimos receptores predominan en los sistemas neuronales difusos del SNC (véase más adelante).

SINAPSIS Y POTENCIALES SINÁPTICOS

La comunicación entre neuronas en el SNC ocurre a través de sinapsis químicas en la mayor parte de los casos. (Se han demostrado unos cuantos ejemplos de acoplamiento eléctrico entre neuronas y puede tener participación en la sincronización de sus descargas. Sin embargo, es poco probable que esas sinapsis eléctricas sean un sitio importante de acción farmacológica.) Los eventos involucrados en la transmisión sináptica pueden resumirse de la siguiente manera.

Un potencial de acción en la fibra presináptica se propaga hacia la terminal sináptica y activa conductos del calcio sensibles al voltaje en su membrana (fig. 6-3). Los conductos del calcio encargados de la emisión del transmisor son en general resistentes a los agentes antagonistas de los conductos del calcio revisados en el capítulo 12 (verapamilo, etc.), pero son sensibles al bloqueo por ciertos iones metálicos y toxinas marinas (cuadros 21-1 y 12-4). El calcio fluye hacia la terminal y el aumento de concentración del ion en su interior promueve la fusión de las vesículas sinápticas con la membrana presináptica. El transmisor contenido en las vesículas se libera hacia la hendidura sináptica y se difunde hacia los receptores en la membrana postsináptica. La unión del transmisor a su receptor causa un breve cambio en la conductancia de la membrana (permeabilidad a los iones) de la célula postsináptica. El retraso temporal desde el arribo del potencial de acción presináptico hasta el inicio de la

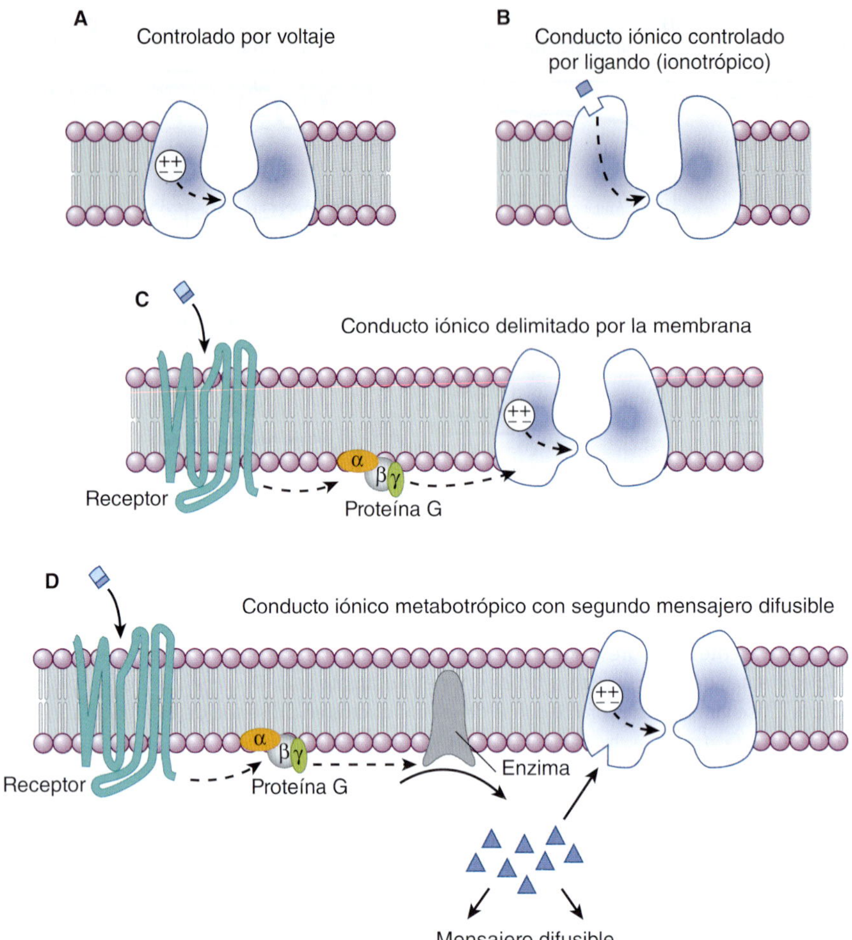

FIGURA 21–2 Tipos de conductos iónicos y receptores de neurotransmisores en el SNC. **A** muestra un conducto controlado por voltaje donde un sensor componente de voltaje de la proteína controla la abertura y cierre (*flecha punteada*) del conducto. **B** muestra un conducto controlado por ligando donde la unión del neurotransmisor al receptor del conducto ionotrópico regula la abertura y el cierre (*flecha punteada*) del conducto. **C** muestra un receptor acoplado a la proteína G (metabotrópico), que cuando se une activa una proteína G que después interactúa directamente para regular un conducto iónico. **D** muestra un receptor acoplado a una proteína G, que cuando se une la activa y después ésta activa a una enzima. La enzima activada genera un segundo mensajero difusible, por ejemplo cAMP, que interactúa para regular un conducto iónico.

respuesta postsináptica es de casi 0.5 ms y en gran parte se consume por el proceso de emisión, en particular el tiempo necesario para que se abran los conductos del calcio.

El primer análisis sistemático de los potenciales sinápticos en el SNC se hizo a principios del decenio de 1950 por Eccles et al., que realizaron registros intracelulares desde neuronas motoras raquídeas. Cuando un microelectrodo entra a la célula hay un cambio súbito del potencial registrado, que suele ser de casi −70 mV (fig. 21-3). Éste es el potencial de membrana en reposo de la neurona.

Dos tipos de vías, excitadoras e inhibidoras, inciden en la neurona motora.

Cuando se estimula una vía excitadora se registra una despolarización pequeña o **potencial excitador postsináptico** (**EPSP**, *excitatory postsynaptic potential*), que se debe a la acción del transmisor excitador sobre un receptor ionotrópico que causa aumento de la permeabilidad a los cationes. El cambio en la intensidad del estímulo hacia la vía y, por tanto, el número de fibras presinápticas activadas, produce modificación gradual en el tamaño de la despolarización. Cuando se activa un número suficiente de fibras excita-

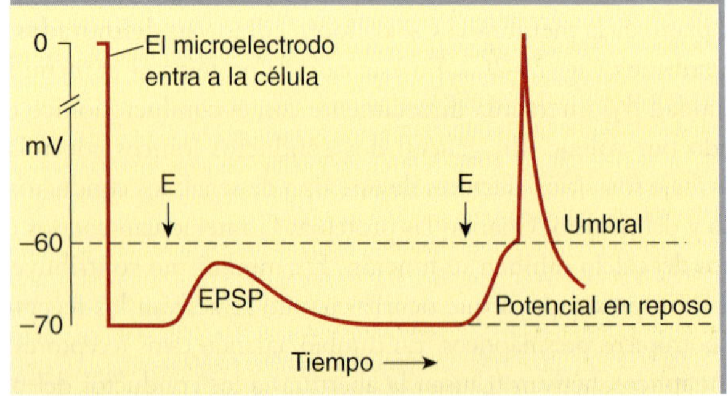

FIGURA 21–3 Potenciales excitadores postsinápticos (EPSP) y generación de espigas. La figura muestra la entrada de un microelectrodo a una célula postsináptica y el registro subsiguiente del potencial de membranas en reposo de −70 mV. La estimulación de una vía excitadora (E) genera la despolarización transitoria. El aumento de la fuerza del estímulo (segundo E) aumenta el grado de despolarización de manera que se origine el umbral para la generación de una espiga.

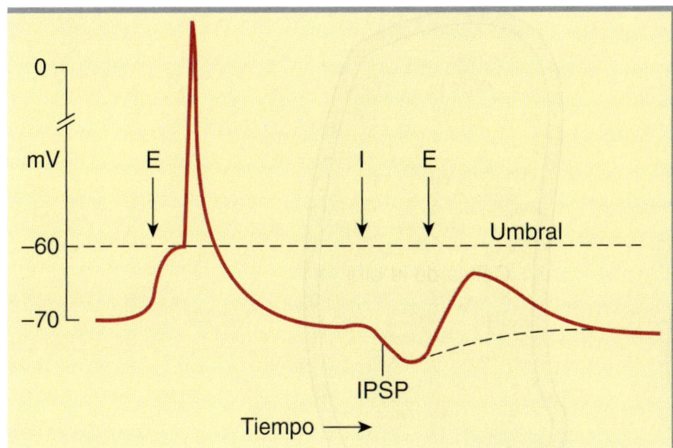

FIGURA 21–4 Interacción de las sinapsis excitadora e inhibidora. A la izquierda se aplica un estímulo supraumbral a una vía excitadora (E) y se provoca un potencial de acción. A la derecha, se aplica ese mismo estímulo poco después de activar una vía inhibidora (I), lo que da como resultado un potencial inhibidor postsináptico (IPSP) que impide que el potencial de excitación alcance el umbral.

doras, el potencial excitador postsináptico despolariza la célula postsináptica hasta el umbral excitador y se genera un potencial de acción de tipo todo o nada.

Cuando se estimula una vía inhibidora, la membrana postsináptica se hiperpolariza por la abertura selectiva de conductos del Cl^- que producen un **potencial postsináptico inhibidor** (**IPSP**, *inhibitory postsynaptic potential*) (fig. 21-4). Sin embargo, como el potencial de equilibrio de Cl^- es apenas un poco más negativo que el potencial de reposo (~–65 mV), la hiperpolarización es pequeña y contribuye sólo un poco a la acción inhibidora. La abertura del conducto del Cl^- durante el potencial postsináptico inhibidor hace que la membrana presente "escape", de manera que es más difícil alcanzar cambios del potencial de membrana. Este efecto de desviación disminuye el cambio en el potencial de membrana durante el potencial postsináptico excitador. Como resultado un potencial postsináptico excitador que provocó un potencial de acción bajo condiciones de reposo no lo puede hacer durante el potencial de inhibición postsináptica (fig. 21-4). Un segundo tipo de inhabilitación es la **inhibición presináptica**, descrita por primera vez para fibras sensitivas que entran a la médula espinal, donde las terminaciones excitadoras hacen sinapsis llamadas axoaxónicas (descritas más adelante). Cuando se activan, las sinapsis axoaxónicas disminuyen la cantidad de transmisor emitido desde las terminales de las fibras sensitivas. Es interesante que los receptores inhibidores presinápticos estén presentes en casi todas las terminales presinápticas del cerebro, aunque las sinapsis axoaxónicas parecen estar restringidas a la médula espinal. En el cerebro, el transmisor se distribuye hacia las sinapsis vecinas para activar a los receptores presinápticos.

SITIOS DE ACCIÓN FARMACOLÓGICA

Todos los fármacos que actúan sobre el SNC, de manera virtual, producen sus efectos por modificación de algún paso en la transmisión química sináptica. La figura 21-5 incluye algunos de los pasos que se pueden modificar. Esas acciones dependientes de transmisores se pueden dividir en categorías presináptica y postsináptica.

Los fármacos que actúan sobre la síntesis, almacenamiento, metabolismo y emisión de neurotransmisores se encuentran en la categoría de presinápticos. La transmisión sináptica puede deprimirse por bloqueo de la síntesis o almacenamiento de transmisores. Por ejemplo, la reserpina causa agotamiento del transmisor de las sinapsis monoamínicas por interferencia con su almacenamiento intracelular. El bloqueo del catabolismo del transmisor dentro de la terminal nerviosa puede aumentar su concentración y se ha informado que incrementa la cantidad de transmisor liberado en cada impulso. Los fármacos también pueden alterar la emisión del transmisor. El estimulante anfetamina induce la liberación de catecolaminas desde sinapsis adrenérgicas (caps. 6 y 32). La capsaicina produce liberación del péptido, sustancia P, desde neuronas sensitivas y la toxina tetánica bloquea la emisión de transmisores. Después de que se ha liberado un transmisor hacia la hendidura sináptica su acción termina por captación o degradación. Para la mayor parte de los neurotransmisores hay mecanismos de captación en la terminal sináptica y también en las células de neuroglia circundantes. La cocaína, por ejemplo, impide la captación de catecolaminas en las sinapsis adrenérgicas y de esta manera potencia la acción de esas aminas. Sin embargo la acetilcolina se inactiva por degradación enzimática, no por recaptación. Las anticolinesterasas impiden la degradación de la acetilcolina y, por tanto, prolongan su acción. No se ha encontrado un mecanismo de captación para ninguno de los numerosos péptidos del SNC y aún tiene que demostrarse si la degradación enzimática específica termina con la acción de los transmisores peptídicos.

En la región postsináptica el receptor del transmisor provee el sitio primario de acción farmacológica. Los fármacos pueden actuar como agonistas de neurotransmisores, como los opioides, simulan la acción de la encefalina, o pueden bloquear la función del receptor. El antagonismo del receptor es un mecanismo común de acción de los fármacos en el SNC. Un ejemplo es el bloqueo del receptor del transmisor inhibidor, glicina, por la estricnina, que recalca la acción convulsiva de la sustancia e ilustra cómo el bloqueo de un proceso inhibidor causa excitación. Los fármacos también pueden actuar en forma directa sobre el conducto iónico de los receptores ionotrópicos. Por ejemplo, los barbitúricos pueden entrar y antagonizar muchos receptores inotrópicos excitadores. En el caso de los receptores metabotropos, los fármacos pueden actuar en cualquiera de los pasos que ocurren después de la unión del fármaco con el receptor. Tal vez el mejor ejemplo lo proporcionan las metilxantinas, que pueden modificar las respuestas de los neurotransmisores mediadas por el segundo mensajero, cAMP. A concentraciones altas las metilxantinas elevan la concentración de cAMP por bloqueo de su metabolismo, y así, prolongan su acción.

El concepto usual de la sinapsis es que actúa como una válvula, con transmisión unidireccional de la información. Sin embargo, hoy se sabe que la sinapsis puede generar señales que retroalimentan hacia la terminal presináptica para modificar la emisión de transmisores. Los endocanabinoides son el ejemplo mejor demostrado de tales señales *retrógradas*. La actividad postsináptica lleva a la síntesis y liberación de endocanabinoides, que después se unen a receptores en la terminal presináptica. Aunque se ha propuesto durante mucho tiempo al gas, óxido nítrico (NO), como mensajero retrógrado, aún no se comprende bien su participación fisiológica en el SNC.

La selectividad de la acción de fármacos en el SNC se basa casi por completo en el hecho de que se usan diferentes transmisores por diversos grupos de neuronas. Es más, esos transmisores a menudo se segregan en sistemas neuronales que participan en funciones

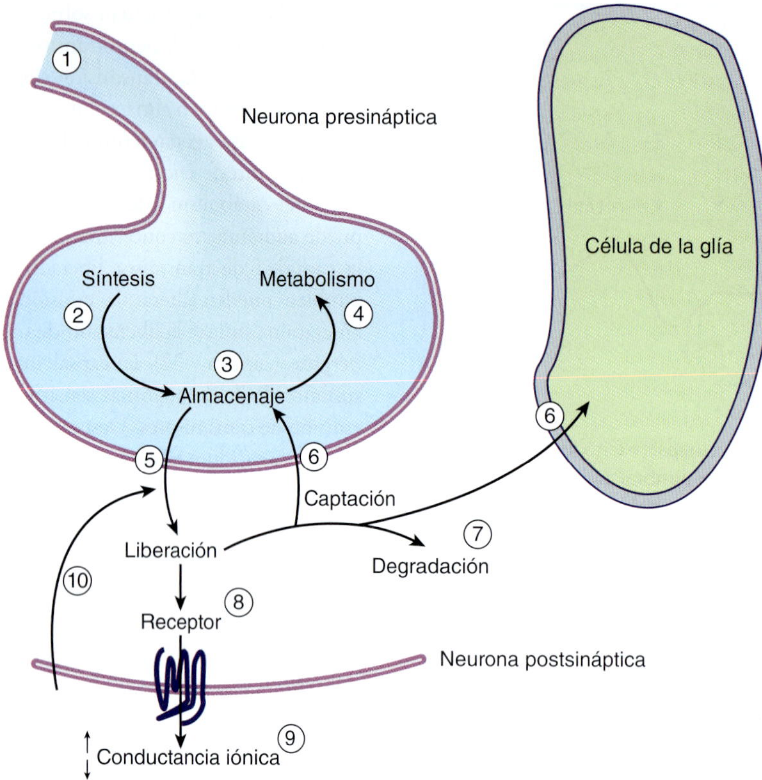

FIGURA 21–5 Sitios de acción farmacológica. Esquema de los pasos por los que los fármacos pueden alterar la transmisión sináptica. 1) potencial de acción en una fibra presináptica; 2) síntesis del transmisor; 3) almacenaje; 4) metabolismo; 5) liberación; 6) recaptación en la terminal nerviosa o captación al interior de una célula de la glía; 7) degradación; 8) receptor para el transmisor; 9) aumento o disminución de la conductancia iónica inducidos por el receptor; 10) señal retrógrada.

ampliamente diversas del SNC. Sin dicha segregación, sería imposible modificar en forma selectiva la función del SNC, incluso si hubiera un fármaco que funcionara sobre un solo sistema de neurotransmisión. El que esta segregación ocurra ha provisto a los neurocientíficos de un abordaje farmacológico poderoso para analizar la función del SNC y tratar trastornos patológicos.

IDENTIFICACIÓN DE LOS NEUROTRANSMISORES CENTRALES

Como la selectividad farmacológica se basa en el hecho de que diferentes vías utilizan diversos transmisores, un propósito primario de los "neurofarmacólogos" es identificar los transmisores en las vías del SNC. El establecimiento de que una sustancia química es un transmisor ha sido bastante más difícil en las sinapsis centrales que en las periféricas. Se han establecido los siguientes criterios para la identificación de los transmisores.

Localización

Las estrategias que se han utilizado para comprobar que un transmisor que se sospecha se encuentra en la terminal presináptica de la vía en estudio incluyen análisis bioquímicos de las concentraciones regionales de los transmisores que se suponen y técnicas inmunocitoquímicas para enzimas y péptidos.

Liberación

Para determinar si la sustancia se libera de una región particular, a veces puede hacerse la colección local (*in vivo*) del líquido extracelular. Además, se pueden estimular rebanadas de tejido cerebral *in vitro* en forma eléctrica o química y cuantificar las sustancias liberadas. Para determinar si la emisión es importante para la transmisión sináptica es primordial establecer que ésta es dependiente del calcio.

Simulación sináptica

Finalmente, la aplicación de la sustancia que se sospecha debe producir una respuesta que simule la acción del transmisor emitido por estimulación nerviosa. Es más, la aplicación de un antagonista selectivo debe bloquear la respuesta. La microiontoforesis, que permite la administración muy localizada de un fármaco, ha sido una técnica valiosa para determinar la acción de los transmisores. Por la complejidad del SNC, el antagonismo farmacológico específico de una respuesta sináptica provee una técnica en particular poderosa para la identificación de los transmisores.

ORGANIZACIÓN CELULAR DEL CEREBRO

Casi todos los sistemas neuronales en el SNC se pueden dividir en dos amplias categorías: **jerárquicos** e **inespecíficos** o **difusos**.

Sistemas jerárquicos

Incluyen todas las vías directamente involucradas en la percepción sensitiva y el control motor. Por lo general, las vías están claramente delineadas, constituidas por grandes fibras mielinizadas, que a menudo conducen potenciales de acción a una velocidad de más de 50 m/s. La información por lo general es fásica y ocurre en descargas de potenciales de acción. En los sistemas sensoriales la información se procesa en forma secuencial por integraciones sucesivas en cada núcleo de relevo de su vía hacia la corteza. Una lesión de cualquier vínculo incapacita al sistema. Dentro de cada núcleo y en la corteza hay dos tipos de células: **neuronas de relevo** o **proyección** y **neuronas de circuito local** (fig. 21-6A). Las neuronas de proyección que forman las vías de interconexión transmiten señales en distancias largas. Los cuerpos celulares son relativamente grandes y sus axones emiten colaterales que se ramifican en forma amplia en la vecindad de la neurona. Esas neuronas son excitadoras y sus influencias sinápticas que involucran a receptores ionotrópicos son de muy corta duración.

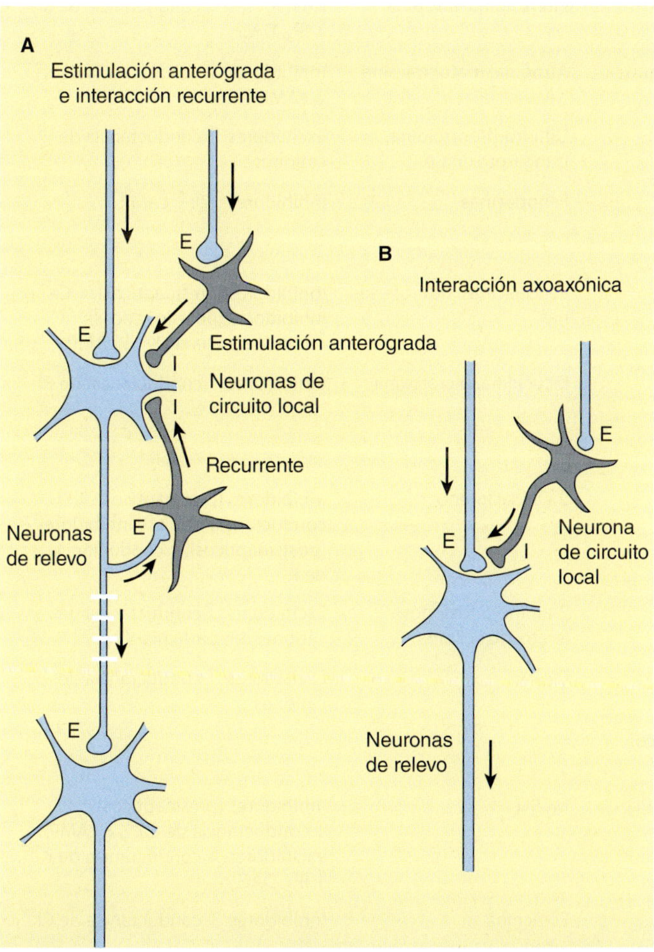

FIGURA 21-6 Vías en el sistema nervioso central. En **A** se muestran las partes de tres neuronas de relevo (azul) y dos tipos de vías inhibidoras, recurrente y de alimentación anterógrada. Las neuronas inhibidoras se muestran en gris. En **B** se muestra la vía cargada de la inhibición presináptica donde el axón de una neurona inhibidora (gris) hace sinapsis con la terminal axónica de una fibra excitadora (azul).

El **glutamato** es el transmisor excitador liberado de esta célula, en la mayor parte de los casos. Las neuronas de circuitos locales por lo común son más pequeñas que las de proyección y sus axones se ramifican en la vecindad inmediata del cuerpo celular. La mayor parte de esas neuronas es inhibidora y emite **GABA** o **glicina**. Hacen sinapsis principalmente sobre el cuerpo celular de las neuronas de proyección, pero también pueden hacerlo en dendritas de neuronas de proyección y entre ellas mismas. Dos tipos comunes de vías para estas neuronas (fig. 21-6A) incluyen las de retroalimentación recurrente y las de alimentación anterógrada. Una clase especial de neuronas de circuito local en la médula espinal hace sinapsis axoaxónicas en las terminales de axones sensitivos (fig. 21-6B). En algunas vías sensitivas, como las de la retina y el bulbo olfatorio, las neuronas de circuito local pueden en realidad carecer de un axón y emitir neurotransmisores desde sinapsis dendríticas en forma gradual, en ausencia de potenciales de acción.

Aunque hay una gran variedad de conexiones sinápticas en estos sistemas jerárquicos, el hecho de que esas neuronas usen un número limitado de transmisores indica que cualquier manipulación farmacológica mayor del sistema tendrá un efecto profundo en la excitabilidad global del SNC. Por ejemplo, el bloqueo selectivo de receptores $GABA_A$ por un fármaco, como una picrotoxina, produce convulsiones generalizadas. Así, aunque el mecanismo de acción de la picrotoxina es específico de bloqueo de los efectos de GABA, el efecto funcional global parece ser bastante inespecífico, dado que la inhibición sináptica mediada por GABA es muy utilizada en el cerebro.

Sistemas neuronales inespecíficos o difusos

Los sistemas neuronales que contienen una de dos monoaminas, noradrenalina, dopamina o 5-hidroxitriptamina (serotonina), son ejemplos de esa categoría. Algunas vías que emanan de la formación reticular y posiblemente algunas que contienen péptidos también entran en esa categoría. Tales sistemas difieren en formas fundamentales de los jerárquicos y los sistemas noradrenérgicos sirven para ilustrar las diferencias.

Los cuerpos de células noradrenérgicas se encuentran principalmente en un grupo compacto de células llamado locus cerúleo (núcleo azul), localizado en la materia gris central pontina caudal. En la rata, el número de neuronas en ese grupo celular es pequeño, de casi 1 500, a cada lado del cerebro.

Como esos axones son finos y no mielinizados, tienen una conducción de casi 0.5 m/s, muy lenta. Los axones se ramifican en forma repetida y son extraordinariamente divergentes. Las ramas de la misma neurona pueden inervar varias partes diferentes desde el punto de vista funcional del SNC. En la neocorteza esas fibras tienen una organización tangencial y, por tanto, pueden influir sobre grandes superficies de la corteza en forma monosináptica. El patrón de inervación por fibras noradrenérgicas en la corteza y los núcleos de los sistemas jerárquicos es difuso y esas fibras forman un porcentaje muy pequeño del número total en la zona. Además, los axones tienen crecimientos periódicos llamados varicosidades que contienen grandes cifras de vesículas. En algunos casos esas varicosidades no forman contactos sinápticos, lo que sugiere que se puede emitir noradrenalina en una forma más bien difusa, como ocurre con la inervación adrenérgica autonómica del músculo liso.

Esto indica que los sitios efectores celulares de esos sistemas están determinados en gran parte por la localización de los receptores, más que por la de los sitios de liberación. Finalmente, casi todos los neurotransmisores utilizados por sistemas neuronales difusos, incluida la noradrenalina, actúan tal vez de manera exclusiva en receptores metabotrópicos y, por tanto, inician efectos sinápticos duraderos. Con base en estas observaciones, es claro que los sistemas monoamínicos no pueden conducir tipos específicos de información topográfica; más bien se deben abarcar grandes áreas del SNC de manera simultánea y en forma bastante uniforme. No es de sorprender entonces que estos sistemas se hayan señalado en funciones globales tales como el sueño y el despertar, la atención, el apetito y los estados emocionales.

NEUROTRANSMISORES CENTRALES

Se ha aislado un gran número de moléculas del encéfalo; en el cuadro 21-2 se enumeran estudios realizados con diversos métodos que sugieren que tales sustancias son neurotransmisores. A continuación se presenta un breve resumen de la evidencia disponible para estos compuestos.

Aminoácidos

Los aminoácidos de interés primario para el farmacólogo entran en dos categorías: el aminoácido glutamato, y los aminoácidos neutros, glicina y GABA. Todos estos compuestos se encuentran en concen-

CUADRO 21–2 Resumen de la farmacología de los neurotransmisores en el sistema nervioso central

Transmisor	Anatomía	Subtipos de receptores y agonistas preferidos	Antagonistas del receptor	Mecanismos
Acetilcolina	Cuerpos celulares en todos los niveles; conexiones largas y cortas	Muscarínicos (M_1): muscarina	Pirenzepina, atropina	Excitadores: ↓ conductancia de K^+; ↑ IP_3, DAG
		Muscarínicos (M_2): muscarina, betanecol	Atropina, metoctramina	Inhibidores: ↑ conductancia de K^+; ↓ cAMP
	Sinapsis celular de neuronas motoras de Renshaw	Nicotínicos: nicotina	Dihidro-β-eritroidina, bungarotoxina α	Excitadores: ↑ conductancia de cationes
Dopamina	Cuerpos celulares en todos los niveles; conexiones cortas, intermedias y largas	D_1	Fenotiacinas	Inhibidores (¿?): ↑ cAMP
		D_2: bromocriptina	Fenotiacinas, butirofenonas	Inhibidores (presinápticos): ↓ Ca^{2+}; inhibidores (postsinápticos): ↑ conductancia de K^+, ↓ cAMP
GABA	Interneuronas raquídeas y suprarraquídeas involucradas en la inhibición presináptica y postsináptica	$GABA_A$: muscimol	Bicuculina, picrotoxina	Inhibidores: ↑ conductancia de Cl^-
		$GABA_B$: baclofeno	2-OH saclofeno	Inhibidores (presinápticos): ↓ conductancia de Ca^{2+}; inhibidores (postsinápticos): ↑ conductancia de K^+
Glutamato	Neuronas de relevo en todos los niveles y algunas interneuronas	*N*-metil-D-aspartato (NMDA): NMDA	2-amino-5 fosfonovalerato, dizocilpina	Excitadores: ↑ conductancia de cationes, en particular Ca^{2+}
		AMPA: AMPA	CNQX	Excitadores: ↑ conductancia de cationes
		Cainato, ácido caínico, ácido domoico		
		Metabotrópicos: ACPD, quisqualato	MCPG	Inhibidores (presinápticos): ↓ conductancia de Ca^{2+}, ↓ cAMP; excitadores: ↓ conductancia de K^+, ↑ IP_3, DAG
Glicina	Interneuronas raquídeas y algunas interneuronas de tallo cerebral	Taurina, alanina β	Estricnina	Inhibidores: ↑ conductancia de Cl^-
5-hidroxitriptamina (serotonina)	Cuerpos celulares en el mesencéfalo y la protuberancia anular se proyectan a todos los niveles	$5\text{-}HT_{1A}$: LSD	Metergolina, espiperona	Inhibidores: ↑ conductancia de K^+, ↓ cAMP
		$5\text{-}HT_{2A}$: LSD	Ketanserina	Excitadores: ↓ conductancia de K^+, ↑ IP_3, DAG

(continúa)

CUADRO 21–2 Resumen de la farmacología de los neurotransmisores en el sistema nervioso central. (*Continuación*)

Transmisor	Anatomía	Subtipos de receptores y agonistas preferidos	Antagonistas del receptor	Mecanismos
		$5\text{-}HT_3$: 2-metil-5-HT	Ondansetrón	Excitadores: ↑ conductancia de cationes
		$5\text{-}HT_4$		Excitadores: ↓ conductancia de K^+
Noradrenalina	Los cuerpos celulares en la protuberancia anular y el tallo cerebral se proyectan a todos los niveles	α_1: fenilefrina	Prazosina	Excitadores: ↓ conductancia de K^+, ↑ IP_3, DAG
		α_2: clonidina	Yohimbina	Inhibidores (presinápticos): ↓ conductancia de Ca^{2+}; inhibidores: ↑ conductancia de K^+, ↓ cAMP
		β_1: isoproterenol, dobutamina	Atenolol, practolol	Excitadores: ↓ conductancia de K^+, ↑ cAMP
		β_2: albuterol	Butoxamina	Inhibidores: pueden involucrar ↑ en la bomba electrogénica de sodio; ↑ cAMP
Histamina	Células en el hipotálamo ventral anterior	H_1: 2(*m*-fluorofenil)-histamina	Mepiramina	Excitadores: ↓ conductancia de K^+, ↑ IP_3, DAG
		H_2: dimaprit	Ranitidina	Excitadores: ↓ conductancia de K^+, ↑ cAMP
		H_3: *R*-α-metil-histamina	Tioperamida	Autorreceptores inhibidores
Péptidos opioides	Cuerpos celulares en todos los niveles; conexiones largas y cortas	Mu: bendorfina	Naloxona	Inhibidores (presinápticos) ↓ conductancia de Ca^{2+}, ↓ cAMP
		Delta: encefalina	Naloxona	Inhibidores (postsinápticos): ↑ conductancia de K^+, ↓ cAMP
		Kappa: dinorfina	Naloxona	
Taquicininas	Neuronas sensitivas primarias, cuerpos celulares en todos los niveles; conexiones largas y cortas	NK1: sustancia P, éster metílico, aprepitant	Aprepitant	Excitadores: ↓ conductancia de K^+, ↑ IP_3, DAG
		NK2		
		NK3		
Endocanabinoides	De amplia distribución	CB1: anandamida, 2-araquidonilglicerol	Rimonabant	Inhibidores (presinápticos): ↓ conductancia de Ca_2^+, ↓ cAMP

Nota: se han identificado muchos otros transmisores centrales (véase texto).

ACPD, *trans*-1-amino-ciclopentil-1,3-dicarboxilato; AMPA, DL-α-amino-3-hidroxi-5-metilisoxazol-4-propionato; cAMP, monofosfato cíclico de adenosina; CQNX, 6-ciano-7-nitroquinoxalina-2,3,diona; DAG, diacilglicerol; IP_3, trifosfato de inositol; LSD, dietilamida del ácido lisérgico; MCPG; α-metil-4-carboxifenilglicina.

traciones elevadas en el SNC y son modificadores de la excitabilidad neuronal, potentes en extremo.

A. Glutamato

La transmisión sináptica excitadora es mediada por glutamato, presente en concentraciones muy altas en las vesículas sinápticas de excitación (~100 mM). El glutamato se emite hacia la hendidura presináptica por exocitosis dependiente de Ca^{2+} (fig. 21-7); cuando es liberado actúa sobre los receptores postsinápticos de glutamato y se elimina por transportadores de glutamato presentes en las células de la glía circundantes. En estas últimas el glutamato se convierte en glutamina por acción de la sintetasa de glutamina emitida por las células de la glía, captada por la terminal nerviosa y convertida otra vez en glutamato por acción de la enzima glutaminasa. La concentración elevada de glutamato en las vesículas sinápticas se logra por acción del **transportador vesicular de glutamato** (**VGLUT**, *vesicular glutamate transporter*).

Casi todas las neuronas que se han estudiado son excitadas intensamente por el glutamato, por activación de receptores ionotrópicos y metabotrópicos, que se han caracterizado ampliamente por clonación molecular. Los receptores ionotrópicos pueden dividirse en tres subtipos con base en la acción de agonistas selectivos: ácido α-amino-3-hidroxi-5-metilisoxazol-4-propionico (**AMPA**, *α-amino-3-hydroxy-5-methylisoxazole-4-propionic acid*), ácido caínico (**KA**, *kainic acid*) y *N*-metil-D-aspartato (**NMDA**, *N-methyl-D-aspartate*). Todos los receptores ionotrópicos están formados por cuatro subunidades. Los receptores de AMPA, presentes en todas las neuronas, son heterotetrámeros ensamblados de cuatro subunidades

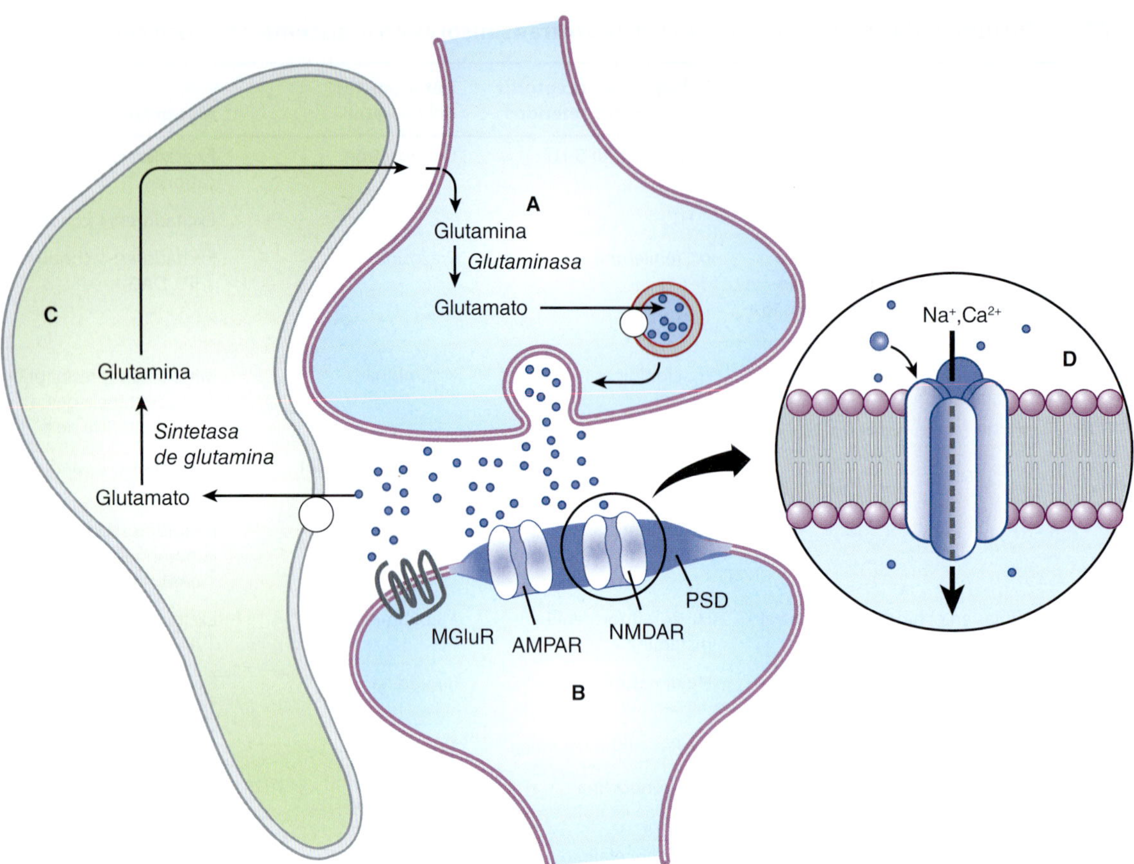

FIGURA 21–7 Esquema de una sinapsis de glutamato. La glutamina se importa a la neurona glutamatérgica (**A**) y se convierte en glutamato por acción de la glutaminasa. El glutamato se concentra entonces en las vesículas por el transportador de glutamato vesicular. Al liberarse hacia la sinapsis el glutamato puede interactuar con los conductos de receptores ionotrópicos AMPA y NMDA (AMPAR, NMDAR) en la densidad postsináptica (PSD) y con receptores metabotrópicos (MGluR) en la célula postsináptica (**B**). La transmisión sináptica termina por transporte activo del glutamato hacia una célula de la glía vecina (**C**) por un transportador de glutamato. Se sintetiza glutamina a partir de éste por acción de la sintetasa de glutamina y se exporta al axón glutamatérgico. En (**D**) se muestra un modelo del conducto del complejo receptor de NMDA constituido por una proteína tetramérica que se torna permeable a Na^+ y Ca^{2+} cuando se une a una molécula de glutamato.

(GluA1-GluA4). La mayor parte de los receptores de AMP contiene la subunidad GluA2 y es permeable a Na^+ y K^+, pero no a Ca^{2+}. Algunos receptores de AMPA, por lo general presentes en neuronas inhibidoras, carecen de la subunidad GluA2 y también son permeables a Ca^{2+}.

Los receptores de cainato no se encuentran distribuidos de manera tan uniforme como los de AMPA y se expresan en concentraciones altas en el hipocampo, el cerebelo y la médula espinal. Están constituidos por un número de combinaciones de subunidades (GluK1-GluK5). Aunque GluK4 y GluK5 no pueden formar conductos por sí mismos, su presencia en el receptor cambia su afinidad y cinética. A semejanza de los receptores de AMPA, los de cainato son permeables a Na^+ y K^+ y en algunas combinaciones de subunidades también pueden ser permeables a Ca^{2+}.

Los receptores de NMDA son tan ubicuos como los de AMPA, presentes esencialmente en todas las neuronas del SNC. Todos los receptores de NMDA requieren la presencia de la subunidad de GluN1. El conducto también contiene una o dos subunidades NR2 (GluN2A-D). A diferencia de los receptores de AMPA y cainato, todos los receptores de NMDA son muy permeables a Ca^{2+} así como a Na^+ y K^+. La función del receptor NMDA se controla por varias vías entramadas. Además de la unión a glutamato, el conducto también requiere la unión a glicina en un sitio separado. No se ha definido la participación fisiológica de la unión a glicina porque el sitio de la glicina parece saturado ante concentraciones ambientales normales de la misma. Otra diferencia clave entre los receptores de AMPA y cainato por un lado y los receptores de NMDA por el otro, es que la activación del receptor de AMPA y cainato produce abertura del conducto ante el potencial de membrana en reposo, en tanto la activación del receptor NMDA no. Esto se debe al bloqueo dependiente del voltaje del poro de NMDA por el Mg^{2+} extracelular. Cuando la neurona está fuertemente despolarizada, como ocurre con la activación intensa de la sinapsis o por la activación de las sinapsis vecinas, el Mg^{2+} se expulsa y el conducto se abre. Así, hay dos requerimientos para la abertura del conducto del receptor de NMDA: el glutamato debe unirse al receptor y la membrana debe despolarizarse. El aumento en el Ca^{2+} intracelular que acompaña a la abertura del conducto produce un reforzamiento duradero en la fortaleza sináptica que se conoce como **potenciación a largo plazo** (**LTP**, *long-term potentiation*). El cambio puede durar muchas horas o incluso días y en general se acepta como mecanismo celular importante que subyace al aprendizaje y la memoria.

Los receptores metabotrópicos de glutamato son receptores acoplados a proteína G que actúan de manera indirecta sobre conductos iónicos a través de esas proteínas. Los receptores metabotrópicos (mGluR1 y mGluR8) se dividen en tres grupos (I, II y III). Se ha desarrollado una variedad de agonistas y antagonistas que interactúan en forma selectiva con diferentes grupos. Los receptores del grupo I por lo general se localizan después de la sinapsis y se cree que causan excitación por activación no selectiva de un conducto catiónico. Tales receptores también activan a la fosfolipasa C, que lleva a la liberación del Ca^{2+} intracelular mediada por IP_3. En cambio, los receptores de los grupos II y III por lo general se localizan en las terminaciones nerviosas presinápticas y no como autorreceptores inhibidores. La activación de esos receptores causa inhibición de los conductos de Ca^{2+} que ocasiona inhibición de la liberación de transmisores. Dichos receptores se activan sólo cuando la concentración de glutamato aumenta a cifras altas durante la estimulación repetitiva en la sinapsis. La activación de tales receptores origina inhibición de la adenililciclasa y disminuye la generación de cAMP.

La membrana postsináptica en sinapsis excitadoras está engrosada y se conoce como **densidad postsináptica** (PSD, *postsynaptic density*; figura 21-7). Ésta es una estructura muy compleja que contiene receptores de glutamato, proteínas señalizadoras, proteínas estructurales y proteínas del citoesqueleto. La sinapsis excitadora usual contiene receptores de AMPA, que por lo común se localizan en la periferia, y receptores de NMDA que se concentran en el centro. Los receptores de cainato están presentes en un subgrupo de sinapsis excitador, pero se desconoce su localización exacta. Los receptores metabotrópicos de glutamato (grupo I) que se localizan apenas afuera de la densidad postsináptica, también están presentes en algunas sinapsis excitadoras.

B. GABA y glicina

El GABA y la glicina son neurotransmisores inhibidores que por lo general se liberan desde interneuronas locales. Las interneuronas que liberan glicina se restringen a la médula espinal y tallo cerebral, en tanto las que liberan GABA están presentes en todo el SNC, incluida la médula espinal. Es interesante que algunas interneuronas en la médula espinal liberen GABA y glicina. Los receptores de esta última son estructuras pentaméricas permeables a Cl^- de manera selectiva. La estricnina, que es un convulsivo potente en la médula espinal y se utiliza en algunos venenos para ratas, bloquea de manera selectiva a los receptores de glicina.

Los receptores de GABA se dividen en dos tipos principales: $GABA_A$ y $GABA_B$. Los potenciales postsinápticos inhibidores en muchas zonas del cerebro tienen un componente rápido y uno lento. El componente rápido es mediado por receptores $GABA_A$ y el lento por receptores $GABA_B$. La diferencia en la cinética proviene de las divergencias en el acoplamiento de los receptores a los conductos iónicos. Los receptores de $GABA_A$ son ionotrópicos y a semejanza de los de glicina, se trata de estructuras pentaméricas con permeabilidad selectiva a Cl^-, receptores que se inhiben en forma selectiva por la picrotoxina y la bicuculina; ambas pueden producir convulsiones generalizadas. Se han clonado muchas más subunidades de receptores de $GABA_A$; esto contribuye a la gran diversidad en la farmacología de tales receptores, que los hace objetivos de fármacos clínicamente útiles (cap. 22). Los receptores $GABA_B$ son metabotrópicos, activados selectivamente por el fármaco antiespasmódico, baclofeno. Éstos se acoplan con las proteínas G, que de acuerdo a su localización celular, también inhiben los conductos del Ca^{2+} o activan los del K^+. El componente $GABA_B$ del potencial postsináptico inhibidor se debe a un aumento selectivo de la conductancia de K^+. Ese potencial inhibidor postsináptico es de duración prolongada y lento, porque el acoplamiento de la activación del receptor con la abertura del conducto del K^+ es indirecto y tardío. Los receptores de $GABA_B$ se localizan en la región perisináptica y, por tanto, necesitan la liberación de $GABA_B$ desde la hendidura sináptica. Los receptores $GABA_B$ también se encuentran en las terminales axónicas de muchas sinapsis excitadoras e inhibidoras. En este caso GABA se dispersa sobre los receptores $GABA_B$ presinápticos e inhibe la liberación de transmisores por inhibición de los conductos del Ca^{2+}. Además de su acoplamiento a los conductos iónicos, los receptores de $GABA_B$ también inhiben a la adenililciclasa y disminuyen la producción de cAMP.

Acetilcolina

La acetilcolina fue el primer compuesto identificado farmacológicamente como transmisor en el SNC. Eccles mostró a principios del decenio de 1950 que se bloqueaba la excitación de las células de Renshaw por colaterales axónicas motoras en la médula espinal por efecto de antagonistas nicotínicos. Es más, las células de Renshaw eran en extremo sensibles a tales agonistas. Esos experimentos fueron notables por dos motivos. Primero, su éxito temprano de identificación de una sinapsis central fue seguido por el desaliento, ya que continuó siendo la única sinapsis central de la que se conocía un transmisor hasta finales del decenio de 1960, cuando se obtuvieron datos comparables de GABA y glicina. En segundo lugar, la sinapsis colateral del axón motor es aún uno de los ejemplos mejor documentados de una sinapsis nicotínica colinérgica en el SNC de los mamíferos, a pesar de la distribución bastante amplia de los receptores nicotínicos, según se ha definido por estudios de hibridación *in situ*. Casi todas las respuestas del SNC a la acetilcolina son mediadas por una gran familia de receptores muscarínicos acoplados a la proteína G. En muy pocos sitios la acetilcolina causa inhibición lenta de la membrana por la activación del subtipo M_2 de receptores, que abre los conductos del potasio. Una acción muscarínica bastante más amplia en respuesta a la acetilcolina es la de excitación lenta, que en algunos casos es mediada por receptores M_1. Tales efectos muscarínicos son mucho más lentos que los efectos nicotínicos en las células de Renshaw o los de los aminoácidos. Es más, esta excitación muscarínica M_1 es inusual porque la acetilcolina la produce *disminuyendo* la permeabilidad de la membrana al potasio, por ejemplo, proceso opuesto a la acción de transmisión convencional.

Varias vías contienen acetilcolina, incluyendo las neuronas del neoestriado, el núcleo septal medial y la formación reticular. Las vías colinérgicas parecen tener una participación importante en las funciones cognitivas, en especial la memoria. La demencia presenil de tipo Alzheimer se vincula según informes con una pérdida importante de neuronas colinérgicas. Sin embargo, se ha cuestionado la especificidad de esa pérdida porque las concentraciones de otros transmisores putativos como la somatostatina, también están disminuidas.

Monoaminas

Las monoaminas incluyen las catecolaminas (dopamina y noradrenalina) y la 5-hidroxitriptamina. Aunque estos compuestos están presentes en cantidades muy pequeñas en el SNC, se pueden localizar utilizando métodos histoquímicos en extremo sensibles. Tales vías son sitios de acción de muchos fármacos; por ejemplo, los estimulantes del SNC, cocaína y anfetamina, parecen actuar principalmente en las sinapsis catecolamínicas. La cocaína bloquea la recaptación de dopamina y noradrenalina, en tanto las anfetaminas causan liberación de esos transmisores de las terminales presinápticas.

A. Dopamina

Las principales vías que contienen dopamina son la proyección que enlaza la sustancia negra con el neoestriado y la que hace lo propio con la región tegmentaria ventral y las estructuras límbicas, en particular la corteza. La acción terapéutica del fármaco antiparkinsoniano levodopa se vincula con la primera región (cap. 28), en tanto la acción terapéutica de los fármacos antipsicóticos se cree que se vincula con esta última (cap. 29). Las neuronas que contienen dopamina en el hipotálamo ventral tuberobasal tienen participación importante en la regulación de la función hipotálamo-hipofisaria. Se han identificado cinco receptores de dopamina y entran en dos categorías: similares a D_1 (D_1 y D_5) y similares a D_2 (D_2, D_3, D_4). Todos los receptores de dopamina son metabotrópicos. Este neurotransmisor en general ejerce una acción inhibidora lenta sobre las neuronas del SNC, que se ha caracterizado mejor en las de la sustancia negra que contienen dopamina, donde la activación del receptor D_2 abre los conductos del potasio a través de una proteína de acoplamiento G_i.

B. Noradrenalina

La mayor parte de las neuronas noradrenérgicas se localizan en el locus cerúleo o la región tegmentaria lateral de la formación reticular. Aunque la densidad de las fibras que inervan diversos sitios difiere de manera considerable, la mayor parte de las regiones del SNC recibe impulsos noradrenérgicos difusos. Todos los subtipos de receptores noradrenérgicos son metabotrópicos. Cuando la noradrenalina se aplica a las neuronas, puede hiperpolarizarlas por aumento de la conductancia de potasio. Tal efecto es mediado por receptores α_2 y se caracteriza en forma más amplia en neuronas del locus cerúleo. En muchas regiones del SNC la noradrenalina en realidad aumenta los impulsos excitadores por mecanismos directos e indirectos. El mecanismo indirecto implica desinhibición; esto es, se inhabilitan neuronas inhibidoras de circuito local. El mecanismo directo implica el bloqueo de la conductancia del potasio que hace más lenta la descarga neuronal. De acuerdo con el tipo de neurona ese efecto es mediado por receptores α_1 o β. La facilitación de la transmisión sináptica excitadora está en concordancia con muchos de los procesos conductuales que se cree involucran vías noradrenérgicas, por ejemplo, la atención y excitación.

C. 5-Hidroxitriptamina

Casi todas las vías de la 5-hidroxitriptamina (5-HT, serotonina) se originan desde neuronas en el rafé o las regiones de la línea media de la protuberancia anular y la porción superior del tallo cerebral. La 5-HT está contenida en fibras no mielinizadas que inervan de manera difusa casi todas las regiones del SNC, pero la densidad de tal inervación varía. La 5-HT actúa en más de una docena de subtipos de receptores. Excepto por el receptor 5-HT_3, todos son metabotrópicos. El receptor 5-HT_3 ionotrópico ejerce una acción excitadora rápida en un número muy limitado de sitios del SNC. En casi todas las regiones del SNC, la 5-HT tiene una fuerte acción inhibidora mediada por receptores 5-HT_{1A} y relacionada con la hiperpolarización de la membrana causada por un aumento de la conductancia del potasio. Se ha encontrado que los receptores de 5-HT_{1A} y $GABA_B$ activan el mismo grupo de conductos del potasio. Algunos tipos celulares se excitan lentamente por 5-HT a causa de su bloqueo de los conductos del potasio a través de receptores 5-HT_2 o 5-HT_4. Pueden ocurrir acciones excitadoras o inhibidoras en la misma neurona. A menudo se ha especulado que las vías de 5-HT pueden estar involucradas en las alucinaciones inducidas por el LSD (ácido lisérgico), puesto que este compuesto puede antagonizar las acciones periféricas de la 5-HT. Sin embargo, el LSD no parece ser un antagonista de 5-HT en el SNC y aun puede observarse una conducta usual inducida por LSD después de que se destruyen los núcleos del rafé en los animales. Otras funciones reguladoras propuestas de neuronas que contienen 5-HT incluyen sueño, temperatura, apetito y control neuroendocrino.

Péptidos

Se han descubierto varios péptidos que producen efectos notorios en la conducta de los animales y la actividad de neuronas individuales. Muchos de ellos se encontraron con técnicas de inmunohistoquímica e incluyen a los péptidos opioides (p. ej., encefalinas, endorfinas), neurotensina, sustancia P, somatostatina, colecistocinina, polipéptido intestinal vasoactivo, hormona liberadora de tirotropina y neuropéptido Y. Como en el sistema nervioso autónomo periférico, los péptidos a menudo coexisten con un transmisor no peptídico convencional en la misma neurona. Un buen ejemplo de las estrategias utilizadas para definir la participación de esos péptidos en el SNC proviene de estudios de la sustancia P y su vínculo con fibras sensitivas. Tal sustancia está contenida en pequeñas neuronas sensitivas primarias no mielinizadas de la médula espinal y el tallo cerebral, que la liberan y causan un potencial postsináptico excitador lento en las neuronas efectoras. Se sabe que esas fibras sensitivas transmiten estímulos nocivos y por tanto es sorprendente que, aunque los antagonistas del receptor de la sustancia P pueden modificar la respuesta a ciertos tipos de dolor, no impiden la misma. El glutamato, que es liberado con la sustancia P desde esas sinapsis, al parecer tiene una función importante en la transmisión de estímulos dolorosos. La sustancia P ciertamente participa en muchas otras funciones porque se encuentra en múltiples regiones del SNC que no tienen relación con vías del dolor.

Casi todos estos péptidos se encuentran también en estructuras periféricas, incluyendo las sinapsis y se describen en los capítulos 6 y 17.

Óxido nítrico

El SNC contiene una cantidad sustancial de la sintetasa de óxido nítrico (NOS, *nitric oxide synthase*), que se encuentra dentro de ciertas clases de neuronas. Esa NOS neuronal es una enzima activada por calcio-calmodulina, y la activación de receptores de NMDA que aumenta el calcio intracelular da lugar a generación de óxido nítrico. Aunque se ha establecido claramente la utilidad fisiológica de este último en el músculo liso vascular, su participación en la transmisión y plasticidad sinápticas sigue siendo motivo de controversia. Tal vez el ejemplo más sólido de la intervención del óxido nítrico en la señalización neuronal del SNC ocurre en la depresión a largo plazo de la transmisión sináptica en el cerebelo.

Endocanabinoides

El principal ingrediente psicoactivo de la planta *Cannabis sativa*, el Δ^9-tetrahidrocanabinol (Δ^9-THC), actúa en el cerebro principalmente activando un receptor específico de canabinoides, el CB_1. Los receptores CB_1 se expresan en altas concentraciones en muchas regiones cerebrales y se localizan principalmente en terminales presinápticas. Varios lípidos cerebrales endógenos, incluidos la anandamida y el 2 araquidonilglicerol (2-AG), se han identificado como ligandos de CB_1, que no se almacenan (como los neurotransmisores clásicos) sino que se sintetizan rápidamente por las neuronas en respuesta a la despolarización y entrada subsiguiente de calcio. La activación de receptores metabotrópicos (p. ej., por acetilcolina y glutamato) también puede promover la formación de 2-AG. Además, en contraposición a los neurotransmisores comunes, los canabinoides endógenos pueden actuar como mensajeros retrógrados en las sinapsis. Se emiten desde neuronas postsinápticas y viajan de retorno a través de la sinapsis activando los receptores CB_1 en las neuronas presinápticas, lo que suprime la liberación de transmisores. Dicha supresión puede ser transitoria o duradera, dependiendo del patrón de actividad. Los canabinoides pueden afectar la memoria, la cognición y la percepción del dolor por ese mecanismo.

BIBLIOGRAFÍA

Aizenman CD et al: Use-dependent changes in synaptic strength at the Purkinje cell to deep nuclear synapse. Prog Brain Res 2000;124:257.

Bredt DS, Nicoll RA: AMPA receptor trafficking at excitatory synapses. Neuron 2003;40:361.

Catterall WA et al: Compendium of voltage-gated ion channels: Calcium channels. Pharmacol Rev 2003;55:579.

Catterall WA, Goldin AL, Waxman SG: Compendium of voltage-gated ion channels: Sodium channels. Pharmacol Rev 2003;55:575.

Clapham DE et al: Compendium of voltage-gated ion channels: Transient receptor potential channels. Pharmacol Rev 2003;55:591.

Fremeau RT, Jr et al: VGLUTs define subsets of excitatory neurons and suggest novel roles for glutamate. Trends Neurosci 2004;27:98.

Freund TF, Katona I, Piomelli D: Role of endogenous cannabinoids in synaptic signaling. Physiol Rev 2003;83:1017.

Gouaux E, MacKinnon R: Principles of selective ion transport in channels and pumps. Science 2005;310:1461.

Hall ZW: In: *An Introduction to Molecular Neurobiology.* Sinauer, 1992.

Hille B: *Ionic Channels of Excitable Membranes*, 3rd ed. Sinauer, 2001.

Julius D, Basbaum AI: Molecular mechanisms of nociception. Nature 2001;413:203.

Koles L, Furst S, Illes P: P2X and P2Y receptors as possible targets of therapeutic manipulations in CNS illnesses. Drug News Perspect 2005;18:85.

Malenka RC, Nicoll RA: Long-term potentiation—A decade of progress? Science 1999;285:1870.

Mody I, Pearce RA: Diversity of inhibitory neurotransmission through GABA(A) receptors. Trends Neurosci 2004;27:569.

Moran MM, Xu H, Clapham DE: TRP ion channels in the nervous system. Curr Opin Neurobiol 2004;14:362.

Nestler EJ, Hyman SE, Malenka RC: *Molecular Neuropharmacology,* 2nd ed. McGraw-Hill, 2009.

Rudolph U, Mohler H: Analysis of GABAA receptor function and dissection of the pharmacology of benzodiazepines and general anesthetics through mouse genetics. Annu Rev Pharmacol Toxicol 2004;44:475.

Sudhof TC: The synaptic vesicle cycle. Annu Rev Neurosci 2004;27:509.

Wilson RI, Nicoll RA: Endocannabinoid signaling in the brain. Science 2002;296:678.

CAPÍTULO

22

Fármacos sedantes-hipnóticos

Anthony J. Trevor, PhD y Walter L. Way, MD

ESTUDIO DE CASO

En su revisión médica anual, una maestra de enseñanza media, de 53 años de edad, manifiesta que ha tenido dificultades para dormir y que después de lograrlo despierta varias veces por la noche. Estos episodios tienen lugar casi todas las noches, con consecuencias negativas en sus funciones de enseñanza. Ha intentado varios remedios de los que se venden sin receta para lograr el sueño, pero han sido de poca ayuda y ella experimenta "sensación de resaca" al día siguiente a su uso. En general, su estado de salud es bueno, no tiene sobrepeso y no toma fármacos de prescripción. Bebe café descafeinado pero sólo una taza por la mañana; sin embargo, ingiere hasta seis latas de bebidas de cola de dieta al día. Toma un vaso de vino con la comida vespertina pero no le gustan las bebidas en mayor graduación alcohólica. ¿Qué otros aspectos de los antecedentes de esta paciente desearía conocer su médico? ¿Qué medidas terapéuticas son apropiadas para ella? ¿Qué fármaco o fármacos prescribiría?

Que un fármaco pertenezca a la clase de sedantes-hipnóticos indica que puede causar sedación (con alivio concomitante de la ansiedad) y que induce el sueño. Debido a que hay variación química considerable en este grupo de fármacos, su clasificación se basa en los usos clínicos más que en las similitudes de sus estructuras químicas. Los estados de ansiedad y los trastornos del sueño son problemas frecuentes y los fármacos sedantes-hipnóticos se prescriben ampliamente en todo el mundo.

FARMACOLOGÍA BÁSICA DE LOS SEDANTES-HIPNÓTICOS

Un **sedante** eficaz (ansiolítico) debe aminorar la ansiedad y ejercer un efecto calmante. El grado de depresión del sistema nervioso central causado por un sedante debe ser mínimo, en concordancia con su eficacia terapéutica. Un fármaco **hipnótico** debe producir somnolencia y alentar el inicio y mantenimiento de un estado de sueño. Los efectos hipnóticos involucran una depresión más pronunciada del sistema nervioso central que la sedación y esto se puede lograr con muchos fármacos de esa clase, sólo por aumento de la dosis. La depresión de la función del sistema nervioso central dependiente de las dosis graduales es una característica de casi todos los sedantes-hipnóticos. Sin embargo, los fármacos individuales difieren en la relación entre dosis y grado de depresión del sistema nervioso central. En la figura 22-1 se muestran dos ejemplos de tales relaciones de dosis-respuesta. La pendiente lineal para el fármaco A es común a muchos de los sedantes-hipnóticos antiguos, incluyendo barbitúricos y alcoholes. Con tales fármacos el aumento a una dosis mayor de la necesaria para la hipnosis puede llevar a un estado de anestesia general. Con dosis todavía mayores esos sedantes-hipnóticos pueden deprimir los centros respiratorios y vasomotores en el bulbo raquídeo y causar coma y muerte. La desviación de una relación de dosis-respuesta lineal, como se muestra con el fármaco B, requiere de manera proporcional mayores dosis para alcanzar una depresión del sistema nervioso central más profunda que la hipnosis. Este parece ser el caso de las benzodiazepinas y ciertos hipnóticos más recientes que tienen un mecanismo de acción similar.

Clasificación química

Las **benzodiazepinas** son sedantes-hipnóticos ampliamente utilizados. Todas las estructuras que se muestran en la figura 22-2 corresponden a las 1,4-benzodiazepinas y casi todas contienen un grupo carboxamida en la posición 7 de la estructura anular heterocíclica. Se requiere un radical en la posición 7, como un halógeno o un grupo nitro, para la actividad sedante-hipnótica. Las estructuras del triazolam y alprazolam incluyen la adición de un anillo triazólico en la posición 1,2.

En la figura 22-3 se muestran las estructuras químicas de algunos sedantes-hipnóticos más antiguos y de uso menos frecuente, que incluyen varios **barbitúricos**. La glutetimida y el meprobamato tienen una estructura química diferente pero son prácticamente equivalen-

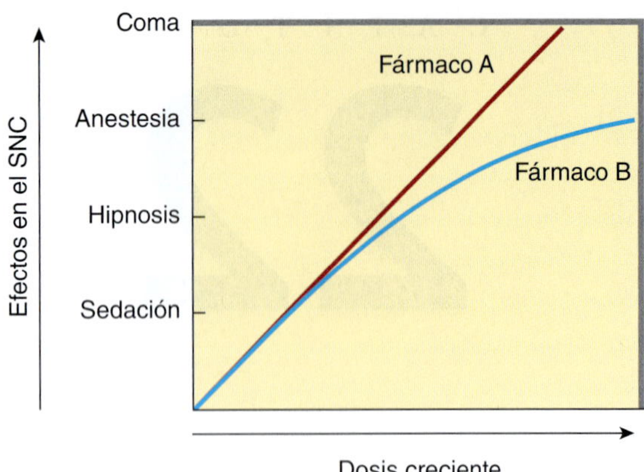

FIGURA 22–1 Curvas de dosis-respuesta de dos sedantes-hipnóticos hipotéticos.

tes a los barbitúricos en sus efectos farmacológicos. Rara vez se utilizan. La clase de sedantes-hipnóticos también incluye compuestos de estructura química más simple, como el **etanol** (cap. 23) y el **hidrato de cloral**.

En fechas recientes se han introducido varios fármacos con estructuras químicas nuevas para su uso en trastornos del sueño. El **zolpidem**, una imidazopiridina, el **zaleplon**, una pirazolopirimidina y la **eszopiclona**, una ciclopirrolona (fig. 22-4), aunque estructuralmente no relacionados con las benzodiazepinas, comparten un mecanismo de acción similar, como se describe más adelante. La eszopiclona es el enantiómero (*S*) de zopiclona, un fármaco hipnótico disponible fuera de Estados Unidos desde 1989. El **ramelteon**, un agonista del receptor de melatonina, es un fármaco hipnótico nuevo (véase el recuadro Ramelteon). La **buspirona** es un ansiolítico de inicio lento cuyas acciones son bastante diferentes de las de los sedantes-hipnóticos convencionales (véase recuadro Buspirona).

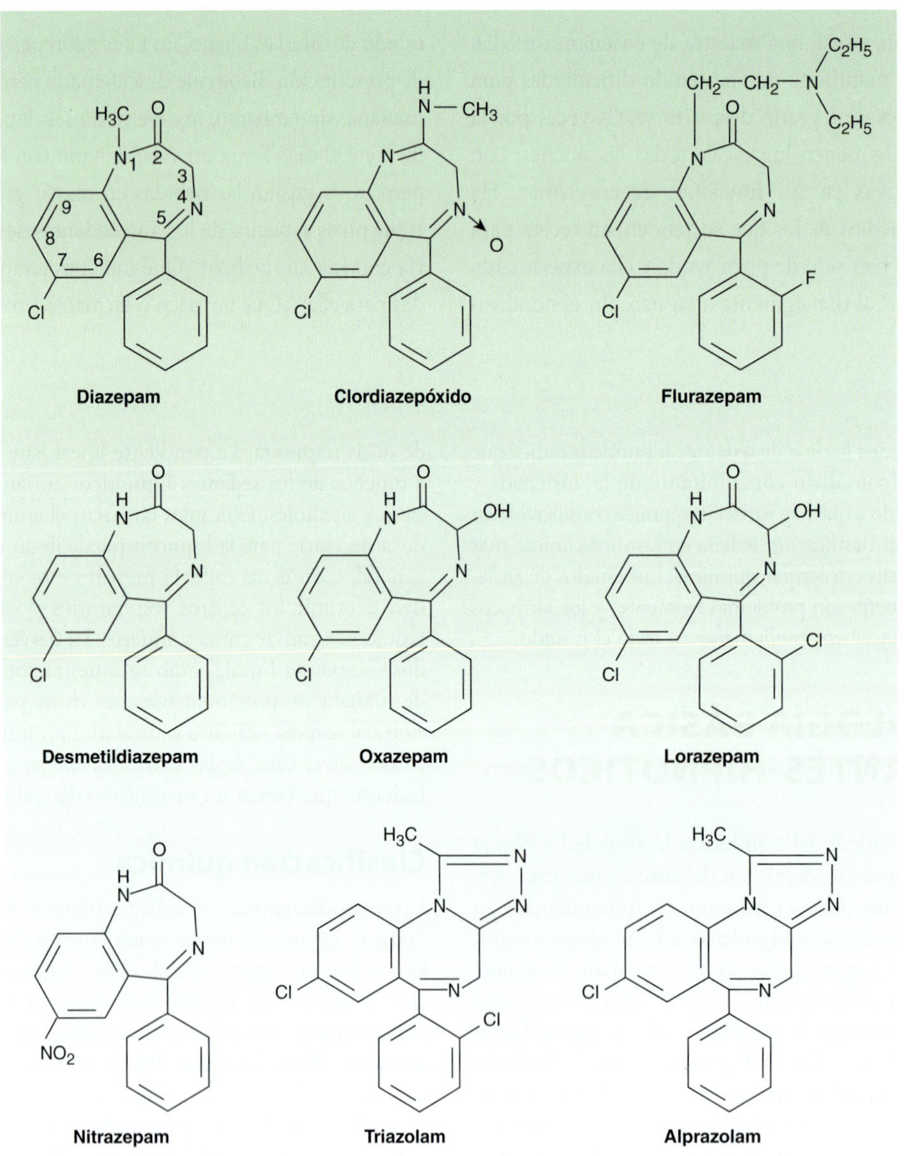

FIGURA 22–2 Estructura química de las benzodiazepinas.

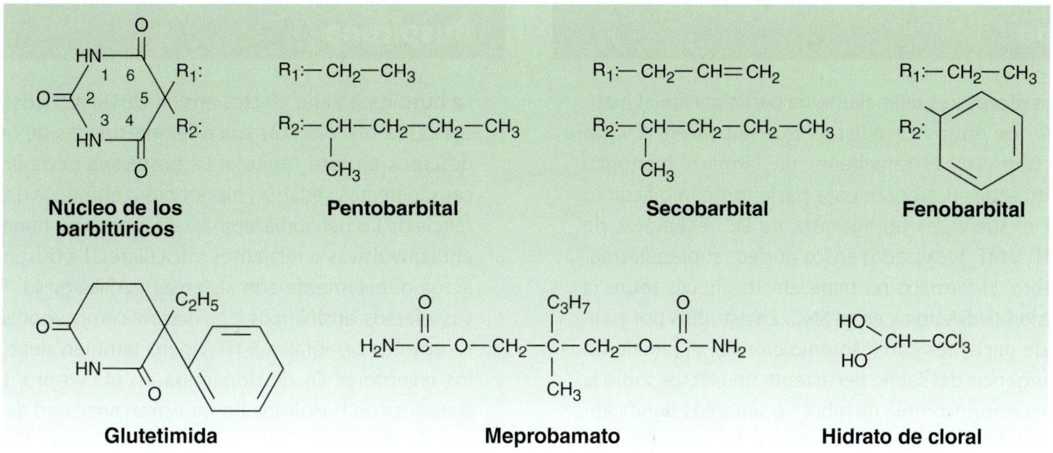

FIGURA 22–3 Estructura química de algunos barbitúricos y otros sedantes-hipnóticos.

Otras clases de fármacos que ejercen efectos sedantes incluyen a los antipsicóticos (cap. 29) y diversos antidepresivos (cap. 30). Estos últimos se usan en la actualidad ampliamente para el tratamiento de los trastornos crónicos de ansiedad. Ciertos antihistamínicos, incluidos difenhidramina, hidroxizina y prometazina (cap. 16) causan sedación pero por lo general también tienen efectos notorios sobre el sistema nervioso autónomo periférico. Se encuentran disponibles fármacos antihistamínicos con efectos sedantes como tratamientos auxiliares para el sueño, que se obtienen sin receta.

Farmacocinética

A. Absorción y distribución

Las velocidades de absorción oral de los sedantes-hipnóticos difieren con base en varios factores, que incluyen la lipofilidad. Por ejemplo, la absorción de triazolam es en extremo más rápida que la de diazepam, y el metabolito activo del clorazepato es más rápida que la de otras benzodiazepinas de uso frecuente. El clorazepato, un profármaco, se convierte a su forma activa, desmetildiazepam (nordiazepam), por hidrólisis ácida en el estómago. Gran parte de los barbitúricos y otros sedantes-hipnóticos más antiguos, así como los hipnóticos más recientes (eszopiclona, zaleplon, zolpidem), se absorben con rapidez hacia la sangre después de su administración oral.

La liposolubilidad tiene una participación importante en la determinación de la velocidad a la que un sedante-hipnótico particular penetra al sistema nervioso central, propiedad causante del inicio rápido de los efectos de triazolam, tiopental (cap. 25), y los hipnóticos más recientes eszopiclona, zaleplon y zolpidem.

Todos los sedantes-hipnóticos cruzan la barrera placentaria durante el embarazo. Si se administran sedantes-hipnóticos antes del parto, esto puede contribuir a la depresión de las funciones vitales del recién nacido. Los sedantes-hipnóticos también son detectables en la leche materna y pueden ejercer efectos depresores en el lactante.

B. Biotransformación

Es necesaria la transformación metabólica a sustancias más hidrosolubles para la depuración de los sedantes-hipnóticos del cuerpo. Los sistemas enzimáticos del metabolismo de fármacos en los microsomas del hígado son los más importantes a ese respecto, por lo que la

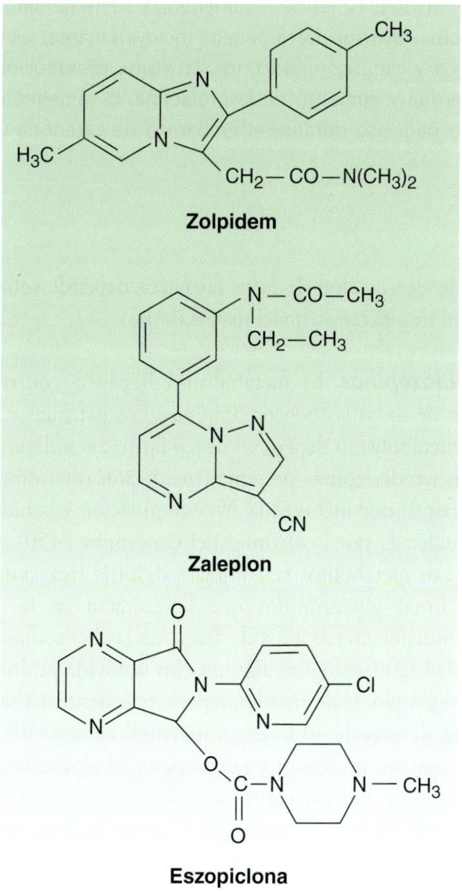

FIGURA 22–4 Estructuras químicas de los hipnóticos más recientes.

Ramelteon

Se cree que los receptores de melatonina participan en el mantenimiento de los ritmos circadianos que subyacen al ciclo vigilia-sueño (cap. 16). El ramelteon, un fármaco hipnótico nuevo prescrito específicamente para pacientes con dificultad para conciliar el sueño, es un agonista de los receptores de melatonina MT_1 y MT_2 localizados en los núcleos supraquiasmáticos del cerebro. El fármaco no tiene efecto directo sobre la neurotransmisión GABAérgica en el SNC. En estudios por polisomnografía de pacientes con insomnio crónico, el ramelteon disminuyó la urgencia del sueño persistente sin efectos sobre la estructura del sueño, insomnio de rebote o síntomas significativos de abstinencia. El potencial de abuso del ramelteon es mínimo, no es una sustancia controlada y las dosis habituales no generan dependencia. El fármaco se absorbe con rapidez después de su administración oral y se somete al metabolismo de primer paso amplio, con la formación de un metabolito activo con semivida más prolongada (2 a 5 h) que el fármaco original. La isoforma CYP1A2 del citocromo P450 se encarga principalmente del metabolismo del ramelteon, pero también participa la isoforma CYP2C9. El fármaco no debe usarse en combinación con inhibidores de CYP1A2 (p. ej., ciprofloxacina, fluvoxamina, tacrina, zileutón) o CYP2C9 (p. ej., fluconazol) y debe usarse con precaución en pacientes con disfunción hepática. La rifampicina induce al sistema CYP y disminuye notoriamente la concentración plasmática de ramelteon y su metabolito activo. Los efectos adversos del ramelteon incluyen mareo, somnolencia, fatiga y cambios endocrinos, así como disminución de la testosterona y aumento de la prolactina. El ramelteon es un fármaco para uso durante el embarazo de categoría C de la FDA.

semivida de eliminación de estos fármacos depende sobre todo de la velocidad de su transformación metabólica.

1. Benzodiazepinas. El metabolismo hepático contribuye a la depuración de todas las benzodiazepinas. Los patrones y las velocidades del metabolismo dependen de los fármacos individuales. Casi todas las benzodiazepinas presentan oxidación microsómica (reacciones de fase I) que incluyen la *N*-desalquilación y la hidroxilación alifática catalizada por isoenzimas del citocromo P450, en especial CYP3A4. Los metabolitos se conjugan después (reacciones de fase II) para formar glucurónidos que se excretan en la orina. Sin embargo, muchos metabolitos de fase I de las benzodiazepinas tienen actividad farmacológica, algunos con semivida prolongada (fig. 22-5). Por ejemplo, el desmetildiazepam, que tiene una semivida de eliminación de más de 40 h, es un metabolito activo del clordiazepóxido, diazepam, prazepam y clorazepato. El alprazolam y el triazolam presentan hidroxilación α y los metabolitos resultantes parecen ejercer efectos farmacológicos breves porque se conjugan con rapidez para formar glucurónidos inactivos. La semivida breve de eliminación del triazolam (2 a 3 h) favorece su uso como hipnótico más que como sedante.

La formación de metabolitos activos ha complicado los estudios de farmacocinética de las benzodiazepinas en seres humanos porque la semivida de eliminación del fármaco original puede tener poca

Buspirona

La buspirona tiene efectos ansiolíticos selectivos y sus características farmacológicas son diferentes de las de otros fármacos descritos en este capítulo. La buspirona alivia la ansiedad sin causar efectos sedantes hipnóticos o eufóricos notorios. A diferencia de las benzodiazepinas, el fármaco no tiene propiedades anticonvulsivas o relajantes musculares. La buspirona no interactúa directamente con sistemas GABAérgicos. Puede ejercer sus efectos ansiolíticos por acción como agonista parcial en receptores cerebrales $5\text{-}HT_{1A}$ pero también tiene afinidad con los receptores D_2 de dopamina en el cerebro. Los pacientes tratados con buspirona no muestran ansiedad de rebote o signos de abstinencia ante su interrupción súbita. El fármaco no es eficaz para bloquear el síndrome de abstinencia aguda resultante del cese abrupto de benzodiazepinas u otros sedantes-hipnóticos. La buspirona tiene mínima tendencia de abuso. A diferencia de las benzodiazepinas, los efectos ansiolíticos de la buspirona pueden requerir más de una semana para establecerse, lo que hace al fármaco inadecuado para el tratamiento de los estados de ansiedad aguda y se usa en estados de ansiedad generalizada, pero es menos eficaz en los trastornos de pánico.

La buspirona se absorbe con rapidez por vía oral pero presenta metabolismo extenso de primer paso por reacciones de hidroxilación y desalquilación para formar varios metabolitos activos. El principal metabolito es la 1-(2-pirimidil)-piperacina (1-PP), que tiene acciones bloqueadoras de receptores adrenérgicos α_2 y que penetra al SNC para alcanzar concentraciones más altas que el fármaco original. No se sabe la participación que tiene la 1-PP en las acciones centrales de la buspirona. La semivida de eliminación de esta última es de 2 a 4 h y la disfunción hepática puede hacer más lenta su depuración. La rifampicina, un inductor del citocromo P450, disminuye la semivida de la buspirona; los inhibidores de CYP3A4 (p. ej., eritromicina, cetoconazol, jugo de toronja, nefazodona) pueden aumentar notoriamente sus concentraciones plasmáticas.

La buspirona causa menos alteración psicomotora que las benzodiazepinas y no afecta las destrezas de conducción de automóviles. El fármaco no potencia los efectos de los sedantes-hipnóticos convencionales, el etanol o los antidepresivos tricíclicos y los pacientes de edad avanzada no parecen ser más sensibles a sus acciones. Pueden presentarse dolor torácico inespecífico, taquicardia, palpitaciones, mareo, nerviosismo, sibilancias y síntomas gastrointestinales, así como parestesias y una constricción pupilar dependiente de la dosis. La presión arterial tal vez se eleve significativamente en pacientes que reciben inhibidores de la MAO. La buspirona tiene categoría B de la FDA en cuanto a su uso durante el embarazo.

relación con los efectos farmacológicos en cuanto al tiempo. Las benzodiazepinas, cuyo fármaco original o metabolito activo tiene semivida prolongada, son las que con toda probabilidad causarán efectos acumulativos con múltiples dosis. Los efectos acumulativos y residuales como la somnolencia excesiva parecen menos problemáticos con fármacos como el estazolam, oxazepam y lorazepam, que tienen semivida relativamente breve y se degradan directamente a glucurónidos inactivos. En el cuadro 22-1 se enumeran algunas

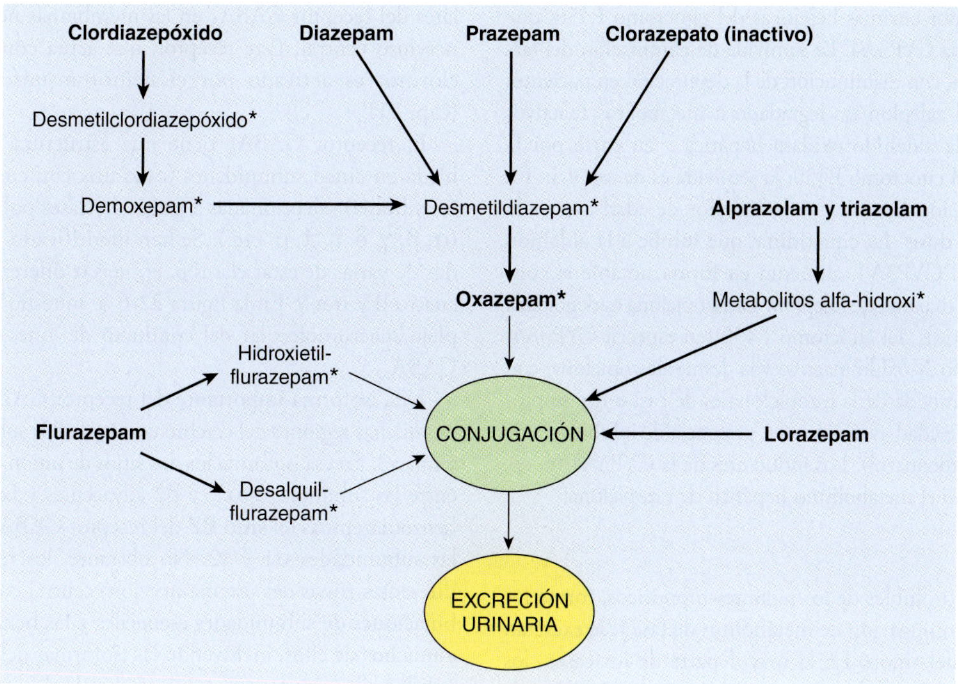

FIGURA 22–5 Biotransformación de las benzodiazepinas. (Se señalan los fármacos disponibles para uso clínico en varios países; *, metabolito activo.)

propiedades farmacocinéticas de benzodiazepinas selectas. El metabolismo de varias benzodiazepinas de uso frecuente, que incluyen diazepam, midazolam y triazolam, es afectado por inhibidores e inductores de las isoenzimas hepáticas P450 (cap. 4).

2. Barbitúricos. Con excepción del fenobarbital, sólo se excretan cantidades insignificantes de barbitúricos sin cambios. Las principales vías metabólicas implican oxidación por enzimas hepáticas para formar alcoholes, ácidos y cetonas, que aparecen en la orina como glucurónidos conjugados. La tasa global del metabolismo hepático en seres humanos depende del fármaco individual, pero (con excepción de los tiobarbitúricos) suele ser lento. La semivida de eliminación de secobarbital y pentobarbital es de 18 a 48 h en diferentes individuos. La semivida de eliminación del fenobarbital en seres humanos es de cuatro a cinco días. Las dosis múltiples de estos fármacos pueden llevar a efectos acumulativos.

3. Hipnóticos más recientes. Después de la administración oral de la fórmula estándar, zolpidem, el fármaco alcanza concentraciones plasmáticas máximas en 1.6 h. Una fórmula de liberación bifásica extiende tales concentraciones hasta por casi 2 h. El zolpidem es degradado con rapidez a metabolitos inactivos a través de la oxida-

CUADRO 22–1 Propiedades farmacocinéticas de algunas benzodiazepinas y los hipnóticos más recientes en seres humanos

Fármaco	$T_{máx}$ (h)	Semivida de eliminación[1] (h)	Comentarios
Alprazolam	1-2	12-15	Absorción oral rápida
Clordiazepóxido	2-4	15-40	Metabolitos activos, biodisponibilidad errática por inyección IM
Clorazepato	1-2 (nordiazepam)	50-100	Profármaco: hidrolizado en forma activa en el estómago
Diazepam	1-2	20-80	Metabolitos activos: biodisponibilidad errática por inyección IM
Eszopiclona	1	6	Metabolitos activos menores
Flurazepam	1-2	40-100	Metabolitos activos con semivida prolongada
Lorazepam	1-6	10-20	Sin metabolitos activos
Oxazepam	2-4	10-20	Sin metabolitos activos
Temazepam	2-3	10-40	Absorción oral lenta
Triazolam	1	2-3	Rápido inicio, duración de acción breve
Zaleplon	<1	1-2	Degradado a través de la aldehído deshidrogenasa
Zolpidem	1-3	1.5-3.5	Sin metabolitos activos

[1]Incluye semivida de los principales metabolitos.

ción e hidroxilación por enzimas hepáticas del citocromo P450, que incluyen a la isoenzima CYP3A4. La semivida de eliminación del fármaco es de 1.5 a 3.5 h, con disminución de la depuración en pacientes de edad avanzada. El zaleplon es degradado a metabolitos inactivos principalmente por la aldehído oxidasa hepática y en parte por la isoforma CYP3A4 del citocromo P450; la semivida es de casi 1 h. En pacientes con afectación hepática y en aquellos de edad avanzada se debe disminuir la dosis. La cimetidina, que inhibe a la aldehído deshidrogenasa y a la CYP3A4, aumenta en forma notable la concentración plasmática máxima de zaleplon. La eszopiclona es degradada por las enzimas hepáticas del citocromo P450 (en especial CYP3A4) para formar el derivado *N*-óxido inactivo y la desmetileszopiclona, con actividad débil. La semivida de la eszopiclona es de casi 6 h y se prolonga en individuos de edad avanzada y en presencia de inhibidores de la CYP3A4 (p. ej., cetoconazol). Los inductores de la CYP3A4 (p. ej., rifampicina) aumentan el metabolismo hepático de eszopiclona.

C. Excreción

Los metabolitos hidrosolubles de los sedantes-hipnóticos, formados principalmente por conjugación de metabolitos de fase I, se excretan sobre todo a través del riñón. En la mayor parte de los casos, los cambios en la función renal no tienen un efecto notorio sobre la eliminación de los fármacos originales. El fenobarbital se excreta sin cambios en la orina hasta cierto grado (20 a 30% en seres humanos) y su tasa de eliminación puede aumentar de manera significativa por la alcalinización de la orina, lo que se debe en parte a la mayor ionización a pH alcalino porque el fenobarbital es un ácido débil con un pK_a de 7.4.

D. Factores que afectan la biodisponibilidad

La biodisponibilidad de los sedantes-hipnóticos puede tener influencia de varios factores, en particular de las alteraciones de la función hepática resultantes de enfermedades, aumentos o decrementos de la actividad de enzimas microsómicas inducidos por fármacos (cap. 4).

En pacientes de edad muy avanzada y aquellos con hepatopatía grave, la semivida de eliminación de estos fármacos a menudo aumenta de manera significativa. En tales casos, las dosis múltiples normales de esos sedantes-hipnóticos pueden causar efectos excesivos en el sistema nervioso central.

La actividad de las enzimas microsómicas hepáticas del metabolismo de fármacos puede aumentar en pacientes expuestos a ciertos sedantes-hipnóticos más antiguos a largo plazo (inducción enzimática, cap. 4). Los barbitúricos (en especial el fenobarbital) y el meprobamato con toda probabilidad causarán este efecto, que puede dar lugar a un aumento de su metabolismo hepático, así como el de otros fármacos. La mayor biotransformación de estos fármacos como resultado de inducción enzimática por los barbitúricos es un mecanismo potencial subyacente de alteraciones farmacológicas (cap. 66). Por el contrario, las benzodiazepinas y los hipnóticos más recientes no cambian la actividad enzimática del metabolismo hepático de los fármacos con el uso continuo.

Farmacodinámica de las benzodiazepinas, los barbitúricos y los hipnóticos más recientes

A. Farmacología molecular del receptor $GABA_A$

Las benzodiazepinas, los barbitúricos, el zolpidem, el zaleplon, la eszopiclona y muchos otros fármacos se unen a componentes moleculares del receptor $GABA_A$ en las membranas neuronales del sistema nervioso central. Este receptor, que actúa como conducto del ion cloruro, es activado por el neurotransmisor inhibidor GABA (cap. 21).

El receptor $GABA_A$ tiene una estructura pentamérica ensamblada en cinco subunidades (cada una con cuatro dominios transmembrana) seleccionadas a partir de clases polipeptídicas múltiples (α, β, γ, δ, ε, π, ρ, etc.). Se han identificado múltiples subunidades de varias de estas clases p. ej., seis α diferentes (p. ej., $\alpha1$ a $\alpha6$), cuatro β y tres γ. En la figura 22-6 se muestra un modelo del complejo macromolecular del conducto de iones cloruro del receptor $GABA_A$.

Una isoforma importante del receptor $GABA_A$ que se encuentra en muchas regiones del cerebro consta de dos subunidades $\alpha1$, dos $\beta2$ y una $\gamma2$. En esa isoforma los dos sitios de unión de GABA se localizan entre las subunidades $\alpha1$, y $\beta2$ adyacentes y la bolsa de unión para benzodiazepinas (el **sitio BZ** del receptor $GABA_A$) se encuentra entre las subunidades $\alpha1$ y $\gamma2$. No obstante, los receptores $GABA_A$ en diferentes zonas del sistema nervioso central constan de varias combinaciones de subunidades esenciales y las benzodiazepinas se unen a muchos de ellos, incluyendo las isoformas del receptor que contienen las subunidades $\alpha2$, $\alpha3$ y $\alpha5$. Los barbitúricos también se unen a múltiples isoformas del receptor $GABA_A$ pero en sitios diferentes

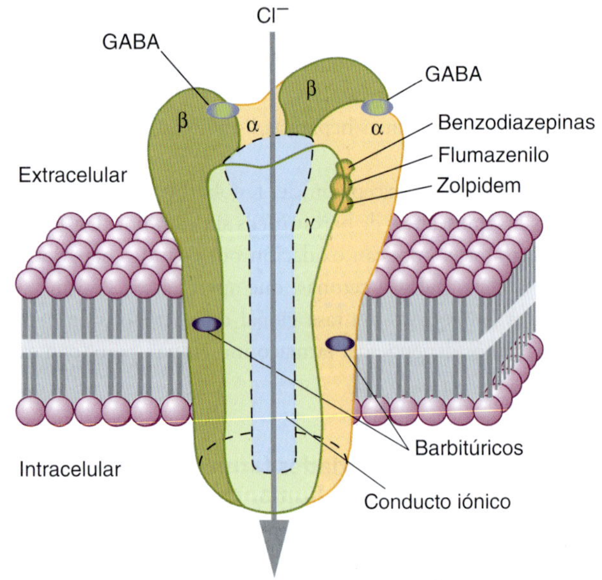

FIGURA 22-6 Un modelo del complejo macromolecular receptor $GABA_A$-conducto de ion cloro. Una glucoproteína heterooligomérica, complejo constituido por cinco o más subunidades transmembrana. Múltiples formas de subunidades α, β y γ se disponen en diversas combinaciones pentaméricas, de manera que los receptores $GABA_A$ muestran heterogeneidad molecular. El GABA parece interactuar en dos sitios entre las subunidades α y β, desencadenando la abertura de los conductos del cloro, con hiperpolarización resultante de la membrana. La unión de las benzodiazepinas y los fármacos hipnóticos más recientes, como el zolpidem, ocurre en un solo sitio entre las subunidades α, y γ, lo que facilita el proceso de abertura del conducto del ion cloro. El antagonista de benzodiazepinas, flumazenilo, también se une en ese sitio y puede revertir los efectos hipnóticos del zolpidem. Nótese que esos sitios de unión son diferentes de los de los barbitúricos. (Véase también el texto y el recuadro la versatilidad del complejo receptor GABA-conducto de cloruro.)

de aquellos con los que interactúan las benzodiazepinas. A diferencia de las benzodiazepinas, el zolpidem, el zaleplon y la eszopiclona se unen en forma más selectiva porque dichos fármacos interactúan sólo con isoformas del receptor $GABA_A$ que contienen subunidades α1. La heterogeneidad de los receptores $GABA_A$ puede constituir la base molecular de las variadas acciones farmacológicas de las benzodiazepinas y los fármacos relacionados (véase el recuadro Heterogeneidad del receptor de GABA y selectividad farmacológica).

A diferencia del GABA mismo, las benzodiazepinas y otros sedantes-hipnóticos tienen baja afinidad por los receptores $GABA_B$ que son activados por el fármaco espasmolítico baclofeno (véanse caps. 21 y 27).

B. Neurofarmacología

El GABA (ácido aminobutírico γ) es un neurotransmisor inhibidor importante en el sistema nervioso central (cap. 21). Los estudios de electrofisiología mostraron que las benzodiazepinas potencian la inhibición GABAérgica en todos los niveles del neuroeje, incluidos médula espinal, hipotálamo, hipocampo, sustancia negra, cortezas cerebelosa y cerebral. Las benzodiazepinas parecen aumentar la eficacia de la inhibición sináptica GABAérgica; no sustituyen al GABA pero parecen aumentar sus efectos por mecanismos alostéricos sin influir directamente en los receptores $GABA_A$ o la abertura de los conductos del cloro relacionados. El aumento de la conductancia del ion cloruro inducido por la interacción de benzodiazepinas con GABA toma la forma de un aumento en la *frecuencia* de eventos de abertura del conducto.

Los barbitúricos también facilitan las acciones del GABA en múltiples sitios del sistema nervioso central, pero a diferencia de las benzodiazepinas, parecen aumentar la duración de abertura de los conductos del cloro controlados por GABA. En altas concentraciones, los barbitúricos también pueden ser GABAmiméticos, con activación directa de los conductos del cloro. Tales efectos implican un sitio de unión o varios, diferentes de los correspondientes de las benzodiazepinas. Los barbitúricos son menos selectivos en sus acciones que las benzodiazepinas, porque también deprimen las acciones del neurotransmisor excitador, ácido glutámico, por unión al receptor AMPA. Los barbitúricos ejercen también efectos de membrana no sinápticos en paralelo de aquellos sobre la transmisión de GABA y glutamato. Estos sitios múltiples de acción de los barbitúricos pueden ser la base de su capacidad de inducción anestésica quirúrgica completa (cap. 25) y de los efectos depresores centrales más pronunciados (que originan su bajo margen de seguridad) en comparación con las benzodiazepinas y los hipnóticos más recientes.

Heterogeneidad del receptor de GABA y selectividad farmacológica

Los estudios en roedores con bloqueo génico han mostrado que las acciones farmacológicas específicas producidas por las benzodiazepinas y otros fármacos que regulan la función del GABA tienen influencia de la composición de las subunidades ensambladas para formar el receptor $GABA_A$. Las benzodiazepinas interactúan principalmente con receptores $GABA_A$ cerebrales, donde las subunidades α (1, 2, 3 y 5) tienen un fragmento conservado de histidina en el dominio N-terminal. Las cepas de ratones donde se insertó una mutación puntual de conversión de histidina en arginina en la subunidad α1 muestran resistencia a los efectos sedantes y amnésicos de las benzodiazepinas, pero los de ansiólisis y relajación muscular se mantienen en gran parte sin cambio. Estos animales también carecen de respuesta a las acciones hipnóticas del zolpidem y el zaleplon, fármacos que se unen de manera selectiva a receptores $GABA_A$ que contienen subunidades α1. En cambio, los ratones con mutaciones selectivas de histidina-arginina en las subunidades α2 o α3 de los receptores $GABA_A$ muestran resistencia selectiva a los efectos ansiolíticos de las benzodiazepinas. Con base en estudios de este tipo se ha sugerido que las subunidades α1 de los receptores $GABA_A$ median los efectos de sedación, amnesia y atáxicos de las benzodiazepinas, en tanto las subunidades α2 y α3 participan en sus acciones ansiolíticas y relajantes musculares. Otros estudios de mutaciones han llevado a sugerir que un subtipo α5 participa en al menos algo de la alteración de la memoria causada por las benzodiazepinas. Debe recalcarse que esos estudios que involucran la manipulación genética del receptor $GABA_A$ hacen uso de modelos de roedores de las acciones ansiolíticas y amnésicas de los fármacos.

C. Ligandos del sitio de unión de las benzodiazepinas

Los componentes de la macromolécula receptor $GABA_A$-conducto del ion cloruro que actúan como sitios de unión de benzodiazepinas, muestran heterogeneidad (véase el recuadro La versatilidad del complejo receptor GABA-conducto del cloro). Se han reportado tres tipos de interacciones ligando-receptor de benzodiazepinas: 1) los **agonistas** facilitan las acciones de GABA, lo que ocurre en múltiples sitios de unión BZ en el caso de las benzodiazepinas. Como se señaló antes, los fármacos no benzodiazepínicos, zolpidem, zaleplon y eszopiclona, son agonistas selectivos en los sitios BZ que contienen una subunidad $α_1$. Se ha propuesto la existencia de ligandos agonistas endógenos a los sitios de unión BZ porque se han aislado sustancias químicas similares a benzodiazepinas del tejido cerebral de animales que nunca recibieron esos fármacos. También se demostró la presencia de moléculas no benzodiazepínicas que tienen afinidad por los sitios BZ del receptor $GABA_A$ en el cerebro humano; 2) los **antagonistas** se tipifican por el derivado benzodiazepínico sintético, **flumazenilo**, que bloquea las acciones de las benzodiazepinas, la eszopiclona, el zaleplon y el zolpidem, pero no antagoniza las acciones de los barbitúricos, meprobamato o etanol. Ciertos neuropéptidos endógenos son también capaces de bloquear la interacción de las benzodiazepinas con los sitios de unión BZ. 3) Los **agonistas inversos** actúan como reguladores alostéricos negativos de la función del receptor GABA (cap. 1). Su interacción con los sitios BZ en el receptor $GABA_A$ puede *producir* ansiedad y convulsiones, una actividad que se ha demostrado para varios compuestos, en especial las carbolinas β, p. ej., *n*-butil-β-carbolina-3-carboxilato (β-CCB). Además de sus acciones directas, esas moléculas pueden bloquear los efectos de las benzodiazepinas.

No se ha definido la importancia fisiológica de los reguladores endógenos de las funciones de GABA en el sistema nervioso central. A la fecha no se ha establecido que los posibles ligandos endógenos de los sitios de unión BZ tengan participación en el control de los estados de ansiedad, patrones de sueño y cualquier otra característica de expresión conductual de la función del sistema nervioso central.

La versatilidad del complejo receptor GABA-conducto del cloro

El complejo macromolecular $GABA_A$-conducto del cloro es uno de los más versátiles aparatos de respuesta farmacológica en el cuerpo. Además de las benzodiazepinas, los barbitúricos y los hipnóticos más recientes (p. ej., zolpidem), muchos otros fármacos con efectos en el SNC pueden modificar la función de este receptor ionotrópico importante, lo que incluye al alcohol y ciertos anestésicos intravenosos (etomidato, propofol) además del tiopental. Por ejemplo, etomidato y propofol (cap. 25), parecen actuar selectivamente sobre los receptores $GABA_A$ que contienen subunidades β2 y β3, esta última sugiere ser la más importante con respecto a las acciones hipnótica y relajante muscular de esos fármacos anestésicos. Se cree que el esteroide anestésico alfaxalona interactúa con los receptores $GABA_A$ y puede también ser el sitio de acción de algunos anestésicos volátiles (p. ej., halotano). Casi todos esos fármacos facilitan o simulan la acción de GABA. No obstante, no se ha demostrado que dichos fármacos actúen de forma exclusiva por ese mecanismo. Otros fármacos usados en el tratamiento de los trastornos convulsivos influyen indirectamente en la actividad del complejo macromolecular $GABA_A$-conducto del cloro, por inhibición del metabolismo de GABA (p. ej., vigabatrina) o de la recaptación del transmisor (p. ej., tiagabina). Los fármacos excitadores del SNC que actúan en el conducto del cloro incluyen picrotoxina y bicuculina, fármacos convulsivos que bloquean directamente el conducto (picrotoxina) o interfieren con la unión de GABA (bicuculina).

D. Efectos en órganos

1. Sedación. Las benzodiazepinas, los barbitúricos y los fármacos sedantes-hipnóticos más antiguos, ejercen efectos calmantes con disminución concomitante de la ansiedad a dosis relativamente bajas. Sin embargo, en la mayor parte de los casos, los efectos ansiolíticos de los sedantes-hipnóticos se acompañan de algunos efectos depresores de las funciones psicomotoras y cognitivas. En modelos animales de experimentación, las benzodiazepinas y los fármacos sedantes-hipnóticos más antiguos pueden desinhibir la conducta suprimida por castigos. Esa desinhibición se ha equiparado con los efectos contra la ansiedad de los sedantes-hipnóticos y no es característica de todos los fármacos con efectos sedantes, p. ej., antidepresivos tricíclicos e histamínicos. Sin embargo, la desinhibición de una conducta antes suprimida puede tener más relación con efectos de desinhibición de la conducta de los sedantes-hipnóticos, incluidas la euforia, la alteración del juicio y la pérdida de autocontrol que pueden presentarse a dosis que se encuentran dentro de los límites usados para el tratamiento de la ansiedad. Las benzodiazepinas también ejercen efectos amnésicos anterógrados dependientes de las dosis (imposibilidad de recordar sucesos que ocurrieron durante la duración de acción del fármaco).

2. Hipnosis. Por definición, todos los sedantes-hipnóticos inducen el sueño si se administran en dosis suficientemente altas. Los efectos de estos fármacos sobre las etapas del sueño dependen de varios factores, incluidos el fármaco específico, dosis y frecuencia de administración. Los efectos generales de las benzodiazepinas y los sedantes-hipnóticos más antiguos sobre los patrones del sueño normal son los siguientes: 1) disminuyen la latencia de inicio del sueño (tiempo transcurrido hasta conciliar el sueño); 2) aumenta la duración de la etapa 2 del sueño NREM (movimientos oculares no rápidos); 3) disminuye la duración del sueño REM (movimientos oculares rápidos), y 4) disminuye la etapa del sueño etapa 4 NREM de ondas lentas. Los hipnóticos más recientes disminuyen la latencia hasta el sueño persistente. El zolpidem disminuye el sueño REM pero tiene efecto mínimo sobre el sueño de ondas lentas. El zaleplon aminora la latencia de inicio del sueño con poco efecto sobre el tiempo total de éste, el de tipo NREM o REM. La eszopiclona aumenta el tiempo total de sueño, sobre todo a través de aumentos en la etapa 2 del sueño NREM y a dosis baja tiene poco efecto sobre los patrones del sueño. A la dosis más alta recomendada la eszopiclona disminuye el sueño REM.

El inicio más rápido del sueño y la prolongación de la etapa 2 al parecer son efectos útiles en la clínica. Sin embargo, no está claro el significado de los efectos de los fármacos sedantes-hipnóticos sobre REM y el sueño de ondas lentas. La interrupción deliberada del sueño REM causa ansiedad e irritabilidad, seguidos por aumento de rebote del sueño REM al final del experimento. Se puede detectar un patrón similar de "rebote de REM" después del cese abrupto del tratamiento farmacológico con sedantes-hipnóticos más antiguos, en especial cuando se usan fármacos de duración más breve de acción (p. ej., triazolam) a dosis altas. Con respecto a zolpidem y otros hipnóticos más recientes, hay pocos datos de que el sueño REM presente rebotes cuando se interrumpe la administración de esos fármacos después de usar las dosis recomendadas. Sin embargo, ocurre insomnio de rebote con zolpidem y zaleplon si se usan a dosis mayores. A pesar de posibles disminuciones en el sueño de ondas lentas, no hay informes de alteraciones en la secreción de hormonas hipofisarias o suprarrenales cuando se usan barbitúricos o benzodiazepinas como hipnóticos. El uso de sedantes-hipnóticos por más de una a dos semanas lleva a alguna tolerancia de sus efectos sobre los patrones del sueño.

3. Anestesia. Como se muestra en la figura 22-1, las dosis altas de ciertos sedantes-hipnóticos deprimen el SNC hasta el punto conocido como etapa III de la anestesia general (cap. 25). No obstante, lo adecuado de un fármaco en particular como adyuvante en la anestesia depende sobre todo de las propiedades fisicoquímicas que determinan su rapidez de inicio y duración de efecto. Entre los barbitúricos, el tiopental y el metohexital son muy liposolubles y penetran con rapidez al tejido cerebral después de su administración intravenosa, una característica que favorece su uso para la inducción de anestesia. La distribución hística rápida (no su eliminación rápida) contribuye a la corta duración de acción de estos fármacos, una característica útil para la recuperación de la anestesia.

Las benzodiazepinas, incluidos diazepam, lorazepam y midazolam, se administran en anestesia por vía intravenosa (cap. 25), a menudo en combinación con otros fármacos. No es de sorprender que las benzodiazepinas administradas a grandes dosis como adyuvantes de la anestesia general contribuyan a una depresión respiratoria persistente después de la anestesia, que probablemente se relaciona con su semivida relativamente prolongada y la formación de metabolitos activos. Sin embargo, tales acciones depresoras de las benzodiazepinas suelen ser reversibles con la administración de flumazenilo.

4. Efectos anticonvulsivos. Muchos sedantes-hipnóticos son capaces de inhibir la aparición y diseminación de la actividad eléctrica epileptiforme en el SNC. Hay alguna selectividad en varios miembros del grupo porque pueden ejercer efectos anticonvulsivos sin depresión notoria del SNC (aunque tal vez se altere la función psicomotora). Varias benzodiazepinas, incluidas clonazepam, nitrazepam, lorazepam y diazepam, son suficientemente selectivas para tener utilidad clínica en el tratamiento de las convulsiones (cap. 24). De los barbitúricos, el fenobarbital y el metarbital (que se convierte en el cuerpo en fenobarbital) son fármacos eficaces para el tratamiento de las convulsiones tónico-clónicas generalizadas, aunque no son los de primera elección. El zolpidem, el zaleplon y la eszopiclona carecen de actividad anticonvulsiva, al parecer por su unión más selectiva a las isoformas del receptor $GABA_A$ que las benzodiazepinas.

5. Relajación muscular. Algunos sedantes-hipnóticos, en particular los miembros de los grupos de carbamato (p. ej., meprobamato) y benzodiazepinas, ejercen efectos inhibidores sobre los reflejos polisinápticos y la transmisión internuncial, y a dosis altas pueden deprimir la transmisión en la unión neuromuscular. Algunas acciones selectivas de este tipo que llevan a la relajación muscular se demuestran con facilidad en animales y han llevado a aseveraciones de utilidad de estos fármacos para relajar la contractura del músculo estriado en presencia de espasmo (véase Farmacología clínica de los sedantes-hipnóticos). La relajación muscular no es una acción característica de zolpidem, zaleplon y eszopiclona.

6. Efectos en la respiración y la función cardiovascular. A dosis hipnóticas en pacientes sanos, los efectos de los sedantes-hipnóticos sobre la respiración son comparables con los cambios que ocurren durante el sueño natural. Sin embargo, incluso a dosis terapéuticas, los sedantes-hipnóticos pueden producir depresión respiratoria significativa en pacientes con enfermedad pulmonar. Los efectos sobre la respiración tienen relación con la dosis y la depresión del centro respiratorio bulbar es la causa usual de la muerte por sobredosis de sedantes-hipnóticos.

Con las dosis que causan hipnosis no se observan efectos significativos sobre el sistema cardiovascular en sujetos sanos. Sin embargo, en estados de hipovolemia, insuficiencia cardiaca y otras enfermedades que alteran la función cardiovascular, las dosis normales de sedantes-hipnóticos pueden causar depresión cardiovascular, tal vez como resultado de acciones en los centros vasomotores bulbares. Con dosis tóxicas, la contractilidad miocárdica y el tono vascular pueden deprimirse un poco por efectos centrales y periféricos que llevan al colapso circulatorio. Los efectos respiratorios y cardiovasculares son más intensos cuando se administran sedantes-hipnóticos por vía intravenosa.

Tolerancia y dependencia

La tolerancia, una menor capacidad de respuesta ante un fármaco después de la exposición repetida, es una característica frecuente del uso de sedantes-hipnóticos. Puede ser necesario aumentar la dosis requerida para mantener la mejoría de los síntomas o favorecer el sueño. Es importante reconocer que ocurre tolerancia parcial cruzada entre los sedantes-hipnóticos aquí descritos y el etanol (cap. 23), una característica de alguna importancia clínica, como se explica a continuación. No se conocen del todo los mecanismos que participan en la tolerancia de tales fármacos. Un aumento en la velocidad del metabolismo farmacológico (tolerancia metabólica) puede ser en parte resultado de la administración crónica de barbitúricos, pero los cambios en la respuesta del SNC (tolerancia farmacodinámica) son de mayor importancia para casi todos los sedantes-hipnóticos. En el caso de las benzodiazepinas, la aparición de tolerancia en animales se ha vinculado con una disminución de la expresión de los receptores cerebrales de benzodiazepinas. Se ha comunicado tolerancia con el uso prolongado de zolpidem. Se observó tolerancia mínima con el uso de zaleplon por un periodo de cinco semanas y el de eszopiclona por un periodo de seis meses.

Las propiedades deseables percibidas de alivio de la ansiedad, de la euforia, desinhibición y promoción del sueño, han llevado al uso compulsivo erróneo de casi todos los sedantes-hipnóticos (véase capítulo 32 para una revisión detallada). Por ese motivo, casi todos los sedantes-hipnóticos se clasifican como fármacos de esquemas III o IV para fines de prescripción. Las consecuencias del abuso de estos fármacos pueden definirse en términos psicológicos y fisiológicos. Al principio, el componente psicológico puede simular patrones de conducta neurótica simple, difíciles de diferenciar de los bebedores habituados de café o fumadores de cigarrillos. Cuando el patrón de uso de sedantes-hipnóticos se vuelve compulsivo (adicción, véase cap. 32), aparecen complicaciones más graves, incluidas la dependencia fisiológica y la tolerancia.

Se puede describir a la dependencia fisiológica como un estado alterado que requiere la administración continua del fármaco para evitar un síndrome de abstinencia o privación. En el caso de los sedantes-hipnóticos, dichos síntomas se caracterizan por estados crecientes de ansiedad, insomnio y excitabilidad del SNC, que pueden avanzar hasta convulsiones. Casi todos los sedantes-hipnóticos, incluidas las benzodiazepinas, pueden causar dependencia fisiológica cuando se utilizan por largo plazo. No obstante, la intensidad de los síntomas de abstinencia difiere entre fármacos individuales y depende también de la magnitud de las dosis usadas inmediatamente antes del cese de la administración. Cuando se administran dosis más altas de sedantes-hipnóticos, su interrupción abrupta lleva a signos de abstinencia más graves. Las diferencias en la gravedad de los síntomas de abstinencia resultantes de sedantes-hipnóticos individuales se relacionan en parte con su semivida, porque los fármacos con semivida prolongada se eliminan con suficiente lentitud para lograr una activación gradual con pocos síntomas físicos. El uso de fármacos con semivida más breve para los efectos hipnóticos puede llevar a signos de abstinencia incluso entre dosis. Por ejemplo, se ha comunicado que el triazolam, una benzodiazepina con semivida de casi 4 h, causa ansiedad diurna cuando se utiliza para tratar trastornos del sueño. El cese abrupto de zolpidem, zaleplon o eszopiclona puede también causar síntomas de abstinencia, aunque por lo general de menor intensidad que los observados con las benzodiazepinas.

ANTAGONISTAS DE LAS BENZODIAZEPINAS: FLUMAZENILO

El flumazenilo es uno de varios derivados de 1,4-benzodiazepina con alta afinidad por el sitio de unión de benzodiazepinas en el receptor $GABA_A$ que actúan como antagonistas competitivos. Bloquea muchas de las acciones de las benzodiazepinas, el zolpidem, zaleplon y eszopiclona, pero no antagoniza los efectos de otros sedantes-hipnóticos, como el etanol, los opioides o los anestésicos generales en el SNC. Se aprobó el uso de flumazenilo para revertir los efectos depresores del

SNC de las sobredosis de benzodiazepinas y acelerar la recuperación después del uso de esos fármacos en procedimientos anestésicos y diagnósticos. Aunque el fármaco revierte los efectos sedantes de las benzodiazepinas, es menos predecible su antagonismo de la depresión respiratoria inducida por éstas. Cuando se administra por vía intravenosa, el flumazenilo actúa rápido pero tiene una semivida breve (0.7 a 1.3 h) por su depuración hepática rápida. Puesto que todas las benzodiazepinas tienen una duración de acción más prolongada que el flumazenilo, como la sedación persiste se requiere de la administración repetida del antagonista.

Los efectos adversos de flumazenilo incluyen agitación, confusión, mareo y náusea. El flumazenilo puede causar síndrome de abstinencia en pacientes que han desarrollado dependencia fisiológica a las benzodiazepinas. En aquellos que han ingerido benzodiazepinas junto con antidepresivos tricíclicos pueden ocurrir convulsiones y arritmias cardiacas después de la administración de flumazenilo.

FARMACOLOGÍA CLÍNICA DE LOS SEDANTES-HIPNÓTICOS

TRATAMIENTO DE LOS ESTADOS DE ANSIEDAD

Las respuestas psicológicas, conductuales y fisiológicas que caracterizan a la ansiedad pueden tomar muchas formas. Por lo general, la percepción psíquica de ansiedad se acompaña de una mayor alerta, tensión motora e hiperactividad autonómica. La ansiedad a menudo es secundaria a estados de enfermedad orgánica, como el infarto agudo del miocardio, angina de pecho, úlceras de tubo digestivo, etc., que por sí mismos requieren tratamiento específico. Otra clase de estados de ansiedad secundaria (ansiedad situacional) son producto de circunstancias que pueden tener que enfrentarse una o unas cuantas veces, incluyendo la perspectiva de procedimientos dentales o médicos atemorizantes y enfermedades u otro suceso estresante en la familia. Aunque la ansiedad situacional tiende a ser autolimitada, tal vez sea apropiado el uso a corto plazo de sedantes-hipnóticos para el tratamiento de este estado y otros vinculados con la enfermedad. De manera similar, es racional y apropiado el uso de tales fármacos como medicación preanestésica antes de una intervención quirúrgica o algunos procedimientos médicos desagradables (cuadro 22-2).

CUADRO 22-2 Usos clínicos de los sedantes-hipnóticos

Usos clínicos
Para el alivio de la ansiedad
Para el insomnio
Para la sedación y amnesia, antes y durante procedimientos médicos y quirúrgicos
Para el tratamiento de la epilepsia y los estados convulsivos
Como componente de la anestesia balanceada (de administración intravenosa)
Para el control de estados de abstinencia del etanol y otros sedantes-hipnóticos
Para la relajación muscular en trastornos neuromusculares específicos
Como ayuda diagnóstica o tratamiento en psiquiatría

La ansiedad excesiva o no razonable acerca de circunstancias de la vida diaria (trastorno de ansiedad generalizado [GAD, *generalized anxiety disorder*]), los trastornos de pánico y agorafobia también son susceptibles de farmacoterapia; a veces en conjunto con psicoterapia. Las benzodiazepinas continúan utilizándose en forma amplia para el tratamiento de estados de ansiedad aguda y el control rápido de los ataques de pánico. También se administran, aunque con menor frecuencia, en el tratamiento a largo plazo de GAD y los trastornos de pánico. Los síntomas de ansiedad pueden aliviarse con muchas benzodiazepinas, pero no siempre es fácil demostrar la superioridad de un fármaco con respecto a otro. El alprazolam se ha usado en el tratamiento de trastornos de pánico y agorafobia y parece ser más eficaz en esos trastornos que otras benzodiazepinas. La selección de benzodiazepinas para la ansiedad se basa en varios principios farmacológicos sólidos: 1) inicio de acción rápido; 2) índice terapéutico relativamente elevado (véase fármaco B en la figura 22-1), más la disponibilidad del flumazenilo para el tratamiento de sobredosis; 3) riesgo bajo de interacciones farmacológicas con base en la inducción de enzimas hepáticas, y 4) efectos mínimos sobre las funciones cardiovascular o autonómica.

Las desventajas de las benzodiazepinas incluyen el riesgo de dependencia, depresión de la función del SNC y efectos amnésicos. Además, las benzodiazepinas ejercen una depresión aditiva del SNC cuando se administran con otros fármacos, incluido el etanol. Debe informarse al paciente de esa posibilidad a fin de evitar la alteración del desempeño en cualquier tarea que requiera alerta mental y coordinación motora. Muchos autores consideran hoy en día que en el tratamiento de los trastornos de ansiedad generalizada y ciertas fobias, los antidepresivos más recientes, incluidos los inhibidores selectivos de la recaptación de serotonina (SSRI) y los inhibidores de la recaptación de serotonina-noradrenalina (SNRI) son los fármacos ideales (cap. 30); sin embargo, esos medicamentos tienen un inicio lento de acción y, por tanto, eficacia mínima en estados de ansiedad aguda.

Los sedantes-hipnóticos deben usarse con precaución adecuada para disminuir al mínimo sus efectos adversos. Convendría prescribir una dosis que no altere el estado mental o la función motora durante las horas en estado de despierto. Algunos pacientes pueden tolerar mejor el fármaco si la mayor parte de la dosis diaria se administra por la noche, con dosis más pequeñas durante el día. Las prescripciones se elaboran por periodos cortos, ya que hay poca justificación para el tratamiento a largo plazo (definido como el uso de dosis terapéuticas por dos meses o más). El médico debe hacer un esfuerzo por valorar la eficacia del tratamiento a partir de la respuesta subjetiva del paciente. Se evitan las combinaciones de fármacos contra la ansiedad y se informa a las personas que toman sedantes que eviten el consumo de alcohol y de preparados que se obtienen sin receta y contienen antihistamínicos o anticolinérgicos (cap. 63).

TRATAMIENTO DE PROBLEMAS DEL SUEÑO

Los trastornos del sueño son frecuentes y a menudo son consecuencia de un tratamiento inadecuado de trastornos psiquiátricos u otras enfermedades. El insomnio primario real es poco común. Los tratamientos no farmacológicos que son útiles para los problemas del sueño incluyen dieta y ejercicio apropiados, evitar estimulantes antes de ir a dormir, asegurar un ambiente cómodo de sueño y retirarse al dormitorio a una hora determinada todas las noches. Sin embargo, en algunos casos, el paciente necesitará un sedante-hipnótico y debe proporcionarse durante un periodo limitado. Convendría señalar que la interrupción abrupta de muchos fármacos de esa clase puede llevar a un insomnio de rebote.

Las benzodiazepinas pueden causar decremento en el sueño REM y de ondas lentas dependiente de la dosis, aunque en menor grado que los barbitúricos. Los hipnóticos más recientes, zolpidem, zaleplon y eszopiclona, tienen menor probabilidad que las benzodiazepinas de cambiar los patrones del sueño. Sin embargo, se sabe tan poco del impacto clínico de esos efectos que las aseveraciones acerca de lo deseable de un fármaco particular con base en sus efectos sobre la arquitectura del sueño tienen una importancia más teórica que práctica. Para el alivio de un problema de sueño en particular, son más útiles y eficaces los criterios clínicos. El fármaco seleccionado debe producir sueño de inicio bastante rápido (disminución de la latencia) y de suficiente duración, con efectos mínimos de "resaca", como somnolencia, disforia y depresión mental o motora al siguiente día. Continúa el uso ocasional de otros fármacos como el hidrato de cloral, secobarbital y pentobarbital, pero en general se prefieren zolpidem, zaleplon, eszopiclona, o las benzodiazepinas. La sedación durante el día es más frecuente con las benzodiazepinas que tienen velocidades de eliminación lentas (p. ej., lorazepam) y aquellas con biotransformación a metabolitos activos (p. ej., flurazepam, quazepam). Si las benzodiazepinas se administran por la noche puede ocurrir tolerancia, que tal vez lleve al aumento de la dosis por el paciente para producir el efecto deseado. Ocurre amnesia anterógrada hasta cierto grado con todas las benzodiazepinas usadas para hipnosis.

La eszopiclona, zaleplon y zolpidem tienen eficacia similar a la de las benzodiazepinas hipnóticas en el tratamiento del trastorno del sueño. Las características clínicas favorables de zolpidem y los otros hipnóticos más recientes incluyen un inicio rápido de actividad y depresión psicomotora leve al día siguiente, con pocos efectos amnésicos. El zolpidem, uno de los fármacos hipnóticos que se prescribe con mayor frecuencia en Estados Unidos está disponible en una fórmula de liberación bifásica que provee concentraciones sostenidas para el mantenimiento del sueño. El zaleplon actúa con rapidez y por su corta semivida, el fármaco parece tener utilidad en el tratamiento de pacientes que despiertan tempranamente en el ciclo del sueño. Con las dosis recomendadas, el zaleplon y la eszopiclona (a pesar de su semivida relativamente prolongada), parecen causar menos amnesia o somnolencia al día siguiente que el zolpidem o las benzodiazepinas. En el cuadro 22-3 se enumeran los fármacos de esta clase utilizados con frecuencia para sedación e hipnosis junto con las dosis recomendadas.

Nota: el fracaso de la remisión del insomnio después de siete a 10 días de tratamiento puede indicar la presencia de un trastorno psiquiátrico primario o alguna otra medicación que debe valorarse. El uso a largo plazo de hipnóticos es irracional y peligroso como práctica médica.

OTROS USOS TERAPÉUTICOS

En el cuadro 22-2 se resumen varios usos clínicos importantes de los fármacos de la clase de sedantes-hipnóticos. Aquellos utilizados en el tratamiento de trastornos convulsivos y como medicamentos intravenosos en la anestesia se revisan en los capítulos 24 y 25.

Para los efectos sedantes y posiblemente amnésicos durante procedimientos médicos o quirúrgicos, como los de endoscopia y broncoscopia, así como para la medicación preanestésica, se prefieren las fórmulas orales de los fármacos de acción más breve.

Los fármacos de acción prolongada como el clordiazepóxido y el diazepam, y en menor grado el fenobarbital, se administran a los pacientes a dosis que deben disminuirse de manera progresiva durante el tratamiento de la dependencia física al etanol y otros sedantes-hipnóticos. El lorazepam parenteral es útil para suprimir los síntomas del *delirium tremens.* Con frecuencia se han utilizado el meprobamato y las benzodiazepinas como relajantes musculares centrales, aunque no hay pruebas de su eficacia general sin sedación acompañante. Una posible excepción es el diazepam, que tiene efectos relajantes útiles en la espasticidad del músculo estriado de origen central (cap. 27).

Además del tratamiento de estados de ansiedad, los usos psiquiátricos de las benzodiazepinas incluyen el tratamiento inicial de la manía y el control de los estados de hiperexcitabilidad inducidos por fármacos (p. ej., intoxicación por fenciclidina). Los sedantes-hipnóticos también se utilizan como auxiliares diagnósticos en neurología y psiquiatría.

CUADRO 22–3 Dosis de fármacos de uso frecuente para sedación e hipnosis

Sedación		Hipnosis	
Fármaco	**Dosis**	**Fármaco**	**Dosis (al acostarse)**
Alprazolam	0.25-0.5 mg, 2-3 c/8 a 12 h	Hidrato de cloral	500-1 000 mg
Buspirona	5-10 mg c/8 a 12 h	Estazolam	0.5-2 mg
Clordiazepóxido	10-20 mg c/8 a 12 h	Eszopiclona	1-3 mg
Clorazepato	5-7.5 mg c/12 h	Lorazepam	2-4 mg
Diazepam	5 mg c/12 h	Quazepam	7.5-15 mg
Halazepam	20-40 mg c/6 a 8 h	Secobarbital	100-200 mg
Lorazepam	1-2 mg una a dos veces al día	Temazepam	7.5-30 mg
Oxazepam	15-30 mg c/6 a 8 h	Triazolam	0.125-0.5 mg
Fenobarbital	15-30 mg c/8 a 12 h	Zaleplon	5-20 mg
		Zolpidem	5-10 mg

TOXICOLOGÍA CLÍNICA DE LOS SEDANTES-HIPNÓTICOS

Acciones tóxicas directas

Muchos de los efectos adversos comunes de los sedantes-hipnóticos son producto de la depresión del SNC relacionada con la dosis. Las dosis relativamente bajas pueden llevar a somnolencia, alteraciones del juicio y disminución de las destrezas motoras, a veces con impacto significativo sobre la capacidad de conducir un automóvil, el desempeño laboral y las relaciones personales. Se han reportado casos de conducción de automóviles mientras se está dormido y otras conductas de sonambulismo sin memoria del suceso con los fármacos sedantes-hipnóticos usados para trastornos del sueño, lo que llevó a la FDA en el 2007 a publicar precauciones sobre ese riesgo potencial. Las benzodiazepinas pueden causar amnesia anterógrada significativa relacionada con la dosis; alteran de manera importante la capacidad de aprendizaje de nueva información, en particular la que implica un proceso cognitivo forzado, en tanto dejan intacta la conservación de la información aprendida antes. Este efecto se utiliza para procedimientos clínicos molestos, p. ej., endoscopia, porque el paciente puede cooperar durante la intervención, pero después presenta amnesia. El uso criminal de las benzodiazepinas en casos de "violación" se basa en sus efectos amnésicos, dependientes de la dosis. No son raras las manifestaciones de "resaca" después del uso de fármacos hipnóticos con semivida de eliminación prolongada. Como los pacientes de edad avanzada son más sensibles a los efectos de los sedantes-hipnóticos, las dosis de casi la mitad de las correspondientes en adultos de menor edad son más seguras y, por lo general, tienen la misma eficacia. *La causa reversible más frecuente de estados de confusión en individuos de edad avanzada es el uso excesivo de sedantes-hipnóticos.* Con dosis más altas la toxicidad puede manifestarse como letargo o un estado de agotamiento o como síntomas equivalentes a los de la intoxicación por etanol. El médico debe estar al tanto de la variabilidad de los pacientes en términos de dosis que causan efectos adversos. Es más frecuente una mayor sensibilidad a los sedantes-hipnóticos en pacientes con enfermedad cardiovascular, respiratoria o alteración hepática, y en los de edad avanzada. Los sedantes-hipnóticos pueden exacerbar problemas de respiración en pacientes con enfermedad pulmonar crónica y en aquellos con apnea del sueño sintomática.

Dichos fármacos son los involucrados más a menudo en sobredosificaciones deliberadas, en parte debido a su disponibilidad general como agentes farmacológicos de prescripción muy frecuente. Las benzodiazepinas se consideran medicamentos más seguros a ese respecto, ya que tienen curvas de dosis-respuesta más planas. Los estudios epidemiológicos de la incidencia de muertes relacionadas con fármacos respalda esta aseveración general, por ejemplo, 0.3 muertes por millón de comprimidos de diazepam prescritos, en comparación con 11.6 muertes por millón de cápsulas de secobarbital en un estudio. El alprazolam al parecer es más tóxico que otras benzodiazepinas cuando se usa en sobredosis. Por supuesto, muchos factores, además de los sedantes-hipnóticos específicos, pueden influir en tales datos, en particular la presencia de otros depresores en el SNC, incluido el etanol. De hecho, los casos más graves de sobredosis de fármacos, intencionales o accidentales, implican a la polifarmacia; y cuando se toman combinaciones de medicamentos, la seguridad práctica de las benzodiazepinas puede ser menor que lo que implicaría lo anterior.

La dosis letal de cualquier sedante-hipnótico varía con las circunstancias y el paciente (cap. 58). Si se descubre la ingestión en etapas tempranas y se inicia un esquema de tratamiento conservador, rara vez la consecuencia es la muerte, incluso después de dosis muy altas. Por otro lado, para la mayor parte de los sedantes-hipnóticos, con excepción de las benzodiazepinas y posiblemente los fármacos hipnóticos más recientes que tienen un mecanismo de acción similar, una dosis de 10 veces la hipnótica puede ser letal si el paciente no busca ayuda a tiempo o no se le descubre. Ante la toxicidad grave, la depresión respiratoria por la acción central del fármaco puede complicarse con aspiración del contenido gástrico en el paciente sin tratamiento, y la probabilidad se incrementa cuando ocurre en presencia de etanol. Además, la depresión cardiovascular complica la reanimación exitosa. En tales pacientes el tratamiento consiste en asegurar una vía aérea permeable con ventilación mecánica, de ser necesario, y el mantenimiento del volumen plasmático, el gasto renal y la función cardiaca. Puede estar indicado el uso de un fármaco inotrópico positivo, como la dopamina, que conserva el riego sanguíneo renal. Se pueden usar hemodiálisis o hemoperfusión para acelerar la eliminación de algunos de estos fármacos.

El flumazenilo revierte los efectos sedantes de las benzodiazepinas y de eszopiclona, zaleplon y zolpidem, si bien la experiencia es limitada con respecto al uso en sobredosis de los hipnóticos más recientes. No obstante, su duración de acción es breve, su antagonismo de la depresión respiratoria impredecible y hay riesgo de precipitación de síntomas de abstinencia en usuarios de benzodiazepinas a largo plazo (véase más adelante). En consecuencia, la administración de flumazenilo ante la sobredosis de benzodiazepinas sigue siendo tema de controversia y *debe* acompañarse de una vigilancia adecuada y apoyo de la función respiratoria. El uso clínico amplio del triazolam ha dado lugar a informes de efectos graves en el SNC, que incluyen desinhibición conductual, delirio, agresión y violencia. Aunque puede ocurrir desinhibición conductual con cualquier fármaco sedante-hipnótico y no parece ser más prevalente con el triazolam que con las otras benzodiazepinas. Las reacciones de pérdida de la inhibición durante el tratamiento con benzodiazepinas tienen un vínculo más claro con el uso de dosis muy altas y el grado de tratamiento previo de la hostilidad del paciente.

Los efectos adversos de los sedantes-hipnóticos que no tienen relación con sus acciones en el SNC ocurren en forma poco común. Las reacciones de hipersensibilidad, incluidos los exantemas, se presentan sólo ocasionalmente con la mayor parte de los fármacos de esta clase. Los informes de teratogenicidad que lleva a la deformación fetal después de ciertas benzodiazepinas han dado lugar a la asignación de las benzodiazepinas individuales por la FDA a las categorías D o X en términos del riesgo del embarazo. Casi todos los barbitúricos son de categoría D para el embarazo por la FDA. La eszopiclona, ramelteon, zaleplon y zolpidem son de categoría C, en tanto la buspirona es un fármaco de categoría B en términos de uso durante el embarazo. Como los barbitúricos impulsan la síntesis de porfirinas, están *absolutamente contraindicados* en pacientes con antecedente de porfiria intermitente aguda, porfiria variegada, coproporfiria hereditaria y porfiria sintomática.

Alteraciones en la respuesta farmacológica

Dependiendo de la dosis y duración de uso, ocurren diversos grados de tolerancia con muchos de los efectos farmacológicos de los sedantes-hipnóticos. Sin embargo, no debe asumirse que el grado de tolerancia alcanzado es idéntico para todos los efectos farmacológicos. Hay pruebas de que los límites de dosis letal no se modifican de manera significativa por el uso a largo plazo de sedantes-hipnóticos. La tolerancia cruzada entre los diferentes sedantes-hipnóticos, incluido el etanol, puede llevar a la respuesta terapéutica satisfactoria cuando se usan dosis estándar de un fármaco en un paciente con antecedente reciente de uso excesivo de esos agentes. Sin embargo, ha habido muy pocos informes de aparición de tolerancia cuando se usó eszopiclona, zolpidem o zaleplon por menos de cuatro semanas.

Con el uso a largo plazo de sedantes-hipnóticos, en especial si las dosis se aumentan, puede ocurrir un estado de dependencia fisiológica, en un grado no alcanzado por ningún otro grupo farmacológico, *incluidos los opioides*. El retiro de un sedante-hipnótico puede acompañarse de manifestaciones graves y que ponen en riesgo la vida. Los síntomas de abstinencia van desde inquietud, ansiedad, debilidad e hipotensión ortostática, hasta hiperactividad de reflejos y convulsiones generalizadas. Los síntomas de abstinencia suelen ser más graves después de la interrupción de sedantes-hipnóticos con semivida más breve. Sin embargo, la eszopiclona, zolpidem y zaleplon parecen excepciones a esa regla, porque los síntomas de abstinencia son mínimos después de la interrupción abrupta de estos fármacos más recientes de acción breve. Los síntomas son menos pronunciados con los fármacos de acción prolongada, con los que se puede lograr parcialmente su retiro en forma gradual, por virtud de su eliminación lenta. La dependencia cruzada, definida como la capacidad de un fármaco de suprimir los síntomas de abstinencia por la interrupción de otro, es bastante notoria entre los sedantes-hipnóticos. Esto provee el motivo para los esquemas terapéuticos de los estados de abstinencia: los fármacos de acción más prolongada, como el clordiazepóxido, diazepam y fenobarbital, se pueden usar para aliviar los síntomas de abstinencia de los fármacos de acción más breve, incluido el etanol.

Interacciones farmacológicas

Las interacciones farmacológicas más frecuentes que implican a los sedantes-hipnóticos son aquellas con otros fármacos depresores del SNC, que causan efectos aditivos. Las interacciones tienen alguna utilidad terapéutica cuando se administran los fármacos como adyuvantes en la práctica de la anestesia. Sin embargo, si no se prevén, tales alteraciones pueden llevar a consecuencias graves, que incluyen una mayor depresión con el uso concomitante de muchos otros medicamentos. Los efectos aditivos pueden producirse con el uso concomitante de bebidas alcohólicas, analgésicos opioides, anticonvulsivos y fenotiacinas. Es menos obvia, pero igual de importante, la depresión mayor del SNC con diversos antihistamínicos, antihipertensivos y fármacos antidepresivos tricíclicos.

Se han revisado antes las interacciones que implican cambios en la actividad de los sistemas enzimáticos hepáticos del metabolismo de fármacos (caps. 4 y 66).

RESUMEN Sedantes-hipnóticos

Subclase y ejemplos	Mecanismo de acción	Efectos	Aplicaciones clínicas	Fármacocinética, toxicidad, interacciones
BENZODIAZEPINAS				
• Alprazolam • Clordiazepóxido • Clorazepato • Clonazepam • Diazepam • Estazolam • Flurazepam • Lorazepam • Midazolam • Oxazepam • Quazepam • Temazepam • Triazolam	Se unen a subunidades del receptor $GABA_A$ específicas en sinapsis neuronales del sistema nervioso central (SNC), facilitando la frecuencia de la abertura del conducto del cloro mediada por GABA • aumentan la hiperpolarización de la membrana	Depresión del SNC dependiente de la dosis, que incluye sedación y alivio de ansiedad • amnesia • hipnosis • anestesia • coma y depresión respiratoria	Estado de ansiedad aguda • ataques de pánico • trastorno generalizado de ansiedad • insomnio y otros trastornos del sueño • relajación del músculo estriado • anestesia (adyuvante) • trastornos convulsivos	Semivida de 2 a 40 h • actividad oral • metabolismo hepático —algunos metabolitos activos • *Toxicidad:* extensión de los efectos depresores del SNC • tendencia a la dependencia • *Interacciones:* depresión aditiva del SNC con etanol y muchos otros fármacos
ANTAGONISTA DE LAS BENZODIAZEPINAS				
• Flumazenilo	Antagonista en los sitios de unión de benzodiazepinas del receptor $GABA_A$	Bloquea las acciones de las benzodiazepinas y el zolpidem, pero no de otros fármacos sedantes-hipnóticos	Tratamiento de las sobredosis de benzodiazepinas	IV • semivida breve • *Toxicidad:* agitación • confusión • posibles síndromes de abstinencia en la dependencia de benzodiazepinas
BARBITÚRICOS				
• Amobarbital • Butabarbital • Mefobarbital • Pentobarbital • Fenobarbital • Secobarbital	Se unen a subunidades específicas del receptor $GABA_A$ en sinapsis neuronales (SNC) facilitando la abertura del conducto iónico del cloro mediada por GABA • aumentan la hiperpolarización de la membrana	Efectos depresores en el SNC dependientes de la dosis, incluida la sedación y el alivio de ansiedad • amnesia • hipnosis • anestesia • coma y depresión respiratoria • relación de dosis-respuesta con pendiente más pronunciada que la de benzodiazepinas	Anestesia (tiopental) • insomnio (secobarbital) • trastornos convulsivos (fenobarbital)	Semivida de 4 a 60 h • actividad oral • metabolismo hepático; fenobarbital eliminación renal de 20% • *Toxicidad:* extensión de los efectos depresores del SNC • proclividad de la dependencia > benzodiazepinas • *Interacciones:* depresión aditiva del SNC con etanol y muchos otros fármacos • inducción de enzimas hepáticas del metabolismo de fármacos
HIPNÓTICOS MÁS RECIENTES				
• Eszopiclona • Zaleplon • Zolpidem	Se unen en forma selectiva a un subgrupo de receptores $GABA_A$ actuando como benzodiazepinas para aumentar la hiperpolarización de la membrana	Inicio rápido de hipnosis con pocos efectos amnésicos o depresión psicomotora o somnolencia en el día siguiente	Trastornos del sueño, en especial los caracterizados por dificultad para conciliar el sueño	Actividad oral • semivida breve • sustratos de CYP •*Toxicidad:* extensión de los efectos depresores del SNC • proclividad a la dependencia • *Interacciones:* depresión aditiva del SNC con etanol y muchos otros fármacos
AGONISTA DEL RECEPTOR DE MELATONINA				
• Ramelteon	Activa los receptores MT_1 y MT_2 en los núcleos supraquiasmáticos del SNC	Inicio rápido del sueño con insomnio de rebote o síntomas de abstinencia mínimos	Trastornos del sueño, en especial en aquellos caracterizados por dificultad para conciliar el sueño • no es una sustancia controlada	Actividad oral • forma metabolitos activos a través de CYP1A2 • *Toxicidad:* mareo • fatiga • cambios endocrinos • *Interacciones:* la fluvoxamina inhibe su metabolismo
AGONISTA DEL RECEPTOR DE 5-HT				
• Buspirona	Mecanismo incierto: agonista parcial en receptores 5-HT, pero también es posible la afinidad con los receptores D_2	Inicio lento (1 a 2 semanas) de los efectos ansiolíticos • alteración psicomotora mínima sin depresión aditiva del SNC con los fármacos sedantes-hipnóticos	Estados de ansiedad generalizada	Actividad oral • forma metabolitos activos • semivida breve • *Toxicidad:* taquicardia • parestesias • trastornos gastrointestinales • *Interacciones:* inductores e inhibidores de CYP3A4

PREPARACIONES DISPONIBLES

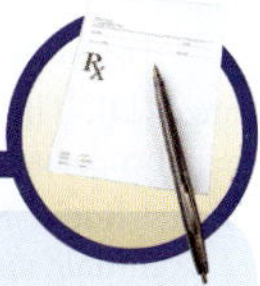

BENZODIAZEPINAS

Alprazolam
Oral: comprimidos de 0.25, 0.5, 1, 2 mg, de liberación prolongada y de desintegración oral; 1.0 mg/ml en solución

Clordiazepóxido
Oral: cápsulas de 5, 10, 25 mg

Clorazepato
Oral: comprimidos y cápsulas de 3.75, 7.5 y 15 mg
Oral de liberación prolongada: comprimidos de 11.25, 22.5 mg

Clonazepam
Oral: comprimidos de 0.5, 1, 2 mg; comprimidos de desintegración oral de 0.125, 0.25, 0.5, 1, 2, mg

Diazepam
Oral: comprimidos de 2, 5, 10 mg; solución de 1.5 mg/ml
Parenteral: 5 mg/ml para inyección

Estazolam
Oral: comprimidos de 1, 2 mg

Flurazepam
Oral: cápsulas de 15, 30 mg

Lorazepam
Oral: comprimidos de 0.5, 1, 2 mg.; solución de 2 mg/ml
Parenteral: 2, 4 mg/ml para inyección

Midazolam
Oral: jarabe 2 mg/ml
Parenteral: frascos ámpula de 1, 5 mg/ml en 1, 2, 5, 10 ml para inyección

Oxazepam
Oral: cápsulas de 10, 15, 30 mg

Quazepam
Oral: comprimidos de 7.5, 15 mg

Temazepam
Oral: cápsulas de 7.5, 15, 22.5, 30 mg

Triazolam
Oral: comprimidos de 0.125, 0.25 mg

ANTAGONISTA DE BENZODIAZEPINAS

Flumazenilo
Parenteral: 0.1 mg/ml para inyección IV

BARBITÚRICOS

Amobarbital
Parenteral: polvo en frascos ámpula de 250, 500 mg para reconstituir para inyección

Fenobarbital
Oral: comprimidos de 15, 16, 30, 60, 90, 100 mg; cápsulas de 16 mg; elíxires de 15, 20 mg/5 ml
Parenteral: 30, 60, 65, 130 mg/ml para inyección

Mefobarbital
Oral: comprimidos de 32, 50, 100 mg

Pentobarbital
Oral: cápsulas de 50, 100 mg; elíxir 4 mg/ml
Rectal: supositorios de 30, 60, 120 y 200 mg
Parenteral: 50 mg/ml para inyección

Secobarbital
Oral: cápsulas de 100 mg

FÁRMACOS DIVERSOS

Buspirona
Oral: comprimidos de 5, 7.5, 10, 15, 30 mg

Eszopiclona
Oral: comprimidos de 1, 2, 3 mg

Hidrato de cloral
Oral: cápsulas de 500 mg; 250, 500 mg/5 ml en jarabe
Rectal: supositorios de 324, 648 mg

Hidroxizina
Oral: comprimidos de 10, 25, 50, 100 mg; cápsulas de 25, 50, 100 mg; jarabe de 10 mg/5 ml; suspensión de 25 mg/5 ml
Parenteral: 25, 50 mg/ml para inyección

Meprobamato
Oral: comprimidos de 200, 400 mg

Paraldehído
Líquido oral, rectal: 1 mg/ml

Ramelteon
Oral: comprimidos de 8 mg

Zaleplon
Oral: comprimidos de 5, 10 mg

Zolpidem
Oral: comprimidos de 5, 10 mg; comprimidos de liberación prolongada 6.25, 12.5 mg

BIBLIOGRAFÍA

Budur K et al: Advances in treating insomnia. Cleve Clin J Med 2007;74:251.

Chouinard G: Issues in the clinical use of benzodiazepines: Potency, withdrawal, and rebound. J Clin Psychiatry 2004;65(Suppl 5):7.

Clayton T et al: An updated unified pharmacophore model of the benzodiazepine binding site on gamma-aminobutyric acid(a) receptors: Correlation with comparative models. Curr Med Chem 2007;14:2755.

Cloos JM, Ferreira V: Current use of benzodiazepines in anxiety disorders. Curr Opin Psychiatry 2009;22:90.

Da Settimo F et al: GABA A/Bz receptor subtypes as targets for selective drugs. Curr Med Chem 2007;14:2680.

Drover DR: Comparative pharmacokinetics and pharmacodynamics of short-acting hypnosedatives: Zaleplon, zolpidem and zopiclone. Clin Pharmacokinet 2004;43:227.

Hanson SM, Czajkowski C: Structural mechanisms underlying benzodiazepine modulation of the GABA(A) receptor. J Neurosci 2008;28:3490.

Lader M et al: Withdrawing benzodiazepines in primary care. CNS Drugs 2009;23:19.

Miyamoto M: Pharmacology of ramelteon, a selective MT1/MT2 receptor agonist: A novel therapeutic drug for sleep disorders. CNS Neurosci Ther 2009;15:32.

Morin AK et al: Therapeutic options for sleep-maintenance and sleep-onset insomnia. Pharmacotherapy 2007;27:89.

Najib J: Eszopiclone, a nonbenzodiazepine sedative-hypnotic for the treatment of transient and chronic insomnia. Clin Ther 2006;28:491.

Neubauer DN: New directions in the pharmacologic treatment of insomnia. Primary Psychiatry 2006;13:51.

Ramakrishnan K et al: Treatment options for insomnia. Am Fam Physician 2007;76:526.

Rudolph U, Mohler H: GABA-based therapeutic approaches: $GABA_A$ receptor subtype functions. Curr Opin Pharmacol 2006;6:18.

Sanger DJ. The pharmacology and mechanism of action of new generation, non-benzodiazepine hypnotic agents. CNS Drugs 2004;18(Suppl 1):9.

Schutte-Rodin S et al: Clinical guideline for the evaluation and management of chronic insomnia in adults. J Clin Sleep Med 2008;4:487.

Simpson D, Curran MP: Ramelteon: A review of its use in insomnia. Drugs 2008:68:1901.

Siriwardena AN et al: Magic bullets for insomnia? Patient's use and experiences of newer (Z drugs) versus older (benzodiazepine) hypnotics for sleep problems in primary care. Br J Gen Pract 2008;58:417.

Verster JC et al: Residual effects of sleep medication on driving ability. Sleep Med Rev 2004;8:309.

RESPUESTA AL ESTUDIO DE CASO

Las causas más frecuentes de insomnio son **situacionales** (p. ej., tensión por el trabajo o económica, conflictos interpersonales), **médicas** (p. ej., asma, dolor crónico), **psiquiátricas** (p. ej., trastornos emocionales o de angustia) y **medicamentosas** (p. ej., diuréticos, esteroides, estimulantes). Tales aspectos en los antecedentes del paciente son útiles para establecer la acción más apropiada. Por ejemplo, en algunos pacientes vale la pena reducir el consumo de refresco de cola (que por lo general contiene cafeína) o bien seguir ciertas estrategias no farmacológicas como reducción de estímulos y técnicas sobre higiene del sueño. En términos de farmacoterapia (a corto plazo siempre que sea posible), la farmacocinética de farmacocinéticos zolpidem y eszopiclona (pero no zaleplon) son adecuados para el paciente con problemas para conciliar el sueño y permanecer dormidos. Ambos fármacos exhiben trastornos mínimos al siguiente día en la función psicomotora o insomnio de rebote al suspenderlos.

CAPÍTULO

23

Alcoholes

Susan B. Masters, PhD

ESTUDIO DE CASO

Un novato universitario de 18 años empieza a tomar alcohol a las 8:30 p.m. durante una celebración en su nueva fraternidad. Entre esa hora y casi la media noche, él junto con varios otros de los partícipes consume cerveza y una botella de whisky y luego ingiere la mayor parte de una botella de ron ante la insistencia de sus compañeros de grados superiores. El joven manifiesta sentir náusea, se acuesta en un sillón y empieza a perder el estado de vigilia. Dos de sus compañeros de grados superiores lo llevan a su recámara, lo colocan boca abajo y colocan un bote de basura cerca. Casi 10 min después, el individuo se encuentra inconsciente y cubierto de vómito. Hay un retraso en el tratamiento porque sus compañeros de grados superiores llaman a la policía de la universidad en lugar de comunicarse con los servicios de urgencias. Cuando se establece comunicación con éstos, los técnicos médicos de urgencias responden con rapidez y descubren que el joven no respira y ha sufrido asfixia por vómito. Se le lleva a toda prisa al hospital donde permanece en coma por dos días antes de declararlo muerto. La concentración de alcohol en sangre del paciente poco después de llegar al hospital era de 510 mg/100 ml. ¿Cuál fue la causa de su muerte? Si hubiese recibido atención médica antes, ¿qué tratamiento hubiese evitado su muerte?

El alcohol, principalmente en su forma etílica (etanol) ha ocupado un lugar importante en la historia de la humanidad por al menos 8 000 años. En la sociedad occidental la cerveza y el vino fueron alimentos básicos de la vida cotidiana hasta el siglo XIX. Tales bebidas alcohólicas relativamente diluidas se preferían con respecto al agua, que se sabía vinculada con enfermedades agudas y crónicas. Ambas aportaban calorías y nutrientes importantes y sirvieron como fuente principal de la ingestión diaria de líquidos. Conforme se introdujeron los sistemas para la purificación del agua en el siglo XIX, la cerveza y el vino se tornaron componentes menos importantes de la dieta humana y el consumo de las bebidas alcohólicas, incluidos los preparados destilados con mayor concentración de alcohol, se acercaron a su papel actual en muchas sociedades, como una forma socialmente aceptable de recreación.

Hoy en día el alcohol se consume ampliamente. Como otros fármacos hipnóticos y sedantes, el alcohol en cantidades bajas a moderadas alivia la ansiedad y produce una sensación de bienestar o incluso de euforia. Sin embargo, también se trata de la sustancia de la que se abusa más a menudo en el mundo y es causa de costos médicos y sociales enormes. En Estados Unidos casi 75% de la población adulta bebe alcohol en forma regular. La mayor parte de ese grupo de bebedores puede disfrutar de los efectos placenteros del alcohol sin permitir que su consumo se torne en un riesgo para la salud. Sin embargo, cerca de 8% de la población general en Estados Unidos tiene un **trastorno del consumo de bebidas alcohólicas**. Las personas que consumen alcohol en situaciones peligrosas (p. ej., al conducir o combinando una bebida alcohólica con otro medicamento) o que siguen consumiendo bebidas alcohólicas no obstante las consecuencias adversas directas del consumo de alcohol, sufre de **abuso del alcohol**. Los individuos con **dependencia del alcohol** tienen características de abuso del alcohol y dependencia física al mismo (tolerancia al alcohol y signos y síntomas de abstinencia). Además son incapaces de controlar la bebida y dedican mucho tiempo a obtener y consumir alcohol o bien a recuperarse de sus efectos. Los trastornos del consumo de bebidas alcohólicas son complejos y existen factores determinantes tanto genéticos como ambientales.

Los costos médicos y para la sociedad por el abuso de alcohol son cada vez mayores. Se calcula que casi 30% de las personas que necesitan hospitalización tiene problemas con el consumo de alcohol. Una vez hospitalizadas, las personas con alcoholismo crónico en general tienen peores resultados. Además, cada año nacen miles de niños con defectos morfológicos y funcionales resultantes de la exposición prenatal al etanol. A pesar de la inversión de muchos recursos y bastante investigación básica, el alcoholismo sigue siendo una enfermedad crónica frecuente, difícil de tratar.

El etanol y muchos otros alcoholes con efectos potencialmente tóxicos se usan en la industria, algunos en cantidades enormes. Además del etanol, ocurre toxicidad con suficiente frecuencia por el metanol y el etilenglicol para justificar su revisión en este capítulo.

FARMACOLOGÍA BÁSICA DEL ETANOL

Farmacocinética

El etanol es una pequeña molécula hidrosoluble que se absorbe con rapidez en el tubo digestivo. Después de la ingestión de alcohol en ayuno se alcanza una concentración máxima en sangre en 30 min. La presencia de alimento en el estómago retrasa la absorción de alcohol por disminución de la velocidad de vaciamiento gástrico. La distribución es rápida, con cifras hísticas que se aproximan a la concentración sanguínea. El volumen de distribución del etanol se aproxima al del agua corporal total (0.5 a 0.7 L/kg). Con una dosis oral equivalente de alcohol, las mujeres alcanzan una concentración máxima más alta que los varones, en parte por su menor contenido de agua corporal total y en parte por diferencias del metabolismo de primer paso. En el sistema nervioso central (SNC) la concentración de etanol aumenta con rapidez, ya que el cerebro recibe un gran porcentaje del riego sanguíneo total y el etanol atraviesa fácilmente las membranas biológicas.

Más de 90% del alcohol consumido se oxida en el hígado; la mayor parte del resto se excreta por los pulmones y la orina. La excreción por los pulmones de un pequeño porcentaje de alcohol, pero constante, se puede cuantificar con pruebas respiratorias que sirven como base para una definición legal en muchos países de "conducción de un vehículo bajo efectos del alcohol". Ante las cifras de etanol que suelen alcanzarse en sangre, la tasa de oxidación tiene una cinética de orden cero; esto es, es independiente del tiempo y la concentración de fármaco. El adulto suele degradar de 7 a 10 g (150 a 220 mmol) de alcohol por hora, el equivalente de aproximadamente un "trago" (300 ml) de cerveza (105 ml), de vino o (30 ml) de licores destilados con 40°GL.

Se han identificado dos principales vías de metabolismo del alcohol hacia acetaldehído (fig. 23-1). Más tarde, el acetaldehído se oxida a acetato por un tercer proceso metabólico.

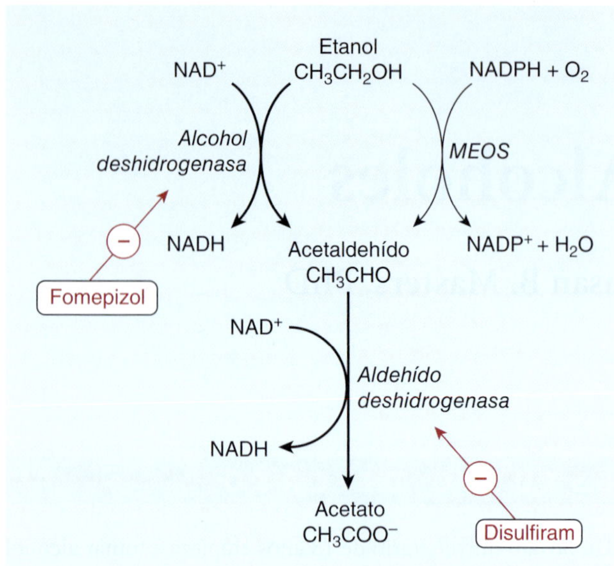

FIGURA 23-1 Metabolismo del etanol por la alcohol deshidrogenasa y el sistema de oxidación microsomal (MEOS). La alcohol deshidrogenasa y la aldehído deshidrogenasa son inhibidas por el fomepizol y el disulfiram, respectivamente. NAD^+, dinucleótido de nicotinamida y adenina; NADPH, fosfato reducido del dinucleótido de nicotinamida y adenina.

A. Vía de la alcohol deshidrogenasa

La principal vía para el metabolismo del alcohol involucra a la alcohol deshidrogenasa (ADH), una familia de las enzimas citosólicas que catalizan la conversión de alcohol en acetaldehído (fig. 23-1, izquierda). Estas enzimas se localizan principalmente en el hígado, pero están presentes en pequeñas cantidades en otros órganos, como el cerebro y el estómago. Existen variaciones genéticas considerables de las enzimas ADH, lo que repercute en la velocidad con que se metaboliza el etanol y en la predisposición a sufrir trastornos del consumo de bebidas alcohólicas. Por ejemplo, se ha observado que un alelo de la ADH (el alelo *ADH1B*2*), vinculado con la conversión rápida de etanol en acetilaldehído, protege contra la dependencia del alcohol en diversas poblaciones étnicas y en especial entre las personas del este de Asia.

En el estómago de los varones ocurre metabolismo del etanol en cierto grado por la acción de ADH, pero el porcentaje es menor en mujeres, que parecen tener cifras más bajas de dicha enzima gástrica. Esa diferencia en el metabolismo gástrico del alcohol en las mujeres posiblemente contribuya a las diferencias relacionadas con el género en la concentración de alcohol alcanzada, que se mencionó antes.

En el proceso de conversión de etanol en acetaldehído por acción de la ADH el ion hidrógeno se transfiere del alcohol al cofactor dinucleótido de nicotinamida y adenina (NAD^+) para formar NADH. Como resultado neto, la oxidación de alcohol genera un exceso de equivalentes reductores en el hígado, principalmente en forma de NADH. La producción excesiva de NADH parece contribuir a los trastornos metabólicos que acompañan al alcoholismo crónico y tanto a la acidosis láctica como a la hipoglucemia, que suelen acompañar a la intoxicación aguda por alcohol.

B. Sistema de oxidación microsómica del etanol (MEOS)

Este sistema enzimático, también conocido como sistema de oxidasa de función mixta, utiliza NADPH como cofactor en el metabolismo del etanol (fig. 23-1, derecha) y está constituido principalmente por las formas 2E1, 1A2, y 3A4 del citocromo P450 (cap. 4).

Durante el consumo crónico de alcohol se induce la actividad del MEOS. Como resultado, el consumo crónico de alcohol produce aumentos significativos no sólo en el metabolismo del etanol sino también en la depuración de otros fármacos eliminados por el citocromo P450, que constituye el sistema MEOS y en la generación de los productos tóxicos derivados de las reacciones con el citocromo P450 (toxinas, radicales libres, H_2O_2).

C. Metabolismo del acetaldehído

Gran parte del acetaldehído que se forma a partir del alcohol se oxida en el hígado en una reacción catalizada por una aldehído deshidrogenasa (ALDH) mitocondrial dependiente de NAD. El producto de esa reacción es el acetato (fig. 23-1), que se puede degradar hasta CO_2 y agua, o usarse para formar acetil-CoA.

La oxidación del acetaldehído es inhibida por el **disulfiram**, un fármaco utilizado como tratamiento para disuadir de la bebida a los pacientes dependientes del alcohol. Cuando se consume etanol en presencia de disulfiram, se acumula acetaldehído y se causa una reacción desagradable de rubor facial, náusea, vómito, mareo y cefalea. Varios otros fármacos (p. ej., metronidazol, cefotetán, trimetoprim) inhiben a la ALDH y pueden causar una reacción similar a la del disulfiram si se combinan con etanol.

Algunos individuos, principalmente de ascendencia del este de Asia, tienen deficiencia genética en la actividad de la ALDH mitocondrial, codificada por el gen *ALDH2.* Cuando estas personas consumen alcohol, su concentración sanguínea de acetaldehído se eleva y sufren una reacción nociva similar a la que se observa con disulfiram y etanol. Esta variedad de ALDH, con actividad reducida, protege de los trastornos del consumo de bebidas alcohólicas.

Farmacodinámica del consumo agudo de alcohol

A. Sistema nervioso central

El SNC se afecta en forma notoria por el consumo agudo de alcohol, que causa sedación y elimina la ansiedad, y en concentraciones más altas produce dificultad de pronunciación, ataxia, alteraciones del juicio y una conducta de desinhibición, circunstancia que suele denominarse intoxicación o embriaguez (cuadro 23-1). Esos efectos en el SNC son más notorios conforme aumenta la concentración de etanol en sangre, por la tolerancia aguda de sus efectos que ocurre después de unas cuantas horas de estar bebiendo. En los bebedores crónicos que son tolerantes de los efectos del alcohol se requieren concentraciones más altas para desencadenar tales efectos en el SNC. Por ejemplo, un individuo con alcoholismo crónico puede parecer sobrio o apenas ligeramente intoxicado con una concentración de alcohol en sangre de 300 a 400 mg/100 ml, en tanto esa concentración se vincula con intoxicación notoria o incluso el coma en un sujeto intolerante. La propensión de dosis moderadas de alcohol para inhibir la capacidad de atención y de procesamiento de la información así como las habilidades motoras requeridas para la conducción de vehículos motorizados tiene efectos notorios. Casi el 30 a 40% de los accidentes de tráfico que causan muertes en Estados Unidos incluyen al menos a una persona con concentraciones sanguíneas de alcohol cerca o por arriba de la concentración legal de intoxicación; la conducción de vehículos bajo esas condiciones es la principal causa de muerte en adultos jóvenes.

CUADRO 23-1 Concentración de alcohol en sangre (BAC) y sus efectos clínicos en individuos no tolerantes

BAC (mg/100 ml)[1]	Efecto clínico
50-100	Sedación, "euforia", tiempos de reacción más lentos
100-200	Alteración de la función motora, dificultad de pronunciación, ataxia
200-300	Vómito, estupor
300-400	Coma
>400	Depresión respiratoria, muerte

[1]En muchas regiones de Estados Unidos una concentración sanguínea por arriba de 80-100 mg/100 ml en adultos o 5 a 20 mg/100 ml en personas menores de 21 años es suficiente para la condena por manejar "bajo los efectos del alcohol".

Al igual que otros fármacos sedantes e hipnóticos, el alcohol es un depresor del SNC. Las concentraciones sanguíneas altas de esta sustancia inducen coma, depresión respiratoria y muerte.

El etanol afecta a un gran número de proteínas de membrana que participan en las vías de señalización e incluyen receptores de neurotransmisores para aminas, aminoácidos, opioides y neuropéptidos; enzimas como las Na^+ y K^+-ATPasas, la adenililciclasa, la fosfolipasa C específica de fosfoinosítidos, un transportador de nucleósidos y los conductos iónicos. Se ha dedicado mucha atención a los efectos del alcohol sobre la neurotransmisión por glutamato y ácido aminobutírico γ (GABA, *γ-aminobutyric acid*), los principales neurotransmisores excitadores e inhibidores del SNC, respectivamente. La exposición aguda al etanol aumenta la actividad de GABA en los receptores $GABA_A$, lo que es compatible con la capacidad de los GABAmiméticos de intensificar muchos de los efectos agudos del alcohol, y de los antagonistas de $GABA_A$ de atenuar algunas de las acciones del etanol. El etanol inhibe la capacidad del glutamato de abrir el conducto de cationes vinculado con el subtipo de receptores de glutamato, *N*-metil-D-aspartato (NMDA). El receptor de NMDA está involucrado en muchos aspectos de la función cognitiva, incluidos el aprendizaje y la memoria. Los periodos de "amnesia alcohólica" que ocurren con altas concentraciones de alcohol, tal vez sean consecuencia de la inhibición de la activación del receptor de NMDA. Los experimentos modernos con uso de métodos genéticos en un momento dado llevarán a una definición más precisa de los sitios efectores directos e indirectos del etanol. En años recientes los experimentos con cepas mutantes de nematodos y moscas han reforzado la importancia de los sitios efectores antes identificados y han ayudado a ubicar nuevos sitios efectores posibles, incluidos los conductos del potasio regulados por voltaje y por el calcio, que puede ser uno de los sitios efectores directos del etanol (véase el recuadro ¿Qué nos pueden decir los gusanos, las moscas y los ratones ebrios acerca del alcohol?).

B. Corazón

Se ha observado depresión significativa de la contractilidad miocárdica en individuos que consumen cantidades moderadas de alcohol en forma aguda, p. ej., una concentración sanguínea por arriba de 100 mg/100 ml.

C. Músculo liso

El etanol es un vasodilatador, tal vez como resultado de sus efectos en el SNC (depresión del centro vasomotor) y directos de relajación del músculo liso por su metabolito, el acetaldehído. En casos de sobredosis importante puede haber hipotermia notoria en ambientes fríos, causada por la vasodilatación. El etanol también relaja el útero; antes de la introducción de relajantes uterinos más eficaces y seguros (p. ej., antagonistas de los conductos del calcio), se utilizó por vía intravenosa para la supresión del trabajo de parto prematuro.

Consecuencias del consumo crónico de alcohol

El consumo crónico de alcohol afecta profundamente la función de varios órganos vitales, en particular el hígado, así como el sistema nervioso, tubo digestivo, aparato cardiovascular y a los mecanismos inmunitarios. Como el etanol tiene poca potencia requiere concentraciones miles de veces mayores que las de otras sustancias de abuso (p. ej., cocaína, opiáceos, anfetaminas) para producir efectos de intoxicación. Como resultado, el etanol se consume en cantidades que son desusadamente grandes para una sustancia con actividad farmacológica. El daño hístico causado por la ingestión crónica de alcohol es

¿Qué nos pueden decir los gusanos, las moscas y los ratones ebrios acerca del alcohol?

Para una sustancia como el alcohol, que muestra baja potencia y especificidad y modifica conductas complejas, es difícil definir la participación precisa de sus múltiples sitios efectores, directos e indirectos. Cada vez más los investigadores del etanol emplean estudios genéticos para complementar la experimentación de neurobiología estándar. Tres modelos experimentales en animales para los que se cuenta con técnicas genéticas potentes, ratones, moscas y gusanos, han dado resultados intrigantes.

Hace muchos años se identificaron cepas de ratones con sensibilidad anormal al etanol en programas de crianza y selección. Utilizando el mapeo genético complejo y técnicas de secuenciación, los investigadores han progresado en la identificación de los genes que confieren tales rasgos. Un método más dirigido es el de uso de ratones transgénicos para probar hipótesis acerca de genes específicos. Por ejemplo, después de los primeros experimentos se sugirió un vínculo entre el neuropéptido Y (NPY) cerebral y el etanol; los investigadores utilizaron dos modelos de ratones transgénicos para investigar adicionalmente ese vínculo y encontraron que una cepa de ratones que carece del gen de NPY, con bloqueo génico del mismo, consume más etanol que los ratones del grupo testigo y es menos sensible a sus efectos sedantes. Como sería de esperar, si las mayores concentraciones de NPY en el cerebro hacen a los ratones más sensibles al etanol, los de una cepa con expresión excesiva de NPY beberán menos alcohol que los integrantes del grupo testigo, aunque su consumo total de alimentos y líquidos sea normal. Los trabajos con otros ratones con bloqueo transgénico respaldan la participación medular de las moléculas señal que durante mucho tiempo se han considerado involucradas en las respuestas al etanol (p. ej., receptores de $GABA_A$, glutamato, dopamina, opioides y serotonina) y ha ayudado a estructurar listas de candidatos nuevos, como los receptores de NPY y canabinoides, conductos iónicos y la proteína cinasa C.

Es fácil imaginar a los ratones con respuestas conductuales mesurables ante el alcohol, pero es más difícil imaginar a gusanos y moscas de la fruta ebrios. En realidad, ambos invertebrados responden al etanol en formas similares a los mamíferos. Las moscas de la fruta o *Drosophila melanogaster* que se exponen al vapor de etanol muestran aumento de la locomoción a bajas concentraciones, pero ante concentraciones más altas tienen mala coordinación, sedación y finalmente, se inmovilizan. Las conductas se pueden vigilar por métodos de seguimiento complejos por láser o videograbación con una columna de "cromatografía" ingeniosa que separa las moscas relativamente insensibles de las ebrias que caen al fondo de la misma. El gusano *Caenorhabditis elegans* muestra, de manera similar, aumento de la locomoción ante concentraciones bajas de etanol y disminución de la locomoción, sedación, y algo que puede convertirse en un reflejo eficaz de los gusanos mutantes resistentes al alcohol, alteración de la ovoposición, a concentraciones más altas. La ventaja del uso de moscas y gusanos como modelos genéticos para la investigación del etanol es su neuroanatomía relativamente simple, técnicas bien establecidas de manipulación genética, una colección extensa de mutantes bien identificadas y un código genético resuelto por completo o casi por completo. Ya se ha acumulado mucha información acerca de proteínas que tal vez participen en los efectos del etanol en las moscas. En un elegante estudio en *C. elegans,* los investigadores encontraron pruebas de que los conductos del potasio BK activados por voltaje y por calcio son un sitio efector directo para el etanol. Ese conducto que es activado por el etanol tiene homólogos cercanos en moscas y vertebrados y cada vez hay más pruebas de que el etanol tiene efectos similares en esos homólogos. Los experimentos genéticos con estos modelos proporcionarán información que ayude a centrar y dirigir la investigación de los efectos complejos e importantes del etanol en los seres humanos.

resultado de una combinación de los efectos directos del etanol y las consecuencias metabólicas del procesamiento de una carga elevada de una sustancia con actividad metabólica. Los mecanismos específicos involucrados en el daño hístico incluyen aumento de la tensión oxidativa aunada a agotamiento de glutatión, daño de mitocondrias, trastornos en la regulación de factores de crecimiento y potenciación de las lesiones inducidas por citocinas.

El consumo crónico de grandes cantidades de alcohol se relaciona con mayor riesgo de muerte. Las muertes relacionadas con el consumo de alcohol son producto de hepatopatía, cáncer, accidentes y suicidio.

A. Hígado y tubo digestivo

La hepatopatía es la complicación médica más frecuente del abuso de alcohol; se calcula que 15 a 30% de los individuos que consumen alcohol en grandes cantidades por periodos prolongados presentará en algún momento hepatopatía grave. El hígado graso alcohólico, un estado reversible, puede avanzar hasta la hepatitis alcohólica, y por último a cirrosis e insuficiencia hepática. En Estados Unidos, el abuso crónico de alcohol es la principal causa de cirrosis hepática y de la necesidad de trasplante de hígado. El riesgo de presentar hepatopatía tiene relación tanto con la cantidad promedio de consumo diario como con la duración del abuso de alcohol. Las mujeres parecen más susceptibles a la hepatotoxicidad del alcohol que los varones. La infección concomitante por virus de la hepatitis B o C aumenta el riesgo de hepatopatía grave.

La patogenia de la hepatopatía alcohólica es un proceso multifactorial que involucra repercusiones metabólicas de la oxidación del etanol en el hígado, pérdida de la regulación de la síntesis y oxidación de ácidos grasos y en la activación del sistema inmunitario innato por una combinación directa de efectos del etanol y sus metabolitos, y por endotoxinas bacterianas que penetran al hígado como resultado de cambios en el tubo digestivo inducidos por el etanol. El factor de necrosis tumoral α, una citocina proinflamatoria, elevada de manera consistente, en modelos animales de hepatopatía alcohólica y en pacientes con hepatopatía alcohólica, parece tener una participación medular en el avance de la hepatopatía alcohólica y puede constituir un objetivo terapéutico prometedor.

También pueden afectarse otras porciones del tubo digestivo. La ingestión crónica de alcohol es, con mucho, la causa más frecuente de pancreatitis crónica del hemisferio occidental. Además de su efecto tóxico directo sobre las células acinares pancreáticas, el alcohol altera la permeabilidad del epitelio del páncreas y favorece la formación de tapones de proteínas y cálculos que contienen carbonato de calcio.

Los individuos con alcoholismo crónico son susceptibles a gastritis y presentan mayor susceptibilidad a la pérdida de proteínas sanguíneas y plasmáticas durante la ingestión de alcohol, que puede contribuir a la anemia y la desnutrición proteínica. El alcohol también lesiona de manera reversible el intestino delgado y produce diarrea, disminución de peso y múltiples deficiencias vitamínicas.

La desnutrición por deficiencia dietética y de vitaminas por una absorción deficiente es frecuente en presencia de alcoholismo; la absorción deficiente de vitaminas hidrosolubles es especialmente intensa.

B. Sistema nervioso

1. Tolerancia y dependencia. El consumo de alcohol en dosis altas por un periodo prolongado causa tolerancia, dependencia física y psicológica. La tolerancia de los efectos tóxicos del alcohol es un proceso complejo que involucra cambios insuficientemente conocidos en el sistema nervioso central, así como de los metabólicos antes descritos. Como con otros fármacos sedantes o hipnóticos, hay un límite a la tolerancia, de manera que sólo hay un pequeño aumento relativo de la dosis letal cuando se incrementa el consumo de alcohol.

Los bebedores crónicos de alcohol, cuando son forzados a disminuir o interrumpir su consumo, experimentan un síndrome de abstinencia que indica la existencia de dependencia física. Los síntomas de abstinencia de alcohol por lo general constan de hiperexcitabilidad en casos leves, y convulsiones, psicosis tóxica y *delirium tremens* en casos graves. La dosis, frecuencia y duración del consumo de alcohol determinan la intensidad del síndrome de abstinencia. Cuando el consumo ha sido muy alto, el simple hecho de disminuir la velocidad de consumo puede causar signos de abstinencia.

La dependencia psicológica del alcohol se caracteriza por un deseo compulsivo de experimentar los efectos gratificantes de la sustancia, y en los bebedores activos, un deseo de evitar las consecuencias negativas de la abstinencia. Las personas que se han recuperado del alcoholismo y se mantienen en abstinencia experimentan aún periodos intensos de deseo compulsivo de alcohol, que pueden desencadenarse por factores ambientales vinculados con el consumo de alcohol en el pasado, como sitios, grupos de personas o eventos conocidos.

La base molecular de la tolerancia y dependencia del alcohol no se conoce con certeza y tampoco se sabe si los dos fenómenos reflejan efectos opuestos sobre una vía molecular compartida. La tolerancia puede ser producto de aumento de una vía inducida por el etanol en respuesta a la presencia continua de la sustancia. La dependencia puede ser resultado de la actividad excesiva de esa misma vía después de que se disipa el efecto del etanol y antes de que el sistema tenga tiempo para retornar a un estado normal en ausencia de etanol.

La exposición crónica al alcohol de animales o células en cultivo despierta una multitud de respuestas adaptativas que involucran a neurotransmisores y sus receptores, conductos iónicos y enzimas, que participan en las vías de transducción de señal. El aumento del subtipo de receptores de glutamina NMDA y los conductos del Ca^{2+} sensibles a voltaje puede subyacer a las convulsiones que acompañan al síndrome de abstinencia alcohólica. Con base en la capacidad de los fármacos sedantes o hipnóticos que aumentan la neurotransmisión GABAérgica de sustituir al alcohol durante su abstinencia y las pruebas de la disminución de las respuestas mediadas por $GABA_A$ con la exposición crónica al alcohol, se cree que los cambios en la neurotransmisión por GABA tienen una participación medular en la tolerancia y la abstinencia.

Como otros fármacos de abuso, el etanol regula la actividad neural en el circuito mesolímbico cerebral de recompensa de dopamina y aumenta la secreción de dopamina en el núcleo auditivo (cap. 32). El alcohol afecta la concentración local de serotonina, opioides y dopamina, los neurotransmisores involucrados en el sistema de recompensa cerebral, y tiene efectos complejos sobre la expresión de los receptores de esos neurotransmisores y sus vías de señalización. El descubrimiento de que la naltrexona, un antagonista no selectivo de los receptores de opioides, ayuda a los pacientes que se recuperan del alcoholismo a abstenerse del consumo de alcohol, respalda la idea de que diversos fármacos comparten un sistema común de recompensa neuroquímica, lo que está vinculado con las dependencias física y psicológica. También hay pruebas convincentes en modelos de animales de que la ingestión de etanol y la conducta de su búsqueda disminuyen por el uso de antagonistas de otro regulador importante del sistema de recompensa del cerebro, el receptor CB1 de canabinoides, que es el sitio de fijación molecular de los ingredientes activos de la marihuana. Otros dos sistemas neuroendocrinos importantes que parecen tener participación clave en la regulación de la actividad de búsqueda del etanol en animales experimentales son el sistema regulador del apetito, que involucra péptidos como la leptina, ghrelina y el neuropéptido Y, así como el sistema de respuesta al estrés, que es controlado por el factor liberador de corticotropina (CRF).

2. Neurotoxicidad. El consumo de grandes cantidades de alcohol por periodos prolongados (por lo general años) a menudo causa déficit neurológicos. La anomalía neurológica más frecuente en el alcoholismo crónico es la lesión simétrica generalizada de los nervios periféricos que se inicia con parestesias distales de las manos y pies. Los cambios degenerativos también pueden causar trastornos de la marcha y ataxia. Otros trastornos neurológicos vinculados con el alcoholismo son demencia y rara vez enfermedad desmielinizante.

El **síndrome de Wernicke-Korsakoff** es una entidad clínica relativamente rara, pero importante, caracterizada por parálisis de los músculos oculares externos, ataxia y estado de confusión que puede avanzar hasta el coma y muerte. Se relaciona con deficiencia de tiamina, pero rara vez se presenta en ausencia de alcoholismo. Por la importancia de la tiamina en este trastorno patológico y la ausencia de toxicidad vinculada con su administración, todos los pacientes con sospecha del síndrome de Wernicke-Korsakoff (incluidos virtualmente todos los que llegan al departamento de urgencias con alteración de la conciencia, convulsiones, o ambas) deben recibir tratamiento con tiamina. A menudo, los signos oculares, la ataxia y la confusión mejoran rápido con la administración de tiamina. No obstante, la mayoría conserva un trastorno incapacitante crónico de la memoria, conocido como psicosis de Korsakoff.

El alcohol también puede alterar la agudeza visual, con visión borrosa e indolora que se presenta por el consumo de grandes cantidades de alcohol durante varias semanas. Los cambios suelen ser bilaterales y simétricos y tal vez se sigan por degeneración del nervio óptico. El consumo de sustitutos del etanol, como el metanol (véase Farmacología de otros alcoholes), causa trastornos visuales graves).

C. Aparato cardiovascular

1. Miocardiopatía e insuficiencia cardiaca. El alcohol tiene efectos complejos sobre el aparato cardiovascular. El consumo de grandes cantidades de alcohol por periodos prolongados se vincula con miocardiopatía dilatada, hipertrofia ventricular y fibrosis. En animales y seres humanos el alcohol induce varios cambios de las células cardiacas que pueden contribuir a la miocardiopatía, como la pérdida de continuidad de la membrana celular, disminución de la función de las mitocondrias, alteración del retículo sarcoplásmico, acumulación intracelular de fosfolípidos y ácidos grasos, además de aumento de los conductos del calcio controlados por voltaje. Hay pruebas de que los pacientes con miocardiopatía dilatada inducida por el alcohol evolucionan de manera significativa peor que aquellos con miocardiopatía dilatada idiopática, incluso cuando el cese del alcoholismo se vincula con una disminución del tamaño y mejoría de la función del corazón. El peor pronóstico de pacientes que continúan bebiendo al parecer se debe en parte a la interferencia por el etanol de los efectos beneficiosos de los bloqueadores β y los inhibidores de la enzima convertidora de angiotensina (ACE).

2. Arritmias. El consumo de grandes cantidades de alcohol y en especial, las "juergas", se vinculan con arritmias auriculares y ventriculares. Los pacientes que sufren síndrome de abstinencia de alcohol pueden presentar arritmias graves que quizás reflejen las anomalías del metabolismo del potasio o magnesio, así como la mayor secreción de catecolaminas. El síncope, convulsiones y muerte súbita durante la abstinencia de alcohol pueden ser secundarios a esas arritmias.

3. Hipertensión. Estudios epidemiológicos han establecido con certeza un vínculo entre el consumo de grandes cantidades de alcohol (más de tres tragos al día) y la hipertensión. Se calcula que el alcohol causa casi 5% de los casos de hipertensión, lo que lo convierte en uno de los motivos más frecuentes de hipertensión reversible. Ese vínculo es independiente de la obesidad, el consumo de sal, la ingestión de café y el tabaquismo. Una disminución del consumo de alcohol parece eficaz para disminuir la hipertensión arterial en pacientes afectados que consumen grandes cantidades de alcohol; la hipertensión que ocurre en ese grupo también responde a los fámacos estándar para disminuir la presión arterial.

4. Arteriopatía coronaria. Los efectos nocivos del uso excesivo de alcohol sobre el aparato cardiovascular son bien conocidos, pero existe evidencia epidemiológica importante que demuestra que el consumo moderado de alcohol previene la coronariopatía (CHD, *coronary heart disease*), apoplejía isquémica y angiopatía periférica. Ese tipo de relación entre la mortalidad y la dosis de un fármaco se denomina "forma J". Los resultados de esos estudios clínicos son respaldados por la capacidad del etanol de elevar la concentración sérica de colesterol de lipoproteínas de alta densidad (HDL) (la forma del colesterol que parece proteger contra la ateroesclerosis; véase cap. 35) por su capacidad de inhibir algunos de los procesos inflamatorios que subyacen a la ateroesclerosis, en tanto también aumenta la producción del activador del plasminógeno hístico (t-PA, véase cap. 34), un anticoagulante endógeno, y por la presencia en las bebidas alcohólicas (en especial el vino tinto) de antioxidantes y otras sustancias que pueden proteger contra la ateroesclerosis. Tales estudios observacionales son intrigantes, pero no se han realizado estudios clínicos con asignación al azar que analicen los posibles beneficios del consumo moderado de alcohol para la prevención de la CHD.

D. Sangre

El alcohol afecta de manera indirecta la hematopoyesis por sus efectos metabólicos y nutricionales, asimismo puede inhibir de manera directa la proliferación de todas las líneas celulares de la médula ósea. La enfermedad hematológica observada más a menudo en individuos que consumen alcohol en forma crónica es la anemia leve como consecuencia de la deficiencia de ácido fólico relacionada con el alcohol. Puede ocurrir anemia ferropriva en presencia de hemorragia gastrointestinal. El alcohol se ha señalado también como causa de varios síndromes hemolíticos, algunos de ellos vinculados con hiperlipidemia y hepatopatía grave.

E. Sistema endocrino y equilibrio electrolítico

El uso crónico de alcohol tiene efectos importantes sobre el sistema endocrino y el equilibrio de líquidos y electrólitos. Los informes clínicos de ginecomastia y atrofia testicular en individuos alcohólicos o sin cirrosis sugieren una alteración del equilibrio de las hormonas esteroideas. Los individuos con hepatopatía crónica pueden presentar trastornos del equilibrio de líquidos y electrólitos, incluidos la ascitis, edema y derrames. Las alteraciones del potasio corporal total inducidas por el vómito y la diarrea, así como el aldosteronismo secundario intenso, pueden contribuir a la debilidad muscular y empeorar por el tratamiento con diuréticos. Los trastornos metabólicos causados por la degradación de grandes cantidades de etanol pueden causar hipoglucemia como resultado de la alteración de la gluconeogénesis hepática, y cetosis por exceso de factores lipolíticos, en especial el aumento de cortisol y hormona de crecimiento.

F. Síndrome de alcoholismo fetal

El abuso crónico de alcohol por parte de la madre durante el embarazo se relaciona con efectos teratógenos y el etanol es una causa importante de retraso mental y malformaciones congénitas. Las anomalías que se han caracterizado como síndrome de alcoholismo fetal incluyen: 1) retraso del crecimiento intrauterino, 2) microcefalia, 3) mala coordinación, 4) subdesarrollo de la región mediofacial (con aspecto de cara aplanada) y 5) anomalías articulares menores. Los casos más graves pueden incluir cardiopatías congénitas y retraso mental. La intensidad de consumo de alcohol necesario para causar déficit neurológicos graves parece muy alto, pero se desconoce el umbral para las lesiones sutiles más leves.

Se desconocen los mecanismos que subyacen a los efectos teratógenos del etanol. La sustancia atraviesa con rapidez la placenta y alcanza concentraciones en el feto que son similares a las maternas en sangre. El hígado fetal tiene poca o ninguna actividad de alcohol deshidrogenasa, por lo que el feto depende de las enzimas maternas y placentarias para la eliminación del etanol.

Las anomalías neuropatológicas observadas en seres humanos y modelos animales por el síndrome de alcoholismo fetal indican que el etanol desencadena neurodegeneración apoptótica y también causa migración aberrante de las neuronas y células de la glía en el sistema nervioso en desarrollo. En sistemas de cultivo hístico el etanol produce una disminución notoria del crecimiento de axones.

G. Sistema inmunitario

Los efectos del alcohol sobre el sistema inmunitario son complejos; en algunos tejidos se inhibe esa función (p. ej., el pulmón), en tanto se desencadena hiperactividad patológica en otros (p. ej., hígado, páncreas). Además, la exposición aguda y crónica al alcohol tiene efectos muy diferentes sobre la función inmunitaria. Los cambios inmunitarios en el pulmón incluyen supresión de la función de los macrófagos alveolares, inhibición de la quimiotaxis de los granulocitos y disminución del número y la función de los linfocitos T. En el hígado hay aumento en la función de células fundamentales del sistema inmunitario innato (p. ej., células de Kupffer y células hepáticas estrelladas), así como una mayor producción de citocinas. Además del daño inflamatorio que precipita el consumo crónico e intensivo de alcohol en el hígado y el páncreas, predispone a las infecciones, en especial las pulmonares, y empeora la morbilidad por neumonía, con aumento del riesgo de mortalidad de los pacientes.

H. Mayor riesgo de cáncer

El uso crónico de alcohol aumenta el riesgo de los cánceres bucal, faríngeo, laríngeo, de esófago y hepático. Las pruebas también señalan un pequeño incremento en el riesgo de cáncer mamario en las mujeres. Se requiere mucha más información antes de poder establecer un umbral de consumo de alcohol relacionado con el cáncer. El alcohol mismo no parece ser un carcinógeno en casi todos los sistemas de prueba. Sin embargo, su principal metabolito, el acetaldehído, puede dañar el DNA, al igual que los radicales reactivos de oxígeno producidos por la mayor actividad del citocromo P450. Otros factores implicados en el vínculo entre alcohol y cáncer incluyen cambios en el metabolismo de folato y los efectos de promoción del crecimiento de la inflamación crónica.

Interacciones alcohol-fármacos

Las interacciones entre el etanol y otros fármacos pueden tener efectos clínicos importantes como consecuencia de alteraciones en la farmacocinética o farmacodinámica de las segundas sustancias.

Las interacciones farmacocinéticas más frecuentes entre alcohol y fármacos surgen de incremento en las concentraciones de enzimas que metabolizan fármacos, inducidas por el alcohol, como se describe en el capítulo 4. Así, el consumo prolongado de alcohol sin daño hepático puede aumentar la biotransformación metabólica de otros fármacos. La inducción de las enzimas hepáticas de la superfamilia del citocromo P450 mediada por el etanol es en particular importante con respecto al paracetamol. El consumo crónico de tres o más tragos de alcohol por día aumenta el riesgo de hepatotoxicidad ante cifras tóxicas o inclusive las terapéuticas altas de paracetamol, como resultado de una mayor degradación del fármaco en metabolitos hepatotóxicos reactivos mediada por el aumento de enzimas del citocromo P450 (fig. 4-4). En 1998 la FDA anunció que todos los productos de paracetamol que se obtienen sin receta debían incluir una nota precautoria acerca de la relación entre el consumo crónico de etanol y la hepatotoxicidad inducida por el paracetamol.

Por el contrario, el uso *agudo* de alcohol puede inhibir el metabolismo de otros fármacos por la menor actividad enzimática o la disminución del riego sanguíneo, hepáticos. Las fenotiazinas, los antidepresivos tricíclicos y los sedantes o hipnóticos son los fármacos más importantes que interactúan con el alcohol por ese mecanismo farmacocinético.

Las interacciones farmacodinámicas son también de gran importancia clínica. Es de gran importancia la depresión aditiva del SNC que ocurre cuando se combina el alcohol con otros depresores del SNC, en particular los sedantes o hipnóticos. El alcohol también potencia los efectos farmacológicos de muchos fármacos no sedantes, incluidos vasodilatadores e hipoglucemiantes orales.

FARMACOLOGÍA CLÍNICA DEL ETANOL

El alcohol es causa de la mayor morbilidad previsible y mortalidad que todos los demás fármacos combinados, con excepción del tabaco. La búsqueda de factores etiológicos específicos o la identificación de variables de predisposición significativa para el abuso de alcohol en general han llevado a resultados desalentadores. El tipo de personalidad, el estrés cotidiano intenso, los trastornos psiquiátricos y los modelos parentales no son factores de predicción confiables del abuso de alcohol. Aunque claramente participan los factores ambientales, las pruebas sugieren que hay una gran contribución genética para la aparición de alcoholismo. No es de suponer que los polimorfismos en la alcohol deshidrogenasa y la aldehído deshidrogenasa, que llevan a una mayor acumulación de aldehído y sus manifestaciones vinculadas de rubor facial, náusea e hipotensión, protejan contra el alcoholismo. Se ha dedicado gran atención a los experimentos de mapeo genético de proteínas de señalización de membrana que se saben afectadas por el etanol y de los constituyentes proteínicos de las vías de gratificación en el cerebro. Los polimorfismos vinculados con insensibilidad relativa al alcohol y, por tanto, al parecer con un mayor riesgo de abuso del alcohol, se han identificado en genes que codifican una subunidad α del receptor de $GABA_A$, un receptor muscarínico M_2, un transportador de serotonina, la adenililciclasa y un conducto del potasio. El vínculo entre un polimorfismo en un gen receptor de opioides y una respuesta bloqueada a la naltrexona da origen a la posibilidad de la farmacoterapia de la dependencia de alcohol guiada por el genotipo.

TRATAMIENTO DE LA INTOXICACIÓN AGUDA POR ALCOHOL

Los individuos intolerantes que consumen alcohol en grandes cantidades presentan los efectos característicos de la sobredosis de un fármaco sedante o hipnótico junto con los efectos cardiovasculares antes descritos (vasodilatación, taquicardia), y de irritación gastrointestinal. Puesto que la tolerancia no es absoluta, incluso los alcohólicos crónicos pueden intoxicarse en forma grave si consumen suficiente alcohol.

Las metas más importantes en el tratamiento de la intoxicación aguda por alcohol son prevenir la depresión respiratoria grave y la aspiración del vómito. Incluso con cifras muy altas de etanol es probable la supervivencia en tanto se puedan mantener funcionales los aparatos respiratorio y cardiovascular. La concentración promedio de alcohol en sangre en las crisis letales es mayor a 400 mg/100 ml; sin embargo, la dosis letal de alcohol varía por los diversos grados de tolerancia.

A menudo es necesario corregir los desequilibrios electrolíticos; algunas alteraciones metabólicas pueden requerir tratamiento de la hipoglucemia y cetoacidosis con administración de **glucosa**. Se administra **tiamina** para proteger contra el síndrome de Wernicke-Korsakoff. Los pacientes deshidratados y que vomitan deben recibir soluciones electrolíticas. Si el vómito es intenso tal vez se requieran grandes cantidades de potasio en tanto la función renal sea normal.

TRATAMIENTO DEL SÍNDROME DE ABSTINENCIA DE ALCOHOL

La abstinencia abrupta de alcohol lleva a un síndrome característico de agitación motora, ansiedad, insomnio y disminución del umbral de las convulsiones. La gravedad del síndrome suele ser proporcio-

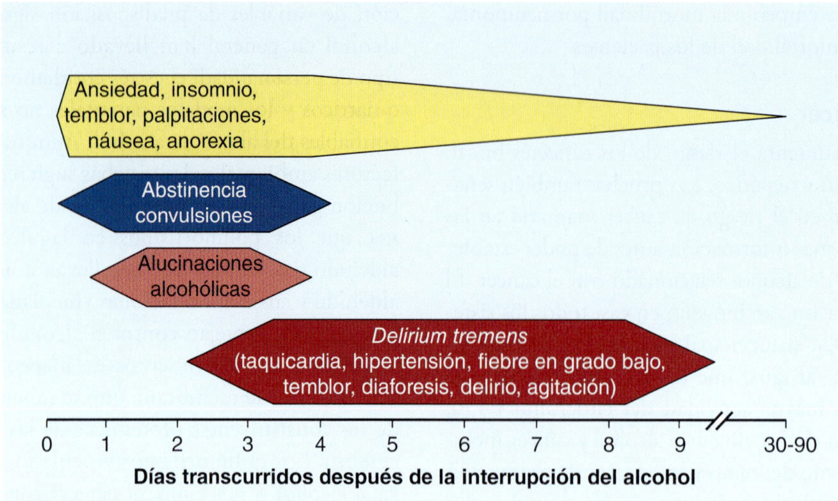

FIGURA 23-2 Evolución de los sucesos con respecto al tiempo durante el síndrome de abstinencia de alcohol. Los síntomas y signos que se manifiestan más temprano son temblor, ansiedad e insomnio, palpitaciones, náusea y anorexia, así como (en casos graves) alucinaciones y convulsiones. El típico *delirium tremens*, evoluciona en 48 a 72 h después de la interrupción del consumo de alcohol. Después de suspender el alcohol, los síntomas tempranos (ansiedad, insomnio, etc.) pueden persistir de una manera más leve.

nal al grado y duración de abuso de alcohol. Sin embargo, esto puede modificarse mucho por el uso de otros sedantes, así como por factores vinculados (p. ej., diabetes, lesión). En su forma más leve, el síndrome de abstinencia de alcohol, con temblor, ansiedad e insomnio, se presenta 6 a 8 h después de interrumpir el consumo de alcohol (fig. 23-2). Esos efectos suelen ceder en uno a dos días. En algunos pacientes ocurren reacciones de abstinencia más graves, con riesgo de alucinaciones o convulsiones generalizadas en los primeros uno a cinco días. La abstinencia de alcohol es una de las causas más frecuentes de convulsiones en adultos. Varios días después los individuos pueden presentar el síndrome de *delirium tremens*, que se caracteriza por desorientación total, alucinaciones y anomalías notorias de los signos vitales.

El principal objetivo de la farmacoterapia en el periodo de abstinencia de alcohol es la prevención de convulsiones, delirio y arritmias. Se debe restablecer el equilibrio de potasio, magnesio y fosfato con tanta rapidez como sea posible con base en la función renal. En todos los casos se inicia tratamiento con tiamina. Las personas con abstinencia leve de alcohol no necesitan ningún tratamiento farmacológico.

El tratamiento farmacológico específico para la abstinencia en casos graves incluye dos principios básicos: sustituir el alcohol con un sedante o hipnótico de acción prolongada y luego disminuir en forma gradual la dosis de este último. Por su amplio margen de seguridad, se prefieren las benzodiazepinas. La selección del fármaco específico de esa clase en general se basa en consideraciones farmacológicas y económicas. Las benzodiazepinas de acción prolongada, incluidos el clordiazepóxido, clorazepato y diazepam, tienen la ventaja de requerir una dosificación menos frecuente. Como sus metabolitos farmacológicamente activos se eliminan lentamente, los fármacos de acción prolongada proveen un efecto de disminución gradual de la dosis. Una desventaja de los fármacos de acción prolongada es que éstos y sus metabolitos activos pueden acumularse, en especial en pacientes con afección de la función hepática. Los fármacos de acción breve, como el lorazepam y el oxazepam, se convierten con rapidez en metabolitos hidrosolubles inactivos, que no se acumulan y, por ese motivo, son útiles en especial en pacientes alcohólicos con hepatopatía. Las benzodiazepinas se pueden administrar por vía oral en casos leves y moderados, o por vía parenteral en pacientes con reacciones de abstinencia más graves.

Después de que se ha tratado en forma aguda el síndrome de abstinencia de alcohol, deben disminuirse lentamente los sedantes o hipnóticos por varias semanas. No se logra la destoxificación completa del alcohol con sólo unos cuantos días de abstinencia. Se pueden requerir varios meses para el restablecimiento de la función normal del sistema nervioso y, en especial, del sueño.

TRATAMIENTO DEL ALCOHOLISMO

Después de la destoxificación, el tratamiento psicosocial, ya sea de manera intensiva en el hospital o en programas de rehabilitación externa, sirve como tratamiento primario para la dependencia de alcohol. Otros problemas psiquiátricos, más a menudo trastornos de depresión y ansiedad, suelen coexistir con el alcoholismo y si no se tratan pueden contribuir a la tendencia a las recaídas de quienes se sometieron a destoxificación del alcohol. El tratamiento de esos trastornos, aunado a asesoramiento y fármacos puede ayudar a disminuir la tasa de recaídas de los pacientes alcohólicos.

La FDA aprobó tres fármacos como auxiliares del tratamiento de la dependencia al alcohol: disulfiram, naltrexona y acamprosato.

Naltrexona

La naltrexona, un antagonista de los receptores de opioides de acción relativamente prolongada, bloquea los efectos de los receptores μ de opioides (cap. 31). Los estudios en animales de experimentación sugirieron primero un vínculo entre el consumo de alcohol y el de opioides. La inyección de pequeñas cantidades de opioides fue seguida por un aumento en el consumo de alcohol, en tanto el suministro de antagonistas de opioides inhibió la autoadministración de alcohol.

En varios estudios clínicos con grupo testigo que recibió placebo (por 12 a 16 semanas) se demostró que la naltrexona, sola o combinada con asesoramiento conductual, reduce la frecuencia de las recaídas en cuanto a beber de nuevo o dependencia alcohólica y disminuye la necesidad de alcohol, en especial en pacientes con un buen cumplimiento terapéutico. La naltrexona se aprobó en 1994 por la FDA para el tratamiento de la dependencia del alcohol.

Por lo general, la naltrexona se toma una vez al día en dosis oral de 50 mg para el tratamiento del alcoholismo. También es eficaz una presentación de acción prolongada que se administra por inyección IM una vez cada cuatro semanas. El fármaco puede causar hepatotoxicidad dependiente de la dosis y debe utilizarse con precaución en pacientes con anomalías leves en la actividad de las aminotransferasas séricas. Se evita la combinación de naltrexona más disulfiram, porque ambos fármacos son hepatotoxinas potenciales. La administración de naltrexona en pacientes con dependencia física de opioides precipita un síndrome de abstinencia aguda, por lo que los pacientes deben estar libres de opioides antes de iniciar el tratamiento con naltrexona. La naltrexona también bloquea los efectos terapéuticos de las dosis usuales de opioides.

Acamprosato

El acamprosato se ha usado en Europa por varios años para tratar la dependencia del alcohol y la FDA lo aprobó para ese uso en el 2004. Como el etanol mismo, el acamprosato tiene muchos efectos moleculares que incluyen acciones sobre receptores de GABA, glutamato, serotoninérgicos noradrenérgicos y dopaminérgicos. Tal vez sus acciones mejor caracterizadas sean como antagonista débil del receptor de NMDA y activador del receptor de $GABA_A$. En estudios clínicos europeos el acamprosato disminuyó la tasa de recaídas a corto y largo plazos (más de seis meses) cuando se combinó con psicoterapia. En un gran estudio estadounidense de comparación de acamprosato con naltrexona y con la combinación de ambos, el acamprosato no mostró un efecto estadísticamente significativo.

El acamprosato se administra a razón de una a dos tabletas de 333 mg con capa entérica cada 8 h; su absorción es mala y los alimentos la disminuyen aún más; se distribuye ampliamente y se elimina por vía renal. No parece participar en interacciones farmacológicas. Los efectos adversos más frecuentes son gastrointestinales (náusea, vómito, diarrea) y exantema. No debe administrarse a pacientes con alteración grave de la función renal.

Disulfiram

El disulfiram produce malestar extremo en pacientes que toman bebidas alcohólicas. Cuando se administra a no bebedores tiene poco efecto; sin embargo, aparecen rubor, cefalea pulsátil, náusea, vómito, diaforesis, hipotensión y confusión unos cuantos minutos después de beber alcohol. El efecto puede durar 30 min en casos leves o varias horas en casos graves. Actúa inhibiendo a la aldehído deshidrogenasa. Así, el alcohol se degrada como es usual pero el acetaldehído se acumula.

El disulfiram se absorbe completamente y con rapidez en el tubo digestivo; sin embargo, se requieren periodos de 12 h para alcanzar su acción total. Su tasa de eliminación es lenta, de manera que su acción puede persistir por varios días después de la última dosis; inhibe el metabolismo de muchos otros fármacos terapéuticos, incluidos la fenitoína, anticoagulantes orales e isoniazida. No debe administrarse con medicamentos que contienen alcohol, como aquellos que se obtienen sin prescripción, como los enumerados en el cuadro 63-3. El disulfiram puede causar alteraciones leves en las pruebas de función hepática. Su seguridad durante el embarazo no se ha demostrado.

El apego al tratamiento con disulfiram es bajo y las pruebas de estudios clínicos de su eficacia son débiles, por lo que ya no suele utilizarse.

Otros fármacos

Varios fármacos han mostrado eficacia para mantener la abstinencia y disminuir el deseo inmediato y compulsivo en el alcoholismo crónico, aunque hasta ahora ninguno tiene aprobación de la FDA para su uso. Tales fármacos incluyen el ondansetrón, un antagonista del receptor $5\text{-}HT_3$ de serotonina (caps. 16 y 62); el topiramato, un fármaco usado para las convulsiones tonicoclónicas parciales y generalizadas (cap. 24); y el baclofeno, un antagonista del receptor de $GABA_B$ utilizado como espasmolítico (cap. 27). Con base en pruebas de sistemas modelo, hay estudios en proceso para estudiar fármacos que regulan los receptores CB1 de canabinoides, los de la hormona liberadora de corticotropina (CRH) y los sistemas de GABA así como varios otros posibles sitios efectores. El rimonabant, un antagonista del receptor CB1 ha mostrado suprimir las conductas relacionadas con alcohol en los modelos en animales y se está usando en estudios clínicos del alcoholismo.

FARMACOLOGÍA DE OTROS ALCOHOLES

Otros alcoholes relacionados con el etanol tienen amplia aplicación como solventes industriales y en ocasiones producen intoxicación grave. De éstos, el **metanol** y el **etilenglicol** constituyen dos de las causas más frecuentes de intoxicaciones.

METANOL

El metanol (alcohol metílico o de madera) se usa ampliamente en la industria de productos orgánicos sintéticos y como constituyente de muchos solventes comerciales. En el hogar el metanol se encuentra más a menudo en forma de combustibles sólidos en recipientes pequeños o en productos de lavado de cubiertas de vidrio. Ocurre envenenamiento por ingestión accidental de productos que contienen metanol o cuando se ingiere bajo una guía errónea, como sustituto del etanol.

El metanol se puede absorber a través de la piel o de los aparatos respiratorio o digestivo y después se distribuye en el agua corporal. El principal mecanismo de eliminación en los seres humanos es por oxidación a formaldehído, ácido fórmico y CO_2 (fig. 23-3).

Los animales muestran gran variabilidad en las dosis letales medias de metanol. La susceptibilidad especial de los seres humanos a la toxicidad por el metanol tal vez se deba a su conversión en formato dependiente de folato y no del metanol mismo. La conversión de metanol a sus metabolitos nocivos es relativamente lenta, por lo que casi siempre transcurren entre 6 y 30 h antes de que aparezcan sus efectos nocivos.

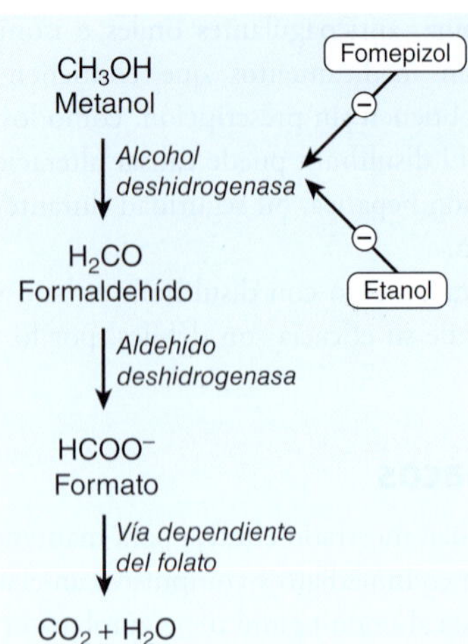

FIGURA 23-3 El metanol se convierte en los metabolitos tóxicos, formaldehído y formato, por acción de las alcohol deshidrogenasa y aldehído deshidrogenasa. Por inhibición de la alcohol deshidrogenasa, el etanol y el fomepizol disminuyen la formación de metabolitos tóxicos.

Los datos físicos al principio de la intoxicación por metanol casi siempre son inespecíficos, como ebriedad, gastritis y quizá un desequilibrio osmolar elevado (cap. 58). En los casos más graves se percibe el olor del formaldehído en el aliento o en la orina. Después de un tiempo aparecen los datos más característicos de la intoxicación por metanol (alteraciones visuales), además de acidosis metabólica con desequilibrio aniónico. Estas alteraciones visuales se describen a menudo como "encontrarse dentro de una tormenta de nieve" y degeneran en ceguera. En ocasiones se identifican cambios en la retina pero suelen ser tardíos. La aparición de bradicardia, coma prolongado, convulsiones y acidosis resistente traducen un pronóstico sombrío. La causa de la muerte en los casos más graves es la interrupción repentina de la respiración. La concentración sérica de metanol >20 mg/100 ml requiere de tratamiento y una concentración >50 mg/100 ml se considera lo suficientemente grave como para realizar una hemodiálisis. La concentración sérica de formato es un mejor indicador de la patología clínica pero no se encuentra ampliamente disponible.

El primer tratamiento del envenenamiento por metanol es como en todas las situaciones críticas, el apoyo ventilatorio. Hay tres modalidades terapéuticas específicas para el envenenamiento grave por metanol: supresión de la degradación a productos tóxicos por la alcohol deshidrogenasa, hemodiálisis para favorecer la eliminación del metanol y sus productos tóxicos y la alcalinización para contrarrestar la acidosis metabólica.

La principal enzima encargada de la oxidación del metanol en el hígado es la alcohol deshidrogenasa (fig. 23-3). El **fomepizol**, inhibidor de la alcohol deshidrogenasa, se aprobó para el tratamiento de la intoxicación por metanol y etilenglicol. Se administra por vía intravenosa una dosis de carga de 15 mg/kg seguida de 10 mg/kg cada 12 h por 48 h y luego 15 mg/kg cada 12 h hasta que la concentración sérica de metanol descienda por debajo de 20 a 30 mg/100 ml. El incremento después de 48 h se basa en la evidencia de que el fomepizol induce rápidamente su propio metabolismo a través del sistema del citocromo P450. Los pacientes sometidos a hemodiálisis reciben fomepizol con mayor frecuencia (6 h después de la dosis de carga y cada 4 h de ahí en adelante). Al parecer el fomepizol es inocuo durante el intervalo corto en que se administra para el tratamiento de la intoxicación por metanol o etilenglicol. Sus efectos secundarios más frecuentes son sensación urente en el punto de la infusión, cefalea, náusea y mareo. Una alternativa del fomepizol es el etanol intravenoso. Tiene mayor afinidad que el metanol por la alcohol deshidrogenasa, por lo que la saturación de la enzima con etanol reduce la producción de formato. El etanol se administra por vía intravenosa como tratamiento de la intoxicación por metanol y etilenglicol. Como el metabolismo del etanol está supeditado a la dosis y su metabolismo es variable, es necesario vigilar con frecuencia la concentración sanguínea de etanol para asegurar una concentración adecuada de alcohol.

En casos de envenenamiento grave se puede usar hemodiálisis (cap. 58) para eliminar tanto el metanol como el formato de la sangre. Se toman otras dos medidas por lo general. Por la acidosis metabólica intensa en el envenenamiento por metanol, a menudo se requiere tratamiento con bicarbonato. Como los sistemas dependientes de folato se encargan de la oxidación del ácido fórmico hasta CO_2 en los seres humanos (fig. 23-3), probablemente sea útil administrar ácidos folínico y fólico a los pacientes envenenados con metanol, aunque esto nunca se ha investigado de manera completa en estudios clínicos.

ETILENGLICOL

Los alcoholes polihídricos como el etilenglicol (CH_2OHCH_2OH) se utilizan como intercambiadores de calor, en fórmulas de anticongelantes, y en solventes industriales. Los niños pequeños y los animales a veces son atraídos por el sabor dulce del etilenglicol y rara vez se ingiere de manera intencional como sustituto del etanol o en un intento de suicidio. Aunque el etilenglicol mismo es relativamente inocuo y se elimina por el riñón, se degrada hasta aldehídos y oxalato, que son tóxicos.

Ocurren tres etapas en presencia de sobredosis de etilenglicol. Dentro de las pocas horas que siguen a su ingestión hay una excitación transitoria, seguida por depresión del SNC. Después de un retraso de 4 a 12 h se presenta acidosis metabólica grave por acumulación de metabolitos ácidos y lactato. Por último, ocurre insuficiencia renal tardía por el depósito de oxalato en los túbulos renales. La clave para el diagnóstico de envenenamiento por etilenglicol es el reconocimiento de una acidosis con desequilibrio aniónico y osmolar y la presencia de cristales de oxalato en la orina de un paciente sin síntomas visuales.

Como en el envenenamiento por metanol, el fomepizol es el tratamiento estándar del envenenamiento por etilenglicol. Se inicia de inmediato la administración intravenosa con fomepizol y continúa hasta que la concentración sérica de etilenglicol del paciente baja respecto de un umbral tóxico (20 a 30 mg/100 ml). El etanol intravenoso es una alternativa del fomepizol en la intoxicación por etilenglicol. La hemodiálisis elimina con eficacia al etilenglicol y sus metabolitos nocivos y se recomienda para los pacientes con una concentración sérica de etilenglicol mayor de 50 mg/100 ml, acidosis metabólica pronunciada y deficiencia renal grave. El fomepizol ha reducido la necesidad de la hemodiálisis, principalmente en pacientes con acidosis leve y función renal intacta.

RESUMEN Los alcoholes y fármacos relacionados

Subclase	Mecanismos de acción	Aplicaciones clínicas	Farmacocinética, toxicidad, interacciones
ALCOHOLES			
• Etanol	Múltiples efectos sobre receptores de neurotransmisores, conductos iónicos y vías de señalización	Antídoto en el envenenamiento por metanol y etilenglicol	Metabolismo de orden cero • la duración depende de la dosis • *Toxicidad:* aguda, depresión del SNC e insuficiencia respiratoria • crónica, daño a muchos sistemas y aparatos incluyendo el hígado, páncreas, tubo digestivo y sistemas nerviosos periférico y central • *Interacciones:* induce a la CYP2E1 • aumento de la conversión de paracetamol en un metabolito tóxico
• *Metanol: el envenenamiento produce cifras tóxicas de formato, que causan una alteración visual característica a la que se añade coma, convulsiones, acidosis y muerte por insuficiencia respiratoria*			
• *Etilenglicol: el envenenamiento crea aldehídos tóxicos y oxalato, lo que produce daño renal y acidosis grave*			
FÁRMACOS UTILIZADOS EN LA ABSTINENCIA AGUDA DE ETANOL			
• Benzodiazepinas (p. ej., clordiazepóxido, diazepam, lorazepam)	Agonista del receptor del BDZ que facilita la activación de receptores $GABA_A$ mediada por GABA	Prevención y tratamiento del síndrome de abstinencia aguda de alcohol	Véase capítulo 22
• Tiamina (vitamina B_1)	Vitamina esencial necesaria para la síntesis de la coenzima pirofosfato de tiamina	Se administra a pacientes que se sospecha tienen alcoholismo (aquellos que muestran intoxicación aguda por alcohol o el síndrome de abstinencia de alcohol) para evitar el síndrome de Wernicke-Korsakoff	Administrado por vía parenteral. *Toxicidad:* ninguna • *Interacciones:* ninguna
FÁRMACOS UTILIZADOS EN EL ALCOHOLISMO CRÓNICO			
• Naltrexona	Antagonista competitivo no selectivo de los receptores de opioides	Menor riesgo de recaídas en individuos con alcoholismo	Disponible en presentación parenteral o de acción prolongada • *Toxicidad:* efectos gastrointestinales y toxicidad hepática; precipita una reacción de abstinencia en individuos con dependencia física a opioides e impedirá sus efectos analgésicos
• Acamprosato	Antagonista del receptor de NMDA mal comprendido con efectos de agonista de $GABA_A$	Disminución del riesgo de recaídas en individuos con alcoholismo	*Toxicidad:* efectos gastrointestinales y exantema
• Disulfiram	Inhibe a la aldehído deshidrogenasa, causa acumulación de aldehído durante la ingestión de etanol	Disuade de recaídas a los individuos con alcoholismo	*Toxicidad:* poco efecto por sí mismo, pero cuando se combina con alcohol causa rubor intenso, cefalea, náusea, vómito e hipotensión potencialmente peligrosos
FÁRMACOS USADOS ANTE LA TOXICIDAD AGUDA DE METANOL O DE ETILENGLICOL			
• Fomepizol	Inhibe la alcohol deshidrogenasa, impide la conversión de metanol y etilenglicol en metabolitos tóxicos	Envenenamiento por metanol o etilenglicol	Fármaco sin interés comercial • *Toxicidad:* cefalea, náusea, mareo, reacciones alérgicas raras
• *Etanol: mayor afinidad que el etanol o etilenglicol por la alcohol deshidrogenasa; se usa para disminuir la degradación del metanol y el etilenglicol hasta productos tóxicos secundarios*			

PREPARACIONES DISPONIBLES

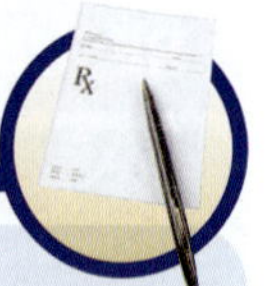

FÁRMACOS PARA EL TRATAMIENTO DEL SÍNDROME DE ABSTINENCIA AGUDA DE ALCOHOL (véase también el capítulo 22 para otras benzodiazepinas)

Clordiazepóxido HCl
Oral: tabletas de 5, 10, 25 mg

Diazepam
Oral: tabletas de 2, 5, 10 mg; solución de 1, 5 mg/ml
Rectal: gel 2.5, 10, 20 mg
Parenteral: 5 mg/ml en solución inyectable

Lorazepam
Oral: tabletas de 0.5, 1, 2 mg; 2 mg/ml solución inyectable
Parenteral: 2, 4 mg/ml para inyección

Oxazepam
Oral: cápsulas de 10, 15, 30 mg

Tiamina HCl
Oral: tabletas o cápsulas 50, 100, 250, 500 mg
Parenteral: 100 mg/ml para inyección

FÁRMACOS PARA LA PREVENCIÓN DEL ABUSO DE ALCOHOL

Acamprosato cálcico
Oral: tabletas de liberación prolongada de 333 mg

Disulfiram
Oral: tabletas de 250, 500 mg

Naltrexona HCl
Oral: tabletas de 50 mg
Parenteral: 380 mg para inyección IM una vez al mes

FÁRMACOS PARA EL TRATAMIENTO DEL ENVENENAMIENTO AGUDO POR METANOL O ETILENGLICOL

Etanol
Parenteral: solución al 5 a 10% de etanol y glucosada al 5% en agua para administración IV

Fomepizol
Parenteral: concentrado de 1 g/ml para inyección IV

BIBLIOGRAFÍA

Anton RF: Naltrexone for the management of alcohol dependence. N Engl J Med 2008;359:715.

Anton RF et al: Combined pharmacotherapies and behavioral interventions for alcohol dependence: The COMBINE study: A randomized controlled trial. JAMA 2006;295:2003.

Brent J: Fomepizole for ethylene glycol and methanol poisoning. N Engl J Med 2009;360:2216.

Brodie MS et al: Ethanol interactions with calcium-dependent potassium channels. Alcohol Clin Exp Res 2007;31:1625.

CDC Fetal Alcohol Syndrome Website: http://www.cdc.gov/ncbddd/fas/

Chen YC et al: Polymorphism of ethanol-metabolism genes and alcoholism: Correlation of allelic variations with the pharmacokinetic and pharmacodynamic consequences. Chem Biol Interact 2009;178:2.

Colombo G et al: The cannabinoid CB1 receptor antagonist, rimonabant, as a promising pharmacotherapy for alcohol dependence: Preclinical evidence. Mol Neurobiol 2007;36:102.

Crabbe JC et al: Alcohol-related genes: Contributions from studies with genetically engineered mice. Addict Biol 2006;11:195.

Das SK, Vasudevan DM: Alcohol-induced oxidative stress. Life Sci 2007; 81:177.

Edenberg HJ: The genetics of alcohol metabolism: Role of alcohol dehydrogenase and aldehyde dehydrogenase variants. Alcohol Res Health 2007; 30:5.

Heilig M, Egli M: Pharmacologic treatment of alcohol dependence: Target symptoms and target mechanisms. Pharmacol Ther 2006;111:855.

Johnson BA: Update on neuropharmacological treatments for alcoholism: Scientific basis and clinical findings. Biochem Pharmacol 2008;75:34.

Lepik KJ et al: Adverse drug events associated with the antidotes for methanol and ethylene glycol poisoning: A comparison of ethanol and fomepizole. Ann Emerg Med 2009;53:439.

Lieber CS: Medical disorders of alcoholism. N Engl J Med 1995;333:1058.

Lobo IA, Harris RA: GABA(A) receptors and alcohol. Pharmacol Biochem Behav 2008;90:90.

Mayfield RD, Harris RA, Schuckit MA: Genetic factors influencing alcohol dependence. Br J Pharmacol 2008;154:275.

McIntire SL: Ethanol. WormBook 2010;29:1.

National Institute on Alcohol Abuse and Alcoholism Website: http://www.niaaa.nih.gov/

Olson KR et al (editors): *Poisoning and Drug Overdose,* 5th ed. McGraw-Hill, 2006.

Shuckit MA: Alcohol-use disorders. Lancet 2009;373:492.

Shuckit MA: *Drug and Alcohol Abuse: A Clinical Guide to Diagnosis and Treatment,* 6th ed. Springer, 2006.

Srisurapanont M, Jarusuraisin N: Opioid antagonists for alcohol dependence. Cochrane Database Syst Rev 2005;(1):CD001867.

Tetrault JM, O'Connor PG: Substance abuse and withdrawal in the critical care setting. Crit Care Clin 2008;24:767.

Wolf FW, Heberlein U: Invertebrate models of drug abuse. J Neurobiol 2003;54:161.

You M, Crabb DW: Recent advances in alcoholic liver disease II. Minireview: Molecular mechanisms of alcoholic fatty liver. Am J Physiol Gastrointest Liver Physiol 2004;287:G1.

RESPUESTA AL ESTUDIO DE CASO

Este joven exhibe los signos y síntomas clásicos de intoxicación alcohólica aguda, que se confirma por la concentración sanguínea de alcohol. Con la información del caso se desconoce si el paciente era tolerante a los efectos del alcohol pero observe que esta concentración sanguínea de alcohol se encontraba dentro de los límites letales para una persona no tolerante. Lo más probable es que la muerte haya sido resultado de colapso respiratorio y cardiovascular antes del tratamiento médico, complicado por neumonitis química secundaria a la aspiración del vómito. El tratamiento de la intoxicación alcohólica aguda comprende medidas paliativas tradicionales y apoyo de la repiración y circulación (cap. 58). Se canaliza una vena para administrar dextrosa y tiamina, así como otros electrólitos y vitaminas. Si una persona joven y sana recibe atención médica a tiempo, lo más probable es que el tratamiento paliativo sea efectivo. Conforme el paciente se recupera es importante buscar signos y síntomas de síndrome de abstinencia alcohólica.

C A P Í T U L O

Fármacos anticonvulsivos 24

Roger J. Porter, MD
y Brian S. Meldrum, MB, PhD

ESTUDIO DE CASO*

Una mujer de 23 años se presenta en el consultorio para la valoración de sus medicamentos anticonvulsivos. Hace siete años esta joven, sana desde otros puntos de vista, presentó una crisis convulsiva tónico-clónica generalizada (GTCS) en su casa. Fue llevada con rapidez al departamento de urgencias en cuyo momento estaba alerta pero manifestaba cefalea. Un asesor especialista en neurología le prescribió levetiracetam, 500 mg cada 12 h. Cuatro días después el electroencefalograma (EEG) mostró espigas anormales en la región temporal derecha y la imagen por resonancia magnética fue normal. Un año después de la crisis el EEG no reveló cambios y la dosis de levetiracetam se aumentó de forma gradual hasta 1 000 mg cada 12 h, sin provocar efectos adversos significativos. A los 21 años de edad tuvo una segunda GTCS en la universidad; al indagar más, la compañera de cuarto de la paciente había experimentado dos crisis recientes de 1 a 2 min de duración con alteración de la conciencia y chasqueo de labios (convulsiones parciales complejas). Un nuevo EEG mostró espigas en la región temporal derecha. Se agregó lamotrigina al esquema en forma gradual, a dosis de 200 mg cada 12 h. Desde entonces la paciente no ha tenido crisis convulsivas (durante casi dos años), pero ahora acude al consultorio para la valoración de sus medicamentos. Se planea la discontinuación gradual del levetiracetam si ella continúa con buena evolución durante un año, aunque siempre está presente el riesgo de crisis recurrentes cuando se retira un medicamento.

La epilepsia ocurre en casi el 1% de la población mundial, es la segunda enfermedad neurológica más frecuente después de la apoplejía. Aunque el tratamiento estándar permite controlar las crisis en 80% de dichos pacientes, millones (500 000 tan sólo en Estados Unidos) experimentan epilepsia no controlada. La epilepsia es un complejo sintomático heterogéneo, un trastorno crónico caracterizado por crisis convulsivas recurrentes. Éstas son crisis finitas de disfunción cerebral que provocan descargas anormales de las neuronas. Sus causas son cuantiosas e incluyen una variedad de enfermedades neurológicas, desde infecciones hasta neoplasias y lesiones cefálicas. En algunos subgrupos se ha demostrado que la herencia es un factor predominante. Los defectos de un solo gen, por lo general de naturaleza autosómica dominante, que afectan a aquellos que codifican conductos iónicos controlados por voltaje o receptores de $GABA_A$ han mostrado contribuir con un pequeño número de las epilepsias generalizadas familiares. En general, en una familia se observan múltiples síndromes epilépticos incluyendo, por ejemplo, convulsiones febriles, crisis de ausencia y epilepsia mioclónica juvenil.

Los fármacos anticonvulsivos descritos en este capítulo también se utilizan en pacientes con convulsiones febriles o crisis que ocurren como parte de una enfermedad aguda, como la meningitis. El término "epilepsia" no suele aplicarse a tales individuos, a menos que más tarde presenten convulsiones crónicas. Las crisis convulsivas a veces son producto de un trastorno metabólico o tóxico subyacente agudo, en cuyo caso el tratamiento apropiado debe dirigirse a la anomalía específica, por ejemplo hipocalcemia. En la mayor parte de los casos de epilepsia, la selección del medicamento depende de la clasificación empírica de las crisis.

Desarrollo de fármacos para la epilepsia

Durante mucho tiempo se creyó que era posible crear un **fármaco antiepiléptico** (**AED**) único para el tratamiento de todas las formas de epilepsia; sin embargo, las causas de este trastorno son en extremo diversas e incluyen defectos genéticos, trastornos del desarrollo y procesos patológicos infecciosos, traumáticos, neoplásicos y degenerativos. La farmacoterapia muestra a la fecha pocas pruebas de especificidad causal. Hay cierta relación entre el tipo de convulsión y su etiología

*La descripción de este caso incluye las respuestas a las preguntas planteadas respecto a la terapia.

CUADRO 24–1 Clasificación de los tipos de convulsiones

Convulsiones parciales
Convulsiones parciales simples
Convulsiones parciales complejas
Convulsiones parciales secundariamente generalizadas
Convulsiones generalizadas
Convulsiones generalizadas tónico-clónicas (de tipo gran mal)
Ausencias (pequeño mal)
Convulsiones tónicas
Convulsiones atónicas
Convulsiones clónicas y mioclónicas
Espasmos infantiles[1]

[1]Un síndrome epiléptico, más bien que un tipo de convulsión específico; los fármacos útiles en los espasmos infantiles se revisarán separadamente.

(cuadro 24-1), la cual se observa con máxima claridad en las crisis de ausencia generalizadas. Éstas, por lo general se observan con descargas de espigas y ondas de 2 a 3 Hz en el electroencefalograma, que responden a la etosuximida y al valproato pero que pueden exacerbarse con la fenitoína y la carbamazepina. Los fármacos que actúan de manera selectiva sobre las crisis de ausencia se pueden identificar mediante estudios en animales utilizando el umbral para la inducción de convulsiones clónicas con pentilentetrazol en ratones o ratas mutantes que muestran episodios similares a las crisis de ausencia (los llamados mutantes letárgicos, observadores de las estrellas o tambaleantes). En cambio, la prueba de crisis inducida con **electrochoque máximo** (**MES**, *maximal electroshock*) con supresión de la fase extensora tónica identifica a fármacos como la fenitoína, la carbamazepina y la lamotrigina, que tienen actividad contra las convulsiones tónico-clónicas generalizadas y las crisis parciales complejas. La prueba de MES como principal recurso de detección inicial de nuevos fármacos llevó en forma predominante a la identificación de agentes con un mecanismo de acción que involucra la inactivación prolongada del conducto del sodio controlado por voltaje. Es probable que las convulsiones límbicas inducidas en ratas por episodios repetidos de estimulación eléctrica focal (*kindling*) sean un mejor método para predecir la eficacia en crisis parciales complejas.

Los fármacos anticonvulsivos con los que se cuenta controlan de manera adecuada las convulsiones en casi dos tercios de los pacientes. Se puede observar la llamada "resistencia a fármacos" desde el inicio de la terapia o tal vez después de un periodo de tratamiento relativamente exitoso. Se buscan explicaciones en términos de acceso deficiente del fármaco a sitios efectores o insensibilidad de las moléculas en las cuales ejerce su efecto. En niños, algunos síndromes convulsivos graves vinculados con daño cerebral progresivo son muy difíciles de tratar. En adultos, ciertas crisis focales son resistentes a los medicamentos. Algunos pacientes, en particular los que tienen afección del lóbulo temporal, son susceptibles de resección quirúrgica. Algunos de los integrantes del grupo resistente a medicamentos pueden responder a la **estimulación del nervio vago** (**VNS**), un tratamiento no farmacológico de la epilepsia ahora con amplia aprobación para pacientes con crisis parciales. La VNS está indicada para casos resistentes o pacientes que no toleran de manera adecuada los fármacos anticonvulsivos. Se implantan electrodos de estimulación en el nervio vago izquierdo y se coloca un marcapasos en la pared torácica o la axila. Es posible que el uso de este dispositivo permita el control de las convulsiones con dosis menores de fármacos. En la actualidad otros dispositivos que utilizan diversos paradigmas de estimulación eléctrica están en desarrollo clínico.

Se están evaluando nuevos fármacos anticonvulsivos no sólo con las pruebas de detección sistemática antes señaladas sino también con métodos más específicos. Se buscan compuestos que actúen mediante uno de tres mecanismos: 1) reforzamiento de la transmisión GABAérgica (inhibidora); 2) disminución de la transmisión excitadora (por lo general glutamatérgica), o 3) modificación de las conductancias iónicas. Los efectos presinápticos sobre la liberación del transmisor parecen tener particular importancia, además se conocen algunos objetivos moleculares, p. ej., SV_2A (véase más adelante).

Aunque se reconoce en forma amplia que los fármacos anticonvulsivos actuales son paliativos en vez de curativos, se ha dificultado el desarrollo de estrategias exitosas para identificar medicamentos que modifiquen la enfermedad o eviten la epileptogénesis. Los objetivos neuronales de los fármacos anticonvulsivos actuales y de los medicamentos potenciales incluyen tanto las sinapsis excitadoras como las inhibidoras. La figura 24-1 representa una sinapsis glutamatérgica (excitadora) y la figura 24-2 indica el sitio efector en una sinapsis GABAérgica (inhibidora).

FARMACOLOGÍA BÁSICA DE LOS ANTICONVULSIVOS

Aspectos químicos

Hasta 1990 se disponía de 16 fármacos anticonvulsivos y 13 de ellos se pueden clasificar en cinco grupos químicos muy similares: barbitúricos, hidantoínas, oxazolidinedionas, succinimidas y acetilureas. Esos grupos tienen en común una estructura similar de anillo heterocíclico con una variedad de sustituyentes (fig. 24-3). En los medicamentos con dicha estructura básica los sustituyentes del anillo cíclico determinan la clase farmacológica, ya sea anti-MES o antipentilentetrazol. Cambios muy pequeños en la estructura pueden alterar de manera espectacular el mecanismo de acción y las propiedades clínicas del compuesto. Los fármacos restantes de este grupo más antiguo (carbamazepina, ácido valproico y benzodiazepinas, son diferentes desde el punto de vista estructural, al igual que los nuevos compuestos comercializados desde 1990, p. ej., eslicarbazepina, felbamato, gabapentina, lacosamida, lamotrigina, levetiracetam, oxcarbazepina, pregabalina, retigabina, rufinamida, estiripentol, tiagabina, topiramato, vigabatrina y zonisamida.

Farmacocinética

Los fármacos anticonvulsivos tienen muchas propiedades farmacocinéticas similares, incluso aquellos cuyas cualidades estructurales y químicas son muy diversas, porque la mayor parte se administra por vía oral y todos deben ingresar al sistema nervioso central. Si bien muchos de estos compuestos son poco solubles, su absorción suele ser buena; del 80 al 100% de la dosis llega a la circulación. La mayor parte de los fármacos anticonvulsivos (excepto fenitoína, tiagabina y el ácido valproico) no se une en gran medida a las proteínas plasmáticas.

Los fármacos anticonvulsivos se eliminan principalmente a través de mecanismos hepáticos, aunque tienen bajas tasas de extracción

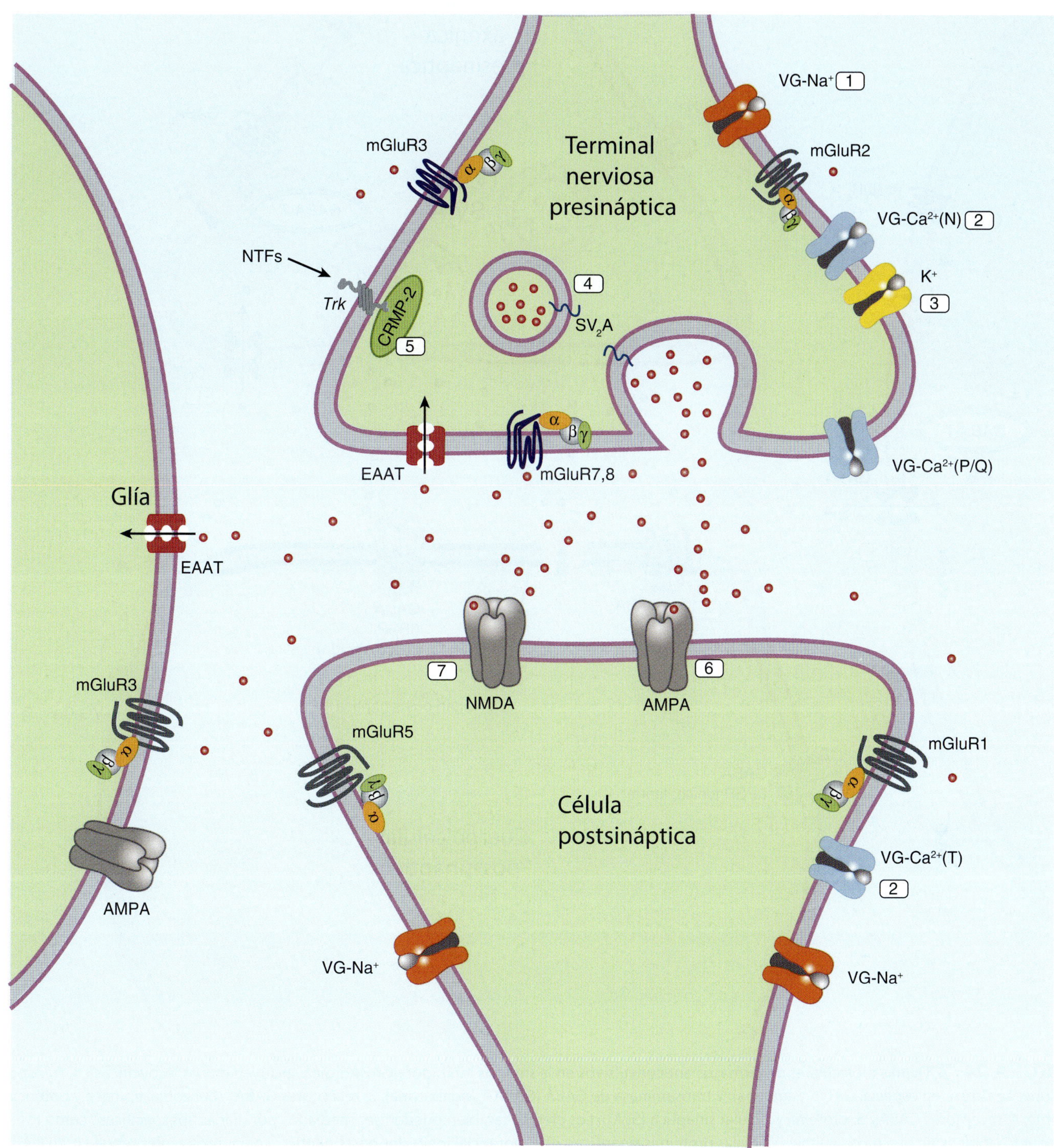

FIGURA 24–1 Dianas moleculares de los fármacos anticonvulsivos en la sinapsis excitadora glutamatérgica. Las dianas presinápticas que disminuyen la liberación de glutamato incluyen 1, conductos de Na^+ con brecha de voltaje (VG) (fenitoína, carbamazepina, lamotrigina y lacosamida); 2, conductos de VG-Ca^{2+} (etosuximida, lamotrigina, gabapentina y pregabalina); 3, conductos del K^+ (retigabina); proteínas de vesículas sinápticas; 4, SV_2A (levetiracetam); y 5, CRMP-2, proteína 2 mediadora de la respuesta de colapsina (lacosamida). Las dianas postsinápticas incluyen 6, los receptores de AMPA (bloqueados por fenobarbital, topiramato y lamotrigina) y 7, los receptores de NMDA (bloqueados por felbamato); EAAT, el transportador de aminoácidos excitadores. Los puntos rojos representan glutamato.

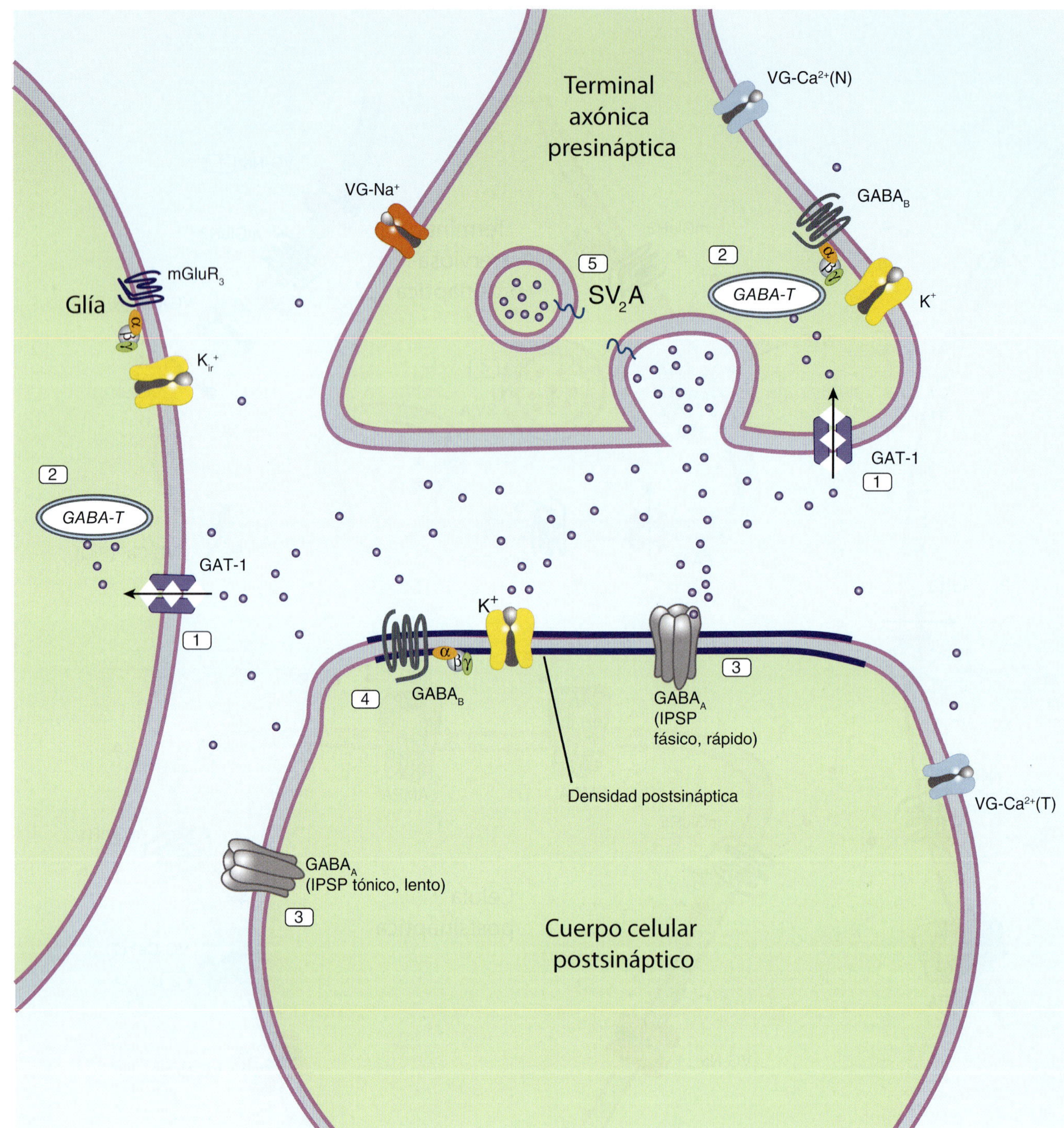

FIGURA 24-2 Dianas moleculares de fármacos anticonvulsivos en la sinapsis inhibidora GABAérgica. Incluyen dianas "específicas": 1, transportadores de GABA (en especial GAT-1, tiagabina); 2 transaminasa de GABA (GABA-T, vigabatrina); 3, receptores $GABA_A$ (benzodiazepinas); y potencialmente, 4, receptores $GABA_B$; 5, proteína vesicular sináptica (SVA_2). Los efectos también pueden ser mediados por dianas "inespecíficas", como los conductos iónicos de brecha de voltaje (VG) y las proteínas sinápticas. IPSP, potencial inhibidor postsináptico. Los puntos azules representan GABA.

(cap. 3). Muchos se convierten a metabolitos activos que también se eliminan por el hígado. Esos fármacos se distribuyen de forma principal en el agua corporal total. Su eliminación plasmática es lenta en términos relativos; por tanto, muchos anticonvulsivos se consideran de acción media a prolongada. Algunos tienen vidas medias mayores de 12 h. Varios de los fármacos anticonvulsivos antiguos son potentes inductores de la actividad de las enzimas microsomales hepáticas. El cumplimiento mejora con una administración menos frecuente; así, las fórmulas de liberación prolongada permiten la administración una o dos veces al día, lo cual puede ofrecer cierta ventaja.

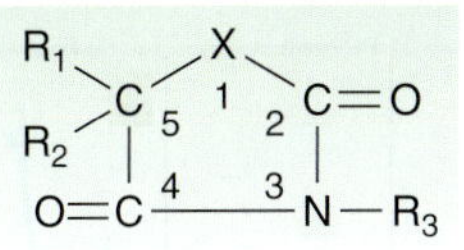

FIGURA 24–3 Estructura anular heterocíclica de los anticonvulsivos. La X varía como sigue: derivados de hidantoína, -N-; barbitúricos, -C-N-; oxazolidinedionas, -O-; succinimidas, -C-; acetilureas, $-NH_2$ (N unida a C_2). R_1, R_2 y R_3 varían dentro de cada grupo.

FÁRMACOS UTILIZADOS EN LAS CONVULSIONES PARCIALES Y LAS TÓNICO-CLÓNICAS GENERALIZADAS

Los principales fármacos comunes para tratar las crisis tanto parciales como tónico-clónicas generalizadas son la fenitoína (y sus congéneres), la carbamazepina, el valproato y los barbitúricos. Sin embargo, la disponibilidad de medicamentos más recientes (p. ej., lamotrigina, levetiracetam, gabapentina, oxcarbazepina, pregabalina, topiramato, vigabatrina, lacosamida y zonisamida) está modificando la práctica clínica en países donde se comercializan estos compuestos. La siguiente sección del capítulo describe los fármacos principales desde una perspectiva tanto histórica como estructural. Los factores implicados en la elección clínica de medicamentos se narran en la última sección.

DIFENILHIDANTOINATO (FENITOÍNA)

La fenitoína es el fármaco anticonvulsivo no sedante más antiguo. Se introdujo al mercado en 1938 después de una valoración sistemática de compuestos, como el fenobarbital, que alteraban las crisis inducidas por electricidad en animales de laboratorio. Se conoció durante decenios como **difenilhidantoína**.

Aspectos químicos

La fenitoína es una hidantoína con sustitución difenílica, con la estructura que se muestra. Tiene propiedades sedantes mucho menores que los compuestos con sustituyentes alquílicos en la posición 5. Un profármaco más soluble de la fenitoína, la **fosfenitoína**, está disponible para uso parenteral; este compuesto éster fosfato se convierte con rapidez en fenitoína en el plasma.

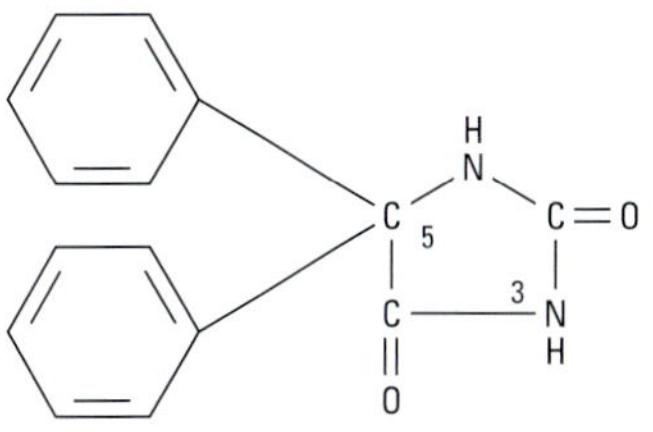

Fenitoína

Mecanismo de acción

La fenitoína tiene efectos importantes sobre varios sistemas fisiológicos. Altera la conductancia de Na^+, K^+ y Ca^{2+}, los potenciales de membrana y la concentración de aminoácidos y de los neurotransmisores noradrenalina, acetilcolina y ácido aminobutírico γ (GABA). Estudios con neuronas en cultivo celular muestran que la fenitoína bloquea la repetitiva activación de alta frecuencia de potenciales de acción (fig. 24-4), efecto que se observa con concentraciones importantes desde el punto de vista terapéutico. Se trata de un efecto dependiente del uso (véase el cap. 14) sobre la conductancia de Na^+, que surge de la unión preferencial al conducto de Na^+ en estado inactivado y su prolongación. Ese efecto también se observa con concentraciones terapéuticamente importantes de carbamazepina, lamotrigina y valproato, y tal vez contribuya a su acción anticonvulsiva en el modelo de electrochoque y en las crisis parciales. La fenitoína también bloquea la corriente continua de Na^+, al igual que otros AED incluyendo el valproato, el topiramato y la etosuximida.

Además, la fenitoína de forma paradójica causa excitación en algunas neuronas cerebrales. Una disminución de la permeabilidad al calcio, con inhibición del ingreso del mismo a través de la membrana celular, puede explicar la capacidad de la fenitoína de inhibir una variedad de procesos de secreción inducidos por el calcio, que incluyen la liberación de hormonas y neurotransmisores. El registro de los potenciales excitadores e inhibidores postsinápticos muestra que la fenitoína disminuye la secreción sináptica de glutamato y favorece la liberación de GABA. Es probable que el mecanismo de acción de las fenitoínas implique una combinación de funciones en

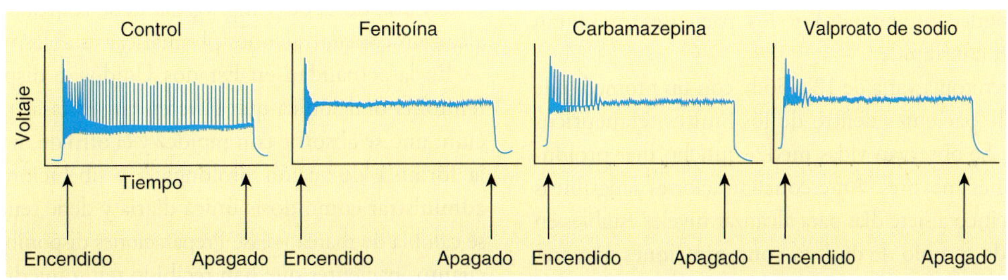

FIGURA 24–4 Efectos de tres fármacos anticonvulsivos sobre la descarga sostenida de alta frecuencia de potenciales de acción por neuronas en cultivo. Se hicieron registros intracelulares en neuronas mientras se aplicaban pulsos de corriente despolarizante de casi 0.75 s de duración (los cambios de encendido-apagado [activado-desactivado] se indican con las flechas). En ausencia de fármacos, una serie de potenciales de acción repetitivos de alta frecuencia abarcaron toda la duración del pulso de corriente. Fenitoína, carbamazepina y valproato de sodio disminuyen todos notoriamente el número de potenciales de acción activados por los pulsos de corriente. (Modificada y reproducida con autorización de Macdonald RL, Meldrum BS: Principles of anti-epileptic drug action. En: Levy RH, et al [editors]: *Antiepileptic Drugs*, 4th ed. Raven Press, 1995.)

varios ámbitos. A concentraciones terapéuticas, la principal acción de la fenitoína es bloquear los conductos del sodio e inhibir la generación de potenciales de acción rápidamente repetitivos. Las acciones presinápticas sobre la liberación de glutamato y GABA pueden surgir de funciones diferentes a las de los conductos del Na^+ controlados por voltaje.

Usos clínicos

La fenitoína es eficaz contra las convulsiones parciales y las tónico-clónicas generalizadas. En estas últimas parece ser beneficiosa contra ataques primarios o secundarios a otro tipo de crisis.

Farmacocinética

La absorción de fenitoína depende en gran medida de la fórmula de dosificación. El tamaño de las partículas y los aditivos farmacéuticos afectan tanto la velocidad como el grado de absorción. La absorción de fenitoína sódica del tubo digestivo es casi completa en la mayoría de los pacientes, si bien el tiempo hasta alcanzar la concentración máxima puede variar de tres a 12 h. La absorción después de la inyección intramuscular es impredecible y ocurre cierta precipitación del fármaco en el músculo; no se recomienda esa vía de administración para la fenitoína. Por lo contrario, la fosfenitoína, un profármaco fosfatado más soluble que la fenitoína, se absorbe bien después de su administración intramuscular.

Dicho fármaco se une en gran medida a las proteínas del plasma. La concentración plasmática total disminuye cuando el porcentaje unido decrece, como en la uremia o la hipoalbuminemia, sin embargo, es incierta la correlación entre las concentraciones del fármaco libre y el estado clínico. La concentración del medicamento en el líquido cefalorraquídeo es proporcional a su concentración libre en el plasma. Se acumula en el cerebro, el hígado, los músculos y la grasa.

La fenitoína se degrada hasta metabolitos inactivos que se excretan en la orina. Sólo un porcentaje muy pequeño de la dosis del fármaco se excreta sin cambios.

Su eliminación depende de la dosis. Ante concentraciones sanguíneas muy bajas, el metabolismo de la fenitoína sigue una cinética de primer orden. Sin embargo, conforme la cifra sanguínea aumenta dentro de los límites terapéuticos, se alcanza la capacidad máxima del hígado para su metabolismo. Los incrementos adicionales en la dosis, aunque sean pequeños en términos relativos, pueden producir cambios muy grandes en la concentración del fármaco (fig. 24-5). En tales casos, la semivida de éste aumenta en forma notoria, no se alcanza un equilibrio de manera sistemática (puesto que la concentración plasmática sigue aumentando) y los pacientes presentan síntomas de toxicidad con rapidez.

La semivida de la fenitoína varía de 12 a 36 h, con un promedio de 24 para la mayoría de pacientes dentro de los límites terapéuticos de leve a intermedio. Se observan vidas medias mucho más prolongadas a concentraciones mayores. Ante concentraciones sanguíneas bajas se requieren de cinco a siete días para alcanzar niveles estables en sangre después de cada cambio de dosis; a concentraciones mayores pueden pasar de cuatro a seis semanas antes de que los niveles sanguíneos se estabilicen.

Concentraciones y dosis terapéuticas

La concentración plasmática terapéutica de la fenitoína es entre 10 y 20 μg/ml para la mayoría de los pacientes. Se puede administrar

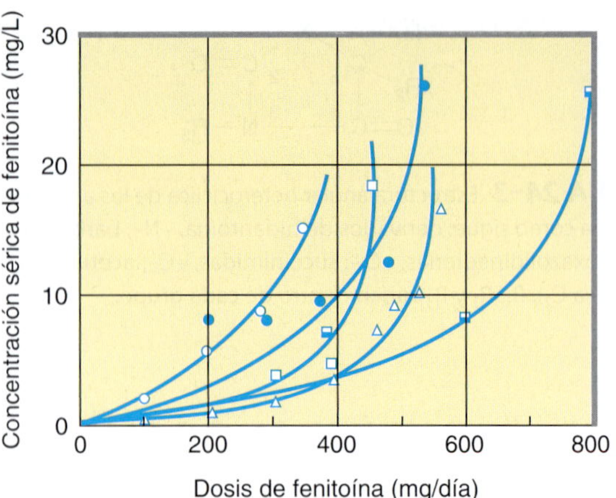

FIGURA 24-5 Relación no lineal de la dosis de fenitoína y las concentraciones plasmáticas. Cinco pacientes (identificados por diferentes símbolos) recibieron dosis crecientes de fenitoína oral y se determinó la concentración sérica en equilibrio con cada dosis. Las curvas no son lineales ya que conforme la dosis aumenta el metabolismo es saturable. Nótese también la variación obvia entre pacientes de las concentraciones séricas alcanzadas con cualquier dosis. (Modificada con autorización de Jusko WJ: Bioavailability and disposition kinetics of phenytoin in man. En: Kellaway P, Peterson I [editors]: *Quantitative Analytic Studies in Epilepsy*. Raven Press, 1977.)

una dosis de carga por vía oral o intravenosa; en el segundo caso se debe usar fosfenitoína, el método terapéutico ideal para el estado convulsivo epiléptico (que se revisa más adelante). Cuando se inicia el tratamiento oral en adultos es frecuente una dosis de 300 mg/día, sin importar el peso corporal. Esta medida puede ser aceptable en algunos individuos, pero con frecuencia aporta concentraciones sanguíneas estables inferiores a 10 μg/ml, el nivel terapéutico mínimo para la mayoría de pacientes. Si las convulsiones continúan suelen necesitarse dosis mayores para alcanzar concentraciones plasmáticas cercanas al límite terapéutico superior. Debido a su cinética dependiente de la dosis, puede ocurrir cierta toxicidad con sólo pequeños incrementos. La dosis de fenitoína debería aumentarse sólo de 25 a 30 mg cada vez en adultos y se debe proporcionar un lapso amplio para que se alcance el nuevo estado de equilibrio antes de incrementar la dosis. Un error clínico frecuente es aumentar la dosis de manera directa de 300 a 400 mg/día; con frecuencia se observa toxicidad que ocurre después de periodos variables. En niños, una dosis de 5 mg/kg/día debe reajustarse después de que se alcanzan concentraciones plasmáticas estables.

En la actualidad en Estados Unidos se dispone de dos tipos de fenitoína oral sódica que difieren en sus tasas respectivas de disolución; uno se absorbe con rapidez y el otro de manera más lenta. Sólo la fórmula de acción prolongada y liberación sostenida se puede administrar como dosis única diaria y debe tenerse cuidado cuando se cambia de marca (véase Preparaciones disponibles). Aunque en unos cuantos pacientes que han recibido fenitoína durante lapsos prolongados se han demostrado concentraciones sanguíneas bajas por malabsorción o un rápido metabolismo, la causa más frecuente de niveles insuficientes es el incumplimiento. La fosfenitoína sódica está disponible para uso intravenoso o intramuscular y sustituye a la fenitoína sódica intravenosa, una forma mucho menos soluble del fármaco.

Interacciones farmacológicas e interferencia con pruebas de laboratorio

Las interacciones farmacológicas de la fenitoína se relacionan en primera instancia con el metabolismo o la unión a proteínas. Puesto que la fenitoína se une en casi el 90% a las proteínas plasmáticas, otros fármacos de unión notoria, como la fenilbutazona y las sulfonamidas, pueden desalojarla del sitio de unión. En teoría, tal desplazamiento es capaz de causar un incremento transitorio del fármaco libre. Una disminución en la unión a proteínas, por ejemplo, por hipoalbuminemia, causa decremento del nivel plasmático total del fármaco, pero no de su concentración libre. Puede ocurrir intoxicación si se intenta mantener las concentraciones totales del fármaco dentro de los límites terapéuticos aumentando la dosis. La unión de la fenitoína a proteínas disminuye en presencia de enfermedad renal. El fármaco tiene afinidad por la globulina transportadora de hormonas tiroideas, lo que confunde algunos exámenes de la función tiroidea; la prueba más confiable de detección sistemática de la función tiroidea en pacientes que toman fenitoína parece ser la cuantificación de la hormona estimulante de la tiroides (TSH).

Se ha demostrado que la fenitoína induce enzimas microsómicas encargadas del metabolismo de varios fármacos. La autoestimulación de su propio metabolismo, sin embargo, parece ser insignificante.

Toxicidad

Los efectos adversos relacionados con la dosis causados por fenitoína a menudo son similares a los producidos por otros fármacos anticonvulsivos en este grupo, lo que hace difícil la diferenciación en pacientes que reciben múltiples medicamentos. Ocurre nistagmo en forma temprana, al igual que la pérdida de movimientos extraoculares suaves voluntarios de búsqueda, pero ninguno requiere la disminución de la dosis. La diplopía y la ataxia son los efectos adversos más comunes relacionados con la dosis que requieren su ajuste; suele ocurrir sedación sólo con concentraciones mayores. En la mayoría de los pacientes ocurren hiperplasia gingival e hirsutismo hasta cierto grado; este último puede ser en especial desagradable en las mujeres. En algunos pacientes el uso del fármaco a largo plazo se vincula con modificación burda de los rasgos faciales y neuropatía periférica leve, que por lo general se manifiesta como disminución de los reflejos tendinosos profundos en las extremidades pélvicas. El uso del fármaco a largo plazo puede también causar anomalías del metabolismo de la vitamina D que llevan a osteomalacia. Se han comunicado concentraciones bajas de folato y anemia megaloblástica, pero se desconoce la importancia clínica de dichas observaciones.

Las reacciones idiosincrásicas a la fenitoína son raras en términos relativos. Un exantema cutáneo puede indicar hipersensibilidad del paciente al fármaco. También puede ocurrir fiebre y, en raros casos, las lesiones cutáneas son intensas y exfoliativas. La linfadenopatía puede ser difícil de distinguir de un linfoma maligno y aunque algunos estudios sugieren una relación causal entre la fenitoína y la enfermedad de Hodgkin, los datos distan de ser concluyentes. Las complicaciones hematológicas son en extremo raras, aunque se ha comunicado agranulocitosis en combinación con fiebre y exantema.

MEFENITOÍNA, ETOTOÍNA Y FENACEMIDA

Se han sintetizado muchos congéneres de la fenitoína pero sólo tres se han comercializado en Estados Unidos y uno de ellos (fenacemida) se retiró del mercado. Los otros dos congéneres, mefenitoína y etotoína, como la fenitoína, parecen ser los de máxima eficacia contra las crisis tónico-clónicas generalizadas y las parciales. En ningún estudio clínico bien controlado se ha demostrado su eficacia. La incidencia de reacciones graves como dermatitis, agranulocitosis o hepatitis, es mayor para la mefenitoína que para la fenitoína.

La etotoína se recomienda para pacientes hipersensibles a la fenitoína, pero se requieren dosis mayores. Los efectos adversos, la toxicidad y la eficacia del primer fármaco son en general menos intensos que los del segundo.

La etotoína y la mefenitoína comparten con la fenitoína la propiedad del metabolismo saturable dentro de los límites de dosis terapéuticas. Es indispensable la vigilancia cuidadosa del paciente durante las modificaciones de la dosis de cualquier fármaco. La mefenitoína se degrada hasta 5,5-etilfenilhidantoína por desmetilación. Este metabolito, llamado **nirvanol**, contribuye con la mayor parte de la actividad anticonvulsiva de la mefenitoína. Tanto esta última como el nirvanol están hidroxilados y experimentan conjugación y excreción subsiguientes. Las concentraciones terapéuticas de mefenitoína van de cinco a 16 μg/ml y los niveles por arriba de 20 μg/ml se consideran tóxicos.

Las concentraciones sanguíneas terapéuticas oscilan entre 25 y 40 μg/ml de nirvanol. No se han establecido límites terapéuticos para la etotoína.

CARBAMAZEPINA

Estrechamente relacionada con la imipramina y otros antidepresivos, la carbamazepina es un componente tricíclico eficaz para el tratamiento de la depresión bipolar. Al principio salió al mercado para el tratamiento de la neuralgia de trigémino pero demostró también ser eficaz en el manejo de la epilepsia.

Aspectos químicos

La carbamazepina tiene muchas similitudes con la fenitoína, aunque no obvias a partir de una representación bidimensional de su estructura. La porción ureido (–N–CO–NH_2) en el anillo heterocíclico de casi todos los fármacos anticonvulsivos también está presente en la carbamazepina. Los estudios de estructura tridimensional indican que esa conformación espacial es similar a la de la fenitoína.

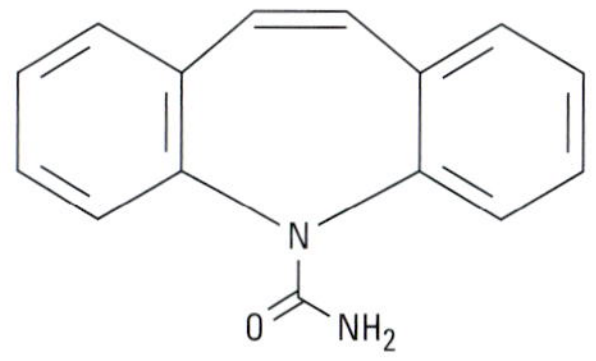

N
O NH_2

Carbamazepina

Mecanismo de acción

El mecanismo de acción de la carbamazepina parece ser similar al de la fenitoína. A semejanza de ésta, la carbamazepina muestra actividad contra las crisis convulsivas inducidas con electrochoque máximo, antagoniza los conductos del Na^+ a concentraciones terapéuticas e inhibe las descargas repetitivas de alta frecuencia de neuronas en cultivo (fig. 24-4). También actúa en el ámbito presináptico para disminuir la transmisión en la sinapsis. Asimismo se ha descrito la potenciación de una corriente de K^+ controlada por voltaje. Es probable que tales efectos contribuyan con la acción anticonvulsiva de la carbamazepina. Los estudios de unión muestran que la carbamazepina interactúa con los receptores de adenosina, pero se desconoce el significado funcional de esta observación.

Usos clínicos

Aunque la carbamazepina se ha considerado durante mucho tiempo un fármaco ideal para las crisis parciales y las tónico-clónicas generalizadas, algunos de los fármacos anticonvulsivos más recientes están empezando a tomar su lugar. La carbamazepina no es sedante dentro de sus límites terapéuticos usuales. El fármaco también es muy eficaz en algunos pacientes con neuralgia del trigémino, aunque individuos de edad avanzada pueden no tolerar dosis mayores de manera adecuada, presentando ataxia e inestabilidad; asimismo, es útil para controlar la manía en algunos pacientes con trastorno bipolar.

Farmacocinética

La velocidad de absorción de la carbamazepina varía de forma considerable entre pacientes, aunque al parecer ocurre una absorción casi completa en todos ellos. Suelen alcanzarse concentraciones máximas de 6 a 8 h después de su administración. La absorción lenta del fármaco después de las comidas ayuda al paciente a tolerar dosis diarias totales mayores.

El volumen de distribución es lento y es de casi 1 L/kg. El medicamento se une por casi 70% a las proteínas plasmáticas; no se ha observado desplazamiento de otros fármacos de los sitios de unión a proteínas.

La carbamazepina tiene una eliminación sistémica muy baja, de casi 1 L/kg/día al inicio del tratamiento. El fármaco tiene una capacidad notoria de inducción de enzimas microsomales. Por lo general, la semivida de 36 h observada en los sujetos después de una dosis inicial única disminuye hasta de 8 a 12 h en aquellos que reciben tratamiento continuo. Por lo tanto, son de esperar ajustes considerables de la dosis durante las primeras semanas de tratamiento. La carbamazepina también altera la depuración de otros fármacos (véase más adelante).

La carbamazepina se metaboliza por completo en los seres humanos generando varios derivados. Uno de ellos, el 10,11-epóxido de carbamazepina ha mostrado tener actividad anticonvulsiva. Se desconoce la contribución de éste y otros metabolitos sobre la actividad clínica de la carbamazepina.

Concentraciones terapéuticas y dosis

La carbamazepina está disponible sólo en forma oral. El fármaco es eficaz en niños, en quienes es apropiada una dosis de 15 a 25 mg/kg/día. En adultos se toleran dosis de 1 g o incluso 2 g diarios. Se logran concentraciones más altas administrando múltiples dosis divididas al día. Los preparados de liberación prolongada permiten la dosificación cada 12 h en la mayoría de pacientes. En aquellos en quienes se obtiene sangre justo antes de la dosis matutina (concentración mínima), la concentración terapéutica suele ser de 4 a 8 μg/ml. Aunque muchos pacientes se quejan de diplopía con niveles superiores a 7 μg/ml, otros pueden tolerar concentraciones mayores a 10 μg/ml, en especial con monoterapia. En la actualidad hay disponibles formulaciones de liberación prolongada que superan algunos de estos inconvenientes.

Interacciones farmacológicas

Las interacciones farmacológicas que involucran a la carbamazepina tienen una relación casi exclusiva con las propiedades de inducción de enzimas del fármaco. Como se describió antes, la mayor capacidad metabólica de las enzimas hepáticas puede causar una disminución de la concentración de carbamazepina en estado de equilibrio y una mayor tasa de metabolismo de otros fármacos, por ejemplo primidona, fenitoína, etosuximida, ácido valproico y clonazepam. Otros medicamentos, como el propoxifeno, la troleandomicina y el ácido valproico, pueden inhibir la eliminación de la carbamazepina y aumentar su concentración sanguínea en estado de equilibrio. Sin embargo, otros anticonvulsivos como la fenitoína y el fenobarbital pueden reducir la concentración de carbamazepina en estado de equilibrio por inducción enzimática.

No se han comunicado interacciones de unión a proteínas significativas en términos clínicos.

Toxicidad

Los efectos adversos más frecuentes relacionados con la dosis de carbamazepina son diplopía y ataxia. La diplopía suele presentarse primero y puede durar menos de una hora en un periodo particular del día. El reajuste de la dosis diaria dividida, a menudo puede remediar esa alteración. Otras manifestaciones relacionadas con la dosis incluyen malestares gastrointestinales leves, inestabilidad y, a dosis mucho más altas, somnolencia. En ocasiones ocurren hiponatremia e intoxicación por agua y pueden tener relación con la dosis.

Hay preocupación considerable acerca de la aparición de discrasias sanguíneas idiosincrásicas con la carbamazepina, que incluyen casos letales de anemia aplásica y agranulocitosis. La mayor parte de ellas se ha presentado en pacientes ancianos con neuralgia del trigémino y casi todas en los primeros cuatro meses del tratamiento. La leucopenia que se observa en algunos pacientes no es necesariamente una indicación para interrumpir el tratamiento, pero requiere vigilancia cuidadosa. La reacción idiosincrásica más frecuente es un exantema eritematoso; otras respuestas, como la disfunción hepática, son inusuales.

OXCARBAZEPINA

La oxcarbazepina tiene relación estrecha con la carbamazepina y es útil para los mismos tipos de crisis, pero puede tener un mejor perfil de toxicidad. Tiene una semivida de sólo 1 a 2 h. Su actividad, por lo tanto, reside casi de manera exclusiva en el metabolito 10-hidróxido (en especial el enantiómero *S*(+), eslicarbazepina), al que se convierte con rapidez y que tiene una semivida similar a la de la carbamazepina, de ocho a 12 h. El fármaco se excreta en general como glucurónido del metabolito 10-hidróxido.

O

N

O NH$_2$

Oxcarbazepina

La oxcarbazepina es menos potente que la carbamazepina en modelos animales de epilepsia y en pacientes con la enfermedad; pueden necesitarse dosis clínicas 50% mayores de oxcarbazepina que las de carbamazepina para obtener un control equivalente de las crisis. Algunos estudios señalan reacciones de hipersensibilidad menores a la oxcarbazepina y no siempre ocurre reactividad cruzada con la carbamazepina. Además, el fármaco parece inducir a las enzimas hepáticas en menor grado que esta última, lo que minimiza sus interacciones farmacológicas. Si bien puede ocurrir hiponatremia más a menudo con la oxcarbazepina que con la carbamazepina, muchos de los efectos adversos que ocurren con la primera tienen un carácter similar a los observados con la segunda.

ESLICARBAZINA

El acetato de eslicarbazepina (ESL) es un profármaco aprobado en Europa como terapia adjunta en adultos con crisis de inicio parcial, con o sin generalización secundaria. El ESL se convierte con mayor rapidez en *S*(+)-licarbazina (eslicarbazina) que la oxcarbazepina; es claro que ambos profármacos tienen el mismo metabolito como producto activo. El mecanismo de acción de la carbamazepina, de la oxcarbazepina y del ESL parece ser el mismo, p. ej., el bloqueo de los conductos del Na^+ controlados por voltaje. El enantiómero *R*(−) tiene cierta actividad, pero es mucho menor que la de su contraparte.

En términos clínicos, en cuanto a su espectro de acción, el medicamento es similar a la carbamazepina y a la oxcarbazepina, pero se ha estudiado con mucho menor detalle en otras posibles indicaciones. La probable ventaja del ESL es su régimen de administración una vez al día. La semivida calculada del enantiómero *S*(+) es de nueve a 11 h. El medicamento se administra en dosis de 400 a 1 200 mg/día; en general se requiere titular las dosis más altas.

Los efectos en el nivel mínimo del fármaco se observan con la administración concomitante de carbamazepina, levetiracetam, lamotrigina, topiramato y valproato. Los anticonceptivos orales pueden ser menos eficaces con la administración conjunta de ESL.

FENOBARBITAL

Además de los bromuros, el fenobarbital es el más antiguo de los fármacos anticonvulsivos disponibles hoy en día. Si bien se ha considerado durante mucho tiempo uno de los fármacos anticonvulsivos más seguros, se recomienda el uso de otros medicamentos con menos efectos sedantes. Muchos autores consideran a los barbitúricos como fármacos ideales para las crisis sólo en lactantes.

Aspectos químicos

Los cuatro derivados del ácido barbitúrico útiles en clínica como fármacos anticonvulsivos son el fenobarbital, el mefobarbital, el metarbital y la primidona. Los primeros tres son tan similares que se consideran juntos. El metarbital es el barbital metilado y el mefobarbital es el fenobarbital metilado; ambos están desmetilados *in vivo*. El pK_as de estos tres compuestos ácidos débiles va de 7.3 a 7.9. Por lo tanto, los cambios ligeros en el equilibrio acidobásico normal pueden causar una fluctuación significativa en la proporción de sus formas ionizada y no ionizada. Esto es en particular importante para el fenobarbital, el barbitúrico de uso más frecuente, cuyo pK_a es similar al pH plasmático de 7.4

La conformación tridimensional del fenobarbital y del *N*-metilfenobarbital es similar a la de la fenitoína. Ambos compuestos poseen un anillo fenilo y tienen actividad contra las crisis parciales.

Mecanismo de acción

Se desconoce el mecanismo de acción exacto del fenobarbital, pero tal vez contribuyan de manera significativa el reforzamiento de procesos inhibidores y la disminución de la transmisión excitadora. Datos recientes indican que puede suprimir de manera selectiva a las neuronas anormales restringiendo sus descargas e inhibiendo su diseminación. Como la fenitoína, el fenobarbital suprime la descarga repetitiva de alta frecuencia de neuronas en cultivo a través de su acción sobre la conductancia del Na^+, pero sólo a concentraciones elevadas. Asimismo, los barbitúricos en niveles altos bloquean algunas corrientes de Ca^{2+} (de los tipos L y N). El fenobarbital se une al sitio regulador alostérico en el receptor de $GABA_A$ e impulsa la corriente mediada por el receptor de GABA al prolongar la abertura de los conductos del cloro (cap. 22). El fenobarbital puede también disminuir las respuestas excitadoras. Un efecto sobre la secreción de glutamato es tal vez más significativo que el bloqueo de respuestas de AMPA (cap. 21). Tanto el reforzamiento de la inhibición mediada por GABA como la disminución de la excitación mediada por glutamato se observan bajo concentraciones de fenobarbital importantes en términos terapéuticos.

Usos clínicos

El fenobarbital es útil para el tratamiento de las crisis parciales y las tónico-clónicas generalizadas, aunque a menudo se intenta usar para todo tipo de crisis, en especial cuando los ataques son difíciles de controlar. Hay pocas pruebas de su eficacia en las crisis generalizadas, tales como las de ausencia, los ataques atónicos y los espasmos infantiles; puede empeorar el estado de ciertos pacientes con dichas condiciones.

Algunos médicos prefieren el metarbital (no fácilmente disponible en la actualidad) o el mefobarbital (en especial este último) al fenobarbital, por la supuesta disminución de efectos adversos. Sólo se dispone de datos anecdóticos para respaldar tales comparaciones.

Farmacocinética, concentraciones terapéuticas y dosis

La información sobre la farmacocinética, las interacciones farmacológicas y la toxicidad del fenobarbital se encuentra en el capítulo 22.

Las concentraciones terapéuticas van de 10 a 40 μg/ml en la mayoría de los pacientes. Se ha documentado que es más efectiva en casos de convulsiones febriles y las concentraciones menores de 15 μg/ml parecen ser ineficaces para evitar la recurrencia de dichas crisis. El extremo superior de los límites terapéuticos es más difícil de definir porque muchos pacientes parecen tolerar concentraciones mayores a 40 μg/ml en forma crónica.

PRIMIDONA

La primidona o 2-desoxifenobarbital (fig. 24-6) se introdujo al mercado a principios del decenio de 1950. Después se informó que dicho fármaco se metabolizaba generando fenobarbital y feniletilmalonamida (PEMA). Las tres moléculas tienen actividad anticonvulsiva.

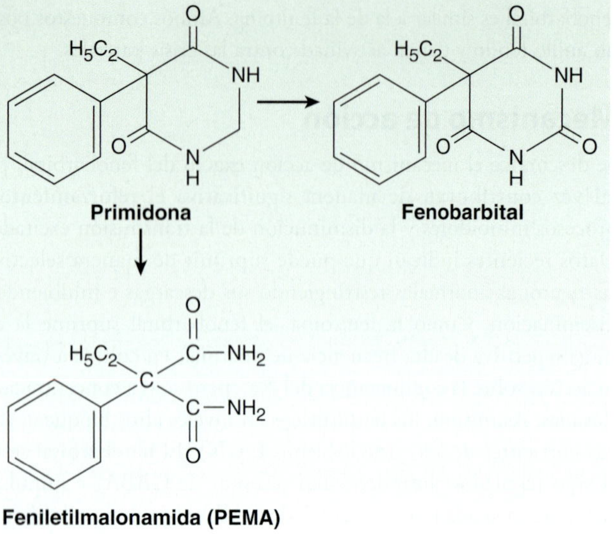

FIGURA 24–6 Primidona y sus metabolitos activos.

Mecanismo de acción

Aunque la primidona se convierta en fenobarbital, su mecanismo de acción pudiese ser más similar al de la fenitoína.

Usos clínicos

La primidona, como sus metabolitos, es eficaz contra las convulsiones parciales y las tónico-clónicas generalizadas, y pudiese ser más efectiva que el fenobarbital. Antes se consideraba como el fármaco ideal para las crisis parciales complejas, pero estudios posteriores de las crisis parciales en adultos sugieren con firmeza que la carbamazepina y la fenitoína son superiores a la primidona. Se ha intentado establecer las potencias relativas del fármaco original y sus dos metabolitos en los recién nacidos, en quienes los sistemas enzimáticos para el metabolismo del fármaco son muy inmaduros y la primidona apenas presenta una degradación lenta. Se demostró que la primidona es eficaz para controlar las crisis en este grupo y en pacientes de mayor edad que empiezan el tratamiento con primidona; los últimos muestran control de las crisis antes de que la concentración de fenobarbital alcance los límites terapéuticos. Por último, los estudios de crisis inducida con electrochoque máximo en animales sugieren que la primidona tiene una acción anticonvulsiva independiente de su conversión a fenobarbital y PEMA (esta última es relativamente débil).

Farmacocinética

La primidona se absorbe por completo y suele alcanzar concentraciones máximas casi 3 h después de su administración oral, si bien se ha comunicado variación considerable; en general se distribuye en el agua corporal total, con un volumen de distribución de 0.6 L/kg. No se une con gran afinidad a las proteínas plasmáticas; casi 70% circula como fármaco libre.

La primidona se metaboliza por oxidación hasta generar fenobarbital, el cual se acumula con gran lentitud, y por escisión del anillo heterocíclico para formar PEMA (fig. 24-6). Tanto la primidona como el fenobarbital presentan conjugación y excreción subsiguientes.

La eliminación de la primidona es mayor que casi todos los fármacos anticonvulsivos (2 L/kg/día), lo cual corresponde a una semivida de 6 a 8 h. La eliminación de PEMA es de casi la mitad que la de primidona, pero la del fenobarbital es muy lenta (véase el cuadro 3-1). La aparición de este último se corresponde con la desaparición de primidona. Por lo tanto, el fenobarbital se acumula de manera muy lenta, pero en un momento dado alcanza concentraciones terapéuticas en la mayoría de pacientes cuando se administran dosis terapéuticas de primidona. Durante el tratamiento crónico las concentraciones de fenobarbital derivado de primidona suelen ser de dos a tres veces mayores que las de primidona.

Concentraciones terapéuticas y dosis

La primidona alcanza su eficacia máxima cuando la concentración plasmática oscila entre ocho y 12 μg/ml. Las concentraciones concomitantes de su metabolito, el fenobarbital, suelen variar de 15 a 30 μg/ml en estado de equilibrio. Se requieren dosis de 10 a 20 mg/kg/día para obtener dichos niveles. Es muy importante iniciar la primidona a dosis bajas y aumentarlas en forma gradual durante días y hasta unas cuantas semanas, para evitar la sedación intensa y las manifestaciones gastrointestinales. Cuando se ajustan las dosis del fármaco es importante recordar que la molécula original alcanza con rapidez un estado de equilibrio (de 30 a 40 h), pero los metabolitos activos, fenobarbital (20 días) y PEMA (de tres a cuatro días), lo hacen con mayor lentitud.

Toxicidad

Los efectos adversos relacionados con la dosis de primidona son similares a los de su metabolito, fenobarbital, excepto que la somnolencia se presenta en etapas tempranas del tratamiento y puede ser notoria si la dosis inicial es muy alta. Están indicados incrementos graduales cuando se inicia el fármaco en niños o adultos.

FELBAMATO

El felbamato se aprobó en Estados Unidos y se encuentra disponible en algunos países europeos. Aunque es eficaz en pacientes con crisis parciales, produce anemia aplásica y hepatitis grave con tasas inesperadamente altas y se ha reclasificado como fármaco de tercera opción para casos resistentes.

El felbamato parece tener múltiples mecanismos de acción. Produce antagonismo del receptor de NMDA dependiente del uso, con selectividad para el subtipo NR1-2B. También potencia las respuestas del receptor de $GABA_A$. El felbamato tiene una semivida de 20 h (un poco más breve cuando se administra con fenitoína o carbamazepina) y se degrada por hidroxilación y conjugación; un porcentaje significativo del fármaco se excreta sin cambios en la orina. Cuando se combina con otros fármacos anticonvulsivos, el felbamato aumenta la concentración plasmática de serotonina y ácido valproico pero disminuye los niveles de carbamazepina.

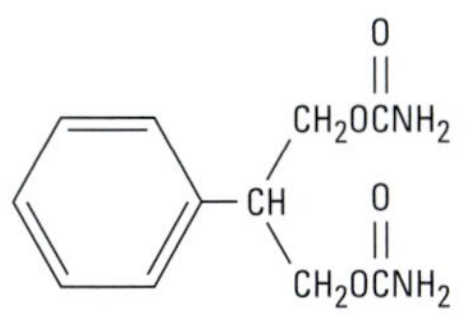

Felbamato

A pesar de la gravedad de los efectos adversos, miles de pacientes en todo el mundo continúan utilizando el medicamento. Las dosis usuales son de 2 000 a 4 000 mg/día en adultos y las concentraciones plasmáticas eficaces son de 30 a 100 μg/ml. Además de su utilidad en las convulsiones parciales, el fármaco muestra eficacia contra las convulsiones que se presentan en el síndrome de Lennox-Gastaut.

GABAPENTINA Y PREGABALINA

La gabapentina es un aminoácido, análogo del GABA, eficaz contra las crisis parciales. Al inicio se pensó como espasmolítico, pero se encontró que era más eficaz como anticonvulsivo. La pregabalina es otro análogo del GABA con un vínculo estrecho con la gabapentina. Este fármaco cuenta con aprobación de uso por su actividad anticonvulsiva y sus propiedades analgésicas.

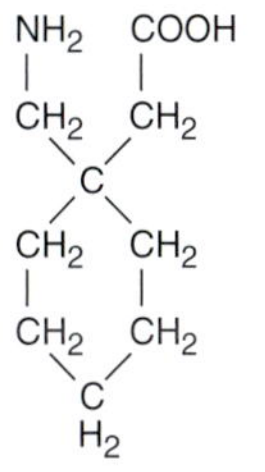

Gabapentina 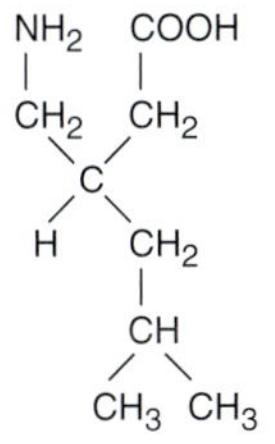 Pregabalina

Mecanismo de acción

A pesar de su estrecha similitud estructural con el GABA, la gabapentina y la pregabalina no actúan en forma directa sobre los receptores de dicho ácido. No obstante, pueden modificar la emisión sináptica y no sináptica del GABA. Se observa un aumento en la concentración de dicho ácido en el cerebro de pacientes que reciben gabapentina, la cual es acarreada al interior de éste por el transportador de L-aminoácidos. La gabapentina y la pregabalina se unen de manera ávida a la subunidad $\alpha_2\delta$ de los conductos del Ca^{2+} controlados por voltaje. Esto parece ser la base del principal mecanismo de acción, que consiste en la disminución del ingreso de Ca^{2+}, con un efecto predominante en los conductos presinápticos de tipo N. Un decremento en la emisión sináptica de glutamato provee el efecto antiepiléptico.

Usos clínicos

La gabapentina es eficaz como adyuvante contra las crisis parciales y las tónico-clónicas generalizadas en dosis de hasta 2 400 mg/día en estudios clínicos con grupo testigo. En estudios abiertos de seguimiento se permitieron dosis de hasta 4 800 mg/día pero los datos no son concluyentes en cuanto a la eficacia y tolerabilidad de tales cantidades. Los estudios de monoterapia también documentan cierta eficacia. Algunos clínicos encontraron que son necesarias dosis muy altas para mejorar el control de las crisis. No se ha demostrado de manera adecuada la eficacia en otros tipos de convulsiones. También se promueve el uso de gabapentina para el tratamiento de dolor neuropático y ahora se indica para la neuralgia posherpética en adultos, en dosis de 1 800 mg y mayores. Los efectos adversos más frecuentes son somnolencia, mareo, ataxia, cefalea y temblor.

La pregabalina tiene aprobación para el tratamiento adyuvante de las convulsiones parciales con o sin generalización secundaria; se ha demostrado su eficacia en estudios clínicos con grupo testigo. Está disponible sólo en forma oral y la dosis diaria es de 150 a 600 mg/día, por lo general dividida en dos o más administraciones. La pregabalina también tiene aprobación de uso para el dolor neuropático, incluido el de la neuropatía periférica del paciente con diabetes y la neuralgia posherpética. Es el primer medicamento en Estados Unidos aprobado para el tratamiento de fibromialgia. En Europa su uso está permitido en el trastorno de ansiedad generalizada.

Farmacocinética

La gabapentina no se metaboliza o induce enzimas hepáticas. La absorción no es lineal y depende de la dosis en concentraciones muy altas, pero la cinética de la eliminación es lineal. El medicamento no se une a proteínas plasmáticas. Las interacciones farmacológicas son mínimas. Su eliminación es por vía renal; se excreta sin cambios. La semivida es breve en términos relativos, de cinco a ocho horas; el fármaco suele administrarse dos o tres veces por día.

La pregabalina, como la gabapentina, no se metaboliza y se excreta casi por completo sin cambios en la orina. No se une a las proteínas plasmáticas y virtualmente carece de interacción farmacológica, lo que de nuevo se asemeja a las características de la gabapentina. De manera similar, otros medicamentos no afectan la farmacocinética de la pregabalina. La semivida de esta última es de 4.5 a 7 h, por lo que es necesaria la dosificación más de una vez por día en la mayoría de pacientes.

LACOSAMIDA

La lacosamida es un compuesto relacionado con aminoácidos que se ha estudiado en síndromes de dolor y crisis parciales. El fármaco se aprobó en Europa y Estados Unidos en el año 2008 para el tratamiento de crisis parciales.

Mecanismo de acción

La actividad reside en el enantiómero *R*(–). Se han descrito dos efectos relevantes para el mecanismo de acción de la lacosamida como medicamento anticonvulsivo. La lacosamida promueve la inactivación *lenta* de los conductos del Na^+ controlados por voltaje (en contraste con el aplazamiento de la inactivación rápida que provocan otros AED). También se une a la proteína mediadora de la respuesta a la colapsina, CRMP-2, y por lo tanto bloquea el efecto de factores neurotróficos como el BDNF y la NT3 en el crecimiento de axones y dendritas.

Usos clínicos

La lacosamida se aprobó como tratamiento adyuvante de las crisis de inicio parcial, con o sin generalización secundaria, en pacientes con epilepsia mayores de 16 a 17 años de edad. Los estudios clínicos incluyen tres de tipo multicéntrico, con asignación al azar y grupo testigo controlado con placebo y más de 1 300 pacientes. El tratamiento fue eficaz a dosis de 200 y 400 mg/día. Los efectos adversos fueron mareo, cefalea, náusea y diplopía. En el estudio abierto de seguimiento con uso de dosis que iban de 100 a 800 mg/día, dichos pacientes continuaron el tratamiento con lacosamida durante 24 a 30 meses. El fármaco suele administrarse dos veces al día, iniciando con dosis de 50 mg y aumentos de 100 mg por semana. Una fórmula intravenosa puede sustituir al medicamento de administración por vía oral a corto plazo.

Farmacocinética

La lacosamida oral se absorbe con rapidez y por completo en adultos sin el efecto de los alimentos. La biodisponibilidad es de casi 100%. Las concentraciones plasmáticas son proporcionales hasta con 800 mg por vía oral. Los niveles máximos se observan de 1 a 4 h después de la dosis oral, con una semivida de eliminación de 13 h. No hay metabolitos activos y la unión a proteínas es mínima. La lacosamida no induce o inhibe a las isoenzimas de la superfamilia citocromo P450, por lo que sus interacciones farmacológicas son mínimas.

LAMOTRIGINA

La lamotrigina se desarrolló cuando algunos investigadores pensaron que los efectos antifolato de ciertos fármacos anticonvulsivos (p. ej., fenitoína) pudiesen contribuir con su eficacia. Se han perfeccionado varias feniltriacinas y aunque sus propiedades antifolato son débiles, algunas tuvieron actividad en las pruebas de detección sistemática de crisis.

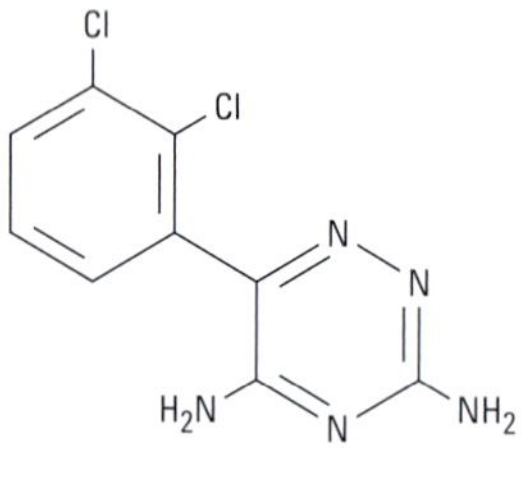

Lamotrigina

Mecanismo de acción

La lamotrigina, como la fenitoína, suprime la descarga rápida y sostenida de las neuronas e inactiva los conductos del Na^+ dependientes del uso y el voltaje. Es posible que dicha acción explique la eficacia de este fármaco en la epilepsia focal. Parece probable que también inhiba los conductos del Ca^{2+} controlados por voltaje, en particular los conductos de tipo P/Q y N, lo que contribuiría con su eficacia en las crisis generalizadas primarias durante la niñez, incluidos los ataques de ausencia. La lamotrigina también disminuye la secreción de glutamato en las sinapsis.

Usos clínicos

Si bien casi todos los estudios controlados han valorado a la lamotrigina como tratamiento agregado, en general están de acuerdo en que el fármaco es eficaz como monoterapia para las crisis parciales, indicación para la cual se prescribe ampliamente en la actualidad. El medicamento también es efectivo contra crisis de ausencia y convulsiones mioclónicas en niños y en casos de trastorno bipolar. También está aprobado para el control de convulsiones en el síndrome de Lennox-Gastaut. Sus efectos adversos incluyen mareo, cefalea, diplopía, náusea, somnolencia y exantema. Este último se considera una reacción común de hipersensibilidad. Aunque puede disminuirse la probabilidad de experimentar erupciones cutáneas mediante la administración lenta del fármaco, los pacientes pediátricos tienen alto riesgo; algunos estudios sugieren que aparecerá una dermatitis que en potencia pone en riesgo la vida en 1 a 2% de ellos.

Farmacocinética

La lamotrigina se absorbe casi por completo y su volumen de distribución está dentro de los límites de uno a 1.4 L/kg. La unión a proteínas es de casi el 55%. El fármaco tiene cinética lineal y se metaboliza principalmente por glucuronización a 2-*N*-glucurónido, que se excreta en la orina. La lamotrigina tiene una semivida de casi 24 h en voluntarios normales; disminuye a 13 a 15 h en pacientes que toman fármacos inductores de enzimas; es eficaz contra crisis parciales en adultos, con dosis que por lo general oscilan entre 100 y 300 mg/día y con concentraciones sanguíneas terapéuticas cercanas a 3 μg/ml. El valproato duplica la semivida del fármaco; en pacientes que lo reciben, la dosis inicial de lamotrigina debe disminuirse a 25 mg cada tercer día.

LEVETIRACETAM

El levetiracetam es un análogo piracetámico, ineficaz contra las crisis inducidas con electrochoque máximo o pentilentetrazol, pero tiene actividad notable en modelos de estimulación eléctrica repetida. Éste es el primero de los fármacos principales con este inusual perfil preclínico eficaz contra las crisis parciales.

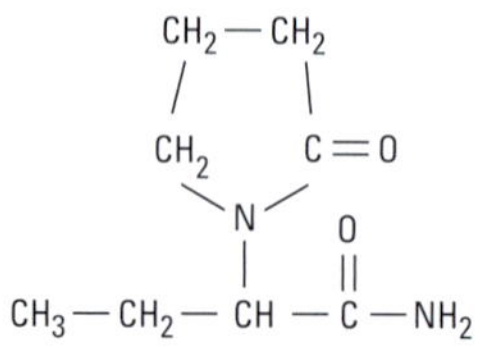

Levetiracetam

Mecanismo de acción

El levetiracetam se une en forma selectiva a la proteína de la vesícula sináptica SV_2A. No se conoce la función de dicha molécula, pero es posible que el levetiracetam modifique la emisión sináptica de glutamato y GABA a través de una acción sobre la función de las vesículas.

Usos clínicos

El levetiracetam se comercializa para el tratamiento adyuvante de crisis parciales en adultos y niños, para convulsiones tónico-clónicas generalizadas primarias y para las convulsiones mioclónicas de la epilepsia mioclónica juvenil. La dosis puede iniciarse con 500 a 1 000 mg/día en adultos e incrementarse 1 000 mg cada dos a cuatro semanas hasta alcanzar una cantidad máxima de 3 000 mg/día. El fármaco se administra cada 12 h. Los efectos adversos incluyen somnolencia, astenia, ataxia y mareo. Los cambios del comportamiento y del estado de ánimo son menos comunes pero más graves;

son raras las reacciones psicóticas. Las interacciones medicamentosas son mínimas; al levetiracetam no lo metaboliza el citocromo P450. Las fórmulas orales incluyen tabletas de liberación prolongada; también hay disponible una preparación intravenosa.

Farmacocinética

La absorción oral del levetiracetam es casi completa; es rápida y no se ve alterada por la ingestión de alimentos, alcanzando concentraciones plasmáticas máximas en 1.3 h. La cinética es lineal. La unión a proteínas es menor al 10%. La semivida plasmática es de 6 a 8 h y puede ser mayor en ancianos. Se excreta el 66% del fármaco sin cambios en la orina; no se ha comprobado que tenga metabolitos activos.

RETIGABINA (EZOGABINE)

La retigabina (denominada ezogabine en Estados Unidos) se aprobó como fármaco anticonvulsivo en Europa y Estados Unidos en 2010. Facilita el transporte a través de los conductos del potasio y tiene un mecanismo de acción único. La ingestión de alimentos no afecta su absorción y su cinética es lineal; sus interacciones medicamentosas son mínimas. Los ensayos clínicos han demostrado que es eficaz en crisis parciales y está aprobada como fármaco adjunto para el tratamiento de crisis de inicio parcial en adultos. Las dosis oscilan entre 600 y 1 200 mg/día, pero debe intentarse lograr una mediana de 900 mg/día. El protocolo de dosificación actual indica su administración tres veces al día (la dosis debe titularse en la mayoría de los pacientes). Muchos de los efectos adversos están relacionados con la dosis e incluyen mareo, somnolencia, visión borrosa, confusión y disartria. En ensayos clínicos se ha observado disfunción de la vejiga, que en general es leve y corresponde al mecanismo de acción del medicamento, en 8 a 9% de los pacientes.

RUFINAMIDA

La rufinamida es un derivado de triazol poco similar a otros medicamentos anticonvulsivos.

F O N NH2 N N F

Rufinamida

Mecanismo de acción

En ratas y ratones la rufinamida tiene una acción protectora en pruebas de crisis inducidas con electrochoque máximo y pentilenetetrazol. Disminuye la persistente activación de alta frecuencia de neuronas *in vitro* y se piensa que prolonga el estado inactivo de los conductos del Na^+. No se han observado interacciones significativas con sistemas de GABA o receptores de glutamato metabotrópicos.

Usos clínicos

En Estados Unidos el uso de rufinamida está aprobado para el tratamiento adjunto de convulsiones relacionadas con el síndrome de Lennox-Gastaut en pacientes de cuatro años de edad o mayores. El medicamento es eficaz contra todos los tipos de crisis características de este síndrome y en especial contra convulsiones tónicas-atónicas. Datos recientes sugieren que también puede ser eficaz contra crisis parciales. El tratamiento en niños por lo general se inicia con 10 mg/kg/día divididos en dos porciones iguales. La dosis se incrementa de manera gradual hasta llegar a 45 mg/kg/día o 3 200 mg/día, se prefiere el esquema que represente menos mg. Los adultos pueden comenzar con 400 a 800 mg/día divididos en dos dosis iguales hasta llegar a un máximo de 3 200 mg diarios según la tolerancia. El medicamento debe ingerirse con alimentos. Los eventos adversos más comunes son somnolencia, emesis, pirexia y diarrea.

Farmacocinética

La rufinamida se absorbe de forma adecuada, sin embargo las concentraciones plasmáticas llegan al máximo después de 4 a 6 h. La semivida es de seis a 10 h y se observa una mínima unión a proteínas plasmáticas. Aunque las enzimas de la superfamilia citocromo P450 no están involucradas, el fármaco se metaboliza de forma extensa hasta llegar a productos inactivos. La mayoría del medicamento se excreta en la orina; un metabolito ácido representa cerca de dos tercios de la dosis. En un estudio, la rufinamida no pareció afectar de manera significativa las concentraciones plasmáticas de otros fármacos utilizados para el síndrome de Lennox-Gastaut, tales como el topiramato, la lamotrigina o el ácido valproico, no obstante datos contradictorios sugieren interacciones más robustas con otros AED, incluyendo efectos sobre los niveles de rufinamida, en particular en niños.

ESTIRIPENTOL

El estiripentol, aunque no es una molécula nueva, se aprobó en Europa en 2007 para tratar un tipo de epilepsia muy específico. El fármaco se utiliza con clobazam y valproato en la terapia adjunta contra crisis convulsivas tónico-clónicas generalizadas en pacientes con epilepsia mioclónica grave de la infancia (SMEI, síndrome de Dravet), cuyas convulsiones no se controlan de manera adecuada con clobazam o valproato. El fármaco se importa de forma legal al interior de Estados Unidos como medida de uso compasivo. No se comprende del todo el mecanismo de acción del estiripentol, pero se ha demostrado que mejora la transmisión GABAérgica en el cerebro, en parte a través de un efecto similar al de los barbitúricos, p. ej., la apertura prolongada de los conductos del Cl^- en los receptores $GABA_A$. Asimismo incrementa los niveles de GABA en el cerebro. Puede incrementar el efecto de otros AED al lentificar la inactivación del citocromo P450.

El estiripentol es un inhibidor potente de los CYP3A4, CYP1A2 y CYP2C19. Los efectos adversos inducidos por el estiripentol mismo son pocos, sin embargo, el fármaco puede incrementar de manera dramática los niveles de valproato, clobazam y su metabolito, norclobazam. Para evitar efectos adversos, es necesario tener precaución con estos medicamentos cuando se utilizan juntos. La dosificación es compleja, por lo común se comienza reduciendo la medicación concomitante; después se inicia la administración de estiripentol a dosis de 10 mg/kg/día y se incrementa de manera gradual hasta donde se tolere o a dosis mucho más altas. Las características cinéticas del estiripentol no son lineales.

TIAGABINA

La tiagabina es un derivado del ácido nipecótico y se "diseñó de manera racional" como un inhibidor de la captación del GABA (en contraposición al descubrimiento por detección aleatoria).

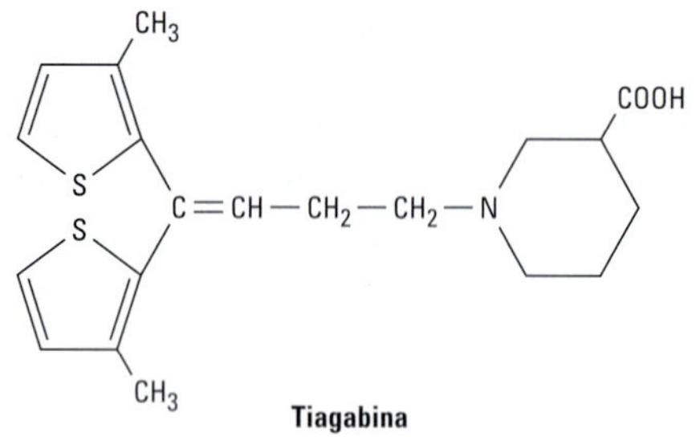

Tiagabina

Mecanismo de acción

La tiagabina es un inhibidor de la captación del GABA en neuronas y células de la glía. Inhibe de forma preponderante a la isoforma 1 del transportador (GAT-1), en vez de a GAT-2 o GAT-3, e incrementa los niveles extracelulares de GABA en el cerebro anterior y el hipocampo, donde el GAT-1 se expresa de manera dominante. Prolonga la acción inhibidora del GABA emitido en la sinapsis pero su efecto más significativo puede ser la potenciación de la inhibición tónica. En roedores es potente contra convulsiones por estimulación eléctrica repetida, pero débil contra el modelo de electrochoque máximo, compatible con su acción predominante en el cerebro anterior y el hipocampo.

Usos clínicos

La tiagabina está indicada para el tratamiento adyuvante de las convulsiones parciales y es eficaz en cantidades de 16 a 56 mg/día. A veces se requieren dosis divididas hasta cada 6 h. Los eventos adversos menores tienen relación con la dosis e incluyen nerviosismo, mareo, temblor, dificultad de concentración y depresión. En casos de confusión excesiva, somnolencia o ataxia, se puede requerir la interrupción del fármaco. Rara vez ocurre psicosis. El medicamento puede causar convulsiones en algunos pacientes, de forma notable en aquellos que lo toman por otras indicaciones. El exantema es un efecto adverso idiosincrásico raro.

Farmacocinética

La tiagabina tiene una biodisponibilidad de 90 a 100%, cinética lineal y se une con gran afinidad a las proteínas. La semivida es de 5 a 8 h y disminuye en presencia de fármacos inductores de enzimas. Los alimentos reducen su concentración plasmática máxima pero no la superficie bajo la curva de concentración (véase el cap. 3). El daño hepático causa un decremento leve en la eliminación y puede requerirse una dosis menor. El CYP3A oxida al fármaco en el hígado. Se elimina sobre todo en las heces (del 60 al 65%) y en la orina (25%).

TOPIRAMATO

El topiramato es un monosacárido sustituido, diferente desde el punto de vista estructural a todos los demás fármacos anticonvulsivos.

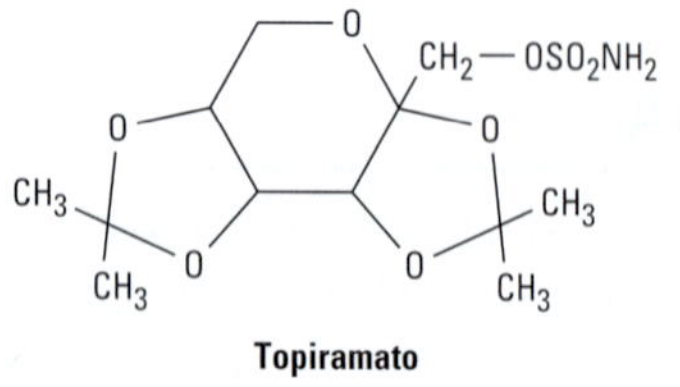

Topiramato

Mecanismo de acción

El topiramato antagoniza las descargas repetitivas de neuronas de la médula espinal en cultivo, al igual que la fenitoína y la carbamazepina. Su mecanismo de acción, por tanto, es probable que involucre el bloqueo de los conductos del Na^+ con brecha de voltaje. También actúa sobre conductos del Ca^{2+} controlados por alto voltaje (de tipo L). El topiramato también parece potenciar el efecto inhibidor del GABA al actuar en un lugar diferente a los sitios de las benzodiazepinas o los barbitúricos. El topiramato también reprime la acción excitadora del cainato sobre los receptores de glutamato. Los efectos múltiples del topiramato pueden surgir por su acción primaria sobre las cinasas, alterando la fosforilación de los conductos iónicos con brecha de voltaje y ligando.

Usos clínicos

Estudios clínicos que analizaron el topiramato como fármaco monoterapéutico mostraron su eficacia contra las crisis parciales y las tónico-clónicas generalizadas. El medicamento también está aprobado para el síndrome de Lennox-Gastaut y puede ser efectivo en espasmos infantiles e incluso en crisis de ausencia. El topiramato también está aprobado para el tratamiento de la migraña. El uso del fármaco en trastornos psiquiátricos es controversial; hacen falta datos convincentes basados en ensayos controlados. Las dosis suelen ir de 200 a 600 mg/día; unos cuantos pacientes toleran cantidades superiores a 1 000 mg/día. La mayoría de los clínicos empieza con una dosis baja (50 mg/día) que se aumenta en forma lenta para prevenir efectos adversos. En varios estudios se ha usado el topiramato como monoterapia con resultados alentadores. Si bien no se han señalado reacciones idiosincrásicas, ocurren más a menudo efectos adversos relacionados con la dosis en las primeras cuatro semanas, los cuales incluyen somnolencia, fatiga, mareo, lentitud cognitiva, parestesias, nerviosismo y confusión. La miopía aguda y el glaucoma pueden requerir el retiro rápido del fármaco. También se ha comunicado urolitiasis. El fármaco es teratógeno en modelos animales y se han informado casos de hipospadias en lactantes masculinos que estuvieron expuestos al topiramato dentro del útero. Sin embargo, no se pudo establecer una relación causal.

Farmacocinética

El topiramato se absorbe con rapidez (casi en 2 h) y tiene una biodisponibilidad del 80%. Los alimentos no afectan su absorción, su unión a proteínas plasmática es mínima (15%) y experimenta una degradación moderada (de 20 a 50%) sin formación de metabolitos activos. El fármaco principalmente se excreta sin cambios en la orina. La semivida es de 20 a 30 h. Si bien se observan concentraciones aumentadas en casos de insuficiencia renal o hepática, no hay efectos por la edad o el género, no hay autoinducción o inhibición del metabolismo y la cinética es lineal. Se presentan interacciones farmacológicas y pueden ser complejas, pero su principal efecto es sobre los niveles de topiramato en vez de sobre los de otros fármacos anticonvulsivos. Las píldoras para el control natal pueden ser menos eficaces en presencia de topiramato y tal vez se requieran dosis más altas de estrógenos.

VIGABATRINA

Las investigaciones actuales en busca de fármacos que estimulen los efectos del GABA incluyen esfuerzos por encontrar sus profármacos y agonistas e inhibidores de la transaminasa de GABA y de la captación de dicho ácido. La vigabatrina es uno de estos fármacos.

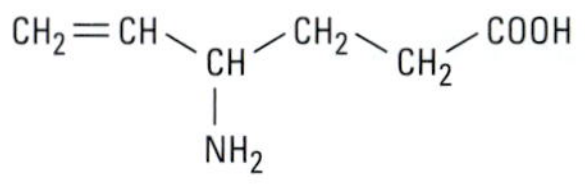

$CH_2{=}CH{-}CH(NH_2){-}CH_2{-}CH_2{-}COOH$

Vigabatrina

Mecanismo de acción

La vigabatrina es un inhibidor irreversible de la aminotransferasa de GABA (GABA-T), la enzima encargada de la degradación de dicho neurotransmisor. También puede inhibir al transportador vesicular de GABA. La vigabatrina produce un incremento sostenido en la concentración extracelular de ácido aminobutírico γ en el cerebro. Esto lleva a alguna desensibilización de los receptores de $GABA_A$ sinápticos, pero también a la activación prolongada de los receptores $GABA_A$ no sinápticos, que inducen inhibición tónica. Un decremento en la actividad de la sintetasa de la glutamina cerebral es tal vez secundario al aumento de la concentración de GABA. Es eficaz dentro de una amplia variedad de modelos de crisis. La vigabatrina se encuentra en el mercado como racemato; el enantiómero *S*(+) es activo y el enantiómero *R*(−) parece no serlo.

Usos clínicos

La vigabatrina es útil para el tratamiento de las convulsiones parciales y del síndrome de West. La semivida es de casi 6 a 8 h, pero hay pruebas considerables que sugieren que la actividad farmacodinámica del compuesto es más prolongada y no tiene buena correlación con la semivida plasmática. En lactantes, la dosis es de 50 a 150 mg/día. En adultos la vigabatrina debe iniciarse con una dosis oral de 500 mg cada 12 h; puede requerirse un total de 2 a 3 g (rara vez más) al día para lograr una eficacia completa.

Las toxicidades usuales incluyen somnolencia, mareo y aumento de peso. Son reacciones adversas menos frecuentes, pero más problemáticas, la agitación, la confusión y la psicosis; una enfermedad mental previa constituye una contraindicación relativa del uso del fármaco. La introducción mundial del compuesto se retrasó por la aparición de un edema intramielínico reversible en perros y ratas. Este efecto se ha detectado ahora en lactantes tratados con dicho fármaco; se desconoce el significado clínico de este hallazgo. Además, la terapia con vigabatrina a largo plazo se ha relacionado con el desarrollo de defectos periféricos de los campos visuales en 30 a 50% de los pacientes. Las lesiones se localizan en la retina, se incrementan con el tiempo de exposición al fármaco y por lo general son irreversibles. Técnicas recientes como la tomografía de coherencia óptica pueden definir mejor el defecto, el cual ha demostrado ser difícil de cuantificar. El uso de este medicamento se reserva por lo general para pacientes con espasmos infantiles o con crisis parciales complejas refractarias a otros tratamientos.

ZONISAMIDA

La zonisamida es un derivado sulfonamídico. Su principal sitio de acción parece ser el conducto del Na^+; también puede actuar sobre los conductos del Ca^{2+} con brecha de voltaje. El fármaco es eficaz para las crisis parciales y las tónico-clónicas generalizadas, y puede también ser útil en los espasmos infantiles y ciertas mioclonías. Tiene buena biodisponibilidad, cinética lineal, baja unión a proteínas, excreción renal y una semivida de uno a tres días. Las dosis van de 100 a 600 mg/día en adultos y de cuatro a 12 mg/día en niños. Los efectos adversos incluyen somnolencia, alteración cognoscitiva y exantemas cutáneos en potencia graves. La zonisamida no interactúa con otros fármacos anticonvulsivos.

FÁRMACOS USADOS EN LAS CONVULSIONES GENERALIZADAS

ETOSUXIMIDA

La etosuximida se introdujo al mercado en 1960 como la última de tres suximidas comercializadas en Estados Unidos. Tiene muy poca actividad contra el electrochoque máximo, pero considerable eficacia contra las crisis inducidas por pentilentetrazol; se introdujo como fármaco para el "pequeño mal puro".

Aspectos químicos

La etosuximida es el último fármaco anticonvulsivo que entró al mercado cuyo origen es la estructura ureídica cíclica. Las tres suximidas anticonvulsivas vendidas en Estados Unidos son etosuximida, fensuximida y metosuximida. Las dos últimas tienen sustituyentes fenilo, en tanto que la primera es una 2-etil-2-metilsuccinimida.

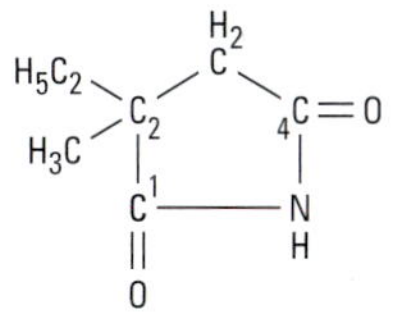

H_5C_2, H_3C — C_2 ; $C_1{=}O$; H_2C ; $C_4{=}O$; N–H

Etosuximida

Mecanismo de acción

La etosuximida tiene un efecto importante sobre el flujo de Ca^{2+}, con disminución de la corriente de umbral bajo (de tipo T). Este efecto se observa con concentraciones terapéuticamente importantes en neuronas del tálamo. Se cree que las corrientes de Ca^{2+} de tipo T actúan como marcapasos en las neuronas del tálamo encargadas de generar la descarga rítmica cortical de un ataque de ausencia. La inhibición de dicha corriente podría, por tanto, contribuir con la acción terapéutica específica de la etosuximida. También puede ser significativo un efecto sobre los conductos rectificadores de entrada de K^+ descrito hace poco.

Usos clínicos

Como se predice a partir de su actividad en modelos de laboratorio, la etosuximida es particularmente eficaz contra las convulsiones de ausencia, pero tiene un espectro muy estrecho de actividad clínica. La documentación de su eficacia en las crisis de ausencia en humanos se logró con técnicas de registro electroencefalográfico a largo plazo. Los datos continúan demostrando que la etosuximida y el valproato son los medicamentos de elección para tratar las crisis de ausencia y que son más efectivos que la lamotrigina.

Farmacocinética

La absorción es completa después de la administración de las formas de dosificación oral. Se observan concentraciones máximas de 3 a 7 h después de la administración oral de las cápsulas. La etosuximida no se une a las proteínas. El fármaco se degrada por completo, principalmente por hidroxilación, hasta generar metabolitos inactivos. Tiene una depuración corporal total muy baja (0.25 L/kg/día), lo que corresponde a una semivida de casi 40 h, aunque se han registrado valores de 18 a 72 h.

Concentraciones y dosis terapéuticas

Se pueden alcanzar concentraciones terapéuticas de 60 a 100 μg/ml en adultos con dosis de 750 a 1 500 mg/día, aunque algunos pacientes pueden requerir dosis menores o mayores y tolerar concentraciones sanguíneas superiores (hasta de 125 μg/ml). En estado de equilibrio, la etosuximida tiene una relación lineal entre dosis y concentración plasmática. El fármaco se podría administrar en una sola dosis diaria si no fuese por los efectos secundarios gastrointestinales; es frecuente su dosificación cada 12 h.

Interacciones farmacológicas e intoxicación

La administración de etosuximida con ácido valproico causa un decremento de la depuración de la primera y una mayor concentración en estado de equilibrio, debido a la inhibición de su metabolismo. No se han comunicado otras interacciones farmacológicas importantes para la succinimidas. Los efectos adversos más frecuentes relacionados con la dosis de etosuximida son las molestias gástricas, que incluyen dolor, náusea y emesis. Cuando se presenta un efecto adverso, la disminución temporal de la dosis puede permitir la adaptación. Otros efectos adversos relacionados con la dosis son letargo transitorio y fatiga y, mucho menos a menudo, cefalea, mareo, singultos y euforia. Los cambios conductuales suelen mejorar. Los efectos adversos de la etosuximida idiosincrásicos o no relacionados con la dosis son en extremo raros.

FENSUXIMIDA Y METOSUXIMIDA

La fensuximida (desde hace mucho ya no disponible) y la metosuximida son fenilsuccinimidas que se perfeccionaron y comercializaron antes que la etosuximida. Se usan en primera instancia como fármacos contra las crisis de ausencia. La metosuximida en general se considera más tóxica, y la fensuximida menos eficaz que la etosuximida. A diferencia de la etosuximida, estos dos compuestos tienen cierta actividad contra las crisis inducidas con electrochoque máximo. Algunos investigadores han utilizado metosuximida para tratar crisis parciales.

ÁCIDO VALPROICO Y VALPROATO SÓDICO

Se encontró que el valproato sódico, también usado como ácido libre (ácido valproico), tiene propiedades anticonvulsivas cuando se utiliza como solvente en la búsqueda de otros fármacos indicados contra las crisis. Se introdujo al mercado en Francia en 1969, pero no obtuvo licencia en Estados Unidos hasta 1978. El ácido valproico está por completo ionizado al pH corporal y por ese motivo se puede asumir que la forma activa del fármaco es el valproato, sin importar que se administre ácido valproico o una de sus sales.

Aspectos químicos

El ácido valproico forma parte de una serie de ácidos grasos carboxílicos que tienen actividad anticonvulsiva, la cual parece ser máxima con fragmentos de cadenas de carbono de cinco a ocho átomos. Las amidas y los ésteres de ácido valproico también son fármacos anticonvulsivos activos.

$$\begin{matrix} CH_3-CH_2-CH_2 \\ CH_3-CH_2-CH_2 \end{matrix} > CH-COOH$$

Ácido valproico

Mecanismo de acción

La evolución temporal de la actividad anticonvulsiva del valproato parece estar mal correlacionada con la concentración sanguínea o tisular del fármaco original, una observación que dio lugar a considerable especulación acerca de las especies activas y los mecanismos de acción del ácido valproico. El valproato es activo contra las crisis inducidas con electrochoque máximo y pentilentetrazol. A semejanza de la fenitoína y la carbamazepina, el valproato bloquea la descarga repetitiva de alta frecuencia de neuronas en cultivo a concentraciones terapéuticas importantes. Su actividad contra las crisis parciales puede ser consecuencia de este efecto sobre las corrientes de Na^+. El bloqueo de la excitación mediada por el receptor de NMDA pudiese también ser importante. Se ha prestado gran atención a los efectos del valproato sobre el GABA. Varios estudios mostraron concentraciones aumentadas de GABA en el cerebro después de la administración de valproato, si bien no se ha definido el mecanismo de dicho incremento. Se ha descrito un efecto del valproato que facilita la acción de la descarboxilasa del ácido glutámico (GAD), enzima encargada de la síntesis de GABA. Pudiese contribuir un efecto inhibidor sobre el transportador GAT-1 de GABA. A concentraciones muy altas el valproato inhibe a la transaminasa de GABA en el cerebro, lo que así bloquea la fragmentación de dicho neurotransmisor. Sin embargo, a las dosis relativamente bajas de valproato necesarias para abolir las crisis inducidas por pentilentetrazol, la concentración de GABA cerebral puede mantenerse sin cambios. El valproato produce una disminución en el contenido de aspartato en el cerebro de los roedores, pero no se conoce la importancia de ese efecto sobre su acción anticonvulsiva.

El ácido valproico es un potente inhibidor de la desacetilasa de histonas, mecanismo a través del cual cambia la transcripción de muchos genes. Algunos otros fármacos anticonvulsivos (topiramato, carbamazepina y un metabolito de levetiracetam) muestran un efecto similar, pero en menor grado.

Usos clínicos

El valproato es muy eficaz contra las crisis de ausencia y suele preferirse cuando el paciente tiene ataques tónico-clónicos generalizados concomitantes. El valproato es único con respecto a su capacidad de controlar ciertos tipos de convulsiones mioclónicas; en algunos casos el efecto es muy notorio. El fármaco es eficaz para las convulsiones tónico-clónicas generalizadas, en especial las primarias. Unos cuantos pacientes con ataques atónicos pueden también responder y algunas de las pruebas sugieren que el fármaco es eficaz ante las crisis parciales. Su uso en el tratamiento de la epilepsia es al menos tan amplio como el de cualquier otro medicamento. Las fórmulas intravenosas se emplean en ocasiones para tratar el estado epiléptico.

Otros usos del valproato incluyen el tratamiento del trastorno bipolar y la profilaxis de la migraña.

Farmacocinética

El valproato se absorbe bien después de una dosis oral, con biodisponibilidad mayor del 80%. Se observan concentraciones sanguíneas máximas en 2 h. La presencia de alimentos puede retrasar la absorción y se puede reducir la toxicidad si el fármaco se administra entre comidas.

El ácido valproico se une en un 90% a las proteínas plasmáticas, aunque la fracción unida disminuye a concentraciones sanguíneas mayores de 150 μg/ml. Puesto que el valproato está en extremo ionizado y unido a proteínas, su repartición se confina en esencia al agua extracelular, con un volumen de distribución de casi 0.15 L/kg. A dosis mayores hay un aumento de la fracción libre de valproato que da como resultado concentraciones totales del fármaco menores que las esperadas. Puede ser útil en términos clínicos, por tanto, cuantificar las concentraciones total y libre del medicamento. La depuración del valproato es baja y depende de la dosis; su semivida varía de nueve a 18 h. Casi 20% del compuesto se excreta como conjugado directo del valproato.

La sal sódica de valproato se encuentra en el mercado europeo como tableta, en forma muy higroscópica. En Centro y Sudamérica se dispone de la sal magnésica, que se considera menos higroscópica. El ácido libre del valproato se comercializó por primera vez en Estados Unidos en una cápsula que contenía aceite de maíz; la sal sódica también está disponible en jarabe, en primera instancia para uso pediátrico. También se encuentra en el mercado de Estados Unidos una tableta con capa entérica, un producto mejorado compuesto de un volumen de ácido valproico y uno de valproato sódico, con tanta biodisponibilidad como la cápsula pero que se absorbe con mucha más lentitud y es preferido por muchos pacientes. Las concentraciones máximas después de la administración de las tabletas con capa entérica se alcanzan en 3 a 4 h. Se dispone de varios preparados de liberación prolongada; no todos son bioequivalentes y podrían requerir de un ajuste de la dosis.

Concentraciones terapéuticas y dosis

Las dosis de 25 a 30 mg/kg/día pueden ser adecuadas en algunos pacientes, pero otros tal vez requieran 60 mg/kg/día o incluso más. Las concentraciones terapéuticas de valproato oscilan entre 50 y 100 μg/ml.

Interacciones farmacológicas

El valproato desplaza a la fenitoína de las proteínas plasmáticas. Además de sus interacciones de unión, el valproato inhibe el metabolismo de varios fármacos, incluidos el fenobarbital, la fenitoína y la carbamazepina, lo que provoca un incremento de las concentraciones de dichos fármacos en estado de equilibrio. La inhibición del metabolismo del fenobarbital, por ejemplo, puede causar que las concentraciones de barbitúricos aumenten de manera aguda, con producción de estupor o coma. El valproato puede disminuir de forma dramática la depuración de lamotrigina.

Toxicidad

Los efectos adversos más frecuentes relacionados con la dosis de valproato son náusea, emesis y otras manifestaciones gastrointestinales, como dolor abdominal y pirosis. La administración del fármaco debe iniciarse en forma gradual para evitar estos síntomas. La sedación es rara cuando se administra valproato solo, pero puede ser sorprendente cuando se agrega fenobarbital. A menudo se observa un temblor fino con concentraciones más altas. Otros efectos adversos reversibles que se observan en un pequeño número de pacientes incluyen aumento de peso, mayor apetito y pérdida de cabello.

La toxicidad idiosincrásica del valproato se limita en gran parte al hígado, pero pudiese ser grave; parece haber pocas dudas de que la hepatotoxicidad del valproato haya sido la causa de más de 50 muertes tan sólo en Estados Unidos. El riesgo es máximo para pacientes menores de dos años de edad y aquellos que toman múltiples medicamentos. Las concentraciones de aminotransferasa de aspartato iniciales pueden no estar elevadas en sujetos susceptibles, aunque en un momento dado se tornan anormales. Casi todas las muertes han ocurrido en los cuatro meses que siguen al inicio del tratamiento. Algunos clínicos recomiendan el tratamiento con L-carnitina oral o intravenosa tan pronto como se sospeche hepatotoxicidad grave. Se recomienda vigilar de manera cuidadosa la función hepática cuando se inicia la administración del fármaco; la hepatotoxicidad es reversible en algunos casos si se retira el medicamento. La otra respuesta idiosincrásica observada con el valproato es la trombocitopenia, si bien no hay casos documentados de hemorragia anormal. Debería señalarse que el valproato es un fármaco anticonvulsivo eficaz y popular, y que sólo un pequeño número de pacientes presentó efectos tóxicos graves por su uso.

Varios estudios epidemiológicos del valproato han confirmado una mayor incidencia de espina bífida en la descendencia de mujeres que lo tomaron durante el embarazo. Además, se ha comunicado una mayor incidencia de anomalías cardiovasculares, bucofaciales y digitales. Esas observaciones deben considerarse forzosamente en la selección de fármacos durante el embarazo.

OXAZOLIDINEDIONAS

La **trimetadiona**, la primera oxazolidinediona (fig. 24-3), se introdujo como fármaco anticonvulsivo en 1945 y continuó siendo el producto terapéutico ideal para las crisis de ausencia hasta la introducción de las succinimidas en el decenio de 1950. Hoy en día, el uso de las oxazolidinedionas (trimetadiona, parametadiona, y dimetadiona) es muy limitado; los últimos dos ya no están disponibles.

Estos compuestos son activos contra las crisis inducidas por pentilentetrazol. La trimetadiona aumenta el umbral de las descargas convulsivas después de una estimulación talámica repetida. La sustancia (o, de manera notoria, su metabolito activo dimetadiona) tiene el mismo efecto sobre las corrientes de Ca^{2+} talámicas que la etosuximida (disminución de la corriente de calcio del tipo T). Así, la supresión de las crisis de ausencia tal vez dependa de la acción de marcapasos de las neuronas talámicas.

La trimetadiona se absorbe con rapidez, alcanzando la concentración máxima 1 h después de su administración. No se une a las proteínas plasmáticas. La trimetadiona se metaboliza por completo en el hígado por desmetilación hasta generar dimetadiona, la cual puede ejercer la mayor actividad anticonvulsiva. La dimetadiona tiene una semivida muy prolongada (240 h). Nunca se establecieron los límites de concentraciones plasmáticas terapéuticas para la trimetadiona, aunque se han sugerido niveles sanguíneos mayores de 20 μg/ml para ésta y superiores a 700 μg/ml para la dimetadiona. Es necesaria una dosis de 30 mg/kg/día de trimetadiona para alcanzar tales concentraciones en adultos.

El efecto adverso más frecuente y molesto relacionado con las dosis de las oxazolidinedionas es la sedación. La trimetadiona se vincula con muchos otros efectos adversos tóxicos, algunos de ellos graves. Estos fármacos no deben administrarse durante el embarazo.

OTROS FÁRMACOS UTILIZADOS EN EL TRATAMIENTO DE LA EPILEPSIA

En esta sección se revisan algunos fármacos no clasificables por su aplicación al tipo de crisis.

BENZODIAZEPINAS

Hay seis benzodiazepinas que participan de forma notoria en el tratamiento de la epilepsia (véase también el cap. 22). Aunque muchas benzodiazepinas son similares desde el punto de vista químico, sus modificaciones estructurales sutiles producen diferencias de actividad y farmacocinética. Tienen dos mecanismos de acción anticonvulsiva, que muestran en diferentes grados los seis compuestos. Esto se hace evidente a partir del hecho de que el diazepam es, en términos relativos, más potente contra las crisis inducidas con electrochoque máximo y el clonazepam contra las producidas por pentilentetrazol (este último efecto está en correlación con una acción sobre los sitios alostéricos de los receptores de benzodiazepinas-GABA). En el capítulo 22 se revisan los posibles mecanismos de acción.

El **diazepam** administrado por vía intravenosa o rectal es muy eficaz para detener la actividad convulsiva continua, en especial en las crisis epilépticas tónico-clónicas generalizadas (véase más adelante). El fármaco en ocasiones se administra por vía oral a largo plazo, aunque no se considera muy eficaz cuando se aplica de esta manera, tal vez por el rápido desarrollo de tolerancia. Se dispone de un gel rectal para pacientes resistentes en quienes se necesita el control agudo de crisis de actividad convulsiva. En algunos estudios el **lorazepam** parece ser más eficaz y tener una acción más prolongada que el diazepam en el tratamiento de estado epiléptico y algunos expertos lo prefieren.

El **clonazepam** es un fármaco de acción prolongada con eficacia demostrada contra crisis de ausencia; con base en miligramos es uno de los fármacos anticonvulsivos más potentes que se conocen. También es efectivo en algunos casos de convulsiones mioclónicas y se ha intentado utilizar en los espasmos infantiles. La sedación que causa es notoria, en especial al inicio del tratamiento. Las dosis iniciales deben ser pequeñas. Las dosis máximas toleradas suelen oscilar entre 0.1 y 0.2 mg/kg, pero es posible que se necesiten varias semanas de aumento gradual de la dosis diaria para alcanzar esas concentraciones en algunos pacientes. El **nitrazepam** no se encuentra disponible en el mercado estadounidense pero se utiliza en muchos otros países, en especial para espasmos infantiles y convulsiones mioclónicas. Es menos potente que el clonazepam y no se ha demostrado que sea superior a él.

El **clorazepato dipotásico** se aprobó en Estados Unidos como adyuvante del tratamiento de las crisis parciales complejas en adultos. La somnolencia y el letargo son efectos adversos frecuentes, pero en tanto el fármaco se aumente de manera gradual, pueden administrarse dosis tan altas como 45 mg/día.

El **clobazam**, no disponible en Estados Unidos, se comercializa en casi todos los países y se usa de forma amplia en una variedad de tipos de crisis. Se trata de una 1,5-benzodiazepina (otras disponibles en el mercado son 1,4-benzodiazepinas) y según informes tiene un potencial sedante menor que las benzodiazepinas que se fabrican en Estados Unidos. No se ha definido si el fármaco tiene ventajas clínicas significativas. Presenta una semivida de 18 h y es eficaz en dosis de 0.5 a 1 mg/kg/día. Interactúa con algunos otros fármacos anticonvulsivos y causa los efectos adversos comunes de las benzodiazepinas; su eficacia en algunos pacientes es limitada por el desarrollo de tolerancia. Tiene un metabolito activo, el norclobazam.

Farmacocinética

Véase el capítulo 22.

Limitaciones

Dos aspectos prominentes de las benzodiazepinas limitan su utilidad. El primero es su pronunciado efecto sedante, que es infortunado tanto en el tratamiento de estado epiléptico como en la terapéutica crónica. Los niños pueden manifestar hiperactividad paradójica, como con los barbitúricos. El segundo problema es la tolerancia; las convulsiones pueden responder al inicio pero recurren en unos cuantos meses. La gran potencia anticonvulsiva de estos compuestos a menudo no puede aprovecharse por estos factores limitantes.

ACETAZOLAMIDA

La acetazolamida es un diurético cuya acción principal es la inhibición de la anhidrasa carbónica (véase el cap. 15). El mecanismo por el cual el fármaco ejerce su actividad anticonvulsiva puede ser la inducción de acidosis cerebral leve; de manera alternativa, la acción despolarizante de los iones bicarbonato que abandonan las neuronas a través de los conductos iónicos del receptor de GABA puede disminuir por la inhibición de la anhidrasa carbónica. La acetazolamida se ha utilizado para todos los tipos de crisis, pero está muy limitada por la rápida aparición de tolerancia, por lo general con retorno de las convulsiones en unas cuantas semanas. El fármaco puede tener una participación especial en mujeres epilépticas que experimentan exacerbaciones convulsivas al momento de la menstruación; es posible que el control de las convulsiones mejore y que no se desarrolle tolerancia puesto que el fármaco no se administra de manera continua. La dosis usual es de casi 10 mg/kg/día, hasta un máximo de 1 000 mg/día.

El **sultiame**, otro inhibidor de la anhidrasa carbónica, no muestra eficacia como anticonvulsivo en estudios clínicos realizados en Estados Unidos. Se encuentra en el mercado en algunos otros países.

FARMACOLOGÍA CLÍNICA DE LOS ANTICONVULSIVOS

CLASIFICACIÓN DE LAS CONVULSIONES

En general, el tipo de medicamento utilizado para tratar la epilepsia depende de la naturaleza empírica de la crisis. Por este motivo se ha dedicado un esfuerzo considerable a la clasificación de las crisis, de modo que los clínicos puedan hacer un "diagnóstico" y, con esa base, prescribir el tratamiento apropiado. Errores en el diagnóstico de las crisis causan la utilización de fármacos equivocados, lo que provoca que surja un ciclo desagradable donde el mal control de las crisis es seguido por dosis crecientes de fármacos y toxicidad. Como ya se señaló, las crisis se dividen en dos grupos: parciales y generalizadas. Los fármacos utilizados para las primeras son más o menos los mismos para todos sus subtipos, pero los utilizados para las segundas se determinan por el subtipo individual de crisis. En el cuadro 24-1 se presenta un resumen de la clasificación internacional de las crisis epilépticas.

Crisis parciales

Son aquellas en las que se puede precisar un inicio localizado del ataque, ya sea por observación clínica o por registro electroencefalográfico; el ataque inicia en un sitio específico del cerebro. Hay tres tipos de crisis parciales, determinadas hasta cierto grado por la intensidad de la afección cerebral causada por la descarga anormal.

La **crisis parcial simple** es la menos compleja y se caracteriza por una diseminación mínima de la descarga anormal, tal, que se conservan normales la conciencia y el estado de alerta. Por ejemplo, el paciente puede tener un inicio súbito de sacudidas clónicas en una extremidad que duran de 60 a 90 s; la debilidad residual después del ataque puede durar de 15 a 30 min. El paciente está por completo al tanto del ataque y puede describirlo con detalle. El electroencefalograma puede mostrar una descarga anormal muy localizada en la porción afectada del cerebro.

La **convulsión parcial compleja** también tiene un inicio localizado, pero la descarga se amplía (por lo general de forma bilateral) y casi siempre involucra al sistema límbico. Las crisis parciales más complejas surgen de uno de los lóbulos temporales, tal vez por la susceptibilidad de esa región cerebral al daño por hipoxia o infección. En términos clínicos el paciente puede percibir una breve señal, seguida por una alteración de la conciencia durante la cual algunos individuos fijan la mirada y otros se tambalean o incluso se caen. La mayoría, no obstante, muestra fragmentos de conducta motora integrada llamados **automatismos**, de los que el paciente no tiene memoria. Los automatismos usuales incluyen: chasqueo de labios, deglución, torpeza, rascado o incluso conductas ambulatorias. Después de 30 a 120 segundos el paciente presenta una recuperación gradual de la conciencia, pero puede sentirse cansado o abatido durante varias horas después del ataque.

El último tipo de evento parcial es una **crisis con generalización secundaria**, donde un ataque parcial precede de inmediato a una convulsión tónico-clónica generalizada (gran mal). Dicho suceso se describe más adelante.

Convulsiones generalizadas

Las crisis generalizadas son aquellas donde no hay datos de un inicio localizado. El grupo es bastante heterogéneo.

Las **crisis tónico-clónicas** (**gran mal**) son las más espectaculares de todas las crisis epilépticas y se caracterizan por rigidez tónica de todas las extremidades, seguida en 25 a 30 segundos por un temblor que en realidad corresponde a la interrupción del tono por relajación. Conforme las fases de la relajación se prolongan, la crisis entra en la fase clónica, con sacudidas masivas del cuerpo. En 60 a 120 s las sacudidas clónicas se hacen más lentas y el paciente suele quedar en un estado estuporoso. Pudo haberse mordido la lengua o el carrillo y es frecuente la incontinencia urinaria. Las convulsiones tónico-clónicas generalizadas primarias inician sin datos de localización, en tanto que las de generalización secundaria son precedidas por otro tipo de crisis, por lo general una parcial. El tratamiento médico de las convulsiones tónico-clónicas primarias y aquellas con generalización secundaria es el mismo y se utilizan fármacos apropiados para las convulsiones *parciales.*

La **convulsión de ausencia** (**pequeño mal**) se caracteriza por un inicio abrupto y un cese súbito. Su duración suele ser menor de 10 s y pocas veces es mayor de 45. Se altera la conciencia; la crisis también puede vincularse con sacudidas clónicas leves de párpados o extremidades, con cambios del tono postural, fenómenos autonómicos y automatismos. La aparición de automatismos puede complicar la diferenciación clínica respecto de las convulsiones parciales complejas en algunos pacientes. Las crisis de ausencia inician en la infancia o adolescencia y pueden presentarse hasta cientos de veces al día. El electroencefalograma durante una crisis muestra un patrón muy característico de espiga y onda de 2.5 a 3.5 Hz. Los pacientes con ausencias atípicas presentan crisis con cambios posturales que son más abruptos y tales individuos a menudo tienen retraso mental; el electroencefalograma pudiese mostrar una descarga más lenta de espigas y ondas y las crisis quizá sean más resistentes al tratamiento.

Ocurren **sacudidas mioclónicas** en mayor o menor grado en una amplia variedad de crisis, como las tónico-clónicas generalizadas, las parciales, las de ausencia y los espasmos infantiles. El tratamiento de las crisis que incluyen sacudidas mioclónicas debe dirigirse al tipo primario de convulsión, más que a la mioclonía. Algunos pacientes, no obstante, presentan sacudidas mioclónicas como principal tipo de crisis y otros a menudo las sufren junto con convulsiones tónico-clónicas generalizadas ocasionales, sin signos manifiestos de déficit neurológico. Hay muchos tipos de mioclonías y se ha dedicado mucho esfuerzo al intento de clasificarlas.

Las **convulsiones atónicas** son aquellas en las que el paciente tiene una perdida súbita del tono postural. Cuando el individuo está de pie, cae de forma repentina al piso y puede lesionarse. Cuando se encuentra sentado, pueden desplomarse en forma imprevista la cabeza y el torso hacia adelante. Aunque se observa más a menudo en niños, este tipo de crisis no es desusado en adultos. Muchos pacientes con crisis atónicas utilizan cascos para prevenir lesiones cefálicas. En algunos sujetos se puede observar un *incremento* momentáneo del tono, lo cual explica el uso del término "convulsión tónica-atónica".

Los **espasmos infantiles** constituyen un síndrome epiléptico y no un tipo de crisis. Los ataques, aunque a veces son fragmentarios, a menudo son bilaterales y se incluyen para fines prácticos en las crisis generalizadas. Estos ataques se caracterizan con mayor frecuencia en la clínica por breves sacudidas mioclónicas recurrentes del cuerpo con flexión o extensión súbita de éste y de las extremidades; las formas de espasmos infantiles son bastante heterogéneas. El 90% de los pacientes afectados presenta su primer ataque antes del primer año de edad. La mayoría tiene retraso mental, al parecer por la misma causa que los espasmos. Se desconoce la etiología en muchos pacientes pero se han señalado trastornos tan dispares como infecciones, kernicterus (encefalopatía bilirrubínica), esclerosis tuberosa e hipoglucemia. En algunos casos el electroencefalograma es característico. Los fármacos utilizados para tratar los espasmos infantiles son eficaces sólo en algunos pacientes; hay pocas pruebas de que el retraso mental se alivie por el tratamiento, incluso cuando desaparecen los ataques.

ESTRATEGIA TERAPÉUTICA

Al diseñar una estrategia terapéutica se prefiere el uso de un solo fármaco, en particular en pacientes que no estén afectados de gravedad y que puedan beneficiarse de experimentar menos efectos adversos utilizando monoterapia. En pacientes con crisis difíciles de controlar por lo general se utilizan múltiples fármacos de manera simultánea.

Para casi todos los fármacos anticonvulsivos antiguos, se han caracterizado en alto grado las concentraciones sanguíneas, los efectos terapéuticos y su farmacocinética. Estas relaciones proveen ventajas significativas en el perfeccionamiento de estrategias terapéuticas para el tratamiento de la epilepsia. El índice terapéutico para la mayor parte de los fármacos anticonvulsivos es bajo y no es rara la toxicidad. Por ello, en el tratamiento eficaz de las crisis a menudo se debe estar atento a las concentraciones terapéuticas, a las propiedades farmacocinéticas y a las toxicidades características de cada fármaco. Las determinaciones de la concentración del fármaco anticonvulsivo en el plasma pueden ser muy útiles cuando se combinan con

CUADRO 24-2 Rangos de referencia de las concentraciones séricas de algunos fármacos anticonvulsivos

Fármaco anticonvulsivo	Rango de referencia (μmol/L)[1]	Factor de conversión (F)[2]
MEDICAMENTOS ANTIGUOS		
Carbamazepina	15-45	4.23
Clobazam	0.1-1.0	3.32
Clonazepam	60-220 nmol/L	3.17
Etosuximida	300-600	7.08
Fenitoína	40-80	3.96
Fenobarbital	50-130	4.31
Valproato	300-600	7.08
MEDICAMENTOS RECIENTES (comercializados después de 1990)		
Felbamato	125-250	4.20
Gabapentina	70-120	5.83
Lamotrigina	10-60	3.90
Levetiracetam	30-240	5.88
Oxcarbazepina[3]	50-140	3.96
Pregabalina[4]	1-50	6.33
Tiagabina	50-250 nmol/L	2.43
Topiramato	15-60	2.95
Zonisamida	45-180	4.71

[1]Estos datos se proporcionan sólo como guía general. Muchos pacientes responderán mejor en diferentes niveles y algunos sujetos pueden experimentar efectos adversos relacionados con un fármaco determinado dentro de los rangos terapéuticos promedio enlistados.

[2]Para convertir μg/ml o mg/l, se dividen los μmol/L entre el factor de conversión F.

[3]Metabolito monohidroxilado.

[4]No bien establecido.

Modificado y actualizado, con autorización, de Johannessen SI, Landmark CJ: Value of therapeutic drug monitoring in epilepsy. Expert Rev Neurother 2008; 8:929.

observaciones clínicas y datos de farmacocinética (cuadro 24-2). La relación entre el control de las convulsiones y las concentraciones plasmáticas del medicamento es variable y a menudo menos clara para los fármacos que entraron al mercado desde 1990.

TRATAMIENTO DE LA EPILEPSIA

CONVULSIONES PARCIALES Y LAS TÓNICO-CLÓNICAS GENERALIZADAS

Por muchos años, la selección de fármacos para tratar las crisis tónico-clónicas parciales se limitaba por lo general a fenitoína, carbamazepina o barbitúricos. Hay una fuerte tendencia a limitar el uso de medicamentos anticonvulsivos sedantes, como los barbitúricos y las benzodiazepinas, en pacientes incapaces de tolerar otros fármacos; esta preferencia provocó, en la década de 1980, el incremento del uso de la carbamazepina. Aunque ésta y la fenitoína se prescriben con mucha frecuencia, la mayoría de las medicinas nuevas (comercializadas después de 1990) son eficaces contra crisis del mismo tipo. En el caso de los fármacos más antiguos, su eficacia y los efectos adversos provocados a largo plazo están bien establecidos; esto crea cierto nivel de confianza en vez de una tolerabilidad cuestionable. La mayoría de los medicamentos nuevos tiene un espectro de acción más amplio y muchos se toleran bien; por lo tanto se deben preferir los fármacos más recientes en vez de los más antiguos. Aunque ciertos datos sugieren que la mayoría de las medicinas más nuevas incrementa el riesgo de experimentar fracturas no traumáticas, aún no es práctico elegir un fármaco con base en estas insinuaciones.

CONVULSIONES GENERALIZADAS

Los aspectos (antes descritos) relacionados con la selección entre fármacos antiguos y nuevos son aplicables también al grupo de convulsiones generalizadas.

Los fármacos utilizados para las convulsiones tónico-clónicas generalizadas son los mismos que para las crisis parciales; además, el valproato es claramente útil.

Al menos tres fármacos son eficaces contra las crisis de ausencia. Se prefieren la etosuximida y el valproato porque no son sedantes. El clonazepam también es muy eficaz pero tiene la desventaja de efectos adversos relacionados con la dosis y el desarrollo de tolerancia. La lamotrigina y el topiramato también pueden ser útiles.

Los síndromes mioclónicos específicos suelen tratarse con valproato; si es necesario, se puede usar en forma aguda una fórmula intravenosa. No es sedante y puede ser muy eficaz. Otros pacientes responden a clonazepam, nitrazepam u otras benzodiazepinas, aunque pueden requerirse dosis altas, con la somnolencia acompañante.

La zonisamida y el levetiracetam pueden ser útiles. Otro síndrome mioclónico específico, la epilepsia mioclónica juvenil, se puede agravar por el uso de fenitoína o carbamazepina; el valproato es el fármaco ideal, seguido por lamotrigina y topiramato.

Las crisis atónicas a menudo son resistentes a todos los medicamentos disponibles, si bien algunos informes sugieren que el valproato puede ser beneficioso, al igual que la lamotrigina. Se ha comunicado que las benzodiazepinas mejoran el control de las convulsiones en algunos de esos pacientes, pero es posible que en otros empeoren las crisis. Se demostró que el felbamato es eficaz en algunos individuos, aunque la toxicidad idiosincrásica del fármaco limita su uso. Si la pérdida de tono parece ser parte de otro tipo de crisis (p. ej., de ausencia o parciales complejas), debe hacerse todo esfuerzo por tratar de manera enérgica el otro tipo de convulsión, con la esperanza de aliviar en forma simultánea el componente atónico del ataque. En ocasiones es útil la dieta cetógena.

FÁRMACOS USADOS EN LOS ESPASMOS INFANTILES

El tratamiento de los espasmos infantiles infortunadamente se limita a mejorar el control de las convulsiones en vez de otras manifestaciones del trastorno, como el retraso mental. La mayoría de los pacientes recibe un ciclo de corticotropina intramuscular, si bien algunos clínicos notan que la prednisona puede tener la misma eficacia y administrarse por vía oral. Los estudios clínicos no han podido uniformar el tema. En cada caso, el tratamiento debe a menudo descontinuarse por los efectos adversos. Si las convulsiones recurren, se pueden dar ciclos repetidos de corticotropina o corticoesteroides, o hacer el intento con otros fármacos. En Estados Unidos se ha aprobado el uso de una fórmula inyectable de corticotropina de liberación prolongada para el tratamiento de espasmos infantiles de etiología criptogénica o sintomática.

Otros medicamentos de uso amplio son las benzodiazepinas, como el clonazepam o el nitrazepam; su eficacia en este síndrome heterogéneo puede ser casi tan buena como la de los corticoesteroides. La vigabatrina es eficiente y muchos neurólogos pediatras la consideran el fármaco ideal. Se desconoce el mecanismo de acción de los corticoesteroides y de la corticotropina en el tratamiento de los espasmos infantiles, pero puede involucrar la disminución de los procesos inflamatorios.

ESTADO EPILÉPTICO

Hay muchas formas de estado epiléptico. La más frecuente, crisis epiléptica tónico-clónica generalizada, es una urgencia que pone en riesgo la vida y requiere de inmediato tratamiento cardiovascular, respiratorio y metabólico, además de terapia farmacológica. Esta última siempre requiere la administración intravenosa de medicamentos anticonvulsivos. El diazepam es el fármaco más eficaz en la mayoría de los pacientes para detener los ataques y se administra por vía intravenosa en forma súbita hasta una dosis total máxima de 20 a 30 mg en adultos. El diazepam intravenoso puede deprimir la respiración (y con menos frecuencia la función cardiovascular) y debe contarse de inmediato con recursos para la reanimación durante su administración. El efecto del diazepam no es duradero pero el intervalo de 30 a 40 minutos sin convulsión permite iniciar un tratamiento más definitivo. Algunos médicos prefieren el lorazepam, que tiene un efecto equivalente al del diazepam y tal vez una acción un poco más prolongada. En pacientes que no se encuentran en realidad en medio de una convulsión, se puede omitir el tratamiento con diazepam y tratar al individuo de inmediato con un fármaco de acción prolongada, como la fenitoína.

Hasta la introducción de la fosfenitoína, el principal recurso de tratamiento continuo de las crisis epilépticas era la fenitoína intravenosa, que es eficaz y no sedante. Se puede administrar como dosis de carga de 13 a 18 mg/kg en adultos; el error usual es inyectar muy poco. La administración debe hacerse a una velocidad máxima de 50 mg/minuto. Es lo más seguro administrar el fármaco directamente por vía intravenosa, pero también se puede diluir en solución salina; se precipita con rapidez en presencia de glucosa. Es necesaria la vigilancia cuidadosa del ritmo cardiaco y la presión arterial, en especial en pacientes de edad avanzada. Al menos parte de la cardiotoxicidad depende del propilenglicol, en el que se disuelve la fenitoína. La fosfenitoína, que se disuelve con libertad en soluciones intravenosas sin necesidad de propilenglicol u otro producto solvente, es un fármaco parenteral más seguro. Debido a su mayor peso molecular, este profármaco tiene del 66 al 75% de la potencia de la fenitoína con respecto a los miligramos utilizados.

En pacientes con epilepsia tratada con anterioridad, la administración de una gran dosis de carga de fenitoína puede causar cierta toxicidad relacionada con la dosis, como la ataxia. Esto por lo general es un problema menor en términos relativos durante la crisis aguda y suele aliviarse mediante el ajuste posterior de sus concentraciones plasmáticas.

En pacientes que no responden a la fenitoína se puede administrar fenobarbital en dosis fuertes: de 100 a 200 mg por vía intravenosa, hasta un total de 400 a 800 mg. La depresión respiratoria es una complicación frecuente, en especial si ya se han administrado benzodiazepinas y no debe dudarse en instituir la intubación y ventilación artificial.

Aunque se han recomendado otros fármacos, como la lidocaína, para el tratamiento del estado epiléptico tónico-clónico generalizado, se suele requerir anestesia general en pacientes con alta resistencia.

Para pacientes en estado de ausencia, las benzodiazepinas son aún los fármacos ideales. Rara vez se requiere valproato intravenoso.

ASPECTOS ESPECIALES DE TOXICOLOGÍA DE LOS FÁRMACOS ANTICONVULSIVOS

TERATOGÉNESIS

La teratogénesis potencial de los fármacos anticonvulsivos es importante y motivo de controversia. Es trascendental, porque la teratogénesis resultante del tratamiento farmacológico a largo plazo de millones de personas en el mundo puede tener un efecto profundo incluso si se presenta sólo en un pequeño porcentaje de los casos. Es controversial porque tanto la epilepsia como los anticonvulsivos son heterogéneos, y se dispone de pocos pacientes con la enfermedad que no reciben estos fármacos para hacer estudios. Además, aquellos individuos con epilepsia grave en quienes los factores genéticos en vez de los farmacológicos pueden ser de mayor importancia para la aparición de malformaciones fetales, a menudo reciben múltiples fármacos anticonvulsivos a dosis altas.

A pesar de esas limitaciones parece que, cualquiera que sea la causa, los niños nacidos de madres que toman anticonvulsivos tienen mayor riesgo, tal vez el doble, de presentar malformaciones congénitas. La fenitoína se ha vinculado con un síndrome específico llamado **síndrome hidantoínico fetal**, aunque no todos los investigadores están convencidos de su existencia y se ha atribuido un síndrome similar tanto al fenobarbital como a la carbamazepina. El valproato, como se señaló antes, también se ha vinculado con una malformación específica, la espina bífida. Se calcula que una embarazada que toma ácido valproico o valproato sódico tiene un riesgo de uno a 2% de parir un hijo con espina bífida. El topiramato ha mostrado cierto efecto teratógeno en pruebas realizadas en animales y, como se señaló antes, en el feto masculino humano.

En el abordaje de los problemas clínicos de una embarazada con epilepsia, casi todos los especialistas concuerdan en que si bien es importante disminuir al mínimo la exposición a los fármacos anticonvulsivos, tanto en número como en dosis, también lo es no permitir que ocurran convulsiones maternas sin supervisión.

ABSTINENCIA

La abstinencia de fármacos anticonvulsivos, ya sea accidental o deliberada, puede causar mayor frecuencia y gravedad de las crisis. Los dos factores a considerar son los efectos de la abstinencia misma y la necesidad de supresión farmacológica continua de las crisis del paciente individual. En muchos pacientes deben considerarse ambos factores. Es importante notar, no obstante, que la interrupción abrupta de un medicamento anticonvulsivo por lo general no causa crisis en pacientes sin epilepsia, siempre y cuando las concentraciones farmacológicas no sean mayores a los límites terapéuticos cuando se interrumpe su administración.

Algunos fármacos son más fáciles de retirar que otros. En general, la abstinencia de fármacos contra crisis de ausencia es más fácil que el retiro de aquellos necesarios para las convulsiones tónico-clónicas parciales o generalizadas. Los barbitúricos y las benzodiazepinas son los más difíciles de discontinuar: pueden requerirse semanas o meses, con decrementos de dosis muy graduales para lograr su retiro completo en pacientes ambulatorios.

Debido a la heterogeneidad de la epilepsia, la discontinuación completa de un fármaco anticonvulsivo es un problema en particular difícil. Si un sujeto no ha tenido convulsiones durante tres o cuatro años a menudo está garantizado un intento de discontinuación gradual.

SOBREDOSIS

Los fármacos anticonvulsivos son depresores del sistema nervioso central, pero rara vez causan la muerte. Suelen requerirse concentraciones sanguíneas muy altas antes de que se pueda considerar que la sobredosis ponga en riesgo la vida. El efecto más peligroso de los fármacos anticonvulsivos después de grandes sobredosis es la depresión respiratoria, que puede ser potenciada por otros agentes, como el alcohol.

El tratamiento de una sobredosis de un medicamento anticonvulsivo es de sostén; no deberían usarse estimulantes. Los esfuerzos por acelerar la eliminación de los fármacos anticonvulsivos, como la alcalinización de la orina (la fenitoína es débilmente ácida), suelen ser ineficaces.

TENDENCIA AL SUICIDIO

En el año 2008 la FDA realizó un análisis de conductas suicidas durante estudios clínicos de fármacos anticonvulsivos. La presencia de comportamientos o ideas suicidas fue de 0.37% en pacientes que tomaron medicamentos activos y de 0.24% en los que tomaron placebo. Esto, según un análisis, representa una cifra de dos individuos adicionales por cada 1 000 con tales pensamientos o conductas. Es digno de mención que, aunque toda la clase de fármacos puede ser objeto de algún cambio en la etiqueta, las razones de probabilidades para la carbamazepina y el valproato fueron menores a 1.0 y no hubo datos disponibles sobre la fenitoína. No se ha definido si el efecto es real o está vinculado de manera inextricable con este trastorno debilitante y grave, con su inherentemente elevada tasa acompañante de tendencia al suicidio.

RESUMEN Fármacos anticonvulsivos

Subclase	Mecanismo de acción	Farmacocinética	Aplicaciones clínicas	Toxicidad, interacciones
UREÍDOS CÍCLICOS				
• Fenitoína, fosfenitoína	Bloquean las descargas de alta frecuencia de las neuronas por su acción sobre los conductos del Na^+ controlados por voltaje (VG) • disminuyen la secreción de glutamato en las sinapsis	La absorción depende de la fórmula • se une con gran afinidad a las proteínas plasmáticas • no hay metabolitos activos • eliminación dependiente de la dosis, $t_{1/2}$ de 12 a 36 h • la fosfenitoína es para vías IV e IM	Crisis tónico-clónicas generalizadas, crisis parciales	*Toxicidad:* diplopía, ataxia, hiperplasia gingival, hirsutismo, neuropatía • *Interacciones:* fenobarbital, carbamazepina, isoniazida, felbamato, oxcarbazepina, topiramato, fluoxetina, fluconazol, digoxina, quinidina, ciclosporina, esteroides, anticonceptivos orales, otros
• Primidona	Semejante al de la fenitoína pero se convierte en fenobarbital	Se absorbe con facilidad por vía oral • no se une con gran afinidad a las proteínas del plasma • concentraciones máximas en 2 a 6 h • $t_{1/2}$ de 10 a 25 h • dos metabolitos activos (fenobarbital y feniletilmalonamida)	Crisis tónico-clónicas generalizadas, crisis parciales	*Toxicidad:* sedación, aspectos cognoscitivos, ataxia, hiperactividad • *Interacciones:* similares a las del fenobarbital
• Fenobarbital	Aumenta las respuestas fásicas del receptor $GABA_A$ • disminuye las respuestas excitadoras en las sinapsis	Absorción casi completa • no se une de manera significativa a las proteínas plasmáticas • concentraciones máximas en 0.5 a 4 h • sin metabolitos activos • $t_{1/2}$ varía de 75 a 125 h	Crisis tónico-clónicas generalizadas, crisis parciales, convulsiones mioclónicas, convulsiones generalizadas, crisis neonatales, estado epiléptico	*Toxicidad:* sedación, aspectos cognoscitivos, ataxia, hiperactividad • *Interacciones:* valproato, carbamazepina, felbamato, fenitoína, ciclosporina, felodipina, lamotrigina, nifedipina, nimodipina, esteroides, teofilina, verapamilo, otros
• Etosuximida	Disminuye las corrientes de Ca^{2+} de umbral bajo (de tipo T)	Se absorbe con facilidad por vía oral con cifras máximas de 3 a 7 h • no se une a proteínas • se degrada por completo hasta compuestos inactivos • $t_{1/2}$ por lo general de 40 h	Crisis de ausencia	*Toxicidad:* náusea, cefalea, mareo, hiperactividad • *Interacciones:* valproato, fenobarbital, fenitoína, carbamazepina, rifampicina
TRICÍCLICOS				
• Carbamazepina	Bloquea las descargas de alta frecuencia de las neuronas por su acción sobre los conductos del Na^+ VG • disminuye la emisión sináptica de glutamato	Se absorbe con facilidad por vía oral con concentraciones máximas en 6 a 8 h • no hay unión significativa a proteínas • se metaboliza en parte a 10-11-epóxido activo • $t_{1/2}$ de la sustancia original varía de 8 a 12 h en pacientes tratados a 36 h en sujetos normales	Crisis tónico-clónicas generalizadas, crisis parciales	*Toxicidad:* náusea, diplopía, ataxia, hiponatremia, cefalea • *Interacciones:* fenitoína, carbamazepina, valproato, fluoxetina, verapamilo, antibióticos macrólidos, isoniazida, propoxifeno, danazol, fenobarbital, primidona, muchos otros
• *Oxcarbazepina: es similar a la carbamazepina; tiene una semivida más breve pero metabolitos activos con mayor duración y menos interacciones reportadas*				
• *Acetato de eslicarbazepina: es similar a la oxcarbazepina pero además ha demostrado ser efectiva cuando se administra una vez al día y se puede convertir con mayor rapidez en su metabolito activo*				
BENZODIAZEPINAS				
• Diazepam	Potencia las respuestas de $GABA_A$	Se absorbe con facilidad por vía oral • su administración rectal permite concentraciones máximas en ~1 h con 90% de biodisponibilidad • IV para las crisis epilépticas • hay unión significativa a proteínas • se metaboliza en gran medida para generar varios productos activos • $t_{1/2}$ de ~2 días	Crisis epilépticas, crisis en grupos	*Toxicidad:* sedación • *Interacciones:* mínimas
• Clonazepam	Igual que el del diazepam	>80% de biodisponibilidad • metabolismo amplio pero sin productos activos • $t_{1/2}$ de 20 a 50 h	Crisis de ausencia, convulsiones mioclónicas, espasmos infantiles	*Toxicidad:* similar a la del diazepam • *Interacciones:* mínimas
• *Lorazepam: es similar al diazepam*				
• *Clobazam: las indicaciones incluyen crisis de ausencia, convulsiones mioclónicas y espasmos infantiles*				

(*continúa*)

Subclase	Mecanismo de acción	Farmacocinética	Aplicaciones clínicas	Toxicidad, interacciones
DERIVADOS DEL GABA				
• Gabapentina	Disminuye la transmisión excitadora al actuar sobre los conductos del Ca^{2+} VG antes de la sinapsis (subunidad $\alpha_2\delta$)	La biodisponibilidad disminuye 50% conforme aumenta la dosis • no se une a las proteínas plasmáticas • no se degrada • $t_{1/2}$ de 6 a 8 h	Convulsiones tónico-clónicas generalizadas, convulsiones parciales, convulsiones generalizadas	*Toxicidad:* somnolencia, mareo, ataxia • *Interacciones:* mínimas
• Pregabalina	Igual que el de la gabapentina	Se absorbe con facilidad por vía oral • no se une a proteínas plasmáticas • no se metaboliza • $t_{1/2}$ de 6 a 7 h	Convulsiones parciales	*Toxicidad:* somnolencia, mareo, ataxia • *Interacciones:* mínimas
• Vigabatrina	Inhibe de manera irreversible a la transaminasa de GABA	Biodisponibilidad del 70% • no se une a proteínas plasmáticas • no se metaboliza • $t_{1/2}$ de 5 a 7 h (sin importancia por el mecanismo de acción)	Convulsiones parciales, espasmos infantiles	• *Toxicidad:* somnolencia, mareo, psicosis, pérdida de campos visuales • *Interacciones:* mínimas
DIVERSOS				
• Valproato	Bloquea las descargas de alta frecuencia de las neuronas • modifica el metabolismo de aminoácidos	Se absorbe con facilidad a partir de varias fórmulas • altamente unido a las proteínas plasmáticas • se metaboliza en forma extensa • $t_{1/2}$ de 9 a 16 h	Convulsiones tónico-clónicas generalizadas, convulsiones parciales, convulsiones generalizadas, convulsiones de ausencia, convulsiones mioclónicas	*Toxicidad:* náusea, temblor, aumento de peso, pérdida de pelo, actividad teratogénica y hepatotóxica • *Interacciones:* fenobarbital, fenitoína, carbamazepina, lamotrigina, felbamato, rifampicina, etosuximida, primidona
• Lamotrigina	Prolonga la inactivación de los conductos del Na^+ VG • actúa en el espacio presináptico sobre los conductos del Ca^{2+} VG, disminuye la secreción de glutamato	Se absorbe con facilidad por vía oral • sin unión significativa a proteínas • con metabolismo extenso pero sin productos activos • $t_{1/2}$ de 25 a 35 h	Convulsiones tónico-clónicas generalizadas, convulsiones parciales, convulsiones generalizadas, convulsiones de ausencia	*Toxicidad:* mareo, cefalea, diplopía, exantema • *Interacciones:* valproato, carbamazepina, oxcarbazepina, fenitoína, fenobarbital, primidona, succinimidas, sertralina, topiramato
• Levetiracetam	Actúa sobre la proteína sináptica SV_2A	Se absorbe con facilidad por vía oral • no se une a proteínas plasmáticas • se degrada a tres metabolitos inactivos • $t_{1/2}$ de 6 a 11 h	Convulsiones tónico-clónicas generalizadas, convulsiones parciales, convulsiones generalizadas	*Toxicidad:* nerviosismo, mareo, depresión, convulsiones • *Interacciones:* inusuales
• Retigabina	Incrementa la apertura de los conductos del K^+	Se absorbe con facilidad • requiere administrarse 3 veces al día	Tratamiento adjunto de crisis parciales	*Toxicidad:* mareo, somnolencia, confusión y visión borrosa • *Interacciones:* mínimas
• Rufinamida	Prolonga la inactivación de los conductos del Na^+ controlados por voltaje	Se absorbe con facilidad por vía oral • requiere administrarse 3 veces al día • logra concentraciones máximas en 4 a 6 h • $t_{1/2}$ de 6 a 11 h • mínima unión a proteínas plasmáticas • sin metabolitos activos • excreción urinaria principalmente	Tratamiento adjunto de síndrome de Lennox-Gastaut	*Toxicidad:* somnolencia, emesis, pirexia y diarrea • *Interacciones:* no se metaboliza mediante las enzimas P450, pero pueden presentarse interacciones con fármacos anticonvulsivos
• Tiagabina	Impide la recaptación de GABA en el cerebro anterior por bloqueo selectivo de GAT-1	Se absorbe con facilidad • altamente unida a proteínas plasmáticas • degradación extensa pero sin metabolitos activos • $t_{1/2}$ de 4 a 8 h	Convulsiones parciales	*Toxicidad:* nerviosismo, mareo, depresión, convulsiones • *Interacciones:* fenobarbital, fenitoína, carbamazepina, primidona
• Topiramato	Múltiples acciones en la función sináptica, probablemente sobre la fosforilación	Se absorbe con facilidad • no se une a proteínas plasmáticas • con metabolización extensa, pero 40% se excreta sin cambios en la orina • no tiene metabolitos activos • $t_{1/2}$ de 20 h, pero disminuye con fármacos concomitantes	Convulsiones tónico-clónicas generalizadas, convulsiones parciales, convulsiones generalizadas, convulsiones de ausencia, migraña	*Toxicidad:* somnolencia, lentitud cognitiva, confusión, parestesias • *Interacciones:* fenitoína, carbamazepina, anticonceptivos orales, lamotrigina, ¿litio?
• Zonisamida	Bloquea las descargas de alta frecuencia por su acción sobre los conductos del Na^+ VG	Biodisponibilidad de casi 70% por vía oral • unión mínima a proteínas plasmáticas • >50% se metaboliza • $t_{1/2}$ de 50 a 70 h	Convulsiones tónico-clónicas generalizadas, convulsiones parciales, convulsiones mioclónicas	*Toxicidad:* somnolencia, alteración cognitiva, confusión, mala concentración • *Interacciones:* mínimas
• Lacosamida	Aumenta la inactivación lenta de los conductos del Na^+ • bloquea el efecto de las neurotrofinas (vía CRMP-2)	Se absorbe con facilidad • mínima unión a proteínas • un metabolito principal no activo • $t_{1/2}$ de 12 a 14 h	Convulsiones tónico-clónicas generalizadas, convulsiones parciales	*Toxicidad:* mareo, cefalea, náusea • pequeño aumento del intervalo PR • *Interacciones:* mínimas

PREPARACIONES DISPONIBLES

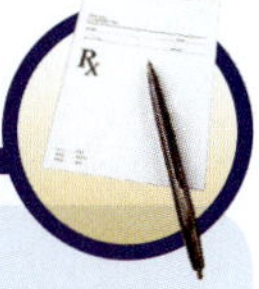

Ácido valproico
Oral: cápsulas de 250 mg; jarabe de 250 mg/5 ml (valproato sódico)
Oral, liberación sostenida: comprimidos de 125, 250 y 500 mg
Parenteral: 100 mg/ml en frasco ámpula de 5 ml para inyección IV

Carbamazepina
Oral: comprimidos de 200 mg; comprimidos masticables de 100 mg; suspensión de 100 mg/5 ml
Oral, liberación prolongada: comprimidos de 100, 200 y 400 mg; cápsulas de 200 y 300 mg

Clonazepam
Oral: comprimidos de 0.5, 1 y 2 mg

Clorazepato dipotásico
Oral: comprimidos y cápsulas de 3.75, 7.5 y 15 mg
Oral, liberación prolongada: comprimidos (Tranxene-SD): 11.25, y 22.5 mg

Diazepam
Oral: comprimidos de 2, 5 y 10 mg; soluciones de 5 mg/5 ml y 5 mg/ml
Parenteral: 5 mg/ml para inyección IV
Rectal: solución rectal viscosa de 2.5, 5, 10, 15 y 20 mg

Eslicarbazepina
Oral: comprimidos de 400 mg

Estiripentol
Oral: cápsulas de 250 y 500 mg

Etosuximida
Oral: cápsulas de 250 mg; jarabe de 250 mg/5 ml

Etotoína
Oral: comprimidos de 250 y 500 mg

Felbamato
Oral: comprimidos de 400 y 600 mg; suspensión de 600 mg/5 ml

Fenitoína
Oral (liberación rápida): cápsulas de 100 mg; comprimidos masticables de 50 mg; suspensión de 125 mg/5 ml
Oral de acción prolongada: cápsulas de 30 y 100 mg
Oral de liberación lenta: cápsulas de 200 y 300 mg
Parenteral: 50 mg/ml para inyección IV

Fenobarbital
Oral: comprimidos 15, 16, 30, 60, 90 y 100 mg; cápsulas de 16 mg; elíxires de 15 y 20 mg/5 ml
Parenteral: 30, 60, 65 y 130 para mg/ml inyección IV o IM

Fosfenitoína
Parenteral: inyección de 75 mg IV o IM

Gabapentina
Oral: cápsulas de 100, 300 y 400 mg; comprimidos recubiertos de 600 y 800 mg; suspensión de 50 mg/ml

Lacosamida
Oral: comprimidos de 50, 100, 150, 200 y 300 mg; solución de 15 mg/ml
Parenteral: 10 mg/ml para inyección IV

Lamotrigina
Oral: comprimidos de 25, 100, 150 y 200 mg; comprimidos masticables de 2, 5 y 25 mg

Levetiracetam
Oral: comprimidos de 250, 500, 750 y 1 000 mg; solución de 100 mg/ml
Parenteral: inyección de 100 mg/ml

Lorazepam
Oral: comprimidos de 0.5, 1 y 2 mg; solución de 2 mg/ml
Parenteral: 2 y 4 mg/ml para inyección IV o IM

Mefenitoína
Oral: comprimidos de 100 mg

Mefobarbital
Oral: comprimidos de 32, 50 y 100 mg

Metosuximida
Oral: cápsulas de 150 y 300 mg

Oxcarbazepina
Oral: comprimidos de 100, 300 y 600 mg; suspensión de 60 mg/ml

Pentobarbital sódico
Parenteral: 50 mg/ml para inyección IV o IM

Pregabalina
Oral: cápsulas de 25, 50, 75, 100, 150, 200 y 300 mg

Primidona
Oral: comprimidos de 50 y 250 mg; suspensión de 250 mg/5 ml

Retigabina

Rufinamida
Oral: comprimidos de 200 y 400 mg

Tiagabina
Oral: comprimidos de 2, 4, 12, 16 y 20 mg

Topiramato
Oral: comprimidos de 25, 50, 100 y 200 mg; cápsulas de 15 y 25 mg

Trimetadiona
Oral: comprimidos masticables de 150 mg; cápsulas de 300 mg; solución de 40 mg/ml

Vigabatrin
Oral: comprimidos de 500 mg; 500 mg de polvo para solución

Zonisamida
Oral: comprimidos de 25, 50 y 100 mg

BIBLIOGRAFÍA

Arroyo S: Rufinamide. Neurotherapeutics 2007;4:155.

Avorn J: Drug warnings that can cause fits—communicating risks in a data-poor environment. N Engl J Med 2008;359:991.

Bialer M: Progress report on new antiepileptic drugs: A summary of the tenth EILAT conference (EILAT X). Epilepsy Res 2010;92:89.

Brodie MJ et al: Rufinamide for the adjunctive treatment of partial seizures in adults and adolescents: A randomized placebo-controlled trial. Epilepsia 2009;50:1899.

Cross SA, Curran MP: Lacosamide in partial onset seizures. Drugs 2009;69:449.

Ettinger AB, Argoff CE: Use of antiepileptic drugs for non-epileptic conditions: Psychiatric disorders and chronic pain. Neurotherapeutics 2007;4:75.

Faught, E. Ezogabine: A new angle on potassium gates. Epilepsy Currents, 2011; 11:75.

French JA et al: Historical control monotherapy design in the treatment of epilepsy. Epilepsia 2010:51:1936.

Glauser TA et al: Ethosuximide, valproic acid, and lamotrigine in childhood absence epilepsy. N Engl J Med 2010;362:790.

Kaminski RM et al: SV2A is a broad-spectrum anticonvulsant target: Functional correlation between protein binding and seizure protection in models of both partial and generalized epilepsy. Neuropharmacol 2008;54:715.

Kobayashi T et al: Inhibitory effects of the antiepileptic drug ethosuximide on G-protein-activated inwardly rectifying K+ channels. Neuropharmacol 2009; 56:499.

Meldrum BS, Rogawski MA: Molecular targets for antiepileptic drug development. Neurotherapeutics 2007;4:18.

Molgaard-Nielsen D, Hviid A: Newer-generation antiepileptic drugs and the risk of major birth defects. JAMA 2011;305:1996

Porter RJ et al: Clinical development of drugs for epilepsy: A review of approaches in the United States and Europe. Epilepsy Research 2010;89:163.

CAPÍTULO 25

Anestésicos generales

Helge Eilers, MD
y Spencer Yost, MD

ESTUDIO DE CASO

Un anciano con diabetes mellitus tipo 2 y dolor isquémico en la extremidad inferior es programado para un procedimiento de derivación femoropoplítea. Tiene antecedente de hipertensión y arteriopatía coronaria con síntomas de angina de pecho estable y sólo puede caminar la mitad de una cuadra antes que el dolor de sus piernas lo obligue a detenerse. Tiene antecedente de tabaquismo de 50 cajetillas-año pero dejó de fumar dos años atrás. Los fármacos que toma son atenolol, atorvastatina e hidroclorotiazida. La enfermera de la sala de espera prequirúrgica obtiene los siguientes signos vitales: temperatura, 36.8°C; presión arterial, 168/100 mmHg; frecuencia cardiaca, 78 latidos por minuto; saturación de oxígeno mediante oxímetro de pulso, 96% respirando aire ambiental, dolor con calificación 5 de 10 en la pierna derecha. ¿Qué anestésicos pueden hacer la diferencia?

Durante siglos la humanidad ha utilizado medicinas naturales y métodos físicos para controlar el dolor quirúrgico. Los textos históricos describen los efectos sedantes de cannabis, beleño, mandrágora y adormidera. También se utilizaban con frecuencia métodos físicos como frío, compresión nerviosa, oclusión de la arteria carótida y contusión cerebral, cuyo efecto era variable. Aunque las intervenciones quirúrgicas se llevaban a cabo bajo anestesia con éter ya desde 1842, la primera demostración pública de la anestesia general quirúrgica en 1846 suele considerarse el inicio de una nueva era de la anestesia. Por primera vez los médicos contaban con un medio confiable para evitar que sus pacientes sintieran dolor durante los procedimientos quirúrgicos.

El estado neurofisiológico que producen los anestésicos generales se caracteriza por cinco efectos principales: **inconsciencia**, **amnesia**, **analgesia**, **inhibición de los reflejos autónomos** y **relajación del músculo estriado**. Ninguno de los anestésicos disponibles en la actualidad cuando se utilizan solos puede lograr todos estos cinco efectos convenientes. Además, un anestésico ideal debe inducir a una pérdida suave y rápida del estado de alerta, ser rápidamente reversible al suspenderlo y tener un amplio margen de seguridad.

El ejercicio moderno de la anestesiología se basa en el empleo de las combinaciones de fármacos intravenosos e inhalados (técnica de **anestesia equilibrada**) para aprovechar las ventajas de las propiedades favorables de cada fármaco al tiempo que se reducen sus efectos adversos. La técnica anestésica que se elija se determina por el tipo de intervención diagnóstica, terapéutica o quirúrgica que se va a realizar. Para los procedimientos quirúrgicos superficiales menores o para los procedimientos diagnósticos penetrantes, se pueden utilizar sedantes orales o parenterales en combinación con anestésicos locales, las llamadas técnicas de **atención anestésica vigilada** (véase recuadro: Sedación y atención anestésica vigilada, así como capítulo 26). Tales técnicas proporcionan una analgesia profunda con retención de la capacidad del paciente para mantener una vía respiratoria permeable y responder a órdenes verbales. En caso de procedimientos quirúrgicos más extensos, la anestesia puede comenzar con benzodiazepinas preoperatorias, inducirse con un fármaco intravenoso (p. ej., tiopental o propofol) y mantenerse con una combinación de fármacos inhalados (p. ej., agentes volátiles, óxido nitroso) o intravenosos (p. ej., propofol, analgésicos opioides) o ambos.

MECANISMO DE ACCIÓN DE LOS ANESTÉSICOS GENERALES

Los anestésicos generales se han utilizado clínicamente por más de 160 años pero aún se desconoce su mecanismo de acción. Las primeras investigaciones se enfocaban en identificar un solo lugar biológico de acción de estos fármacos. En años recientes dicha "teoría unitaria" de la acción anestésica se sustituyó por una imagen más completa de objetivos moleculares localizados en múltiples niveles del sistema nervioso central (SNC).

Los anestésicos afectan a las neuronas en diversos lugares celulares, pero el enfoque principal ha sido en la sinapsis. Una acción presináptica puede modificar la liberación de neurotransmisores, en tanto que un efecto postsináptico puede modificar la frecuencia o la amplitud

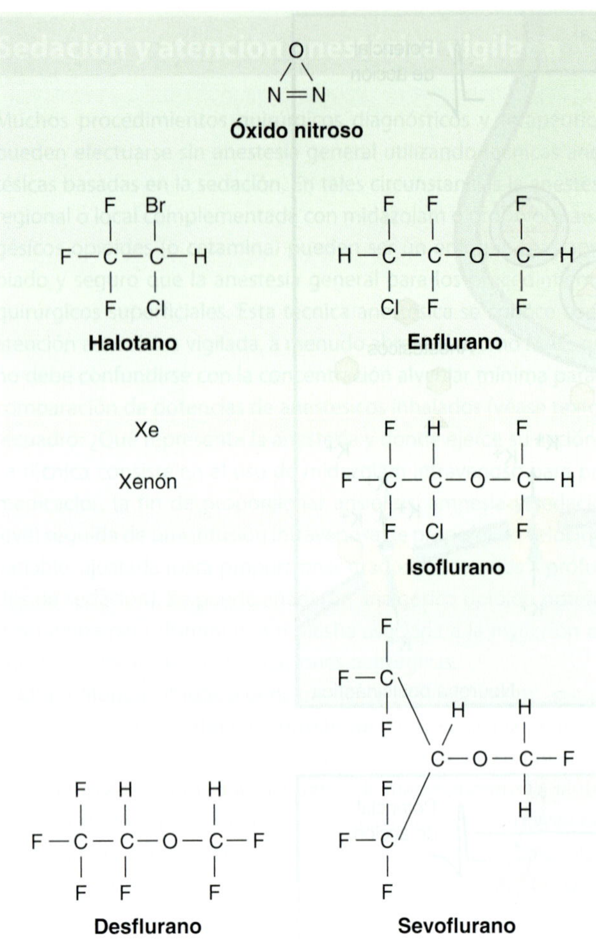

FIGURA 25-2 Estructuras químicas de anestésicos inhalados.

solubilidad en la sangre, pero puede aumentar en grado significativo la presión de fármacos con solubilidad moderada a alta en la sangre (fig. 25-3). Por ejemplo, un aumento de cuatro tantos en la tasa de ventilación casi duplica el coeficiente F_A/F_I para el halotano durante los primeros 10 min de la administración pero aumenta sólo 15% el coeficiente F_A/F_I para el óxido nitroso. En consecuencia, la hiperventilación aumenta la rapidez de la inducción de la anestesia con anestésicos inhalados que normalmente tendrían un inicio lento. La depresión de la respiración por los analgésicos opioides disminuye la rapidez del inicio de la anestesia por los anestésicos inhalados, a menos que se utilice asistencia ventilatoria manual o mecánica.

B. Factores que controlan la absorción

El incremento del cociente F_A/F_I, que es un factor importante que determina la rapidez de la infección, se contrarresta por la absorción del anestésico hacia la sangre, lo cual está determinado por las variables farmacocinéticas similares del anestésico, así como por factores relacionados con el paciente.

1. Solubilidad. Uno de los factores más importantes que influyen en el transporte de un anestésico desde los pulmones hasta la sangre arterial es el de sus características de solubilidad (cuadro 25-1). El coeficiente de partición sangre:gas es un índice útil de solubilidad y define la afinidad relativa de un anestésico por la sangre en comparación con la del gas inspirado. Los coeficientes de partición para desflurano y óxido nitroso, que son relativamente insolubles en la sangre, son muy bajos. Cuando un anestésico con una baja solubilidad sanguínea se difunde desde el pulmón hasta la sangre arterial, se necesitan relativamente pocas moléculas para aumentar su presión parcial; por tanto, la presión arterial aumenta con rapidez (fig. 25-4, arriba; óxido nitroso, desflurano, sevoflurano). Por el contrario, para los anestésicos con una solubilidad moderada a alta (fig. 25-4, abajo;

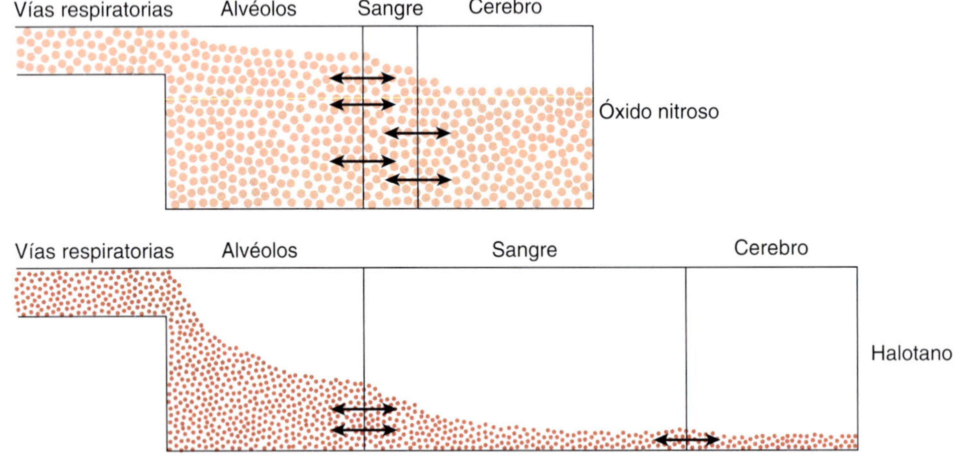

FIGURA 25-3 Por qué la inducción de la anestesia es más lenta con gases anestésicos más solubles. En este esquema, la solubilidad en la sangre se representa por el tamaño relativo del compartimiento sanguíneo (cuanto más soluble, más grande es el compartimento). Las presiones parciales relativas de los fármacos en los compartimentos están indicadas con el grado de llenado de cada compartimento. Para una determinada concentración o presión parcial de los dos gases anestésicos en el aire inspirado, se tardará mucho más en ocurrir el aumento de la presión parcial sanguínea del gas más soluble (halotano) a la misma presión parcial que en los alvéolos. Como la concentración del anestésico en el cerebro no puede aumentar con mayor rapidez que la concentración en la sangre, el inicio de anestesia será más lento con el halotano que con el óxido nitroso.

CUADRO 25–1 Propiedades farmacológicas de anestésicos inhalados

Anestésico	Coeficiente de partición sangre:gas[1]	Coeficiente de partición cerebro:sangre[1]	Concentración alveolar mínima (MAC) (%)[2]	Metabolismo	Comentarios
Óxido nitroso	0.47	1.1	>100	Ninguno	Anestésico incompleto: inicio y restablecimiento rápidos
Desflurano	0.42	1.3	6-7	<0.05%	Baja volatilidad; fármaco para inducción deficiente (irritante); restablecimiento rápido
Sevoflurano	0.69	1.7	2.0	2-5% (fluoruro)	Rápido inicio y restablecimiento; inestable en cal sodada
Isoflurano	1.40	2.6	1.40	<2%	Velocidad media de inicio y restablecimiento
Enflurano	1.80	1.4	1.7	8%	Velocidad media de inicio y restablecimiento
Halotano	2.30	2.9	0.75	>40%	Velocidad media de inicio y restablecimiento

[1] Los coeficientes de partición (a 37°C) se derivan de múltiples fuentes bibliográficas.

[2] La MAC es la concentración del anestésico que produce inmovilidad en 50% de los pacientes expuestos a un estímulo tóxico.

halotano o isoflurano), se disuelven más moléculas antes que la presión parcial se modifique en grado importante y la tensión del gas en sangre arterial aumenta con menos rapidez. Un coeficiente de partición sangre:gas de 0.47 para el óxido nitroso significa que en equilibrio, la concentración en sangre es 0.47 veces mayor que la concentración en el espacio alveolar (gas). Un coeficiente de partición sangre:gas más alto produce más absorción del anestésico y por tanto reduce el tiempo necesario para que el coeficiente F_A/F_I se aproxime a 1 (equilibrio, fig. 25-4).

2. Gasto cardiaco. Los cambios en el flujo sanguíneo pulmonar tienen efectos evidentes sobre la absorción de gases anestésicos del espacio alveolar. Un incremento del flujo sanguíneo pulmonar (es decir, aumento del gasto cardiaco) aumentará la absorción de anestésico disminuyendo así la rapidez con la que aumenta el coeficiente F_A/F_I, lo cual disminuirá la rapidez de inducción de la anestesia. Para comprender mejor este mecanismo, se debe pensar en el efecto del gasto cardiaco en combinación con la distribución en los tejidos y la

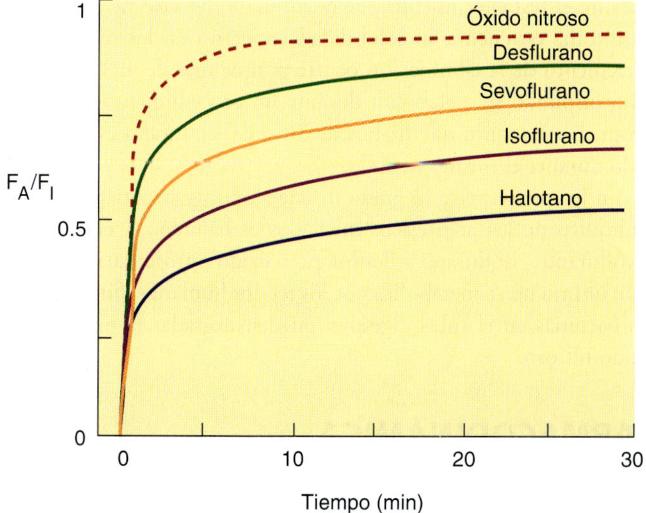

FIGURA 25–4 La concentración alveolar del anestésico (F_A) se acerca a la concentración inspirada del anestésico (F_I) con más rapidez para los compuestos menos solubles.

absorción del anestésico hacia otros espacios de tejidos. Un incremento del gasto cardiaco y del flujo sanguíneo pulmonar aumentará la absorción del anestésico hacia la sangre, pero el anestésico absorbido se distribuirá en todos los tejidos, no sólo en el sistema nervioso central. El flujo sanguíneo cerebral es bien regulado y el incremento del gasto cardiaco aumentará, por tanto, la distribución del anestésico en otros tejidos y no en el cerebro.

3. Diferencia de presión parcial alveolar-venosa. La diferencia de presión parcial del anestésico entre los alvéolos y la sangre venosa mixta depende principalmente de la absorción del anestésico por los tejidos, incluidos los tejidos no neurales. Dependiendo de la velocidad y la magnitud de la absorción en los tejidos, la sangre venosa que regresa a los pulmones puede contener significativamente menos anestésico que la sangre arterial. Cuanto mayor sea esta diferencia en las presiones de gas anestésico, tanto más tiempo tardará en lograr el equilibrio con el tejido cerebral. La absorción del anestésico hacia los tejidos está sujeta a la influencia de factores similares a los que determinan el transporte del anestésico desde el pulmón hasta el espacio intravascular, incluidos los coeficientes de partición tejido:sangre, las velocidades del flujo sanguíneo a los tejidos y los gradientes de concentración.

Durante la fase de inducción de la anestesia (y la fase inicial del periodo de mantenimiento), los tejidos que ejercen máxima influencia en el gradiente de concentración arteriovenosa del anestésico son los que tienen un gran flujo sanguíneo (p. ej., cerebro, corazón, hígado, riñones y lecho esplácnico). En combinación, estos tejidos reciben más de 75% del gasto cardiaco en reposo. En el caso de los anestésicos volátiles con una solubilidad relativamente considerable en tejidos con un gran flujo sanguíneo, la concentración en sangre venosa al principio es muy baja y el equilibrio con el espacio alveolar se logra con lentitud.

Durante el mantenimiento de la anestesia con anestésicos inhalados, el fármaco se sigue transportando entre diversos tejidos a velocidades que dependen de la solubilidad del compuesto, el gradiente de concentración entre la sangre y el tejido y el flujo sanguíneo en el tejido. Aunque el tejido muscular y la piel constituyen 50% de toda la masa corporal, los anestésicos se acumulan con más lentitud en estos tejidos que en los que tienen un abundante flujo sanguíneo (p. ej., el cerebro) porque reciben sólo una quinta parte del gasto cardiaco en reposo. Si bien casi todos los anestésicos son muy solubles en tejido

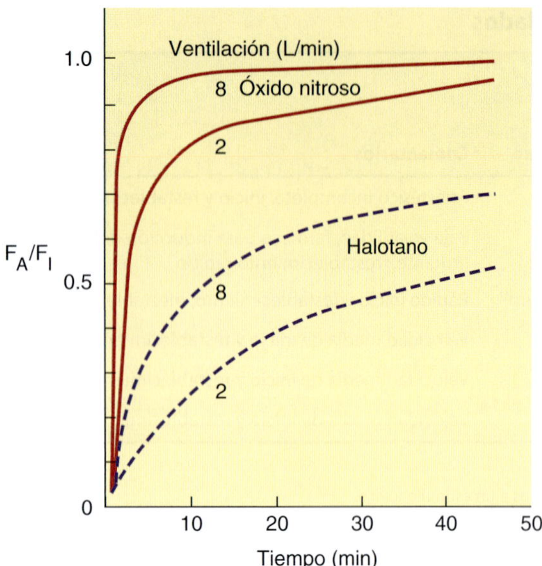

FIGURA 25–5 Efecto de la ventilación sobre el cociente F_A/F_I. El aumento de la ventilación (8 frente a 2 L/min) tiene un efecto mucho más intenso sobre el equilibrio del halotano que del óxido nitroso.

adiposo, el flujo sanguíneo relativamente bajo de estos tejidos retrasa la acumulación y es improbable que el equilibrio ocurra con la mayor parte de los anestésicos durante una operación habitual de 1 a 3 h de duración.

El efecto combinado de ventilación, solubilidad en los diferentes tejidos, gasto cardiaco y distribución del flujo sanguíneo determina la velocidad de aumento del cociente F_A/F_I característico de cada anestésico (fig. 25-5). En la inducción de la anestesia sólo mediante inhalación, la velocidad con la que el coeficiente F_A/F_I se acerca a 1 determina la rapidez de la inducción.

Eliminación

El restablecimiento tras la anestesia por inhalación sigue algunos de los mismos principios en reversa que son importantes durante la inducción. El tiempo transcurrido hasta el restablecimiento después de la anestesia por inhalación depende de la rapidez con que se elimine el anestésico del cerebro. Uno de los factores más importantes que determinan la tasa de restablecimiento es el coeficiente de partición sangre:gas del anestésico. Otros factores que controlan la rapidez del restablecimiento son el flujo sanguíneo pulmonar, la magnitud de la ventilación y la solubilidad del anestésico en los tejidos. Hay dos características que distinguen la fase de recuperación de la fase de inducción. En primer lugar, el transporte de un anestésico desde los pulmones hasta la sangre se puede intensificar al aumentar su concentración en el aire inspirado, pero no es posible intensificar el proceso de transporte en dirección opuesta porque la concentración en los pulmones no se puede reducir por debajo de cero. En segundo lugar, al inicio de la fase de restablecimiento, la presión del gas anestésico en diferentes tejidos puede ser muy variable, lo que depende del compuesto específico y la duración de la anestesia. En cambio, al inicio de la inducción de la anestesia la presión inicial del anestésico es cero en todos los tejidos.

Los anestésicos inhalados que son relativamente insolubles en la sangre (es decir, que poseen bajos coeficientes de partición sangre:gas) y el cerebro, se eliminan a velocidades más rápidas que los anestésicos más solubles. La depuración de óxido nitroso, desflurano y sevoflurano ocurre a una velocidad rápida, lo cual da por resultado un restablecimiento más rápido de sus efectos anestésicos en comparación con el halotano y el isoflurano. El halotano, a diferencia del óxido nitroso y del desflurano, tiene una solubilidad del doble en el tejido cerebral y del quíntuple en la sangre; por tanto, su eliminación es más lenta y el restablecimiento tras la anestesia con halotano e isoflurano es naturalmente menos rápido.

La duración de la exposición al anestésico también tiene un efecto importante en el tiempo de restablecimiento, sobre todo en el caso de los anestésicos más solubles (p. ej., halotano e isoflurano). La acumulación de anestésicos en músculo, piel y tejido adiposo aumenta con la exposición prolongada (sobre todo en pacientes obesos) y la presión sanguínea disminuye con lentitud durante el restablecimiento ya que el anestésico se elimina lentamente de estos tejidos. Aunque el restablecimiento puede ser rápido aun con los fármacos más solubles después de un breve periodo de exposición, es lento tras la administración prolongada de halotano o isoflurano.

A. Ventilación

Dos variables que puede controlar el anestesiólogo son útiles para determinar la rapidez de la inducción y el restablecimiento tras la anestesia inhalada: 1) la concentración del anestésico en el gas inspirado y 2) la ventilación alveolar. Debido a que la concentración del anestésico en el gas inspirado no se puede reducir por debajo de cero, la ventilación es la única manera de acelerar el restablecimiento.

B. Metabolismo

Los anestésicos inhalados modernos son eliminados principalmente por ventilación y sólo se metabolizan en un grado muy pequeño; en consecuencia, el metabolismo de los fármacos no puede tener una participación importante en la terminación de su efecto. Sin embargo, el metabolismo puede tener repercusiones importantes para su toxicidad (véase Toxicidad de los anestésicos). El metabolismo hepático también contribuye a la eliminación y al restablecimiento posanestésico con algunos de los anestésicos volátiles más antiguos. Por ejemplo, el halotano se elimina con mayor rapidez durante el restablecimiento que el enflurano, lo cual no se prevería si se toma en cuenta su solubilidad respectiva en los tejidos. Este incremento de la eliminación ocurre porque más de 40% del halotano inspirado se metaboliza durante un procedimiento anestésico promedio, en tanto que menos de 10% del enflurano es metabolizado durante el mismo periodo.

En lo que respecta al grado de metabolismo hepático, el orden jerárquico de los anestésicos inhalados es halotano > enflurano > sevoflurano > isoflurano > desflurano > óxido nitroso (cuadro 25-1). Este último no se metaboliza por los tejidos humanos. Sin embargo, las bacterias en el tubo digestivo pueden degradar la molécula de óxido nitroso.

FARMACODINÁMICA

Efectos de anestésicos inhalados en órganos y sistemas

A. Efectos cerebrales

La potencia anestésica se describe en la actualidad por la concentración alveolar mínima (MAC, *minimal alveolar concentration*)

¿Qué representa la anestesia y dónde ejerce su acción?

La acción anestésica tiene tres componentes principales: inmovilidad, amnesia y pérdida del estado de alerta.

Inmovilidad

La inmovilidad es el criterio de valoración del anestésico más fácil de medir. Edmond Eger et al., introdujeron el concepto de concentración alveolar mínima (MAC) para cuantificar la potencia de un anestésico por inhalación. Definieron 1.0 MAC como la presión parcial de un anestésico por inhalación en los alvéolos de los pulmones a la cual 50% de una población de pacientes no relajados se mantenía inmóvil al efectuarles una incisión en la piel. La inmovilidad por el anestésico es mediada principalmente por inhibición neural en la médula espinal.

Amnesia

La ablación de la memoria se origina en varios lugares en el SNC, lo que comprende hipocampo, amígdala, corteza prefrontal y regiones de las cortezas sensitiva y motora. Los investigadores de la memoria distinguen dos tipos de memoria: 1) memoria explícita, es decir, la conciencia o estado de alerta específico bajo anestesia y 2) la memoria implícita, la adquisición inconsciente de información bajo niveles adecuados de anestesia. Sus estudios mostraron que la formación de los dos tipos de memoria se evitan de manera confiable con valores de MAC bajos (0.2 a 0.4 MAC). La prevención de la memoria explícita (alerta) ha motivado la invención de monitores como el índice biespectral, el electroencefalograma y el monitor de entropismo de potenciales evocados auditivos para reconocer los planos inadecuados de la anestesia.

Conciencia

La capacidad de los anestésicos para abolir el estado de alerta precisa la acción de zonas anatómicas que intervienen en la formación de la conciencia humana. Los neurocientíficos expertos que estudian la conciencia identifican tres regiones en el cerebro que intervienen en generar la conciencia personal: la corteza cerebral, el tálamo y el sistema activador reticular. Estas regiones parecen interactuar como un sistema cortical a través de vías identificadas y producir un estado en el cual los seres humanos están despiertos, alertas y perceptivos.

Nuestros conocimientos actuales apoyan el siguiente modelo: estímulos sensitivos conducidos a través de la formación reticular del tronco encefálico hacia circuitos de señalización supratentorial, que conectan el tálamo con diversas regiones de la corteza, son el fundamento de la conciencia. Estas vías neurales que intervienen en el desarrollo de la conciencia se alteran con los anestésicos.

necesaria para evitar una respuesta a una incisión quirúrgica (véase recuadro: ¿Qué representa la anestesia y dónde ejerce su acción?).

Los anestésicos inhalados (como los anestésicos intravenosos, descritos más adelante) disminuyen la actividad metabólica del cerebro. La disminución de la tasa metabólica del cerebro (CMR, *cerebral metabolic rate*) por lo general reduce el flujo sanguíneo dentro de este órgano. Sin embargo, los anestésicos volátiles también producen vasodilatación cerebral, que puede incrementar el flujo sanguíneo cerebral. El efecto neto sobre el flujo sanguíneo cerebral (incremento, disminución o ningún cambio) depende de la concentración del anestésico que se administre. A una MAC de 0.5, la reducción de la CMR es mayor que la vasodilatación causada por el anestésico, de manera que disminuye el flujo sanguíneo cerebral. Por el contrario, a una MAC de 1.5, la vasodilatación producida por el anestésico es mayor que la reducción de la tasa metabólica del cerebro, de manera que aumenta el flujo sanguíneo cerebral. En valores intermedios a una MAC de 1.0, los efectos se equilibran y no se modifica el flujo sanguíneo cerebral. Un aumento de este último es clínicamente inconveniente en los pacientes que tienen hipertensión intracraneal a causa de un tumor cerebral, una hemorragia intracraneal o una lesión craneal. Por tanto, no es conveniente la administración de altas concentraciones de anestésicos volátiles en pacientes con hipertensión intracraneal. Se puede utilizar la hiperventilación para atenuar esta respuesta; la disminución de la Pa_{CO_2} (la presión parcial de dióxido de carbono en sangre arterial) a través de la hiperventilación produce vasoconstricción cerebral. Si el paciente tiene hiperventilación antes que se inicie la administración del compuesto volátil, se puede disminuir el incremento de la presión intracraneal.

El óxido nitroso puede aumentar el flujo sanguíneo cerebral y causar incremento de la presión intracraneal. Este efecto con mayor probabilidad es causado por la activación del sistema nervioso simpático (como se señaló antes). Por tanto, el óxido nitroso puede combinarse con otros compuestos (anestésicos intravenosos) o técnicas (hiperventilación) que reducen el flujo sanguíneo cerebral en pacientes con aumento de la presión intracraneal.

Los anestésicos inhalados potentes producen un patrón básico del cambio en la actividad eléctrica cerebral según se registra en la electroencefalografía normal (EEG). El isoflurano, el desflurano, el sevoflurano, el halotano y el enflurano producen la activación inicial del EEG en dosis bajas y luego la ralentización de la actividad eléctrica hasta dosis de 1.0 a 1.5 MAC. En concentraciones más altas, la supresión electroencefalográfica se hace más intensa llegando al punto de silencio eléctrico con isoflurano en 2.0 a 2.5 MAC. También pueden verse trazados epileptiformes aislados entre 1.0 y 2.0 MAC, sobre todo con el sevoflurano y el enflurano, pero se ha observado actividad convulsiva clínica franca sólo con el enflurano. El óxido nitroso utilizado sólo produce oscilaciones eléctricas rápidas que emanan de la corteza frontal en dosis asociadas a analgesia y depresión de la conciencia.

En forma tradicional, se clasifican los efectos anestésicos producidos sobre el cerebro en cuatro etapas o niveles de profundidad creciente de depresión del SNC (signos de Guedel, derivados de la observación de los efectos del dietiléter inhalado): **Etapa I —analgesia:** el paciente al principio experimenta analgesia sin amnesia. Más adelante en la etapa I, se produce tanto analgesia como amnesia. **Etapa II —excitación:** durante esta etapa, el paciente tiene aspecto delirante, puede vocalizar pero presenta amnesia completa. La respiración es rápida y aumentan la frecuencia cardiaca y la presión arterial. La duración e intensidad de esta etapa de anestesia leve se abrevian mediante el incremento rápido de la concentración del fármaco. **Etapa III —anestesia quirúrgica:** esta etapa inicia con la ralentización de la respiración y la frecuencia cardiaca y se extiende hasta el cese completo de la respiración espontánea (apnea). Se describen cuatro planos de la etapa III basados en los cambios de los movimientos oculares, los reflejos oculares y el tamaño de la pupila, lo que indica una profundidad creciente de la anestesia. **Etapa IV —depresión medular:** esta etapa profunda de la anestesia representa una depresión grave del SNC, lo que comprende el centro vasomotor del bulbo raquídeo y el centro respiratorio en el tallo cerebral. Sin el apoyo circulatorio y respiratorio, rápidamente sobrevendría la muerte.

B. Efectos cardiovasculares

El halotano, enflurano, isoflurano, desflurano y sevoflurano deprimen la contractilidad cardiaca normal (más el halotano y enflurano que el isoflurano, desflurano y sevoflurano). En consecuencia, todos los anestésicos volátiles tienden a disminuir la presión arterial media en proporción directa a su concentración alveolar. En el caso del halotano y el enflurano, la disminución de la presión arterial es causada principalmente por depresión del miocardio (reducción del gasto cardiaco) y es escasa la modificación de la resistencia vascular sistémica. En cambio, el isoflurano, desflurano y sevoflurano producen más vasodilatación con efecto mínimo sobre el gasto cardiaco. Tales diferencias pueden tener repercusiones importantes en los pacientes con insuficiencia cardiaca. Dado que el isoflurano, desflurano y sevoflurano conservan mejor el gasto cardiaco y también reducen la precarga (diástole ventricular) y la poscarga (resistencia vascular periférica), dichos anestésicos representan mejores opciones para los pacientes con alteraciones de la función miocárdica.

El óxido nitroso también deprime la función del miocardio de una manera dependiente de la concentración. Esta depresión puede compensarse en grado significativo por una activación concomitante del sistema nervioso simpático que da por resultado la conservación del gasto cardiaco. Por tanto, la administración de óxido nitroso junto con los anestésicos volátiles más potentes puede disminuir los efectos de depresión de la circulación por las acciones de ahorro de anestésico y de activación simpática.

Como todos los anestésicos inhalados producen disminución de la presión arterial que depende de la dosis, los reflejos del sistema nervioso autónomo pueden desencadenar taquicardia. Sin embargo, el halotano, enflurano y sevoflurano tienen escaso efecto sobre la frecuencia cardiaca, tal vez porque atenúan los impulsos del barorreceptor hacia el sistema nervioso autónomo. El desflurano e isoflurano aumentan en grado importante la frecuencia cardiaca porque producen menos depresión del reflejo barorreceptor. Además, el desflurano puede desencadenar activación simpática transitoria, con incremento de las concentraciones de catecolaminas, y producir aumentos notables de la frecuencia cardiaca y la presión arterial durante la administración de altas concentraciones de desflurano o cuando éstas se modifican rápidamente.

Los anestésicos inhalados tienden a reducir el consumo de oxígeno por el miocardio, lo que se refleja en depresión de la contractilidad cardiaca normal y una disminución de la presión arterial. Además, los anestésicos producen vasodilatación coronaria. El efecto neto de la menor demanda de oxígeno y el aumento del flujo coronario (aporte de oxígeno) es una mejor oxigenación del miocardio. Sin embargo, otros factores como la estimulación quirúrgica, volemia, concentraciones sanguíneas de oxígeno y la suspensión perioperatoria de bloqueadores β puede inclinar la balanza de aporte y demanda de oxígeno hacia la isquemia del miocardio.

El halotano y, en menor grado, otros anestésicos volátiles sensibilizan el miocardio a la adrenalina y las catecolaminas circulantes. Las arritmias ventriculares se presentan cuando los pacientes anestesiados con halotano reciben fármacos simpaticomiméticos o tienen altas concentraciones circulantes de catecolaminas endógenas (p. ej., individuos ansiosos, administración de anestésicos locales que contienen adrenalina, anestesia o analgesia transoperatorias inadecuadas o pacientes con feocromocitoma). Este efecto es menos acentuado para isoflurano, sevoflurano y desflurano.

C. Efectos respiratorios

Todos los anestésicos volátiles poseen grados variables de propiedades broncodilatadoras, un efecto de utilidad en pacientes con sibilancias activas y estado asmático. Sin embargo, la irritación de las vías respiratorias, que puede desencadenar accesos de tos y apnea, es provocada por la irritación de algunos anestésicos volátiles. La irritación del isoflurano y el desflurano hace que estos anestésicos sean menos adecuados para la inducción en pacientes con broncoespasmo activo.

Estas reacciones raras veces ocurren con el halotano y el sevoflurano, los cuales se consideran no irritantes. Por tanto, dada la acción broncodilatadora del halotano y el sevoflurano, éstos constituyen los anestésicos preferidos en pacientes con problemas respiratorios subyacentes. El óxido nitroso también es un compuesto no irritante y facilita la inducción de la anestesia por inhalación en el paciente con broncoespasmo.

El control de la respiración se afecta en grado importante por los anestésicos inhalados. Con excepción del óxido nitroso, todos los anestésicos inhalados que se utilizan en la actualidad producen disminución dependiente de la dosis en el volumen corriente y aumento de la frecuencia respiratoria (patrón de respiración artificial rápida). Sin embargo, el aumento de la frecuencia respiratoria varía entre los diferentes anestésicos y no compensa del todo la disminución del volumen corriente, lo que da por resultado una disminución de la ventilación alveolar. Además, todos los anestésicos volátiles producen depresión respiratoria, según se define por una reducción de la respuesta ventilatoria a las concentraciones crecientes de dióxido de carbono en la sangre. El grado de depresión ventilatoria varía entre los compuestos volátiles y el isoflurano y el enflurano son los que producen mayor depresión. Por este mecanismo de hipoventilación todos los anestésicos volátiles aumentan la concentración de $Paco_2$ en reposo.

Los anestésicos volátiles también incrementan el umbral apneico (concentración de $Paco_2$ por debajo de la cual ocurre apnea a causa de la falta de estímulo respiratorio por el CO_2) y disminución de la respuesta ventilatoria a la hipoxia. En la práctica, los efectos de depresión respiratoria de los anestésicos son superados mediante la ventilación mecánica asistida (controladora). La depresión ventilatoria que producen los anestésicos inhalados es contrarrestada por la estimulación quirúrgica. Sin embargo, las bajas concentraciones subanestésicas de anestésico volátil presentes después del tratamiento quirúrgico en el periodo de restablecimiento inicial pueden continuar y deprimir el aumento compensador de la ventilación normalmente causado por la hipoxia.

Los anestésicos inhalados también deprimen la función mucociliar en las vías respiratorias. Durante la exposición prolongada a los anestésicos inhalados, el tratamiento y el taponamiento por moco dan por resultado atelectasias y la aparición de complicaciones respiratorias posoperatorias, como hipoxemia e infecciones respiratorias.

D. Efectos renales

Los anestésicos inhalados tienden a disminuir la tasa de filtración glomerular (GFR, *glomerular filtration rate*) y el flujo urinario. El flujo sanguíneo renal también disminuye con algunos anestésicos pero aumenta la fracción de filtración, lo que significa que el control autorregulador del tono de la arteriola eferente ayuda a compensar y limita la reducción de la GFR. En general, estos efectos anestésicos son leves en comparación con la lesión inherente al procedimiento quirúrgico y, por lo general, son reversibles después de suspender el anestésico.

E. Efectos hepáticos

Los anestésicos volátiles producen disminución del flujo sanguíneo en la vena porta que es dependiente de la concentración y es paralela a la disminución del gasto cardiaco causada por estos compuestos. Sin embargo, el flujo sanguíneo hepático total puede conservarse relativamente a medida que el flujo sanguíneo de la arteria hepática al hígado aumenta o permanece igual. Aunque los cambios transitorios de las pruebas de función hepática pueden ocurrir tras la administración de anestésicos volátiles, el incremento persistente de las enzimas hepáticas es poco común, excepto tras la exposición repetida al halotano (véase más adelante Toxicidad de los anestésicos).

F. Efectos sobre el músculo liso uterino

El óxido nitroso al parecer tiene escaso efecto sobre la musculatura uterina. Sin embargo, los anestésicos halogenados son potentes relajantes del músculo uterino y producen este efecto en una forma dependiente de la concentración. Dicho efecto farmacológico es útil cuando es necesaria la relajación uterina intensa para la manipulación fetal intrauterina o la extracción manual de una placenta retenida durante el parto. Sin embargo, puede dar por resultado aumento de la hemorragia uterina.

Toxicidad de los anestésicos

A. Toxicidad aguda

1. Nefrotoxicidad. El metabolismo del enflurano y el sevoflurano puede generar compuestos que son potencialmente nefrotóxicos. Aunque su metabolismo puede liberar iones de fluoruro nefrotóxicos, se ha reportado lesión renal importante sólo para el enflurano con la exposición prolongada. La insolubilidad y la eliminación rápida del sevoflurano pueden evitar la toxicidad. Este fármaco puede degradarse por absorbentes de dióxido de carbono en las máquinas de anestesia para formar un compuesto de vinil éter nefrotóxico denominado "compuesto A", que en altas concentraciones ha producido necrosis de los túbulos proximales en los riñones de ratas. No obstante, no se han informado casos de lesión renal en seres humanos que reciben anestesia con sevoflurano. Por lo demás, la exposición al sevoflurano no produce ningún cambio en los indicadores habituales de la función renal.

2. Hematotoxicidad. La exposición prolongada al óxido nitroso disminuye la actividad de la metionina sintasa, que en teoría podría causar anemia megaloblástica. Se han observado cambios megaloblásticos en la médula ósea de pacientes tras la exposición al óxido nitroso a 50% durante 12 h. La exposición crónica del personal dental al óxido nitroso en las salas de procedimientos dentales con ventilación inadecuada es un riesgo laboral potencial.

Todos los anestésicos inhalados pueden producir algo de monóxido de carbono (CO) por su interacción con bases potentes presentes en los absorbedores secos de dióxido de carbono. El CO se une a la hemoglobina con gran afinidad, reduciendo el aporte de oxígeno a los tejidos. El desflurano produce la mayor parte de CO y se ha notificado la formación transoperatoria de CO. La producción de CO se evita simplemente al utilizar absorbente fresco de dióxido de carbono y al evitar su desecación completa.

3. Hipertermia maligna. La hipertermia maligna es un trastorno genético hereditario del músculo esquelético que ocurre en personas susceptibles expuestas a anestésicos volátiles mientras reciben anestesia general (véanse cap. 16 y cuadro 16-4). El relajante muscular despolarizante succinilcolina también desencadena hipertermia maligna. El síndrome de hipertermia maligna consiste en rigidez muscular, hipertermia, inicio rápido de taquicardia e hipercapnia, hiperpotasemia y acidosis metabólica tras la exposición a uno o más fármacos desencadenantes. La hipertermia maligna es una causa infrecuente pero importante de morbilidad y mortalidad por anestésicos. La anomalía bioquímica específica es un incremento de la concentración del calcio citosólico libre en las células del músculo esquelético. El tratamiento consiste en la administración de **dantroleno** (para reducir la liberación de calcio por el retículo sarcoplásmico) y medidas apropiadas para disminuir la temperatura corporal y restablecer el equilibrio electrolítico y acidobásico (véase cap. 27).

La susceptibilidad a la hipertermia maligna se caracteriza por una heterogeneidad genética y se han identificado varias miopatías clínicas predisponentes. Se la ha relacionado con mutaciones del gen que codifica el receptor de rianodina (RyR1, *ryanodine receptor*) de músculo estriado, el conducto de liberación de calcio en el retículo sarcoplásmico y los alelos mutantes del gen que codifica la subunidad α_1 del conducto del calcio de tipo L dependiendo del voltaje de tipo L del músculo estriado humano. Sin embargo, los loci genéticos identificados hasta la fecha contribuyen a menos de 50% de los individuos susceptibles a la hipertermia maligna y las pruebas genéticas no pueden determinar en forma definitiva la susceptibilidad a este trastorno. En la actualidad, la prueba más confiable para establecer la susceptibilidad es la prueba de la contractura con cafeína-halotano *in vitro* utilizando muestras de biopsia de músculo estriado.

4. Hepatotoxicidad (hepatitis por halotano). La disfunción hepática después de intervenciones quirúrgicas y anestesia general muy probablemente es causada por choque hipovolémico, infección transmitida por transfusiones sanguíneas u otras lesiones quirúrgicas más que por la toxicidad del anestésico volátil. Sin embargo, un pequeño subgrupo de personas previamente expuestas al halotano ha presentado insuficiencia hepática fulminante. La frecuencia de hepatotoxicidad grave después de la exposición al halotano se estima en un orden de 1 en 20 000 a 35 000. Los mecanismos subyacentes a la hepatotoxicidad por el halotano siguen sin aclararse, pero estudios realizados en animales lo atribuyen a la formación de metabolitos reactivos que producen daño hepatocelular directo (p. ej., radicales libres) o que inician una respuesta mediada por factores inmunitarios. Raras veces se han comunicado casos de hepatitis después de la exposición a otros anestésicos volátiles, tales como enflurano, isoflurano y desflurano.

B. Toxicidad crónica

1. Mutagenicidad, teratogenicidad y efectos sobre la reproducción. En condiciones normales los anestésicos inhalados, incluido el óxido nitroso, no son mutágenos ni carcinógenos en los pacientes. El óxido nitroso puede ser directamente teratógeno en los animales en condiciones de exposición muy extrema. El halotano, enflurano, isoflurano, desflurano y sevoflurano pueden ser teratógenos en roedores como consecuencia de los cambios fisiológicos asociados a la anestesia más que por un efecto teratógeno directo.

El hallazgo más constante en las encuestas realizadas para determinar la capacidad de reproducción satisfactoria del personal quirúrgico femenino ha sido una frecuencia cuestionablemente más alta que la esperada por abortos espontáneos. Sin embargo, hay varios problemas en la interpretación de estos estudios. La relación de los problemas obstétricos con el tratamiento quirúrgico y la anestesia en pacientes embarazadas también es un aspecto importante de tomar en cuenta. En Estados Unidos, cada año por lo menos 50 000 mujeres embarazadas reciben anestesia y se someten a intervenciones quirúrgicas por indicaciones no relacionadas con el embarazo. El riesgo de aborto es claramente más alto después de esta experiencia. No obstante, no es evidente cuál es la causa del incremento del riesgo: la enfermedad subyacente, la intervención quirúrgica, la anestesia o una combinación de estos factores.

2. Carcinogenicidad. En estudios epidemiológicos se ha señalado un incremento de la frecuencia de cáncer en personal quirúrgico que estuvo expuesto a concentraciones huella de anestésicos. Sin embargo, en ningún estudio se ha demostrado la existencia de una relación causal entre los anestésicos y el cáncer. Muchos otros factores podrían explicar los resultados cuestionablemente positivos que se observan después de un análisis cuidadoso de los datos epidemiológicos. En la mayor parte de los quirófanos se utilizan ahora sistemas de depuración para eliminar las concentraciones huella de anestésicos liberados por las máquinas de anestesia.

ANESTÉSICOS INTRAVENOSOS

Los anestésicos intravenosos no opioides tienen una participación importante en el ejercicio de la anestesia moderna. Se utilizan ampliamente para facilitar la inducción rápida de la anestesia y han remplazado a la inhalación como el método preferido de inducción de la anestesia en casi todos los contextos, excepto para la anestesia pediátrica. Los anestésicos intravenosos también suelen utilizarse para proporcionar sedación durante la asistencia anestésica con vigilancia y en pacientes internados en unidades de cuidados intensivos (ICU). Con el advenimiento del propofol, la anestesia intravenosa también se convirtió en una opción para el mantenimiento de la anestesia. Sin embargo, de un modo similar a los anestésicos inhalados, los anestésicos intravenosos actualmente disponibles no son los anestésicos ideales en el sentido de que produzcan todos y sólo los cinco efectos convenientes (inconsciencia, amnesia, analgesia, inhibición de los reflejos autonómicos y relajación del músculo liso). Así, por lo general se utiliza la **anestesia equilibrada** mediante múltiples fármacos (anestésicos inhalados, sedantes-hipnóticos, opioides, bloqueadores neuromusculares) para disminuir los efectos adversos.

Los anestésicos intravenosos que se utilizan para la inducción de la anestesia general son lipófilos y se distribuyen de manera preferente en tejidos lipofílicos con un considerable flujo sanguíneo (cerebro, médula espinal), lo cual contribuye a su rápido inicio de acción. Sea cual sea la magnitud y la velocidad de su metabolismo, la terminación del efecto de una sola carga es determinada por la redistribución del fármaco hacia tejidos con menos irrigación e inactivos, como el músculo estriado y el tejido adiposo. Por consiguiente, todos los fármacos que se utilicen para la inducción de la anestesia tienen una duración de acción similar cuando se administran en una sola dosis de carga pese a diferencias importantes en su metabolismo. En la figura 25-6 se muestran las estructuras químicas de anestésicos intravenosos que suelen utilizarse clínicamente. En el cuadro 25-2 se enumeran las propiedades farmacocinéticas de estos y otros fármacos intravenosos.

PROPOFOL

En casi todos los países el propofol es el fármaco que se administra con más frecuencia para la inducción de la anestesia y ha remplazado en gran parte a los barbitúricos para esta indicación. Como sus

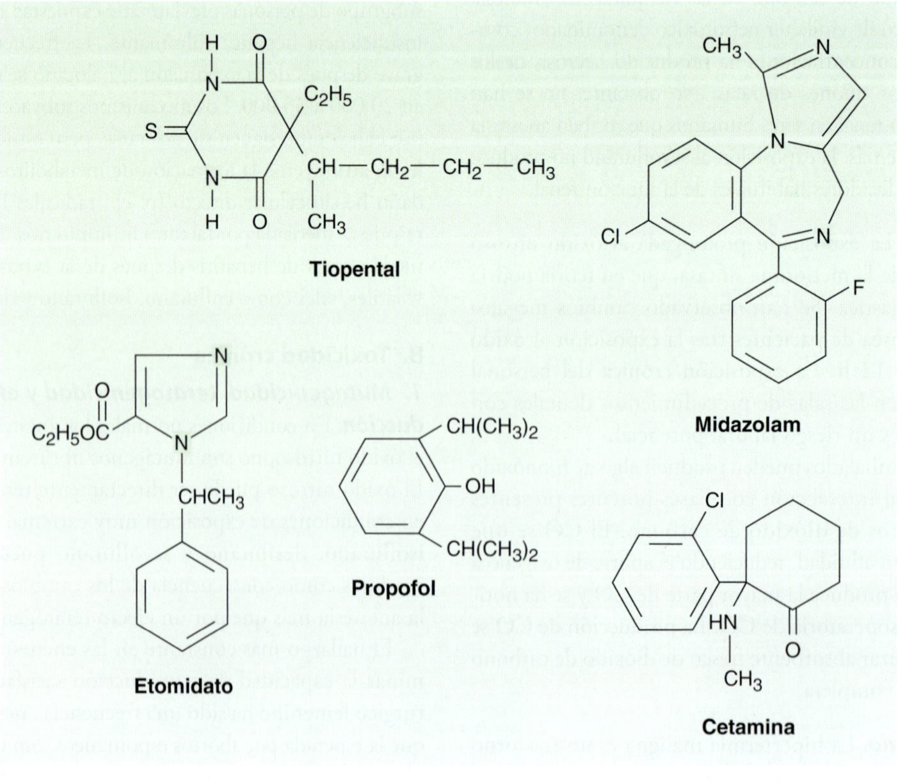

Tiopental

Midazolam

Etomidato

Propofol

Cetamina

FIGURA 25–6 Estructuras químicas de algunos anestésicos intravenosos.

CUADRO 25-2 Propiedades farmacocinéticas de anestésicos intravenosos

Fármaco	Dosis de inducción (mg/kg/IV)	Duración de la acción (min)	V_{dss} (L/kg)	$t_{1/2}$ de distribución (min)	Unión a proteína (%)	CL (ml/kg/min)	$t_{1/2}$ de eliminación (h)
Dexmedetomidina	NA	NA	2-3	6	94	10-30	2-3
Diazepam	0.3-0.6	15-30	0.7-1.7	10-5	98	0.2-0.5	20-50
Etomidato	0.2-0.3	3-8	2.5-4.5	2-4	77	18-25	2.9-5.3
Cetamina	1-2	5-10	3.1	11-16	12	12-17	2-4
Lorazepam	0.03-0.1	60-120	0.8-1.3	3-10	98	0.8-1.8	11-22
Metohexital	1-1.5	4-7	2.2	5-6	73	11	4
Midazolam	0.1-0.3	15-20	1.1-1.7	7-15	94	6.4-11	1.7-2.6
Propofol	1-2.5	3-8	2-10	2-4	97	20-30	4-23
Tiopental	3-5	5-10	2.5	2-4	83	3.4	11

Nota: La duración de la acción refleja la duración después de una sola dosis intravenosa característica administrada para la inducción de la anestesia. Los datos corresponden a pacientes adultos promedio.

CL, depuración, NA, no aplicable; V_{dss}, volumen de distribución en estado de equilibrio dinámico.

características farmacocinéticas permiten infusiones intravenosas continuas, el propofol también se utiliza durante el mantenimiento de la anestesia y es una opción frecuente para la sedación en situaciones de atención anestésica vigilada; se utiliza cada vez más para la sedación en la ICU, para la sedación sin pérdida de la conciencia y para la anestesia general de duración breve en lugares diferentes al quirófano (p. ej., salas de radiología intervencionista, servicios de urgencias; véase antes el recuadro Sedación y atención anestésica vigilada).

El propofol (2,6-diisopropilfenol) es un alquilfenol con propiedades hipnóticas que se distingue químicamente de otros grupos de anestésicos intravenosos (fig. 25-6). Debido a su escasa solubilidad en agua, se formula como una emulsión que contiene aceite de soya a 10%, glicerol a 2.25% y lecitina a 1.2%, el principal componente de la fracción fosfatídica de la yema de huevo. Por consiguiente, los pacientes susceptibles pueden presentar reacciones alérgicas. La solución tiene un aspecto blanco lechoso y es un poco viscosa, tiene pH de casi 7 y una concentración de propofol a 1% (10 mg/ml). En algunos países la formulación se comercializa al 2%. Aunque se añaden a las formulaciones sustancias que retardan la proliferación bacteriana, se deben utilizar lo más pronto posible (no más de 8 h después de abrir el frasco) y son esenciales las técnicas estériles apropiadas. El metabisulfito que contiene una de las formulaciones ha planteado dudas con respecto a su empleo en pacientes con hiperreactividad de las vías respiratorias (p. ej., asma) o alergia a sulfitos.

Se piensa que el supuesto mecanismo de acción del propofol es la intensificación de la corriente de cloruro mediada a través del complejo de receptor $GABA_A$.

Farmacocinética

El propofol se metaboliza con rapidez en el hígado; se presupone que los compuestos hidrosolubles resultantes son inactivos y se excretan a través de los riñones. La depuración plasmática es considerable y sobrepasa al flujo sanguíneo hepático, lo que señala la importancia del metabolismo extrahepático, lo cual al parecer ocurre en grado importante en los pulmones y contribuye a la eliminación de hasta 30% de una dosis de carga del fármaco (cuadro 25-2). El restablecimiento tras la anestesia con propofol es más completo, con menos "resaca" que el observado tras el tiopental, lo cual probablemente se debe a la considerable depuración plasmática. Sin embargo, al igual que con otros fármacos intravenosos, el transporte de propofol desde el espacio plasmático (central) y la terminación resultante del efecto del anestésico después de una sola dosis de carga se deben sobre todo a la redistribución desde los compartimientos con gran flujo sanguíneo (cerebro) hasta los que tienen menos flujo sanguíneo (músculo estriado) (fig. 25-7). Al igual que con otros anestésicos intravenosos, el despertar después de una dosis de inducción de propofol por lo general ocurre en los primeros 8 a 10 min. La cinética del propofol (y otros anestésicos intravenosos) después de una sola dosis de carga o una infusión intravenosa continua se describen mejor por medio de un modelo de tres compartimientos. Se han utilizado estos modelos como la base para la producción de sistemas de infusiones intravenosas controladas por el paciente.

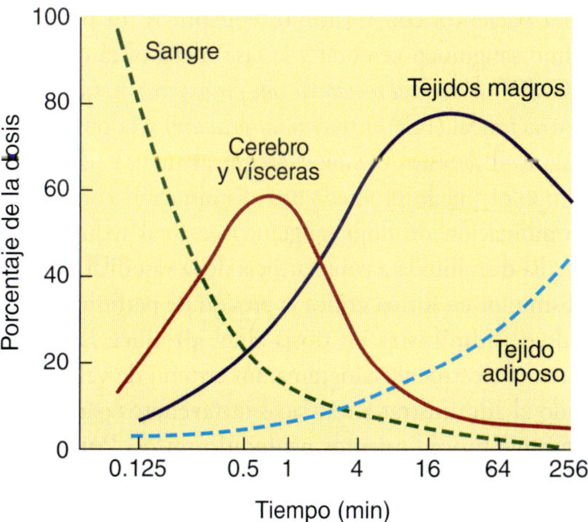

FIGURA 25-7 Redistribución del tiopental después de la administración de un bolo intravenoso. Las curvas de redistribución para otros anestésicos intravenosos tienen un aspecto similar después de la inyección de una carga, lo que explica que los periodos de restablecimiento son similares pese a diferencias notables en el metabolismo. Obsérvese que el eje de tiempo no es lineal.

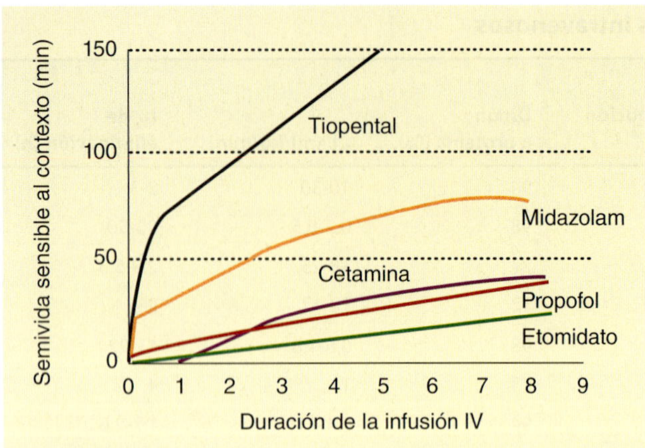

FIGURA 25–8 La semivida de los anestésicos intravenosos sensible al contexto. Aun después de una infusión intravenosa prolongada, la semivida del propofol es relativamente breve, lo cual convierte a este anestésico en la opción preferida para la anestesia intravenosa. La cetamina y el etomidato tienen características similares pero su uso tiene indicaciones por otros efectos.

La **semivida sensible al contexto** de un fármaco designa la semivida de eliminación después de una infusión intravenosa continua como una función de la duración de ésta y es un factor importante en la adecuación de un fármaco para uso como anestésico de mantenimiento. La semivida sensible al contexto del propofol es breve, aun después de una infusión intravenosa prolongada y el restablecimiento posanestésico sigue siendo relativamente rápido (fig. 25-8).

Efectos en órganos y sistemas

A. Efectos sobre el sistema nervioso central

El propofol tiene una acción de hipnótico pero no tiene propiedades analgésicas. Aunque el fármaco da por resultado una depresión general de la actividad en el SNC, los efectos excitadores como las contracciones musculares o el movimiento espontáneo a veces se observan durante la inducción de la anestesia. Estos efectos se parecen a la actividad convulsiva; sin embargo, la mayor parte de los estudios respaldan un efecto anticonvulsivo del propofol y el fármaco se puede administrar sin riesgo a pacientes con trastornos epilépticos. El propofol disminuye el flujo sanguíneo cerebral y la tasa metabólica cerebral para el oxígeno ($CMRO_2$, *cerebral metabolic rate for oxygen*), lo que disminuye la presión intracraneal (ICP, *intracranial pressure*) y la presión intraocular; la magnitud de estos cambios es equivalente a la del tiopental. Si bien el propofol puede producir una disminución conveniente de la ICP, la combinación de flujo sanguíneo cerebral reducido y presión arterial media disminuida a consecuencia de la vasodilatación periférica pueden disminuir en forma crítica la presión de perfusión cerebral.

Cuando se administra en dosis altas, produce la supresión de descargas en el electroencefalograma, un criterio de valoración que se ha utilizado al administrar anestésicos intravenosos para la neuroprotección durante procedimientos neuroquirúrgicos. Pruebas obtenidas en estudios de animales indican que los efectos neuroprotectores del propofol durante la isquemia focal son similares a los del tiopental y el isoflurano.

B. Efectos cardiovasculares

En comparación con otros fármacos para la inducción, el propofol produce la disminución más acentuada de la presión arterial sistémica; esto es resultado de una vasodilatación intensa en la circulación arterial y en la venosa, lo cual desencadena disminuciones de la precarga y la poscarga. Tal efecto sobre la presión arterial sistémica es más acentuado conforme aumenta la edad, en pacientes con disminución del volumen del líquido intravascular y tras la inyección rápida. Como los efectos hipotensores aumentan más con la inhibición de la respuesta barorrefleja normal, la vasodilatación sólo da por resultado un pequeño incremento de la frecuencia cardiaca. Se ha descrito la bradicardia intensa y la asistolia tras la administración de propofol en adultos sanos, pese a los fármacos anticolinérgicos profilácticos.

C. Efectos respiratorios

El propofol es un depresor respiratorio potente y por lo general produce apnea tras una dosis de inducción. Una infusión de mantenimiento disminuye la ventilación minuto a través de reducciones del volumen corriente y la frecuencia respiratoria y el efecto sobre el volumen corriente es más acentuado. Además, se disminuye la respuesta ventilatoria a la hipoxia y la hipercapnia. El propofol produce una mayor inhibición de los reflejos de las vías respiratorias altas que el tiopental, por lo cual es más apropiado para la instrumentación de las vías respiratorias; por ejemplo, la colocación de una cánula-mascarilla laríngea.

D. Otros efectos

Aunque el propofol, a diferencia de los anestésicos volátiles, no aumenta el bloqueo neuromuscular, los estudios han demostrado buenas condiciones de intubación después de la inducción con propofol sin el empleo de bloqueadores neuromusculares. La taquicardia inesperada que ocurre durante la anestesia con propofol es motivo para la valoración de laboratorio de una posible acidosis metabólica (síndrome de infusión de propofol). Un efecto secundario interesante y conveniente de propofol es su actividad antiemética. El dolor en la zona de inyección es una molestia frecuente y se puede reducir mediante la medicación preliminar con un opioide o la administración concomitante de lidocaína. La dilución de propofol y el empleo de venas de mayor calibre para la inducción también reducen la frecuencia y la intensidad del dolor por la inyección.

Aplicaciones clínicas y dosis

La aplicación más frecuente del propofol facilita la inducción de la anestesia general mediante la inyección en bolo de 1 a 2.5 mg/kg por vía intravenosa. El incremento de la edad, la reducción de la reserva cardiovascular o la premedicación con benzodiazepinas u opioides disminuyen la dosis de inducción necesaria; los niños precisan dosis más altas (2.5 a 3.5 mg/kg IV). Por lo general, el ajuste de la dosis de inducción ayuda a evitar los cambios hemodinámicos graves. Suele utilizarse para el mantenimiento de la anestesia como parte de un esquema de anestesia equilibrada en combinación con anestésicos volátiles, óxido nitroso, sedantes-hipnóticos y opioides o como parte de una técnica de anestesia intravenosa total, por lo general en combinación con opioides. Las concentraciones terapéuticas en plasma para el mantenimiento de la anestesia normalmente fluctúan entre 3 y 8 μg/ml (suele necesitarse una velocidad de infusión continua de entre 100 y 200 μg/kg/min) cuando se combina con óxido nitroso u opioides.

Si se utiliza para la sedación de pacientes con ventilación mecánica en la ICU o para la sedación durante los procedimientos, la concentración plasmática necesaria es de 1 a 2 μg/ml, lo cual se puede lograr con una infusión IV continua de 25 a 75 μg/kg/min. Dado su efecto de depresión respiratoria acentuada y su estrecho margen terapéutico, sólo el personal capacitado en el control de las vías respiratorias debe administrar propofol.

Se pueden utilizar dosis subanestésicas de propofol para tratar la náusea y vómito posoperatorios (10 a 20 mg IV como carga o 10 μg/kg/minuto en una infusión intravenosa).

FOSPROPOFOL

Como se señaló antes, el dolor por la inyección durante la administración de propofol suele percibirse como intenso y la emulsión lípida tiene varias desventajas. Un gran número de investigaciones se ha enfocado en identificar formulaciones alternativas o fármacos afines que resuelvan algunos de estos problemas. El fospropofol es un profármaco hidrosoluble del propofol, químicamente descrito como la sal disódica de 2,6-dihisopropilfenoximetil fosfato, que fue autorizado por la *Food and Drug Administration* en 2008 como un sedante para uso en pacientes adultos durante la asistencia anestésica vigilada. El profármaco se metaboliza rápidamente por la fosfatasa alcalina y genera propofol, fosfato y formaldehído. Este último es metabolizado por la aldehído-deshidrogenasa presente en el hígado y en los eritrocitos. La formulación de fospropofol disponible es una solución estéril, acuosa, incolora y clara que se formula en un frasco de una sola dosis con una concentración de 35 mg/ml.

Farmacocinética y sus efectos en órganos y sistemas

Como el compuesto activo es propofol y el fospropofol es un profármaco que precisa metabolismo para formar el primero, la farmacocinética es más completa que para el propio propofol. Se han utilizado modelos de múltiples compartimientos con dos compartimientos para el fospropofol y tres para el propofol a fin de describir la farmacocinética.

Los efectos son similares a los del propofol, pero el inicio y el restablecimiento posanestésico son prolongados en comparación con el propofol pues el profármaco primero debe convertirse en una forma activa. Aunque los pacientes que reciben fospropofol no parecen presentar el dolor por la inyección que es característico del propofol, un efecto adverso frecuente es la presentación de parestesias, a menudo en la región perianal, que ocurren hasta en 74% de los pacientes. Se desconoce el mecanismo de este efecto.

Aplicaciones clínicas y dosis

El fospropofol está autorizado para la sedación durante la asistencia anestésica vigilada. Se debe administrar oxígeno complementario a todos los pacientes que reciben el fármaco. Al igual que con el propofol, un problema importante es la afectación de la vía respiratoria. De ahí que se recomiende la administración de fospropofol sólo por personal capacitado en el control de las vías respiratorias. La dosis normal recomendada es una carga inicial de 6.5 mg/kg por vía intravenosa seguida de dosis complementarias de 1.6 mg/kg por vía intravenosa si fuere necesario. En los pacientes que pesan más de 90 kg o menos de 60 kg, se debe utilizar 90 o 60 kg de peso corporal para calcular la dosis, respectivamente. La dosis se debe reducir 25% en personas mayores de 65 años y en los que pertenecen a la categoría 3 o 4 de la clasificación de la *American Society of Anesthesiologists*.

BARBITÚRICOS

Esta sección se enfoca en el empleo del tiopental y el metohexital para la inducción de la anestesia general. Sin embargo, estos hipnóticos barbitúricos en gran parte se han remplazado como fármacos de inducción por el propofol. En el capítulo 22 se describen otros barbitúricos y también la farmacología general de los barbitúricos.

El efecto anestésico de los barbitúricos al parecer conlleva una combinación de intensificación de la neurotransmisión inhibidora y de la inhibición de la neurotransmisión excitadora. Aunque los efectos sobre la transmisión inhibidora probablemente se deben a la activación del complejo receptor $GABA_A$, se comprenden menos bien los efectos sobre la transmisión excitadora.

Farmacocinética

El tiopental y el metohexital experimentan metabolismo hepático, principalmente por oxidación pero también por *N*-desalquilación, desulfuración y destrucción de la estructura del anillo de ácido barbitúrico. Los barbitúricos no se deben administrar a pacientes con porfiria aguda intermitente porque aumentan la producción de porfirinas a través de la estimulación de la ácido-aminolevulínico-sintetasa. El metohexital tiene una semivida de eliminación más breve que el tiopental debido a su depuración plasmática más considerable (cuadro 25-2), lo que da por resultado un restablecimiento posanestésico más rápido y más completo después de la inyección de una carga. Si bien el tiopental se metaboliza con más lentitud y tiene una semivida de eliminación prolongada, el restablecimiento tras la inyección en bolo es comparable con el observado tras metohexital y propofol porque depende de la redistribución en lugares de tejido inactivos más que del metabolismo (fig. 25-7). Sin embargo, si se administra a través de inyecciones de carga repetidas o de infusión continuada, el restablecimiento será muy prolongado porque la eliminación dependerá del metabolismo en estas circunstancias. (Véase también semivida sensible al contexto, fig. 25-8).

Efectos en órganos y sistemas

A. Efectos sobre el SNC

Los barbitúricos producen depresión del SNC dependiente de la dosis que fluctúa desde la sedación hasta la anestesia general cuando se administran como inyecciones de carga. No producen analgesia; más bien, algunos datos indican que pueden reducir el umbral al dolor y causar hiperalgesia. Los barbitúricos son vasoconstrictores cerebrales potentes y producen disminuciones previsibles del flujo sanguíneo cerebral, el volumen sanguíneo cerebral y la ICP. En consecuencia, disminuyen la $CMRO_2$ de una manera dependiente de la dosis hasta una dosis en la cual suprimen toda actividad electroencefalográfica. La capacidad de los barbitúricos para disminuir la ICP y la $CMRO_2$ hace que estos fármacos sean útiles en el tratamiento de pacientes con lesiones intracraneales expansivas. Pueden proporcionar neuroprotección contra la isquemia cerebral focal (apoplejía, retracción quirúrgica, pinzas temporales durante operaciones de aneurisma), pero probablemente no contra la isquemia cerebral global (p. ej., por paro cardiaco). Con excepción del metohexital, los barbitúricos disminuyen la actividad eléctrica sobre el EEG y se pueden utilizar como anticonvulsivos. En cambio, el metohexital activa focos epilépticos y, por tanto, puede ser útil para facilitar el tratamiento electroconvulsivo o durante la identificación de los focos epilépticos que se producen en las intervenciones quirúrgicas.

B. Efectos cardiovasculares

La disminución de la presión arterial sistémica relacionada con la administración de barbitúricos para la inducción de la anestesia se debe principalmente a vasodilatación periférica y por lo general es de menor grado que la reducción de la presión arterial que conlleva el propofol. Asimismo, se producen efectos inotrópicos negativos sobre el corazón. Sin embargo, la inhibición del reflejo barorreceptor es menos acentuada que con el propofol; como consecuencia, los incrementos compensadores de la frecuencia cardiaca limitan la disminución de la presión arterial y la vuelven transitoria. Los efectos depresores sobre la presión arterial sistémica aumentan en los pacientes con hipovolemia, taponamiento cardiaco, miocardiopatía, arteriopatía coronaria o valvulopatía cardiaca en virtud de que éstos tienen menor capacidad para compensar los efectos de la vasodilatación periférica. Los efectos hemodinámicos también son más acentuados con dosis más altas y con la inyección rápida.

C. Efectos respiratorios

Los barbitúricos producen depresión respiratoria y una dosis de inducción habitual de tiopental o metohexital suele producir apnea transitoria, que es más intensa cuando se administran también otros fármacos que deprimen la respiración. Los barbitúricos producen disminución de la ventilación minuto al reducir los volúmenes corriente y la frecuencia respiratoria y también las respuestas ventilatorias a la hipercapnia, así como a la hipoxia. La reanudación de la respiración espontánea después de una dosis de inducción anestésica de un barbitúrico se caracteriza por frecuencia respiratoria lenta y disminución del volumen corriente. La supresión de los reflejos laríngeos y los reflejos tusígenos probablemente no es tan intensa como después de la administración de propofol en dosis equianestésicas, lo cual hace que los barbitúricos sean menos preferibles para la instrumentación de las vías respiratorias cuando no se administran bloqueadores neuromusculares. Además, la estimulación de las vías respiratorias altas o de la tráquea (p. ej., por secreciones, cánula-mascarilla laríngea, laringoscopia directa, intubación traqueal) durante la depresión inadecuada de los reflejos respiratorios puede dar por resultado laringoespasmo o broncoespasmo. Este fenómeno no es específico de los barbitúricos pero ocurre siempre que la dosis del fármaco es inadecuada para suprimir los reflejos de las vías respiratorias.

D. Otros efectos

La inyección intraarterial accidental de barbitúricos causa dolor y vasoconstricción intensos, lo que a menudo ocasiona lesión grave de los tejidos que se acompaña de gangrena. Los métodos de tratamiento comprenden el bloqueo del sistema nervioso simpático (p. ej., bloqueo del ganglio estrellado) en la extremidad afectada. Si ocurre extravasación, algunos expertos recomiendan la inyección local de la zona con lidocaína al 0.5% (5 a 10 ml) para tratar de diluir la concentración del barbitúrico. Las reacciones alérgicas potencialmente letales a los barbitúricos son infrecuentes y se calcula que se presentan en 1 de cada 30 000 pacientes. Sin embargo, la liberación de histamina desencadenada por los barbitúricos se presenta de manera esporádica.

Aplicaciones clínicas y dosis

Las principales aplicaciones clínicas del tiopental (3 a 5 mg/kg IV) o del metohexital (1 a 1.5 mg/kg IV) son para la inducción de la anestesia (inconsciencia), lo cual suele ocurrir en menos de 30 s. Los pacientes pueden experimentar un sabor a ajo o cebolla después de la administración. Los barbitúricos como el metohexital (20 a 30 mg/kg) se pueden administrar por vía rectal para facilitar la inducción de la anestesia en pacientes pediátricos con retraso mental o que no cooperan. Cuando se administra un barbitúrico con el objetivo de la neuroprotección, se ha utilizado como criterio de valoración un EEG isoeléctrico como indicativo de reducción máxima de la $CMRO_2$. Datos más recientes que han demostrado una protección similar después de dosis más pequeñas han cuestionado este procedimiento. El empleo de dosis más pequeñas se asocia con menos frecuencia a hipotensión y, por tanto, facilita el mantenimiento de la presión de perfusión cerebral, sobre todo en caso de un incremento de la presión intracraneal.

BENZODIAZEPINAS

Las benzodiazepinas que se suelen utilizar en el periodo perioperatorio son midazolam, lorazepam y con menos frecuencia, diazepam. Las benzodiazepinas tienen la singularidad, entre el grupo de los anestésicos intravenosos, de que su acción puede terminarse rápidamente mediante la administración de su antagonista selectivo flumazenilo. Sus efectos más convenientes son ansiólisis y amnesia anterógrada, que son en extremo útiles para la medicación preliminar.

En el capítulo 22 se describe con detalle la estructura química y la farmacodinámica de las benzodiazepinas.

Farmacocinética en el contexto de la anestesia

Las benzodiazepinas muy liposolubles entran con rapidez en el sistema nervioso central, lo que explica su rápido inicio de acción, que se continúa por su redistribución hacia los tejidos inactivos y la terminación subsiguiente del efecto del fármaco. En el capítulo 22 se muestra más información en relación con la farmacocinética de las benzodiazepinas.

Pese a su rápido transporte hacia el cerebro, se considera que el midazolam tiene un tiempo de equilibrio en el lugar de su efecto más lento que el propofol y el tiopental. En este sentido, las dosis intravenosas de midazolam deben espaciarse lo suficiente para permitir el reconocimiento del efecto clínico máximo antes de valorar una dosis repetida. El midazolam tiene la semivida más breve sensible al contexto, lo cual lo convierte en la única de las tres benzodiazepinas adecuadas para infusión intravenosa continua (fig. 25-8).

Efectos en órganos y sistemas

A. Efectos en el sistema nervioso central

De un modo similar al propofol y a los barbitúricos, las benzodiazepinas disminuyen la $CMRO_2$ y el flujo sanguíneo cerebral pero en menor grado. Al parecer hay un efecto de techo para las disminuciones de la $CMRO_2$ desencadenadas por las benzodiazepinas, según se pone de manifiesto en la incapacidad de midazolam para producir un EEG isoeléctrico. Los pacientes con disminución de la distensibilidad intracraneal muestran pocos o nulos cambios en la presión intracraneal tras la administración de midazolam. Aunque no se ha demostrado que las benzodiazepinas tengan propiedades neuroprotectoras, tales fármacos son potentes anticomiciales que se utilizan en el tratamiento del estado epiléptico, la abstinencia de alcohol y las convulsiones locales desencadenadas por anestésicos. Los efectos de las benzodiazepinas sobre el sistema nervioso central pueden terminarse rápidamente mediante la administración del antagonista selectivo de las benzodiazepinas flumazenilo, el cual mejora sus efectos adversos.

B. Efectos cardiovasculares

Si se utiliza para la inducción de la anestesia, el midazolam produce una mayor disminución de la presión arterial sistémica que dosis equivalentes de diazepam. Estos cambios muy probablemente se deben a vasodilatación periférica por cuanto no se modifica el gasto cardiaco. De modo similar a otros fármacos para la inducción intravenosa, el efecto del midazolam sobre la presión arterial sistémica es excesivo en pacientes con hipovolemia.

C. Efectos respiratorios

Las benzodiazepinas producen depresión mínima de la ventilación, aunque la apnea transitoria puede presentarse tras la administración intravenosa rápida de midazolam para la inducción de la anestesia, sobre todo cuando se premedica con opioides. Las benzodiazepinas disminuyen la respuesta ventilatoria al dióxido de carbono, pero este efecto no suele ser importante si se administran solas. La depresión respiratoria más grave puede ocurrir cuando se administran benzodiazepinas junto con opioides. Otro problema que afecta a la ventilación es la obstrucción de las vías respiratorias desencadenada por los efectos hipnóticos de las benzodiazepinas.

D. Otros efectos

El dolor durante la inyección intravenosa e intramuscular y la tromboflebitis subsiguiente son más acentuados con el diazepam y reflejan la poca hidrosolubilidad de esta benzodiazepina, que precisa un solvente orgánico en la formulación. El midazolam, pese a su mejor solubilidad (que elimina la necesidad de un solvente orgánico), también produce dolor con la inyección. Las reacciones alérgicas a las benzodiazepinas son poco comunes o no existen.

Aplicaciones clínicas y dosis

Las benzodiazepinas se utilizan más a menudo para la medicación preoperatoria, la sedación intravenosa y la supresión de la actividad convulsiva. El midazolam y diazepam se utilizan con menor frecuencia para la inducción de la anestesia general. El inicio lento y la duración prolongada de la acción de lorazepam limitan su utilidad para la medicación preoperatoria o la inducción de la anestesia, sobre todo cuando es conveniente el despertar rápido y sostenido al final de la intervención quirúrgica. Aunque el flumazenilo (8 a 15 μg/kg IV) es útil para tratar a pacientes que presentan un retardo del despertar, su duración de acción es breve (alrededor de 20 min) y puede ocurrir recidiva de la sedación.

Los efectos amnésicos, ansiolíticos y sedantes de las benzodiazepinas hacen que esta clase de fármacos sean la opción más frecuente para la medicación preoperatoria. El midazolam (1 a 2 mg IV) es eficaz para la premedicación, la sedación durante la anestesia regional y los procedimientos terapéuticos breves. El midazolam tiene un inicio de acción más rápido y produce más amnesia y menos sedación posoperatoria que el diazepam. El midazolam también es la premedicación oral que más se suele utilizar en los niños: 0.5 mg/kg administrados por vía oral 30 min antes de la inducción de la anestesia proporcionan sedación confiable y ansiólisis en los niños sin producir un retardo del despertar.

Los efectos sinérgicos entre las benzodiazepinas y otros fármacos, sobre todo opioides y propofol, se pueden aprovechar para lograr una mejor sedación y analgesia pero también intensifican de manera considerable su depresión respiratoria combinada y pueden desencadenar obstrucción de las vías respiratorias o apnea. Puesto que los efectos de las benzodiazepinas son más intensos conforme aumenta la edad de los pacientes, puede ser necesario reducir la dosis y ajustarla muy bien en los ancianos.

La inducción de la anestesia general se logra mediante la administración de midazolam (0.1 a 0.3 mg/kg IV), pero el inicio de la pérdida del estado de alerta es más lento que tras la administración de tiopental, propofol o etomidato. El retardo del despertar es una desventaja potencial que limita la utilidad de las benzodiazepinas para la inducción de la anestesia general pese a su ventaja de efectos menos potentes sobre la circulación.

ETOMIDATO

El etomidato (fig. 24-6) es un anestésico intravenoso con efectos hipnóticos pero no analgésicos y a menudo se selecciona por sus efectos hemodinámicos mínimos. Aunque su farmacocinética es favorable, los efectos secundarios endocrinos limitan su empleo para las infusiones intravenosas continuas. El etomidato es un derivado de imidazol carboxilado no bien soluble en agua y, por tanto, se formula en una solución de 2 mg/ml en propilenglicol a 35%. La solución tiene pH de 6.9 y por consiguiente no causa problemas con la precipitación como lo hace el tiopental. El etomidato al parecer tiene efectos similares al GABA y parece tener una acción principal a través de la potenciación de las corrientes de cloruro mediadas por $GABA_A$, al igual que la mayor parte de otros anestésicos intravenosos.

Farmacocinética

Una dosis de inducción de etomidato produce el inicio rápido de la anestesia y el restablecimiento posanestésico depende de la redistribución en los tejidos inactivos, de una manera equivalente al tiopental y al propofol. El metabolismo ocurre principalmente por hidrólisis de ésteres para formar metabolitos inactivos, los cuales más tarde se secretan en orina (78%) y bilis (22%). Menos de 3% de una dosis administrada de etomidato se excreta como fármaco sin modificación en la orina. La depuración del etomidato es casi cinco veces mayor que la del tiopental, según se refleja en una semivida de eliminación más breve (cuadro 25-2). La duración de la acción tiene una relación lineal con la dosis, y cada 0.1 mg/kg proporciona una pérdida del estado de alerta de alrededor de 100 s de duración. Los efectos mínimos del etomidato sobre la hemodinámica y la semivida breve sensible al contexto hacen posible la administración de dosis más altas, bolos repetidos o infusiones intravenosas continuas con mayor seguridad. El etomidato, al igual que la mayor parte de los demás anestésicos intravenosos, se une en alto grado a proteína (77%), principalmente a la albúmina.

Efectos en órganos y sistemas

A. Efectos sobre el SNC

El etomidato es un vasoconstrictor cerebral potente, según se refleja en las disminuciones del flujo sanguíneo cerebral y la ICP. Tales efectos son similares a los producidos por dosis equivalentes de tiopental. Pese a su reducción de la $CMRO_2$ el etomidato no ha mostrado propiedades neuroprotectoras en estudios realizados en animales y se carece de estudios en seres humanos. La frecuencia de espigas excitadoras en el electroencefalograma tras la administración de etomidato es mayor que con tiopental. De modo similar al metohexital, el etomidato puede activar focos epilépticos, lo que se manifiesta por una actividad rápida en el electroencefalograma. Además, los movimientos espontáneos caracterizados como mioclono se presentan en más de 50% de los pacientes que reciben etomidato y esta actividad mioclónica puede asociarse a actividad epileptiforme en el EEG.

B. Efectos cardiovasculares

Un rasgo característico y conveniente de la inducción de la anestesia con etomidato es la estabilidad cardiovascular después de la inyección de un bolo intravenoso. En este sentido, la disminución de la presión arterial sistémica es moderada o nula y refleja principalmente una disminución de la resistencia vascular periférica. Por tanto, los efectos hipotensores sistémicos del etomidato probablemente se intensifican cuando hay hipovolemia y se debe optimizar la volemia del paciente antes de la inducción de la anestesia. El etomidato produce cambios mínimos en la frecuencia y gasto cardiacos. Sus efectos depresores sobre la contractilidad del miocardio son mínimos en concentraciones utilizadas para la inducción de la anestesia.

C. Efectos respiratorios

Los efectos depresivos del etomidato sobre la ventilación son menos acentuados que los de los barbitúricos, aunque puede haber apnea tras la inyección intravenosa rápida del fármaco. La depresión de la ventilación puede acentuarse cuando el etomidato se combina con anestésicos inhalados u opioides.

D. Efectos endocrinos

El etomidato produce supresión corticosuprarrenal al originar una inhibición dependiente de la dosis de la 11 β-hidroxidasa, una enzima necesaria para convertir colesterol en cortisol. Esta supresión persiste por 4 a 8 h tras una dosis de inducción del fármaco. Pese a las inquietudes en relación con este hallazgo, ningún estudio de resultados ha demostrado un efecto adverso. Sin embargo, debido a sus efectos endocrinos, no se utiliza etomidato mediante una infusión continuada.

Aplicaciones clínicas y dosis

El etomidato es una alternativa al propofol y los barbitúricos para la inducción intravenosa rápida de la anestesia, sobre todo en pacientes con alteraciones de la contractilidad miocárdica. Después de una dosis de inducción normal (0.2 a 0.3 mg/kg IV), el inicio de la pérdida del estado de alerta es equivalente al alcanzado por el tiopental y el propofol. Durante la inyección intravenosa del etomidato ocurre dolor con gran frecuencia, de forma similar al propofol, que puede ir seguido de irritación venosa. Los movimientos mioclónicos involuntarios también son comunes pero pueden estar encubiertos por la administración concomitante de bloqueadores neuromusculares. El despertar después de una sola dosis intravenosa de etomidato es rápido y hay escasos indicios de algún efecto depresor residual. El etomidato no produce analgesia y la náusea y el vómito posoperatorios pueden ser más frecuentes que después de la administración de tiopental o de propofol.

CETAMINA

La cetamina (fig. 25-6) es un derivado de la fenciclidina parcialmente hidrosoluble y muy liposoluble que difiere de la mayor parte de los demás anestésicos intravenosos por la analgesia importante que produce. El estado característico observado tras una dosis de inducción de cetamina se conoce como "anestesia disociativa", en la que los ojos del paciente permanecen abiertos con una mirada nistágmica lenta (estado cataléptico). De los dos estereoisómeros la forma *S*(+) es más potente que el isómero *R*(–), pero en Estados Unidos sólo se comercializa la mezcla racémica de cetamina.

El mecanismo de acción de la cetamina es complejo, pero el principal efecto probablemente se produce a través de la inhibición del complejo de receptor de NMDA.

Farmacocinética

La gran liposolubilidad de la cetamina garantiza un inicio rápido de su efecto. Al igual que con otros fármacos para la inducción intravenosa, el efecto de una sola inyección en bolo se termina cuando se redistribuye a los lugares de tejidos inactivos. El metabolismo ocurre principalmente en el hígado y conlleva a la *N*-desmetilación por el sistema del citocromo P450. La norcetamina, el principal metabolito activo, es menos potente (un tercio a una quinta parte la potencia de la cetamina) y después es hidroxilado y conjugado en metabolitos inactivos que son hidrosolubles y que se excretan en la orina. La cetamina es el único anestésico intravenoso que tiene una escasa unión a proteína (12%) (cuadro 25-2).

Efectos en órganos y sistemas

Si se administra la cetamina como el único anestésico, la amnesia no es tan completa como con las benzodiazepinas. A menudo se conservan los reflejos, pero no se puede presuponer que los pacientes puedan proteger las vías respiratorias altas. Los ojos se mantienen abiertos y las pupilas moderadamente dilatadas con una mirada nistágmica. A menudo aumentan el lagrimeo y la salivación y puede ser necesaria la premedicación con un anticolinérgico para limitar este efecto.

A. Efectos en el SNC

A diferencia de otros anestésicos intravenosos, la cetamina se considera un vasodilatador cerebral que *aumenta* el flujo sanguíneo cerebral, lo mismo que la $CMRO_2$. Por tales motivos, la cetamina no se ha recomendado habitualmente para el empleo en pacientes con procesos patológicos intracraneales, sobre todo hipertensión intracraneal. No obstante, tales efectos adversos percibidos sobre el flujo sanguíneo cerebral pueden mitigarse con el mantenimiento de la normocapnia. Pese al potencial para producir una actividad mioclónica, la cetamina se considera un anticonvulsivante y puede recomendarse para el tratamiento del estado epiléptico cuando resultan ineficaces fármacos más usuales.

Las reacciones de urgencia desagradables tras la administración constituyen el principal factor que limita el empleo de dicho fármaco. Tales reacciones pueden consistir en sueños coloridos y vivaces, alucinaciones, experiencias extracorporales e intensificación y distorsión de la sensibilidad visual, táctil y auditiva. Dichas reacciones pueden asociarse a temor y confusión, pero también se puede provocar un estado eufórico, lo que explica su potencial de abuso. Los niños, por lo general, presentan menos frecuencia y gravedad de reacciones durante el despertar. La combinación con una benzodiazepina es necesaria para limitar las reacciones desagradables durante el despertar y también aumentan la amnesia.

B. Efectos cardiovasculares

La cetamina puede producir *incrementos* transitorios pero importantes de la presión arterial sistémica, de la frecuencia cardiaca y del gasto cardiaco, al parecer mediante una estimulación simpática mediada por impulsos centrales. Dichos efectos que conllevan un aumento de la carga de trabajo del corazón y del consumo de oxígeno por el miocardio, no siempre son convenientes ni pueden mitigarse mediante la administración concomitante de benzodiazepinas, opioides o anestésicos inhalados. Aunque el efecto es más que debatido, se considera que la cetamina es un depresor miocárdico directo. Esta propiedad suele encubrirse por su estimulación del sistema nervioso simpático pero puede resultar evidente en pacientes graves con capacidad limitada para aumentar su actividad del sistema nervioso simpático.

C. Efectos respiratorios

Se considera que la cetamina no produce depresión respiratoria importante. Cuando se utiliza como fármaco individual, la respuesta respiratoria a la hipercapnia se conserva si los gases en sangre se mantienen estables. La hipoventilación transitoria y, en casos poco frecuentes, un breve periodo de apnea, pueden ocurrir tras la administración rápida de una dosis intravenosa importante para la inducción de la anestesia. No se puede presuponer la capacidad de protección de la vía respiratoria alta cuando se ha administrado cetamina pese a que los reflejos respiratorios estén activos. En los niños, sobre todo, se debe valorar el riesgo de laringoespasmo por el incremento de la salivación; este riesgo puede reducirse mediante la premedicación con un fármaco anticolinérgico. La cetamina relaja el músculo liso bronquial y es útil en pacientes con hiperreactividad de las vías respiratorias y en el tratamiento de quienes presentan broncoconstricción.

Aplicaciones clínicas y dosis

Sus propiedades singulares, incluida la analgesia profunda, la estimulación del sistema nervioso simpático, la broncodilatación y la depresión respiratoria mínima, hacen de la cetamina una alternativa importante a los demás anestésicos intravenosos y un complemento conveniente en muchos casos pese a los efectos psicotomiméticos desagradables. Asimismo, se puede administrar cetamina por múltiples vías (intravenosa, intramuscular, oral, rectal, epidural), por lo que es una opción útil para la premedicación en pacientes con problemas mentales y en pacientes pediátricos que no cooperan.

La inducción de la anestesia se logra con cetamina en dosis de 1 a 2 mg/kg por vía intravenosa o 4 a 6 mg/kg por vía intramuscular. Aunque el fármaco no suele utilizarse para el mantenimiento de la anestesia, su semivida breve sensible al contexto de su aplicación lo hace una opción apropiada para este fin. Por ejemplo, se puede lograr la anestesia general con la infusión de cetamina en dosis de 15 a 45 μg/kg/min, más óxido nitroso a 50 a 70% o mediante cetamina sola en dosis de 30 a 90 μg/kg/min.

Las dosis en pequeños bolos de cetamina (0.2 a 0.8 mg/kg IV) pueden ser útiles durante la anestesia regional cuando es necesaria la analgesia adicional (p. ej., parto por cesárea bajo anestesia neuroaxil con un bloqueo regional insuficiente). La cetamina proporciona una analgesia eficaz sin que afecte a las vías respiratorias. Una infusión intravenosa de una dosis infraanalgésica de cetamina (3 a 5 μg/kg/min) durante la anestesia general y en las primeras etapas del periodo posoperatorio es útil para producir analgesia o reducir la tolerancia a opioides y la hiperalgesia provocada por estos últimos. El empleo de cetamina siempre se ha limitado por sus efectos secundarios psicotomiméticos desagradables, pero sus características singulares la vuelven una alternativa muy útil en determinadas circunstancias, principalmente por la potente analgesia que produce con mínima depresión respiratoria. En tiempos muy recientes se ha utilizado mucho como un complemento administrado en dosis infraanalgésicas para limitar o neutralizar la tolerancia a los opioides.

DEXMEDETOMIDINA

La dexmedetomidina es un agonista adrenérgico α_2 muy selectivo. El reconocimiento de la utilidad de los agonistas α_2 se basa en observaciones de menores necesidades de anestésicos en pacientes que reciben tratamiento crónico con clonidina. Los efectos de la dexmedetomidina se pueden antagonizar con fármacos antagonistas α_2. La dexmedetomidina es el *S*-enantiómero activo de la medetomidina, un imidazol adrenérgico α_2 agonista muy selectivo que se utiliza en medicina veterinaria. Es hidrosoluble y se comercializa en una formulación parenteral.

Farmacocinética

Experimenta metabolismo hepático rápido que conlleva conjugación, *N*-metilación e hidroxilación, seguidas de conjugación. Los metabolitos se excretan en la orina y en la bilis. La depuración es alta y la semivida de eliminación es breve (cuadro 25-2). Sin embargo, hay un incremento importante de la semivida sensible al contexto de 4 min después de una infusión intravenosa de 10 min hasta 250 min tras una infusión de 8 h.

Efectos en órganos y sistemas

A. Efectos en el SNC

La dexmedetomidina produce sus efectos agonistas α_2 selectivos a través de la activación de los receptores α_2 en el sistema nervioso central. La hipnosis al parecer es resultado de la estimulación de receptores α_2 en el locus ceruleus y el efecto analgésico se origina a nivel de la médula espinal. El efecto sedante que produce dicho fármaco tiene una calidad diferente a la del producido por otros anestésicos intravenosos; se parece más completamente a un estado de sueño fisiológico a través de la activación de las vías de sueño endógenas. La dexmedetomidina posiblemente conlleva una disminución del flujo sanguíneo cerebral sin cambios importantes en la presión intracraneal o en la $CMRO_2$. Tiene el potencial de causar la aparición de tolerancia y dependencia.

B. Efectos cardiovasculares

La infusión de dexmedetomidina produce reducciones moderadas de la frecuencia cardiaca y de la resistencia vascular periférica y, en consecuencia, una disminución de la presión arterial sistémica. Una inyección en bolo puede producir incremento transitorio de la presión arterial sistémica y disminución intensa de la frecuencia cardiaca, un efecto que probablemente es mediado por la activación de receptores adrenérgicos α_2 periféricos. La bradicardia asociada a la infusión de dexmedetomidina puede requerir tratamiento. Se ha observado bloqueo cardiaco, bradicardia grave y asistolia, que pueden deberse a la estimulación vagal sin oposición. La respuesta a los anticolinérgicos no se modifica.

C. Efectos respiratorios

Los efectos de la dexmedetomidina sobre el sistema respiratorio son una disminución leve a moderada del volumen corriente y cambio muy escaso en la frecuencia respiratoria. La respuesta ventilatoria al dióxido de carbono no se modifica. Aunque los efectos respiratorios son leves, es posible que ocurra obstrucción de vías respiratorias altas como consecuencia de la sedación. Además, la dexmedetomidina tiene un efecto sedante sinérgico cuando se combina con otros sedantes-hipnóticos.

Aplicaciones clínicas y dosis

La dexmedetomidina se utiliza principalmente para la sedación a corto plazo de pacientes sujetos a intubación y ventilación en una unidad de cuidados intensivos. En el quirófano, se puede utilizar como un complemento a la anestesia general para obtener sedación, por ejemplo, durante la intubación traqueal con laringoscopio de fibra óptica en el paciente despierto o durante la anestesia regional. Cuando se administra durante la anestesia general, la dexmedetomidina (0.5 a 1 µg/kg en dosis de carga durante 10 a 15 min, seguida de una infusión de 0.2 a 0.7 µg/kg/h) disminuyen las necesidades de dosis de anestésicos inhalados e inyectados. El despertar y la transición al periodo posoperatorio pueden beneficiarse de los efectos sedantes y analgésicos producidos por la dexmedetomidina sin depresión respiratoria.

ANALGÉSICOS OPIOIDES

Los opioides son analgésicos diferentes a los anestésicos generales y los hipnóticos. Aun cuando se administren dosis altas de analgésicos opioides, no se puede evitar de manera confiable el recuerdo de los sucesos a menos que también se utilicen hipnóticos como las benzodiazepinas. Los analgésicos opioides se utilizan de forma sistemática para lograr la analgesia posoperatoria y durante el periodo operatorio como parte de un esquema de anestesia equilibrada según se señaló antes (véase Anestésicos intravenosos). En el capítulo 31 se describe con más detalle su farmacología y aplicaciones clínicas. Además de su uso como parte de un esquema de anestesia equilibrada, los opioides en dosis altas se han utilizado en combinación con grandes dosis de benzodiazepinas para alcanzar un estado anestésico general, sobre todo en pacientes con una reserva circulatoria limitada que se someten a operaciones cardiacas. Cuando se administran en dosis altas, los opioides potentes como el fentanilo pueden desencadenar rigidez de la pared torácica (y de la laringe), alterando así de manera aguda la ventilación mecánica. Por otra parte, dosis altas de opioides potentes pueden acelerar la aparición de tolerancia y complicar el tratamiento del dolor posoperatorio.

PRÁCTICA CLÍNICA ACTUAL

La práctica de la anestesiología clínica precisa integrar la farmacología y los efectos adversos conocidos de estos potentes fármacos con el estado fisiopatológico en cada paciente. El criterio y la experiencia del anestesiólogo se ponen a prueba en cada paciente para producir una anestesia de profundidad apropiada, necesaria para permitir procedimientos quirúrgicos penetrantes y proceder a operar pese a los problemas médicos importantes que se presentan en los pacientes más graves.

PRESENTACIONES DISPONIBLES*

Cetamina
Parenteral: 10, 50 y 100 mg/ml para inyección

Desflurano
Líquido: 240 ml para inhalación

Dexmedetomidina
Parenteral: 100 µg/ml para infusión IV

Diazepam
Comprimidos de 2, 5 y 10 mg; solución de 1 mg/ml y 5 mg/ml
De liberación sostenida oral: cápsulas de 15 mg
Rectal: gel de 2.5, 10 y 20 ml
Parenteral: 5 mg/ml para inyección

Droperidol
Parenteral: 2.5 mg/ml para inyección IV o IM

Enflurano
Líquido: 125 y 250 ml para inhalación

Etomidato
Parenteral: 2 mg/ml para inyección

Fospropofol
Parenteral: 35 mg/ml en frascos de 30 ml

Halotano
Líquido: 125, 250 ml para inhalación

Isoflurano
Líquido: 100 ml para inhalación

Lorazepam
Parenteral: 2 y 4 mg/ml para inyección

Metohexital
Parenteral: 0.5, 2.5 y 5 g en polvo para reconstituirse e inyectarse

Midazolam
Parenteral: 1 y 5 mg/ml para inyección en frascos de 1, 2, 5 y 10 ml
Oral: jarabe de 2 mg/ml para niños

Óxido nitroso (gas, suministrado en cilindros azules)

Propofol
Parenteral: 10 mg/ml para inyección IV

Sevoflurano
Líquido: 250 ml para inhalación

Tiopental
Parenteral: polvo para reconstituir 20 y 25 mg/ml para inyección IV

*Véanse en el capítulo 31, las formulaciones de opioides utilizados en anestesia.

BIBLIOGRAFÍA

Eger EI II: The effect of inspired concentration on the rate of rise of alveolar concentration. Anesthesiology 1963;89:774.

Eger EI II: Uptake and distribution. En: Miller RD (editor): *Anesthesia,* 7th ed. Churchill Livingstone, 2010.

Eger EI II, Saidman LJ, Brandstater B: Minimum alveolar anesthetic concentration: A standard of anesthetic potency. Anesthesiology 1965;26:756.

Fragen RJ: *Drug Infusions in Anesthesiology.* Lippincott Williams & Wilkins, 2005.

Hemmings HC et al: Emerging molecular mechanisms of general anesthetic action. Trends Pharmacol Sci 2005;26:503.

Lugli AK, Yost CS, Kindler CH: Anesthetic mechanisms: Update on the challenge of unravelling the mystery of anaesthesia. Eur J Anaesth 2009;26:807.

Olkkola KT, Ahonen J: Midazolam and other benzodiazepines. Handb Exp Pharmacol 2008;182:335.

Reves JG et al: Intravenous anesthetics. In: Miller RD (editor): *Anesthesia,* 7th ed. Churchill Livingstone, 2010.

Rudolph U et al: Sedatives, anxiolytics, and amnestics. In: Evers AS, Maze M (editors): *Anesthetic Pharmacology: Physiologic Principles and Clinical Practice.* Churchill Livingstone, 2004.

Stoelting R, Hillier S: Barbiturates. In: Stoelting RK, Hillier SC (editors): *Pharmacology and Physiology in Anesthetic Practice.* Lippincott Williams & Wilkins, 2005.

Yasuda N et al: Kinetics of desflurane, isoflurane, and halothane in humans. Anesthesiology 1991;70:489.

RESPUESTA AL ESTUDIO DE CASO

El paciente tiene un riesgo cardiaco subyacente importante que implica una operación mayor estresante. La anestesia equilibrada se iniciaría con fármacos intravenosos que produzcan cambios mínimos en la presión arterial y la frecuencia cardiaca, como el propofol o el etomidato, en combinación con analgésicos potentes como el fentanilo (véase cap. 31) para bloquear la estimulación indeseable de los reflejos autonómicos. El mantenimiento de la anestesia podría incorporar anestésicos inhalados que garanticen la abolición del estado de alerta y la amnesia, fármacos intravenosos para proporcionar analgesia transoperatoria y posoperatoria y, si es necesario, bloqueadores neuromusculares (cap. 27) para lograr la relajación muscular. La selección del anestésico por inhalación se basaría en la conveniencia de mantener la contractilidad miocárdica suficiente, la presión arterial sistémica y el gasto cardiaco para el flujo sanguíneo adecuado de órganos críticos durante toda la operación. La emergencia rápida de los efectos combinados de los anestésicos seleccionados facilitaría el restablecimiento de la función cardiaca, la respiración y la capacidad mental iniciales del paciente.

CAPÍTULO

26

Anestésicos locales

Kenneth Drasner, MD*

ESTUDIO DE CASO

Una mujer de 67 años de edad es programada para cirugía electiva de artroplastia total de cadera. ¿Cuáles serían los anestésicos locales más apropiados si se utiliza una técnica de anestesia quirúrgica subaracnoidea o epidural y cuáles serían las complicaciones potenciales de su aplicación? ¿Qué anestésicos serían más apropiados para proporcionar analgesia posoperatoria a través de un catéter a epidural o cerca de un nervio periférico?

En términos simples, la anestesia local designa una pérdida de la sensibilidad en una región limitada del cuerpo. Esto se logra mediante la interrupción del tránsito neural aferente a través de la inhibición de la generación o propagación de impulsos. Tal bloqueo puede traer consigo otros cambios fisiológicos como parálisis muscular y supresión de reflejos somáticos o viscerales y estos efectos podrían ser convenientes o inconvenientes, lo que depende de las circunstancias específicas. No obstante, en la mayor parte de los casos, es la pérdida de la sensación, o por lo menos el logro de la analgesia circunscrita, el objetivo principal.

Aunque se suelen utilizar anestésicos locales como analgésicos, éstos deben proporcionar una pérdida completa de todas las modalidades sensitivas, lo que representa su característica distintiva. El contraste con la anestesia general debiera ser obvio, pero tal vez vale la pena resaltar que con la anestesia local el fármaco es aplicado directamente en el órgano elegido como objetivo y la circulación periférica sólo sirve para disminuir o terminar su efecto. La anestesia local también se puede producir mediante diversos medios químicos o físicos. Sin embargo, en el ejercicio clínico sistemático se logra con una gama muy reducida de compuestos y el restablecimiento normalmente es espontáneo, previsible y carente de efectos residuales. El desarrollo de estos compuestos tiene un rico historial (véase recuadro: Desarrollo histórico de la anestesia local), caracterizado por observaciones fortuitas, inicios tardíos y una evolución impulsada más por inquietudes de tolerabilidad que por mejoras de la eficacia.

*El autor agradece a Bertram G. Katzung, MD, PhD, y al Dr. Paul F. White, PhD, MD, por sus contribuciones a este capítulo en ediciones previas.

FARMACOLOGÍA BÁSICA DE LOS ANESTÉSICOS LOCALES

Aspectos químicos

La mayor parte de los anestésicos locales consta de un grupo lipófilo (p. ej., un anillo aromático) conectado a un grupo ionizable (p. ej., una amina terciaria) por una cadena intermedia a través de un éster o una amida (cuadro 26-1). Además de las propiedades físicas generales de las moléculas, las configuraciones estereoquímicas específicas se relacionan con diferencias en la potencia de los estereoisómeros (p. ej., levobupivacaína o ropivacaína). Puesto que los enlaces de éster son más propensos a la hidrólisis que los enlaces de amidas, los ésteres suelen tener una duración de acción más breve.

Los anestésicos locales son bases débiles y, por lo general, se formulan para uso clínico como sales con el fin de incrementar su solubilidad y estabilidad. En el organismo, existen como la base sin carga o como un catión (véase cap. 1, Ionización de ácidos y bases débiles). Las proporciones relativas de estas dos formas están determinadas por su pK_a y el pH de los líquidos corporales según la ecuación de Henderson-Hasselbalch, la cual puede expresarse de la manera siguiente:

$$pK_a = pH - \log [\text{base}]/[\text{ácido conjugado}]$$

Si la concentración de la base y el ácido conjugado son iguales, la segunda porción del lado derecho de la ecuación se separa, como log 1 = 0, quedando:

$$pK_a = pH \text{ (donde base = ácido conjugado)}$$

Desarrollo histórico de la anestesia local

Aunque las propiedades de entumecimiento de la cocaína se reconocieron durante siglos, se puede considerar que el 15 de septiembre de 1884 señaló "el nacimiento de la anestesia local". Con base en las investigaciones realizadas por Carl Koller, el efecto de entumecimiento de la cocaína sobre la córnea fue demostrado ante el Congreso Oftalmológico, en Heidelberg, con lo que se inició la era de la anestesia quirúrgica. Por desgracia, con el uso generalizado vino el reconocimiento de la toxicidad importante de la cocaína sobre el sistema nervioso central y el corazón, lo cual junto con su potencial adictivo moderó el entusiasmo para esta aplicación. Como lo comentó el investigador inicial Mattison, "el riesgo de resultados adversos le ha robado a esta valiosa droga muchos de sus efectos favorables ante muchos cirujanos y los ha privado de un aliado muy útil". Puesto que se sabía que la cocaína es un éster de ácido benzoico, la búsqueda de anestésicos locales alternativos se enfocó en esta clase de compuestos, dando por resultado la identificación de la benzocaína poco antes de finales del siglo pasado. Sin embargo, la benzocaína resultó de utilidad limitada por su notable hidrofobicidad y, por tanto, fue relegada a la anestesia tópica, una aplicación aún vigente en el ejercicio clínico actual. Einhorn comenzó a utilizar poco después el primer anestésico inyectable útil, la procaína, cuya estructura sirvió de modelo para el desarrollo de los anestésicos locales modernos de uso más frecuente. Los tres elementos estructurales básicos de estos compuestos pueden apreciarse en el cuadro 26-1: un anillo aromático que confiere lipofilicidad, una amina terciaria ionizable que confiere hidrofilicidad y una cadena intermedia que los conecta a través de un éster o enlace amídico.

Una de las limitaciones de la procaína fue su breve duración de acción, una desventaja superada con la introducción de la tetracaína en 1928. Lamentablemente, la tetracaína mostró una toxicidad importante cuando se utilizó para bloqueos periféricos de gran volumen, reduciendo finalmente su aplicación común a la anestesia subaracnoidea. Tanto la procaína como la tetracaína compartieron otra desventaja: su enlace de éster confería inestabilidad y, sobre todo en el caso de la procaína, el ácido aromático libre liberado durante la hidrólisis de éster del compuesto original se consideró que era la fuente de reacciones alérgicas relativamente frecuentes.

Löfgren y Lundqvist superaron el problema de la inestabilidad con la introducción de la lidocaína en 1948. La lidocaína fue el primero de una serie de anestésicos locales aminoamídicos que predominarían en la segunda mitad del siglo XX; tenía una duración de acción más favorable que la procaína y menos toxicidad sistémica que la tetracaína. Hasta nuestros días sigue siendo uno de los anestésicos más versátiles y ampliamente utilizados. No obstante, algunas de las aplicaciones precisaban un bloqueo más prolongado que el proporcionado por la lidocaína, un vacío farmacológico que fue llenado con el advenimiento de la bupivacaína, un anestésico más lipófilo y más potente. Por desgracia se demostró que la bupivacaína tiene más propensión a efectos importantes sobre la conducción y la función del corazón, lo cual a veces resulta letal. El reconocimiento de este potencial de toxicidad cardiaca condujo a cambios en el ejercicio anestésico y la toxicidad importante llegó a ser lo suficientemente infrecuente que continuó utilizándose ampliamente como anestésico para casi todas las técnicas regionales en la práctica clínica moderna. No obstante, esta cardiotoxicidad inherente sería motivo para las investigaciones que llevaron a la introducción de dos anestésicos que recientemente se añadieron al arsenal anestésico, la levobupivacaína y la ropivacaína. La primera es el *S*(–) enantiómero de la bupivacaína, que tiene menos afinidad por los conductos del sodio en el corazón que su contraparte *R*(+). La ropivacaína es otro *S*(–) enantiómero que comparte su reducida afinidad por los conductos del sodio cardiacos y a la vez es un poco menos potente que la bupivacaína o la levobupivacaína.

Así, la pK_a puede verse como una manera eficaz de valorar la tendencia de los compuestos a existir con carga o sin carga, es decir, cuanto más baja sea la pK_a, tanto mayor será el porcentaje de las especies sin carga a un pH determinado. Puesto que la pK_a de la mayor parte de los anestésicos locales es del orden de 7.5 a 9.0, la forma catiónica con carga constituirá el mayor porcentaje a un pH fisiológico. Una excepción notable es la benzocaína, que tiene una pK_a de casi 3.5 y por consiguiente sólo existe como una base no ionizada en condiciones fisiológicas normales.

El problema de la ionización tiene importancia decisiva pues la forma catiónica es la más activa en el lugar del receptor. Sin embargo, la situación es un poco más compleja, pues el lugar del receptor para los anestésicos locales es en el vestíbulo interno del conducto de sodio y la forma con carga del anestésico no penetra bien las membranas biológicas. En consecuencia, la forma sin carga es importante para la penetración en las células. Tras la penetración intracitoplásmica, el equilibrio da por resultado la formación y la unión del catión con carga en el conducto del sodio y, por consiguiente, la producción de un efecto clínico. El fármaco también puede llegar al receptor por la porción lateral a través de lo que se ha denominado la vía hidrófoba (fig. 26-1). Una consecuencia clínica es que los anestésicos locales son menos eficaces cuando se inyectan en tejidos infectados porque el pH extracelular bajo favorece la forma con carga y se dispone de menos base neutral para la difusión a través de la membrana. Por el contrario, el añadir bicarbonato a un anestésico local (una estrategia que a veces se utiliza en el ejercicio clínico) aumentará la concentración eficaz de la forma no ionizada y, por tanto, acortará el periodo en que se inicia la acción de un bloqueo regional.

Farmacocinética

Cuando se utilizan anestésicos locales para la anestesia local, periférica y neuroaxil central (sus aplicaciones clínicas más frecuentes) la absorción sistémica, distribución y eliminación sólo sirven para reducir o terminar su efecto. En consecuencia, la farmacocinética característica desempeña una participación menor que en el caso de la terapéutica sistémica y, a la vez, sigue siendo importante para la duración de la acción del anestésico y decisiva para la posible presentación de reacciones adversas, en particular, efectos tóxicos en el corazón y en el sistema nervioso central (SNC).

En el cuadro 26-2 se resumen algunas propiedades farmacocinéticas de los anestésicos locales amídicos que se utilizan con más

CUADRO 26–1 Estructura y propiedades de algunos anestésicos locales a base de éster y amida[1]

	Estructura	Potencia (procaína = 1)	Duración de acción
Ésteres			
Cocaína	$C_6H_5-C(=O)-O-$ (tropano con $C(=O)-O-CH_3$ y $N-CH_3$)	2	Mediana
Procaína (Novocaína)	$H_2N-C_6H_4-C(=O)-O-CH_2-CH_2-N(C_2H_5)_2$	1	Breve
Tetracaína (Pontocaína)	$C_4H_9-HN-C_6H_4-C(=O)-O-CH_2-CH_2-N(CH_3)_2$	16	Prolongada
Benzocaína	$H_2N-C_6H_4-C(=O)-O-CH_2-CH_3$	Se utiliza sólo en superficies	
Amidas			
Lidocaína	$(CH_3)_2C_6H_3-NH-C(=O)-CH_2-N(C_2H_5)_2$	4	Mediana
Mepivacaína	$(CH_3)_2C_6H_3-NH-C(=O)-$ (piperidina, $N-CH_3$)	2	Mediana
Bupivacaína, Levobupivacaína	$(CH_3)_2C_6H_3-NH-C(=O)-$ (piperidina, $N-C_4H_9$)	16	Prolongada
Ropivacaína	$(CH_3)_2C_6H_3-NH-C(=O)-$ (piperidina, $N-C_3H_7$)	16	Prolongada
Articaína	(CH_3-tiofeno, S) $-NH-C(=O)-CH(CH_3)-NH-C_3H_7$; $C(=O)-OCH$	nf[2]	Mediana

[1]Se dispone de otros tipos químicos incluidos ésteres (pramoxina), cetonas (diclonina) y derivados de fenetidina (fenacaína).

[2]Datos no encontrados.

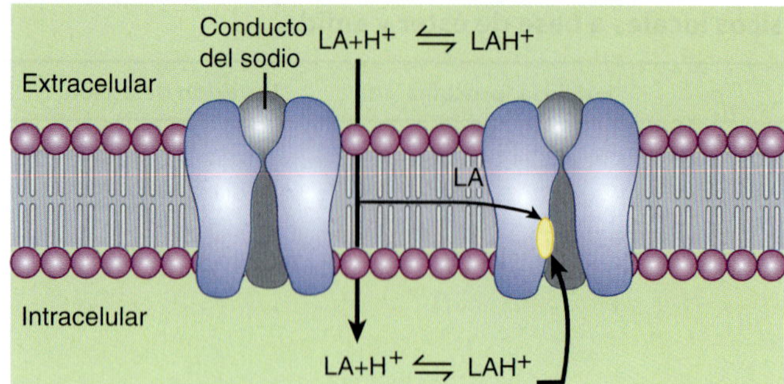

FIGURA 26–1 Esquema que ilustra las vías del anestésico local (LA) a las zonas de receptores. El anestésico extracelular se encuentra en equilibrio entre las formas con carga y sin carga. El catión con carga no penetra bien las membranas lipídicas; por consiguiente, el acceso al interior de la célula se logra por el paso de la forma sin carga. El reequilibrio intracelular da por resultado la formación de una especie de carga más activa, que se une al receptor en el vestíbulo interno del conducto del sodio. El anestésico también puede lograr acceso más directo al difundirse mediante la porción lateral de la membrana (vía hidrófoba).

frecuencia. La farmacocinética de los anestésicos locales a base de éster no se ha estudiado ampliamente debido a su rápida degradación en el plasma (semivida de eliminación <1 min).

A. Absorción

La absorción sistémica del anestésico local inyectado en la zona de administración está determinada por varios factores, tales como dosis, lugar de la inyección, unión del fármaco a los tejidos, flujo sanguíneo en los tejidos locales, empleo de un vasoconstrictor (p. ej., adrenalina) y las propiedades fisicoquímicas del propio fármaco. Los anestésicos que son más liposolubles por lo general son más potentes, tienen una duración de acción más prolongada y tardan en alcanzar su efecto clínico. La unión considerable a proteínas también prolonga la duración de la acción.

La aplicación de un anestésico local a una zona muy vascularizada, como la mucosa de la tráquea o el tejido que rodea a los nervios intercostales, da lugar a una absorción más rápida y, por tanto, concentraciones más altas en comparación con la inyección del anestésico local en un tejido con flujo sanguíneo escaso, como lo es el tejido adiposo subcutáneo. Cuando se utiliza para bloqueos importantes de la conducción, las concentraciones séricas máximas varían dependiendo de la zona de inyección específica, de manera que los bloqueos intercostales producirán las concentraciones más altas y los bloqueos de la ciática y de la femoral las concentraciones más bajas (fig. 26-2). Cuando se utilizan los vasoconstrictores con anestésicos locales, la disminución resultante del flujo sanguíneo reduce la velocidad de la absorción sistémica y por tanto disminuye las concentraciones séricas máximas. Este efecto en general es más evidente con los anestésicos de acción más breve, menos potentes y menos liposolubles.

B. Distribución

1. Circunscrita. Debido a que el anestésico local suele inyectarse directamente en la zona del órgano objetivo, la distribución dentro de este espacio tiene una función esencial con respecto a lograr el efecto clínico. Por ejemplo, los anestésicos que se aplican en el espacio subaracnoideo se diluyen con el líquido cefalorraquídeo (LCR) y las características de distribución dependen de una gama de factores, de los cuales los más decisivos son la densidad relativa con respecto al LCR y la posición del paciente. Las soluciones se denominan hiperbáricas, isobáricas e hipobáricas y respectivamente descienden, se mantienen relativamente estáticas o ascienden, dentro del espacio subaracnoideo por el efecto de la gravedad cuando el paciente se sienta en posición erecta. En una revisión y análisis de la bibliografía pertinente se citaron 25 factores que se han considerado determinantes de la difusión de un anestésico local en el LCR, que pueden clasificarse en general como características de la solución del anestésico, componentes del LCR, características del paciente y técnicas de inyección. Consideraciones similares se aplican a los bloqueos epidurales y periféricos.

2. Sistémica. Las concentraciones sanguíneas máximas alcanzadas durante la anestesia de la conducción mayor se afectan en forma mínima por la concentración del anestésico o la velocidad de inyección. La farmacocinética de estos compuestos se parece bastante a un modelo de dos compartimentos. La fase alfa inicial refleja la distribución rápida en la sangre y en órganos con flujo sanguíneo considerable (p. ej., cerebro, hígado, corazón y riñón), caracterizada por una disminución exponencial acentuada de la concentración. Esto va seguido de una fase beta de reducción más lenta que refleja la distribución hacia tejidos con menor flujo sanguíneo (p. ej., músculo e intestino) y puede asumir una velocidad de declinación casi lineal. La toxicidad potencial de los anestésicos locales se afecta por el efecto protector que proporciona la absorción por los pulmones, lo que sirve para atenuar la concentración arterial, aunque la duración y la magnitud de este efecto no se han caracterizado en forma adecuada.

C. Metabolismo y excreción

Los anestésicos locales amídicos se convierten en metabolitos más hidrosolubles en el hígado (de tipo amida) o en el plasma (de tipo

CUADRO 26–2 Propiedades farmacocinéticas de varios anestésicos locales amídicos

Anestésico	Distribución de $t_{1/2}$ (min)	$t_{1/2}$ de eliminación (h)	V_{dss} (L)	Cl (L/min)
Bupivacaína	28	3.5	72	0.47
Lidocaína	10	1.6	91	0.95
Mepivacaína	7	1.9	84	0.78
Prilocaína	5	1.5	261	2.84
Ropivacaína	23	4.2	47	0.44

Cl, depuración; Vd_{ss},volumen de distribución en estado de equilibrio dinámico.

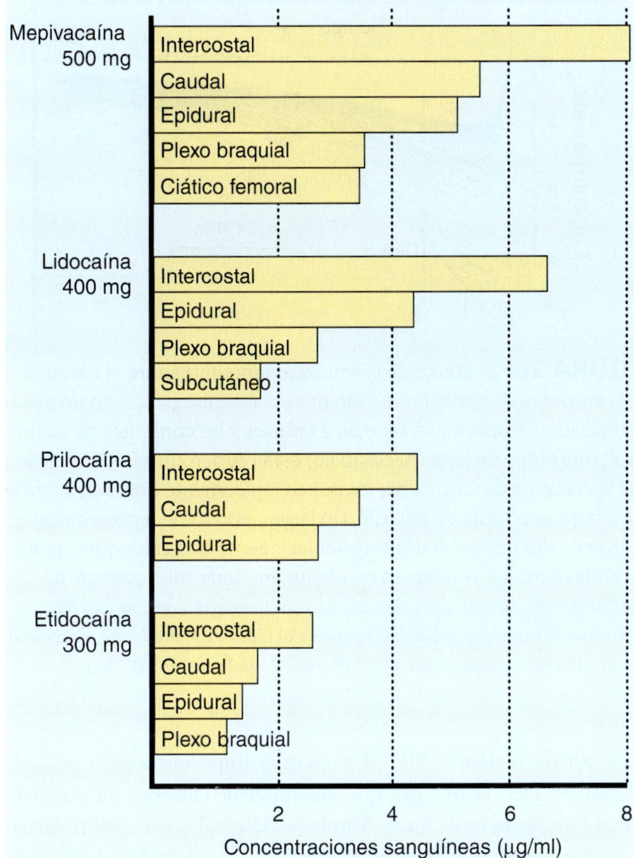

FIGURA 26–2 Concentraciones sanguíneas máximas comparativas de varios anestésicos locales tras la administración en diversas zonas anatómicas. (Modificada, con autorización, de Covino BD, Vassals HG: *Local Anesthetics: Mechanism of Action in Clinical Use*. Grune & Stratton, 1976.)

éster), los cuales se excretan en la orina. Como los anestésicos locales en la forma sin carga se difunden rápidamente a través de membranas lipídicas, ocurre excreción urinaria pequeña o nula de la forma neutral. La acidificación de la orina favorece la ionización de la base de amina terciaria a la forma con carga más hidrosoluble, lo que desencadena la eliminación más rápida. Los anestésicos locales de tipo éster se hidrolizan con gran rapidez en la sangre por la butirilcolinesterasa circulante para formar metabolitos inactivos. Por ejemplo, la semivida de la procaína y la cloroprocaína en plasma son inferiores a 1 min. Sin embargo, las concentraciones excesivas se pueden acumular en los pacientes con hidrólisis plasmática reducida o nula como consecuencia de la colinesterasa plasmática atípica.

Los anestésicos locales amídicos experimentan biotransformación compleja en el hígado, lo que comprende la hidroxilación y la *N*-desalquilación por las isozimas del citocromo P450 microsómicas del hígado. La velocidad del metabolismo hepático de compuestos amídicos individuales es muy variable y su orden decreciente es prilocaína (más rápida) > lidocaína > mepivacaína > ropivacaína ≈ bupivacaína y levobupivacaína (más lenta). Una consecuencia de esto es que la toxicidad de anestésicos locales de tipo amídico tiene más posibilidades de ocurrir en pacientes con hepatopatía. Por ejemplo, la semivida de eliminación promedio de la lidocaína puede aumentar de 1.6 h en personas normales ($t_{1/2}$; cuadro 26-2) a más de 6 h en pacientes con hepatopatía grave. Muchos otros fármacos utilizados en anestesia se metabolizan por las mismas isozimas del sistema P450 y la administración concomitante de estos fármacos competitivos puede hacer más lento el metabolismo hepático de los anestésicos locales. La disminución de la eliminación hepática de los anestésicos locales se puede prever en pacientes con disminución del flujo sanguíneo hepático. Por ejemplo, la eliminación hepática de la lidocaína en personas anestesiadas con anestésicos volátiles (que reducen el flujo sanguíneo hepático) es más lenta que en las anestesiadas con técnicas intravenosas. El retraso del metabolismo como consecuencia de las alteraciones del flujo sanguíneo hepático también puede ocurrir en caso de insuficiencia cardiaca congestiva.

Farmacodinámica

A. Mecanismo de acción

1. Potencial de membrana. El principal mecanismo de acción de los anestésicos locales es el bloqueo de los conductos del sodio controlados por voltaje (fig. 26-1). La membrana excitable de los axones nerviosos, al igual que la membrana del músculo cardiaco (cap. 14) y los cuerpos de las células neuronales (cap. 21), mantiene un potencial de reposo transmembrana de –90 a –60 mV. Durante la excitación, los conductos del sodio se abren y una corriente de sodio rápida hacia el interior de la célula despolariza con rapidez la membrana hacia el potencial de equilibrio del sodio (+40 mV). Como consecuencia de este proceso de despolarización, los conductos del sodio se cierran (se inactivan) y los del potasio se abren. El flujo de potasio hacia el exterior de la célula repolariza la membrana hacia el potencial de equilibrio del potasio (alrededor de –95 mV); la repolarización restituye el estado de reposo de los conductos del sodio con un tiempo de recuperación característico que determina el periodo refractario. Los gradientes iónicos transmembrana se mantienen gracias a la bomba de sodio. Estos flujos iónicos son similares pero más sencillos que los que ocurren en el músculo cardiaco y los anestésicos locales tienen efectos similares en los dos tejidos.

2. Isoformas del conducto del sodio. Cada conducto del sodio consta de una sola subunidad alfa que contiene un poro central de conducción iónica asociado a subunidades beta accesorias. La subunidad alfa formadora de poro es en efecto suficiente para la expresión funcional, pero la cinética y el control del conducto por el voltaje son modificados por la subunidad beta. Diversos conductos del sodio diferentes se han caracterizado mediante el registro electrofisiológico y después se han aislado y clonado, en tanto que el análisis de las mutaciones ha permitido identificar los componentes esenciales del lugar de unión del anestésico local. Se han caracterizado y clasificado nueve miembros de una familia de conductos del sodio en los mamíferos como Na_v 1.1 a Na_v 1.9 en los que el símbolo químico representa el ion principal, el subíndice denota el regulador fisiológico (en este caso voltaje), el número inicial denota el gen y el número después del punto indica la isoforma específica.

3. Bloqueo del conducto. Las toxinas biológicas, como la batracotoxina, la aconitina, la veratridina y algunos venenos de escorpión, se unen a los receptores en el conducto y evitan su inactivación. Esto da por resultado una afluencia prolongada de sodio a través del conducto y la despolarización del conducto en reposo. Las toxinas marinas tetrodotoxina (TTX) y saxitoxina tienen efectos clínicos que en gran parte se parecen a los de los anestésicos locales (es decir, bloqueo de la conducción sin un cambio del potencial de reposo). Sin embargo, a diferencia de los anestésicos locales, su lugar de unión se sitúa cerca de la superficie extracelular. La sensibilidad de estos conductos a la TTX es variable y la subclasificación basada en esta sensibilidad farmacológica tiene repercusiones físicas y terapéuticas importantes. Seis de los conductos antes señalados son sensibles a la concentración nanomolar de esta biotoxina (TTX-S), en tanto que tres son resistentes (TTX-R). De los últimos, el $Na_v1.8$ y el $Na_v1.9$ al parecer se expresan de manera exclusiva en los nociceptores de los ganglios de la raíz dorsal, lo que aumenta la posibilidad de que se investiguen compuestos dirigidos a estas subpoblaciones neuronales específicas. Tal tratamiento analgésico finamente ajustado tiene el potencial teórico de proporcionar analgesia eficaz al mismo tiempo que limita los efectos adversos importantes que producen los bloqueadores inespecíficos del conducto del sodio.

Cuando concentraciones progresivamente recientes de un anestésico local se aplican a una fibra nerviosa, el umbral para la excitación aumenta, la conducción del impulso se hace más lenta, la velocidad de elevación del potencial de acción disminuye, la amplitud del potencial de acción se reduce y, por último, la capacidad para generar un potencial de acción se anula por completo. Tales efectos progresivos son resultado de la unión del anestésico local a un número cada vez mayor de conductos del sodio. Si se bloquea la corriente de sodio en un segmento crítico del nervio, ya no es posible la propagación a través de la zona bloqueada. En los nervios mielinizados, la longitud crítica parece ser dos a tres nodos de Ranvier. En la dosis mínima necesaria para bloquear la propagación, el potencial en reposo ya no se altera en grado significativo.

El bloqueo de los conductos del sodio por la mayor parte de los anestésicos locales depende tanto del voltaje como del tiempo: los conductos en estado de reposo, que predomina en los potenciales de membrana más negativos, tienen mucha menor afinidad por los anestésicos locales que los conductos activados (estado abierto) e inactivados, que predominan en los potenciales de membrana más positivos (fig. 14-10). Por tanto, el efecto de una determinada concentración de un fármaco es más notable en los axones de descarga rápida que en las fibras en reposo (fig. 26-3). Entre los potenciales de acción sucesivos, una porción de los conductos del sodio se restablecerá del bloqueo con anestésico local (fig. 14-10). El restablecimiento tras el bloqueo provocado por fármacos es 10 a 1 000 veces más lento que el restablecimiento de los conductos por la inactivación normal (como se muestra para la membrana cardiaca en la figura 14-4). Una consecuencia es que el periodo refractario se alarga y el nervio conduce menos potenciales de acción.

El calcio extracelular se incrementa y antagoniza parcialmente la acción de los anestésicos locales por el aumento del potencial de superficie en la membrana que provoca el calcio (lo cual favorece el estado en reposo de escasa afinidad). Por el contrario, los incrementos del potasio extracelular despolarizan el potencial de membrana y favorecen el estado inactivado, intensificando el efecto de los anestésicos locales.

4. Otros efectos. Los anestésicos locales que se utilizan en la actualidad se unen al conducto del sodio con poca afinidad y especificidad insuficiente y hay otros múltiples lugares en los cuales su afinidad es casi similar a la de la unión al conducto del sodio. Por consiguiente, en concentraciones clínicamente importantes, los anestésicos locales pueden ser activos en otros innumerables conductos (p. ej., los del potasio y el calcio), enzimas (p. ej., adenilato ciclasa, carnitina-acilcarnitina translocasa) y receptores (p. ej., *N*-metil-D-aspartato [NMDA], acoplado a proteína G, $5\text{-}HT_3$ y neurocinina-1

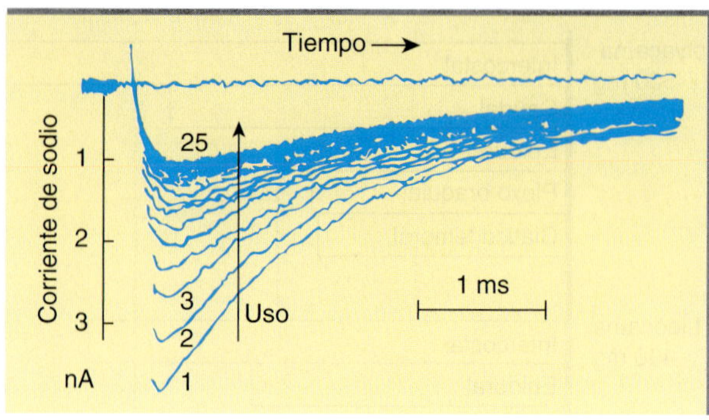

FIGURA 26–3 Efecto de la actividad repetitiva sobre el bloqueo de la corriente de sodio producido por un anestésico local en un axón mielinizado. Se aplicó una serie de 25 pulsos y las corrientes de sodio resultantes (desviaciones hacia abajo) están superpuestas. Obsérvese que la corriente producida por los pulsos rápidamente disminuyó desde el número uno hasta el pulso 25. Un largo periodo de reposo después de la serie dio por resultado el restablecimiento tras el bloqueo, pero se podía reinstalar el bloqueo mediante una serie subsiguiente. nA, nanoamperes. (Modificada y reproducida, con autorización, de Courtney KR: Mechanism of frequency-dependent inhibition of sodium currents in frog myelinated nerve by the lidocaine derivative GEA. J Pharmacol Exp Ther 1975;195:225.)

[receptor de sustancia P]). Al parecer es importante pero no se ha dilucidado bien la función que desempeñan tales efectos auxiliares para lograr la anestesia local. Asimismo, es posible que las interacciones con estos otros lugares constituyan la base de múltiples diferencias entre los anestésicos locales por lo que respecta a los efectos anestésicos (p. ej., bloqueo diferencial) y efectos tóxicos que no son paralelos a la potencia anestésica y, por tanto, no son explicables adecuadamente sólo por el bloqueo del conducto del sodio controlado por voltaje.

Las acciones de los anestésicos locales circulantes en lugares tan diversos ejercen múltiples efectos, algunos de los cuales van más allá del control del dolor, incluidos algunos que pueden ser favorables. Por ejemplo, hay indicios de que el mitigar la respuesta a la lesión y las mejoras de los resultados perioperatorios que pueden ocurrir con la anestesia epidural se deben en parte a una acción del anestésico ajena a su bloqueo del conducto del sodio. Los anestésicos circulantes también muestran efectos antitrombóticos que tienen una repercusión en la coagulación, la agregación de plaquetas y la microcirculación, así como modulación de la inflamación.

B. Características de estructura-actividad de los anestésicos locales

Los anestésicos locales más pequeños y mucho más lipófilos tienen una velocidad de interacción más rápida con el receptor del conducto del sodio. Según se señaló antes, la potencia también tiene una correlación positiva con la liposolubilidad. La lidocaína, la procaína y la mepivacaína son más hidrosolubles que la tetraciclina, la bupivacaína y la ropivacaína. Estos últimos compuestos son más potentes y tienen duraciones más prolongadas de su acción anestésica local. Tales anestésicos locales de acción prolongada también se unen en mayor grado a proteínas y pueden ser desplazados de estos lugares de unión por otros fármacos que se unen a proteínas. En el caso de los anestésicos ópticamente activos (p. ej., bupivacaína), se ha demostrado que el isómero *R*(+) es un poco más potente que el *S*(–) isómero (levobupivacaína).

C. Factores neuronales que afectan al bloqueo

1. Bloqueo diferencial. Como los anestésicos locales tienen la propiedad de bloquear todos los nervios, sus acciones no están limitadas a la pérdida conveniente de la sensibilidad en lugares donde se producen estímulos nocivos (dolorosos). Con las técnicas neuraxiles centrales (subaracnoideas o epidurales), la parálisis de los nervios motores puede alterar la actividad respiratoria y el bloqueo nervioso autonómico puede favorecer la hipotensión. Además, si bien la parálisis de los nervios motores puede ser conveniente durante la intervención quirúrgica, tiene desventajas en otras circunstancias. Por ejemplo, la debilidad motora que ocurre como consecuencia de la anestesia epidural durante el parto obstétrico puede limitar la capacidad de la paciente para pujar. Asimismo, cuando se utiliza para la analgesia posoperatoria, la debilidad puede dificultar la capacidad para deambular sin ayuda y conlleva el riesgo de sufrir caídas, en tanto que el bloqueo autonómico residual puede interferir en la función vesical, dando por resultado retención urinaria y la necesidad de sondaje de la vejiga. Tales aspectos son muy problemáticos en caso de operaciones ambulatorias (del mismo día), lo que representa un porcentaje cada vez mayor de los casos quirúrgicos.

2. Susceptibilidad intrínseca de las fibras nerviosas. Las fibras nerviosas tienen una diferencia significativa en su susceptibilidad al bloqueo anestésico local. De forma tradicional se ha enseñado, y suele aún citarse, que los anestésicos locales bloquean primero las fibras de diámetro más pequeño porque es más corta la distancia a través de la cual las fibras pueden propagar de manera pasiva un impulso eléctrico. Sin embargo, una proporción variable de la fibra de gran tamaño es bloqueada antes que desaparezca el componente de la fibra pequeña del potencial de acción compuesto. De manera notable, los nervios mielinizados tienden a bloquearse antes que los nervios no mielinizados del mismo diámetro. Por ejemplo, las fibras preganglionares son bloqueadas antes que las fibras C desmielinizadas más pequeñas que intervienen en la transmisión del dolor (cuadro 26-3).

Otro factor importante subyacente al bloqueo diferencial se deriva del mecanismo de acción de los anestésicos locales que depende del estado del paciente y del uso del anestésico. El bloqueo que producen estos compuestos es más intenso cuanto más altas sean las frecuencias de despolarización. Las fibras sensitivas (dolor) tienen una velocidad de descarga alta y un potencial de acción de duración relativamente prolongado. Las fibras motoras emiten descargas a una velocidad más lenta y tienen un potencial de acción de duración más breve. Puesto que las fibras delta de tipo A y C participan en la transmisión del dolor de gran frecuencia, esta característica puede favorecer el bloqueo de tales fibras en una etapa más temprana y con concentraciones más bajas de anestésicos locales. La repercusión potencial de estos efectos exige una interpretación cauta de los experimentos no fisiológicos en los que se valora la susceptibilidad intrínseca de los nervios al bloqueo de la conducción por los anestésicos locales.

3. Disposición anatómica. Además del efecto de la vulnerabilidad intrínseca al bloqueo por el anestésico local, la organización anatómica del haz nervioso periférico puede repercutir en el inicio y la susceptibilidad de sus componentes. Como se prevería si se toma en cuenta la necesidad de que las fibras sensitivas proximales se unan al tronco nervioso al final, el centro contendrá fibras sensitivas que inervan la mayor parte de las zonas distales. Por tanto, el anestésico aplicado fuera del haz nervioso llegará y anestesiará primero las fibras proximales situadas en la porción externa del haz y el bloqueo sensitivo ocurrirá en forma sucesiva desde la porción proximal hasta la distal.

FARMACOLOGÍA CLÍNICA DE LOS ANESTÉSICOS LOCALES

Los anestésicos locales proporcionan analgesia muy eficaz en regiones bien definidas del cuerpo. Las vías de administración habituales comprenden aplicación tópica (p. ej., mucosa nasal, bordes de la herida [lugar de la incisión]), inyección cercana a las terminaciones nerviosas periféricas (infiltración perineural) y troncos nerviosos mayores (bloqueos), así como la inyección en los espacios epidural o subaracnoideo que rodean la médula espinal (fig. 26-4).

Características clínicas del bloqueo

En el ejercicio clínico suele haber una evolución ordenada de los componentes del bloqueo que comienza con la transmisión simpática y progresa al bloqueo de la temperatura, dolor, tacto leve y

CUADRO 26–3 Tamaño relativo y susceptibilidad de diferentes tipos de fibras nerviosas a los anestésicos locales

Tipo de fibra	Función	Diámetro (μm)	Mielinización	Velocidad de conducción (m/s)	Sensibilidad al bloqueo
Tipo A					
Alfa	Propiocepción, motora	12-20	Intensa	70-120	+
Beta	Tacto, presión	5-12	Intensa	30-70	++
Gamma	Husos musculares	3-6	Intensa	15-30	++
Delta	Dolor, temperatura	2-5	Intensa	5-25	+++
Tipo B	Autonómica reganglionar	< 3	Leve	3-15	++++
Tipo C					
Raíz dorsal	Dolor	0.4-1.2	Ninguna	0.5-2.3	++++
Simpático	Posganglionar	0.3-1.3	Ninguna	0.7-2.3	++++

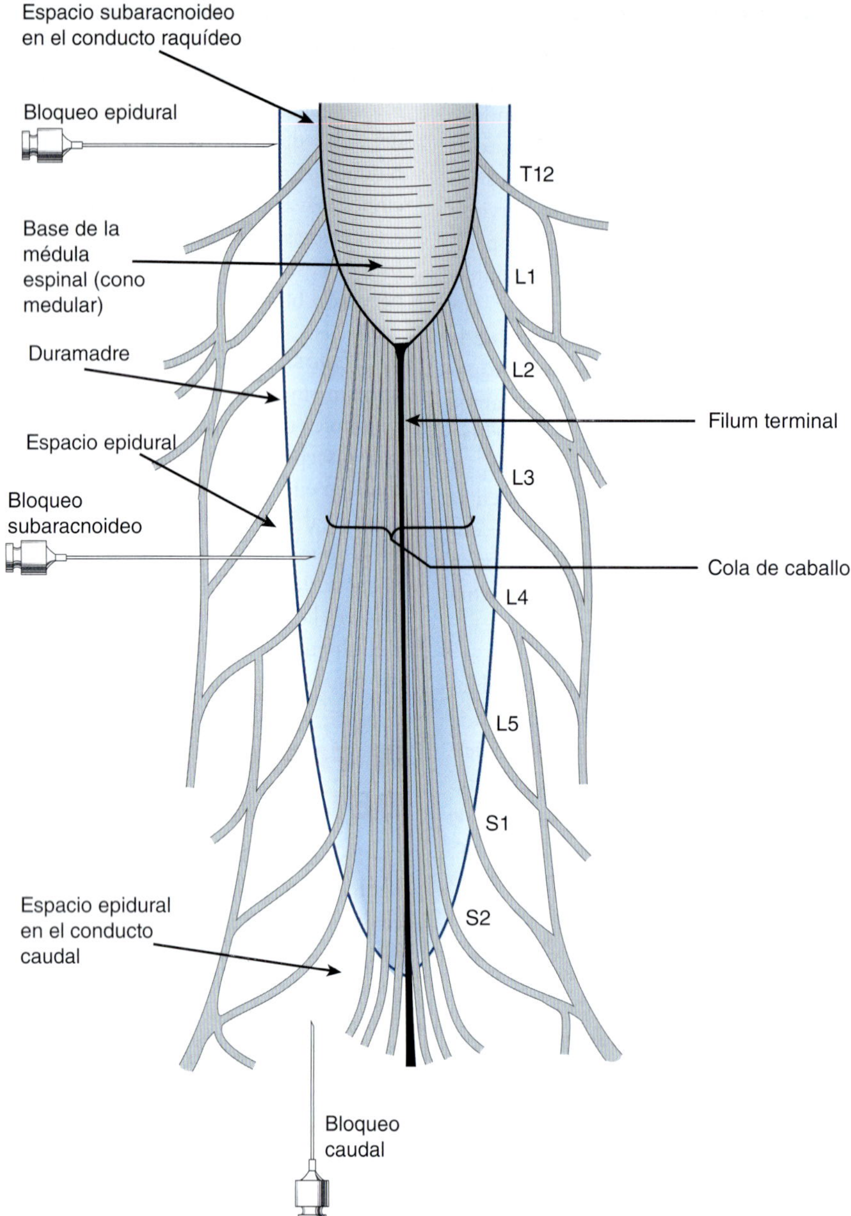

FIGURA 26–4 Esquema de los lugares característicos para la inyección de anestésicos locales dentro y alrededor del conducto raquídeo. Cuando se inyectan los anestésicos locales por vía extradural, se designa como bloqueo epidural. Un bloqueo caudal es un tipo específico de bloqueo epidural en el cual se inserta una aguja en el conducto caudal a través del hiato del sacro. Las inyecciones alrededor del nervio periférico se conocen como bloqueos perineurales (p. ej., bloqueo paravertebral). Por último, la inyección en el líquido cefalorraquídeo en el espacio subaracnoideo (intratecal) se designa como un bloqueo subaracnoideo.

finalmente motor. Esto se aprecia más fácilmente durante el inicio de la anestesia subaracnoidea, donde se puede detectar una discrepancia espacial en las modalidades, los componentes más vulnerables para lograr una mayor propagación dermatómica (en dirección cefálica). Por consiguiente, la pérdida de la sensibilidad al frío (que a menudo se valora mediante una gasa empapada en alcohol) ocurre aproximadamente dos segmentos por arriba del nivel analgésico para la punción, el cual, a su vez, será casi dos segmentos rostrales para la pérdida del reconocimiento del tacto leve. Sin embargo, debido a las consideraciones anatómicas señaladas antes para los troncos de nervios periféricos, el inicio con los bloqueos periféricos es más variable y la debilidad motora proximal puede anteceder al inicio de la pérdida sensitiva más distal. También, la solución del anestésico por lo general no se deposita de manera uniforme alrededor de un haz nervioso y la propagación longitudinal y la penetración radial hacia el tronco del nervio distan mucho de ser uniformes.

Por lo que respecta al bloqueo diferencial, conviene hacer notar que la anestesia quirúrgica "satisfactoria" puede precisar la pérdida del tacto, no sólo la abolición del dolor, ya que a algunos pacientes les resultará angustiante la sensación de tacto durante la intervención quirúrgica y a menudo temen que el procedimiento se vuelva doloroso. Además, aunque existen diferencias en las modalidades, no es posible producir anestesia quirúrgica con las técnicas habituales sin alguna pérdida de la función motora.

A. Efecto de los vasoconstrictores añadidos

Se logran varias ventajas al añadir un vasoconstrictor a un anestésico local. En primer lugar, la absorción neuronal circunscrita se intensifica a causa de las concentraciones sostenidas más altas en el tejido local que se pueden traducir clínicamente en un bloqueo de duración más prolongada. Esto puede permitir la anestesia adecuada para procedimientos más prolongados, la duración extendida del control del dolor posoperatorio y necesidades de anestésico total más bajas. En segundo lugar, las concentraciones sanguíneas máximas disminuyen a medida que la absorción se corresponda más estrechamente con el metabolismo y la eliminación y se reduzca el riesgo de efectos tóxicos sistémicos. Asimismo, cuando se incorpora en un anestésico raquídeo, la adrenalina puede contribuir no sólo a prolongar el efecto anestésico local a través de sus propiedades vasoconstrictoras, sino también ejercer un efecto analgésico directo mediado por receptores adrenérgicos α_2 postsinápticos presentes en la médula espinal. El reconocimiento de este potencial ha llevado al uso clínico del agonista α_2 clonidina como complemento de anestésico local para la anestesia subaracnoidea.

Por lo contrario, el incluir adrenalina puede tener efectos adversos. El añadir adrenalina a las soluciones de anestésico potencia la neurotoxicidad de los anestésicos locales que se utilizan para los bloqueos de nervio periférico o anestesia subaracnoidea. De la misma forma, en general se evita el empleo de un vasoconstrictor en una región que carece de flujo colateral adecuado (p. ej., bloqueo digital), aunque hay quienes han cuestionado la validez de esta proscripción.

B. Uso intencional de anestésicos locales sistémicos

Aunque el empleo principal de los anestésicos locales es para lograr la anestesia en una zona restringida, estos compuestos a veces se administran de forma deliberada por vía sistémica para aprovechar los efectos supresores de procesamiento del dolor. Además de las reducciones documentadas de las necesidades de anestésicos y el dolor posoperatorio, la administración sistémica de anestésicos locales se ha utilizado con cierta eficacia en el tratamiento del dolor crónico y este efecto puede persistir después de lo que dura la exposición al anestésico. Se considera que lograr el control del dolor mediante la administración sistémica de anestésicos locales se deriva, al menos en parte, de la supresión de una descarga ectópica anormal, un efecto observado a concentraciones de anestésico local de un orden de magnitud inferior que las necesarias para el bloqueo de la propagación de los potenciales de acción en los nervios normales. En consecuencia, tales efectos pueden lograrse sin los efectos adversos que se derivarían de la ineficacia de la conducción nerviosa normal. Las dosis crecientes de anestésico al parecer ejercen las siguientes acciones sistémicas: 1) las concentraciones bajas pueden suprimir de manera preferente la generación de impulsos ectópicos en nervios periféricos con lesión crónica; 2) las concentraciones moderadas pueden suprimir la sensibilización central, lo que explicaría la utilidad terapéutica que puede prolongarse más allá de la exposición al anestésico, y 3) las concentraciones más altas producirán efectos analgésicos generales y pueden culminar en toxicidad grave.

Toxicidad

La toxicidad del anestésico local se deriva de dos procesos diferentes: 1) los efectos sistémicos que se presentan tras la inyección intravascular inadvertida o la absorción del anestésico local en el lugar de la administración, y 2) la neurotoxicidad causada por los efectos locales producidos por el contacto directo con elementos neurales.

A. Toxicidad sistémica

La dosis del anestésico local que se utiliza para la anestesia epidural o los bloqueos periféricos de gran volumen es suficiente para producir toxicidad clínica importante, incluso la muerte del paciente. Con el fin de limitar el riesgo, se han promulgado las dosis máximas recomendadas de cada fármaco para cada aplicación general. El concepto inherente a este enfoque es que la absorción en la zona de inyección se deba corresponder en forma apropiada con el metabolismo para así evitar concentraciones séricas tóxicas. Sin embargo, dichas recomendaciones hacen caso omiso de las características de los pacientes o los factores de riesgo concomitantes y no toman en cuenta el bloqueo del nervio periférico específico que se aplica, lo cual tiene una repercusión importante en la velocidad de absorción sistémica (fig. 26-2). Lo que es más importante, no protegen contra la toxicidad provocada por la inyección intravascular inadvertida (en ocasiones en una arteria, pero más a menudo en una vena).

1. Toxicidad en el sistema nervioso central. Todos los anestésicos locales tienen la capacidad de producir sedación, mareo, alteraciones visuales y auditivas e inquietud cuando las concentraciones plasmáticas altas se deben a la absorción rápida o a la administración intravascular inadvertida. Un síntoma inicial de toxicidad del anestésico local es el entumecimiento peribucal y de la lengua y un sabor metálico. En concentraciones más altas, ocurre nistagmo y espasmos musculares, seguidos de convulsiones tónico-clónicas. Los anestésicos locales al parecer producen depresión de las vías inhibidoras corticales permitiendo así la actividad sin oposición de las vías neuronales excitadoras. A esta etapa de transición de la excitación no equilibrada (es decir, actividad convulsiva) sigue una depresión generalizada del SNC. Sin embargo, este patrón característico de toxicidad progresiva en gran parte se ha caracterizado en estudios realizados en personas voluntarias (los cuales por motivos éticos se limitan a dosis bajas) y por la administración graduada en modelos animales. Las desviaciones de tal progresión característica son frecuentes en la toxicidad clínica y están sujetas a la influencia de una serie de factores, tales como vulnerabilidad del paciente, el anestésico específico administrado, los fármacos concomitantes y la rapidez del incremento de las concentraciones séricas del fármaco. Un análisis de la bibliografía reciente de casos clínicos comunicados de toxicidad cardiaca por anestésicos locales reveló signos prodrómicos de toxicidad sobre el SNC en sólo 18% de los casos.

Cuando se necesitan dosis altas de un anestésico local (p. ej., para el bloqueo de un nervio periférico mayor o la infiltración local para un procedimiento de cirugía plástica mayor), la premedicación con una benzoadiazepina parenteral (p. ej., diazepam o midazolam) proporciona cierta profilaxis contra la toxicidad sobre el SNC causada por el anestésico local. Sin embargo, esta premedicación tendrá, si acaso, un efecto mínimo sobre la toxicidad cardiovascular, retrasando potencialmente el reconocimiento de una sobredosis que puede ser letal. Cabe hacer notar que la administración de una infusión de propofol o de anestesia general contribuyó con cinco de los 10 casos que presentaron toxicidad cardiovascular aislada en el análisis bibliográfico antes señalado de casos clínicos notificados.

Si ocurren convulsiones es decisivo evitar la hipoxemia y la acidosis, que potencian la toxicidad del anestésico. La intubación traqueal rápida facilita la ventilación y la oxigenación adecuada y es indispensable para evitar la broncoaspiración del contenido gástrico en pacientes con riesgo. El efecto de la hiperventilación es complejo y su función en la reanimación después de la sobredosis de anestésico es un poco debatido, pero tal vez ofrece una ventaja distintiva que se utiliza para contrarrestar la acidosis metabólica. Las convulsiones causadas por los anestésicos locales deben controlarse con rapidez para evitar daño al paciente y exacerbación de la acidosis. En una guía práctica reciente de la *American Society of Regional Anesthesia* se recomiendan las benzodiazepinas como fármacos de primera elección (p. ej., midazolam en dosis de 0.03 a 0.06 mg/kg) debido a su estabilidad hemodinámica, pero dosis pequeñas de propofol (p. ej., 0.25 a 0.5 mg/kg) se consideraron alternativas aceptables, ya que a menudo están disponibles en forma más inmediata en el contexto de administración de anestésico local. La actividad motora de la convulsión puede terminarse eficazmente mediante la administración de un bloqueador neuromuscular, aunque esto no disminuye las manifestaciones en el SNC y también se debe dar tratamiento dirigido a la actividad convulsiva subyacente.

2. Cardiotoxicidad. Las complicaciones más temidas que puede producir la administración de un anestésico local se deben a los efectos profundos que estos compuestos tienen sobre la conducción y la función cardiacas. En 1979, en un comentario editorial Albright analiza las circunstancias de seis muertes relacionadas con el empleo de bupivacaína y etidocaína. En este documento original se señalaba que estos anestésicos lipófilos y potentes relativamente nuevos tenían más potencial de cardiotoxicidad y que el paro cardiaco podía presentarse de manera simultánea o inmediatamente después de las convulsiones y, lo que es más importante, aun sin que hubiese hipoxia o acidosis. Aunque se criticó mucho este señalamiento, la experiencia clínica subsiguiente lamentablemente respaldó la inquietud planteada por Albright (en cuatro años), la *Food and Drug Administration* (FDA) ha recibido notificaciones de 12 casos de paro cardiaco relacionados con el empleo de bupivacaína a 0.75% para la anestesia epidural en obstetricia. Estudios realizados en animales respaldaron también la cardiotoxicidad acentuada de estos anestésicos al demostrar que las dosis de bupivacaína y etidocaína de un mínimo de dos tercios de las que producen convulsiones podían desencadenar arritmias, en tanto que el margen entre la toxicidad sobre el SNC y cardiaca fue menor de la mitad para la lidocaína. En respuesta, la FDA prohibió el empleo de bupivacaína a 0.75% en obstetricia. Además, la incorporación de una dosis de prueba se agregó como una norma de procedimiento anestésico, junto con el procedimiento de administración fraccionada del anestésico local.

Aunque la reducción de la concentración anestésica de la bupivacaína y los cambios en el procedimiento anestésico hicieron mucho para reducir el riesgo de cardiotoxicidad, las diferencias reconocidas en la toxicidad de los estereoisómeros que comprenden la bupivacaína crearon una oportunidad para la producción de anestésicos potencialmente más inocuos (cap. 1). Las investigaciones demostraron que los enantiómeros de la bupivacaína de mezcla racémica no eran equivalentes con respecto a la cardiotoxicidad de manera que el *S*(−) enantiómero tenía más ventajas terapéuticas, lo que llevó a la comercialización subsiguiente de la levobupivacaína. Poco después de ésta se comenzó a comercializar la ropivacaína, un anestésico un poco menos potente que la bupivacaína. Sin embargo, cabe hacer notar que la reducción de la toxicidad que producen estos compuestos sólo es moderada y que el riesgo de cardiotoxicidad importante sigue siendo una inquietud muy real cuando se administran tales anestésicos para bloqueos de gran volumen.

3. Neutralización de la toxicidad de la bupivacaína. En tiempos recientes una serie de sucesos clínicos, observaciones fortuitas, experimentación sistemática y decisiones clínicas sagaces han identificado un tratamiento relativamente sencillo, práctico y al parecer eficaz para la cardiotoxicidad por bupivacaína resistente al tratamiento y consiste en el empleo de una infusión intravenosa de lípido. Asimismo, este tratamiento al parecer tiene aplicaciones que van más allá de la toxicidad de la bupivacaína y comprenden la toxicidad cardiaca o sobre el SNC provocada por una sobredosis de cualquier fármaco liposoluble (véase recuadro: Reanimación con lípido).

B. Toxicidad circunscrita

1. Lesión neural. Desde que se comenzó a utilizar la anestesia subaracnoidea en el ejercicio clínico, los estudios esporádicos sobre la lesión neurológica relacionada con esta técnica plantearon la inquietud de que los anestésicos locales podían ser neurotóxicos. Después de las lesiones relacionadas con durocaína (una formulación de anestésico subaracnoideo que contiene procaína) la atención inicial se enfocó en los componentes del vehículo. Sin embargo, estudios experimentales mostraron que la procaína a 10% sola causaba lesiones similares en gatos, no así el vehículo. Las inquietudes en torno a la neurotoxicidad del anestésico volvieron a surgir a principios de 1980 con una serie de informes de lesión neurológica importante que se presentaba con el empleo de la cloroprocaína para la anestesia epidural. En estos casos, hubo indicios de que el anestésico para aplicación en el espacio epidural se administraba de forma inadvertida en el espacio intratecal. Puesto que la dosis necesaria para la anestesia subaracnoidea es de casi un orden de magnitud inferior a la que se aplica en la anestesia epidural, la lesión al parecer fue resultado de la exposición excesiva de los elementos neurales subaracnoideos más vulnerables.

Con los cambios en la formulación del vehículo y del ejercicio clínico, de nuevo cedieron las inquietudes en torno a la toxicidad y volvieron a surgir un decenio más tarde con los informes de síndrome de cola de caballo asociados a la anestesia subaracnoidea continua (CSA, *continuous spinal anesthesia*). En cambio con la técnica de inyección única más frecuente, la CSA consiste en colocar un catéter en el espacio subaracnoideo para permitir las dosis repetidas y facilitar la anestesia adecuada y el mantenimiento del bloqueo por periodos prolongados. En tales casos, el anestésico local se administraba en una zona evidentemente restringida del espacio subaracnoideo; a fin de extender el bloqueo para alcanzar la anestesia quirúrgica adecuada, se administraban entonces múltiples dosis repetidas del anestésico. Para el tiempo en que el bloqueo era adecuado, las concentraciones neurotóxicas se habían acumulado en una zona restringida de la región caudal del espacio subaracnoideo. De forma muy notable, el anestésico problemático en casi todos estos casos era la lidocaína, un fármaco que la mayoría de los médicos considera como el menos tóxico de estos compuestos. Después de esto se publicaron varios estudios sobre lesión neurotóxica que ocurría con la lidocaína para la administración epidural y que inadvertidamente se había administrado por vía intratecal, de un modo similar a los casos que ocurrieron con la cloroprocaína un decenio antes. La presentación de lesión neurotóxica con la CSA y la administración subaracnoidea de dosis epidurales de lidocaína sirvieron para establecer la vulnerabilidad cuando se administraba un anestésico excesivo por vía intratecal, independientemente del anestésico específico que se utilizaba. Fueron más inquietantes incluso los informes subsiguientes que proporcionaron pruebas de lesión con la lidocaína subaracnoidea administrada en el extremo alto de la dosis clínica recomendada, lo que dio lugar a recomendaciones para reducir la dosis máxima. Estos estudios clínicos (así como los estudios experimentales concomitantes) sirvieron para disipar la noción de que los anestésicos locales modernos administrados en dosis y concentraciones clínicamente apropiadas eran incapaces de producir lesión neurotóxica.

Reanimación con lípido

Con base en un caso de cardiotoxicidad manifiesta por una dosis muy baja de bupivacaína en un paciente con deficiencia de carnitina, Weinberg postuló que este trastorno metabólico condujo a una intensificación de la toxicidad por la acumulación de ácidos grasos dentro del miocito cardiaco. Postuló la hipótesis de que la administración de lípidos potenciaría del mismo modo la cardiotoxicidad de la bupivacaína, pero los experimentos realizados para poner a prueba esta hipótesis demostraron exactamente el efecto opuesto. Por consiguiente, inició investigaciones de laboratorio sistemáticas, que demostraron claramente la eficacia potencial de una emulsión de lípido intravenoso (ILE, *intravenous lipid emulsion*) para la reanimación tras la cardiotoxicidad por la bupivacaína. La confirmación clínica surgió ocho años después con el informe de la reanimación satisfactoria de un paciente que sufrió un paro cardiaco provocado por un anestésico (bupivacaína más mepivacaína) resistente a los procedimientos de apoyo vital cardiaco avanzado (ACLS, *advanced cardiac life support*) habituales. Poco después se dieron a conocer múltiples informes de reanimaciones satisfactorias, extendiendo esta experiencia clínica a otros anestésicos, incluidas la levobupivacaína y la ropivacaína, a la toxicidad sobre el SNC provocada por anestésicos, así como la toxicidad desencadenada por otras clases de compuestos; por ejemplo, el colapso cardiovascular provocado por bupropión y la taquicardia ventricular polimorfa desencadenada por el haloperidol. Asimismo, las investigaciones de laboratorio han proporcionado datos de eficacia del tratamiento de diversos problemas tóxicos (p. ej., verapamilo, clomipramina y propranolol).

El mecanismo por el que el lípido es eficaz no se comprende del todo, pero su efecto predominante al parecer se deriva de su propiedad de extraer un fármaco lipófilo del plasma acuoso y los tejidos terminales, un mecanismo denominado vertedero de lípido. Con respecto a la cardiotoxicidad de la bupivacaína, es posible que haya un efecto aditivo que restablezca la energía al miocardio al superar la inhibición del transporte de ácidos grasos desencadenada por la bupivacaína. Aunque persisten múltiples interrogantes, hay suficientes pruebas para justificar la administración de lípidos en casos de toxicidad de anestésicos sistémicos. Su empleo ha sido promulgado por una comisión de la *American Society of Regional Anesthesia* y la administración de lípido se ha incorporado en la revisión más reciente de las directrices de ACLS para el paro cardiaco en situaciones especiales. Es importante que el propofol no se pueda administrar para este fin, porque el volumen relativamente enorme de esta solución que es necesario para el tratamiento con lípido conllevaría la administración de cantidades letales de propofol.

El mecanismo de la neurotoxicidad de los anestésicos locales se ha investigado ampliamente en cultivo de células, axones aislados y modelos *in vivo*. Tales estudios han demostrado infinidad de efectos nocivos como deficiencia de la conducción, lesión de membranas, filtración de enzimas, destrucción del citoesqueleto, acumulación de calcio dentro de las células, alteración del transporte axonal, colapso del cono de crecimiento y apoptosis. No se ha esclarecido la participación que tienen estos factores y otros en la lesión clínica. Sin embargo, resulta claro que la lesión no se debe en sí al bloqueo del conducto del sodio controlado por voltaje y, por consiguiente, el efecto clínico y la toxicidad no están muy vinculados.

2. Síntomas neurológicos transitorios (TNS, transient neurologic symptoms). Además de las complicaciones neurales muy poco comunes, pero devastadoras, que suelen presentarse con la administración neuraxil (subaracnoidea y epidural) de los anestésicos locales, recientemente se ha vinculado un síndrome de dolor transitorio o disestesia o de ambos, al uso de la lidocaína para la anestesia subaracnoidea. Aunque tales síntomas no se relacionan con pérdida sensitiva, debilidad motora o disfunción intestinal y vesical, el dolor puede ser muy intenso, superando a menudo el provocado por el procedimiento quirúrgico. Los síndromes neurológicos transitorios se presentan incluso con dosis moderadas de anestésico y se ha documentado hasta en un tercio de los pacientes que reciben lidocaína, con un incremento del riesgo asociado a determinadas posiciones del paciente durante la intervención quirúrgica (p. ej., litotomía) y la anestesia ambulatoria. El riesgo que conllevan otros anestésicos es muy variable. Por ejemplo, la frecuencia sólo se reduce un poco con la procaína o la mepivacaína pero al parecer es insignificante con la bupivacaína, la prilocaína y la cloroprocaína. Aún no se ha establecido la causa y la importancia de los TNS, pero las diferencias entre los factores que afectan a los síntomas neurológicos transitorios y la toxicidad en animales de experimentación son un razonamiento sólido que se contrapone a un mecanismo común como mediador de estos síntomas y los déficit neurológicos persistentes o permanentes. No obstante, la gran frecuencia de síntomas neurológicos transitorios ha contribuido bastante a la insatisfacción con la lidocaína como anestésico raquídeo, dando por resultado casi su abandono para esta técnica (aunque sigue siendo un anestésico muy utilizado y apropiado para todas las demás aplicaciones, incluida la anestesia epidural). La cloroprocaína en un tiempo se consideró un anestésico más tóxico y en la actualidad se está valorando para la anestesia subaracnoidea de duración breve como una alternativa a la lidocaína, un compuesto que se ha utilizado para más de 50 millones de procedimientos con anestesia subaracnoidea.

ANESTÉSICOS LOCALES DE USO FRECUENTE Y SUS APLICACIONES

ARTICAÍNA

La articaína fue aprobada para uso en Estados Unidos como un anestésico dental en abril de 2000 y tiene la singularidad entre los anestésicos aminoamídicos de que está provisto de un tiofeno, en vez de un anillo de benceno, así como un grupo éster adicional que está sujeto a metabolismo por las esterasas presentes en el plasma (cuadro 26-1). La modificación de este anillo sirve para intensificar la lipofilicidad y, por tanto, mejora la penetración en los tejidos, en tanto que la inclusión del éster da por resultado una semivida plasmática más breve (alrededor de 20 min), lo que puede conferir un mejor índice terapéutico con respecto a la toxicidad sistémica. Tales características han llevado al uso generalizado de este anestésico para la anestesia dental, en la que por lo general se considera que es más eficaz, y posiblemente más inocuo, que la lidocaína, el anestésico habitual previo. En contra de estos atributos positivos están los problemas de la aparición de parestesias persistentes aunque poco comunes, que pueden ser tres veces más frecuentes con la articaína. Sin embargo, la prilocaína se ha relacionado con una incidencia incluso relativamente más alta (dos veces más que la articaína). De forma importante estos son los únicos dos anestésicos dentales que se formulan como soluciones al 4%. Todos los demás se comercializan en formulaciones con concentraciones más bajas (p. ej., la concentración máxima de la lidocaína utilizada para la anestesia dental es 2%) y está bien establecido que la neurotoxicidad del anestésico depende, en cierto grado, de la concentración. Por consiguiente, es muy posible que la intensificación del riesgo se derive de la formulación más que de una propiedad intrínseca del anestésico. En una encuesta reciente efectuada en escuelas dentales de Estados Unidos y canadienses, más de la mitad de los informantes señalaron que la articaína al 4% ya no se utiliza para el bloqueo de nervio mandibular.

BENZOCAÍNA

Como se señaló antes, la acentuada lipofilicidad de la benzocaína ha relegado su aplicación a la anestesia tópica. Sin embargo, pese a más de un siglo de uso para este fin, últimamente se ha utilizado con menos frecuencia por las inquietudes crecientes con respecto a su potencial para provocar metahemoglobinemia. Las concentraciones elevadas pueden deberse a malformaciones congénitas o pueden presentarse con la exposición a un compuesto oxidante, y tal es el caso de la exposición importante a la benzocaína (o nitritos, véase el cap. 12). Puesto que la metahemoglobina no transporta oxígeno, las concentraciones elevadas plantean un riesgo importante y la gravedad desde luego corre paralela a las concentraciones sanguíneas.

BUPIVACAÍNA

Dados los problemas de cardiotoxicidad, la bupivacaína a menudo se evita en casos que exigen grandes volúmenes de anestésico concentrado, como los bloqueos epidurales o de nervios periféricos que se realizan para la anestesia quirúrgica. En cambio, suelen utilizarse concentraciones relativamente bajas (≤0.25%) para lograr la anestesia periférica prolongada y la analgesia para el control del dolor posoperatorio, y el fármaco también se utiliza mucho cuando se emplea la infiltración de anestésico para controlar el dolor de una incisión quirúrgica. Por lo común es el fármaco de elección para las infusiones epidurales utilizadas para controlar el dolor posoperatorio y para la analgesia durante el parto. Por último, tiene un registro comparativamente impecable como anestésico raquídeo, con un límite terapéutico relativamente favorable por lo que respecta a la neurotoxicidad y en el peor de los casos escaso riesgo de TNS. Sin embargo, la bupivacaína raquídea no es muy adecuada para las operaciones ambulatorias o en pacientes externos, pues su duración de acción relativamente prolongada puede retrasar el restablecimiento posanestésico, lo que da por resultado una permanencia más prolongada antes del alta al domicilio.

CLOROPROCAÍNA

La introducción de la cloroprocaína en el ejercicio clínico en 1951 representó volver al modelo de aminoéster previo. La cloroprocaína se comenzó a utilizar en forma general como un anestésico epidural en anestesia obstétrica, donde su hidrólisis rápida sirvió para disminuir el riesgo de toxicidad sistémica o exposición fetal. Los estudios subsiguientes de lesión neurológica asociada a la aplicación intratecal inapropiada de dosis altas supuestamente destinadas al espacio epidural llevó a su práctico abandono. Sin embargo, la presentación frecuente de síntomas neurológicos transitorios cuando se administra la lidocaína como un anestésico subaracnoideo ha creado un vacío anestésico que al parecer puede llenar la cloroprocaína. Su inicio y duración de acción son incluso más breves que los de la lidocaína, a la vez que plantea escaso riesgo de síntomas neurológicos transitorios en el peor de los casos. Aunque la cloroprocaína nunca se exoneró con respecto a las lesiones neurológicas iniciales asociadas a la anestesia epidural, en la actualidad se sabe muy bien que las dosis altas de cualquier anestésico local, que no son necesarias para lograr la anestesia subaracnoidea, pueden provocar lesión neurotóxica. Además del uso emergente de la cloroprocaína como anestésico raquídeo, también se utiliza en la actualidad como un anestésico epidural, sobre todo en circunstancias en las que hay un catéter a permanencia y es necesario lograr rápidamente la anestesia quirúrgica, por ejemplo, para una operación cesárea en una mujer en trabajo de parto con complicaciones fetales.

COCAÍNA

La aplicación clínica actual de la cocaína en gran parte se restringe a la anestesia tópica para procedimientos de oído, nariz y faringe, donde su vasoconstricción intensa sirve para reducir la hemorragia. Aun en estos casos su uso ha disminuido a favor de otros anestésicos combinados con vasoconstrictores debido a las inquietudes en torno a la toxicidad sistémica, así como a los inconvenientes de dispensar y manejar esta sustancia controlada.

ETIDOCAÍNA

La etidocaína se comenzó a utilizar junto con la bupivacaína y ha tenido una aplicación limitada por sus deficientes características de bloqueo. Tiene una tendencia a producir un bloqueo diferencial inverso (es decir, comparado con otros anestésicos como la bupivacaína, produce un bloqueo motor excesivo en relación con el sensitivo), lo cual raras veces representa un atributo favorable.

LEVOBUPIVACAÍNA

Como se señaló antes, este *S*(–) enantiómero de bupivacaína es un poco menos cardiotóxico que la mezcla racémica. Asimismo, es menos potente y por lo común tiene una duración de acción más prolongada, aunque la magnitud de estos efectos es demasiado pequeña para tener alguna importancia clínica considerable. Es interesante que investigaciones recientes de la reanimación con lípido señalen una posible ventaja de la levobupivacaína con respecto a la ropivacaína, ya que la primera se fija con más eficacia en el llamado vertedero de lípidos, lo que representa más capacidad para neutralizar los efectos tóxicos en caso de que se presenten.

LIDOCAÍNA

Además del problema de la alta frecuencia de síntomas neurológicos transitorios con la administración subaracnoidea, la lidocaína ha tenido un historial excelente como anestésico de duración intermedia y sigue siendo el patrón de referencia con relación al cual se compara la mayor parte de los anestésicos.

MEPIVACAÍNA

Aunque tiene una estructura similar a la bupivacaína y a la ropivacaína (cuadro 26-1), la mepivacaína se caracteriza por propiedades clínicas que son equivalentes a las de la lidocaína. Sin embargo, difiere de la lidocaína en lo referente a la actividad vascular, ya que tiene una tendencia a la vasoconstricción más que a la vasodilatación. Esta característica tal vez explique su duración de acción un poco más prolongada, lo que la ha convertido en una opción muy aceptada para los bloqueos periféricos mayores. La lidocaína ha retenido su dominancia sobre la mepivacaína para la anestesia epidural, en la que la colocación sistemática de un catéter contrarresta la importancia de una duración más prolongada. Lo que es más importante, la mepivacaína se metaboliza lentamente por el feto, por lo que es una opción insatisfactoria para la anestesia epidural en la mujer en trabajo de parto. En la anestesia subaracnoidea, la mepivacaína conlleva una frecuencia de síntomas neurológicos transitorios menor que la lidocaína.

PRILOCAÍNA

La prilocaína es el compuesto que tiene el aclaramiento más intenso de los anestésicos aminoamídicos, por lo que conlleva menos riesgo de toxicidad sistémica. Por desgracia esto es compensado en parte por su propensión a provocar metahemoglobinemia, lo cual se debe a la acumulación de uno de sus metabolitos, la ortotoluidina, que es un compuesto oxidante. Como anestésico subaracnoideo, la duración de la acción de la prilocaína es un poco más prolongada que la de la lidocaína y algunos datos indican que conlleva un bajo riesgo de síntomas neurológicos transitorios. Cada vez se utiliza más para la anestesia subaracnoidea en Europa, donde se ha comercializado en particular para este fin. En Estados Unidos no se cuenta con una formulación aprobada ni hay alguna formulación que sería apropiada para utilizar en la anestesia subaracnoidea como una indicación extraoficial.

ROPIVACAÍNA

La ropivacaína es un *S*(−) enantiómero de una serie homóloga que comprende bupivacaína y mepivacaína, que se distingue por su quiralidad del grupo propil que se desprende del anillo de piperidina (cuadro 26-1). Su reducida cardiotoxicidad percibida ha llevado al uso generalizado de bloqueos periféricos de gran volumen. También es una opción frecuente para las infusiones epidurales en el control del parto y el dolor posoperatorio. Aunque hay algunos datos que indican que la ropivacaína podría ocasionar un bloqueo diferencial más favorable que la bupivacaína, la falta de potencia clínica equivalente añade complejidad a tales comparaciones.

EMLA

El término eutéctico se aplica a las mezclas en las cuales la combinación de elementos tiene una temperatura de fusión más baja que sus elementos componentes. La lidocaína y la prilocaína se pueden combinar para formar tal mezcla, la cual se comercializa como mezcla eutéctica de anestésicos locales (EMLA, *eutectic mixture of local anesthetics*). Esta formulación, que contiene 2.5% de lidocaína y 2.5% de prilocaína, permite la penetración del anestésico de la capa queratinizada de la piel, produciendo entumecimiento circunscrito. Suele utilizarse en pediatría para anestesiar la piel antes de la venipunción para colocar un catéter intravenoso.

AVANCES FUTUROS

Formulaciones de liberación sostenida

El proporcionar analgesia o anestesia prolongadas, como en el caso del control del dolor posoperatorio, de manera tradicional se ha logrado mediante la inserción de un catéter para permitir la administración continua del anestésico. En tiempos más recientes, los esfuerzos se han enfocado en sistemas de administración de fármacos que permiten la liberación lenta del anestésico y de esta manera proporcionan una duración prolongada sin las desventajas de un catéter. La administración de liberación sostenida tiene la ventaja potencial añadida de reducir el riesgo de toxicidad sistémica. Las investigaciones preliminares que encapsulan el anestésico local en microesferas, liposomas y otras micropartículas han establecido pruebas de concepto, aunque aún no se han resuelto los problemas de producción importantes ni las dudas en torno a la posible toxicidad en los tejidos.

Anestésicos menos tóxicos; compuestos más selectivos

Se ha demostrado claramente que la neurotoxicidad del anestésico no se debe al bloqueo del conducto del sodio controlado por voltaje. Por consiguiente, el efecto y la toxicidad en los tejidos no son mediados por un mecanismo común, lo que establece la posibilidad de crear compuestos con índices terapéuticos considerablemente mejores.

Como se señaló antes, la identificación y la subclasificación de familias de conductos del sodio neuronal ha propiciado la investigación dirigida a producir más bloqueadores de los conductos del sodio. La distribución neuronal variable de estas isoformas y la participación singular que algunas desempeñan en la señalización del dolor indican que el bloqueo selectivo de estos conductos es factible y puede mejorar bastante el índice terapéutico de los moduladores de los conductos del sodio.

RESUMEN Fármacos utilizados para la anestesia local

Subclase	Mecanismo de acción	Efectos	Aplicaciones clínicas	Farmacocinética y efectos tóxicos
AMIDAS				
• Lidocaína	Bloqueo de los conductos del sodio	Hace más lento y luego bloquea la propagación del potencial de acción	Procedimientos de duración breve • tópico (mucosa), intravenosa, infiltración, subaracnoidea, epidural, procedimientos periféricos menores y mayores	Parenteral (p. ej., bloqueo periférico, pero varía significativamente según la zona específica) • duración de 1 a 2 h • 2 a 4 h con adrenalina • *Toxicidad*: excitación del sistema nervioso central (SNC) (bloqueos de gran volumen) y neurotoxicidad local
• Bupivacaína	El mismo que el de la lidocaína	Igual que la lidocaína	Procedimientos de duración más prolongada (pero no se utilizan en forma tópica o intravenosa)	Parenteral • duración 3 a 6 h • *Toxicidad:* excitación del SNC • colapso cardiovascular (bloqueos de gran volumen)
• *Prilocaína, mepivacaína: similares a la lidocaína (pero también riesgo de metahemoglobinemia con prilocaína)*				
• *Ropivacaína, levobupivacaína: similares a la bupivacaína*				
ÉSTERES				
• Cloroprocaína	Similar a la lidocaína	Igual que la lidocaína	Procedimientos muy breves (por lo general, no se utiliza en forma tópica o intravenosa)	Parenteral • duración de 30 a 60 min • 60 a 90 min con adrenalina • *Toxicidad:* similar a la lidocaína
• Cocaína	Similar al anterior • también tiene efectos simpaticomiméticos	Igual que antes	Procedimientos que precisan gran actividad en la superficie y vasoconstricción	Tópico o parenteral + duración 1-2 h *Toxicidad:* excitación del SNC, convulsiones, arritmias cardiacas, hipertensión, apoplejía
• *Procaína: similar a la cloroprocaína (pero no se utiliza para anestesia epidural)*				
• *Tetracaína: se utiliza principalmente para la anestesia subaracnoidea; duración de 2 a 3 h*				

PREPARACIONES DISPONIBLES

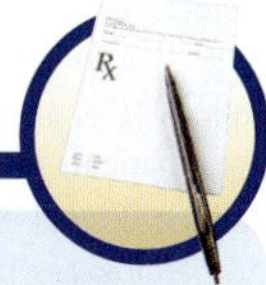

Articaína
Parenteral: al 4% con epinefrina a 1:100 000

Benzocaína
Tópica: cremas al 5 y 6%; geles a 15 y 20%; ungüentos al 5, 20%; loción al 0.8%; líquido al 20%; atomización al 20%

Bupivacaína
Parenteral: al 0.25, 0.5 y 0.75% para inyección; al 0.25, 0.5, 0.75% con adrenalina 1:200 000

Cloroprocaína
Parenteral: al 1, 2 y 3% para inyección

Cocaína
Tópico: 40 y 100 mg/ml en soluciones regular y viscosa; polvo de 5 y 25 g

Dibucaína
Tópico: ungüento al 1%

Diclonina
Tópica: solución al 0.5 y 1% solución

Levobupivacaína
Parenteral: 2.5, 5 y 7.5 mg/ml

Lidocaína
Parenteral: al 0.5, 1, 1.5, 2 y 4% para inyección; al 0.5, 1, 1.5 y 2% con epinefrina a 1:200 000; al 1 y 2% con adrenalina a 1:100 000, al 2% con epinefrina a 1:50 000
Tópica: ungüentos al 2.5 y 5%; crema al 0.5 y 4%; gel 0.5 y 2.5%; soluciones al 2, 2.5 y 4%; parche de 23 y 43 mg/cm^2

Lidocaína e hidrocortisona
Parche: lidocaína al 3% más hidrocortisona al 0.5%

Mepivacaína
Parenteral: al 1, 1.5, 2 y 3% para inyección; al 2% con levonordefrina 1:20 000

Mezcla eutéctica de lidocaína y prilocaína (crema EMLA)
Tópica: lidocaína al 2.5% más prilocaína al 2.5%

Mezcla de lidocaína y bupivacaína
Parenteral: 10 mg/ml, lidocaína más 3.75 mg/ml, bupivacaína para inyección

Pramoxina
Tópica: crema, loción, atomización y gel al 1%

Prilocaína
Parenteral: al 4%; con adrenalina al 4%

Procaína
Parenteral: al 1, 2 y 10% para inyección

Proparacaína
Solución al 0.5% para uso oftálmico

Ropivacaína
Parenteral: solución al 0.2, 0.5, 0.75 y 1% para inyección

Tetracaína
Parenteral: al 1% para inyección; al 0.2, 0.3% con dextrosa al 6% para anestesia subaracnoidea
Tópico: ungüento al 1%; solución a 0.5% (oftálmica); crema al 1 y 2%; solución al 2% para nariz y faringe; gel al 2%

BIBLIOGRAFÍA

Adverse Reactions with Bupivacaine. FDA Drug Bulletin 1983;13:23

Albright GA: Cardiac arrest following regional anesthesia with etidocaine or bupivacaine. Anesthesiology 1979;51:285.

Andavan GS, Lemmens-Gruber R: Voltage-gated sodium channels: Mutations, channelopathies and targets. Curr Med Chem 2011;18:377.

Auroy Y et al: Serious complications related to regional anesthesia: Results of a prospective survey in France. Anesthesiology 1997;87:479.

Butterworth JF 4th, Strichartz GR: Molecular mechanisms of local anesthesia: A review. Anesthesiology 1990;72:711.

Catterall WA, Goldin AL, Waxman SG: International Union of Pharmacology. XLVII. Nomenclature and structure-function relationships of voltage-gated sodium channels. Pharmacol Rev 2005;57:397.

Cave G, Harvey M: Intravenous lipid emulsion as antidote beyond local anesthetic toxicity: A systematic review. Acad Emerg Med 2009;16:815.

de Jong RH, Ronfeld RA, DeRosa RA: Cardiovascular effects of convulsant and supraconvulsant doses of amide local anesthetics. Anesth Analg 1982;61:3.

Di Gregorio G et al: Clinical presentation of local anesthetic systemic toxicity: A review of published cases, 1979 to 2009. Reg Anesth Pain Med 2010;35:181.

Drasner K: Chloroprocaine spinal anesthesia: Back to the future? Anesth Analg 2005;100:549.

Drasner K: Lidocaine spinal anesthesia: A vanishing therapeutic index? Anesthesiology 1997;87:469.

Drasner K: Local anesthetic neurotoxicity: Clinical injury and strategies that may minimize risk. Reg Anesth Pain Med 2002;27:576.

Drasner K: Local anesthetic systemic toxicity: a historical perspective. Reg Anesth Pain Med 2010;35:162.

Drasner K et al: Cauda equina syndrome following intended epidural anesthesia. Anesthesiology 1992;77:582.

Drasner K et al: Persistent sacral sensory deficit induced by intrathecal local anesthetic infusion in the rat. Anesthesiology 1994;80:847.

Freedman JM et al: Transient neurologic symptoms after spinal anesthesia: An epidemiologic study of 1,863 patients. Anesthesiology 1998;89:633.

Gold MS et al: Lidocaine toxicity in primary afferent neurons from the rat. J Pharmacol Exp Ther 1998;285:413.

Groban L: Central nervous system and cardiac effects from long-acting amide local anesthetic toxicity in the intact animal model. Reg Anesth Pain Med 2003;28:3

Hampl KF et al: Transient neurologic symptoms after spinal anesthesia. Anesth Analg 1995;81:1148.

Hashimoto K et al: Epinephrine increases the neurotoxic potential of intrathecally administered lidocaine in the rat. Anesthesiology 2001;94:876.

Heavner JE: Cardiac toxicity of local anesthetics in the intact isolated heart model: A review. Reg Anesth Pain Med 2002;27:545.

Hille B: Local anesthetics: Hydrophyilic and hydrophobic pathways for the drug-receptor interaction. J Gen Physiol 1977;69:497.

Holmdahl MH: Xylocain (lidocaine, lignocaine), its discovery and Gordh's contribution to its clinical use. Acta Anaesthesiol Scand Suppl 1998;113:8.

Kouri ME, Kopacz DJ: Spinal 2-chloroprocaine: A comparison with lidocaine in volunteers. Anesth Analg 2004;98(1):75-80.

Mattison JB: Cocaine poisoning. Med Surg Rep 1891;115:645.

Neal JM et al: ASRA practice advisory on local anesthetic systemic toxicity. Reg Anesth Pain Med 2010;35:152.

Pollock JE: Transient neurologic symptoms: Etiology, risk factors, and management. Reg Anesth Pain Med 2002;27:581.

Pollock JE et al: Prospective study of the incidence of transient radicular irritation in patients undergoing spinal anesthesia. Anesthesiology 1996;84:1361.

Pollock JE et al: Spinal nerve function in five volunteers experiencing transient neurologic symptoms after lidocaine subarachnoid anesthesia. Anesth Analg 2000;90:658.

Priest BT: Future potential and status of selective sodium channel blockers for the treatment of pain. Curr Opin Drug Discov Devel 2009;12:682.

Rigler ML et al: Cauda equina syndrome after continuous spinal anesthesia. Anesth Analg 1991;72:275.

Rose JS, Neal JM, Kopacz DJ: Extended-duration analgesia: Update on microspheres and liposomes. Reg Anesth Pain Med 2005;30:275.

Ruetsch YA, Boni T, Borgeat A: From cocaine to ropivacaine: The history of local anesthetic drugs. Curr Top Med Chem 2001;1:175.

Sakura S et al: Local anesthetic neurotoxicity does not result from blockade of voltage-gated sodium channels. Anesth Analg 1995;81:338.

Schneider M et al: Transient neurologic toxicity after hyperbaric subarachnoid anesthesia with 5% lidocaine. Anesth Analg 1993;76:1154.

Sirianni AJ et al: Use of lipid emulsion in the resuscitation of a patient with prolonged cardiovascular collapse after overdose of bupropion and lamotrigine. Ann Emerg Med 2008;51:412.

Taniguchi M, Bollen AW, Drasner K: Sodium bisulfite: Scapegoat for chloroprocaine neurotoxicity? Anesthesiology 2004;100:85.

Tremont-Lukats IW et al: Systemic administration of local anesthetics to relieve neuropathic pain: A systematic review and meta-analysis. Anesth Analg 2005;101:1738.

Weinberg GL et al: Pretreatment or resuscitation with a lipid infusion shifts the dose-response to bupivacaine-induced asystole in rats. Anesthesiology 1998;88:1071.

RESPUESTA DEL ESTUDIO DE CASO

Si se selecciona la técnica de anestesia subaracnoidea, la bupivacaína sería una excelente opción. Tiene una duración de acción adecuadamente prolongada y un historial relativamente impecable por lo que respecta a la lesión neurotóxica y los síntomas neurológicos transitorios, que son las complicaciones de mayor problema de dicha técnica. Aunque la bupivacaína tiene más potencial de cardiotoxicidad, esto no es preocupante cuando se utiliza el fármaco para la anestesia subaracnoidea por las dosis extremadamente bajas necesarias para la administración intratecal. Si se utiliza una técnica epidural para el procedimiento quirúrgico, se debe tomar en cuenta el potencial de toxicidad sistémica, por lo que la lidocaína o la mepivacaína (por lo general con adrenalina) son preferibles a la bupivacaína (o incluso a la ropivacaína o la levobupivacaína) por sus mejores índices terapéuticos con respecto a la cardiotoxicidad. Sin embargo, esto no se aplica a la administración epidural para el control posoperatorio del dolor, que conlleva la administración de un anestésico más diluido a una velocidad más lenta. Los anestésicos más frecuentes que se utilizan para esta indicación son bupivacaína, ropivacaína y levobupivacaína.

CAPÍTULO

27

Relajantes musculares

Marieke Kruidering-Hall, PhD
y Lundy Campbell, MD*

ESTUDIO DE CASO

Una mujer de 30 años de edad es llevada al servicio de urgencias de un gran hospital traumatológico después de haber sufrido un accidente automovilístico. Pese al dolor intenso, se encuentra despierta, alerta y proporciona una historia clínica breve. Afirma que ella conducía y llevaba el cinturón de seguridad. No había pasajeros en el automóvil. Su principal antecedente personal patológico es el asma, por la que había sido intubada en una ocasión. No es alérgica a ningún medicamento. Se observan laceraciones múltiples en la cara y extremidades y una fractura abierta grande del fémur derecho. El ortopedista programó la reparación quirúrgica inmediata de la fractura de fémur y el cirujano plástico desea suturar las laceraciones faciales al mismo tiempo. Usted decide intubar a la paciente para la cirugía. ¿Qué relajante muscular elegiría? ¿Elegiría usted la misma sustancia si la mujer hubiera sufrido una quemadura de cuerpo del 30 % en un incendio al mismo tiempo del accidente? ¿Qué sucedería si uno de los antecedentes personales patológicos fuera hemiparesia derecha de 10 años de duración?

Los fármacos que afectan la función del músculo estriado incluyen dos grupos terapéuticos diferentes: los que se administran en procedimientos quirúrgicos y en la unidad de cuidados intensivos (UCI) para producir parálisis muscular (p. ej., **relajantes neuromusculares**), y los usados para disminuir la espasticidad en una diversidad de trastornos dolorosos (p. ej., **espasmolíticos**). Los relajantes neuromusculares interfieren con la transmisión en la placa terminal neuromuscular y carecen de actividad en el sistema nervioso central. Estos compuestos se usan principalmente como adyuvantes durante la anestesia general para facilitar la intubación traqueal y hacer óptimas las condiciones quirúrgicas al tiempo que se asegura una ventilación adecuada. Los fármacos en el grupo de espasmolíticos por lo general se han denominado relajantes musculares "de acción central" y se usan principalmente para tratar el dolor dorsal crónico y los trastornos de fibromialgia. También se incluye en este capítulo el dantroleno, un espasmolítico que no tiene efectos centrales significativos y se usa principalmente para tratar una complicación rara relacionada con la anestesia, la hipertermia maligna.

*Los autores agradecen a Paul F. White, PhD, MD, y Bertram G. Katzung, MD, PhD, por su contribución al presente capítulo en ediciones anteriores.

RELAJANTES NEUROMUSCULARES

Historia

Durante el siglo XVI exploradores europeos encontraron que los nativos de la cuenca del río Amazonas en Sudamérica usaban el curare como veneno para las flechas, que producía parálisis del músculo estriado, para sacrificar animales. El compuesto activo, *d*-tubocurarina, y sus derivados sintéticos modernos han tenido una influencia importante en la práctica de la anestesia y la cirugía y han mostrado utilidad para la comprensión de los mecanismos básicos involucrados en la transmisión neuromuscular.

Función neuromuscular normal

El mecanismo de la transmisión neuromuscular en la placa motora terminal es similar al descrito en el capítulo 6 para los nervios colinérgicos preganglionares. La llegada de un potencial de acción al extremo terminal de un nervio motor causa la entrada de calcio y liberación del neurotransmisor, acetilcolina, que se difunde a través de la hendidura sináptica para activar a los receptores nicotínicos localizados en la placa motora terminal de un músculo. Como se señaló en el capítulo 7, el receptor N_M del adulto está compuesto por cinco péptidos: dos α, uno β, uno γ y uno δ (fig. 27-1). La unión de dos moléculas de acetilcolina a los receptores en las sub-

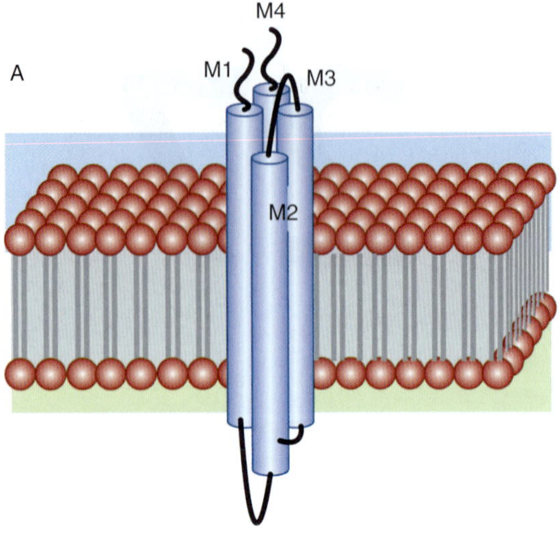

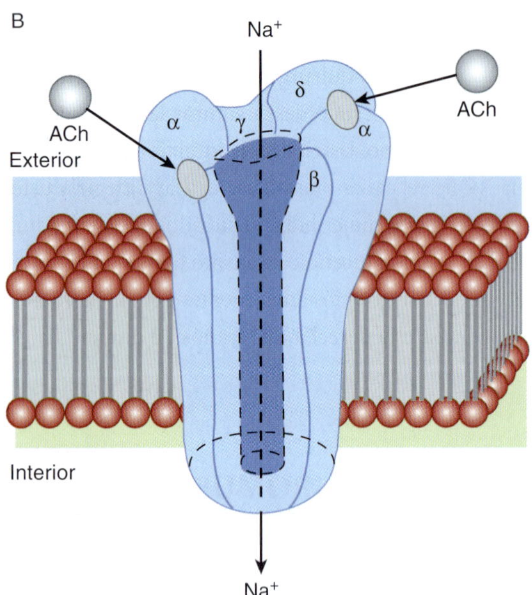

FIGURA 27-1 El receptor nicotínico de acetilcolina del adulto (nAChR) es una proteína intrínseca de la membrana con cinco subunidades distintivas ($\alpha_2\beta\delta\gamma$). **A.** Esquema de una de las cinco subunidades del AChR en la superficie de la placa terminal del músculo de mamífero adulto. Cada subunidad contiene cuatro dominios helicoidales señalados como M1 a M4. Los dominios M2 revisten el poro del conducto. **B.** Esquema de nAChR completo. Los extremos N de dos subunidades cooperan para formar dos bolsas de unión distintivas para la acetilcolina (ACh). Esas bolsas se ubican en las interfases entre subunidades α-β y δ-α.

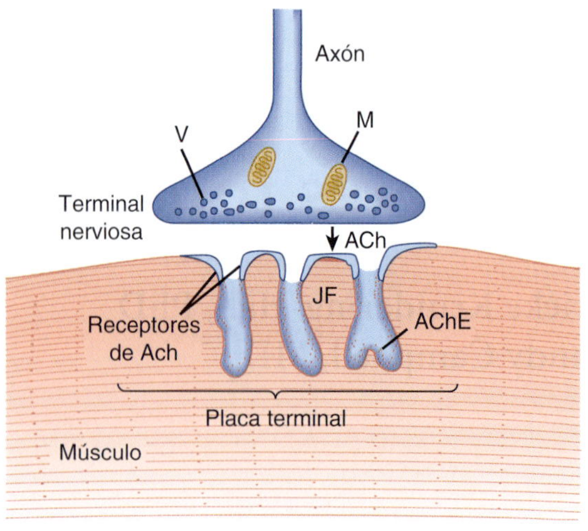

FIGURA 27-2 Representación esquemática de la unión neuromuscular. ACh, acetilcolina; AChE, acetilcolinesterasa; JF, pliegues de unión; M, mitocondria; V, vesícula de transmisión. (Reproducida con autorización de Drachman DB: Myasthenia gravis. N Engl J Med 1978;298:135.)

unidades α-β y δ-α produce la abertura del conducto. El movimiento subsiguiente de sodio y potasio se vincula con una despolarización gradual de la membrana de la placa terminal (fig. 27-2). Este cambio de voltaje se denomina potencial de la placa motora terminal. La magnitud del potencial de la placa terminal tiene relación directa con la cantidad de acetilcolina liberada. Si el potencial es pequeño, la permeabilidad y el potencial de la placa terminal regresan a lo normal sin propagación de un impulso desde dicha placa hasta el resto de la membrana muscular. Sin embargo, si el potencial de la placa terminal es grande, se despolariza la membrana muscular adyacente y se propaga el potencial de acción por toda la fibra muscular. A continuación se inicia la contracción muscular por acoplamiento de excitación-contracción. La acetilcolina liberada se elimina con rapidez de la región de la placa terminal por difusión y destrucción por la acetilcolinesterasa, una enzima local.

Se encuentran al menos dos tipos adicionales de receptores de acetilcolina dentro del aparato neuromuscular. Uno se ubica en la terminal axónica motora presináptica y su activación moviliza una cantidad de transmisor adicional para su liberación subsiguiente mediante el transporte de más vesículas de acetilcolina hacia la membrana sináptica. El segundo tipo de receptor se encuentra en las células circundantes a la unión y no participa normalmente en la transmisión neuromuscular. Sin embargo, bajo ciertas condiciones (p. ej., inmovilización prolongada, quemaduras térmicas) esos receptores pueden proliferar lo suficiente para modificar la transmisión neuromuscular subsiguiente.

Puede ocurrir parálisis y relajación muscular por interrupción de la función en varios sitios de la vía, desde el sistema nervioso central (SNC) hasta los nervios somáticos mielinizados, las terminales de nervios motores no mielinizadas, los receptores nicotínicos de acetilcolina, la placa motora terminal, la membrana muscular y el aparato contráctil intracelular muscular.

El bloqueo de la función de la placa terminal se puede lograr por dos mecanismos básicos. El bloqueo farmacológico del agonista fisiológico, acetilcolina, es característico de los fármacos relajantes neuromusculares antagonistas (p. ej., relajantes neuromusculares no despolarizantes). Esos fármacos impiden el acceso del transmisor a su receptor y, por tanto, evitan la despolarización. El prototipo de este subgrupo no despolarizante es la ***d*-tubocurarina**. El segundo tipo de bloqueo puede producirse por un exceso de un agonista despolarizante, como la acetilcolina. Este efecto al parecer paradójico de la acetilcolina también se presenta en el receptor ganglionar nicotínico de la misma. El fármaco bloqueador despolarizante prototipo es la **succinilcolina**. Se puede producir un bloqueo despolarizante similar por la acetilcolina misma cuando alcanza concentraciones locales altas en la hendidura sináptica (p. ej., por intoxicación con el inhibidor de colinesterasa) y por la nicotina y otros agonistas nicotínicos. Sin embargo, la relajación neuromuscular producida por fármacos despolarizantes diferentes a la succinilcolina no puede controlarse de manera precisa y carece de utilidad clínica.

FARMACOLOGÍA BÁSICA DE LOS RELAJANTES NEUROMUSCULARES

Química

Todos los relajantes neuromusculares disponibles tienen similitud estructural con la acetilcolina. Por ejemplo, la succinilcolina corresponde a dos moléculas de acetilcolina unidas en sus extremos (fig. 27-3). A diferencia de la estructura lineal única de la succinilcolina y otros fármacos despolarizantes, los no despolarizantes (p. ej., pancuronio) ocultan la estructura de "doble acetilcolina" en uno de dos tipos de sistemas de anillos semirrígidos voluminosos (fig. 27-3). Las dos principales familias de fármacos relajantes no despolarizantes, los derivados de isoquinolina y esteroides, se muestran en las figuras 27-4 y 27-5. Otro rasgo común a todos los relajantes neuromusculares de uso actual es la presencia de uno o dos nitrógenos cuaternarios, lo que los hace poco liposolubles y limita su entrada al SNC.

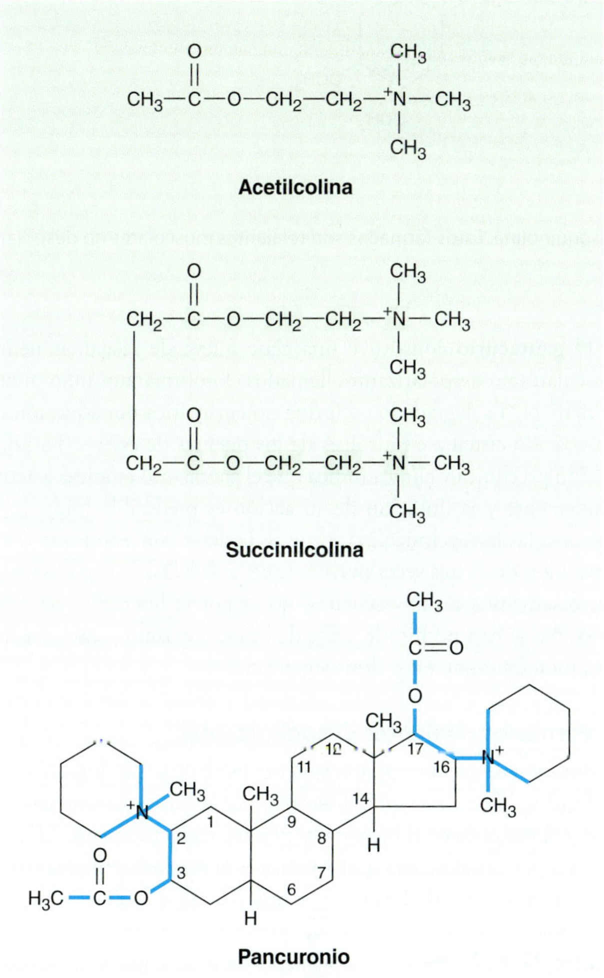

FIGURA 27-3 Relación estructural de la succinilcolina, un fármaco despolarizante, y el pancuronio, un relajante no despolarizante, con la acetilcolina, el transmisor neuromuscular. La succinilcolina, originalmente llamada diacetilcolina, corresponde tan sólo a dos moléculas de acetilcolina enlazadas por grupos de acetato de metilo. El pancuronio puede considerarse como dos moléculas similares a la acetilcolina (marcadas en color) orientadas sobre un núcleo esteroideo.

Farmacocinética de los relajantes neuromusculares

Todos los fármacos bloqueadores neuromusculares son compuestos altamente polares e inactivos por vía oral; deben administrarse por vía parenteral.

A. Fármacos relajantes no despolarizantes

La velocidad con la que se elimina un relajante neuromuscular no despolarizante de la sangre, se caracteriza por una fase rápida de distribución inicial, seguida por una más lenta de eliminación. Los relajantes neuromusculares están muy ionizados, no cruzan con facilidad las membranas celulares y no se unen con gran afinidad a los tejidos periféricos. Por tanto, su volumen de distribución es apenas ligeramente mayor que el sanguíneo (80 a 140 ml/kg).

La duración de la relajación neuromuscular producida por relajantes no despolarizantes tiene fuerte correlación con su semivida de eliminación. Aquellos que se excretan por el riñón casi siempre tienen semividas más prolongadas, lo que lleva a una mayor duración de acción (>35 min). Los fármacos eliminados por el hígado tienden a presentar semividas y duración de acción más breves (cuadro 27-1). Todos los relajantes musculares esteroideos se degradan hasta sus productos 3-hidroxi y 17-hidroxi o 3,17-dihidroxi en el hígado. Los metabolitos 3-hidroxi por lo general tienen 40 a 80% de la potencia del fármaco original. En circunstancias normales no se forman metabolitos en cantidades suficientes para producir un grado significativo de relajación neuromuscular durante o después de la anestesia. No obstante, si se administra el compuesto original por varios días en la UCI, el metabolito 3-hidroxi se puede acumular y causar parálisis duradera, porque tiene una semivida más prolongada que el compuesto original. Los metabolitos restantes poseen mínimas propiedades de relajación neuromuscular.

Los relajantes musculares esteroideos de acción intermedia (p. ej., **vecuronio** y **rocuronio**) tienden a ser más dependientes de la excreción biliar o el metabolismo hepático para su eliminación. Dichos relajantes se usan más a menudo en clínica que los de acción prolongada de base esteroidea (p. ej., pancuronio).

El **atracurio** (fig. 27-4) es un relajante muscular no despolarizante de tipo isoquinolina de acción intermedia. Además del metabolismo hepático, el atracurio se inactiva por una forma de fragmentación espontánea conocida como eliminación de Hofmann. Los principales productos de fragmentación son la laudanosina y un ácido cuaternario relacionado, ninguno de los cuales posee propiedades de relajante neuromuscular. La laudanosina es de fragmentación lenta por el hígado y tiene una semivida de eliminación más prolongada (p. ej., 150 min); atraviesa con facilidad la barrera hematoencefálica

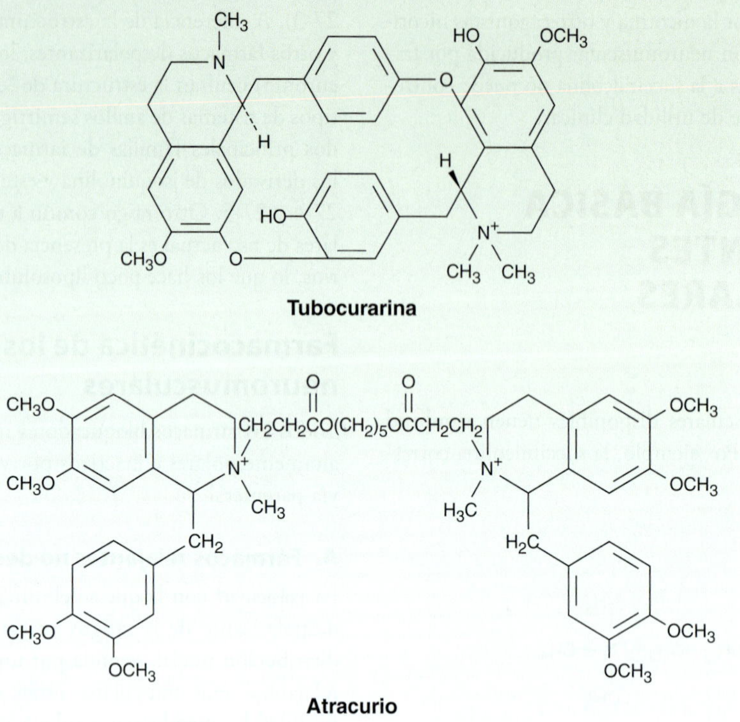

FIGURA 27-4 Estructuras de algunos relajantes neuromusculares de tipo isoquinolina. Estos fármacos son relajantes musculares no despolarizantes.

y sus concentraciones sanguíneas altas pueden causar convulsiones y aumento de la necesidad de anestésicos volátiles. Durante la anestesia quirúrgica las cifras sanguíneas de laudanosina por lo general van de 0.2 a 1 μg/ml; sin embargo, pueden rebasar 5 μg/ml con las inyecciones prolongadas de atracurio en solución en la UCI.

El atracurio tiene varios estereoisómeros y el potente isómero **cisatracurio** se ha convertido en uno de los relajantes musculares de uso más frecuente en la práctica clínica; aunque se parece al atracurio, tiene menos dependencia de la inactivación hepática, produce menos laudanosina y conlleva menor probabilidad de liberar histamina. Desde la perspectiva clínica, el cisatracurio tiene todas las ventajas del atracurio con pocos efectos secundarios. Por tanto, el cisatracurio ha sustituido en gran parte al atracurio en la práctica clínica.

El **mivacurio**, otro compuesto isoquinolínico, tiene la duración de acción más breve de todos los relajantes neuromusculares no despolarizantes (cuadro 27-1). Sin embargo, su inicio de acción es significativamente más lento que el de la succinilcolina. Además, el uso de una dosis mayor para acelerar el inicio de su acción puede conllevar una liberación intensa de histamina, con hipotensión, rubor y broncoespasmo. La depuración de mivacurio por la colinesterasa plasmática es rápida e independiente del hígado o el riñón (cuadro 27-1). No obstante, puesto que los pacientes con insuficiencia renal a menudo tienen cifras disminuidas de colinesterasa plasmática, la duración de acción breve del mivacurio puede prolongarse en aquellos con alteración de la función renal. Aunque el mivacurio ya no tiene uso clínico amplio, el gantacurio, un relajante muscular no despolarizante de tipo isoquinolina de acción ultracorta, actualmente se encuentra en estudios clínicos de investigación de fase 3.

El **gantacurio** constituye una clase nueva de relajantes neuromusculares no despolarizantes llamados clorofumaratos onio mixtos asimétricos. Es degradado en forma no enzimática por aducción del aminoácido cisteína e hidrólisis de los puentes de ésteres. La información preclínica y clínica indica que el gantacurio empieza a actuar rápidamente y la duración de su acción es predecible (muy corta, similar a la de succinilcolina), que se invierte con edrofonio o cisteína. Con dosis tres veces mayores que la de ED_{95} se han observado efectos adversos cardiovasculares, quizá por la liberación de histamina. No se han notificado casos de broncoespasmo o vasoconstricción pulmonar con estas dosis superiores.

B. Fármacos relajantes despolarizantes

La duración de acción extremadamente breve de la succinilcolina (5 a 10 min) se debe a su rápida hidrólisis por la butirilcolinesterasa y la seudocolinesterasa en el hígado y el plasma, respectivamente. El metabolismo por la colinesterasa plasmática es la vía predominante para la eliminación de la succinilcolina. Como la succinilcolina se degrada más rápido que el mivacurio, su duración de acción es más breve (cuadro 27-1). El metabolito principal de la succinilcolina, succinilmonocolina, se fragmenta rápidamente hasta ácido succínico y colina. Como la colinesterasa plasmática tiene una enorme capacidad de hidrólisis de la succinilcolina, sólo un pequeño porcentaje de la dosis original intravenosa alguna vez alcanza la unión neuromuscular. Además, hay poca colinesterasa plasmática, si acaso, en la placa motora terminal; un bloqueo con succinilcolina se termina por su difusión lejos de la placa terminal hacia el líquido extracelular. Por tanto, las concentraciones circulantes de colinesterasa plasmática influyen en la duración de acción de la succinilcolina, porque determinan la cantidad del fármaco que alcanza la placa motora terminal.

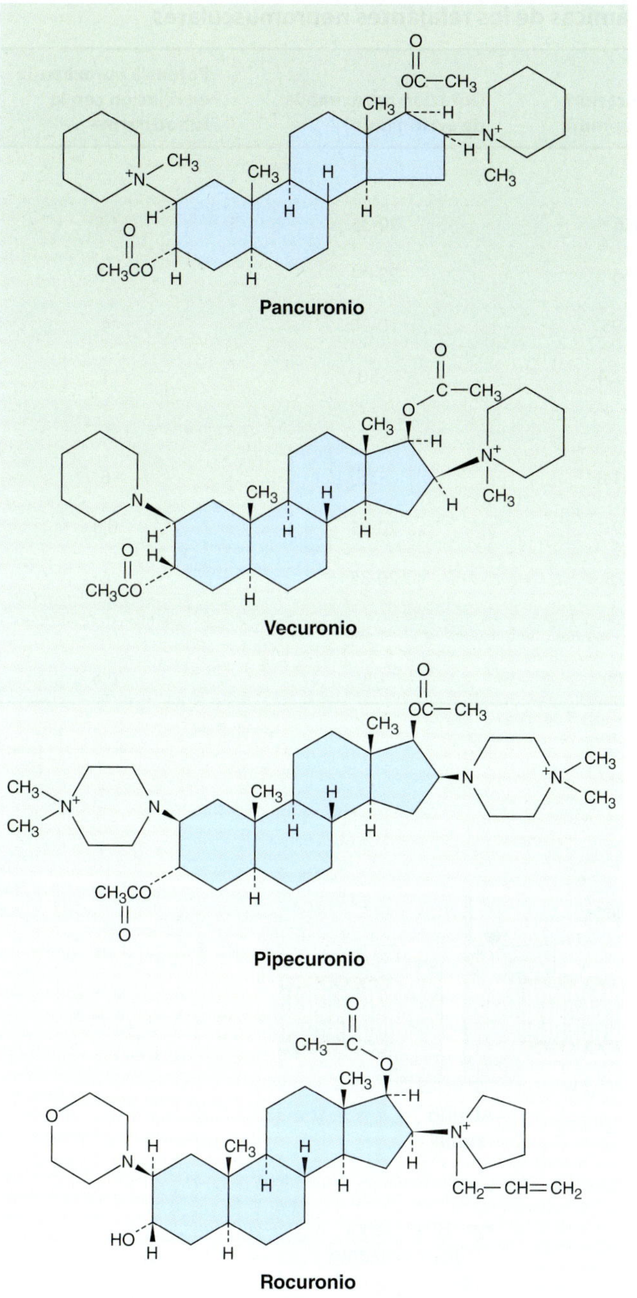

Pancuronio

Vecuronio

Pipecuronio

Rocuronio

FIGURA 27–5 Estructuras de los relajantes neuromusculares esteroideos (el núcleo esteroideo se muestra en color). Estos agentes son relajantes neuromusculares no despolarizantes.

La relajación neuromuscular producida por la succinilcolina y mivacurio puede prolongarse en pacientes con una variante genética anómala de la colinesterasa plasmática. El *número de dibucaína* es una medida de la capacidad de un paciente de fragmentar la succinilcolina y se puede utilizar para identificar a individuos en riesgo. En condiciones estandarizadas de prueba, la dibucaína inhibe a la enzima normal en 80% y a la enzima anormal en sólo 20%. Se han identificado muchas variantes genéticas de la colinesterasa plasmática, aunque las relacionadas con la dibucaína son las más importantes. Dada la rareza de esas variantes genéticas, las pruebas de colinesterasa plasmática no son un procedimiento clínico sistemático.

Mecanismo de acción

Se han descrito a nivel molecular las interacciones de los fármacos con el receptor de acetilcolina-conducto de la placa terminal. En la figura 27-6 se ilustran varias formas de acción de los fármacos en el receptor.

A. Fármacos relajantes no despolarizantes

Todos los relajantes neuromusculares en uso actual en Estados Unidos, excepto la succinilcolina, se clasifican como fármacos no despolarizantes. Aunque ya no tiene uso clínico, la ***d*-tubocurarina** se considera el prototipo de relajante neuromuscular. Cuando se administran pequeñas dosis de un relajante muscular no despolarizante, éstas actúan de manera predominante en el receptor nicotínico por competencia con la acetilcolina. Los relajantes no despolarizantes menos potentes (p. ej., rocuronio) tienen el inicio más rápido y duración de acción más breve. En grandes dosis los fármacos no despolarizantes pueden entrar al poro del conducto iónico (fig. 27-1) para producir un bloqueo motor más intenso. Esa acción debilita aun más la transmisión neuromuscular y disminuye la capacidad de los inhibidores de acetilcolinesterasa (p. ej., neostigmina, edrofonio, piridostigmina) de antagonizar el efecto de los relajantes musculares no despolarizantes.

Los relajantes no despolarizantes también antagonizan los conductos del sodio presinápticos. Como resultado de esa acción, los relajantes musculares interfieren con la movilización de acetilcolina en la terminación nerviosa y causan debilitamiento (fig. 27-7). Una consecuencia de la naturaleza superable del bloqueo posináptico producido por relajantes musculares no despolarizantes es el hecho de que la estimulación tetánica, por liberación de una gran cantidad de acetilcolina, se sigue por una facilitación transitoria de la fuerza de contracción (p. ej., alivio del bloqueo). Una consecuencia clínica importante de este principio es la reversión del bloqueo residual por los inhibidores de la colinesterasa. En el cuadro 27-2 y la figura 27-7 se resumen las características de un relajamiento neuromuscular no despolarizante.

B. Fármacos relajantes despolarizantes

1. Bloqueo de fase I (despolarizante). La succinilcolina es el único fármaco relajante despolarizante clínicamente útil. Sus efectos neuromusculares son similares a los de la acetilcolina, excepto que la primera produce uno más prolongado en la unión mioneural. La succinilcolina reacciona con el receptor nicotínico para abrir el conducto y causar despolarización de la placa motora terminal y esto, a su vez, se extiende a las membranas adyacentes y causa contracciones de las unidades motoras musculares. Datos de registro de un solo conducto indican que los relajantes despolarizantes pueden entrar al conducto para producir una "fluctuación" prolongada de la conductancia del ion (fig. 27-8). La succinilcolina no se degrada eficazmente en la sinapsis, por lo que las membranas se mantienen despolarizadas y no responden a impulsos subsiguientes (p. ej., un estado de relajación despolarizante). Como el acoplamiento de excitación-contracción requiere la despolarización de la placa ("recebado") y la descarga repetitiva para mantener la tensión muscular, se presenta parálisis flácida. A diferencia de los fármacos no despolarizantes, este bloqueo llamado de fase I (despolarizante) aumenta, en lugar de disminuir, por la acción de los inhibidores de colinesterasa.

En el cuadro 27-2 y la figura 27-7 se resumen las características de un bloqueo neuromuscular despolarizante.

CUADRO 27–1 Propiedades farmacocinéticas y farmacodinámicas de los relajantes neuromusculares

Fármaco	Eliminación	Depuración (ml/kg/min)	Duración aproximada de acción (min)	Potencia aproximada en relación con la tubocurarina
Derivados de isoquinolina				
Atracurio	Espontánea[1]	6.6	20-35	1.5
Cisatracurio	Predominantemente espontánea	5-6	25-44	1.5
Mivacurio	Plasmática ChE[2]	70-95	10-20	4
Tubocurarina	Renal (40%)	2.3-2.4	>50	1
Derivados esteroideos				
Pancuronio	Renal (80%)	1.7-1.8	>35	6
Rocuronio	Hepática (75-90%) y renal	2.9	20-35	0.8
Vecuronio	Hepática (75-90%) y renal	3-5.3	20-35	6
Relajante despolarizante				
Succinilcolina	Plasmática ChE[2] (100%)	>100	<8	0.4

[1]Hidrólisis enzimática y no enzimática de los enlaces éster.

[2]Butinilcolinesterasa (seudocolinesterasa).

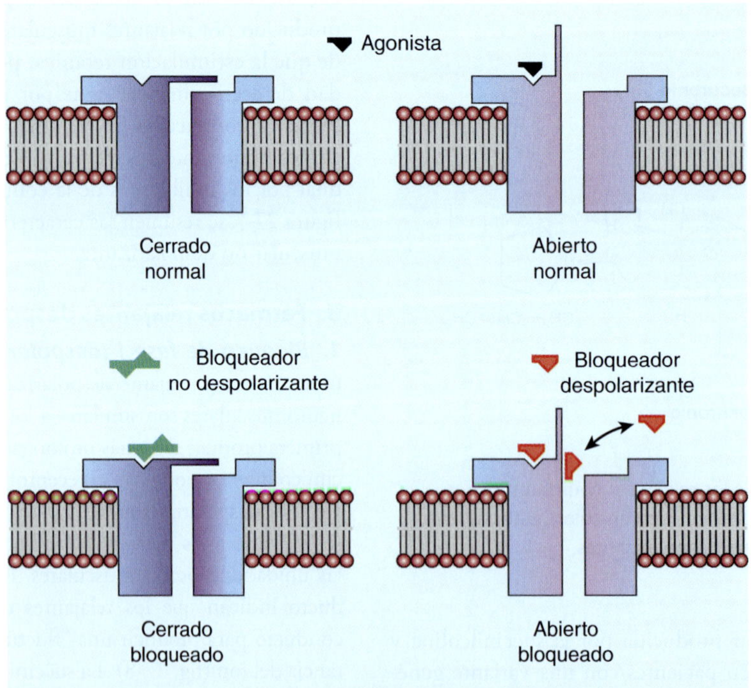

FIGURA 27–6 Esquema de las interacciones de los fármacos con el receptor de acetilcolina sobre el conducto de la placa terminal (las estructuras son puramente simbólicas). **Arriba:** la acción del agonista normal, acetilcolina, para la abertura del conducto. **Abajo, a la izquierda:** se muestra un relajante no despolarizante, p. ej., rocuronio, que impide la abertura del conducto cuando se une al receptor. **Abajo, a la derecha:** un relajante despolarizante, p. ej., succinilcolina, ocupa el receptor y bloquea el conducto. Se evita el cierre normal de la entrada del conducto y el relajante puede moverse más rápidamente hacia el interior y exterior del poro. Los relajantes despolarizantes pueden desensibilizar la placa terminal al ocupar el receptor y causar despolarización persistente. Puede ocurrir un efecto adicional de los fármacos en el conducto de la placa terminal a través de cambios en el ámbito de lípidos que lo rodean (no se muestran). Los anestésicos generales y los alcoholes pueden alterar la transmisión neuromuscular por este mecanismo.

CUADRO 27-2 Comparación de un relajante muscular no despolarizante usual (rocuronio) y un relajante muscular despolarizante (succinilcolina)

	Rocuronio	Succinilcolina: Fase I	Succinilcolina: Fase II
Administración de tubocurarina	Aditiva	Antagonista	Aumentada[1]
Administración de succinilcolina	Antagonista	Aditiva	Aumentada[1]
Efecto de la neostigmina	Antagonista	Aumentada[1]	Antagonista
Efecto excitador inicial sobre el músculo estriado	Ninguno	Fasciculaciones	Ninguno
Respuesta a un estímulo tetánico	No sostenida (desvanecida)	Sostenida[2] (no desvanecida)	No sostenida (desvanecida)
Facilitación postetánica	Sí	No	Sí
Velocidad de recuperación	30-60 min[3]	4-8 min	>20 min[3]

[1]No se sabe si esta interacción es aditiva o sinérgica (superaditiva).

[2]La amplitud está disminuida, pero la respuesta es sostenida.

[3]La velocidad depende de la dosis y de lo completo del bloqueo neuromuscular.

2. Bloqueo de fase II (desensibilización). Con la exposición prolongada a la succinilcolina, la despolarización inicial de la placa terminal disminuye y la membrana se repolariza. A pesar de esa repolarización, la membrana no puede despolarizarse nuevamente con facilidad porque está *desensibilizada*. No se conoce por completo el mecanismo para esta fase de desensibilización pero algunas pruebas indican que el bloqueo de los conductos puede ser más importante que la acción del agonista sobre el receptor en la fase II del bloqueo neuromuscular de la succinilcolina. Sin importar del mecanismo, los conductos actúan como si estuvieran en un estado de cierre prolongado (fig. 27-7). Más tarde, en la fase II las características del bloqueo (relajación) son casi idénticas a las de un bloqueo no despolarizante (p. ej., una respuesta de contracción no sostenida ante un estímulo tetánico) (fig. 27-7), con posible reversión por inhibidores de la acetilcolinesterasa.

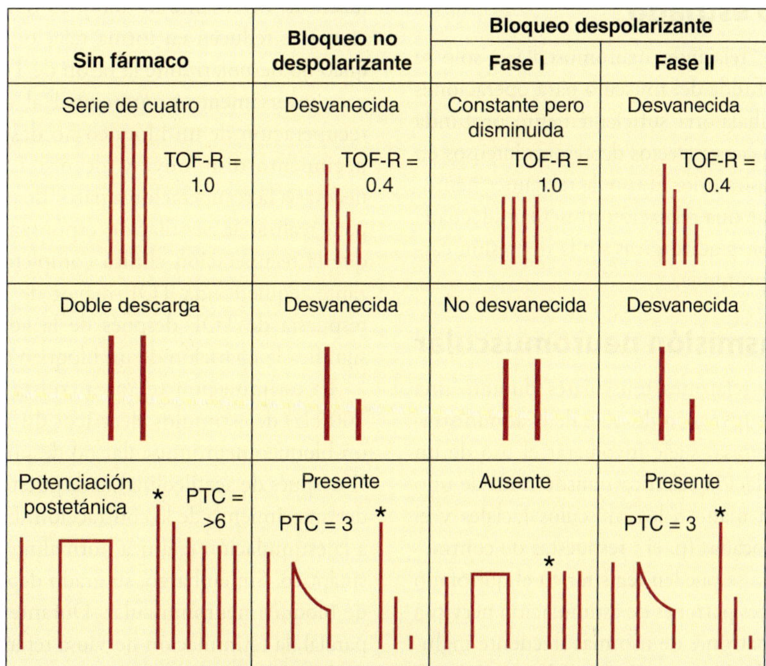

FIGURA 27-7 Respuestas de contracción muscular ante diferentes patrones de estimulación nerviosa usados en la vigilancia de la relajación muscular. Se muestran las alteraciones producidas por un relajante no despolarizante y el bloqueo despolarizante y desensibilizante por la succinilcolina. En el patrón de serie de cuatro (TOF) se aplica ese número de estímulos a 2Hz. La razón TOF (TOF-R) se calcula a partir de la fuerza de la cuarta contracción dividida entre la de la primera. En el patrón de doble descarga se aplican tres estímulos a 50 Hz seguidos por un periodo de reposo de 700 ms y se repiten. En el patrón de potenciación postetánica se aplica estimulación a 50 Hz durante varios segundos, seguida por varios segundos de reposo, y después, un solo estímulo a una velocidad baja (p. ej., 0.5 Hz). El número de contracciones detectables es el recuento postetánico (PTC). *, primera contracción postetánica.

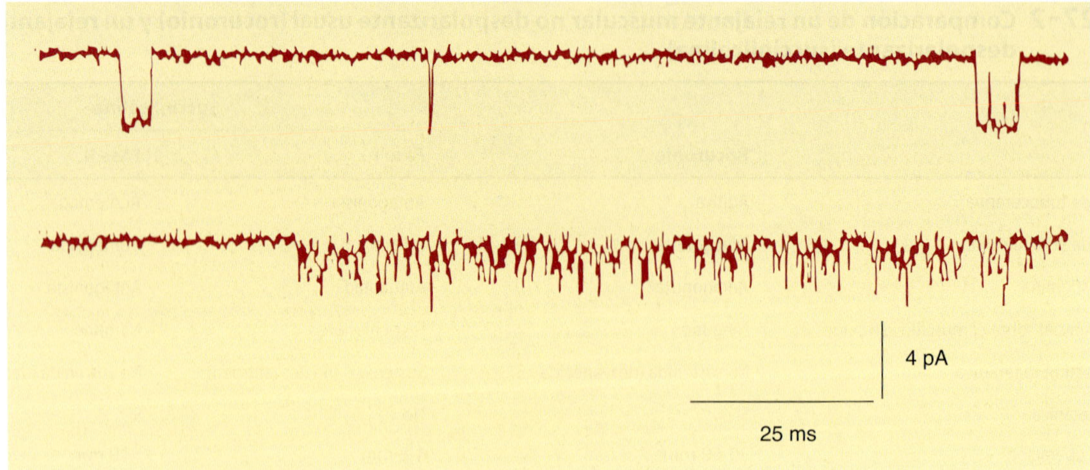

FIGURA 27-8 Acción de la succinilcolina sobre las corrientes del receptor de placa terminal de un solo conducto en el músculo de rana. Las corrientes a través de un solo conducto del AChR se registraron utilizando la técnica de pinzamiento zonal de membrana. El trazo superior se obtuvo en presencia de una baja concentración de succinilcolina; las deflexiones descendentes representan aberturas del conducto y paso de corriente al interior (despolarización). El trazo inferior se obtuvo en presencia de una concentración mucho mayor de succinilcolina y muestra "fluctuación" prolongada del conducto, ya que se abre y cierra repetidamente o es "taponado" por el fármaco. (Reproducida con autorización de Marshall CG, Ogden DC, Colquhoun D: The actions of suxamethonium (succinyldicholine) as an agonist and channel blocker at the nicotinic receptor of frog muscle. J Physiol [Lond] 1990;428:155.)

FARMACOLOGÍA CLÍNICA DE LOS RELAJANTES NEUROMUSCULARES

Parálisis del músculo estriado

Antes de la introducción de los relajantes neuromusculares sólo se podía lograr una relajación profunda del músculo para operaciones intracavitarias con anestesia inhalatoria suficientemente profunda (anestésicos volátiles) como para causar efectos depresores intensos en los aparatos cardiovascular y respiratorio. El uso de relajantes neuromusculares hace posible alcanzar una relajación muscular adecuada para todos los tipos de operaciones quirúrgicas sin la depresión cardiorrespiratoria de la anestesia profunda.

Valoración de la transmisión neuromuscular

La vigilancia del efecto de los relajantes musculares durante una intervención quirúrgica (y la recuperación después de la administración de inhibidores de colinesterasa) suele involucrar el uso de un dispositivo que produce estimulación eléctrica transdérmica de uno de los nervios periféricos de la mano o los músculos faciales y el registro de las contracciones evocadas (p. ej., respuestas de contracción). Durante el procedimiento se pueden registrar en el quirófano las respuestas motoras a diferentes patrones de estimulación nerviosa periférica (fig. 27-7). Los tres patrones de uso más frecuente incluyen: 1) estimulación de una sola descarga, 2) estimulación en serie de cuatro (TOF, *train-of-four*) y 3) estimulación tetánica. También se dispone de dos nuevas modalidades para vigilar la transmisión neuromuscular: estimulación de doble descarga y recuento postetánico.

Con la estimulación de una sola contracción se aplica un estímulo eléctrico supramáximo aislado con frecuencias desde 0.1 hasta 1.0 Hz a un nervio periférico. A menudo se usa la frecuencia más alta durante la inducción y la reversión para establecer con mayor precisión el efecto farmacológico máximo. La estimulación de tipo TOF involucra cuatro estímulos supramáximos sucesivos administrados a intervalos de 0.5 s (2 Hz). Cada estímulo de tipo TOF causa que se contraiga el músculo y la magnitud relativa de la respuesta de la cuarta contracción en comparación con la primera corresponde a la razón de TOF. Ante un bloqueo despolarizante las cuatro contracciones se reducen en forma relacionada con la dosis. Con un bloqueo no despolarizante la razón de TOF disminuye ("se desvanece") y es inversamente proporcional al grado de bloqueo. Durante la recuperación de un bloqueo no despolarizante el grado de desvanecimiento disminuye y alcanza 1.0 la razón de TOF. Suele ser necesaria la recuperación a partir de una razón de TOF mayor de 0.7 para realizar la ventilación espontánea. Sin embargo, se considera que la recuperación clínica completa de un bloqueo no despolarizante requiere una TOF mayor de 0.9. El desvanecimiento de la respuesta de TOF después de la administración de succinilcolina significa la aparición de un bloqueo de fase II.

La estimulación tetánica consta del aporte muy rápido (30 a 100 Hz) de estímulos eléctricos durante varios segundos. Durante un bloqueo neuromuscular no despolarizante (y un bloqueo de fase II después de acetilcolina) la respuesta no se sostiene y se observa un desvanecimiento de la contracción. El desvanecimiento en respuesta a la estimulación tetánica normalmente se considera un suceso presináptico. Sin embargo, su grado depende principalmente del grado de bloqueo neuromuscular. Durante un bloqueo no despolarizante parcial, la estimulación nerviosa tetánica es seguida por un aumento en la respuesta de contracción postetánica, la llamada facilitación postetánica de la transmisión neuromuscular. Durante un bloqueo neuromuscular intenso no hay respuesta a la estimulación tetánica o postetánica. Conforme disminuye la intensidad del bloqueo, reaparece la respuesta a la estimulación de la contracción postetánica. El tiempo transcurrido hasta la reaparición de la primera respuesta a la estimulación de TOF se relaciona con la cuenta postetánica y refleja la duración del bloqueo neuromuscular profundo (clínico). Para establecer la cuenta postetánica, se aplican 5 s de tetania de

50 Hz, seguidos por 3 s de reposo y luego pulsos de 1 Hz por unos 10 s (10 pulsos). El número de contracciones musculares ofrece un cálculo de la profundidad del bloqueo. Por ejemplo, una cuenta postetánica de 2, sugiere que no hay respuesta de contracción (por TOF) durante unos 20 a 30 min y una cuenta postetánica de 5 se correlaciona con una respuesta sin contracciones (por TOF) de unos 10 a 15 min (fig. 27-7, recuadro inferior).

El patrón de estimulación de doble descarga es un modo más reciente de estimulación nerviosa eléctrica perfeccionado con el propósito de permitir la detección manual de la relajación neuromuscular residual cuando no es posible registrar las respuestas a una sola descarga, la TOF o estimulación de contracción tetánica. En este patrón se administran tres estímulos nerviosos a 50 Hz seguidos por un periodo de reposo de 700 ms, y después, por dos o tres estímulos adicionales de 50 Hz. Es más fácil detectar desvanecimiento en las respuestas a la estimulación de doble descarga que a la estimulación de TOF. La ausencia de desvanecimiento en respuesta a una estimulación de doble descarga implica que no hay relajación neuromuscular residual significativa desde el punto de vista clínico.

El método estándar para la vigilancia de los efectos clínicos de los relajantes musculares durante las intervenciones quirúrgicas es utilizar un dispositivo de estimulación nerviosa periférica para despertar respuestas motoras que observe visualmente el anestesiólogo. Un método más cuantitativo de vigilancia neuromuscular implica el uso de aceleromiografía o transducción de fuerza para medir la respuesta evocada (p. ej., movimiento) del pulgar a la estimulación de TOF sobre el nervio cubital en la muñeca.

A. Fármacos relajantes no despolarizantes

Durante la anestesia, la administración de tubocurarina, 0.1 a 0.4 mg/kg/IV, inicialmente produce debilidad motora, seguida por flacidez del músculo estriado y falta de excitabilidad ante estímulos eléctricos (fig. 27-9). En general los músculos más grandes (p. ej., abdominales, del tronco, paravertebrales, diafragma) son más resistentes al bloqueo neuromuscular y se recuperan más rápido que los de menor volumen (p. ej., faciales, de pies, de manos). El diafragma suele ser el último músculo en paralizarse. Asumiendo que la ventilación se mantiene adecuadamente, no hay eventos adversos. Cuando se interrumpe la administración de relajantes musculares, la recuperación suele presentarse en orden inverso, donde el diafragma recupera primero la función. El efecto farmacológico de la tubocurarina, 0.3 mg/kg IV, suele durar 45 a 60 min. Sin embargo, la evidencia sutil de parálisis muscular residual detectada por medio de un monitor neuromuscular se prolonga hasta 1 h más, incrementando la probabilidad de un resultado adverso como aspiración o estímulo hipóxico reducido. En el cuadro 27-1 se muestran la potencia y duración de acción de otros fármacos no despolarizantes. Además de la duración de la acción, la propiedad más importante que distingue a los relajantes no despolarizantes es el momento de inicio del efecto del bloqueo, que determina la rapidez con la que se puede intubar la tráquea de los pacientes. De los fármacos no despolarizantes actualmente disponibles, el rocuronio tiene el tiempo de inicio más breve (60 a 120 s).

B. Fármacos relajantes despolarizantes

Después de la administración de succinilcolina, 0.75 a 1.5 mg/kg por vía IV, ocurren fasciculaciones musculares transitorias sobre tórax y abdomen en 30 s, si bien la anestesia general y la administración previa de una pequeña dosis de un relajante muscular no despolarizante tienden a atenuarlas. Conforme se presenta rápidamente la parálisis (<90 s) inicialmente se relajan los músculos del brazo, cuello y pierna, seguidos por los músculos respiratorios. Como resultado de la hidrólisis rápida de la succinilcolina por la colinesterasa del plasma (y el hígado), la duración del bloqueo neuromuscular por lo general es menor de 10 min (cuadro 27-1).

Efectos cardiovasculares

El vecuronio, pipecuronio, doxacurio, cisatracurio y rocuronio tienen efectos cardiovasculares mínimos o ausentes. Los otros relajantes musculares no despolarizantes (p. ej., pancuronio, atracurio, mivacurio) producen efectos cardiovasculares que son mediados por receptores autonómicos o histamínicos (cuadro 27-3). La tubocura-

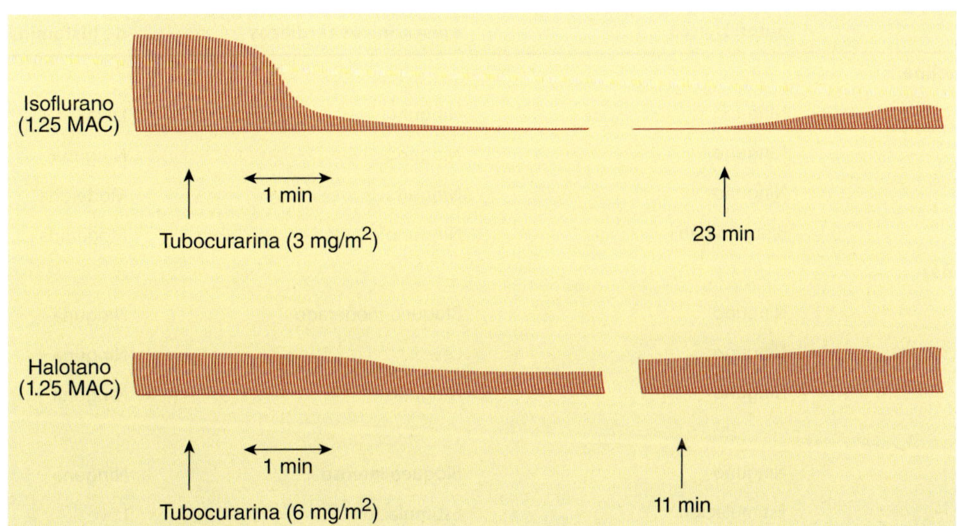

FIGURA 27–9 Bloqueo neuromuscular por tubocurarina durante la anestesia con cifras equivalentes de isoflurano y halotano en los pacientes. Obsérvese que el isoflurano aumenta el bloqueo en mayor cuantía que el halotano.

rina y, en menor grado, la metocurina, el mivacurio y el atracurio, pueden producir hipotensión como resultado de la liberación sistémica de histamina y con dosis más grandes se presenta bloqueo ganglionar con tubocurarina y metocurina. La medicación preanestésica con un antihistamínico atenúa la hipotensión inducida por tubocurarina y mivacurio. El pancuronio causa aumento moderado en la frecuencia cardiaca y un incremento más pequeño en el gasto cardiaco, con poco o ningún cambio en la resistencia vascular sistémica. Si bien la taquicardia inducida por pancuronio se debe principalmente a su acción vagolítica, la liberación de noradrenalina de las terminaciones nerviosas adrenérgicas y el bloqueo de la captación neuronal de noradrenalina pueden ser mecanismos secundarios. Los relajantes neuromusculares que causan secreción de histamina pueden producir broncoespasmo (p. ej., mivacurio), la intubación endotraqueal es el motivo más frecuente de broncoespasmo después de la inducción de la anestesia general.

La succinilcolina puede causar arritmias cardiacas cuando se administra con la anestesia con halotano. El fármaco estimula a los colinorreceptores autonómicos, incluyendo los receptores nicotínicos en los ganglios simpáticos y parasimpáticos, y los receptores muscarínicos cardiacos (p. ej., nódulo sinusal). Las respuestas inotrópica y cronotrópica negativas a la succinilcolina se pueden atenuar por la administración de un fármaco anticolinérgico (p. ej., glucopirrolato, atropina). Con grandes dosis de succinilcolina se pueden observar efectos inotrópicos y cronotrópicos positivos. Por otro lado, se ha observado repetidamente bradicardia cuando se administra una segunda dosis de succinilcolina en menos de 5 min luego de la dosis inicial. Esa bradicardia transitoria se puede prevenir con la administración de tiopental, atropina, fármacos relajantes ganglionares y el tratamiento previo con una pequeña dosis de un relajante muscular no despolarizante (p. ej., pancuronio). Los efectos miocárdicos directos, el aumento de la estimulación muscarínica y la estimulación ganglionar contribuyen a esa respuesta bradicárdica.

Otros efectos adversos del bloqueo despolarizante

A. Hiperpotasemia

Los pacientes con quemaduras, daño neurológico o enfermedad neuromuscular, lesiones cefálicas cerradas y otros traumatismos, pueden responder a la succinilcolina con liberación de potasio hacia la sangre, que en raras ocasiones produce paro cardiaco.

B. Aumento de la presión intraocular

La administración de succinilcolina se puede vincular con el inicio rápido de un aumento de la presión intraocular (<60 s), que alcanza el máximo en 2 a 4 min y declina después de 5 min. El mecanismo puede involucrar la contracción tónica de las miofibrillas o la dilatación transitoria de los vasos sanguíneos coroideos oculares. A pesar del aumento en la presión intraocular, no está contraindicado el uso de succinilcolina para operaciones oftalmológicas, a menos que se encuentre abierta la cámara anterior del ojo ("globo ocular abierto") por un traumatismo.

C. Aumento de la presión intragástrica

En pacientes muy musculosos, las fasciculaciones vinculadas con la succinilcolina pueden causar aumento de la presión intragástrica, que va de 5 a 40 cm de H_2O, lo que incrementa el riesgo de regurgitación y aspiración del contenido gástrico. Es más probable que esta complicación ocurra en pacientes con retraso del vaciamiento gástrico (p. ej., diabéticos), lesiones traumáticas (p. ej., procedimientos de urgencia), disfunción esofágica y obesidad mórbida.

D. Dolor muscular

Las mialgias son una manifestación posoperatoria frecuente de pacientes muy musculosos y aquellos que reciben grandes dosis de succinilcolina (>1.5 mg/kg). La incidencia real de mialgias relacionadas con fasciculaciones musculares es difícil de establecer por

CUADRO 27–3 Efectos de los relajantes neuromusculares sobre otros tejidos

Fármaco	Efecto sobre ganglios autonómicos	Efecto sobre receptores muscarínicos cardiacos	Tendencia a causar liberación de histamina
Derivados de isoquinolina			
Atracurio	Ninguno	Ninguno	Leve
Cisatracurio	Ninguno	Ninguno	Ninguna
Mivacurio	Ninguno	Ninguno	Moderada
Tubocurarina	Bloqueo débil	Ninguno	Moderada
Derivados de esteroides			
Pancuronio	Ninguno	Bloqueo moderado	Ninguna
Rocuronio[1]	Ninguno	Leve	Ninguna
Vecuronio	Ninguno	Ninguno	Ninguna
Otros fármacos			
Galamina	Ninguno	Bloqueo intenso	Ninguna
Succinilcolina	Estimulación	Estimulación	Leve

[1]Se han comunicado reacciones alérgicas.

los factores de confusión que incluyen la técnica anestésica, el tipo de intervención quirúrgica y la posición durante ésta. Sin embargo, se ha comunicado que la incidencia de mialgias varía de menos de 1 a 20%. Se presenta más a menudo en pacientes ambulatorios que en los encamados. Se cree que el dolor es causado por la contracción asincrónica de fibras musculares adyacentes, apenas antes del inicio de la parálisis. Sin embargo, hay controversia sobre si la incidencia de dolor muscular después de administración de succinilcolina es en realidad mayor que con la administración de relajantes musculares no despolarizantes cuando se toman en consideración otros factores de confusión potencial.

Interacciones con otros fármacos

A. Anestésicos

Los anestésicos inhalados (volátiles) potencian la relajación neuromuscular producida por los relajantes neuromusculares no despolarizantes en una forma dependiente de la dosis. De los anestésicos generales que se han estudiado, los inhalados aumentan los efectos de los relajantes musculares en el siguiente orden: isoflurano (al máximo); sevoflurano, desflurano, enflurano, halotano y óxido nitroso (menor efecto) (fig. 27-9). Los factores más importantes involucrados en esta interacción son los siguientes: 1) depresión del sistema nervioso en sitios proximales a la unión neuromuscular (p. ej., sistema nervioso central); 2) aumento del riego sanguíneo muscular (p. ej., por vasodilatación periférica producida por los anestésicos volátiles), que permite que una mayor fracción del relajante muscular inyectado alcance la unión neuromuscular, y 3) disminución de la sensibilidad a la repolarización de la membrana posterior a la unión neuromuscular.

Una interacción poco común de la succinilcolina con los anestésicos volátiles produce **hipertermia maligna**, un trastorno vinculado con la liberación anormal de calcio desde las reservas en el músculo estriado y que se trata con dantroleno y se revisa en la sección sobre fármacos espasmolíticos y en el capítulo 16.

B. Antibióticos

En numerosos informes se ha descrito el reforzamiento del bloqueo neuromuscular por los antibióticos (p. ej., aminoglucósidos). Se ha mostrado que muchos de los antibióticos causan depresión de la secreción evocada de acetilcolina, similar a la causada por la administración de magnesio. El mecanismo de este efecto previo a la unión neuromuscular parece ser el antagonismo de conductos del calcio de tipo P específicos en la terminal nerviosa motora.

C. Anestésicos locales y fármacos antiarrítmicos

En pequeñas dosis, los anestésicos locales pueden deprimir la potenciación postetánica a través de un efecto neural previo a la unión neuromuscular. En grandes dosis, los anestésicos locales bloquean la transmisión neuromuscular; con dosis mayores bloquean la contracción muscular inducida por acetilcolina como resultado de antagonismo de los conductos iónicos de los receptores nicotínicos. Desde el punto de vista experimental se pueden demostrar efectos similares con fármacos antiarrítmicos antagonistas de los conductos del sodio, como la quinidina. Sin embargo, en las dosis administradas para arritmias cardiacas, esa interacción es de poca o ninguna importancia clínica. Las concentraciones más altas de bupivacaína (al 0.75%) se han vinculado con arritmias cardiacas independientemente del relajante muscular administrado.

D. Otros fármacos bloqueadores neuromusculares

El efecto despolarizante de la succinilcolina de la placa terminal se puede antagonizar por la administración de una pequeña dosis de un relajante no despolarizante. Para evitar las fasciculaciones vinculadas con administración de succinilcolina se puede aplicar una pequeña dosis no paralizante de un fármaco no despolarizante antes de la succinilcolina (p. ej., 2 mg IV de *d*-tubocurarina, o 0.5 mg IV de pancuronio). Aunque esa dosis por lo general disminuye las fasciculaciones y las mialgias posoperatorias, puede aumentar la cantidad de succinilcolina requerida para la relajación por 50 a 90% y producir una sensación de debilidad en pacientes despiertos. Por tanto, ya no suele usarse ampliamente la "pre-curarización" antes de administrar succinilcolina.

Efectos de las enfermedades y envejecimiento sobre la respuesta neuromuscular

Varias enfermedades pueden disminuir o aumentar el bloqueo neuromuscular producido por los relajantes musculares no despolarizantes. La miastenia grave refuerza el bloqueo neuromuscular producido por estos fármacos. La edad avanzada se vincula con una duración prolongada de la acción de los relajantes no despolarizantes como resultado de una menor depuración de los fármacos por el hígado y los riñones. Como resultado, la dosis de los bloqueadores neuromusculares debería disminuirse en pacientes de edad avanzada (>70 años).

Por el contrario, los pacientes con quemaduras graves y aquellos con enfermedad de neurona motora superior son resistentes a los relajantes musculares no despolarizantes. Esa desensibilización es probablemente causada por la proliferación de receptores fuera de la unión neuromuscular, lo que da como resultado la necesidad de dosis más elevadas de relajantes no despolarizantes para bloquear un número suficiente de receptores.

Antagonismo del bloqueo neuromuscular no despolarizante

Los inhibidores de colinesterasa antagonizan de manera eficaz el bloqueo neuromuscular causado por los fármacos no despolarizantes. Su farmacología general se revisa en el capítulo 7. **Neostigmina** y **piridostigmina** antagonizan el bloqueo neuromuscular no despolarizante por aumento de la disponibilidad de acetilcolina en la placa motora terminal, principalmente por inhibición de la acetilcolinesterasa. En menor grado, esos inhibidores de la colinesterasa también aumentan la secreción de este transmisor desde la terminal del nervio motor. Por el contrario, el **edrofonio** antagoniza la relajación neuromuscular puramente por inhibición de la actividad de la acetilcolinesterasa. El edrofonio tiene un inicio de acción más rápido pero puede ser menos eficaz que la neostigmina para revertir los efectos de los relajantes no despolarizantes en presencia de un grado intenso del bloqueo neuromuscular. Estas diferencias son importantes para establecer la recuperación de un *bloqueo residual,* el bloqueo neuromuscular restante después de concluir una intervención quirúrgica y del traslado del paciente a la sala de recuperación. Puede ocurrir hipoventilación por un bloqueo residual no sospechado que lleva a la hipoxia e incluso a la apnea, en especial en pacientes que han recibido medicamentos depresores centrales en el periodo temprano de recuperación.

Como el mivacurio es degradado por la colinesterasa plasmática, la interacción con antagonistas de la anticolinesterasa es menos predecible. Por una parte, el bloqueo neuromuscular se antagoniza por la mayor concentración de acetilcolina en la sinapsis. Por otra parte, la concentración de mivacurio puede ser mayor debido a la degradación de la colinesterasa plasmática disminuida del relajante muscular mismo.

El sugamadex es un antagonista nuevo aprobado en Europa que aún no se autoriza en Estados Unidos. Es una ciclodextrina γ que se fija con fuerza al rocuronio en proporción de 1:1. Al unirse al rocuronio plasmático, el sugamadex reduce la concentración plasmática libre de rocuronio y establece un gradiente de concentración para que el rocuronio se aleje de la unión neuromuscular para volver a la circulación, donde es enlazada rápidamente por el sugamadex libre.

La dosis ideal de sugamadex necesaria para antagonizar correctamente al relajante neuromuscular aún no se ha establecido. En los estudios clínicos que investigan la inocuidad y eficacia se han utilizado dosis que varían de 0.5 a 16 mg/kg. De 2 mg/kg en adelante, el sugamadex antagoniza de manera supeditada a la dosis al rocuronio cada vez con mayor velocidad y eficacia. Tales estudios clínicos no publicaron diferencias en cuanto a la frecuencia de efectos indeseables entre sugamadex, placebo y neostigmina. Es necesario confirmar esta información en estudios más grandes, y principalmente el potencial que tiene el fármaco para despertar reacciones alérgicas o de hipersensibilidad.

El complejo de sugamadex-rocuronio se excreta sin sufrir cambios en la orina en las primeras 24 h en los pacientes con una función renal normal. En caso de insuficiencia renal, la eliminación urinaria completa se prolonga. Sin embargo, puesto que forma complejos fuertes con el rocuronio, no se han observado signos de que el bloqueo neuromuscular recurra hasta 48 h después de haberlo utilizado en estos pacientes.

Es necesario realizar estudios a mayor escala para valorar la eficacia, inocuidad y eliminación del sugamadex en poblaciones de pacientes con distintos grados de insuficiencia renal.

Usos de los relajantes neuromusculares

A. Relajación quirúrgica

Una de las aplicaciones más importantes de los relajantes neuromusculares es que facilitan la cirugía intracavitaria, en especial en procedimientos intraabdominales e intratorácicos.

B. Intubación traqueal

Los relajantes neuromusculares facilitan la laringoscopia y la colocación de sonda endotraqueal por relajación de los músculos faríngeos y laríngeos. Con esto se asegura la permeabilidad de las vías respiratorias y disminuye al mínimo el riesgo de aspiración pulmonar durante la anestesia general.

C. Control de la ventilación

En pacientes graves que presentan insuficiencia ventilatoria por varias causas (p. ej., broncoespasmo intenso, neumonía, enfermedad pulmonar obstructiva crónica), puede ser necesario controlar la ventilación para proveer un intercambio adecuado de gases y evitar la aparición de atelectasias. En la ICU a menudo se administran relajantes neuromusculares para disminuir la resistencia de la pared torácica (p. ej., mejorar la distensibilidad del tórax) y la ventilación espontánea ineficaz en pacientes intubados.

D. Tratamiento de las convulsiones

Los relajantes neuromusculares (p. ej., succinilcolina en ocasiones) se administran para atenuar las manifestaciones periféricas (motoras) de las convulsiones vinculadas con el estado epiléptico o la toxicidad de anestésicos locales. Si bien este método es eficaz para eliminar las manifestaciones musculares de las convulsiones, no tiene efecto sobre los procesos centrales, porque los relajantes neuromusculares no atraviesan la barrera hematoencefálica.

■ FÁRMACOS ESPASMOLÍTICOS

La espasticidad se caracteriza por incremento de los reflejos tónicos de estiramiento y del espasmo de los músculos flexores (incremento en el tono muscular basal) aunado a debilidad muscular. A menudo esto se vincula con lesión raquídea, parálisis cerebral, esclerosis múltiple y apoplejía. Tales trastornos casi siempre implican una función anormal de los esfínteres anal y vesical, así como del músculo estriado. Los mecanismos subyacentes a la espasticidad clínica parecen involucrar no sólo al arco reflejo de la distensión, sino también centros más elevados en el SNC (p. ej., lesión de neurona motora superior) con daño a las vías descendentes en la médula espinal, que causa hiperexcitabilidad de las motoneuronas alfa. El tratamiento farmacológico puede aliviar algunos de los síntomas de espasticidad por modificación del arco reflejo de la distensión o interferencia directa con el músculo estriado (p. ej., acoplamiento de excitación-contracción). En la figura 27-10 se muestran los componentes importantes involucrados en esos procesos.

Los fármacos que modifican este arco reflejo pueden modular las sinapsis excitadoras o inhibidoras (cap. 21). Así, para disminuir el reflejo de distensión hiperactivo, es deseable disminuir la actividad de las fibras Ia que excitan a la motoneurona primaria o impulsar la actividad de las neuronas internunciales inhibidoras. En la figura 27-11 se muestran con mayor detalle esas estructuras.

Se han utilizado diversos fármacos descritos como depresores del arco reflejo "polisináptico" raquídeo (p. ej., barbitúricos [fenobarbital] y éteres de glicerol [mefenesina]) para tratar esos trastornos de tono excesivo del músculo estriado. Sin embargo, como se ilustra en la figura 27-11, la depresión inespecífica de las sinapsis involucradas en el reflejo de distensión podría disminuir la actividad inhibidora GABAérgica deseada, así como la transmisión glutamatérgica excitadora. Los fármacos disponibles en la actualidad pueden proveer alivio significativo de los espasmos musculares dolorosos, pero son menos eficaces para mejorar la función en forma significativa (p. ej., movilidad y retorno al trabajo).

DIAZEPAM

Como se describió en el capítulo 22, las benzodiazepinas facilitan la acción del ácido aminobutírico γ (GABA) en el sistema nervioso central. El diazepam actúa en las sinapsis $GABA_A$ y su acción para disminuir la espasticidad es mediada, al menos en parte, en la médula espinal, porque es algo eficaz en pacientes con sección transversal de esta estructura anatómica. Si bien se puede usar diazepam en pacientes con espasmo muscular de casi cualquier origen (incluido el traumatismo muscular local), también produce sedación a las dosis requeridas para disminuir el tono muscular. La dosis inicial es de 4 mg/día y aumenta en forma gradual hasta un máximo de 60 mg/día. Otras benzodiazepinas se han usado como espasmolíticos (p. ej., midazolam), pero la experiencia clínica con ellas es limitada.

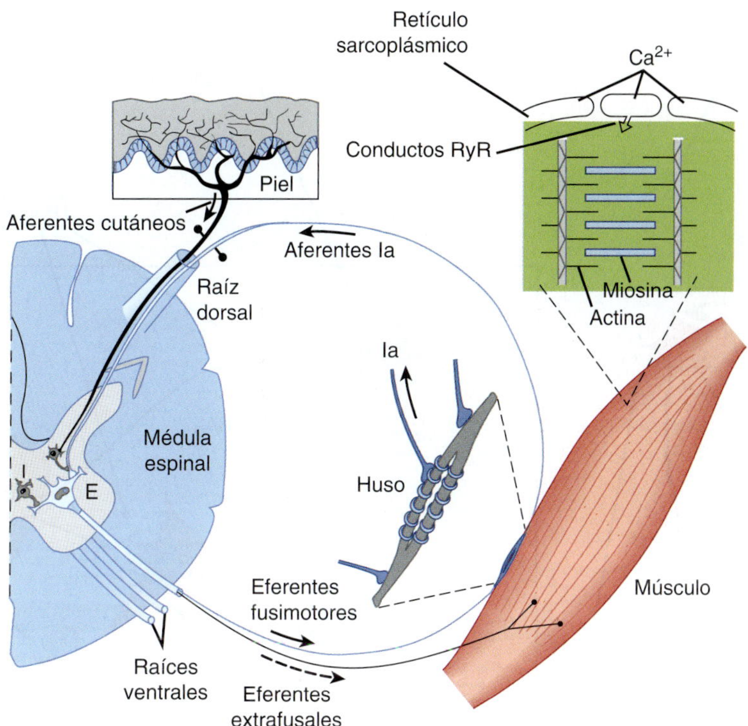

FIGURA 27-10 Esquema de las estructuras involucradas en el arco reflejo de distensión. *I* es una neurona internuncial inhibidora; *E* indica una terminal presináptica excitadora; Ia es una fibra aferente intrafusal primaria; Ca^{2+} denota un activador del calcio almacenado en el retículo sarcoplásmico del músculo estriado; los conductos RyR son los de liberación de Ca^{2+}. (Reproducida con autorización de Young RR, Delwaide PJ: Drug therapy: Spasticity. N Engl J Med 1981; 304:28.)

BACLOFENO

El baclofeno (*p*-clorofenil-GABA) se diseñó como un fármaco GABAmimético con actividad oral y es un agonista en los receptores $GABA_B$. La activación de esos receptores por el baclofeno produce hiperpolarización, tal vez por aumento de la conductancia de K^+ (fig. 24-2). Se ha sugerido que la hiperpolarización produce inhibición presináptica al disminuir la entrada de calcio (fig. 27-11) y disminuye la liberación de transmisores excitadores tanto en el cerebro como en la médula espinal. El baclofeno también puede reducir el dolor en pacientes con espasticidad, tal vez al inhibir la secreción de la sustancia P (neurocinina-1) en la médula espinal.

$$\text{Cl}-\text{C}_6\text{H}_4-\text{CH}(\text{CH}_2-\text{COOH})-\text{CH}_2-\text{NH}_2$$

Baclofeno

El baclofeno es al menos tan eficaz como el diazepam para disminuir la espasticidad y causa menor sedación; además, no disminuye la fuerza muscular global como el dantroleno. Se absorbe con rapidez y por completo después de la administración oral y tiene una semivida plasmática de 3 a 4 h. La dosis se inicia con 15 mg cada 12 h y se aumenta según se tolere hasta 100 mg diarios. Los efectos adversos de este fármaco incluyen somnolencia; sin embargo, los pacientes se vuelven tolerantes al efecto sedante con su administración crónica. Se ha comunicado mayor actividad convulsiva en pacientes con epilepsia. Por tanto, el retiro de baclofeno debe hacerse en forma muy lenta.

Los estudios han confirmado que la administración intratecal de baclofeno puede controlar la espasticidad y el dolor muscular intensos que no responden a los medicamentos por otras vías de administración. Por la escasa salida de baclofeno de la médula espinal, los síntomas periféricos son raros. Por tanto, se pueden tolerar mayores concentraciones centrales del fármaco. Tal vez ocurra tolerancia parcial al efecto del fármaco luego de varios meses de tratamiento, pero también puede contrarrestarse por ajustes ascendentes de la dosis para mantener su efecto beneficioso. Se han descrito somnolencia excesiva, depresión respiratoria e incluso estado de coma. Una desventaja importante de este tratamiento es la dificultad para mantener el catéter de administración del fármaco en el espacio subaracnoideo, pero el tratamiento intratecal con baclofeno puede mejorar la calidad de vida de pacientes con trastornos espásticos intensos.

El baclofeno oral se ha estudiado en otras enfermedades, que incluyen pacientes con dolor lumbar resistente al tratamiento. Los estudios preliminares sugieren que también puede ser eficaz para disminuir el deseo intenso de alcohol de dipsómanos en recuperación (cap. 32). Por último, se ha mencionado que es eficaz para evitar la migraña en algunos pacientes.

TIZANIDINA

Como se señaló en el capítulo 11, los agonistas α_2, como clonidina y otros compuestos imidazolínicos, tienen diversos efectos sobre el SNC que no se comprenden por completo. Entre esos efectos se encuentra la capacidad de disminuir el espasmo muscular. La tizanidina es un congénere de la clonidina que se ha estudiado por sus

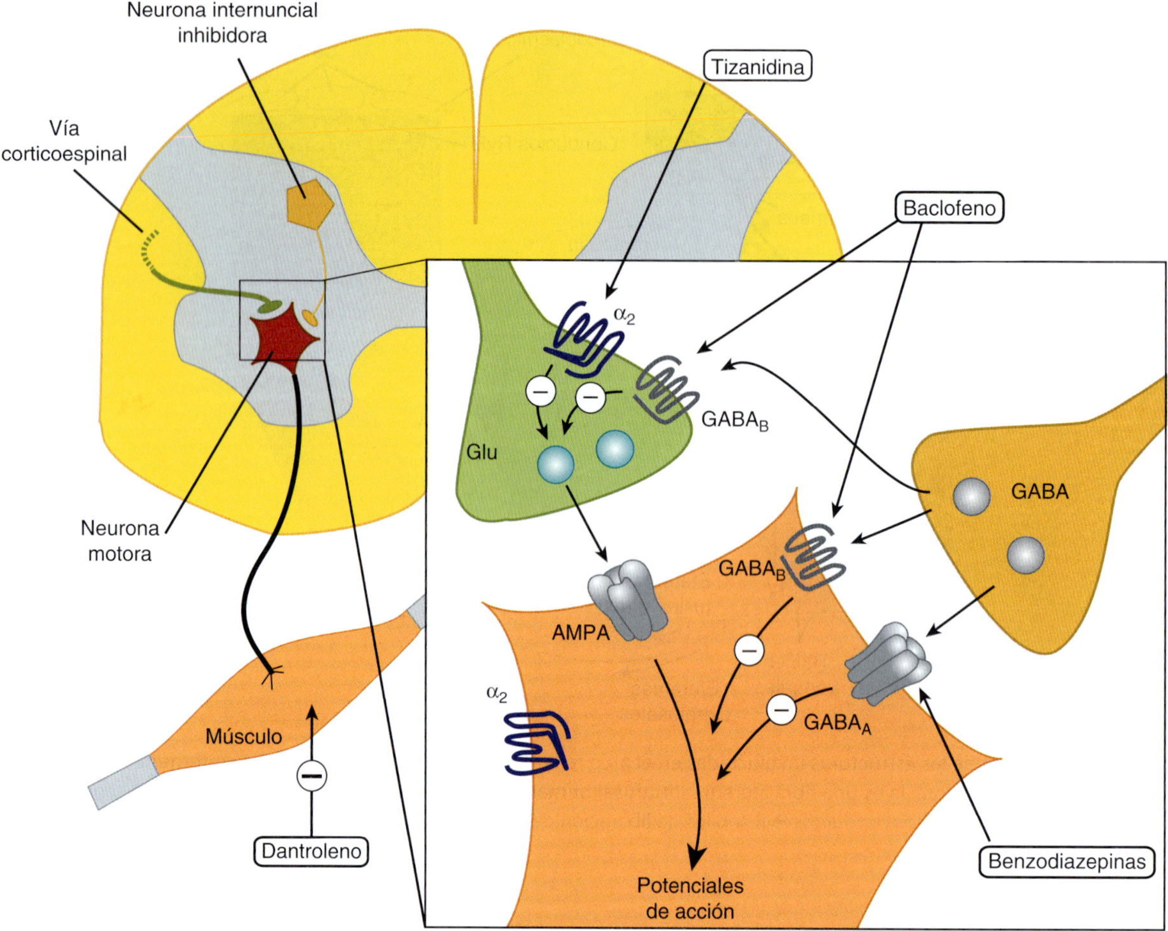

FIGURA 27–11 Sitios postulados para la acción espasmolítica de la tizanidina (α_2), las benzodiazepinas ($GABA_A$), y el baclofeno ($GABA_B$) en la médula espinal. La tizanidina también puede tener un efecto inhibidor postsináptico. El dantroleno actúa sobre el retículo sarcoplásmico en el músculo estriado. Glu, neurona glutamatérgica.

acciones espasmolíticas y tiene efectos agonistas significativos en receptores adrenérgicos α_2, pero aminora la espasticidad en modelos experimentales en dosis que causan menos efectos cardiovasculares que la clonidina o dexmedetomidina.

La tizanidina tiene un efecto hipotensor entre 10 y 15 veces menor al de la clonidina. Los estudios neurofisiológicos en animales y seres humanos sugieren que la tizanidina refuerza la inhibición tanto presináptica como postsináptica en la médula espinal. Además inhibe la transmisión nociceptiva en el cuerno dorsal de la médula espinal. Se cree que las acciones de la tizanidina son gobernadas por el restablecimiento de la supresión inhibidora de las interneuronas raquídeas del grupo II sin inducir cambios en las propiedades intrínsecas del músculo.

Los estudios clínicos con tizanidina oral encontraron que su eficacia para aliviar el espasmo muscular es similar a la del diazepam, baclofeno y dantroleno. La tizanidina causa menos debilidad muscular pero su espectro de efectos secundarios es distinto y comprende somnolencia, hipotensión, mareo, xerostomía, astenia y efectos hepatotóxicos. La somnolencia se resuelve administrando el fármaco por la noche. La farmacocinética de la tizanidina es lineal y las dosis necesarias varían de manera considerable entre los pacientes. Es importante ajustar la dosis en sujetos con insuficiencia hepática o renal. Además de su eficacia en las situaciones espásticas, la tizanidina es efectiva para el tratamiento de la migraña (jaqueca) crónica.

OTROS FÁRMACOS ESPASMOLÍTICOS DE ACCIÓN CENTRAL

La **gabapentina** es un fármaco antiepiléptico (cap. 24) que ha mostrado ser considerablemente promisorio como espasmolítico en varios estudios de pacientes con esclerosis múltiple. La pregabalina es un análogo más reciente de la gabapentina que puede también ser útil en el alivio de trastornos dolorosos que implican un componente de espasmo muscular. También se ha visto en estudios preliminares que **progabida** y **glicina** disminuyen la espasticidad. La progabida es un agonista $GABA_A$ y $GABA_B$ con metabolitos activos que incluyen al GABA mismo. La glicina es un aminoácido neurotransmisor inhibidor (cap. 21) que parece poseer actividad farmacológica cuando se administra por vía oral y que atraviesa la barrera hematoencefálica con facilidad. La **idrocilamida** y la **riluzola** son fármacos más recientes para el tratamiento de la esclerosis lateral amiotrófica (ALS), que parecen tener efectos de disminución del espasmo, tal vez por inhibición de la transmisión glutamatérgica en el sistema nervioso central.

DANTROLENO

El dantroleno es un derivado hidantoínico relacionado con la fenitoína que tiene un mecanismo único de actividad espasmolítica. A diferencia de los fármacos de acción central el dantroleno disminuye la fuerza del músculo estriado por alteración del acoplamiento de la excitación-contracción de las fibras musculares. La respuesta contráctil normal implica la liberación de calcio desde sus reservas en el retículo sarcoplásmico (figs. 13-1 y 27-10). Este activador del calcio produce la interacción de actina y miosina, que genera tensión. El calcio se libera del retículo sarcoplásmico a través de un conducto denominado **conducto del receptor de rianodina (RyR)**, porque el alcaloide vegetal rianodina se combina con un receptor en la proteína del conducto. En el caso del conducto RyR1 del músculo estriado, la rianodina facilita la configuración abierta.

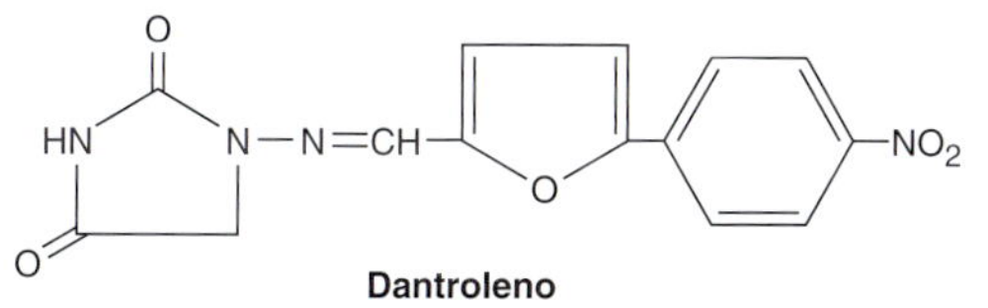

HN N—N=CH O NO_2 O O

Dantroleno

El dantroleno interfiere con la liberación del calcio activador a través de este conducto del calcio en el retículo sarcoplásmico por unión a RyR1 y por bloqueo de la abertura del conducto. Las unidades motoras que se contraen con rapidez son más sensibles a los efectos farmacológicos que las unidades con respuesta más lenta. Los músculos cardiaco y liso presentan depresión mínima porque la liberación de calcio de su retículo sarcoplásmico implica un conducto RyR diferente (RyR2).

El tratamiento con dantroleno suele iniciarse con 25 mg diarios como dosis única, con aumento hasta un máximo de 100 mg cada 6 h, según se tolere. Se absorbe casi 33% de una dosis oral de dantroleno y la semivida de eliminación del fármaco es de casi 8 h. Sus principales efectos adversos son debilidad muscular generalizada, sedación y, ocasionalmente, hepatitis.

Una indicación especial del dantroleno es en el tratamiento de la **hipertermia maligna**, un trastorno poco común, hereditario, que puede desencadenarse por diversos estímulos que incluyen a la anestesia general (p. ej., anestésicos volátiles) y los relajantes neuromusculares (p. ej., succinilcolina; véase también el capítulo 16). Los pacientes en riesgo de este trastorno tienen una alteración hereditaria de la salida de Ca^{2+} inducida por Ca^{2+} a través del conducto RyR1 o por una alteración en la capacidad del retículo sarcoplásmico de secuestrar el calcio a través del transportador de Ca^{2+} (fig. 27-10). Se han identificado varias mutaciones vinculadas con ese riesgo. Luego de la administración de uno de los fármacos desencadenantes hay una secreción súbita y prolongada de calcio, con contracción muscular masiva, producción de ácido láctico y aumento de la temperatura corporal. Es indispensable el tratamiento rápido para controlar la acidosis y la temperatura corporal y aminorar la secreción de calcio. Esto último se logra por la administración de dantroleno intravenoso, con inicio a dosis de 1 mg/kg IV y repetición según sea necesario, hasta una dosis máxima de 10 mg/kg.

TOXINA BOTULÍNICA

En el capítulo 6 se mencionó el uso terapéutico de la toxina botulínica para trastornos oftalmológicos y espasmo muscular local. Las inyecciones faciales locales de toxina botulínica se usan ampliamente para el tratamiento a corto plazo (uno a tres meses por tratamiento) de las arrugas relacionadas con el envejecimiento alrededor de los ojos y la boca. La inyección local de toxina botulínica también se ha convertido en un tratamiento útil de los trastornos espásticos generalizados (p. ej., parálisis cerebral). Casi todos los estudios clínicos a la fecha han involucrado su administración en una o dos extremidades y los beneficios parecen persistir por semanas a varios meses después de un solo tratamiento. En la mayoría de los estudios se ha usado la toxina botulínica de tipo A, pero también se encuentra disponible la de tipo B.

FÁRMACOS USADOS PARA TRATAR EL ESPASMO MUSCULAR LOCAL AGUDO

Un gran número de fármacos de acción central menos bien estudiados (p. ej., **carisoprodol**, **clorfenesina**, **clorzoxazona**, **ciclobenzaprina**, **metaxalona**, **metocarbamol** y **orfenadrina**) se promocionan para el alivio del espasmo muscular agudo causado por traumatismo hístico local o distensión muscular. Se ha sugerido que esos fármacos actúan principalmente en el tallo cerebral. La ciclobenzaprina puede considerarse prototipo del grupo. Tiene relación estructural de los antidepresivos tricíclicos y produce efectos secundarios antimuscarínicos. Es ineficaz para tratar el espasmo muscular por parálisis cerebral o lesión de la médula espinal. Como resultado de sus fuertes acciones antimuscarínicas, la ciclobenzaprina puede causar sedación significativa, así como confusión y alucinaciones visuales transitorias. La dosis de ciclobenzaprina para el espasmo muscular relacionado con lesiones agudas es de 20 a 40 mg/día por vía oral en dosis divididas.

RESUMEN Relajantes musculares

Subclase	Mecanismo de acción	Efectos	Aplicaciones clínicas	Farmacocinética, toxicidad, interacciones
RELAJANTE NEUROMUSCULAR DESPOLARIZANTE				
• Succinilcolina	Agonista de receptores nicotínicos de acetilcolina (ACh), en especial en las uniones neuromusculares • despolariza • puede estimular los receptores de ACh nicotínicos ganglionares y muscarínicos cardiacos	La despolarización inicial causa contracciones musculares transitorias, seguidas por parálisis flácida prolongada • la despolarización es seguida por repolarización, que también se acompaña de parálisis	Colocación de sonda endotraqueal al inicio del procedimiento anestésico • rara vez, controla las contracciones musculares en el estado epiléptico	Rápido metabolismo por la colinesterasa plasmática • duración normal ~5 min • *Toxicidad:* arritmias • hiperpotasemia • aumento transitorio de la presión intraabdominal e intraocular • dolor muscular posoperatorio
RELAJANTES NEUROMUSCULARES NO DESPOLARIZANTES				
• *d*-tubocurarina	Antagonista competitivo en receptores nACh, en especial en las uniones neuromusculares	Impide la despolarización por ACh, causa parálisis flácida • puede producir secreción de histamina con hipotensión • bloqueo débil de receptores muscarínicos cardiacos de ACh	Relajación prolongada para procedimientos quirúrgicos • sustituida por fármacos no despolarizantes más recientes	Excreción renal • duración ~40 a 60 min • *Toxicidad:* secreción de histamina • hipotensión • apnea prolongada
• Cisatracurio	Similar a la tubocurarina	Como la tubocurarina, pero carece de secreción de histamina y efectos antimuscarínicos	Relajación prolongada para procedimientos quirúrgicos • relajación de músculos respiratorios para facilitar la ventilación mecánica en la unidad de cuidados intensivos	No depende de la función renal o hepática • duración, ~25 a 45 min • *Toxicidad:* apnea prolongada, pero menos tóxico que el atracurio
• Rocuronio	Similar al cisatracurio	Similar al cisatracurio pero con ligero efecto antimuscarínico	Similar al cisatracurio • útil en pacientes con alteración renal	Metabolismo hepático • duración ~20 a 35 min • *Toxicidad:* similar al cisatracurio
• *Mivacurio: inicio rápido, duración breve (10 a 20 min), degradado por la colinesterasa plasmática*				
• *Vecuronio: duración intermedia; degradado por el hígado*				
FÁRMACOS ESPASMOLÍTICOS DE ACCIÓN CENTRAL				
• Baclofeno	Agonista de $GABA_B$, facilita la inhibición raquídea de neuronas motoras	Inhibición presináptica y postsináptica de estímulos motores	Espasticidad intensa por parálisis cerebral, esclerosis múltiple, apoplejía	Oral, intratecal • *Toxicidad:* sedación, debilidad
• Ciclobenzaprina	Inhibición mal definida del reflejo de distensión muscular en la médula espinal	Disminución de reflejos musculares hiperactivos • efectos antimuscarínicos	Espasmo agudo por lesión muscular • inflamación	Metabolismo hepático • duración, ~4 a 6 h • *Toxicidad:* efectos antimuscarínicos potentes
• *Clorfenesina, metocarbamol, orfenadrina, otros: a semejanza de la ciclobenzaprina con grados variables de efectos antimuscarínicos*				
• Diazepam	Facilita la transmisión GABAérgica en el sistema nervioso central (cap. 22)	Aumenta la inhibición interneuronal de las aferentes motoras primarias en la médula espinal • sedación central	Espasmo crónico por parálisis cerebral, apoplejía, lesión de la médula espinal • espasmo agudo por lesión muscular	Metabolismo hepático • duración ~12 a 24 h •*Toxicidad:* capítulo 22
• Tizanidina	Agonista de receptores adrenérgicos α_2 en la médula espinal	Inhibición presináptica y postsináptica del impulso motor reflejo	Espasmo por esclerosis múltiple, apoplejía, esclerosis lateral amiotrófica	Eliminación renal y hepática • duración, 3 a 6 h • *Toxicidad:* debilidad, sedación • hipotensión
RELAJANTES MUSCULARES DE ACCIÓN DIRECTA				
• Dantroleno	Antagoniza los conductos RyR1 de liberación de Ca^{2+} en el retículo sarcoplásmico del músculo estriado	Disminuye la interacción de actina-miosina • debilita la contracción del músculo estriado	IV: hipertermia maligna • oral: espasmo por parálisis cerebral, lesión de médula espinal, esclerosis múltiple	IV, oral • duración, 4 a 6 h • *Toxicidad:* debilidad muscular

PREPARACIONES DISPONIBLES

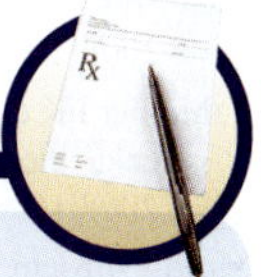

RELAJANTES NEUROMUSCULARES

Atracurio
Parenteral: 10 mg/ml para inyección

Cisatracurio
Parenteral: 2, 10 mg/ml para inyección IV

Mivacurio
Parenteral: 0.5, 2 mg/ml para inyección

Pancuronio
Parenteral: 1, 2 mg/ml para inyección

Rocuronio
Parenteral: 10 mg/ml para inyección IV

Succinilcolina
Parenteral: 20, 50, 100 mg/ml inyectable; 500, 1 000 mg por frasco ámpula en polvo para reconstituir, inyectable

Tubocurarina
Parenteral: 3 mg (20 unidades/ml inyectable)

Vecuronio
Parenteral: polvo, 10, 20 mg para reconstitución, inyectable

RELAJANTES MUSCULARES (ESPASMOLÍTICOS)

Baclofeno
Oral: comprimidos de 10, 20 mg
Intratecal: 0.05, 0.5, 2 mg/ml

Carisoprodol
Oral: comprimidos de 250, 350 mg

Clorzoxazona
Oral: comprimidos, cápsulas 500 mg

Ciclobenzaprina
Oral: comprimidos de 5, 7.5, 10 mg; cápsulas de 15, 30 mg

Dantroleno
Oral: comprimidos de 25, 50, 100 mg
Parenteral: 20 mg por frasco ámpula, polvo para reconstitución, inyectable

Diazepam
Oral: comprimidos de 2, 5, 10 mg; 5 mg/5ml, 5 mg/ml en solución
Parenteral: 5 mg/ml para inyección
Rectal: gel 2.5, 5, 10 mg

Gabapentina
Oral: cápsulas de 100, 300, 400 mg; comprimidos de 600, 800 mg; 50 mg/ml en solución oral
Nota: este fármaco está etiquetado sólo para uso en epilepsia y neuralgia posherpética

Metaxalona
Oral: comprimidos de 800 mg

Metocarbamol
Oral: comprimidos de 500, 750 mg
Parenteral: 100 mg/ml para inyección IM, IV

Orfenadrina
Oral: comprimidos de 100 mg; comprimido de liberación sostenida de 100 mg
Parenteral: 30 mg/ml para inyección IM, IV

Riluzola
Oral: comprimidos de 50 mg
Nota: este fármaco está etiquetado sólo para uso en esclerosis lateral amiotrófica

Tizanidina
Oral: comprimidos y cápsulas de 2, 4 mg; cápsulas de 6 mg

Toxina botulínica tipo A
Parenteral: polvo para solución, 50, 100, 200 unidades/frasco ámpula

Toxina botulínica tipo B
Parenteral: 5 000 unidades/ml para inyección IM

BIBLIOGRAFÍA

Relajantes neuromusculares

Brull SJ, Murphy GS: Residual neuromuscular block: Lessons unlearned. Part II: Methods to reduce the risk of residual weakness. Anesth Analg 2010;111:129.

De Boer HD et al: Reversal of rocuronium-induced (1.2 mg/kg) profound neuromuscular blockade by sugammadex. Anesthesiology 2007;107:239.

Gibb AJ, Marshall IG: Pre- and postjunctional effects of tubocurarine and other nicotinic antagonists during repetitive stimulation in the rat. J Physiol 1984;351:275.

Hemmerling TM, Russo G, Bracco D: Neuromuscular blockade in cardiac surgery: An update for clinicians. Ann Card Anaesth 2008;11:80.

Hirsch NP: Neuromuscular junction in health and disease. Br J Anaesth 2007;99:132.

Kampe S et al: Muscle relaxants. Best Prac Res Clin Anesthesiol 2003;17:137.

Lee C: Structure, conformation, and action of neuromuscular blocking drugs. Br J Anaesth 2001;87:755.

Lee C et al: Reversal of profound neuromuscular block by sugammadex administered three minutes after rocuronium. Anesthesiology 2009;110:1020.

Lien CA et al: Fumarates: Unique nondepolarizing neuromuscular blocking agents that are antagonized by cysteine. J Crit Care 2009;24:50.

Mace SE: Challenges and advances in intubation: rapid sequence intubation. Emerg Med Clin North Am 2008;26:1043.

Marshall CG, Ogden DC, Colquhoun D: The actions of suxamethonium (succinyldicholine) as an agonist and channel blocker at the nicotinic receptor of frog muscle. J Physiol (Lond) 1990;428:155.

Martyn JA: Neuromuscular physiology and pharmacology. In: Miller RD (editor): *Anesthesia*, 7th ed. Churchill Livingstone, 2010.

Meakin GH: Recent advances in myorelaxant therapy. Paed Anaesthesia 2001;11:523.

Murphy GS, Brull SJ: Residual neuromuscular block: Lessons unlearned. Part I: Definitions, incidence, and adverse physiologic effects of residual neuromuscular block. Anesth Analg 2010;111:120.

Naguib M: Sugammadex: Another milestone in clinical neuromuscular pharmacology. Anesth Analg 2007;104:575.

Naguib M, Brull SJ: Update on neuromuscular pharmacology. Curr Opin Anaesthesiol 2009;22:483.

Naguib M, Kopman AF, Ensor JE: Neuromuscular monitoring and postoperative residual curarisation: A meta-analysis. Br J Anaesth 2007;98:302.

Naguib M et al: Advances in neurobiology of the neuromuscular junction: Implications for the anesthesiologist. Anesthesiology 2002;96:202.

Nicholson WT, Sprung J, Jankowski CJ: Sugammadex: A novel agent for the reversal of neuromuscular blockade. Pharmacotherapy 2007;27:1181.

Pavlin JD, Kent CD: Recovery after ambulatory anesthesia. Curr Opin Anaesthesiol 2008;21:729.

Puhringer FK et al: Reversal of profound, high-dose rocuronium-induced neuromuscular blockade by sugammadex at two different time points. Anesthesiology 2008;109:188.

Sacan O, Klein K, White PF: Sugammadex reversal of rocuronium-induced neuromuscular blockade: A comparison with neostigmine-glycopyrrolate and edrophonium-atropine. Anesth Analg 2007;104:569.

Staals LM et al: Reduced clearance of rocuronium and sugammadex in patients with severe to end-stage renal failure: A pharmacokinetic study. Br J Anaesth 2010;104:31.

Sunaga H et al: Gantacurium and CW002 do not potentiate muscarinic receptor-mediated airway smooth muscle constriction in guinea pigs. Anesthesiology 2010;112:892.

Viby-Mogensen J: Neuromuscular monitoring. In: Miller RD (editor): *Anesthesia*, 5th ed. Churchill Livingstone, 2000.

Espasmolíticos

Corcia P, Meininger V: Management of amyotrophic lateral sclerosis. Drugs 2008;68:1037.

Cutter NC et al: Gabapentin effect on spasticity in multiple sclerosis: A placebo-controlled, randomized trial. Arch Phys Med Rehabil 2000;81:164.

Gracies JM, Singer BJ, Dunne JW: The role of botulinum toxin injections in the management of muscle overactivity of the lower limb. Disabil Rehabil 2007;29:1789.

Groves L, Shellenberger MK, Davis CS: Tizanidine treatment of spasticity: A meta-analysis of controlled, double-blind, comparative studies with baclofen and diazepam. Adv Ther 1998;15:241.

Krause T et al: Dantrolene—a review of its pharmacology, therapeutic use and new developments. Anaesthesia 2004;59:364.

Lopez JR et al: Effects of dantrolene on myoplasmic free [Ca^{2+}] measured in vivo in patients susceptible to malignant hyperthermia. Anesthesiology 1992;76:711.

Lovell BV, Marmura MJ: New therapeutic developments in chronic migraine. Curr Opin Neurol 2010;23:254.

Malanga G, Reiter RD, Garay E: Update on tizanidine for muscle spasticity and emerging indications. Expert Opin Pharmacother 2008;9:2209

Mirbagheri MM, Chen D, Rymer WZ: Quantification of the effects of an alpha-2 adrenergic agonist on reflex properties in spinal cord injury using a system identification technique. J Neuroeng Rehabil 2010;7:29.

Nolan KW, Cole LL, Liptak GS: Use of botulinum toxin type A in children with cerebral palsy. Phys Ther 2006;86:573.

Ronan S, Gold JT: Nonoperative management of spasticity in children. Childs Nerv Syst 2007;23:943

Ross JC et al: Acute intrathecal baclofen withdrawal: A brief review of treatment options. Neurocrit Care 2011;14:103.

Vakhapova V, Auriel E, Karni A: Nightly sublingual tizanidine HCl in multiple sclerosis: Clinical efficacy and safety. Clin Neuropharmacol 2010;33:151.

Verrotti A et al: Pharmacotherapy of spasticity in children with cerebral palsy. Pediatr Neurol 2006;34:1.

Ward AB: Spasticity treatment with botulinum toxins. J Neural Transm 2008;115:607.

RESPUESTA AL ESTUDIO DE CASO

A causa del traumatismo y el dolor concomitante, se supone que el vaciamiento gástrico se prolongará considerablemente. Para evitar una posible aspiración en el momento de la intubación, se administra un relajante muscular de acción muy rápida para mantener las vías respiratorias permeables con una cánula endotraqueal. Por lo tanto, el fármaco de elección en este caso es la succinilcolina. No obstante sus efectos secundarios, la succinilcolina es la que tiene el mecanismo más rápido de acción que cualquier relajante muscular existente. Otra opción es una dosis elevada (hasta de 1.2 mg/kg) de rocuronio, un relajante muscular no despolarizante. A esta dosis, el rocuronio tiene inicio de acción rápido, con lo que es similar pero no igual a la succinilcolina.

Las lesiones por quemaduras y las lesiones neurológicas tienen como resultado la expresión de receptores de acetilcolina fuera de la unión. En pacientes con quemaduras recientes, la succinilcolina provoca hiperpotasemia que puede ser grave. Si bien el fármaco podría no causar hiperpotasemia intensa cuando se administra inmediatamente después de una lesión neurológica grave, en un paciente con parálisis crónica sí podría causarla. Por lo tanto, la succinilcolina también estaría contraindicada en el paciente con hemiparesia prolongada.

CAPÍTULO

28

Tratamiento farmacológico del parkinsonismo y otros trastornos del movimiento

Michael J. Aminoff, MD, DSc, FRCP

ESTUDIO DE CASO

Un arquitecto de 64 años se queja de temblor de la mano izquierda en reposo que interfiere con la escritura y el dibujo. También muestra una postura encorvada, una tendencia a arrastrar la pierna izquierda cuando camina y ligera inestabilidad al girar. Aún es independiente en todas las actividades de la vida diaria. La exploración revela hipomimia (facies sin expresión), hipofonía, temblor en reposo del brazo y pierna izquierdos, ligera rigidez de todas las extremidades y alteración de los movimientos alternantes rápidos en las extremidades izquierdas. Las exploraciones neurológica y general son normales desde otros puntos de vista. ¿Cuál es el posible diagnóstico y pronóstico y cómo debe tratarse?

Se reconocen varios tipos de movimiento anormal. El **temblor** constituye un movimiento oscilatorio rítmico alrededor de una articulación y se caracteriza por su relación con la actividad. El temblor en reposo es característico del parkinsonismo, en el cual se vincula a menudo con rigidez y alteración de la actividad voluntaria. Puede presentarse el temblor durante la adopción de una postura sostenida (temblor postural) o durante el movimiento (temblor intencional). Un temblor postural visible es el rasgo cardinal del temblor benigno esencial o familiar. El temblor intencional aparece en pacientes con una lesión del tronco encefálico o el cerebelo, en especial del pedúnculo cerebeloso superior; también puede ocurrir como manifestación de la toxicidad por alcohol o algunos fármacos.

La **corea** consiste en una agitación muscular involuntaria irregular impredecible que se presenta en diferentes partes del cuerpo y altera la actividad voluntaria. En algunos casos, los músculos proximales de las extremidades se afectan con mayor gravedad y, dado que estos movimientos anormales son en particular violentos, se ha utilizado el término *balismo* para describirlos. La corea puede ser hereditaria o aparecer como una complicación de varios trastornos médicos generales y del tratamiento con ciertos fármacos.

Los movimientos anormales pueden ser lentos y de naturaleza sinuosa (**atetosis**); en algunos casos son tan sostenidos que se designan de manera más apropiada como posturas anormales (**distonía**). La atetosis o la distonía son posibles con el daño cerebral perinatal y las lesiones cerebrales focales o generalizadas, o como complicación aguda de ciertos fármacos, como signo de diversos trastornos neurológicos, o como un fenómeno heredado y aislado de causa incierta (distonía de torsión idiopática o distonía muscular deformante). Se han informado varios loci genéticos (p. ej., 9q34, 8p21-q22, 18p, 1p36.32-p36.13, 14q22.1-q22.2, 19q13, Xq13), de acuerdo con la edad de inicio, modo de herencia y respuesta al tratamiento dopaminérgico. Sus bases fisiológicas no están bien definidas y el tratamiento no es satisfactorio.

Los **tics** son repentinos movimientos coordinados y anormales que tienden a ocurrir de manera repetitiva, en particular alrededor de la cara y la cabeza, sobre todo en niños, y pueden suprimirse en forma voluntaria durante periodos cortos. Los tics frecuentes incluyen olfateo repetitivo o encogimiento de los hombros y pueden ser únicos o múltiples y transitorios o crónicos. El síndrome de Gilles de la Tourette se caracteriza por tics múltiples crónicos; su tratamiento farmacológico se revisa al final de este capítulo.

Muchos de los trastornos relacionados con el movimiento se atribuyen a las alteraciones de los ganglios basales. Los circuitos básicos de estos últimos comprenden tres asas neuronales interactuantes que incluyen la corteza y el tálamo, así como los propios ganglios basales (fig. 28-1). Sin embargo, aún no se comprende por completo la función precisa de estas estructuras anatómicas y no es posible correlacionar los síntomas individuales con la afección de sitios específicos.

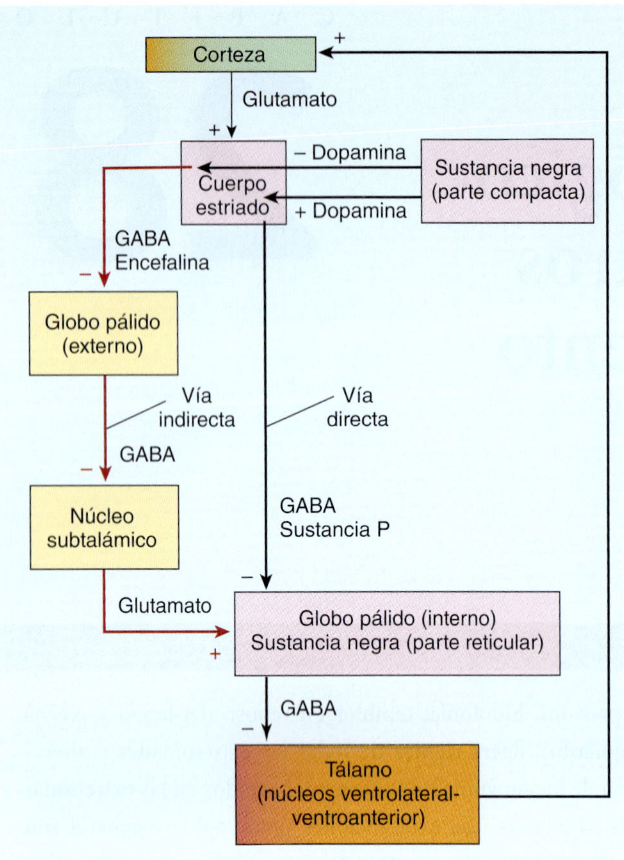

FIGURA 28–1 Circuitos funcionales entre la corteza, los ganglios basales y el tálamo. Se señalan los principales neurotransmisores. En la enfermedad de Parkinson hay degeneración de la parte compacta de la sustancia negra, que lleva a sobreactividad de la vía indirecta (rojo) y aumento de la actividad glutamatérgica por el núcleo subtalámico.

PARKINSONISMO

El parkinsonismo se caracteriza por una combinación de rigidez, bradicinesia, temblor e inestabilidad postural, que pueden ocurrir por diversos motivos pero suelen ser idiopáticos (enfermedad de Parkinson o parálisis agitante). Otros síntomas que no son motores —y que reciben cada vez más atención— son los trastornos afectivos (ansiedad o depresión), cambios de la personalidad, anomalías de la función autónoma (función esfinteriana o sexual; asfixia; anomalías de la sudación; y anormalidades de la regulación de la presión sanguínea), alteraciones del sueño y molestias sensitivas o dolor. Por lo general, esta enfermedad es progresiva y provoca una discapacidad gradual a menos que se trate de forma efectiva.

Patogenia

Al parecer, la patogenia del parkinsonismo se relaciona con una combinación de degradación alterada de proteínas, acumulación y agregación intracelular de proteínas, estrés oxidativo, lesión mitocondrial, secuencias inflamatorias y apoptosis. Los estudios realizados en gemelos sugieren que también son importantes ciertos factores genéticos, sobre todo cuando esta enfermedad se manifiesta antes de los 50 años de edad. Las anomalías genéticas reconocidas corresponden a 10 a 15% de los casos. Tanto las mutaciones en el gen de la α-sinucleína en 4q21 como la duplicación y triplicación del gen normal de la sinucleína se acompañan de enfermedad de Parkinson, que ahora se reconoce de manera amplia como una *sinucleinopatía*. Mutaciones del gen de la cinasa 2 de repetidos ricos en leucina (*LRRK2*) a 12 cen y el gen *UCHL1* también provocan parkinsonismo autosómico dominante. Las mutaciones en el gen *parkin* (6q25.2-q27) causan un parkinsonismo familiar temprano y autosómico recesivo o bien un parkinsonismo juvenil esporádico. Muchos otros genes o regiones cromosómicas se han vinculado con variedades familiares de la afección. También son importantes ciertas toxinas ambientales o endógenas en la causa del parkinsonismo. Los estudios epidemiológicos revelan que el tabaquismo, el café, los antiinflamatorios y la concentración sérica elevada de ácido úrico son protectores, mientras que la frecuencia de esta enfermedad aumenta en los individuos que trabajan en la enseñanza, atención de la salud, agricultura, además de quienes han tenido contacto con plomo o manganeso o tienen una deficiencia de vitamina D.

La identificación de cuerpos de Lewy (cuerpos de inclusión intracelulares que contienen α-sinucleína) en las células dopaminérgicas fetales trasplantadas en el cerebro de los pacientes con Parkinson varios años antes apoya hasta cierto punto la presuposición de que la enfermedad de Parkinson es un trastorno de priones.

La tinción para α-sinucleína revela que la anomalía está más extendida de lo previsto y aparece de forma inicial en el núcleo olfatorio y la porción inferior del tronco encefálico (estadio 1 de Braak), luego en la porción superior de este último (estadio 2), la sustancia negra (estadio 3), la mesocorteza y el tálamo (estadio 4), y por último en toda la neocorteza (estadio 5). Las características motoras de la enfermedad de Parkinson aparecen durante el estadio 3 de la escala de Braak.

En el parkinsonismo se encuentra disminuida la concentración de dopamina que por lo regular está elevada en los ganglios basales del cerebro y los intentos farmacológicos por restablecer la actividad dopaminérgica con agonistas de levodopa o dopamina alivian muchas de las manifestaciones motoras del trastorno. Un abordaje alternativo, pero complementario, consiste en restablecer el equilibrio normal de influencias colinérgicas y dopaminérgicas sobre los ganglios basales con fármacos antimuscarínicos. La base fisiopatológica de esos tratamientos señala que en el parkinsonismo idiopático se pierden las neuronas dopaminérgicas de la sustancia negra que inhiben con regularidad la secreción de células GABAérgicas en el cuerpo estriado (fig. 28-2). Los fármacos que inducen síndromes parkinsonianos son antagonistas del receptor de dopamina (p. ej., fármacos antipsicóticos; capítulo 29) o compuestos que llevan a la destrucción de las neuronas nigroestriadas dopaminérgicas (p. ej., 1-metil-4-fenil-1,2,3,6-tetrahidropiridina [MPTP]; véase más adelante). Varios neurotransmisores, como la noradrenalina, también están disminuidos en el cerebro en el parkinsonismo, pero su deficiencia es de importancia clínica incierta.

LEVODOPA

La dopamina no cruza la barrera hematoencefálica y si se administra en la circulación periférica no tiene efecto terapéutico en el parkinsonismo. Sin embargo, la (–)-3-(3,4-dihidroxifenil)-L-alanina (levodopa), el precursor metabólico inmediato de la dopamina, ingresa al cerebro (a través de un transportador de L-aminoácido, LAT), donde se descarboxila hasta dopamina (fig. 6-5). También se

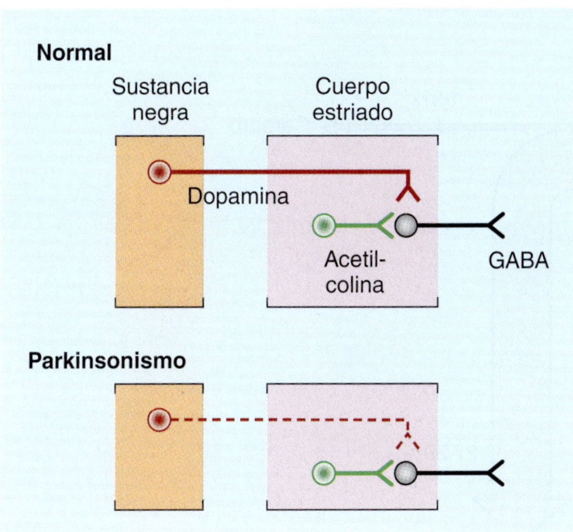

FIGURA 28–2 Representación esquemática de la serie de neuronas afectadas en el parkinsonismo. **Arriba:** las neuronas dopaminérgicas (rojo) que se originan en la sustancia negra normalmente inhiben la emisión GABAérgica desde el cuerpo estriado, en tanto que las neuronas colinérgicas (verde) ejercen un efecto excitador. **Abajo:** en el parkinsonismo hay una pérdida selectiva de las neuronas dopaminérgicas (punteado, en rojo).

han desarrollado varios agonistas no catecolaminérgicos del receptor de dopamina y pueden producir un beneficio clínico, como se revisa en las siguientes líneas.

En los capítulos 21 y 29 se describen con detalle los receptores de dopamina. Los receptores de dopamina de tipo D_1 se localizan en la parte compacta de la sustancia negra y antes de la sinapsis en axones del cuerpo estriado provenientes de las neuronas corticales y de células dopaminérgicas de la sustancia negra. Los receptores D_2 se localizan después de la sinapsis sobre neuronas del cuerpo estriado y antes de la sinapsis en axones de la sustancia negra que pertenecen a neuronas de los ganglios basales. Los beneficios de los fármacos dopaminérgicos contra el Parkinson dependen al parecer sobre todo de la estimulación de receptores D_2. Sin embargo, también puede ser necesaria la estimulación de receptores D_1 para beneficio máximo y uno de los fármacos más recientes es selectivo de D_3. Los agonistas totales o parciales de la dopamina derivados del cornezuelo del centeno, como lergotril y bromocriptina, son potentes estimulantes de los receptores D_2 que tienen propiedades antiparkinsonianas, en tanto que ciertos bloqueadores de dopamina que son selectivos de los antagonistas D_2 pueden inducir parkinsonismo.

Aspectos químicos

La dopa es el aminoácido precursor de la dopamina y la noradrenalina (se revisa en el capítulo 6). Su estructura se muestra en la figura 28-3. La levodopa es el estereoisómero levorrotatorio de la dihidroxifenilalanina.

Farmacocinética

La levodopa se capta con rapidez en el intestino delgado, pero su absorción depende de la velocidad de vaciamiento gástrico y el pH de su contenido. La ingestión de alimentos retrasa la aparición de levodopa en plasma. Más aún, ciertos aminoácidos de los alimentos ingeridos pueden competir con el fármaco por la absorción desde el intestino y el transporte por la sangre al cerebro. Las concentraciones plasmáticas suelen alcanzar su máximo en 1 a 2 h después de una dosis oral y la semivida plasmática es de 1 a 3 h, si bien varía en grado considerable entre individuos. Casi 66% de la dosis aparece en la orina en forma de metabolitos 8 h después de su administración oral; los principales productos metabólicos son 3-metoxi-4-hidroxifenil ácido acético (ácido homovanílico, HVA) y ácido dihidroxifenilacético (DOPAC). Por desgracia, sólo 1 a 3% de la levodopa administrada entra en realidad al cerebro sin alteración; el resto se degrada fuera del cerebro, en forma predominante por descarboxilación a dopamina, que no penetra la barrera hematoencefálica. De acuerdo con esto, la levodopa debe administrarse en grandes cantidades cuando se usa sola. Sin embargo, cuando se administra en combinación con un inhibidor de la dopa descarboxilasa, que no penetra la barrera hematoencefálica, el metabolismo periférico de la levodopa decrece, la concentración plasmática de levodopa aumenta, la semivida plasmática es más prolongada y se dispone de una mayor cantidad del fármaco para su ingreso al cerebro (fig. 28-4). Además, la administración concomitante de un inhibidor periférico de la dopa descarboxilasa, como la carbidopa, puede disminuir las necesidades diarias de levodopa en casi 75%.

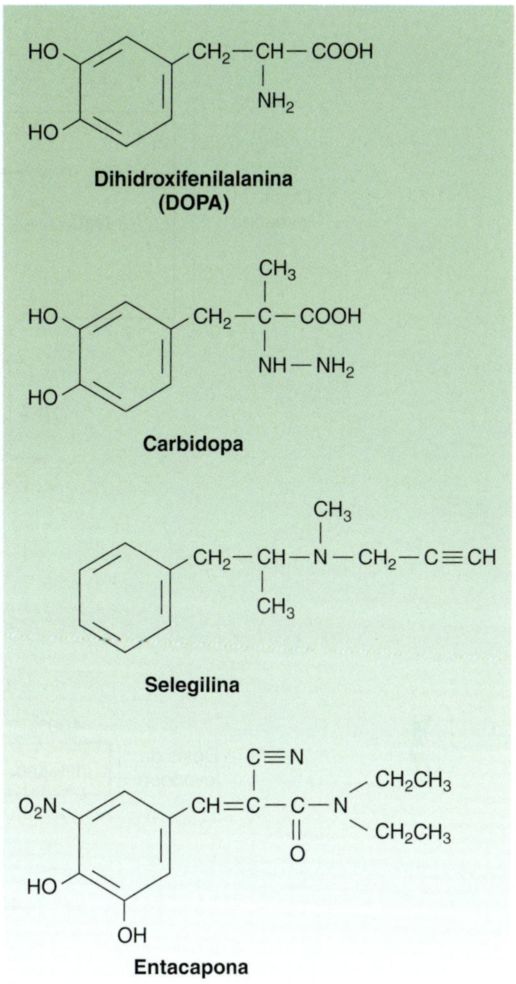

Dihidroxifenilalanina (DOPA)

Carbidopa

Selegilina

Entacapona

FIGURA 28–3 Algunos de los fármacos usados en el tratamiento del parkinsonismo.

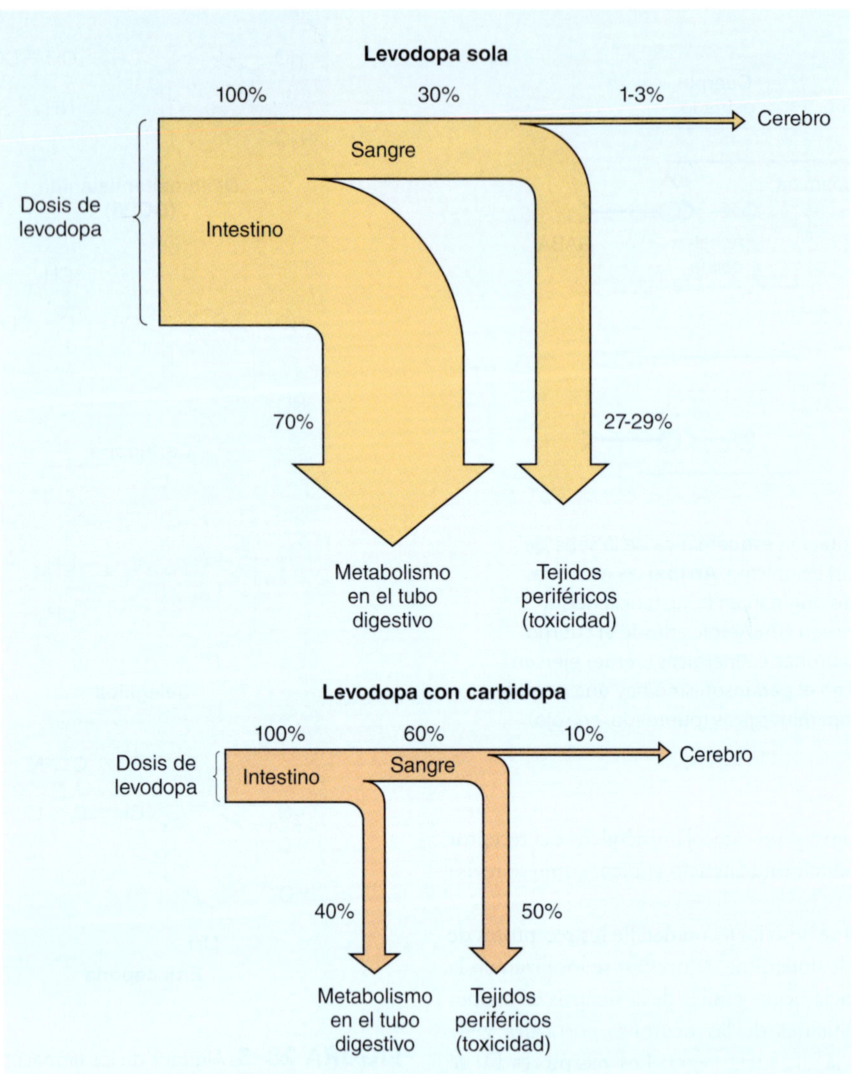

FIGURA 28–4 Destino de la levodopa administrada por vía oral y efecto de la carbidopa, calculados a partir de datos en animales. El ancho de cada vía indica la cantidad absoluta de fármaco en cada sitio, en tanto que los porcentajes mostrados denotan la fracción relativa de la dosis administrada. Los beneficios de la coadministración de carbidopa incluyen disminución de la cantidad de levodopa necesaria para obtener beneficio y de la cantidad absoluta desviada hacia tejidos periféricos, así como un aumento de la fracción de la dosis que alcanza el cerebro. GI, gastrointestinal. (Datos tomados de Nutt JG, Fellman JH: Pharmacokinetics of levodopa. Clin Neuropharmacol 1984;7:35.)

Uso clínico

Los mejores resultados del tratamiento con levodopa se obtienen en los primeros años de tratamiento. Esto se debe algunas veces a que la dosis diaria de levodopa debe reducirse con el tiempo para evitar los efectos adversos de cantidades que al inicio se toleraron bien. Algunos pacientes ven atenuada su respuesta a la levodopa, tal vez por pérdida de terminales nerviosas nigroestriadas dopaminérgicas o algún proceso patológico que afecta de manera directa a los receptores de dopamina en el cuerpo estriado. Por tales motivos, los beneficios del tratamiento con levodopa empiezan a disminuir a menudo después de casi tres a cuatro años de su administración, al margen de la respuesta terapéutica inicial. Aunque el tratamiento con levodopa no detiene el avance del parkinsonismo, su inicio rápido reduce la tasa de mortalidad. No obstante, el tratamiento de largo plazo puede ocasionar varios problemas, como el fenómeno de oscilaciones al azar del fármaco (pérdida y reaparición del efecto; fenómeno *on-off*), que se revisa a continuación. En consecuencia, el momento más apropiado para introducir el tratamiento con levodopa debe establecerse de manera individual.

Cuando se usa levodopa se administra casi siempre en combinación con carbidopa (fig. 28-3), un inhibidor periférico de la dopa descarboxilasa, que disminuye su conversión periférica a dopamina. El tratamiento combinado se inicia con una pequeña dosis (p. ej., carbidopa, 25 mg, y levodopa, 100 mg, cada 8 h con incremento gradual). Debe tomarse 30 a 60 min antes de las comidas. La mayoría de pacientes requiere al final carbidopa (25 mg) y levodopa (250 mg) cada 6 a 8 h. En general, es preferible mantener en una cifra baja el tratamiento con este compuesto (p. ej., carbidopa-levodopa,

25/100 mg cada 8 h) cuando sea posible, y utilizar en su lugar un agonista de dopamina, para disminuir el riesgo de aparición de fluctuaciones en la respuesta. Se dispone en el comercio de una fórmula de liberación controlada y puede ser útil en pacientes con fluctuaciones de la respuesta establecida o como medio para disminuir la frecuencia de las dosis. Está disponible ahora en el comercio una presentación de carbidopa-levodopa (10/100, 25/100, 25/250) que se desintegra en la boca y se deglute con la saliva y lo mejor es tomarla 1 h antes de las comidas. En una sección posterior se revisa la combinación de levodopa, carbidopa y un inhibidor de la catecol-*O*-metiltransferasa (COMT) (entacapona). Por último, el tratamiento mediante administración en *solución intraduodenal* de levodopa-carbidopa parece ser segura y es mejor que varios tratamientos combinados orales en pacientes con fluctuaciones de la respuesta. Este abordaje se ha usado con mayor frecuencia en Europa que en Estados Unidos, pero es creciente el interés que suscita.

La levodopa puede aliviar todas las manifestaciones clínicas del parkinsonismo, si bien es en particular eficaz para aminorar la bradicinesia y cualquier minusvalía resultante. Cuando se administra por primera vez, casi 33% de los pacientes responde muy bien y 33% lo hace en menor grado. La mayoría de los restantes no puede tolerar el fármaco o no responde en absoluto, en especial si no presenta la enfermedad de Parkinson común.

Efectos adversos

A. Efectos gastrointestinales

Cuando se administra levodopa sin un inhibidor de la descarboxilasa periférica aparecen anorexia, náusea y vómito en casi 80% de los pacientes. Estos efectos adversos pueden reducirse al mínimo si se toma el fármaco en dosis divididas con las comidas o inmediatamente después y se incrementa la dosis total diaria de manera muy gradual; también puede ser de beneficio tomar antiácidos 30 a 60 min antes de la levodopa. El vómito se atribuye a la estimulación de la zona de descarga del quimiorreceptor localizado en el tronco encefálico, pero fuera de la barrera hematoencefálica. Por fortuna, en muchos pacientes se presenta tolerancia a este efecto emético. Deben evitarse los antieméticos, como las fenotiacinas, porque reducen los efectos antiparkinsonianos de la levodopa y pueden exacerbar la enfermedad.

Cuando se administra levodopa en combinación con carbidopa, los efectos gastrointestinales adversos son mucho menos frecuentes y problemáticos y se presentan en menos de 20% de los casos, de tal manera que los individuos pueden tolerar dosis proporcionalmente mayores.

B. Efectos cardiovasculares

Se han descrito diversas arritmias cardiacas en sujetos que reciben levodopa: taquicardia, extrasístoles ventriculares y, rara vez, fibrilación auricular. Este efecto se atribuye a la mayor formación periférica de catecolaminas. La incidencia de tales arritmias es baja, incluso en presencia de enfermedad cardiaca establecida, y pueden atenuarse aún más si se toma levodopa en combinación con un inhibidor de la descarboxilasa periférica.

La hipotensión postural es frecuente, pero a menudo asintomática, y tiende a disminuir con el tratamiento continuo. También puede aparecer hipertensión, en especial en presencia de inhibidores no selectivos de la monoaminooxidasa o simpaticomiméticos, o cuando se toman dosis masivas de levodopa.

C. Efectos conductuales

Se ha comunicado una amplia variedad de efectos mentales adversos, entre ellos depresión, ansiedad, agitación, insomnio, somnolencia, confusión, ideas delirantes, alucinaciones, pesadillas, euforia y otros cambios en el estado de ánimo o personalidad. Tales efectos adversos son más frecuentes en personas que toman levodopa en combinación con un inhibidor de la descarboxilasa, más que la levodopa sola, al parecer porque se alcanza una concentración más alta del fármaco en el cerebro. Pueden precipitarse por una enfermedad intercurrente o una intervención quirúrgica. Tal vez sea necesario retirar el fármaco o reducir su dosis. Varios antipsicóticos atípicos que han mostrado poca afinidad por los receptores D_2 de dopamina (clozapina, olanzapina, quetiapina y risperidona; capítulo 29) están ahora disponibles y pueden ser en particular útiles para contrarrestar tales complicaciones conductuales.

D. Discinesias y fluctuaciones de la respuesta

Hasta 80% de los pacientes que reciben levodopa durante más de 10 años sufre discinesias. Estas anomalías varían entre un sujeto y otro, pero tienden a permanecer constantes en cada persona. La más frecuente es la coreoatetosis de cara y porción distal de las extremidades. Las discinesias se relacionan con la dosis, pero la dosis necesaria para generarlas varía con cada individuo.

A medida que el tratamiento se prolonga, son cada vez más frecuentes ciertas fluctuaciones de la respuesta clínica a la levodopa. En algunos pacientes, estas fluctuaciones se vinculan con el horario en que se administra la levodopa (**disminución del efecto** o **acinesia por terminación del efecto del medicamento**). En otros casos, las fluctuaciones del estado clínico no tienen vínculo con el momento en que se administra la dosis (**oscilaciones al azar**). En este fenómeno, la desaparición del efecto del fármaco alterna a lo largo de varias horas con periodos de efecto en los que mejora la movilidad pero la discinesia es pronunciada. Para los pacientes con largos periodos sin efecto, que no responden a otras medidas, la inyección subcutánea de apomorfina ofrece beneficios temporales. Este fenómeno es más probable en los individuos que al principio respondían bien al tratamiento. Se desconoce el mecanismo exacto. Quizá la discinesia es secundaria a la distribución desigual de dopamina en el cuerpo estriado. La desnervación dopaminérgica con un estímulo pulsátil prolongado de los receptores dopaminérgicos con levodopa se ha relacionado con la aparición de discinesias. La frecuencia de éstas es menor cuando la levodopa se administra de forma continua (p. ej., por vía intraduodenal o intrayeyunal) y con sistemas de suministros que permiten administrar el fármaco dopaminérgico de manera más continua.

E. Efectos adversos diversos

En algunos pacientes puede ocurrir midriasis y tal vez se precipite el glaucoma agudo. Otros efectos comunicados infrecuentes pero adversos incluyen diversas discrasias sanguíneas; una prueba de Coombs positiva con datos de hemólisis; bochornos; agravamiento o precipitación de la gota; anomalías del olfato o gusto; tonalidad parda de la saliva, la orina o la secreción vaginal; priapismo; y elevaciones leves del nitrógeno ureico sanguíneo y las concentraciones séricas de transaminasas, fosfatasa alcalina y bilirrubinas, por lo general transitorias.

Interrupción de los fármacos

Una suspensión de los fármacos (discontinuación del compuesto durante tres a 21 días) puede mejorar de forma temporal la capacidad de respuesta a la levodopa y mitigar algunos de sus efectos adversos, pero por lo general es de poca utilidad para el tratamiento del fenómeno de oscilaciones al azar. Más aún, una interrupción del compuesto implica el riesgo de ocasionar neumonía de aspiración, trombosis venosa, embolia pulmonar y depresión que resultan de la inmovilidad que acompaña al parkinsonismo grave. Por estos motivos, y en virtud de la naturaleza temporal de cualquier beneficio, no se recomienda dicha suspensión.

Interacciones farmacológicas

Las dosis farmacológicas de piridoxina (vitamina B_6) incrementan el metabolismo extracerebral de la levodopa y pueden por tanto evitar su efecto terapéutico, a menos que también se administre un inhibidor periférico de la descarboxilasa. La levodopa no debe administrarse a pacientes que toman inhibidores de la monoaminooxidasa A o en las dos semanas que siguen a su interrupción, dado que tal combinación puede precipitar crisis hipertensivas.

Contraindicaciones

En pacientes psicóticos no debe administrarse levodopa porque puede exacerbar el trastorno mental. Asimismo, está contraindicada en individuos con glaucoma de ángulo cerrado, si bien aquellos con glaucoma de ángulo abierto crónico pueden recibir levodopa si la presión intraocular está bien controlada y puede vigilarse. Se administra mejor en combinación con carbidopa a individuos con cardiopatías; incluso así hay cierto riesgo de arritmia cardiaca. Los individuos con úlcera péptica activa también deben tratarse con cuidado, dado que se ha observado hemorragia gastrointestinal en presencia de levodopa. Puesto que dicho fármaco es un precursor de la melanina cutánea y puede activar al parecer al melanoma maligno, debe usarse con particular cuidado en sujetos con antecedente de melanoma o lesiones cutáneas sospechosas no diagnosticadas; estos individuos deben vigilarse en forma regular por un dermatólogo.

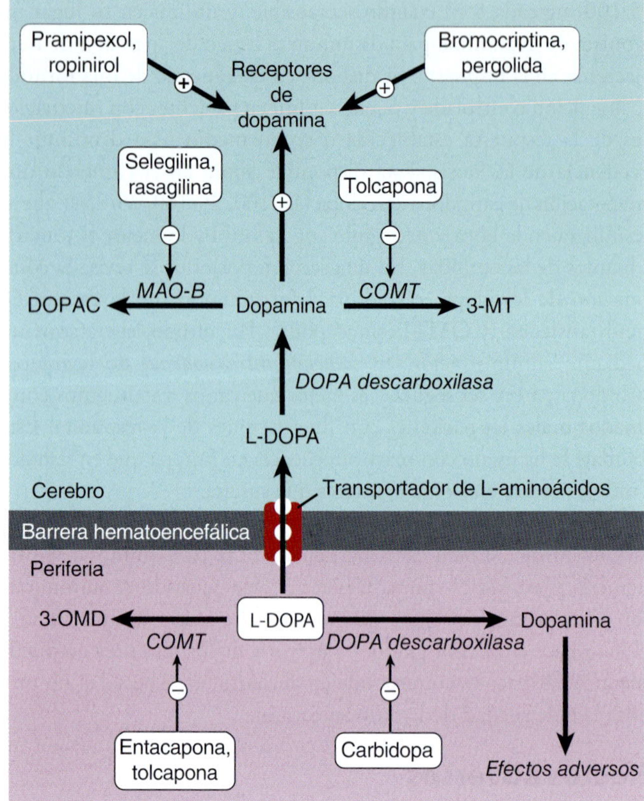

FIGURA 28-5 Medidas farmacológicas para el tratamiento dopaminérgico de la enfermedad de Parkinson. Se incluyen los fármacos y sus efectos (véase el texto). MAO, monoaminooxidasa; COMT, catecol-*O*-metiltransferasa; DOPAC, ácido dihidrofenilacético; L-DOPA, levodopa; 3-OMD, 3-*O*-metildopa; 3-MT, 3-metoxitiramina.

AGONISTAS DEL RECEPTOR DE DOPAMINA

Los fármacos que actúan en forma directa sobre los receptores de dopamina pueden tener un efecto beneficioso, además del de la levodopa (fig. 28-5). A diferencia de esta última, no requieren conversión enzimática a un metabolito activo, no tienen metabolitos potencialmente tóxicos y no compiten con otras sustancias por el transporte activo hacia la sangre y a través de la barrera hematoencefálica. Más todavía, los fármacos que afectan de manera selectiva ciertos receptores de dopamina (no todos) pueden tener efectos adversos más limitados que los de la levodopa. Varios agonistas de dopamina tienen actividad antiparkinsoniana. Los más antiguos (bromocriptina y pergolida) son derivados del cornezuelo del centeno (ergolina) (cap. 16) y rara vez se emplean, si acaso, para tratar el parkinsonismo. Sus efectos secundarios son de mayor preocupación que los correspondientes de los compuestos más recientes (pramipexol y ropinirol).

No hay pruebas de que un agonista sea superior a otro. Sin embargo, los pacientes pueden responder a uno de ellos, pero no a otro. La apomorfina es un agonista de dopamina potente, aunque se revisa por separado en una sección posterior de este capítulo porque se administra en especial como fármaco de rescate de enfermos con fluctuaciones incapacitantes de la respuesta a la levodopa.

Los agonistas de dopamina tienen participación importante como tratamiento ideal de la enfermedad de Parkinson y su uso se vincula con una menor incidencia de las fluctuaciones de la respuesta y discinesias que ocurren en el tratamiento de largo plazo con levodopa. En consecuencia, puede ser mejor iniciar el tratamiento dopaminérgico con un agonista de la dopamina. Como alternativa, se introduce una dosis pequeña de carbidopa más levodopa (25/100 mg tres veces al día) y después se agrega un agonista de dopamina. En todo caso, la dosis de este último se aumenta en forma gradual según sean la respuesta y la tolerancia. También es posible administrar agonistas de dopamina a pacientes con parkinsonismo que toman levodopa y presentan una acinesia de término de la dosis, o un fenómeno de oscilaciones al azar del fármaco, o quienes se han tornado resistentes al tratamiento con levodopa. En tales circunstancias es necesario, en general, disminuir la dosis de levodopa para evitar efectos adversos intolerables. La respuesta a un agonista de dopamina a menudo es desalentadora en personas que nunca respondieron a la levodopa.

Bromocriptina

La bromocriptina es un agonista D_2 cuya estructura se muestra en el cuadro 16-6. Este fármaco se utilizó de forma amplia en el pasado para tratar la enfermedad de Parkinson, pero hoy rara vez se usa para ese propósito dado que la han superado los agonistas de la dopamina más recientes. La dosis diaria habitual varía de 7.5 a 30 mg para el parkinsonismo. Para reducir al mínimo los efectos adversos, la dosis se aumenta en forma gradual durante dos a tres meses, de acuerdo con la respuesta o la aparición de reacciones adversas.

Pergolida

La pergolida, otro derivado del cornezuelo del centeno, estimula de manera directa los receptores D_1 y D_2. También se utilizó de modo extenso para el parkinsonismo, pero ya no está disponible en Estados Unidos porque su uso se ha vinculado con la aparición de cardiopatía valvular.

Pramipexol

El pramipexol no es un derivado del cornezuelo del centeno pero tiene afinidad preferencial por la familia de receptores D_3. Es eficaz como monoterapia en el parkinsonismo leve y también es útil en pacientes con enfermedad avanzada, lo que permite disminuir la dosis de levodopa y hacer menos notorias las fluctuaciones de la respuesta. El pramipexol puede aliviar los síntomas afectivos. Se ha sugerido un probable efecto neuroprotector por su capacidad para captar peróxido de hidrógeno y aumentar la actividad neurotrófica en cultivos de células dopaminérgicas del mesencéfalo.

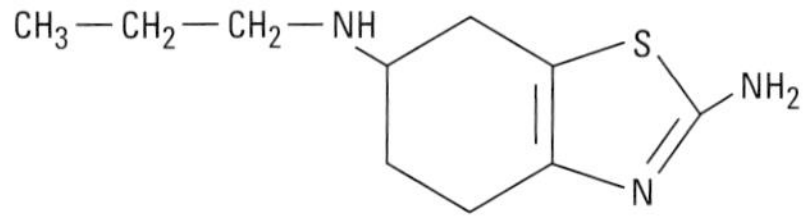

Pramipexol

El pramipexol se absorbe con rapidez después de su administración oral, con concentraciones plasmáticas máximas en casi 2 h, y se excreta en gran parte sin cambios en la orina. Se inicia con una dosis de 0.125 mg cada 8 h y luego se duplica al cabo de una semana, y de nueva cuenta a las dos semanas. Los incrementos adicionales de la dosis diaria son de 0.75 mg a intervalos semanales, de acuerdo con la respuesta y tolerancia. Casi todos los pacientes necesitan entre 0.5 y 1.5 mg cada 8 h. La insuficiencia renal puede indicar un ajuste de la dosis. Existe una preparación de liberación prolongada que se consume una sola vez al día a una dosis equivalente a la dosis total diaria del pramipexol estándar. Esta preparación es más conveniente por lo general para los pacientes y evita los cambios de la concentración sanguínea del fármaco a lo largo del día.

Ropinirol

El ropinirol (ahora disponible como preparado genérico), si bien no derivado del cornezuelo del centeno, es un agonista del receptor D_2 relativamente puro, eficaz como monoterapia en sujetos con enfermedad leve y como método para disminuir la intensidad de la respuesta a la levodopa en aquellos individuos con enfermedad más avanzada y fluctuaciones de la respuesta. Se inicia a razón de 0.25 mg cada 8 h y luego se aumenta la dosis total diaria por 0.75 mg a intervalos semanales hasta la cuarta semana, y por 1.5 mg a continuación. En la mayor parte de los casos es necesaria una dosis de 2 a 8 mg cada 8 h. El ropinirol es fragmentado por la CYP1A2; otros fármacos degradados por esta isoforma de la enzima pueden disminuir de manera notable su eliminación. Se dispone ahora de una preparación de liberación prolongada que se toma una vez al día.

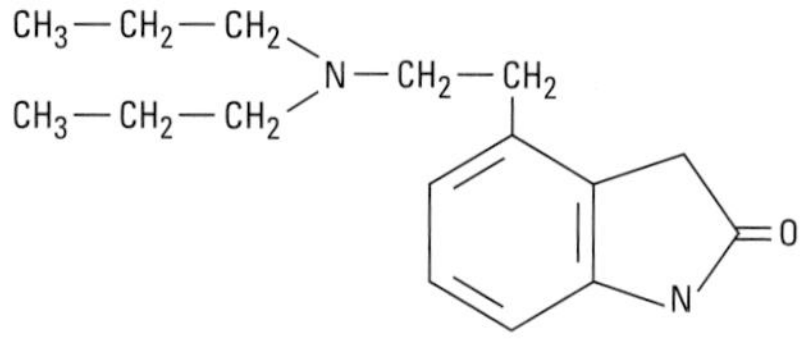

Ropinirol

Rotigotina

El agonista de la dopamina, rotigotina, administrado de forma diaria a través de un parche cutáneo, lo aprobó en 2007 la FDA para el tratamiento de la enfermedad de Parkinson temprana. Al parecer provee una estimulación dopaminérgica más continua que el compuesto oral en etapas tempranas de la enfermedad; su eficacia en una afección más avanzada es menos clara. Sus beneficios y efectos secundarios son similares a los de otros agonistas de la dopamina, pero también pueden presentarse reacciones en el sitio de aplicación en ocasiones graves. El producto se retiró del mercado en Estados Unidos en el año 2008 por la formación de cristales sobre los parches, que afecta la disponibilidad y eficacia del agonista. Está todavía disponible en Europa.

Efectos adversos de los agonistas de la dopamina

A. Efectos gastrointestinales

Pueden ocurrir anorexia, náusea y vómito cuando se introduce un agonista de la dopamina, lo cual puede atenuarse en grado considerable al tomar el fármaco con los alimentos. También se observan estreñimiento, dispepsia y síntomas de esofagitis por reflujo. Se ha comunicado hemorragia de úlceras pépticas.

B. Efectos cardiovasculares

Puede presentarse hipotensión postural, en particular al inicio del tratamiento. El vasoespasmo digital indoloro es una complicación del tratamiento de largo plazo con derivados del cornezuelo del centeno (bromocriptina o pergolida) relacionada con la dosis. La aparición de arritmias cardiacas es indicación para discontinuar el fármaco. El edema periférico es algunas veces problemático. La pergolida puede causar valvulopatía cardiaca.

C. Discinesias

Pueden ocurrir movimientos anormales similares a los causados por la levodopa y se revierten con la disminución de la dosis total del fármaco dopaminérgico administrado.

D. Trastornos mentales

La confusión, alucinaciones, ideas delirantes y otras reacciones psiquiátricas son complicaciones potenciales del tratamiento dopaminérgico y son más frecuentes e intensas con los agonistas del receptor de dopamina que con levodopa. Los trastornos de control de los impulsos pueden llevar al sujeto, por ejemplo, a hacer apuestas, comprar, participar en juegos de azar, tener actividad sexual y otras en forma compulsiva (cap. 32), lo cual desaparece al interrumpir el fármaco causal.

E. Otros efectos

Otros efectos adversos comunicados de los agonistas de la dopamina derivados del cornezuelo del centeno son cefalea, congestión nasal, sobreexcitación, infiltrados pulmonares, fibrosis pleural y retroperitoneal y eritromelalgia. Pueden presentarse valvulopatías cardiacas con el uso de la pergolida. La eritromelalgia consta de pies rojos, hipersensibles, dolorosos e hinchados, y en ocasiones también las manos, algunas veces en relación con artralgias; los síntomas y signos desaparecen en unos cuantos días después de eliminar el fármaco causal. En casos raros se ha identificado una tendencia incontrolable a dormirse en momentos inapropiados, en particular de pacientes que reciben pramipexol o ropinirol, lo que hace necesaria la interrupción del compuesto.

Contraindicaciones

Los agonistas de la dopamina están contraindicados en pacientes con antecedente de enfermedad psicótica, infarto miocárdico reciente, o úlcera péptica activa. Es mejor evitar los agonistas derivados del cornezuelo del centeno en individuos con enfermedad vascular periférica.

INHIBIDORES DE LA MONOAMINOOXIDASA

Se han identificado dos tipos de monoaminooxidasas en el sistema nervioso. La monoaminooxidasa A degrada a la noradrenalina, serotonina y dopamina; la monoaminooxidasa B fragmenta de modo selectivo a la dopamina. La **selegilina** (fig. 28-3), un inhibidor selectivo irreversible de la monoaminooxidasa B, a dosis normales (cuando son más altas inhibe también a la MAO-A), retrasa la degradación de dopamina (fig. 28-5); en consecuencia, refuerza y prolonga el efecto antiparkinsoniano de la levodopa (lo que permite disminuir su dosis) y puede aminorar los fenómenos leves de oscilaciones al azar o fluctuaciones. Por lo tanto, se usa como tratamiento adyuvante en personas con respuesta declinante o fluctuante a la levodopa. La dosis estándar de la selegilina es de 5 mg con el desayuno y 5 mg con la comida. La selegilina puede causar insomnio cuando se toma a una hora más avanzada del día.

La selegilina tiene apenas un efecto terapéutico menor sobre el parkinsonismo cuando se administra sola. Los estudios en animales sugieren que puede disminuir el avance de la enfermedad, pero los estudios en seres humanos han arrojado resultados inconsistentes sobre la progresión del parkinsonismo. Los resultados de un gran estudio multicéntrico sugirieron un efecto beneficioso de la disminución del avance de la enfermedad, pero podrían reflejar tan sólo una respuesta sintomática.

La **rasagilina**, otro inhibidor de la monoaminooxidasa B, es más potente que la selegilina para prevenir el parkinsonismo inducido por 1-metil-4-fenil-1,2,3,6-tetrahidropiridina (MPTP) y se utiliza para el tratamiento sintomático temprano. La dosis estándar es de 1 mg/día; también se administra como tratamiento adyuvante a dosis de 0.5 o 1 mg/día para prolongar los efectos de levodopa y carbidopa en pacientes con enfermedad avanzada. Un estudio clínico grande, doble ciego, controlado con placebo y de inicio tardío (ADAGIO) para evaluar si confería beneficios neuroprotectores (es decir, lentificación de la evolución) produjo resultados imprecisos: una dosis diaria de 1 mg cumplió todos los criterios de valoración del estudio y al parecer redujo el ritmo de avance de la enfermedad, a diferencia de la dosis de 2 mg. Estos hallazgos son difíciles de explicar, por lo que la decisión de utilizar rasagilina con fines neuroprotectores es todavía individual.

Ni la selegilina ni la rasagilina se deben utilizar en personas que reciben meperidina, tramadol, metadona, propoxifeno, ciclobenzaprina o hierba de San Juan. También es importante que los pacientes que reciben algunos de los inhibidores de la monoaminooxidasa B eviten el antitusígeno dextrometorfano; en realidad, vale la pena aconsejar a los pacientes que eviten cualquier preparación antigripal que se venda sin receta. La rasagilina o la selegilina se utilizan con cautela en los pacientes que reciben antidepresivos tricíclicos o inhibidores de la recaptación de serotonina por el riesgo teórico de producir interacciones tóxicas agudas del tipo del síndrome serotoninérgico (cap. 16), pero esto rara vez se observa en la práctica. Estos fármacos acentúan los efectos secundarios de la levodopa.

Debe evitarse la administración combinada de levodopa y un inhibidor de ambas formas de la monoaminooxidasa (p. ej., un inhibidor no selectivo) porque puede llevar a una crisis hipertensiva, tal vez por la acumulación periférica de noradrenalina.

INHIBIDORES DE LA CATECOL-*O*-METILTRANSFERASA

La inhibición de la dopa descarboxilasa se vincula con una activación compensatoria de otras vías del metabolismo de la levodopa, en especial la catecol-*O*-metiltransferasa (COMT), y aumenta las concentraciones plasmáticas de 3-*O*-metildopa (3-OMD). Cuando estas últimas se encuentran elevadas se han vinculado con una mala respuesta terapéutica a la levodopa, en parte tal vez porque la 3-OMD compite con la levodopa por un mecanismo de transporte activo que regula su paso a través de la mucosa intestinal y la barrera hematoencefálica. Los inhibidores selectivos de COMT, como **tolcapona** y **entacapona**, también prolongan la acción de la levodopa por disminución de su metabolismo periférico (fig. 28-5). La eliminación de levodopa disminuye y de ese modo se incrementa su biodisponibilidad relativa. El tiempo transcurrido hasta el alcance de la concentración máxima de levodopa y su cuantía no aumentan. Estos fármacos pueden ser útiles en pacientes que reciben levodopa y han presentado fluctuaciones de la respuesta, dado que ofrecen una respuesta menos pronunciada, un tiempo de acción más prolongado y la opción de reducir la dosis total diaria de levodopa. La tolcapona y la entacapona se encuentran disponibles de forma amplia, pero en general se prefiere la segunda porque no se ha vinculado con hepatotoxicidad.

Los efectos farmacológicos de la tolcapona y la entacapona son similares y ambas se absorben con rapidez, se unen a proteínas plasmáticas y se degradan antes de su excreción. Sin embargo, la tolcapona tiene efectos centrales y periféricos, en tanto que la acción de la entacapona es sólo periférica. La semivida de ambos fármacos es de casi 2 h, pero la tolcapona es un poco más potente y tiene una duración de acción más prolongada. La tolcapona se toma a una dosis estándar de 100 mg cada 8 h; en algunos pacientes es necesaria una dosis diaria doble. Por el contrario, la entacapona (200 mg) requiere su administración con cada dosis de levodopa, hasta cinco veces al día.

Los efectos adversos de los inhibidores de catecol-*O*-metiltransferasa tienen relación en parte con la mayor exposición a la levodopa e incluyen discinesia, náusea y convulsión. A menudo es necesario disminuir la dosis diaria de levodopa por casi 30% en las primeras 48 h para evitar o revertir tales complicaciones. Otros efectos adversos incluyen diarrea, dolor abdominal, hipotensión ortostática, trastornos del sueño y coloración naranja de la orina. La tolcapona puede causar un aumento de las concentraciones de enzimas hepáticas y rara vez se ha vinculado con muerte por insuficiencia hepática aguda. Por lo tanto, su uso en Estados Unidos requiere de consentimiento informado con la firma del paciente (como se señala en la etiqueta del producto) con vigilancia de las pruebas de función hepática cada dos semanas durante el primer año, y con menor regularidad después. No se ha comunicado tal toxicidad con la entacapona.

Se encuentra disponible en el mercado un preparado que consta de una combinación de levodopa con carbidopa y entacapona; tiene tres presentaciones: 50 mg de levodopa más 12.5 mg de carbidopa y 200 mg de entacapona; 100 mg, 25 mg y 200 mg, respectivamente; y 150 mg, 37.5 mg y 200 mg. El uso de esta preparación simplifica el esquema farmacológico y requiere el consumo de un menor número de comprimidos. Dicho preparado tiene un precio similar o inferior al de los componentes individuales. El fármaco combinado proporciona beneficios sintomáticos mayores que la presentación levodopa-carbidopa sola. Sin embargo, pese a la conveniencia de una sola preparación combinada, el uso del preparado que incluye carbidopa, entacapona y levodopa en lugar de levodopa y carbidopa ha generado una mayor frecuencia de discinesia y aparición más temprana de ésta. Se halla en curso una investigación sobre la relación entre aquella preparación y el mayor riesgo de padecer acontecimientos cardiovasculares (infarto del miocardio, apoplejía, muerte cardiovascular).

APOMORFINA

La inyección subcutánea de clorhidrato de apomorfina, un potente agonista de la dopamina, es eficaz para el alivio temporal ("rescate") de los periodos fluctuantes de la acinesia en pacientes con un tratamiento dopaminérgico óptimo. El fármaco se capta con rapidez por la sangre y después por el cerebro, lo que supone un beneficio clínico que se inicia en casi 10 min después de la inyección y persiste hasta por 2 h. La dosis óptima se identifica por administración de cantidades crecientes de prueba hasta que se logra un beneficio adecuado o se alcanzan 10 mg, que es el máximo. La mayoría de los pacientes requiere una dosis de 3 a 6 mg y no debe administrarse más de tres veces al día.

La náusea suele ser un problema, en especial al inicio del tratamiento con apomorfina. De acuerdo con ello, se recomienda el tratamiento previo con el antiemético trimetobenzamida (300 mg cada 8 h) durante tres días antes de introducir la apomorfina y después se continúa por al menos un mes, cuando no de manera indefinida. Otros efectos adversos incluyen discinesia, somnolencia, dolor de tórax, diaforesis, hipotensión y equimosis en el sitio de inyección. La apomorfina deben prescribirla sólo médicos conocedores y con experiencia acerca de sus complicaciones e interacciones potenciales.

AMANTADINA

La amantadina, un fármaco antiviral, tiene propiedades antiparkinsonianas (descubiertas de manera accidental). Su forma de acción en el parkinsonismo está poco definida, pero puede potenciar la función dopaminérgica por influencia en la síntesis, emisión o recaptación de la dopamina. Se ha comunicado que antagoniza los efectos de la adenosina en los receptores de adenosina A_{2A}, que pueden inhibir la función del receptor D_2. También se ha demostrado la liberación de catecolaminas desde las reservas periféricas.

Farmacocinética

Se alcanzan concentraciones máximas de amantadina en plasma en 1 a 4 h después de una dosis oral. La semivida plasmática es de 2 a 4 h, con la mayor parte del fármaco excretada sin cambios en la orina.

Uso clínico

La amantadina es menos eficaz que la levodopa y sus beneficios pueden ser de corta duración, con desaparición después de sólo unas cuantas semanas de tratamiento. No obstante, durante ese lapso puede influir de manera favorable en la bradicinesia, rigidez y temblor del parkinsonismo. La dosis estándar es de 100 mg por vía oral cada 8 a 12 h. Este fármaco también puede ayudar a disminuir las discinesias yatrógenas en las personas con enfermedad avanzada.

Efectos adversos

La amantadina tiene varios efectos indeseables en el sistema nervioso central, que se revierten con la interrupción del fármaco; éstos incluyen inquietud, depresión, irritabilidad, insomnio, agitación, excitación, alucinaciones y confusión. La sobredosis puede producir una psicosis tóxica aguda. Se han presentado convulsiones con cantidades mucho mayores que las recomendadas.

En ocasiones se observa *livedo reticularis* en pacientes que toman amantadina y suele desaparecer en el mes siguiente a la interrupción del fármaco. También se han descrito reacciones farmacológicas. El edema periférico, otra complicación bien reconocida, no se acompaña de signos de insuficiencia cardiaca, hepática o renal, y responde a los diuréticos. Otras reacciones adversas de la amantadina incluyen cefalea, insuficiencia cardiaca, hipotensión postural, retención urinaria y trastornos gastrointestinales (p. ej., anorexia, náusea, estreñimiento y boca seca).

La amantadina se puede utilizar con precaución en pacientes con antecedentes de convulsiones o insuficiencia cardiaca.

FÁRMACOS BLOQUEADORES DE ACETILCOLINA

Se dispone de varios preparados antimuscarínicos de acción central que difieren en su potencia y eficacia entre los pacientes. Algunos de estos fármacos se revisan en el capítulo 8. Dichos compuestos pueden atenuar el temblor y la rigidez del parkinsonismo, pero tienen poco efecto sobre la bradicinesia. Algunos de los fármacos de uso más frecuente se muestran en el cuadro 28-1.

CUADRO 28–1 Algunos fármacos con propiedades antimuscarínicas utilizados en el parkinsonismo

Fármaco	Dosis diaria usual (mg)
Mesilato de benztropina	1-6
Biperidén	2-12
Orfenadrina	150-400
Prociclidina	7.5-30
Triexifenidilo	6-20

Uso clínico

El tratamiento se inicia con una dosis baja de alguno de los fármacos de esta categoría, que se aumenta de manera gradual hasta obtener el beneficio o identificar efectos adversos. Si los enfermos no responden a un fármaco, es preciso usar otro miembro de esta clase de fármacos, lo cual puede tener éxito.

Efectos adversos

Los fármacos antimuscarínicos tienen varios efectos indeseables sobre el sistema nervioso central y periférico (cap. 8) y los ancianos los toleran mal. Las discinesias se presentan en casos raros. Algunas veces ocurre parotiditis supurativa aguda como complicación de la sequedad bucal.

Si es preciso interrumpir el fármaco, es necesario hacerlo de manera gradual, no súbita, para evitar la exacerbación aguda del parkinsonismo. Las contraindicaciones para la administración de antimuscarínicos se muestran en el capítulo 8.

PROCEDIMIENTOS QUIRÚRGICOS

Los pacientes con enfermedad avanzada que responden mal a la farmacoterapia pueden obtener un beneficio notorio con la talamotomía (para el temblor notorio) o la palidotomía posteroventral. Sin embargo, los procedimientos quirúrgicos ablativos se han sustituido en general por lesiones funcionales reversibles inducidas por estimulación cerebral profunda de alta frecuencia que tienen menor morbilidad.

La estimulación del núcleo subtalámico o el globo pálido por un electrodo implantado y un estimulador ha suministrado buenos resultados para el tratamiento de las fluctuaciones clínicas que se presentan en el parkinsonismo avanzado. En la figura 28-1 se señala el sustrato anatómico de tal tratamiento. Dichos procedimientos están contraindicados en pacientes con parkinsonismo secundario o atípico, demencia o falta de respuesta a los compuestos dopaminérgicos.

En un estudio controlado sobre el trasplante de tejido dopaminérgico (sustancia negra fetal), se observaron beneficios sintomáticos en los pacientes más jóvenes con Parkinson (menores de 60 años de edad). En otro estudio clínico, los beneficios fueron de escasa importancia. Además, algunos pacientes sufrieron en ambos estudios discinesias incontrolables, quizá por el exceso relativo de dopamina a causa del crecimiento de fibras por el trasplante. Se necesitan otros estudios básicos antes de llevar a cabo estudios clínicos sobre tratamientos celulares, en particular tratamientos con células madre, y por lo tanto estas estrategias siguen bajo investigación.

TRATAMIENTO DE NEUROPROTECCIÓN

Varios antioxidantes, antiapoptóticos, antagonistas del glutamato, factor neurotrófico derivado de la glía de administración intraparenquimatosa, coenzima Q10, creatina y antiinflamatorios se encuentran en estudio como fármacos potenciales de neuroprotección para reducir la evolución de la enfermedad. Aún no se establece la utilidad de estas sustancias y su uso para fines terapéuticos no está indicado en este momento. Ya se revisó la posibilidad de que la rasagilina tenga un efecto protector.

GENOTERAPIA

Hasta ahora se han completado tres estudios de fase I (seguridad) de la genoterapia para la enfermedad de Parkinson en Estados Unidos. En todos se realizó una inyección en el cuerpo estriado de un adenovirus de tipo 2 como vector de genes. Los genes correspondían a la descarboxilasa de ácido glutámico (GAD, *glutamic acid decarboxylase*; un neurotransmisor inhibidor para facilitar la síntesis de GABA) que se inyectaron en el núcleo subtalámico para producir su inhibición; los de la descarboxilasa de ácido aromático (AADC, *aromatic acid decarboxylase*) se inyectaron en el putamen para aumentar el metabolismo de levodopa a dopamina; y los de neurturina (un factor de crecimiento que puede aumentar la supervivencia de las neuronas dopaminérgicas) se inyectaron en el putamen. Todos los fármacos se consideraron seguros y los datos sugirieron eficacia. Se ha concluido un estudio de fase 2 sobre el gen GAD y los resultados son alentadores. Se planea un estudio similar de AADC, pero todavía no ha empezado. El estudio de fase 2 de la neurturina no demostró beneficios considerables, pero ya inició un estudio nuevo de fase 2 en el que se administra neurturina en la sustancia negra y el putamen.

TRATAMIENTO DE LAS MANIFESTACIONES NO MOTORAS

Las personas con declinación cognitiva pueden responder a la rivastigmina (1.5 a 6 mg cada 12 h), memantina (5 a 10 mg diarios) o donepezilo (5 a 10 mg diarios) (cap. 60); los trastornos afectivos a los antidepresivos o ansiolíticos (cap. 30); la somnolencia excesiva en el día al modafinilo (100 a 400 mg en la mañana) (cap. 9); y los trastornos vesicales e intestinales al tratamiento sintomático adecuado (cap. 8).

COMENTARIOS GENERALES SOBRE EL TRATAMIENTO FARMACOLÓGICO DE PACIENTES CON PARKINSONISMO

La enfermedad de Parkinson tiene una evolución progresiva en general. Más aún, los beneficios del tratamiento con levodopa disminuyen a menudo con el tiempo y los efectos adversos graves pueden complicarse con la farmacoterapia de largo plazo. No obstante, el tratamiento dopaminérgico en una etapa relativamente temprana puede ser de eficacia máxima para aliviar los síntomas del parkinsonismo y también modificar de manera favorable la tasa de mortalidad por la enfermedad. Por consiguiente, como se resume en la figura 28-5, se han ideado varias estrategias para optimizar el tratamiento dopaminérgico. Tal vez sea mejor evitar el tratamiento sintomático del parkinsonismo leve hasta la aparición de algún grado de incapacidad o hasta que los síntomas muestren un efecto significativo en el estilo de vida del paciente. Cuando es necesario el tratamiento sintomático puede intentarse la administración de rasagilina, amantadina o un fármaco antimuscarínico. Con el avance de la enfermedad se hace necesario el tratamiento dopaminérgico, que puede iniciarse de manera conveniente con un fármaco agonista, ya sea solo o en combinación con carbidopa-levodopa a dosis baja. Otra opción, sobre todo en ancianos, consiste en omitir el agonista dopaminérgico y administrar de inmediato carbidopa-levodopa. La fisioterapia es útil para mejorar la movilidad. En pacientes con parkinsonismo intenso y complicaciones a largo plazo del tratamiento con levodopa, como el fenómeno de oscilaciones al azar, puede ser útil un intento de tratamiento con un inhibidor de COMT o rasagilina. La regulación de la ingestión de proteínas en la dieta también mejora las fluctuaciones de la respuesta. La estimulación cerebral profunda es útil a menudo en quienes no responden de manera adecuada a estas medidas. El tratamiento de los pacientes jóvenes o que tienen parkinsonismo leve con rasagilina puede retrasar la evolución de la enfermedad y merece consideración.

PARKINSONISMO INDUCIDO POR FÁRMACOS

La reserpina y el fármaco relacionado, tetrabenazina, disminuyen las monoaminas biogénicas de sus sitios de almacenamiento, en tanto que el haloperidol, la metoclopramida y las fenotiacinas bloquean los receptores de dopamina. Por lo tanto, estos fármacos pueden producir un síndrome parkinsoniano, las más de las veces en los tres meses siguientes a su inicio. El trastorno tiende a ser simétrico con un temblor no demasiado notorio, pero esto no ocurre siempre. El síndrome se relaciona con dosis altas y desaparece durante varias semanas o meses después de interrumpir el fármaco. Si se necesita tratamiento, se prefieren los antimuscarínicos. La levodopa no es útil si se continúan los fármacos neurolépticos y puede en realidad agravar el trastorno mental para el que se prescribieron fármacos antipsicóticos en un principio.

En 1983 se descubrió una forma de parkinsonismo inducida por fármacos en individuos que intentaron sintetizar y usar un fármaco narcótico relacionado con la meperidina, aunque en realidad sintetizaron un MPTP de autoadministración, como se revisa en el recuadro: MPTP y parkinsonismo.

OTROS TRASTORNOS DEL MOVIMIENTO

Temblor

El temblor consiste en movimientos oscilatorios rítmicos. El temblor postural fisiológico, que es un fenómeno normal, aumenta en amplitud en presencia de ansiedad, fatiga, tirotoxicosis y administración de epinefrina o isoproterenol intravenosos. El **propranolol** disminuye su amplitud y, si se administra por vía intraarterial, impide la respuesta al isoproterenol en la extremidad perfundida, al parecer a través de alguna acción periférica. Ciertos fármacos, en especial los broncodilatadores, el valproato, los antidepresivos tricíclicos y el litio, pueden producir un grado excesivo del temblor fisiológico normal dependiente de la dosis, que se revierte con su discontinuación. Aunque el temblor producido por los simpaticomiméticos como la terbutalina (un broncodilatador) se bloquea con el propranolol, que antagoniza a receptores β_1 como β_2, no con el metoprolol, un antagonista selectivo β_1; esto sugiere que tal temblor tiene una mediación principal de los receptores β_2.

El temblor esencial es un temblor postural, en ocasiones familiar, con herencia autosómica dominante que es similar en términos clínicos al temblor fisiológico. Se han descrito al menos tres loci genéticos (*ETM1* en 3q13, *ETM2* en 2p24.1 y uno en 6p23). En algunos casos se ha referido la disfunción de los receptores β_1, ya que el temblor puede responder de manera espectacular a dosis estándar de metoprolol, así como el propranolol. El tratamiento es más útil con propranolol, pero no se ha definido si la respuesta depende de

MPTP y parkinsonismo

Los reportes a principios del decenio de 1980 de una forma de rápida progresión del parkinsonismo en personas jóvenes dieron origen a una nueva era de investigación sobre la causa y el tratamiento del trastorno. En el informe inicial se describió a personas jóvenes al parecer sanas que intentaron mantener su hábito de abuso de opioides con un análogo de meperidina sintetizado por un químico inexperto. Estos individuos se administraron, de forma no intencional, la tetrahidropiridina 1-metil-4-fenil-1,2,3,6 (MPTP) y después presentaron una forma muy grave de parkinsonismo.

La MPTP es una protoxina que se convierte por acción de la monoaminooxidasa B en *N*-metil-4-fenilpiridinio (MPP+). El MPP+ es captado de manera selectiva por las células en la sustancia negra a través de un mecanismo activo normalmente encargado de la recaptación de dopamina. El MPP+ inhibe el complejo I mitocondrial y de ese modo suprime la fosforilación oxidativa. La interacción de MPP+ con el complejo I conduce tal vez a la muerte celular y, en consecuencia, al agotamiento de la dopamina del cuerpo estriado y el parkinsonismo.

El reconocimiento de los efectos de MPTP sugirió que la enfermedad de Parkinson espontánea puede ser resultado de la exposición a una toxina ambiental que es selectiva de manera similar de este objetivo. Sin embargo, aún no se identifica tal toxina. También se ha sugerido un medio exitoso para producir un modelo experimental de enfermedad de Parkinson en animales, en especial los primates no humanos. Ese modelo ha contribuido al desarrollo de nuevos fármacos contra el parkinsonismo. El tratamiento previo de los animales expuestos con un inhibidor de la monoaminooxidasa B, como la selegilina, evita la conversión de MPTP a MPP+ y así protege contra la aparición del parkinsonismo. Esta observación ha provisto datos para presuponer que la selegilina o la rasagilina pueden retardar el avance de la enfermedad de Parkinson en los seres humanos.

una acción central o de una periférica. Los efectos farmacológicos, la farmacocinética y las reacciones adversas del propranolol se revisan en el capítulo 10. Casi siempre se requieren dosis diarias de propranolol de 120 mg (límites, 60 a 240 mg) prescritas como 40 a 120 mg por vía oral cada 12 h y los efectos adversos comunicados han sido escasos. El propranolol debe administrarse con precaución en individuos con insuficiencia o bloqueo cardiacos, asma e hipoglucemia. Se puede instruir a los pacientes a tomar su propio pulso y llamar al médico si aparece bradicardia significativa. El metoprolol es útil algunas veces para tratar el temblor cuando los pacientes presentan enfermedad pulmonar concomitante que contraindica el uso del propranolol. La **primidona** (un antiepiléptico; capítulo 24) en dosis gradualmente crecientes hasta de 250 mg cada 8 h también es eficaz para proveer el control sintomático en algunos casos. Los pacientes con temblor son muy sensibles a la primidona y a menudo no pueden tolerar las dosis usadas para tratar las convulsiones; debe iniciarse con 50 mg una vez al día y aumento de la dosis diaria por 50 mg cada dos semanas, de acuerdo con la respuesta.

El **topiramato**, otro fármaco antiepiléptico, puede ser útil en dosis de 400 mg diarios con incremento gradual. El **alprazolam** (dosis hasta de 3 mg diarios) o la **gabapentina** (100 a 2 400 mg/día) son útiles en algunos pacientes. Otros deben administrarse junto con inyecciones intramusculares de toxina botulínica. En las personas con procesos avanzados resistentes a la farmacoterapia es útil a menudo la estimulación con electrodos implantados en el tálamo. Se han recomendado el diazepam, clordiazepóxido, mefenesina y fármacos antiparkinsonianos, pero en general carecen de utilidad. Los informes empíricos de beneficio con la mirtazapina no se confirmaron en un estudio doble ciego, en el cual no se encontró efecto sobre el temblor en la mayoría de los pacientes. Una pequeña cantidad de alcohol suprime el temblor esencial durante un corto intervalo, pero no se recomienda como medida terapéutica por las posibles complicaciones conductuales y de otro tipo del alcohol.

El **temblor intencional** se presenta durante el movimiento, pero no en reposo; algunas veces ocurre como manifestación tóxica de fármacos como la fenitoína o el alcohol. La privación o disminución de la dosis proporciona un alivio espectacular. No existe tratamiento farmacológico satisfactorio del temblor intencional debido a otros trastornos neurológicos.

El **temblor en reposo** se debe casi siempre al parkinsonismo.

Enfermedad de Huntington

La enfermedad de Huntington es un trastorno hereditario autosómico dominante causado por una anomalía del gen de la *huntingtina* en el cromosoma 4 (expansión de un trinucleótido repetido CAG, que codifica una vía de poliglutamina). Puede identificarse una forma autosómica recesiva de la enfermedad de Huntington. Los trastornos similares a la enfermedad de Huntington (HDL, *Huntington disease-like*) no se vinculan con un número anormal de repeticiones del trinucleótido CAG en el gen de *huntingtina*. Existen formas autosómicas dominantes (*HDL1*, 20pter-p12; *HDL2*, 16q24.3) y recesivas (*HDL3*, 4p15.3).

La enfermedad de Huntington se caracteriza por la aparición de corea progresiva y demencia, que suelen iniciarse en la edad adulta. La corea parece relacionarse con un desequilibrio de dopamina, acetilcolina, GABA, y tal vez otros neurotransmisores en los ganglios basales (fig. 28-6). Los estudios farmacológicos indican que la corea es producto de la sobreactividad funcional en las vías dopaminérgicas nigroestriadas, tal vez causada por una mayor capacidad de respuesta de los receptores de dopamina postsinápticos o deficiencia de un neurotransmisor que normalmente antagoniza a la dopamina. Los fármacos que alteran la neurotransmisión dopaminérgica, ya sea por agotamiento de monoaminas centrales (p. ej., reserpina, tetrabenazina) o por bloqueo de los receptores de dopamina (p. ej., fenotiacinas, butirofenonas) alivian con frecuencia la corea, en tanto que los fármacos similares a la dopamina, como la levodopa, tienden a exacerbarla.

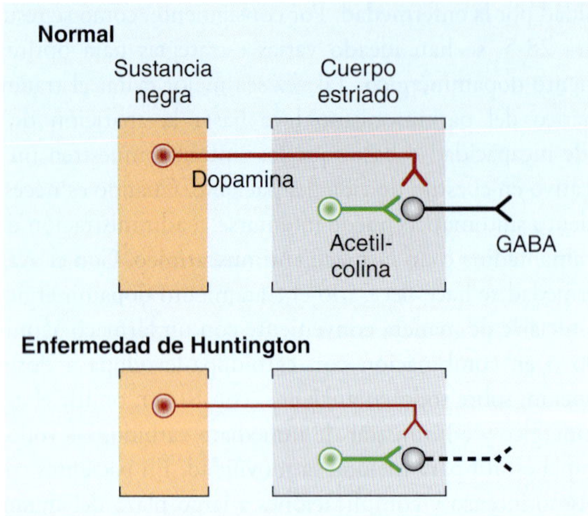

FIGURA 28–6 Representación esquemática de la secuencia de neuronas afectadas en la corea de Huntington. **Arriba:** las neuronas dopaminérgicas (rojo) que se originan en la sustancia negra normalmente inhiben la emisión GABAérgica del cuerpo estriado, en tanto que las neuronas colinérgicas (verde) ejercen un efecto excitador. **Abajo:** en la corea de Huntington algunas neuronas colinérgicas pueden perderse, pero aún más neuronas GABAérgicas (negro) se degeneran.

Tanto el GABA como la enzima (descarboxilasa de ácido glutámico) que interviene en su síntesis disminuyen en forma notoria en los ganglios basales de los pacientes con enfermedad de Huntington, y los receptores de GABA suelen participar en las vías inhibidoras. También se observa una declinación significativa de la concentración de colina acetiltransferasa, la enzima encargada de sintetizar acetilcolina, en los ganglios basales de esos pacientes. Estos datos clínicos pueden ser de importancia fisiopatológica y han llevado a tratar de aliviar la corea con el aumento de la actividad central de GABA o acetilcolina, pero con resultados desalentadores. Como consecuencia, los fármacos de uso más frecuente para el control de la discinesia en pacientes con enfermedad de Huntington son todavía aquellos que interfieren con la actividad de la dopamina. Sin embargo, con los fármacos más reciente la disminución de los movimientos anormales puede vincularse con un parkinsonismo yatrógeno.

La **reserpina** consume la dopamina cerebral al impedir su almacenamiento intraneuronal (cap. 6); se inicia a dosis bajas (p. ej., 0.25 mg diarios) y después se aumenta en forma gradual (p. ej., por 0.25 mg cada semana) la dosis diaria hasta que ocurre un beneficio o los efectos adversos se vuelven problemáticos. Una dosis diaria de 2 a 5 mg es a menudo eficaz para suprimir los movimientos anormales, pero los efectos adversos pueden incluir hipotensión, depresión, sedación, diarrea y congestión nasal. La **tetrabenazina** (12.5 a 50 mg por vía oral cada 8 h) simula a la reserpina en el consumo de la dopamina cerebral y tiene menos efectos adversos problemáticos; ahora está disponible en Estados Unidos. También puede ser útil el tratamiento con antagonistas postsinápticos del receptor de dopamina, como las fenotiacinas y butirofenonas. El **haloperidol** se inicia con una dosis pequeña, como 1 mg cada 12 h, y se aumenta cada cuatro días, según sea la respuesta. Si el haloperidol no es útil, en ocasiones ayuda el tratamiento con dosis crecientes de **perfenacina** hasta un total de casi 20 mg diarios. Varios informes recientes sugieren que la **olanzapina** puede ser útil; la dosis varía con el paciente, pero suelen ser suficientes 10 mg diarios, aunque algunas veces se requieren dosis tan altas como de 30 mg al día. La farmacocinética y propiedades clínicas de estos fármacos se consideran con mayor detalle en otra sección de este texto. Los inhibidores selectivos de la recaptación de serotonina pueden disminuir la depresión, agresividad y agitación.

Otras formas de corea

La corea hereditaria benigna se transmite (por lo general en forma autosómica dominante y tal vez también en forma autosómica recesiva) o surge de manera espontánea. La corea se presenta en la niñez temprana y no progresa durante la vida adulta; no causa demencia. En personas con mutaciones del gen *TITF-1* puede haber anomalías tiroideas y pulmonares (síndrome de cerebro-tiroides-pulmón). La corea familiar también se observa como parte de un síndrome de corea-acantocitosis, junto con tics bucolinguales, vocalizaciones, cambios cognitivos, convulsiones, neuropatía periférica y atrofia muscular; las lipoproteínas β séricas son normales. Las mutaciones del gen que codifica la coreína en 9q21 pueden ser la causa. El tratamiento de estos trastornos hereditarios es sintomático.

El tratamiento se dirige a la causa subyacente cuando la corea ocurre como complicación de trastornos médicos generales, como la tirotoxicosis, policitemia vera rubra, lupus eritematoso sistémico, hipocalcemia y cirrosis hepática. La corea inducida por fármacos se trata con la interrupción de la sustancia causal, que puede ser levodopa, un fármaco antimuscarínico, anfetamina, litio, fenitoína o un anticonceptivo oral. Los fármacos neurolépticos pueden producir discinesias agudas o tardías (revisadas más adelante). La corea de Sydenham es temporal y suele ser tan leve que es innecesario el tratamiento farmacológico de la discinesia, pero los fármacos antagonistas de la dopamina son eficaces para suprimirla.

Balismo

Se desconoce la base bioquímica del balismo, pero su abordaje terapéutico farmacológico es el mismo aplicado a la corea. Puede ser útil el tratamiento con haloperidol, perfenacina u otros fármacos antagonistas de dopamina.

Atetosis y distonía

Se desconocen las bases farmacológicas de estos trastornos y no hay tratamiento médico satisfactorio para ellos. Un subgrupo de pacientes responde bien a la levodopa (distonía que reacciona a la dopa) y, por lo tanto, merece un intento. Los pacientes ocasionales con distonía pueden responder a diazepam, amantadina, fármacos antimuscarínicos (a dosis alta), carbamazepina, baclofeno, haloperidol o fenotiacinas. Pueden intentarse estas opciones terapéuticas farmacológicas, aunque a menudo no tienen éxito. Los pacientes con distonías focales, como el blefaroespasmo o la tortícolis, se benefician con frecuencia de la inyección de toxina botulínica en los músculos hiperactivos. La estimulación cerebral profunda puede ser provechosa en casos intratables.

Tics

Se desconoce la base fisiopatológica de los tics. Cuando éstos son múltiples y crónicos (**síndrome de Gilles de la Tourette**) pueden requerir tratamiento sintomático si el trastorno es grave o si tiene efecto significativo en la vida del paciente. Es importante la educación de los enfermos, su familia y los maestros.

El abordaje farmacológico más común es con **haloperidol**. Los pacientes pueden tolerar mejor este fármaco si el tratamiento se inicia con una dosis pequeña (p. ej., 0.25 o 0.5 mg diarios) y después se aumenta de manera gradual (p. ej., 0.25 mg cada cuatro a cinco días) durante las siguientes semanas, de acuerdo con la respuesta y tolerancia. Casi todos los pacientes requieren al final una dosis diaria total de 3 a 8 mg. Los efectos adversos incluyen trastornos de movimiento extrapiramidales y gastrointestinales, sedación, sequedad de boca y visión borrosa. La **pimozida**, otro antagonista de los receptores dopaminérgicos, es útil en los pacientes como tratamiento de primera línea o en los que no responden o no toleran el haloperidol. El tratamiento empieza con 1 mg/día y la dosis se incrementa a razón de 1 mg cada cinco días. La mayoría de los pacientes necesita entre 7 y 16 mg/día. Sus efectos secundarios son similares a los del haloperidol, pero algunas veces genera irregularidades del ritmo cardiaco.

Aunque no han sido aprobados por la FDA para el tratamiento de los tics o el síndrome de Tourette, algunos agonistas adrenérgicos α se prefieren como tratamiento inicial puesto que es menos probable que generen efectos secundarios extrapiramidales que los neurolépticos. La **clonidina** disminuye los tics motores o vocales en casi 50% de los niños tratados. Puede actuar por disminución de la actividad en neuronas noradrenérgicas en el locus cerúleo. Se inicia a dosis de 2 a 3 μg/kg/día, con aumento a 4 μg/kg/día luego de dos semanas y después, si se requiere, a 5 μg/kg/día. Puede causar un descenso transitorio inicial de la presión sanguínea. El efecto adverso más frecuente es la sedación; otros incluyen disminución o exceso de salivación y diarrea. También se ha utilizado **guanfacina**, otro agonista adrenérgico α.

Las fenotiacinas como la flufenazina son útiles algunas veces para los tics, al igual que los agonistas dopaminérgicos. El perfil de efectos secundarios de los antipsicóticos atípicos, como risperidona y aripiprazol, es más favorable y se recomiendan sobre todo en pacientes con problemas conductuales importantes. También se ha utilizado clonazepam y carbamazepina. Las propiedades farmacológicas de estos compuestos se describen en otro sitio de este libro.

Algunas veces es útil la inyección de toxina botulínica A en el sitio de los tics problemáticos. Puede requerirse el tratamiento de cualquier trastorno de déficit de atención vinculado (p. ej., con parche de clonidina, guanfacina, pemolina, metilfenidato o dextroanfetamina) o el trastorno obsesivo compulsivo (inhibidores selectivos de la recaptación de serotonina o clomipramina). En ciertos casos intratables puede recurrirse al estímulo cerebral profundo, pero en la actualidad todavía se le considera una estrategia de investigación.

Discinesias inducidas por fármacos

La levodopa y los agonistas de la dopamina producen diversa discinesias como un fenómeno relacionado con la dosis en pacientes con enfermedad de Parkinson; la disminución de la dosis lo revierte. La corea también se observa en personas que reciben fenitoína, carbamazepina, anfetaminas, litio y anticonceptivos orales, y se resuelve con la discontinuación del fármaco causal. Ha ocurrido distonía por la administración de fármacos dopaminérgicos, litio, inhibidores de la recaptación de serotonina, carbamazepina y metoclopramida, así como temblor postural por teofilina, cafeína, litio, ácido valproico, hormona tiroidea, antidepresivos tricíclicos e isoproterenol.

No se han definido las bases farmacológicas de la discinesia o distonía aguda, algunas veces precipitadas por las primeras dosis de fenotiacinas. En casi todos los casos es útil la administración parenteral de un fármaco antimuscarínico, como la benztropina (2 mg por vía intravenosa), la difenhidramina (50 mg por vía intravenosa) o el biperidén (2 a 5 mg por vía intravenosa o intramuscular), en tanto que en otros el diazepam (10 mg por vía intravenosa) alivia los movimientos anormales.

La **discinesia tardía**, un trastorno caracterizado por una diversidad de movimientos anormales, es una complicación frecuente del tratamiento farmacológico a largo plazo con neurolépticos o metoclopramida (cap. 29). Se desconoce su base farmacológica precisa. Una disminución de la dosis del fármaco causal, un antagonista de los receptores de dopamina, empeora por lo general la discinesia, mientras que un aumento de la dosis puede suprimirla. Los fármacos que proveen beneficio sintomático inmediato con mayor probabilidad son aquellos que interfieren con la función dopaminérgica, ya sea por agotamiento (p. ej., reserpina, tetrabenazina) o antagonismo de receptores (p. ej., fenotiacinas, butirofenonas). De manera paradójica, los fármacos bloqueadores de receptores son los mismos que también causan la discinesia.

La **distonía tardía** suele ser segmentaria o focal; la distonía generalizada es menos frecuente y ocurre en pacientes más jóvenes. El tratamiento es el mismo para ambas, pero los fármacos anticolinérgicos también son útiles; asimismo, las distonías focales suelen responder a la inyección local de toxina botulínica A. La **acatisia tardía** se trata de manera similar al parkinsonismo inducido por fármacos. El **síndrome del conejo**, otro trastorno inducido por neurolépticos, se manifiesta por movimientos verticales rítmicos alrededor de la boca y puede responder a los fármacos anticolinérgicos.

Como los síndromes tardíos que se presentan en los adultos a menudo son irreversibles y no tienen un tratamiento satisfactorio, debe tenerse cuidado de reducir la posibilidad de su aparición. Deben prescribirse compuestos antipsicóticos sólo cuando sea necesario e interrumpirse en forma periódica para valorar la necesidad del tratamiento continuo y revelar una discinesia incipiente. La tioridacina, una fenotiacina con una cadena lateral de piperidina, es un fármaco antipsicótico eficaz que parece causar reacciones extrapiramidales con menor probabilidad que la mayor parte de estos fármacos, tal vez porque tiene poco efecto sobre los receptores de dopamina en el sistema estriado. Por último, los fármacos antimuscarínicos no deben prescribirse de manera sistemática en pacientes que reciben neurolépticos porque la combinación incrementa la posibilidad de discinesia.

El **síndrome neuroléptico maligno**, una rara complicación del tratamiento con neurolépticos, se caracteriza por rigidez, fiebre, cambios en el estado mental y disfunción autónoma (cuadro 16-4). Por lo general, los síntomas se presentan durante uno a tres días (más que por minutos a horas, como en la hipertermia maligna) y pueden aparecer en cualquier momento durante el tratamiento, que incluye la interrupción de los fármacos antipsicóticos y el litio, la disminución de los anticolinérgicos y la temperatura corporal; y la rehidratación. Pueden ser útiles el dantroleno, los agonistas de la dopamina, la levodopa o la amantadina, pero existe una elevada tasa de mortalidad (hasta de 20%) en el síndrome neuroléptico maligno.

Síndrome de piernas inquietas

El síndrome de piernas inquietas se caracteriza por un malestar desagradable gradual que parece surgir de un plano profundo de las piernas y en ocasiones de los brazos. Los síntomas ocurren en particular cuando los pacientes están relajados, en especial cuando se encuentran acostados o sentados, y obligan a desplazarse con apremio. Tales síntomas pueden retrasar el inicio del sueño. También es posible un trastorno del sueño vinculado con los movimientos periódicos. La causa se desconoce pero el trastorno es en particular frecuente en embarazadas y pacientes con uremia o diabetes y neuropatía. En la mayor parte de los casos no se encuentra una causa predisponente obvia, pero se han vinculado varios loci genéticos (12q12-q21, 14q13-q31, 9p24-p22, 2q33 y 20p13).

Los síntomas pueden resolverse con corrección de la anemia por deficiencia de hierro concomitante y a menudo responden a los agonistas de la dopamina, levodopa, diazepam, clonazepam, gabapentina u opioide. El tratamiento dopaminérgico es el preferido para el síndrome de piernas inquietas y debe iniciarse con un agonista de dopamina de acción prolongada (p. ej., **pramipexol**, 0.125 a 0.75 mg) o **ropinirola** (0.25 a 4.0 mg una vez al día) para evitar el aumento que puede vincularse con levodopa-carbidopa (100/25 o 200/50 mg, tomados casi 1 h antes de acostarse). El aumento se refiere al inicio o la intensificación más temprana de los síntomas; y el inicio más temprano de los síntomas en reposo y una respuesta más breve a los fármacos. Cuando se observa un incremento con levodopa debe disminuirse la dosis diaria o cambiarse a un agonista de la dopamina. Si ocurre en personas que consumen un agonista, la dosis diaria debe reducirse o dividirse, o sustituirse por opioides. Cuando se requieren estos últimos, conviene utilizar aquellos con semividas prolongadas o bajo potencial adictivo. La oxicodona a menudo es eficaz; la dosis se individualiza. La gabapentina es una alternativa de los opioides y se toma una o dos veces al día (en la tarde y antes de acostarse); la dosis de inicio es de 300 mg diarios, con aumento dependiente de la respuesta y tolerancia (hasta casi 1 800 mg diarios). Un estudio reciente sugiere que la pregabalina, fármaco afín, también es efectiva a una dosis diaria total de 150 a 300 mg divididos en varias dosis.

Enfermedad de Wilson

Como trastorno recesivo heredado (13q14.3-q21.1) del metabolismo del cobre, la enfermedad de Wilson se caracteriza desde el punto de vista bioquímico por disminución del cobre sérico y la concentración de ceruloplasmina, una concentración patológicamente aumentada de cobre en el cerebro y las vísceras, y signos clínicos de disfunción hepática y neurológica. Los signos neurológicos incluyen temblor, movimientos coreiformes, rigidez, hipocinesia, disartria y disfagia. Los hermanos no gemelos de pacientes afectados deben ser objeto de detección sistemática de la enfermedad de Wilson asintomática.

El tratamiento incluye la eliminación del cobre excesivo, seguido por mantenimiento del equilibrio del metal. El cobre de la alimentación también debe permanecer por debajo de 2 mg diarios. Durante muchos años se ha utilizado la **penicilamina** (dimetilcisteína) como fármaco principal para eliminar el cobre. Es un quelante que forma un complejo anular con el cobre. Se absorbe con facilidad en el tubo digestivo y se excreta con rapidez en la orina.

Una dosis de inicio frecuente en adultos es de 500 mg cada 6 a 8 h. Después de la remisión puede ser posible disminuir la dosis de mantenimiento, por lo general hasta no menos de 1 g diario, que debe por tanto continuarse en forma indefinida. Los efectos adversos incluyen náusea y vómito, síndrome nefrótico, un síndrome similar al lupus, pénfigo, miastenia, artropatía, neuropatía óptica y varias discrasias sanguíneas. En alrededor de 10% de los casos, los datos neurológicos del paciente empeoran con la penicilamina. El tratamiento debe vigilarse por medio de pruebas generales de orina y biometrías hemáticas completas frecuentes.

El **clorhidrato de trientina** es otro quelante que se prefiere sobre la penicilamina puesto que es menos probable que precipite reacciones farmacológicas o empeore el estado neurológico. Se administra a una dosis diaria de 1 a 1.5 g. Al parecer, la trientina tiene menos efectos secundarios, además de la anemia ferropénica en unos cuantos pacientes. El **tetratiomolibdato** es mejor que la trientina para conservar la función neurológica en los pacientes con daño neurológico y se consume con y sin alimentos. Todavía no está disponible en el comercio.

El acetato de zinc por vía oral aumenta la excreción fecal de cobre y se utiliza combinado con estos otros fármacos. Su dosis es de 50 mg cada 8 h. También se ha utilizado sulfato de zinc (200 mg/día por vía oral) para reducir la absorción de cobre. El zinc absorbe el cobre en el aparato digestivo al inducir metalotioneína en las células intestinales. Su ventaja principal yace en sus efectos secundarios reducidos frente a los de otras sustancias utilizadas contra el cobre, pero en algunos casos produce irritación gástrica.

Algunas veces es necesario efectuar un trasplante hepático. En la actualidad se halla bajo estudio la contribución del trasplante de hepatocitos y la genoterapia.

RESUMEN Fármacos usados para los trastornos del movimiento

Subclase	Mecanismo de acción	Efectos	Aplicaciones clínicas	Farmacocinética, toxicidad, interacciones
LEVODOPA Y COMBINACIONES				
• Levodopa	Se transporta hacia el sistema nervioso central (SNC) y se convierte en dopamina (que no entra al SNC); también se convierte en dopamina en la periferia	Alivia todos los síntomas de la enfermedad de Parkinson y causa efectos dopaminérgicos periféricos significativos (véase texto)	Enfermedad de Parkinson: el tratamiento más eficaz pero no siempre se utiliza como ideal por la aparición de fluctuaciones de la respuesta, incapacitantes con el tiempo	Oral • efecto, ~6 a 8 h • *Toxicidad:* malestar gastrointestinal, arritmias, discinesias y fenómenos de oscilaciones aleatorias y desgaste (fenómeno de *off* y de *on-off*), trastornos conductuales • *Interacciones:* su uso con carbidopa disminuye bastante la dosis requerida • el uso con COMT o inhibidores de la MAO-B prolonga la duración del efecto
• *Levodopa + carbidopa: la carbidopa inhibe el metabolismo periférico de la levodopa a dopamina y disminuye la dosis necesaria y la toxicidad. La carbidopa no ingresa al SNC*				
• *Levodopa + carbidopa + entacapona: la entacapona es un inhibidor de la catecol-O-metiltransferasa (COMT) (véase más adelante)*				
AGONISTAS DE DOPAMINA				
• Pramipexol	Agonista directo en receptores D_3, no proviene del cornezuelo del centeno	Disminuye los síntomas del parkinsonismo • aminora las fluctuaciones en la respuesta a levodopa	Enfermedad de Parkinson: se puede usar como tratamiento inicial • también es eficaz en el fenómeno de oscilaciones aleatorias	Oral • efecto, ~8 h • *Toxicidad:* náusea y vómito, hipotensión postural, discinesias, confusión, trastornos del control de los impulsos, insomnio
• *Ropinirol: similar al pramipexol; agonista D_2 relativamente puro; no derivado del cornezuelo del centeno*				
• *Bromocriptina: derivada del cornezuelo del centeno, agonista potente del receptor D_2; más tóxica que pramipexol o ropinirol; ahora rara vez se utiliza como antiparkinsoniano*				
• *Apomorfina: no proviene del cornezuelo del centeno, por vía subcutánea es útil para el tratamiento de rescate en la discinesia inducida por levodopa; alta incidencia de náusea y vómito*				
INHIBIDORES DE LA MONOAMINOOXIDASA (MAO)				
• Rasagilina	Inhibe selectivamente la MAO-B, dosis mayores también inhiben la MAO-A	Aumenta las reservas de dopamina en las neuronas; puede tener efectos neuroprotectores	Enfermedad de Parkinson; adyuvante de la levodopa • aminora la respuesta a levodopa	Oral • *Toxicidad e interacciones:* puede causar el síndrome de serotonina con la meperidina y en teoría también con inhibidores selectivos de la recaptación de serotonina, antidepresivos tricíclicos
• *Selegilina: como la rasagilina, uso adyuvante con levodopa; puede ser menos potente que la rasagilina*				
INHIBIDORES DE COMT				
• Entacapona	Inhibe COMT en la periferia • no entra al SNC	Disminuye el metabolismo de levodopa y prolonga su acción	Enfermedad de Parkinson	Oral • *Toxicidad:* aumenta la de levodopa • náusea, discinesia, confusión
• *Tolcapona: como entacapona pero ingresa al SNC; algunas pruebas de hepatotoxicidad, elevación de enzimas hepáticas*				

(continúa)

Subclase	Mecanismo de acción	Efectos	Aplicaciones clínicas	Farmacocinética, toxicidad, interacciones
FÁRMACOS ANTIMUSCARÍNICOS				
• Benztropina	Antagonista en receptores M de los ganglios basales	Disminuye el temblor y la rigidez • poco efecto sobre la bradicinesia	Enfermedad de Parkinson	Oral • *Toxicidad:* efectos antimuscarínicos usuales; sedación, midriasis, retención urinaria, estreñimiento, confusión, boca seca
• *Biperidén, orfenadrina, prociclidina, trihexifenidilo: fármacos antimuscarínicos similares con efectos en el SNC*				
FÁRMACOS USADOS EN LA ENFERMEDAD DE HUNTINGTON				
• Tetrabenzina, reserpina	Consume los transmisores de aminas, en especial dopamina, de las terminaciones nerviosas	Disminuye la intensidad de la corea	Enfermedad de Huntington • otras aplicaciones, véase capítulo 11	Oral • *Toxicidad:* hipotensión, sedación, depresión, diarrea • la tetrabenazina es un poco menos tóxica
• *Haloperidol, otros neurolépticos: algunas veces útil*				
FÁRMACOS USADOS EN EL SÍNDROME DE TOURETTE				
• Haloperidol, pimozida	Bloqueo central de receptores D_2	Disminuye la frecuencia de tics focales y motores y su intensidad	Síndrome de Tourette • otras complicaciones, véase capítulo 29	Oral • *Toxicidad:* parkinsonismo, otras discinesias • sedación • visión borrosa • boca seca • trastorno gastrointestinal • la hidralazina puede causar arritmias
• *Clonidina: eficaz en ~50% de los pacientes; véase capítulo 11 para la farmacología básica*				
• *Fenotiacinas, benzodiazepinas, carbamazepina: algunas veces son útiles*				

PREPARACIONES DISPONIBLES

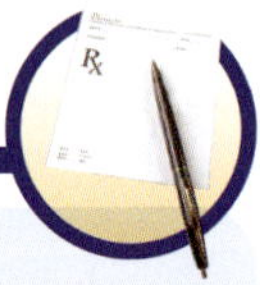

Amantadina
Oral: cápsulas de 100 mg, jarabe de 10 mg/ml

Apomorfina
Titulación de la inyección subcutánea: 10 mg/ml

Benztropina
Oral: comprimidos de 0.5, 1, 2 mg
Parenteral: 1 mg/ml para inyección

Biperidén
Oral: comprimidos de 2 mg
Parenteral: 5 mg/ml para inyección

Bromocriptina
Oral: comprimidos de 2.5 mg; cápsulas de 5 mg

Carbidopa
Oral: comprimidos de 25 mg

Carbidopa/levodopa
Oral: comprimidos de 10 mg de carbidopa y 100 mg de levodopa, 25 mg de carbidopa y 100 de levodopa, 25 mg de carbidopa y 250 mg de levodopa
Oral de liberación prolongada: 25 mg de carbidopa y 100 mg de levodopa; 50 mg de carbidopa y 200 mg de levodopa

Carbidopa/levodopa/entacapona
Oral: 12.5 mg de carbidopa, 50 mg de levodopa, 200 mg de entacapona; 18.75 mg de carbidopa, 75 mg de levodopa, 200 mg de entacapona; 25 mg de carbidopa, 100 mg de levodopa, 200 mg de entacapona; 31.25 mg de carbidopa, 125 mg de levodopa, 200 mg de entacapona; 37.5 mg de carbidopa, 150 mg de levodopa, 200 mg de entacapona; 50 mg de carbidopa, 200 mg de levodopa, 200 mg de entacapona

Entacapona
Oral: comprimidos de 200 mg

Levodopa
Oral: comprimidos y cápsulas de 100, 250, 500 mg

Orfenadrina
Oral: comprimidos de 100 mg
Oral de acción prolongada: comprimidos de 100 mg
Parenteral: 30 mg/ml para inyección

Penicilamina
Oral: 125, 250 mg en cápsulas; comprimidos de 250 mg

Pergolida[1]
Oral: comprimidos de 0.05, 0.25, 1 mg

Pramipexol
Oral: comprimidos de 0.125, 0.25, 0.75 1, 1.5 mg; comprimidos de liberación prolongada 0.375, 0.75, 1.5, 3.0, 4.5 mg

Prociclidina
Oral: comprimidos de 5 mg

Rasagilina
Oral: comprimidos de 0.5 a 1 mg

Ropinirol
Oral: comprimidos de 0.25, 0.5, 1, 2, 3, 4, 5 mg; comprimidos de liberación prolongada de 2, 4, 6, 8, 12 mg

Selegilina
Oral: comprimidos y cápsulas de 5 mg; parche transdérmico de 6, 9, 12 mg

Tetrabenazina
Oral: comprimidos de 12.5, 25 mg

Tolcapona
Oral: comprimidos de 100, 200 mg

Trientina
Oral: cápsulas de 250 mg

Triexifenidilo
Oral: comprimidos 2, 5 mg; elíxir de 2 mg/5 ml
Cápsulas orales de liberación sostenida de 5 mg

[1] No disponible en Estados Unidos.

BIBLIOGRAFÍA

Allain H et al: Disease-modifying drugs and Parkinson's disease. Prog Neurobiol 2008;84:25.

Aminoff MJ: Treatment should not be initiated too soon in Parkinson's disease. Ann Neurol 2006;59:562.

Angot E et al: Are synucleinopathies prion-like disorders? Lancet Neurol 2010;9:1128.

Antonini A et al: Role of pramipexole in the management of Parkinson's disease. CNS Drugs 2010;24:829.

Baldwin CM, Keating GM: Rotigotine transdermal patch: A review of its use in the management of Parkinson's disease. CNS Drugs 2007;21:1039.

Bestha DP et al: Management of tics and Tourette's disorder: An update. Expert Opin Pharmacother 2010;11:1813.

Bhidayasiri R, Tarsy D: Treatment of dystonia. Expert Rev Neurother 2006;6:863.

Brewer GJ: The use of copper-lowering therapy with tetrathiomolybdate in medicine. Expert Opin Investig Drugs 2009;18:89.

Bronstein JM et al: Deep brain stimulation for Parkinson disease: An expert consensus and review of key issues. Arch Neurol 2010;68:165.

Christine CW et al: Safety and tolerability of putaminal AADC gene therapy for Parkinson disease. Neurology 2009;73:1662.

Cummings J, Winblad B: A rivastigmine patch for the treatment of Alzheimer's disease and Parkinson's disease dementia. Expert Rev Neurother 2007;7:1457.

Deng H et al: Genetics of essential tremor. Brain 2007;130:1456.

Earley CJ et al: Restless legs syndrome and periodic leg movements in sleep. Handb Clin Neurol 2011;99:913.

Follett KA et al: Pallidal versus subthalamic deep-brain stimulation for Parkinson's disease. N Engl J Med 2010;362:2077.

Frank S: Tetrabenazine as anti-chorea therapy in Huntington disease: An open-label continuation study. Huntington Study Group/TETRA-HD Investigators. BMC Neurol 2009;9:62.

Frank S, Jankovic J: Advances in the pharmacological management of Huntington's disease. Drugs 2010;70:561.

Garcia-Borreguero D et al: Augmentation as a treatment complication of restless legs syndrome: Concept and management. Mov Disord 2007;22 (Suppl 18): S476.

Garcia-Borreguero D et al: Treatment of restless legs syndrome with pregabalin: A double-blind, placebo-controlled study. Neurology 2010;74:1897.

Gasser T: Update on the genetics of Parkinson's disease. Mov Disord 2007;22 (Suppl 17):S343.

Haq IU et al: Apomorphine therapy in Parkinson's disease: A review. Expert Opin Pharmacother 2007;8:2799.

Hauser RA et al: Double-blind trial of levodopa/carbidopa/entacapone versus levodopa/carbidopa in early Parkinson's disease. Mov Disord 2009;24:541.

Huster D: Wilson disease. Best Pract Res Clin Gastroenterol 2010;24:531.

Jankovic J: Treatment of dystonia. Lancet Neurol 2006;5:864.

Jankovic J, Stacy M: Medical management of levodopa-associated motor complications in patients with Parkinson's disease. CNS Drugs 2007;21:677.

Kenney C et al: Long-term tolerability of tetrabenazine in the treatment of hyperkinetic movement disorders. Mov Disord 2007;22:193.

Kimber TE: An update on Tourette syndrome. Curr Neurol Neurosci Rep 2010;10:286.

Kordower JH et al: Transplanted dopaminergic neurons develop PD pathologic changes: A second case report. Mov Disord 2008;23:2303.

Lavenstein BL: Treatment approaches for children with Tourette's syndrome. Curr Neurol Neurosci Rep 2003;3:143.

LeWitt PA et al: AAV2-GAD gene therapy for advanced Parkinson's disease: a double-blind, sham-surgery controlled, randomised trial. Lancet Neurol 2011;10:309.

Lorenz D, Deuschl G: Update on pathogenesis and treatment of essential tremor. Curr Opin Neurol 2007;20:447.

Lorincz MT: Neurologic Wilson's disease. Ann N Y Acad Sci 2010;1184:173.

Maciunas RJ et al: Prospective randomized double-blind trial of bilateral thalamic deep brain stimulation in adults with Tourette syndrome. J Neurosurg 2007; 107:1004.

Mak CM, Lam CW: Diagnosis of Wilson's disease: A comprehensive review. Crit Rev Clin Lab Sci 2008;45:263.

Marks WJ Jr et al: Gene delivery of AAV2-neurturin for Parkinson's disease: A double-blind, randomised, controlled trial. Lancet Neurol 2010;9:1164.

Mink JW et al: Patient selection and assessment recommendations for deep brain stimulation in Tourette syndrome. Mov Disord 2006;21:1831.

Nakamura K, Aminoff MJ. Huntington's disease: Clinical characteristics, pathogenesis and therapies. Drugs Today (Barc) 2007;43:97.

Oertel WH et al: State of the art in restless legs syndrome therapy: Practice recommendations for treating restless legs syndrome. Mov Disord 2007;22(Suppl 18):S466.

Olanow CW et al: A double-blind, delayed-start trial of rasagiline in Parkinson's disease. N Engl J Med 2009;361:1268.

Olanow CW et al: A randomized, double-blind, placebo-controlled, delayed start study to assess rasagiline as a disease modifying therapy in Parkinson's disease (the ADAGIO study): Rationale, design, and baseline characteristics. Mov Disord 2008;23:2194.

Pahwa R et al: Ropinirole 24-hour prolonged release: Randomized, controlled study in advanced Parkinson disease. Neurology 2007;68:1108.

Perlmutter JS, Mink JW: Deep brain stimulation. Annu Rev Neurosci 2006;29:229.

Potenza MN et al: Drug insight: Impulse control disorders and dopamine therapies in Parkinson's disease. Nat Clin Pract Neurol 2007;3:664.

Sadeghi R, Ondo WG: Pharmacological management of essential tremor. Drugs 2010;70:2215.

Schapira AH: Treatment options in the modern management of Parkinson disease. Arch Neurol 2007;64:1083.

Schilsky ML: Wilson disease: Current status and the future. Biochimie 2009; 91:1278.

Schwartz M, Hocherman S: Antipsychotic-induced rabbit syndrome: Epidemiology, management and pathophysiology. CNS Drugs 2004;18:213.

Seeberger LC, Hauser RA: Levodopa/carbidopa/entacapone in Parkinson's disease. Expert Rev Neurother 2009;9:929.

Servello D et al: Deep brain stimulation in 18 patients with severe Gilles de la Tourette syndrome refractory to treatment: The surgery and stimulation. J Neurol Neurosurg Psychiatry 2008;79:136.

Singer HS: Treatment of tics and Tourette syndrome. Curr Treat Options Neurol 2010;12:539.

Soares-Weiser KV, Joy C: Miscellaneous treatments for neuroleptic-induced tardive dyskinesia. Cochrane Database Syst Rev 2003;(2):CD000208.

Stocchi F et al: Initiating levodopa/carbidopa therapy with and without entacapone in early Parkinson disease: The STRIDE-PD study. Ann Neurol 2010;68:18.

Suchowersky O et al. Practice parameter: Neuroprotective strategies and alternative therapies for Parkinson disease (an evidence-based review). Report of the Quality Standards Subcommittee of the American Academy of Neurology. Neurology 2006;66:976.

Taylor RM et al: Triethylene tetramine dihydrochloride (trientine) in children with Wilson disease: Experience at King's College Hospital and review of the literature. Eur J Pediatr 2009;168:1061.

Trenkwalder C, Paulus W: Restless legs syndrome: Pathophysiology, clinical presentation and management. Nat Rev Neurol 2010;6:337.

Weaver FM et al: Bilateral deep brain stimulation vs best medical therapy for patients with advanced Parkinson disease: A randomized controlled trial. JAMA 2009; 301:63.

Weintraub D et al: Impulse control disorders in Parkinson disease: A cross-sectional study of 3090 patients. Arch Neurol 2010;67:589.

Welter ML et al: Internal pallidal and thalamic stimulation in patients with Tourette syndrome. Arch Neurol 2008; 65:952.

Wiggelinkhuizen M et al: Systematic review: Clinical efficacy of chelator agents and zinc in the initial treatment of Wilson disease. Aliment Pharmacol Ther 2009;29:947.

Zesiewicz TA et al: Practice parameter: Therapies for essential tremor: Report of the Quality Standards Subcommittee of the American Academy of Neurology. Neurology 2005;64:2008.

RESPUESTA AL CASO CLÍNICO

En este caso, la relación entre el temblor y la actividad (temblor de reposo) es una característica del parkinsonismo. La exploración física revela los hallazgos típicos de la enfermedad de Parkinson (temblor de reposo, rigidez, bradicinesia y alteraciones de la marcha); en dicha enfermedad es frecuente observar asimetría de las anomalías. El pronóstico señala que los síntomas se generalizarán con el tiempo. El tratamiento farmacológico comprende un agonista dopaminérgico (pramipexol o ropinirol) pero no es necesario instituirlo a menos que el paciente no tolere los síntomas. La evidencia todavía es incompleta, pero quizá la rasagilina reduzca la progresión de la enfermedad y también se puede administrar.

CAPÍTULO

29

Antipsicóticos y litio

Herbert Meltzer, MD, PhD*

ESTUDIO DE CASO

Se envía a un estudiante masculino de preparatoria de 17 años a la clínica de pediatría para valoración de probable esquizofrenia. Después de establecer el diagnóstico se prescribe haloperidol a una dosis creciente como tratamiento ambulatorio. El fármaco mejora los síntomas positivos del paciente, pero al final causa efectos secundarios intolerables. Aunque más costosa, se prescribe a continuación risperidona y en el transcurso de varias semanas mejoran los síntomas y el paciente tolera el tratamiento. ¿Qué signos y síntomas sustentarían el diagnóstico inicial de esquizofrenia? En el tratamiento de la esquizofrenia, ¿qué beneficios tienen los fármacos antipsicóticos atípicos en comparación con los antipsicóticos típicos, como el haloperidol? Además del tratamiento de la esquizofrenia, ¿qué otras indicaciones existen para el uso de fármacos clasificados como antipsicóticos?

■ ANTIPSICÓTICOS

Los antipsicóticos pueden disminuir los síntomas de psicosis en una amplia variedad de trastornos que incluyen la esquizofrenia, trastorno bipolar, depresión psicótica, psicosis senil, diversas psicosis orgánicas y psicosis inducidas por fármacos. También pueden mejorar el estado de ánimo y disminuir la ansiedad y los trastornos del sueño, pero no constituyen el tratamiento ideal cuando esos síntomas son la principal alteración en pacientes sin psicosis. Un **neuroléptico** es un subtipo de fármaco antipsicótico que produce una elevada incidencia de efectos secundarios extrapiramidales (EPS, *extrapyramidal side effects*) a dosis eficaces en clínica, o catalepsia en animales de laboratorio. Los **fármacos antipsicóticos "atípicos"** son ahora el tipo más utilizado de antipsicóticos.

Antecedentes

La reserpina y la clorpromazina fueron los primeros fármacos en los que se reconoció su utilidad para atenuar los síntomas psicóticos en la esquizofrenia. La reserpina se empleó por un periodo corto para este propósito y ya no es de interés como antipsicótico. La clorpromazina es un neuroléptico que produce catalepsia en roedores y EPS en seres humanos. El descubrimiento de que su acción antipsicótica se relaciona con el bloqueo de receptores de dopamina (D o DA) llevó a la identificación de otros compuestos como antipsicóticos entre 1950 y 1970. El descubrimiento de la clozapina en 1959 condujo a la percepción de que no es necesario que los antipsicóticos causen EPS en seres humanos en dosis clínicamente efectivas. La clozapina se consideró un antipsicótico atípico por su disociación; produce menos efectos extrapiramidales a una dosis antipsicótica equivalente en el hombre y animales de laboratorio. Por consiguiente, los médicos se han alejado de los antipsicóticos típicos y acercado al creciente número de fármacos atípicos, que ofrecen también otras ventajas. La introducción de los antipsicóticos produjo cambios espectaculares en el tratamiento de las enfermedades, incluidas las hospitalizaciones breves en lugar de las prolongadas. Estos fármacos también han demostrado ser de gran utilidad en el estudio de la fisiopatología de la esquizofrenia y otras psicosis.

Debe advertirse que muchos autores ya no consideran la esquizofrenia y el trastorno bipolar como trastornos individuales, sino más bien parte de un continuo de alteraciones cerebrales con manifestaciones psicóticas.

*El autor agradece las colaboraciones previas en este capítulo de William Z. Potter, MD, PhD.

Naturaleza de la psicosis y la esquizofrenia

El término "psicosis" se refiere a una diversidad de trastornos mentales: presencia de ideas delirantes (falsas creencias), diversos tipos de alucinaciones, por lo general auditivas o visuales, aunque algunas veces también táctiles u olfatorias, y un pensamiento muy desorganizado con un sensorio bien definido. La esquizofrenia es un tipo particular de psicosis caracterizado sobre todo por un estado sensorial funcional, pero con alteraciones notorias del pensamiento. La psicosis no es exclusiva de la esquizofrenia y no está presente en los pacientes con esta última en todas las ocasiones.

La esquizofrenia se considera un trastorno del neurodesarrollo. Implica la existencia de cambios estructurales y funcionales en el cerebro de algunos pacientes, incluso en el ámbito intrauterino, o que se presentan durante la niñez y la adolescencia, o ambas cosas. Los estudios de gemelos, familiares e individuos adoptados han establecido que la esquizofrenia es un trastorno genético con alta intervención hereditaria. No existe un gen específico causal. Las teorías actuales incluyen a múltiples genes con mutaciones comunes y raras, que se combinan para producir un cuadro clínico y evolución muy diversos.

HIPÓTESIS DE LA SEROTONINA PARA LA ESQUIZOFRENIA

El descubrimiento de que los alucinógenos de tipo indol, como la LSD (dietilamida del ácido lisérgico) y la mezcalina, son agonistas de la serotonina (5-HT) llevó a la indagación de los alucinógenos endógenos en la orina, la sangre y el cerebro de pacientes con esquizofrenia. Dicha investigación no rindió frutos, pero la identificación de muchos subtipos de receptores de 5-HT condujo al descubrimiento fundamental de que el receptor 5-HT_{2A}, y tal vez la estimulación con los receptores 5-HT_{2C}, era la base para los efectos alucinatorios de esos compuestos.

Se ha observado que el antagonismo del receptor 5-HT_{2A} constituye un factor fundamental en el mecanismo de acción de la clase principal de antipsicóticos atípicos, de los cuales el prototipo es la clozapina, y comprende, en orden de su introducción alrededor del mundo, a la melperona, risperidona, zotepina, blonanseína, olanzapina, quetiapina, ziprasidona, aripiprazol, sertindol, paliperidona, iloperidona, asenapina y lurasidona. Estos fármacos son *agonistas inversos* del receptor de 5-HT_{2A}, es decir, bloquean la actividad constitutiva de estos receptores. Tales receptores modulan la liberación de dopamina, noradrenalina, glutamato, GABA y acetilcolina, entre otros neurotransmisores de la corteza cerebral, región límbica y cuerpo estriado. El estímulo de los receptores 5-HT_{2A} provoca despolarización de las neuronas activadas por el glutamato, pero también estabiliza a los receptores de *N*-metil-D-aspartato (NMDA) en las neuronas postsinápticas. En fecha reciente se observó que los alucinógenos modulan la estabilidad de un complejo que consta de receptores de 5-HT_{2A} y NMDA.

El estímulo de los receptores de 5-HT_{2C} ofrece un método adicional para modular la actividad dopaminérgica tanto cortical como límbica. El estímulo de los receptores de 5-HT_{2C} produce inhibición de la liberación cortical y límbica de dopamina. Muchos antipsicóticos atípicos como clozapina, asenapina y olanzapina son agonistas inversos de 5-HT_{2C}. En la actualidad se encuentran en estudio los agonistas de 5-HT_{2C} como antipsicóticos.

HIPÓTESIS DE LA DOPAMINA EN LA ESQUIZOFRENIA

La hipótesis de la dopamina en la esquizofrenia constituyó el segundo concepto a perfeccionar basado en neurotransmisores, pero ya no se considera adecuada para explicar todos los efectos de la esquizofrenia. No obstante, aún es muy importante para la comprensión de las dimensiones mayores de la esquizofrenia como síntomas positivos y negativos (sinceridad emocional, aislamiento social, falta de motivación), alteración cognitiva y tal vez depresión. También es esencial para comprender el mecanismo de acción de casi todos los fármacos antipsicóticos, si no es que todos.

Varias líneas de prueba sugieren que la actividad dopaminérgica límbica excesiva participa en la psicosis: 1) muchos fármacos antipsicóticos bloquean con gran intensidad a los receptores postsinápticos D_2 en el sistema nervioso central, en especial en el sistema mesolímbico y el estriado-frontal; esto incluye a los agonistas parciales de la dopamina como el aripiprazol y la bifeprunox; 2) los fármacos que aumentan la actividad dopaminérgica, como levodopa, anfetaminas, bromocriptina y apomorfina, agravan la psicosis de la esquizofrenia o producen psicosis nueva en algunos pacientes; 3) en estudios en cadáveres se ha observado que la densidad de receptores de dopamina está incrementada en el cerebro de pacientes con esquizofrenia que se han tratado con fármacos antipsicóticos; 4) algunas necropsias de sujetos con esquizofrenia mostraron aumento de las concentraciones de dopamina y receptores D_2 en los núcleos auditivo y caudado y putamen, y 5) los estudios de imagen han revelado una mayor secreción de dopamina inducida por anfetaminas en el cuerpo estriado, incremento de la ocupación basal de los receptores D_2 del cuerpo estriado por la dopamina extracelular y otros parámetros consistentes con aumento de la síntesis y secreción de dopamina en el cuerpo estriado.

No obstante, la hipótesis de la dopamina está lejos de ser una explicación completa de todos los aspectos de la esquizofrenia. Se ha sugerido que la *disminución* de la actividad dopaminérgica cortical o del hipocampo es un subyacente de la alteración cognitiva y los síntomas negativos de la esquizofrenia. Los estudios de imagenología *in vivo* y en cadáveres en relación con la neurotransmisión dopaminérgica cortical, límbica y de los cuerpos negro y estriado en sujetos con esquizofrenia han mostrado datos consistentes con disminución de la actividad dopaminérgica en esas regiones. En necropsias se han notificado una menor inervación dopaminérgica en la corteza temporal medial, corteza prefrontal dorsolateral e hipocampo, y una disminución de las concentraciones de DOPAC, otro metabolito de la dopamina en el cíngulo anterior. En estudios de imagenología se ha encontrado aumento de la concentración de receptores D_1 de dopamina en las regiones prefrontales que se correlacionó con alteraciones de la memoria funcional.

El hecho de que varios de los fármacos antipsicóticos atípicos tengan mucho menor efecto sobre los receptores D_2 y pese a ello sean eficaces en la esquizofrenia, ha redirigido la atención a la participación de otros receptores de dopamina y los de tipos diferentes. Los receptores de serotonina, en particular el subtipo 5-HT_{2A}, podrían mediar efectos sinérgicos o proteger contra las consecuencias extrapiramidales del antagonismo de D_2. Como resultado de estas consideraciones, la dirección de la investigación ha cambiado, con una mayor atención concedida ahora a los compuestos que pueden actuar sobre varios sistemas de transmisores-receptores, como serotonina y glutamato. Los fármacos antipsicóticos atípicos comparten la propiedad de un antagonismo débil del receptor D_2 y un bloqueo más potente del receptor 5-HT_{2A}.

HIPÓTESIS DEL GLUTAMATO EN LA ESQUIZOFRENIA

El glutamato es el principal neurotransmisor excitador en el cerebro (cap. 21). La fenciclidina y la cetamina son inhibidores no competitivos del receptor de NMDA que exacerban la alteración cognitiva y la psicosis en pacientes con esquizofrenia. La fenciclidina (PCP) y el fármaco afín, MK-801, incrementan la actividad locomotora y, de manera aguda o crónica, generan una variedad de deficiencias cognitivas en los roedores y primates. Estos efectos se utilizan de forma amplia como método para diseñar nuevos antipsicóticos y fármacos que refuerzan la actividad cognitiva. Los antagonistas selectivos de 5-HT_{2A}, así como los antipsicóticos atípicos, son mucho más potentes que los antagonistas D_2 para bloquear estos efectos de la PCP y MK-801. Este fue el punto de inicio de la hipótesis según la cual la hipofunción de los receptores de NMDA localizados en neuronas internunciales GABAérgicas, que reducían las influencias inhibidoras sobre la función neuronal, contribuía a la esquizofrenia. La actividad GABAérgica disminuida puede inducir desinhibición de la actividad glutamatérgica anterógrada que quizás lleve a hiperestimulación de las neuronas corticales a través de receptores diferentes al del NMDA. Pruebas preliminares sugieren que el LY2140023, un fármaco que actúa como agonista del receptor de glutamato 2/3 estimulante del metabolismo (mGLuR2/3) puede ser eficaz en la esquizofrenia.

El receptor de NMDA es un conducto iónico que requiere glicina para su activación completa. Se ha sugerido que en pacientes con esquizofrenia el sitio de glicina del receptor de NMDA no está por completo saturado. Se han conducido varios estudios con dosis altas de glicina para favorecer la actividad glutamatérgica, pero los resultados están lejos de ser convincentes. En la actualidad, los inhibidores del transporte de glicina están en desarrollo como posibles antipsicóticos.

Las ampacinas son fármacos que potencian corrientes mediadas por los receptores de glutamato de tipo AMPA. En pruebas conductuales, las ampacinas son eficaces para corregir conductas en diversos modelos animales de esquizofrenia y depresión. Protegen a las neuronas contra los procesos neurotóxicos, en parte por movilización de factores de crecimiento, como el factor neurotrópico derivado del cerebro (BDNF, *brain-derived neurotrophic factor*; véase también el capítulo 30).

FARMACOLOGÍA BÁSICA DE LOS ANTIPSICÓTICOS

Tipos químicos

Varias estructuras químicas se han vinculado con las propiedades antipsicóticas. Los fármacos se pueden clasificar en varios grupos, como se muestra en las figuras 29-1 y 29-2

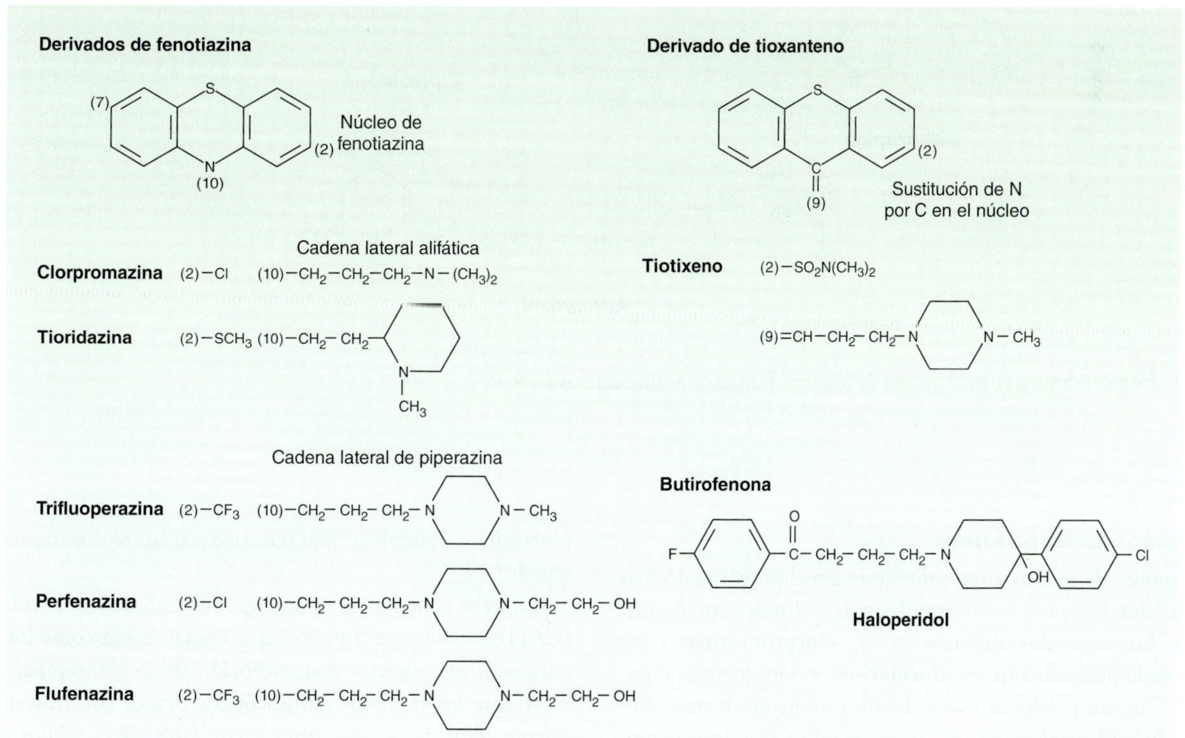

FIGURA 29–1 Fórmulas estructurales de algunos fármacos antipsicóticos antiguos: fenotiazinas, tioxantenos y butirofenonas. Sólo se muestran tipos representativos de cada grupo.

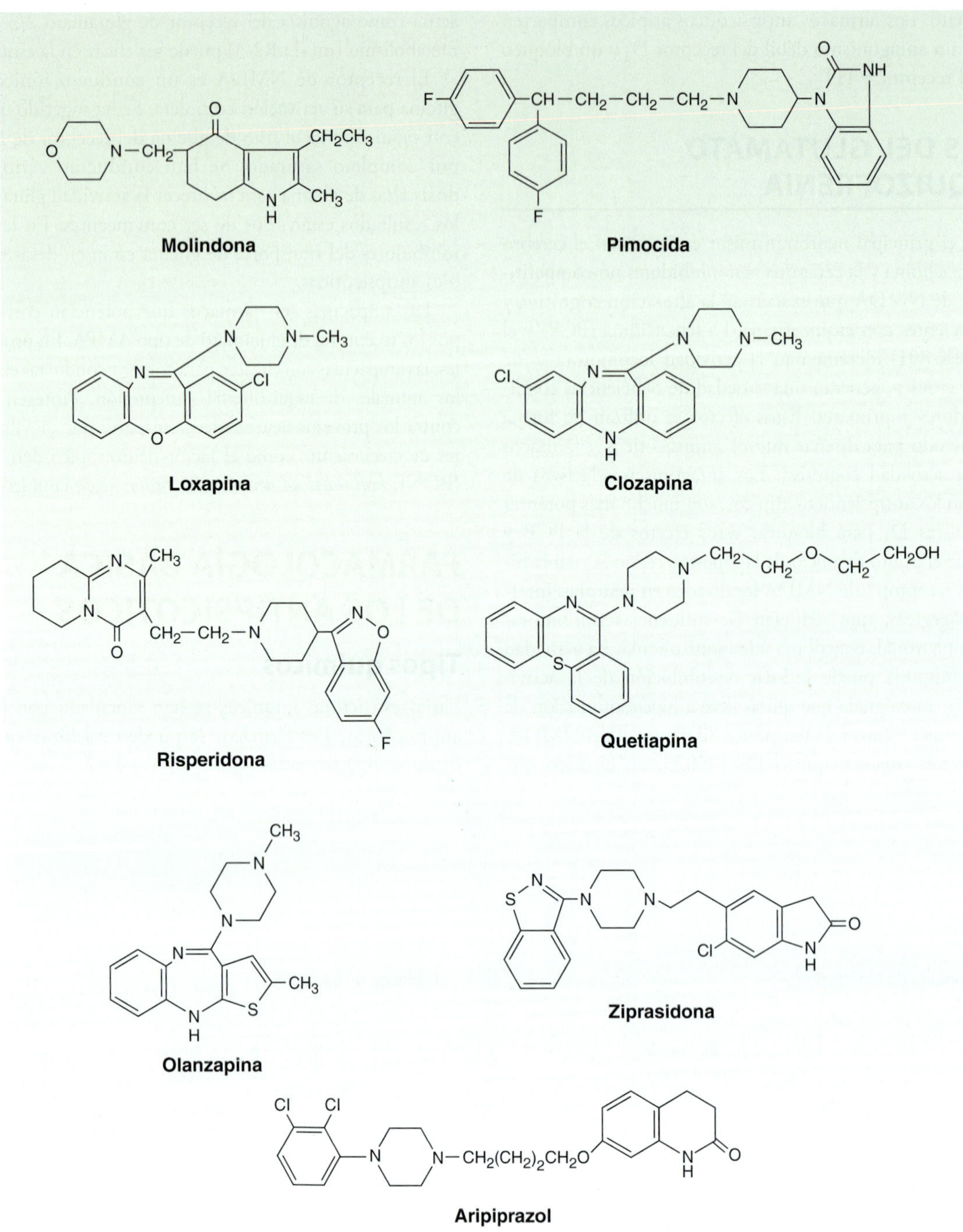

FIGURA 29-2 Fórmulas estructurales de algunos fármacos antipsicóticos recientes.

A. Derivados de fenotiazinas

Tres subfamilias de fenotiazinas, sobre todo aquellas con moléculas de cadena lateral, alguna vez fueron las más utilizadas como antipsicóticos. Los derivados alifáticos (p. ej., **clorpromazina**) y los derivados de la piperidina (p. ej., **tioridazina**) son los menos potentes. Estos fármacos producen más sedación y aumento de peso. Los derivados de la piperazina son más potentes (eficaces a dosis menores), pero no siempre más útiles. La perfenazina, un derivado de la piperazina, fue el fármaco antipsicótico típico empleado en el estudio CATIE, descrito en el siguiente párrafo. Los derivados de la piperazina son también más selectivos en sus efectos farmacológicos (cuadro 29-1).

En fecha reciente, un estudio grande realizado en Estados Unidos (CATIE) señaló que la perfenazina era tan eficaz como los fármacos antipsicóticos atípicos, con excepción de la olanzapina, y se concluyó que los fármacos antipsicóticos típicos constituyen el tratamiento ideal de la esquizofrenia con base en su menor costo. Sin embargo, tiene numerosos errores en el diseño, ejecución y análisis, por lo que su repercusión en la práctica es mínima. En particular, no tomó en consideración diversos factores como la dosis de olan-

CUADRO 29-1 Fármacos antipsicóticos: relación entre estructura química, potencia y toxicidad

Clase química	Fármaco	Razón $D_2/5\text{-}HT_{2A}$[1]	Potencia clínica	Toxicidad extrapiramidal	Acción sedante	Acciones hipotensoras
Fenotiazinas						
Alifáticas	Clorpromazina	Alta	Baja	Intermedia	Alta	Alta
Piperacínicas	Flufenazina	Alta	Alta	Alta	Baja	Muy baja
Tioxanteno	Tiotixeno	Muy alta	Alta	Intermedia	Intermedia	Intermedia
Butirofenona	Haloperidol	Intermedia	Alta	Muy alta	Baja	Muy baja
Dibenzodiazepina	Clozapina	Muy baja	Intermedia	Muy baja	Baja	Intermedia
Bencisoxazol	Risperidona	Muy baja	Alta	Baja[2]	Baja	Baja
Tienobenzodiazepina	Olanzapina	Baja	Alta	Muy baja	Intermedia	Baja
Dibenzotiazepina	Quetiapina	Baja	Baja	Muy baja	Intermedia	Baja a intermedia
Dihidroindolona	Ziprasidona	Baja	Intermedia	Muy baja	Baja	Muy baja
Dihidrocarbostirilo	Aripiprazol	Intermedia	Alta	Muy baja	Muy baja	Baja

[1]Proporción de afinidad entre los receptores D_2 y los receptores $5\text{-}HT_{2A}$.

[2]A dosis menores de 8 mg/día.

zapina, la inclusión de individuos resistentes al tratamiento, el estímulo de los pacientes para que cambiaran de fármacos inherente a este diseño, el riesgo de discinesia tardía después del uso prolongado de dosis muy reducidas de antipsicóticos y la necesidad de una muestra muy grande en estudios de equivalencia.

B. Derivados del tioxanteno

El tiotixeno es el fármaco prototípico de este grupo.

C. Derivados de la butirofenona

Este grupo, del cual el **haloperidol** es el más administrado, tiene una estructura muy diferente respecto de los dos grupos precedentes. El haloperidol es una butirofenona y es el fármaco más usado de los antipsicóticos típicos, a pesar de la elevada frecuencia de síntomas extrapiramidales relacionada con este grupo. Las difenilbutilpiperidinas son compuestos muy relacionados. Las butirofenonas y sus congéneres tienden a ser más potentes y a causar menos efectos autónomos, pero mayores efectos extrapiramidales que las fenotiazinas (cuadro 29-1).

D. Estructuras diversas

La pimocida y la molindona son fármacos antipsicóticos típicos. No hay diferencia significativa en la eficacia entre estos nuevos antipsicóticos típicos y los antiguos.

E. Antipsicóticos atípicos

Clozapina, **asenapina**, **olanzapina**, **quetiapina**, **paliperidona**, **risperidona**, **sertindol**, **ziprasidona**, **zotepina** y **aripiprazol** son fármacos antipsicóticos atípicos (fig. 29-2). La clozapina es el prototipo. La paliperidona es una 9-hidroxirrisperidona, el metabolito activo de la risperidona, que se convierte con rapidez en 9-hidroxirrisperidona *in vivo* en la mayoría de los pacientes, excepto en casi 10% de aquellos con metabolismo atenuado. El sertindol ya tiene aprobación en algunos países europeos pero no en Estados Unidos.

La farmacología de estos fármacos es compleja pero comparten un mayor potencial para modificar la actividad de los receptores de $5\text{-}HT_{2A}$ que de interferir con la acción de los receptores D_2. En la mayor parte de los casos actúan como agonistas parciales en el receptor $5\text{-}HT_{1A}$ y generan efectos sinérgicos con el antagonismo de los receptores $5\text{-}HT_{2A}$. La mayor parte es antagonista de los receptores de $5\text{-}HT_6$ o $5\text{-}HT_7$.

La sulpirida y la sulprida constituyen otra clase de antipsicóticos atípicos. Tienen potencia equivalente para los receptores D_2 y D_3, pero también son antagonistas de $5\text{-}HT_7$. No tienen relación directa entre EPS y la eficacia antipsicótica. Sin embargo, también producen aumentos notorios de la cifra de prolactina sérica y no están exentos del riesgo de discinesia tardía, como la clozapina y la quetiapina.

Farmacocinética

A. Absorción y distribución

La mayor parte de los fármacos antipsicóticos se absorbe con facilidad pero en forma incompleta. Muchos presentan un significativo metabolismo de primer paso. En consecuencia, las dosis orales de clorpromazina y tioridazina tienen disponibilidad sistémica de 25 a 35%, en tanto que el haloperidol, con menor metabolismo de primer paso, presenta una disponibilidad promedio de casi 65%.

En su mayor parte, los fármacos antipsicóticos son muy liposolubles y se unen a proteínas (92 a 99%). Tienden a presentar grandes volúmenes de distribución (por lo regular mayor de 7 L/kg). En general, tienen una duración clínica de acción mucho mayor que lo que se calcularía a partir de sus semividas plasmáticas. Esto es paralelo a una ocupación prolongada de los receptores de dopamina D_2 por los fármacos antipsicóticos típicos.

Los metabolitos de la clorpromazina pueden excretarse en la orina durante semanas después de la última dosis de administración crónica del fármaco. Las fórmulas inyectables de acción prolongada pueden causar algún bloqueo de receptores D_2 de tres a seis meses después de la última inyección. El tiempo transcurrido hasta la recurrencia de los síntomas de psicosis es muy variable después de la interrupción de los fármacos antipsicóticos. El tiempo promedio para las recaídas en pacientes estables con esquizofrenia que interrumpen el medicamento es de seis meses. La clozapina es una excepción, porque la recaída después de la suspensión suele ser rápida e intensa. Por consiguiente, la clozapina nunca debe interrumpirse en forma abrupta, a menos que se requiera desde el punto de vista clínico por fármacos, en particular la quetiapina, para promover el inicio del sueño y su mantenimiento, aunque no hay indicación aprobada para tal uso.

Los individuos con enfermedades psiquiátricas que reciben antipsicóticos, incluso a dosis reducidas, advierten una menor productividad que se califica por medio de diversas pruebas psicomotoras y psicométricas. Sin embargo, los individuos con psicosis pueden mostrar en realidad mejoría de su desempeño conforme se alivian. La capacidad de los fármacos antipsicóticos atípicos de mejorar algunos aspectos de la cognición en pacientes con esquizofrenia y trastorno bipolar es tema de controversia. Algunos individuos experimentan mejoría notoria y por ese motivo debería valorarse el estado cognitivo en todos aquellos con esquizofrenia y considerar el intento terapéutico con un antipsicótico atípico, incluso si los síntomas positivos son bien controlados con antipsicóticos típicos.

E. Efectos electroencefalográficos

Los fármacos antipsicóticos producen cambios en el trazo electroencefalográfico (EEG) con lentificación y aumento de la sincronización. La disminución de la velocidad (hipersincronía) algunas veces es focal o unilateral, lo que podría llevar a efectuar interpretaciones diagnósticas erróneas. Tanto la frecuencia como la amplitud de los cambios inducidos por los fármacos psicotrópicos son muy aparentes y se pueden cuantificar por técnicas electrofisiológicas complejas. Algunos neurolépticos reducen el umbral de las convulsiones e inducen patrones de EEG característicos de los trastornos convulsivos; no obstante, con una titulación cuidadosa de la dosis, la mayor parte de esos fármacos se puede usar con seguridad en pacientes epilépticos.

F. Efectos endocrinos

Los fármacos antipsicóticos típicos más antiguos, así como la risperidona y la paliperidona, producen efectos adversos notorios por elevación de la prolactina; véanse los efectos adversos, más adelante. Los antipsicóticos más recientes, como olanzapina, quetiapina y aripiprazol, no causan aumentos de la prolactina o éstos son mínimos y reducen el riesgo de disfunción del sistema extrapiramidal y discinesia tardía, lo que refleja un *menor* antagonismo de los receptores D_2.

G. Efectos cardiovasculares

Las fenotiazinas de baja potencia causan a menudo hipotensión ortostática y taquicardia. La presión sanguínea media, la resistencia periférica y el volumen sistólico disminuyen. Estos efectos son predecibles a partir de las acciones autónomas de tales fármacos (cuadro 29-2). Se han registrado ECG anormales, en especial con tioridazina. Los cambios incluyen prolongación del intervalo QT y configuraciones anormales de los segmentos ST y de las ondas T. Dichos cambios se revierten con facilidad al interrumpir la administración del fármaco. Sin embargo, la tioridazina *no* se vincula con un mayor riesgo de taquicardia ventricular polimorfa en entorchado que otros antipsicóticos típicos, en tanto que el haloperidol, que no aumenta el QT_c, sí lo hace.

Entre los antipsicóticos atípicos más recientes, la prolongación del intervalo QT o QT_c ha recibido mucha atención. Puesto que se creía que se acompañaba de un mayor riesgo de arritmias peligrosas, se ha postergado el registro del sertindol, mientras que la ziprasidona y la quetiapina se acompañan de notas precautorias. Sin embargo, no hay pruebas de que esto se traduzca en realidad en una mayor incidencia de arritmias.

H. Pruebas de detección en animales

La inhibición de la conducta condicionada de evitación (pero no la no condicionada) es una de las pruebas más predictivas de la actividad antipsicótica. Otra es la inhibición de la conducta estereotipada inducida por anfetaminas o apomorfina. Otras pruebas que pueden predecir la acción antipsicótica son: disminución de la conducta exploratoria sin sedación indebida, inducción de un estado cataléptico, inhibición de la autoestimulación intracraneal de zonas de recompensa y prevención del vómito inducido por apomorfina. La mayor parte de esas pruebas es difícil de relacionar con algún modelo de psicosis clínica.

La psicosis producida por fenciclidina (PCP) se ha usado como modelo de esquizofrenia. Puesto que este fármaco es un antagonista del receptor del glutamato, NMDA, se han hecho intentos por perfeccionar fármacos antipsicóticos que actúen como agonistas de NMDA. También se han sugerido como objetivos potenciales de antagonismo el receptor sigma y el de tipo b de la colecistocinina (CCK_b). Hasta ahora, los modelos basados en el receptor de NMDA se han enfocado en fármacos que regulan la secreción de glutamato como posibles antipsicóticos. Los agonistas inversos de $5\text{-}HT_{2A}$, como pimavanserina, ritanserina y M100907, son inhibidores potentes de la actividad locomotora inducida por PCP, en tanto que los antagonistas de D_2 son en comparación relativamente débiles. Por consiguiente, los fármacos antipsicóticos atípicos que actúan como antagonistas de $5\text{-}HT_{2A}$ parecen mucho más potentes que los antipsicóticos típicos en los modelos de PCP.

FARMACOLOGÍA CLÍNICA DE LOS ANTIPSICÓTICOS

Indicaciones

A. Indicaciones psiquiátricas

La **esquizofrenia** es la principal indicación de los antipsicóticos, que también son muy utilizados en pacientes con el trastorno bipolar psicótico (BP1), la depresión psicótica y la depresión resistente al tratamiento.

Las formas **catatónicas** de la esquizofrenia se tratan mejor con benzodiazepinas intravenosas. Se pueden requerir fármacos antipsicóticos para tratar los componentes psicóticos de esa forma de enfermedad, y son aún el principal recurso terapéutico para el trastorno. Por desgracia, muchos pacientes muestran poca respuesta y casi ninguno una respuesta completa.

Los fármacos antipsicóticos también están indicados para los **trastornos esquizoafectivos**, que comparten características de la esquizofrenia y los trastornos afectivos. No se ha demostrado de manera confiable una diferencia fundamental entre esos dos diagnósticos. Es más probable que formen parte de un espectro con el trastorno psicótico bipolar. Los aspectos psicóticos de la enfermedad requieren tratamiento con fármacos antipsicóticos, que podrían usarse con otros, como antidepresivos, litio o ácido valproico. La fase maniaca del **trastorno afectivo bipolar** requiere con frecuencia tratamiento con antipsicóticos, si bien el litio o el ácido valproico complementados con benzodiazepinas de alta potencia (p. ej., lorazepam o clonazepam) pueden ser suficientes en los casos más leves. Estudios controlados recientes respaldan la eficacia de la monoterapia con antipsicóticos atípicos en la fase aguda (hasta de cuatro semanas) de la manía. El aripiprazol, olanzapina, quetiapina, risperidona y ziprasidona han recibido aprobación para el tratamiento de diversas fases del trastorno bipolar. Son más efectivos durante la fase maniaca y para el tratamiento de mantenimiento.

Conforme cede la manía, puede retirarse el fármaco antipsicótico, si bien el tratamiento de mantenimiento con estos fármacos se ha vuelto más frecuente. Los estados de excitación no maniaca también pueden tratarse con antipsicóticos, muchas veces en combinación con benzodiazepinas.

Otras indicaciones para el uso de antipsicóticos incluyen el **síndrome de Tourette**, trastornos de la conducta de los pacientes con **enfermedad de Alzheimer**, y la **depresión psicótica**, que es inducida por antidepresivos. Los antipsicóticos no están indicados para el tratamiento de varios síndromes de abstinencia, como la de opioides. Se han recomendado los fármacos antipsicóticos (en forma incorrecta) en dosis pequeñas para el alivio de la ansiedad relacionada con trastornos emocionales menores. Se prefieren los sedantes ansiolíticos (cap. 22) en términos de seguridad y aceptabilidad para los pacientes.

B. Indicaciones no psiquiátricas

Casi todos los fármacos antipsicóticos típicos más antiguos, con excepción de la tioridazina, tienen un notable efecto **antiemético**. Dicha acción se debe al bloqueo del receptor de dopamina, tanto al nivel central (en la zona desencadenante de quimiorreceptores del bulbo raquídeo), como en la periferia (sobre los receptores en el estómago). Algunos fármacos, como proclorperazina y benzquinamida, se comercializan sólo como antieméticos.

Las fenotiazinas con cadenas laterales más cortas tienen considerable actividad de **antagonismo del receptor H_1** y se han usado para el alivio del prurito o, como en el caso de la prometazina, como sedantes preoperatorios. El droperidol es una butirofenona que se utiliza en combinación con un opioide, el fentanilo, en la **neuroleptoanestesia**. El uso de estos fármacos en la práctica de la anestesia se describe en el capítulo 25.

Selección de fármacos

La selección de fármacos antipsicóticos se basa sobre todo en las diferencias en los efectos adversos y las probables variaciones en cuanto a eficacia. Puesto que el uso de los fármacos más antiguos es aún amplio, en especial en pacientes tratados en el sector público, todavía es importante el conocimiento de fármacos como la clorpromazina y el haloperidol. En consecuencia, el médico debe conocer a un miembro de cada una de las tres subfamilias de fenotiazinas, un miembro del grupo de tioxanteno y butirofenona, y todos los compuestos más recientes: clozapina, risperidona, olanzapina, quetiapina, ziprasidona y aripiprazol. Cada uno puede tener beneficios especiales en pacientes selectos. En el cuadro 29-3 se muestra un grupo representativo de fármacos antipsicóticos.

CUADRO 29-3 Algunos fármacos antipsicóticos representativos

Clase farmacológica	Fármaco	Ventajas	Desventajas
Fenotiazinas			
Alifáticas	Clorpromazina[1]	Genérica, barata	Muchos efectos adversos, en especial autónomos
Piperidina	Tioridazina[2]	Ligero síndrome extrapiramidal; genérica	Límite de 800 mg/día; no hay forma parenteral; cardiotoxicidad
Piperazina	Flufenazina[3]	También se dispone de una forma de depósito (enantato, decanoato)	Aumento de la discinesia tardía (?)
Tioxanteno	Tiotixeno	También se dispone de una forma parenteral; disminución de la discinesia tardía (?)	Inciertas
Butirofenona	Haloperidol	También se dispone de una forma parenteral; genérico	Síndrome extrapiramidal grave
Dibenzoxazepina	Loxapina	Sin aumento de peso (?)	Inciertas
Dibenzodiazepina	Clozapina	Puede beneficiar a los pacientes resistentes al tratamiento; poca toxicidad extrapiramidal	Puede causar agranulocitosis hasta en 2% de los pacientes; disminución del umbral de convulsiones relacionado con la dosis
Bencisoxazol	Risperidona	Amplia eficacia; poca o ninguna disfunción del sistema extrapiramidal a dosis baja	Disfunción del sistema extrapiramidal e hipotensión con dosis más altas
Tienobenzodiazepina	Olanzapina	Eficaz contra los síntomas negativos, así como los positivos; poca o ninguna disfunción del sistema extrapiramidal	Aumento de peso; disminución del umbral de convulsiones relacionado con la dosis
Dibenzotiazepina	Quetiapina	Similar a olanzapina; tal vez menor aumento de peso	Puede requerir dosis altas si hay hipotensión vinculada; $t_{1/2}$ breve y dosificación cada 12 h
Dihidroindolona	Ziprasidona	Tal vez menos aumento de peso respecto de clozapina; se cuenta con una forma parenteral	Prolongación de QT_c
Dihidrocarbostirilo	Aripiprazol	Menor propensión al aumento de peso, mayor semivida, mecanismo novedoso potencial	Inciertas, posibles toxicidades nuevas

[1]Otras fenotiazinas alifáticas: promazina, triflupromazina.

[2]Otras fenotiazinas piperidínicas: piperacetazina, mesoridazina.

[3]Otras fenotiazinas piperazínicas: acetofenazina, perfenazina, carfenazina, proclorperazina, trifluoperazina.

complicaciones frecuentes del tratamiento con clorpromazina y mesoridacina, deben tratarse con un cambio a fármacos que tengan acciones menos notorias de bloqueo de receptores adrenérgicos.

D. Efectos metabólicos y endocrinos

El aumento de peso es muy frecuente, en especial con clozapina y olanzapina, y requiere vigilancia de la ingestión de alimentos, en especial los carbohidratos. Puede presentarse hiperglucemia, pero aún no se dilucida si es secundaria al aumento de peso vinculado con la resistencia a la insulina o a otros mecanismos potenciales. Tal vez se presente hiperlipidemia. El tratamiento del aumento de peso, la resistencia a la insulina y el incremento de las concentraciones de lípidos debe incluir vigilancia del peso en cada consulta y medición de la glucemia y lípidos en ayuno a intervalos de tres a seis meses. La cuantificación de hemoglobina A_{1C} puede ser útil cuando es imposible asegurarse de obtener una glucemia en ayuno. Se ha comunicado cetoacidosis diabética en unos cuantos casos. La razón de triglicéridos:HDL debe ser menor de 3.5 en las muestras en ayuno. Las cifras más altas indican mayor riesgo de enfermedad cardiovascular ateroesclerótica.

La hiperprolactinemia en las mujeres causa el síndrome de amenorrea-galactorrea e infecundidad; en varones produce pérdida de la libido, impotencia y tal vez infecundidad. La hiperprolactinemia puede ocasionar osteoporosis, en particular en mujeres. Si no está indicada la disminución de la dosis o es ineficaz para controlar este patrón, puede estar indicado el cambio a uno de los antipsicóticos atípicos que no incrementen las concentraciones de prolactina, por ejemplo aripiprazol.

E. Reacciones tóxicas o alérgicas

La agranulocitosis, ictericia colestásica y erupciones cutáneas rara vez ocurren con los fármacos antipsicóticos de alta potencia utilizados hasta la fecha.

A diferencia de otros antipsicóticos, la clozapina causa agranulocitosis en un número pequeño pero significativo de individuos, casi 1 a 2% de los tratados. Este efecto grave, en potencia letal, puede aparecer con rapidez, por lo general entre la sexta y la decimoctava semana de tratamiento. No se sabe si representa una reacción inmunitaria pero al parecer es reversible al interrumpir la administración del fármaco. *En virtud del riesgo de agranulocitosis, los pacientes que reciben clozapina deben ser objeto de recuentos hematológicos semanales durante los primeros seis meses de tratamiento y a continuación cada tres semanas.*

F. Complicaciones oculares

Los depósitos en las porciones anteriores del ojo (córnea y cristalino) son una complicación frecuente del tratamiento con clorpromazina. Pueden acentuar el proceso normal de envejecimiento del cristalino. La tioridazina es el único fármaco antipsicótico que causa depósitos en la retina y en casos avanzados puede simular una retinitis pigmentosa. Los depósitos suelen vincularse con "visión de color marrón". La dosis máxima de tioridazina se ha limitado a 800 mg/día para reducir la posibilidad de esa complicación.

G. Toxicidad cardiaca

La tioridazina a dosis mayores de 300 mg diarios casi siempre se vincula con anomalías menores de las ondas T, que se corrigen con facilidad. Las sobredosis de tioridazina se relacionan con arritmias ventriculares graves, como taquicardia ventricular polimorfa en entorchado, bloqueo de la conducción cardiaca y muerte súbita; no se sabe si la tioridazina puede causar esos mismos trastornos cuando se utiliza a dosis terapéuticas. En vista de los posibles efectos aditivos antimuscarínicos y similares a los de la quinidina de varios antidepresivos tricíclicos, la tioridazina debe combinarse con mucho cuidado con estos últimos. Entre los antipsicóticos atípicos, la ziprasidona representa el máximo riesgo de prolongación del intervalo QT y por tanto no debe combinarse con otros fármacos que prolongan el intervalo QT, incluidos tioridazina, pimocida y fármacos antiarrítmicos de los grupos 1A o 3. La clozapina se vincula algunas veces con miocarditis y debe interrumpirse si ésta se manifiesta. Es frecuente la muerte súbita por arritmias en la esquizofrenia. No siempre tiene relación con fármacos y no hay estudios que muestren de forma contundente un mayor riesgo con algunos en particular. La vigilancia de la prolongación de QT_c ha mostrado poca utilidad, a menos que las cifras aumenten a más de 500 ms y que esto se manifieste en múltiples registros del ritmo o en un estudio con el aparato de vigilancia Holter. Un estudio de 20 000 pacientes de ziprasidona en comparación con olanzapina mostró riesgo mínimo o no aumentado de taquicardia ventricular polimorfa en entorchado o muerte súbita en pacientes que se distribuyeron en forma aleatoria para recibir ziprasidona.

H. Uso durante el embarazo; dismorfogénesis

Aunque los fármacos antipsicóticos parecen relativamente seguros durante el embarazo, puede pasarse por alto un pequeño aumento del riesgo de teratogénesis. Las preguntas acerca de usar estos fármacos durante el embarazo o producir un aborto cuando el feto ya ha estado expuesto deben responderse de manera individual. Si una embarazada puede tratar de estar libre de fármacos antipsicóticos durante el embarazo, es deseable por sus efectos sobre los neurotransmisores que intervienen en el neurodesarrollo.

I. Síndrome neuroléptico maligno

Este trastorno que pone en riesgo la vida se presenta en personas en extremo sensibles a los efectos extrapiramidales de los antipsicóticos (cap. 16). El síntoma inicial es una rigidez muscular notoria. Si se altera la sudación, como ocurre a menudo durante el tratamiento con fármacos anticolinérgicos, tal vez aparezca fiebre, que alcanza con frecuencia cifras peligrosas. La leucocitosis y la fiebre alta vinculadas con este síndrome pueden sugerir en forma errónea un proceso infeccioso. A menudo se encuentra inestabilidad autónoma con alteración de la presión sanguínea y la frecuencia cardiaca.

La concentración de creatina cinasa de tipo muscular suele estar elevada, lo que refleja daño muscular. Se cree que este síndrome es producto de un bloqueo excesivamente rápido de los receptores postsinápticos de dopamina. A continuación ocurre una forma grave de síndrome extrapiramidal. En etapas tempranas de la evolución es digno de mención el tratamiento vigoroso de este síndrome con fármacos antiparkinsonianos. Los relajantes musculares, en particular el diazepam, son casi siempre útiles. Otros relajantes musculares, como el dantroleno o los agonistas de dopamina como la bromocriptina, cuentan con informes de utilidad. Si hay fiebre debe intentarse el enfriamiento del paciente con medidas físicas. Hoy se reconocen varias formas menores de este síndrome. Está indicado el cambio a un antipsicótico atípico después de la recuperación.

Interacciones farmacológicas

Los antipsicóticos producen interacciones farmacodinámicas más importantes que las farmacocinéticas, debido a sus múltiples efectos.

Son posibles efectos aditivos cuando estos fármacos se combinan con otros que tienen efectos sedantes, acción de bloqueo de receptores adrenérgicos α, efectos anticolinérgicos y, con respecto a la tioridazina y ziprasidona, actividad similar a la de la quinidina.

Se han comunicado diversas interacciones farmacocinéticas, pero ninguna de importancia clínica.

Sobredosis

Las intoxicaciones con antipsicóticos (a diferencia de los antidepresivos tricíclicos) rara vez son letales, con excepción de las debidas a mesoridazina y tioridazina. En general, la somnolencia avanza hasta el coma, con un periodo intermedio de agitación. La excitabilidad neuromuscular puede estar aumentada y progresar a las convulsiones. Las pupilas presentan miosis y los reflejos tendinosos profundos están atenuados. La regla es hipotensión e hipotermia, aunque puede haber fiebre en etapas posteriores de la evolución. Los efectos letales de mesoridazina y tioridazina tienen relación con la inducción de taquiarritmias ventriculares. Los pacientes deben recibir el tratamiento usual de "ABCD" para las intoxicaciones (cap. 58) y medidas de mantenimiento. El tratamiento de las sobredosis de tioridazina y mesoridazina que se complican con arritmias cardiacas es similar al correspondiente de los antidepresivos tricíclicos (cap. 30).

Tratamiento psicosocial y alivio cognitivo

Los pacientes con esquizofrenia necesitan respaldo psicológico con base en las actividades de la vida diaria, entre ellas las actividades cotidianas, actividades sociales, retorno a la escuela, obtención de un nivel óptimo del trabajo de que pueden ser capaces y restablecimiento de las interacciones sociales. Por desgracia, los recursos para este componente terapéutico crucial se han vuelto mínimos en años recientes. Los servicios de atención y tratamiento de los pacientes son parte vital del programa terapéutico que debe proveerse a los afectados por la esquizofrenia. Los sujetos con su primera crisis requieren en particular ese apoyo porque a menudo niegan su enfermedad y no tienen apego al tratamiento.

Beneficios y limitaciones del tratamiento farmacológico

Como se señaló al inicio de este capítulo, los fármacos antipsicóticos han tenido un efecto importante en el tratamiento psiquiátrico. En primer término, han llevado a la vasta mayoría de pacientes a la transición de una hospitalización de largo plazo al tratamiento en la comunidad. Para muchos, ese cambio ha proporcionado una mejor calidad de vida bajo circunstancias más humanas y en muchos casos ha hecho posible la vida sin el uso frecuente de restricciones físicas. Para otros, la tragedia de una existencia sin objetivos ahora se observa en las calles de las comunidades más bien que en las instituciones mentales.

En segundo término, estos fármacos antipsicóticos han cambiado en gran medida el pensamiento psiquiátrico hacia una orientación más biológica. En parte debido a la estimulación de la investigación por los efectos de estos fármacos sobre la esquizofrenia, se sabe hoy mucho más acerca de la fisiología y farmacología del sistema nervioso central que antes de la introducción de estos compuestos. Sin embargo, a pesar de la amplia investigación, la esquizofrenia es todavía un misterio científico y un desastre personal para el paciente. Pese a que casi todos los sujetos con esquizofrenia adquieren un grado de beneficio de estos fármacos, en algunos casos sustancial, ninguno está bien hecho para ellos.

■ LITIO, FÁRMACOS ESTABILIZADORES DEL ESTADO DE ÁNIMO Y OTROS TRATAMIENTOS PARA EL TRASTORNO BIPOLAR

El trastorno bipolar, alguna vez conocido como enfermedad maniaco-depresiva, se concibió como un trastorno psicótico diferente de la esquizofrenia a fines del siglo XIX, antes de que estos trastornos se consideraran parte de un continuo. Es irónico que la mayor parte de las pruebas señale hoy que hay una superposición importante de los trastornos. Esto no significa que no haya diferencias fisiopatológicas importantes o que algunos tratamientos farmacológicos tengan diferente eficacia en los trastornos. De acuerdo con la publicación *DSM-IV* son entidades patológicas separadas, mientras la investigación continúa definiendo las dimensiones de los padecimientos y sus marcadores genéticos y biológicos.

El litio fue el primer fármaco que mostró utilidad para el tratamiento de la fase maniaca del trastorno bipolar, que no era un fármaco antipsicótico. El litio no tiene uso conocido en la esquizofrenia y aún se utiliza para la enfermedad de fase aguda así como en la prevención de las crisis maniaca y depresiva recurrentes.

Otro grupo de fármacos estabilizantes de estado de ánimo son los anticonvulsivos, que también se han empleado más que el litio, incluidos la **carbamazepina** y el **ácido valproico**, para el tratamiento de la manía aguda y para la prevención de su recurrencia. La **lamotrigina** tiene aprobación de uso para la prevención de recurrencias. La **gabapentina**, **oxcarbazepina** y **topiramato** se usan algunas veces para tratar el trastorno bipolar pero no tienen aprobación de la FDA para esa indicación. **Aripiprazol**, **clorpromazina**, **olanzapina**, **quetiapina**, **risperidona** y **ziprasidona** son aprobados por la FDA para el tratamiento de la fase maniaca del trastorno bipolar. La olanzapina más la fluoxetina en combinación y la quetiapina tienen aprobación para uso en el tratamiento de la depresión bipolar.

Naturaleza del trastorno bipolar afectivo

El trastorno bipolar afectivo (maniaco-depresivo) ocurre en 1 a 3% de la población adulta. Puede también iniciarse en la niñez, pero la mayoría de los pacientes se diagnostica en el tercer y cuarto decenios de la vida. Los síntomas graves del trastorno bipolar en fase maniaca son excitación, hiperactividad, impulsividad, desinhibición, agresión, disminución de la necesidad de sueño, síntomas psicóticos en algunos pacientes (no todos) y alteración cognitiva. La depresión en los enfermos bipolares es muy similar a la de la depresión mayor, con características clave de estado de ánimo deprimido, variación diurna, trastornos del sueño, ansiedad y en ocasiones síntomas psicóticos. También se observan síntomas maniacos y depresivos mixtos. Los pacientes con trastorno bipolar tienen alto riesgo de suicidio.

La secuencia, el número y la intensidad de las crisis maniacas y depresivas son muy variables. Se desconoce la causa de los cambios de ánimo característicos del trastorno afectivo bipolar, aunque puede estar presente una preponderancia de la actividad relacionada con las catecolaminas. Los fármacos que aumentan esa actividad tienden a exacerbar la manía, en tanto que aquellos que atenúan la actividad de la dopamina y la noradrenalina la alivian. También pueden participar acetilcolina y glutamato. La naturaleza del cambio abrupto de manía a depresión experimentado por algunos pacientes es incierta. El trastorno bipolar tiene un fuerte componente familiar y hay pruebas abundantes de que está determinado de forma genética.

Muchos de los genes que aumentan la vulnerabilidad al trastorno bipolar son comunes a los de la esquizofrenia, pero algunos parecen exclusivos de cada trastorno. Los estudios de asociación de todo el genoma del trastorno bipolar psicótico han mostrado enlace repetido con los cromosomas 8p y 13q. Varios genes han mostrado vínculo con el trastorno bipolar y con las manifestaciones psicóticas, así como con la esquizofrenia. Éstos incluyen los genes para la disbindina, *DAOA/G30*, el gen alterado de la esquizofrenia-1 (*DISC-1*) y la neurregulina 1.

FARMACOLOGÍA BÁSICA DEL LITIO

El primer uso del litio con fines terapéuticos empezó a mediados del siglo XIX para el tratamiento de la gota. Se utilizó por un lapso breve como sustituto del cloruro de sodio en los pacientes hipertensos durante el decenio de 1940, pero se comprobó que era demasiado tóxico para utilizarlo sin supervisión. En 1949, Cade descubrió que el litio era un tratamiento eficaz para el trastorno bipolar, lo que suscitó una serie de estudios con grupo testigo que confirmaron su eficacia como monoterapia para la fase maniaca del trastorno bipolar.

Farmacocinética

El litio es un catión monovalente pequeño. Su farmacocinética se resume en el cuadro 29-5.

CUADRO 29–5 Farmacocinética del litio

Absorción	Casi completa en 6 a 8 h; cifras plasmáticas máximas en 30 min a 2 h
Distribución	En el agua corporal total; ingreso lento al compartimiento intracelular. El volumen de distribución inicial es de 0.5 L/kg que aumenta a 0.7 a 0.9 L/kg; ocurre algún secuestro en el hueso. No hay unión a proteínas
Metabolismo	Ninguna
Excreción	Casi por completo en la orina. La depuración del litio es de casi 20% de la correspondiente de creatinina. La semivida en plasma es de casi 20 horas
Concentración blanco en plasma	0.6 a 1.4 meq/L
Dosis	0.5 meq/kg/día en dosis divididas

Farmacodinamia

A pesar de una investigación considerable, la base bioquímica de los tratamientos estabilizadores de estado de ánimo, incluidos el litio y los anticonvulsivos, no se conoce del todo. El litio inhibe en forma directa dos vías de transducción de señales. Suprime las señales de inositol por agotamiento intracelular de éste e inhibe la cinasa-3 de la sintasa de glucógeno (GSK-3), una proteína cinasa multifuncional. La GSK-3 es componente de diversas vías de señalización intracelulares, que incluyen las de insulina/factor de crecimiento similar a la insulina, factor neurotrófico derivado del cerebro (BDNF) y la vía de señal Wnt. Todas ellas llevan a la inhibición de GSK-3. Esta última fosforila a la catenina β, como resultado de la interacción con factores de transcripción. Las vías facilitadas de esa forma regulan el metabolismo energético, proveen neuroprotección y aumentan la plasticidad neurológica.

Los estudios de la enzima oligopeptidasa de prolilo y el trasportador de mioinositol sódico respaldan un mecanismo de agotamiento del inositol para la acción de estabilización del estado de ánimo. El ácido valproico puede disminuir en forma directa la actividad de GSK-3 y aumentar la expresión genética por inhibición de la desacetilasa de histonas. El ácido valproico también inhibe las señales del inositol a través de un mecanismo de agotamiento de éste. No hay datos de la inhibición de GSK-3 por la carbamazepina, un antiepiléptico que estabiliza el ánimo. Por el contrario, este fármaco altera la morfología neuronal a través de un mecanismo de agotamiento del inositol, como se observa con el litio y el ácido valproico. Los estabilizadores del estado de ánimo pueden también tener efectos indirectos sobre los neurotransmisores y su emisión.

A. Efectos sobre los electrólitos y el transporte de iones

El litio tiene estrecho vínculo con el sodio y sus propiedades. Puede sustituir al sodio en la generación de potenciales de acción y en el intercambio de Na^+-Na^+ a través de la membrana. Inhibe este último proceso; esto es, el intercambio Li^+-Na^+ se hace gradualmente más lento después de introducir el litio al cuerpo. A concentraciones terapéuticas (casi 1 mmol/L), no afecta de manera significativa al intercambiador de Na^+-Ca^{2+} o la bomba de Na^+/K^+-ATPasa.

B. Efectos sobre segundos mensajeros

Algunas de las enzimas afectadas por el litio se enumeran en el cuadro 29-6. Uno de los efectos mejor definidos de litio es su acción sobre los fosfatos de inositol. Los primeros estudios del litio mostra-

CUADRO 29–6 Enzimas afectadas por el litio a concentraciones terapéuticas

Enzima	Función enzimática: acción del litio
Monofosfatasa de inositol	La enzima limitante en el reciclaje del inositol inhibido por litio produce agotamiento del sustrato para la producción de IP_3 (fig. 29-4)
Fosfatasa del polifosfato 1 de inositol	Otra enzima del reciclado del inositol inhibida por el litio que da lugar a agotamiento del sustrato en la producción de IP_3 (fig. 29-4)
Nucleotidasa del bisfosfato	Interviene en la producción de AMP; inhibida por el litio; puede ser la causa de diabetes insípida nefrógena inducida por litio
Bifosfatasa de fructosa-1,6	Participa en la gluconeogénesis; la inhibición por el litio es de importancia desconocida
Fosfoglucomutasa	Participa en la glucogenólisis; la inhibición por el litio es de importancia desconocida
Cinasa-3 de la sintasa de glucógeno	Enzima activa constitutiva que parece limitar los procesos neurotrófico y neuroprotector; el litio la inhibe

AMP, monofosfato de adenosina; IP_3, 1,4,5-trifosfato de inositol.

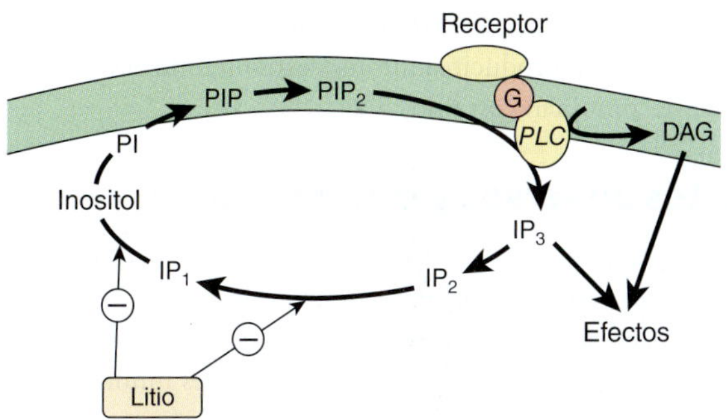

FIGURA 29–4 Efecto del litio sobre el sistema de segundos mensajeros de IP_3 (trifosfato de inositol) y DAG (diacilglicerol). El esquema muestra la membrana sináptica de una neurona (PIP_2, 4,5-difosfato de fosfatidilinositol; PLC, fosfolipasa-C; G, proteína acopladora; Efectos, activación de la proteína cinasa C, movilización del Ca^{2+} intracelular, etc.) El litio, por inhibición del reciclado de los sustratos de inositol, puede causar agotamiento del PIP_2, fuente importante de segundos mensajeros, y por tanto disminuir la secreción de IP_3 y DAG. El litio también puede actuar por otros mecanismos.

ron cambios en la cifra de fosfato de inositol cerebral, pero no se observó el significado de esos cambios hasta que se dilucidaron las participaciones del inositol-1,4,5-trifosfato (IP_3) y diacilglicerol (DAG). Como se describe en el capítulo 2, el trifosfato de inositol y el diacilglicerol son segundos mensajeros importantes para la transmisión adrenérgica α y muscarínica. El litio inhibe a la monofosfatasa de inositol (IMPasa) y otras enzimas importantes en el reciclaje normal de los fosfoinosítidos de membrana, incluida la conversión de IP_2 (difosfato de inositol) a IP_1 (monofosfato de inositol) y la conversión de IP_1 en inositol (fig. 29-4). Este bloqueo lleva al agotamiento del inositol libre y por último de 4,5-difosfato de fosfatidilinositol (PIP_2), el precursor de IP_3 y DAG en la membrana. Con el tiempo, los efectos de los trasmisores sobre las células disminuyen en proporción al grado de actividad en las vías dependientes de PIP_2. Se ha postulado que la actividad de esas vías aumenta en gran medida durante una crisis de manía. Es previsible que el tratamiento con litio reduzca la actividad en esos circuitos.

Los estudios de los efectos noradrenérgicos en tejido cerebral aislado indican que el litio puede inhibir la adenililciclasa sensible a la noradrenalina. Tal efecto podría relacionarse con su actividad antidepresiva y antimaniaca. A la fecha se desconoce la relación de tales efectos sobre las acciones del litio en los mecanismos de IP_3.

Puesto que el litio afecta sistemas de segundos mensajeros que intervienen en la activación de la adenililciclasa y el recambio de fosfoinositol, no es de sorprender que las proteínas G también se afecten. Varios estudios sugieren que el litio puede desacoplar a los receptores de sus proteínas G; en realidad, dos de los efectos secundarios más frecuentes del litio, oliguria e hipotiroidismo subclínico, pueden deberse al desacoplamiento de los receptores de la vasopresina y la hormona estimulante de la tiroides (TSH) respecto de sus proteínas G.

La principal hipótesis de trabajo actual del mecanismo terapéutico de acción del litio supone que sus efectos sobre el recambio de fosfoinositol llevan a una disminución relativa temprana del mioinositol en el cerebro humano y son parte de una cascada inicial de cambios intracelulares. Los efectos en las isoformas específicas de la proteína cinasa C pueden ser de importancia máxima. Las alteraciones de la señal mediada por la proteína cinasa C alteran la expresión genética y la producción de proteínas participantes en episodios neuroplásticos prolongados que podrían subyacer a una estabilización del ánimo a largo plazo.

FARMACOLOGÍA CLÍNICA DEL LITIO

Trastorno afectivo bipolar

Hasta fecha reciente se prefería en forma universal el carbonato de litio como tratamiento del trastorno bipolar, en especial en la fase maniaca. Con la aprobación del valproato, aripiprazol, olanzapina, quetiapina, risperidona y ziprasidona para esa indicación, un porcentaje más pequeño de pacientes bipolares recibe ahora litio. Tal tendencia se refuerza por el inicio lento de acción del litio, que a menudo ha sido complementado con la administración simultánea de fármacos antipsicóticos o benzodiazepinas potentes en pacientes con manía grave. La tasa de éxito global para alcanzar la remisión de la fase maniaca del trastorno bipolar puede ser hasta de 80%, pero menor en pacientes que requieren hospitalización. Se aplica una situación similar al tratamiento de mantenimiento, que tiene casi 60% de eficacia global, pero ésta es menor en individuos con enfermedad grave. Estas consideraciones han llevado a usar en mayor proporción el tratamiento combinado en casos graves. Después de controlar la manía se puede interrumpir el fármaco antipsicótico y continuar las benzodiazepinas y el litio como tratamiento de mantenimiento.

La fase depresiva del trastorno maniaco depresivo requiere a menudo el uso simultáneo de un fármaco antidepresivo (cap. 30). Los antidepresivos tricíclicos se han vinculado con la precipitación de manía, con un ciclo más rápido de cambios del estado de ánimo, aunque la mayoría de los pacientes no muestre su efecto. Los inhibidores selectivos de la recaptación de serotonina tienen menos probabilidad de inducir manía, pero pueden tener eficacia limitada. El bupropión ha mostrado algunos resultados promisorios pero, a semejanza de los antidepresivos tricíclicos, puede inducir manía a dosis mayores. Como se ha demostrado en estudios recientes con grupo testigo, el anticonvulsivo lamotrigina es eficaz para muchos pacientes con depresión bipolar. Para algunos sujetos, este antiguo inhibidor de la monoaminooxidasa puede ser el antidepresivo ideal. La quetiapina y la combinación de olanzapina y fluoxetina se han aprobado para el tratamiento de la depresión bipolar.

A diferencia de los fármacos antipsicóticos antidepresivos que ejercen varias acciones sobre el sistema nervioso central autónomo, el litio a concentración terapéutica carece de efectos de bloqueo autónomo y activadores o sedantes, si bien puede producir náusea y temblor. Es de importancia máxima que el uso profiláctico del litio pueda prevenir tanto la manía como la depresión. Muchos expertos creen que la comercialización intensiva de nuevos fármacos ha producido un cambio inapropiado a aquellos que son menos eficaces que el litio para un número sustancial de pacientes.

Otras aplicaciones

La **depresión endógena recurrente** con un patrón cíclico se controla con litio o imipramina; ambos son superiores al placebo.

El **trastorno esquizoafectivo**, otro proceso patológico con un componente afectivo caracterizado por una mezcla de síntomas esquizofrénicos y depresión o agitación, se trata con fármacos antipsicóticos solos o en combinación con litio. Se agregan varios antidepresivos en presencia de depresión.

El litio solo rara vez tiene éxito para el tratamiento de la **esquizofrenia**, pero su adición a un antipsicótico puede rescatar a un paciente resistente al tratamiento. La carbamazepina puede actuar bien cuando se combina con un fármaco antipsicótico.

Una aplicación interesante del litio, que cuenta con cierto respaldo de estudios con grupo testigo, es como adyuvante de los antidepresivos tricíclicos y los inhibidores selectivos de la recaptación de serotonina (SSRI) en pacientes con **depresión unipolar** que no responden por completo a la monoterapia con un antidepresivo. Para esta aplicación parecen adecuadas las concentraciones de litio en el extremo inferior de los límites para la enfermedad maniaco-depresiva.

Vigilancia del tratamiento

Los médicos dependen de la medición de las concentraciones de litio sérico para valorar tanto la dosis requerida para el tratamiento de la manía aguda como para el mantenimiento profiláctico. Estos parámetros requieren por lo general 10 a 12 h después de la última dosis, de tal modo que todos los datos en las publicaciones relativos a dichas concentraciones reflejan ese intervalo.

Debe realizarse una medición inicial de la concentración sérica de litio casi cinco días después de iniciar el tratamiento, momento en el que se alcanzan condiciones de equilibrio. Si la respuesta clínica sugiere un cambio en la dosis, la simple operación aritmética (la nueva dosis equivale a la dosis actual multiplicada por la concentración sanguínea deseada y dividida entre la concentración sanguínea presente) debe suministrar la concentración deseada. La concentración sérica alcanzada con la dosis ajustada se puede revisar después de transcurridos otros cinco días. Una vez que se ha logrado la concentración deseada se puede cuantificar a intervalos crecientes, a menos que el esquema tenga influencia de una enfermedad intercurrente o la introducción de un nuevo fármaco al programa terapéutico.

Tratamiento de mantenimiento

La decisión de usar litio como tratamiento *profiláctico* depende de muchos factores: la frecuencia e intensidad de las crisis previas, un patrón creciente de aparición y el grado hasta el cual el sujeto desea seguir un programa de tratamiento indefinido de mantenimiento. Si la crisis actual fue la primera del paciente o éste no es confiable, puede interrumpirse el tratamiento después de la desaparición de la crisis. Los individuos que tienen una o más crisis de afección por año son elegibles para el tratamiento de mantenimiento. Aunque algunos se pueden mantener con cifras séricas de 0.6 meq/L, los mejores resultados se han obtenido con cifras más altas, de 0.9 meq/L.

Interacciones farmacológicas

La depuración renal del litio disminuye en casi 25% con el uso de diuréticos (p. ej., tiazidas), y puede ser necesario disminuir la dosis en un grado semejante. Se ha observado una disminución similar en la depuración del litio con varios de los más nuevos fármacos antiinflamatorios no esteroideos que bloquean la síntesis de prostaglandinas. Esta interacción no se ha informado con el ácido acetilsalicílico o el paracetamol. Todos los neurolépticos estudiados a la fecha, con la posible excepción de la clozapina y los antipsicóticos atípicos más recientes, pueden producir síndromes extrapiramidales más intensos cuando se combinan con litio.

Efectos adversos y complicaciones

Muchos efectos adversos vinculados con el tratamiento con litio se presentan en diversos momentos después de su inicio. Algunos son inocuos, pero es importante estar al tanto de los episodios adversos, que pueden representar reacciones tóxicas graves inminentes.

A. Efectos adversos neurológicos y psiquiátricos

El **temblor** es uno de los efectos adversos más frecuentes del tratamiento con litio y se presenta a dosis terapéuticas. El propranolol y el atenolol, que son eficaces para el temblor esencial, también alivian el producido por el litio. Otras anomalías neurológicas comunicadas incluyen coreoatetosis, hiperactividad motora, ataxia, disartria y afasia. Los trastornos psiquiátricos ante concentraciones tóxicas se manifiestan por lo general por confusión mental y abstinencia. La aparición de nuevos síntomas neurológicos o psiquiátricos es una indicación clara de interrumpir el tratamiento con litio en forma transitoria y vigilar con gran cuidado sus cifras séricas.

B. Disminución de la función tiroidea

El litio tal vez atenúe la función tiroidea en la mayoría de los pacientes expuestos, pero el efecto del fármaco es reversible o no progresivo. Pocos individuos presentan crecimiento tiroideo franco y aún menos sufren síntomas de hipotiroidismo. Aunque se han propuesto pruebas tiroideas iniciales seguidas por vigilancia regular de la función tiroidea, tales procedimientos no son rentables. Es prudente la medición de las concentraciones séricas de TSH cada seis a 12 meses.

C. Diabetes insípida nefrógena y otros efectos adversos renales

Son frecuentes la polidipsia y poliuria, pero constituyen alteraciones concomitantes reversibles del tratamiento con litio que se presentan a concentraciones terapéuticas. La principal lesión fisiológica referida es la pérdida de respuesta a la hormona antidiurética (diabetes insípida nefrógena). La diabetes insípida inducida por el litio es resistente a la vasopresina, pero responde a la amilorida.

Existen numerosas publicaciones acerca de otras formas de disfunción renal durante el tratamiento de largo plazo con litio, que incluyen nefritis intersticial crónica, glomerulopatía con cambios mínimos y síndrome nefrótico. Se han encontrado algunos ejemplos de disminución de la tasa de filtración glomerular, pero ninguna de hiperazoemia notoria o insuficiencia renal.

Los pacientes que reciben litio deben evitar la deshidratación y el aumento vinculado de la concentración de litio en orina. Es conveniente hacer pruebas periódicas de la capacidad de concentración renal para detectar cambios.

D. Edema

El edema es un efecto adverso frecuente del tratamiento con litio y puede relacionarse con algún efecto del litio sobre la retención de sodio. Aunque el aumento de peso es de esperar en pacientes que presentan edema, la retención de agua no contribuye al aumento de peso observado hasta en 30% de los individuos que reciben litio.

E. Efectos cardiacos adversos

El síndrome de bradicardia-taquicardia ("de seno enfermo") es una contraindicación definitiva del uso de litio porque el ion deprime aún más al nódulo sinusal. A menudo se observa aplanamiento de la onda T en el ECG, pero es de importancia cuestionable.

F. Usos durante el embarazo

La depuración renal aumenta durante el embarazo y regresa a cifras menores poco después del parto. Una paciente cuya concentración sérica de litio se halla dentro de límites terapéuticos adecuados durante el embarazo puede mostrar cifras tóxicas después del parto. Se requiere atención especial a la vigilancia de la concentración de litio en esos momentos. El litio se transfiere a los lactantes en la leche, donde tiene una concentración de casi 33 a 50% respecto de la sérica materna. La toxicidad por litio en el recién nacido se manifiesta por letargo, cianosis, succión deficiente, reflejo de Moro y tal vez hepatomegalia.

El tema de la dismorfogénesis inducida por litio no se ha definido aún. Un informe preliminar sugirió aumento de las anomalías cardiacas, en especial la de Ebstein, en niños que recibieron litio y se presenta en el cuadro 59-1 de esta obra. Sin embargo, los datos más recientes sugieren que el litio implica un riesgo relativamente bajo de teratogénesis. Se requiere investigación adicional en este importante tema.

G. Efectos adversos diversos

Se han señalado exantemas acneiformes transitorios en forma temprana en el tratamiento con litio. Algunos de ellos ceden con la interrupción temporal del tratamiento y no recurren con su reinicio. La foliculitis es menos notoria y tal vez se presente más a menudo. Siempre hay leucocitosis durante el tratamiento con litio, lo que quizás refleja un efecto directo sobre la leucopoyesis más que la movilización de leucocitos desde una reserva marginal. Este efecto adverso se ha convertido ahora en un efecto terapéutico en pacientes con cifras bajas de leucocitos.

Sobredosis

Son más frecuentes las sobredosis terapéuticas de litio que las secundarias a la ingestión deliberada o accidental del fármaco. Las sobredosis terapéuticas suelen deberse a la concentración de litio resultante de algún cambio en el estado del paciente, como la disminución del sodio sérico, uso de diuréticos o una función renal fluctuante. Puesto que los tejidos ya se habrán equilibrado con la sangre, la concentración plasmática de litio tal vez no sea muy alta en proporción con el grado de toxicidad; cualquier cifra mayor de 2 meq/L debe considerarse índice de una posible toxicidad. Puesto que el litio es un ion pequeño, se dializa con facilidad. Tanto la diálisis peritoneal como la hemodiálisis son eficaces, si bien se prefiere esta última.

ÁCIDO VALPROICO

El ácido valproico (valproato), que se revisa con detalle en el capítulo 24 como antiepiléptico, ha mostrado tener efectos antimaniacos y hoy en día se utiliza con frecuencia para esa indicación en Estados Unidos. (La gabapentina no es eficaz, lo cual deja sin dilucidar el mecanismo de acción del valproato.) En términos generales, el ácido valproico muestra eficacia equivalente a la del litio durante las primeras semanas de tratamiento. Es significativo que el ácido valproico haya sido eficaz en algunos pacientes que no respondieron al litio. Más aún, su perfil de efectos secundarios es tal que puede aumentarse con rapidez la dosis en unos cuantos días para producir cifras sanguíneas dentro de límites terapéuticos aparentes, con la náusea como único factor limitante en algunos pacientes. La dosis de inicio es de 750 mg/día, con aumento rápido a los límites de 1 500 a 2 000 mg con una dosis máxima recomendada de 60 mg/kg/día.

Tal vez se utilice el tratamiento combinado de ácido valproico con otros compuestos psicotrópicos en cualquiera de las fases de la enfermedad bipolar, que en términos generales es bien tolerada. El ácido valproico es un tratamiento apropiado ideal para la manía, si bien no se sabe si será tan eficaz como el litio como tratamiento de mantenimiento en todos los subgrupos de pacientes. Muchos médicos recomiendan continuar el ácido valproico y el litio en sujetos que no responden por completo a alguno de ellos solo.

CARBAMAZEPINA

La carbamazepina se ha considerado una alternativa razonable al litio cuando este último tiene eficacia menor que la óptima. No se conoce la forma de acción de la carbamazepina; la oxcarbazepina no es eficaz. Se puede usar carbamazepina para tratar la manía aguda y también como tratamiento profiláctico. Los efectos adversos (descritos en el cap. 24) no son en general de importancia y a menudo son menores que los vinculados con el litio. La carbamazepina se puede usar sola o, en pacientes resistentes, en combinación con litio, o rara vez con valproato.

El uso de carbamazepina como estabilizador del estado de ánimo es similar al correspondiente como anticonvulsivo (cap. 24). La dosis suele empezar con 200 mg cada 12 h y aumento según sea necesario. La dosis de mantenimiento es similar a la utilizada para tratar la epilepsia (p. ej., 800 a 1 200 mg/día). Las concentraciones plasmáticas entre 3 y 14 mg/L se consideran deseables, si bien no se han establecido los límites terapéuticos. Las discrasias sanguíneas han figurado de manera notoria entre los efectos adversos de la carbamazepina cuando se usa como anticonvulsivo, pero no han constituido un problema mayor para su uso como estabilizador del estado de ánimo. Las sobredosis de carbamazepina constituyen una urgencia mayor y en general deben tratarse como las sobredosis de antidepresivos tricíclicos (cap. 58).

OTROS FÁRMACOS

Se ha comunicado que la lamotrigina es útil para prevenir la depresión que suele seguir a la fase maniaca del trastorno bipolar. Varios fármacos nuevos están en proceso de investigación para la depresión bipolar, incluido el riluzol, un neuroprotector aprobado para el tratamiento de la esclerosis lateral amiotrófica; la cetamina, un antagonista no competitivo del NMDA, antes descrito como fármaco considerado modelo para la esquizofrenia pero que al parecer produce reforzamiento relativo de la actividad del receptor de AMPA; y los potenciadores del receptor de AMPA.

RESUMEN Fármacos antipsicóticos y litio

Subclase	Mecanismo de acción	Efectos	Aplicaciones clínicas	Farmacocinética, toxicidad, interacciones
FENOTIAZINAS				
• Clorpromazina • Flufenazina • Tioridazina **TIOXANTENO** • Tiotixeno	Bloqueo de receptores D_2 >> receptores 5-HT_{2A}	Bloqueo del receptor α (la flufenazina es la de efecto más débil) • bloqueo de receptores muscarínicos (M) (en especial clorpromazina y tioridazina) • bloqueo del receptor H_1 (clorpromazina, tiotixeno) • depresión del sistema nervioso central (SNC) (sedación) • disminución del umbral de convulsiones • prolongación del intervalo QT (tioridazina)	Psiquiátricas: esquizofrenia (alivia los síntomas positivos), trastorno bipolar (fase maniaca) • no psiquiátricas: antiemético, sedación preoperatoria (prometazina) • prurito	Formas oral y parenteral, semivida prolongada con eliminación dependiente del metabolismo • *Toxicidad:* extensión de los efectos en receptores α y M • bloqueo de receptores de dopamina que puede causar acatisia, distonía, síntomas de parkinsonismo, discinesia tardía e hiperprolactinemia
BUTIROFENONA				
• Haloperidol	Bloqueo de receptores D_2 >> receptores 5-HT_{2A}	Algún bloqueo α, pero mínimo bloqueo de receptores M y mucho menos sedación que las fenotiazinas	Esquizofrenia (alivia los síntomas positivos), trastorno bipolar (fase maniaca), corea de Huntington, síndrome de Tourette	Formas oral y parenteral con eliminación dependiente del metabolismo • *Toxicidad:* la disfunción extrapiramidal es un efecto adverso mayor
ANTIPSICÓTICOS ATÍPICOS				
• Aripiprazol • Clozapina • Olanzapina • Quetiapina • Risperidona • Ziprasidona	Bloqueo de receptores 5-HT_{2A} > bloqueo de receptores D_2	Algo de bloqueo α (clozapina, risperidona, ziprasidona) y bloqueo de receptores M (clozapina, olanzapina) • bloqueo variable de receptores H_1 (todos)	Esquizofrenia: mejora síntomas positivos y negativos • trastorno bipolar (olanzapina o risperidona como adyuvantes del litio) • agitación en las enfermedades de Alzheimer y Parkinson (dosis baja) • depresión mayor (aripiprazol)	*Toxicidad:* agranulocitosis (clozapina), diabetes (clozapina, olanzapina), hipercolesterolemia (clozapina, olanzapina), hiperprolactinemia (risperidona), prolongación de QT (ziprasidona), aumento de peso (clozapina, olanzapina)
LITIO	Mecanismo de acción incierto • suprime las señales del inositol e inhibe a la cinasa-3 de la sintetasa de glucógeno (GSK-3), una proteína cinasa multifuncional	Sin acciones antagonistas significativas sobre receptores del sistema nervioso autónomo o receptores específicos del SNC • sin efectos sedantes	Trastorno afectivo bipolar: el uso profiláctico puede prevenir los cambios de estado de ánimo entre manía y depresión	Absorción oral, eliminación renal • semivida de 20 h • margen terapéutico estrecho (vigilar cifras sanguíneas) • *Toxicidad:* temblor, edema, hipotiroidismo, disfunción renal, arritmias • categoría D durante el embarazo • *Interacciones:* su depuración disminuye con las tiazidas y algunos NSAID
FÁRMACOS MÁS RECIENTES PARA EL TRASTORNO BIPOLAR				
• Carbamazepina • Lamotrigina • Ácido valproico	No se ha definido el mecanismo de acción en el trastorno bipolar (cap. 24 para las acciones en los trastornos convulsivos)	La carbamazepina causa diplopía relacionada con la dosis y ataxia • la lamotrigina causa náusea, mareo y cefalea • el ácido valproico produce malestar gastrointestinal, posible aumento de peso, alopecia	El ácido valproico se usa cada vez más como primera opción en la manía aguda • carbamazepina y lamotrigina también se usan en la manía aguda y para profilaxis en la fase depresiva	Absorción oral • dosificación una vez al día • la carbamazepina forma un metabolito activo • la lamotrigina y el ácido valproico forman conjugados • *Toxicidad:* hematotoxicidad e inducción del metabolismo de fármacos por el sistema P450 (carbamazepina), exantema (lamotrigina), temblor, disfunción hepática, aumento de peso, inhibición del metabolismo de fármacos (ácido valproico)

PREPARACIONES DISPONIBLES

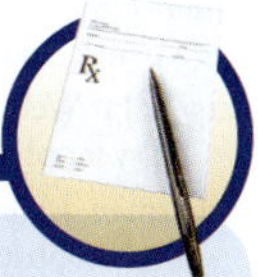

ANTIPSICÓTICOS

Aripiprazol
Oral: comprimidos de 2, 5, 10, 15, 20, 30 mg; solución de 1 mg/ml
Parenteral: 7.5 mg/ml para inyección IM

Asenapina
Oral: tabletas por vía sublingual de 5, 10 mg

Clorpromazina
Oral: comprimidos de 10, 25, 50, 100, 200 mg; concentrado de 100 mg/ml
Rectal: supositorios de 100 mg
Parenteral: 25 mg/ml para inyección IM

Clozapina
Oral: comprimidos de 12.5, 25, 50, 100, 200 mg; comprimidos que se disuelven en la boca de 25, 100 mg

Flufenazina
Oral: comprimidos de 1, 2.5, 5, 10 mg; elíxir de 2.5 mg/5 ml
Parenteral: (HCl de flufenazina): 2.5 mg/ml para inyección IM

Flufenazina, decanoato
Parenteral: 25 mg/ml para inyección IM o SC

Haloperidol
Oral: comprimidos de 0.5, 1, 2, 5, 10, 20 mg; concentrado de 2 mg/ml
Parenteral: 5 mg/ml para inyección IM

Haloperidol, éster
Parenteral: 50, 100 mg/ml para inyección IM

Loxapina
Oral: cápsulas de 5, 10, 25, 50 mg

Molindona
Oral: comprimidos de 5, 10, 25, 50 mg

Olanzapina
Oral: comprimidos de 2.5, 5, 7.5, 10, 15, 20 mg; comprimidos que se disuelven en la boca de 5, 10, 15, 20 mg
Parenteral: 10 mg en polvo inyectable

Paliperidona
Oral: comprimidos de liberación prolongada de 3, 6, 9 mg

Perfenazina
Oral: comprimidos de 2, 4, 8, 16 mg; concentrado de 16 mg/5 ml

Pimocida
Oral: comprimidos de 1, 2 mg

Proclorperazina
Oral: comprimidos de 5, 10 mg; jarabe de 5 mg/5 ml
Oral: cápsulas de liberación sostenida de 10, 15 mg
Rectal: supositorios de 2.5, 5, 25 mg
Parenteral: 5 mg/ml para inyección IM

Quetiapina
Oral: comprimidos de 25, 50, 100, 200, 300, 400 mg; comprimidos de liberación prolongada de 200, 300, 400 mg

Risperidona
Oral: comprimidos de 0.25, 0.5, 1, 2, 3, 4 mg; comprimidos de desintegración oral de 0.5, 1, 2, 3, 4 mg; solución oral de 1 mg/ml
Parenteral: polvo para inyección de 12.5, 25, 37.5, 50 mg; inyectable de acción prolongada de 25, 37.5, 50 mg

Tioridazina
Oral: comprimidos de 10, 15, 25, 50, 100, 150, 200 mg; concentrado de 30 mg/ml

Tiotixeno
Oral: cápsulas de 1, 2, 5, 10, 20 mg

Trifluperazina
Oral: comprimidos de 1, 2, 5, 10 mg

Ziprasidona
Oral: cápsulas de 20, 40, 60, 80 mg
Parenteral: polvo para inyección IM, 20 mg

ESTABILIZADORES DEL ESTADO DE ÁNIMO

Ácido valproico
Oral: cápsulas de 250 mg; jarabe de 250 mg/5 ml

Carbamazepina
Oral: comprimidos de 200 mg, comprimidos masticables de 100 mg; suspensión oral de 100 mg/5 ml
Oral de liberación prolongada: comprimidos de 100, 200, 400 mg; cápsulas de 100, 200, 300 mg

Carbonato de litio (*Nota*: 300 mg de carbonato de litio = 8.12 meq Li^+)
Oral: cápsulas de 150, 300, 600 mg; comprimidos de 300 mg: jarabe de 8 meq/5 ml
Oral de liberación sostenida: comprimidos de 300, 450 mg

Divalproex
Oral: comprimidos de liberación prolongada de 125, 250, 500 mg

Lamotrigina
Oral: comprimidos de 2, 5, 25, 100, 150, 200 mg

Topiramato
Oral: comprimidos de 25, 50, 100, 200 mg

BIBLIOGRAFÍA

Fármacos antipsicóticos

Bhattacharjee J, El-Sayeh HG: Aripiprazole versus typical antipsychotic drugs for schizophrenia. Cochrane Database Syst Rev 2008;16;(3):CD006617.

Breier A, Berg PH: The psychosis of schizophrenia: Prevalence, response to atypical antipsychotics, and prediction of outcome. Biol Psychiatry 1999;46:361.

Carlsson A, Waters N, Carlsson ML: Neurotransmitter interactions in schizophrenia—therapeutic implications. Biol Psychiatry 1999;46:1388.

Coyle JT: Glutamate and schizophrenia: Beyond the dopamine hypothesis. Cell Mol Neurobiol 2006;26:365.

Ertugrul A, Meltzer HY: Antipsychotic drugs in bipolar disorder. Int J Neuropsychopharmacol 2003;6:277.

Escamilla MA, Zavala JM: Genetics of bipolar disorder. Dialogues Clin Neurosci 2008;10:141.

Farde L et al: Central D_2-dopamine receptor occupancy in schizophrenic patients treated with antipsychotic drugs. Arch Gen Psychiatry 1987;45:71.

Freudenreich O, Goff DC: Antipsychotic combination therapy in schizophrenia. A review of efficacy and risks of current combinations. Acta Psychiatr Scand 2002;106:323.

Fountoulakis KN, Vieta E: Treatment of bipolar disorder: a systematic review of available data and clinical perspectives. Int J Neuropsychopharmacol. 2008 11(7):999-1029.

Glassman AH: Schizophrenia, antipsychotic drugs, and cardiovascular disease. J Clin Psychiatry 2005;66(Suppl 6):5.

Grunder G, Nippius H, Carlsson A: The 'atypicality' of antipsychotics: A concept re-examined and re-defined. Nat Rev Drug Discov 2009;8:197.

Haddad PM, Anderson IM: Antipsychotic-related QT_c prolongation, torsade de pointes and sudden death. Drugs 2002;62:1649.

Harrison PJ, Weinberger DR: Schizophrenia genes, gene expression, and neuropathology: On the matter of their convergence. Mol Psychiatry 2005; 10:40.

Karam CS et al: Signaling pathways in schizophrenia: Emerging targets and therapeutic strategies. Trend Pharmacol Sci 2010;31:381.

Large CH, Webster EL, Goff DC: The potential role of lamotrigine in schizophrenia. Psychopharmacology (Berl) 2005;181:415.

Lieberman JA et al: Effectiveness of antipsychotic drugs in patients with chronic schizophrenia. N Engl J Med 2005;353:1209.

Lieberman JA et al: Antipsychotic drugs: Comparison in animal models of efficacy, neurotransmitter regulation, and neuroprotection. Pharmacol Rev 2008;60:358.

McGavin JK, Goa KL: Aripiprazole. CNS Drugs 2002;16:779.

McKeage K, Plosker GL: Amisulpride: A review of its use in the management of schizophrenia. CNS Drugs 2004;18:933.

Meltzer HY: Treatment of schizophrenia and spectrum disorders: Pharmacotherapy, psychosocial treatments, and neurotransmitter interactions. Biol Psychiatry 1999;46:1321.

Meltzer HY, Massey BW: The role of serotonin receptors in the action of atypical antipsychotic drugs. Curr Opin Pharmacol 2011;11:59.

Meltzer HY et al: Serotonin receptors: Their key role in drugs to treat schizophrenia. Prog Neuropsychopharmacol Biol Psychiatry 2003;27:1159.

Meltzer HY et al: A randomized, double-blind comparison of clozapine and high-dose olanzapine in treatment-resistant patients with schizophrenia. *Journal of Clinical Psychiatry* 2008;69:274.

Newcomer JW, Haupt DW: The metabolic effects of antipsychotic medications. Can J Psychiatry 2006;51:480.

Patil ST et al: Activation of mGlu2/3 receptors as a new approach to treat schizophrenia: A randomized Phase 2 clinical trial. Nat Med 2007;13:1102.

Schwarz C et al: Valproate for schizophrenia. Cochrane Database Syst Rev 2008;(3):CD004028.

Urichuk L et al: Metabolism of atypical antipsychotics: Involvement of cytochrome p450 enzymes and relevance for drug-drug interactions. Curr Drug Metab 2008;9:410.

Walsh T et al: Rare structural variants disrupt multiple genes in neurodevelopmental pathways in schizophrenia. Science 2008;320:539.

Woodward ND et al: A meta-analysis of neuropsychological change to clozapine, olanzapine, quetiapine, and risperidone in schizophrenia. Int J Neuropsychopharmacol 2005;8:457.

Zhang A, Neumeyer JL, Baldessarini RJ: Recent progress in development of dopamine receptor subtype-selective agents: Potential therapeutics for neurological and psychiatric disorders. Chem Rev 2007;107:274.

Estabilizadores del estado de ánimo

Baraban JM, Worley PF, Snyder SH: Second messenger systems and psychoactive drug action: Focus on the phosphoinositide system and lithium. Am J Psychiatry 1989;146:1251.

Bauer MS, Mitchner L: What is a "mood stabilizer"? An evidence-based response. Am J Psychiatry 2004;161:3.

Bowden CL, Singh V: Valproate in bipolar disorder: 2000 onwards. Acta Psychiatr Scand Suppl 2005;(426):13.

Catapano LA, Manji HK: Kinases as drug targets in the treatment of bipolar disorder. Drug Discov Today 2008;13:295.

Fountoulakis KN, Vieta E: Treatment of bipolar disorder: A systematic review of available data and clinical perspectives. Int J Neuropsychopharmacol 2008;11:999.

Goes FS, Sanders LL, Potash JB: The genetics of psychotic bipolar disorder. Curr Psychiatry Rep 2008;10:178.

Gould TD, Manji HK: Glycogen synthase kinase-3: A putative molecular target for lithium mimetic drugs. Neuropsychopharmacology 2005;30:1223.

Jope RS: Anti-bipolar therapy: Mechanism of action of lithium. Mol Psychiatry 1999;4:117.

Mathew SJ, Manji HK, Charney DS: Novel drugs and therapeutic targets for severe mood disorders. Neuropsychopharmacology 2008;33:2080.

Quiroz JA et al: Emerging experimental therapeutics for bipolar disorder: Clues from the molecular pathophysiology. Mol Psychiatry 2004;9:756.

Schou M: Lithium treatment at 52. J Affect Disord 2001;67:21.

Vieta E, Sanchez-Moreno J: Acute and long-term treatment of mania. Dialogues Clin Neurosci 2008;10:165.

Yatham LN et al: Third generation anticonvulsants in bipolar disorder: a review of efficacy and summary of clinical recommendations. J Clin Psychiatry 2002;63:275.

RESPUESTA AL ESTUDIO DE CASO*

La esquizofrenia se caracteriza por desintegración del pensamiento y la respuesta emocional. Los síntomas comprenden casi siempre alucinaciones auditivas, delirio paranoide o extraño, pensamiento y lenguaje desorganizados y disfunción social y ocupacional. Para muchos pacientes, diversos fármacos típicos (p. ej., haloperidol) y atípicos (p. ej., risperidona) son igual de eficaces para el tratamiento de los síntomas positivos. Los fármacos atípicos son más efectivos para el tratamiento de los síntomas negativos y la disfunción cognitiva y representan menor peligro de discinesia tardía e hiperprolactinemia. Otras indicaciones para utilizar estos antipsicóticos son trastorno bipolar, depresión psicótica, síndrome de Tourette, conducta alterada en los pacientes con enfermedad de Alzheimer y, en el caso de fármacos antiguos (p. ej., clorpromazina), el tratamiento de la emesis y el prurito.

*La respuesta al caso clínico es contribución de A. J. Trevor.

CAPÍTULO

30

Fármacos antidepresivos

Charles DeBattista, MD

ESTUDIO DE CASO

Una mujer de 47 años acude con su médico de cabecera con fatiga como manifestación principal. Indica que fue promovida a gerente general en su compañía unos 11 meses antes. Si bien su promoción fue bienvenida y se acompañó de un aumento considerable de sueldo, le obligó a alejarse de su oficina y su grupo de colaboradores, con el que sostenía una muy buena relación. Además, su grado de responsabilidad aumentó de manera notoria. La paciente manifiesta que durante las últimas siete semanas se ha levantado a las tres de la mañana y no ha podido conciliar el sueño. Le aterra el día y el estrés del sitio de trabajo. Como consecuencia, no ha comido tan bien como debería y ha perdido 7% de su peso corporal en los últimos tres meses. También refiere estar tan estresada que en ocasiones incurre en llanto en la oficina y con frecuencia se ha incapacitado. Cuando llega a casa se encuentra menos motivada para hacer sus tareas hogareñas y no tiene deseo, interés o energía para buscar actividades recreativas que alguna vez disfrutó, como caminar. Se describe como "crónicamente miserable y preocupada todo el tiempo". Tiene antecedentes de dolor crónico en el cuello desde un accidente vehicular, para el cual recibe tratamiento con tramadol y meperidina. Además, consume hidroclorotiazida y propranolol para la hipertensión. La paciente tiene antecedente de una crisis depresiva después de un divorcio y se trató en forma exitosa con fluoxetina. Los estudios clínicos, que incluyen biometría hemática completa, pruebas de función tiroidea y química sanguínea, no revelan anomalías. Inició fluoxetina por una supuesta crisis de depresión mayor y se la envió a psicoterapia cognitiva conductual. ¿Qué interacciones farmacodinámicas y del citocromo CYP450 pueden relacionarse con la fluoxetina que recibe esta paciente? ¿Qué clase de antidepresivos estarían contraindicados en ella?

El diagnóstico de la depresión todavía depende sobre todo de la anamnesis. El trastorno depresivo mayor (MDD, *major depressive disorder*) se caracteriza por decaimiento del talante en la mayor parte de las ocasiones durante al menos dos semanas, pérdida del interés o el placer en casi todas las actividades, o ambas cosas. Además, la depresión se distingue por trastornos del sueño y el apetito, así como déficit cognitivo y disminución de la energía. Los pensamientos de culpa, minusvalía y suicidio son frecuentes. La arteriopatía coronaria, diabetes y apoplejía parecen más frecuentes en individuos con depresión y el trastorno puede empeorar en gran medida el pronóstico de aquellos con diversas enfermedades adjuntas.

De acuerdo con un informe del año 2007 de los *Centers for Disease Control and Prevention*, los fármacos antidepresivos fueron los compuestos de prescripción más frecuente en Estados Unidos al momento de realizar la encuesta. Es motivo de controversia cuán adecuado es este uso amplio de los antidepresivos. Sin embargo, es claro que los médicos estadounidenses se han inclinado cada vez más por el uso de los antidepresivos para tratar diversos trastornos y que los pacientes se han vuelto cada vez más receptivos al respecto.

La principal indicación de los antidepresivos es el tratamiento del MDD. La depresión mayor, con una prevalencia de por vida de casi 17% en Estados Unidos y una prevalencia puntual de 5%, se vincula con morbilidad y mortalidad sustanciales. El MDD representa una de las causas más frecuentes de incapacidad en países desarrollados. Además, la depresión mayor suele relacionarse con diversos trastornos médicos, desde el dolor crónico hasta la arteriopatía coronaria. Cuando la depresión coexiste con otras enfermedades, la carga para el paciente aumenta, en tanto que la calidad de vida, y a menudo el pronóstico para un tratamiento eficaz, disminuyen de manera significativa.

En parte, el incremento del consumo de antidepresivos puede relacionarse con la amplia aplicación de estos compuestos para trastornos diferentes de la depresión mayor. Por ejemplo, los antidepresivos han recibido aprobación de la FDA para el tratamiento de los trastornos de pánico, ansiedad generalizada (GAD, *generalized anxiety disorder*), estrés postraumático (PTSD, *post-traumatic stress disorder*) y obsesivo compulsivo (OCD, *obsessive-compulsive disorder*). Además, los antidepresivos suelen usarse para tratar cuadros de dolor como el neuropático y el vinculado con la fibromialgia. Algunos antidepresivos se prescriben para tratar el trastorno disfórico premenstrual (PMDD, *premenstrual dysphoric disorder*), la incontinencia urinaria de esfuerzo y la resolución de los síntomas vasomotores de la menopausia. En consecuencia, los antidepresivos tienen un amplio espectro de uso en la práctica médica; sin embargo, su uso principal se enfoca todavía en el tratamiento del MDD.

Fisiopatología de la depresión mayor

En el último decenio se ha observado un cambio notorio en la comprensión de la fisiopatología de la depresión mayor. Además de la idea antigua de que un déficit de la función o la cantidad de monoaminas (**hipótesis de las monoaminas**) es medular para la biología de la depresión, hay pruebas de que los factores neurotróficos y endocrinos tienen una participación importante (**hipótesis neurotrófica**). Los estudios histopatológicos, la investigación estructural y funcional del cerebro por imágenes, los datos genéticos y la investigación de esteroides sugieren una fisiopatología compleja del MDD con notables implicaciones para el tratamiento farmacológico.

Hipótesis neurotrófica

Algunas pruebas sustanciales señalan que los factores de crecimiento nervioso, como el **factor neurotrófico derivado del cerebro** (**BDNF**, *brain-derived neurotrophic factor*), son críticos para la regulación de la plasticidad y capacidad de recuperación neurales, así como la neurogénesis. Las pruebas sugieren que la depresión se vincula con la pérdida de apoyo neurotrófico y que los tratamientos antidepresivos eficaces aumentan la neurogénesis y la conectividad sináptica en zonas corticales como el hipocampo. Se cree que el BDNF ejerce influencia sobre la supervivencia y los efectos del crecimiento neuronal por activación del receptor B de la tirosina cinasa, tanto en las neuronas como en las células de la glía (fig. 30-1).

Varias pruebas sustentan la hipótesis neurotrófica. Los estudios en animales y seres humanos indican que el estrés y el dolor se vinculan con un descenso de la concentración de BDNF y que dicha pérdida de apoyo neurotrófico contribuye a la aparición de cambios estructurales atróficos en el hipocampo y tal vez en otras zonas, como la corteza frontal medial y el cíngulo anterior. Se sabe que el hipocampo es importante para la memoria contextual y la regulación del eje hipotálamo-hipófisis-suprarrenales (HPA, *hypothalamic-pituitary-adrenal*

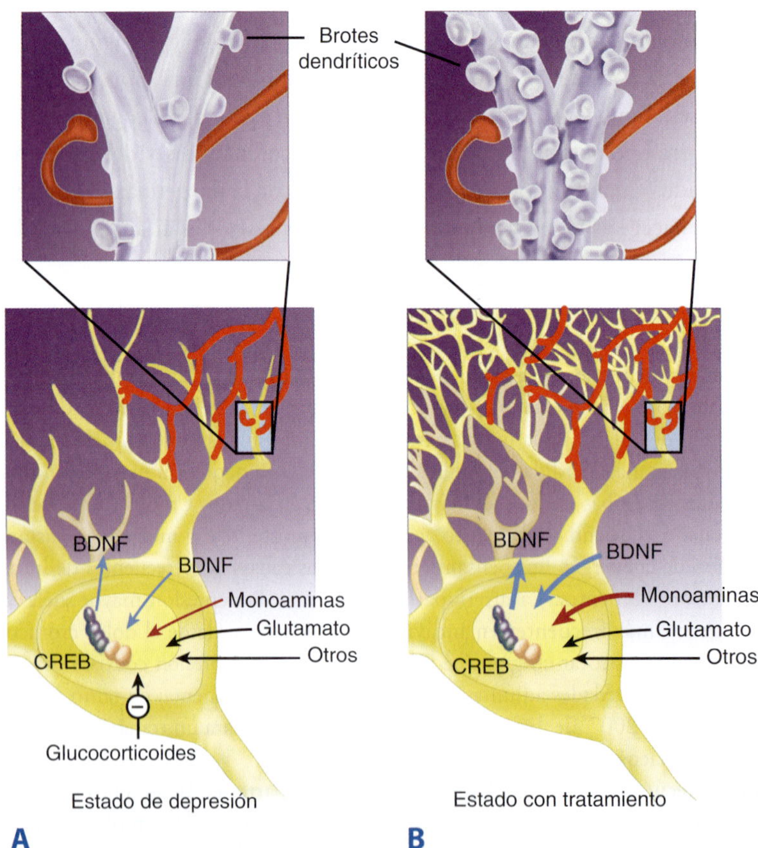

FIGURA 30–1 Hipótesis neurotrófica de la depresión mayor. Los cambios en los factores tróficos (en especial el factor neurotrófico derivado del cerebro, BDNF) y las hormonas parecen tener una participación importante en la aparición de la depresión mayor (**A**). El tratamiento exitoso produce cambios en estos factores (**B**). CREB, elemento de respuesta de unión a cAMP (proteína); BDNF, factor neurotrófico derivado del cerebro. (Tomada con autorización de Nestler EJ: Neurobiology of depression. Neuron 2002;34[1]:13-25.)

axis). De manera similar, el cíngulo anterior participa en la integración de los estímulos emocionales y las funciones de atención, en tanto que también se cree que la corteza frontal orbitaria medial participa en las actividades de la memoria, el aprendizaje y las emociones.

Más de 30 estudios de imagenología estructural indican que la depresión mayor se vincula con una pérdida de 5 a 10% del volumen del hipocampo, si bien en algunos estudios no se han repetido esos hallazgos. Los estados de depresión y estrés crónico se han relacionado también con una pérdida sustancial de volumen en el cíngulo anterior y la corteza frontal orbitaria medial. La pérdida de volumen en estructuras como el hipocampo también parece aumentar en función de la duración de la enfermedad y el tiempo transcurrido de la depresión sin tratamiento.

Otras pruebas que respaldan la hipótesis neurotrófica de la depresión provienen de estudios de los efectos directos del BDNF sobre la regulación emocional. La administración directa del BDNF en solución en el cerebro medio, hipocampo y ventrículos laterales de roedores tiene efecto similar al de los antidepresivos en modelos en animales. Todas las clases conocidas de antidepresivos se vinculan con un aumento de la concentración del BDNF en modelos en animales con administración crónica (no así en la aguda). Este incremento de las concentraciones del BDNF se relaciona de manera consistente con el aumento de la neurogénesis en el hipocampo en estos modelos en animales. Otras intervenciones que son al parecer eficaces en el tratamiento de la depresión mayor, incluido el tratamiento electroconvulsivo, también parecen estimular en grado notorio el incremento de las concentraciones del BDNF y la neurogénesis del hipocampo en modelos en animales.

Los estudios en seres humanos parecen sustentar los datos obtenidos en animales de la participación de los factores neurotróficos en los estados de estrés. En apariencia, la depresión se relaciona con un descenso de la concentración del BDNF en el líquido cefalorraquídeo y el suero, así como un decremento de la actividad del receptor B de la tirosina cinasa. Por el contrario, según algunos estudios clínicos, la administración de antidepresivos aumenta la concentración del BDNF y en algunos pacientes puede vincularse con un mayor volumen del hipocampo.

Muchas pruebas apoyan la hipótesis neurotrófica de la depresión, pero no todas son consistentes con este concepto. Los estudios en ratones con bloqueo génico para BDNF no siempre han sugerido el aumento de las conductas de depresión o ansiedad que se esperaría con una deficiencia del BDNF. Además, en algunos estudios de animales se ha identificado una elevación de las concentraciones del BDNF después de algunos tipos de estrés social, y un incremento más bien que un decremento de las conductas de depresión con las inyecciones del BDNF en los ventrículos laterales.

Una explicación propuesta para resolver las discrepancias de la participación de los factores neurotróficos en la depresión es que se trata de polimorfismos para BDNF que podrían tener efectos muy diferentes. Se ha advertido que las mutaciones en el gen *BDNF* se relacionan con alteración de la conducta de ansiedad y depresión en estudios en animales y seres humanos.

Por lo tanto, la hipótesis neurotrófica aún es objeto de investigación intensiva y ha aportado nuevos enfoques y objetivos potenciales para el tratamiento del MDD.

Monoaminas y otros neurotransmisores

La hipótesis de las monoaminas en la depresión (fig. 30-2) sugiere que ésta se relaciona con una deficiencia de la cantidad o función de serotonina (5-HT), noradrenalina (NE) y dopamina (DA) corticales y límbicas.

Las pruebas que sustentan la hipótesis de las monoaminas proceden de varias fuentes. Se ha sabido durante varios años que el tratamiento con reserpina, que produce agotamiento de monoaminas, se relaciona con la depresión en un subgrupo de pacientes. De manera similar, los sujetos deprimidos que respondan a los antidepresivos serotoninérgicos, como la fluoxetina, sufren a menudo recaídas con rapidez cuando reciben dietas sin triptófano, un percusor de la síntesis de serotonina. Los individuos que responden a los antidepresivos noradrenérgicos, como la desipramina, tienen menos probabilidad de recaer con una dieta sin triptófano. No obstante, el agotamiento de las catecolaminas en pacientes con depresión que antes respondieron a los fármacos noradrenérgicos, de manera similar, tiende a vincularse con recaídas. La administración de un inhibidor de la síntesis de noradrenalina también se relaciona con un rápido retorno de los síntomas depresivos en personas que responden a los fármacos noradrenérgicos, pero no siempre en los que habían reaccionado a los antidepresivos serotoninérgicos.

Otra línea de pruebas que apoya la hipótesis de las monoaminas se desprende de estudios genéticos. Existe un polimorfismo funcional para la región promotora del gen del transportador de serotonina que regula la cantidad de proteína de transporte que está disponible. Los sujetos homocigotos para el alelo s (corto) pueden ser más vulnerables a presentar depresión mayor y conducta suicida en respuesta al estrés. Además, los homocigotos para el alelo s pueden también tener menos probabilidad de responder a los antidepresivos serotoninérgicos y tolerarlos. Por el contrario, los individuos con el alelo largo (l) tienden a ser más resistentes al estrés y presentan mayor probabilidad de responder a los antidepresivos serotoninérgicos.

Los estudios de pacientes con depresión han mostrado algunas veces una alteración de la función de las monoaminas. Por ejemplo, algunos estudios han encontrado pruebas de alteración del número de receptores de serotonina (5-HT_{1A} y 5-HT_{2C}) o noradrenalina (α_2) en pacientes deprimidos y suicidas, pero estos hallazgos no han sido constantes. Una disminución del metabolito primario de la serotonina ácido 5-hidroxiindolacético en el líquido cefalorraquídeo se relaciona con una conducta violenta e impulsiva que incluye intentos de suicidio violentos. Sin embargo, este dato es inespecífico de la depresión mayor y se relaciona más a menudo con una conducta violenta e impulsiva.

Por último, tal vez la línea de prueba más convincente en respaldo de la hipótesis de las monoaminas es el hecho de que (en el momento de escribir este capítulo) todos los antidepresivos disponibles parecen tener efecto significativo sobre el sistema de las monoaminas. Todas las clases de antidepresivos parecen incrementar la disponibilidad sináptica de 5-HT, noradrenalina o dopamina. Los intentos por desarrollar antidepresivos que funcionen en otros sistemas de neurotransmisores no han sido eficaces a la fecha.

La hipótesis de las monoaminas, al igual que la neurotrófica, es incompleta en el mejor de los casos. En muchos estudios no se ha encontrado alteración de la función o concentración de monoaminas en sujetos con depresión. Además, algunos posibles antidepresivos en estudio no actúan de forma directa sobre el sistema de monoaminas e incluyen fármacos antagonistas de glutamato, agonistas de melatonina y glucocorticoides específicos. Por consiguiente, la función de las monoaminas parece ser un factor importante pero no exclusivo en la fisiopatología de la depresión.

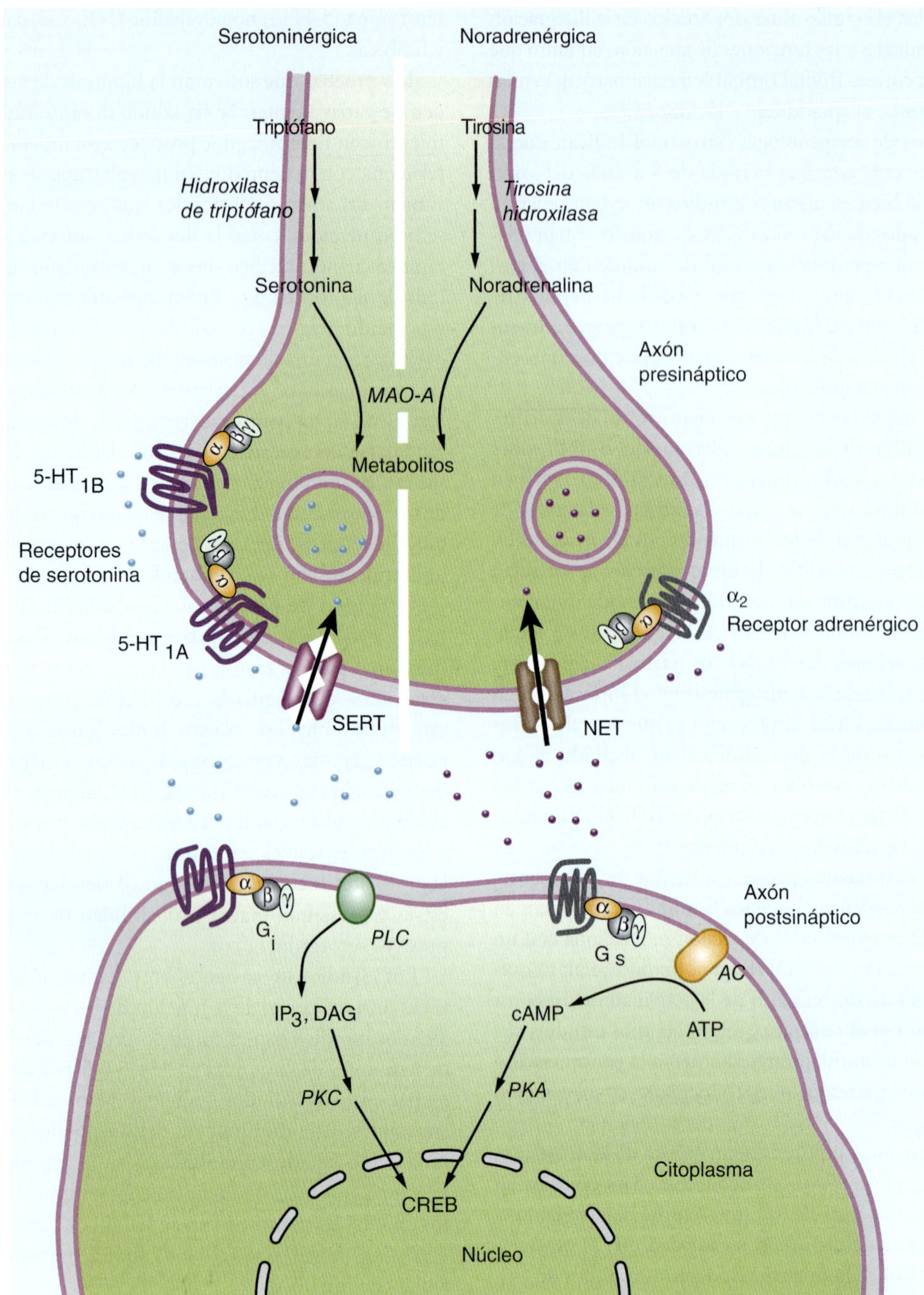

FIGURA 30–2 Hipótesis de la aminas para la depresión mayor. La depresión parece vincularse con cambios en las señales de serotonina o noradrenalina en el cerebro (o ambos) y efectos significativos anterógrados. La mayor parte de los antidepresivos produce cambios en las señales de aminas. AC, adenilato ciclasa; 5-HT, serotonina; CREB, elemento de unión de respuesta de cAMP (proteína); DAG, diacilglicerol; IP_3, trifosfato de inositol; MAO, monoaminooxidasa; NET, transportador de noradrenalina; PKC, proteína cinasa C; PLC, fosfolipasa C; SERT, transportador de serotonina. (Tomada con autorización de Belmaker R, Agam G; Major depressive disorder. N Engl J Med 2008;358:59.)

Factores neuroendocrinos en la fisiopatología de la depresión

Se sabe que la depresión se vincula con varias anomalías hormonales. Entre las más repetidas figuran las anomalías del eje hipotálamo-hipófisis-suprarrenales (HPA) en pacientes con MDD. Más aún, el MDD se relaciona con concentraciones elevadas de cortisol (fig. 30-1), un resultado negativo de la prueba de supresión de la secreción de hormona adrenocorticotrópica (ACTH) con dexametasona y elevación crónica de las concentraciones de hormona liberadora de corticotropina. El significado de estas anomalías del eje HPA no está bien definido, pero al parecer indican una alteración de la regulación del eje de las hormonas de estrés. Los tipos más intensos de depresión, como la depresión psicótica, tienden a vincularse con anomalías del eje HPA más a menudo que las formas más leves de la depresión mayor. Se sabe bien que tanto los glucocorticoides exógenos como la elevación endógena del cortisol se relacionan con síntomas del talante y los déficit cognitivos similares a los vistos en el MDD.

También se han comunicado trastornos de la regulación tiroidea en pacientes con depresión. Hasta en 25% de ellos se detecta función tiroidea anormal, que incluye falta de respuesta en la secreción de tirotropina ante la hormona liberadora de tirotropina y elevación de la tiroxina circulante durante los estados de depresión. El hipotiroidismo clínico se presenta a menudo con síntomas de depresión, que se resuelven con la administración de hormonas tiroideas complementarias. También suelen usarse las hormonas tiroideas junto con antidepresivos estándar para acentuar los efectos de estos últimos.

Por último, los esteroides sexuales también participan en la fisiopatología de la depresión. Se cree que los estados deficitarios de estrógenos que ocurren en el periodo puerperal y la posmenopausia intervienen en la causa de la depresión en algunas mujeres. De manera similar, la deficiencia de testosterona en varones se vincula en ocasiones con síntomas de depresión. El tratamiento de reposición hormonal en varones y mujeres con hipogonadismo puede vincularse con una mejoría del talante y los síntomas de la depresión.

Integración de las hipótesis relacionadas con la fisiopatología de la depresión

Las diversas hipótesis fisiopatológicas apenas descritas no son mutuamente excluyentes. Es claro que los sistemas de monoaminas, neuroendocrino y neurotrófico tienen interrelación en forma notoria. Por ejemplo, el eje HPA y las anomalías de esteroides pueden contribuir a la supresión de la transcripción del gen *BDNF*. Los receptores de glucocorticoides se encuentran en gran concentración en el hipocampo. La unión del cortisol a estos receptores de glucocorticoides en el hipocampo durante estados de estrés crónico, como la depresión mayor, puede atenuar la síntesis del BDNF y causar pérdida de volumen en regiones sensibles al estrés, como el hipocampo. La activación crónica de los receptores de monoaminas por los antidepresivos parece tener un efecto adverso al estrés y produce una mayor transcripción del *BDNF*. Además, la activación de los receptores de monoaminas parece deprimir al eje HPA y puede normalizar su función.

Una de las debilidades de la hipótesis de las monoaminas es el hecho de que la concentración de aminas aumenta de inmediato con el uso de antidepresivos, pero no se observan efectos beneficiosos máximos de los antidepresivos durante muchas semanas. Se ha propuesto el tiempo requerido para sintetizar factores neurotróficos para explicar este retraso de los efectos antidepresivos. La síntesis proteínica observable de productos como BDNF requiere por lo general dos semanas o más y coincide con la evolución clínica del tratamiento antidepresivo.

FARMACOLOGÍA BÁSICA DE LOS ANTIDEPRESIVOS

Química y subgrupos

Los antidepresivos disponibles en la actualidad constituyen una variedad notoria de tipos químicos. Estas diferencias y las correspondientes en sus objetivos moleculares proveen la base para distinguir entre varios subgrupos.

A. Inhibidores selectivos de la recaptación de serotonina

Los inhibidores selectivos de la recaptación de serotonina (SSRI, *selective serotonin reuptake inhibitors*) representan una clase químicamente diversa de fármacos cuya acción primaria es la inhibición del transportador de serotonina (SERT, *serotonin transporter*) (fig. 30-3). La fluoxetina se introdujo en Estados Unidos en 1988 y con rapidez se convirtió en uno de los fármacos de prescripción más común en la práctica médica. El desarrollo de la fluoxetina surgió de la investigación de sustancias que tenían alta afinidad por los receptores de monoaminas, pero carecían de la correspondiente para histamina, acetilcolina y receptores adrenérgicos α que se observa con los antidepresivos tricíclicos (TCA, *tricyclic antidepressants*). En la actualidad existen seis SSRI disponibles y son los antidepresivos más frecuentes en uso clínico. Además de su empleo en la depresión mayor, los SSRI tienen indicaciones en GAD, PTSD, OCD, trastorno de pánico, PMDD y bulimia. La **fluoxetina**, **sertralina** y **citalopram** son isómeros formulados en formas racémicas, en tanto que **paroxetina** y **fluvoxamina** no tienen actividad óptica. El **escitalopram** es el enantiómero *S* del citalopram. Como todos los antidepresivos, los SSRI son muy lipófilos. La aceptación de los SSRI surge sobre todo de su facilidad de uso, seguridad en cuanto a sobredosis, tolerancia relativa, costo (todos excepto el escitalopram están disponibles como preparados genéricos), y el amplio espectro de usos.

B. Inhibidores de la recaptación de serotonina-noradrenalina

Dos clases de antidepresivos actúan como inhibidores combinados de la recaptación de serotonina y noradrenalina: los **inhibidores selectivos de la recaptación de serotonina-noradrenalina** (**SNRI**, *serotonin-norepinephrine reuptake inhibitors*) y los **antidepresivos tricíclicos** (**TCA**).

1. Inhibidores selectivos de la recaptación de serotonina-noradrenalina. Los SNRI incluyen **venlafaxina**, su metabolito **desvenlafaxina** y **duloxetina**. Otro SNRI, el **milnaciprán**, ha recibido aprobación para el tratamiento de la fibromialgia en Estados Unidos, pero también se ha estudiado de manera extensa como antidepresivo. En Europa se vende desde hace varios años. Además de su uso en la depresión mayor, otras aplicaciones de los SNRI incluyen el tratamiento de trastornos dolorosos como las neuropatías y las fibromialgias. Los SNRI también se usan en el tratamiento de la ansiedad generalizada, incontinencia urinaria de esfuerzo y síntomas vasomotores de la menopausia.

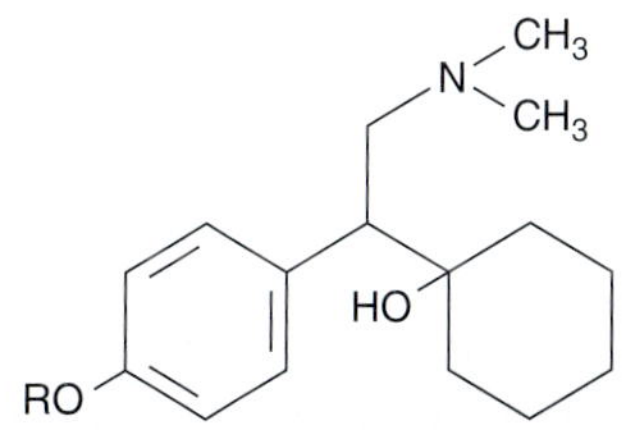

R = CH_3 : **Venlafaxina**
R = H : **Desvenlafaxina**

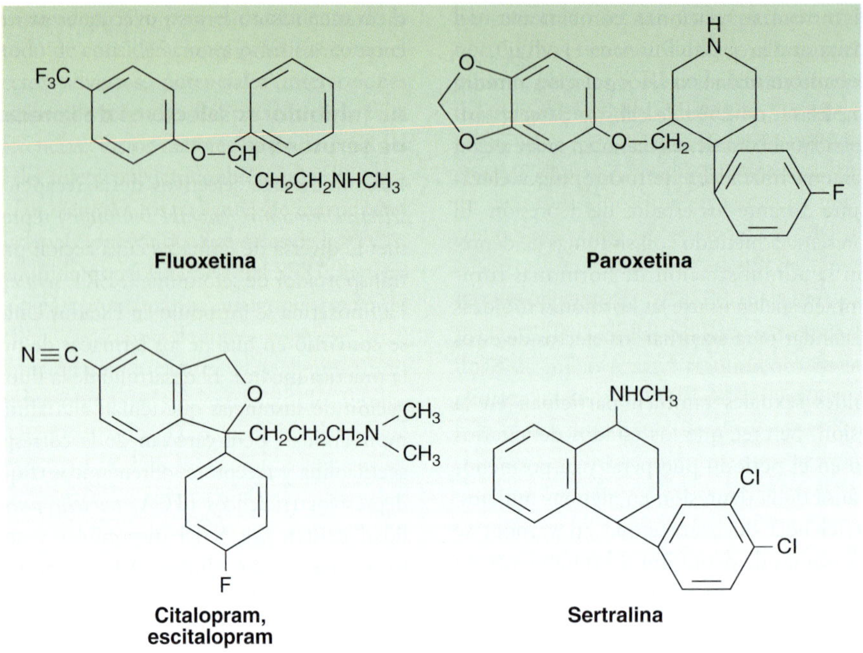

FIGURA 30–3 Estructuras de varios inhibidores selectivos de la recaptación de serotonina.

Los SNRI no tienen relación desde el punto de vista químico entre sí. La venlafaxina se descubrió en el proceso de valoración de sustancias químicas que inhibían la unión de imipramina. Los efectos de la venlafaxina *in vivo* son similares a los de la imipramina, pero con un perfil de efectos adversos más favorable. Todos los SNRI se unen a los transportadores de serotonina (SERT) y noradrenalina (NET), como los TCA. Sin embargo, a diferencia de los TCA, los SNRI no tienen mucha afinidad por otros receptores. La venlafaxina y desvenlafaxina son compuestos bicíclicos, en tanto que la duloxetina es una estructura trianular no relacionada con los TCA. El milnaciprán contiene un anillo de ciclopropano y está disponible como mezcla racémica.

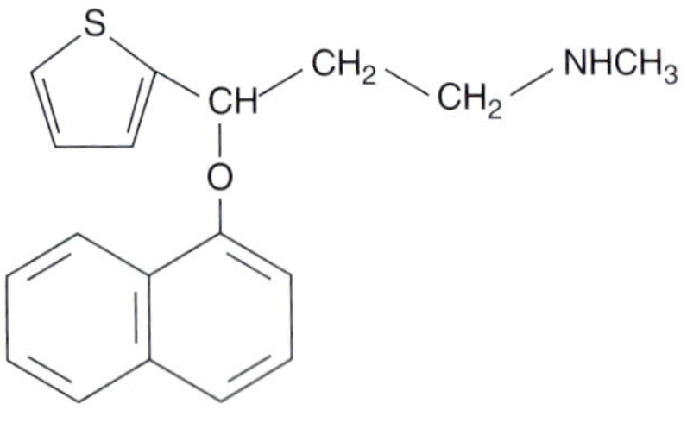

2. *Antidepresivos tricíclicos.* Los TCA fueron la clase predominante de antidepresivos hasta la introducción de los SSRI en los decenios de 1980 y 1990. En Estados Unidos se dispone de nueve TCA y todos tienen un núcleo iminobencílico (tricíclico) (fig. 30-4). Las diferencias clínicas entre los TCA son relativamente sutiles. Por ejemplo, el TCA prototipo, la **imipramina**, y su metabolito, la **desipramina**, difieren sólo por un grupo metilo en la cadena lateral de propilamina. Sin embargo, dicha diferencia menor produce un cambio sustancial en sus perfiles farmacológicos. La imipramina es muy anticolinérgica y un inhibidor relativamente fuerte de la recaptación de serotonina así como de noradrenalina. Por el contrario, la desipramina es mucho menos anticolinérgica e inhibidora de la recaptación de noradrenalina más potente y algo más selectiva que la imipramina.

En la actualidad los TCA se prescriben sobre todo en la depresión que no responde a los antidepresivos de uso más frecuente, como los SSRI y SNRI. Su pérdida de aceptación surge en gran parte de su baja tolerabilidad en comparación con los nuevos compuestos, su dificultad de uso y la mortalidad por sobredosis. Otras indicaciones de los TCA incluyen el tratamiento de trastornos dolorosos, enuresis e insomnio.

C. Antagonistas de 5-HT_2

Se cree que dos antidepresivos actúan de forma primaria como antagonistas del receptor de 5-HT_2: **trazodona** y **nefazodona**. La estructura de la trazodona incluye una porción triazólica que al parecer le confiere los efectos antidepresivos. Su principal metabolito, la m-clorofenilpiperacina (m-cpp), es un potente antagonista de 5-HT_2. La trazodona era de los antidepresivos administrados con más frecuencia hasta que la sustituyeron los SSRI a finales del decenio de 1980. El uso más frecuente de la trazodona en la práctica actual es extraoficial como hipnótico, ya que es muy sedante y no se vincula con tolerancia o dependencia.

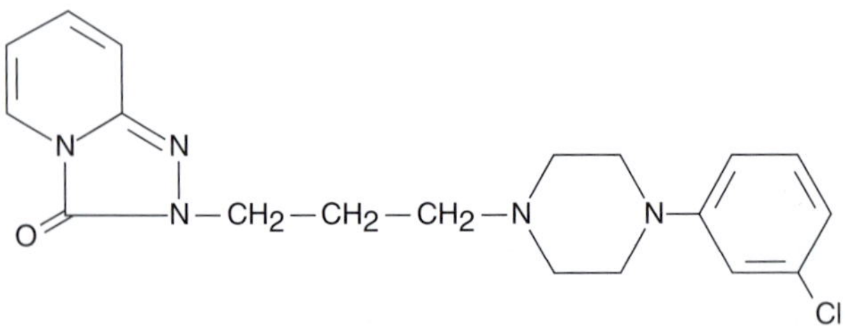

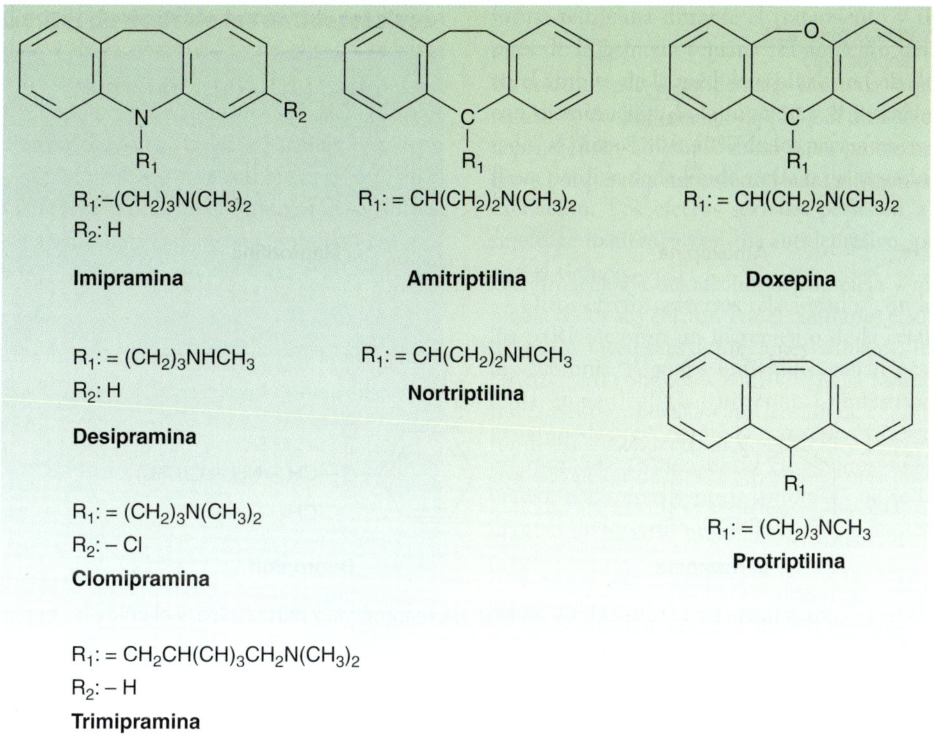

R_1:–$(CH_2)_3N(CH_3)_2$
R_2: H
Imipramina

R_1: = $CH(CH_2)_2N(CH_3)_2$
Amitriptilina

R_1: = $CH(CH_2)_2N(CH_3)_2$
Doxepina

R_1: = $(CH_2)_3NHCH_3$
R_2: H
Desipramina

R_1: = $CH(CH_2)_2NHCH_3$
Nortriptilina

R_1: = $(CH_2)_3NCH_3$
Protriptilina

R_1: = $(CH_2)_3N(CH_3)_2$
R_2: – Cl
Clomipramina

R_1: = $CH_2CH(CH)_3CH_2N(CH_3)_2$
R_2: – H
Trimipramina

FIGURA 30–4 Estructuras de los antidepresivos tricíclicos (TCA).

La nefazodona tiene relación química con la trazodona. Sus principales metabolitos, hidroxinefazodona y m-cpp son ambos inhibidores del receptor de 5-HT_2. La nefazodona fue objeto de una nota de advertencia en el 2001 que la señalaba como causante de hepatotoxicidad, incluidos casos letales de insuficiencia hepática. Aunque no está disponible como genérico, la nefazodona ya no suele prescribirse. La principal indicación de la nefazodona y la trazodona es la depresión mayor, si bien ambas también se han usado para el tratamiento de los trastornos de ansiedad.

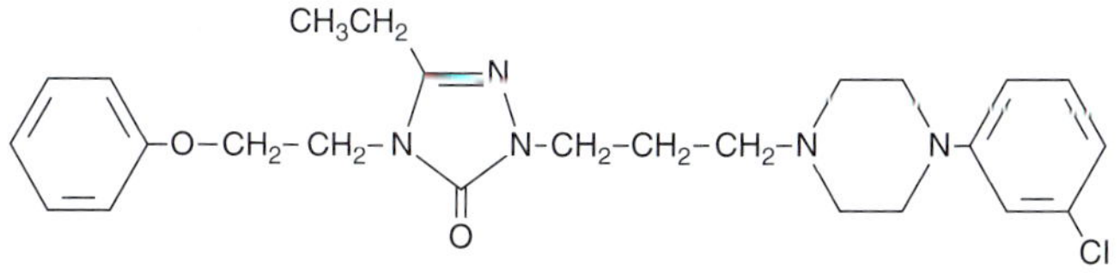

Nefazodona

D. Antidepresivos tetracíclicos y unicíclicos

Varios antidepresivos no son parte bien definida de otras clases. Entre ellos destacan **bupropión**, **mirtazapina**, **amoxapina** y **maprotilina** (fig. 30-5). El bupropión tiene una estructura de aminocetona unicíclica. Esta forma exclusiva produce un perfil diferente de efectos secundarios respecto de casi todos los demás antidepresivos (descritos a continuación). El bupropión se asemeja en cierto grado a la anfetamina en su estructura química y, al igual que dicho estimulante, tiene propiedades de activación del sistema nervioso central (SNC).

La mirtazapina se introdujo en 1994 y, del mismo modo que el bupropión, es uno de los pocos antidepresivos que no se vincula por lo general con efectos secundarios en la sexualidad. Tiene una estructura química tetracíclica y pertenece al grupo de compuestos piperacino-acepínicos.

La mirtazapina, amoxapina y maprotilina tienen estructuras tetracíclicas. La amoxapina es el metabolito *N*-metilado de loxapina, un fármaco antipsicótico antiguo. La amoxapina y la maprotilina comparten similitudes estructurales y efectos secundarios comparables a los de los TCA. Como resultado, estos tetracíclicos no suelen prescribirse en la práctica actual. Su principal uso es el MDD que no responde a otros fármacos.

E. Inhibidores de la monoaminooxidasa

Puede afirmarse que la primera clase moderna de antidepresivos, los inhibidores de la monoaminooxidasa (MAOI, *monoamine oxidase inhibitors*), se introdujo en el decenio de 1950, pero hoy rara vez se usan en la práctica clínica por su toxicidad y sus potenciales interacciones letales con alimentos y fármacos. Su principal uso actual es el tratamiento de la depresión que no responde a otros antidepresivos. Sin embargo, los MAOI también se han empleado históricamente para tratar estados de ansiedad, incluidos la ansiedad social y el trastorno de pánico. Además, la selegilina se utiliza para el tratamiento de la enfermedad de Parkinson (cap. 28).

Los MAOI actuales incluyen los derivados de la hidrazina, **fenelzina** e **isocarboxazida**, y las no hidracinas **tranilcipromina**, **selegilina** y **moclobemida** (esta última no disponible en Estados Unidos). Las hidracinas y la tranilcipromina se unen de manera irreversible y no selectiva con MAO-A y B, a diferencia de los otros MAOI que pueden tener propiedades más selectivas o reversibles. Algunos de los

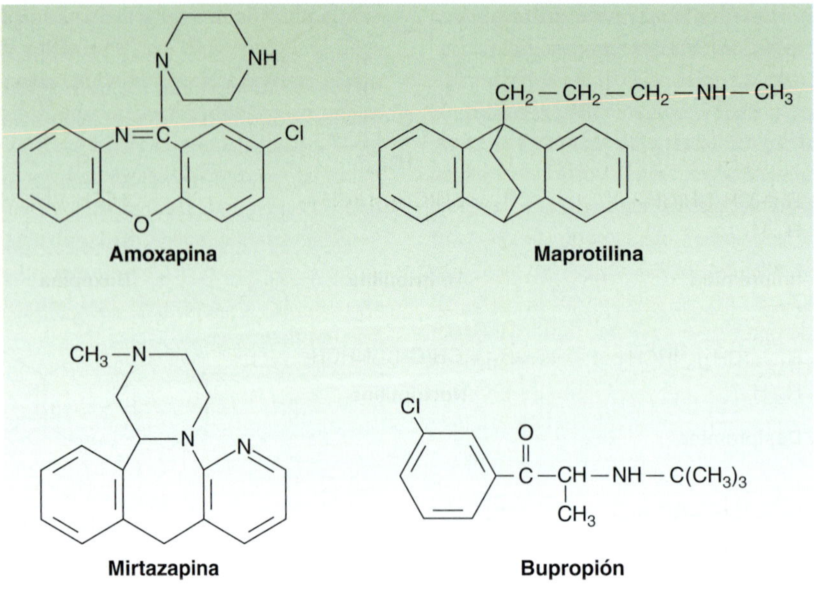

FIGURA 30–5 Estructura de los antidepresivos tetracíclicos, amoxapina, maprotilina y mirtazapina, y el unicíclico bupropión.

MAOI, como la tranilcipromina, se parecen a la anfetamina en su estructura química, mientras que otros, como la selegilina, tienen metabolitos similares a la anfetamina. Como resultado, estos MAOI tienden a producir efectos estimulantes sustanciales del SNC.

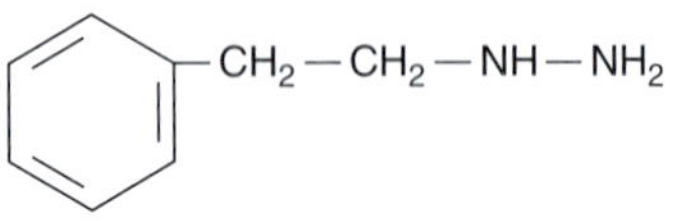

Farmacocinética

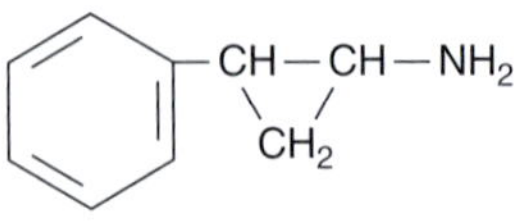

Los antidepresivos comparten varias características farmacocinéticas (cuadro 30-1). La mayor parte tiene una absorción oral bastante rápida, alcanza concentraciones plasmáticas máximas en dos a tres horas, se une en grado notable a las proteínas plasmáticas, y presenta metabolismo hepático y depuración renal. Sin embargo, incluso dentro de las clases de antidepresivos individuales, la farmacocinética varía de manera considerable.

A. Inhibidores selectivos de la recaptación de serotonina

El SSRI prototipo, la fluoxetina, difiere de otros SSRI en algunos aspectos importantes (cuadro 30-1). La fluoxetina se degrada a un producto activo, la norfluoxetina, que puede tener concentraciones plasmáticas mayores que las de la fluoxetina. La semivida de eliminación de la norfluoxetina es casi tres veces más prolongada que la de la fluoxetina y contribuye a la semivida más prolongada de todos los SSRI. Como resultado, la fluoxetina debe interrumpirse cuatro semanas o más antes de administrar un MAOI, con el fin de reducir el riesgo de desarrollar el síndrome serotoninérgico.

La fluoxetina y la paroxetina son inhibidores potentes de la isoenzima CYP2D6 y ello favorece las interacciones farmacológicas potenciales (véase la sección Interacciones farmacológicas). Por el contrario, la fluvoxamina es un inhibidor de CYP3A4, en tanto que el citalopram, el escitalopram y la sertralina tienen interacciones muy leves con las enzimas CYP.

B. Inhibidores de la recaptación de serotonina-noradrenalina

1. Inhibidores selectivos de la recaptación de serotonina-noradrenalina. La venlafaxina se degrada ampliamente en el hígado a través de la isoenzima CYP2D6 hasta *O*-desmetilvenlafaxina (desvenlafaxina). Ambas tienen semividas similares de casi 11 h. A pesar de las semividas relativamente breves, ambos fármacos están disponibles en presentaciones que permiten su dosificación una vez al día. La venlafaxina y la desvenlafaxina tienen la más baja unión a proteínas de todos los antidepresivos (27 a 30%). A diferencia de casi todos los antidepresivos, la desvenlafaxina se conjuga y no presenta metabolismo oxidativo extenso. Al menos 45% de la desvenlafaxina se excreta sin cambios en la orina, en comparación con 4 a 8% de la venlafaxina.

La duloxetina se absorbe bien y tiene una semivida de casi 12 h, pero se dosifica una vez al día. Se une en alto grado a las proteínas (97%) y presenta metabolismo oxidativo amplio a través de CYP2D6 y CYP1A2. Las afecciones hepáticas alteran de manera significativa la concentración de la duloxetina, a diferencia de la desvenlafaxina.

2. Antidepresivos tricíclicos. Los TCA tienden a absorberse bien y presentan semividas prolongadas (cuadro 30-1). Como resultado, la mayor parte se dosifica una vez al día por la noche, en virtud de sus efectos sedantes. Los TCA sufren metabolismo extenso por desmetilación, hidroxilación aromática y conjugación en glucurónidos. Sólo cerca de 5% de los TCA se excreta sin cambios en la orina. Los

CUADRO 30–1 Perfiles farmacocinéticos de antidepresivos seleccionados

Clase, fármaco	Biodisponibilidad (%)	$t_{1/2}$ plasmática (h)	$t_{1/2}$ del metabolito activo (h)	Volumen de distribución (L/kg)	Unión a proteínas (%)
SSRI					
Citalopram	80	33-38	ND	15	80
Escitalopram	80	27-32	ND	12-15	80
Fluoxetina	70	48-72	180	12-97	95
Fluvoxamina	90	14-18	14-16	25	80
Paroxetina	50	20-23	ND	28-31	94
Sertralina	45	22-27	62-104	20	98
SNRI					
Duloxetina	50	12-15	ND	10-14	90
Milnaciprán	85-90	6-8	ND	5-6	13
Venlafaxina[1]	45	8-11	9-13	4-10	27
Tricíclicos					
Amitriptilina	45	31-46	20-92	5-10	90
Clomipramina	50	19-37	54-77	7-20	97
Imipramina	40	9-24	14-62	15-30	84
Antagonistas de 5-HT$_2$					
Nefazodona	20	2-4	ND	0.5-1	99
Trazodona	95	3-6	ND	1-3	96
Tetracíclicos y unicíclicos					
Amoxapina	ND	7-12	5-30	0.9-1.2	90
Bupropión	70	11-14	15-25	20-30	84
Maprotilina	70	43-45	ND	23-27	88
Mirtazapina	50	20-40	20-40	3-7	85
MAOI					
Fenelzina	ND	11	ND	ND	ND
Selegilina	4	8-10	9-11	8-10	99

[1]La desvenlafaxina tiene propiedades similares, pero no se degrada por completo.

MAOI, inhibidores de la monoaminooxidasa; ND, no se encontraron datos; SNRI, inhibidores de la recaptación de serotonina-noradrenalina; SSRI, inhibidores selectivos de la recaptación de serotonina.

TCA son sustratos del sistema CYP2D6 y las concentraciones séricas de estos compuestos tienen influencia sustancial de la administración concomitante de fármacos, como la fluoxetina. Además, el polimorfismo genético de la CYP2D6 puede causar una degradación baja o amplia de los TCA.

Los TCA de tipo amina secundaria, incluidas la desipramina y la nortriptilina, carecen de metabolitos activos y tienen una cinética bastante lineal. Estos TCA poseen un margen terapéutico amplio y sus concentraciones séricas son confiables para predecir la respuesta y la toxicidad.

C. Antagonistas de 5-HT$_2$

La trazodona y la nefazodona se absorben con rapidez y presentan un metabolismo hepático amplio. Ambos fármacos se unen de manera extensa a las proteínas y tienen biodisponibilidad limitada por su amplia degradación. Sus semividas breves en general exigen dividir las dosis cuando se usan como antidepresivos. Sin embargo, la trazodona se prescribe a menudo en una sola dosis en la noche como hipnótico, a dosis menores que las empleadas para el tratamiento de la depresión. Ambas, trazodona y nefazodona, tienen metabolitos activos que también muestran antagonismo de 5-HT$_2$. La nefazodona es un potente inhibidor del sistema CYP3A4 y puede interactuar con fármacos que son degradados por esa enzima (véase la sección Interacciones farmacológicas).

D. Fármacos tetracíclicos y unicíclicos

El bupropión se absorbe con rapidez y tiene una unión promedio a proteínas de 85%. Experimenta metabolismo hepático extenso y un efecto sustancial de primer paso. Tiene tres metabolitos activos, incluido el hidroxibupropión; este último se encuentra en etapa de desarrollo como antidepresivo. El bupropión tiene una eliminación bifásica, en la cual la primera porción dura casi 1 h y la segunda 14 h.

La amoxapina también se absorbe con rapidez, con unión de casi 85% a las proteínas. Su semivida es variable y el fármaco se administra a menudo en dosis divididas. La amoxapina presenta metabolismo hepático extenso. Uno de sus metabolitos activos, la 7-hidroxiamoxapina, es un potente bloqueador D_2 y se vincula con efectos antipsicóticos. La maprotilina se absorbe bien por vía oral y se une en 88% a las proteínas. Presenta metabolismo hepático extenso.

La mirtazapina sufre desmetilación y a continuación hidroxilación y conjugación en un glucurónido. Varias isoenzimas de la familia CYP participan en el metabolismo de la mirtazapina, incluidas 2D6, 3A4 y 1A2. La semivida de la mirtazapina es de 20 a 40 h y suele dosificarse una vez por la noche por sus efectos sedantes.

E. Inhibidores de la monoaminooxidasa

Los MAOI se degradan por vías diferentes, pero tienden a presentar efectos extensos de primer paso, que podrían atenuar en grado sustancial su biodisponibilidad. La tranilcipromina es hidroxilada y *N*-acetilada en el anillo, en tanto que la acetilación parece ser una vía menor para la fenelzina. La selegilina presenta *N*-desmetilación y después hidroxilación. Los MAOI se absorben bien desde el tubo digestivo.

A causa de los evidentes efectos de primer paso y su tendencia a inhibir a la MAO en el intestino (con efectos presores resultantes de la tiramina) se hallan en desarrollo vías de administración alternativas. Por ejemplo, se dispone de la selegilina en formas transdérmica y sublingual para evitar el paso a través del intestino y el hígado. Estas vías de administración reducen el riesgo de sufrir interacciones con los alimentos y generan una biodisponibilidad sustancialmente mayor.

Farmacodinámica

Como se indicó antes, todos los antidepresivos actuales disponibles incrementan la neurotransmisión de monoaminas por uno de varios mecanismos. El más común es la inhibición de la actividad de SERT, NET, o ambos transportadores de monoaminas (cuadro 30-2). Los antidepresivos que inhiben a SERT, NET, o ambos, incluyen a los SSRI y los SNRI (por definición), así como a los TCA. Otro mecanismo para incrementar la biodisponibilidad de las monoaminas es la inhibición de su fragmentación enzimática (MAOI). Las estrategias adicionales de aumento del tono monoamínico incluyen unión a autorreceptores presinápticos (mirtazapina) o antagonistas específicos de los receptores postsinápticos (antagonistas de 5-HT_2 y mirtazapina). Por último, la mayor biodisponibilidad de las monoaminas para su unión en la hendidura sináptica produce una cascada de sucesos que aumenta la transcripción de algunas proteínas y la inhibición de otras. Es la producción neta de estas proteínas, incluidos BDNF, receptores de glucocorticoides, receptores adrenérgicos β y otras proteínas, lo que parece determinar los beneficios y la toxicidad de un compuesto determinado.

CUADRO 30–2 Efectos de los antidepresivos sobre varios receptores y transportadores

Antidepresivos	ACh M	α_1	H_1	5-HT_2	NET	SERT
Amitriptilina	+++	+++	++	0/+	+	++
Amoxapina	+	++	+	+++	++	+
Bupropión	0	0	0	0	0/+	0
Citalopram, escitalopram	0	0	0		0	+++
Clomipramina	+	++	+	+	+	+++
Desipramina	+	+	+	0/+	+++	+
Doxepina	++	+++	+++	0/+	+	+
Fluoxetina	0	0	0	0/+	0	+++
Fluvoxamina	0	0	0	0	0	+++
Imipramina	++	+	+	0/+	+	++
Maprotilina	+	+	++	0/+	++	0
Mirtazapina	0	0	+++	+	+	0
Nefazodona	0	+	0	++	0/+	+
Nortriptilina	+	+	+	+	++	+
Paroxetina	+	0	0	0	+	+++
Protriptilina	+++	+	+	+	+++	+
Sertralina	0	0	0	0	0	+++
Trazodona	0	++	0/+	++	0	+
Trimipramina	++	++	+++	0/+	0	0
Venlafaxina	0	0	0	0	+	++

ACh M, receptor muscarínico de acetilcolina; α_1, receptor adrenérgico α_1; H_1, receptor de histamina$_1$; 5-HT_2, receptor 5-HT_2 de serotonina; NET, transportador de noradrenalina; SERT, transportador de serotonina.

0/+, afinidad mínima; +, afinidad leve; ++, afinidad moderada; +++, afinidad alta.

A. Inhibidores selectivos de la recaptación de serotonina

El transportador de serotonina (SERT) es una glucoproteína con 12 regiones transmembrana embebidas en la terminal axónica y membranas de cuerpos celulares de neuronas serotoninérgicas. Cuando la serotonina extracelular se une a los receptores en el transportador ocurren cambios conformacionales en éste y la serotonina, el Na^+ y Cl^- entran a la célula. La unión de K^+ intracelular produce entonces el retorno del transportador a su conformación original y la emisión de serotonina dentro de la célula. Los SSRI causan inhibición alostérica del transportador, por unión al receptor en otro sitio diferente al de la unión activa de la serotonina. A dosis terapéuticas se inhibe casi 80% de la actividad del transportador. Hay polimorfismos funcionales de SERT que determinan la actividad del transportador.

Los SSRI tienen efectos leves sobre otros neurotransmisores. A diferencia de TCA y SNRI, hay pocas pruebas de que estos últimos tengan efectos notorios sobre receptores adrenérgicos β o el transportador de noradrenalina, NET. La unión al transportador de serotonina se vincula con inhibición tónica del sistema dopaminérgico, aunque hay variabilidad interindividual sustancial en ese efecto. Los SSRI no se unen de manera intensa a los receptores histamínicos, muscarínicos, o de otro tipo.

B. Fármacos que antagonizan a los transportadores de serotonina y noradrenalina

Un gran número de antidepresivos presenta efectos inhibidores mixtos sobre los transportadores de serotonina y noradrenalina. Los fármacos más recientes de esta clase (venlafaxina y duloxetina) se señalan con las siglas SNRI, en tanto que el grupo más antiguo (antidepresivos tricíclicos) se designa con las siglas TCA.

1. Inhibidores de la recaptación de serotonina-noradrenalina. Los SNRI se unen a los transportadores de serotonina y noradrenalina. El NET es, desde el punto de vista estructural, muy similar al transportador de 5-HT. Como el transportador de serotonina, se trata de un complejo de 12 dominios transmembrana con unión alostérica con la noradrenalina. El NET también tiene afinidad moderada por la dopamina.

La venlafaxina es un inhibidor débil de NET, en tanto que la desvenlafaxina, duloxetina y milnaciprán son inhibidores más equilibrados de SERT y NET. No obstante, la afinidad de casi todos los SNRI tiende a ser mucho mayor para SERT que para NET. Los SNRI difieren de los TCA porque carecen de los potentes efectos antihistamínicos, bloqueadores adrenérgicos α y anticolinérgicos de los TCA. Como resultado, los SNRI tienden a ser favorecidos respecto de los TCA para el tratamiento del MDD y los síndromes dolorosos, en virtud de su mejor tolerabilidad.

2. Antidepresivos tricíclicos. Los TCA tienen una función parecida a la de los SNRI y al parecer su actividad antidepresiva se relaciona sobre todo con su inhibición de la recaptación de 5-HT y noradrenalina. Dentro de los TCA hay una considerable variabilidad en su afinidad por SERT en comparación con NET. Por ejemplo, la clomipramina tiene relativamente muy poca afinidad por NET, pero se une en grado notable a SERT. Tal selectividad por el transportador de serotonina contribuye a los beneficios conocidos de la clomipramina en el tratamiento de OCD. Por otro lado, los TCA de tipo amina secundaria, desipramina y nortriptilina, son relativamente más selectivos para NET. Aunque el TCA de tipo amina terciaria, imipramina, tiene de manera inicial más efectos de serotonina, su metabolito, la desipramina, equilibra después ese efecto con una mayor inhibición del NET.

Los efectos adversos frecuentes de los TCA, incluida la xerostomía y el estreñimiento, son atribuibles a las potentes acciones antimuscarínicas de muchos de ellos. Los TCA también tienden a ser potentes antagonistas del receptor H_1 de histamina. Algunas veces se prescriben los TCA como hipnóticos, como la doxepina, y se usan en el tratamiento del prurito por sus propiedades antihistamínicas. El bloqueo de los receptores adrenérgicos α puede provocar efectos ortostáticos sustanciales, en particular en pacientes de edad avanzada.

C. Antagonistas de 5-HT$_2$

La principal acción de la nefazodona y la trazodona perece ser el bloqueo del receptor de 5-HT$_{2A}$. La inhibición de ese receptor en estudios en animales y seres humanos se vincula con efectos sustanciales contra la ansiedad, la psicosis y la depresión. Por el contrario, los agonistas del receptor 5-HT$_{2A}$, como el ácido lisérgico (LSD) y la mezcalina, son a menudo alucinógenos y producen ansiedad. El 5-HT$_{2A}$ es un receptor acoplado a la proteína G que se distribuye en toda la neocorteza.

La nefazodona es un inhibidor débil de SERT y NET, pero un antagonista potente del receptor postsináptico 5-HT$_{2A}$, al igual que sus metabolitos. La trazodona es también un inhibidor débil pero selectivo de SERT, con escaso efecto sobre NET. Su metabolito primario, m-cpp, es un antagonista potente del 5-HT$_2$ y gran parte de los beneficios de la trazodona como antidepresivo pueden atribuirse a ese efecto. La trazodona también posee propiedades de bloqueo adrenérgico α presináptico leve a moderado y es un antagonista débil del receptor H_1.

D. Antidepresivos tetracíclicos y unicíclicos

Las acciones del bupropión aún no se conocen por completo. El bupropión y su principal metabolito, el hidroxibupropión, son inhibidores leves a moderados de la recaptación de noradrenalina y dopamina en estudios de animales. Sin embargo, tales efectos parecen menores que los vinculados usualmente con un beneficio antidepresivo; un efecto más significativo del bupropión es la emisión presináptica de catecolaminas. En estudios en animales, el bupropión parece aumentar de manera sustancial la disponibilidad presináptica de la noradrenalina y en un menor grado de la dopamina. El bupropión carece virtualmente de efectos directos sobre el sistema de la serotonina.

La mirtazapina tiene una farmacología compleja. Es un antagonista de los autorreceptores presinápticos α_2 y aumenta la liberación de noradrenalina y 5-HT. Además, la mirtazapina es un antagonista de los receptores 5-HT$_2$ y 5-HT$_3$. Por último, la mirtazapina es un antagonista potente H_1, lo cual se vincula con sus efectos sedantes.

Las actividades de la amoxapina y la maprotilina simulan las de los TCA, como la desipramina. Ambas son inhibidoras potentes de NET y en menor medida de SERT. Además, poseen propiedades anticolinérgicas. A diferencia de los TCA u otros antidepresivos, la amoxapina es un inhibidor moderado del receptor D_2 postsináptico y como tal posee algunas propiedades antipsicóticas.

E. Inhibidores de la monoaminooxidasa

Los MAOI actúan al mitigar las acciones de la monoaminooxidasa en las neuronas y aumentar el contenido de monoaminas. Existen dos formas de monoaminooxidasa. La MAO-A está presente en neuronas dopaminérgicas y secretoras de noradrenalina y se encuentra sobre todo en el cerebro, intestino, placenta e hígado; sus principales sustratos son noradrenalina, adrenalina y serotonina. La MAO-B se encuentra sobre todo en neuronas serotoninérgicas e histaminérgicas y se distribuye en el cerebro, hígado y plaquetas. La MAO-B actúa en particular sobre tiramina, feniletilamina y bencilamina. Tanto la MAO-A como la MAO-B degradan la triptamina y la dopamina.

Los MAOI se clasifican por su especificidad por MAO-A o MAO-B y si sus efectos son reversibles o irreversibles. La fenelzina y la tranilcipromina son ejemplos de MAOI no selectivos irreversibles. La moclobemida es un inhibidor reversible y selectivo de la MAO-A, pero no está disponible en Estados Unidos. La moclobemida puede ser desplazada de la MAO-A por la tiramina y ello atenúa el riesgo de interacciones alimentarias. Por el contrario, la selegilina es un compuesto irreversible específico de la MAO-B a bajas dosis y útil en el tratamiento de la enfermedad de Parkinson a tales dosis, si bien a dosis más altas se convierte en un MAOI no selectivo semejante a otros fármacos.

FARMACOLOGÍA CLÍNICA DE LOS ANTIDEPRESIVOS

Indicaciones clínicas

A. Depresión

Las indicaciones de la FDA para el uso de antidepresivos en el tratamiento de la depresión mayor son bastante amplias. Casi todos los antidepresivos tienen aprobación para tratamiento agudo y a largo plazo de la depresión mayor. Las crisis agudas del MDD tienden a durar casi seis a 14 meses sin tratamiento, pero al menos 20% de ellas dura dos años o más.

El propósito del tratamiento agudo del MDD es la remisión de todos los síntomas. Puesto que los antidepresivos tal vez no alcancen su máximo beneficio durante uno a dos meses o más, con alguna frecuencia se intenta el tratamiento de ocho a 12 semanas de duración con dosis terapéuticas. Los antidepresivos tienen éxito para lograr la remisión en casi 30 a 40% de los pacientes con un solo intento terapéutico de ocho a 12 semanas. Si se obtiene una respuesta inadecuada, a menudo se cambia el tratamiento por otro fármaco o se adiciona uno más. Por ejemplo, el bupropión, un antipsicótico atípico, o la mirtazapina, pueden agregarse a un SSRI o a SNRI para aumentar el beneficio antidepresivo si la monoterapia no tiene éxito. Casi 70 a 80% de los individuos puede alcanzar la remisión con estrategias de aumento secuencial o cambio. Una vez que se alcanza una respuesta adecuada, se recomienda continuar el tratamiento durante un mínimo de seis a 12 meses para disminuir el riesgo sustancial de recaídas.

Casi 85% de los enfermos con una sola crisis de MDD experimenta al menos una recurrencia durante su vida. Muchos presentan recurrencias múltiples que pueden avanzar a crisis más graves, crónicas y resistentes al tratamiento. En consecuencia, es común que los sujetos requieran tratamiento de mantenimiento para prevenir las recurrencias. Si bien son raros los estudios del tratamiento de mantenimiento durante más de cinco años, aquellos de largo plazo con TCA, SNRI e SSRI sugieren un beneficio protector significativo cuando se administran en forma crónica. Por lo tanto, muchas veces se recomienda considerar a los pacientes para tratamiento de mantenimiento de largo plazo si han sufrido dos o más crisis graves de MDD en los cinco años previos o tres o más en toda la vida.

No se sabe si los antidepresivos son útiles para todos los subtipos de depresión. Por ejemplo, las personas con depresión bipolar tal vez no se beneficien demasiado de los antidepresivos, incluso cuando se combinan con estabilizadores del talante. En realidad, los antidepresivos se vinculan en ocasiones con cambios hacia la manía o ciclos más rápidos. Se ha suscitado también alguna controversia acerca de la eficacia global de los antidepresivos en la depresión unipolar, con algunos metaanálisis que muestran mayores efectos y otros con efectos menos notorios. Aunque es posible que esta controversia no se resuelva de inmediato, es casi incuestionable que los antidepresivos tienen beneficios considerables para la mayoría de los pacientes.

Las intervenciones psicoterapéuticas, como el tratamiento cognitivo conductual, parecen ser tan eficaces como el tratamiento antidepresivo para las formas leves a moderadas de la depresión. Sin embargo, el tratamiento cognitivo conductual tiende a requerir más tiempo para ser eficaz y en general es más costoso que los antidepresivos. La psicoterapia se combina a menudo con el tratamiento antidepresivo y la combinación parece más eficaz que cualquier estrategia sola.

B. Trastornos de ansiedad

Después de la depresión mayor, los trastornos de ansiedad representan la más frecuente aplicación de los antidepresivos. Se han aprobado varios SSRI e SNRI para todos los trastornos de ansiedad mayor, incluidos PTSD, OCD, trastorno de ansiedad social, GAD y trastorno de pánico. Este último se caracteriza por crisis recurrentes de ansiedad intensas y breves, que carecen con frecuencia de un factor precipitante. Los pacientes inician con el temor de experimentar una crisis o evitan situaciones en las que podrían sufrirla. Por el contrario, el GAD se caracteriza por una ansiedad crónica variable y preocupación indebida que tienden a mostrar una naturaleza crónica. Si bien en ocasiones aún se emplean los antidepresivos y fármacos de la clase de hipnóticos-sedantes más antiguos para el tratamiento de los trastornos de ansiedad, los SSRI e SNRI los han sustituido en gran medida.

Las benzodiazepinas (cap. 22) proveen un alivio mucho más rápido de la ansiedad y el pánico generalizados que cualquiera de los antidepresivos. Sin embargo, los antidepresivos parecen tan eficaces al menos, y tal vez más que las benzodiazepinas, para el tratamiento de largo plazo de esos trastornos de ansiedad. Más aún, los antidepresivos no representan riesgo de dependencia y tolerancia, como podría ocurrir con las benzodiazepinas.

Se sabe que el OCD responde a los antidepresivos serotoninérgicos. Esta alteración se caracteriza por pensamientos repetitivos que provocan ansiedad (obsesiones) o conductas repetitivas que pretenden atenuar la ansiedad (compulsiones). La clomipramina y varios de los SSRI tienen aprobación para el tratamiento del OCD y eficacia moderada. El tratamiento conductual suele combinarse con el antidepresivo en busca de beneficios adicionales.

El trastorno de ansiedad social es un diagnóstico infrecuente, pero un problema bastante común en el cual el sujeto padece ansiedad intensa en las interacciones sociales. Tal ansiedad puede limitar su capacidad de actuar en forma adecuada en su trabajo o en las relaciones interpersonales. Varios SSRI y la venlafaxina han recibido aprobación para el tratamiento de la ansiedad social. La eficacia de los SSRI en el tratamiento de la ansiedad social es mayor en algunos estudios que en el correspondiente del MDD.

El PTSD se manifiesta cuando un suceso traumático o que amenaza la vida produce pensamientos que provocan ansiedad, ilusiones, hipervigilancia, pesadillas y evitación de situaciones que le recuerdan el trauma al paciente. Los SSRI se consideran el tratamiento ideal del PTSD y pueden atenuar diversos síntomas, entre ellos los pensamientos de ansiedad y la hipervigilancia. Por lo regular se necesitan otros tratamientos, incluidas las intervenciones de psicoterapia, además de los antidepresivos.

C. Trastornos de dolor

Se sabe desde hace más de 40 años que los antidepresivos poseen propiedades analgésicas independientes de sus efectos sobre el talante. Los TCA se han usado en el tratamiento de trastornos neuropáticos y otros de dolor desde el decenio de 1960. Los fármacos que tienen propiedades de bloqueo de la recaptación de noradrenalina y 5-HT son útiles a menudo para tratar los trastornos dolorosos. Las vías de las monoaminas corticoespinales ascendentes parecen importantes en el sistema analgésico endógeno. Además, los trastornos de dolor crónico se vinculan por lo general con depresión mayor. Los TCA aún se administran con frecuencia para algunas de estas alteraciones y los SNRI tienen uso creciente. En el año 2010, la duloxetina recibió la aprobación para el tratamiento del dolor articular y muscular crónico. Como ya se mencionó, el milnaciprán tiene ya aprobación para el tratamiento de la fibromialgia. Otros SNRI, por ejemplo desvenlafaxina y milnaciprán, se hallan en estudio para diversos trastornos dolorosos, desde la neuralgia posherpética hasta el dolor dorsal crónico.

D. Trastorno disfórico premenstrual

Casi 5% de las mujeres en edad fecunda tiene síntomas notorios en el estado de ánimo y manifestaciones físicas durante la fase lútea tardía de casi todos los ciclos; éstos incluyen ansiedad, depresión, irritabilidad, insomnio, fatiga y otros síntomas físicos diversos. Tales signos son más intensos que los que suelen aparecer en el síndrome premenstrual (PMS, *premenstrual syndrome*) y pueden ocasionar bastante alteración de las actividades profesionales y personales. Los SSRI son benficiosos para muchas mujeres con PMDD y para esa indicación se han aprobado fluoxetina y sertralina. Puede ser eficaz el tratamiento continuo durante dos semanas en la fase lútea. El efecto rápido de SSRI y PMDD se puede vincular con un rápido incremento de la concentración de pregnenolona.

E. Cesación del tabaquismo

El bupropión se aprobó en 1997 como tratamiento para la cesación del tabaquismo. Casi el doble de personas tratadas con bupropión en comparación con quienes reciben placebo tiene una menor urgencia de fumar. Además, los individuos que toman bupropión parecen experimentar menos síntomas del talante y tal vez menor incremento de peso mientras abandonan la dependencia de la nicotina. El bupropión parece ser casi tan eficaz como los parches de nicotina para la cesación del tabaquismo. Se desconoce el mecanismo por el cual el bupropión es útil en esta aplicación, pero el fármaco puede simular los efectos de la nicotina sobre la dopamina y la noradrenalina y antagonizar a los receptores nicotínicos. También se sabe que la nicotina tiene efectos antidepresores en algunas personas y el bupropión puede sustituir ese efecto.

Otros antidepresivos pueden también tener participación en el tratamiento del tabaquismo. Se ha demostrado que la nortriptilina es útil para ese fin, pero sus efectos no han sido tan consistentes como los observados con el bupropión.

F. Trastornos de la alimentación

La bulimia y la anorexia nerviosas pueden ser trastornos devastadores. La bulimia se caracteriza por la ingestión episódica de grandes cantidades de alimentos (comilonas) seguida por purgas por medio del vómito, uso de laxantes u otros métodos. Las complicaciones médicas de las purgas, como la hipopotasemia, son frecuentes y peligrosas. La anorexia es un trastorno en el que la menor ingestión de alimentos provoca una pérdida de 15% o más del peso corporal ideal y el sujeto tiene un temor mórbido a ganar peso y una imagen corporal muy distorsionada. La anorexia suele ser crónica y puede ser letal en 10% o más de los casos.

Los antidepresivos parecen ser útiles en el tratamiento de la bulimia, pero no de la anorexia. La fluoxetina se aprobó para el tratamiento de la bulimia en 1996 y otros antidepresivos han mostrado beneficio en la disminución del ciclo de comilonas-purgas. En la actualidad, el principal tratamiento de la anorexia consiste en el reinicio de la alimentación y las terapias familiar y cognitiva conductual.

El bupropión puede tener algunos beneficios en el tratamiento de la obesidad. Los pacientes afectados sin depresión tratados con bupropión fueron capaces de perder un poco más de peso y mantener la disminución en relación con un grupo similar tratado con placebo. Sin embargo, la disminución de peso no fue notoria y al parecer existen opciones más eficaces para reducir el peso.

G. Otros usos de los antidepresivos

Los antidepresivos se emplean para otras alteraciones, para algunas de las cuales no hay reconocimiento por parte de los especialistas. La enuresis en niños ha sido un diagnóstico para el que se ha aprobado el uso de algunos TCA, pero se utilizan con poca frecuencia por sus efectos secundarios. La duloxetina es un SNRI que tiene aprobación para el tratamiento de la incontinencia urinaria de esfuerzo en Europa. Muchos de los antidepresivos serotoninérgicos parecen útiles para tratar los síntomas vasomotores de la perimenopausia. La desvenlafaxina está en proceso de aprobación por la FDA para el tratamiento de esos síntomas vasomotores y los estudios han sugerido que los SSRI, venlafaxina y nefazodona, pueden también proveer beneficio. Aunque los antidepresivos serotoninérgicos suelen vincularse con la inducción de efectos sexuales adversos, algunos de ellos podrían ser útiles para algunos trastornos sexuales. Por ejemplo, los SSRI retrasan el orgasmo en algunos individuos. Por ese motivo se prescriben algunas veces SSRI para tratar la eyaculación prematura. Además, el bupropión se ha utilizado para tratar efectos sexuales adversos vinculados con el uso de SSRI, aunque no se ha demostrado de manera consistente en estudios controlados su eficacia para esa finalidad.

Selección de un antidepresivo

La selección de un antidepresivo depende primero de la indicación. No todos los trastornos responden igual a todos los antidepresivos. Sin embargo, en el tratamiento del MDD es difícil demostrar que un antidepresivo es más eficaz que otro de manera consistente. Por lo tanto, la selección de un antidepresivo para el tratamiento de la depresión depende sobre todo de consideraciones prácticas como el costo, disponibilidad, efectos adversos, potenciales interacciones farmacológicas y el antecedente de respuesta del paciente o la falta de ésta, así como sus preferencias. Otros factores como la edad, el género y el estado médico del sujeto pueden también guiar la selección de los antidepresivos. Por ejemplo, los pacientes de mayor edad son en particular sensibles a las acciones anticolinérgicas de los TCA. Por otro lado, los efectos inhibidores del CYP3A4 del SSRI fluvoxamina pueden hacerlo una opción problemática en algunos pacientes de mayor edad porque la fluvoxamina puede interactuar con otros compuestos que tal vez requieran esos pacientes. Hay algunos indicios de que las mujeres pueden responder y tolerar mejor los serotoninérgicos que los noradrenérgicos o los TCA, pero los datos que respaldan esa diferencia de género no han sido sólidos. Los individuos con glaucoma de ángulo estrecho pueden tener una exacerbación con el uso de antidepresivos noradrenérgicos, en tanto que se sabe que el bupropión y otros antidepresivos reducen el umbral de convulsiones en personas con epilepsia.

En la actualidad, los SSRI son los fármacos de primera línea y de prescripción frecuente para el tratamiento de los trastornos de ansiedad y MDD. Su aceptación proviene de su facilidad de uso, tolerabilidad y seguridad en presencia de sobredosis. La dosis inicial de SSRI suele ser la misma que la terapéutica para la mayoría de los pacientes, por lo que tal vez no es necesario ajustar la dosis. Además, casi todos los SSRI están disponibles en fórmulas genéricas y son baratos. Hoy en día, otros compuestos, incluidos los SNRI bupropión y mirtazapina, también son fármacos razonables de primera línea para el tratamiento del MDD. Los antidepresivos con el más bajo vínculo con efectos sexuales secundarios son bupropión, mirtazapina y nefazodona, y a menudo se prescriben por esa razón. No obstante, el bupropión no se considera eficaz para el tratamiento de los trastornos de ansiedad y puede tolerarse mal en sujetos ansiosos. La principal indicación del bupropión es el tratamiento de la depresión mayor, incluida la estacional (invernal). Los usos extraoficiales del bupropión incluyen el tratamiento del trastorno de hiperactividad con déficit de atención (ADHD, *attention deficit hyperkinetic disorder*) y suele combinarse con otros antidepresivos para aumentar la respuesta terapéutica. La indicación primaria de la mirtazapina es el tratamiento de la depresión mayor. Sin embargo, sus fuertes propiedades antihistamínicas han contribuido a su uso ocasional como hipnótico y como tratamiento adyuvante de antidepresivos más activos.

Los TCA y los MAOI se relegan hoy a la segunda o tercera opción de tratamiento del MDD. Ambos pueden ser letales en sobredosis, requieren ajuste para alcanzar una dosis terapéutica, experimentan interacciones farmacológicas graves y tienen muchos efectos secundarios problemáticos. Como consecuencia, su administración en el tratamiento de MDD o ansiedad se reserva hoy día para personas que no han respondido a otros fármacos. En algunos individuos la depresión sólo responde a MAOI o TCA. En consecuencia, tal vez los TCA y los MAOI se indiquen en menor medida en pacientes con depresión resistente al tratamiento.

El empleo de los antidepresivos fuera del tratamiento del MDD tiende a requerir fármacos específicos. Por ejemplo, los TCA y los SNRI parecen útiles en el tratamiento de los trastornos de dolor, pero otras clases de antidepresivos son mucho menos eficaces. Los SSRI y el TCA muy serotoninérgico, clomipramina, son eficaces en el tratamiento de OCD, pero los antidepresivos noradrenérgicos no han mostrado ser tan útiles para ese trastorno. El bupropión y la nortriptilina tienen utilidad en el tratamiento de la cesación del tabaquismo, pero los SSRI no la han mostrado. Por consiguiente, además del tratamiento de la depresión, la selección de antidepresivos depende sobre todo del beneficio conocido de uno en particular o de una clase de ellos para una indicación específica.

Dosificación

La dosis óptima de un antidepresivo depende de la indicación y del paciente. Para SSRI, SNRI y varios compuestos más recientes, la dosis de inicio para el tratamiento de la depresión suele ser terapéutica (cuadro 30-3). Los individuos que muestran poco o ningún beneficio después de al menos cuatro semanas de tratamiento pueden beneficiarse de una dosis más alta, aunque ha sido difícil mostrar una clara ventaja de las dosis más altas de SSRI, SNRI y otros antidepresivos más recientes. La dosis en general se titula hasta la máxima recomendada o la más alta tolerada cuando el paciente no responde a dosis menores. Algunos pueden beneficiarse de dosis menores que las mínimas terapéuticas habituales recomendadas. Los TCA y los MAOI requieren por lo general titulación hasta una dosis terapéutica durante varias semanas. La dosificación de los TCA puede guiarse por la vigilancia de su concentración sérica.

Algunos trastornos de ansiedad pueden necesitar dosis mayores de antidepresivos que las indicadas en el tratamiento de la depresión mayor. Por ejemplo, los pacientes tratados por OCD requieren a menudo dosis máximas o algo mayores que la máxima recomendada en el MDD para lograr beneficios óptimos. De manera similar, la dosis mínima de paroxetina para el tratamiento eficaz del trastorno de pánico es mayor que la necesaria para el tratamiento eficaz de la depresión.

En el tratamiento de los trastornos dolorosos, las dosis leves de TCA suelen ser suficientes. Por ejemplo, 25 a 50 mg/día de imipramina pueden ser beneficiosos para el tratamiento del dolor vinculado con la neuropatía, pero constituirían una dosis subterapéutica en el tratamiento del MDD. Por el contrario, los SNRI suelen prescribirse para trastornos de dolor a las mismas dosis empleadas para el tratamiento de la depresión.

Efectos adversos

Aunque algunos efectos adversos potenciales son comunes a todos los antidepresivos, la mayor parte es específica de una subclase de fármacos y de sus efectos farmacodinámicos. Una nota precautoria de la FDA aplicada a todos los antidepresivos destaca el riesgo de mayor tendencia al suicidio en personas menores de 25 años. La advertencia sugiere que el uso de los antidepresivos se vincula con ideación y conducta suicida, pero no con suicidios consumados, hasta en 4% de los individuos menores de 25 años con prescripción de antidepresivos en estudios clínicos. Dicha tasa es casi el doble de la observada cuando se administra un placebo. Para los sujetos mayores de 25 años no hay riesgo aumentado de suicidio y sí menos ideación suicida cuando reciben antidepresivos, en particular después de los 65 años de edad. Aunque una minoría de los pacientes puede experimentar un aumento de las ideas suicidas emergente con el tratamiento con antidepresivos, la falta de tratamiento ante una crisis de depresión mayor es un factor de riesgo en particular importante de suicidios consumados en todos los grupos de edad.

CUADRO 30–3 Límites de dosis de los antidepresivos

Fármaco	Dosis terapéutica habitual (mg/día)
SSRI	
Citalopram	20-60
Escitalopram	10-30
Fluoxetina	20-60
Fluvoxamina	100-300
Paroxetina	20-60
Sertralina	50-200
SNRI	
Venlafaxina	75-375
Desvenlafaxina	50-200
Duloxetina	40-120
Milnaciprán	100-200
Tricíclicos	
Amitriptilina	150-300
Clomipramina	100-250
Desipramina	150-300
Doxepina	150-300
Imipramina	150-300
Nortriptilina	50-150
Protriptilina	15-60
Maleato de trimipramina	150-300
Antagonistas de 5-HT_2	
Nefazodona	300-500
Trazodona	150-300
Tetracíclicos y unicíclicos	
Amoxapina	150-400
Bupropión	200-450
Maprotilina	150-225
Mirtazapina	15-45
MAOI	
Isocarboxazida	30-60
Fenelzina	45-90
Selegilina	20-50
Tranilcipromina	30-60

MAOI, inhibidores de la monoaminooxidasa; SNRI, inhibidores de la recaptación de serotonina-noradrenalina; SSRI, inhibidores selectivos de la recaptación de serotonina.

A. Inhibidores selectivos de la recaptación de serotonina

Los efectos adversos de los antidepresivos de prescripción más frecuente, los SSRI, pueden predecirse a partir de su potente inhibición de SERT. Los SSRI incrementan el tono serotoninérgico, no sólo en el cerebro sino en todo el cuerpo. El aumento de la actividad serotoninérgica en el intestino suele vincularse con náusea, molestias gastrointestinales, diarrea y otros síntomas digestivos. Los efectos adversos gastrointestinales surgen casi siempre en forma temprana durante el tratamiento y tienden a mejorar después de la primera semana. El aumento del tono serotoninérgico en el ámbito de la médula espinal y en niveles más altos se vincula con disminución de la función y el interés sexuales. Como resultado, al menos 30 a 40% de los pacientes tratados con SSRI manifiesta pérdida de la libido, retraso del orgasmo o disminución de la excitación. Los efectos sexuales persisten a menudo en tanto el sujeto se mantenga con un antidepresivo, pero pueden disminuir con el tiempo.

Otros efectos adversos relacionados con los serotoninérgicos de los SSRI incluyen un incremento de la cefalea y el insomnio o la hipersomnia. Algunos individuos ganan peso mientras consumen SSRI, en particular la paroxetina. La interrupción súbita de los SSRI de semivida breve, como la paroxetina y la sertralina, se vincula con un *síndrome de abstinencia* en algunos sujetos, caracterizado por mareo, parestesias y otros síntomas que se inician uno o dos días después de interrumpir el fármaco y persisten durante una semana o más.

La mayor parte de los antidepresivos forma parte de la categoría C, según el sistema de clasificación de teratógenos de la FDA. Existe cierta relación entre la paroxetina y los defectos del tabique cardiaco por el contacto durante el primer trimestre. Por lo tanto, la paroxetina es un fármaco de la categoría D. El resto de los posibles nexos de los SSRI con diversas complicaciones después del nacimiento, incluida la hipertensión pulmonar, no se han establecido en forma definitiva.

B. Inhibidores de la recaptación de serotonina-noradrenalina y antidepresivos tricíclicos

Los SNRI provocan muchos de los efectos adversos serotoninérgicos relacionados con los SSRI. Más aún, los SNRI pueden también inducir efectos noradrenérgicos, incluida la elevación de la presión sanguínea y la frecuencia cardiaca y la activación del SNC, con insomnio, ansiedad y agitación. Los efectos hemodinámicos de los SNRI no tienden a ser problemáticos en la mayoría de los pacientes. Se ha observado un incremento de la presión sanguínea vinculado con la dosis, más a menudo con la forma de liberación inmediata de la venlafaxina, en comparación con otros SNRI. De manera similar, hay más informes de toxicidad cardiaca con la sobredosis de venlafaxina respecto de los otros SNRI o SSRI. La duloxetina rara vez se relaciona con toxicidad hepática en personas con antecedente de daño hepático. Todos los SNRI se han vinculado con un síndrome de abstinencia que se asemeja al observado con la discontinuación de los SSRI.

Los principales efectos adversos de los TCA ya se han descrito. Los efectos anticolinérgicos tal vez son los más frecuentes y producen xerostomía, estreñimiento, retención urinaria, visión borrosa y confusión. Son más frecuentes con los TCA de tipo amina terciaria, como amitriptilina e imipramina, en comparación con los de tipo amina secundaria, desipramina y nortriptilina. La potente propiedad de bloqueo α de los TCA causa con frecuencia hipotensión ortostática. El antagonismo de H_1 por los TCA se vincula con aumento de peso y sedación. Los TCA son antiarrítmicos de clase 1A (cap. 14) y son origen de arritmias a dosis más altas. Los efectos sexuales son frecuentes, en particular con los TCA muy serotoninérgicos, como la clomipramina. Los TCA implican un síndrome de abstinencia que se caracteriza por rebote colinérgico y síntomas seudogripales.

C. Antagonistas de 5-HT_2

Los efectos adversos más frecuentes vinculados con los antagonistas de 5-HT_2 son sedación y trastornos gastrointestinales. Los efectos sedantes, en particular con trazodona, pueden ser bastante pronunciados. En consecuencia, no es de sorprender que a la fecha, el tratamiento del insomnio consista en la aplicación inicial de la trazodona. Los efectos gastrointestinales parecen estar relacionados con la dosis y son menos pronunciados que los observados con SNRI o SSRI. Los efectos sexuales son raros con el tratamiento con nefazodona o trazodona, como resultado de los efectos serotoninérgicos relativamente selectivos de esos fármacos sobre el receptor 5-HT_2 más bien que el SERT. Sin embargo, la trazodona rara vez se ha vinculado con la inducción de priapismo. La nefazodona y trazodona, puesto que son bloqueadores α, producen hipotensión ortostática relacionada con la dosis en algunos pacientes. La nefazodona se ha vinculado con hepatotoxicidad, que incluye raros decesos y la aparición de insuficiencia hepática fulminante que requieren trasplante. La tasa de hepatotoxicidad grave se ha calculado en 1 en 250 000 a 300 000 años-paciente de tratamiento con nefazodona.

D. Tetracíclicos y unicíclicos

La amoxapina se vincula algunas veces con el síndrome de parkinsonismo debido a su acción bloqueadora de D_2. La mirtazapina tiene un efecto sedante significativo. La maprotilina muestra una elevada afinidad por NET, puede inducir efectos adversos similares a los de TCA y, rara vez, convulsiones. El bupropión se vincula en ocasiones con agitación, insomnio y anorexia.

E. Inhibidores de la monoaminooxidasa

Los efectos adversos más frecuentes de los MAOI que llevan a su interrupción son hipotensión ortostática y aumento de peso. Además, los MAOI no selectivos irreversibles se vinculan con las tasas más altas de efectos sexuales de todos los antidepresivos. La anorgasmia es bastante frecuente con dosis terapéuticas de algunos MAOI. Las propiedades similares a las anfetaminas de algunos MAOI contribuyen a la activación, el insomnio y la inquietud en algunos pacientes. La fenelzina tiende a ser más sedante que la selegilina o la tranilcipromina. También hay confusión algunas veces relacionada con dosis mayores de MAOI, porque bloquean el metabolismo de la tiramina y las aminas similares que se ingieren. Los MAOI pueden causar interacciones peligrosas con ciertos alimentos y fármacos serotoninérgicos (véase la sección Interacciones farmacológicas). Por último, los MAOI se han vinculado con el síndrome de abstinencia súbita, expresado por un cuadro clínico semejante al delirio con psicosis, excitación y confusión.

Sobredosificación

Los intentos de suicidio son una consecuencia frecuente e infortunada de la depresión mayor. El riesgo de por vida de consumar el suicidio en pacientes antes hospitalizados con MDD puede ser hasta de 15%. La sobredosificación es el método más usado en los intentos de suicidio, y los antidepresivos, en especial los TCA, participan con frecuencia. La sobredosis puede inducir arritmias letales incluidas taquicardia y fibrilación ventriculares. Además, los cambios en la presión sanguínea y los efectos anticolinérgicos, que incluyen alteración del estado mental y convulsiones, se presentan en ocasiones con las sobredosis de TCA. Una dosis de 1 500 mg de imipramina o amitriptilina (cantidad menor al aporte de la dosis de antidepresivo para siete días) es suficiente para causar la muerte en muchos pacientes. Los lactantes que toman 100 mg con toda probabilidad mostrarán signos de toxicidad. El tratamiento suele incluir vigilancia cardiaca, conservación de la permeabilidad de las vías respiratorias y lavado gástrico. El bicarbonato de sodio se administra a menudo para desacoplar a los TCA de los conductos del sodio cardiacos.

Una sobredosis de un MAOI puede producir diversos efectos, entre ellos inestabilidad autonómica, síntomas hiperadrenérgicos y psicóticos, confusión, delirio, fiebre y convulsiones. El tratamiento de la sobredosis de MAOI suele implicar vigilancia cardiaca, mantenimiento vital y lavado gástrico.

En comparación con los TCA y los MAOI, los otros antidepresivos son en general mucho más seguros ante una sobredosis. La mortalidad por sobredosis de SSRI solos es en extremo rara. De manera similar, los SNRI tienden a ser mucho más seguros ante una sobredosis que los TCA. Sin embargo, la venlafaxina se ha vinculado con alguna toxicidad cardiaca ante una sobredosis y parece ser menos segura que los SSRI. El bupropión se vincula con convulsiones en presencia de sobredosis y la mirtazapina puede hacerlo con sedación, desorientación y taquicardia. Con los compuestos más recientes, las sobredosis letales implican con frecuencia la combinación del antidepresivo con otros fármacos, incluido el alcohol. Por lo regular, el tratamiento de las sobredosis con los antidepresivos más recientes recurre al vaciamiento del contenido gástrico y conservación de los signos vitales como intervención inicial.

Interacciones farmacológicas

Los antidepresivos se prescriben junto con otros compuestos, psicotrópicos o no. Son posibles las interacciones farmacológicas con todos los antidepresivos, pero las más graves son aquellas en las que intervienen los MAOI y, en menor grado, los TCA.

A. Inhibidores selectivos de la recaptación de serotonina

Las interacciones más frecuentes con los SSRI son de tipo farmacocinético. Por ejemplo, paroxetina y fluoxetina son potentes inhibidores de la CYP2D6 (cuadro 30-4). Por consiguiente, su administración junto con sustratos de 2D6, como los TCA, puede llevar a elevaciones notorias y algunas veces impredecibles de la concentración de fármacos tricíclicos. El resultado puede ser la toxicidad por TCA. De manera similar, la fluvoxamina, un inhibidor de la CYP3A4, puede incrementar las concentraciones de los sustratos de la enzima administrados en forma simultánea, como el diltiazem, e inducir bradicardia o hipotensión. Otros SSRI, como citalopram y escitalopram, carecen relativamente de interacciones farmacocinéticas. La interacción más grave con los SSRI es de naturaleza farmacodinámica con MAOI y produce un síndrome serotoninérgico (véase más adelante).

B. Inhibidores selectivos de la recaptación de serotonina y noradrenalina y antidepresivos tricíclicos

Los SNRI tienen menos interacciones con CYP450 que los SSRI. La venlafaxina es un sustrato de CYP2D6 pero no su inhibidor o de otras isoenzimas, en tanto que la desvenlafaxina es un sustrato menor para CYP3A4. La duloxetina es un inhibidor moderado de CYP2D6 y por tanto puede elevar las concentraciones de TCA y otros sustratos de CYP2D6. Al igual que todos los antidepresivos serotoninérgicos, los SNRI están contraindicados en combinación con MAOI.

Puede ocurrir un aumento de las concentraciones de TCA cuando se combinan con inhibidores de CYP2D6 o por factores constitucio-

CUADRO 30-4 Algunas interacciones entre antidepresivos y CYP450

Enzima	Sustratos	Inhibidores	Inductores
1A2	Antidepresivos tricíclicos (TCA) de tipo amina terciaria, duloxetina, teofilina, fenacetina; TCA (desmetilados), clozapina, diazepam, cafeína	Fluvoxamina, fluoxetina, moclobemida, ramelteón	Tabaco, omeprazol
2C19	TCA, citalopram (parcialmente), warfarina, tolbutamida, fenitoína, diazepam	Fluoxetina, fluvoxamina, sertralina, imipramina, cetoconazol, omeprazol	Rifampicina
2D6	TCA, benztropina, perfenacina, clozapina, haloperidol, codeína/oxicodona, risperidona, antiarrítmicos de clase 1c, bloqueadores β, trazodona, paroxetina, maprotilina, amoxapina, duloxetina, mirtazapina (parcialmente), venlafaxina, bupropión	Fluoxetina, paroxetina, duloxetina, hidroxibupropión, metadona, cimetidina, haloperidol, quinidina, ritonavir	Fenobarbital, rifampicina
3A4	Citalopram, escitalopram, TCA, glucocorticoides, andrógenos/estrógenos, carbamazepina, eritromicina, antagonistas de los conductos del Ca^{2+}, inhibidores de proteasa, sildenafilo, alprazolam, triazolam, vincristina/vinblastina, tamoxifeno, zolpidem	Fluvoxamina, nefazodona, sertralina, fluoxetina, cimetidina, fluconazol, eritromicina, inhibidores de proteasa, cetoconazol, verapamilo	Barbitúricos, glucocorticoides, rifampicina, modafinilo, carbamazepina

nales. Casi 7% de la población de raza blanca en Estados Unidos tiene un polimorfismo de CYP2D6 que se vincula con el metabolismo lento de TCA y otros sustratos de 2D6. La combinación de un inhibidor conocido de la CYP2D6 y un TCA en un paciente que es degradador lento puede producir efectos aditivos. Se ha señalado tal interacción, si bien rara vez, en casos de toxicidad de TCA. También son posibles efectos aditivos de TCA, como los efectos anticolinérgicos o antihistamínicos, cuando se combinan con otros compuestos que comparten algunas propiedades, como benztropina o difenhidramina. De manera similar, los fármacos antihipertensivos pueden exacerbar la hipotensión ortostática inducida por los TCA.

C. Antagonistas de 5-HT_2

La nefazodona es un inhibidor de la isoenzima CYP3A4, de manera que puede incrementar la concentración de muchos fármacos dependientes de 3A4 y así exacerbar sus efectos adversos. Por ejemplo, la concentración del triazolam aumenta por la administración concomitante de nefazodona, de tal modo que se recomienda una disminución de 75% en su dosis. De igual modo, la administración de nefazodona con simvastatina se ha vinculado con un aumento de 20 tantos de la concentración plasmática de simvastatina.

La trazodona es un sustrato de CYP3A4 pero no un inhibidor potente. Como resultado, la combinación de trazodona con inhibidores potentes de CYP3A4, como el ritonavir o el cetoconazol, puede llevar a incrementos sustanciales de la concentración de trazodona.

D. Antidepresivos tetracíclicos y unicíclicos

El bupropión se degrada sobre todo por acción de la CYP2B6 y su metabolismo puede alterarse por fármacos como la ciclofosfamida, que es un sustrato de 2B6. El principal metabolito del bupropión, hidroxibupropión, es un inhibidor moderado de CYP2D6 y también puede aumentar la concentración de la desipramina. El bupropión debe evitarse en individuos que toman MAOI.

La mirtazapina es un sustrato para varias enzimas CYP450, incluidas 2D6, 3A4 y 1A2. En consecuencia, los fármacos que inhiben a esas isoenzimas pueden elevar la concentración de mirtazapina. Sin embargo, la mirtazapina no es inhibidora de esas enzimas. Los efectos sedantes de la mirtazapina pueden ser aditivos con los de los depresores del SNC, como alcohol y benzodiazepinas.

La amoxapina y maprotilina comparten la mayor parte de las interacciones farmacológicas comunes al grupo de TCA. Ambas son sustratos de CYP2D6 y deben administrarse con precaución en combinación con inhibidores, como la fluoxetina. La amoxapina y la maprotilina también tienen ambas propiedades anticolinérgicas y antihistamínicas, que pueden ser aditivas con los fármacos que comparten un perfil similar.

E. Inhibidores de la monoaminooxidasa

Los MAOI se vinculan con dos clases de interacciones farmacológicas graves. La primera de ellas es la interacción farmacodinámica de los MAOI con compuestos serotoninérgicos, que incluyen SSRI, SNRI y la mayor parte de los TCA, junto con algunos analgésicos, como la meperidina. Estas combinaciones de un MAOI con un fármaco serotoninérgico pueden tener como resultado un **síndrome serotoninérgico**, que pone en riesgo la vida (cap. 16). Se cree que el síndrome serotoninérgico es resultado de la sobreestimulación de los receptores 5-HT en los núcleos grises centrales y el bulbo raquídeo. Los síntomas varían de leves a letales e incluyen la tríada de efectos cognitivos (delirio, coma), autónomos (hipertensión, taquicardia, diaforesis) y somáticos (mioclonías, hiperreflexia, temblores). La mayor parte de los antidepresivos serotoninérgicos debe suspenderse al menos dos semanas antes de iniciar un MAOI. La fluoxetina, por su semivida prolongada, debe interrumpirse durante cuatro a cinco semanas antes de iniciar un MAOI. Por el contrario, un MAOI debe suspenderse al menos dos semanas antes de iniciar un compuesto serotoninérgico.

La segunda interacción grave con los MAOI ocurre cuando se combina uno de ellos con la tiramina de la dieta o con sustratos simpaticomiméticos de la MAO. Un MAOI impide la degradación de la tiramina en el intestino y esto da lugar a que sus concentraciones séricas sean altas, lo cual acentúa los efectos noradrenérgicos periféricos, incluida una elevación notoria de la presión sanguínea. Los pacientes que reciben un MAOI e ingieren grandes cantidades de tiramina en la dieta pueden experimentar hipertensión maligna y más tarde una apoplejía o un infarto miocárdico. En consecuencia, los sujetos que toman MAOI requieren una dieta baja en tiramina y deben evitar los alimentos como los quesos maduros, la cerveza de barril, los productos de soya y las salchichas secas, que contienen altas cantidades de tiramina (cap. 9). Los simpaticomiméticos similares pueden también ocasionar hipertensión significativa cuando se combinan con MAOI. Por lo tanto, los preparados para el resfrío de venta sin receta que contienen seudoefedrina y fenilpropanolamina están contraindicados en pacientes que toman MAOI.

RESUMEN Antidepresivos

Subclase	Mecanismo de acción	Efectos	Aplicaciones clínicas	Farmacocinética, toxicidad, interacciones
INHIBIDORES SELECTIVOS DE LA RECAPTACIÓN DE SEROTONINA (SSRI)				
• Fluoxetina • Citalopram • Escitalopram • Paroxetina • Sertralina	Bloqueo muy selectivo del transportador de serotonina (SERT) • poco efecto sobre el transportador de noradrenalina (NET)	Aumento agudo de la actividad sináptica serotoninérgica • cambios menores en varias vías de señal y en la actividad neurotrófica	Depresión mayor, trastornos de ansiedad • trastorno de pánico • trastorno obsesivo compulsivo • trastorno de estrés postraumático • síntomas vasomotores de la perimenopausia • trastorno de alimentación (bulimia)	Semividas de 15 a 75 h • actividad oral • *Toxicidad:* bien toleradas pero causan disfunción sexual • riesgo de síndrome serotoninérgico con MAOI • *Interacciones:* alguna inhibición de CYP (fluoxetina, 2D6, 3A4; fluvoxamina, 1A2; paroxetina, 2D6)
• *Fluvoxamina: similar a las anteriores pero aprobada sólo para la conducta obsesiva compulsiva*				
INHIBIDORES DE LA RECAPTACIÓN DE SEROTONINA-NORADRENALINA (SNRI)				
• Duloxetina • Venlafaxina	Bloqueo moderadamente selectivo de NET y SERT	Incremento agudo de la actividad sináptica serotoninérgica y adrenérgica • por lo demás, igual que SSRI	Depresión mayor, trastornos de dolor crónico • fibromialgia, síntomas de la perimenopausia	*Toxicidad:* anticolinérgicos, sedación, hipertensión (venlafaxina) • *Interacciones:* alguna inhibición de CYP2D6 (duloxetina, desvenlafaxina)
• *Desvenlafaxina: metabolito desmetilado de la venlafaxina; se metaboliza por CYP de fase II más que de fase I* • *Milnaciprán: es mucho más selectivo para NET que SERT; escaso efecto en DAT*				
ANTIDEPRESIVOS TRICÍCLICOS (TCA)				
• Imipramina • Muchas otras	Bloqueo mixto y variable de NET y SERT	Como SNRI, más bloqueo significativo del sistema nervioso autónomo y los receptores de histamina	Depresión mayor que no responde a otros fármacos • trastornos de dolor crónico • incontinencia • trastorno obsesivo compulsivo (clomipramina)	Semividas prolongadas • sustratos de CYP • metabolitos activos • *Toxicidad:* anticolinérgica, efectos de bloqueo α, sedación, aumento de peso, arritmias y convulsiones ante sobredosis • *Interacciones:* inductores e inhibidores de CYP
ANTAGONISTAS DE 5-HT$_2$				
• Nefazodona • Trazodona	Inhibición del receptor 5-HT$_{2A}$ • la nefazodona también produce bloqueo leve de SERT	La trazodona forma un metabolito (m-cpp) que bloquea a los receptores 5-HT$_{2A,2C}$	Depresión mayor • sedación e hipnosis (trazodona)	Semividas relativamente cortas • metabolitos activos • *Toxicidad:* bloqueo leve de receptores α y H$_1$ (trazodona) • *Interacciones:* la nefazodona inhibe la CYP3A4
TETRACÍCLICOS, UNICÍCLICOS				
• Bupropión • Amoxapina • Maprotilina • Mirtazapina	Aumento de la actividad de noradrenalina y dopamina (bupropión) • inhibición de NET > SERT (amoxapina, maprotilina) • aumento de la secreción de noradrenalina, 5-HT (mirtazapina)	Emisión presináptica de catecolaminas pero sin efecto sobre 5-HT (bupropión) • amoxapina y maprotilina simulan TCA	Depresión mayor • cesación del tabaquismo (bupropión) • sedación (mirtazapina) • amoxapina y maprotilina rara vez se usan	Metabolismo extenso en el hígado • *Toxicidad:* disminuye el umbral de convulsiones (amoxapina, bupropión); sedación y aumento de peso (mirtazapina) • *Interacciones:* inhibidor de CYP2D6 (bupropión)
INHIBIDORES DE LA MONOAMINOOXIDASA (MAOI)				
• Fenelzina • Tranilcipromina • Selegilina	Bloqueo de MAO-A y MAO-B (fenelzina, no selectivo) • MAO-B, inhibición selectiva irreversible de MAO-B (dosis baja de selegilina)	La absorción transdérmica de selegilina permite alcanzar concentraciones que inhiben la MAO-A	Depresión mayor que no responde a otros fármacos	Eliminación muy lenta • *Toxicidad:* hipotensión, insomnio • *Interacciones:* crisis hipertensivas con tiramina, otros simpaticomiméticos indirectos • síndrome serotoninérgico con compuestos serotoninérgicos, meperidina

PREPARACIONES DISPONIBLES

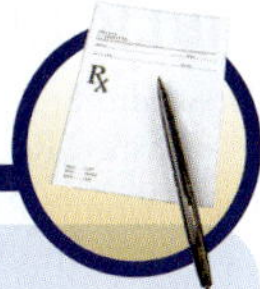

INHIBIDORES SELECTIVOS DE LA RECAPTACIÓN DE SEROTONINA

Citalopram
Oral: comprimidos de 10, 20, 40 mg; solución de 10 mg/5 ml

Escitalopram
Oral: comprimidos de 5, 10, 20 mg; solución de 5 mg/5 ml

Fluoxetina
Oral: cápsulas de 10, 20, 40 mg; comprimidos de 10, 20 mg; líquido, 20 mg/5 ml
Oral de liberación prolongada (semanal): cápsulas de 90 mg

Fluvoxamina (sólo para trastorno obsesivo compulsivo)
Oral: comprimidos de 25, 50, 100 mg

Paroxetina
Oral: comprimidos de 10, 20, 30, 40 mg; suspensión de 10 mg/5 ml; comprimidos de liberación controlada de 12.5, 25, 37.5 mg

Sertralina
Oral: comprimidos de 25, 50, 100 mg; concentrado oral de 20 mg/ml

Vilazodona
Oral: comprimidos de 10, 20, 40 mg

INHIBIDORES SELECTIVOS DE LA RECAPTACIÓN DE NORADRENALINA

Desvenlafaxina
Oral: cápsulas de 50, 100 mg

Duloxetina
Oral: cápsulas de 20, 30, 50 mg

Milnaciprán (autorizada sólo para fibromialgia)
Oral: comprimidos de 12.5, 25, 50, 100 mg

Venlafaxina
Oral: comprimidos de 25, 37.5, 50, 75, 100 mg; cápsulas de liberación prolongada de 37.5, 75, 150 mg

ANTAGONISTAS DE 5-HT_2

Nefazodona
Oral: comprimidos de 50, 100, 150, 200, 250 mg

Trazodona
Oral: comprimidos de 50, 100, 150, 300 mg

TRICÍCLICOS

Amitriptilina
Oral: comprimidos de 10, 25, 50, 75, 100, 150 mg
Parenteral: 10 mg/ml para inyección IM

Amoxapina
Oral: comprimidos de 25, 50, 100, 150 mg

Clomipramina (autorizada sólo para el trastorno obsesivo compulsivo)
Oral: cápsulas de 25, 50, 75 mg

Desipramina
Oral: comprimidos de 10, 25, 50, 75, 100, 150 mg

Doxepina
Oral: cápsulas de 10, 25, 50, 75, 100, 150 mg; concentrado de 10 mg/ml

Imipramina
Oral: comprimidos de 10, 25, 50 mg (como clorhidrato); cápsulas de 75, 100, 125, 150 mg (como pamoato)

Nortriptilina
Oral: cápsulas de 10, 25, 50, 75 mg; solución de 2 mg/ml

Protriptilina
Oral: comprimidos de 5, 10 mg

Trimipramina
Oral: cápsulas de 25, 50, 100 mg

TETRACÍCLICOS Y UNICÍCLICOS

Amoxipina
Oral: comprimidos de 25, 50, 100, 150 mg

Bupropión
Oral: comprimidos de 75, 100 mg; comprimidos de liberación sostenida de 12 h de 100, 150, 200 mg; comprimidos de liberación sostenida de 24 h de 150, 300 mg
Oral: comprimidos de 25, 50, 75 mg

Maprotilina
Oral: comprimidos de 7.5, 15, 30, 45 mg; comprimidos de desintegración bucal de 15, 30, 45 mg

Mirtazapina
Oral: comprimidos de 7.5, 15, 30, 45 mg; comprimidos de desintegración bucal de 15, 30, 45 mg

INHIBIDORES DE LA MONOAMINOOXIDASA

Isocarboxazida
Oral: comprimidos de 10 mg

Fenelzina
Oral: comprimidos de 15 mg

Selegilina
Oral: comprimidos y cápsulas de 5 mg; comprimidos de desintegración bucal de 1.25 mg

Tranilcipromina
Oral: comprimidos de 10 mg

BIBLIOGRAFÍA

Alessandro S, Kato M: The serotonin transporter gene and effectiveness of SSRIs. Expert Rev Neurother 2008;8(1):111.

Bab I, Yirmiya R: Depression, selective serotonin reuptake inhibitors, and osteoporosis. Curr Osteoporos Rep 2010;8:185.

Barrera AZ, Torres LD, Munoz RF: Prevention of depression: The state of the science at the beginning of the 21st century. Int Rev Psychiatry 2007;19(6):655.

Bellingham GA, Peng PW: Duloxetine: A review of its pharmacology and use in chronic pain management. Reg Anesth Pain Med 2010;35:294.

Belmaker R, Agam G: Major depressive disorder. N Engl J Med 2008;358:55.

Bockting CL et al: Continuation and maintenance use of antidepressants in recurrent depression. Psychother Psychosom 2008;77(1):17.

Bonisch H, Bruss M: The norepinephrine transporter in physiology and disease. Handb Exp Pharmacol 2006;175:485.

Castren E, Voikar V, Rantamaki T: Role of neurotrophic factors in depression. Curr Opin Pharmacol 2007;7(1):18.

Chappell AS et al: A double-blind, randomized, placebo-controlled study of the efficacy and safety of duloxetine for the treatment of chronic pain due to osteoarthritis of the knee. Pain Pract 2011;11:33.

Cipriani A et al: Fluoxetine versus other types of pharmacotherapy for depression. Cochrane Database Syst Rev 2005;(4):CD004185.

Cipriani A et al: Metareview on short-term effectiveness and safety of antidepressants for depression: An evidence-based approach to inform clinical practice. Can J Psychiatry 2007;52(9):553.

de Beaurepaire R: Questions raised by the cytokine hypothesis of depression. Brain Behav Immun 2002;16(5):610.

Delgado PL: How antidepressants help depression: Mechanisms of action and clinical response. J Clin Psychiatry 2004;65(Suppl 4):25.

Dhillon S, Scott LJ, Plosker GL: Escitalopram: A review of its use in the management of anxiety disorders. CNS Drugs 2006;20(9):763.

Dhillon S, Yang LP, Curran MP: Bupropion: A review of its use in the management of major depressive disorder. Drugs 2008;68(5):653.

Duman RS: Role of neurotrophic factors in the etiology and treatment of mood disorders. Neuromolecular Med 2004;5(1):11.

Duman RS, Monteggia LM: A neurotrophic model for stress-related mood disorders. Biol Psychiatry 2006;59(12):1116.

Dvir Y, Smallwood P: Serotonin syndrome: A complex but easily avoidable condition. Gen Hosp Psychiatry 2008;30(3):284.

Fontenelle LF et al: An update on the pharmacological treatment of obsessive-compulsive disorder. Expert Opin Pharmacother 2007;8(5):563.

Geisser ME et al: A pooled analysis of two randomized, double-blind, placebo-controlled trials of milnacipran monotherapy in thetreatment of fibromyalgia. Pain Pract 2011;11:120.

Gether U et al: Neurotransmitter transporters: Molecular function of important drug targets. Trends Pharmacol Sci 2006;27(7):375.

Gillespie CF, Nemeroff CB: Hypercortisolemia and depression. Psychosom Med 2005;67(Suppl 1):S26.

Gillman PK: A review of serotonin toxicity data: Implications for the mechanisms of antidepressant drug action. Biol Psychiatry 2006;59(11):1046.

Gillman PK: Tricyclic antidepressant pharmacology and therapeutic drug interactions updated. Br J Pharmacol 2007;151(6):737.

Giner L et al: Selective serotonin reuptake inhibitors and the risk for suicidality in adolescents: An update. Int J Adolesc Med Health 2005;17(3):211.

Gutman DA, Owens MJ: Serotonin and norepinephrine transporter binding profile of SSRIs. Essent Psychopharmacol 2006;7(1):35.

Heninger GR, Delgado PL, Charney DS: The revised monoamine theory of depression: A modulatory role for monoamines, based on new findings from monoamine depletion experiments in humans. Pharmacopsychiatry 1996;29(1):2.

Hirschfeld RM: Antidepressants in long-term therapy: A review of tricyclic antidepressants and selective serotonin reuptake inhibitors. Acta Psychiatr Scand Suppl 2000;403:35.

Hirschfeld RM: History and evolution of the monoamine hypothesis of depression. J Clin Psychiatry 2000;61(Suppl 6):4.

Holma KM et al: Long-term outcome of major depressive disorder in psychiatric patients is variable. J Clin Psychiatry 2008;69(2):196.

Jann MW, Slade JH: Antidepressant agents for the treatment of chronic pain and depression. Pharmacotherapy 2007;27(11):1571.

Kalia M: Neurobiological basis of depression: An update. Metabolism 2005;54(5 Suppl 1):24.

Katz LY et al: Effect of regulatory warnings on antidepressant prescription rates, use of health services and outcomes among children, adolescents and young adults. CMAJ 2008;178(8):1005.

Kozisek ME, Middlemas D, Bylund DB: Brain-derived neurotrophic factor and its receptor tropomyosin-related kinase B in the mechanism of action of antidepressant therapies. Pharmacol Ther 2008;117(1):30.

Lee AL, Ogle WO, Sapolsky RM: Stress and depression: Possible links to neuron death in the hippocampus. Bipolar Disord 2002;4(2):117.

Lesch KP, Gutknecht L: Pharmacogenetics of the serotonin transporter. Prog Neuropsychopharmacol Biol Psychiatry 2005;29(6):1062.

Maletic V et al: Neurobiology of depression: An integrated view of key findings. Int J Clin Pract 2007;61(12):2030.

Manji HK, Drevets WC, Charney DS: The cellular neurobiology of depression. Nat Med 2001;7(5):541.

McCleane G: Antidepressants as analgesics. CNS Drugs 2008;22(2):139.

McEwen BS: Glucocorticoids, depression, and mood disorders: Structural remodeling in the brain. Metabolism 2005;54(5 Suppl 1):20.

Mendelson WB: A review of the evidence for the efficacy and safety of trazodone in insomnia. J Clin Psychiatry 2005;66(4):469.

Moller HJ: Evidence for beneficial effects of antidepressants on suicidality in depressive patients: A systematic review. Eur Arch Psychiatry Clin Neurosci 2006;256(6):329.

Nestler EJ et al: Neurobiology of depression. Neuron 2002;34(1):13.

Pace TW, Hu F, Miller AH: Cytokine-effects on glucocorticoid receptor function: Relevance to glucocorticoid resistance and the pathophysiology and treatment of major depression. Brain Behav Immun 2007;21(1):9.

Perugi G, Frare F, Toni C: Diagnosis and treatment of agoraphobia with panic disorder. CNS Drugs 2007;21(9):741.

Sakinofsky I: Treating suicidality in depressive illness. Part 2: Does treatment cure or cause suicidality? Can J Psychiatry 2007;52(6 Suppl 1):85S.

Schatzberg AF, Cole JO, DeBattista C: Manual of Clinical Psychopharmacology, 6th ed. American Psychiatric Publishing, Inc., 2007.

Shapiro JR et al: Bulimia nervosa treatment: A systematic review of randomized controlled trials. Int J Eat Disord 20207;40(4):321.

Soomro GM et al: Selective serotonin reuptake inhibitors (SSRIs) versus placebo for obsessive compulsive disorder (OCD). Cochrane Database Syst Rev 2008;(1):CD001765.

Stein DJ, Kupfer DJ, Schatzberg AF: American Psychiatric Publishing Textbook of Mood Disorders. American Psychiatric Publishing, Inc., 2006.

Stein MB, Stein DJ: Social anxiety disorder. Lancet 2008;371(9618):1115.

Stone EA, Lin Y, Quartermain D: A final common pathway for depression? Progress toward a general conceptual framework. Neurosci Biobehav Rev 2008;32(3):508.

Szegedi A, Schwertfeger N: Mirtazapine: A review of its clinical efficacy and tolerability. Expert Opin Pharmacother 2005;6(4):631.

Tang SW, Helmeste D: Paroxetine. Expert Opin Pharmacother 2008;9(5):787.

Tuccori M et al: Use of selective serotonin reuptake inhibitors during pregnancy and risk of major and cardiovascular malformations: An update. Postgrad Med 2010;122:49.

Warden D et al: The STAR*D Project results: A comprehensive review of findings. Curr Psychiatry Rep 2007;9(6):449.

Wheeler BW et al: The population impact on incidence of suicide and non-fatal self harm of regulatory action against the use of selective serotonin reuptake inhibitors in under 18s in the United Kingdom: Ecological study. Br Med J 2008;336(7643):542.

Wilson KL et al: Persistent pulmonary hypertension of the newborn is associated with mode of delivery and not with maternal use of selective serotonin reuptake inhibitors. Am J Perinatol 2010 Jul 6. [Epub ahead of print]

Yu S, Holsboer F, Almeida OF: Neuronal actions of glucocorticoids: Focus on depression. J Steroid Biochem Mol Biol 2008;108(3-5):300.

RESPUESTA AL ESTUDIO DE CASO

La fluoxetina es el prototipo de los SSRI y experimenta diversas interacciones farmacocinéticas y farmacodinámicas. Es un inhibidor 2D6 de CYP450 y por lo tanto puede inhibir el metabolismo de los sustratos 2D6 como el propranolol y otros bloqueadores β, antidepresivos tricíclicos, tramadol, opioides como metadona, codeína y oxicodona, antipsicóticos como el haloperidol y la tioridazina y muchos otros fármacos. Esta inhibición del metabolismo provoca una concentración plasmática mucho mayor del fármaco concomitante, lo que acentúa las reacciones secundarias de este fármaco.

Como inhibidor potente del transportador de la serotonina, la fluoxetina posee una serie de interacciones farmacodinámicas, una de las cuales es la transmisión serotoninérgica. La combinación de tramadol con fluoxetina se ha vinculado algunas veces con el síndrome serotoninérgico, caracterizado por diaforesis, inestabilidad autónoma, mioclonía, convulsiones y coma. La combinación de fluoxetina con un inhibidor de MAO está contraindicada por el peligro de precipitar un síndrome serotoninérgico letal. Además, la meperidina está contraindicada de manera específica en combinación con un inhibidor de la MAO.

CAPÍTULO

31

Analgésicos opioides y antagonistas

Mark A. Schumacher, PhD, MD, Allan I. Basbaum, PhD y Walter L. Way, MD*

ESTUDIO DE CASO

Un hombre de 60 años con antecedente de enfermedad pulmonar obstructiva crónica moderada acude al departamento de urgencias por fractura de cadera causada en un accidente automovilístico. Manifiesta dolor intenso. ¿Cuál es el tratamiento inmediato más apropiado para este dolor? ¿Es necesaria alguna precaución especial?

Desde hace mucho tiempo se sabe que la morfina, prototipo de agonista de opioides, alivia el dolor intenso con eficacia notoria. La adormidera (amapola) es la fuente del opio crudo del que Sertürner aisló la morfina en 1803, el alcaloide puro cuyo nombre deriva de Morfeo, el dios griego del sueño. Sigue siendo el estándar de comparación de todos estos fármacos con intensa acción analgésica, que se conocen colectivamente como analgésicos opioides e incluyen no sólo a los derivados naturales y semisintéticos de alcaloides del opio sino también a los productos sintéticos, otros fármacos similares a opioides cuyas acciones son bloqueadas por el antagonista más selectivo, naloxona, además de diversos péptidos endógenos que interactúan con diferentes subtipos de receptores de opioides.

■ FARMACOLOGÍA BÁSICA DE LOS ANALGÉSICOS OPIOIDES

Fuente

El opio, fuente de la morfina, se obtiene de la adormidera *Papaver somniferum* y de *P. album*. Después de una incisión, la cápsula de la planta excreta una sustancia blanca que se convierte en una goma parda, que corresponde al opio crudo. El opio contiene muchos alcaloides, de los cuales el principal es la morfina, presente en una concentración de casi 10%. La codeína se sintetiza en forma comercial a partir de la morfina.

*Finado.

Clasificación y aspectos químicos

Los fármacos opioides incluyen agonistas completos, agonistas parciales y antagonistas. La morfina es un agonista completo del **receptor μ de opioides**, el principal receptor de los opioides analgésicos (cuadro 31-1). Por el contrario, la codeína actúa como agonista parcial (o "débil") de receptores μ. Otros subtipos de receptores de opioides incluyen los δ y κ. La simple sustitución de un grupo alilo en el nitrógeno del agonista completo, morfina, más la adición de un grupo hidroxilo originan la naloxona, un fuerte *antagonista* de receptores μ. Las estructuras de algunos de estos compuestos se muestran más adelante en este capítulo. Algunos opioides, por ejemplo, la nalbufina, pueden producir un efecto agonista (o agonista parcial) en un subtipo de receptores de opioides y un antagonista en otro. Las propiedades de activación de los analgésicos opioides pueden manipularse por química farmacéutica. Además, ciertos analgésicos opioides se modifican en el hígado y dan lugar a compuestos con mayor acción analgésica. Desde el punto de vista químico los opioides derivados del opio pertenecen al grupo fenantreno e incluyen cuatro o más anillos fusionados, en tanto la mayor parte de los opioides sintéticos son moléculas más simples.

Péptidos opioides endógenos

Los alcaloides opioides (p. ej., morfina) producen analgesia a través de acciones sobre receptores en el sistema nervioso central (SNC), que contiene péptidos con propiedades farmacológicas similares a opioides. El término general de uso actual para estas sustancias endógenas es **péptidos opioides endógenos**.

CUADRO 31-1 Subtipos de receptores de opioides, sus funciones y afinidades con péptidos endógenos

Subtipo de receptor	Funciones	Afinidad por péptidos opioides endógenos
μ (mu)	Anestesia raquídea y suprarraquídea; sedación; inhibición de la respiración; disminución de la velocidad de tránsito intestinal, regulación de la secreción de hormonas y neurotransmisores	Endorfinas > encefalinas > dinorfinas
δ (delta)	Analgesia suprarraquídea y raquídea; regulación de la secreción de hormonas y neurotransmisores	Encefalinas > endorfinas y dinorfinas
κ (kappa)	Analgesia suprarraquídea y raquídea; efectos psicomiméticos; disminución del tránsito gastrointestinal	Dinorfinas > > endorfinas y encefalinas

Se han descrito con detalle tres familias de péptidos opioides endógenos: las **endorfinas**, las **encefalinas** pentapeptídicas, la encefalina-metionina (**met-encefalina**), la encefalina-leucina (**leu-encefalina**), y las **dinorfinas.** Las tres familias de receptores de opioides tienen afinidades superpuestas para estos péptidos endógenos (cuadro 31-1).

Los péptidos opioides endógenos se derivan de tres proteínas precursoras: la preproopiomelanocortina (POMC, *prepro-opiomelanocortin*), la preproencefalina (proencefalina A) y la preprodinorfina (proencefalina B). La POMC contiene la secuencia met-encefalina, endorfina β y varios péptidos no opioides, incluidas la hormona adrenocorticotrópica (ACTH, *adrenocorticotropic hormone*), la lipotropina β y la hormona estimulante de los melanocitos. La preproencefalina contiene seis copias de met-encefalina y una de leu-encefalina. La leu-encefalina y la met-encefalina tienen una afinidad ligeramente mayor por los receptores δ que los por los μ (cuadro 31-1). La preprodinorfina origina varios péptidos opioides activos que contienen la secuencia leu-encefalina y son **dinorfina A, dinorfina B** y las **neoendorfinas** α y β. Los péptidos endógenos **endomorfina 1** y **endomorfina 2** poseen también muchas de las propiedades de los receptores de opioides, notoriamente analgesia y unión de alta afinidad al receptor μ. Las endomorfinas 1 y 2 activan en forma selectiva receptores μ centrales y periféricos, pero aún se desconoce gran parte de su actividad, incluyendo la identidad de su gen de preproendomorfina. Ambas, las moléculas de precursores de opioides endógenos y las endomorfinas, están presentes en sitios del SNC que se han señalado como partícipes de la regulación del dolor. Las pruebas sugieren que se pueden liberar durante condiciones de estrés, como el dolor, o en anticipación a éste, y disminuyen la sensación del estímulo nocivo. Se encuentra en estudio si la acupuntura produce liberación de péptidos opioides endógenos.

A diferencia de la actividad analgésica de las leu-encefalinas y met-encefalinas, es tema de controversia si existe una acción analgésica de la dinorfina A a través de su unión a los receptores κ de opioides. La dinorfina A también se encuentra en el asta dorsal de la médula espinal, donde tiene participación crítica en la *sensibilización* de la transmisión nociceptiva. Se pueden encontrar concentraciones aumentadas de dinorfina en el asta dorsal después de que ocurren lesiones hísticas e inflamación. Se propone que tales concentraciones aumentan el dolor e inducen un estado de hiperalgesia duradera. La acción pronociceptiva de la dinorfina en la médula espinal parece independiente del sistema de receptores de opioides, pero depende de la activación del receptor de bradicinina. La dinorfina A se puede unir al complejo receptor de *N*-metil-D-aspartato (NMDA, N-*methyl*-D-*aspartate*) y activarlo, un sitio de acción que es motivo de un intenso perfeccionamiento terapéutico.

En fecha reciente se encontró un nuevo sistema de receptor-ligando homólogo del los péptidos opioides. El principal receptor de este sistema es el **subtipo 1 del receptor similar al de opioides para orfanina** acoplado a la proteína G (**ORL1**, *orphanin opioid-receptor-like subtype 1*). De acuerdo con un grupo de investigadores, su ligando endógeno se denomina *nociceptina*; otro grupo lo denomina **orfanina FQ**. Ese sistema de ligando-receptor actualmente se conoce como sistema *N/OFQ*. La nociceptina tiene similitud estructural con la dinorfina, excepto por la ausencia de una tiroxina en el extremo amino terminal; actúa sólo en el receptor ORL1, ahora conocido como **NOP**. El sistema N/OFQ se expresa ampliamente en el SNC y la periferia, lo que refleja su biología y farmacología, diversas de manera equivalente. Como resultado de experimentos con un uso de ligandos muy selectivos del receptor NOP, se ha implicado al sistema N/OFQ tanto en la actividad pronociceptiva como antinociceptiva, así como en la regulación de los procesos de recompensa farmacológica, aprendizaje, estado de ánimo, ansiedad, tos y parkinsonismo.

Farmacocinética

En el cuadro 31-2 se resumen algunas propiedades de importancia clínica de los opioides.

A. Absorción

La mayor parte de los analgésicos opioides se absorbe bien cuando se administran por vías subcutánea, intramuscular y oral. No obstante, debido a un efecto de primer paso, puede requerirse una dosis oral mayor del opioide (p. ej., morfina) que la parenteral para obtener un efecto terapéutico. Hay variación considerable entre pacientes en el metabolismo de primer paso de opioides, lo que hace difícil la predicción de una dosis oral eficaz. Ciertos analgésicos, como la codeína y la oxicodona, son eficaces por vía oral porque tienen un metabolismo de primer paso disminuido. La inhalación de ciertos opioides puede producir concentraciones terapéuticas rápidas en sangre, al evitar el metabolismo de primer paso. Otras vías de administración de opioides incluyen la mucosa oral a través de trociscos y la transdérmica con parches. Esta última puede proveer analgesia potente durante varios días. Recientemente se introdujo un sistema transdérmico iontoforético que permite administrar fentanilo sin aguja en la analgesia controlada por el paciente.

B. Distribución

La captación de opioides por varios órganos y tejidos es función de factores fisiológicos y químicos. Si bien todos los opioides se unen a las proteínas plasmáticas con afinidad diversa, los fármacos salen rápidamente del compartimiento sanguíneo y se localizan en concentraciones máximas en tejidos que tienen alta perfusión, como cerebro, pulmones, hígado, riñones y bazo. Las concentraciones farmacológicas en el músculo estriado pueden ser mucho menores, pero este tejido sirve como el principal reservorio por su mayor volumen. Aunque el riego sanguíneo al tejido graso es mucho menor

CUADRO 31–2 Analgésicos opioides comunes

Nombre genérico	Efectos en receptores[1] μ	δ	κ	Dosis casi equivalente (mg)	Razón de potencia oral: parenteral	Duración de la analgesia (h)	Máxima eficacia
Morfina[2]	+++		+	10	Baja	4-5	Alta
Hidromorfona	+++			1.5	Baja	4-5	Alta
Oximorfona	+++			1.5	Baja	3-4	Alta
Metadona	+++			10	Alta	4-6	Alta
Meperidina	+++			60-100	Intermedia	2-4	Alta
Fentanilo	+++			0.1	Baja	1-1.5	Alta
Sufentanilo	+++	+	+	0.02	Sólo parenteral	1-1.5	Alta
Alfentanilo	+++			Titulada	Sólo parenteral	0.25-0.75	Alta
Remifentanilo	+++			Titulada[3]	Sólo parenteral	0.05[4]	Alta
Levorfanol	+++			2-3	Alta	4-5	Alta
Codeína	±			30-60	Alta	3-4	Baja
Hidrocodona[5]	±			5-10	Intermedia	4-6	Moderada
Oxicodona[2,6]	++			4.5	Intermedia	3-4	Moderada
Pentazocina	±		+	30-50	Intermedia	3-4	Moderada
Nalbufina	--		++	10	Sólo parenteral	3-6	Alta
Buprenorfina	±	--	--	0.3	Baja	4-8	Alta
Butorfanol	±		+++	2	Sólo parenteral	3-4	Alta

[1] +++, ++, +, agonista fuerte; ±, agonista parcial; ––, antagonista.

[2] Disponible en formas de liberación sostenida, morfina y oxicodona.

[3] Administrada como solución a razón de 0.025-0.2 μg/kg/min.

[4] La duración depende de un contexto de tiempo promedio de sensibilidad de 3-4 min.

[5] Disponible en comprimidos que contienen paracetamol.

[6] Disponible en comprimidos que contienen paracetamol; ácido acetilsalicílico.

[7] La eficacia analgésica a esta dosis no es equivalente a la de 10 mg de morfina. Véase texto para la explicación.

que el de tejidos con alta perfusión, la acumulación de opioides puede ser muy importante, en particular después de su administración frecuente a dosis altas o la inyección continua de aquellos altamente lipofílicos que se degradan lentamente, como el fentanilo.

C. Metabolismo

Los opioides se convierten en gran parte en metabolitos polares (sobre todo glucurónidos) que después se excretan con facilidad por los riñones. Por ejemplo, la morfina, que contiene grupos hidroxilo libres, se conjuga principalmente con el 3-glucurónido de morfina (M3G, *morphine-3-glucuronide*), un compuesto con propiedades neuroexcitadoras. Los efectos neuroexcitadores del M3G no parecen mediados por receptores μ sino más bien por el sistema GABA/glicinérgico. Por el contrario, casi 10% de la morfina se degrada a morfina-6-glucurónido (M6G, *morphine-6-glucuronide*), un metabolito activo con potencia analgésica de cuatro a seis veces la del compuesto original. Sin embargo, esos metabolitos relativamente polares tienen capacidad limitada para cruzar la barrera hematoencefálica y tal vez no contribuyan de manera significativa a los efectos usuales de la morfina en el SNC cuando se administra en forma aguda. No obstante, la acumulación de esos metabolitos puede producir efectos adversos inesperados en pacientes con insuficiencia renal, cuando se administran dosis muy altas de morfina, o dosis elevadas durante periodos prolongados. Esto puede producir la excitación del SNC inducida por M3G (convulsiones) o un aumento o prolongación de la acción de los opioides causada por M6G. Se puede incrementar la captación de M3G por el SNC y, en menor grado del M6G, por la coadministración de probenecid o sustancias que inhiben al transportador de fármacos de la glucoproteína P. Como la morfina, la hidromorfona se metaboliza por conjugación con hidromorfona-3-glucurónido (H3G, *hydromorphone-3-glucuronide*), que tiene propiedades de excitación del SNC. Sin embargo, no se ha demostrado que la hidromorfona cause cantidades significativas de un metabolito 6-glucurónido.

En pacientes con alteración renal deben considerarse los efectos de esos metabolitos activos antes de la administración de morfina o hidromorfona, en especial cuando se administran a dosis altas.

Los ésteres (p. ej., heroína, remifentanilo) se hidrolizan con rapidez por esterasas hísticas comunes. La heroína (diacetilmorfina) se hidroliza a monoacetilmorfina y finalmente a morfina, que después se conjuga con ácido glucurónico.

El metabolismo oxidativo hepático es la principal vía de degradación de los opioides de tipo fenilpiperidina (meperidina, fentanilo, alfentanilo, sufentanilo) y, en un momento dado, deja sólo pequeñas cantidades del compuesto original sin cambio para su excreción. Sin embargo, puede ocurrir acumulación del metabolito desmetilado de meperidina, la normeperidina, en pacientes con disminución de la función renal y aquellos que reciben dosis altas múltiples del fármaco. La normeperidina, en altas concentraciones, puede causar convulsiones. Por el contrario, no se ha reportado la existencia de metabolitos activos del fentanilo. La isoenzima P450 CYP3A4 degrada al fentanilo por *N*-desalquilación en el hígado. La CYP3A4 también está presente en la mucosa del intestino delgado y contribuye al metabolismo de primer paso del fentanilo cuando se toma por vía oral. La codeína, la oxicodona y la hidrocodona presentan metabolismo en el hígado por la isoenzima P450 CYP2D6, lo que causa la producción de metabolitos de mayor potencia. Por ejemplo, la codeína es desmetilada a morfina. Se ha demostrado polimorfismo genético de la CYP2D6 y vinculado con la variación en la respuesta analgésica que se observa entre pacientes. No obstante, los metabolitos de la oxicodona y la hidrocodona pueden ser de consecuencia menor, porque actualmente se cree que los compuestos originales son directamente encargados de casi todas sus acciones analgésicas. Sin embargo, la oxicodona y sus metabolitos se acumulan cuando existe insuficiencia renal, que se ha vinculado con una acción prolongada y sedación. En el caso de la codeína, la conversión a morfina puede ser de mayor importancia porque la codeína misma tiene relativamente poca afinidad por los receptores de opioides. Como resultado, los pacientes pueden experimentar efecto analgésico nulo o una respuesta exagerada con base en las diferencias de conversión metabólica. Por ese motivo, el uso sistemático de codeína, en especial en grupos pediátricos, está siendo motivo de análisis.

D. Excreción

Los metabolitos polares, que incluyen conjugados de glucurónidos de analgésicos opioides, se excretan principalmente en la orina. También se pueden encontrar pequeñas cantidades de fármacos sin cambios en la orina. Además, se encuentran glucurónidos conjugados en la bilis, pero la circulación enterohepática representa sólo una pequeña porción del proceso de excreción.

Farmacodinámica

A. Mecanismo de acción

Los agonistas de opioides producen analgesia por unión a receptores acoplados a la proteína G específicos, que se localizan en el cerebro y la médula espinal, regiones involucradas en la transmisión y regulación de los estímulos dolorosos (fig. 31-1). Algunos efectos pueden ser mediados por receptores de opioides sobre las terminaciones nerviosas sensoriales periféricas.

1. Tipos de receptores. Como se señaló antes, se han identificado tres clases principales de receptores de opioides (μ, δ y κ) en diversos sitios del sistema nervioso central y otros tejidos (cuadro 31-1). Ahora, se han clonado los tres receptores principales. Todos son miembros de la familia de receptores acoplados a la proteína G y muestran homología significativa de secuencias de aminoácidos. Se han propuesto múltiples subtipos de receptores con base en criterios farmacológicos, que incluyen μ_1, μ_2, δ_1, δ_2, κ_1, κ_2 y κ_3. Sin embargo, se han aislado e identificado los genes que codifican sólo un subtipo de cada una de las familias de receptores μ, δ y κ hasta ahora. Una explicación posible es que los subtipos del receptor μ surgen de variantes alternas de división de un gen común. Esta idea ha sido respaldada por la identificación de variantes divididas de receptores en ratones y seres humanos. Puesto que un opioide puede actuar con diferentes potencias como agonista, agonista parcial o antagonista en más de una clase de subtipo de receptor, no es de sorprender que esos medicamentos tengan efectos farmacológicos diversos.

2. Acciones celulares. En el ámbito molecular, los receptores de opioides forman una familia de proteínas que se acoplan físicamente con las proteínas G y a través de esa interacción afectan las compuertas de conductos iónicos, regulan la disposición del Ca^{2+} intracelular y modifican la fosforilación de proteínas (cap. 2). Los opioides tienen dos acciones directas bien establecidas acopladas a la proteína G sobre las neuronas: 1) cierran conductos controlados por voltaje de Ca^{2+} en las terminaciones nerviosas presinápticas y, por tanto, aminoran la liberación de transmisores y 2) hiperpolarizan, y así, inhiben neuronas postsinápticas por abertura de los conductos del K^+. En la figura 31-1 se ilustran de manera esquemática esos efectos. Se ha demostrado la acción presináptica, disminución de la liberación de transmisores, para un gran número de neurotransmisores que incluyen glutamato, el principal aminoácido excitador liberado de las terminaciones nerviosas nociceptivas, así como acetilcolina, noradrenalina, serotonina y la sustancia P.

3. Relación de los efectos fisiológicos con el tipo de receptor. La mayor parte de los analgésicos opioides disponibles hoy en día, actúa de manera preferente en el receptor de opioides μ (cuadro 31-2). Las propiedades de analgesia, así como las de producción de euforia, depresión respiratoria y dependencia física de la morfina, son producto primordialmente de acciones sobre los receptores μ. De hecho el receptor μ al principio se definió utilizando potencias relativas de una serie de alcaloides opioides para la analgesia clínica. Sin embargo, los efectos de los analgésicos opioides son complejos e incluyen la interacción con receptores δ y κ, lo que se respalda en el estudio de modificaciones genéticas de eliminación de los genes μ, δ y κ en ratones. Los agonistas del receptor δ conservan sus propiedades analgésicas en ratones con eliminación de receptores μ por bloqueo génico. El perfeccionamiento de agonistas selectivos del receptor δ pudiese ser clínicamente útil si sus perfiles de efectos secundarios (depresión respiratoria, riesgo de dependencia) fuesen más favorables que los encontrados con los agonistas actuales de receptores μ, como la morfina. Aunque ésta no actúa en sitios receptores κ y δ, se desconoce hasta qué grado esto contribuye a su acción analgésica. Los péptidos opioides endógenos difieren de la mayor parte de los alcaloides en su afinidad por los receptores δ y κ (cuadro 31-1).

En un esfuerzo por perfeccionar analgésicos opioides con una menor incidencia de depresión respiratoria o propensión a la adicción y dependencia, se han desarrollado compuestos que muestran preferencia por los receptores de opioides κ. El butorfanol y la nalbufina han mostrado algún éxito clínico como analgésicos, pero pueden causar reacciones disfóricas y tienen potencia limitada. Es interesante que el butorfanol también haya mostrado de manera significativa producir mayor analgesia en mujeres que en varones. De hecho las diferencias de la analgesia mediada por la activación de receptores μ y δ basadas en el género han sido motivo de amplios informes.

4. Distribución de receptores y mecanismos neurales de la analgesia. Los sitios de unión de receptores de opioides se han localizado por autorradiografía con radioligandos de alta afinidad y anticuerpos contra secuencias peptídicas únicas en cada subtipo de receptor. Los tres principales receptores están presentes en altas concentraciones en el asta dorsal de la médula espinal. Los receptores se encuentran tanto en neuronas de transmisión del dolor de la médula espinal como en las aferentes primarias con relevo del mensaje doloroso dirigido a ellas (fig. 31-2; sitios A y B). Los agonistas de opioides inhiben la liberación de transmisores excitadores desde esas

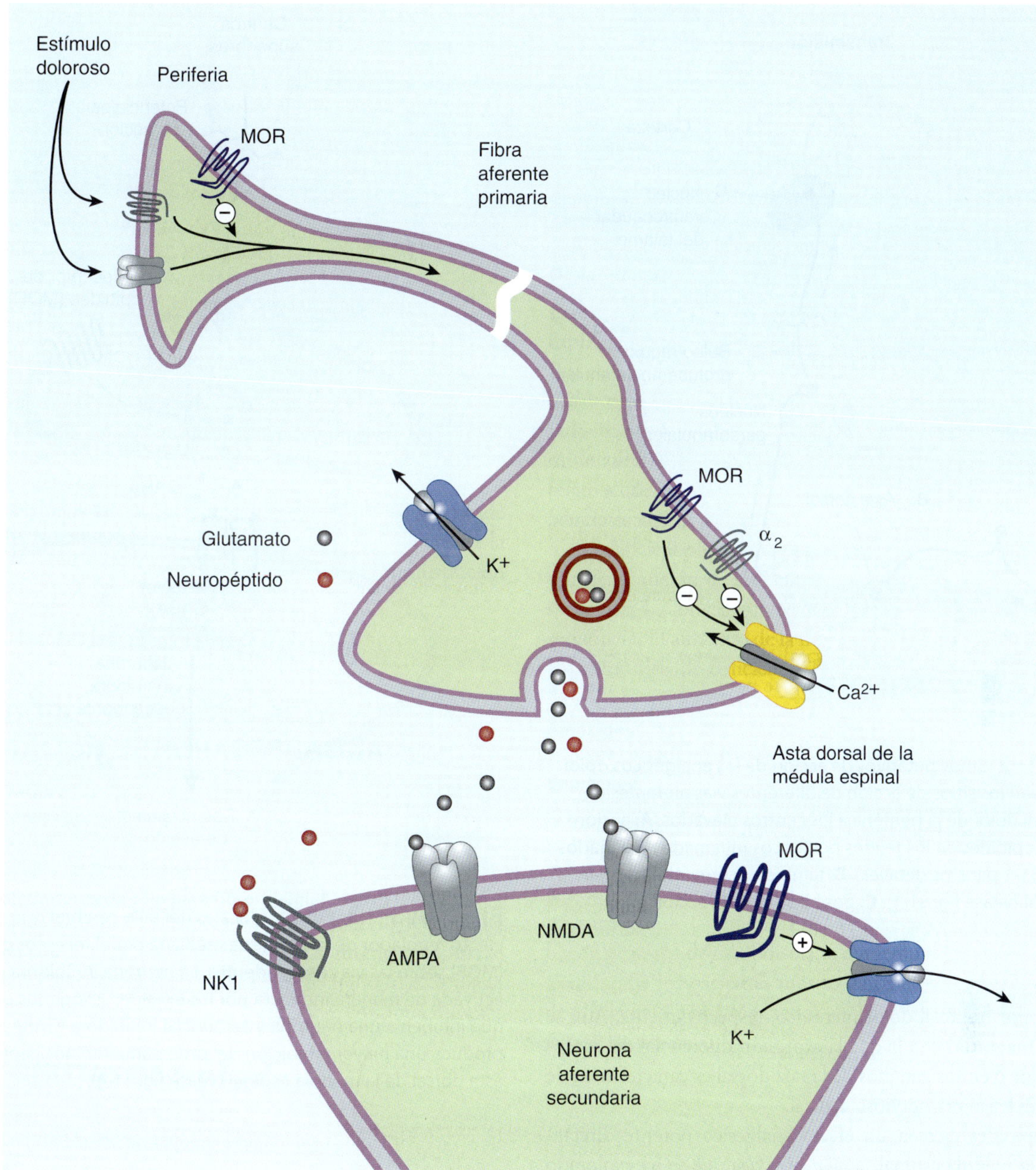

FIGURA 31 1 Mecanismos potenciales de receptores de los fármacos analgésicos. La neurona aferente primaria (no se muestra el cuerpo), se origina en la periferia y envía señales de dolor al asta dorsal de la médula espinal donde hace sinapsis con la neurona secundaria a través de transmisores neuropeptídicos y glutamato. Los estímulos dolorosos se pueden atenuar en la periferia (bajo condiciones de inflamación) por efecto de los opioides que actúan en receptores μ (MOR) o bloqueo en el axón aferente por los anestésicos locales (no se muestran). Los potenciales de acción que alcanzan el asta dorsal pueden atenuarse en el extremo presináptico por los opioides y antagonistas del calcio (ziconótido), agonistas α_2 y posiblemente por fármacos que aumentan las concentraciones sinápticas de la noradrenalina al bloquear su recaptación (tapentadol). Los opioides también inhiben a la neurona postsináptica al igual que ciertos antagonistas de neuropéptidos que actúan sobre la taquicinina (NK1) y otros neuropéptidos receptores.

aferentes primarias y también en forma directa a la neurona de transmisión del dolor en el asta dorsal. Dentro de las terminales presinápticas existe evidencia de que la heterodimerización de los receptores μ-opioides y δ-opioides contribuyen a la eficacia de los μ-agonistas (es decir, inhibición de la actividad en los conductos del calcio presinápticos regulados por voltaje). Por otro lado, un estudio reciente en el que se utilizó un ratón transgénico con expresión de una proteína fluorescente verde resaltada por los receptores δ (eGFP, *enhanced green fluorescent protein*), la proteína de fusión exhibe una superposición mínima de los receptores μ y δ en las neuronas de la raíz del ganglio dorsal. Es importante señalar que el receptor μ está vinculado con los nociceptores que expresan TRPV1 y péptido P (sustancia P), mientras que la expresión del receptor δ predomina en la población no peptidérgica de nocirreceptores, incluidas muchas aferentes primarias con axones mielinizados. Esto concuerda con la acción de los ligandos selectivos para receptores μ y receptores δ que

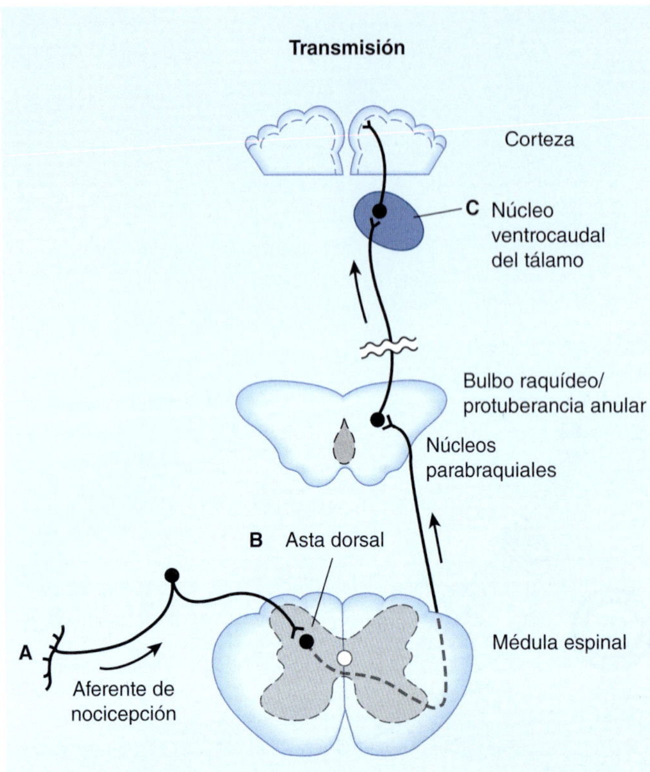

FIGURA 31–2 Sitios putativos de acción de los analgésicos opioides. Se muestran los sitios de acción de diferentes vías aferentes de transmisión del dolor de la periferia a los centros elevados. **A:** acción directa de los opioides en los tejidos periféricos inflamados o dañados (véase figura 31-1 para los detalles). **B:** también ocurre inhibición en la médula espinal (véase fig. 31-1). **C:** posibles sitios de acción en el tálamo.

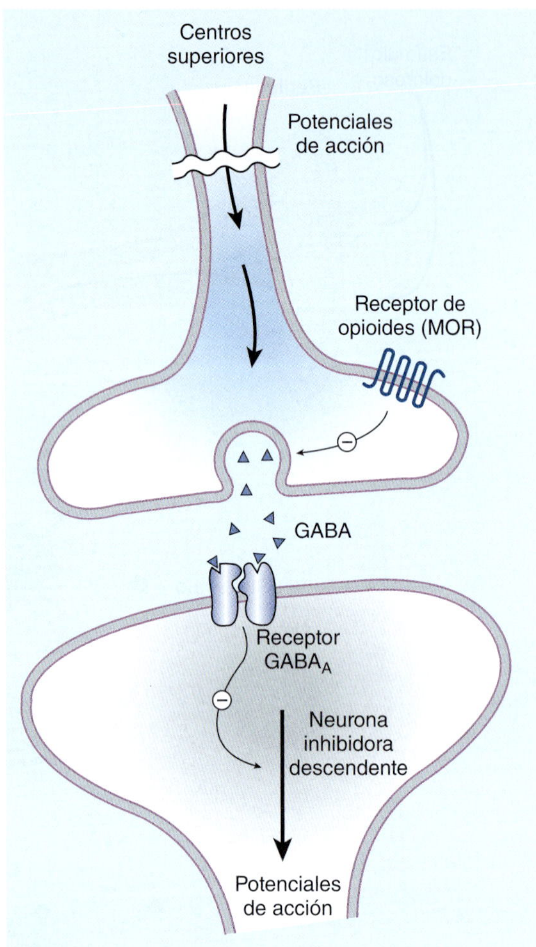

FIGURA 31–3 Circuitos locales del tallo cerebral que subyacen al efecto regulador de la analgesia mediada por el receptor de opioides μ (MOR) sobre las vías descendentes. La neurona inhibidora del dolor es activada de manera indirecta por los opioides (exógenos o endógenos) que inhiben a una neurona internuncial inhibidora (GABAérgica). Esto produce una *mayor* inhibición del procesamiento nociceptivo en el asta dorsal de la médula espinal (véase fig. 31-4).

bloquean al calor frente al dolor mecánico, respectivamente. Aún se desconoce la magnitud con la que la expresión diferencial del receptor μ y receptor δ en los ganglios de la raíz dorsal es característica de las neuronas del sistema nervioso central.

Así, los opioides ejercen un efecto analgésico potente directamente sobre la médula espinal, *acción raquídea* que se ha explotado en la clínica por la aplicación directa de agonistas de opioides a la médula espinal, que provee un efecto analgésico regional mientras disminuye la depresión respiratoria indeseada, náusea y vómito, así como la sedación que puede presentarse con las *acciones suprarraquídeas* de los opioides de administración sistémica.

Bajo casi todas las circunstancias los opioides se administran por vía sistémica y actúan así de forma simultánea en sitios múltiples. Esto incluye no sólo a las vías ascendentes de transmisión del dolor que se inician en terminales sensoriales periféricas especializadas que hacen la transducción de los estímulos dolorosos (fig. 31-2), sino también a las vías descendentes (reguladoras) (fig. 31-3). En esos sitios y en otros los opioides inhiben de manera directa a las neuronas; sin embargo, dicha acción produce *activación* de las neuronas inhibidoras descendentes que envían prolongaciones a la médula espinal e inhiben a las neuronas de transmisión dolorosa. Se ha demostrado que tal activación proviene de la inhabilitación de neuronas inhibidoras en varias localizaciones (fig. 31-4). En conjunto, las interacciones en esos sitios aumentan el efecto analgésico global de los agonistas de opioides.

Cuando se administran por vía sistémica fármacos opioides que alivian el dolor, se presume que actúan sobre circuitos neuronales normalmente regulados por péptidos opioides endógenos. Parte de la acción de alivio del dolor de los opioides endógenos involucra la emisión de péptidos opioides endógenos. Un agonista de opioides exógeno (p. ej., morfina) puede actuar principalmente en forma directa sobre el receptor μ, pero esa acción estimula la secreción de opioides endógenos que actúan además sobre los receptores δ y κ. Así, incluso un ligando selectivo de receptor puede iniciar una secuencia compleja de eventos que involucra sinapsis, transmisores y tipos de receptores múltiples.

Los estudios en animales y estudios clínicos en seres humanos demuestran que los opioides endógenos y exógenos también producen analgesia mediada por opioides en sitios *fuera* del SNC. El dolor vinculado con la inflamación parece en especial sensible a esas acciones periféricas de los opioides. La presencia de los receptores μ funcionales en las terminales periféricas de las neuronas sensoriales respalda esta hipótesis. Aún más, la activación de receptores μ periféricos produce disminución de la actividad neuronal sensorial y la

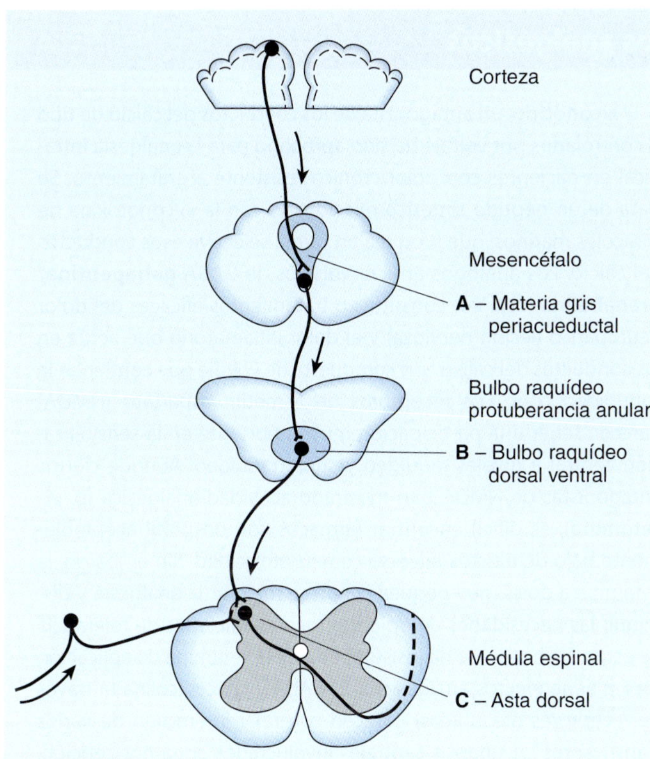

FIGURA 31–4 Acción de los analgésicos opioides en la vía inhibidora descendente. Los sitios de acción de los opioides sobre las neuronas reguladoras del dolor en el mesencéfalo y el bulbo raquídeo, incluida el área gris periacueductal **(A)**, la zona rostral ventral del bulbo raquídeo **(B)** y el locus cerúleo, controlan indirectamente las vías de transmisión del dolor por aumento de la inhibición descendente hacia el asta dorsal **(C)**.

liberación de transmisores. La liberación endógena de endorfina β, producida por células inmunitarias dentro de un tejido inflamatorio o lesionado, representa una fuente de activación fisiológica de receptores μ periféricos. La administración periférica de opioides, por ejemplo, en la articulación de la rodilla de pacientes después de intervenciones quirúrgicas, ha mostrado beneficio clínico hasta por 24 h. Si se pueden perfeccionar, los opioides selectivos de un sitio periférico serían adyuvantes útiles para el tratamiento de dolor inflamatorio (véase el recuadro Conductos iónicos y nuevos sitios efectores de los analgésicos). Tales compuestos pudiesen tener el beneficio adicional de disminuir los efectos indeseables, como el estreñimiento.

5. Tolerancia y dependencia física. Con la administración frecuente de dosis terapéuticas de morfina o sus derivados hay una pérdida gradual de su eficacia. Dicha pérdida se denomina tolerancia. Para reproducir la respuesta original debe administrarse una dosis mayor. Junto con la tolerancia aparece la dependencia física, que se define como un **síndrome de privación** o **abstinencia** cuando se interrumpe un fármaco o se administra un antagonista (cap. 32).

El mecanismo del desarrollo de tolerancia y dependencia física se conoce poco, pero la activación persistente de receptores μ, como la que ocurre por el tratamiento del dolor crónico intenso, parece tener una participación primaria en su inducción y mantenimiento. Los conceptos actuales han cambiado alejándose de la tolerancia impulsada por una simple regulación ascendente del sistema del monofosfato cíclico de adenosina (AMPc). Si bien ese proceso se vincula con la tolerancia, no es suficiente para explicarla. Una segunda hipótesis para la aparición de tolerancia y dependencia de opioides se basa en el concepto del **reciclado de receptores**. Por lo común, la activación de los receptores μ por ligandos endógenos produce endocitosis, seguida por resensibilización y reciclado del receptor a la membrana plasmática (cap. 2). Sin embargo, con el uso de ratones modificados de manera genética, la investigación muestra ahora que el *fracaso* de la morfina de inducir endocitosis del receptor μ de opioides es un componente importante de la tolerancia y dependencia. En cambio, la metadona, un agonista del receptor μ usado para el *tratamiento* de la tolerancia y dependencia de opioides induce endocitosis del receptor. Esto sugiere que el mantenimiento de la sensibilidad normal de los receptores μ requiere reactivación por endocitosis y reciclado. Otro ámbito de investigación sugiere que el receptor δ de opioides funciona como componente independiente en el mantenimiento de la tolerancia. Además, el concepto de **desacoplamiento de receptores** ha adquirido notoriedad. Bajo esa hipótesis, la tolerancia se debe a una disfunción de las interacciones estructurales entre el receptor μ y las proteínas G, el sistema de segundos mensajeros y sus conductos iónicos efectores. El desacoplamiento y reacoplamiento de la función del receptor μ posiblemente tengan vínculo con un reciclado de los receptores. Es más, se ha mostrado que el complejo receptor NMDA-conducto iónico tiene participación crítica en la aparición de tolerancia y su mantenimiento, porque los antagonistas de NMDA-receptor, como la cetamina, pueden impedir el desarrollo de tolerancia. Aunque no se ha definido aún en forma clara una participación de la endocitosis, el desarrollo de nuevos antagonistas de NMDA-receptor y otras estrategias para reacoplar los receptores μ a sus conductos iónicos blanco provee la esperanza de alcanzar un medio clínicamente eficaz para evitar o revertir la tolerancia de analgésicos opioides.

Además del desarrollo de tolerancia, se ha observado que la administración persistente de analgésicos opioides *aumenta* la sensación de dolor, lo que lleva a un estado de hiperalgesia, fenómeno que se ha detectado con varios analgésicos opioides, incluidos morfina, fentanilo y remifentanilo. La dinorfina raquídea y la activación del receptor de bradicinina han surgido como alternativas importantes para la mediación de la hiperalgesia inducida por opioides.

B. Efectos de la morfina y sus derivados sobre órganos de aparatos y sistemas

Las acciones descritas a continuación de la morfina, el agonista prototipo de opioides, también pueden observarse con otros agonistas de opioides, agonistas parciales y aquellos con efectos de receptores mixtos. Las características de los miembros específicos de estos grupos se revisan a continuación.

1. Efectos en el sistema nervioso central. Los principales efectos de los analgésicos opioides con afinidad por receptores μ ocurren en el SNC; los más importantes incluyen analgesia, euforia, sedación y depresión respiratoria. Con el uso repetido se presenta un elevado grado de tolerancia a todos esos efectos (cuadro 31-3).

a. Analgesia. El dolor tiene componentes sensorial y afectivo (emocional). Los analgésicos opioides son únicos porque pueden

Conductos iónicos y nuevos sitios efectores de los analgésicos

Incluso el dolor agudo más intenso (que dura horas a días) por lo general puede controlarse bien mediante el uso de los analgésicos que se encuentran disponibles actualmente, en especial los opioides, con efectos adversos significativos pero tolerables. El dolor *crónico* (que dura semanas a meses), sin embargo, no responde en forma satisfactoria a los opioides. Ahora se sabe que en presencia de dolor crónico, los receptores de las terminales nerviosas sensoriales en la periferia contribuyen a una excitabilidad mayor de las terminaciones nerviosas sensoriales (sensibilización periférica). La neurona sensorial hiperexcitable bombardea la médula espinal con estímulos que llevan a una mayor excitabilidad y alteraciones sinápticas en el asta dorsal (sensibilización central). Tales cambios parecen ser importantes en estados de dolor inflamatorio y neuropático crónico.

En un esfuerzo por descubrir mejores fármacos analgésicos para el dolor crónico, se está prestando atención renovada a la transmisión sináptica en lo referente a la nocicepción y la transducción sensorial periférica. Los conductos iónicos potencialmente importantes vinculados con estos procesos en la periferia incluyen miembros de la familia potencial de receptores transitorios, como el **receptor de capsaicina**, **TRPV1** (que se activa por múltiples estímulos nocivos como calor, protones y productos de inflamación), así como TRPA1, activados por mediadores de inflamación y receptores **P2X** (que responden a las purinas liberadas por el daño hístico). Existe una variedad especial de conductos de sodio regulados por voltaje resistentes a la tetrodotoxina (**Nav 1.7, 1.8, 1.9**) que tienen una relación singular con las neuronas nociceptivas en los ganglios de la raíz dorsal. La **lidocaína** y la **mexiletina**, que son útiles en algunos estados de dolor crónico, pueden actuar por bloqueo de ese conducto. Los polimorfismos genéticos de Nav 1.7 están relacionados con la ausencia o predisposición al dolor. Por la importancia de sus sitios de acción periféricos, las estrategias terapéuticas que aportan fármacos que bloquean la transducción o la transmisión periférica del dolor se han introducido en forma de parches y bálsamos transdérmicos. Cada vez se dispone más de tales productos, que están dirigidos de manera específica a receptores periféricos de capsaicina y la función de conductos del sodio.

El **ziconótido**, un antagonista de los conductos del calcio de tipo N controlados por voltaje ha sido aprobado para la analgesia intratecal en pacientes con dolor crónico resistente al tratamiento. Se trata de un péptido sintético relacionado con la ω-conotoxina de caracoles marinos, que bloquea en forma selectiva esos conductos del calcio. Los análogos anticonvulsivos de GABA **gabapentina/pregabalina** (cap. 24) constituyen tratamientos eficaces del dolor neuropático (lesión nerviosa) y el dolor inflamatorio que actúa en los conductos del calcio con compuerta de voltaje que contienen la subunidad $\alpha_2\delta_1$. Los receptores de *N*-metil-D-aspartato (NMDA) parecen tener una participación muy importante en la sensibilización central a niveles raquídeo y suprarraquídeo. Aunque ciertos antagonistas de NMDA han mostrado actividad analgésica (p. ej., **cetamina**), es difícil encontrar fármacos con un perfil aceptablemente bajo de efectos adversos o neurotoxicidad. Sin embargo, la cetamina a dosis muy pequeñas parece mejorar la analgesia y disminuir las necesidades de opioides bajo condiciones de tolerancia de éstos. De hecho, se ha insistido en que la cetamina de aplicación tópica tiene efectos analgésicos. El GABA y la acetilcolina (a través de receptores nicotínicos) parecen controlar la emisión de varios transmisores en sinapsis centrales involucrados en la nocicepción. La **nicotina** misma y algunos de sus análogos producen analgesia y se encuentra en estudio su uso para la correspondiente posoperatoria. Finalmente, los trabajos sobre canabinoides y vaniloides, así como sus receptores, sugieren que el **Δ9-tetrahidrocanabinol**, que actúa principalmente sobre receptores CB_1 de canabinoides, puede tener actividad sinérgica con analgésicos de receptores μ e interactuar con el receptor de capsaicina TRPV1 para producir analgesia bajo ciertas circunstancias.

Conforme aumente la compresión de la transducción periférica y central del dolor se tendrá disponibilidad de blancos terapéuticos y estrategias adicionales. En combinación con los conocimientos actuales de los analgésicos opioides está surgiendo un abordaje "multimodal" de tratamiento del dolor que permite el uso de compuestos complementarios que producen mejor analgesia con menos efectos adversos.

disminuir ambos aspectos de la experiencia dolorosa, en especial el afectivo. A diferencia de los fármacos analgésicos y antiinflamatorios no esteroideos, carecen de efecto significativo sobre los aspectos emocionales del dolor.

b. Euforia. Por lo general los pacientes o los usuarios de fármacos intravenosos que reciben morfina por esa vía experimentan una sensación de flotación placentera con menor ansiedad y estrés. Sin embargo, a veces ocurre disforia, un estado desagradable caracterizado por inquietud y malestar general.

c. Sedación. La somnolencia y la confusión mental son efectos comunes de los opioides. Hay poca o ninguna amnesia. El sueño es inducido por opioides, que es más común en individuos de edad avanzada que en los jóvenes saludables. Por lo general, el paciente puede ser despertado de su sueño con facilidad. Sin embargo, la combinación de morfina y otros fármacos depresores centrales, como los sedantes-hipnóticos, pueden causar un sueño muy profundo. Ocurre sedación notoria, más a menudo con compuestos que tienen relación estrecha con derivados del fenantreno y con menor frecuencia con fármacos sintéticos, como la meperidina y el fentanilo. Con dosis analgésicas estándar la morfina (un derivado fenantrénico) altera los patrones del sueño normal de movimientos oculares rápidos (REM) y el no-REM. Ese efecto de alteración probablemente es característico de todos los opioides. A diferencia de

CUADRO 31-3 Grados de tolerancia que pueden presentarse con respecto a algunos de los efectos de los opioides

Alto	Moderado	Mínimo o ninguno
Analgesia	Bradicardia	Miosis
Euforia, disforia		Estreñimiento
Confusión mental		Convulsiones
Sedación		
Depresión respiratoria		
Antidiuresis		
Náusea y vómito		
Supresión de la tos		

los seres humanos, en varias especies (gatos, caballos, bovinos, cerdos) se puede observar excitación más que sedación cuando se inyectan opioides.

Esos efectos paradójicos son al menos parcialmente dependientes de las dosis.

d. Depresión respiratoria. Todos los analgésicos de opioides pueden producir depresión respiratoria significativa por inhibición del mecanismo respiratorio del tallo cerebral. Tal vez aumente la Pco_2 alveolar, pero el índice más confiable de esta depresión es una menor respuesta a la exposición a dióxido de carbono. La depresión respiratoria tiene relación con la dosis e influencia significativa del grado de impulso sensorial que ocurre en ese momento. Por ejemplo, es posible contrarrestar en forma parcial la depresión respiratoria inducida por opioides mediante estimulación de varias fuentes.

Cuando se alivian los estímulos fuertemente dolorosos que ha logrado evitar el efecto depresor de una gran dosis de opioides, la depresión respiratoria puede hacerse notoria de manera súbita. Un decremento pequeño a moderado en la función respiratoria, según se determina por la elevación de $Paco_2$, puede ser bien tolerado en el paciente sin alteración respiratoria previa. Sin embargo, en individuos con aumento de la presión intracraneal, asma, enfermedad pulmonar obstructiva crónica o *cor pulmonar*, ese decremento en la función respiratoria tal vez no sea tolerado. La depresión respiratoria inducida por opioides es uno de los retos clínicos más difíciles en el tratamiento del dolor intenso. Hay investigación en proceso para comprender y perfeccionar analgésicos y adyuvantes que eviten ese efecto. La investigación para contrarrestar ese problema se centra en la farmacología de los receptores δ y las vías de señalización de serotonina en los centros de control respiratorio del tallo cerebral.

e. Supresión de la tos. La supresión del reflejo tusígeno es una acción bien conocida de los opioides. La codeína en particular se ha usado con ventaja en personas que sufren de tos patológica y en pacientes en quienes es necesario mantener la ventilación a través de una cánula endotraqueal. Sin embargo, la supresión de la tos con la administración de opioides puede permitir la acumulación de secreciones y así llevar a la obstrucción y dar origen de atelectasia de las vías respiratorias.

f. Miosis. Se observa constricción de las pupilas con casi todos los agonistas de opioides. La miosis es una acción farmacológica ante la que aparece poca o ninguna tolerancia (cuadro 31-3); así, es útil para el diagnóstico de sobredosis de opioides. Incluso en adictos con tolerancia intensa se observa miosis. Esta acción que puede bloquearse por antagonistas de opioides, es mediada por vías parasimpáticas, que a su vez pueden ser bloqueadas por la atropina.

g. Rigidez troncal. Se ha observado una intensificación del tono en los músculos grandes del tronco con varios opioides. Al principio se creía que la rigidez troncal involucraba a la acción de esos fármacos en la médula espinal, pero existen pruebas de que es resultado de la acción en niveles suprarraquídeos. La rigidez troncal disminuye la distensibilidad del tórax y así interfiere con la ventilación. El efecto es más aparente cuando se administran dosis altas de opioides altamente liposolubles (p. ej., fentanilo, sufentanilo, alfentanilo, remifentanilo) en forma rápida por vía intravenosa. Dicha rigidez puede contrarrestarse por administración de un antagonista de opioides, que, por supuesto, también antagoniza la acción analgésica. La prevención de la rigidez troncal mientras se conserva la anestesia requiere el uso concomitante de relajantes neuromusculares.

h. Náusea y vómito. Los analgésicos opioides pueden activar la zona de desencadenamiento de quimiorreceptores del tallo cerebral y producir náusea y vómito. Puede también haber un componente vestibular en ese efecto, porque la ambulación parece aumentar la incidencia de náusea y vómito.

i. Temperatura. La regulación homeostática de la temperatura corporal es mediada en parte por la acción de péptidos opioides endógenos en el cerebro, lo que se ha respaldado por experimentos que demuestran que la administración de agonistas de receptores μ de opioides, como la morfina, al hipotálamo anterior produce hipertermia, en tanto la administración de agonistas κ induce hipotermia.

2. *Efectos periféricos*

a. Aparato cardiovascular. La mayor parte de los opioides no tiene efectos directos significativos sobre el corazón y, a diferencia de la bradicardia, ningún efecto importante sobre el ritmo cardiaco. La meperidina es una excepción a esa generalización, porque su acción antimuscarínica puede causar taquicardia. La presión arterial suele mantenerse bien en sujetos que reciben opioides, a menos que exista sobrecarga del sistema cardiovascular, en cuyo caso tal vez se presente hipotensión. Este efecto hipotensor probablemente se debe a la dilatación arterial y venosa periférica que se ha atribuido a varios factores que incluyen depresión central de los mecanismos de estabilización vasomotora y secreción de histamina. No se observa efecto consistente sobre el gasto cardiaco y el electrocardiograma no se altera de manera significativa. No obstante, debe tenerse precaución en pacientes con disminución del volumen sanguíneo, porque los mecanismos antes señalados hacen a estos pacientes susceptibles a la hipotensión. Los analgésicos opioides afectan la circulación cerebral en forma mínima, excepto cuando la Pco_2 aumenta como consecuencia de depresión respiratoria. El aumento de la Pco_2 lleva a la vasodilatación central vinculada con un decremento en la resistencia vascular cerebral, aumento en el flujo sanguíneo cerebral y en la presión intracraneal.

b. Tubo digestivo. Durante mucho tiempo se ha observado que el estreñimiento es un efecto de los opioides, que no disminuye con el uso continuo; es decir, no ocurre tolerancia al estreñimiento inducido por opioides (cuadro 31-3). Los receptores de opioides se encuentran en altas concentraciones en el tubo digestivo y los efectos de estreñimiento son mediados por su acción sobre el sistema nervioso intestinal (cap. 6) así como el SNC. En el estómago puede disminuir la movilidad (contracción y relajación rítmicas), pero el tono (contracción persistente) tal vez aumente, en particular en la porción central; la secreción gástrica de ácido clorhídrico disminuye. El tono en reposo del intestino delgado aumenta, con espasmos periódicos, pero la amplitud de las contracciones no propulsivas está disminuida de manera notoria. En el colon las ondas peristálticas propulsivas disminuyen y el tono aumenta, lo que retrasa el paso del bolo fecal y permite una mayor absorción de agua, que lleva al estreñimiento. Las acciones sobre el colon son la base del uso de opioides en el tratamiento de la diarrea y el estreñimiento es un problema importante del uso de opioides para el control del dolor intenso del cáncer.

c. Vías biliares. Los opioides producen contracción del músculo liso biliar, lo que puede causar cólico biliar. El esfínter de Oddi tal vez se contraiga, produciendo así reflujo de secreciones biliares y pancreáticas y aumento de la concentración de amilasa y la lipasa plasmáticas.

d. Renal. La función de los riñones es deprimida por los opioides. Se cree que en los seres humanos esto se debe principalmente a un menor riego sanguíneo renal. Además, se ha observado que los receptores μ de opioides tienen efectos antidiuréticos en los seres humanos. Los mecanismos pueden involucrar tanto sitios del SNC como periféricos. Los opioides también aumentan la resorción tubular renal de sodio. Es controvertida la participación de los cambios inducidos por opioides en la secreción de la hormona antidiurética (ADH). El tono ureteral y vesical aumenta con dosis terapéuticas de analgésicos opioides. El aumento del tono del esfínter puede precipitar retención urinaria, en especial en pacientes posoperados. En ocasiones, el cólico ureteral causado por un cálculo renal empeora por aumento del tono ureteral inducido por opioides.

e. Útero. Los analgésicos opioides pueden prolongar el trabajo de parto. No se ha definido el mecanismo de esa acción, pero la actividad periférica y central de los opioides puede disminuir el tono uterino.

f. Neuroendocrinos. Los analgésicos opioides estimulan la secreción de ADH, prolactina y somatotropina, pero pueden inhibir la de hormona luteinizante. Esos efectos sugieren que los péptidos opioides endógenos regulan tales sistemas a través de sus acciones sobre el hipotálamo (cuadro 31-1).

g. Prurito. Las dosis terapéuticas de los analgésicos opioides producen rubor y aumento de temperatura cutánea, acompañados a veces de diaforesis y prurito: los efectos en el SNC y de liberación periférica de histamina pueden ser causa de esas reacciones. El prurito, y en ocasiones la urticaria, inducidos por opioides, parecen más frecuentes cuando éstos se administran por vía parenteral. Además, cuando se administran opioides como la morfina al neuroeje por vía raquídea o epidural, su utilidad puede verse limitada por un prurito intenso sobre los labios y el tronco.

h. Diversos. Los opioides regulan al sistema inmunitario por sus efectos sobre la proliferación de linfocitos, la producción de anticuerpos y la quimiotaxia. Además, los leucocitos migran al sitio de lesión hística y liberan péptidos opioides que a su vez ayudan a contrarrestar el dolor inflamatorio. Sin embargo, la actividad de los linfocitos citolíticos naturales y la respuesta proliferativa de los linfocitos ante los mitógenos suelen verse inhibidas por los opioides. Si bien los mecanismos involucrados son complejos, la activación de los receptores de opioides centrales pudiese mediar un componente significativo de los cambios observados en la función inmunitaria periférica. En general, esos efectos son mediados por el sistema nervioso simpático en el caso de la administración aguda, y por el sistema hipotálamo hipófisis suprarrenal en el caso de administración prolongada de opioides.

C. Efectos de los opioides con actividad agonista y antagonista

La buprenorfina es un agonista de opioides que muestra elevada afinidad de unión pero actividad intrínseca disminuida en el receptor μ. Su velocidad baja de disociación del receptor μ también la ha hecho una alternativa atractiva a la metadona para el tratamiento de la abstinencia de opioides. Actúa como un *antagonista* en receptores δ y κ, motivo por el que se conoce como "agonista-antagonista mixto". Aunque la buprenorfina se usa como analgésico, puede antagonizar la acción de agonistas μ más potentes, como la morfina. La buprenorfina también se une a ORL1, el receptor de orfanina. Se encuentra en estudio la participación de esta propiedad en la oposición a la función del receptor μ. La pentazocina y la nalbufina son otros ejemplos de analgésicos opioides con propiedades mixtas agonistas y antagonistas. Se han comunicado efectos psicomiméticos, con alucinaciones, pesadillas y ansiedad, después del uso de fármacos con acciones mixtas agonistas-antagonistas.

Actualmente existe una combinación de clorhidrato de buprenorfina con clorhidrato de naloxona, dihidrato en forma de tabletas sublinguales y película sublingual para el tratamiento de mantenimiento que comprende asesoramiento, terapia psicosocial y guía por parte de los médicos calificados bajo la *Drug Addiction Treatment Act*. Es posible abusar de ambos fármacos de manera similar a como ocurre con otros opioides, ya sea en forma legal o ilícita. Las combinaciones causan en ocasiones depresión respiratoria grave y la muerte, principalmente cuando se extraen y se inyectan por vía intravenosa combinadas con benzodiazepinas y otros depresores del sistema nervioso central (p. ej., sedantes, tranquilizantes o alcohol). Es muy peligroso autoadministrarse benzodiazepinas u otros depresores del sistema nervioso central durante el tratamiento con la combinación de buprenorfina-naloxona.

FARMACOLOGÍA CLÍNICA DE LOS ANALGÉSICOS OPIOIDES

El tratamiento exitoso del dolor es un reto que se inicia con intentos cuidadosos por valorar el origen y la magnitud del síntoma. El grado del dolor experimentado por el paciente a menudo se mide mediante una escala análoga visual numérica (VAS, *visual analog scale*), con descripciones verbales que van desde ausencia de dolor "0" hasta un dolor muy intenso "10". En cualquier caso, las cifras indican la magnitud del dolor de la manera siguiente: leve (1 a 3), moderado (4 a 6) o intenso (7 a 10).

Se puede usar una escala similar en niños y pacientes que no pueden hablar, que muestre cinco caras que van desde una sonriente sin dolor hasta una llorosa (de dolor máximo).

Para un paciente con dolor intenso, la administración de un analgésico opioide suele considerarse parte primaria del plan terapéutico global. En el establecimiento de la vía de administración (oral, parenteral, neuraxil), también deberían abordarse la duración de acción del fármaco, efecto máximo (actividad intrínseca máxima), tiempo del tratamiento, potencial de efectos adversos y experiencia previa del paciente con los opioides. Uno de los principales errores que cometen los médicos en este contexto es el no valorar en forma adecuada el dolor de un paciente y sopesar su intensidad con un grado apropiado de tratamiento. La misma importancia tiene el principio que después de la aplicación del plan terapéutico debe revalorarse su eficacia y modificarlo, en relación a la eficacia o fracaso de la respuesta.

El uso de fármacos opioides en circunstancias agudas puede ser contrastado con su uso en el tratamiento del dolor crónico, donde deben considerarse diversos factores, que incluyen el desarrollo de tolerancia y dependencia física de los analgésicos opioides.

Uso clínico de los analgésicos opioides

A. Analgesia

El dolor intenso *constante* suele aliviarse con analgésicos opioides de actividad intrínseca elevada (cuadro 31-2), en tanto el dolor agudo intermitente no parece controlarse en forma tan eficaz.

El dolor relacionado con el cáncer y otras enfermedades terminales debe tratarse de manera intensiva, y a menudo es necesario un abordaje multidisciplinario para lograr un tratamiento eficaz. Tales trastornos pueden requerir uso continuo de analgésicos opioides potentes y se relaciona con algún grado de tolerancia o dependencia. *Sin embargo, esto no debe usarse como una barrera para proveer a los pacientes la mejor atención y calidad de vida posible.* La investigación en el funcionamiento de los hospicios ha demostrado que la administración de medicamentos opioides a intervalos fijos (p. ej., una dosis regular en una hora determinada) es más eficaz para alcanzar alivio del dolor que la administración a demanda. Se dispone hoy de nuevas formas de dosificación de opioides que permiten una liberación más lenta del fármaco, por ejemplo, formas de liberación prolongada de morfina y oxicodona. Su ventaja supuesta es un grado más prolongado y estable de analgesia.

Si los trastornos de la función gastrointestinal impiden el uso de morfina de liberación prolongada por vía oral, se puede usar el sistema transdérmico de fentanilo (parche) por periodos largos. Es más, se puede usar fentanilo bucal por vía transmucosa para crisis breves de dolor intercurrente (véase Vías de administración alternativas). La administración de opioides potentes por instilación nasal ha mostrado eficacia y hoy se dispone de preparados nasales en algunos países. En Estados Unidos, la aprobación de tales formas es cada vez mayor. Además, los fármacos estimulantes, como las anfetaminas, han mostrado aumentar la actividad analgésica de los opioides y, por tanto, pueden ser adyuvantes muy útiles en el paciente con dolor crónico.

Los analgésicos opioides a menudo se administran durante el trabajo de parto en obstetricia. Puesto que los opioides atraviesan la barrera placentaria y llegan al feto, debe tenerse cuidado de disminuir al mínimo la depresión neonatal. Si se presenta, la inyección inmediata del antagonista, naloxona, la revierte. Los fármacos de tipo fenilpiperidina (p. ej., meperidina) parecen producir menor depresión, en particular respiratoria, que la morfina, en el recién nacido, lo que pudiese justificar su uso en la práctica obstétrica.

El dolor agudo intenso del cólico renal o biliar a menudo requiere un agonista de opioides potente para su alivio adecuado. Sin embargo, el aumento del tono del músculo liso inducido por el fármaco puede causar un aumento paradójico del dolor, secundario a intensificación del espasmo. Por lo general, un aumento en la dosis del opioide tiene éxito en la provisión de analgesia adecuada.

B. Edema pulmonar agudo

El alivio producido por la morfina intravenosa en la disnea del edema pulmonar vinculado con insuficiencia cardiaca ventricular izquierda es notable. Los mecanismos propuestos incluyen disminución de la ansiedad (*percepción* de disnea), y de la precarga cardiaca (disminución del tono venoso) y la poscarga (disminución de la resistencia periférica). Sin embargo, cuando la depresión respiratoria es un problema, tal vez se prefiera la furosemida para el tratamiento del edema pulmonar. Por otro lado, la morfina puede ser en especial útil cuando se trata la isquemia miocárdica dolorosa con edema pulmonar.

C. Tos

Se puede obtener supresión de la tos a dosis menores que las necesarias para la analgesia. Sin embargo, en años recientes el uso de analgésicos opioides para aliviar la tos ha disminuido en gran parte porque se han perfeccionado varios compuestos sintéticos eficaces que no son analgésicos o adictivos. Esos fármacos se discuten más adelante.

D. Diarrea

La diarrea de casi cualquier causa se puede controlar con analgésicos opioides, pero si ésta tiene vínculo con una infección, dicho uso no debe soslayar al tratamiento antibiótico apropiado. Se usaron en la antigüedad preparados de opio crudo (p. ej., paregórico) para controlar la diarrea, pero ahora se utilizan subrogados sintéticos con efectos gastrointestinales más selectivos y menor acción sobre el SNC o ninguna, como el difenoxilato o loperamida. Se dispone de varios preparados específicamente para ese propósito (cap. 62).

E. Escalofrío

Aunque los agonistas de opioides tienen alguna propensión a disminuir los escalofríos, se informa que la meperidina tiene las propiedades más pronunciadas contra el síntoma. Aparentemente bloquea esa manifestación por su acción sobre adrenorreceptores α_2.

F. Aplicaciones en la anestesia

Los opioides se usan con frecuencia como fármacos para la medicación previa a la anestesia y la cirugía por sus propiedades sedantes, ansiolíticas y analgésicas. También se administran en el transoperatorio como adyuvantes de otros anestésicos, y a dosis alta (p. ej., 0.02 a 0.075 mg/kg de fentanilo) como componentes primarios de un esquema anestésico (cap. 25). Tales fármacos se utilizan más a menudo en la cirugía cardiovascular y otros tipos de operaciones de alto riesgo, donde su propósito primario es disminuir al mínimo la depresión cardiovascular. En tales circunstancias, debe proveerse asistencia respiratoria mecánica.

Debido a su acción directa sobre neuronas superficiales del asta dorsal de la médula espinal, los opioides también son útiles como analgésicos regionales por su administración al espacio epidural o subaracnoideo de la columna vertebral. Varios estudios han demostrado que se puede lograr una analgesia duradera con efectos adversos mínimos por la administración epidural de 3 a 5 mg de morfina, seguidos por la inyección lenta a través de un catéter colocado en el espacio epidural. Al inicio se creía que la aplicación epidural de opioides podía producir en forma selectiva anestesia sin alteración de las funciones motora, autonómica o sensorial diferente al dolor. No obstante, puede ocurrir depresión respiratoria después de inyectar el fármaco en el espacio epidural y quizás requiera reversión con naloxona. Los efectos como el prurito, náusea y vómito son comunes después de la administración epidural y subaracnoidea de opioides y también pueden revertirse con naloxona, de ser necesario. En la actualidad se prefiere la vía epidural a la subaracnoidea, porque los efectos adversos son menos frecuentes y los resultados de estudios sólidos han mostrado disminución significativa de la mortalidad y morbilidad perioperatorias con el uso de la analgesia epidural torácica. El uso de dosis bajas de anestésicos locales en combinación con fentanilo inyectados a través de un catéter torácico epidural se ha convertido en un método aceptado de control del dolor en pacientes que se recuperan de operaciones mayores torácicas y abdominales altas. En casos poco comunes los especialistas en el tratamiento crónico del dolor pueden elegir el implante quirúrgico de una bomba de inyección programable conectada a un catéter raquídeo para administración continua de opioides u otros compuestos analgésicos en solución.

G. Vías de administración alternativas

Se usan **supositorios rectales** de morfina e hidromorfona cuando las vías parenteral u oral no son deseables. El **parche transdérmico** provee concentraciones sanguíneas estables y mejor control del dolor, en tanto evita la necesidad de inyecciones parenterales repetidas. El fentanilo es el opioide utilizado con mayor éxito para aplicación transdérmica y está indicado en el tratamiento del dolor incoercible persistente. A causa de la depresión respiratoria inducida por fentanilo, la FDA recomienda que se reserve el parche transdérmico de fentanilo (25 μg/h) para pacientes con necesidad oral de morfina estable de al menos 60 mg/día durante una semana o más. Debe ejercerse precaución extrema en cualquier paciente que inicie el tratamiento o se someta a un incremento de la dosis, porque los efectos máximos tal vez no se logren hasta 24 a 48 h después de la aplicación del parche. La vía **intranasal** evita inyecciones parenterales repetidas del fármaco y el metabolismo del primer paso de los administrados por vía oral. El butorfanol es el único opioide actualmente disponible en Estados Unidos en presentación de administración nasal, pero se encuentran en estudio algunos más. Otra alternativa de la administración parenteral es la **bucal transmucosa**, donde se usa un trocisco de citrato de fentanilo o un caramelo montado en un palito. Otro tipo del control del dolor llamado **analgesia controlada por el paciente** (**PCA**, *patient-controlled analgesia*) se usa ahora ampliamente para tratar el dolor intercurrente. Con la PCA, el paciente controla un dispositivo de administración parenteral en solución (por lo general intravenosa) al oprimir un botón para administrar la dosis preprogramada del analgésico opioide deseado.

Las informaciones de un mejor control del dolor con uso de menos opioide se respaldan en estudios clínicos bien diseñados que hacen muy útil el abordaje para el control del dolor posoperatorio. Sin embargo, el personal de atención de la salud debe conocer bien el uso de la PCA para evitar sobredosis secundarias al uso erróneo o la programación impropia. Hay un riesgo demostrado de depresión respiratoria e hipoxia vinculadas con la PCA que requieren vigilancia cuidadosa de los signos vitales y el grado de sedación así como la provisión de oxígeno complementario. El riesgo es mayor cuando los pacientes reciben además fármacos con propiedades sedantes como benzodiazepinas.

Toxicidad y efectos indeseados

Los efectos tóxicos directos de los analgésicos opioides que son extensión de sus acciones farmacológicas agudas incluyen depresión respiratoria, náusea, vómito y estreñimiento (cuadro 31-4). Además, deben considerarse tolerancia y dependencia, el diagnóstico y tratamiento de las sobredosis y las contraindicaciones.

A. Tolerancia y dependencia

La dependencia farmacológica de un tipo de opioide es marcada por un síndrome de abstinencia o privación relativamente específico. Así como hay diferencias farmacológicas entre los diversos opioides, también las hay en la dependencia psicológica y la intensidad de los efectos de la abstinencia. Por ejemplo, la eliminación de la dependencia de un agonista potente se vincula con signos más intensos y síntomas de abstinencia que la correspondiente de un agonista leve a moderado. La administración de un *antagonista* de opioides a una persona dependiente de los mismos se sigue por síntomas breves pero intensos de abstinencia (véase Abstinencia precipitada por antagonistas, más adelante). El potencial de dependencia física y psicológica de los opioides agonistas-antagonistas parciales parece ser menor que el de fármacos agonistas potentes.

1. Tolerancia. Aunque la aparición de tolerancia se inicia con la primera dosis de un opioide, en general no se hace manifiesta en clínica hasta después de dos a tres semanas de exposición frecuente a dosis terapéuticas ordinarias. No obstante, el uso de analgésicos opioides ultrapotentes, como el remifentanilo, en los cuidados posoperatorios y en unidades de cuidados intensivos ha mostrado inducir tolerancia a los opioides en término de horas. La tolerancia aparece más fácilmente cuando se administran dosis grandes a intervalos breves y disminuye al mínimo por el uso de cantidades pequeñas del fármaco con intervalos más prolongados entre dosis.

De acuerdo con el compuesto y el efecto medido, el grado de tolerancia puede ser tan grande como de 35 veces. Puede ocurrir tolerancia notoria a los efectos analgésicos, sedantes y de depresión respiratoria. Es posible producir un paro respiratorio en una persona intolerante con una dosis de 60 mg de morfina, en tanto en los adictos con tolerancia máxima de opioides hasta 2 000 mg de mor-

CUADRO 31–4 Efectos adversos de los analgésicos opioides

Inquietud conductual, temblores, hiperactividad (en reacciones disfóricas)
Depresión respiratoria
Náusea y vómito
Aumento de la presión intracraneal
Hipotensión postural acentuada por la hipovolemia
Estreñimiento
Retención urinaria
Prurito alrededor de la nariz, urticaria (más frecuente con la administración parenteral y raquídea)

fina administrada durante un periodo de 2 a 3 h tal vez no produzca depresión respiratoria significativa. También ocurre tolerancia a los efectos antidiuréticos, eméticos e hipotensores, pero no a los de miosis, convulsiones y estreñimiento (cuadro 31-3).

La tolerancia a los efectos sedantes y de depresión respiratoria de los opioides se disipa en unos cuantos días después de suspender la administración de los fármacos, pero la de los efectos eméticos puede persistir durante varios meses. Las tasas a las que ocurre y desaparece tolerancia, así como el grado de ésta pueden también diferir de manera considerable entre los diferentes analgésicos opioides y entre los individuos con uso del mismo. Por ejemplo, aparece tolerancia a la metadona más lentamente y en menor grado que a la morfina.

También ocurre tolerancia a los analgésicos agonistas-antagonistas, pero en menor grado que con los agonistas. Efectos tales como alucinaciones, sedación, hipotermia y depresión respiratoria disminuyen después de la administración repetida de fármacos agonistas-antagonistas. Sin embargo, la tolerancia a esos medicamentos en general no incluye la de tipo cruzado a los agonistas de opioides. También es importante señalar que no ocurre tolerancia a las acciones de los antagonistas mixtos o aquellos antagonistas puros.

La tolerancia cruzada es una característica en extremo importante de los opioides, p. ej., los pacientes con tolerancia a la morfina a menudo muestran disminución de su respuesta analgésica ante otros opioides agonistas. Esto es en particular válido para aquellos fármacos con actividad agonista, sobre todo en los receptores μ. La morfina y sus congéneres presentan tolerancia cruzada no sólo con respecto a sus acciones analgésicas, sino también a sus efectos de euforia, sedantes y respiratorios. Sin embargo, la tolerancia cruzada entre agonistas de receptores μ a menudo es parcial o incompleta. Esa observación clínica ha llevado al concepto de "rotación de opioides", que se ha usado en el tratamiento del dolor del cáncer durante muchos años. Un paciente que experimenta eficacia decreciente de un esquema analgésico con opioides se "rota" a un analgésico opioide diferente (p. ej., de morfina a hidromorfona; de hidromorfona a metadona) y por lo general experimenta analgesia mucho mejor ante una dosis global equivalente disminuida. Otro método es reacoplar la función de los receptores de opioides mediante el uso de fármacos adyuvantes no opioides. Los antagonistas del receptor NMDA (p. ej., cetamina) son promisorios para prevenir o revertir la tolerancia inducida por opioides en animales y seres humanos. El uso de la cetamina es cada vez mayor porque en estudios con grupo testigo se ha mostrado su eficacia clínica para disminuir el dolor posoperatorio y las necesidades de opioides en pacientes con tolerancia a los mismos. Los fármacos que aumentan de manera independiente el reciclado de receptores μ también son promisorios para mejorar la analgesia en el paciente con tolerancia a los opioides.

El nuevo uso de antagonistas del receptor δ con agonistas del receptor μ, también está surgiendo como estrategia para evitar la aparición de tolerancia. Esa idea se perfeccionó de acuerdo con la observación de que los ratones que carecen de receptores δ de opioides no desarrollan tolerancia a la morfina.

2. Dependencia física. La aparición de dependencia física es una acompañante invariable de la tolerancia a la administración repetida de un opioide de tipo μ. El no continuar administrando el fármaco produce un síndrome de abstinencia o privación característico, que refleja un rebote exagerado de los efectos farmacológicos agudos del opioide.

Los signos y síntomas de abstinencia incluyen rinorrea, bostezos, escalofríos, piel de gallina (piloerección), hiperventilación, hipertermia, midriasis, dolores musculares, vómito, diarrea, ansiedad, y hostilidad. El número e intensidad de los signos y síntomas dependen en gran parte del grado de dependencia física que se desarrolla. La administración de un opioide en ese momento suprime los signos y síntomas de abstinencia casi de inmediato.

El tiempo de inicio, intensidad y duración del síndrome de abstinencia dependen del fármaco antes usado y pueden relacionarse con su semivida biológica. Con la morfina o heroína los signos de abstinencia suelen iniciarse en las 6 a 10 h después de la última dosis. Se observan efectos máximos a las 36 a 48 h, después de lo cual casi todos los signos y síntomas desaparecen en forma gradual. Para los cinco días, la mayor parte de los efectos ha desaparecido, pero algunos pueden persistir durante meses. En el caso de la meperidina, el síndrome de abstinencia cede en gran parte en 24 h, en tanto con la metadona se requieren varios días para alcanzar el máximo del síndrome de abstinencia y puede durar hasta dos semanas. La desaparición más lenta de los efectos de la metadona se vincula con un síndrome de abstinencia inmediato menos intenso y esa es la base para su utilización en la desintoxicación de adictos a la heroína. Sin embargo, a pesar de la pérdida de dependencia física del opioide, el deseo compulsivo por éste puede persistir. Además de la metadona, la buprenorfina y la clonidina (un agonista de receptores noradrenérgicos α_2) tienen aprobación de la FDA para el tratamiento de desintoxicación de analgésicos opioides (cap. 32).

En un sujeto con dependencia física a los opioides puede inducirse un síndrome de abstinencia transitorio explosivo, la **abstinencia precipitada por antagonistas**, por la administración de naloxona u otro antagonista. En los 3 min que le siguen a la inyección del antagonista aparecen signos y síntomas similares a los observados después de la interrupción súbita del fármaco, con un máximo en 10 a 20 min y que ceden en gran parte en la hora siguiente. Incluso en el caso de la metadona, cuya privación produce un síndrome de abstinencia relativamente leve, el síndrome de abstinencia precipitada por antagonistas puede ser muy grave.

En el caso de fármacos con efectos mixtos, los síntomas y signos de abstinencia pueden inducirse después de la administración repetida, seguida por interrupción súbita de pentazocina, ciclazocina o nalorfina, pero el síndrome parece algo diferente del producido por morfina y otros agonistas. Se han observado ansiedad, pérdida de apetito y peso corporal, taquicardia, escalofríos, aumento de la temperatura corporal y cólicos abdominales.

3. Dependencia psicológica. La euforia, la indiferencia ante los estímulos y la sedación, por lo general causados por los analgésicos opioides, en especial cuando se inyectan por vía intravenosa, tienden a promover su uso compulsivo. Además, el adicto experimenta efectos abdominales que se han comparado con un orgasmo intenso. Esos factores constituyen los motivos primarios para el riesgo de abuso de opioides y son reforzados en forma intensa por la aparición de dependencia física. El trastorno se ha vinculado con la disrregulación de regiones cerebrales que median la recompensa y el estrés (cap. 32).

Es obvio que el riesgo de causar dependencia es una consideración importante para el uso terapéutico de estos fármacos. *A pesar de ese riesgo, bajo ninguna circunstancia debe evitarse el alivio adecuado del dolor sólo porque un opioide tiene potencial de abuso o porque los controles legislativos complican el proceso de prescripción de narcóticos.* Es más, el médico puede observar ciertos principios para disminuir al mínimo los problemas por tolerancia y dependencia cuando se usan analgésicos opioides.

- Establecimiento de metas terapéuticas antes de iniciar el tratamiento con opioides. Esto tiende a limitar el potencial de dependencia física. Debe incluirse al paciente o su familia en este proceso.
- Una vez que se establece una dosis eficaz, debe limitarse a la misma. Esta meta se facilita por el uso de un contrato de tratamiento por escrito que prohíbe en forma específica el volver a surtir las recetas y el contacto con múltiples médicos para la prescripción.
- En lugar de analgésicos opioides, en especial en el tratamiento crónico, considérese el uso de otros tipos de analgésicos o compuestos que muestren menor intensidad de los síntomas de privación al interrumpir su administración.
- Valoración frecuente de la continuación del tratamiento con analgésicos y la necesidad de opioides del paciente.

B. Diagnóstico y tratamiento de las sobredosis de opioides

La inyección intravenosa de naloxona revierte de manera notoria el coma por sobredosis de opioides, pero no el causado por otros depresores del SNC. El uso de los antagonistas no debe, por supuesto, retrasar la institución de esas medidas terapéuticas, en especial el apoyo respiratorio.

Véase también la sección de Antagonistas, más adelante y el capítulo 58.

C. Contraindicaciones y precauciones terapéuticas

1. Uso de agonistas puros con agonistas parciales débiles. Cuando se administra un agonista parcial débil, como la pentazocina, a un paciente que también recibe un agonista completo (p. ej., morfina), hay riesgo de disminución de la analgesia o incluso inducción de un estado de abstinencia; debe evitarse la combinación de agonistas completos y parciales de opioides.

2. Uso en pacientes con lesiones de la cabeza. La retención de dióxido de carbono causada por la depresión respiratoria produce vasodilatación cerebral. En pacientes con presión intracraneal alta esto puede originar alteraciones letales de la función cerebral.

3. Uso durante el embarazo. En pacientes gestantes con uso crónico de opioides, el feto puede presentar dependencia física dentro del útero y manifestar síntomas de abstinencia en el puerperio temprano. Una dosis diaria tan pequeña como de 6 mg de heroína (o equivalente) tomada por la madre puede causar un síndrome de abstinencia leve en el lactante y una dosis doble causa signos y síntomas graves, que incluyen irritabilidad, llanto agudo, diarrea o incluso convulsiones. Para el reconocimiento del problema es útil el interrogatorio y la exploración física cuidadosos. Cuando se juzgan los síntomas de abstinencia como relativamente leves, el tratamiento pretende controlar esos síntomas con el uso de fármacos como el diazepam; ante una abstinencia más importante se utiliza tintura de opio alcanforado (paregórico; 0.4 mg de morfina/ml) a dosis oral de 0.12 a 0.24 ml/kg. También se han utilizado dosis orales de metadona (0.1 a 0.5 mg/kg).

4. Uso en pacientes con alteración de la función pulmonar. En enfermos con una reserva respiratoria limítrofe, las propiedades depresoras de los analgésicos opioides pueden llevar a insuficiencia respiratoria aguda.

CUADRO 31–5 Interacciones de fármacos opioides

Grupo de fármacos	Interacciones con opioides
Sedantes-hipnóticos	Aumento de la depresión del sistema nervioso central, en particular de la depresión respiratoria
Tranquilizantes antipsicóticos	Aumento de la sedación. Efectos variables sobre la depresión respiratoria. Acentuación de los efectos cardiovasculares (acciones antimuscarínicas y de bloqueo α)
Inhibidores de la oxidasa de monoaminas	Contraindicación relativa de todos los analgésicos opioides por la elevada incidencia de coma hiperpirético; también se ha comunicado hipertensión

5. Uso en pacientes con alteración de la función hepática o renal. Puesto que la morfina y sus congéneres se degradan principalmente en el hígado, puede cuestionarse su uso en pacientes con coma prehepático. La semivida es prolongada en pacientes con alteración de la función renal y pueden acumularse tanto la morfina como su metabolito glucurónido activo; la dosis a menudo se disminuye en tales pacientes.

6. Uso en pacientes con enfermedad endocrina. Los enfermos con insuficiencia suprarrenal (enfermedad de Addison) y aquellos con hipotiroidismo (mixedema) pueden tener respuestas prolongadas o exageradas a los opioides.

Interacciones farmacológicas

Como los pacientes gravemente enfermos u hospitalizados pueden requerir un gran número de fármacos, siempre existe la posibilidad de interacciones farmacológicas cuando se administran analgésicos opioides. En el cuadro 31-5 se enlistan algunas de esas interacciones farmacológicas y los motivos para no combinar los fármacos mencionados con opioides.

FÁRMACOS ESPECÍFICOS

En la siguiente sección se describen los analgésicos opioides más importantes y de uso más amplio, junto con las características peculiares de los fármacos específicos. En el cuadro 31-2 se presentan datos acerca de dosis casi equivalentes a 10 mg de morfina intramuscular, la eficacia parenteral en comparación con la oral, la duración de la analgesia y la actividad intrínseca (eficacia máxima).

AGONISTAS POTENTES

Fenantrenos

La **morfina**, la **hidromorfona** y la **oximorfona** son agonistas potentes útiles en el tratamiento del dolor intenso. Estos fármacos prototípicos se han descrito con detalle antes.

Morfina

La **heroína** (diamorfina, diacetilmorfina) es potente y de acción rápida, pero su uso está prohibido en Estados Unidos y Canadá. En años recientes se ha observado agitación considerable por reavivar su uso. Sin embargo, los estudios doble ciego no han respaldado la aseveración de que la heroína es más eficaz que la morfina para aliviar el dolor crónico intenso, al menos cuando se administra por vía intramuscular.

Fenilheptilaminas

La **metadona** ha tenido una notoria revitalización como analgésico potente y útil en clínica. Se puede administrar por vías oral, intravenosa, subcutánea, raquídea y rectal. Es bien absorbido en el tubo digestivo y su biodisponibilidad rebasa por mucho a la de la morfina oral.

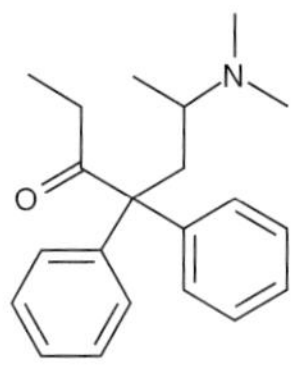

Metadona

La metadona no sólo es un antagonista potente de receptores μ, sino una mezcla racémica de isómeros D y L de metadona que también puede bloquear los receptores NMDA y los transportadores de la recaptación monoaminérgica. Esas propiedades de receptores no opioides pueden ayudar a explicar su capacidad de alivio del dolor difícil de tratar (neuropático, por cáncer), en especial cuando fracasó un intento previo con morfina. A ese respecto, cuando ha aparecido tolerancia de los analgésicos o efectos secundarios intolerables con el uso de dosis crecientes de morfina o hidromorfona, la "rotación de opioides" a metadona ha brindado analgesia superior a la de 10 a 20% de una dosis diaria equivalente de morfina. En cambio con su uso en la supresión de síntomas de abstinencia de opioides, la utilización de metadona como analgésico por lo general requiere su administración a intervalos de no más de 8 h. Sin embargo, dada la farmacocinética altamente variable y la semivida prolongada de la metadona (25 a 52 h) debe vigilarse en forma estrecha su administración inicial para evitar efectos secundarios potencialmente lesivos, en especial la depresión respiratoria. Puesto que la metadona es degradada por las isoformas CYP3A4 y CYP2B6 en el hígado, la inhibición de su vía metabólica o la disfunción hepática también se han vinculado con efectos de sobredosis, que incluyen depresión respiratoria o, con menor frecuencia, arritmias cardiacas con base en un intervalo QT prolongado.

La metadona se usa ampliamente para el tratamiento del abuso de opioides. Aparece tolerancia y dependencia física en forma más lenta con la metadona que con morfina. Los signos y síntomas de abstinencia que ocurren después de la interrupción súbita de la metadona son más leves, si bien más prolongados, que los de la morfina. Esas propiedades hacen de la metadona un fármaco útil para la desintoxicación y en el mantenimiento de un adicto a la heroína con recaídas crónicas.

Para la desintoxicación de un adicto con dependencia a la heroína, se administran dosis bajas de metadona (5 a 10 mg por vía oral) dos a tres veces al día durante dos a tres días. Al suspender la administración de metadona, el adicto experimenta un síndrome de abstinencia leve pero tolerable.

Para el tratamiento de mantenimiento de reincidentes en el uso de opioides se puede producir deliberadamente una tolerancia de 50 a 100 mg/día de metadona oral; en ese estado el adicto experimenta tolerancia cruzada con la heroína, que impide gran parte de los efectos de reforzamiento de la adicción a la misma. Un motivo de los programas de mantenimiento es que el bloqueo del reforzamiento obtenido por abuso de opioides ilícitos inhibe el impulso por obtenerlos, lo que así disminuye la actividad criminal y hace al adicto más susceptible de tratamiento psiquiátrico de rehabilitación. Las bases farmacológicas del uso de metadona en programas de mantenimiento son sólidas y las bases fisiológicas racionales, pero algunos programas de metadona fracasan porque el tratamiento no farmacológico es inadecuado.

La administración concomitante de metadona a adictos a la heroína, que se sabe presentan recidivas, se ha puesto en duda por el mayor riesgo de muerte por sobredosis a causa de paro respiratorio. No solo ha aumentado el número de pacientes que reciben recetas de metadona por dolor persistente, sino también el número de sobredosis accidentales y complicaciones por depresión respiratoria. Se ha observado que la buprenorfina, un agonista parcial de receptores μ con propiedades de acción prolongada, es eficaz para los programas de desintoxicación y mantenimiento de opioides y al parecer se vincula con un menor riesgo de mortalidad por sobredosis.

Fenilpiperidinas

El **fentanilo** es uno de los fármacos más ampliamente utilizados de la familia de opioides sintéticos. El subgrupo del fentanilo incluye **sufentanilo**, **alfentanilo** y **remifentanilo**, además del compuesto original, fentanilo.

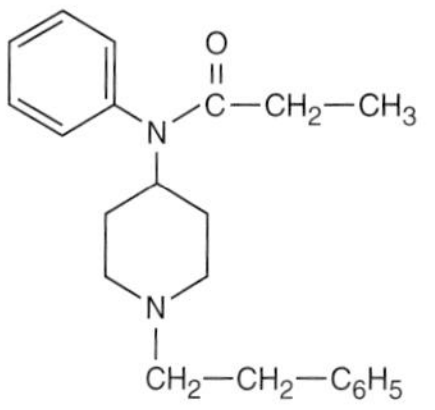

Fentanilo

Estos opioides difieren principalmente en su potencia y biodisponibilidad. El sufentanilo es cinco a siete veces más potente que el fentanilo. El alfentanilo es considerablemente menos potente que el fentanilo, pero actúa con mayor rapidez y tiene una duración de acción mucho más breve. El remifentanilo se degrada con rapidez por esterasas hísticas y sanguíneas inespecíficas, lo que hace extremadamente breves sus semividas farmacocinética y farmacodinámica. Tales propiedades son útiles cuando se usan estos compuestos en la práctica de la anestesia. Si bien el fentanilo es ahora el analgésico predominante en la clase de fenilpiperidinas, sigue usándose **meperidina**. Este opioide, el más antiguo, tiene efectos antimuscarínicos significativos que pueden constituir una contraindicación si la taquicardia fuera un problema. También se informa que la meperidina tiene una acción inotrópica negativa sobre el corazón. Además, tiene el potencial de producir convulsiones secundarias a la acumulación de su metabolito, la normeperidina, en pacientes que reciben dosis altas o que presentan insuficiencia renal concomitante. Dado este perfil de efectos indeseables, el uso de la meperidina como analgésico de primera línea es cada vez más raro.

Morfinanos

El **levorfanol** es un analgésico opioide sintético con estrecha similitud a la morfina en su acción.

AGONISTAS LEVES A MODERADOS

Fenantrenos

La **codeína**, **dihidrocodeína** y la **hidrocodona** son un poco menos eficaces que la morfina (son agonistas parciales) o tienen efectos adversos que limitan la máxima dosis tolerada cuando se intenta alcanzar una analgesia comparable a la obtenida con morfina. La **oxicodona** es más potente y se receta sola en dosis superiores en presentaciones de liberación inmediata o prolongada para el tratamiento del dolor intenso o moderado. Las presentaciones principales de analgésicos que se administran por vía oral para el tratamiento del dolor leve o moderado son combinaciones de hidroxicodona u oxicodona con paracetamol. Sin embargo, cada vez se utilizan más la oxicodona de liberación prolongada a una dosis superior.

Cada tableta de liberación prolongada de oxicodona contiene gran cantidad del fármaco para lograr esta acción, de manera que las personas que deseaban abusar de la presentación antigua modificaron las tabletas logrando una concentración elevada al instante que permitía el abuso y una posible sobredosis letal. La FDA aprobó recientemente una nueva presentación de oxicodona de liberación prolongada que supuestamente impide cortar, fragmentar, masticar, aplastar o disolver las tabletas para liberar más oxicodona. Se supone que esta presentación generará menos abuso por inhalación o inyección. En el año 2008, cerca de 500 000 personas utilizaron alguna presentación de liberación prolongada de oxicodona por primera vez, provocando que la FDA obligara a los fabricantes a obtener información de abuso o uso incorrecto del fármaco. La FDA también publicó la *Risk Evaluation and Mitigation Strategy* (REMS) que requiere la emisión de una guía de medicamentos para los pacientes y un requisito y la exigencia de que los que elaboran recetan aprendan el uso correcto de los analgésicos opioides en el tratamiento del dolor (véase el recuadro Capacitación de las personas que recetan opioides).

N—CH_3 | CH_2 | CH_2 | H_3C—O | O | OH

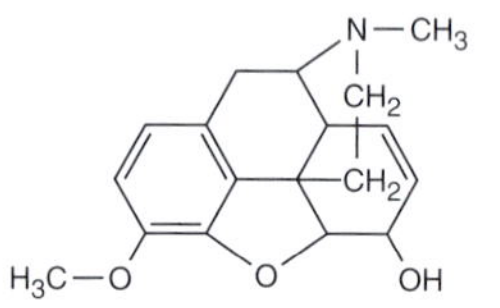

Codeína

Fenilheptilaminas

El **propoxifeno** tiene relación química con la metadona, pero con baja actividad analgésica. La incidencia creciente de muertes vinculadas con su uso y mal uso ha causado que se incluya como sustancia controlada. Sin embargo, está en proceso de consideración la prohibición de su uso en Estados Unidos.

Fenilpiperidinas

El **difenoxilato** y su metabolito, **difenoxina**, no se usan para analgesia pero si para el tratamiento de la diarrea. Se encuentran registrados para control mínimo (la difenoxina se clasifica en el grupo IV y el difenoxilato en el grupo V; véase la parte interna de la cubierta del empaque) porque la posibilidad de abuso es remota. La mala solubilidad de los compuestos limita su uso para inyección parenteral. Como los fármacos antidiarreicos, éstos se usan en combinación con atropina. La atropina se agrega en una concentración muy baja para presentar efecto antidiarreico significativo pero se presume que disminuye aún más la posibilidad de abuso.

La **loperamida** es un derivado de fenilpiperidina útil para controlar la diarrea. Sin embargo, por su acción sobre los receptores μ de opioides periféricos y la falta de efecto sobre receptores del SNC, hay un interés renovado por su potencial para el tratamiento del dolor neuropático. La posibilidad de abuso se considera muy baja por su acceso limitado al cerebro. Por tanto, está disponible sin prescripción.

La dosis usual de todos estos fármacos antidiarreicos es de dos comprimidos para iniciar y a continuación uno después de cada evacuación diarreica.

Capacitación de las personas que recetan opioides

El tratamiento del dolor constituye un problema clínico farmacológico difícil y muchas personas que recetan opioides no aprecian esta dificultad. El resultado es que se ha incrementado considerablemente el abuso farmacológico en Estados Unidos y las muertes por sobredosis por opioides recetados se incrementó cuatro veces entre 1999 y el año 2009. Estas estadísticas provocaron que la *Food and Drug Administration* elaborara planes para que los fabricantes de opioides ofrecieran adiestramiento a las personas que los recetan. La FDA está diseñando métodos para que este adiestramiento sea obligatorio en las personas que recetan y subraya el conocimiento detallado de la farmacología clínica de los opioides con especial atención en las presentaciones de acción prolongada y extendida. El énfasis educativo en las presentaciones de acción prolongada y sostenida (p. ej., metadona, oxicodona) refleja su relación con la morbimortalidad creciente.

OPIOIDES CON ACCIONES AGONISTAS-ANTAGONISTAS

Debe tenerse cuidado de no administrar ningún fármaco agonista parcial con acciones mixtas en los receptores de opioides a pacientes que reciben agonistas puros, porque los efectos farmacológicos son impredecibles; puede ocurrir disminución de la analgesia o precipitación de un síndrome de abstinencia grave.

Fenantrenos

La **nalbufina** es un *agonista* fuerte de receptores κ y un *antagonista* de receptores μ que se administra por vía parenteral. A dosis más altas parece haber un efecto máximo, no observado con la morfina, de depresión respiratoria; por desgracia, cuando ésta ocurre puede ser relativamente resistente.

La **buprenorfina** es un potente derivado del fenantreno de acción prolongada, agonista parcial del receptor μ y antagonista del receptor κ. Se prefiere su administración por vía sublingual para evitar un efecto significativo de primer paso. La prolongada duración de acción se debe a su lenta disociación de los receptores μ, propiedad que le confiere resistencia al antagonismo con naloxona. Sus aplicaciones clínicas son muy parecidas a la de la nalbufina. Además, los estudios continúan sugiriendo que la buprenorfina es tan eficaz como la metadona en la desintoxicación y el mantenimiento de quienes abusan de la heroína. La buprenorfina obtuvo aprobación por la FDA en el 2002 para el tratamiento de la dependencia de opioides. A diferencia de la metadona, la administración a dosis alta de buprenorfina tiene una acción de *antagonista de opioides* μ, lo que limita sus propiedades de analgesia y depresión respiratoria. Es más, la buprenorfina también está disponible en combinación con un antagonista puro de opioides μ (suboxona) para ayudar a impedir su desviación para abuso intravenoso ilícito. También existe un parche transdérmico de liberación lenta que desprende el fármaco a lo largo de una semana.

Morfinanos

El **butorfanol** produce una analgesia equivalente a la obtenida con nalbufina y buprenorfina, pero al parecer causa mayor sedación a dosis equianalgésicas. El butorfanol se considera un agonista κ, de manera predominante. Sin embargo, también puede actuar como agonista parcial o antagonista del receptor μ.

Benzomorfanos

La **pentazocina** es un agonista κ, con actividad antagonista débil o agonista parcial μ. Es el opioide agonista-antagonista más antiguo disponible. Se puede usar por vía oral o parenteral. Sin embargo, por sus propiedades irritantes no se recomienda la inyección subcutánea de pentazocina.

DIVERSOS

El **tramadol** es un analgésico de acción central cuyo mecanismo de acción se basa de manera predominante en el bloqueo de la recaptación de serotonina; también se ha observado que inhibe la función del transportador de noradrenalina. Como se antagoniza sólo parcialmente por la naloxona, se cree que es apenas un débil agonista de receptores μ. La dosis recomendada es de 50 a 100 mg por vía oral cada 6 h. La toxicidad incluye el vínculo con convulsiones. El fármaco está relativamente contraindicado en pacientes con antecedente de epilepsia y para uso con otros fármacos que diminuyen el umbral de las convulsiones. Otro peligro grave es el síndrome serotoninérgico, principalmente cuando se administran antidepresivos a base de inhibidores selectivos de la captación de serotonina (SSRI) (cap. 16). Otros efectos secundarios incluyen náusea y mareo, pero estos síntomas por lo general se abaten después de varios días de administración. Es sorprendente que hasta ahora no haya informes de efectos clínicamente significativos sobre la respiración o el aparato cardiovascular. Considerando el hecho de que la acción anestésica del tramadol es en gran parte independiente de la acción de receptores μ, puede servir como adyuvante de agonistas puros de opioides en el tratamiento del dolor neuropático crónico.

El **tapentadol** es un analgésico nuevo con afinidad leve de receptores de opioides μ y significativa acción de inhibición de la recaptación de noradrenalina. En modelos en animales sus efectos analgésicos disminuyeron apenas en forma moderada con naloxona, pero de manera intensa con un antagonista α_2. Es más, su unión al transportador de noradrenalina (NET, véase cap. 6) fue más fuerte que la de tramadol, en tanto su unión al transportador de serotonina (SERT) fue menor que la de éste. El tapentadol fue aprobado en el año 2008 y se ha demostrado que es tan efectivo como la oxicodona en el tratamiento del dolor moderado o intenso pero con mejor perfil en cuanto a la producción de síntomas digestivos, como náusea. El tapentadol conlleva riesgo de generar convulsiones en los pacientes con trastornos convulsivos y de síndrome serotoninérgico. Se desconoce su utilidad clínica frente al tramadol y otros analgésicos cuyo mecanismo de acción no se basa principalmente en la farmacología de los receptores opioides.

ANTITUSÍGENOS

Los analgésicos opioides están dentro de los fármacos más eficaces disponibles para la supresión de la tos, efecto que a menudo se logra con dosis inferiores a las necesarias para producir analgesia. Los receptores involucrados en el efecto antitusígenos parecen diferir de los relacionados con las otras acciones de los opioides. Por ejemplo, el efecto antitusígeno también es producido por estereoisómeros de las moléculas de opioides que carecen de efectos analgésicos y el riesgo de adicción (véase más adelante).

El mecanismo fisiológico de la tos es complejo y se sabe poco acerca del mecanismo de acción específico de los fármacos antitusígenos opioides. Parece probable que participen los efectos centrales y periféricos.

Los derivados de opioides más a menudo utilizados como antitusígenos son **dextrometorfano**, **codeína**, **levopropoxifeno** y **noscapina** (levopropoxifeno y noscapina no están disponibles en Estados Unidos). Deben usarse con precaución en pacientes que toman inhibidores de la monoaminooxidasa (cuadro 31-5). Los preparados antitusígenos por lo general también contienen expectorantes para diluir las secreciones respiratorias y fluidificarlas. De manera importante, por informes crecientes de muertes en niños pequeños que toman dextrometorfano en fórmula que se obtienen sin receta (para el resfrío/la tos), la FDA prohibió su uso en niños menores de seis años. Es más, a causa de variaciones en el metabolismo de la codeína, su uso para cualquier propósito en niños pequeños está en proceso de consideración.

El dextrometorfano es el estereoisómero dextrógiro de un derivado metilado del levorfanol. Se pretendía que careciera de propiedades adictivas y que produjera menos estreñimiento que la codeína. La dosis antitusígena usual es de 15 a 30 mg cada 6 a 8 h. Está disponible en muchos productos que se expenden sin receta. También se ha observado que el dextrometorfano aumenta la acción analgésica de la morfina y al parecer de otros agonistas de receptores μ. Sin embargo, se ha comunicado que el abuso de su forma purificada (en polvo) lleva a eventos adversos graves, que incluyen la muerte.

La codeína, como se señaló, tiene actividad antitusígena útil con dosis menores que las necesarias para analgesia. Así, 15 mg suelen ser suficientes para aliviar la tos.

El levopropoxifeno es el esteroisómero del dextropropoxifeno, un agonista opioide débil. Carece de efectos opioides, aunque se ha descrito sedación como efecto secundario. La dosis antitusígena usual es de 50 a 100 mg cada 4 h.

ANTAGONISTAS DE OPIOIDES

Los fármacos antagonistas puros de opioides, **naloxona**, **naltrexona** y **nalmefeno**, son derivados de morfina con radicales con mayor peso molecular en la posición N_{17}. Estos fármacos tienen una afinidad relativamente alta por los sitios de unión de opioides μ.

Presentan menor afinidad para los otros receptores, pero también pueden revertir a los agonistas en los sitios δ y κ.

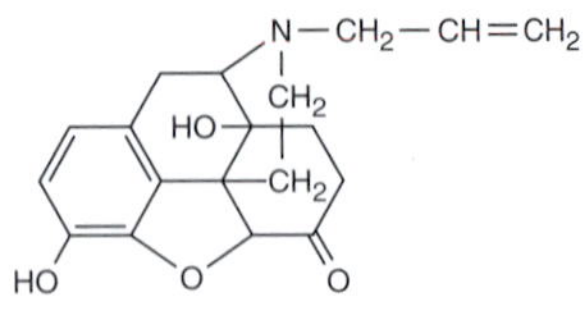

Naloxona

Farmacocinética

La naloxona suele administrarse por inyección y tiene duración de acción corta (1 a 2 h) cuando se administra por esa vía. La disposición metabólica es sobre todo por conjugación con glucurónido, como la de los agonistas de opioides con grupos hidroxilo libres. La naltrexona se absorbe bien después de su administración oral pero puede presentar un metabolismo de primer paso rápido. Presenta una semivida de 10 h y una sola dosis oral de 100 mg bloquea los efectos de la heroína inyectada por hasta 48 h. El nalmefeno, el más reciente de estos fármacos, es un derivado de naltrexona pero disponible sólo para administración intravenosa. Como la naloxona, el nalmefeno se utiliza para las sobredosis de opioides, pero tiene una semivida más prolongada (8 a 10 h).

Farmacodinámica

Cuando se administran en ausencia de un fármaco agonista, estos antagonistas son casi inertes a dosis que producen antagonismo notorio de los efectos de los agonistas de opioides.

Cuando se administran por vía intravenosa a un sujeto tratado con morfina, el antagonismo revierte de manera completa y notoria los efectos opioides en 1 a 3 min. En individuos con depresión aguda por una sobredosis de opioides, el antagonista normaliza en forma eficaz la respiración, grado de conciencia, tamaño de las pupilas, actividad intestinal y percepción del dolor. En sujetos dependientes que parecen normales mientras toman opioides, la naloxona o naltrexona casi de manera instantánea precipitan un síndrome de abstinencia.

No hay tolerancia de la acción antagonista de estos fármacos ni la interrupción de la administración crónica precipita un síndrome de abstinencia.

Uso clínico

La naloxona es un antagonista puro y se prefiere sobre otros fármacos más antiguos, agonistas-antagonistas débiles, que se utilizan principalmente como antagonistas, p. ej., nalorfina y levalorfán.

La principal aplicación de la naloxona es para tratar una sobredosis aguda de opioides (cap. 58). *Es muy importante tener en mente la duración relativamente breve de la acción de la naloxona porque el paciente con depresión grave puede recuperarse después de una sola dosis de naloxona y parece normal, sólo para después recaer en coma luego de 1 a 2 h.*

La dosis usual inicial de naloxona es de 0.1 a 0.4 mg por vía intravenosa para la depresión respiratoria y del SNC que pone en riesgo la vida. La dosis de mantenimiento con el mismo fármaco es de 0.4 a 0.8 mg por vía intravenosa, con repetición según sea necesario. En el uso de la naloxona en el recién nacido con depresión intensa de opioides es importante iniciar con dosis de 5 a 10 μg/kg y considerar una segunda dosis hasta un total de 25 μg/kg si no se observa respuesta.

La naloxona a dosis baja (0.04 mg) tiene una participación creciente en el tratamiento de los efectos adversos que suelen vincularse con los opioides intravenosos o epidurales. La titulación cuidadosa de la dosis de naloxona a menudo elimina el prurito, la náusea y el vómito, en tanto conserva la analgesia. Para ese propósito la naloxona oral y los análogos modificados en fecha reciente de naloxona y naltrexona se aprobaron por la FDA e incluyen **bromuro de metilnaltrexona** para el tratamiento del estreñimiento en pacientes con enfermedad avanzada de etapa tardía y el **alvimopan** para tratar el íleo posoperatorio después de resecciones intestinales. Se considera que el principal mecanismo de este efecto terapéutico selectivo es la inhibición de receptores μ periféricos en el intestino, con mínima penetración en el SNC.

Por su larga duración de acción, la naltrexona se ha propuesto como fármaco de mantenimiento para adictos en programas terapéuticos. Una sola dosis administrada en días alternos bloquea de manera virtual todos los efectos de una dosis de heroína. Es posible predecir que ese abordaje de rehabilitación no es totalmente exitoso en un gran porcentaje de usuarios de fármacos, a menos que se les motive para liberarse de las drogas. Una aplicación afín es combinarla con sulfato de morfina en una presentación de liberación lenta, donde 20 a 100 mg de morfina se liberan lentamente a lo largo de 8-12 horas o más para atenuar en forma prolongada el dolor posoperatorio. La naltrexona, a dosis de 0.4-4 mg, es secuestrada en el centro de los comprimidos y su función es evitar el abuso de morfina (al machacar los comprimidos para extraer la morfina).

Hay pruebas de que la naltrexona disminuye el apetito compulsivo por alcohol en los alcohólicos crónicos por aumento de la secreción basal de endorfina β y se aprobó por la FDA para ese propósito (cap. 23). La naltrexona facilita además la abstinencia nicotínica (tabaquismo) con menos aumento de peso. De hecho, la combinación de naltrexona y bupropión (cap. 30) ofrece otra estrategia efectiva y sinérgica para bajar de peso. Si los estudios clínicos que se están llevando a cabo demuestran que su uso prolongado es inocuo para el aparato cardiovascular, finalmente la FDA aprobará este y otros compuestos combinados con naltrexona para bajar de peso.

RESUMEN Opioides, sustitutos y antagonistas de opioides

Subclase	Mecanismo de acción	Efectos	Aplicaciones clínicas	Fármacocinética, toxicidad, interacciones.
AGONISTAS DE OPIOIDES FUERTES				
• Morfina • Metadona • Fentanilo	Agonistas potentes de receptores μ • afinidad variable por receptores δ y κ	Analgesia • alivio de la ansiedad • sedación • disminución de la velocidad de tránsito intestinal	Dolor intenso • adyuvante en la anestesia (fentanilo, morfina) • edema pulmonar (sólo morfina) • mantenimiento en programas de rehabilitación (solo metadona)	Efecto de primer paso • 1 a 4 h excepto metadona, 4 a 6 h • *Toxicidad:* depresión respiratoria • estreñimiento intenso • riesgo de adicción • convulsiones
• *Hidromorfona, oximorfona: similares en eficacia a la morfina, pero con mayor potencia* • *Meperidina: agonista potente con efecto anticolinérgico* • *Oxicodona: analgesia, dependiendo de la dosis* • *Sufentanilo, alfentanilo, remifentanilo: similares a fentanilo pero con duraciones de acción más breves*				
AGONISTAS PARCIALES				
• Codeína • Hidrocodona	Menos eficaz que la morfina • puede antagonizar a agonistas fuertes	Como los agonistas fuertes • efectos más débiles	Dolor leve a moderado • tos (codeína)	Como los agonistas fuertes, toxicidad dependiente de la variación genética del metabolismo
ANTAGONISTAS-AGONISTAS MIXTOS DE OPIOIDES				
• Buprenorfina	Agonista parcial μ • antagonista κ	Como los agonistas potentes, pero puede antagonizar sus efectos • también disminuye el deseo compulsivo de alcohol	Dolor moderado • algunos programas de mantenimiento de rehabilitación	Duración de acción prolongada • puede precipitar un síndrome de abstinencia
• Nalbufina	Agonista κ • antagonista μ	Similar a la buprenorfina	Dolor moderado	Como la buprenorfina
ANTITUSÍGENOS				
• Dextrometorfano	No se comprende bien, pero posee actividad agonista parcial μ potente y son eficaces	Disminuye el reflejo tusígeno	Tos debilitante aguda	Duración de 30 a 60 min • *Toxicidad:* mínima cuando se toma según las instrucciones
• *Codeína, levopropoxifeno: similar al dextrometorfano*				
ANTAGONISTAS DE OPIOIDES				
• Naloxona	Antagonistas de receptores μ, δ y κ	Antagoniza rápidamente todos los efectos de los opioides	Sobredosis de opioides	Duración de 1 a 2 h (puede ser necesario repetirlo cuando se trata de sobredosis) • *Toxicidad:* precipita el síndrome de abstinencia en usuarios dependientes
• *Naltrexona, nalmefeno: como la naloxona, pero con duración de acción más prolongada (>10 h); la naltrexona se usa para programas de mantenimiento y puede bloquear los efectos de la heroína durante hasta 48 h, también se utiliza en el tratamiento de dependencia de alcohol y nicotina. Combinada con bupropión puede ser efectiva en programas de pérdida de peso* • *Alvimopan, bromuro de metilnaltrexona: antagonistas μ potentes con entrada deficiente al sistema nervioso central; se pueden usar para tratar el estreñimiento intenso inducido por opioides sin precipitar un síndrome de abstinencia*				
OTROS ANALGÉSICOS USADOS EN EL DOLOR MODERADO				
• Tapentadol	Agonista μ moderado, inhibidor poderoso de NET	Analgesia	Dolor moderado	Duración 4 a 6 horas • *Toxicidad:* cefalea, náuseas, vómito; posible dependencia
• Tramadol	Efectos mixtos: agonista μ débil, inhibidor moderado de SERT, inhibidor débil de NET	Analgesia	Dolor moderado • adyuvante de opioides en síndromes de dolor crónico	Duración 4 a 6 h • *Toxicidad:* convulsiones • riesgo de síndrome serotoninérgico

NET, transportador de noradrenalina; SERT, transportador de la recaptación de serotonina.

PREPARACIONES DISPONIBLES[1]

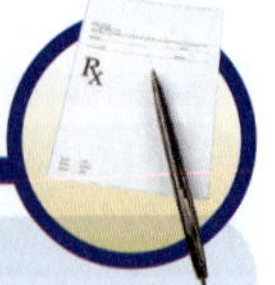

ANALGÉSICOS OPIOIDES

Acetato de levometadilo
Oral: 10 mg/ml en solución. Nota: fármaco huérfano aprobado sólo para el tratamiento de la adicción a narcóticos

Alfentanilo
Parenteral: 0.5 mg/ml para inyección

Buprenorfina
Oral: comprimidos sublinguales de 2, 8 mg
Sistema transdérmico: parche con liberación de 5, 10, 20 μg/h por una semana
Parenteral: 0.3 mg/ml para inyección

Butorfanol
Parenteral: 1, 2 mg/ml para inyección
Nasal: 10 mg/ml en nebulizador nasal

Codeína (sulfato o fosfato)
Oral: comprimidos de 30, 60 mg, solución de 15 mg /5 ml
Parenteral: 15, 30 mg/ml para inyección

Fentanilo
Parenteral, 50 μg/ml para inyección
Sistema transdérmico de fentanilo: para administración de 12.5, 25, 50, 75, 100 μg/h.
Fentanilo bucal: trocisco oral de 100, 200, 400, 600, 800 μg
Fentanilo Actiq: trociscos de 200, 400, 600, 800, 1200, 1600 μg en forma de chupeta
Sistema de fentanilo iontoforético transdérmico controlado por el paciente: 40 μg por dosis para el parto

Hidromorfona
Oral: comprimidos de 2, 8 mg; 1 mg/ml líquido
Parenteral: 1, 2, 4, 10 mg/ml para inyección

Levorfanol
Oral: comprimidos de 2 mg
Parenteral: 2 mg/ml para inyección

Meperidina
Oral: comprimidos de 50-100 mg; 50 mg/5 ml en jarabe
Parenteral: 10, 25, 50, 75, 100 mg por dosis para inyección

Metadona
Oral: comprimidos de 5, 10 mg; comprimidos dispersables de 40 mg; 1, 2, 10 mg/ml de solución
Parenteral: 10 mg/ml para inyección

Nalbufina
Parenteral: 10, 20 mg/ml para inyección

Oxicodona
Oral: comprimidos, cápsulas de 5, 10, 15, 20, 30 mg; soluciones de 1, 20 mg/ml
Comprimidos orales de liberación sostenida: 10, 20, 40, 80 mg

Oximorfona
Parenteral: 1, 1.5 mg/ml para inyección
Rectal: supositorios de 5 mg

Pentazocina
Oral: véase combinaciones
Parenteral: 30 mg/ml para inyección

Remifentanilo
Parenteral: polvo para reconstitución de 1, 2, 5 mg, para inyección

Sufentanilo
Parenteral: 50 μg/ml para inyección

Sulfato de morfina
Oral: comprimidos de 15, 30 mg; cápsulas de 15, 30 mg; solución de 10, 20, 100 mg/5 ml
Comprimidos orales de liberación sostenida: comprimidos de 15, 30, 60, 100, 200 mg
Cápsulas orales de liberación sostenida: cápsulas de 20, 30, 50, 60, 90, 100, 120 mg
Parenteral: 0.5, 1, 2, 4, 5, 8, 10, 15, 25, 50 mg/ml para inyección
Rectal: supositorios de 5, 10, 20, 30 mg

OTROS ANALGÉSICOS

Tapentadol
Oral: comprimidos de 50, 75, 100 mg

Tramadol
Oral: comprimidos de 50 mg; comprimidos de liberación prolongada de 100, 200, 300 mg

Ziconótido
Intratecal: 25, 100 μg/ml para bomba programable

COMBINACIONES DE ANALGÉSICOS[2]

Codeína/paracetamol
Oral: 15, 30, 60 mg de codeína más 300 o 325 mg de paracetamol en comprimidos o cápsulas; comprimidos con 12 mg de codeína más 120 mg de paracetamol

Codeína/ácido acetilsalicílico
Oral: comprimidos de 30, 60 mg de codeína más 325 mg de ácido acetilsalicílico

Hidrocodona/paracetamol
Oral: 2.5, 5, 7.5, 10 mg de hidrocodona más 500 o 650 mg de paracetamol en comprimidos

Hidrocodona/ibuprofeno
Oral: 7.5 mg de hidrocodona más 200 mg de ibuprofeno

Oxicodona/paracetamol
Oral: 5 mg de oxicodona más 325 o 500 mg de paracetamol en comprimidos: *Nota:* el paracetamol a dosis alta tiene potencial de toxicidad hepática con el uso repetido

Oxicodona/ácido acetilsalicílico
Oral: 4.9 mg de oxicodona más 325 mg de ácido acetilsalicílico

ANTAGONISTAS DE OPIOIDES

Alvimopan
Oral: cápsulas de 12 mg

Metilnaltrexona
Parenteral: 12 mg/0.6 ml para inyección

Nalmefeno
Parenteral: 0.1, 1 mg/ml para inyección

Naloxona
Parenteral: 0.4, 1 mg/ml; 0.02 mg/ml (para uso neonatal) para inyección

Naltrexona
Oral: comprimidos de 50 mg
Parenteral. Suspensión inyectable de 380 mg

ANTITUSÍGENOS

Codeína

Oral: comprimidos de 15, 30, 60 mg; constituyente de muchos jarabes de marca registrada[2]

Dextrometorfano

Oral: trociscos de 5, 7.5 mg; jarabe de 7.5, 10, 15, 30 mg/5 ml; líquido de acción prolongada: constitutivo de muchos jarabes de marca registrada[2]

[1]Los preparados de opioides antidiarreicos se muestran en el capítulo 62.

[2]Se dispone de docenas de productos combinados; sólo unos cuantos de los de prescripción más frecuente se muestran aquí; los productos combinados de codeína disponibles en varias dosis suelen señalarse como No. 2 (15 mg de codeína), No. 3 (30 mg de codeína) y No. 4 (60 mg de codeína). Los médicos que prescriben deben estar al tanto de los posibles riesgos de lesión renal y hepática con el paracetamol, el ácido acetilsalicílico y los fármacos antiinflamatorios no esteroideos contenidos en estas combinaciones analgésicas.

BIBLIOGRAFÍA

Angst MS, Clark JD: Opioid-induced hyperalgesia. Anesthesiology 2006;104:570.

Anton RF: Naltrexone for the management of alcohol dependence. N Eng J Med 2008;359:715.

Basbaum AI et al: Cellular and molecular mechanisms of pain. Cell 2009;139:267.

Basbaum AI, Jessel T: The perception of pain. In: Kandel ER et al (editors): *Principles of Neural Science,* 4th ed. McGraw-Hill, 2000.

Benedetti C, Premuda L: The history of opium and its derivatives. In: Benedetti C et al (editors): *Advances in Pain Research and Therapy,* vol 14. Raven Press, 1990.

Bolan EA, Tallarida RJ, Pasternak GW: Synergy between mu opioid ligands: Evidence for functional interactions among mu opioid receptor subtypes. J Pharmacol Exp Ther 2002;303:557.

Chu LF, Angst MS, Clark D: Opioid-induced hyperalgesia in humans: Molecular mechanisms and clinical considerations. Clin J Pain 2008;24:479.

Curran MP et al: Alvimopan. Drugs 2008;68:2011.

Dahan A et al: Sex-specific responses to opiates: Animal and human studies. Anesth Analg 2008;107:83.

Davis MP, Walsh D: Methadone for relief of cancer pain: A review of pharmacokinetics, pharmacodynamics, drug interactions and protocols of administration. Support Care Cancer 2001;9:73.

Ferner RE, Daniels AM: Office-based treatment of opioid-dependent patients. N Engl J Med 2003;348:81.

Ferrante FM: Principles of opioid pharmacotherapy: Practical implications of basic mechanisms. J Pain Symptom Manage 1996;11:265.

Fields HL, Basbaum AI: Central nervous system mechanisms of pain modulation. In: Wall PD, Melzack R (editors): *Textbook of Pain.* Churchill Livingstone, 1999.

Fillingim RB, Gear RW: Sex differences in opioid analgesia: Clinical and experimental findings. Eur J Pain 2004;8:413.

Fischer BD, Carrigan KA, Dykstra LA: Effects of *N*-methyl-D-aspartate receptor antagonists on acute morphine-induced and L-methadone-induced antinociception in mice. J Pain 2005;6:425.

Goldman D, Barr CS: Restoring the addicted brain. N Engl J Med 2002;347:843.

Joly V et al: Remifentanil-induced postoperative hyperalgesia and its prevention with small-dose ketamine. Anesthesiology 2005;103:147.

Julius D, Basbaum AI: Molecular mechanisms of nociception. Nature 2001;413:203.

Kalso E et al: No pain, no gain: Clinical excellence and scientific rigour—lessons learned from IA morphine. Pain 2002;98:269.

Kiefer BL: Opioids: First lessons from knockout mice. Trends Pharmacol Sci 1999;20:19.

Kim JA et al: Morphine-induced receptor endocytosis in a novel knockin mouse reduces tolerance and dependence. Curr Biol 2008;18:129.

King T et al: Role of NK-1 neurotransmission in opioid-induced hyperalgesia. Pain 2005;116:276.

Lai J et al: Pronociceptive actions of dynorphin via bradykinin receptors. Neurosci Lett 2008;437:175.

Lambert DG: The nociceptin/orphanin FQ receptor: A target with broad therapeutic potential. Nat Rev Drug Discov 2008;7:694.

Laughlin TM, Larson AA, Wilcox GL: Mechanisms of induction of persistent nociception by dynorphin. J Pharmacol Exp Ther 2001;299:6.

Liaw WI et al: Distinct expression of synaptic NR2A and NR2B in the central nervous system and impaired morphine tolerance and physical dependence in mice deficient in postsynaptic density-93 protein. Mol Pain 2008;4:45.

McGaraughty S, Heinricher MM: Microinjection of morphine into various amygdaloid nuclei differentially affects nociceptive responsiveness and RVM neuronal activity. Pain 2002;96:153.

Mercadante S, Arcuri E: Opioids and renal function. J Pain 2004;5:2.

Meunier J, Mouledous L, Topham CM: The nociceptin (ORL1) receptor: Molecular cloning and functional architecture. Peptides 2000;21:893.

Mitchell JM, Basbaum AI, Fields HL: A locus and mechanism of action for associative morphine tolerance. Nat Neurosci 2000;3:47.

Okie S: A flood of opioids, a rising tide of deaths. N Engl J Med 2010;363:1981.

Pan YX: Diversity and complexity of the mu opioid receptor gene: Alternate pre-mRNA splicing and promoters. DNA Cell Biol 2005;24:736.

Reimann F et al: Pain perception is altered by a nucleotide polymorphism in SCN9A. Proc Natl Acad Sci USA 2010;107:5148.

Reynolds SM et al: The pharmacology of cough. Trends Pharmacol Sci 2004;25:569.

Rittner HL, Brack A, Stein C: Pain and the immune system. Br J Anaesth 2008;101:40.

Skarke C, Geisslinger G, Lotsch J: Is morphine-3-glucuronide of therapeutic relevance? Pain 2005;116:177.

Smith MT: Neuroexcitatory effects of morphine and hydromorphone: Evidence implicating the 3-glucuronide metabolites. Clin Exp Pharmacol Physiol 2000;27:524.

Smith MT: Differences between and combinations of opioids revisited. Curr Opin Anaesthesiol 2008;21:596.

Stein C, Schafer M, Machelska H: Attacking pain at its source: New perspectives on opioids. Nat Med 2003;9:1003.

Vanderah TW et al: Mechanisms of opioid-induced pain and antinociceptive tolerance: Descending facilitation and spinal dynorphin. Pain 2001;92:5.

Waldhoer M et al: A heterodimer-selective agonist shows in vivo relevance of G protein-coupled receptor dimers. Proc Natl Acad Sci USA 2005;102:9050.

Wang Z et al: Pronociceptive actions of dynorphin maintain chronic neuropathic pain. J Neurosci 2001;21:1779.

Wild JE et al: Long-term safety and tolerability of tapentadol extended release for the management of chronic low back pain or osteoarthritis pain. Pain Pract 2010;10:416.

Williams JT, Christie MJ, Manzoni O: Cellular and synaptic adaptations mediating opioid dependence. Physiol Rev 2001;81:299.

Woolf CJ, Salter MW: Neuronal plasticity: Increasing the gain in pain. Science 2000;288:1765.

Zhao GM et al: Profound spinal tolerance after repeated exposure to a highly selective mu-opioid peptide agonist: Role of delta-opioid receptors. J Pharmacol Exp Ther 2002;302:188.

Zubieta JK et al: Regional mu opioid receptor regulation of sensory and affective dimensions of pain. Science 2001;293:311.

RESPUESTA AL ESTUDIO DE CASO

En este caso, el dolor se debe tratar con algún analgésico opioide intravenoso potente como morfina, hidromorfona o fentanilo. Seguramente será necesario valorar de nuevo la intensidad del dolor y la presencia de efectos secundarios potenciales antes de administrar una nueva dosis del opioide. En vista del antecedente de una neumopatía, también tiene mayor riesgo de padecer depresión respiratoria. Es importante examinar con frecuencia el estado de vigilia, la frecuencia respiratoria, la saturación fraccionada de oxígeno y otros parámetros vitales que ayudarán a lograr la meta de alivio del dolor con depresión respiratoria mínima. También es importante evitar el uso simultáneo de sedantes como benzodiazepinas o usarlos con gran cautela.

CAPÍTULO

32

Fármacos de abuso

Christian Lüscher, MD

ESTUDIO DE CASO

Un contador jubilado presenta temblores y disminución de la velocidad de sus movimientos y se diagnosticó como enfermedad de Parkinson a los 67 años. Entonces su neurólogo le prescribió levodopa para restablecer las concentraciones de dopamina. Dos años después, los síntomas motores empezaron a fluctuar y se agregó al tratamiento el agonista de receptores de dopamina ropinirol.* Unos cuantos meses más tarde, presentó interés importante en las apuestas, primero al comprar billetes de lotería y más tarde al visitar un casino casi todos los días. Ocultó su actividad de apostar hasta que había perdido más de 100 000 dólares. Cuando acudió a consulta hace cinco semanas se cambió el ropinirol por un inhibidor de monoaminooxidasa. Hoy comunica que ya no tiene interés en apostar. ¿Cuál puede ser la relación ante el tratamiento con agonistas de dopamina y la proclividad a las apuestas?

Los fármacos son motivo de abuso (utilizados en formas que no tienen aprobación médica) porque causan sentimientos fuertes de euforia o alteran la percepción. Sin embargo, la exposición repetitiva produce cambios adaptativos amplios en el cerebro y, como consecuencia, el uso de fármacos puede convertirse en compulsivo: el punto distintivo de las adicciones.

NEUROBIOLOGÍA BÁSICA DEL ABUSO DE FÁRMACOS

DEPENDENCIA *VS* ADICCIÓN

La investigación reciente de neurobiología llevó a la separación mecánica y conceptual de "dependencia" y "adicción". La denominación antigua "dependencia física" hoy se conoce como **dependencia**, en tanto que la "dependencia psicológica" se llama de manera más simple **adicción**.

Todo fármaco adictivo produce su propio espectro característico de efectos agudos, pero todos tienen en común que inducen sensaciones intensas de euforia y gratificación. Con la exposición repetida, los fármacos adictivos inducen cambios adaptativos como tolerancia (necesidad de aumentar la dosis para mantener el mismo efecto). Una vez que ya no se dispone del fármaco del que se abusa se hacen aparentes los signos de abstinencia. Una combinación de tales signos conocida como **síndrome de abstinencia** define a la *dependencia*. Esta última no siempre es un factor correlacionado del abuso de fármacos; también se presenta en muchos casos con sustancias no psicoactivas como vasoconstrictores simpaticomiméticos y broncodilatadores así como nitratos orgánicos vasodilatadores. La *adicción*, por otro lado, consta de la administración compulsiva recidivante de fármacos pese a sus consecuencias negativas, a veces desencadenada por un deseo compulsivo que ocurre en respuesta a factores contextuales (véase el recuadro Modelos animales en la investigación de adicciones). Aunque de manera invariable ocurre dependencia con la exposición crónica, sólo un pequeño porcentaje de los sujetos desarrolla un hábito, pierde el control y se vuelve adicto. Por ejemplo, muy pocos pacientes que reciben opioides como analgésicos desean el fármaco después de su interrupción; sólo una persona de cada seis se vuelve adicta en los 10 años que siguen al primer uso de cocaína. Por el contrario, las recaídas son muy frecuentes en los adictos después de una abstinencia exitosa, cuando por definición ya no son dependientes.

LOS FÁRMACOS QUE CAUSAN ADICCIÓN AUMENTAN LA CONCENTRACIÓN DE DOPAMINA: REFORZAMIENTO

Para comprender los cambios a largo plazo inducidos por los fármacos de abuso se deben identificar sus objetivos moleculares y celulares iniciales. Distintos enfoques de investigación en animales y seres humanos, que incluyen estudios de imagen funcionales, han revelado que el sistema mesolímbico de dopamina es el principal sitio de acción de los fármacos que causan adicción. Este sistema se origina en el **área tegmentaria ventral** (**VTA**, *ventral tegmental area*), una

*El tratamiento de la enfermedad de Parkinson se analiza en el capítulo 28.

Modelos animales en la investigación de adicciones

Muchos de los avances recientes en la investigación de adicciones han sido posibles gracias al uso de modelos animales. Como los fármacos de abuso no son sólo gratificantes sino también reforzadores, un animal aprenderá una conducta (p. ej., accionar una palanca) cuando está en relación con la administración de un fármaco. En tal paradigma de autoadministración, el número de veces que un animal desea activar la palanca para obtener una sola dosis refleja la intensidad del reforzamiento y, por tanto, constituye un parámetro de las propiedades de gratificación de un fármaco. La observación de signos de privación específicos de los roedores (p. ej., saltos de escape o agitación de "perro mojado" después del término abrupto de la administración crónica de morfina) permite la cuantificación de la dependencia. Las pruebas conductuales de adicción en los roedores han mostrado dificultad para su perfeccionamiento y hasta ahora ninguna captura por completo la complejidad de la enfermedad. Sin embargo, es posible modelar los componentes medulares de la adicción, por ejemplo, por vigilancia de la sensibilización conductual y la preferencia por un lugar condicionado. En el primer tipo, se observa un aumento de la actividad locomotora con la exposición intermitente a fármacos. En el segundo, se prueba la preferencia de un ambiente particular vinculado con la exposición a fármacos al determinar el tiempo que un animal dedica al compartimiento donde se recibió el fármaco comparado con aquel donde sólo se inyectó solución salina (preferencia por un lugar condicionado). Ambas pruebas tienen en común que son sensibles a las acciones de los fármacos adictivos condicionadas por claves. Las exposiciones subsiguientes al ambiente sin el fármaco llegan a la extensión de la preferencia del lugar, que puede reiniciarse con una dosis baja de fármaco. Los cambios persistentes sirven como modelos de recaídas y se han vinculado con la plasticidad sináptica de la transmisión excitadora en el área tegmentaria ventral y el núcleo auditivo (véase también el recuadro Hipótesis de dopamina de las adicciones). Hallazgos recientes sugieren que la autoadministración prolongada de cocaína en ratas lleva a conductas que simulan en forma estrecha la adicción en seres humanos. Tales "ratas adictas" tienen una motivación muy fuerte para buscar cocaína, continúan buscando el fármaco incluso después de que ya no se dispone de él y se autoadministran cocaína a pesar de las consecuencias negativas, como un choque eléctrico en las patas. Esos hallazgos sugieren que la adicción es una enfermedad que no respeta límites de especies.

estructura pequeña en la punta del tallo cerebral que se proyecta hacia el **núcleo auditivo**, la amígdala, el hipocampo y la corteza prefrontal (fig. 32-1). Casi todas las neuronas de proyección del VTA son productoras de dopamina. Cuando las neuronas dopaminérgicas del VTA empiezan a descargar, se liberan grandes cantidades de dopamina en el núcleo auditivo y la corteza prefrontal. Los estudios iniciales en animales con estimulación eléctrica del VTA combinada con respuestas operantes (p. ej., accionamiento de una palanca) que producen un fuerte reforzamiento establecieron la función medular del sistema mesolímbico de dopamina en el procesamiento de las recompensas. La aplicación directa de fármacos en el VTA también actúa como reforzamiento fuerte y la administración sistémica de fármacos de abuso causa liberación de dopamina. Incluso la actuación selectiva de neuronas dopaminérgicas basta para desencadenar los cambios conductuales que se observan típicamente con las drogas adictivas. Estas acciones tan selectivas utilizan métodos optogenéticos. Se suministra luz azul en un dispositivo que se desplaza libremente a través de las guías luminosas para activar al canal rodopsina, canal de cationes regulado por luz que se expresa de manera artificial en las neuronas dopaminérgicas.

Como regla general, todos los fármacos de adicción activan al sistema mesolímbico de dopamina. El significado conductual de este aumento de dopamina es aún motivo de controversia. Una hipótesis atractiva es que la dopamina mesolímbica codifica la diferencia entre la recompensa esperada y la real y así constituye una fuerte señal de aprendizaje (véase el recuadro Hipótesis de dopamina de las adicciones).

Como cada fármaco de adicción tiene una molécula efectora específica que involucra distintos mecanismos celulares para activar al sistema mesolímbico, se pueden distinguir tres clases. Un primer grupo se une a **receptores acoplados a la proteína G_{io}**, un segundo grupo interactúa con **receptores ionotrópicos** o **conductos de iones** y un tercer grupo se dirige a un **transportador de dopamina** (cuadro 32-1 y fig. 32-2). Los receptores acoplados a la proteína G (GPCR, *G protein-coupled receptors*) de la familia G_{io} inhiben a las neuronas por hiperpolarización postsináptica y regulación presináptica de la liberación de transmisores. En el VTA la acción de estos fármacos es preferentemente sobre las neuronas con ácido γ-aminobutírico (GABA, *γ-aminobutyric acid*), que actúan como neuronas internunciales inhibidoras locales. Los fármacos de adicción que se unen a los receptores ionotrópicos y conductos iónicos pueden tener efectos combinados sobre las neuronas dopaminérgicas y los de GABA, que en un momento dado lleva a la mayor liberación de dopamina. Finalmente, los fármacos de adicción que interfieren con los transportadores de monoaminas bloquean la recaptación o estimulan la liberación no vesicular de dopamina, lo que causa una acumulación de dopamina extracelular en las estructuras donde ejerce sus efectos. Puesto que las neuronas del VTA también expresan transportadores somatodendríticos que normalmente depuran la dopamina liberada por las dendritas, los fármacos de clase III también aumentan la concentración de dopamina por el VTA. Aunque los fármacos de esta clase también afectan a los transportadores de otras monoaminas (noradrenalina, serotonina), es la acción sobre el sistema de dopamina la que sigue siendo medular para la adicción. Esto es congruente con las observaciones de que los antidepresivos que bloquean la captación de serotonina y noradrenalina, pero no la de dopamina, no producen adicción incluso después de su uso prolongado.

DEPENDENCIA: TOLERANCIA Y ABSTINENCIA

El cerebro muestra signos de adaptación con la exposición crónica a los fármacos de adicción. Por ejemplo, si la morfina se usa a intervalos cortos, su dosis tiene que incrementarse en forma progresiva durante el transcurso de varios días para mantener la recompensa o el efecto analgésico. Ese fenómeno se denomina tolerancia. Puede convertirse en un problema grave por el aumento de los efectos colaterales, como depresión respiratoria, que no son muy tolerados y pueden llevar a muertes vinculadas con sobredosis.

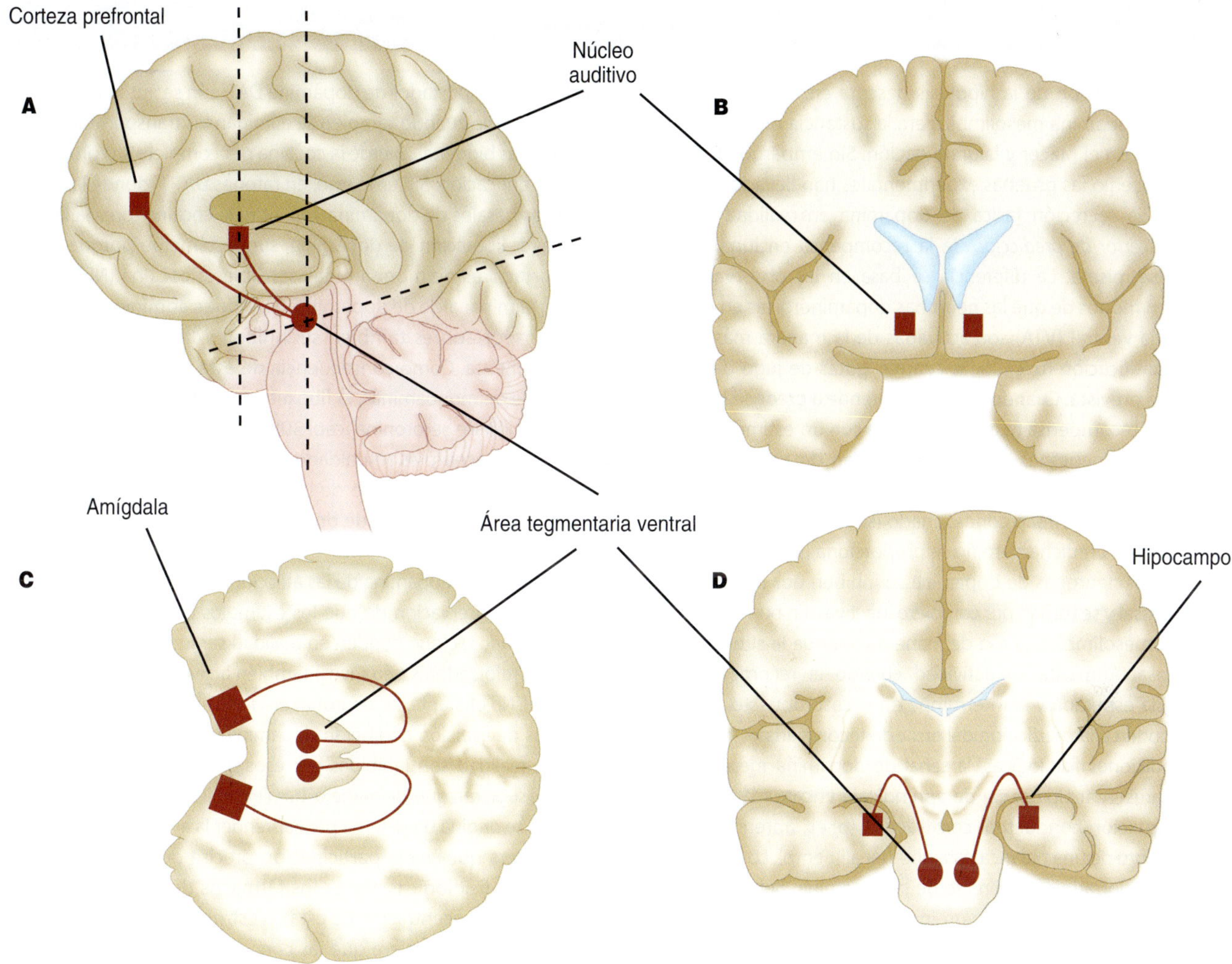

FIGURA 32-1 Principales conexiones del sistema mesolímbico de dopamina en el cerebro. Esquema de cortes cerebrales que ilustra que las proyecciones de dopamina se originan en el área tegmentaria ventral y ejercen sus efectos en el núcleo auditivo, la corteza prefrontal, la amígdala y el hipocampo. Las líneas punteadas en el corte sagital indican el lugar donde se hicieron los cortes horizontal y coronal.

La tolerancia de opioides tal vez tenga relación con una disminución en la concentración de un fármaco o con una duración más breve de su acción en un sistema efector (tolerancia farmacocinética). De manera alternativa, puede involucrar cambios en la función del receptor μ de opioides (tolerancia farmacodinámica). De hecho, muchos agonistas del receptor μ de opioides promueven una fosforilación intensa de receptores que desencadena el reclutamiento de la proteína de adaptación, arrestina β, que causa que las proteínas G se desacoplen del receptor y se internen en las células en minutos (cap. 2). Puesto que esto disminuye las señales, es tentador explicar la tolerancia por tal mecanismo. Sin embargo, la morfina, que induce tolerancia intensa, no recluta a la arrestina β ni promueve la internalización de receptores. Por el contrario, otros agonistas que impulsan la interiorización de receptores de manera muy eficaz inducen sólo una tolerancia leve. Con base en esas observaciones se emitió la hipótesis de que la resensibilización y la internalización de receptores en realidad protegen a la célula de una sobreestimulación. En este modelo, la morfina, al no desencadenar la endocitosis de receptores, estimula de manera desproporcionada procesos adaptativos que en un momento dado causan tolerancia. Aunque la identidad molecular de esos procesos está aún en estudio, pueden ser similares a los involucrados en la abstinencia (véase más adelante).

Los cambios adaptativos se tornan por completo aparentes una vez que termina la exposición al fármaco. Esto se llama **abstinencia** y se observa en grados variables después de la exposición crónica a casi todos los fármacos de abuso. La abstinencia de opioides en seres humanos es en particular fuerte (se describe más adelante). Los estudios en roedores incrementaron de manera significativa la comprensión de los mecanismos neurales y moleculares que subyacen a la dependencia. Por ejemplo, los signos de dependencia, así como los de analgesia y gratificación, se abolen en ratones con bloqueo génico que carecen del receptor μ de opioides, pero no en aquellos que carecen de otros receptores de opioides (δ, κ). Si bien la activación del receptor de opioides μ inicialmente inhibe con intensidad a la adenililciclasa, la inhibición se hace más débil después de varios días de exposición repetida. El desvanecimiento de la inhibición de dicha enzima se debe a la contraadaptación del sistema enzimático durante la exposición al fármaco que origina la sobreproducción de cAMP durante la privación subsiguiente. Hay varios mecanismos de esa respuesta

Hipótesis de dopamina de las adicciones

En la primera versión de la hipótesis descrita en este capítulo se creía que la dopamina mesolímbica era la sustancia neuroquímica relacionada con el placer y la gratificación. Sin embargo, durante el último decenio las pruebas experimentales han llevado a varias revisiones. La secreción fásica de dopamina en realidad puede codificar el *error de predicción* de la recompensa en lugar de la recompensa misma. La diferencia se basa en las observaciones pioneras en monos de que las neuronas dopaminérgicas en el área tegmentaria ventral (VTA) son activadas de la manera más eficaz por una gratificación (p. ej., unas cuantas gotas de jugo de fruta) que no está prevista. Cuando el animal aprende a predecir la aparición de una recompensa (p. ej., al asociarla con un estímulo, como un sonido), las neuronas de dopamina dejan de responder a la recompensa misma (jugo), pero aumentan su tasa de descarga cuando ocurre el estímulo condicionado (sonido). Finalmente, si la recompensa es predicha pero no se proporciona (sonido pero ningún jugo), las neuronas de dopamina se inhiben por debajo de la actividad basal y se tornan por completo inactivas. En otras palabras, el sistema mesolímbico revisa de manera continua la situación de recompensa. Aumenta su actividad cuando la recompensa es mayor de la esperada y la interrumpe en el caso opuesto, de esta manera, codifica la predicción del error de recompensa.

En condiciones fisiológicas, la señal de dopamina mesolímbica podría representar una señal de aprendizaje encargada de reforzar la adaptación conductual constructiva (p. ej., aprendizaje del accionamiento de una palanca para obtener alimento). Los fármacos de adicción, por aumento directo de la dopamina, generarán una señal de aprendizaje fuerte, pero inapropiada, lo que bloquea el sistema de recompensa y lleva al reforzamiento patológico. Como consecuencia, la conducta se vuelve compulsiva; esto es, las decisiones ya no son planeadas y bajo control, sino automáticas, lo que es el rasgo distintivo de la adicción.

Esta hipótesis atractiva se ha cuestionado con base en la observación de que aún son posibles algún aprendizaje relacionado con el fármaco y alguna recompensa en ausencia de dopamina. Otra observación intrigante es que los ratones modificados genéticamente para carecer de un objetivo molecular primario para la cocaína, el transportador de dopamina DAT, aún se autoadministran el fármaco. Sólo cuando también se eliminan los transportadores de otras aminas biógenas, pierde la cocaína por completo sus propiedades de gratificación. Sin embargo, en ratones DAT$^{-/-}$ donde las cifras sinápticas basales de dopamina son altas, la cocaína todavía lleva a una mayor liberación de dopamina, supuestamente porque otros transportadores de monoaminas sensibles a cocaína (NET, SERT) pueden eliminar algo de dopamina. Cuando se administra cocaína, esos transportadores también se inhiben y la dopamina nuevamente aumenta. Como consecuencia de esta sustitución de transportadores de monoaminas, la fluoxetina (un inhibidor selectivo de la recaptación de serotonina, cap. 30) se vuelve adictiva en ratones DAT$^{-/-}$. Ese concepto es respaldado por nuevas pruebas que muestran que la deleción del sitio de unión de cocaína en DAT deja sin cambio a la concentración de dopamina basal pero abole el efecto recompensador de la cocaína.

La hipótesis de dopamina de las adicciones también se ha cuestionado por la observación de que los estímulos de salida que no son recompensadores (que pueden en realidad ser incluso de aversión y, por tanto, reforzadores negativos) también activan el área tegmentaria ventral. No obstante, las neuronas en dicha área, que se activan por estímulos de aversión no liberan dopamina y las neuronas de dopamina en realidad son inhibidas por esos estímulos. Estos hallazgos recientes sugieren que, de manera paralela al sistema de recompensa, en el VTA se origina un sistema para aprender la aversión.

Cualquiera que sea la participación precisa de la dopamina en condiciones fisiológicas, todos los fármacos de adicción aumentan mucho la concentración de ésta en estructuras de la proyección mesolímbica. Esto sugiere que las concentraciones altas de dopamina en realidad pueden ser el origen de cambios adaptativos que subyacen a la dependencia y la adicción, un concepto que ahora es respaldado por las técnicas modernas que permiten regular la actividad de las neuronas dopaminérgicas en seres vivos. De hecho, las manipulaciones que estimulan una actividad sostenida de las neuronas dopaminérgicas del VTA provocan las mismas adaptaciones celulares y cambios conductuales que son típicos del contacto con drogas adictivas.

compensatoria de la adenililciclasa, que incluyen la regulación ascendente de la transcripción de la enzima. La mayor concentración de cAMP, a su vez, activa fuertemente al factor de transcripción proteína de unión del elemento de respuesta de AMP cíclico (CREB, *cyclic AMP response element binding protein*), lo que lleva a su regulación de los genes distales. De los escasos genes de ese tipo identificados a la fecha, uno de los más interesantes es el del ligando de opioides endógenos κ, dinorfina. Durante la privación, las neuronas del núcleo auditivo producen cifras elevadas de dinorfina que después se libera en conjunción con GABA hacia las neuronas de proyección del VTA (fig. 32-3). Esas células expresan receptores κ de opioides en sus terminales sinápticas y en las dendritas. Como consecuencia, se inhibe y disminuye la liberación de dopamina. El mecanismo ejemplifica los procesos adaptativos involucrados durante la dependencia y puede subyacer a la disforia intensa que por lo común se observa con la abstinencia.

ADICCIÓN: UNA ENFERMEDAD DE APRENDIZAJE MAL ADAPTATIVO

La adicción se caracteriza por una elevada motivación para obtener y usar un fármaco a pesar de sus consecuencias negativas. Con el tiempo, el uso del fármaco se vuelve compulsivo ("desear sin gusto"). La adicción es una enfermedad recalcitrante crónica y de recaídas irreducibles, muy difícil de tratar.

se encuentra actualmente en el mercado estadounidense y en algunos países europeos. La **nabilona**, el análogo comercial Δ^9-THC más antiguo, se reintrodujo en fecha reciente en Estados Unidos para el tratamiento adyuvante del dolor crónico. Es probable que el sistema de canabinoides surja como un objetivo farmacológico importante en el futuro por su participación aparente en varios efectos deseables desde el punto de vista terapéutico.

ÁCIDO γ-HIDROXIBUTÍRICO

El ácido γ-hidroxibutírico (GHB) se produce durante el metabolismo de GABA pero aún se desconoce la función de este agente endógeno. La farmacología del GHB es compleja porque hay dos sitios diferentes de unión. En fecha reciente se clonó la proteína que contiene un sitio de unión de alta afinidad (1 μM) para GHB, pero no se definió su participación en los efectos celulares del GHB a concentraciones farmacológicas. El sitio de unión de baja afinidad (1 mM) se identificó como el receptor $GABA_B$. En ratones que carecen de receptores $GABA_B$ incluso dosis muy altas de GHB no tienen efecto, lo que sugiere que los receptores $GABA_B$ son los únicos mediadores de la acción farmacológica de GHB.

El GHB se sintetizó por primera vez en 1960 y se presentó como anestésico general. Por su estrecho margen de seguridad y potencial de adicción no está disponible en Estados Unidos para ese propósito en la actualidad. Sin embargo, se puede recetar (con un reglamento restringido) para el tratamiento de la narcolepsia puesto que el GHB reduce la somnolencia diurna y los episodios de cataplexia por un mecanismo independiente del sistema de recompensas. Antes de causar sedación y coma, el GHB produce euforia, aumento de las percepciones sensoriales, una sensación de intimidad social y amnesia. Esas propiedades lo han hecho una "droga de club" popular que recibe nombres pintorescos como "éxtasis líquido", "daño corporal gravoso" o "fármaco de la violación en una cita". Como sugiere el último nombre, se ha usado GHB en violaciones durante una cita porque es inodoro y puede disolverse fácilmente en las bebidas. Se absorbe con rapidez después de su ingestión y a dosis de 10 a 20 mg/kg alcanza una concentración plasmática máxima en 20 a 30 min. La semivida de eliminación es de casi 30 min.

Aunque los receptores de $GABA_B$ se expresan en todas las neuronas de VTA, las neuronas GABA son mucho más sensibles al GHB que las neuronas de dopamina (fig. 32-4). Esto se refleja por la EC_{50}, que difiere por casi un orden de magnitud e indica la diferencia de eficacia de acoplamiento del receptor de $GABA_B$ y los conductos del potasio encargados de la hiperpolarización. Puesto que el GHB es un agonista débil, sólo las neuronas GABA se inhiben a las concentraciones que suelen obtenerse con una dosis recreativa. Esa característica puede subyacer a los efectos de reforzamiento de GHB y la base para la adicción al fármaco. Con dosis más altas, sin embargo, el GHB también hiperpolariza las neuronas de dopamina y, en forma eventual inhibe por completo la emisión de dopamina. Tal inhibición del VTA es posible que impida su activación por otros fármacos adictivos, y tal vez explique por qué el GHB pudiese tener alguna utilidad como compuesto "en contra de la adicción a los fármacos".

LSD, MEZCALINA Y PSILOCIBINA

LSD, mezcalina y psilocibina por lo común se denominan alucinógenos dada su capacidad de alterar la conciencia, de modo que el individuo percibe cosas que no están presentes. A menudo inducen de una manera impredecible síntomas de percepción que incluyen distorsión de la forma y color. Las manifestaciones de la psicosis (despersonalización, alucinaciones, distorsión de la percepción del tiempo) han llevado a algunos autores a clasificar estos fármacos como psicomiméticos. También producen síntomas somáticos (mareo, náusea, parestesias y visión borrosa). Algunos usuarios han comentado la intensa experiencia repetida de efectos de percepción (recuerdos) hasta varios años después de la última exposición al fármaco.

Los alucinógenos difieren de la mayor parte de los fármacos descritos en este capítulo porque no inducen dependencia o adicción. Sin embargo, la exposición repetida lleva a una rápida tolerancia (también llamada taquifilaxia). Los animales no se autoadministran alucinógenos, lo que sugiere que no reciben gratificación. Estudios adicionales muestran que estos fármacos tampoco estimulan la liberación de dopamina, lo que respalda más la idea de que sólo aquellos que activan al sistema mesolímbico de dopamina son adictivos. En su lugar, los alucinógenos aumentan la liberación de glutamato en la corteza, tal vez por incremento del ingreso aferente excitatorio desde el tálamo mediante receptores de serotonina presinápticos (p. ej., 5-HT_{2A}).

El LSD es un alcaloide del cornezuelo de centeno. Después de su síntesis, se rocía papel secante o terrones de azúcar con el líquido y se dejan secar. Una vez que el LSD se deglute sus efectos psicoactivos inician a los 30 min y duran de 6 a 12 h. En ese lapso, los sujetos tienen una capacidad alterada para hacer juicios racionales y comprender peligros comunes, lo que los pone en riesgo de accidentes y lesiones personales.

En un adulto, la dosis usual de 20 a 30 μg de LSD se considera neurotóxica y como casi todos los alcaloides de cornezuelo de centeno, puede llevar a la contracción fuerte del útero e inducir aborto (véase cap. 16).

La principal molécula efectora del LSD y otros alucinógenos es el receptor de 5-HT_{2A}. Ese receptor se acopla con las proteínas G de tipo G_q y genera trifosfato de inositol (IP_3, *inositol triphosphate*), que causa liberación de calcio intracelular. Aunque los alucinógenos, y el LSD en particular, se han propuesto para varias indicaciones terapéuticas, nunca se ha demostrado su eficacia.

FÁRMACOS QUE MEDIAN SUS EFECTOS A TRAVÉS DE RECEPTORES INOTRÓPICOS

NICOTINA

En términos del número de individuos afectados, la adicción a la nicotina rebasa a todas las otras formas del fenómeno y afecta a más del 50% de los adultos en algunos países. La exposición a la nicotina ocurre principalmente por el hábito de fumar, que causa enfermedades vinculadas que terminan en muchas muertes evitables. El uso crónico del tabaco masticado o rapé (en polvo) también es adictivo.

La nicotina es un agonista selectivo del receptor nicotínico de acetilcolina (nAChR, *nicotinic acetylcholine receptor*) que por lo común se activa por ésta (caps. 6 y 7). Con base en el reforzamiento del desempeño cognitivo por la nicotina y el vínculo de la demencia de Alzheimer con una carencia de neuronas secretoras de ACh del núcleo basal de Meynert, se cree que el nAChR tiene una participación importante en muchos procesos cognitivos. El efecto gratificante de la nicotina

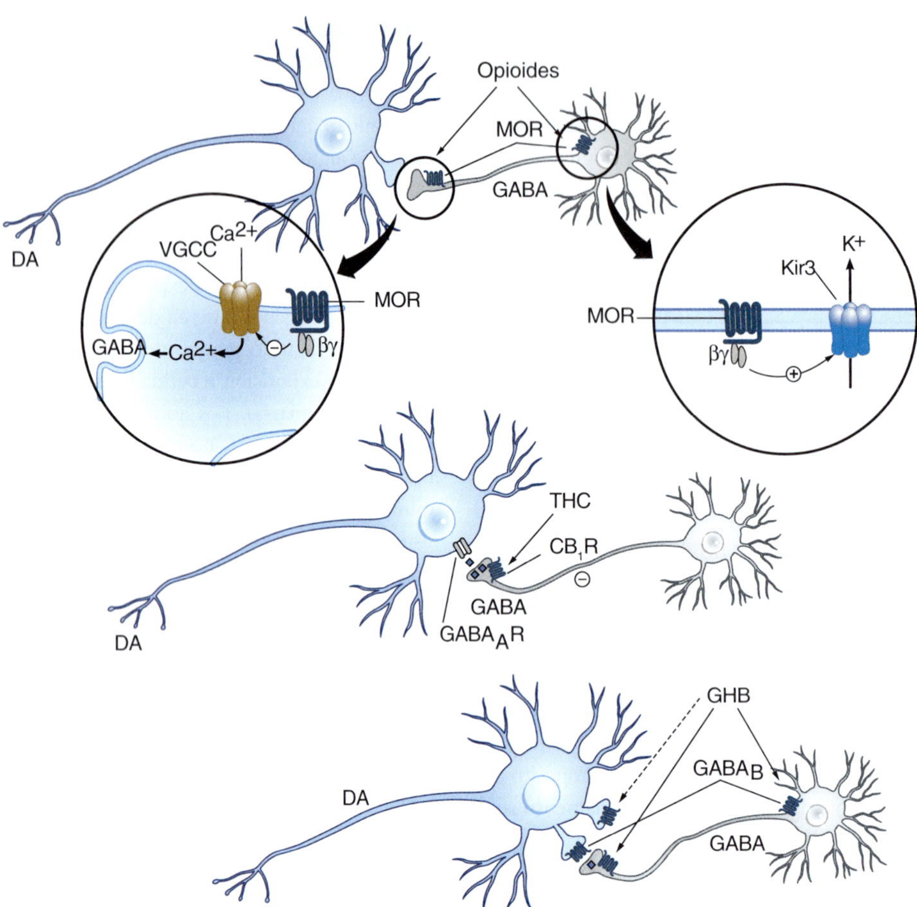

FIGURA 32-4 Desinhibición de las neuronas productoras de dopamina (DA) en el área tegmentaria ventral (VTA) a través de fármacos que actúan mediante receptores acoplados a $G_{i/o}$. **Arriba:** los opioides se unen con los receptores μ de opioides (MOR) que en el VTA se localizan exclusivamente en neuronas productoras de ácido γ-aminobutírico (GABA). Los MOR se expresan en la terminal presináptica de esas células y en el compartimiento somatodendrítico de las células postsinápticas. Cada compartimiento tiene efectores distintos (*circulados*). La inhibición mediada por la proteína G βγ de los conductos del calcio controlados por voltaje (VGCC, *voltage-gated calcium channels*) constituye el principal mecanismo en la terminal presináptica. Por el contrario, en las dendritas, los MOR activan los conductos del K. **Parte media:** el Δ^9-tetrahidrocanabinol (THC) y otros canabinoides actúan principalmente por inhibición presináptica. **Parte baja:** el ácido γ-hidroxibutírico (GHB) se une con los receptores $GABA_B$ que se localizan en ambos tipos celulares. Sin embargo, las neuronas productoras de GABA son más sensibles al GHB que las neuronas productoras de DA, lo que lleva a la desinhibición ante las concentraciones por lo general obtenidas con el uso recreativo. CB_1R, receptores de canabinoides.

requiere la participación del VTA, donde se expresan los nAChR en las neuronas productoras de dopamina. Cuando la nicotina excita neuronas de proyección, se libera dopamina en el núcleo auditivo y la corteza prefrontal, con lo que se cumplen los requerimientos de fármaco adictivo de la dopamina. En estudios recientes se identificó a los conductos que contienen subunidades α4β2 en el VTA como los nAChR necesarios para los efectos gratificantes de la nicotina. Esta aseveración se basa en la observación de que los ratones con bloqueo génico deficiente en la subunidad β2 pierden interés por la autoadministración de nicotina y que en ellos tal conducta puede restablecerse a través de una transfección *in vivo* de la subunidad β2 en neuronas del VTA. Las pruebas electrofisiológicas sugieren que los nAChR homoméricos, formados de manera exclusiva por subunidades α7, también contribuyen a los efectos de reforzamiento de la nicotina. Esos receptores se expresan principalmente en terminales sinápticas de proyecciones aferentes excitadoras que se proyectan hacia las neuronas productoras de dopamina. También contribuyen a la liberación de dopamina evocada por la nicotina y los cambios a largo plazo inducidos por los fármacos relacionados con adicciones (p. ej., potenciación sináptica de impulsos excitadores a largo plazo).

La abstinencia de nicotina es leve en comparación con la de opioides e implica irritabilidad y problemas de sueño. Sin embargo, la nicotina es uno de los fármacos más adictivos (riesgo relativo = 4) y son muy frecuentes las recaídas después del intento de cese del hábito.

Tratamiento

Los tratamientos de la adicción a la nicotina incluyen el alcaloide mismo en formas que son de absorción más lenta y varios otros fármacos. La nicotina que se mastica, inhala o administra por vía transdérmica puede sustituir a la contenida en los cigarrillos, lo que así hace más lenta la farmacocinética y elimina las múltiples complicaciones vinculadas con las sustancias tóxicas que se encuentran en el humo del tabaco. En fecha reciente se han caracterizado dos agonistas parciales de nAChR que contienen las subunidades α4β2: el extracto vegetal **citisina** y su derivado sintético, **vareniclina**. Ambos actúan ocupando los nAChR en neuronas productoras de dopamina del VTA, lo que impide así que la nicotina ejerza su acción. La vareniclina puede alterar la capacidad de conducción de un automóvil y se ha vinculado con ideas suicidas. El antidepresivo **bupropión** cuenta con aprobación para el tratamiento del cese de la nicotina. Tiene eficacia máxima cuando se combina con el tratamiento conductual.

Muchos países han prohibido el tabaquismo en sitios públicos para crear ambientes libres del humo de los cigarrillos. Ese paso importante no sólo disminuye el tabaquismo pasivo, sino también el riesgo de que los exfumadores se expongan al humo, que constituye una clave contextual que puede desencadenar una recaída.

BENZODIAZEPINAS

Las benzodiazepinas se prescriben a menudo como ansiolíticos y medicamentos para conciliar el sueño. Conllevan un riesgo moderado de abuso que debe sopesarse con sus efectos beneficiosos. Algunas personas abusan de las benzodiazepinas por sus efectos eufóricos, pero la mayor parte de los abusos ocurre de manera concomitante con el de otros fármacos a fin de atenuar la ansiedad durante la privación de opioides.

Los **barbitúricos**, que precedieron a las benzodiazepinas como los sedantes e hipnóticos de abuso más frecuente (después del etanol), hoy rara vez se prescriben a pacientes externos y, por tanto, constituyen un problema menos común por fármacos de prescripción que en el pasado. Sin embargo, las ventas de estos fármacos continúan en las calles. El tratamiento de la abstinencia y la adicción de los barbitúricos es similar al de las benzodiazepinas.

Aunque la dependencia de benzodiazepinas es muy frecuente, son raros los casos de adicción que se diagnostican. La privación de las benzodiazepinas ocurre en días después de interrumpir el medicamento y varía en función de la semivida de eliminación. Los síntomas incluyen irritabilidad, insomnio, fonofobia y fotofobia, depresión, calambres musculares e incluso convulsiones. Por lo general esos síntomas decrecen gradualmente en una a dos semanas.

Las benzodiazepinas son reguladores positivos de receptores $GABA_A$ con aumento de la conductancia y probabilidad de abertura de conductos únicos. Los receptores $GABA_A$ son estructuras pentaméricas constituidas por subunidades α, β y γ (cap. 22). Los receptores de GABA en las neuronas dopaminérgicas del VTA carecen de $\alpha 1$, subunidad presente en las neuronas de GABA cercanas (es decir, interneuronas). Es por esta diferencia que las corrientes sinápticas unitarias en las interneuronas son mayores que las de las neuronas dopaminérgicas y cuando esta diferencia es amplificada por las benzodiazepinas, las interneuronas no muestran actividad. Ya no se libera GABA y las benzodiazepinas pierden su efecto sobre las neuronas dopaminérgicas, lo que finalmente provoca desinhibición de las neuronas dopaminérgicas. Por lo tanto, los efectos de recompensa de las benzodiazepinas son gobernados por receptores de $GABA_A$ que contienen $\alpha 1$ expresados en las neuronas del VTA. Los receptores que contienen subunidades $\alpha 5$ parecen necesarios para la tolerancia de los efectos sedantes de las benzodiazepinas y los estudios en seres humanos vinculan a los receptores que contienen subunidades $\alpha 2\beta 3$ con la dependencia del alcohol (el receptor $GABA_A$ también es un sitio de acción del alcohol; véase el texto a continuación). Considerados juntos, está surgiendo una imagen que vincula a los receptores $GABA_A$ que contienen la isoforma de subunidad $\alpha 1$ con su riesgo de adicción. Por extensión, los compuestos que prescinden de $\alpha 1$, que en la actualidad siguen siendo experimentales, sin que se haya autorizado su uso en seres humanos, finalmente serán los preferidos para tratar los trastornos de ansiedad por el riesgo reducido de una adicción inducida.

ALCOHOL

En muchos países occidentales casi toda la población usa en forma regular el alcohol (etanol, cap. 23). Si bien sólo una minoría se vuelve dependiente y adicto, el abuso es un problema de salud pública muy grave porque muchas enfermedades se vinculan con el alcoholismo.

Farmacología

La farmacología del alcohol es compleja y ningún receptor aislado media todos sus efectos. Por el contrario, el alcohol altera la función de varios receptores y funciones celulares, incluidos los receptores $GABA_A$, los conductos Kir3/GIRK, la recaptación de adenosina (a través del transportador nucleósido de equilibrio, ENT1), el receptor de glicina, el receptor de NMDA y el receptor de $5\text{-}HT_3$. Todos, con excepción de ENT1, son receptores ionotrópicos o conductos iónicos. No se sabe cuál de esos sitios es la causa del aumento en la liberación de dopamina desde el sistema de gratificación mesolímbico. La inhibición de ENT1 tal vez no sea motivo de los efectos de gratificación (los ratones con manipulación de ENT1 por bloqueo génico beben más alcohol que los del grupo testigo), pero parece involucrada en la dependencia de alcohol por acumulación de adenosina, estimulación de los receptores de adenosina A_2 y producción de una mayor señal de CREB.

La dependencia se hace aparente 6 a 12 h después del cese de la ingestión cuantiosa de alcohol como síndrome de abstinencia, que puede incluir temblores (sobre todo de las manos), náusea y vómito, sudación excesiva, agitación y ansiedad). En algunos individuos esto se sigue por alucinaciones visuales, táctiles y auditivas 12 a 24 h después del cese de la ingestión. Pueden manifestarse convulsiones generalizadas después de 24 a 48 h. Finalmente, 48 a 72 h después del cese de la ingestión, se puede hacer aparente un delirio por abstinencia de alcohol (*delirium tremens*) en el que la persona alucina, tiene desorientación y muestra datos de inestabilidad autonómica. El *delirium tremens* se vincula con una mortalidad de 5 a 15%.

Tratamiento

El tratamiento de la abstinencia del etanol es de sostén y depende de las **benzodiazepinas**, teniendo cuidado de usar los compuestos como el oxazepam y lorazepam, que no requieren del metabolismo hepático, como casi todas las demás benzodiazepinas. En pacientes en que no es confiable la vigilancia y la función hepática es adecuada, se prefiere una benzodiazepina de acción más prolongada, como el clordiazepóxido.

De la misma forma que en el tratamiento de todos los problemas de abuso crónico de fármacos, se tiene mucha confianza en los enfoques psicosociales de la adicción del alcohol. Esto tal vez es todavía más importante para el paciente alcohólico por la presencia del alcohol en muchos contextos sociales.

El tratamiento farmacológico de la adicción del alcohol es limitado, aunque se han utilizado varios compuestos con diferentes propósitos. El tratamiento se analiza en el capítulo 23.

CETAMINA Y FENCICLIDINA (PCP)

La cetamina y la PCP se perfeccionaron como anestésicos generales (cap. 25), pero sólo la cetamina se usa aún para esa aplicación. Ambos fármacos, junto con otros, hoy se clasifican como "drogas de club" y se venden bajo nombres como "polvo de ángel", "cerdo" y "K especial". Deben sus efectos a su antagonismo no competitivo del receptor de NMDA dependiente del uso. Los efectos de estas sustancias se hicieron aparentes cuando los pacientes sometidos a intervención quirúrgica manifestaron sueños vívidos desagradables y alucinaciones después de la anestesia. La cetamina y PCP son polvos blancos cristalinos en sus formas puras, pero en las calles también se venden como líquidos, cápsulas o píldoras, que pueden aspirarse, ingerirse, inyectarse o fumarse. Los efectos psicodélicos duran casi 1 h y también incluyen aumento de la presión arterial, modificación de la función de la memoria y alteraciones visuales. Con dosis altas, se han comunicado experiencias cercanas a la muerte y extracorpóreas desagradables. Aunque la cetamina y la fenciclidina no causan dependencia y adicción (riesgo relativo = 1), la exposición crónica, en particular a PCP, puede llevar a una psicosis duradera que simula mucho a la esquizofrenia y que tal vez persista después de la exposición al fármaco.

INHALANTES

El abuso de inhalantes se define como exposición recreativa a vapores químicos como los de **nitratos**, **cetonas** e **hidrocarburos** alifáticos y aromáticos. Esas sustancias están presentes en una variedad de productos caseros e industriales que se inhalan por "aspiración", "inflado" o "bolseo". La "aspiración" se refiere al ingreso a las vías respiratorias desde un recipiente abierto; el "inflado" a la humidificación de un trapo con la sustancia volátil antes de inhalar sus vapores, y el "bolseo" a la respiración de una bolsa de plástico o papel llena con los vapores. Es frecuente para los principiantes iniciar con aspiración y avanzar hasta inflado y bolseado conforme la adicción se desarrolla. El abuso de inhalantes es en particular prevalente en niños y adultos jóvenes.

El mecanismo exacto de acción de casi todas las sustancias volátiles sigue sin conocerse. Se ha demostrado la función alterada de los receptores ionotrópicos y los conductos iónicos en el sistema nervioso central para unos cuantos. El óxido nitroso, por ejemplo, se une a receptores de NMDA y los aditivos de gasolinas aumentan la función de los receptores $GABA_A$. Casi todos los inhalantes producen euforia; se ha demostrado mayor excitabilidad de VTA por el tolueno, que puede subyacer a su riesgo de adicción. Otras sustancias como el nitrito de amilo ("poppers") producen principalmente relajación del músculo liso y favorecen la erección pero no son adictivos. Con la exposición crónica a los hidrocarburos aromáticos (p. ej., benceno, tolueno) se pueden observar efectos tóxicos en muchos órganos, incluidas lesiones de la materia blanca en el sistema nervioso central. El tratamiento de las sobredosis sigue siendo de sostén.

FÁRMACOS QUE SE UNEN A LOS TRANSPORTADORES DE AMINAS BIÓGENAS

Cocaína

La prevalencia del abuso de la cocaína ha aumentado mucho durante el último decenio y hoy representa un problema de salud pública importante en todo el mundo. La sustancia es altamente adictiva (riesgo relativo = 5) y su uso se vincula con varias complicaciones.

La cocaína es un alcaloide que se encuentra en las hojas de la planta *Erythroxylon coca*, un arbusto autóctono de los Andes. Durante más de 100 años se ha extraído y usado en la medicina clínica principalmente como anestésico local y para dilatar las pupilas en oftalmología. Sigmund Freud hizo una famosa proposición para que se utilizara en el tratamiento de la depresión y la dependencia de alcohol, pero la idea se desechó rápidamente debido a su alto riesgo de adicción.

El clorhidrato de cocaína es una sal hidrosoluble que se puede inyectar o absorber en cualquier membrana mucosa (p. ej., aspiración nasal). Cuando se calienta en una solución alcalina se transforma en la base libre "cocaína crack", y puede fumarse; cuando se inhala se absorbe con rapidez en los pulmones y penetra al cerebro produciendo un "impulso" casi instantáneo.

En el sistema nervioso periférico la cocaína inhibe los conductos del sodio controlados por voltaje y de esta manera bloquea el inicio y la conducción de los potenciales de acción (cap. 26). Ese efecto, sin embargo, no parece ser la causa de la gratificación aguda ni de los efectos aditivos. En el sistema nervioso central la cocaína impide la captación de dopamina, noradrenalina y serotonina por sus transportadores respectivos. Se ha señalado dentro de los efectos de gratificación de la cocaína al bloqueo del **transportador de dopamina** (**DAT**, *dopamine transporter*) por aumento en la concentración de dopamina en el núcleo auditivo (fig. 32-5). De hecho, esos efectos se abolen en ratones con un DAT insensible a la cocaína. La activación del sistema nervioso simpático es resultado sobre todo del bloqueo del transportador de noradrenalina (NET, *norepinephrine transporter*) y causa aumento agudo de la presión arterial, taquicardia y, a menudo arritmias ventriculares. Los usuarios por lo general pierden el apetito, son hiperactivos y duermen poco. La exposición a la cocaína aumenta el riesgo de hemorragia intracraneal, apoplejía isquémica, infarto del miocardio y convulsiones. La sobredosis de cocaína puede llevar a hipertermia, coma y la muerte.

Los individuos susceptibles pueden volverse dependientes y adictos después de sólo unas cuantas exposiciones a la cocaína. Si bien se informa de un síndrome de abstinencia, no es tan fuerte como el observado con opioides. Puede ocurrir tolerancia, pero en algunos usuarios se observa tolerancia invertida, esto es, se tornan sensibles a pequeñas dosis de cocaína. Esa sensibilización conductual es en parte dependiente del contexto. El deseo compulsivo es muy fuerte y subyace a la tendencia a la adicción de la cocaína. A la fecha no se dispone de un antagonista específico y el tratamiento de la intoxicación sigue siendo de sostén. El perfeccionamiento de un tratamiento farmacológico para la adicción a la cocaína es prioridad máxima.

ANFETAMINAS

Las anfetaminas forman un grupo de fármacos simpaticomiméticos de acción indirecta, sintéticos, que causan liberación de aminas biógenas endógenas, como dopamina y noradrenalina (caps. 6 y 9). La anfetamina, la metanfetamina y sus múltiples derivados ejercen sus efectos por reversión de la acción de los transportadores de aminas biógenas en la membrana plasmática. Las anfetaminas son sustratos de esos transportadores y entran a la célula (fig. 32-5). Una vez en ella, las anfetaminas interfieren con el transportador vesicular de monoaminas (VMAT, *vesicular monoamine transporter*; véase fig. 6-4) y con agotamiento del contenido de neurotransmisores de las vesículas sinápticas. Como consecuencia, la concentración de dopamina (y otras aminas transmisoras) en el citoplasma aumenta y

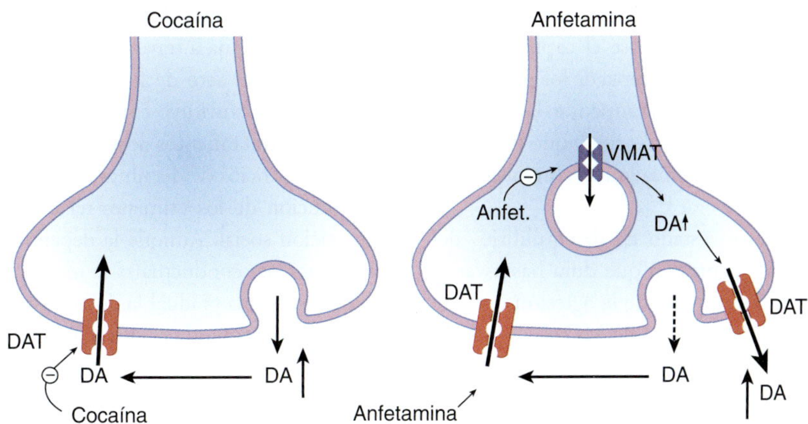

FIGURA 32–5 Mecanismo de acción de la cocaína y las anfetaminas sobre la terminal sináptica de neuronas productoras de dopamina (DA). **Izquierda:** la cocaína inhibe el transportador de dopamina (DAT) con disminución de la depuración de DA de la compuerta sináptica y causa un aumento de la concentración extracelular de DA. **Derecha:** puesto que la anfetamina (Anfet.) es un sustrato del DAT, inhibe competitivamente el transporte de DA. Además, una vez en la célula, la anfetamina interfiere con el transportador de monoaminas vesicular (VMAT) e impide el llenado de las vesículas sinápticas. Como consecuencia, las vesículas se vacían y la DA citoplásmico aumenta, lo que lleva a una inversión de la dirección de DAT con aumento importante de la liberación no vesicular de DA e incremento adicional de la concentración extracelular de DA.

rápidamente se torna suficiente para causar la liberación hacia la sinapsis por reversión del DAT de la membrana plasmática. La liberación vesicular normal de dopamina, en consecuencia, disminuye (porque las vesículas sinápticas contienen menos transmisor), en tanto aumenta la liberación no vesicular. Para otras aminas biógenas (serotonina y noradrenalina) aplican mecanismos similares.

Junto con GHB y éxtasis, las anfetaminas a menudo se conocen como "drogas de club" porque tienen popularidad creciente en el contexto de los clubes nocturnos. A menudo se producen en pequeños laboratorios clandestinos, lo que hace difícil su identificación química precisa. Difieren del éxtasis principalmente en el contexto de uso: la administración intravenosa y la adicción "firme" son bastante más frecuentes con las anfetaminas, en especial la metanfetamina. Por lo común, las anfetaminas llevan a un aumento de la concentración de catecolaminas que incrementa el estado de alerta y disminuye el sueño, en tanto que sus efectos sobre el sistema de dopamina median la euforia pero también pueden causar movimientos anormales y precipitar crisis psicóticas. Los efectos sobre la transmisión de serotonina pueden participar en las funciones alucinógenas y anorexigénicas así como en la hipertermia, a menudo causadas por las anfetaminas.

A diferencia de muchos otros fármacos de abuso, las anfetaminas son neurotóxicas. No se conocen los mecanismos exactos pero la neurotoxicidad depende de receptores NMDA y sus efectos, y ocurre principalmente en las neuronas productoras de serotonina y dopamina.

Las anfetaminas, por lo general, al inicio se toman en forma de píldora por quienes abusan de ellas, pero también se puede tomar o inyectar. Los usuarios empedernidos a menudo avanzan rápidamente a la administración intravenosa. Horas después de su administración oral, las anfetaminas aumentan el estado de alerta, producen euforia, agitación y confusión. Se pueden presentar bruxismo (rechinido de dientes) y rubor. Los efectos sobre la frecuencia cardiaca pueden ser mínimos con algunos compuestos (p. ej., metanfetamina), pero en dosis crecientes esos fármacos a menudo causan taquicardia y arritmias. Las crisis hipertensivas y la vasoconstricción pueden causar apoplejía. La diseminación de la infección por VIH y la hepatitis en zonas urbanas precarias se ha vinculado en forma estrecha con el compartir agujas por usuarios de metanfetaminas por vía intravenosa.

Con el uso crónico, puede aparecer tolerancia a las anfetaminas y llevar a un incremento de la dosis. La privación consta de disforia, somnolencia (en algunos casos insomnio) e irritabilidad general.

ÉXTASIS (MDMA)

Éxtasis es el nombre que se da a una clase de fármacos que incluye una gran variedad de derivados del compuesto relacionado con las anfetaminas, metilendioximetanfetamina (MDMA, *methylene-dioxymethamphetamine*). La MDMA originalmente se usó en algunas formas de psicoterapia, pero no se han demostrado efectos médicos útiles. Esto tal vez no sea sorprendente dado que el principal efecto del éxtasis parece ser impulsar los sentimientos de intimidad y empatía sin alterar la capacidad intelectual. Hoy, la MDMA y sus múltiples derivados se producen a menudo en cantidades pequeñas en laboratorios *ad hoc* y se distribuyen en fiestas o en *raves* donde se toma por vía oral. El éxtasis es, por tanto, el prototipo de drogas de diseño y, como tal, tiene popularidad creciente.

A semejanza de las anfetaminas, la MDMA causa liberación de aminas biógenas por reversión de la acción de sus transportadores respectivos. Tiene una afinidad preferencial por el **transportador de serotonina** (**SERT**, *serotonin transporter*) y, por tanto, aumenta con intensidad máxima la concentración extracelular de la misma. Esa liberación es tan importante que hay agotamiento intracelular notorio de serotonina durante 24 h después de una sola dosis. Con la administración repetida, el agotamiento puede hacerse permanente, lo que ha desencadenado un debate acerca de su neurotoxicidad. Si bien las pruebas directas de neurotoxicidad en modelos animales siguen siendo insuficientes, varios estudios señalan alteración cognitiva a largo plazo en usuarios empedernidos de MDMA.

Por el contrario, hay un amplio consenso de que la MDMA tiene varios efectos tóxicos agudos, en particular la hipertermia, que junto con la deshidratación (p. ej., causada por el baile de toda la noche en una fiesta) puede ser letal. Esas complicaciones incluyen el síndrome de serotonina (cambios del estado mental, hiperactividad autonómica y anomalías neuromusculares, véase el capítulo 16) y convulsiones. Después de notas precautorias acerca de los peligros de la MDMA algunos usuarios han intentado compensar la hipertermia por la ingestión de cantidades excesivas de agua, que producen intoxicación hídrica que implica hiponatremia grave, convulsiones e incluso la muerte.

La abstinencia es notoria por un "estado de desequilibrio" del estado de ánimo caracterizado por depresión que dura hasta varias semanas. También hay informes de aumento de la agresión durante el periodo de abstinencia en usuarios crónicos de MDMA.

En conjunto, las pruebas de daño irreversible al cerebro, si bien no son convincentes por completo, implican que incluso el uso recreativo ocasional de MDMA no puede considerarse seguro.

FARMACOLOGÍA CLÍNICA DE LA DEPENDENCIA Y ADICCIÓN

A la fecha ningún tratamiento farmacológico aislado (incluso en combinación con intervenciones conductuales) elimina de manera eficaz la adicción. Esto no quiere decir que la adicción sea irreversible. Las intervenciones farmacológicas pueden, de hecho, ser útiles para todas las etapas de la enfermedad, algo particularmente válido en el caso de una sobredosis masiva, donde la reversión de la actividad del fármaco puede ser una medida que salve la vida. Sin embargo, a ese respecto se dispone de antagonistas aprobados por la FDA sólo para opioides y benzodiazepinas.

Las intervenciones farmacológicas pueden también pretender aliviar el síndrome de abstinencia, en particular después de la exposición a opioides. Con la suposición de que la abstinencia refleja al menos en parte una hiperactividad de los sistemas adrenérgicos centrales, el agonista de adrenorreceptores $\alpha 2$ clonidina (también usada como fármaco antihipertensivo de acción central, véase el capítulo 11), se ha utilizado con algún éxito para atenuar la abstinencia. Hoy, casi todos los clínicos prefieren tratar la abstinencia de opioides mediante disminución muy lenta de la administración de opioides de acción prolongada.

Otro tratamiento ampliamente aceptado es la sustitución de un agonista legalmente disponible que actúa en el mismo receptor que el fármaco de abuso. Ese abordaje ha sido aprobado para opioides y nicotina. Por ejemplo, los adictos a la heroína pueden recibir metadona para sustituirla. Los adictos al tabaco pueden recibir nicotina en forma continua a través de un sistema de un parche transdérmico para sustituir al acto de fumar. En general, una sustancia de acción más rápida se sustituye con una que actúa o se absorbe más lentamente. Los tratamientos de sustitución están en gran parte justificados por los beneficios de disminuir los riesgos vinculados para la salud, la disminución de los crímenes relacionados con drogas y una mejor integración social. Aunque la dependencia persiste, con el apoyo de intervenciones conductuales se motiva a los usuarios de drogas a disminuir en forma gradual la dosis y alcanzar la abstinencia.

El reto más grande es el tratamiento de la adicción misma. Se han propuesto varias estrategias, pero todas siguen siendo experimentales. Una es disminuir de manera farmacológica la búsqueda compulsiva. El antagonista y agonista parcial de receptores de opioides μ, **naltrexona**, tiene aprobación de la FDA para esa indicación en la adicción de opioides y alcohol. Su efecto es leve y puede implicar una regulación de los sistemas de opioides endógenos.

Actualmente se realizan estudios clínicos con varios fármacos, que incluyen al agonista del receptor $GABA_B$ de alta afinidad, **baclofeno**, y los resultados iniciales han mostrado una disminución significativa de la búsqueda compulsiva. Ese efecto puede ser mediado por la inhibición de las neuronas de dopamina en el VTA, que es posible por la concentración de baclofeno obtenida con su administración oral debido a su muy alta afinidad por el receptor $GABA_B$.

El **rimonabant** es un agonista inverso del receptor CB_1 que se comporta como un agonista de los canabinoides; se desarrolló inicialmente para el cese del tabaquismo y para facilitar la disminución de peso. A causa de los efectos adversos frecuentes, más notoriamente la depresión intensa que conlleva un riesgo importante de suicidio, ya no se utiliza este fármaco en la práctica médica. En un principio, se utilizaba en conjunto con dieta y ejercicio en pacientes con un índice de masa corporal mayor de 30 kg/m^2 (27 kg/m^2 si están presentes factores de riesgo vinculados, como diabetes de tipo 2 o dislipidemia). Aunque un estudio reciente a gran escala confirmó que el rimonabant es eficaz para el cese del tabaquismo y la prevención del aumento de peso en fumadores que dejan el hábito, no se ha aprobado el fármaco para dicha indicación. Pese a que aún no se dilucida el mecanismo celular de este fármaco, los datos en roedores demuestran de manera convincente que ese compuesto puede disminuir la autoadministración en animales que nunca recibieron el fármaco así como en los que ya han estado expuestos al fármaco.

RESUMEN Fármacos utilizados en el tratamiento de la dependencia y la adicción

Subclase	Mecanismo de acción	Efectos	Aplicaciones clínicas	Fármacocinética, toxicidad, interacciones
ANTAGONISTA DEL RECEPTOR DE OPIOIDES				
• Naloxona	Antagonista no selectivo de receptores de opioides	Revierte los efectos agudos de los opioides; puede precipitar un síndrome intenso de abstinencia	Sobredosis de opioides	Efectos mucho más breves que los de la morfina (1 a 2 h); por tanto, se requieren varias inyecciones
• Naltrexona	Antagonista de receptores de opioides	Bloquea los efectos de los opioides ilícitos	Tratamiento del alcoholismo	Semivida ~4 h
OPIOIDES SINTÉTICOS				
• Metadona	Agonista de acción lenta del receptor de opioides μ	Efectos agudos similares a los de la morfina (véase texto)	Tratamiento de sustitución para adictos a opioides	Elevada biodisponibilidad oral • semivida muy variable entre individuos (límites 4 a 130 h) • *Toxicidad:* depresión respiratoria, estreñimiento, miosis, tolerancia, dependencia y síntomas de abstinencia
AGONISTA PARCIAL DE RECEPTORES μ DE OPIOIDES				
• Buprenorfina	Agonista parcial de receptores μ de opioides	Atenúa los efectos agudos de la morfina	Tratamiento oral de sustitución para adictos a opioides	Semivida prolongada (40 h) • formulado junto con naloxona para evitar las inyecciones IV ilícitas
AGONISTA PARCIAL DEL RECEPTOR NICOTÍNICO				
• Vareniclina	Agonista parcial de receptor nicotínico de tipo α4β2 de acetilcolina	Obstaculiza los efectos "gratificantes" del fumar • mayor percepción de los colores	Cese del tabaquismo	*Toxicidad:* náusea y vómito, convulsiones, cambios psiquiátricos
• *Citisina: análogo natural de vareniclina (extraído de las flores de especies del género Laburnum)*				
BENZODIAZEPINAS				
• Oxazepam, otros	Reguladores positivos de $GABA_A$, aumentan la frecuencia de abertura de los conductos	Aumentan la transmisión sináptica GABAérgica, atenúa los síntomas de abstinencia (temblor, alucinaciones, ansiedad) en alcohólicos • previene las convulsiones por privación	*Delirium tremens*	Semivida de 4 a 15 h • la farmacocinética no se afecta por la disminución de la función hepática
• *Lorazepam: alternativo del oxazepam con propiedades similares*				
***N*-METIL-D-ASPARTATO (NMDA)**				
• Acamprosato	Antagonista de los receptores de glutamato de NMDA	Puede interferir con formas de plasticidad sináptica que dependen de receptores de NMDA	Tratamiento del alcoholismo • eficaz sólo en combinación con el asesoramiento	Reacciones alérgicas, arritmias y presión arterial alta o baja, cefalea, insomnio e impotencia • alucinaciones, en particular en pacientes añosos
AGONISTAS DEL RECEPTOR DE CANABINOIDES				
• Rimonabant	Agonista del receptor CB_1	Disminuye la liberación de neurotransmisores en sinapsis GABAérgicas y glutamatérgicas	Aprobado en Europa entre 2006 y 2008 para el tratamiento de la obesidad, posteriormente fue retirado por sus efectos secundarios importantes • no ha sido aprobado para dejar de fumar pero sigue siendo una indicación no oficial	Depresión mayor, incluido un mayor riesgo de suicidio

BIBLIOGRAFÍA

General

Goldman D, Oroszi G, Ducci F: The genetics of addictions: Uncovering the genes. Nat Rev Genet 2005;6:521.

Hyman SE: Addiction: A disease of learning and memory. Am J Psychiatry 2005;162:1414.

Lüscher C, Malenka RC: Synaptic plasticity in addiction: From molecular changes to circuit remodeling. Neuron 2011;69:650.

Lüscher C, Ungless MA: The mechanistic classification of addictive drugs. PLoS Med 2006;3:e437.

Redish AD, Jensen S, Johnson A: A unified framework for addiction: Vulnerabilities in the decision process. Behav Brain Sci 2008;31:461.

Farmacología de las sustancias de abuso

Benowitz NL: Nicotine addiction. N Engl J Med 2010;362:2295.

Mansvelder HD, Keath JR, McGehee DS: Synaptic mechanisms underlie nicotine-induced excitability of brain reward areas. Neuron 2002;33:905.

Maskos U et al: Nicotine reinforcement and cognition restored by targeted expression of nicotinic receptors. Nature 2005;436:103.

Morton J: Ecstasy: Pharmacology and neurotoxicity. Curr Opin Pharmacol 2005;5:79.

Nichols DE: Hallucinogens. Pharmacol Ther 2004;101:131.

Snead OC, Gibson KM: Gamma-hydroxybutyric acid. N Engl J Med 2005;352:2721.

Sulzer D: How addictive drugs disrupt presynaptic dopamine transmission. Neuron 2011; 69:628.

Sulzer D et al: Mechanisms of neurotransmitter release by amphetamines: A review. Prog Neurobiol 2005;75:406.

Tan KR et al: Neural basis for addictive properties of benzodiazepines. Nature 2010;463:769.

RESPUESTA AL ESTUDIO DE CASO

A este paciente se le diagnosticó ludopatía secundaria al agonista dopaminérgico recetado. Aproximadamente 15% de los pacientes que reciben agonistas dopaminérgicos exhibe conducta compulsiva que comprende apostar, atracones de comida o hipersexualidad. Esta situación es independiente en la enfermedad de Parkinson, puesto que las conductas compulsivas también se observan en pacientes con síndrome de piernas inquietas que reciben este mismo tipo de fármaco. La frecuencia con levodopa es menor y algunas veces el aumento de la dosis precede a la conducta compulsiva.

CAPÍTULO 33

Fármacos utilizados en las anemias; factores de crecimiento hematopoyético

Susan B. Masters, PhD

ESTUDIO DE CASO

Una mujer de 65 años de edad con antecedente prolongado de diabetes mellitus tipo 2 mal controlada acude con entumecimiento y parestesias crecientes de extremidades, debilidad generalizada, glositis y malestar gastrointestinal. La exploración física revela un aspecto de fragilidad, palidez y disminución de la percepción de vibraciones, atenuación de los reflejos raquídeos y signo de Babinski positivo. La exploración de la cavidad oral (bucal) revela glositis de Hunter: la lengua tiene un color rojo intenso, es lisa y brillante de forma anormal por atrofia de las papilas. Las pruebas de laboratorio señalan anemia macrocítica con base en un hematócrito de 30% (normal, 37 a 48% en mujeres), una concentración de hemoglobina de 9.4 g/100 ml (normal, 11.7 a 13.8 g/100 ml en mujeres ancianas), volumen eritrocítico medio (MCV) de 123 fl (normal, 84 a 99 fl) y una concentración de hemoglobina corpuscular media (MCHC) de 34% (normal, 31 a 36%), así como recuento bajo de reticulocitos. Las pruebas de laboratorio adicionales muestran una concentración normal de folato sérico y una de vitamina B_{12} (cobalamina) de 98 pg/ml (normal, 250 a 1 100 pg/ml). Los resultados de una prueba de Schilling establecen el diagnóstico de anemia perniciosa. Una vez identificada una anemia megaloblástica, ¿por qué es importante determinar la concentración sérica de ácido fólico y cobalamina? Conviene tratar a esta paciente con vitamina B_{12}, ¿oral o parenteral?

La hematopoyesis, producción de eritrocitos, plaquetas y leucocitos circulantes a partir de células madre indiferenciadas, es un proceso notorio que libera más de 200 000 millones de células sanguíneas nuevas al día en la persona normal y números aún mayores en sujetos con trastornos que provocan pérdida o destrucción de las células sanguíneas. La hematopoyesis se lleva a cabo en particular en la médula ósea de los adultos y requiere el aporte constante de tres nutrientes esenciales, **hierro**, **vitamina B_{12}** y **ácido fólico**, así como la presencia de **factores de crecimiento hematopoyético**, proteínas que regulan la proliferación y diferenciación de las células sanguí-

Drepanocitosis e hidroxiurea

La drepanocitosis es una causa genética importante de anemia hemolítica, una forma de anemia por destrucción aumentada de eritrocitos, en lugar de la disminución de la producción de eritrocitos maduros que se observa en las deficiencias de hierro, ácido fólico y vitamina B_{12}. Los pacientes con drepanocitosis son homocigotos para el alelo de la cadena β aberrante de hemoglobina S (HbS) o heterocigotos para HbS y con un segundo gen mutado de la cadena β de hemoglobina, como la hemoglobina C (*HbC*) o talasemia β. La drepanocitosis tiene una mayor prevalencia en individuos de ascendencia africana, tal vez porque el rasgo heterocigoto confiere resistencia al paludismo.

En la mayoría de los pacientes con drepanocitosis, la anemia no es el principal problema; en general se compensa bien, aunque tengan un hematócrito bajo (20 a 30%) en forma crónica, una cifra baja de hemoglobina sérica (7 a 10 g/100 ml) y un elevado recuento de reticulocitos. En su lugar, el principal problema es que las cadenas de HbS desoxigenada forman estructuras poliméricas que cambian de manera notoria la forma del eritrocito, disminuyen su capacidad de deformación y originan cambios de la permeabilidad de su membrana, que promueven aún más la polimerización de la hemoglobina. Los eritrocitos anormales se agregan en la microvasculatura, donde la tensión de oxígeno es baja y la hemoglobina está desoxigenada, y producen daño por oclusión venosa. Las principales manifestaciones clínicas de la drepanocitosis reflejan daño orgánico por episodios de oclusión venosa. En el sistema musculoesquelético esto causa dolor óseo y articular extremo. En el sistema vascular cerebral produce apoplejía isquémica. El daño esplénico eleva el riesgo de desarrollar infección, en particular por bacterias encapsuladas, como *Streptococcus pneumoniae*. En los pulmones hay un mayor riesgo de infección y en los adultos un aumento de embolias e hipertensión pulmonar. El tratamiento de mantenimiento incluye analgésicos, antibióticos, vacunación contra neumococos y transfusiones sanguíneas. Además, el fármaco quimioterapéutico oncológico **hidroxiurea** (hidroxicarbamida), que disminuye los episodios venooclusivos, tiene aprobación en Estados Unidos para el tratamiento de adultos con crisis recurrentes de drepanocitosis y está aprobado en Europa para adultos y niños con episodios vasooclusivos recurrentes. Como fármaco antineoplásico usado en el tratamiento de las leucemias mielógenas crónica y aguda, la hidroxiurea inhibe a la reductasa de ribonucleótidos y por tanto causa agotamiento del trifosfato de desoxinucleósido y detiene a las células en la fase S del ciclo celular (cap. 54). En el tratamiento de la drepanocitosis, la hidroxiurea actúa a través de vías mal definidas para aumentar la producción de hemoglobina γ fetal (HbF), lo que interfiere con la polimerización de HbS. En los estudios clínicos se ha demostrado que la hidroxiurea reduce las crisis dolorosas en adultos y niños con drepanocitosis grave. Sus efectos adversos incluyen depresión hematopoyética, efectos gastrointestinales y teratogenicidad en embarazadas.

neas. Los aportes inadecuados de cualquiera de los nutrientes esenciales, o de los factores de crecimiento, causan deficiencia de las células sanguíneas funcionales. La **anemia**, o capacidad deficiente de transportar oxígeno de los eritrocitos, es la más frecuente, con varias formas fáciles de tratar. La drepanocitosis, un trastorno resultante de la alteración genética de la molécula de la hemoglobina, es común pero no fácil de tratar; se revisa en el recuadro Drepanocitosis e hidroxiurea. La **trombocitopenia** y la **neutropenia** no son raras y algunas de sus formas son susceptibles de tratamiento farmacológico. En este capítulo se considera primero el tratamiento de la anemia por deficiencia de hierro, vitamina B_{12} o ácido fólico, y después se describe el uso médico de los factores de crecimiento hematopoyético para combatir la anemia, trombocitopenia y neutropenia, así como apoyar el trasplante de células madre.

■ FÁRMACOS UTILIZADOS EN LAS ANEMIAS

HIERRO

Farmacología básica

La deficiencia de hierro es la causa más común de anemia crónica. Como otras formas de anemia crónica, aquella por deficiencia de hierro produce palidez, fatiga, mareo, disnea de ejercicio y otros síntomas generalizados de hipoxia hística. Las adaptaciones cardiovasculares a la anemia crónica (taquicardia, aumento del gasto cardiaco, vasodilatación) pueden empeorar el trastorno en pacientes con enfermedad cardiovascular subyacente.

El hierro forma el núcleo del anillo hem de porfirina-hierro, que junto con las cadenas de globina constituye a la hemoglobina. Esta última se une de manera reversible al oxígeno y provee un mecanismo crítico para el aporte del oxígeno de los pulmones a otros tejidos. En ausencia de hierro adecuado se forman eritrocitos pequeños con hemoglobina insuficiente, lo que ocasiona **anemia hipocrómica microcítica**. El grupo hem que contiene hierro también es un componente fundamental de la mioglobina, los citocromos y otras proteínas con diversas funciones biológicas.

Farmacocinética

El hierro inorgánico libre es en extremo tóxico, pero es necesario para sintetizar proteínas esenciales como la hemoglobina; por lo tanto, la evolución ha provisto un elaborado sistema para regular la absorción, transporte y almacenamiento del hierro (fig. 33-1). El sistema utiliza proteínas especializadas de transporte, almacenamiento, reducción y oxidación, cuyas concentraciones son controladas por la demanda corporal de síntesis de hemoglobina y las reservas adecuadas de hierro (cuadro 33-1). Un péptido llamado hepcidina, que producen sobre todo los hepatocitos, sirve como regulador clave del sistema. Casi todo el hierro utilizado para posibilitar la hematopoyesis se obtiene a partir del catabolismo de la hemoglobina en eritrocitos senescentes o dañados. Por lo regular se pierde sólo una pequeña cantidad de hierro del cuerpo al día, de tal modo que las necesidades dietéticas son pequeñas y se cubren con

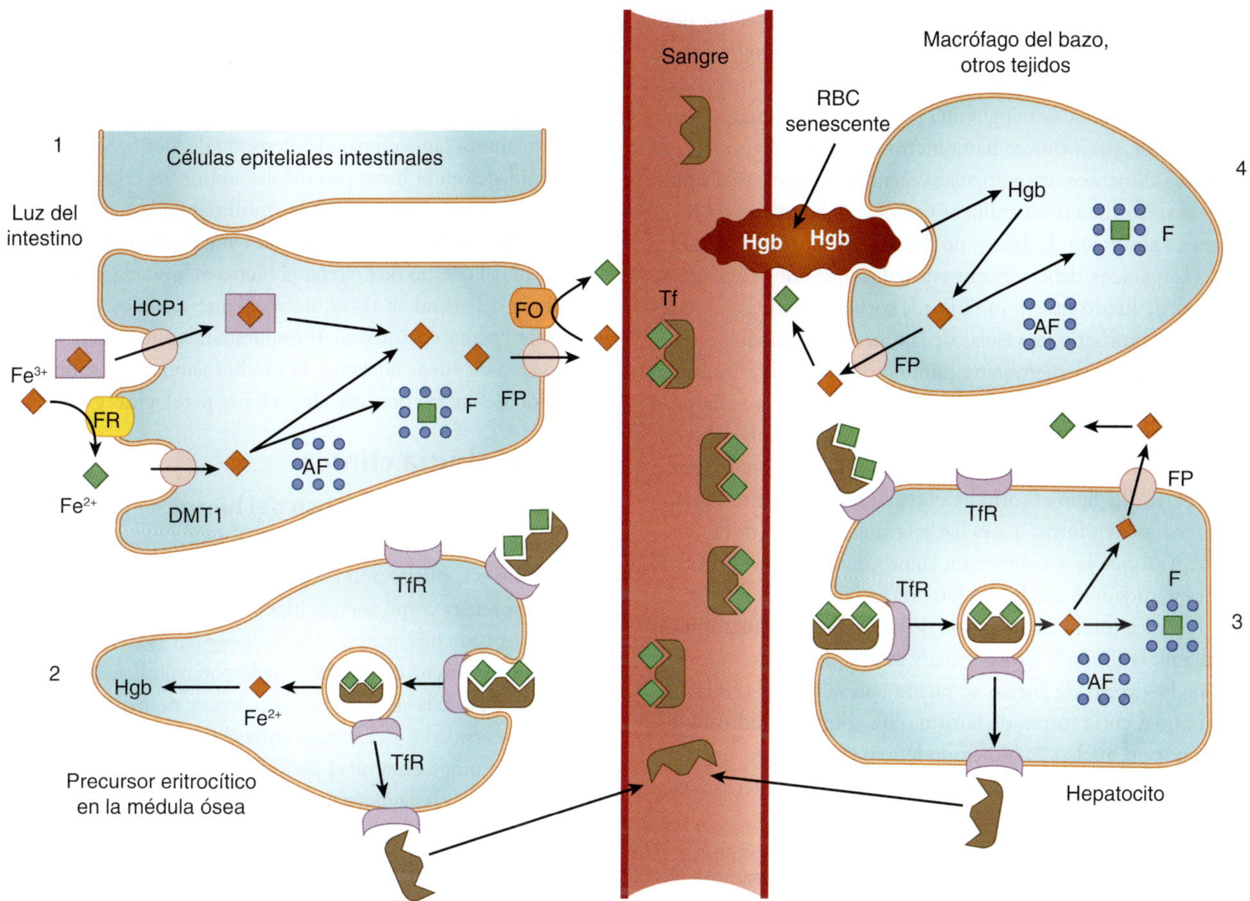

FIGURA 33-1 Absorción, transporte y almacenamiento de hierro. Las células del epitelio intestinal absorben de forma activa el hierro inorgánico a través del transportador de metales divalentes 1 y la proteína 1 transportadora del hem (H). El hierro ferroso que se absorbe o libera del grupo hem absorbido en el intestino (**1**) se transporta en forma activa a la sangre mediante ferroportina o se combina con apoferritina (AF) y se almacena como ferritina (F). En la sangre, el hierro es transportado por la transferrina (Tf) hacia los precursores de la serie eritroide en la médula ósea para la síntesis de hemoglobina (Hgb) (**2**) o a los hepatocitos para su almacenamiento como ferritina (**3**). Los complejos transferrina-hierro se unen a los receptores de transferrina (TfR) en los precursores de la serie eritroide y los hepatocitos, y se introducen a la célula. Después de liberar el hierro, el complejo TfR-Tf se recicla a la membrana plasmática y se libera Tf. Los macrófagos que fagocitan eritrocitos (RBC) senescentes capturan el hierro de la hemoglobina de éstos y lo exportan o almacenan como ferritina (**4**). Los hepatocitos usan varios mecanismos para captar el hierro y almacenarlo como ferritina. DMT1, transportador de metales divalentes 1; FO, ferroxidasa; FP, ferroportina; FR, reductasa de hierro; HCP1, proteína 1 transportadora del hem. Véase el texto. (Modificada y reproducida con autorización de Trevor A et al: *Pharmacology Examination & Board Review*, 9th ed. McGraw-Hill, 2010.)

CUADRO 33-1 Distribución del hierro en adultos normales[1]

	Contenido de hierro (mg)	
	Varones	***Mujeres***
Hemoglobina	3 050	1 700
Mioglobina	430	300
Enzimas	10	8
Transporte (transferrina)	8	6
Almacenamiento (ferritina y otras formas)	750	300
Total	4 248	2314

[1]Las cifras se basan en datos de varias fuentes y en un hombre normal de 80 kg con una cifra de hemoglobina de 16 g/100 ml y una mujer normal de 55 kg con una hemoglobina de 14 g/100 ml.

Adaptado con autorización de Brown EB: Iron deficiency anemia. En: Wyngaarden JB, Smith LH (eds.). *Cecil Textbook of Medicine*, 16th ed. Saunders, 1982.

facilidad por el metal disponible en una gran variedad de alimentos. No obstante, en grupos especiales con mayores necesidades de hierro (p. ej., niños en crecimiento, embarazadas) o mayor pérdida del metal (p. ej., mujeres menstruantes), las necesidades pueden superar a los aportes dietéticos normales y se desarrolla una deficiencia de hierro.

A. Absorción

La dieta promedio en Estados Unidos contiene 10 a 15 mg de hierro elemental al día. Un individuo normal absorbe 5 a 10% de ese elemento, o alrededor de 0.5 a 1 mg al día. El hierro se absorbe en el duodeno y porción proximal del yeyuno, aunque también se absorbe si es necesario en segmentos más distales del intestino delgado. Su absorción se incrementa en respuesta a las bajas reservas del metal o al aumento de las necesidades. La absorción total de hierro se incrementa 1 a 2 mg/día en mujeres que menstrúan y puede ser tan alta como 3 a 4 mg/día en embarazadas.

El hierro está disponible en una amplia variedad de alimentos, pero es en especial abundante en la carne. El hierro de las proteínas de la carne puede absorberse de manera eficaz porque el elemento contenido en la hemoglobina y la mioglobina se puede captar íntegro sin la necesidad de disociarse primero hasta hierro elemental (fig. 33-1). El hierro de otros alimentos, en particular vegetales y granos, está unido con frecuencia a compuestos orgánicos y tiene mucha menor disponibilidad para su absorción. El hierro no hem de los alimentos y sales y complejos inorgánicos debe someterse a reducción por la acción de una reductasa de hierro que lo cambia a la forma ferrosa (Fe^{2+}) antes de que puedan absorberlo las células de la mucosa intestinal.

El hierro atraviesa la membrana luminal de la mucosa intestinal por dos mecanismos: transporte activo de la forma ferrosa mediante el transportador de metales divalentes 1 (DMT1) y absorción del complejo de hierro con el grupo hem (fig. 33-1). Junto con el hierro obtenido a partir del hem absorbido, el metal recientemente captado puede transportarse en forma activa hacia la sangre a través de la membrana basolateral por la acción de un transportador conocido como ferroportina y oxidado hasta hierro férrico (Fe^{3+}) por una oxidasa. La hepcidina hepática inhibe la liberación de hierro de las células intestinales, mediante la unión a ferroportina y activando su internación y destrucción. El exceso de hierro se puede almacenar en células del epitelio intestinal en la forma de ferritina, un complejo hidrosoluble constituido por un núcleo de hidróxido férrico cubierto por una capa de proteína de almacenamiento especializada llamada apoferritina.

B. Transporte

El hierro se transporta en el plasma unido a la **transferrina**, una globulina β que puede unir de manera específica a dos moléculas de hierro férrico (fig. 33-1). El complejo transferrina-hierro entra a las células eritroides en maduración por un mecanismo de receptor específico. Los receptores de transferrina, glucoproteínas integrales de la membrana presentes en gran número en las células de la serie eritroide en proliferación, se unen al complejo transferrina-hierro y lo introducen a la célula por el proceso de endocitosis mediada por un receptor. En los endosomas, el hierro férrico se libera, se reduce a su forma ferrosa y se transporta por vía del DMT1 al citoplasma de la célula, donde se conduce a la síntesis de hemoglobina o se almacena como ferritina. El complejo receptor de transferrina-transferrina se recicla a la membrana plasmática, en la cual la transferrina se disocia y regresa al plasma. Ese proceso provee un mecanismo eficaz para aportar el hierro requerido por los eritrocitos en desarrollo.

El aumento en la eritropoyesis se vincula con un aumento del número de receptores de transferrina en las células eritrocíticas y una reducción en la liberación de hepcidina hepática. El agotamiento de las reservas de hierro y la anemia por deficiencia de éste se vinculan con incremento en la concentración de ferritina sérica.

C. Almacenamiento

Además del almacenamiento del hierro en la mucosa intestinal, también se almacena sobre todo como ferritina en los macrófagos del hígado, bazo y hueso, y en las células del parénquima hepático (fig. 33-1). La movilización del hierro desde los macrófagos y hepatocitos se regula en particular por hepcidina y la regulación de la actividad de la ferroportina. La concentración reducida de hepcidina tiene como resultado la liberación de hierro desde estos sitios de almacenamiento; la concentración elevada de hepcidina inhibe la liberación de hierro. La ferritina es detectable en suero; como esta proteína se encuentra en equilibrio con la almacenada en tejidos reticuloendoteliales, su concentración se puede utilizar para calcular las reservas corporales totales de hierro.

D. Eliminación

No existe un mecanismo para la excreción de hierro. Se pierden pequeñas cantidades en la heces por exfoliación de las células de la mucosa intestinal y se eliminan cantidades mínimas en la bilis, orina y sudor. Estas pérdidas representan no más de 1 mg de hierro por día. Como la capacidad del cuerpo de excretar el hierro es limitada, la regulación del equilibrio del metal se consigue mediante cambios de su absorción intestinal y almacenamiento en respuesta a las necesidades corporales. Como se indica más adelante, la modificación de la regulación de la absorción del hierro produce alteraciones patológicas graves.

Farmacología clínica

A. Indicaciones para el uso del hierro

La única indicación clínica para administrar preparados de hierro es el tratamiento o la prevención de la anemia por deficiencia del elemento. Ésta se manifiesta como anemia hipocrómica y microcítica, en la cual el volumen corpuscular medio (MCV, *mean cell volume*) y la concentración de hemoglobina corpuscular media son bajos (cuadro 33-2). Por lo regular se desarrolla anemia por deficiencia de hierro en grupos con mayores necesidades del metal, entre ellos lactantes, en especial los prematuros; niños durante el periodo de crecimiento rápido; mujeres embarazadas o en lactancia; pacientes con nefropatía crónica que pierden eritrocitos a una velocidad relativamente mayor durante la hemodiálisis y también los que se forman a mayor velocidad como resultado del tratamiento con el factor de crecimiento eritrocítico, eritropoyetina (véase más adelante). La absorción inadecuada de hierro puede también ocasionar deficiencia del metal, que se observa a menudo después de la gastrectomía y en sujetos con enfermedad grave del intestino delgado que produce absorción deficiente generalizada.

La causa más frecuente de deficiencia de hierro en adultos es la pérdida sanguínea. Las mujeres que menstruan pierden casi 30 mg

CUADRO 33–2 Características distintivas de las anemias nutricionales

Deficiencia nutricional	Tipo de anemia	Anomalías de laboratorio
Hierro	Microcítica, hipocrómica con MCV <80 fl y MCHC <30%	SI bajo <30 μg/100 ml con aumento de TIBC, que produce una saturación porcentual de transferrina (SI/TIBC) <10%; cifra baja de ferritina sérica (<20 μg/L)
Ácido fólico	Macrocítica, normocrómica, con MCV >100 fl y MCHC normal o elevada	Ácido fólico sérico bajo (<4 mg/ml)
Vitamina B_{12}		Cobalamina sérica baja (<150 pmol/L) acompañada por aumento de la homocisteína sérica (>13 μmol/L), y del ácido metilmalónico en suero (>0.4 μmol/L) y urinario (>3.6 μmol/mol de creatinina)

MCV, volumen corpuscular medio; MCHC, concentración media de hemoglobina corpuscular; SI, hierro sérico; TIBC, capacidad de unión de hierro de la transferrina.

de hierro con cada periodo; aquellas en quienes la menstruación es cuantiosa pueden perder mucho más. En consecuencia, muchas mujeres premenopáusicas tienen concentraciones bajas de hierro o incluso deficiencia. En mujeres posmenopáusicas y varones, el sitio más frecuente de pérdida sanguínea es el tubo digestivo. Los individuos con anemia por deficiencia de hierro no explicada deben valorarse en cuanto a hemorragia gastrointestinal oculta.

B. Tratamiento

La anemia por deficiencia de hierro se trata con preparados orales o parenterales de este elemento. El hierro oral corrige la anemia con la misma rapidez y totalidad que el hierro parenteral en la mayor parte de los pacientes con absorción normal de hierro del tubo digestivo. Una excepción son las necesidades elevadas de hierro en personas con nefropatía crónica avanzada sometidas a hemodiálisis y tratamiento con eritropoyetina. Para ellas se prefiere la administración parenteral del elemento.

1. Tratamiento con hierro oral. Se dispone de una amplia variedad de preparados de hierro oral. Puesto que el hierro ferroso se absorbe de manera más eficaz, sólo deben utilizarse sales ferrosas. En la mayoría de los pacientes se recomienda el tratamiento con sulfato, gluconato y fumarato ferrosos porque son eficaces y su costo es accesible.

Las sales de hierro diferentes proporcionan cantidades diversas de hierro elemental, como se muestra en el cuadro 33-3. En un individuo con deficiencia de hierro se pueden incorporar casi 50 a 100 mg del metal a la hemoglobina al día y se absorbe alrededor de 25% del hierro oral administrado como sal ferrosa. Por ello es conveniente administrar 200 a 400 mg de hierro elemental diarios para corregir en menos tiempo la deficiencia. Los sujetos que no pueden tolerar esas dosis grandes de hierro pueden recibir dosis menores, lo que produce una corrección más lenta, pero aún corrige en forma completa la deficiencia. El tratamiento con hierro oral debe continuarse durante tres a seis meses después de la corrección de la causa de la pérdida del elemento. Esto corrige la anemia y restituye las reservas de hierro.

Los efectos adversos frecuentes del tratamiento con hierro oral incluyen náusea, malestar epigástrico, cólicos abdominales, estreñimiento y diarrea. Estos efectos se vinculan a menudo con la dosis y pueden contrarrestarse con la disminución de la ingestión diaria del metal o la ingestión de los comprimidos justo después de las comidas o junto con ellas. Algunos pacientes tienen menos efectos adversos gastrointestinales graves con una sal de hierro respecto de otra y se benefician al cambiar el preparado. Los individuos que toman hierro oral presentan heces oscuras; esto no tiene importancia clínica por sí misma, pero puede ocultar el diagnóstico de una pérdida sanguínea continua gastrointestinal.

CUADRO 33-3 Algunos preparados de hierro oral de uso frecuente

Preparado	Tamaño de los comprimidos	Hierro elemental por comprimido	Dosis usual del adulto para el tratamiento de la deficiencia de hierro (comprimidos por día)
Sulfato ferroso, hidratado	325 mg	65 mg	2-4
Sulfato ferroso, deshidratado	200 mg	65 mg	2-4
Gluconato ferroso	325 mg	36 mg	3-4
Fumarato ferroso	325 mg	106 mg	2-3

2. Tratamiento con hierro parenteral. Debe reservarse para pacientes con deficiencia demostrada del metal y que no pueden tolerar o absorber el hierro oral, o para aquellos con anemia crónica intensa que no pueden mantenerse sólo con hierro oral, esto incluye a quienes padecen nefropatía crónica avanzada con necesidad de hemodiálisis y tratamiento con eritropoyetina, diversos trastornos después de la gastrectomía y resección intestinal previas, enfermedad inflamatoria intestinal que afecta a la porción proximal del intestino delgado y síndromes de malabsorción (absorción deficiente).

La dificultad del tratamiento con hierro parenteral radica en que la administración del hierro férrico libre inorgánico por esa vía produce una toxicidad grave dependiente de la dosis, que limita en gran medida la dosis que puede administrarse. Sin embargo, cuando el hierro férrico se prepara como coloide que contiene las partículas con un centro de oxihidróxido de hierro rodeado por una capa de carbohidratos, el hierro bioactivo se libera con lentitud de las partículas de coloide estables. En Estados Unidos se dispone de tres formas de hierro parenteral: el **hierro dextrano**, el **complejo de gluconato férrico sódico** y la **sacarosa con hierro**.

El **hierro dextrano** es un complejo estable de oxihidróxido férrico y polímeros de dextrano que contiene 50 mg de hierro elemental por mililitro de solución. Se puede administrar por inyección intramuscular profunda o en solución intravenosa, si bien se recurre a esta última con más frecuencia. La administración intravenosa evita el dolor local y la tinción de los tejidos observados muchas veces con la vía muscular, y permite el aporte de la dosis completa de hierro necesaria para corregir la deficiencia en una sola ocasión. Los efectos adversos del hierro dextrano incluyen cefalea, mareo, fiebre, artralgias, náusea y vómito, dolor dorsolumbar, rubor, urticaria, broncoespasmo y, rara vez, anafilaxia y muerte. Debido al riesgo de una reacción de hipersensibilidad, siempre debe administrarse una pequeña dosis de prueba antes de aplicarlo por completo por vía intramuscular o intravenosa. Los individuos con antecedentes confirmados de alergia y aquellos que antes recibieron hierro dextrano parenteral tienen más probabilidad de experimentar reacciones de hipersensibilidad después del tratamiento con este preparado. Las fórmulas de hierro dextrano utilizadas en la clínica se distinguen por su peso molecular elevado o bajo. Los datos clínicos, sobre todo de observación, indican que el riesgo de anafilaxia se vincula de manera notable con las fórmulas de hierro dextrano de peso molecular alto.

Los **complejos de gluconato férrico sódico** y **sacarosa-hierro** son alternativas del hierro parenteral. Estos compuestos se pueden administrar sólo por vía intravenosa. Al parecer, tienen menos probabilidades que el hierro dextrano de alto peso molecular de inducir reacciones de hipersensibilidad.

En pacientes tratados en forma crónica con hierro parenteral es importante vigilar las concentraciones de reserva del metal para evitar la toxicidad grave vinculada con su sobredosis. A diferencia del tratamiento con hierro oral, que está sujeto al mecanismo regulador provisto por el sistema de captación intestinal, la administración parenteral que evita ese sistema regulador puede aportar más hierro para que pueda almacenarse con seguridad. Es posible calcular las reservas de hierro con base en la concentración sérica de ferritina y la saturación de transferrina, que es la razón de la concentración de hierro sérico total con respecto a la capacidad total de unión de hierro (TIBC, *total iron-binding capacity*).

Toxicidad clínica

A. Toxicidad aguda por hierro

Los niños pequeños que ingieren de manera accidental comprimidos del metal presentan toxicidad aguda por hierro en forma casi exclusiva. Tan pocos como 10 comprimidos de cualquiera de los preparados disponibles de hierro oral pueden ser letales en niños pequeños. Debe advertirse a los pacientes adultos que toman preparados de hierro oral que almacenen los comprimidos en recipientes a prueba de niños y fuera de su alcance. Los niños con intoxicación por hierro oral experimentan gastroenteritis necrosante con vómito, dolor abdominal y diarrea sanguinolenta, seguidas por choque, letargo y disnea. Con frecuencia se observa una mejoría subsiguiente, pero a continuación sobrevienen acidosis metabólica grave, coma y muerte. Es necesario el tratamiento inmediato. Debe realizarse una **irrigación intestinal total** (cap. 58) para eliminar los comprimidos que aún no se absorben. La **deferoxamina**, un compuesto potente de quelación del hierro, puede administrarse en forma sistémica para unirse al hierro ya absorbido o promover su excreción en la orina y las heces. El carbón activado, un adsorbente muy eficaz de casi todas las toxinas, ***no*** se une al hierro y, por tanto, es ineficaz. También debe instituirse tratamiento de mantenimiento apropiado de la hemorragia gastrointestinal, la acidosis metabólica y el choque.

B. Toxicidad crónica por hierro

La toxicidad crónica por hierro (sobredosis), también conocida como **hemocromatosis**, se presenta cuando se deposita un exceso de éste en el corazón, hígado, páncreas y otros órganos. Puede causar insuficiencia de órganos y muerte. Por lo general se presenta en sujetos con hemocromatosis hereditaria, un trastorno caracterizado por absorción excesiva de hierro, y en individuos que reciben muchas transfusiones de eritrocitos durante un periodo prolongado (p. ej., aquellos con talasemia β).

La sobredosis crónica de hierro en ausencia de anemia se trata de la manera más eficaz mediante flebotomía intermitente. Se puede retirar una unidad de sangre cada semana o hasta que se elimine el exceso de hierro. El tratamiento de quelación de hierro con uso de **deferoxamina** parenteral o el quelante oral de hierro **deferasirox** (cap. 57) es mucho menos eficaz, así como más complejo, costoso y peligroso, pero podría ser la única opción ante una sobrecarga del hierro que no puede tratarse por flebotomía, como es en el caso de muchos individuos con alguna causa hereditaria o adquirida de anemia resistente, como talasemia mayor, drepanocitosis, anemia aplásica, etcétera.

VITAMINA B_{12}

La vitamina B_{12} (cobalamina) sirve como cofactor para varias reacciones bioquímicas esenciales en los seres humanos. La deficiencia de vitamina B_{12} causa anemia megaloblástica (cuadro 33-2), síntomas gastrointestinales y anomalías neurológicas. Si bien es rara la deficiencia de vitamina B_{12} por un aporte inadecuado en la dieta, la falta de ésta, secundaria a absorción intestinal inadecuada, sobre todo en adultos de edad avanzada, es relativamente frecuente y fácil de tratar.

Aspectos químicos

La vitamina B_{12} consta de un anillo parecido al de la porfirina con un átomo de cobalto central unido a un nucleótido. Varios grupos orgánicos pueden unirse de manera covalente al átomo de cobalto y formar diversas cobalaminas. La desoxiadenosilcobalamina y la metilcobalamina son las formas activas de la vitamina en los seres humanos. La **cianocobalamina** y la **hidroxicobalamina** (ambas disponibles para uso terapéutico) y otras cobalaminas que se encuentran en fuentes alimentarias se convierten a las formas activas. La fuente última de la vitamina B_{12} es la proveniente de la síntesis microbiana; la vitamina no la sintetizan animales o plantas. La principal fuente de vitamina B_{12} en la dieta es la microbiana derivada de productos cárnicos (en especial el hígado, los huevos y los productos lácteos). Algunas veces, la vitamina B_{12} se denomina **factor extrínseco**, para diferenciarla del **factor intrínseco**, una proteína secretada en condiciones normales por el estómago necesaria para la captación gastrointestinal de la vitamina B_{12} de la dieta.

Farmacocinética

La dieta promedio en Estados Unidos contiene 5 a 30 μg de vitamina B_{12} al día, de los cuales se absorben 1 a 5 μg; se almacena en forma ávida sobre todo en el hígado, con un contenido total de vitamina B_{12} total en reserva de 3 000 a 5 000 μg en el adulto. Por lo regular se pierden sólo cantidades mínimas de vitamina B_{12} en la orina y las heces. Como las necesidades normales diarias de vitamina B_{12} son de sólo casi 2 μg, se requerirían casi cinco años para que toda la vitamina B_{12} almacenada se consumiera y apareciera anemia megaloblástica, si se interrumpiera la absorción. La vitamina B_{12} en cantidades fisiológicas se absorbe sólo después de que forma un complejo con el factor intrínseco, una glucoproteína secretada por las células parietales de la mucosa gástrica. El factor intrínseco se combina con la vitamina B_{12} que se libera de las fuentes de la dieta en el estómago y el duodeno, y a continuación el complejo factor intrínseco-vitamina B_{12} se absorbe en el íleon distal por el sistema de transporte altamente selectivo mediado por receptores. En los seres humanos, la deficiencia de vitamina B_{12} resulta con máxima frecuencia de su absorción deficiente por falta de factor intrínseco, pérdida o función deficiente del mecanismo de absorción específico en el íleon distal. La deficiencia nutricional es rara, pero se observa en vegetarianos estrictos después de muchos años sin consumir carne, huevos o productos lácteos.

La vitamina B_{12}, una vez que se absorbe, se transporta a las diversas células del cuerpo unida a una familia de glucoproteínas especializadas, las transcobalaminas I, II y III. El exceso de vitamina B_{12} se transporta hacia el hígado para su almacenamiento.

Farmacodinámica

Existen dos reacciones enzimáticas esenciales en los seres humanos que necesitan vitamina B_{12} (fig. 33-2). En una, la metilcobalamina sirve como intermediario en la transferencia de un grupo metilo del N^5-metiltetrahidrofolato a la homocisteína, que da origen a la metionina (figs. 33-2A y 33-3, sección 1). Sin vitamina B_{12} no puede ocurrir la conversión del principal folato de la dieta y almacenamiento, N^5-metiltetrahidrofolato, a tetrahidrofolato, el precursor de

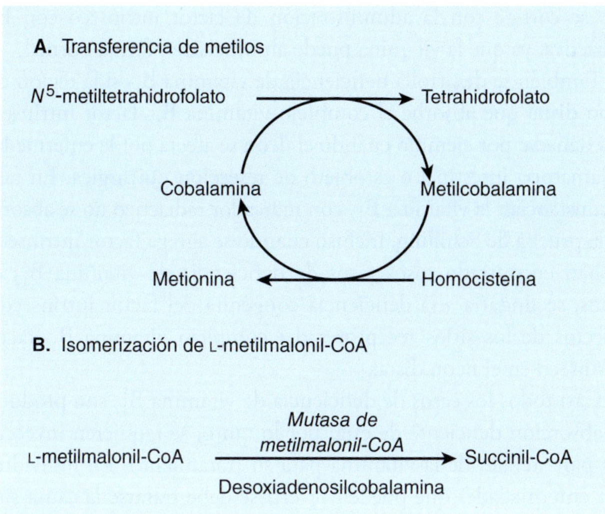

FIGURA 33–2 Reacciones enzimáticas que utilizan la vitamina B_{12}. Véase el texto para más detalles.

los cofactores del folato. Como resultado, aparece deficiencia del cofactor de folato necesario para varias reacciones bioquímicas que participan en el transporte de grupos de un carbono. En particular, el agotamiento del tetrahidrofolato evita la síntesis de cantidades adecuadas de desoxitimidilato (dTMP) y las purinas requeridas para la síntesis de DNA por las células en rápida división, como se muestra en la figura 33-3, sección 2. La acumulación de folato como N^5-metiltetrahidrofolato y el agotamiento vinculado de cofactores del tetrahidrofolato en la deficiencia de vitamina B_{12} se han denominado "trampa de metilfolato". Ese es el paso bioquímico por el que se enlazan los metabolismos de la vitamina B_{12} y el ácido fólico y explica porqué la anemia megaloblástica por deficiencia de vitamina B_{12} puede corregirse de manera parcial con la ingestión de cantidades relativamente grandes de ácido fólico. Este último puede reducirse a dihidrofolato por acción de la enzima reductasa de dihidrofolato (fig. 33-3, sección 3) y así servir como fuente del tetrahidrofolato requerido para la síntesis de purinas y dTMP, a su vez necesarios para la estructuración del DNA.

La deficiencia de vitamina B_{12} causa acumulación de homocisteína por disminución de la formación de metilcobalamina, que es necesaria para la conversión de homocisteína en metionina (fig. 33-3, sección 1). El aumento de la homocisteína sérica es útil para establecer el diagnóstico de deficiencia de vitamina B_{12} (cuadro 33-2). Existe

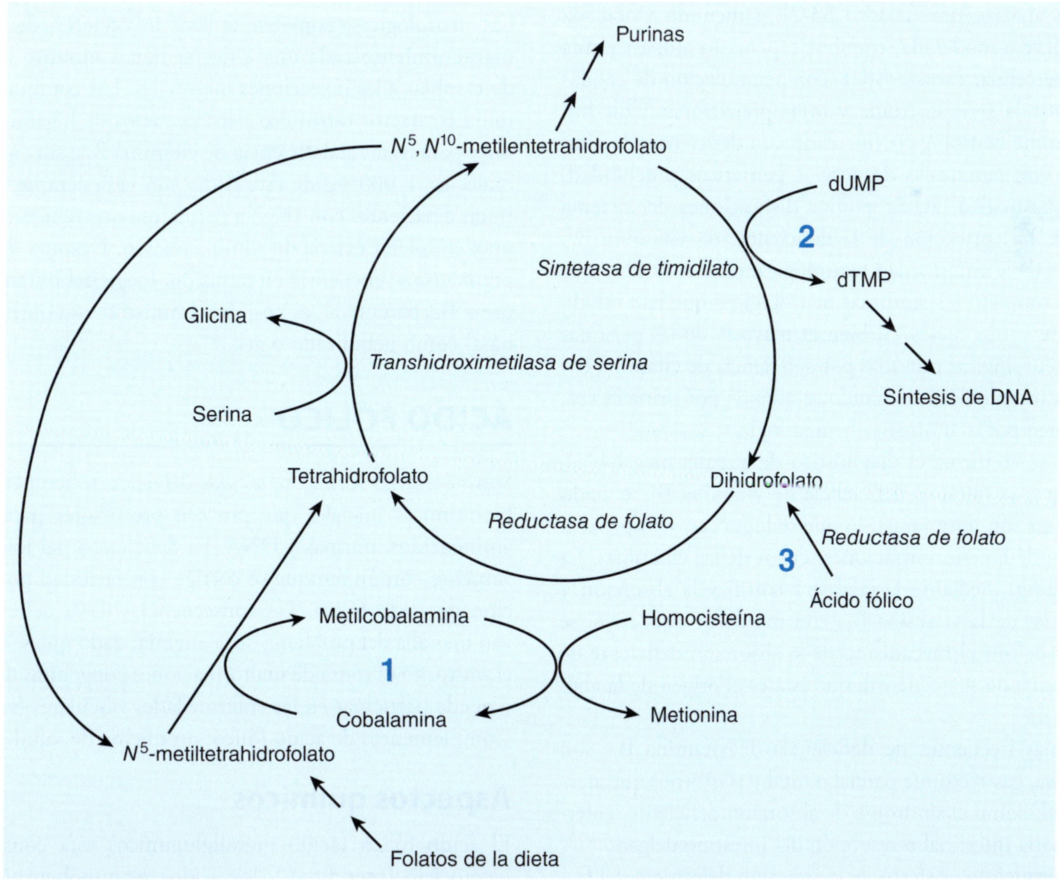

FIGURA 33–3 Reacciones enzimáticas en las que se usan folatos. En la **sección 1** se muestra la reacción dependiente de la vitamina B_{12} que permite que casi todos los folatos entren a la reserva del cofactor tetrahidrofolato y se convierta en la "trampa de folato" de la deficiencia de vitamina B_{12}. En la **sección 2** se muestra el ciclo de dTMP. En la **sección 3** se observa la vía por la que el ácido fólico entra a la reserva del cofactor tetrahidrofolato. Las flechas dobles indican vías con más de un paso intermedio.

evidencia proveniente de diversos estudios de observación de que la homocisteína sérica elevada incrementa el riesgo de cardiopatía ateroesclerótica. No obstante, en estudios clínicos con asignación al azar no se ha mostrado una disminución definitiva de los episodios cardiovasculares (infarto miocárdico, apoplejía) en pacientes que reciben complementos de vitamina B_{12} que reducen la homocisteína sérica.

La otra reacción que requiere vitamina B_{12} es la isomerización de metilmalonil-CoA a succinil-CoA por la enzima mutasa de metilmalonil-CoA (fig. 33-2B). Cuando hay deficiencia de vitamina B_{12} no puede ocurrir esa conversión y se acumulan el sustrato, metilmalonil-CoA, así como el ácido metilmalónico. Las concentraciones séricas y urinarias de ácido metilmalónico incrementadas respaldan el diagnóstico de deficiencia de vitamina B_{12} (cuadro 33-2). Con anterioridad se pensaba que la acumulación anormal de metilmalonil-CoA causaba las manifestaciones neurológicas de la deficiencia de vitamina B_{12}. Sin embargo, pruebas más recientes señalan, en su lugar, la interrupción de la vía de síntesis de la metionina como causa de los problemas neurológicos. Cualquiera que sea la explicación bioquímica del daño neurológico, el punto importante es que la administración de ácido fólico en el contexto de una deficiencia de vitamina B_{12} no evita las manifestaciones neurológicas, aunque corrige la anemia en gran medida.

Farmacología clínica

La vitamina B_{12} se usa para tratar su deficiencia o evitarla. La manifestación clínica más característica de vitamina B_{12} es la anemia megaloblástica y macrocítica (cuadro 33-2), a menudo vinculada con leucopenia leve a moderada, trombocitopenia (o ambas) y una médula ósea hipercelular característica, con acumulación de células megaloblásticas de la serie eritroide y otras precursoras. Con frecuencia, el síndrome neurológico vinculado con deficiencia de vitamina B_{12} inicia con parestesias de nervios periféricos y debilidad, con avance a espasticidad, ataxia y otras disfunciones del sistema nervioso central. La corrección de la deficiencia de vitamina B_{12} detiene el avance de la enfermedad neurológica, pero es posible que no revierta por completo los síntomas neurológicos que han estado presentes durante varios meses. Si bien la mayoría de las personas con anomalías neurológicas causadas por deficiencia de vitamina B_{12} presenta anemia megaloblástica cuando se atiende por primera vez, sólo algunas tienen pocas anomalías hematológicas, si acaso.

Una vez que se confirma el diagnóstico de anemia megaloblástica, se establece si la causa es deficiencia de vitamina B_{12} o ácido fólico (otras causas son muy raras), lo que se logra casi siempre con la determinación de las concentraciones séricas de las vitaminas. La prueba de Schilling, mediante la cual se cuantifica la absorción y excreción urinarias de la vitamina B_{12} con marcador radiactivo, se puede usar para definir el mecanismo de la absorción deficiente de la vitamina B_{12} cuando se encuentra que ésta es el origen de la anemia megaloblástica.

Las causas más frecuentes de deficiencia de vitamina B_{12} son anemia perniciosa, gastrectomía parcial o total y trastornos que afectan al íleon distal, como el síndrome de absorción deficiente, enfermedad inflamatoria intestinal o resección del intestino delgado.

La **anemia perniciosa** es efecto de la secreción defectuosa del factor intrínseco por las células de la mucosa gástrica. Los pacientes con anemia perniciosa tienen atrofia gástrica y no secretan factor intrínseco (además de ácido clorhídrico). La prueba de Schilling muestra disminución de la absorción de vitamina B_{12} con marca radiactiva, que se corrige con la administración de factor intrínseco con B_{12} radiactiva, ya que la vitamina puede absorberse en forma normal.

También se desarrolla deficiencia de vitamina B_{12} si la región del íleon distal que absorbe el complejo vitamina B_{12}-factor intrínseco está dañada, por ejemplo cuando el íleon se afecta por la enfermedad inflamatoria intestinal o es objeto de resección quirúrgica. En tales circunstancias, la vitamina B_{12} con marcador radiactivo no se absorbe en la prueba de Schilling, incluso cuando se agrega factor intrínseco. Se han encontrado casos raros de deficiencia de vitamina B_{12} en niños, secundaria a la deficiencia congénita del factor intrínseco o defectos de los sitios receptores del complejo vitamina B_{12}-factor intrínseco en el íleon distal.

Casi todos los casos de deficiencia de vitamina B_{12} son producto de absorción deficiente de ésta; por lo tanto, se requieren inyecciones parenterales de la vitamina para su tratamiento. En individuos con enfermedades que pueden revertirse debe tratarse la causa subyacente después del tratamiento inicial con vitamina B_{12} parenteral. Sin embargo, casi ninguno tiene síndromes de deficiencia curables y se requiere tratamiento por toda la vida con vitamina B_{12}.

Se dispone de vitamina B_{12} para inyección parenteral en la forma de cianocobalamina o hidroxocobalamina. Se prefiere esta última porque tiene una mayor afinidad por las proteínas y, en consecuencia, se mantiene más tiempo en circulación. El tratamiento inicial es de 100 a 1 000 μg de vitamina B_{12} intramuscular al día o cada tercer día durante una a dos semanas para reponer las reservas corporales. El tratamiento de mantenimiento consta de 100 a 1 000 μg intramusculares cada mes durante toda la vida. Si se encuentran anomalías neurológicas, conviene aplicar inyecciones de tratamiento de mantenimiento cada una a dos semanas durante seis meses antes de cambiar a las inyecciones mensuales. Las combinaciones de vitamina B_{12}-factor intrínseco y los extractos de hígado no deben utilizarse para tratar la deficiencia de vitamina B_{12}; sin embargo, las dosis orales de 1 000 μg de ésta al día son casi siempre suficientes para tratar a pacientes con anemia perniciosa que rehúsan inyectarse o no pueden tolerar esa vía de administración. Después de que la anemia perniciosa se encuentra en remisión, luego del tratamiento con vitamina B_{12} parenteral, es posible administrar esta última por vía intranasal como nebulizado o gel.

ÁCIDO FÓLICO

Son necesarias formas reducidas del ácido fólico para las reacciones bioquímicas iniciales que proveen precursores para las síntesis de aminoácidos, purinas y DNA. La deficiencia del folato no es relativamente común aunque se corrige con facilidad por la administración de ácido fólico. Las consecuencias de la deficiencia de folato van más allá del problema de la anemia, dado que se ha señalado que el trastorno es causa de malformaciones congénitas del recién nacido y puede participar en las enfermedades vasculares (véase el recuadro Complementos de ácido fólico: un dilema de salud pública).

Aspectos químicos

El ácido fólico (ácido pteroilglutámico) está constituido por un heterociclo (pteridina) y los ácidos *p*-aminobenzoico y glutámico (fig. 33-4). Se pueden unir cantidades variables de partículas de ácido glutámico a la porción pteroilo de la molécula y formar monoglutamatos, triglutamatos y poliglutamatos. El ácido fólico puede ser objeto de reducción, catalizada por la enzima reductasa de dihi-

Complementos de ácido fólico: un dilema de salud pública

A partir de enero de 1998 se requirió en Estados Unidos y Canadá que todos los productos de grano enriquecidos se complementaran con ácido fólico. Esa disposición de la FDA se emitió para reducir la incidencia de defectos congénitos del tubo neural (NTD, *neural tube defects*). Los estudios epidemiológicos muestran un sólido vínculo entre la deficiencia materna de ácido fólico y la incidencia de NTD, como espina bífida y anencefalia. El requerimiento de la FDA de los complementos de ácido fólico es una medida de salud pública dirigida a un número significativo de mujeres en Estados Unidos que no reciben atención prenatal y no están al tanto de la importancia de una ingestión adecuada de ácido fólico para prevenir los defectos al nacimiento de sus hijos. Los estudios observacionales realizados en Estados Unidos y otros países donde se complementan los granos con ácido fólico han encontrado que esa medida se relaciona con una disminución significativa de las tasas de NTD (20 a 25%). Los estudios indican que la disminución de los NTD depende de la dosis y que los complementos de los granos con cifras más altas de ácido fólico en Estados Unidos podrían causar una reducción todavía mayor en la tasa de NTD. Los estudios observacionales también sugieren que las tasas de otros tipos de anomalías congénitas (cardiacas y orofaciales) han disminuido después de que se empezaron a aplicar tales medidas.

Puede haber un beneficio adicional para los adultos. El N^5-metiltetrahidrofolato se requiere para la conversión de homocisteína en metionina (figs. 33-2 y 33-3, sección 1). La alteración de la síntesis de N^5-metiltetrahidrofolato causa aumento de la cifra sérica de homocisteína. Los datos de varias fuentes sugieren una correlación positiva entre la homocisteína sérica elevada y las enfermedades vasculares oclusivas, como la cardiopatía isquémica y las apoplejías. Los datos clínicos sugieren que el programa de complementos de folato ha mejorado el estado de esa vitamina y disminuido la prevalencia de hiperhomocisteinemia en una población de adultos maduros y de edad avanzada que no usaban complementos vitamínicos. También existe evidencia de que el ácido fólico suficiente protege contra diversos cánceres, incluidos el colorrectal, mamario y cervicouterino.

Aunque los beneficios potenciales de los complementos de ácido fólico durante el embarazo son muy llamativos, la decisión de exigir la adición de ácido fólico en los granos fue motivo de controversia. Como se describió en el texto, la ingestión de ácido fólico puede corregir de forma parcial o total la anemia causada por deficiencia de vitamina B_{12}. Sin embargo, los complementos de ácido fólico no previenen los daños neurológicos potencialmente irreversibles ocasionados por la deficiencia de vitamina B_{12}. Las personas con anemia perniciosa y otras formas de deficiencia de la vitamina B_{12} suelen identificarse por sus signos y síntomas de anemia, que por lo general aparecen antes de los síntomas neurológicos. Los que se oponían a la complementación con ácido fólico se preocuparon porque el aumento de su ingestión en la población general podría ocultar la deficiencia de vitamina B_{12} y aumentar la prevalencia de enfermedad neurológica en las personas de edad avanzada. Para poner esto en perspectiva, casi 4 000 embarazos, incluidos 2 500 con nacidos vivos en Estados Unidos cada año, se afectan por defectos congénitos del tubo neural. Por el contrario, se calcula que más de 10% de la población de edad avanzada en Estados Unidos, varios millones de personas, tiene riesgo de complicaciones neuropsiquiátricas por deficiencia de la vitamina B_{12}. En reconocimiento de esta controversia, la FDA mantuvo sus requerimientos de complementos de ácido fólico en un grado algo menor. También suscitan cierta preocupación los estudios clínicos prospectivos y de observación que han encontrado que la concentración elevada de ácido fólico incrementa el riesgo de padecer ciertas enfermedades como cáncer colorrectal, con el cual el ácido fólico exhibe una curva con forma de campana. Se necesitan más investigaciones para definir con mayor precisión la concentración óptima del ácido fólico en los alimentos y las recomendaciones sobre el ácido fólico complementario en distintas poblaciones y grupos de edad.

drofolato ("reductasa de folato") para producir ácido dihidrofólico (fig. 33-3, sección 3). El tetrahidrofolato puede transformarse después en cofactores de folato que poseen una unidad de carbono unida al nitrógeno 5, nitrógeno 10, o ambos (fig. 33-3). Los cofactores de folato son interconvertibles por diversas reacciones enzimáticas y sirven a la importante función bioquímica de la donación de unidades de un carbono en diversos niveles de oxidación. En la mayor parte de ellos se regenera el tetrahidrofolato y se encuentra de nueva cuenta disponible para su reutilización.

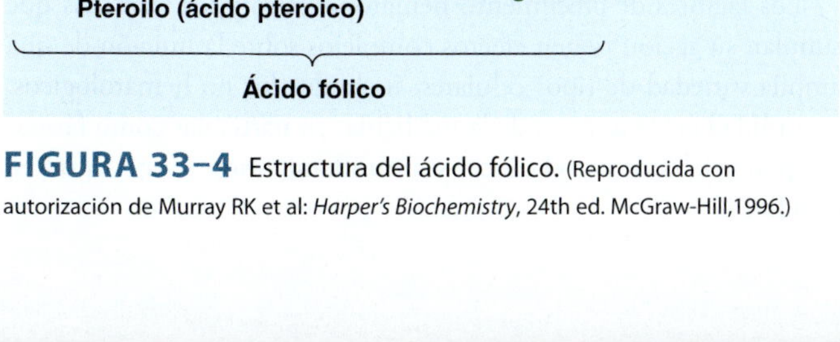

FIGURA 33-4 Estructura del ácido fólico. (Reproducida con autorización de Murray RK et al: *Harper's Biochemistry*, 24th ed. McGraw-Hill,1996.)

Farmacocinética

La dieta promedio en Estados Unidos contiene 500 a 700 μg de folatos al día, 50 a 200 μg de los cuales se absorben, según sean las necesidades metabólicas. Las mujeres embarazadas pueden absorber hasta 300 a 400 μg de ácido fólico al día. Hay formas diversas de ácido fólico presentes en una amplia variedad de tejidos vegetales y animales; las fuentes más ricas son levaduras, hígado, riñón y vegetales verdes. En condiciones normales se almacenan en el hígado y otros tejidos 5 a 20 mg de folatos; éstos se excretan en la orina y heces y también se destruyen por catabolismo, de tal manera que las concentraciones séricas decrecen en unos cuantos días, cuando la ingestión es menor. Debido a que las reservas corporales de folato son relativamente bajas y las necesidades diarias son altas, puede observarse una deficiencia de ácido fólico y anemia megaloblástica uno a seis meses después de que se interrumpe la ingestión de ácido fólico, de acuerdo con el estado nutricional del paciente y el ritmo de uso del folato.

El ácido fólico sin alteración se absorbe de forma rápida y completa en el yeyuno proximal. Los folatos de la dieta constan sobre todo de las formas poliglutamato de N^5-metiltetrahidrofolato. Antes de su absorción, todas las moléculas de glutamilo de los poliglutamatos, excepto una, deben hidrolizarse por la enzima transferasa de glutamilo-α-1 ("conjugasa") dentro del borde en cepillo de la mucosa intestinal. El monoglutamato N^5-metiltetrahidrofolato se transporta después a la corriente sanguínea por los mecanismos activo y pasivo, y luego se distribuye en forma amplia en todo el cuerpo. Dentro de las células, el N^5-metiltetrahidrofolato se convierte en tetrahidrofolato por una reacción de desmetilación que requiere vitamina B_{12} (fig. 33-3, sección 1).

Farmacodinámica

Los cofactores del tetrahidrofolato participan en reacciones de transferencia de un carbono. Como se describió antes en la revisión de la vitamina B_{12}, una de esas reacciones esenciales produce el dTMP necesario para la síntesis de DNA. En esa reacción, la enzima sintetasa de timidilato cataliza el transporte de una unidad de carbono del N^5,N^{10}-metilentetrahidrofolato al monofosfato de desoxiuridina (dUMP) para formar dTMP (fig. 33-3, sección 2). A diferencia de todas las demás reacciones enzimáticas en las que se usan cofactores de folato, en esta reacción el cofactor se oxida hasta dihidrofolato y por cada mol de dTMP producida se consume un mol de tetrahidrofolato. En tejidos con proliferación rápida se consumen cantidades considerables de tetrahidrofolato en esa reacción y la síntesis continua de DNA requiere regeneración ininterrumpida del tetrahidrofolato por reducción del dihidrofolato, catalizada por la enzima reductasa de dihidrofolato. El tetrahidrofolato que se produce de esta manera puede entonces volver a formar el cofactor N^5,N^{10}-metilentetrahidrofolato por acción de una transhidroximetilasa de serina y permitir así la síntesis continua de dTMP. La actividad catalítica combinada de la sintetasa de dTMP, reductasa de dihidrofolato y transhidroximetilasa de serina se conoce como *ciclo de la síntesis de dTMP.* Las enzimas en el ciclo de dTMP son objetivos farmacológicos de dos compuestos anticancerosos: el metotrexato, que inhibe a la reductasa de dihidrofolato, y un metabolito del 5-fluorouracilo, que inhibe a la sintetasa del timidilato (cap. 54).

Los cofactores del tetrahidrofolato participan en muchas otras reacciones esenciales. Se requiere N^5-metilentetrahidrofolato para la reacción dependiente de vitamina B_{12} que genera metionina a partir de homocisteína (figs. 33-2A y 33-3, sección 1). Además, los cofactores de tetrahidrofolato donan unidades de un carbono durante la síntesis nueva de purinas esenciales. En esas reacciones se regenera tetrahidrofolato y puede reingresar a la reserva de cofactores de tetrahidrofolato.

Farmacología clínica

La deficiencia de folato produce anemia megaloblástica, que al microscopio es indistinguible de la causada por la deficiencia de vitamina B_{12} (véase antes). Sin embargo, la primera no produce el síndrome neurológico característico observado en la deficiencia de vitamina B_{12}. En pacientes con anemia megaloblástica, el estado del folato se valora por análisis de la concentración de folato sérico o eritrocítico. A menudo esta última es de mayor utilidad diagnóstica que el nivel sérico, dado que la concentración de folato en el suero tiende a ser lábil y no refleja en todos los casos las cifras hísticas.

La deficiencia de ácido fólico se debe a menudo a la ingestión dietética insuficiente de folatos. Los pacientes alcohólicos y aquellos con enfermedad hepática pueden desarrollar deficiencia de ácido fólico por carencias dietéticas y disminución del almacenamiento hepático de folatos. Las embarazadas y los sujetos con anemia hemolítica tienen requerimientos más altos de folato y es posible que desarrollen deficiencia, sobre todo si su dieta aporta cantidades marginales. La evidencia vincula la deficiencia materna de ácido fólico con los defectos del tubo neural en el feto. (Véase el recuadro Complementos de ácido fólico: un dilema de salud pública). Los pacientes con síndromes de malabsorción también desarrollan con frecuencia deficiencia de ácido fólico. Las personas dependientes de diálisis renal tienen riesgo de desarrollar esta deficiencia porque el procedimiento de diálisis extrae los folatos del plasma.

La deficiencia de ácido fólico puede ser efecto de fármacos. El metotrexato, y en menor grado el trimetoprim y la pirimetamina, inhiben a la reductasa de dihidrofolato y pueden ocasionar deficiencia de cofactores de folato y al final anemia megaloblástica. El tratamiento a largo plazo con fenitoína también puede causar deficiencia de folato, pero sólo rara vez produce anemia megaloblástica.

Las más de las veces no es necesaria la administración parenteral de ácido fólico, ya que la sustancia es bien absorbida por vía oral incluso en sujetos con síntomas de absorción deficiente. Una dosis de 1 mg de ácido fólico al día por vía oral es suficiente para revertir la anemia megaloblástica, restablecer la concentración sérica normal de folato y recuperar sus reservas corporales en casi todos los pacientes. El tratamiento debe continuarse hasta eliminar o corregir la causa de la deficiencia subyacente. En personas con absorción deficiente o dieta inadecuada puede ser necesario el tratamiento en forma indefinida. Deben considerarse los complementos de ácido fólico para evitar su deficiencia en pacientes de alto riesgo, incluidas las mujeres embarazadas, sujetos que tienen dependencia del alcohol, anemia hemolítica, hepatopatía o ciertas enfermedades cutáneas, y personas bajo tratamiento renal por diálisis.

FACTORES DE CRECIMIENTO HEMATOPOYÉTICO

Los factores de crecimiento hematopoyético son hormonas glucoproteínicas que regulan la proliferación y diferenciación de las células progenitoras hematopoyéticas en la médula ósea. Los primeros factores de crecimiento identificados se llamaban factores estimulantes de colonias, puesto que podían impulsar la proliferación de colonias de varias células progenitoras de la médula ósea *in vitro.* Muchos de estos factores de crecimiento se han purificado y clonado, con estudio extenso de sus efectos en la hematopoyesis. Se producen cantidades suficientes de dichos factores de crecimiento para uso clínico por tecnología de DNA recombinante.

De los factores de crecimiento hematopoyético conocidos, la **eritropoyetina (epoetinas α y β)**, el **factor estimulante de colonias de granulocitos (G-CSF)**, el **factor estimulante de colonias de granulocitos-macrófagos (GM-CSF)** y la **interleucina 11 (IL-11)** están en uso clínico actual. El **romiplostim** es un agente biológico que activa al receptor de trombopoyetina.

Los factores de crecimiento hematopoyético y los fármacos que simulan su acción tienen efectos complejos sobre la función de una amplia variedad de tipos celulares, incluidos los no hematológicos. Su utilidad en otras áreas de la medicina, en particular como fármacos potenciales contra el cáncer y antiinflamatorios, se encuentra en estudio.

ERITROPOYETINA

Aspectos químicos y farmacocinética

La eritropoyetina, una glucoproteína de 34 a 39 kDa, fue el primer factor de crecimiento hematopoyético humano aislado. De manera original se purificó a partir de la orina de pacientes con anemia grave. La eritropoyetina humana recombinante (rHuEPO, epoetina α) se produce en un sistema de expresión de células de mamífero. Después de su administración intravenosa, la eritropoyetina tiene una semivida sérica de 4 a 13 h en pacientes con insuficiencia renal crónica. No se elimina por diálisis. Se cuantifica en unidades internacionales (UI). La darbepoetina α es una forma modificada de eritropoyetina glucosilada en mayor grado como resultado de cambios en los aminoácidos. La darbepoetina α tiene una semivida doble a triple con respecto a la epoetina α. La metoxipolietilenglicol epoetina β es una isoforma de la eritropoyetina unida en forma covalente a un gran polímero de polietilenglicol. Este producto recombinante de acción prolongada se administra como dosis única intravenosa o subcutánea a intervalos de dos semanas, o en forma mensual, en tanto que la epoetina α en general se administra tres veces por semana y la darbepoetina se administra en forma semanal.

Farmacodinámica

La eritropoyetina estimula la proliferación y diferenciación eritroides por interacción con receptores de eritropoyetina en células progenitoras de eritrocitos. El receptor de eritropoyetina es un miembro de la superfamilia de receptores de citocinas JAK/STAT, que usan la fosforilación de proteínas y la activación del factor de transcripción para regular la función celular (cap. 2). La eritropoyetina también induce la emisión de reticulocitos de la médula ósea. La eritropoyetina endógena se produce de manera principal en el riñón. En respuesta a la hipoxia hística se produce más eritropoyetina a través de una mayor tasa de transcripción del gen homónimo. Esto produce corrección de la anemia siempre y cuando la respuesta de la médula ósea no esté alterada por alguna deficiencia nutricional de los eritrocitos (en especial de hierro), trastornos primarios de la médula ósea (véase más adelante), o supresión de ésta por fármacos o enfermedades crónicas.

En condiciones normales hay una relación inversa entre las concentraciones de hematócrito o hemoglobina y las correspondientes de eritropoyetina sérica. Los individuos sin anemia presentan cifras de esta última menores de 20 UI/L. Conforme las concentraciones de hematócrito y hemoglobina descienden y la anemia se torna más intensa, la concentración de eritropoyetina sérica se incrementa en forma exponencial. Los pacientes con anemia de gravedad moderada tienen casi siempre cifras de eritropoyetina en límites de 100 a 500 UI/L y aquellos con anemia grave pueden presentar miles de unidades internacionales por litro. La excepción más importante a esta relación inversa es la anemia de la insuficiencia renal crónica. En individuos con nefropatía, las concentraciones de eritropoyetina suelen ser bajas porque los riñones no pueden producir el factor de crecimiento. Estos son los pacientes que responden con toda probabilidad al tratamiento con eritropoyetina exógena. En la mayor parte de los trastornos primarios de la médula ósea (anemia aplásica, leucemias, trastornos mieloproliferativos y mielodisplásicos, etc.) y en casi todas las anemias nutricionales y secundarias, las concentraciones de eritropoyetina endógena son elevadas, de tal manera que hay menos probabilidad de una respuesta a la eritropoyetina exógena (véase más adelante).

Farmacología clínica

La disponibilidad de agentes estimulantes de la eritropoyesis (ESA, *erythropoiesis-stimulating agents*) ha tenido un efecto positivo significativo en pacientes con varios tipos de anemia (cuadro 33-4). Los ESA mejoran de manera consistente el hematócrito y la hemoglobina, hacen con frecuencia innecesarias las transfusiones y, de manera confiable, mejoran los índices de calidad de vida. Los ESA

CUADRO 33-4 Usos clínicos de los factores de crecimiento hematopoyético y fármacos que simulan sus acciones

Factor de crecimiento hematopoyético	Trastorno clínico a tratar o prevenir	Receptores
Eritropoyetina, darbepoetina α	Anemia	Pacientes con insuficiencia renal crónica
		Pacientes infectados por VIH tratados con zidovudina
		Pacientes oncológicos tratados con quimioterapia mielosupresora
		Pacientes programados para operaciones electivas no cardiacas o no vasculares
Factor estimulante de colonias de granulocitos (G-CSF; filgrastim) y factor estimulante de colonias de granulocitos-macrófagos (GM-CSF; sargramostim)	Neutropenia	Pacientes de cáncer tratados con quimioterapia mielosupresora
		Pacientes con neutropenia crónica grave
		Pacientes en recuperación de trasplante de médula ósea
	Trasplante de células madre o médula ósea	Pacientes con cánceres no mieloides u otras anomalías tratados con trasplante de células madre o médula ósea
	Movilización de células progenitoras de sangre periférica	Donadores de células madre para trasplante alogénico o autólogo
Interleucina-11 (IL-11, oprelvekin)	Trombocitopenia	Pacientes con cánceres no mieloides que reciben quimioterapia de mielosupresión
Romiplostim	Trombocitopenia	Pacientes con púrpura trombocitopénica idiopática

se usan en forma sistemática en sujetos con anemia secundaria a nefropatía crónica. En aquellos tratados con un ESA se observa muchas veces un incremento del recuento de reticulocitos en casi 10 días y un aumento de hematócrito y hemoglobina en dos a seis semanas. Las dosis de ESA se ajustan para mantener una hemoglobina ideal de 10 a 12 g/100 ml, pero sin excederla. Para promover una mayor eritropoyesis casi todos los pacientes con nefropatía crónica necesitan complementos del hierro orales o parenterales. En algunos también puede requerirse un aporte de folato.

En determinados pacientes, la eritropoyetina también se utiliza para reducir la necesidad de transfusiones de eritrocitos cuando el individuo se somete a una quimioterapia mielosupresora por cáncer y tiene una hemoglobina menor de 10 mg/100 ml y para los individuos con síndromes mielodisplásicos de bajo riesgo y anemia que necesitan transfusiones de eritrocitos. Los enfermos con una concentración sérica muy reducida de eritropoyetina para el grado de anemia son los que responden mejor al tratamiento. Cuando la concentración endógena de eritropoyetina es menor de 100 UI/L la probabilidad de que respondan es mayor, si bien algunos individuos con una eritropoyetina de 100 a 500 UI/L también lo hacen. No debe usarse la metoxipolietilenglicol epoetina β para el tratamiento de la anemia causada por la quimioterapia del cáncer porque en un estudio clínico se encontró un número mucho mayor de muertes en pacientes que recibían esa forma de eritropoyetina.

La eritropoyetina se ha utilizado con éxito para contrarrestar la anemia producida por el tratamiento con zidovudina en personas con infección por VIH y en el tratamiento de la anemia de la premadurez. También es útil para disminuir la necesidad de transfusiones en pacientes de alto riesgo sometidos a operaciones electivas no cardiacas o vasculares.

La eritropoyetina es uno de los fármacos prohibidos por el Comité Olímpico Internacional. El uso de ésta por los atletas se explica por la presuposición de que una mayor concentración de eritrocitos incrementa el aporte de oxígeno a los músculos y mejora su desempeño.

Toxicidad

Los efectos adversos más frecuentes de la eritropoyetina son hipertensión y complicaciones trombóticas. En marzo del 2007, la FDA emitió una nota precautoria según la cual los pacientes con insuficiencia renal crónica o cáncer cuya hemoglobina sérica había aumentado a más de 12 g/100 ml con un ESA tenían un mayor riesgo de un episodio trombótico o, los pacientes con cánceres avanzados de cabeza y cuello, un crecimiento tumoral más rápido. La precaución se basó sobre todo en datos de un estudio clínico de pacientes con nefropatía crónica que indicaron una mayor tasa de mortalidad y episodios cardiovasculares (apoplejía, infarto miocárdico, empeoramiento de la insuficiencia cardiaca congestiva e hipertensión) en sujetos con dosificación de ESA hasta una concentración ideal de hemoglobina de 12 a 16 g/100 ml o para mantener un hematócrito normal (42%), en comparación con un hematócrito ideal menor de 30%. Además, en un metaanálisis de 51 estudios controlados y con placebo en pacientes de cáncer se comunicó una tasa de mortalidad mayor de todas las causas y trombosis venosa en quienes recibieron un ESA. Con base en las pruebas acumuladas se recomienda que la concentración de hemoglobina no rebase 12 g/100 ml en sujetos con nefropatía crónica que reciben un ESA, y que esos fármacos se utilicen de manera conservadora en individuos con trastornos oncológicos (p. ej., cuando la concentración de hemoglobina sea <10 g/100 ml) y con la dosis mínima necesaria para evitar las transfusiones.

Las reacciones alérgicas a ESA han sido infrecuentes. Se observó un pequeño número de casos de aplasia eritrocítica pura (PRCA, *pure red cell aplasia*) acompañada de anticuerpos neutralizantes de eritropoyetina. La PRCA se observó con mayor frecuencia en pacientes con diálisis tratados por vía subcutánea durante un periodo prolongado con una forma particular de epoetina α (Eprex con un estabilizador de polisorbato 80 más bien que albúmina sérica humana) que no está disponible en Estados Unidos. Después de que las agencias regulatorias requirieron que se administrara Eprex por vía intravenosa en lugar de vía subcutánea, la tasa de PRCA vinculada con ESA se redujo. No obstante, casos raros del proceso patológico aún se observan con todos los ESA administrados por vía subcutánea durante periodos prolongados en pacientes con nefropatía crónica.

FACTORES DE CRECIMIENTO MIELOIDES

Aspectos químicos y farmacocinética

Los dos factores de crecimiento mieloides disponibles en la actualidad para uso clínico, **G-CSF** y **GM-CSF**, se purificaron de forma inicial a partir de líneas de células humanas en cultivo (cuadro 33-4). El G-CSF humano recombinante (**rHuG-CSF; filgrastim**) se produce en un sistema de expresión bacteriana. Se trata de un péptido no glucosilado de 175 aminoácidos con un peso molecular de 18 kDa. La GM-CSF humana recombinante (**rHuGM-CSF; sargramostim**) se produce en un sistema de expresión en levaduras. Se trata de un péptido parcialmente glucosilado de 127 aminoácidos con tres especies moleculares que pesan 15 500, 15 800 y 19 500. Estos preparados tienen semividas séricas de 2 a 7 h después de su administración intravenosa o subcutánea. El **pegfilgrastim**, un producto conjugado covalente de filgrastim y una forma de polietilenglicol, tiene una semivida sérica mucho más prolongada que el G-CSF recombinante y se puede inyectar una vez por ciclo de quimioterapia mielosupresora, en lugar de todos los días en varias ocasiones. El **lenograstim**, utilizado de manera amplia en Europa, es una forma glucosilada del G-CSF recombinante.

Farmacodinámica

Los factores de crecimiento mieloide estimulan la proliferación y diferenciación celulares correspondientes por interacción con receptores específicos que se encuentran en diversas células progenitoras mieloides. A semejanza del receptor de eritropoyetina, estos receptores son miembros de la misma familia JAK/STAT (cap. 2). El G-CSF estimula la proliferación y diferenciación de células progenitoras ya comprometidas en la línea de neutrófilos. También promueve la actividad fagocítica de los neutrófilos maduros y prolonga su supervivencia en la circulación. El G-CSF tiene también una capacidad notoria de movilización de células madre hematopoyéticas, por ejemplo para aumentar su concentración en sangre periférica. Dicho efecto biológico ha hecho posible un avance de gran importancia en trasplantes, el uso de **células madre de sangre periférica** (**PBSC**, *peripheral blood stem cells*) en lugar de médula ósea para el trasplante autólogo de células madre hematopoyéticas (véase más adelante).

El GM-CSF tiene acciones biológicas más amplias que el G-CSF. Es un factor de crecimiento hematopoyético multipotencial que estimula la proliferación y diferenciación de células progenitoras granulocíticas tempranas y tardías, así como células progenitoras de células eritroides y megacariocitos. A semejanza del G-CSF, el GM-CSF también estimula la función de los neutrófilos maduros. El GM-CSF actúa junto con la interleucina 2 para estimular la proliferación de células T y parece un factor activo en el ámbito local en sitios de inflamación. El GM-CSF moviliza células madre de sangre periférica, pero es mucho menos eficaz y más tóxico que el G-CSF.

Farmacología clínica

A. Neutropenia inducida por la quimioterapia del cáncer

La neutropenia es un efecto adverso frecuente de los fármacos citotóxicos utilizados para tratar el cáncer y aumenta el riesgo de infección grave en pacientes que reciben quimioterapia. A diferencia del tratamiento de la anemia y trombocitopenia, rara vez se realiza la transfusión de granulocitos de donadores a personas con neutropenia y su éxito es limitado. La introducción del G-CSF en 1991 representó un suceso clave en el tratamiento de la neutropenia inducida por la quimioterapia. Este factor de crecimiento acelera de manera notoria la velocidad de recuperación de los neutrófilos después de la quimioterapia mielosupresora de dosis intensivas (fig. 33-5). Disminuye la duración de la neutropenia y suele aumentar la cifra nadir, la concentración más baja de neutrófilos observada después de un ciclo de quimioterapia.

La capacidad del G-CSF de aumentar la concentración de neutrófilos después de la quimioterapia mielosupresora es casi universal, pero su efecto en los resultados clínicos es más variable. Muchos estudios clínicos y metaanálisis (no todos) han mostrado que el G-CSF disminuye las crisis de neutropenia febril, las necesidades de antibióticos de amplio espectro, las infecciones y los días de hospitalización. Los estudios clínicos no han mostrado mejor supervivencia en personas con cáncer tratadas con G-CSF. Las pautas clínicas para el uso del G-CSF después de la quimioterapia citotóxica recomiendan reservarla para individuos con alto riesgo de neutropenia febril, con base en su edad, antecedentes médicos y características de enfermedad; sujetos que reciben esquemas de quimioterapia de dosis intensiva que implican un riesgo mayor de 40% de causar neutropenia febril; enfermos con una crisis previa de neutropenia febril después de la quimioterapia citotóxica; individuos que tienen alto riesgo de neutropenia febril; y pacientes que probablemente no sobrevivan a una crisis de dicha neutropenia. El pegfilgrastim es una alternativa del G-CSF para la prevención de la neutropenia febril inducida por la quimioterapia, se puede administrar con menor frecuencia y tal vez acorte un poco más que el G-CSF el periodo de neutropenia grave.

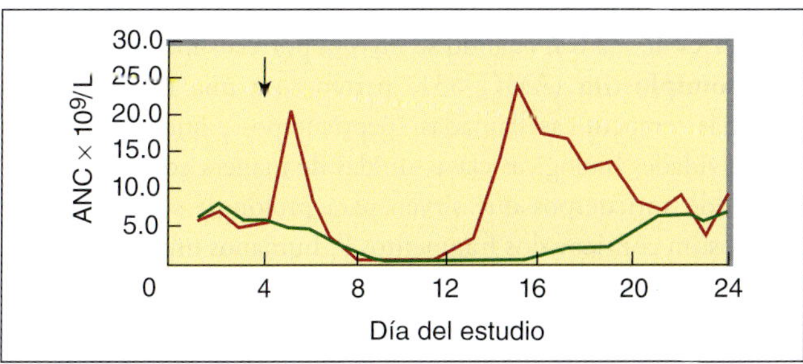

FIGURA 33–5 Efectos del factor estimulante de colonias de granulocitos (G-CSF; *línea roja*) o un placebo (*línea verde*) sobre el recuento absoluto de neutrófilos (ANC) después de la quimioterapia citotóxica por cáncer pulmonar. Las dosis de quimioterapéuticos se administraron en los días 1 y 3. Las inyecciones de G-CSF o placebo se iniciaron en el día 4 y continuaron a diario hasta los días 12 o 16. El primer pico en ANC refleja la atracción de células maduras por el G-CSF. El segundo pico expresa un aumento notorio de la producción de nuevos neutrófilos por la médula ósea bajo estimulación por el G-CSF. (La ANC normal es 2.2 a 8.6 × 10^9/L.) (Modificada y reproducida con autorización de Crawford J et al: Reduction by granulocyte colony-stimulating factor of fever and neutropenia induced by chemotherapy in patients with small-cell lung cancer. N Engl J Med 1991;325:164.)

A semejanza del G-CSF y pegfilgrastim, el GM-CSF también reduce la duración de la neutropenia después de la quimioterapia citotóxica. Ha sido más difícil demostrar que el GM-CSF disminuye la incidencia de neutropenia febril, tal vez porque el GM-CSF mismo puede inducir fiebre. En el tratamiento de la neutropenia inducida por la quimioterapia, el G-CSF, 5 μg/kg/día, o el GM-CSF, 250 μg/m^2/día, se inicia 24 a 72 h después de concluir la quimioterapia y se continúan hasta que la cifra absoluta de neutrófilos es mayor de 10 000/μl. El pegfilgrastim se administra como dosis única de 6 mg.

La utilidad y seguridad de los factores de crecimiento mieloides después de la quimioterapia en el tratamiento de mantenimiento de pacientes con leucemia mieloide aguda (AML, *acute myeloid leukemia*) han sido motivo de varios estudios clínicos. Puesto que las células en la leucemia surgen de células progenitoras cuya proliferación y diferenciación se regulan por lo general por factores de crecimiento hematopoyético, incluidos GM-CSF y G-CSF, suscitaba preocupación la posibilidad de que los factores de crecimiento mieloides pudieran estimular el crecimiento de las células de leucemia y aumentar la tasa de recaídas. Los resultados de estudios clínicos con asignación al azar sugieren que tanto G-CSF como GM-CSF son seguros después del tratamiento de inducción y consolidación en la leucemia mieloide y la linfoblástica. No hay pruebas de que estos factores de riesgo reduzcan la tasa de remisiones o eleven la de recaídas. Por el contrario, los factores de crecimiento aceleran la recuperación de los neutrófilos y aminoran las tasas de infección y los días de hospitalización. Tanto el G-CSF como el GM-CSF tienen aprobación de la FDA para el tratamiento de pacientes con AML.

B. Otras aplicaciones

El G-CSF y el GM-CSF también han mostrado eficacia en el tratamiento de la neutropenia vinculada con **neutropenia congénita**, **neutropenia cíclica**, **mielodisplasia** y **anemia aplásica**. Muchos pacientes con estos trastornos responden con un aumento rápido y algunas veces espectacular de los recuentos de neutrófilos. En algunos casos esto ocasiona una menor frecuencia de infecciones. Puesto que G-CSF o GM-CSF no estimulan la formación de eritrocitos y plaquetas, en ocasiones se combinan con otros factores de crecimiento para el tratamiento de la pancitopenia.

Los factores de crecimiento mieloides tienen participación importante en el **trasplante autólogo de células madre** en personas sometidas a quimioterapia de dosis alta. En sujetos con tumores resistentes a las dosis estándar de fármacos quimioterapéuticos, cada vez se utiliza más la quimioterapia de dosis alta con apoyo de células madre autólogas. Los esquemas de dosis altas producen mielosupresión extrema; ésta se contrarresta con la readministración de las células madre hematopoyéticas del paciente (que se recolectan antes de la quimioterapia). Se ha demostrado que la administración del G-CSF o GM-CSF poco después del trasplante de células madre autólogas reduce el tiempo transcurrido hasta su injerto y la recuperación de la neutropenia en pacientes que reciben células madre obtenidas de la médula ósea o sangre periférica. Estos efectos se observan en individuos tratados por linfoma o tumores sólidos. También se utilizan G-CSF y GM-CSF como apoyo para enfermos que recibieron alotrasplante de médula ósea en el tratamiento de cánceres hematológicos o estados de insuficiencia de la médula ósea. En ese contexto, los factores de crecimiento aceleran la recuperación de la neutropenia sin incrementar la incidencia de enfermedad aguda de injerto contra hospedador.

Tal vez la participación más importante de los factores de crecimiento mieloides en el trasplante es la movilización de PBSC. Las células madre recolectadas de la sangre periférica casi han sustituido a la médula ósea como preparado hematopoyético usado para el trasplante alogénico y autólogo, y la utilización de PBSC para el alotrasplante también está en proceso de investigación. Las células pueden recolectarse de un paciente externo con un procedimiento que evita gran parte del riesgo y las molestias de la recolección de la médula ósea, incluida la necesidad de administrar anestesia general. Además, hay pruebas de que el trasplante de PBSC causa un injerto más rápido de todas las líneas de células hematopoyéticas y produce una reducción de tasas de fracaso del injerto o retraso de la recuperación de las plaquetas.

El G-CSF es la citocina que se utiliza con mayor frecuencia para la movilización de PBSC por su mayor eficacia y menor toxicidad en comparación con GM-CSF. Para movilizar células madre, los pacientes o donadores reciben 5 a 10 μg/kg/día por vía subcutánea durante cuatro días. En el quinto día se someten a leucocitaféresis. El éxito del trasplante de PBSC depende de la transfusión de cantidades adecuadas de células madre. El CD34, un antígeno presente en células progenitoras tempranas y ausente más tarde de las células comprometidas, se usa como marcador para las células madre necesarias. El propósito es administrar al menos 5×10^6 células CD34/kg, cifra que suele producir un injerto rápido y prolongado de todos los linajes celulares. Pueden necesitarse varias leucocitaféresis separadas para recolectar suficientes células CD34, en especial en personas de edad avanzada y aquellas que se han expuesto a radioterapia o quimioterapia.

En los pacientes con mieloma múltiple o linfoma no Hodgkin que no responden lo suficiente al G-CSF solo se agrega el novedoso movilizador de células madre hematopoyéticas **plerixafor**. El plerixafor es una molécula de biciclamo que se ideó de forma inicial como anti-VIH por su potencial para inhibir al receptor 4 de quimiocina CXC (CXCR4), correceptor para la entrada del VIH en los linfocitos T CD4+ (cap. 49). Los primeros estudios clínicos del plerixafor revelaron su gran potencial para aumentar las células CD34 en la sangre periférica. Este fármaco moviliza a las células CD34 al impedir que el factor 1α derivado de células del estroma (SDF-1α) se fije a CXCR4 y dirigir a las células CD34 hacia "casa" en la médula ósea. El plerixafor se administra por medio de inyecciones subcutáneas después de cuatro días de tratamiento con G-CSF y 11 h antes de la leucoféresis; se puede combinar con G-CSF hasta durante cuatro días continuos. El plerixafor se elimina sobre todo por vía renal, por lo que su dosis debe ajustarse en los pacientes con insuficiencia renal. Este fármaco se tolera bastante bien; su efecto secundario más frecuente es la reacción en el sitio de la inyección, molestias digestivas, mareo, fatiga y cefalea.

Toxicidad

Aunque los tres factores de crecimiento tienen efectos similares sobre la cifra de neutrófilos, G-CSF y pegfilgrastim se utilizan más a menudo que el GM-CSF porque se toleran mejor. El G-CSF y el pegfilgrastim pueden causar dolor óseo, que desaparece cuando se discontinúan los fármacos. Es posible que el GM-CSF induzca efectos secundarios más graves, en particular con dosis mayores e incluyen fiebre, malestar general, artralgias, mialgias y un síndrome de extravasación capilar caracterizado por edema periférico y derrame pleural o pericárdico. Pueden presentarse reacciones alérgicas, pero son infrecuentes. La rotura esplénica es una complicación rara, pero grave, del uso del G-CSF para PBSC.

FACTORES DE CRECIMIENTO DE MEGACARIOCITOS

Los pacientes con trombocitopenia tienen alto riesgo de hemorragia. Aunque suele efectuarse transfusión de plaquetas para tratar la trombocitopenia, el procedimiento puede provocar reacciones adversas; más aún, un número significativo de individuos no muestra el aumento esperado del recuento de plaquetas. La **trombopoyetina** y la **IL-11** son al parecer reguladores claves endógenos de la producción de plaquetas. Una forma recombinante de IL-11 fue el primer compuesto en obtener aprobación de la FDA para el tratamiento de la trombocitopenia. La trombopoyetina humana recombinante y una forma pegilada de esta proteína acortada fueron objeto de investigación clínica extensa en el decenio de 1990. Sin embargo, el proyecto se abandonó después de que se produjeron anticuerpos contra la trombopoyetina natural formada en sujetos humanos sanos que causó trombocitopenia. Los esfuerzos dirigieron la investigación hacia nuevos agonistas peptídicos no inmunógenos del receptor de trombopoyetina, que se conocen como Mpl. El primero de ellos, **romiplostim**, fue aprobado por la FDA para tratar la púrpura trombocitopénica idiopática en el año 2008.

Aspectos químicos y farmacocinética

La **interleucina 11** es una proteína de 65-85 kDa producida por los fibroblastos y las células del estroma en la médula ósea. El **oprelvekin**, forma recombinante de IL-11 aprobada para uso clínico (cuadro 33-4), se produce por expresión en *Escherichia coli*. La semivida de IL-11 es de 7 a 8 h cuando se inyecta por vía subcutánea.

El **romiplostim** (AMG 531) pertenece a una nueva clase de sustancias terapéuticas llamadas "pepticuerpos", que son péptidos con actividades biológicas clave, unidas de manera covalente a fragmentos de anticuerpos que sirven para prolongar su semivida. El romiplostim contiene dos fragmentos F_c humanos unidos por puentes disulfuro, cada uno enlazado de manera covalente a través de una secuencia de poliglicina con una cadena peptídica que contiene dos sitios de unión de Mpl que se vinculan entre sí por una segunda secuencia de poliglicina. El péptido de unión Mpl se seleccionó a partir de una peptidoteca con base en su capacidad para activar los receptores de trombopoyetina en experimentos celulares. El péptido de unión de Mpl no tiene homología de secuencia con la trombopoyetina humana y no hay datos en estudios animales o seres humanos de que dicho péptido o el romiplostim induzcan anticuerpos contra la trombopoyetina. Después de su administración subcutánea, el romiplostim se elimina por el sistema reticuloendotelial con una semivida promedio de tres a cuatro días. Su semivida tiene relación inversa con la concentración sérica de plaquetas; es más prolongada en pacientes con trombocitopenia y más breve en aquellos cuya cifra de plaquetas se ha recuperado hasta lo normal.

El **eltrombopag** es una molécula pequeña activa por vía oral que es agonista en el receptor de trombopoyetina y recibió aprobación en el 2008 para pacientes con trombocitopenia idiopática grave que no responden bien a los tratamientos de primera línea. Puesto que existe inquietud sobre sus efectos hepatotóxicos y hemorrágicos, sólo médicos y pacientes registrados utilizan el eltrombopag y es importante vigilar las enzimas hepáticas durante su aplicación.

Farmacodinámica

La interleucina 11 actúa a través de un receptor de superficie celular específico de tipo citocina para estimular el crecimiento de múltiples células linfoides y mieloides. Actúa de manera sinérgica con otros factores de crecimiento para estimular la proliferación de células progenitoras de megacariocitos primitivos y, más importante aún, aumenta el número de plaquetas y neutrófilos periféricos.

El romiplostim tiene gran afinidad por el receptor humano de Mpl. Incrementa la concentración de plaquetas dependiente de la dosis que se inicia en el quinto día después de su administración subcutánea y alcanza el máximo en 12 a 15 días.

Farmacología clínica

La interleucina 11 tiene aprobación de uso para la prevención secundaria de la trombocitopenia en pacientes que reciben quimioterapia citotóxica para el tratamiento de cánceres no mieloides. Los estudios clínicos muestran que reduce el número de transfusiones de plaquetas necesario por pacientes que experimentan trombocitopenia grave después de un ciclo previo de quimioterapia. Aunque la IL-11 tiene amplios efectos estimulantes de los linajes de células hematopoyéticas *in vitro*, no parece tener efecto significativo sobre la leucopenia causada por quimioterapia mielosupresora. La interleucina 11 se administra por inyección subcutánea a dosis de 50 μg/kg/día. Se inicia 6 a 24 h después de concluir la quimioterapia y se continúa durante 14 a 21 días o hasta que la concentración rebase el nadir y aumente a más de 50 000 plaquetas/μl.

En la mayoría de los pacientes con trombocitopenia idiopática crónica (ITP, *idiopathic thrombocytopenia*) que no responden de manera satisfactoria al tratamiento previo con esteroides, inmunoglobulinas o esplenectomía, el romiplostim aumenta en grado notable la concentración de plaquetas. En un estudio de seis semanas con grupo testigo y placebo en el que los pacientes se trataron en forma semanal con 1 o 3 μg/kg, 12 de 16 de ellos alcanzaron los límites objetivo de 50 000 a 450 000 plaquetas/μl. El romiplostim no parece disminuir la tasa de destrucción de plaquetas en la ITP, ya que sus cifras retornan a las anteriores al tratamiento después de la interrupción del fármaco. En un estudio abierto se encontró que muchos pacientes mantenían una concentración de 100 000 plaquetas/μl o mayor durante un periodo de 48 semanas y que más de la mitad pudo interrumpir otros tratamientos. El romiplostim se inicia como dosis subcutánea semanal de 1 μg/kg y se continúa después a la dosis más baja necesaria para mantener una concentración de al menos 50 000 plaquetas/μl.

Toxicidad

Los efectos adversos más frecuentes de la administración de IL-11 son fatiga, cefalea, mareo y efectos cardiovasculares. Los efectos cardiovasculares incluyen anemia (por hemodilución), disnea (por acumulación de líquido en los pulmones), y arritmias auriculares transitorias. También se ha observado hipopotasemia en algunos sujetos. Todos esos efectos adversos parecen reversibles.

Al parecer, el romiplostim se tolera bien, excepto por una cefalea leve en el día de su administración. Una preocupación potencial a largo plazo es que dos pacientes tratados con romiplostim tuvieron un aumento de la reticulina de la médula ósea, un marcador probable de procesos de mielodisplasia o mieloproliferación. Sin embargo, ninguno de los pacientes mostró datos de incremento de la fibrosis de colágena o una citogenética anormal de la médula ósea.

RESUMEN Fármacos y factores de crecimiento hematopoyético utilizados en las anemias

Subclase	Mecanismo de acción	Efectos	Aplicaciones clínicas	Farmacocinética, toxicidad, interacciones
HIERRO				
• Sulfato ferroso	Se requiere para la biosíntesis del grupo hem y las proteínas que lo contienen, incluidas hemoglobina y mioglobina	Se requiere su aporte adecuado para la síntesis normal del grupo hem • su carencia origina producción inadecuada de grupos hem	Tratamiento de la deficiencia de hierro, que se manifiesta como anemia macrocítica • preparación oral	Sistema endógeno complejo para la absorción, el almacenamiento y el transporte del hierro • *Toxicidad:* la sobredosis aguda produce gastroenteritis necrosante, dolor abdominal, diarrea sanguinolenta, estado de choque, letargo y disnea • la sobredosis crónica de hierro produce hemocromatosis, con daño de corazón, hígado, páncreas y otros órganos • pueden ocurrir insuficiencia de órganos y muerte
• *Gluconato y fumarato ferrosos: preparados orales de hierro*				
• *Hierro dextrano, complejo de sacarosa con hierro y complejo de gluconato férrico sódico: preparados parenterales; pueden causar dolor, reacciones de hipersensibilidad*				
QUELANTES DEL HIERRO				
• Deferoxamina (véanse también capítulos 57 y 58)	Produce quelación del hierro excesivo	Disminuye la toxicidad vinculada con la sobredosis aguda o crónica de hierro	Intoxicación por hierro aguda; hemocromatosis hereditaria o adquirida	La vía de administración preferida es IM o SC • *Toxicidad:* la administración IV rápida puede causar hipotensión • han ocurrido neurotoxicidad y mayor susceptibilidad a ciertas infecciones con el uso a largo plazo
• *Deferasirox: quelante de hierro de administración oral para el tratamiento de la hemocromatosis*				
VITAMINA B_{12}				
• Cianocobalamina • Hidroxocobalamina	Un cofactor requerido para las reacciones enzimáticas esenciales en las que se forma tetrahidrofolato, se convierte la homocisteína en metionina y se degrada la L-metilmalonil-CoA	Se requieren aportes adecuados para el metabolismo de los aminoácidos y ácidos grasos y la síntesis de DNA	Deficiencia de vitamina B_{12} que se manifiesta como anemia megaloblástica y es la base de la anemia perniciosa	Se requiere vitamina B_{12} parenteral para la anemia perniciosa y otros síndromes de malabsorción • *Toxicidad:* no hay toxicidad vinculada con el exceso de vitamina B_{12}
ÁCIDO FÓLICO				
• Folacina (ácido pteroilglutámico)	Un precursor de un donador esencial de grupos metilo usado para la síntesis de aminoácidos, purinas y desoxinucleótidos	Se requieren aportes adecuados para reacciones bioquímicas esenciales en las que interviene el metabolismo de aminoácidos y la síntesis de purinas y DNA	Deficiencia de ácido fólico que se manifiesta como anemia megaloblástica y prevención de defectos congénitos del tubo neural	Oral; con buena absorción; es rara la necesidad de administración parenteral • *Toxicidad:* si bien el ácido fólico no es tóxico en sobredosis, en grandes cantidades puede compensar parcialmente la deficiencia de vitamina B_{12}, pero pone en riesgo las consecuencias neurológicas de la deficiencia de vitamina B_{12} a aquellas personas que la padecen pero en quienes no se detecta y no se compensan por el ácido fólico

Subclase	Mecanismo de acción	Efectos	Aplicaciones clínicas	Farmacocinética, toxicidad, interacciones
FÁRMACOS DE ESTIMULACIÓN ERITROCÍTICA				
• Epoetin α	Agonista de los receptores de eritropoyetina expresado por células progenitoras eritrocíticas	Estimula la proliferación y la diferenciación eritroides e induce la emisión de reticulocitos por la médula ósea	Tratamiento de la anemia, en especial la vinculada con insuficiencia renal crónica, infección por VIH, cáncer y premadurez • prevención de la necesidad de transfusión en pacientes sometidos a ciertos tipos de cirugía electiva	Administración IV o SC una a tres veces por semana • *Toxicidad:* hipotensión, complicaciones trombóticas y, muy rara vez, aplasia pura de eritrocitos • para disminuir el riesgo de episodios CV graves convendría mantener las cifras de hemoglobina <12 g/100 ml
• *Darbepoetina α: forma glucosilada de acción prolongada que se administra de forma semanal*				
• *Metoxipolietilenglicol epoetina β: forma de acción prolongada que se administra una a dos veces por mes*				
FACTORES DE CRECIMIENTO MIELOIDE				
• Factor estimulante de colonias de granulocitos-macrófagos (GM-CSF; filgrastim)	Estimula los receptores de G-CSF expresados en los neutrófilos maduros y sus precursores	Estimula la proliferación y diferenciación de células progenitoras de neutrófilos • promueve la actividad fagocítica de los neutrófilos maduros y extiende su supervivencia • moviliza células madre hematopoyéticas	Neutropenia vinculada con neutropenia congénita, neutropenia cíclica, mielodisplasia y anemia aplásica • prevención secundaria de la neutropenia en pacientes sometidos a quimioterapia citotóxica • movilización de células sanguíneas periféricas en preparación para el trasplante autólogo y alógeno de células madre	Administración subcutánea diaria • *Toxicidad:* dolor óseo • rara vez, rotura esplénica
• *Pegfilgrastim: forma de acción prolongada del filgrastim que se une de modo covalente a un tipo de polietilenglicol*				
• *GM-CSF (sargramostim): factor de crecimiento mieloide que actúa a través de un receptor diferente de GM-CSF para estimular la proliferación y diferenciación tempranas y tardías de células progenitoras de granulocitos, células progenitoras de la serie eritroide y megacariocitos; sus usos clínicos son similares a los de G-CSF, pero es más probable que GM-CSF cause fiebre, artralgia, mialgia y el síndrome de extravasación capilar*				
• *Plerixafor: antagonista de CXCR4 que se utiliza combinado con G-CSF para movilizar a las células de la sangre periférica antes del trasplante autólogo en pacientes con mieloma múltiple o linfoma no Hodgkin que no responden de forma óptima al G-CSF aislado*				
FACTORES DE CRECIMIENTO DE MEGACARIOCITOS				
• Oprelvekin (interleucina-11; IL-11)	Forma recombinante de una citocina endógena • activa los receptores de IL-11	Estimula el crecimiento de múltiples células linfoides y mieloides, incluidas las células progenitoras de megacariocitos • aumenta el número de plaquetas y neutrófilos circulantes	Prevención secundaria de la trombocitopenia en pacientes sometidos a quimioterapia citotóxica por cánceres no mieloides	Administrado a diario por inyección SC • *Toxicidad:* fatiga, cefalea, mareo, anemia, acumulación de líquidos en los pulmones y arritmias auriculares transitorias
• *Romiplostim: proteína obtenida por ingeniería genética en la cual el componente F_c de un anticuerpo humano se une a múltiples copias de un péptido que estimula a los receptores de trombopoyetina; aprobado para el tratamiento de la púrpura trombocitopénica idiopática*				
• *Eltrombopag: activo por vía oral, de uso restringido*				

PREPARACIONES DISPONIBLES

Ácido fólico (folacina, ácido pteroilglutámico)
Oral: comprimidos de 0.4, 0.8, 1 mg
Parenteral: 5 mg/ml para inyección

Darbepoetina α
Parenteral: 25, 40, 60, 100, 200, 300, 500 μg/ml para inyección IV o SC

Deferasirox
Oral: comprimidos de 125, 250, 500 mg

Deferoxamina
Parenteral: frascos ámpula de 500, 2 000 mg para inyección IM, SC, o IV

Eltrombopag
Oral: comprimidos de 25, 50, 75 mg

Epoetin α (eritropoyetina, EPO)
Parenteral: frascos ámpula de 2 000, 3 000, 4 000, 10 000, 20 000, 40 000 UI/ml para inyección IV o SC

Epoetina β (metoxipolietilenglicol-epoetina β)
Parenteral: frascos ámpula 50, 100, 200, 300, 400, 600, 1 000 μg/ml de una sola dosis y jeringas precargadas para inyección IV o SC

Filgrastim (G-CSF)
Parenteral: frascos ámpula de 300 μg/ml y jeringas precargadas para inyección IV o SC

Hierro
Oral: véase cuadro 33-3
Parenteral (hierro dextrano): 50 mg/ml de hierro elemental/ml solución para inyección IM o IV
Parenteral (complejo de gluconato férrico sódico): 12.5 mg/ml de hierro elemental/ml solución para inyección IV
Parenteral (hierro sacarosa): 20 mg de hierro elemental/ml solución para inyección IV

Oprelvekin (IL-11)
Parenteral: frasco ámpula de dosis única de 5 mg para inyección SC

Pegfilgrastim
Parenteral: 6 mg/0.6 ml de solución en jeringa de una sola dosis

Plerixafor
Parenteral: 20 mg/ml de solución para inyección SC

Romiplostim
Parenteral: 250, 500 μg en frascos ámpula de una sola dosis para inyección SC

Sargramostim (GM-CSF)
Parenteral: frascos ámpula de 250, 500 μg/ml solución para inyección IV

Vitamina B_{12} (cianocobalamina o hidroxocobalamina genéricas)
Oral (cianocobalamina): comprimidos o trociscos de 50, 100, 250, 500, 1 000 μg; comprimidos o trociscos sublinguales de 500, 1 000, 2 500, 5 000, 6 000 mg; o comprimidos de liberación controlada de 1 000 y 1 500 mg
Nasal: 500 μg/nebulización
Parenteral (cianocobalamina): 1 000, 5 000 μg/ml para inyección IM o SC
Parenteral (hidroxocobalamina): 1 000 μg/ml solución para inyección IM; 2.5 g en polvo para reconstitución (antídoto para intoxicación por cianuro) para inyección IV

BIBLIOGRAFÍA

Auerbach M, Al Talib K: Low-molecular weight iron dextran and iron sucrose have similar comparative safety profiles in chronic kidney disease. Kidney Int 2008;73:528.

Barzi A, Sekeres MA: Myelodysplastic syndromes: a practical approach to diagnosis and treatment. Cleve Clin J Med 2010;77:37.

Bhana N: Granulocyte colony-stimulating factors in the management of chemotherapy-induced neutropenia: Evidence based review. Curr Opin Oncol 2007;19:328.

Brittenham GM: Iron-chelating therapy for transfusional iron overload. N Engl J Med 2011;364:146.

Clark SF: Iron deficiency anemia: diagnosis and management. Curr Opin Gastroenterol 2009;25:122.

Crawford J et al: Reduction by granulocyte colony-stimulating factor of fever and neutropenia induced by chemotherapy in patients with small-cell lung cancer. N Engl J Med 1991;325:164.

Darshan D, Fraer DM, Anderson GJ: Molecular basis of iron-loading disorders. Expert Rev Mol Med 2010;12:e36.

Gertz MA: Current status of stem cell mobilization. Br J Haematol 2010;150:647.

Kessans MR, Gatesman ML, Kockler DR: Plerixafor: A peripheral blood stem cell mobilizer. Pharmacotherapy 2010;30:485.

McKoy JM et al: Epoetin-associated pure red cell aplasia: Past, present, and future considerations. Transfusion 2008;48:1754.

Rees DC, Williams TN, Gladwin MT: Sickle-cell disease. Lancet 2010;376:2018.

Rizzo JD et al: American Society of Clinical Oncology/American Society of Hematology clinical practice guideline update on the use of epoetin and darbepoetin in adult patients with cancer. J Clin Oncol 2010;28:4996.

Sauer J, Mason JB, Choi SW: Too much folate: a risk factor for cancer and cardiovascular disease? Curr Opin Clin Nutr Metab Care 2009;12:30.

Solomon LR: Disorders of cobalamin (vitamin B12) metabolism: Emerging concepts in pathophysiology, diagnosis and treatment. Blood Rev 2007;21:113.

Stasi R et al: Thrombopoietic agents. Blood Rev 2010;24:179.

Winkelmayer WC: Confusion about the appropriate use of erythropoiesis-stimulating agents in patients undergoing maintenance dialysis. Semin Dial 2010;23:486.

Wolff T et al: Folic acid supplementation for the prevention of neural tube defects: An update of the evidence for the U.S. Preventive Services Task Force. Ann Intern Med 2009;150:632.

RESPUESTA AL ESTUDIO DE CASO

Al parecer, la anemia megaloblástica de esta paciente es secundaria a deficiencia de vitamina B_{12} (cobalamina) por una producción insuficiente de factor intrínseco a causa de la absorción deficiente de vitamina B_{12} desde el aparato digestivo. Es importante medir las concentraciones séricas tanto de ácido fólico como de cobalamina puesto que la anemia megaloblástica en ocasiones es resultado de una deficiencia de cualquiera de estos nutrientes. Es en particular importante diagnosticar la deficiencia de vitamina B_{12} puesto que esta carencia, sin tratamiento, provoca daño neurológico irreversible. El folato complementario, que ayuda a la anemia derivada de la vitamina B_{12}, no evita el daño neurológico por deficiencia de esta vitamina. Es probable que se administre, para corregir la hipovitaminosis B_{12} de esta paciente, cobalamina por vía parenteral por su absorción deficiente por vía oral. Después de varias semanas de administración diaria se aplica cada semana hasta que el hematócrito se restablece. Con posterioridad se administran dosis mensuales para mantener los depósitos.

CAPÍTULO

34

Fármacos utilizados en trastornos de la coagulación

James L. Zehnder, MD

ESTUDIO DE CASO

Una mujer de 25 años acude al departamento de urgencias por disnea de inicio agudo y dolor pleurítico; la paciente había conservado su estado habitual de salud hasta dos días antes, cuando notó que su pierna izquierda estaba hinchada y enrojecida. Su único fármaco era un anticonceptivo oral. Entre los antecedentes heredofamiliares de importancia, refiere que múltiples familiares del lado materno tienen una acusada tendencia a sufrir enfermedades por "coágulos sanguíneos". La exploración física muestra a una mujer que presenta ansiedad con signos vitales estables. Se identifican eritema, edema e hipersensibilidad al tacto en la extremidad pélvica izquierda. La ecografía revela trombosis venosa profunda en la extremidad inferior izquierda; la tomografía de tórax confirma la presencia de émbolos pulmonares. Los análisis hematológicos indican una concentración elevada del dímero D. ¿Qué tratamiento está indicado en forma aguda? ¿Cuáles son las opciones terapéuticas a largo plazo? ¿Por cuánto tiempo debe recibir tratamiento? ¿Debe utilizar anticonceptivos orales?

La hemostasia es el proceso dinámico de regulación fina de mantenimiento de la fluidez de la sangre, reparación de las lesiones vasculares y limitación de la pérdida sanguínea, al tiempo que se evitan también la oclusión vascular (trombosis) y la perfusión inadecuada de órganos vitales. Cualquier extremo, hemorragia o trombosis excesiva, representa una alteración en el mecanismo de la hemostasia. Las causas frecuentes de trastornos de la hemostasia incluyen defectos heredados o adquiridos de los mecanismos de coagulación y efectos secundarios de infecciones o cáncer. Los fármacos utilizados para limitar la hemorragia anormal e inhibir la trombosis son el tema de este capítulo.

MECANISMOS DE LA COAGULACIÓN SANGUÍNEA

La capa de células endoteliales que reviste a los vasos sanguíneos tiene un fenotipo anticoagulante y las plaquetas sanguíneas circulantes y factores de coagulación no se adhieren con normalidad en un grado notable. En el contexto de una lesión vascular, la capa de células endoteliales sufre con rapidez una serie de cambios que da origen a un fenotipo más procoagulante. La lesión expone las proteínas reactivas de la matriz subendotelial, como colágena o factor de von Willebrand, lo cual da lugar a la adherencia y activación de plaquetas, y secreción y síntesis de vasoconstrictores y moléculas de incorporación, y a la activación de moléculas. Por lo tanto, se sintetiza el **tromboxano A_2 (TXA_2)** a partir del ácido araquidónico en las plaquetas, que es además un activador y un potente vasoconstrictor. Los productos secretados de gránulos plaquetarios incluyen **difosfato de adenosina (ADP)**, un poderoso inductor de la agregación plaquetaria y **serotonina (5-HT)**, que estimula la agregación plaquetaria y la vasoconstricción. La activación de las plaquetas genera un cambio conformacional en el receptor de la integrina $\alpha_{IIb}\beta_{III}$ (IIb/IIIa), que le permite unirse al fibrinógeno, que forma enlaces cruzados con las plaquetas adyacentes y activa su agregación con la estructuración de un tapón plaquetario (fig. 34-1). En forma simultánea, se activa el sistema de coagulación y se produce la generación de trombina y un coágulo de fibrina que estabiliza al tapón plaquetario (véase más adelante). Es importante el conocimiento del mecanismo hemostático para establecer el diagnóstico de trastornos de la coagulación. Los pacientes con defectos de la formación del tapón plaquetario primario (alteraciones de la hemostasia primaria, p. ej., defectos de la función plaquetaria, enfermedad de von Willebrand) suelen sangrar de sitios superficiales (encías, piel, menstruación cuantiosa) al ocurrir una lesión. Por el contrario, los individuos con problemas en el mecanismo de la coagulación (hemostasia secundaria, p. ej., hemofilia A) tienden a sangrar hacia tejidos profundos (articulaciones, músculo, retroperitoneo), a menudo sin un suceso causal aparente, y la hemorragia puede recurrir de manera impredecible.

Las plaquetas son esenciales para la hemostasia normal y la enfermedad tromboembólica y son el objetivo de muchos tratamientos que se revisan en este capítulo. Los trombos ricos en plaquetas (**trombos**

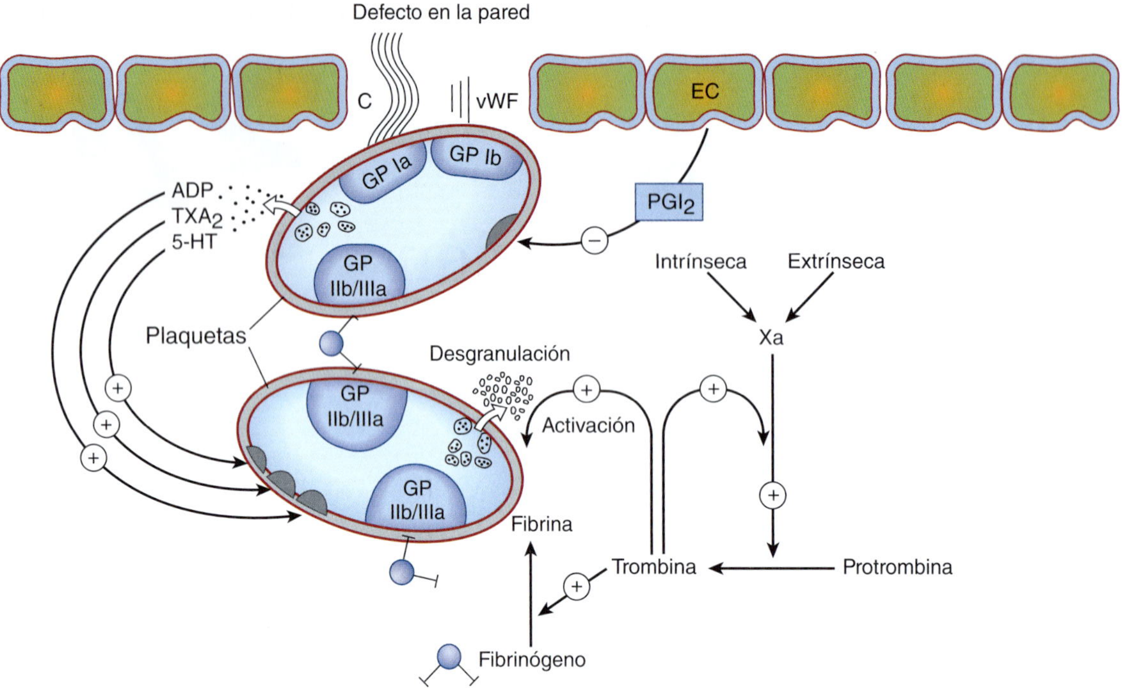

FIGURA 34–1 Formación del trombo en el sitio de lesión de la pared vascular (EC, célula endotelial) y la participación de las plaquetas y factores de la coagulación. Los receptores de la membrana plaquetaria incluyen el receptor de la glucoproteína 1a (GP), que se une a la colágena (C); el receptor de GP Ib, que se une al factor de von Willebrand (vWF); y el GP IIb/IIIa que se une al fibrinógeno y otras macromoléculas. La prostaciclina antiplaquetaria (PGI_2) se libera desde el endotelio. Las sustancias de agregación liberadas por la plaqueta en desgranulación incluyen difosfato de adenosina (ADP), tromboxano A_2 (TXA_2) y serotonina (5-HT). La producción del factor Xa se detalla en la figura 34-2.
(Tomada con autorización de Simoons ML, Decker JW: New directions in anticoagulant and antiplatelet treatment. [Editorial] Br Heart J 1995; 74:337.)

blancos) se forman en el ambiente del flujo de alta velocidad y fuerza de cizallamiento de las arterias elevadas. Los trombos arteriales oclusivos provocan enfermedad grave al producir isquemia distal de las extremidades o los órganos vitales, y pueden propiciar la amputación de una extremidad o la insuficiencia de un órgano. Por lo regular, los coágulos venosos son más ricos en fibrina, contienen concentraciones elevadas de eritrocitos atrapados y se reconocen desde el punto de vista histopatológico como **trombos rojos**. Los trombos venosos pueden ocasionar edema y dolor de consideración en la extremidad afectada, pero la consecuencia más temida es la embolia pulmonar, que ocurre cuando parte del coágulo o su totalidad se desprende de su localización en el sistema venoso profundo y se desplaza como émbolo a través del lado derecho del corazón hacia la circulación arterial pulmonar. La oclusión súbita de una gran arteria pulmonar puede causar insuficiencia cardiaca derecha aguda y muerte repentina. Además, la isquemia y el infarto pulmonares se presentan en una ubicación distal al segmento arterial pulmonar ocluido. Tales émbolos surgen casi siempre de un sistema venoso profundo de la porción proximal de las extremidades pélvicas o de la pelvis. Aunque todos los trombos son mixtos, predomina el nido plaquetario en los de origen arterial y la cola de fibrina en los de origen venoso.

CASCADA DE LA COAGULACIÓN

La sangre se coagula debido a la transformación del fibrinógeno, soluble en fibrina, insoluble por la acción de la enzima trombina. Varias proteínas de la circulación interactúan en una serie de reacciones proteolíticas limitadas (fig. 34-2). En cada paso, un factor de la coagulación cimógeno experimenta proteólisis limitada y se convierte en una proteasa activa (p. ej., el factor VII se convierte en factor VIIa). Cada factor proteasa activa al siguiente factor de la coagulación en la secuencia y culmina con la formación de trombina (factor IIa). Varios de estos factores son el objetivo del tratamiento farmacológico (cuadro 34-1).

La trombina tiene una participación medular y realiza muchas funciones en la hemostasia. En la coagulación, la trombina fragmenta en forma proteolítica pequeños péptidos del fibrinógeno y permite que éste se polimerice y forme el coágulo de fibrina. La trombina también activa a muchos factores de la coagulación ascendentes y favorece una mayor generación de esta enzima, además de activar al factor XIII, una transaminasa de enlace cruzado con el polímero de fibrina y que estabiliza el coágulo. La trombina es un potente activador y mitógeno plaquetario. También ejerce efectos *anti*coagulantes por activación de la vía de la proteína C, que atenúa la respuesta de la coagulación (fig. 34-2). Por lo tanto, debe ser evidente que la respuesta a la lesión vascular es un proceso complejo y regulado con precisión, que asegura que ocurra la reparación de la lesión vascular sin trombosis e isquemia distal, bajo circunstancias normales; esto es, la respuesta es proporcional y reversible. Al final tienen lugar el remodelado y la reparación vasculares con restablecimiento del fenotipo de las células endoteliales en reposo con mecanismos de anticoagulación.

Inicio de la coagulación: el complejo de factor hístico-VIIa

El principal iniciador de la coagulación sanguínea *in vivo* es la vía del factor hístico (TF, *tissue factor*)-factor VIIa (fig. 34-2). El factor hístico es una proteína transmembrana que se expresa de manera ubicua fuera de la vasculatura, pero en condiciones normales no lo

Coagulación en el laboratorio

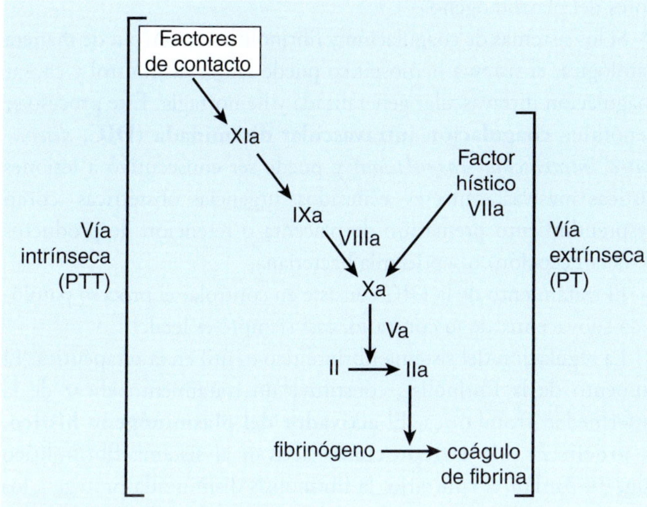

Coagulación *in vivo*

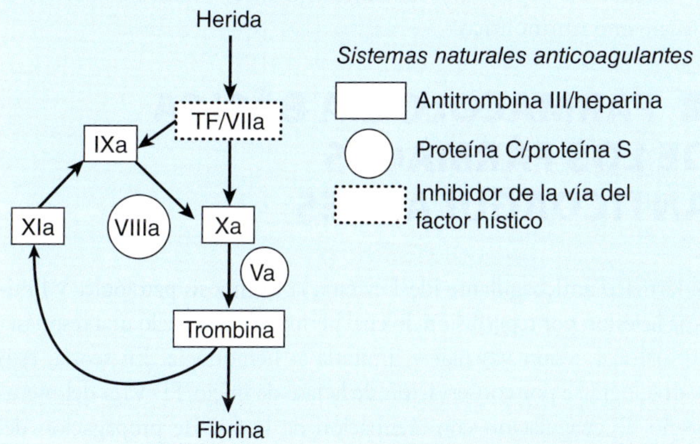

FIGURA 34–2 Un modelo de la coagulación sanguínea. El factor VII forma con el factor hístico (TF) un complejo activado (VIIa-TF) que cataliza la activación del factor IX hacia factor IXa. El factor XIa activado también cataliza dicha reacción. El inhibidor de la vía del factor hístico (TFPI) inhabilita la acción catalítica del complejo VIIa-TF. La cascada progresa, como se muestra, y al final produce la conversión de fibrinógeno en fibrina, componente esencial de un coágulo funcional. Los dos principales fármacos anticoagulantes, heparina y warfarina, tienen acciones muy diferentes. La heparina, al actuar en la sangre, activa de forma directa los factores de la coagulación, de modo específico la antitrombina, que inactiva a los factores incluidos en rectángulos. La warfarina al actuar en el hígado inhibe la síntesis de los factores incluidos en círculos. Las proteínas C y S ejercen efectos anticoagulantes por inactivación de los factores VIIa y VIIIa.

hace en forma activa dentro de los vasos sanguíneos. La exposición del TF al endotelio dañado o la sangre que se extravasa a los tejidos da lugar a que se una con el factor VIIa. A su vez, dicho complejo activa a los factores X y IX. El factor Xa forma junto con el factor Va el complejo de protrombinasa sobre superficies celulares activadas, que cataliza la conversión de protrombina (factor II) en trombina (factor IIa). La trombina, por su parte, activa factores de coagulación retrógrados, en particular V, VIII y XI, lo que tiene como resultado una amplificación de la generación de trombina. La activación del factor Xa catalizada por el complejo TF-VIIa es regu-

CUADRO 34–1 Factores de la coagulación sanguínea y fármacos que los afectan[1]

Componente o factor	Sinónimo común	Blanco para la acción de:
I	Fibrinógeno	
II	Protrombina	Heparina (IIa); warfarina (síntesis)
III	Tromboplastina hística	
IV	Calcio	
V	Proacelerina	
VII	Proconvertina	Warfarina (síntesis)
VIII	Factor antihemofílico (AHF)	
IX	Factor de Christmas, componente tromboplastínico del plasma (PTC)	Warfarina (síntesis)
X	Factor de Stuart-Prower	Heparina (Xa); warfarina (síntesis)
XI	Antecedente de tromboplastina plasmática (PTA)	
XII	Factor de Hageman	
XIII	Factor estabilizante de fibrina	
Proteínas C y S		Warfarina (síntesis)
Plasminógeno		Enzimas trombolíticas, ácido aminocaproico

[1]Véanse la figura 34-2 y el texto para detalles adicionales.

lada por el inhibidor de la vía del factor hístico (TFPI). Por consiguiente, después de la activación inicial del factor X hacia Xa por el complejo TF-VIIa ocurre la propagación adicional del coágulo por amplificación de la trombina por retroalimentación a través de los factores de la vía intrínseca, VIII y IX (esto explica porqué los pacientes con deficiencia de factores VIII o IX, hemofilia A o hemofilia B, respectivamente, sufren un trastorno hemorrágico grave).

También es importante señalar que el mecanismo de la coagulación *in vivo* no se observa en solución, pero se localiza en las *superficies celulares* activadas que expresan fosfolípidos aniónicos, como la fosfatidilserina, y tiene la mediación de puentes de Ca^{2+} entre los fosfolípidos aniónicos y el ácido carboxiglutámico γ, que son parte de los factores de la coagulación. Este es el sustento para usar los quelantes del calcio, como el ácido etilendiaminotetraacético (EDTA) o el citrato, para evitar la coagulación de la sangre en un tubo de ensayo.

La **antitrombina** (**AT**), un anticoagulante endógeno miembro de la familia de los inhibidores de la proteasa de serina (serpina), inactiva a las proteasas de serina IIa, IXa, Xa, XIa y XIIa. Las **proteínas C** y **S**, anticoagulantes endógenos, atenúan la cascada de la coagulación sanguínea por la proteólisis de los dos cofactores, Va y VIIIa. Desde un punto de vista evolutivo, es de interés que los factores V y VIII tengan una estructura de dominio global idéntica y homología considerable, compatibles con un gen ancestro común; de manera similar, las proteasas de serina son descendientes de un ancestro común similar a la tripsina. En consecuencia, el complejo de inicio TF-VIIa, las proteasas de serina y los cofactores tienen cada uno su propio mecanismo de atenuación específico (fig. 34-2). Los defectos en los anticoagulantes naturales producen un mayor riesgo de trombosis venosa. El defecto más frecuente en el sistema anticoagulante natural es una mutación en el factor V (factor V de Leiden), que produce resistencia a la inactivación por el mecanismo de las proteínas C y S.

Fibrinólisis

La fibrinólisis se refiere al proceso de degradación de la fibrina por su proteasa específica, la plasmina. El sistema fibrinolítico es similar al sistema de coagulación porque la forma precursora de la proteasa de serina, plasmina, circula en forma inactiva como plasminógeno. En respuesta a las lesiones, las células endoteliales sintetizan y liberan el activador del plasminógeno hístico (t-PA), que convierte el plasminógeno en plasmina (fig. 34-3). La plasmina remodela el trombo y limita su extensión por proteólisis de la fibrina.

El plasminógeno y la plasmina tienen dominios proteínicos especializados (kringles) que se unen a las lisinas expuestas sobre el coágulo de fibrina y le confieren especificidad para el proceso fibrinolítico. Debe señalarse que tal especificidad del coágulo se observa sólo con concentraciones *fisiológicas* de t-PA. Con las concentraciones *farmacológicas* de t-PA empleadas en el tratamiento trombolítico, la especificidad del coágulo se pierde y se crea un estado lítico sistémico, con incremento concomitante del riesgo de hemorragia. Como en la cascada de la coagulación, hay reguladores negativos de la fibrinólisis: las células endoteliales sintetizan y liberan al inhibidor del activador del plasminógeno (PAI, *plasminogen activator inhibitor*), que inhibe a t-PA; además, la antiplasmina α_2 circula en la sangre en concentraciones altas y en condiciones fisiológicas inactiva con rapidez cualquier plasmina que no esté unida al coágulo. Sin embargo, tal sistema regulador es superado por las dosis terapéuticas de activadores del plasminógeno.

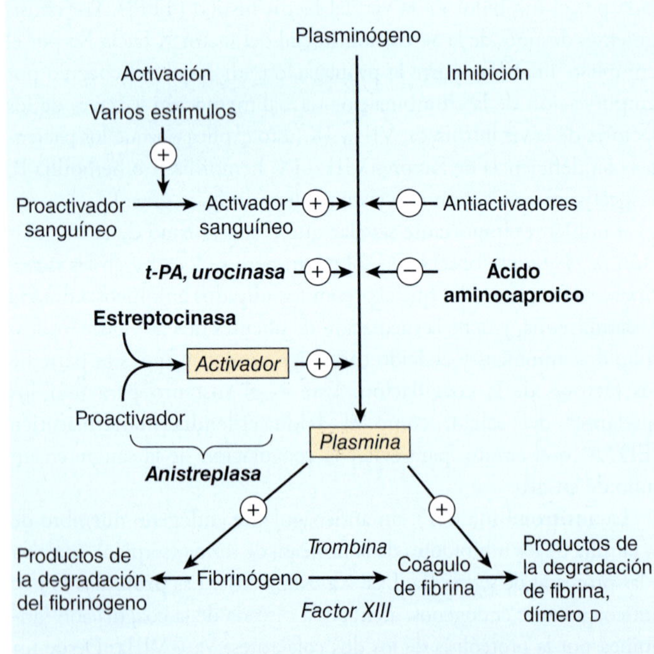

FIGURA 34–3 Representación esquemática del sistema fibrinolítico. La plasmina es la enzima fibrinolítica activa. Se muestran varios activadores útiles en clínica a la izquierda en **negritas**. La anistreplasa es una combinación de estreptocinasa y el proactivador plasminógeno. El ácido aminocaproico (derecha) inhibe la activación del plasminógeno hacia plasmina y es útil en algunos trastornos hemorrágicos. t-PA, activador del plasminógeno hístico.

Si los sistemas de coagulación y fibrinolítico se activan de manera patológica, el sistema hemostático puede salirse de control y causar coagulación intravascular generalizada y hemorragia. Este proceso se denomina **coagulación intravascular diseminada** (**DIC**, *disseminated intravascular coagulation*) y puede ser consecutivo a lesiones hísticas masivas, cánceres avanzados, urgencias obstétricas (como desprendimiento prematuro de placenta o retención de productos de la concepción) o septicemia bacteriana.

El tratamiento de la DIC consiste en controlar el proceso patológico subyacente; de lo contrario, casi siempre es letal.

La regulación del sistema fibrinolítico es útil en la terapéutica. El aumento de la fibrinólisis constituye un tratamiento eficaz de la enfermedad trombótica. El **activador del plasminógeno hístico**, la **urocinasa** y la **estreptocinasa** activan al sistema fibrinolítico (fig. 34-3). Por el contrario, la fibrinólisis disminuida protege a los coágulos de la lisis y reduce la hemorragia ante la deficiencia hemostática. El **ácido aminocaproico** es un inhibidor de la fibrinólisis útil en clínica. La heparina y los anticoagulantes orales no afectan el mecanismo fibrinolítico.

FARMACOLOGÍA BÁSICA DE LOS FÁRMACOS ANTICOAGULANTES

El fármaco anticoagulante ideal evitaría la trombosis patológica y limitaría la lesión por reperfusión, lo cual permitiría pese a ello una respuesta normal a la lesión vascular y limitaría la hemorragia. En teoría, esto podría lograrse por conservación de la fase de inicio TF-VIIa del mecanismo de coagulación con atenuación de la fase de propagación del desarrollo del coágulo de la vía intrínseca secundaria. En este momento no existe dicho fármaco; todos los anticoagulantes y fibrinolíticos suponen un mayor riesgo de hemorragia como su principal toxicidad.

INHIBIDORES INDIRECTOS DE LA TROMBINA

Los inhibidores indirectos de la trombina se denominan así por su efecto antitrombótico que se ejerce por la interacción con una proteína separada, la antitrombina. La **heparina no fraccionada** (**UFH**, *unfractionated heparin*), la **heparina de bajo peso molecular** (**LMWH**, *low-molecular-weight heparin*) y el pentasacárido sintético **fondaparinux** se unen a la antitrombina y refuerzan su inactivación del factor Xa (fig. 34-4). La heparina no fraccionada, y en menor grado la LMWH, también aumentan la inactivación de trombina por la antitrombina.

HEPARINA

Factores químicos y mecanismo de acción

La heparina es una mezcla heterogénea de mucopolisacáridos sulfatados que se une a las superficies de las células endoteliales y a diversas proteínas plasmáticas. Su actividad biológica depende del anticoagulante endógeno, **antitrombina**. Ésta inhibe a los factores de la coagulación de tipo proteasa, en especial trombina (IIa), IXa y

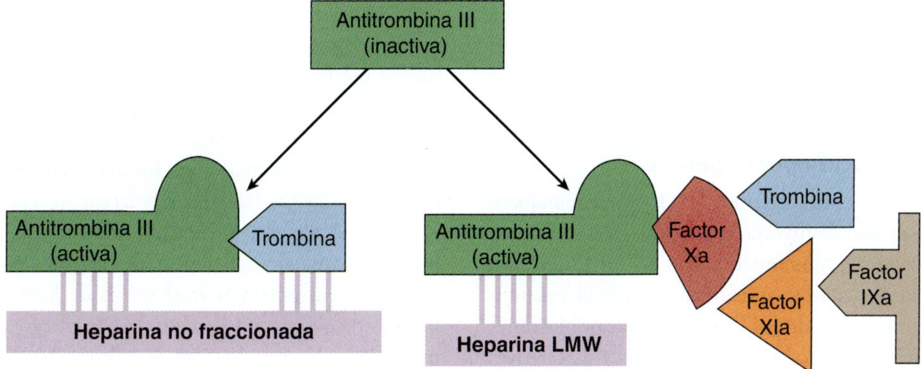

FIGURA 34–4 Esquema que ilustra la diferencia entre el fondaparinux, las heparinas de bajo peso molecular (LMWH) y la heparina de elevado peso molecular (HMWH, heparina no fraccionada). La antitrombina III activada (AT III) degrada a la trombina, el factor X y varios otros factores. La unión de estos fármacos a AT III puede incrementar mil veces la acción catalítica de AT III. La combinación de AT III con heparina no fraccionada aumenta la degradación de ambos, el factor Xa y la trombina. La combinación con fondaparinux o LMWH incrementa de manera más selectiva la degradación de Xa.

Xa, para formar complejos equimolares estables con ellos. En ausencia de heparina, estas reacciones son lentas; en presencia de dicho anticoagulante se aceleran mil veces. Sólo alrededor de 33% de las moléculas en los preparados de heparina comerciales tiene un efecto acelerador, ya que el resto carece de la secuencia única pentasacárida necesaria para la unión de alta afinidad con la antitrombina. Las moléculas de heparina activa se unen intensamente a la antitrombina y producen un cambio conformacional de este inhibidor. El cambio conformacional de la antitrombina expone su sitio activo para una interacción más rápida con las proteasas (los factores de coagulación activados). La heparina actúa como cofactor para la reacción antitrombina-proteasa, sin consumirse. Una vez que se forma el complejo antitrombina-proteasa, se libera heparina intacta para una nueva unión con más antitrombina.

La región de unión de antitrombina de la heparina no fraccionada consta de unidades de disacáridos sulfatados repetidas y constituidas por D-glucosamina-L-ácido idurónico y D-glucosamina-D-ácido glucurónico. Los fragmentos de heparina de alto peso molecular (HMW, *high-molecular-weight*) con alta afinidad por la antitrombina inhiben de manera notoria la coagulación sanguínea al inhabilitar a los tres factores, en especial la trombina y el factor Xa. La heparina no fraccionada tiene un peso molecular de 5 000 a 30 000. Por el contrario, las fracciones de cadena más corta y bajo peso molecular de la heparina (LMW, *low-molecular-weight*) suprimen al factor X activado, pero tienen menos efectos sobre la trombina que las especies de HMW. No obstante, numerosos estudios han demostrado que las heparinas LMW **enoxaparina**, **dalteparina** y **tinzaparina** son eficaces en varios trastornos tromboembólicos. En realidad, dichas heparinas de LMW, en comparación con la UFH, tienen eficacia equivalente, mayor biodisponibilidad desde el sitio de inyección subcutánea y menos necesidades de dosis frecuentes (basta una o dos veces al día).

Puesto que la heparina disponible en el comercio consta de una familia de moléculas de diferentes pesos moleculares, extraídas de mucosa intestinal porcina y pulmones bovinos, es mala la correlación entre la concentración de un preparado de heparina determinado y su efecto sobre la coagulación. Por consiguiente, la UFH se ha estandarizado para bioanálisis. En el año 2009, la heparina se reformuló en respuesta a los acontecimientos de contaminación con heparina de los años 2007 y 2008. El contaminante fue el sulfato de condroitina sobresulfatado y se vinculó con más de 150 episodios adversos, sobre todo hipotensión, náusea y disnea en los primeros 30 min después de su administración. Como reacción a esta situación, la heparina sódica se reformuló con medidas más estrictas para el control de calidad y bioanálisis para detectar con mayor facilidad los contaminantes. Esta medida redujo la potencia alrededor de 10% respecto de la presentación previa. La heparina USP se ha ajustado a los *World Health Organization International Standard* (IS). La enoxaparina se obtiene de las mismas fuentes que la heparina regular, pero las dosis se especifican en miligramos. Por otra parte, dalteparina, tinzaparina y danaparoid (heparanoides de bajo peso molecular que contienen sulfato de heparán, sulfato de dermatán y sulfato de condroitina) son específicas contra unidades de factor Xa.

Vigilancia del efecto de la heparina

La vigilancia estrecha del **tiempo parcial de tromboplastina activada** (**aPTT** o **PTT**, *activated partial thromboplastin time*) es necesaria en pacientes que reciben UFH. Las concentraciones de ésta también se determinan por titulación de protamina (terapéuticas, 0.2 a 0.4 unidad/ml) o unidades de inhibidores del factor Xa (concentraciones terapéuticas, 0.3 a 0.7 unidad/ml). La dosificación de las heparinas LMW con base en el peso corporal tiene como resultado una farmacocinética y una concentración plasmática predecibles en pacientes con función renal normal. Por lo tanto, las cifras de heparina de LMW no suelen determinarse, excepto en el contexto de insuficiencia renal, obesidad y embarazo. La concentración de heparina de LMW se puede determinar en unidades de inhibidores del factor Xa. Las concentraciones terapéuticas máximas, determinadas 4 h después de su administración, deben ser de 0.5 a 1 unidad/ml para su dosificación cada 12 h, y de casi 1.5 unidades/ml para la dosificación una vez al día.

Toxicidad

A. Efectos hemorrágicos y diversos

El principal efecto adverso de la heparina es la hemorragia. Este riesgo puede disminuirse por la selección adecuada de pacientes, el control cuidadoso de las dosis y la vigilancia estrecha. Las mujeres de edad avanzada y los individuos con insuficiencia renal son más susceptibles a la hemorragia. La heparina es de origen animal y debe utilizarse con precaución en personas con alergia. Se han notificado una mayor pérdida de cabello y la alopecia reversible. El tratamiento con heparina a largo plazo se vincula con osteoporosis y fracturas espontáneas. La heparina acelera la desaparición de la lipemia posprandial al provocar la secreción de una lipasa de lipoproteínas de los tejidos y su uso a largo plazo se relaciona con deficiencia de mineralocorticoides.

B. Trombocitopenia inducida por heparina

La trombocitopenia inducida por heparina (HIT, *heparin-induced thrombocytopenia*) es un estado de hipercoagulabilidad sistémica que ocurre en 1 a 4% de los individuos tratados con UFH durante un mínimo de siete días. Los pacientes quirúrgicos tienen el máximo riesgo. La incidencia comunicada de HIT es menor en poblaciones pediátricas fuera del contexto de los cuidados críticos y es relativamente rara en mujeres embarazadas. El riesgo de HIT puede ser mayor en individuos tratados con UFH de origen bovino en comparación con la heparina porcina, y es menor que el de aquellos tratados en forma exclusiva con LMWH.

La morbilidad y mortalidad en la HIT se relacionan con episodios trombóticos. Es más común la trombosis venosa, pero no es infrecuente la oclusión de arterias periféricas o centrales. Si está colocado un catéter a permanencia, el riesgo de trombosis aumenta en esa extremidad. Se ha informado necrosis cutánea, en particular en sujetos tratados con warfarina, en ausencia de un inhibidor directo de la trombina, al parecer a causa de la eliminación aguda de la proteína C, anticoagulante dependiente de la vitamina K, que ocurre en presencia de concentraciones altas de proteínas procoagulantes y un estado activo de hipercoagulabilidad.

En todo paciente que recibe heparina debe considerarse lo siguiente: los recuentos plaquetarios deben realizarse con frecuencia; la trombocitopenia que aparece en un periodo compatible con una respuesta inmunitaria a la heparina debe considerarse sospechosa de HIT; cualquier trombo nuevo que se presenta en un paciente que recibe tratamiento con heparina debe suscitar la sospecha de HIT. Aquellos que presentan HIT se tratan con discontinuación de la heparina y administración de un inhibidor directo de la trombina.

Contraindicaciones

La heparina está contraindicada en personas con HIT, hipersensibilidad al fármaco, hemorragia activa, hemofilia, trombocitopenia significativa, púrpura, hipertensión grave, hemorragia intracraneal, endocarditis infecciosa, tuberculosis activa, lesiones ulcerativas del tubo digestivo, amenaza de aborto, carcinoma visceral, o nefropatía o hepatopatía avanzadas. La heparina debe evitarse en individuos que fueron objeto de una intervención quirúrgica reciente del cerebro, médula espinal u ojos, y en aquellos que se someten a punción lumbar o bloqueo para anestesia regional. A pesar de su aparente falta de transferencia placentaria, la heparina debe usarse en embarazadas sólo cuando tiene una indicación clara.

Administración y dosis

Las indicaciones de uso se describen en la sección de farmacología clínica. Una concentración plasmática de heparina de 0.2 a 0.4 unidades/ml (por titulación con protamina), o de 0.3 a 0.7 unidades/ml (unidades inhibidoras del factor Xa), suele evitar la embolia pulmonar en personas con trombosis venosa establecida. Esta concentración se corresponde en general con un PTT de dos a tres veces el basal. Sin embargo, el uso del PTT para la vigilancia de la heparina es problemático. No existe un esquema de estandarización para el PTT, como el del tiempo de protrombina (PT, *prothrombin time*) y su razón internacional normalizada (INR, *international normalized ratio*). En la actualidad se utilizan más de 300 combinaciones de reactivo y equipo de análisis y las razones reales necesarias para obtener una actividad inhibidora del factor Xa de 0.3 a 0.7 unidad/ml son variables y oscilan entre 1.6 y 6 veces el PTT testigo. Por consiguiente, si se usa el PTT para vigilancia, el laboratorio debe determinar el tiempo de coagulación que corresponda a los límites terapéuticos por titulación por protamina o actividad contra el factor Xa, como se mencionó antes.

Además, algunos pacientes muestran una prolongación del PTT inicial a causa de deficiencia de factores, presencia de inhibidores (que pueden incrementar el riesgo de hemorragia) o el anticoagulante lúpico (que no se vincula con riesgo de hemorragia, pero sí puede hacerlo con el riesgo de trombosis). Es muy difícil valorar el efecto de la heparina en tales personas con el uso del PTT. Una alternativa consiste en utilizar la actividad contra el factor Xa para valorar la concentración de heparina, una prueba que se encuentra ampliamente disponible en instrumentos automáticos para el estudio de la coagulación. Este abordaje permite determinar con mayor precisión la concentración de la heparina; sin embargo, no provee la valoración global de la integridad de la vía intrínseca del PTT.

Se recomienda la siguiente estrategia: antes de iniciar el tratamiento anticoagulante de cualquier tipo debe valorarse la integridad del sistema hemostático del paciente a través de un interrogatorio cuidadoso de sucesos hemorrágicos previos, así como PT y PTT basales. Si el tiempo de coagulación es prolongado, debe establecerse su causa (deficiencia o presencia de inhibidor) antes de iniciar el tratamiento, y graduar los objetivos terapéuticos con una valoración de riesgo-beneficio. En pacientes de alto riesgo puede ser útil la determinación de PTT y la actividad contra el factor Xa. Cuando se utiliza la administración *intermitente* de heparina, debe cuantificarse el aPTT o la actividad contra el factor Xa 6 h después de la dosis administrada para mantener la prolongación de aPTT hasta 2 a 2.5 veces la cifra de control. Sin embargo, el tratamiento con heparina de LMW es la opción preferida en este caso, porque en la mayoría de los individuos no es necesaria la vigilancia.

La administración intravenosa continua de heparina se logra a través de una bomba de inyección. Después de la inyección intravenosa rápida inicial de 80 a 100 unidades/kg se requiere una administración continua en solución de casi 15 a 22 unidades/kg/h para mantener la inhibición del factor Xa en los límites de 0.3 a 0.7 unidad/ml. Se logra la profilaxis con dosis bajas mediante la administración subcutánea de heparina, 5 000 unidades cada 8 a 12 h. La heparina nunca debe administrarse por vía intramuscular por el riesgo de formar hematomas en el sitio de inyección.

La enoxaparina profiláctica se administra por vía subcutánea a dosis de 30 mg cada 12 h o 40 mg una vez al día. El tratamiento con enoxaparina de dosis completa es de 1 mg/kg por vía subcutánea cada 12 h, que corresponde a una concentración terapéutica contra el factor Xa de 0.5 a 1 unidad/ml. Los pacientes elegibles se pueden tratar con enoxaparina, 1.5 mg/kg una vez al día, con una concentración ideal de inhibidores del factor Xa de 1.5 unidades/ml. La dosis profiláctica de dalteparina es de 5 000 unidades subcutáneas una vez al día; la dosis terapéutica es de 200 unidades/kg una vez al día para la afección venosa o 120 unidades/kg cada 12 h para el síndrome coronario agudo. En enfermos con insuficiencia renal o peso corporal mayor de 150 kg, la LMWH debe utilizarse con precaución. En estos individuos es útil la cuantificación de la concentración de inhibidores del factor Xa para guiar la dosis.

La molécula de pentasacárido sintético **fondaparinux** (fig. 34-4) se une en forma ávida a la antitrombina por una actividad altamente específica que tiene como resultado la inactivación eficaz del factor Xa. El fondaparinux tiene una semivida prolongada de 15 h que permite su dosificación una vez al día por vía subcutánea. Este fármaco es eficaz en la prevención y tratamiento de la tromboembolia venosa y no parece tener reacción cruzada con anticuerpos de la HIT patológicos en la mayoría de los individuos. En la actualidad se estudia el uso del fondaparinux como anticoagulante alternativo de la HIT en experimentos clínicos.

El propósito principal de desarrollar fármacos ha sido obtener anticoagulantes con actividad oral que no requieran vigilancia. El **rivaroxabán** es el primer inhibidor del factor Xa oral que alcanza la fase III de estudios clínicos. La seguridad y eficacia del rivaroxabán parece ser al menos equivalente y posiblemente superior a las heparinas de LMW.

Reversión de la acción de la heparina

La acción anticoagulante excesiva de la heparina se trata con la interrupción del fármaco. Si hay hemorragia está indicada la administración de un antagonista específico, como el **sulfato de protamina**. La protamina es un péptido muy alcalino que se combina con la heparina para formar un complejo estable carente de actividad anticoagulante. Por cada 100 unidades de heparina restantes en el paciente se administra 1 mg de sulfato de protamina por vía intravenosa; el ritmo de inyección no debe ser mayor de 50 mg en ningún periodo de 10 min. Debe evitarse el exceso de protamina, que también tiene un efecto anticoagulante. La neutralización de la heparina de bajo peso molecular con protamina es incompleta. La experiencia limitada sugiere que puede usarse 1 mg de sulfato de protamina para neutralizar de manera parcial 1 mg de enoxaparina. La protamina no revierte la actividad del fondaparinux. El exceso de danaparoid se puede retirar mediante plasmaféresis.

INHIBIDORES DIRECTOS ORALES DEL FACTOR XA

Los inhibidores orales de Xa, incluidos el rivaroxabán y el apixabán, están aprobados o en fases avanzadas de desarrollo y, junto con los inhibidores orales de la trombina (descritos más adelante), tendrán probablemente repercusiones importantes en la farmacoterapia antitrombótica. Estos fármacos inhiben al factor Xa en la vía común final de la coagulación (fig. 34-2). Se administran a dosis fijas y no es necesario vigilarlos. Tienen un inicio rápido de acción y una semivida más corta que la de la warfarina (alrededor de 10 h pero la semivida se prolonga en los ancianos y sujetos con deficiencia renal).

El **rivaroxabán** ha recibido aprobación para prevenir las tromboembolias venosas después de la cirugía de cadera o rodilla. Su dosis profiláctica es de 10 mg diarios por vía oral. En un reciente estudio clínico aleatorizado grande sobre el tratamiento de la trombosis venosa profunda se comparó una dosis mayor de rivaroxabán (15 mg cada 12 h durante tres semanas, seguida de 20 mg diarios) frente al régimen tradicional de enoxaparina seguida de warfarina. En este estudio se observó que la eficacia del rivaroxabán para prevenir las trombosis venosas recurrentes es similar, al igual que el riesgo hemorrágico. En otro protocolo clínico se advirtió que el rivaroxabán es similar a la warfarina para prevenir la apoplejía en los individuos con fibrilación auricular.

El **apixabán** se encuentra hoy día en fase de investigación clínica. En un estudio reciente de pacientes sometidos a sustitución completa de cadera se comparó el apixabán a dosis de 2.5 mg diarios por vía oral con la enoxaparina a dosis de 40 mg diarios por vía subcutánea. En este protocolo clínico se observó que el grupo que recibió apixabán tenía una menor frecuencia de tromboembolias venosas y un riesgo hemorrágico similar. En otro estudio multicéntrico se dividió al azar a los pacientes con infarto reciente del miocardio en dos grupos: uno recibió 5 mg de apixabán y el otro placebo. El estudio se suspendió antes de tiempo por incremento del riesgo hemorrágico sin que decrecieran en forma significativa los acontecimientos isquémicos. Otro protocolo clínico en el que se comparó el apixabán con el ácido acetilsalicílico para prevenir la apoplejía en la fibrilación auricular también se suspendió antes de tiempo por la evidencia de una mayor eficacia entre los pacientes que recibieron el apixabán.

Por lo tanto, los sujetos que deben recibir tanto rivaroxabán como apixabán son al parecer aquellos que necesitan prevención y tratamiento de la tromboembolia venosa y prevención de la apoplejía en los pacientes con fibrilación auricular. Ambos fármacos se excretan de forma parcial por vía renal, por lo que la dosis debe ajustarse en las personas con insuficiencia renal. En éstas, una mejor opción es quizá algún fármaco de metabolismo hepático, como la warfarina. No existen antídotos para los inhibidores directos del factor Xa.

INHIBIDORES DIRECTOS DE LA TROMBINA

Los inhibidores directos de la trombina (DTI, *direct thrombin inhibitors*) ejercen su efecto anticoagulante por unión directa al sitio activo de dicha proteína, de tal manera que anulan así sus efectos distales. Esto contrasta con los inhibidores indirectos de la trombina, como la heparina y la LMWH (véase antes) que actúan a través de la antitrombina. La **hirudina** y la **bivalirudina** son inhibidores directos de la trombina bivalentes porque se unen tanto al sitio catalítico o activo de la trombina como al sitio de reconocimiento del sustrato. El **argatrobán** y el **melagatrán** son pequeñas moléculas que se unen sólo al sitio activo de la trombina.

INHIBIDORES PARENTERALES DIRECTOS DE LA TROMBINA

Desde la época de Hipócrates se han utilizado las sanguijuelas para producir sangrías. En fecha más reciente, los cirujanos han utilizado sanguijuelas medicinales (*Hirudo medicinalis*) para prevenir la trombosis en los vasos finos de los dedos reinsertados. La **hirudina** es un inhibidor de la trombina específico irreversible obtenido de la saliva de sanguijuelas que está disponible hoy en forma recombinante como **lepirudina**. Su acción es independiente de la antitrombina, lo que significa que pueden alcanzar e inactivar a la trombina unida a fibrina en los trombos. La lepirudina tiene poco efecto sobre las plaquetas o el tiempo de hemorragia. Como la heparina, debe administrarse por vía parenteral y se vigila por aPTT. La lepirudina tiene aprobación de la FDA para uso en pacientes con trombosis relacionada con trombocitopenia inducida por heparina; se excreta por el riñón y debe usarse con gran precaución en personas con insuficiencia renal, ya que no hay antídoto. Hasta 40% de los pacientes que reciben inyecciones en solución a largo plazo presenta un anticuerpo dirigido contra el complejo trombina-lepirudina. Esos complejos antígeno-anticuerpo no se eliminan por el riñón y pueden causar un mayor efecto anticoagulante. Algunos individuos reexpuestos al fármaco han experimentado reacciones anafilácticas que ponen en riesgo la vida.

La **bivalirudina**, otro inhibidor bivalente de la trombina, se administra por vía intravenosa, con inicio y terminación de acción rápidos. El fármaco tiene una semivida breve con eliminación renal de 20% y el resto metabólica. La bivalirudina también inhibe la activación plaquetaria y tiene aprobación de la FDA para uso en la angioplastia coronaria percutánea.

El **argatrobán** es un inhibidor de la trombina en molécula pequeña con aprobación de la FDA para uso en enfermos con trombocitopenia inducida por heparina, con o sin trombosis, y en la angioplastia coronaria de pacientes con HIT. También tiene una semivida corta, se administra en solución continua intravenosa y se vigila por aPTT. Su eliminación no se afecta por las enfermedades renales pero depende de la función hepática; en pacientes con hepatopatía es necesaria la disminución de la dosis. Aquellos bajo tratamiento con argatrobán muestran elevación de la INR, lo que hace difícil la transición a warfarina (es decir, la INR refleja contribuciones tanto de warfarina como de argatrobán). (En la sección sobre la administración de warfarina se revisa con detalle la INR.) El fabricante provee un nomograma para facilitar esta transición. No se han conducido estudios bien diseñados de comparación directa para establecer la superioridad del argatrobán y la lepirudina para el tratamiento de la trombocitopenia inducida por heparina. Sin embargo, la selección del inhibidor directo de la trombina a utilizar en un paciente con HIT suele dictarse en la práctica por el trastorno del órgano de depuración. En sujetos con insuficiencia renal grave se prefiere el argatrobán. Si hay insuficiencia hepática grave, entonces la lepirudina es la mejor opción.

INHIBIDORES ORALES DIRECTOS DE LA TROMBINA

Las ventajas de los inhibidores orales directos de la trombina incluyen farmacocinética y biodisponibilidad predecibles, que permiten la dosificación fija y una respuesta anticoagulante prevista y hacen innecesaria la vigilancia sistemática de la coagulación. Además, estos compuestos no interactúan con fármacos que sí lo hacen con el P450 y su rápido inicio y término de acción permiten la anticoagulación inmediata, lo cual evita la necesidad de agregar otros fármacos anticoagulantes.

El **dabigatrán etexilato mesilato** es el primer inhibidor oral directo de la trombina aprobado por la FDA. En el año 2010 recibió aprobación para reducir el riesgo de apoplejía y embolias generalizadas en los casos de fibrilación auricular no valvular. En Estados Unidos, el dabigatrán se ha autorizado para prevenir la tromboembolia venosa en los pacientes sometidos a sustitución quirúrgica de cadera o rodilla. El estudio principal que permitió la aprobación de la FDA fue una investigación realizada en más de 18 000 pacientes con fibrilación auricular no valvular y cuando menos otro factor de riesgo definido. Se demostró que el dabigatrán a dosis de 150 mg cada 12 h es superior a la warfarina con una INR ideal de 2 a 3 para prevenir apoplejía y embolias generalizadas.

Farmacología

El dabigatrán y sus metabolitos son inhibidores directos de la trombina. Después de su administración por vía oral, el dabigatrán etexilato mesilato se convierte en dabigatrán. Su biodisponibilidad oral es de 3 a 7% en los voluntarios sanos. Este fármaco es sustrato para la bomba extractora P-glucoproteína; no obstante, los inhibidores o inductores de la P-glucoproteína no tienen mayores efectos sobre la eliminación del fármaco. La administración simultánea de cetoconazol, amiodarona, quinidina y clopidogrel incrementan el efecto del dabigatrán. Su semivida en los voluntarios sanos es de 12 a 17 h. La deficiencia renal prolonga la eliminación del fármaco, por lo que es necesario ajustar la dosis; se debe evitar en los pacientes con insuficiencia renal grave.

Administración y dosis

Para prevenir la apoplejía y las embolias sistémicas en la fibrilación auricular no valvular, se administran 150 mg cada 12 h en los pacientes con una eliminación de creatinina >30 ml/min. Cuando la eliminación de creatinina disminuye de 15 a 30 ml/min, la dosis es de 75 mg cada 12 h. No es necesario vigilarla. El dabigatrán prolonga el PTT y el tiempo de trombina, lo que se utiliza para calcular el efecto del fármaco en caso necesario.

Efectos secundarios

Tal y como ocurre con cualquier anticoagulante, el efecto secundario principal del dabigatrán es la hemorragia. En el estudio RE-LY se observó un mayor número de efectos adversos digestivos y hemorragia digestiva en comparación con la warfarina. También se advirtió cierta tendencia hacia una mayor hemorragia con el dabigatrán en los pacientes mayores de 75 años. No existe antídoto para el dabigatrán. En caso de sobredosis farmacológica es importante mantener la función renal o recurrir a la diálisis en caso necesario. Ante una hemorragia grave por dabigatrán debe considerarse la posibilidad de administrar factor recombinante VIIa o concentrados de complejos de protrombina como uso irregular.

Los inhibidores orales directos de la trombina y el factor Xa ofrecen diversas ventajas respecto de la warfarina (descritas a continuación), cuya ventaja terapéutica es estrecha puesto que se modifica por la alimentación y muchos fármacos y es necesario vigilarla para ajustar la dosis. Al parecer, los fármacos orales anti-Xa y los inhibidores orales directos de la trombina se oponen al dominio de la warfarina en la prevención y tratamiento de la enfermedad trombótica.

WARFARINA Y OTROS ANTICOAGULANTES CUMARÍNICOS

Aspectos químicos y farmacocinética

El uso clínico de los anticoagulantes cumarínicos se inició con el descubrimiento de una sustancia anticoagulante formada en el trébol de olor (*Melilotus officinalis*) podrido que causaba la enfermedad hemorrágica en el ganado. Por petición de los granjeros locales, un químico en la Universidad de Wisconsin identificó al agente tóxico como bishidroxicumarina. Un derivado sintético, el dicumarol, y sus congéneres, el más importante de los cuales es la warfarina (de las siglas ***W**isconsin **A**lumni **R**esearch **F**oundation*, más "arina", derivada de cumarina; fig. 34-5), se usaron de manera inicial como eliminadores de roedores. En el decenio de 1950, la warfarina (bajo el nombre comercial de Coumadin) se introdujo como fármaco antitrombótico para su uso en seres humanos; constituye uno de los compuestos de prescripción más común que consumen casi 1.5 millones de individuos y varios estudios indican que tiene una subutilización significativa en circunstancias clínicas en las cuales ha mostrado beneficio.

La warfarina se administra en general como sal sódica y alcanza 100% de biodisponibilidad. Más de 99% de la warfarina racémica se une a la albúmina del plasma, lo que podría explicar su pequeño volumen de distribución (el espacio de albúmina), su semivida prolongada en plasma (36 h) y la falta de excreción urinaria del fármaco

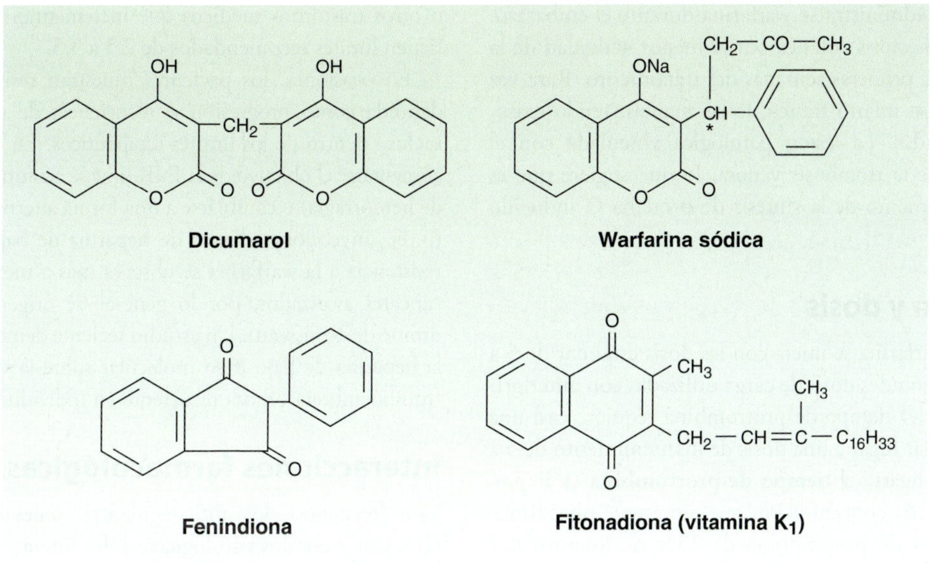

Dicumarol

Warfarina sódica

Fenindiona

Fitonadiona (vitamina K_1)

FIGURA 34-5 Fórmulas estructurales de varios fármacos anticoagulantes orales y de la vitamina K. El átomo de carbono de la warfarina que se muestra con asterisco corresponde al centro de asimetría.

sin cambios. La warfarina se utiliza en clínica como mezcla racémica compuesta por cantidades equivalentes de dos enantiómeros. La *S*-warfarina levorrotatoria es cuatro veces más potente que la *R*-warfarina dextrorrotatoria. Esta observación es útil para comprender la naturaleza estereoselectiva de varias interacciones farmacológicas en las que interviene la warfarina.

Mecanismos de acción

Los anticoagulantes cumarínicos bloquean la carboxilación γ de varias moléculas de glutamato en la protrombina y los factores VII, IX y X, así como las proteínas C y S, que son anticoagulantes endógenos (fig. 34-2, cuadro 34-1). El bloqueo produce moléculas incompletas de factores de coagulación que son inactivas desde el punto de vista biológico. La reacción de carboxilación proteínica se acopla con la oxidación de la vitamina K. La vitamina debe entonces reducirse para reactivarse. La warfarina impide el metabolismo reductivo del epóxido de vitamina K inactivo de retorno a su forma de hidroquinona activa (fig. 34-6). Un cambio mutacional en la enzima encargada, la reductasa de epóxido de vitamina K, puede dar origen a una resistencia genética a la warfarina en seres humanos, y en especial en ratas.

Se observa un retraso de 8 a 12 h en la acción de la warfarina. Su efecto anticoagulante es producto de un equilibrio entre la síntesis parcialmente inhibida y la degradación no alterada de cuatro factores de coagulación dependientes de la vitamina K. La inhibición resultante de la coagulación depende de sus semividas de degradación en la circulación, las cuales son de 6, 24, 40 y 60 h para los factores VII, IX, X y II, respectivamente. Las dosis de warfarina iniciales más grandes, hasta de casi 0.75 mg/kg, aceleran el inicio del efecto anticoagulante. Más allá de esas cantidades, la velocidad de inicio no depende de la dosis. El único efecto de una dosis de carga más grande es la prolongación del tiempo en que la concentración plasmática del fármaco se mantiene por arriba de la requerida para la supresión de la síntesis de factores de coagulación. La única diferencia entre los anticoagulantes orales en la producción y mantenimiento de la hipoprotrombinemia es la semivida de cada uno.

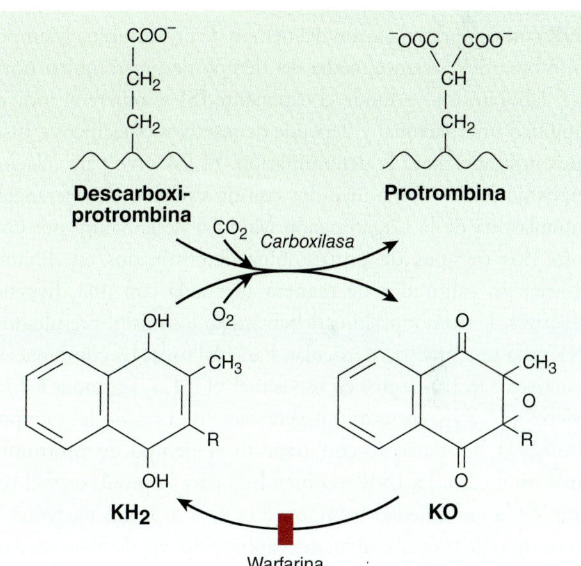

FIGURA 34-6 Ciclo de la vitamina K: interconversiones metabólicas vinculadas con la síntesis de los factores de coagulación dependientes de esta vitamina. Las vitaminas K_1 o K_2 se activan por reducción a la forma de hidroquinona (KH_2). La oxidación gradual hasta el epóxido de la vitamina K (KO) está acoplada con la carboxilación de la protrombina por acción de la enzima carboxilasa. La reactivación del epóxido de vitamina K es el paso sensible a la warfarina. La *R* en la molécula de la vitamina K representa la cadena lateral fitilo de 20 carbonos en la vitamina K_1 y una cadena lateral poliprenilo de 30 a 65 carbonos en la vitamina K_2.

Toxicidad

La warfarina cruza con facilidad la placenta y puede causar un trastorno hemorrágico en el feto. Más aún, las proteínas fetales con porciones de carboxiglutamato γ que se encuentran en el hueso y la sangre pueden afectarse por la warfarina; el fármaco causa un defecto grave al nacer, caracterizado por la formación anormal del hueso. Por tal razón, nunca debe administrarse warfarina durante el embarazo. Algunas veces ocurre necrosis cutánea por la menor actividad de la proteína C durante las primeras semanas del tratamiento. Rara vez el mismo proceso causa infarto franco de las mamas, tejido graso, intestino y extremidades. La lesión patológica vinculada con el infarto hemorrágico es la trombosis venosa, lo que sugiere que es resultado de un decremento de la síntesis de proteína C inducido por la warfarina.

Administración y dosis

El tratamiento con warfarina se inicia con las dosis estándar de 5 a 10 mg, ya no con las grandes dosis de carga utilizadas con anterioridad. El ajuste inicial del tiempo de protrombina requiere casi una semana, lo que suele dar lugar a una dosis de mantenimiento de 5 a 7 mg/día. Debe prolongarse el **tiempo de protrombina (PT**, *prothrombin time*) hasta una concentración que represente una disminución de la actividad de protrombina de 25% de lo normal y mantenerse así durante el tratamiento de largo plazo. Cuando la actividad es menor de 20% conviene disminuir la dosis de warfarina u omitirla hasta que la actividad aumente por arriba de esa cifra.

Los límites terapéuticos del tratamiento con anticoagulantes orales se definen en términos de la razón internacional normalizada (INR). La INR corresponde a la razón del tiempo de protrombina (tiempo de protrombina del paciente/media del tiempo de protrombina normal para el laboratorio)^{ISI}, donde el exponente ISI se refiere al índice de sensibilidad internacional y depende de reactivos específicos e instrumentos utilizados para la determinación. El ISI sirve para relacionar los tipos de protrombina medidos con un estándar de referencia de tromboplastina de la Organización Mundial de la Salud; por consiguiente, los tiempos de protrombina determinados en diferentes instrumentos calibrados de manera adecuada con una diversidad de reactivos de tromboplastina deben arrojar los mismos resultados de la INR para una muestra particular. Para casi todas las combinaciones de reactivos e instrumentos en uso actual, el ISI es cercano a 1, lo que convierte a la INR en términos generales en la razón del tiempo de protrombina del paciente con respecto al tiempo de protrombina normal promedio. La INR recomendada para la profilaxis y el tratamiento de la enfermedad trombótica es de 2 a 3. Los pacientes con algunos tipos de prótesis valvulares cardiacas (p. ej., de disco oscilante) u otros trastornos médicos que incrementan el riesgo de trombosis tienen límites recomendados de 2.5 a 3.5.

En ocasiones, los pacientes muestran resistencia a la warfarina, definida como progresión o recurrencia de un suceso trombótico, incluso dentro de los límites terapéuticos. En estos individuos puede aumentarse el objetivo de la INR (que se acompaña de un mayor riesgo de hemorragia) o cambiarse a una forma alternativa de anticoagulante (p. ej., inyecciones diarias de heparina de bajo peso molecular). La resistencia a la warfarina se observa más a menudo en pacientes con cánceres avanzados, por lo general de origen gastrointestinal (síndrome de Trousseau). Un estudio reciente demostró la superioridad de la heparina de bajo peso molecular sobre la warfarina para evitar la tromboembolia venosa recurrente en individuos con cáncer.

Interacciones farmacológicas

Con frecuencia, los anticoagulantes orales interactúan con otros fármacos y estados patológicos. Tales interacciones pueden dividirse ampliamente en efectos de farmacocinética y farmacodinámica (cuadro 34-2). Los mecanismos farmacocinéticos para la interacción farmacológica con anticoagulantes orales son en particular de inducción o inhibición enzimáticas, y de disminución de la unión a proteínas plasmáticas. Los mecanismos farmacodinámicos para las interacciones con warfarina son sinergismo (alteración de la hemostasia, disminución de la síntesis de factores de coagulación, como en la enfermedad hepática), antagonismo competitivo (vitamina K) y alteración del asa de control fisiológica de la vitamina K (resistencia hereditaria a los anticoagulantes orales).

Las interacciones más importantes con la warfarina son las que acentúan el efecto anticoagulante y el riesgo de hemorragia. Las más peligrosas de estas interacciones son las farmacocinéticas con las pirazolonas, fenilbutazona y sulfinpirazona. Dichos fármacos incrementan la hipoprotrombinemia e inhiben la función plaquetaria y pueden inducir una enfermedad ulceropéptica (cap. 36). Los mecanismos para su interacción hipoprotrombinémica son una inhibición estereoselectiva de la transformación metabólica oxidativa de la warfarina *S* (el isómero más potente) y el desplazamiento de la warfarina unida a la albúmina, que aumenta la fracción libre. Por este y otros motivos, la fenilbutazona y las sulfinpirazonas no son de uso frecuente en Estados Unidos. El metronidazol, fluconazol y trimeto-

CUADRO 34–2 Farmacocinética y farmacodinámica e interacciones corporales de los anticoagulantes orales

Aumento del tiempo de protrombina		Disminución del tiempo de protrombina	
Farmacocinética	***Farmacodinámica***	***Farmacocinética***	***Farmacodinámica***
Amiodarona	**Fármacos**	Barbitúricos	**Fármacos**
Cimetidina	Ácido acetilsalicílico (dosis altas)	Colestiramina	Diuréticos
Disulfiram	Cefalosporinas de tercera generación	Rifampicina	Vitamina K
Metronidazol[1]	Heparina		**Factores corporales**
Fluconazol[1]	**Factores corporales**		Resistencia hereditaria
Fenilbutazona[1]	Hepatopatía		Hipotiroidismo
Sulfinpirazona[1]	Hipertiroidismo		
Trimetoprim-sulfametoxazol			

[1]La estereoselectividad inhibe el metabolismo oxidativo del enantiómero *S* de la forma racémica de la warfarina.

prim-sulfametoxazol también inhiben de manera estereoselectiva la transformación metabólica de la warfarina *S,* en tanto que la amiodarona, disulfiram y cimetidina inhiben el metabolismo de ambos enantiómeros de la warfarina. El ácido acetilsalicílico, las enfermedades hepáticas y el hipertiroidismo incrementan la warfarina desde el punto de vista farmacodinámico, el primero por su efecto sobre la función plaquetaria y los últimos dos por aumento de la tasa de recambio de los factores de coagulación. Las cefalosporinas de tercera generación eliminan las bacterias del tubo digestivo que producen vitamina K y, como la warfarina, también inhiben en forma directa a la reductasa de epóxido de vitamina K.

Los barbitúricos y la rifampicina causan *disminución* notoria del efecto anticoagulante de las enzimas hepáticas que transforman la warfarina racémica. La colestiramina se une a la warfarina en el intestino y disminuye su absorción y biodisponibilidad.

Se observan disminuciones farmacodinámicas del efecto coagulante con la vitamina K (aumento de la síntesis de factores de coagulación), los diuréticos clortalidona y espironolactona (concentración de factores de coagulación), la resistencia hereditaria (mutación de las moléculas del ciclo de reactivación de la vitamina K) y el hipotiroidismo (disminución de la tasa de recambio de los factores de coagulación).

Los fármacos *sin* efecto significativo sobre el tratamiento anticoagulante incluyen etanol, fenotiacinas, benzodiazepinas, paracetamol, opioides, indometacina y casi todos los antibióticos.

Reversión de la acción de la warfarina

El efecto anticoagulante excesivo y la hemorragia por warfarina pueden revertirse con la interrupción del fármaco y la administración de vitamina K_1 oral o parenteral (fitonadiona), plasma fresco congelado, concentrados del complejo de protrombina, y el factor recombinante VIIa (rFVIIa). La desaparición del efecto excesivo no tiene relación con la concentración de warfarina en plasma, sino más bien con el restablecimiento de la actividad normal de los factores de coagulación. Un exceso leve del efecto anticoagulante sin hemorragia tal vez no requiera más que la suspensión del fármaco. El efecto de la warfarina puede revertirse con rapidez en el contexto de una hemorragia grave con la administración del complejo de protrombina o rFVIIa acoplados con vitamina K intravenosa. Es importante señalar que debido a la semivida prolongada de la warfarina, tal vez no sea suficiente una sola dosis de vitamina K o rFVIIa.

FARMACOLOGÍA BÁSICA DE LOS FÁRMACOS FIBRINOLÍTICOS

Los fármacos fibrinolíticos lisan con rapidez los trombos por catálisis de la formación de la proteasa de serina, **plasmina**, a partir de su cimógeno precursor, el plasminógeno (fig. 34-3). Estos fármacos crean un estado lítico generalizado cuando se administran por vía intravenosa. Por lo tanto, se fragmentan tanto los trombos hemostáticos protectores como los grandes tromboémbolos que fueron la indicación para el tratamiento. En el recuadro Fármacos trombolíticos para el infarto miocárdico agudo se describe su uso en una aplicación importante.

Farmacología

La **estreptocinasa** es una proteína (pero no una enzima) sintetizada por los estreptococos que se combina con el proactivador plasminógeno. Este complejo enzimático cataliza la conversión del plasminógeno inactivo en plasmina activa. La **urocinasa** es una enzima humana sintetizada por el riñón que convierte directamente el plasminógeno en plasmina activa. La plasmina misma no puede usarse porque los inhibidores naturales en el plasma impiden sus efectos. Sin embargo, la ausencia de inhibición de la urocinasa y del complejo estreptocinasa-proactivador hace posible su uso clínico. La plasmina formada en el interior de un trombo por acción de esos activadores se protege de la antiplasmina plasmática, lo que le permite lisar el trombo desde su interior.

Fármacos trombolíticos para el infarto miocárdico agudo

El cambio de paradigma sobre la causa del infarto miocárdico agudo hacia la oclusión coronaria aguda por un trombo en el decenio de 1980 dio origen el tratamiento trombolítico de esa afección que a menudo es letal. En esa época, y por primera vez, el *European Cooperative Study Group* encontró que el tratamiento trombolítico intravenoso del infarto miocárdico agudo reducía la mortalidad de manera significativa. Estudios posteriores de miles de pacientes aportaron información estadística suficiente para considerar una disminución de 20% de la mortalidad, relevante desde el punto de vista estadístico. Aunque el estándar de atención en hospitales con instalaciones adecuadas y experiencia en la intervención coronaria percutánea (PCI, *percutaneous coronary intervention*) se halla ahora a favor de la cateterización y colocación de endoprótesis vasculares, el tratamiento trombolítico aún es muy importante cuando no se dispone con facilidad de PCI.

La selección apropiada de pacientes para el tratamiento trombolítico es crítica. El diagnóstico de un infarto miocárdico agudo se establece por clínica y se confirma por electrocardiografía. Los pacientes con elevación del segmento ST y bloqueo de la rama del haz de His en la electrocardiografía tienen los mejores resultados. Todos los estudios a la fecha muestran un beneficio mucho mayor con el tratamiento trombolítico cuando se administra en forma temprana, en las 6 h que siguen al inicio de los síntomas del infarto miocárdico agudo.

Los fármacos trombolíticos reducen la mortalidad del infarto miocárdico agudo. El uso temprano y apropiado de cualquiera de ellos probablemente supera las posibles ventajas de un fármaco particular. Los fármacos adyuvantes, como el ácido acetilsalicílico, la heparina, los bloqueadores β y los inhibidores de la enzima convertidora de angiotensina (ACE, *angiotensin-converting enzyme*), disminuyen aún más la mortalidad. Los principios del tratamiento se incluyen en el artículo de Antman et al, 2008 (véase la bibliografía).

La **anistreplasa** (complejo activador de estreptocinasa y plasminógeno; APSAC, *anisoylated plasminogen streptokinase activator complex*) consta de una combinación de plasminógeno humano purificado y estreptocinasa bacteriana acetilada para proteger el sitio activo de la enzima. Cuando se administra, el grupo acilo se hidroliza en forma espontánea y libera el complejo proactivador de estreptocinasa activado. Este producto (discontinuado en Estados Unidos en fecha reciente) permite una rápida inyección intravenosa, mayor selectividad del coágulo (p. ej., más actividad sobre el plasminógeno vinculado con coágulos y menos sobre el plasminógeno libre en la sangre) y mayor actividad trombolítica.

El plasminógeno también puede activarse en forma endógena por el **activador del plasminógeno hístico** (**t-PA**, *tissue plasminogen activator*), que activa de forma preferente al plasminógeno unido a fibrina, que confina (en teoría) la fibrinólisis al trombo formado y evita la activación sistémica. El t-PA humano se fabrica con el nombre de **alteplasa** mediante tecnología de DNA recombinante. La **reteplasa** es otro t-PA recombinante humano de la que se han retirado varias secuencias de aminoácidos. Es menos costosa para su producción que t-PA. Debido a que carece del principal dominio de unión de fibrina, la reteplasa es menos específica de la fibrina que el t-PA. La **tenecteplasa** es una forma mutante de t-PA que tiene una semivida más prolongada y se puede administrar como dosis intravenosa rápida. La tenecteplasa es un poco más específica de la fibrina que el t-PA.

Indicaciones y dosificación

La administración de fármacos fibrinolíticos por vía intravenosa está indicada en casos de **embolia pulmonar con inestabilidad hemodinámica**, **trombosis venosa profunda grave**, como la del síndrome de la vena cava superior, y **tromboflebitis ascendente** en la vena iliofemoral con edema grave de la extremidad pélvica. Estos fármacos también se administran por vía intraarterial, en especial para la enfermedad vascular periférica.

El tratamiento trombolítico del **infarto miocárdico agudo** requiere una cuidadosa selección de los pacientes, el uso de un compuesto trombolítico específico y el beneficio del tratamiento adyuvante. Se administra estreptocinasa en solución intravenosa con una dosis de carga de 250 000 unidades, seguida por 100 000 U/h durante 24 a 72 h. Los pacientes con anticuerpos antiestreptocócicos pueden presentar fiebre, reacciones alérgicas y resistencia terapéutica. La urocinasa requiere una dosis de carga de 300 000 unidades, administradas durante 10 min, y una dosis de mantenimiento de 300 000 unidades/h durante 12 h. La alteplasa (t-PA) se administra en solución intravenosa a razón de 60 mg durante la primera hora y después 40 mg a un ritmo de 20 mg/h. La reteplasa se administra en dos inyecciones intravenosas rápidas de 10 unidades cada una con intervalo de 30 min. La tenecteplasa se administra en un bolo intravenoso de 0.5 mg/kg. La anistreplasa (si está disponible) se administra como inyección única intravenosa de 30 unidades durante 3 a 5 min. Un solo ciclo de fármacos fibrinolíticos es costoso: cientos de dólares estadounidenses para la estreptocinasa y miles para la urocinasa y t-PA.

El t-PA recombinante también tiene aprobación para su uso en la apoplejía isquémica aguda durante las 3 h que siguen al inicio de los síntomas. En pacientes sin infarto hemorrágico u otra contraindicación, este tratamiento ha demostrado proveer mejores resultados en varios estudios clínicos con asignación al azar. La dosis recomendada es de 0.9 mg/kg sin rebasar 90 mg, con 10% como dosis intravenosa rápida y el resto en solución durante 1 h. La estreptocinasa se ha vinculado con un mayor riesgo de hemorragia en la apoplejía isquémica aguda cuando se administra a dosis de 1.5 millones de unidades y no se recomienda su uso en ese contexto.

■ FARMACOLOGÍA BÁSICA DE LOS FÁRMACOS ANTIPLAQUETARIOS

La función plaquetaria es regulada por tres categorías de sustancias. El primer grupo consta de sustancias producidas fuera de la plaqueta que interactúan con los receptores de su membrana, por ejemplo, catecolaminas, colágena, trombina y prostaciclina. La segunda categoría incluye compuestos generados dentro de la plaqueta que interactúan con receptores de membrana, como ADP, prostaglandina D_2, prostaglandina E_2 y serotonina. El tercer grupo incluye agentes generados dentro de la plaqueta que actúan ahí mismo, por ejemplo endoperóxidos de prostaglandinas y tromboxano A_2, los nucleótidos cíclicos cAMP y cGMP, y el ion calcio. En esta lista de agentes se han identificado varios objetivos para fármacos inhibidores de plaquetas (fig. 34-1): inhibición de la síntesis de prostaglandinas (ácido acetilsalicílico), inhibición de la agregación de plaquetas inducida por ADP (clopidogrel, prasugrel, ticlopidina), y bloqueo de los receptores de glucoproteínas IIb/IIIa en las plaquetas (abciximab, tirofibán y eptifibatida). El dipiridamol y el cilostazol son fármacos antiplaquetarios adicionales.

ÁCIDO ACETILSALICÍLICO

La prostaglandina **tromboxano A_2** es un producto del ácido araquidónico que produce un cambio en la forma, liberación de sus gránulos y agregación de las plaquetas (cap. 18). Los fármacos que antagonizan esa vía interfieren con la agregación plaquetaria *in vitro* y prolongan el tiempo de hemorragia *in vivo*. El ácido acetilsalicílico es el prototipo de esta clase de fármacos.

Como se describe en el capítulo 18, dicho fármaco inhibe la síntesis de tromboxano A_2 por acetilación irreversible de la enzima ciclooxigenasa. Otros salicilatos y fármacos antiinflamatorios no esteroideos también inhiben a la ciclooxigenasa, pero tienen una duración de acción más breve porque no pueden acetilarla; esto es, su acción es reversible.

La FDA aprobó el uso de 325 mg/día para profilaxis *primaria* del infarto miocárdico, pero recomienda tener precaución con ese uso del ácido acetilsalicílico por la población general, excepto si se prescribe como adyuvante en el tratamiento de factores de riesgo como la cesación del tabaquismo y la disminución del colesterol sanguíneo y la presión sanguínea. El metaanálisis de muchos estudios publicados acerca del ácido acetilsalicílico y otros fármacos antiplaquetarios confirma el valor de esa intervención en la prevención *secundaria* de episodios vasculares en pacientes con antecedente de éstos.

TICLOPIDINA, CLOPIDOGREL Y PRASUGREL

El clopidogrel, la ticlopidina y el prasugrel atenúan la agregación plaquetaria por inhibición de la vía del ADP de las plaquetas. Estos fármacos antagonizan de forma irreversible al receptor de ADP en las plaquetas. A diferencia del ácido acetilsalicílico, estos fármacos no tienen efectos sobre el metabolismo de las prostaglandinas. El uso del clopidogrel, ticlopidina o prasugrel para evitar las trombosis se considera ahora práctica estándar en pacientes sometidos a la colocación de una endoprótesis coronaria. Puesto que las indicaciones y efectos secundarios de estos fármacos son distintos, se describen en forma individual.

La ticlopidina ha recibido aprobación para prevenir la apoplejía en los sujetos con antecedente de isquemia transitoria (TIA, *transient ischemic attack*) o apoplejía trombótica, y en combinación con ácido acetilsalicílico para prevenir la trombosis de las endoprótesis coronarias. Los efectos adversos de la ticlopidina incluyen náusea, dispepsia y diarrea hasta en 20% de los pacientes, hemorragia en 5% y leucopenia, que es de máxima gravedad, en 1%. La leucopenia se detecta por vigilancia regular del recuento leucocitario los primeros tres meses de tratamiento. La aparición de púrpura trombocitopénica trombótica también se ha vinculado con la ingestión de ticlopidina. La dosis de ésta es de 250 mg cada 12 h. En vista de sus efectos secundarios considerables, la ticlopidina para prevenir apoplejía se debe limitar a los individuos que no toleran el ácido acetilsalicílico o en quienes este tratamiento ha fracasado. La dosis de ticlopidina menor de 500 mg/día puede ser eficaz con menos efectos adversos.

El clopidogrel se ha autorizado para los individuos con angina inestable o infarto agudo del miocardio sin elevación de ST (NSTEMI, *non-ST-elevation acute myocardial infarction*) combinado con ácido acetilsalicílico; y pacientes con infarto del miocardio con elevación de ST (STEMI, *ST-elevation myocardial infarction*), infarto reciente del miocardio, apoplejía o angiopatía periférica establecida. Para el NSTEMI, la dosis de carga es de 300 mg seguida de 75 mg diarios de clopidogrel con una dosis diaria de ácido acetilsalicílico de 75 a 325 mg. En los sujetos con STEMI, la dosis es de 75 mg diarios de clopidogrel con ácido acetilsalicílico, como ya se describió; y para el infarto reciente del miocardio, apoplejía o angiopatía periférica, la dosis es de 75 mg diarios.

El clopidogrel tiene menos efectos adversos que la ticlopidina y rara vez se vincula con neutropenia. Se ha notificado púrpura trombocitopénica trombótica relacionada con el clopidogrel. Debido a su mejor perfil de efectos secundarios y requerimientos de dosis, se prefiere el clopidogrel respecto de la ticlopidina. Los efectos antitrombóticos del primero dependen de la dosis; en las 5 h que siguen a una dosis de carga oral de 300 mg se inhibe 80% de la actividad plaquetaria. La dosis de mantenimiento del clopidogrel es de 75 mg/día, que logra la máxima inhibición plaquetaria. La duración de ese efecto antiplaquetario es de siete a 10 días. El clopidrogrel es un profármaco que se activa por medio de la isoforma CYP2C19 de la enzima citocromo P450. Debido a una herencia con polimorfismo de un solo nucleótido en CYP2C19, algunos individuos metabolizan mal el clopidogrel y tienen mayor riesgo de padecer acontecimientos cardiovasculares por el efecto inadecuado del fármaco. La FDA recomienda realizar genotipificación de CYP2C19 para identificar a estos pacientes y recomienda a los médicos prever la posibilidad de otros tratamientos en quienes la metabolizan mal. Sin embargo, los estudios más recientes cuestionan el efecto que tiene el metabolismo de CYP2C19 en el resultado. Los fármacos que alteran la función de CYP2C19, como el omeprazol, deben administrarse con cautela mientras se esclarece la importancia del estado de CYP2C19.

El prasugrel es similar al clopidogrel y se ha aprobado para los pacientes con síndromes coronarios agudos. Este fármaco se administra en dosis de carga de 60 mg y con posterioridad 10 mg por día en combinación con ácido acetilsalicílico, al igual que el clopidogrel. En el *Trial to assess Improvement in Therapeutic Outcomes by Optimizing Platelet Inhibition with Prasugrel* (TRITON-TIMI38) se compararon el prasugrel y el clopidogrel en un estudio clínico aleatorizado doble ciego con ácido acetilsalicílico y otros tratamientos habituales con intervenciones coronarias percutáneas. Este estudio clínico demostró una reducción en el criterio de valoración cardiovascular compuesto primario (muerte cardiovascular, apoplejía no letal o infarto del miocardio no letal) para el prasugrel respecto del clopidogrel. No obstante, el riesgo hemorrágico mayor y menor fue superior con el prasugrel. El prasugrel está contraindicado en pacientes con antecedente de TIA o apoplejía por el mayor riesgo hemorrágico. A pesar de que el genotipo del citocromo P450 es un problema con el clopidogrel, carece de importancia con el prasugrel.

Resistencia al ácido acetilsalicílico y el clopidogrel

La incidencia comunicada de resistencia a estos fármacos varía en gran medida, desde menos de 5 hasta 75%. Esa variación notable refleja la incidencia de la definición de resistencia (trombosis recurrente durante el tratamiento antiplaquetario en comparación con pruebas *in vitro*), los métodos por los que se mide la respuesta farmacológica y el cumplimiento del paciente. Varios métodos de prueba de resistencia al ácido acetilsalicílico y el clopidogrel *in vitro* tienen aprobación de la FDA. Sin embargo, la frecuencia de resistencia farmacológica varía en grado considerable según sea el método. Estas pruebas son útiles en ciertos pacientes para valorar el cumplimiento terapéutico o la causa de un episodio trombótico recurrente, pero su utilidad en las decisiones clínicas que se toman fuera de los estudios clínicos son aún controversiales.

ANTAGONISTAS DE LOS RECEPTORES PLAQUETARIOS DE LA GLUCOPROTEÍNA IIB/IIIA

Los inhibidores de las glucoproteínas IIb/IIIa se usan en personas con síndromes coronarios agudos. Estos fármacos tienen como objetivo el complejo de receptores plaquetarios IIb/IIIa (fig. 34-1). El complejo IIb/IIIa actúa como receptor, sobre todo de fibrinógeno y vitronectina, pero también de fibronectina y el factor de von Willebrand. La activación de este complejo receptor es la "vía final común" para la agregación plaquetaria. Existen casi 50 000 copias de este complejo en la superficie de cada plaqueta. Las personas que carecen de este receptor presentan un trastorno hemorrágico que se denomina trombastenia de Glanzmann.

El **abciximab**, un anticuerpo monoclonal quimérico dirigido contra el complejo IIb/IIIa, incluido el receptor de vitronectina, fue el primer medicamento aprobado de esa clase de fármacos. Se autorizó para usarse en la intervención coronaria percutánea y los síndromes coronarios agudos. La **eptifibatida** es un análogo de la secuencia en el extremo carboxilo terminal de la cadena δ del fibrinógeno que media su unión al receptor. El **tirofibán** es una molécula más pequeña con propiedades similares. La eptifibatida y el tirofibán inhiben la unión de ligandos al receptor IIb/IIIa por su ocupación del receptor, pero no bloquean al receptor de vitronectina.

Estos tres fármacos antes descritos se administran por vía parenteral. Se hallan en diversas etapas de desarrollo las fórmulas orales de los antagonistas de IIb/IIIa.

OTROS FÁRMACOS ANTIPLAQUETARIOS

El **dipiridamol** es un vasodilatador que suprime la función plaquetaria por inhibición de la captación de adenosina y la actividad de la fosfodiesterasa de cGMP. El dipiridamol tiene poco o ningún efecto beneficioso. Por lo tanto, el efecto terapéutico de este compuesto se obtiene en combinación con el ácido acetilsalicílico para prevenir la isquemia vascular cerebral. Puede también utilizarse en combinación con la warfarina para la profilaxis primaria de tromboémbolos en pacientes con prótesis valvulares cardiacas. Está disponible ahora una combinación de dipiridamol con 25 mg de ácido acetilsalicílico para la profilaxis secundaria de la enfermedad vascular cerebral.

El **cilostazol** es un inhibidor de la fosfodiesterasa más reciente, que promueve la vasodilatación y la inhibición de la agregación plaquetaria; se utiliza sobre todo para tratar la claudicación intermitente.

FARMACOLOGÍA CLÍNICA DE LOS FÁRMACOS UTILIZADOS PARA EVITAR LA COAGULACIÓN

TROMBOSIS VENOSA

Factores de riesgo

A. Trastornos heredados

Los trastornos heredados caracterizados por una tendencia a formar trombos (trombofilia) se derivan de anomalías cuantitativas o cualitativas del sistema anticoagulante natural. Las deficiencias (pérdida de mutaciones funcionales) en los anticoagulantes naturales antitrombina y proteínas C y S contribuyen con casi 15% de los pacientes seleccionados con trombosis juvenil o recurrente y 5 a 10% de los casos no seleccionados de trombosis venosa aguda. Las causas adicionales de trombofilia incluyen el aumento de las mutaciones funcionales, como la del factor V de Leiden y la de la protrombina 20210, el incremento de los factores y cofactores de la coagulación, y la hiperhomocisteinemia, que juntos contribuyen con el mayor número de pacientes con hipercoagulabilidad. Aunque la pérdida de mutaciones funcionales es menos frecuente, se vincula con el máximo riesgo de trombosis. Algunos pacientes tienen múltiples factores de riesgo heredados o combinaciones de factores de riesgo heredados y adquiridos, como se revisa a continuación. Dichos individuos tienen mayor riesgo de episodios trombóticos recurrentes y a menudo se consideran elegibles para tratamiento durante toda la vida.

B. Enfermedad adquirida

Desde hace mucho tiempo se reconoce el mayor riesgo de tromboembolia vinculado con la fibrilación auricular y la aplicación de prótesis valvulares cardiacas mecánicas. De manera similar, el reposo prolongado en cama, las operaciones quirúrgicas de alto riesgo y la presencia de cáncer tienen un vínculo claro con una mayor incidencia de trombosis venosa profunda y embolia. El síndrome de anticuerpos antifosfolípidos es otro factor de riesgo adquirido importante. Los fármacos pueden actuar como factores de riesgo sinérgicos en conjunción con los factores de riesgo heredados. Por ejemplo, las mujeres que presentan la mutación del factor V de Leiden y toman anticonceptivos orales presentan un aumento sinérgico del riesgo.

Tratamiento antitrombótico

A. Prevención

La prevención primaria de la trombosis venosa reduce la incidencia y la tasa de mortalidad de las embolias pulmonares. La heparina y la warfarina se pueden usar para prevenir la trombosis venosa. La administración subcutánea de heparina no fraccionada a dosis baja, heparina de bajo peso molecular y fondaparinux provee profilaxis eficaz. La warfarina también es eficaz pero requiere vigilancia del tiempo de protrombina por laboratorio.

B. Tratamiento de la enfermedad establecida

El tratamiento de la trombosis venosa establecida se inicia con heparina no fraccionada o de bajo peso molecular durante los primeros cinco a siete días, con warfarina agregada. Una vez que se han establecido los efectos terapéuticos de la warfarina, se continúa el tratamiento con esa sustancia durante un mínimo de tres a seis meses. Los pacientes con enfermedad recurrente o identificación de factores de riesgo irreversibles se pueden tratar de manera indefinida. Los trombos pequeños confinados a las venas de la pantorrilla se pueden tratar sin anticoagulantes si hay documentación de que el trombo no se ha extendido en relación con el tiempo.

La warfarina cruza con facilidad la placenta. Puede causar hemorragia en cualquier momento durante el embarazo, así como defectos del desarrollo cuando se administra durante el primer trimestre. Por lo tanto, la enfermedad tromboembólica venosa en las mujeres embarazadas se trata en general con heparina, cuya administración es mejor por inyección subcutánea.

TROMBOSIS ARTERIAL

La activación de las plaquetas se considera un proceso esencial para la trombosis arterial. En consecuencia, el tratamiento con fármacos inhibidores plaquetarios, como el ácido acetilsalicílico y el clopidogrel o la ticlopidina, está indicado en sujetos con crisis transitorias de isquemia y apoplejía o angina inestable e infarto miocárdico agudo. El prasugrel es una alternativa del clopidogrel para individuos con síndromes coronarios agudos con intervenciones percutáneas coronarias. En la angina y el infarto esos fármacos se usan con frecuencia junto con bloqueadores β, antagonistas de los conductos del calcio y fármacos fibrinolíticos.

FÁRMACOS UTILIZADOS EN TRASTORNOS HEMORRÁGICOS

VITAMINA K

La vitamina K confiere actividad biológica sobre la protrombina y los factores VII, IX y X por participación en su modificación posribosómica. La vitamina K es una sustancia liposoluble que se encuentra sobre todo en vegetales de hoja verde. Sus necesidades dietéticas son bajas porque la vitamina la sintetizan además las bacterias que colonizan el intestino humano. Se presenta en dos formas naturales: K_1 y K_2. La vitamina K_1 (fitonadiona; fig. 34-5) se encuentra en los alimentos. La vitamina K_2 (menaquinona) se halla en los tejidos humanos y la sintetizan las bacterias intestinales.

Las vitaminas K_1 y K_2 requieren sales biliares para su absorción en el tubo digestivo. La vitamina K_1 está disponible en la clínica en formas oral y parenteral. El inicio del efecto se retrasa durante 6 h pero a las 24 h es completo, cuando se trata la disminución de la actividad de la protrombina por exceso de warfarina o deficiencia de vitamina K. La administración intravenosa de vitamina K_1 debe ser lenta, dado que su inyección rápida puede producir disnea, dolor torácico y dorsal e incluso la muerte. El agotamiento de la vitamina K se logra mejor con su administración oral o intravenosa porque su biodisponibilidad es impredecible después de la administración subcutánea. Hoy en día se administra vitamina K_1 a todos los recién nacidos a fin de evitar la enfermedad hemorrágica por deficiencia de vitamina K, que es en especial común en lactantes prematuros. *La* *sal hidrosoluble de la vitamina K_3 (menadiona) nunca debe usarse en forma terapéutica.* Es ineficaz en particular para el tratamiento de la sobredosis de warfarina. A menudo ocurre deficiencia de vitamina K en pacientes hospitalizados en unidades de cuidados intensivos por carencias dietéticas, nutrición parenteral, operaciones quirúrgicas recientes, tratamiento múltiple con antibióticos y uremia. La insuficiencia hepática grave produce disminución de la síntesis de proteínas y una diátesis hemorrágica que no responde a la vitamina K.

FRACCIONES PLASMÁTICAS

Fuentes y preparados

Las deficiencias de los factores de la coagulación plasmáticos pueden ocasionar hemorragia (cuadro 34-3). Ocurre hemorragia espontánea cuando la actividad de los factores es menor de 5 a 10% de lo normal. Las deficiencias del factor VIII (**hemofilia común** o **hemofilia A**) y el factor IX (**enfermedad de Christmas** o **hemofilia B**) contribuyen con la mayor parte de los defectos de coagulación heredados. Se dispone de concentrados de fracciones plasmáticas para el tratamiento de esas deficiencias. La administración de concentrados de factores derivados del plasma tratados por calor o detergentes, y concentrados de factores recombinantes, constituye el tratamiento estándar de la hemorragia vinculada con la hemofilia. Los concentrados reutilizados de factor VIII se preparan a partir de grandes cúmulos de plasma. La transmisión de enfermedades virales, como las hepatitis B y C y el VIH, disminuye o se elimina por pasteurización y extracción del plasma con solventes y detergentes. Sin embargo, este tratamiento no elimina otras causas potenciales de enfermedades trasmisibles, como los priones. Por tal motivo se recomiendan los preparados de factores de coagulación recombinantes siempre que sea posible para la reposición de factores. El mejor uso de estos materiales terapéuticos requiere especificidad diagnóstica para el factor deficitario y cuantificación de su actividad en plasma. Los concentrados de pureza intermedia del factor VIII (en contraposición con los concentrados de alta pureza o recombinantes) contienen cantidades significativas del factor de von Willebrand. El Humate-P es un concentrado del factor VIII con aprobación por la FDA para el tratamiento de la hemorragia vinculada con la enfermedad de von Willebrand.

Usos clínicos

Una hemorragia no complicada en una articulación debe tratarse con suficiente reposición de factores VIII o IX para mantener una concentración de al menos 30 a 50% de la normal durante 24 h. Los hematomas de tejidos blandos necesitan un mínimo de 100% de actividad durante siete días. La hematuria requiere al menos 10%

CUADRO 34–3 Productos terapéuticos para el tratamiento de los trastornos de la coagulación

Factor	Estado deficiente	Concentraciones hemostáticas	Semivida del factor administrado	Fuente de reposición
I	Hipofibrinogenemia	1 g/100 ml	Cuatro días	Crioprecipitados FFP
II	Deficiencia de protrombina	30-40%	Tres días	Concentrados del complejo de protrombina (concentrados del factor IX de pureza intermedia)
V	Deficiencia del factor V	20%	Un día	FFP
VII	Deficiencia del factor VII	30%	4-6 h	FFP Concentrados del complejo de protrombina (concentrados del factor IX de pureza intermedia) Factor VIIa recombinante
VIII	Hemofilia A	30-50% 100% para hemorragia mayor o traumatismo	12 h	Productos del factor VIII recombinante Concentrados de alta pureza derivados del plasma Criopricipitados[1] Algunos pacientes con deficiencia leve responden a DDAVP
IX	Hemofilia B Enfermedad de Christmas	30-50% 100% para hemorragia o traumatismo mayores	24 h	Productos del factor IX recombinantes Concentrados de alta pureza derivados del plasma
X	Defecto del factor de Stuart-Prower	25%	36 h	FFP Concentrados del complejo de protrombina
XI	Hemofilia C	30-50%	Tres días	FFP
XII	Defecto del factor de Hageman	No se requiere		No se requiere tratamiento
von Willebrand	Enfermedad de von Willebrand	30%	Casi 10 h	Concentrados de pureza intermedia del factor VIII que contienen factor de von Willebrand. Algunos pacientes responden a DDAVP Crioprecipitados[1]
XIII	Deficiencia del factor XIII	5%	Seis días	FFP Crioprecipitados

FFP, plasma fresco congelado; DDAVP, 1-desamino-8-D-arginina vasopresina.

Se dispone de concentrados de antitrombina y proteína C activada para las indicaciones apropiadas, que incluyen trombosis en el contexto de deficiencia de antitrombina, e infección, respectivamente.

[1]Deben usarse crioprecipitados para tratar la hemorragia en el contexto de la deficiencia del factor VIII y la enfermedad de von Willebrand sólo en una urgencia en la cual no se dispone de productos con inactivación de microorganismos patógenos.

de actividad por tres días. En las cirugías y traumatismos mayores es necesario un mínimo de 100% de actividad durante 10 días. La dosis de carga inicial del factor VIII es de 50 unidades/kg de peso corporal para lograr 100% de actividad del factor VIII a partir de una basal de 1% o menos, suponiendo una hemoglobina normal. Cada unidad de factor VIII por kilogramo de peso corporal aumenta su actividad en plasma 2%. La reposición debe efectuarse cada 12 h. El tratamiento con el factor IX requiere el doble de dosis de factor VIII, pero con la administración casi cada 24 h por su mayor semivida. El factor IX recombinante tiene sólo 80% de recuperación, en comparación con los productos del factor IX derivados del plasma. Por lo tanto, la dosificación con el factor recombinante IX requiere 120% de la dosis usada con el producto derivado del plasma.

El **acetato de desmopresina** aumenta la actividad del factor VIII de los pacientes con hemofilia A o enfermedad de von Willebrand. Se puede usar en preparación para una operación quirúrgica menor, como una extracción dental, sin necesidad de inyección de factores de coagulación si el paciente presenta una respuesta adecuada. Se dispone de desmopresina intranasal de dosis alta (cap. 17), que ha mostrado eficacia y buena tolerancia por los pacientes.

Están disponibles comercialmente los concentrados congelados-liofilizados de plasma que contienen protrombina, factores IX y X y cantidades variadas de factor VII para tratar las deficiencias de esos factores (cuadro 34-3). Cada unidad del factor IX por kilogramo de peso corporal incrementa su actividad en plasma por 1.5%. La heparina se agrega a menudo para inhibir los factores de la coagulación activados por el proceso de fabricación. Sin embargo, la adición de heparina no elimina del todo el riesgo de tromboembolias.

Algunos preparados del concentrado del factor IX contienen factores de coagulación *activados*, lo que ha llevado a su uso en el tratamiento de pacientes con inhibidores o anticuerpos contra el factor VIII o IX. Dos productos están disponibles de forma expresa para ese fin: **Autoplex** (con actividad correctiva del factor VIII) y **FEIBA** (*Factor **E**ight **I**nhibitor **B**ypassing **A**ctivity*). Estos productos no tienen éxito uniforme en la detención de la hemorragia; y la titulación del inhibidor del factor IX aumenta a menudo después del tratamiento con ellos. Los inhibidores adquiridos de los factores de coagulación también pueden tratarse con el factor VIII porcino (para inhibidores del factor VIII) y factor VII recombinante activado. El factor recombinante activado VII cada vez se usa más para tratar la coagulopatía vinculada con hepatopatía y pérdida sanguínea mayor en traumatismos o intervenciones quirúrgicas. Estos concentrados de factores recombinantes y derivados del plasma son muy costosos y sus indicaciones son muy precisas. Por lo tanto, es indispensable la interconsulta con un hematólogo conocedor del tema.

Los **crioprecipitados** corresponden a una fracción proteínica del plasma que se obtiene a partir de la sangre completa. Se usa para tratar deficiencias o anomalías cualitativas del fibrinógeno, como las que se presentan en la coagulación intravascular diseminada y las hepatopatías. Una sola unidad de crioprecipitados contiene 300 mg de fibrinógeno.

Los crioprecipitados también pueden usarse en pacientes con deficiencia del factor VIII y enfermedad de von Willebrand si no está indicada la desmopresina y no se dispone de un producto derivado del plasma o recombinante con inactivación de microorganismos patógenos. La concentración del factor VIII y el factor de von Willebrand en los crioprecipitados no es tan grande como la encontrada en las fracciones del concentrado de plasma. Más aún, los crioprecipitados no se tratan para disminuir el riesgo de exposición viral. Para la administración en solución, la unidad de crioprecipitados congelada se descongela y disuelve en un pequeño volumen de solución salina citrada estéril y se conjunta con otras unidades. Las mujeres Rh-negativo con potencial de procreación deben recibir sólo crioprecipitados Rh-negativos, en virtud de la posible contaminación del producto con células sanguíneas Rh-positivo.

FACTOR RECOMBINANTE VIIA

El factor recombinante VIIa se ha aprobado para el tratamiento de la hemofilia A o B hereditaria o adquirida con inhibidores, el tratamiento de la hemorragia que acompaña a diversos procedimientos cruentos en la hemofilia congénita o adquirida o la deficiencia del factor VII. En Estados Unidos también se ha autorizado para el tratamiento de la trombastenia de Glanzmann.

El factor VIIa encabeza la activación de la vía de la coagulación al activar a los factores IX y X, además del factor hístico (fig. 34-2). Este fármaco se administra mediante inyección intravenosa rápida. Para la hemofilia A o B con inhibidores y hemorragia, la dosis es de 90 mg/kg cada 2 h hasta lograr la hemostasia y luego se administra cada 3 a 6 h hasta que el paciente se estabiliza. Para la deficiencia congénita de factor VII, la dosis recomendada es de 15 a 30 mg/kg cada 4 a 6 h hasta lograr la hemostasia.

El factor VIIa se ha utilizado de forma amplia para otras indicaciones que no son habituales, incluidas la hemorragia durante un traumatismo, las operaciones, la hemorragia intracerebral y la intoxicación por warfarina. Una de las principales preocupaciones con el uso no autorizado es la posibilidad de incrementar los episodios trombóticos. En un estudio reciente se examinó la frecuencia de acontecimientos tromboembólicos en 35 estudios clínicos comparativos con placebo en los que se administró factor VIIa para indicaciones no aprobadas. Se observó un mayor número de episodios trombóticos arteriales pero no venosos, sobre todo en ancianos.

INHIBIDORES DE LA FIBRINÓLISIS: ÁCIDO AMINOCAPROICO

El ácido aminocaproico (EACA, *aminocaproic acid*), que es clínicamente similar al aminoácido lisina, es un inhibidor sintético de la fibrinólisis. Este compuesto anula de manera competitiva la activación del plasminógeno (fig. 34-3). Se absorbe con rapidez por vía oral y se elimina del cuerpo por vía renal. La dosis habitual oral del EACA es de 6 g cada 6 h. Cuando se administra el fármaco por vía intravenosa debe aplicarse una dosis de carga de 5 g durante 30 min para evitar la hipotensión. El **ácido tranexámico** es un análogo del ácido aminocaproico y tiene las mismas propiedades. Se administra por vía oral con una dosis de carga de 15 mg/kg, seguida por 30 mg/kg cada 6 h.

El EACA tiene utilidad clínica en el tratamiento adyuvante de la hemofilia, la hemorragia por tratamiento fibrinolítico y la profilaxis para la repetición de la hemorragia por aneurismas intracraneales. El éxito del tratamiento también se ha comunicado en pacientes después de hemorragia gastrointestinal posquirúrgica y posprostatectomía, así como en hemorragia vesical secundaria a radiación y en la cistitis inducida por fármacos. Los efectos adversos incluyen trombosis intravascular por inhibición del activador del plasminógeno, hipotensión, miopatía, malestar abdominal, diarrea y obstrucción nasal. El fármaco no debe emplearse en pacientes con coagulación intravascular diseminada o hemorragia genitourinaria alta, por ejemplo de riñones y uréteres, debido al potencial de coagulación excesiva.

INHIBIDORES DE LA PROTEASA DE SERINA: APROTININA

La aprotinina es un inhibidor de la proteasa de serina (serpina) que inhibe la fibrinólisis por la plasmina libre y puede tener también otros efectos antihemorrágicos. Además, inhibe el complejo plasmina-estreptocinasa en personas que han recibido este compuesto trombolítico. Se ha demostrado que la aprotinina disminuye la hemorragia, hasta en 50%, en muchos tipos de intervención quirúrgica, en especial aquellos que utilizan la circulación extracorpórea para operaciones a corazón abierto y trasplante de hígado. Sin embargo, los estudios clínicos y los datos internos del fabricante sugieren que el consumo de este fármaco se ha vinculado con un mayor riesgo de insuficiencia renal, episodios cardiacos y apoplejía. Se inició un estudio prospectivo en Canadá, pero se interrumpió por la preocupación de que este fármaco se vinculara con mayor mortalidad. El compuesto se retiró del mercado en el año 2007.

PREPARACIONES DISPONIBLES

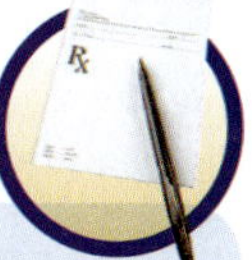

Abciximab
Parenteral: 2 mg/ml para inyección IV

Ácido aminocaproico
Oral: comprimidos de 500 mg; 250 mg/ml en jarabe
Parenteral: 250 mg/ml para inyección IV

Ácido tranexámico
Oral: comprimidos de 500 mg
Parenteral: 100 mg/ml para inyección IV en solución

Alteplasa recombinante (t-PA)*
Parenteral: 50, 100 mg de polvo liofilizado para reconstituir para inyección IV; 2 mg para coágulos en catéter

Anisindiona
Oral: comprimidos de 50 mg

Antitrombina III
Parenteral: 500, 1 000 UI en polvo para reconstitución para inyección IV

Argatrobán
Parenteral: 100 mg/ml en frascos ámpula de 2.5 ml

Bivalirudina
Parenteral: 250 mg por frasco ámpula

Cilostazol
Oral: comprimidos de 50, 100 mg

Clopidogrel
Oral: comprimidos de 75, 300 mg

Complejo antiinhibidor coagulante
Parenteral: en frascos ámpula

Complejo del factor IX, humano*
Parenteral: en frascos ámpula

Dabigatrán
Oral: comprimidos de 75, 150 mg

Dalteparina
Parenteral: 2 500, 5 000, 10 000, 15 000, 18 000 unidades antifactor Xa/0.2 ml para inyección SC únicamente

Danaparoid
Parenteral: 750 unidades de antifactor Xa/frasco ámpula

Desirudina
Parenteral: 15 mg para inyección

Dipiridamol
Oral: comprimidos de 25, 50, 75 mg
Producto combinado oral: 200 mg de dipiridamol de liberación prolongada más 25 mg de dipiridamol de liberación prolongada más 25 mg de ácido acetilsalicílico

Enoxaparina
Parenteral: jeringas precargadas de dosis múltiples para aplicación SC únicamente

Eptifibatida
Parenteral: 0.75, 2 mg/ml para inyección IV en solución

Estreptocinasa
Parenteral: 250 000, 750 000, 1 500 000 UI por ampolleta en polvo para reconstituir la solución inyectable

Factor antihemofílico*
Parenteral: en frascos ámpula

Factor de coagulación VIIa recombinante*
Parenteral: 1.2, 4.8 mg de polvo/frasco ámpula para inyección IV

Factor VIIa: véase Factor de coagulación VIIa recombinante

Factor VIII: véase Factor antihemofílico

Fondaparinux
Parenteral: 2.5, 5, 7.5, 10 mg en jeringas precargadas de una sola dosis

Heparina sódica
Parenteral: 1 000, 2 000, 2 500, 5 000, 10 000, 20 000, 40 000 unidades/ml para inyección

Lepirudina*
Parenteral: 50 mg de polvo para inyección IV

Prasugrel
Oral: tabletas de 5, 10 mg

Protamina
Parenteral: 10 mg/ml para inyección

Reteplasa*
Parenteral: 10.4 UI en polvo para inyección

Rivaroxabán
Oral: tabletas de 10 mg

Tenecteplasa*
Parenteral: 50 mg de polvo para inyección

Ticlopidina
Oral: comprimidos de 250 mg

Tinzaparina
Parenteral: 20 000 unidades de antifactor Xa/ml para inyección subcutánea únicamente

Tirofibán
Parenteral: 50, 250 μg/ml para inyección IV en solución

Urocinasa
Parenteral: 250 000 UI por frasco ámpula para uso sistémico

Vitamina K
Oral: tabletas de 5 mg
Parenteral: 2, 10 mg/ml en solución para inyección

Warfarina
Oral: comprimidos de 1, 2, 2.5, 3, 4, 5, 6, 7.5, 10 mg

*Producto recombinante.

BIBLIOGRAFÍA

Coagulación sanguínea y trastornos hemorrágicos

Dahlback B: Advances in understanding pathogenic mechanisms of thrombophilic disorders. Blood 2008;112:19.

Greaves M, Watson HG: Approach to the diagnosis and management of mild bleeding disorders. J Thromb Haemost 2007;5(Suppl 1):167.

Mannucci PM, Levi M: Prevention and treatment of major blood loss. N Engl J Med 2007;356:2301.

Fármacos utilizados para los trastornos trombóticos

Antman E et al: 2007 Focused update of the ACC/AHA guidelines for the management of patients with ST-elevation myocardial infarction. Circulation 2008;117:296.

Crowther MA, Warkentin TE: Bleeding risk and the management of bleeding complications in patients undergoing anticoagulant therapy: Focus on new anticoagulant agents. Blood 2008;111:4871.

Hirsh J et al (editors): Antithrombotic and Thrombolytic Therapy: American College of Chest Physicians Evidence-Based Clinical Practice Guidelines (8th Edition). Chest 2008;133(Suppl):110S.

Hyek EM: Therapeutic potential of oral factor Xa inhibitors. N Engl J Med 2010;363:2559.

Kishimoto TK et al: Contaminated heparin associated with adverse clinical events and activation of the contact system. N Engl J Med 2008;358:2457.

Lohrmann J, Becker RC: New anticoagulants—the path from discovery to clinical practice. N Engl J Med 2008;358:2827.

van Ryn J et al: Dabigatran etexilate—a novel, reversible, oral direct thrombin inhibitor: interpretation of coagulation assays and reversal of anticoagulant activity. Thromb Haemost 2010;103:1116.

RESPUESTA AL ESTUDIO DE CASO

Esta paciente padece embolia pulmonar secundaria a una trombosis venosa profunda. Está indicado instituir tratamiento inmediato con heparina intravenosa. En caso de inestabilidad hemodinámica o deterioro de la función pulmonar, lo que sugeriría más embolias pulmonares, es necesario colocar un filtro en la vena cava inferior. El tratamiento tradicional consiste en administrar warfarina a largo plazo, con una INR de 2 a 3. Se recomienda que esta paciente utilice otro método anticonceptivo.

CAPÍTULO

35

Fármacos utilizados en la dislipidemia

Mary J. Malloy, MD y John P. Kane, MD, PhD

ESTUDIO DE CASO

Un varón de 42 años tiene arteriopatía coronaria de moderada intensidad; su índice de masa corporal (BMI) es de 29; la circunferencia abdominal es mayor de lo normal y tiene hipertensión controlada de modo satisfactorio. Además de los fármacos antihipertensivos, recibe 40 mg de atorvastatina. Las cifras actuales de las mediciones de lípidos (mg/100 ml) son: colesterol, 184; triglicéridos, 200; lipoproteínas de baja densidad (LDL-C), 110; HDL-C, 34; y colesterol distinto del HDL, 150. La cifra de lipoproteína(a) (Lp[a]) es el doble de lo normal. La glucemia es de 102 mg/100 ml y la insulina de 38 μU/ml, ambas en ayuno. La concentración de enzimas hepáticas es normal. La cifra de creatina cinasa está levemente aumentada. El paciente fue enviado para tratamiento de la dislipidemia. El médico recomendó medidas dietéticas, ejercicio y reducción de peso. ¿Qué fármacos adicionales lo ayudarían a alcanzar los objetivos terapéuticos (cifras normales: LDL-C, 60 a 70 mg/100 ml; triglicéridos <120 mg/100 ml; HDL-C >45 mg/100 ml y menor concentración de Lp[a])? ¿Se obtendría beneficio de algún fármaco contra la resistencia a la insulina? En caso afirmativo: ¿cuál?

Los lípidos plasmáticos se transportan en complejos llamados **lipoproteínas**. Los trastornos metabólicos en los que se observan incrementos de todas estas sustancias reciben el nombre de **hiperlipoproteinemias** o **hiperlipidemias**. La **hiperlipemia** indica que existen mayores concentraciones de triglicéridos.

Las dos secuelas clínicas importantes de las hiperlipidemias son la pancreatitis aguda y la ateroesclerosis. La primera aparece en individuos con hiperlipidemia notable. El control de los triglicéridos evita recidivas de este trastorno que puede ser letal.

La ateroesclerosis es la causa principal de muerte en ambos sexos en Estados Unidos y otros países del hemisferio occidental. Las lipoproteínas que contienen **apolipoproteína (apo) B-100** son las que transportan lípidos a la pared arterial; se trata de **lipoproteínas de baja densidad (LDL)**, **densidad intermedia (IDL)**, **muy baja densidad (VLDL)** y la **lipoproteína(a) (Lp[a])**. Las lipoproteínas restantes que se forman durante el catabolismo de los quilomicrones que contienen proteína B-48 (apo B-48) también penetran en la pared arterial y contribuyen a la ateroesclerosis.

Las células que forman parte de las placas ateroescleróticas incluyen las células espumosas, que son macrófagos transformados, y las células de músculo liso llenas de **ésteres de colesterilo**. Las alteraciones celulares comentadas son consecuencia de endocitosis de lipoproteínas modificadas, a cargo de cuatro especies (como mínimo) de **receptores internalizadores**. Las modificaciones químicas de lipoproteínas por acción de radicales libres generan ligandos para tales receptores. El ateroma crece por la acumulación de células espumosas, colágena, fibrina y a menudo calcio. Dichas lesiones pueden ocluir de forma gradual los vasos coronarios, pero los síntomas clínicos se desencadenan con mucha frecuencia por rotura de placas ateromatosas inestables, lo cual lleva a la activación de las plaquetas y formación de trombos oclusivos.

El tratamiento de la hiperlipidemia puede producir regresión física lenta de las placas, pero la disminución bien documentada de la frecuencia de los trastornos coronarios agudos después de tratamiento hipolipemiante vigoroso se puede atribuir más bien a la mitigación de la actividad inflamatoria de los macrófagos y se manifiesta en término de dos a tres meses después del comienzo del tratamiento.

Las **lipoproteínas de alta densidad** (**HDL**, *high-density lipoproteins*) poseen algunos efectos *anti*aterógenos. Participan en la reparación del colesterol de la pared arterial e inhiben la oxidación de lipoproteínas aterógenas. Las concentraciones bajas de HDL (hipoalfalipoproteinemia) constituyen un factor de riesgo independiente en la génesis de la enfermedad ateroesclerótica, y por tanto constituyen un "objetivo" para las intervenciones.

El tabaquismo es un factor de riesgo grave de coronariopatía. Se acompaña de concentraciones más bajas de HDL, disminución de la reparación del colesterol, efectos citotóxicos en el endotelio, mayor oxidación de lipoproteínas y estimulación de la trombogénesis. Otro elemento que produce estrés oxidativo es la diabetes y constituye un factor importante de riesgo.

Las arterias coronarias normales se dilatan en respuesta a la isquemia y así incrementan el aporte de oxígeno al miocardio; el proceso tiene la mediación del óxido nítrico que actúa en las células de músculo liso en la capa media arterial. Tal función se altera y disminuye por acción de las lipoproteínas aterógenas que agravan la isquemia. La función endotelial se restaura al reducir las concentraciones de las lipoproteínas mencionadas e inhibir su oxidación.

La aterogénesis es multifactorial y por esa razón el tratamiento debe orientarse a todos los factores modificables de riesgo. Se trata de un proceso dinámico. Los estudios angiográficos cuantitativos han demostrado regresión neta de las placas durante el tratamiento hipolipemiante intensivo. Estudios de prevención primaria y secundaria han identificado una notable disminución de la mortalidad por nuevos trastornos coronarios agudos y la mortalidad por todas las causas.

FISIOPATOLOGÍA DE LA HIPERLIPOPROTEINEMIA

METABOLISMO NORMAL DE LAS LIPOPROTEÍNAS

Estructura

Las lipoproteínas poseen regiones centrales hidrófobas que contienen ésteres de colesterilo y triglicéridos, rodeadas por colesterol no esterificado, fosfolípidos y apoproteínas. Algunas lipoproteínas contienen proteínas B de muy alto peso molecular, que existen en dos formas: **B-48**, elaborada en los intestinos y situada en los quilomicrones y sus residuos, y **B-100**, sintetizada en el hígado y encontrada en **VLDL, residuos de VLDL (IDL)**, **LDL** (formado por VLDL); y **lipoproteínas Lp(a)**. HDL posee como mínimo 20 especies moleculares definidas y todas ellas contienen apolipoproteína A-I (apo A-I). Se sabe que otras 53 proteínas están distribuidas en las diversas especies de HDL.

ACRÓNIMOS

Apo	Apolipoproteínas (*apolipoproteins*)
CETP	Proteína de transporte de ésteres colesterilo (*cholesteryl ester transfer protein*)
CK	Creatina cinasa (*creatine kinase*)
HDL	Lipoproteínas de alta densidad (*high-density lipoproteins*)
HMG-CoA	3-hidroxi-3-metilglutaril-coenzima A (*3-Hydroxy-3-methylglutaryl-coenzyme A*)
IDL	Lipoproteína de densidad intermedia (*intermediate-density lipoproteins*)
LCAT	Lecitina-colesterol aciltransferasa (*lecithin:cholesterol acyltransferase*)
LDL	Lipoproteínas de baja densidad (*low-density lipoproteins*)
Lp(a)	Lipoproteína(a) (*lipoprotein[a]*)
LPL	Lipasa de lipoproteína (*lipoprotein lipase*)
PPAR	Receptor activado por el inductor de la proliferación de peroxisomas γ (*peroxisome proliferator-activated receptor*)
VLDL	Lipoproteínas de muy baja densidad (*very-low-density lipoproteins*)

Síntesis y catabolismo

A. Quilomicrones

Los quilomicrones se forman en el intestino y transportan **triglicéridos** de los alimentos, **colesterol no esterificado** y **ésteres de colesterilo**. Transitan desde el conducto torácico hasta la corriente sanguínea.

Los triglicéridos son extraídos de los tejidos extrahepáticos en una vía compartida con VLDL en la cual interviene la hidrólisis por el sistema de **lipasa de lipoproteína** (**LPL**, *lipoprotein lipase*). A medida que se agotan los triglicéridos decrece el diámetro de la partícula. Los lípidos y las pequeñas apoproteínas de superficie se transfieren a HDL. El resto del quilomicrón es captado por endocitosis mediada por receptores en los hepatocitos.

B. Lipoproteínas de muy baja densidad (VLDL)

Las VLDL (*very-low-density lipoprotein*) se secretan en el hígado y movilizan triglicéridos a tejidos periféricos (fig. 35-1). La LPL hidroliza a los triglicéridos de VLDL y así se generan ácidos grasos libres para almacenarse en los tejidos adiposos y oxidarse en otros como el miocardio y el músculo estriado. El agotamiento de los triglicéridos da origen a residuos (IDL) y de ellos algunos son objeto de endocitosis directa en el hígado. El resto se transforma en LDL por una nueva extracción o separación de triglicéridos mediada por la lipasa hepática; el proceso anterior explica el fenómeno de "desplazamiento β", es decir, el incremento de LDL (lipoproteína β) en el suero conforme disminuye la hipertrigliceridemia. El incremento de las concentraciones de LDL puede ser consecuencia de incrementos de la secreción de VLDL y disminución del catabolismo de LDL.

C. Lipoproteínas de baja densidad (LDL)

Las LDL (*low-density lipoproteins*) se catabolizan sobre todo en los hepatocitos y otras células a través de endocitosis mediada por receptores. Los ésteres de colesterilo provenientes de LDL se hidrolizan y así se produce colesterol libre para la síntesis de las membranas celulares. Las células también obtienen colesterol por medio de la síntesis, en una vía en la cual interviene la formación de ácido mevalónico por acción de la HMG-CoA reductasa. La producción de dicha enzima y receptores de LDL se regula en sentido transcripcional por el contenido de colesterol en las células. En circunstancias normales, los hepatocitos extraen 70% del LDL del plasma. Una cantidad aún mayor de colesterol llega al hígado a través de IDL y quilomicrones. A diferencia de otras células, los hepatocitos eliminan colesterol mediante su excreción en la bilis y conversión en ácidos biliares.

D. Lipoproteína Lp(a)

La lipoproteína Lp(a) se forma a partir de LDL y la proteína (a) unida por un puente disulfuro. La proteína (a) muestra enorme homología con el plasminógeno, pero no entra en función por el activador del plasminógeno plasmático. Aparecen diversas isoformas con pesos moleculares distintos. Las concentraciones de Lp(a) varían de 0 a más de 500 mg/100 ml y dependen en particular de factores genéticos. La Lp(a) se identifica en placas ateroescleróticas y también puede contribuir a las coronariopatías al inhibir la trombólisis. En algunos estados inflamatorios se elevan sus concentraciones. El riesgo de enfermedad coronaria guarda relación notoria con la cantidad de Lp(a). Una variante común (I4399M) en la región de codificación se vincula con las concentraciones aumentadas.

E. Lipoproteínas de alta densidad

Las apoproteínas de HDL se liberan en el hígado y el intestino; gran parte de los lípidos proviene de las monocapas superficiales de quilo-

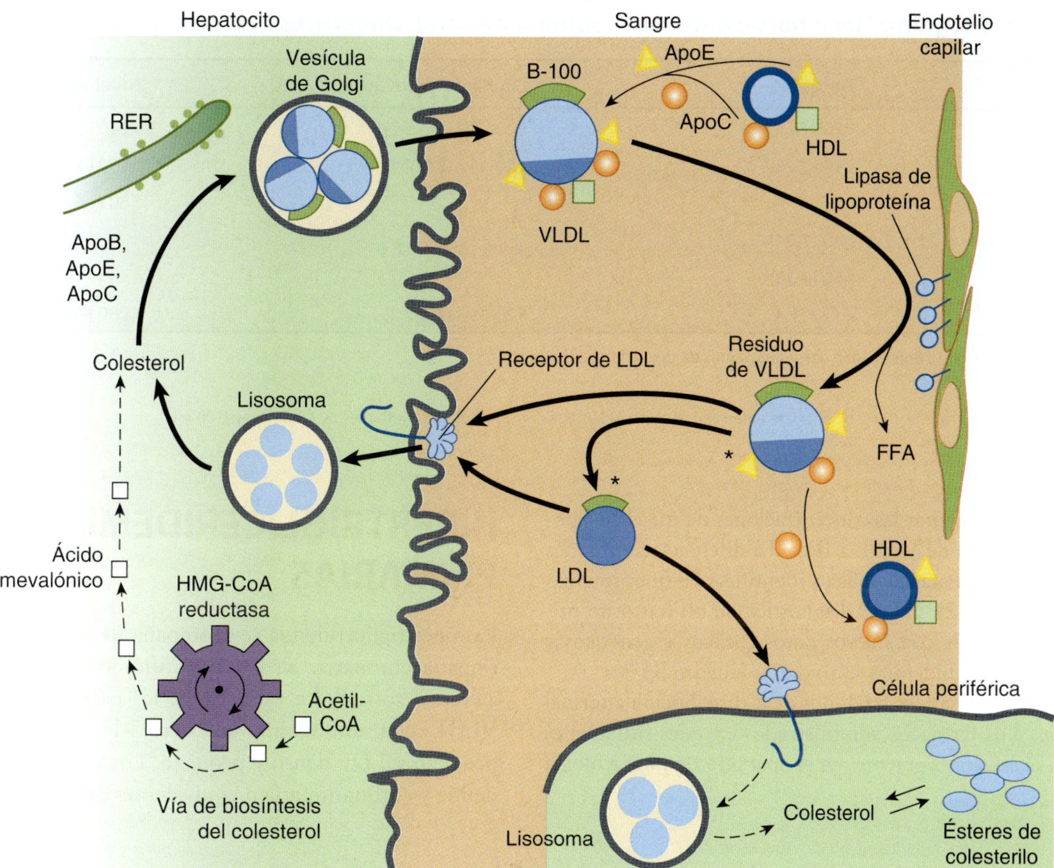

FIGURA 35-1 Metabolismo de lipoproteínas de origen hepático. Las flechas gruesas señalan las vías primarias. Las VLDL "nacientes" se secretan a través del aparato de Golgi. Estas lipoproteínas adquieren otras como apo C adicionales y apolipoproteína E (apo E) del HDL. Las lipoproteínas de muy baja densidad (VLDL) se convierten en restos de VLDL (IDL) por lipólisis, por intervención de la lipasa de lipoproteína en los vasos de tejidos periféricos. En tal proceso regresan las apolipoproteínas C y una parte de apo E a las lipoproteínas de alta densidad (HDL). Parte de los restos de VLDL se convierten en LDL por pérdida ulterior de triglicéridos y Apo E. Una vía importante de degradación de LDL comprende la endocitosis de LDL por parte de los receptores propios (LDL) en el hígado y los tejidos periféricos, en los cuales apo B-100 es el ligando. El color oscuro señala la presencia de ésteres de colesterilo; el color claro, el de triglicéridos; el asterisco señala un ligando funcional para receptores de LDL; los triángulos señalan apo E; los círculos y los cuadrados representan la apolipoproteína C. FFA, ácidos grasos libres; RER, retículo endoplásmico rugoso. (Con autorización de Kane J, Mallory M: Disorders of lipoproteins. En: Rosenberg RN et al [editors]: *The Molecular and Genetic Basis of Neurological Disease,* Butterworth-Heinemann, 1993.)

microneses y VLDL durante la lipólisis. Las HDL también adquieren colesterol de tejidos periféricos y así protegen la homeostasia celular de éste. El colesterol libre se transporta desde la membrana celular por un transportador ABCA1, adquirido por una pequeña partícula llamada HDL prebeta-1, y después lo esterifica la lecitina-colesterol aciltransferasa (LCAT) con lo cual se forma una especie de HDL mayor. El colesterol se desplaza también desde los macrófagos en el transportador ABCG1 hasta partículas grandes de HDL. Los ésteres de colesterilo se transfieren a VLDL, IDL, LDL y restos de quilomicrones con la intervención de una proteína de transferencia del éster de colesterilo (CETP). Gran parte del éster de colesterilo transferido por el mecanismo anterior llega al final al hígado por endocitosis de lipoproteínas aceptoras. Las HDL también pueden suministrar ésteres de colesterilo de manera directa al hígado a través de un receptor "fijador" (receptor internalizador, SR-BI) que no causa endocitosis de las lipoproteínas. La concentración de HDL-C es inversamente proporcional al riesgo del nivel de población. Desde el punto de vista individual, la capacidad de aceptar el colesterol transferido varía en grado considerable a la misma concentración de HDL-C. El potencial de los tejidos periféricos de liberar colesterol a través del mecanismo transportador y la potencial captación de HDL han emergido como factores determinantes de la ateroesclerosis coronaria.

TRASTORNOS DE LAS LIPOPROTEÍNAS

Los trastornos de las lipoproteínas se detectan al medir los lípidos en suero después de un ayuno de 10 h. El riesgo de cardiopatía aumenta con las concentraciones de las lipoproteínas aterógenas, guarda relación inversa con las concentraciones de HDL y lo modifican otros factores de riesgo (cuadro 35-1). Los datos de investigaciones clínicas sugieren que las concentraciones de LDL de 60 mg/100 ml pueden ser óptimas en individuos con alguna coronariopatía. En circunstancias ideales, los triglicéridos no deben ser mayores de 120 mg/100 ml. Si bien LDL-C es aún el principal objetivo del tratamiento, también es importante reducir las concentraciones de VLDL y LDL. El cálculo del colesterol distinto de HDL

CUADRO 35–1 Programa Nacional de Enseñanza sobre Colesterol: Directrices del Tratamiento de Adultos (2001)

	Deseable	Limítrofe a elevado[1]	Nivel alto
Colesterol total	<200 (5.2)[2]	200-239 (5.2-6.2)[2]	>240 (6.2)[2]
Colesterol LDL	<130 (3.4)[3]	130-159 (3.4-4.1)	>160 (4.1)
Colesterol HDL			>60 (1.55)
Varones	>40 (1.04)		
Mujeres	>50 (1.30)		
Triglicéridos	<120 (1.4)	120-199 (1.4-2.3)	>200 (2.3)

[1]Considerar como nivel alto si existe enfermedad coronaria, o más de dos factores de riesgo.

[2]mg/100 ml (mmol/L).

[3]La concentración óptima es menor de 100 (2.6). Si existe enfermedad ateroesclerótica corroborada, el objetivo es de 60 a 70 mg/100 ml.

ofrece un método para valorar las concentraciones de todas las lipoproteínas en la secuencia de VLDL a IDL. La diferenciación de los cuadros patológicos comentados obliga a identificar las lipoproteínas participantes (cuadro 35-2). Para el diagnóstico de un trastorno primario es necesario contar con nuevos datos clínicos y genéticos y también descartar hiperlipidemias secundarias (cuadro 35-3).

En esta sección se revisan los fenotipos de la distribución anormal de lipoproteínas. Los fármacos administrados en tales situaciones se describen en la sección siguiente, en el apartado de farmacología básica y clínica.

HIPERTRIGLICERIDEMIAS PRIMARIAS

La hipertrigliceridemia se acompaña de un mayor riesgo de arteriopatía coronaria. Se han identificado VLDL e IDL en placas ateroescleróticas. En estos casos, los pacientes tienden a mostrar VLDL con abundante colesterol de diámetro de partículas pequeño y LDL denso y pequeño. Los sujetos con hipertrigliceridemia y coronariopatía o equivalentes de riesgo deben tratarse de

CUADRO 35–2 Hiperlipoproteinemias primarias y su farmacoterapia

Trastorno	Manifestaciones	Dieta + fármaco único[1]	Combinación de fármacos
Quilomicronemia primaria (deficiencia familiar de lipasa de lipoproteína o cofactor)	Quilomicrones, incremento de VLDL	Dietoterapia (ácidos grasos omega-3, niacina o fibratos)	Niacina y fibratos
Hipertrigliceridemia familiar Grave	VLDL, incremento de quilomicrones	Ácidos grasos omega-3, niacina, o bien fibratos	Niacina y fibratos
Moderada	Incremento de VLDL; puede aumentar la cantidad de quilomicrones	Ácidos grasos omega-3, niacina, o bien fibrato	Niacina y fibratos
Hiperlipoproteinemia combinada familiar	Incremento predominante de VLDL	Ácidos grasos omega-3, niacina, fibrato o inhibidor de reductasa	Dos o tres de los fármacos individuales
	Incremento predominante de LDL	Niacina, inhibidor de reductasa o bien ezetimiba	Dos o tres de los fármacos individuales
	Incremento de VLDL, LDL	Ácidos grasos omega-3, niacina o bien inhibidor de reductasa	Niacina o fibrato y además inhibidor de reductasa[2]
Disbetalipoproteinemia familiar	Restos de VLDL; incremento de la cantidad de los restos de quilomicrones	Ácidos grasos omega-3, fibrato o bien niacina	Fibrato y niacina, o más un inhibidor de la reductasa
Hipercolesterolemia familiar			
Heterocigotos	Incremento de LDL	Inhibidor de reductasa, resina, niacina, o bien ezetimiba	Dos o tres de los fármacos individuales
Homocigota	Incremento de LDL	Niacina, atorvastatina, rosuvastatina, ezetimiba	Niacina e inhibidor de reductasa, y además ezetimiba
Apo B familiar con defecto de ligando	Incremento de LDL	Niacina, inhibidor de reductasa, o bien ezetimiba	Niacina e inhibidor de reductasa o ezetimiba
Hiperlipoproteinemia Lp(a)	Incremento de Lp(a)	Niacina	

[1]Es importante valorar la monoterapia con ácidos grasos omega-3 antes de recurrir a combinaciones de ellos.

[2]Escoger un inhibidor de la reductasa farmacológicamente compatible (véase el texto).

CUADRO 35-3 Causas secundarias de hiperlipoproteinemia

Hipertrigliceridemia	Hipercolesterolemia
Diabetes mellitus	Hipotiroidismo
Ingestión de alcohol	Nefrosis incipiente
Nefrosis grave	Lipemia en fase de resolución
Estrógenos	Trastornos de complejos de inmunoglobulina/lipoproteína
Uremia	Anorexia nerviosa
Exceso de corticoesteroides	Colestasis
Mixedema	Hipopituitarismo
Glucogenosis	Exceso de corticoesteroides
Hipopituitarismo	
Acromegalia	
Trastornos del complejo de inmunoglobulinas/lipoproteínas	
Lipodistrofia	
Inhibidores de proteasa	

manera intensiva. Si las concentraciones de triglicéridos son mayores de 700 mg/100 ml debe iniciarse tratamiento para evitar pancreatitis aguda, ya que con dichas concentraciones se satura el mecanismo de eliminación de LPL.

La hipertrigliceridemia es un componente esencial del síndrome metabólico, que también incluye bajas cantidades de HDL-C, resistencia a la insulina, hipertensión y obesidad abdominal. Muchas veces aparece también hiperuricemia. El elemento fundamental en este síndrome es al parecer la resistencia a la insulina. El tratamiento en estos casos obliga a menudo a utilizar metformina (además de fibratos o niacina) o un agonista del receptor activado por el inductor de la proliferación de peroxisomas γ (PPAR-γ), o ambos productos (cap. 41). En esta última situación, el fármaco más indicado es la pioglitazona porque reduce la concentración de triglicéridos y no incrementa la de LDL. La intensidad de la hipertrigliceridemia de cualquier origen aumenta en presencia del síndrome metabólico o diabetes tipo 2.

Quilomicronemia primaria

En el suero de individuos normales con ayuno de 10 h no se identifican quilomicrones. Los rasgos recesivos de la deficiencia de LPL o su cofactor, apo C-II, se relacionan por lo general con lipemia intensa (2 000 a 3 000 mg de triglicéridos/100 ml cuando el paciente consume una dieta estadounidense típica). Los trastornos muchas veces no se diagnostican hasta que surge una crisis de pancreatitis aguda. Las personas pueden tener xantomas eruptivos, hepatoesplenomegalia, hiperesplenismo y células espumosas con abundantes lípidos en la médula ósea, hígado y bazo. La lipemia se agrava con los estrógenos porque estimulan la producción de VLDL y el embarazo puede aumentar en proporción extraordinaria la concentración de los triglicéridos a pesar del control alimentario estricto. Los pacientes muestran quilomicronemia predominante, pero pueden experimentar un incremento moderado de VLDL, con un cuadro inicial de lipemia mixta (quilomicronemia en ayuno y mayores concentraciones de VLDL). La deficiencia de LPL se diagnostica por cuantificación de la actividad lipolítica después de inyección intravenosa de heparina. El diagnóstico provisional se establece al demostrar una disminución muy intensa de la cantidad de triglicéridos, unos días después de reducir el consumo diario de grasa a niveles menores de 15 g. La restricción intensa de la grasa total de alimentos es la base del tratamiento eficaz de largo plazo. Si aumentan las concentraciones de VLDL puede obtenerse algún beneficio con la niacina o algún fibrato. Las variantes genéticas en otros loci que participan en la lipólisis intravascular, entre ellos LMF1, apo A-V, GPI-HDL BP1 y apo C-III, ejercen efectos notables en las concentraciones de triglicéridos.

Hipertrigliceridemia familiar

A. Grave (por lo regular lipemia mixta)

La lipemia mixta es casi siempre consecuencia de la menor eliminación de lipoproteínas con abundantes triglicéridos. Los factores que aumentan la producción de VLDL agravan la lipemia porque las VLDL y los quilomicrones son sustratos "que compiten" por LPL. Es probable que las lipemias mixtas primarias reflejen diversos determinantes genéticos. Muchos de los pacientes tienen obesidad centrípeta con resistencia a la insulina. Otros factores que intensifican la secreción de VLDL también empeoran la lipemia. Con frecuencia variable surgen, según sea la intensidad de la lipemia, xantomas eruptivos, lipemia retiniana, dolor epigástrico y pancreatitis. El tratamiento es alimentario de manera primaria, con restricción del consumo total de grasa, evitación del consumo de alcohol y estrógenos exógenos, adelgazamiento, ejercicio y administración de complementos con ácidos grasos omega-3 de origen marino. Muchos pacientes también necesitan la administración de un fibrato o niacina.

B. Moderada

Los incrementos primarios de las VLDL también reflejan una predisposición genética y se agravan por factores que intensifican la secreción de VLDL desde el hígado, como obesidad, alcohol, diabetes y estrógenos. El tratamiento incluye medidas para combatir los factores mencionados y, según se necesite, usar fibrato o niacina. Un complemento útil son los ácidos grasos omega-3 de especies marinas.

Hiperlipoproteinemia familiar combinada

Se trata de un trastorno frecuente que se acompaña de una mayor incidencia de coronariopatía; los enfermos pueden tener concentraciones más elevadas de VLDL, LDL, o ambas, y el patrón puede cambiar con el tiempo. La hiperlipoproteinemia familiar combinada incluye mayor secreción de VLDL a casi el doble y al parecer la transmite un rasgo semidominante. Los triglicéridos pueden aumentar por los factores ya comentados. Por lo general, los incrementos del colesterol y triglicéridos son moderados y no se observan xantomas. Con la sola dieta no se normalizan las cantidades de lípidos. Para el tratamiento de estos enfermos se requiere casi siempre un inhibidor de reductasa solo, o en combinación con niacina o fenofibrato. Cuando este último se combina con el inhibidor de la reductasa, se recomienda usar pravastatina o rosuvastatina porque ninguno de los dos se metaboliza con la intervención de CYP3A4.

Disbetalipoproteinemia familiar

En este trastorno se acumulan residuos de quilomicrones y VLDL y disminuyen los de LDL. Los residuos tienen abundantes ésteres de colesterilo, razón por la cual la concentración de colesterol puede igualar a la de los triglicéridos. El diagnóstico se confirma por la ausencia de los alelos ε3 y ε4 de apo E, el genotipo ε2/ε2. Los pacientes muestran por lo regular xantomas tuberosos o tuberoeruptivos o los característicos xantomas planos en los pliegues palmares. Los sujetos tienden a ser obesos y algunos muestran intolerancia a la glucosa. Los factores en cuestión y también el hipertiroidismo agravan la lipemia. Con frecuencia cada vez mayor surgen ateroesclerosis en coronarias y arterias periféricas. En el tratamiento puede bastar la reducción de peso junto con la disminución del consumo de grasas, colesterol y alcohol, pero las más de las veces se necesitan fibratos o niacina para controlar el trastorno. Estos fármacos se pueden administrar juntos en los casos más resistentes o es factible agregar un inhibidor de reductasa.

Apo E también se secreta en la glía en el sistema nervioso central e interviene en el transporte de esteroles. El alelo ε4 se vincula con la enfermedad de Alzheimer de comienzo temprano por un mecanismo que depende de la dosis (cap. 60).

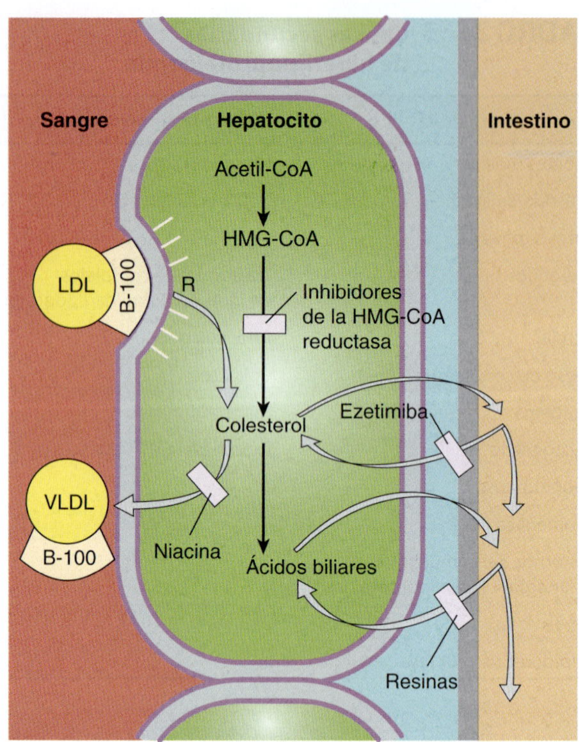

FIGURA 35-2 Sitios de acción de los inhibidores de la HMG-CoA reductasa, niacina, ezetimiba y resinas utilizadas para tratar las hiperlipidemias. Con el tratamiento de resinas e inhibidores de la HMG-CoA reductasa aumentan los receptores de lipoproteína de baja densidad (LDL). VLDL, lipoproteínas de muy baja densidad; R, receptor de LDL.

HIPERCOLESTEROLEMIAS PRIMARIAS

Hipercolesterolemia familiar

Esta alteración es un rasgo autosómico dominante. A pesar de que las concentraciones de LDL tienden a aumentar en toda la niñez, el diagnóstico se confirma por la presencia de incremento del colesterol de la sangre del cordón umbilical. En muchos heterocigotos, las concentraciones de colesterol varían de 260 a 500 mg/100 ml. Las concentraciones de triglicéridos suelen ser normales, a menudo se identifican xantomas tendinosos y en el tercer decenio de la vida pueden aparecer arco corneal y xantelasma. La arteriopatía coronaria tiende a presentarse en fase prematura. En la hipercolesterolemia familiar homocigota, que puede culminar en algún trastorno coronario de la niñez, las concentraciones de colesterol suelen rebasar los 1 000 mg/100 ml, y aparecen tempranamente xantomas tuberosos y tendinosos. Los pacientes también pueden mostrar xantomas elevados similares a placas en la válvula aórtica, pliegues interdigitales, glúteos y extremidades.

La hipercolesterolemia familiar se origina en defectos de los receptores de LDL. Algunas personas muestran heterocigosidad combinada por alelos y producen receptores no funcionales y deficientes en términos cinéticos. En personas heterocigotas es posible normalizar la LDL por medio de combinaciones de fármacos (fig. 35-2). Los homocigotos y los individuos con heterocigosidad combinada, cuyos receptores aún poseen función mínima, pueden reaccionar de modo parcial a la niacina, ezetimiba o inhibidores de la reductasa.

Apolipoproteína B-100 familiar con defecto de ligando

Los defectos en el dominio de apo B-100 que se une al receptor de LDL disminuyen la endocitosis de LDL y ello ocasiona hipercolesterolemia de intensidad moderada. Pueden surgir xantomas tendinosos. Dichos trastornos muestran la misma prevalencia que la hipercolesterolemia familiar. La respuesta a los inhibidores de la reductasa es variable. El incremento del número de receptores de LDL en el hígado da lugar al aumento de la endocitosis de los precursores de LDL, pero no mejora la captación de partículas de LDL con defectos de ligando. La niacina produce efectos beneficiosos al disminuir la producción de VLDL.

Hiperlipoproteinemia familiar combinada

Como se ha descrito ya, algunas personas con esta forma de hiperlipoproteinemia también muestran incremento de la concentración de LDL. El colesterol sérico suele ser menor de 350 mg/100 ml. La dietoterapia y la farmacoterapia, que incluye a menudo un inhibidor de la reductasa, son las medidas indicadas. Algunas veces se necesita agregar niacina o ezetimiba para normalizar las LDL.

Hiperlipoproteinemia de Lp(a)

Este trastorno familiar, que se vincula con una mayor aterogénesis, depende en particular de alelos que regulan la mayor producción de la fracción proteínica (a). Lp(a) puede estar elevada de forma secundaria en individuos con nefrosis grave y en otros estados inflamatorios. La niacina disminuye las concentraciones de Lp(a) en muchos enfermos.

Otras enfermedades

La deficiencia de hidroxilasa 7α de colesterol puede hacer que aumenten las concentraciones de LDL en el estado heterocigoto. Los heterocigotos pueden mostrar también un incremento de la concentración de triglicéridos, resistencia a inhibidores de la reductasa y un mayor riesgo de producir cálculos vesiculares y padecer arteriopatía coronaria. La hipercolesterolemia autosómica recesiva depende de mutaciones en una proteína que en condiciones normales facilita la endocitosis de LDL. Algunas mutaciones del gen *PCSK9* también generan aumentos aislados de LDL. La niacina, ezetimiba y los inhibidores de la reductasa también pueden ser útiles (en grado variable) en los trastornos comentados.

Deficiencia de HDL

Algunos trastornos genéticos raros como la enfermedad de Tangier y la deficiencia de lecitina-colesterol aciltransferasa (LCAT, *lecithin: cholesterol acyltransferase*) se acompañan de concentraciones extraordinariamente bajas de HDL. La hipoalfalipoproteinemia familiar es un problema más frecuente en el que se observan cifras de HDL, por lo regular por debajo de 35 mg/100 ml en varones, y de 45 mg/100 ml en mujeres. Las personas de este grupo tienden a desarrollar ateroesclerosis prematura y el único factor de riesgo identificado puede ser una menor concentración de HDL. El tratamiento incluye atención especial para evitar o combatir otros factores de riesgo. La niacina incrementa la concentración de HDL en muchos de estos pacientes. Los inhibidores de la reductasa y los derivados del ácido fíbrico ejercen efectos menos intensos.

En presencia de hipertrigliceridemia, las concentraciones de HDL se encuentran atenuadas debido al intercambio de ésteres de colesterilo provenientes de HDL, en el interior de lipoproteínas ricas en triglicéridos. El tratamiento de la hipertrigliceridemia puede aumentar o normalizar la cantidad de HDL.

HIPERLIPOPROTEINEMIA SECUNDARIA

Antes de diagnosticar trastornos primarios es preciso considerar causas secundarias del fenotipo. Las entidades más comunes se resumen en el cuadro 35-3. La anormalidad de la lipoproteína experimenta casi siempre resolución si el trastorno primario puede corregirse de manera satisfactoria.

■ DIETOTERAPIA DE LA HIPERLIPOPROTEINEMIA

En primer lugar se inician medidas alimentarias (salvo que el paciente tenga enfermedad evidente de coronarias o vasos periféricos) y con ellas es posible no recurrir a la farmacoterapia. Los individuos con hipercolesterolemia familiar o hiperlipidemia familiar combinada siempre necesitan fármacos. Los factores principales que incrementan las LDL son el colesterol y las grasas *trans* y saturadas, en tanto que la grasa total, el alcohol y la abundancia de elementos calóricos incrementan la cantidad de triglicéridos.

La sacarosa y la fructosa aumentan la concentración de VLDL. El alcohol causa una notable hipertrigliceridemia al incrementar la secreción de VLDL por el hígado. La síntesis y la secreción de esta última lipoproteína aumentan si el sujeto consume abundantes calorías. Durante la reducción de peso, las concentraciones de LDL y VLDL pueden ser mucho menores de las que se conservan durante el equilibrio calórico neutro. Sólo después de que se estabiliza el peso durante un mes como mínimo puede concluirse que la dieta basta como recurso terapéutico.

Las recomendaciones generales incluyen limitar la ingestión total de calorías provenientes de las grasas, de tal modo que representen 20 a 25% del consumo diario; y reducir el consumo de grasas saturadas a menos de 8% y el de colesterol a menos de 200 mg/día. Con este régimen, las disminuciones de colesterol sérico varían de 10 a 20%. Se recomienda utilizar carbohidratos complejos y elementos con abundante fibra vegetal y deben predominar las grasas *cis* monoinsaturadas. En sujetos con incrementos en VLDL y IDL son en particular importantes el adelgazamiento, la restricción calórica y la evitación del consumo de alcohol.

El efecto de las grasas alimenticias en la hipertrigliceridemia depende de la disposición que guardan los enlaces dobles en los ácidos grasos. Los ácidos grasos omega-3 incluidos en aceites de pescado, pero no en los de plantas, hacen funcionar al receptor activado por el inductor de la proliferación de peroxisomas α (PPAR-α) e inducen una disminución profunda de los triglicéridos en algunos pacientes. También poseen actividades antiinflamatorias y antiarrítmicas. Los ácidos grasos omega-3 están disponibles en forma de triglicéridos de fuentes marinas (venta libre) o en forma de etilésteres de ácidos grasos omega-3 (de prescripción). La dosis recomendada de estos últimos es de 4 g/día. Es necesario establecer el contenido de los ácidos docosahexaenoico y eicosapentaenoico en las preparaciones que se expenden sin receta. La cantidad ideal es de 3 a 4 g de estos ácidos grasos por día. Es importante seleccionar preparaciones sin mercurio y otros contaminantes. En cambio, los ácidos grasos omega-6 que están presentes en aceites vegetales pueden precipitar un incremento de la concentración de triglicéridos.

Los individuos con quilomicronemia primaria y otros con lipemia mixta deben consumir alimentos con restricción estricta de la cantidad de grasas totales (10 a 20 g/día, y de esa cifra 5 g deben ser aceites vegetales con abundantes ácidos grasos esenciales) y recibir vitaminas liposolubles.

La homocisteína, que desencadena los cambios proaterógenos en el endotelio, puede disminuir en muchos individuos si se restringe el consumo total de proteínas hasta llegar a la cantidad necesaria para la reposición de aminoácidos. En la homocisteinemia grave está indicada la administración de complementos de ácido fólico y otras vitaminas del complejo B.

■ FARMACOLOGÍA BÁSICA Y CLÍNICA DE LOS FÁRMACOS UTILIZADOS EN LA HIPERLIPIDEMIA

La decisión de recurrir a la farmacoterapia para la hiperlipidemia se basa en el defecto metabólico específico y en su capacidad para originar ateroesclerosis o pancreatitis. En el cuadro 35-2 se incluyen los regímenes sugeridos contra los principales trastornos de lipoproteínas. Es necesario persistir en la dieta hasta que el régimen medicamentoso alcance todos sus objetivos. Estos fármacos no deben usarse en mujeres gestantes y en lactancia, además de aquellas en quienes existe la posibilidad de estar embarazadas. Todos los fármacos que modifican las concentraciones de lipoproteínas plasmáticas pueden necesitar ajustes posológicos de warfarina y los anticoagulantes del tipo de la indandiona. Los niños con hipercolesterolemia familiar heterocigota pueden tratarse con una resina o un inhibidor de la reductasa, por lo regular cuando tengan más de siete u ocho años de edad, fecha en que se ha terminado esencialmente la mielinización del sistema nervioso central. La decisión de tratar a un menor debe basarse en su concentración de LDL, otros factores de riesgo, antecedentes familiares y la edad del niño. Los fármacos rara vez están indicados antes de los 16 años de vida en ausencia de múltiples factores de riesgo o dislipidemias de origen genético.

INHIBIDORES COMPETITIVOS DE LA HMG-CoA REDUCTASA (INHIBIDORES DE LA REDUCTASA; "ESTATINAS")

Los compuestos de esta categoría son análogos estructurales de HMG-CoA (3-hidroxi-3-metilglutaril-coenzima A, fig. 35-3). Pertenecen a esta clase compuestos como **lovastatina**, **atorvastatina**, **fluvastatina**, **pravastatina**, **simvastatina**, **rosuvastatina** y **pitavastatina**. Todos tienen

aumenta en forma intensa e inmediata a medida que el colesterol se desplaza desde los fondos hísticos comunes y se llega a un nuevo estado de equilibrio dinámico. El catabolismo de HDL disminuye. Las concentraciones del fibrinógeno decrecen y al parecer aumentan los del activador del plasminógeno hístico. La niacina inhibe la lipasa intracelular del tejido adiposo a través de las señales mediadas por el receptor, y quizá reduce la producción de VLDL al atenuar el flujo de ácidos grasos libres al hígado. Sin embargo, no se ha confirmado la inhibición sostenida de la lipólisis.

Usos terapéuticos y dosificación

La niacina, en combinación con una resina o un inhibidor de la reductasa, normaliza la LDL en muchos sujetos con hipercolesterolemia familiar heterocigota y otras formas de ese trastorno. Las combinaciones en cuestión también están indicadas en algunos casos de nefrosis. En presencia de lipemia mixta intensa que no mejora del todo con la dieta, la niacina suele disminuir de manera notable la concentración de triglicéridos, un efecto intensificado por los ácidos grasos omega-3 de especies marinas. Es útil en individuos con hiperlipidemia combinada y en aquellos con disbetalipoproteinemia. Sin duda es el fármaco más eficaz contra el incremento de HDL y el único que puede disminuir la Lp(a).

En el tratamiento de la hipercolesterolemia familiar heterocigota muchos enfermos necesitan todos los días 2 a 6 g de niacina y es importante no rebasar tal cantidad. En el caso de otros tipos de hipercolesterolemia y en la hipertrigliceridemia bastan casi siempre 1.5 a 3.5 g al día. La niacina cristalina debe administrarse en fracciones con los alimentos y comenzar con 100 mg dos a tres veces al día y aumentar dicha dosis de modo gradual.

Efectos tóxicos

Al comenzar la administración de niacina o aumentar su dosis, casi todas las personas perciben vasodilatación cutánea inocua y una sensación de calor después de cada dosis. El efecto anterior, mediado por prostaglandinas, se mitiga con la ingestión de 81 a 325 mg de ácido acetilsalicílico 30 min antes de administrar la niacina. También disminuye la hiperemia con la administración de ibuprofeno una vez al día. La taquifilaxia a la hiperemia casi siempre se manifiesta en término de unos días, con dosis mayores de 1.5 a 3 g al día. Es importante notificarle con anticipación al paciente que puede surgir la hiperemia y que se trata de un efecto secundario inocuo. También se han informado casos de prurito, erupciones, sequedad cutánea o de mucosas y acantosis *nigricans*. Esta última es contraindicación para utilizar la niacina porque se vincula con resistencia a la insulina. Algunas personas presentan náusea y molestias abdominales. Muchas pueden continuar el uso del fármaco pero en dosis menores y utilizar inhibidores de la secreción de ácido gástrico o antiácidos que no contengan aluminio. Es mejor no administrar la niacina en personas con enfermedad péptica grave.

Pueden observarse elevaciones reversibles de la concentración de aminotransferasas, incluso dos tantos respecto de lo normal, aunque no se acompañan de efectos tóxicos en el hígado. A pesar de ello, es necesario cuantificar de manera inicial la función hepática a intervalos apropiados. En ocasiones se desarrolla hepatotoxicidad real y en tales situaciones debe interrumpirse el uso del compuesto. Se ha notificado la relación de la disfunción hepática grave, incluida la necrosis aguda, con el uso de preparados de niacina de liberación sostenida de venta libre; tal efecto no se ha observado hasta el momento con el preparado de liberación extendida, si se administra al acostarse en dosis de 2 g o menos. Es posible la intolerancia leve a los carbohidratos, aunque suele ser reversible excepto en algunos individuos con diabetes latente. La niacina se puede administrar a diabéticos que reciben insulina y quienes consumen fármacos orales. La niacina puede incrementar la resistencia a la insulina en algunos enfermos. Esto puede resolverse en ocasiones con una dosis mayor de insulina o los fármacos orales. Algunas veces surge hiperuricemia en algunas personas que puede desencadenar gota. Se puede administrar alopurinol junto con niacina, si es necesario. La macrocitosis eritrocítica es frecuente con las dosis elevadas de niacina, pero no es una indicación para suspender el tratamiento. Rara vez, la niacina puede causar arritmias, las más de las veces auriculares, y ambliopía tóxica reversible. Hay que pedir a los enfermos que notifiquen la disminución de la visión a distancia. La niacina puede potenciar la acción de los antihipertensivos, lo cual obliga a ajustar la dosis. En animales que reciben cantidades muy grandes se han informado defectos congénitos.

DERIVADOS DEL ÁCIDO FÍBRICO (FIBRATOS)

El **gemfibrozilo** y el **fenofibrato** disminuyen las concentraciones de VLDL y en algunos enfermos también las de LDL. El **bezafibrato**, otro fibrato, no se distribuye en Estados Unidos.

Aspectos químicos y farmacocinética

El gemfibrozilo se absorbe en términos cuantitativos en los intestinos y se une en grado notable a las proteínas plasmáticas. Se somete a circulación enterohepática y cruza con facilidad la placenta. Su semivida plasmática es de 1.5 h. Se ha observado que 70% del fármaco se elimina por los riñones, casi por completo en su forma original. El hígado modifica parte del fármaco hasta la forma de los derivados hidroximetilo, carboxilo o quinol. El fenofibrato es un éster isopropílico que se hidroliza por completo en el intestino. Su semivida plasmática es de 20 h. Hasta 60% se excreta en la orina en la forma de glucurónido y, en promedio, 25% en las heces.

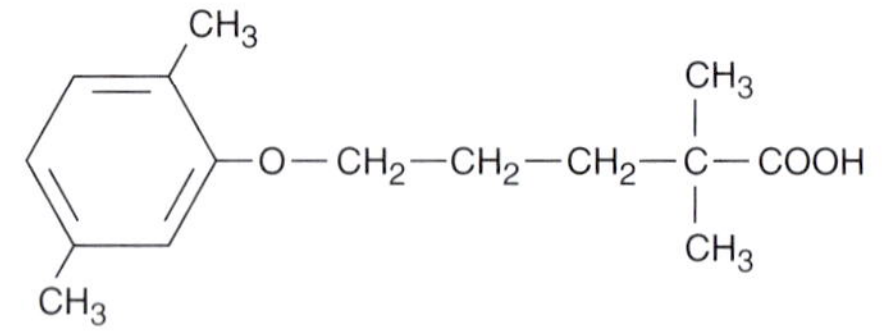

Gemfibrozilo

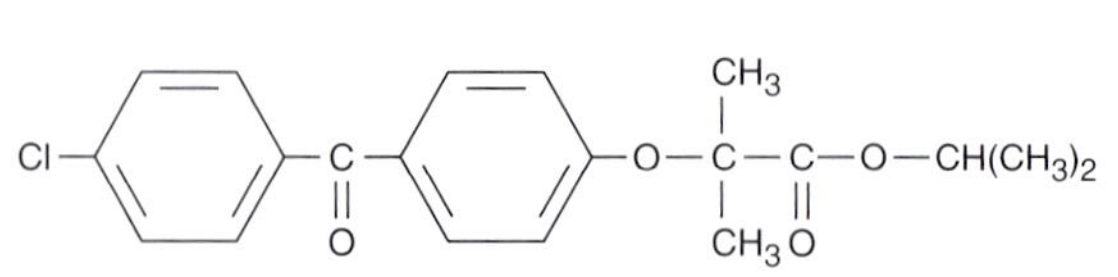

Fenofibrato

Mecanismo de acción

Los fibratos actúan sobre todo como ligandos del receptor de transcripción nuclear, PPAR-α. Mediante mecanismos de transcripción incrementan las LPL, apoA-I y apo A-II y reducen las apo C-III, inhibidores de la lipólisis. Un efecto importante es el aumento de la oxidación de ácidos grasos en el hígado y músculo estriado (fig. 35-4).

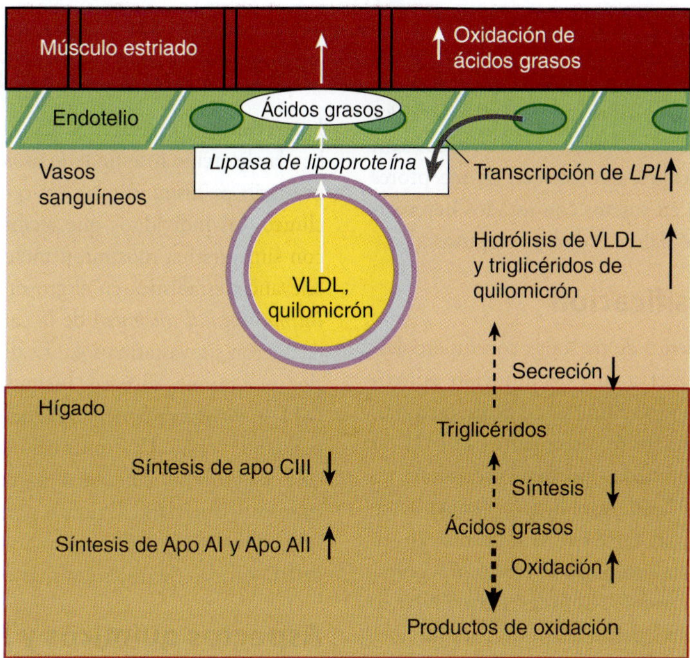

FIGURA 35-4 Efectos de los fibratos en el hígado y tejidos periféricos. Tales efectos tiene la mediación de la activación del receptor α activado por el proliferador de peroxisoma, que modula la expresión de algunas proteínas. LPL, lipasa de lipoproteína; VLDL, lipoproteínas de muy baja densidad.

También intensifican la lipólisis del triglicérido de lipoproteína por la vía de LPL. La lipólisis intracelular decrece en el tejido adiposo. Asimismo, disminuyen las concentraciones de VLDL, en cierta medida como consecuencia de la menor secreción por parte del hígado. En muchos pacientes se observa sólo una reducción pequeña de la concentración de LDL. En otros, en particular en quienes tienen hiperlipidemia combinada, la LDL suele aumentar conforme decrecen las concentraciones de triglicéridos. Existe un aumento pequeño de HDL y parte de tal incremento es consecuencia de la disminución de los triglicéridos plasmáticos, con menor intercambio de triglicéridos en las HDL en vez de ésteres de colesterilo.

Usos terapéuticos y dosis

Los fibratos son compuestos útiles en las hipertrigliceridemias en las que predominan las VLDL y en la disbetalipoproteinemia. También pueden ser provechosos para combatir la hipertrigliceridemia que es consecuencia del consumo de inhibidores de las proteasas virales. La dosis usual del gemfibrozilo es de 600 mg ingeridos una o dos veces al día. La dosis del fenofibrato incluye uno a tres comprimidos de 48 mg (o uno solo de 145 mg) al día. El gemfibrozilo se absorbe mejor si se ingiere junto con alimentos.

Efectos tóxicos

Entre los efectos adversos raros de los fibratos figuran erupciones, síntomas gastrointestinales, miopatía, arritmias, hipopotasemia y mayores cantidades sanguíneas de aminotransferasas o fosfatasa alcalina. En unos cuantos enfermos disminuye el número de leucocitos o el hematócrito. Los dos fármacos potencian la acción de la warfarina y los anticoagulantes de la categoría de la indanediona, y por ello es necesario ajustar las dosis de estos últimos compuestos. La rabdomiólisis es rara. El riesgo de miopatía se agrava cuando se administran los fibratos con inhibidores de la reductasa. Los fenofibratos son los fibratos de elección para administrar en combinación con una estatina. Es mejor no usar fibratos en personas con disfunción hepática o renal. Es posible que se eleve en cierta medida el riesgo de cálculos vesiculares de colesterol, lo cual refleja el mayor contenido de colesterol de la bilis. Por tal razón, es preciso utilizar los fibratos con cautela en individuos con enfermedades de vías biliares o los expuestos a riesgo elevado, como las mujeres, los obesos y los estadounidenses nativos.

RESINAS DE UNIÓN A ÁCIDOS BILIARES

El **colestipol**, **colestiramina** y **colesevelam** son útiles sólo en casos de incrementos aislados de LDL. En individuos que también tienen hipertrigliceridemia pueden aumentar más las concentraciones de VLDL durante la administración de las resinas.

Aspectos químicos y farmacocinética

Los fármacos de unión a ácidos biliares son grandes resinas de intercambio catiónico y poliméricas, insolubles en agua. Se ligan a los ácidos biliares en la luz intestinal y evitan su resorción. La resina no se absorbe.

Mecanismo de acción

Los ácidos biliares son metabolitos del colesterol que en condiciones normales se resorben de modo eficiente en el yeyuno e íleon (fig. 35-2). Después de administrar resinas aumenta su excreción hasta 10 veces, con lo cual hay una mayor conversión del colesterol en ácidos biliares en el hígado, por medio de la hidroxilación 7α, controlada por lo regular por la retroalimentación negativa ejercida por ácidos biliares. La menor activación del receptor FXR por los ácidos biliares puede hacer que aumente un poco la concentración de los triglicéridos plasmáticos, pero también puede mejorar el metabolismo de la glucosa en los diabéticos. Este último efecto es secundario a la mayor secreción de la incretina péptido 1 similar a glucagon en el intestino, lo cual acentúa la secreción de insulina. La mayor captación de LDL e IDL desde el plasma tiene como resultado un incremento de receptores LDL, sobre todo en el hígado. Por esa razón, las resinas no ejercen efecto alguno en individuos con hipercolesterolemia familiar homocigota que carecen de receptores funcionales, pero pueden ser útiles en sujetos con estados heterocigotos combinados con deficiencia o defectos de los receptores.

Usos terapéuticos y dosificación

Las resinas se utilizan en el tratamiento de personas con hipercolesterolemia primaria y en ellas se observa una disminución aproximada de 20% del colesterol de LDL, si se emplean en dosis máximas. Cuando se utilizan las resinas para tratar los incrementos de LDL en personas con hiperlipidemia combinada, pueden precipitar un aumento de la concentración de VLDL y obligar a agregar otro fármaco como la niacina. Las resinas también se administran en combinación con otros fármacos para prolongar el efecto hipocolesterolémico (véase más adelante). Pueden ser útiles para aliviar el prurito en individuos con colestasis y acumulación de sales biliares. Las resinas se unen a los glucósidos digitálicos y por ello pueden ser útiles para combatir los efectos tóxicos de tales cardioglucósidos.

El colestipol y la colestiramina se pueden obtener en preparados granulares. Se recomienda un incremento gradual de la dosis de gránulos, de 4 o 5 g/día, a 20 g/día. Para obtener efecto máximo se necesitan algunas veces dosis totales de 30 a 32 g/día. La dosis habitual para un niño es de 10 a 20 g/día. Las resinas en gránulos se mezclan con jugo de frutas o agua y se dejan en reposo un minuto para que se hidraten. También se distribuye el colestipol en comprimidos de 1 g que deben deglutirse enteros, y la dosis máxima es de 16 g al día. El colesevelam se distribuye en comprimidos de 625 mg y como suspensión (paquetes de 1 875 mg o 3 750 mg). La dosis máxima es de seis comprimidos o 3 750 mg como suspensión al día. Las resinas deben ingerirse a razón de dos o tres dosis con los alimentos; son ineficaces si se ingieren entre comidas.

Efectos tóxicos

Las molestias más frecuentes son estreñimiento y distensión abdominal, que casi siempre ceden al incrementar la fibra vegetal de alimentos o mezclar semillas de psilio con la resina. Es importante no usar la resina en sujetos con diverticulitis. Se han informado algunas veces molestias como pirosis y diarrea. En individuos con enteropatía o colestasis previas es posible la esteatorrea. De forma ocasional hay absorción deficiente de vitamina K y ello produce hipoprotrombinemia. En sujetos que reciben resinas y anticoagulantes es necesario medir con frecuencia el tiempo de protrombina. También se ha notificado la rara aparición de absorción deficiente de ácido fólico. Un efecto adverso previsible, que muy pocas veces se ha observado en la práctica, es la mayor formación de cálculos vesiculares, sobre todo en individuos obesos.

Las resinas pueden atenuar la absorción de algunos fármacos, incluidos los que tienen cargas neutras, catiónicas y aniónicas. Incluyen glucósidos digitálicos, tiazidas, warfarina, tetraciclina, tiroxina, sales de hierro, pravastatina, fluvastatina, ezetimiba, ácido fólico, fenilbutazona, ácido acetilsalicílico y ácido ascórbico. Cualquier fármaco adicional (excepto la niacina) debe administrarse 1 h antes o 2 h (como mínimo) después de recibir la resina, para asegurar su absorción adecuada. El colesevelam no se une a digoxina, warfarina ni inhibidores de la reductasa.

INHIBIDORES DE LA ABSORCIÓN INTESTINAL DE ESTEROLES

La **ezetimiba** fue el primer miembro del grupo de fármacos que inhiben la absorción intestinal de fitosteroles y colesterol. Su efecto clínico primario es disminuir las concentraciones de LDL. En un estudio clínico, los individuos que recibieron este fármaco en combinación con simvastatina mostraron incrementos apenas detectables pero sin relevancia estadística en el grosor de las capas íntima y media (IMT, *intimal-medial thickness*) de la carótida, en comparación con los que recibieron simvastatina sola. Es difícil interpretar la observación anterior, por razones diversas, incluido el hecho de que la cifra inicial de IMT fue inesperadamente pequeña, tal vez por el tratamiento hipolipemiante previo. La disminución de las cifras de LDL prácticamente con cualquier modalidad se ha acompañado de un menor riesgo de trastornos coronarios agudos; por tal causa, es razonable suponer que la disminución de LDL por acción de la ezetimiba tendrá una trascendencia similar. Se necesitan más estudios sobre ese punto.

Aspectos químicos y farmacocinética

La ezetimiba se absorbe con facilidad y se conjuga en los intestinos con un glucurónido activo hasta alcanzar concentraciones máximas en sangre, en término de 12 a 14 h. Se incorpora a la circulación enterohepática y su semivida es de 22 h. En promedio, 80% del fármaco se excreta en las heces. Las concentraciones plasmáticas aumentan en grado sustancial cuando se administra con fibratos y disminuyen si se usa de manera simultánea con colestiramina. Otras resinas también pueden disminuir su absorción. No se producen interacciones significativas con la warfarina o la digoxina.

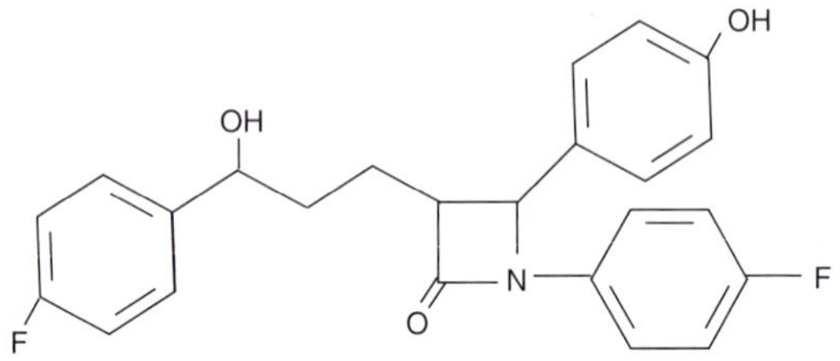

Ezetimiba

Mecanismo de acción

La ezetimiba es un inhibidor selectivo de la absorción intestinal de colesterol y fitosteroles. El sitio en que actúa el fármaco es al parecer la proteína de transporte, NPC1L1; es eficaz incluso si no hay colesterol de alimentos porque inhibe la resorción del colesterol excretado en la bilis.

Usos terapéuticos y dosificación

El efecto de la ezetimiba en la absorción de colesterol es constante en límites posológicos de 5 a 20 mg/día. Por tal razón, se administra una sola dosis diaria de 10 mg. La disminución promedio del colesterol de LDL con ezetimiba sola en personas con hipercolesterolemia primaria es de casi 18%, con incrementos mínimos en el colesterol de HDL. También es eficaz en personas con fitosterolemia. El fármaco muestra efecto sinérgico con los inhibidores de la reductasa y produce disminuciones incluso de 25% de la concentración de colesterol de LDL, más allá de la que se alcanza con el inhibidor de reductasa solo.

Efectos tóxicos

En apariencia, la ezetimiba no es sustrato de las enzimas del citocromo P450. Hasta la fecha, los datos señalan una pequeña incidencia del trastorno reversible de la función hepática, con un incremento de poca monta de la incidencia mencionada cuando se administra junto con un inhibidor de la reductasa. De modo ocasional se ha notificado la aparición de miositis.

INHIBIDORES DE CETP

La proteína de transporte de ésteres colesterilo (CETP, *cholesteryl ester transfer protein*) se halla bajo investigación activa. El primer fármaco de esta clase, **torcetrapib**, suscitó gran interés porque eleva en grado considerable las HDL y reduce las LDL. Sin embargo, se retiró de los estudios clínicos al aumentar los episodios cardiovasculares y las muertes en el grupo que recibió tratamiento. Otros análogos que están en estudios clínicos actuales son el **anacetrapib** y el **dalcetrapib**.

TRATAMIENTO CON COMBINACIONES DE FÁRMACOS

El tratamiento con combinaciones de fármacos es útil: 1) cuando aumentan de forma considerable las concentraciones de VLDL durante el tratamiento de la hipercolesterolemia con una resina; 2) cuando están elevadas de modo inicial las concentraciones de LDL y VLDL; 3) cuando no se normalizan las concentraciones de LDL o VLDL con un solo fármaco, o 4) cuando una cifra elevada de Lp(a) o una deficiencia de HDL coexisten con otras hiperlipidemias. Es importante utilizar la menor dosis efectiva combinada y el paciente debe vigilarse en forma estrecha en busca de efectos secundarios.

DERIVADOS DEL ÁCIDO FÍBRICO Y RESINAS DE UNIÓN A ÁCIDOS BILIARES

Esta combinación es útil algunas veces en individuos con hiperlipidemia combinada familiar que no toleran la niacina ni las estatinas. Sin embargo, puede agravar el peligro de colelitiasis.

INHIBIDORES DE LA HMG-CoA REDUCTASA Y RESINAS DE UNIÓN A ÁCIDOS BILIARES

Esta combinación sinérgica es útil en el tratamiento de la hipercolesterolemia familiar, pero no controla las concentraciones de VLDL en algunos sujetos con hiperlipoproteinemia combinada familiar. Las estatinas deben administrarse, como mínimo, 1 h antes o 2 h después de consumir la resina para asegurar su absorción.

NIACINA Y RESINAS DE UNIÓN A ÁCIDOS BILIARES

La combinación controla de modo eficaz las concentraciones de VLDL durante el tratamiento con resinas en la hiperlipoproteinemia combinada familiar u otros trastornos con incremento de las concentraciones de VLDL y LDL. Cuando se elevan de forma inicial las concentraciones de ambas lipoproteínas, pueden bastar dosis de niacina incluso de 1 a 3 g/día, en combinación con una resina. La combinación de niacina y resina es eficaz para tratar la hipercolesterolemia familiar heterocigota.

Los fármacos pueden administrarse juntos porque la niacina no se une a las resinas. En el caso de las concentraciones de LDL en personas con hipercolesterolemia familiar heterocigota se necesitan dosis diarias hasta de 6 g de niacina, con 24 a 30 g de resina.

NIACINA E INHIBIDORES DE LA REDUCTASA

Este esquema es más eficaz que cualquiera de los dos fármacos solos en el tratamiento de la hipercolesterolemia. La experiencia indica que es una combinación eficaz y práctica para tratar la hiperlipoproteinemia combinada familiar.

INHIBIDORES DE LA REDUCTASA Y EZETIMIBA

Esta combinación es altamente sinérgica para tratar la hipercolesterolemia primaria y tiene alguna utilidad en el tratamiento de sujetos con hipercolesterolemia familiar homocigota que poseen aún moderada función de receptores.

INHIBIDORES DE LA REDUCTASA Y FENOFIBRATO

El fenofibrato tiene al parecer una acción que complementa a la de algunas estatinas en el tratamiento de la hiperlipoproteinemia combinada familiar y otros cuadros en los que existen incrementos de las concentraciones de LDL y VLDL. La combinación de fenofibrato con rosuvastatina es en particular eficaz. Otras estatinas pueden interactuar de modo desfavorable por sus efectos en el metabolismo del citocromo P450.

COMBINACIÓN DE RESINAS, EZETIMIBA, NIACINA E INHIBIDORES DE LA REDUCTASA

Estos fármacos actúan en forma complementaria para normalizar el colesterol en individuos con trastornos graves con aumento de LDL. Los efectos logrados son sostenidos y escasas las acciones tóxicas de cada compuesto. Las dosis eficaces de los fármacos individuales pueden ser menores respecto de cuando se usan solos; por ejemplo, 1 a 2 g de niacina pueden incrementar en grado sustancial los efectos de los demás fármacos.

RESUMEN Fármacos usados en las dislipidemias

Subclase	Mecanismo de acción	Efectos	Aplicaciones clínicas	Farmacocinética, efectos tóxicos e interacciones
ESTATINAS				
• Atorvastatina, simvastatina, rosuvastatina, pitavastatina	Inhiben la HMG-CoA reductasa	Disminuyen la síntesis de colesterol y aumentan el número de receptores de lipoproteína de baja densidad (LDL) en los hepatocitos • disminución pequeña de triglicéridos	Enfermedad vascular ateroesclerótica (prevención primaria y secundaria) • síndromes coronarios agudos	Vía oral • duración, 12 a 24 h • *Efectos tóxicos:* miopatía, disfunción hepática • *Interacciones:* el metabolismo que depende de CYP (3A4, 2C9) interactúa con inhibidores de CYP
• *Fluvastatina, pravastatina, lovastatina: semejantes pero un poco menos eficaces*				
FIBRATOS				
• Fenofibrato, gemfibrozilo	Agonistas del receptor activado por el inductor de la proliferación de peroxisomas α (PPAR-α)	Menor secreción de lipoproteínas de muy baja densidad (VLDL) • intensifica la actividad de la lipasa de lipoproteína • incrementa la concentración de lipoproteínas de alta densidad (HDL)	Hipertrigliceridemia, menor nivel de HDL	Vía oral • duración, 3 a 24 h • *Efectos tóxicos:* miopatía, disfunción hepática
SECUESTRADORES DE ÁCIDOS BILIARES				
• Colestipol	Se une a ácidos biliares en los intestinos • evita su resorción • incrementa el catabolismo de colesterol • aumenta el número de receptores de LDL	Disminuye la concentración de LDL	Incremento de la concentración de LDL, efectos tóxicos de digitálicos, y prurito	Vía oral • se ingiere con los alimentos • no se absorbe • *Efectos tóxicos:* estreñimiento, distensión abdominal • interfiere con la absorción de algunos fármacos y vitaminas
• *Colestiramina, colesevelam: similares al colestipol*				
INHIBIDORES DE LA ABSORCIÓN DE ESTEROLES				
• Ezetimiba	Bloquea el transportador NPC1L1 de esteroles en el borde en cepillo del intestino	Inhibe la resorción del colesterol excretado por la bilis • disminuye la concentración de LDL y fitosteroles	Incremento de LDL, fitosterolemia	Vía oral • duración de 24 h • *Efectos tóxicos:* pequeña incidencia de disfunción hepática, miositis
NIACINA				
	Disminuye el catabolismo de apo A1 • aminora la secreción de VLDL por el hígado	Incrementa la concentración de HDL • disminuye las concentraciones de lipoproteína(a) [Lp(a)], LDL y triglicéridos	Disminución de HDL • mayor nivel de VLDL, LDL, Lp(a)	Vía oral • grandes dosis • *Efectos tóxicos:* irritación gástrica, hiperemia cutánea, pequeña incidencia de efectos tóxicos en hígado • puede disminuir la tolerancia a la glucosa
• *Niacina de liberación extendida: efecto similar al de la niacina corriente*				
• *Niacina de liberación sostenida (no es igual a la presentación de liberación extendida): es mejor no usar este preparado*				

PREPARACIONES DISPONIBLES

Atorvastatina
Oral: comprimidos de 10, 20, 40 y 80 mg

Colestiramina
Oral: paquetes de 4 g con resina de colestiramina en gránulos anhidro

Colesevelam
Oral: comprimidos de 625 mg; paquetes de polvo de 1.875 y 3.75 g

Colestipol
Oral: paquetes con gránulos de 5 g; comprimidos de 1 g

Ezetimiba
Oral: comprimidos de 10 mg

Fenofibrato
Oral: comprimidos de 48, 50, 54, 107, 145 y 160 mg; cápsulas con 45, 50, 67, 100, 130, 134, 135, 150 y 200 mg

Fluvastatina
Oral: cápsulas de 20 y 40 mg; preparado de liberación extendida: cápsulas con 80 mg

Gemfibrozilo
Oral: comprimidos de 600 mg

Lovastatina
Oral: comprimidos con 10, 20 y 40 mg; liberación extendida: 20, 40 y 60 mg

Niacina, ácido nicotínico, vitamina B_3
Oral: comprimidos de 100, 250, 500 y 1 000 mg; liberación extendida: 500, 750 y 1 000 mg

Ácidos grasos omega-3 marinos
Oral: 1 g (300 mg PUFA) o 1 g (900 mg PUFA)

Pitavastatina
Oral: comprimidos de 1, 2, 4 mg

Pravastatina
Oral: comprimidos de 10, 20, 40 y 80 mg

Rosuvastatina
Oral: comprimidos de 5, 10, 20 y 40 mg

Simvastatina
Oral: comprimidos de 5, 10, 20, 40 y 80 mg

COMPRIMIDOS EN COMBINACIÓN

Niacina-lovastatina de liberación extendida
Oral: comprimidos de 500/20, 750/20, 1 000/20, 1 000/40 mg

Niacina de liberación extendida y simvastatina
Oral: comprimidos con 500/20; 750/20; 1 000/20 mg

Ezetimiba y simvastatina
Oral: comprimidos de 10/10, 10/20, 10/40, 10/80 mg

BIBLIOGRAFÍA

Ballantyne CM et al; Asteroid Investigators. Effect of rosuvastatin therapy on coronary artery stenoses assessed by quantitative coronary angiography: A study to evaluate the effect of rosuvastatin on intravascular ultrasound-derived coronary atheroma burden. Circulation 2008;117:2458.

Bruckert E, Labreuche J, Amarenco P: Meta-analysis of the effect of nicotinic acid alone or in combination on cardiovascular events and atherosclerosis. Atherosclerosis 2010;210:353.

Brunzell JD et al: Lipoprotein management in patients with cardiometabolic risk: Consensus conference report from the ADA and the American College of Cardiology Foundation. J Am Coll Cardiol 2008;51(15):1512.

Elam M, Lovato F, Ginsberg H: The role of fibrates in cardiovascular disease prevention, The ACCORD–lipid perspective. Curr Opin Lipidol 2011;22:55.

Forrester JS: Redefining normal low-density lipoprotein cholesterol: A strategy to unseat coronary disease as the nation's leading killer. J Am Coll Cardiol 2010;56:630.

Grundy SM et al, for the Coordinating Committee of the National Cholesterol Education Program: Implications of recent clinical trials for the National Cholesterol Education Adult Treatment Panel III guidelines. Circulation 2004;110:227.

Harper CR, Jacobson TA: Evidence-based management of statin myopathy. Curr Atheroscler Rep 2010;12:322.

Polonsky TS, Davidson MH: Reducing the residual risk of 3-hydroxy-3-methylglutaryl coenzyme A reductase inhibitor therapy with combination therapy. Am J Cardiol 2008;101(Suppl):27B.

Steinberg D et al: Evidence mandating earlier and more aggressive treatment of hypercholesterolemia. Circulation 2008;118:672.

RESPUESTA AL CASO CLÍNICO

Este paciente padece hiperlipidemia combinada. Las estatinas deben continuarse. También es útil un fármaco que reduzca la producción de VLDL (niacina o fenofibrato). La niacina es el compuesto de elección para elevar el HDL-C y reducir los triglicéridos y Lp(a). Sin embargo, algunas veces se acompaña de resistencia insulínica, por lo que debe vigilarse y, en caso necesario, agregar metformina. Cuando el objetivo de LDL-C no se alcanza con la adición de niacina (o fenofibrato), la dosis de estatina se eleva. Es importante vigilar la creatina cinasa. Los ácidos grasos omega-3 marinos ayudan a reducir los triglicéridos.

CAPÍTULO

36

Fármacos antiinflamatorios no esteroideos, antirreumáticos modificadores de la enfermedad, analgésicos no opioides y fármacos usados en la gota

Daniel E. Furst, MD, Robert W. Ulrich, PharmD y Shraddha Prakash, MD

ESTUDIO DE CASO

Un varón de 48 años acude a consulta por rigidez matutina bilateral, así como dolor con el ejercicio en muñecas y rodillas. En la exploración física, las articulaciones están ligeramente inflamadas y no hay datos adicionales de importancia. Los estudios de laboratorio son normales, excepto por una ligera anemia, aumento de la tasa de eritrosedimentación y factor reumatoide positivo. Con el diagnóstico de artritis reumatoide, se inicia tratamiento con naproxeno, 220 mg cada 12 h. Después de una semana se incrementa la dosis a 440 mg cada 12 h. Sus síntomas disminuyen con esta última dosis pero manifiesta pirosis significativa que no se controla con los antiácidos, por lo que se cambia a celecoxib, 200 mg cada 12 h y con ese esquema se resuelven sus síntomas articulares y de pirosis. Dos años después retorna por aumento de los síntomas articulares. Ahora están afectados manos, muñecas, codos, pies y rodillas y muestran inflamación, hipertermia y dolor a la palpación. ¿Qué opciones terapéuticas deben considerarse en este momento? ¿Cuáles son las posibles complicaciones?

RESPUESTA INMUNITARIA

La respuesta inmunitaria aparece cuando se activan células inmunitarias en respuesta a microorganismos extraños o sustancias antigénicas liberadas durante la reacción inflamatoria aguda o crónica. El resultado puede ser nocivo si lleva a la inflamación crónica sin resolución del proceso lesivo subyacente (cap. 55). La inflamación crónica implica la liberación de varios mediadores que no son importantes en la respuesta aguda. Uno de los trastornos más notorios en los que intervienen estos mediadores es la artritis reumatoide, en la cual la inflamación crónica produce dolor y destrucción de hueso y cartílago que llevan a minusvalía intensa y se observan cambios sistémicos que pueden causar acortamiento de la vida.

El daño celular vinculado con la inflamación actúa sobre las membranas de las células para que los leucocitos liberen las enzimas lisosómicas; después se produce ácido araquidónico a partir de compuestos precursores y se sintetizan varios eicosanoides. Como se revisó en el capítulo 18, la vía de la ciclooxigenasa (COX) del metabolismo del ácido araquidónico produce prostaglandinas, que tienen diversos efectos sobre vasos sanguíneos, terminaciones nerviosas y células participantes en la inflamación. La vía de la lipooxigenasa del metabolismo del ácido araquidónico origina leucotrienos, que tienen un efecto quimiotáctico poderoso sobre eosinófilos, neutrófilos y macrófagos y favorecen la broncoconstricción y alteraciones de la permeabilidad vascular.

El descubrimiento de dos isoformas de la ciclooxigenasa (COX-1 y COX-2) llevó al reconocimiento de que la isoforma COX-1 constitutiva tiende a presentar una función homeostática, en tanto que la COX-2 se induce durante la inflamación y facilita la reacción inflamatoria. Con base en esto se desarrollaron inhibidores altamente selectivos de COX-2 y se comercializaron tras presuponer que serían más seguros que los COX-1 no selectivos pero sin pérdida de eficacia.

En el sitio de lesión hística también se liberan cininas, neuropéptidos e histamina, así como los componentes del complemento, citocinas y otros productos de leucocitos y plaquetas. La estimulación de las membranas de los neutrófilos produce radicales libres derivados del oxígeno y otras moléculas reactivas, como el peróxido de hidrógeno y los radicales hidroxilo. La interacción de estas sustancias con el ácido araquidónico da lugar a la generación de productos quimiotácticos que perpetúan el proceso inflamatorio.

ESTRATEGIAS TERAPÉUTICAS

El tratamiento de los pacientes con inflamación supone dos objetivos primarios: en primer término, el alivio de los síntomas y el mantenimiento de la función, que suelen ser las manifestaciones continuas más importantes del paciente; en segundo término, la disminución de la progresión del daño hístico o su detención. En la artritis reumatoide se puede cuantificar la respuesta al tratamiento mediante diversos sistemas, como el *Disease Activity Scale* (DAS), el *Clinical Disease Activity Index* (CDAI) y el *American College of Rheumatology Response index* (ACR Response). Los primeros dos son variables continuas del estado y el cambio, mientras que el tercero sólo registra el grado de cambio. En este último, las calificaciones de ACR20, ACR50 y ACR70 miden el porcentaje de pacientes que muestra mejoría del 20, 50 o 70% en una valoración global de signos y síntomas.

La disminución de la inflamación con **fármacos antiinflamatorios no esteroideos** (**NSAID**, *nonsteroidal antiinflammatory drugs*) produce a menudo alivio del dolor por periodos significativos. Más aún, la mayor parte de los analgésicos no opioides (ácido acetilsalicílico, etc.) tiene efectos antiinflamatorios, de tal manera que su uso para el tratamiento de los trastornos inflamatorios agudos y crónicos es apropiado.

Los **glucocorticoides** también tienen potentes efectos antiinflamatorios y cuando se introdujeron por primera vez se consideraron la última respuesta al tratamiento de la artritis inflamatoria. Si bien hay datos crecientes de que los corticoesteroides a dosis bajas pueden modificar la enfermedad, la toxicidad vinculada con el tratamiento crónico suele limitar su utilización. Sin embargo, los glucocorticoides tienen todavía una función esencial en el tratamiento de largo plazo de la artritis.

Otro grupo importante de compuestos se conoce como **fármacos antirreumáticos modificadores de la enfermedad** (**DMARD**, *disease-modifying antirheumatic drugs*) y **biológicos** (un subgrupo de los DMARD). Éstos reducen la inflamación, suelen mejorar los síntomas y hacen más lento el daño óseo relacionado con la artritis reumatoide. Se cree que modifican mecanismos inflamatorios más básicos que los glucocorticoides o los NSAID. También pueden ser más tóxicos que los fármacos alternativos.

FÁRMACOS ANTIINFLAMATORIOS NO ESTEROIDEOS

Los salicilatos y otros fármacos similares utilizados para tratar la enfermedad reumática comparten la capacidad de suprimir los signos y síntomas de la inflamación. Estos fármacos también ejercen efectos antipiréticos y analgésicos, pero son sus propiedades antiinflamatorias las que les confieren mayor utilidad en el tratamiento del trastorno, en el cual el dolor tiene relación con la intensidad del proceso inflamatorio.

Puesto que el ácido acetilsalicílico, el NSAID original, tiene varios efectos adversos, se han desarrollado muchos otros en un intento por mejorar la eficacia del ácido acetilsalicílico y disminuir su toxicidad.

Química y farmacocinética

Los NSAID se agrupan en varias clases químicas como se muestra en la figura 36-1. Esta diversidad química representa una amplia variedad de características farmacocinéticas (cuadro 36-1). Aunque hay muchas diferencias en la cinética de los NSAID, tienen algunas propiedades generales. Todos, excepto uno de los NSAID, son ácidos orgánicos débiles cuando se administran, con excepción de la nabumetona, que es un profármaco de tipo cetona que se degrada hasta constituir el fármaco activo, ácido.

Casi todos estos fármacos son bien absorbidos y los alimentos no modifican en grado sustancial su biodisponibilidad. La mayor parte de los NSAID se degrada de manera notoria, algunos por mecanismos de fase I seguidos por mecanismos de fase II y otros sólo por glucuronización directa (fase II). El metabolismo de los NSAID ocurre en gran parte a través de las familias de enzimas P450 CYP3A o CYP2C en el hígado. En tanto que la excreción renal es la vía más importante de eliminación final, casi todos presentan grados variables de excreción y resorción biliares (circulación enterohepática). En realidad, el grado de irritación de la porción distal del tubo digestivo se correlaciona con el grado de circulación enterohepática. La mayor parte de los NSAID se une con intensidad a proteínas (~98%), por lo general la albúmina. Casi todos (p. ej., ibuprofeno, cetoprofeno) son mezclas racémicas, en las cuales uno, el naproxeno, se provee como enantiómero aislado y unos cuantos no tienen centro de asimetría (p. ej., diclofenaco).

Todos los NSAID pueden encontrarse en el líquido sinovial después de su dosificación repetida. Aquellos con semividas breves se conservan más tiempo en las articulaciones de lo que se presupondría por dichas semividas, en tanto que los fármacos con semividas mayores desaparecen del líquido sinovial a un ritmo proporcional.

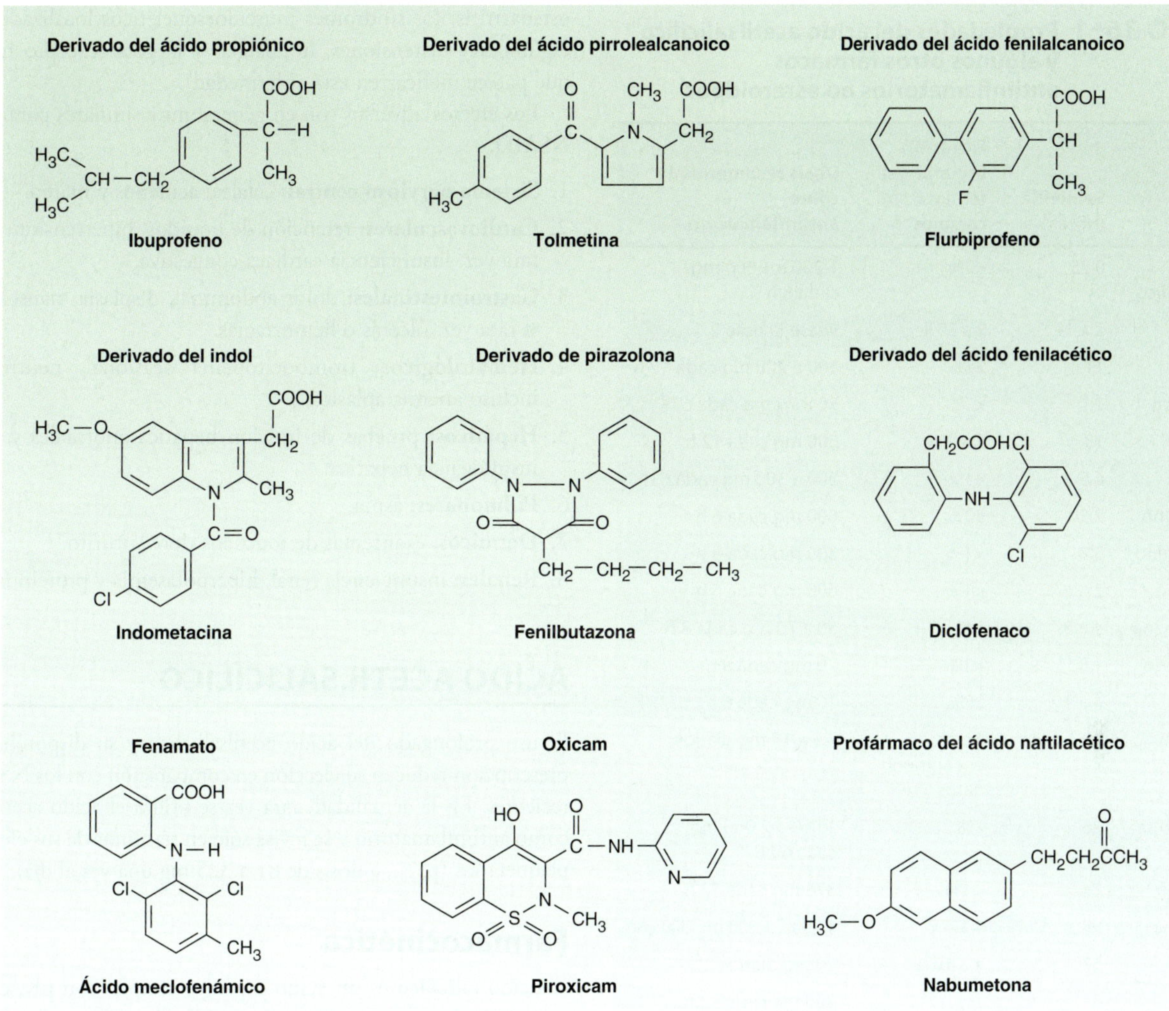

FIGURA 36-1 Estructuras químicas de algunos NSAID.

Farmacodinámica

La actividad antiinflamatoria de los NSAID tiene la mediación sobre todo de la inhibición de la biosíntesis de prostaglandinas (fig. 36-2). Varios NSAID poseen posibles mecanismos de acción adicionales que incluyen inhibición de la quimiotaxis, regulación descendente de la producción de interleucina 1, menor producción de radicales libres y superóxido e interferencia con los sucesos intracelulares mediados por el calcio. El ácido acetilsalicílico acetila de manera irreversible a la ciclooxigenasa de plaquetas y la bloquea, en tanto que la mayor parte de los NSAID selectivos de COX son inhibidores reversibles.

La selectividad para COX-1, en comparación con COX-2, es variable e incompleta para los NSAID más antiguos, pero se han sintetizado muchos inhibidores selectivos de COX-2. Los inhibidores selectivos de COX-2 no afectan la función plaquetaria a las dosis usuales. En pruebas con uso de sangre total humana, el ácido acetilsalicílico, ibuprofeno, indometacina, piroxicam y sulindac son algo más eficaces para inhibir a la COX-1. La eficacia de los fármacos selectivos de COX-2 equivale a la de otros NSAID, dado que puede mejorar la seguridad gastrointestinal. Por otro lado, los inhibidores selectivos de COX-2 pueden aumentar la incidencia de edema e hipertensión. Hasta agosto de 2011, el celecoxib y el menos selectivo, meloxicam, eran los únicos inhibidores de COX-2 en el mercado estadounidense. El rofecoxib y el valdecoxib, dos inhibidores selectivos de COX-2 que antes se comercializaban, se retiraron porque se relacionaban con mayor número de episodios trombóticos cardiovasculares. El celecoxib tiene una advertencia emitida por la FDA acerca de los riesgos cardiovasculares. Se ha recomendado revisar las etiquetas de todos los productos NSAID para incluir los riesgos cardiovasculares.

Los NSAID atenúan la sensibilidad de los vasos sanguíneos a la bradicinina y la histamina, afectan la producción de linfocinas por los linfocitos T y revierten la vasodilatación de la inflamación. En grados variables, todos los NSAID más recientes son analgésicos, antiinflamatorios y antipiréticos, y todos (excepto los compuestos selectivos COX-2 y los salicilatos no acetilados) inhiben la agregación plaquetaria. Los NSAID son irritantes gástricos y pueden vincularse también con úlceras gastrointestinales y hemorragias, aunque el grupo de compuestos más recientes tiende a causar menos irritación gastrointestinal que el ácido acetilsalicílico. Se ha observado nefrotoxicidad con todos los fármacos con los que se tiene amplia experiencia. La nefrotoxicidad se debe en parte a la interferencia con la autorregulación del riego

CUADRO 36–1 Propiedades del ácido acetilsalicílico y algunos otros fármacos antiinflamatorios no esteroideos

Fármaco	Semivida (horas)	Excreción urinaria del fármaco sin cambios	Dosis recomendada como antiinflamatorio
Ácido acetilsalicílico	0.25	<2%	1 200 a 1 500 mg cada 8 h
Salicilato[1]	2 a 19	2 a 30%	Véase la nota 2
Celecoxib	11	27%[3]	100 a 200 mg cada 12 h
Diclofenaco	1.1	<1%	50 a 75 mg cada 6 h
Diflunisal	13	3 a 9%	500 mg cada 12 h
Etodolac	6.5	<1%	200 a 300 mg cada 6 h
Fenoprofeno	2.5	30%	600 mg cada 6 h
Flurbiprofeno	3.8	<1%	300 mg cada 8 h
Ibuprofeno	2	<1%	600 mg cada 6 h
Indometacina	4 a 5	16%	50 a 70 mg cada 8 h
Cetoprofeno	1.8	<1%	70 mg cada 8 h
Cetorolac	4 a 10	58%	10 mg cada 6 h[4]
Meloxicam	20	No se encontraron datos	7.5 a 15 mg diarios
Nabumetona[5]	26	1%	1 000 a 2 000 mg cada 6 h6
Naproxeno	14	<1%	375 mg cada 12 h
Oxaprocina	58	1 a 4%	1 200 a 1 800 mg diarios[6]
Piroxicam	57	4 a 10%	20 mg diarios[6]
Sulindac	8	7%	200 mg cada 12 h
Tolmetina	1	7%	400 mg cada 6 h

[1]Principal metabolito antiinflamatorio del ácido acetilsalicílico.

[2]El salicilato suele administrarse en forma de ácido acetilsalicílico.

[3]Excreción urinaria total, incluidos los metabolitos.

[4]Se recomienda sólo para el tratamiento del dolor agudo (p. ej., quirúrgico).

[5]La nabumetona es un profármaco; la semivida y la excreción urinaria corresponden a su metabolito activo.

[6]Una sola dosis diaria es suficiente por su semivida prolongada.

sanguíneo renal que es dirigida por las prostaglandinas. También puede haber hepatotoxicidad por NSAID.

Aunque estos fármacos inhiben de modo eficaz la inflamación, no hay datos de que, a diferencia de aquellos como el metotrexato y otros DMARD, alteren la evolución de algún trastorno artrítico.

Varios NSAID (incluido el ácido acetilsalicílico) parecen reducir la incidencia de cáncer de colon cuando se consumen en forma crónica. Varios estudios epidemiológicos amplios han mostrado una disminución de 50% del riesgo relativo cuando se toman los fármacos durante cinco años o más. No se conocen los mecanismos de este efecto protector.

Los NSAID poseen varios aspectos comunes. Aunque no todos tienen aprobación de la FDA para la variedad completa de enfermedades reumáticas, la mayor parte tal vez sea eficaz en la artritis reumatoide, las espondiloartropatías seronegativas (p. ej., artritis psoriásica y artritis vinculada con la enfermedad inflamatoria intestinal), la osteoartritis, los síndromes musculoesqueléticos localizados (p. ej., esguinces y distensiones, lumbalgia) y la gota (excepto tolmetina, que parece ineficaz en esta enfermedad).

Los efectos adversos son en general muy similares para todos los NSAID:

1. **Sistema nervioso central:** cefalea, acúfenos y mareo.
2. **Cardiovasculares:** retención de líquidos, hipertensión, edema y, rara vez, insuficiencia cardiaca congestiva.
3. **Gastrointestinales:** dolor abdominal, displasia, náusea, vómito y, rara vez, úlceras o hemorragias.
4. **Hematológicos:** trombocitopenia ocasional, neutropenia o incluso anemia aplásica.
5. **Hepáticos:** pruebas de función hepática anormales y, rara vez, insuficiencia hepática.
6. **Pulmonares:** asma.
7. **Dérmicos:** exantemas de todos los tipos, prurito.
8. **Renales:** insuficiencia renal, hiperpotasemia y proteinuria.

ÁCIDO ACETILSALICÍLICO

El uso prolongado del ácido acetilsalicílico y su disponibilidad sin prescripción reducen su elección en comparación con los NSAID más recientes. En la actualidad, rara vez se utiliza el ácido acetilsalicílico como antiinflamatorio y se revisa sólo en términos de sus efectos antiplaquetarios (p. ej., a dosis de 81 a 325 mg una vez al día).

Farmacocinética

El ácido salicílico es un ácido orgánico simple, con pK_a de 3.0. El preparado farmacéutico tiene una pK_a de 3.5 (cuadro 1-3). Los salicilatos se absorben con rapidez en el estómago y la porción superior del intestino delgado y alcanzan una concentración plasmática máxima en 1 a 2 h. El ácido acetilsalicílico se absorbe como tal y se hidroliza con rapidez (semivida sérica de 15 min) hasta ácido acético y salicilato por acción de las esterasas en los tejidos y la sangre (fig. 36-3). El salicilato se une de manera no lineal con la albúmina. La alcalinización de la orina aumenta la velocidad de la excreción del salicilato libre y sus conjugados hidrosolubles.

Mecanismos de acción

El ácido acetilsalicílico inhibe de manera irreversible a la COX plaquetaria, de tal modo que su efecto antiplaquetario dura ocho a 10 días (la semivida de la plaqueta). En otros tejidos, la síntesis nueva de COX sustituye a la enzima inactivada, por lo que la dosis ordinaria tiene una duración de acción de 6 a 12 h.

Usos clínicos

El ácido acetilsalicílico disminuye la incidencia de crisis de isquemia cerebral transitoria, angina inestable, trombosis de arterias coronarias con infarto miocárdico y trombosis después de un injerto de derivación de las arterias coronarias (cap. 34).

Los estudios epidemiológicos sugieren que el uso a largo plazo del ácido acetilsalicílico a dosis bajas se vincula con una menor incidencia de cáncer de colon, tal vez relacionada con sus efectos inhibitorios de COX.

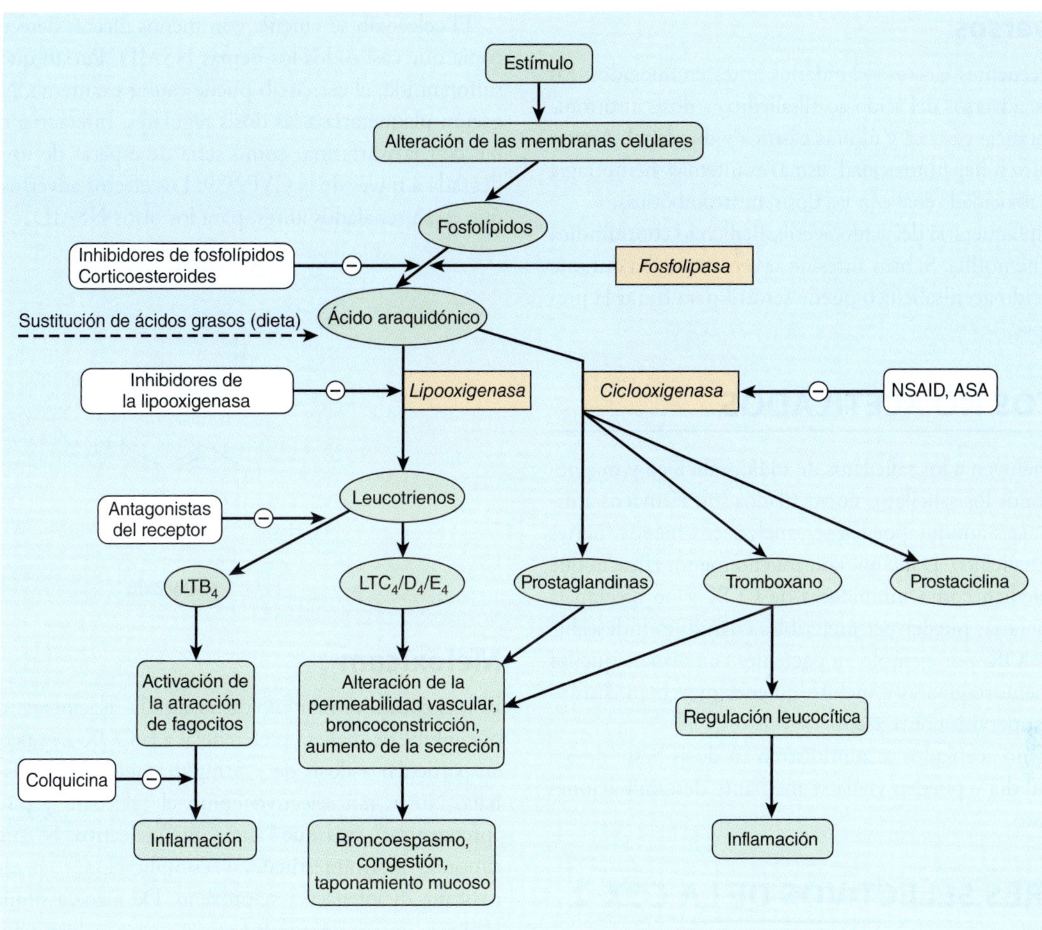

FIGURA 36–2 Mediadores prostanoides derivados del ácido araquidónico y sitios de acción farmacológica. ASA, ácido acetilsalicílico; LT, leucotrieno, NSAID, fármaco antiinflamatorio no esteroideo.

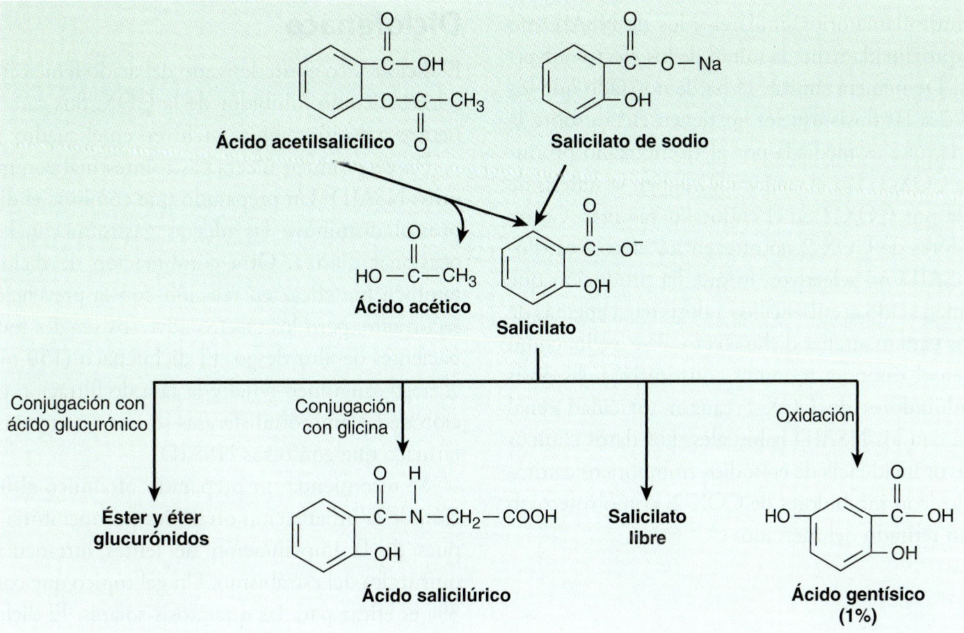

FIGURA 36–3 Estructura y metabolismo de los salicilatos. (Modificada y reproducida con autorización de Meyers FH, Jawetz E, Goldfien A: *Review of Medical Pharmacology*, 7th ed. McGraw Hill, 1980.)

Efectos adversos

Además de los frecuentes efectos secundarios antes enumerados, los principales efectos adversos del ácido acetilsalicílico a dosis antitrombóticas son intolerancia gástrica y úlceras gástrica y duodenal. A estas dosis, rara vez ocurren hepatotoxicidad, asma, exantemas, hemorragia gastrointestinal y toxicidad renal con las dosis antitrombóticas.

La acción antiplaquetaria del ácido acetilsalicílico lo contraindica en pacientes con hemofilia. Si bien antes no se recomendaba durante el embarazo, el ácido acetilsalicílico puede ser útil para tratar la preeclampsia-eclampsia.

SALICILATOS NO ACETILADOS

Estos fármacos incluyen a los salicilatos de sodio, salicílico y magnésico de colina. Todos los salicilatos no acetilados son fármacos antiinflamatorios eficaces aunque pueden ser analgésicos menos fuertes que el ácido acetilsalicílico. Dado que son mucho menos eficaces que el ácido acetilsalicílico como inhibidores de COX y no afectan la agregación plaquetaria, pueden ser preferibles cuando es indeseable la inhibición de COX, por ejemplo en pacientes con asma, aquellos con tendencias hemorragíparas e incluso quienes presentan disfunción renal (bajo supervisión estrecha).

Los salicilatos no acetilados se administran en dosis hasta de 3 a 4 g de salicilato al día y pueden vigilarse mediante determinaciones séricas del salicilato.

INHIBIDORES SELECTIVOS DE LA COX-2

Los inhibidores selectivos de COX-2 o coxibs se desarrollaron en un intento por inhibir la síntesis de prostaglandinas por la isoenzima COX-2 inducida en sitios de inflamación, sin afectar la acción de la isoenzima COX-1 constitutiva que se encuentra en el tubo digestivo, riñones y plaquetas. Los coxibs se unen de forma selectiva al sitio activo de la enzima COX-2 y la bloquean con mayor eficacia que a la COX-1. Los inhibidores de COX-2 tienen efectos analgésicos, antipiréticos y antiinflamatorios similares a los de NSAID no selectivos, pero con aproximadamente la mitad de los efectos adversos gastrointestinales. De manera similar, se ha demostrado que los inhibidores de COX-2 a las dosis usuales no tienen efecto sobre la agregación plaquetaria, que es mediada por el tromboxano producido por la isoenzima COX-1. Por el contrario, inhiben la síntesis de prostaciclina mediada por COX-2 en el endotelio vascular. Como resultado, los inhibidores de COX-2 no ofrecen los efectos cardioprotectores de los NSAID no selectivos, lo que ha producido que algunos pacientes tomen ácido acetilsalicílico a dosis baja, además de un esquema de coxibs para mantener dicho efecto. Pese a ello, como la COX-2 es activa en el riñón en términos constitutivos, las dosis recomendadas de inhibidores de COX-2 causan toxicidad renal similar a la vinculada con los NSAID habituales. Los datos clínicos han sugerido una mayor incidencia de episodios trombóticos cardiovasculares relacionados con inhibidores de COX-2, como rofecoxib y valdecoxib, y se han retirado del mercado.

Celecoxib

El celecoxib es un inhibidor de COX-2, casi 10 a 20 veces más selectivo para ésta respecto de COX-1. En el cuadro 36-1 se incluyen consideraciones farmacocinéticas y posológicas.

El celecoxib se vincula con menos úlceras detectadas por endoscopia que casi todos los demás NSAID. Puesto que se trata de una sulfonamida, el celecoxib puede causar exantema. No afecta la agregación plaquetaria a las dosis regulares. Interactúa de modo ocasional con la warfarina, como sería de esperar de un fármaco que se degrada a través de la CYP2C9. Los efectos adversos son los mismos que están señalados antes, para los otros NSAID.

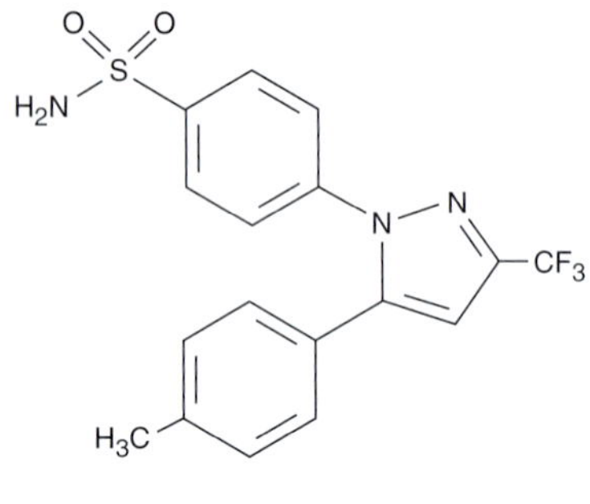

Celecoxib

Meloxicam

El meloxicam es una enolcarboxamida relacionada con el piroxicam que inhibe de manera preferencial a la COX-2 respecto de la COX-1, en particular a dosis de 7.5 mg/día que es su dosis terapéutica más baja. No es tan selectivo como el celecoxib y puede considerarse "preferencial" más que "altamente" selectivo. Se vincula con menos síntomas gastrointestinales y complicaciones en clínica que el piroxicam, diclofenaco y naproxeno. De manera similar, el meloxicam inhibe la síntesis de tromboxano A_2, pero incluso a dosis supraterapéuticas ese bloqueo no alcanza cifras que causen disminución de la función plaquetaria *in vivo* (véanse antes los efectos adversos comunes).

INHIBIDORES NO SELECTIVOS DE LA COX

Diclofenaco

El diclofenaco es un derivado del ácido fenilacético relativamente no selectivo como inhibidor de la COX. Sus características farmacocinéticas y dosificación se incluyen en el cuadro 36-1.

Puede producir úlcera gastrointestinal con menor frecuencia que otros NSAID. Un preparado que combina el diclofenaco y el misoprostol disminuye las úlceras gastrointestinales altas, pero puede ocasionar diarrea. Otra combinación de diclofenaco y omeprazol también fue eficaz en relación con la prevención de la hemorragia recurrente, pero los efectos adversos renales fueron comunes en los pacientes de alto riesgo. El diclofenaco (150 mg/día) parece alterar el riego sanguíneo renal y la tasa de filtración glomerular. La elevación de las aminotransferasas séricas ocurre más a menudo con este fármaco que con otros NSAID.

Se recomienda un preparado oftálmico al 0.1% para la prevención de la inflamación oftálmica posoperatoria y se puede usar después de la implantación de lentes intraoculares y la corrección quirúrgica del estrabismo. Un gel tópico que contiene diclofenaco al 3% es eficaz para las queratosis solares. El diclofenaco en forma de supositorio rectal puede utilizarse para la analgesia preventiva y la náusea posoperatorias. En Europa, el diclofenaco también está disponible como enjuague bucal y para administración intramuscular.

Diflunisal

Aunque el diflunisal se deriva del ácido salicílico no se degrada hasta ácido salicílico o salicilato. Tiene un ciclo enterohepático de resorción de su metabolito glucurónido, seguido por fragmentación del glucurónido para liberar de nueva cuenta la fracción activa. El diflunisal está sujeto al metabolismo limitado por la capacidad, con semividas séricas a varias dosis que se aproximan a las correspondientes de los salicilatos (cuadro 36-1). En la artritis reumatoide, la dosis recomendada es de 500 a 1 000 mg diarios dividida en dos tomas. Se ha informado que es en particular eficaz para el dolor del cáncer con metástasis óseas y para el control del dolor en la cirugía odontológica (del tercer molar). Un ungüento oral de diflunisal al 2% tiene utilidad clínica como analgésico para las lesiones orales dolorosas.

Su depuración depende de la función renal, así como del metabolismo hepático y por tanto las dosis del diflunisal deben limitarse en sujetos con daño renal significativo.

Etodolac

El etodolac es un derivado racémico del ácido acético con semivida intermedia (cuadro 36-1). Este compuesto no presenta inversión de su centro de asimetría en el cuerpo. La dosis del etodolac es de 200 a 400 mg cada 6 a 8 h.

Flurbiprofeno

El flurbiprofeno es un derivado del ácido propiónico con un mecanismo de acción tal vez más complejo que el de otros NSAID. Su enantiómero (*S*)(−) inhibe de manera no selectiva a la COX, pero se ha demostrado en tejidos de rata que también afecta la síntesis del factor de necrosis tumoral α (TNF-α) y el óxido nítrico. El metabolismo hepático es amplio, sus enantiómeros (*R*)(+) y (*S*)(−) se degradan de manera diferente y no presenta conversión del centro de simetría. Tiene circulación enterohepática.

El flurbiprofeno también está disponible como fórmula oftálmica tópica para la inhibición de la miosis transoperatoria. El flurbiprofeno intravenoso es eficaz para la analgesia perioperatoria en la cirugía menor de oído, cuello y nariz, y en forma de trocisco para la faringitis.

Aunque su perfil de efectos adversos es similar al de otros NSAID, en casi todos los aspectos el flurbiprofeno también se vincula rara vez con rigidez en rueda dentada, ataxia, temblor y mioclonías.

Ibuprofeno

El ibuprofeno es un derivado simple del ácido fenilpropiónico (fig. 36-1). A dosis de casi 2 400 mg diarios, el ibuprofeno es equivalente a 4 g de ácido acetilsalicílico en su efecto antiinflamatorio. Sus características farmacocinéticas se incluyen en el cuadro 36-1.

El ibuprofeno oral se prescribe a menudo en dosis más bajas (<2 400 mg/día), con las que tiene eficacia analgésica pero no antiinflamatoria. Está disponible sin receta en la forma de dosis baja con varios nombres comerciales.

El ibuprofeno es eficaz para el cierre del conducto arterioso permeable en recién nacidos prematuros, con casi la misma eficacia y seguridad que la indometacina. Las vías oral e intravenosa tienen eficacia equivalente para esta indicación. Un preparado tópico en crema parece absorberse a través de la aponeurosis y el músculo; se ha probado una fórmula (*S*)(−). La crema del ibuprofeno fue más eficaz que la crema de placebo en el tratamiento de la osteoartritis primaria de la rodilla. Un preparado en gel líquido de ibuprofeno (400 mg) provee alivio rápido y buena eficacia global en el dolor dental posquirúrgico.

En comparación con la indometacina, el ibuprofeno reduce menos el gasto urinario y también causa una menor retención de líquidos. El fármaco está relativamente contraindicado en individuos con pólipos nasales, angioedema y reactividad broncoespástica ante el ácido acetilsalicílico. Se han comunicado meningitis aséptica (en particular en pacientes con lupus eritematoso sistémico) y retención de líquidos. Es frecuente la interacción con anticoagulantes. La administración concomitante de ibuprofeno y ácido acetilsalicílico antagoniza la inhibición plaquetaria irreversible inducida por este último. En consecuencia, el tratamiento con ibuprofeno en pacientes con mayor riesgo cardiovascular puede limitar los efectos de cardioprotección del ácido acetilsalicílico. El uso del ibuprofeno de manera concomitante con ácido acetilsalicílico puede *disminuir* el efecto antiinflamatorio total. Los efectos adversos frecuentes se enumeran en la página 638; los efectos hematológicos raros incluyen agranulocitosis y anemia aplásica.

Indometacina

La indometacina, introducida en 1963, es un derivado indólico (fig. 36-1). Se trata de un potente inhibidor no selectivo de la COX y también puede inhibir a las fosfolipasas A y C, aminorar la migración de neutrófilos y reducir la proliferación de linfocitos T y B.

Difiere en cierto grado de otros NSAID en sus indicaciones y toxicidad.

Se ha empleado para acelerar el cierre del conducto arterioso permeable. La indometacina se ha incluido en numerosos estudios pequeños o sin grupo testigo para muchos trastornos adicionales, entre ellos el síndrome de Sweet, artritis reumatoide juvenil, pleuresía, síndrome nefrótico, diabetes insípida, vasculitis urticariforme, dolor posterior a la episiotomía y la profilaxia de la osificación heterotópica en las artroplastias.

Un preparado oftálmico parece eficaz para la inflamación conjuntival y reducción del dolor después de la abrasión corneal traumática. La inflamación gingival disminuye después de la administración de indometacina en enjuague bucal. Las inyecciones epidurales producen alivio del dolor similar al alcanzado con la metilprednisolona en el síndrome poslaminectomía.

A las dosis habituales, la indometacina tiene los efectos secundarios comunes ya señalados. Los efectos gastrointestinales pueden incluir pancreatitis. Casi 15 a 25% de los pacientes experimenta cefalea y puede vincularse con mareo, confusión y depresión. Rara vez se han comunicado psicosis y alucinaciones. También se ha observado necrosis papilar renal. Se han notificado varias interacciones con otros fármacos (cap. 66). El probenecid prolonga la semivida de la indometacina por inhibición de su depuración renal y biliar.

Cetoprofeno

El cetoprofeno es un derivado del ácido propiónico que inhibe tanto a la COX (de manera no selectiva) como a la lipooxigenasa. Sus características farmacocinéticas se incluyen en el cuadro 36-1. La administración concomitante de probenecid eleva la cifra del cetoprofeno y prolonga su semivida plasmática.

La eficacia del cetoprofeno a dosis de 100 a 300 mg/día es equivalente a la de otros NSAID. A pesar de su efecto doble sobre prostaglandinas y leucotrienos, el cetoprofeno no es superior a otros NSAID en cuanto a eficacia clínica. Sus principales efectos adversos ocurren en el tubo digestivo y el sistema nervioso central (véanse antes los efectos adversos comunes).

Cetorolac

El cetorolac es un NSAID recomendado para su uso sistémico sobre todo como analgésico; no es un antiinflamatorio (si bien tiene propiedades comunes de NSAID). Su farmacocinética se revisa en el cuadro 36-1. El fármaco es un analgésico eficaz y se ha utilizado con éxito para sustituir a la morfina en algunas circunstancias que implican dolor posquirúrgico leve a moderado. Más a menudo se administra por vía intramuscular o intravenosa, pero se dispone de una fórmula para dosificación oral. Cuando se combina con un opioide puede disminuir el requerimiento de éste en 25 a 50%. Está disponible un preparado oftálmico para trastornos inflamatorios oculares. Su toxicidad es similar a las de otros NSAID (pág. 638), aunque puede ser más frecuente la afección renal con su consumo crónico.

Nabumetona

La nabumetona es el único NSAID no ácido en uso actual; se convierte en el derivado activo del ácido acético en el cuerpo. Se administra como profármaco cetónico que simula en estructura al naproxeno (fig. 36-1). Su semivida mayor de 24 h (cuadro 36-1) permite la dosificación de una vez al día y no parece presentar circulación enterohepática. El daño renal produce una duplicación de su semivida y un incremento del 30% de la superficie bajo la curva. Sus propiedades son muy similares a las de otros NSAID, aunque puede ser más lesivo para el estómago que algunos otros cuando se administra a dosis de 1 000 mg/día. Por desgracia, suelen requerirse dosis mayores (p. ej., 1 500 a 2 000 mg/día) y es un fármaco muy costoso. Como el naproxeno, se ha comunicado que la nabumetona provoca seudoporfiria y fotosensibilidad en algunos pacientes. Otros efectos adversos simulan a los de NSAID diversos.

Naproxeno

El naproxeno es un derivado del ácido naftilpropiónico. Es el único NSAID actual disponible en el mercado como enantiómero solo. La fracción libre del naproxeno es mucho mayor en mujeres que en hombres, pero su semivida es similar en ambos sexos (cuadro 36-1). El naproxeno es eficaz para las indicaciones reumatológicas comunes y está disponible en fórmula de liberación prolongada, como suspensión oral y para venta directa. También se dispone de un preparado tópico y una solución oftálmica.

La incidencia de hemorragia digestiva alta con las presentaciones que no requieren prescripción es baja, pero doble respecto de la correspondiente del ibuprofeno (tal vez por un efecto posológico). Se han comunicado casos raros de neumonitis alérgica, vasculitis leucocitoclástica y seudoporfiria, así como los efectos adversos comunes de los NSAID.

Oxaprocina

La oxaprocina es otro NSAID derivado del ácido propiónico, que tiene su principal diferencia respecto de otros miembros del subgrupo por su semivida muy prolongada (50 a 60 h), como se señala en el cuadro 36-1, si bien la oxaprocina no muestra circulación enterohepática. Posee actividad uricosúrica leve, lo cual puede hacerla más útil en la gota que algunos otros NSAID. El fármaco proporciona los mismos beneficios y tiene los mismos riesgos que los otros NSAID.

Piroxicam

El piroxicam, un oxicam (fig. 36-1), es un inhibidor no selectivo de la COX que a concentraciones elevadas inhibe la migración de los leucocitos polimorfonucleares, aminora la producción de radicales de oxígeno y deprime la función linfocítica. Su semivida prolongada (cuadro 36-1) permite dosificarlo una vez al día.

El piroxicam se puede emplear para las indicaciones reumáticas habituales. Cuando se utiliza a dosis mayores de 20 mg/día muestra una mayor incidencia de úlcera péptica y hemorragia del tubo digestivo. Los estudios epidemiológicos sugieren que este riesgo es hasta 9.5 veces mayor con el piroxicam respecto de otros NSAID (véanse antes los efectos adversos comunes).

Sulindac

El sulindac es un profármaco sulfóxido con metabolismo reversible hacia el metabolito activo, sulfuro, que se excreta en la bilis y después se resorbe en el intestino. El ciclo enterohepático prolonga la duración de acción hasta 12 a 16 h.

Además de sus indicaciones en enfermedades reumáticas, el sulindac suprime la poliposis intestinal familiar y puede inhibir la aparición de cáncer de colon, mama y próstata en seres humanos. En apariencia, inhibe la aparición de cáncer gastrointestinal en ratas, efecto que puede ser secundario a la sulfona más bien que al sulfuro.

Entre las reacciones adversas más graves se han observado el síndrome de Stevens-Johnson, necrólisis epidérmica, trombocitopenia, agranulocitosis y síndrome nefrótico. Como el diclofenaco, el sulindac puede tener más propensión a causar elevación de las aminotransferasas séricas y esto se ha asociado a veces con daño colestático del hígado, que desaparece al interrumpir el fármaco.

Tolmetina

La tolmetina es un inhibidor no selectivo de la COX con una semivida breve (1 a 2 h) y no se usa con frecuencia. Su perfil de eficacia y toxicidad es similar al de otros NSAID con las siguientes excepciones: es ineficaz (por motivos desconocidos) en el tratamiento de la gota y puede causar (rara vez) púrpura trombocitopénica.

Otros NSAID

Rara vez se usan **azapropazona**, **carprofeno**, **meclofenamato** y **tenoxicam**, por lo que no se revisan aquí.

SELECCIÓN DE NSAID

Todos los NSAID, incluido el ácido acetilsalicílico, tienen eficacia casi equivalente, con algunas excepciones; la tolmetina no parece eficaz para la gota y el ácido acetilsalicílico es menos eficaz que otros NSAID (p. ej., indometacina) para la espondilitis anquilosante.

Por lo tanto, los NSAID tienden a diferenciarse con base en su toxicidad y rentabilidad. Por ejemplo, los efectos secundarios gastrointestinales y renales del cetorolac limitan su uso. Algunas encuestas sugieren que la indometacina o la tolmetina son los NSAID vinculados con la máxima toxicidad, en tanto que el salsalato, el ácido acetilsalicílico y el ibuprofeno son los menos tóxicos. En este análisis no se incluyen los inhibidores selectivos de la COX-2.

Para pacientes con insuficiencia renal tal vez los mejores sean los salicilatos no acetilados. El diclofenaco y el sulindac se vinculan con más anomalías en las pruebas de función hepática que otros NSAID. El inhibidor selectivo de la COX-2 relativamente costoso, celecoxib, es quizá el más seguro para pacientes con alto riesgo de hemorragia gastrointestinal, pero puede tener un riesgo mayor de toxicidad cardiovascular. El celecoxib o un NSAID no selectivo combinado con omeprazol o misoprostol pueden resultar apropiados en personas con riesgo elevado de hemorragia del tubo digestivo. En esta subpoblación son rentables a pesar de su elevado precio.

Por lo tanto, la selección de un NSAID requiere ponderar eficacia, rentabilidad, seguridad y numerosos factores individuales (p. ej., otros fármacos que se utilizan, enfermedades concomitantes, cumplimiento, cobertura por seguros médicos), de tal manera que no hay un mejor NSAID para todos los pacientes. No obstante, puede haber uno o dos NSAID que resulten mejores para una persona específica.

FÁRMACOS ANTIRREUMÁTICOS MODIFICADORES DE LA ENFERMEDAD (DMARD)

La artritis reumatoide es una enfermedad inmunitaria que provoca efectos sistémicos significativos que acortan la vida, además de la afección articular que disminuye la movilidad y calidad de vida. Por consiguiente, el interés se ha centrado en hallar tratamientos que puedan detener, o al menos lentificar, el avance de la enfermedad por su modificación. Los efectos de los tratamientos de modificación de la afección pueden requerir seis semanas a seis meses para hacerse evidentes, aunque algunos productos biológicos son eficaces.

Estos tratamientos incluyen DMARD no biológicos como el metotrexato, azatioprina, cloroquina e hidroxicloroquina, ciclofosfamida, ciclosporina, leflunomida, micofenolato de mofetilo, un compuesto citotóxico de células B (rituximab) y sulfasalazina. Las sales de oro, que alguna vez se usaron de forma amplia, ya no se recomiendan por su significativa toxicidad y cuestionable eficacia.

También se han producido diversos DMARD (llamados "biológicos") comercializados para la artritis reumatoide: un biológico modulador de las células T (abatacept), un citotóxico de células B (rituximab), un anticuerpo antirreceptor de IL-6 (tocilizumab) y los bloqueadores del TNF-α (cinco fármacos).

Estos DMARD y los biológicos se describen por orden alfabético, sin considerar su origen.

ABATACEPT

Mecanismo de acción

El abatacept es un regulador de coestimulación que inhibe la activación de las células T (véase también el cap. 55). Después de que una célula T se ha relacionado con una célula presentadora de antígeno (APC, *antigen-presenting cell*), se emite una señal por CD28 sobre la célula T que interactúa con CD80 o CD86 de la APC, lo que activa a la célula T. El abatacept (que contiene el ligando endógeno CTLA-4) se une a CD80 y CD86 e inhibe así la unión a CD28 e impide la activación de las células T.

Farmacocinética

El abatacept se administra como solución intravenosa en tres dosis iniciales (día 0, semana 2 y semana 4), seguidas por la administración mensual en solución. La dosis se basa en el peso corporal: los pacientes con peso menor de 60 kg reciben 500 mg, aquellos de 60 a 100 kg reciben 750 mg, y los de más de 100 kg reciben 1 000 mg. Los esquemas de dosificación en cualquier grupo de adultos se pueden aumentar de ser necesario. La semivida sérica terminal es de 13 a 16 días. La administración simultánea de metotrexato, NSAID y corticoesteroides no influye en la depuración del abatacept.

Indicaciones

El abatacept se puede usar como monoterapia o en combinación con otros DMARD en individuos con artritis reumatoide moderada a grave que han tenido una respuesta inadecuada a otros DMARD. Atenúa los signos y síntomas clínicos de la artritis reumatoide, incluido un avance más lento de las alteraciones radiográficas. También se ha estudiado en la artritis reumatoide temprana.

Efectos adversos

Existe un riesgo ligeramente aumentado de infección (tal y como se observa con otros DMARD biológicos) sobre todo de la porción superior del aparato respiratorio. No se recomienda su uso concomitante con antagonistas del TNF-α por la mayor incidencia de infección grave con esta combinación. Se han comunicado reacciones relacionadas con la administración en solución y las de hipersensibilidad, que incluyen anafilaxia, pero son raras. Es infrecuente la formación de anticuerpos contra abatacept (<5%) y no tiene efecto sobre los resultados clínicos. Cuando se utiliza el abatacept quizás aumenta el número de linfomas, pero no el de otros cánceres.

AZATIOPRINA

Mecanismo de acción

La azatioprina actúa a través de su principal metabolito, la 6-tioguanina, que suprime la síntesis del ácido inosínico, la función de las células B y T, la producción de inmunoglobulinas y la secreción de interleucina 2 (cap. 55).

Farmacocinética

El metabolismo de la azatioprina es bimodal en los seres humanos: quienes tienen metabolismo rápido eliminan el fármaco cuatro veces más rápido que los de metabolismo lento. La producción de 6-tioguanina depende de la transferasa de metilo de tiopurina (TPMT) y los pacientes con actividad baja o ausente de TPMT (0.3% de la población) tienen un riesgo en especial alto de mielosupresión por las concentraciones excesivas del fármaco original si no se ajusta la dosis.

Indicaciones

Se ha aprobado el uso de la azatioprina en la artritis reumatoide y se utiliza a dosis de 2 mg/kg/día. Los estudios con grupo testigo muestran eficacia en la artritis psoriásica, artritis reactiva, polimiositis, lupus eritematoso sistémico y enfermedad de Behçet.

Efectos adversos

La toxicidad de la azatioprina incluye supresión de la médula ósea, trastornos gastrointestinales y cierto aumento del riesgo de infección. Como se señaló en el capítulo 35, los linfomas pueden aumentar con el consumo de la azatioprina. Rara vez la fiebre, exantema y hepatotoxicidad señalan reacciones alérgicas agudas.

CLOROQUINA E HIDROXICLOROQUINA

Mecanismo de acción

La cloroquina y la hidroxicloroquina se utilizan sobre todo en el paludismo (cap. 52) y las enfermedades reumáticas. El mecanismo de acción antiinflamatorio de estos fármacos en las enfermedades reumáticas no está bien definido. Se han propuesto los siguientes mecanismos: supresión de la respuesta de linfocitos T a los mitógenos, disminución de la quimiotaxis de leucocitos, estabilización de enzimas lisosómicas, inhibición de la síntesis de DNA y RNA, y atrapamiento de los radicales libres.

Farmacocinética

Los antipalúdicos se absorben con rapidez y se unen en 50% a las proteínas en el plasma. Tienen unión considerable a los tejidos, en particular los tejidos que contienen melanina, como los ojos. Los fármacos se desaminan en el hígado y presentan una semivida de eliminación en sangre hasta de 45 días.

Indicaciones

Se ha aprobado el uso de antipalúdicos en la artritis reumatoide pero no se consideran DMARD muy eficaces. Las relaciones dosis-respuesta y concentración-respuesta séricas se han documentado para la hidroxicloroquina y una dosis de carga puede incrementar la tasa de respuesta. Aunque los antipalúdicos mejoran los síntomas, no hay datos de que estos compuestos modifiquen el daño óseo en la artritis reumatoide a las dosis habituales (hasta 6.4 mg/kg/día para la hidroxicloroquina o 200 mg/día para la cloroquina). Por lo general se requieren tres a seis meses para obtener una respuesta. Los antipalúdicos se usan a menudo en el tratamiento de las manifestaciones cutáneas, serositis y dolor articular del lupus eritematoso sistémico y se han prescrito en el síndrome de Sjögren.

Efectos adversos

Puede ocurrir toxicidad ocular (cap. 52), que suele presentarse a dosis mayores de 250 mg/día de cloroquina y 6.4 mg/kg/día de hidroxicloroquina, rara vez con dosis menores. No obstante, se recomienda la vigilancia oftalmológica cada 12 meses. Otros efectos tóxicos incluyen dispepsia, náusea, vómito, dolor abdominal, exantema y pesadillas. Estos fármacos parecen relativamente seguros durante el embarazo.

CICLOFOSFAMIDA

Mecanismo de acción

La ciclofosfamida es un DMARD sintético. Su principal metabolito activo es la mostaza de fosforamida, que tiene enlaces cruzados con el DNA y evita la replicación celular. Suprime la función de células T y B en 30 a 40%. La supresión de las células T se relaciona con la respuesta clínica en las enfermedades reumáticas. Su farmacocinética y toxicidad se revisan en el capítulo 54.

Indicaciones

La ciclofosfamida es activa contra la artritis reumatoide cuando se administra por vía oral a dosis de 2 mg/kg/día, pero no cuando se aplica por vía intravenosa. Se emplea con regularidad para tratar el lupus eritematoso sistémico, las vasculitis, granulomatosis de Wegener y otras enfermedades reumáticas graves.

CICLOSPORINA

Mecanismo de acción

La ciclosporina es un péptido antibiótico, pero se considera un DMARD no biológico. Mediante la regulación de la transcripción génica, la ciclosporina inhibe a la interleucina 1, la producción del receptor de interleucina 2, y de modo secundario, suprime la interacción entre las células T y los macrófagos, así como la capacidad de respuesta de las células T (cap. 55). También se afecta la función de la célula B dependiente de la célula T.

Farmacocinética

La absorción de la ciclosporina es incompleta y algo errática, si bien la presentación en microemulsión mejora su consistencia y provee una biodisponibilidad de 20 a 30%. El jugo de toronja incrementa la biodisponibilidad de la ciclosporina hasta en 62%. La CYP3A degrada a la ciclosporina y, en consecuencia, está sujeta a un gran número de interacciones farmacológicas (caps. 55 y 66).

Indicaciones

Se ha aprobado la utilización de la ciclosporina para la artritis reumatoide y retarda la aparición de nuevas erosiones óseas. Su dosis usual es de 3 a 5 mg/kg/día dividida en dos tomas. Los informes empíricos sugieren que podría ser útil en el lupus eritematoso sistémico, polimiositis, dermatomiositis, granulomatosis de Wegener y artritis crónica juvenil.

Efectos adversos

Son predecibles leucopenia, trombocitopenia y, en menor grado, anemia. Las dosis elevadas son cardiotóxicas y después de la administración crónica de dosis antirreumáticas se han observado algunos casos de esterilidad, sobre todo en mujeres. El cáncer vesical es raro pero se debe vigilar, incluso cinco años después de interrumpir la administración.

LEFLUNOMIDA

Mecanismo de acción

La leflunomida, otro DMARD no biológico, presenta conversión rápida tanto en el intestino como en el plasma a su metabolito activo, A77-1726, que inhibe a la deshidrogenasa de dihidroorotato y lleva a la disminución de la síntesis de ribonucleótidos y la detención de las células estimuladas en la fase G_1 del ciclo celular. En consecuencia, la leflunomida inhibe la proliferación de las células T y la producción de autoanticuerpos por las células B. Los efectos secundarios incluyen aumentos del mRNA del receptor de interleucina 10, disminución del mRNA del receptor del tipo A de interleucina 8 y una menor activación del factor κB nuclear dependiente de TNF-α (TNF-κB).

Farmacocinética

La leflunomida se absorbe por completo y tiene una semivida plasmática de 19 días. Se cree que el A77-1726, su metabolito activo, tiene casi la misma semivida y presenta recirculación enterohepática. La colestiramina puede aumentar la excreción de la leflunomida e incrementa su depuración total cercana a 50%.

Indicaciones

La leflunomida es tan eficaz como el metotrexato en la artritis reumatoide, incluida la inhibición del daño óseo. En un estudio, el tratamiento combinado con metotrexato y leflunomida produjo una respuesta de 46.2% de ACR20, en comparación con 19.5% en pacientes que recibieron sólo metotrexato.

Efectos adversos

Ocurre diarrea en casi 25% de los sujetos que reciben leflunomida, aunque sólo alrededor de 3 a 5% interrumpe la administración del fármaco por ese efecto. También se observa elevación de las enzimas hepáticas. Ambos efectos pueden reducirse por decremento de la dosis de leflunomida. Otros efectos adversos vinculados con la leflunomida son alopecia leve, aumento de peso y elevación de la presión arterial. Rara vez ocurren leucopenia y trombocitopenia. Este fármaco está contraindicado en el embarazo.

METOTREXATO

El metotrexato se considera ahora el DMARD ideal para tratar la artritis reumatoide y se indica en 50 a 70% de los pacientes. Es activo en ese trastorno a dosis mucho menores que las necesarias para la quimioterapia del cáncer (cap. 54).

Mecanismo de acción

El principal mecanismo de acción del metotrexato a las dosis bajas usadas en enfermedades reumáticas tal vez se relaciona con la inhibición de la sintetasa de timidilato y transformilasa de ribonucleótidos aminoimidazolcarboxamida (AICAR). La AICAR, que se acumula dentro de la célula, inhibe en forma competitiva a la AMP desaminasa, lo que provoca acumulación de AMP. El AMP se libera y convierte en adenosina fuera de la célula, que es un inhibidor potente de la inflamación. Como resultado, se suprimen las funciones inflamatorias de los neutrófilos, macrófagos, células dendríticas y linfocitos. El metotrexato tiene efectos secundarios sobre la quimiotaxis de los polimorfonucleares. Hay algún efecto sobre la reductasa de dihidrofolato y esto afecta la función de los linfocitos y macrófagos, pero no es su principal mecanismo de acción. El metotrexato tiene efectos inhibitorios directos sobre la proliferación y estimula la apoptosis en células inmunitarias que participan en el proceso inflamatorio. Además, se ha demostrado la inhibición de las citocinas proinflamatorias vinculada con la sinovitis reumatoide.

Farmacocinética

El fármaco se absorbe en casi 70% después de su administración oral (cap. 54). Se convierte en un metabolito hidroxilado menos activo y ambos, el compuesto original y el metabolito, son objeto de adición de poliglutamato dentro de las células, donde permanecen por periodos prolongados. La semivida sérica del metotrexato suele ser de sólo 6 a 9 h aunque puede ser hasta de 24 h en algunos individuos. La concentración del metotrexato aumenta en presencia de hidroxicloroquina, lo que puede atenuar la depuración o la resorción tubular del metotrexato. Este fármaco se excreta sobre todo en la orina, pero se elimina en la bilis hasta en 30%.

Indicaciones

Aunque el esquema de dosificación más frecuente del metotrexato para el tratamiento de la artritis reumatoide es de 15 a 25 mg semanales, se consigue un mayor efecto con 30 a 35 mg semanales. El fármaco disminuye la frecuencia de aparición de nuevas erosiones. La evidencia respalda su uso en la artritis crónica juvenil y se ha utilizado en la psoriasis, artritis psoriásica, espondilitis anquilosante, polimiositis, dermatomiositis, granulomatosis de Wegener, arteritis de células gigantes, lupus eritematoso sistémico y vasculitis.

Efectos adversos

La náusea y las úlceras de las mucosas son los efectos tóxicos más frecuentes. Además, muchos efectos secundarios como leucopenia, anemia, estomatitis, úlceras digestivas y alopecia son quizá resultado de la proliferación celular inhibida. A menudo hay hepatotoxicidad, que se relaciona con dosis progresivas y se manifiesta con elevación enzimática, pero la cirrosis es rara (<1%). La toxicidad hepática no tiene relación con la concentración del metotrexato sérico. Se ha documentado una reacción pulmonar rara similar a la de hipersensibilidad, con disnea aguda, al igual que la reacción seudolinfomatosa. La incidencia de anomalías en las pruebas de función hepática y gastrointestinales puede disminuir con el uso de leucovorina 24 h después de cada dosis semanal o con ácido fólico a diario, si bien esto puede disminuir la eficacia del metotrexato alrededor de 10%. El fármaco está contraindicado en el embarazo.

MICOFENOLATO MOFETILO

Mecanismo de acción

El micofenolato mofetilo (MMF, *mycophenolato mofetil*), un DMARD semisintético, se convierte en ácido micofenólico, la forma activa del fármaco. El producto activo inhibe a la deshidrogenasa del monofosfato de inosina y de forma secundaria la proliferación de linfocitos T y linfocitos B; interfiere con la lesión leucocítica anterógrada de las células endoteliales por la inhibición de la E-selectina, P-selectina y la molécula 1 de adhesión intercelular. La farmacocinética y toxicidad del MMF se revisan en el capítulo 55.

Indicaciones

El MMF es eficaz para el tratamiento de la enfermedad renal por lupus eritematoso sistémico y puede ser útil en las vasculitis y la granulomatosis de Wegener. Aunque el MMF se emplea de modo ocasional a dosis de 2 g/día para tratar la artritis reumatoide, no hay datos bien controlados acerca de su eficacia en esta enfermedad.

Efectos adversos

El MMF produce náusea, dispepsia y dolor abdominal. Al igual que la azatioprina, tiene efectos hepatotóxicos pero no produce la hepatopatía febril aguda de este fármaco. El MMF provoca leucopenia, trombocitopenia y anemia. Además, aumenta la frecuencia de infecciones. Rara vez causa cáncer.

RITUXIMAB

Mecanismo de acción

El rituximab es un anticuerpo monoclonal quimérico que ejerce sus efectos sobre los linfocitos B CD20 (cap. 55), cuyo número disminuye a través de citotoxicidad dependiente del complemento, mediada por células y estimulación de la apoptosis celular. La reducción del número de linfocitos B atenúa la inflamación por decremento de la presentación de antígenos a los linfocitos T e inhibición de la secreción de citocinas proinflamatorias. El rituximab produce rápida reducción del número de células B periféricas, aunque ésta no se correlaciona con la eficacia o toxicidad.

Farmacocinética

El rituximab se administra en dos soluciones intravenosas de 1 000 mg con un intervalo de dos semanas. Se puede repetir cada seis a nueve meses, según sea necesario. Los ciclos repetidos son todavía eficaces. El tratamiento previo con glucocorticoides por vía intravenosa en los 30 min anteriores a la administración de la solución (por lo general 100 mg de metilprednisolona) reduce la incidencia y gravedad de las reacciones a la solución.

Indicaciones

El rituximab está indicado para el tratamiento de la artritis reumatoide de actividad moderada a grave en combinación con metotrexato en pacientes con una respuesta inadecuada a uno o más antagonistas de TNF-α.

Efectos adversos

Casi 30% de los pacientes presenta exantema con el primer tratamiento de 1 000 mg; esta incidencia disminuye a casi 10% con la segunda administración y de modo progresivo a continuación con cada ciclo de tratamiento. Estos exantemas no suelen requerir suspensión del tratamiento, aunque las reacciones de urticaria o anafilactoides, por supuesto, impiden el tratamiento adicional. Las inmunoglobulinas (en particular IgG e IgM) pueden disminuir con ciclos repetidos de tratamiento y se pueden presentar infecciones, si bien no parecen relacionadas de manera directa con los decrementos de las inmunoglobulinas. El rituximab no se ha vinculado con la activación de la tuberculosis o la aparición de linfomas u otros tumores (cap. 55). Son infrecuentes otros efectos adversos, como los cardiovasculares.

SULFASALAZINA

Mecanismo de acción

La sulfasalazina, un DMARD sintético, se transforma en sulfapiridina y ácido 5-aminosalicílico, y se cree que la sulfapiridina es tal vez la porción activa de la molécula en el tratamiento de la artritis reumatoide (a diferencia de la enfermedad inflamatoria intestinal, cap. 62). Algunos autores creen que el compuesto original, sulfasalazina, también tiene efecto. En pacientes con artritis tratados, la producción del factor reumatoide, IgA e IgM está disminuida. También se han documentado la supresión de la respuesta de las células T a la concanavalina y la inhibición de la proliferación de las células B *in vitro*. Los estudios *in vitro* han mostrado que la sulfasalazina con sus metabolitos inhiben la liberación de citocinas inflamatorias, incluidas las producidas por monocitos o macrófagos, por ejemplo interleucinas 1, 6 y 12, así como el TNF-α. Estos hallazgos sugieren un posible mecanismo de la eficacia clínica de la sulfasalazina en la artritis reumatoide.

Farmacocinética

Sólo se absorbe 10 a 20% de la sulfasalazina administrada por vía oral, si bien una fracción presenta recirculación enterohepática en el intestino, donde es reducida por las bacterias intestinales para liberar sulfapiridina y ácido 5-aminosalicílico (fig. 62-8). La sulfapiridina se absorbe bien, en tanto que el ácido 5-aminosalicílico se mantiene sin absorción. Cierta proporción de la sulfasalazina se excreta sin cambios en la orina, mientras que la sulfapiridina se elimina después de la acetilación e hidroxilación hepáticas. La semivida de la sulfasalazina es de 6 a 17 h.

Indicaciones

La sulfasalazina es eficaz en la artritis reumatoide y lentifica la evolución de la enfermedad desde el punto de vista radiológico. Se ha utilizado en la artritis crónica juvenil y la espondilitis anquilosante y la uveítis vinculada. El esquema regular es de 2 a 3 g/día.

Efectos adversos

Casi 30% de los pacientes que consumen sulfasalazina la discontinúa por toxicidad. Los efectos adversos frecuentes incluyen náusea, vómito, cefalea y exantema. También se han observado anemia hemolítica y metahemoglobinemia, pero rara vez. Se presenta neutropenia en 1 a 5% de los pacientes, en tanto que la trombocitopenia es muy rara. En ocasiones se reconocen toxicidad pulmonar y positividad para DNA de doble cadena, pero es raro el lupus inducido por fármacos. Es posible la infecundidad reversible en varones, pero la sulfasalazina no afecta esta función en las mujeres. El fármaco no parece ser teratógeno.

TOCILIZUMAB

Mecanismo de acción

El tocilizumab es un anticuerpo humanizado biológico moderno que se une a los receptores solubles y fijados a la membrana de IL-6 e inhibe la vía de señales regulada por IL-6. La IL-6 es una citocina proinflamatoria producida por distintos tipos celulares, incluidas las células T, células B, monocitos, fibroblastos y células sinoviales y endoteliales. La IL-6 participa en diversos procesos fisiológicos, como la activación de células T, síntesis hepática de proteínas de la fase aguda y estímulo de los procesos inflamatorios de diversas enfermedades como la artritis reumatoide.

Farmacocinética

La semivida del tocilizumab depende de la dosis y se aproxima a 11 días para la dosis de 4 mg/kg y 13 días para la dosis de 8 mg/kg. La IL-6 suprime diversas isoenzimas de CYP450; por lo tanto, al inhibir a la IL-6 restablece la actividad de CYP450 en mayor grado. Esto es importante para los fármacos que son sustratos de CYP450 y poseen una ventana terapéutica estrecha (p. ej., ciclosporina o warfarina), por lo que es necesario ajustar las dosis de estos compuestos.

El tocilizumab se puede combinar con DMARD no biológicos o en forma de monoterapia. La dosis inicial recomendada es de 4 mg/kg por vía intravenosa cada cuatro semanas y se aumenta hasta 8 mg/kg según sea la respuesta clínica. Además, se recomienda modificar la dosis con base en ciertos cambios en los análisis, enzimas hepáticas elevadas, neutropenia y trombocitopenia.

Indicaciones

El tocilizumab está indicado para los adultos con artritis reumatoide activa moderada o grave que no responden bien a uno o más antagonistas del TNF.

Efectos adversos

Se han observado diversas infecciones graves, entre ellas tuberculosis, micosis, virosis y otras infecciones oportunistas. Antes de instituir el tocilizumab es importante detectar tuberculosis. Sus efectos secundarios más frecuentes fueron infecciones respiratorias, cefalea, hipertensión y elevación de las enzimas hepáticas.

Algunas veces se acompaña de neutropenia y plaquetopenia y además es importante vigilar los lípidos (p. ej., colesterol, triglicéridos, LDL y HDL). Asimismo, se han publicado casos de perforación digestiva al administrar el tocilizumab en individuos con diverticulitis o que utilizan corticoesteroides.

ANTAGONISTAS DEL TNF-α

Las citocinas tienen un papel medular en la reacción inmunitaria (cap. 55) y en la artritis reumatoide. Si bien una amplia variedad de citocinas se expresa en las articulaciones de pacientes con artritis reumatoide, el TNF-α parece ser en particular importante para el proceso inflamatorio.

El TNF-α afecta la función celular a través de la activación de receptores específicos de TNF unidos a la membrana ($TNFR_1$, $TNFR_2$). Se han aprobado tres fármacos que interfieren con el TNF-α para el tratamiento de la artritis reumatoide y otras enfermedades reumáticas (fig. 36-4).

Adalimumab

A. Mecanismo de acción

El adalimumab es un anticuerpo monoclonal IgG_1 totalmente humano dirigido contra TNF. Este compuesto forma un complejo con el TNF-α soluble y evita su interacción con los receptores p55 y p75 de superficie celular, lo que culmina en una regulación descendente de la función de macrófagos y células T.

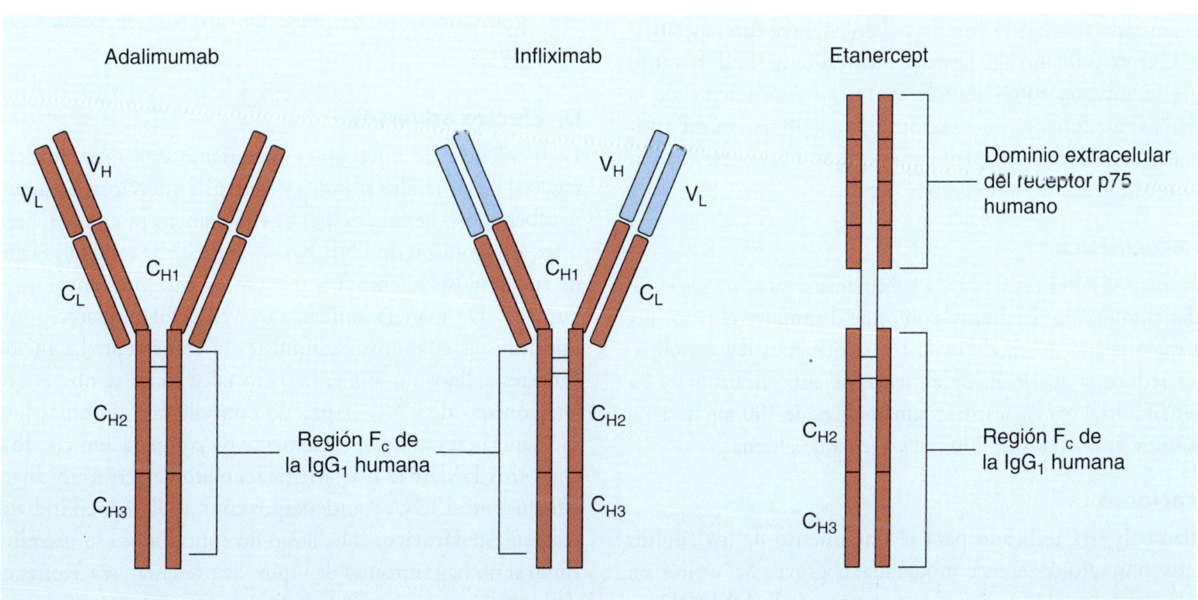

FIGURA 36–4 Estructuras de los antagonistas de TNF-α usados en la artritis reumatoide. C_H, cadena pesada constante; C_L, cadena ligera constante; F_c, región compleja de la inmunoglobulina; V_H, cadena pesada variable; V_L, cadena ligera variable. Regiones en rojo, provenientes de seres humanos; regiones en azul, de origen murino.

B. Farmacocinética

El adalimumab se administra por vía subcutánea y tiene una semivida de 10 a 20 días. Su depuración disminuye en más de 40% en presencia de metotrexato y la formación de anticuerpos monoclonales humanos disminuye cuando se administra metotrexato al mismo tiempo. La dosis regular en la artritis reumatoide es de 40 mg cada tercera semana, si bien pueden hacerse evidentes mayores respuestas con dosis más altas. En la psoriasis se administran 80 mg en la semana 0, 40 mg en la semana 1, y 40 mg cada tercera semana a continuación.

C. Indicaciones

Se ha aprobado su utilización para el tratamiento de la artritis reumatoide, espondilitis anquilosante, artritis psoriásica, artritis juvenil idiopática, psoriasis en placas y enfermedad de Crohn. Reduce la tasa de formación de nuevas erosiones. Es eficaz como monoterapia y en combinación con metotrexato y otros DMARD.

D. Efectos adversos

Son similares a los de otros antagonistas de TNF-α e incluyen aumento del riesgo de infecciones bacterianas y dependientes de macrófagos (incluidas la tuberculosis y otras de tipo oportunista), aunque aún es muy bajo. Debe solicitarse la detección de tuberculosis latente o activa en el paciente antes de iniciar el adalimumab y otro antagonista del TNF-α. No hay datos de una mayor incidencia de cánceres sólidos. No se sabe si la incidencia de linfomas aumenta por el adalimumab. Se ha documentado una baja incidencia de anticuerpos contra DNA de doble cadena (DNAds) de formación reciente y se han documentado anticuerpos antinucleares (ANA) cuando se administra adalimumab, pero el lupus clínico es en extremo raro. Se han documentado raros casos de leucopenias y vasculitis, al parecer vinculadas con el adalimumab.

Certolizumab

A. Mecanismo de acción

El certolizumab es un fragmento Fab de un anticuerpo recombinante humanizado conjugado con un polietilenglicol con especificidad para TNF-α humano. El fármaco neutraliza al TNF-α tanto unido a la membrana como soluble en forma dependiente de la dosis. Además, no contiene una región F_c, encontrada en un anticuerpo completo, ni fija complemento o tiene efectos citotóxicos celulares supeditados a los anticuerpos *in vitro*.

B. Farmacocinética

El certolizumab se administra por vía subcutánea y su semivida es de 14 días. Su eliminación disminuye conforme disminuye el peso corporal. El metotrexato no modifica la farmacocinética del certolizumab, pero reduce la aparición de anticuerpos anticertolizumab. La dosis habitual inicial para la artritis reumatoide es de 400 mg durante las semanas 2 y 4, seguidos de 200 mg en semanas alternas.

C. Indicaciones

El certolizumab está indicado para el tratamiento de los adultos con artritis reumatoide activa moderada o grave. Se utiliza en forma de monoterapia o en combinación con algún DMARD no biológico. Además, ha sido autorizado para reducir los signos y síntomas y mantener la respuesta clínica en los adultos con enfermedad de Crohn.

D. Efectos adversos

Al igual que otros bloqueadores de TNF-α, incrementa el riesgo de infecciones graves como tuberculosis, micosis y otros microorganismos oportunistas patógenos, por lo que los pacientes deben vigilarse en forma estrecha. Antes de empezar el tratamiento se realizan pruebas de tuberculosis latente. Se desconoce la relación entre el linfoma y otros tumores con los bloqueadores de TNF-α como clase, de los cuales forma parte el certolizumab.

Etanercept

A. Mecanismo de acción

El etanercept es una proteína de fusión recombinante constituida por dos porciones del receptor p75 del TNF soluble vinculadas con la porción F_c de la IgG_1 humana (fig. 36-4); se une a moléculas de TNF-α y también inhibe a la linfotoxina α.

B. Farmacocinética

El etanercept se administra por vía subcutánea a dosis de 25 mg dos veces por semana o 50 mg semanales. En la psoriasis se administran 50 mg dos veces por semana durante 12 semanas, seguidos por 50 mg semanales. El fármaco es de absorción lenta con concentraciones máximas 72 h después de su administración. El etanercept tiene una semivida sérica de eliminación de 4.5 días en promedio. Con 50 mg administrados una vez por semana se obtienen áreas bajo la curva y concentraciones séricas mínimas iguales respecto de 25 mg dos veces por semana.

C. Indicaciones

El etanercept tiene aprobación para el tratamiento de la artritis reumatoide, artritis crónica juvenil, psoriasis, artritis psoriásica y espondilitis anquilosante. Se puede usar como monoterapia, aunque más del 70% de los pacientes que toman etanercept también usa el metotrexato. El etanercept disminuye el ritmo de formación de nuevas erosiones en relación con el metotrexato solo. También se ha empleado en otros síndromes reumáticos como la esclerodermia, granulomatosis de Wegener, arteritis de células gigantes y sarcoidosis.

D. Efectos adversos

La incidencia de infecciones bacterianas está muy aumentada, en especial las de tejidos blandos y la artritis infecciosa. La activación de la tuberculosis latente es menor con etanercept en comparación con otros antagonistas de TNF. No obstante, debe solicitarse la detección de tuberculosis latente o activa en los pacientes antes de iniciar el fármaco. De manera similar, rara vez pueden aparecer infecciones oportunistas cuando se administra el etanercept. La incidencia de cánceres sólidos no aumenta, pero tal y como se observa con otros antagonistas de TNF, es preciso estar alerta a linfomas (aunque su incidencia tal vez no se incremente en comparación con lo ocurrido con otros DMARD o la artritis reumatoide activa). Si bien se pueden encontrar ANA y anticuerpos contra DNAds en individuos que reciben este fármaco, el hallazgo no contraindica su uso clínico continuo si no hay síntomas de lupus. Se presentan reacciones en el sitio de inyección en 20 a 40% de los pacientes, aunque rara vez obligan a la discontinuación del tratamiento. Existen anticuerpos contra etanercept presentes hasta en 16% de los pacientes tratados, pero no interfieren con la eficacia o predicen toxicidad del fármaco.

Golimumab

A. Mecanismo de acción

El golimumab es un anticuerpo monoclonal humano con gran afinidad por el TNF-α soluble y fijado a la membrana. Neutraliza con eficacia los efectos inflamatorios producidos por el TNF-α que se observan en las enfermedades como la artritis reumatoide.

B. Farmacocinética

El golimumab se administra por vía subcutánea y su semivida aproximada es de 14 días. Su empleo concomitante con metotrexato ha demostrado una mayor concentración sérica del golimumab y menor cantidad de anticuerpos antigolimumab. La dosis recomendada es de 50 mg cada cuatro semanas.

C. Indicaciones

El golimumab, combinado con metotrexato, está indicado para el tratamiento de la artritis reumatoide activa moderada o grave en adultos. También está indicado para el tratamiento de la artritis psoriásica y la espondilitis anquilosante.

D. Efectos adversos

Los bloqueadores de TNF-α, incluido el golimumab, elevan el riesgo de padecer infecciones graves como tuberculosis, micosis y otras infecciones por microorganismos oportunistas patógenos. Antes de empezar el tratamiento es necesario buscar tuberculosis latente. Al igual que otros bloqueadores de TNF-α, existe la posibilidad de linfoma, pero no se ha relacionado con otros tumores sólidos (con excepción quizá de los cánceres de piel no melanóticos).

Infliximab

A. Mecanismo de acción

El infliximab (fig. 36-4) es un anticuerpo monoclonal IgG_1 quimérico (25% murino, 75% humano) que se une con elevada afinidad al TNF-α soluble y tal vez al TNF unido a membrana. Es probable que su mecanismo de acción sea el mismo que el del adalimumab.

B. Farmacocinética

El infliximab se administra en infusión intravenosa con "inducción" en las semanas 0, 2 y 6 y mantenimiento cada ocho semanas a continuación. La dosis es de 3 a 10 mg/kg, aunque la dosis habitual es de 3 a 5 mg/kg cada ocho semanas. Hay una relación entre la concentración sérica y el efecto, si bien las depuraciones individuales varían de manera notoria. La semivida terminal es de nueve a 12 días sin acumulación después de dosis repetidas con el intervalo recomendado de ocho semanas. A continuación del tratamiento intermitente, el infliximab produce anticuerpos antiquiméricos humanos hasta en 62% de los pacientes. El tratamiento concomitante con metotrexato disminuye de manera notable la prevalencia de anticuerpos antiquiméricos humanos.

C. Indicaciones

El infliximab tiene aprobación de uso en la artritis reumatoide, la espondilitis anquilosante, la artritis psoriásica y la enfermedad de Crohn. Se ha empezado a utilizar en estas enfermedades que incluyen psoriasis, colitis ulcerativa, artritis juvenil crónica, granulomatosis de Wegener, arteritis de células gigantes y sarcoidosis. En la artritis reumatoide un esquema de infliximab junto con metotrexato aminora más el ritmo de formación de nuevas erosiones que el metotrexato solo durante 12 a 24 meses. Si bien se recomienda el empleo del metotrexato junto con el infliximab, muchos otros DMARD, incluidos antipalúdicos, azatioprina, leflunomida y ciclosporina, se pueden usar como tratamiento de respaldo para este fármaco. El infliximab también se prescribe como monoterapia, pero no lo recomiendan las instituciones reguladoras ni es aconsejable.

D. Efectos adversos

Como otros antagonistas del TNF-α, el infliximab se vincula con una mayor incidencia de infecciones bacterianas, entre ellas las de vías respiratorias altas. Como potente inhibidor de macrófagos, el infliximab puede relacionarse con la activación de la tuberculosis latente y debe solicitarse la detección de tuberculosis latente o activa de los pacientes antes de iniciar el tratamiento. Se han documentado otras infecciones, aunque rara vez. No hay datos de una mayor incidencia de cánceres sólidos y no está claro si la incidencia de linfoma aumenta con el infliximab. Debido al informe de síndromes de desmielinización raros, los sujetos con esclerosis múltiple no deben usar infliximab. Se han documentado raros casos de leucopenia, hepatitis, activación de la hepatitis B y vasculitis. La incidencia del ANA positivos y anticuerpos contra DNAds está aumentada, aunque el lupus eritematoso clínico es todavía un suceso en extremo raro y la presencia de ANA y DNAds no contraindica el empleo del infliximab. Las reacciones en el sitio de inyección se correlacionan con anticuerpos contra infliximab y se presentan en casi 3 a 11% de los pacientes, en tanto que el uso combinado de antihistamínicos y antagonistas H_2 previene al parecer algunas de estas reacciones.

TRATAMIENTO COMBINADO CON DMARD

En un estudio realizado en 1998, casi la mitad de los reumatólogos estadounidenses trataba la artritis reumatoide de intensidad moderada con un esquema combinado, y hoy es tal vez mucho mayor el uso de combinaciones farmacológicas. Las combinaciones de DMARD se pueden diseñar de manera racional con base en los mecanismos de acción complementarios, sin superposición de farmacocinética o toxicidad.

Cuando se añaden al metotrexato como tratamiento de respaldo, la ciclosporina, cloroquina, hidroxicloroquina, leflunomida, infliximab, adalimumab, rituximab y etanercept han mostrado eficacia. Por el contrario, la azatioprina, auranofina o sulfasalazina combinadas con metotrexato no proveen beneficio terapéutico adicional. Se ha recurrido de forma ocasional a otras combinaciones, entre ellas la combinación de oro intramuscular con hidroxicloroquina.

Si bien puede preverse que el tratamiento combinado tal vez cause mayor toxicidad, esto no suele ser lo que sucede. En personas que no responden de modo adecuado a la monoterapia, el tratamiento combinado se ha convertido en la regla terapéutica para la artritis reumatoide.

GLUCOCORTICOIDES

La farmacología general de los corticoesteroides, incluidos el mecanismo de acción, la farmacocinética y otras aplicaciones se revisan en el capítulo 39.

Indicaciones

Los corticoesteroides se han utilizado en casi 60 a 70% de los pacientes con artritis reumatoide. Sus efectos son rápidos y notorios, y son capaces de lentificar la aparición de nuevas erosiones óseas. Se pueden administrar corticoesteroides para ciertas manifestaciones extraarticulares graves de la artritis reumatoide, como pericarditis o afección ocular, así como en el periodo de exacerbación. Cuando se requiere prednisona para uso de largo plazo, la dosis no debe ser mayor de 7.5 mg diarios y convendría alentar una disminución gradual. El tratamiento con corticoesteroides en días alternos suele carecer de éxito en la artritis reumatoide.

Otras enfermedades reumáticas en las que pueden ser útiles los efectos antiinflamatorios potentes de los corticoesteroides incluyen vasculitis, lupus eritematoso sistémico, granulomatosis de Wegener, artritis psoriásica, arteritis de células gigantes, sarcoidosis y gota.

Los corticoesteroides intraarticulares son útiles a menudo para aliviar los síntomas dolorosos y cuando se tiene éxito son preferibles en lugar de aumentar la dosis del fármaco sistémico.

Efectos adversos

El uso prolongado de estos compuestos produce efectos tóxicos graves e incapacitantes, como se describe en el capítulo 39. Hay controversia acerca de si muchos de estos efectos secundarios ocurren con dosis equivalentes de prednisona menores de 7.5 mg diarios, aunque muchos especialistas consideran que 3 a 5 mg/día pueden producir tales efectos en individuos susceptibles cuando se usa este tipo de fármacos durante periodos prolongados.

OTROS ANALGÉSICOS

El paracetamol es uno de los fármacos más importantes indicados en el tratamiento del dolor leve a moderado cuando no se requiere un efecto antiinflamatorio. La fenacetina, un profármaco que se degrada hasta paracetamol, es más tóxica que su metabolito activo y no tiene indicaciones válidas.

PARACETAMOL

El paracetamol es el metabolito activo de la fenacetina del que depende su efecto analgésico. Se trata de un inhibidor débil de la COX-1 y COX-2 de tejidos periféricos sin efectos antiinflamatorios significativos.

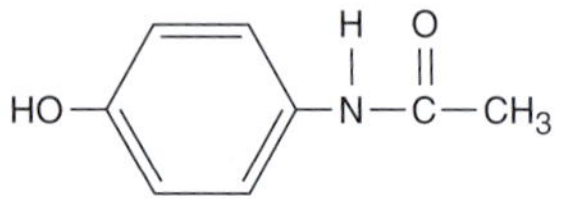

HO–C₆H₄–N(H)–C(=O)–CH_3

***N*-Acetil-*p*-aminofenol (paracetamol)**

Farmacocinética

El paracetamol se administra por vía oral. La absorción tiene relación con la velocidad del vaciamiento gástrico y suelen alcanzarse concentraciones sanguíneas máximas en 30 a 60 min. El paracetamol se une poco a las proteínas plasmáticas y se degrada de forma parcial por acción de las enzimas microsómicas hepáticas, con conversión a sulfato y glucuronidato de paracetamol, que son inactivos en términos farmacológicos (fig. 4-5). Menos de 5% se excreta sin cambios. Es de importancia un metabolito menor pero altamente activo (*N*-acetil-*p*-benzoquinona) en dosis grandes, dado que es tóxico para el hígado y el riñón (cap. 4). La semivida del paracetamol es de 2 a 3 h y ésta casi no se afecta por la alteración de la función renal. A dosis tóxicas o ante una enfermedad hepática, la semivida puede aumentar al doble o más.

Indicaciones

Aunque se ha afirmado que es equivalente del ácido acetilsalicílico como analgésico y antipirético, el paracetamol difiere porque carece de propiedades antiinflamatorias y de inhibición plaquetaria y no modifica las concentraciones del ácido úrico. El fármaco es útil en el dolor leve a moderado, como cefalea, mialgia, dolor puerperal y otras circunstancias en las que el ácido acetilsalicílico es un analgésico eficaz. El paracetamol solo es un tratamiento inadecuado para los trastornos inflamatorios como la artritis reumatoide, si bien se puede usar como analgésico adyuvante del tratamiento inflamatorio. Para la analgesia leve, el paracetamol es el fármaco preferido en enfermos alérgicos al ácido acetilsalicílico o cuando se toleran más los salicilatos. Es preferible al ácido acetilsalicílico en personas con hemofilia o antecedentes de úlcera péptica y en aquellos en quienes el ácido acetilsalicílico precipita broncoespasmo. A diferencia de éste, el paracetamol no antagoniza los efectos de los fármacos uricosúricos; se puede usar en forma simultánea con probenecid para el tratamiento de la gota. Es preferible al ácido acetilsalicílico en niños con infecciones virales.

Efectos adversos

A dosis terapéuticas puede ocurrir de manera ocasional un aumento de las enzimas hepáticas en ausencia de ictericia, reversible cuando se retira el fármaco. Con dosis mayores se pueden observar mareo, excitación y desorientación. La ingestión de 15 g de paracetamol puede ser letal, por hepatotoxicidad grave con necrosis centrolobulillar, algunas veces vinculada con una necrosis tubular aguda renal (caps. 4 y 58). La información más reciente indica que la administración de 4 a 6 g de paracetamol incrementa las anomalías de las pruebas de función hepática. No se recomienda usar dosis mayores de 4 g/día y el antecedente de alcoholismo contraindica incluso estas dosis. Los síntomas tempranos de daño hepático incluyen náusea, vómito, diarrea y dolor abdominal. Se han presentado casos de daño renal sin afectación hepática, incluso después de dosis habituales de paracetamol. El tratamiento es mucho menos satisfactorio que para la sobredosis de ácido acetilsalicílico. Además del tratamiento de mantenimiento, la medida que ha probado la máxima utilidad es la provisión de grupos sulfhidrilo en forma de acetilcisteína para neutralizar a los metabolitos tóxicos (cap. 58).

La anemia hemolítica y la metahemoglobinemia son alteraciones adversas muy raras. La nefritis intersticial y la necrosis papilar, graves complicaciones del uso de la fenacetina, no han ocurrido con el paracetamol ni tampoco la hemorragia gastrointestinal. Se requiere precaución en pacientes con cualquier tipo de hepatopatía.

Dosificación

El dolor agudo y la fiebre pueden tratarse de modo eficaz con 325 a 500 mg de paracetamol cada 6 h y, de manera proporcional, menos en niños. En la actualidad se recomienda administrar menos de 4 g/día en los adultos en la mayoría de los casos.

FÁRMACOS UTILIZADOS EN LA GOTA

La gota es una enfermedad metabólica caracterizada por crisis recurrentes de artritis aguda por el depósito de urato monosódico en las articulaciones y los cartílagos. Pueden también presentarse cálculos renales de ácido úrico, tofos y nefritis intersticial. La gota suele vincularse con hiperuricemia (concentraciones séricas elevadas de ácido úrico, una sustancia poco soluble que es el principal producto terminal del metabolismo de las purinas). En casi todos los mamíferos, la uricasa convierte al ácido úrico en alantoína, una sustancia más soluble; dicha enzima está ausente en los seres humanos. Si bien las crisis clínicas de gota se vinculan con hiperuricemia, casi ningún individuo con este trastorno presenta un episodio clínico por depósito de cristales de urato.

El objetivo terapéutico de la gota es aliviar las crisis agudas para prevenir las recurrentes y la litiasis por uratos. El tratamiento de un episodio de artritis gotosa aguda se basa en la comprensión actual de los episodios fisiopatológicos observados en esta enfermedad (fig. 36-5). Los cristales de urato se fagocitan de forma inicial por los sinoviocitos, que después favorecen la liberación de prostaglandinas, enzimas lisosómicas e interleucina 1. Atraídos por estos mediadores quimiotácticos, los leucocitos polimorfonucleares se desplazan al espacio articular y amplifican el proceso inflamatorio en proceso. En las etapas avanzadas de la crisis aparece un mayor número de fagocitos mononucleares (macrófagos) que ingieren los cristales de urato y emiten más mediadores de inflamación. Esta secuencia de sucesos sugiere que los compuestos más eficaces para el tratamiento de la inflamación aguda inducida por cristales de urato son aquellos que suprimen las diferentes fases de la activación de los leucocitos.

Antes de iniciar el tratamiento crónico de la gota, los pacientes en quienes la hiperuricemia se vincula con gota y litiasis por urato deben distinguirse con precisión de aquellos que sólo tienen hiperuricemia. No se ha comprobado la eficacia del tratamiento farmacológico a largo plazo en el individuo hiperuricémico asintomático. En algunas personas, la concentración de ácido úrico se eleva hasta dos desviaciones estándar por arriba de la media de una vida sin efectos secundarios. Se han utilizado numerosos fármacos para el tratamiento de la gota aguda y crónica. Sin embargo, es muy frecuente el incumplimiento terapéutico; la observancia es de 26 a 18%, sobre todo en los pacientes jóvenes. Es importante que los médicos conozcan el problema del cumplimiento terapéutico.

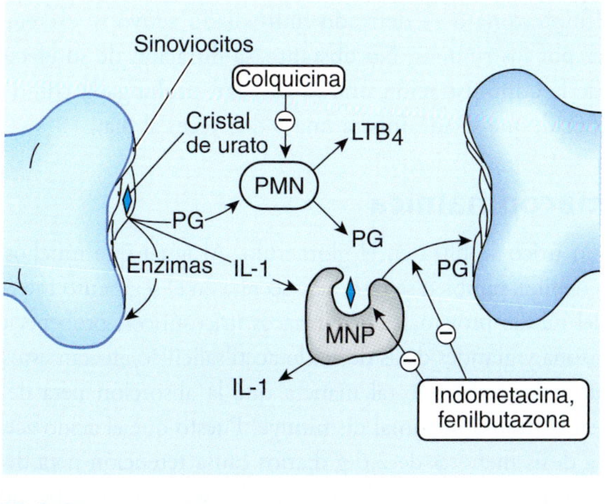

FIGURA 36–5 Sucesos fisiopatológicos en una articulación de un paciente con gota. Los sinoviocitos fagocitan los cristales de urato y después secretan mediadores de inflamación que atraen linfocitos polimorfonucleares y los activan (PMN), así como fagocitos mononucleares (MNP) (macrófagos). Los fármacos activos en la gota inhiben la fagocitosis de cristales y la liberación de mediadores de inflamación por los leucocitos mononucleares y macrófagos. PG, prostaglandina; IL-1, interleucina 1; LTB_4, leucotrieno B_4.

COLQUICINA

Los NSAID son ahora los fármacos ideales para tratar la gota aguda, pero la colquicina fue el tratamiento primario durante muchos años. La colquicina es un alcaloide aislado del azafrán otoñal, *Colchicum autumnale*. Su estructura se muestra en la figura 36-6.

Farmacocinética

La colquicina se absorbe con facilidad después de su administración oral, alcanza cifras plasmáticas máximas en 2 h y se elimina con una semivida sérica de 9 h. Los metabolitos se excretan en el tubo digestivo y la orina.

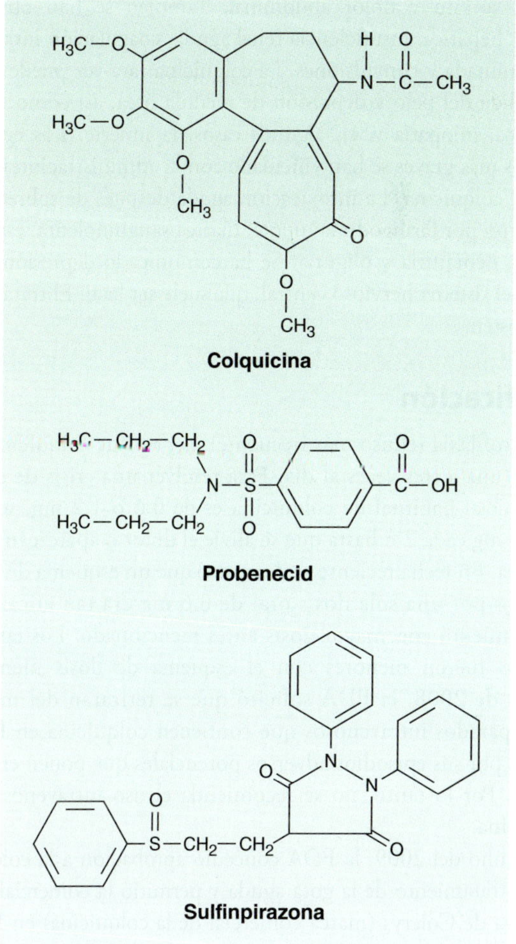

FIGURA 36–6 Colquicina y fármacos uricosúricos.

Farmacodinámica

La colquicina alivia el dolor y la inflamación de la artritis gotosa en 12 a 24 h sin alterar el metabolismo o la excreción de los uratos y sin otros efectos analgésicos. La colquicina produce sus efectos antiinflamatorios por unión a la tubulina, una proteína intracelular, lo que evita su polimerización en los microtúbulos y ocasiona inhibición de la migración linfocítica y fagocitosis. También suprime la formación de leucotrieno B_4. Se presentan varios efectos adversos de la colquicina por su inhibición de la polimerización de tubulina y la mitosis celular.

Indicaciones

Aunque la colquicina es más específica en la gota que los NSAID, éstos (p. ej., indometacina y otros, excepto el ácido acetilsalicílico) la han sustituido en el tratamiento de la gota aguda debido a la diarrea problemática vinculada algunas veces con el uso de la colquicina. Esta última se utiliza hoy en día para la profilaxia de las crisis recurrentes de artritis gotosa, es eficaz para prevenir crisis de fiebre mediterránea aguda y puede tener un efecto beneficioso leve en la artritis por sarcoidosis y en la cirrosis hepática. (*Aunque se ha administrado por vía intravenosa, esta vía no tiene ya aprobación de la FDA [2009].*)

Efectos adversos

La colquicina provoca con frecuencia diarrea y en ocasiones produce náusea, vómito y dolor abdominal. También se han observado necrosis hepática, insuficiencia renal aguda, coagulación intravascular diseminada y convulsiones. La colquicina rara vez puede producir pérdida del pelo y depresión de médula ósea, así como neuritis periférica, miopatía y, en algunos casos, la muerte. Los episodios adversos más graves se han vinculado con la administración intravenosa de colquicina. La intoxicación aguda después de sobredosis se caracteriza por faringodinia urente, diarrea sanguinolenta, estado de choque, hematuria y oliguria. Se ha comunicado depresión ascendente del sistema nervioso central, que suele ser letal. El tratamiento es de sostén.

Dosificación

En la profilaxia (el uso más frecuente), la dosis de colquicina es de 0.6 mg una a tres veces al día. Para resolver una crisis de gota, la dosis inicial habitual de colquicina es de 0.6 o 1.2 mg, seguidos por 0.6 mg cada 2 h hasta que se alivie el dolor o aparezcan náusea y diarrea. En fecha reciente se demostró que un esquema de 1.2 mg seguidos por una sola dosis oral de 0.6 mg era tan eficaz como el tratamiento con mayor dosis antes mencionado. Los episodios adversos fueron menores con el esquema de dosis menor. En febrero de 2008, la FDA solicitó que se retiraran del mercado los preparados intravenosos que contienen colquicina en Estados Unidos por sus episodios adversos potenciales que ponen en riesgo la vida. Por lo tanto, no se recomienda el uso intravenoso de la colquicina.

En julio del 2009, la FDA concedió aprobación a la colquicina para el tratamiento de la gota aguda y permitió la comercialización exclusiva de Colcrys (marca comercial de la colquicina) en Estados Unidos. La colquicina en el resto del mundo, en lugar de Colcrys, es una presentación genérica.

NSAID EN LA GOTA

Además de inhibir a la síntesis de prostaglandinas, la indometacina y otros NSAID también inhiben la fagocitosis de cristales de urato. No se usa ácido acetilsalicílico por su retención renal de ácido úrico a dosis baja (≤2.6 g/día). Es uricosúrico a dosis mayores de 3.6 g/día. La indometacina se usa a menudo en el tratamiento inicial de la gota en sustitución de la colquicina. Para la gota aguda se administran 50 mg cada 8 h; cuando ocurre una respuesta, se reduce la dosis a 25 mg cada 8 h durante cinco a siete días.

Todos los demás NSAID, excepto el ácido acetilsalicílico, los salicilatos y la tolmetina, se han empleado con éxito para tratar las crisis agudas de gota. La oxaprozina, que disminuye el ácido úrico sérico, es en teoría una buena opción, aunque no debe administrarse a pacientes con cálculos de ácido úrico porque incrementa la excreción del ácido úrico en la orina. Estos compuestos parecen tan eficaces y seguros como los más antiguos.

FÁRMACOS URICOSÚRICOS

El probenecid y la sulfinpirazona son fármacos uricosúricos empleados para disminuir la reserva corporal de urato en pacientes con gota tofácea o en aquellos con crisis de gota cada vez más frecuentes. En un paciente que excreta grandes cantidades de ácido úrico no deben administrarse compuestos uricosúricos.

Química

Los fármacos uricosúricos son ácidos orgánicos (fig. 36-6) y actúan por tanto en los sitios de transporte de los aniones del túbulo renal (cap. 15). La sulfinpirazona es un metabolito de un análogo de la fenilbutazona.

Farmacocinética

El probenecid se reabsorbe por completo en los túbulos renales y se degrada con lentitud, con una semivida sérica terminal de 5 a 8 h. La sulfinpirazona o su derivado hidroxilado activo se excretan con rapidez por los riñones. No obstante, la duración de su efecto después de la administración oral es casi tan prolongada como la del probenecid, que se administra una o dos veces al día.

Farmacodinámica

El ácido úrico se filtra en el glomérulo. Al igual que muchos otros ácidos débiles, también se resorbe y secreta en el segmento intermedio (S2) del túbulo proximal. Los fármacos uricosúricos, probenecid, sulfinpirazona y grandes dosis de ácido acetilsalicílico afectan estos sitios de transporte activo, de tal manera que la absorción neta de ácido úrico en el túbulo proximal disminuye. Puesto que el ácido acetilsalicílico a dosis menores de 2.6 g diarios causa retención neta de ácido úrico por una inhibición del transportador secretor, no debe indicarse para la analgesia en personas con gota. La secreción de otros ácidos débiles (p. ej., penicilina) también decrece por efecto de los compuestos uricosúricos. De modo original, el probenecid se desarrolló para incrementar las concentraciones séricas de la penicilina.

Conforme aumenta la excreción urinaria de ácido úrico, el tamaño de la reserva de urato disminuye, aunque la concentración plasmática tal vez no se reduzca demasiado. En individuos que responden de forma favorable se resorben los depósitos tofáceos de urato con alivio de la artritis y remineralización del hueso. Con el aumento observado de la excreción de ácido úrico se incrementa la predisposición a la formación de cálculos renales; por lo tanto, debe mantenerse el volumen urinario en un nivel alto y, al menos en etapas tempranas del tratamiento, conservar el pH urinario por arriba de 6.0 mediante la administración de álcalis.

Indicaciones

El tratamiento uricosúrico debe iniciarse ante la excreción inadecuada de ácido úrico en la gota, cuando el alopurinol o el febuxostat están contraindicados, o cuando hay tofos. El tratamiento no debe iniciarse hasta dos a tres semanas después de un ataque agudo.

Efectos adversos

Los efectos adversos no proveen una base para preferir uno u otro de los compuestos uricosúricos. Ambos ácidos orgánicos causan irritación gastrointestinal, pero la sulfinpirazona es más activa a ese respecto. Puede aparecer un exantema después del uso de cualquiera de los compuestos. Se ha informado el síndrome nefrótico después del uso de probenecid. Tanto la sulfinpirazona como el probenecid rara vez causan anemia aplásica.

Contraindicaciones y precauciones

Es indispensable mantener un gran volumen urinario para reducir al mínimo la posibilidad de formación de cálculos.

Dosificación

El probenecid se inicia casi siempre a dosis de 0.5 g por vía oral en tomas divididas, con aumento hasta 1 g al día después de una semana. La sulfinpirazona se inicia a dosis de 200 mg por vía oral al día, con avance de 400 a 800 mg diarios. Debe administrarse en dosis divididas con alimentos para aminorar los efectos adversos gastrointestinales.

ALOPURINOL

El tratamiento ideal y preferido para la gota en el periodo intercrítico (entre las crisis agudas) es el alopurinol, que reduce la carga corporal total del ácido úrico por inhibición de la oxidasa de xantinas.

Química

La estructura del alopurinol, un isómero de la hipoxantina, se muestra en la figura 36-7.

Farmacocinética

El alopurinol se absorbe casi en 80% después de su administración oral y tiene una semivida sérica terminal de 1 a 2 h. Al igual que el ácido úrico, el alopurinol se degrada por acción de la oxidasa de xantinas, pero el compuesto resultante, aloxantina, conserva su capacidad de inhibir la oxidasa de xantinas y tiene una duración de acción suficiente para administrar el alopurinol una vez al día.

Farmacodinámica

Las purinas de la dieta no son fuente importante de ácido úrico. En términos cuantitativos se forman cantidades considerables de purinas a partir de aminoácidos, formato y dióxido de carbono en el cuerpo. Los ribonucleótidos de purina que no se incorporan a los ácidos nucleicos y se derivan de la degradación de ácidos nucleicos se convierten en xantina o hipoxantina y se oxidan hasta ácido úrico (fig. 36-7). El alopurinol inhibe este último paso, con el resultado de un decremento de las concentraciones de urato plasmático y las dimensiones de su reserva. La xantina e hipoxantina, más solubles, se incremetan.

Indicaciones

El alopurinol es con frecuencia el fármaco de primera línea para el tratamiento de la gota crónica entre las crisis y su objetivo es prolongar el periodo intercrítico. Al igual que los uricosúricos, el tratamiento se instituye con la finalidad de prolongarlo durante varios

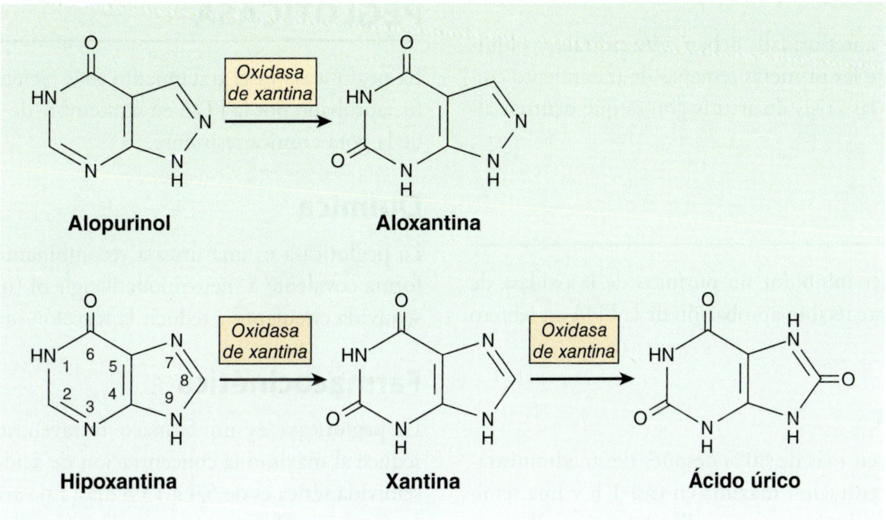

FIGURA 36–7 Inhibición de la síntesis de ácido úrico por el alopurinol. (Modificada y reproducida con autorización de Meyers FH, Jawetz E, Goldfien A: *Review of Medical Pharmacology*, 7th ed, McGraw-Hill, 1980.)

años, cuando no por el resto de la vida. Si se inicia el alopurinol deben también administrarse colquicina o un NSAID, hasta que se normalice el ácido úrico sérico o decrezca a menos de 6 mg/100 ml y deben continuarse por tres a seis meses o aún más si es necesario. Después se puede interrumpir la colquicina o el NSAID, mientras se continúa el alopurinol. Además de tratar la gota, el alopurinol se utiliza también como compuesto contra protozoarios (cap. 52) y está indicado para prevenir la uricosuria masiva consecutiva al tratamiento de las discrasias sanguíneas, que pueden dar origen a la producción de cálculos renales.

Efectos adversos

Véanse antes las medidas de prevención contra una crisis aguda durante el uso inicial del alopurinol, la cual puede presentarse como efecto de cambios agudos en las concentraciones séricas del ácido úrico. Puede presentarse intolerancia gastrointestinal, además de náusea, vómito y diarrea, neuritis periférica y vasculitis necrosante, depresión de la médula ósea y, rara vez, anemia aplásica. Se han comunicado toxicidad hepática y nefritis intersticial. Se presenta una reacción cutánea alérgica caracterizada por lesiones maculopapulares pruriginosas en 3% de los pacientes. Se han comunicado casos aislados de dermatitis exfoliativa. En casos muy raros, el alopurinol se ha unido al cristalino y producido cataratas.

Interacciones y precauciones

Cuando se administran purinas quimioterapéuticas (p. ej., azatioprina) de forma concomitante con el alopurinol, su dosis debe disminuirse en casi 75%. El alopurinol también puede acentuar el efecto de la ciclofosfamida, inhibir el metabolismo del probenecid y los anticoagulantes orales y tal vez aumentar la concentración hepática de hierro. No se ha establecido la seguridad de su uso en niños y durante el embarazo.

Dosificación

La dosis inicial del alopurinol es de 100 mg/día. Se puede ajustar la dosis en forma ascendente hasta que el ácido úrico sérico sea menor de 6 mg/100 ml. Esta cifra suele alcanzarse con 300 mg/día, pero no se restringe a esta cantidad; pueden ser necesarias dosis tan altas como 800 mg/día.

Como se indicó con anterioridad, deben administrarse colquicina o un NSAID durante las primeras semanas de tratamiento con alopurinol para prevenir las crisis de artritis gotosa que ocurren algunas veces.

FEBUXOSTAT

El febuxostat es el primer inhibidor no purínico de la oxidasa de xantinas y en fecha reciente recibió aprobación de la FDA en febrero de 2009.

Farmacocinética

El febuxostat se absorbe en más de 80% después de su administración oral. Con una concentración máxima en casi 1 h y una semivida de 4 a 18 h, una dosis diaria es efectiva. El febuxostat se degrada de forma amplia en el hígado. Todo el fármaco y sus metabolitos aparecen en la orina, aunque menos del 5% lo hace sin cambios.

Farmacodinámica

El febuxostat es un potente inhibidor selectivo de la oxidasa de xantinas y por tanto disminuye la formación de xantinas y ácido úrico. No se inhiben otras enzimas que participan en el metabolismo de las purinas o pirimidinas. En estudios clínicos, el febuxostat a dosis diarias de 80 o 120 mg fue más eficaz que el alopurinol a la dosis diaria estándar de 300 mg para disminuir la concentración sérica de uratos. El efecto de la disminución del urato fue comparable, al margen de la causa de la hiperuricemia, la sobreproducción o la disminución de la excreción.

Indicaciones

El febuxostat tiene aprobación para el tratamiento de la hiperuricemia crónica de los pacientes con gota a dosis de 40, 80 o 120 mg. Al parecer es más efectivo que el alopurinol para reducir el urato, pero la dosis de alopurinol se limitaba a 300 mg por día, por lo que no refleja los regímenes posológicos actuales en la clínica. En este momento se desconoce la dosis equivalente de alopurinol y febuxostat.

Efectos adversos

Tal y como sucede con el alopurinol, el uso profiláctico con colquicina o NSAID debe iniciarse al principio del tratamiento para evitar crisis de gota. Los episodios adversos más frecuentes relacionados con el tratamiento son alteración de la función hepática, diarrea, cefalea y náusea. El febuxostat parece bien tolerado en sujetos con antecedente de intolerancia al alopurinol. En apariencia, no aumentan los episodios cardiovasculares.

Dosificación

La dosis inicial recomendada del febuxostat es de 40 mg diarios. Durante los primeros estudios clínicos suscitó preocupación la posibilidad de provocar efectos cardiovasculares en la fase 3 original de los protocolos, por lo que la FDA aprobó sólo las dosis de 40 y 80 mg. No es necesario ajustar la dosis en los individuos con insuficiencia renal puesto que se metaboliza en el hígado hasta formar su metabolito inactivo.

PEGLOTICASA

La pegloticasa es el tratamiento más reciente para reducir el urato; fue aprobado por la FDA en septiembre de 2010 para el tratamiento de la gota crónica resistente.

Química

La pegloticasa es una uricasa recombinante de mamífero unida en forma covalente a metoxipolietilenglicol (mPEG) para prolongar la semivida circulante y reducir la reacción inmunógena.

Farmacocinética

La pegloticasa es un fármaco intravenoso de acción rápida que reduce al máximo la concentración de ácido úrico en 24 a 72 h. Su semivida sérica es de 6.4 a 13.8 días. En varios estudios se ha demostrado que la PEG-uricasa se elimina en menos tiempo (promedio, 11 días) por la respuesta de anticuerpos frente a los sujetos sin anticuerpos anti-PEG-uricasa (promedio de 16.1 días).

Farmacodinámica

La enzima uratooxidasa, ausente en el ser humano y algunos primates superiores, convierte al ácido úrico en alantoína. Este producto es muy soluble y se puede eliminar con facilidad en el riñón. Se ha demostrado que la pegloticasa mantiene una concentración baja de urato hasta durante 21 días a dosis de 4 a 12 mg, lo cual hace posible administrarlo por vía intravenosa cada dos semanas.

Efectos adversos

Los efectos adversos más frecuentes son reacciones a la infusión y crisis agudas de gota (en particular durante los primeros tres meses de tratamiento). También se han observado casos de nefrolitiasis, artralgia, espasmo muscular, cefalea, anemia y náusea. Otros efectos secundarios frecuentes son las infecciones de vías respiratorias superiores, edema periférico, infecciones urinarias y diarrea. También existe inquietud acerca de la posibilidad de anemia hemolítica en los pacientes con glucosa-6-fosfato deshidrogenasa por la formación de peróxido de hidrógeno a través de la uricasa; por lo tanto, la pegloticasa se debe evitar en estos enfermos. Muchos individuos experimentan una reacción inmunitaria reducida a la pegloticasa. La presencia de anticuerpos se acompaña de una semivida circulante corta, pérdida de la respuesta que provoca elevación de la concentración plasmática de urato y una mayor frecuencia de reacciones a la infusión. La vigilancia de la concentración plasmática de ácido úrico, en la cual la concentración elevada indica producción de anticuerpos, permite administrar este fármaco en forma más inocua y vigilar su eficacia.

Dosificación

La dosis recomendada de pegloticasa es de 8 mg por vía intravenosa cada dos semanas. Como ya se mencionó para otros fármacos que reducen el urato, los pacientes deben empezar profilaxia contra la crisis aguda de gota (con colquicina) al mismo tiempo que la pegloticasa.

GLUCOCORTICOIDES

Algunas veces se indican corticoesteroides en el tratamiento de la gota sintomática grave, por las vías intraarticular, sistémica o subcutánea, según sean el grado de dolor y la inflamación.

El corticoesteroide oral de uso más frecuente es la prednisona. La dosis recomendada es de 30 a 50 mg/día durante uno o dos días, con disminución gradual durante siete a 10 días. Se puede aplicar una inyección intraarticular de 10 mg (articulaciones pequeñas), 30 mg (muñeca, tobillo, codo) y 40 mg (rodilla) de acetónido de triamcinolona si el paciente no puede tomar compuestos orales.

INHIBIDORES DE LA INTERLEUCINA 1

Los fármacos que actúan en la vía de la interleucina 1, como la anakinra, canakinumab y rilonacept, se hallan bajo investigación para el tratamiento de la gota. Si bien la información es limitada, quizá estos fármacos constituyan una opción terapéutica prometedora de la gota aguda en los sujetos con alguna contraindicación o falta de respuesta a los tratamientos habituales como los NSAID o la colquicina. Un estudio reciente sugiere que el canakinumab, anticuerpo monoclonal anti-IL-1β completamente humano, ofrece alivio rápido y sostenido del dolor a una dosis subcutánea de 150 mg. Estos fármacos también están en investigación como tratamiento para prevenir las crisis agudas de gota mientras se instituye el tratamiento que reduce el urato.

PREPARACIONES DISPONIBLES

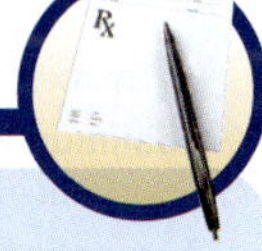

ANTIINFLAMATORIOS NO ESTEROIDEOS

Ácido acetilsalicílico
Oral (regular, con cubierta entérica, con un amortiguador): comprimidos de 81, 165, 325, 500, 650, 800 mg; comprimidos de liberación prolongada o programada de 81, 650, 800 mg
Rectal: supositorios de 120, 200, 300, 600 mg

Ácido mefenámico
Oral: cápsulas de 250 mg

Bromfenac
Oftálmico: solución al 0.09%

Celecoxib
Oral: cápsulas de 50, 100, 200, 400 mg

Cetoprofeno
Oral: comprimidos de 12.5 mg; cápsulas de 25, 50 y 75 mg; cápsulas de liberación prolongada de 100, 150, 200 mg

Cetorolac trometamina
Oral: comprimidos de 10 mg
Parenteral: 15, 30 mg/ml para inyección IM
Oftálmico: solución al 0.4, 0.5%

Diclofenaco
Oral: comprimidos de 50 mg; comprimidos de liberación sostenida de 25, 50, 75 mg; comprimidos de liberación sostenida de 100 mg
Oftálmico: solución al 0.1%

Diflunisal
Oral: comprimidos de 500 mg

Etodolac
Oral: cápsulas de 200, 300 mg; comprimidos de 400, 500 mg; comprimidos de liberación prolongada de 400, 500, 600 mg

Fenoprofeno
Oral: cápsulas de 200, 300 mg; comprimidos de 600 mg

Flurbiprofeno
Oral: comprimidos de 50, 100 mg
Oftálmico: solución al 0.03%

Ibuprofeno
Oral: comprimidos de 100, 200, 400, 600, 800 mg; comprimidos masticables de 50, 100 mg; cápsulas de 200 mg; suspensión de 100 mg/2.5 ml, suspensión de 100 mg/5 ml; gotas de 40 mg/ml

Indometacina
Oral: cápsulas de 25, 50 mg; cápsulas de liberación sostenida de 75 mg; suspensión de 25 mg/5 ml
Rectal: supositorios de 50 mg

Meclofenamato sódico
Oral: cápsulas de 50, 100 mg

Meloxicam
Oral: comprimidos de 7.5, 15 mg; suspensión de 7.5 mg/5 ml

Nabumetona
Oral: comprimidos de 500, 750 mg

Naproxeno
Oral: comprimidos de 200, 220, 250, 375, 500 mg; comprimidos de liberación controlada de 375, 550 mg; comprimidos de liberación prolongada de 375, 500 mg; suspensión de 125 mg/5 ml

Oxaprocina
Oral: comprimidos, cápsulas de 600 mg

Piroxicam
Oral: cápsulas de 10, 20 mg

Salicilato de colina (varios)
Oral: líquido, 870 mg/5 ml

Salicilato de magnesio
Oral: comprimidos de 545, 600 mg; comprimidos oblongos de 467, 500, 580 mg

Salicilato de sodio
Oral: comprimidos gastrorresistentes de 325, 650 mg

Salsalato, ácido salicilsalicílico
Oral: comprimidos de 500, 750 mg; cápsulas de 500 mg

Sulindac
Oral: comprimidos de 150, 200 mg

Suprofeno
Tópico: solución oftálmica al 1%

Tiosalicilato de sodio
Parenteral: 50 mg/ml para inyección IM

Tolmetina
Oral: comprimidos de 200, 600 mg; cápsulas de 400 mg

FÁRMACOS ANTIRREUMÁTICOS MODIFICADORES DE LA ENFERMEDAD

Abatacept
Parenteral: 250 mg/frasco ámpula de liofilizado para reconstitución para inyección IV

Adalimumab
Parenteral: 40 mg/0.8 ml para inyección SC

Auranofina
Oral: cápsulas de 3 mg

Aurotioglucosa
Parenteral: suspensión inyectable de 50 mg/ml

Certolizumab
Parenteral: 200 mg de polvo para solución para inyección subcutánea

Ciclofosfamida: véase la pág. 54

Ciclosporina: véase la pág. 55

Etanercept
Parenteral: 50 mg/ml, 25 mg en polvo para inyección SC

Golimumab
Parenteral: 50 mg para 0.5 ml de solución para inyección SC

Infliximab
Parenteral: polvo 100 mg para inyección IV en solución

Leflunomida
Oral: comprimidos de 10, 20, 100 mg

Metotrexato
Oral: comprimidos de 2.5 mg; comprimidos de 5, 7.5, 10, 15 mg

Micofenolato de mofetilo: véase la pág. 55

Penicilamina
Oral: cápsulas de 125, 250 mg; comprimidos de 250 mg

Rituximab
Parenteral: 10 mg/ml para inyección IV

Sulfasalazina
Oral: comprimidos de 500 mg; comprimidos de liberación prolongada de 500 mg

Tiomalato sódico de oro
Parenteral: 50 mg/ml para inyección

Tocilizumab
Parenteral: 20 mg/ml concentrado para administración IV

PARACETAMOL

Paracetamol
Oral: comprimidos de 160, 325, 500, 650 mg; comprimidos masticables de 80 mg; comprimidos oblongos de 160, 500, 650 mg; cápsulas de 325, 500 mg; elíxir de 80, 120, 160 mg/5 ml; elíxir de 500 mg/15 ml; 80 mg/1.66 ml, solución de 100 mg/ml
Rectal: supositorios de 80, 120, 125, 300, 325, 650 mg

FÁRMACOS USADOS EN LA GOTA

Alopurinol
Oral: comprimidos de 100, 300 mg

Colquicina
Oral: comprimidos de 0.6 mg

Febuxostat
Oral: comprimidos de 40, 80 mg

Pegloticasa
Oral: 8 mg/ml solución para infusión IV

Probenecid
Oral: comprimidos de 500 mg

Sulfinpirazona
Oral: comprimidos de 100 mg; cápsulas de 200 mg

BIBLIOGRAFÍA

General

Hellman DB, Imboden JB Jr: Arthritis and musculoskeletal disorders. In: McPhee ST, Papadakis MA (editors). *Current Medical Diagnosis & Treatment*, 2011. McGraw-Hill, 2011.

NSAID

Bombardier C et al: Comparison of upper gastrointestinal toxicity of rofecoxib and naproxen in patients with rheumatoid arthritis. VIGOR Study Group. N Engl J Med 2000;343:1520.

Chan FK et al: Celecoxib versus diclofenac and omeprazole in reducing the risk of recurrent ulcer bleeding in patients with arthritis. N Engl J Med 2002;347:2104.

Clevers H: Colon cancer—Understanding how NSAIDs work. N Engl J Med 2006;354:761.

Deeks JJ, Smith LA, Bradley MD: Efficacy, tolerability, and upper gastrointestinal safety of celecoxib for treatment of osteoarthritis and rheumatoid arthritis: Systematic review of randomised controlled trials. BMJ 2002;325:619.

FitzGerald GA: COX-2 in play at the AHA and FDA. Trends Pharmacol Sci 2007;28:303.

Furst DE et al: Dose response and safety study of meloxicam up to 22.5 mg daily in rheumatoid arthritis: A 12 week multi-center, double blind, dose response study versus placebo and diclofenac. J Rheumatol 2002;29:436.

Knijff-Dutmer EA et al: Platelet function is inhibited by non-selective non-steroidal anti-inflammatory drugs but not by cyclooxygenase-2-selective inhibitors in patients with rheumatoid arthritis. Rheumatology (Oxford) 2002;41:458.

Lago P et al: Safety and efficacy of ibuprofen versus indomethacin in preterm infants treated for patent ductus arteriosus: A randomized controlled trial. Eur J Pediatr 2002;161:202.

Laine L et al: Serious lower gastrointestinal clinical events with non-selective NSAID or coxib use. Gastroenterology 2003;124:288.

Moran EM: Epidemiological and clinical aspects of nonsteroidal anti-inflammatory drugs and cancer risks. J Environ Pathol Toxicol Oncol 2002;21:193.

Niccoli L, Bellino S, Cantini F: Renal tolerability of three commonly employed non-steroidal anti-inflammatory drugs in elderly patients with osteoarthritis. Clin Exp Rheumatol 2002;20:201.

Ray WA et al: COX-2 selective non-steroidal anti-inflammatory drugs and risk of serious coronary heart disease. Lancet 2002;360:1071.

Rovensky J et al: Treatment of knee osteoarthritis with a topical nonsteroidal anti-inflammatory drug. Results of a randomized, double-blind, placebo-controlled study on the efficacy and safety of a 5% ibuprofen cream. Drugs Exp Clin Res 2001;27:209.

Vane J, Botting R: Inflammation and the mechanism of action of antiinflammatory drugs. FASEB J 1987;1:89.

http://www.rheumatology.org/publications/hotline/0305NSAIDs.asp

Fármacos antirreumáticos modificadores de la enfermedad y glucocorticoides

Bongartz T et al: Anti-TNF antibody therapy in rheumatoid arthritis and the risk of serious infections and malignancies. JAMA 2006;295:2275.

Cronstein B: How does methotrexate suppress inflammation? Clin Exp Rheumatol 2010:28(Suppl 61):S21.

Emery P et al: Golimumab, a human anti-tumor necrosis factor α monoclonal antibody, injected subcutaneously every four weeks in methotrexate-naïve patients with active rheumatoid arthritis. Arthritis Rheum 2009;60(8):2272.

Emery P et al: IL-6 receptor inhibition with tocilizumab improves treatment outcomes in patients with rheumatoid arthritis refractory to anti-tumour necrosis factor biologicals: results from a 24-week multicentre randomized placebo-controlled trial. Ann Rheum Dis 2008;67:1516.

Furst DE: Rational use of disease-modifying antirheumatic drugs. Drugs 1990;39:19.

Genovese MC et al: Abatacept for rheumatoid arthritis refractory to tumor necrosis factor α inhibition. N Engl J Med 2005;353:1114.

Keystone E et al: Improvement in patient-reported outcomes in a rituximab trial in patients with severe rheumatoid arthritis refractory to anti-tumor necrosis factor therapy. Arthritis Rheum 2008;59:785.

Kremer J: Toward a better understanding of methotrexate. Arthritis Rheum 2004;50:1370.

Plosker G, Croom K: Sulfasalazine: A review of its use in the management of rheumatoid arthritis. Drugs 2006;65:1825.

Scott DL, Kingsley GH: Tumor necrosis factor inhibitors for rheumatoid arthritis. N Engl J Med 2006;355:704.

Smolen J et al: Efficacy and safety of certolizumab pegol plus methotrexate in active rheumatoid arthritis: the RAPID 2 study. A randomized controlled trial. Ann Rheum Dis 2009;68:797.

Teng GG, Turkiewicz AM, Moreland LW: Abatacept: A costimulatory inhibitor for treatment of rheumatoid arthritis. Expert Opin Biol Ther 2005;5:1245.

Weinblatt M et al: Adalimumab, a fully human anti-tumor necrosis factor α monoclonal antibody, for the treatment of rheumatoid arthritis in patients taking concomitant methotrexate. Arthritis Rheum 2003;48(1):35.

Otros analgésicos

Chandrasekharan NV et al: COX-3, a cyclooxygenase-1 variant inhibited by acetaminophen and other analgesic/antipyretic drugs: Cloning, structure, and expression. Proc Natl Acad Sci USA 2002;99:13926.

Styrt B, Sugarman B: Antipyresis and fever. Arch Intern Med 1990;150:1589.

Fármacos usados en la gota

Becker MA et al: Febuxostat compared with allopurinol in patients with hyperuricemia and gout. N Engl J Med 2005;353:2450.

Getting SJ et al: Activation of melanocortin type 3 receptor as a molecular mechanism for adrenocorticotropic hormone efficacy in gouty arthritis. Arthritis Rheum 2002;46:2765.

Pacher P, Nivorozhkin A, Szabo C: Therapeutic effects of xanthine oxidase inhibitors: Renaissance half a century after the discovery of allopurinol. Pharmacol Rev 2006;58:87.

Schumacher HR: Febuxostat: A non-purine, selective inhibitor of xanthine oxidase for the management of hyperuricaemia in patients with gout. Expert Opin Investig Drugs 2005;14:893.

So A et al: A pilot study of IL-1 inhibition by anakinra in acute gout. Arthritis Res Ther 2007;9:R28.

Wallace SL, Singer JZ: Systemic toxicity associated with intravenous administration of colchicine—Guidelines for use. J Rheumatol 1988;15:495.

http://www.fda.gov/cder/drugs/unapproved_drugs/colchicine_qa.htm (Restriction on drugs containing colchicine)

RESPUESTA AL ESTUDIO DE CASO

En este paciente los síntomas se habían controlado durante un año, pero ahora padece una crisis aguda que tal vez representa una crisis aguda de la enfermedad (no sólo una crisis temporal). Además de obtener una serie de datos físicos y medir los reactivos de la fase aguda, como velocidad de sedimentación globular o proteína C reactiva, es recomendable obtener radiografías de manos y pies para observar si ya existe daño articular. Presuponiendo que exista este tipo de lesión, el método ideal es la administración de una combinación de algún DMARD no biológico (p. ej., sulfasalazina e hidroxicloroquina) o algún fármaco biológico, casi siempre un inhibidor del factor de necrosis tumoral. El seguimiento se realiza cada uno a tres meses para valorar la respuesta y los efectos secundarios. Los efectos adversos que requieren cautela son el mayor riesgo de infección, la posible aparición de linfoma y las raras anomalías en las pruebas hematológicas o de la función hepática. También es importante señalar la importancia de un seguimiento estrecho, incluido el cambio de fármacos cada tres a seis meses hasta controlar por completo la enfermedad.

SECCIÓN VII FÁRMACOS CON ACCIÓN EN EL SISTEMA ENDOCRINO

CAPÍTULO 37

Hormonas hipotalámicas e hipofisarias

Susan B. Masters, PhD y Stephen M. Rosenthal, MD

ESTUDIO DE CASO

Un niño de tres años de edad (85 cm de altura, −3 desviaciones estándar [SD]; 13 kg de peso, cerca del décimo porcentil) se presenta con talla baja. Al revisar sus antecedentes y diagrama de crecimiento se observan peso y talla normales, pero una disminución progresiva del ritmo de crecimiento a partir de los seis meses con respecto a las referencias normales relacionadas con la edad. La exploración física demuestra talla baja y obesidad generalizada leve. La exploración de genitales revela que los testículos han descendido pero son pequeños, con una longitud fálica de −2 SD. Los estudios de laboratorio demuestran deficiencia de hormona de crecimiento (GH) y edad ósea con 18 meses de retraso. Se indica tratamiento de restitución con GH humana recombinante a dosis de 40 μg/kg/día por vía subcutánea. Después de un año de tratamiento, el ritmo de crecimiento se ha incrementado de 5 a 11 cm/año. ¿De qué forma estimula la GH el crecimiento en los niños? ¿Qué otras deficiencias sugiere la exploración física del paciente? ¿Qué tratamiento adicional de restitución hormonal es probable que necesite el individuo?

El control del metabolismo, el crecimiento y la reproducción tienen la mediación de una combinación de sistemas nervioso y endocrino, cuyo asiento es el hipotálamo y la hipófisis. Esta última pesa 0.6 g y se localiza en la base del encéfalo, en el receptáculo óseo llamado silla turca, cerca del quiasma óptico y los senos cavernosos. Dicha glándula está formada por un lóbulo anterior (adenohipófisis) y otro posterior (neurohipófisis) (fig. 37-1). Su conexión con el hipotálamo, que se halla en un plano superior, es el llamado infundíbulo, una estructura cilíndrica integrada por fibras neurosecretoras y vasos sanguíneos, que incluye un sistema venoso porta por el que fluye la sangre al hipotálamo y riega a la adenohipófisis. Este sistema venoso porta desplaza pequeñas hormonas reguladoras (fig. 37-1, cuadro 37-1) del hipotálamo a la adenohipófisis.

Las hormonas de la neurohipófisis se sintetizan en el hipotálamo y se transportan por vías neurosecretoras al infundíbulo hipofisario y de ahí al lóbulo posterior, del cual se liberan a la circulación.

Los fármacos que semejan o antagonizan los efectos de las hormonas hipotalámicas e hipofisarias poseen aplicaciones farmacológicas en tres aspectos principales: 1) como tratamiento de reposición en estados de deficiencia hormonal; 2) como antagonistas de enfermedades que son consecuencia de la producción excesiva de hormonas hipofisarias, y 3) como elementos diagnósticos para identificar algunas anomalías endocrinas.

HORMONAS ADENOHIPOFISARIAS Y SUS REGULADORES HIPOTALÁMICOS

Con excepción de la prolactina (PRL), todas las hormonas producidas por la adenohipófisis son participantes fundamentales de sistemas hormonales en los que se regula la producción de hormonas y factores autocrinos-paracrinos por parte de tejidos periféricos, encargados de funciones reguladoras. En dichos sistemas, la secreción de una hormona hipofisaria está sometida al control de una o más hormonas hipotalámicas. Cada sistema o eje hipotalámico-hipofisario-glándula endocrina genera oportunidades múltiples para la regulación neuroendocrina compleja del crecimiento, el desarrollo y las funciones reproductivas.

RECEPTORES DE HORMONAS ADENOHIPOFISARIAS E HIPOTALÁMICA

Las hormonas adenohipofisarias se clasifican con base en su estructura y los tipos de receptores que activan. La **hormona de crecimiento** (**GH**) y la **prolactina**, hormonas proteínicas monocatenarias con homología notable, forman un grupo. Las dos hormonas activan a receptores de la superfamilia JAK/STAT (cap. 2). Tres hormonas

ACRÓNIMOS

ACTH	Hormona adrenocorticotrópica (corticotropina) (*adrenocorticotropic hormone*)
CRH	Hormona liberadora de corticotropina (*corticotropin-releasing hormone*)
FSH	Hormona foliculoestimulante (*follicle-stimulating hormone*)
GH	Hormona de crecimiento (*somatotropina*) (*growth hormone*)
GHRH	Hormona liberadora de hormona de crecimiento (*growth hormone-releasing hormone*)
GnRH	Hormona liberadora de gonadotropina (*gonadotropin-releasing hormone*)
hCG	Gonadotropina coriónica humana (*human chorionic gonadotropin*)
hMG	Gonadotropina menopáusica humana (*human menopausal gonadotropin*)
IGF	Factor de crecimiento similar a la insulina (*insulin-like growth factor*)
LH	Hormona luteinizante (*luteinizing hormone*)
PRL	Prolactina (*prolactin*)
rhGH	Hormona de crecimiento humana obtenida por bioingeniería (*recombinant human growth hormone*)
SST	Somatostatina (*somatostatin*)
TRH	Hormona liberadora de la tirotropina (*thyrotropin-releasing hormone*)
TSH	Hormona estimulante de la tiroides (tirotropina) (*thyroid-stimulating hormone [thyrotropin]*)

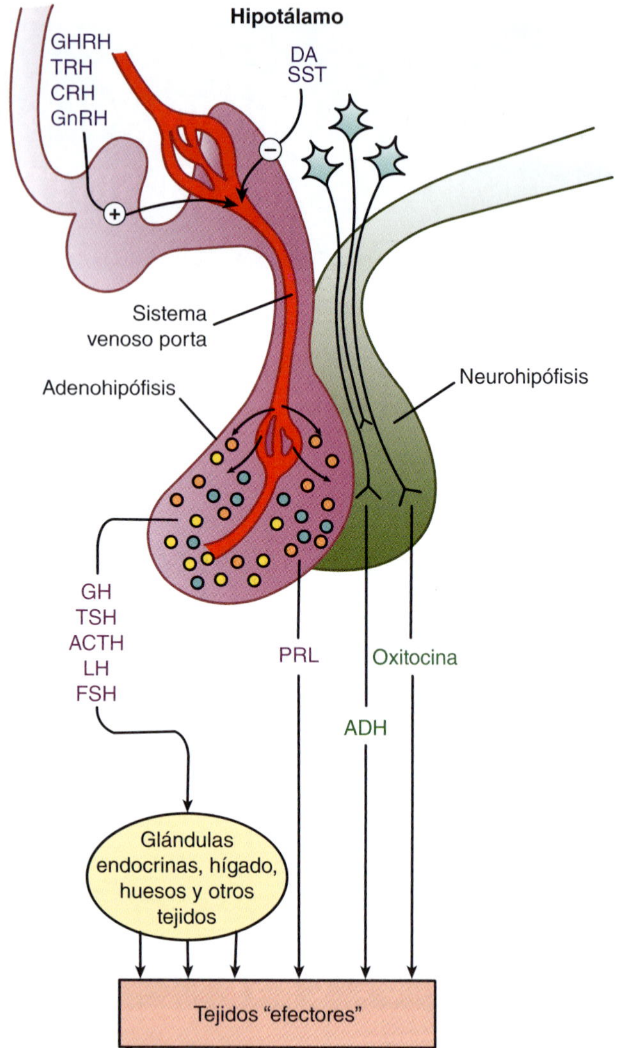

FIGURA 37-1 Sistema endocrino hipotalámico/hipofisario. Con excepción de la prolactina, las hormonas liberadas de la adenohipófisis estimulan la producción de otras por parte de glándulas endocrinas periféricas, el hígado y otros tejidos. La prolactina y las hormonas liberadas de la neurohipófisis (vasopresina y oxitocina) actúan de forma directa en los tejidos "efectores". Los factores hipotalámicos regulan la liberación de las hormonas adenohipofisarias. ACTH, adrenocorticotropina; ADH, hormona antidiurética (vasopresina); CRH, hormona liberadora de corticotropina; DA; dopamina; FSH, hormona foliculoestimulante; GH, hormona de crecimiento; GHRH, hormona liberadora de hormona de crecimiento; GnRH, hormona liberadora de gonadotropina; LH, hormona luteinizante; PRL, prolactina; SST, somatostatina; TRH, hormona liberadora de tirotropina; TSH, hormona estimulante de la tiroides.

hipofisarias, la **hormona estimulante de la tiroides** (**TSH, tirotropina**), la **foliculoestimulante** (**FSH**, *follicle-stimulating hormone*) y la **luteinizante** (**LH**, *luteinizing hormone*), son proteínas diméricas que activan a receptores acoplados a la proteína G (cap. 2). TSH, FSH y LH comparten una cadena α común. Sus cadenas β, a pesar de que guardan alguna semejanza entre sí, difieren en grado suficiente para conferir especificidad hacia receptores. Por último, la **hormona adrenocorticotrópica** (**ACTH**, *adrenocorticotropic hormone*), un péptido único separado de un precursor de mayor tamaño que también contiene al péptido endorfina β (cap. 31), comprende una tercera categoría. A semejanza de TSH, LH y FSH, actúan por

CUADRO 37–1 Vínculos entre hormonas o mediadores hipotalámicos, adenohipofisarios y órganos "efectores"[1]

Hormonas de adenohipófisis	Hormona hipotalámica	Órgano efector	Hormona o mediador en el órgano primario "efector"
Hormona de crecimiento (GH, somatotropina)	Hormona liberadora de hormona de crecimiento (GHRH)(+) Somatostatina (–)	Hígado, músculo, hueso, riñones y otros órganos	Factor de crecimiento similar a la insulina I (IGF-I)
Hormona estimulante de la tiroides	Hormona liberadora de tirotropina (TRH) (+)	Tiroides	Tiroxina, triyodotironina
Adrenocorticotropina (ACTH)	Hormona liberadora de corticotropina (CRH) (+)	Corteza suprarrenal	Cortisol
Hormona foliculoestimulante (FSH) Hormona luteinizante (LH)	Hormona liberadora de gonadotropina (GnRH) (+)[2]	Gónadas	Estrógenos, progesterona, testosterona
Prolactina (PRL)	Dopamina (–)	Mama	—

[1]Todas las hormonas señaladas actúan por medio de receptores acoplados a proteína G, excepto la hormona de crecimiento y la prolactina, que lo hacen a través de receptores JAK/STAT.

[2]GnRH endógena, liberada en pulsos, estimula la liberación de LH y FSH. Cuando se administra en forma continua como fármaco, GnRH y sus análogos inhiben la liberación de LH y FSH mediante regulación decreciente de receptores de GnRH.

(+), estimulante; (–), inhibidor.

medio de un receptor acoplado a proteína G. Una característica singular del receptor de la ACTH (también conocido como receptor de la melanocortina 2) es que se requiere una proteína transmembrana, la proteína accesoria del receptor de la melanocortina 2, para una señalización y tránsito normales.

TSH, FSH, LH y ACTH comparten semejanzas en la regulación de su liberación desde la hipófisis. Cada una se encuentra bajo el control de un péptido hipotalámico distintivo que estimula su producción al actuar en los receptores acoplados a proteína G (cuadro 37-1). La **hormona liberadora de tirotropina** (**TRH**, *thyrotropin-releasing hormone*) regula la liberación de TSH, en tanto que la liberación de LH y FSH (conocidas con el nombre colectivo de gonadotropinas), se estimula por "pulsos" de la **hormona liberadora de gonatropinas** (**GnRH**, *gonadotropin-releasing hormone*). La **hormona liberadora de corticotropina** (**CRH**, *corticotropin-releasing hormone*) estimula la liberación de ACTH. El signo regulador importante y final que comparten las cuatro hormonas estructuralmente similares es que ellas y sus factores de liberación hipotalámicos están sometidos a regulación inhibitoria por retroalimentación que ejercen las hormonas cuya producción controlan. Las dos hormonas tiroideas básicas que son tiroxina y triyodotironina inhiben la producción de TSH y TRH (cap. 38). La producción de gonadotropina y GnRH se suprime en las mujeres por la acción de los estrógenos y la progesterona, y en varones por la testosterona y otros andrógenos. El cortisol anula la producción de ACTH y CRH. La regulación por retroalimentación es decisiva en el control fisiológico de las funciones tiroidea, corticosuprarrenal y gonadal y también lo es en la selección de fármacos que modifican a tales sistemas.

El control hormonal de GH y prolactina por el hipotálamo difiere del sistema regulador correspondiente a TSH, FSH, LH y ACTH. El hipotálamo secreta dos hormonas que regulan a la de crecimiento: la **hormona liberadora de hormona de crecimiento** (**GHRH**, *growth hormone-releasing hormone*) que estimula la producción de GH, en tanto que el péptido **somatostatina** (**SST**) inhibe la producción de dicha hormona. La hormona de crecimiento y su principal mediador periférico, el **factor de crecimiento similar a la insulina I** (**IGF-I**, *insulin-like growth factor-I*), también generan actividad de retroalimentación para suprimir la liberación de GH. La producción de prolactina se inhibe por acción de la **dopamina**, una catecolamina que actúa por medio de un subtipo D_2 de receptores dopamínicos. El hipotálamo no produce una hormona que estimule de forma específica la secreción de prolactina, aunque la TRH puede inducir su liberación, en particular cuando las concentraciones de TRH son elevadas en casos de hipotiroidismo primario.

Están disponibles todas las hormonas hipofisarias e hipotalámicas descritas para utilizar en seres humanos, pero sólo unas cuantas de ellas tienen importancia clínica. Ante la mayor facilidad de administración de hormonas de glándulas endocrinas "efectoras" o sus análogos sintéticos las hormonas hipotalámicas e hipofisarias afines (TRH, TSH, CRH, ACTH, GHRH), se emplean con poca frecuencia como tratamiento. Algunas de éstas, como la ACTH, se usan para estudios diagnósticos especializados. Estos compuestos se describen en los cuadros 37-2 y 37-3 y no se revisan con mayor detalle en este capítulo. A diferencia de ello, suelen utilizarse GH, SST, LH, FSH, GnRH y dopamina o análogos de las hormonas y se describen en los apartados siguientes.

CUADRO 37–2 Usos clínicos de las hormonas hipotalámicas y sus análogos

Hormona hipotalámica	Usos clínicos
Hormona liberadora de hormona de crecimiento (GHRH)	Sólo de modo ocasional se utiliza como método diagnóstico de suficiencia de GH y GHRH
Hormona liberadora de tirotropina (TRH, protirelina)	Puede utilizarse para diagnosticar deficiencia de TRH o TSH
Hormona liberadora de corticotropina (CRH)	Sólo de forma ocasional se usa para diferenciar la enfermedad de Cushing de la secreción ectópica de ACTH
Hormona liberadora de gonadotropina (GnRH)	Puede utilizarse en pulsos para tratar infecundidad causada por deficiencia de GnRH Los análogos se emplean en presentaciones de larga acción para inhibir la función gonadal en niños con pubertad precoz, adolescentes transexuales en etapa de pubertad temprana (para bloquear los efectos endógenos), varones con cáncer de próstata y mujeres sometidas a técnicas de reproducción asistida (ART) o las que necesitan supresión ovárica por algún trastorno ginecológico
Dopamina	Los agonistas de dopamina (p. ej., bromocriptina, cabergolina) se utilizan para tratar la hiperprolactinemia

CUADRO 37–3 Usos diagnósticos de la hormona estimulante de la tiroides y adrenocorticotropina

Hormona	Empleo diagnóstico
Hormona estimulante de la tiroides (TSH); tirotropina	En sujetos tratados de forma quirúrgica por carcinoma de tiroides, para probar la reaparición de la neoplasia mediante estudio en gammagramas de ^{131}I de todo el cuerpo con estimulación por TSH y cuantificaciones de tiroglobulina en suero
Adrenocorticotropina (ACTH)	En pacientes con sospecha de insuficiencia suprarrenal, central (deficiencia de CRH/ACTH) y periférica (deficiencia de cortisol), en particular en casos de probable hiperplasia suprarrenal congénita (fig. 39-1 y cap. 39)

HORMONA DE CRECIMIENTO (SOMATOTROPINA)

La hormona de crecimiento, una de las hormonas peptídicas producidas por la adenohipófisis, es necesaria en la niñez y la adolescencia para que el individuo alcance la talla normal del adulto, y posee efectos importantes en la vida posnatal sobre el metabolismo de lípidos y carbohidratos y sobre la masa corporal magra y la densidad ósea. Sus efectos promotores del crecimiento tienen la mediación predominante del **IGF-I** (también conocido como **somatomedina C**). Las personas con deficiencia congénita o adquirida de GH durante la niñez o la adolescencia no alcanzan la talla calculada del adulto y en ellas existe una mayor cantidad (desproporcionada) de grasa corporal y una menor masa muscular. Los adultos con deficiencia de GH muestran una masa magra corporal desproporcionadamente pequeña.

Aspectos químicos y farmacocinética

A. Estructura

La hormona de crecimiento es un péptido de 191 aminoácidos con dos enlaces sulfhidrilo. Su estructura se asemeja en grado notable a la de la prolactina. Con anterioridad se aislaba la hormona de la hipófisis de cadáveres humanos con fines medicinales, aunque se advirtió que podía estar contaminada con priones que causan algunas veces la enfermedad de Creutzfeldt-Jakob. Por dicha razón, ya no se le utiliza más. La **somatropina**, la forma recombinante de GH obtenida por bioingeniería, tiene una secuencia de 191 aminoácidos que es idéntica a la forma original predominante de la GH humana.

B. Absorción, metabolismo y excreción

La hormona endógena y circulante de crecimiento tiene una semivida de 20 a 25 min y es captada y eliminada de forma predominante por el hígado. La forma recombinante de GH humana (rhGH) se aplica por vía subcutánea seis a siete veces por semana. Se alcanzan las concentraciones máximas en cuestión de 2 a 4 h y las cantidades activas en sangre persisten unas 36 h en promedio.

Farmacodinámica

La hormona de crecimiento media sus efectos a través de receptores de superficie celulares de la superfamilia del receptor citocínico JAK/STAT. La hormona de crecimiento tiene dos sitios distintos de unión al receptor de la GH. La dimerización de los dos receptores de GH se estimula por una sola molécula de la hormona y desencadena una cascada de señales mediada por las tirosina cinasas de JAK y STAT vinculadas con el receptor (cap. 2). La hormona somatotrópica ejerce efectos complejos en el crecimiento, la composición corporal y el metabolismo de carbohidratos, proteínas y lípidos. Los efectos somatotrópicos son mediados por un incremento de la producción de IGF-I. Gran parte del IGF-I se produce en el hígado. La hormona también estimula la producción del IGF-I en hueso, cartílago, músculo, riñones y otros tejidos, en donde tiene acciones autocrinas o paracrinas. La hormona somatotrópica estimula el crecimiento longitudinal de huesos hasta que se cierran las epífisis, casi al finalizar la pubertad. En niños y adultos posee efectos anabólicos en el músculo y catabólicos en lipocitos, que hacen que el equilibrio de masa corporal se incline por un incremento de la masa muscular y disminución de la adiposidad central. Los efectos directos e indirectos de la hormona en el metabolismo de carbohidratos son mixtos, en parte porque la GH y el IGF-I ejercen efectos contrarios en la sensibilidad a la insulina. La hormona atenúa dicha sensibilidad, con lo cual surge una leve hiperinsulinemia de poca magnitud, mientras que el IGF-I tiene efectos similares a los de la insulina sobre el transporte de glucosa. En pacientes incapaces de responder a la GH a causa de resistencia grave a dicha hormona (causada por mutaciones de su receptor, mutaciones de los mecanismos de señalización posreceptor o anticuerpos contra la GH), la administración del IGF-I recombinante humano puede provocar hipoglucemia debido a sus efectos análogos a los de la insulina.

Farmacología clínica

A. Deficiencia de hormona de crecimiento

La deficiencia de GH puede ser de origen genético, relacionarse con síndromes de defectos del desarrollo de la línea media (p. ej., displasia septoóptica) o adquirirse como resultado de daño traumático de la hipófisis o el hipotálamo (incluidos parto traumático o en presentación pélvica), tumores intracraneales, infecciones, radiación o procesos hemorrágicos o infiltrantes. Los recién nacidos con deficiencia aislada de GH tienen en general talla normal al nacer dado que el crecimiento prenatal no depende de dicha hormona. En contraste, el IGF-I es esencial para el crecimiento intrauterino y posnatal. Mediante mecanismos poco comprendidos, la expresión del IGF-I y el crecimiento posnatal se tornan dependientes de la GH durante el primer año de vida. En los niños, la deficiencia asume la forma de talla corta y frecuentemente con adiposidad leve. Otro signo temprano de la deficiencia hormonal es la hipoglucemia por la acción no contrarrestada de la insulina, a la cual son especialmente sensibles los niños de corta edad. Los criterios para diagnosticar deficiencia de GH incluyen por lo general 1) índice de crecimiento menor al estándar, y 2) respuesta subnormal en la concentración sérica de GH posterior a la administración de al menos dos estimulantes de su secreción. La prevalencia de producción deficiente de GH se aproxima a 1:5 000. El tratamiento con rhGH permite a muchos niños de talla corta por la deficiencia en cuestión alcanzar la talla normal del adulto.

Con anterioridad se pensaba que los adultos con deficiencia de hormona de crecimiento no mostraban algún síndrome importante. Sin embargo, estudios más detallados sugieren que los sujetos con esta deficiencia suelen mostrar obesidad generalizada, menor masa muscular, astenia y reducción del gasto cardiaco. Los adultos con la deficiencia hormonal, y que han recibido la hormona, han presentado una "inversión" o corrección de muchas de las manifestaciones.

B. Administración de hormona de crecimiento a niños con talla corta

La mejoría máxima en el crecimiento se observa en individuos con deficiencia de GH, pero la administración de la hormona exógena ejerce algún efecto en la talla en niños de estatura baja, si proviene de

CUADRO 37–4 Usos clínicos de la hormona de crecimiento humana obtenida por bioingeniería

Objetivo terapéutico primario	Trastorno clínico
Crecimiento	Retraso de crecimiento en niños, que depende de:
	Deficiencia de hormona de crecimiento
	Insuficiencia renal crónica antes de un trasplante
	Síndrome de Noonan
	Síndrome de Prader-Willi
	Talla baja, por deficiencia genética que contiene la homeosecuencia
	Síndrome de Turner
	Producto pequeño para la edad gestacional que no ha alcanzado su talla normal para los dos años de vida
	Talla baja idiopática en niños
Mejoría del estado metabólico, la masa corporal magra y el sentido de bienestar	Deficiencia de hormona de crecimiento en adultos
Incremento de la masa corporal magra, el peso y la resistencia física	Consunción en sujetos con infección por VIH
Mejoría de la función gastrointestinal	Síndrome de intestino corto en personas que reciben apoyo nutricional especializado

factores distintos de la deficiencia de tal hormona. Se ha aprobado el uso de hormona de crecimiento en algunas anomalías (cuadro 37-4) y de forma experimental, o con fines diferentes a los aceptados por la norma, en otros más. El **síndrome de Prader-Willi** es un cuadro genético autosómico dominante que se acompaña de retraso del crecimiento, obesidad e intolerancia a los carbohidratos. En los niños con este síndrome y retraso del crecimiento, la administración de la hormona somatotrópica reduce la grasa corporal e incrementa la masa magra, el crecimiento lineal y el gasto de energía.

También se ha observado que el tratamiento con GH beneficia en grado notable la talla final de niñas con **síndrome de Turner** que muestra el cariotipo 45,X y variantes. En investigaciones en seres humanos el tratamiento con la hormona hace que la talla final de niñas con dicho síndrome aumente 10 a 15 cm. Las niñas tienen ovarios rudimentarios o no los tienen, y por esta razón es preciso combinar con gran prudencia la hormona con esteroides gonadales para obtener el efecto lineal máximo, como en el caso de la paciente del caso clínico. Otras anomalías de retraso del crecimiento pediátrico en las cuales el tratamiento con GH tiene aprobación de la FDA incluyen insuficiencia renal crónica antes de un trasplante y recién nacidos con talla baja para la edad gestacional, en quienes la estatura permanece más de 2 SD por debajo de la norma a los dos años de edad.

El empleo aprobado aunque más controvertido de la hormona de crecimiento es el que corresponde a niños con **talla baja idiopática** (ISS, *idiopathic short stature*). Esta es una población heterogénea cuyos individuos tienen en común causas no identificables de talla baja. Con base en criterios clínicos, algunos especialistas han definido de manera arbitraria la ISS como talla al menos 2.25 SD por debajo de lo normal en niños de la misma edad y poca probabilidad de alcanzar en la vida adulta una estatura que sea menor de 2.25 SD por debajo de lo normal. En este grupo de niños, varios años de tratamiento con GH resultan en un incremento de estatura en la edad adulta de 4 a 7 cm (1.57 a 2.76 pulgadas) con un costo de 5 000 a 40 000 dólares por año. Asumen importancia aspectos complejos en los que intervienen la relación de costo-riesgo-beneficio en esta indicación de la hormona, ya que se ha calculado que en Estados Unidos 400 000 niños cumplen con los criterios diagnósticos de talla baja idiopática.

El tratamiento de niños con talla baja debe realizarlo un especialista con experiencia en administración de hormona de crecimiento. La dosificación varía según sea la anomalía a tratar; los niños con deficiencia de GH son quienes en general responden mejor al tratamiento. Es importante observar con gran detenimiento a los niños en aspectos como la lentificación del ritmo de crecimiento que podría indicar la necesidad de incrementar la dosis o la posibilidad de fusión epifisaria o problemas intercurrentes como hipotiroidismo o desnutrición.

Otros usos de la hormona de crecimiento

La hormona de crecimiento actúa en innumerables órganos y sistemas y posee un efecto anabólico neto. También se ha aprobado su uso en diversos trastornos que se acompañan de catabolia profunda y en Estados Unidos se le acepta para tratar la consunción en personas con sida. En el año 2004 se admitió su empleo para tratar a individuos con síndrome de intestino corto que dependen de la nutrición parenteral total (TPN, *total parenteral nutrition*). Después de ablación o derivación intestinales, el resto del intestino funcional en muchas personas muestra adaptación extensa, que permite la absorción adecuada de nutrientes. Sin embargo, otros pacientes no se adaptan de manera adecuada y terminan por mostrar síndrome de malabsorción. En animales de experimentación se ha demostrado que la hormona incrementa el crecimiento intestinal y mejora sus funciones. Los resultados de administrarla en individuos con el síndrome de intestino corto y dependencia de nutrición parenteral han sido efímeros en los estudios clínicos publicados hasta la fecha. La hormona se administra junto con glutamina, que ejerce efectos tróficos en la mucosa intestinal.

La hormona de crecimiento ha sido un componente muy difundido de programas contra el envejecimiento. Con el transcurso del tiempo y la vejez decrecen normalmente las concentraciones séricas de la hormona y los programas para evitar tal situación afirman que la inyección de GH o la administración de fármacos que al parecer intensifican su liberación son eficaces contra tal situación. En gran parte, estas afirmaciones no tienen fundamento. Es interesante saber que algunos estudios en ratones y el nematodo *C. elegans* han demostrado que los análogos de GH humana y IGF-I siempre *acortan* la duración de la vida y que las mutaciones con pérdida de función en la vía de señales de los análogos de GH y IGF-I prolongan la vida. Otro empleo de la hormona ha sido en deportistas para incrementar la masa muscular y el rendimiento en sus actividades. La hormona de crecimiento es uno de los fármacos prohibidos por el Comité Olímpico.

La hormona de crecimiento produce efectos importantes en el metabolismo de lípidos y carbohidratos y en la masa corporal magra, pero al parecer es poco probable que sea una sustancia provechosa a partir de la cual se intente la síntesis de fármacos nuevos para tratar la obesidad. Sin embargo, están en investigación, como posibles sustancias para la obtención de fármacos contra la obesidad, sistemas hormonales y neuroendocrinos que regulan la secreción de hormona de crecimiento (véase el recuadro Tratamiento de la obesidad).

En 1993, la FDA aprobó en Estados Unidos el empleo de hormona bovina de crecimiento obtenida por bioingeniería (recombinante) (rbGH) en vacas para mejorar la producción de leche. La leche y la carne de las vacas tratadas con dicha hormona (obtenida por bioingeniería) parecen ser inocuas, pero dichas reses muestran una mayor incidencia de mastitis que podría incrementar el uso de antibióticos y como consecuencia la presencia de mayores cantidades de residuos de ellos en lácteos y cárnicos.

Tratamiento de la obesidad[1]

Se asegura que ha surgido una "epidemia de obesidad" en los países desarrollados, y tal afirmación se basa en estadísticas que indican que en Estados Unidos, por ejemplo, 30 a 40% de su población está por encima del peso óptimo y que el exceso ponderal (en particular la grasa abdominal) se relaciona a menudo con el **síndrome metabólico** e incremento del riesgo de desarrollar enfermedades cardiovasculares y diabetes. La conducta alimentaria es una expresión de fenómenos endocrinos, neurofisiológicos y psicológicos, y por ello la prevención y el tratamiento de la obesidad es un problema complejo. No es motivo de sorpresa que haya surgido gran interés científico y económico por desarrollar fármacos para combatir el problema.

La obesidad se define como el exceso de tejido adiposo, pero se la cuantifica por medio del índice de masa corporal (BMI, *body mass index*), calculada a partir de la fórmula: BMI = peso en kilogramos/(talla en metros)^2. Con esta cifra se define un BMI normal como un índice que oscila entre 18.5 y 24.9; el sobrepeso, 25 y 29.9; la obesidad, de 30 y 39.9 y la obesidad mórbida (de riesgo muy grande) con BMI de 40 o más. Algunas personas muy musculosas pueden tener BMI mayor de 25 y no mostrar exceso de grasa; sin embargo, la escala de BMI casi siempre establece una correlación con el grado de obesidad y los riesgos.

Podría plantearse en forma sencilla que la causa de la obesidad es el consumo de productos energéticos (calorías de alimentos) que rebasa las necesidades de energía (el metabolismo en reposo más el ejercicio), pero la fisiología real del control ponderal es muy compleja y aún hay mucho por conocer de los aspectos fisiopatológicos de la obesidad. Muchas hormonas y mecanismos neuronales regulan la ingestión de alimentos (apetito, saciedad), su "modificación" o procesamiento (absorción, conversión en grasa, glucógeno y otros productos) y el resultado (termogénesis, trabajo muscular). Dado que un gran número de hormonas mitiga el apetito (cuadro 37-4.1 en la versión en línea de este libro) podría parecer que existe la posibilidad de innumerables "factores" que se pueden modificar con farmacoterapia reductora de peso, pero a pesar de investigaciones intensivas, no se cuenta con fármacos satisfactorios para conservar una pérdida ponderal mayor de 10% durante un año. Además, los aspectos sociales y psicológicos del consumo de alimentos son influencias poderosas que no dependen de los mecanismos de control fisiológico, o que dependen sólo en parte de ellos. A diferencia de lo comentado, con la cirugía bariátrica (disminución ponderal) se logra una pérdida sostenida de 10 a 40% de peso. Además, la cirugía de derivación gástrica (pero no el bandeo gástrico restrictivo simple) revierte con rapidez algunos procesos del síndrome metabólico incluso antes de experimentar pérdida de peso significativa. Sin embargo, incluso la pérdida de 5 a 10% del peso produce una disminución de la presión sanguínea y mejoría del control glucémico.

Hace unos 15 años, los anoréxicos más populares y satisfactorios eran agonistas de 5-HT$_2$ no selectivos: fenfluramina y dexfenfluramina. En combinación con la fentermina tenían eficacia moderada; sin embargo, se observó que dichos compuestos inducían hipertensión pulmonar y defectos valvulares cardiacos y se retiraron del mercado.

Los fármacos que están desde hace algún tiempo en el mercado aún se distribuyen en algunos países e incluyen fenilpropanolamina, benzfetamina, anfetamina, metanfetamina, fentermina, dietilpropión, mazindol y fendimetrazina. Todos ellos se asemejan en su acción a los anfetamínicos y suprimen el apetito por mecanismos que operan en el sistema nervioso central; son útiles, en términos generales, sólo en las primeras semanas del tratamiento. Sus efectos tóxicos son notables e incluyen hipertensión (con peligro de hemorragia cerebral) y posibilidad de causar adicción.

En la actualidad, el orlistat es el único fármaco (distinto de las anfetaminas) aprobado en Estados Unidos para el tratamiento de la obesidad. El cuadro 37-5 muestra otros dos compuestos que se han estudiado a profundidad. Ensayos clínicos y reportes de fase 4 sugieren que la eficacia del orlistat es discreta para la duración del tratamiento (hasta un año) y es tal vez más seguro que los fármacos que simulan los efectos de las anfetaminas. Sin embargo, no produce una pérdida de peso mayor de 5 a 10%. La sibutramina se comercializó durante varios años pero se retiró del mercado debido a los signos de toxicidad cardiovascular. La lorcaserina se estudió a fondo en 2010 y se sometió a aprobación por la FDA, pero ésta le fue negada con base en consideraciones de seguridad y eficacia inadecuadas.

Dada la escasa eficacia de los fármacos incluidos en el cuadro 37-5, subsiste la investigación intensiva. (En el cuadro 37-5.1 de la versión en línea de este libro se incluyen algunos productos aprobados para otras indicaciones que atenúan el apetito y que podrían ser compuestos para la pérdida ponderal en lo futuro.) Dada la redundancia de los mecanismos fisiológicos para controlar el peso corporal, es probable que se necesite, para obtener buenos resultados, el uso concomitante de varios fármacos que actúen en diferentes moléculas.

[1]Contribución de B.G. Katzung.

Efectos tóxicos y contraindicaciones

Por lo general, los niños toleran bien el tratamiento con GH. Los episodios adversos son relativamente raros e incluyen seudotumor cerebral; deslizamiento de la epífisis femoral proximal; progresión de escoliosis; edema; hiperglucemia, e incremento del riesgo de asfixia en pacientes muy obesos con síndrome de Prader-Willi y obstrucción de vías respiratorias superiores o apnea del sueño. Los individuos con síndrome de Turner muestran un riesgo mayor de otitis media durante la administración de GH. En niños con deficiencia de GH, la evaluación periódica del resto de las hormonas de la adenohipófisis puede revelar deficiencias simultáneas, las cuales también requieren tratamiento (p. ej., con hidrocortisona, levotiroxina u hormonas gonadales). En individuos que han recibido GH se han registrado casos de pancreatitis, ginecomastia y proliferación de nevos. Los adultos tienden a mostrar un número mayor de efectos adversos con dicho tratamiento. Por lo regular surgen edema periférico, mialgias y artralgias (en particular en manos y muñecas), pero experimentan remisión al disminuir la dosis. Algunas veces surge el síndrome del túnel carpiano. El tratamiento con GH incrementa la actividad de las isoformas del citocromo P450, lo cual puede reducir las concentraciones séricas de fármacos metabolizados por dicho sistema enzimático (cap. 4). No se ha identificado una mayor incidencia de cánceres en personas que reciben GH, pero este tratamiento está contraindicado en una persona

CUADRO 37–1 Nuevos fármacos contra la obesidad y sus efectos

	Orlistat	Sibutramina	Lorcaserina
Órgano en que ejerce su efecto	Intestinos	SNC	SNC (¿periferia?)
Molécula en la que ejerce su efecto	Inhibidor de lipasa GI	Inhibidor de SERT y NET	Agonista selectivo del receptor 5-HT_{2C}
Mecanismo de acción	Disminuye la absorción de grasas porque no se desdoblan los triglicéridos	Mitiga el apetito	Mitiga el apetito
Efectos tóxicos	Vías GI: flatulencia, esteatorrea, incontinencia fecal	Taquicardia, hipertensión e infarto	Cefalea; carcinogénesis en ratas
Dosis	130 mg tres veces al día	10-15 mg diarios	10-20 mg diarios
Disponibilidad	Se adquiere sin receta	Fármaco de prescripción; retirado del mercado en 2010	NDA rechazada por la FDA

SNC, sistema nervioso central; GI, vías gastrointestinales; SERT, transportador de la recaptación de serotonina; NET, transportador de la recaptación de noradrenalina; NDA, aprobación de fármaco nuevo.

con cáncer diagnosticado. En ocasiones raras surge retinopatía proliferativa. La administración de GH a personas en estado crítico *incrementa* al parecer la mortalidad.

MECASERMINA

Un grupo pequeño de niños con retraso del crecimiento presenta deficiencia profunda del IGF-I que no mejora con la administración de hormona de crecimiento. Entre sus causas figuran mutaciones del receptor de la hormona y su vía de señalización, la aparición de anticuerpos neutralizantes contra ella y defectos del gen *IGF-I*.

En el año 2005, la FDA aprobó dos formas de IGF-I humano obtenido por bioingeniería (rhIGF-I) para el tratamiento de deficiencia de IGF-I grave resistente a GH: mecasermina y rinfabato de mecasermina. El primer fármaco es rhIGF-I solo, mientras que el segundo es una combinación de rhIGF-I y una proteína 3 de unión a IGF-I recombinante humano (rhIGFBP-3). Esta última incrementa de manera significativa la semivida circulante del rhIGF-I. Por lo regular, la gran mayoría del IGF-I circulante está unido a IGFBP-3, el cual se produce sobre todo en el hígado bajo el control de la GH. En la actualidad, el rinfabato de mecasermina no se encuentra disponible en Estados Unidos. La mecasermina se aplica por vía subcutánea dos veces al día, con una dosis inicial recomendada de 0.04 a 0.08 mg/kg, dosis que se aumenta cada semana hasta llegar a un máximo de dos dosis diarias de 0.12 mg/kg.

El efecto adverso más importante que surge con la mecasermina es la hipoglucemia. Para evitar este problema, las instrucciones del fabricante señalan consumir una comida o un bocadillo 20 min antes de administrar el fármaco o después de hacerlo. Algunas personas han mostrado hipertensión intracraneal e incremento asintomático de las enzimas hepáticas.

ANTAGONISTAS DE LA HORMONA DE CRECIMIENTO

La necesidad de contar con antagonistas de la hormona de crecimiento nace de la tendencia que tienen las células somatotrópicas (productoras de GH) en la adenohipófisis a formar tumores secretores. Los adenomas hipofisarios aparecen con mayor frecuencia en los adultos; en ellos, los adenomas que secretan GH originan **acromegalia**, que se caracteriza por crecimiento anormal del tejido cartilaginoso y óseo, y de muchos órganos, entre ellos piel, músculos, corazón, hígado y tubo digestivo. La acromegalia afecta en forma negativa el sistema locomotor, los músculos, los aparatos cardiovascular y respiratorio, y el metabolismo. Cuando surge un adenoma secretor de GH antes de que se cierren las epífisis de huesos largos, aparece una rara anomalía que es el **gigantismo**. Los adenomas pequeños que secretan GH pueden tratarse con antagonistas de esa hormona. Los análogos de somatostatina y los agonistas del receptor dopamínico aminoran la producción de la hormona somatotrópica, en tanto que el **pegvisomant**, un nuevo antagonista de su receptor, impide que la hormona de crecimiento active a dicha estructura. Los adenomas hipofisarios de mayor tamaño que generan cantidades mayores de hormona y que alteran las funciones visual y del sistema nervioso central al comprimir estructuras encefálicas o sitios contiguos, se tratan por medio de cirugía transesfenoidal o radiación.

Análogos de somatostatina

La somatostatina, un péptido de 14 aminoácidos (fig. 37-2), está presente en el hipotálamo, otras partes del sistema nervioso central, páncreas y otros sitios del tubo digestivo. Inhibe la liberación de GH, TSH, glucagon, insulina y gastrina.

La somatostatina exógena se elimina con rapidez de la circulación y su semivida inicial es de 1 a 3 min. Los riñones intervienen al parecer en grado notable en su metabolismo y su excreción.

La somatostatina tiene escasa utilidad terapéutica porque su acción es breve y genera también múltiples efectos en muchos sistemas secre-

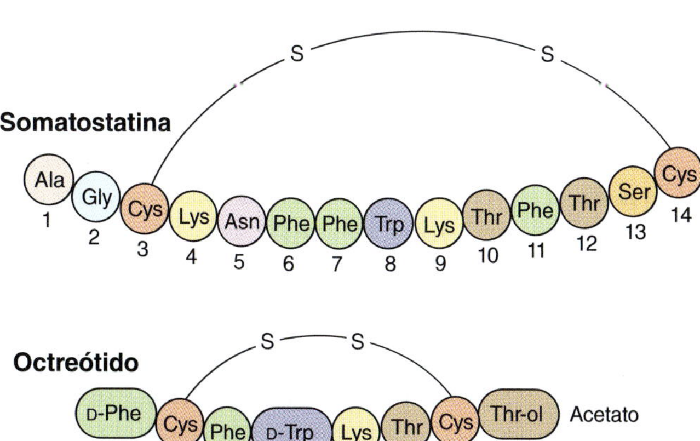

FIGURA 37–2 Esquema superior: secuencia de aminoácidos de la somatostatina. **Esquema inferior:** secuencia del análogo sintético, octreótido. Ala, alanina; Asn, asparagina; Gly, glicina; Cys, cisteína; Phe, fenilalanina; Trp, triptófano; Thr; treonina; Thr-ol, treonin-ol; D-Trp, D-triptófano.

torios. Se ha obtenido una serie de análogos de acción duradera de dicha hormona que conservan su actividad biológica. El análogo más utilizado es el **octreótido** (fig. 37-2), cuya potencia es 45 veces mayor que la de la somatostatina para inhibir la liberación de GH; su potencia es tan sólo del doble para atenuar la secreción de insulina. El efecto relativamente menor en las células β del páncreas, como se ha comentado, hace que rara vez surja hiperglucemia durante el tratamiento. La semivida de eliminación plasmática del octreótido es de unos 80 min, 30 veces más duradera en seres humanos que la de la somatostatina.

La administración de 50 a 200 μg de octreótido cada 8 h mitiga los síntomas causados por diversos tumores secretores de hormona: acromegalia; síndrome carcinoide; gastrinoma; glucagonoma; nesidioblastosis; síndrome de diarrea acuosa, hipopotasemia y aclorhidria (WDHA, *watery diarrhea, hypokalemia, and achlorhydria*) y la diarrea de origen diabético. La gammagrafía con receptor de somatostatina que utiliza el octreótido marcado con radionúclidos es útil para la localización de tumores neuroendocrinos que poseen receptores de somatostatina y permite prever la respuesta a la administración de octreótido. Este último también es útil para el control inmediato de la hemorragia proveniente de varices esofágicas.

La suspensión inyectable de acetato de octreótido de larga acción es una presentación con microesferas de liberación lenta. Su uso se indica sólo después que un ciclo breve de administración de octreótido de acción más breve, y es eficaz y tolerado. Las inyecciones se repiten a intervalos de cuatro semanas, en dosis de 20 a 40 mg, con inyección alterna en la región de las nalgas.

Entre los efectos adversos del octreótido están náusea, vómito, cólicos abdominales, flatulencia y esteatorrea con gran volumen de heces expulsadas. En 20 a 30% de los pacientes después de seis meses de uso se observan algunas veces "sedimento" biliar y cálculos vesiculares. Sin embargo, la incidencia anual de cálculos sintomáticos de ese tipo es de 1% en promedio. Los efectos en el corazón comprenden bradicardia sinusal (25%) y perturbaciones de la conducción (10%). El dolor en el sitio de la inyección es frecuente, en particular con la suspensión de larga acción. Durante el empleo de largo plazo del octreótido surge en ocasiones hipovitaminosis B_{12}.

En el año de 2007, la FDA aprobó en Estados Unidos, para tratar la acromegalia, el uso del **lanreótido**, otro análogo octapéptido de la somatostatina en una presentación de larga acción. El compuesto tiene al parecer efectos similares a los del octreótido para reducir las concentraciones de hormona de crecimiento y normalizar las concentraciones de IGF-I.

Pegvisomant

Este compuesto es el antagonista del receptor de la hormona de crecimiento, que es útil para tratar la acromegalia. Es el derivado polietilenglicólico (PEG) de una GH mutante, B2036. De igual forma que la GH nativa, el pegvisomant tiene dos sitios de unión al receptor de la GH. Uno de ellos posee mayor afinidad por dicho receptor, mientras que en el otro ésta es menor. Dicha variación de receptividad permite el paso inicial (dimerización del receptor de la GH), pero bloquea los cambios conformacionales necesarios para la transducción de señales. El pegvisomant es un antagonista menos potente del receptor de GH, en comparación con B2036, pero la pegilación disminuye su eliminación y mejora su eficacia clínica global. Cuando se administró por vía subcutánea dicho compuesto a 160 sujetos con acromegalia todos los días durante 12 meses o más, las concentraciones séricas de IGF-I se redujeron dentro de límites normales en 97% de los pacientes; dos personas presentaron proliferación de los tumores hipofisarios secretores de GH y otras dos tuvieron incrementos de las concentraciones de las enzimas hepáticas.

GONADOTROPINAS (HORMONA FOLICULOESTIMULANTE Y HORMONA LUTEINIZANTE) Y GONADOTROPINA CORIÓNICA HUMANA

Las gonadotropinas se producen por la acción de un tipo particular de célula hipofisaria que es la gonadotropa. Estas hormonas tienen funciones complementarias en los fenómenos de la reproducción. En las mujeres, la función principal de FSH es "dirigir" el desarrollo del folículo ovárico. Se necesitan FSH y LH para la esteroidogénesis de ovarios. En dichas glándulas, la LH estimula la producción de andrógenos por células de la teca en la fase folicular del ciclo menstrual, en tanto que la FSH estimula la conversión de andrógenos en estrógenos, por parte de las células de la granulosa. En la fase luteínica del ciclo menstrual, la producción de estrógenos y progesterona está más bien bajo el control de la LH, en primer lugar, y si la mujer se embaraza queda bajo el control de la gonadotropina coriónica humana (hCG). Esta última es una proteína placentaria casi idéntica a la hormona luteinizante y sus acciones tienen la mediación de los receptores de esta última (LH).

En los varones, la FSH es la hormona reguladora básica de la espermatogénesis, mientras que la LH constituye el principal estímulo para la producción de testosterona por las células de Leydig. La FSH permite conservar las concentraciones locales de andrógenos en cifras altas, en la proximidad de los espermatozoides en desarrollo, al estimular la producción de una proteína que se une a andrógenos, por parte de las células de Sertoli. La FSH también estimula la conversión por estas últimas células de la testosterona en estrógenos.

En el comercio se distribuyen varias formas de FSH, LH y hCG; se utilizan en situaciones de infecundidad para estimular la espermatogénesis en varones e inducir la ovulación en las mujeres. Su uso clínico más frecuente reside en la hiperestimulación controlada de la ovulación, que es el elemento básico de las técnicas de reproducción asistida como la fecundación *in vitro* (IVF, *in vitro fertilization*; véase adelante).

Aspectos bioquímicos y farmacocinética

Las tres hormonas (FSH, LH y hCG) son heterodímeros que comparten una cadena α idéntica, además de otra cadena β peculiar que confiere especificidad de receptor. Las cadenas β de hCG y LH son casi idénticas y por ello es posible utilizar indistintamente cualquiera de las dos hormonas. Todos los preparados de gonadotropina se administran por inyección subcutánea o intramuscular, por lo regular de forma diaria. La semivida varía con cada presentación y con la vía de inyección, y es de 10 a 40 h.

A. Menotropinas

El primer producto gonadotropínico en el comercio se extrajo de la orina de posmenopáusicas, que contiene una sustancia con propiedades similares a las de la FSH (pero con 4% de la potencia de la FSH) y otra con características semejantes a las de la LH. Dicho extracto purificado de FSH y LH tiene el nombre de **menotropinas** o gonadotropina menopáusica humana (**hMG**, *human menopausal gonadotropins*).

B. Hormona foliculoestimulante

Se cuenta con tres formas de la hormona foliculoestimulante purificada (FSH). La **urofolitropina**, conocida como uFSH, es un preparado purificado de FSH humana extraído de la orina de mujeres posmenopáusicas. De ella se ha eliminado prácticamente toda la actividad de la hormona luteinizante por una forma de cromatografía de inmunoafinidad que utiliza anticuerpos contra hCG. Se dispone también de dos formas obtenidas por bioingeniería (**rFSH**) que son las **folitropinas** α y β. Las secuencias de aminoácidos de los dos productos son idénticas a las de la FSH humana. La diferencia que muestran entre sí y respecto de la urofolitropina reside en la composición de las cadenas laterales de carbohidratos. Los preparados de rFSH tienen una semivida más breve que los obtenidos de la orina humana, pero estimulan la secreción de estrógenos con la misma eficiencia (como mínimo), y en algunas investigaciones incluso con mayor eficiencia. Los preparados de rFSH son muchísimo más costosos.

C. Hormona luteinizante

En el año 2004 se introdujo en Estados Unidos la **lutropina** α, que es la forma de LH recombinante humana. Después de inyección subcutánea tiene una semivida aproximada de 10 h. Se ha aprobado sólo para utilizar en combinación con la folitropina α para estimular el desarrollo folicular en mujeres infecundas con notable deficiencia de LH. No se ha aprobado su uso junto con otros preparados de FSH ni para simular el incremento endógeno de LH que se necesita para completar el desarrollo folicular y desencadenar la ovulación.

D. Gonadotropina coriónica humana

La placenta humana produce la hCG y se excreta en la orina, líquido del que se le puede extraer y purificar. Es una glucoproteína con una cadena α de 92 aminoácidos casi idéntica a la de FSH, LH y TSH, y una cadena β de 145 aminoácidos que se asemeja a la de LH, excepto por la presencia de una secuencia terminal carboxilo de 30 aminoácidos que no tiene LH. La **coriogonadotropina** α (rhCG) es una forma de hCG obtenida por bioingeniería. Dicha coriogonadotropina, por su mayor consistencia en cuanto a actividad biológica, es envasada y dosificada con base en su peso y las unidades de actividad, y estas últimas se utilizan en el envasado y medición de todas las demás gonadotropinas, incluida la rFSH. El preparado de hCG purificado y obtenido de la orina humana se administra por inyección intramuscular, en tanto que la rhCG se aplica por inyección subcutánea.

Farmacodinámica

Las gonadotropinas y la hCG ejercen sus efectos por medio de receptores acoplados a la proteína G. La LH y la FSH producen efectos complejos en los tejidos del aparato reproductor de ambos sexos. En las mujeres, los efectos cambian en el transcurso del ciclo menstrual como consecuencia de una relación compleja entre los efectos que dependen de la concentración (de las gonadotropinas), y la interacción entre LH, FSH y esteroides gonadales, y la influencia de otras hormonas ováricas. Para el desarrollo folicular, la ovulación y el embarazo normales se necesita un "esquema" coordinado de secreción de FSH y LH durante el ciclo menstrual (fig. 40-1).

Durante las primeras ocho semanas del embarazo, el cuerpo amarillo del ovario produce la progesterona y estrógenos necesarios para que se conserve el producto de la concepción. En los primeros días después de la ovulación, el cuerpo amarillo es "mantenido" por la hormona luteinizante de la madre. Sin embargo, conforme disminuyen las concentraciones de dicha hormona provenientes de la mujer en reacción al incremento de las concentraciones de progesterona y estrógenos, el cuerpo amarillo continúa sus funciones sólo si la participación de LH materna se sustituye por hCG producida por el embrión y su placenta nueva.

Farmacología clínica

A. Inducción de la ovulación

Las gonadotropinas se usan para inducir la ovulación en mujeres cuyo cuadro anovulatorio es consecuencia de hipogonadismo hipogonadotrópico, síndrome de ovario poliquístico, obesidad y otras causas. Ante el elevado costo de tales compuestos y la necesidad de vigilancia minuciosa durante su administración, las gonadotropinas se reservan casi siempre para mujeres anovulatorias que no reaccionan o no mejoran con otras formas menos complejas de tratamiento (como clomifeno; cap. 40). Las gonadotropinas también se utilizan para la **hiperestimulación ovárica controlada**, en técnicas de reproducción asistida. Diversos protocolos las utilizan para los dos objetivos mencionados (inducción de la ovulación e hiperestimulación controlada), si bien están siempre en elaboración nuevos protocolos para mejorar los buenos resultados y disminuir los dos riesgos primarios de la inducción ovulatoria, que son los embarazos múltiples y el **síndrome de hiperestimulación ovárica** (OHSS, *ovarian hyperstimulation syndrome*; véase más adelante).

A pesar de algunas diferencias en detalles, todos estos protocolos se basan en los fenómenos complejos que sustentan al ciclo menstrual normal. A semejanza de un ciclo menstrual, se expone la inducción de la ovulación en relación con el ciclo que comienza en el primer día de sangrado menstrual (fig. 37-3). Poco después del primer día (por lo general al tercer día) se comienzan a aplicar todos los días inyecciones con uno de los preparados de FSH (hMG, urofolitropina) y se continúan durante siete a 12 días. En mujeres con hipogonadismo hipogonadotrópico, el desarrollo folicular obliga a administrar una combinación de FSH y LH porque ellas no producen la concentración basal de hormona luteinizante necesaria para la producción adecuada de estrógenos por el ovario y el desarrollo folicular normal. La dosis y duración de la administración de FSH se basan en la respuesta cuantificada por la concentración de estradiol sérico y la valoración ecográfica del desarrollo del folículo en el ovario, y el espesor del endometrio. Cuando se utilizan las gonadotropinas exógenas para estimular el desarrollo folicular existe el peligro de un incremento endógeno prematuro de LH, por el entorno hormonal en que suceden cambios rápidos. Para evitar tal situación casi siempre se administran las gonadotropinas junto con un fármaco que bloquee los efectos de GnRH endógena, sea la administración continua de un agonista de GnRH que reduzca el número de receptores de GnRH o un antagonista del receptor de GnRH (véase más adelante y figura 37-3).

Una vez que se ha obtenido la maduración adecuada del folículo se interrumpe el uso de las inyecciones del agonista de FSH y GnRH o del antagonista de GnRH; en el día siguiente se administran por vía intramuscular 5 000 a 10 000 UI de hCG para inducir la maduración folicular final y, en los protocolos de inducción de la ovulación, la liberación del óvulo. Después de administrar hCG se emprende la inseminación (en el caso de inducción de la ovulación) y de recuperación del ovocito (en las técnicas de reproducción asistida). El uso de agonistas o antagonistas de GnRH durante la fase folicular de inducción de la ovulación suprime la producción endógena de LH; por esa razón es importante contar con un apoyo hormonal exógeno en la fase luteínica. En investigaciones en mujeres, la progesterona exógena, la hCG o una combinación de ambas han tenido eficacia para lograr el apoyo luteínico apropiado. Sin embargo, es preferible la progesterona para dicho apoyo porque la hCG conlleva un mayor riesgo de síndrome de hiperestimulación ovárica (véase más adelante).

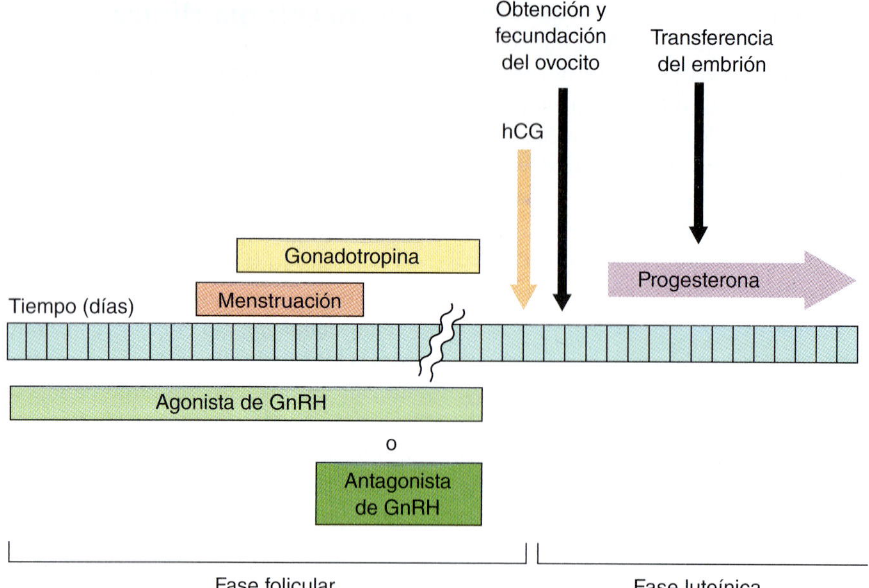

FIGURA 37-3 Hiperestimulación ovárica controlada como fase preparatoria de una técnica de reproducción asistida (como la fecundación *in vitro*). Fase folicular: el desarrollo del folículo se estimula por medio de inyecciones de gonadotropinas que se inician unos tres días después de comenzar la menstruación. Una vez que están maduros los folículos, lo cual se valora con mediciones de la concentración de estrógenos en suero y el diámetro folicular por ultrasonografía, la maduración final del ovocito se induce con una inyección de hCG. Fase luteínica: poco después los ovocitos se recuperan y fecundan *in vitro*. La fase luteínica de la mujer es "reforzada" con inyecciones de progesterona. Para evitar el incremento prematuro de la concentración de hormona luteinizante, se inhibe la secreción de gonadotropina endógena durante la fase folicular, con un agonista o un antagonista de GnRH. En muchos protocolos, la administración del agonista de GnRH se comienza en un punto medio del ciclo luteínico previo.

B. Infecundidad del varón

Muchos de los signos y síntomas de hipogonadismo en varones (retraso de la pubertad, persistencia de las características sexuales prepuberales incluso después de la pubertad) pueden tratarse en forma adecuada con andrógenos exógenos; sin embargo, en el caso de varones infecundos con hipogonadismo se necesita la actividad de LH y FSH. Durante muchos años las medidas habituales han incluido un tratamiento inicial de ocho a 12 semanas con inyecciones de 1 000 a 2 500 UI de hCG varias veces por semana. Después de la fase inicial, se inyecta una dosis de 75 a 150 unidades de hMG tres veces por semana. En sujetos con hipogonadismo hipogonadotrópico se necesita un promedio de cuatro a seis meses con el tratamiento anterior para que aparezcan espermatozoides en el líquido seminal. En fecha reciente, al contar el clínico con urofolitropina, rFSH y rLH, se han creado otros protocolos. Un progreso que ha sido beneficioso de manera indirecta en el tratamiento de la infecundidad masculina con gonadotropinas es la inyección intracitoplásmica de un espermatozoide (ICSI, *intracytoplasmic sperm injection*), con lo cual se inyecta directamente un solo espermatozoide en un ovocito maduro que se ha recuperado después de hiperestimulación ovárica controlada. Con el advenimiento de la ICSI disminuye de forma considerable el número mínimo de espermatozoides necesarios para el embarazo.

C. Usos obsoletos

La gonadotropina coriónica está aprobada para el tratamiento de la criptorquidia prepuberal. Los individuos en etapa anterior a la pubertad, en general entre cuatro y nueve años de edad, se trataban con inyecciones intramusculares de hCG durante dos a seis semanas. Sin embargo, este uso clínico se desaprobó debido a que en el largo plazo la eficacia del tratamiento hormonal de criptorquidia (~20%) es mucho menor que la del tratamiento quirúrgico (>95%) y por sospecha de que el tratamiento con hCG durante la niñez temprana tiene un efecto negativo sobre las células germinales e incrementa el riesgo de pubertad precoz.

En Estados Unidos, los productos que contienen gonadotropina coriónica tienen una advertencia contra su uso para perder peso. El uso de hCG junto con la restricción calórica intensa para perder peso se popularizó luego de una publicación en la década de 1950 según la cual la hCG movilizaba de manera selectiva depósitos de grasa corporal. Esta práctica continúa en la actualidad a pesar de la evidencia científica publicada en años posteriores, basada en ensayos que incluyen a grupos expuestos a placebo como testigos, que indican que la hCG no proporciona ningún beneficio en la pérdida de peso, además del relacionado con la restricción de la ingestión calórica por sí sola.

Efectos tóxicos y contraindicaciones

En mujeres tratadas con gonadotropinas y hCG las dos complicaciones más graves son el **síndrome de hiperestimulación ovárica** y los **embarazos múltiples**. La estimulación excesiva del ovario durante la inducción de la ovulación suele culminar en ovariomegalia no complicada que cede de modo espontáneo. El síndrome de hiperestimulación ovárica es una complicación más grave que se observa en 0.5 a 4% de las pacientes tratadas. Se caracteriza por ovariomegalia, ascitis, hidrotórax e hipovolemia que culmina algunas veces en estado de choque. Se observan en ocasiones hemoperitoneo (por rotura de un quiste ovárico), fiebre y tromboembolia arterial.

Cuando se utilizan la inducción de la ovulación y las técnicas de reproducción asistida, aumenta en grado notable la probabilidad de que surja un embarazo múltiple. En la inducción se calcula que es de 15 a 20% el riesgo de embarazo múltiple, en tanto que el porcentaje de esta complicación en la población general se aproxima a 1%. El embarazo múltiple representa un mayor peligro de complicaciones, como diabetes gestacional, preeclampsia y parto prematuro. En el caso de los métodos de fecundación *in vitro*, el riesgo de embarazo múltiple depende más bien del número de embriones transferidos a la mujer. Una tendencia clara en años recientes ha sido transferir un menor número de embriones.

Otros efectos adversos de la administración de gonadotropinas son cefalea, depresión, edema, pubertad temprana y, en raras ocasiones, la aparición de anticuerpos contra hCG. En varones tratados con gonadotropinas, el riesgo de ginecomastia guarda relación directa con el nivel de testosterona producida en respuesta al tratamiento. Se ha señalado un vínculo entre el cáncer ovárico, la infecundidad y el uso de fármacos para lograr la fecundidad. Sin embargo, no se sabe si los fármacos de este tipo tienen una relación causal con el cáncer.

HORMONA LIBERADORA DE GONADOTROPINA Y SUS ANÁLOGOS

La hormona liberadora de gonadotropina se secreta en neuronas del hipotálamo. Se transporta por el plexo venoso portal entre dicha zona y la adenohipófisis, sitio en que se une a receptores acoplados a proteína G en la membrana plasmática de las células gonadotrópicas. La secreción *pulsátil* de GnRH es necesaria para estimular a la célula gonadotropa y así hacer que produzca y libere LH y FSH.

La administración sostenida y *no pulsátil* de GnRH o análogos de ésta *inhibe* la liberación de FSH y LH por la hipófisis en mujeres y varones, y ello causa hipogonadismo. Los agonistas de GnRH se utilizan para la supresión gonadal en varones con cáncer de próstata. También se usan en mujeres que se someten a técnicas de reproducción asistida o que tienen un problema ginecológico en el cual se obtienen beneficios con la supresión ovárica.

Aspectos químicos y farmacocinética

A. Estructura

La GnRH es un decapéptido que se identifica en todos los mamíferos. La **gonadorelina** es la sal de acetato de la GnRH humana sintética. Entre los análogos sintéticos figuran **goserelina**, **histrelina**, **leuprolida**, **nafarelina** y **triptorelina**. Dichos análogos tienen aminoácidos D en posición 6, pero todas, salvo la nafarelina, muestran sustitución de la glicina en la posición 10 por etilamida. Las dos modificaciones las tornan más potentes y con acción más duradera que la GnRH original y la gonadorelina.

B. Farmacocinética

La gonadorelina se administra por vías intravenosa o subcutánea. Los análogos de GnRH se administran por vía subcutánea, intramuscular o nebulización nasal (nafarelina) o en la forma de implante subcutáneo. La semivida de la gonadorelina intravenosa es de 4 min y la de los análogos subcutáneo e intranasal de unas 3 h. La duración del uso clínico de agonistas de GnRH varía de días para la inducción de la ovulación a años para el tratamiento de metástasis del cáncer prostático. Por tales razones se han elaborado preparados cuya acción dura horas (para administración diaria) hasta otras que duran uno, cuatro, seis o 12 meses (formas de depósito).

Farmacodinámica

Las acciones fisiológicas de GnRH muestran relaciones complejas de dosis-respuesta que cambian de modo impresionante desde el periodo fetal hasta el final de la pubertad; lo anterior no debe causar sorpresa, dada la participación compleja que desempeña la GnRH en la reproducción normal, en particular en el caso de la mujer. Se produce liberación pulsátil de GnRH y es la que estimula la producción de LH y FSH durante el periodo fetal y neonatal. Más adelante, desde los dos años de vida hasta el comienzo de la pubertad, disminuye y desaparece la secreción de GnRH y de forma simultánea la hipófisis muestra mínima sensibilidad a tal hormona. Poco antes de la pubertad se produce un incremento de la frecuencia y amplitud de la liberación de GnRH y después, al comenzar la fase señalada, aumenta la sensibilidad de la hipófisis a GnRH y ello se debe en parte al efecto de concentraciones cada vez mayores de esteroides gonadales. En las mujeres es necesario que transcurran meses o un año después del comienzo de la pubertad para que el sistema hipotalámico-hipofisario produzca un incremento de la concentración de LH y aparezca la ovulación. Al final de la pubertad, dicho sistema está por completo establecido y los ciclos menstruales se suceden a intervalos relativamente constantes. La amplitud y la frecuencia de los pulsos de GnRH varían en una sucesión regular a través del ciclo menstrual, y las máximas amplitudes se observan durante la fase luteínica, y la mayor frecuencia a finales de la fase folicular. Las menores frecuencias de pulsos estimulan la secreción de FSH, en tanto que las mayores frecuencias se inclinan por la secreción de LH. Los esteroides gonadales y también las hormonas peptídicas activina e inhibina ejercen efectos moduladores complejos en la respuesta gonadotropínica a GnRH.

En la farmacoterapia con GnRH y análogos, la administración intravenosa pulsátil de gonadorelina cada 1 a 4 h estimula la secreción de FSH y LH. La administración continua de dicha hormona o sus análogos de acción más larga generan una respuesta bifásica. En los primeros siete a 10 días surge un efecto agonista que hace que se incrementen las concentraciones de hormonas gonadales en varones y mujeres; la fase inicial se conoce algunas veces como *exacerbación*. Después de ese periodo, la presencia ininterrumpida de GnRH ocasiona una acción inhibidora que se manifiesta por disminución de la concentración de gonadotropinas y esteroides gonadales. La acción inhibidora proviene de una combinación de regulación a la baja de receptores, y cambios en las vías de señalización activadas por GnRH.

Farmacología clínica

En ocasiones se utilizan los agonistas de GnRH para estimular la producción de gonadotropina. Se usan más a menudo para suprimir la liberación de dicha hormona.

A. Estimulación

1. Infecundidad de la mujer. En la época actual en que es posible contar con facilidad con gonadotropinas y también con las técnicas de reproducción asistida, pocas veces se recurre a la administración pulsátil de GnRH para combatir la infecundidad. Existe menor posibilidad que la GnRH pulsátil, en comparación con las gonadotropinas, produzca un embarazo múltiple y el síndrome de hiperestimulación ovárica, pero entre los obstáculos para usar GnRH pulsátil figuran la incomodidad y los costos del uso continuo de una bomba intravenosa, y la dificultad para obtener GnRH original (gonadorelina). Cuando se utiliza esta estrategia, con una bomba portátil, programable, accionada por batería, y por medio de tubos intravenosos, se administra gonadorelina en pulsos cada 90 min.

La gonadorelina o un análogo del agonista de GnRH se emplean para desencadenar el incremento de LH y la ovulación en mujeres con infecundidad programadas para inducción de la ovulación con gonadotropinas. Por lo regular, en dicha situación se ha utilizado hCG para precipitar la ovulación. Sin embargo, hay algunos datos de que existe una menor posibilidad de que la gonadorelina o un agonista de GnRH, en comparación con hCG, produzcan la liberación de múltiples óvulos y, como consecuencia, una menor posibilidad de causar el síndrome de hiperestimulación ovárica.

2. Infecundidad del varón. Es posible utilizar la gonadorelina en pulsos contra la infecundidad en varones con hipogonadismo hipogonadotrópico hipotalámico. Con una bomba portátil se introduce por la vena gonadorelina cada 90 min. Es importante medir en forma regular las concentraciones de testosterona en suero y analizar el semen. Se necesitan como mínimo tres a seis meses de administración pulsátil antes de identificar un número considerable de espermatozoides. Como se describió con anterioridad, el tratamiento del hipogonadismo hipogonadotrópico es más común con hCG y hMG o sus equivalentes recombinantes.

3. Diagnóstico de reactividad de LH. La GnRH puede ser útil para dilucidar si el retardo de la pubertad en adolescentes hipogonadotrópicos proviene del retraso constitucional o de hipogonadismo hipogonadotrópico. La respuesta observable en la hormona luteinizante (pero no en la hormona foliculoestimulante) a una sola dosis de GnRH permite diferenciar entre los dos cuadros comentados. Las concentraciones séricas de LH se miden antes de la administración intravenosa o subcutánea (bolo) de GnRH y en diversas fechas después de realizada. Es normal el incremento sérico de LH con un "pico" que rebase las 15.6 mUI/ml y sugiere que pronto surgirá la pubertad. La respuesta disminuida de LH indica hipogonadismo hipogonadotrópico por alguna enfermedad de hipófisis o hipotálamo, pero no descarta el retraso "constitucional" de la adolescencia.

B. Supresión de la producción de gonadotropina

1. Hiperestimulación ovárica controlada. En esta técnica, en la que se obtienen múltiples ovocitos maduros para la reproducción asistida, como la fecundación *in vitro*, es de máxima importancia suprimir un incremento endógeno de hormona luteinizante que pudiera desencadenar de forma prematura la ovulación. Tal supresión se obtiene más a menudo por medio de la inyección subcutánea diaria de leuprolida o las aplicaciones nasales diarias de nafarelina. En el caso de la leuprolida, el tratamiento por lo regular se instituye con 1.0 mg al día durante unos 10 días hasta que la mujer menstrúa. En ese punto se reduce la dosis a 0.5 mg al día hasta que se administra hCG (fig. 37-3). En el caso de la nafarelina, la dosis inicial suele ser de 400 μg dos veces al día, que se disminuye a la mitad cuando la mujer menstrúa. En mujeres que casi no reaccionan al protocolo corriente, otros protocolos que utilicen ciclos más breves y dosis menores de agonistas de GnRH pueden mejorar la respuesta folicular a las gonadotropinas.

2. Endometriosis. La endometriosis es un síndrome de dolor abdominal cíclico en premenopáusicas que proviene de la presencia de tejido similar al de endometrio sensible a estrógenos, fuera del útero. El dolor que causa dicho cuadro suele desaparecer al abolir la exposición a los cambios cíclicos en la concentración de estrógenos y progesterona, que son parte normal del ciclo menstrual. La supresión ovárica inducida por el tratamiento ininterrumpido con un agonista de GnRH aminora en grado considerable las concentraciones de estrógenos y progesterona e impide los cambios cíclicos. El tratamiento recomendado con dicho agonista se limita a seis meses porque la supresión ovárica después de ese lapso puede hacer que se reduzca la densidad de los huesos. Para tal indicación se ha aprobado el uso de leuprolida, goserelina y nafarelina. Los dos primeros fármacos se administran en preparados de depósito, que generan una actividad de agonista de GnRH continua durante uno a tres meses. La nafarelina se administra dos veces al día en nebulización nasal en una dosis de 0.2 mg por nebulización.

3. Leiomiomas uterinos (fibromas). Esta alteración incluye masas fibrosas benignas sensibles a estrógenos en el útero, que pueden ocasionar menorragia y también anemia, y dolor pélvico concomitante. La administración de un agonista de GnRH durante tres a seis meses disminuye el volumen del fibroma y, si se combina con hierro complementario, mejora la anemia. Se han aprobado para tal indicación leuprolida, goserelina y nafarelina. Las dosis y las vías de administración son semejantes a las descritas en el tratamiento de la endometriosis.

4. Cáncer de próstata. La administración de antiandrógenos es el tratamiento primario contra el cáncer de próstata. Dicho tratamiento, en combinación con un agonista continuo de GnRH y un antagonista de receptor de andrógenos como la flutamida (cap. 40), tiene la misma eficacia que la castración quirúrgica para reducir las concentraciones y los efectos de la testosterona sérica. Para tal indicación se ha aprobado el uso de leuprolida, goserelina, histrelina y triptorelina. La presentación preferida es la forma de depósito de larga acción con la que se logra actividad terapéutica durante uno, tres, cuatro, seis y 12 meses. En los primeros siete a 10 días de administrar un análogo de GnRH, las concentraciones séricas de testosterona aumentan por la acción agonista del fármaco; ello puede desencadenar dolor en personas con metástasis en huesos y proliferación tumoral, y síntomas neurológicos en sujetos con metástasis en vértebras. La situación también puede empeorar de forma temporal los síntomas de obstrucción de vías urinarias. Por lo regular se evitan tales exacerbaciones tumorales con la administración concomitante de bicalutamida o alguno de los otros antagonistas de receptores de andrógenos (cap. 40). En término de unas dos semanas, las concentraciones de testosterona en suero disminuyen y llegan a límites de hipogonadismo.

5. Pubertad temprana de origen central. La administración continua de un agonista de GnRH está indicada para tratar la pubertad temprana de origen central (aparición de las características sexuales secundarias antes de los siete a ocho años en niñas o de los nueve años en niños). Antes de considerar el tratamiento con un agonista de la GnRH, debe confirmarse el trastorno al demostrar una respuesta gonadotrópica puberal a la GnRH o a una "dosis de prueba" de uno de sus análogos. El tratamiento se indica casi siempre en pacientes cuya estatura final estaría comprometida de manera significativa sin las medidas terapéuticas (como lo evidenciaría una edad ósea muy avanzada) o en individuos en quienes el desarrollo de las características sexuales secundarias puberales o la menstruación causan estrés emocional notable. Aunque las más de las veces la pubertad precoz central es idiopática, es importante descartar anomalías del sistema nervioso central con una MRI del área hipotalámica-hipofisaria.

El tratamiento más frecuente consiste en una inyección mensual intramuscular de depósito de acetato de leuprolida o la aplicación de un implante anual de acetato de histrelina. También hay disponibles regímenes de administración diaria de agonistas de la GnRH por vía subcutánea o dosis múltiples mediante aerosoles intranasales. El tratamiento con el agonista de GnRH casi siempre se continúa hasta los 11 años en mujeres y los 12 años en varones.

6. Otros usos clínicos. Otros usos de la supresión gonadal lograda con la administración continua de un agonista de GnRH comprenden cáncer mamario y ovárico avanzado; adelgazamiento del endometrio como preparación para una técnica de ablación de esta capa en mujeres con hemorragia disfuncional del útero; y tratamiento de la amenorrea e infecundidad en mujeres con ovarios poliquísticos. Normas de práctica clínica de reciente publicación recomiendan la administración continua de agonistas de la GnRH en adolescentes transexuales en pubertad temprana para bloquear los cambios endógenos antes de administrar tratamiento posterior con hormonas gonadales para propósitos de cambio de sexo.

Efectos tóxicos

La gonadorelina puede ocasionar cefalea, obnubilación breve, náusea e hiperemia cutánea. Muchas veces con la inyección subcutánea se produce inflamación local. Después de la administración subcutánea por largo tiempo se ha observado una dermatitis generalizada por hipersensibilidad. Entre las reacciones agudas raras por hipersensibilidad figuran el broncoespasmo y la anafilaxia. Después de la administración de GnRH a una persona con un tumor hipofisario que secretaba gonadotropinas se observó apoplejía hipofisaria y ceguera repentinas.

El tratamiento ininterrumpido de mujeres con el análogo de GnRH (leuprolida, nafarelina y goserelina) induce los síntomas típicos de la menopausia, como bochornos, hiperhidrosis y cefalea. También aparecen en ocasiones depresión, disminución del deseo sexual (libido), dolor generalizado, sequedad vaginal y atrofia mamaria. En término de los dos primeros meses de tratamiento pueden surgir quistes ováricos que muestran resolución después de unas seis semanas adicionales; sin embargo, éstos pueden persistir y obligar a interrumpir el tratamiento. Con el empleo prolongado pueden observarse disminución de la densidad ósea y osteoporosis; en consecuencia, es necesario solicitar como medio de vigilancia la densitometría ósea antes de repetir ciclos de tratamiento. Con base en el cuadro patológico tratado con el agonista, quizá sea factible mitigar los signos y síntomas del estado hipoestrogénico sin perder eficacia clínica, al agregar como refuerzo una dosis pequeña de progestágenos sola, o en combinación con una dosis pequeña de estrógenos. Entre las contraindicaciones para el uso de los agonistas de GnRH en mujeres deben mencionarse el embarazo y el amamantamiento.

Los efectos adversos en varones tratados en forma continua con un agonista de GnRH incluyen bochornos y diaforesis excesiva, edema, ginecomastia, disminución de la libido, decremento del hematócrito, menor densidad ósea, astenia y reacciones en el sitio de la inyección. Por lo regular, la administración del análogo de GnRH en niños se tolera de forma satisfactoria. Sin embargo, en las primeras semanas de tratamiento puede exacerbarse de modo temporal la pubertad temprana. La aplicación nasal de nafarelina en nebulización puede causar o agravar la sinusitis.

ANTAGONISTAS DEL RECEPTOR DE GnRH

Están disponibles para empleo en seres humanos tres decapéptidos sintéticos que actúan como antagonistas competitivos en los receptores de GnRH. El **ganirelix**, el **cetrorelix** y el **degarelix** inhiben la secreción de FSH y LH por un mecanismo que depende de la dosis. Se ha aprobado el uso de ganirelix y cetrorelix para controlar técnicas de hiperestimulación ovárica, en tanto que se ha aprobado el uso del degarelix para varones con cáncer prostático avanzado.

Farmacocinética

El ganirelix y el cetrorelix se absorben con rapidez después de aplicación subcutánea. La administración diaria de 0.25 mg conserva el antagonismo de GnRH. Como otra posibilidad, una sola dosis de 3.0 mg de cetrorelix suprime la secreción de LH durante 96 h. El tratamiento con degarelix se inicia con 240 mg administrados en dos inyecciones subcutáneas. La dosis de mantenimiento consiste en la inyección de 80 mg por la misma vía cada 28 días.

Farmacología clínica

A. Supresión de la producción de gonadotropina

Se ha aprobado el uso de antagonistas de GnRH para evitar el incremento de la concentración de hormona luteinizante durante la hiperestimulación ovárica controlada. Representan algunas ventajas en comparación con el tratamiento continuo con un agonista de GnRH. Los antagonistas de dicha hormona generan un efecto antagonista inmediato y por tal razón se puede diferir su uso hasta los días sexto a octavo del ciclo de fecundación *in vitro* (fig. 37-3) y con ello es más breve la duración de su administración. Al parecer, también tienen un efecto negativo menor en la respuesta ovárica a la estimulación por gonadotropina, lo cual permite una disminución de la duración total y de las dosis de la gonadotropina. Por último, los antagonistas de GnRH suponen un menor peligro de causar el síndrome de hiperestimulación ovárica que algunas veces culmina en la cancelación del ciclo. Por otra parte, ante el hecho de que sus efectos antagónicos muestren una reversión más rápida después de interrumpir el uso del fármaco, es de máxima importancia observar de forma estricta el régimen terapéutico. Los antagonistas causan una supresión más completa de la secreción de gonadotropinas que los agonistas. Suscita preocupación que la supresión de hormona luteinizante pueda inhibir la esteroidogénesis del ovario en grado tal que entorpezca el desarrollo folicular cuando se utiliza la forma de bioingeniería o purificada de FSH durante la fase folicular de un ciclo de fecundación *in vitro*. Los estudios en mujeres han informado un índice un poco menor de embarazo en ciclos de fecundación *in vitro* en los que se utilizó un antagonista de GnRH, en comparación con los ciclos en los que se usó el agonista de esa hormona.

B. Cáncer avanzado de próstata

El degarelix está aprobado para el tratamiento del cáncer prostático sintomático avanzado. Este antagonista de la GnRH reduce las concentraciones de gonadotropinas y andrógenos en menos tiempo que los agonistas de GnRH y evita la elevación de la testosterona que éstos inducen.

Efectos tóxicos

El ganirelix y el cetrorelix, si se utilizan en casos de hiperestimulación ovárica controlada, se toleran de modo satisfactorio. Sus efectos adversos más frecuentes son náusea y cefalea. El tratamiento con degarelix ha provocado reacciones en el sitio de inyección e incremento de las enzimas hepáticas en varones con cáncer de próstata. Tal y como el tratamiento continuo con agonistas de la GnRH, este fármaco provoca signos y síntomas de privación de andrógenos, incluidos sofocamientos y ganancia de peso.

PROLACTINA

La prolactina es una hormona peptídica de 198 aminoácidos producida en la adenohipófisis. Su estructura se asemeja a la de la hormona de crecimiento. La prolactina es la principal hormona en la lactancia. La producción de leche se estimula por la prolactina cuando existen concentraciones circulantes adecuadas de estrógenos, progestágenos, corticoesteroides e insulina. La deficiencia de prolactina que se observa en estados raros de hipopituitarismo se manifiesta por la incapacidad de generar leche o por algún defecto de la fase luteínica. En casos raros de destrucción del hipotálamo pueden elevarse las concentraciones de prolactina como consecuencia del menor transporte de dopamina (hormona que inhibe la prolactina) a la hipófisis. Sin embargo, con mayor frecuencia aumenta la concentración de prolactina como efecto de adenomas que la secretan. La hiperprolactinemia da origen a un síndrome de amenorrea y galactorrea en mujeres y pérdida del apetito sexual e infecundidad en varones. En el caso de grandes tumores (macroadenomas), puede acompañarse de síntomas propios de una tumoración hipofisaria, como cambios visuales por la compresión de los nervios ópticos. El hipogonadismo y la infecundidad que se observan con la hiperprolactinemia son resultado de la inhibición de la liberación de GnRH.

No se cuenta con un preparado de prolactina para utilizar en personas con deficiencia de la hormona. En casos de hiperprolactinemia sintomática se puede inhibir la secreción de la hormona con el uso de agonistas de dopamina que actúan en la hipófisis para anular la liberación de prolactina.

AGONISTAS DE DOPAMINA

Los adenomas que secretan prolactina en exceso casi siempre conservan la sensibilidad para ser inhibidos por la dopamina, tal y como ocurre en la hipófisis normal. La **bromocriptina** y la **cabergolina** son derivados del cornezuelo del centeno (caps. 16 y 28), con una gran afinidad por los receptores D_2 dopamínicos. La **quinagolida**, fármaco aprobado en Europa, es un compuesto que no proviene del cornezuelo, pero que posee una gran afinidad similar por el receptor D_2. En el capítulo 16 se incluyen la estructura química y las características farmacocinéticas de los alcaloides del cornezuelo.

Los agonistas de la dopamina suprimen la liberación de prolactina con enorme eficacia en sujetos con hiperprolactinemia. La liberación de hormona de crecimiento disminuye en personas con acromegalia, pero no con tanta eficacia. La bromocriptina también se utiliza en la enfermedad de Parkinson para mejorar la función motora y reducir las dosis necesarias de levodopa (cap. 28). Sin embargo, se ha señalado que los agonistas de D_2 que no se obtienen del cornezuelo y que se utilizan en la enfermedad de Parkinson (pramipexol y ropinirol; cap. 28) interfieren en la lactancia, pero no se ha aprobado su uso en casos de hiperprolactinemia.

Farmacocinética

Todos los agonistas dopaminérgicos en el comercio son activos como preparados ingeribles y todos se eliminan al metabolizarse. También se los absorbe a nivel sistémico después de la colocación de tabletas vaginales. La cabergolina, con una semivida de unas 65 h, es la que tiene la duración de acción más larga. La quinagolida posee una semivida de unas 20 h, en tanto que la correspondiente a la bromocriptina es de unas 7 h. Después de la aplicación vaginal, las concentraciones séricas alcanzan un máximo con mayor lentitud.

Farmacología clínica

A. Hiperprolactinemia

El tratamiento médico corriente contra la hiperprolactinemia implica el uso de un agonista dopaminérgico. Los fármacos de este tipo "disminuyen el volumen" de los tumores hipofisarios que secretan prolactina, aminoran las concentraciones circulantes de la hormona y restauran la ovulación en casi 70% de las mujeres con microadenomas y en 30% de las que tienen macroadenomas (fig. 37-4). La administración de cabergolina se comienza con 0.25 mg dos veces por semana, sea por la vía oral o por la vaginal. La dosis se puede aumentar de modo gradual, de acuerdo con las cifras de prolactina medida en suero, hasta un máximo de 1 mg dos veces por semana. Por lo regular, la bromocriptina se ingiere todos los días

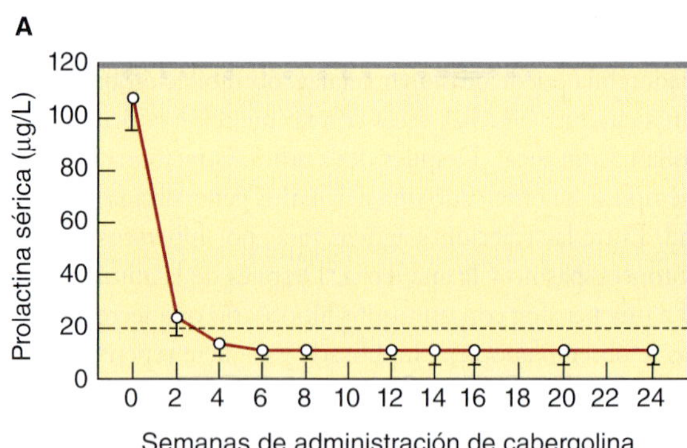

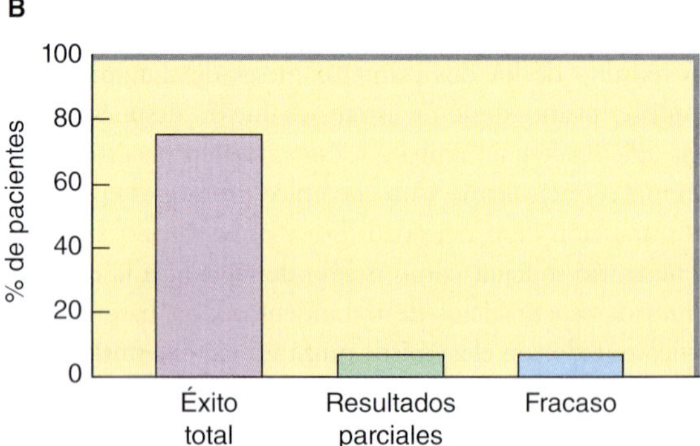

FIGURA 37–4 Resultados de un estudio clínico con cabergolina en mujeres con hiperprolactinemia y anovulación. **A:** la línea discontinua señala el límite superior de las concentraciones normales de prolactina en suero. **B:** el éxito total se definió como el embarazo o al menos dos menstruaciones consecutivas con signos de cuando menos una ovulación. Los resultados parciales incluyeron dos ciclos menstruales sin manifestaciones de ovulación, o tan sólo un ciclo ovulatorio. Las razones más frecuentes para que se interrumpiera el estudio fueron náusea, cefalea, mareo, dolor abdominal y fatiga. (Modificada y reproducida con autorización de Webster J et al: A comparison of cabergoline and bromocriptine in the treatment of hyperprolactinemic amenorrhea. N Engl J Med 1994;331:904.)

después de la cena, en una dosis inicial de 1.25 mg, que se aumenta según se tolere. Muchas personas necesitan 2.5 a 7.5 mg al día. Fuera de Estados Unidos se distribuyen las presentaciones ingeribles de larga acción de bromocriptina e intramusculares.

B. Lactancia fisiológica

Con anterioridad se utilizaron agonistas dopaminérgicos para evitar la ingurgitación mamaria si la mujer no amamantaba a su hijo. Ya no se usa con tal finalidad por sus efectos tóxicos (véase Efectos tóxicos y contraindicaciones).

C. Acromegalia

Para tratar la acromegalia es posible recurrir a un agonista dopaminérgico solo o en combinación con cirugía de hipófisis, radioterapia o administración de octreótido. Las dosis necesarias son mayores que las empleadas para combatir la hiperprolactinemia. Por ejemplo, las personas con acromegalia necesitan 20 a 30 mg de bromocriptina al día y rara vez mejoran de forma adecuada con ese solo fármaco, salvo que el tumor hipofisario secrete prolactina y también hormona de crecimiento.

Efectos tóxicos y contraindicaciones

Los agonistas dopaminérgicos pueden provocar náusea, cefalea, obnubilación transitoria, hipotensión ortostática y fatiga. Algunas veces surgen manifestaciones psiquiátricas incluso en dosis menores y se necesita el transcurso de meses para su resolución. En contadas ocasiones aparece eritromelalgia. Los preparados obtenidos del cornezuelo, en dosis altas, pueden causar vasoespasmo digital periférico inducido por frío. Si las dosis altas se usan por largo tiempo, se han observado infiltrados en pulmones. La cabergolina origina al parecer náusea con menor frecuencia que la bromocriptina. La aplicación vaginal también mitiga la náusea, pero puede producir irritación local.

La administración de un agonista dopaminérgico en las primeras semanas del embarazo no se acompaña de un mayor peligro de aborto espontáneo ni de malformaciones congénitas. Se ha acumulado gran experiencia con la inocuidad de la bromocriptina en los comienzos del embarazo, y también hay cada vez más pruebas de que la cabergolina es inocua en mujeres con macroadenomas, que son indicación para continuar con el empleo de un agonista dopaminérgico durante la gestación. En mujeres con adenomas hipofisarios pequeños se interrumpe la administración del agonista dopaminérgico una vez que la mujer concibe, ya que durante la gestación rara vez aumentan de tamaño o proliferan los microadenomas. Las personas con adenomas muy grandes necesitan vigilancia para valorar la evolución del tumor, y a menudo requieren un agonista dopaminérgico en todo el embarazo. Se han notificado pocos casos de apoplejía o trombosis coronaria en puérperas que ingieren bromocriptina para suprimir la producción de leche en el puerperio.

■ HORMONAS DE LA NEUROHIPÓFISIS

Las dos hormonas de esta zona de la hipófisis, la vasopresina y la oxitocina, se sintetizan en el pericarion neuronal del hipotálamo y se desplazan en los axones hasta la neurohipófisis, sitio en que se almacenan para después liberarse a la circulación. Cada una tiene usos clínicos limitados, aunque importantes.

OXITOCINA

La oxitocina es una hormona peptídica secretada por la neurohipófisis y participa en las primeras fases del parto y la expulsión, y facilita la expulsión de leche en mujeres que amamantan. En la segunda mitad del embarazo, el músculo liso uterino muestra una mayor expresión de los receptores de oxitocina y se torna cada vez más sensible a la acción estimulante de la hormona endógena. Las concentraciones farmacológicas de oxitocina estimulan con intensidad la contracción del útero.

Aspectos químicos y farmacocinética

A. Estructura

La oxitocina es un péptido de nueve aminoácidos con un enlace disulfuro intrapéptido (fig. 37-5). Su secuencia de aminoácidos difiere de la observada con la vasopresina, en las posiciones 3 y 8.

B. Absorción, metabolismo y excreción

La oxitocina se administra por vía intravenosa para iniciar e intensificar el parto. También se aplica por vía intramuscular para controlar la hemorragia puerperal. No se une a las proteínas plasmáticas, se elimina por los riñones y el hígado y su semivida circulante es de 5 min.

Farmacodinámica

La oxitocina actúa por medio de receptores acoplados a la proteína G y el sistema de segundo mensajero de fosfoinositida-calcio, para contraer el músculo liso uterino. La hormona también estimula la eliminación de prostaglandinas y leucotrienos que intensifican la contracción de dicha víscera. En pequeñas dosis aumenta la frecuencia y la fuerza de las contracciones uterinas y en dosis altas produce contracción sostenida.

La oxitocina también contrae las células mioepiteliales que rodean a los alvéolos mamarios y con ello se produce expulsión de leche. No ocurriría la lactancia normal sin la contracción inducida por la

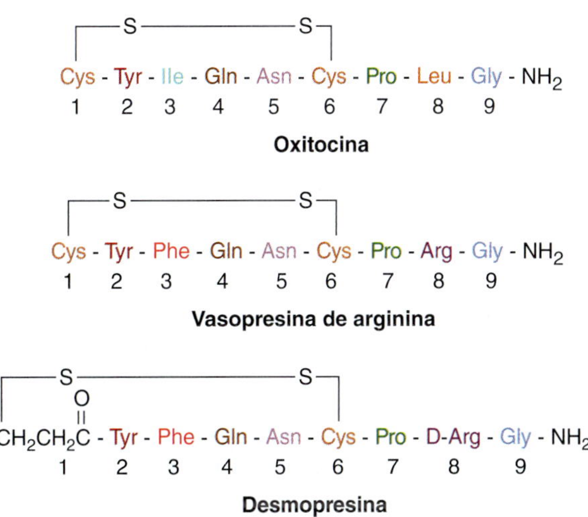

FIGURA 37-5 Hormonas de la neurohipófisis y la desmopresina. (Modificada y reproducida con autorización de Ganong WF: *Review of Medical Physiology*, 21st ed. McGraw-Hill, 2003.)
Nota: consultar la figura 37-2 para identificar las abreviaturas de los aminoácidos.

oxitocina. En concentraciones grandes, la hormona posee actividad antidiurética y presora débil, por activación de los receptores de vasopresina.

Farmacología clínica

La oxitocina se utiliza para inducir el parto en situaciones en las que se necesita la expulsión vaginal temprana, como en el caso de problemas de Rh, diabetes materna, preeclampsia o rotura prematura de membranas. También se emplea para intensificar el parto anormal, prolongado o detenido. La oxitocina tiene algunos usos en el puerperio inmediato, entre ellos cohibir la hemorragia uterina después de parto vaginal o extracción por cesárea. En ocasiones se utiliza en abortos del segundo trimestre.

Antes de la expulsión del recién nacido, la oxitocina se administra casi siempre por vía intravenosa con una bomba de goteo, con vigilancia adecuada del feto y la madre. Para la inducción del parto, el goteo inicial de 0.5 a 2 mU/min se aumenta cada 30 a 60 min, hasta que se establece un perfil de contracciones fisiológicas. El ritmo máximo de goteo es de 20 mU/min. Para impedir la hemorragia uterina puerperal se agregan 10 a 40 unidades a un litro de solución glucosada al 5% y el ritmo de goteo se ajusta para controlar la atonía uterina. Otra posibilidad consiste en administrar 10 unidades de la hormona por vía intramuscular después de la expulsión de la placenta.

En el periodo anterior al parto, la oxitocina induce contracciones uterinas que disminuyen de modo transitorio el flujo sanguíneo a través de la placenta, y de ella al feto. Las pruebas de estimulación con oxitocina cuantifican la respuesta del latido fetal al goteo estandarizado de oxitocina, y así se obtienen datos de la reserva circulatoria de la placenta. La respuesta anormal, que se manifiesta por desaceleraciones tardías de la frecuencia cardiaca del feto, indica hipoxia del producto y puede justificar la práctica inmediata de cesárea.

Efectos tóxicos y contraindicaciones

Si se administra con precaución, la oxitocina rara vez induce efectos tóxicos graves. Estos últimos, si aparecen, se deben a la estimulación excesiva de las contracciones uterinas o la activación inadvertida de los receptores de vasopresina. La estimulación excesiva de las contracciones del útero antes de la expulsión del producto puede ocasionar sufrimiento fetal, desprendimiento prematuro de placenta o rotura de la víscera. Las complicaciones anteriores se detectan en forma temprana por medio del equipo de vigilancia fetal estándar. Las concentraciones grandes de oxitocina con activación de los receptores de vasopresina pueden producir retención excesiva de líquidos o intoxicación hídrica, lo cual culmina en hiponatremia, insuficiencia cardiaca, convulsiones y muerte. Las inyecciones de oxitocina (bolos) pueden causar hipotensión, y para evitarla es necesario administrarla por vía intravenosa en la forma de soluciones diluidas y con ritmo controlado.

Las contraindicaciones para el uso de la oxitocina incluyen sufrimiento fetal, premadurez, presentación fetal anormal, desproporción cefalopélvica y otros cuadros que predisponen a la rotura del útero.

ANTAGONISTA DE OXITOCINA

El **atosibán** es un antagonista del receptor de oxitocina y su uso ha recibido aprobación fuera de Estados Unidos para tratar el parto prematuro (tocólisis). Es una forma modificada de la oxitocina que se administra por goteo intravenoso durante 2 a 48 h. En un pequeño número de investigaciones clínicas publicadas, tiene al parecer la misma eficacia que los tocolíticos agonistas de los receptores adrenérgicos β y genera menos efectos adversos. En 1998, la FDA de Estados Unidos decidió no aprobar el empleo del atosibán debido a dudas de su eficacia e inocuidad.

VASOPRESINA (HORMONA ANTIDIURÉTICA, ADH)

La vasopresina es una hormona peptídica liberada por la neurohipófisis en reacción a la tonicidad cada vez mayor del plasma o la disminución de la presión sanguínea. Tiene propiedades antidiuréticas y vasopresoras. La deficiencia de la hormona causa diabetes insípida (caps. 15 y 17).

Aspectos químicos y farmacocinética

A. Estructura

La vasopresina es un nonapéptido con un anillo de seis aminoácidos y una cadena lateral de tres aminoácidos. El residuo en la posición 8 es la arginina en seres humanos y muchos otros mamíferos, excepto los cerdos y especies similares, cuya vasopresina contiene lisina en dicha posición (fig. 37-5). El acetato de desmopresina (DDAVP, 1-desamino-8-D-arginina vasopresina) es un análogo sintético de larga acción de la vasopresina con mínima actividad y una razón de antidiurético-presor 4 000 veces mayor que la de la vasopresina. La **desmopresina** muestra modificación en la posición 1 y contiene en la posición 8 un D-aminoácido.

A semejanza de la vasopresina y la oxitocina, la desmopresina tiene una unión disulfuro entre las posiciones 1 y 6.

B. Absorción, metabolismo y excreción

La vasopresina se administra por inyección intravenosa o intramuscular. La semivida en la circulación es de unos 15 min y se metaboliza en los riñones y el hígado, al eliminar el puente de disulfuro y desdoblar el péptido.

La desmopresina se puede administrar por vías intravenosa, subcutánea, intranasal u oral. La semivida en la circulación es de 1.5 a 2.5 h. La desmopresina nasal se distribuye en el comercio en una dosis unitaria para nebulización, en la que se expulsa 0.1 ml por nebulización; también se cuenta con un tubo nasal calibrado con el cual se puede administrar una dosis más precisa. La biodisponibilidad después de la aplicación nasal es de 3 a 4%, en tanto que la que corresponde a la desmopresina después de ingerida es menor de 1%.

Farmacodinámica

La vasopresina activa dos subtipos de receptores acoplados a proteína G (cap. 17). Los receptores V_1 aparecen en células de músculo liso vascular y median la vasoconstricción mediante la unión a la proteína G_q. Los receptores V_2 se identifican en células de túbulos renales y reducen la diuresis al intensificar la permeabilidad al agua y la resorción de ella en los túbulos colectores a través de G_s. Los receptores similares a V_2 extrarrenales regulan la liberación del factor VIII de coagulación y el de von Willebrand.

Farmacología clínica

La vasopresina y la desmopresina son los fármacos indicados para tratar la diabetes insípida de origen hipofisario. La dosis de desmopresina es de 10 a 40 μg (0.1 a 0.4 ml) en dos o tres fracciones en la forma de nebulización nasal o un comprimido ingerible, que aporta 0.1 a 0.2 mg dos a tres veces al día. La administración de la forma inyectable incluye 1 a 4 μg (0.25 a 1 ml) cada 12 a 24 h, según se necesite contra la poliuria, polidipsia o hipernatremia. La administración de desmopresina a la hora de acostarse sea por vía intranasal o ingerida mitiga la enuresis nocturna al disminuir la producción de orina en ese lapso. El goteo de vasopresina es eficaz en algunos casos de hemorragia de varices esofágicas y la que proviene de los divertículos del colon.

La desmopresina se utiliza también para tratar la coagulopatía en la hemofilia A y en la enfermedad de von Willebrand (cap. 34).

Efectos tóxicos y contraindicaciones

En raras ocasiones surgen cefalea, náusea, cólicos abdominales, agitación y reacciones alérgicas. La dosis excesiva puede causar hiponatremia y convulsiones.

La vasopresina (pero no la desmopresina) puede ocasionar vasoconstricción y debe utilizarse con precaución en personas con arteriopatía coronaria. La insuflación nasal de desmopresina puede ser menos eficaz si hay congestión de vías nasales.

ANTAGONISTAS DE VASOPRESINA

Se encuentra en fase de investigación un grupo de antagonistas no peptídicos de receptores de vasopresina para usar en individuos con hiponatremia o insuficiencia cardiaca aguda, que a menudo se acompaña de mayores concentraciones de vasopresina. El **conivaptán** muestra gran afinidad por los receptores V_{1a} y V_2. El **tolvaptán** tiene afinidad 30 veces mayor por los receptores V_2 que por los V_1. En algunos estudios clínicos los dos compuestos aliviaron los síntomas y redujeron los signos objetivos de hiponatremia e insuficiencia cardiaca. En Estados Unidos la FDA ha aprobado el uso del conivaptán y tolvaptán para administración intravenosa en casos de hiponatremia. Están en fase de investigación contra tales cuadros otros antagonistas no selectivos no péptidos del receptor de vasopresina (cap. 15).

RESUMEN Hormonas hipotalámicas e hipofisarias[1]

Subclase	Mecanismo de acción	Efectos	Aplicaciones clínicas	Farmacocinética, efectos tóxicos e interacciones
HORMONA DE CRECIMIENTO (GH)				
• Somatropina	Forma obtenida por bioingeniería de la hormona humana • actúa por medio de receptores de GH para incrementar la producción del IGF-I	Restaura el crecimiento normal y los efectos metabólicos de la hormona en sujetos con deficiencia de somatotropina • incrementa la talla final del adulto en algunos niños con talla baja que no se debe a deficiencia de GH	Reposición de la deficiencia de GH • incremento de la talla final del adulto en niños con algunos trastornos que se acompañan de talla baja (cuadro 37-4) • consunción en la infección por VIH • síndrome de intestino corto	Inyección SC • *Efectos tóxicos:* seudotumor cerebral, deslizamiento de la epífisis femoral proximal, edema, hiperglucemia, progresión de escoliosis, riesgo de asfixia en pacientes extremadamente obesos con síndrome de Prader-Willi y obstrucción de la vía respiratoria superior o apnea del sueño
AGONISTA DE IGF-I				
• Mecasermina	Forma del IGF-I obtenida por bioingeniería que estimula los receptores del IGF-I	Mejora el crecimiento y los efectos metabólicos del IGF-I en personas con deficiencia de dicho factor debido a resistencia importante a GH	Reposición en el caso de deficiencia del IGF-I que no mejora con hormona exógena de crecimiento	Inyección SC • *Efectos tóxicos:* hipoglucemia, hipertensión intracraneal, incremento de enzimas hepáticas
ANÁLOGOS DE SOMATOSTATINA				
• Octreótido	Agonista de receptores de somatostatina	Inhibe la producción de GH y, en menor magnitud, de TSH, glucagon, insulina y gastrina	Acromegalia y otros tumores secretores de hormonas • hemostasia inmediata de varices esofágicas sangrantes	Inyección SC o IV • la presentación de larga acción se inyecta por vía IM cada mes • *Efectos tóxicos:* perturbación de vías gastrointestinales, cálculos vesiculares, bradicardia, otros problemas de conducción del corazón
• *Lanreótido: similar al octreótido; se puede obtener en una presentación de larga acción contra la acromegalia*				
ANTAGONISTA DE RECEPTOR DE GH				
• Pegvisomant	Bloquea receptores de GH	Reduce los efectos de la producción excesiva de GH	Acromegalia	Inyección SC • *Efectos tóxicos:* mayor nivel de enzimas hepáticas

(continúa)

Subclase	Mecanismo de acción	Efectos	Aplicaciones clínicas	Farmacocinética, efectos tóxicos e interacciones
GONADOTROPINAS: ANÁLOGOS DE LA HORMONA FOLICULOESTIMULANTE (FSH)				
• Folitropina α	Activa los receptores de FSH	Simula los efectos de FSH endógena	Hiperestimulación controlada de la ovulación en mujeres • infecundidad por hipogonadismo hipogonadotrópico en varones	Inyección SC • *Efectos tóxicos:* síndrome de hiperestimulación ovárica y embarazo múltiple en mujeres • ginecomastia en varones • cefalea, depresión, edema en los dos sexos
• *Folitropina β: producto obtenido por bioingeniería, con la misma secuencia de péptidos que la folitropina α, pero que difiere en sus cadenas laterales de carbohidratos*				
• *Urofolitropina: FSH humana purificada obtenida de la orina de posmenopáusicas*				
• *Menotropinas (hMG): extracto de la orina de posmenopáusicas; posee actividad de FSH y LH*				
GONADOTROPINAS: ANÁLOGOS DE HORMONA LUTEINIZANTE (LH)				
• Gonadotropina coriónica humana (hCG)	Agonista del receptor de LH	Simula los efectos de LH endógena	Inicio de la ovulación durante la hiperestimulación controlada de la ovulación • desarrollo de folículos ováricos en mujeres con hipogonadismo hipogonadotrópico • hipogonadismo hipogonadotrópico en varones	Vía IM • *Efectos tóxicos*: hiperestimulación ovárica y embarazo múltiple en mujeres • ginecomastia en varones • cefalea, depresión, edema, en ambos sexos
• *Coriogonadotropina α: forma de hCG obtenida por bioingeniería*				
• *Lutropina: forma de LH humana obtenida por bioingeniería*				
• *Menotropinas (hMG): extractos de la orina de posmenopáusicas que contienen actividad de FSH y LH*				
ANÁLOGOS DE GnRH				
• Leuprolida	Agonista de receptores de GnRH	Mayor secreción de LH y FSH con administración intermitente • disminución de la secreción de LH y FSH con administración continua y prolongada	Supresión ovárica • hiperestimulación ovárica controlada • pubertad temprana de origen central • bloqueo de cambios puberales endógenos en algunos adolescentes transexuales/variantes genéricas en pubertad temprana • cáncer prostático avanzado	Administración por vías IV, SC, IM o intranasal • se cuenta con la presentación de "depósito" • *Efectos tóxicos:* cefalea, obnubilación transitoria, náusea, reacciones en el sitio de inyección • con el tratamiento continuo, síntomas de hipogonadismo
• *La gonadolerina es GnRH humana sintética*				
• *Otros análogos de GnRH: goserelina, histrelina, nafarelina y triptorelina*				
ANTAGONISTAS DEL RECEPTOR DE HORMONA LIBERADORA DE GONADOTROPINA (GnRH)				
• Ganirelix	Bloquea los receptores de GnRH	Disminuye la producción endógena de LH y FSH	Evita los incrementos prematuros del nivel de LH durante la hiperestimulación controlada de la ovulación	Inyección SC • *Efectos tóxicos:* náusea y cefalea
• *Cetrorelix: similar al ganirelix; se ha aprobado para usar en la hiperestimulación controlada ovárica*				
• *Degarelix: se ha aprobado su uso en el cáncer prostático avanzado*				
AGONISTAS DE DOPAMINA				
• Bromocriptina	Activa los receptores D_2 de dopamina	Suprime la secreción de prolactina por hipófisis, con menor efectividad • efectos dopaminérgicos en el control motor del SNC y el comportamiento	Tratamiento de la hiperprolactinemia • acromegalia • enfermedad de Parkinson (cap. 28)	Se administra por las vías oral o, para la hiperprolactinemia, vaginal • *Efectos tóxicos:* molestias gastrointestinales, hipotensión ortostática, cefalea, trastornos psiquiátricos, vasoespasmo e infiltrados pulmonares con el uso de dosis grandes
• *Cabergolina: otro derivado del cornezuelo, con efectos similares*				
OXITOCINA	Activa los receptores de oxitocina	Intensifica las contracciones uterinas	Inducción e intensificación del parto • control de la hemorragia uterina después del nacimiento del producto	Goteo IV o inyección IM • *Efectos tóxicos:* sufrimiento fetal, desprendimiento prematuro de placenta, rotura del útero, retención de líquidos e hipotensión
ANTAGONISTA DEL RECEPTOR DE OXITOCINA				
• Atosibán	Bloquea los receptores de oxitocina	Disminuye las contracciones uterinas	Tocólisis en el parto prematuro	Goteo IV • *Efectos tóxicos:* preocupación por las cifras de óbito del lactante; no está aprobado por la FDA

(*continúa*)

Subclase	Mecanismo de acción	Efectos	Aplicaciones clínicas	Farmacocinética, efectos tóxicos e interacciones
AGONISTAS DEL RECEPTOR DE VASOPRESINA				
• Desmopresina	Relativamente agonista selectivo del receptor de vasopresina V_2	Actúa en las células del túbulo colector renal para disminuir la excreción de agua • actúa en receptores V_2 extrarrenales para incrementar la concentración de factores VIII y de von Willebrand	Diabetes insípida hipofisaria • enuresis pediátrica primaria nocturna • hemofilia A y enfermedad de von Willebrand	Vías oral, IV, SC o intranasal • *Efectos tóxicos:* molestias gastrointestinales, cefalea, hiponatremia, reacciones alérgicas
• *Vasopresina: se dispone de ella para el tratamiento de la diabetes insípida y algunas veces para controlar la hemorragia de varices esofágicas*				
ANTAGONISTA DEL RECEPTOR DE VASOPRESINA				
• Conivaptán	Antagonista de los receptores V_{1a} y V_2 de vasopresina	Menor excreción de agua por riñones en cuadros que se acompañan de un mayor nivel de vasopresina	Hiponatremia en sujetos hospitalizados	Goteo IV • *Efectos tóxicos:* reacciones en el sitio de la venoclisis
• *Tolvaptán: semejante, pero con mayor selectividad por los receptores V_2 de vasopresina; administración oral*				

[1]Consultar los cuadros 37-2 y 37-3, que incluyen un resumen de los empleos clínicos de las hormonas hipotalámicas e hipofisarias que se usan muy pocas veces y que no se describen en este cuadro.

SC, vía subcutánea; IV, vía intravenosa; IM, vía intramuscular.

PREPARACIONES DISPONIBLES

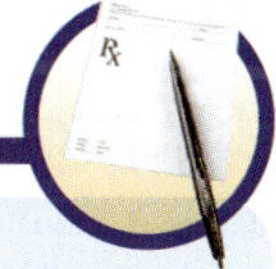

AGONISTAS Y ANTAGONISTAS DE LA HORMONA DE CRECIMIENTO

Lanreótido, acetato
Parenteral: 60, 90 y 120 mg en una jeringa "prellenada" de una sola aplicación para inyección SC

Mecasermina
Parenteral: 10 mg/ml para inyección SC

Octreótido, acetato
Parenteral: 0.05, 0.1, 0.2, 0.5, 1.0 mg/ml para inyección SC o IV
Parenteral de depósito: polvo con 10, 20 y 30 mg en frasco ámpula de una sola aplicación para reconstituir en inyección IM

Pegvisomant
Parenteral: polvo con 10, 15 o 20 mg en frasco ámpula de una sola aplicación para reconstituir en inyección SC

Somatotropina
Parenteral: numerosas dosis disponibles de 0.2 a 24 mg para reconstituir en inyección SC o IM

AGONISTAS Y ANTAGONISTAS DE LA GONADOTROPINA

Cetrorelix, acetato
Parenteral: 0.25, 3.0 mg en frasco ámpula de una sola aplicación para inyección SC

Coriogonadotropina α (rhCG)
Parenteral: 250 μg en jeringa prellenada para una sola aplicación en inyección SC

Degarelix
Parenteral: polvo con 80 o 120 mg para reconstituir en inyección subcutánea

Folitropina α (rFSH)
Parenteral: polvo con 75, 450, 1 050 U en frasco ámpula de una sola dosis o 300, 450, 900 U en cartuchos prellenados con agujas para inyección SC

Folitropina β (rFSH)
Parenteral: 37.5, 150 U/ml en frasco ámpula de una sola dosis o 175, 350, 650 y 975 U en cartuchos para inyección SC

Ganirelix
Parenteral: solución con 500 μg/ml en jeringas prellenadas para inyección SC

Gonadorelina, clorhidrato (GnRH)
Parenteral: polvo con 100 o 500 μg para reconstituir en inyección SC o IV

Gonadotropina coriónica (hCG)
Parenteral: polvo con 10 000 U para reconstituir en inyección IM

Goserelina, acetato
Parenteral: 3.6 o 10.8 mg en jeringas prellenadas para implante SC

Histrelina, acetato
Parenteral: implante SC con 50 mg

Leuprolida, acetato
Parenteral: 5 mg/ml en frasco ámpula con múltiples dosis para inyección SC
Parenteral, sistema de administración polimérica de depósito: 7.5, 22.5, 30, 45 mg en un estuche de una sola dosis para inyección SC
Parenteral, suspensión de depósito de microesferas: 3.75, 7.5, 11.25, 15, 22.5 y 30 mg en estuche de una sola dosis para inyección IM

Lutropina α (rLH)
Parenteral: polvo con 75 U para inyección SC

Menotropinas (hMG)
Parenteral: polvo con 75 UI de FSH y 75 UI de LH para reconstituir en inyección SC o IM

Nafarelina, acetato
Nasal: 2 mg/ml

Triptorelina, pamoato
Parenteral: polvo con 3.75, 11.25 y 22.5 mg para reconstituir en inyección IM

Urofolitropina
Parenteral: polvo con 75 UI de FSH para reconstituir en inyección SC

ANTAGONISTAS DE PROLACTINA (AGONISTAS DE DOPAMINA)

Bromocriptina, mesilato
Oral: comprimidos de 2.5 mg; cápsulas de 5 mg

Cabergolina
Oral: comprimidos de 0.5 mg

OXITOCINA

Oxitocina
Parenteral: solución con 10 U/ml en inyección IV o IM

AGONISTAS Y ANTAGONISTAS DE VASOPRESINA

Conivaptán, clorhidrato
Parenteral: solución con 0.2 mg/ml en inyección IV

Desmopresina, acetato (DDAVP)
Nasal: solución con 0.1 o 1.5 mg/ml
Parenteral: solución con 4 μg/ml en inyección IV o SC
Oral: comprimidos de 0.1 o 0.2 mg

Tolvaptán
Oral: comprimidos de 15, 30 mg

Vasopresina
Parenteral: 20 UI/ml para administración IM, SC o nasal

OTROS

Corticorrelina ovina, triflutato
Parenteral: polvo con 100 μg para reconstituir en inyección IV

Corticotropina
Parenteral: gel con 80 U/ml para administración IM o SC

Cosintropina
Parenteral: polvo con 0.25 mg para reconstituir o solución con 0.25 mg/ml en inyección IM o IV

Tirotropina α
Parenteral: polvo con 1.1 mg para reconstituir en inyección IM

BIBLIOGRAFÍA

Barlier A, Jaquet P: Quinagolide—a valuable treatment option for hyperprolactinaemia. Eur J Endocrinol 2006;154:187.

Carel JC et al: Consensus statement on the use of gonadotropin-releasing hormone analogs in children. Pediatrics 2009;123:752.

Carter-Su C, Schwartz J, Smit LS: Molecular mechanism of growth hormone action. Annu Rev Physiol 1996;58:187.

Chandraharan E, Arulkumaran S: Acute tocolysis. Curr Opin Obstet Gynecol 2005;17:151.

Colaro A: The prolactinoma. Best Pract Res Clin Endocrinol Metab 2009; 23:575.

Collett-Solberg PF et al: The role of recombinant human insulin-like growth factor-I in treating children with short stature. J Clin Endocrinol Metab 2008;93(1):10.

de Heus R et al: Acute tocolysis for uterine activity reduction in term labor: a review. Obstet Gynecol Surv 2008;63(6):383.

Devroey P et al: Reproductive biology and IVF: Ovarian stimulation and endometrial receptivity. Trends Endocrinol Metab 2004;15:84.

Dong Q, Rosenthal SM: Endocrine disorders of the hypothalamus and pituitary. In: Swaiman KF, Ashwal S, Ferriero DM (editors): *Pediatric Neurology*, 5th ed. Mosby, Inc. (Elsevier, Inc.) 2011, in press.

Ebling FJ: The neuroendocrine timing of puberty. Neuroendocrine 2005; 129:675.

Gabe SG, Neibyl JR, Simpson JL: *Obstetrics: Normal and Problem Pregnancies*, 5th ed. Churchill Livingstone, 2007.

Han TS, Bouloux PM: What is the optimal therapy for young males with hypogonadotropic hypogonadism? Clin Endocrinol 2010;72:731.

Hapgood JP et al: Regulation of expression of mammalian gonadotropin-releasing hormone receptor genes. J Neuroendocrinol 2005;17:619.

Huirne JA, Homburg R, Lambalk CB: Are GnRH antagonists comparable to agonists for use in IVF? Hum Reprod 2007;22 (11):2805.

Larson PR et al: *Williams Textbook of Endocrinology*, 11th ed. Saunders, 2007.

Macklon NS et al: The science behind 25 years of ovulation stimulation for in vitro fertilization. Endocr Rev 2006;27:170.

Mammen AA, Ferrer FA: Nocturnal enuresis: Medical management. Urol Clin North Am 2004;31:491.

Manjila S et al: Pharmacological management of acromegaly: A current perspective. Neurosurg Focus 2010;29:E14.

Maughan KL, Heim SW, Galazka SS: Preventing postpartum hemorrhage: Managing the third stage of labor. Am Fam Physician 2006;73:1025.

Papatsonis D et al: Oxytocin receptor antagonists for inhibiting pre-term labour. Cochrane Database Syst Rev 2005;20:CD004452.

Richmond E, Rogol AD: Current indications for growth hormone therapy for children and adolescents. Endocr Dev 2010;18:92.

Ritzén EM: Undescended testes: A consensus on management. Eur J Endocrinol 2008;159 (Suppl 1):S87.

Rosenfeld RG, Hwa V: The growth hormone cascade and its role in mammalian growth. Horm Res 2009;71(Suppl 2):36.

Speroff L, Fritz MA: *Clinical Gynecologic Endocrinology and Infertility*, 7th ed. Lippincott Williams & Wilkins, 2005.

Steinberg M: Degarelix: A gonadotropin-releasing hormone antagonist for the management of prostate cancer. Clin Ther 2009;31(Pt 2):2312.

Takala J et al: Increased mortality associated with growth hormone treatment in critically ill adults. N Engl J Med 1999;341:785.

Wales PW et al: Human growth hormone and glutamine for patients with short bowel syndrome. Cochrane Database Syst Rev 2010;16:CD006321.

Webster J et al: A comparison of cabergoline and bromocriptine in the treatment of hyperprolactinemic amenorrhea. N Engl J Med 1994;331:904.

Wit JM et al: Idiopathic short stature: Definition, epidemiology, and diagnostic evaluation. Growth Horm IGF Res 2008;18:89.

Obesidad

Adan RAH et al: Anti-obesity drugs and neural circuits of feeding. Trends Pharmacol Sci 2008;29:208.

Bloom SR et al: The obesity epidemic: Pharmacological challenges. Molec Interventions 2008;8:82.

Hofbauer KG, Nicholson JR, Boss O: The obesity epidemic: current and future pharmacological treatments. Annu Rev Pharmacol Toxicol 2007;47:565.

RESPUESTA AL ESTUDIO DE CASO

Mientras que la GH puede ejercer efectos directos sobre la promoción del crecimiento, se cree que media el crecimiento esquelético sobre todo a través de la producción epifisaria del factor de crecimiento similar a la insulina (IGF-I), el cual actúa en especial de manera autocrina/paracrina. El IGF-I también puede promover el incremento de la talla mediante mecanismos endocrinos. El hallazgo de testículos pequeños y micropene en este individuo sugiere diagnóstico de hipogonadismo, tal vez como consecuencia de deficiencia de gonadotropinas. Este paciente se halla en riesgo de sufrir múltiples deficiencias hipotalámicas e hipofisarias. Pudo tener o desarrollará en el futuro deficiencia de ACTH/cortisol y TSH/hormona tiroidea y por tanto es posible que requiera complementación con hidrocortisona y levotiroxina, además de tratamiento con GH y testosterona. Asimismo, se le debe valorar para descartar diabetes insípida central y, en caso de que la padezca, tratarlo con desmopresina, un análogo selectivo del receptor de vasopresina V_2.

CAPÍTULO

38

Fármacos tiroideos y antitiroideos

Betty J. Dong, PharmD, FASHP, FCCP
y Francis S. Greenspan, MD, FACP

ESTUDIO DE CASO

Una mujer de 33 años acude al médico y refiere fatiga, torpeza, aumento de peso, intolerancia al frío, sequedad de la piel y debilidad muscular en los últimos dos meses. Se siente tan cansada que necesita recurrir a algunas siestas durante el día para cumplir sus labores cotidianas. Indica que estas molestias son nuevas porque siempre había sentido calor en todo momento, su energía inagotable le producía incluso insomnio y sentía algunas veces que el corazón se le salía del pecho. También señala que le gustaría embarazarse en un futuro cercano. Sus antecedentes clínicos muestran tratamiento con yodo radiactivo (RAI) unos 12 meses antes, después de tomar metimazol y propranolol por un lapso breve. Se sometió a RAI por falta de apego al tratamiento y no acudía a las citas programadas. En la exploración física se observa que su presión arterial es de 130/89 mmHg y su pulso de 50 lpm. Pesa 61.8 kg, lo cual representa un incremento de 4.5 kg desde su último peso el año anterior. No se palpa la glándula tiroides y hay hiporreflexia. Las pruebas de laboratorio registran una concentración de hormona estimulante de la tiroides (TSH) de 24.9 μUI/ml y la concentración de tiroxina libre de 8 pmol/L. En este caso es importante valorar los antecedentes de hipertiroidismo. Se identifican las opciones terapéuticas para controlar su estado tiroideo actual.

FISIOLOGÍA DE LA TIROIDES

La glándula tiroides normal secreta cantidades suficientes de hormonas: **triyodotironina (T_3)** y **tetrayodotironina (T_4, tiroxina)**, para normalizar el crecimiento y el desarrollo, la temperatura corporal y la energía de una persona. Estas hormonas contienen 59 y 65%, respectivamente, de yodo como parte esencial de la molécula. La calcitonina, que es la segunda hormona tiroidea en importancia, es indispensable para la regulación del metabolismo de calcio y sus características se describen en el capítulo 42.

Metabolismo del yodo

El consumo diario recomendado es de 150 μg de yoduro (I^-)* (200 μg durante el embarazo).

El yoduro, que se ingiere de los alimentos, agua o fármacos, se absorbe con rapidez y se incorpora al fondo común del líquido extracelular. La glándula tiroides "capta" de dicho fondo común 75 μg para síntesis de hormonas y el sobrante se excreta en la orina. Si aumenta el consumo de yoduro decrece la captación fraccionada de yodo por parte de la tiroides.

Biosíntesis de hormonas tiroideas

El yoduro, una vez captado por la tiroides, pasa por una serie de reacciones enzimáticas, que lo incorporan a la hormona tiroidea activa (fig. 38-1). La primera fase es el transporte del yoduro al interior de la glándula, por una proteína intrínseca de la membrana basal de la célula folicular, llamada cotransportador unidireccional de sodio-yoduro (NIS); dicha sustancia es inhibida por aniones como tiocianato (SCN^-), pertecnetato (TcO_4^-) y perclorato (ClO_4^-). En la membrana de la célula apical, una segunda enzima transportadora de yoduro denominada pendrina controla el flujo de este compuesto por la membrana. La pendrina también está presente en

*En este capítulo, con el término "yodo" se alude a todas las formas de dicho elemento; el término "yoduro" se refiere sólo a la forma ionizada, I^-.

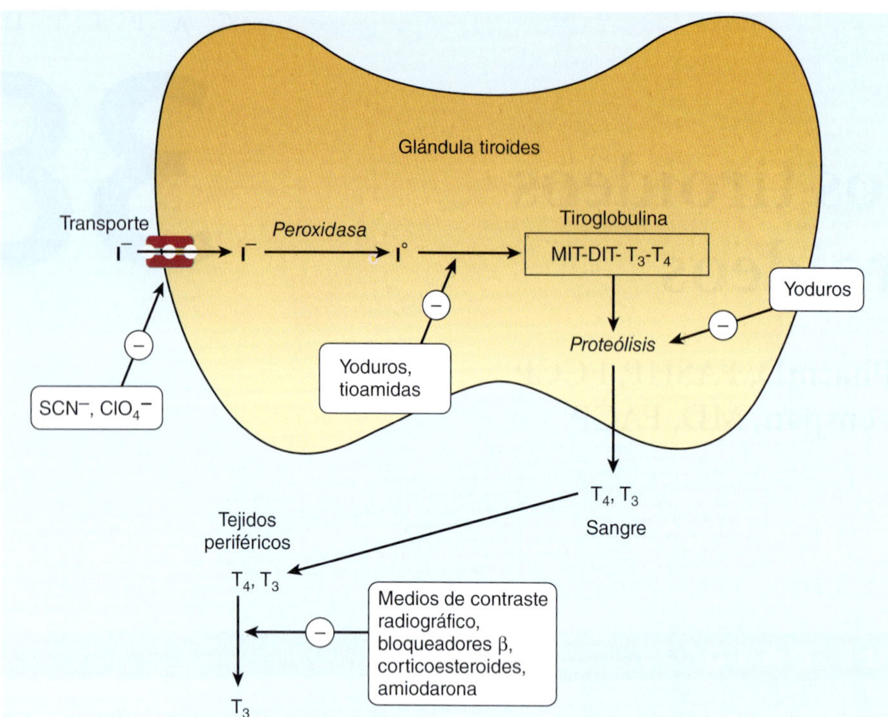

FIGURA 38–1 Biosíntesis de las hormonas tiroideas. Se incluyen los sitios de acción de algunos fármacos que interfieren en la biosíntesis de la hormona tiroidea.

la cóclea (oído interno) y, en caso de que sea deficiente o falte, sobrevienen sordera y bocio, una alteración hereditaria conocida como síndrome de Pendred. En la membrana de la célula apical, el yoduro es oxidado por acción de la peroxidasa tiroidea hasta la forma de yodo, y en esa forma produce yodación de los residuos de tirosina en la molécula de tiroglobulina para formar **monoyodotirosina** (**MIT**) y **diyodotirosina** (**DIT**), proceso llamado **organificación del yoduro**. La peroxidasa tiroidea se bloquea de forma transitoria por concentraciones elevadas del yoduro intratiroideo y el bloqueo es más persistente por acción de los fármacos tioamídicos.

Se combinan dos moléculas de DIT en la de tiroglobulina para formar L-tiroxina (T_4). Se combinan también una molécula de MIT y otra de DIT para formar T_3. Además de la tiroglobulina, pueden yodarse otras proteínas del interior de la glándula, pero tales yodoproteínas no poseen actividad hormonal. La tiroxina, T_3, MIT y DIT se separan de la tiroglobulina por exocitosis y proteólisis a partir de ella, en el borde coloide apical. Dentro de la glándula se desyodan MIT y DIT y se utiliza de nueva cuenta el yodo. El proceso de proteólisis también se bloquea por grandes concentraciones de yoduro intratiroideo. La proporción de T_4 a T_3 en el interior de la tiroglobulina es de 5:1, en promedio, de tal forma que gran parte de la hormona liberada es tiroxina. Gran parte de T_3 que circula en la sangre se forma a partir del metabolismo periférico de la tiroxina (fig. 38-2).

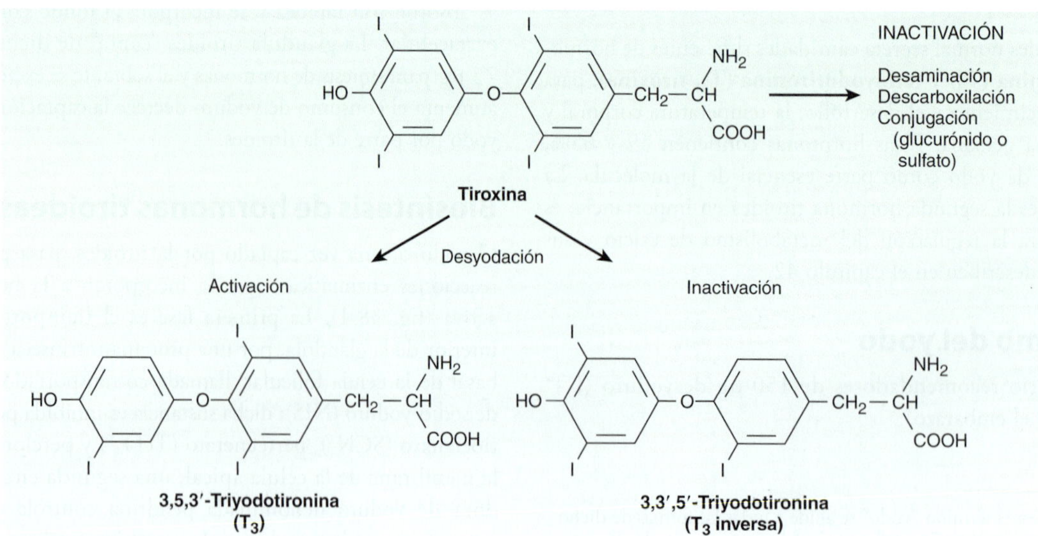

FIGURA 38–2 Metabolismo periférico de la tiroxina. (Modificada y reproducida con autorización de Gardner DG, Shoback D [editors]: *Greenspan's Basic & Clinical Endocrinology*, 8th ed. McGraw-Hill, 2007.)

CUADRO 38-1 Resumen de la cinética de las hormonas tiroideas

Variable	T_4	T_3
Volumen de distribución	10 L	40 L
Fondo común extratiroideo	800 μg	54 μg
Producción diaria	75 μg	25 μg
Recambio fraccionado al día	10%	60%
Eliminación metabólica al día	1.1 L	24 L
Semivida (biológica)	7 días	1 día
Concentraciones séricas		
Total	4.8-10.4 μg/100 ml	60-181 ng/100 ml
	(62-134 nmol/L)	(0.92-2.79 nmol/L)
Libre	0.8-2.7 ng/100 ml	230-420 pg/100 ml
	(10.3-34.7 pmol/L)	(3.5-6.47 pmol/L)
Cantidad unida a proteínas	99.96%	99.6%
Potencia biológica	1	4
Absorción oral	80%	95%

Transporte de hormonas tiroideas

T_4 y T_3 se ligan en el plasma en forma reversible a proteínas, en particular la globulina transportadora de tiroxina (TBG, *thyroxine-binding globulin*). Sólo 0.04% del total de T_4 y 0.4% de T_3 existen en forma libre. Muchos estados fisiológicos y patológicos y fármacos alteran el transporte de T_4, T_3 y productos tiroideos. Sin embargo, las concentraciones reales de hormona libre son todavía normales por lo general, lo cual refleja control por retroalimentación.

Metabolismo periférico de hormonas tiroideas

La vía principal del metabolismo periférico de la tiroxina es la desyodación. Tal fenómeno en el caso de T_4 se produce por monodesyodación del anillo externo, con lo cual se obtiene 3,5,3'-triyodotironina (T_3), que es tres a cuatro veces más potente que T_4. De manera alternativa, la desyodación puede ocurrir en el anillo interno y en este caso se produce 3,3',5'-triyodotironina (T_3 inversa o rT_3), metabólicamente inactiva (fig. 38-2). Fármacos como la amiodarona, los medios yodados de contraste, los bloqueadores β y los corticoesteroides, y también enfermedades graves o inanición, inhiben la 5'-desyodinasa necesaria para la conversión de T_4 en T_3, con lo cual las concentraciones de T_3 disminuyen y las de rT_3 aumentan en el suero. La farmacocinética de las hormonas tiroideas se describe en el cuadro 38-1. Las concentraciones séricas bajas de T_3 y rT_3 en sujetos normales provienen de la gran eliminación metabólica de los dos compuestos.

Valoración de la función tiroidea

En el cuadro 38-2 se incluyen las pruebas utilizadas para valorar la función de la tiroides.

A. Relaciones entre tiroides e hipófisis

En el capítulo 37 se expone el control de la función tiroidea por mecanismos de retroalimentación tiroides-hipófisis. En resumen, las células hipotalámicas secretan hormona liberadora de tirotropina (TRH) (fig. 38-3). La hormona hipotalámica se libera en los capilares del sistema porta venoso de la hipófisis y, en esta última, tal sustancia estimula la síntesis y la liberación de tirotropina (hormona estimulante de la tiroides, TSH). A su vez, esta última hormona estimula un mecanismo mediado por la adenililciclasa en las células de la tiroides para incrementar la síntesis y la liberación de T_4 y T_3, las cuales actúan por

CUADRO 38-2 Valores típicos de pruebas de la función tiroidea

Nombre de la prueba	Valores normales[1]	Resultados en el hipotiroidismo	Resultados en el hipertiroidismo
Tiroxina total (T_4)	4.8-10.4 μg/100 ml (62-134 nmol/L)	Bajo	Alto
Triyodotironina total (T_3)	60-181 ng/100 ml (0.92-2.79 nmol/L)	Normal o bajo	Alto
T_4 libre (FT_4)	0.8-2.7 ng/100 ml (10.3-34.7 pmol/L)	Bajo	Alto
T_3 libre (FT_3)	230-420 pg/100 ml (3.5-6.47 pmol/L)	Bajo	Alto
Hormona estimulante de la tiroides (TSH)	0.4-4 μUI/ml (0.4-4 mUI/L)	Alto[2]	Bajo
Captación de ^{123}I a las 24 h	5-35%	Bajo	Alto
Autoanticuerpos contra tiroglobulina (Tg-ab)	<20 UI/ml	Suelen estar presentes	Por lo general están presentes
Anticuerpos contra peroxidasa tiroidea (TPA)	<0.8 UI/ml	Suelen estar presentes	Por lo general están presentes
Gammagrafía con isótopos como ^{123}I o $^{99m}TcO_4$	Distribución normal	No está indicada la práctica de la prueba	Glándula con agrandamiento difuso
Biopsia por aspiración con aguja fina (FNA)	Distribución normal	No está indicada la práctica de la prueba	No está indicada la prueba
Tiroglobulina sérica	<56 ng/ml	No está indicada la práctica de la prueba	No está indicada la prueba
Calcitonina sérica	Varones: <8 ng/L (<2.3 pmol/L); mujeres: <4 ng/L (<1.17 pmol/L)	No está indicada la práctica de la prueba	No está indicada la prueba
Anticuerpo estimulante del receptor de TSH o inmunoglobulina estimulante de tiroides (TSI)	<125%	No está indicada la práctica de la prueba	Incremento en la enfermedad de Graves

[1]Los resultados pueden variar de un laboratorio a otro.

[2]La excepción es el hipotiroidismo central.

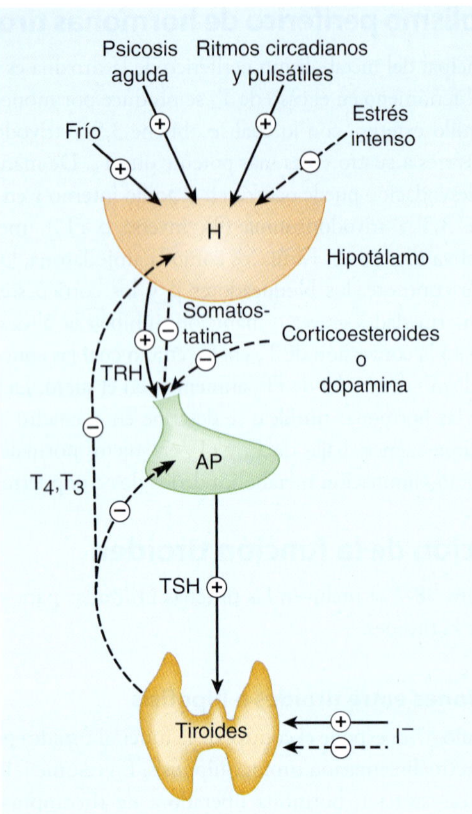

FIGURA 38–3 Eje hipotálamo-hipófisis-tiroides. La psicosis aguda o la exposición duradera al frío pueden activar dicho eje. La hormona hipotalámica liberadora de tirotropina (TRH) estimula la liberación de la hormona estimulante de la tiroides en la hipófisis (TSH), en tanto que la somatostatina y la dopamina la inhiben. TSH estimula la síntesis y la liberación de T_4 y T_3 desde la tiroides, y ambas a su vez inhiben la síntesis y la liberación de TRH y TSH. Se necesitan cantidades pequeñas de yoduro para la producción de hormonas; si están en grandes cantidades inhiben la producción y la liberación de T_3 y T_4. Flechas continuas, influencia estimulante; flechas discontinuas, influencia inhibitoria. H, hipotálamo; AP, adenohipófisis.

un mecanismo de retroalimentación negativo en la hipófisis, para bloquear la acción de TRH, y en el hipotálamo, para inhibir la síntesis y la secreción de la hormona estimulante de la tiroides. Otras hormonas o fármacos también pueden alterar la liberación de TRH o TSH.

B. Autorregulación de la tiroides

La glándula tiroides también regula la captación de yoduro y la síntesis de hormonas tiroideas por mecanismos intratiroideos, independientes de TSH. Éstos dependen más bien de la concentración de yodo en la sangre. Grandes dosis de este halógeno inhiben su organificación en yoduro (bloqueo de Wolff-Chaikoff, fig. 38-1). En algunos cuadros patológicos (como la tiroiditis de Hashimoto), lo anterior anula la síntesis de hormona tiroidea y puede ocasionar hipotiroidismo. La pérdida del bloqueo de Wolff-Chaikoff en personas susceptibles (como en el caso del bocio multinodular) puede causar hipertiroidismo.

C. Estimuladores anormales de la tiroides

En la enfermedad de Graves (véase más adelante), los linfocitos secretan un anticuerpo estimulante del receptor de TSH (TSH-R Ab [stim]), conocido también como inmunoglobulina estimulante de la tiroides (TSI); ésta se une al receptor de TSH y estimula a la glándula, en la misma forma como lo hace la TSH, por sí misma. Sin embargo, el efecto dura mucho más tiempo que el que produce TSH. Los receptores de esta última hormona también se identifican en fibrocitos orbitarios, que pueden ser estimulados por las concentraciones elevadas de TSH-R Ab [stim] y pueden causar oftalmopatía.

FARMACOLOGÍA BÁSICA DE LOS FÁRMACOS TIROIDEOS Y ANTITIROIDEOS

HORMONAS TIROIDEAS

Aspectos químicos

En la figura 38-2 se incluyen las fórmulas estructurales de la tiroxina y la triyodotironina, así como la de triyodotironina inversa (rT_3). Las moléculas naturales mencionadas son isómeros levógiros (L). El isómero dextrógiro sintético (D) de la tiroxina, la dextrotiroxina, posee alrededor de 4% de la actividad biológica del isómero levógiro, como lo demuestra su menor capacidad de suprimir la secreción de TSH y corregir el hipotiroidismo.

Farmacocinética

La tiroxina se absorbe de modo predominante en el duodeno e íleon; su absorción se modifica por factores intraluminales como alimentos, fármacos, acidez del estómago y flora intestinal. La biodisponibilidad de los preparados actuales de L-tiroxina después de ingeridos es de 80%, en promedio (cuadro 38-1). A diferencia de ello, la absorción de T_3 es casi completa (95%). La que corresponde a T_4 y T_3 no se modifica al parecer por el hipotiroidismo leve, pero puede ser deficiente en el mixedema grave con íleo adinámico. Los factores anteriores son importantes para cambiar de la presentación ingerible a la parenteral, y en este último caso se prefiere la vía intravenosa para las dos hormonas.

En los sujetos con hipertiroidismo aumenta la eliminación metabólica de T_4 y T_3 y disminuye su semivida; la situación contraria se observa en personas con hipotiroidismo. Los fármacos que inducen la actividad de las enzimas microsómicas del hígado (como rifampicina, fenobarbital, carbamazepina, fenilhidantoína, inhibidores de la tirosina cinasa, inhibidores de proteasa de VIH) intensifican el metabolismo de T_4 y T_3 (cuadro 38-3). A pesar de tal cambio en la eliminación, se conserva la concentración normal de hormonas en sujetos eutiroideos, como resultado de la hiperfunción compensatoria de la tiroides. No obstante, los pacientes que reciben T_4 como tratamiento de sustitución necesitan algunas veces dosis mayores, para conservar su eficacia clínica. Surge una compensación similar si se alteran las concentraciones de sus proteínas transportadoras. Si en el embarazo, por acción de estrógenos o anticonceptivos orales, aumenta la concentración de TBG, se modifican en el comienzo las concentraciones de hormona libre con incremento de la forma unida a proteínas y disminución de la rapidez de eliminación hasta que se restaure su concentración normal. De este modo se incrementa la concentración de la hormona total y unida, pero la de las hormonas libres y la eliminación en estado dinámico son aún normales. El fenómeno contrario se observa cuando disminuyen los sitios de fijación en tiroides.

Mecanismo de acción

En la figura 38-4 se incluye un modelo de la acción de hormonas tiroideas y en él las formas libres de T_4 y T_3, disociadas de las protei-

CUADRO 38-3 Efectos farmacológicos y función tiroidea

Efecto farmacológico	Fármacos
Cambio en la síntesis de hormona tiroidea	
Inhibición de la secreción de TRH o TSH, sin inducción de hipotiroidismo o hipertiroidismo	Dopamina, bromocriptina, levodopa, corticoesteroides, somatostatina, metformina
Inhibición de la síntesis de hormona tiroidea o su liberación, con inducción de hipotiroidismo (o algunas veces hipertiroidismo)	Yoduros (incluida la amiodarona), litio, aminoglutetimida, tioamidas, etionamida, inhibidores de la tirosina cinasa (p. ej., sunitinib, sorafenib e imatinib), inhibidores de proteasa de VIH
Alteración del transporte de hormona tiroidea y las concentraciones séricas totales de T_3 y T_4, pero por lo regular sin modificaciones de FT_4 o TSH	
Incremento de TBG	Estrógenos, tamoxifeno, heroína, metadona, mitotano, fluorouracilo
Disminución de TBG	Andrógenos, glucocorticoides
Desplazamiento de T_3 y T_4, desde TBG, con hipertiroxinemia transitoria	Salicilatos, fenclofenaco, ácido mefenámico y furosemida
Alteración del metabolismo de T_4 y T_3 y modificación de las concentraciones séricas de T_3 y T_4, pero no de las concentraciones de TSH (a menos que ya se administre tratamiento de restitución de tiroxina)	
Incremento del metabolismo hepático, degradación potenciada de hormona tiroidea	Nicardipina, bexaroteno, fenilhidantoína, carbamazepina, fenobarbital, rifampicina, rifabutina, inhibidores de la tirosina cinasa (p. ej., sunitinib, sorafenib e imatinib)
Inhibición de la 5'-desyodinasa con disminución de la concentración de T_3 e incremento del rT_3	Ácido yopanoico, ipodato, amiodarona, bloqueadores β, corticoesteroides, propiltiouracilo, flavonoides
Otras interacciones	
Interferencia en la absorción de T_4	Colestiramina, picolinato de cromo, colestipol, ciprofloxacina, inhibidores de la bomba de protones, sucralfato, sulfonato sódico de poliestireno, raloxifeno, clorhidrato de sevelamer, hidróxido de aluminio, sulfato ferroso, carbonato de calcio, salvado, soya o café
Inducción de tiroidopatía autoinmunitaria con hipotiroidismo o hipertiroidismo	Interferón α, interleucina 2, interferón β, litio, amiodarona, inhibidores de la tirosina cinasa (p. ej., sunitinib, sorafenib e imatinib)
Efecto de la función tiroidea en las acciones farmacológicas	
Anticoagulación	En el hipertiroidismo se necesitan dosis de warfarina menores y dosis mayores en el hipotiroidismo
Control de la glucosa	Mayor producción de glucosa por el hígado e intolerancia a la glucosa en el hipertiroidismo; disminución de la acción de la insulina y la biotransformación de glucosa en el hipotiroidismo
Fármacos cardiacos	Se necesitan dosis mayores de digoxina en el hipertiroidismo y dosis menores en el hipotiroidismo
Sedantes, analgésicos	Intensificación de los efectos sedantes y de depresión respiratoria, por sedantes y opioides en el hipotiroidismo, y la situación contraria en el hipertiroidismo

nas transportadoras de hormonas tiroideas, penetran en la célula por transporte activo. En el interior de ella T_4 se convierte en T_3 por la acción de la 5'-desyodinasa y T_3 penetra en el núcleo en el cual se une a una proteína receptora específica de triyodotironina, miembro de la familia del oncogén *c-erb* (la familia en cuestión también incluye los receptores de hormonas esteroideas y los de vitaminas A y D). El receptor de T_3 existe en dos formas, α y β. Las concentraciones diversas de las formas de receptor en tejidos diferentes podrían explicar las variaciones del efecto de T_3 en tejidos del organismo.

Muchos de los efectos de las hormonas tiroideas en los procesos metabólicos tienen al parecer la mediación de la activación de receptores en el núcleo, que estimulan la mayor producción de RNA y la síntesis de proteínas y con ello una mayor formación de Na^+/K^+-ATPasa; lo anterior es consistente con la observación de que la acción de las hormonas de esta glándula se manifiesta *in vivo* con un retraso de horas o días después de administrarse.

En casi todos los tejidos hormonorreactivos se identifica un gran número de receptores de hormona tiroidea (hipófisis, hígado, riñones, corazón, músculo estriado, pulmones e intestino), en tanto que son escasos los sitios en los tejidos que no reaccionan a ella (bazo, testículos). En el encéfalo, que no posee una respuesta anabólica a T_3, existe un número intermedio de receptores. Como dato consistente con su potencia biológica, la afinidad del sitio receptor por T_4 es 10 veces menor, en promedio, que la que corresponde a T_3. En algunas situaciones, se puede modificar el número de receptores en el núcleo, para conservar la homeostasia corporal. Por ejemplo, la inanición reduce el número de receptores de hormona T_3 circulante y celulares.

Efectos de las hormonas tiroideas

Las hormonas tiroideas son las que inducen a nivel óptimo el crecimiento, el desarrollo, la función y la conservación de todos los tejidos corporales. Sus cantidades excesivas o inadecuadas originan signos y síntomas de hipertiroidismo o hipotiroidismo, respectivamente (cuadro 38-4). T_3 y T_4 son en términos cualitativos semejantes y se les puede considerar como una sola hormona en la revisión que sigue.

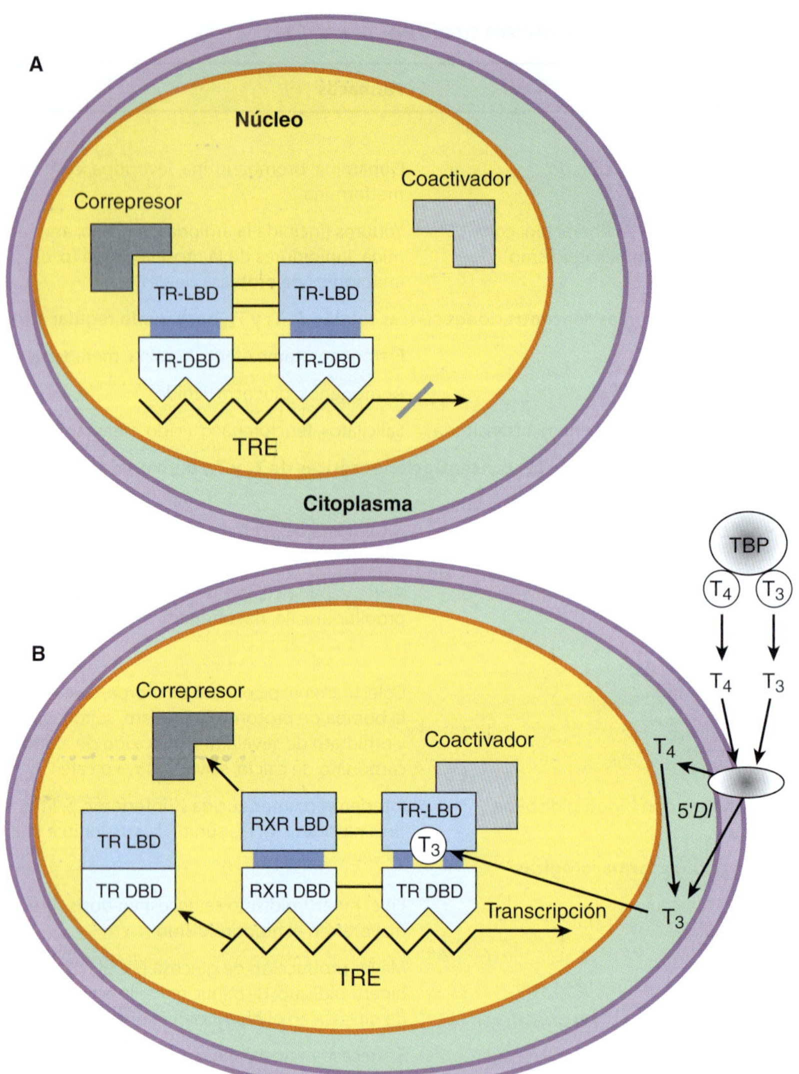

FIGURA 38–4 Modelo de interacción de T_3 con su receptor. **A:** *fase inactiva:* el dímero del receptor de T_3 sin ligando se une al elemento de respuesta de la hormona tiroidea (TRE), junto con correpresores y actúan como supresores de la transcripción génica. **B:** *fase activa:* T_3 y T_4 circulan unidas a proteínas de unión con tiroides (TBP). Las hormonas libres se transportan al interior de la célula por un sistema específico. Dentro del citoplasma T_4 se transforma en T_3 por acción de la 5′-desyodinasa (5′DI); T_3 se desplaza al interior del núcleo. En ese sitio se une al dominio fijador del ligando del monómero receptor tiroideo (TR); ello estimula la separación del homodímero TR y la heterodimerización con el receptor de retinoide X (RXR) en TRE, desplazamientos de los correpresores y fijación de coactivadores. El complejo TR-coactivador activa la transcripción génica, lo cual altera la síntesis de proteínas y el fenotipo celular. TR-LBD, dominio de unión del ligando del receptor de T_3; TR-DBD, dominio de unión de ADN del receptor de T_3; RXR-LBD, dominio de unión del ligando del receptor de retinoide X; RXR-DBD, dominio de unión de ADN con el receptor de retinoide X; T_3, triyodotironina; T_4, tetrayodotironina, L-tiroxina. (Modificada y reproducida con autorización de Gardner DG, Shoback D [editors]: *Greenspan's Basic & Clinical Endocrinology*, 8th ed. McGraw-Hill, 2007.)

La hormona tiroidea es de importancia decisiva para el desarrollo y el funcionamiento de tejidos nervioso, esquelético y de órganos de la reproducción. Sus efectos dependen de la síntesis proteínica y también de la potenciación de la secreción y acción de la hormona del crecimiento. La privación de hormona tiroidea en los comienzos de la vida causa retraso mental y enanismo irreversibles, signos típicos del cretinismo congénito.

Los efectos en el crecimiento y la termogénesis se acompañan de una influencia integral en el metabolismo de fármacos y en el de carbohidratos, grasas, proteínas y vitaminas. Muchos de los cambios comentados dependen de la actividad de otras hormonas o son modificados por ellas. Por el contrario, el estado tiroideo influye en la secreción y degradación de las demás hormonas, como catecolaminas, cortisol, estrógenos, testosterona e insulina.

Muchas de las manifestaciones de la hiperactividad tiroidea se asemejan a las que afectan al sistema nervioso simpático (en particular el aparato cardiovascular), a pesar de que no aumenten las concentraciones de catecolaminas. Los cambios en la actividad de adenililciclasa estimulados por catecolaminas, como se reflejan en cAMP, se observan con las modificaciones de la actividad tiroidea. Entre las explicaciones posibles figuran el incremento del número de receptores β o la mayor amplificación de la señal del receptor mencionado. Entre los demás síntomas clínicos que semejan la actividad excesiva de la adrenalina (todos aliviados de forma parcial por antagonistas de receptores adrenérgicos) deben mencionarse la falta de oclusión y la retracción palpebrales, temblores, hiperhidrosis, ansiedad y nerviosismo. El conjunto contrario de efectos se observa en el hipotiroidismo (cuadro 38-4).

CUADRO 38–4 Manifestaciones de la tirotoxicosis y el hipotiroidismo

Sistema	Tirotoxicosis	Hipotiroidismo
Piel y apéndices cutáneos	Piel caliente y húmeda; sudación; intolerancia al calor; cabello fino y delgado; uñas de Plummer, dermopatía pretibial (enfermedad de Graves)	Piel pálida, fría y levemente edematosa; cabello seco y quebradizo; uñas frágiles
Ojos, cara	Retracción del párpado superior con descubrimiento del globo ocular; edema periorbitario; exoftalmía; diplopía (enfermedad de Graves)	Ptosis palpebral; edema periorbitario; pérdida de la franja externa de las cejas; facies edematosa dura; macroglosia
Aparato cardiovascular	Disminución de la resistencia vascular periférica; aceleración de la frecuencia cardiaca e incremento del volumen sistólico, el gasto cardiaco y la tensión diferencial; insuficiencia de gasto alto; incremento de los efectos inotrópico y cronotrópico; arritmias; angina	Mayor resistencia vascular periférica; lentificación de la frecuencia cardiaca y disminución del volumen sistólico, el gasto cardiaco y la tensión diferencial; insuficiencia cardiaca de gasto bajo; ECG: bradicardia, prolongación del intervalo PR, aplanamiento de la onda T, bajo voltaje y derrame pericárdico
Aparato respiratorio	Disnea; disminución de la capacidad vital	Derrames pleurales; hipoventilación y retención de CO_2
Tubo digestivo	Intensificación del apetito; defecación más frecuente; hipoproteinemia	Disminución del apetito y la frecuencia de defecaciones; ascitis
Sistema nervioso central	Nerviosismo; hipercinesia; labilidad emocional	Letargia; lentificación general de los procesos psíquicos, neuropatías
Sistema musculoesquelético (locomotor)	Debilidad y fatiga muscular; hiperreflexia tendinosa profunda; hipercalcemia; osteoporosis	Rigidez y fatiga muscular; hiporreflexia osteotendinosa profunda; mayor concentración de fosfatasa alcalina y de LDH y AST
Riñones	Poliuria leve; incremento del flujo sanguíneo renal y la filtración glomerular	Disminución de la excreción de agua, el flujo sanguíneo por riñones y la filtración glomerular
Sistema hematopoyético	Eritropoyesis mayor; anemia[1]	Eritropoyesis menor; anemia[1]
Aparato reproductor	Irregularidades menstruales; disminución de la fecundidad y aumento del metabolismo de esteroides gonadales	Hipermenorrea; infecundidad, disminución del apetito sexual; impotencia; oligospermia; disminución del metabolismo de esteroides gonadales
Metabolismo	Incremento del metabolismo basal; balance nitrogenado negativo; hiperglucemia; mayor concentración de ácidos grasos libres; disminución de la cifra de colesterol y triglicéridos; mayor degradación hormonal; mayores necesidades de vitaminas liposolubles e hidrosolubles; intensificación del metabolismo de fármacos y disminución de las cantidades necesarias de warfarina	Disminución del metabolismo basal; balance nitrogenado levemente positivo; degradación tardía de la insulina con mayor sensibilidad; mayores concentraciones de colesterol y triglicéridos; menor degradación hormonal y menores necesidades de vitaminas liposolubles e hidrosolubles; disminución del metabolismo de fármacos y necesidad de una mayor dosis de warfarina

[1]La anemia del hipertiroidismo casi siempre es normocrómica y se debe al incremento del recambio eritrocítico. La anemia del hipotiroidismo puede ser normocrómica, hipercrómica o hipocrómica y provenir de la alteración de factores como el índice de producción, menor absorción de hierro, menor absorción de ácido fólico o aparición de anemia perniciosa autoinmunitaria. LDH, deshidrogenasa láctica; AST, aspartato aminotransferasa.

Preparados tiroideos

Para las presentaciones disponibles, véase el apartado Preparaciones disponibles al final de este capítulo. Los compuestos pueden ser sintéticos (levotiroxina, liotironina, liotrix) o de origen animal (tiroides desecada).

Las hormonas tiroideas no son eficaces e incluso pueden ser nocivas en el tratamiento de la obesidad, menorragias o depresión, si sus concentraciones son normales. En un estudio con grupo testigo no se confirmaron los señalamientos ocasionales de un efecto beneficioso de T_3 administrada junto con antidepresivos.

La levotiroxina sintética es el compuesto más indicado para el tratamiento de sustitución y también para supresión, por su estabilidad, uniformidad en su contenido, bajo costo, falta de proteínas alergénicas, medición fácil de las concentraciones séricas en el laboratorio y semivida larga (siete días), lo cual permite su administración una vez al día. Además, en el interior de la célula T_4 es convertida en T_3 y la administración de tiroxina genera ambas hormonas. Los preparados genéricos de levotiroxina poseen eficacia similar y su rentabilidad es mayor que los productos patentados.

La liotironina (T_3) tiene una potencia tres o cuatro veces mayor que la de la levotiroxina, pero no se recomienda su uso en el tratamiento de sustitución por su semivida más breve (24 h), que obliga a administrarla varias veces al día; su costo más elevado; y la mayor dificultad de vigilar en forma seriada la adecuación de su reposición por los métodos de laboratorio habituales. Además, es mejor no usarla en individuos con cardiopatías, en virtud de su mayor actividad hormonal y el riesgo aumentado de efectos tóxicos en el corazón. Es mejor utilizar T_3 para la supresión a corto plazo de TSH. No es necesaria la ingestión de T_3 y por tanto nunca se necesita una mezcla más costosa de tiroxina y liotironina (liotrix) en lugar de la levotiroxina.

No se justifica utilizar tiroides desecada, en vez de algún preparado sintético, dado que entre sus factores desventajosos están la antigenicidad de proteínas, la inestabilidad del producto, las concentraciones variables de hormona en ella y la dificultad para la vigilancia por métodos de laboratorio, todo lo cual rebasa con mucho la ventaja de su menor costo. En algunos extractos tiroideos y el liotrix las cantidades elevadas de T_3 pueden precipitar incrementos significativos de sus concentraciones y con ello de sus efectos tóxicos. Las dosis equieficaces son 100 mg de tiroides desecada, 100 μg de levotiroxina y 37.5 μg de liotironina.

El periodo que media hasta la caducidad de los preparados hormonales sintéticos es de unos dos años, en particular si se les almacena en recipientes oscuros para reducir al mínimo la desyodación espontánea. Se desconoce con exactitud la semivida de la tiroides desecada, pero se conserva mejor su potencia en un medio seco.

FÁRMACOS ANTITIROIDEOS

La disminución de la actividad tiroidea y los efectos hormonales se logra por medio de fármacos que interfieren con la síntesis de las hormonas de la glándula, por parte de sustancias que modifican la respuesta tisular a las hormonas en cuestión, o por destrucción glandular con radiación o cirugía. Los compuestos bociógenos suprimen la secreción de T_3 y T_4 a concentraciones subnormales y con ello incrementan la concentración de TSH, lo que a su vez origina agrandamiento glandular (bocio). Los antitiroideos utilizados en clínica incluyen tioamidas, yoduros y el yodo radiactivo.

TIOAMIDAS

Las tioamidas metimazol y propiltiouracilo son los fármacos principales para tratar la tirotoxicosis. En Inglaterra se emplea de forma amplia el carbimazol, que se transforma *in vivo* en metimazol. Este último es cerca de 10 veces más potente que el propiltiouracilo y es el fármaco de elección en niños y adultos. Debido a una advertencia incluida en el empaque sobre riesgos de hepatitis grave, el propiltiouracilo debe reservarse para uso durante el primer trimestre del embarazo, en casos de crisis tirotóxica y en sujetos que experimentan efectos adversos al metimazol (además de agranulocitosis y hepatitis). Las estructuras químicas de los compuestos comentados se incluyen en la figura 38-5. El grupo tiocarbamida es esencial para la actividad antitiroidea.

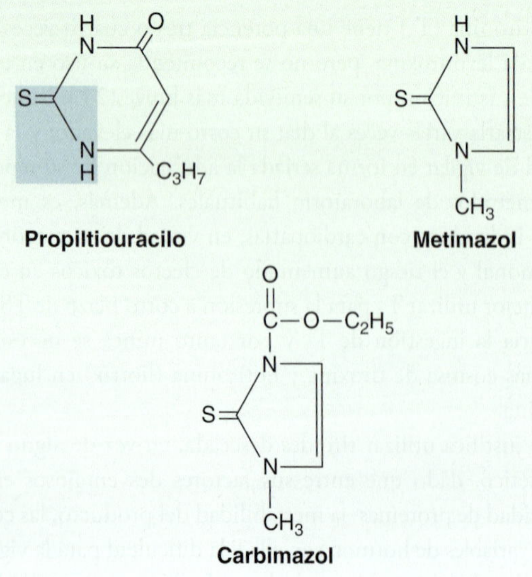

FIGURA 38–5 Estructura de las tioamidas. La fracción tiocarbamídica está sombreada con color.

Farmacocinética

El metimazol se absorbe en su totalidad, pero con ritmo variable. La tiroides lo acumula con facilidad y su volumen de distribución es similar al del propiltiouracilo. La eliminación es menor respecto del propiltiouracilo; 65 a 70% de una dosis se recupera en la orina en término de 48 h.

En cambio, el propiltiouracilo se absorbe con rapidez y después de 1 h alcanza su concentración máxima en suero. La biodisponibilidad de 50 a 80% puede depender de la absorción incompleta o el efecto de primer paso intenso en el hígado. Su volumen de distribución se aproxima al del agua corporal total, con acumulación en la tiroides. Gran parte de una dosis de propiltiouracilo ingerida se excreta por los riñones en la forma de glucurónido activo, en término de 24 h.

La semivida plasmática breve de los dos fármacos (1.5 h para el propiltiouracilo y 6 h para el metimazol) ejerce poca influencia en la duración de la acción antitiroidea o del intervalo entre una y otra dosis, dado que los dos fármacos se acumulan en la tiroides. En el caso del propiltiouracilo, es razonable administrarlo cada 6 a 8 h porque una sola dosis de 100 mg inhibe 60% la organificación del yodo durante 7 h. Una sola dosis de 30 mg de metimazol ejerce un efecto antitiroideo por más de 24 h; por ello, una sola dosis al día es eficaz para tratar el hipertiroidismo leve o moderado.

Las dos tioamidas cruzan la barrera placentaria y se concentran en la tiroides del feto, por lo cual debe tenerse enorme cautela cuando se utilicen en la gestación. Ante la posibilidad de hipotiroidismo del producto, las dos tioamidas se clasifican en la categoría D de la FDA respecto del embarazo (pruebas de riesgo para el feto humano con base en datos de reacciones adversas, investigaciones o experiencia en su comercialización; cap. 59). De las dos, el propiltiouracilo es preferible en el primer trimestre del embarazo porque se une con mayor avidez a proteínas y por consiguiente no cruza con tanta facilidad la placenta. Además, se ha vinculado el metimazol (en raras ocasiones) con malformaciones congénitas. Las dos tioamidas se secretan en concentración pequeña en la leche materna, pero se considera que tal cifra es inocua para el producto amamantado por su madre.

Farmacodinámica

Las tioamidas actúan por mecanismos múltiples. Su acción principal consiste en evitar la síntesis hormonal al inhibir las reacciones catalizadas por la peroxidasa tiroidea y bloquear la organificación de yodo. Además, bloquean el acoplamiento de las yodotirosinas, pero no anulan la captación de yoduro por la glándula. El propiltiouracilo, y en grado mucho menor el metimazol, inhibe la desyodación periférica de T_4 y T_3 (fig. 38-1). En esta situación atenúa la síntesis de las hormonas y no su liberación, razón por la cual el comienzo de acción de los compuestos es lento y algunas veces se necesita el paso de tres a cuatro semanas para que se agoten las reservas de T_4.

Efectos tóxicos

En 3 a 12% de los pacientes que las reciben se reconocen reacciones adversas a las tioamidas. Casi todas surgen en fase temprana, en particular la náusea y las molestias gastrointestinales. Con el consumo de metimazol hay disgeusia o alteración del olfato. El efecto adverso más común es una erupción pruriginosa maculopapulosa (4-6%) que en ocasiones se acompaña de signos generales como fiebre. Entre los efectos adversos raros figuran erupción urticariana, vasculitis y una reacción lupoide, linfadenopatía, hipoprotrombinemia, dermatitis exfoliativa, poliserositis y artralgias agudas. Con el propiltiouracilo se ha informado un incremento del riesgo de desarrollar hepatitis grave, que algunas veces es letal (advertencia incluida en el empaque); por lo tanto, debe evitarse en niños y adultos a menos que no haya otras opciones disponibles. La ictericia colestásica es más común con el metimazol y menos con el propiltiouracilo. También pueden presentarse elevaciones asintomáticas de las concentraciones de transaminasas.

La complicación más peligrosa es la agranulocitosis (número de granulocitos <500 células/mm^3), una reacción adversa infrecuente, pero que puede ser letal. Aparece en 0.1 a 0.5% de los individuos que reciben las tioamidas, pero dicho riesgo puede aumentar en ancianos y personas que reciben altas dosis de metimazol (>40 mg/día). La reacción se revierte con rapidez una vez que se interrumpe el consumo del fármaco, pero algunas veces se necesitan antibióticos de amplio espectro contra las infecciones que surgen como complicación. Los factores estimulantes de colonias (como G-CSF; cap. 33) pueden acelerar la recuperación de los granulocitos. La sensibilidad cruzada entre uno y otro fármacos es de 50%, en promedio; por tal razón, no se recomienda intercambiarlos en el caso de personas con reacciones graves.

INHIBIDORES ANIÓNICOS

Los aniones monovalentes como el perclorato (ClO_4^-), el pertecnetato (TcO_4^-) y el tiocianato (SCN^-) bloquean la captación de yoduros por la tiroides, por inhibición competitiva del mecanismo de transporte de yoduro. Tales efectos pueden anularse con grandes dosis de yoduros y por ello su eficacia es en ocasiones impredecible.

La función clínica más importante del perclorato de potasio consiste en bloquear la recaptación de yodo por la tiroides en sujetos con hipertiroidismo inducido por yoduros (p. ej., hipertiroidismo inducido por amiodarona). Sin embargo, rara vez se utiliza tal compuesto en seres humanos porque puede ocasionar anemia aplásica.

YODUROS

Antes de que en el decenio de 1940 se comenzaran a usar las tioamidas, los principales compuestos antitiroideos eran los yoduros; hoy día, rara vez se usan como tratamiento único.

Farmacodinámica

Los yoduros tienen algunas acciones en la tiroides. Inhiben la organificación y la liberación de hormonas y reducen el volumen y la vascularidad de la glándula hiperplásica. En sujetos susceptibles, los yoduros inducen hipertiroidismo (fenómeno de Jod-Basedow) o desencadenan hipotiroidismo.

En dosis farmacológicas (más de 6 mg/día), la acción principal de los yoduros es inhibir la liberación de hormonas, tal vez al anular la proteólisis de la tiroglobulina. En término de dos a siete días mejoran los síntomas tirotóxicos y es la razón por la cual se indican en las crisis tiroideas. Además, dichos compuestos disminuyen la vascularización, el volumen y la fragilidad de la tiroides hiperplásica, y por tanto son útiles en la preparación del enfermo antes de intervenciones quirúrgicas en tiroides.

Empleo de yoduros en clínica

Entre las desventajas de la administración de los yoduros destaca el incremento de las reservas intraglandulares de yodo, lo cual puede retrasar el comienzo de la acción de las tioamidas o evitar el empleo del yodo radiactivo durante varias semanas. Por todo lo comentado, es necesario comenzar el uso de tales compuestos después de administrar una tioamida y es mejor no usarlos si es probable la aplicación de un tratamiento con yodo radiactivo. El yoduro no debe emplearse solo porque desaparece el bloqueo glandular en cuestión de dos a ocho semanas, lo que puede exacerbar gravemente la tirotoxicosis en una glándula con abundante yodo. Es mejor no usar los yoduros por largo tiempo en mujeres embarazadas, ya que cruzan la placenta y pueden ocasionar bocio en el feto. En situaciones de emergencia por radiación que implican la liberación de isótopos radiactivos de yodo, los efectos del bloqueo tiroideo que ejerce el yoduro de potasio protegen a la glándula de lesión ulterior, si se administra antes de la exposición a la radiación.

Efectos tóxicos

Las reacciones adversas al yodo (yodismo) son poco comunes y en muchos casos desaparecen una vez que se interrumpe el uso de productos yodados. Éstos incluyen una erupción acneiforme (semejante a la que surge en el bromismo), inflamación de glándulas salivales, úlceras en mucosas, conjuntivitis, rinorrea, fiebre farmacológica, regusto metálico, trastornos hemorrágicos y, en contadas ocasiones, reacciones anafilactoides.

YODO RADIACTIVO

^{131}I es el único isótopo utilizado para tratar la tirotoxicosis (otros más se utilizan en el diagnóstico). Después de ingerir la solución en la forma de ^{131}I sódico se absorbe con rapidez, se concentra en la tiroides y se incorpora a los folículos de almacenamiento. Su efecto terapéutico depende de la emisión de rayos β con una semivida eficaz de cinco días y límites de penetración de 400 a 2 000 μm. En plazo de semanas de haberlo administrado, la destrucción del parénquima tiroideo se manifiesta por turgencia y necrosis epiteliales, rotura de folículos, edema e infiltración por leucocitos. Las ventajas del yodo radiactivo incluyen administración fácil, eficacia, costo menor y ausencia de dolor. No se han notificado daño genético inducido por radiación, leucemia y neoplasias, después de más de 50 años de experiencia clínica con esta forma de radioterapia contra el hipertiroidismo. El radiofármaco no debe administrarse a embarazadas y mujeres que amamantan porque cruza la placenta y destruye la tiroides fetal; también se excreta en la leche materna.

ANTAGONISTAS DE RECEPTORES ADRENÉRGICOS

Los bloqueadores β sin actividad simpaticomimética intrínseca (como el metoprolol, propranolol y atenolol) son complementos terapéuticos eficaces en el tratamiento de la tirotoxicosis, dado que muchos de los síntomas de ese cuadro simulan los que surgen con la estimulación simpática. El propranolol ha sido el bloqueador β más estudiado y utilizado en el tratamiento de la tirotoxicosis. Los bloqueadores β mejoran los síntomas del hipertiroidismo, pero no modifican de manera característica las concentraciones de las hormonas tiroideas. El propranolol en dosis mayores de 160 mg/día también puede reducir las concentraciones de T_3, 20% en promedio, al inhibir la conversión periférica de T_4 a T_3.

CUADRO 38-5 Origen y patogenia del hipotiroidismo

Causa	Patogenia	Bocio	Grado de hipotiroidismo
Tiroiditis de Hashimoto	Destrucción autoinmunitaria de la tiroides	Presente en los comienzos, pero ausente en etapas ulteriores	Leve a intenso
Cuadro farmacoinducido[1]	Bloqueo de la formación de la hormona[2]	Presente	Leve a moderado
Dishormonogénesis	Menor síntesis de T_4 por deficiencia enzimática	Presente	Leve o intenso
Radiación, ^{131}I, aplicación de rayos X, tiroidectomía	Destrucción o eliminación de la glándula	Ausente	Intenso
Congénita (cretinismo)	Atireosis o tiroides ectópica; deficiencia de yodo; anticuerpos que bloquean el receptor de TSH	Ausente o presente	Intensa
Secundaria (déficit de TSH)	Enfermedad de hipófisis o hipotálamo	Ausente	Leve

[1]Yoduros, litio, fluoruro, tioamidas, ácido aminosalicílico, fenilbutazona, amiodarona, perclorato, etionamida, tiocianato, citocinas (interferones, interleucinas), bexaroteno inhibidores de la tirosina cinasa, y otros. Véase el cuadro 38-3.

[2]Consultar el cuadro 38-3 respecto de las patogenias específicas.

FARMACOLOGÍA CLÍNICA DE LOS FÁRMACOS TIROIDEOS Y ANTITIROIDEOS

HIPOTIROIDISMO

El hipotiroidismo es un síndrome consecuencia de la deficiencia de las hormonas tiroideas y se manifiesta en gran medida por la lentificación reversible de todas las funciones corporales (cuadro 38-4). En lactantes y niños se advierte retraso intenso del crecimiento y el desarrollo, que culmina en enanismo y retraso mental irreversible.

Las causas y la patogenia del hipotiroidismo se señalan en el cuadro 38-5. Puede ocurrir con agrandamiento de la tiroides o sin él (bocio). El diagnóstico del trastorno por medio de estudios de laboratorio en el adulto se confirma con facilidad ante la combinación de disminución de la concentración de tiroxina libre e incremento de TSH sérico (cuadro 38-2).

En la actualidad, la causa más frecuente de hipotiroidismo en Estados Unidos es tal vez la tiroiditis de Hashimoto, un trastorno inmunitario desarrollado en personas con predisposición genética. En dicho cuadro inflamatorio hay manifestaciones de inmunidad humoral en presencia de anticuerpos contra tiroides y sensibilización de linfocitos a antígenos tiroideos. Algunos fármacos pueden causar también hipotiroidismo (cuadro 38-5).

TRATAMIENTO DEL HIPOTIROIDISMO

Con excepción del trastorno causado por fármacos que puede tratarse en algunos casos con la simple eliminación del compuesto lesivo, la reposición constituye una medida general apropiada. El preparado más satisfactorio es la levotiroxina, que se obtiene en presentaciones patentadas o genéricas. La combinación de ésta y la liotironina no ha sido mejor que la levotiroxina sola. Los lactantes y los niños necesitan más T_4 por kilogramo de peso que los adultos. La dosis promedio para un lactante de uno a seis meses de vida es de 10 a 15 μg/kg de peso/día, en tanto que para el adulto es de 1.7 μg/kg/día en promedio. Las personas mayores de 65 años pueden necesitar menos tiroxina para la reposición. Se advierte moderada variabilidad en la absorción del fármaco, de tal modo que las dosis señaladas pueden variar de un paciente a otro. La absorción decrece por la interacción con algunos alimentos (como salvado, soya, café) y fármacos (cuadro 38-3) y por tanto la tiroxina debe administrarse con el sujeto en ayuno (30 min antes de la comida o 1 h después de consumirlas o al acostarse por la noche). Su larga semivida que es de siete días permite administrar una sola dosis diaria. Es importante vigilar el crecimiento y el desarrollo normales en los niños, además de medir a intervalos regulares la tiroxina libre y TSH en suero y conservar esta última en límites óptimos de 0.5 a 2.5 mU/L. Para alcanzar concentraciones de "equilibrio" en la corriente sanguínea es necesario que transcurran seis a ocho semanas después de iniciar la administración de una dosis particular de tiroxina; por esa razón, cualquier modificación en ella debe efectuarse en forma lenta.

En el hipotiroidismo de larga evolución, en ancianos y en sujetos con una cardiopatía primaria, es indispensable iniciar el tratamiento con dosis menores. En los adultos de esta categoría se administra levotiroxina en dosis de 12.5 a 25 μg/día durante dos semanas y se aumenta 12.5 a 25 μg la dosis diaria, cada dos semanas, hasta que se observe eutirodismo o efectos tóxicos del fármaco. En ancianos, el corazón es muy sensible a la cantidad de tiroxina circulante y en caso de surgir angina de pecho o arritmias es esencial interrumpir inmediatamente o reducir la dosis de tiroxina. En personas más jóvenes o en las que tienen la enfermedad muy benigna, puede iniciarse de inmediato el tratamiento de sustitución a dosis plenas.

Los efectos tóxicos de la hormona guardan relación directa con su concentración en suero. En los niños, entre los signos de toxicidad pueden figurar inquietud, insomnio y aceleración de la maduración y el crecimiento óseo. En adultos, los signos iniciales pueden ser intensificación del nerviosismo, intolerancia al calor, episodios de palpitaciones y taquicardia o adelgazamiento inexplicable. En caso de surgir las manifestaciones mencionadas es importante medir en forma seriada TSH sérica (cuadro 38-2) para dilucidar si los síntomas provienen del exceso de tiroxina en sangre. La administración excesiva de T_4 por largo tiempo, sobre todo en ancianos, puede agravar el peligro de fibrilación auricular y acelerar la osteoporosis.

Problemas especiales en el tratamiento del hipotiroidismo

A. Mixedema y arteriopatía coronaria

El mixedema afecta con frecuencia a ancianos y por ello suele coexistir con alguna arteriopatía coronaria. En dicha situación, las bajas concentraciones de hormona tiroidea circulante protegen en realidad al corazón de mayores exigencias metabólicas que pueden culminar en angina de pecho o infarto del miocardio. La corrección del mixedema debe hacerse con gran cautela para no desencadenar arritmias, angina o infarto agudo del miocardio. Si conviene alguna intervención quirúrgica en coronarias debe practicarse en primer lugar, antes de corregir el mixedema por medio de tiroxina.

B. Coma mixedematoso

Este trastorno es la etapa final del hipotiroidismo no tratado. Se caracteriza por debilidad progresiva, estupor, hipotermia, hipoventilación, hipoglucemia, hiponatremia, intoxicación hídrica, choque y muerte.

El coma mixedematoso es una urgencia médica. Es importante que el paciente reciba atención en una unidad de cuidados intensivos porque pueden ser necesarias la intubación traqueal y la ventilación mecánica. Es preciso combatir por medio de tratamientos adecuados las enfermedades coexistentes, como infecciones o insuficiencia cardiaca. Es también necesario administrar todos los preparados por vía intravenosa, dado que los individuos en coma mixedematoso casi no absorben fármacos administrados por otras vías. Asimismo, hay que introducir con gran cautela soluciones intravenosas para evitar el suministro excesivo de agua. En estos casos, los pacientes tienen un gran número de sitios vacíos de unión de T_3 y T_4 que deben ser ocupados y saturados antes de que la tiroxina libre adecuada modifique el metabolismo tisular. Sobre tal base, el tratamiento más indicado en estos casos es la administración intravenosa de una dosis inicial de levotiroxina (300 a 400 μg, a la que siguen dosis de 50 a 100 μg al día). También se puede usar T_3 intravenosa, pero es un preparado más cardiotóxico y son más difíciles de "vigilar" sus efectos en forma seriada. La hidrocortisona intravenosa está indicada si también existen insuficiencia suprarrenal o hipofisaria, pero probablemente no sea necesaria en muchos sujetos con mixedema primario. Los opioides y los sedantes deben utilizarse con extrema cautela.

C. Hipotiroidismo y embarazo

Las mujeres hipotiroideas muestran a menudo ciclos anovulatorios y son relativamente infecundas hasta que recuperan el estado eutiroideo; ello ha sido el punto de partida del empleo generalizado de la hormona tiroidea contra la infecundidad, aunque no hay pruebas de que sea útil en eutiroideas infecundas. En la hipotiroidea que se embaraza y recibe tiroxina, es de suma importancia que sea adecuada la dosis diaria de esta hormona, ya que el desarrollo temprano del cerebro fetal depende de su concentración en la madre. En muchas mujeres hipotiroideas es preciso incrementar la dosis de tiroxina (30 a 50%) para que se normalice la concentración sérica de TSH durante la gestación. Es razonable prescribir a mujeres grávidas una tableta adicional con 25 μg de tiroxina en cuanto se embaracen y separar su ingestión al menos 4 h de la toma de vitaminas prenatales. Ante el incremento de las concentraciones de TBG en la gestante, y por tanto el aumento también de los de T_4 total, para que las dosis de tiroxina sean adecuadas en la mujer es necesario que la TSH se encuentre entre 0.5 y 3.0 mU/L y que T_4 total se halle en los límites superiores de lo normal o incluso por arriba de ellos.

D. Hipotiroidismo subclínico

Esta alteración, que se define como el incremento del nivel de TSH y concentraciones normales de hormona tiroidea, se detecta en 4 a 10% de la población general, aunque aumenta a 20% en mujeres mayores de 50 años. El consenso de organizaciones expertas en tiroides concluyó que la administración de hormona tiroidea debe considerarse en individuos con concentraciones de TSH mayores de 10 mUI/L, en tanto que conviene la medición minuciosa y seriada de TSH para personas con elevaciones menores de esta hormona.

E. Hipotiroidismo farmacoinducido

El hipotiroidismo farmacoinducido (cuadro 38-3) puede tratarse de forma satisfactoria con levotiroxina si es imposible interrumpir el uso del compuesto lesivo. En el caso que lo haya inducido la amiodarona, algunas veces se necesita administrar levotiroxina incluso después de interrumpir su uso porque su semivida es muy larga.

HIPERTIROIDISMO

El hipertiroidismo (tirotoxicosis) es un síndrome clínico que surge cuando los tejidos están expuestos a grandes concentraciones de hormona tiroidea (cuadro 38-4).

ENFERMEDAD DE GRAVES

La forma más común de hipertiroidismo es la enfermedad de Graves o bocio tóxico difuso. En el cuadro 38-4 se incluyen los signos y síntomas iniciales.

Fisiopatología

Se ha considerado que la enfermedad de Graves es un trastorno autoinmunitario en el cual los linfocitos T colaboradores estimulan a los linfocitos B para sintetizar anticuerpos contra antígenos tiroideos. El anticuerpo descrito (TSH-R Ab [stim]) está dirigido contra el receptor de TSH en la membrana de células tiroideas y es capaz de estimular la actividad de crecimiento y biosíntesis de dichas células. Surge remisión espontánea, pero en algunos pacientes es necesario que el tratamiento antitiroideo dure años.

Diagnóstico por estudios de laboratorio

En casi todos los individuos con hipertiroidismo hay incremento de las concentraciones de T_3, T_4, FT_4, FT_3 y supresión de TSH (cuadro 38-2). También hay aumento extraordinario de la captación de yodo radiactivo. Por lo regular se identifican anticuerpos contra tiroglobulina, peroxidasa tiroidea y TSH-R Ab [stim].

Tratamiento de la enfermedad de Graves

Las tres estrategias primarias para controlar el hipertiroidismo comprenden la administración de fármacos antitiroideos, la tiroidectomía operatoria y la destrucción de la glándula con yodo radiactivo.

A. Tratamiento antitiroideo

La farmacoterapia es muy útil en personas jóvenes, con glándula pequeña y enfermedad de poca intensidad. Se administran metimazol o propiltiouracilo hasta que se induce la remisión espontánea; es la única medida que deja intacta la glándula tiroides, pero es necesario realizarla por largo tiempo e instituir observación (12 a 18 meses) porque existe una incidencia de 50 a 70% de recidiva.

Es preferible el metimazol al propiltiouracilo (excepto tal vez en embarazadas y en casos de crisis tirotóxica) dado que tiene menor riesgo de inducir daño hepático grave y puede administrarse una vez al día, lo cual puede mejorar el cumplimiento de la terapia. La administración de antitiroideos se comienza casi siempre con fracciones y después se pasa a la fase de mantenimiento con una sola dosis diaria, en que el paciente debe mostrar eutiroidismo clínico. Sin embargo, la tirotoxicosis leve o moderadamente intensa suele controlarse con el metimazol en una sola dosis matutina de 20 a 40 mg iniciales, durante cuatro a ocho semanas, para normalizar las concentraciones hormonales. La fase de mantenimiento obliga a administrar 5 a 15 mg una vez al día. De modo alternativo, se inicia el tratamiento con 100 a 150 mg de propiltiouracilo cada 6 a 8 h, hasta obtener el eutiroidismo, y después se reduce en forma gradual la dosis hasta el nivel de mantenimiento de 50 a 150 mg, una vez al día. El propiltiouracilo, además de inhibir la organificación de yodo, también anula la conversión de T_4 en T_3 en tal forma que disminuye la concentración de hormona tiroidea activa con mayor rapidez que el metimazol. La guía clínica mejor en cuanto a la remisión es la disminución del volumen del bocio. Los métodos de laboratorio más útiles para vigilar la evolución del tratamiento son las mediciones de las concentraciones séricas de FT_3, FT_4 y TSH.

En párrafos anteriores se describieron las reacciones a los fármacos antitiroideos. La erupción de poca intensidad se controla con antihistamínicos. La agranulocitosis, reacción más grave, suele ser precedida por faringitis o fiebre alta; por tal razón, es preciso orientar a todo individuo que reciba antitiroideos y a que interrumpa su uso y solicite de inmediato atención médica en caso de surgir dichos síntomas. En estos casos conviene solicitar un recuento leucocítico y diferencial y un cultivo de exudado faríngeo, seguidos de antibioticoterapia apropiada. El tratamiento también debe interrumpirse si se precipita una elevación significativa de las transaminasas.

B. Tiroidectomía

La tiroidectomía subtotal es el método más indicado para personas con glándulas de gran tamaño o bocio multinodular. Los individuos reciben antitiroideos hasta obtener el estado eutiroideo (unas seis semanas). Además, 10 a 14 días antes de la operación reciben solución saturada de yoduro de potasio, a razón de cinco gotas dos veces al día, para disminuir la vascularización de la glándula y facilitar la cirugía. Se sabe que 80 a 90% de los pacientes necesita complementación con hormona tiroidea después de la tiroidectomía subtotal.

C. Yodo radiactivo

El tratamiento con ^{131}I (radiactivo) es el tratamiento preferido para muchas personas que tienen más de 21 años de vida. En sujetos sin cardiopatía puede administrarse la dosis terapéutica inmediatamente, en límites de 80 a 120 μCi/g de peso calculado de tiroides, corregido respecto de la captación. En individuos con cardiopatía primaria o tirotoxicosis grave y en ancianos es conveniente administrar antitiroideos (de preferencia metimazol) hasta obtener el eutiroidismo. Una vez logrado tal estado, se interrumpe la farmacoterapia durante cinco a siete días antes de administrar la dosis apropiada de ^{131}I. Es importante no utilizar yoduros, para asegurar la captación máxima de ^{131}I. Seis a 12 semanas después de administrar el yodo radiactivo se reduce el volumen de la glándula y por lo regular se alcanza el eutiroidismo o incluso el hipotiroidismo. En algunos pacientes se necesita algunas veces una segunda dosis. El hipotiroidismo surge en casi 80% de los sujetos después de la administración de yodo radiactivo. Es importante medir en forma regular las concentraciones séricas de FT_4 y TSH. Al surgir hipotiroidismo es necesario emprender la reposición inmediata con levotiroxina, a razón de 50 a 150 μg ingeridos todos los días.

D. Complementos de los antitiroideos

Durante la fase aguda de la tirotoxicosis son de enorme utilidad los compuestos de bloqueo de receptores adrenérgicos β sin actividad simpaticomimética intrínseca. Con 20 a 40 mg de propranolol cada 6 h o 25 a 50 mg de metoprolol, ingeridos por vía oral cada 6 a 8 h, se controlan la taquicardia, la hipertensión y la fibrilación auricular. Poco a poco se reduce la dosis de dichos compuestos a medida que se normalizan las concentraciones de tiroxina sérica. Cabe recurrir al diltiazem en dosis de 90 a 120 mg tres o cuatro veces al día para controlar la taquicardia en individuos en quienes están contraindicados los bloqueadores β, por ejemplo los asmáticos. Otros antagonistas de los conductos del calcio quizá no tengan la misma eficacia que el diltiazem. Son esenciales la nutrición adecuada y los complementos vitamínicos. Los barbitúricos aceleran la degradación de T_4 (por inducción de enzimas hepáticas) y pueden ser útiles como sedantes y para disminuir las concentraciones de tiroxina. Los secuestradores de ácidos biliares (como la colestiramina) disminuyen con rapidez las concentraciones de T_4 al incrementar la excreción de tiroxina por las heces.

BOCIO UNINODULAR O MULTINODULAR TÓXICOS

Estos trastornos de hipertiroidismo afectan a menudo a ancianas con bocio nodular. Se advierte un incremento moderado de FT_4 o en ocasiones es normal, pero hay aumento extraordinario de las concentraciones de FT_3 o T_3. Los adenomas tóxicos únicos pueden tratarse por ablación quirúrgica de dicha masa o con administración de yodo radiactivo. El bocio multinodular tóxico comprende casi siempre un gran volumen de la glándula y es mejor tratarlo con preparación con metimazol o propiltiouracilo, seguido de tiroidectomía subtotal.

TIROIDITIS SUBAGUDA

En la fase aguda de una infección vírica de la tiroides se destruye su parénquima, con liberación transitoria de las hormonas almacenadas. Algunas veces se observa una situación similar en personas con tiroiditis de Hashimoto. Las crisis de tirotoxicosis transitoria se han denominado *hipertiroidismo de resolución espontánea*. Todo lo que se necesita son medidas de apoyo, como el uso de antagonistas de receptores adrenérgicos β que no posean actividad simpaticomimética intrínseca (como el propranolol), para tratar la taquicardia y ácido acetilsalicílico o antiinflamatorios no esteroideos para controlar el dolor local y la fiebre. En ocasiones se necesitan corticoesteroides en casos graves para controlar la inflamación.

PROBLEMAS ESPECIALES

Crisis tiroidea

La crisis tirotóxica o "tormenta tiroidea" es la exacerbación aguda y repentina de todos los síntomas de la tirotoxicosis, y su forma inicial es de un síndrome que puede ser letal. Es indispensable el tratamiento intensivo. Para controlar las manifestaciones cardiovasculares intensas es útil la administración de 1 a 2 mg de propranolol por vía intravenosa o la ingestión de 40 a 80 mg de ese fármaco cada 6 h. Si hay insuficiencia cardiaca grave o asma en que esté contraindicado el uso del propranolol, se puede controlar la hipertensión y la taquicardia con 90 a 120 mg de diltiazem ingeridos tres a cuatro veces al día o 5 a 10 mg/h en goteo intravenoso (sólo en los asmáticos). La liberación de hormonas de la tiroides se retrasa por la administración de solución saturada de yoduro de potasio a razón de 10 gotas ingeridas cada día. La síntesis hormonal se bloquea con la administración de 250 mg de propiltiouracilo ingeridos cada 6 h. Si el paciente no puede ingerir dicho fármaco cabe recurrir a un preparado rectal* y administrarlo en una dosis de 400 mg cada 6 h en la forma de enema de retención. El metimazol también puede prepararse en igual forma para administración rectal en una dosis de 60 mg al día. La administración intravenosa de 50 mg de hidrocortisona cada 6 h protege al enfermo del estado de choque y bloquea la conversión de T_4 en T_3, y de este modo decrece la concentración del material tiroactivo en la sangre.

Las medidas de apoyo son esenciales para controlar la fiebre, la insuficiencia cardiaca y el cuadro patológico primario que quizá desencadenó la crisis aguda. En situaciones raras, en las cuales no se puede controlar el problema con los métodos mencionados, se ha recurrido a la plasmaféresis o la diálisis peritoneal para reducir las concentraciones de tiroxina circulante.

Oftalmopatía

La oftalmopatía grave es rara pero difícil de tratar. Su corrección obliga al tratamiento eficaz de la tiroidopatía por ablación quirúrgica total o con el empleo de ^{131}I de la glándula, además de la administración de prednisona ingerida (véase más adelante). Como aspecto adicional, se necesita en ocasiones alguna medida local como la elevación de la cabeza para disminuir el edema periorbitario y el uso de lágrimas artificiales para aliviar la xeroftalmía. Es importante que la persona deje de fumar para que no evolucione su oftalmopatía. En caso de una reacción inflamatoria aguda y grave, puede ser una medida eficaz la administración diaria de 60 a 100 mg de prednisona ingeridos durante una semana, para seguir con 60 a 100 mg cada 48 h, con disminución de la dosis en un lapso de seis a 12 semanas. Si no es eficaz la corticoterapia o está contraindicada, se puede obtener mejoría notable del cuadro agudo con radiación de la mitad posterior de la órbita con empleo de rayos X de alta energía colimados. La amenaza de ceguera constituye una indicación para la descompresión operatoria de la órbita. Algunas veces se necesita operar el párpado o los músculos extraoculares para corregir los problemas residuales, una vez que ha cedido el cuadro agudo.

Dermopatía

La dermopatía o mixedema pretibial suele mejorar con la aplicación de corticoesteroides tópicos en la zona afectada y su cubrimiento con un apósito oclusivo.

Tirotoxicosis durante el embarazo

En circunstancias óptimas, las mujeres en edad fecunda y que tienen enfermedad grave deben recibir tratamiento definitivo con ^{131}I o someterse a tiroidectomía subtotal *antes* del embarazo, para evitar las exacerbaciones agudas del trastorno durante la gestación o después del parto. En caso de surgir tirotoxicosis durante el embarazo, no está indicado el uso de yodo radiactivo porque cruza la placenta y puede dañar la tiroides del feto. En el primer trimestre es posible prescribir propiltiouracilo, el cual representa menos riesgos para la salud que el metimazol, y después este último se puede administrar durante el resto de la gravidez para evitar el daño hepático potencial. La dosis de propiltiouracilo debe conservarse a nivel mínimo, tan sólo la necesaria para controlar la enfermedad (p. ej., <300 mg/día), porque puede afectar la función de la tiroides fetal. De manera alternativa, se puede practicar una tiroidectomía parcial durante el segundo trimestre. Es crucial administrar un complemento tiroideo durante el balance del embarazo.

Enfermedad de Graves del recién nacido

La enfermedad de Graves puede afectar al recién nacido por el paso de TSH-R Ab [stim] de la madre a través de la placenta y con ello estimular la tiroides del recién nacido o por transmisión genética del rasgo al feto. Los datos de estudios de laboratorio indican incremento de las concentraciones de T_4 libre, aumento extraordinario de T_3 y disminución de la TSH, cuadro diferente del que priva en el lactante normal en quien hay aumento de la TSH al nacimiento. Por lo general se identifica la presencia de TSH-R Ab [stim] en el suero del pequeño y su madre.

La enfermedad, si provino de la acción de TSH-R Ab [stim] de la madre, cede casi siempre por sí sola, en un lapso de cuatro a 12 semanas, que coincide con la disminución de las concentraciones del anticuerpo mencionado en el pequeño. Sin embargo, se necesita tratamiento por el grave estrés metabólico que afronta el lactante. El tratamiento comprende propiltiouracilo en dosis de 5 a 10 mg/kg de peso/día en fracciones a intervalos de 8 h; una gota de solución de Lugol (8 mg de yoduro por gota) cada 8 h y 2 mg de propranolol/kg de peso/día en fracciones. Son esenciales las medidas cuidadosas de apoyo. Si el menor está en muy grave estado cabe recurrir a la prednisona ingerida a razón de 2 mg/kg de peso/día en fracciones, para bloquear la conversión de T_4 a T_3. Es necesario disminuir con lentitud las dosis de dichos fármacos conforme mejore el cuadro clínico y se suspenden entre las seis y 12 semanas.

HIPERTIROIDISMO SUBCLÍNICO

Esta alteración se define como la supresión del nivel de TSH (por debajo de los límites normales) junto con concentraciones normales de hormona tiroidea. Uno de los aspectos de mayor preocupación son los efectos tóxicos en el corazón (como la fibrilación auricular), sobre todo en ancianos. El consenso de médicos expertos en el tratamiento de enfermedades tiroideas es que el tratamiento contra el hipertiroidismo es adecuado en personas con TSH menor de 0.1 mUI/L, en tanto que conviene la medición frecuente de la cantidad de dicha hormona en quienes la supresión de ésta es de menor intensidad.

Tirotoxicosis inducida por amiodarona

Además de aquellos pacientes que desarrollan hipotiroidismo causado por amiodarona, cerca del 3% de los sujetos que reciben dicho fármaco muestran al final hipertiroidismo. Se han señalado dos tipos

*Para preparar un enema acuoso de propiltiouracilo en suspensión se reducen a polvo ocho comprimidos de 50 mg y se conforma la suspensión en 90 ml de agua estéril.

de este cuadro inducido por amiodarona: inducido por yodo (tipo I) que suele observarse en individuos con una tiroidopatía primaria (como el bocio multinodular) y en la tiroiditis inflamatoria (tipo II) que aparece en enfermos sin tiroidopatía por el paso de hormona tiroidea a la circulación. El tratamiento del tipo I incluye la administración de tioamidas, en tanto que en el del tipo II hay una mejor reacción con los glucocorticoides. No siempre es factible diferenciar entre uno y otro cuadros y por ello se administran con frecuencia juntos las tioamidas y los glucocorticoides. De ser posible, debe interrumpirse el uso de la amiodarona; sin embargo, no se logra mejoría rápida porque tiene una semivida larga.

BOCIO NO TÓXICO

Este trastorno es un síndrome de tiroidomegalia sin producción excesiva de hormona tiroidea. El agrandamiento de la glándula (tiroidomegalia) suele provenir de estimulación por TSH, a partir de la síntesis inadecuada de hormona tiroidea. La causa más común del bocio no tóxico (atóxico) a nivel mundial es la deficiencia de yoduro, pero en Estados Unidos es la tiroiditis de Hashimoto. Otras causas comprenden mutaciones germinativas o adquiridas en los genes que participan en la síntesis de hormona, bociógenos de alimentos y neoplasias (véase más adelante).

El bocio por deficiencia de yoduros se trata mejor con la administración profiláctica de dichas sustancias. El ingreso óptimo diario es de 150 a 200 μg de yoduro. Fuentes excelentes del halógeno en los alimentos son la sal yodada y el yodato utilizado para conservación de harina de trigo y panes. En zonas en que es difícil la introducción de sal yodada o los conservadores yodados, se ha administrado por vía intramuscular una solución de aceite de adormidera yodado, para que constituya una fuente de yodo inorgánico por largo tiempo.

El bocio por la ingestión de bociógenos en los alimentos se trata por eliminación de tales sustancias o por adición de tiroxina suficiente para anular la estimulación de TSH. En forma semejante, en la tiroiditis de Hashimoto y la dishormonogénesis, con la administración adecuada de 150 a 200 μg de tiroxina/día por vía oral, se suprime la TSH hipofisaria, con lo cual se logra la regresión lenta del bocio y la corrección del hipotiroidismo.

NEOPLASIAS DE LA TIROIDES

Las neoplasias de la tiroides pueden ser benignas (adenomas) o malignas. El método diagnóstico primario es la aspiración de material con aguja fina y biopsia, y el estudio citológico. Las lesiones benignas pueden estar sujetas a observación de su crecimiento o detección de síntomas de obstrucción local, que obligarían a la extirpación quirúrgica. No es recomendable la terapia con levotiroxina para la supresión de nódulos benignos, en especial en áreas con suficiente yodo. El tratamiento del carcinoma de tiroides requiere la tiroidectomía total, la administración de yodo radiactivo en el posoperatorio en casos escogidos, y la reposición permanente con levotiroxina. La valoración de la recidiva de algunos cánceres de tiroides obliga por lo regular a interrumpir la reposición de tiroxina durante cuatro a seis semanas, acompañada de la aparición de hipotiroidismo. Es posible la reaparición del tumor si se advierte un incremento del nivel de tiroglobulina sérica (es decir, un marcador tumoral) o la gammagrafía positiva con ^{131}I cuando hay aumento de TSH. De manera alternativa, la administración de TSH humana recombinante produce incrementos similares de TSH sin necesidad de interrumpir el uso de tiroxina y con ello se evita el hipotiroidismo. La forma de TSH humana recombinante se aplica por vía intramuscular una vez al día durante dos días. El incremento de la tiroglobulina sérica o la gammagrafía positiva con ^{131}I señalan que el cáncer tiroideo reapareció.

RESUMEN Fármacos utilizados en el tratamiento de enfermedades de la tiroides

Clase	Mecanismo de acción y efectos	Indicaciones	Farmacocinética, efectos tóxicos e interacciones
Preparados tiroideos			
• Levotiroxina (T_4) • Liotironina (T_3)	La activación de los receptores nucleares produce la expresión génica con formación de ARN y síntesis de proteínas	Hipotiroidismo	Consultar el cuadro 38-1 • el efecto máximo se manifiesta después de seis a ocho semanas de tratamiento • *Efectos tóxicos:* consultar el cuadro 38-4 para identificar los síntomas del exceso de hormona tiroidea
Antitiroideos			
TIOAMIDAS			
• Metimazol • Propiltiouracilo (PTU)	Inhibe las reacciones de peroxidasa tiroidea • bloquea la organificación del yodo • inhibe la desyodación periférica de T_4 y T_3 (en especial el PTU)	Hipertiroidismo	Vía oral • duración de acción: 24 h (metimazol), 6-8 h (PTU) • comienzo de acción tardío • *Efectos tóxicos:* náusea, molestias gastrointestinales, erupciones, agranulocitosis, hepatitis (advertencia impresa en el empaque de PTU), hipotiroidismo
YODUROS			
• Solución de Lugol • Yoduro de potasio	Inhibe la organificación y la liberación de hormona • disminuye el volumen y la vascularización de la glándula	Preparación para tiroidectomía operatoria	Vía oral • comienzo de acción en término de dos a siete días • *Efectos tóxicos:* raros (consultar el texto)
BLOQUEADORES β			
• Propranolol	Inhibición de receptores adrenérgicos β • inhibe la conversión de T_4 en T_3 (sólo propranolol)	Hipertiroidismo, en particular la crisis tiroidea • complemento para controlar la taquicardia, hipertensión y fibrilación auricular	Comienzo de acción en término de horas • duración, 4-6 h (propranolol ingerido) • *Efectos tóxicos:* asma, bloqueo AV, hipotensión y bradicardia
YODO RADIACTIVO ^{131}I (RAI)	Destrucción del parénquima tiroideo por medio de radiación	Hipertiroidismo • las personas deben mostrar eutiroidismo o recibir bloqueadores β antes de la administración de yodo radiactivo • no usar en el embarazo ni en mujeres que amamantan	Vía oral • semivida, cinco días • comienzo de acción, seis a 12 semanas • efecto máximo en tres a seis meses • *Efectos tóxicos:* faringitis, sialitis e hipotiroidismo

PREPARACIONES DISPONIBLES

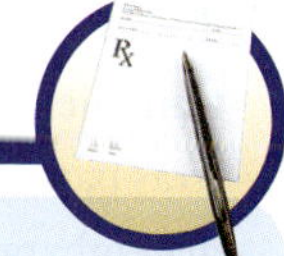

FÁRMACOS TIROIDEOS

Levotiroxina (T_4)
Oral: comprimidos de 25, 50, 75, 88, 100, 112, 125, 137, 150, 175, 200 y 300 μg; cápsulas de 13, 25, 50, 75, 88, 100, 112, 125, 137 y 150 μg.
Parenteral: 200 o 500 μg por ampolleta (100 μg/ml después de reconstituido) para inyección

Liotironina (T_3)
Oral: comprimidos de 5, 25 y 50 μg
Parenteral: 10 μg/ml

Liotrix (proporción de T_4:T_3 de 4:1)
Oral: comprimidos de 12.5, 25, 30, 50, 100 y 150 μg de T_4 y la cuarta parte de T_3

Tiroides desecada (USP)
Oral: comprimidos de 15, 30, 60, 90, 120, 180, 240 y 300 mg; cápsulas de 120, 180 y 300 mg

FÁRMACOS ANTITIROIDEOS

Metimazol
Oral: comprimidos de 5 y 10 mg

Propiltiouracilo [PTU]
Oral: comprimidos de 50 mg

Tirotropina: TSH humana obtenida por bioingeniería
Parenteral: 1.1 mg por ampolleta

Yodo radiactivo sódico (^{131}I) (yoduro sódico I-131 terapéutico)
Oral: se expende en cápsulas y solución

Yoduro de potasio
Solución oral: genérica, 1 g/ml; de patente, 65 mg/ml
Solución oral (solución de Lugol): 100 mg de yoduro de potasio/ml más 50 mg de yodo/ml
Comprimidos orales de yoduro de potasio: 65, 130 mg

BIBLIOGRAFÍA

General

American Thyroid Association (http://www.thyroid.org).

Biondi B, Cooper DS: The clinical significance of subclinical thyroid dysfunction. Endocr Rev 2008;29:76.

Cooper DS et al: The thyroid gland. In: Gardner DG, Shoback D (editors): *Greenspan's Basic & Clinical Endocrinology*, 9th ed. McGraw-Hill, 2011.

Fitzpatrick DL, Russell MA: Diagnosis and management of thyroid disease in pregnancy. Obstet Gynecol Clin N Am 2010;37:173.

Galli E, Pingitore A, Iervasi G: The role of thyroid hormone in the pathophysiology of heart failure: clinical evidence. Heart Fail Rev 2010;15:155.

Laurberg P et al: Iodine intake as a determinant of thyroid disorders in populations. Best Pract Res Clin Endocrinol Metab 2010;24:13.

Oetting A, Yen PM: New insights into thyroid hormone action. Best Pract Res Clin Endocrinol Metab 2007;21:193.

Williams GR: Neurodevelopment and neurophysiological actions of thyroid hormone. J Neuroendocrinol 2008;20:784.

Directrices

Anonymous: The Hormone Foundation's patient guide to the management of maternal hypothyroidism before, during and after pregnancy. J Clin Endocrinol Metab 2007;92(8)(Suppl):S1.

Cooper DS et al: Revised American Thyroid Association management guidelines for patients with thyroid nodules and differentiated thyroid cancer. Thyroid 2009; 19(11):1167.

Ladenson D et al: American Thyroid Association guidelines for the detection of thyroid dysfunction. Arch Intern Med 2000;160:1573.

US Department of Health and Human Services: Potassium iodide as a thyroid blocking agent in radiation emergencies. December 2001 (http://www.fda.gov/cder/guidance/index.htm).

Hipotiroidismo

Dong BJ et al: Bioequivalence of generic and brand-name levothyroxine products in the treatment of hypothyroidism. JAMA 1997;277:1205.

Joffe RT et al: Treatment of clinical hypothyroidism with thyroxine and triiodothyronine: A literature review and meta-analysis. Psychosomatics 2007; 48:379.

Jonklaas J et al: Triiodothyronine levels in athyreotic individuals during levothyroxine therapy. JAMA 2008;299:769.

Lania A et al: Central hypothyroidism. Pituitary 2008;11:181.

McDermott MT: In the clinic. Hypothyroidism. Ann Intern Med 2009; 151:ITC61.

Hipertiroidismo

Abraham P et al: Antithyroid drug regimen for treating Graves' hyperthyroidism. Cochrane Database Syst Rev 2010 Jan 20;(1):CD003420. http://onlinelibrary.wiley.com/o/cochrane/clsysrev/articles/CD003420/pdf_fs.html.

Bahn RS: Graves' ophthalmopathy. N Engl J Med 2010;362:726.

Brent GA: Graves' disease. N Engl J Med 2008;358:2594.

Cooper DS, Rivkees SA: Putting propylthiouracil in perspective. J Clin Endocrinol Metab 2009;94:1881.

Silva JE, Bianco SD: Thyroid-adrenergic interactions: Physiological and clinical implications. Thyroid 2008;18:157.

Nódulos y cáncer (directrices)

Miller MC: The patient with a thyroid nodule. Med Clin North Am 2010; 94:1003.

Efectos farmacológicos en la función tiroidea

Barbesino G: Drugs affecting thyroid function. Thyroid 2010;20:763.

Burgi H: Iodine excess. Best Pract Res Clin Endocrinol Metab 2010;24:107.

Eskes SA, Wiersinga WM: Amiodarone and the thyroid. Best Pract Res Clin Endocrinol Metab 2009;23:735.

Haugen BR: Drugs that suppress TSH or cause central hypothyroidism. Best Pract Res Clin Endocrinol Metab 2009;23:793.

Lazarus JH: Lithium and thyroid. Best Pract Res Clin Endocrinol Metab 2009;23:723.

Sherman SI: Tyrosine kinase inhibitors and the thyroid. Best Pract Res Clin Endocrinol Metab 2009;23:713.

Tomer Y, Menconi F: Interferon induced thyroiditis. Best Pract Res Clin Endocrinol Metab 2009;23:703.

RESPUESTA AL ESTUDIO DE CASO

Esta paciente presenta signos y síntomas típicos de hipotiroidismo posteriores al tratamiento con yodo radiactivo. Este tratamiento y la tiroidectomía son medidas razonables y efectivas para el control definitivo del trastorno, en particular antes del embarazo para evitar una exacerbación aguda de la enfermedad durante la gravidez o después del parto. Los síntomas provocados por el hipotiroidismo se corrigen con facilidad al administrar levotiroxina todos los días por vía oral en condiciones de ayuno. Son necesarios estudios de la función tiroidea después de seis a ocho semanas para ajustar la dosis y así lograr un nivel adecuado de TSH y la resolución de los síntomas de hipotiroidismo.

CAPÍTULO

39

Corticoesteroides suprarrenales y sus antagonistas

George P. Chrousos, MD

ESTUDIO DE CASO

Un varón de 19 años refiere anorexia, fatiga, mareo y pérdida de peso de ocho meses de evolución. El médico que lo atiende descubre hipotensión postural y vitíligo moderado (despigmentación de algunas áreas de la piel) y solicita estudios sanguíneos. Se identifican hiponatremia, hiperpotasemia y acidosis, por lo que se sospecha enfermedad de Addison. Se realiza una prueba estándar de estimulación con ACTH 1-24 que revela una reacción insuficiente del cortisol plasmático, consistente con insuficiencia suprarrenal primaria. Se diagnostica enfermedad de Addison autoinmunitaria y el individuo debe iniciar tratamiento de restitución de las hormonas que no puede producir por sí mismo. ¿Cómo debe tratarse a este paciente? ¿Qué precauciones son necesarias?

Las hormonas corticosuprarrenales naturales son esteroides producidos y secretados por la corteza suprarrenal. Se usan tanto los corticoesteroides naturales como los sintéticos para el diagnóstico y el tratamiento de trastornos de la función suprarrenal. También se administran, más a menudo y a dosis mucho mayores, para el tratamiento de diversos trastornos inflamatorios e inmunitarios.

La secreción hipofisaria de la hormona adrenocorticotrópica (ACTH) controla la liberación de corticoesteroides. La secreción de aldosterona, una hormona retenedora de sal, se encuentra sobre todo bajo influencia de la angiotensina. La corticotropina tiene algunas acciones que no dependen de su efecto sobre la secreción corticosuprarrenal. Sin embargo, su utilidad farmacológica como antiinflamatorio y su uso en pruebas de la función suprarrenal dependen de su acción secretora. Su farmacología se revisa en el capítulo 37; aquí sólo se presenta una sinopsis.

Los inhibidores de la síntesis de corticoesteroides o antagonistas de su actividad son importantes para el tratamiento de varias enfermedades. Estos compuestos se describen al final del capítulo.

CORTICOESTEROIDES

La corteza suprarrenal secreta un gran número de esteroides hacia la circulación. Algunos tienen actividad biológica mínima y actúan sobre todo como precursores, y de otros aún no se ha establecido una función. Los esteroides hormonales pueden clasificarse como aquellos que ejercen importantes efectos sobre el metabolismo intermedio y la función inmunitaria (**glucocorticoides**), los que tienen una actividad principal de autorretención de sal (**mineralocorticoides**) y aquellos con actividad **androgénica** o **estrogénica** (cap. 40). En los seres humanos, el principal glucocorticoide es el **cortisol** y el mineralocorticoide más importante es la **aldosterona**. En términos cuantitativos, la dehidroepiandrosterona (DHEA) en su forma sulfatada (DHEAS) es el principal andrógeno suprarrenal. La DHEA y otros dos andrógenos suprarrenales, androstenediol y androstenediona, son andrógenos o (por conversión) estrógenos débiles. Los andrógenos suprarrenales constituyen los principales precursores endógenos de los estrógenos en las mujeres después de la menopausia y en las más jóvenes con función ovárica deficiente o ausente.

GLUCOCORTICOIDES NATURALES; CORTISOL (HIDROCORTISONA)

Farmacocinética

El cortisol (también llamado hidrocortisona o compuesto F) ejerce una amplia variedad de efectos fisiológicos, entre ellos la regulación del metabolismo intermedio, la función cardiovascular, el crecimiento y la inmunidad. Su síntesis y secreción se regulan de modo estrecho por el sistema nervioso central, que es muy sensible a la retroalimentación negativa por el cortisol circulante y los glucocorticoides exógenos (sintéticos). El cortisol se sintetiza a partir del colesterol (como se muestra en la figura 39-1). Los mecanismos que controlan su secreción se revisan en el capítulo 37.

En el adulto normal se secretan 10 a 20 mg de cortisol al día en ausencia de estrés. La tasa de secreción sigue un ritmo circadiano dirigido por pulsos de ACTH que alcanzan su máximo en las primeras horas de la mañana y después de las comidas (fig. 39-2). En el plasma, el cortisol está unido a las proteínas circulantes. La globulina transportadora de corticoesteroides (CBG, *corticosteroid-binding globulin*), una globulina α_2 sintetizada por el hígado, capta casi 90% de la hormona circulante bajo circunstancias normales. El resto se encuentra libre (casi 5 a 10%) o con unión laxa a la albúmina (casi 5%) y está disponible para ejercer su efecto sobre células efectoras. Cuando la concentración de cortisol plasmático es mayor de 20 a 30 μg/100 ml, la CBG se satura y la concentración de cortisol libre aumenta con rapidez. La CBG se eleva en el embarazo y con la administración de estrógenos, así como en el hipertiroidismo; disminuye en el hipotiroidismo, ante estados de deficiencia de proteínas y en presencia de defectos genéticos de su síntesis. La albúmina tiene una gran capacidad, pero poca afinidad de unión al cortisol, y para fines prácticos el cortisol unido a albúmina debe considerarse libre. Los corticoesteroides sintéticos, como la dexametasona, se unen en buena medida a la albúmina, más que a la CBG.

En condiciones normales, la semivida del cortisol en la circulación es de 60 a 90 min y puede aumentar cuando se administra hidrocortisona (presentación farmacéutica del cortisol) en grandes cantidades o cuando ocurren estrés, hipotiroidismo o hepatopatía.

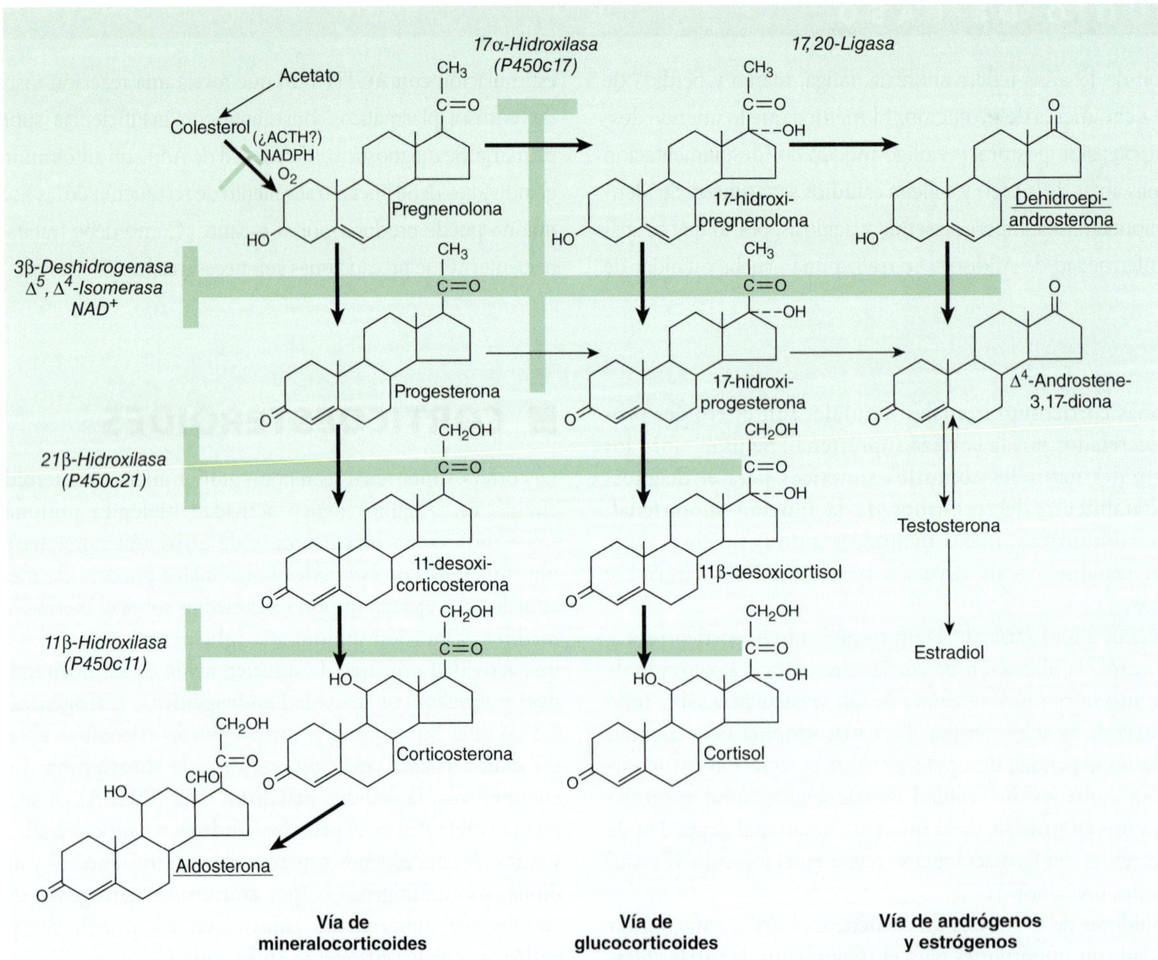

FIGURA 39–1 Esquema de las principales vías de la biosíntesis de las hormonas corticosuprarrenales. Los principales productos de secreción están subrayados. La pregnenolona es el principal precursor de los corticoesteroides y aldosterona, y la 17-hidroxipregnenolona es el principal precursor del cortisol. Las enzimas y los cofactores para las reacciones que avanzan en forma descendente en cada columna se muestran a la izquierda y a través de las columnas en la parte alta de la figura. Cuando hay deficiencia de una enzima en particular, la producción hormonal se interrumpe en los puntos indicados por las barras sombreadas. (Modificada a partir de Welikey et al; reproducida con autorización de Ganong WF: *Review of Medical Physiology*, 17th ed. Originalmente publicada por Appleton & Lange. Copyright © 1995 por The McGraw-Hill Companies, Inc.)

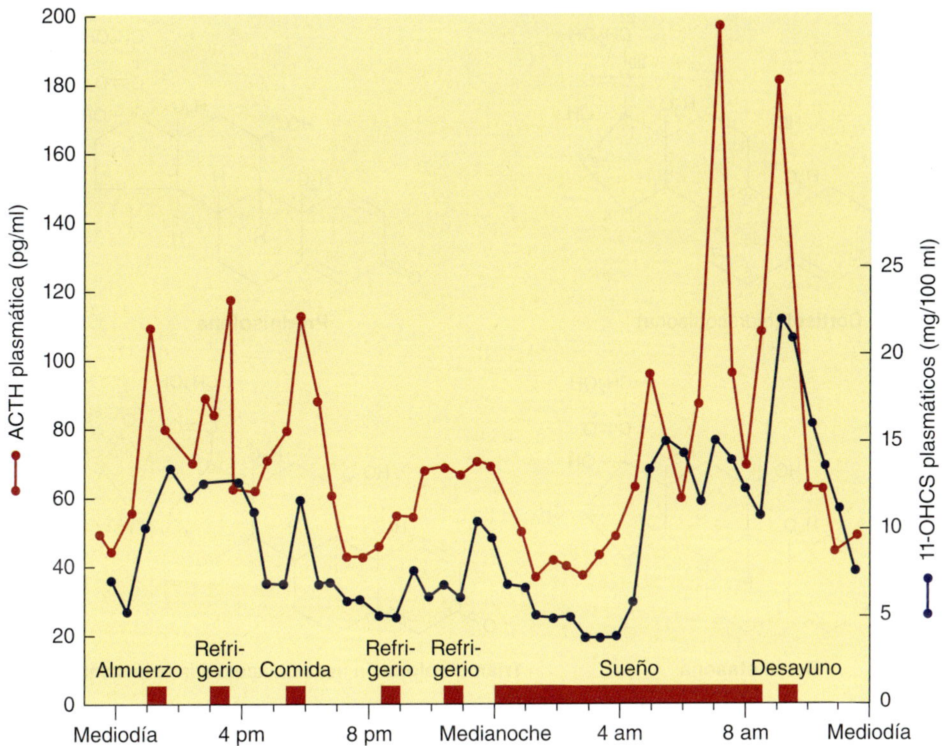

FIGURA 39–2 Fluctuaciones de la ACTH y glucocorticoides plasmáticos durante el día en una niña sana (16 años). La ACTH se cuantificó por inmunoanálisis y los glucocorticoides como 11-oxiesteroides (11-OHCS). Obsérvense los aumentos notorios de ACTH y glucocorticoides en la mañana, antes de despertar. (Reproducida con autorización de Krieger DT et al: Characterization of the normal temporal pattern of plasma corticosteroid levels. J Clin Endocrinol Metab 1971:32;266.)

Sólo 1% del cortisol se excreta sin cambios en la orina como cortisol libre; casi 20% se convierte en cortisona por acción de la deshidrogenasa de 11-hidroxiesteroides en el riñón y otros tejidos con receptores de mineralocorticoides (véase más adelante) antes de llegar al hígado. La mayor parte del cortisol se fragmenta en el hígado. Casi 33% del cortisol producido a diario se excreta en la orina como metabolitos dihidroxicetónicos y se cuantifica como 17-hidroxiesteroides (véase la figura 39-3 para los números de los carbonos). Muchos metabolitos del cortisol se conjugan con ácido glucurónico y sulfato en los hidroxilos de C_3 y C_{21}, respectivamente, en el hígado; después se pierde en la orina.

En algunas especies (p. ej., la rata) la corticosterona es el principal glucocorticoide. Está unida a las proteínas con menor firmeza y, por lo tanto, se degrada en menos tiempo. Las vías de su degradación son similares a las del cortisol.

Farmacodinámica

A. Mecanismo de acción

La mayor parte de los efectos conocidos de los glucocorticoides tiene la mediación de sus receptores, distribuidos de forma amplia. Estas proteínas son miembros de la superfamilia de receptores nucleares que incluye a esteroides, esteroles (vitamina D), hormonas tiroideas, ácido retinoico y muchos otros receptores con ligandos desconocidos o inexistentes (receptores huérfanos). Todos estos receptores interactúan con los promotores de genes cuya transcripción regulan (fig. 39-4). En ausencia del ligando hormonal, los receptores de glucocorticoides son sobre todo citoplásmicos en complejos oligoméricos con las proteínas de choque térmico (hsp, *heat-shock proteins*). Las más importantes son las dos moléculas de hsp90, si bien participan otras proteínas. La hormona plasmática libre y la que se encuentra en el líquido intersticial entra a las células y se une al receptor e induce cambios conformacionales que permiten que se disocie de las proteínas de choque térmico. El complejo de receptor unido al ligando se transporta entonces en forma activa hacia el núcleo, donde interactúa con el DNA y las proteínas nucleares. Como homodímero se une a los **elementos del receptor de glucocorticoides** (**GRE**, *glucocorticoid receptor elements*) en los promotores de los genes de respuesta. Los GRE están constituidos por dos secuencias palindrómicas que se unen al dímero receptor de hormonas.

Además de unirse a los GRE, el receptor unido al ligando también forma complejos con otros factores de transcripción e influye en su funcionamiento, como API y NF-kB, que actúan sobre promotores que no contienen GRE para contribuir a la regulación de la transcripción en sus genes correspondientes. Estos factores de transcripción tienen acciones amplias sobre la regulación de factores de crecimiento, citocinas proinflamatorias, etc., y en un alto grado median los efectos contra el crecimiento y los antiinflamatorios e inmunodepresores de los glucocorticoides.

Se han identificado dos genes del receptor de corticoesteroides, uno que codifica al receptor de glucocorticoides (**GR**) regular y otro que codifica al de mineralocorticoides (**MR**). El pre-mRNA del receptor de glucocorticoides humano genera por corte alternativo dos isoformas altamente homólogas denominadas hGR α y hGR β. La primera es receptora de glucocorticoides activada por el ligando habitual, que en el estado de hormona unida regula la expresión de los genes de respuesta de glucocorticoides. Por el contrario, la isoforma hGR β no se une a los glucocorticoides y es inactiva desde

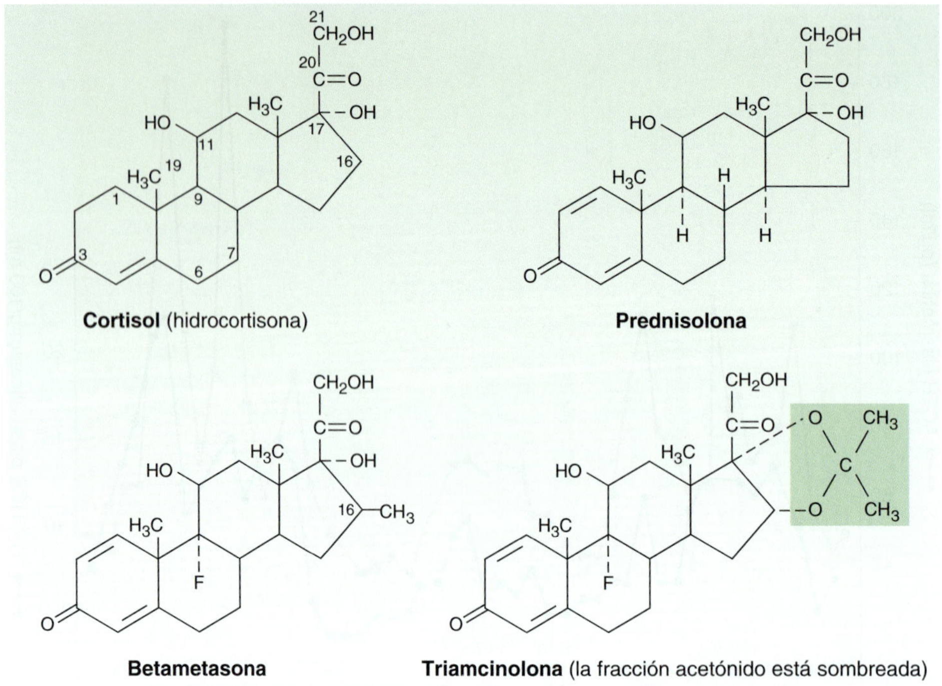

Cortisol (hidrocortisona)

Prednisolona

Betametasona

Triamcinolona (la fracción acetónido está sombreada)

FIGURA 39–3 Estructuras químicas de varios glucocorticoides. Los derivados acetónidos (p. ej., acetónido de triamcinolona) tienen mayor actividad superficial y son útiles en dermatología. La dexametasona es idéntica a la betametasona, excepto por la configuración del grupo metilo en C_{16} de la betametasona que es β (se proyecta desde el plano de los anillos) y de la dexametasona que es α.

el punto de vista de la transcripción. Sin embargo, la hGR β puede inhibir los efectos de la hGR α activada por hormonas sobre los genes de respuesta de glucocorticoides, de tal modo que participa en la acción fisiológicamente importante de un inhibidor endógeno de glucocorticoides. En fecha reciente se ha demostrado que los dos transcritos alternativos del hGR tienen ocho sitios distintos para el inicio de la transcripción; es decir, en una célula humana puede haber hasta 16 isoformas de GRα y GRβ, capaces de formar hasta 256 homodímeros y heterodímeros con diferentes actividades transcripcionales y quizá no transcripcionales. Tal variabilidad sugiere que esta importante clase de receptores de esteroides tiene actividades estocásticas complejas.

La isoforma precursora del receptor de glucocorticoides está constituida por casi 800 aminoácidos y se puede dividir en tres dominios funcionales (fig. 2-6). El dominio de unión de glucocorticoides se localiza en el extremo carboxilo terminal de la molécula. El dominio de unión del DNA se sitúa en la parte media de la proteína y contiene nueve moléculas de cisteína. Esa región se pliega en una estructura de "dos dedos" estabilizada por iones de zinc que conectan las cisteínas para formar dos tetraedros. Esa parte de la molécula se une a los GRE que dirigen la acción de los corticoesteroides en los genes regulados por glucocorticoides. Los dedos de zinc representan la estructura básica por la que el dominio de unión del DNA reconoce de manera específica secuencias particulares de ácidos nucleicos. El dominio amino terminal participa en la actividad de transactivación del receptor y aumenta su especificidad.

La interacción de los receptores de glucocorticoides con GRE u otros factores de transcripción se facilita o inhibe por la actividad de varias familias de proteínas llamadas *correguladores* del receptor de esteroides, divididos en *coactivadores* y *correpresores*. Los correguladores sirven como puentes entre los receptores y otras proteínas nucleares, y por expresión de actividad enzimática, como histona acetilasa o desacetilasa, por lo que modifican la conformación de los nucleosomas y la capacidad de transcripción de los genes.

Los glucocorticoides regulan entre 10 y 20% de los genes expresados en una célula. El número y la afinidad de los receptores para la hormona, el complemento de los factores de transcripción y correguladores, y los sucesos de postranscripción determinan la especificidad relativa de estas acciones hormonales en diversas células. Los efectos de los glucocorticoides se deben en especial a proteínas sintetizadas a partir del mRNA de los genes en los que la hormona ejerce sus efectos.

Algunos de los efectos de los glucocorticoides se pueden atribuir a su unión a receptores de mineralocorticoides (MR). En realidad, en los MR se unen la aldosterona y el cortisol con afinidad similar. Se evita un efecto mineralocorticoide del cortisol en algunos tejidos por la expresión de la 11β-hidroxiesteroide deshidrogenasa de tipo 2, enzima encargada de la biotransformación a su derivado 11-ceto (cortisona), que tiene afinidad mínima por los receptores de aldosterona.

En fecha reciente se encontró que el GR interactúa con CLOCK/BMAL-1, un factor de transcripción dimérico presente en todos los tejidos que regula el ritmo circadiano de la secreción de cortisol en el núcleo supraquiasmático del hipotálamo. CLOCK es una acetiltransferasa que acetila a un grupo etanoíl de la región bisagra del GR, hasta neutralizar su capacidad de transcripción y de esta manera convertir tejidos blanco resistentes a los glucocorticoides. Resulta interesante que el ritmo de sensibilidad generado a los tejidos blanco de los glucocorticoides se encuentra en una fase inversa a aquella de las concentraciones circulantes de cortisol, lo cual explica la mayor reactividad del organismo a la administración vespertina de los glucocorticoides.

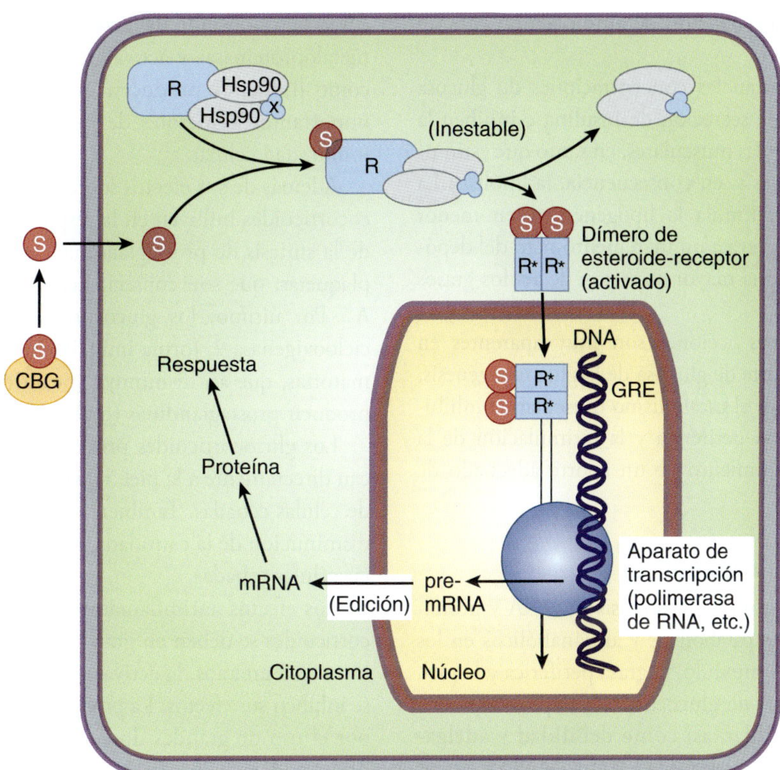

FIGURA 39–4 Un modelo de la interacción de un esteroide, S (p. ej., cortisol) y su receptor, R, así como los sucesos subsiguientes en una célula efectora. El esteroide está presente en la sangre, unida a la globulina transportadora de corticoesteroides (CBG), pero entra a la célula como molécula libre. El receptor intracelular se une a proteínas estabilizadoras, que incluyen dos moléculas de la proteína de choque térmico 90 (hsp90) y varias otras marcadas con "X" en la figura. Este complejo receptor es incapaz de activar la transcripción. Cuando el complejo se une a una molécula de cortisol se crea un complejo inestable y se liberan la hsp90 y las moléculas vinculadas. El complejo receptor-esteroide puede ahora dimerizarse, entrar al núcleo, unirse a un elemento de respuesta de glucocorticoides (GRE) en la región reguladora del gen y dirigir la transcripción por la polimerasa de RNA II y los factores de transcripción relacionados. Diversos factores reguladores (no se muestran) pueden participar en la facilitación (coactivadores) o inhibición (correpresores) de la respuesta de esteroides. El mRNA resultante se corrige y exporta al citoplasma para la producción de la proteína que realiza la respuesta hormonal final. Una alternativa de la interacción del complejo receptor-esteroide con un GRE es aquella con otros factores de transcripción cuya función altera, como el NF-κB en el núcleo celular.

Los efectos rápidos, como la supresión inicial de la retroalimentación de la ACTH hipofisaria, aparecen en minutos y son tan rápidos que no pueden explicarse con base en la transcripción génica y síntesis de proteínas. No se sabe cómo son mediados tales efectos. Entre los mecanismos propuestos se encuentran efectos directos sobre receptores de la hormona en la membrana celular o efectos no genómicos del receptor habitual de glucocorticoides unido a hormonas. Los posibles receptores de membrana podrían ser por completo diferentes a los receptores intracelulares conocidos. Se ha demostrado ya que todos los receptores de esteroides (excepto los MR) tienen unidades que permiten la adición enzimática de palmitato y el incremento del número de receptores en áreas cercanas a la membrana plasmática. Dichos receptores pueden interactuar de manera directa con diversas proteínas relacionadas con la membrana o proteínas citoplásmicas (y tener efectos sobre ellas) sin necesidad de entrar al núcleo e inducir acciones de transcripción.

B. Efectos fisiológicos

Los glucocorticoides tienen amplios efectos porque influyen en la función de casi todas las células del cuerpo. Las principales consecuencias metabólicas de la secreción de glucocorticoides o su administración se deben a acciones directas de estas hormonas en las células. Sin embargo, algunos efectos importantes son producto de reacciones homeostáticas por la insulina y el glucagon. Aunque muchos de los efectos de los glucocorticoides guardan relación con la dosis y se magnifican cuando se administran grandes cantidades para fines terapéuticos, también hay otros efectos llamados *permisivos*, sin los que muchas funciones normales se tornan deficientes. Por ejemplo, la respuesta del músculo liso vascular y bronquial a las catecolaminas disminuye en ausencia de cortisol y se restablece con cantidades fisiológicas de estos glucocorticoides. De manera similar, las respuestas lipolíticas de las células grasas a las catecolaminas, ACTH y hormona de crecimiento se atenúan en ausencia de glucocorticoides.

C. Efectos metabólicos

Los glucocorticoides tienen efectos importantes sobre el metabolismo de carbohidratos, proteínas y grasas, relacionados con la dosis. Los mismos procesos se encargan de algunos de los efectos adversos graves vinculados con su uso a dosis terapéuticas. Los glucocorticoides estimulan y se necesitan para la gluconeogénesis y la síntesis de glucógeno en el estado de ayuno. Asimismo, estimulan la fosfoenolpiruvato carboxicinasa, la glucosa-6-fosfatasa y la glucógeno sintasa, así como la liberación de aminoácidos durante el catabolismo muscular.

Los glucocorticoides aumentan las concentraciones de glucosa sérica y estimulan, por tanto, la secreción de insulina e inhiben la captación de glucosa por las células musculares, en tanto que estimulan la lipasa sensible a hormonas y, en consecuencia, la lipólisis. La mayor secreción de insulina estimula la lipogénesis y en menor grado inhibe la lipólisis, lo que lleva a un incremento neto del depósito de grasas combinado con una mayor secreción de ácidos grasos y glicerol hacia la circulación.

Los resultados netos de esas acciones son muy aparentes en estado de ayuno, cuando el aporte de glucosa de la gluconeogénesis, la liberación de aminoácidos por el catabolismo muscular, la inhibición de la captación de glucosa periférica y la estimulación de la lipólisis contribuyen al mantenimiento de un aporte adecuado de glucosa al cerebro.

D. Efectos catabólicos y antianabólicos

Aunque los glucocorticoides estimulan la síntesis de RNA y proteínas en el hígado, tienen efectos catabólicos y antianabólicos en los tejidos linfoide y conjuntivo, el músculo, la grasa periférica y la piel. Las cantidades suprafisiológicas de glucocorticoides provocan una disminución de la masa muscular, así como debilidad y adelgazamiento de la piel. Los efectos catabólicos y antianabólicos de los glucocorticoides en el hueso son causa de osteoporosis en el síndrome de Cushing e imponen una limitación considerable a su uso terapéutico de largo plazo. En niños, los glucocorticoides disminuyen el crecimiento. Este efecto puede prevenirse de forma parcial mediante la administración de hormona de crecimiento a dosis altas, aunque esta medida no se recomienda.

E. Efectos antiinflamatorios e inmunodepresores

Los glucocorticoides reducen de manera notoria las manifestaciones de la inflamación, lo cual se debe a sus profundos efectos sobre la concentración, distribución y función de los leucocitos periféricos, y a aquellos sobre la supresión de las citocinas y quimiocinas inflamatorias, así como sobre otros mediadores de la inflamación. Cualquiera que sea su causa, la inflamación se caracteriza por la extravasación de leucocitos e infiltración de los tejidos afectados. Estos sucesos tienen la mediación de una serie compleja de interacciones de moléculas de adhesión de leucocitos con moléculas sobre las superficies endoteliales, que son inhibidas por los glucocorticoides. Después de una sola dosis de un glucocorticoide de acción breve, la concentración de neutrófilos en la circulación aumenta, mientras que las de linfocitos (células T y B), monocitos, eosinófilos y basófilos disminuyen. Los cambios son máximos a las 6 h y se disipan en 24 h. El aumento de los neutrófilos se debe a su mayor paso desde la médula ósea hacia la sangre y por la migración disminuida desde los vasos sanguíneos, lo que lleva a una disminución del número de células en el sitio de inflamación. La reducción de los linfocitos, monocitos, eosinófilos y basófilos circulantes es resultado en primer lugar de su desplazamiento desde el lecho vascular hasta el tejido linfoide.

Los glucocorticoides también inhiben la función de los macrófagos hísticos y otras células presentadoras de antígenos. Decrece la capacidad de estas células de responder a los antígenos y los mitógenos. El efecto sobre los macrófagos es en particular notorio y limita su capacidad de fagocitosis y eliminación de microorganismos, así como la producción de factor α de necrosis tumoral, interleucina 1, metaloproteinasas y activador del plasminógeno. Tanto macrófagos como linfocitos producen menos interleucina 12 e interferón γ, importantes inductores de la actividad de las células TH1 y de la inmunidad celular.

Además de sus efectos sobre la función de los leucocitos, los glucocorticoides influyen en la respuesta inflamatoria por disminución de la síntesis de prostaglandinas, leucotrienos y factor activador de plaquetas, que son consecuencia de la activación por la fosfolipasa A_2. Por último, los glucocorticoides reducen la excreción de la ciclooxigenasa 2, forma inducible de esa enzima en las células inflamatorias, que así disminuye la cantidad de enzima disponible para producir prostaglandinas (caps. 18 y 36).

Los glucocorticoides provocan vasoconstricción cuando se aplican directamente a la piel, tal vez por supresión de la desgranulación de células cebadas. También aminoran la permeabilidad capilar por disminución de la cantidad de histamina liberada por los basófilos y las células cebadas.

Los efectos antiinflamatorios e inmunodepresores de los glucocorticoides se deben en gran parte a las acciones antes descritas. En los seres humanos, la activación del complemento no se altera, pero se inhiben sus efectos. La producción de anticuerpos puede atenuarse por el uso de grandes dosis de esteroides, si bien no se afecta con dosis moderadas (p. ej., 20 mg/día de prednisona).

Los efectos antiinflamatorios e inmunodepresores de esos fármacos son de gran utilidad terapéutica, pero también son causa de algunos de los efectos adversos más graves (véase el apartado siguiente).

F. Otros efectos

Los glucocorticoides tienen efectos importantes sobre el sistema nervioso. La insuficiencia suprarrenal produce disminución notoria de la velocidad del ritmo α del electroencefalograma y se vincula con depresión. El aumento de la cantidad de glucocorticoides produce con frecuencia cambios conductuales en los seres humanos: de forma inicial insomnio y euforia y después depresión. Las dosis grandes de glucocorticoides pueden elevar la presión intracraneal (seudotumor cerebral).

Los glucocorticoides administrados en forma crónica suprimen la secreción hipofisaria de ACTH, hormona de crecimiento, hormona estimulante de la tiroides y hormona luteinizante.

Las dosis grandes de glucocorticoides se han vinculado con la aparición de úlcera péptica, tal vez por supresión de la respuesta inmunitaria local contra *Helicobacter pylori*. También favorecen la redistribución de grasa corporal con aumento de la visceral, facial, supraclavicular y de la nuca y parecen antagonizar el efecto de la vitamina D sobre la absorción de calcio. Los glucocorticoides tienen también efectos notables sobre el sistema hematopoyético. Además de su actividad sobre los leucocitos, se incrementa el número de plaquetas y eritrocitos.

La deficiencia de cortisol causa alteración de la función renal (en particular la filtración glomerular), aumento de la secreción de vasopresina y reducción de la capacidad de excreción de una carga hídrica.

Los glucocorticoides ejercen importantes efectos sobre el desarrollo de los pulmones fetales. En realidad, los cambios estructurales y funcionales en los pulmones cerca del término de la gestación, incluida la producción del material tensioactivo necesario para la respiración (surfactante), son estimulados por los glucocorticoides.

CORTICOESTEROIDES SINTÉTICOS

Los glucocorticoides se han convertido en fármacos importantes para el tratamiento de muchos trastornos inflamatorios, inmunitarios, hematológicos y de otros tipos, lo que ha llevado al desarrollo de muchos esteroides sintéticos que tienen actividad antiinflamatoria e inmunodepresora.

Farmacocinética

A. Origen

Los esteroides farmacéuticos suelen sintetizarse a partir del ácido cólico obtenido del ganado o de sapogeninas de esteroides vegetales. Las modificaciones adicionales de estos esteroides han llevado a comercializar un extenso grupo de esteroides sintéticos con características especiales que son importantes desde los puntos de vista farmacológico y terapéutico (cuadro 39-1; fig. 39-3).

B. Disposición

Ya se revisó con anterioridad el metabolismo de los esteroides suprarrenales naturales. En la mayor parte de los casos, los corticoesteroides sintéticos (cuadro 39-1) se absorben en su totalidad y con rapidez cuando se administran por vía oral. Se transportan y metabolizan de manera similar a los esteroides endógenos, pero existen diferencias notorias.

Las modificaciones de las moléculas de glucocorticoides influyen en su afinidad por los receptores de glucocorticoides y mineralocorticoides, así como en la unión a proteínas, estabilidad de la cadena lateral, tasas de eliminación y productos metabólicos. La halogenación en la posición 9, la insaturación en el enlace Δ1-2 del anillo A y la metilación en la posición 2 o 16 prolongan su semivida en más de 50%. Los compuestos Δ1 se excretan en forma libre.

En algunos casos, la sustancia administrada es un profármaco; por ejemplo, la prednisona se convierte con rapidez en el producto activo, prednisolona.

Farmacodinámica

Las acciones de los esteroides sintéticos son similares a las del cortisol (véase antes). Se unen a los receptores intracelulares específicos proteínicos y producen los mismos efectos, pero tienen diferentes razones de potencia de glucocorticoide a mineralocorticoide (cuadro 39-1).

FARMACOLOGÍA CLÍNICA

A. Diagnóstico y tratamiento de las alteraciones de la función suprarrenal

1. Insuficiencia corticosuprarrenal

a. Crónica (enfermedad de Addison). La insuficiencia corticosuprarrenal crónica se manifiesta por debilidad, fatiga, disminución de peso, hipotensión, hiperpigmentación e incapacidad de mantener la glucemia en ayuno en cifras normales. En tales individuos los estímulos menores de tipo nocivo, traumático e infeccioso, pueden produ-

CUADRO 39–1 Algunos corticoesteroides naturales y sintéticos de uso general

Fármaco	Actividad[1]			Dosis oral equivalente (mg)	Presentaciones disponibles
	Antiinflamatoria	*Tópica*	*De retención de sal*		
Glucocorticoides de acción corta a intermedia					
Hidrocortisona (cortisol)	1	1	1	20	Oral, inyectable, tópica
Cortisona	0.8	0	0.8	25	Oral
Prednisona	4	0	0.3	5	Oral
Prednisolona	5	4	0.3	5	Oral, inyectable
Metilprednisolona	5	5	0.25	4	Oral, inyectable
Meprednisona[2]	5		0	4	Oral, inyectable
Glucocorticoides de acción intermedia					
Triamcinolona	5	5[3]	0	4	Oral, inyectable, tópica
Parametasona[2]	10		0	2	Oral, inyectable
Fluprednisolona[2]	15	7	0	1.5	Oral
Glucocorticoides de acción prolongada					
Betametasona	25-40	10	0	0.6	Oral, inyectable, tópica
Dexametasona	30	10	0	0.75	Oral, inyectable, tópica
Mineralocorticoides					
Fludrocortisona	10	0	250	2	Oral
Acetato de desoxicorticosterona[2]	0	0	20		Inyectable, gránulos

[1]Potencia en relación con la hidrocortisona.

[2]Fuera de Estados Unidos.

[3]Acetónido de triamcinolona: hasta 100.

cir insuficiencia suprarrenal aguda con estado de choque e incluso la muerte.

En la insuficiencia suprarrenal primaria deben administrarse casi 20 a 30 mg de hidrocortisona al día, con cantidades crecientes durante los periodos de tensión. La hidrocortisona tiene alguna actividad mineralocorticoide, pero debe complementarse con una cantidad apropiada de una hormona que retenga sal, como la fludrocortisona. Los glucocorticoides sintéticos que son de acción prolongada y carentes de actividad de retención de sales no deben administrarse a estos pacientes.

b. Aguda. Cuando se sospecha insuficiencia corticosuprarrenal aguda se debe instituir de inmediato el tratamiento, que consta de grandes cantidades de hidrocortisona parenteral, además de la corrección de anomalías de líquidos y electrólitos y corrección de los factores precipitantes.

Se administra succinato o fosfato sódico de hidrocortisona a dosis de 100 mg por vía intravenosa cada 8 h hasta que el paciente esté estable. Después se reduce de forma gradual la dosis y se alcanza la de mantenimiento en cinco días.

La administración de hormona para retener sal se vuelve a iniciar cuando se ha disminuido a 50 mg/día la dosis total de hidrocortisona.

2. Hipofunción e hiperfunción corticosuprarrenal

a. Hiperplasia suprarrenal congénita. Es un grupo de trastornos que se caracteriza por defectos específicos en la síntesis del cortisol. En embarazos con alto riesgo de hiperplasia suprarrenal congénita se puede proteger al feto de las anomalías heredadas mediante la administración de dexametasona a la madre. El efecto más frecuente es una disminución de la actividad de la P450c21 (hidroxilasa 21β) o su carencia.*

Como puede observarse en la figura 39-1, esto ocasiona disminución de la síntesis de cortisol y por tanto produce un incremento compensatorio de la secreción de ACTH. La glándula se torna hiperplásica y produce cantidades anormalmente grandes de precursores, como la 17-hidroxiprogesterona, que se puede dirigir a la vía de andrógenos y causar virilización. El metabolismo de ese compuesto en el hígado produce pregnantriol, que se excreta en la orina en grandes cantidades en este trastorno y se puede usar para establecer el diagnóstico y vigilar la eficacia de la sustitución de los glucocorticoides. No obstante, el método más confiable para detectarlo es la mayor respuesta de la 17-hidroxiprogesterona plasmática a la estimulación por ACTH.

Si el defecto ocurre en la 11-hidroxilación, se producen grandes cantidades de desoxicorticosterona y puesto que este esteroide tiene actividad mineralocorticoide, aparece hipertensión con o sin alcalosis hipopotasémica. Cuando la 17-hidroxilación es defectuosa en las suprarrenales y gónadas también hay hipogonadismo. Sin embargo, se forman cantidades mayores de 11-desoxicorticosterona y también se presentan los síntomas vinculados con el exceso de mineralocorticoides, como hipertensión e hipopotasemia.

Cuando se valora por primera vez, el lactante con hiperplasia suprarrenal congénita puede encontrarse en una crisis suprarrenal aguda y debe tratarse como se describió ya, con el uso de soluciones electrolíticas apropiadas y la administración intravenosa de hidrocortisona a dosis de estrés.

Una vez que se estabiliza el paciente se inicia hidrocortisona oral a razón de 12 a 18 mg/m^2/día en dos dosis no equivalentes (66% en la mañana y 33% ya avanzada la noche). La dosis se ajusta para permitir el crecimiento y la maduración ósea normales y evitar el exceso de andrógenos. El tratamiento con prednisona en días alternos también se ha usado para lograr una mayor supresión de ACTH sin inhibir el crecimiento. Debe administrarse fludrocortisona, 0.05 a 0.2 mg/día por vía oral, con adición de sal para mantener la presión arterial normal, la actividad de renina plasmática y las concentraciones de electrólitos.

b. Síndrome de Cushing. El síndrome de Cushing es casi siempre consecuencia de hiperplasia suprarrenal bilateral secundaria a un adenoma hipofisario secretor de ACTH (enfermedad de Cushing), pero en ocasiones se debe a tumores o hiperplasia nodular de la glándula suprarrenal o a la producción ectópica de ACTH por otros tumores. Las manifestaciones se relacionan con la presencia crónica de un exceso de glucocorticoides. Cuando la hipersecreción de glucocorticoides es notoria y prolongada, el aspecto del sujeto es de una cara redonda y pletórica con obesidad central. A menudo se encuentran manifestaciones de pérdida de proteínas e incluyen consunción muscular; adelgazamiento, estrías purpúricas y fácil formación de hematomas en la piel; mala cicatrización de heridas; y osteoporosis. Otros trastornos graves incluyen los mentales, hipertensión y diabetes. Este trastorno se trata por ablación quirúrgica del tumor productor de ACTH o cortisol, radiación del tumor hipofisario o resección de una o ambas glándulas suprarrenales. Estos pacientes deben recibir dosis de cortisol durante y después de un procedimiento quirúrgico. Se pueden administrar dosis hasta de 300 mg de hidrocortisona soluble en solución intravenosa continua el día de la operación. La dosis debe reducirse con lentitud hasta las cifras normales de sustitución, ya que la disminución rápida puede producir síntomas de abstinencia, que incluyen fiebre y dolor articular. Si se practicó una suprarrenalectomía, el mantenimiento a largo plazo es similar al antes señalado para la insuficiencia suprarrenal.

c. Resistencia primaria generalizada a los glucocorticoides (síndrome de Chrousos). Esta esporádica anomalía, que puede heredarse de forma genética, la provocan a menudo mutaciones que inactivan al gen del receptor de glucocorticoides. En un esfuerzo por compensar este defecto, el eje hipotalámico-hipofisario-suprarrenal (HPA) incrementa su producción de ACTH al elevar las concentraciones de andrógenos suprarrenales, cortisol y sus precursores (como corticosterona y 11-desoxicorticosterona con actividad mineralocorticoide). Esto puede resultar en hipertensión con o sin alcalosis hipopotasémica e hiperandrogenemia, expresada en forma de virilización y pubertad precoz en niños y como acné, hirsutismo, alopecia de patrón masculino e irregularidades menstruales (en especial oligomenorrea, amenorrea y subfecundidad) en mujeres. El tratamiento de este síndrome consiste en dosis altas de glucocorticoides sintéticos como la dexametasona sin actividad mineralocorticoide inherente. Las dosis se deben titular para normalizar la producción de andrógenos adrenales, cortisol y sus precursores.

d. Aldosteronismo. Por lo general, el aldosteronismo primario es consecuencia de la producción excesiva de aldosterona por un adenoma suprarrenal. Sin embargo, también puede ser secundario a la

---

*Los nombres de las enzimas para la síntesis de esteroides suprarrenales incluyen los siguientes:

P450c11 (11-hidroxilasa).

P450c17 (17-hidroxilasa).

P450c21 (21-hidroxilasa).

secreción anormal por glándulas hiperplásicas o un tumor maligno. Los datos clínicos de hipertensión, debilidad y tetania se relacionan con la pérdida renal continua de potasio, que lleva a la hipopotasemia, alcalosis y elevación de la concentración de sodio sérico. Este síndrome puede también presentarse en trastornos de la biosíntesis de esteroides suprarrenales debido a secreción excesiva de desoxicorticosterona, corticosterona o 18-hidroxicorticosterona, todos compuestos con actividad mineralocorticoide inherente.

A diferencia de los pacientes con aldosteronismo secundario (véanse los párrafos siguientes), en estos casos se observan cifras bajas (supresión) de la actividad de la renina plasmática y la angiotensina II. Cuando se tratan con fludrocortisona (0.2 mg cada 12 h por tres días) o acetato de desoxicorticosterona (20 mg/día por vía intramuscular durante tres días, pero no está disponible en Estados Unidos), los pacientes no retienen sodio y la secreción de aldosterona no desciende de manera significativa. Cuando el trastorno es leve puede escapar a la detección si se usa la concentración sérica de potasio para la identificación. Sin embargo, se puede reconocer una mayor razón de aldosterona plasmática:renina. En general, los individuos mejoran cuando se tratan con espironolactona, un antagonista del receptor de aldosterona y la respuesta a este fármaco es de utilidad diagnóstica y terapéutica.

3. Uso de los glucocorticoides para fines diagnósticos. Algunas veces es necesario suprimir la producción de ACTH para identificar la fuente de una hormona en particular o establecer si su producción tiene influencia de la secreción de ACTH. En esas circunstancias es ventajoso usar un fármaco muy potente, como la dexametasona, dado que la utilización de pequeñas cantidades reduce la posibilidad de confusión en la interpretación de los análisis hormonales en sangre u orina. Por ejemplo, si se logra la supresión completa con el uso de 50 mg de cortisol, los 17-hidroxicorticoesteroides urinarios son de 15 a 18 mg/24 h, ya que el 33% de la dosis administrada se recupera en la orina en la forma de 17-hidroxicorticoesteroide. Si se administra una dosis equivalente de 1.5 mg de dexametasona, la excreción urinaria es tan sólo de 0.5 mg/24 h y las concentraciones plasmáticas son bajas.

Se utiliza la **prueba de supresión con dexametasona** para el diagnóstico del síndrome de Cushing y también se ha empleado en el diagnóstico diferencial de los estados psiquiátricos de depresión. Como prueba de detección, se administra 1 mg de dexametasona por vía oral a las 11 pm y se obtiene una muestra plasmática en la mañana siguiente. En individuos normales, la concentración matutina de cortisol suele ser menor de 3 μg/100 ml, en tanto que en el síndrome de Cushing la cifra correspondiente es casi siempre mayor de 5 μg/100 ml. Los resultados no son confiables en el individuo con depresión, ansiedad, enfermedad concomitante y otros trastornos de estrés o en el que recibe un fármaco que incrementa el catabolismo de la dexametasona en el hígado. Para distinguir entre hipercortisolismo por ansiedad, depresión y alcoholismo (seudosíndrome de Cushing) se efectúa una prueba combinada con dexametasona (0.5 mg por vía oral cada 6 h durante dos días), seguida por una prueba estándar de hormona liberadora de corticotropina (CRH) (se administra 1 mg/kg como solución intravenosa rápida 2 h después de la última dosis de dexametasona).

En pacientes en quienes se ha establecido el diagnóstico de síndrome de Cushing por clínica y se confirma por el aumento del cortisol libre en la orina, la supresión con grandes dosis de dexametasona ayuda a distinguir entre aquellos con enfermedad de Cushing y los que padecen tumores de la corteza suprarrenal productores de esteroides o el síndrome de ACTH ectópica. La dexametasona se administra a dosis de 0.5 mg por vía oral cada 6 h durante dos días, seguida por 2 mg por vía oral cada 6 h durante dos días, y entonces se analiza la orina en cuanto al cortisol y sus metabolitos (prueba de Liddle); o bien se administra dexametasona como dosis única de 8 mg a las 11 pm y se mide el cortisol plasmático a las 8 am del día siguiente. En pacientes con enfermedad de Cushing, el efecto supresor de la dexametasona suele causar una disminución de 50% de las concentraciones de la hormona. En individuos en quienes no ocurre la supresión, las concentraciones de ACTH se registran bajas en presencia de un tumor suprarrenal productor de cortisol y elevadas en aquellos con un tumor ectópico productor de ACTH.

B. Corticoesteroides y estimulación de la maduración pulmonar en el feto

La maduración pulmonar en el feto se regula por la secreción de cortisol. El tratamiento de la madre con grandes dosis de glucocorticoides reduce la incidencia del síndrome de insuficiencia respiratoria del recién nacido prematuro. Cuando se prevé el parto antes de las 34 semanas de gestación, se usa betametasona intramuscular antes de las 34 semanas, 12 mg seguidos por una dosis adicional de 12 mg entre 18 y 24 h después. Se elige la betametasona porque la unión a proteínas maternas y el metabolismo placentario de este corticoesteroide son menores que los del cortisol, lo que permite un mayor transporte a través de la placenta hacia el feto.

C. Corticoesteroides y trastornos no suprarrenales

Los análogos sintéticos del cortisol son útiles en el tratamiento de un grupo diverso de enfermedades relacionadas con cualquier trastorno conocido de la función suprarrenal (cuadro 39-2). La utilidad de los corticoesteroides en esos trastornos depende de su capacidad de supresión de la reacción inflamatoria e inmunitaria y la alteración de la función de los leucocitos, como se describió antes y como se menciona en el capítulo 55. Estos fármacos son útiles en trastornos en los que la respuesta del hospedador es causa de las principales manifestaciones de la enfermedad. En casos en los que es importante la respuesta inflamatoria o inmunitaria para controlar el proceso patológico, el tratamiento con corticoesteroides puede ser peligroso pero justificado para prevenir el daño irreparable de una reacción inflamatoria, si se usa junto con tratamiento específico del proceso patológico.

Puesto que los corticoesteroides no suelen ser curativos, el proceso patológico avanza mientras se suprimen las manifestaciones clínicas. Por lo tanto, el tratamiento crónico con estos fármacos debe instituirse con mucho cuidado y sólo cuando la gravedad del proceso patológico es indicación para su uso y se han agotado las medidas menos peligrosas.

En general, debe intentarse controlar la enfermedad mediante glucocorticoides de potencia media a intermedia, como prednisona y prednisolona (cuadro 39-1), así como posibles medidas auxiliares para mantener las dosis bajas. Cuando es factible, debe aplicarse el tratamiento en días alternos (véanse los siguientes párrafos). El tratamiento no debe reducirse o interrumpirse de manera abrupta. Cuando se prevé un tratamiento prolongado es útil solicitar radiografías de tórax y una prueba de tuberculina, ya que el tratamiento con glucocorticoides puede reactivar una tuberculosis latente. Debe tomarse en consideración la presencia de diabetes, úlcera péptica, osteoporosis y trastornos psicológicos, y valorar la función cardiovascular.

CUADRO 39-2 Algunas indicaciones terapéuticas para el uso de los glucocorticoides en trastornos no suprarrenales

Trastorno	Ejemplos
Reacciones alérgicas	Edema angioneurótico, asma, picaduras de abejas, dermatitis por contacto, reacciones farmacológicas, rinitis alérgica, enfermedad del suero, urticaria
Vasculares de la colágena	Arteritis de células gigantes, lupus eritematoso, síndromes mixtos del tejido conjuntivo, polimiositis, polimialgia reumática, artritis reumatoide, arteritis temporal
Enfermedades oculares	Uveítis aguda, conjuntivitis alérgica, coroiditis, neuritis óptica
Enfermedades gastrointestinales	Enfermedad inflamatoria intestinal, esprúe no tropical, necrosis hepática subaguda
Hematológicos	Anemia hemolítica adquirida, púrpura alérgica aguda, leucemia, linfoma, anemia hemolítica autoinmunitaria, púrpura trombocitopénica idiopática, mieloma múltiple
Inflamación sistémica	Síndrome de insuficiencia respiratoria aguda (el tratamiento sostenido con dosis moderadas acelera la recuperación y disminuye la mortalidad)
Infecciones	Síndrome de insuficiencia respiratoria aguda, septicemia
Inflamatorios de huesos y articulaciones	Artritis, bursitis, tenosinovitis
Neurológicos	Edema cerebral (se administran grandes dosis de dexametasona a los pacientes después de las operaciones cerebrales para reducir al mínimo el edema en el periodo posoperatorio), esclerosis múltiple
Trasplante de órganos	Prevención y tratamiento del rechazo (inmunodepresión)
Enfermedades pulmonares	Neumonía por aspiración, asma bronquial, prevención del síndrome de insuficiencia respiratoria del lactante, sarcoidosis
Renales	Síndrome nefrótico
Cutáneos	Dermatitis atópica, dermatosis, liquen simple crónico (neurodermatitis localizada), micosis fungoide, pénfigo, dermatitis seborreica, serositis
Enfermedades tiroideas	Exoftalmos maligna, tiroiditis subaguda
Diversos	Hipercalcemia, mal de montaña

El tratamiento del rechazo del trasplante es una aplicación muy importante de los glucocorticoides. La eficacia de estos compuestos se basa en su capacidad de disminuir la expresión de antígenos por el tejido infectado, retrasar la revascularización e interferir con la sensibilización a los linfocitos T citotóxicos y la generación de células formadoras de anticuerpos primarios.

Toxicidad

Los beneficios obtenidos con el uso de los glucocorticoides varían en grado considerable. La utilización de estos fármacos debe ponderarse de forma cuidadosa en cada paciente en relación con sus amplios efectos en cualquier parte del organismo. Los principales efectos indeseables de los glucocorticoides son resultado de su acción hormonal, que lleva al cuadro clínico del síndrome de Cushing yatrógeno (véase más adelante).

Cuando se administran glucocorticoides durante periodos breves (menos de dos semanas) no suelen observarse efectos adversos graves, incluso con dosis moderadamente grandes. Sin embargo, en ocasiones se observan insomnio, cambios conductuales (hipomanía primaria) y úlceras pépticas agudas después de sólo unos cuantos días de tratamiento. La pancreatitis aguda es un efecto adverso agudo raro pero grave de las dosis altas de glucocorticoides.

A. Efectos metabólicos

La mayoría de los pacientes a quienes se administran dosis diarias de 100 mg de hidrocortisona o más (o la cantidad equivalente de esteroides sintéticos) durante más de dos semanas presenta una serie de cambios que se conocen de modo global como síndrome de Cushing yatrógeno. Su tasa de aparición es función de la dosis y la carga genética del paciente. La cara suele encontrarse redonda, con edema, depósito de grasa y plétora (cara de luna llena). De manera similar, la grasa tiende a distribuirse desde las extremidades hasta el tronco, el dorso del cuello y la fosa supraclavicular. Hay un mayor crecimiento de vello fino sobre la cara, muslos y tronco. Puede aparecer acné puntiforme inducido por los esteroides, así como insomnio y aumento del apetito. En el tratamiento de trastornos peligrosos o incapacitantes, estos cambios pueden no requerir la cesación del tratamiento. No obstante, los cambios metabólicos subyacentes que los acompañan pueden ser muy graves para el momento en que resultan obvios. La fragmentación continua de proteínas y la desviación de aminoácidos hacia la producción de glucosa aumentan la necesidad de insulina y, con el tiempo, producen aumento de peso; depósito de grasa visceral; miopatía y consumo muscular; adelgazamiento de la piel con estrías y equimosis; hiperglucemia; y al final osteoporosis, diabetes y necrosis aséptica de la articulación de la cadera. La cicatrización de las heridas también se altera en estas circunstancias. Cuando ocurre diabetes se trata con dieta e insulina. Los pacientes suelen ser resistentes a la insulina, pero rara vez presentan cetoacidosis. En general, los individuos tratados con corticoesteroides deben recibir dietas ricas en proteínas y potasio.

B. Otras complicaciones

Otros efectos adversos graves de los glucocorticoides incluyen úlcera péptica y sus consecuencias. Los datos clínicos vinculados con ciertos trastornos, en particular las infecciones bacterianas y micóticas, pueden ocultarse por efecto de los corticoesteroides y debe vigilarse de manera cuidadosa a los pacientes para evitar trastornos graves cuando se administran grandes dosis. La miopatía grave es más frecuente en personas tratadas con glucocorticoides de acción prolongada. La administración de estos compuestos se ha vinculado con náusea, mareo y disminución de peso en algunos pacientes. Se trata con un cambio del fármaco, disminución de su dosis y aumento de la ingestión de potasio y proteínas.

Pueden presentarse hipomanía o psicosis aguda, en particular en pacientes que reciben dosis prolongadas de corticoesteroides. El tratamiento de largo plazo con esteroides de actividad intermedia y prolongada se vincula con depresión y la aparición de cataratas subcapsulares posteriores. La vigilancia psiquiátrica y el estudio periódico con lámpara de hendidura están indicados en estos enfermos. Es frecuente el aumento de la presión intraocular y se puede inducir glaucoma. También ocurre hipertensión intracraneal benigna. A dosis de 45 mg/m^2/día o más de hidrocortisona, o su equivalente, se presenta retardo del crecimiento en los niños. Los glucocorticoides de acción media, intermedia y prolongada tienen mayor potencia de producción de supresión del crecimiento que los esteroides naturales a dosis equivalentes.

Cuando se administran en cantidades mayores que las fisiológicas, los esteroides como la cortisona y la hidrocortisona, que tienen efectos mineralocorticoides además de los glucocorticoides, causan alguna retención de sodio y líquidos con pérdida de potasio. En pacientes con funcionamiento cardiovascular y renal normales esto lleva a una alcalosis hipopotasémica, hipoclorémica y al final a una elevación de la presión arterial. En personas con hipoproteinemia, nefropatía o hepatopatía también se puede presentar edema. En individuos con cardiopatía, incluso en los grados menores de retención de sodio, pueden causar insuficiencia cardiaca, efectos que se pueden reducir al mínimo con el uso de esteroides sintéticos que no retienen sal, restricción de sodio y cantidades juiciosas de complementos de potasio.

C. Supresión suprarrenal

Cuando se administran corticoesteroides durante más de dos semanas puede presentarse supresión suprarrenal. Si el tratamiento se extiende durante semanas a meses, el paciente debe recibir complementos apropiados en momentos de estrés menor (aumento de la dosis al doble durante 24 a 48 h) o estrés grave (incremento de la dosis hasta de 10 veces durante 48 a 72 h) como los traumatismos accidentales o la cirugía mayor. Si se reduce la dosis de los corticoesteroides, debe hacerse en forma gradual y lenta. Si se interrumpe el tratamiento, el proceso de disminución de la dosis debe ser muy lento cuando se llega casi a cifras de reposición. Pueden requerirse dos a 12 meses para que el eje hipotálamo-hipófisis-suprarrenal funcione de modo aceptable y las concentraciones de cortisol tal vez no retornen a lo normal durante otros seis a nueve meses. La supresión inducida por glucocorticoides no es un problema hipofisario y el tratamiento con ACTH no aminora el tiempo requerido para el retorno de la función normal.

Si se reduce la dosis con rapidez en pacientes que reciben glucocorticoides para un cierto trastorno, los síntomas pueden reaparecer o aumentar en su intensidad. Sin embargo, los sujetos sin un trastorno subyacente (p. ej., individuos con tratamiento quirúrgico de la enfermedad de Cushing) también presentan síntomas con la disminución rápida de las cifras de corticoesteroides. Estos síntomas incluyen anorexia, náusea o vómito, disminución de peso, letargo, cefalea, fiebre, dolor articular o muscular e hipotensión postural. Aunque muchos de estos síntomas tal vez reflejen una deficiencia real de glucocorticoides, se pueden presentar también ante cifras normales o incluso elevadas de cortisol plasmático, lo que sugiere su dependencia de los glucocorticoides.

Contraindicaciones y precauciones

A. Precauciones especiales

Se debe vigilar de modo cuidadoso a los pacientes que reciben glucocorticoides en cuanto a la aparición de hiperglucemia, glucosuria, retención de sodio por edema o hipertensión, hipopotasemia, úlcera péptica, osteoporosis e infecciones ocultas.

La dosis debe mantenerse tan baja como sea posible y utilizar su administración intermitente (p. ej., en días alternos) cuando se pueden obtener resultados terapéuticos satisfactorios con ese esquema. Incluso los pacientes mantenidos con dosis relativamente bajas de corticoesteroides pueden requerir tratamiento complementario en momentos de estrés, por ejemplo, cuando se practican procedimientos quirúrgicos o se presentan enfermedades o accidentes intercurrentes.

B. Contraindicaciones

Deben usarse con gran precaución los **glucocorticoides** en pacientes con úlcera péptica; cardiopatía o hipertensión con insuficiencia cardiaca; ciertas enfermedades infecciosas, como la varicela y la tuberculosis; psicosis, diabetes, osteoporosis o glaucoma.

Selección de un fármaco y programación de dosis

Los preparados de glucocorticoides difieren con respecto a su efecto antiinflamatorio y mineralocorticoide relativo, duración de acción, costo y formas de dosificación disponibles (cuadro 39-1), por lo que deben tomarse en cuenta estos factores al seleccionar el fármaco a utilizar.

A. ACTH o corticoesteroides

En personas con glándulas suprarrenales normales se usaba con anterioridad ACTH para inducir la producción endógena de cortisol a fin de obtener efectos similares. Sin embargo, excepto cuando es deseable un aumento de los andrógenos, el uso de ACTH como agente terapéutico se ha abandonado. Los casos en los que se aseveró que la ACTH era más eficaz que los glucocorticoides tal vez se debieron a la administración de cantidades menores de corticoesteroides que las producidas por la dosis de ACTH.

B. Dosis

Para determinar el esquema de dosificación a usar, el médico debe considerar la gravedad de la enfermedad, la cantidad de fármaco que tal vez se requiera para obtener el efecto deseado y la duración del tratamiento. En algunas enfermedades, la cantidad requerida para el mantenimiento del efecto terapéutico deseado es menor que la necesaria para obtener el efecto inicial y debe determinarse la menor dosis posible para el efecto necesario o la disminución gradual hasta que se observe un pequeño incremento de los signos o síntomas.

Cuando es necesario mantener una cifra de corticoesteroides plasmáticos elevada en forma continua para suprimir la ACTH, se requiere un preparado parenteral de absorción lenta o pequeñas dosis orales a intervalos frecuentes. Para el tratamiento de los trastornos inflamatorios o alérgicos ocurre la situación opuesta con respecto al uso de corticoesteroides. La misma cantidad total administrada en unas cuantas dosis puede ser más eficaz que la administrada en muchas dosis más pequeñas o por una forma parenteral de absorción lenta.

Los trastornos autoinmunitarios graves que afectan a los órganos vitales deben tratarse de manera intensiva y el tratamiento subóptimo es tan peligroso como el tratamiento excesivo. Para reducir al mínimo el depósito de complejos inmunitarios y la infiltración con leucocitos y macrófagos se requiere de manera inicial 1 mg/kg/día de prednisona, dosis que se mantienen hasta que hay respuesta de las manifestaciones graves, luego de lo cual se puede disminuir en forma gradual.

Cuando se necesitan grandes dosis durante periodos prolongados, puede intentarse la administración del compuesto en días alternos después de conseguir el control. Cuando se utilizan de esta manera, algunas veces se pueden administrar cantidades prolongadas

(p. ej., 100 mg de prednisona) con menos efectos adversos notorios, ya que hay un periodo de recuperación entre cada dosis. Se puede hacer la transición a un esquema de días alternos después de que el proceso patológico está bajo control. Debe efectuarse de manera gradual y con medidas de mantenimiento adicionales entre las dosis.

Cuando se selecciona un fármaco para uso a grandes dosis, es aconsejable un esteroide sintético de acción media o intermedia con poco efecto mineralocorticoide. De ser posible debe administrarse como dosis única matutina.

C. Formas de dosificación especiales

El tratamiento local, como aquel con preparados tópicos para las enfermedades cutáneas, las formas oftálmicas para el ojo, las inyecciones intraarticulares para las enfermedades de las articulaciones, los esteroides inhalados para el asma y los enemas de hidrocortisona para la colitis ulcerativa, proveen un medio de administración de grandes cantidades de esteroides al tejido enfermo con menos efectos secundarios sistémicos.

El dipropionato de beclometasona y otros glucocorticoides, sobre todo budesonida, flunisolida y furoato de mometasona, administrados como aerosoles, han tenido utilidad extrema en el tratamiento del asma (cap. 20).

El dipropionato de beclometasona, el acetónido de triamcinolona, la budesonida, la flunisolida y el furoato de mometasona se encuentran disponibles por nebulización nasal para el tratamiento tópico de la rinitis alérgica. Son eficaces a dosis (una o dos nebulizaciones cada 24, 12 u 8 h) que en la mayoría de los pacientes producen concentraciones plasmáticas que son muy bajas para influir en la función suprarrenal o inducir cualquier otro efecto sistémico.

Los corticoesteroides incorporados en ungüentos, cremas, lociones y aerosoles se usan de forma amplia en dermatología. Estos preparados se revisan con mayor detalle en el capítulo 61.

MINERALOCORTICOIDES (ALDOSTERONA, DESOXICORTICOSTERONA, FLUDROCORTISONA)

El mineralocorticoide más importante en los seres humanos es la aldosterona. Sin embargo, también se sintetizan y secretan pequeñas cantidades de DOC (desoxicorticosterona). Aunque en condiciones normales la cantidad es insignificante, la DOC tuvo alguna importancia terapéutica en el pasado. Su acción, efectos y metabolismo son muy similares desde el punto de vista cualitativo a los descritos con anterioridad para la aldosterona.

La fludrocortisona, un corticoesteroide sintético, es la hormona prescrita con mayor frecuencia con efecto de retención de sales.

Aldosterona

La aldosterona se sintetiza sobre todo en la zona glomerular de la corteza suprarrenal y en la figura 39-1 se muestran su estructura y síntesis.

La secreción de la aldosterona está sujeta a varias influencias. La ACTH produce una estimulación moderada de esta secreción, pero su efecto no se sostiene durante más de unos cuantos días en individuos normales. Aunque la aldosterona no tiene menos de 33% de la eficacia del cortisol para suprimir la ACTH, las cantidades de aldosterona producidas por la corteza suprarrenal y su concentración plasmática son insuficientes para participar en algún control significativo de retroalimentación de la secreción de ACTH.

Sin la ACTH, la secreción de aldosterona decrece hasta casi la mitad de la tasa normal, lo que indica que otros factores (p. ej., angiotensina) pueden mantener y tal vez regular su secreción (cap. 17). Pueden también mostrarse variaciones independientes entre la secreción de cortisol y aldosterona mediante lesiones del sistema nervioso central, como la descerebración, que aminora la secreción de cortisol, al tiempo que aumenta la de aldosterona.

A. Efectos fisiológicos y farmacológicos

La aldosterona y otros esteroides con propiedades mineralocorticoides favorecen la resorción de sodio en la porción distal del túbulo contorneado distal y los túbulos colectores corticales, acoplados de forma laxa a la excreción de potasio e hidrogeniones. En general, la resorción del sodio en el sudor y las glándulas salivales, la mucosa gastrointestinal y a través de las membranas celulares también aumenta. Las cifras excesivas de aldosterona producidas por tumores o sobredosificación de mineralocorticoides sintéticos provocan hipopotasemia, alcalosis metabólica y un aumento del volumen plasmático, así como hipertensión.

Los mineralocorticoides actúan por unión a su receptor en el citoplasma de las células efectoras, en especial las células principales de los túbulos contorneado distal y colectores del riñón. El complejo fármaco-receptor activa a una serie de sucesos similares a los antes descritos para los glucocorticoides e ilustrados en la figura 39-4. Es de interés que este receptor tenga la misma afinidad por el cortisol, que está presente a concentraciones mucho más elevadas en el líquido extracelular. La especificidad por los mineralocorticoides en el riñón parece conferida, al menos en parte, por la presencia de la enzima 11β-hidroxiesteroides deshidrogenasa de tipo 2 que convierte al cortisol en cortisona; esta última tiene poca afinidad por el receptor y es inactiva como mineralocorticoide o glucocorticoide. El principal efecto de la activación del receptor de aldosterona es una mayor expresión de la Na^+/K^+-ATPasa y el conducto del sodio epitelial (ENaC).

B. Metabolismo

La aldosterona se secreta a razón de 100 a 200 μg/día en individuos sanos con una ingestión moderada de sal en la dieta. La concentración plasmática en varones (en reposo y decúbito dorsal) es de casi 0.007 μg/100 ml. La semivida de la aldosterona inyectada en cantidades mínimas es de 15 a 20 min y no parece unirse con firmeza a las proteínas séricas.

El metabolismo de la aldosterona es similar al del cortisol, con aparición de casi 50 μg/24 h en la orina como tetrahidroaldosterona conjugada. Se excretan casi 5 a 15 μg/24 h en forma libre o como glucurónido 3-oxo.

Desoxicorticosterona (DOC)

La DOC, que también sirve como precursora de la aldosterona (fig. 39-1), se secreta por lo general en cantidades de casi 200 μg/día. Su semivida, cuando se inyecta a la circulación, es de casi 70 min. Los cálculos preliminares de su concentración son de casi 0.03 μg/100 ml en plasma. El control de la secreción de DOC difiere de la propia de la aldosterona porque depende en particular de la ACTH. Si bien la respuesta a esta última aumenta por la restricción dietética de sodio, una dieta baja en sales no incrementa la secreción de DOC, que puede elevarse de manera notoria en condiciones anormales, como un carcinoma corticosuprarrenal y la hiperplasia suprarrenal congénita, con disminución de la actividad de P450c11 o P450c17.

Fludrocortisona

Este compuesto es un esteroide potente con actividad glucocorticoide y mineralocorticoide, pero la función mineralocorticoide es la de uso más amplio. Las dosis orales de 0.1 mg dos a siete veces por semana tienen potente actividad de retención de sal y se usan en el tratamiento de la insuficiencia corticosuprarrenal vinculada con la deficiencia de mineralocorticoides. Estas dosis son muy pequeñas para tener efectos antiinflamatorios notorios o contra el crecimiento.

ANDRÓGENOS SUPRARRENALES

La corteza suprarrenal secreta grandes cantidades de DHEA y pequeñas de androstenediona y testosterona. Aunque se cree que esos andrógenos contribuyen al proceso de maduración normal, no estimulan o sostienen cambios puberales mayores dependientes de andrógenos en los seres humanos. Estudios recientes sugieren que la DHEA y su sulfato pueden tener otras acciones fisiológicas importantes. Si esto es correcto, tales resultados se deben tal vez a la conversión periférica de DHEA en andrógenos más potentes o estrógenos y la interacción con receptores de andrógenos y estrógenos, respectivamente. Pueden ejercerse efectos adicionales a través de la interacción con los receptores $GABA_A$ y de glutamato en el cerebro o con un receptor nuclear en varios sitios centrales y periféricos. Se ha estudiado el uso terapéutico de DHEA en seres humanos; no obstante, se ha iniciado un uso irrestricto de la sustancia por adeptos a la cultura deportiva y al consumo de complementos alimenticios y vitaminas.

En fecha reciente se comunicaron los resultados de un estudio con grupo testigo con placebo y DHEA en individuos con lupus eritematoso sistémico, así como los de un estudio de sustitución con DHEA en mujeres con insuficiencia suprarrenal. En ambos se observó un pequeño efecto beneficioso, con mejoría significativa de la enfermedad en los primeros y una sensación clara de bienestar agregado en los segundos. Las acciones androgénicas y estrogénicas de la DHEA podrían explicar los efectos del compuesto en ambas circunstancias.

ANTAGONISTAS DE LOS FÁRMACOS CORTICOSUPRARRENALES

INHIBIDORES DE LA SÍNTESIS Y ANTAGONISTAS DE LOS GLUCOCORTICOIDES

Los inhibidores de la síntesis de esteroides actúan en varios pasos diferentes y un antagonista de los glucocorticoides lo hace en el ámbito del receptor.

Aminoglutetimida

La aminoglutetimida (fig. 39-5) impide la conversión del colesterol en pregnenolona (fig. 39-1) y causa una disminución de la síntesis

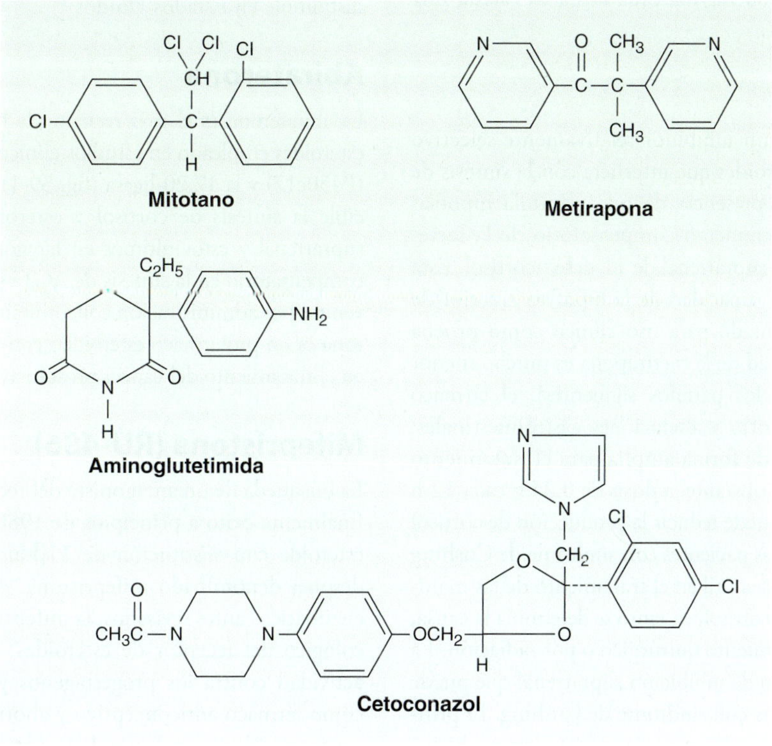

Mitotano

Metirapona

Aminoglutetimida

Cetoconazol

FIGURA 39–5 Algunos antagonistas corticosuprarrenales. Por su toxicidad, algunos de estos compuestos ya no están disponibles en Estados Unidos.

de los esteroides con actividad hormonal. Se ha usado en combinación con dexametasona o hidrocortisona para reducir o eliminar la producción de estrógenos en pacientes con carcinoma mamario. A dosis de 1 g/día fue bien tolerada; sin embargo, con mayores dosis el letargo y los exantemas fueron efectos comunes. El uso de la aminoglutetimida en pacientes de cáncer mamario se ha sustituido ahora por el tamoxifeno u otra clase farmacológica, los inhibidores de la aromatasa (caps. 40 y 54). Se puede utilizar aminoglutetimida en combinación con metirapona o cetoconazol para disminuir la secreción de esteroides en pacientes con síndrome de Cushing y cáncer corticosuprarrenal que no responden al mitotano.

Al parecer, la aminoglutetimida también aumenta la depuración de algunos esteroides. Se ha demostrado que incrementa el metabolismo de la dexametasona con disminución de su semivida de 4 a 5 h a 2 h.

Cetoconazol

El cetoconazol, un derivado imidazólico antimicótico (cap. 48), es un inhibidor potente y no selectivo de la síntesis de esteroides suprarrenales y gonadales. El compuesto inhibe el corte de la cadena lateral del colesterol, P450c17, C17,20-ligasa, 3β-hidroxiesteroides deshidrogenasa y P450c11, enzimas requeridas para la síntesis de hormonas esteroideas. La sensibilidad de las enzimas P450 a este compuesto en tejidos de mamífero es mucho menor que la necesaria para tratar las infecciones micóticas, por lo que sus efectos inhibitorios sobre la biosíntesis de esteroides se observan sólo con dosis elevadas.

Se ha usado el cetoconazol para el tratamiento de pacientes con síndrome de Cushing por varias causas. Las dosis de 200 a 1 200 mg/día han producido una disminución de las concentraciones hormonales y mejoría clínica en algunos pacientes. Este fármaco implica cierta hepatotoxicidad y debe iniciarse en dosis de 200 mg/día y aumentarse con lentitud en 200 mg/día cada dos a tres hasta una dosis total de 1 000 mg diarios.

Metirapona

La metirapona (fig. 39-5) es un inhibidor relativamente selectivo de la 11-hidroxilación de esteroides que interfiere con la síntesis de cortisol y corticosterona. En presencia de una glándula hipófisis normal se experimenta un incremento compensatorio de la secreción hipofisaria de ACTH y la suprarrenal de 11-desoxicortisol. Esta respuesta es una medida de la capacidad de la hipófisis anterior de producir ACTH y se ha adaptado para uso clínico como prueba diagnóstica. Aunque la toxicidad de la metirapona es mucho menor que la del mitotano (véanse los párrafos siguientes), el fármaco puede producir mareo transitorio y alteraciones gastrointestinales. Este fármaco no se ha usado de forma amplia para el tratamiento del síndrome de Cushing. No obstante, a dosis de 0.25 g cada 12 h a 1 g cada 6 h, la metirapona puede reducir la producción de cortisol hasta cifras normales en algunos pacientes con síndrome de Cushing endógeno. Por lo tanto, quizá sea útil en el tratamiento de las manifestaciones graves del exceso de cortisol, en tanto se determina la causa, o en combinación con el tratamiento quirúrgico o por radiación. La metirapona es el único fármaco de inhibición suprarrenal que puede administrarse a las embarazadas con síndrome de Cushing. El principal efecto adverso observado es de retención de sal y agua e hirsutismo, este último resultante de la desviación del precursor de 11-desoxicortisol a DOC y la síntesis de andrógenos.

Por lo general, la metirapona se emplea en pruebas de función suprarrenal. Se miden las concentraciones plasmáticas de 11-desoxicortisol y la excreción urinaria de 17-hidroxicorticoesteroides antes y después de la administración del compuesto. En condiciones normales se observa un aumento del doble o mayor de la excreción urinaria de 17-hidroxicorticoides. Con frecuencia se administra una dosis de 300 a 500 mg cada 4 h durante 6 h y la colección de orina se realiza en el día previo y el posterior al tratamiento. En pacientes con síndrome de Cushing, una respuesta normal a la metirapona indica que el exceso de cortisol no es producto de un carcinoma suprarrenal secretor de esa hormona o un adenoma, ya que la secreción por dichos tumores produce supresión de ACTH y atrofia de la corteza suprarrenal normal.

También se puede estudiar la función hipofisaria por administración de metirapona, 2 a 3 g por vía oral a medianoche con cuantificación de las concentraciones de ACTH u 11-desoxicortisol en sangre obtenida a las 8 am, o por comparación de la excreción de 17-hidroxicorticoesteroides en la orina durante los periodos de 24 h precedente y siguiente a la administración del fármaco. En pacientes con lesiones hipofisarias sospechadas o confirmadas, este procedimiento es un medio de calcular la capacidad de la glándula de producir ACTH. La metirapona se retiró del mercado en Estados Unidos pero está disponible con fines humanitarios.

Trilostano

El trilostano es un inhibidor de la deshidrogenasa de 3β-17-hidroxiesteroides que interfiere con la síntesis de hormonas suprarrenales y gonadales y es comparable a la aminoglutetimida. Los efectos adversos del trilostano son sobre todo gastrointestinales y ocurren en casi 50% de los pacientes con uso simultáneo de trilostano y aminoglutetimida. No hay resistencia cruzada o entrecruzamiento de efectos secundarios entre estos compuestos. El trilostano no está disponible en Estados Unidos.

Abiraterona

La abiraterona es el más reciente de los inhibidores de la síntesis de esteroides empleado en estudios clínicos. Bloquea a la 17α-hidroxilasa (P450c17) y la 17,20-ligasa (fig. 39-1) y disminuye de manera predecible la síntesis de cortisol y esteroides gonadales en la glándula suprarrenal y estos últimos en las gónadas. Se observa un aumento compensatorio en la síntesis de ACTH y aldosterona, pero puede prevenirse por administración concomitante de dexametasona. La abiraterona es un profármaco esteroideo con actividad oral y se ha estudiado en el tratamiento del cáncer prostático resistente al tratamiento.

Mifepristona (RU-486)

La búsqueda de un antagonista del receptor de glucocorticoides tuvo finalmente éxito a principios de 1980 con el desarrollo del 19-nor-esteroide con sustitución de 11β-aminofenilo llamado RU-486 y después denominado mifepristona. A diferencia de los inhibidores enzimáticos antes revisados, la mifepristona es un antagonista farmacológico del receptor de esteroides. Este compuesto tiene intensa actividad contra los progestágenos y de forma inicial se propuso como fármaco anticonceptivo y abortivo. Las dosis altas de la mifepristona ejercen una actividad contra los glucocorticoides por bloqueo de su receptor, ya que la mifepristona se une a éste con alta afinidad y causa 1) cierta estabilización del complejo receptor de glucocorticoides-hsp e inhibición de la disociación del receptor de glucocorticoides unido a RU-486 de las proteínas chaperonas hsp, y 2) alteración de la interacción del receptor de glucocorticoides con los correguladores, lo cual favorece la formación de un complejo inactivo por transcripción en el núcleo celular. El resultado es una inhibición de la activación del receptor de glucocorticoides.

La semivida de la mifepristona es de 20 h, más prolongada que la de muchos agonistas de glucocorticoides naturales y sintéticos (la dexametasona tiene una semivida de 4 a 5 h). Se excreta menos del 1% de la dosis diaria en la orina, lo que sugiere una actividad menor de los riñones para la depuración del compuesto. La vida plasmática prolongada de la mifepristona es resultado de su unión extensa y fuerte a las proteínas plasmáticas. Menos de 5% del compuesto se encuentra en forma libre cuando se analiza el plasma por diálisis de equilibrio. La mifepristona se puede unir a albúmina y a la glucoproteína ácida α_1, pero no tiene afinidad por la CBG.

En seres humanos, la mifepristona causa resistencia generalizada de glucocorticoides. La administración por vía oral a varios pacientes con el síndrome de Cushing por una producción ectópica de ACTH o un carcinoma suprarrenal pudo revertir el fenotipo cushingoide, eliminar la intolerancia a los carbohidratos, normalizar la presión arterial, corregir la supresión de hormonas tiroideas y gonadales, y aliviar la secuelas psicológicas del hipercortisolismo en ellos. En la actualidad, este uso de la mifepristona sólo puede recomendarse para pacientes inoperables con secreción ectópica de ACTH o carcinoma suprarrenal que no responden a otras maniobras terapéuticas. Su farmacología y uso en mujeres como antagonista de la progesterona se revisan en el capítulo 40.

Mitotano

El mitotano (fig. 39-5) es un fármaco relacionado con la clase de insecticidas del DDT y tiene una acción citotóxica no selectiva sobre la corteza suprarrenal en perros y, en menor grado, en seres humanos. El fármaco se administra por vía oral en dosis divididas hasta de 12 g diarios. Casi 33% de los pacientes con carcinoma suprarrenal muestra una disminución de la masa tumoral. En 80% de los individuos, los efectos tóxicos tienen una intensidad suficiente para requerir una disminución de la dosis e incluyen diarrea, náusea, vómito, depresión, somnolencia y exantemas. El fármaco se retiró del mercado estadounidense, pero está disponible con fines humanitarios.

ANTAGONISTAS DE LOS MINERALOCORTICOIDES

Además de los compuestos que interfieren con la síntesis de la aldosterona (véase antes) hay esteroides que compiten con la aldosterona por su receptor y reducen su efecto periférico. La progesterona es ligeramente activa a este respecto.

La **espironolactona** es una 7α-acetiltioespironolactona. Su inicio de acción es lento y los efectos duran dos a tres días después de que se interrumpe su administración. Se usa para el tratamiento del aldosteronismo primario a dosis de 50 a 100 mg/día. Este fármaco revierte muchas de las manifestaciones del aldosteronismo. Ha sido útil para establecer el diagnóstico en algunos pacientes y aliviar los signos y síntomas cuando se retrasa la exéresis quirúrgica de un adenoma. Cuando se utiliza en el diagnóstico para la detección de aldosteronismo en pacientes con hipopotasemia e hipertensión, las dosis de 400 a 500 mg/día durante cuatro a ocho días, con una ingestión adecuada de sodio y potasio, restablecen las concentraciones de potasio a lo normal o casi a la normalidad. La espironolactona también es útil para preparar a estos sujetos para una intervención quirúrgica. Se usan dosis de 300 a 400 mg/día durante dos semanas para ese propósito y pueden disminuir las incidencias de arritmias cardiacas.

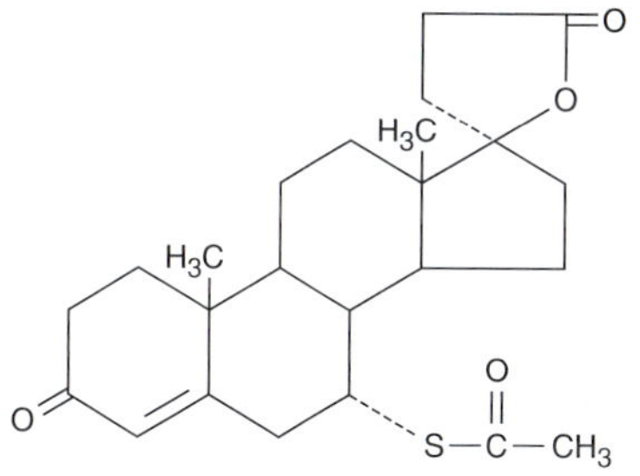

Espironolactona

La espironolactona también es un antagonista de andrógenos y se usa, por tanto, algunas veces en el tratamiento del hirsutismo femenino. Las dosis de 50 a 200 mg/día causan una disminución de la concentración, el diámetro y el ritmo de crecimiento del vello facial en pacientes con hirsutismo idiopático o secundario a exceso de andrógenos. Por lo regular, el efecto puede observarse en dos meses y alcanza su punto máximo en casi seis.

La espironolactona como diurético se describe en el capítulo 15. El fármaco tiene mayores beneficios en la insuficiencia cardiaca que los predichos por sus efectos diuréticos solos (cap. 13). Los efectos adversos comunicados de la espironolactona incluyen hiperpotasemia, arritmias cardiacas, anomalías menstruales, ginecomastia, sedación, cefalea, trastornos gastrointestinales y exantemas.

La **eplerenona**, otro antagonista de la aldosterona, tiene aprobación para el tratamiento de la hipertensión (caps. 11 y 15). Como en el caso de la espironolactona, se descubrió que este fármaco también reduce la mortalidad en episodios de insuficiencia cardiaca. Este antagonista del receptor de la aldosterona es algo más selectivo que la espironolactona y no tiene efectos comunicados sobre los receptores de andrógenos. La dosis estándar en la hipertensión es de 50 a 100 mg/día. El efecto secundario más frecuente es la hiperpotasemia, pero suele ser leve.

La **drospirenona**, un progestágeno anticonceptivo oral (cap. 40), también antagoniza los efectos de la aldosterona.

PREPARACIONES DISPONIBLES[1]

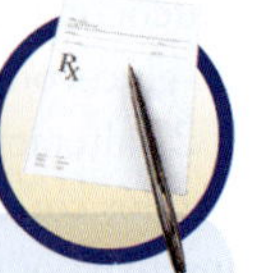

GLUCOCORTICOIDES PARA USOS ORAL Y PARENTERAL

Betametasona
Oral: jarabe de 0.6 mg/5 ml

Betametasona, fosfato sódico
Parenteral: 4 mg/ml para inyección IV, IM, intralesional o intraarticular

Cortisona
Oral: comprimidos de 25 mg

Dexametasona
Oral: comprimidos de 0.25, 0.5, 0.75, 1, 1.5, 2, 4, 6 mg; elíxir de 0.5 mg/5 ml; solución de 0.5 mg/5 ml, 1 mg/ml

Dexametasona, acetato
Parenteral: suspensión de 8 mg/ml para inyección IM, intralesional o intraarticular; suspensión de 16 mg/ml para inyección intralesional

Dexametasona, fosfato sódico
Parenteral: 4, 10, 20 mg/ml para inyección IV, IM, intralesional o intraarticular; 24 mg/ml sólo para uso IV

Hidrocortisona (cortisol)
Oral: comprimidos de 5, 10, 20 mg

Hidrocortisona, acetato
Parenteral: suspensión de 25, 50 mg/ml para inyección intralesional, en tejidos blandos o intraarticular

Hidrocortisona, cipionato
Oral: suspensión de 10 mg/5 ml

Hidrocortisona, fosfato sódico
Parenteral: 50 mg/ml para inyección IV, IM o SC

Hidrocortisona, succinato sódico
Parenteral: 100, 250, 500, 1 000 mg/frasco ámpula para inyección IV, IM

Metilprednisolona
Oral: comprimidos de 2, 4, 8, 16, 24, 32 mg

Metilprednisolona, acetato
Parenteral: 20, 40, 80 mg/ml para inyección IM, intralesional o intraarticular

Metilprednisolona, succinato sódico
Parenteral: 40, 125, 500, 1 000, 2 000 mg/frasco ámpula

Prednisolona
Oral: comprimido de 5 mg; jarabe de 5, 15 mg/5 ml

Prednisolona, acetato
Parenteral: 25, 50 mg/ml para inyección en tejidos blandos o intraarticular

Prednisolona, fosfato sódico
Oral: solución de 5 mg/5 ml
Parenteral: 20 mg/ml para inyección IV, IM, intraarticular o intralesional

Prednisona
Oral: comprimidos de 1, 2.5, 5, 10, 20, 50 mg; solución y jarabe de 1, 5 mg/ml

Triamcinolona, acetónido
Parenteral: 3, 10, 40 mg/ml para inyección IM, intraarticular o intralesional

Triamcinolona, hexacetónido
Parenteral: 5, 20 mg/ml para inyección intraarticular, intralesional o sublesional

MINERALOCORTICOIDES

Fludrocortisona, acetato
Oral: comprimidos de 0.1 mg

INHIBIDORES DE LOS ESTEROIDES SUPRARRENALES

Cetoconazol
Oral: comprimidos de 200 mg (uso extraoficial)

Mifepristona
Oral: comprimidos de 200 mg

Mitotano
Oral: comprimidos de 500 mg

[1]Glucocorticoides para uso en aerosol: véase el capítulo 20. Glucocorticoides para uso dermatológico: véase el capítulo 61. Glucocorticoides para uso gastrointestinal: véase el capítulo 62.

BIBLIOGRAFÍA

Alesci S et al: Glucocorticoid-induced osteoporosis: From basic mechanisms to clinical aspects. Neuroimmunomodulation 2005;12:1.

Bamberger CM, Schulte HM, Chrousos GP: Molecular determinants of glucocorticoid receptor function and tissue sensitivity to glucocorticoids. Endocr Rev 1996;17:245.

Charmandari E, Kino T: Chrousos syndrome: A seminal report, a phylogenetic enigma and the clinical implications of glucocorticoid signaling changes. Eur J Clin Invest 2010;40:932.

Charmandari E, Tsigos C, Chrousos GP: Neuroendocrinology of stress. Ann Rev Physiol 2005;67:259.

Chrousos GP: Stress and disorders of the stress system. Nat Endocrinol Rev 2009; 5:374.

Chrousos GP, Kino T: Glucocorticoid signaling in the cell: Expanding clinical implications to complex human behavioral and somatic disorders. In: Glucocorticoids and mood: Clinical manifestations, risk factors, and molecular mechanisms. Proc NY Acad Sci 2009;1179:153.

Elenkov IJ, Chrousos GP: Stress hormones, TH1/TH2 patterns, pro/anti-inflammatory cytokines and susceptibility to disease. Trends Endocrinol Metab 1999;10:359.

Elenkov IJ et al: Cytokine dysregulation, inflammation, and wellbeing. Neuroimmunomodulation 2005;12:255.

Franchimont D et al: Glucocorticoids and inflammation revisited: The state of the art. Neuroimmunomodulation 2002-03;10:247.

Graber AL et al: Natural history of pituitary-adrenal recovery following long-term suppression with corticosteroids. J Clin Endocrinol Metab 1965;25:11.

Hochberg Z, Pacak K, Chrousos GP: Endocrine withdrawal syndromes. Endocrine Rev 2003;24:523.

Kalantaridou S, Chrousos GP: Clinical review 148: Monogenic disorders of puberty. J Clin Endocrinol Metab 2002;87:2481.

Kino T, Charmandari E, Chrousos G (editors): Glucocorticoid action: Basic and clinical implications. Ann NY Acad Sci 2004;1024 (entire volume).

Kino T et al: The GTP-binding (G) protein β interacts with the activated glucocorticoid receptor and suppresses its transcriptional activity in the nucleus. J Cell Biol 2005;20:885.

Koch CA, Pacak K, Chrousos GP: The molecular pathogenesis of hereditary and sporadic adrenocortical and adrenomedullary tumors. J Clin Endocrinol Metab 2002;87:5367.

Mao J, Regelson W, Kalimi M: Molecular mechanism of RU 486 action: A review. Mol Cellular Biochem 1992;109:1.

Marik PE et al: Clinical practice guidelines for the diagnosis and management of corticosteroid insufficiency in critical illness: Recommendations of an international task force. Crit Care Med 2008;36:1937.

Meduri GU et al: Steroid treatment in ARDS: A critical appraisal of the ARDS network trial and the recent literature. Intens Care Med 2008;34:61.

Meduri GU et al: Activation and regulation of systemic inflammation in ARDS: Rationale for prolonged glucocorticoid therapy. Chest 2009;136:1631.

Merke DP et al: Future directions in the study and management of congenital adrenal hyperplasia due to 21-hydroxylase deficiency. Ann Intern Med 2002; 136:320.

Nader N, Chrousos GP, Kino T: Interactions of the circadian CLOCK system and the HPA axis. Trends Endocrinol Metab 2010;21:277.

Pervanidou P, Kanaka-Gantenbein C, Chrousos GP: Assessment of metabolic profile in a clinical setting. Curr Opin Clin Nutr Metab Care 2006;9:589.

Tsigos C, Chrousos GP: Differential diagnosis and management of Cushing's syndrome. Annu Rev Med 1996;47:443.

RESPUESTA AL ESTUDIO DE CASO

El paciente debe recibir 10 mg/m^2/día de hidrocortisona y 75 μg/día de fludrocortisona por vía oral. Es necesario que porte un brazalete que documente su condición médica y que se le den instrucciones acerca de los procedimientos de administración de glucocorticoides en situaciones de estrés mayor y menor: restitución de hidrocortisona dos y 10 veces en 24 y 48 horas, respectivamente.

CAPÍTULO

40

Hormonas gonadales y sus inhibidores

George P. Chrousos, MD

ESTUDIO DE CASO

Una mujer de 25 años con menarquia a los 13 y periodos menstruales normales hasta un año antes se queja de bochornos, sequedad cutánea y vaginal, debilidad, trastornos del sueño y periodos menstruales escasos e infrecuentes de un año de duración. Acude a su ginecólogo quien solicita cuantificación de la concentración plasmática de hormonas foliculoestimulante y luteinizante, ambas elevadas en grado moderado. Se diagnostica insuficiencia ovárica prematura y se prescriben estrógenos y progesterona como tratamiento de sustitución. Un estudio de absorciometría de energía dual (DEXA) revela una calificación t de densidad ósea <2.5 SD, es decir, osteoporosis franca. ¿Cómo deben restituirse las hormonas ováricas que le faltan a la paciente? ¿Qué medidas adicionales deben tomarse para tratar la osteoporosis mientras se administra el tratamiento?

■ OVARIO (ESTRÓGENOS, PROGESTÁGENOS Y OTRAS HORMONAS OVÁRICAS, ANTICONCEPTIVOS ORALES, INHIBIDORES Y ANTAGONISTAS, E INDUCTORES DE OVULACIÓN)

El ovario tiene importantes funciones de gametogénesis que se integran con su actividad hormonal. En la mujer, la gónada es relativamente estable durante la niñez, periodo de rápido crecimiento y maduración. En la pubertad, el ovario inicia un periodo de 30 a 40 años de función cíclica llamado **ciclo menstrual** debido a los episodios regulares de sangrado que son su manifestación más notoria. Después deja de responder a las gonadotropinas secretadas por la hipófisis anterior y desaparece el sangrado habitual, una cesación que se denomina **menopausia**.

El mecanismo que activa el inicio de la función ovárica en el momento de la pubertad parece ser de origen neural, ya que una gónada inmadura se puede estimular por gonadotropinas ya presentes en la hipófisis y porque esta glándula es la encargada de la respuesta a la hormona liberadora de gonadotropinas hipotalámicas de administración exógena. Los centros de maduración en el cerebro pueden interrumpir un efecto inhibitorio relacionado con la niñez sobre las neuronas del núcleo arqueado del hipotálamo y posibilitar la producción de la **hormona liberadora de gonadotropina** (**GnRH**, *gonadotropin-releasing hormone*) en pulsos con la amplitud apropiada, lo que estimula la secreción de **hormona foliculoestimulante** (**FSH**, *follicle-stimulating hormone*) y **luteinizante** (**LH**, *luteinizing hormone*) (cap. 37). Al principio se secretan pequeñas cantidades de las dos hormonas durante la noche y las cantidades limitadas de estrógenos ováricos secretados en respuesta inician el desarrollo mamario. Con posterioridad se secretan FSH y LH durante el día y la noche, lo que produce secreción de cantidades mayores de estrógenos, lo cual incrementa el crecimiento mamario, modifica la distribución de la grasa y favorece la aparición de un brote de crecimiento que culmina con el cierre de las epífisis de los huesos largos. Los cambios en la función ovárica en la pubertad se llaman **gonadarquia**.

Alrededor de un año después de la gonadarquia se producen suficientes estrógenos para inducir cambios endometriales y hemorragia periódica. Después de los primeros ciclos irregulares, que pueden ser anovulatorios, se establece la función cíclica.

Al inicio de cada ciclo inicia la proliferación de un número variable de folículos (folículos vesiculares), que contienen un oocito, en respuesta a FSH. Después de cinco a seis días, el folículo llamado dominante empieza a desarrollarse con mayor rapidez. Las capas de

ACRÓNIMOS

CBG	Globulina transportadora de corticoesteroides (transcortina)
DHEA	Dehidroepiandrosterona
DHEAS	Sulfato de dehidroepiandrosterona
ERE	Elemento de respuesta estrogénica
FSH	Hormona foliculoestimulante
GnRH	Hormona liberadora de gonadotropina
HDL	Lipoproteínas de alta densidad
HRT	Tratamiento de sustitución hormonal (también llamado HT)
LDL	Lipoproteína de baja densidad
LH	Hormona luteinizante
PRE	Elemento de respuesta a la progesterona
SERM	Regulador selectivo del receptor de estrógenos
SHBG	Globulina transportadora de hormonas sexuales
TBG	Globulina transportadora de tiroxina

células de la teca externa y granulosa interna de este folículo se multiplican, sintetizan y secretan estrógenos a una tasa creciente bajo la influencia de LH. Los estrógenos parecen inhibir la secreción de FSH y pueden conducir a la regresión de los folículos menos maduros y más pequeños. El folículo ovárico dominante maduro consta de un oocito rodeado por un antro lleno de líquido, revestido por células de la granulosa y la teca. La secreción de estrógenos alcanza su máximo apenas antes de la mitad del ciclo y entonces las células de la granulosa empiezan a secretar progesterona. Dichos cambios estimulan la secreción súbita de LH y FSH que precede a la ovulación y la precipita. Cuando un folículo se rompe, se libera el oocito hacia la cavidad abdominal cerca de la abertura de la trompa de Falopio.

Después de los sucesos ya descritos, la cavidad del folículo roto se llena de sangre (cuerpo hemorrágico) y las células de la teca y granulosa luteinizadas proliferan y sustituyen a la sangre para formar el cuerpo amarillo. Las células de esta estructura producen estrógenos y progesterona por el resto del ciclo o durante más tiempo si se presenta un embarazo.

Si no hay gestación, el cuerpo amarillo empieza a degenerarse y cesa su producción hormonal, para convertirse al final en cuerpo blanco. El endometrio, que proliferó durante la fase folicular y desarrolló su función glandular durante la fase lútea, se descama en el proceso de la menstruación. Estos sucesos se resumen en la figura 40-1.

En condiciones normales, el ovario cesa su función gametógena y endocrina con el transcurso del tiempo. Este cambio se acompaña del término del sangrado menstrual (menopausia) y se presenta a una edad promedio de 52 años en Estados Unidos. Aunque el ovario deja de secretar estrógenos, existen concentraciones significativas de esas hormonas en muchas mujeres como resultado de la conversión de esteroides suprarrenales y ováricos, como la de androstenediona en estrona y estradiol, así como en el tejido adiposo y tal vez otros tejidos no endocrinos.

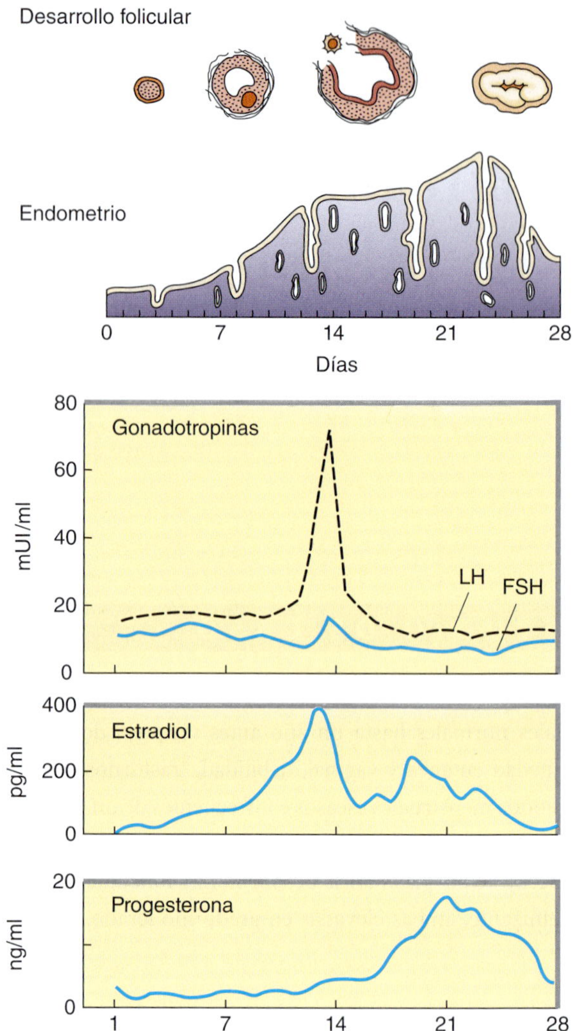

FIGURA 40–1 El ciclo menstrual; se muestran las concentraciones plasmáticas de las hormonas hipofisarias y ováricas y los cambios fisiopatológicos.

Trastornos de la función ovárica

Son frecuentes los trastornos de la función cíclica incluso en los años máximos de la reproducción. Muy pocos de ellos son producto de procesos inflamatorios o neoplásicos que influyen en las funciones de útero, ovario o hipófisis. Muchos de los trastornos menores que llevan a periodos de amenorrea o ciclos anovulatorios son autolimitados. A menudo se vinculan con estrés físico o emocional y reflejan alteraciones temporales en el centro de estrés del cerebro, que controla la secreción de la GnRH. Los ciclos anovulatorios también se vinculan con trastornos de alimentación (bulimia, anorexia nerviosa) y con el ejercicio intenso, por ejemplo distancias que se corren y nadan. Entre las causas orgánicas más frecuentes de trastornos ovulatorios persistentes figuran los prolactinomas hipofisarios y los síndromes y tumores caracterizados por exceso de producción de andrógenos ováricos o suprarrenales. La función ovárica normal puede modificarse por los andrógenos liberados por la corteza cerebral o tumores que surgen de ella. El ovario también da origen a neoplasias productoras de andrógenos, como los arrenoblastomas, así como tumores de células de la granulosa que producen estrógenos.

ESTRÓGENOS

Un gran número de sustancias químicas comparten la actividad estrogénica. Además de diversos estrógenos derivados de fuentes animales, se han sintetizado otros estrógenos no esteroideos. Muchos fenoles son estrogénicos y dicha actividad se ha identificado en formas tan diversas de la vida como las que se encuentran en los sedimentos oceánicos. Los compuestos que simulan la actividad de los estrógenos (flavonoides) se encuentran en muchas plantas, incluidas la palma aserrada, frijoles de soya y otros alimentos. Los estudios han demostrado que una dieta rica en dichos productos vegetales puede producir ligeros efectos estrogénicos. Además, se ha encontrado que algunos compuestos usados en la fabricación de plásticos (bisfenoles, alquilfenoles, ftalatofenoles) son estrogénicos. Se ha propuesto que estos fármacos se vinculan con una mayor incidencia de cáncer mamario en varones y mujeres de países industrializados.

Estrógenos naturales

Los principales estrógenos producidos por las mujeres son **estradiol** (estradiol-17β, E_2), **estrona** (E_1) y **estriol** (E_3) (figura 40-2). El estradiol es el mayor producto de secreción del ovario. Aunque se libera cierta cantidad de estrona en el ovario, la mayor parte de ésta y del estriol se forma en el hígado a partir del estradiol y en los tejidos periféricos a partir de androstenediona y otros andrógenos (fig. 39-1). Como se señaló antes, durante la primera parte del ciclo menstrual se producen estrógenos en el folículo ovárico por células de la teca y granulosa. Después de la ovulación, las células de la teca y granulosa luteinizadas que constituyen el cuerpo amarillo sintetizan estrógenos, así como la progesterona, y la vía de biosíntesis es ligeramente diferente.

Durante el embarazo se sintetiza una gran cantidad de estrógenos en la unidad fetoplacentaria, constituida por la suprarrenal fetal que secreta precursores de andrógenos y la placenta, que los aromatiza para formar estrógenos. El estriol sintetizado por la unidad fetoplacentaria se libera hacia la circulación materna y se excreta en la orina. Se ha usado el análisis repetido de la excreción materna de estriol urinario para la valoración del bienestar fetal.

Una de las fuentes naturales de sustancias estrogénicas más prolíficas es el caballo semental que libera más de esas hormonas que la yegua o la mujer embarazada. Los estrógenos equinos, equilenina y equilina, y sus congéneres están insaturados en los anillos B y A y se excretan en grandes cantidades en la orina, de donde pueden recuperarse para su uso con fines medicinales.

En mujeres sanas, el estradiol se produce a un ritmo que varía durante el ciclo menstrual, con el resultado de concentraciones plasmáticas tan bajas como 50 pg/ml en la fase folicular temprana y

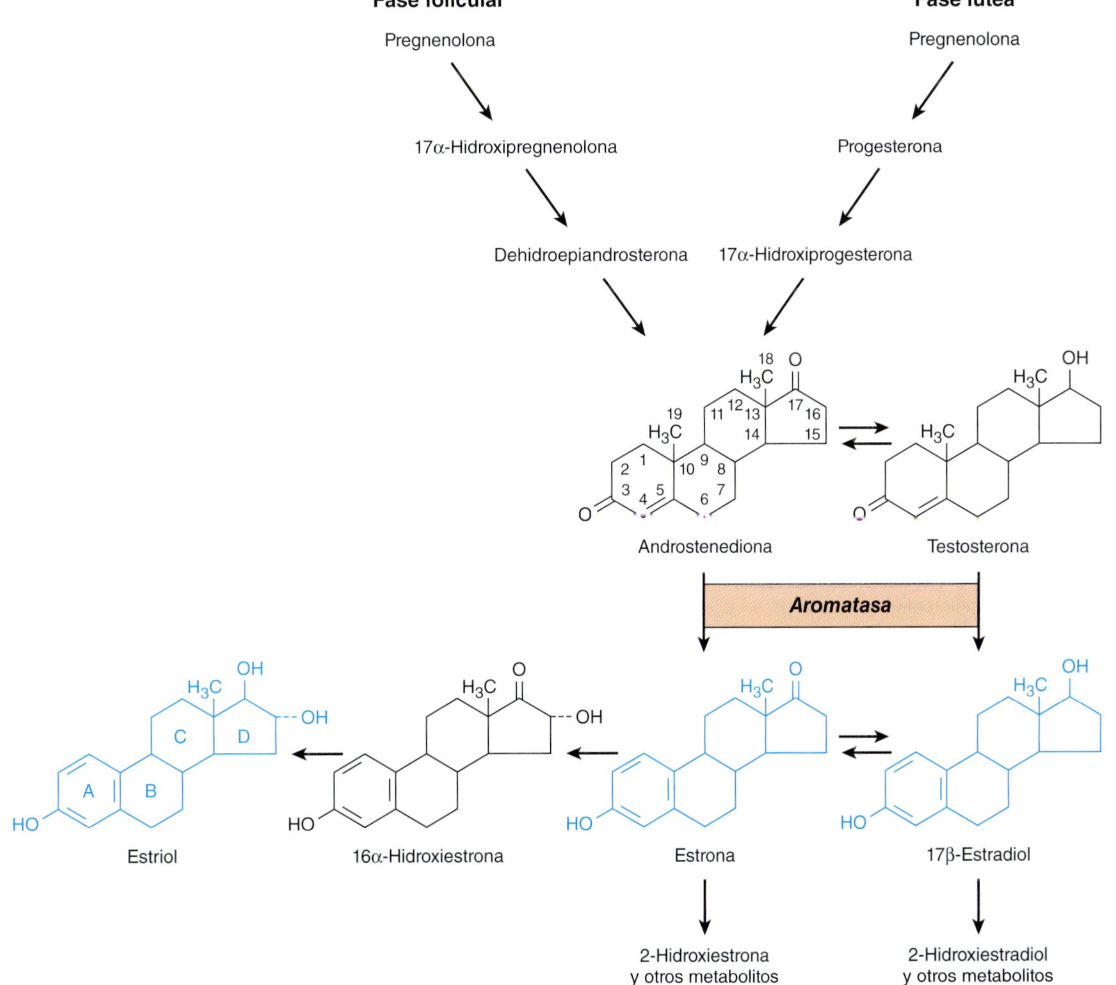

FIGURA 40-2 Biosíntesis y metabolismo de estrógenos y testosterona.

hasta de 350 a 850 pg/ml en el momento de su secreción máxima preovulatoria (fig. 40-1).

Estrógenos sintéticos

Se han hecho diversas modificaciones químicas a los estrógenos naturales, cuyo más importante efecto ha sido aumentar su eficacia por vía oral. En la figura 40-3 se muestran algunas estructuras y aquellas de uso terapéutico se enumeran en el cuadro 40-1.

Además, se han sintetizado estrógenos esteroideos y se han utilizado en la clínica en diversos compuestos no esteroideos con actividad estrogénica e incluyen dienestrol, dietilestilbestrol, benzestrol, hexestrol, metestrol, metalenestril y clorotrianiseno (figura 40-3).

Farmacocinética

Cuando se libera a la circulación el estradiol se une con intensidad a la globulina α_2 (globulina transportadora de hormonas sexuales [SHBG]) y con menor afinidad a la albúmina. Los estrógenos unidos a proteínas se encuentran poco disponibles para su difusión a las células; la forma libre es la que posee actividad fisiológica. El estradiol se convierte en el hígado y otros tejidos en estrona y estriol (fig. 40-2) y sus derivados 2-hidroxilados y metabolitos conjugados (que son poco liposolubles para atravesar con rapidez la membrana celular) y se excretan en la bilis. El estrona y estriol tienen baja afinidad con el receptor de estrógenos. Sin embargo, los conjugados se pueden hidrolizar en el intestino hasta compuestos activos resorbibles. Los estrógenos también se excretan en pequeñas cantidades en la leche materna.

Como se producen cantidades significativas de estrógenos y sus metabolitos activos en la bilis y se resorben en el intestino, la circulación enterohepática resultante asegura que los estrógenos de administración oral tengan una razón elevada de efectos hepáticos: periféricos. Como se señala a continuación, se cree que los efectos hepáticos son causa de algunas acciones indeseables, como incremento de la síntesis de factores de coagulación y la renina plasmática. Los efectos hepáticos de los estrógenos pueden disminuirse al mínimo por el uso de vías de administración que evitan la exposición hepática de primer paso, por ejemplo la vaginal, la transdérmica o por inyección.

Efectos fisiológicos

A. Mecanismo

Los estrógenos plasmáticos están unidos a SHBG en la sangre y el líquido intersticial, de donde se disocian para entrar a la célula y unirse al receptor. Dos genes codifican dos isoformas del receptor de estrógenos, α y β, que pertenecen a la superfamilia de receptores de esteroides, esteroles, ácido retinoico y hormonas tiroideas. Los

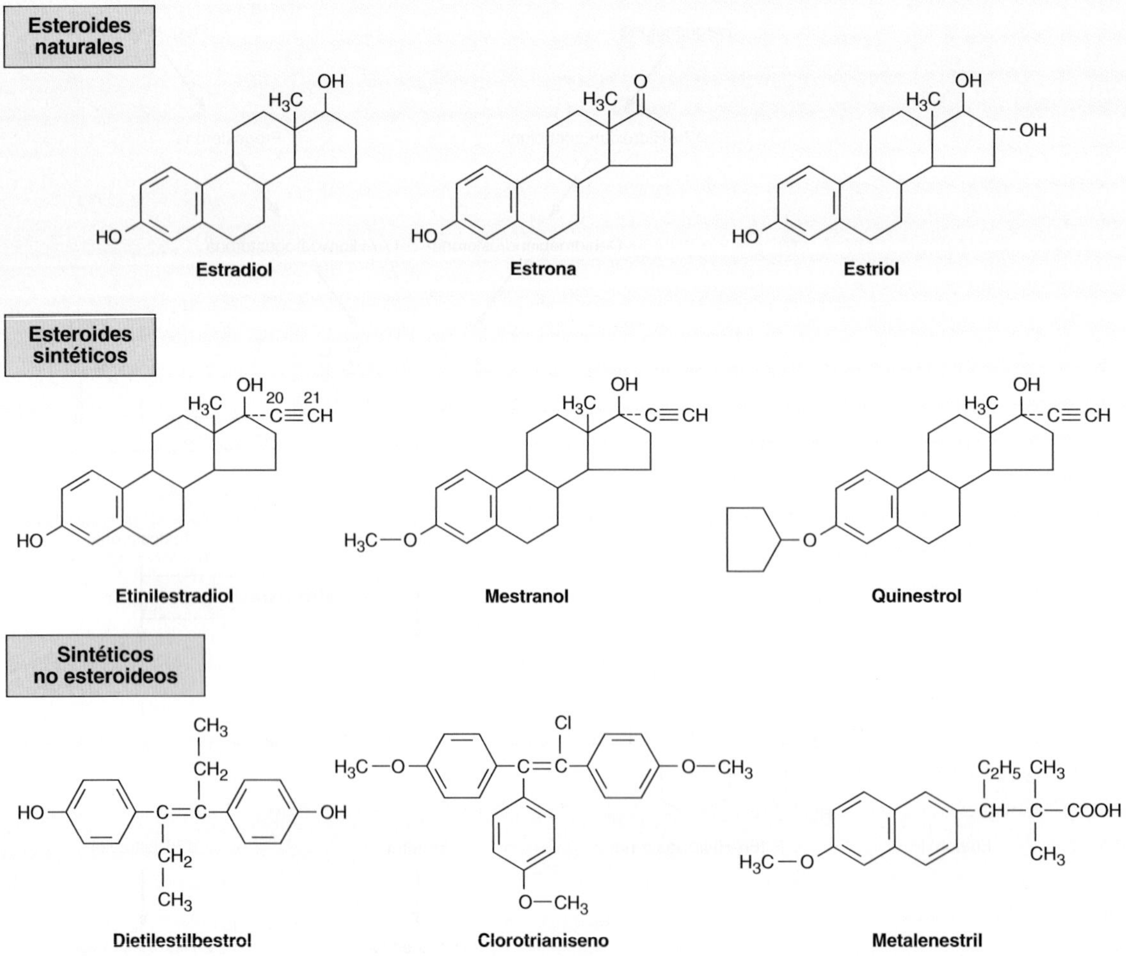

Esteroides naturales

Estradiol · Estrona · Estriol

Esteroides sintéticos

Etinilestradiol · Mestranol · Quinestrol

Sintéticos no esteroideos

Dietilestilbestrol · Clorotrianiseno · Metalenestril

FIGURA 40-3 Compuestos con actividad estrogénica.

CUADRO 40–1 Estrógenos de uso frecuente

Preparado	Dosis de reposición promedio
Etinilestradiol	0.005 a 0.02 mg/día
Estradiol micronizado	1 a 2 mg/día
Cipionato de estradiol	2 a 5 mg cada tres a cuatro semanas
Valerato de estradiol	2 a 20 mg cada tercer semana
Estropipato	1.25 a 2.5 mg/día
Sustancias estrogénicas conjugadas, esterificadas o mixtas:	
Orales	0.3 a 1.25 mg/día
Inyectables	0.2 a 2 mg/día
Transdérmicas	Parche
Quinestrol	0.1 a 0.2 mg/semana
Clorotrianiseno	12 a 25 mg/día
Metalenestril	3 a 9 mg/día

receptores de estrógenos se encuentran de forma predominante en el núcleo unidos a proteínas de choque térmico, que los estabilizan (fig. 39-4).

La unión de la hormona a su receptor altera su conformación y la libera de las proteínas estabilizadoras (de modo predominante Hsp90). El complejo receptor-hormona forma homodímeros que se unen a una secuencia específica de nucleótidos llamada de **elementos de la respuesta a estrógenos** (**ERE**, *estrogen response elements*) en los promotores de varios genes y regulan su transcripción. Los ERE están constituidos por dos mitades dispuestas como un palíndromo, separado por un pequeño grupo de nucleótidos, llamado espaciador. La interacción de un dímero receptor con los ERE también incluye a varias proteínas nucleares, los correguladores, así como componentes del aparato de transcripción. El receptor puede también unirse a otros factores de transcripción para influir en sus efectos sobre los genes de respuesta.

Las concentraciones relativas y los tipos de receptores, correguladores de receptores y factores de transcripción confieren especificidad de células a las acciones hormonales. Los efectos genómicos de los estrógenos se deben sobre todo a las proteínas sintetizadas por la traducción del RNA transcrito desde un gen de respuesta. Algunos de los efectos de los estrógenos son indirectos, mediados por las acciones autocrina y paracrina de los autacoides, como factores de crecimiento, lípidos, glucolípidos y citocinas producidos por las células efectoras en respuesta a los estrógenos.

Los efectos rápidos inducidos por los estrógenos, como la captación de Ca^{2+} por células de la granulosa y el aumento del riego sanguíneo, no requieren activación genética. Esto parece tener la mediación de efectos no genómicos del complejo habitual receptor de estrógenos-estrógenos que influye en varias vías de señalización intracelulares.

En fecha reciente se descubrió que todos los receptores de esteroides, con excepción de los receptores de mineralocorticoides, tienen unidades de palmitoilación que permiten la adición enzimática de palmitato y el incremento del número de receptores en áreas cercanas a las membranas plasmáticas. Dichos receptores pueden tener interacciones directas con diferentes proteínas relacionadas con la membrana o proteínas citoplásmicas y tener efectos sobre ellas, sin necesidad de entrar al núcleo e inducir acciones de transcripción.

B. Maduración femenina

Se requieren estrógenos para la maduración sexual y el crecimiento normales de la mujer. Éstos estimulan el desarrollo de vagina, útero y trompas de Falopio, así como las características sexuales secundarias, favorecen el desarrollo del estroma y el crecimiento de conductos en la mama y se encargan de la parte del crecimiento acelerada y el cierre de las epífisis de los huesos largos que ocurren en la pubertad. Contribuyen al crecimiento del vello axilar y púbico y alteran la distribución de la grasa corporal para producir el contorno corporal femenino habitual. En cantidades mayores también estimulan el desarrollo de pigmentación en la piel, más prominente en los pezones, aréolas y región genital.

C. Efectos endometriales

Además de sus efectos de crecimiento sobre el músculo uterino, los estrógenos tienen participación importante en el desarrollo del revestimiento endometrial. Cuando la producción de estrógenos se coordina de manera apropiada con la correspondiente de progesterona durante el ciclo menstrual normal humano tiene lugar el sangrado y la descamación periódica del revestimiento endometrial. La exposición continua a los estrógenos durante periodos prolongados produce hiperplasia del endometrio, que suele vincularse con hemorragia uterina anormal.

D. Efectos metabólicos y cardiovasculares

Los estrógenos tienen varios efectos metabólicos y cardiovasculares importantes. Al parecer participan en el mantenimiento de la estructura y función normales de la piel y los vasos sanguíneos en las mujeres. Los estrógenos también reducen la tasa de resorción del hueso al favorecer la apoptosis de osteoclastos y por antagonismo de los efectos osteoclastogénicos y proosteoclásticos de la hormona paratiroidea y la interleucina 6. Los estrógenos también estimulan la producción de leptina por el tejido adiposo y favorecen el incremento de las concentraciones de esa hormona, más en las mujeres que en los varones.

Además de estimular la síntesis de enzimas y factores de crecimiento que ocasionan crecimiento y diferenciación del útero y mamas, los estrógenos modifican la producción y actividad de muchas otras proteínas corporales. Son en especial importantes las modificaciones metabólicas en el hígado, de tal manera que hay una mayor cifra circulante de proteínas como transcortina (globulina transportadora de corticoesteroides, CBG), globulina transportadora de tiroxina (TBG), SHBG, transferrina, renina y fibrinógeno. Esto genera concentraciones circulantes mayores de tiroxina, estrógenos, testosterona, hierro, cobre y otras sustancias.

Las alteraciones en la composición de los lípidos plasmáticos causadas por los estrógenos se caracterizan debido al aumento de las lipoproteínas de alta densidad (HDL), una ligera disminución de lipoproteínas de baja densidad (LDL) y disminución de la concentración total de colesterol plasmático. La concentración de triglicéridos en plasma aumenta. Los estrógenos reducen la oxidación hepática de los lípidos del tejido adiposo con formación de cetonas e incrementan la síntesis de triglicéridos.

E. Efectos sobre la coagulación sanguínea

Los estrógenos aumentan la coagulabilidad de la sangre. Se han comunicado muchos cambios en los factores que influyen en la coagulación, como incremento de las concentraciones circulantes de los factores II, VII, IX y X y disminución de la antitrombina III, en parte como resultado de los efectos hepáticos antes mencionados. También se han observado aumento de las concentraciones de plasminógeno y reducción de la adhesividad plaquetaria (véase Anticoncepción hormonal, más adelante).

F. Otros efectos

Los estrógenos inducen la síntesis de receptores de progesterona, regulan la conducta del estro en los animales y pueden influir en la conducta y libido de los seres humanos. La administración de estrógenos estimula a los componentes centrales del sistema de estrés, incluidas la producción de la hormona liberadora de corticotropina y la actividad del sistema simpático, y favorece la aparición de un sentido de bienestar cuando se administra a mujeres con deficiencia de estrógenos. También facilitan el paso de líquido intravascular hacia el espacio extracelular con producción de edema. El decremento resultante del volumen plasmático causa una retención compensatoria de sodio y agua por el riñón. Los estrógenos también regulan el control de la función del músculo liso por el sistema nervioso simpático.

Usos clínicos*

A. Hipogonadismo primario

Los estrógenos se han usado de modo amplio para el tratamiento de sustitución en pacientes con deficiencia de estas hormonas. Dicha deficiencia puede deberse a insuficiencia primaria del desarrollo de los ovarios, menopausia prematura, castración o menopausia.

El tratamiento del hipogonadismo primario suele iniciarse a los 11 a 13 años de edad para estimular el desarrollo de las características sexuales secundarias y la menstruación, favorecer el crecimiento corporal óptimo, prevenir la osteoporosis y evitar las consecuencias psicológicas de la pubertad tardía y la deficiencia de estrógenos. El tratamiento pretende simular la fisiología de la pubertad. Se inicia con pequeñas dosis de estrógenos (0.3 mg de estrógenos conjugados o 5 a 10 μg de etinilestradiol) en los días 1 a 21 de cada mes con aumento lento hasta la dosis del adulto que después se mantiene hasta la edad de la menopausia (alrededor de los 51 años de edad). Se agrega un progestágeno después de la primera hemorragia uterina. Cuando concluye el crecimiento, el tratamiento crónico consta sobre todo de la administración de dosis de adulto tanto de estrógenos como de progestágenos, como se describe a continuación.

B. Tratamiento hormonal en la posmenopausia

Además de los signos y síntomas que siguen de forma estrecha a la cesación de la función ovárica normal, como la ausencia de periodos menstruales, los síntomas vasomotores, los trastornos del sueño y la atrofia genital, hay cambios de mayor duración que influyen en la salud y bienestar de las mujeres en la posmenopausia e incluyen una aceleración de la pérdida ósea que en las mujeres susceptibles puede ocasionar fracturas vertebrales, de cadera y muñeca; así como cambios de lípidos, que pueden contribuir a la aceleración de la enfermedad ateroesclerótica cardiovascular que se observa en la posmenopausia. Se han estudiado en extenso los efectos de los estrógenos sobre el hueso y se han identificado bien los correspondientes de la privación de hormonas. Sin embargo, se comprende con menor exactitud la participación de los estrógenos y progestágenos en la causa y prevención de enfermedades cardiovasculares, que causan 350 000 muertes por año, y el cáncer mamario que produce 35 000 muertes por año.

Cuando cesa la función ovulatoria normal y la concentración de estrógenos decrece después de la menopausia, la ooforectomía o la insuficiencia ovárica prematura, se advierte un incremento acelerado del colesterol plasmático y LDL, en tanto que la concentración de receptores de LDL decrece. Las concentraciones de HDL no se afectan mucho y aún son más elevadas que en varones. Las concentraciones de lipoproteínas de muy baja densidad y triglicéridos presentan poca afectación. Los trastornos cardiovasculares contribuyen con la mayor parte de las muertes en este grupo etario; el riesgo de esos trastornos constituye una consideración mayor para decidir si está indicado o no el tratamiento de sustitución hormonal (HRT, *hormonal "replacement" therapy*, también llamado correctamente HT) e influye en la selección de las hormonas administradas. El tratamiento de sustitución de estrógenos tiene un efecto beneficioso sobre los lípidos y las lipoproteínas circulantes y antes se creía que esto se acompañaba por una disminución del infarto miocárdico de casi 50% y de las apoplejías letales hasta de 40%. Sin embargo, estos hallazgos entraron en controversia en fecha reciente por los resultados de un estudio clínico del proyecto *Women's Health Initiative* (WHI) que no mostró beneficio cardiovascular con el tratamiento de sustitución de estrógenos más progestágenos en mujeres premenopáusicas y posmenopáusicas. En realidad, puede haber un pequeño aumento de los problemas cardiovasculares, así como de cáncer mamario en mujeres que reciben el tratamiento de sustitución. Resulta interesante que se observase un pequeño efecto protector contra el cáncer de colon. Aunque las pautas clínicas actuales no recomiendan un tratamiento sistemático hormonal de las mujeres en la posmenopausia, se ha cuestionado la validez del reporte WHI. En cualquier caso, no hay mayor riesgo de cáncer mamario si el tratamiento se administra poco después de la menopausia y durante los primeros siete años, en tanto que el riesgo cardiovascular depende del grado de ateroesclerosis al inicio del tratamiento. La administración transdérmica o vaginal de estrógenos puede vincularse con un menor riesgo cardiovascular porque evita la circulación hepática. Las mujeres con menopausia prematura deben recibir hormonoterapia.

En estudios recientes se observó un efecto protector del tratamiento de sustitución de estrógenos contra la enfermedad de Alzheimer. Sin embargo, un gran número de investigaciones no sustenta estos resultados.

Los progestágenos antagonizan los efectos de los estrógenos sobre el colesterol de LDL y HDL en un grado variable. Sin embargo, un gran estudio clínico demostró que la adición de un progestágeno al tratamiento de sustitución con estrógenos no influye en el riesgo cardiovascular.

El tratamiento óptimo de la paciente en la posmenopausia requiere valoración cuidadosa de sus síntomas, así como la consideración de la edad y la presencia de enfermedad cardiovascular (o su riesgo), osteoporosis, cáncer mamario o endometrial. Al considerar los efectos de las hormonas gonadales sobre cada uno de esos trastornos puede definirse entonces la finalidad del tratamiento y valorar y discutir sus riesgos con la paciente.

Si las principales indicaciones para el tratamiento son los bochornos y los trastornos del sueño, se recomienda hacerlo con la dosis más baja de estrógenos requerida para el alivio de los síntomas. Puede requerirse tratamiento durante sólo un periodo limitado y se evita así el posible aumento del riesgo de cáncer mamario. En muje-

*El uso de estrógenos en la anticoncepción se revisa más adelante en este capítulo.

res con antecedente de histerectomía se pueden administrar estrógenos sólo cinco días por semana o de manera continua, ya que no se necesitan los progestágenos para reducir el riesgo de hiperplasia y cáncer endometriales. Los bochornos, diaforesis, insomnio y atrofia vaginal se alivian casi siempre con los estrógenos; muchas pacientes experimentan una sensación de bienestar y mejoría de la depresión del climaterio y mejoría de otros estados psicopatológicos.

Se ha estudiado de manera cuidadosa la participación de los estrógenos en la prevención y tratamiento de la osteoporosis (cap. 42). La cantidad de hueso presente en el cuerpo alcanza su máximo en adultos jóvenes activos durante el tercer decenio de la vida y empieza a declinar con rapidez mayor en la edad madura en varones y mujeres. El desarrollo de la osteoporosis también depende de la cantidad de hueso presente al inicio de este proceso, de la ingestión de vitamina D y calcio, y del grado de actividad física. El riesgo de osteoporosis es máximo en quienes fuman y son delgados, y los individuos de raza blanca e inactivos con ingestión baja de calcio y notables antecedentes familiares de osteoporosis. La depresión es también un factor de riesgo mayor para la aparición de osteoporosis en las mujeres.

Deben usarse estrógenos a la dosis más baja que alivie los síntomas. En mujeres que no se han sometido a histerectomía es muy conveniente prescribir estrógenos en los primeros 21 a 25 días de cada mes. La dosis recomendada es de 0.3 a 1.25 mg/día de estrógenos conjugados o 0.01 a 0.02 mg/día de etinilestradiol. Las dosis a la mitad de esos límites han mostrado máxima eficacia en la prevención del decremento de la densidad ósea que ocurre en la menopausia. Es importante iniciar el tratamiento tan pronto como sea posible después de la menopausia para obtener su efecto máximo. En estas pacientes y otras que no toman estrógenos, los complementos de calcio, en dosis de 1 500 mg por día, son de utilidad.

Las pacientes con bajo riesgo de presentar osteoporosis que manifiestan sólo vaginitis atrófica leve se pueden tratar con preparados tópicos. La vía de aplicación vaginal también es útil para el tratamiento de los síntomas de vías urinarias en estas pacientes. Es importante percatarse de que si bien los estrógenos administrados localmente escapan al efecto del primer paso (por lo que se atenúan algunos efectos indeseables hepáticos), pueden absorberse por completo a la circulación y deben administrarse en forma cíclica.

Como se señala a continuación, la administración de estrógenos se vincula con un mayor riesgo de carcinoma endometrial. La administración de un progestágeno con los estrógenos impide la hiperplasia endometrial y reduce de manera notoria el riesgo de cáncer de endometrio. Cuando se administran estrógenos durante los primeros 25 días del mes y se agrega el progestágeno medroxiprogesterona (10 mg/día) durante los últimos 10 a 14 días, el riesgo es de sólo la mitad del correspondiente de mujeres que no reciben tratamiento de sustitución hormonal. Con este esquema algunas pacientes experimentan un retorno de los síntomas durante el periodo sin administración de estrógenos. En esas mujeres se pueden administrar los estrógenos en forma continua. Si el progestágeno produce sedación u otros efectos indeseables, se puede aminorar su dosis a 2.5 a 5 mg durante los últimos 10 días del ciclo, con un ligero incremento del riesgo de desarrollar hiperplasia endometrial. Estos esquemas suelen acompañarse de hemorragia al final de cada ciclo. Algunas mujeres sufren migraña durante los últimos días del ciclo. El uso de un esquema continuo de estrógenos evita a menudo su aparición. Las pacientes que desean evitar el sangrado cíclico vinculado con el tratamiento secuencial también pueden considerar el tratamiento continuo. El tratamiento diario con 0.625 mg de estrógenos equinos conjugados y 2.5 a 5 mg de medroxiprogesterona elimina la hemorragia cíclica, controla los síntomas vasomotores, previene la atrofia genital, mantiene la densidad ósea y muestra un perfil de lípidos favorable, con un pequeño decremento de las concentraciones de LDL y aumento de HDL. Estas mujeres tienen atrofia endometrial en la biopsia. Casi la mitad experimenta sangrado intermenstrual en los primeros meses del tratamiento. Casi 70 a 80% presenta amenorrea después de los primeros cuatro meses y la mayoría se mantiene así. La principal desventaja del tratamiento continuo es la necesidad de biopsia uterina si ocurre hemorragia después de los primeros meses.

Como se señaló antes, los estrógenos pueden administrarse por vía vaginal o transdérmica. Cuando se usan por esas vías se elude el efecto de primer paso por el hígado y por tanto decrece la razón de efectos en el hígado:efectos periféricos.

En pacientes en quienes está contraindicado el tratamiento de sustitución con estrógenos, como en las personas sensibles a los estrógenos, puede obtenerse el alivio de los síntomas vasomotores con el uso de clonidina.

C. Otros usos

Los estrógenos combinados con progestágenos se pueden emplear para suprimir la ovulación en pacientes con dismenorrea incoercible o cuando se utiliza la supresión de la función ovárica para el tratamiento del hirsutismo y la amenorrea por una secreción excesiva de andrógenos por el ovario. Bajo esas circunstancias se puede requerir una supresión mayor con anticonceptivos orales que contienen 50 μg de estrógenos o la combinación de una píldora de estrógenos a dosis baja con la supresión de GnRH.

Efectos adversos

Se han comunicado efectos adversos de intensidad variable con el uso terapéutico de los estrógenos. Muchos otros efectos comunicados en conjunción con los anticonceptivos hormonales se pueden relacionar con su contenido de estrógenos y se revisan más adelante.

A. Hemorragia uterina

La estrogenoterapia es una causa importante de hemorragia uterina en la posmenopausia. Por desgracia, la hemorragia transvaginal en esa etapa de la vida también puede ser efecto de carcinoma de endometrio. Para evitar confusión es conveniente tratar a las pacientes con la cantidad más baja de estrógenos posible. Deben administrarse en forma cíclica, de tal manera que si se presenta la hemorragia sea más probable durante el periodo de privación. Como se señaló antes, la hiperplasia endometrial puede prevenirse con la administración cíclica de estrógenos seguida de un progestágeno.

B. Cáncer

La relación de la estrogenoterapia con el cáncer es tema de investigación activa. Aunque no se han demostrado efectos adversos de la estrogenoterapia a corto plazo sobre la incidencia del cáncer mamario, puede ocurrir un pequeño aumento de la incidencia de ese tumor con el tratamiento prolongado. Si bien el factor de riesgo es pequeño (1.25), el efecto puede ser grande ya que ese tumor se presenta en 10% de las mujeres y la adición de progesterona no confiere un efecto protector. Los estudios indican que después de la ablación del cáncer mamario unilateral, las mujeres que reciben tamoxifeno (un agonista parcial de estrógenos, véase más adelante) muestran una reducción de 35% del cáncer mamario contralateral en comparación con los testigos. Estos estudios también demuestran que el tamoxifeno es bien tolerado por la mayoría de pacientes, produce modificaciones similares a las de los estrógenos en las concentraciones de lípidos plasmáticos y estabiliza la pérdida de mineral óseo. Se hallan en curso estudios acerca de la posible eficacia del tamoxifeno en mujeres posmenopáusicas con alto riesgo de cáncer mamario. Un estudio reciente demostró que el tratamiento de sustitución hormonal con estrógenos y progestágenos en la posmenopausia se vinculó con una mayor concentración y proliferación de células mamarias epiteliales que el tratamiento con estrógenos solos o la falta de administración. Más aún, con la combinación de estrógenos más progestágenos la proliferación mamaria se localizó en la unidad lobulillar de conductos terminales de la mama, que es el principal sitio de la aparición del cáncer en ese órgano. Se requieren estudios adicionales para valorar de manera concluyente el posible vínculo entre los progestágenos y el riesgo de cáncer mamario.

Muchos estudios muestran un mayor riesgo de carcinoma endometrial en pacientes que toman estrógenos solos, que parece variar con la dosis y duración del tratamiento: 15 veces mayor en pacientes que toman dosis grandes de estrógenos durante cinco años o más, a diferencia del incremento del riesgo de dos a cuatro veces en personas que reciben dosis menores durante periodos breves. No obstante, como se señaló antes, el uso concomitante de un progestágeno previene ese mayor riesgo y puede, en realidad, disminuir la incidencia de cáncer endometrial menos aun que la cifra de la población general.

Hay diversos informes de adenocarcinoma de vagina en mujeres jóvenes cuyas madres se trataron con grandes dosis de dietilestilbestrol en etapas tempranas de la gestación. Estos cánceres son más frecuentes en mujeres jóvenes (14 a 44 años de edad). La incidencia es menor de 1 por 1 000 mujeres expuestas, demasiado baja para establecer una relación de causa y efecto con certidumbre. Sin embargo, los riesgos para la infecundidad, embarazo ectópico y parto prematuro también aumentan. Hoy se reconoce que no hay indicación para el uso de dietilestilbestrol durante el embarazo y debe evitarse. No se sabe si otros estrógenos tienen un efecto similar o si los fenómenos observados son específicos del dietilestilbestrol, el cual debe emplearse sólo en el tratamiento del cáncer (p. ej., de próstata) o como anticonceptivo "del día siguiente" (véase más adelante).

C. Otros efectos

La náusea y la hipersensibilidad mamaria son comunes y pueden disminuirse al mínimo con el uso de la dosis eficaz más baja de estrógenos. También ocurre hiperpigmentación. La estrogenoterapia se vincula con un aumento de la frecuencia de migraña, así como colestasis, colecistopatías e hipertensión.

Contraindicaciones

No deben utilizarse estrógenos en pacientes con neoplasias dependientes de estas hormonas, como el carcinoma del endometrio, o en aquellas con carcinoma mamario o alto riesgo de éste. También deben evitarse en sujetos con hemorragia genital no diagnosticada, hepatopatía o antecedente de tromboembolia. Además, las mujeres con tabaquismo intensivo deben evitar el uso de estrógenos.

Presentaciones y dosis

En el cuadro 40-1 se presentan las dosis de uso frecuente de los preparados naturales y sintéticos. Aunque todos los estrógenos producen casi los mismos efectos hormonales, sus potencias varían, lo que también depende de la vía de administración. Como se señaló antes, el estradiol es el estrógeno endógeno más activo y tiene la más alta afinidad por el receptor de estrógenos. Sin embargo, sus metabolitos, estrona y estriol, tienen efectos uterinos débiles.

Para un grado determinado de supresión de gonadotropinas, los preparados de estrógenos orales tienen más efecto que los preparados transdérmicos sobre las concentraciones circulantes de CBG, SHBG y muchas otras proteínas hepáticas, incluido el angiotensinógeno. La vía de administración oral permite que concentraciones más altas de la hormona alcancen el hígado, lo que así incrementa la síntesis de dichas proteínas. Se han desarrollado preparados transdérmicos para evitar tal efecto. Cuando se administran por vía transdérmica, 50 a 100 μg de estradiol tienen efectos similares a los de 0.625 a 1.25 mg de estrógenos conjugados orales sobre la concentración de gonadotropinas, el endometrio y el epitelio vaginal. Más aún, los preparados de estrógenos transdérmicos no aumentan en grado significativo la concentración de renina, CBG y TBG, y no producen los cambios característicos en los lípidos séricos. Se dispone de preparados combinados orales que contienen 0.625 mg de estrógenos conjugados y 2.5 mg de acetato de medroxiprogesterona para tratamiento de sustitución en la menopausia. Se cuenta con comprimidos que contienen 0.625 mg de estrógenos conjugados y 5 mg de acetato de medroxiprogesterona para usarse junto con los estrógenos conjugados en forma secuencial. Los estrógenos solos se toman en los días 1 a 14 y la combinación en los días 15 a 28.

PROGESTÁGENOS

Progestágenos naturales: progesterona

La progesterona es el progestágeno más importante en los seres humanos. Además de tener efectos hormonales importantes, son precursores de estrógenos, andrógenos y esteroides suprarrenocorticales. Se sintetizan en el ovario, testículos y glándulas suprarrenales a partir del colesterol circulante. También se sintetizan y se secretan grandes cantidades por la placenta durante el embarazo.

En el ovario, el cuerpo amarillo produce en particular la progesterona. Los varones normales parecen secretar 1 a 5 mg de progesterona diarios, lo que da origen a concentraciones plasmáticas de casi 0.03 μg/100 ml. La concentración es solo ligeramente mayor en la mujer durante la fase folicular del ciclo, cuando solo se secretan unos cuantos miligramos diarios de progesterona. Durante la fase lútea, las concentraciones plasmáticas alcanzan desde 0.5 μg/100 ml hasta más de 2 μg/100 ml (fig. 40-1). Las concentraciones plasmáticas de progesterona se elevan más y logran concentraciones máximas en el tercer trimestre del embarazo.

Progestágenos sintéticos

Se han sintetizado varios progestágenos. Algunos son activos cuando se administran por vía oral. No forman un grupo uniforme de compuestos y todos difirieron de la progesterona en uno o más aspectos. En el cuadro 40-2 se enumeran algunos de esos compuestos y sus efectos. En general, los compuestos de 21 carbonos (hidroxiprogesterona, medroxiprogesterona, megestrol y dimetisterona) son los de relación más estrecha desde el punto de vista farmacológico y químico con la progesterona. Se ha introducido un nuevo grupo

CUADRO 40–2 Propiedades de algunos progestágenos

	Vía	Duración de acción	Actividades[1]				
			Estrogénica	*Androgénica*	*Antiestrogénica*	*Antiandrogénica*	*Anabólica*
Progesterona y sus derivados							
Progesterona	IM	1 día	–	–	+	–	–
Caproato de hidroxiprogesterona	IM	8-14 días	la	la	–	–	–
Acetato de medroxiprogesterona	IM, PO	Comprimidos: 1 a 3 días; inyección: 4 a 12 semanas	–	+	+	–	–
Acetato de megestrol	PO	1 a 3 días	–	+	–	+	–
Derivados 17-etiniltestosterona							
Dimetisterona	PO	1 a 3 días	–	–	la	–	–
Derivados 19-nortestosterona							
Desogestrel	PO	1 a 3 días	–	–	–	–	–
Noretinodrel[2]	PO	1 a 3 días	+	–	–	–	–
Linestrenol[3]	PO	1 a 3 días	+	+	–	–	+
Noretindrona[2]	PO	1 a 3 días	la	+	+	–	+
Acetato de noretindrona[2]	PO	1 a 3 días	la	+	+	–	+
Diacetato de etinodiol[2]	PO	1 a 3 días	la	+	+	–	–
L-Norgestrel[2]	PO	1 a 3 días	–	+	+	–	+

[1]**Interpretación:** +, activo; –, inactivo; la, ligeramente activo. Se han comunicado actividades en varias especies con diversos puntos temporales y tal vez no sean aplicables a los seres humanos.

[2]Véase el cuadro 40-3.

[3]No disponible en Estados Unidos.

de progestágenos sintéticos de tercera generación, sobre todo como componentes de los anticonceptivos orales. Estos compuestos "19-nor, 13-etilo" incluyen al desogestrel (fig. 40-4), el gestodeno y el norgestimato. Se asegura que tienen menor actividad androgénica que los progestágenos sintéticos más antiguos.

Farmacocinética

La progesterona se absorbe en forma rápida después de su administración por cualquier vía. Su semivida en el plasma es de casi 5 min y se almacenan pequeñas cantidades de manera temporal en la grasa corporal. Tiene un metabolismo casi completo en un paso a través del hígado y por ese motivo es bastante ineficaz cuando se administra por vía oral. Sin embargo, se han desarrollado preparados de progesterona micronizada de altas dosis que proveen un efecto progestacional adecuado.

En el hígado, la progesterona se degrada hasta pregnandiol, se conjuga con ácido glucurónico y se excreta en la orina como glucurónido de pregnandiol. La cantidad de pregnandiol en la orina se ha usado como índice de la secreción de progesterona. Esta medida ha sido muy útil a pesar del hecho de que el porcentaje de progesterona secretada que se convierte en ese compuesto varía de un día a otro y de un individuo a otro. Además de la progesterona, también se encuentran 20α y 20β hidroxiprogesterona (20α y 20β-hidroxipregnen-3-ona), compuestos con casi 20% de la actividad progestacional de la progesterona en seres humanos y otras especies. Se sabe poco de su papel fisiológico, pero la 20α-hidroxiprogesterona se produce en grandes cantidades en algunas especies y puede ser de importancia biológica.

En el cuadro 40-2 se incluyen las vías de administración y duraciones de acción usuales de los progestágenos sintéticos. La mayor parte de estos fármacos se degrada de forma amplia hasta productos inactivos que se excretan sobre todo en la orina.

Efectos fisiológicos

A. Mecanismo

El mecanismo de acción de la progesterona, descrito antes con mayor detalle, es similar al de otras hormonas esteroideas. Los progestágenos entran a la célula y se unen a receptores de la progesterona distribuidos entre el núcleo y el citoplasma. El complejo ligando-receptor se une a un elemento de respuesta de progesterona (PRE) para activar la transcripción genética. El elemento de respuesta para la progesterona parece ser similar al elemento de respuesta de los corticoesteroides y la especificidad de la respuesta depende del receptor que esté presente en la célula, así como en otros correguladores de receptor específicos entre célula y la interacción con factores de transcripción. El complejo progesterona-receptor forma un dímero antes de unirse al DNA. Como el receptor de estrógenos, puede formar heterodímeros así como homodímeros entre dos isoformas: A y B. Estas isoformas se producen por división alterna del mismo gen.

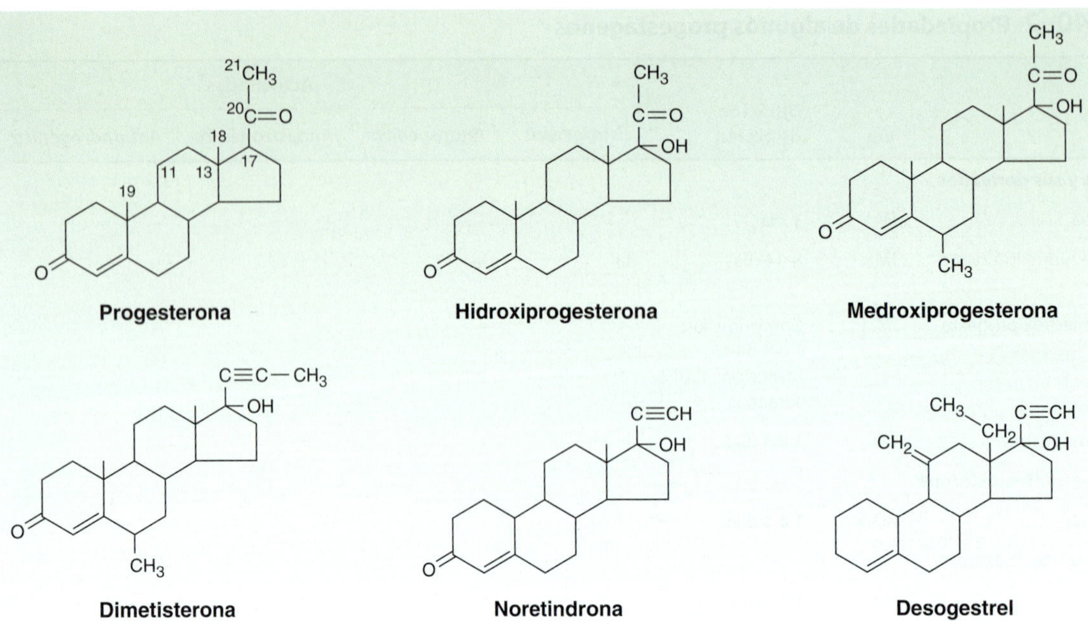

FIGURA 40–4 Progesterona y algunos compuestos progestacionales de uso clínico.

B. Efectos de la progesterona

La progesterona tiene poco efecto sobre el metabolismo de proteínas. Estimula la actividad de la lipoproteína lipasa y parece favorecer el depósito de grasa. Sus efectos sobre el metabolismo de carbohidratos son más notorios. La progesterona aumenta la concentración basal de insulina y la respuesta de ésta a la glucosa. Casi nunca hay cambio manifiesto en la tolerancia de carbohidratos. En el hígado, la progesterona favorece el almacenamiento de glucógeno, tal vez por facilitación del efecto de la insulina. La progesterona también favorece la cetogénesis.

La progesterona puede competir con la aldosterona por el receptor de mineralocorticoides del túbulo renal y causa un decremento de la resorción de Na^+, lo que lleva a una mayor secreción de aldosterona por la corteza suprarrenal (p. ej., en el embarazo). La progesterona aumenta la temperatura corporal en los seres humanos. No se conoce el mecanismo de ese efecto, pero se ha sugerido una modificación de los centros de regulación de la temperatura del hipotálamo. La progesterona también altera la función de los centros respiratorios. La respuesta ventilatoria al CO_2 aumenta por la progesterona, pero los progestágenos sintéticos con un grupo etinilo no tienen efectos respiratorios, lo que lleva a una disminución mensurable de la P_{CO_2} arterial y alveolar durante el embarazo y en la fase lútea del ciclo menstrual. La progesterona y los esteroides relacionados tienen también efectos depresivos e hipnóticos en el cerebro.

La progesterona se encarga del desarrollo alveololobulillar del aparato secretor en la mama. También participa en la secreción súbita preovulatoria de LH y causa la maduración y los cambios secretores del endometrio que se observan después de la ovulación (fig. 40-1).

La progesterona reduce las concentraciones plasmáticas de muchos aminoácidos y lleva a una mayor excreción urinaria de nitrógeno. Induce cambios en la estructura y función del retículo endoplásmico liso en animales de experimentación.

Otros efectos de la progesterona y sus análogos se incluyen más adelante en el apartado Anticoncepción hormonal.

C. Progestágenos sintéticos

Los análogos de progesterona de 21 carbonos antagonizan la retención de sodio inducida por la aldosterona (véase más adelante). Los compuestos restantes (compuestos "19-nortestosterona" de tercera generación) producen un cambio residual en el estroma endometrial, no mantienen el embarazo en animales de experimentación, son más eficaces inhibidores de gonadotropinas y pueden tener mínimos efectos estrogénicos y androgénicos o anabólicos (cuadro 40-2; fig. 40-4). Algunas veces se conocen como "andrógenos obstaculizados". Los progestágenos sin actividad androgénica incluyen desogestrel, norgestimato y gestodeno. Los primeros dos de esos compuestos se usan en combinación con etinilestradiol para la anticoncepción oral (cuadro 40-3) en Estados Unidos. Los anticonceptivos orales que contienen el progestágeno acetato de ciproterona (también un antiandrógeno), en combinación con etinilestradiol, se utilizan con fines de investigación en Estados Unidos.

Usos clínicos

A. Aplicaciones terapéuticas

Las hormonas progestacionales se usan sobre todo para el tratamiento de sustitución (véase más adelante) y la anticoncepción hormonal (véase más adelante). Además, son útiles para predecir supresión ovárica a largo plazo con otros fines. Cuando se utilizan solos en grandes dosis parenterales (p. ej., acetato de medroxiprogesterona, 150 mg intramusculares cada 90 días), producen anovulación y amenorrea prolongadas. Este tratamiento se ha empleado en la dismenorrea, la endometriosis y los trastornos hemorrágicos cuando hay contraindicación de los estrógenos y para la anticoncepción. El principal problema con este esquema es el tiempo prolon-

CUADRO 40-3 Algunos anticonceptivos orales y por implante de uso actual[1]

	Estrógenos (mg)		Progestágeno (mg)	
Comprimidos combinados monofásicos				
Alesse, Aviane, Lessinea, Levlite	Etinilestradiol	0.02	L-Norgestrel	0.1
Levlen, Levora, Nordette, Portia	Etinilestradiol	0.03	L-Norgestrel	0.15
Crysella, Lo-Ovral, Low-Ogestrel	Etinilestradiol	0.03	Norgestrel	0.30
Yasmin	Etinilestradiol	0.03	Drospirenona	3.0
Brevicon, Modicon, Necon 0.5/35, Nortrel 0.5/35	Etinilestradiol	0.035	Noretindrona	1.0
Ortho-Cyclen, Sprintec	Etinilestradiol	0.035	Norgestimato	0.25
Necon 1/35, Norinyl 1+, Nortrel 1/35, Ortho-Novum 1/35	Etinilestradiol	0.035	Noretindrona	1.0
Ovcon 35	Etinilestradiol	0.035	Noretindrona	0.4
Demulen 1/50, Zovia 1/50E	Etinilestradiol	0.05	Diacetato de etinodiol	1.0
Ovcon 50	Etinilestradiol	0.05	Noretindrona	1.0
Ovral-28	Etinilestradiol	0.05	D,L- Norgestrel	0.5
Norinyl 1/50, Ortho-Novum 1/50	Mestranol	0.05	Noretindrona	1.0
Comprimidos combinados bifásicos				
Ortho-Novum 10/11, Necon 10/11				
Días 1 a 10	Etinilestradiol	0.035	Noretindrona	0.5
Días 11 a 21	Etinilestradiol	0.035	Noretindrona	1.0
Comprimidos combinados trifásicos				
Enpresse, Triphasil, Tri-Levlen, Trivora				
Días 1 a 6	Etinilestradiol	0.03	L-Norgestrel	0.05
Días 7-11	Etinilestradiol	0.04	L-Norgestrel	0.075
Días 12-21	Etinilestradiol	0.03	L-Norgestrel	0.125
Ortho-Novum 7/7/7, Necon 7/7/7				
Días 1 a 7	Etinilestradiol	0.035	Noretindrona	0.5
Días 8-14	Etinilestradiol	0.035	Noretindrona	0.75
Días 15 a 21	Etinilestradiol	0.035	Noretindrona	1.0
Ortho-Tri-Cyclen				
Días 1 a 7	Etinilestradiol	0.035	Norgestimato	0.18
Días 8-14	Etinilestradiol	0.035	Norgestimato	0.215
Días 15 a 21	Etinilestradiol	0.035	Norgestimato	0.25
Comprimidos de progestágenos diarios				
Nora-BE, Nor-QD, Ortho Micronor, Jolivette, Camila, Errin	...		Noretindrona	0.35
Ovrette	...		D,L-Norgestrel	0.075
Preparado de progestágeno en implante				
Implanon	...		Etonogestrel (un tubo de 68 mg)	

[1]Los compuestos que contienen estrógenos se disponen en un orden creciente. Hay otros preparados disponibles (el etinilestradiol y el mestranol tienen potencias similares.)

gado que se requiere en algunos individuos para el retorno de la función ovulatoria después del término del tratamiento. No debe utilizarse para pacientes que planean un embarazo en el futuro cercano. Esquemas similares alivian los bochornos en algunas mujeres en la menopausia y se pueden usar si está contraindicada la estrogenoterapia.

El acetato de medroxiprogesterona, 10 a 20 mg por vía oral dos veces por semana, o las dosis intramusculares de 100 mg/m^2 cada una a dos semanas evitan la menstruación, pero no detienen la maduración ósea acelerada en las niñas con pubertad precoz.

Los progestágenos no parecen ser de utilidad en el tratamiento del aborto habitual o la amenaza de aborto. Los informes iniciales de la utilidad de estos compuestos fueron producto de la aseveración no corroborada de que después de varios abortos, la posibilidad de aborto repetido era mayor de 90%. Cuando se administran progestágenos a pacientes con abortos previos se alcanza una tasa de rescate de 80%. Hoy se reconoce que pacientes similares abortan sólo 20% de las veces, incluso sin tratamiento. Por otro lado, la progesterona se administró de manera experimental para retrasar el trabajo de parto prematuro con resultados alentadores.

La progesterona y la medroxiprogesterona se han usado en el tratamiento de mujeres con dificultad para concebir y que muestran un incremento lento de la temperatura corporal basal. No hay pruebas convincentes de su eficacia.

Se han utilizado preparados de progesterona y medroxiprogesterona para tratar el síndrome premenstrual. En estudios controlados no se confirmó su eficacia, excepto cuando se usaron dosis suficientes para suprimir la ovulación.

B. Usos diagnósticos

La progesterona se puede usar como prueba de la secreción de estrógenos. La administración de progesterona, 150 mg/día, o medroxiprogesterona, 10 mg/día durante cinco a siete días, es seguida por hemorragia por privación en pacientes con amenorrea sólo cuando se ha estimulado el endometrio con estrógenos. Se puede administrar una combinación de estrógenos y progestágenos para probar la capacidad de respuesta del endometrio en personas con amenorrea.

Contraindicaciones, precauciones y efectos adversos

Los estudios de compuestos progestacionales solos y en combinación con anticonceptivos orales indican que el componente progestágeno en estos fármacos puede elevar la presión sanguínea en algunas pacientes. Los progestágenos más androgénicos también reducen la concentración de HDL en las mujeres. (Véase Anticoncepción hormonal, más adelante.) Dos estudios recientes sugieren que el tratamiento de sustitución que combina estrógenos con progestágenos en mujeres posmenopáusicas puede aumentar en grado significativo el riesgo de cáncer mamario en comparación con el correspondiente de mujeres que toman estrógenos solos. Estos resultados requieren revisión cuidadosa y si se confirman llevarán a importantes cambios en el tratamiento de sustitución hormonal en la posmenopausia.

OTRAS HORMONAS OVÁRICAS

El ovario normal produce pequeñas cantidades de **andrógenos**, incluidos testosterona, androstenediona y dehidroepiandrosterona, de las que sólo la testosterona tiene un grado significativo de actividad biológica, si bien la androstenediona se puede convertir a testosterona o estrona en los tejidos periféricos. La mujer normal produce menos de 200 μg de testosterona en 24 h y casi 33% se forma quizás directamente en el ovario. No se ha establecido el significado fisiológico de esas pequeñas cantidades de andrógenos, pero puede ser en parte causa del crecimiento normal del cabello en la pubertad, la estimulación de la libido femenina y tal vez de efectos metabólicos. La producción de andrógenos por el ovario puede aumentar de manera notoria en algunos estados anormales, por lo general en relación con hirsutismo y amenorrea, como se señaló antes.

El ovario también produce **inhibina** y **activina**, péptidos constituidos por varias combinaciones de subunidades α y β y que se describen con mayor detalle más adelante. El dímero αβ (inhibina) inhabilita la secreción de FSH, en tanto que el dímero ββ (activina) aumenta la secreción de FSH. Los estudios en primates indican que la inhibina no tiene efecto directo sobre la esteroidogénesis ovárica, pero que la activina regula la respuesta a LH y FSH. Por ejemplo, el tratamiento simultáneo con activina y FSH humana incrementa la estimulación de la síntesis de progesterona por la FSH y la actividad de aromatasa en células de la granulosa. Cuando se combina con LH, la activina suprimió la respuesta de progesterona inducida por LH en un 50%, pero incrementó de manera notoria en la actividad basal y estimulada por LH de la aromatasa. La activina puede también actuar como factor de crecimiento en otros tejidos. No se conoce por completo la función de estos reguladores.

La **relaxina** es otro péptido que puede extraerse del ovario. Su estructura tridimensional tiene relación con la de péptidos promotores del crecimiento y es similar a la de la insulina. Aunque la secuencia de aminoácidos difiere de la de la insulina, esta hormona al igual que la insulina consta de dos cadenas unidas por un puente disulfuro, provenientes de una prohormona. Se encuentra en el ovario, placenta, útero y sangre. Se ha demostrado la síntesis de relaxina en células de la granulosa del cuerpo amarillo luteinizado y que aumenta la síntesis de glucógeno y la captación de agua por el miometrio y disminuye la contractilidad uterina. En algunas especies cambia las propiedades mecánicas del cuello uterino y los ligamentos pubianos para facilitar el parto.

En mujeres se ha cuantificado la concentración de relaxina por inmunoanálisis, con concentraciones máximas poco después de la secreción súbita de LH y durante la menstruación. No se ha establecido la utilidad fisiológica de este péptido.

Se han realizado estudios clínicos de relaxina en pacientes con dismenorrea. También se ha administrado la hormona a pacientes con trabajo de parto prematuro y durante el trabajo de parto prolongado. Cuando se aplica al cuello uterino de una mujer con embarazo de término facilita la dilatación y acorta el trabajo de parto.

El ovario produce otras sustancias no esteroideas como la hormona liberadora de corticotropina, folistatina y prostaglandinas, que tal vez tienen efectos paracrinos dentro del ovario.

ANTICONCEPCIÓN HORMONAL (ORAL, PARENTERAL Y POR IMPLANTE)

Un gran número de anticonceptivos orales que contienen estrógenos o progestágenos (o ambos) está hoy disponible para uso clínico (cuadro 40-3). Estos preparados varían en términos químicos y farmacológicos y tienen muchas propiedades en común, así como diferencias definidas importantes, para la correcta selección del compuesto óptimo.

Se usan dos tipos de preparados para anticoncepción oral: 1) combinaciones de estrógenos y progestágenos, y 2) tratamiento continuo con progestágeno sin la administración concomitante de estrógenos. Los fármacos combinados se dividen de manera adicional en formas monofásicas (dosis constantes de ambos componentes durante el ciclo) y formas **bifásicas** y **trifásicas** (dosis de uno o ambos compuestos que cambian una o dos veces durante el ciclo). Los preparados para uso oral se absorben en forma adecuada y en preparados combinados la farmacocinética de alguno se modifica en grado significativo por el otro.

Sólo se dispone de un preparado anticonceptivo de implante en la actualidad en Estados Unidos. El etonogestrel, también empleado en algunos anticonceptivos orales, está disponible en forma de implante subcutáneo, y se menciona en el cuadro 40-3. Se dispone de varios anticonceptivos hormonales como anillos vaginales o dispositivos intrauterinos. La inyección intramuscular de grandes dosis de medroxiprogesterona también provee anticoncepción de larga duración.

Efectos farmacológicos

A. Mecanismo de acción

Las combinaciones de estrógenos y progestágenos ejercen su efecto anticonceptivo sobre todo a través de la inhabilitación selectiva de la función hipofisaria que causa inhibición de la ovulación. Los compuestos combinados también producen cambios en el moco cervicouterino, el endometrio y la movilidad y secreción de las trompas de Falopio, que en conjunto reducen la posibilidad de concepción e implantación. El uso continuo de progestágenos solos no siempre inhibe la ovulación. Los otros factores mencionados tienen participación importante en la prevención del embarazo cuando se usan estos fármacos.

B. Efectos en el ovario

El uso crónico de compuestos combinados deprime la función ovárica. El desarrollo folicular es mínimo y están ausentes los cuerpos amarillos, folículos más grandes, edema del estroma y otras características morfológicas normalmente observadas en mujeres que ovulan. Los ovarios suelen tornarse más pequeños, incluso cuando están aumentados de volumen antes del tratamiento.

La mayoría de las pacientes retorna a los patrones normales de menstruación cuando se suspenden los fármacos. Casi 75% ovula en el primer ciclo después del tratamiento y 97% para el tercero. Casi 2% de las pacientes mantiene la amenorrea durante periodos hasta de varios años después de interrumpir la administración de anticonceptivos.

Los hallazgos histopatológicos en frotis vaginales varían de acuerdo con el preparado usado. Sin embargo, con casi todos los fármacos combinados se encuentra el índice de maduración baja por la presencia de compuestos progestacionales.

C. Efectos en el útero

Después del uso prolongado de anticonceptivos, el cuello puede mostrar alguna hipertrofia y formación de pólipos. También hay efectos importantes en el moco cervical que lo hacen más parecido al posovulatorio, es decir, más espeso y menos abundante.

Los fármacos que contienen tanto estrógenos como progestágenos producen cambios morfológicos y bioquímicos adicionales del estroma endometrial bajo la influencia del progestágeno, que también estimula la secreción glandular durante la fase lútea. Los fármacos que contienen progestágenos "19-nor", en particular aquellos con las cantidades más pequeñas de estrógenos, tienden a producir mayor atrofia glandular y, por lo general, menor pérdida sanguínea.

D. Efectos en la mama

Hay estimulación mamaria en casi todas las pacientes que reciben fármacos que contienen estrógenos. En general, se observa algún crecimiento. La administración de estrógenos y la combinación de estrógenos y progestágenos tiende a suprimir la lactancia. Cuando las dosis son pequeñas, los efectos sobre el amamantamiento no son notorios. Los estudios del transporte de los anticonceptivos orales a la leche materna sugieren que sólo pequeñas cantidades de esos compuestos alcanzan la leche materna y no se han considerado de importancia.

E. Otros efectos de los anticonceptivos orales

1. Efectos sobre el sistema nervioso central. Los efectos de los anticonceptivos orales en el sistema nervioso central no se han estudiado bien en los seres humanos. En animales se han observado varios efectos de los estrógenos y la progesterona. Los estrógenos tienden a aumentar la excitabilidad cerebral, mientras que la progesterona la disminuye. También se cree que ocurre la acción termógena de la progesterona y algunos de los progestágenos sintéticos en el sistema nervioso central.

Es muy difícil valorar algún efecto conductual o emocional de estos compuestos en los seres humanos. Si bien la incidencia de cambios pronunciados en el talante, el afecto y la conducta parece baja, los que se comunican con frecuencia son los cambios más leves y los estrógenos se emplean de modo exitoso en el tratamiento del síndrome de tensión premenstrual, depresión puerperal y la depresión climatérica.

2. Efectos sobre la función endocrina. Se ha mencionado la inhibición de la secreción de gonadotropinas hipofisarias. Los estrógenos también alteran la estructura y función suprarrenales. Los estrógenos administrados por vía oral o dosis alta aumentan la concentración plasmática de la globulina α_2 a la que se une el cortisol (globulina transportadora de corticoesteroides). Las concentraciones plasmáticas pueden ser de más del doble que las encontradas en individuos sin tratamiento y la excreción urinaria del cortisol libre está elevada.

Estos preparados causan alteraciones en el sistema renina-angiotensina-aldosterona. Se ha observado que la actividad de renina plasmática aumenta y hay un incremento de la secreción de aldosterona.

La concentración de globulina transportadora de tiroxina está aumentada, con el incremento subsiguiente de la de tiroxina plasmática total (T_4) hasta las cifras que suelen observarse durante el embarazo. Puesto que hay más tiroxina unida a proteínas, la concentración de tiroxina libre en estas pacientes es normal. Los estrógenos también aumentan la concentración plasmática de SHBG y reducen las concentraciones plasmáticas de andrógenos libres por incremento de su unión. Las cantidades grandes de estrógenos pueden disminuir los andrógenos por supresión de gonadotropinas.

3. Efectos en la sangre. Los fenómenos tromboembólicos graves que ocurren en mujeres que toman anticonceptivos orales dan origen a muchos estudios de los efectos de esos compuestos de la coagulación sanguínea. Aún no ha surgido una imagen clara de tales efectos. Los anticonceptivos orales no alteran de manera consistente los tiempos de hemorragia o coagulación. Los cambios que se han observado son similares a los comunicados durante el embarazo. Hay un aumento de los factores VII, VIII, IX y X y un decremento de la antitrombina III. Pueden requerirse cantidades crecientes de anticoagulantes cumarínicos para prolongar el tiempo de protrombina en pacientes que toman anticonceptivos orales.

Se observa un aumento del hierro sérico y la capacidad total de transporte de hierro, similar al comunicado en personas con hepatitis.

No se han informado con alguna consistencia alteraciones significativas en los componentes celulares de la sangre. Se ha informado que varias pacientes presentaron anemia por deficiencia de ácido fólico.

4. Efectos en el hígado. Estas hormonas tienen también efectos profundos en la función hepática. Algunos de ellos son nocivos y se considerarán más adelante en el apartado de efectos adversos. Los efectos sobre las proteínas séricas provienen de los correspondientes de los estrógenos sobre la síntesis de diversas globulinas α_2 y el fibrinógeno. Las haptoglobinas séricas producidas en el hígado disminuyen más que aumentar por la acción de los estrógenos. Algunos de los efectos sobre el metabolismo de carbohidratos y lípidos tal vez sufran la influencia de los cambios del metabolismo hepático (véase más adelante).

Ocurren también importantes alteraciones de la excreción y metabolismo hepático de los fármacos. Los estrógenos en las cantidades observadas durante el embarazo o usadas en anticonceptivos orales retrasan la depuración de la bromoftaleína y aminoran el flujo de bilis. El porcentaje de ácido fólico en los ácidos biliares aumenta, en tanto que el de ácido quenodesoxicólico decrece, cambios que pueden ser causa del incremento observado en la colelitiasis vinculada con el uso de estos fármacos.

5. Efectos en el metabolismo de lípidos. Como se señaló antes, los estrógenos incrementan los triglicéridos séricos, así como el colesterol libre y el esterificado. Los fosfolípidos también aumentan, al igual que las concentraciones de HDL, mientras que las de LDL suelen descender. Si bien los efectos son notorios con dosis de 100 μg de mestranol o etinilestradiol, los correspondientes a 50 μg o menos tienen efectos mínimos. Los progestágenos (en particular los derivados de "19-nortestosterona") tienden a antagonizar esos efectos de estos estrógenos. Los preparados que contienen pequeñas cantidades de estrógenos y un progestágeno pueden reducir levemente los triglicéridos y HDL.

6. Efectos sobre el metabolismo de carbohidratos. La administración de anticonceptivos orales produce modificaciones en el metabolismo de los carbohidratos, similares a las observadas durante el embarazo. Hay una disminución de la tasa de absorción de carbohidratos desde el tubo digestivo. La progesterona aumenta la concentración de insulina basal y la inducida por la ingestión de carbohidratos. Los preparados con progestágenos más potentes, como el norgestrel, pueden causar decremento progresivo de la tolerancia de carbohidratos durante varios años. Sin embargo, los cambios en la tolerancia de glucosa son reversibles al interrumpir la administración del compuesto.

7. Efectos sobre el sistema cardiovascular. Estos fármacos provocan pequeños incrementos en el gasto cardiaco vinculados con mayor presión sanguínea sistólica y diastólica y aumento de la frecuencia cardiaca. La función retorna a lo normal cuando se interrumpe el tratamiento. Si bien la magnitud del cambio de la presión sanguínea es pequeño en la mayoría de las pacientes, es notorio en unas cuantas. Es importante que se vigile la presión sanguínea en cada paciente. Se ha reportado incremento de la presión sanguínea en unas cuantas mujeres tratadas con estrógenos solos en la posmenopausia.

8. Efectos en la piel. Se ha observado que los anticonceptivos orales aumentan la pigmentación cutánea (melasma), efecto que parece mayor en mujeres de tez oscura por exposición a la luz ultravioleta. Algunos de los progestágenos similares a andrógenos pueden incrementar la producción de sebo y causar acné en algunas mujeres. Sin embargo, puesto que se suprimen los andrógenos ováricos, muchas pacientes notan disminución de la producción de cebo, acné y el pelo terminal. Los preparados anticonceptivos orales secuenciales, así como los estrógenos solos, reducen a menudo la producción de sebo.

Usos clínicos

El uso más importante de los estrógenos y progestágenos combinados es el de la anticoncepción oral. Se dispone de un gran número de preparados para este propósito específico, algunos de los cuales se incluyen en el cuadro 40-3. Tienen un empaque especial para facilitar su administración. En general, son muy eficaces. Cuando se toman de acuerdo a las instrucciones el riesgo de concepción es en extremo bajo. Se calcula la tasa de embarazos con fármacos combinados de 0.5 a uno por 100 mujeres-años en cuanto a riesgo. Se ha observado fracaso anticonceptivo en algunas pacientes cuando se pasan por alto una o más dosis, se usa de forma concomitante fenitoína (que puede aumentar el catabolismo de los compuestos), o si se toman antibióticos que alteran el ciclo enterohepático de los metabolitos.

Los progestágenos y estrógenos también son útiles en el tratamiento de la endometriosis. Cuando el principal síntoma es una dismenorrea grave, la supresión de la ovulación con estrógenos solos puede ser seguida por periodos indoloros. Sin embargo, en la mayoría de pacientes este método terapéutico es inadecuado. La administración a corto plazo a dosis grandes de progestágeno o combinaciones de éstos con estrógenos impide el desprendimiento periódico del tejido endometrial y en algunos casos produce fibrosis endometrial e impide la reactivación de los implantes durante periodos prolongados.

Como es válido con casi todos los preparados hormonales, muchos de los efectos indeseados son acciones fisiológicas o farmacológicas que son objetables sólo porque no son pertinentes para la situación para la que se usan. Por lo tanto, debe seleccionarse el producto que contiene la cantidad eficaz más pequeña de hormonas.

Efectos adversos

La incidencia de toxicidad conocida grave vinculada con el uso de estos fármacos es baja, bastante menor que los riesgos vinculados con el embarazo. Hay varios cambios reversibles en el metabolismo intermedio. Los efectos adversos menores son frecuentes pero en su mayor parte son leves y transitorios. Los problemas que continúan pueden responder a simples cambios en la fórmula de las píldoras. Aunque no suele ser necesario interrumpir el compuesto por esos motivos, hasta 33% de las pacientes que inicia anticoncepción oral suspende su uso por motivos diferentes al deseo de embarazo.

A. Efectos adversos leves

1. Náusea, mastalgia, hemorragia por privación y edema tienen relación con la cantidad de estrógenos en el preparado empleado. Esos efectos pueden aliviarse a menudo por un cambio a un preparado que contenga cantidades más pequeñas de estrógenos o fármacos que contienen progestágenos con efectos más androgénicos.
2. Deben tomarse en cuenta los cambios en las proteínas séricas y otros efectos sobre la función endocrina (véase antes) cuando se valora la función tiroidea, suprarrenal o hipofisaria. Se cree que los aumentos de la tasa de eritrosedimentación se deben al incremento de las concentraciones de fibrinógeno.
3. La cefalea es leve y a menudo transitoria. Sin embargo, la migraña suele empeorar y se ha reportado que tiene relación con una mayor frecuencia de accidentes vasculares cerebrales. Cuando esto ocurre o cuando la migraña tiene su inicio durante el tratamiento con estos fármacos, se debe suspender su administración.
4. Algunas veces no se presenta la hemorragia por privación, más a menudo con los preparados combinados, y puede causar confusión con respecto a un embarazo. Si esto constituye un problema para la paciente, se puede intentar el uso de un preparado diferente u otros métodos de anticoncepción.

B. Efectos adversos moderados

Cualquiera de las siguientes circunstancias puede exigir la suspensión de la administración de los anticonceptivos orales.

1. La hemorragia intermenstrual es el problema más frecuente con el uso de progestágenos solos para anticoncepción. Se presenta hasta en 25% de las pacientes. Ocurre más a menudo en aquellas que toman preparados de dosis baja respecto de las que toman píldoras combinadas con concentraciones más altas de progestágenos y estrógenos. Los anticonceptivos orales bifásicos y trifásicos (cuadro 40-3) disminuyen la hemorragia intermenstrual sin aumentar el contenido total de hormonas.
2. El aumento de peso es más frecuente con los fármacos combinados que contienen progestágenos similares a los andrógenos. Por lo general, puede controlarse por un cambio a preparados con menos efecto progestágeno o por dieta.
3. Puede ocurrir un aumento de la pigmentación cutánea, en especial en mujeres de piel oscura. Tiende a incrementarse con el tiempo, con incidencia de casi 5% al final del primer año y casi 40% después de ocho años. Se cree que se exacerba por la deficiencia de vitamina B. A menudo es reversible al suspender el fármaco pero puede desaparecer de forma muy lenta.
4. El acné tal vez se exacerbe por fármacos que contienen progestágenos similares a andrógenos (cuadro 40-2), en tanto que aquellos que contienen cantidades mayores de estrógenos suelen producir mejoría notoria.
5. El hirsutismo puede agravarse por el uso de los derivados de "19-nortestosterona" y se prefieren las combinaciones que contienen progestágeno no androgénico para las pacientes afectadas.
6. Se ha comunicado dilatación ureteral, semejante a la observada en el embarazo, y la bacteriuria es más frecuente.
7. Las infecciones vaginales son más frecuentes y difíciles de tratar en pacientes que reciben anticonceptivos orales.
8. Ocurre amenorrea en algunas mujeres. Después de cesar la administración de anticonceptivos orales, 95% de aquellas con historial menstrual normal inician periodos normales, y todas excepto unas cuantas reinician ciclos normales durante los siguientes meses. Sin embargo, algunas pacientes se mantienen con amenorrea durante varios años. Muchas de ellas también presentan galactorrea. Aquellas que han tenido irregularidades menstruales antes de tomar anticonceptivos orales son en particular susceptibles a la amenorrea prolongada cuando se interrumpe la administración de dichos fármacos. Deben cuantificarse las concentraciones de prolactina en ellas, ya que pueden presentar prolactinomas.

C. Efectos adversos graves

1. Trastornos vasculares. La tromboembolia fue uno de los primeros efectos graves no previstos y ha sido el estudiado de modo más amplio.

a. Enfermedad venosa tromboembólica. La enfermedad tromboembólica superficial o profunda en mujeres que no toman anticonceptivos orales se presenta en 1 por 1 000 mujeres-años. La incidencia global de esos trastornos en pacientes que toman anticonceptivos orales de dosis bajas es de casi el triple. El riesgo de este trastorno aumenta durante el primer mes de uso de anticonceptivos y se mantiene constante durante varios años o más. El riesgo retorna a lo normal en un mes cuando se interrumpe el uso. El riesgo de trombosis venosa o embolia pulmonar se eleva en mujeres con trastornos predisponentes, como estasis, alteración de factores de coagulación y de antitrombina III, aumento de las concentraciones de homocisteína o lesiones. Los trastornos genéticos, incluidas las mutaciones en los genes que dirigen la producción de la proteína C (factor V de Leiden), la proteína S, el cofactor hepático II y otros, incrementan de manera notoria el riesgo de tromboembolia venosa. La incidencia de esos trastornos es muy baja para su detección eficaz por los métodos actuales, pero las crisis previas o el antecedente familiar pueden ser útiles para identificar a aquellas pacientes con mayor riesgo.

La incidencia de tromboembolia venosa parece relacionada con los estrógenos, pero no con los progestágenos de los anticonceptivos orales y no tiene vínculo con la edad, paridad, obesidad leve o tabaquismo de cigarrillos. La disminución del flujo sanguíneo venoso, la proliferación endotelial en venas y arterias y el aumento de la coagulabilidad sanguínea resultante de cambios en la función plaquetaria y los sistemas fibrinolíticos contribuyen a la mayor incidencia de trombosis. El principal inhibidor plasmático de trombina, la antitrombina III, desciende en grado sustancial durante el uso de anticonceptivos orales. Este cambio ocurre en el primer mes del tratamiento y dura en tanto éste persiste, con reversión en un mes a continuación.

b. Infarto miocárdico. El uso de anticonceptivos orales se vincula con un riesgo ligeramente mayor de infarto miocárdico en mujeres obesas, con antecedente de preeclampsia o hipertensión, o que presentan hiperlipoproteinemia o diabetes. Hay un riesgo mucho mayor en mujeres que fuman. El riesgo atribuible a los anticonceptivos orales en mujeres de 30 a 40 años de edad que no fuman es de casi cuatro casos por 100 000 usuarias por año, en comparación con 185 casos por 100 000 en mujeres de 40 a 44 años que fuman intensamente. Se cree que el vínculo con el infarto miocárdico implica la aceleración de la aterogénesis debida a disminución de la tolerancia de la glucosa, concentraciones menores de HDL, aumento de LDL y una mayor agregación plaquetaria. Además, la facilitación del espasmo arterial coronario puede tener participación en algunas de esas pacientes. El componente progestacional de los anticonceptivos orales decrece a concentración de HDL, en proporción con la actividad androgénica del progestágeno. Por lo tanto, el efecto neto depende de la composición específica de la píldora usada y la susceptibilidad de la paciente a los efectos particulares. Estudios recientes sugieren que el riesgo de infarto no aumenta en usuarias previas que han interrumpido el consumo de anticonceptivos orales.

c. Enfermedad vascular cerebral. El riesgo de apoplejía se concentra en mujeres mayores de 35 años. Aumenta en las consumidoras actuales de anticonceptivos orales, pero no en las usuarias previas. Sin embargo, se ha observado que las hemorragias subaracnoideas se incrementan tanto en consumidoras actuales como en las previas y con el tiempo. El riesgo de apoplejía trombótica o hemorrágica atribuible a los anticonceptivos orales (con base en preparados más antiguos de mayor dosis) se ha calculado de casi 37 casos por 100 000 usuarias por año.

En resumen, los datos disponibles indican que los anticonceptivos orales elevan el riesgo de varios trastornos cardiovasculares a todas las edades y en fumadoras y no. Sin embargo, ese riesgo parece concentrarse en mujeres de 35 años o mayores que fuman intensamente. Es claro que estos factores de riesgo deben ponderarse en cada paciente individual para quien se considera el uso de anticonceptivos orales. Algunos expertos han sugerido la detección sistemática de coagulopatías antes de iniciar la anticoncepción oral.

2. Trastornos gastrointestinales. Se han comunicado muchos casos de ictericia colestásica en pacientes que toman fármacos que contienen progestágenos. Las diferencias en la incidencia de estos trastornos de una población a otra sugieren la participación de factores genéticos. La ictericia causada por estos compuestos es similar a la producida por otros esteroides con sustitución 17-alquilo. Se observa con máxima frecuencia en los primeros tres ciclos y es en particular común en mujeres con antecedentes de ictericia colestásica durante el embarazo. La ictericia y el prurito desaparecen una a ocho semanas después de discontinuar el fármaco.

También se ha advertido que estos compuestos elevan la incidencia de enfermedad sintomática de la vesícula biliar, incluidas la colecistitis y la colangitis. Esto es tal vez resultado de alteraciones que causan ictericia y los cambios de ácidos biliares antes descritos.

Al parecer, la incidencia de adenomas hepáticos también aumenta en mujeres que toman anticonceptivos orales. Asimismo, se ha comunicado enfermedad isquémica intestinal secundaria a trombosis de las arterias y venas mesentéricas superior e inferior y el tronco celiaco en mujeres que consumen estos fármacos.

3. Depresión. Ocurre depresión de suficiente intensidad para requerir la cesación del tratamiento en casi 6% de las pacientes tratadas con algunos preparados.

4. Cáncer. Se ha estudiado de forma amplia la aparición de tumores malignos en mujeres que toman anticonceptivos orales. Está claro que estos compuestos *reducen* el riesgo de cáncer endometrial y ovárico. El riesgo de toda la vida de cáncer mamario en la población total no parece afectarse por el uso de anticonceptivos orales. Algunos estudios han mostrado un mayor riesgo en mujeres de menor edad y es posible que los tumores que se presentan en ellas se hagan clínicamente aparentes antes. La relación del riesgo de cáncer cervicouterino con el uso de anticonceptivos orales es aún motivo de controversia. En varios estudios recientes se vincula el consumo de anticonceptivos orales por mujeres infectadas con el virus del papiloma humano con un mayor riesgo de cáncer cervicouterino.

5. Otras. Además de los efectos antes descritos, se han comunicado otras reacciones adversas por las que no se ha establecido una relación de causa. Incluyen alopecia, eritema multiforme, eritema nudoso y otros trastornos cutáneos.

Contraindicaciones y precauciones

Estos fármacos están contraindicados en pacientes con tromboflebitis, fenómenos tromboembólicos y trastornos cardiovasculares y vasculares cerebrales o su antecedente. No deben utilizarse para tratar la hemorragia vaginal cuando se desconoce la causa. Convendría evitarlos en pacientes con tumores conocidos de la mama o que se sospechan u otras neoplasias dependientes de estrógenos. Puesto que estos preparados han causado agravamiento de trastornos previos, deben evitarse o usarse con precaución en pacientes con hepatopatía, asma, eccema, migraña, diabetes, hipertensión, neuritis óptica, neuritis retrobulbar o trastornos convulsivos.

Los anticonceptivos orales pueden producir edema y por ese motivo deben utilizarse con gran precaución en individuos con insuficiencia cardiaca o en quienes el edema es desde otros puntos de vista indeseable o peligroso.

Los estrógenos pueden incrementar el ritmo de crecimiento de los fibromas y, por lo tanto, en mujeres con este trastorno se utilizan fármacos con las cantidades más bajas de estrógenos y los progestágenos con mayor actividad androgénica. El uso de progestágenos solos para anticoncepción podría ser en especial útil en tales pacientes (véase más adelante).

Estos fármacos están contraindicados en adolescentes en quienes no ha concluido el cierre de las epífisis.

Las mujeres que usan anticonceptivos orales deben conocer una interacción importante que ocurre con los antimicrobianos. Dado que la flora gastrointestinal aumenta el ciclo enterohepático y la biodisponibilidad de los estrógenos, los antimicrobianos que interfieren con esos microorganismos pueden atenuar la eficacia de los anticonceptivos orales. Además, la administración simultánea de inductores potentes de enzimas microsomales hepáticas del metabolismo, como la rifampicina, pueden incrementar el catabolismo hepático de estrógenos y progestágenos y disminuir la eficacia de los anticonceptivos orales.

Anticoncepción con progestágeno único

Las pequeñas dosis de progestágenos administradas por vía oral o por implantación subcutánea pueden usarse para anticoncepción. Son en particular útiles en personas en quienes es indeseable la administración de estrógenos. Son casi tan eficaces como los dispositivos intrauterinos o las píldoras combinadas que contienen 20 a 30 μg de etinilestradiol. Existe una elevada incidencia de hemorragia anormal.

También puede lograrse la anticoncepción eficaz por inyección de 150 mg de acetato de medroxiprogesterona de depósito (DMPA, *depot medroxyprogesterone acetate*) cada tres meses. Después de una dosis de 150 mg, se inhibe la ovulación durante al menos 14 semanas. Casi todas las usuarias experimentan manchado impredecible y hemorragia, en particular durante el primer año de uso. El goteo y la hemorragia disminuyen con el tiempo y la amenorrea es frecuente. Este preparado no es deseable en mujeres que planean un embarazo poco después de interrumpir el tratamiento, ya que la supresión de la ovulación puede persistir algunas veces hasta 18 meses después de la última inyección. El uso de DMPA a largo plazo disminuye la hemorragia menstrual y se vincula con un menor riesgo de cáncer endometrial. La supresión de la secreción de estrógenos endógenos puede relacionarse con una disminución reversible de la densidad ósea y los cambios en los lípidos plasmáticos se vinculan con un mayor riesgo de ateroesclerosis.

El método de implante de progestágenos hace uso de la inserción subcutánea de cápsulas que contienen etonogestrel y liberan 20 a 33% del esteroide presente en los fármacos orales, son en extremo eficaces y duran dos a cuatro años. Las bajas concentraciones de hormonas tienen poco efecto sobre las lipoproteínas y el metabolismo de carbohidratos o la presión sanguínea. Sus desventajas incluyen la necesidad de inserción y retiro quirúrgicos de las cápsulas y alguna hemorragia irregular más bien que menstruaciones predecibles. En un pequeño número de pacientes se observó hipertensión intracraneal en relación con un tipo previo de implante con norgestrel; aquellas que experimentan cefalea o trastornos visuales deben ser objeto de revisión en busca de papiledema.

La anticoncepción con progestágenos es útil en personas con hepatopatía, hipertensión, psicosis o retardo mental, así como aquellas con antecedente de tromboembolia. Los efectos secundarios incluyen cefalea, mareo, distensión abdominal y aumento de peso de 1 a 2 kg, así como una disminución reversible de la tolerancia de glucosa.

CUADRO 40-4 Esquemas para el uso de anticonceptivos poscoitales

Estrógenos conjugados: 10 mg cada 8 h durante cinco días
Etinilestradiol: 2.5 mg cada 12 h durante cinco días
Dietilestilbestrol: 50 mg a diario durante cinco días
Mifepristona: 600 mg una vez con misoprostol, 400 μg una vez[1]
L-Norgestrel: 0.75 mg cada 12 h durante un día (p. ej., plan B[2])
Norgestrel: 0.5 mg, con etinilestradiol, 0.05 mg (p. ej., Ovral, Preven[2]); dos comprimidos y después dos más a las 12 h

[1]La mifepristona se administra en el día 1, el misoprostol en el día 3.

[2]Se vende como equipos de anticoncepción de urgencia.

Anticonceptivos poscoitales

Se puede prevenir el embarazo después del coito con la administración de un estrógeno solo, un progestágeno solo, o una combinación (anticoncepción "**del día siguiente**"). Cuando el tratamiento se inicia en las primeras 72 h es eficaz en 99% de los casos. En el cuadro 40-4 se muestran algunos esquemas eficaces. Las hormonas se administran a menudo junto con antieméticos, ya que 40% de las pacientes presenta náusea o vómito. Otros efectos adversos incluyen cefalea, mareo, hipersensibilidad mamaria, y cólicos abdominales, así como calambres de las piernas.

La mifepristona, un antagonista de progesterona y receptores de glucocorticoides, tiene un efecto luteolítico y es eficaz como anticonceptivo poscoital. Cuando se combina con una prostaglandina también es eficaz como abortivo.

Efectos beneficiosos de los anticonceptivos orales

Se ha tornado aparente que la disminución de la dosis de los constituyentes de los anticonceptivos orales ha reducido de manera notoria los efectos adversos leves e intensos, lo que provee un método relativamente seguro y conveniente de anticoncepción para muchas mujeres jóvenes. También se ha mostrado que el tratamiento con anticonceptivos orales tiene vínculo con muchos beneficios no relacionados con la anticoncepción que incluyen un menor riesgo de quistes ováricos, cáncer ovárico y endometrial, así como de enfermedad mamaria benigna. Hay una menor incidencia de embarazo ectópico. La deficiencia de hierro y la artritis reumatoide son menos frecuentes y con su uso pueden mejorar los síntomas premenstruales, la dismenorrea, endometriosis, acné e hirsutismo.

INHIBIDORES Y ANTAGONISTAS DE ESTRÓGENOS Y PROGESTERONA

TAMOXIFENO Y AGONISTAS PARCIALES DE ESTRÓGENOS RELACIONADOS

El tamoxifeno, un inhibidor agonista parcial competitivo del estradiol en el receptor de estrógenos (fig. 40-5), fue el primer **regulador selectivo del receptor de estrógenos** (**SERM**, *selective estrogen receptor modulator*) que se introdujo al mercado. Se usa de manera amplia en el tratamiento paliativo del cáncer mamario de mujeres posmenopáusicas y tiene aprobación para la quimioprevención en aquellas de alto riesgo (cap. 54). Es un fármaco no esteroideo (véase la estructura a continuación) y se administra por vía oral. Se alcanzan concentraciones plasmáticas en unas cuantas horas. El tamoxifeno tiene una semivida inicial de siete a 14 h en la circulación y se excreta de modo predominante a través del hígado. Se usa a dosis de 10 a 20 mg cada 12 h. Se presentan bochornos, náusea y vómito en 25% de las pacientes y se observan muchos otros efectos menores. Los estudios de pacientes tratadas con tamoxifeno como adyuvante para el cáncer mamario temprano han mostrado un decremento de 35% de la afección contralateral. Sin embargo, el tratamiento adyuvante ampliado más allá de cinco años en pacientes con cáncer mamario no ha mostrado mejoría adicional en los resultados. El **toremifeno** es un compuesto similar en términos estructurales, con propiedades, indicaciones y efectos tóxicos muy parecidos.

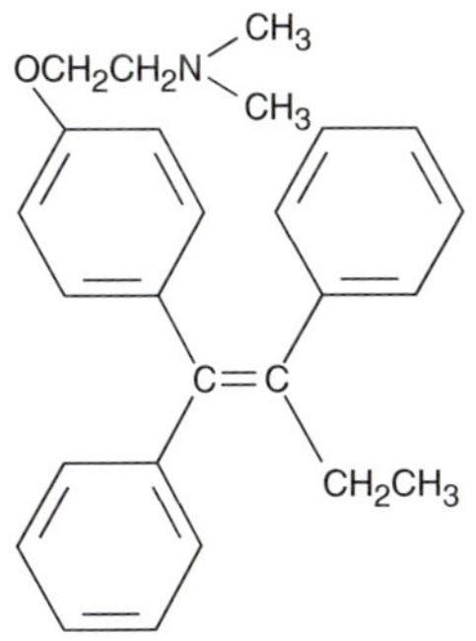

$OCH_2CH_2N(CH_3)_2$ — C=C — CH_2CH_3

Tamoxifeno

También se ha comunicado la prevención de la pérdida esperada de la densidad ósea de la columna lumbar y los cambios de lípidos plasmáticos consistentes con una disminución del riesgo de ateroesclerosis en pacientes tratadas con tamoxifeno después de la menopausia espontánea o quirúrgica. Si embargo, esta actividad agonista también afecta al útero y puede incrementar el riesgo de cáncer endometrial.

El **raloxifeno** es otro agonista-antagonista parcial de estrógenos (SERM) en algunos tejidos efectores, aunque no en todos. Tiene efectos similares sobre lípidos y hueso, pero no parece estimular al endometrio o las mamas. Aunque sujeto a un efecto elevado de primer paso, el raloxifeno tiene un volumen muy grande de distribución y una semivida prolongada (>24 h) por lo que puede tomarse una vez al día. El raloxifeno ha sido aprobado en Estados Unidos para la prevención de la osteoporosis en la posmenopausia y la profilaxia del cáncer mamario en mujeres con factores de riesgo.

El **clomifeno** es un agonista parcial más antiguo, un estrógeno débil que también actúa como inhibidor competitivo de los estrógenos endógenos (fig. 40-5). Se ha encontrado utilidad de su uso como compuesto de inducción de ovulación (véase más adelante).

MIFEPRISTONA

La mifepristona es un "19-noresteroide" que se une de forma intensa al receptor de progesterona e inhibe su actividad. El fármaco tiene propiedades luteolíticas en 80% de las mujeres cuando se administra en el periodo lúteo medio. Se desconoce el mecanismo de ese efecto pero puede constituir la base de la utilización de la mifepristona

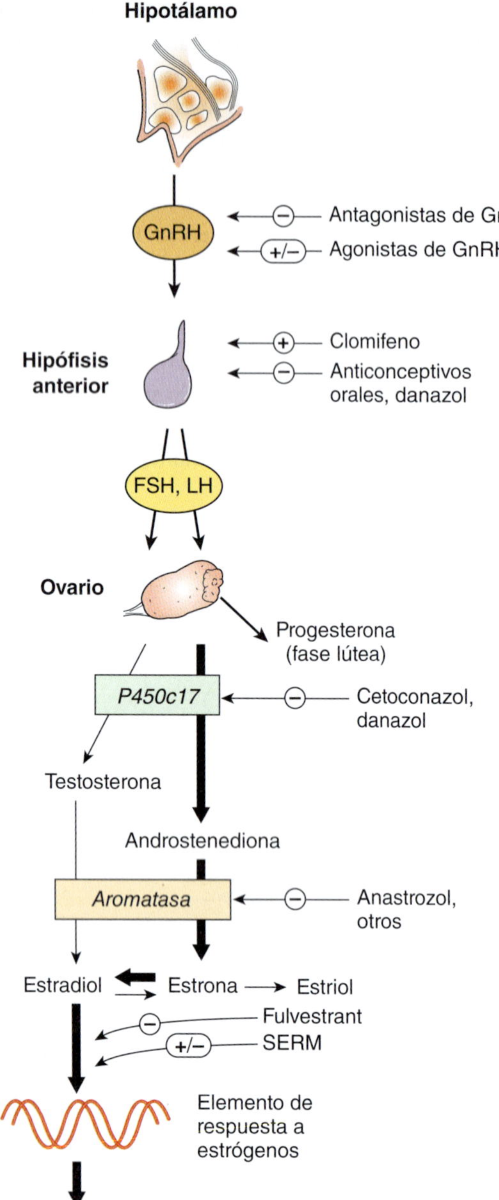

FIGURA 40–5 Control de la secreción ovárica y sus acciones hormonales. En la fase folicular, el ovario produce sobre todo estrógenos; en la fase lútea libera estrógenos y progesterona. SERM, reguladores selectivos del receptor de estrógenos. Véase el texto.

como anticonceptivo (no como abortivo). Sin embargo, puesto que el compuesto tiene una semivida prolongada, las dosis grandes pueden prolongar la fase folicular del ciclo subsiguiente y dificultar su uso continuo para ese propósito. Una sola dosis de 600 mg constituye un anticonceptivo poscoital de urgencia eficaz, aunque podría causar ovulación tardía en el siguiente ciclo. Como se señaló en el capítulo 39, el fármaco también se une al receptor de glucocorticoides y actúa como antagonista. Estudios clínicos limitados sugieren que la mifepristona u otros análogos con propiedades similares pueden ser útiles para el tratamiento de la endometriosis, síndrome de Cushing, cáncer mamario y tal vez otras neoplasias, como los meningiomas, que contienen receptores de glucocorticoides y progesterona.

H_3C CH_3 N OH H_3C $C{\equiv}CCH_3$ O

Mifepristona

El principal uso de la mifepristona ha sido hasta ahora el de interrumpir embarazos tempranos. Las dosis de 400 a 600 mg/día por cuatro días u 800 mg/día durante dos días interrumpieron de manera exitosa el embarazo en más de 85% de las mujeres estudiadas. El principal efecto adverso fue hemorragia prolongada, que en la mayor parte de los casos no requirió tratamiento. La combinación de una sola dosis oral de 600 mg de mifepristona y un pesario vaginal con 1 mg de prostaglandina E_1 o misoprostol oral ha mostrado interrumpir de modo eficaz el embarazo en más del 95% de las pacientes tratadas durante las primeras siete semanas siguientes a la concepción. Los efectos adversos de los fármacos incluyeron vómito, diarrea y dolor abdominal o pélvico. Hasta 5% de las pacientes presenta hemorragia vaginal que requiere intervención. En virtud de estos efectos adversos, sólo los médicos administran la mifepristona en centros de planeación familiar. **Nota:** en un muy pequeño número de casos, el uso de un comprimido vaginal como dosis de prostaglandina se ha vinculado con septicemia, por lo que se recomienda que *ambos* fármacos se administren por vía oral en todas las pacientes.

El ZK98734 (lilopristona) es un potente inhibidor experimental de la progesterona y abortivo a dosis de 25 mg cada 12 h. A semejanza de la mifepristona, también parece tener actividad antiglucocorticoide.

DANAZOL

El danazol, un derivado isoxazólico de etisterona (17-α-etiniltestosterona), con actividades progestacional, androgénica y glucocorticoide débiles, se utiliza para suprimir la función ovárica. El danazol impide la secreción súbita de LH y FSH a mitad del ciclo y puede prevenir el aumento compensatorio de ambas después de la castración en animales, pero no disminuye de manera significativa o suprime las concentraciones de LH o FSH basales en mujeres sanas (fig. 40-5). El danazol se une a receptores de andrógenos, progesterona y glucocorticoides y puede translocar el receptor de andrógenos hacia el núcleo para iniciar la síntesis de RNA específico de andrógenos. No se une a los receptores de estrógenos intracelulares pero sí a las globulinas transportadoras de hormonas sexuales y corticoesteroides. Inhibe al P450scc (la enzima que desdobla la cadena lateral del colesterol), la 3β-hidroxiesteroide deshidrogenasa, la 17α-hidroxiesteroide deshidrogenasa, la P450c17 (hidroxilasa-17α), la P450c11 (hidroxilasa-11β) y la P450c21 (hidroxilasa-21β). Sin embargo, no inhibe a la aromatasa, enzima requerida para la síntesis de estrógenos. Aumenta la depuración promedio de progesterona, tal vez por competencia con la hormona por unión a proteínas, y puede tener efectos similares sobre otras hormonas esteroideas activas. La etisterona, un metabolito importante del danazol, tiene efectos progestacionales y androgénicos leves.

El danazol se degrada con lentitud en los seres humanos, con una semivida mayor de 15 h, lo que produce concentraciones circulantes estables cuando se administra cada 12 h. Se concentra en grado notable en el hígado, las suprarrenales y los riñones y se excreta tanto en heces como en orina.

El danazol se ha empleado como inhibidor de la función gonadal y se ha observado su máxima utilidad en el tratamiento de la endometriosis. Para ese propósito se puede administrar a dosis de 600 mg/día. La dosis se reduce hasta 400 mg/día después de un mes y a 200 mg/día en dos meses. Casi 85% de las pacientes muestra mejoría notoria en tres a 12 meses.

También se ha empleado danazol en el tratamiento de la enfermedad fibroquística mamaria y los trastornos hematológicos o alérgicos que incluyen hemofilia, enfermedad de Christmas, púrpura trombocitopénica idiopática y edema angioneurótico.

Los principales efectos adversos son aumento de peso, edema, disminución de las dimensiones de las mamas, acné y piel grasa, aumento del crecimiento piloso, voz grave, cefalea, bochornos, cambios de la libido, y calambres musculares. Aunque los efectos adversos leves son muy comunes, rara vez se requiere suspender el fármaco. En ocasiones, por su actividad glucocorticoide inherente, el danazol puede causar supresión suprarrenal.

Debe utilizarse el danazol con gran precaución en personas con disfunción hepática, ya que se ha informado daño hepatocelular leve a moderado en algunas pacientes, según lo evidencian algunos cambios enzimáticos. También está contraindicado durante el embarazo y el amamantamiento y puede producir anomalías urogenitales en la descendencia.

OTROS INHIBIDORES

El **anastrozol**, un inhibidor no esteroideo selectivo de la aromatasa (la enzima requerida para la síntesis de estrógenos, figuras 40-2 y 40-5), es eficaz en algunas mujeres cuyos tumores mamarios se han vuelto resistentes al tamoxifeno (cap. 54). El **letrozol** es similar. El **exemestano**, una molécula esteroidea, es un inhibidor irreversible de la aromatasa. Como el anastrozol y el letrozol, tiene aprobación de uso en mujeres con cáncer mamario avanzado (cap. 54).

Otros inhibidores de aromatasa se hallan bajo investigación en estudios clínicos en pacientes con cáncer mamario. El **fadrozol** es un inhibidor oral no esteroideo (triazólico) de la actividad de la aromatasa. Estos compuestos parecen tan eficaces como el tamoxifeno. Además de su uso en el cáncer mamario, los inhibidores de la aromatasa se han empleado con éxito como adyuvantes de antagonistas de andrógenos en el tratamiento de la pubertad precoz y como tratamiento primario en el síndrome de exceso de aromatasa.

El **fulvestrant** es un antagonista puro del receptor de estrógenos que ha sido algo más eficaz que aquellos con efectos agonistas parciales en algunos pacientes que se han vuelto resistentes al tamoxifeno. El ICI 164,384 es un antagonista más reciente; inhibe la dimerización del receptor de estrógenos ocupado e interfiere con su unión al DNA. También se ha usado de forma experimental en pacientes con cáncer mamario que se volvieron resistentes al tamoxifeno.

El **GnRH** y sus análogos (**nafarelina, buserelina**, etc.) se han vuelto importantes tanto para la estimulación como para la inhibición de la función ovárica. Se revisan en el capítulo 37.

FÁRMACOS INDUCTORES DE LA OVULACIÓN

CLOMIFENO

El citrato de clomifeno, un agonista parcial de estrógenos, tiene estrecha relación con el estrógeno clorotrianiseno (fig. 40-3). Este compuesto se absorbe bien cuando se toma por vía oral. Tiene una semivida de cinco a siete días y se excreta sobre todo en la orina. Presenta unión significativa a proteínas y notable circulación enterohepática y se distribuye en los tejidos adiposos.

Efectos farmacológicos

A. Mecanismo de acción

El clomifeno es un agonista parcial de los receptores de estrógenos. Los efectos de agonista estrogénico se demuestran mejor en animales con insuficiencia gonadal notoria. También se ha demostrado que el clomifeno inhibe de modo eficaz la acción de estrógenos más fuertes. En seres humanos lleva a un aumento de la secreción de gonadotropinas y estrógenos por inhabilitación del efecto de retroalimentación negativa del estradiol sobre las gonadotropinas (fig. 40-5).

B. Efectos

La importancia farmacológica de este compuesto yace en su capacidad de estimular la ovulación en mujeres con oligomenorrea o amenorrea y disfunción ovulatoria. La mayoría de las pacientes sufre el síndrome de ovarios poliquísticos, un trastorno frecuente que afecta a casi 7% de aquellas en edad reproductiva. El síndrome se caracteriza por hiperandrogenismo ovárico dependiente de gonadotropinas, vinculado con anovulación e infecundidad. El trastorno suele acompañarse de hiperandrogenismo suprarrenal. Es probable que el clomifeno bloquee la influencia inhibitoria por retroalimentación de los estrógenos sobre el hipotálamo, lo que causa una supresión súbita de gonadotropinas que lleva a la ovulación.

Uso clínico

El clomifeno se utiliza en el tratamiento de trastornos de ovulación en pacientes que desean embarazarse. Por lo general se induce una sola ovulación por un ciclo único de tratamiento y debe tratarse a la paciente en forma repetida hasta que se logre el embarazo, ya que la función ovulatoria normal no suele reiniciarse. El compuesto carece de utilidad en personas con insuficiencia ovárica o hipofisaria.

Cuando se administra clomifeno a dosis de 100 mg/día por cinco días, se observa un aumento de LH y FSH plasmáticas después de varios días. En pacientes que ovulan, el aumento inicial es seguido por un segundo incremento de la concentración de gonadotropinas, apenas antes de la ovulación.

Efectos adversos

Los efectos adversos más frecuentes en las pacientes tratadas con este fármaco son bochornos, similares a los experimentados por las mujeres menopáusicas. Tienden a ser leves y desaparecen cuando se interrumpe la administración del fármaco. Se han publicado informes ocasionales de síntomas oculares por intensificación y visión con halos, por lo general de corta duración. Se han comunicado algunas veces cefalea, estreñimiento, reacciones cutáneas alérgicas y pérdida reversible del pelo.

El uso eficaz del clomifeno se vincula con alguna estimulación de los ovarios y, por lo general, con crecimiento de las gónadas. El grado de crecimiento tiende a ser mayor y su incidencia más alta en pacientes con ovarios aumentados de volumen al inicio del tratamiento.

También se han comunicado diversos síntomas adicionales, como náusea y vómito, aumento de la tensión nerviosa, depresión, fatiga, dolor mamario, aumento de peso, polaquiuria y menstruación abundante. Sin embargo, parecen resultar de los cambios hormonales vinculados con el ciclo menstrual ovulatorio, más que por el fármaco. La incidencia de embarazo múltiple es de casi 10%. El clomifeno no ha mostrado efectos adversos cuando mujeres embarazadas lo toman en forma inadvertida.

Contraindicaciones y precauciones

Conviene tener precauciones especiales en mujeres con aumento de volumen de los ovarios, ya que parecen ser más sensibles al fármaco y deben recibir dosis más pequeñas. Cualquier paciente que se queje de síntomas abdominales debe ser objeto de exploración cuidadosa. El crecimiento ovárico máximo ocurre después de concluir el ciclo de cinco días y se puede demostrar que muchas tienen un aumento palpable del tamaño ovárico para el séptimo a décimo días. El tratamiento con clomifeno durante más de un año se puede vincular con un mayor riesgo de cáncer ovárico de baja malignidad; sin embargo, las pruebas para ese efecto no son concluyentes.

Deben tenerse también precauciones especiales en pacientes que presentan síntomas visuales vinculados con tratamiento con clomifeno, ya que pueden hacer más peligrosas algunas actividades, como conducir un automóvil.

OTROS FÁRMACOS USADOS EN TRASTORNOS OVULATORIOS

Además del clomifeno, se han administrado otros compuestos hormonales y no hormonales en el tratamiento de trastornos anovulatorios, los cuales se revisan en el capítulo 37.

■ TESTÍCULO (ANDRÓGENOS Y ESTEROIDES ANABÓLICOS, ANTIANDRÓGENOS Y ANTICONCEPCIÓN MASCULINA)

El testículo, al igual que el ovario, tiene funciones gametógenas y endocrinas. El inicio de la función gametógena del testículo es controlado en gran parte por la secreción de FSH por la hipófisis. También se requieren concentraciones locales altas de testosterona para continuar la producción de espermatozoides en los túbulos seminíferos. Las células de Sertoli en los túbulos seminíferos pueden ser la fuente del estradiol producido en los testículos, por aromatización de la testosterona sintetizada de forma local. Bajo la estimulación por LH, las células intersticiales o de Leydig que se encuentran en los espacios entre los túbulos seminíferos producen testosterona.

Las células de Sertoli en el testículo sintetizan y secretan varias proteínas activas que incluyen al factor inhibidor de los conductos de Müller, inhibina y activina. Como en el ovario, la inhibina y la activina parecen ser productos de tres genes que originan una subunidad α común y dos subunidades β, A y B. La activina está formada por dos subunidades β ($\beta_A\beta_B$). Hay dos inhibinas (A y B) que contienen la subunidad α y una de las subunidades β. La activina estimula la secreción de FSH por la hipófisis y es de estructura similar al factor de transformación de crecimiento β, que también aumenta la FSH. Las inhibinas, junto con la testosterona y la dihidrotestosterona, participan en la inhibición de la secreción hipofisaria de FSH por retroalimentación.

ANDRÓGENOS Y ESTEROIDES ANABÓLICOS

En los seres humanos el andrógeno más importante que secretan los testículos es la testosterona. Las vías de síntesis de testosterona en los testículos son similares a las antes descritas para la glándula suprarrenal y el ovario (figs. 39-1 y 40-2).

En los varones se producen casi 8 mg de testosterona al día. Casi 95% se sintetiza en las células de Leydig y sólo 5% en las suprarrenales. Los testículos también secretan pequeñas cantidades de otro andrógeno potente, la dihidrotestosterona, así como la androstenediona y dehidroepiandrosterona, que son andrógenos débiles. La pregnenolona y progesterona, así como sus derivados 17-hidroxilados, también se secretan en pequeñas cantidades. Las concentraciones plasmáticas de testosterona en varones son de casi 0.6 μg/100 ml después de la pubertad y parecen declinar después de los 50 años. La testosterona también está presente en el plasma de las mujeres a concentraciones de casi 0.03 μg/100 ml y se deriva en partes casi iguales de los ovarios y las suprarrenales, así como de la conversión periférica de otras hormonas.

Casi 65% de la testosterona circulante está unida a la globulina transportadora de hormonas sexuales. La SHBG aumenta en el plasma por efecto de los estrógenos, por la hormona tiroidea, y en los pacientes con cirrosis hepática. Disminuye por acción de los andrógenos y la hormona de crecimiento y es menor en individuos con obesidad. Casi toda la testosterona restante se une a albúmina. Casi 2% se mantiene libre y disponible para entrar a las células y unirse a receptores intracelulares.

METABOLISMO

En muchos tejidos efectores la testosterona se convierte en dihidrotestosterona por la acción de la reductasa 5α. En esos tejidos, la dihidrotestosterona es el principal andrógeno activo. También ocurre la conversión de testosterona a estradiol por la aromatasa P450 en algunos tejidos, que incluyen el adiposo, hígado e hipotálamo, donde puede ser de importancia para regular la función gonadal.

La principal vía para la degradación de la testosterona en los seres humanos ocurre en el hígado, con la reducción del doble enlace y la cetona en el anillo A, como se observa en otros esteroides con una configuración Δ^4-cetona en el anillo A. Esto lleva a la producción de sustancias inactivas, como la androsterona y la etiocolanolona, que después se conjugan y excretan en la orina.

La androstenediona, la dehidroepiandrosterona (DHEA) y su sulfato (DHEAS) también se producen en cantidades significativas en seres humanos, aunque sobre todo en la médula suprarrenal más que en los testículos, que contribuyen ligeramente al proceso de maduración normal que respalda los otros cambios puberales dependientes de andrógenos en el ser humano, en particular el desarrollo del vello púbico y axilar y la maduración ósea. Como se señaló en el capítulo 39, algunos estudios sugieren que DHEA y DHEAS pueden tener otros efectos metabólicos y en el sistema nervioso central y tal vez prolonguen la vida en los conejos. En los varones pueden mejorar la sensación de bienestar e inhibir la ateroesclerosis. En un estudio clínico controlado y con placebo en pacientes con lupus eritematoso sistémico, la DHEA mostró algún efecto beneficioso (véase Andrógenos suprarrenales, capítulo 39). Los andrógenos suprarrenales se metabolizan en gran medida en forma similar a la testosterona. Ambos esteroides, pero en particular la androstenediona, se pueden convertir en estrona en los tejidos periféricos, en cantidades muy pequeñas (1 a 5%). La enzima aromatasa P450 encargada de tal conversión también se encuentra en el cerebro y se cree que tiene una participación importante en el desarrollo.

Efectos fisiológicos

En el varón normal, la testosterona o su metabolito activo, la dihidrotestosterona 5α, se encarga de los múltiples cambios que ocurren en la pubertad. Además de las propiedades generales de promoción del crecimiento de los andrógenos sobre los tejidos corporales, estas hormonas se encargan del crecimiento del pene y el escroto. Los cambios en la piel incluyen la aparición de vello púbico, axilar y la barba. Las glándulas sebáceas se vuelven más activas y la piel tiende a hacerse más gruesa y grasa. La laringe crece y las cuerdas vocales se hacen más gruesas, lo que lleva a un tono de voz grave. Se estimula el crecimiento esquelético y se acelera el cierre de las epífisis. Otros efectos incluyen el crecimiento de la próstata y las vesículas seminales, oscurecimiento de la piel y una mayor circulación cutánea. Los andrógenos tienen una participación importante en la estimulación y mantenimiento de la función sexual en los varones. Los andrógenos aumentan la masa corporal magra y estimulan el crecimiento del vello corporal, así como la secreción de sebo. Los efectos metabólicos incluyen la reducción de las proteínas transportadoras de hormonas y aumento de la síntesis hepática de los factores de coagulación, triglicérido lipasa, antitripsina α_1, haptoglobina y ácido siálico. También estimulan la secreción renal de eritropoyetina y disminuyen las concentraciones de HDL.

Esteroides sintéticos con acción androgénica y anabólica

La testosterona cuando se administra por vía oral se absorbe con rapidez. Sin embargo, se convierte en gran parte en metabolitos inactivos y sólo alrededor de 16% de la dosis administrada está disponible en forma activa. La testosterona puede administrarse por vía parenteral, pero tiene un tiempo de absorción más prolongado y una mayor actividad en las formas de propionato, enantato, undecanoato o cipionato. Estos derivados se hidrolizan para liberar testosterona libre en el sitio de inyección. Los derivados de testosterona alquilados en la posición 17, como la metiltestosterona y la fluoximesterona, son activos cuando se administran por vía oral.

La testosterona y sus derivados se han empleado también por sus efectos anabólicos y en el tratamiento de la deficiencia de la hormona. Aunque la testosterona y otros esteroides activos conocidos se pueden aislar en forma pura y cuantificar su peso, todavía se usan análisis biológicos en la investigación de nuevos compuestos. En algunos de estos estudios en animales, los efectos anabólicos del compuesto se miden por sus efectos tróficos en los músculos o puede disociarse la disminución de la excreción de nitrógeno de otros efectos de los andrógenos. Se han comercializado compuestos que tienen presumiblemente actividad anabólica vinculada con efectos androgénicos débiles. Por desgracia, esa disociación es menos notoria en seres humanos que en los animales de experimentación (cuadro 40-5) y todos son andrógenos potentes.

CUADRO 40–5 Preparados androgénicos disponibles y su actividad androgénica:anabólica relativa en animales

Fármaco	Actividad androgénica:anabólica
Testosterona	1:1
Cipionato de testosterona	1:1
Enantato de testosterona	1:1
Metiltestosterona	1:1
Fluoximesterona	1:2
Oximetolona	1:3
Oxandrolona	1:3-1:13
Decanoato de nandrolona	1:2.5-1:4

Efectos farmacológicos

A. Mecanismos de acción

Como otros esteroides, la testosterona actúa en el ámbito intracelular de células efectoras. En la piel, la próstata, las vesículas seminales y el epidídimo, se convierte en dihidrotestosterona 5α por acción de la reductasa 5α. En estos tejidos la dihidrotestosterona es el andrógeno predominante. La distribución de esta enzima en el feto es diferente y tiene implicaciones importantes para el desarrollo.

La testosterona y la dihidrotestosterona se unen al receptor de andrógenos intracelular e inician una serie de sucesos similares a los descritos antes para el estradiol y la progesterona, que llevan al crecimiento, la diferenciación y la síntesis de varias enzimas y otras proteínas funcionales.

B. Efectos

En el varón, los andrógenos dan origen al desarrollo de las características sexuales secundarias durante la pubertad (véase antes). En el varón adulto, las grandes dosis de testosterona o sus derivados cuando se administran solos suprimen la secreción de gonadotropinas y causan atrofia del tejido intersticial y los túbulos de los testículos. Puesto que se requieren dosis bastante grandes de andrógenos para suprimir la secreción de gonadotropinas, se ha postulado que la inhibina, en combinación con andrógenos, se encarga de controlar la secreción por retroalimentación. En mujeres, los andrógenos pueden producir cambios similares a los observados en el varón prepúber e incluyen crecimiento de vello facial y corporal, voz grave, crecimiento del clítoris, alopecia frontal y musculatura prominente. Los andrógenos naturales estimulan la producción de eritrocitos.

CUADRO 40-6 Preparados de andrógenos para el tratamiento de sustitución

Fármaco	Vía de administración	Dosis
Metiltestosterona	Oral	25 a 50 mg/día
	Sublingual (bucal)	5 a 10 mg/día
Fluoximesterona	Oral	2 a 10 mg/día
Enantato de testosterona	Intramuscular	Véase el texto
Cipionato de testosterona	Intramuscular	Véase el texto
Testosterona	Transdérmica	2.5 a 10 mg/día
	Gel tópico (1%)	5 a 10 g/día

La administración de andrógenos reduce la excreción de nitrógeno en la orina, lo cual indica un aumento de la síntesis de proteínas o un decremento de la fragmentación de proteínas en el cuerpo. Este efecto es mucho más pronunciado en mujeres y niños que en varones normales.

Usos clínicos

A. Tratamiento de sustitución de andrógenos en varones

Se usan andrógenos para sustituir o aumentar su secreción endógena en varones con hipogonadismo (cuadro 40-6). Incluso en presencia de deficiencia hipofisaria, se usan andrógenos más que gonadotropinas, excepto cuando se quiere lograr la espermatogénesis normal. En pacientes con hipopituitarismo no se agregan andrógenos al tratamiento hasta la pubertad, momento en que se inician en forma gradual con dosis crecientes hasta alcanzar el brote de crecimiento y el desarrollo de las características sexuales secundarias. En esos pacientes, el tratamiento debe iniciarse con compuestos de acción prolongada, como el enantato o cipionato de testosterona a dosis de 50 mg intramusculares, de forma inicial cada cuatro semanas, después cada tres y por último cada dos semanas, con cada cambio realizado a intervalos de tres meses. La dosis después se duplica hasta 100 mg cada dos semanas hasta que concluye la maduración. Por último, se cambia a la dosis de reposición de adultos de 200 mg a intervalos de dos semanas.

El propionato de testosterona, si bien es potente, tiene una corta duración de acción y no es práctico para su uso a largo plazo. El undecanoato de testosterona se puede administrar por vía oral, con cantidades grandes del esteroide dos veces al día (p. ej., 40 mg/día); sin embargo, esto no se recomienda porque la administración oral de testosterona se ha vinculado con tumores hepáticos. La testosterona también puede administrarse por vía transdérmica; se dispone de parches o geles cutáneos para aplicación en el escroto u otras zonas de la piel. A menudo se requieren dos aplicaciones al día para el tratamiento de sustitución. Los comprimidos oblongos implantados y otros preparados de acción prolongada están en estudio. La aparición de policitemia o hipertensión puede requerir disminución de la dosis.

B. Trastornos ginecológicos

Los andrógenos se administran de modo ocasional en el tratamiento de ciertos trastornos ginecológicos, pero sus efectos indeseables en mujeres son tales que se deben usar con mucha precaución. Los andrógenos se han empleado para disminuir la ingurgitación mamaria durante el periodo puerperal, por lo general en combinación con estrógenos. El andrógeno débil danazol se usa para el tratamiento de la endometriosis (véase antes).

Los andrógenos se administran algunas veces en combinación con estrógenos para tratamiento de sustitución en el periodo posmenopáusico, en un intento para eliminar la hemorragia endometrial que puede ocurrir cuando se utilizan estrógenos solos y para aumentar la libido. Se han utilizado para la quimioterapia de tumores mamarios en mujeres premenopáusicas.

C. Uso como fármacos anabólicos proteínicos

Los andrógenos y los esteroides anabólicos se han usado en combinación con medidas dietéticas y ejercicio en un intento por revertir la pérdida de proteínas después de traumatismos, intervenciones quirúrgicas o inmovilización prolongada y en pacientes con enfermedades debilitantes.

D. Anemia

Con anterioridad se emplearon grandes dosis de andrógenos en el tratamiento de anemias resistentes al tratamiento, como la anemia aplásica, anemia de Fanconi, drepanocitosis, mielofibrosis y anemias hemolíticas. La eritropoyetina recombinante ha sustituido en gran parte a los andrógenos para ese propósito.

E. Osteoporosis

Los andrógenos y compuestos anabólicos se han empleado en el tratamiento de la osteoporosis, solos o junto con estrógenos. Con excepción del tratamiento de sustitución en el hipogonadismo, los bisfosfonatos han sustituido en gran proporción a los andrógenos para esta finalidad.

F. Uso como estimulantes del crecimiento

Estos compuestos se han administrado para estimular el crecimiento en niños con pubertad tardía. Si se utilizan los fármacos de manera cuidadosa, dichos niños tal vez alcanzan la talla esperada del adulto. Si el tratamiento es intensivo, el sujeto puede crecer con rapidez al principio, pero no logra la estatura final prevista por la aceleración del cierre de las epífisis que se presentan. Es difícil controlar este tipo de tratamiento de modo adecuado incluso con estudios radiográficos frecuentes de las epífisis, ya que la acción de las hormonas sobre los centros epifisarios puede continuar durante muchos meses después de suspender el tratamiento.

G. Abuso de esteroides anabólicos y andrógenos en el deporte

El consumo de esteroides anabólicos por deportistas ha recibido atención mundial. Muchos de ellos y sus entrenadores presuponen que los esteroides anabólicos, a dosis 10 a 200 veces mayores que la producción normal diaria, incrementan la fuerza y la agresividad y por tanto el desempeño competitivo. Tales efectos se han demostrado de manera inequívoca sólo en mujeres. Los efectos adversos de estos fármacos hacen desaconsejable su uso.

H. Envejecimiento

La producción de andrógenos decrece con la edad en varones y puede contribuir a la declinación de la masa muscular, la fuerza y la libido. Estudios preliminares de la reposición de andrógenos en varones que envejecen con concentraciones bajas de estos fármacos muestran un aumento de la masa corporal magra y el hematócrito y una disminución del recambio óseo. Se necesitan estudios de mayor duración para valorar la utilidad de este tratamiento.

Efectos adversos

Los efectos adversos de estos compuestos se deben en particular a su acción masculinizante y son más notorios en mujeres y niños prepúberes. En las pacientes, la administración de más de 200 a 300 mg de testosterona al mes suele vincularse con hirsutismo, acné, amenorrea, crecimiento del clítoris y voz grave. Estos efectos pueden presentarse incluso con dosis menores en algunas mujeres. Ciertos esteroides androgénicos ejercen una actividad progestacional y causan hemorragia endometrial al suspenderlos. Estas hormonas también alteran los lípidos séricos y pueden aumentar la susceptibilidad a la enfermedad aterosclerótica en las mujeres.

Excepto bajo las circunstancias más desusadas, no deben utilizarse andrógenos en lactantes. Estudios recientes en animales sugieren que la administración de andrógenos en etapas tempranas de la vida puede tener efectos profundos en la maduración de los centros del sistema nervioso central que regulan el desarrollo sexual, en particular en la mujer. La administración de estos fármacos a mujeres embarazadas puede causar masculinización o submasculinización de los genitales externos en los fetos femeninos y masculinos, respectivamente. Aunque los efectos antes mencionados pueden ser menos notorios con los anabólicos, se presentan.

La retención de sodio y el edema no son frecuentes, pero deben vigilarse de forma cuidadosa en los pacientes con enfermedad cardiaca y renal.

Casi todos los andrógenos sintéticos y sustancias anabólicas son esteroides con sustitución 17-alquilo. La administración de fármacos con esta estructura suele vincularse con datos de disfunción hepática, que se presentan por lo general en fase temprana durante el tratamiento y su grado es proporcional a la dosis. Las concentraciones de bilirrubina pueden elevarse hasta que se hace aparente la ictericia clínica. La ictericia colestásica es reversible con la cesación del tratamiento y no hay cambios permanentes. En varones de edad avanzada puede aparecer hiperplasia prostática, que causa retención urinaria.

El tratamiento de sustitución en varones puede ocasionar acné, apnea del sueño, eritrocitosis, ginecomastia y azoospermia. Las dosis suprafisiológicas de andrógenos producen azoospermia y disminución del tamaño testicular y pueden requerir meses para la recuperación después del término del tratamiento. Los andrógenos alquilados en dosis altas pueden producir colestasis, peliosis e insuficiencia hepáticas. Reducen el colesterol de HDL plasmática y pueden aumentar el de LDL. También se han comunicado adenomas y carcinomas hepáticos. Los efectos conductuales incluyen dependencia psicológica, aumento de la agresividad y síntomas psicóticos.

Contraindicaciones y precauciones

El uso de esteroides androgénicos está contraindicado en mujeres embarazadas o aquellas que pueden embarazarse durante el tratamiento.

No deben administrarse andrógenos a varones con carcinoma de próstata o mama. Hasta que se conozcan mejor los efectos de estas hormonas sobre el sistema nervioso central en los niños en desarrollo, deben evitarse en lactantes y niños pequeños.

Se requiere precaución especial en la administración de estos fármacos a niños para producir el brote de crecimiento. En la mayoría es más apropiada la administración de somatotropina (cap. 37).

Debe tenerse cuidado en la administración de estos fármacos a pacientes con enfermedad renal o cardiaca predispuestos al edema. Si hay retención de sodio y agua, responden al tratamiento con diuréticos.

El tratamiento con metiltestosterona se vincula con creatinuria, pero no se conoce el significado de este hallazgo.

Precaución: se han comunicado varios casos de carcinoma hepatocelular en pacientes con anemia aplásica tratados con andrógenos anabólicos. Debe usarse en su lugar eritropoyetina y factores estimulantes de colonias (cap. 33).

SUPRESIÓN DE ANDRÓGENOS Y ANTIANDRÓGENOS

SUPRESIÓN DE ANDRÓGENOS

El tratamiento del carcinoma prostático avanzado requiere a menudo orquiectomía o grandes dosis de estrógenos para atenuar los andrógenos endógenos disponibles. Los efectos psicológicos del primer tratamiento y la ginecomastia producida por el segundo hacen que estos métodos terapéuticos sean indeseables. Como se señaló en el capítulo 37, los análogos de GnRH, como goserelina, nafarelina, buserelina y acetato de leuprolida, producen supresión gonadal eficaz cuando las concentraciones sanguíneas son continuas más bien que pulsátiles (cap. 37 y fig. 40-6).

ANTIANDRÓGENOS

La utilidad potencial de los antiandrógenos en el tratamiento de pacientes que producen cantidades excesivas de testosterona ha llevado a la búsqueda de fármacos eficaces que pueden utilizarse para ese propósito. Varios métodos han tenido algún éxito, en especial la inhibición de la síntesis y el antagonismo de receptores.

Inhibidores de la síntesis de esteroides

El **cetoconazol**, usado sobre todo en el tratamiento de enfermedades micóticas, es un inhibidor de la síntesis de esteroides suprarrenales y gonadales, como se describe en el capítulo 39. No afecta a la aromatasa ovárica pero reduce la actividad de la aromatasa placentaria humana. *In vitro*, desplaza al estradiol y la dihidrotestosterona de la proteína transportadora de hormonas sexuales e *in vivo* aumenta la razón estradiol:testosterona en plasma por un mecanismo diferente. Sin embargo, no parece ser clínicamente útil en mujeres con aumento de andrógenos por la toxicidad vinculada con el uso prolongado de los 400 a 800 mg/día requeridos. El fármaco también se ha empleado de manera experimental para tratar el carcinoma prostático, pero los resultados no han sido alentadores. Los varones tratados con cetoconazol presentan a menudo ginecomastia reversible durante el tratamiento, lo cual podría deberse al aumento demostrado de la razón estradiol:testosterona.

Conversión de precursores de esteroides en andrógenos

Se han desarrollado varios compuestos que inhiben la 17-hidroxilación de progesterona o pregnenolona, lo que impide la acción de la enzima de corte de la cadena lateral y la transformación adicional de estos precursores de esteroides en andrógenos activos. Unos cuantos de estos compuestos se han estudiado en clínica, pero han sido muy tóxicos para su uso prolongado. Como se señaló en el capítulo 39, la

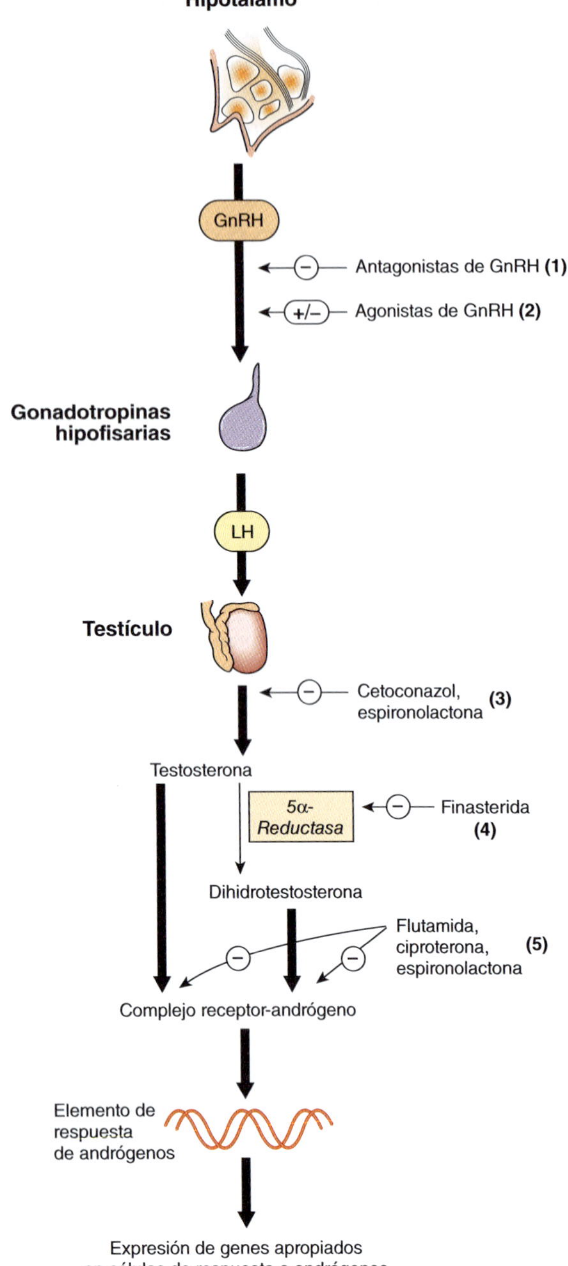

FIGURA 40–6 Control de la secreción y actividad de los andrógenos en algunos sitios de acción de los antiandrógenos: **(1)** inhibición competitiva de los receptores de GnRH; **(2)** estimulación (+, administración pulsátil) o inhibición por desensibilización de los receptores de GnRH (–, administración continua); **(3)** disminución de la síntesis de testosterona en los testículos; **(4)** reducción de la síntesis de dihidrotestosterona por inhibición de la reductasa 5α; **(5)** competencia por la unión a receptores de andrógenos en el citosol.

abiraterona, un inhibidor de 17-hidroxilasa reciente, puede mostrar éxito clínico.

Puesto que la dihidrotestosterona, no la testosterona, parece ser el andrógeno esencial en la próstata, los efectos androgénicos en ésta y otros tejidos dependientes de la dihidrotestosterona similares se pueden atenuar con el uso de un inhibidor de la reductasa 5α (fig. 40-6). La **finasterida**, un inhibidor de esta enzima, tiene actividad por vía oral y causa disminución de las concentraciones de dihidrotestosterona, que se inicia en las 8 h siguientes a su administración y dura casi 24. Su semivida es de casi 8 h (más prolongada en individuos de mayor edad). De 40 a 50% de la dosis se degrada en el metabolismo; más de la mitad se excreta en las heces. La finasterida ha sido motivo de informe de eficacia moderada para disminuir el tamaño de la próstata en varones con hiperplasia prostática benigna y tiene aprobación para ese uso en Estados Unidos. La dosis es de 5 mg/día. La **dutasterida** es un esteroide derivado similar oral con un inicio lento de acción y una semivida mucho más prolongada que la finasterida. La dosis es de 0.5 mg/diarios. Estos fármacos no tienen aprobación de uso en mujeres o niños, aunque la finasterida se ha utilizado con éxito en el tratamiento del hirsutismo de mujeres y la alopecia temprana de patrón masculino en varones (1 mg/día).

Finasterida

Inhibidores de receptores

La **ciproterona** y su **acetato** son antiandrógenos eficaces que inhiben la acción de estas hormonas en el órgano efector. La forma acetato tiene un efecto progestacional notorio que suprime el reforzamiento por retroalimentación de LH y FSH que lleva a un efecto antiandrogénico más eficaz. Estos compuestos se han utilizado en mujeres para tratar el hirsutismo y en varones para disminuir el impulso sexual excesivo y se encuentran en investigación en otros trastornos en los que la reducción de los efectos androgénicos es útil. El acetato de ciproterona a dosis de 2 mg/día administrado en forma simultánea con estrógenos se utiliza en el tratamiento del hirsutismo en mujeres, con duplicación como píldora anticonceptiva; tiene un estado de fármaco huérfano en Estados Unidos.

La **flutamida**, una anilida sustituida, es un potente antiandrógeno que se ha usado en el tratamiento del carcinoma prostático. Aunque no es un esteroide, se comporta como un antagonista competitivo en el receptor de andrógenos. Se degrada con rapidez en los seres humanos. A menudo causa ginecomastia leve (tal vez por aumento de la producción testicular de estrógenos) y en ocasiones produce toxicidad hepática leve reversible. La administración de este compuesto provoca alguna mejoría en la mayoría de los individuos con carcinoma prostático que no ha tenido tratamiento endocrino previo. Estudios preliminares indican que la flutamida también es útil en el tratamiento del efecto de exceso de andrógenos en las mujeres.

Flutamida

La **bicalutamida** y la **nilutamida** son potentes antiandrógenos activos por vía oral que se pueden administrar como dosis única diaria y se usan en pacientes con carcinoma metastásico de la próstata. Los estudios en pacientes con carcinoma prostático indican que estos fármacos son bien tolerados. La bicalutamida se recomienda para uso en combinación con un análogo de GnRH (para disminuir la reactivación tumoral) y puede tener menos efectos secundarios gastrointestinales que la flutamida. Se requiere a dosis de 150 a 200 mg/día (cuando se utiliza sola) para disminuir la concentración del antígeno prostático específico hasta la cifra alcanzada con la castración, pero en combinación con un análogo de GnRH pueden ser suficientes 50 mg/día. La nilutamida tiene aprobación de uso después de la castración quirúrgica a dosis de 300 mg/día durante 30 días, seguidos por 150 mg/día.

La **espironolactona**, un inhibidor competitivo de la aldosterona (cap. 15), también compite con la dihidrotestosterona por los receptores androgénicos en tejidos efectores. Disminuye además la actividad de la 17α-hidroxilasa, lo que aminora la concentración plasmática de testosterona y androstenediona. Se utiliza a dosis de 50 a 200 mg/día en el tratamiento del hirsutismo en mujeres y parece ser tan eficaz como la finasterida, flutamida o ciproterona en ese trastorno.

ANTICONCEPCIÓN QUÍMICA EN VARONES

Aunque se han realizado muchos estudios, no se ha encontrado un anticonceptivo oral eficaz para varones. Por ejemplo, varios andrógenos, incluidas la testosterona y su enantato a dosis de 400 mg por vía oral, produjeron azoospermia en menos de la mitad de los varones tratados. Se observaron reacciones adversas menores, que incluyeron ginecomastia y acné. La testosterona en combinación con danazol fue bien tolerada, pero no más eficaz respecto de cuando se administró sola. Los andrógenos en combinación con un progestágeno, como el acetato de medroxiprogesterona, no fueron más eficaces. Sin embargo, los estudios preliminares indican que la administración intramuscular de 100 mg de enantato de testosterona por semana, junto con 500 mg de levonorgestrel al día por vía oral, puede producir azoospermia en 94% de los varones.

El acetato de ciproterona, un progestágeno y antiandrógeno muy potente también produce oligospermia; sin embargo, no confiere anticoncepción confiable.

En la actualidad, las hormonas hipofisarias y los análogos antagonistas potentes de GnRH, han recibido atención creciente. Un antagonista de GnRH en combinación con testosterona ha mostrado producir azoospermia reversible en primates no humanos.

GOSIPOL

Se han realizado extensos estudios de este derivado de la semilla del algodón en China. El compuesto destruye elementos del epitelio seminífero, pero no altera de manera significativa la función endocrina del testículo.

En estudios efectuados en China, un gran número de varones se trató con 20 mg/día de gosipol o su acetato durante dos meses, seguido por dosis de mantenimiento de 60 mg/semana. Con este esquema, 99% de los varones presentó recuento de espermatozoides menores de 4 millones/ml. Los datos preliminares indican que es más probable que ocurra la recuperación (retorno de la cifra normal de espermatozoides) después de interrumpir el gosipol en varones cuyas concentraciones no descienden hasta cifras tan bajas y cuando la administración no continúa durante más de dos años. La hipopotasemia es el principal efecto adverso y puede llevar a una parálisis transitoria. Debido a la escasa eficacia y toxicidad significativa, el gosipol se ha abandonado como posible fármaco para la anticoncepción masculina.

PREPARACIONES DISPONIBLES[1]

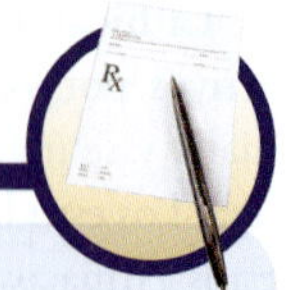

ESTRÓGENOS

Cipionato de estradiol oleoso
Parenteral: 5 mg/ml para inyección IM

Dietilestilbestrol
Oral: comprimidos de 50 mg
Parenteral: 0.25 g

Estradiol
Oral: comprimidos de 0.45, 0.5, 0.9, 1, 1.5, 1.8, 2 mg
Vaginal: 0.1 mg/g de crema, 2 mg en anillo, comprimidos de 25 μg

Estradiol transdérmico
Parche transdérmico: tasas de emisión de 0.014, 0.025, 0.0375, 0.05, 0.06, 0.075, 0.1 mg/día
Tópico: 2.5 mg/g en emulsión; 0.75 mg/1.25 g de dosis unitaria

Estrógenos conjugados
Oral: comprimidos de 0.3, 0.45, 0.625, 0.9, 1.25 mg
Parenterales: 25 mg/5 ml para inyección IM, IV
Vaginales: 0.625 mg/g de crema base

Estrógenos esterificados
Oral: comprimidos de 0.3, 0.45, 0.625, 0.9, 1.25, 2.5 mg

Estrona
Oral: comprimidos de 0.3, 0.625, 1.25 y 2.5 mg

Estropipato
Oral: comprimidos de 0.625, 1.25, 2.5, 5 mg
Vaginal: 1.5 mg/g de crema base

Valerato de estradiol oleoso
Parenteral: 10, 20, 40 mg/ml para inyección IM

PROGESTÁGENOS

Acetato de medroxiprogesterona
Oral: comprimidos de 2.5, 5, 10 mg
Parenteral: 150, 400, mg/ml para inyección IM

Acetato de megestrol
Oral: comprimidos de 20, 40, mg: suspensión de 40, 125 mg/ml

Acetato de noretindrona
Oral: comprimidos de 5 mg

Levonorgestrel
Equipo para implante subcutáneo: 6 cápsulas de 36 mg cada una
Sistema intrauterino: 52 mg

Progesterona
Oral: cápsulas de 100, 200 mg
Tópica: gel vaginal de 4 y 8%, mecanismo para inserción de 100 mg
Parenteral: 50 mg/ml en aceite para inyección IM
Sistema anticonceptivo intrauterino: 38 mg en silicona

ANDRÓGENOS Y ESTEROIDES ANABÓLICOS

Cipionato de testosterona oleoso
Parenteral: 100, 200 mg/ml para inyección IM

Decanoato de nandrolona
Parenteral: oleoso para inyección de 100, 200 mg/ml

Enantato oleoso de testosterona
Parenteral: 200 mg/ml para inyección IM

Fluoximesterona
Oral: comprimidos de 10 mg

Metiltestosterona
Oral: comprimidos de 10, 25 mg; cápsulas de 10 mg; comprimidos bucales de 10 mg

Oxandrolona
Oral: comprimidos de 2.5, 10 mg

Oximetolona
Oral: comprimidos de 50 mg

Testosterona
Sistema bucal: 30 mg

Testosterona, comprimidos
Parenteral: 75 mg/comprimidos para inyección parenteral (no IV)

Testosterona, sistema transdérmico
Parche: tasa de emisión de 2.5, 5 mg/24 h
Gel: 1%

ANTAGONISTAS E INHIBIDORES

Véase también el capítulo 37

Anastrozol
Oral: comprimidos de 1 mg

Bicalutamida
Oral: comprimidos de 50 mg

Clomifeno
Oral: comprimidos de 50 mg

Danazol
Oral: cápsulas de 50, 100, 200 mg

Dutasterida
Oral: comprimidos de 0.5 mg

Exemestano
Oral: comprimidos de 25 mg

Finasterida
Oral: comprimidos de 1 mg; comprimidos de 5 mg

Flutamida
Oral: cápsulas de 125 mg

Fulvestrant
Parenteral: 50 mg/ml para inyección IM

Letrozol
Oral: comprimidos de 2.5 mg

Mifepristona
Oral: comprimidos de 200 mg

Nilutamida
Oral: comprimidos de 50, 150 mg

Raloxifeno
Oral: comprimidos de 60 mg

Tamoxifeno
Oral: comprimidos de 10, 20 mg; solución oral de 10 mg/5 ml

Toremifeno
Oral: comprimidos de 60 mg

[1] Los anticonceptivos orales se enumeran en el cuadro 40-3.

BIBLIOGRAFÍA

Acconcia F et al: Palmitoylation-dependent estrogen receptor alpha membrane localization: Regulation by 17beta-estradiol. Mol Biol Cell 2005;16:231.

Anderson GL et al for the Women's Health Initiative Steering Committee: Effects of conjugated equine estrogen in postmenopausal women with hysterectomy. JAMA 2004;291:1701.

Bacopoulou F, Greydanus DE, Chrousos GP: Reproductive and contraceptive issues in chronically ill adolescents. Eur J Contracept Reprod Health Care 2010;15:389.

Bamberger CM, Schulte HM, Chrousos GP: Molecular determinants of glucocorticoid receptor function and tissue sensitivity. Endocr Rev 1996;17:221.

Basaria S et al: Adverse events associated with testosterone administration. N Engl J Med 2010;363:109.

Baulieu E-E: Contragestion and other clinical applications of RU 486, an antiprogesterone at the receptor. Science 1989;245:1351.

Bechlioulis A et al: Endothelial function, but not carotid intima-media thickness, is affected early in menopause and is associated with severity of hot flushes. J Clin Endocrinol Metab 2010;95:1199.

Burkman R, Schlesselman JJ, Zieman M: Safety concerns and health benefits associated with oral contraception. Am J Obstet Gynecol 2004;190 (Suppl 4):S5.

Chlebowski RT et al: Estrogen plus progestin and breast cancer. Incidence and mortality in postmenopausal women. JAMA 2010;304:1684.

Chrousos GP: Perspective: Stress and sex vs. immunity and inflammation. Science Signaling 2010;3:e36.

Chrousos GP, Torpy DJ, Gold PW: Interactions between the hypothalamic-pituitary-adrenal axis and the female reproductive system: Clinical implications. Ann Intern Med 1998;129:229.

Diamanti-Kandarakis E et al: Pathophysiology and types of dyslipidemia in PCOS. Trends Endocrinol Metab 2007;18:280.

Gomes MPV, Deitcher SR: Risk of venous thromboembolic disease associated with hormonal contraceptives and hormone replacement therapy: A clinical review. Arch Intern Med 2004;164:1965.

Hall JM, McDonnell DP, Korach KS: Allosteric regulation of estrogen receptor structure, function, and co-activator recruitment by different estrogen response elements. Mol Endocrinol 2002;16:469.

Harman SM et al: Longitudinal effects of aging on serum total and free testosterone levels in healthy men. Baltimore Longitudinal Study of Aging. J Clin Endocrinol Metab 2001;86:724.

Kalantaridou S, Chrousos GP: Monogenic disorders of puberty. J Clin Endocrinol Metab 2002;87:2481.

Kalantaridou S et al: Premature ovarian failure, endothelial dysfunction, and estrogen-progesterone replacement. Trends Endocrinol Metab 2006;17:101.

Kalantaridou SN et al: Impaired endothelial function in young women with premature ovarian failure: Normalization with hormone therapy. J Clin Endocrinol Metab 2004;89:3907.

Kanaka-Gantenbein C et al: Assisted reproduction and its neuroendocrine impact on the offspring. Prog Brain Res 2010;182C:161.

Manson JE et al: Estrogen plus progestin and the risk of coronary heart disease. N Engl J Med 2003;349:523.

Merke DP et al: Future directions in the study and management of congenital adrenal hyperplasia due to 21-hydroxylase deficiency. Ann Intern Med 2002;136:320.

Mooradian AD, Morley JD, Korenman SG: Biological action of androgens. Endocr Rev 1987;8:1.

Naka KK et al: Effect of the insulin sensitizers metformin and pioglitazone on endothelial function in young women with polycystic ovary syndrome: A prospective randomized study. Fertil Steril 2011;95:203.

Price VH: Treatment of hair loss. N Engl J Med 1999;341:964.

Rossouw JE et al: Risks and benefits of estrogen plus progestin in healthy postmenopausal women: Principal results from the Women's Health Initiative randomized controlled trial. JAMA 2002;288:321.

Smith RE: A review of selective estrogen receptor modulators in national surgical adjuvant breast and bowel project clinical trials. Semin Oncol 2003;30(Suppl 16):4.

Snyder PJ et al: Effect of testosterone replacement in hypogonadal men. J Clin Endocrinol Metab 2000;85:2670.

US Preventive Services Task Force: Hormone therapy for the prevention of chronic conditions in postmenopausal women. Ann Intern Med 2005;142:855.

Wehrmacher WH, Messmore H: Women's Health Initiative is fundamentally flawed. Gend Med 2005;2:4.

Weisberg E: Interactions between oral contraceptives and antifungals/antibacterials. Is contraceptive failure the result? Clin Pharmacokinet 1999;36:309.

Young NR et al: Body composition and muscle strength in healthy men receiving T enanthate for contraception. J Clin Endocrinol Metab 1993;77:1028.

Zandi PP et al: Hormone replacement therapy and incidence of Alzheimer's disease in older women. JAMA 2002;288:2123.

RESPUESTA AL ESTUDIO DE CASO

Se debe iniciar la administración diaria de estradiol (100 µg/día) por vía transdérmica junto con la ingestión de progesterona natural por vía oral (200 mg/día) durante los últimos 12 días de cada ciclo de 28. Bajo este régimen, los síntomas deben desaparecer y el sangrado uterino mensual regular reanudarse. Hay que alentar a la paciente a realizar ejercicios adecuados e incrementar su ingestión de calcio y vitamina D como tratamiento para la osteoporosis.

C A P Í T U L O

41

Hormonas pancreáticas y fármacos antidiabéticos

Martha S. Nolte Kennedy, MD

ESTUDIO DE CASO

Una mujer de origen hispanoamericano de 56 años de edad acude con su médico por fatiga, sed intensa, micción frecuente e intolerancia al ejercicio con disnea, cuadro que ha persistido varios meses. No acude con regularidad a las citas para consulta y no tiene otros antecedentes de importancia para el padecimiento actual. Entre los antecedentes familiares destacan datos importantes de obesidad, diabetes, hipertensión arterial y arteriopatía coronaria por parte de ambos padres y sus hermanos. No consume ningún fármaco. Cinco de sus seis hijos pesaron al nacer más de 4 kg. En la exploración física se observa que el índice de masa corporal (BMI) es de 34, su presión arterial es de 150/90 mmHg y tiene signos de neuropatía periférica leve. Los resultados de pruebas de laboratorio indican que su glucemia es de 261 mg/100 ml (con muestra obtenida al azar); el dato anterior se confirma por la glucemia de 192 mg/100 ml con la mujer en ayuno; los estudios de lípidos con la persona en ayuno indican que el colesterol total es de 264 mg/100 ml, triglicéridos de 255 mg/100 ml, lipoproteínas de alta densidad de 43 mg/100 ml y lipoproteínas de baja densidad de 170 mg/100 ml. ¿Qué tipo de diabetes tiene la paciente? ¿Qué valoraciones deben realizarse? ¿En qué forma debe tratarse la diabetes?

COMPONENTE ENDOCRINO DEL PÁNCREAS

El componente endocrino del páncreas en el adulto humano incluye en promedio un millón de islotes de Langerhans, intercalados en toda la glándula. En el interior de los islotes se identifican, cuando menos, cuatro tipos de células hormonógenas (cuadro 41-1). Sus productos hormonales comprenden la **insulina**, que es la hormona anabólica y de almacenamiento del cuerpo; el **polipéptido amiloide insular** (**IAPP**, o **amilina**) que modula el apetito, el vaciamiento del estómago y la secreción de **glucagon** e insulina; el glucagon, hormona hiperglucémica que moviliza las reservas de glucógeno; la **somatostatina**, inhibidora universal de células secretoras; la gastrina, que estimula la secreción de ácido por el estómago; y el **péptido pancreático**, proteína pequeña que facilita los fenómenos digestivos por un mecanismo no esclarecido.

La **diabetes mellitus** se define como el incremento de la glucemia que surge por secreción nula o inadecuada de insulina por el páncreas, con o sin deficiencia de la acción de la hormona. Los cuadros patológicos en que se fundamenta el diagnóstico de la diabetes mellitus se dividen en cuatro categorías: diabetes tipo 1 *dependiente de insulina;* diabetes tipo 2, *independiente de insulina;* de tipo 3, *otras variantes;* y el tipo 4, *diabetes mellitus gestacional* (Comité de Expertos, 2003).

Diabetes mellitus tipo 1

El signo característico de la diabetes tipo 1 es la destrucción selectiva de células β (células B) y la deficiencia *intensa* o *absoluta* de insulina. Esta categoría de la enfermedad puede tener causas inmunitarias y causas idiopáticas. La forma primera (inmunitaria) es la más común en este tipo de diabetes. Casi todos los pacientes tienen menos de 30 años al momento de diagnosticar el trastorno, pero éste puede comenzar en cualquier edad. La diabetes tipo 1 se identifica en todos los grupos étnicos, si bien su incidencia máxima se observa en personas que provienen del norte de Europa y Cerdeña. La susceptibilidad comprende al parecer un vínculo genético multifactorial, pero sólo 10 a 15% de los pacientes tiene antecedentes familiares positivos.

En el caso de las personas con diabetes tipo 1 se necesita el tratamiento de sustitución con insulina para conservar la vida. La

CUADRO 41-1 Células insulares del páncreas y sus productos de secreción

Tipos celulares	Porcentaje aproximado de la masa de islotes	Productos de secreción
Célula α (A)	20	Glucagon, proglucagon
Célula β (B)	75	Insulina, péptido C, proinsulina, amilina
Célula δ (D)	3-5	Somatostatina
Célula G	1	Gastrina
Célula F (célula PP)[1]	1	Polipéptido pancreático (PP)

[1]Dentro de los lobulillos pancreáticos con abundantes polipéptidos propios de los islotes de adultos, situados sólo en la zona posterior de la cabeza del páncreas del ser humano, son escasas las células que secretan glucagon (<0.5%) y las células F comprenden hasta 80% de la población celular.

insulina farmacológica se aplica por inyección en el tejido subcutáneo y para ello se utiliza una jeringa o una bomba que continuamente introduce en goteo la hormona debajo de la piel. Interrumpir la sustitución de insulina puede ser letal y culminar en **cetoacidosis diabética** o la muerte. La cetoacidosis es resultado de la insuficiencia o ausencia de insulina y se debe a la liberación excesiva de ácidos grasos, con síntesis de cetoácidos en cifras tóxicas.

Diabetes mellitus tipo 2

Se caracteriza por la resistencia de los tejidos a la acción de la insulina, en combinación con deficiencia *relativa* de la secreción de tal hormona. Una persona particular puede mostrar mayor resistencia a la hormona, o mayor deficiencia de células β, y sus anomalías pueden ser leves o intensas. En tales pacientes, la insulina se produce en las células β pero no es adecuada para superar la resistencia a ella, y de este modo aumenta la glucemia. La menor acción insulínica también afecta el metabolismo de grasas, con lo cual aumenta el flujo de ácidos grasos libres y las concentraciones de triglicéridos, y disminuyen de forma recíproca las de lipoproteína de alta densidad (HDL).

Es posible que las personas con diabetes tipo 2 no necesiten insulina para vivir, pero 30% o más de ellas se benefician de la administración de la hormona para controlar la hiperglucemia. Es posible que 10 a 20% de los individuos en quienes de modo inicial se estableció el diagnóstico de diabetes tipo 2 tengan en realidad una combinación de los tipos 1 y 2, o bien el tipo 1 con lenta evolución, la llamada diabetes autoinmunitaria latente de los adultos (LADA, *latent autoimmune diabetes of adults*), y al final necesitan insulinoterapia completa. Los sujetos con diabetes tipo 2 no terminan casi nunca por mostrar cetosis, pero algunas veces se desarrolla cetoacidosis como consecuencia de situaciones de sobrecarga fisiológica, como infecciones, o del empleo de fármacos que agravan la resistencia a la insulina, como los corticoesteroides. La deshidratación en diabéticos de tipo 2 no tratados y con control deficiente de su enfermedad puede culminar en un cuadro letal llamado **coma hiperosmolar no cetósico**; en él, la glucemia puede aumentar seis a 20 veces respecto de sus cifras normales y aparecen alteraciones del estado psíquico, o el individuo entra en inconciencia. En estos casos se necesita atención médica y rehidratación urgentes.

Diabetes mellitus tipo 3

Esta categoría se refiere a la diabetes en la cual la hiperglucemia proviene de *otras* causas específicas, como pancreatectomía, pancreatitis, enfermedades extrapancreáticas, farmacoterapia y otras más. Para una lista detallada conviene consultar la relación del Comité de Expertos de 2003.

Diabetes mellitus tipo 4

La diabetes gestacional (GDM) se define como cualquier anomalía de las concentraciones de glucosa que se detecta por primera vez durante el embarazo. Este cuadro se diagnostica en casi 7% de todos los embarazos en Estados Unidos. En la gestación, la placenta y las hormonas placentarias generan resistencia a la insulina, que es más notable e intensa en el último trimestre. Se ha sugerido que la valoración del riesgo de diabetes comience en la primera visita prenatal. Es importante la detección inmediata en mujeres con alto riesgo. Puede diferirse en las de bajo riesgo hasta las 24 a 28 semanas de gestación.

INSULINA

Aspectos químicos

La insulina es una proteína pequeña con peso molecular de 5 808 en seres humanos. Contiene 51 aminoácidos dispuestos en dos cadenas (A y B) unidos por enlaces de disulfuro; en los aminoácidos de las cadenas se identifican diferencias de una especie animal a otra. La proinsulina, una proteína larga de una sola cadena, se "modifica" (procesa) dentro del aparato de Golgi de las células β y se almacena en gránulos, sitios en que se hidroliza en insulina y también un segmento conector residual llamado péptido C, que se forma por la eliminación de cuatro aminoácidos (fig. 41-1).

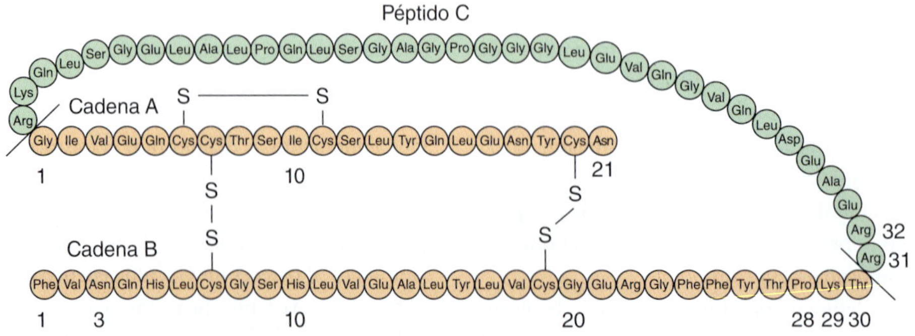

FIGURA 41-1 Estructura de la proinsulina humana (péptido C con cadenas A y B) e insulina. La insulina se encuentra sombreada (color naranja), con las cadenas peptídicas A y B. En el texto se exponen las diferencias en las cadenas A y B y las modificaciones de aminoácidos en relación con los análogos insulínicos de acción rápida (aspartato, lispro y glulisina) y de insulina de acción larga (glargina y detemir). (Gln, glulisina; Ser, serina; Leu, leucina; Lys, lisina; Glu, glutamina; Pro, prolina; Ala, alanina; Gly, glicina; Val, valina; Asp, aspartato; Thr, treonina; His, histidina.)

La insulina y el péptido C se secretan en cantidades equimolares en respuesta a todos los secretagogos de insulina. También se libera una cantidad pequeña de proinsulina no modificada o parcialmente hidrolizada y, a pesar de que pudiera tener una moderada acción hipoglucemiante, el péptido C no posee función fisiológica conocida. En el interior de las células β, los gránulos almacenan la insulina en forma de cristales, compuestos de dos átomos de zinc y seis moléculas de insulina. El páncreas del ser humano contiene hasta 8 mg de insulina, que representan en promedio 200 unidades biológicas. En un principio se definió la unidad con base en la actividad hipoglucemiante de la insulina en conejos. Al mejorar las técnicas de purificación se le ha definido con base en el peso y los estándares actuales de la insulina utilizada para fines cuantitativos señalan 28 unidades por miligramo.

Secreción de insulina

La hormona se libera en las células β del páncreas con un ritmo basal pequeño, y con una mayor velocidad después de que actúan diversos estímulos, en particular la glucosa. Se conocen otros estimulantes como diversos hidratos de carbono (p. ej., manosa), aminoácidos (en particular aminoácidos gluconeogénicos como leucina y arginina), hormonas como el polipéptido similar al glucagon 1 (GLP-1), polipéptido insulinotrópico dependiente de glucosa (GIP, *glucose-dependent insulinotropic polypeptide*), glucagon, colecistocinina, concentraciones elevadas de ácidos grasos y actividad simpática adrenérgica β. Los fármacos estimulantes son sulfonilureas, meglitinida y nateglinida, isoproterenol y acetilcolina. Las señales inhibidoras son hormonas como la misma insulina y la leptina, la actividad simpática adrenérgica α, la elevación prolongada de glucosa y las concentraciones reducidas de ácidos grasos. Los fármacos inhibidores comprenden al diazóxido, fenitoína, vinblastina y colquicina.

En la figura 41-2 se incluye un mecanismo de la liberación estimulada de insulina. Como puede observarse, la hiperglucemia origina un incremento de las concentraciones intracelulares de ATP, que "cierran" los conductos del potasio dependientes de ATP. La disminución de la salida de dicho ion despolariza la célula β y da lugar a la abertura de los conductos del calcio regulados por voltaje. El incremento de la concentración de calcio intracelular desencadena la secreción de la hormona. Parte del mecanismo mencionado opera en el caso de fármacos secretagogos de insulina (sulfonilureas, meglitinidas y D-fenilalanina).

Degradación de insulina

El hígado y los riñones son los órganos principales que eliminan la insulina de la circulación. En condiciones normales, el hígado capta 60% de la insulina liberada en la sangre por el páncreas, en virtud de su situación de órgano final del flujo sanguíneo portal, y los riñones eliminan 35 a 40% de la hormona endógena. Sin embargo, en diabéticos tratados con insulina, y que la reciben en inyecciones subcutáneas, la proporción se invierte e incluso 60% de la insulina exógena se elimina por vía renal y el hígado desdobla no más de 30 a 40%. La semivida de la insulina circulante es de 3 a 5 min.

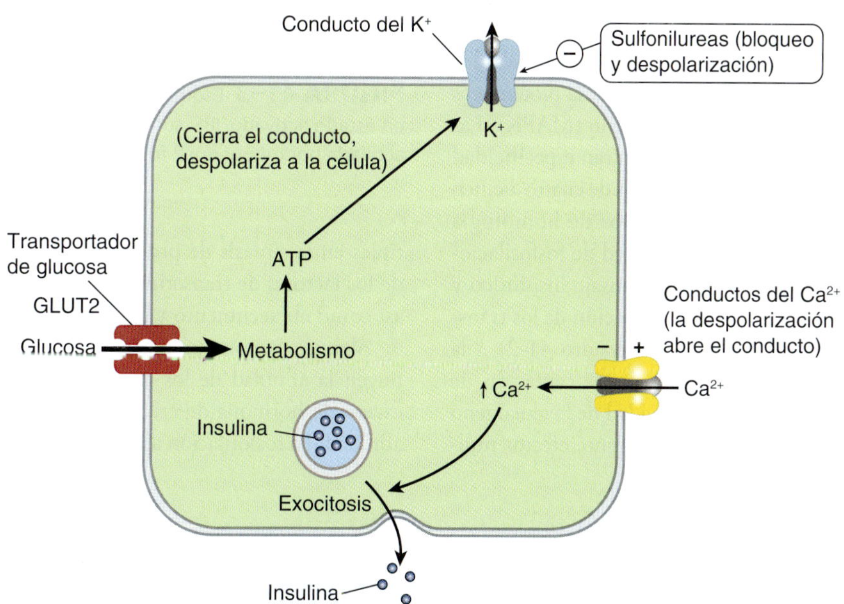

FIGURA 41–2 Modelo de control de la liberación de insulina por la célula β del páncreas por acción de la glucosa y las sulfonilureas. En la célula en reposo con cifras normales (bajas) de ATP, el potasio se difunde por su gradiente de concentración a través de los conductos del potasio regulados por ATP y así conserva el potencial intracelular en un nivel negativo totalmente polarizado. La liberación de insulina es mínima. Si aumenta la concentración de glucosa también lo hace la producción de ATP, se cierran los conductos del potasio y la célula se despolariza. Tal y como se observa en músculo y nervios, los conductos del calcio regulados por voltaje se abren en respuesta a la despolarización y así penetra más calcio a la célula. El aumento del calcio intracelular hace que se incremente la secreción de insulina. Los secretagogos de la hormona cierran el conducto del potasio dependiente de ATP y de ese modo se despolariza la membrana y aumenta por el mismo mecanismo la liberación de insulina. (Modificada y reproducida con autorización de *Basic & Clinical Endocrinology*, 4th ed. Greenspan F, Baxter JD [editors]: Publicado originalmente por Appleton & Lange. Copyright © 1994 by The McGraw-Hill Companies, Inc.)

Insulina circulante

En seres humanos sanos se identifica una cifra basal de 5 a 15 μU/ml (30 a 90 pmol/L) y hay un incremento máximo hasta 60 a 90 μU/ml (360 a 540 pmol/L) durante el consumo de alimentos.

Receptor de insulina

Una vez que la insulina llega a la circulación, se difunde en los tejidos en donde es fijada por receptores especializados que están en la membrana de casi todos ellos. Las respuestas biológicas estimuladas por los complejos de insulina-receptor se han identificado en tejidos "efectores" primarios como hígado, músculos y tejido adiposo. Los receptores fijan insulina con gran especificidad y afinidad, en límites picomolares. El receptor completo consiste en dos heterodímeros unidos con enlaces covalentes y cada uno contiene una subunidad α totalmente extracelular, que constituye el sitio de reconocimiento, y una subunidad β que abarca toda la membrana (fig. 41-3). La subunidad β contiene una tirosina cinasa. La fijación de una molécula de insulina a las subunidades α en la cara externa de la célula activa al receptor y, por cambios conformacionales acerca de forma estrecha las asas catalíticas de las subunidades β citoplásmicas contrarias, un fenómeno que facilita la fosforilación mutua de los residuos de tirosina en las subunidades β y la actividad de la tirosina cinasa dirigida a las proteínas citoplásmicas.

Las primeras proteínas por fosforilar mediante las tirosinas cinasas activadas en el receptor son las proteínas "acopladoras", sustratos del receptor insulínico (IRS, *insulin receptor substrates*). Después de la fosforilación de tirosina en sus sitios críticos, las moléculas de IRS se fijan a otras cinasas y las activan (de forma predominante la fosfatidilinositol-3-cinasa) con lo que prosiguen las fosforilaciones. Como otra posibilidad, pueden unirse a una proteína adaptadora como la proteína 2 de fijación del receptor del factor de crecimiento, que "traduce" la señal insulínica a un factor que libera nucleótidos de guanina y que al final activa la proteína que fija GTP, la proteína ras y el sistema de proteína cinasa activado por mitógeno (MAPK). Las tirosinas cinasas particulares fosforiladas-IRS muestran especificidad de fijación por moléculas, con base en sus secuencias de cuatro a cinco aminoácidos o motivos que reconocen dominios de homología 2 Src específicos (SH2) en la otra proteína. Esta red de fosforilaciones dentro de la célula constituye el segundo mensaje insulínico y desencadena múltiples efectos, incluida la translocación de los transportadores de glucosa (en particular GLUT 4, cuadro 41-2) a la membrana celular, y como consecuencia aumenta la captación de dicho carbohidrato; hay un aumento de la actividad de la glucógeno sintasa y también una mayor formación de glucógeno; efectos múltiples en la síntesis de proteínas, lipólisis y lipogénesis y activación de los factores de transcripción que intensifican la síntesis de ADN, así como el crecimiento y la división celulares.

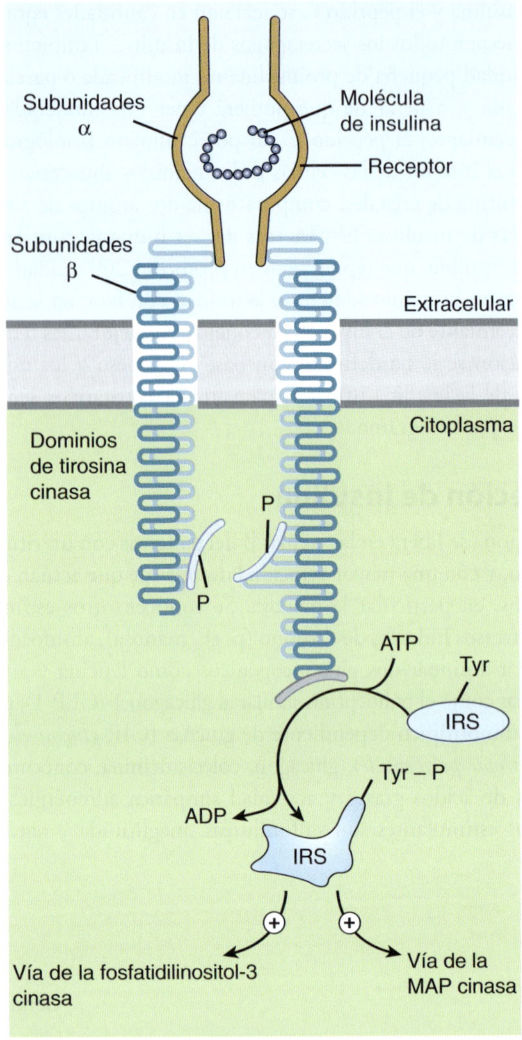

FIGURA 41–3 Esquema del heterodímero del receptor insulínico en estado activado. IRS, sustrato del receptor insulínico; MAP, proteína activada por mitógeno; P, fosfato; Tyr, tirosina.

Algunos compuestos hormonales como los glucocorticoides disminuyen la afinidad de los receptores de insulina por la hormona; el exceso de hormona de crecimiento incrementa en escasa medida tal afinidad. La fosforilación aberrante de serina y treonina de las subuni-

CUADRO 41–2 Transportadores de glucosa

Transportador	Tejidos	K_m de la glucosa (mmol/L)	Función
GLUT 1	Todos los tejidos, en particular eritrocitos y cerebro	1-2	Captación basal de glucosa; transporte a través de la barrera hematoencefálica
GLUT 2	Células β del páncreas; hígado, riñones; intestino	15-20	Regulación de la liberación de insulina, otros aspectos de la homeostasia de glucosa
GLUT 3	Cerebro, placenta	<1	Captación por neuronas, otros tejidos
GLUT 4	Músculo, tejido adiposo	≈5	Captación de glucosa mediada por insulina
GLUT 5	Intestinos, riñones	1-2	Absorción de fructosa

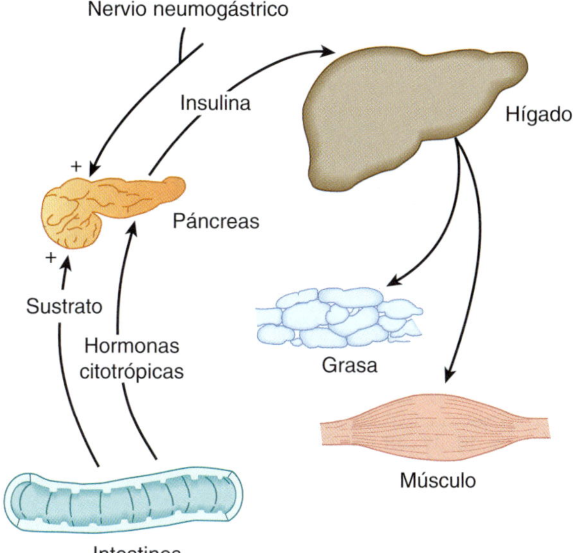

FIGURA 41–4 La insulina estimula la síntesis (a partir de nutrientes circulantes) y el almacenamiento de glucógeno, triglicéridos y proteínas en los principales tejidos efectores: hígado, grasa y músculo. La liberación de insulina desde el páncreas se estimula por el aumento de la concentración de glucosa en sangre, incretinas, estimulación del nervio vago y otros factores (véase el texto).

dades del receptor β o las moléculas de IRS puede ocasionar resistencia a la insulina y disminución del número de receptores funcionales.

Efectos de la insulina en sus tejidos efectores

La insulina estimula el almacenamiento de grasa y glucosa (ambas son fuentes de energía) en las células efectoras especializadas (fig. 41-4) e influye en el crecimiento celular y las funciones metabólicas de tejidos de muy diversa índole (cuadro 41-3).

Características de los preparados disponibles de insulina

Los preparados de insulina en el comercio difieren en varias formas, entre ellas las divergencias en las técnicas de producción con DNA recombinante y secuencia de aminoácidos; o concentración, solubilidad, comienzo y duración de su acción biológica.

A. Tipos principales y duración de acción de los preparados de insulina

Se cuenta con cuatro tipos principales de insulinas inyectables: 1) de acción rápida, cuya acción comienza en muy breve plazo, aunque dura poco tiempo; 2) de acción breve, cuya acción comienza en forma rápida; 3) de acción intermedia, y 4) de larga acción, cuya actividad también comienza lentamente (fig. 41-5, cuadro 41-4). El preparado de insulinas inyectables de acciones rápida y breve es una solución clara con pH neutro y contiene pequeñas cantidades de zinc para mejorar su estabilidad y el tiempo que media hasta su fecha de caducidad. Las insulinas inyectables NPH de acción intermedia se han modificado para prolongar su acción y se expenden en la forma de suspensiones turbias con pH neutro, con protamina como amortiguador (insulina protamina neutra de Hagedorn [NPH]). Las insulinas glargina y detemir son productos transparentes y solubles de larga acción.

CUADRO 41–3 Efectos endocrinos de la insulina

Efecto en el hígado:
Reversión de los signos catabólicos de la deficiencia insulínica
Inhibe la glucogenólisis
Inhibe la conversión de ácidos grasos y aminoácidos en cetoácidos
Inhibe la conversión de aminoácidos en glucosa
Acción anabólica
Estimula el almacenamiento de glucosa en la forma de glucógeno (induce la acción de la glucocinasa y la glucógeno sintasa, e inhibe la fosforilasa)
Intensifica la síntesis de triglicéridos y la formación de lipoproteínas de muy baja densidad
Efecto en músculos:
Incrementa la síntesis de proteínas
Aumenta el transporte de aminoácidos
Incrementa la síntesis de proteínas ribosómicas
Aumenta la síntesis de glucógeno
Incrementa el transporte de glucosa
Induce la acción de la glucógeno sintasa e inhibe la fosforilasa
Efecto en el tejido adiposo:
Mayor almacenamiento de triglicéridos
Induce la acción de la lipoproteína lipasa y es activada por la insulina para hidrolizar triglicéridos a partir de lipoproteínas
La penetración de glucosa en la célula hace que el fosfato de glicerol permita la esterificación de ácidos grasos aportados por el transporte de lipoproteínas
La insulina inhibe la lipasa intracelular

Con la insulinoterapia subcutánea se busca "simular" la secreción fisiológica de insulina y también la producción basal o nocturna basal, en ayuno y entre las comidas, y también la insulina en "bolo" o a la hora de las comidas. En términos técnicos, es imposible la reproducción exacta del perfil glucémico normal, por las limitaciones inherentes en la administración subcutánea de insulina. Los regímenes actuales utilizan casi siempre análogos de insulina porque poseen una acción más predecible. Con el tratamiento intensivo o el control estricto se intenta restaurar los perfiles de glucemia normal durante todo el día, y al mismo tiempo llevar al mínimo el riesgo de hipoglucemia.

Los regímenes intensivos en que se aplican múltiples inyecciones al día (MDI, *multiple daily injections*) utilizan análogos de larga acción para "cobertura" o protección basal o prolongada, y análogos de acción rápida para cubrir las necesidades que surgen con el consumo de alimentos. Estas últimas insulinas se aplican en dosis complementarias para corregir la hiperglucemia transitoria. El régimen más complejo incluye la aplicación de análogos de acción rápida, por un dispositivo de goteo continuo subcutáneo de la hormona. El tratamiento habitual comprende inyecciones de mezclas, en dosis fraccionadas, que comprenden insulinas de acciones rápida, breve e intermedia.

1. Insulina de acción rápida. Se cuenta en el comercio con tres análogos inyectables de acción rápida que son las **insulinas lispro, aspartato** y **glulisina**. Las insulinas de esta categoría permiten la reposición prandial más fisiológica de la hormona, dado que su comienzo de acción rápida y el punto máximo temprano de ella "se

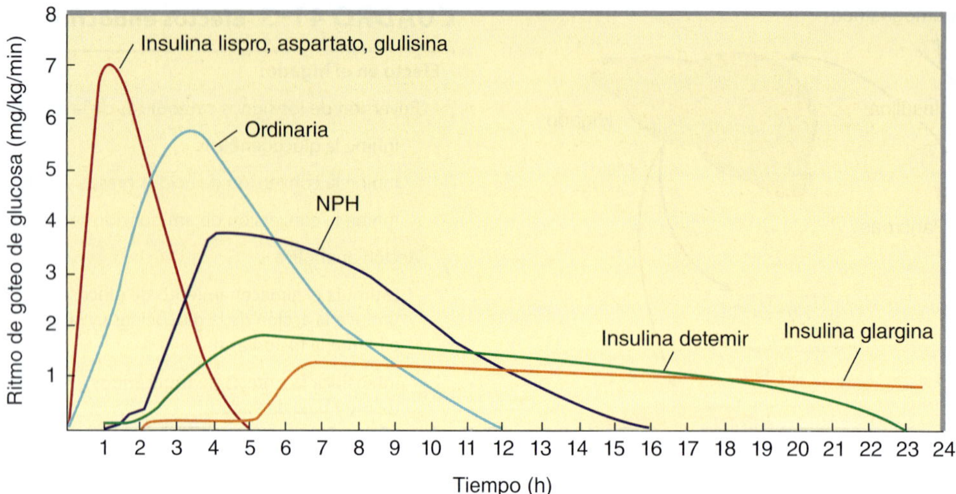

FIGURA 41–5 La extensión y duración de la acción de diversos tipos de insulina se señalan por los ritmos de goteo de glucosa (mg/kg/min) necesarios para conservar la concentración constante de dicho carbohidrato. La duración de acción señalada es típica de una dosis promedio de 0.2 a 0.3 U/kg. Cuando la dosis se aumenta, se incrementan en grado considerable las duraciones de la acción de la insulina regular y la NPH.

CUADRO 41–4 Algunos preparados de insulina que se distribuyen en Estados Unidos[1]

Preparación	Especie de origen	Concentración
Insulinas de acción rápida		
Insulina lispro, Humalog	Análoga humana	100 U
Insulina aspartato, Novolog	Análoga humana	100 U
Insulina glulisina, Apidra	Análoga humana	100 U
Insulinas de acción corta o breve		
Novolin R ordinaria	Humana	100 U
Humulin R ordinaria	Humana	100 U, 500 U
Insulinas de acción intermedia		
Humulin N NPH	Humana	100 U
Novolin N NPH	Humana	100 U
Insulinas premezcladas		
Novolin 70 NPH/30 ordinaria	Humana	100 U
Humulin 70 NPH/30 ordinaria	Humana	100 U
NPL 75/25, Lispro	Análoga humana	100 U
NPA 70/30, Aspartato	Análoga humana	100 U
Insulinas de larga acción		
Insulina detemir, Levemir	Análoga humana	100 U
Insulina glargina, Lantus	Análoga humana	100 U

[1]Estos fármacos (con excepción de la insulina lispro, insulina aspartato, insulina detemir, insulina glargina, insulina glulisina y Humulin regular U500) se compran sin prescripción. Es importante refrigerar todas las insulinas y sólo poco antes de inyectarlas se las puede exponer a temperatura ambiente.

NPL, *neutral protamine lispro* ; NPA, *neutral protamine aspart* .

asemejan" en grado notable a la secreción normal de insulina endógena en la fase posprandial, en comparación con la insulina simple, y tienen el beneficio adicional de que la insulina puede aplicarse inmediatamente antes de la comida, sin menoscabo del control de la glucosa. Su acción rara vez dura más de 4 a 5 h y ello reduce el peligro de hipoglucemia posprandial tardía. Las insulinas inyectadas de acción rápida tienen la menor variabilidad en su absorción (5%, en promedio) de todos los productos comerciales (en comparación con 25% de la insulina simple y 25 a más de 50% para las presentaciones análogas de larga acción y la insulina intermedia, respectivamente). Son las hormonas preferidas para utilizar en aparatos de goteo continuo por vía subcutánea.

La insulina lispro, que es el primer análogo monomérico que se distribuyó en el mercado, se produce por la tecnología de bioingeniería, en la cual se han "invertido" en su posición dos aminoácidos cercanos a la terminación carboxilo de la cadena B: la prolina en posición B28 se ha cambiado a la B29, y la lisina en posición B29 se ha desplazado a B28 (fig. 41-1). La colocación "inversa" de estos dos aminoácidos no interfiere en absoluto en la fijación de la insulina lispro a su receptor, ni en su semivida en la circulación ni en su inmunogenicidad, que son similares a las de la insulina simple humana. Sin embargo, la ventaja del análogo es su diminuta propensión (a diferencia de la insulina humana) a "autoagregarse" en una estructura antiparalela y formar dímeros. Para prolongar la vida útil (caducidad) de la insulina en ampolletas, la variante lispro se estabiliza en hexámeros, con el empleo de cresol como conservador. Al inyectarlo en el tejido subcutáneo, el producto se disocia con rapidez en monómeros y se absorbe en un periodo corto, ya que su acción comienza en término de 5 a 15 min y su actividad máxima se alcanza incluso en término de una hora. El lapso que media hasta la acción máxima es relativamente constante, sea cual sea la dosis.

La insulina aspartato se elaboró tras la sustitución de la prolina de B28 por un ácido aspártico de carga negativa (fig. 41-1), modificación que redujo la interacción normal de los monómeros ProB28 y GlyB23 y con ello se impidió la "autoagregación" de la insulina. Su perfil de absorción y actividad es semejante al de la insulina lispro y más "reproducible" que el de la insulina simple, pero sus propiedades de fijación, actividad y características de mitogenicidad son similares a los de la insulina simple, además de la inmunogenicidad equivalente.

La insulina glulisina se elabora al sustituir una lisina por una asparagina en B3 y un ácido glutámico por lisina en B29.

Su absorción, acción y características inmunitarias son similares a las de otras insulinas inyectables de acción rápida. Después de dosis grandes en que interactúa esta forma de insulina con el receptor homónimo, hay diferencias en la activación en las fases siguientes de la vía de IRS-2 en relación con la insulina humana. No se ha dilucidado la importancia clínica de tales diferencias.

2. Insulina de acción breve. La insulina regular es una hormona cristalina, soluble, de acción breve, con zinc, elaborada en la actualidad por técnicas de ADN de bioingeniería para generar una molécula idéntica a la de la insulina humana. Su efecto se manifiesta en término de 30 min y alcanza su máximo entre 2 y 3 h después de la inyección subcutánea y por lo regular dura 5 a 8 h. En concentraciones grandes como las que se observan en el interior de la ampolla, las moléculas de insulina regular se "autodisponen" de manera antiparalela para formar dímeros que se estabilizan alrededor de los iones de zinc y así crear hexámeros de insulina. La naturaleza hexamérica de la insulina regular hace que su comienzo de acción se retrase y también sea más largo el lapso que media hasta alcanzar la acción máxima. Después de la inyección subcutánea, los hexámeros son demasiado grandes y voluminosos para transportarse a través del endotelio vascular y de ahí a la corriente sanguínea. Conforme se diluye el "depósito" de insulina por intervención del líquido intersticial que comienza a disminuir su concentración, los hexámeros se degradan en dímeros y por último en monómeros; lo anterior origina tres "velocidades" de absorción de la insulina inyectada; la fase monomérica final presenta la captación más rápida desde el sitio de inyección.

La consecuencia clínica es que al aplicar insulina regular a la hora de la comida, la glucosa sanguínea aumenta con mayor rapidez que la insulina y por tanto hay hiperglucemia posprandial temprana, con mayor riesgo de que surja hipoglucemia posprandial tardía. Por tal motivo, hay que inyectar la insulina regular 30 a 45 min (o más) antes de la comida, para reducir al mínimo tal "discordancia". Al igual que las demás presentaciones antiguas de la hormona, la duración de acción, el lapso que media hasta el comienzo de su actividad y la intensidad de la acción máxima aumentan con el tamaño de la dosis. En clínica este es un punto muy importante porque la farmacocinética y la farmacodinámica de las dosis pequeñas de insulina regular y NPH difieren en grado extraordinario respecto de las observadas con dosis grandes. La absorción tardía, la duración de la acción que depende de la dosis y la variabilidad de la absorción (cercana a 25%) de la insulina regular humana casi siempre dan lugar a una "discordancia" de la disponibilidad de la hormona y el momento en que se le necesita, y por ello es cada vez menor su empleo.

Sin embargo, la insulina soluble ordinaria de acción breve es el único tipo que debe administrarse por vía intravenosa, ya que la dilución hace que la insulina hexamérica se disocie inmediatamente en sus monómeros. Es en particular útil para el tratamiento intravenoso, para corregir la cetoacidosis diabética y cuando las cantidades necesarias de insulina cambian con rapidez, como en el posoperatorio o durante infecciones agudas.

3. Insulinas de acciones intermedia y prolongada

a. Insulina NPH (protamina neutra de Hagedorn o isofánica). La insulina NPH es un preparado de acción intermedia, cuya duración de absorción y comienzo de actividad son más largos, dado que combina cantidades apropiadas de la hormona y protamina, de tal modo que ninguna de las dos existe sola, es decir, se halla en la forma de complejos ("isofánica"). Después de la inyección subcutánea, enzimas hísticas proteolíticas degradan la protamina y con ello es factible la absorción de la hormona. La insulina NPH muestra un comienzo de acción de 2 a 5 h y su duración es de 4 a 12 h (fig. 41-5); por lo general se mezcla con las insulinas regular, lispro, aspartato o glulisina y se aplica dos a cuatro veces al día para la reposición insulínica. La dosis es la que regula el perfil de acción; en forma específica, dosis pequeñas tienen "picos" (puntos máximos) más tempranos y de menor altura y una duración más breve de acción, y lo contrario se observa en el caso de dosis grandes. La acción de NPH es en gran medida impredecible y su variabilidad de absorción es mayor de 50%. Cada vez es menor el empleo de NPH en seres humanos por su farmacocinética adversa, hecho que se combina con la disponibilidad de análogos insulínicos de larga acción cuya acción es más predecible y fisiológica.

b. Insulina glargina. Este tipo de insulina es un análogo soluble (es decir, existe una fase en que su concentración plasmática es estable o en "meseta") de larga acción. Se buscó que este producto permitiera la reposición duplicable, cómoda y "continua". La unión de dos moléculas de arginina al extremo carboxilo terminal de la cadena B y la sustitución de una glicina por asparagina en la posición A21 permitieron contar con un análogo soluble en solución ácida, pero que se precipita en el pH corporal más neutro, después de la inyección subcutánea. Las moléculas individuales de la hormona muestran disolución lenta desde el depósito cristalino y así se obtiene un nivel continuo pequeño de insulina circulante. El comienzo de acción de la insulina glargina es lento (1 a 1.5 h) y alcanza su efecto máximo después de 4 a 6 h. Dicha actividad máxima persiste durante 11 a 24 horas o más. Por lo general, la glargina se administra una vez al día, pero en algunos individuos que son muy sensibles o resistentes a la insulina obtienen más beneficios cuando la dosis se divide (cada 12 h). Para conservar la solubilidad, la presentación es extraordinariamente ácida (pH de 4.0), y por esta razón es indispensable no mezclar este tipo de insulina con otras formas de la hormona. Hay que utilizar jeringas separadas para reducir al mínimo el peligro de contaminación y pérdida de la eficacia. El perfil de absorción de la insulina glargina no depende al parecer del sitio anatómico de su inyección, y su uso ha originado menor inmunogenicidad que la insulina humana en estudios en animales. La interacción de la glargina con el receptor insulínico es semejante a la de la insulina nativa y no aumenta la actividad mitógena *in vitro*. Su fijación es seis a siete veces mayor que la de la insulina nativa al receptor del factor de crecimiento similar a la insulina 1 (IGF-1), pero no se ha dilucidado la importancia clínica de dicho fenómeno.

c. Insulina detemir. Es el análogo insulínico de acción prolongada desarrollado en fecha más reciente. Se ha eliminado la treonina terminal de la posición B30 y se ha unido el ácido mirístico (cadena de ácidos grasos C-14) a la lisina B29 terminal. Tales modificaciones prolongan la disponibilidad del análogo inyectado, al intensificar la autoagregación en tejido subcutáneo y también la fijación reversible a albúmina. La insulina detemir produce el efecto más duplicable de todas las insulinas de acción intermedia y larga, y su empleo se ha vinculado con un número menor de casos de hipoglucemia, que lo observado con la insulina NPH. El comienzo de acción de la insulina detemir depende de la dosis y es de 1 a 2 h, y su duración excede las 12 h. Se aplica dos veces al día para que la cantidad "basal" de la hormona sea uniforme.

4. Mezclas de insulina. En el caso de las insulinas NPH de acción intermedia se necesita el transcurso de horas para obtener concentraciones terapéuticas adecuadas; por esta razón, su empleo en diabéticos obliga a recurrir a complementos de insulina rápida o de acción breve antes de las comidas. Por comodidad, se les mezcla con frecuencia en la misma jeringa antes de inyectarlas. Es posible mezclar *inmediatamente* las insulinas lispro, aspartato y glulisina (es decir, poco antes de inyectarlas) con insulina NPH, sin que disminuya su absorción rápida. Sin embargo, hasta la fecha los preparados *premezclados* han sido muy inestables. Para corregir tal situación se han creado insulinas intermedias, compuestas de complejos isofánicos de protamina con las insulinas lispro y aspartato. Estas hormonas intermedias se han denominado neutra protamínica lispro ("NPL") y neutra protamínica aspartato ("NPA"), y su acción dura el mismo tiempo que el de la insulina NPH. Tienen la ventaja de que se las puede preparar en combinaciones premezcladas en NPL e insulina lispro, y también como NPA e insulina aspartato, y en ambos casos en investigaciones en seres humanos se ha demostrado su inocuidad y eficacia. En Estados Unidos, la FDA aprobó las presentaciones premezcladas a mitades (50%/50%) y en proporción 3:1 (75%/25%) de NPL/insulina lispro, y en proporción de 70%/30% de NPA/insulina aspartato. En otros países se cuenta con proporciones diversas. Las insulinas glargina y detemir deben aplicarse en inyecciones independientes. No se las puede mezclar en forma inmediata o en preparados premezclados con cualquier otro tipo de insulina.

Todavía existen presentaciones premezcladas de NPH/regular al 70%/30%. Las limitaciones de estas preparaciones son las mismas que las de la insulina regular, es decir, un perfil farmacocinético y farmacodinámico sujeto a una dosis elevada y grandes variaciones en la absorción.

B. Producción de insulina

La producción masiva de insulina humana y sus análogos por técnicas de ADN obtenidas por bioingeniería se realiza al introducir el gen de proinsulina humana modificado o humano en *Escherichia coli* o levadura y tratar la proinsulina extraída para elaborar las moléculas de insulina o análogos de ésta.

C. Concentración

En Estados Unidos y Canadá se distribuyen todas las insulinas en concentración de 100 U/ml (U100). Se cuenta también con una dotación escasa de insulina humana regular U500, para casos ocasionales de resistencia grave a la hormona, en los que se necesitan dosis mayores de ellas.

Sistemas de administración de insulina

A. Vía de administración regular

La insulinoterapia habitual utiliza la inyección subcutánea con agujas y jeringas desechables.

B. Inyectores portátiles "cilíndricos"

Para facilitar las múltiples inyecciones subcutáneas de insulina, en particular durante el tratamiento intensivo con la hormona, se han elaborado inyectores portátiles cilíndricos (del tamaño de una pluma fuente o bolígrafo) que también contienen cartuchos de la hormona y agujas desechables.

También se cuenta con "cilindros" desechables, en el caso de presentaciones seleccionadas; incluyen las insulinas regular, lispro, aspartato, glulisina, glargina, detemir y mezclas de NPH con insulina regular, lispro o aspartato (cuadro 41-4). Hay una gran aceptación por parte de los pacientes porque elimina la necesidad de transportar jeringas y ampollas de insulina al sitio en que se trabaja y durante viajes.

C. Aparatos de goteo continuo subcutáneo de insulina (CSII, bombas de insulina)

Los aparatos de goteo continuo por vía subcutánea (CSII, *continuous subcutaneous insulin infusion devices*) son bombas externas para la aplicación de la hormona. Tienen una bomba que el usuario programa y que expulsa dosis individualizadas de insulina "basal" y en bolo para reposición, y se basa en los resultados de la cuantificación de la glucemia por el propio paciente.

En condiciones normales se programa una velocidad basal para 24 h que se mantiene relativamente constante día a día, si bien es posible superponer una velocidad distinta de manera temporal para ajustarse a algún cambio en la necesidad de corto plazo. Por ejemplo, en algunos casos es necesario reducir el ritmo basal durante varias horas puesto que aumenta la sensibilidad a la insulina con la actividad extenuante.

Para corregir la glucemia elevada y satisfacer las necesidades de insulina durante los alimentos, según el contenido de hidratos de carbono de los alimentos y la actividad simultánea, se utilizan bolos. La cantidad de los bolos se programa de manera dinámica o bien se utilizan algoritmos preprogramados. Cuando los bolos se programan en forma dinámica, el usuario calcula la dosis con base en la cantidad de hidratos de carbono que consume y su glucemia actual. Otra opción consiste en programar en la bomba un algoritmo posológico del alimento o colación (gramos de carbohidratos que cubre una unidad de insulina) y la sensibilidad a la insulina o el factor de corrección de la glucemia (descenso de la glucemia en respuesta a una unidad de insulina). Si el usuario utiliza el contenido de hidratos de carbono del alimento y su glucemia actual, la bomba de insulina calcula la dosis ideal de insulina. Las bombas avanzadas tienen un programa de "insulina a bordo" que ajusta una dosis para corregir la glucemia elevada en caso de actividad residual de un bolo anterior.

La bomba tradicional, que contiene un reservorio de insulina, un circuito del programa, el tablero y la pantalla, es del tamaño aproximado de un radio localizador. Por lo general se instala en un cinturón o bolsillo y la insulina se administra a través de un catéter delgado de plástico que se conecta con el equipo de infusión subcutánea. El sitio preferido para colocar el equipo de infusión es el abdomen, pero también se utilizan los flancos y muslos. Es necesario cambiar tanto el reservorio de la insulina como los catéteres y el equipo de infusión mediante técnica estéril cada dos o tres días. En la actualidad, sólo existe una bomba que no necesita catéteres. En este modelo, la bomba se fija directamente al equipo de infusión. El equipo se programa a través de la unidad manual que se comunica en forma inalámbrica con la bomba. El CSII se considera el método más fisiológico para administrar insulina.

Se recomienda el uso continuo de estas bombas de infusión en los individuos que no pueden regular su glucemia por medio de inyecciones múltiples y cuando se necesita una regulación excelente de la glucemia, como sucede durante el embarazo. Para utilizar estas bombas en forma adecuada es necesario que el individuo sea responsable y comprometido. Las insulinas que se han aprobado para aplicarse con bomba y que se prefieren son el aspartato de insulina y las insulinas lispro y glulisina por sus atributos farmacocinéticos favorables que permiten regular la glucemia sin incrementar el riesgo de hipoglucemia.

Tratamiento con insulina

La clasificación actual de la diabetes mellitus permite identificar a un grupo de personas que prácticamente no secretan insulina y cuya supervivencia depende de la administración de la hormona exógena. Este grupo dependiente de insulina (tipo 1) abarca 5 a 10% de la población de diabéticos en Estados Unidos. Casi ninguno de los diabéticos de tipo 2 necesitan hormona exógena para sobrevivir, pero algunas veces requieren complementación exógena además de la secreción endógena, para obtener un estado óptimo.

Beneficio del control de la glucemia en la diabetes mellitus

El consenso de la *American Diabetes Association* señala que el tratamiento estándar en pacientes diabéticos incluye el control intensivo de la glucemia con capacitación amplia para el control por el propio paciente (véase el recuadro Beneficios del control estricto de la glucemia en la diabetes). Entre las excepciones figuran los sujetos con nefropatía avanzada y los ancianos, ya que en ellos los peligros de la hipoglucemia pueden rebasar el beneficio de un control normal o casi normal en los dos grupos. En niños menores de siete años, la extraordinaria susceptibilidad del encéfalo en desarrollo a sufrir lesión por hipoglucemia constituye una contraindicación de los intentos de control intensivo de la glucemia.

Regímenes de insulinoterapia

A. Insulinoterapia intensiva

Los regímenes intensivos con insulina se orientan a casi todos los pacientes con diabetes tipo 1 (la vinculada con una deficiencia profunda o incluso nula producción endógena de la hormona) y también a muchos pacientes con el tipo 2.

En términos generales, la necesidad diaria total en unidades de insulina es igual al peso de la persona en libras dividida entre cuatro o, en el caso de kilogramos, el peso del individuo multiplicado por 0.55. En promedio, la mitad de la dosis total diaria cubre las necesidades basales de la hormona y el resto abarca las necesidades durante comidas y bocadillos y las correcciones de la hiperglucemia; se trata de un cálculo aproximado y es necesario individualizarlo. Entre los ejemplos de cantidades menores necesarias figuran las de sujetos recién diagnosticados y los que tienen una producción constante de insulina endógena; diabetes de larga evolución con conservación de la sensibilidad a la insulina; insuficiencia renal grave y otras deficiencias endocrinas. En forma típica, las mayores cantidades necesarias de la hormona se observan en casos de obesidad, durante la adolescencia, en los últimos trimestres del embarazo y en personas con diabetes tipo 2.

En los regímenes intensivos se prescriben las dosis directas (bolos) para corregir la hiperglucemia y para cada comida o bocadillo con base en fórmulas. El individuo utiliza las fórmulas para calcular la dosis de insulina de acción rápida en bolo, al considerar la cantidad de carbohidratos que tiene la comida o bocadillo, la concentración actual de glucosa plasmática y la cifra "prefijada" por alcanzar. La fórmula para el bolo, es decir, la dosis directa de insulina correspondiente a la comida o al bocadillo, se expresa en proporción de insulina/carbohidrato, que incluye el número de gramos de carbohidrato que "cubrirá" o metabolizará una unidad de insulina de acción rápida. La fórmula para corregir la glucemia elevada se expresa en forma de descenso pronosticado de la glucosa plasmática (en mg/100 ml) después de una unidad de insulina de acción rápida. Deben considerarse las variaciones diurnas de la sensibilidad a la hormona al planear y ordenar ritmos basales y dosis directas de insulina (bolo) durante todo el día. Los aparatos de goteo continuo subcutáneo proveen la forma más compleja y fisiológica de reposición de insulina.

B. Insulinoterapia ordinaria

El tratamiento de este tipo se instituye casi siempre sólo en algunas personas con diabetes tipo 2 que en opinión del médico no se benefician del control intensivo de la glucosa. El régimen insulínico varía desde una inyección al día a varias de ellas en 24 h, y con el uso de insulina intermedia o de larga acción sola, o con insulinas de acción breve o rápida, o las formas premezcladas. Los regímenes de insulina ordinarios, también conocidos como regímenes de escala móvil, "fijan" habitualmente las dosis de insulina de acción intermedia o larga, pero modifican las de insulina de acción breve o rápida, con base en la glucemia antes de la inyección.

Utilización de insulina en circunstancias especiales

A. Cetoacidosis diabética

Es una urgencia médica letal causada por la reposición inadecuada o nula de insulina, que se observa en individuos con diabetes tipo 1 y de modo ocasional en los que tienen el tipo 2 de la enfermedad. En forma típica surge en sujetos con la diabetes tipo 1 recién diagnosticada o en aquellos que interrumpieron la reposición insulínica, y rara vez en

Beneficios del control estricto de la glucemia en la diabetes

Los datos de un estudio prospectivo aleatorizado de larga duración en el que participaron 1 441 pacientes con diabetes tipo 1 en 29 centros médicos, publicado en 1993, indicaron que la "casi normalización" de la glucemia permitió que se retardara el comienzo de la enfermedad y constituyó un elemento de lentificación importante en la evolución de las complicaciones microvasculares y neuropáticas de la diabetes después de periodos de vigilancia incluso de 10 años (*Diabetes Control and Complications Trial* [DCCT] *Research Group*, 1993). En el grupo sometido a tratamiento intensivo se logró que la hemoglobina glucosilada media (HbA_{1c}) fuera de 7.2% (normal <6%) y la glucemia media de 155 mg/100 ml, en tanto que en el grupo que recibió tratamiento habitual la hemoglobina glucosilada fue de 8.9%, con una glucemia promedio de 225 mg/100 ml. En el transcurso del estudio que duró siete años se consiguió una disminución de 60% del riesgo de retinopatía diabética, nefropatía y neuropatía en el grupo con control estricto, en comparación con el grupo testigo estándar.

El estudio DCCT, además, introdujo el concepto de *memoria glucémica* que abarca los beneficios de largo plazo de cualquier periodo significativo de control de la glucemia. En la vigilancia que duró seis años, los grupos con tratamiento intensivo y los que recibieron el tratamiento convencional presentaron niveles similares de control glucémico y en ambos hubo evolución del espesor de las capas íntima/media de la carótida. Sin embargo, en la cohorte sometida a tratamiento intensivo hubo una evolución significativamente menor en el aumento de espesor de la íntima.

En Inglaterra, el *United Kingdom Prospective Diabetes Study* (UKPDS) constituyó una gran investigación prospectiva aleatorizada para estudiar los efectos del control glucémico intensivo con tratamientos de varios tipos, y los efectos del control de la presión arterial en los diabéticos de tipo 2. En un lapso de 10 años se estudió a 3 867 personas con diabetes tipo 2 recién diagnosticada. Una fracción importante de dicha población mostró exceso de peso e hipertensión. Los pacientes se sometieron a dietoterapia sola o tratamiento intensivo con insulina, clorpropamida, glibenclamida o glipizida. La metformina constituye una opción para individuos con respuesta inadecuada a otros tratamientos. Se agregó como variable el control estricto de la tensión arterial y se usaron para ese fin un inhibidor de la enzima convertidora de angiotensina, un bloqueador β o en algunos casos un antagonista del conducto del calcio, disponible para ese fin.

El control estricto o intensivo de la diabetes en el que hubo una disminución del nivel de HbA_{1c} de 9.1 a 7% redujo el riesgo de complicaciones microvasculares en forma global, en comparación con el obtenido con el tratamiento habitual (en especial dietoterapia sola, con lo cual disminuyó la HbA_{1c} a 7.9%). No surgieron complicaciones cardiovasculares con ningún tratamiento en particular; el tratamiento con la metformina sola atenuó el riesgo de enfermedad macrovascular (infarto del miocardio, apoplejía). El análisis epidemiológico del estudio sugirió que cada disminución de 1% de HbA_{1c} logró reducir el riesgo de las complicaciones microvasculares en 37%, 21% de cualquier criterio de valoración de la diabetes y muerte vinculada con ella, y 14% de infarto del miocardio.

El control estricto de la hipertensión también produjo un efecto significativo sorprendente en las enfermedades microvasculares (y también en las secuelas de la hipertensión) en los diabéticos. El análisis epidemiológico de los resultados sugirió que por cada disminución de 10 mmHg de la presión sistólica alcanzada, se obtenía una disminución estimada del riesgo de 13%, en el caso de complicaciones microvasculares de diabetes y 12% en cualquier complicación propia de la enfermedad; 15% en el caso de muerte por diabetes; y 11% en el infarto del miocardio.

La vigilancia después del estudio indicó que cinco años después de que terminó el UKPDS, persistieron los beneficios del tratamiento intensivo en lo referente a los criterios de valoración de la diabetes, y la disminución del riesgo del infarto del miocardio adquirió relevancia estadística. No desaparecieron los beneficios de la administración de la metformina.

Los estudios anteriores indican que el control estricto de la glucemia es beneficioso en pacientes con los tipos 1 y 2 de diabetes.

En el estudio STOP-NIDDM se efectúa una vigilancia de 1 429 sujetos con disminución de la tolerancia en la glucosa que se asignaron al azar para recibir tratamiento con acarbosa o placebo durante tres años. Los datos obtenidos demostraron que la normalización de la glucemia en personas con una menor tolerancia a la glucosa redujo en grado significativo el riesgo cardiovascular. El grupo tratado con acarbosa mostró una disminución significativa de la aparición de los principales problemas cardiovasculares agudos e hipertensión. Los datos de un análisis de un subgrupo prospectivo en que los testigos recibieron placebo indicaron una disminución extraordinaria de la evolución del engrosamiento de las capas íntima/media.

individuos con diabetes tipo 2 que afrontaron situaciones de tensión extrema (además de su diabetes), como septicemia o pancreatitis o que recibían dosis grandes de corticoesteroides. Los signos y síntomas comprenden náusea, vómito, dolor abdominal, respiración lenta y profunda (de Kussmaul), cambios del estado psíquico, concentraciones más elevadas de cetonas y glucosa en sangre y orina, pH en sangre arterial menor de 7.3, y menor nivel de bicarbonato (<15 mmol/L).

El tratamiento fundamental de la cetoacidosis diabética comprende la hidratación intravenosa e insulinoterapia intensivas y la conservación de las concentraciones de potasio y otros electrólitos. La fluidoterapia y la insulinoterapia se basan en las necesidades de cada enfermo, y en tal situación son necesarios la revaloración y las modificaciones frecuentes del régimen terapéutico. Hay que prestar atención minuciosa a la hidratación y al estado de la función renal, concentraciones de sodio y potasio, rapidez de corrección de la glucemia y osmolalidad del plasma. La fluidoterapia comienza casi siempre con solución salina normal. Es necesario utilizar la insulina humana rápida para administración intravenosa, y su dosis inicial es de 0.1 UI/kg de peso/h, en promedio.

B. Síndrome hiperglucémico hiperosmolar

El síndrome se diagnostica en individuos con diabetes tipo 2 y se caracteriza por hiperglucemia y deshidratación graves. Surge en situaciones anormales como la hidratación oral inadecuada, sobre todo en ancianos, otras enfermedades, uso de fármacos que causan hiperglucemia o producen deshidratación, como la fenitoína, corticoesteroides, diuréticos y bloqueadores β, y también con la diálisis peritoneal y hemodiálisis. El signo diagnóstico definitorio es el deterioro del estado psíquico e incluso convulsiones, glucemia mayor de 600 mg/100 ml y una osmolalidad sérica calculada superior a 320 mmol/L. Los individuos con síndrome hiperosmolar hiperglucémico no padecen acidosis a menos que coexista con cetoacidosis diabética.

El tratamiento del estado hiperosmolar hiperglucémico se basa en la rehidratación, restauración de las concentraciones de glucosa y la homeostasia de electrólitos, todas intensivas; es importante que el personal vigile con toda minuciosidad la rapidez de corrección de las variables mencionadas. Se necesitan algunas veces dosis pequeñas de insulina.

Complicaciones de la insulinoterapia

A. Hipoglucemia

1. Mecanismos y diagnóstico. Las complicaciones más frecuentes de la insulinoterapia son las reacciones hipoglucémicas, que suelen ser consecuencia del consumo inadecuado de carbohidratos, ejercicio físico desacostumbrado o dosis demasiado grandes de insulina.

La aparición y la evolución rápidas de la hipoglucemia en personas con conciencia intacta originan signos simpáticos de hiperactividad del sistema autónomo, como taquicardia, palpitaciones, diaforesis y temblores, y parasimpáticos, como náusea y apetito; esta situación, sin tratamiento, puede evolucionar hasta la aparición de convulsiones y coma.

En personas expuestas a episodios frecuentes de hipoglucemia durante el control preciso de la glucemia son menos frecuentes o incluso no se manifiestan los signos "prodrómicos" de hipoglucemia, por parte del sistema autónomo; esta situación peligrosa y adquirida recibe el nombre de "falta de percepción de la hipoglucemia". Si el paciente no muestra los signos prodrómicos de hipoglucemia quizá no aplique de forma oportuna las medidas correctoras. En el caso de la hipoglucemia persistente no tratada, pueden aparecer manifestaciones del exceso de insulina, como confusión, debilidad, conducta anómala, coma y convulsiones, y llegar a un punto en que sea imposible conseguir o deglutir con seguridad alimentos con glucosa. La "percepción" de la hipoglucemia puede restaurarse al evitar los episodios frecuentes de este problema. El diabético que recibe hipoglucemiantes debe portar un brazalete, un collar o una tarjeta en su bolso o cartera, con su identificación, y también alguna forma de glucosa de absorción rápida.

2. Tratamiento de la hipoglucemia. La administración de glucosa corrige todas las manifestaciones de la hipoglucemia. Para que la absorción sea más ágil debe administrarse azúcar o glucosa simples, de preferencia en forma líquida. Para resolver la hipoglucemia leve en una persona consciente y que puede deglutir se pueden administrar tabletas o gel de glucosa o cualquier bebida o alimento azucarado. Si la hipoglucemia más profunda provoca inconciencia o estupor, el tratamiento más indicado consiste en administrar 20 a 50 ml de solución glucosada al 50% por goteo intravenoso en un lapso de 2 a 3 min. Si es imposible instituir este tratamiento, la inyección subcutánea o intramuscular de 1 mg de glucagon puede restaurar la conciencia en término de 15 min y así permitir la ingestión de azúcar. Si el individuo está estuporoso y no se cuenta con glucagon, se pueden colocar entre los dientes y el carrillo (vestíbulo) cantidades pequeñas de miel de abeja o jarabe. Sin embargo, en términos generales, en los sujetos inconscientes no está indicada la administración de alimentos por la boca. Es preciso solicitar de inmediato los servicios médicos de urgencia en todos los episodios de inconsciencia profunda.

B. Inmunopatología de la insulinoterapia

En el curso de la insulinoterapia, los diabéticos pueden generar cuando menos cinco clases moleculares de anticuerpos contra la insulina: IgA, IgD, IgE, IgG, e IgM. Se han identificado dos tipos principales de trastornos inmunitarios en estos pacientes:

1. Alergia a la insulina. Esta alteración, que es de hipersensibilidad inmediata, es rara e incluye urticaria local o sistémica por la liberación de histamina de las células cebadas de tejidos, sensibilizadas por anticuerpos de tipo IgE contra insulina. En casos graves sobreviene la anafilaxia. La sensibilidad suele orientarse a las proteínas no insulínicas contaminantes, razón por la cual el uso de insulina humana y análogos de insulina ha reducido en grado extraordinario la incidencia de la alergia a la hormona, en particular las reacciones locales.

2. Resistencia inmunitaria a la insulina. En muchos individuos que reciben insulina surgen títulos pequeños de anticuerpos circulantes de tipo IgG contra la insulina, que neutralizan en grado insignificante su acción. En raras ocasiones, los títulos de estos anticuerpos culminan en resistencia a la hormona y pueden acompañarse de otros cuadros autoinmunitarios sistémicos como lupus eritematoso.

C. Lipodistrofia en los sitios de inyección

Algunas veces la inyección de insulina animal provoca atrofia del tejido graso subcutáneo en el sitio de la inyección. Gracias a las preparaciones de insulina humana y análoga de pH neutro, este tipo de complicación inmunológica ya casi no se observa. La inyección de estas preparaciones más modernas directamente en el área atrófica casi siempre restablece los contornos normales.

La hipertrofia de tejido graso subcutáneo es todavía un problema cuando se inyecta en repetidas ocasiones en el mismo sitio. No obstante, esto se corrige al evitar el sitio específico de la inyección o por medio de liposucción.

D. Riesgo aumentado de cáncer

Se ha publicado que el riesgo de padecer cáncer por resistencia insulínica e hiperinsulinemia en los individuos con resistencia insulínica, prediabetes y diabetes tipo 2 es mayor. El tratamiento con insulina y sulfonilureas, que incrementan la concentración de la insulina circulante, pero no con metformina, quizá exacerba este riesgo. Estas observaciones epidemiológicas son preliminares y no han modificado las normas de prescripción.

ANTIDIABÉTICOS ORALES

En la actualidad existen siete categorías de antidiabéticos orales en Estados Unidos para el tratamiento de las personas con diabetes tipo 2: secretagogos de insulina (sulfonilurea, meglitinidas, derivados de la D-fenilalanina), biguanidas, tiazolidinedionas, inhibidores de la glucosidasa α, tratamientos a base de incretina, análogos de la amilina y un fijador de ácidos biliares de unión. De tiempo atrás se ha contado con las sulfonilureas y las biguanidas y es el tratamiento acostumbrado y más indicado contra la diabetes tipo 2. Las meglitinidas y los derivados de la D-fenilalanina, clases nuevas de secretagogos de insulina de acción rápida, pueden sustituir a las sulfonilureas de acción breve. Los secretagogos incrementan la secreción de insulina de las células β. Las biguanidas atenúan la producción de glucosa por el hígado. Las tiazolidinedionas aminoran la resistencia a la insulina. Los tratamientos basados en incretina controlan las "oscilaciones" de la glucemia posprandial al incrementar la liberación de insulina y disminuir la de glucagon. El análogo amilina también reduce las concentraciones posprandiales de glucosa y el apetito. Los inhibidores de la glucosidasa α lentifican la digestión y la absorción de almidones y disacáridos. Aunque todavía es una conjetura, se presupone que el mecanismo por el cual el fijador de ácidos biliares reduce la glucemia es secundario al descenso de la producción hepática de glucosa.

En Estados Unidos se ha aprobado el uso de la **glimepirida**, una sola vez al día como fármaco único o en combinación con insulina. Con ella se reconoce un efecto hipoglucemiante con la dosis más pequeña, en comparación con todas las demás sulfonilureas. Una sola dosis diaria de 1 mg es eficaz y la dosis máxima diaria recomendada es de 8 mg. El fármaco tiene un efecto que dura largo tiempo y su semivida es de 5 h, y permite administrarlo una vez al día, situación que mejora la colaboración del enfermo. Se metaboliza por completo en el hígado hasta formar metabolitos con actividad débil o nula.

SECRETAGOGO DE INSULINA: MEGLITINIDA

La **repaglinida** es el primer miembro del grupo de los secretagogos de insulina de la meglitinida (cuadro 41-7). Dichos fármacos modulan la liberación de insulina por las células β al regular la salida de potasio a través de los conductos de este ion, según se mencionó ya. En cuanto a los sitios moleculares de acción hay superposición con las sulfonilureas, ya que las meglitinidas poseen dos sitios de fijación en común con las sulfonilureas y un solo sitio propio de unión.

La repaglinida tiene un comienzo de acción muy rápido y su concentración y efecto máximo se manifiestan, en promedio, 1 h después de su ingestión, pero su acción dura 4 a 7 h. En el hígado la CYP3A4 la elimina, con una semivida plasmática de 1 h. Este fármaco, en virtud de su rápido comienzo de acción, está indicado para controlar las oscilaciones de la glucemia posprandial. Es importante ingerirla justo antes de cada comida en dosis de 0.25 a 4 mg (máximo, 16 mg al día). La hipoglucemia constituye un peligro si se retrasa el consumo de la comida o no se realiza, o si los alimentos contienen cantidades o tipos inadecuados de carbohidratos. El fármaco debe utilizarse con precaución en personas con insuficiencia hepática o renal. En Estados Unidos se ha aprobado su uso como fármaco único o en combinación con biguanidas. No posee átomos de azufre en su estructura y por ello puede administrarse en diabéticos de tipo 2 que muestran alergia al azufre o a alguna sulfonilurea.

SECRETAGOGOS DE INSULINA: DERIVADOS DE D-FENILALANINA

La **nateglinida**, un derivado de la D-fenilalanina, es el último secretagogo de insulina disponible para uso en seres humanos. Estimula una liberación muy rápida y transitoria de insulina desde las células β, al cerrar los conductos del potasio sensibles a ATP. También restaura de modo parcial la liberación inicial de insulina en reacción a una prueba de tolerancia a la glucosa intravenosa; esto puede constituir una ventaja notable del fármaco, ya que la diabetes tipo 2 se acompaña de pérdida de esta respuesta inicial a la insulina. La restauración de una secreción más normal de insulina puede suprimir la liberación de glucagon al principio de una comida y así reducir la producción endógena o hepática de glucosa. La nateglinida puede ser de especial utilidad en el tratamiento de personas con hiperglucemia posprandial aislada, pero ejerce efecto mínimo en las concentraciones de glucosa nocturnas o del ayuno. El compuesto es eficaz solo o en combinación con fármacos ingeribles no secretagogos (como la metformina). A diferencia de otros secretagogos de insulina, no se necesitan ajustes posológicos.

La nateglinida debe ingerirse poco antes de las comidas. Se absorbe en 20 min después de su administración oral y tarda 1 h para lograr su concentración máxima y la metaboliza el hígado a través de CYP2C9 y CYP3A4 con una semivida aproximada de 1 h. La duración global de su acción es menor de 4 h. La nateglinida amplifica la respuesta secretora de insulina a una carga de glucosa, pero su efecto es notablemente menor en caso de normoglucemia. La incidencia de hipoglucemia con dicho fármaco quizá sea la menor entre todos los secretagogos y tiene la ventaja de ser inocua en personas con disminución notable de la función renal.

CUADRO 41-7 Otros secretagogos de insulina

Fármaco	Estructura química	Dosis oral	Semivida	Duración de acción (horas)
Repaglinida		0.25-4 mg antes de las comidas	1 h	4-7
Nateglinida		60-120 mg antes de las comidas	1 h	4

Modificado y reproducido con autorización de Greenspan F, Baxter JD (editors): *Basic & Clinical Endocrinology*, 4th ed. Publicación original de Appleton & Lange. Copyright © 1994 by The McGraw-Hill Companies, Inc.

BIGUANIDAS

A continuación se muestra la estructura de la **metformina**. En Estados Unidos se retiró la fenformina del mercado (una biguanida antigua) porque estaba vinculada con acidosis láctica y no había pruebas corroboradas de beneficio a largo plazo con su empleo.

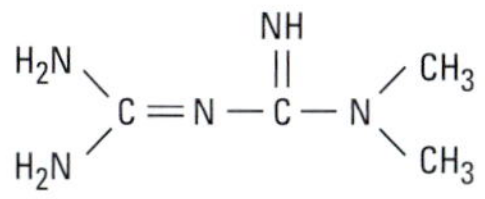

$$\begin{array}{l} H_2N \\ \quad\;\; C{=}N{-}\overset{\overset{NH}{\|}}{C}{-}N \\ H_2N \end{array}\begin{array}{l} CH_3 \\ \\ CH_3 \end{array}$$

Metformina

Mecanismos de acción

Al parecer no existe una explicación plena del mecanismo de acción de las biguanidas, pero su efecto primario consiste en disminuir la producción de glucosa por el hígado, por medio de activación de la proteína cinasa activada por AMP (AMPK). Entre sus posibles mecanismos menores de acción se encuentran la disminución de la gluconeogénesis por el riñón, lentificación de la absorción de glucosa en el tubo digestivo, mayor conversión de glucosa en ácido láctico por acción de enterocitos, estimulación directa de la glucólisis en tejidos, mayor extracción de glucosa desde la sangre y disminución de las concentraciones de glucagon en plasma. La acción hipoglucemiante de las biguanidas no depende de las células β funcionales del páncreas. Los individuos con diabetes tipo 2 tienen una frecuencia muchísimo menor de hiperglucemia con el ayuno y también menor hiperglucemia posprandial después del consumo de las biguanidas; sin embargo, prácticamente se desconocen los casos de hipoglucemia durante el consumo de una biguanida. Por esta razón, tales fármacos han recibido el nombre apropiado de "euglucémicos".

Metabolismo y excreción

La metformina tiene una semivida de 1.5 a 3 h, no se fija a las proteínas plasmáticas y no se metaboliza; se excreta por los riñones en la forma del compuesto activo. Como consecuencia del bloqueo de la gluconeogénesis por parte del fármaco, puede entorpecer y disminuir el metabolismo del ácido láctico por el hígado. En personas con insuficiencia renal se acumulan las biguanidas y con ello agravan el peligro de causar acidosis láctica, que al parecer es una complicación que depende de la dosis.

Uso clínico

Las biguanidas se han recomendado como tratamiento de primera línea contra la diabetes tipo 2. La metformina es un fármaco ahorrador de insulina, no incrementa el peso ni desencadena hipoglucemia, razones por las cuales brinda ventajas netas respecto de la insulina o las sulfonilureas para tratar la hiperglucemia en estas personas. El estudio UKPDS señaló que la metformina reducía el peligro de afección macrovascular y también microvascular, situación contraria a lo que se observa con otros tratamientos, que sólo modifican la morbilidad microvascular. Las biguanidas también están indicadas para utilizarse en combinación con secretagogos de insulina o con las tiazolidinedionas en la diabetes tipo 2, cuando ya no es adecuado un solo antidiabético oral. La metformina también es útil para evitar la diabetes tipo 2; el *Diabetes Prevention Program* es un estudio clínico de referencia, que concluyó que este fármaco era eficaz para evitar la aparición de diabetes tipo 2 en obesos de edad mediana con disminución de la tolerancia a la glucosa e hiperglucemia en ayuno. Es un dato interesante que el fármaco no evita la diabetes en prediabéticos de mayor edad y más delgados.

La dosis de metformina varía de 500 mg a un máximo de 2.55 g al día y se recomienda usar la mínima eficaz. El hecho de que las anomalías primarias sean la hiperglucemia en ayuno o la de tipo posprandial influye en que se comience la administración de la metformina en una sola dosis diaria a la hora de acostarse o antes de una comida. El plan común en caso de hiperglucemia en ayuno consiste en comenzar con un solo comprimido de 500 mg a la hora de acostarse durante una semana o más. Si el paciente lo tolera sin molestias gastrointestinales y si persiste la hiperglucemia se agrega un segundo comprimido de 500 mg en la cena. Si se necesitan mayores dosis se añade un tercer comprimido igual, que debe ingerirse en el desayuno o la comida del mediodía, o bien se utiliza otro de mayor cantidad (850 mg) dos veces o incluso tres veces al día (la dosis máxima recomendada), si es necesario. En estos casos, la dosis debe dividirse porque la ingestión de más de 1 000 mg una sola vez puede desencadenar intensos efectos adversos en el tubo digestivo.

Los estudios epidemiológicos sugieren que la metformina reduce de manera notable el riesgo de padecer ciertos cánceres. Esta información es todavía preliminar y su mecanismo probable de acción es un descenso de la insulina (que también funciona como factor de crecimiento), además de ciertos efectos celulares directos que tienen la mediación de AMPK.

Efectos tóxicos

Los principales efectos tóxicos con la metformina son de tipo gastrointestinal (anorexia, náusea, vómito, molestias abdominales y diarrea) y se observan hasta en 20% de los pacientes. Dependen de la dosis, se manifiestan por lo regular al comenzar el tratamiento y suelen ser transitorios. Sin embargo, algunas veces hay que interrumpir el uso del compuesto en 3 a 5% de los pacientes por diarrea persistente. Al parecer decrece la absorción de vitamina B_{12} durante el tratamiento a largo plazo con metformina y el fabricante insta a que cada año se realice una medición sistemática de las concentraciones séricas de dicha vitamina y también de parámetros eritrocíticos para identificar la necesidad de aplicar la vitamina en inyección. En caso de no haber hipoxia ni insuficiencia renal o hepática, la acidosis láctica es menos frecuente con la metformina respecto de la administración de la fenformina.

Las biguanidas están contraindicadas en individuos con nefropatía, alcoholismo, hepatopatías o cuadros que predisponen a la anoxia (p. ej., disfunción cardiopulmonar crónica), dado que inducen un riesgo mayor de acidosis láctica.

TIAZOLIDINEDIONAS

Estos fármacos atenúan la resistencia a la insulina, son ligandos del receptor activado por el proliferador de peroxisomas γ (**PPAR**-γ, *peroxisome proliferator-activated gamma*), que son parte de la superfamilia de receptores nucleares de esteroides y hormonas tiroideas. Dichos receptores (PPAR) se identifican en músculos, grasa e hígado; los receptores γ modulan la expresión de genes que intervienen en el metabolismo de lípidos y glucosa, transducción de señales de insulina y diferenciación de adipocitos y otros tejidos. Las tiazolidinedionas identificadas no muestran efectos clínicos idénticos y la obtención de nuevos productos se orientará a definir los efectos de PPAR y diseñar ligandos con acción selectiva (a semejanza de los moduladores selectivos de los receptores de estrógenos) (cap. 40).

CUADRO 41–8 Tiazolidinedionas

Tiazolidinediona	Estructura química	Dosis oral
Pioglitazona	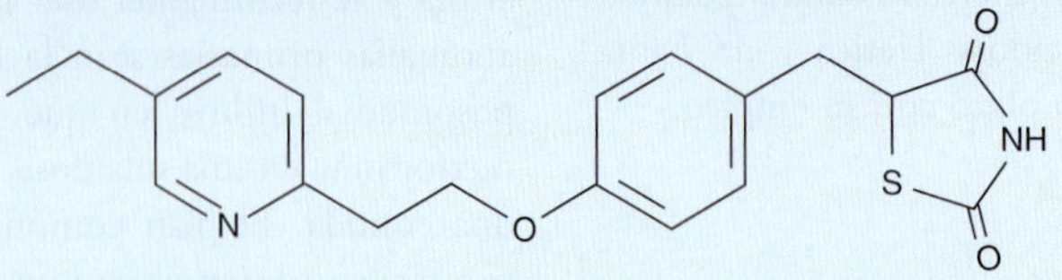	15-45 mg una vez al día
Rosiglitazona	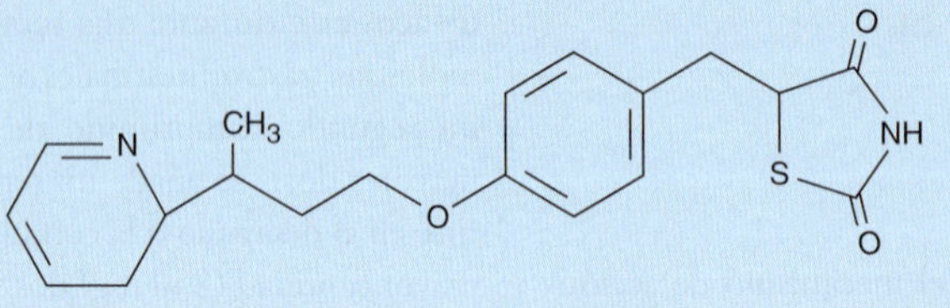	2-8 mg una vez al día

Las tiazolidinedionas, además de actuar de forma preferencial en adipocitos, miocitos y hepatocitos, tienen efectos significativos en el endotelio vascular, el sistema inmunitario, ovarios y células tumorales. Algunas de estas respuestas pueden ser independientes de la vía de PPAR-γ. Los efectos oncógenos de las tiazolidinedionas son complejos y quizá tumorigénicos y antitumorigénicos.

En diabéticos, un sitio importante de acción de las tiazolidinedionas es el tejido adiposo y en él estimulan la captación y utilización de glucosa y modulan la síntesis de hormonas lipídicas o citocinas y otras proteínas que intervienen en la regulación de energía. Estos antidiabéticos también regulan la apoptosis y la diferenciación de adipocitos. En estudios en animales se han corroborado otros efectos diversos, pero se desconoce si es posible aplicarlos en los tejidos humanos.

En la actualidad se cuenta con dos tiazolidinedionas, que son la pioglitazona y la rosiglitazona (cuadro 41-8). Las diferencias en sus cadenas laterales se traducen en discrepancias en su acción metabólica, metabolismo, perfil de metabolitos y efectos adversos. La troglitazona, uno de los compuestos originales, se retiró del mercado por los efectos tóxicos en hígado que al parecer dependían de su cadena lateral.

La **pioglitazona** posee actividad de tipo PPAR-α y también PPAR-γ. Su absorción se realiza en término de 2 h tras su consumo; a pesar de que la presencia de alimentos en el estómago puede retrasar su captación, ello no afecta su biodisponibilidad total. Su absorción disminuye con el uso concomitante de fijadores de ácidos biliares. La pioglitazona se metaboliza por CYP2C8 y CYP3A4 hasta formar metabolitos activos. La biodisponibilidad de muchos otros fármacos que también son degradados por estas enzimas se modifica con la pioglitazona, incluidos los anticonceptivos orales con estrógenos; se aconseja que las mujeres utilicen otros métodos anticonceptivos. La pioglitazona se administra una vez al día; la dosis inicial habitual es de 15 a 30 mg/día y la dosis máxima es de 45 mg/día. La pioglitazona reduce los triglicéridos en forma más pronunciada que la rosiglitazona, quizá por sus características fijadoras de PPAR-α. Se ha aprobado como monoterapia y en combinación con metformina, sulfonilureas e insulina para el tratamiento de la diabetes tipo 2. Al parecer, el riesgo de cáncer vesical aumenta en forma acumulativa con las dosis elevadas.

La **rosiglitazona** se absorbe con rapidez y se fija a las proteínas. Se metaboliza en el hígado hasta formar metabolitos con acción mínima, en particular por medio de CYP2C8 y en menor grado a través de CYP2C9. Se administra una o dos veces al día; la dosis habitual total es de 2 a 8 mg. La rosiglitazona comparte los efectos secundarios frecuentes de las tiazolidinedionas, pero al parecer implica un riesgo cardiovascular mayor que el de la pioglitazona. La administración simultánea de nitratos e insulina aumenta tal vez el riesgo de infarto del miocardio y está contraindicado; los bloqueadores del sistema renina-angiotensina muestran un riesgo similar, pero no se han prohibido en forma específica. En vista de sus efectos secundarios, la FDA limita la rosiglitazona para los pacientes que ya han recibido este tratamiento y para aquellos cuya glucemia no se puede regular con otros antidiabéticos y que, después de haber consultado con su médico, no desean recibir pioglitazona ni ningún fármaco que la contenga. *Para estas poblaciones tan limitadas, la rosiglitazona se ha aprobado para la diabetes tipo 2 como monoterapia, en combinación con alguna biguanida o sulfonilurea o en combinación cuádruple con una biguanida, sulfonilurea e insulina.*

Las tiazolidinedionas se consideran euglucemiantes y efectivas en 70% de los nuevos usuarios. La respuesta global es similar a la de las sulfonilureas y biguanidas en forma de monoterapia. Las personas que muestran ineficacia secundaria con otros fármacos ingeribles pueden beneficiarse con la adición de una tiazolidinediona (no la sustitución). En su mecanismo de acción interviene la regulación génica y por ello esta categoría de fármacos tiene un comienzo de acción lento y también es lenta la desaparición de su actividad, en el transcurso de semanas o incluso meses. La combinación con sulfonilureas e insulina pueden ocasionar hipoglucemia y obligar a ajustar las dosis.

Un efecto adverso común de todos los fármacos de esta categoría es la retención de líquidos, que asume la forma de anemia leve y edema periférico, en particular cuando se utiliza en combinación con insulina o sus secretagogos. Ambos tipos de fármacos agravan el peligro de insuficiencia cardiaca. Muchos pacientes muestran incremento ponderal vinculado con la dosis (en promedio, 1 a 3 kg), que puede depender del líquido acumulado. En raras ocasiones se ha señalado que aparece edema maculoso o empeoramiento del existente con el tratamiento. Se han descrito reducción de la densidad mineral ósea y una mayor frecuencia de fracturas atípicas de los huesos de las extremidades en las mujeres con ambos compuestos, al parecer por una menor formación de osteoblastos. Se hallan en curso estudios para establecer si en los varones se incrementa el riesgo de desmineralización y fracturas. La administración por largo tiempo se acompaña de disminución de las concentraciones de triglicéridos y aumento moderado de lipoproteínas de alta (HDL) y baja densidad (LDL). Los compuestos mencionados no deben utilizarse durante el embarazo o en presencia de hepatopatía grave (ALT >2.5 veces el límite superior de lo normal), o con la coexistencia de insuficiencia cardiaca. En Estados Unidos, la FDA, ante los efectos hepatotóxicos observados con la troglitazona, fármaco que retiró del mercado, todavía exige que se practiquen en forma seriada pruebas de función hepática antes de administrar tiazolidinedionas y en forma periódica. Hasta la fecha no se ha identificado un vínculo con los efectos tóxicos mencionados al suministrar rosiglitazona o pioglitazona. Las mujeres en fase anovulatoria pueden reanudar la ovulación y hay que orientarlas en relación con el mayor peligro de embarazos.

Las tiazolidinedionas son beneficiosas en la *prevención* de la diabetes tipo 2. El estudio de prevención de diabetes identificó una disminución de 75% de la incidencia de esta enfermedad cuando se administró troglitazona en personas en la fase prediabética. Otra investigación señaló que la administración de dicho fármaco reducía en grado significativo la recidiva de diabetes mellitus en mujeres de extracción latina, de alto riesgo, con el antecedente de diabetes gestacional.

Si bien estos fármacos son muy efectivos, su aceptación y aplicación en el futuro probablemente decrezcan por sus efectos secundarios, como aumento de peso, insuficiencia cardiaca congestiva, desmineralización y mayor frecuencia de fracturas óseas en las mujeres, además de posible deterioro (rosiglitazona) de la función cardiovascular y un riesgo oncógeno desconocido.

INHIBIDORES DE GLUCOSIDASA α

La **acarbosa** y el **miglitol** son inhibidores competitivos de las glucosidasas α intestinales y disminuyen las oscilaciones y variaciones posprandiales de glucosa al retrasar la digestión y la absorción de almidones y disacáridos (cuadro 41-9). Sólo los monosacáridos como la glucosa y la fructosa pueden transportarse fuera de la luz intestinal y de ahí a la corriente sanguínea. Es importante la degradación de almidones complejos, oligosacáridos y disacáridos hasta la forma de monosacáridos individuales antes de que se absorban en el duodeno y porción superior del yeyuno. Esta digestión la facilitan las enzimas intestinales, entre ellas la amilasa α pancreática y las glucosidasas α que se encuentran en el borde en "cepillo" de los enterocitos. El miglitol difiere en términos estructurales de la acarbosa y es seis veces más potente que ésta para inhibir a la sacarosa. La afinidad de fijación de los dos compuestos es diferente, pero la acarbosa y el miglitol ejercen su acción en las glucosidasas α: sacarosa, maltasa, glucoamilasa y dextranasa. El miglitol solo ejerce su efecto en la isomaltasa y en las glucosidasas β, que desdoblan los enlaces β de carbohidratos como la lactosa. La acarbosa sola tiene escaso efecto sobre la amilasa α. La consecuencia de la inhibición enzimática es reducir al mínimo la digestión en la zona alta de las vías intestinales, y diferir la digestión (y, en consecuencia, la absorción) de almidones y disacáridos hasta llegar a la porción distal del intestino delgado y así disminuir las diferencias posprandiales en la glucemia, hasta 45 a 60 mg/100 ml, y con ello ahorrar insulina.

El uso de estos fármacos en monoterapia se acompaña de un pequeño descenso (0.5 a 1%) de las concentraciones de hemoglobina glucosilada y otro de 20 a 25 mg/100 ml de las concentraciones de glucosa en ayuno. En Estados Unidos, la FDA ha aprobado su uso para personas con diabetes tipo 2 como fármacos únicos y también en combinación con sulfonilureas, ya que el efecto glucémico es aditivo. Las dosis de acarbosa y miglitol son de 25 a 100 mg poco antes de ingerir la primera porción de cada comida; el tratamiento debe iniciarse con la dosis mínima y se ajusta e incrementa con lentitud; con cada comida debe ingerirse una cantidad similar de almidón y disacáridos.

Entre los efectos adversos notables sobresalen flatulencia, diarrea y dolor abdominal, resultado de la presencia de carbohidratos no digeridos en el colon que se fermentan hasta la forma de ácidos grasos de cadena corta y con ello liberación de gases. Dichos efectos tienden a disminuir con el uso constante, dado que la exposición de carbohidratos a largo plazo induce la expresión de glucosidasa α en el yeyuno e íleon, incrementa la absorción de glucosa en la porción distal del intestino delgado y lleva al mínimo el paso de los carbohidratos al interior del colon. El consumo de un solo fármaco o la combinación con otro como la biguanida no genera problemas, pero si se utiliza junto con una sulfonilurea puede surgir hipoglucemia, que es necesario tratarla con glucosa y no con sacarosa, dado que hay bloqueo de la degradación de esta última. Estos fármacos están contraindicados en individuos con enteropatía inflamatoria o cualquier trastorno intestinal que pueda empeorar por la flatulencia y la distensión. El miglitol y la acarbosa se excretan por los riñones y por ello es mejor no utilizarlos en sujetos con insuficiencia renal. La acarbosa se ha vinculado con un incremento reversible de las cifras de enzimas hepáticas y es necesario utilizarla con cautela en caso de alguna hepatopatía.

El estudio STOP-NIDDM demostró que la administración de glucosidasa α en prediabéticos impedía de manera satisfactoria un número considerable de casos nuevos de la enfermedad de tipo 2 y auxiliaba en la restauración de la función de las células β, además de reducir la frecuencia de enfermedades cardiovasculares e hipertensión. La intervención con acarbosa también disminuía el número de problemas cardiovasculares agudos en sujetos con diabetes. La prevención de esta última y de enfermedades cardiovasculares puede ser una indicación adicional para estos fármacos.

CUADRO 41-9 Inhibidores de la glucosidasa α

Inhibidor de la glucosidasa α	Estructura química	Dosis oral
Acarbosa	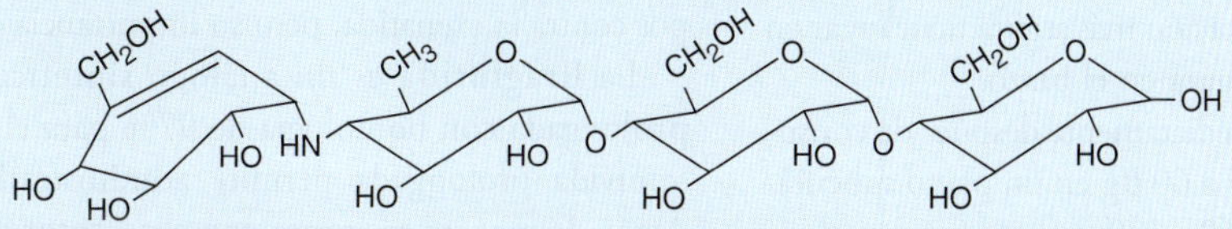	25-100 mg antes de las comidas
Miglitol	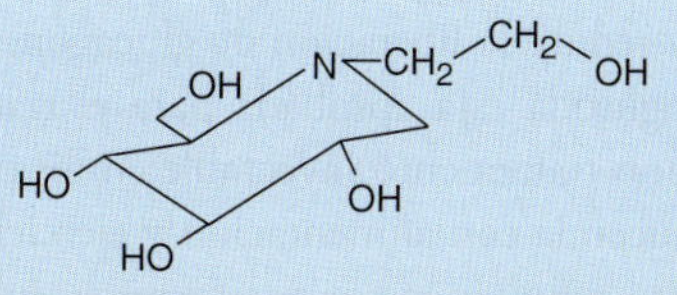	25-100 mg antes de las comidas

Los inhibidores de la glucosidasa α pocas veces se prescriben y usan en Estados Unidos, en virtud de sus efectos adversos gastrointestinales intensos y un beneficio relativamente menor de tipo hipoglucemiante.

SECUESTRADORES DE ÁCIDOS BILIARES

El **clorhidrato de colesevelam** se utilizó al principio como secuestrador de ácidos biliares y fármaco para reducir el colesterol, pero ahora ha recibido aprobación como antihiperglucemiante para los individuos con diabetes tipo 2 que reciben otros fármacos o no han logrado regular la glucemia con alimentación y ejercicio. Su mecanismo exacto de acción se desconoce, pero en apariencia comprende la interrupción de la circulación enterohepática y una menor activación del receptor farnesoide X (FXR). El FXR es un receptor nuclear con efectos múltiples sobre el metabolismo del colesterol, glucosa y ácidos biliares. Los ácidos biliares son ligandos naturales del FXR. Además, este fármaco dificulta la absorción de glucosa.

El colesevelam se administra en forma de píldora o suspensión oral a una dosis de 1 875 mg cada 12 h o 3 750 mg una vez al día. No se absorbe por vía sistémica ni tampoco se modifica y se elimina íntegro en las heces. En los estudios clínicos reduce la hemoglobina A_{1c} (HbA_{1c}) cerca de 0.5% y el colesterol LDL alrededor de 15% o más. Sus efectos secundarios comprenden molestias digestivas (estreñimiento, indigestión, flatulencia). Dificulta la absorción de otros fármacos como las vitaminas liposolubles, glibenclamida, levotiroxina y anticonceptivos orales y no se debe utilizar en las personas con hipertrigliceridemia, antecedente de pancreatitis secundaria a hipertrigliceridemia o trastornos esofágicos, gástricos o intestinales.

ANÁLOGO DE AMILINA

La **pramlintida**, un análogo sintético de la amilina, es un antihiperglucemiante inyectable que modula las concentraciones posprandiales de glucosa y en Estados Unidos se ha aprobado para utilizar en la fase preprandial en sujetos con diabetes de tipos 1 y 2. Se administra, además de la insulina, en individuos que no pueden alcanzar niveles ideales de glucemia posprandial. La pramlintida suprime la liberación de glucagon por mecanismos que no se han dilucidado, retrasa el vaciamiento gástrico y ejerce efectos anoréxicos mediados por el sistema nervioso central. Se absorbe con rapidez después de la administración subcutánea y sus concentraciones máximas se alcanzan en término de 20 min, pero su acción no dura más de 150 min. Es un fármaco metabolizado y excretado por los riñones, pero incluso con cifras bajas de depuración de creatinina no experimenta cambios notables en su biodisponibilidad. No se ha efectuado una valoración en pacientes sometidos a diálisis. La absorción más segura tiene lugar en el abdomen y el muslo, y la menos segura en el brazo.

La pramlintida debe inyectarse inmediatamente después de consumir una comida; las dosis varían de 15 a 60 μg en un plano subcutáneo en personas con diabetes tipo 1, y 60 a 120 μg por vía subcutánea en individuos con diabetes tipo 2. El tratamiento con este fármaco debe instituirse con la mínima dosis, que se ajusta en incrementos. Debido al riesgo de hipoglucemia, es necesario disminuir 50% o más las dosis de insulina coexistentes, de acciones rápida o breve, en la fase prandial. En ocasiones también deben disminuirse en individuos con diabetes tipo 2 las dosis concomitantes de algún secretagogo de insulina. La pramlintida debe inyectarla siempre el paciente, con una jeringa independiente, y no se puede mezclar con insulina. Los principales efectos adversos de este fármaco son hipoglucemia y síntomas gastrointestinales, como náusea, vómito y anorexia.

AGONISTAS DE LOS RECEPTORES DEL POLIPÉPTIDO 1 SIMILAR AL GLUCAGON (GLP-1)

En la diabetes tipo 2, la liberación del polipéptido similar al glucagon decrece después de los alimentos, lo que genera una supresión insuficiente de glucagon y producción hepática excesiva de glucosa. En la actualidad existen en el comercio dos análogos sintéticos del polipéptido similar al glucagon, **exenatida** y **liraglutida**, que ayudan a restablecer la actividad de los GLP-1. Estos tratamientos poseen acciones múltiples, como potenciar la secreción de insulina mediada por glucosa, suprimir la liberación posprandial de glucagon por algún mecanismo aún desconocido y reducir el vaciamiento gástrico y la supresión central del apetito. Se presupone que la mayor secreción de insulina es secundaria en parte al aumento de la masa de células β. Esta última es efecto de una menor apoptosis de células β, mayor formación de células β, o ambas cosas.

La **exenatida** es un derivado del péptido exendina-4 del veneno del monstruo de Gila y fue la primera incretina utilizada para el tratamiento de la diabetes. Tiene una homología de 53% con el GLP-1 natural y una sustitución de glicina para reducir la degradación a través de la dipeptidil peptidasa 4 (DPP-4). La exenatida ha recibido aprobación como complemento inyectable de las personas con diabetes tipo 2 que reciben metformina o ésta más sulfonilureas que aún no logran regular la glucemia. La exenatida se absorbe de manera equivalente del brazo, abdomen o muslo, y alcanza su concentración máxima en unas 2 h, con una duración de acción hasta de 10 h. Se somete a filtración glomerular y es necesario ajustar la dosis sólo cuando la eliminación de creatinina es menor de 30 ml/min.

La exenatida se inyecta por vía subcutánea alrededor de 60 min antes de los alimentos; el tratamiento inicial es de 5 μg cada 12 h, con una dosis máxima de 10 μg cada 12 h. Cuando se agrega exenatida a un tratamiento previo con sulfonilurea, la dosis hipoglucemiante oral se reduce para evitar una hipoglucemia. Sus efectos secundarios principales son náusea (en cerca de 44% de los usuarios) y vómito y diarrea. La náusea disminuye con su empleo prolongado. La exenatida en forma de monoterapia y en tratamiento combinado reduce la HbA_{1c} de 0.2 a 1.2%. Algunos individuos manifiestan haber adelgazado entre 2 y 3 kg, al parecer por la náusea y sus efectos anorexígenos. Un efecto secundario grave que en algunos casos ha sido letal es la pancreatitis necrosante y hemorrágica. Con su uso prolongado se forman anticuerpos contra la exenatida, pero su importancia clínica se desconoce.

La **liraglutida** es un análogo sintético del GLP-1 de acción prolongada con homología de 97% para el GLP-1 natural, pero su semivida prolongada permite administrarlo una sola vez al día. Actúa de manera recíproca con el receptor de GLP-1, incrementa la insulina y reduce la liberación de glucagon.

La liraglutida está aprobada para el tratamiento de la diabetes tipo 2 como tratamiento inyectable en los pacientes que no regulan bien la glucemia con alimentación y ejercicio y que además reciben tratamiento simultáneo con metformina, sulfonilureas o tiazolidinedionas. No se recomienda como tratamiento de primera línea ni para combinarlo con insulina. El tratamiento empieza con 0.6 mg y se ajusta con incrementos semanales de 0.6 mg conforme sea necesario y tolerado hasta lograr la glucemia ideal. Alcanza su concentración máxima en 8 a 12 h y su semivida de eliminación es de unas 13 h. El tratamiento con liraglutida reduce la HbA_{1c} entre 0.8 y 1.5%; los individuos pierden alrededor de 3.2 kg. La experiencia con liraglutida en los pacientes con deficiencia renal o hepática es limitada y debe utilizarse con cautela en estas poblaciones.

Sus efectos secundarios más frecuentes son cefalea, náusea y diarrea; también se observan formación de anticuerpos, urticaria y otras reacciones inmunitarias. Cuando se administra con sulfonilureas algunas veces provoca hipoglucemia, por lo que debe reducirse la dosis del hipoglucemiante oral. Otro efecto secundario grave es la pancreatitis; la liraglutida está contraindicada en las personas con antecedente de pancreatitis y debe interrumpirse de forma permanente si se desarrolla este trastorno. Los roedores que reciben liraglutida padecen tumores tiroideos de células C, por lo que la FDA incluyó la advertencia de que la liraglutida está contraindicada en los individuos con antecedentes personales o familiares de cáncer medular o neoplasia endocrina múltiple tipo 2.

Aunque deben inyectarse, los ligandos de los receptores del GLP-1 han ganado aceptación puesto que regulan mejor la glucemia y producen anorexia y adelgazamiento en algunos sujetos. Sin embargo, algunas preocupaciones sobre su seguridad quizá dificulten su empleo en el futuro.

INHIBIDORES DE LA DIPEPTIDIL PEPTIDASA 4 (DPP-4)

La **sitagliptina**, **saxagliptina** y **linagliptina** son inhibidores de la DPP-4, enzima que degrada a las hormonas incretinas. Estos fármacos aumentan la concentración circulante del GLP-1 natural y el polipéptido insulinotrópico dependiente de la glucosa (GIP, *glucose-dependent insulinotropic polypeptide*), que al final reduce las fluctuaciones de glucosa posprandial al incrementar la secreción de insulina mediada por glucosa y reducir la concentración de glucagon. Se han aprobado como complemento de la alimentación y el ejercicio en el tratamiento de las personas con diabetes tipo 2 que no alcanzan la glucemia ideal.

La biodisponibilidad oral de la **sitagliptina** es mayor de 85%, alcanza su concentración máxima en las primeras 1 a 4 h y su semivida es cercana a 12 h. Se excreta sobre todo por la orina (87%), en parte por secreción tubular activa del fármaco. Su metabolismo hepático es limitado y mediado en buena medida por la isoforma del citocromo CYP3A4 y, en menor grado, por CYP2C8. Sus metabolitos tienen actividad insignificante. La dosis habitual es de 100 mg por vía oral una vez al día. La sitagliptina se ha estudiado como monoterapia y combinada con metformina, sulfonilureas y tiazolidinedionas. El tratamiento con sitagliptina provoca una reducción de 0.5 a 1.0% de la HbA_{1c}.

Sus efectos secundarios principales son nasofaringitis, infecciones de las vías respiratorias superiores, cefalea e hipoglucemia cuando se combina con secretagogos de insulina o insulina. Existen informes de pancreatitis aguda (letal y no letal) y reacciones alérgicas graves y de hipersensibilidad. La sitagliptina se suspende de inmediato en caso de pancreatitis o alguna reacción alérgica o bien de hipersensibilidad. En los pacientes con deficiencia renal, la dosis se reduce y en caso de administrar de modo simultáneo un secretagogo de insulina o insulina, la dosis se ajusta para evitar una hipoglucemia.

La **saxagliptina** se administra por vía oral a dosis de 2.5 a 5 mg diarios. Este fármaco alcanza su concentración máxima en las primeras 2 h (4 h para su metabolito activo). Se une muy poco con proteínas y sufre metabolismo hepático por medio de CYP3A4/5. Su metabolito principal es activo y se elimina por las vías renal y hepática. Su semivida plasmática terminal es de 2.5 h para la saxagliptina y 3.1 h para su metabolito activo. Se recomienda ajustar la dosis en las personas con deficiencia renal y uso concomitante de inhibidores potentes de CYP3A4/5, como ciertos antivíricos, antimicóticos y antibacterianos.

La saxagliptina ha recibido aprobación como monoterapia y se ha combinado con biguanidas, sulfonilureas y tiazolidinedionas. No se ha estudiado en combinación con insulina. Durante los estudios clínicos, la monoterapia y el tratamiento combinado con sitagliptina redujeron la HbA_{1c} entre 0.4 y 0.9%.

Algunos de sus efectos secundarios son mayor frecuencia de infecciones (de vías respiratorias superiores y vías urinarias), cefalea, edema periférico (cuando se combina con tiazolidinedionas), hipoglucemia (cuando se combina con una sulfonilurea) e hipersensibilidad (urticaria, edema facial). En algunos casos se debe reducir la dosis del secretagogo de insulina o la insulina que se administra de manera simultánea para evitar una hipoglucemia.

La **linagliptina** es el fármaco más reciente de esta clase y al parecer tiene propiedades similares a las de la sitagliptina y la saxagliptina. Se ha aprobado como monoterapia y en combinación con metformina, glimepirida y pioglitazona.

COMBINACIÓN DE ANTIDIABÉTICOS ORALES Y FÁRMACOS INYECTABLES

Tratamiento combinado de la diabetes mellitus tipo 2

Uno de los problemas más difíciles en el tratamiento de la diabetes tipo 2 es la imposibilidad de conservar una respuesta satisfactoria al tratamiento, a largo plazo, por disminución progresiva de la masa de células β, reducción de la actividad física, deterioro de la masa corporal magra o incremento del depósito de grasa ectópica. Para obtener el control de la glucemia algunas veces es necesario usar múltiples fármacos. Salvo que exista alguna contraindicación, debe iniciarse el tratamiento con una biguanida. Cuando fracasa la monoterapia con metformina, se agrega un segundo fármaco o bien insulina. El fármaco de segunda línea puede ser un secretagogo de insulina, tiazolidinedionas, tratamiento con incretinas, un análogo de amilina o un inhibidor de la glucosidasa; de preferencia, se administran sulfonilureas o insulina debido a su costo, efectos secundarios y seguridad. La tercera línea de tratamiento incluye metformina, otros fármacos orales o una insulina no inyectable y metformina y aumento de la dosis de insulina. Como cuarta línea de tratamiento se recomienda incrementar la insulina, con o sin metformina o tiazolidinedionas.

A. Tratamiento combinado con agonistas de los receptores de GLP-1

El uso de exenatida y liraglutida se aprobó en individuos en quienes ha fallado el control de la glucemia con metformina, sulfonilureas, metformina y sulfonilureas o, en el caso de la liraglutida, metformina con sulfonilureas y tiazolidinedionas. La hipoglucemia constituye un peligro cuando se utilizan agonistas de los receptores de GLP-1 con un secretagogo de insulina o insulina. La dosis de estos últimos se debe reducir al principio del tratamiento y ajustarla con posterioridad.

B. Tratamiento combinado con inhibidores de DPP-4

La sitagliptina, saxagliptina y linagliptina están aprobadas para los individuos que no regulan la glucemia con metformina, sulfonilureas o tiazolidinedionas. La hipoglucemia constituye un peligro cuando se utilizan inhibidores de DPP-4 con algún secretagogo de insulina o insulina y es necesario ajustar la dosis de estos últimos para prevenir la hipoglucemia.

C. Combinación con pramlintida

En Estados Unidos se ha aprobado el uso de este fármaco para administrarlo de manera conjunta a la hora de la comida en sujetos con diabetes tipo 2 tratados con insulina, metformina o sulfonilurea, cuando es imposible alcanzar los puntos "prefijados" en la glucemia posprandial. La combinación permite una disminución notoria de las oscilaciones tempranas de la glucemia posprandial; para evitar la hipoglucemia es preciso reducir las dosis de insulina o sulfonilurea correspondientes a la hora de la comida.

D. Combinación con insulina

Se ha sugerido aplicar insulina a la hora de acostarse como un complemento de los antidiabéticos orales en sujetos con la enfermedad de tipo 2 y que no han reaccionado a las dosis máximas de productos ingeribles. Aunque no han recibido aprobación formal de la FDA, en la práctica ya se utilizan sulfonilureas, meglitinidas, derivados de la D-fenilalanina, biguanidas, tiazolidinedionas, inhibidores de la glucosidasa α, agonistas de los receptores del GLP-1, inhibidores de DPP-4 y secuestradores de ácidos biliares combinados con insulina. Sin embargo, las normas prácticas de los comités nacionales e internacionales recomiendan evitar la polifarmacia, sobre todo con los fármacos más costosos y sugieren introducir lo más pronto posible la insulina cuando el individuo no regula la glucemia en forma adecuada.

En los pacientes que no regulan la glucemia con insulina al acostarse, como ya se describió, casi siempre es necesario sustituir por completo la insulina por medio de inyecciones diarias múltiples. Los secretagogos de insulina son redundantes cuando una persona recibe varias inyecciones diarias de insulina, pero los que tienen resistencia insulínica notoria mejoran con la adición de metformina. En este caso es importante vigilar la glucemia y reducir la dosis de insulina conforme sea necesario para evitar una hipoglucemia.

Tratamiento combinado en la diabetes mellitus tipo 1

Los secretagogos de insulina (sulfonilureas, meglitinidas o derivados de la D-fenilalanina), tiazolidinedionas, metformina, inhibidores de la glucosidasa α, agonistas de los receptores del GLP-1, inhibidores de DPP-4 o secuestradores de ácidos biliares *no* se han aprobado para la diabetes mellitus tipo 1.

Tratamiento combinado con pramlintida

La pramlintida está aprobada para su administración con los alimentos en los individuos con diabetes tipo 1 y glucemia mal controlada después de las comidas pese a la insulinoterapia óptima. La adición de la pramlintida reduce en grado considerable las fluctuaciones posprandiales de glucosa, por lo que la dosis de insulina durante las comidas se reduce para evitar una hipoglucemia.

GLUCAGON

Aspectos químicos y metabolismo

El glucagon se sintetiza en las células α de los islotes pancreáticos de Langerhans (cuadro 41-1). Es un péptido (idéntico en todos los mamíferos), compuesto de una sola cadena de 29 aminoácidos con un peso molecular de 3 485. La proteólisis selectiva transforma una gran molécula precursora con peso aproximado de 18 000 en glucagon. Uno de los precursores intermedios consiste en un péptido de 69 aminoácidos llamado **glicentina** que contiene la secuencia de glucagon, interpuesta entre extensiones péptidas.

En el hígado y los riñones, el plasma y los sitios de receptores hísticos, se produce la degradación extensa del glucagon. Dada su rápida inactivación por el plasma, es necesario enfriar los tubos de ensayo y agregar inhibidores de enzimas proteolíticas cuando se reúnen muestras de sangre para inmunoanálisis del glucagon circulante. Su semivida en plasma oscila entre 3 y 6 min, similar al caso de la insulina.

"Glucagon intestinal"

Se ha detectado inmunorreactividad a la glicentina en las células del intestino delgado y también en células α del páncreas y en el líquido que secreta el páncreas perfundido. Las células intestinales secretan **enteroglucagon**, una familia de péptidos glucagonoides a la cual pertenece la glicentina, junto con los péptidos 1 y 2 glucagonoides (GLP-1 y GLP-2). A diferencia de las células α del páncreas, estas células intestinales no poseen las enzimas para transformar los precursores de glucagon en el glucagon verdadero, al separar la extensión de la terminación carboxilo de la molécula.

Péptido 1 glucagonoide (GLP-1)

No se ha esclarecido del todo la función de los miembros de la familia del enteroglucagon, aunque péptidos de menor tamaño se pueden fijar a receptores de dicha hormona en el hígado, en donde ejercen actividad parcial. Un derivado de la forma de 37 aminoácidos del GLP-1 que no posee los primeros seis aminoácidos (GLP-1[7-37]) es un estimulante potente de la síntesis y liberación de insulina y de la masa de células β. Además, inhibe la secreción de glucagon, lentifica el vaciamiento gástrico y posee un efecto anoréxico. Después de ingerir glucosa, el GLP-1 junto con otra hormona intestinal, GIP, comprenden incluso 70% de la secreción de insulina inducida. El GLP-1 representa la forma predominante de GLP en el intestino del ser humano y se le ha llamado *insulinotropina.* Se considera un compuesto terapéutico posible contra la diabetes tipo 2. Sin embargo, para obtener disminución sostenida de la hiperglucemia de ayuno y la posprandial en personas con diabetes tipo 2 se necesita el goteo subcutáneo ininterrumpido, razón por la cual es escasa su utilidad clínica. La exenatida y la liraglutida (véase antes) son análogos de los agonistas de los receptores del GLP-1 con semividas más prácticas.

Efectos farmacológicos del glucagon

A. Efectos metabólicos

Los primeros seis aminoácidos del extremo amino terminal de la molécula de glucagon se fijan en receptores específicos acoplados a proteínas G_s en los hepatocitos; lo anterior induce un incremento de cAMP, que facilita el desdoblamiento del glucógeno almacenado e incrementa la gluconeogénesis y cetogénesis. El resultado farmacológico inmediato del goteo del glucagon consiste en hacer que aumente la glucemia a expensas del glucógeno hepático almacenado. No se produce efecto alguno en el glucógeno del músculo estriado, tal vez porque no posee receptores de dicha hormona. Las cantidades farmacológicas de glucagon hacen que se liberen insulina de las células β pancreáticas normales, catecolaminas en casos de feocromocitoma y calcitonina de las células del carcinoma medular.

B. Efectos en el corazón

El glucagon posee potentes efectos inotrópicos y cronotrópicos en el corazón, mediados por el mecanismo de cAMP descrito. Por lo tanto, produce un efecto muy similar al de los agonistas de los receptores adrenérgicos β sin necesidad de receptores β funcionales.

C. Efectos en el músculo liso

Las dosis grandes de glucagon inducen relajación profunda del intestino. A diferencia de los efectos comentados del péptido, la acción en el intestino quizá provenga de mecanismos diferentes de la activación de la adenililciclasa.

Usos clínicos

A. Hipoglucemia grave

El empleo principal del glucagon es el tratamiento de urgencia de los estados de hipoglucemia grave en sujetos con diabetes tipo 1, en quienes la inconsciencia hace imposible administrar productos por la boca y en los que tampoco pueden suministrarse soluciones glucosadas por la vena. En la actualidad se dispone del glucagon obtenido por bioingeniería en ámpulas de 1 mg para empleo parenteral (estuche de urgencia con glucagon). También se han elaborado para tal objetivo el glucagon en nebulización nasal, aunque en Estados Unidos no ha recibido la aprobación de la FDA.

B. Diagnóstico endocrinológico

Algunos estudios utilizan el glucagon para diagnosticar la presencia de endocrinopatías. En personas con diabetes mellitus tipo 1, la prueba común de investigación de la reserva secretora de células β del páncreas utiliza 1 mg del glucagon en "bolo" intravenoso. Los pacientes tratados con insulina terminan por mostrar anticuerpos circulantes contra dicha hormona, que interfieren en las radioinmunovaloraciones de ésta; por esa razón se utilizan mediciones del péptido C que "reflejan" la secreción de las células β.

C. Sobredosis de antagonistas de receptores adrenérgicos β

El glucagon es útil algunas veces para revertir los efectos que tiene en el corazón una sobredosis de bloqueadores β, dado que es capaz de incrementar la producción de cAMP en el corazón. Sin embargo, no es útil en el tratamiento de la insuficiencia cardiaca de seres humanos.

D. Estudios radiológicos del intestino

El glucagon se ha utilizado de forma amplia en estudios imagenológicos como complemento de la visualización radiográfica de los intestinos, ya que puede relajar dichos órganos.

Reacciones adversas

La administración del glucagon puede ocasionar náusea transitoria y vómito ocasional; las más de las veces son de poca intensidad y con el glucagon casi no hay reacciones adversas graves. No se debe utilizar en el paciente con feocromocitoma.

POLIPÉPTIDO DE AMILOIDE INSULAR (IAPP, AMILINA)

La amilina es un péptido de 37 aminoácidos obtenido de forma original de los depósitos de amiloide insulares en material pancreático de sujetos con diabetes tipo 2 de larga evolución o con insulinoma. La producen las células β del páncreas, se condensa dentro de gránulos de las mismas células, en una concentración de 1 a 2% de la de la insulina, y se cosecreta con esta última por un mecanismo pulsátil y en reacción con estímulos secretores fisiológicos. En promedio, se libera una molécula de amilina por cada 10 moléculas de insulina. Circula en las formas glucosilada (activa) y no glucosilada (inactiva), en concentraciones fisiológicas que varían de 4 a 25 pmol/L y se excreta de modo predominante por los riñones. La amilina pertenece al parecer a la superfamilia de péptidos neurorreguladores, con una homología de 46% con el péptido propio del gen de calcitonina CGRP (cap. 17). El efecto fisiológico de la amilina podría ser modular la liberación de insulina al actuar como un elemento de retroalimentación negativo en la secreción de dicha hormona. En dosis farmacológicas, la amilina reduce la secreción del glucagon, lentifica el vaciamiento gástrico por un mecanismo vagal, y mitiga el apetito por mecanismos nerviosos centrales. Un análogo de la amilina, la **pramlintida** (véase el apartado anterior), difiere de la amilina por sustitución de la prolina en las posiciones 25, 28 y 29. Las modificaciones en cuestión solubilizan la pramlintida y hacen de ella un producto que no se "autoagrega", idóneo para uso farmacológico.

RESUMEN Fármacos utilizados en la diabetes

Subclase	Mecanismo de acción	Efectos	Aplicaciones clínicas	Farmacocinética, efectos tóxicos e interacciones
INSULINAS				
• Acción rápida: lispro, aspartato, glulisina • Acción corta o breve: ordinaria • Acción intermedia: NPH • Acción larga: detemir, glargina	Activan al receptor de insulina	Disminuyen la concentración de glucosa circulante • estimulan el transporte y la oxidación de glucosa, glucógeno, lípidos, síntesis proteínica y regulación de la expresión génica	Diabetes de tipos 1 y 2	Vía parenteral (SC o IV) • su duración varía (véase el texto) • *Efectos tóxicos:* hipoglucemia, aumento de peso, lipodistrofia (rara)
SULFONILUREAS				
• Glipizida • Glibenclamida • Glimepirida	Secretagogos de insulina: cierran los conductos del potasio en las células β • intensifican la liberación de insulina	En sujetos con células β funcionales, disminuyen la glucosa circulante • incrementan la formación de glucógeno, grasa y proteínas • regulación génica	Diabetes tipo 2	Productos activos después de ingerirse • duración de acción, 10 a 24 h • *Efectos tóxicos:* hipoglucemia, incremento ponderal
• *Tolazamida, tolbutamida, clorpropamida: sulfonilureas antiguas con menor potencia y mayores efectos tóxicos, utilizadas rara vez*				
GLITINIDAS				
• Repaglinida	Secretagogos de insulina: similares a las sulfonilureas, con las que comparten algunos sitios de unión	En personas con células β funcionales disminuye la glucosa circulante • incrementa la formación de glucógeno, grasa y proteína • regulación génica	Diabetes tipo 2	Vía oral • comienzo muy rápido de acción • su acción dura 5 a 8 h • *Efectos tóxicos:* hipoglucemia
• Nateglinida	Secretagogo de insulina: similar a las sulfonilureas, con las que comparte algunos sitios de unión	En personas con células β funcionales, disminuye el nivel de glucosa circulante • incrementa la formación de glucógeno, grasa y proteínas • regulación génica	Diabetes tipo 2	Vía oral: comienzo muy rápido de acción y duración breve (<4 h) • *Efectos tóxicos:* hipoglucemia
BIGUANIDAS				
• Metformina	No se conoce del todo: disminución de la gluconeogénesis en hígado y riñones	Menor producción de glucosa endógena	Diabetes tipo 2	Vía oral • la concentración plasmática máxima se alcanza en 2 o 3 h • *Efectos tóxicos:* síntomas de vías gastrointestinales, acidosis láctica (rara) • no se utiliza si hay deficiencia de funciones de riñones e hígado • insuficiencia cardiaca congestiva (CHF) • estados hipóxicos/acidóticos, alcoholismo
INHIBIDORES DE LA GLUCOSIDASA β				
• Acarbosa, miglitol	Inhiben las glucosidasas α intestinales	Disminuye la conversión de almidones y disacáridos en monosacáridos • reduce la hiperglucemia posprandial	Diabetes tipo 2	Vía oral • comienzo rápido de acción • *Efectos tóxicos:* síntomas gastrointestinales • no utilizar si hay deficiencia de las funciones renal y hepática; trastornos intestinales

(continúa)

Subclase	Mecanismo de acción	Efectos	Aplicaciones clínicas	Farmacocinética, efectos tóxicos e interacciones
TIAZOLIDINEDIONAS				
• Pioglitazona	Regula la expresión génica al unirse a PPAR-γ y PPAR-α	Disminuye la resistencia a insulina	Diabetes tipo 2	Vía oral • acción larga (>24 h) • *Efectos tóxicos:* retención de líquidos, edema, anemia, aumento de peso, edema macular, fracturas óseas en mujeres • no usar en caso de insuficiencia cardiaca o hepatopatías
• Rosiglitazona	Regula la expresión génica al fijarse a PPAR-γ	Disminuye la resistencia a insulina	Diabetes tipo 2	Vía oral • acción larga (>24 h) • *Efectos tóxicos:* retención de líquidos, edema, anemia, aumento de peso, edema macular, fracturas óseas en mujeres • no usar en caso de insuficiencia cardiaca o hepatopatías • puede agravar la cardiopatía
AGONISTAS DE LOS RECEPTORES DEL POLIPÉPTIDO SIMILAR AL GLUCAGON 1 (GLP-1)				
• Exenatida	Análogo de GLP-1: se une a receptores de GLP-1	Disminuye las oscilaciones de la glucemia posprandial; incrementa la liberación de insulina mediada por glucosa, reduce las concentraciones de glucagon; lentifica el vaciamiento gástrico y mitiga el apetito	Diabetes tipo 2	Vía parenteral (SC) • semivida ~2.4 h • *Efectos tóxicos:* náusea, cefalea, vómitos, anorexia, disminución leve de peso, pancreatitis
• *Liraglutida: similar a la exenatida; duración hasta 24 h; reacciones inmunitarias, posible riesgo de carcinoma tiroideo*				
INHIBIDORES DE LA DIPEPTIDIL PEPTIDASA 4 (DPP-4)				
• Sitagliptina	Inhibidor de DPP-4: bloquea la degradación de GLP-1 y aumenta las concentraciones circulantes del péptido 1-glucagonoide	Disminuye las oscilaciones de glucemia posprandial: incrementa la liberación de insulina mediada por glucosa, disminuye las concentraciones de glucagon y lentifica el vaciamiento estomacal y mitiga el apetito	Diabetes tipo 2	Oral • semivida de 12 h • Duración de acción de 24 h • *Efectos tóxicos:* rinitis, infecciones de vías respiratorias superiores, cefalea, pancreatitis, reacciones alérgicas rara vez
• *Saxagliptina, linagliptina: similares a la sitagliptina; mayor duración de acción*				
ANÁLOGO DE AMILINA				
• Pramlintida	Análogo de amilina: se fija a receptores de amilina	Disminuye las oscilaciones de glucemia posprandial: disminuye las concentraciones de glucagon, lentifica el vaciamiento gástrico y mitiga el apetito	Diabetes de tipos 1 y 2	Vía parenteral (SC) • comienzo rápido de acción • semivida ~48 min • *Efectos tóxicos:* náusea, anorexia, hipoglucemia, cefalea
SECUESTRADORES DE ÁCIDOS BILIARES				
Clorhidrato de colesevelam	Captador de ácidos biliares	Reduce la glucosa por mecanismos desconocidos	Diabetes tipo 2	Oral • duración de acción de 24 h • *Efectos tóxicos:* estreñimiento, indigestión, flatulencia

PREPARACIONES DISPONIBLES[1]

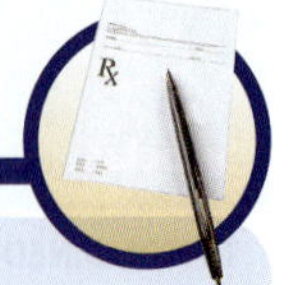

SULFONILUREAS

Clorpropamida
Oral: comprimidos de 100, 250 mg

Glimepirida
Oral: comprimidos de 1, 2 y 4 mg

Glipizida
Oral: comprimidos de 5 y 10 mg; comprimidos de liberación prolongada de 2.5, 5 y 10 mg

Glibenclamida
Oral: comprimidos de 1.25, 2.5 y 5 mg; comprimidos micronizados de 1.5, 3, 4.5 y 6 mg

Tolazamida
Oral: comprimidos de 100, 250 y 500 mg

Tolbutamida
Oral: comprimidos de 500 mg

MEGLITINIDA Y FÁRMACOS SIMILARES

Nateglinida
Oral: comprimidos de 60 y 120 mg

Repaglinida
Oral: comprimidos de 0.5, 1 y 2 mg

BIGUANIDAS

Metformina
Oral: comprimidos de 500, 850 y 1 000 mg; comprimidos de liberación extendida (XR): 500, 750 y 1 000 mg; solución con 500 mg/5 ml

COMBINACIONES DE METFORMINA[2]

Glipizida con metformina
Oral: comprimidos de 2.5/250, 2.5/500 y 5/500 mg

Glibenclamida con metformina
Oral: comprimidos de 1.25/250, 2.5/500, 5/500 mg

Pioglitazona con metformina
Oral: comprimidos de 15/500, 15/850 mg

Repaglinida con metformina
Oral: comprimidos de 1/500, 2/500 mg

Rosiglitazona con metformina
Oral: comprimidos de 1/500, 2/500, 4/500, 2/1 000, 4/1 000 mg

Saxagliptina con metformina
Oral: comprimidos de 5/500, 5/1 000, 2.5/1 000 mg

Sitagliptina con metformina
Oral: comprimidos de 50/500, 50/1 000 mg

DERIVADOS DE LA TIAZOLIDINEDIONA

Pioglitazona
Oral: comprimidos de 15, 30, 45 mg

Rosiglitazona
Oral: comprimidos de 2, 4, 8 mg

COMBINACIÓN DE TIAZOLIDINEDIONA

Pioglitazona más glimepirida
Oral: comprimidos de 30/2, 30/4 mg

Rosiglitazona más glimepirida
Oral: comprimidos de 4/1, 4/2, 4/4, 8/2, 8/4 mg de rosiglitazona/mg de glimepirida

INHIBIDORES DE LA GLUCOSIDASA α

Acarbosa
Oral: comprimidos de 25, 50, 100 mg

Miglitol
Oral: comprimidos de 25, 50, 100 mg

ANÁLOGOS DE LA AMILINA

Pramlintida
Parenteral: ampolleta de 0.6, 1 mg/ml

AGONISTAS DE LOS RECEPTORES DEL POLIPÉPTIDO SIMILAR AL GLUCAGON 1

Exenatida
Parenteral: 250 μg/ml

Liraglutida
Parenteral: 0.6, 1.2, 1.8 mg

INHIBIDOR DE LA DIPEPTIDIL PEPTIDASA 4

Linagliptina
Oral: comprimidos [TK]

Saxagliptina
Oral: comprimidos de 2.5, 5 mg

Sitagliptina
Oral: comprimidos de 25, 50, 100 mg

SECUESTRADORES DE ÁCIDOS BILIARES

Clorhidrato de colesevelam
Oral: 625 mg, paquetes de 1.875, 3.75 g para suspensión oral

GLUCAGON

Glucagon
Parenteral: 1 mg de polvo liofilizado para reconstituirse en inyección

[1]Véase el cuadro 41-4 para los preparados de insulina.
[2]Están disponibles otras combinaciones.

BIBLIOGRAFÍA

Action to Control Cardiovascular Risks in Diabetes Study Group: Effects oft intensive glucose lowering in type 2 diabetes. N Engl J Med 2008;358:2545.

Adler AI et al: Association of systolic blood pressure with macrovascular and microvascular complications of type 2 diabetes (UKPDS 36): Prospective observational study. Br Med J 2000;321:412.

ADVANCE Collaborative Group: Intensive blood glucose control and vascular outcomes in patients with type 2 diabetes. N Engl J Med 2008;358:2560.

Baggio LA et al: Biology of incretins: GLP-1 and GIP. Gastroenterology 2007; 132:2131.

Bloomgarden ZT: Gut-derived incretin hormones and new therapeutic approaches. Diabetes Care 2004;27:2554.

Bowker SL et al: Increased cancer-related mortality for patients with type 2 diabetes who use sulfonylureas or insulin. Diabetes Care 2006;29:254.

Chaisson JL et al: Acarbose treatment and the risk of cardiovascular disease and hypertension in patients with impaired glucose tolerance: The STOP-NIDDM trial. JAMA 2003;290:486.

Chapman I et al: Effect of pramlintide on satiety and food intake in obese subjects and subjects with type 2 diabetes. Diabetologia 2005;48:838.

Davis TM et al: The continuing legacy of the United Kingdom Prospective Diabetes Study. Med J Aust 2004;180:104.

Diabetes Control and Complications Trial/Epidemiology of Diabetes Interventions and Complications Research Group: Intensive diabetes therapy and carotid intima-media thickness in type 1 diabetes mellitus. N Engl J Med 2003;348:2294.

Diabetes Prevention Program Research Group: Prevention of type 2 diabetes with troglitazone in the diabetes prevention program. Diabetes 2005;54:1150.

Diabetes Prevention Program Research Group: Reduction in the incidence of type 2 diabetes with lifestyle intervention or metformin. N Engl J Med 2002; 346:393.

Dormandy JA et al: Secondary prevention of macrovascular events in patients with type 2 diabetes in the PROactive study (PROspective pioglitAzone Clinical Trial in macroVascular Events): A randomized controlled trial. Lancet 2005, 366:1279.

Dunning BE et al: Alpha cell function in health and disease: Influence of glucagon-like peptide-1. Diabetologia 2005;48:1700.

Dupre J: Extendin-4 normalized postcibial glycemic excursions in type 1 diabetes. J Clin Endocrinol Metab 2004;89:3469.

Dupre J: Glycemic effects of incretins in type 1 diabetes mellitus: A concise review, with emphasis on studies in humans. Regul Pept 2005;128:149.

Erdmann E et al: Pioglitazone and the risk of cardiovascular events in patients with type 2 diabetes receiving concomitant treatment with nitrates, renin-angiotensin system blockers, or insulin: Results from the PROactive study (PROactive 20). Diabetes 2010;2:212.

Expert Committee on the Diagnosis and Classification of Diabetes Mellitus: Report of the Expert Committee on the Diagnosis and Classification of Diabetes Mellitus. Diabetes Care 2003;26(Suppl 1):S5.

Gaede P et al: Effect of a multifactorial intervention on mortality in type 2 diabetes. N Engl J Med 2008;358:580.

Grossman S: Differentiating incretin therapies based on structure, activity, and metabolism: focus on liraglutide. Pharmacotherapy 2009;29(12 Pt 2):25S.

Hanefeld M et al. Acarbose reduces the risk for myocardial infarction in type 2 diabetic patients: Meta-analysis of seven long term studies. Eur Heart J 2004; 25:10.

Heinemann L et al: Time action profile of the long-acting insulin analog insulin glargine (HOE901) in comparison with those of NPH insulin and placebo. Diabetes Care 2000;23:644.

Heptulla RA et al: The role of amylin and glucagon in the dampening of glycemic excursions in children with type 1 diabetes. Diabetes 2005;54:1100.

Home PD et al. Rosiglitazone evaluated for cardiovascular outcomes—an interim analysis. N Engl J Med 2007;357:28.

Houten SM et al: Endocrine functions of bile acids. EMBO J 2006;25:1419.

Kahn SE et al: Glycemic durability of rosiglitazone, metformin, or glyburide monotherapy. N Engl J Med 2006;355:2427.

Kido Y et al: The insulin receptor and its cellular targets. J Clin Endocrinol Metab 2001;86:972.

Kitabchi A et al: Thirty years of personal experience in hyperglycemic crises: Diabetic ketoacidosis and hyperglycemic hyperosmolar state. J Clin Endocrinol Metab 2008;93:1541.

Kolterman O et al: Pharmacokinetics, pharmacodynamics, and safety of exenatide in patients with type 2 diabetes mellitus. Am J Health-Syst Pharm 2005; 62:173.

Lefebvre P et al: Role of bile acids and bile acid receptors in metabolic regulation. Physiol Rev 2009;89:147.

Levien TL: Nateglinide therapy for type 2 diabetes mellitus. Ann Pharmacother 2001;35:1426.

Lincoff AM et al: Pioglitazone and risk of cardiovascular events in patients with type 2 diabetes mellitus (a meta-analysis of randomized trials). JAMA 2007; 298:1180.

Nathan DM et al: Management of hyperglycemia in type 2 diabetes mellitus: A consensus algorithm for the initiation and adjustment of therapy. Diabetes Care 2006;29:1963.

Nauck MA et al: Glucagon-like peptide 1 and its derivatives in the treatment of diabetes. Regul Pept 2005;128:135.

Neumiller JJ et al: Dipeptidyl peptidase-4 inhibitors for the treatment of type 2 diabetes mellitus. Pharmacotherapy 2010;30:463.

Nissen SE et al: Effect of rosiglitazone on the risk of myocardial infarction and death from cardiovascular causes. N Engl J Med 2007;356:2457.

Ottensmeyer FP et al: Mechanism of transmembrane signalling: Insulin binding and the insulin receptor. Biochemistry 2000;39:12103.

Plank J et al: A double-blind, randomized, dose-response study investigating the pharmacodynamic and pharmacokinetic properties of the long-acting insulin analog detemir. Diabetes Care 2005;28:1107.

Ranganath LR: The entero-insular axis: Implications for human metabolism. Clin Chem Lab Med 2008;46:43.

Ratner RE et al: Amylin replacement with pramlintide as an adjunct to insulin therapy improves long term glycemic and weight control in type 1 diabetes mellitus: A 1-year randomized controlled trial. Diabetic Med 2004;21:1204.

Reitman ML et al: Pharmacogenetics of metformin response: A step in the path toward personalized medicine. J Clin Invest 2007;117:1226.

Riche DM et al: Bone loss and fracture risk associated with thiazolidinedione therapy. Pharmacotherapy 2010; posted 10.05.2010 www.medscape.com.

Schmitz O et al: Amylin agonists: A novel approach in the treatment of diabetes. Diabetes 2004;53(Suppl 3):S233.

Singh S et al: Long-term risk of cardiovascular events with rosiglitazone (a meta-analysis). JAMA 2007;298:1189.

United Kingdom Prospective Diabetes Study (UKPDS) Group: Glycemic control with diet, sulfonylurea, metformin, or insulin in patients with type 2 diabetes mellitus. Progressive requirement for multiple therapies: UKPDS 49. JAMA 1999;281:2005.

United Kingdom Prospective Diabetes Study (UKPDS) Group: Tight blood pressure control and risk of macrovascular and microvascular complications in type 2 diabetes: UKPDS 38. Br Med J 1998;317:703.

RESPUESTA AL ESTUDIO DE CASO

Esta paciente tiene factores de riesgo múltiples de diabetes tipo 2. Pese a que no posee antecedentes de hiperglucemia en ayuno, intolerancia a la glucosa o diabetes gestacional, muestra otros factores de riesgo. Es necesario obtener otros estudios, como concentración de HbA_{1c}, exploración de la retina, análisis basales, pruebas de orina para el índice de microalbúmina/creatinina, concentración plasmática de creatinina y exploración neurológica. Se le debe enseñar a utilizar un glucómetro y vigilar la tira reactiva de glucosa, enviarla con un nutriólogo para su asesoramiento alimentario y recibir educación sobre la autorregulación de la diabetes. Si se asume que no tiene deficiencia renal o hepática, la primera línea de tratamiento consta de medidas generales (alimentación y ejercicio) y metformina. Si la glucemia no se regula con estas medidas, se agrega otro fármaco, como algún secretagogo de insulina (es decir, sulfonilureas, meglitinida o nateglinida), insulina o algún otro antidiabético.

C A P Í T U L O

42

Fármacos que afectan la homeostasia mineral ósea

Daniel D. Bikle, MD, PhD

ESTUDIO DE CASO

Un varón de 65 años es referido a un especialista por su médico de atención primaria (PCP, *primary care physician*), para su evaluación y tratamiento de posible osteoporosis. El paciente acudió con su PCP por dolor lumbar. Los rayos X de la columna vertebral revelaron ciertos cambios degenerativos en la región lumbar además de numerosas deformidades en forma de cuña en la región torácica. El individuo ha sido fumador durante largo tiempo (hasta dos cajetillas por día) y bebe dos a cuatro vasos de vino en la cena y más durante los fines de semana. Padece bronquitis crónica, quizá por fumar, y se le ha tratado en múltiples ocasiones con prednisona oral en los episodios de exacerbación de la bronquitis. En la actualidad toma 10 mg de prednisona al día. La exploración demuestra cifosis de la columna torácica, con cierta hipersensibilidad a la percusión sobre dicha zona. Los resultados de la absorciometría de rayos X de energía dual (DEXA, *dual-energy X-ray absorptiometry*) de la columna lumbar se encuentran "dentro de los límites normales", aunque el radiólogo notó que la placa podía ser engañosa debido a cambios degenerativos. La evaluación de la cadera muestra una puntuación T (número de desviaciones estándar que la densidad ósea del paciente calculada difiere de la de un adulto joven normal) del cuello del fémur de −2.2. ¿Qué otras medidas deben considerarse y qué tratamiento debe iniciarse?

FARMACOLOGÍA BÁSICA

El calcio y el fosfato, los constituyentes principales de los huesos, también son dos de los minerales más esenciales para la función celular general. Por lo tanto, el cuerpo ha desarrollado importantes y complejos mecanismos para mantener de manera cuidadosa la homeostasia del calcio y el fosfato (fig. 42-1). Cerca de 98% del calcio (1 a 2 kg) y 85% del fósforo (1 kg) del cuerpo humano adulto se encuentran en los huesos, el principal depósito de estos minerales. Este reservorio es dinámico: el sistema óseo se remodela de forma constante y hay un intercambio de minerales entre los huesos y el líquido celular. Los huesos también son el principal soporte estructural del cuerpo y proporcionan el espacio para que ocurra la hematopoyesis. Esta relación es más que fortuita puesto que los elementos de la médula ósea afectan los procesos esqueléticos del mismo modo que los elementos esqueléticos afectan los procesos hematopoyéticos. Las anomalías de la homeostasia mineral ósea pueden provocar diversas disfunciones celulares (p. ej., tetania, coma y debilidad muscular), trastornos del soporte estructural del cuerpo (p. ej., osteoporosis con fracturas) y pérdida de la capacidad hematopoyética (p. ej., osteopetrosis infantil).

El calcio y el fosfato entran al cuerpo a través del intestino. La dieta promedio de los estadounidenses proporciona 600 a 1 000 mg de calcio al día, de los cuales se absorben cerca de 100 a 250 mg. Esta cantidad representa la absorción neta, puesto que hay absorción (en particular en el duodeno y la primera porción del yeyuno) y secreción (sobre todo en el íleon). La cantidad de fósforo en la dieta de los estadounidenses es casi igual a la del calcio. No obstante, la eficiencia de la absorción (en especial en el yeyuno) es mayor y oscila entre 70 y 90%, según sea el consumo. En estado de equilibrio, la excreción renal de calcio y fosfato balancea la absorción intestinal. En general, más de 98% del calcio y 85% del fosfato filtrados se resorben por los riñones. El movimiento del calcio y el fosfato a través de los epitelios intestinal y renal se regula de manera precisa. La disfunción intestinal (p. ej., esprúe celiaco) o renal (p. ej., insuficiencia renal crónica) pueden alterar la homeostasia mineral ósea.

Los principales reguladores de la homeostasia del fosfato y el calcio son tres hormonas: **hormona paratiroidea (PTH)**, **factor de**

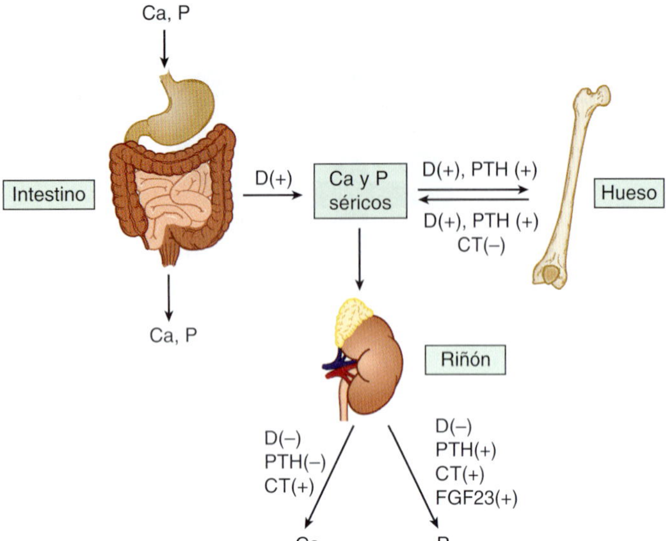

FIGURA 42–1 Mecanismos que contribuyen a la homeostasia mineral ósea. Las concentraciones séricas de calcio (Ca) y fósforo (P) son controladas en particular por tres hormonas, la 1,25-dihidroxivitamina D (1,25[OH]$_2$D, D), el factor de crecimiento de fibroblastos 23 (FGF-23) y la hormona paratiroidea (PTH), a través de su acción sobre la absorción en el intestino y los huesos y sobre la excreción renal. La PTH y la 1,25(OH)$_2$D incrementan la contribución de calcio y fósforo de los huesos al suero y estimulan la formación ósea. La 1,25(OH)$_2$D también aumenta la absorción de calcio y fosfato en el intestino. En los riñones, la 1,25(OH)$_2$D reduce la excreción de calcio y fósforo, mientras que la PTH disminuye la excreción de calcio pero aumenta la de fósforo. El FGF-23 estimula la excreción renal de fosfato. La calcitonina (CT) es un regulador menos importante de la homeostasia del calcio, aunque en concentraciones farmacológicas puede reducir el calcio y el fósforo séricos al inhibir la resorción ósea y estimular su excreción renal. Procesos de retroalimentación son capaces de alterar los efectos que se muestran; por ejemplo, la 1,25(OH)$_2$D aumenta la excreción urinaria de calcio de manera indirecta a través del incremento de la absorción calcio en el intestino y la inhibición de la secreción de PTH. Además, puede acrecentar la excreción de fosfato urinario secundaria a la mayor absorción de fosfato en el intestino y a la estimulación de la producción de FGF-23.

crecimiento de fibroblastos 23 (FGF-23) y **vitamina D** (fig. 42-2). La vitamina D es un precursor hormonal, más que una verdadera hormona, puesto que debe metabolizarse para obtener actividad biológica. La PTH estimula la producción del metabolito activo de la vitamina D, 1,25-dihidroxivitamina D (1,25[OH]$_2$D) en los riñones. Otros tejidos también generan 1,25(OH)$_2$D; el control de dicha producción difiere de aquel observado en los riñones, como se revisa más adelante. Las complejas interacciones que ocurren entre la PTH, el FGF-23 y la 1,25(OH)$_2$D se analizan de forma detallada más adelante. En suma, la 1,25(OH)$_2$D suprime la producción de PTH de igual manera que el calcio, mientras que el fosfato estimula su secreción. La 1,25(OH)$_2$D estimula la absorción intestinal de calcio y fosfato. La 1,25(OH)$_2$D y la PTH promueven la formación y la absorción de hueso, en parte a través de la estimulación de la proliferación y diferenciación de osteoblastos y osteoclastos. Tanto la PTH como la 1,25[OH]$_2$D potencian la retención renal de calcio. Por otra parte, la PTH estimula la excreción renal de fosfato, mientras que la 1,25(OH)$_2$D promueve su resorción. El FGF-23 es una hormona recién descubierta que se produce en primera instancia en los huesos y que estimula la excreción renal de fosfato e inhibe la producción de 1,25(OH)$_2$D en los riñones. Este último metabolito y el fosfato a su vez estimulan la producción de FGF-23.

Otras hormonas (calcitonina, prolactina, hormona de crecimiento, insulina, hormonas tiroidea, glucocorticoide y esteroides sexuales) influyen en la homeostasia del calcio y fosfato bajo ciertas circunstancias fisiológicas y pueden considerarse como reguladores secundarios. La deficiencia o el exceso de éstos dentro de límites fisiológicos no alteran la homeostasia del calcio y fosfato que se observa en situaciones en las que hay deficiencia o exceso de PTH, FGF-23 y vitamina D. No obstante, algunos de estos reguladores secundarios, en especial la calcitonina, los glucocorticoides y los estrógenos, tienen utilidad terapéutica y su uso se revisa en secciones próximas.

Además de estos reguladores hormonales, calcio y fosfato, otros iones como el sodio y el flúor y diversos fármacos (bisfosfonatos, plicamicina y diuréticos) también alteran la homeostasia del calcio y el fosfato.

PRINCIPALES REGULADORES HORMONALES DE LA HOMEOSTASIA MINERAL ÓSEA

HORMONA PARATIROIDEA

La hormona paratiroidea (PTH) es una molécula peptídica monocatenaria formada por 84 aminoácidos. Se produce en las glándulas paratiroides en una forma precursora de 115 aminoácidos; las 31 unidades del extremo amino restantes se escinden antes de su secreción. Dentro de la glándula hay una proteasa sensible al calcio que es capaz de dividir la hormona intacta en fragmentos, de tal manera que proporciona un mecanismo mediante el cual el calcio limita la producción de PTH. En un segundo mecanismo interviene el receptor sensible al calcio que, cuando se estimula por dicho elemento, reduce la producción y la secreción de PTH. La glándula paratiroides también contiene al receptor de vitamina D y a la enzima CYP27B1, que produce el metabolito activo de la vitamina D, 1,25-dihidroxivitamina D (1,25[OH]$_2$D), lo cual permite que la 1,25(OH)$_2$D circulante o la producida de manera endógena supriman la producción de PTH. La actividad biológica reside en la región del extremo amino, de tal manera que la PTH 1-34 sintética (disponible como teriparatida) tiene una actividad total. La pérdida de los primeros dos aminoácidos del extremo amino de dicha molécula restringe la mayor parte de su actividad biológica.

La eliminación metabólica de la PTH intacta es rápida; desaparece en minutos. La mayor parte de la depuración ocurre en el hígado y los riñones. Los fragmentos inactivos del extremo carboxilo producidos por el metabolismo de la hormona intacta tienen una tasa de eliminación mucho más baja, en particular en casos de insuficiencia renal. En el pasado ésta era la causa de los elevados niveles de PTH observados en pacientes con este padecimiento, cuando la concentración de la hormona se medía con radioinmunoensayos dirigidos contra la región del extremo carboxilo. En la actualidad, la mayor parte de las pruebas para medir PTH diferencian entre PTH 1-34 intacta y grandes fragmentos inactivos, de tal manera que es posible evaluar con mayor precisión la cantidad de PTH activa en términos biológicos en sujetos con insuficiencia renal.

La PTH regula el flujo de calcio y fosfato a través de las membranas celulares en los huesos y los riñones, lo cual genera un incremento del calcio y una reducción del fosfato sérico (fig. 42-1). En los

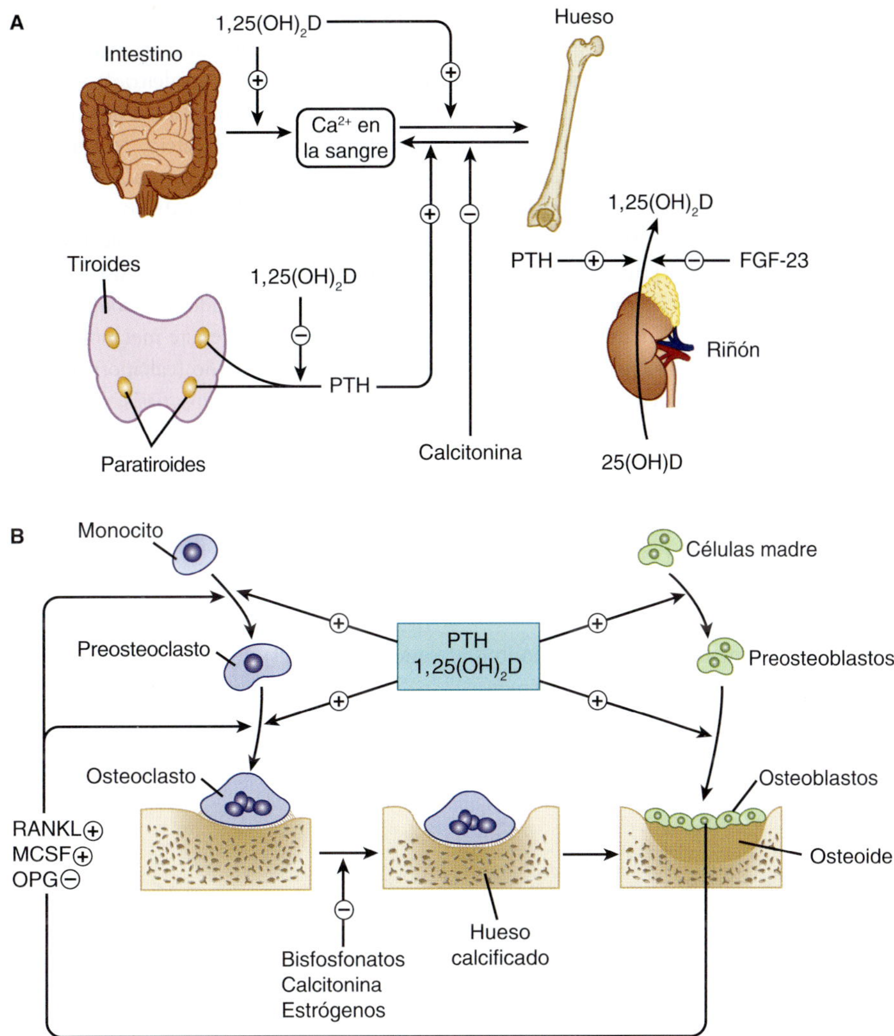

FIGURA 42-2 Interacciones hormonales que controlan la homeostasia mineral ósea. En el cuerpo (**A**), la 1,25-dihidroxivitamina D (1,25[OH]$_2$D) se produce en los riñones bajo el control de la hormona paratiroidea (PTH), la cual estimula su producción, y del factor de crecimiento de fibroblastos 23 (FGF-23), que tiene el efecto contrario. La 1,25(OH)$_2$D inhibe a su vez la producción de PTH en las glándulas paratiroides y estimula la liberación de FGF-23 de los huesos. La 1,25(OH)$_2$D es el regulador principal de la absorción intestinal de calcio y fosfato. En los huesos (**B**), la PTH y la 1,25(OH)$_2$D regulan la formación y la resorción ósea; ambas son capaces de estimular los dos procesos. Esto se logra a través de su capacidad para estimular la proliferación de preosteoblastos y su diferenciación en osteoblastos, las células productoras de tejido óseo. La PTH y la 1,25(OH)$_2$D promueven la producción del RANKL por parte de los osteoblastos, el cual (junto con el MCSF) estimula la diferenciación y la activación subsecuente de los osteoclastos, las células encargadas de la resorción ósea. El exceso de FGF-23 provoca osteomalacia al inhibir la producción de 1,25(OH)$_2$D y reducir las concentraciones de fosfato. MCSF, factor estimulante de colonias de macrófagos; OPG, osteoprotegerina; RANKL, ligando de receptor activador para el factor nuclear κB.

huesos, la PTH aumenta el número y la actividad de los osteoclastos, las células causales de la resorción ósea (fig. 42-2). Sin embargo, la estimulación de los osteoclastos no es un efecto directo. En cambio, la PTH actúa sobre los osteoblastos (las células generadoras de hueso) para inducir las formas soluble y unida a la membrana de una proteína llamada **ligando RANK (RANKL)**. Éste actúa sobre los osteoclastos y sus precursores para incrementar el número de osteoclastos y su actividad. Esta acción aumenta la remodelación ósea, una secuencia específica de sucesos celulares iniciados por la resorción ósea osteoclástica, seguida por la formación de hueso mediada por los osteoblastos. Se ha desarrollado un anticuerpo que inhibe la acción del RANKL (**denosumab**) para el tratamiento de la resorción ósea excesiva en pacientes con osteoporosis y ciertos tipos de cáncer. Aunque la resorción y la formación óseas se intensifican con la PTH, el efecto neto del exceso de dicha hormona endógena es el incremento de la resorción ósea. Sin embargo, la administración de PTH exógena en dosis bajas e intermitentes aumenta la formación de hueso sin estimular primero su resorción. Esta acción anabólica neta puede ser indirecta y en ella participan otros factores de crecimiento como el similar a la insulina 1 (IGF-1). Esto posibilitó la aprobación de PTH 1-34 obtenida mediante bioingeniería (**teriparatida**) para el tratamiento de la osteoporosis. En los riñones, la PTH incrementa la resorción tubular de calcio y magnesio pero reduce la resorción de fosfato, aminoácidos, bicarbonato, sodio, cloruro y sulfato. Otra acción importante de esta hormona en los riñones es la estimulación de la producción de 1,25-dihidroxivitamina D (1,25[OH]$_2$D).

VITAMINA D

La vitamina D es un secoesteroide producido en la piel a partir de 7-dehidrocolesterol bajo la influencia de la radiación ultravioleta. También se encuentra en ciertos alimentos y se utiliza para complementar productos lácteos. Tanto la forma natural (vitamina D_3, colecalciferol) como la derivada de plantas (vitamina D_2, ergocalciferol) están presentes en la dieta. Estas formas difieren en que el ergocalciferol contiene un doble enlace (C_{22-23}) y un grupo metilo adicional en la cadena lateral (fig. 42-3). El ergocalciferol y sus metabolitos se unen con menor eficacia que el colecalciferol y sus derivados a la proteína de unión a la vitamina D, la principal molécula de transporte de estos compuestos en la sangre, y tienen una vía catabólica diferente. Como resultado, sus semividas son más cortas que las de los metabolitos del colecalciferol. Esto determina las medidas de tratamiento, como se analiza más adelante. No obstante, los pasos principales del metabolismo y las actividades biológicas de los metabolitos activos de ambas formas de la vitamina D son comparables, de tal manera que, con excepción de este párrafo, los siguientes comentarios se aplican por igual a ambas formas.

La vitamina D es un precursor de un número de metabolitos con actividad biológica (fig. 42-3). Este cofactor se hidroxila primero en el hígado para formar 25-hidroxivitamina D (25[OH]D, calcifediol). Este metabolito se convierte en muchas otras formas en los riñones, de las cuales las más estudiadas son la 1,25-dihidroxivitamina D (1,25[OH]$_2$D, calcitriol) y la 24,25-dihidroxivitamina D (24,25[OH]$_2$D). La regulación del metabolismo de la vitamina D es compleja e incluye al calcio, fosfato y diversas hormonas, de las cuales las más importantes son la PTH, que estimula la producción de 1,25[OH]$_2$D por parte de los riñones, y el FGF-23, que la inhibe. De los metabolitos naturales, sólo la vitamina D y la 1,25(OH)$_2$D (en forma de calcitriol) están disponibles para uso clínico (cuadro 42-1). Se han sintetizado diversos análogos de la 1,25(OH)$_2$D para extender la utilidad de este metabolito a diferentes trastornos infrecuentes. El calcipotrieno (calcipotriol), por ejemplo, se utiliza en la actualidad para tratar la psoriasis, un trastorno de la piel caracterizado por hiperproliferación cutánea (cap. 61). El doxercalciferol y el paricalcitol están aprobados para el tratamiento del hiperparatiroidismo secundario en pacientes con insuficiencia renal crónica. Otros análogos se hallan bajo investigación para el tratamiento de diversos procesos neoplásicos.

La vitamina D y sus metabolitos circulan en el plasma unidos con firmeza a la proteína de unión a la vitamina D. Esta globulina α se une a la 25(OH)D y la 24,25(OH)$_2$D con una alta afinidad comparable y a la vitamina D y la 1,25(OH)$_2$D con menor intensidad. Como se mencionó antes, la afinidad por los metabolitos D_2 es menor

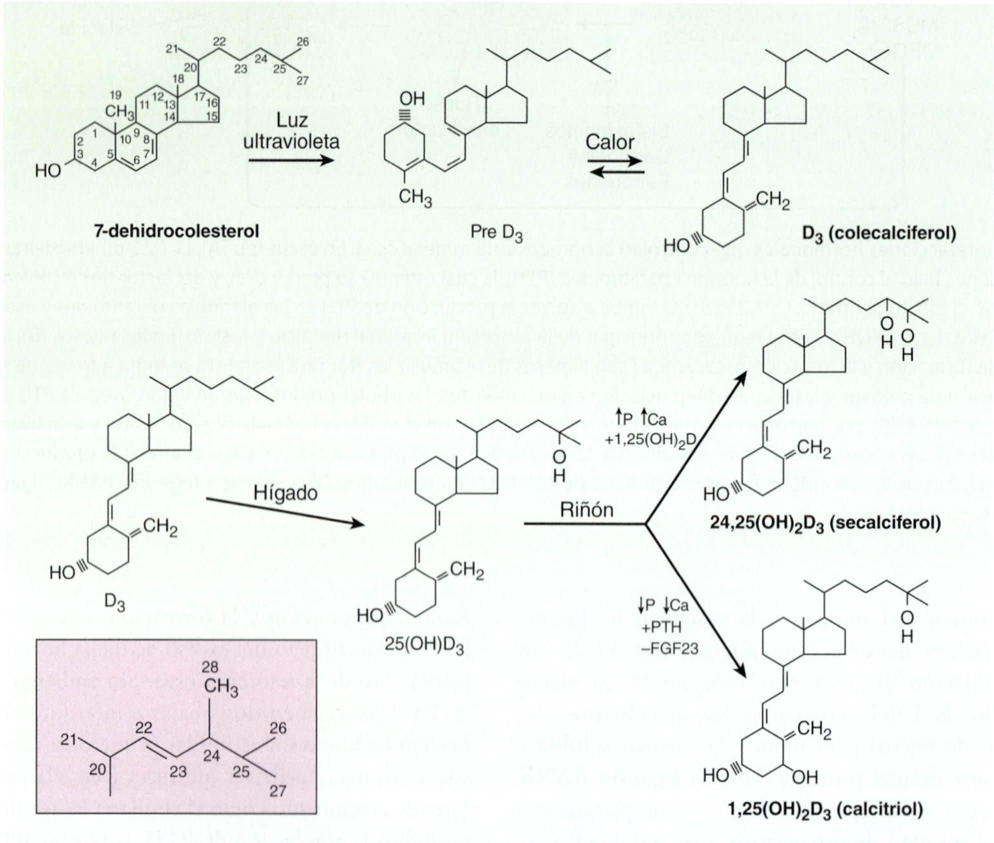

FIGURA 42–3 Conversión de 7-dehidrocolesterol a vitamina D_3 y metabolismo de D_3 a 1,25-dihidroxivitamina D_3 (1,25[OH]$_2D_3$) y 24,25-dihidroxivitamina D_3 (24,25[OH]$_2D_3$). El control del último paso ocurre en principio en los riñones, donde las concentraciones bajas de fósforo y calcio séricos y las elevadas de hormona paratiroidea favorecen la producción de 1,25[OH]$_2D_3$, mientras que el factor de crecimiento de fibroblastos 23 inhibe su producción. La inserción muestra la cadena lateral del ergosterol. Éste experimenta una transformación similar a la de la vitamina D_2 (ergocalciferol), la cual a su vez se metaboliza a 25-hidroxivitamina D_2, 1,25-dihidroxivitamina D_2 y 24,25-dihidroxivitamina D_2. En seres humanos, los derivados de D_2 y D_3 correspondientes tienen efectos equivalentes, aunque su farmacocinética es distinta.

CUADRO 42-1 La vitamina D y sus metabolitos y análogos principales

Nombres químicos y genéricos	Abreviatura
Vitamina D_3; colecalciferol	D_3
Vitamina D_2; ergocalciferol	D_2
25-Hidroxivitamina D_3; calcifediol	$25(OH)D_3$
1,25-Dihidroxivitamina D_3; calcitriol	$1,25(OH)_2D_3$
24,25-Dihidroxivitamina D_3; secalciferol	$24,25(OH)_2D_3$
Dihidrotaquisterol	DHT
Calcipotrieno (calcipotriol)	Ninguno
1α-Hidroxivitamina D_2; doxercalciferol	$1\alpha(OH)D_2$
19-nor-1,25-Dihidroxivitamina D_2; paricalcitol	$19\text{-nor-}1,25(OH)D_2$

respecto de los D_3. En sujetos normales, la semivida terminal del calcifediol inyectado es de 23 días, mientras que en individuos anéfricos es de 42 días. La semivida de la $24,25(OH)_2D$ es quizá similar. Estudios con trazadores de la vitamina D han demostrado una rápida depuración de la sangre. El hígado parece ser el órgano de eliminación principal. El exceso de vitamina D se acumula en el tejido adiposo. La eliminación metabólica de calcitriol en seres humanos indica un recambio rápido, con una semivida que dura horas. Muchos de los análogos de la $1,25(OH)_2D$ se unen de manera exigua a la proteína de unión a la vitamina D. Como resultado, la depuración es muy rápida y su semivida es de minutos. Tales análogos tienen efectos hipercalcémicos e hipercalciúricos menores comparados con los del calcitriol, un aspecto importante de su uso para el tratamiento de los padecimientos como la psoriasis y el hiperparatiroidismo.

El mecanismo de acción de los metabolitos de la vitamina D continúa en investigación. Sin embargo, es definitivo que la $1,25(OH)_2D$ es el fármaco más potente con respecto a la estimulación del transporte intestinal de calcio y fosfato y a la resorción ósea. La $1,25(OH)_2D$ parece actuar en el intestino mediante la inducción de la síntesis de proteínas nuevas (p. ej., proteína de unión al calcio y TRPV6, un conducto del calcio localizado en el intestino) y la modulación del flujo de calcio a través del borde en cepillo y las membranas basolaterales por medios que no requieren la síntesis de nuevas proteínas. La acción molecular de la $1,25(OH)_2D$ en los huesos ha recibido menos atención. No obstante, como la PTH, la $1,25(OH)_2D$ puede inducir al RANKL en los osteoblastos y proteínas como la osteocalcina, los cuales pueden regular el proceso de mineralización. Los metabolitos 25(OH)D y $24,25(OH)_2D$ son estimuladores mucho menos potentes del transporte intestinal de calcio y fosfato o de la resorción ósea. De cualquier manera, la 25(OH)D parece estimular con mayor potencia la resorción renal de calcio y fosfato que la $1,25(OH)_2D$ y puede ser el metabolito principal en la regulación del flujo de calcio y la contractilidad en los músculos. En tejidos blanco hay receptores específicos de $1,25(OH)_2D$. Sin embargo, la función o incluso la existencia de receptores para la 25(OH)D y la $24,25(OH)_2D$ son aún controversiales.

El receptor de la $1,25(OH)_2D$ existe en numerosos tejidos, no sólo en los huesos, el intestino y los riñones. En estos tejidos "no comunes", la $1,25(OH)_2D$ ejerce diversas acciones, entre ellas la regulación de la secreción de PTH, insulina y renina, la diferenciación de células T y células dendríticas y la proliferación y diferenciación de varias células cancerígenas. Por lo tanto, la utilidad clínica de la $1,25(OH)_2D$ y sus análogos continúa en expansión.

FACTOR DE CRECIMIENTO DE FIBROBLASTOS 23 (FGF-23)

El factor de crecimiento de fibroblastos 23 (FGF-23) es una proteína monocatenaria formada por 251 aminoácidos que incluye un péptido de señal de 24 de estos residuos. También inhibe la producción de $1,25(OH)_2D$ y la resorción de fosfato (a través de los cotransportadores de sodio-fosfato NaPi 2a y 2c) en los riñones, lo que provoca hipofosfatemia y concentraciones inapropiadamente bajas de $1,25(OH)_2D$ circulante. Aunque el FGF-23 se identificó al principio en ciertos tumores mesenquimatosos, los osteoblastos y los osteocitos de los huesos parecen ser su principal sitio de producción. Otros tejidos son capaces de producir dicho factor, aunque en cifras más bajas. El FGF-23 requiere *O*-glucosilación para su secreción, un proceso mediado por la glucosiltransferasa GALNT3. Las mutaciones de esta molécula provocan la sedimentación anormal de fosfato de calcio en tejidos periarticulares (calcinosis tumoral) con fosfato y $1,25(OH)_2D$ elevados. El FGF-23 en general se inactiva cuando se divide en un sitio RXXR (aminoácidos 176-179). Las mutaciones en este sitio producen exceso de FGF-23, el problema subyacente del raquitismo hipofosfatémico autosómico dominante. Una enfermedad similar, el raquitismo hipofosfatémico ligado al cromosoma X, se debe a mutaciones en la endopeptidasa PHEX, la cual se creía al inicio que dividía al FGF-23. No obstante, se ha demostrado que este concepto no es exacto y el mecanismo mediante el cual las mutaciones del PHEX provocan aumento de las cantidades de FGF-23 sigue sin esclarecerse. El FGF-23 se une a los receptores de FGF 1 y 3c en presencia del receptor accesorio Klotho. Éste y el receptor de FGF deben estar presentes para que ocurra la señalización. Las mutaciones del receptor Klotho interrumpen la señalización del FGF-23, lo cual resulta en un incremento de las cifras de fosfato y $1,25(OH)_2D$, lo que se ha caracterizado como envejecimiento prematuro. La producción de FGF-23 se estimula por acción de la $1,25(OH)_2D$ y se inhibe de manera directa o indirecta por la proteína de la matriz del esmalte dental DMP1 localizada en los osteocitos. Las mutaciones de la DMP1 incrementan las concentraciones de FGF-23 y la osteomalacia.

INTERACCIÓN ENTRE PTH, FGF-23 Y VITAMINA D

En el cuadro 42-2 se presenta un resumen de las acciones principales de la PTH, el FGF-23 y la vitamina D en los tres tejidos blanco principales: intestino, riñones y huesos. El efecto neto de la PTH es elevar el calcio y reducir el fosfato séricos; el del FGF-23 es disminuir la cantidad de este último en el suero; y el de la vitamina D elevar la concentración de ambos elementos. La regulación de la homeostasia del fosfato y calcio se logra a través de importantes mecanismos de retroalimentación. El calcio es uno de los dos reguladores principales de la secreción de PTH. Se une a un sitio de reconocimiento de iones nuevo que forma parte de un receptor acoplado a la proteína G_q, llamado receptor sensible al calcio (CaSR, *calcium-sensing receptor*) que emplea un sistema en el que fosfoinosítidos actúan como segundos mensajeros para vincular cambios de la concentración extracelular de calcio con cambios del calcio intracelular libre. A medida que se incrementan las concentraciones de calcio sérico y activan a dicho receptor, la concentración de calcio intracelular aumenta e inhibe la secreción de PTH. Esta restricción de la secreción de dicha hormona mediada por calcio, junto con la inhibición de la secreción de renina y factor natriurético auricular, es lo opuesto al efecto observado en otros tejidos, como las células β del páncreas en las cuales el calcio estimula la secreción. El fosfato regula la secreción de PTH de

CUADRO 42–2 Acciones de la hormona paratiroidea (PTH), la vitamina D y el FGF-23 sobre el intestino, los huesos y los riñones

	PTH	Vitamina D	FGF-23
Intestino	Incrementa la absorción de calcio y fosfato (mediante el aumento de la producción de 1,25(OH$_2$D)	La 1,25(OH)$_2$D incrementa la absorción de calcio y fosfato	Disminuye la absorción de calcio y fosfato mediante el decremento de la producción de 1,25(OH)$_2$D
Riñones	Disminuye la excreción de calcio e incrementa la excreción de fosfato	La 1,25(OH)$_2$D y la 25(OH)D pueden disminuir la excreción de calcio y fosfato[1]	Incrementa la excreción de fosfato
Huesos	Aumenta la resorción de calcio y fosfato a dosis altas. Las dosis bajas pueden promover la formación de hueso	La 1,25(OH)$_2$D aumenta la absorción de calcio y fosfato. La 1,25(OH)$_2$D y la 24,25(OH)$_2$D pueden aumentar la formación de hueso	Disminuye la mineralización causada por hipofosfatemia y concentraciones bajas de 1,25(OH)$_2$D, pero también puede tener un efecto directo sobre el tejido óseo
Efecto neto sobre las concentraciones séricas	Incrementa el calcio y disminuye el fosfato séricos	Incrementa el calcio y el fosfato séricos	Disminuye el fosfato sérico

[1]Efecto directo. La vitamina D también incrementa el calcio urinario de manera indirecta debido a la mayor absorción de calcio desde el intestino y a la disminución de PTH.

manera directa e indirecta al formar complejos con calcio en el suero. Debido a que es la concentración ionizada libre de calcio extracelular la que detecta la glándula paratiroides, el incremento de las cifras de fosfato sérico reduce el calcio ionizado e intensifica la secreción de PTH. Dicho control a través de retroalimentación es apropiado para el efecto neto de la PTH, que consiste en elevar el calcio y reducir el fosfato séricos. De manera similar, concentraciones altas de ambos elementos reducen la cantidad de 1,25(OH)$_2$D producida por los riñones e incrementan la de 24,25(OH)$_2$D.

El calcio sérico elevado trabaja de maneras directa e indirecta y reduce la secreción de PTH. El fosfato elevado en el suero trabaja de forma directa e indirecta al aumentar las cifras de FGF-23. Dado que la 1,25(OH)$_2$D eleva el calcio y el fosfato séricos, mientras que la 24,25(OH)$_2$D tiene un efecto menor, dicha regulación por retroalimentación es también apropiada. La 1,25(OH)$_2$D inhibe de manera directa la secreción de PTH (al margen de su efecto sobre el calcio sérico) mediante un efecto inhibitorio directo sobre la transcripción del gen de la PTH. Esto proporciona otro sistema de retroalimentación negativa más. En pacientes con insuficiencia renal crónica, quienes no producen de manera eficiente 1,25(OH)$_2$D, la pérdida de este sistema de retroalimentación y la excreción de fosfato y absorción intestinal de calcio deficientes provocan con frecuencia hiperparatiroidismo secundario. La capacidad de la 1,25(OH)$_2$D de inhibir la secreción de PTH de manera directa se ha explotado con análogos del calcitriol, que tienen menos efecto en el calcio sérico debido a su reducida acción sobre la absorción intestinal de calcio. Dichos fármacos han demostrado ser útiles para el control del hiperparatiroidismo secundario que acompaña a la insuficiencia renal crónica y pueden ser útiles en casos específicos de hiperparatiroidismo primario. La 1,25(OH)$_2$D también estimula la producción de FGF-23. Esto completa el mecanismo de retroalimentación negativa puesto que el FGF-23 inhibe la producción de 1,25(OH)$_2$D al tiempo que promueve la hipofosfatemia, la cual a su vez inhibe la producción de FGF-23 y estimula la elaboración de 1,25(OH)$_2$D.

REGULADORES HORMONALES SECUNDARIOS DE LA HOMEOSTASIA MINERAL ÓSEA

Varias hormonas modulan las acciones de la PTH, el FGF-23 y la vitamina D sobre la regulación de la homeostasia mineral ósea. En comparación con el efecto fisiológico de la PTH, el FGF-23 y la vitamina D, el de esta regulación secundaria sobre la homeostasia mineral ósea es menor. Sin embargo, en cantidades farmacológicas, muchas de estas hormonas, incluidos la calcitonina, los glucocorticoides y los estrógenos, tienen acciones sobre los mecanismos homeostásicos de los minerales óseos que pueden explotarse de forma terapéutica.

CALCITONINA

La calcitonina secretada por las células parafoliculares de la tiroides de los mamíferos es una hormona peptídica monocatenaria formada por 32 aminoácidos, con un peso molecular de 3 600 Da. Un puente bisulfuro entre las posiciones 1 y 7 es esencial para la actividad biológica. La calcitonina se produce a partir de un precursor con un peso molecular de 15 000 Da. Las formas circulantes de la calcitonina son múltiples y tienen diversos tamaños, desde el monómero (peso molecular de 3 600 Da) hasta formas con un peso molecular de 60 000 Da. Se desconoce si dicha heterogeneidad incluye formas precursoras u oligómeros vinculados de manera covalente. Dada su heterogeneidad química, las preparaciones de calcitonina se estandarizan mediante bioensayos en ratas. La actividad se compara con un estándar establecido por el *British Medical Research Council* (MRC) y se expresa en unidades MRC.

El monómero de calcitonina humana tiene una semivida aproximada de 10 min. La de la calcitonina de salmón es más larga, lo cual la hace un fármaco más atractivo. Gran parte se metaboliza en los riñones y la eliminación ocurre a través de ellos; muy poca calcitonina activa aparece en la orina.

Los efectos principales de la calcitonina son la disminución del calcio y el fosfato séricos mediante acciones sobre los huesos y los riñones. La calcitonina inhibe la resorción ósea mediada por los osteoclastos. Aunque al principio la administración de calcitonina no afecta la formación de hueso, con el transcurso del tiempo se reducen la producción y la resorción óseas. En los riñones, la calcitonina disminuye la resorción del fosfato, calcio y otros iones, incluidos sodio, potasio y magnesio. La calcitonina también afecta otros tejidos, además de los huesos y los riñones. En cantidades farmacológicas reduce la secreción de gastrina y la producción de ácido gástrico al tiempo que aumenta la secreción de sodio, potasio, cloruro y agua en el intestino. La pentagastrina es un estimulador potente de la secreción de calcitonina (al igual que la hipercalcemia), lo cual sugiere una posible relación fisiológica entre la gastrina y la calcitonina. En los seres humanos adultos no se desarrolla ningún problema demostrable en casos de deficiencia (tiroidectomía) o exceso (carcinoma medular tiroideo) de calcitonina. Sin embargo, la capacidad de dicha molécula para bloquear la resorción ósea y reducir el calcio sérico la hace un fármaco útil para el tratamiento de la enfermedad de Paget, hipercalcemia y osteoporosis.

GLUCOCORTICOIDES

Las hormonas glucocorticoides alteran la homeostasia mineral ósea al antagonizar el transporte intestinal de calcio promovido por la vitamina D, al estimular la excreción renal de calcio y al bloquear la formación de hueso. Aunque estas observaciones subrayan el efecto negativo de los glucocorticoides sobre la homeostasia mineral ósea, dichas hormonas han demostrado ser útiles para revertir la hipercalcemia relacionada con linfomas y enfermedades granulomatosas como la sarcoidosis (en la cual ocurre una producción ectópica y desregulada de $1,25[OH]_2D$) o en casos de intoxicación por vitamina D. La administración prolongada de glucocorticoides es una causa común de osteoporosis en adultos y puede restringir el desarrollo del esqueleto en niños.

ESTRÓGENOS

Los estrógenos pueden prevenir la pérdida acelerada de hueso durante el periodo inmediato posmenopáusico e incrementar al menos de manera transitoria la producción ósea en mujeres después de la menopausia.

La hipótesis prevalente que explica estas observaciones señala que los estrógenos reducen la resorción ósea inducida por la PTH. La administración de estas hormonas provoca incremento de la concentración sanguínea de $1,25(OH)_2D$, aunque los estrógenos no ejercen un efecto directo sobre la producción *in vitro* de dicho metabolito de la vitamina D. Las cantidades aumentadas de $1,25(OH)_2D$ que se observan *in vivo* después del tratamiento con estrógenos pueden resultar de una disminución de calcio y fosfato séricos y un incremento de PTH. En los huesos se han encontrado receptores de estrógenos y sus ligandos tienen efectos directos sobre la remodelación ósea. En informes de casos específicos de varones que carecen de receptores de estrógenos o que son incapaces de producir estrógenos por deficiencia de aromatasa se ha informado osteopenia pronunciada y epífisis incapaces de cerrar. Esto sustenta la función de los estrógenos en el desarrollo óseo, incluso en varones. La principal aplicación terapéutica de la administración de estrógenos en los trastornos de la homeostasia mineral ósea es el tratamiento o la prevención de osteoporosis después de la menopausia. Sin embargo, el uso a largo plazo de los estrógenos ha perdido aceptación debido a la preocupación que suscitan los efectos adversos. Se han desarrollado moduladores selectivos del receptor de estrógeno (SERM, *selective estrogen receptor modulators*) para conservar los efectos benéficos sobre los huesos mientras se minimizan las acciones deletéreas sobre los senos, el útero y el sistema cardiovascular (véanse el recuadro Tratamientos más recientes para la osteoporosis y el capítulo 40).

Tratamientos más recientes para la osteoporosis

Los huesos se encuentran en un proceso continuo de remodelación que consiste en resorción y formación. Cualquier proceso que altere este balance e incremente la resorción con respecto a la formación ósea resulta en osteoporosis. La producción gonadal inadecuada de hormonas es una causa importante de osteoporosis en varones y mujeres. El tratamiento de restitución estrogénica es un medio bien establecido para prevenir la osteoporosis en mujeres. Sin embargo, muchas de ellas temen a sus efectos adversos, en particular al incremento del riesgo de sufrir cáncer mamario por el uso continuo de dichas hormonas (el demostrado incremento del riesgo de cáncer de endometrio se previene al combinar el estrógeno con un progestágeno), y les preocupa la persistencia de sangrado menstrual que a menudo acompaña a esta forma terapéutica. El entusiasmo médico por este tratamiento decayó con la demostración de que no sólo no protege contra enfermedades cardiacas, sino que puede elevar el riesgo de experimentarlas. El raloxifeno es el primero de los reguladores selectivos del receptor de estrógenos (SERM; capítulo 40) en recibir aprobación para prevenir la osteoporosis; asimismo, comparte algunos de los efectos benéficos que los estrógenos tienen sobre los huesos sin incrementar el riesgo de cáncer mamario o endometrial (puede en realidad reducir la probabilidad de cáncer mamario). Aunque no es tan efectivo como los estrógenos para incrementar la densidad ósea, el raloxifeno ha demostrado reducir la incidencia de fracturas vertebrales.

Asimismo, se han desarrollado tratamientos no hormonales para la osteoporosis con demostrada eficacia para reducir el riesgo de fracturas. Se ha probado de manera concluyente que los bisfosfonatos como el alendronato, el risedronato y el ibandronato incrementan la densidad ósea y reducen la incidencia de fracturas en al menos cinco años cuando se usan de manera continua en dosis de 10 mg/día o 70 mg/sem de alendronato, 5 mg/día o 35 mg/sem de risedronato, 2.5 mg/día o 150 mg/mes de ibandronato y 5 mg al año de zoledronato por vía intravenosa. Los estudios paralelos realizados entre alendronato y calcitonina (otro fármaco no estrogénico aprobado para tratar la osteoporosis) indicaron que el alendronato es más eficaz. Los bisfosfonatos se absorben con poca eficacia y deben ingerirse en ayuno o infundirse por vía intravenosa. Con las dosis orales mayores que se utilizan en el tratamiento de la enfermedad de Paget, el alendronato causa irritación gástrica, si bien este no es un problema significativo con las dosis recomendadas para la osteoporosis cuando se instruye a los pacientes para que tomen el fármaco con un vaso de agua y permanezcan en posición erguida. El denosumab es un anticuerpo monoclonal humano contra el RANKL muy efectivo para inhibir la osteoclastogénesis. El denosumab se administra en dosis de 60 mg por vía subcutánea cada seis meses. Todos estos fármacos inhiben la resorción ósea con efectos secundarios que inhiben la formación de hueso. Por otra parte, la teriparatida, la forma obtenida mediante bioingeniería de la PTH 1-34, estimula de manera directa la formación de hueso. Sin embargo, debe administrarse todos los días por vía subcutánea. Su eficacia para prevenir fracturas parece ser al menos de igual magnitud que la de los bisfosfonatos. En todos los casos necesita mantenerse una ingestión adecuada de calcio y vitamina D.

Además, se hallan en desarrollo muchas otras formas terapéuticas. En Europa, el ranelato de estroncio, un fármaco que parece estimular la formación de hueso e inhibir su resorción, se ha utilizado durante muchos años con resultados favorables en estudios clínicos a gran escala; se espera la aprobación de su uso en Estados Unidos. Los tratamientos adicionales promisorios más recientes que se encuentran bajo investigación en pruebas clínicas incluyen un anticuerpo contra la esclerostina (una proteína producida por los osteocitos que inhibe la formación ósea), el cual se ha demostrado que estimula la formación de hueso, e inhibidores de la catepsina K, una enzima localizada en los osteoclastos que facilita la resorción ósea.

FÁRMACOS NO HORMONALES QUE AFECTAN LA HOMEOSTASIA MINERAL ÓSEA

BISFOSFONATOS

Los bisfosfonatos son análogos del pirofosfato en los cuales el enlace P-O-P se ha sustituido por un enlace P-C-P no hidrolizable (fig. 42-4). Los bisfosfonatos disponibles en la actualidad incluyen al **etidronato**, **pamidronato**, **alendronato**, **risedronato**, **tiludronato**, **ibandronato** y **zoledronato**. Con el desarrollo de bisfosfonatos más potentes, el etidronato se utiliza con poca frecuencia.

Resultados de pruebas clínicas y animales indican que se absorbe menos de 10% de una dosis oral de estos fármacos. Los alimentos reducen su absorción aún más, por lo cual se necesitan administrar en ayuno. Un efecto adverso importante de las formas orales de los bisfosfonatos (risedronato, alendronato e ibandronato) es la irritación gástrica y esofágica, lo cual limita el uso de esta vía de administración en pacientes con trastornos de la vía gastrointestinal superior. Esta complicación puede evitarse con infusiones de pamidronato, zoledronato e ibandronato. La dosificación intravenosa también permite que una mayor cantidad de fármaco ingrese al cuerpo y reduce de manera representativa la frecuencia de administración (p. ej., el zoledronato se administra una vez al año). Cerca de la mitad del fármaco absorbido se acumula en los huesos; el resto se excreta sin cambios en la orina. La disminución de la función renal requiere reducir la dosis. La porción del compuesto que se retiene en los huesos depende de la tasa de remodelación ósea; a menudo, el fármaco se retiene durante meses, cuando no años, en los huesos.

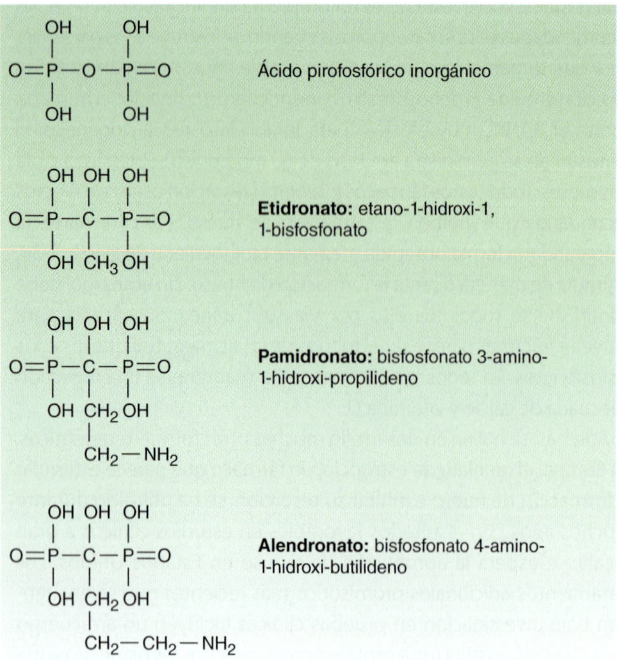

Ácido pirofosfórico inorgánico

Etidronato: etano-1-hidroxi-1, 1-bisfosfonato

Pamidronato: bisfosfonato 3-amino-1-hidroxi-propilideno

Alendronato: bisfosfonato 4-amino-1-hidroxi-butilideno

FIGURA 42-4 Estructura del pirofosfato y los primeros tres bisfosfonatos (etidronato, pamidronato y alendronato) aprobados para su uso en Estados Unidos.

Los bisfosfonatos ejercen múltiples efectos sobre la homeostasia mineral ósea, lo cual los hace útiles para el tratamiento de la hipercalcemia relacionada con neoplasias, para la enfermedad de Paget y para la osteoporosis (véase el recuadro Tratamientos más recientes para la osteoporosis). Al menos parte de su eficacia clínica y toxicidad se debe a su capacidad de retardar la formación y la disolución de cristales de hidroxiapatita dentro y fuera del sistema esquelético. Algunos de los bisfosfonatos más recientes parecen incrementar la densidad mineral ósea mucho más allá del periodo de dos años previsto para un fármaco, cuyos efectos están limitados a lentificar la resorción ósea. Esto puede deberse a sus demás efectos celulares, entre los que se encuentran restricción de la producción de $1,25(OH)_2D$, inhibición del transporte intestinal de calcio, cambios metabólicos en células óseas como la inhibición de la glucólisis, limitación del crecimiento celular y cambios de la actividad de las fosfatasas ácida y alcalina.

Los bisfosfonatos aminados como el alendronato y el risedronato inhiben a la pirofosfato de farnesilo sintasa, una enzima de la vía del mevalonato que parece ser crítica para la supervivencia de los osteoclastos. Los fármacos estatínicos reductores de colesterol (p. ej., lovastatina), los cuales bloquean la síntesis del mevalonato (cap. 35), estimulan la osteogénesis, al menos en estudios realizados en animales. Por lo tanto, la vía del mevalonato parece ser importante en la función de las células óseas y proporciona nuevos objetivos para el desarrollo de fármacos. Los efectos sobre la vía del mevalonato varían según sea el bisfosfonato (es decir, sólo los bisfosfonatos aminados tienen esta cualidad) y pueden ser causales de algunas de las diferencias clínicas observadas en los efectos de los diversos bisfosfonatos sobre la homeostasia mineral ósea.

Excepto por la inducción de un defecto de la mineralización provocado por dosis de etidronato más altas que las aprobadas e irritación gastroesofágica causada por los bisfosfonatos orales, estos fármacos han demostrado de manera sorprendente no tener efectos adversos cuando se utilizan a las dosis recomendadas para el tratamiento de la osteoporosis. La irritación esofágica puede minimizarse si se consume el fármaco con un vaso de agua y se permanece en posición erguida durante 30 min después de su ingestión, o bien si se utilizan las formas intravenosas de estos compuestos. Entre las complicaciones restantes, la osteonecrosis mandibular ha recibido atención considerable, si bien se trata de una alteración poco frecuente en pacientes que reciben dosis usuales de bisfosfonatos (quizá 1/100 000 paciente-años). Esta complicación es más común cuando se administran dosis elevadas de zoledronato por vía intravenosa para controlar metástasis óseas y la hipercalcemia inducida por cáncer. En fecha reciente ha crecido la preocupación por suprimir en exceso la remodelación ósea y se han notificado casos individuales que describen fracturas subtrocantéricas (del fémur) inusuales en pacientes que toman bisfosfonatos durante lapsos prolongados. Esta complicación parece ser inusual en comparación con la osteonecrosis mandibular, pese a lo cual ha provocado que algunas autoridades recomienden un periodo "sin fármacos" después de cinco años de tratamiento si la condición clínica lo permite (es decir, si la interrupción del bisfosfonato no incrementa el riesgo de experimentar una fractura).

DENOSUMAB

El denosumab es un anticuerpo monoclonal de origen sólo humano que se une al RANKL e inhibe su acción. Como se describió antes, los osteoblastos producen este ligando, que estimula la osteoclastogénesis a través del RANK, el receptor del RANKL presente en los osteoclastos y sus precursores. Al interferir con la función del

RANKL, el denosumab inhibe la formación de los osteoclastos y su actividad. Es al menos tan efectivo como los bisfosfonatos potentes en cuanto respecta a la inhibición de la resorción ósea y en fecha reciente se aprobó para el tratamiento de la osteoporosis posmenopáusica y algunos cánceres (pulmonar y prostático). Su última aplicación es limitar el desarrollo de metástasis óseas o la pérdida de tejido óseo resultante del consumo de fármacos que suprimen la función gonadal. El denosumab se administra por vía subcutánea cada seis meses, lo cual evita los efectos gastrointestinales adversos. El fármaco parece tolerarse de manera adecuada, si bien suscita dos preocupaciones. En primer lugar, cierto número de células del sistema inmunitario también expresa al RANKL, lo cual sugiere que puede haber un riesgo incrementado de desarrollar infecciones relacionadas con el uso del denosumab. En segundo lugar, debido a que la supresión de la remodelación ósea con el denosumab es similar a la de los bisfosfonatos potentes, puede elevarse el riesgo de osteonecrosis mandibular y fracturas subtrocantéricas, aunque esto no se ha informado en las pruebas clínicas que sustentan su aprobación por la *Food and Drug Administration* (FDA).

CALCIMIMÉTICOS

El **cinacalcet** es el primer representante de una nueva clase de fármacos que activan al receptor sensible al calcio (CaSR). Este receptor tiene una distribución amplia pero su mayor concentración se halla en la glándula paratiroides. El cinacalcet inhibe la secreción de PTH al activar los CaSR de dicho órgano. Este fármaco está aprobado para el tratamiento del hiperparatiroidismo secundario en la insuficiencia renal crónica y el carcinoma paratiroideo. También se han desarrollado antagonistas de los CaSR, los cuales pueden ser útiles en condiciones de hipoparatiroidismo o como medio para estimular la secreción intermitente de la PTH en el tratamiento de la osteoporosis.

PLICAMICINA (MITRAMICINA)

La plicamicina es un antibiótico citotóxico (cap. 54) que se ha utilizado de forma clínica para dos trastornos del metabolismo mineral óseo: enfermedad de Paget e hipercalcemia. Las propiedades citotóxicas del fármaco parecen implicar su unión al DNA y la interrupción de la síntesis de RNA dirigida por DNA. Las razones de su utilidad en el tratamiento de la enfermedad de Paget y la hipercalcemia no son claras, pero pueden relacionarse con la necesidad de sintetizar proteínas para sustentar la resorción ósea. Las dosis necesarias para tratar estos trastornos se aproximan a una décima parte de la cantidad requerida para lograr efectos citotóxicos. Con el desarrollo de otros fármacos menos tóxicos para estos propósitos, el uso clínico de la plicamicina se indica con poca frecuencia.

DIURÉTICOS TIAZÍDICOS

La química y la farmacología de la familia de los fármacos tiazídicos se analizan en el capítulo 15. La aplicación principal de las tiazidas en el tratamiento de los trastornos de los minerales óseos es la reducción de la excreción renal del calcio. Pueden incrementar la efectividad de la PTH para estimular la resorción de calcio en los túbulos renales o puede actuar sobre la resorción de dicho elemento de manera secundaria al incrementar la resorción de sodio en el túbulo proximal. En el túbulo distal, las tiazidas bloquean la resorción de sodio en la superficie luminal, al incrementar el intercambio de calcio y sodio en la membrana basolateral y por tanto potencian la resorción sanguínea de calcio en este sitio (fig. 15-4). Las tiazidas han demostrado ser útiles para reducir la hipercalciuria y la incidencia de la formación de cálculos urinarios en individuos con hipercalciuria idiopática. Parte de su eficacia para reducir la formación de cálculos puede residir en su capacidad para disminuir la excreción urinaria de oxalato e incrementar las cantidades urinarias de magnesio y zinc, los cuales inhiben la formación de cálculos de oxalato de calcio.

FLUORURO

El fluoruro es un fármaco con una eficacia bien establecida para la profilaxia de caries dentales y se ha investigado con anterioridad para el tratamiento de la osteoporosis. Ambas aplicaciones terapéuticas originaron investigaciones epidemiológicas en las que se observó que los sujetos que viven en áreas con agua fluorada de modo natural (1 a 2 ppm) tienen menos caries dentales y menos fracturas vertebrales por compresión que los individuos que viven en lugares donde el agua no tiene estas características. El fluoruro se acumula en los huesos y los dientes, donde puede estabilizar a los cristales de hidroxiapatita. Dicho mecanismo es capaz de explicar la efectividad del fluoruro para incrementar la resistencia de los dientes a presentar caries, pero no explica su capacidad para promover la neoformación ósea.

El fluoruro presente en el agua potable parece ser más efectivo en la prevención de caries dentales si se consume antes de la erupción de los dientes permanentes. La concentración óptima en los reservorios de agua potable es de 0.5 a 1 ppm. La aplicación tópica es más eficaz si se realiza justo cuando emergen los dientes. Hay poco beneficio adicional con la administración de fluoruro después de que los dientes permanentes están formados por completo. El exceso de fluoruro en el agua potable provoca manchas en el esmalte proporcionales a la concentración superior a 1 ppm.

Debido a la escasez de fármacos que estimulan el crecimiento de tejido óseo nuevo en pacientes con osteoporosis, se ha examinado el fluoruro en este trastorno (véase Osteoporosis más adelante). Resultados de estudios previos indican que el fluoruro solo, sin una complementación de calcio adecuada, produce osteomalacia. Estudios más recientes, en los cuales la complementación de calcio ha sido apropiada, han demostrado mejoría en el balance de calcio, aumento del contenido mineral óseo e incremento del volumen trabecular de los huesos. A pesar de los prometedores efectos del fluoruro sobre la masa ósea, las investigaciones clínicas no han podido demostrar una reducción confiable en la incidencia de fracturas y algunos análisis demostraron un incremento de la tasa de fracturas. En la actualidad, el fluoruro no tiene aprobación de la FDA para el tratamiento o la prevención de la osteoporosis, y es poco probable que esto suceda.

Entre los efectos adversos reportados (a las dosis utilizadas para probar el efecto del flúor sobre los huesos) figuran náusea y vómito, hemorragia gastrointestinal, artralgias y artritis en una proporción sustancial de pacientes. Por lo general, tales efectos responden a la reducción de la dosis o la ingestión de fluoruro con los alimentos (o ambas medidas).

RANELATO DE ESTRONCIO

El ranelato de estroncio está formado por dos átomos de estroncio unidos a un ion orgánico, el ácido ranélico. Aunque su uso no está aprobado en Estados Unidos, este fármaco se emplea en Europa para el tratamiento de osteoporosis. El ranelato de estroncio parece bloquear la diferenciación de los osteoclastos al tiempo que promueve su apoptosis, de tal modo que inhibe la resorción ósea. Al mismo tiempo parece promover la formación de hueso. A diferencia de los bisfosfonatos, el denosumab o la teriparatida, este fármaco incrementa los marcadores de formación ósea mientras inhibe los marcadores de resorción. Pruebas clínicas a gran escala han demostrado su eficacia para incrementar la densidad mineral ósea y disminuir las fracturas de la columna y la cadera. Las toxicidades informadas hasta ahora son similares a las observadas con placebo.

FARMACOLOGÍA CLÍNICA

Los individuos con trastornos de la homeostasia mineral ósea presentan en general anormalidades de las concentraciones de calcio séricas o urinarias (o ambas), a menudo acompañadas por concentraciones anormales de fosfato en el suero. Estas cantidades anormales de minerales pueden producir por sí mismas síntomas que requieren tratamiento inmediato (p. ej., coma en hipercalcemia maligna y tetania en hipocalcemia). Con mayor frecuencia sirven como indicadores de un trastorno subyacente de reguladores hormonales (p. ej., hiperparatiroidismo primario), alteraciones de la respuesta de tejidos blanco (p. ej., insuficiencia renal crónica) o uso inadecuado de fármacos (p. ej., intoxicación por vitamina D). En dichos casos, el tratamiento del trastorno subyacente es de principal importancia.

Dado que los huesos y los riñones tienen papeles fundamentales en la homeostasia mineral ósea, los trastornos que modifican a esta última afectan por lo general a uno o a los dos tejidos de manera secundaria. Los efectos sobre los huesos pueden resultar en osteoporosis (pérdida anormal de hueso; remanentes óseos normales en términos histológicos), osteomalacia (formación anormal de hueso debido a mineralización inadecuada) u osteítis fibrosa (resorción ósea excesiva con sustitución fibrótica de cavidades de resorción y médula). Los marcadores bioquímicos de alteración esquelética incluyen cambios en las concentraciones séricas de la isoenzima esquelética de la fosfatasa alcalina, la osteocalcina y los propéptidos de los extremos amino y carboxilo de la colágena tipo I (que reflejan actividad osteoblástica), y en las cifras séricas y urinarias de fosfatasa ácida resistente al tartrato y productos de la degradación de la colágena (que indican actividad osteoclástica). Los riñones se comprometen cuando el producto sérico de calcio X fosfato aumenta más allá del punto en el cual ocurre calcificación ectópica (nefrocalcinosis) o cuando el producto urinario de calcio X oxalato (o fosfato) excede la saturación, lo que ocasiona nefrolitiasis. Indicadores tempranos sutiles de dicha alteración renal incluyen poliuria, nicturia e hipostenuria. Casi nunca se observan evidencias radiológicas de nefrocalcinosis y cálculos sino hasta fases posteriores. El grado de insuficiencia renal subsiguiente se evalúa mejor al vigilar la declinación de la depuración de creatinina. Por otra parte, la insuficiencia renal crónica puede ser la causa primaria de osteopatía debido a una manipulación alterada de calcio y fosfato, la producción disminuida de $1,25(OH)_2D$ y el hiperparatiroidismo secundario.

CONCENTRACIONES SÉRICAS ANORMALES DE FOSFATO Y CALCIO

HIPERCALCEMIA

La hipercalcemia provoca depresión del sistema nervioso central, incluido el coma, y puede ser letal. Sus principales causas son, además del tratamiento con tiazidas, hiperparatiroidismo y cáncer, con o sin metástasis óseas. Causas menos comunes son hipervitaminosis D, sarcoidosis, tirotoxicosis, síndrome lactoalcalino, insuficiencia suprarenal e inmovilización. Con la posible excepción de la hipervitaminosis D, los últimos trastornos mencionados requieren con poca frecuencia disminución urgente del calcio sérico. Se han utilizado diversos métodos para tratar las crisis de hipercalcemia.

Diuresis salina

En casos en los que la hipercalcemia es tan grave que provoca síntomas es necesario reducir con rapidez el calcio sérico. Las primeras medidas incluyen rehidratación con solución salina y diuresis con furosemida. Sin embargo, no se ha demostrado la eficacia de ésta en dicho escenario y su uso para este propósito parece perder aceptación. La mayoría de los pacientes que presentan hipercalcemia grave tiene un componente sustancial de hiperazoemia prerrenal debida a deshidratación, lo cual impide que los riñones compensen la elevación del calcio sérico mediante la excreción de más calcio en la orina. Por lo tanto, la infusión inicial de 500 a 1 000 ml/h de solución salina para revertir la deshidratación y restaurar el flujo urinario puede por sí misma reducir el calcio sérico en grado sustancial. La adición de un diurético de asa como la furosemida, después de la rehidratación, incrementa el flujo de orina y también inhibe la resorción de calcio en la porción ascendente del asa de Henle (cap. 15). La vigilancia de la presión venosa central es importante para impedir el desarrollo de insuficiencia cardiaca y edema pulmonar en sujetos con predisposición. En muchos individuos, la diuresis salina es suficiente para reducir el calcio sérico hasta un punto en el cual puede establecerse un diagnóstico definitivo e indicarse el tratamiento para la anomalía subyacente. Si este no es el caso o si se requiere un tratamiento médico para la hipercalcemia más prolongado, están disponibles los siguientes fármacos (se mencionan en orden de preferencia).

Bisfosfonatos

El pamidronato, 60 a 90 mg en infusión en 2 a 4 h, y el zoledronato, 4 mg infundidos en al menos 15 min, se han aprobado para el tratamiento de la hipercalcemia de neoplasias y han sustituido en gran medida al etidronato, que es menos eficaz, para esta indicación. Por lo general, los efectos de los bisfosfonatos persisten durante semanas, pero es posible repetir el tratamiento después de un intervalo de siete días si es necesario y si la función renal no está deteriorada. Algunos pacientes experimentan un síndrome autolimitado con rasgos similares a los de la gripe después de la infusión inicial, si bien las infusiones subsiguientes casi nunca provocan este efecto secundario. Dosis repetidas de estos fármacos se han relacionado con deterioro renal y osteonecrosis mandibular, pese a lo cual este episodio adverso es poco frecuente.

Calcitonina

La calcitonina ha demostrado ser útil como tratamiento complementario en algunos pacientes. Este compuesto normaliza con poca frecuencia las concentraciones séricas de calcio y a menudo se desarrolla resistencia. No obstante, la ausencia de toxicidad posibilita la administración frecuente en dosis altas (200 unidades MRC o más). Se observa un efecto sobre el calcio sérico en las primeras 4 a 6 h, el cual dura 6 a 10 h. La calcitonina de salmón está disponible para administración parenteral y nasal.

Nitrato de galio

El nitrato de galio tiene aprobación de la FDA para el tratamiento de la hipercalcemia por neoplasias. Este fármaco inhibe la resorción ósea. A dosis de 200 mg por metro cuadrado de superficie corporal al día, administrados en una infusión venosa continua en solución de dextrosa al 5% durante cinco días, el nitrato de galio demostró ser superior a la calcitonina para reducir el calcio sérico en sujetos con cáncer. Debido a la posibilidad de desarrollar nefrotoxicidad, los pacientes deben hidratarse de manera adecuada y tener un gasto renal apropiado antes de iniciar la infusión.

Plicamicina (mitramicina)

Debido a su toxicidad, la plicamicina (mitramicina) no es el fármaco de primera elección para la hipercalcemia. Sin embargo, cuando fallan otras formas terapéuticas, 25 a 50 μg/kg de plicamicina administrados por vía intravenosa reducen por lo general el calcio sérico de manera sustancial en 24 a 48 h. Este efecto puede durar varios días. Dicha dosis se puede repetir si es necesario. El efecto tóxico más peligroso es la trombocitopenia súbita seguida de hemorragias. Asimismo, puede ocurrir toxicidad hepática y renal. Los episodios de hipocalcemia, náusea y vómito pueden limitar el tratamiento. El uso de este fármaco debe complementarse con vigilancia cuidadosa del recuento de plaquetas, las funciones hepática y renal y las concentraciones del calcio sérico.

Fosfato

La administración intravenosa de fosfato tal vez sea la manera más rápida y segura de reducir el calcio sérico, aunque es un procedimiento riesgoso si no se realiza con precaución. El fosfato en administración intravenosa debe utilizarse sólo después de que otros métodos de tratamiento (bisfosfonatos, calcitonina y diuresis salina) no logran controlar la hipercalcemia sintomática. El fosfato debe infundirse con lentitud (50 mmol o 1.5 g de fósforo elemental en un lapso de 6 a 8 h) y debe cambiarse a administración oral (1 a 2 g/día de fósforo elemental, o una de las sales indicadas más adelante) tan pronto como los síntomas de hipercalcemia desaparezcan. Los riesgos del tratamiento intravenoso de fosfato incluyen hipocalcemia súbita, calcificación ectópica, insuficiencia renal aguda e hipotensión. El fosfato oral también puede causar calcificación ectópica e insuficiencia renal si las cantidades séricas de calcio y fosfato no se vigilan con cuidado; sin embargo, el riesgo es menor y el tiempo de aparición es mucho mayor. El fosfato está disponible para administración oral o intravenosa en forma de sales de potasio o sodio. Las cantidades necesarias para proporcionar 1 g de fósforo elemental son las siguientes:

Vía intravenosa:

In-Phos: 40 ml
Hyper-Phos-K: 15 ml

Vía oral:

Fleet Phospho-Soda: 6.2 ml
Neutra-Phos: 300 ml
K-Phos-Neutral: 4 comprimidos

Glucocorticoides

Los glucocorticoides no tienen una función clara en el tratamiento inmediato de la hipercalcemia. No obstante, la hipercalcemia crónica observada en pacientes con sarcoidosis, la intoxicación por vitamina D y ciertos cánceres pueden responder en un lapso de muchos días al tratamiento con glucocorticoides. Por lo general se prescribe prednisona en dosis orales diarias de 30 a 60 mg, aunque dosis equivalentes de otros glucocorticoides también son efectivas. Sin embargo, el razonamiento para el uso de glucocorticoides en estas enfermedades difiere. La hipercalcemia que ocurre en individuos con sarcoidosis es secundaria a la producción profusa de $1,25(OH)_2D$, tal vez por parte del tejido sarcoide mismo. El tratamiento con glucocorticoides dirigida a la reducción de este tejido resulta en la normalización de las concentraciones de calcio y $1,25(OH)_2D$ séricos. Es probable que el tratamiento de la hipervitaminosis D con glucocorticoides no altere de manera significativa el metabolismo de la vitamina D pero se cree que reduce el transporte intestinal de calcio mediado por dicho cofactor. No obstante, no se ha descartado que los glucocorticoides reduzcan la resorción ósea mediada por la vitamina D. El efecto de estos fármacos sobre la hipercalcemia que se observa en sujetos con cáncer es tal vez dos veces mayor. Los procesos neoplásicos que responden mejor a los glucocorticoides (es decir, mieloma múltiple y enfermedades linfoproliferativas relacionadas) son sensibles a la acción lítica de los glucocorticoides. Por lo tanto, parte del efecto puede estar relacionado con una disminución de la masa y la actividad tumorales. También se ha demostrado que los glucocorticoides inhiben la secreción o la efectividad de las citocinas elaboradas por mieloma múltiple y cánceres relacionados que estimulan la resorción osteoclástica de hueso. Otras causas de hipercalcemia, en particular el hiperparatiroidismo primario, no responden al tratamiento con glucocorticoides.

HIPOCALCEMIA

Las características principales de la hipocalcemia son alteraciones neuromusculares: tetania, parestesias, espasmo laríngeo, calambres musculares y convulsiones. Las causas principales de la hipocalcemia en los adultos son hipoparatiroidismo, deficiencia de vitamina D, insuficiencia renal crónica y absorción deficiente. La hipocalcemia también puede acompañar a la infusión de bisfosfonatos potentes y el denosumab para el tratamiento de la osteoporosis, pero con poca frecuencia tiene relevancia clínica a menos que el paciente ya esté en estado de hipocalcemia al inicio de la infusión. La hipocalcemia neonatal es un trastorno común que por lo regular se resuelve sin tratamiento. Las funciones de la PTH, la vitamina D y la calcitonina en el síndrome neonatal están bajo investigación. Grandes infusiones de sangre citratada pueden producir hipocalcemia secundaria a la formación de complejos de citrato-calcio. El calcio y la vitamina D (o sus metabolitos) son la base del tratamiento de la hipocalcemia.

Calcio

Están disponibles algunas preparaciones de calcio para uso oral, intramuscular e intravenoso. El gluceptato de calcio (0.9 meq de calcio por ml), el gluconato de calcio (0.45 meq de calcio por ml) y el cloruro de calcio (0.68 a 1.36 meq de calcio por ml) están disponibles para tratamiento intravenoso. Se prefiere el gluconato de calcio puesto que es menos irritante para las venas. Las preparaciones orales incluyen al carbonato de calcio (40% de Ca), lactato de calcio (13% de Ca), fosfato de calcio (25% de Ca) y citrato de calcio (21% de Ca). El carbonato de calcio es a menudo la preparación de elección debido a su alta concentración, su fácil disponibilidad (p. ej., comprimidos de venta sin receta), su bajo costo y sus propiedades antiácidas. En pacientes aclorhídricos, dicho fármaco debe administrarse con alimentos para incrementar la absorción o debe cambiarse el tratamiento por citrato de calcio, el cual se absorbe mejor hasta cierto punto. Hay combinaciones de vitamina D y calcio disponibles, si bien el tratamiento debe ajustarse a cada paciente de manera individual, lo cual es más difícil de lograr con fármacos combinados con dosis fijas.

El tratamiento de la hipocalcemia sintomática grave puede lograrse con la infusión lenta de 5 a 20 ml de solución de gluconato de calcio al 10%. La infusión rápida es capaz de provocar arritmias cardiacas. Los episodios de hipocalcemia menos graves pueden tratarse con compuestos orales dosificados de manera tal que proporcionen 400 a 1 200 mg de calcio elemental (1 a 3 g de carbonato de calcio) al día. Se debe ajustar la dosis para evitar hipercalcemia e hipercalciuria.

Vitamina D

Cuando se requiere una acción rápida, la $1,25(OH)_2D_3$ (calcitriol), a dosis de 0.25 a 1 μg al día, es el metabolito de la vitamina D de elección debido a que es capaz de elevar el calcio sérico en 24 a 48 h. El calcitriol también eleva el fosfato sérico, aunque su acción por lo general no se observa en etapas tempranas del tratamiento. Los efectos combinados del calcitriol (y del resto de los metabolitos y los análogos de la vitamina D) sobre el calcio y el fosfato hacen que la vigilancia cuidadosa de las cantidades de estos minerales sea en particular importante para prevenir calcificación ectópica secundaria a un producto de calcio × fosfato sérico anormalmente alto. Debido a que la elección del análogo o metabolito de la vitamina D apropiado para el tratamiento a largo plazo de la hipocalcemia depende de la naturaleza de la enfermedad subyacente, el tratamiento con vitamina D se revisa con mayor detalle a continuación según las enfermedades específicas.

HIPERFOSFATEMIA

La hiperfosfatemia es una complicación común de la insuficiencia renal y también se observa en todos los tipos de hipoparatiroidismo (idiopático, quirúrgico y seudohipoparatiroidismo), en intoxicación por vitamina D y en el raro síndrome de calcinosis tumoral (a menudo debido a insuficiente FGF-23 con actividad biológica). El tratamiento de emergencia de la hiperfosfatemia es raras veces necesario, pero puede lograrse mediante diálisis o infusiones de glucosa e insulina. En general, el control de la hiperfosfatemia implica la restricción dietética de fosfato más la administración de geles quelantes de fosfato como el **sevelamer** y complementos de calcio. Debido a su potencial para inducir enfermedades óseas relacionadas con el aluminio, los antiácidos que contiene este metal deben utilizarse con moderación y sólo cuando otras medidas no logran controlar la hiperfosfatemia. En pacientes con insuficiencia renal crónica, el entusiasmo por el uso de grandes dosis de calcio para controlar la hiperfosfatemia ha declinado debido al riesgo de calcificación ectópica.

HIPOFOSFATEMIA

La hipofosfatemia está relacionada con diversas alteraciones, incluidos hiperparatiroidismo primario, deficiencia de vitamina D, hipercalciuria idiopática, anomalías vinculadas con incremento del FGF-23 con actividad biológica (p. ej., raquitismo hipofosfatémico autosómico dominante, raquitismo ligado al cromosoma X y osteomalacia inducida por tumores), otras formas de pérdida de fosfato por vía renal (p. ej., síndrome de Fanconi), uso desmesurado de compuestos quelantes de fosfato y nutrición parenteral con contenido inadecuado de dicho elemento. La hipofosfatemia aguda puede causar una reducción de las concentraciones intracelulares de fosfatos orgánicos de alta energía (p. ej., ATP), interferir con la transferencia normal de oxígeno entre los tejidos y la hemoglobina (al disminuir las concentraciones celulares de 2,3-difosfoglicerato) y provocar rabdomiólisis. Sin embargo, se observan con poca frecuencia efectos de hipofosfatemia agudos de importancia clínica y casi nunca se indica el tratamiento de emergencia. Los efectos a largo plazo de la hipofosfatemia incluyen debilidad muscular proximal y mineralización ósea anormal (osteomalacia). Por lo tanto, la hipofosfatemia debe evitarse cuando se instituyen tratamientos capaces de provocarla (p. ej., compuestos quelantes de fosfato y ciertos tipos de nutrición parenteral) y tratarse en anomalías que la inducen, como las diversas variantes del raquitismo hipofosfatémico. Las formas orales de fosfato se enlistan en párrafos anteriores.

TRASTORNOS ESPECÍFICOS QUE ALTERAN A LAS HORMONAS REGULADORAS DE LOS MINERALES ÓSEOS

HIPERPARATIROIDISMO PRIMARIO

Esta enfermedad bastante común se trata mejor de manera quirúrgica si se relaciona con síntomas e hipercalcemia significativa. Se ha intentado utilizar fosfatos orales y bisfosfonatos pero no se recomienda. Los pacientes asintomáticos con enfermedad leve a menudo no empeoran y pueden permanecer sin tratamiento. El fármaco calcimimético **cinacalcet**, revisado con anterioridad, está aprobado para el tratamiento del hiperparatiroidismo secundario y se encuentra en investigación en pruebas clínicas para el tratamiento del hiperparatiroidismo primario. Si dichos fármacos demuestran ser eficaces y rentables, el tratamiento médico de esta enfermedad deberá reconsiderarse.

HIPOPARATIROIDISMO

En la deficiencia de PTH (idiopática o por hipoparatiroidismo quirúrgico) o en casos en los que hay una respuesta anormal a la PTH por parte de un tejido blanco (seudohipoparatiroidismo), el calcio sérico desciende y el fosfato sérico se eleva. En dichos pacientes, los niveles de $1,25(OH)_2D$ son casi siempre bajos, lo que refleja quizá la falta de estimulación de la producción de dicho cofactor por parte de la PTH. Los esqueletos de los pacientes con hipoparatiroidismo idiopático o quirúrgico son normales, excepto por una tasa de remodelación lenta. Un número de individuos con seudohipoparatiroidismo parecen tener osteítis fibrosa, lo cual sugiere que las concentraciones normales o elevadas de PTH observadas en dichos individuos son capaces de actuar sobre los huesos pero no sobre los riñones. La distinción entre seudohipoparatiroidismo e hipoparatiroidismo idiopático se realiza con base en concentraciones normales o altas de PTH, pero con una respuesta renal deficiente (es decir, excreción disminuida de cAMP o fosfato) en sujetos con seudohipoparatiroidismo.

El principal objetivo terapéutico es la restitución de las concentraciones normales de calcio y fosfato. En el pasado se ha usado vitamina D (25 000 a 100 000 unidades tres veces a la semana) y complementos dietéticos de calcio. Con calcitriol es posible incrementar en menos tiempo el calcio sérico. Muchos pacientes tratados con vitamina D experimentan episodios de hipercalcemia. Esta complicación se revierte con mayor rapidez al cesar el tratamiento con calcitriol en comparación con el tratamiento con vitamina D. Esto es importante para los pacientes en quienes las crisis de hipercalcemia son comunes. Aunque la teriparatida (PTH 1-34) no está aprobada para el tratamiento del hipoparatiroidismo, puede ser muy efectiva en sujetos que responden de manera insuficiente al calcio y la vitamina D y puede convertirse en el fármaco de elección para esta anomalía.

DEFICIENCIA O INSUFICIENCIA NUTRICIONAL DE VITAMINA D

La concentración de vitamina D que se creía necesaria para tener una buena salud se ha revisado al observar que la vitamina D actúa sobre un gran número de tipos celulares, además de aquellos encargados del metabolismo mineral y óseo. Es necesaria una concentración de 25(OH)D superior a 10 ng/ml para evitar el raquitismo o la osteomalacia. Sin embargo, datos epidemiológicos sustanciales y algunas pruebas prospectivas indican que es necesaria una mayor concentración (30 ng/ml) para optimizar la absorción intestinal de calcio, mejorar la acumulación y el mantenimiento de la masa ósea, reducir la incidencia de fracturas por caídas y prevenir una amplia variedad de enfermedades, entre ellas diabetes mellitus, hiperparatiroidismo, trastornos autoinmunitarios y cáncer. No obstante, un panel de expertos del *Institute of Medicine* señaló en fecha reciente que una concentración de 20 ng/ml (50 nM) es suficiente para 97.5% de la población, aunque consideró que una cifra hasta de 50 ng/ml (125 nM) era segura. Con anterioridad se pensaba que 600 UI de vitamina D para individuos de 1 a 70 años de edad eran suficientes para lograr estos objetivos, aunque se consideraban seguros hasta 4 000 UI. Estas recomendaciones se basan en primera instancia en datos obtenidos de pruebas clínicas aleatorizadas controladas con grupo testigo que evaluaron caídas y fracturas; los datos que sustentan los efectos no esqueléticos de la vitamina D se consideraron en extremo preliminares para utilizarse en sus recomendaciones, por falta de estudios aleatorizados controlados con grupo testigo para evaluar estas otras acciones. El extremo inferior de estas recomendaciones se ha considerado muy bajo y el superior muy restrictivo por un número de expertos en vitamina D, si bien se ha expresado la necesidad de mejores datos clínicos en particular para las acciones no esqueléticas. Estas normas, al menos con respecto a los límites inferiores de las concentraciones recomendadas de complementación de vitamina D, es poco probable que corrijan la deficiencia de vitamina D en individuos con obesidad, complexiones oscuras, capacidad limitada de exposición solar o absorción deficiente. Además, numerosas evidencias generadas a partir de estudios en animales y en células, así como de análisis de relaciones epidemiológicas, respaldan un gran espectro de acciones benéficas de la vitamina D, según los cuales los datos provenientes de pruebas aleatorizadas controladas con grupo testigo pueden alterar las recomendaciones del *Institute of Medicine*. La deficiencia o la insuficiencia de vitamina D pueden tratarse con dosis mayores (4 000 UI al día o 50 000 unidades cada siete días durante varias semanas). Ningún otro metabolito de la vitamina D está indicado. Debido a que la semivida de los metabolitos de la vitamina D_3 en la sangre es mayor que la de la vitamina D_2, puede haber cierta ventaja en utilizar complementos de vitamina D_3, aunque al administrar diario o cada semana estas diferencias pueden ser discutibles. La dieta también debe contener cantidades adecuadas de calcio y fosfato.

NEFROPATÍA CRÓNICA

Las secuelas más importantes de la nefropatía crónica que alteran la homeostasia mineral ósea son producción deficiente de $1,25(OH)_2D$, retención de fosfato con reducción concomitante de las concentraciones de calcio ionizado e hiperparatiroidismo secundario resultante de la respuesta de la glándula paratiroides a la disminución de calcio ionizado y cifras bajas de $1,25(OH)_2D$. La concentración de FGF-23 también aumenta en este trastorno en parte debido al incremento de fosfato, lo cual puede reducir más la producción de $1,25(OH)_2D$ por parte del riñón. Con una elaboración deficiente de $1,25(OH)_2D$ se absorbe menos calcio del intestino y menos hueso se resorbe bajo la influencia de la PTH. Como resultado, se desarrolla casi siempre hipocalcemia, lo que provoca desarrollo de hiperparatiroidismo secundario. Los huesos muestran una mezcla de osteomalacia y osteítis fibrosa.

En contraste con la hipocalcemia que se relaciona más a menudo con nefropatía crónica, algunos pacientes pueden presentar hipercalcemia a causa del tratamiento excesivo con calcio. Sin embargo, la causa más común de hipercalcemia es el desarrollo de hiperparatiroidismo secundario grave (en ocasiones referido como terciario). En tales casos, la concentración sanguínea de PTH es muy alta. Las concentraciones de fosfatasa alcalina sérica también tienden a estar elevadas. El tratamiento requiere a menudo paratiroidectomía. Una circunstancia menos común que provoca hipercalcemia es el desarrollo de un tipo de enfermedad ósea caracterizado por un profundo decremento de la actividad celular ósea y pérdida de la acción amortiguadora del calcio (enfermedad ósea adinámica). En ausencia de función renal, todo el calcio absorbido en el intestino se acumula en la sangre. Dichos pacientes son muy sensibles a la acción hipercalcémica de la $1,25(OH)_2D$. Por lo general, estos individuos tienen concentraciones elevadas de calcio en el suero, pero casi normales de fosfatasa alcalina y PTH. Los huesos en estos sujetos pueden tener un alto contenido de aluminio, en particular en el frente de mineralización, lo cual bloquea la mineralización ósea normal. Estos pacientes no responden de manera favorable a la paratiroidectomía. La deferoxamina, un fármaco quelante de hierro (cap. 57), también se une al aluminio y se utiliza en la actualidad para tratar este trastorno. Sin embargo, con la reducción del uso de compuestos quelantes de fosfato que contienen aluminio, la mayor parte de los casos de enfermedad ósea adinámica no se relaciona con sedimentación de este metal, sino que se atribuye a supresión excesiva de la secreción de PTH.

Preparaciones de vitamina D

La elección del preparado de vitamina D a utilizar en casos de nefropatía crónica depende del tipo y la extensión de la enfermedad ósea y el hiperparatiroidismo. En individuos con deficiencia o insuficiencia de vitamina D, deben normalizarse primero las concentraciones de 25(OH)D (arriba de 30 ng/ml). La $1,25(OH)_2D_3$ (calcitriol) corrige con rapidez la hipocalcemia y al menos revierte de manera parcial el hiperparatiroidismo secundario y la osteítis fibrosa. Muchos pacientes con debilidad muscular y dolor óseo obtienen una mayor sensación de bienestar.

Dos análogos del calcitriol (doxercalciferol y paricalcitol) están aprobados para el tratamiento del hiperparatiroidismo secundario a nefropatía crónica. Su ventaja principal es que tienen menos probabilidades que el calcitriol de inducir hipercalcemia por cualquier reducción de PTH. Su mayor efecto se observa en pacientes en quienes el uso del calcitriol puede provocar concentraciones de calcio sérico inaceptablemente altas.

Cualquiera que sea el fármaco utilizado, es necesario vigilar de manera cuidadosa las concentraciones de calcio y fosfato en el suero. Un producto de calcio × fosfato (en mg/100 ml) menor a 55 es deseable con calcio y fosfato dentro de los límites normales. Junto con la administración de metabolitos de la vitamina D, es necesario realizar ajustes de calcio en la dieta y el baño de hemodiálisis, además de restringir el fosfato (en la dieta y por medio de quelantes de fosfato orales). La vigilancia de las concentraciones séricas de PTH y fosfatasa alcalina es útil para determinar si el tratamiento corrige o previene el hiperparatiroidismo secundario. En pacientes tratados con diálisis se considera deseable un valor de PTH cercano al doble del límite superior normal para prevenir enfermedad ósea adinámica. Aunque es raro que estén disponibles, las biopsias óseas percutáneas para histomorfometría cuantitativa pueden ayudar a elegir un tratamiento adecuado y establecer seguimiento, en especial en casos en los que se sospecha enfermedad ósea adinámica. A diferencia de los rápidos cambios de los valores séricos, las alteraciones de la morfología ósea requieren meses a años. La vigilancia de las concentraciones séricas de los metabolitos de la vitamina D es útil para determinar la adherencia, la absorción y el metabolismo.

OSTEODISTROFIA INTESTINAL

Un número de enfermedades gastrointestinales y hepáticas provoca trastornos de la homeostasia del fosfato y el calcio, lo cual produce al final osteopatía. Los huesos de dichos pacientes muestran una combinación de osteoporosis y osteomalacia. No ocurre osteítis fibrosa, en contraste con la osteodistrofia renal. La importante característica común en este grupo de enfermedades parece ser la absorción deficiente de calcio y vitamina D. La hepatopatía puede, además, reducir la producción de 25(OH)D a partir de vitamina D, aunque su importancia en pacientes que no padecen insuficiencia hepática terminal aún es discutible. Es probable que la absorción deficiente de vitamina D no esté limitada a la vitamina D exógena puesto que el hígado secreta en la bilis un número sustancial de metabolitos y conjugados de dicho cofactor que por lo general se resorben (quizá) en el yeyuno distal y el íleon. La interferencia de este proceso podría agotar los metabolitos endógenos de vitamina D del cuerpo, además de limitar la absorción de la vitamina D de la dieta.

En las formas leves de la absorción deficiente, las dosis elevadas de vitamina D (25 000 a 50 000 unidades tres veces a la semana) deben ser suficientes para llevar las concentraciones séricas de 25(OH)D a límites normales. Muchos pacientes con enfermedad grave no responden a tales medidas. La experiencia clínica con otros metabolitos es limitada, pero tanto el calcitriol como el calcifediol se han utilizado con éxito en dosis similares a las recomendadas para el tratamiento de la osteodistrofia renal. En teoría, el calcifediol debe ser el fármaco de elección bajo estas condiciones, puesto que en estos pacientes no existe ningún trastorno del metabolismo renal de 25(OH)D a $1,25(OH)_2D$ y $24,25(OH)_2D$. Sin embargo, el calcifediol ya no está disponible en Estados Unidos. El calcitriol y la $24,25(OH)_2D$ pueden ser importantes para revertir la osteopatía. Las inyecciones intramusculares de vitamina D serían una forma alternativa terapéutica; sin embargo, en la actualidad no hay preparaciones intramusculares aprobadas por la FDA disponibles en Estados Unidos.

Como en las otras enfermedades ya revisadas, el tratamiento de la osteodistrofia intestinal con vitamina D y sus metabolitos debe acompañarse con una adecuada complementación dietética de calcio y vigilancia de las concentraciones de calcio y fosfato séricos.

OSTEOPOROSIS

La osteoporosis se define como la pérdida anormal de tejido óseo que predispone a las fracturas. Es más común en mujeres posmenopáusicas pero también ocurre en varones. El costo médico anual directo de fracturas en mujeres y varones longevos en Estados Unidos se calcula en 17 000 a 20 000 millones de dólares al año y se incrementa conforme dicha población envejece. La osteoporosis se relaciona a menudo con pérdida de la función gonadal, como en la menopausia; sin embargo, también puede ocurrir como un efecto adverso de la administración a largo plazo de glucocorticoides u otros fármacos, incluidos aquellos que inhiben la producción de esteroides sexuales; como manifestación de una enfermedad endocrina, como la tirotoxicosis o el hiperparatiroidismo; como característica del síndrome de absorción deficiente; como consecuencia del abuso de alcohol y tabaquismo; o sin una causa aparente (idiopática). En la figura 42-5 se muestra la capacidad de algunos fármacos para revertir la pérdida ósea de la osteoporosis. La forma posmenopáusica de este padecimiento puede acompañarse de concentraciones más bajas de $1,25(OH)_2D$ y un reducido transporte intestinal de calcio. Esta forma de la enfermedad se debe a la menor producción de estrógenos y puede tratarse con ellos (en combinación con un progestágeno en mujeres con

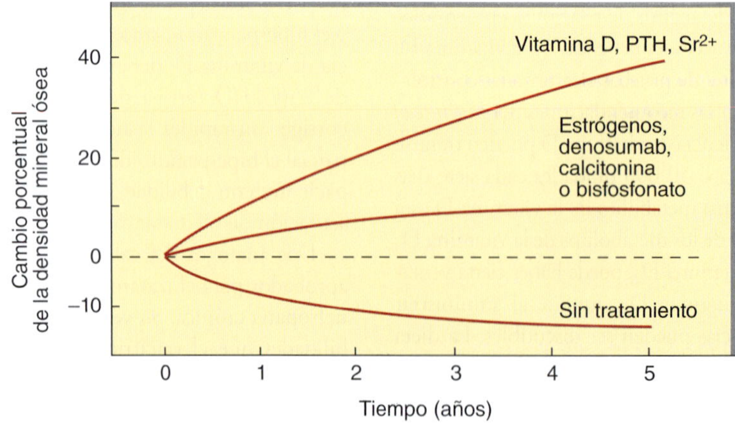

FIGURA 42-5 Cambios típicos de la densidad mineral ósea que ocurren con el transcurso del tiempo después del inicio de la menopausia, con y sin tratamiento. En la anomalía no tratada se pierde tejido óseo durante el envejecimiento en varones y mujeres. El estroncio (Sr^{2+}), la hormona paratiroidea (PTH) y la vitamina D promueven la formación de hueso y pueden incrementar la densidad mineral ósea en individuos que responden a ellos durante el tratamiento, aunque dosis altas de PTH y vitamina D también activan la resorción ósea. En contraste, los estrógenos, la calcitonina, el denosumab y los bisfosfonatos bloquean la resorción ósea. Esto provoca un incremento transitorio de la densidad mineral ósea debido a que la formación de hueso no disminuye al inicio. Sin embargo, con el paso del tiempo, la formación y la resorción de hueso decrecen con estos fármacos puros contra la resorción y la densidad mineral ósea alcanza una nueva meseta.

útero para prevenir carcinoma endometrial). Sin embargo, el hecho de que los estrógenos incrementen el riesgo de cáncer mamario y sean incapaces de reducir (o pueden de hecho incrementar) el desarrollo de cardiopatías, ha reducido el entusiasmo por esta forma de tratamiento, al menos en individuos de edad avanzada.

Los bisfosfonatos son inhibidores potentes de la resorción ósea. Incrementan la densidad de los huesos y reducen el riesgo de fracturas de la cadera, la columna vertebral y otros huesos. El **alendronato**, el **risedronato**, el **ibandronato** y el **zoledronato** están aprobados para el tratamiento de la osteoporosis, a través de regímenes posológicos diarios de alendronato (10 mg/día), risedronato (5 mg/día) o ibandronato (2.5 mg/día); administraciones semanales de alendronato (70 mg/semana) o risedronato (35 mg/semana); dosis mensuales de ibandronato (150 mg/mes); inyecciones trimestrales de ibandronato (3 mg); o infusiones anuales de zoledronato (5 mg). Estos fármacos son efectivos tanto para varones como para mujeres e incluso para varias causas de la osteoporosis.

Como se mencionó antes, se han desarrollado SERM similares a estrógeno (moduladores selectivos del receptor de estrógeno, capítulo 40), los cuales previenen el incremento del riesgo de desarrollar cáncer mamario y uterino relacionados con estrógenos, al tiempo que se mantiene el beneficio de los huesos. El SERM **raloxifeno** está aprobado para el tratamiento de la osteoporosis y reduce el riesgo de cáncer mamario, al igual que el tamoxifeno; además, protege contra fracturas de la columna, pero no de la cadera, a diferencia de los bisfosfonatos, el denosumab y la teriparatida, los cuales protegen contra fracturas en ambos sitios. El raloxifeno no elimina los bochornos y representa el mismo incremento del riesgo de tromboembolismo venoso que los estrógenos. Para contrarrestar el reducido transporte intestinal de calcio vinculado con la osteoporosis, muchas veces se utiliza tratamiento de vitamina D en combinación con complementos dietéticos de calcio. No hay evidencias claras que indiquen que las dosis farmacológicas de vitamina D sean mucho más benéficas que los estrógenos cíclicos y la complementación con calcio. Sin embargo, en numerosos estudios a gran escala se ha demostrado que la complementación de vitamina D (800 UI/día) con calcio mejora la densidad ósea y previene fracturas por caídas. También se ha demostrado que el calcitriol y su análogo, la $1\alpha(OH)D_3$, incrementan la masa ósea y reducen incidentes de fracturas. El empleo de estos fármacos para la osteoporosis no está aprobado por la FDA, aunque se utilizan con este propósito en otros países.

La **teriparatida**, la forma obtenida mediante bioingeniería de la PTH 1-34, está aprobada para el tratamiento de la osteoporosis. Se administra en dosis de 20 μg por vía subcutánea todos los días. Estimula la formación de tejido óseo nuevo, el cual tiene una apariencia normal en términos estructurales y se relaciona con una reducción sustancial de la incidencia de fracturas. El uso de este fármaco está aprobado sólo durante dos años. Las pruebas que evalúan el uso de la teriparatida durante uno o dos años seguido por la administración de un bisfosfonato están en progreso y al parecer son promisorios. Este tratamiento combinado no ha demostrado mayor eficacia que el empleo de un bisfosfonato solo.

La **calcitonina** está aprobada para el tratamiento de la osteoporosis posmenopáusica. Se ha demostrado que incrementa la masa ósea y reduce la incidencia de fracturas, pero sólo de la columna vertebral. No parece ser tan eficaz como los bisfosfonatos o la teriparatida.

El **denosumab**, el inhibidor del RANKL, se aprobó en fecha reciente para el tratamiento de la osteoporosis posmenopáusica. Se administra por vía subcutánea cada seis meses en dosis de 60 mg. Como los bisfosfonatos, suprime la resorción ósea y la formación de hueso de manera secundaria. El denosumab reduce el riesgo de fracturas vertebrales y otros huesos, con una efectividad comparable con la de los bisfosfonatos potentes.

El **ranelato de estroncio** no se ha aprobado en Estados Unidos para el tratamiento de la osteoporosis, pero se usa en la actualidad en Europa, por lo general en dosis de 2 g/día.

HIPOFOSFATEMIA AUTOSÓMICA DOMINANTE, HIPOFOSFATEMIA LIGADA AL CROMOSOMA X Y ENFERMEDADES RELACIONADAS

Por lo regular, estos trastornos se manifiestan en la niñez como raquitismo e hipofosfatemia, aunque pueden presentarse por primera vez en adultos. En las hipofosfatemias autosómica dominante y ligada al cromosoma X se acumula FGF-23 con actividad biológica, lo cual provoca eliminación de fosfato en la orina e hipofosfatemia. En la hipofosfatemia autosómica dominante, las mutaciones del gen FGF-23 sustituyen a una arginina necesaria para la hidrólisis, lo cual genera una mayor estabilidad del FGF-23. La hipofosfatemia ligada al cromosoma X es secundaria a mutaciones del gen que codifica la proteína PHEX, una endopeptidasa. Al inicio se pensaba que el FGF-23 era un sustrato directo de la PHEX, aunque este parece no ser el caso. La osteomalacia inducida por tumores es un síndrome similar adquirido en adultos que resulta de la expresión incrementada de FGF-23 en células tumorales. El concepto actual de todas estas enfermedades señala que el FGF-23 bloquea la captación renal de fosfato y la producción de $1,25(OH)_2D$, lo que produce raquitismo en niños y osteomalacia en adultos. El fosfato es esencial para la mineralización ósea normal; cuando las reservas de este elemento no son adecuadas se desarrolla un escenario clínico y patológico semejante al del raquitismo dependiente de vitamina D. No obstante, los niños afectados no responden a las dosis estándar de vitamina D que se utilizan para el tratamiento del raquitismo nutricional. También se ha reconocido un defecto de la producción de $1,25(OH)_2D$ por parte de los riñones, debido a que las concentraciones séricas de dicha vitamina tienden a ser bajas en comparación con el grado de hipofosfatemia observado. Esta combinación de concentraciones bajas de fosfato sérico y cantidades de $1,25(OH)_2D$ séricas bajas a normales explica por qué el tratamiento incluye calcitriol (0.25 a 2 μg al día) y fosfato (1 a 3 g al día) orales. Los informes de este tratamiento combinado son alentadores en esta enfermedad debilitante, aunque el tratamiento prolongado provoca a menudo hiperparatiroidismo secundario.

RAQUITISMO DEPENDIENTE DE LA VITAMINA D DE TIPOS I Y II (RAQUITISMO POR DEFICIENCIA DE SEUDOVITAMINA D Y RAQUITISMO HEREDITARIO RESISTENTE A LA VITAMINA D)

Estas enfermedades autosómicas recesivas diferenciadas se presentan como raquitismo infantil que no responde a las dosis convencionales de vitamina D. El raquitismo dependiente de la vitamina D de tipo I, ahora conocido como raquitismo por deficiencia de seudovitamina D, se debe a la insuficiencia aislada de la producción de $1,25(OH)_2D$ causada por mutaciones en la 25(OH)-D-1α-hidroxilasa (CYP27B1). Esta anomalía puede tratarse con vitamina D (4 000 unidades al día) o calcitriol (0.25 a 0.5 μg/día). El raquitismo dependiente de la vitamina D de tipo II, en la actualidad denominado raquitismo hereditario resistente a la vitamina D, es consecuencia de mutaciones en el gen del receptor de la vitamina D. Los niveles séricos de $1,25(OH)_2D$ son muy altos en el tipo II, pero muy bajos para la concentración de calcio observada en el raquitismo dependiente de la vitamina D de tipo I. Se ha planteado que el tratamiento con grandes dosis de calcitriol es efectivo para restaurar la normocalcemia en algunos sujetos, en apariencia en aquellos con receptores de la vitamina D con funcionamiento parcial, aunque muchos individuos son resistentes por completo al tratamiento con todas las formas de vitamina D. Las infusiones de calcio y fosfato han demostrado corregir el raquitismo en algunos niños, de manera similar a los estudios realizados en ratones en los que el gen *VDR* se ha eliminado. Estas enfermedades son poco frecuentes.

SÍNDROME NEFRÓTICO

Los pacientes con síndrome nefrótico pueden perder metabolitos de la vitamina D en la orina, quizá por pérdida de la proteína de unión a la vitamina D. En dichos sujetos es posible observar concentraciones muy bajas de 25(OH)D. Algunos de éstos desarrollan osteopatía. Aún se desconoce el valor que tiene el tratamiento con vitamina D en estos individuos, puesto que aún no se han realizado pruebas terapéuticas con vitamina D (o cualquiera de sus metabolitos). Debido a que el problema no se relaciona con el metabolismo de la vitamina D, no se prevé ninguna ventaja del uso de la vitamina D en comparación con la administración de sus metabolitos que son más costosos.

HIPERCALCIURIA IDIOPÁTICA

Los individuos con hipercalciuria idiopática, caracterizada por hipercalciuria y nefrolitiasis con cantidades normales de calcio y PTH séricos, se han dividido en tres grupos: 1) pacientes con hiperabsorción, sujetos con absorción intestinal de calcio incrementada que resulta en concentraciones de calcio sérico de normales a altas, cifras de PTH de bajas a normales y un incremento secundario de calcio en la orina; 2) personas con resorción renal de calcio defectuosa, individuos con disminución primaria de la resorción del calcio filtrado en los túbulos renales, que provoca concentraciones séricas de calcio de bajas a normales y de PTH de normales a altas, y 3) pacientes con resorción renal de fosfato defectuosa, sujetos con una reducción primaria de la resorción de fosfato (que induce una mayor producción de $1,25[OH]_2D$), y la absorción intestinal de calcio, calcio sérico ionizado, calcio en la orina (de manera secundaria) y cantidades de PTH de bajas a normales. Hay cierto desacuerdo con respecto a esta clasificación, y muchos pacientes no se categorizan de manera inmediata. Muchos de estos sujetos se presentan con hipofosfatemia leve y se ha utilizado fosfato oral con cierto éxito en la reducción de la formación de cálculos. No obstante, no se ha establecido con claridad cuál es la función del fosfato en el tratamiento de este trastorno.

Se recomienda el tratamiento con hidroclorotiazida, hasta 50 mg dos veces al día, o clortalidona, 50 a 100 mg/día. No deben infundirse diuréticos del asa como la furosemida y el ácido etacrínico puesto que incrementan la excreción urinaria de calcio. La mayor toxicidad de los diuréticos tiazídicos, además de hipopotasemia, hipomagnesemia e hiperglucemia, es la hipercalcemia. Este hallazgo es con poca frecuencia más que una observación bioquímica, a menos que el paciente padezca una enfermedad como hiperparatiroidismo en la cual se acelera la remodelación ósea. En consecuencia, se debe evaluar la presencia de dichos trastornos en los enfermos antes de comenzar el tratamiento con tiazidas y vigilar el calcio sérico y el urinario cuando el tratamiento ya inició.

Una alternativa a las tiazidas es el alopurinol. Algunos estudios indican que la hiperuricosuria se relaciona con la hipercalcemia idiopática y que un cúmulo pequeño de cristales de urato podría dar lugar a la formación de cálculos de oxalato de calcio característica de la hipercalcemia idiopática. El alopurinol, 100 a 300 mg/día, es capaz de reducir la formación de cálculos al reducir la excreción de ácido úrico.

OTROS TRASTORNOS DE LA HOMEOSTASIA MINERAL ÓSEA

ENFERMEDAD DE PAGET DEL HUESO

La enfermedad de Paget es un trastorno óseo localizado que se caracteriza por resorción ósea osteoclástica descontrolada con incremento secundario de la formación ósea de manera desorganizada. Se desconoce la causa de este padecimiento, aunque algunos estudios sugieren que un virus lento puede intervenir. Esta enfermedad es muy común, aunque la afectación ósea sintomática es menos frecuente. Para el diagnóstico son útiles los parámetros bioquímicos de la fosfatasa alcalina sérica y la hidroxiprolina urinaria. Junto con los característicos hallazgos radiológicos y de detección ósea, estas determinaciones bioquímicas son buenos indicadores para elegir un tratamiento.

La finalidad del tratamiento es reducir el dolor óseo y prevenir o estabilizar otros problemas, como deformidad progresiva, pérdida de la audición, insuficiencia cardiaca de gasto elevado e hipercalcemia por inmovilización. La calcitonina y los bisfosfonatos son los fármacos de primera elección para esta enfermedad. Casos resistentes pueden responder a la plicamicina. La calcitonina se administra por vía subcutánea o intramuscular en dosis de 50 a 100 unidades MRC (*Medical Research Council*) cada 24 o 48 h. La administración intranasal de 200 a 400 unidades al día también es eficaz. Cuando este esquema inicial es ineficaz, se recomiendan dosis más altas o más frecuentes. La mejoría del dolor óseo y la reducción de las concentraciones de fosfatasa alcalina sérica e hidroxiprolina urinaria requieren semanas a meses. Muchas veces, un paciente que responde de manera adecuada al principio deja de reaccionar a la calcitonina. Esta resistencia no se correlaciona con el desarrollo de anticuerpos.

En la actualidad, el etidronato de sodio, el alendronato, el risedronato y el tiludronato son los bisfosfonatos aprobados para la enfermedad de Paget del hueso en Estados Unidos. En otros países se utilizan distintos bisfosfonatos, incluido el pamidronato. Las dosis recomendadas de estos fármacos son de 5 mg/kg/día de etidronato, 40 mg/día de alendronato, 30 mg/día de risedronato y 400 mg/día de tiludronato. En sujetos que responden a un bisfosfonato puede lograrse la remisión de la enfermedad a largo plazo (meses a años). El tratamiento no debe ser mayor de seis meses por curso, pero puede repetirse después de 180 días si es necesario. La toxicidad principal del etidronato consiste en el desarrollo de osteomalacia y el incremento de la incidencia de fracturas cuando la dosis se eleva de manera significativa por arriba de 5 mg/kg/día. Los bisfosfonatos más recientes como el risedronato y el alendronato no comparten este efecto adverso. Algunos pacientes tratados con etidronato experimentan dolor de huesos similar al de la osteomalacia. Éste remite después de interrumpir la administración del fármaco. El efecto adverso principal del alendronato y los bisfosfonatos más recientes es la irritación gástrica (cuando se administran a dosis altas). Este fenómeno se revierte al interrumpir la administración del compuesto.

Se recomienda el uso de un fármaco citotóxico potencialmente letal como la plicamicina, en un trastorno por lo general benigno como la enfermedad de Paget, sólo cuando otras sustancias menos tóxicas (calcitonina y alendronato) han fallado y los síntomas son debilitantes. Los datos clínicos disponibles sobre el uso a largo plazo de la plicamicina son insuficientes para determinar su utilidad en lapsos prolongados. Sin embargo, se han indicado cursos cortos de 15 a 25 μg/kg/día por vía intravenosa durante cinco a 10 días seguidos de 15 μg/kg por vía intravenosa a la semana para controlar la enfermedad.

OXALURIA ENTÉRICA

Las personas con síndrome de intestino corto y absorción deficiente de grasa pueden desarrollar cálculos renales de calcio y oxalato. Dicho sujetos tienen de manera distintiva concentraciones urinarias de calcio normales o bajas, pero elevadas de oxalato en la orina. Se cree que son dos las razones del desarrollo de la oxaluria en estos individuos: en primer lugar, el calcio (que está unido a grasa) no logra unirse al oxalato en la luz intestinal y ya no impide su absorción; en segundo lugar, la flora entérica que actúa sobre el mayor abastecimiento de nutrientes que alcanzan el colon produce más cantidad de oxalato. Aunque en la mayor parte de los casos se evitaría tratar a un paciente con cálculos de oxalato de calcio con complementación de calcio, esto es precisamente lo que se hace en individuos con oxaluria entérica. El abundante calcio intestinal se une al oxalato excesivo y evita su absorción. Se pueden administrar 1 a 2 g de carbonato de calcio al día en dosis divididas, con vigilancia cuidadosa del calcio y el oxalato urinarios para asegurar que este último disminuya sin que se observe un incremento peligroso del calcio urinario.

RESUMEN Principales fármacos usados en las enfermedades de la homeostasia mineral ósea

Subclase	Mecanismo de acción	Efectos	Aplicaciones clínicas	Toxicidad
VITAMINA D, METABOLITOS, ANÁLOGOS				
• Colecalciferol • Ergocalciferol • Calcitriol • Doxercalciferol • Paricalcitol • Calcipotrieno	Regulan la transcripción génica a través del receptor de vitamina D	Estimulan la absorción intestinal de calcio, la resorción ósea, la resorción renal de calcio y fosfato • disminuyen la concentración de hormona paratiroidea (PTH) • promueven la inmunidad innata • inhiben la inmunidad adaptativa	Osteoporosis, osteomalacia, insuficiencia renal, absorción deficiente y psoriasis	Hipercalcemia, hipercalciuria • las preparaciones de vitamina D tienen una semivida mucho más larga que sus metabolitos y que sus análogos
BISFOSFONATOS				
• Alendronato • Risedronato • Ibandronato • Pamidronato • Zoledronato	Suprimen la actividad de los osteoclastos en parte a través de la inhibición de la síntesis de pirofosfato de farnesilo	Inhiben la resorción ósea y de manera secundaria la formación de hueso	Osteoporosis, metástasis óseas e hipercalcemia	Hueso adinámico, posible insuficiencia renal, osteonecrosis mandibular (inusual) y fracturas subtrocantéricas (inusual)
HORMONAS				
• Teriparatida • Calcitonina	Estas hormonas actúan por medio de sus receptores acoplados a la proteína G correspondientes	La teriparatida estimula la remodelación ósea • la calcitonina suprime la resorción de hueso	Ambos se utilizan en la osteoporosis • la calcitonina se usa para tratar la hipercalcemia	La teriparatida puede provocar hipercalcemia e hipercalciuria
MODULADORES SELECTIVOS DEL RECEPTOR DE ESTRÓGENO (SERM)				
• Raloxifeno	Interactúa de manera selectiva con los receptores de estrógenos	Inhibe la resorción ósea sin estimular hiperplasia mamaria o endometrial	Osteoporosis	No impide la aparición de bochornos • incrementa el riesgo de tromboembolismo venoso
INHIBIDOR DEL LIGANDO RANK (RANKL)				
• Denosumab	Es un anticuerpo monoclonal • se une al RANKL e impide que éste estimule la diferenciación y la función de los osteoclastos	Bloquea la resorción ósea	Osteoporosis	Puede incrementar el riesgo de infecciones
AGONISTA DE LOS RECEPTORES DE CALCIO				
• Cinacalcet	Activa al receptor sensible al calcio	Inhibe la secreción de PTH	Hiperparatiroidismo	Náusea
MINERALES				
• Calcio • Fosfato • Estroncio	Múltiples acciones fisiológicas a través de la regulación de diversas vías enzimáticas	El estroncio suprime la resorción ósea e incrementa la formación de hueso • el calcio y el fosfato son necesarios para la mineralización ósea	Osteoporosis • osteomalacia • deficiencia de calcio y fosfato	Calcificación ectópica

PREPARACIONES DISPONIBLES

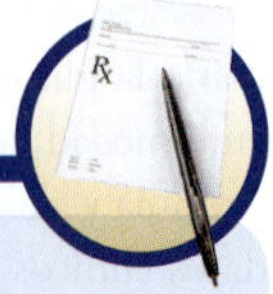

VITAMINA D, METABOLITOS Y ANÁLOGOS

Calcitriol
Oral: cápsulas de 0.25 y 0.5 μg, solución de 1 μg/ml
Parenteral: 1 o 2 μg/ml en inyección

Colecalciferol [D_3] (vitamina D_3, δ-D)
Oral: numerosas fórmulas que contienen 400 a 50 000 UI por unidad

Doxercalciferol
Oral: cápsulas de 0.5, 1 y 2.5 μg
Parenteral: 2 μg/ml

Ergocalciferol [D_2] (vitamina D_2, calciferol)
Oral: cápsulas de 50 000 UI; gotas de 8 000 UI/ml

Paricalcitol
Oral: cápsulas de 1, 2 y 4 μg
Parenteral: 2 o 5 μg/ml en inyección

CALCIO

Acetato de calcio (25% de Ca)
Oral: comprimidos o cápsulas de 668 mg (169 mg de calcio)

Carbonato de calcio (40% de Ca)
Oral: numerosas formas disponibles que contienen 260 a 600 mg de calcio por unidad

Citrato de calcio (21% de Ca)
Oral: presentaciones de 950 mg (200 mg de calcio) y 2 376 mg (500 mg de calcio)

Cloruro de calcio (27% de Ca)
Parenteral: solución al 10% para inyección IV

Fosfato tricálcico (39% de Ca)
Oral: comprimidos de 1 565 mg (600 mg de calcio) (en forma de fosfato)

Glubionato de calcio (6.5% de Ca)
Oral: jarabe de 1.8 g (115 mg de calcio)/5 ml

Gluceptato de calcio (8% de Ca)
Parenteral: solución de 1.1 g/5 ml para inyección IM o IV

Gluconato de calcio (9% de Ca)
Oral: comprimidos de 500 mg (45 mg de calcio), 650 mg (58.5 mg de calcio), 975 mg (87.75 mg de calcio) y 1 g (90 mg de calcio)
Parenteral: solución al 10% para inyección IV o IM

Lactato de calcio (13% de Ca)
Oral: comprimidos de 650 mg (84.5 mg de calcio) y 770 mg (100 mg de calcio)

FOSFATO Y QUELANTES DE FOSFATO

HCl o carbonato de sevelamer
Vía oral: cápsulas de 400 y 800 mg

Fosfato
Oral: solución con 2.5 g de fosfato/5 ml (816 mg de fósforo/5 ml; 751 mg de sodio/5 ml)
Oral: comprimidos con 250 mg de fósforo, 298 mg de sodio y 45 mg
Oral: paquete para reconstitución en 75 ml de agua con 250 mg de fósforo, 164 mg de sodio y 278 mg de potasio
Oral: paquete para reconstitución en 75 ml de agua con 250 mg de fósforo, 556 mg de potasio y 0 mg de sodio
Parenteral (fosfato de potasio o sodio): 3 mmol/ml

BISFOSFONATOS

Alendronato sódico
Oral: comprimidos de 5, 10, 35, 40 y 70 mg; solución oral de 70 mg/75 ml

Etidronato disódico
Oral: comprimidos de 200 y 400 mg

Ibandronato sódico
Oral: comprimidos de 2.5 y 150 mg
Parenteral: solución de 1 mg/ml para inyección IV

Pamidronato disódico
Parenteral: solución de 30, 60 y 90 mg/ampolleta para inyección IV

Risedronato sódico
Oral: comprimidos de 5, 30, 35, 75 y 150 mg

Tiludronato disódico
Oral: comprimidos de 200 mg (como ácido tiludrónico)

Zoledrónico, ácido
Parenteral: 4 mg/ampolleta para inyección IV

OTROS FÁRMACOS

Calcitonina de salmón
Aerosol nasal: 200 UI/inhalación
Parenteral: 200 UI/ml para inyección

Cinacalcet
Oral: comprimidos de 30, 60 y 90 mg

Denosumab
Parenteral: solución de 60 mg/ml para inyección SC

Fluoruro de sodio
Oral: comprimidos con 0.55 mg (0.25 mg de F), 1.1 mg (0.5 mg de F) y 2.2 mg (1.0 mg de F); gotas

Nitrato de galio
Parenteral: solución de 25 mg/ml para inyección IV

Plicamicina
Parenteral: polvo para reconstitución con 2.5 mg por ampolleta para inyección

Teriparatida
Subcutánea: dispositivo prellenado con 250 μg/ml para inyección SC

BIBLIOGRAFÍA

Becker DJ, Kilgore ML, Morrisey MA: The societal burden of osteoporosis. Curr Rheumatol Rep 2010;12:186.

Bikle DD: Nonclassic actions of vitamin D. J Clin Endocrinol Metabol 2009; 94:26.

Black DM et al: One year of alendronate after one year of parathyroid hormone (1-84) for osteoporosis. N Engl J Med 2005;353:555.

Clines GA, Guise TA: Mechanisms and treatment for bone metastases. Clin Adv Hematol Oncol 2004;2:295.

Cummings SR et al: Denosumab for prevention of fractures in postmenopausal women with osteoporosis. N Engl J Med 2009;361:756.

Favus MJ: Bisphosphonates for osteoporosis. N Engl J Med 2010;363:2027.

Finkelstein JS et al: The effects of parathyroid hormone, alendronate, or both in men with osteoporosis. N Engl J Med 2003;349:1216.

Green J, Lipton A: Anticancer properties of zoledronic acid. Cancer Invest 2010; 28:944.

Holick MF: Vitamin D deficiency. N Engl J Med 2007;357:266.

Holick MF et al: Evaluation, treatment, and prevention of vitamin D deficiency: an Endocrine Sociey Clinical Practice Guideline J Clin Endocrinol Metab 2011; 96:1911.

Hutton E: Evaluation and management of hypercalcemia. JAAPA 2005;18:30.

Kearns AE, Khosla S, Kostenuik PJ: Receptor activator of nuclear factor kappaB ligand and osteoprotegerin regulation of bone remodeling in health and disease. Endocr Rev 2008;29:155.

Meunier PJ et al: The effects of strontium ranelate on the risk of vertebral fractures in women with postmenopausal osteoporosis. N Engl J Med 2004;350:459.

Neer RM et al: Effect of parathyroid hormone (1-34) on fractures and bone mineral density in postmenopausal women with osteoporosis. N Engl J Med 2001;344:1434.

Orwoll E et al: Alendronate for the treatment of osteoporosis in men. N Engl J Med 2000;343:604.

Pettifor JM: Rickets and vitamin D deficiency in children and adolescents. Endocrinol Metab Clin North Am 2005;34:537.

Qazi RA, Martin KJ: Vitamin D in kidney disease: Pathophysiology and the utility of treatment. Endocrinol Metab Clin North Am 2010;39:355.

Ross AC et al: The 2011 report on dietary reference intakes for calcium and vitamin D from the Institute of Medicine: what clinicians need to know. J Clin Endocrinol Metab 2011;96:53.

Smith MR et al: Denosumab in men receiving androgen-deprivation therapy for prostate cancer. N Engl J Med 2009;361:745.

Stewart AF: Clinical practice. Hypercalcemia associated with cancer. N Engl J Med 2005;352:373.

Strom TM, Juppner H: PHEX, FGF23, DMP1 and beyond. Curr Opin Nephrol Hypertens 2008;17:357.

Tfelt-Hanson J, Brown EM: The calcium-sensing receptor in normal physiology and pathophysiology: A review. Crit Rev Clin Lab Sci 2005;42:35.

Wüthrich RP, Martin D, Bilezikian JP: The role of calcimimetics in the treatment of hyperparathyroidism. Eur J Clin Invest 2007;37:915.

RESPUESTA AL ESTUDIO DE CASO

Múltiples razones explican por qué desarrolló este paciente osteoporosis, entre ellas antecedentes de tabaquismo, posible alcoholismo y una enfermedad inflamatoria crónica tratada con glucocorticoides. Las concentraciones altas de citocinas provenientes de los procesos de inflamación crónica activan a los osteoclastos. Los glucocorticoides incrementan la pérdida urinaria de calcio, suprimen la formación de hueso, inhiben la absorción intestinal de calcio y atenúan la producción de gonadotropinas, lo que produce hipogonadismo. Como parte del tratamiento se deben medir la testosterona y el calcio séricos y la cantidad de calcio urinario en un lapso de 24 h y es necesario tratar las causas secundarias de forma adecuada. Además, debe iniciarse el tratamiento con bisfosfonatos o denosumab como tratamiento primario.

SECCIÓN VIII FÁRMACOS QUIMIOTERAPÉUTICOS

INTRODUCCIÓN A LOS FÁRMACOS ANTIMICROBIANOS

Los fármacos antimicrobianos constituyen el ejemplo más espectacular de los avances de la medicina moderna. Muchas enfermedades infecciosas, alguna vez consideradas incurables y letales, hoy son susceptibles de tratamiento con unas cuantas píldoras. La notoria actividad de los fármacos antimicrobianos, poderosa y específica, se debe a su selectividad para sitios que son exclusivos de los procariotes y los hongos o que son mucho más importantes en ellos que en los seres humanos. Entre los sitios de acción se encuentran las enzimas necesarias para la síntesis de la pared celular de las bacterias y hongos (caps. 43 y 48), el ribosoma bacteriano (caps. 44 y 45), las enzimas necesarias para la síntesis de nucleótidos y la replicación del DNA (cap. 46) y los mecanismos de la replicación viral (cap. 49). El grupo especial de fármacos usados en las infecciones por micobacterias se revisa en el capítulo 47. Los mucho más antiguos y menos selectivos antisépticos citotóxicos y desinfectantes se presentan en el capítulo 50. Los usos clínicos de todos estos fármacos se revisan en el capítulo 51.

El principal problema que malogra el éxito constante de los fármacos antimicrobianos es el desarrollo de organismos resistentes. Los microorganismos pueden adaptarse a factores ambientales de diversas formas efectivas y su respuesta a la presión ejercida por los antibióticos no es la excepción. Una consecuencia inevitable del uso de los antimicrobianos es la selección de patógenos resistentes, tal vez el ejemplo más notorio de la evolución en acción. El abuso y uso inadecuado de los antibióticos han favorecido un gran aumento de la prevalencia de patógenos resistentes a múltiples fármacos. Los médicos utilizan mal los antibacterianos de varias maneras, incluidos el uso en pacientes con escasa probabilidad de tener una infección bacteriana, la administración por periodos más largos de lo necesario y la prescripción de múltiples fármacos o antibióticos de amplio espectro, cuando no se requiere.

Como resultado de la presión de los antibióticos, cada vez hay más informes de microorganismos gramnegativos muy resistentes con nuevos mecanismos de resistencia. Algunas de las cepas se han diseminado en grandes regiones geográficas porque muchos pacientes buscan atención médica en distintos países. En la actualidad se utilizan cantidades mucho mayores de antibióticos en la agricultura para estimular el crecimiento y prevenir infecciones en animales de granja, lo cual se agrega a la presión de selección que da origen a organismos resistentes.

Por desgracia, conforme ha crecido la necesidad en años recientes, ha disminuido el desarrollo de fármacos nuevos. Se han identificado los sitios moleculares más vulnerables de los antimicrobianos y en muchos casos se han reconocido y modificado. En espera de la identificación de nuevos mecanismos de acción y compuestos, es posible al parecer que durante el siguiente decenio se dependerá de las familias de fármacos disponibles en la actualidad. Ante el desarrollo continuo de resistencia, se requerirá un esfuerzo considerable para mantener la eficacia de esos grupos farmacológicos.

CAPÍTULO

43

Lactámicos β y otros antibióticos activos en la pared y la membrana celulares

Daniel H. Deck, PharmD
y Lisa G. Winston, MD*

ESTUDIO DE CASO

Un varón de 55 años es llevado al departamento de urgencias del hospital local en ambulancia. Su esposa refiere que se encontraba sano hasta tres días antes cuando presentó fiebre y tos productiva. Durante las últimas 24 h el cuadro clínico se ha complicado con la aparición de cefalea y confusión creciente. La esposa informa asimismo que entre sus antecedentes de importancia se encuentran hipertensión arterial, por lo que toma hidroclorotiazida y lisinoprilo, y es alérgico a la amoxicilina. Menciona también que presentó un exantema hace muchos años cuando se le prescribió amoxicilina por bronquitis. En el departamento de urgencias el sujeto presenta fiebre (38.7°C), hipotensión (90/54 mmHg), taquipnea (36 respiraciones/min) y taquicardia (110 lpm). No tiene signos de meningismo, pero sólo está orientado en persona. Una radiografía de tórax inmediata muestra consolidación pulmonar inferior izquierda consistente con neumonía. El plan de inicio consiste en la administración empírica de antibióticos y la realización de punción lumbar para descartar meningitis bacteriana. Las interrogantes son: ¿qué esquema antibiótico debe iniciarse para tratar la neumonía y la meningitis? ¿Modifica la selección del antibiótico el antecedente de exantema por amoxicilina? ¿En qué forma?

COMPUESTOS LACTÁMICOS β

PENICILINAS

Las penicilinas comparten características químicas, mecanismos de acción, farmacología y particularidades inmunitarias con las cefalosporinas, los monobactámicos, carbapenémicos e inhibidores de la lactamasa β. Todos son compuestos lactámicos β, llamados así por su anillo lactámico de cuatro elementos.

Aspectos químicos

Todas las penicilinas tienen la estructura básica que se muestra en la figura 43-1. Un anillo de tiazolidina (A) se une a un anillo lactámico β (B) que porta un grupo amino secundario (RNH–). Los radicales (R; los ejemplos se incluyen en la figura 43-2) pueden unirse al grupo amino. La integridad estructural del núcleo del ácido 6-aminopenicilánico (anillos A y B) es indispensable para la actividad biológica de estos compuestos. La hidrólisis del anillo lactámico β por las lactamasas β bacterianas tiene como producto el ácido peniciloico, que carece de actividad antibacteriana.

A. Clasificación

Los radicales en la fracción del ácido 6-aminopenicilánico determinan las propiedades farmacológicas y antibacterianas esenciales de las moléculas resultantes. Se pueden asignar las penicilinas a uno de tres grupos (véase más adelante). Dentro de cada uno de esos grupos se encuentran compuestos relativamente estables en la acidez gástrica y adecuados para su administración oral (p. ej., penicilina V, dicloxacilina y amoxicilina). Las cadenas laterales de algunos representantes de cada grupo se incluyen en la figura 43-2, con ciertas características distintivas.

1. Penicilinas (p. ej., penicilina G). Tienen la máxima actividad contra los microorganismos grampositivos, cocos gramnegativos y anaerobios no productores de lactamasa β. Sin embargo, poseen poca actividad contra los bacilos gramnegativos y son susceptibles de hidrólisis por las lactamasas β.

*Los autores agradecen al Dr. Henry F. Chambers por sus contribuciones a este capítulo en las ediciones previas.

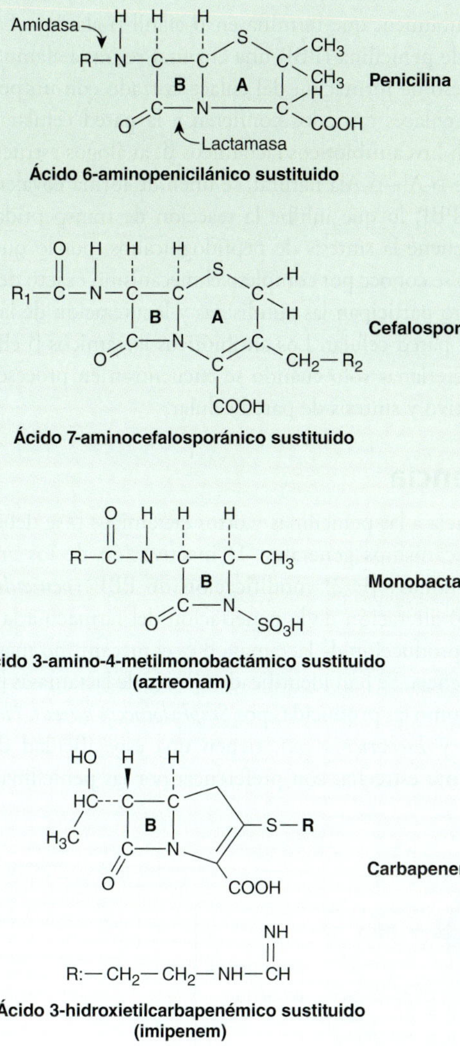

Amidasa

Penicilina

Lactamasa

Ácido 6-aminopenicilánico sustituido

Cefalosporina

Ácido 7-aminocefalosporánico sustituido

Monobactam

Ácido 3-amino-4-metilmonobactámico sustituido (aztreonam)

Carbapenem

R: $-CH_2-CH_2-NH-CH=NH$

Ácido 3-hidroxietilcarbapenémico sustituido (imipenem)

FIGURA 43–1 Estructuras básicas de cuatro familias de antibióticos lactámicos β. El anillo marcado con B en cada estructura es el lactámico β. Las penicilinas son susceptibles al metabolismo bacteriano y la inactivación por amidasas y lactamasas en los puntos que se muestran. Obsérvese que los carbapenémicos tienen una configuración estereoquímica diferente en el anillo lactámico que les confiere resistencia ante las lactamasas β más frecuentes. En las figuras 43-2 y 43-6 se muestran los radicales de las familias de penicilinas y cefalosporinas, respectivamente.

2. Penicilinas antiestafilocócicas (p. ej., nafcilina). Estas penicilinas son resistentes a las lactamasas β de los estafilococos. Ejercen actividad contra estafilococos y estreptococos, pero no contra enterococos, bacterias anaerobias, cocos y bacilos gramnegativos.

3. Penicilinas de amplio espectro (ampicilina y penicilinas antiseudomonas). Estos fármacos conservan el espectro antibacteriano de la penicilina y tienen mejor actividad contra patógenos gramnegativos. Al igual que la penicilina, son relativamente susceptibles a la hidrólisis por lactamasas β.

B. Unidades y fórmulas de la penicilina

De manera original, la actividad de la penicilina G se definió en unidades. La penicilina G sódica cristalina contiene casi 1 600 unidades por mg (1 unidad = 0.6 μg; 1 millón de unidades de penicilina

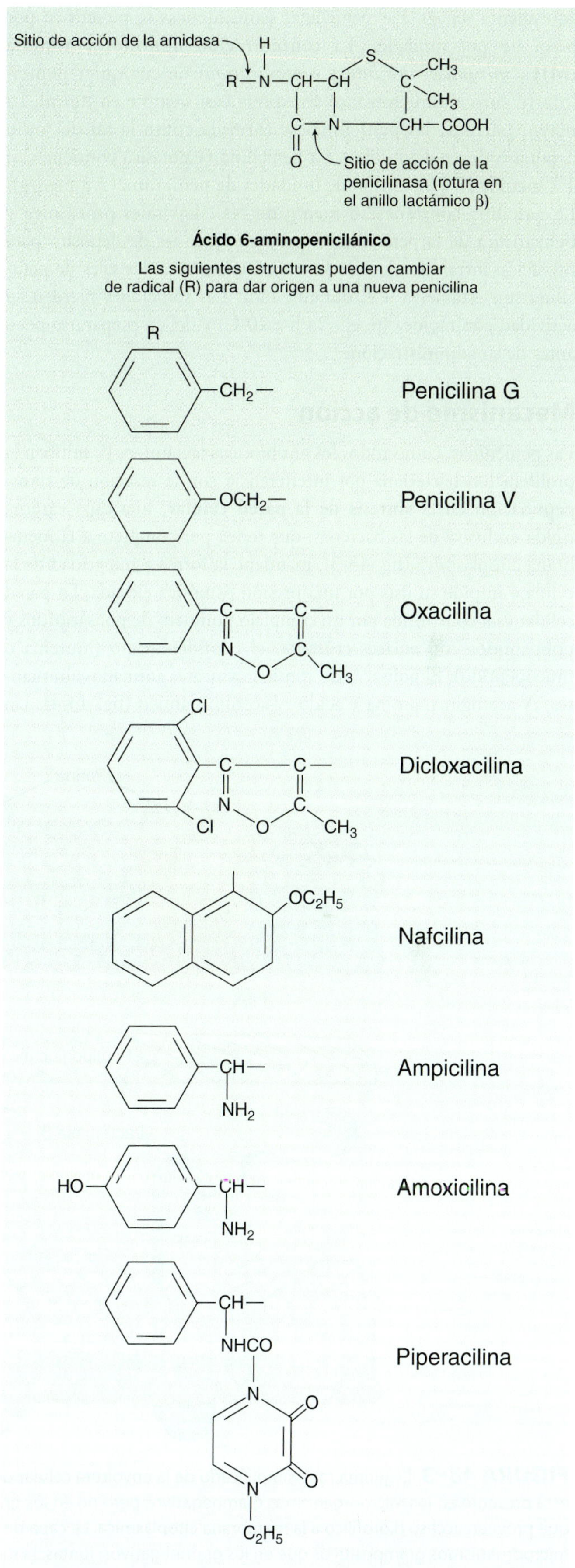

FIGURA 43–2 Cadenas laterales de algunas penicilinas (grupos R de la figura 43-1).

equivalen a 0.6 g). Las penicilinas semisintéticas se prescriben por peso, no por unidades. La **concentración inhibitoria mínima** (**MIC**, *minimum inhibitory concentration*) de cualquier penicilina (u otro antimicrobiano) se expresa casi siempre en µg/ml. La mayor parte de las penicilinas se formula como la sal de sodio o potasio de un ácido libre. La penicilina G potásica contiene casi 1.7 meq de K^+ por millón de unidades de penicilina (2.8 meq/g). La nafcilina contiene 2.8 meq/g de Na^+. Las sales procaínica y benzatínica de la penicilina G proveen fórmulas de depósito para inyección intramuscular. En forma cristalina seca, las sales de penicilina son estables a 4°C durante años. Las soluciones pierden su actividad con rapidez (p. ej., 24 h a 20°C) y deben prepararse poco antes de su administración.

Mecanismo de acción

Las penicilinas, como todos los antibióticos lactámicos β, inhiben la proliferación bacteriana por interferencia con la reacción de transpeptidación en la **síntesis de la pared celular**, una capa externa rígida exclusiva de las bacterias, que rodea por completo a la membrana citoplásmica (fig. 43-3), mantiene la forma e integridad de la célula e impide su lisis por una presión osmótica elevada. La pared celular está constituida por un complejo polímero de polisacáridos y polipéptidos con enlaces cruzados, el peptidoglucano (mureína o mucopéptido). El polisacárido contiene azúcares aminados alternantes, *N*-acetilglucosamina y ácido *N*-acetilmurámico (fig. 43-4). Un péptido de cinco aminoácidos está enlazado con el azúcar ácido *N*-acetilmurámico, que termina en D-alanil-D-alanina. La proteína de unión de penicilina (PBP, una enzima) retira la alanina terminal en el proceso de formación del enlace cruzado con un péptido cercano. Los enlaces cruzados confieren a la pared celular su rigidez estructural. Los antibióticos lactámicos β, análogos estructurales del sustrato de D-Ala-D-Ala natural, se unen de forma covalente al sitio activo de PBP, lo que inhibe la reacción de transpeptidación (fig. 43-5) y detiene la síntesis de peptidoglucanos, por lo que la célula muere. No se conoce por completo el mecanismo exacto de la muerte celular, pero participan las autolisinas y la alteración de la morfogénesis de la pared celular. Los antibióticos lactámicos β eliminan las células bacterianas sólo cuando se encuentran en proceso de crecimiento activo y síntesis de pared celular.

Resistencia

La resistencia a las penicilinas y otros lactámicos β se debe a uno de cuatro mecanismos generales: 1) inactivación de los antibióticos por la lactamasa β; 2) modificación de PBP (*penicillin-binding protein*); 3) alteración de la penetración del fármaco a la PBP, y 4) eflujo. La producción de lactamasa β es el mecanismo más frecuente de la resistencia. Se han identificado cientos de lactamasas β distintas. Algunas, como las producidas por *Staphylococcus aureus*, *Haemophilus influenzae* y *Escherichia coli*, tienen una especificidad de sustrato relativamente estrecha, con preferencia por las penicilinas sobre las

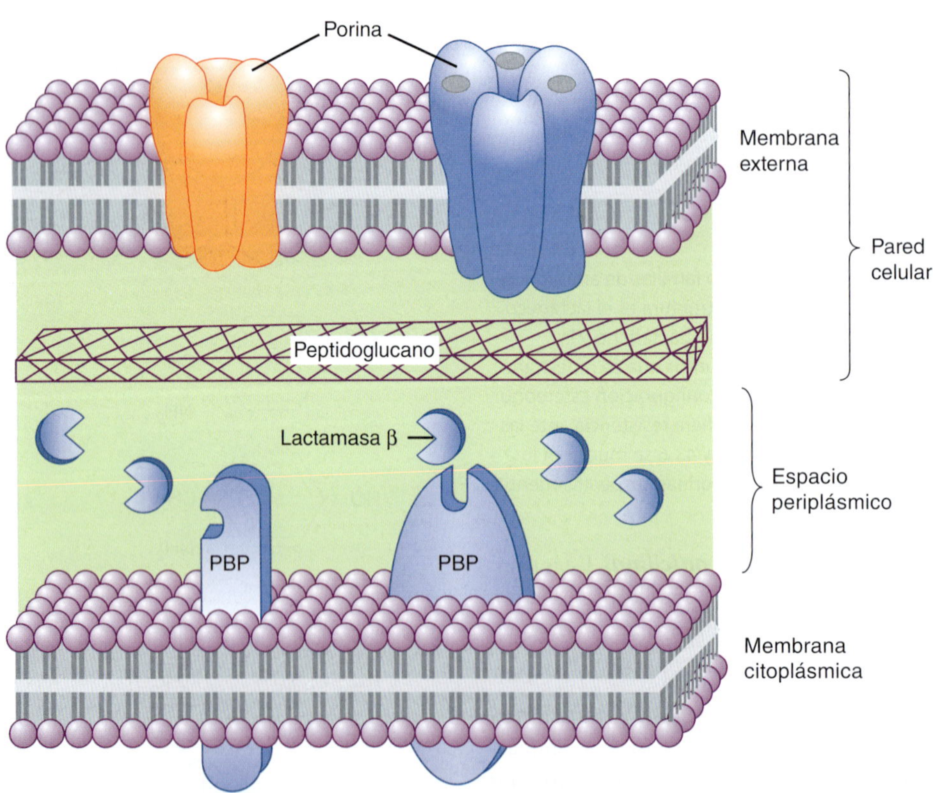

FIGURA 43–3 Esquema muy simplificado de la envoltura celular de una bacteria gramnegativa. La membrana externa, una bicapa de lípidos, está presente en los microorganismos gramnegativos pero no en los grampositivos. Es penetrada por las porinas, proteínas que forman conductos que proveen acceso hidrofílico a la membrana citoplásmica. La capa de peptidoglucanos es exclusiva de las bacterias y mucho más gruesa en microorganismos grampositivos que en los gramnegativos; juntas, la membrana externa y la capa de peptidoglucanos, constituyen la pared celular. Las proteínas de unión de penicilina (PBP) son proteínas de membrana con enlaces cruzados con peptidoglucanos. Las lactamasas β, cuando están presentes, residen en el espacio periplásmico o sobre la superficie externa de la membrana citoplásmica, donde pueden destruir a los antibióticos lactámicos β que penetran la membrana externa.

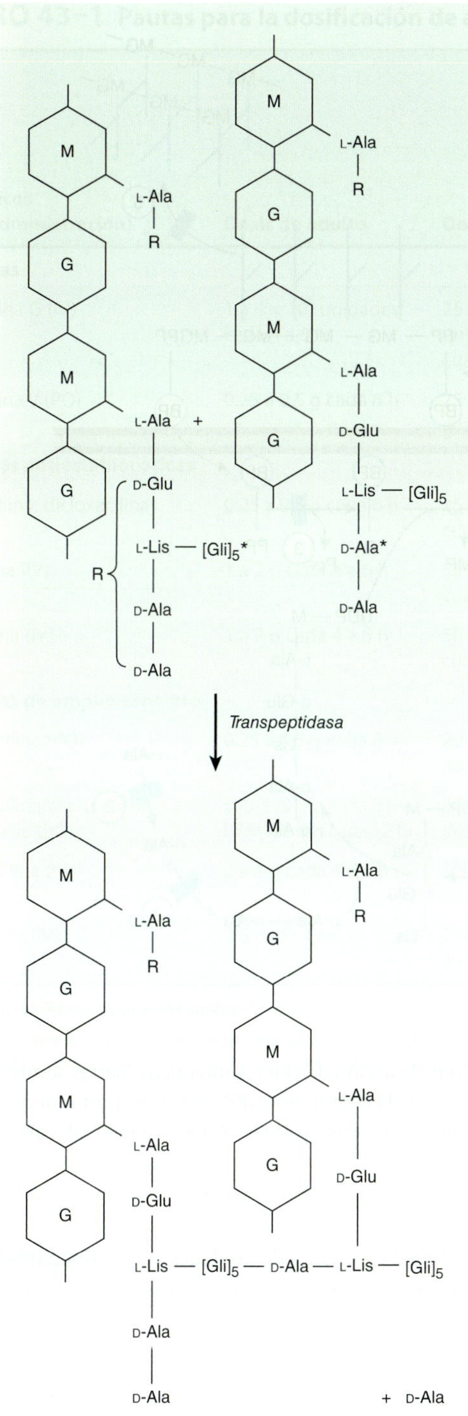

FIGURA 43–4 Reacción de transpeptidación en *Staphylococcus aureus* que es inhibida por los antibióticos lactámicos β. La pared celular de las bacterias grampositivas está constituida por cadenas largas de polímeros de peptidoglucanos formadas por aminohexosas alternantes, *N*-acetilglucosamina (G) y ácido *N*-acetilmurámico (M), con cadenas laterales pentapeptídicas enlazadas (en *S. aureus*) por puentes de pentaglicina. La composición exacta de las cadenas laterales varía entre los diferentes géneros de bacterias. El esquema ilustra pequeños segmentos de dos de tales cadenas poliméricas y sus cadenas laterales de aminoácidos. Estos polímeros lineales deben tener enlaces cruzados por transpeptidación de las cadenas laterales en los puntos indicados por asteriscos para alcanzar la fortaleza necesaria para la viabilidad celular.

cefalosporinas. Otras lactamasas β, por ejemplo la lactamasa β AmpC, producida por *Pseudomonas aeruginosa* y *Enterobacter* sp, y las lactamasas β de espectro ampliado (ESBL, *extended-spectrum β-lactamases*), hidrolizan tanto a las cefalosporinas como a las penicilinas. Los carbapenémicos son muy resistentes a la hidrólisis por penicilinasas y cefalosporinasas, pero se hidrolizan por la acción de la metalolactamasa β y las carbapenemasas.

Las PBP alteradas constituyen la base de la resistencia a la meticilina en los estafilococos y de la resistencia a la penicilina en los neumococos y los enterococos. Estos microorganismos resistentes producen PBP con poca afinidad de unión a los antibióticos lactámicos β y, en consecuencia, no se inhiben excepto a concentraciones relativamente altas del fármaco, a menudo inalcanzables en la clínica.

La resistencia por alteración de la penetración del antibiótico a las PBP ocurre sólo en patógenos gramnegativos, por la pared celular externa impermeable, de la cual carecen las bacterias grampositivas. Los antibióticos lactámicos β atraviesan la membrana externa y penetran en los microorganismos gramnegativos a través de conductos proteínicos de la membrana externa (porinas). La ausencia del conducto apropiado o la disminución de su producción pueden alterar en gran medida la penetración de los fármacos a la célula. Por lo general, la mala penetración sola no es suficiente para conferir resistencia, ya que al final penetra suficiente antibiótico a la célula para inhibir su proliferación. Sin embargo, esta barrera puede tornarse importante en presencia de una lactamasa β, incluso una relativamente inactiva, siempre que pueda hidrolizar al fármaco antes de que éste penetre en la célula. Los microorganismos gramnegativos también pueden producir una bomba de eliminación, que consta de componentes citoplásmicos y proteínas periplásmicas, que transportan de modo eficaz algunos antibióticos lactámicos β desde el periplasma, de retorno a través de la membrana externa.

Farmacocinética

La absorción del fármaco administrado por vía oral difiere en gran medida en las diversas penicilinas, lo cual depende en parte de su estabilidad al ácido y la unión a proteínas. La absorción gastrointestinal de la nafcilina es variable, por lo que no es adecuada para su administración oral. La dicloxacilina, ampicilina y amoxicilina son estables en ácido y relativamente bien absorbidas, con alcance de concentraciones séricas en los límites de 4 a 8 μg/ml después de ingerirse los 500 mg de una dosis oral. La absorción de casi todas las penicilinas orales (excepto la amoxicilina) se altera por la presencia de alimentos y el fármaco debe administrarse al menos 1 a 2 h antes o después de una comida.

Es preferible la administración intravenosa de la penicilina G a la vía intramuscular por la irritación y dolor local que causa la inyección intramuscular de grandes dosis. Las concentraciones séricas son de 20 a 50 μg/ml 30 min después de una inyección intravenosa de 1 g de una penicilina (equivalente a casi 1.6 millones de unidades de penicilina G). Sólo una pequeña cantidad del fármaco total en el suero está presente en forma libre, cuya concentración depende de su unión a proteínas. Las penicilinas con elevada unión a proteínas (p. ej., nafcilina) alcanzan en general concentraciones de su forma libre más bajas en suero que las penicilinas con menor unión a proteínas (p. ej., penicilina G o ampicilina). La unión a proteínas se torna importante en la clínica cuando el porcentaje de dicha unión es de casi 95% o mayor. Las penicilinas se distribuyen de forma amplia en los líquidos y tejidos corporales con unas cuantas excepciones. Son moléculas polares, de tal manera que sus concentraciones intracelulares son bastante inferiores a las de los líquidos extracelulares.

B. Penicilinas resistentes a la lactamasa β de estafilococos (meticilina, nafcilina e isoxazolilpenicilina)

Estas penicilinas semisintéticas están indicadas para infecciones por estafilococos productores de lactamasa β, aunque las cepas de estreptococos y neumococos susceptibles a la penicilina también lo son a estos fármacos. *Listeria monocytogenes*, los enterococos y las cepas de estafilococos resistentes a la meticilina no son susceptibles a este grupo de antibióticos. En años recientes, el uso empírico de estos compuestos ha disminuido de manera sustancial por las crecientes tasas de resistencia a la meticilina entre los estafilococos. Sin embargo, para infecciones causadas por cepas de estafilococos susceptibles a la meticilina y resistentes a la penicilina, estos se consideran los fármacos de elección.

Una isoxazolilpenicilina como la oxacilina, la cloxacilina o la dicloxacilina, a dosis de 0.25 a 0.5 g por vía oral cada 4 a 6 h (15 a 25 mg/kg/día en niños) es adecuada para el tratamiento de infecciones estafilocócicas leves a moderadas localizadas. Todas son relativamente estables en ácido y tienen biodisponibilidad razonable. Sin embargo, los alimentos interfieren con su absorción y deben administrarse 1 h antes o después de las comidas.

Para las infecciones estafilocócicas sistémicas graves, la oxacilina o nafcilina, 8 a 12 g/día, se administra en solución intravenosa intermitente de 1 a 2 g cada 4 a 6 h (50 a 100 mg/kg/día en niños).

C. Penicilinas de espectro ampliado (aminopenicilinas, carboxipenicilinas y ureidopenicilinas)

Estos fármacos tienen mayor actividad que la penicilina contra bacterias gramnegativas, por su mayor capacidad de penetrar su membrana externa. Al igual que la penicilina G, son inactivadas por muchas lactamasas β.

Las aminopenicilinas ampicilina y amoxicilina tienen espectros de actividad casi idénticos, pero la amoxicilina se absorbe mejor después de la administración oral. Una dosis de 250 a 500 mg de amoxicilina tres veces al día es equivalente a la misma cantidad de ampicilina administrada cuatro veces al día. La amoxicilina se administra por vía oral para tratar infecciones urinarias, sinusitis, otitis e infecciones de vías respiratorias inferiores. La ampicilina y la amoxicilina son los lactámicos β orales más activos contra los neumococos con MIC elevadas para penicilina, y son los antibióticos lactámicos β preferibles para tratar infecciones en las que se sospecha la participación de estas cepas. La ampicilina (pero no la amoxicilina) es efectiva para la shigelosis. Su empleo en la gastroenteritis por salmonela no complicada es causa de controversia porque puede prolongar el estado de portador.

La ampicilina en dosis de 4 a 12 g/día por vía intravenosa es útil en las infecciones graves por patógenos susceptibles, incluidos anaerobios, enterococos, *L. monocytogenes* y cepas negativas para lactamasa β de cocos y bacilos gramnegativos, como *E. coli* y *Salmonella* sp. Por lo general, las cepas no productoras de lactamasa β de *H. influenzae* son susceptibles, pero ahora existen cepas resistentes por PBP alteradas. Muchas especies gramnegativas producen lactamasas β y son resistentes, lo que impide el uso de la ampicilina para el tratamiento empírico de infecciones de vías urinarias, meningitis y fiebre tifoidea. La ampicilina no tiene actividad contra *Klebsiella* sp, *Enterobacter* sp, *P. aeruginosa*, *Citrobacter* sp, *Serratia marcescens*, especies de *Proteus* positivas para indol y otros aerobios gramnegativos que se encuentran a menudo en infecciones intrahospitalarias. Estos organismos producen lactamasa β que desactiva la ampicilina.

La carbenicilina, la primera carboxipenicilina contra seudomonas, ya no se usa en Estados Unidos, dado que existen alternativas más activas y más tolerables. Una carboxipenicilina con actividad similar a la de la carbenicilina es la ticarcilina, menos activa que la ampicilina contra los enterococos. Las ureidopenicilinas, piperacilina, mezlocilina y azlocilina, también son activas contra determinados bacilos gramnegativos, como *Klebsiella pneumoniae*. Aunque no se tienen datos clínicos de apoyo de la superioridad del tratamiento combinado respecto del de un solo fármaco, debido a la propensión de *P. aeruginosa* a desarrollar resistencia durante el tratamiento, a menudo se emplea una penicilina contra *Pseudomonas* sp. en combinación con un aminoglucósido o una fluoroquinolona para las infecciones por dicho microorganismo fuera de las vías urinarias.

La ampicilina, amoxicilina, ticarcilina y piperacilina también están disponibles en combinación con uno de varios antibióticos inhibidores de la lactamasa β: ácido clavulánico, sulbactam o tazobactam. La adición de un inhibidor de lactamasa β amplía la actividad de esas penicilinas para incluir las cepas de *S. aureus* productoras de lactamasa β, así como algunas bacterias gramnegativas productoras de lactamasa β (véase la sección Inhibidores de la lactamasa β).

Reacciones adversas

Por lo general, las penicilinas se toleran bien y, por desgracia, esto alienta su uso innecesario e inadecuado. La mayor parte de los efectos adversos graves se debe a hipersensibilidad. Todas las penicilinas inducen sensibilidad y reacciones cruzadas. Los determinantes antigénicos son productos de la degradación de las penicilinas, en particular el ácido peniciloico, y productos de la hidrólisis alcalina unidos a proteínas del hospedador. Un antecedente de reacción a una penicilina no es confiable, pero 5 a 8% de las personas refieren tal antecedente, en tanto que sólo un pequeño número experimenta la reacción alérgica cuando recibe el antibiótico. Menos de 1% de las personas que antes recibieron penicilina sin incidentes sufre una reacción alérgica cuando se administra de nueva cuenta. Sin embargo, debido a la posibilidad de experimentar anafilaxia, la penicilina debe administrarse con cautela o sustituirse por otro fármaco, si la persona tiene antecedente de alergia grave a la penicilina. La incidencia de reacciones alérgicas en niños pequeños es insignificante.

Las reacciones alérgicas incluyen choque anafiláctico (muy raro, en 0.05% de quienes reciben el fármaco); las reacciones del tipo de enfermedad del suero (hoy en día poco frecuentes, entre las que se incluyen urticaria, fiebre, edema articular, edema angioneurótico, prurito intenso y alteraciones respiratorias, que se presentan de siete a 12 días después de la exposición); y diversos exantemas. Pueden ocurrir lesiones bucales, fiebre, nefritis intersticial (una reacción autoinmunitaria a un complejo de penicilina-proteína), eosinofilia, anemia hemolítica y otros trastornos hematológicos, así como vasculitis. La mayoría de los pacientes alérgicos a la penicilina se puede tratar con fármacos alternativos. Sin embargo, si es necesario (p. ej., tratamiento de endocarditis por enterococos o neurosífilis en un paciente con alergia grave a la penicilina), puede optarse por la desensibilización con dosis crecientes de penicilina.

En pacientes con insuficiencia renal, la penicilina a dosis altas puede causar convulsiones. La nafcilina se vincula con neutropenia; la oxacilina puede causar hepatitis y la meticilina produce nefritis intersticial (y por ese motivo ya no se usa). Las grandes dosis de penicilina administradas por vía oral pueden ocasionar molestias gastrointestinales, en particular náusea, vómito y diarrea. La ampicilina se ha vinculado con colitis seudomembranosa. Son posibles infecciones secundarias, como la candidosis vaginal. La ampicilina y la amoxicilina causan exantemas que no son de naturaleza alérgica. Con frecuencia se presentan cuando se prescriben las aminopenicilinas de manera inapropiada para una infección viral.

■ CEFALOSPORINAS Y CEFAMICINAS

Las cefalosporinas son similares a las penicilinas, pero más estables ante muchas lactamasas β bacterianas y, por lo tanto, tienen un espectro de actividad más amplio. Sin embargo, las cepas de *E. coli* y *Klebsiella* sp. que expresan lactamasas β de amplio espectro que hidrolizan a la mayor parte de las cefalosporinas representan una preocupación clínica cada vez mayor. Las cefalosporinas no son activas contra enterococos y *L. monocytogenes*.

Química

El núcleo de las cefalosporinas, ácido 7-aminocefalosporánico (fig. 43-6), tiene estrecha similitud con el ácido 6-aminopenicilánico (fig. 43-1). La actividad antimicrobiana intrínseca de las cefalosporinas naturales es baja, pero la unión de diversos grupos R_1 y R_2 ha originado cientos de compuestos potentes de baja toxicidad. Las cefalosporinas pueden clasificarse en cuatro grupos importantes o generaciones, según sea su principal espectro de actividad antimicrobiana.

CEFALOSPORINAS DE PRIMERA GENERACIÓN

Las cefalosporinas de primera generación incluyen **cefazolina, cefadroxilo**, **cefalexina**, **cefalotina**, **cefapirina** y **cefradina**, fármacos muy activos contra cocos grampositivos, como neumococos, estreptococos y estafilococos. Las cefalosporinas usuales no son activas contra cepas de estafilococos resistentes a la meticilina; sin embargo, se han desarrollado nuevos compuestos que tienen actividad contra cepas resistentes a la meticilina (véase más adelante). A menudo, *E. coli, K. pneumoniae* y *Proteus mirabilis* son sensibles, pero la actividad contra *P. aeruginosa*, especies de *Proteus* positivas para el indol, *Enterobacter* sp, *S. marcescens, Citrobacter* sp. y *Acinetobacter* sp. es escasa. Los cocos anaerobios (p. ej., *Peptococcus, Peptostreptococcus*) suelen ser sensibles pero no *Bacteroides fragilis*.

Farmacocinética y dosificación

A. Oral

La cefalexina, cefradina y cefadroxilo se absorben en el intestino en un grado variable. Las concentraciones séricas son de 15 a 20 μg/ml después de dosis orales de 500 mg. La concentración urinaria suele ser muy alta, pero en casi todos los tejidos las concentraciones son variables y, en general, menores que las séricas. La cefalexina y la cefradina se administran por vía oral a dosis de 0.25 a 0.5 g cada 6 h (15 a 30 mg/kg/día) y el cefadroxilo a dosis de 0.5 a 1 g cada 12 h. La excreción principal es por filtración glomerular y secreción tubular hacia la orina. Los fármacos que bloquean la secreción tubular, como el probenecid, pueden incrementar en grado sustancial las concentraciones séricas. En pacientes con alteración de la función renal debe reducirse la dosis (cuadro 43-2).

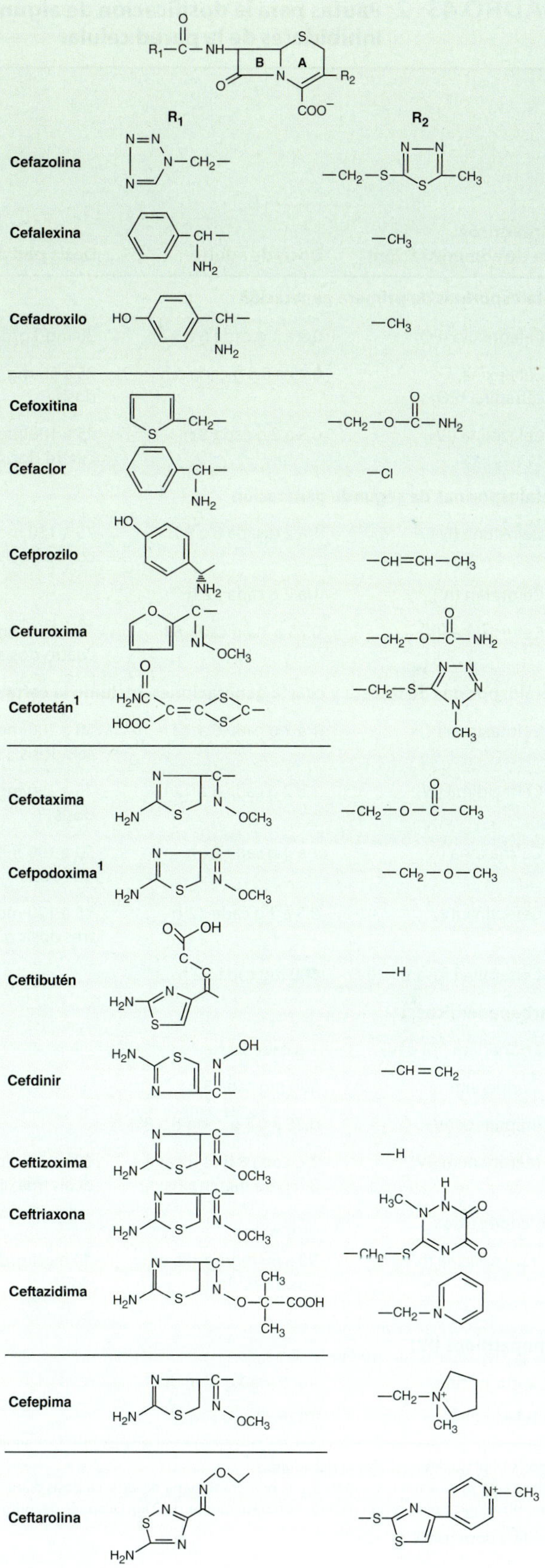

FIGURA 43-6 Estructuras de algunas cefalosporinas. Las estructuras R_1 y R_2 corresponden a radicales del núcleo del ácido 7-aminocefalosporánico, ilustrado en la parte superior. Otras estructuras (cefoxitina y las inferiores) están completas por sí mismas. [1]Los sustitutos adicionales no se muestran.

CUADRO 43–2 Pautas para la dosificación de algunas cefalosporinas de uso frecuente y otros antibióticos inhibidores de la pared celular

Antibióticos (vía de administración)	Dosis de adulto	Dosis pediátrica[1]	Dosis neonatal[2]	Dosis ajustada como porcentaje de la dosis normal en presencia de insuficiencia renal con base en la depuración de creatinina (Cl_{cr}): Cl_{cr} de casi 50 ml/min	Cl_{cr} de casi 10 ml/min
Cefalosporinas de primera generación					
Cefadroxilo (PO)	0.5 a 1 g cada 6 a 12 h	30 mg/kg/día en dos dosis		50%	25%
Cefalexina, cefradina (PO)	0.25 a 0.5 g cada 6 h	25 a 50 mg/kg/día en cuatro dosis		50%	25%
Cefazolina (IV)	0.5 a 2 g cada 8 h	25 a 100 mg/kg/día en tres o cuatro dosis		50%	25%
Cefalosporinas de segunda generación					
Cefoxitina (IV)	1 a 2 g cada 6 a 8 h	75 a 150 mg/kg/día en tres o cuatro dosis		50 a 75%	25%
Cefotetán (IV)	1 a 2 g cada 12 h			50%	25%
Cefuroxima (IV)	0.75 a 1.5 g cada 8 h	50 a 100 mg/kg/día en tres o cuatro dosis		66%	25 a 33%
Cefalosporinas de tercera y cuarta generaciones, incluido la ceftarolina fosamilo					
Cefotaxima (IV)	1 a 2 g cada 6 a 12 h	50 a 200 mg/kg/día en cuatro a seis dosis	100 mg/kg/día en dos dosis	50%	25%
Ceftazidima (IV)	1 a 2 g cada 8 a 12 h	75 a 150 mg/kg/día en tres dosis	100 a 150 mg/kg/día en dos a tres dosis	50%	25%
Ceftriaxona (IV)	1 a 4 g cada 24 h	50 a 100 mg/kg/día en una o dos dosis	50 mg/kg/día	Ninguna	Ninguna
Cefepima (IV)	0.5 a 2 g cada 12 h	75 a 120 mg/kg/día en dos o tres dosis divididas		50%	25%
Ceftarolina fosamilo (IV)	600 mg cada 12 h			50 a 66%	33%
Carbapenémicos					
Ertapenem (IM o IV)	1 g cada 24 h			100%[3]	50%
Doripenem	500 mg cada 8 h			50%	33%
Imipenem (IV)	0.25 a 0.5 g cada 6 a 8 h			75%	50%
Meropenem (IV)	1 g cada 8 h (2 g cada 8 h para meningitis)	60 a 120 mg/kg/día en tres dosis (máximo de 2 g cada 8 h)		66%	50%
Glucopéptidos					
Vancomicina (IV)	30 a 60 mg/kg/día en dos a tres dosis	40 mg/kg/día en tres o cuatro dosis	15 mg/kg de carga y después 20 mg/kg/día en dos dosis	40%	10%
Lipopéptidos (IV)					
Daptomicina	4 a 6 mg/kg IV al día			Ninguna	50%
Telavancina	10 mg/kg IV al día			75%	50%

[1]La dosis total no debe rebasar la del adulto.

[2]La dosis que se muestra corresponde a la primera semana de vida. La dosis diaria debe aumentarse en casi 33 a 50% después de las primeras semanas de vida. Debe usarse el límite menor posológico para recién nacidos con peso menor de 2 kg. Después del primer mes de vida se pueden usar las dosis pediátricas.

[3]50% de la dosis para Cl_{cr} <30 ml/min.

B. Parenteral

La cefazolina es la única cefalosporina parenteral de primera generación que aún tiene uso general. Después de la administración en solución intravenosa de 1 g, la concentración máxima de cefazolina es de 90 a 120 μg/ml. La dosis intravenosa habitual de cefazolina para adultos es de 0.5 a 2 g por vía intravenosa cada 8 h. La cefazolina puede también administrarse por vía intramuscular. La excreción tiene lugar a través del riñón y deben efectuarse ajustes posológicos ante alteraciones de la función renal.

Usos clínicos

Los fármacos orales pueden utilizarse para el tratamiento de infecciones de vías urinarias y las producidas por estafilococos o estreptococos, incluidos celulitis o abscesos de tejidos blandos. Sin embargo, no debe confiarse en las cefalosporinas orales ante infecciones sistémicas graves.

La cefazolina penetra bien en casi todos los tejidos. Es el fármaco ideal para la profilaxis quirúrgica. Puede ser una opción en infecciones en las que es el fármaco menos tóxico (p. ej., las causadas por *E. coli* o *K. pneumoniae* productoras de penicilinasa) y en personas con infecciones estafilocócicas o estreptocócicas y antecedente de alergia a la penicilina diferente a la hipersensibilidad inmediata. La cefazolina no penetra en el sistema nervioso central y no puede usarse para tratar las meningitis. Es una alternativa de la penicilina contra estafilococos en pacientes alérgicos.

CEFALOSPORINAS DE SEGUNDA GENERACIÓN

Los miembros de las cefalosporinas de segunda generación incluyen **cefaclor**, **cefamandol**, **cefonicida**, **cefuroxima**, **cefprozilo**, **loracarbef** y **ceforanida**, y las cefamicinas con relación estructural, **cefoxitina**, **cefmetazol** y **cefotetán**, que tienen actividad contra anaerobios. Se trata de un grupo heterogéneo de fármacos con notorias diferencias individuales en actividad, farmacocinética y toxicidad. En general, son activos contra microorganismos inhibidos por los fármacos de primera generación, pero además tienen una cobertura ampliada para gramnegativos. Las bacterias del género *Klebsiella* (incluidas las resistentes a la cefalotina) suelen ser sensibles. El cefamandol, cefuroxima, cefonicida, ceforanida y cefaclor son activos contra *H. influenzae* pero no contra *Serratia* o *B. fragilis*. Por el contrario, la cefoxitina, cefmetazol y cefotetán son activos contra *B. fragilis* y algunos géneros de *Serratia*, pero menos activos contra *H. influenzae*. Tal y como se observa con los fármacos de primera generación, ninguno es activo contra enterococos o *P. aeruginosa*. Las cefalosporinas de segunda generación pueden mostrar actividad *in vitro* contra *Enterobacter* sp, pero las mutantes resistentes que expresan de manera constitutiva una lactamasa β cromosómica que hidroliza sus compuestos (y las cefalosporinas de tercera generación) se seleccionan con facilidad y no deben utilizarse para tratar las infecciones por *Enterobacter* sp.

Farmacocinética y dosis

A. Oral

El cefaclor, cefuroxima acetilo, cefprozilo y loracarbef pueden administrarse por vía oral. La dosis habitual en adultos es de 10 a 15 mg/kg/día en dos a cuatro tomas divididas; los niños deben recibir 20 a 40 mg/kg/día hasta un máximo de 1 g/día. Excepto por la cefuroxima acetilo, estos fármacos carecen de actividad previsible contra neumococos no susceptibles a penicilina y deben usarse con cautela, si acaso se administran, para tratar las infecciones neumocócicas comprobadas o sospechadas. El cefaclor es más susceptible a la hidrólisis por la lactamasa β en comparación con otros fármacos y su utilidad disminuye de manera correspondiente.

B. Parenteral

Después de la administración de una solución intravenosa de 1 g, las concentraciones séricas son de 75 a 125 μg/ml con casi todas las cefalosporinas de segunda generación. La administración intramuscular es dolorosa y debe evitarse. Las dosis y sus intervalos varían de acuerdo con el compuesto específico (cuadro 43-2). Hay diferencias notorias en semivida, unión a proteínas e intervalo entre dosis. Todas se eliminan por el riñón y requieren ajuste posológico en presencia de insuficiencia renal.

Usos clínicos

Las cefalosporinas de segunda generación orales son activas contra *H. influenzae* o *Moraxella catarrhalis* productores de lactamasa β y se han usado sobre todo para tratar sinusitis, otitis e infecciones de vías respiratorias bajas, en las cuales estos microorganismos tienen participación importante. Debido a su actividad contra anaerobios (incluidas muchas cepas de *B. fragilis*), pueden indicarse cefoxitina, cefotetán o cefmetazol para tratar las infecciones mixtas anaeróbicas, como peritonitis, diverticulitis y enfermedad pélvica inflamatoria. La cefuroxima se usa en el tratamiento de la neumonía adquirida en la comunidad porque tiene actividad contra *H. influenzae* o *K. pneumoniae* productores de lactamasa β y algunos neumococos no susceptibles a penicilina. Aunque la cefuroxima atraviesa la barrera hematoencefálica, es menos eficaz en el tratamiento de las meningitis que la ceftriaxona o la cefotaxima y no debe utilizarse.

CEFALOSPORINAS DE TERCERA GENERACIÓN

Los fármacos de tercera generación incluyen **cefoperazona**, **cefotaxima**, **ceftazidima**, **ceftizoxima**, **ceftriaxona**, **cefixima**, **cefpodoxima proxetilo**, **cefdinir**, **cefditorén pivoxilo**, **ceftibutén** y **moxalactam**.

Actividad antimicrobiana

En comparación con los fármacos de segunda generación, estas fórmulas tienen mayor cobertura de gramnegativos y algunas pueden atravesar la barrera hematoencefálica. Las cefalosporinas de tercera generación son activas contra *Citrobacter*, *S. marcescens* y *Providencia* spp (aunque puede desarrollarse resistencia durante el tratamiento de infecciones causadas por bacterias de estos géneros por selección de mutantes que producen de manera constitutiva cefalosporinasas). También son eficaces contra cepas de *Haemophilus* y *Neisseria* productoras de lactamasa β. La ceftazidima y la cefoperazona son los únicos dos fármacos con actividad útil contra *P. aeruginosa*. A semejanza de los fármacos de segunda generación, las cefalosporinas de tercera generación son hidrolizables por la lactamasa β AmpC producida de manera constitutiva y no tienen actividad confiable contra *Enterobacter*. Las bacterias de los géneros *Serratia*, *Providencia* y *Citrobacter* también producen una cefalosporinasa codificada de forma cromosómica, que puede conferir resistencia a las cefalosporinas de tercera generación cuando se expresa de manera constitutiva. La ceftizoxima y el moxalactam son activos contra *B. fragilis*. La cefixima, cefdinir, ceftibutén y cefpodoxima proxetilo son fármacos orales que poseen actividades similares, salvo porque la cefixima y el ceftibutén son mucho menos activos contra los neumococos y tienen escasa actividad contra *S. aureus*.

Farmacocinética y dosis

La inyección intravenosa en solución de 1 g de cefalosporinas parenterales produce concentraciones séricas de 60 a 140 µg/ml. Las cefalosporinas de tercera generación penetran bien en los líquidos y tejidos corporales, y con excepción de la cefoperazona y todas las demás cefalosporinas orales, alcanzan concentraciones en el líquido cefalorraquídeo suficientes para inhibir a los patógenos más susceptibles.

La semivida de estos fármacos y los intervalos de administración necesarios son muy variables. La ceftriaxona (semivida de 7 a 8 h) puede inyectarse una vez cada 24 h en dosis de 15 a 50 mg/kg al día. Una sola dosis diaria de 1 g es suficiente para la mayor parte de las infecciones graves; se recomiendan 2 g cada 12 h para el tratamiento de la meningitis. La cefoperazona (semivida de 2 h) puede infundirse cada 8 a 12 h en dosis de 25 a 100 mg/kg al día. Los fármacos restantes del grupo (semivida de 1 a 1.7 h) pueden infundirse cada 6 a 8 h en dosis de 2 a 12 g/día, según sea la gravedad de la infección. La cefixima puede administrarse por vía oral (200 mg cada 12 h o 400 mg cada 24 h) para infecciones de vías urinarias y como dosis única de 400 mg para uretritis y cervicitis gonocócicas no complicadas. La dosis de la cefpodoxima proxetilo para el adulto o el cefditorén pivoxilo es de 200 a 400 mg cada 12 h; para el ceftibutén es de 400 mg una vez al día; y para el cefdinir de 300 mg cada 12 h. La excreción principal de la cefoperazona y la ceftriaxona es por vías biliares y no se requiere ajuste posológico en presencia de insuficiencia renal. Las otras se eliminan por el riñón y, por lo tanto, requieren ajuste de la dosis en casos de insuficiencia renal.

Usos clínicos

Las cefalosporinas de tercera generación se utilizan para tratar una amplia variedad de infecciones graves causadas por microorganismos que son resistentes a casi todos los demás fármacos. Sin embargo, las cepas que expresan lactamasas β de espectro ampliado no son susceptibles. Deben evitarse las cefalosporinas de tercera generación en el tratamiento de las infecciones por *Enterobacter*, incluso si el microorganismo aislado en clínica parece susceptible *in vitro*, a causa de la aparición de resistencia. La ceftriaxona y la cefotaxima tienen aprobación de uso para el tratamiento de las meningitis, incluidas las secundarias a neumococos, meningococos, *H. influenzae* y bacilos gramnegativos entéricos susceptibles, pero no por *L. monocytogenes*. La ceftriaxona y la cefotaxima son las cefalosporinas con mayor actividad contra cepas de neumococos no susceptibles a la penicilina y se recomiendan para el tratamiento empírico de infecciones graves que pueden causar estas cepas. Es probable que la meningitis secundaria a cepas de neumococos con MIC para penicilina >1 µg/ml no responda, ni siquiera a estos fármacos; se recomienda la adición de vancomicina. Otras indicaciones potenciales incluyen tratamiento empírico de septicemia por causa desconocida en pacientes inmunocompetentes o inmunosuprimidos, y el tratamiento de infecciones para las cuales una cefalosporina es el fármaco menos tóxico disponible. En pacientes inmunosuprimidos febriles con neutropenia se emplea a menudo la ceftazidima combinada con otros antibióticos.

CEFALOSPORINAS DE CUARTA GENERACIÓN

La cefepima es un ejemplo de las llamadas cefalosporinas de cuarta generación. Es más resistente a la hidrólisis por lactamasas β cromosómicas (p. ej., aquellas producidas por *Enterobacter*). Sin embargo, al igual que los compuestos de tercera generación, se pueden hidrolizar por lactamasas β de espectro ampliado. La cefepima tiene buena actividad contra *P. aeruginosa*, Enterobacteriaceae, *S. aureus* y *S. pneumoniae*. Es muy eficaz contra *Haemophilus* y *Neisseria* sp. Penetra bien en el líquido cefalorraquídeo, se elimina por vía renal y tiene una semivida de 2 h, con propiedades farmacocinéticas muy similares a las de la ceftazidima. Sin embargo, a diferencia de la ceftazidima, la cefepima posee actividad adecuada contra cepas de estreptococos no susceptibles a penicilina y es útil en el tratamiento de las infecciones por *Enterobacter*.

Cefalosporinas con actividad contra estafilococos resistentes a la meticilina

Existen antibióticos lactámicos β con actividad contra estafilococos resistentes a la meticilina en desarrollo. La **ceftarolina** fosamilo, profármaco del metabolito activo ceftarolina, es el primero de estos compuestos que se aprueba en Estados Unidos. La ceftarolina tiene mayor capacidad de unión con la proteína 2a para unión con penicilina, que media la resistencia a la meticilina en los estafilococos, lo que produce actividad bactericida contra estas cepas. Tiene cierta actividad contra enterococos y un amplio espectro de gramnegativos, aunque no contra cepas productoras de lactamasa β de amplio espectro. Puesto que la experiencia clínica con este y otros fármacos experimentales similares es limitada, todavía no se define su función en el tratamiento.

EFECTOS ADVERSOS DE LAS CEFALOSPORINAS

A. Alergia

Las cefalosporinas son sensibilizantes y pueden suscitar diversas reacciones de hipersensibilidad que son idénticas a las de las penicilinas, incluidos anafilaxia, fiebre, exantemas, nefritis, granulocitopenia y anemia hemolítica. Sin embargo, el núcleo químico de las cefalosporinas se diferencia en grado suficiente del de las penicilinas, de tal modo que algunos individuos con antecedentes de alergia a la penicilina pueden tolerar las cefalosporinas. La frecuencia de alergenicidad cruzada entre los dos grupos de fármacos es incierta, pero tal vez sea de 5 a 10%. La alergenicidad cruzada parece más frecuente con las penicilinas y las cefalosporinas de las primeras generaciones respecto de las de últimas generaciones. Sin embargo, los pacientes con antecedente de anafilaxia por penicilinas no deben recibir cefalosporinas.

B. Toxicidad

La irritación local puede causar dolor después de la inyección intramuscular y tromboflebitis luego de la inyección intravenosa. La toxicidad renal, incluidas nefritis intersticiales y necrosis tubular, está demostrada con varias cefalosporinas y fue la causa del retiro de la cefaloridina del uso clínico.

Las cefalosporinas que contienen un grupo metiltiotetrazol (cefamandol, cefmetazol, cefotetán y cefoperazona) pueden causar hipoprotrombinemia y trastornos hemorrágicos. La administración oral de vitamina K_1, 10 mg dos veces a la semana, puede prevenir este problema. Los fármacos con el anillo metiltiotetrazol también pueden causar reacciones tipo disulfiram; por consiguiente, deben evitarse el alcohol y los compuestos que lo contengan.

OTROS FÁRMACOS LACTÁMICOS β

MONOBACTÁMICOS

Los monobactámicos son fármacos con un anillo lactámico β monocíclico (fig. 43-1). Su espectro de actividad se limita a bacilos aeróbicos gramnegativos (incluida *P. aeruginosa*). A diferencia de otros antibióticos lactámicos β, no tienen actividad contra bacterias grampositivas o microorganismos anaerobios. El **aztreonam** es el único monobactámico disponible en Estados Unidos. Tiene similitudes estructurales con la ceftazidima; por lo tanto, su espectro contra microorganismos gramnegativos es similar al de las cefalosporinas de tercera generación. Es estable ante muchas lactamasas β, con notorias excepciones que incluyen a la lactamasa β AmpC y las de espectro ampliado. Penetra bien en el líquido cefalorraquídeo. El aztreonam se administra por vía intravenosa a dosis de 1 a 2 g cada 8 h, lo que aporta concentraciones séricas máximas de 100 μg/ml, su semivida es de 1 a 2 h y se prolonga bastante en presencia de insuficiencia renal.

Los pacientes alérgicos a la penicilina toleran el aztreonam sin reacción. Durante la administración del aztreonam se observan exantemas e incrementos de las aminotransferasas séricas ocasionales, pero es infrecuente que cause toxicidad considerable. En pacientes con antecedentes de anafilaxia por penicilina se puede usar aztreonam para tratar las infecciones graves, como neumonía, meningitis y septicemia causadas por microorganismos patógenos gramnegativos susceptibles.

INHIBIDORES DE LA LACTAMASA β (ÁCIDO CLAVULÁNICO, SULBACTAM Y TAZOBACTAM)

Estas sustancias tienen similitud estructural con los lactámicos β (fig. 43-7), pero ejercen una muy débil acción antibacteriana. Son inhibidores potentes de muchas lactamasas β bacterianas, aunque no todas, y pueden proteger a las penicilinas hidrolizables de la inactivación por dichas enzimas. Los inhibidores de la lactamasa β tienen actividad máxima contra las lactamasas β de clase A de Ambler (en particular las lactamasas β de elemento de transposición codificado en plásmido [TEM]), como las producidas por estafilococos, *H. influenzae*, *N. gonorrhoeae*, *Salmonella*, *Shigella*, *E. coli* y *K. pneumoniae*. No son buenos inhibidores de las lactamasas β clase C, que casi siempre están codificadas en los cromosomas y son inducibles; son producidas por *Enterobacter* sp, *Citrobacter* sp, *S. marcescens* y *P. aeruginosa*, pero inhiben a las lactamasas β cromosómicas de *B. fragilis* y *M. catarrhalis*.

Los tres inhibidores difieren ligeramente en sus aspectos farmacológicos, estabilidad, potencia y actividad, pero esas diferencias suelen ser de escasa importancia terapéutica. Los inhibidores de la lactamasa β están disponibles sólo en combinaciones fijas con penicilinas específicas. El espectro antibacteriano de la combinación se determina por la penicilina acompañante, no por el inhibidor de la lactamasa β. (Las combinaciones fijas disponibles en Estados Unidos se enumeran en el apartado Preparaciones disponibles). Un inhibidor amplía el espectro de una penicilina siempre y cuando la inactividad de ésta se deba a la destrucción por la lactamasa β y que el inhibidor sea activo contra la lactamasa β que se produce. En consecuencia, la combinación de ampicilina-sulbactam es activa contra *S. aureus* y *H. influenzae* productores de lactamasa β, pero no contra *Serratia* que produce una lactamasa β que no es inhibida por el sulbactam. De igual manera, si una cepa de *P. aeruginosa* es resistente a la piperacilina, también lo es a la combinación piperacilina-tazobactam, ya que el tazobactam no inhibe a la lactamasa β cromosómica que produce *P. aeruginosa*.

Las indicaciones de combinaciones de penicilina-inhibidor de lactamasa β incluyen el tratamiento empírico de infecciones causadas por una amplia variedad de microorganismos patógenos potenciales en pacientes con inmunodepresión y con buena respuesta inmunitaria y el de infecciones mixtas por microorganismos aerobios y anaerobios, como las intraabdominales. Las dosis son las mismas administradas para los fármacos únicos, excepto que la recomendada de la piperacilina en la combinación piperacilina-tazobactam es de 3 a 4 g cada 6 h. Se hacen ajustes para la insuficiencia renal con base en el componente de penicilina.

CARBAPENÉMICOS

Los carbapenémicos tienen relación estructural con los antibióticos lactámicos β (fig. 43-1). El **doripenem**, **ertapenem**, **imipenem** y **meropenem** tienen autorización de uso en Estados Unidos. El imipenem, el primer fármaco de esta clase, tiene un espectro amplio de actividad contra muchos bacilos gramnegativos, incluidos *P. aeruginosa*, patógenos grampositivos y anaerobios. Es resistente a la mayor

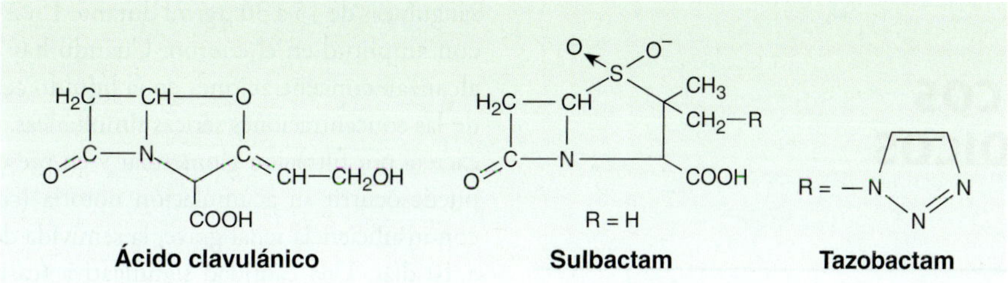

Ácido clavulánico

Sulbactam (R = H)

Tazobactam

FIGURA 43–7 Inhibidores de la lactamasa β.

parte de las lactamasas β, pero no a las carbapenemasas ni a las metalolactamasas β. *Enterococcus faecium*, cepas de estafilococos resistentes a meticilina, *Clostridium difficile*, *Burkholderia cepacia* y *Stenotrophomonas maltophilia* son resistentes. El imipenem es inactivado por las deshidropeptidasas en los túbulos renales, con el resultado de bajas concentraciones urinarias. En consecuencia, se administra junto con **cilastatina**, un inhibidor de la deshidropeptidasa renal, para su uso clínico. El doripenem y el meropenem son similares al imipenem, pero tienen una actividad ligeramente mayor contra microorganismos aerobios gramnegativos y un poco menor contra los grampositivos. No se degradan en proporción significativa por la deshidropeptidasa renal y no requieren un inhibidor. El ertapenem es menos activo comparado con los otros carbapenémicos contra *P. aeruginosa* y *Acinetobacter* y tampoco se degrada por la deshidropeptidasa renal.

Los carbapenémicos penetran bien tejidos y líquidos, incluido el líquido cefalorraquídeo. Todos se depuran por vía renal y la dosis debe reducirse en pacientes con insuficiencia renal. La dosis habitual de imipenem es de 0.25 a 0.5 g cada 6 a 8 h por vía intravenosa (semivida de 1 h). La dosis regular del adulto del meropenem es de 0.5 a 1 g por vía intravenosa cada 8 h. La dosis usual del doripenem para el adulto es 0.5 g administrado en infusión durante 1 o 4 h cada 8 h. El ertapenem tiene la semivida más prolongada (4 h) y se administra a dosis única diaria de 1 g por vía intravenosa o intramuscular. El ertapenem intramuscular es irritante y, por ese motivo, el fármaco se presenta en un preparado con lidocaína al 1% para administración por esa vía.

Está indicado un carbapenémico para infecciones causadas por microorganismos susceptibles que son resistentes a otros fármacos disponibles (p. ej., *P. aeruginosa*) y para el tratamiento de infecciones mixtas, aerobias y anaerobias. Los carbapenémicos tienen actividad contra muchas cepas de neumococos no susceptibles a la penicilina. Los carbapenémicos son muy activos en el tratamiento de infecciones por *Enterobacter* porque son resistentes a la destrucción con la lactamasa β producida por estas bacterias. La experiencia clínica sugiere que los carbapenémicos también son el tratamiento de elección para infecciones causadas por bacterias gramnegativas productoras de lactamasa β de amplio espectro. El ertapenem carece de actividad suficiente contra *P. aeruginosa* y no debe utilizarse para tratar infecciones causadas por este patógeno. El imipenem, meropenem o doripenem, con o sin un aminoglucósido, pueden ser efectivos en pacientes neutropénicos febriles.

Los efectos adversos más frecuentes de los carbapenémicos, que tienden a ser más comunes con imipenem, son náusea, vómito, diarrea, exantemas y reacciones en los sitios de administración en solución. Las concentraciones excesivas de imipenem en pacientes con insuficiencia renal pueden causar convulsiones. El meropenem, doripenem y ertapenem tienen mucha menos probabilidad de causar convulsiones que el imipenem. Los pacientes alérgicos a la penicilina pueden también ser alérgicos a los carbapenémicos.

ANTIBIÓTICOS GLUCOPEPTÍDICOS

VANCOMICINA

La vancomicina es un antibiótico producido por *Streptococcus orientalis* y *Amycolatopsis orientalis*. Con la excepción de *Flavobacterium*, sólo tiene actividad contra bacterias grampositivas. La vancomicina es un glucopéptido con peso molecular de 1 500, hidrosoluble y bastante estable.

Mecanismos de acción y bases para la resistencia

La vancomicina inhibe la síntesis de la pared celular por unión firme al extremo D-Ala-D-Ala del pentapéptido peptidoglucano de síntesis reciente (fig. 43-5). Esto inhibe a la transglucosilasa y evita la mayor elongación del peptidoglucano y sus enlaces cruzados. El peptidoglucano se debilita así y las células se hacen susceptibles a la lisis. La membrana celular también se daña, lo que contribuye a su efecto antibacteriano.

La resistencia de los enterococos a la vancomicina se debe a la modificación del sitio de unión D-Ala-D-Ala del bloque de construcción, peptidoglucano, donde el D-Ala terminal se sustituye por D-lactato. Esto da lugar a la pérdida de un enlace de hidrógeno crítico que facilita la unión de alta afinidad de la vancomicina a su sitio de acción y la pérdida de actividad. Este mecanismo también está presente en cepas de *S. aureus* resistentes a la vancomicina (MIC ≥16 μg/ml), que adquirieron las determinantes de resistencia de los enterococos. Se desconoce el mecanismo subyacente de la menor susceptibilidad a la vancomicina de las cepas de *S. aureus* con susceptibilidad intermedia respecto de la vancomicina (MIC = 4 a 8 μg/ml). Sin embargo, dichas cepas tienen alteración del metabolismo de la pared celular, que da como resultado su engrosamiento con una cifra mayor de porciones D-Ala-D-Ala que sirven como sitios unión de extremo ciego para la vancomicina. Se secuestra la vancomicina en estos sitios falsos dentro de la pared celular y no puede alcanzar su sitio de acción.

Actividad antibacteriana

La vancomicina es bactericida para los grampositivos a concentraciones de 0.5 a 10 μg/ml. Casi todos los estafilococos patógenos, incluidos los que producen lactamasa β, y los resistentes a la nafcilina y meticilina, se eliminan con 2 μg/ml o menos. La vancomicina elimina los estafilococos en una forma relativamente lenta y sólo si las células se encuentran en división activa; la tasa es menor que la de las penicilinas *in vitro* e *in vivo*. La vancomicina presenta sinergismo *in vitro* con gentamicina y estreptomicina contra cepas de *Enterococcus faecium* y *Enterococcus faecalis* que no muestran alto grado de resistencia a los aminoglucósidos.

Farmacocinética

La vancomicina se absorbe poco en el intestino y se administra por vía oral sólo para el tratamiento de colitis por antibióticos causada por *C. difficile*. Las dosis parenterales deben administrarse por vía intravenosa. Una solución intravenosa de 1 g en 1 h produce concentraciones sanguíneas de 15 a 30 μg/ml durante 1 o 2 h. El fármaco se distribuye con amplitud en el cuerpo. Cuando hay inflamación meníngea se alcanzan concentraciones en el líquido cefalorraquídeo de 7 a 30% de las concentraciones séricas simultáneas. Hasta 90% del fármaco se excreta por filtración glomerular y en presencia de insuficiencia renal puede ocurrir su acumulación notoria (cuadro 43-2). En pacientes con insuficiencia renal grave, la semivida de la vancomicina es de seis a 10 días. Una cantidad significativa (casi 50%) de vancomicina se elimina durante una hemodiálisis estándar, cuando se usa una membrana moderna de alto flujo.

Usos clínicos

Las indicaciones importantes para la vancomicina parenteral son infecciones sanguíneas y endocarditis causada por estafilococos resistentes a la meticilina. Sin embargo, la vancomicina no es tan efectiva como una penicilina antiestafilocócica para el tratamiento de infecciones graves como la endocarditis consecutiva a cepas susceptibles a la meticilina. La vancomicina combinada con gentamicina es un régimen alternativo para el tratamiento de la endocarditis enterocócica en un paciente con alergia grave a la penicilina. La vancomicina (combinada con cefotaxima, ceftriaxona o rifampicina) también se recomienda para el tratamiento de la meningitis en la que se sospecha que la causa es una cepa de neumococo resistente a la penicilina (es decir, MIC de penicilina >1 μg/ml). La dosis recomendada en un paciente con función renal normal es 30 a 60 mg/kg al día dividida en dos o tres dosis. El régimen posológico habitual en adultos con función renal normal es 1 g cada 12 h (~30 mg/kg/día). Sin embargo, esta dosis no siempre alcanza las concentraciones mínimas recomendadas (15 a 20 μg/ml) para las infecciones graves. En caso de una infección grave (véase más adelante), debe administrarse una dosis inicial de 45 a 60 mg/kg al día, con ajuste posológico para alcanzar concentraciones mínimas de 15 a 20 μg/ml. La dosis en niños es de 40 mg/kg/día dividida en tres o cuatro dosis. La eliminación de vancomicina mantiene una proporción directa con la eliminación de creatinina, y la dosis se reduce de manera acorde en pacientes con insuficiencia renal. Para los adultos sin función renal puede ser suficiente con una dosis de 1 g administrada cada semana. Para los pacientes sometidos a hemodiálisis, un régimen posológico regular es una dosis de impregnación de 1 g seguida por 500 mg después de cada sesión de diálisis. En las personas que reciben un curso terapéutico prolongado deben medirse las concentraciones séricas. Las concentraciones mínimas recomendadas son 10 a 15 μg/ml para infecciones leves a moderadas, como celulitis, y 15 a 20 μg/ml para infecciones más graves como endocarditis, meningitis y neumonía necrosante.

La vancomicina oral, 0.125 a 0.25 g cada 6 h, se usa para tratar la colitis por antibióticos causada por *C. difficile*. Debido al surgimiento de enterococos resistentes a la vancomicina y la posible presión selectiva de la vancomicina oral para estos microorganismos, en los últimos 20 años se ha preferido el metronidazol como tratamiento inicial. No obstante, la recepción de vancomicina oral no parece ser un factor de riesgo significativo para contraer enterococos resistentes a la vancomicina. Además, datos clínicos recientes sugieren que la vancomicina se relaciona con mejor respuesta clínica que el metronidazol en los casos más graves de colitis por *C. difficile*. Por lo tanto, la vancomicina oral puede usarse como tratamiento de primera línea para los casos graves o cuando no hay respuesta al metronidazol.

Reacciones adversas

Se encuentran reacciones adversas en casi 10% de los casos y en su mayor parte son menores. La vancomicina es irritante para los tejidos y produce flebitis en el sitio de inyección. Pueden ocurrir escalofrío y fiebre. La ototoxicidad y nefrotoxicidad son raras con los preparados actuales. Sin embargo, la administración junto con otro fármaco ototóxico o nefrotóxico, como los aminoglucósidos, eleva el riesgo de dicha toxicidad. Se puede disminuir al mínimo la ototoxicidad con el mantenimiento de concentraciones séricas máximas por debajo de 60 μg/ml. Entre las reacciones más frecuentes se halla el llamado síndrome de "hombre rojo" o "cuello rojo", rubor relacionado con la administración del fármaco en solución producido por la liberación de histamina. Casi siempre puede prevenirse si se prolonga el periodo de infusión a 1 a 2 h o si se administra antes un antihistamínico, como la difenhidramina.

TEICOPLANINA

Es un antibiótico glucopeptídico muy similar a la vancomicina en su mecanismo de acción y espectro antibacteriano. A diferencia de la vancomicina se puede administrar por vía intramuscular así como intravenosa. La teicoplanina tiene una semivida prolongada (45 a 70 h) que permite su dosificación una vez al día. Este fármaco está disponible en Europa pero no ha tenido aprobación de uso en Estados Unidos.

TELAVANCINA

La telavancina es un lipoglucopéptido semisintético derivado de la vancomicina, activo contra bacterias grampositivas, incluidas las cepas con menor susceptibilidad a la vancomicina. La telavancina tiene dos mecanismos de acción. Como la vancomicina, inhibe la síntesis de la pared celular mediante la unión con el extremo D-Ala-D-Ala del peptidoglucano en la pared celular en crecimiento. Además, altera el potencial de membrana de la célula bacteriana y aumenta la permeabilidad de la membrana. La semivida de la telavancina es cercana a 8 h, lo que permite la administración intravenosa una vez al día. La telavancina está aprobada para el tratamiento de infecciones complicadas de la piel y tejidos blandos en dosis de 10 mg/kg al día por vía IV. A diferencia de la vancomicina, no es necesario vigilar las concentraciones séricas de la telavancina. Este fármaco puede ser teratógeno, por lo que debe evitarse su empleo en mujeres embarazadas.

DALBAVANCINA

La dalbavancina es un lipoglucopéptido semisintético derivado de la teicoplanina. La dalbavancina comparte el mismo mecanismo de acción que la vancomicina y teicoplanina, pero tiene mejor actividad contra muchas bacterias grampositivas, incluidos *S. aureus* resistente a la meticilina y *S. aureus* con resistencia intermedia a la vancomicina. No es activa contra la mayor parte de las cepas de enterococos resistentes a la vancomicina. La dalbavancina tiene una semivida extremadamente prolongada de seis a 11 días, que permite su administración intravenosa una vez por semana. El desarrollo de la dalbavancina se encuentra en proceso de estudios clínicos adicionales.

■ OTROS FÁRMACOS ACTIVOS EN LA PARED O LA MEMBRANA CELULARES

DAPTOMICINA

La daptomicina es un producto cíclico nuevo de fermentación de lipopéptidos de *Streptomyces roseosporus* (fig. 43-8). Se descubrió

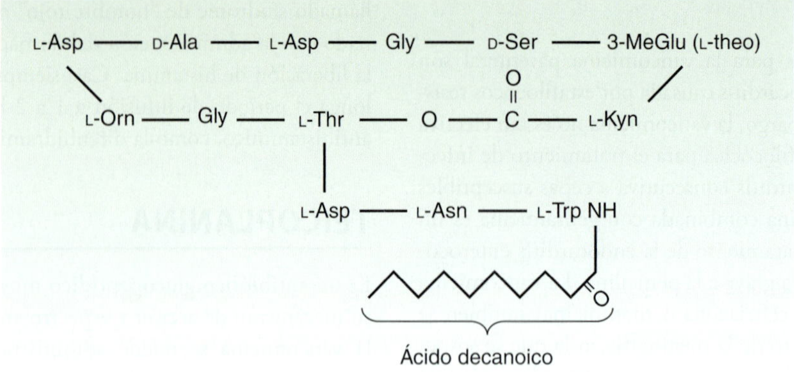

L-Asp — D-Ala — L-Asp — Gly — D-Ser — 3-MeGlu (L-theo)
L-Orn — Gly — L-Thr — O — C(=O) — L-Kyn
L-Asp — L-Asn — L-Trp NH
Ácido decanoico

FIGURA 43-8 Estructura de la daptomicina (Kyn, triptófano desaminado).

hace varios decenios, pero sólo en fecha reciente se desarrolló, dado que se ha hecho más aguda la necesidad de fármacos activos contra microorganismos resistentes. Su espectro de actividad es similar al de la vancomicina, salvo que es un bactericida más rápido *in vitro* y puede tener actividad contra cepas de enterococos y *S. aureus* resistentes a vancomicina. No se comprende por completo el mecanismo de acción preciso, pero se sabe que se une con la membrana celular mediante la inserción dependiente de calcio de su cola lipídica. Esto causa despolarización de la membrana celular, con salida de potasio y muerte celular rápida (fig. 43-9). La daptomicina se elimina por vía renal. Las dosis aprobadas son 4 mg/kg/dosis para el tratamiento de infecciones de la piel y tejidos blandos, y de 6 mg/kg/dosis para la bacteriemia y endocarditis, una vez al día en pacientes con función renal normal y en días alternos si la depuración de creatinina es menor de 30 ml/min. Para las infecciones graves, muchos expertos recomiendan usar dosis de daptomicina mayores de 6 mg/kg/dosis. En estudios clínicos con poder para demostrar su efectividad, la daptomicina tuvo eficacia equivalente a la de la vancomicina. Puede causar miopatía y es preciso vigilar las concentraciones de fosfocinasa de creatina cada semana. El factor tensoactivo pulmonar antagoniza a la daptomicina, por lo que no debe emplearse en la neumonía. La daptomicina también puede ocasionar neumonitis alérgica en personas que reciben tratamiento prolongado (>2 semanas). Se han comunicado fracasos del tratamiento en relación con un aumento de la MIC de la daptomicina para microorganismos aislados en clínica durante el tratamiento. No se ha definido en este punto la relación entre un aumento de la MIC y el fracaso del tratamiento. La daptomicina es una alternativa eficaz de la vancomicina, pero su utilidad final aún no se dilucida.

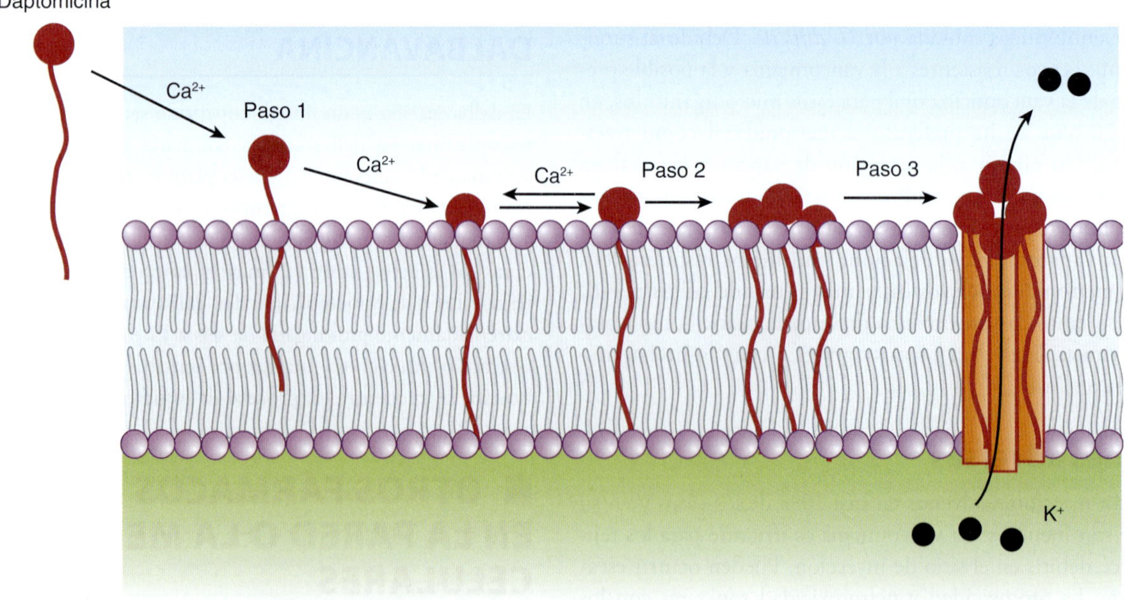

FIGURA 43-9 Mecanismo de acción propuesto de la daptomicina. Primero se une a la membrana citoplásmica (paso 1) y después forma complejos en una forma dependiente del calcio (pasos 2 y 3). La formación del complejo causa una rápida pérdida de potasio celular, tal vez por formación de poros y despolarización de la membrana. Esto es seguido por una detención de la síntesis de DNA, RNA y proteínas, que causa la muerte celular. No ocurre lisis de las células.

FOSFOMICINA

La fosfomicina trometamol, una sal estable de fosfomicina (fosfonomicina) inhibe la síntesis de la pared celular bacteriana en una etapa muy temprana (fig. 43-5). Es un análogo de fosfoenolpiruvato sin relación estructural con otro antimicrobiano. Inhibe a la enzima citoplásmica enolpiruvato transferasa por unión covalente con la porción cisteína del sitio activo y bloqueo de la adición de fosfoenolpiruvato a la UDP-*N*-acetilglucosamina. Esta reacción es el primer paso en la formación del ácido UDP-*N*-acetilmurámico, el precursor del ácido *N*-acetilmurámico, que se encuentra sólo en las paredes de las células bacterianas. El fármaco se transporta al interior de la célula bacteriana por los sistemas de transporte del glicerofosfato o glucosa-6-fosfato. La resistencia se debe a un transporte inadecuado del fármaco al interior de la célula.

La fosfomicina es activa contra microorganismos grampositivos y gramnegativos a concentraciones de ≥125 μg/ml. Deben realizarse pruebas de susceptibilidad en un medio de cultivo con complemento de glucosa 6-fosfato para disminuir al mínimo los índices de resistencia falsos positivos. Ocurre sinergismo *in vitro* cuando se combina la fosfomicina con antibióticos lactámicos β, aminoglucósidos o fluoroquinolonas.

La fosfomicina trometamol está disponible en fórmulas oral y parenteral, aunque sólo la presentación oral tiene aprobación de uso en Estados Unidos. La biodisponibilidad oral es de casi 40%. La concentración sérica máxima es de 10 μg/ml y 30 μg/ml después de dosis orales de 2 o 4 g, respectivamente. La semivida es de casi 4 h. El fármaco activo se excreta por el riñón con alcance de concentraciones urinarias que rebasan la MIC para casi todos los microorganismos patógenos de vías urinarias.

La fosfomicina tiene aprobación de uso en dosis única de 3 g para el tratamiento de infecciones no complicadas de las vías urinarias bajas en mujeres. El fármaco parece de uso seguro en el embarazo.

BACITRACINA

La bacitracina es una mezcla cíclica de péptidos obtenida por primera vez en 1943, a partir de la cepa Tracy de *Bacillus subtilis*. Tiene actividad contra microorganismos grampositivos. La bacitracina inhibe la formación de la pared celular por interferencia con la desfosforilación en el ciclo del transportador de lípidos, que transfiere subunidades de peptidoglucanos a la pared celular en crecimiento (fig. 43-5). No hay resistencia cruzada entre bacitracina y otros fármacos antimicrobianos.

La bacitracina es muy nefrotóxica cuando se administra por vía sistémica y se usa sólo por aplicación tópica (cap. 61). La bacitracina se absorbe mal. Las aplicaciones tópicas causan actividad antibacteriana local sin toxicidad sistémica. La bacitracina, 500 unidades/g en ungüento (a menudo combinada con polimixina o neomicina), está indicada para la supresión de la flora bacteriana mixta en lesiones superficiales de la piel, heridas quirúrgicas o mucosas. Las soluciones de bacitracina que contienen 100 a 200 unidades/ml de solución salina se pueden administrar para irrigación de articulaciones, heridas quirúrgicas o la cavidad pleural.

CICLOSERINA

La cicloserina es un antibiótico producido por *Streptomyces orchidaceous*, hidrosoluble y muy inestable a pH ácido. La cicloserina inhibe a muchos microorganismos grampositivos y gramnegativos, pero se usa casi de modo exclusivo para tratar la tuberculosis por cepas de *Mycobacterium tuberculosis* resistentes a los fármacos de primera línea. La cicloserina es un análogo estructural de la D-alanina e inhibe la incorporación de D-alanina al pentapéptido peptidoglucano por inhibición de la racemasa de alanina, que convierte la L-alanina en D-alanina, y la ligasa de D-alanil-D-alanina (fig. 43-5). Después de la ingestión de 0.25 g de cicloserina, las concentraciones séricas alcanzan 20 a 30 μg/ml, suficientes para inhibir muchas cepas de micobacterias y bacterias gramnegativas. El fármaco se distribuye ampliamente en los tejidos. La mayor parte del fármaco se excreta en forma activa en la orina. La dosis para el tratamiento de la tuberculosis es de 0.5 a 1 g/día en dos o tres tomas divididas.

La cicloserina produce toxicidad del sistema nervioso central relacionada con la dosis, con cefalea, temblores, psicosis aguda y convulsiones. Si las dosis orales se mantienen por debajo de 0.75 g/día, tales efectos pueden evitarse casi siempre.

RESUMEN Lactámicos β y otros antibióticos activos en la pared y membrana celulares

Subclase	Mecanismo de acción	Efectos	Aplicaciones clínicas	Farmacocinética, toxicidad, interacciones
PENICILINAS				
• Penicilina G	Impide la síntesis de la pared celular bacteriana por unión a transpeptidasas de la pared celular y su inhibición	Actividad bactericida rápida contra bacterias susceptibles	Infecciones estreptocócicas, infecciones meningocócicas, neurosífilis	Administración IV • eliminación rápida por vía renal (semivida de 30 min, por lo que requiere dosificación frecuente (cada 4 h) • *Toxicidad:* hipersensibilidad inmediata, exantema, convulsiones

- *Penicilina V: oral, las cifras sistémicas bajas limitan su uso amplio*
- *Penicilinas benzatínica y procaínica: fórmulas intramusculares de acción prolongada*
- *Nafcilina, oxacilina: intravenosas, agregan estabilidad a la lactamasa β de estafilococos, depuración biliar*
- *Ampicilina, amoxicilina, ticarcilina, piperacilina: mayor actividad contra bacterias gramnegativas; la adición de un inhibidor de lactamasa β restablece la actividad contra muchas bacterias productoras de lactamasa β*

(continúa)

Subclase	Mecanismo de acción	Efectos	Aplicaciones clínicas	Farmacocinética, toxicidad, interacciones
CEFALOSPORINAS				
• Cefazolina	Previene la síntesis de la pared celular bacteriana por unión a transpeptidasas de la pared celular y su inhibición	Actividad bactericida rápida contra bacterias susceptibles	Infecciones de piel y tejidos blandos, infecciones de vías urinarias, profilaxis quirúrgica	Administración IV • eliminación por vía renal (semivida de 1.5 h) • dosificación cada 8 h • mala penetración en el sistema nervioso central (SNC) • *Toxicidad:* exantema, fiebre por fármacos
• *Cefalexina: fármaco oral de primera generación usado para el tratamiento de infecciones de vías urinarias y de piel y tejidos blandos*				
• *Cefuroxima: fármaco de segunda generación oral e intravenoso, mejor actividad contra neumococos y* Haemophilus influenzae				
• *Cefotetán, cefoxitina: fármacos de segunda generación intravenosos, la actividad contra* Bacteroides fragilis *permite su uso en infecciones abdominales o pélvicas*				
• *Ceftriaxona: fármaco de tercera generación intravenoso, eliminación mixta con semivida prolongada (6 h), buena penetración en el SNC, muchos usos que incluyen neumonía, meningitis, pielonefritis y gonorrea*				
• *Cefotaxima: fármaco de tercera generación, intravenoso, similar a la ceftriaxona; sin embargo, se elimina por vía renal y la semivida es de 1 h*				
• *Ceftazidima: fármaco de tercera generación intravenoso, mala actividad contra grampositivos, buena actividad contra* Pseudomonas				
• *Cefepima: fármaco de cuarta generación, intravenoso, amplia actividad con mejor estabilidad de la lactamasa β cromosómica*				
• *Ceftarolina: intravenosa, activa contra estafilococos resistentes a la meticilina, actividad amplia contra microorganismos gramnegativos*				
CARBAPENÉMICOS				
• Imipenem-cilastatina	Impiden la síntesis de la pared celular bacteriana por unión a transpeptidasas de la pared celular y su inhibición	Actividad bactericida rápida contra bacterias susceptibles	Infecciones graves, como neumonía y septicemia	Administración IV • eliminación por vía renal (semivida de 1 h), dosificación cada 6 a 8 h; se añade cilastatina para prevenir la hidrólisis por la deshidropeptidasa renal • *Toxicidad:* convulsiones, en especial en la insuficiencia renal o con altas dosis (>2 g/día)
• *Meropenem, doripenem: intravenosos, de actividad similar a la del imipenem; estables ante la deshidropeptidasa renal, menor incidencia de convulsiones*				
• *Ertapenem: intravenoso, la semivida más prolongada permite su dosificación una vez al día, carece de actividad contra* Pseudomonas y Acinetobacter				
MONOBACTÁMICOS				
• Aztreonam	Impide la síntesis de la pared celular bacteriana por unión a transpeptidasas de la pared celular y su inhibición	Actividad bactericida rápida contra bacterias susceptibles	Infecciones causadas por bacterias aeróbicas gramnegativas en pacientes con hipersensibilidad inmediata a la penicilina	Administración IV • semivida de eliminación renal de 1.5 h • dosificación cada 8 h • *Toxicidad:* no hay alergenicidad cruzada con las penicilinas
GLUCOPÉPTIDO				
• Vancomicina	Inhibe la síntesis de la pared celular por unión al extremo D-Ala-D-Ala del peptidoglucano naciente	Actividad bactericida contra bacterias susceptibles, eliminación más lenta que los antibióticos lactámicos β	Infecciones causadas por bacterias grampositivas que incluyen septicemia, endocarditis y meningitis • colitis con *Clostridium difficile* (preparado oral)	Administración oral, IV • eliminación por vía renal (semivida de 6 h) • dosis de inicio de 30 mg/kg/día en dos o tres tomas divididas en pacientes con función renal normal • concentración constante de 10 a 15 µg/ml, suficiente para casi todas las infecciones • *Toxicidad:* síndrome de "hombre rojo" • es poco frecuente la nefrotoxicidad
• *Teicoplanina: intravenosa, similar a la vancomicina, excepto por su semivida prolongada (45 a 75 h), que permite la dosificación sólo una vez al día*				
• *Dalbavancina: intravenosa de semivida muy prolongada (seis a 11 días), que permite la dosificación una vez por semana, más activa que la vancomicina*				
• *Telavancina: intravenosa, mecanismo de acción doble que produce mejor actividad contra bacterias con menor susceptibilidad a la vancomicina, dosificación una vez al día*				
LIPOPÉPTIDO				
• Daptomicina	Se une a la membrana celular, causa despolarización y muerte celular rápida	Actividad bactericida contra microorganismos susceptibles • efecto bactericida más rápido que la vancomicina	Infecciones causadas por bacterias grampositivas, incluidas septicemia y endocarditis	Administración IV • eliminación renal (semivida de 8 h) • dosificación una vez al día • inactivada por el surfactante pulmonar, no puede usarse para tratar la neumonía • *Toxicidad:* miopatía • se recomienda vigilancia de las cifras de fosfocinasa de creatina semanales

PREPARACIONES DISPONIBLES

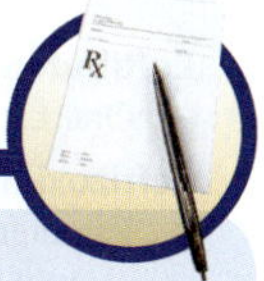

PENICILINAS

Amoxicilina
Oral: comprimidos masticables de 125, 200, 250 y 400 mg; comprimidos de 500, 875 mg; cápsulas de 250, 500 mg; polvo para reconstituir una solución de 50, 125, 200, 250, 400 mg/ml

Amoxicilina/clavulanato potásico[1]
Oral: comprimidos de 250, 500, 875 mg; comprimidos masticables de 125, 200, 250, 400 mg; comprimidos de 1 000 mg de liberación prolongada; polvo para reconstituir una suspensión de 125, 200, 250 mg/5 ml

Ampicilina
Oral: cápsulas de 250, 500 mg; polvo para reconstituir suspensiones de 125, 250 mg
Parenteral: polvo para reconstituir una solución inyectable (125, 250, 500 mg, 1, 2 g/frasco ámpula)

Ampicilina/sulbactam sódico[2]
Parenteral: 1, 2 g de ampicilina en polvo para reconstituir una solución inyectable IV o IM

Carbenicilina
Oral: comprimidos de 382 mg

Dicloxacilina
Oral: cápsulas de 250, 500 mg

Nafcilina
Parenteral: 1, 2 g IV por unidades de venoclisis en Y

Oxacilina
Parenteral: polvo para reconstituir una solución inyectable (0.5, 1, 2, 10 g/frasco ámpula)

Penicilina G
Parenteral: polvo para reconstituir una solución inyectable (1, 2, 3, 5, 10, 20 millones de unidades)

Penicilina G benzatínica
Parenteral: 0.6, 1.2, 2.4 millones de unidades por dosis

Penicilina G procaína
Parenteral: 0.6, 1.2 millones de unidades/ml para inyección IM únicamente

Penicilina V
Oral: comprimidos de 250, 500 mg; polvo para reconstituir una solución de 125, 250 mg/5 ml

Piperacilina
Parenteral: polvo para reconstituir una solución inyectable (2, 3, 4 g/frasco ámpula)

Piperacilina y tazobactam sódico[3]
Parenteral: 2, 3, 4 g de polvo para reconstituir una solución inyectable IV

Ticarcilina
Parenteral: polvo para reconstituir una solución inyectable (1, 3, 6 g/frasco ámpula)

Ticarcilina/clavulanato potásico[4]
Parenteral: 3 g de polvo para reconstituir una solución inyectable

CEFALOSPORINAS Y OTROS FÁRMACOS LACTÁMICOS β

Carbapenémicos y monobactámicos

Aztreonam
Parenteral: polvo para reconstituir una solución inyectable (0.5, 1, 2 g)

Doripenem
Parenteral: polvo para reconstituir una solución inyectable (500 mg/frasco ámpula)

Ertapenem
Parenteral: 1 g de polvo para reconstituir una solución inyectable IV (diluyente al 0.9%) o IM (diluyente, lidocaína al 1%)

Imipenem/cilastatina
Parenteral: polvo para reconstituir una solución inyectable (250, 500, 750 mg de imipenem/frasco ámpula)

Meropenem
Parenteral: polvo para solución inyectable (0.5, 1 g/frasco ámpula)

Cefalosporinas (primera generación) de espectro estrecho

Cefadroxilo
Oral: cápsulas de 500 mg; comprimidos de 1 g; suspensión de 125, 250, 500 mg/5 ml

Cefalexina
Oral: cápsulas y comprimidos de 250, 500 mg; comprimidos de 1 g; suspensión de 125, 250 mg/5 ml

Cefazolina
Parenteral: polvo para reconstituir una solución inyectable (0.25, 0.5, 1 g/frasco ámpula o IV en unidad de venoclisis en Y)

Cefalosporinas (segunda generación) de espectro intermedio

Cefaclor
Oral: cápsulas de 250, 500 mg; comprimidos de liberación ampliada de 375, 500 mg; polvo para reconstituir una suspensión de 125, 187, 250, 375 mg/5 ml

Cefmetazol
Parenteral: 1, 2 g en polvo para inyección IV

Cefotetán
Parenteral: polvo para reconstituir una solución inyectable (1, 2, 10 g/frasco ámpula)

Cefoxitina
Parenteral: polvo para reconstituir una solución inyectable (1, 2, 10 g/frasco ámpula)

Cefprozilo
Oral: comprimidos de 250, 500 mg; polvo para reconstituir una suspensión de 125, 250 mg/5 ml

Cefuroxima
Oral: comprimidos de 125, 250, 500 mg; 125, 250 mg/5 ml suspensión
Parenteral: polvo para reconstituir una solución inyectable (0.75, 1.5, 7.5 g/frasco ámpula o equipo de administración intravenosa)

Loracarbef
Oral: cápsulas de 200, 400 mg; polvo para suspensión de 100, 200 mg/5 ml

Cefalosporinas (de tercera y cuarta generaciones) de amplio espectro

Cefdinir
Oral: cápsulas de 300 mg, suspensión de 125 mg/5 ml

Cefditorén
Oral: comprimidos de 200 mg

Cefepima
Parenteral: polvo para solución inyectable de 0.5, 1, 2 g

Cefixima
Oral: comprimidos de 200, 400 mg; polvo para suspensión oral de 100 mg/5 ml

Cefotaxima
Parenteral: polvo para reconstituir una solución inyectable (0.5, 1, 2 g/frasco ámpula)

Cefpodoxima proxetilo
Oral: comprimidos de 100, 200 mg; gránulos de 50, 100 mg para suspensión/5 ml

Ceftarolina fosamilo
Parenteral: polvo para reconstituir e inyectar (0.6 g por frasco)

Ceftazidima
Parenteral: polvo para reconstituir una solución inyectable (0.5, 1, 2 g/frasco ámpula

Ceftibutén
Oral: cápsulas de 400 mg; polvo para suspensión oral de 90, 180 mg/5 ml

Ceftizoxima
Parenteral: polvo para reconstituir la solución inyectable (0.5, 1, 2 g/frasco ámpula)

Ceftriaxona
Parenteral: polvo para reconstituir una solución inyectable (0.25, 0.5, 1, 2, 10 g/frasco ámpula)

OTROS FÁRMACOS REVISADOS EN ESTE CAPÍTULO

Cicloserina
Oral: cápsulas de 250 mg

Daptomicina
Parenteral: polvo liofilizado de 0.25 o 0.5 g para reconstituir una solución inyectable IV

Fosfomicina
Oral: paquete de 3 g

Telavancina
Parenteral: polvo con 0.25 y 0.75 g para reconstituir e inyectar IV

Vancomicina
Oral: cápsulas 125, 250 mg; polvo para reconstituir una solución de 250 mg/5 ml, 500 mg/6 ml
Parenteral: polvo de 0.5, 1, 5, 10 g para reconstituir una solución inyectable IV

[1]El contenido de clavulanato varía con la fórmula; véase la información del producto.

[2]El contenido del sulbactam es la mitad del correspondiente de la ampicilina.

[3]El contenido del tazobactam es 12.5% del correspondiente de la piperacilina.

[4]Contenido del clavulanato, 0.1 g.

BIBLIOGRAFÍA

Biek D et al: Ceftaroline fosamil: A novel broad-spectrum cephalosporin with expanded Gram-positive activity. J Antimicrob Chemother 2010;65(Suppl 4):iv9.

Billeter M et al: Dalbavancin: A novel once-weekly lipoglycopeptide antibiotic. Clin Infect Dis 2008;46:577.

Bush K et al: Anti-MRSA beta-lactams in development, with a focus on ceftobiprole: The first anti-MRSA beta-lactam to demonstrate clinical efficacy. Expert Opin Investig Drugs 2007;16:419.

Carpenter CF, Chambers HF: Daptomycin: Another novel agent for treating infections due to drug-resistant gram-positive pathogens. Clin Infect Dis 2004;38:994.

Centers for Disease Control and Prevention: Vancomycin-resistant *Staphylococcus aureus*—Pennsylvania, 2002. JAMA 2002;288:2116.

Chow JW et al: *Enterobacter* bacteremia: Clinical features and emergence of antibiotic resistance during therapy. Ann Intern Med 1991;115:585.

Fowler VG et al: Daptomycin versus standard therapy for bacteremia and endocarditis caused by *Staphylococcus aureus*. N Engl J Med 2006;355:653.

Hiramatsu K et al: Methicillin resistant *Staphylococcus aureus* clinical strain with reduced vancomycin susceptibility. J Antimicrob Chemother 1997;40:135.

Hiramatsu K: Vancomycin-resistant *Staphylococcus aureus*: A new model of antibiotic resistance. Lancet Infect Dis 2001;1:147.

Jacoby GA, Munoz-Price LS: The new beta-lactamases. N Engl J Med 2005;352:380.

Keating GM, Perry CM: Ertapenem: A review of its use in the treatment of bacterial infections. Drugs 2005;65:2151.

Leonard SN, Rybak MJ: Telavancin: An antimicrobial with a multifunctional mechanism of action for the treatment of serious gram-positive infections. Pharmacotherapy 2008;28:458.

Mandell L: Doripenem: A new carbapenem in the treatment of nosocomial infections. Clin Infect Dis 2009;49(Suppl 1):S1.

Noskin GA et al: National trends in *Staphylococcus aureus* infection rates: Impact on economic burden and mortality over a 6-year period. Clin Infect Dis 2007;45:1132.

Park MA, Li JT: Diagnosis and management of penicillin allergy. Mayo Clin Proc 2005;80:405.

Rybak M et al: Therapeutic monitoring of vancomycin in adults patients: A consensus review of the American Society of Health-System Pharmacists, the Infectious Diseases Society of America, and the Society of Infectious Diseases Pharmacists. Am J Health Syst Pharm 2009;66:82.

Sanders EW Jr, Tenny JH, Kessler RE: Efficacy of cefepime in the treatment of infections due to multiply resistant Enterobacter species. Clin Infect Dis 1996;23:454.

Wexler HM: In vitro activity of ertapenem: Review of recent studies. J Antimicrob Chemother 2004;53(Suppl 2):ii11.

Zar FA et al: A comparison of vancomycin and metronidazole for the treatment of *Clostridium difficile*-associated diarrhea. Clin Infect Dis 2007;45:302.

RESPUESTA AL ESTUDIO DE CASO

Debe indicarse una cefalosporina intravenosa de tercera generación (ceftriaxona o cefotaxima) con penetración adecuada en las meninges inflamadas y que tenga actividad contra las bacterias frecuentes que causan neumonía y meningitis adquiridas en la comunidad (neumococo, meningococo, *Haemophilus*). También debe administrarse vancomicina hasta que se tengan los resultados del cultivo y las pruebas de sensibilidad, en caso de que el paciente esté infectado con un neumococo resistente. Aunque el enfermo tiene antecedente de exantema con amoxicilina, la presentación no es consistente con una reacción anafiláctica. Las aminopenicilinas se relacionan a menudo con exantemas que no son de origen alérgico. En este caso es improbable una reacción cruzada con una cefalosporina.

CAPÍTULO

44

Tetraciclinas, macrólidos, clindamicina, cloranfenicol, estreptograminas y oxazolidinonas

Daniel H. Deck, PharmD
y Lisa G. Winston, MD

ESTUDIO DE CASO

Una mujer de 19 años sin antecedentes médicos significativos acude a la clínica médica universitaria con el antecedente de secreción vaginal fétida por dos semanas. Niega fiebre o dolor abdominal, pero manifiesta hemorragia vaginal después del coito. Cuando se la interroga acerca de su actividad sexual, refiere haber tenido coito vaginal sin protección con dos hombres en los últimos seis meses. Se realiza una exploración ginecológica que resulta positiva para secreción mucopurulenta en el conducto endocervical. No hay hipersensibilidad a la movilización cervicouterina. Se obtiene una muestra de la primera orina para estudio de clamidia y gonococos. También se solicita una prueba de embarazo porque la paciente manifiesta "no haber presentado su último periodo menstrual". En espera de los resultados se determina el tratamiento empírico de cervicitis gonocócica y clamidiosis. ¿Cuáles son dos de las opciones terapéuticas para la posible infección por clamidia? ¿Cómo influye el embarazo posible en la decisión terapéutica?

Los fármacos descritos en este capítulo inhiben la síntesis proteínica de las bacterias porque se unen a los ribosomas e interfieren con su actividad. La mayor parte de estos fármacos son bacteriostáticos, pero unos cuantos son bactericidas contra ciertos microorganismos. Debido al abuso, es frecuente la resistencia a la tetraciclina y los macrólidos. Con excepción de la tigeciclina y las estreptograminas, estos antibióticos casi siempre se administran por vía oral.

TETRACICLINAS

Todas las tetraciclinas tienen la estructura básica que se muestra a continuación:

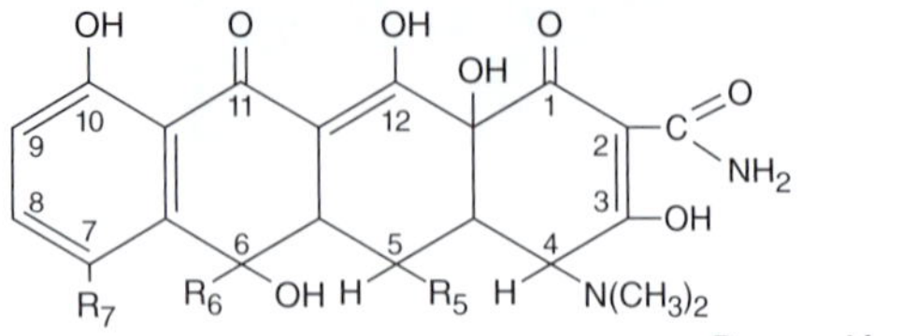

	R_7	R_6	R_5	Depuración renal (ml/min)
Clortetraciclina	—Cl	—CH_3	—H	35
Oxitetraciclina	—H	—CH_3	—OH	90
Tetraciclina	—H	—CH3	—H	65
Demeclociclina	—Cl	—H	—H	35
Metaciclina	—H	=CH_2*	—OH	31
Doxiciclina	—H	—CH_3*	—OH	16
Minociclina	—$N(CH_3)_2$	—H	—H	10

*No hay —OH en la posición 6 en la metaciclina y la doxiciclina.

Las tetraciclinas son sustancias cristalinas anfotéricas con baja solubilidad, disponibles en la forma de clorhidratos, que son más solubles. En solución son ácidas y, con excepción de la clortetraciclina, bastante estables. Las tetraciclinas quelan iones metálicos divalentes, lo que puede interferir con su absorción y actividad. Un nuevo análogo aprobado de la tetraciclina, la tigeciclina, es una glicilciclina, derivado semisintético de la minociclina.

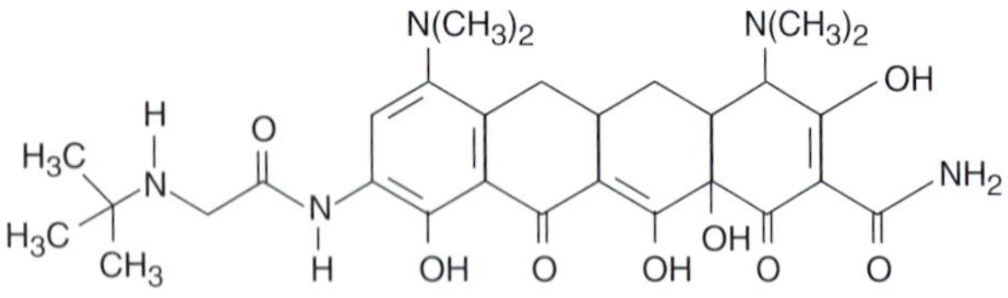

Tigeciclina

Mecanismo de acción y actividad antimicrobiana

Las tetraciclinas son antibióticos bacteriostáticos de amplio espectro que suprimen la síntesis de proteínas. Las tetraciclinas entran a los microorganismos en parte por difusión pasiva y en parte por un proceso de transporte activo dependiente de energía. Los organismos susceptibles concentran el fármaco en su interior. Una vez dentro de las células, las tetraciclinas se unen en forma reversible a la subunidad 30S del ribosoma bacteriano, donde bloquean la unión de aminoacil-tRNA con el sitio receptor del complejo mRNA-ribosoma (fig. 44-1). Esto impide la adición de aminoácidos al péptido en crecimiento.

Las tetraciclinas tienen actividad contra muchas bacterias grampositivas y gramnegativas, incluidos ciertos anaerobios, rickettsias, clamidias y micoplasmas. La actividad antibacteriana de casi todas las tetraciclinas es similar, salvo porque las cepas resistentes a este fármaco pueden ser susceptibles a la doxiciclina, minociclina y tigeciclina, todas las cuales son malos sustratos para la bomba de expulsión que media la resistencia. Las diferencias en la eficacia clínica para los microorganismos susceptibles son menores y se atribuyen en buena medida a las características de absorción, distribución y excreción de los fármacos individuales.

Resistencia

Se han descrito tres mecanismos de resistencia a los análogos de las tetraciclinas: 1) alteración de la entrada o incremento de la salida por la bomba proteínica de transporte activo; 2) protección de ribosomas por la producción de proteínas que interfieren con la unión de tetraciclinas al ribosoma, y 3) inactivación enzimática. Los más importantes son la producción de una bomba de salida y la protección de ribosomas. Las especies gramnegativas que expresan la bomba de salida Tet(AE) son resistentes a las tetraciclinas más antiguas, doxiciclina y minociclina. No obstante, son susceptibles a la tigeciclina, que no es sustrato de estas bombas. De manera similar, la bomba de salida Tet(K) de los estafilococos confiere resistencia a la tetraciclina, pero no a la doxiciclina, minociclina o tigeciclina, ninguna de las cuales es sustrato de la bomba. La proteína de protección ribosómica Tet(M) expresada por los microorganismos grampositivos produce resistencia a la tetraciclina, doxiciclina y minociclina, pero no a la tigeciclina, por su radical *t*-butilglicilamida pesado que tiene efecto de obstrucción estérica en la unión de Tet(M) al ribosoma. La tigeciclina es un sustrato de las bombas de salida de fármacos múltiples, codificada de forma cromosómica, de especies de *Proteus* y *Pseudomonas aeruginosa*, lo que contribuye a su resistencia intrínseca a todas las tetraciclinas, incluida la tigeciclina.

Farmacocinética

Las tetraciclinas difieren en su absorción después de la administración oral y su eliminación. Luego de la ingestión, la absorción es de casi 30% para la clortetraciclina; 60 a 70% para tetraciclina, oxitetraciclina, demeclociclina y metaciclina; y 95 a 100% para doxiciclina y minociclina. La tigeciclina se absorbe mal por vía oral y debe administrarse por vía intravenosa. Una porción de la dosis de tetraciclina administrada por vía oral se mantiene en la luz del intestino, modifica la flora intestinal y se excreta en las heces. La absorción tiene lugar sobre todo en la porción superior del intestino delgado y se altera por la presencia de alimentos (excepto doxiciclina y minociclina que son tetraciclinas de segunda generación); cationes divalentes (Ca^{2+}, Mg^{2+}, Fe^{2+}) o Al^{3+}; productos lácteos y antiácidos, que contienen cationes multivalentes; y el pH alcalino. Se cuenta con fórmulas en especial amortiguadas de tetraciclina para su administración intravenosa.

Las tetraciclinas se unen en 40 a 80% a las proteínas séricas. Las dosis orales de 500 mg cada 6 h de clorhidrato de tetraciclina u oxitetraciclina producen concentraciones sanguíneas máximas de 4 a 6 μg/ml. Las tetraciclinas que se inyectan por vía intravenosa aportan cifras un poco mayores, pero sólo de manera temporal. Se alcanzan concentraciones máximas de 2 a 4 μg/ml con una dosis de 200 mg de doxiciclina o minociclina. Las concentraciones séricas máximas en estado estable de la tigeciclina son 0.6 μg/ml con la dosis estándar. Las tetraciclinas se distribuyen de manera amplia en los tejidos y líquidos corporales, excepto en el líquido cefalorraquídeo, donde las concentraciones son de 10 a 25% de las correspondientes en suero. La minociclina alcanza cantidades muy altas en las lágrimas y la saliva, lo que la hace útil para la erradicación del estado de portador de meningococos. Las tetraciclinas cruzan la placenta para alcanzar al feto y también se excretan en la leche. Como resultado de la quelación con calcio, éstas se unen a los huesos y dientes en crecimientos y los dañan. La carbamazepina, la fenitoína, los barbitúricos y la ingestión crónica de alcohol pueden disminuir la semivida de la doxiciclina en 50% por inducción de enzimas hepáticas que degradan el fármaco.

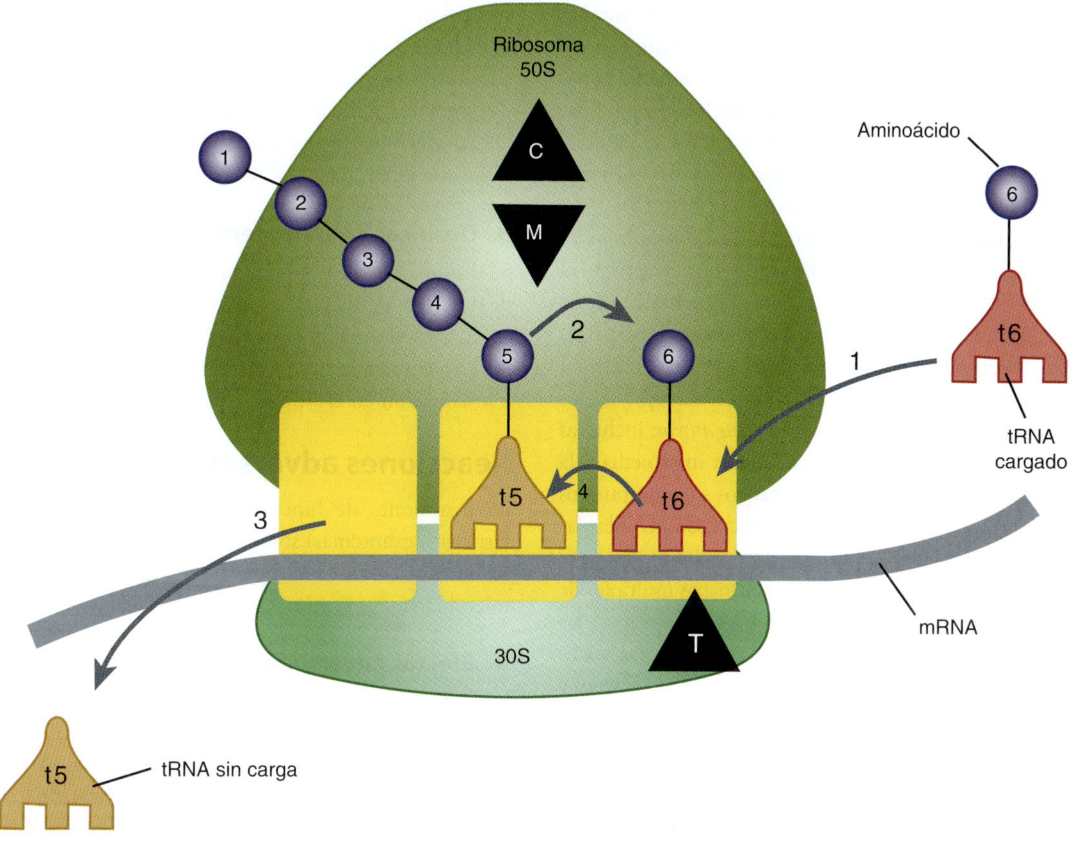

FIGURA 44–1 Pasos en la síntesis de las proteínas bacterianas y sitios de acción de varios antibióticos. Los aminoácidos se muestran como círculos numerados. El complejo 70S del mRNA ribosómico se muestra con sus subunidades 50S y 30S. En el paso 1, la unidad de tRNA cargada que porta el aminoácido 6 se une al sitio receptor en el ribosoma 70S. El peptidil tRNA en el sitio donador, con los aminoácidos 1 a 5, se une a la cadena creciente de aminoácidos (formación de enlace peptídico, paso 2). El tRNA sin carga que queda en el sitio donador se libera (paso 3) y la nueva cadena de 6 aminoácidos con su tRNA cambia al sitio peptidilo (translocación, paso 4). Los sitios de unión con el antibiótico se muestran como triángulos en el esquema. El cloranfenicol (C) y los macrólidos (M) se unen con la subunidad 50S y bloquean la formación del enlace peptídico (paso 2). Las tetraciclinas (T) se unen a la subunidad 30S e impiden la unión de la unidad tRNA cargada (paso 1).

Las tetraciclinas se excretan sobre todo en la bilis y la orina. Las concentraciones biliares rebasan 10 veces a las séricas. Una parte del fármaco eliminado en la bilis se resorbe en el intestino (circulación enterohepática), lo que puede contribuir al mantenimiento de la concentración sérica. La excreción de 10 a 50% de varias tetraciclinas se lleva a cabo en la orina, en particular por filtración glomerular; 10 a 40% del fármaco se excreta en las heces. La doxiciclina y la tigeciclina, a diferencia de otras tetraciclinas, se eliminan por mecanismos no renales, no se acumulan en forma significativa y no es necesario el ajuste posológico en la insuficiencia renal.

Las tetraciclinas se clasifican como de acción breve (clortetraciclina, tetraciclina, oxitetraciclina), acción intermedia (demeclociclina y metaciclina) o acción prolongada (doxiciclina y minociclina) con base en sus semividas séricas de 6 a 8, 12 y 16 a 18 h, respectivamente. La tigeciclina tiene una semivida de 36 h. La absorción casi completa y la excreción lenta de la doxiciclina y minociclina permiten la administración una vez al día para ciertas indicaciones, pero por su absorción estos dos fármacos casi siempre se administran dos veces al día.

Usos clínicos

El fármaco de elección para el tratamiento de las infecciones por rickettsias es una tetraciclina. Las tetraciclinas también son alternativas excelentes para las infecciones por *Mycoplasma pneumoniae*, clamidias y algunas espiroquetas. Se administran en esquemas combinados para tratar la enfermedad ulceropéptica gástrica y duodenal y la causada por *Helicobacter pylori.* Se pueden utilizar en diversas infecciones por bacterias grampositivas y gramnegativas, incluidas especies de vibriones, cuando el microorganismo no es resistente. En el cólera, las tetraciclinas detienen con rapidez la descamación de vibriones, pero se ha observado resistencia al fármaco durante las epidemias. Las tetraciclinas aún son eficaces en la mayor parte de las infecciones por clamidias, incluidas las de transmisión sexual. Las tetraciclinas no se recomiendan ya para el tratamiento de la enfermedad gonocócica debido a resistencia. Una tetraciclina, combinada con otros antibióticos, está indicada para la peste, tularemia y brucelosis. En ocasiones, las tetraciclinas se prescriben en el tratamiento o profilaxis de infecciones por protozoarios, como las causadas por *Plasmodium falciparum* (cap. 52). Otros usos incluyen el tratamiento del acné, las exacerbaciones de bronquitis, neumonía extrahospitalaria, enfermedad de Lyme, fiebre recurrente, leptospirosis y algunas infecciones micobacterianas diferentes de la tuberculosis (p. ej., por *Mycobacterium marinum*). Las tetraciclinas se utilizaron antes para diversas infecciones frecuentes, entre ellas gastroenteritis bacteriana e infecciones de vías urinarias. Sin embargo, muchas cepas de bacterias que causan estas infecciones hoy son resistentes y otros compuestos han sustituido en gran parte a las tetraciclinas.

La **minociclina**, a dosis de 200 mg por vía oral diarios durante cinco días, puede erradicar el estado de portador de meningococos, pero a causa de sus efectos secundarios y resistencia de muchas cepas de meningococos se prefiere la rifampicina. La **demeclociclina** inhibe la acción de la hormona antidiurética en el túbulo renal y se ha utilizado para el tratamiento de la secreción inapropiada de hormona antidiurética o péptidos similares por ciertos tumores (cap. 15).

La **tigeciclina**, la primera glicilciclina en autorizarse para la práctica clínica, tiene varias características singulares que ameritan el estudio por separado de las tetraciclinas antiguas. Muchas cepas de microorganismos resistentes a la tetraciclina son susceptibles a la tigeciclina porque los determinantes comunes de resistencia no tienen actividad contra ella. Su espectro es muy amplio. Son susceptibles los estafilococos negativos a la coagulasa y *Staphylococcus aureus*, incluidas las cepas resistentes a la meticilina, las de resistencia intermedia a la vancomicina y las resistentes a ésta; los estreptococos son compuestos susceptibles y resistentes a la penicilina; los enterococos, incluidas las cepas resistentes a la vancomicina; los bacilos grampositivos; las especies de Enterobacteriaceae; las cepas resistentes a fármacos múltiples de *Acinetobacter* sp; los anaerobios grampositivos y gramnegativos; las rickettsias, especies de clamidias y *Legionella pneumophila*; y las micobacterias de crecimiento rápido. No obstante, las especies de *Proteus* y *P. aeruginosa* son intrínsecamente resistentes.

La tigeciclina, formulada sólo para administración intravenosa, se aplica con una dosis de carga de 100 mg; y después 50 mg cada 12 h. Como sucede con todas las tetraciclinas, tiene una excelente penetración hística e intracelular; por consiguiente, el volumen de distribución es muy grande y las concentraciones séricas máximas son bajas. La eliminación es en particular biliar y no se requiere ajuste posológico para pacientes con insuficiencia renal. Además de los efectos de clase de las tetraciclinas, el principal efecto adverso de la tigeciclina es la náusea, que se presenta hasta en 33% de los pacientes y, en ocasiones, el vómito. Por lo general, tales efectos no interfieren con la interrupción del fármaco.

La tigeciclina tiene la aprobación de la *Food and Drug Administration* (FDA) para el tratamiento de la infección de la piel y sus anexos, infecciones intraabdominales y neumonía adquirida en la comunidad. Como las concentraciones del fármaco activo en la orina son relativamente bajas, dicho fármaco tal vez no sea eficaz para tratar infecciones de vías urinarias y no tiene indicación para ese uso. La tigeciclina es una buena adición al grupo de los antimicrobianos por su actividad contra una amplia variedad de microorganismos patógenos nosocomiales resistentes a fármacos múltiples (p. ej., *S. aureus* resistente a meticilina, bacterias gramnegativas productoras de lactamasa β de amplio espectro y especies de *Acinetobacter*). Sin embargo, se desconoce su eficacia clínica en las infecciones con microorganismos resistentes a múltiples fármacos, en comparación con otros fármacos.

A. Dosis oral

La dosis oral de las tetraciclinas de excreción rápida, equivalente a la del clorhidrato de tetraciclina, es de 0.25 a 0.5 g cada 6 h para adultos y 20 a 40 mg/kg/día para niños (de ocho años y mayores). Para las infecciones sistémicas graves está indicada la dosis más alta, al menos durante los primeros días. La dosis diaria de demeclociclina y metaciclina es de 600 mg, la de doxiciclina de 100 mg una o dos veces al día, y la de minociclina de 100 mg cada 12 h. La doxiciclina es la tetraciclina oral de elección porque puede administrarse dos veces al día y su absorción no se altera en forma significativa con los alimentos. Todas las tetraciclinas quelan a los metales y no deben administrarse por vía oral junto con leche, antiácidos o sulfato ferroso. Con la finalidad de evitar su acumulación en huesos o dientes en crecimiento, no están indicadas en mujeres embarazadas y niños menores de ocho años.

B. Dosificación parenteral

Se dispone de varias tetraciclinas para inyección intravenosa a dosis de 0.1 a 0.5 g cada 6 a 12 h (similares a las orales), pero la doxiciclina es el fármaco usual que se prefiere a dosis de 100 mg cada 12 a 24 h. No se recomienda su inyección intramuscular porque produce dolor e inflamación en el sitio de aplicación.

Reacciones adversas

Las reacciones de hipersensibilidad a las tetraciclinas (fiebre por fármacos, exantemas) son raras. La mayor parte de los efectos adversos se debe a toxicidad directa del fármaco o alteraciones de la flora microbiana.

A. Efectos adversos gastrointestinales

La náusea, vómito y diarrea son los motivos más frecuentes de interrupción de las tetraciclinas. Estos efectos se atribuyen a la irritación local directa del tubo digestivo. Por lo general, la náusea, anorexia y diarrea se controlan con la administración del fármaco con los alimentos o carboximetilcelulosa, disminución de la dosis o su interrupción.

Las tetraciclinas alteran la flora gastrointestinal normal, suprimen a los patógenos coliformes susceptibles y posibilitan el crecimiento excesivo de *Pseudomonas*, *Proteus*, estafilococos, coliformes resistentes, clostridios y *Candida*. Esto puede causar trastornos funcionales intestinales, prurito anal, candidosis vaginal o bucal, o colitis relacionada con *Clostridium difficile*.

B. Estructuras óseas y dientes

Las tetraciclinas se unen con facilidad al calcio depositado en el hueso de reciente formación o los dientes de los niños pequeños. Cuando se administran durante el embarazo pueden acumularse en los dientes fetales y causar fluorescencia, cambios de color y displasia del esmalte veteado de dientes; también se pueden depositar en el hueso provocando osteítis, donde producen deformidad o inhibición del crecimiento. Debido a tales efectos, en general se evitan durante el embarazo. Si se administran estos fármacos durante periodos prolongados a niños menores de ocho años pueden aparecer resultados similares.

C. Otros efectos tóxicos

Las tetraciclinas pueden alterar la función hepática, en especial durante el embarazo, en pacientes con insuficiencia hepática previa y cuando se administran en dosis altas por vía intravenosa. Se ha comunicado necrosis hepática con dosis diarias de 4 g o más por vía intravenosa.

Se han atribuido la acidosis tubular renal y otras lesiones del riñón que producen retención de nitrógeno a la administración de preparados de tetraciclina caducados (síndrome de Fanconi). Las tetraciclinas que se administran junto con diuréticos pueden ocasionar retención de nitrógeno. Aquellas diferentes de la doxiciclina se pueden acumular hasta concentraciones tóxicas en pacientes con alteración de la función renal.

La inyección intravenosa puede causar trombosis venosa. La inyección intramuscular produce irritación local dolorosa y debe evitarse.

Las tetraciclinas administradas por vía sistémica, en especial la demeclociclina, pueden inducir sensibilidad a la luz ultravioleta o solar, en particular en personas de piel clara.

Se han observado mareo, vértigo, náusea y vómito, sobre todo con la doxiciclina a dosis mayores de 100 mg; con dosis de 200 a 400 mg/día de minociclina, 35 a 70% de los pacientes presentan dichas reacciones.

MACRÓLIDOS

Los macrólidos constituyen un grupo de compuestos muy relacionados, caracterizados por un anillo macrocíclico de lactona (casi siempre constituido por 14 a 16 átomos) al que se unen desoxiazúcares. El fármaco prototipo, la eritromicina, formado por dos moléculas de azúcar unidas al anillo de 14 átomos de lactona, se obtuvo en 1952 a partir de *Streptomyces erythreus*. La claritromicina y la azitromicina son derivados semisintéticos de la eritromicina.

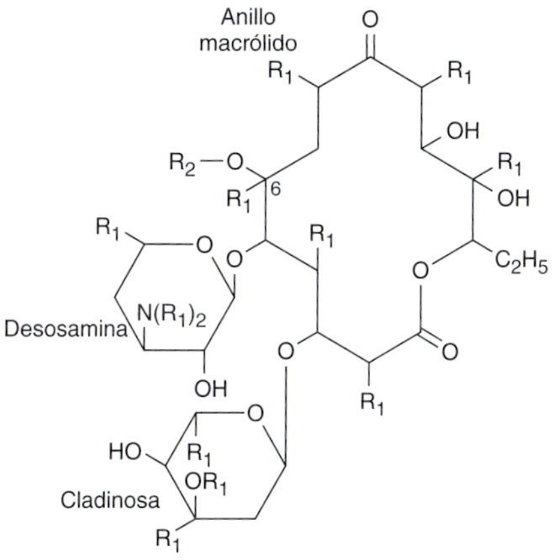

Eritromicina ($R_1 = CH_3$, $R_2 = H$)
Claritromicina (R_1, $R_2 = CH_3$)

ERITROMICINA

Aspectos químicos

La estructura general de la eritromicina se muestra con el anillo macrólido y los azúcares desosamina y cladinosa. Es poco soluble en agua (0.1%), pero se disuelve con facilidad en solventes orgánicos. En solución es muy estable a 4°C, pero pierde actividad con rapidez a 20°C y en presencia de pH ácido. Las eritromicinas suelen expenderse como ésteres y sales diversos.

Mecanismo de acción y actividad antimicrobiana

La actividad antibacteriana de la eritromicina y otros macrólidos puede ser inhibidora o bactericida, sobre todo en concentraciones altas, para los microorganismos susceptibles. La actividad se intensifica con un pH alcalino. La inhibición de la síntesis de proteína se produce por unión con el RNA ribosómico 50S. El sitio de unión se halla próximo al centro de la peptidiltransferasa y la elongación de la cadena peptídica (es decir, transpeptidación) se evita por el bloqueo del túnel de salida del polipéptido. Como resultado, el peptidil-tRNA se disocia del ribosoma. La eritromicina también inhibe la formación de la subunidad ribosómica 50S (fig. 44-1).

La eritromicina tiene actividad contra cepas susceptibles de patógenos grampositivos, en especial neumococos, estreptococos, estafilococos y corinebacterias. También son susceptibles *Mycoplasma pneumoniae*, *L. pneumophila*, *Chlamydia trachomatis*, *Chlamydia psittaci*, *Chlamydia pneumoniae*, *H. pylori*, *Listeria monocytogenes* y ciertas micobacterias (*Mycobacterium kansasii*, *Mycobacterium scrofulaceum*). Son susceptibles los microorganismos gramnegativos como *Neisseria* sp, *Bordetella pertussis*, *Bartonella henselae* y *Bartonella quintana*, así como algunas especies de rickettsias, *Treponema pallidum* y especies de *Campylobacter*. *Haemophilus influenzae* es un poco menos susceptible.

La resistencia a la eritromicina suele codificarse por plásmidos. Se han identificado tres mecanismos: 1) disminución de la permeabilidad de la membrana celular o salida activa; 2) producción de esterasas que hidrolizan los macrólidos (por especies de Enterobacteriaceae), y 3) modificación del sitio de unión ribosómico (la llamada protección ribosómica) por mutación cromosómica o una metilasa constitutiva o inducible por macrólidos. La salida y la producción de metilasa corresponden en gran cantidad a los principales mecanismos de resistencia en los microorganismos grampositivos. La resistencia cruzada es completa entre la eritromicina y los otros macrólidos. La producción constitutiva de metilasa también confiere resistencia a compuestos no relacionados desde el punto de vista estructural, pero similares en términos mecánicos, como clindamicina y estreptogramina B (la llamada resistencia a macrólido-lincosamida-estreptogramina o MLS-de tipo B), que comparten el mismo sitio de unión ribosómica. Como los no macrólidos son malos inductores de la metilasa, las cepas que excretan una metilasa inducible parecen susceptibles *in vitro*. Sin embargo, se pueden seleccionar las mutantes constitutivas, que son resistentes, y aparecer durante el tratamiento con clindamicina.

Farmacocinética

La eritromicina base es destruida por el ácido gástrico y debe administrarse con cubierta entérica. Los alimentos interfieren con la absorción. Los estearatos y ésteres son bastante acidorresistentes y se absorben un poco mejor. La sal laurílica del éster propionilo de la eritromicina (estolato de eritromicina) es el preparado oral con mejor absorción. Una dosis oral de 2 g/día produce concentraciones de casi 2 µg/ml de eritromicina base sérica y su éster. Sin embargo, sólo la base tiene actividad microbiológica y su concentración tiende a ser similar, cualquiera que sea la fórmula. Una dosis intravenosa de 500 mg de lactobionato de eritromicina produce concentraciones séricas de 10 µg/ml 1 h después de su administración. La semivida sérica por lo regular es de casi 1.5 h y 5 h en pacientes con anuria. No es necesario el ajuste para la insuficiencia renal. La eritromicina no se elimina por diálisis. Se excretan grandes cantidades de una dosis administrada en la bilis y se pierden en las heces, y sólo 5% se elimina en la orina. El fármaco absorbido se distribuye en forma amplia, excepto en el cerebro y el líquido cefalorraquídeo. La eritromicina es captada por leucocitos polimorfonucleares y macrófagos; atraviesa la placenta y llega al feto.

Usos clínicos

La eritromicina es un fármaco de elección en las infecciones por corinebacterias (difteria, sepsis por corinebacterias, eritrasma); en infecciones respiratorias, neonatales, oculares o genitales causadas por clamidia; y en el tratamiento de neumonía adquirida en la comunidad porque su espectro de actividad incluye al neumococo, *M. pneumoniae* y *L. pneumophila*. La eritromicina también es útil como sustituto de la penicilina en personas alérgicas a ésta y que tienen infecciones por estafilococos (si se asume que la cepa es susceptible), estreptococos o neumococos. El surgimiento de la resistencia a la eritromicina en cepas de estreptococos del grupo A y neumococos (en particular neumococos no susceptibles a la penicilina) ha convertido a los macrólidos en una alternativa menos atractiva como fármacos de primera línea en la faringitis, infecciones de la piel y tejido blando y neumonía. La eritromicina se recomienda para la profilaxis contra la endocarditis durante procedimientos odontológicos en individuos con cardiopatía valvular, si bien la clindamicina, que se tolera mejor, la ha sustituido en gran parte. Aunque el estolato de eritromicina es la sal mejor absorbida, implica el máximo riesgo de precipitar reacciones adversas. Por lo tanto, tal vez se prefieran las sales de estearato o succinato.

La dosis oral de eritromicina base, estearato o estolato, es de 0.25 a 0.5 g cada 6 h (para niños, 40 mg/kg/día). La dosis del etilsuccinato de eritromicina es de 0.4 a 0.6 g cada 6 h. La eritromicina base oral (1 g) se combina algunas veces con neomicina oral o kanamicina para la preparación preoperatoria del colon. La dosis intravenosa del gluceptato o lactobionato de eritromicina es de 0.5 a 1 g cada 6 h para adultos y 20 a 40 mg/kg/día para niños. Se recomienda la dosis más alta para el tratamiento de neumonía por *L. pneumophila*.

Reacciones adversas

Son frecuentes la anorexia, náusea, vómito y diarrea. La intolerancia gastrointestinal, que se debe a una estimulación directa de la movilidad del intestino, es el motivo más frecuente de interrupción de la eritromicina y su reemplazo por otro antibiótico.

Las eritromicinas, en particular el estolato, pueden producir hepatitis colestásica aguda (fiebre, ictericia, alteración de la función hepática), tal vez como reacción de hipersensibilidad. La mayoría de los pacientes se recupera, pero la hepatitis recurre si se continúa el fármaco. Otras reacciones alérgicas incluyen fiebre, eosinofilia y exantemas.

Los metabolitos de la eritromicina inhiben a las enzimas del citocromo P450, por lo que se incrementan las concentraciones séricas de muchos fármacos, incluidos teofilina, warfarina, ciclosporina y metilprednisolona. La eritromicina aumenta la concentración sérica de la digoxina oral por incremento de su biodisponibilidad.

CLARITROMICINA

La claritromicina se deriva de la eritromicina por adición de un grupo metilo y tiene mejor estabilidad de ácido y absorción oral, en comparación con la eritromicina. Su mecanismo de acción es el mismo. La claritromicina y la eritromicina son similares en cuanto a su actividad antibacteriana, salvo porque la primera ejerce mayor actividad contra el complejo *Mycobacterium avium* (cap. 47). La claritromicina también tiene actividad contra *Mycobacterium leprae*, *Toxoplasma gondii* y *H. influenzae*. Los estreptococos y estafilococos resistentes a la eritromicina también son resistentes a la claritromicina.

Una dosis de 500 mg de claritromicina produce concentraciones séricas de 2 a 3 μg/ml. La semivida más prolongada de la claritromicina (6 h), en comparación con la de la eritromicina, permite su dosificación cada 12 h. La dosis recomendada es de 250 a 500 mg cada 12 h o 1 000 mg de la fórmula de liberación prolongada una vez al día. La claritromicina penetra bien en casi todos los tejidos, con concentraciones iguales o mayores a las séricas.

La claritromicina se degrada en el hígado. Su principal metabolito es la 14-hidroxiclaritromicina que también posee actividad antibacteriana. Una porción del fármaco activo y su metabolito principal se eliminan en la orina y se recomienda la disminución de la dosis (p. ej., una dosis de carga de 500 mg y después 250 mg una o dos veces al día) en pacientes con eliminación de creatinina menor de 30 ml/min. La claritromicina tiene interacciones farmacológicas similares a las descritas para la eritromicina.

Las ventajas de la claritromicina en comparación con la eritromicina son la menor incidencia de intolerancia gastrointestinal y la dosificación menos frecuente.

AZITROMICINA

La azitromicina, un compuesto macrólido con un anillo de lactona de 15 átomos, se deriva de la eritromicina por la adición de un nitrógeno metilado en el anillo de lactona. Su espectro de actividad, mecanismo de acción y aplicaciones clínicas son similares a los de la claritromicina. La azitromicina es activa contra el complejo *M. avium* y *T. gondii*; es un poco menos activa que la eritromicina y la claritromicina contra los estafilococos y estreptococos, y ligeramente más activa contra *H. influenzae*; tiene actividad elevada contra especies de *Chlamydia*.

La azitromicina difiere de la eritromicina y la claritromicina sobre todo por sus propiedades farmacocinéticas. Una dosis de 500 mg de azitromicina produce concentraciones séricas relativamente bajas, de casi 0.4 μg/ml; no obstante, penetra muy bien en casi todos los tejidos (excepto el líquido cefalorraquídeo) y células fagocíticas, con concentraciones hísticas que rebasan a las séricas por 10 a 100 veces. El fármaco se libera con lentitud desde los tejidos (semivida hística de dos a cuatro días) para dar lugar a una semivida de eliminación de casi tres días. Estas propiedades exclusivas permiten la dosificación una vez al día y por consecuencia la disminución en la duración del tratamiento en muchos casos. Por ejemplo, una sola dosis de 1 g de azitromicina es tan eficaz como un ciclo de siete días de doxiciclina para la cervicitis y la uretritis por especies de *Chlamydia*. La neumonía extrahospitalaria se puede tratar con azitromicina administrada con una dosis de carga de 500 mg, seguida por una sola dosis diaria de 250 mg en los siguientes cuatro días.

La azitromicina se absorbe con rapidez y se tolera bien por vía oral; debe administrarse 1 h antes o 2 h después de las comidas. Los antiácidos de aluminio y magnesio no alteran la biodisponibilidad, pero retardan la absorción y disminuyen la concentración sérica máxima. Puesto que tiene un anillo de lactona de 15 miembros (no de 14), la azitromicina no inactiva a las enzimas del citocromo P450 y, por lo tanto, carece de las interacciones farmacológicas que ocurren con la eritromicina y la claritromicina.

CETÓLIDOS

Los cetólidos son macrólidos semisintéticos con anillos de 14 elementos que difieren de la eritromicina por la sustitución de un grupo 3 ceto en lugar del azúcar neutro, L-cladinosa. La **telitromicina** está aprobada para uso clínico. Tiene actividad *in vitro* contra *Streptococcus pyogenes*, *S. pneumoniae*, *S. aureus*, *H. influenzae*, *Moraxella catarrhalis*, *Mycoplasma* sp, *L. pneumophila*, *Chlamydia* sp, *H. pylori*, *Neisseria gonorrhoeae*, *B. fragilis*, *T. gondii* y ciertas micobacterias no tuberculosas. Muchas cepas resistentes a macrólidos son susceptibles a los cetólidos por la modificación estructural de esos compuestos que los hace malos sustratos para la resistencia mediada por la bomba de salida y que se unen a los ribosomas de algunas especies bacterianas con mayor actividad que los macrólidos.

La biodisponibilidad oral de la telitromicina es de 57% y la penetración hística intracelular es en general buena; se degrada en el hígado y se elimina por una combinación de vías de excreción biliar y urinaria. Se administra en dosis de 800 mg una vez al día, que da lugar a una concentración sérica máxima de casi 2 μg/ml. Es un inhibidor reversible del sistema enzimático CYP3A4 y puede prolongar ligeramente el intervalo QT_c. En Estados Unidos, la telitromicina está indicada en la actualidad para el tratamiento de la neumonía bacteriana adquirida en la comunidad. Otras infecciones respiratorias se han eliminado de sus indicaciones cuando se observó que el uso de la telitromicina puede causar hepatitis e insuficiencia hepática.

CLINDAMICINA

La clindamicina es un compuesto con un radical cloro derivado de la **lincomicina**, un antibiótico elaborado por *Streptomyces lincolnensis*.

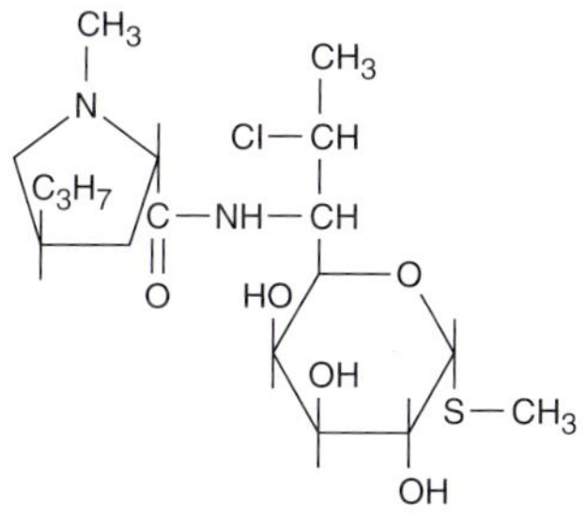

Clindamicina

Mecanismo de acción y actividad antibacteriana

La clindamicina, como la eritromicina, inhibe las síntesis de proteínas por interferencia con la formación del complejo de inicio y las reacciones de translocación de aminoacilos. El sitio de unión de la clindamicina es la subunidad 50S del ribosoma bacteriano, idéntico al correspondiente para la eritromicina. La clindamicina en dosis de 0.5 a 5 μg/ml inhibe a los estreptococos, estafilococos y neumococos. Los enterococos y los microorganismos aerobios gramnegativos son resistentes. Las especies de *Bacteroides* y otros anaerobios grampositivos y gramnegativos son casi siempre sensibles. La resistencia a la clindamicina, que en general confiere resistencia cruzada a los macrólidos, se debe a 1) una mutación del sitio receptor del ribosoma; 2) la modificación del receptor por una metilasa de expresión constitutiva (véase antes la sección sobre resistencia a la eritromicina), y 3) inactivación enzimática de la clindamicina. Los microorganismos aerobios gramnegativos presentan resistencia intrínseca por la mala permeabilidad de su membrana externa.

Farmacocinética

La dosis oral de la clindamicina, 0.15 a 0.3 g cada 8 h (10 a 20 mg/kg/día en niños), aporta concentraciones séricas de 2 a 3 μg/ml. Cuando se administra por vía intravenosa, 600 mg de clindamicina cada 8 h llevan a concentraciones de 5 a 15 μg/ml; el fármaco tiene casi 90% de unión a proteínas. La clindamicina penetra bien en casi todos los tejidos, con excepción del cerebro y el líquido cefalorraquídeo. Penetra bien en los abscesos y es captada en forma activa por las células fagocíticas que la concentran. La clindamicina se degrada en el hígado y tanto el fármaco activo como sus metabolitos activos se excretan en la bilis y la orina. La semivida es de casi 2.5 h en individuos normales, y aumenta a 6 h en enfermos con anuria. No se requiere ajuste posológico en presencia de insuficiencia renal.

Uso clínico

La clindamicina está indicada para el tratamiento de las infecciones de la piel y los tejidos blandos causadas por estreptococos y estafilococos. A menudo es activa contra las cepas de *S. aureus* extrahospitalarias resistentes a la meticilina, una causa cada vez más frecuente de infecciones de piel y tejidos blandos. La clindamicina también está indicada para el tratamiento de la infección por microorganismos anaerobios provocada por especies de *Bacteroides* y otras que suelen participar en infecciones mixtas. La clindamicina, algunas veces combinada con un aminoglucósido o cefalosporina, se usa en el tratamiento de heridas penetrantes del abdomen y el intestino; infecciones originadas en el aparato genital femenino, como aborto séptico, abscesos pélvicos o enfermedad pélvica inflamatoria; y abscesos pulmonares. En la actualidad, la clindamicina se recomienda en lugar de la eritromicina para la prevención de endocarditis en pacientes con cardiopatía valvular que se someten a ciertos procedimientos dentales y tienen alergia sustancial a la penicilina. La clindamicina más primaquina es una alternativa eficaz del trimetoprim-sulfametoxazol para la neumonía moderada a grave por *Pneumocystis jiroveci* en pacientes con sida. También se usa en combinación con pirimetamina en la toxoplasmosis del cerebro relacionada con el sida.

Efectos adversos

Los efectos adversos frecuentes son diarrea, náusea y exantemas. En ocasiones ocurren alteración de la función hepática (con o sin ictericia) y neutropenia. La administración de clindamicina es un factor de riesgo para diarrea y colitis por *C. difficile*.

ESTREPTOGRAMINAS

Mecanismo de acción y actividad antibacteriana

La **quinupristina-dalfopristina** es una combinación de dos estreptograminas (quinupristina, una estreptogramina B, y dalfopristina, una estreptogramina A) en proporción 30:70. Las estreptograminas comparten el mismo sitio de unión ribosómica que los macrólidos y la clindamicina, por lo que inhiben la síntesis de proteínas de la misma forma. Son bactericidas muy rápidas para casi todos los microorganismos, excepto *Enterococcus faecium*, que se elimina con lentitud. La combinación quinupristina-dalfopristina es activa contra cocos grampositivos, incluidas las cepas de estreptococos resistentes a fármacos múltiples, las de *S. pneumoniae* resistentes a la penicilina, de estafilococos susceptibles y resistentes a la meticilina y de *E. faecium*, pero no *Enterococcus faecalis*. La resistencia se debe a la modificación del sitio de unión para quinupristina (resistencia tipo MLS-B), desactivación enzimática de la dalfopristina o salida del fármaco.

Farmacocinética

La quinupristina-dalfopristina se administra por vía intravenosa a dosis de 7.5 mg/kg cada 8 a 12 h. Las concentraciones máximas después de la administración en solución de 7.5 mg/kg durante 60 min son de 3 μg/ml para la quinupristina y 7 μg/ml para la dalfopristina, y ambas se degradan con rapidez, con semividas de 0.85 y 0.7 h, respectivamente. La eliminación se lleva a cabo sobre todo por vía fecal. No se requiere ajuste posológico para la insuficiencia renal, la diálisis peritoneal o la hemodiálisis. No obstante, los pacientes con insuficiencia hepática tal vez no toleren el fármaco a las dosis usuales, debido a la mayor superficie bajo la curva de concentración tanto de los fármacos originales como de sus metabolitos. Esto puede requerir una disminución de la dosis a 7.5 mg/kg cada 12 h o 5 mg/kg cada 8 h. La quinupristina y la dalfopristina inhiben de manera significativa a la CYP3A4 que degrada a la warfarina, el diazepam, el astemizol, la terfenadina, la cisaprida, los inhibidores de la transcriptasa inversa no nucleósidos y la ciclosporina, entre otros. Tal vez sea necesario disminuir la dosis de la ciclosporina.

Aplicaciones clínicas y efectos adversos

La quinupristina-dalfopristina tiene aprobación de uso para el tratamiento de las infecciones causadas por estafilococos o cepas de *E. faecium* resistentes a la vancomicina, pero no las de *E. faecalis*, que son intrínsecamente resistentes, tal vez por un mecanismo de resistencia de salida. Las principales toxicidades son episodios relacionados con la inyección, como el dolor en el sitio de ésta y un síndrome de artralgias-mialgias.

CLORANFENICOL

El cloranfenicol cristalino es un compuesto neutro estable con la siguiente estructura:

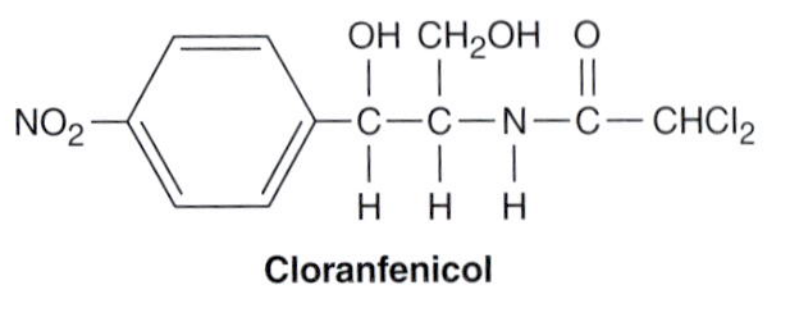

Cloranfenicol

Es soluble en alcohol pero poco soluble en agua. El succinato de cloranfenicol, que se usa para administración parenteral, es altamente hidrosoluble. Se hidroliza *in vivo* con producción de cloranfenicol libre.

Mecanismo de acción y actividad antimicrobiana

El cloranfenicol es un potente inhibidor de la síntesis proteínica microbiana. Se une en forma reversible con la subunidad 50S del ribosoma bacteriano (fig. 44-1) e inhibe la formación del enlace peptídico (paso 2). El cloranfenicol es un antibiótico bacteriostático de amplio espectro con actividad contra bacterias grampositivas y gramnegativas, aeróbicas y anaeróbicas. Es activo también contra rickettsias, pero no contra clamidias. La mayor parte de las bacterias grampositivas se inhibe con concentraciones de 1 a 10 μg/ml y muchas bacterias gramnegativas se inhiben con concentraciones de 0.2 a 5 μg/ml. Son muy sensibles *H. influenzae*, *Neisseria meningitidis* y algunas cepas de *Bacteroides* y para ellas el cloranfenicol puede ser bactericida.

La disminución de resistencia al cloranfenicol puede surgir a partir de grandes poblaciones de células susceptibles al fármaco por selección de mutantes que son menos permeables. La resistencia significativa desde el punto de vista clínico se debe a la producción de la acetiltransferasa del cloranfenicol, una enzima codificada por un plásmido que inactiva al fármaco.

Farmacocinética

La dosis usual de cloranfenicol es de 50 a 100 mg/kg/día. Después de su administración oral, el cloranfenicol cristalino se absorbe en forma rápida y completa. Una dosis oral de 1 g produce concentraciones séricas entre 10 y 15 μg/ml. El palmitato de cloranfenicol es un profármaco que se hidroliza en el intestino para producir cloranfenicol libre. La fórmula parenteral es un profármaco, el succinato de cloranfenicol, que se hidroliza para formar cloranfenicol libre y concentraciones séricas un poco menores que las alcanzadas con la forma administrada por vía oral. El cloranfenicol tiene alta distribución en casi todos los tejidos y líquidos corporales, incluidos el sistema nervioso central y el líquido cefalorraquídeo, de tal modo que las concentraciones en el tejido cerebral pueden ser equivalentes a las séricas. Dicho fármaco penetra con facilidad en las membranas.

Gran parte del fármaco se inactiva por conjugación con ácido glucurónico (sobre todo en el hígado) o por reducción a arilaminas inactivas. El cloranfenicol activo (casi 10% de la dosis total administrada) y sus productos de degradación inactivos (casi 90% del total) se eliminan en la orina. Una pequeña cantidad de fármaco activo se excreta en la bilis y las heces. La dosis sistémica de cloranfenicol no necesita modificarse en presencia de insuficiencia renal, pero debe reducirse de manera notoria en la insuficiencia hepática. Los recién nacidos menores de una semana de edad y los lactantes prematuros eliminan con menor eficacia el cloranfenicol y debe disminuirse a 25 mg/kg/día la dosis.

Uso clínico

Debido a la posibilidad de toxicidad, la resistencia bacteriana y la disponibilidad de muchas otras alternativas efectivas, el cloranfenicol rara vez se usa en Estados Unidos. Puede considerarse en el tratamiento de infecciones graves por rickettsias, como el tifo y la fiebre exantemática de las Montañas Rocosas. Es una alternativa a los lactámicos β para el tratamiento de la meningitis bacteriana en pacientes con reacciones de hipersensibilidad graves a la penicilina. La dosis es de 50 a 100 mg/kg al día dividida en cuatro tomas.

El cloranfenicol se usa en forma tópica para tratar las infecciones oculares, dado su amplio espectro y su penetración en tejidos oculares, así como en el humor acuoso. Es ineficaz para las infecciones por especies de *Chlamydia*.

Reacciones adversas

En ocasiones, los adultos desarrollan trastornos gastrointestinales que incluyen náusea, vómito y diarrea. Esto es raro en niños. Es posible la clamidiosis oral o vaginal como resultado de alteración de la flora microbiana normal.

El cloranfenicol en cantidades mayores de 50 mg/kg/día causa por lo general una supresión reversible de la producción de eritrocitos relacionada con la dosis, después de una a dos semanas. La anemia aplásica es una consecuencia poco común (1 en 24 000 a 40 000 ciclos de tratamiento) de la administración de cloranfenicol por cualquier vía, una reacción de idiosincrasia no relacionada con la dosis, aunque se presenta más a menudo con el uso prolongado. Tiende a ser irreversible y puede ser letal.

Los recién nacidos carecen de un mecanismo de conjugación eficaz con el ácido glucurónico para la degradación y desintoxicación del cloranfenicol. En consecuencia, cuando se administra a los lactantes a dosis mayores de 50 mg/kg/día, el fármaco puede acumularse y provocar el **síndrome del niño gris**, con vómito, flacidez, hipotermia, color grisáceo, choque y colapso. Para evitar este efecto tóxico, debe administrarse con precaución en lactantes y limitar su dosis a 50 mg/kg/día (o menos durante la primera semana de vida) en lactantes a término mayores de una semana de edad, y a 25 mg/kg/día en lactantes prematuros.

El cloranfenicol inhibe a las enzimas microsomales hepáticas que degradan a varios fármacos. Las semividas son prolongadas y las concentraciones séricas de fenitoína, tolbutamida, cloropropamida y warfarina aumentan. Como otros inhibidores bacteriostáticos de la síntesis de proteínas microbiana, el cloranfenicol puede antagonizar a los fármacos bactericidas, como las penicilinas o los aminoglucósidos.

OXAZOLIDINONAS

Mecanismo de acción y actividad antimicrobiana

La **linezolida** es una de las oxazolidinonas, una nueva clase de antimicrobianos sintéticos. Tiene actividad contra bacterias grampositivas, como estafilococos, estreptococos, enterococos, cocos anaeróbicos grampositivos y bacilos grampositivos, como corinebacterias, *Nocardia* sp y *L. monocytogenes*. Es en particular un fármaco bacteriostático, pero tiene acción bactericida contra estreptococos. También tiene actividad contra *Mycobacterium tuberculosis*.

La linezolida inhibe la síntesis de proteínas al evitar la formación del complejo ribosómico que la inicia. Un sitio de unión exclusivo, localizado en el RNA ribosómico 23S de la subunidad 50S, no tiene resistencia cruzada con otras clases de fármacos. La resistencia se debe a mutación del sitio de unión de la linezolida en el RNA ribosómico 23S.

Farmacocinética

La linezolida tiene biodisponibilidad de 100% después de su administración oral y una semivida de 4 a 6 h. Se degrada por el metabolismo oxidativo, que tiene como producto dos metabolitos inactivos. No es inductora o inhibidora de las enzimas del citocromo P450. Las concentraciones séricas máximas son en promedio de 18 μg/ml después de una dosis oral de 600 mg, que es la recomendada dos veces al día, ya sea por vía oral o intravenosa.

Usos clínicos

La linezolida está aprobada para infecciones por *E. faecium* resistente a vancomicina; neumonía intrahospitalaria; neumonía adquirida en la comunidad; e infecciones de piel y tejidos blandos complicadas y no complicadas causadas por bacterias grampositivas susceptibles. Los usos no oficiales incluyen el tratamiento de la tuberculosis resistente a múltiples fármacos y las infecciones por *Nocardia*.

Efectos adversos

La toxicidad principal de la linezolida es hematológica; los efectos son reversibles y casi siempre leves. La trombocitopenia es la manifestación más frecuente (observada en casi 3% de los ciclos de tratamiento), en particular cuando el fármaco se administra por más de dos semanas. También pueden ocurrir anemia y neutropenia, más a menudo en pacientes con predisposición a la supresión de médula ósea o su presencia concomitante. Se han comunicado casos de neuropatía óptica y periférica así como de acidosis láctica con ciclos prolongados de linezolida. Estos efectos secundarios se relacionan al parecer con la inhibición de la síntesis de proteínas mitocondriales inducida por el fármaco. Existen informes de casos del síndrome por serotonina que se desarrolla cuando la linezolida se administra junto con fármacos serotoninérgicos, por lo general antidepresivos inhibidores selectivos de la recaptación de serotonina. La FDA emitió una advertencia sobre el uso de este antibiótico con otros fármacos serotoninérgicos en el 2011.

RESUMEN Tetraciclinas, macrólidos, clindamicina, cloranfenicol, estreptograminas y oxazolidinonas

Subclase	Mecanismo de acción	Efectos	Aplicaciones clínicas	Farmacocinética, toxicidad e interacciones
TETRACICLINAS				
• Tetraciclina	Impide la síntesis de proteínas bacterianas por unión a la subunidad 30S del ribosoma	Actividad bacteriostática contra bacterias susceptibles	Infecciones por especies de micoplasma, clamidia, rickettsias, algunas espiroquetas • paludismo • *H. pylori* • acné	Oral • eliminación mixta (semivida de 8 h) • dosificación cada 6 h • los cationes divalentes alteran su absorción oral • *Toxicidad:* malestar gastrointestinal, hepatotoxidad, fotosensibilidad, depósito en huesos y dientes
• *Doxiciclina: oral e IV; semivida más prolongada (18 h), por lo que se administra cada 12 h; eliminación no renal; la absorción se afecta de manera mínima por cationes divalentes; se usa para tratar la neumonía adquirida en la comunidad y las exacerbaciones de bronquitis*				
• *Minociclina: oral; semivida más prolongada (16 h), por lo que se dosifica cada 12 h; a menudo causa toxicidad vestibular reversible*				
• *Tigeciclina: IV; no afectada por los mecanismos comunes de resistencia a las tetraciclinas; espectro de actividad muy amplio contra microorganismos grampositivos, gramnegativos y bacterias anaerobias; la náusea y el vómito son sus principales efectos tóxicos*				
MACRÓLIDOS				
• Eritromicina	Impide la síntesis de proteínas bacterianas por unión a la subunidad 50S del ribosoma	Actividad bacteriostática contra bacterias susceptibles	Neumonía extrahospitalaria • infecciones por especies de *pertussis* • especies de *Corynebacterium* y clamidias	Oral, IV • eliminación hepática (semivida de 1.5 h), se dosifica cada 6 h • inhibidor del citocromo P450 • *Toxicidad:* malestar gastrointestinal, hepatotoxicidad, prolongación de QT_c
• *Claritromicina: oral; semivida más prolongada (4 h), por lo que se dosifica cada 12 h; actividad agregada contra el complejo* Mycobacterium avium, *toxoplasma y* M. leprae				
• *Azitromicina: oral, IV; semivida muy prolongada (68 h) que permite su dosificación una vez al día y un ciclo de cinco días de tratamiento para la neumonía extrahospitalaria; no inhibe a las enzimas del citocromo P450*				
• *Telitromicina: oral; no se afecta por la resistencia mediada por la salida, por lo que es activa contra muchas cepas de neumococos resistentes a la eritromicina; casos raros de insuficiencia hepática fulminante*				
LINCOSAMIDA				
• Clindamicina	Evita la síntesis de proteínas bacterianas por unión a la subunidad 50S del ribosoma	Actividad bacteriostática contra bacterias susceptibles	Infecciones de piel y tejidos blandos • infecciones por anaerobios	Oral, IV • eliminación hepática (semivida de 2.5 h) • dosificación cada 6 a 8 h • *Toxicidad:* malestar gastrointestinal, colitis por *C. difficile*
ESTREPTOGRAMINAS				
• Quinupristina-dalfopristina	Impide la síntesis de proteínas bacterianas por unión a las subunidad 50S del ribosoma	Actividad bactericida rápida contra la mayor parte de bacterias susceptibles	Infecciones causadas por estafilococos o cepas de *E. faecium* resistentes a vancomicina	IV • eliminación hepática • dosificación cada 8 a 12 h • inhibidor del citocromo P450 • *Toxicidad:* mialgias y artralgias importantes relacionadas con la administración en solución
CLORANFENICOL	Impide la síntesis de proteínas bacterianas por unión a la subunidad 50S del ribosoma	Actividad bacteriostática contra bacterias susceptibles	Su uso es poco común en países desarrollados por su grave toxicidad	Oral, IV • eliminación hepática (semivida 2.5 h) • la dosificación es de 50 a 100 mg/kg/día en cuatro tomas • *Toxicidad:* anemia relacionada con la dosis, anemia aplásica idiosincrásica, síndrome del niño gris
OXAZOLIDINONAS				
• Linezolida	Impide la síntesis de proteínas bacterianas por unión al RNA ribosómico 23S de la subunidad 50S	Actividad bacteriostática contra bacterias susceptibles	Infecciones causadas por estafilococos resistentes a meticilina y enterococos resistentes a vancomicina	Oral, IV • eliminación hepática (semivida de 6 h) • se dosifica cada 12 h • *Toxicidad:* supresión de la médula ósea dependiente de la duración, neuropatía y neuritis óptica • puede ocurrir síndrome de serotonina cuando se administra con otros fármacos serotoninérgicos (p. ej., inhibidores selectivos de la recaptación de serotonina)

PREPARACIONES DISPONIBLES

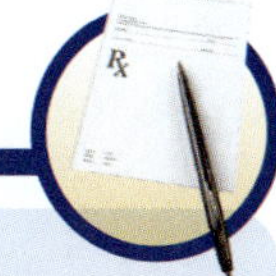

CLORANFENICOL

Cloranfenicol

Parenteral: 100 mg en polvo para reconstituir en solución inyectable

TETRACICLINAS

Demeclociclina

Oral: comprimidos de 150, 300 mg

Doxiciclina

Oral: comprimidos y cápsulas de 20, 50, 75, 100 mg; polvo para reconstituir una suspensión de 25 mg/5 ml; jarabe, 50 mg/5 ml

Parenteral: 100, 200 mg en polvo para reconstituir en solución inyectable

Minociclina

Oral: comprimidos y cápsulas de 20, 50, 75, 100 mg; 50 mg/5 ml en suspensión

Tetraciclina

Oral: cápsulas de 250, 500 mg; suspensión de 125 mg/5 ml

Tigeciclina

Parenteral: 50 mg en polvo para reconstituir en solución inyectable IV

MACRÓLIDOS

Azitromicina

Oral: cápsulas de 250, 500, 600 mg; polvo para preparar una suspensión oral de 100, 200 mg/5 ml

Parenteral: 500 mg en polvo para solución inyectable

Claritromicina

Oral: comprimidos de 250, 500 mg; comprimidos de liberación prolongada de 500, 1 000 mg; gránulos para suspensión oral de 125, 250 mg/5 ml

Eritromicina

Oral (base): comprimidos con cubierta entérica de 250, 333, 500 mg

Oral (base) de liberación prolongada: cápsulas de 250 mg, comprimidos de 500 mg

Oral (estolato): suspensión de 125, 250 mg/5 ml

Oral (etilsuccinato): comprimidos de 400 mg; suspensión de 200, 400 mg/5 ml

Oral (estearato): comprimidos recubiertos de 250, 500 mg

Parenteral: lactobionato, 0.5, 1 g de polvo para reconstitución de solución inyectable IV

CETÓLIDOS

Telitromicina

Oral: comprimidos de 300, 400 mg

LINCOMICINA

Clindamicina

Oral: cápsulas de 75, 150, 300 mg; gránulos para reconstituir una solución de 75 mg/5 ml

Parenteral: 150 mg/ml en frascos ámpula en 2, 4, 6, 60 ml para inyección

ESTREPTOGRAMINAS

Quinupristina y dalfopristina

Parenteral: fórmula 30:70 en un frasco ámpula de 500 mg para reconstitución en solución inyectable IV

OXAZOLIDINONA

Linezolida

Oral: comprimidos de 600 mg; polvo de 100 mg para suspensión en 5 ml

Parenteral: 2 mg/ml para administración IV en solución

BIBLIOGRAFÍA

De Vriese AS et al: Linezolid-induced inhibition of mitochondrial protein synthesis. Clin Infect Dis 2006;42:1111.

Fortun J et al: Linezolid for the treatment of multidrug-resistant tuberculosis. J Antimicrob Chemother 2005;56:180.

Gee T et al: Pharmacokinetics and tissue penetration of linezolid following multiple oral doses. Antimicrob Agents Chemother 2001;45:1843.

Hancock RE: Mechanisms of action of newer antibiotics for gram-positive pathogens. Lancet Infect Dis 2005;5:209.

Lawrence KR et al: Serotonin toxicity associated with the use of linezolid: A review of postmarketing data. Clin Infect Dis 2006;42:1578.

Livermore DM. Tigecycline: What is it, and where should it be used? J Antimicrob Chemother 2005;56:611.

Moran GJ et al: Methicillin-resistant *S aureus* infections among patients in the emergency department. N Engl J Med 2006;355:666.

Noskin GA: Tigecycline: A new glycylcycline for treatment of serious infections. Clin Infect Dis 2005;41(Suppl 5):S303.

Schlossberg D: Azithromycin and clarithromycin. Med Clin North Am 1995;79:803.

Speer BS, Shoemaker MD, Salyers AA: Bacterial resistance to tetracycline: Mechanism, transfer, and clinical significance. Clin Microbiol Rev 1992;5:387.

Zhanel GG et al: The ketolides: A critical review. Drugs 2002;62:1771.

Zuckerman JM: Macrolides and ketolides: Azithromycin, clarithromycin, telithromycin. Infect Dis Clin North Am 2004;18:621.

RESPUESTA AL ESTUDIO DE CASO

Una tetraciclina o un macrólido son efectivos en el tratamiento de la cervicitis por clamidia. La tetraciclina preferida es la doxiciclina en dosis de 100 mg por vía oral dos veces al día durante siete días, mientras que el macrólido preferido es la azitromicina en dosis única de 1 g. Si la paciente está embarazada, las tetraciclinas están contraindicadas y debe recibir en su lugar azitromicina, que es segura durante el embarazo.

CAPÍTULO

45

Aminoglucósidos y espectinomicina

Daniel H. Deck, PharmD y Lisa G. Winston, MD*

ESTUDIO DE CASO

Un varón de 45 años sin antecedentes médicos ingresó a la unidad de cuidados intensivos (ICU, *intensive care unit*) hace 10 días, después de sufrir quemaduras de tercer grado sobre 40% de la superficie corporal. Se ha mantenido relativamente estable hasta las últimas 24 h. En este momento tiene fiebre (39.5°C) y el recuento leucocítico se incrementó de 8 500 a 20 000/mm^3. También presentó una crisis de hipotensión (86/50 mmHg) que respondió a la administración súbita de soluciones. Se obtuvieron muestras para hemocultivo al momento de la fiebre y aún no se tienen los resultados. El médico de la ICU está preocupado por la posibilidad de septicemia y decide recetar una combinación empírica contra *Pseudomonas.* Esta combinación incluye tobramicina. El paciente pesa 70 kg y tiene una eliminación de creatinina calculada de 90 ml/min. ¿Cómo debe dosificarse la tobramicina utilizando esquemas de una vez al día y el convencional? ¿Cómo se vigila la eficacia y toxicidad de cada esquema?

Los fármacos descritos en este capítulo son bactericidas inhibidores de la síntesis de proteínas y alteran la función ribosómica. Estos agentes tienen utilidad principalmente contra microorganismos gramnegativos aerobios.

AMINOGLUCÓSIDOS

Los aminoglucósidos incluyen **estreptomicina**, **neomicina**, **kanamicina**, **gentamicina**, **tobramicina**, **sisomicina**, **netilmicina** y otros. Se utilizan con mayor frecuencia combinados con algún antibiótico lactámico β en las infecciones graves por bacterias gramnegativas, combinado con vancomicina o algún lactámico β contra endocarditis por grampositivos y para el tratamiento de la tuberculosis.

Propiedades generales de los aminoglucósidos

A. Propiedades físicas y químicas

Los aminoglucósidos tienen un anillo de hexosa, ya sea estreptidina (en la estreptomicina) o 2-desoxiestreptamina (en otros aminoglucósidos) a los que están unidos varios azúcares aminados mediante enlaces glucosídicos (figs. 45-1 y 45-2). Son hidrosolubles, estables en solución y más activos en un pH alcalino que ácido.

B. Mecanismo de acción

La forma de acción de la estreptomicina se ha estudiado en forma mucho más profunda que las de otros aminoglucósidos, aunque tal vez actúan de manera similar. Los aminoglucósidos son inhibidores irreversibles de la síntesis de proteína pero se desconoce el mecanismo preciso de su actividad bactericida. El paso inicial es la difusión pasiva a través de conductos de porina de la membrana externa (fig. 43-3). El fármaco se transporta después en forma activa a través de la membrana celular hacia el citoplasma por un proceso dependiente del oxígeno. El gradiente electroquímico transmembrana provee energía para dicho proceso y el transporte está acoplado con una bomba de protones. Las condiciones de pH extracelular bajo y anaeróbicas inhiben el transporte al hacer decrecer el gradiente. El transporte se puede estimular mediante fármacos activos sobre la pared celular, como la penicilina o vancomicina; ese refuerzo puede ser la base del sinergismo de estos últimos antibióticos con los aminoglucósidos.

Dentro de la célula los aminoglucósidos se unen a proteínas específicas de la subunidad 30S del ribosoma (S12 en el caso de la estreptomicina). Los aminoglucósidos inhiben la síntesis de proteínas en al menos tres formas (fig. 45-3): 1) interferencia con el

*Los autores agradecen al Dr. Henry F. Chambers por sus contribuciones a las ediciones previas.

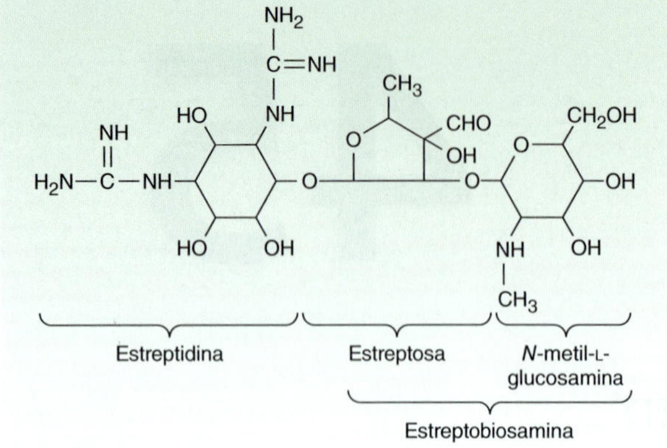

FIGURA 45–1 Estructura de la estreptomicina.

inicio complejo de la formación de péptidos; 2) lectura errónea del mRNA que causa la incorporación de aminoácidos incorrectos al péptido y da origen a una proteína no funcional o tóxica, y 3) disgregación de polisomas en monosomas no funcionales. Estas actividades ocurren casi en forma simultánea y el efecto global es irreversible y letal para el microorganismo.

C. Mecanismos de resistencia

Se han establecido tres mecanismos principales: 1) producción de una o varias enzimas transferasas que inactivan al aminoglucósido por adenilación, acetilación y fosforilación. Este es el tipo principal de resistencia que se encuentra en la clínica (las enzimas transferasas específicas se revisan más adelante). 2) Alteración de la entrada del aminoglucósido a la célula, lo que pudiese ser genotípico, por ejemplo, resultante de mutación o deleción del gen de una porina o las proteínas vinculadas al transporte y mantenimiento del gradiente electroquímico; o fenotípica, por ejemplo, resultante de condiciones de proliferación bajo las cuales el proceso del transporte dependiente del oxígeno, antes descrito, no es funcional. 3) Alteración o eliminación de la proteína del receptor en la subunidad ribosómica 30S como resultado de una mutación.

D. Farmacocinética y dosificación una vez al día

Los aminoglucósidos se absorben muy poco del tubo digestivo íntegro; casi la totalidad de una dosis oral se excreta en las heces después de su administración. Sin embargo, los fármacos pueden absorberse si hay úlcera. Después de la inyección intramuscular, los aminoglucósidos se absorben bien y alcanzan las concentraciones máximas en sangre en 30 a 90 min. Tales fármacos suelen administrarse por vía intravenosa en solución para pasar en 30 a 60 min. Después de una breve fase de distribución esta forma de administración alcanza concentraciones séricas idénticas a las de la inyección intramuscular. La semivida normal de los aminoglucósidos en suero es de dos a tres horas y aumenta a 24 a 48 horas en los pacientes con insuficiencia renal pronunciada. Los aminoglucósidos se eliminan en forma parcial e irregular por medio de hemodiálisis —por ejemplo, 40 a 60% para gentamicina— e incluso menos por diálisis peritoneal. Los aminoglucósidos son compuestos altamente polares que no penetran con facilidad en las células. Son excluidos en gran parte del sistema nervioso central y el ojo. Sin embargo, en presencia de inflamación

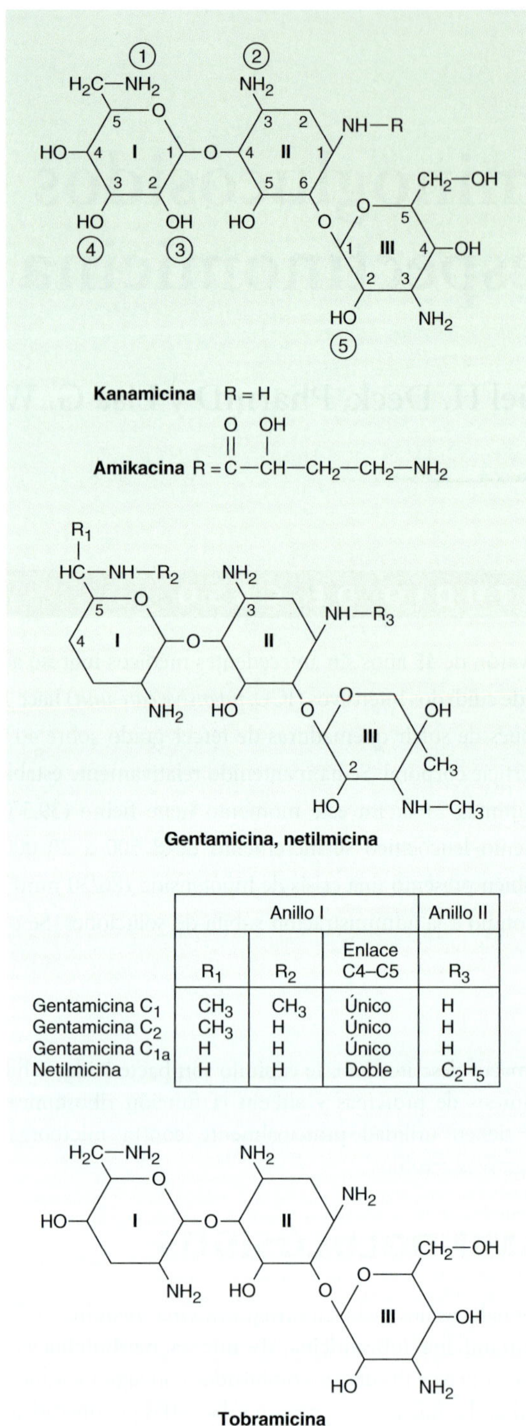

	Anillo I			Anillo II
	R_1	R_2	Enlace C4–C5	R_3
Gentamicina C_1	CH_3	CH_3	Único	H
Gentamicina C_2	CH_3	H	Único	H
Gentamicina C_{1a}	H	H	Único	H
Netilmicina	H	H	Doble	C_2H_5

FIGURA 45–2 Estructuras de varios antibióticos aminoglucosídicos importantes. El anillo II corresponde a la 2-desoxiestreptamina. Se puede percibir la similitud entre kanamicina y amikacina y entre gentamicina, netilmicina y tobramicina. Los números circulados en la molécula de kanamicina indican puntos de ataque de las enzimas bacterianas transferasas mediadas por plásmidos, que la inactivan. ①, ② y ③ acetiltransferasa; ④, fosfotransferasa; ⑤ adenilil transferasa. La amikacina es resistente a las modificaciones en ②, ③, ④ y ⑤.

Célula bacteriana normal

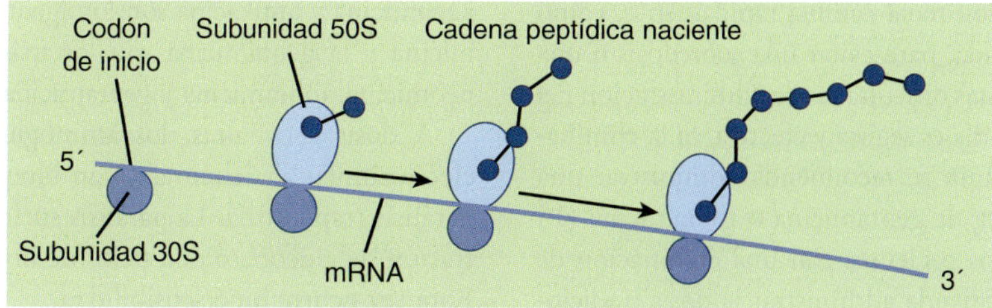

Célula bacteriana tratada con aminoglucósido

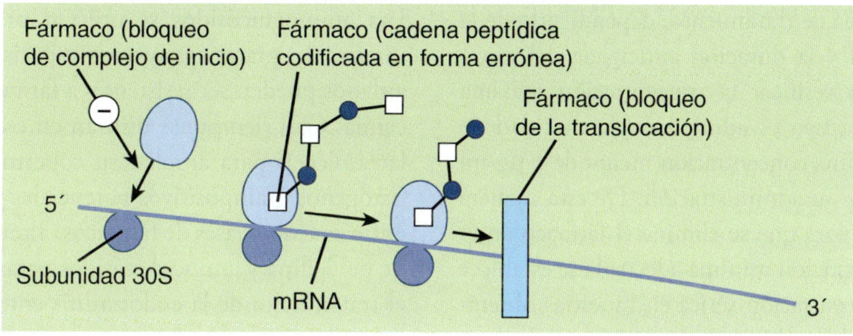

FIGURA 45-3 Mecanismo de acción putativo de los aminoglucósidos en las bacterias. Se muestra la síntesis de proteína en la parte superior. Al menos se han descrito tres efectos de los aminoglucósidos, como se muestra en la parte inferior: el bloqueo de la formación del complejo de inicio; la codificación errónea de aminoácidos sin la cadena peptídica saliente por lectura errónea del mRNA; y el bloqueo de la translocación en el mRNA. Puede ocurrir bloqueo de movimiento del ribosoma después de la formación de un solo complejo de inicio, que da lugar a una cadena de mRNA con un solo ribosoma, el llamado monosoma. (Reproducida con autorización de Trevor AT, Katzung BG, Masters SB: *Pharmacology: Examination & Board Review*, 6th ed. McGraw-Hill, 2002.)

activa su concentración en el líquido cefalorraquídeo alcanza hasta 20% de la concentración plasmática y en la meningitis neonatal esta concentración es incluso mayor. Se necesita una inyección intratecal o intraventricular para alcanzar una concentración mayor en el líquido cefalorraquídeo. Incluso después de su administración parenteral, la concentración de aminoglucósidos no es alta en la mayoría de los tejidos con excepción de la corteza renal. La concentración en la mayoría de las secreciones también es moderada; en la bilis alcanza 30% de la concentración sanguínea. Con el tratamiento prolongado, su difusión hacia el líquido pleural o sinovial provoca una concentración de 50 a 90% de la del plasma.

Tradicionalmente los aminoglucósidos se administran en dos o tres dosis iguales por día en pacientes con una función renal normal. Sin embargo, en muchas situaciones clínicas es preferible administrar la dosis diaria completa en una sola inyección. Los aminoglucósidos presentan una **aniquilación dependiente de la concentración**; esto es, entre mayor sea la concentración del fármaco, mayor será el porcentaje de bacterias que éste aniquile y con mayor velocidad. También tienen un **efecto posantibiótico** significativo, de manera que la actividad antibacteriana persiste más allá del periodo durante el cual el fármaco está presente en cantidad mesurable. El efecto posantibiótico puede durar varias horas. Debido a ambas propiedades, una cantidad total de aminoglucósido puede tener mejor eficacia cuando se administra como dosis única grande que cuando se hace en varias dosis más pequeñas. Cuando se administran aminoglucósidos junto con un antibiótico activo en la pared celular (un β-lactámico o vancomicina), los aminoglucósidos muestran **aniquilación sinérgica** de ciertas bacterias. El efecto de los fármacos combinados es mayor que el anticipado para cada fármaco en forma individual, es decir, el efecto de aniquilación de la combinación es más que aditivo.

Los efectos adversos de los aminoglucósidos dependen tanto de la concentración como del tiempo. Es poco probable que ocurra toxicidad hasta que se alcanza cierto umbral de concentración, pero una vez alcanzado, el tiempo transcurrido se torna crítico. Dicho umbral no está definido de manera precisa, pero una concentración mínima mayor de 2 μg/ml puede indicar toxicidad. Cuando se trata con dosis importantes en términos clínicos, el tiempo total transcurrido por arriba de ese umbral es mayor con múltiples dosis más pequeñas de fármaco que con una sola dosis grande.

En varios estudios clínicos se ha demostrado que una sola dosis diaria de aminoglucósido es tan efectiva —y quizá menos nociva— como varias dosis pequeñas. Por tanto, muchas autoridades en la materia ahora recomiendan la administración de aminoglucósidos como dosis única diaria en muchas circunstancias clínicas. La eficacia de una sola dosis diaria de aminoglucósido en un esquema combinado para infecciones por enterococos y en la endocarditis estafilocócica aún no se define y todavía se recomienda la administración estándar de dosis bajas cada 8 h. En cambio, hay datos limitados que respaldan la dosificación una vez al día en la endocarditis estreptocócica. No se ha definido la participación de la dosis una vez al día en el embarazo y en el recién nacido.

La administración una vez al día tiene ventajas prácticas potenciales. Por ejemplo, tal vez sea innecesaria la cuantificación repetida de concentraciones séricas, a menos que se administre el aminoglucósido durante más de tres días. Es más sencillo administrar un fármaco una sola vez al día en lugar de tres veces al día. Una vez al día es más fácil para el tratamiento ambulatorio.

Los aminoglucósidos se eliminan por vía renal y su excreción es directamente proporcional a la eliminación de creatinina. Para evitar su acumulación y una concentración nociva, por lo general se evita el uso de una sola dosis al día cuando existe insuficiencia renal. También es importante vigilar si la función renal cambia rápidamente, como sucede con una lesión renal aguda, para evitar una sobredosis o una dosis insuficiente. Si se evitan estas dificultades, la administración del aminoglucósido una sola vez al día es segura y efectiva. Si la eliminación de creatinina es >60 ml/min se recomienda administrar una sola dosis diaria de 5 a 7 mg/kg de gentamicina o tobramicina (15 mg/kg para amikacina). Para los pacientes con una eliminación de creatinina <60 ml/min se recomienda administrar la dosis tradicional descrita más adelante. Con la administración una sola vez al día no es necesario verificar la concentración sérica en forma sistemática sino hasta el segundo o tercer día de tratamiento, dependiendo de la estabilidad de la función renal y la duración anticipada del tratamiento. Tampoco es necesario verificar la concentración máxima puesto que será elevada. El objetivo es administrar la cantidad de fármaco necesaria para obtener una concentración menor de 1 μg/ml entre 18 y 24 horas después de su administración. De esta manera transcurre el tiempo suficiente para que se elimine el fármaco antes de la siguiente dosis. La concentración mínima adecuada se establece con precisión midiendo la concentración sérica en muestras obtenidas entre 2 y 12 horas después de la última dosis y ajustando la dosis según la eliminación real del fármaco o midiendo la concentración en una muestra obtenida 8 horas después de la dosis. Si la concentración a las 8 horas es 1.5 a 6 μg/ml, la concentración mínima ideal se obtendrá a las 18 horas.

Con la posología tradicional es importante realizar ajustes para prevenir la acumulación del fármaco y sus efectos secundarios en los pacientes con insuficiencia renal. Ya sea que la dosis del fármaco se conserve constante alargando el intervalo entre dosis o bien el intervalo permanece constante y la dosis se reduce. Se han estructurado nomogramas y fórmulas que relacionan las concentraciones de creatinina sérica con los ajustes en los esquemas de tratamiento. Como la eliminación de los aminoglucósidos es directamente proporcional a la de creatinina, un método de determinación de su dosis es el cálculo de la eliminación de esta última utilizando la fórmula de Cockcroft-Gault que se describe en el capítulo 60. Para un esquema usual de dosificación de dos o tres veces al día, deben determinarse las concentraciones séricas máximas a partir de una muestra sanguínea obtenida de 30 a 60 min después de una dosis y la concentración mínima en una muestra obtenida apenas antes de la siguiente dosis. La dosis de gentamicina y tobramicina se ajusta para mantener una concentración máxima de 5 a 10 μg/ml y una concentración mínima menor de 2 μg/ml (<1 μg/ml es ideal).

E. Efectos adversos

Todos los aminoglucósidos son ototóxicos y nefrotóxicos. La ototoxicidad y nefrotoxicidad son más probables cuando el tratamiento se continúa durante más de cinco días, a dosis mayores, en individuos de edad avanzada y en el contexto de la insuficiencia renal. Su uso concomitante con diuréticos de asa (p. ej., furosemida, ácido etacrínico) u otros agentes antimicrobianos nefrotóxicos (p. ej., vancomicina más anfotericina) puede potenciar la nefrotoxicidad y debe evitarse en lo posible. La ototoxicidad se puede manifestar como daño auditivo que produce acúfenos y pérdida de la audición de alta frecuencia inicialmente, o como daño vestibular, evidenciado por la presencia de vértigo, ataxia y pérdida del equilibrio. La nefrotoxicidad causa concentraciones crecientes de creatinina sérica o disminución de su eliminación, aunque el índice más temprano es un aumento de la concentración mínima de aminoglucósidos séricos. La neomicina, kanamicina y amikacina son los agentes más ototóxicos. La estreptomicina y la gentamicina son los más tóxicos para el vestíbulo. La neomicina, tobramicina y gentamicina son los más nefrotóxicos.

A dosis muy altas, los aminoglucósidos pueden producir un efecto similar al del curare, con bloqueo neuromuscular que causa parálisis respiratoria. La parálisis suele ser reversible con la administración de gluconato de calcio (de inyección rápida) o neostigmina. Rara vez ocurre hipersensibilidad.

F. Usos clínicos

Los aminoglucósidos se utilizan principalmente contra bacterias intestinales gramnegativas, en especial cuando los microorganismos aislados pueden ser resistentes a fármacos y si hay sospecha de septicemia. Casi siempre se utilizan en combinación con un antibiótico lactámico β para ampliar su cobertura y abarcar microorganismos patógenos grampositivos potenciales y sacar ventajas del sinergismo entre esas dos clases de fármacos. También se utilizan combinaciones de penicilina y aminoglucósidos para lograr actividad bactericida en el tratamiento de la endocarditis enterocócica y acortar la duración del tratamiento contra *Streptococcus viridans* y en algunos pacientes con endocarditis por estafilococo. La elección del aminoglucósido y dosis dependen del tipo de infección y susceptibilidad del microorganismo aislado.

ESTREPTOMICINA

La estreptomicina (fig. 45-1) se aisló de una cepa de *Streptomyces griseus;* su actividad antimicrobiana y mecanismos de resistencia es la usual de otros aminoglucósidos. Se observa resistencia en casi todas las especies de microorganismos, lo que limita de manera importante la utilidad actual de la estreptomicina, con las excepciones que se enlistan a continuación. La resistencia ribosómica a la estreptomicina se presenta rápidamente, lo que limita su uso como agente único.

Usos clínicos

A. Infecciones por micobacterias

La estreptomicina se usa principalmente como agente de segunda línea en el tratamiento de la tuberculosis. La dosis es de 0.5 a 1 g/día (7.5 a 15 mg/kg/día en niños), que se administra por vía intramuscular o intravenosa. Debe utilizarse sólo en combinación con otros agentes a fin de evitar la aparición de resistencia. En el capítulo 47 se muestra información adicional acerca del uso de la estreptomicina en infecciones por micobacterias.

B. Infecciones diferentes a la tuberculosis

En la peste, la tularemia y, en ocasiones, la brucelosis, se administra estreptomicina 1 g/día (15 mg/kg/día a niños) por vía intramuscular en combinación con una tetraciclina oral.

La penicilina más estreptomicina tiene eficacia en la endocarditis enterocócica y el tratamiento de la endocarditis por *Streptococcus viridans* durante dos semanas. La gentamicina sustituyó en gran parte a la estreptomicina para esas indicaciones. Sin embargo, la estreptomicina sigue siendo un fármaco útil para el tratamiento de las infecciones por enterococos, puesto que cerca de 15% de las cepas aisladas de enterococo que son resistentes a la gentamicina (y por lo tanto resistentes a la metilmicina, tobramicina y amikacina) serán sensibles a la estreptomicina.

Reacciones adversas

Pueden aparecer fiebre, exantemas y otras manifestaciones alérgicas como resultado de hipersensibilidad a la estreptomicina, lo que ocurre más a menudo con el contacto prolongado con el fármaco en pacientes que reciben un ciclo prolongado de tratamiento (p. ej., tuberculosis) o en el personal médico que administra el fármaco. En ocasiones la desensibilización es útil.

El dolor en el sitio de inyección es frecuente, pero por lo general no grave. El efecto tóxico más grave de la estreptomicina es la alteración de la función vestibular, con vértigo y pérdida del equilibrio. La frecuencia y gravedad de este trastorno están en proporción con la edad del paciente, concentración sanguínea del fármaco y duración de su administración. La disfunción vestibular puede ser consecutiva a unas cuantas semanas de concentraciones sanguíneas desusadamente altas (p. ej., en individuos con alteración de la función renal), o meses de concentraciones sanguíneas relativamente bajas. La toxicidad vestibular tiende a ser irreversible. La estreptomicina que se administra durante el embarazo puede causar sordera en el recién nacido y, por tanto, está relativamente contraindicada en mujeres gestantes.

GENTAMICINA

La gentamicina es un aminoglucósido (fig. 45-2) asilado de *Micromonospora purpurea*, eficaz contra microorganismos grampositivos y gramnegativos y muchas de sus propiedades son similares a las de otros aminoglucósidos. La **sisomicina** es muy similar al componente C_{1a} de la gentamicina.

Actividad antibacteriana

El sulfato de gentamicina, 2 a 10 μg/ml inhibe *in vitro* muchas cepas de estafilococos, coliformes y otras bacterias gramnegativas. Es activo en forma aislada, pero también como acompañante sinérgico de los antibióticos β-lactámicos, contra *Escherichia coli, Proteus, Klebsiella pneumoniae, Enterobacter, Serratia, Stenotrophomonas* y otros bacilos gramnegativos que son resistentes a muchos otros antibióticos. Como todos los aminoglucósidos, no tiene actividad contra microorganismos anaerobios.

Resistencia

Los estreptococos y enterococos son relativamente resistentes a la gentamicina por fracaso del fármaco para penetrar a su interior. Sin embargo, la gentamicina en combinación con vancomicina o una penicilina tiene un efecto bactericida potente y en parte se debe a la mayor captación de fármacos que ocurre con la inhibición de la síntesis de la pared celular. Durante la monoterapia, el estafilococo crea resistencia rápidamente a la gentamicina por la selección de cepas mutantes de permeabilidad. Es rara la resistencia ribosómica. Entre las bacterias gramnegativas, la resistencia tiene máxima presencia por enzimas modificantes de aminoglucósidos codificadas por plásmidos. Las bacterias gramnegativas resistentes a la gentamicina suelen ser susceptibles a la amikacina, que es mucho más resistente a la modificación de la actividad enzimática. La enzima enterocócica que modifica a la gentamicina es una enzima bifuncional que también inactiva a la amikacina, netilmicina y tobramicina, pero no a la estreptomicina; esta última es modificada por una enzima diferente, motivo por el que algunos enterococos resistentes a la gentamicina son susceptibles a la estreptomicina.

Usos clínicos

A. Administración intramuscular o intravenosa

La gentamicina se utiliza principalmente en infecciones graves (p. ej., septicemia y neumonía) por bacterias gramnegativas que probablemente son resistentes a otros fármacos, especialmente *P. aeruginosa, Enterobacter* sp, *Serratia marcescens, Proteus* sp, *Acinetobacter* sp y *Klebsiella* sp.

Normalmente se usa en combinación con un segundo agente, porque un aminoglucósido aislado tal vez no sea eficaz para las infecciones fuera de las vías urinarias. Por ejemplo, la gentamicina no debe usarse como agente único para tratar las infecciones estafilocócicas, porque aparece resistencia rápidamente. Los aminoglucósidos no deben utilizarse como tratamiento de un solo agente de la neumonía, porque la penetración al tejido pulmonar infectado es mala y las condiciones locales de pH y presión de oxígeno bajos contribuyen a su mala actividad. Por lo general se administran entre 5 y 6 mg/kg/día de gentamicina por vía intravenosa en tres dosis iguales, pero su administración una sola vez al día es igual de efectiva contra ciertos microorganismos y menos tóxica (véase antes).

La gentamicina, combinada con algún antibiótico activo en la pared celular, también está indicado en el tratamiento de la endocarditis por bacterias grampositivas (estreptococos, estafilococos y enterococos). La aniquilación sinérgica lograda con este tratamiento combinado alcanza la actividad bactericida necesaria para curar o acortar la duración del tratamiento. Las dosis de gentamicina utilizadas como sinergia contra las bacterias grampositivas son menores que las tradicionales. Típicamente se administra una dosis de 3 mg/kg/día dividida en tres dosis. La concentración máxima debe ser de unos 3 μg/ml y la mínima <1 μg/ml. No existe suficiente información que favorezca la administración de 3 mg/kg en forma de dosis única diaria en el tratamiento de la endocarditis estreptocócica.

B. Administración tópica y ocular

Se han utilizado cremas, pomadas y soluciones con 0.1 a 0.3% de sulfato de gentamicina para el tratamiento de quemaduras, heridas o lesiones cutáneas infectadas y para prevenir las infecciones de los catéteres intravenosos. La eficacia de las preparaciones tópicas para estas indicaciones se desconoce. Los exudados purulentos inactivan la gentamicina tópica en parte. Se pueden inyectar 10 mg bajo la conjuntiva para el tratamiento de las infecciones oculares.

C. Administración intratecal

La meningitis causada por bacterias gramnegativas se ha tratado por inyección intratecal de sulfato de gentamicina, 1 a 10 mg/día. Sin embargo, la gentamicina intratecal o intraventricular no aportó beneficios en recién nacidos con meningitis. La forma intraventricular fue tóxica, lo que hizo surgir preguntas acerca de la utilidad de esa forma de terapéutica. Además, la disponibilidad de cefalosporinas de tercera generación para meningitis por gramnegativos ha hecho a este tratamiento obsoleto en la mayoría de los casos.

Reacciones adversas

La nefrotoxicidad suele ser reversible y leve. Se presenta en 5 a 25% de los pacientes que reciben gentamicina por más de tres a cinco días. Tal toxicidad requiere, cuando menos, un ajuste del esquema de dosificación, y debe dar lugar a la consideración de la necesidad del fármaco, en particular si hay alternativas menos tóxicas. Es indispensable la cuantificación de la concentración sérica de gentamicina. La ototoxicidad, que tiende a ser irreversible, se manifiesta sobre todo como disfunción vestibular. También puede ocurrir pérdida de la audición. La incidencia de ototoxicidad está determinada en parte de manera genética: se ha vinculado con mutaciones puntiformes en el DNA mitocondrial, y se presenta en 1 a 5% de los pacientes que reciben gentamicina durante más de cinco días. Las reacciones de hipersensibilidad a la gentamicina son poco comunes.

TOBRAMICINA

Este aminoglucósido (fig. 45-2) tiene un espectro antibacteriano similar al de la gentamicina. Si bien hay alguna resistencia cruzada a gentamicina y tobramicina, es impredecible en cepas individuales. Por tanto, se requieren pruebas separadas de susceptibilidad por laboratorio.

Las propiedades farmacocinéticas de la tobramicina son casi idénticas a las de la gentamicina. La dosis diaria de tobramicina es de 5 a 6 mg/kg por vía intramuscular o intravenosa, que suele dividirse en tres cantidades iguales y administrarse cada 8 h. En casos de insuficiencia renal es necesario vigilar las concentraciones sanguíneas a fin de administrar la dosificación apropiada.

La tobramicina tiene casi el mismo espectro antibacteriano que la gentamicina, con pocas excepciones. La gentamicina es ligeramente más activa contra *S. marcescens,* mientras que la tobramicina es un poco más activa contra *P. aeruginosa. Enterococcus faecalis* es sensible tanto a gentamicina como a tobramicina, pero *E. faecium* es resistente a la tobramicina. En los demás casos se puede usar en forma intercambiable gentamicina y tobramicina.

Como otros aminoglucósidos, la tobramicina es ototóxica y nefrotóxica. La nefrotoxicidad puede ser ligeramente menor que la de gentamicina, pero la diferencia carece de importancia clínica.

La tobramicina también se presenta en solución (300 mg en 5 ml) para inhalación en el tratamiento de infecciones de vías respiratorias por *Pseudomonas aeruginosa* que complican la fibrosis quística. Se recomienda el fármaco a dosis de 300 mg, independientemente de la edad o el peso del paciente, para administración cada 12 h en ciclos repetidos de 28 días seguidos por 28 días sin medicamento. Las concentraciones séricas 1 h después de la inhalación son en promedio de 1 μg/ml; en consecuencia, rara vez ocurren nefrotoxicidad y ototoxicidad. Debe tenerse precaución cuando se administra tobramicina a pacientes con trastornos previos renales, vestibulares o de audición.

AMIKACINA

La amikacina es un derivado semisintético de la kanamicina, menos tóxico que la molécula original (fig. 45-2), resistente a muchas enzimas que inactivan a la gentamicina y tobramicina y, por tanto, que se puede usar contra algunos microorganismos resistentes a tales fármacos. Muchas bacterias gramnegativas, incluidas varias cepas de *Proteus, Pseudomonas, Enterobacter* y *Serratia* se inhiben con 1 a 20 μg/ml de amikacina *in vitro.* Después de la inyección de 500 mg de amikacina cada 12 h (15 mg/kg/día) por vía intramuscular, las concentraciones máximas en suero son de 10 a 30 μg/ml.

Las cepas de *Mycobacterium tuberculosis* multirresistentes, incluidas las resistentes a la estreptomicina, suelen ser susceptibles a la amikacina. Las cepas resistentes a kanamicina tal vez presenten resistencia cruzada a la amikacina. La dosis de esta última para la tuberculosis es de 7.5 a 15 mg/kg/día como inyección de una vez al día o dos a tres veces por semana y siempre en combinación con otros fármacos a los que es susceptible el microorganismo aislado.

Como todos los aminoglucósidos, la amikacina es nefrotóxica y ototóxica (en particular para la porción auditiva del octavo par craneal). Deben vigilarse las concentraciones séricas; las concentraciones máximas para cada esquema de dosificación de cada 12 h son de 20 a 40 μg/ml y es conveniente mantener las cifras mínimas entre 4 y 8 μg/ml.

NETILMICINA

La netilmicina comparte muchas características con la gentamicina y la tobramicina. Sin embargo, la adición de un grupo etilo a la posición 1-amino del anillo de 2-desoxiestreptamina (anillo II, fig. 45-2) protege de manera estérica a la molécula de netilmicina de la degradación enzimática en las posiciones 3-amino (anillo II) y 2-hidroxilo (anillo III). En consecuencia, la netilmicina puede ser activa contra algunas bacterias resistentes a gentamicina y tobramicina.

La dosis (5 a 7 mg/kg/día) y las vías de administración son las mismas que para la gentamicina. La netilmicina es intercambiable con gentamicina o tobramicina pero ya no se vende en Estados Unidos.

NEOMICINA Y KANAMICINA

La neomicina y la kanamicina tienen estrecha relación. La **paromomicina** también es miembro de este grupo y todas tienen propiedades similares.

Actividad antimicrobiana y resistencia

Los fármacos del grupo de la neomicina son activos contra bacterias grampositivas y gramnegativas, así como algunas micobacterias. *P. aeruginosa* y estreptococos casi siempre son resistentes. Los mecanismos de acción y resistencia antibacteriana son los mismos que los de otros aminoglucósidos. El uso amplio de estos fármacos en la preparación intestinal para cirugía electiva ha causado la selección de microorganismos resistentes y algunos brotes de enterocolitis nosocomial. La resistencia cruzada entre kanamicina y neomicina es completa.

Farmacocinética

Los fármacos del grupo de la neomicina se absorben mal en el tubo digestivo. Después de su administración oral se suprime o modifica la flora intestinal y el fármaco se excreta en las heces. La excreción de cualquier fármaco absorbido es principalmente a través de filtración glomerular en la orina.

Usos clínicos

La neomicina y la kanamicina se limitan ahora a los usos tópico y oral. La neomicina es muy tóxica para usarse por vía parenteral. Con el advenimiento de aminoglucósidos más potentes y menos tóxicos también se ha abandonado en gran parte la administración parenteral de kanamicina. En fecha reciente, la paromomicina mostró eficacia contra la leishmaniasis visceral cuando se administra por vía parenteral (cap. 52) y esa infección grave puede representar un nuevo uso importante del fármaco.

A. Administración tópica

Se usan soluciones con 1 a 5 mg/ml sobre superficies infectadas o por inyección articular, a la cavidad pleural, a los espacios hísticos o a los abscesos donde hay infección. La cantidad total de fármaco administrado en esta forma debe limitarse a 15 mg/kg/día, porque con dosis mayores se puede absorber lo suficiente para producir toxicidad sistémica. Es cuestionable si la aplicación tópica para infecciones activas agrega algún beneficio al tratamiento sistémico apropiado. Los ungüentos, a menudo formulados con la combinación de neomicina-polimixina-bacitracina se pueden aplicar a las lesiones cutáneas infectadas, o las narinas para la supresión de estafilococos, pero son en gran parte ineficaces.

B. Administración oral

En preparación para la cirugía electiva intestinal se administra 1 g de neomicina cada 6 a 8 h por uno a dos días, a menudo combinada con 1 g de base de eritromicina, lo que disminuye la flora intestinal aeróbica, con poco efecto sobre microorganismos anaerobios. En la encefalopatía hepática es posible suprimir la flora coliforme administrando 1 g cada 6 a 8 horas y reduciendo el consumo de proteínas, con lo que disminuye la producción de amoniaco. El uso de neomicina para la encefalopatía hepática ha sido sustituida en gran parte por lactulosa y otros fármacos que tienen menos efectos secundarios. El uso de paromomicina en el tratamiento de las infecciones por protozoarios se describe en el capítulo 52.

Reacciones adversas

Todos los miembros del grupo de la neomicina conllevan nefrotoxicidad y ototoxicidad significativas. La función auditiva se afecta más que la función vestibular. Ha ocurrido sordera, en especial en adultos con alteración de la función renal y elevación prolongada de las concentraciones del fármaco.

La absorción súbita de kanamicina administrada durante el posoperatorio en la cavidad peritoneal (3 a 5 g) ha causado un bloqueo neuromuscular y paro respiratorio similares a los producidos por el curare. El gluconato de calcio y la neostigmina pueden servir como antídotos.

Aunque no es frecuente la hipersensibilidad, la aplicación prolongada de ungüentos que contienen neomicina a la piel y los ojos ha causado reacciones alérgicas graves.

■ ESPECTINOMICINA

La espectinomicina es un aminociclitol antibiótico que tiene relación estructural con los aminoglucósidos. Carece de azúcares aminados y enlaces glucosídicos.

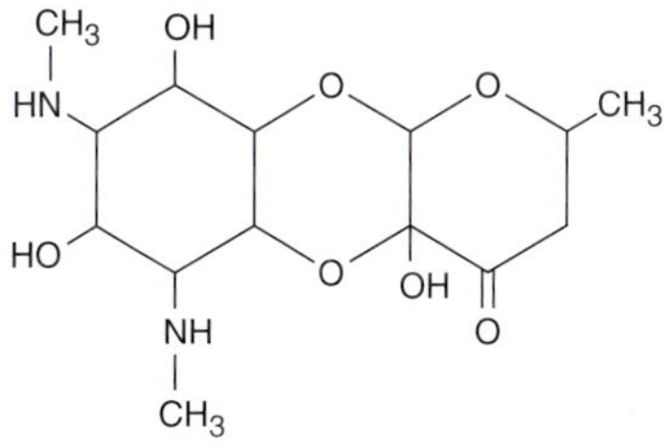

Espectinomicina

La espectinomicina es activa *in vitro* contra muchos microorganismos grampositivos y gramnegativos, pero se usa casi de manera exclusiva como tratamiento alternativo de la gonorrea resistente a algunos fármacos o en pacientes que la padecen y son alérgicos a la penicilina. La mayor parte de los gonococos aislados se inhibe con 6 μg/ml de espectinomicina. Hay cepas de gonococos resistentes a la espectinomicina, pero no hay resistencia cruzada con otros fármacos que se usan para tratar la gonorrea. La espectinomicina se absorbe rápidamente después de su inyección intramuscular. Se administra una dosis única de 40 mg/kg, hasta un máximo de 2 g. Ocurre dolor en el sitio de inyección y en ocasiones se presentan fiebre y náusea. Rara vez se han observado nefrotoxicidad y anemia. La espectinomicina ya no se vende en Estados Unidos pero sí en otros países.

RESUMEN Aminoglucósidos

Subclase	Mecanismo de acción	Efectos	Aplicaciones clínicas	Farmacocinética, toxicidad, interacciones
AMINOGLUCÓSIDOS Y ESPECTINOMICINA				
• Gentamicina	Previene la síntesis de proteínas por unión a la subunidad 30S del ribosoma	Actividad bactericida contra microorganismos susceptibles • efectos sinérgicos contra bacterias grampositivas cuando se combina con lactámicos β o vancomicina • aniquilación sujeta a la concentración y efecto posantibiótico considerable	Septicemia por bacterias gramnegativas aerobias • actividad sinérgica en la endocarditis por enterococos, estreptococos y estafilococos	IV • eliminación renal (semivida de 2 a 5 h) • dosis convencional 1.3 a 1.7 mg/kg cada 8 h con meta de cifra máxima de 5 a 8 μg/ml • concentraciones mínimas <2 μg/ml • la dosificación una vez al día de 5 a 7 mg/kg es tan eficaz como la convencional y tal vez menos tóxica • *Toxicidad:* renal (reversible), auditiva (irreversible), bloqueo neuromuscular

- *Tobramicina: intravenosa; más activa que la gentamicina contra* Pseudomonas; *puede también conllevar menos nefrotoxicidad*
- *Amikacina: intravenosa; resistente a muchas enzimas que inactivan a la gentamicina y tobramicina; alcanza concentraciones máximas y constantes a dosis mayores que la gentamicina y tobramicina*
- *Estreptomicina: intramuscular, la amplia resistencia limita su uso a indicaciones específicas, como tuberculosis y endocarditis por enterococos*
- *Neomicina: oral o tópica, mala biodisponibilidad; usada antes de la cirugía intestinal para disminuir la flora aerobia; también se usa para tratar la encefalopatía hepática*
- *Espectinomicina: intramuscular; su uso único es para el tratamiento de infecciones gonocócicas resistentes a antibióticos o en pacientes alérgicos a la penicilina*

PREPARACIONES DISPONIBLES

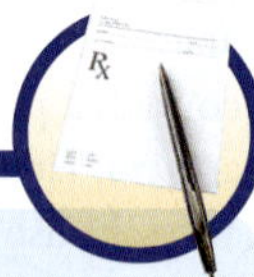

Amikacina
Parenteral: 50, 250 mg (en frasco ámpula) para inyección IM, IV

Estreptomicina
Parenteral: 400 mg/ml para inyección IM

Gentamicina
Parenteral: frascos ámpula de 10, 40 mg/ml para inyección IM, IV

Kanamicina
Parenteral: 500, 1 000 mg para inyección IM, IV; 75 mg para inyección pediátrica

Neomicina
Oral: comprimidos de 500 mg

Paromomicina
Oral: cápsulas de 250 mg

Tobramicina
Parenteral: 10, 40 mg/ml para inyección IM, IV; polvo para reconstituir la solución inyectable
Solución para inhalación: 300 mg en 5 ml de solución de cloruro de sodio

BIBLIOGRAFÍA

Busse H-J, Wöstmann C, Bakker EP: The bactericidal action of streptomycin: Membrane permeabilization caused by the insertion of mistranslated proteins into the cytoplasmic membrane of *Escherichia coli* and subsequent caging of the antibiotic inside the cells due to degradation of these proteins. J Gen Microbiol 1992;138:551.

Cheer SM, Waugh J, Noble S: Inhaled tobramycin (TOBI): A review of its use in the management of *Pseudomonas aeruginosa* infections in patients with cystic fibrosis. Drugs 2003;63:2501.

Contopoulos-Ioannidis DG et al: Extended-interval aminoglycoside administration for children: A meta-analysis. Pediatrics 2004;114:111.

Kaye D: Current use for old antibacterial agents: Polymyxins, rifampin, and aminoglycosides. Infect Dis Clin North Am 2004;18:669.

Le T, Bayer AS: Combination antibiotic therapy for infective endocarditis. Clin Infect Dis 2003;36:615.

Olsen KM et al: Effect of once-daily dosing vs. multiple daily dosing of tobramycin on enzyme markers of nephrotoxicity. Crit Care Med 2004;32:1678.

Pappas G et al: Brucellosis. N Engl J Med 2005;352:2325.

Paul M et al: Beta lactam monotherapy versus beta lactam-aminoglycoside combination therapy for sepsis in immunocompetent patients: Systematic review and meta-analysis of randomised trials. BMJ 2004;328:668.

Paul M, Soares-Weiser K, Leibovici L: Beta lactam monotherapy versus beta lactam-aminoglycoside combination therapy for fever with neutropenia: Systematic review and meta-analysis. BMJ 2003;326:1111.

Poole K: Aminoglycoside resistance in *Pseudomonas aeruginosa*. Antimicrob Agents Chemother 2005;49:479.

RESPUESTA AL ESTUDIO DE CASO

La función renal del paciente es normal y, por lo tanto, puede recibir una dosis diaria. Se administra una inyección diaria de tobramicina a dosis de 350 a 490 mg (5 a 7 mg/kg). Si la concentración sérica es de 1.5 a 6 μg/ml ocho horas después de su administración, se correlaciona con una concentración mínima adecuada. Otra opción es dividir la misma dosis total y administrar una dosis cada ocho horas, como estrategia convencional. Con este método convencional es importante medir la concentración máxima y mínima con una concentración máxima ideal de 5 a 10 μg/ml y una concentración mínima ideal <2 μg/ml.

CAPÍTULO

46

Sulfonamidas, trimetoprim y quinolonas

Daniel H. Deck, PharmD y Lisa G. Winston, MD*

ESTUDIO DE CASO

Una mujer de 59 años acude a una clínica de atención de urgencias con antecedente de cuatro días de micción frecuente y dolorosa. Ha presentado fiebre, escalofríos y dolor de flanco en los últimos dos días. Su médico le recomendó acudir de inmediato a la clínica para su valoración, donde se encuentra febril (38.5°C) pero estable y refiere que no presenta náusea o vómito. Su uroanálisis con tira reactiva es positivo para la leucocito esterasa. Se ordenan también análisis general de orina y urocultivo. Sus antecedentes médicos son significativos por haber presentado tres infecciones de vías urinarias en el último año. Cada una de esas afecciones careció de complicaciones, se trataron con trimetoprim y sulfametoxazol y se resolvieron rápido. También presenta osteoporosis, para la que toma un complemento diario de calcio. Se toma la decisión de tratarla con antibióticos orales por una infección de vías urinarias complicada, con vigilancia estrecha. Dados los antecedentes ¿cuál es una opción razonable del tratamiento empírico con antibióticos? Según el antibiótico elegido, ¿existen interacciones farmacológicas potenciales?

FÁRMACOS ANTIFOLATO

SULFONAMIDAS

Aspectos químicos

En la figura 46-1 se muestran las fórmulas básicas de las sulfonamidas y su similitud estructural con el ácido *p*-aminobenzoico (PABA, p-*aminobenzoic acid*). Se obtienen sulfonamidas con propiedades físicas, químicas, farmacológicas y antibacterianas variables al añadir sustituyentes a los grupos amido ($-SO_2-NH-R$) o amino ($-NH_2$) del núcleo de la sulfanilamida. Las sulfonamidas tienden a ser mucho más solubles en pH alcalino que en pH ácido. Casi todas se pueden preparar como sales de sodio, que se utilizan para administración intravenosa.

*Los autores agradecen a Henry F. Chambers, MD, por sus contribuciones a las ediciones previas.

Mecanismo de acción y actividad antimicrobiana

Los microorganismos susceptibles a las sulfonamidas no pueden usar el folato exógeno, a diferencia de los mamíferos, sino que deben sintetizarlo a partir de PABA. Por tal razón, esa vía (fig. 46-2) es indispensable para la producción de purinas y la síntesis de ácidos nucleicos. Como análogos estructurales de PABA, las sulfonamidas inhiben a la dihidropteroato sintetasa y la producción de folato. Las sulfonamidas inhiben a las bacterias tanto grampositivas como gramnegativas *Nocardia* sp, *Chlamydia trachomatis* y algunos protozoarios. También inhiben algunas bacterias entéricas como *Escherichia coli, Klebsiella pneumoniae, Salmonella, Shigella* y *Enterobacter* sp. Es interesante subrayar que las ricketsias no son inhibidas por las sulfonamidas sino que su crecimiento se estimula. Su actividad es deficiente contra los anaerobios. *Pseudomonas aeruginosa* es intrínsecamente resistente de manera natural a las sulfonamidas.

La combinación de una sulfonamida con un inhibidor de la dihidrofolato reductasa (trimetoprim o pirimetamina) tiene actividad sinérgica por inhabilitación secuencial de la síntesis de folato (fig. 46-2).

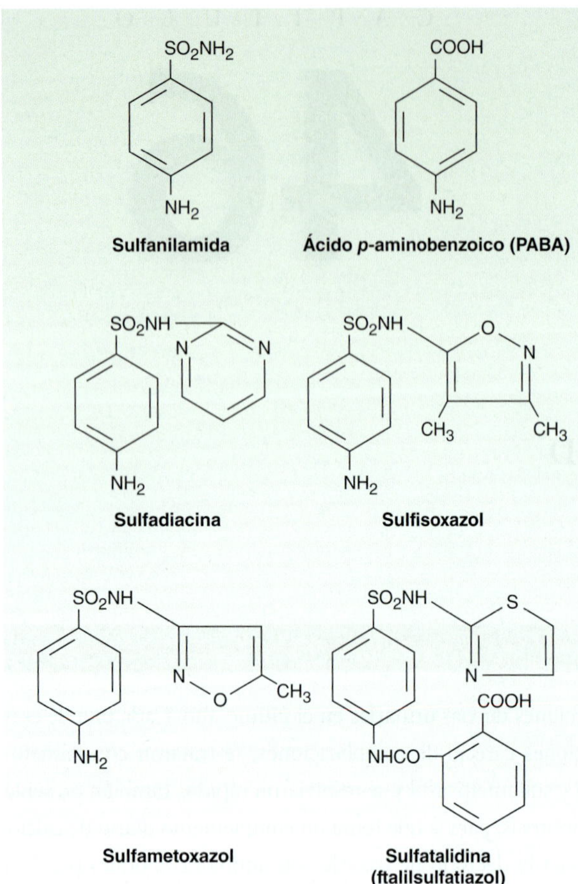

FIGURA 46-1 Estructuras de algunas sulfonamidas y el ácido *p*-aminobenzoico.

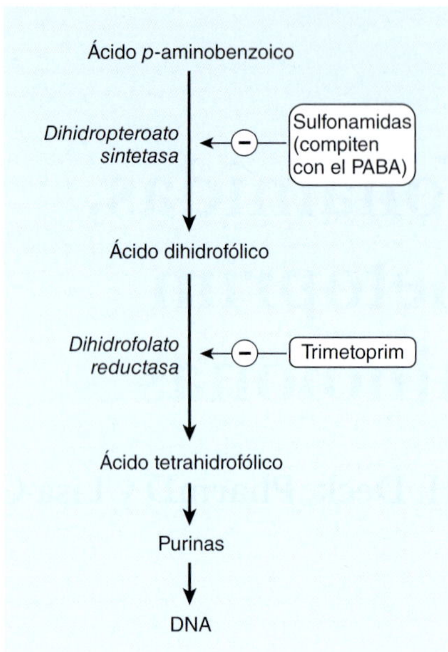

FIGURA 46-2 Acciones de sulfonamidas y trimetoprim.

Resistencia

Las células de mamíferos (y algunas bacterias) carecen de las enzimas requeridas para la síntesis de folato a partir de PABA y dependen de fuentes exógenas de folato; por tanto, no son susceptibles a las sulfonamidas. Puede ocurrir resistencia a estas últimas como resultado de mutaciones que: 1) causan sobreproducción de PABA; 2) ocasionan la producción de una enzima de síntesis de ácido fólico que tiene poca afinidad por las sulfonamidas, o 3) alteran la permeabilidad a éstas. La dihidropteroato sintetasa con afinidad baja a la sulfonamida a menudo se codifica en un plásmido que es transmisible y se puede diseminar en forma rápida y amplia. Las mutantes de la dihidropteroato sintetasa resistentes a sulfonamidas también surgen bajo presión selectiva.

Farmacocinética

Las sulfonamidas se pueden dividir en tres grupos principales: 1) orales absorbibles; 2) orales no absorbibles, y 3) tópicas. Las primeras se pueden clasificar como de acción breve, intermedia y prolongada, con base en sus vidas medias (cuadro 46-1). Se absorben del estómago y el intestino delgado y se distribuyen ampliamente a los tejidos y líquidos corporales (incluidos el sistema nervioso central y el líquido cefalorraquídeo), la placenta y el feto. Su unión a proteínas varía de 20 a más de 90%. Las concentraciones sanguíneas terapéuticas se encuentran en los límites de 40 a 100 μg/ml. Las concentraciones sanguíneas pico en general alcanzan su máximo 2 a 6 h después de su administración oral.

Una porción del fármaco absorbido se acetila o glucuroniza en el hígado. Las sulfonamidas y sus metabolitos inactivos a menudo se excretan después en la orina, principalmente por filtración glomerular. Debe disminuirse la dosis de sulfonamidas en pacientes con insuficiencia renal significativa.

CUADRO 46-1 Propiedades farmacocinéticas de algunas sulfonamidas y pirimidinas

Fármaco	Semivida	Absorción oral
Sulfonamidas		
Sulfacitina	Breve	Rápida (concentraciones máximas en 1-4 h)
Sulfisoxazol	Breve (6 h)	Rápida
Sulfametizol	Breve (9 h)	Rápida
Sulfadiacina	Intermedia (10-17 h)	Lenta (concentraciones máximas en 4-8 h)
Sulfametoxazol	Intermedia (10-12 h)	Lenta
Sulfapiridina	Intermedia (17 h)	Lenta
Sulfadoxina	Prolongada (7-9 días)	Intermedia
Pirimidinas		
Trimetoprim	Intermedia (11 h)	Rápida
Pirimetamina	Prolongada (4-6 días)	Rápida

Aplicaciones clínicas

Las sulfonamidas rara vez se utilizan como fármacos únicos. Muchas cepas de especies antes susceptibles, incluidos meningococos, neumococos, estreptococos, estafilococos y gonococos, actualmente son resistentes. La combinación de fármaco trimetroprim-sulfametoxazol es el preparado ideal para infecciones como la producida por *Pneumocystis jiroveci* (antes *P. carinii*) neumonía por toxoplasmosis, nocardiosis y, en ocasiones, otras infecciones bacterianas.

A. Fármacos orales absorbibles

El sulfisoxazol y el sulfametoxazol son fármacos de acción breve a intermedia que se utilizan casi en forma exclusiva para tratar infecciones de vías urinarias. La dosis habitual en adultos es de 1 g de sulfisoxazol cada 6 h o 1 g de sulfametoxazol cada 8 o 12 h.

La sulfadiacina en combinación con pirimetamina es el tratamiento ideal para la toxoplasmosis aguda. La combinación de sulfadiacina con pirimetamina, un potente inhibidor de la dihidrofolato reductasa, es sinérgica porque esos fármacos bloquean pasos secuenciales en la vía sintética del folato (fig. 46-2). La dosis de sulfadiacina es de 1 g cada 6 h, con pirimetamina, la dosis de carga es de 75 mg, seguida por 25 mg una vez al día. También debe administrarse ácido folínico, 10 mg por vía oral diarios, para disminuir al mínimo la supresión de la médula ósea.

La sulfadoxina es la única sulfonamida de acción prolongada actualmente disponible en Estados Unidos y sólo en combinación con pirimetamina, un fármaco de segunda línea en el tratamiento del paludismo (cap. 52).

B. Fármacos orales no absorbibles

La sulfasalazina (salicilazosulfapiridina) se utiliza ampliamente para tratar la colitis ulcerosa, enteritis y otras patologías intestinales inflamatorias (cap. 62).

C. Fármacos tópicos

La solución de sulfacetamida sódica oftálmica o en ungüento es eficaz para el tratamiento de la conjuntivitis bacteriana y como tratamiento complementario en el tracoma. Otra sulfonamida, el acetato de mafenida, se administra en forma tópica pero puede absorberse en sitios de quemaduras. El fármaco y su principal metabolito inhiben a la carbonato deshidratasa y pueden causar acidosis metabólica, un efecto secundario que limita su utilidad. La sulfadiacina argéntica es una sulfonamida tópica mucho menos tóxica y se prefiere sobre la mafenida para la prevención de infecciones de heridas por quemadura.

Reacciones adversas

Se ha considerado que todas las sulfonamidas, incluidos sulfas antimicrobianas, diuréticos, diazóxido y los fármacos hipoglucemiantes de tipo sulfonilurea, tienen capacidad alergénica parcial cruzada. Sin embargo, no hay pruebas exhaustivas. Los efectos adversos más frecuentes son fiebre, exantema, dermatitis exfoliativa, fotosensibilidad, urticaria, náusea, vómito, diarrea y sintomatología referible a las vías urinarias (véase más adelante). Aunque es relativamente raro, el síndrome de Stevens-Johnson es un tipo de exantema cutáneo y de membranas mucosas particularmente grave y potencialmente letal que se asocia con el uso de las sulfonamidas. Otros efectos indeseados incluyen estomatitis, conjuntivitis, alteraciones hematopoyéticas (véase adelante), hepatitis y, rara vez, poliarteritis nudosa y psicosis.

A. Trastornos de las vías urinarias

Las sulfonamidas pueden precipitarse en la orina, en especial ante un pH neutro o ácido, con producción de cristaluria, hematuria, o incluso obstrucción. Esto rara vez es un problema con las sulfonamidas más solubles (p. ej., sulfisoxazol). La sulfadiacina, cuando se administra en grandes dosis, principalmente si la ingestión de líquidos es escasa, provoca cristaluria. La cristaluria se trata con bicarbonato de sodio, para alcalinizar la orina, y líquidos para aumentar el flujo urinario. Las sulfonamidas también se han señalado como partícipes de diversos tipos de nefrosis y en la nefritis alérgica.

B. Trastornos hematopoyéticos

Las sulfonamidas pueden causar anemia hemolítica o aplásica, granulocitopenia, trombocitopenia o reacciones leucemoides. Las sulfonamidas pueden provocar afecciones hemolíticas en pacientes con deficiencia de la glucosa-6-fosfato deshidrogenasa. Las sulfonamidas tomadas cerca del término del embarazo aumentan el riesgo de kernicterus en los recién nacidos.

TRIMETOPRIM Y MEZCLAS DE TRIMETOPRIM-SULFAMETOXAZOL

Mecanismo de acción

El trimetoprim, una trimetoxibenzilpirimidina, inhibe en forma selectiva a la ácido dihidrofólico reductasa bacteriana, que convierte dicho ácido en el tetrahidrofólico, un paso que lleva a la síntesis de purinas y finalmente del DNA (fig. 46-2). El trimetoprim es casi 50 000 veces menos eficaz para la inhibición de la ácido dihidrofólico reductasa de los mamíferos. La pirimetamina, otra benzilpirimidina, inhibe de manera selectiva a la ácido dihidrofólico reductasa de protozoarios en comparación con la de las células de mamíferos. Como se señaló antes, el trimetoprim o la pirimetamina en combinación con una sulfonamida bloquean pasos secuenciales en la síntesis de folato y dan como resultado un reforzamiento notorio (sinergia) de la actividad de ambos fármacos. La combinación a menudo es bactericida, en contraste con la actividad bacteriostática de una sulfonamida sola.

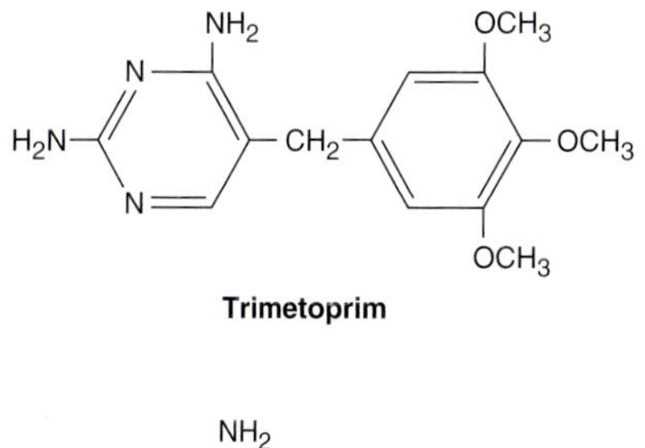

NH_2 N H_2N N CH_2 OCH_3 OCH_3 OCH_3

Trimetoprim

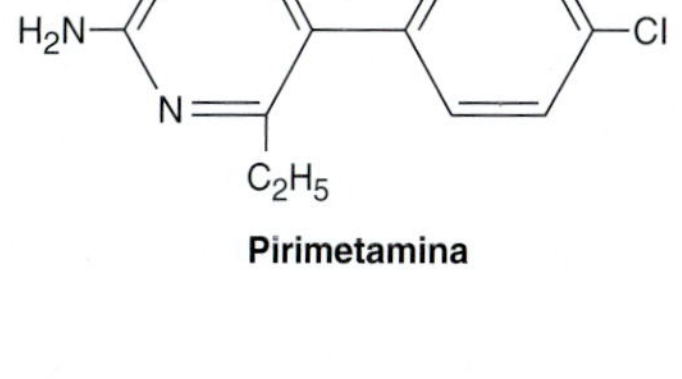

NH_2 N H_2N N C_2H_5 Cl

Pirimetamina

Resistencia

La resistencia al trimetoprim puede ocurrir por disminución de la permeabilidad celular, por sobreproducción de la dihidrofolato reductasa o por producción de una reductasa alterada, con capacidad de unión de fármaco disminuida. La resistencia también se puede dar por mutación, aunque es más común que se deba a la codificación en plásmidos de las dihidrofolato reductasas resistentes al trimetoprim codificadas en plásmidos. Dichas enzimas resistentes pueden ser codificadas dentro de transposones en plásmidos conjugativos que muestran una amplia variedad de hospedadores y contribuyen a una diseminación rápida y amplia de la resistencia al trimetoprim entre numerosas especies bacterianas.

Farmacocinética

El trimetoprim suele administrarse por vía oral, solo o en combinación con sulfametoxazol, que tiene una semivida similar. También puede administrarse trimetoprim-sulfametoxazol por vía intravenosa. El trimetoprim se absorbe bien en el intestino y se distribuye de manera amplia en los líquidos y tejidos corporales, incluido el líquido cefalorraquídeo.

Dado que el trimetoprim es más liposoluble que el sulfametoxazol, tiene un volumen más grande de distribución que este último. Por tanto, cuando se administra 1 parte de trimetoprim con 5 de sulfametoxazol (la relación de la fórmula), la concentración plasmática máxima tiene un cociente de 1:20, que corresponde a la óptima para la combinación de efectos de estos fármacos *in vitro*. Casi 30 a 50% de la sulfonamida y 50 a 60% del trimetoprim (o sus metabolitos respectivos) se excretan en la orina en 24 h. La dosis debe disminuirse a la mitad para pacientes con eliminación de creatinina de 15 a 30 ml/min.

El trimetoprim (una base débil) se concentra en los líquidos prostático y vaginal, que son más ácidos que el plasma. Por ello, tiene más actividad antibacteriana en tales líquidos que muchos otros antimicrobianos.

Aplicaciones clínicas

A. Trimetoprim oral

Se puede administrar trimetoprim solo (100 mg cada 12 h) para tratar las infecciones agudas de vías urinarias. Muchos microorganismos adquiridos en la comunidad son sensibles a las concentraciones elevadas encontradas en la orina (de 200 a 600 μg/ml).

B. Trimetoprim-sulfametoxazol oral (TMP-SMZ)

Una combinación de trimetoprim-sulfametoxazol constituye un tratamiento eficaz para una amplia variedad de infecciones que incluyen neumonía por *P. jiroveci*, shigelosis, infecciones sistémicas por salmonelas, infecciones de vías urinarias, prostatitis y algunas infecciones por micobacterias diferentes no tuberculosas. Es activa contra casi todas las cepas de *Staphylococcus aureus*, tanto sensibles como resistentes a la meticilina, y contra microorganismos patógenos de vías respiratorias como neumococo, *Haemophilu* sp, *Moraxella catarrhalis* y *Klebsiella pneumoniae* (pero no *Mycoplasma pneumoniae*). Sin embargo, debe considerarse la prevalencia creciente de cepas de *E. coli* (hasta 30% o más) y neumococos resistentes a trimetoprim-sulfametoxazol antes de administrar esta combinación para el tratamiento provisional de las infecciones de vías urinarias altas o neumonía.

Una tableta de doble concentración (160 mg de trimetoprim más 800 mg de sulfametoxazol) administrada cada 12 h es un tratamiento eficaz de las infecciones de vías urinarias y la prostatitis. La administración de la mitad del comprimido usual (esto es, de concentración normal) tres veces por semana durante bastantes meses puede servir como profilaxis de las infecciones recurrentes de vías urinarias de algunas mujeres. Un comprimido de doble dosis cada 12 h es eficaz para tratar las infecciones causadas por cepas susceptibles de *Shigella* y *Salmonella*. La dosis para niños, tratados por shigelosis, infección de vías urinarias u otitis media, es de 8 mg/kg de trimetoprim y 40 mg/kg de sulfametoxazol cada 12 h.

Las infecciones por *P. jiroveci* y algunos otros microorganismos patógenos se pueden tratar por vía oral con dosis altas de la combinación (con base en el componente trimetoprim, a razón de 15 a 20 mg/kg/día) o se pueden prevenir en pacientes con inmunodepresión mediante la toma de un comprimido de doble dosis al día o tres veces por semana.

C. Trimetoprim-sulfametoxazol intravenoso

Se puede administrar una solución con una mezcla de 80 mg de trimetoprim más 400 mg de sulfametoxazol por 5 ml diluida en 125 ml de solución glucosada al 5% en agua por infusión intravenosa durante 60 a 90 min. Es el fármaco de elección para la neumonía moderada a grave por *Pneumocystis jiroveci*. Se puede usar para la septicemia por bacterias gramnegativas, incluida la causada por algunas especies multirresistentes, como *Enterobacter* y *Serratia*; en la shigelosis; la fiebre tifoidea o las infecciones de vías urinarias causadas por un microorganismo susceptible, cuando el paciente no puede tomar el fármaco por vía oral. La dosis es de 10 a 20 mg/kg/día del componente trimetoprim.

D. Pirimetamina oral con sulfonamida

Se ha usado pirimetamina y sulfadiacina para el tratamiento de la leishmaniasis y la toxoplasmosis. En el paludismo por *P. falciparum* se ha utilizado la combinación de pirimetamina con sulfadoxina (véase cap. 52).

Efectos adversos

El trimetoprim produce los efectos adversos predecibles de un fármaco antifolato, en especial anemia megaloblástica, leucopenia y granulocitopenia. La combinación de trimetoprim-sulfametoxazol puede causar todas las reacciones indeseadas relacionadas con las sulfonamidas. También ocurren en ocasiones náusea y vómito, fiebre por fármacos, vasculitis, daño renal y alteraciones del sistema nervioso central. Los pacientes con sida y neumonía por *Pneumocystis jiroveci* muestran una frecuencia en particular alta de reacciones indeseadas al trimetoprim-sulfametoxazol, en especial fiebre, exantema, leucopenia, diarrea, aumento de aminotransferasas hepáticas, hiperpotasemia e hiponatremia.

■ INHIBIDORES DE LAS DNA GIRASAS

FLUOROQUINOLONAS

Las quinolonas importantes son análogos fluorados sintéticos del ácido nalidíxico (fig. 46-3) con actividad contra una variedad de bacterias grampositivas y gramnegativas.

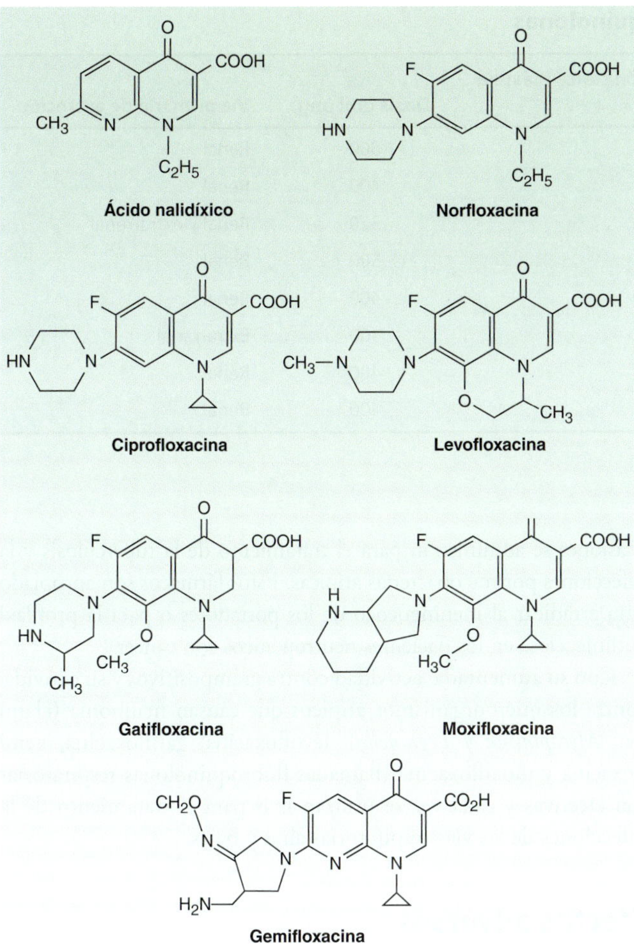

FIGURA 46-3 Estructuras del ácido nalidíxico y algunas fluoroquinolonas.

Mecanismo de acción

Las quinolonas bloquean la síntesis de DNA bacteriano por inhibición de la topoisomerasa II bacteriana (DNA girasa) y la topoisomerasa IV. La inhibición de la DNA girasa previene la relajación del DNA positivamente superenrollado necesario para la transcripción y la replicación normales. La inhibición de la topoisomerasa IV interfiere con la separación del DNA cromosómico replicado en las células hijas respectivas durante la división celular.

Actividad antibacteriana

Las quinolonas anteriores, como el ácido nalidíxico, no alcanzan concentraciones antibacterianas sistémicas y sólo fueron útiles para el tratamiento de infecciones de vías urinarias bajas. Los derivados fluorados (ciprofloxacina, levofloxacina y otros; fig. 46-3 y cuadro 46-2) tienen una actividad antibacteriana mucho mejor en comparación con el ácido nalidíxico y sí alcanzan concentraciones bactericidas en sangre y tejidos.

Las fluoroquinolonas originalmente se desarrollaron por su excelente actividad contra las bacterias aerobias gramnegativas; su actividad contra microorganismos grampositivos era limitada. En varios fármacos más recientes se ha mejorado su actividad contra cocos grampositivos. La actividad relativa de las quinolonas contra microorganismos gramnegativos en comparación con los grampositivos es útil para la clasificación de los fármacos. La norfloxacina es la fluoroquinolona menos activa contra microorganismos gramnegativos y grampositivos, con concentraciones inhibidoras mínimas (MIC, *minimum inhibitory concentrations*) de cuatro a ocho veces mayores que las de ciprofloxacina. La ciprofloxacina, enoxacina, lomefloxacina, levofloxacina, ofloxacina y pefloxacina comprenden un segundo grupo de fármacos similares que poseen actividad excelente contra gramnegativos y actividad buena o moderada contra bacterias grampositivas. Las MIC para cocos y bacilos gramnegativos, incluidos *Enterobacter* sp, *P. aeruginosa, Neisseria meningitidis, Haemophilus* sp y *Campylobacter jejuni* son de 1 a 2 μg/ml y a menudo menos. Las cepas susceptibles a meticilina de *S. aureus* por lo general también son susceptibles a estas fluoroquinolonas, pero las cepas resistentes a la meticilina de estafilococo suelen ser resistentes. Los estreptococos y enterococos tienden a ser menos sensibles que los estafilococos y su eficacia contra las infecciones producidas por estos microorganismos es limitada. La ciprofloxacina es el fármaco más activo de este grupo contra los microorganismos gramnegativos, particularmente *P. aeruginosa.*

La levofloxacina, el isómero L de ofloxacina, tiene actividad superior contra microorganismos grampositivos, incluido *Streptococcus pneumoniae*.

La gatifloxacina, la gemifloxacina y la moxifloxacina constituyen un tercer grupo de fluoroquinolonas con mejor actividad contra microorganismos grampositivos, en particular *S. pneumoniae* y algunos estafilococos. La gemifloxacina es activa *in vitro* contra cepas de *S. pneumoniae* resistentes a ciprofloxacina pero no se ha demostrado su eficacia *in vivo*. Si bien las MIC de estos fármacos antiestafilocócicos son menores que las de la ciprofloxacina (y de los otros compuestos mencionados en el párrafo anterior), no se sabe si su actividad mayor basta para permitir utilizarlos para el tratamiento de las infecciones causadas por cepas resistentes a la ciprofloxacina. En general, ninguno de estos fármacos es tan activo como la ciprofloxacina contra microorganismos gramnegativos. Las fluoroquinolonas también son activas contra los agentes causales de la neumonía atípica (p. ej., especies de micoplasmas y clamidias) y contra microorganismos patógenos intracelulares, como *Legionella pneumophila* y algunas micobacterias, incluidas *Mycobacterium tuberculosis* y el complejo de *Mycobacterium avium*. La moxifloxacina también tiene actividad leve contra bacterias anaerobias. La gatifloxacina ya no está disponible en Estados Unidos por su alta toxicidad.

Resistencia

Durante el tratamiento con fluoroquinolonas, surge aproximadamente un microorganismo resistente de cada 10^7-10^9 microorganismos, sobre todo entre los estafilococos, *P. aeruginosa* y *Serratia marcescens*. La resistencia se debe a una o más mutaciones puntuales en la región de unión de quinolona de la enzima o a un cambio en la permeabilidad del microorganismo. Sin embargo, esto no cuenta para la facilidad relativa con que aparece resistencia en bacterias sumamente susceptibles. En fechas recientes se describieron dos tipos de resistencia mediada por plásmidos. En el primer tipo se utilizan proteínas Qnr que protegen a la DNA girasa de las fluoroquinolonas. La segunda es una variante de un aminoglucósido acetiltransferasa capaz de modificar la ciprofloxacina. Ambos mecanismos confieren una resistencia de bajo grado que puede facilitar las mutaciones puntuales que confieren resistencia de grado alto. La resistencia a una fluoroquinolona, en particular si ésta es de grado alto, en general confiere resistencia cruzada contra todos los demás miembros de esa clase.

CUADRO 46–2 Propiedades farmacocinéticas de las fluoroquinolonas

Fármaco	Semivida (h)	Biodisponibilidad oral (%)	Concentración sérica máxima (μg/ml)	Dosis oral (mg)	Vía primaria de excreción
Ciprofloxacina	3-5	70	2.4	500	Renal
Gatifloxacina	8	98	3.4	400	Renal
Gemifloxacina	8	70	1.6	320	Renal y extrarrenal
Levofloxacina	5-7	95	5.7	500	Renal
Lomefloxacina	8	95	2.8	400	Renal
Moxifloxacina	9-10	>85	3.1	400	Extrarrenal
Norfloxacina	3.5-5	80	1.5	400	Renal
Ofloxacina	5-7	95	2.9	400	Renal

Farmacocinética

Después de su administración oral, las fluoroquinolonas se absorben bien (biodisponibilidad de 80 a 95%) y se distribuyen en forma amplia en los líquidos y tejidos corporales (cuadro 46-2). Las vidas medias séricas varían de 3 a 10 h. Las vidas medias relativamente prolongadas de levofloxacina, gemifloxacina, gatifloxacina y moxifloxacina permiten su dosificación una vez al día. La absorción oral se altera por la presencia de cationes divalentes y trivalentes, incluidos los de los antiácidos. Por tanto, las fluoroquinolonas orales deben administrarse 2 h antes o 4 h después de cualquier producto que contenga esos cationes. Las concentraciones séricas del fármaco administrado por vía intravenosa son similares a las del tomado por vía oral. Casi todas las fluoroquinolonas se eliminan por mecanismos renales, ya sea secreción tubular o filtración glomerular (cuadro 46-2). Es necesario el ajuste de dosis en pacientes con depuración de creatinina menor de 50 ml/min; un ajuste exacto depende del grado de alteración renal y la fluoroquinolona específica que se utiliza. No es necesario el ajuste de dosis para la insuficiencia renal con la moxifloxacina. Las fluoroquinolonas que no se eliminan por vía renal están relativamente contraindicadas en pacientes con insuficiencia hepática.

Aplicaciones clínicas

Las fluoroquinolonas (excepto la moxifloxacina, que alcanza una concentración urinaria relativamente baja) son efectivas en las infecciones urinarias producidas por diversos microorganismos, incluida *P. aeruginosa*. Estos fármacos también son eficaces para la diarrea bacteriana causada por especies de *Shigella*, *Salmonella*, *E. coli* toxigénica y *Campylobacter*. Las fluoroquinolonas (excepto la norfloxacina, que no alcanza concentraciones sistémicas adecuadas) se han usado en infecciones de tejidos blandos, huesos y articulaciones, así como en las del aparato respiratorio e intraabdominales, incluidas las producidas por microorganismos multirresistentes, como las especies de *Pseudomonas* y *Enterobacter*. La ciprofloxacina es un fármaco ideal para la profilaxis y tratamiento del carbunco, aunque las nuevas fluoroquinolonas son activas al respecto *in vitro* y muy probablemente también *in vivo*.

En Estados Unidos ya no se recomiendan la ciprofloxacina y la levofloxacina para el tratamiento de la infección gonocócica, puesto que actualmente es frecuente la resistencia. Sin embargo, ambos fármacos son eficaces para tratar la uretritis o cervicitis por especies de *Chlamydia*. La ciprofloxacina, la levofloxacina y o la moxifloxacina en ocasiones se administran para el tratamiento de la tuberculosis y las infecciones por micobacterias atípicas. Estos fármacos son apropiados para erradicar al meningococo de los portadores o para la profilaxis antiinfecciosa en los pacientes neutropénicos con cáncer.

Con su aumentada actividad contra grampositivos y su actividad contra los microorganismos atípicos que causan neumonía (clamidia, *Mycoplasma* y *Legionella*), levofloxacina, gatifloxacina, gemifloxacina y moxifloxacina (llamadas fluoroquinolonas respiratorias) son efectivas y cada vez se utilizan más para el tratamiento de las infecciones de las vías respiratorias altas y bajas.

Efectos adversos

En general, las fluoroquinolonas son bien toleradas. Los efectos más frecuentes son náusea, vómito y diarrea. En ocasiones cefalea, mareo, insomnio, exantema o anomalías de las pruebas de función hepática. Se ha comunicado fotosensibilidad con la lomefloxacina y pefloxacina. Puede ocurrir prolongación del intervalo QT_c con gatifloxacina, levofloxacina, gemifloxacina y moxifloxacina, que deben evitarse o administrarse con precaución en pacientes con prolongación conocida del intervalo QT_c o hipopotasemia no corregida; en aquellos que reciben fármacos antiarrítmicos de clase IA (p. ej., quinidina o procainamida) o de clase III (sotalol, ibutilida, amiodarona); así como en quienes reciben otros fármacos que se sabe aumentan el intervalo QT_c (p. ej., eritromicina, antidepresivos tricíclicos). La gatifloxacina se vincula con hiperglucemia en pacientes con diabetes y con hipoglucemia en los que reciben también fármacos hipoglucemiantes orales. Por sus efectos graves (que incluyen algunas muertes), en el 2006 la gatifloxacina se retiró del mercado en Estados Unidos; es posible que se encuentre disponible en otros países.

Las fluoroquinolonas pueden dañar el cartílago en crecimiento y causar artropatía. Así, estos fármacos no se recomiendan de manera sistemática para pacientes menores de 18 años de edad. Sin embargo, la artropatía es reversible y hay un consenso cada vez mayor de que las fluoroquinolonas se pueden usar en algunos casos en niños (p. ej., para el tratamiento de infecciones por especies de *Pseudomonas* en pacientes con fibrosis quística). La tendinitis, una rara complicación que se ha reportado en adultos, es potencialmente más grave por el riesgo de ruptura tendinosa. Los factores de riesgos para la tendinitis incluyen edad avanzada, insuficiencia renal y uso concomitante de esteroides. Deben evitarse las fluoroquinolonas durante el embarazo en ausencia de datos específicos que documenten su seguridad.

RESUMEN Sulfonamidas, trimetoprim y fluoroquinolonas

Subclase	Mecanismo de acción	Efectos	Aplicaciones clínicas	Farmacocinética, toxicidades, interacciones
ANTAGONISTAS DE FOLATO				
• Trimetoprim-sulfametoxazol	Combinación sinérgica de antagonistas de folato que bloquea la producción de purinas y la síntesis de ácidos nucleicos	Actividad bactericida contra microorganismos susceptibles	Infecciones de vías urinarias • neumonía por *Pneumocystis jiroveci* • toxoplasmosis • nocardiosis	Oral, IV • eliminación renal (semivida de 8 h) • dosificación cada 8 a 12 h • se formula con una relación de 5:1 de sulfametoxazol respecto de trimetoprim • *Toxicidad:* exantema, fiebre, supresión de médula ósea, hiperpotasemia
• *Sulfisoxazol: oral; se usa sólo en infecciones de vías urinarias bajas*				
• *Sulfadiacina: oral; tratamiento ideal de la toxoplasmosis cuando se combina con pirimetamina*				
• *Trimetoprim: oral; se usa sólo para infecciones de vías urinarias bajas. Puede prescribirse con seguridad en pacientes con alergia a las sulfonamidas*				
• *Pirimetamina: oral; tratamiento de primera línea de la toxoplasmosis cuando se combina con sulfadiacina; se administra con leucovorina para limitar la toxicidad a la médula ósea*				
• *Pirimetamina-sulfadoxina: oral; tratamiento de segunda línea del paludismo*				
FLUOROQUINOLONAS				
• Ciprofloxacina	Inhibe la replicación del DNA por unión a la DNA girasa y la topoisomerasa IV	Actividad bactericida contra microorganismos susceptibles	Infección de vías urinarias • gastroenteritis • osteomielitis • carbunco	Oral, IV • eliminación mixta (semivida de 4 h) • dosificación cada 12 h • los cationes divalentes y trivalentes alteran su absorción oral • *Toxicidad:* malestar gastrointestinal, neurotoxicidad, tendinitis
• *Ofloxacina: oral; tiene mejor farmacocinética y farmacodinámica; su uso se limita a las infecciones de vías urinarias y las uretritis y cervicitis no gonocócicas*				
• *Levofloxacina: oral, IV; isómero L de la ofloxacina; dosificación una vez al día; eliminación renal; fluoroquinolona "respiratoria", con mejor actividad contra los neumococos*				
• *Moxifloxacina: oral, IV; fluoroquinolona "respiratoria"; dosificación una vez al día; mejor actividad contra anaerobios y* Mycobacterium tuberculosis*; eliminación hepática que produce cifras urinarias menores, por lo que no se recomienda su utilización en infecciones de las vías urinarias*				
• *Gemifloxacina: oral; fluoroquinolona "respiratoria"*				

PREPARACIONES DISPONIBLES

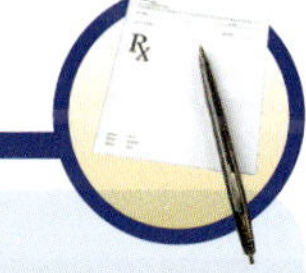

SULFONAMIDAS PARA PROPÓSITOS GENERALES

Sulfadiacina

Oral: comprimidos de 500 mg

Sulfisoxazol

Oral: comprimidos de 500 mg; 500 mg/5 ml de jarabe

SULFONAMIDAS PARA APLICACIONES ESPECIALES

Mafenida

Tópica: 85 mg/g de crema; solución al 5%

Sulfacetamida sódica

Oftálmica: soluciones al 1, 10, 15, 30%; ungüento al 10%

Sulfadiacina argéntica

Tópica: 10 mg/g de crema

TRIMETOPRIM

Trimetoprim

Oral: comprimidos de 100, 200 mg

Trimetoprim-sulfametoxazol

Oral: 80 mg de trimetoprim más 400 mg de sulfametoxazol en comprimidos de una sola dosis; 160 mg de trimetoprim más 800 mg de sulfametoxazol en comprimidos de doble dosis; 40 mg de trimetoprim más 200 mg de sulfametoxazol por 5 ml de suspensión

Parenteral: 80 mg de trimetoprim más 400 mg de sulfametoxazol por 5 ml para administración en solución (en ampolletas de 5 ml y frascos ámpula de 5, 10, 20 ml).

PIRIMETAMINA

Pirimetamina

Oral: comprimidos de 25 mg

Pirimetamina-sulfadoxina

Oral: comprimidos con pirimetamina 25 mg más sulfadoxina 500 mg

QUINOLONAS Y FLUOROQUINOLONAS

Ciprofloxacina

Oral: comprimidos de 100, 250, 500, 750 mg; comprimidos de liberación prolongada de 500, 1 000 mg; suspensión de 50, 100 mg/ml

Parenteral: 10 mg/ml para administración IV en solución

Oftálmica: 3 mg/ml en solución; 3.3 mg/g en ungüento

Gemifloxacina
Oral: comprimidos de 320 mg
Levofloxacina
Oral: comprimidos de 250, 500, 750 mg; solución de 25 mg/ml
Parenteral: 5, 25 mg/ml para inyección IV
Oftálmica: 5 mg/ml en solución
Lomefloxacina
Oral: comprimidos de 400 mg
Moxifloxacina
Oral: comprimidos de 400 mg
Parenteral: 400 mg en bolsa para administración IV
Norfloxacina
Oral: comprimidos de 400 mg
Ofloxacina
Oral: comprimidos de 200, 300, 400 mg
Oftálmica: 3 mg/ml en solución
Ótica: solución al 0.3%

BIBLIOGRAFÍA

Davidson R et al: Resistance to levofloxacin and failure of treatment of pneumococcal pneumonia. N Engl J Med 2002;346:747.

Frothingham R: Rates of torsades de pointes associated with ciprofloxacin, ofloxacin, levofloxacin, gatifloxacin, and moxifloxacin. Pharmacotherapy 2001;21:1468.

Keating GM, Scott LJ: Moxifloxacin: A review of its use in the management of bacterial infections. Drugs 2004;64:2347.

Mandell LA et al: Update of practice guidelines for the management of community-acquired pneumonia in immunocompetent adults. Clin Infect Dis 2003;37:1405.

Mwenya DM et al: Impact of cotrimoxazole on carriage and antibiotic resistance of Streptococcus pneumoniae and Haemophilus influenzae in HIV-infected children in Zambia. Antimicrob Agents Chemother 2010;54:3756

Nouira S et al: Standard versus newer antibacterial agents in the treatment of severe acute exacerbation of chronic obstructive pulmonary disease: A randomized trial of trimethoprim-sulfamethoxazole versus ciprofloxacin. Clin Infect Dis 2010;51:143.

Robicsek A et al: The worldwide emergence of plasmid-mediated quinolone resistance. Lancet ID 2006;6:629.

Scheld WM: Maintaining fluoroquinolone class efficacy: Review of influencing factors. Emerg Infect Dis 2003;9:1.

Schmitz GR et al: Randomized controlled trial of trimethoprim-sulfamethoxazole for uncomplicated skin abscesses in patients at risk for community-associated methicillin-resistant *Staphylococcus aureus* infection. Ann Emerg Med 2010;56:283.

Strom BL et al: Absence of cross-reactivity between sulfonamide antibiotics and sulfonamide nonantibiotics. N Engl J Med 2003;349:1628.

Talan DA et al: Prevalence of and risk factor analysis of trimethoprim-sulfamethoxazole- and fluoroquinolone-resistant *E. coli* infection among emergency department patients with pyelonephritis. Clin Infect Dis 2008; 47:1150.

Yoo BK et al: Gemifloxacin: A new fluoroquinolone approved for treatment of respiratory infections. Ann Pharmacother 2004;38:1226.

RESPUESTA AL ESTUDIO DE CASO

Una opción razonable para el tratamiento provisional de esta infección urinaria complicada sería una fluoroquinolona que alcance una concentración urinaria adecuada (ciprofloxacina o levofloxacina). Su contacto reciente con varios regímenes de trimetoprim-sulfametoxazol aumenta la probabilidad de que se trate de una infección urinaria con una cepa aislada resistente a este antibiótico, por lo que el trimetoprim-sulfametoxazol es una mala opción. Es importante explicar a la paciente que debe tomar la fluoroquinolona dos horas antes o cuatro horas después del calcio complementario puesto que los cationes divalentes y trivalentes dificultan considerablemente la absorción de las fluoroquinolonas orales.

CAPÍTULO

47

Antimicobacterianos

Daniel H. Deck, PharmD y Lisa G. Winston, MD*

ESTUDIO DE CASO

Un varón indigente de 45 años de edad acudió al departamento de urgencias por padecimiento de 2 meses de evolución con fatiga, disminución de peso (10 kg), fiebre, diaforesis nocturna y tos productiva. Actualmente vive en las calles, pero ha pasado temporadas en albergues y en la prisión durante los últimos años. Manifiesta que ha tomado entre 1 y 1.7 litros de bebidas destiladas por día en los últimos 15 años y también tiene antecedente de uso de drogas intravenosas. En el departamento de urgencias se hace una radiografía de tórax que muestra infiltrado apical derecho. Dada la elevada sospecha de tuberculosis pulmonar, se le coloca en aislamiento respiratorio. Su primer frotis de esputo muestra muchos bacilos acidorresistentes y la prueba rápida de anticuerpos contra VIH es positiva. ¿Cuáles son los fármacos que se deben instituir para el tratamiento de la supuesta tuberculosis pulmonar? ¿Tiene el paciente mayor riesgo de padecer efectos secundarios farmacológicos? De ser así, ¿qué medicamento(s) es el que tiene más probabilidades de producir efectos secundarios?

Las micobacterias presentan resistencia intrínseca a casi todos los antibióticos. Puesto que proliferan lentamente en comparación con otras bacterias, los antibióticos que son más activos contra aquellas de crecimiento rápido son relativamente ineficaces. Las micobacterias pueden también permanecer latentes y, por tanto, por completo resistentes a muchos fármacos o se pueden eliminar sólo en forma muy lenta. La pared celular de las micobacterias rica en lípidos es impermeable a muchos fármacos. Las micobacterias son microorganismos patógenos intracelulares y los que residen dentro del macrófago son inaccesibles a los fármacos que penetran mal en este tipo de células. Por último, las micobacterias se caracterizan por su capacidad para desarrollar resistencia. Se requieren combinaciones de dos o más fármacos para superar y prevenir la aparición de resistencia durante el tratamiento. La respuesta de las infecciones por micobacterias a los fármacos es lenta y el tratamiento debe administrarse durante meses a años, dependiendo de qué fármacos se usen. En este capítulo se describen los fármacos usados para tratar la tuberculosis, las infecciones por micobacterias atípicas y la lepra.

*Los autores agradecen al Dr. Henry F. Chambers por sus contribuciones a las ediciones previas.

FÁRMACOS UTILIZADOS EN LA TUBERCULOSIS

La **isoniazida** (**INH**, *isoniazide*), **rifampicina** (**u otras rifamicinas**), **pirazinamida**, **etambutol** y **estreptomicina** son los cinco fármacos de primera línea para el tratamiento de la tuberculosis (cuadro 47-1). La isoniazida y rifampicina son los dos más activos. Una combinación isoniazida-rifampicina administrada por 9 meses curará 95 a 98% de los casos de tuberculosis causados por cepas susceptibles. La adición de pirazinamida a la combinación de isoniazida-rifampicina por los primeros 2 meses permite disminuir la duración total del tratamiento a 6 meses sin pérdida de su eficacia (cuadro 47-2). En la práctica, el tratamiento se instituye con un régimen cuádruple a base de isoniazida, rifampicina y pirazinamida con etambutol o estreptomicina hasta establecer la sensibilidad de la cepa clínica. El etambutol o la estreptomicina no ayudan sustancialmente a la actividad global del esquema (es decir, no es posible disminuir más la duración del tratamiento si se usa cualquiera de esos fármacos), pero proveen cobertura adicional si el microorganismo aislado resulta resistente a la isoniazida, rifampicina, o a ambas. En Estados Unidos, la prevalencia de resistencia a la isoniazida en micobacterias aisladas en la clínica es de casi 10%. La prevalencia de resistencia a isoniazida y rifampicina (es decir, resistencia a múltiples fármacos) es de casi 3%.

CUADRO 47–1 Antimicrobianos utilizados en el tratamiento de la tuberculosis

Fármaco	Dosis usual del adulto[1]
Fármacos de primera línea (en un orden de preferencia aproximado)	
Isoniazida	300 mg/día
Rifampicina	600 mg/día
Pirazinamida	25 mg/kg/día
Etambutol	15 a 25 mg/kg/día
Estreptomicina	15 mg/kg/día
Fármacos de segunda línea	
Amikacina	15 mg/kg/día
Ácido aminosalicílico	8-12 g/día
Capreomicina	15 mg/kg/día
Ciprofloxacina	1 500 mg/día, en tomas divididas
Clofazimina	200 mg/día
Cicloserina	500 a 1 000 mg/día, en tomas divididas
Etionamida	500 a 750 mg/día
Levofloxacina	500 mg/día
Rifabutina	300 mg/día[2]
Rifapentina	600 mg una o dos veces por semana

[1]Suponiendo una función renal normal.

[2]150 mg/día si se usa concomitantemente con un inhibidor de proteasa.

ISONIAZIDA

La isoniazida es el fármaco más activo para el tratamiento de la tuberculosis causada por cepas susceptibles. Es una molécula pequeña (MW 137) que es libremente soluble en agua. A continuación se muestra su similitud estructural con la piridoxina.

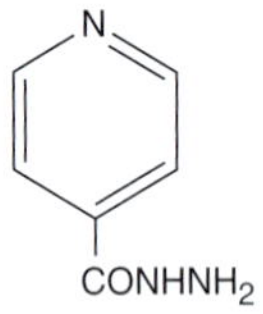

$CONHNH_2$

Isoniazida

CH_3 OH HOH_2C CH_2OH

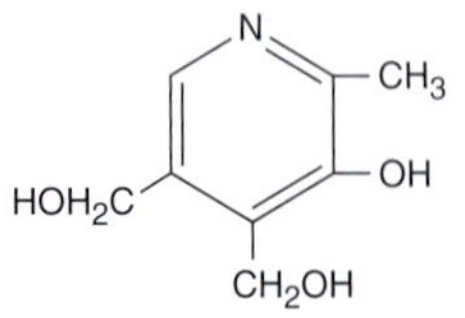

Piridoxina

In vitro, la isoniazida inhibe casi todos los bacilos de la tuberculosis a una concentración de 0.2 μg/ml o menos y es bactericida para aquellos en proliferación activa. Es menos eficaz contra micobacterias atípicas. La isoniazida penetra a los macrófagos y tiene actividad contra microorganismos extracelulares e intracelulares.

CUADRO 47–2 Duración recomendada del tratamiento de la tuberculosis

Esquema (en orden de preferencia aproximado)	Duración en meses
Isoniazida, rifampicina, pirazinamida	6
Isoniazida, rifampicina	9
Rifampicina, etambutol, pirazinamida	6
Rifampicina, etambutol	12
Isoniazida, etambutol	18
Todos los demás	≥24

Mecanismo de acción y base de la resistencia

La isoniazida inhibe la síntesis de los ácidos micólicos, que son componentes esenciales de las paredes celulares de las micobacterias. La isoniazida es un profármaco activado por KatG, la catalasa-peroxidasa micobacteriana. La forma activada de la isoniazida forma un complejo covalente con una proteína transportadora de radicales acilo (AcpM, *acyl carrier protein*) y KasA, una sintetasa de proteínas portadoras de cetoacilos β, que bloquea la síntesis del ácido micólico y causa la muerte de la bacteria. La resistencia a la isoniazida se vincula con mutaciones que causan expresión excesiva de *inhA,* que codifica una reductasa de proteína transportadora de radicales acilo dependiente de NADH; la mutación o deleción del gen *katG*; las mutaciones de promotores que causan expresión excesiva de *ahpC,* un posible gen de virulencia involucrado en la protección de la célula contra el estrés oxidativo y las mutaciones en *kasA.* Las micobacterias que producen *inhA* en exceso muestran una baja tasa de resistencia a la isoniazida y presentan resistencia cruzada a la etionamida. Las mutantes de *KatG* expresan gran resistencia a la isoniazida y a menudo no presentan resistencia cruzada con la etionamida.

Las micobacterias mutadas con resistencia farmacológica por lo común están presentes en grupos de micobacterias susceptibles, con una frecuencia de casi un bacilo por cada 10^6. Las lesiones tuberculosas a menudo contienen más de 10^8 bacilos de la tuberculosis, por lo que se produce con facilidad selección de mutantes resistentes si la isoniazida u otro fármaco se administran en monoterapia. Es mucho más eficaz el uso de dos fármacos con diferente mecanismo de acción, en combinación. La probabilidad de que un bacilo sea inicialmente resistente a ambos fármacos es de aproximadamente 1 en $10^6 \times 10^6$, o 1 en 10^{12}, varios órdenes de magnitud mayor que el número de microorganismos infectantes. Así, deben siempre usarse al menos dos fármacos (o más, en ciertos casos) para tratar la tuberculosis activa con el fin de prevenir la aparición de resistencia durante el tratamiento.

Farmacocinética

La isoniazida se absorbe con facilidad en el tubo digestivo. Una dosis de 300 mg por vía oral (5 mg/kg en niños) permite alcanzar concentraciones plasmáticas de 3 a 5 μg/ml en 1 o 2 horas. La isoniazida se difunde con facilidad a todos los líquidos y tejidos corporales. Las concentraciones en el sistema nervioso central y el líquido cefalorraquídeo varían entre 20 y 100% de las concentraciones séricas simultáneas.

El metabolismo de la isoniazida, en especial la acetilación por la *N*-acetiltransferasa hepática, está determinada genéticamente (véase cap. 4). La concentración plasmática promedio de la isoniazida en pacientes con acetilación rápida es de casi 33 a 50% de la correspondiente en aquellos con acetilación lenta y la semivida es de menos de 1 y 3 h, respectivamente. La eliminación más rápida de la isoniazida por acetilación rápida no suele tener consecuencias terapéuticas cuando se administran dosis apropiadas a diario, pero pueden ocurrir concentraciones subterapéuticas si el fármaco se administra como dosis una vez por semana o si hay absorción deficiente.

Los metabolitos de isoniazida y una pequeña cantidad de fármaco sin cambios se excretan sobre todo a través de la orina. La dosis no necesita ajustarse en presencia de insuficiencia renal. El ajuste de dosis no está bien definido en pacientes con insuficiencia hepática grave (la isoniazida está contraindicada si es la causa de la hepatitis) y debe guiarse por las concentraciones séricas si se está considerando reducir las dosis.

Aplicaciones clínicas

La dosis usual de isoniazida es de 5 mg/kg/día; en el adulto típico se administra una dosis de 300 mg una vez al día. Se pueden usar hasta 10 mg/kg/día para infecciones graves o si hay absorción deficiente. Una dosis de 15 mg/kg/día, o 900 mg, se puede usar en un esquema de dos veces por semana en combinación con un segundo fármaco contra la tuberculosis (p. ej., rifampicina, 600 mg). Se recomienda la piridoxina, 25-50 mg/día para aquellos pacientes con trastornos que predisponen a la neuropatía, un efecto adverso de la isoniazida, la cual suele administrarse por vía oral, pero se puede dar por vía parenteral a la misma dosis.

La isoniazida como único fármaco también está indicada para el tratamiento de la tuberculosis latente. La dosis es de 300 mg/día (5 mg/kg/día) o 900 mg dos veces por semana durante 9 meses.

Reacciones adversas

La incidencia y gravedad de las reacciones adversas con la isoniazida tienen relación con la dosis y duración de su administración.

A. Reacciones inmunitarias

En ocasiones se observan exantemas y fiebre. Se han informado casos de lupus eritematoso sistémico farmacógeno.

B. Toxicidad directa

La hepatitis inducida por isoniazida es el efecto tóxico mayor más frecuente de la isoniazida, diferente de los pequeños aumentos en aminotransferasas hepáticas (hasta tres o cuatro veces lo normal), que no requieren el cese de fármaco y que se observan en 10 a 20% de los pacientes, que por lo general cursan asintomáticos. Se presenta hepatitis clínica, con pérdida de apetito, náusea, vómito, ictericia y dolor del cuadrante superior derecho abdominal, en 1% de quienes reciben isoniazida y puede ser letal, en particular si el fármaco no se interrumpe con rapidez. Hay pruebas histopatológicas de daño hepatocelular y necrosis. El riesgo de hepatitis depende de la edad. Se presenta rara vez antes de los 20 años, en 0.3% entre 21 y 35 años de edad, 1.2% entre 36 y 50 años y 2.3% en individuos de 50 años o más. El riesgo de hepatitis es mayor en los alcohólicos y quizá durante el embarazo y el puerperio. La aparición de hepatitis por isoniazida contraindica el uso del fármaco.

Se observa neuropatía periférica en 10 a 20% de los pacientes que reciben dosis mayores de 5 mg/kg/día, pero ocurre rara vez con la dosis estándar de 300 mg del adulto. Es más probable que ocurra neuropatía periférica en pacientes acetiladores lentos y aquellos con trastornos predisponentes, como desnutrición, alcoholismo, diabetes, sida, y uremia. La neuropatía se debe a una deficiencia relativa de piridoxina. La isoniazida promueve la excreción de piridoxina y su toxicidad es fácil de revertir con la administración de piridoxina a dosis tan bajas como 10 mg/día. Los efectos secundarios en el sistema nervioso central, que son menos frecuentes, comprenden pérdida de la memoria, psicosis y convulsiones. Estos efectos también responden a la piridoxina.

Otras reacciones adicionales diversas incluyen anomalías hematológicas, anemia por deficiencia de piridoxina, acúfenos y molestias gastrointestinales. La isoniazida puede disminuir el metabolismo de la fenitoína, lo que aumenta su concentración sanguínea y su toxicidad.

RIFAMPICINA

La rifampicina es un derivado semisintético de la rifamicina, producto antibiótico de *Streptomyces mediterranei,* activo *in vitro* contra cocos grampositivos y gramnegativos, algunas bacterias intestinales, micobacterias y clamidias. Se inhiben con menos de 1 μg/ml los microorganismos susceptibles. Existen mutantes resistentes en todas las poblaciones microbianas a razón de 1 en 10^6 microorganismos y se seleccionan rápidamente si se utiliza sólo rifampicina, principalmente en el paciente con una infección activa. No exhiben resistencia cruzada con otros tipos de antibióticos, pero sí con otros derivados de la rifampicina como rifabutina o rifapentina.

Mecanismos de acción, resistencia y farmacocinética

La rifampicina se une a la subunidad β de la polimerasa de RNA dependiente del DNA bacteriano y, por tanto, inhibe la síntesis del RNA. Ocurre resistencia por cualquiera de varias posibles mutaciones puntuales en *rpoB,* el gen para la subunidad β de la polimerasa de RNA. Esas mutaciones causan una menor unión de la rifampicina a la polimerasa de RNA. La polimerasa de RNA humana no se une a la rifampicina y no es inhibida por ella. La rifampicina es bactericida para micobacterias. Con facilidad penetra casi todos los tejidos y células fagocíticas. Puede eliminar microorganismos poco accesibles a muchos otros fármacos, como los intracelulares y los que son secuestrados en abscesos y cavidades pulmonares.

La rifampicina es bien absorbida después de su administración oral y se excreta sobre todo a través del hígado y la bilis. Después, presenta recirculación enterohepática, con la mayor parte excretada como metabolito desacilado en heces y una pequeña cantidad en la orina. No es necesario el ajuste de la dosis ante la insuficiencia renal o hepática. Se alcanzan concentraciones séricas de 5 a 7 μg/ml con las dosis usuales. La rifampicina se distribuye ampliamente en los líquidos y tejidos corporales, tiene unión relativamente alta a las proteínas y se alcanzan concentraciones adecuadas en líquido cefalorraquídeo sólo en presencia de inflamación meníngea.

Aplicaciones clínicas

A. Infecciones por micobacterias

La rifampicina, por lo general 600 mg/día (10 mg/kg/día) por vía oral debe administrarse con isoniazida u otros fármacos antituberculosos a pacientes con tuberculosis activa para prevenir la aparición de

La resistencia a la etionamida como único fármaco aparece con rapidez *in vitro* e *in vivo*. Puede haber una resistencia cruzada de bajo grado entre isoniazida y etionamida.

Capreomicina

La capreomicina es un antibiótico peptídico inhibidor de la síntesis de proteínas producido por *Streptomyces capreolus*. La inyección diaria de 1 g intramuscular produce concentraciones séricas de 10 μg/ml o mayores. Tales concentraciones *in vitro* inhiben a muchas micobacterias, incluidas las cepas de *M. tuberculosis* multirresistentes.

La capreomicina (15 mg/kg/día) es un importante agente inyectable para el tratamiento de la tuberculosis resistente a fármacos. Las cepas de *M. tuberculosis* que son resistentes a la estreptomicina o la amikacina, suelen ser susceptibles a la capreomicina. La resistencia a la capreomicina, cuando se presenta, puede deberse a una mutación de *rrs*.

La capreomicina es nefrotóxica y ototóxica. Se presentan acúfenos, sordera y trastornos vestibulares. La inyección causa dolor local significativo y tal vez se presenten abscesos estériles.

La dosificación de la capreomicina es igual a la de estreptomicina. Su toxicidad disminuye si se administra 1 g dos o tres veces por semana después de que se ha alcanzado una respuesta inicial con el esquema de dosificación diaria.

Cicloserina

La cicloserina es un inhibidor de la síntesis de la pared celular y se revisa en el capítulo 43. La concentración de 15 a 20 μg/ml inhibe a muchas cepas de *M. tuberculosis*. La dosis de cicloserina en la tuberculosis es de 0.5 a 1 g/día en dos tomas divididas. La cicloserina se elimina por vía renal y su dosis debe disminuirse a la mitad si la depuración de creatinina es menor de 50 ml/min.

Los efectos tóxicos más graves son neuropatía periférica y disfunción del sistema nervioso central, incluida depresión y reacciones psicóticas. Con la cicloserina debe administrarse piridoxina, 150 mg/día, porque mejora la toxicidad neurológica. Los efectos adversos, que son más frecuentes durante las primeras dos semanas de tratamiento, se presentan en 25% o más de los pacientes, en especial a dosis altas. Los efectos adversos pueden disminuirse al mínimo por vigilancia de la concentración sérica máxima, que se alcanza 2 a 4 h después de la dosificación. Los límites recomendados son 20 a 40 μg/ml de concentración máxima.

Ácido aminosalicílico (PAS)

El ácido aminosalicílico es un antagonista de la síntesis de folato con actividad casi exclusiva contra *M. tuberculosis*. Estructuralmente es similar al ácido *p*-aminobenzoico (PABA, p-*aminobenzoic acid*) y a las sulfonamidas (cap. 46).

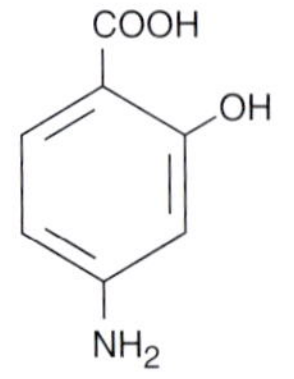

COOH
OH
NH_2

Ácido aminosalicílico (PAS)

Los bacilos de la tuberculosis suelen inhibirse *in vitro* con 1 a 5 μg/ml de ácido aminosalicílico, fármaco que se absorbe con facilidad en el tubo digestivo. Las concentraciones séricas son de 50 μg/ml o mayores después de administrarse 4 g por vía oral. Las dosis son de 8 a 12 g/día por vía oral en adultos y 300 mg/kg/día en niños. El fármaco tiene amplia distribución en los tejidos y líquidos corporales, excepto el líquido cefalorraquídeo. El ácido aminosalicílico se excreta con rapidez en la orina, en parte como ácido aminosalicílico activo y en parte como el compuesto acetilado y otros productos metabólicos. Se alcanzan concentraciones muy altas de este ácido en la orina, lo que puede producir cristaluria.

El ácido aminosalicílico se utiliza poco puesto que se toleran mejor otros fármacos orales. Los síntomas gastrointestinales son frecuentes y pueden disminuir por la administración del fármaco con las comidas y junto con antiácidos. Pueden ocurrir úlcera péptica y hemorragia. Las reacciones de hipersensibilidad manifiestas por fiebre, dolor articular, exantemas, hepatoesplenomegalia, hepatitis, adenopatía y granulocitopenia, a menudo se presentan después de 3 a 8 semanas de tratamiento con ácido aminosalicílico, lo que hace necesario interrumpirlo en forma temporal o permanente.

Kanamicina y amikacina

Los antibióticos aminoglucósidos se revisan en el capítulo 45. La kanamicina se ha utilizado para el tratamiento de la tuberculosis por cepas resistentes a la estreptomicina, pero la disponibilidad de alternativas menos tóxicas (p. ej., capreomicina y amikacina) la han hecho obsoleta.

La utilidad de la amikacina en el tratamiento de la tuberculosis ha aumentado con la incidencia y prevalencia crecientes de tuberculosis resistente a múltiples fármacos. La prevalencia de cepas resistentes a la amikacina es baja (menos de 5%) y casi todas las cepas multirresistentes siguen siendo susceptibles a la amikacina. Las concentraciones de 1 μg/ml o menos inhiben a *M. tuberculosis*. La amikacina también es activa contra micobacterias atípicas. No hay resistencia cruzada entre estreptomicina y amikacina, pero la resistencia a la kanamicina a menudo indica también resistencia a la amikacina. Se alcanzan concentraciones séricas de 30 a 50 μg/ml en 30 a 60 min después de la administración de 15 mg/kg por vía intravenosa. La amikacina está indicada en el tratamiento de la tuberculosis que se sospecha o se sabe causada por cepas resistentes a estreptomicina o multirresistentes. Para el tratamiento de enfermos con resistencia a fármacos, debe usarse la amikacina en combinación con al menos uno, y preferentemente dos o tres fármacos diferentes, a los que el microorganismo aislado sea susceptible. La dosis recomendada es igual que la de estreptomicina.

Fluoroquinolonas

Además de su actividad contra muchas bacterias grampositivas y gramnegativas (que se revisan en el capítulo 46), ciprofloxacina, levofloxacina, gatifloxacina y moxifloxacina a concentraciones menores de 2 μg/ml, inhiben cepas de *M. tuberculosis*. También son activas contra micobacterias atípicas. Con base en el peso, la moxifloxacina tiene la máxima actividad *in vitro* contra *M. tuberculosis*. La levofloxacina tiende a ser ligeramente más activa que la ciprofloxacina contra *M. tuberculosis*, en tanto que la ciprofloxacina es ligeramente más activa contra micobacterias atípicas.

Las fluoroquinolonas son una adición importante a los fármacos disponibles para tratar la tuberculosis, en especial cepas resistentes a fármacos de primera línea. La resistencia, que puede resultar de cualquiera de varias mutaciones puntuales aisladas en la subunidad A de girasa, aparece con rapidez si se usa una fluoroquinolona como único fármaco; por ello, deben usarse en combinación con dos o más fármacos activos diferentes. La dosis estándar de ciprofloxacina es de 750 mg por vía oral cada 12 horas. La de levofloxacina es de 500 a 750 mg una vez al día y la de moxifloxacina, de 400 mg una vez al día.

Linezolida

Este fármaco se revisa en el capítulo 44; a concentraciones de 4 a 8 μg/ml inhibe *in vitro* cepas de *M. tuberculosis*. Alcanza buenas concentraciones intracelulares y es activa en modelos murinos de tuberculosis. La linezolida se ha utilizado en combinación con otros fármacos de segunda y tercera líneas para tratar pacientes con tuberculosis causadas por cepas resistentes a múltiples fármacos. La conversión de cultivos de esputo a la negatividad se vinculó con el uso de linezolida en esos casos y algunos pacientes pudiesen haberse curado. Con los ciclos prolongados de tratamiento necesarios para la tuberculosis, se han comunicado efectos adversos significativos y en ocasiones limitantes del tratamiento, que incluyen supresión de médula ósea y neuropatía periférica y óptica irreversible. Una dosis de adulto de 600 mg administrada una vez al día (la mitad de la usada para el tratamiento de otras infecciones bacterianas) parece suficiente y quizás limite la aparición de esos efectos adversos. Si bien la linezolida puede en un momento dado ser un importante agente nuevo para el tratamiento de la tuberculosis, en este momento debe considerarse un fármaco de último recurso para la infección causada por cepas resistentes a múltiples fármacos que también lo son a varios otros fármacos de primera y segunda línea.

Rifabutina

La rifabutina se deriva de la rifamicina y está vinculada a la rifampicina. Posee actividad considerable contra *M. tuberculosis*, MAC y *Mycobacterium fortuitum* (véase más adelante). Su actividad es similar a la de la rifampicina y la resistencia cruzada con este fármaco es casi completa. Algunas cepas resistentes a la rifampicina parecen sensibles a la rifabutina *in vitro*, pero es poco probable obtener una respuesta clínica puesto que la base molecular de la resistencia, la mutación *rpoB*, es la misma. La rifabutina es tanto sustrato como inductor de las enzimas citocromo P450. Es un inductor menos potente, de manera que está indicada en lugar de la rifampicina para el tratamiento de la tuberculosis en los pacientes con infección por el VIH que reciben antirretrovíricos con algún inhibidor de la proteasa o un inhibidor no nucleósido de la transcriptasa inversa (p. ej., efavirenz), fármacos que también son sustratos del citocromo P450.

La dosis típica de rifabutina es de 300 mg/día a menos que el paciente reciba un inhibidor de la proteasa, en cuyo caso la dosis se reduce a 150 mg/día. Cuando se utiliza efavirenz (también inductor del citocromo P450) la dosis recomendada de rifabutina es de 450 mg/día.

La rifabutina es eficaz en la prevención y el tratamiento de la infección diseminada por micobacterias atípicas en pacientes con sida y cifras menores de 50/μl de CD4. También es eficaz para el tratamiento preventivo de la tuberculosis, ya sea sola en un esquema de tres a cuatro meses, o con pirazinamida en un esquema de dos meses.

Rifapentina

La rifapentina es un análogo de la rifampicina. Es activa contra *M. tuberculosis* y MAC. Como todas las rifamicinas, se trata de un inhibidor de la polimerasa de RNA bacteriana con resistencia cruzada completa con la rifampicina. Al igual que la rifampicina, la rifapentina es un potente inductor de las enzimas del citocromo P450 y tiene el mismo perfil de interacción farmacológica. La toxicidad es similar a la de rifampicina. La rifapentina y su metabolito microbiológicamente activo, 25-desacetilrifapentina, tienen una semivida de eliminación de 13 h. La rifapentina a dosis de 600 mg (10 mg/kg) una vez por semana está indicada para el tratamiento de la tuberculosis causada por cepas susceptibles a rifampicina sólo durante la fase de continuación (es decir, después de los primeros dos meses del tratamiento e igualmente después de la conversión de cultivos de esputo a la negatividad). La rifapentina no debe usarse para tratar pacientes infectados por VIH por su elevada tasa de recaídas por efecto de microorganismos resistentes a la rifampicina.

RIFAXIMINA

La rifaximina es un derivado de la rifampicina que no se absorbe del aparato digestivo. Ha sido aprobada por vía oral para la prevención de la encefalopatía hepática y el tratamiento de la diarrea del turista causada por cepas no invasoras de *Escherichia coli* en pacientes de 12 años de edad y más. También se ha utilizado, fuera de sus indicaciones habituales, para el síndrome del intestino irritable y la colitis por *Clostridium difficile* que no responde a otros fármacos.

FÁRMACOS ACTIVOS CONTRA LAS MICOBACTERIAS ATÍPICAS

Cerca de 10% de las infecciones micobacterianas atendidas en Estados Unidos son causadas por micobacterias no tuberculosas o "atípicas". Estos microorganismos poseen características de laboratorio distintivas. Existen en el ambiente y por lo general no se transmiten de persona a persona. Como regla, esas micobacterias son menos susceptibles que *M. tuberculosis* a los fármacos antituberculosos. Por otro lado, los fármacos como eritromicina, sulfonamidas o tetraciclinas, que no son activos contra *M. tuberculosis*, pueden serlo para las infecciones causadas por cepas atípicas. La aparición de resistencia durante el tratamiento también es un problema con estas micobacterias y la infección activa debe tratarse con una combinación de fármacos. *M. kansasii* es susceptible a la rifampicina y etambutol, parcialmente resistente a isoniazida y por completo resistente a pirazinamida. Una combinación de tres fármacos, isoniazida, rifampicina y etambutol, constituye el tratamiento convencional de la infección por *M. kansasii*. En el cuadro 47-3 se incluyen unos cuantos microorganismos patógenos representativos junto con el cuadro clínico y los fármacos a los que suelen ser susceptibles.

El complejo por *M. avium*, que incluye a *M. avium* y *M. intracellulare*, es una causa importante y frecuente de enfermedad diseminada en etapas tardías del sida (cifras de CD4 <50/μl). El complejo de *M. avium* es mucho menos susceptible que *M. tuberculosis* a casi todos los fármacos antituberculosos. Se requieren combinaciones de agentes para suprimir la enfermedad. La azitromicina, 500 mg una vez al día, o la claritromicina, 500 mg cada 12 h más etambutol, 15 a 25 mg/kg/día, constituyen un esquema eficaz y bien tolerado de tratamiento de la enfermedad diseminada. Algunos autores recomiendan usar un tercer fármaco, como la ciprofloxacina, 750 mg cada 12 h, o rifabutina, 300 mg una vez al día. En el cuadro 47-3 se enumeran otros fármacos que pueden ser útiles. Los fármacos de elección para reducir la frecuencia de bacteriemia por MAC en los

CUADRO 47-3 Manifestaciones clínicas y opciones terapéuticas para la infección para micobacterias atípicas

Especie	Manifestaciones clínicas	Opciones terapéuticas
M. kansasii	Parecidas a las de tuberculosis	Ciprofloxacina, claritromicina, etambutol, isoniazida, rifampicina, trimetoprim-sulfametoxazol
M. marinum	Enfermedad granulomatosa cutánea	Amikacina, claritromicina, etambutol doxiciclina, minociclina, rifampicina trimetoprim-sulfametoxazol
M. scrofulaceum	Adenitis cervical en niños	Amikacina, eritromicina (u otros macrólidos), rifampicina, estreptomicina (la exéresis quirúrgica suele ser curativa y el tratamiento ideal)
Complejo de *M. avium*	Enfermedad pulmonar en pacientes con enfermedad pulmonar crónica, infección diseminada en el sida	Amikacina, azitromicina, claritromicina, ciprofloxacina, etambutol, rifabutina
M. chelonae	Abscesos, trayecto sinuoso, úlcera; infección de hueso, articulación, tendón	Amikacina, doxiciclina, imipenem, macrólidos, tobramicina
M. fortuitum	Abscesos, trayecto sinuoso, úlcera; infección ósea, articular, tendinosa	Amikacina, cefoxitina, ciprofloxacina, doxiciclina, ofloxacina, trimetoprim-sulfametoxazol
M. ulcerans	Úlceras cutáneas	Isoniazida, estreptomicina, rifampicina, minociclina (la ablación quirúrgica puede ser eficaz)

pacientes con sida y una cuenta de células CD4+ menor de 100/μl son la azitromicina y claritromicina. Se ha demostrado que una sola dosis diaria de 300 mg de rifabutina reduce la frecuencia de bacteriemia por MAC pero es menos efectiva que los macrólidos.

FÁRMACOS UTILIZADOS EN LA LEPRA

Mycobacterium leprae no se ha cultivado *in vitro*, pero en los modelos animales, como el cultivo en la carnosidad del pie de ratón, ha permitido estudiar fármacos en el laboratorio. A continuación se describirán únicamente los fármacos más utilizados en la clínica. Debido a informes crecientes de resistencia a la dapsona, se recomienda el tratamiento de la lepra con una combinación de los fármacos enumerados a continuación.

DAPSONA Y OTRAS SULFONAS

Varios fármacos estrechamente relacionados con las sulfonamidas se han usado con eficacia en el tratamiento a largo plazo de la lepra. El más ampliamente utilizado es la dapsona (diaminodifenilsulfona). Como las sulfonamidas, inhibe la síntesis de folato. Puede surgir resistencia en grandes poblaciones de *M. leprae,* por ejemplo, en la lepra lepromatosa, si se usan dosis muy bajas. Por tanto, se recomienda la combinación de dapsona, rifampicina y clofazimina para el tratamiento inicial. La dapsona puede también usarse para prevenir y tratar la neumonía por *Pneumocystis jiroveci* en pacientes con sida.

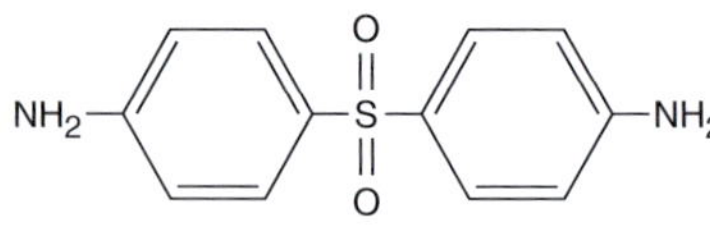

$$NH_2-C_6H_4-SO_2-C_6H_4-NH_2$$

Dapsona

Las sulfonas se absorben bien del intestino y se distribuyen ampliamente en los líquidos y tejidos corporales. Su semivida es de uno o dos días y tienden a retenerse en la piel, músculos, hígado y riñón. La piel con infección grave por *M. leprae* puede contener varias veces más fármaco que la piel normal. Las sulfonas se excretan por la bilis y se reabsorben en el intestino. La excreción en la orina es variable y se elimina en su mayor parte en forma acetilada. En la insuficiencia renal puede requerirse ajuste de la dosis. La dosis usual del adulto en la lepra es de 100 mg diarios. En niños, la dosis es proporcionalmente menor, dependiendo del peso.

La dapsona suele ser bien tolerada. Muchos pacientes presentan alguna hemólisis, en particular si tienen deficiencia de glucosa-6-fosfato deshidrogenasa. La metahemoglobinemia es frecuente pero no suele ser un problema clínico. Ocurren intolerancia gastrointestinal, fiebre, prurito y varios exantemas. Durante el tratamiento de la lepra lepromatosa con dapsona suele aparecer el eritema nudoso de la lepra. A veces es difícil distinguir reacciones a la dapsona de las manifestaciones de la enfermedad subyacente. El eritema nudoso de la lepra puede ser suprimido por el uso de **corticoesteroides** o **talidomida**.

RIFAMPICINA

La rifampicina (véase descripción previa) a dosis de 600 mg diarios es altamente eficaz para tratar la lepra lepromatosa. Por el posible riesgo de aparición de *M. leprae* resistente a rifampicina, el fármaco se administra en combinación con dapsona u otro fármaco contra la lepra. Una sola dosis mensual de 600 mg puede brindar beneficios en el tratamiento combinado.

CLOFAZIMINA

La clofazimina es un colorante de tipo fenazina que se puede usar como alternativa de la dapsona. Se desconoce su mecanismo de acción, pero pudiese involucrar unión al DNA.

La absorción de clofazimina del intestino es variable y una parte importante del fármaco se excreta en las heces. La clofazimina se almacena ampliamente en tejidos reticuloendoteliales y en la piel, y sus cristales pueden observarse dentro de células fagocíticas reticuloendoteliales. Se libera lentamente de esos depósitos, de manera que su vida sérica puede ser hasta de 2 meses.

La clofazimina se administra para la lepra resistente a sulfonas o cuando los pacientes no las toleran. Una dosis frecuente es de 100 mg/día por vía oral. El efecto secundario más notorio es un cambio de coloración de la piel, que va de rojizo intenso a casi negruzco. Ocasionalmente ocurre intolerancia gastrointestinal.

RESUMEN Medicamentos antimicobacterianos de primera línea

Subclase	Mecanismo de acción	Efectos	Aplicaciones clínicas	Farmacocinética, toxicidad, interacciones
ISONIAZIDA	Inhibe la síntesis de ácidos micólicos, componentes esenciales de las paredes celulares de las micobacterias	Actividad bactericida contra cepas susceptibles de *M. tuberculosis*	Agente de primera línea para la tuberculosis • tratamiento de la infección latente • menos activa contra otras micobacterias	Oral, IV • depuración hepática (semivida 1 h) • disminuye las concentraciones de fenitoína • *Toxicidad:* hepática, neuropatía periférica (administrar piridoxina para prevención)
RIFAMICINAS				
• Rifampicina	Inhibe a la polimerasa de RNA dependiente de DNA y así obstaculiza la producción de RNA	Actividad bacteriana contra cepas susceptibles y micobacterias • ocurre resistencia con rapidez cuando se utiliza como fármaco único en el tratamiento de una infección activa	Fármaco de primera línea para la tuberculosis • infecciones por micobacterias atípicas • erradicación de la colonización por meningococos, infección por estafilococos	Oral, IV • eliminación hepática (semivida 3.5 h) • potente inductor del citocromo P450 • da color anaranjado a los líquidos corporales • *Toxicidad:* exantema, nefritis, trombocitopenia, colestasis, síndrome seudogripal con dosis intermitentes
• *Rifabutina: oral, similar a la rifampicina pero con menos inducción del citocromo P450 e interacciones farmacológicas*				
• *Rifapentina: oral, análogo de acción prolongada de rifampicina que puede administrarse una vez por semana en la fase de continuación del tratamiento de la tuberculosis*				
PIRAZINAMIDA	No se conoce completamente • la pirazinamida se convierte en el ácido pirazinoico activo, bajo las condiciones de los lisosomas de macrófagos	Actividad bacteriostática, contra cepas susceptibles de *M. tuberculosis* • puede ser bactericida contra microorganismos en división activa	Medicamento "esterilizante" usado durante los primeros 2 meses de tratamiento • permite acortar la duración total del tratamiento a 6 meses	Oral • eliminación hepática (vida media de 9 h) pero los metabolitos se eliminan por vía renal, de modo que se usan 3 dosis por semana si la depuración de creatinina es <30 ml/min • *Toxicidad:* hepática, hiperuricemia
ETAMBUTOL	Inhibe las arabinosil transferasas micobacterianas que participan en la reacción de polimerización del arabinoglucano • un componente esencial de la pared celular micobacteriana	Actividad bacteriostática contra micobacterias susceptibles	Administrado en la combinación de cuatro fármacos de inicio para la tuberculosis hasta que se conozca la sensibilidad a los fármacos • también se usa para las infecciones por micobacterias atípicas	Oral • depuración mixta (semivida 4 h) • la dosis debe disminuirse en insuficiencia renal • *Toxicidad:* neuritis retrobulbar
ESTREPTOMICINA	Previene la síntesis bacteriana de proteínas por unión a la fracción S12 ribosómica (véase también capítulo 45)	Actividad bactericida contra micobacterias susceptibles	Se usa en la tuberculosis cuando se requiere o es deseable un fármaco inyectable, y en el tratamiento para cepas resistentes al fármaco	IM, IV • eliminación renal (semivida, 2.5 horas) • se administra diariamente al principio; posteriormente 2 por semana • *Efectos secundarios:* nefrotóxico, ototóxico

PREPARACIONES DISPONIBLES[1]

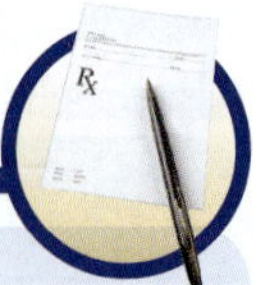

FÁRMACOS USADOS EN LA TUBERCULOSIS

Aminosalicilato de sodio
Oral: 4 g gránulos de liberación prolongada

Capreomicina
Parenteral: 1 g de polvo para reconstitución de solución inyectable

Cicloserina
Oral: cápsulas de 250 mg

Estreptomicina
Parenteral: 1 g liofilizado para inyección IM

Etambutol
Oral: comprimidos de 100, 400 mg

Etionamida
Oral: comprimidos de 250 mg

Isoniazida
Oral: comprimidos de 100, 300 mg; jarabe, 50 mg/5 ml
Parenteral: 100 mg/ml para inyección

Pirazinamida
Oral: comprimidos de 500 mg

Rifabutina
Oral: cápsulas de 150 mg

Rifampicina
Oral: cápsulas de 150, 300 mg
Parenteral: polvo de 600 mg para inyección IV

Rifapentina
Oral: tabletas de 150 mg

Rifaximina
Oral: tabletas de 200, 550 mg

FÁRMACOS USADOS EN LA LEPRA

Clofazimina
Oral: cápsulas de 50 mg

Dapsona
Oral: comprimidos de 25, 100 mg

[1]Los fármacos utilizados contra las micobacterias atípicas se enumeran en los capítulos 43 a 46.

BIBLIOGRAFÍA

Diagnosis and treatment of disease caused by nontuberculous mycobacteria. Am J Respir Crit Care Med 1997;156 (2 Part 2):S1.

Gillespie SH et al: Early bactericidal activity of a moxifloxacin and isoniazid combination in smear-positive pulmonary tuberculosis. J Antimicrob Chemother 2005;56:1169.

Hugonnet J-E et al: Meropenem-clavulanate is effective against extensively drug-resistant *Mycobacterium tuberculosis*. Science 2009;323:1215.

Jasmer RM, Nahid P, Hopewell PC: Latent tuberculosis infection. N Engl J Med 2002;347:1860.

Kinzig-Schippers M et al: Should we use N-acetyltransferase type 2 genotyping to personalize isoniazid doses? Antimicrob Agents Chemother 2005;49:1733.

Mitnick CD et al: Comprehensive treatment of extensively drug-resistant tuberculosis. N Engl J Med 2008;359:563.

Sulochana S, Rahman F, Paramasivan CN: In vitro activity of fluoroquinolones against *Mycobacterium tuberculosis*. J Chemother 2005;17:169.

Targeted tuberculin testing and treatment of latent tuberculosis infection. Am J Respir Crit Care Med 2000;161(4 Part 2):S221.

Update: Adverse event data and revised American Thoracic Society/CDC recommendations against the use of rifampin and pyrazinamide for treatment of latent tuberculosis infection—United States, 2003. MMWR Morb Mortal Wkly Rep 2003;52:735.

von der Lippe B, Sandven P, Brubakk O: Efficacy and safety of linezolid in multidrug resistant tuberculosis (MDR-TB)—a report of ten cases. J Infect 2006;52:92.

Zhang Y, Yew WW: Mechanisms of drug resistance in *Mycobacterium tuberculosis.* Int J Tuberc Lung Dis 2009;13:1320.

RESPUESTA AL ESTUDIO DE CASO

En este paciente se debe instituir un régimen cuádruple con rifampicina, isoniazida, pirazinamida y etambutol. En caso de utilizar un régimen antirretrovírico a base de un inhibidor de la proteasa como tratamiento del VIH, se debe sustituir la rifampicina con rifabutina por la interacción farmacológica intensa entre la rifampicina y los inhibidores de la proteasa. Este paciente tiene mayor riesgo de padecer los efectos hepatotóxicos de la isoniazida y la pirazinamida por su antecedente de alcoholismo crónico.

CAPÍTULO

48

Fármacos antimicóticos

Don Sheppard, MD y Harry W. Lampiris, MD

ESTUDIO DE CASO

Un varón de 55 años acude al departamento de urgencias con el antecedente de dos semanas de una úlcera creciente en la parte baja de su pierna izquierda. Tiene antecedentes de neutropenia crónica y anemia dependiente de transfusión, secundaria a síndrome mielodisplásico, que requiere tratamiento crónico con deferoxamina para la sobrecarga de hierro. La primera vez que él notó un aumento de volumen eritematoso en su pierna fue mientras pescaba cerca de su cabaña en el bosque y pensó que se trataba de un piquete de insecto. Aumentó de tamaño con rapidez, primero como una zona eritematosa con edema que después empezó a ulcerarse. Recibió dicloxacilina por vía oral pero sin mejoría. En el departamento de urgencias se encuentra febril (39°C) y con aspecto de enfermo. En su pierna izquierda presenta una úlcera negra de 6 por 12 cm con edema y eritema circundantes, muy dolorosa a la palpación. La biometría hemática completa muestra un recuento absoluto de neutrófilos de 300 y recuento de leucocitos totales de 1 000. Una desbridación quirúrgica inmediata aporta muestras de tejido para estudio hitopatológico que muestran hifas no tabicadas anchas romas y necrosis hística extensa. ¿Qué tratamiento médico inicial sería el más apropiado?

Las infecciones micóticas humanas han aumentado de manera notoria en incidencia e intensidad en años recientes, sobre todo por los avances en la cirugía, tratamiento del cáncer, de pacientes con trasplantes de órganos sólidos y médula ósea, de los afectados por la infección por VIH y el uso creciente de antimicrobianos de amplio espectro en pacientes graves. Estos cambios han producido un mayor número de pacientes con riesgo de infecciones micóticas.

Durante muchos años la **anfotericina B** era el único fármaco antimicótico eficaz disponible para uso sistémico. Es muy eficaz en muchas infecciones graves, pero es bastante tóxico. En los últimos decenios la farmacoterapia de las enfermedades micóticas ha cambiado por la introducción de preparados **azólicos** relativamente atóxicos (tanto en presentaciones orales como parenterales) y las **equinocandinas** (sólo disponibles para administración parenteral). Los nuevos fármacos de estas clases ofrecen un tratamiento más dirigido y menos tóxico que los antiguos, como la anfotericina B, para pacientes con infecciones micóticas sistémicas graves. Se está considerando el tratamiento combinado y cada vez se dispone más de nuevas fórmulas de fármacos antiguos. Por desgracia, la aparición de microorganismos resistentes a los derivados azólicos, así como el aumento en el número de pacientes con riesgo de infecciones micóticas, han creado nuevos retos.

Los fármacos antimicóticos actualmente disponibles entran en las siguientes tres categorías: sistémicos (orales o parenterales) para infecciones sistémicas, orales y tópicos para las infecciones mucocutáneas.

FÁRMACOS ANTIMICÓTICOS SISTÉMICOS PARA INFECCIONES GENERALIZADAS

ANFOTERICINA B

Las anfotericinas A y B son antibióticos antimicóticos producidos por el *Streptomyces nodosus*. La anfotericina A no tiene uso clínico.

Química y farmacocinética

La anfotericina B es un macrólido poliénico anfótero (poliénico = que contiene muchas dobles ligaduras; macrólido = que tiene un anillo de lactona grande de 12 o más átomos). Es casi insoluble en agua y, por tanto, se prepara como suspensión coloidal de anfoteri-

CUADRO 48–1 Propiedades de las fórmulas convencionales de anfotericina B y algunas con lípidos[1]

Fármacos	Forma física	Dosis (mg/kg/día)	$C_{máx}$	Depuración	Nefrotoxicidad	Toxicidad por la administración en solución	Costo diario (dólares EUA)
Fórmula convencional							
Fungizone	Micelas	1	…	…	…	…	24
Fórmulas con lípidos							
AmBisome	Esferas	3 a 5	↑	↓	↓	↓	1300
Amphotec	Discos	5	↓	↑	↓	↑(?)	660
Abelcet	Tiras	5	↓	↑	↓	↓(?)	570

[1]Los cambios en la $C_{máx}$ (concentración plasmática máxima), depuración, nefrotoxicidad y toxicidad por la administración en solución tienen relación con la anfotericina B convencional.

cina B y desoxicolato de sodio para inyección intravenosa. Se han perfeccionado varias fórmulas nuevas, donde la anfotericina B se incluye en un sistema de distribución relacionada con lípidos (cuadro 48-1 y recuadro Anfotericina B liposómica).

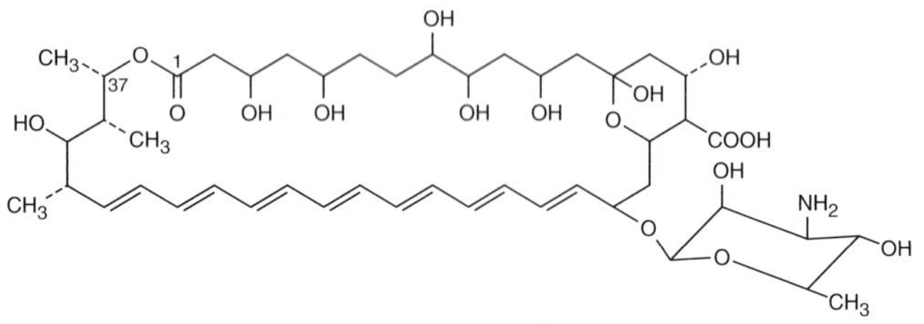

Anfotericina B

La anfotericina B se absorbe mal en el tubo digestivo. Por tanto, su presentación oral es eficaz sólo para los hongos que se encuentran en la luz intestinal y no se puede usar para el tratamiento de una afección sistémica. La inyección intravenosa de 0.6 mg/kg de anfotericina B produce concentraciones séricas promedio de 0.3 a 1 μg/ml; el fármaco se une en más de 90% a proteínas séricas. Aunque en su mayor parte se degrada, algo de la anfotericina B se excreta en la orina durante varios días. El $t_{1/2}$ sérico es de casi 15 días. Las afecciones hepáticas, renales y la diálisis, tienen poco impacto sobre la concentración del fármaco y, por ello, no se requiere ajuste de dosis. El fármaco se distribuye ampliamente en la mayor parte de los tejidos, pero alcanza sólo 2 a 3% de las concentraciones séricas en el líquido cefalorraquídeo, por lo que en ocasiones se requiere tratamiento intratecal para ciertos tipos de meningitis micótica.

Mecanismo de acción y resistencia

La anfotericina B es selectiva en su efecto fungicida porque aprovecha la diferencia en la composición de lípidos de las membranas celulares entre los hongos y los mamíferos. El **ergosterol**, un esterol de la membrana celular, se encuentra en esa estructura de los hongos, en tanto que el esterol predominante en bacterias y células humanas es el **colesterol**. La anfotericina B se une al ergosterol y altera la permeabilidad de la célula por la formación de poros vinculados con la anfotericina B en su membrana (fig. 48-1). Como se

Anfotericina B liposómica

El tratamiento con anfotericina B a menudo es limitado por la toxicidad, especialmente la alteración renal inducida por el fármaco. Dicha limitación ha llevado al perfeccionamiento de fórmulas con lípidos, que se basa en la suposición de que al recubrirlo con lípidos hay menos unión a la membrana de los mamíferos, lo que permite el uso de dosis eficaces del fármaco con menor toxicidad. En los preparados de anfotericina liposómica, el fármaco activo se empaqueta dentro de moléculas de lípidos, lo que actúa como vehículo, a diferencia de las suspensiones coloidales que antes eran las únicas formas farmacéuticas disponibles. La anfotericina se une a los lípidos en esos vehículos con una afinidad entre la del ergosterol micótico y la del colesterol humano. El vehículo lipídico sirve entonces como reservorio de anfotericina y disminuye la unión inespecífica a la membrana de células humanas. Esta unión preferencial permite una disminución de la toxicidad sin sacrificar la eficacia y permite usar dosis más grandes. Además, algunos hongos contienen lipasas que pueden liberar anfotericina B directamente en el sitio de infección.

Se cuenta ahora con tres de tales fórmulas y tienen propiedades farmacológicas diversas, como se resume en el cuadro 48-1. Si bien en los estudios clínicos se han mostrado diferentes toxicidades renales y vinculadas con la administración en solución de estas preparaciones en comparación con la anfotericina B convencional, no hay estudios de comparación de las diferentes fórmulas entre sí. En limitados estudios se ha sugerido cuando mucho una mejoría moderada en la eficacia clínica de las fórmulas de lípidos en comparación con la anfotericina convencional. Como los preparados con lípidos son mucho más caros, su uso suele restringirse a pacientes que no responden al tratamiento con anfotericina convencional o no lo toleran.

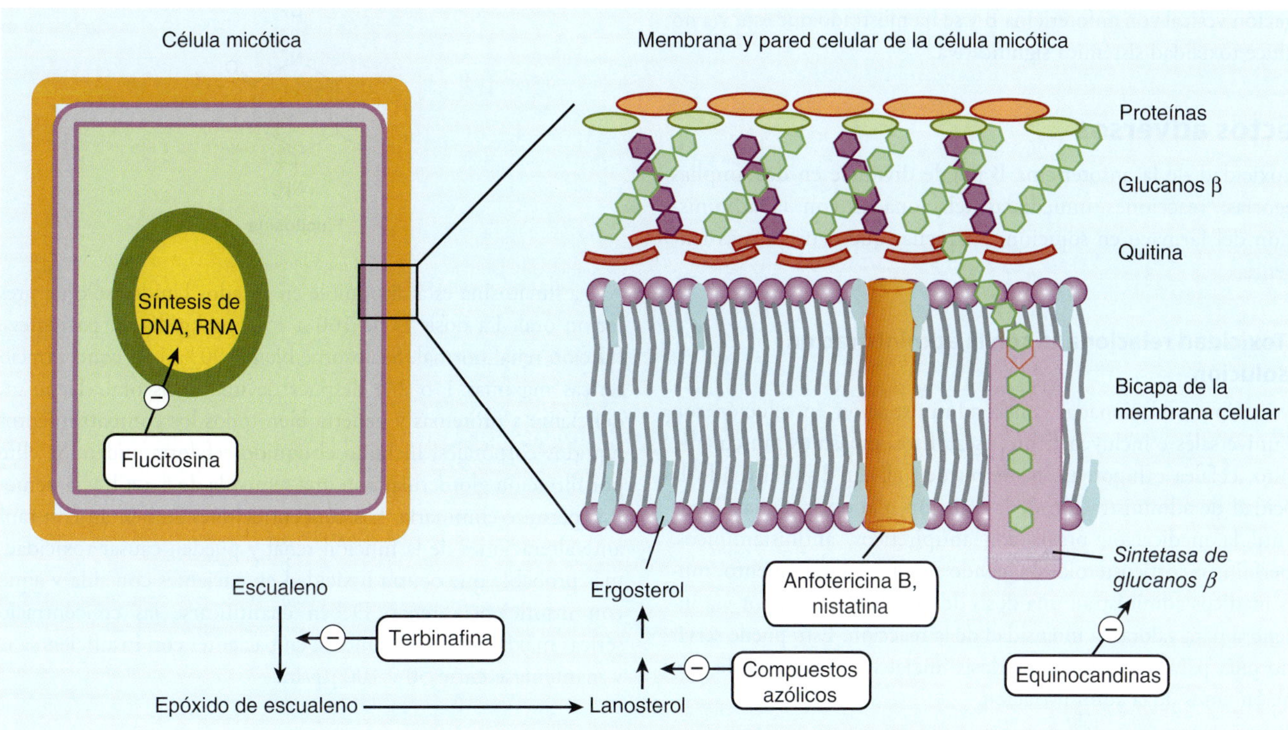

FIGURA 48–1 Sitios de acción de los fármacos antimicóticos. Excepto por la flucitosina (y tal vez la griseofulvina, que no se muestra), todos los antimicóticos actualmente disponibles actúan sobre la membrana o la pared celular de los hongos.

sugiere por su química, la anfotericina B se combina ávidamente con los lípidos (ergosterol) en el lado rico en dobles enlaces de su estructura y se vincula con las moléculas de agua en el lado rico en hidroxilos. Esta característica anfipática facilita la formación de poros por múltiples moléculas de anfotericina, con las porciones lipofílicas alrededor de la parte externa del poro y las hidrofílicas revistiendo su interior. El poro permite la salida de iones y macromoléculas intracelulares, proceso que en un momento dado lleva a la muerte celular. Ocurre alguna unión a los esteroles de la membrana celular humana, tal vez contribuyente a la toxicidad notoria del fármaco.

Ocurre resistencia a la anfotericina B si se altera la unión del ergosterol, ya sea por disminución de la concentración de ergosterol en la membrana o por modificación de la molécula diana de esterol para disminuir su afinidad por el fármaco.

Actividad antimicótica y aplicaciones clínicas

La anfotericina B sigue siendo el fármaco antimicótico con el espectro de acción más amplio. Tiene actividad contra levaduras de importancia clínica, que incluyen *Candida albicans* y *Cryptococcus neoformans*; los microorganismos que causan micosis endémicas e incluyen *Histoplasma capsulatum*, *Blastomyces dermatitidis* y *Coccidioides immitis*; y los mohos patógenos como *Aspergillus fumigatus* y los causantes de mucormicosis. Algunos microorganismos micóticos, como *Candida lusitaniae* y *Pseudallescheria boydii* muestran resistencia intrínseca a la anfotericina B.

Por su amplio espectro de actividad y acción fungicida, la anfotericina B sigue siendo un fármaco útil para casi todas las infecciones micóticas que ponen en riesgo la vida, si bien los fármacos menos tóxicos más recientes la han sustituido en gran parte para tratar casi todos los trastornos. La anfotericina B suele usarse como esquema inicial de inducción para disminuir con rapidez la carga micótica y después se sustituye por uno de los nuevos fármacos azólicos (descritos más adelante) para el tratamiento crónico o la prevención de recaídas. Tal tratamiento de inducción es especialmente importante para los pacientes con inmunodepresión y aquellos con neumonía micótica grave, meningitis criptocócica grave, o una de las micosis endémicas diseminadas, como histoplasmosis o coccidioidomicosis. Una vez que se ha producido una respuesta clínica estos pacientes a menudo continúan el tratamiento de mantenimiento con un compuesto azólico, que puede ser de por vida en aquellos con alto riesgo de recaídas. Para el tratamiento de las enfermedades micóticas sistémicas se administra la anfotericina B en solución intravenosa continua a dosis de 0.5 a 1 mg/kg/día. Por lo general se continúa hasta una dosis total definida (p. ej., 1 a 2 g), más que por un periodo determinado, como ocurre con otros fármacos antimicrobianos.

El tratamiento intratecal de la meningitis micótica es mal tolerado y conlleva dificultades relacionadas con el mantenimiento del acceso al líquido cefalorraquídeo. Así, el tratamiento intratecal con anfotericina B cada vez más es sustituido por otros, pero sigue siendo una opción en casos de infecciones micóticas del sistema nervioso central que no han respondido a otros fármacos.

La administración local o tópica de anfotericina B se ha usado con éxito. Las úlceras corneales y queratitis micóticas pueden curarse con gotas tópicas, así como por inyección subconjuntival directa. La artritis micótica se ha tratado con inyección local adyuvante directamente a la articulación. La candiduria responde a la irrigación vesical con anfotericina B y se ha mostrado que esta vía no produce toxicidad sistémica significativa.

Efectos adversos

La toxicidad de la anfotericina B puede dividirse en dos amplias categorías: reacciones inmediatas relacionadas con la administración del fármaco en solución, y aquellas que ocurren más lentamente.

A. Toxicidad relacionada con la administración en solución

Las reacciones relacionadas con la administración en solución son casi universales e incluyen fiebre, escalofríos, espasmos musculares, vómito, cefalea e hipotensión. Se pueden aliviar disminuyendo la velocidad de administración de la solución o la dosis diaria. Puede ser útil la medicación previa con antipiréticos, antihistamínicos, meperidina o corticosteroides. Cuando se inicia el tratamiento, muchos médicos administran una dosis de prueba de 1 mg por vía intravenosa para valorar la intensidad de la reacción. Esto puede servir como guía para un esquema de dosis inicial y la estrategia de medicación antes de la administración.

B. Toxicidad acumulativa

El daño renal es la reacción tóxica más significativa. Ocurre en casi todos los pacientes tratados con dosis de anfotericina importantes en clínica. El grado de azoemia es variable y a menudo se estabiliza durante el tratamiento, pero puede ser suficientemente grave para requerir diálisis. Un componente reversible se vincula con la disminución de la perfusión renal y representa una forma de insuficiencia renal prerrenal. Ocurre un componente irreversible por lesión tubular y disfunción renal subsiguiente. La forma irreversible de nefrotoxicidad por la anfotericina suele presentarse en el contexto de la administración prolongada (>4 g de dosis acumulativa). La toxicidad renal por lo general se manifiesta como acidosis tubular renal y pérdida importante de potasio y magnesio. Hay algunos datos de que el componente prerrenal puede atenuarse con una carga de sodio y es práctica común administrar solución salina fisiológica junto con la dosis diaria de anfotericina B.

En ocasiones se observan anomalías en pruebas de la función hepática, así como un grado variable de anemia por disminución de la producción de eritropoyetina por las células tubulares renales dañadas. Después del tratamiento intratecal con anfotericina pueden presentarse convulsiones y una aracnoiditis química, a menudo con secuelas neurológicas graves.

FLUCITOSINA

Química y farmacocinética

La flucitosina (5-FC, *flucytosine*) fue descubierta en 1957 durante la búsqueda de fármacos antineoplásicos nuevos. Aunque carece de propiedades contra el cáncer, fue evidente que tenía actividad potente contra los hongos. La flucitosina es un análogo de pirimidina hidrosoluble relacionado con el fármaco quimioterapéutico 5-fluorouracilo (5-FU, *5-fluorouracil*). Su espectro de acción es mucho más estrecho que el de la anfotericina B.

H N O N F NH_2

Flucitosina

La flucitosina está disponible en Estados Unidos sólo en presentación oral. La dosis es de 100 a 150 mg/kg/día en pacientes con función renal normal. Se absorbe bien (>90%) con concentraciones séricas máximas 1 o 2 h después de una dosis oral. Tiene unión deficiente a proteínas y penetra bien todos los compartimientos de líquidos corporales, incluido el líquido cefalorraquídeo. Se elimina por filtración glomerular con una semivida de 3 a 4 h y la hemodiálisis permite eliminarla. Las concentraciones aumentan con rapidez ante alteraciones de la función renal y pueden causar toxicidad. Es más probable que ocurra toxicidad en pacientes con sida y aquellos con insuficiencia renal. Deben cuantificarse las concentraciones séricas máximas periódicamente en pacientes con insuficiencia renal y mantenerse entre 50 y 100 μg/ml.

Mecanismos de acción y resistencia

La flucitosina es captada por las células micóticas a través de la enzima citosina permeasa. Se convierte primero intracelularmente en 5-FU y después en el monofosfato de 5-fluorodesoxiuridina (FdUMP, *5-fluorodeoxyuridine monophosphate*) y el trifosfato de fluorouridina (FUTP, *fluorouridine triphosphate*), que inhiben la síntesis de DNA y RNA, respectivamente (fig. 48-1). Las células humanas no pueden convertir el fármaco original a sus metabolitos activos, lo que produce una toxicidad selectiva.

Se ha demostrado sinergia con la anfotericina B *in vitro* e *in vivo*. Puede relacionarse con una mayor penetración de la flucitosina a través de las membranas de las células micóticas dañadas por la anfotericina. Se ha observado sinergia *in vitro* con los fármacos azólicos, aunque no se ha definido su mecanismo.

Se cree que la resistencia es mediada por alteración del metabolismo de la flucitosina, y aunque es poco común en los cultivos iniciales, se presenta con rapidez en el curso de la monoterapia con el fármaco.

Aplicaciones clínicas y efectos adversos

El espectro de actividad de la flucitosina se restringe a *C. neoformans*, algunos hongos del género *Candida* y los mohos dematiáceos que causan la cromoblastomicosis. La flucitosina no se usa como fármaco único por su sinergia demostrada con otros y para evitar la aparición de resistencia secundaria. El uso clínico actual se confina al tratamiento combinado, ya sea con anfotericina B para la meningitis criptocócica o con itraconazol para cromoblastomicosis.

Los efectos adversos de la flucitosina son resultado del metabolismo (tal vez por la flora intestinal) hacia el compuesto antineoplásico tóxico 5-fluorouracilo. La toxicidad en la médula ósea, con anemia, leucopenia y trombocitopenia, constituye el efecto adverso más frecuente y ocurren alteraciones de las enzimas hepáticas con menos frecuencia. Puede presentarse una forma de enterocolitis tóxica. Parece haber un margen terapéutico estrecho, con aumento del riesgo de toxicidad a concentraciones mayores del fármaco y aparición rápida de resistencia ante concentraciones subterapéuticas. La medición de la concentración del fármaco puede ser útil para disminuir la incidencia de reacciones tóxicas, en especial cuando la flucitosina se combina con fármacos nefrotóxicos, como la anfotericina B.

COMPUESTOS AZÓLICOS

Química y farmacocinética

Los compuestos azólicos son compuestos sintéticos que se pueden clasificar como imidazoles o triazoles, de acuerdo con el número de átomos de nitrógeno en el anillo azólico de cinco elementos, según se indica más adelante. Los imidazoles consisten de cetoconazol, miconazol y clotrimazol (fig. 48-2). Estos últimos dos fármacos se usan ahora sólo para el tratamiento tópico. Los compuestos triazólicos incluyen itraconazol, fluconazol, voriconazol y posaconazol.

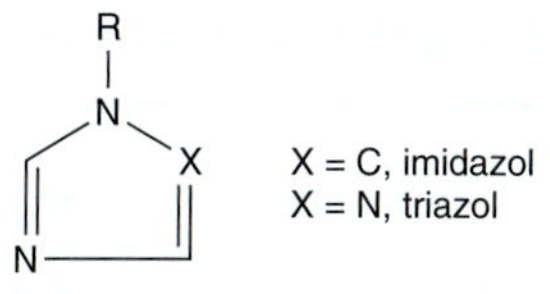

R
N X
N
X = C, imidazol
X = N, triazol

Núcleo azólico

La farmacología de cada uno de los compuestos azólicos es única y contribuye a algunas de las variaciones en su uso clínico. En el cuadro 48-2 se resumen las diferencias entre los cinco compuestos azólicos.

Mecanismos de acción y resistencia

La actividad antimicótica de los fármacos azólicos es producto de la disminución de la síntesis de ergosterol por inhibición de las enzimas del citocromo P450 del hongo (fig. 48-1). La toxicidad selectiva de los fármacos azólicos es producto de su mayor afinidad por

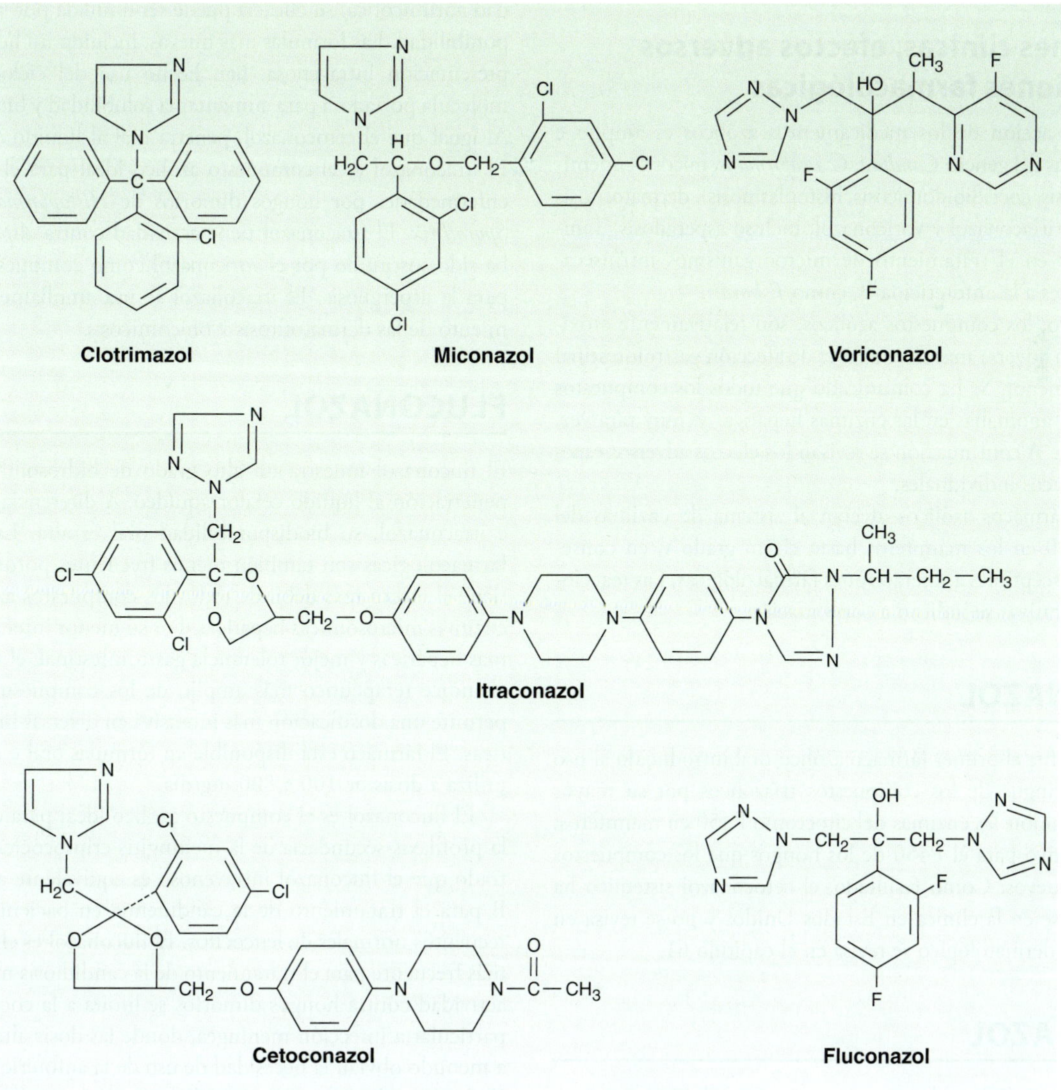

Clotrimazol **Miconazol** **Voriconazol**

Itraconazol

Cetoconazol **Fluconazol**

FIGURA 48–2 Fórmulas estructurales de algunos compuestos antimicóticos azólicos.

CUADRO 48–2 Propiedades farmacológicas de cinco compuestos azólicos de administración sistémica

	Hidrosolubilidad	Absorción	Razón de concentración sérica: LCR	$T_{1/2}$ (h)	Eliminación	Presentación
Cetoconazol	Baja	Variable	<0.1	7-10	Hepática	Oral
Itraconazol	Baja	Variable	<0.01	24 a 42	Hepática	Oral, IV
Fluconazol	Alta	Alta	>0.7	22 a 31	Renal	Oral, IV
Voriconazol	Alta	Alta	...	6	Hepática	Oral, IV
Posaconazol	Baja	Alta	...	25	Hepática	Oral

enzimas del citocromo P450 micóticas que por las humanas. Los imidazoles muestran un menor grado de selectividad que los compuestos triazólicos, lo que contribuye a su mayor incidencia de interacciones farmacológicas y efectos secundarios.

La resistencia a los compuestos azólicos ocurre por mecanismos múltiples. Cada vez se informa de cifras más altas de cepas resistentes, lo que sugiere que el uso creciente de este fármaco para profilaxis y tratamiento puede estar produciendo selección de resistencia farmacológica clínica en ciertos contextos.

Aplicaciones clínicas, efectos adversos e interacciones farmacológicas

El espectro de acción de los medicamentos azólicos es amplio e incluye levaduras del género *Candida, C. neoformans*, micosis endémicas (blastomicosis, coccidioidomicosis, histoplasmosis), dermatofitosis y, en el caso de itraconazol y voriconazol, incluso aspergilosis. También son útiles en el tratamiento de microorganismos intrínsecamente resistentes a la anfotericina B, como *P. boydii*.

Como grupo, los compuestos azólicos, son relativamente atóxicos. La reacción adversa más frecuente es de afección gastrointestinal relativamente menor. Se ha comunicado que todos los compuestos azólicos causan anomalías en las enzimas hepáticas y, muy rara vez, hepatitis clínica. A continuación se revisan los efectos adversos específicos de fármacos individuales.

Todos los fármacos azólicos afectan al sistema de enzimas del citocromo P450 en los mamíferos hasta cierto grado y, en consecuencia, son susceptibles a interacciones farmacológicas. Las reacciones más significativas se indican a continuación.

CETOCONAZOL

El cetoconazol fue el primer fármaco azólico oral introducido al uso clínico. Se distingue de los compuestos triazólicos por su mayor propensión a inhibir las enzimas del citocromo P450 en mamíferos; es menos selectivo para el P450 de los hongos que los compuestos azólicos más nuevos. Como resultado, el cetoconazol sistémico ha dejado de usarse en la clínica en Estados Unidos y no se revisa en detalle. Su uso dermatológico se revisa en el capítulo 61.

ITRACONAZOL

El itraconazol está disponible en presentaciones oral e intravenosa y se usa a dosis de 100 a 400 mg/día. La absorción del fármaco aumenta por la presencia de alimentos y un pH gástrico bajo. Como otros derivados azólicos liposolubles, interactúa con enzimas microsómicas hepáticas, aunque en menor grado que el cetoconazol. Una importante interacción farmacológica es la disminución de la biodisponibilidad del itraconazol cuando se administra en combinación con rifamicinas (rifampicina, rifabutina, rifapentina). No afecta la síntesis de esteroides de los mamíferos y sus efectos en el metabolismo de otros medicamentos con depuración hepática son mucho menores que los del cetoconazol. Si bien el itraconazol muestra potente actividad antimicótica, su eficacia puede ser limitada por la menor biodisponibilidad. Las fórmulas más nuevas, incluido un líquido oral y una presentación intravenosa, han hecho uso del ciclodextrano como molécula portadora para aumentar la solubilidad y biodisponibilidad. Al igual que el cetoconazol, penetra mal al líquido cefalorraquídeo. El itraconazol es el compuesto azólico ideal para el tratamiento de enfermedades por hongos dimorfos de *Histoplasma, Blastomyces* y *Sporothrix*. El itraconazol tiene actividad contra *Aspergillus* sp, pero ha sido sustituido por el voriconazol como compuesto azólico ideal para la aspergilosis. El itraconazol se usa ampliamente en el tratamiento de las dermatofitosis y onicomicosis.

FLUCONAZOL

El fluconazol muestra un alto grado de hidrosolubilidad y buena penetración al líquido cefalorraquídeo. A diferencia de cetoconazol e itraconazol, su biodisponibilidad oral es alta. Las interacciones farmacológicas son también menos frecuentes porque el fluconazol tiene el efecto más débil de todos los compuestos azólicos sobre las enzimas microsómicas hepáticas. Por su menor interacción con enzimas hepáticas y mejor tolerancia gastrointestinal, el fluconazol tiene el índice terapéutico más amplio de los compuestos azólicos, que permite una dosificación más intensiva en diversas infecciones micóticas. El fármaco está disponible en fórmulas oral e intravenosa y se utiliza a dosis de 100 a 800 mg/día.

El fluconazol es el compuesto azólico ideal para el tratamiento y la profilaxis secundaria de la meningitis criptocócica. Se ha demostrado que el fluconazol intravenoso es equivalente a la anfotericina B para el tratamiento de la candidemia en pacientes de ICU con recuentos normales de leucocitos. El fluconazol es el fármaco de uso más frecuente para el tratamiento de la candidiosis mucocutánea. Su actividad contra hongos dimorfos se limita a la coccidioidosis y en particular a infección meníngea, donde las dosis altas de fluconazol a menudo obvian la necesidad de uso de la anfotericina B intratecal. El fluconazol no muestra actividad contra *Aspergillus* u otros hongos filamentosos.

Se ha demostrado que el uso profiláctico del fluconazol disminuye las enfermedades micóticas en individuos que recibieron trasplantes de médula ósea y pacientes con sida, pero la aparición de hongos resistente al fluconazol ha originado preocupaciones en cuanto a esa indicación.

VORICONAZOL

El voriconazol está disponible en presentaciones intravenosa y oral. La dosis recomendada es de 400 mg/día. El fármaco se absorbe bien por vía oral, con una biodisponibilidad que rebasa 90% y muestra menos unión a proteínas que el itraconazol. Su metabolismo es predominantemente hepático. Desde el punto de vista clínico, el voriconazol es un inhibidor importante de CYP3A4 de mamífero y, cuando se utiliza, es necesario reducir la dosis de diversos fármacos. Éstos comprenden a la ciclosporina, tacrolimús e inhibidores de la HMG-CoA reductasa. Las toxicidades observadas incluyen exantema y aumento de enzimas hepáticas. Los trastornos visuales son frecuentes y ocurren en el 30% de los pacientes que reciben voriconazol intravenoso e incluyen visión borrosa y cambios del color o la brillantez. Estos cambios visuales suelen presentarse inmediatamente después de una dosis de voriconazol y se resuelven en 30 min. Puede observarse dermatitis por fotosensibilidad en pacientes que reciben el tratamiento crónico oral.

El voriconazol es similar al itraconazol en su espectro de acción, con actividad excelente contra *Candida* sp (incluidas las especies resistentes a fluconazol, como *C. krusei*) y los hongos dimorfos. El voriconazol es menos tóxico que la anfotericina B y constituye el tratamiento ideal de la aspergilosis invasora.

POSACONAZOL

El posaconazol es el triazol más reciente en recibir autorización de uso en Estados Unidos. Está disponible sólo en fórmula oral líquida y se usa a dosis de 800 mg/día dividida en tres o cuatro tomas. La absorción mejora cuando se toma con alimentos ricos en grasa. El posaconazol se distribuye con rapidez en los tejidos y da como resultado cifras tisulares altas, pero concentraciones séricas relativamente bajas. No se han comunicado aún cambios visuales pero sí interacciones farmacológicas con cifras mayores de sustratos de la CYP3A4, como tacrolimús y ciclosporina.

El posaconazol es el miembro de la familia de compuestos azólicos de espectro más amplio con actividad contra la mayor parte de levaduras del género *Candida* y *Aspergillus*. Es el único compuesto azólico con actividad significativa contra los organismos causales de la mucormicosis. Actualmente tiene autorización como tratamiento de rescate en la aspergilosis invasora, así como para la profilaxis de infecciones micóticas durante la quimioterapia de inducción para leucemia y para pacientes de trasplante alógeno de médula ósea con enfermedad de injerto contra hospedador.

EQUINOCANDINAS

Química y farmacocinética

Las equinocandinas son la clase más reciente de fármacos antimicóticos en desarrollarse. Se trata de péptidos cíclicos grandes enlazados con un ácido graso de cadena larga. **Caspofungina**, **micafungina** y **anidulafungina** son los únicos fármacos autorizados en esta categoría como antimicóticos, si bien hay otros en investigación. Estos fármacos tienen actividad contra *Candida* y *Aspergillus* pero no contra *C. neoformans* o los fármacos causales de zigomicosis y mucormicosis.

Las equinocandinas están disponibles sólo en presentaciones intravenosas. La caspofungina se administra como dosis única de carga de 70 mg, seguida por una dosis diaria de 50 mg. La caspofungina es hidrosoluble y se une en grandes cantidades a proteínas. Su semivida es de 9 a 11 h y sus metabolitos se excretan por vía renal y por el tubo digestivo. Se requieren ajustes de dosis sólo en presencia de insuficiencia hepática grave. La micafungina presenta propiedades similares, con una semivida de 11 a 15 h y se utiliza a dosis de 150 mg/día para el tratamiento de la esofagitis por *Candida*, 100 mg/día para el tratamiento de la candidemia y 50 mg/día para la profilaxis de infecciones micóticas. La anidulafungina tiene una semivida de 24 a 48 h. Se administra por vía intravenosa a razón de 100 mg en el primer día y a continuación 50 mg/día durante 14 para la candidiosis esofágica. Para la candidemia se recomienda una dosis de carga de 200 mg con 100 mg/día a continuación durante al menos 14 días después del último hemocultivo positivo.

Mecanismo de acción

Las equinocandinas actúan sobre la pared micótica por inhibición de la síntesis de glucanos β (1-3) (fig. 48-1), lo que causa fragmentación de la pared de la célula micótica y su muerte.

Aplicaciones clínicas y efectos adversos

La caspofungina tiene actualmente autorización para su uso en infecciones diseminadas y mucocutáneas por *Candida*, así como para el tratamiento antimicótico empírico durante la neutropenia febril y ha sustituido en gran parte a la anfotericina B para esta indicación. Nótese que la caspofungina tiene autorización de uso en la aspergilosis invasora sólo como tratamiento de rescate en pacientes que no han tenido respuesta a la anfotericina B, y no como tratamiento primario. La micafungina tiene autorización de uso para la candidiosis mucocutánea, candidemia y la profilaxis de infecciones por *Candida* en pacientes de trasplante de médula ósea. La anidulafungina tiene aprobación de uso en las candidiosis esofágica e invasora, incluida la candidemia.

Las equinocandinas son muy bien toleradas, con algunos efectos secundarios gastrointestinales menores y rubor, que se comunican infrecuentemente. Se ha observado aumento de las enzimas hepáticas en varios pacientes que reciben caspofungina junto con ciclosporina y debe evitarse esa combinación. Se ha demostrado que la micafungina aumenta las concentraciones séricas de nifedipina, ciclosporina y sirolimús. La anidulafungina no parece tener interacciones farmacológicas significativas, pero quizás ocurra liberación de histamina durante su administración en solución intravenosa

FÁRMACOS ANTIMICÓTICOS SISTÉMICOS ORALES PARA INFECCIONES MUCOCUTÁNEAS

GRISEOFULVINA

La griseofulvina es un fármaco fungistático muy insoluble, derivado de *Penicillium*. Su único uso es en el tratamiento sistémico de las dermatofitosis (cap. 61). Se administra en su forma microcristalina a dosis de 1 g/día. La absorción mejora cuando se administra con alimentos grasos. No se ha definido el mecanismo de acción de la griseofulvina a nivel celular, pero se deposita en la piel de nueva formación donde se une a la queratina y la protege de nuevas infecciones. Puesto que su acción es prevenir infecciones de esas nuevas estructuras cutáneas, la griseofulvina se debe administrar durante 2 a 6 semanas para las infecciones de piel y el pelo a fin de permitir la sustitución de la queratina infectada por estructuras resistentes. Las infecciones ungueales pueden requerir tratamiento durante meses para permitir el crecimiento de la nueva uña protegida y a menudo es seguido por recaídas. Los efectos adversos suelen incluir un síndrome alérgico similar a la enfermedad del suero, hepatitis e interacciones farmacológicas con warfarina y fenobarbital. La griseofulvina ha sido sustituida en gran parte por nuevos medicamentos antimicóticos, como el itraconazol y la terbinafina.

TERBINAFINA

La terbinafina es una alilamina sintética disponible en presentación oral y que se usa a dosis de 250 mg/día para el tratamiento de las dermatofitosis, en especial la onicomicosis (cap. 61). Como la griseofulvina, la terbinafina es un medicamento queratofílico pero a diferencia de aquélla, es fungicida. Como los fármacos azólicos, interfiere con la biosíntesis del ergosterol, pero más que interactuar con el sistema P450, la terbinafina inhibe a la enzima micótica escualeno epoxidasa (fig. 48-1), lo que lleva a la acumulación del escualeno, un esterol que es tóxico para el microorganismo. Una tableta administrada al día durante 12 semanas logra una tasa de curación de 90% de las onicomicosis y es más eficaz que la griseofulvina o el itraconazol. Los efectos adversos son raros, constituidos principalmente por molestias gastrointestinales y cefalea. La terbinafina no parece afectar al sistema P450 y tampoco ha mostrado interacciones farmacológicas significativas a la fecha.

■ TRATAMIENTO ANTIMICÓTICO TÓPICO

NISTATINA

La nistatina es un macrólido poliénico muy similar a la anfotericina B, muy tóxico para su administración parenteral, por lo que se usa sólo por vía tópica. La nistatina actualmente está disponible en cremas, ungüentos, supositorios y otras formas farmacéuticas para aplicación en la piel y mucosas. No se absorbe en grado significativo a través de la piel, mucosas o el tubo digestivo. Como resultado, la nistatina tiene poca toxicidad, aunque su uso oral a menudo se limita por su sabor desagradable.

La nistatina es activa contra casi todas las levaduras del género *Candida* y se utiliza con mayor frecuencia para la supresión de infecciones locales por ese microorganismo. Algunas indicaciones comunes incluyen el algodoncillo bucofaríngeo, candidiosis vaginal e infecciones intertriginosas por *Candida*.

COMPUESTOS AZÓLICOS TÓPICOS

Los dos compuestos azólicos utilizados más a menudo en forma tópica son clotrimazol y miconazol; se dispone de otros fármacos (véase Preparaciones disponibles). Ambos se pueden obtener sin receta y a menudo se usan para la candidiosis vulvovaginal. Se cuenta con trociscos orales de clotrimazol para el tratamiento del algodoncillo bucal y constituyen una alternativa para la nistatina, menos desagradable al gusto. En forma de crema, ambos fármacos son útiles para las dermatofitosis, incluidas la tiña corporal, la del pie y la inguinal. Su absorción es mínima y los efectos adversos raros.

Hay formas tópicas y en champú de cetoconazol, útiles en el tratamiento de la dermatitis seborreica y pitiriasis versicolor. Otros compuestos azólicos están disponibles para uso tópico (véase Preparaciones disponibles).

ALILAMINAS TÓPICAS

La terbinafina y la naftifina son alilaminas disponibles como cremas tópicas (cap. 61). Ambas son eficaces para el tratamiento de las tiñas crural y corporal, y en Estados Unidos se obtienen con receta.

RESUMEN Fármacos antimicóticos

Subclase	Mecanismo de acción	Efectos	Aplicaciones clínicas	Farmacocinética, toxicidad, interacciones
MACRÓLIDO POLIÉNICO				
• Anfotericina B	Forma esporas en las membranas de hongos (que contienen ergosterol) pero no en las membranas de mamíferos (que contienen colesterol)	La pérdida del contenido intracelular a través de poros es fungicida • Amplio espectro de acción	Candidemia localizada y sistémica • Criptococosis • Histoplasmosis • Blastomicosis • Coccidioidosis • Aspergilosis	Oral, pero no se absorbe • IV para uso sistémico • intratecal para la meningitis micótica • tópica para infecciones oculares o vesicales • duración, días • *Toxicidad:* reacciones ante la administración en solución • trastornos renales • *Interacciones:* efectos aditivos con otros fármacos tóxicos renales
• *Fórmulas con lípidos: menor toxicidad, se pueden usar dosis mayores*				
ANÁLOGOS DE PIRIMIDINA				
• Flucitosina	Interfiere con la síntesis de DNA y RNA de manera selectiva en hongos	Sinérgica con anfotericina • Toxicidad sistémica en el hospedador por efectos en el DNA y RNA	Criptococosis y cromoblastomicosis	Oral • duración, horas • excreción renal • *Toxicidad:* mielosupresión
COMPUESTOS AZÓLICOS				
• Cetoconazol	Bloquea a las enzimas P450 de los hongos e interfiere con la síntesis de ergosterol	Poco selectiva • interfiere con la función P450 de los mamíferos	Espectro amplio, pero la toxicidad restringe su uso al tratamiento tópico	Oral, tópico • *Toxicidad e interacciones:* interfiere con la síntesis de hormonas esteroides y el metabolismo de fármacos de fase I
• Itraconazol	Igual que el cetoconazol	Mucho más selectivo que el cetoconazol	Amplio espectro: candidiosis, criptococosis, blastomicosis, coccidioidomicosis, histoplasmosis	Oral e IV• duración, 1 a 2 días • deficiente ingreso al sistema nervioso central (SNC) • *Toxicidad e interacciones:* baja toxicidad
• *Fluconazol, voriconazol, posaconazol: el fluconazol tiene excelente penetración al SNC por lo que se usa en la meningitis micótica*				
EQUINOCANDINAS				
• Caspofungina	Bloquea la glucano β sintetasa	Impide la síntesis de la pared celular de los hongos	Fungicida para *Candida* sp • también se usa en la aspergilosis	Solo IV • duración, 11-15 h • *Toxicidad:* efectos gastrointestinales menores, rubor • *Interacciones:* aumenta la concentración de ciclosporina (evitar la combinación)
• *Micafungina, anidulafungina: la micafungina aumenta la concentración de nifedipina, ciclosporina, sirolimús: la anidulafungina carece relativamente de esa interacción*				
ALILAMINA				
• Terbinafina	Inhibe la epoxidación del escualeno en los hongos • las altas concentraciones son tóxicas	Disminuye el ergosterol • previene la síntesis de la membrana celular de los hongos	Infecciones micóticas mucocutáneas	Oral • duración, días • *Toxicidad:* malestar gastrointestinal, cefalea, hepatotoxicidad • *Interacciones:* ninguna comunicada

PREPARACIONES DISPONIBLES

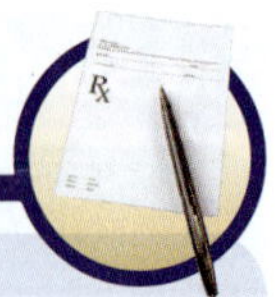

Anfotericina B
Parenteral:
Fórmula convencional: 50 mg de polvo para inyección
Fórmulas con lípidos:
100 mg/20 ml en suspensión inyectable
50 mg en polvo para inyección
50, 100 mg en polvo para inyección
Tópica: crema al 3%, loción, ungüento

Anidulafungina
Parenteral: 50 mg de polvo para inyección

Butenafina
Tópica: crema al 1%

Butoconazol
Tópica: crema vaginal al 2%

Caspofungina
Parenteral: polvo de 50, 70 mg para inyección

Cetoconazol
Oral: comprimidos de 200 mg
Tópica: crema al 2%, champú

Clotrimazol
Tópica: crema al 1%, solución, loción; supositorios vaginales de 100 200 mg

Econazol
Tópica: crema al 1%

Flucitosina
Oral: cápsulas de 250, 500 mg

Fluconazol
Oral: comprimidos de 50, 100, 150, 200 mg; polvo para suspensión de 10, 40 mg/ml
Parenteral: frascos ámpula de 2 mg/ml en 100 y 200 ml

Griseofulvina
De microtamaño oral: comprimidos de 125, 250 mg; cápsulas de 250 mg, suspensión de 125 mg/5 ml
De ultramicrotamaño oral:[1] comprimidos de 125, 165, 250, 330 mg

Itraconazol
Oral: cápsulas de 100 mg; solución de 10 mg/ml
Parenteral: 10 mg/ml para administración IV en solución

Micafungina
Parenteral: 50 mg de polvo para inyección

Miconazol
Tópica: crema al 2%, polvo, nebulizador, supositorios vaginales de 100, 200 mg

Naftifina
Tópica: crema, gel, al 1%

Natamicina
Tópica: suspensión oftálmica al 5%

Nistatina
Oral: comprimidos de 500,000 unidades
Tópica: 100,000 unidades/g en crema, ungüento, polvo; 100,000 unidades en tabletas vaginales

Oxiconazol
Tópica: crema, loción, al 1%

Posaconazol
Oral: suspensión de 40 mg/ml

Sulconazol
Tópica: crema, solución, al 1%

Terbinafina
Oral: comprimidos de 250 mg
Tópica: crema, gel, al 1%

Terconazol
Tópica: crema vaginal al 0.4, 0.8%; supositorios vaginales de 80 mg

Tioconazol
Tópica: ungüento vaginal al 6.5%

Tolnaftato
Tópica: crema, gel, solución, polvo en aerosol, al 1%

Voriconazol
Oral: comprimidos de 50, 200 mg; suspensión oral de 40 mg/ml
Parenteral: frascos ámpula de 200 mg con reconstitución de una solución de 5 mg/ml

[1]Las fórmulas de ultramicrotamaño de griseofulvina son casi 1.5 veces más potentes que los preparados de microtamaño, miligramo a miligramo.

BIBLIOGRAFÍA

Brüggemann RJ et al: Clinical relevance of the pharmacokinetic interactions of azole antifungal drugs with other coadministered agents. Clin Infect Dis 2009;48:1441.

Cornely OA et al: Posazonacole vs. fluconazole or itraconazole prophylaxis in patients with neutropenia. N Engl J Med 2007;356:348.

Diekema DJ et al: Activities of caspofungin, itraconazole, posaconazole, ravuconazole, voriconazole, and amphotericin B against 448 recent clinical isolates of filamentous fungi. J Clin Microbiol 2003;41:3623.

Groll A, Piscitelli SC, Walsh TJ: Clinical pharmacology of systemic antifungal agents: A comprehensive review of agents in clinical use, current investigational compounds, and putative targets for antifungal drug development. Adv Pharmacol 1998;44:343.

Herbrecht R et al: Voriconazole versus amphotericin B for primary therapy of invasive aspergillosis. N Engl J Med 2002;347:408.

Kim R, Khachikian D, Reboli AC: A comparative evaluation of properties and clinical efficacy of the echinocandins. Expert Opin Pharmacother 2007;8:1479.

Pasqualotto AC, Denning DW: New and emerging treatments for fungal infection. J Antimicrob Chemoth 2008;61(Suppl 1):i19.

Rogers TR: Treatment of zygomycosis: Current and new options. J Antimicrob Chemother 2008;61(Suppl 1):i35.

Wong-Beringer A, Jacobs RA, Guglielmo BJ: Lipid formulations of amphotericin B. Clinical efficacy and toxicities. Clin Infect Dis 1998;27:603.

RESPUESTA AL ESTUDIO DE CASO

Las hifas no tabicadas con forma de mazo que se observan en los cultivos de las muestras transoperatorias de este paciente son características de *Rhizopus*, uno de los microorganismos causales de la mucormicosis. Este paciente debe recibir un régimen inicial prolongado de tratamiento con anfotericina B liposomal y caspofungina y posteriormente tratamiento supresor crónico con posaconazol.

CAPÍTULO

49

Fármacos antivirales

Sharon Safrin, MD

ESTUDIO DE CASO

Una mujer caucásica de 35 años que recientemente tuvo resultado positivo para VIH y para antígeno de superficie del virus de la hepatitis B es enviada para valoración. Se ha sentido bien en términos generales, pero manifiesta el antecedente del tabaquismo de 25 cajetillas al año. Toma de 3 a 4 cervezas por semana y no presenta alergias conocidas a medicamentos. Tiene el antecedente de uso de heroína y actualmente recibe metadona. La exploración física revela signos vitales normales y ninguna anomalía. Su cifra de leucocitos es de 5 800 células/mm^3 con diferencial normal, la hemoglobina es de 11.8 g/100 ml, todas las pruebas de función hepática están dentro de los límites normales, el recuento de células CD4 es de 278 células/mm^3, y la carga viral (RNA de VIH) es de 110 000 copias/ml. ¿Qué otras pruebas de laboratorio convendría ordenar? ¿Con qué medicamentos antirretrovirales iniciaría usted el tratamiento?

Los virus son parásitos intracelulares obligados cuya replicación depende principalmente de los procesos sintéticos de la célula hospedadora. Por tanto, para ser eficaces, los antivirales deben impedir la entrada del virus a la célula o su salida, o tener actividad dentro de la célula hospedadora. Como corolario, los inhibidores no selectivos de la replicación del virus pueden interferir con la función de la célula hospedadora y causar efectos secundarios.

Los avances en el tratamiento antiviral empezaron a principios del decenio de 1950, cuando la búsqueda de fármacos contra el cáncer generó varios nuevos compuestos capaces de inhibir la síntesis de DNA de los virus. Los dos antivirales de primera generación, 5-yododesoxiuridina y trifluorotimidina, tenían poca especificidad (inhibían el DNA de la célula hospedadora y del virus), lo que los hizo muy tóxicos para su uso sistémico. Sin embargo, ambos fármacos son eficaces cuando se utilizan en forma tópica para el tratamiento de la queratitis herpética.

El conocimiento de los mecanismos de la replicación viral ha proporcionado información de los pasos críticos en el ciclo vital de esos microorganismos que pueden servir como blanco potencial del tratamiento antiviral. La investigación reciente se ha dirigido a la identificación de fármacos con mayor selectividad, más alta potencia, estabilidad *in vivo* y menos efectos tóxicos. Hoy se dispone de tratamiento contra los virus del herpes, de la hepatitis C (HCV, *hepatitis C virus*), hepatitis B (HBV, *hepatitis B virus*), papiloma, influenza y el virus de la inmunodeficiencia humana (VIH, *human immunodeficiency virus*). Los fármacos antivirales comparten la propiedad de ser virustáticos; son activos sólo contra los virus en replicación y no afectan a los latentes. Si bien, algunas infecciones requieren monoterapia

SIGLAS Y OTRAS DENOMINACIONES

3TC	Lamivudina
AZT	Zidovudina
CMV	Citomegalovirus
CYP	Citocromo P450
d4T	Estavudina
ddC	Zalcitabina
ddI	Didanosina
EBV	Virus de Epstein-Barr
FTC	Emtricitabina
HBeAG	Antígeno de la hepatitis e
HBV	Virus de la hepatitis B
HCV	Virus de la hepatitis C
HHV-6	Virus del herpes humano 6
HSV	Virus del herpes simple
NNRTI	inhibidores no nucleosídicos de la transcriptasa inversa
NRTI	Inhibidor nucleosídico de la transcriptasa inversa
PI	Inhibidor de proteasa
RSV	Virus sincitial respiratorio
SVR	Respuesta antiviral sostenida
UGT1A1	UDP-glucuronosil transferasa 1A1
VIH	Virus de la inmunodeficiencia humana
VZV	Virus de la varicela-zoster

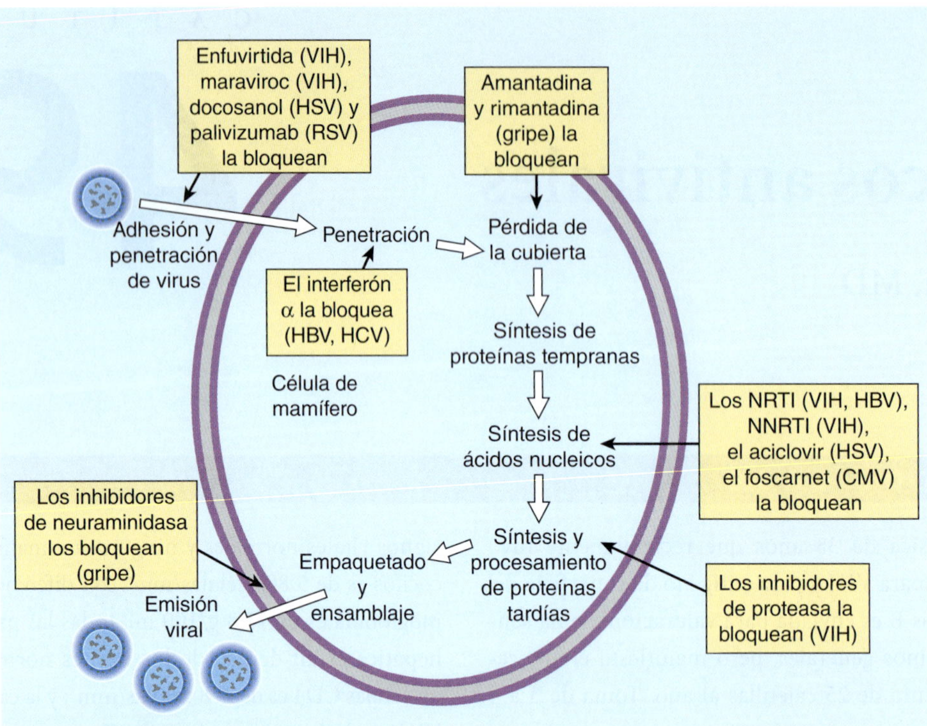

FIGURA 49–1 Principales sitios de la acción farmacológica de los antivirales. Nota: se especula que el interferón α tiene múltiples sitios de acción. (Modificado y reproducido con autorización de Trevo AJ, Katzung BG, Masters SB: *Pharmacology: Examination & Board Review,* 9th ed, McGraw-Hill, 2010).

durante periodos muy breves (p. ej. aciclovir para virosis por herpes simple), otros requieren tratamiento doble por periodos prolongados (interferón α/ribavirina para HCV), en tanto otros más requieren tratamiento farmacológico múltiple por periodos indefinidos (VIH). En las enfermedades crónicas, como la hepatitis viral y la infección por VIH, es crucial una inhibición potente de la replicación viral para limitar la extensión del daño sistémico.

La replicación viral consta de varios pasos (fig. 49-1): 1) adhesión del virus a los receptores en la superficie de la célula hospedadora; 2) penetración del virus a través de la membrana de la célula hospedadora; 3) descubrimiento del ácido nucleico viral; 4) síntesis de proteínas reguladoras tempranas, p. ej., polimerasas de ácidos nucleicos; 5) síntesis de nuevo RNA o DNA viral; 6) síntesis de proteínas estructurales tardías; 7) ensamblaje (maduración) de las partículas virales, y 8) liberación desde la célula. Los antivirales pueden potencialmente actuar en cualquiera de esos pasos.

■ FÁRMACOS PARA TRATAR LAS INFECCIONES POR VIRUS DEL HERPES SIMPLE (HSV) Y LA VARICELA ZOSTER (VZV)

Tres análogos de nucleótidos orales tienen autorización para el tratamiento de infecciones por HSV y de VZV: aciclovir, valaciclovir y famciclovir. Presentan mecanismos de acción similares e indicaciones parecidas para su uso clínico; todos son bien tolerados. El aciclovir ha sido el más estudiado; fue el primero en autorizarse y es el único de los tres disponible para uso intravenoso en Estados Unidos. Los estudios comparativos han demostrado eficacia similar de estos tres fármacos para el tratamiento de la infección por HSV, pero una leve superioridad del famciclovir y valaciclovir para el tratamiento del herpes zoster.

ACICLOVIR

El aciclovir (fig. 49-2) es un derivado acíclico de la guanosina con actividad clínica contra HSV-1, HSV-2 y VZV, pero es casi diez veces más potente contra HSV-1 y HSV-2 que contra VZV. Tiene actividad *in vitro* contra virus de Epstein-Barr (EBV), citomegalovirus (CMV) y virus del herpes humano-6 (HHV-6), pero es más débil.

El aciclovir requiere tres pasos de fosforilación para su activación. Se convierte primero al derivado monofosfato por acción de la cinasa de timidina específica del virus y después, a compuestos difosfatados y trifosfatados por acción de las enzimas de la célula hospedadora (fig. 49-3). Puesto que requiere de la cinasa viral para la fosforilación inicial, el aciclovir se activa en forma selectiva, y su metabolismo activo se acumula sólo en las células infectadas. El trifosfato de aciclovir inhibe la síntesis de DNA viral por dos mecanismos: competencia con desoxiGTP por la DNA polimerasa viral con unión resultante a la plantilla de DNA como un complejo irreversible y terminación de la cadena después de la incorporación del DNA viral.

La biodisponibilidad del aciclovir oral es baja (15 a 20%) y no se afecta por la presencia de alimentos. Se cuenta con una presentación intravenosa. Las fórmulas tópicas producen concentraciones altas en lesiones herpéticas pero la concentración sistémica es indetectable por esa vía.

El aciclovir se elimina principalmente por filtración glomerular y secreción tubular. Su semivida es de 2.5 a 3 h en pacientes con función renal normal y de 20 h en aquellos con anuria.

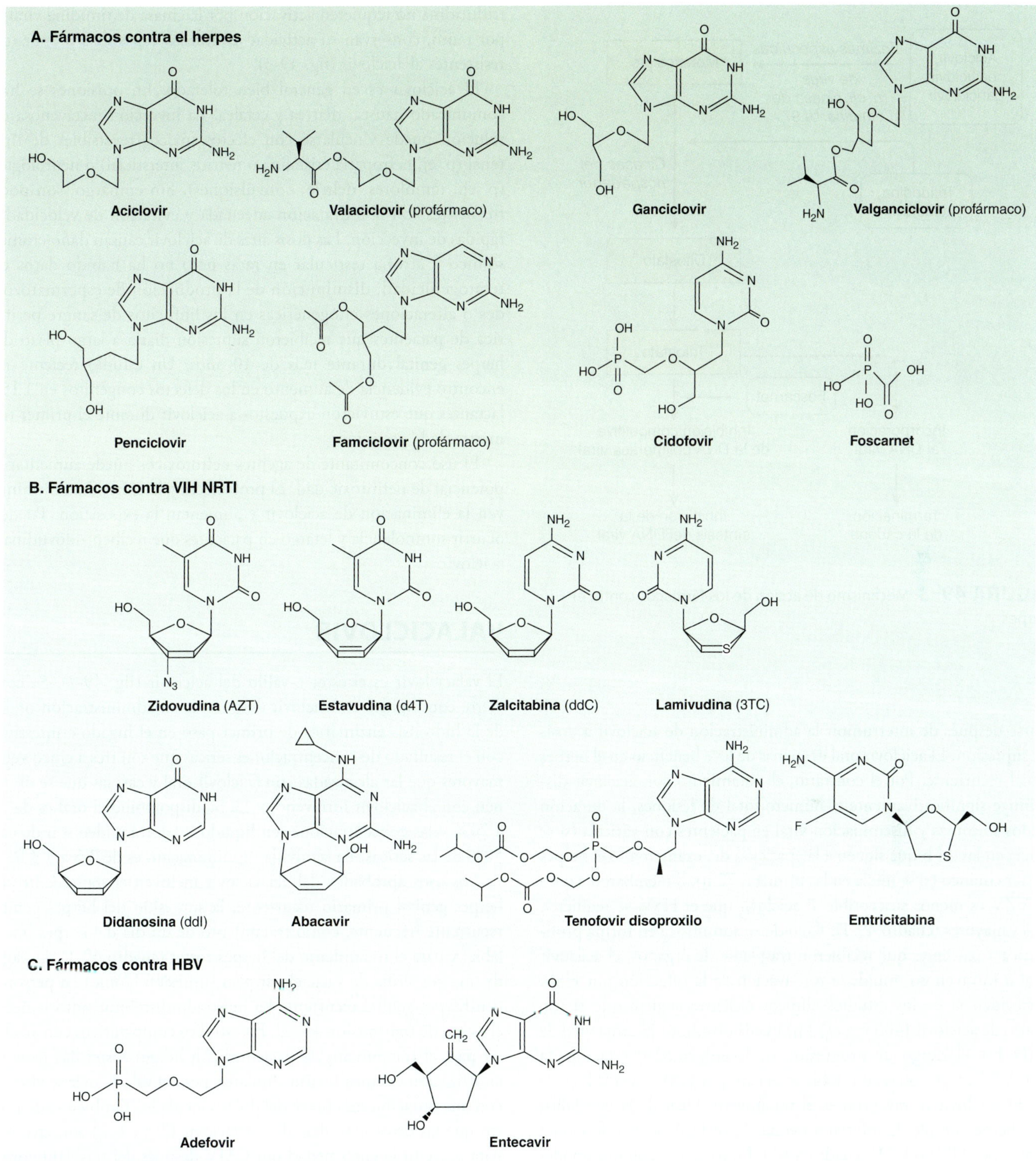

FIGURA 49–2 Estructuras químicas de algunos antivirales análogos de nucleósidos y nucleótidos.

El aciclovir se difunde fácilmente a casi todos los tejidos y líquidos corporales. La concentración en líquido cefalorraquídeo corresponde a 20 a 50% de la concentración sérica.

El aciclovir oral tiene múltiples usos. En los primeros ataques de herpes genital el aciclovir oral abrevia la duración de los síntomas por casi dos días, el tiempo hasta la cicatrización de la lesión por cuatro días y la duración de la diseminación viral por siete días. En el herpes genital recurrente, la evolución se acorta de uno a dos días. El tratamiento de la primera crisis de herpes genital no altera la frecuencia o intensidad de los brotes recurrentes. La supresión a largo plazo con aciclovir oral en pacientes con frecuentes recurrencias de herpes genital disminuye la frecuencia de las recurrencias sintomáticas o la diseminación viral asintomática, lo que aminora la tasa de transmisión sexual. Sin embargo, los brotes pueden reini-

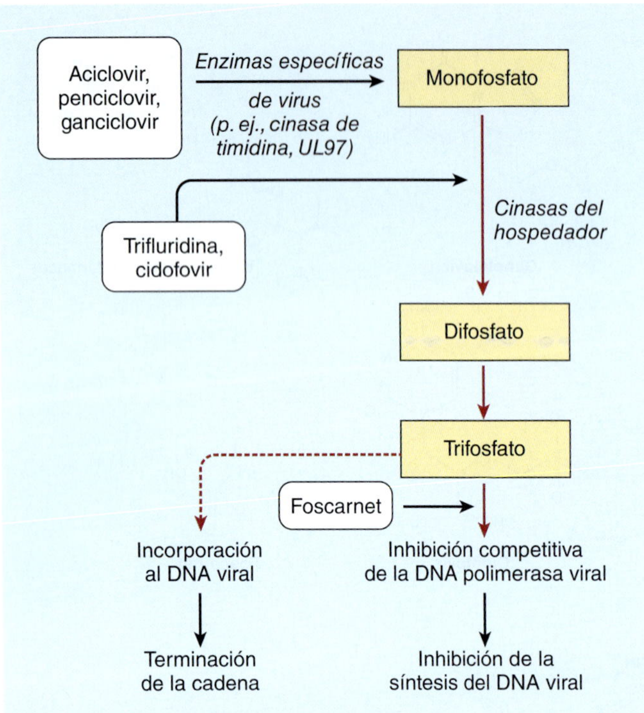

FIGURA 49–3 Mecanismo de acción de los fármacos contra el herpes.

ciarse después de interrumpir la administración de aciclovir a dosis de supresión. El aciclovir oral es apenas de leve beneficio en el herpes labial recurrente. Por el contrario, el tratamiento con aciclovir disminuye significativamente el número total de lesiones, la duración de los síntomas y diseminación viral en pacientes con varicela (si se inicia en las 24 h que siguen a la aparición del exantema) o el herpes zoster cutáneo (si se inicia en las primeras 72 h). Sin embargo, como el VZV es menos susceptible al aciclovir que el HSV, se requieren dosis mayores (cuadro 49-1). Cuando se administra en forma profiláctica a pacientes que recibieron trasplante de órganos, el aciclovir oral o intravenoso impide la reactivación de la infección por HSV. La evidencia de los estudios clínicos recientes sugiere que el uso diario de aciclovir (400 mg c/12 h) puede disminuir la carga viral de VIH-1 y el riesgo de progresión de la enfermedad relacionada con VIH en personas con doble infección por HSV-2 y VIH-1.

El aciclovir intravenoso es el tratamiento ideal de la encefalitis por herpes simple, la infección neonatal por HSV y las infecciones graves por HSV o VZV (cuadro 49-1). En pacientes con inmunodepresión e infección por VZV el aciclovir intravenoso disminuye la incidencia de la diseminación cutánea y visceral.

El aciclovir tópico es sustancialmente menos eficaz que el oral para la infección primaria por HSV. No es de beneficio para el tratamiento del herpes genital recurrente.

La resistencia al aciclovir puede aparecer en HSV o VZV por modificación de la cinasa de timidina o la DNA polimerasa virales y se han comunicado infecciones clínicamente resistentes en hospedadores con inmunodepresión. Casi todos los virus aislados en la clínica son resistentes con base en la deficiente actividad de la cinasa de timidina y, por tanto, tiene resistencia cruzada con el valaciclovir, famciclovir y ganciclovir. Los fármacos como foscarnet, cidofovir y trifluridina no requieren activación por la cinasa de timidina viral y, por tanto, conservan su actividad contra las cepas más prevalentes resistentes al aciclovir (fig. 49-3).

El aciclovir es en general bien tolerado. En ocasiones se han comunicado náusea, diarrea y cefalea. La inyección intravenosa en solución puede vincularse con efectos tóxicos reversibles de tipo renal (p. ej. nefropatía cristalina o nefritis intersticial) o neurológica (p. ej., temblores, delirio, convulsiones). Sin embargo, son poco frecuentes con la hidratación adecuada y evitación de velocidades rápidas de inyección. Las dosis altas de aciclovir causan daño cromosómico y atrofia testicular en ratas pero no ha habido datos de teratogenicidad, disminución de la producción de espermatozoides o alteraciones citogenéticas en los linfocitos de sangre periférica de pacientes que recibieron supresión diaria a largo plazo del herpes genital durante más de 10 años. Un estudio reciente no encontró evidencia de aumento en los defectos congénitos en 1 150 lactantes que estuvieron expuestos a aciclovir durante el primer trimestre de la gestación.

El uso concomitante de agentes nefrotóxicos puede aumentar el potencial de nefrotoxicidad. El probenecid y la cimetidina disminuyen la eliminación de aciclovir y aumentan la exposición. Pueden ocurrir somnolencia y letargo en pacientes que reciben zidovudina y aciclovir.

VALACICLOVIR

El valaciclovir es el éster L-valilo del aciclovir (fig. 49-2). Se convierte con rapidez en aciclovir después de su administración oral o de la hidrólisis enzimática de primer paso en el hígado e intestino, con el resultado de concentraciones séricas que son tres a cinco veces mayores que las alcanzadas con aciclovir oral y casi las que se obtienen con el aciclovir intravenoso. La biodisponibilidad oral es de 54 a 70% y las concentraciones en líquido cefalorraquídeo son de casi 50% de las séricas. La semivida de eliminación es de 2.5 a 3.3 h.

Los usos aprobados del valaciclovir incluyen el tratamiento del herpes genital primario recurrente, la supresión del herpes genital recurrente frecuente, como tratamiento de un día del herpes bucolabial y para el tratamiento del herpes zoster (cuadro 49-1). La dosis de una vez al día de valaciclovir para supresión crónica en personas con herpes genital recurrente ha mostrado disminuir notoriamente el riesgo de transmisión sexual. En estudios comparativos con aciclovir para el tratamiento de pacientes con herpes zoster, las tasas de cicatrización cutánea fueron similares, pero el valaciclovir se vinculó con una duración más breve del dolor vinculado. También se demostró que las dosis más altas de valaciclovir (2 g c/6 h) son efectivas para prevenir la enfermedad por CMV después del trasplante orgánico, en comparación con el placebo.

El valaciclovir es en general bien tolerado, aunque en ocasiones se presentan náusea, vómito y exantema. A dosis altas se han comunicado alucinaciones, confusión y convulsiones. Los pacientes con sida que recibieron dosis altas de valaciclovir en forma crónica (p. ej., 8 g/día) tuvieron una mayor incidencia de intolerancia gastrointestinal, así como de púrpura trombocitopénica trombótica y síndrome urémico hemolítico; esta dosis sí se vinculó con confusión y alucinaciones en pacientes de trasplante. En un estudio reciente no se encontró evidencia de aumento en los defectos congénitos en 181 lactantes que se expusieron a valaciclovir durante el primer trimestre de gestación.

CUADRO 49–1 Fármacos para tratar o prevenir infecciones por virus del herpes simple (HSV) y virus de la varicela zoster (VZV)

	Vía de administración	Uso	Dosis recomendada en el adulto y régimen
Aciclovir[1]	Oral	Tratamiento de primer episodio de herpes genital	400 mg c/8 h o 200 mg 5 veces al día × 7-10 días
		Tratamiento de herpes genital recurrente	400 mg c/8 h o 200 mg 5 veces al día u 800 mg c/12 h × 3-5 días, u 800 mg c/8 h × 2 días
		Herpes genital en sujeto infectado por VIH	400 mg 3-5 días × 5-10 días
		Supresión de herpes genital en sujeto infectado con VIH	400-800 mg c/8-12 h
		Tratamiento de proctitis herpética	400 mg 5 veces al día hasta la curación
		Tratamiento de herpes bucolabial	400 mg 5 veces al día × 5 días
		Tratamiento de varicela (edad ≥2 años)	800 mg c/6 h × 5 días
		Tratamiento del herpes zoster	800 mg 5 veces al día × 7-10 días
	Intravenosa	Tratamiento de HSV grave	5 mg/kg c/8 h × 7-10 días
		Herpes mucocutáneo en el paciente inmunocomprometido	10 mg/kg c/8 h × 7-14 días
		Tratamiento de encefalitis herpética	10-15 mg/kg c/8 h × 14-21 días
		Tratamiento de infección neonatal por HSV	10-20 mg/kg c/8 h × 14-21 días
		Varicela o herpes zoster en el tratamiento de paciente inmunosuprimido	10 mg/kg c/8 h × 7 días
	Tópico (crema 5%)	Tratamiento del herpes labial	Película delgada que cubra la lesión 5 veces al día × 4 días
Famciclovir[1]	Oral	Tratamiento de primer episodio de herpes genital	500 mg c/8 h × 5-10 días
		Tratamiento de herpes genital recurrente	1 000 mg c/12 h × 1 día
		Herpes genital en sujeto infectado por VIH	500 mg c/12 h × 5-10 días
		Supresión de herpes genital	250 mg c/12 h
		Supresión de herpes genital en sujeto infectado con VIH	500 mg c/12 h
		Tratamiento de herpes bucolabial	1 500 mg dosis única
		Supresión de herpes bucolabial o genital	250-500 mg c/12 h
		Herpes zoster	500 mg c/8 h × 7 días
Valaciclovir[1]	Oral	Tratamiento del primer episodio de herpes genital	1 000 mg c/12 h × 10 días
		Tratamiento de herpes genital recurrente	500 mg c/12 h × 3 días
		Herpes genital en sujeto infectado por VIH	500-1 000 mg c/12 h × 5-10 días
		Supresión de herpes genital	500-1 000 mg c/24 h
		Supresión de herpes genital en sujeto infectado con VIH	500 mg c/12 h
		Tratamiento de herpes bucolabial	2 000 mg c/12 h × 1 día
		Tratamiento de varicela (edad ≥12 años)	20 mg/día c/8 h × 5 días (máximo 1 g c/8 h)
		Herpes zoster	1 g c/8 h × 7 días
Foscarnet[1]	Intravenosa	Infecciones por HSV y VZV resistentes a aciclovir	40 mg/kg c/8 h hasta curación
Docosanol	Tópico (crema 10%)	Herpes labial recurrente	Película delgada que cubra las lesiones c/2 h × 4 días
Penciclovir	Tópico (crema 1%)	Herpes labial o herpes genital	Película delgada que cubra las lesiones c/2 h × 4 días
Trifluridina	Tópico (solución 1%)	Infección por HSV resistente a aciclovir	Película delgada que cubra las lesiones 5 veces al día hasta curación

[1]La dosis debe reducirse en pacientes con insuficiencia renal.

HSV, virus del herpes simple; VZV, virus de la varicela zoster.

FAMCICLOVIR

El famciclovir es el profármaco éster diacetílico del 6-desoxipenciclovir, un análogo de guanosina acíclico (fig. 49-2). Después de su administración oral, el famciclovir es rápidamente desacetilado y oxidado por metabolismo de primer paso hasta penciclovir. Es activo *in vitro* contra HSV-1, HSV-2, VZV, EBV y HBV. Como con el aciclovir, la activación por la fosforilación es catalizada por cinasa de timidina específica del virus en células infectadas, seguida por inhibición competitiva de la DNA polimerasa viral para bloquear la síntesis de DNA. A diferencia del aciclovir, no obstante, el penciclovir no causa terminación de la cadena. El trifosfato de penciclovir tiene menor afinidad por la DNA polimerasa viral que el trifosfato de aciclovir, pero alcanza concentraciones intracelulares más altas. Las mutantes clínicas más frecuentemente encontradas de HSV presentan deficiencia de la cinasa de timidina; tienen resistencia cruzada al aciclovir y el famciclovir.

La biodisponibilidad de penciclovir por la administración oral de famciclovir es del 70%. La semivida intracelular del trifosfato de penciclovir es prolongada, de 7 a 20 h. El penciclovir se excreta principalmente en la orina.

El famciclovir oral es eficaz para el tratamiento del herpes genital primario recurrente, para la supresión crónica diaria el herpes genital, para el tratamiento del herpes labial y del herpes zoster agudo (cuadro 49-1). El uso de famciclovir por un día acelera significativamente el tiempo hasta la cicatrización en el herpes genital recurrente y el herpes labial. La comparación de famciclovir con valaciclovir para el tratamiento del herpes zoster en pacientes con buena respuesta inmunitaria mostró tasas similares de cicatrización cutánea y resolución del dolor; ambos fármacos abreviaron la duración del dolor vinculado con el herpes zoster en comparación con el aciclovir.

El famciclovir oral es en general bien tolerado, aunque pueden ocurrir cefalea, diarrea y náusea. Como con el aciclovir, se ha demostrado toxicidad testicular en animales que reciben dosis repetidas. Sin embargo, los hombres tratados con famciclovir a diario (250 mg cada 12 h) durante 18 semanas no presentaron cambios en la morfología o movilidad de los espermatozoides. En un estudio reciente no se obtuvo evidencia de aumento en los defectos congénitos en 32 lactantes expuestos a famciclovir durante el primer trimestre de la gestación. La incidencia de adenocarcinoma mamario aumentó en ratas hembra que recibieron famciclovir por dos años.

PENCICLOVIR

El análogo de guanosina, penciclovir, metabolito activo del famciclovir, se encuentra disponible para uso tópico. La crema de penciclovir (al 1%) es eficaz para el tratamiento del herpes labial recurrente o genitales (cuadro 49-1). Cuando se aplica en la hora que sigue al inicio de los síntomas prodrómicos y se continúa cada 2 h, mientras el paciente está despierto, por cuatro días, abrevió el tiempo promedio hasta la cicatrización en 17 h en comparación con placebo. Los efectos adversos son raros, aunque ocurren reacciones en el sitio de aplicación en casi 1% de los casos.

DOCOSANOL

El docosanol es un alcohol alifático saturado de 22 carbonos que inhibe la fusión entre la membrana plasmática y la envoltura del HSV, lo que impide la entrada del virus a las células y su replicación subsiguiente. El docosanol tópico en crema al 10% se encuentra disponible sin prescripción; ocurren reacciones en el sitio de aplicación en casi 2% de los casos. Cuando se aplica en las 12 h que siguen al inicio de los síntomas prodrómicos, cinco veces al día, abrevió el tiempo de cicatrización promedio en 18 h en comparación con placebo en pacientes con herpes orolabial recurrente.

TRIFLURIDINA

La trifluridina (trifluorotimidina) es un nucleósido de pirimidina fluorada que inhibe la síntesis del DNA viral en HSV-1, HSV-2, CMV, virus de la variolovacuna y algunos adenovirus. Se fosforila intracelularmente por enzimas de la célula hospedadora y entonces compite con el trifosfato de timidina por su incorporación a la DNA polimerasa (fig. 49-3). La incorporación de trifosfato de trifluridina al DNA viral y del hospedador impide su uso sistémico. La aplicación de una solución al 1% es eficaz para tratar la queratoconjuntivitis y la queratitis epitelial recurrente por HSV-1 o HSV-2. La aplicación cutánea de solución de trifluridina sola o en combinación con interferón α ha tenido éxito en el tratamiento de las infecciones por HSV resistentes al aciclovir.

FÁRMACOS EN INVESTIGACIÓN

El valomaciclovir es un inhibidor de la DNA polimerasa viral; se encuentra en evaluación clínica para el tratamiento de pacientes con infección aguda por VZV (herpes zoster) e infección aguda por EBV (mononucleosis infecciosa).

FÁRMACOS PARA TRATAR LAS INFECCIONES POR CITOMEGALOVIRUS (CMV)

Las infecciones por CMV ocurren principalmente en el contexto de la inmunodepresión avanzada y por lo general se deben a la reactivación de una infección latente. La diseminación de la infección produce enfermedad de órgano terminal, que incluye retinitis, colitis, esofagitis, afección del sistema nervioso central y neumonitis. Si bien, la incidencia de pacientes infectados por VIH ha disminuido notoriamente con el advenimiento del tratamiento antirretroviral potente, la reactivación de la infección por CMV después del trasplante de órganos es aun prevalente en la clínica.

La disponibilidad del valganciclovir oral y el implante de ganciclovir intraocular ha disminuido el uso del ganciclovir, foscarnet y cidofovir intravenosos para el tratamiento de la afección de órgano terminal por CMV (cuadro 49-2). El valganciclovir oral ha sustituido en gran parte al ganciclovir oral por el menor número de píldoras.

GANCICLOVIR

El ganciclovir es un análogo acíclico de guanosina (fig. 49-2) que requiere activación por trifosforilación antes de poder inhibir a la DNA polimerasa viral. La fosforilación inicial es catalizada por la fosfotransferasa UL97, cinasa de proteína específica del virus, en las células

CUADRO 49–2 Fármacos para tratar la infección por citomegalovirus (CMV)

Fármaco	Vía de administración	Uso	Dosis de adulto recomendada[1]
Valganciclovir	Oral	Tratamiento de la retinitis por CMV	Inducción: 900 mg c/12 h por 21 días Mantenimiento: 900 mg diarios
	Oral	Profilaxis de la infección por CMV (pacientes de trasplante)	900 mg diarios
Ganciclovir	Intravenosa	Tratamiento de la retinitis por CMV	Inducción: 5 mg/kg c/12 h por 14 a 21 días Mantenimiento: 5 mg/kg/día o 6 mg/kg cinco veces por semana
	Oral	Profilaxis de la infección por CMV	1 g cada 8 h
		Tratamiento de retinitis por CMV	1 g cada 8 h
	Implante intraocular	Tratamiento de la retinitis por CMV	4.5 mg cada cinco a ocho meses
Foscarnet	Intravenosa	Tratamiento de la retinitis por CMV	Inducción: 60 mg/kg c/8 h o 90 mg/kg c/12 h por 14 a 21 días Mantenimiento: 90 a 120 mg/kg/día
Cidofovir	Intravenosa	Tratamiento de la retinitis por CMV	Inducción: 5 mg/kg cada siete días por dos semanas Mantenimiento: 5 mg/kg cada semana

[1]La dosis debe disminuirse en pacientes con insuficiencia renal.

infectadas por CMV. El compuesto activado inhibe de manera competitiva a la DNA polimerasa viral y causa terminación de la elongación viral del DNA (fig. 49-3). El ganciclovir tiene actividad *in vitro* contra CMV, HSV, VZV, EBV, HHV-6 y HHV-8. Su actividad contra CMV es hasta 100 veces mayor que la del aciclovir.

El ganciclovir puede administrarse por vía intravenosa, oral o por implante intraocular. La biodisponibilidad del ganciclovir oral es mala. La concentración en el líquido cefalorraquídeo es de casi 50% de la concentración sérica. La semivida de eliminación es de 4 h y la semivida intracelular se prolonga hasta 16 a 24 h. La depuración del fármaco es lineal con relación a la correspondiente de creatinina. El ganciclovir se elimina fácilmente por hemodiálisis.

Se ha demostrado que el ganciclovir intravenoso retrasa el avance de la retinitis por CMV en pacientes con sida. El tratamiento doble con foscarnet y ganciclovir ha mostrado más eficacia para retrasar el avance de la retinitis que cualquiera de los fármacos administrado solo (véase Foscarnet), si bien los efectos adversos son variables. El ganciclovir intravenoso se usa también para tratar la colitis por CMV, esofagitis y neumonitis (esta última es tratada a menudo con ganciclovir en combinación con inmunoglobulina contra citomegalovirus por vía intravenosa) en pacientes con inmunodepresión. El ganciclovir intravenoso, seguido por famciclovir o aciclovir orales a dosis altas disminuye el riesgo de infección por CMV en receptores de trasplante. El famciclovir oral está indicado para la prevención de la enfermedad de órgano terminal por CMV en pacientes con sida y como tratamiento de mantenimiento de la retinitis por CMV después del de inducción. Aunque menos eficaz que el ganciclovir intravenoso, conlleva menor riesgo de mielosupresión y de complicaciones relacionadas con el catéter. El riesgo de sarcoma de Kaposi disminuye en pacientes con sida que reciben ganciclovir a largo plazo, supuestamente por su actividad *in vitro* contra HHV-8.

El ganciclovir también se puede administrar por vía intraocular para tratar la retinitis por CMV ya sea por inyección intravítrea directa o por implante intraocular. Se ha demostrado que el implante retrasa el avance de la retinitis en un mayor grado que el ganciclovir sistémico y requiere sustitución quirúrgica a intervalos de cinco a ocho meses. Se recomienda el tratamiento concomitante con un agente sistémico contra CMV para prevenir la afección de órgano terminal en otros sitios por el virus.

La resistencia al ganciclovir aumenta con la duración de uso. La mutación más frecuente, en UL97, produce disminución de la concentración de la forma trifosforilada (activa) del ganciclovir. La mutación menos frecuente de UL54 en la DNA polimerasa causa cifras más altas de resistencia y resistencia cruzada potencial con cidofovir y foscarnet. Se recomiendan las pruebas de susceptibilidad a los antivirales en pacientes con sospecha de resistencia clínica, así como la sustitución por tratamientos alternativos y la disminución concomitante del tratamiento de inmunodepresión, de ser posible. Puede también considerarse la adición de globulina hiperinmune contra CMV.

El efecto adverso más frecuente del tratamiento con ganciclovir sistémico, en particular después de su administración intravenosa, es la mielosupresión. La mielosupresión puede ser aditiva en pacientes que reciben zidovudina, azatioprina o micofenolato mofetilo en forma concomitante. Otros efectos adversos potenciales son náusea, diarrea, fiebre, exantema, cefalea, insomnio y neuropatía periférica. Los efectos secundarios en el sistema nervioso central (confusión, convulsiones, trastornos psiquiátricos) y la hepatotoxicidad han sido motivo de reportes aislados. El ganciclovir es mutágeno en células de mamífero y carcinógeno nefrotóxico a dosis altas en animales, y causa detención de la espermatogénesis; no se conoce el significado clínico de estos datos preclínicos.

La concentración de ganciclovir puede aumentar en pacientes que toman simultáneamente probenecid o trimetoprim. El uso concomitante de ganciclovir con didanosina puede causar aumento de la concentración de esta última.

VALGANCICLOVIR

El valganciclovir es un profármaco éster L-valilo de ganciclovir que corresponde a una mezcla de dos diastereoisómeros (fig. 49-2). Después de su administración oral, ambos se hidrolizan rápidamente a ganciclovir por la acción de las enterasas de la pared intestinal y en el hígado.

El valganciclovir es bien absorbido y degradado con rapidez en la pared intestinal y el hígado hasta ganciclovir; no se han detectado otros metabolitos. La biodisponibilidad del valganciclovir oral es de 60%; se recomienda tomar el fármaco con alimentos. La $AUC_{0\text{-}24h}$ resultante del valganciclovir (900 mg una vez al día) es similar a la administración consecutiva intravenosa de 5 mg/kg una vez al día de ganciclovir y casi 1.65% veces la del ganciclovir oral. La principal vía de eliminación es renal, a través de filtración glomerular y secreción tubular activa. La concentración plasmática de valganciclovir disminuye casi 50% por hemodiálisis.

El valganciclovir está indicado para el tratamiento de la retinitis por CMV en pacientes con sida y para la prevención de la infección por CMV en aquellos de alto riesgo con trasplante renal, cardiaco y de riñón-páncreas. Los efectos adversos, las interacciones farmacológicas y los patrones de resistencia son los mismos que se vinculan con el ganciclovir.

FOSCARNET

El foscarnet (ácido fosfonofórmico) es un análogo del pirofosfato inorgánico (fig. 49-2) que inhibe a la DNA polimerasa viral, la polimerasa de RNA y la transcriptasa inversa del VIH en forma directa sin requerir activación por fosforilación. El foscarnet bloquea el sitio de unión del pirofosfato de esas enzimas e inhibe la degradación de pirofosfato a partir de trifosfatos de desoxinucleótidos. Tiene actividad *in vitro* contra HSV, VZV, CMV, EBV, HHV-6, HHV-8, VIH-1 y VIH-2.

El foscarnet se encuentra disponible como presentación intravenosa únicamente, su biodisponibilidad oral deficiente y su intolerancia gastrointestinal impiden su uso oral. Las concentraciones en el líquido cefalorraquídeo son de 43 a 67% de las correspondientes séricas en estado estable. Si bien la semivida plasmática es de 3 a 7 h, hasta 30% del foscarnet puede depositarse en el hueso, con una semivida de varios meses, cuyas repercusiones clínicas se desconocen. La depuración del foscarnet es sobre todo renal y directamente proporcional en la depuración de creatinina. Las concentraciones séricas del fármaco disminuyen casi 50% por hemodiálisis.

El foscarnet es eficaz en el tratamiento de la retinitis por CMV, colitis, esofagitis y las infecciones por HSV, así como la infección por VZV resistentes al aciclovir. La dosis de foscarnet debe titularse de acuerdo con la depuración de creatinina calculada del paciente antes de cada administración en solución. El uso de una bomba de inyección para controlar la velocidad de administración es importante a fin de evitar los efectos tóxicos y se requieren grandes volúmenes de soluciones por la escasa solubilidad del producto. La combinación de ganciclovir y foscarnet es sinérgica *in vitro* contra CMV y ha demostrado superioridad a cualquier fármaco sólo para retrasar el avance de la retinitis; sin embargo, los efectos secundarios también se incrementan cuando se administran estos fármacos en forma simultánea. Como con el ganciclovir, se ha observado una disminución en la incidencia de sarcoma de Kaposi en pacientes que recibieron foscarnet a largo plazo.

El foscarnet se ha administrado por vía intravítrea para el tratamiento de la retinitis por CMV en pacientes con sida, pero los datos acerca de su eficacia y seguridad son incompletos.

La resistencia al foscarnet en HSV y CMV aislados se debe a mutaciones puntuales en el gen del DNA polimerasa y suele relacionarse con la exposición prolongada o repetida al fármaco. También se han descrito mutaciones en el gen de la transcriptasa inversa del VIH-1. Aunque los CMV aislados resistentes al foscarnet por lo general presentan resistencia cruzada al ganciclovir, la actividad del foscarnet suele mantenerse contra CMV aislados resistentes a ganciclovir y cidofovir.

Los efectos adversos potenciales de foscarnet incluyen alteración renal, hipocalcemia o hipercalcemia, hipofosfatemia o hiperfosfatemia, hipopotasemia e hipomagnesemia. La administración previa de solución salina ayuda a prevenir la nefrotoxicidad, al igual que evitar la administración simultánea de fármacos con potencial nefrotóxico (p. ej., anfotericina B, pentamidina, aminoglucósidos). El riesgo de hipocalcemia importante causada por quelación de cationes divalentes aumenta con el uso concomitante de pentamidina. Las ulceraciones genitales vinculadas con el tratamiento con foscarnet pueden deberse a cifras altas del fármaco ionizado en la orina. Se han comunicado náusea, vómito, anemia, elevación de enzimas hepáticas y fatiga; el riesgo de anemia puede ser aditivo en pacientes que reciben zidovudina en forma concomitante. Los efectos tóxicos en el sistema nervioso central incluyen cefalea, alucinaciones y convulsiones; estas últimas pueden aumentar con el uso concomitante de imipenemo. El foscarnet causó daño cromosómico en estudios preclínicos.

CIDOFOVIR

El cidofovir (fig. 49-2) es un análogo acíclico del nucleótido, citosina, con actividad *in vitro* contra CMV, HSV-1, HSV-2, VZV, EBV, HHV-6, HHV-8, adenovirus, poxvirus, poliomavirus y virus del papiloma humano. A diferencia del ganciclovir, la fosforilación del cidofovir a la forma difosfato activa es independiente de las enzimas virales (fig. 49-3); por ello, se mantiene la actividad contra cepas de CMV o HSV con deficiencia o alteración de la cinasa de timidina. El difosfato de cidofovir actúa como inhibidor potente y sustrato alternativo de la DNA polimerasa viral, que inhibe por competencia la síntesis de DNA y se incorpora a la cadena del DNA viral. Las cepas aisladas resistentes al cidofovir tienden a presentar resistencia cruzada con el ganciclovir pero conservan la susceptibilidad al foscarnet.

La semivida terminal del cidofovir es de casi 2.6 h, pero su metabolito activo, difosfato de cidofovir, tiene una semivida intracelular prolongada de 17 a 65 h, lo que permite usar dosis menos frecuentes. Un metabolito separado, la fosfocolina de cidofovir, tiene una semivida de al menos 87 h y puede servir como reservorio intracelular del fármaco activo. La penetración del líquido cefalorraquídeo es mala. La eliminación ocurre por secreción tubular renal activa. Se ha demostrado que la hemodiálisis de flujo alto disminuye las concentraciones séricas del cidofovir en casi 75%.

El cidofovir intravenoso es eficaz en el tratamiento de retinitis por CMV y se usa en forma experimental para infecciones por adenovirus, virus del papiloma humano y poxvirus.

El cidofovir intravenoso debe administrarse con probenecid a dosis altas (2 g tres horas antes de la administración en solución y 1 g 2 y 8 h después), que bloquea la secreción tubular activa y disminuye la nefrotoxicidad. La dosis de cidofovir debe ajustarse para alteraciones en la depuración de creatinina calculada o para la presencia de proteína C en orina antes de cada administración en solución y se requiere hidratación adyuvante concomitante. El inicio del tratamiento con cidofovir está contraindicado en pacientes con insuficiencia renal presente. La administración directa intravítrea del cidofovir no se recomienda por su toxicidad ocular.

El efecto adverso principal del cidofovir intravenoso es una nefrotoxicidad tubular proximal dependiente de la dosis, que puede disminuirse con hidratación previa con solución fisiológica. Pueden ocurrir proteinuria, azoemia, acidosis metabólica y síndrome de Fanconi. Debe evitarse la administración simultánea de otros fármacos potencialmente nefrotóxicos (p. ej., anfotericina B, aminoglucósidos, fármacos antiinflamatorios no esteroideos, pentamidina, foscarnet). La administración previa de foscarnet puede aumentar el riesgo de nefrotoxicidad. Otros efectos adversos potenciales incluyen uveítis, hipotonía ocular y neutropenia (15 a 24%). El uso concomitante de probenecid puede causar otros efectos tóxicos o interacciones farmacológicas (cap. 36). El cidofovir es mutágeno, gonadotóxico y embriotóxico y causó adenocarcinomas mamarios en ratas.

FÁRMACOS ANTIRRETROVIRALES

Han ocurrido avances sustanciales en el tratamiento con antirretrovirales desde la introducción del primero, la zidovudina, en 1987 (cuadro 49-3). El mayor conocimiento de la dinámica viral por el uso de pruebas de carga y resistencia ha aclarado que el tratamiento combinado con fármacos de máxima potencia disminuirá la replicación viral hasta el mínimo posible, así como la posibilidad de aparición de resistencia. Así, la administración de tratamiento antirretroviral muy activo, que por lo general incluye una combinación de tres o cuatro fármacos, se ha convertido en el estándar de atención. La susceptibilidad viral a fármacos específicos varía entre pacientes y puede cambiar con el tiempo, por la aparición de resistencia. Por tanto, tales combinaciones deberán escogerse con cuidado y ajustarse al individuo, así como los cambios de un esquema dado. Además de la potencia y susceptibilidad, la tolerancia, conveniencia y optimización del apego son factores importantes en la selección de fármacos para un paciente determinado.

El RNA genómico retroviral sirve como molde para la síntesis de una copia de DNA de doble cadena, el provirus (fig. 49-4). La síntesis del provirus es mediada por un DNA polimerasa dependiente del RNA codificado por el virus o "transcriptasa inversa". El provirus se transloca al núcleo y se integra al DNA del hospedador. La transcripción de ese DNA integrado es regulada principalmente por la maquinaria de transcripción celular.

Actualmente se dispone de seis clases de fármacos antirretrovirales para su uso: inhibidores de la transcriptasa inversa nucleósidos/nucleótidos (NRTI), inhibidores de la transcriptasa inversa no nucleósidos (NNRTI), inhibidores de proteasa (PI), inhibidores de la fusión, antagonistas del receptor CCR5 e inhibidores de la integrasa. Conforme se dispone de nuevos fármacos, ha disminuido el uso de varios de los más antiguos por su perfil de seguridad subóptimo o baja potencia antiviral. Es importante reconocer que la alta tasa de mutaciones del VIH-1 por ciclo de replicación produce un gran potencial de variación genotípica. Se ha comunicado resistencia genotípica para cada uno de los antirretrovirales actualmente en uso. El tratamiento que lentifica o detiene la replicación es crítico para disminuir el número de mutaciones acumulativas, al igual que el uso de combinaciones de fármacos con diferentes patrones de susceptibilidad.

La descripción de los fármacos antirretrovirales en este capítulo es específica para VIH-1. Hay que señalar que la susceptibilidad *in vitro* de VIH-2 a los NRTI es similar a la de VIH-1, aunque con una menor barrera genética a la resistencia. El VIH-2 tiene una resistencia innata a los NNRTI por la estructura distinta de sus sacos de unión de las transcriptasas reversas con los NNRTI; la enfuvirtida (véase más adelante) carece de actividad contra VIH-2. Los datos sobre la actividad de los fármacos PI y maraviroc contra VIH-2 son escasos y no concluyentes.

INHIBIDORES DE LA TRANSCRIPTSA INVERSA NUCLEÓSIDOS Y NUCLEÓTIDOS

Los NRTI actúan por inhibición competitiva de la transcriptasa inversa de VIH-1; la incorporación a la cadena de DNA viral en crecimiento produce su terminación prematura por inhibición de la unión del nucleótido entrante (fig. 49-4). Cada fármaco requiere activación intracitoplásmica por fosforilación por enzimas celulares a la forma trifosfato.

Las mutaciones de resistencia usuales incluyen M184V, L74V, D67N y M41L. La lamivudina o la emtricitabina tienden a la selección rápida de la mutación M184V en esquemas que no son por completo supresores. Aunque la mutación M184V confiere menor susceptibilidad a abacavir, didanosina y zalcitabina, su presencia puede restaurar la susceptibilidad fenotípica a la zidovudina. La mutación K65R se vincula con disminución de la susceptibilidad al tenofovir, abacavir, lamivudina y emtricitabina.

Todos los NRTI pueden vincularse con toxicidad mitocondrial, tal vez debida a inhibición de la polimerasa γ del DNA mitocondrial. Menos a menudo puede ocurrir acidosis láctica con esteatosis hepática, tal vez fatal. El tratamiento con NRTI debería suspenderse cuando se incrementan con rapidez las concentraciones de aminotransferasas, hepatomegalia progresiva o acidosis metabólica de causa desconocida. Los análogos de la timidina, zidovudina y estavudina, pueden vincularse en particular con la dislipidemia y la resistencia a la insulina. También, hay pruebas recientes que sugieren un mayor riesgo de infarto al miocárdico en pacientes que reciben abacavir o didanosina, lo que requiere mayor investigación.

ABACAVIR

El abacavir es un análogo de guanosina (fig. 49-2) bien absorbido después de su administración oral (83%) y que no se afecta por la presencia de alimentos. Su semivida sérica es de 1.5 h. El fármaco presenta glucuronidación y carboxilación hepáticas. Las concentraciones en líquido cefalorraquídeo son de casi 33% respecto de las plasmáticas.

El abacavir a menudo se administra en forma simultánea con lamivudina y se dispone de una presentación combinada. El abacavir también está disponible en una combinación de dosis fijas con lamivudina y zidovudina.

La resistencia de alto grado al abacavir parece requerir al menos dos o tres mutaciones concomitantes y, por tanto, tiende a presentarse con lentitud.

Se han comunicado reacciones de hipersensibilidad, ocasionalmente letales, en más del 8% de los pacientes que reciben abacavir y puede ser más grave si se acompaña con la dosis diaria. Los síntomas, que por lo general se presentan en las primeras seis semanas de tratamiento incluyen, fiebre, malestar general, náusea, vómito, diarrea y

CUADRO 49-3 Fármacos antirretrovirales actualmente disponibles

Fármaco	Clase	Dosis de adulto recomendada	Recomendaciones de administración	Efectos adversos característicos	Comentarios
Abacavir	NRTI[1]	300 mg cada 12 h o 600 mg diarios	Se sugieren pruebas para descartar la presencia del alelo HLA-B5701 antes del inicio del tratamiento	Exantema, reacción de hipersensibilidad, náusea. Posible aumento de infartos del miocardio	Evitar el alcohol
Atazanavir	PI[2]	400 mg diarios o 300 mg diarios más ritonavir, 100 mg diarios. Ajuste la dosis en presencia de insuficiencia hepática	Tómese con alimentos. Separe su dosificación de la de ddl o antiácidos por una hora. Separe su dosificación de la de cimetidina y otros antiácidos por 12 h	Náusea, vómito, diarrea, dolor abdominal, cefalea, neuropatía periférica, exantema, hiperbilirrubinemia indirecta, prolongación de PR, del intervalo QT_C, o ambos	Véase nota 4 al pie del cuadro para medicamentos contraindicados. También evítense etravirina, fosamprenavir, nevirapina e inhibidores de la bomba de protones. No se use en presencia de insuficiencia hepática grave
Darunavir	PI[2]	Con tratamiento previo: 600 mg c/12 h con ritonavir 100 mg c/12 h. Sin tratamiento previo: 800 mg c/día con ritonavir 100 mg c/día. Las tabletas pueden disolverse en agua	Tómese con alimentos	Diarrea, cefalea, náusea, exantema, hiperlipidemia, ↑ enzimas hepáticas, ↑ amilasa sérica	Evítese en pacientes con alergia a las sulfas. Véase nota 4 al pie del cuadro para medicamentos contraindicados
Delavirdina	NNRTI	400 mg cada 8 h	Separe la dosificación de ddl o antiácidos por 1 h	Exantema, ↑ enzimas hepáticas, cefalea, náusea, diarrea	Véase nota 4 al pie del cuadro para medicamentos contraindicados. También evite el uso concomitante de fosamprenavir y rifabutina. Teratógena en ratas
Didanosina (ddl)	NRTI[1]	Comprimidos, 400 mg diarios,[3] con ajuste para el peso. Polvo amortiguado, 250 mg cada 12 horas[3]	30 min antes o 2 h después de las comidas. Separe su administración de la de fluoroquinolonas y tetraciclinas por 2 h	Neuropatía periférica, pancreatitis, diarrea, náusea, hiperuricemia. Posible aumento de infartos del miocardio	Evite la administración simultánea de medicamentos que producen neuropatía (p. ej., estavudina, zalcitabina, isoniazida), ribavirina y alcohol. No se administre con tenofovir
Efavirenz	NNRTI	600 mg diarios	Administre con el estómago vacío. Se recomienda inicialmente la dosis nocturna para disminuir al mínimo los efectos secundarios en el sistema nervioso central	Efectos en el sistema nervioso central, exantema, ↑ enzimas hepáticas, cefalea, náusea	Véase nota 4 al pie del cuadro para medicamentos contraindicados Teratógeno en primates
Emtricitabina	NRTI[1]	200 mg diarios.[3] Los comprimidos pueden ser disueltos en agua	La solución oral requiere refrigeración	Cefalea, diarrea, náusea, astenia, hiperpigmentación cutánea	No administrar lamivudina en forma concomitante. Evitar el disulfiram y el metronidazol con la solución oral
Enfuvirtida	Inhibidor de la fusión	90 mg subcutáneos cada 12 h	Almacenar a temperatura ambiental como polvo; refrigerar una vez reconstituida	Reacciones en el sitio de inyección local, reacción de hipersensibilidad	
Etravirina	NNRTI	200 mg cada 12 h	Tomar después de una comida; no tomar con el estómago vacío	Exantema, náusea, diarrea	Véase nota 4 al pie del cuadro para medicamentos contraindicados. No se administre con otros NNRTI, indinavir, atazanavir-ritonavir, fosamprenavir-ritonavir, tipranavir-ritonavir o cualquier PI sin refuerzo
Fosamprenavir	PI[2]	1 400 mg c/12 h o 700 mg c/12 h más ritonavir, 100 mg c/12 h, o 1 400 mg al día, más ritonavir, 100 a 200 mg al día. Ajustar la dosis en caso de insuficiencia hepática	Separar las tomas de antiácidos o didanocina por 1 h. Evitar comidas ricas en grasas concomitantes	Diarrea, náusea, vómito, hipertrigliceridemia, exantema, cefalea, para parestesias peribucales, ↑ enzimas hepáticas	Véase nota 4 al pie del cuadro para medicamentos contraindicados. No administre con etravirina, lopinavir/ritonavir o en presencia de insuficiencia hepática. También evite cimetidina, disulfiram, metronidazol, vitamina E, solución oral de ritonavir y alcohol cuando se use la solución oral

(*continúa*)

CUADRO 49–3 Fármacos antirretrovirales actualmente disponibles (*Continuación*)

Fármaco	Clase	Dosis de adulto recomendada	Recomendaciones de administración	Efectos adversos característicos	Comentarios
Indinavir	PI[2]	800 mg c/8 h u 800 mg c/12 h, más ritonavir, 100 a 200 mg c/12 h. Ajuste la dosis en la insuficiencia hepática	Es mejor administrarlo con el estómago vacío. Tome al menos 1 500 ml de líquidos al día. Separe las tomas de ddl por una hora. Almacene en el recipiente original que contiene un desecante	Nefrolitiasis, náusea, hiperbilirrubinemia indirecta, cefalea, astenia, visión borrosa	Véase nota 4 al pie del cuadro para medicamentos contraindicados. No administrarse con etravirina
Lamivudina	NRTI[1]	150 mg c/12 h o 300 mg diario[3]		Náusea, cefalea, mareo, fatiga	No se administre con zalcitabina
Lopinavir/ritonavir	PI/PI[2]	Con tratamiento previo: 400 mg/100 mg c/12 h. Sin tratamiento previo: 800 mg/200 mg diario. Puede requerir ajuste de dosis en presencia de insuficiencia hepática	Tómese con alimento. Separe las tomas de ddl por 1 hora. Almacene las cápsulas y la solución en el refrigerador	Diarrea, dolor abdominal, náusea, hipertrigliceridemia, cefalea, ↑ enzimas hepáticas	Véase nota 4 al pie del cuadro para medicamentos contraindicados. También evítese el fosamprenavir. Evite el disulfiram y metronidazol con la solución oral
Maraviroc	Inhibidor CCR5	300 mg c/12 h; disminuya la dosis a 150 mg c/12 h con inhibidores de CYP3A y aumente a 600 mg c/12 h con inductores[3] de CYP3A		Dolor muscular y articular, diarrea, trastornos del sueño, ↑ enzimas hepáticas	Véase nota 4 al pie del cuadro para medicamentos que deben administrarse con precaución. Evite la rifampicina
Nelfinavir	PI[2]	750 mg c/8 h o 1 250 mg c/12 h	Tómese con alimentos	Diarrea, náusea, flatulencia	Véase nota 4 al pie del cuadro para medicamentos contraindicados. No administrarse con etravirina
Nevirapina	NNRTI	200 mg c/12 h. Ajuste la dosis en presencia de insuficiencia hepática	Aumentar la dosis a partir de 200 mg diarios durante 14 días para disminuir la frecuencia del exantema	Exantema, hepatitis (ocasionalmente fulminante), náusea, cefalea	Véase nota 4 al pie para medicamentos contraindicados. No administrarse con atazanavir
Raltegravir	Inhibidor de la integrasa	400 mg c/12 h. Incrementar la dosis a 800 mg c/12 h si se administra con rifampicina	Separar las tomas de los antiácidos por ≥4 h	Diarrea, náusea, fatiga, cefalea, mareo, dolores musculares, ↑ cinasa de creatina	Evitar la rifampicina
Ritonavir	PI[2]	600 mg c/12 h	Tomar con alimentos. Separar las tomas de ddl por 2 h. Aumentar la dosis a partir de 300 mg c/12 h durante una o dos semanas para mejorar la tolerancia. Refrigere las cápsulas pero no la solución oral	Náusea, diarrea, parestesias, hepatitis	Véase nota 4 al pie del cuadro para medicamentos contraindicados. Evítese el disulfiram y metronidazol con solución oral
Saquinavir	PI[2]	1 000 mg c/12 h con ritonavir de 100 mg c/12 h	Tomar en las 2 h siguientes a una comida completa. Se recomienda la refrigeración	Náusea, diarrea, rinitis, dolor abdominal, dispepsia, exantema	Véase nota 4 al pie del cuadro para medicamentos contraindicados. Evítese en la insuficiencia hepática grave. Use filtros solares por aumento de la fotosensibilidad. Evítense las cápsulas de ajo concomitantes
Estavudina	NRTI[1]	30 a 40 mg c/12 h, dependiendo del peso[3]		Neuropatía periférica, lipodistrofia, hiperlipidemia, debilidad neuromuscular progresiva rápidamente ascendente (rara), pancreatitis	Evitar la zidovudina concomitante y los fármacos neuropáticos (p. ej., ddl, zalcitabina, isoniazida)
Tenofovir	NRTI[1]	300 mg diarios[3]	Tomar con alimentos	Náusea, diarrea, vómito, flatulencia, cefalea, insuficiencia renal	Evitar el atazanavir concomitante, probenecid, didanosina
Tipranavir	PI[2]	500 mg c/12 h con ritonavir de 200 mg c/12 h. Evite usarlo en presencia de insuficiencia hepática	Tome con alimentos. Separar de ddl por al menos 2 h. Evitar antiácidos. Evitar en pacientes con alergia a las sulfas. Requiere refrigeración	Diarrea, náusea, vómito, dolor abdominal, exantema, ↑ enzimas hepáticas, hipercolesterolemia, hipertrigliceridemia	Véase nota 4 al pie del cuadro del cuadro para medicamentos contraindicados. Evite el fosamprenavir concomitante, el saquinavir, etravirina. No administre a pacientes con riesgo de hemorragia

(*continúa*)

CUADRO 49-3 Fármacos antirretrovirales actualmente disponibles (*continuación*)

Fármaco	Clase	Dosis de adulto recomendada	Recomendaciones de administración	Efectos adversos característicos	Comentarios
Zalcitabina	NRTI[1]	0.75 mg c/8 horas[3]	Administre 1 h antes o 2 h después de un antiácido	Neuropatía periférica; úlceras orales, pancreatitis, cefalea, náusea, exantema, artralgias	Evitar la cimetidina concomitante; evitar el uso simultáneo de fármacos que producen neuropatía (p. ej., ddI, estavudina, isoniazida). No administrar con lamivudina
Zidovudina	NRTI[1]	200 mg c/8 h o 300 mg c/12 horas[3]		Anemia macrocítica; neutropenia, náusea, cefalea, insomnio, astenia	Evitar la estavudina concomitante y fármacos mielosupresores (p. ej., ganciclovir, ribavirina)

[1]Todos los fármacos NRTI, incluyendo el tenofovir, conllevan el riesgo a acidosis láctica, con esteatosis hepática como evento adverso potencial.

[2]Todos los PI, con la posible excepción del fosamprenavir, conllevan el riesgo de hiperlipidemia, distribución anómala de la grasa, hiperglucemia y resistencia a la insulina como evento adverso potencial.

[3]Ajustar la dosis en la insuficiencia renal.

[4]Debido a alteración de la exposición sistémica, los fármacos contraindicados en forma concomitante suelen incluir antiarrítmicos (flecainida, propafenona), antihistamínicos (astemizol, terfenadina), sedantes-hipnóticos (alprazolam, diazepam, flurazepam, midazolam, triazolam, trazodona, clorazepato), neurolépticos (pimozida), derivados del cornezuelo de centeno, inhibidores de la reductasa de HMG CoA (atorvastatina, simvastatina, lovastatina, rosuvastatina), anticonvulsivos (fenobarbital, fenitoína), anticonceptivos orales (etinilestradiol/acetato de noretindrona), cisaprida, rifampicina, rifapentina, y hierba de San Juan. Los fármacos que deben usarse con precaución debido a concentraciones alteradas incluyen amiodarona, bepridil, quinidina, lidocaína, nifedipina, nicardipina, felodipina, sildenafil, vardenafil, tadalafil, warfarina, levodopa, tacrolimús, ciclosporina, rapamicina, voriconazol, itraconazol, cetoconazol, carbamazepina, desipramina, bupropión, dofetilida, fluticasona, atovacuona, dapsona, dexametasona, metadona, omeprazol y lansoprazol. Las dosis de rifabutina y claritromicina deben disminuirse cuando son usadas concomitantemente.

NNRTI, inhibidor de la transcriptasa inversa no nucleósido; NRTI, inhibidor nucleosídico de la transcriptasa inversa; PI, inhibidor de proteasa.

dolor abdominal. Pueden también presentarse síntomas respiratorios como disnea, faringitis y tos, y ocurre exantema en casi 50% de los pacientes. Las anomalías de laboratorio, como una elevación leve de las aminotransferasas séricas o de la concentración de la cinasa de creatina pueden ocurrir, pero son inespecíficas. Aunque este síndrome tiende a resolverse rápidamente con la discontinuación del medicamento, un nuevo reto con abacavir produce retorno de los síntomas en horas y puede ser letal. Se recomiendan las pruebas del alelo HLA-B5701 antes de iniciar el tratamiento con abacavir para identificar a los pacientes con mayor riesgo de una reacción de hipersensibilidad vinculada. Aunque el valor predictivo positivo de esta prueba es de sólo 50%, tiene un valor predictivo negativo cercano al 100%.

Otros eventos adversos potenciales son exantema, fiebre, náusea, vómito, diarrea, cefalea, disnea, fatiga y pancreatitis (rara).

El abacavir debería usarse con precaución en pacientes con factores de riesgo cardiacos, por un posible aumento de los eventos miocárdicos. Como el abacavir puede reducir la concentración de metadona, los pacientes que reciben estos dos fármacos al mismo tiempo deben vigilarse para detectar signos de abstinencia opioide y tal vez necesiten una dosis más alta de metadona.

DIDANOSINA

La didanosina (ddI) es un análogo sintético de la desoxiadenosina (fig. 49-2). Su biodisponibilidad oral es de casi 40%; la dosificación con el estómago vacío es óptima, pero se requieren fórmulas amortiguadas para evitar la inactivación por el ácido gástrico (cuadro 49-3). Las concentraciones del fármaco en el líquido cefalorraquídeo son de casi 20% de las concentraciones séricas. La semivida en suero es de 1.5 h, pero la semivida intracelular del compuesto activo es de hasta 20 a 40 h. El fármaco se elimina por metabolismo celular y excreción renal.

El principal efecto secundario relacionado con el tratamiento con didanosina es la pancreatitis dependiente de la dosis. Otros factores de riesgo de la pancreatitis (p. ej., abuso de alcohol, hipertrigliceridemia) constituyen contraindicaciones relativas y otros fármacos con potencial de causar pancreatitis, incluidos zalcitabina, estavudina e hidroxiurea, deberían evitarse (cuadro 49-3). El riesgo de neuropatía sensitiva periférica distal, otro efecto tóxico potencial, aumenta con el uso concomitante de estavudina, isoniazida, vincristina o ribavirina. Otros efectos adversos publicados incluyen diarrea (sobre todo con la formulación amortiguada), hepatitis, ulceración esofágica, miocardiopatía, toxicidad del sistema nervioso central (cefalea, irritabilidad, insomnio) e hipertrigliceridemia. Es posible que la hiperuricemia que había permanecido asintomática desencadene ataques de gota en personas susceptibles; el uso concurrente de alopurinol puede elevar la concentración de didanosina. Los informes de cambios retinianos y neuritis óptica en pacientes que reciben didanosina, en especial adultos tratados con dosis altas y niños, obligan a realizar exámenes periódicos de la retina. Parece que la lipoatrofia es más frecuente en personas que reciben didanosina u otros análogos de la timidina. Como el abacavir, la didanosina debe utilizarse con precaución en pacientes con factores de riesgo cardiacos.

El amortiguador en los comprimidos y el polvo de didanosina interfiere con la absorción de indinavir, delavirdina, atazanavir, dapsona, itraconazol y fluoroquinolona; por tanto, su administración debe tener un lapso de separación. Las concentraciones séricas de didanosina aumentan cuando se administra en forma simultánea con tenofovir o ganciclovir, y disminuyen por el uso de atazanavir, delavirdina, ritonavir, tipranavir y metadona (cuadro 49-4).

EMTRICITABINA

La emtricitabina (FTC) es un análogo fluorado de la lamivudina, con una semivida intracelular prolongada (>24 h), que permite su dosificación una vez al día (fig. 49-2). La biodisponibilidad oral de las cápsulas es de 93% y no se afecta por los alimentos, pero la penetración al líquido cefalorraquídeo es baja. Su eliminación ocurre

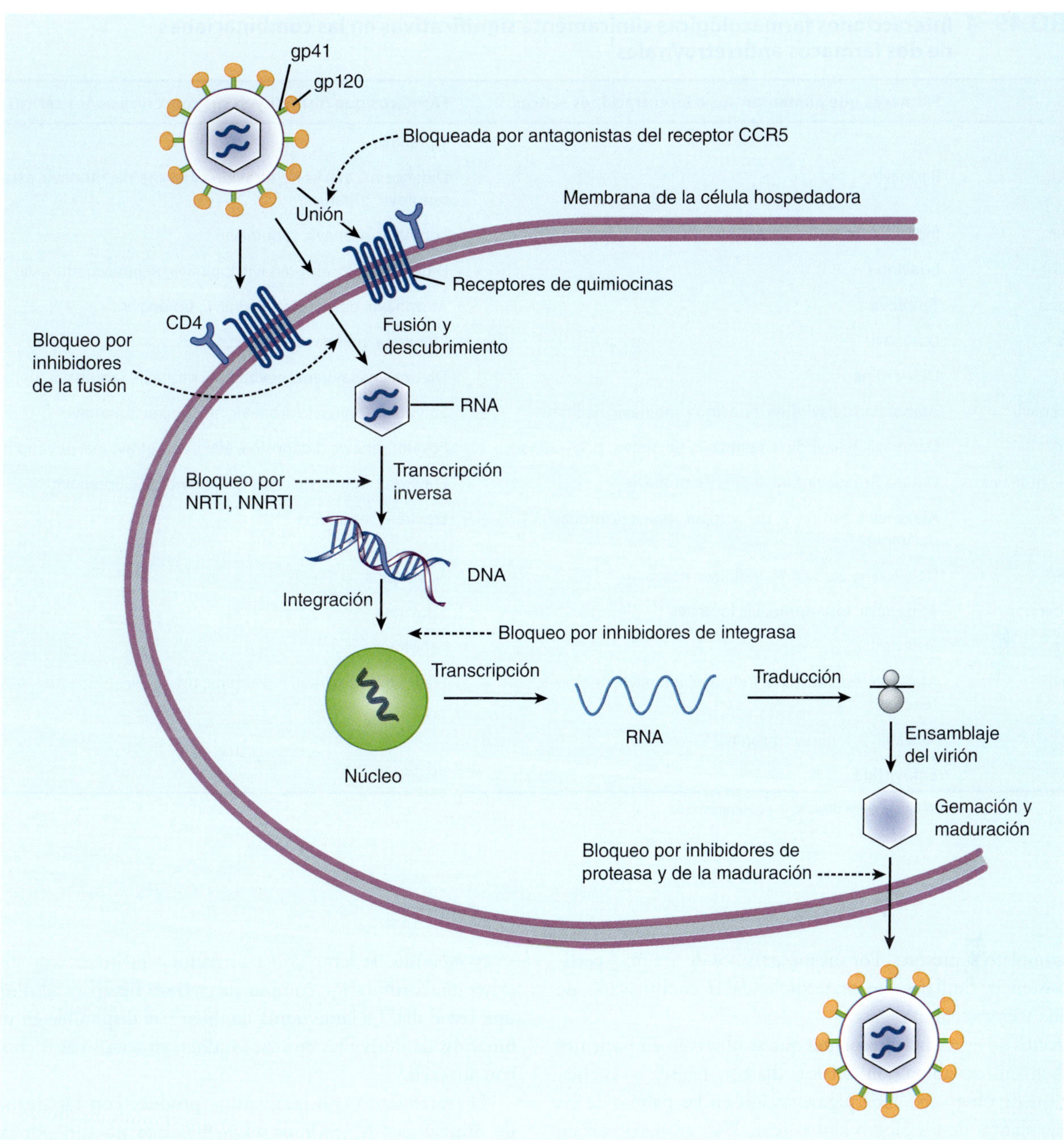

FIGURA 49–4 Ciclo vital del VIH. La unión de las glucoproteínas virales con la célula CD4 del hospedador y los receptores para quimiocina induce la fusión del virus y la membrana de la célula hospedadora mediante gp41, con entrada del virión a la célula. Después de descubrirse, la transcriptasa inversa copia el genoma del RNA de VIH de una sola cadena al DNA de doble cadena, que se integra al genoma de la célula hospedadora. La transcripción genética por enzimas de la célula hospedadora produce RNA mensajero, que se traduce en proteínas que se ensamblan en viriones no infecciosos inmaduros y presentan gemación a partir de la membrana de la célula hospedadora. La mutación hasta viriones completamente infectantes ocurre a través de degradación proteolítica. NNRTI, inhibidores no nucleosídicos de la transcriptasa inversa; NRTI, inhibidores nucleosídicos/nucleótidos de la transcriptasa inversa.

por filtración glomerular y secreción tubular activa. La semivida sérica es de casi 10 h.

La solución oral, que contiene propilenglicol, está contraindicada en niños pequeños, embarazadas, pacientes con insuficiencia renal o hepática, y aquellos que usan metronidazol o disulfiram. También, a causa de su actividad *in vitro* contra el HBV, los pacientes con coinfección por VIH y HBV deben vigilarse estrechamente si se interrumpe el tratamiento con emtricitabina, por la posibilidad de un cuadro de hepatitis.

La emtricitabina a menudo se administra junto con tenofovir y existe una formulación con dosis fijas para administración una vez al día, tanto solos como con efavirenz. En un estudio reciente controlado con placebo, el uso de emtricitabina y tenofovir fue efectivo como profilaxis previa a la exposición, redujo el contagio de VIH entre los varones que mantienen relaciones homosexuales.

Al igual que con la lamivudina, la mutación M184V/I se vincula con frecuencia máxima con el uso de emtricitabina y puede surgir rápidamente en pacientes que reciben esquemas de HAART que no

CUADRO 49–4 Interacciones farmacológicas clínicamente significativas en las combinaciones de dos fármacos antirretrovirales[1]

Fármaco	Fármacos que aumentan sus concentraciones séricas	Fármacos que disminuyen sus concentraciones séricas
Abacavir		Tipranavir
Atazanavir	Ritonavir	Didanosina, efavirenz, etravirina, nevirapina, ritonavir, estavudina, tenofovir, tripanavir
Darunavir	Indinavir	Lopinavir/ritonavir, saquinavir
Delavirdina	Etravirina	Didanosina, fosamprenavir, lopinavir, nelfinavir, ritonavir.
Didanosina	Tenofovir	Atazanavir, delavirdina, ritonavir, tipranavir
Efavirenz	Darunavir	Etravirina, nelfinavir, nevirapina
Etravirina	Delavirdina	Darunavir, efavirenz, nevirapina, ritonavir, saquinavir, tipranavir
Fosamprenavir	Atazanavir, delavirdina, etravirina, indinavir, nelfinavir	Efavirenz, lopinavir/ritonavir, nevirapina, tipranavir
Indinavir	Darunavir, delavirdina, nelfinavir, tipranavir, zidovudina	Fosamprenavir, didanosina, efavirenz, etravirina, nevirapina
Lopinavir/ritonavir	Darunavir, delavirdina, indinavir, ritonavir	Efavirenz, nelfinavir, nevirapina, tenofovir, tipranavir
Maraviroc	Atazanavir, darunavir, delavirdina, lopinavir/ritonavir, nevirapina	Efavirenz, etravirina
Nelfinavir	Delavirdina, etravirina, indinavir, ritonavir	Nevirapina
Nevirapina	Atazanavir, fosamprenavir, lopinavir	Etravirina
Ritonavir	Delavirdina	Tenofovir
Saquinavir	Atazanavir, delavirdina, indinavir, lopinavir, nelfinavir, tenofovir	Efavirenz, etravirina, nevirapina, tipranavir
Tenofovir	Atazanavir, lopinavir/ritonavir	
Tipranavir	Enfuvirtida	Efavirenz

[1]Posiblemente sea necesario un ajuste de la dosis si se coadministran.

son por completo supresores. Por sus mecanismos de acción y perfiles de resistencia similares, no se recomienda la combinación de lamivudina y emtricitabina.

Los efectos adversos más frecuentes que se observan en pacientes que reciben emtricitabina son cefalea, diarrea, náusea y astenia. Además, puede observarse hiperpigmentación en las palmas de las manos, las plantas de los pies, o ambas (casi 3%), en particular en individuos de raza negra (hasta 13 %). No hay interacciones farmacológicas motivo de informe a la fecha.

LAMIVUDINA

La lamivudina (3TC) es un análogo de citosina (fig. 49-2) con actividad *in vitro* contra VIH-1 que es sinérgico con diversos análogos de nucleósido antirretrovirales, incluidos zidovudina y estavudina, contra cepas de VIH-1 sensibles y resistentes a la zidovudina. Como la emtricitabina, la lamivudina tiene actividad contra HBV; por lo tanto, la suspensión en pacientes infectados con VIH y HBV puede desencadenar una reactivación de la hepatitis.

La biodisponibilidad oral rebasa 80% y no es dependiente de alimentos. En niños, la razón promedio de líquido cefalorraquídeo: plasma de lamivudina es de 0.2 y la semivida sérica es de 2.5 h, en tanto, la semivida intracelular del compuesto trifosfatado es de 11 a 14 h. La mayor parte de la lamivudina se elimina sin cambios en la orina.

A menudo, la lamivudina se administra junto con abacavir, y existe una formulación combinada en dosis fijas para administración una vez al día. La lamivudina también está disponible en una combinación de dosis fijas con zidovudina, ya sean solas o combinadas con abacavir.

El tratamiento con lamivudina produce con rapidez selección de mutaciones M184V en esquemas que no son por completo supresores.

Los efectos adversos potenciales son cefalea, mareo, insomnio, fatiga y malestar gastrointestinal, si bien, por lo general son leves. La biodisponibilidad de la lamivudina aumenta cuando se administra en forma simultánea con trimetoprim-sulfametoxazol. La lamivudina y la zalcitabina pueden inhibir la fosforilación intracelular una de otra; por tanto, debe evitarse su uso simultáneo, en la medida de lo posible. Se ha demostrado la seguridad a corto plazo de la lamivudina para la madre y el lactante.

ESTAVUDINA

El análogo de timidina, estavudina (d4T) (fig. 49-2), tiene elevada biodisponibilidad oral (86%) que no es dependiente de alimentos. Su semivida en suero es de 1.1 h, la semivida intracelular es 3.0 a 3.5 h, y la concentración promedio en líquido cefalorraquídeo de 55% de la correspondiente en plasma. La excreción ocurre por secreción tubular activa y filtración glomerular.

El principal efecto secundario limitante de la dosis es una neuropatía sensorial periférica. La incidencia de neuropatía puede aumentar cuando se administra estavudina junto con otros fármacos inductores de neuropatía, como didanosina, zalcitabina, vincristina, isoniazida o ribavirina, o en pacientes con inmunodepresión avanzada. Los síntomas por lo general se resuelven por completo al interrumpir la administración de estavudina; en tales casos, se puede reiniciar con precaución una dosis menor. Otros efectos adversos potenciales son pancreatitis, artralgias y elevación de las aminotransferasas séricas. La acidosis láctica con esteatosis hepática, así como lipoatrofia, parece ocurrir más a menudo en pacientes que reciben estavudina que en aquellos a los que se administran otros NRTI. La administración simultánea de estavudina y didanosina puede aumentar la incidencia de acidosis láctica y pancreatitis, por lo que debe evitarse su uso simultáneo. Esta combinación se ha señalado en varias muertes de mujeres embarazadas infectadas por VIH. Un raro efecto adverso es una debilidad neuromuscular ascendente rápidamente progresiva. Puesto que la zidovudina puede disminuir la fosforilación de la estavudina no deben utilizarse en combinación con estos fármacos. No hay pruebas de teratogenicidad humana en quienes toman estavudina.

TENOFOVIR

El tenofovir es un fosfonato de nucleósido acíclico (nucleótido) de la adenosina (fig. 49-2). A semejanza de los análogos de nucleótido, el tenofovir inhibe de manera competitiva la transcriptasa inversa del VIH y causa terminación de la cadena después de la incorporación al DNA. Sin embargo, sólo se requieren dos fosforilaciones intracelulares en lugar de tres para la inhibición activa de la síntesis de DNA. El tenofovir también está aprobado para el tratamiento de pacientes con infección por HBV.

El disoproxilfumarato de tenofovir es un profármaco hidrosoluble del tenofovir, que es el fármaco activo. Su biodisponibilidad oral en pacientes en ayuno es de casi 25% y aumenta a 39% después de una comida rica en grasas. Sus semividas séricas (12-17 h) e intracelular, ambas son muy largas, permiten la dosificación una vez al día. La eliminación ocurre por filtración glomerular y secreción tubular activa.

El tenofovir a menudo se administra junto con emtricitabina y se cuenta con una formulación combinada en dosis fijas, ya sea sola o con efavirenz. Un estudio reciente controlado con placebo encontró que el uso de emtricitabina y tenofovir era efectivo como profilaxis previa a la exposición, redujo el contagio con VIH entre los varones que mantenían relaciones homosexuales. En otro estudio controlado con placebo, el uso de tenofovir al 1% experimental en gel como microbicida vaginal redujo de manera efectiva la incidencia de contagio heterosexual de VIH.

La principal mutación relacionada con resistencia al tenofovir es K65R.

Las molestias gastrointestinales (p. ej., náusea, diarrea, vómito, flatulencia) son los efectos colaterales más frecuentes, pero rara vez ameritan suspensión del tratamiento. Como el tenofovir se formula con lactosa, estos efectos ocurren más a menudo en personas intolerantes a la lactosa. Otros efectos adversos potenciales incluyen cefalea y astenia. La tubulopatía renal proximal vinculada con el tenofovir causa pérdida excesiva de fosfato y calcio renales y defectos de la 1-hidroxilación de la vitamina D, y en estudios preclínicos de varias especies de animales se han demostrado efectos tóxicos sobre hueso (p. ej., osteomalacia). Debe considerarse la vigilancia de la densidad mineral ósea por el uso prolongado en aquellas personas con factores de riesgo u osteoporosis conocida, así como en niños. La disminución de la función renal con el paso del tiempo, así como casos de insuficiencia renal aguda del síndrome de Fanconi, han sido motivo de informe en pacientes que reciben tenofovir solo o en combinación con emtricitabina. Por ese motivo, el tenofovir debe usarse con precaución en pacientes con riesgo de disfunción renal. El tenofovir puede competir con otros fármacos que se secretan activamente por los riñones, como cidofovir, aciclovir y ganciclovir. El uso concurrente de atazanavir o lopinavir/ritonavir puede elevar la concentración sérica de tenofovir (cuadro 49-4).

El tenofovir se relaciona con disminución del crecimiento fetal y de la porosidad ósea fetal en monos. Hay paso placentario significativo en seres humanos.

ZALCITABINA

La zalcitabina (ddC) es un análogo de citosina con elevada biodisponibilidad oral (87%) y una semivida sérica de 1 a 2 h (fig. 49-2). Su semivida intracelular es de 2.6 h requiere la dosificación cada 8 h, lo que limita su utilidad. Las concentraciones plasmáticas disminuyen en 25 a 39% cuando se administra el fármaco con alimentos o antiácidos. Se excreta por vía renal. Las concentraciones en líquido cefalorraquídeo son de casi 20% de las correspondientes en plasma.

Aunque se han descrito diversas mutaciones vinculadas con resistencia *in vitro* a la zalcitabina, la resistencia fenotípica parece rara.

El tratamiento con zalcitabina se vincula con neuropatía periférica dependiente de la dosis, que puede ser limitante del tratamiento en 10 a 20% de los pacientes, pero parece lentamente reversible si se le interrumpe con rapidez. El potencial de causar neuropatía periférica constituye una contraindicación relativa del uso con otros fármacos que pudiesen causar neuropatía, incluidos estavudina, didanosina, isoniazida, vincristina y ribavirina. La disminución de la depuración de creatinina o el uso simultáneo con nefrotoxinas potenciales (p. ej., anfotericina B, foscarnet y aminoglucósidos) pueden aumentar el riesgo de neuropatía por zalcitabina, al igual que una inmunodepresión más avanzada. Otro efecto secundario de importancia consiste de ulceraciones bucales y esofágicas. Ocurre pancreatitis menos frecuentemente que con la administración de didanosina pero su administración simultánea con otros fármacos que causan pancreatitis puede aumentar la frecuencia de ese efecto adverso. Pueden presentarse cefalea, náusea, exantema y artralgias, pero tienden a ser leves o resolverse durante el tratamiento. La zalcitabina causa linfomas del timo en roedores, así como hidrocefalia a dosis altas; no se ha definido su importancia clínica. El área bajo la curva (AUC) de la zalcitabina aumenta cuando se administra en forma simultánea con probenecid o cimetidina, y su biodisponibilidad disminuye con el uso concomitante de antiácidos o metoclopramida. La lamivudina inhibe la fosforilación de la zalcitabina *in vitro*, lo que potencialmente interfiere con su eficacia.

ZIDOVUDINA

La **zidovudina** (**AZT**, *azidothymidine*) es un análogo de la desoxitimidina (fig. 49-2) con buena absorción (63%) y distribución a casi todos los tejidos y líquidos corporales, incluido el líquido cefalorraquídeo, cuya concentración de la sustancia es de 60 a 65% de la correspondiente en suero. Aunque su semivida sérica es en promedio de 1.1 h, la semivida intracelular del compuesto fosforilado es de 3 a 4 h, lo que permite su dosificación dos veces al día. La zidovudina se elimina principalmente por excreción renal después la glucuronidación en el hígado.

La zidovudina está disponible como formulación combinada en dosis fijas con lamivudina, ya sean solas o con abacavir.

La zidovudina fue el primer fármaco antirretroviral con aprobación de uso y se ha estudiado bien. El fármaco ha mostrado disminuir la tasa de avance de la enfermedad clínica y prolongar la supervivencia de los individuos infectados por VIH. También se ha demostrado su eficacia en el tratamiento de la demencia y la trombocitopenia vinculadas con la infección por VIH. Se demostró durante el embarazo (cuadro 49-5) que un esquema de zidovudina oral con inicio entre las semanas 14 y 34 de gestación, su administración intravenosa en el trabajo de parto y en la forma farmacéutica de jarabe al recién nacido desde el nacimiento hasta las 6 semanas de edad, disminuyen hasta en 23% la tasa de transmisión vertical (madre a recién nacido) de VIH.

En general se observa resistencia notable a la zidovudina en cepas con tres o más de las cinco mutaciones más frecuentes: M41L, D67N, K70R, T215F y K219Q. Sin embargo, la aparición de ciertas mutaciones que confieren disminución de la susceptibilidad a un fármaco (p. ej., L74V para didanosina y M184V para lamivudina) puede aumentar la susceptibilidad a la zidovudina en cepas antes resistentes. La eliminación de la exposición a la zidovudina puede permitir la reversión de cepas de VIH-1 resistentes aisladas hacia el fenotipo natural susceptible.

El efecto adverso más frecuente de la zidovudina es la mielosupresión, que causa anemia macrocítica (1 a 4%) o neutropenia (2 a 8%). Pueden ocurrir intolerancia gastrointestinal, cefalea e insomnio, pero tienden a resolverse durante el tratamiento. Al parecer, la lipoatrofia es más frecuente en pacientes que toman zidovudina u otros análogos de la timidina. Los efectos tóxicos menos frecuentes incluyen trombocitopenia, hiperpigmentación de las uñas y miopatía. Las dosis altas pueden causar ansiedad, confusión y temblor. La zidovudina produce neoplasias vaginales en ratones; sin embargo, no se han comunicado casos humanos de neoplasias genitales a la fecha. Se ha demostrado la seguridad a corto plazo para madre y lactante.

CUADRO 49–5 Uso de fármacos antirretrovirales durante el embarazo[1]

Fármacos recomendados	Fármacos alternos
Inhibidores nucleosídicos/nucleótidos de la transcriptasa inversa (NRTI)	
Lamivudina, zidovudina	Abacavir, didanosina, emtricitabina, estavudina
Inhibidores de la transcriptasa inversa no nucleósidos (NNRTI)	
Nevirapina	
Inhibidores de proteasa (PI)	
Lopinavir/ritonavir	Atazanavir/ritonavir, indinavir/ritonavir, nelfinavir, ritonavir, saquinavir

[1]En la actualidad los datos son insuficientes para recomendar el uso de inhibidores de la entrada o de la integrasa durante el embarazo.

Pueden presentarse concentraciones séricas aumentadas de zidovudina con la administración simultánea de probenecid, fenitoína, metadona, fluconazol, atovacuona, ácido valproico y lamivudina, ya sea por inhibición del metabolismo de primer paso o disminución de la depuración. La zidovudina puede disminuir la concentración de fenitoína. Los efectos tóxicos hematológicos tal vez se incrementen durante la administración simultánea de otros fármacos mielosupresores como ganciclovir, ribavirina y fármacos citotóxicos. Deben evitarse los esquemas combinados que contienen zidovudina y estavudina, por el antagonismo *in vitro*.

INHIBIDORES NO NUCLEOSÍDICOS DE LA TRANSCRIPTASA INVERSA

Los inhibidores no nucleosídicos de la transcriptasa inversa (NNRTI) se unen directamente a la transcriptasa inversa de VIH-1 (fig. 49-4), lo que produce inhibición alostérica de RNA (y DNA) dependiente de la actividad de la DNA polimerasa. El sitio de unión de los NNRTI es cercano al de los NRTI, aunque diferente. A diferencia de los fármacos NRTI, los NNRTI no compiten con los trifosfatos de nucleósido ni requieren fosforilación para su actividad.

Se recomienda el análisis genotípico inicial, antes de iniciar el tratamiento con NNRTI, ya que las tasas de resistencia primaria varían entre 2 y 8%. La resistencia a los NNRTI se desarrolla pronto con la monoterapia y puede ser resultado de una sola mutación. Las mutaciones K103N y Y181C confieren resistencia a toda la clase de NNRTI, excepto por el fármaco más reciente, etravirina. Otras mutaciones (p. ej., L100I, Y188C, G190A) pueden conferir resistencia cruzada a la clase de NNRTI. Sin embargo, no hay resistencia cruzada entre NNRTI y NRTI; de hecho, algunos virus resistentes a los nucleósidos muestran gran susceptibilidad a NNRTI.

Como clase, los fármacos NNRTI tienden a vincularse con grados variables de intolerancia gastrointestinal y exantema, este último, infrecuentemente grave (p. ej., síndrome de Stevens-Johnson). Una limitación adicional al uso de fármacos NNRTI como componentes de HAART es su metabolismo por el sistema CYP450 que lleva interacciones farmacológicas potenciales innumerables (cuadros 49-3 y 49-4). Todos los fármacos NNRTI son sustratos de la CYP3A4 y pueden actuar como inductores (nevirapina), inhibidores (delavirdina) o inductores e inhibidores mixtos (efavirenz, etravirina). Dado el gran número de fármacos que no se usan para VIH y se metabolizan también por esta vía (cap. 4), deben esperarse y buscarse interacciones farmacológicas; a menudo es necesario ajustar la dosis y algunas combinaciones están contraindicadas.

DELAVIRDINA

La delavirdina tiene una biodisponibilidad oral de casi 85%, pero disminuye por los antiácidos o los antagonistas H_2. Se une ampliamente (casi 98%) a las proteínas plasmáticas y tiene concentraciones correspondientemente bajas en el líquido cefalorraquídeo. Su semivida sérica es de casi 6 h.

Ocurre exantema en casi 38% de los pacientes que reciben delavirdina; por lo general se presenta entre la primera y tercera semanas de tratamiento y no impide su readministración. Sin embargo, rara vez se han comunicado exantemas graves, como el eritema multiforme o el síndrome de Stevens-Johnson. Otros posibles efectos adversos son cefalea, fatiga, náusea, diarrea y aumento de la concentración de aminotransferasas séricas. La delavirdina ha mostrado teratogenicidad en ratas como causa de defectos del tabique ventricular y otras malformaciones a dosis no diferentes de las alcanzadas en los seres humanos. Por tanto, debe evitarse el embarazo cuando se toma delavirdina.

La delavirdina es degradada ampliamente hasta metabolitos inactivos por la CYP3A y la CYP2D6 y también inhibe a CYP3A4 y 2C9. Por tanto, hay numerosas interacciones farmacológicas potenciales a considerar (cuadros 49-3 y 49-4). No se recomienda el uso simultáneo de delavirdina con fosamprenavir y rifabutina por la disminución de las cifras de delavirdina. Otros fármacos que alteran la concentración de delavirdina incluyen didanosina, lopinavir, nelfinavir y ritonavir. La administración concomitante de delavirdina con indinavir o saquinavir prolonga la semivida de eliminación de estos inhibidores de la proteasa, lo que permite administrarlos dos veces al día, en lugar de tres.

EFAVIRENZ

Se puede administrar efavirenz una vez al día por su semivida prolongada (40 a 55 h). Se absorbe moderadamente bien después de su administración oral (45%). Puesto que los efectos secundarios pueden aumentar por la mayor biodisponibilidad después de una comida rica en grasas, el efavirenz debe tomarse con el estómago vacío. El fármaco se degrada principalmente por la CYP3A4 y la CYP2B6 hasta metabolitos hidroxilados inactivos; el resto se elimina en las heces como fármaco sin cambios. Tiene elevada unión a albúmina (casi 99%), y la cifra en el líquido cefalorraquídeo va de 0.3 a 1.2% de la correspondiente en plasma.

Los principales efectos adversos del efavirenz involucran al sistema nervioso central. Mareo, somnolencia, insomnio y cefalea tienden a disminuir con la continuación del tratamiento; puede también ser útil la dosificación al acostarse. Se han observado trastornos psiquiátricos como depresión, manía y psicosis, y pueden requerir la suspensión del fármaco. También se ha comunicado exantema en etapas tempranas del tratamiento y hasta en 28% de los pacientes, que suele ser de intensidad leve a moderada y por lo general se resuelve pese a la continuación del tratamiento. Rara vez, el exantema ha sido grave o ha puesto en riesgo la vida. Otras reacciones adversas potenciales son náusea, vómito, diarrea, cristaluria, aumento de enzimas hepáticas y un incremento del colesterol sérico total de 10 a 20%. Ocurrieron tasas altas de anomalías fetales en monas preñadas expuestas al efavirenz a dosis casi equivalentes a la humana; se han comunicado varios casos de anomalías congénitas en seres humanos. Por tanto, el efavirenz debe evitarse en las embarazadas, en particular durante el primer trimestre.

Como inductor e inhibidor de la CYP3A4, el efavirenz induce su propio metabolismo e interactúa con el de muchos otros fármacos (cuadros 49-3 y 49-4). Como el efavirenz puede reducir las concentraciones de metadona, los pacientes que reciben estos dos fármacos al mismo tiempo deben vigilarse en busca de signos de abstinencia opioide; es posible que requieren una dosis más alta de metadona.

ETRAVIRINA

En 2008, la etravirina fue aprobada en Estados Unidos para uso en pacientes con infección por VIH en quienes ya se había utilizado este tratamiento. La etravirina puede ser eficaz contra cepas de VIH que han desarrollado resistencia a los NNRTI de primera generación, dependiendo del número de mutaciones presentes. Aunque la etravirina cuenta con una mayor barrera genética a la resistencia que los otros NNRTI, las mutaciones seleccionadas por la etravirina suelen vincularse con resistencia a efavirenz, nevirapina y delavirdina.

Los efectos sintomáticos adversos más frecuentes de la etravirina son exantema, náusea y diarrea. El exantema suele ser leve y por lo general se resuelve después de una o dos semanas sin interrumpir la administración del tratamiento. Rara vez el exantema es grave o pone en riesgo la vida. Las anomalías de laboratorio incluyen aumento del colesterol sérico, triglicéridos, glucosa y transaminasas hepáticas. El aumento de transaminasas es más frecuente en pacientes con coinfección por HBV o HCV.

La etravirina es un sustrato así como inductor de CYP3A4 y un inhibidor de CYP2C9 y CYP2C19; tiene muchas interacciones farmacológicas de importancia terapéutica (cuadros 49-3 y 49-4). Algunas de las interacciones son difíciles de predecir. Por ejemplo, la etravirina puede disminuir la concentración de itraconazol y cetoconazol, pero aumenta la de voriconazol.

NEVIRAPINA

La biodisponibilidad oral de la nevirapina es excelente (más de 90%) y no depende de los alimentos. El fármaco es altamente lipofílico y alcanza concentraciones en el líquido cefalorraquídeo que son 45% de las correspondientes en plasma. Su semivida sérica es de 25 a 30 h. Se degrada ampliamente por la isoforma CYP3A hasta metabolitos hidroxilados, y después se excreta principalmente en la orina.

Una sola dosis de nevirapina (200 mg) es eficaz para la prevención de la transmisión de VIH de madre a recién nacido cuando se administra a mujeres al inicio de trabajo de parto y seguida por una dosis oral de 2 mg/kg al recién nacido en los tres días que siguen al parto. No hay datos en teratogenicidad en los seres humanos. Sin embargo, se ha demostrado resistencia después de la dosis única.

El exantema, por lo general una erupción maculopapular, que respeta las palmas de las manos y las plantas de los pies, se presenta hasta en 20% de los pacientes, por lo general, en las primeras cuatro a seis semanas del tratamiento. Aunque suele ser leve y autolimitado, el exantema es limitante de la dosis en casi 7% de los pacientes. Las mujeres parecen tener una mayor incidencia de exantema. Se recomienda el aumento gradual de la dosis durante 14 días cuando se inicia el tratamiento para disminuir su incidencia. Los exantemas graves y que ponen en riesgo la vida han sido motivo de informes aislados, incluyendo el síndrome de Stevens-Johnson y la necrólisis epidérmica tóxica. El tratamiento con nevirapina debe suspenderse de inmediato en pacientes con exantema grave y en los que tienen síntomas constitucionales; como la dermatosis puede acompañar a la hepatotoxicidad, es preciso valorar las pruebas de función hepática. La toxicidad sintomática del hígado puede presentarse hasta en 4% de los pacientes y son más frecuentes en aquellos con cifras más altas de CD4 antes del tratamiento (más de 250 células/mm^3 en mujeres y más de 400 células/mm^3 en varones), en las mujeres y en aquellos con coinfección por HBV o HCV. Rara vez puede ocurrir una hepatitis fulminante que pone en riesgo la vida, por lo general en las primeras 18 semanas de tratamiento. Otros efectos adversos vinculados con el tratamiento con nevirapina son fiebre, náusea, cefalea y somnolencia.

La nevirapina es un inductor moderado del metabolismo por la CYP3A, que da como resultado la disminución de las cifras de amprenavir, indinavir, lopinavir, saquinavir, efavirenz y metadona. Los fármacos que inducen al sistema CYP3A, como rifampicina, rifabutina y hierba de San Juan, pueden disminuir las cifras de nevirapina, en tanto que aquellos que inhiben la actividad de CYP3A, como fluconazol, cetoconazol y claritromicina, pueden aumentar las concentraciones de nevirapina. Como la nevirapina puede reducir la concentración de metadona, los pacientes que reciben estos dos fármacos al mismo tiempo deben vigilarse para detectar signos de abstinencia opioide, a veces necesitan una dosis más alta de metadona.

INHIBIDORES DE PROTEASA

Durante las etapas tardías del ciclo de crecimiento de VIH los productos del gen *gag* y *gag-pol* se traducen en poliproteínas y éstas se convierten en partículas de gemación inmaduras. La proteasa se encarga de fragmentar esas moléculas precursoras para producir las proteínas estructurales finales del centro del virión maduro. Al prevenir la fragmentación después de la traducción de la poliproteína Gag-Pol, los inhibidores de proteasa (PI) impiden el procesamiento de proteínas virales hacia conformaciones funcionales, lo que da como resultado la producción de partículas virales inmaduras no infectantes (fig. 49-4). Sin embargo, a diferencia de los NRTI, no requieren activación intracelular.

Son bastante comunes con estos fármacos las alteraciones genotípicas específicas que confieren resistencia fenotípica, lo que contraindica la monoterapia. Algunas de las mutaciones más frecuentes que confieren resistencia amplia a PI son sustituciones de los codones 10, 46, 54, 82, 84 y 90; el número de mutaciones puede predecir el grado de resistencia fenotípica. La sustitución I50L que surge durante el tratamiento con atazanavir se ha vinculado con *mayor* susceptibilidad a otros PI. El darunavir y el tipranavir parecen mejorar su actividad viral en pacientes portadores de VIH-1 resistentes a PI.

Se ha observado un síndrome de redistribución y acumulación de la grasa corporal que causa obesidad central, crecimiento dorsocervical graso (giba de búfalo), consunción periférica y facial, crecimiento mamario y aspecto cushingoide en pacientes que reciben tratamiento antirretroviral. Esas anomalías pueden vincularse particularmente con el uso de PI, si bien, el atazanavir, de uso recientemente autorizado, parece una excepción (ver más adelante). Se han observado también aumento de la concentración de triglicéridos y LDL junto con hiperglucemia y resistencia a la insulina. La causa aún se desconoce.

El que los fármacos PI se vinculen con pérdida ósea y osteoporosis después de su uso a largo plazo es motivo de controversia y se encuentra bajo investigación activa. Los PI se relacionan con aumento en la incidencia de hemorragia activa en pacientes con hemofilia A o B; hay informes de un aumento en el riesgo de hemorragia intracraneal en pacientes que reciben tipranavir con ritonavir.

En fecha reciente se encontró que el uso concurrente de saquinavir y ritonavir se relaciona con prolongación del intervalo QT y PR; está contraindicado. La prolongación de QT puede causar taquicardia ventricular polimorfa en entorchado, que pone en peligro la vida.

Todos los PI antirretrovirales son fragmentados ampliamente por la CYP3A4, de los que el ritonavir tiene el efecto inhibitorio más pronunciado y el saquinavir, el mínimo. Algunos fármacos PI como el amprenavir y ritonavir también son inductores de isoformas específicas de CYP. Como resultado, hay un potencial enorme para interacciones farmacológicas con otros fármacos antirretrovirales y otros medicamentos de uso frecuente (cuadros 49-3 y 49-4). Deben consultarse recursos expertos sobre interacciones farmacológicas, ya que a menudo es necesario ajustar la dosis y algunas combinaciones están contraindicadas. Es digno de mención que las potentes propiedades inhibidoras de CYP3A4 del ritonavir se hayan usado para sacar ventaja clínica al "reforzar" las concentraciones de otros fármacos PI cuando se administra en combinación, actuando así como estimulante de la farmacocinética más que fármaco antirretroviral. El refuerzo del ritonavir aumenta la exposición al fármaco, lo que prolonga su semivida y permite una disminución de la frecuencia de su administración, además, aumenta las barreras genéticas a la resistencia.

ATAZANAVIR

El atazanavir es un PI azapeptídico con un perfil de farmacocinética que permite la dosificación una vez al día. Debe tomarse con una comida ligera para aumentar su biodisponibilidad. El atazanavir requiere un medio ácido para su absorción y muestra solubilidad en agua dependiente del pH; por tanto, se recomienda su separación de la ingestión de fármacos reductores de ácido por al menos 12 h. El atazanavir puede penetrar en el líquido cefalorraquídeo y en el líquido seminal. La semivida plasmática es 6 a 7 h, que aumenta hasta casi 11 h cuando se administra en forma simultánea con ritonavir. La vía de eliminación primaria es biliar; el atazanavir no debe administrarse a pacientes con insuficiencia hepática grave.

La resistencia a atazanavir se relaciona con varias mutaciones conocidas contra PI, además de la sustitución nueva I50L. Aunque algunas mutaciones que confieren resistencia a atazanavir se relacionan *in vitro* con menor susceptibilidad a otros PI, la mutación I50L se acompaña de mayor susceptibilidad a otros inhibidores de la proteasa.

Los efectos adversos más frecuentes en pacientes que reciben atazanavir son diarrea y náusea; también pueden ocurrir vómito, dolor abdominal, cefalea, neuropatía periférica y exantema. Como con el indinavir, se puede presentar hiperbilirrubinemia con ictericia manifiesta en aproximadamente 10% de pacientes, por la inhibición de la enzima de glucuronización UGT1A1. También se ha observado aumento de enzimas hepáticas, por lo general en pacientes con infección concomitante subyacente por HBV o HCV. En fecha reciente se describió la relación entre nefrolitiasis y uso de atazanavir. En contraste con otros PI, el atazanavir no parece causar dislipidemia, redistribución de la grasa o síndrome metabólico. El atazanavir produce prolongación del intervalo electrocardiográfico PR, que por lo general carece de trascendencia, pero puede exacerbarse por otros agentes causales, como los antagonistas del conducto de calcio y puede causar bloqueo AV. La prolongación de QT es otro efecto electrocardiográfico potencial de atazanavir, pero rara vez tiene trascendencia clínica.

Como inhibidor de CYP3A4 y CYP2C9, el potencial de interacciones farmacológicas es importante con el atazanavir (cuadros 49-3 y 49-4). El AUC de atazanavir disminuye 76% cuando se combina con omeprazol; así, debe evitarse esa combinación. Además, la administración simultánea de atazanavir con otros fármacos que inhiben UGT1A1, al igual que indinavir e irinotecán, está contraindicada por su mayor toxicidad. El tenofovir y efavirenz no deben administrarse en forma simultánea con atazanavir, a menos que se agregue ritonavir para impulsar las concentraciones.

DARUNAVIR

El darunavir tiene autorización como PI para su administración simultánea con ritonavir. En un principio estaba autorizado sólo para pacientes con experiencia terapéutica, por lo que hay menos experiencia clínica en pacientes que no habían recibido tratamiento antes. El darunavir puede administrarse una vez al día en pacientes sin tratamientos previos.

Los efectos adversos sintomáticos del darunavir incluyen diarrea, náusea, cefalea y exantema. Las anomalías de laboratorio abarcan dislipidemia (aunque tal vez menos frecuente que con otros esquemas de PI estimulados) y aumento en las concentraciones de amilasa y transaminasas hepáticas. Se han reportado efectos tóxicos hepáticos (lo que incluye hepatitis grave) en algunos pacientes que toman darunavir; el riesgo de hepatotoxicidad puede ser mayor para personas con HBV, HCV, u otra enfermedad hepática crónica.

El darunavir contiene una fracción sulfonamida y debe usarse con precaución en pacientes con alergia a las sulfonamidas.

El darunavir inhibe al sistema enzimático CYP3A y es degradado por él, lo que confiere muchas interacciones farmacológicas posibles (cuadros 49-3 y 49-4). Además, la administración simultánea de ritonavir tiene un potente efecto inhibidor de CYP3A y CYP2D6, e induce otros sistemas enzimáticos hepáticos.

FOSAMPRENAVIR

El fosamprenavir es un profármaco del amprenavir que se hidroliza rápidamente por enzimas en el epitelio intestinal. Por el número significativamente menor de píldoras al día, el fosamprenavir ha sustituido al amprenavir en los adultos. El fosamprenavir se administra más a menudo en combinación con ritonavir a dosis baja.

El amprenavir se absorbe rápidamente del tubo digestivo y se puede tomar su profármaco con o sin alimentos. Sin embargo, las comidas ricas en grasas disminuyen su absorción y por ello deben evitarse. La semivida plasmática es relativamente prolongada (7 a 11 h). El amprenavir se degrada en el hígado por la CYP3A4 y debe usarse con precaución en el contexto de la insuficiencia hepática.

Los efectos adversos con mayor frecuencia del fosamprenavir son cefalea, náusea, diarrea, parestesias peribucales, depresión y exantema. Hasta 3% de los pacientes puede experimentar un exantema (incluido el síndrome de Stevens-Johnson) lo suficientemente grave para indicar la interrupción del fármaco.

El amprenavir es tanto inductor como inhibidor de CYP3A4 y está contraindicado en presencia de numerosos fármacos (cuadros 49-3 y 49-4). La solución oral, que contiene propilenglicol, está contraindicada en niños pequeños, embarazadas, pacientes con insuficiencia hepática o renal y quienes usan metronidazol o disulfiram. Tampoco deben administrarse en forma simultánea las soluciones orales de amprenavir y ritonavir porque el propilenglicol en una y el etanol en la otra pueden competir por la misma vía metabólica, lo que lleva a la acumulación de uno de ellos. La solución oral también contiene vitamina E a dosis varias veces mayores que la recomendada al día, por lo que deben evitarse los complementos de vitamina E. El amprenavir está contraindicado en pacientes con antecedente de alergia a las sulfas. No deben coadministrarse lopinavir y ritonavir con amprenavir debido a la disminución de la exposición a amprenavir y el aumento de la de lopinavir. Una mayor dosis de amprenavir se recomienda cuando se administra en forma simultánea con efavirenz (con o sin ritonavir agregado para incrementar la concentración).

INDINAVIR

El indinavir requiere un ambiente ácido para su solubilidad óptima y, por tanto, debe consumirse con el estómago vacío o con una comida pequeña con bajo contenido en grasas y proteínas para su absorción máxima (60 a 65%). La semivida sérica es de 1.5 a 2 h, la unión a proteínas es de casi 60% y el fármaco tiene una alta penetración en el líquido cefalorraquídeo (hasta 76% de la concentración sérica correspondiente). Su excreción es principalmente fecal. En individuos con insuficiencia hepática se observa aumento del AUC de 60% y de la semivida de hasta 2.8 h, lo que requiere disminución de la dosis.

Los efectos adversos más comunes del indinavir son hiperbilirrubinemia indirecta y nefrolitiasis por cristalización del fármaco. La nefrolitiasis puede presentarse días después del inicio del tratamiento, con una incidencia calculada de casi 10%. El consumo de al menos 1.5 litros de agua al día es importante para mantener una hidratación adecuada. También se han comunicado trombocitopenia, elevación de las concentraciones de aminotransferasas séricas, náusea, diarrea, insomnio, faringe seca, piel seca e hiperbilirrubinemia indirecta. La resistencia a la insulina puede ser más frecuente con el indinavir que con los otros PI, con afección de 3 a 5% de los pacientes. También ha habido casos raros de anemia hemolítica aguda. En ratas, las dosis altas de indinavir se vinculan con la aparición de adenomas tiroideos.

Puesto que el indinavir es un inhibidor de CYP3A4, pueden ocurrir interacciones farmacológicas numerosas y complejas (cuadros 49-3 y 49-4). La combinación con ritonavir (efecto de refuerzo) permite una dosificación de dos veces al día en lugar de tres y elimina la restricción de alimentos vinculada con el uso de indinavir. Sin embargo, hay potencial de aumento de la nefrolitiasis con esta combinación en comparación con el indinavir solo; así, se recomienda una ingestión abundante de líquidos (1.5 a 2 litros/día).

LOPINAVIR

El lopinavir se presenta actualmente junto con ritonavir, fórmula que inhibe el metabolismo de lopinavir mediado por la CYP3A y, por tanto, produce un aumento de la exposición al fármaco. Además del mejor apego terapéutico del paciente por la disminución del número de píldoras, en general, la combinación de lopinavir/ritonavir es bien tolerada.

El lopinavir debe tomarse con alimentos para aumentar su biodisponibilidad. El fármaco presenta unión intensa a proteínas (98 a 99%) y su promedio de vida es de 5 a 6 h. El lopinavir sufre metabolismo amplio por acción de CYP3A, que es inhibida por el ritonavir. Las concentraciones séricas de lopinavir pueden aumentar en pacientes con alteración hepática.

Los efectos adversos más frecuentes del uso de lopinavir son diarrea, dolor abdominal, náusea, vómito y astenia. Son frecuentes las elevaciones de colesterol y triglicéridos séricos. Las interacciones farmacológicas potenciales son notables (cuadros 49-3 y 49-4). Se recomienda aumentar la dosis de lopinavir/ritonavir cuando se administran en forma simultánea con efavirenz o nevirapina, que inducen el metabolismo del lopinavir. Debe evitarse el uso concomitante de fosamprenavir por la alteración de la exposición a lopinavir con cifras menores de amprenavir. También está contraindicado el uso simultáneo de lopinavir/ritonavir y rifampicina por el mayor riesgo de hepatotoxicidad. Puesto que la solución oral contiene alcohol, está contraindicado el uso concomitante de disulfiram y metronidazol. No hay pruebas de teratogenicidad humana de lopinavir/ritonavir; se ha demostrado la seguridad a corto plazo en embarazadas para la madre y el feto.

NELFINAVIR

El nelfinavir tiene absorción importante sin ayuno (70 a 80%), presenta degradación por la CYP3A y se excreta principalmente en las heces. Su semivida plasmática en seres humanos es de 3.5 a 5 h y el fármaco está unido en más de 98% a proteínas.

Los efectos adversos más frecuentes vinculados con nelfinavir son diarrea y flatulencia. La diarrea suele responder a medicamentos antidiarreicos pero puede ser limitante de la dosis. El nelfinavir es un inhibidor del sistema CYP3A y pueden ocurrir múltiples interacciones farmacológicas (cuadros 49-3 y 49-4). Se recomienda una mayor dosis de nelfinavir cuando se administra en forma simultánea con rifabutina (con una menor dosis de rifabutina), en tanto se sugiere un decremento de la dosis de saquinavir cuando se usa con nelfinavir en forma concomitante. Debe evitarse la administración simultánea con el efavirenz por la disminución de la concentración de nelfinavir. El nelfinavir tiene un perfil de seguridad y farmacocinética favorable para embarazadas en comparación con otros PI (cuadro 49-5); no hay datos de teratogenicidad en seres humanos.

RITONAVIR

El ritonavir tiene alta biodisponibilidad (casi 75%), que aumenta con los alimentos. Se une en 98% a proteínas y tiene una semivida sérica de 3 a 5 h. Ocurre degradación a un metabolito activo a través de las isoformas CYP3A y CYP2D6; la excreción es principalmente en las heces. Se recomienda precaución cuando se administra el fármaco a personas con alteración de la función hepática.

Los efectos adversos potenciales del ritonavir, en particular cuando se administra a dosis completa, son trastornos gastrointestinales, parestesias (peribucales o periféricas), aumento de la cifra de aminotransferasas séricas, disgeusia, cefalea y aumento de la cinasa de creatinina sérica. Por lo general se presentan náusea, vómito, diarrea o dolor abdominal durante las primeras semanas del tratamiento pero pueden disminuir con el paso del tiempo o si el fármaco se toma con alimentos. Se recomienda el aumento de dosis durante una a dos semanas para disminuir los efectos secundarios limitantes de la dosis. Se han inducido adenomas hepáticos y carcinomas en ratones macho que reciben ritonavir; no se observaron efectos similares a la fecha en seres humanos.

El ritonavir es un potente inhibidor de la CYP3A4, lo que origina muchas interacciones farmacológicas potenciales (cuadros 49-3 y 49-4). Sin embargo, esa característica se ha usado para mayor ventaja cuando se administra el ritonavir a dosis bajas (100 a 200 mg dos veces al día) en combinación con cualquiera de los otros PI, porque el aumento de la concentración sérica de estos últimos permite una dosificación menor o menos frecuente (o ambas cosas) con mayor tolerabilidad así como el potencial de mayor eficacia contra virus resistentes. Deberán vigilarse las concentraciones de digoxina y teofilina cuando se administran en forma simultánea con ritonavir, porque posiblemente aumenten su concentración. El uso concomitante de saquinavir y ritonavir está contraindicado porque eleva el riesgo de prolongación de QT (con taquicardia ventricular polimorfa en entorchado) y de PR. Hay experiencia limitada con el ritonavir a dosis plenas durante el embarazo a la fecha; sin embargo, parece que el ritonavir a dosis baja como "reforzador" es bien tolerado por la madre y el hijo.

SAQUINAVIR

En su fórmula original en cápsula de gel duro, el saquinavir oral tiene mala biodisponibilidad (sólo alrededor de 4% después de los alimentos). Sin embargo, la modificación de la fórmula de saquinavir para dosificación una vez al día en combinación con ritonavir a dosis baja ha mejorado la eficacia antiviral y disminuido los efectos adversos gastrointestinales.

El saquinavir debe tomarse en las 2 h que siguen a una comida grasosa para aumentar su absorción. El saquinavir se une a proteínas en un 97% y su semivida sérica es de casi 2 h. El saquinavir tiene un gran volumen de distribución, pero su penetración al líquido cefalorraquídeo es mínima. La excreción es principalmente en las heces. Los efectos secundarios comunicados incluyen malestar gastrointestinal (náusea, diarrea, malestar abdominal, dispepsia) y rinitis. Cuando se administra en combinación con ritonavir a dosis baja parece haber menos dislipidemia o efectos secundarios gastrointestinales que con algunos otros esquemas de PI con refuerzo. Sin embargo, apenas ahora se reconoce que el uso concurrente de saquinavir y ritonavir conlleva un mayor riesgo de prolongación de los intervalos QT (con taquicardia ventricular polimorfa en entorchado) y PR.

El saquinavir sufre metabolismo amplio de primer paso por la CYP3A4 y funciona como inhibidor y sustrato de CYP3A4; por tanto, hay muchas interacciones farmacológicas potenciales (cuadros 49-3 y 49-4). Se recomienda una dosis menor de saquinavir coadministrado con nelfinavir. El aumento de la cifra de saquinavir cuando se administra en forma simultánea con omeprazol requiere vigilancia estrecha de los efectos secundarios. Las concentraciones de digoxina pueden aumentar si se administra en forma simultánea con saquinavir y, por tanto, deben vigilarse. También se deben hacer pruebas de función hepática si se administra en forma simultánea saquinavir con delavirdina o rifampicina. No hay pruebas de teratogenicidad de saquinavir en seres humanos; se cuenta con datos de seguridad a corto plazo para madre e hijo.

TIPRANAVIR

El tipranavir es un nuevo PI indicado para pacientes infectados con VIH-1 y tratamiento previo que tienen cepas resistentes a otros PI. Se usa combinado con ritonavir para alcanzar concentraciones séricas efectivas y no está aprobado para pacientes sin experiencia terapéutica.

Su biodisponibilidad es mala, pero aumenta cuando se toma con una comida rica en grasa. El fármaco es fragmentado por el sistema microsómico hepático, está contraindicado en pacientes con insuficiencia hepática. El tipranavir contiene una fracción sulfonamida y no debe administrarse a pacientes con alergia conocida a las sulfas.

Los efectos adversos más frecuentes del tipranavir son diarrea, náusea, vómito y dolor abdominal. Un exantema (urticariforme o maculopapular) es más común en mujeres y puede acompañarse de síntomas sistémicos o descamación. Se ha observado hepatotoxicidad, incluida la descompensación del hígado que pone en riesgo la vida, y es más frecuente en pacientes con infección crónica por HBV o HCV. Debe interrumpirse la administración de tipranavir en pacientes con aumento de las concentraciones de transaminasas séricas de más de 10 veces el límite superior normal o más de cinco veces el límite normal combinado con incremento de la bilirrubina sérica. Por el mayor riesgo de hemorragia intracraneal en pacientes que reciben tipranavir/ritonavir, debe evitarse el fármaco en pacientes con traumatismo cefálico o diátesis hemorrágica. Otros efectos adversos potenciales incluyen depresión, aumento del colesterol total, triglicéridos y amilasa, así como disminución del recuento de leucocitos.

El tipranavir inhibe al sistema CYP3A4 pero también lo induce. Cuando se utiliza en combinación con ritonavir, su efecto neto es de inhibición. El tipranavir también induce al transportador de la glucoproteína P y, por tanto, puede alterar la eliminación de muchos otros fármacos (cuadro 49-4). Debe evitarse la administración simultánea de tipranavir con fosamprenavir o saquinavir por la menor concentración sanguínea de estos últimos fármacos. El tipranavir/ritonavir también puede disminuir la concentración sérica de ácido valproico y omeprazol. Las concentraciones de lovastatina, simvastatina, atorvastatina y rosuvastatina pueden aumentar, lo que incrementa el riesgo de rabdomiólisis y miopatía. El tipranavir contiene una fracción sulfonamida y debe usarse con cautela en personas con alergia a ésta.

INHIBIDORES DE LA ENTRADA DEL VIRUS

El proceso de entrada de VIH-1 a las células del hospedador es complejo; cada paso constituye un objetivo potencial para la inhibición. La adición viral a la célula hospedadora implica la unión del complejo glucoproteínico de cubierta gp160 (constituida por gp120 y gp41) de envoltura viral a su receptor celular CD4. Esa unión induce cambios conformacionales en la gp120 que permiten el acceso de los correceptores de quimiocinas CCR5 o CXCR4. La unión del receptor quimiocina induce cambios conformacionales adicionales en gp120 que permiten la exposición a gp41 y llevan a la fusión de la cubierta viral con la membrana de la célula del hospedador y más tarde, la penetración del núcleo viral al citoplasma celular.

ENFUVIRTIDA

La enfuvirtida es un péptico sintético de 36 aminoácidos, inhibidor de la fusión, que bloquea la entrada a la célula (fig. 49-4). La enfuvirtida se une a la subunidad gp41 de la glucoproteína de envoltura viral, evitando los cambios conformacionales requeridos para la fusión de las membranas viral y celular. La enfuvirtida debe administrarse por vía subcutánea. El metabolismo parece ser de hidrólisis proteolítica sin participación del sistema CYP450. Su semivida de eliminación es de 3.8 horas.

Puede ocurrir resistencia a la enfuvirtida como resultado de mutaciones en los codones de gp41; está en proceso de investigación la frecuencia e importancia de ese fenómeno. Sin embargo, la enfuvirtida carece de resistencia cruzada con las otras clases de fármacos antirretrovirales actualmente aprobados.

Los efectos adversos más frecuentes de la enfuvirtida son reacciones en el sitio de inyección, consistentes en nódulos eritematosos dolorosos. Aunque son frecuentes, casi siempre son de intensidad leve a moderada y rara vez obligan a la suspensión. Otros efectos colaterales sintomáticos incluyen insomnio, cefalea, mareo y náusea. Las reacciones de hipersensibilidad son raras, de gravedad variable y pueden recurrir cuando se repite la exposición al fármaco. La eosinofilia es la principal alteración en los parámetros de laboratorio durante el uso de enfuvirtida. En un estudio clínico prospectivo se observó una mayor tasa de neumonía bacteriana en pacientes que recibieron enfuvirtida. No se han identificado interacciones farmacológicas que pudiesen requerir la modificación de la dosis de otros fármacos antirretrovirales.

MARAVIROC

El maraviroc se une de manera específica y selectiva con la proteína del hospedador CCR5, uno de dos receptores para quimiocina necesarios para el ingreso de VIH a las células CD4+. El maraviroc está aprobado para adultos con infección por VIH-1 y CCR5-trópico (también conocido como R5) que experimentan fracaso virológico por resistencia a otros fármacos antirretrovirales. Los estudios han mostrado que 52 a 60% de los pacientes en quienes fracasaron al menos dos esquemas antivirales estaban infectados por R5VIH. Puesto que maraviroc es activo contra los VIH que usan el correceptor CCR5 exclusivamente y no contra las cepas de VIH con tropismo CXCR4, doble o mixto, deben hacerse pruebas de tropismo antes de iniciar el tratamiento con maraviroc. La experiencia clínica con el uso de maraviroc en pacientes sin tratamiento previo es limitada.

La absorción de maraviroc es rápida pero variable, con un tiempo de absorción máxima en general de 1 a 4 h después de su ingestión. Gran parte del fármaco (>75%) se excreta en las heces, en tanto casi 20% se excreta en la orina. La dosis recomendada de maraviroc varía según la función renal y el uso concomitante de inductores o inhibidores de CYP3A. Este fármaco está contraindicado en personas con daño renal en etapa terminal que al mismo tiempo toman inhibidores o inductores de CYP3A, y se recomienda cautela cuando se utiliza en sujetos con daño hepático preexistente y en aquellos que también están infectados con HBV o HCV. Está demostrado que el maraviroc tiene penetración excelente en el líquido cervicovaginal, con concentraciones casi cuatro veces más altas que las plasmáticas.

La resistencia al maraviroc se vincula con una o más mutaciones del asa V3 de gp120. No parece haber resistencia cruzada con fármacos de alguna otra clase, incluido el inhibidor de la fusión, enfuvirtida. Sin embargo, el fracaso virológico de los esquemas que contienen maraviroc pueden ser producto no sólo de la resistencia sino también de la aparición de virus no trópicos CCR5 (p. ej., virus trópicos CXCR4) o por cambio en el tropismo viral por el desarrollo de múltiples mutaciones en gp160.

El maraviroc es sustrato de CYP3A4 y, por tanto, requiere ajuste en presencia de fármacos que interactúan con esa enzima (cuadros 49-3 y 49-4). También es un sustrato de la glucoproteína P, que limita su concentración intracelular. La dosis de maraviroc debe disminuirse si se administra en forma simultánea con otros inhibidores fuertes de CYP3A (p. ej., delavirdina, cetoconazol, itraconazol, claritromicina o cualquiera de los inhibidores de proteasa que no sean el tipranavir) y debe aumentarse si se administra en forma simultánea con inductores de CYP3A (p. ej., efavirenz, etravirina, rifampicina, carbamazepina, fenitoína y hierba de San Juan).

Los efectos adversos potenciales incluyen tos, infecciones respiratorias superiores, hipotensión postural (sobre todo en presencia de insuficiencia renal), dolor muscular y articular, dolor abdominal, diarrea y trastorno del sueño. Debido a los informes de hepatotoxicidad que pueden ir precedidos por una reacción alérgica sistémica (o sea, exantema pruriginoso, eosinofilia o aumento de IgE), la suspensión de maraviroc debe considerarse pronto si aparece este conjunto de manifestaciones. Se han observado casos de isquemia e infarto miocárdico en pacientes que reciben maraviroc, por lo que se recomienda precaución en pacientes con riesgo cardiovascular alto.

Ha habido alguna preocupación de que el bloqueo del receptor CCR5 de la quimiocina, una proteína humana, pueda causar una disminución de la vigilancia inmunitaria, con riesgo mayor subsiguiente de aparición de cáncer (p. ej., linfomas) o infecciones. A la fecha, no obstante, no ha habido pruebas de un mayor riesgo de cáncer o infección en pacientes que reciben maraviroc.

INHIBIDORES DE INTEGRASA DE TRANSFERENCIA DE CADENA

RALTEGRAVIR

El raltegravir es un análogo de pirimidinona que se une a la integrasa, una enzima viral indispensable para la replicación de VIH-1 y VIH-2. Al hacerlo, inhibe el transporte de cadenas, el tercero y último paso de la integración del provirus, lo que impide la integración del DNA de VIH con transcripción inversa a los cromosomas de las células hospedadoras (fig. 49-4). Al principio estaba autorizado para el uso en adultos con experiencia terapéutica que estuvieran infectados con cepas de VIH-1 resistentes a muchos otros fármacos, pero ahora ya se aprobó para usarlo como tratamiento inicial también. Sin embargo, la experiencia clínica es limitada en pacientes sin tratamiento previo.

No se ha establecido la biodisponibilidad absoluta de raltegravir, pero no parece ser dependiente de los alimentos. El fármaco es degradado por glucuronización y no interactúa con el sistema del citocromo P450; por tanto, es de esperar que tenga menos interacciones farmacológicas que muchos de los otros fármacos antirretrovirales disponibles. Sin embargo, combinado con rifampicina es un potente inductor de UDP-glucuronosil transferasa 1A1 (UGT1A1, *UDP-glucuronosyl transferase 1A1*), la dosis de raltegravir debe aumentarse de 400 mg c/12 h a 800 mg c/12 h. Puesto que los cationes polivalentes (p. ej., magnesio, hierro y calcio) pueden unirse a los inhibidores de la integrasa e interferir con su actividad contra ella, deben usarse con precaución los antiácidos y tomarse en forma separada del raltegravir.

Aunque han sido escasos los fracasos virológicos en los estudios clínicos de raltegravir a la fecha, la resistencia *in vitro* requiere una sola mutación puntual (p. ej., en los codones 148 o 155). La débil barrera genética a la resistencia recalca la importancia de los tratamientos combinados y el apego. No es de esperar que las mutaciones de la integrasa afecten la sensibilidad a otras clases de fármacos antirretrovirales.

Los efectos adversos potenciales del raltegravir incluyen diarrea, náusea, mareo y fatiga. Puede haber incrementos en la cinasa de creatina, con posible miopatía o rabdomiólisis; tiene un efecto mínimo en los lípidos séricos.

FÁRMACOS ANTIRRETROVIRALES EN INVESTIGACIÓN

Continuamente se buscan nuevos tratamientos que exploten nuevos objetivos terapéuticos, que tengan actividad contra cepas resistentes, con menor incidencia de efectos adversos y que ofrezcan una dosificación conveniente. Los fármacos recién aprobados y los que están en etapas avanzadas del desarrollo clínico incluyen los NRTI: **elvucitabina, racivir** y **apricitabina**; el NNRTI **rilpivirina**; inhibidores de la entrada como los antagonistas del receptor para CCR5 **vicriviroc** y **PRO 140**, el inhibidor de fusión **TNX-355 (ibalizumab)**; e inhibidores de la integrasa como **elvitegravir**. Además, hay nuevas clases de fármacos, como los inhibidores de la maduración (**bevirimat**) que están en investigación.

■ FÁRMACOS CONTRA LA HEPATITIS

Se dispone hoy de varios fármacos eficaces contra HBV y HCV (cuadro 49-6). El tratamiento actual es de supresión más que curativo y la alta prevalencia de estas infecciones en todo el mundo, con la morbilidad y mortalidad concomitantes, refleja la necesidad crítica de un mejor tratamiento.

INTERFERÓN α

Los interferones son citocinas del hospedador que ejercen complejas acciones antivirales, inmunorreguladoras y antiproliferativas (cap. 55). El interferón α parece actuar por inducción de señales intracelulares posteriores a la unión a receptores de una membrana celular específica, con el resultado de una inhibición de la penetración, traducción, transcripción, procesamiento de proteínas, maduración y diseminación virales, así como una mayor expresión de los antígenos del complejo mayor de histocompatibilidad, aumento de la actividad fagocítica de los macrófagos e incremento de la proliferación y supervivencia de las células T citotóxicas.

Los preparados inyectables de interferón α se encuentran disponibles para el tratamiento de infecciones por VIH y HCV (cuadro 49-6). El interferón α-2a y el interferón α-2b pueden administrarse por vía subcutánea e intramuscular en tanto el interferón alfacon-1 se administra por vía subcutánea. La semivida de eliminación es de 2 a 5 h para los interferones α-2a y 2b, dependiendo de la vía de administración. La semivida del interferón alfacon-1 en pacientes con infección crónica por HCV varía de 6 a 10 h. Los interferones α se filtran en el glomérulo y sufren degradación proteolítica rápida durante la resorción tubular, de modo que su detección en la circulación sistémica es mínima. El metabolismo hepático y la excreción biliar subsiguiente se consideran vías menores.

En un metaanálisis reciente de estudios clínicos de pacientes con infección crónica por HBV se mostró que el tratamiento con interferón α se vincula con una mayor incidencia de seroconversión para el antígeno e (HBeAg) de la hepatitis B y cifras indetectables de DNA de HBV que el placebo. La adición del fragmento pegilado produce incrementos adicionales en el porcentaje de pacientes con seroconversión de HBeAg (cercana a 30%) y una declinación de casi 4 copias en escala logarítmica/ml (99.99%) del DNA de HBV después de un año.

CUADRO 49–6 Fármacos usados para tratar la hepatitis viral

Fármacos	Indicación	Dosis recomendada para el adulto	Vía de administración
Hepatitis B			
Lamivudina[1]	Hepatitis B crónica	100 mg una vez al día (150 mg una vez al día si hay coinfección por VIH)	Oral
Adefovir[1]	Hepatitis B crónica	10 mg una vez al día	Oral
Entecavir[1]	Hepatitis B crónica	0.5-1 mg una vez al día	Oral
Tenofovir[1]	Hepatitis B crónica	300 mg una vez al día	Oral
Telbivudina[1]	Hepatitis B crónica	600 mg una vez al día	Oral
Interferón α-2b	Hepatitis B crónica	5 millones de unidades una vez al día o 10 millones de unidades tres veces por semana	Subcutánea o intramuscular
Interferón α-2a pegilado[1]	Hepatitis B crónica	180 μg una vez a la semana	Subcutánea
Hepatitis C			
Interferón α-2a pegilado[1]	Hepatitis C crónica	180 μg una vez a la semana con o sin ribavirina (800 a 1 200 mg/día)	Subcutánea
Interferón α-2b pegilado[1]	Hepatitis C crónica	1.5 μg/kg una vez por semana con ribavirina (800 a 1 200 mg/día)	Subcutánea
Interferón α-2b[1]	Hepatitis C crónica	5 millones de unidades una vez al día durante 3 a 4 semanas y después, 5 millones de unidades tres veces por semana	Subcutánea o intramuscular

[1]La dosis debe reducirse en pacientes con insuficiencia renal.

El uso de los interferones α-2a y α-2b pegilados (polietilenglicol complejo) como resultado de la depuración más lenta con semivida sustancialmente mayor y concentraciones más estables de los fármacos, permite una dosificación menos frecuente en pacientes con infección crónica por HCV. La eliminación renal contribuye con casi 30% de la depuración y ésta disminuye casi a la mitad en sujetos con alteración de la función renal, por lo que debe ajustarse la dosis.

Los efectos adversos usuales del interferón α incluyen un síndrome seudogripal (p. ej., cefalea, fiebre, calosfríos, mialgias y malestar general) que ocurre en las 6 h siguientes a la dosificación en más de 30% de los pacientes durante la primera semana del tratamiento y tiende a resolverse con su administración continua. Puede ocurrir aumento transitorio de enzimas hepáticas en las primeras ocho a doce semanas del tratamiento y parece ser más común en quienes responden. Los efectos adversos potenciales durante el tratamiento crónico incluyen nefrotoxicidad (trastornos de talante, depresión, somnolencia, confusión, convulsiones), mielosupresión, fatiga intensa, disminución de peso, exantema, tos, mialgias, alopecia, acúfenos, pérdida reversible de la audición, retinopatía, neumonitis y, tal vez, cardiotoxicidad. Puede ocurrir inducción de autoanticuerpos, que causan exacerbación o desenmascaran la enfermedad autoinmunitaria (en particular la tiroiditis). La molécula de polietilenglicol corresponde a un polímero no tóxico que se excreta fácilmente en la orina.

Las contraindicaciones del tratamiento con interferón α incluyen descompensación hepática, enfermedad autoinmunitaria y antecedente de arritmia cardiaca. Se recomienda precaución en el contexto de enfermedades psiquiátricas, epilepsia, enfermedad tiroidea, cardiopatía isquémica, insuficiencia renal grave y citopenia. Los interferones α son abortivos en primates y no deben administrarse durante el embarazo. Las interacciones farmacológicas potenciales incluyen aumento de las concentraciones de teofilina y metadona. No se recomienda la administración simultánea con didanosina por el riesgo de insuficiencia hepática y la correspondiente con zidovudina pudiese exacerbar la citopenia.

TRATAMIENTO DE LA INFECCIÓN POR VIRUS DE LA HEPATITIS B

Los propósitos del tratamiento del HBV crónica son mantener la supresión de la replicación viral, lo que hace más lento el avance de la enfermedad hepática (con retardo de la fibrosis e incluso reversión de la cirrosis), prevenir complicaciones (p. ej., cirrosis, insuficiencia hepática, carcinoma hepatocelular), y disminuir de la necesidad de trasplante hepático. Esto se traduce en supresión del DNA de HBV hasta cifras indetectables, seroconversión de HBeAg (o más rara vez, HBsAg) de positivo a negativo, y reducción en las concentraciones altas de transaminasas hepáticas. Estos objetivos se correlacionan con una mejoría en la enfermedad necroinflamatoria, menor riesgo de carcinoma hepatocelular y cirrosis, y menor necesidad de trasplante hepático. Todos los tratamientos actualmente autorizados alcanzan esas metas. Sin embargo, porque los tratamientos actuales suprimen la replicación de HBV más que erradicar el virus, las respuestas iniciales pueden no ser duraderas. El DNA circular cerrado con enlace covalente (ccc, *covalently closed circular*) se encuentra en su forma estable dentro de las células por periodos indefinidos, actúa como reservorio de HBV durante la vida de las células y da como resultado la capacidad de reactivación. Las recaídas son más frecuentes en pacientes coinfectados por HBV y el virus de la hepatitis D.

Hasta el año 2010 se habían aprobado siete fármacos para el tratamiento de la infección crónica por HBV en Estados Unidos: cinco análogos de nucleósido/nucleótido orales (lamivudina, adefovir, dipivoxil, tenofovir, entecavir, telbivudina) y dos interferones inyectables (interferón α-2b, interferón α-2a pegilado) (cuadro 49-6). El uso del interferón se ha sustituido por interferón pegilado de acción prolongada, lo que permite su dosificación una vez a la semana, en lugar de la aplicación diaria o tres veces por semana. En general, los tratamientos con análogos de nucleósido/nucleótido tienen mejor tolerabilidad y producen una mejor tasa de respuesta que con los interferones (aunque más lenta); sin embargo, la respuesta puede ser menos sostenida después de interrumpir la administración del tratamiento con análogos de nucleósido/nucleótido y la aparición de resistencia puede ser problemática. Los análogos de nucleótidos son eficaces ante la resistencia a los nucleósidos, y viceversa. Además, se pueden usar fármacos orales en pacientes con hepatopatía descompensada y el tratamiento es crónico más que por periodos definidos, como con el interferón.

Varios fármacos contra la HBV tienen también actividad contra VIH e incluyen lamivudina, adefovir, dipivoxil y tenofovir. La emtricitabina, un NRTI antirretroviral, está en estudio clínico para el tratamiento de HBV combinado con tenofovir, que puede ser muy adecuado para personas infectadas con VIH y con HBV. Puesto que los fármacos NRTI pueden usarse en pacientes con coinfección por HBV y VIH, es importante señalar que pueden presentarse exacerbaciones agudas de la hepatitis al interrumpir la administración o interrumpir esos fármacos.

ADEFOVIR DIPIVOXILO

Aunque inicialmente desarrollado para el tratamiento de la infección por VIH, para lo cual no tuvo éxito, el adefovir dipivoxilo obtuvo aprobación a dosis menores y menos tóxicas para el tratamiento de la infección por HBV. El adefovir-dipivoxilo es el profármaco diéster del adefovir, un análogo de nucleótido de adenina acíclico fosfatado (fig. 49-2), que es fosforilado por la cinasas celulares a la forma activa de metabolito difosfato y después inhibe competitivamente a la DNA polimerasa de HBV para causar la terminación de la cadena después de su incorporación al DNA viral. El adefovir es activo *in vitro* contra una amplia variedad de virus de DNA y RNA, incluyendo HBV, VIH y los del herpes.

La biodisponibilidad oral del adefovir dipivoxilo es de casi 59% y no se afecta por las comidas; se hidroliza con rapidez y por completo hasta el compuesto original por las esterasas intestinales y sanguíneas. La unión a proteínas es baja (<5%). La semivida intracelular del difosfato es prolongada, va de 5 a 18 h en varias células, lo que hace factible su dosificación una vez al día. El adefovir se excreta por una combinación de filtración glomerular y secreción tubular activa y requiere ajuste de dosis para la disfunción renal; sin embargo, se puede administrar a pacientes con hepatopatía descompensada.

De los fármacos orales, el adefovir puede ser más lento para suprimir las concentraciones de DNA de HBV y es el de menor probabilidad de inducir la seroconversión de HBeAg. Aunque es rara la aparición de resistencia durante el primer año de tratamiento, alcanza 30% al concluir el cuarto año. Las mutantes naturales rt233 de HBV resistentes al adefovir (primarias) recientemente se descubrieron. No hay resistencia cruzada entre adefovir y lamivudina.

El adefovir dipivoxilo es bien tolerado. Se ha observado nefrotoxicidad dependiente de la dosis en los estudios clínicos, manifiesta por aumento de la creatinina y disminución del fósforo séricos y es más frecuente en pacientes con insuficiencia renal basal y aquellos que reciben dosis altas (60 mg/día). Otros efectos adversos potenciales son cefalea, diarrea, astenia y dolor abdominal. Como con otros fármacos NRTI, la acidosis láctica y la esteatosis hepática se consideran un riesgo por la disfunción mitocondrial. Hasta ahora no se han reconocido interacciones farmacológicas de trascendencia clínica. Sin embargo, la administración concomitante con fármacos que reducen la función renal o compiten por la secreción tubular activa puede elevar la concentración sérica de adefovir o del fármaco concomitante. El ácido piválico, un producto secundario del metabolismo del adefovir dipivoxil puede esterificar la carnitina libre y disminuir su concentración. Sin embargo, no se considera necesario administrar complementos de carnitina con las dosis bajas que se usan para tratar pacientes con infección por HBV (10 mg/día). El adefovir a dosis altas es embriotóxico para las ratas y según estudios preclínicos es genotóxico.

ENTECAVIR

El entecavir es un análogo de nucleósido de guanosina que se administra por vía oral (fig. 49-2) e inhibe de manera competitiva las tres funciones de la DNA polimerasa de HBV, que incluyen el cebado de bases, la transcripción inversa de la cadena negativa y la síntesis de la cadena positiva del DNA de HBV. La biodisponibilidad oral alcanza 100%, pero disminuye por la presencia de alimentos. Por tanto, el entecavir debe tomarse con el estómago vacío. La semivida intracelular del compuesto fosforilado activo es de 15 h. Se excreta por el riñón, mediante filtración glomerular y secreción tubular neta.

La comparación con lamivudina en pacientes con infección crónica por HBV demostró tasas similares de seroconversión de HBeAg pero con tasas significativamente mayores de supresión de DNA de HBV con entecavir, normalización de las concentraciones séricas de aminotransferasa de alanina y mejoría histopatológica en el hígado. El entecavir parece contar con un umbral más alto para la aparición de resistencia que la lamivudina. Aunque se ha documentado la selección de cepas aisladas resistentes con la mutación S202G durante el tratamiento, la resistencia clínica es rara (<1% a los cuatro años). Puede ocurrir menor susceptibilidad al entecavir en relación con la resistencia a la lamivudina.

El entecavir es bien tolerado. Los eventos adversos reportados con mayor frecuencia son cefalea, fatiga, mareo y náusea. Se han observado adenomas y carcinomas pulmonares en ratones, adenomas y carcinomas hepáticos en ratas y ratones, tumores vasculares en ratones y gliomas cerebrales y fibromas cutáneos en ratas con diversas exposiciones. La administración simultánea de entecavir con fármacos que disminuyen la función renal o compiten por la secreción tubular activa puede aumentar la concentración sérica del entecavir o el fármaco administrado en forma simultánea.

LAMIVUDINA

La farmacocinética de la lamivudina se describe antes en este capítulo (véase el apartado Inhibidores de la transcriptasa inversa nucleósidos y nucleótidos). La semivida intracelular más prolongada en líneas celulares de HVB (17 a 19 h) que en aquellas infectadas por VIH (10.5 a 15.5 h) permite el uso de dosis menores y su administración menos frecuente. La lamivudina puede administrarse con seguridad a pacientes con hepatopatía descompensada.

La lamivudina inhibe a la DNA polimerasa de HBV y la transcriptasa inversa de VIH por competencia con el trifosfato de desoxicitidina por la incorporación al DNA viral, con el resultado de terminación de la cadena. La lamivudina alcanza un decremento de 3 a 4 en escala logarítmica de la replicación viral en la mayoría de pacientes y la supresión de DNA de HBV hasta cifras indetectables en casi 44% de ellos. Ocurre la seroconversión de HBeAg de positivo a negativo en casi 17% de los pacientes y dura hasta los tres años en casi 70% de quienes responden. La continuación del tratamiento durante cuatro a ocho meses después de la seroconversión puede mejorar la durabilidad de la respuesta, que en aquellos HBeAg-negativos es inicialmente alta pero menos duradera.

Aunque la lamivudina produce una supresión rápida y potente de los virus, el tratamiento crónico puede finalmente verse limitado por el surgimiento de HBV aislados resistentes a lamivudina (p. ej., L180M o M204I/V), que se calcula de 15 a 30% de pacientes al año y 70% a los cinco años de tratamiento. La resistencia se ha vinculado con crisis de hepatitis y hepatopatía progresiva. Puede ocurrir resistencia cruzada entre lamivudina y emtricitabina o entecavir; sin embargo, el adefovir conserva la actividad contra cepas de HBV resistentes a lamivudina.

A las dosis usadas para la infección por HBV la lamivudina tiene excelente perfil de seguridad. Se observa con poca frecuencia cefalea, náusea y mareo. La coinfección con VIH puede aumentar el riesgo de pancreatitis. No se han comunicado datos de toxicidad mitocondrial.

TELBIVUDINA

La telbivudina es un análogo de nucleósido de timidina con actividad contra la DNA polimerasa de HBV. Se fosforila por acción de las cinasas celulares hacia la forma activa de trifosfato, que tiene una semivida intracelular de 14 h. El compuesto fosforilado inhibe de manera competitiva a la DNA polimerasa de HBV, lo que resulta en su incorporación al DNA viral y terminación de la cadena. No es activo contra VIH-1 *in vitro*.

La biodisponibilidad oral no se afecta por los alimentos. La unión a proteínas plasmáticas es baja (3%) y la distribución amplia. La semivida sérica es de casi 15 h y su excreción es renal. No hay metabolitos o interacciones conocidos con el sistema CYP450 u otros fármacos.

En un estudio comparativo con lamivudina en pacientes con infección crónica por HBV, un número significativamente mayor de aquellos que recibieron telbivudina alcanzó el punto terminal combinado de supresión del DNA de HBV hasta menos de 5 copias/ml en escala logarítmica con seroconversión de HBeAg. La reducción promedio del DNA de HBV respecto de la cifra basal, el porcentaje de normalización de la ALT y la seroconversión de HBeAg fueron todos mayores en quienes recibieron telbivudina. Las biopsias hepáticas realizadas un año después mostraron menos cicatrización. Sin embargo, puede ocurrir aparición de resistencia, por lo general por mutación M204I hasta en 22% con tratamientos con duración que rebasa un año y pueden causar un rebote virológico.

Los efectos adversos en estudios clínicos fueron leves, incluyendo fatiga, cefalea, dolor abdominal, infecciones de vías respiratorias altas, aumento de la concentración de fosfocinasa de creatina, náusea y vómito. Hay informes de mialgia no complicada y miopatía, también de neuropatía periférica. Como con otros análogos de nucleósido, la acidosis láctica y la hepatomegalia grave con esteatosis pueden presentarse también durante el tratamiento como crisis de hepatitis después de su interrupción.

TENOFOVIR

El tenofovir, un análogo de nucleótido de adenosina en uso como fármaco antirretroviral, recientemente obtuvo autorización para el tratamiento de pacientes con infección crónica por HBV. Las características del tenofovir se describen antes en este capítulo. El tenofovir mantiene la actividad contra virus aislados resistentes a entecavir y lamivudina, pero presenta actividad menor contra cepas resistentes a adefovir. Aunque similar en la estructura al adefovir-dipivoxilo, los estudios comparativos recientes mostraron una tasa significativamente mayor de respuesta completa, definida por cifras de DNA de HBV séricas menores de 400 copias/ml, así como mejoría histopatológica en pacientes con infección crónica por HBV que reciben tenofovir que en aquellos que reciben adefovir dipivoxilo. La aparición de resistencia parece ser sustancialmente menos frecuente durante el tratamiento con tenofovir que con adefovir.

FÁRMACOS DE INVESTIGACIÓN

Los compuestos en desarrollo clínico para el tratamiento de pacientes con infección de HBV incluyen los análogos de nucleósidos **emtricitabina** y **clevudina**, así como un regulador inmunitario, la **timosina** α**-1**, fármacos que facilitan la captación por el hígado con uso de la conjugación a ligandos y compuestos para interferencia del RNA.

TRATAMIENTO DE LA INFECCIÓN POR HEPATITIS C

A diferencia del tratamiento de pacientes con infección crónica por HBV, el propósito primario en el tratamiento de pacientes con infección por HCV es la erradicación del virus. En estudios clínicos, el punto de valoración de eficacia primaria es por lo general el alcance de una respuesta viral sostenida (SVR, *sustained viral response*), definida como la ausencia de viremia detectable durante seis meses después de concluido el tratamiento. La SVR se vincula con mejoría en la histopatología hepática y disminución del riesgo de carcinoma hepatocelular y, en ocasiones, también con regresión de la acidosis. Ocurre recaída tardía en menos de 5% de los pacientes que alcanzan la SVR.

En la hepatitis C aguda se calcula de 15 a 30% la tasa de eliminación del virus sin tratamiento. En un estudio (sin grupo testigo) el tratamiento de la infección aguda con interferón α-2b a dosis mayores que las usadas para la hepatitis C crónica produjo una tasa sostenida de eliminación viral de 95% a los seis meses. Por tanto, si las pruebas de RNA de HCV muestran viremia persistente 12 semanas después de la seroconversión inicial, se recomienda el tratamiento antiviral.

Se recomienda el tratamiento de los pacientes con infección crónica por HCV para aquellos con un mayor riesgo de avance a la cirrosis. Los parámetros para la selección son complejos. En quienes van a tratarse, sin embargo, el estándar terapéutico actual es con interferón α pegilado una vez por semana en combinación con ribavirina oral a diario. Los interferones α-2a y -2b pegilados han sustituido a sus contrapartes no modificadas de interferón α por su superior eficacia en combinación con ribavirina, independientemente del genotipo. También es claro que el tratamiento combinado con ribavirina oral es más eficaz que la monoterapia con interferón o ribavirina solos. Por tanto, la monoterapia con interferón α pegilado se recomienda sólo en pacientes que no pueden tolerar la ribavirina. Los factores vinculados con una respuesta favorable al tratamiento incluyen los genotipos 2 o 3 de HCV, ausencia de cirrosis en la biopsia hepática y bajas concentraciones de RNA de HCV antes del tratamiento.

RIBAVIRINA

La ribavirina es un análogo de guanosina que se fosforila por acción de las enzimas en el interior de la célula hospedadora. Aunque no se ha dilucidado por completo su mecanismo de acción, parece interferir con la síntesis de trifosfato de guanosina, inhibe la cubierta de RNA mensajero viral, así como a la polimerasa dependiente del RNA viral en ciertos virus. El trifosfato de ribavirina inhibe la replicación de una amplia variedad de virus DNA y RNA, incluyendo los de gripe A y B, paragripal, sincitial respiratorio, paramixovirus, HCV y VIH-1.

La biodisponibilidad oral absoluta de ribavirina es de 45-64%, la absorción aumenta con comidas ricas en grasas y disminuye con la administración simultánea de antiácidos. La unión a proteínas plasmáticas es mínima, el volumen de distribución es grande y la cifra en líquido cefalorraquídeo es de casi 70% de la correspondiente en plasma. La eliminación de ribavirina es principalmente en la orina; por tanto, su depuración disminuye en pacientes con depuraciones de creatinina menores de 30 ml/min.

Pueden ser más eficaces las dosis mayores de ribavirina (1 000 a 1 200 mg/día de acuerdo con el peso, más que 800 mg/día) o un tratamiento de mayor duración, o ambos, en quienes tienen una menor probabilidad de respuesta al tratamiento (p. ej., aquellos con los genotipos 1 o 4) o quienes han presentado recaídas. Esto debe sopesarse con una mayor probabilidad de efectos secundarios. Ocurre anemia hemolítica dependiente de la dosis en 10 a 20% de los pacientes. Otros efectos adversos potenciales son depresión, fatiga, irritabilidad, exantema, tos, insomnio, náusea y prurito. Las contraindicaciones al tratamiento con ribavirina incluyen anemia no corregida, insuficiencia renal en etapa terminal, enfermedad vascular isquémica y embarazo. La ribavirina es teratógena y embriotóxica en animales, así como mutágena en células de mamífero. Las pacientes expuestas al fármaco no deben embarazarse en los seis meses siguientes al tratamiento.

FÁRMACOS NUEVOS Y EN INVESTIGACIÓN

Entre los fármacos para el tratamiento de la infección por HCV, los que por ahora parecen más prometedores son los inhibidores de la proteasa HCV NS3 **telaprevir** y **boceprevir**. Es probable que estos compuestos muy potentes disminuyan la duración total del tratamiento, tal vez con mejor tolerabilidad que los regímenes actuales. Otra clase de fármacos alentadores es la de inhibidores de la polimerasa HCV NS5B, incluidos análogos de nucleósidos y no nucleósidos.

■ FÁRMACOS ANTIGRIPALES

Las cepas del virus de la gripe (influenza) se clasifican por sus proteínas centrales (p. ej., A, B o C), las especies de origen (p. ej., aviaria, porcina) y el sitio geográfico de su aislamiento. El virus de la gripe A, única cepa que causa pandemias, se clasifica en 16 subtipos H (hemaglutininas, *hemagglutinin*) y 9 N (neuraminidasa, *neuraminidase*), con base en sus proteínas de superficie. Si bien el virus de la gripe B suele infectar sólo a personas, los virus de la gripe A pueden infectar a diversos hospedadores animales. Los subtipos actuales de la gripe (influenza) A que circulan en las personas de todo el mundo incluyen H1N1, H1N2 y H3N2. Se conocen 15 subtipos que infectan a las aves, lo que provee un reservorio amplio. Si bien los subtipos de gripe aviar por lo general son muy específicos de especie, en raras ocasiones han cruzado las barreras de las especies para infectar a seres humanos y gatos. Los virus de los subtipos H5 y H7 (p. ej., H5N1, H7N7 y H7N3) pueden mutar rápidamente dentro de bandadas de aves de corral de una forma de baja patogenicidad a una de alta y recientemente se expandieron para causar enfermedades en aves y seres humanos. De particular preocupación es el virus H5N1, que causó la primera infección humana (incluida la enfermedad grave y la muerte) en 1997 y se ha hecho endémico en aves de corral del sureste de Asia desde el año 2003. Hasta ahora, la diseminación de una persona a otra del virus H5N1 ha sido rara, limitada e insostenida. Sin embargo, el surgimiento del virus de la influenza H1N1 2009 (antes llamada "gripe porcina") en 2009 y 2010 produjo la primera pandemia de influenza (o sea, un brote mundial causado por un nuevo virus de la influenza) en más de 40 años.

Aunque los fármacos antivirales disponibles para la gripe tienen actividad contra el virus de la gripe A, muchas o la mayor parte de las cepas circulantes de H5N1 aviar, así como las cepas H1 y H3 que causan gripe estacional en Estados Unidos, son resistentes a amantadina y rimantadina. La resistencia al oseltamivir también ha aumentado de manera espectacular.

OSELTAMIVIR Y ZANAMIVIR

Los inhibidores de la neuraminidasa, oseltamivir y zanamivir, análogos del ácido siálico, interfieren con la liberación de la progenie de virus de la gripe de las células infectadas a nuevas células del hospedador, lo que detiene la diseminación de la infección dentro del aparato respiratorio. Estos fármacos interactúan de manera competitiva y reversible con el sitio activo de la enzima para inhibir la actividad de la neuraminidasa a concentraciones nanomolares bajas. La inhibición de la neuraminidasa viral produce aglomeración de los viriones de influenza recién liberados, entre sí y con la membrana de la célula infectada. A diferencia de amantadina y rimantadina, el oseltamivir y zanamivir tienen actividad contra los virus de la gripe A y B. La administración temprana es crucial porque la replicación del virus de la gripe alcanza su máximo a las 24 a 72 h que siguen al inicio de la enfermedad. Cuando se inicia un ciclo de tratamiento de cinco días en las 36 a 48 h que siguen al principio de los síntomas la duración de la enfermedad decrece de uno a dos días, en comparación con quienes reciben placebo. La gravedad disminuye y la incidencia de complicaciones secundarias en niños y adultos también. La profilaxis una vez al día tiene eficacia de 70 a 90% para prevenir la enfermedad después de la exposición. El oseltamivir es un fármaco aprobado por la FDA para pacientes de un año y mayores, en tanto que el zanamivir tiene aprobación para uso desde los siete años en adelante.

El oseltamivir es un profármaco de administración oral que se activa por la acción de esterasas hepáticas y se distribuye ampliamente en el cuerpo. La dosis es de 75 mg dos veces al día durante cinco días para el tratamiento y 75 mg una vez al día para la prevención: debe modificarse en pacientes con insuficiencia renal. La biodisponibilidad oral es de casi 80%, la unión a proteínas plasmáticas es baja y la concentración en el oído medio y el líquido de los senos paranasales es similar a la que se observa en el plasma. La semivida del oseltamivir es de 6 a 10 h y su excreción ocurre por filtración glomerular y secreción tubular en la orina. El probenecid disminuye la depuración renal del oseltamivir en un 50%. La concentración sérica de carboxilato de oseltamivir, el metabolito activo del oseltamivir, aumenta con la declinación de la función renal y, por tanto, debe ajustarse la dosis en tales pacientes. Los efectos adversos potenciales incluyen náusea, vómito y dolor abdominal, que se presentan en 5 a 10% de los pacientes en etapas tempranas del tratamiento pero tienden a resolverse en forma espontánea. El tomar oseltamivir con alimentos no interfiere con su absorción y puede disminuir la náusea y el vómito. También se han comunicado cefalea, fatiga y diarrea, y parecen ser más comunes con el uso profiláctico. Los exantemas son raros. Hay informes de fenómenos neuropsiquiátricos transitorios (lesión autoinflingida o delirio), sobre todo en adolescentes y adultos que viven en Japón.

El zanamivir se administra directamente al aparato respiratorio por inhalación. De 10 a 20% del compuesto activo alcanzan los pulmones y el resto se deposita en la bucofaringe. La concentración del fármaco en el aparato respiratorio se calcula de más de 1 000 veces la correspondiente de inhibición al 50% para la neuraminidasa y su semivida pulmonar es de 2.8 h. De cinco a 15% de la dosis total (10 mg cada 12 h durante cinco días para tratamiento y 10 mg diarios para prevención) se absorben y excretan en la orina con metabolismo mínimo. Los efectos adversos potenciales incluyen tos, broncoespasmo (en ocasiones grave), disminución reversible de la función pulmonar y malestar nasal y faríngeo transitorio. No se recomienda la administración de zanamivir a pacientes con enfermedad respiratoria subyacente.

La resistencia al oseltamivir puede vincularse con mutaciones puntuales en los genes de hemaglutinina o neuraminidasa virales (p. ej., la mutación H275Y). Las tasas de resistencia a oseltamivir entre los virus H1N1 han aumentado abruptamente y de manera notoria en todo el mundo con alcance de 97.4% en cepas estudiadas en Estados Unidos de 2008 a 2009. La resistencia a oseltamivir en los virus de la pandemia H1N1 y la resistencia a zanamivir de los virus H1N1 estacionales y pandémicos es rara. Todos los virus de influenza A (H3N2) y de influenza B fueron susceptibles a oseltamivir y zanamivir. Los virus de la influenza A de origen porcino (H1N1) casi siempre son susceptibles a oseltamivir y zanamivir.

AMANTADINA Y RIMANTADINA

La amantadina (clorhidrato de 1-aminoadamantano) y su derivado α metilo, rimantadina, son aminas tricíclicas de la familia del adamantano que bloquean el conducto iónico de protones M2 de la partícula viral e inhiben el descubrimiento del RNA viral dentro de las células infectadas del hospedador, lo que impide su replicación. Son activos sólo contra el virus de la gripe A. La rimantadina es cuatro a 10 veces más activa que la amantadina *in vitro*. La amantadina es bien absorbida y se une en 67% a proteínas. Su semivida plasmática es de 12 a 18 h y varía de acuerdo con la depuración de creatinina del paciente. La rimantadina se une en casi 40% a proteínas y tiene una semivida de 24 a 36 h. Las cifras en las secreciones nasales y la saliva son cercanas a las séricas y las correspondientes en el líquido cefalorraquídeo son de 52 a 96% con respecto a las séricas; la concentración de rimantadina en el moco nasal es en promedio 50% mayor que la plasmática. La amantadina se excreta sin cambios en la orina, en tanto la rimantadina presenta metabolismo amplio por hidroxilación, conjugación y glucuronización antes de la excreción urinaria. Se requieren disminuciones de dosis para ambos fármacos en ancianos y pacientes con insuficiencia renal y de la amantadina en aquellos con insuficiencia hepática notoria.

En ausencia de resistencia tanto la amantadina como la rimantadina, a dosis de 100 mg dos veces al día o 200 mg diarios, protegen en 70 a 90% previniendo la enfermedad clínica cuando se inician antes de la exposición. Cuando se inician en uno o dos días después del inicio de la enfermedad, la duración de la fiebre y los síntomas sistémicos disminuye en uno a dos días.

El objetivo primario de ambos fármacos es la proteína M2 dentro de la membrana viral, e involucra tanto la especificidad viral por la gripe A como a un sitio susceptible a mutaciones resultante, que produce el desarrollo rápido de resistencia hasta en 50% de los individuos tratados. Los virus resistentes aislados con mutaciones puntuales únicos son genéticamente estables, conservan su patogenicidad, se pueden transmitir a contactos cercanos y puede haber diseminación viral crónica en pacientes con inmunodepresión. El incremento notorio en la prevalencia de resistencia a ambos fármacos en virus aislados en clínica durante el último decenio, el H1N1 de la gripe A, así como el H3N2, ha limitado la utilidad de estos fármacos para el tratamiento o la prevención de la enfermedad. No ocurre resistencia cruzada a zanamivir y oseltamivir.

Los efectos adversos más frecuentes son gastrointestinales (náusea, anorexia) y del sistema nervioso central (nerviosismo, dificultad para concentrarse, insomnio, mareo); los efectos colaterales dependen de la dosis y disminuyen o desaparecen después de la primera semana de tratamiento, a pesar de continuar la administración del fármaco. Los efectos colaterales más graves (p. ej., cambios notorios en el comportamiento, delirio, alucinaciones, agitación y convulsiones) pueden deberse a la neurotransmisión alterada por dopamina (cap. 28); son menos frecuentes con rimantadina que con amantadina; se relacionan con concentraciones plasmáticas altas; son más frecuentes en pacientes con insuficiencia renal, trastornos convulsivos o edad avanzada; y pueden aumentar con el uso concomitante de antihistamínicos, anticolinérgicos, hidroclorotiazida y trimetoprim-sulfametoxazol. Las manifestaciones clínicas de la actividad anticolinérgica tienden a presentarse con la sobredosis aguda de amantadina. Ambos fármacos son teratógenos en roedores y se han reportado defectos al nacimiento después de la exposición durante el embarazo.

FÁRMACOS EN INVESTIGACIÓN

El inhibidor de la neuraminidasa **peramivir**, un análogo del ciclopentano, tiene actividad contra los virus de la gripe A y B. El peramivir recibió una autorización temporal de la FDA para uso de emergencia por vía intravenosa en noviembre de 2009 debido a la pandemia de H1N1. El fármaco se comercializa en Corea del Sur, pero aún no está autorizado en Estados Unidos. Todavía no se cuenta con datos clínicos sobre la resistencia cruzada a oseltamivir y zanamivir. Los efectos colaterales publicados incluyen diarrea, náusea, vómito y neutropenia.

OTROS ANTIVIRALES

INTERFERONES

Se han estudiado los interferones para numerosas indicaciones clínicas. Además en las infecciones por HBV y HCV (véase Fármacos contra la hepatitis), se puede usar la inyección intralesional de interferón α-2b y α-n3 para tratar los condilomas acuminados (cap. 61).

RIBAVIRINA

Además de su administración oral para la infección por el virus de la hepatitis C (HCV) en combinación con interferón α (véase Fármacos contra la hepatitis), se administra ribavirina en aerosol (20 mg/ml durante 12 a 18 h al día) a niños y lactantes con bronquiolitis grave o neumonía por el virus sincitial respiratorio (RSV, *respiratory syncytial virus*) para disminuir la intensidad y duración de la enfermedad. La ribavirina en aerosol también se ha usado para tratar las infecciones por virus de la gripe A y B pero no ha alcanzado un uso amplio. La absorción sistémica es baja (<1%). La ribavirina en aerosol por lo general es bien tolerada pero puede causar irritación conjuntival o bronquial. Los trabajadores sanitarios deben protegerse contra la inhalación prolongada. El fármaco en aerosol puede precipitarse sobre las lentes de contacto.

La ribavirina intravenosa disminuye la mortalidad en pacientes con fiebre Lassa y otras fiebres hemorrágicas virales si se inicia tempranamente. Las concentraciones altas inhiben al virus del Nilo Occidental *in vitro*, pero se carece de datos clínicos. Se ha comunicado beneficio clínico en casos de neumonitis grave por sarampión y ciertas encefalitis, en tanto la inyección continua de ribavirina ha disminuido la diseminación de virus en varios pacientes con infección grave de vías respiratorias bajas por virus de gripe o paragripal. En estado estable, la concentración en el líquido cefalorraquídeo es de casi 70% de la correspondiente en plasma.

PALIVIZUMAB

El palivizumab es un anticuerpo monoclonal humanizado dirigido contra un epítopo en el sitio del antígeno A de la proteína de superficie F de RSV. Tiene autorización para uso en la prevención de la infección por RSV en lactantes de alto riesgo y niños, como los prematuros y aquellos con displasia broncopulmonar o cardiopatía congénita. En un estudio con grupo testigo con placebo que analizó el uso de inyecciones intramusculares una vez al mes (15 mg/kg) durante cinco meses a partir del inicio de la temporada de infección por RSV se mostró una disminución de 55% en el riesgo de hospitalizaciones por la enfermedad en pacientes así tratados como decremento en la necesidad de oxígeno complementario, la calificación de gravedad de la enfermedad y la necesidad de cuidados intensivos. Aunque se han aislado cepas resistentes en el laboratorio, hasta ahora no se han identificado virus resistentes aislados en la clínica. Los efectos adversos potenciales incluyen infecciones de vías respiratorias altas, fiebre, rinitis, exantema, diarrea, vómito, tos, otitis media y elevación de las aminotransferasas séricas.

Otros fármacos se encuentran en investigación para el tratamiento o profilaxis de pacientes con infección por virus sincicial respiratorio (RSV, *respiratory syncytial virus)*, incluyendo al RNA de interferencia (RNAi) terapéutico ALN-RSV01, al anticuerpo monoclonal humanizado motavizumab y a la benzodiazepina RSV604.

IMIQUIMOD

El imiquimod es un modificador de la respuesta inmunitaria que mostró eficacia en el tratamiento tópico de las verrugas perianales y de genitales externos (p. ej., condiloma acuminado, capítulo 61). La crema al 5% se aplica tres veces por semana y se lava de seis a 10 h después. Las recurrencias parecen ser menos comunes que después de tratamientos de ablación. El imiquimod también es eficaz contra el molusco contagioso pero no está autorizado en Estados Unidos para estas indicaciones. Las reacciones cutáneas locales son el efecto secundario más frecuente; tienden a resolverse en semanas después de iniciar el tratamiento. Sin embargo, los cambios pigmentarios cutáneos pueden persistir. Se han comunicado en ocasiones efectos adversos sistémicos, como fatiga y el síndrome seudogripal.

PREPARACIONES DISPONIBLES

Abacavir
Oral: comprimidos de 300 mg; solución de 20 mg/ml
Oral: 600 mg más 300 mg de lamivudina
Oral: comprimidos de 300 mg en combinación con 150 mg de lamivudina y 300 mg de zidovudina

Aciclovir
Oral: cápsulas de 200 mg: comprimidos de 400, 800 mg; suspensión de 200 mg/5 ml
Parenteral: 50 mg/ml en polvo para reconstituir la solución inyectable (500, 1 000 mg/frasco ámpula)
Tópico: ungüento al 5%

Adefovir
Oral: comprimidos de 10 mg

Amantadina
Oral: cápsulas y comprimidos de 100 mg; jarabe de 50 mg/5 ml

Atazanavir
Oral: cápsulas de 100, 150, 200 mg

Boceprivir
Oral: comprimidos de 375 mg

Cidofovir
Parenteral: 375 mg/frasco ámpula (75 mg/ml) para inyección IV

Darunavir
Oral: comprimidos de 300 mg (se debe tomar con ritonavir)

Delavirdina
Oral: comprimidos de 100, 200 mg

Didanosina
Oral: comprimidos de 25, 50 100, 150, 200 mg; polvo de 100, 167, 250 mg para solución oral; polvo de 2, 4 g para solución pediátrica
Oral: cápsulas de liberación prolongada de 125, 200, 250, 400 mg

Docosanol
Tópico: crema al 10%

Efavirenz
Oral: cápsulas de 50, 100, 200 mg; comprimidos de 600 mg

Emtricitabina
Oral: comprimidos de 200 mg
Oral: comprimidos de 200 mg más 300 mg de tenofovir
Oral: 200 mg más 300 mg de tenofovir más 600 mg de efavirenz

Enfuvirtida
Parenteral: 90 mg/ml para inyección

Entecavir
Oral: comprimidos de 0.5, 1 mg; solución oral de 0.05 mg/ml

Estavudina
Oral: cápsulas de 15, 20, 30, 40 mg; polvo para solución oral de 1 mg/ml
Oral de liberación prolongada: cápsulas de 37.5, 50, 75, 100 mg

Etravirina
Oral: comprimidos de 100 mg

Famciclovir
Oral: comprimidos de 125, 250, 500 mg

Fosamprenavir
Oral: comprimidos de 700 mg

Foscarnet
Parenteral: 24 mg/ml para inyección IV

Ganciclovir
Oral: cápsulas de 250, 500 mg
Parenteral: 500 mg/frasco ámpula para inyección IV
Intraocular en implante: 4.5 mg de ganciclovir/implante

Imiquimod
Tópico: crema al 5%

Indinavir
Oral: cápsulas de 100, 200, 333, 400 mg

Interferón α-2a
Parenteral: 3, 6, 9, 36 millones de UI/frasco ámpula

Interferón α-2b
Parenteral: frascos ámpula de 3, 5, 10, 18, 25 y 50 millones de UI

Interferón α-2b
Parenteral: frascos ámpula de 3 millones de UI (surtidos con ribavirina oral, cápsulas de 200 mg)

Interferón α-n3
Parenteral: 5 millones de UI/frasco ámpula

Interferón alfacon-1
Parenteral: frascos ámpula de 9 y 15 µg

Lamivudina
Oral: comprimidos de 150, 300 mg; solución oral de 10 mg/ml
Oral: comprimidos de 100 mg, solución de 5 mg/ml
Oral: comprimidos de 150 mg en combinación con 300 mg de zidovudina
Oral: comprimidos de 150 mg en combinación con 300 mg de abacavir y 300 mg de zidovudina

Lopinavir/ritonavir
Oral: cápsulas de 133.3 mg/33.3 mg; solución de 80 mg/20 mg por ml

Maraviroc
Oral: comprimidos de 150, 300 mg

Nelfinavir
Oral: comprimidos de 250, 625 mg; polvo de 50 mg/g

Nevirapina
Oral: comprimidos de 200 mg; suspensión de 50 mg/ml

Oseltamivir
Oral: cápsulas de 75 mg; polvo para reconstituir la suspensión (12 mg/ml)

Palivizumab
Parenteral: 50, 100 mg/frasco ámpula

Peginterferón α-2a (interferón α-2a pegilado)
Parenteral: 180 µg/ml

Peginterferón α-2b (interferón α-2b PEG-Intron)
Polvo parenteral para reconstitución de soluciones inyectables de 100, 160, 240, 300 µg/ml

Penciclovir
Tópico: crema al 1%

Raltegravir
Oral: comprimidos de 400 mg

Ribavirina
Aerosol: polvo para reconstituir en aerosol; 6 g/100 ml en frasco ámpula
Oral: cápsulas y comprimidos de 200 mg; solución de 40 mg/ml
Oral: 200 mg en combinación con 3 millones de unidades de interferón α-2b

Rilpivirina
Oral: tabletas de 25 mg
Oral: tabletas con emtricitabina 200 mg, rilpivirina 25 mg, tenofovir 300 mg

Rimantadina
Oral: comprimidos de 100 mg: 50 mg/5 ml en jarabe

Ritonavir
Oral: cápsulas de 100 mg; solución de 80 mg/ml

Saquinavir
Oral: 200 mg en cápsulas de gel duro, comprimidos de 500 mg

Telaprivir
Oral: cápsulas de 200 mg

Telbivudina
Oral: comprimidos de 600 mg

Tenofovir
Oral: comprimidos de 300 mg

Tipranavir
Oral: cápsulas de 250 mg

Trifluridina
Tópica: solución oftálmica al 1%

Valaciclovir
Oral: comprimidos de 500, 1 000 mg

Valganciclovir
Oral: cápsulas de 450 mg

Zalcitabina
Oral: comprimidos de 0.375, 0.75 mg

Zanamivir
Inhalatorio: 5 mg/ampolla

Zidovudina
Oral: cápsulas de 100 mg, comprimidos de 300 mg, jarabe de 50 mg/5 ml
Oral: comprimidos de 300 mg en combinación con 150 mg de lamivudina
Oral: comprimidos de 300 mg en combinación con 150 mg de lamivudina y 300 mg de zidovudina
Parenteral: 10 mg/ml

BIBLIOGRAFÍA

Centers for Disease Control and Prevention: Sexually transmitted diseases treatment guidelines, 2006. MMWR 2006;55(RR-11):16.

Drugs for non-HIV viral infections. Med Lett Drugs Ther 2010;98:71.

Ghany MG et al: Diagnosis, management, and treatment of hepatitis C: An update. Hepatology 2009;49:1335.

Hirsch MS: Antiviral drug resistance testing in adult HIV-1 infection: 2008 recommendations of an international AIDS society-USA panel. Clin Infect Dis 2008;47:266.

Lok ASF, McMahon BJ: Chronic hepatitis B: Update 2009. Hepatology 2009;50:1.

Moss RB et al: Targeting pandemic influenza: A primer on influenza antivirals and drug resistance. J Anitimicrob Chemother 2010;5:1086.

Panel on Treatment of HIV-Infected Pregnant Women and Prevention of Perinatal Transmission: *Recommendations for Use of Antiretroviral Drugs in Pregnant HIV-1-Infected Women for Maternal Health and Interventions to Reduce Perinatal HIV Transmission in the United States.* May 24, 2010;1. Available at http://aidsinfo.nih.gov/ContentFiles/PerinatalGL.pdf.

Thompson MA et al: Antiretroviral treatment of adult HIV infection: 2010 recommendations of the International AIDS Society USA panel. JAMA 2010;304:321.

PÁGINAS ELECTRÓNICAS RELEVANTES

http://www.aidsinfo.nih.gov

http://www.hiv-druginteractions.org

http://www.hivinsite.com

http://www.iasusa.org

RESPUESTA AL ESTUDIO DE CASO

En esta paciente está indicado el tratamiento antiviral combinado contra VIH y el virus de la hepatitis B (HBV), dada la elevada carga viral y el bajo recuento de células CD4. Sin embargo, el uso de metadona y el posible consumo excesivo de alcohol obligan a la cautela. El tenofovir y emtricitabina (dos inhibidores nucleosídico/nucleotídico de la transcriptasa inversa) serían una excelente elección como componentes del régimen inicial, ya que ambos tienen actividad contra VIH-1 y HBV, no interactúan con la metadona y están disponibles en una combinación de dosis fija para administrar una vez al día. Podría agregarse efavirenz, un inhibidor no nucleosídico de la transcriptasa inversa, y aun mantener un régimen con una toma al día. Antes de iniciar este régimen debe revisarse la función renal, además de considerar una prueba de densidad mineral ósea. Es preciso descartar el embarazo y debe advertirse a la paciente que el efavirenz no debe usarse durante el embarazo. La posibilidad de descenso en la concentración de metadona por efecto del efavirenz requiere vigilancia estrecha y tal vez aumento en la dosis de metadona.

CAPÍTULO

50

Antimicrobianos diversos; desinfectantes, antisépticos y esterilizantes

Daniel H. Deck, PharmD y Lisa G. Winston, MD*

ESTUDIO DE CASO

Un varón de 66 años de edad ingresa a la unidad de cuidados intensivos de un hospital para tratamiento de una neumonía extrahospitalaria. A su ingreso recibe ceftriaxona y azitromicina, mejora con rapidez y se le traslada a una habitación semiprivada en el área de hospitalización. En el séptimo día de estancia hospitalaria presenta diarrea abundante con ocho deposiciones al día, pero por lo demás está clínicamente estable. Se sospecha una colitis por *Clostridium difficile* y se solicita un análisis de toxinas al laboratorio para confirmar este diagnóstico. ¿Cuál es el tratamiento indicado de la diarrea del paciente? El enfermo fue trasladado al siguiente día a una habitación de cama única. El personal de intendencia pregunta si la antigua habitación debe limpiarse con alcohol o solución con cloro. ¿Qué producto debe seleccionarse? ¿Por qué?

■ METRONIDAZOL, MUPIROCINA, POLIMIXINAS Y ANTISÉPTICOS URINARIOS

METRONIDAZOL

El metronidazol es un nitroimidazol antiprotozoario (cap. 52) que tiene una potente actividad antibacteriana contra anaerobios, entre ellos las bacterias del género *Bacteroides* y *Clostridium.* El metronidazol lo absorben de manera selectiva las bacterias anaerobias y los protozoarios sensibles. Una vez fagocitado por los anaerobios, es reducido en forma no enzimática al reaccionar con la ferredoxina reducida. Como resultado de esta reducción se forman productos nocivos para las células anaeróbicas, lo que permite su acumulación selectiva en los anaerobios. Los metabolitos del metronidazol se absorben en el DNA bacteriano, y crea moléculas inestables. Esta acción tiene lugar sólo cuando el metronidazol se reduce de manera parcial y, puesto que casi siempre su reducción se realiza de manera exclusiva en las células anaeróbicas, su efecto en las células humanas o bacterias aerobias es mínimo.

El metronidazol se absorbe bien después de la administración oral, tiene una amplia distribución en los tejidos y alcanza concentraciones séricas de 4 a 6 μg/ml después de una dosis oral de 250 mg. También se puede administrar por vía intravenosa o rectal. El fármaco penetra muy bien en el líquido cefalorraquídeo y el cerebro, hasta alcanzar concentraciones similares a las séricas. El metronidazol se metaboliza en el hígado y puede acumularse en caso de insuficiencia hepática.

El metronidazol se utiliza para tratar las infecciones intraabdominales anaeróbicas o mixtas (en combinación con otros fármacos contra la actividad de microorganismos aeróbicos), la vaginitis (infección por *Trichomonas* y vaginosis bacteriana), la colitis por *Clostridium difficile* y el absceso cerebral. La dosis típica es de 500 mg tres veces al día por vía oral o intravenosa (30 mg/kg/día). La vaginitis puede responder a una sola dosis de 2 g. Está disponible en el comercio un gel vaginal para uso tópico.

*Los autores agradecen la contribución a Henry F. Chambers, MD, el autor de este capítulo en las ediciones previas.

Los efectos adversos son náusea, diarrea, estomatitis y neuropatía periférica con el uso prolongado. El metronidazol produce un efecto tipo disulfiram y deben darse instrucciones a los pacientes para que eviten el consumo de alcohol. Aunque es teratógeno en algunos animales, no se ha observado este efecto en el ser humano. En el capítulo 52 se describen otras propiedades del metronidazol.

En términos estructurales, el **tinidazol** es un fármaco similar que se administra una vez al día y está aprobado para tratar la infección por *Trichomonas*, la giardiosis y la amebosis. También tiene actividad contra bacterias anaerobias, pero no está aprobado por la *Food and Drug Administration* (FDA) para tratar las infecciones por anaerobios.

MUPIROCINA

La mupirocina (ácido seudomónico) es un producto natural producido por *Pseudomonas fluorescens*. Es inactivado con rapidez después de su absorción y no son detectables sus concentraciones en la circulación general. Se comercializa como ungüento para aplicación tópica.

La mupirocina tiene actividad contra cocos grampositivos, entre ellos cepas de *Staphylococcus aureus* susceptibles y resistentes a la meticilina. La mupirocina inhibe la isoleucil tRNA sintetasa estafilocócica. La resistencia de baja intensidad, definida como una concentración inhibitoria mínima (MIC, *minimum inhibitory concentration*) hasta de 100 μg/ml, se debe a una mutación puntual en el gen de la enzima terminal. Se ha observado una resistencia de baja intensidad después de su uso prolongado. Sin embargo, las concentraciones locales logradas con la aplicación tópica están muy por arriba de esta MIC y este grado de resistencia al parecer no es causa de ineficacia clínica. La resistencia de gran intensidad, con MIC mayores de 1 000 μg/ml, se debe a la presencia de un segundo gen de la isoleucil tRNA sintetasa, que codifica un plásmido. La resistencia de gran intensidad produce una pérdida completa de la actividad. Las cepas con resistencia de gran intensidad han producido brotes epidémicos intrahospitalarios de infección estafilocócica y colonización. Aunque se observan tasas más elevadas de resistencia con el uso intensivo de la mupirocina, todavía son susceptibles más de 95% de las cepas de estafilococos.

La mupirocina está indicada para el tratamiento tópico de las infecciones cutáneas leves, como el impétigo (cap. 61). La aplicación tópica en extensas zonas infectadas, como en las úlceras por decúbito o en las heridas quirúrgicas abiertas, se ha identificado como un factor importante que da lugar al surgimiento de cepas resistentes a la mupirocina y no se recomienda. La mupirocina elimina de manera eficaz la portación nasal de *S. aureus* por los pacientes o profesionales de la salud, pero los resultados son mixtos con respecto a su capacidad para prevenir las infecciones estafilocócicas subsiguientes.

POLIMIXINAS

Las polimixinas constituyen un grupo de péptidos básicos que tienen actividad contra las bacterias gramnegativas y comprenden la **polimixina B** y la **polimixina E (colistina)**. Las polimixinas tienen una acción parecida a la de los detergentes catiónicos. Se adhieren a las membranas de la célula bacteriana y la destruyen. También fijan endotoxinas y las inactivan. Los microorganismos grampositivos, *Proteus* sp y *Neisseria* sp son resistentes.

Dados los efectos tóxicos importantes que acompañan a la administración sistémica, las polimixinas se han restringido en gran parte a uso tópico. Suelen aplicarse ungüentos que contienen polimixina B, en dosis de 0.5 mg/g, en mezclas con bacitracina o neomicina (o ambas) en las lesiones superficiales de la piel que están infectadas. El surgimiento de cepas de *Acinetobacter baumannii*, *Pseudomonas aeruginosa* y enterobacterias que son resistentes a todos los demás fármacos ha suscitado un renovado interés en la polimixina, como un fármaco parenteral para el tratamiento de último recurso en las infecciones causadas por estos microorganismos.

FIDAXOMICINA

La **fidaxomicina** es un antibiótico macrocíclico de espectro estrecho que es activo contra aerobios y anaerobios grampositivos, pero carece de actividad contra las bacterias gramnegativas. Inhibe la síntesis de proteínas bacterianas al unirse con la subunidad sigma de la ARN polimerasa. Cuando se administra por vía oral, su absorción por vía general es mínima, pero su concentración fecal es elevada. La fidaxomicina ha recibido aprobación por la FDA para el tratamiento de la colitis por *C. difficile* en los adultos. La información preliminar demuestra que es tan efectiva como la vancomicina oral y la frecuencia de recurrencias es menor. La FDA utiliza el término de fármaco huérfano para referirse a todas las presentaciones de fidaxomicina para el tratamiento de la infección por *C. difficile* en la población pediátrica de 16 años y menor. Se administra a una dosis de 200 mg por vía oral cada 12 h.

ANTISÉPTICOS URINARIOS

Los antisépticos urinarios son fármacos orales que ejercen una actividad antibacteriana en la orina, pero tienen un efecto antibacteriano sistémico escaso o nulo. Su utilidad se limita a las infecciones urinarias bajas. La supresión prolongada de la bacteriuria por medio de antisépticos urinarios es conveniente en las infecciones urinarias crónicas en las cuales no ha sido posible erradicar la infección mediante el tratamiento sistémico a corto plazo.

Nitrofurantoína

A dosis terapéuticas, la **nitrofurantoína** es bactericida para muchas bacterias grampositivas y gramnegativas; sin embargo, *P. aeruginosa* y muchas cepas de *Proteus* son resistentes. El mecanismo de acción de la nitrofurantoína es complejo y no se conoce del todo. Al parecer, su actividad antibacteriana es directamente proporcional a la conversión intracelular rápida de la nitrofurantoína en sustancias intermedias muy reactivas por medio de las reductasas bacterianas. Estas sustancias intermedias reaccionan en forma inespecífica con muchas proteínas ribosomales y alteran la síntesis de proteínas, RNA, DNA y procesos metabólicos. No se sabe cuál de las acciones múltiples de la nitrofurantoína es la encargada de su actividad bactericida.

No existe resistencia cruzada entre la nitrofurantoína y otros antimicrobianos y la resistencia se desarrolla con lentitud. En vista de que la resistencia al trimetoprim-sulfametoxazol y fluoroquinolonas es cada vez más frecuente en *Escherichia coli*, la nitrofurantoína se ha convertido en una opción oral para el tratamiento de las infecciones urinarias no complicadas.

La nitrofurantoína se absorbe bien después de su ingestión. Se metaboliza y excreta con tanta rapidez que no se logra una acción antibacteriana sistémica. El fármaco se elimina en la orina tanto por filtración glomerular como por secreción tubular. Con las dosis diarias promedio se alcanzan concentraciones de 200 μg/ml en la orina. En los sujetos con insuficiencia renal, las concentraciones urinarias son insuficientes para la acción antibacteriana, pero las concentraciones sanguíneas elevadas pueden producir toxicidad. La nitrofurantoína está contraindicada en caso de insuficiencia renal grave (depuración de creatinina <60 ml/min).

La dosis para las infecciones urinarias en los adultos es de 100 mg por vía oral cuatro veces al día. El fármaco no debe utilizarse para tratar las infecciones urinarias altas. La nitrofurantoína oral puede administrarse por meses para suprimir las infecciones urinarias crónicas. Es conveniente mantener un pH urinario por debajo de 5.5, lo cual aumenta en grado considerable la actividad del fármaco. Una sola dosis diaria de nitrofurantoína de 100 mg puede prevenir las infecciones recidivantes de las vías urinarias en algunas mujeres.

La anorexia, náusea y vómito son los principales efectos secundarios de la nitrofurantoína. Las neuropatías y la anemia hemolítica se presentan en caso de deficiencia de glucosa-6-fosfato deshidrogenasa. La nitrofurantoína antagoniza la acción del ácido nalidíxico. Se ha informado exantema, infiltración y fibrosis pulmonar y otras reacciones de hipersensibilidad.

Mandelato de metenamina e hipurato de metenamina

El mandelato de metenamina es la sal de ácido mandélico y metenamina y tiene las propiedades de estos dos antisépticos urinarios. El hipurato de metenamina es la sal de ácido hipúrico y metenamina. A un pH por debajo de 5.5, la metenamina libera formaldehído, el cual es antibacteriano (véase Aldehídos, más adelante). El ácido mandélico o el hipúrico administrados por vía oral se excretan sin modificaciones en la orina, en la cual estos fármacos son bactericidas para algunas bacterias gramnegativas cuando el pH es menor de 5.5.

El mandelato de metenamina, en dosis de 1 g cuatro veces al día, o el hipurato de metenamina, en dosis de 1 g dos veces al día por vía oral (niños, 50 mg/kg/día o 30 mg/kg/día, respectivamente), se utiliza sólo como un antiséptico urinario para suprimir, no para tratar, las infecciones de vías urinarias. Se pueden administrar compuestos acidificantes (p. ej., ácido ascórbico, 4 a 12 g/día) para reducir el pH urinario por debajo de 5.5. No deben administrarse sulfonamidas al mismo tiempo porque pueden formar un compuesto insoluble con el formaldehído liberado por la metenamina. Las personas que toman mandelato de metenamina pueden mostrar resultados falsamente elevados en las pruebas para metabolitos de las catecolaminas.

DESINFECTANTES, ANTISÉPTICOS Y ESTERILIZANTES

Los desinfectantes son potentes sustancias químicas que inhiben o destruyen a los microorganismos (cuadro 50-1). Los antisépticos son fármacos desinfectantes con efectos tóxicos tan leves para las células del hospedador que pueden utilizarse directamente sobre la piel, las mucosas o las heridas. Los esterilizantes destruyen tanto a células vegetativas como a esporas cuando se aplican a materiales por periodos y temperaturas apropiados. En el cuadro 50-2 se definen algunos de los términos utilizados en este contexto.

La desinfección previene la infección al reducir el número de microorganismos potencialmente infectantes al destruirlos, eliminarlos o diluirlos. La desinfección puede lograrse mediante la aplicación de sustancias químicas o el empleo de agentes físicos como la radiación ionizante, el calor seco o húmedo o el vapor supercalentado (autoclave, 120°C) para destruir microorganismos. A menudo se utiliza una combinación de agentes, por ejemplo, agua y calor moderado por algún tiempo (pasteurización); óxido de etileno y

CUADRO 50-1 Actividades de los desinfectantes

	Bacterias			Virus			Otros		
	Grampositivas	*Gramnegativas*	*Acidorresistentes*	*Esporas*	*Lipófilos*	*Hidrófilos*	*Hongos*	*Quistes amebianos*	*Priones*
Alcoholes (isopropanol, etanol)	HS	HS	S	R	S	V	...	...	R
Aldehídos (glutaraldehído, formaldehído)	HS	HS	MS	S (lento)	S	MS	S	...	R
Gluconato de clorhexidina	HS	MS	R	R	V	R	...	...	R
Hipoclorito de sodio, dióxido de cloro	HS	HS	MS	S (pH 7.6)	S	S (a concentración elevada)	MS	S	MS (a concentraciones elevadas)
Hexaclorofeno	S (lento)	R	R	R	R	R	R	R	R
Yodopovidona	HS	HS	S	S (a concentraciones elevadas)	S	R	S	S	R
Fenoles, compuestos de amonio cuaternario	HS	HS	MS	R	S	R	S	...	R

HS, muy susceptibles; S, susceptibles; MS, susceptibilidad moderada; R, resistentes; V, variables; ..., no se dispone de datos.

CUADRO 50-2 Términos frecuentes relacionados con la destrucción química y física de los microorganismos

Antisepsia	Aplicación de un compuesto químico al tejido vivo con el fin de prevenir las infecciones
Descontaminación	Destrucción o reducción intensa del número o la actividad de los microorganismos
Desinfección	Tratamiento químico o físico que destruye a la mayor parte de los microbios o virus vegetativos, pero no las esporas, en superficies inanimadas o sobre ellas
Higienización	Reducción de la carga microbiana en una superficie inanimada a un grado considerado aceptable para fines de salud pública
Esterilización	Un proceso cuyo propósito es destruir o eliminar todos los tipos de microorganismos, incluidas las esporas, y por lo general abarca virus, con una probabilidad de supervivencia aceptablemente baja
Pasteurización	Un proceso que destruye microorganismos no esporulantes mediante agua caliente o vapor a una temperatura de 65 a 100°C

calor húmedo (un esterilizante); o la adición de un desinfectante a un detergente. La prevención de las infecciones también puede lograrse mediante lavado, que diluye al microorganismo potencialmente infeccioso, o al establecer una barrera, por ejemplo, guantes, condón o respirador, que impide que el microorganismo patógeno entre en el hospedador.

El **lavado de manos** es el medio más importante para prevenir la transmisión de agentes infecciosos de una persona a otra o de regiones con una alta densidad microbiana, por ejemplo, boca, nariz o intestino, a potenciales sitios de infección. El jabón y el agua tibia eliminan de manera eficiente a las bacterias. Los desinfectantes cutáneos junto con el detergente y el agua suelen utilizarse antes de las intervenciones quirúrgicas como un cepillado prequirúrgico para las manos de los cirujanos y la incisión quirúrgica en el paciente.

La valoración de la eficacia de los antisépticos, los desinfectantes y los esterilizantes, aunque en principio parece simple, es muy compleja. Los factores inherentes a cualquier valoración comprenden la resistencia intrínseca del microorganismo, el número de patógenos presentes, las poblaciones mixtas de microorganismos, la cantidad de material orgánico presente (p. ej., sangre, heces o tejidos), la concentración y la estabilidad del desinfectante o el esterilizante, el tiempo y la temperatura de la exposición, el pH y la hidratación y la fijación del agente a las superficies. Los análisis estandarizados y específicos de la actividad se definen para cada aplicación. Se deben evaluar también los efectos tóxicos en el ser humano. En Estados Unidos, la *Environmental Protection Agency* (EPA) regula los desinfectantes y esterilizantes y la FDA regula los antisépticos.

Los consumidores de antisépticos, desinfectantes y esterilizantes deben tomar en cuenta sus efectos tóxicos a corto y largo plazos, ya que pueden tener una actividad biocida general y se pueden acumular en el medio ambiente o en el organismo del paciente o del cuidador que utilizan el compuesto. Los desinfectantes y los antisépticos también pueden contaminarse con microorganismos resistentes (p. ej., esporas, *P. aeruginosa* o *Serratia marcescens*) y en realidad transmiten la infección. La mayor parte de los antisépticos tópicos interfiere en cierto grado con la cicatrización de las heridas. La limpieza simple con agua y jabón es menos nociva que los antisépticos aplicados en las heridas. Los antibióticos tópicos con un espectro de acción estrecho y escasos efectos tóxicos (p. ej., bacitracina y mupirocina) puede utilizarse para el control temporal de la proliferación bacteriana y en general son preferibles a los antisépticos. Los fármacos que contienen metenamina liberan formaldehído en una concentración antibacteriana baja a un pH ácido y pueden ser un antiséptico urinario eficaz para el control de las infecciones de las vías urinarias a largo plazo.

En el texto siguiente se describirán de forma sinóptica algunas de las clases químicas de antisépticos, desinfectantes y esterilizantes. Se remite al lector a la bibliografía general para las descripciones de los métodos de desinfección y esterilización físicos.

ALCOHOLES

Los dos alcoholes utilizados con más frecuencia para la antisepsia y la desinfección son el **etanol** y el **alcohol isopropílico** (**isopropanol**). Son activos con rapidez y destruyen a las bacterias vegetativas, *Mycobacterium tuberculosis* y muchos hongos e inactivan a virus lipófilos. La concentración bactericida óptima es de 60 a 90% por volumen en agua. Su mecanismo de acción probablemente consiste en la desnaturalización de las proteínas. No se aplican como esterilizantes porque no son esporicidas, no penetran el material orgánico que contiene proteína, pueden no tener actividad contra virus hidrófilos y carecen de acción residual, ya que se evaporan por completo. Los alcoholes son útiles en situaciones en las cuales no se dispone de vertederos con agua corriente para el lavado con jabón y agua. Su efecto desecante de la piel puede aliviarse en parte al añadir emolientes a la formulación. Se ha demostrado que el empleo de frotaciones de la mano a base de alcohol reduce la transmisión de bacterias patógenas intrahospitalarias y es una medida recomendada por los *Centers for Disease Control and Prevention* (CDC) como el método preferido para la descontaminación de las manos. Las frotaciones de las manos a base de alcohol son ineficaces contra las esporas de *C. difficile* y todavía es necesario el lavado enérgico de manos con un jabón desinfectante y agua para la descontaminación después de atender a un paciente con infección por este microorganismo.

Los alcoholes son inflamables y deben almacenarse en zonas frescas y bien ventiladas. Se debe esperar a que se evaporen antes de utilizar cauterio, electrocirugía o cirugía con láser. Los alcoholes pueden ser dañinos si se aplican directamente en el tejido corneal. Por tanto, los instrumentos que se han desinfectado en alcohol, como los tonómetros, se deben enjuagar con agua estéril, o bien debe dejarse que se evapore el alcohol antes de utilizarlos.

CLORHEXIDINA

La clorhexidina es una biguanida catiónica con muy baja hidrosolubilidad. Se utiliza como antiséptico el digluconato de clorhexidina hidrosoluble en formulaciones hidrófilas. Tiene actividad contra bacterias vegetativas y micobacterias y una actividad moderada contra hongos y virus. Se adsorbe intensamente a las membranas bacterianas y produce filtración de moléculas pequeñas y precipitación de proteínas citoplásmicas. Es activa a un pH de 5.5 a 7.0. El gluconato de clorhexidina tiene una acción más lenta que los alcoholes, pero a causa de su consistencia tiene una actividad residual cuando se utiliza en forma repetida, hasta ocasionar una acción bactericida equivalente a la de los alcoholes. Es muy eficaz contra los cocos grampositivos y menos activa contra los bacilos grampositivos y gramnegativos. La germinación de esporas se inhibe con la clorhexidina. El digluconato de clorhexidina es resistente a la inhibición por la sangre y materiales orgánicos. Sin embargo, los compuestos aniónicos y no iónicos en los humectadores, los jabones neutrales y las sustancias tensoactivas pueden neutralizar su acción. Las formulaciones de digluconato de clorhexidina a una concentración de 4% tienen una actividad antibacteriana levemente mayor que las nuevas formulaciones al 2%. La combinación de gluconato de clorhexidina en alcohol al 70%, disponible en algunos países, incluido Estados Unidos, es la sustancia preferida para la antisepsia de la piel en muchos procedimientos quirúrgicos y percutáneos. La ventaja de esta combinación respecto de la yodopovidona se deriva de su acción más rápida después de su aplicación, su actividad mantenida después del contacto con los líquidos corporales y su actividad persistente en la piel. La clorhexidina tiene una capacidad sensibilizante de la piel o irritante muy escasa. Los efectos tóxicos por vía oral son escasos pero no se absorbe bien en el tubo digestivo. No se debe utilizar clorhexidina durante intervenciones quirúrgicas en el oído medio porque produce sordera sensorineural. Durante la neurocirugía puede presentarse una neurotoxicidad similar.

HALÓGENOS

Yodo

El yodo en una solución a 1:20 000 es bactericida en un minuto y destruye esporas en 15 min. La tintura de yodo USP contiene yodo al 2% y yoduro de sodio al 2.4% en alcohol. Es el antiséptico más activo para la piel intacta. No suele utilizarse por las reacciones de hipersensibilidad importantes que pueden presentarse y porque mancha la ropa y los vendajes.

Yodóforos

Los yodóforos son complejos de yodo con un compuesto activo en la superficie como **polivinilpirrolidona** (**PVP; yodopovidona**). Los yodóforos retienen la actividad del yodo, destruyen bacterias vegetativas, micobacterias, hongos y virus que contienen lípidos. Pueden ser esporicidas con la exposición prolongada. Los yodóforos pueden utilizarse como antisépticos o desinfectantes y estos últimos contienen más yodo. La cantidad del yodo libre es baja, pero se libera a medida que se diluye la solución. Se debe diluir una solución de yodóforo de acuerdo con las instrucciones del laboratorio fabricante para obtener una actividad completa.

Los yodóforos son menos irritantes y tienen menos probabilidades de producir hipersensibilidad en la piel que la tintura de yodo. Se deben secar sobre la piel para activarse, lo que constituye en ocasiones una desventaja. A pesar de que el espectro de actividad de los yodóforos es más amplio que el de la clorhexidina, incluida su acción esporicida, carecen de su actividad persistente en la piel.

Cloro

El cloro es un oxidante potente y un desinfectante general que muy a menudo se comercializa como una solución de **hipoclorito de sodio** al 5.25%, una formulación típica del **blanqueador doméstico**. Dado que pueden variar las formulaciones, se debe verificar la concentración exacta en la etiqueta. Una dilución del blanqueador doméstico de 1:10 proporciona 5 000 ppm de cloro disponible. Los CDC recomiendan esta concentración para la desinfección de los derrames de sangre. Menos de 5 ppm destruyen bacterias vegetativas, en tanto que se necesitan hasta 5 000 ppm para destruir las esporas. Una concentración de 1 000 a 10 000 ppm es tuberculocida. Una concentración de 100 ppm destruye células micóticas vegetativas en 1 h, pero las esporas micóticas requieren 500 ppm. Los virus son inactivados por una concentración de 200 a 500 ppm. Las diluciones de hipoclorito de sodio al 5.25% elaboradas en agua corriente con un pH de 7.5 a 8.0 retienen su actividad por meses cuando se mantienen en recipientes bien cerrados y opacos. La abertura y cierre frecuente del recipiente reducen en grado notable la actividad.

Dado que el cloro se inactiva por sangre, suero, heces y materiales que contienen proteínas, se deben limpiar las superficies antes de aplicar el desinfectante clorado. El ácido hipocloroso no disociado (HOCl) es el compuesto biocida activo. Cuando aumenta el pH, se forma el ion hipoclorito menos activo, OCl^-. Cuando las soluciones de hipoclorito hacen contacto con formaldehído, se forma el carcinógeno bisclorometilo. La evolución rápida del gas de cloro irritante ocurre cuando las soluciones de hipoclorito se mezclan con ácido y orina. Las soluciones son corrosivas para el aluminio, plata y acero inoxidable.

Los compuestos alternativos liberadores de cloro comprenden **dióxido de cloro** y **cloramina T**. Estas sustancias retienen cloro por más tiempo y tienen una acción bactericida prolongada.

FENÓLICOS

El **fenol** (tal vez el más antiguo de los antisépticos quirúrgicos) ya no se utiliza ni siquiera como desinfectante debido a su efecto corrosivo sobre los tejidos, sus efectos tóxicos cuando se absorbe y su efecto carcinógeno. Estas reacciones adversas disminuyen al formular derivados en los cuales un grupo funcional reemplaza a un átomo de hidrógeno en el anillo aromático. Los compuestos fenólicos que más suelen utilizarse son ***o*-fenilfenol, *o*-benzil-*p*-clorofenol** y **amilfenol *p*-terciario**. Suelen utilizarse las mezclas de derivados fenólicos. Algunas de éstas se derivan de destilados de alquitrán mineral, por ejemplo cresoles y xilenoles. La absorción cutánea y la irritación de la piel todavía se presentan con estos derivados y se necesitan cuidados apropiados para su uso. A menudo se añaden detergentes a las formulaciones para limpiar y retirar material orgánico que puede atenuar la actividad de un compuesto fenólico. Los compuestos fenólicos destruyen las paredes y membranas celulares, precipitan proteínas e inactivan enzimas. Son bactericidas (incluidas las micobacterias) y fungicidas y son capaces de inactivar a virus lipófilos. No son esporicidas. Se deben seguir las recomendaciones para la dilución y el tiempo de exposición que señala el laboratorio fabricante.

Los desinfectantes fenólicos se utilizan para la descontaminación de superficies duras en hospitales y laboratorios, como pisos, camas y mostradores o partes superiores de bancas. No se recomiendan para utilizarse en salas de cunas y sobre todo en cunas, donde su empleo se ha relacionado con hiperbilirrubinemia. El empleo de **hexaclorofeno** como un desinfectante de la piel ha causado edema cerebral y convulsiones en lactantes prematuros y algunas veces en adultos.

COMPUESTOS DE AMONIO CUATERNARIO

Los compuestos de amonio cuaternario son detergentes catiónicos activos en superficies. El catión activo tiene por lo menos una cadena larga de hidrocarburo repelente al agua, que hace que las moléculas se concentren como una capa orientada sobre la superficie de las soluciones y partículas coloidales o suspendidas. La porción de nitrógeno cargada del catión tiene una gran afinidad por el agua e impide la separación fuera de la solución. La acción bactericida de los compuestos cuaternarios se ha atribuido a la inactivación de las enzimas productoras de energía, la desnaturalización de las proteínas y la destrucción de la membrana celular. Estas sustancias son fungistáticas y esporostáticas y también inhiben a las algas. Son bactericidas para las bacterias grampositivas y activas en grado moderado contra las bacterias gramnegativas. Los virus lipófilos son inactivados. No son tuberculicidas ni esporicidas y no inactivan a los virus hidrófilos. Los compuestos de amonio cuaternario se unen a la superficie de la proteína coloidal en la sangre, suero y leche y a las fibras presentes en el algodón, ropa y toallas de papel que se utilizan para aplicarlos, lo cual puede causar la inactivación de la sustancia al retirarla de la solución. Son inactivados por detergentes aniónicos (jabones), por muchos detergentes no iónicos y por iones de calcio, magnesio, férricos y aluminio.

Los compuestos cuaternarios se utilizan para la limpieza de superficies no críticas (pisos, partes superiores de bancas). Sus escasos efectos tóxicos han dado a lugar a su empleo como productos higiénicos en las instalaciones para la producción de alimentos. Los CDC recomiendan que *no* se utilicen los compuestos de amonio cuaternario como el **cloruro de benzalconio** como antisépticos porque han ocurrido varios brotes epidémicos de infecciones que se debieron a la proliferación de *Pseudomonas* y otras bacterias gramnegativas en soluciones de antiséptico de amonio cuaternario.

ALDEHÍDOS

El **formaldehído** y el **glutaraldehído** se usan para la desinfección o la esterilización de instrumentos como endoscopios de fibra óptica, equipo para inhaloterapia, hemodializadores e instrumentos dentales que no pueden resistir la exposición a las elevadas temperaturas de la esterilización con vapor. No son corrosivos para metal, plástico o caucho. Estas sustancias tienen un amplio espectro de actividad contra microorganismos y virus. Actúan mediante alquilación de los grupos químicos presentes en las proteínas y los ácidos nucleicos. La ineficacia de la desinfección o la esterilización puede ocurrir como resultado de la dilución por debajo de las concentraciones eficaces conocidas, la presencia de material orgánico y la falta de penetración de líquido hacia los pequeños conductos en los instrumentos. Se dispone de baños de circulación automática que aumentan la penetración de la solución del aldehído en el instrumento y a la vez reducen la exposición del operador a los gases irritantes.

El formaldehído se comercializa como una solución al 40% p/v (peso/volumen) en agua (**formol** al 100%). Una solución de formaldehído al 8% en agua tiene un amplio espectro de actividad contra bacterias, hongos y virus. La actividad esporicida puede tardar hasta 18 h. Su rapidez de acción aumenta por la solución en isopropanol al 70%. Se utilizan soluciones de formaldehído para la desinfección de hemodializadores, la preparación de vacunas y la conservación, y para embalsamar los tejidos. Las soluciones de formaldehído al 4% (formol al 10%) utilizada para fijar y embalsamar los tejidos pueden no ser micobactericidas.

El glutaraldehído es un dialdehído (1,5-pentanedial). Se utilizan muy a menudo las soluciones de glutaraldehído al 2% p/v. La solución debe alcalinizarse a un pH de 7.4 a 8.5 para su activación. Las soluciones activadas son bactericidas, esporicidas, fungicidas y viricidas tanto para virus lipófilos como hidrófilos. El glutaraldehído tiene una mayor actividad esporicida que el formaldehído, pero su actividad tuberculicida puede ser menor. La acción letal contra las micobacterias y esporas puede necesitar una exposición prolongada. Una vez activadas, las soluciones tienen una vida útil de 14 días, después de lo cual la polimerización reduce la actividad. Otros medios de activación y estabilización pueden aumentar la vida útil. Dado que a menudo se reutilizan las soluciones de glutaraldehído, la causa más frecuente de pérdida de la actividad es la dilución y la exposición al material orgánico. Se recomiendan las tiras reactivas de prueba para medir la actividad residual.

El formaldehído tiene un olor picante característico y es muy irritante para las mucosas respiratorias y los ojos a concentraciones de 2 a 5 ppm. La *United States Occupational Safety and Health Administration* (OSHA) ha declarado que el formaldehído es un carcinógeno potencial y ha establecido un estándar de exposición laboral que limita la exposición promedio ponderado en tiempo (TWA, *time-weighted average*) de 8 h a 0.75 ppm. Se recomienda la protección del personal de salud contra la exposición a las concentraciones de glutaraldehído mayores de 0.2 ppm. Para lograr este límite de exposición puede necesitarse un mayor intercambio de aire, el confinamiento en pabellones con extractores, tapas de sellado hermético en dispositivos de exposición y el empleo de equipo protector por el personal, como gafas, respiradores y guantes.

El **ortoftalaldehído** (**OPA**) es un esterilizante químico a base de dialdehído fenólico con un espectro de actividad equiparable al glutaraldehído, aunque su rapidez bactericida es varias veces mayor. La solución de OPA suele contener OPA al 0.55%. En la etiqueta de su envase se señala que puede lograrse la desinfección de alto grado durante 12 min a una temperatura ambiental en comparación con los 45 min para el glutaraldehído al 2.4%. A diferencia del glutaraldehído, el OPA no necesita activación, es menos irritante para las mucosas y no requiere vigilancia de la exposición. Tiene una buena compatibilidad con los materiales y características de seguridad ambiental aceptables. El OPA es útil para la desinfección o la esterilización de endoscopios, instrumentos quirúrgicos y otros dispositivos médicos.

AGUA SUPEROXIDADA

La electrólisis de solución salina produce una mezcla de oxidantes, sobre todo ácido hipocloroso y cloro, con potentes propiedades desinfectantes o esterilizantes. La solución generada por su elaboración, que se ha comercializado para la desinfección de endoscopios y materiales dentales, es bactericida, fungicida, tuberculicida y esporicida con radidez. Se logra una desinfección de alto grado con un tiempo de contacto de 10 min. La solución no es tóxica ni irritante y no se necesitan precauciones especiales para su eliminación.

COMPUESTOS DE PEROXÍGENO

Estos compuestos, que incluyen **peróxido de hidrógeno** y **ácido peracético**, tienen una gran actividad microbicida y un amplio espectro contra bacterias, esporas, virus y hongos cuando se utilizan en concentraciones apropiadas. Ofrecen la ventaja de que sus productos de descomposición no son tóxicos ni dañan al medio ambiente. Son oxidantes potentes que se utilizan en especial como desinfectantes y esterilizantes.

El peróxido de hidrógeno es un desinfectante muy eficaz cuando se utiliza para objetos inanimados o materiales con escaso contenido orgánico como agua. Los microorganismos que producen las enzimas catalasa y peroxidasa degradan con rapidez el peróxido de hidrógeno. Los productos de degradación inocuos son oxígeno y agua. Las soluciones concentradas que contienen H_2O_2 al 90% p/v se preparan por medios electroquímicos. Cuando se diluyen en agua desionizada de gran calidad al 6% y 3% y se vierten en recipientes limpios, permanecen estables. Se ha propuesto usar el peróxido de hidrógeno para la desinfección de respiradores, implantes de resina acrílica, utensilios de plástico para comer, lentes de contacto blandos y cajas de cartón utilizadas para productos lácteos o jugos. Las concentraciones de peróxido de hidrógeno al 10 a 25% son esporicidas. El peróxido de hidrógeno en fase de vapor (VPHP, *vapor phase hydrogen peroxide*) es un esterilizante gaseoso frío que tiene el potencial de reemplazar a los gases tóxicos o carcinógenos óxido de etileno y formaldehído. El VPHP no necesita una cámara presurizada y es activo a temperaturas mínimas de 4°C y concentraciones mínimas de 4 mg/L. Es incompatible con líquidos y productos de celulosa. Penetra la superficie de algunos plásticos. En el comercio se puede adquirir el equipo automatizado que utiliza peróxido de hidrógeno vaporizado o peróxido de hidrógeno mezclado con ácido fórmico para la esterilización de endoscopios.

El ácido peracético (CH_3COOOH) se prepara de forma comercial a partir de peróxido de hidrógeno al 90%, ácido acético y ácido sulfúrico como un catalizador. Es explosivo en la forma pura. Suele utilizarse en solución diluida y transportarse en recipientes con tapas ventiladas para evitar que aumente la presión a medida que se libera el oxígeno. El ácido paracético es más activo que el peróxido de hidrógeno como sustancia bactericida y esporicida. Las concentraciones de 250 a 500 ppm son eficaces contra una amplia gama de bacterias en 5 min a un pH de 7.0 a 20°C. Las esporas bacterianas son inactivadas por ácido peracético a una concentración de 500 a 30 000 ppm. En la presencia de materia orgánica sólo se necesitan concentraciones levemente mayores. Para los virus son necesarias exposiciones variables. En el caso de los enterovirus se necesitan 2 000 ppm durante 15 a 30 min para la inactivación.

Se ha desarrollado una máquina automática que utiliza el líquido de ácido peracético de una concentración al 0.1 a 0.5% para la esterilización de los instrumentos médicos, quirúrgicos y dentales. Asimismo, se han adoptado sistemas de esterilización de ácido peracético para los hemodializadores. Las industrias de procesamiento de alimentos y bebidas utilizan ampliamente el ácido peracético dado que los productos de degradación en diluciones altas no producen olores, sabores o efectos tóxicos. Puesto que no es necesario el enjuague con esta aplicación, se ahorra tiempo y dinero.

El ácido peracético es un potente tumorígeno pero un carcinógeno débil. No es mutágeno en la prueba de Ames.

METALES PESADOS

En la actualidad los metales pesados como el mercurio y la plata se utilizan pocas veces como desinfectantes. El mercurio es un riesgo ambiental y algunas bacterias patógenas han desarrollado resistencia a los mercuriales mediada por plásmido. Es frecuente la hipersensibilidad al timerosal, tal vez hasta en un 40% de la población. Estos compuestos se absorben de una solución por las tapas de caucho y plástico. No obstante, todavía se utiliza el **timerosal** al 0.001 a 0.004% como conservador de vacunas, antitoxinas y sueros inmunitarios. No se ha establecido una relación causal con el autismo, pero existen vacunas sin timerosal para niños y mujeres embarazadas.

Las sales de plata inorgánicas tienen una acción bactericida potente. Se ha utilizado muy a menudo el **nitrato de plata**, en una dilución de 1:1 000, sobre todo para prevenir la oftalmitis gonocócica en los recién nacidos. Los ungüentos de antibiótico han reemplazado al nitrato de plata para esta indicación. La **sulfadiazina argéntica** libera con lentitud la plata y se utiliza para suprimir la proliferación bacteriana en las heridas por quemadura (cap. 46).

ESTERILIZANTES

Por muchos años el **vapor** a presión **(autoclave)** a una temperatura de 120°C durante 30 min ha sido el método básico para esterilizar instrumentos y otros materiales resistentes al calor. Cuando no es posible el empleo de la autoclave, como en el caso de instrumentos que tienen lentes y materiales que contienen plástico y caucho, se utiliza el **óxido de etileno** (diluido con fluorocarbono o dióxido de carbono para reducir el riesgo de explosión) a una concentración de 440 a 1 200 mg/L a una temperatura de 45 a 60°C con una humedad relativa de 30 a 60%. Se han utilizado las concentraciones más altas para aumentar la penetración.

El óxido de etileno se clasifica como un mutágeno y carcinógeno. El límite de exposición permisible (PEL, *permissible exposure limit*) establecido por la OSHA para el óxido de etileno es 1 ppm calculado como un promedio ponderado en tiempo. En la actualidad cada vez se utilizan más los esterilizantes alternativos, como el peróxido de hidrógeno de fase de vapor, el ácido peracético, ozono, plasma de gas, dióxido de cloro, formaldehído y óxido de propileno. Todos estos esterilizantes tienen ventajas y problemas potenciales. Cada vez se utilizan más sistemas automáticos de ácido peracético para la descontaminación de alto grado y la esterilización de endoscopios y hemodializadores gracias a su eficacia, características automáticas y los escasos efectos tóxicos de los productos residuales de la esterilización.

CONSERVADORES

Los desinfectantes se utilizan como conservadores para evitar la proliferación de bacterias y hongos en productos farmacéuticos, sueros y reactivos de laboratorio, cosméticos y lentes de contacto. Los frascos de múltiple uso para fármacos que pueden dispersarse mediante la penetración repetida en el diafragma de hule, al igual que las gotas óticas y nasales, necesitan conservadores, los que no deben ser irritantes ni tóxicos para los tejidos en los cuales se apliquen. Deben ser eficaces para prevenir la proliferación de microorganismos que tal vez los contaminen y es preciso que tengan suficiente solubilidad y estabilidad para mantenerse activos.

Los conservadores que suelen utilizarse son ácidos orgánicos como **ácido benzoico** y sales, los **parabenos** (alquil ésteres de ácido *p*-hidroxibenzoico), ácido sórbico y sales, compuestos fenólicos, compuestos de amonio cuaternario, alcoholes y mercuriales como timerosal en concentración de 0.001 a 0.004%.

RESUMEN Antimicrobianos diversos

Subclase	Mecanismo de acción	Efectos	Aplicaciones clínicas	Farmacocinética, efectos tóxicos e interacciones
NITROIMIDAZOL				
• Metronidazol	Destrucción de la cadena de transporte de electrones	Actividad bactericida contra bacterias anaerobias y protozoarios susceptibles	Infecciones anaerobias • vaginitis • colitis por *C. difficile*	Oral o IV • depuración hepática (semivida = 8 h) • reacción de tipo disulfiram cuando se administra con alcohol • *Efectos tóxicos:* molestias gastrointestinales • sabor metálico • neuropatía • convulsiones
• *Tinidazol: oral; es similar al metronidazol pero su dosis se administra una vez al día; aprobado para tricomonas, giardiosis y amebosis*				
ANTISÉPTICOS URINARIOS				
• Nitrofurantoína	No se ha dilucidado por completo • síntesis de rompimientos proteínicos e inhibe múltiples sistemas de enzimas bacterianas	Actividad bacteriostática o bactericida contra bacterias susceptibles	Infecciones de las vías urinarias no complicadas • profilaxis a largo plazo	Oral • depuración renal rápida (semivida = 0.5 h) • las concentraciones sanguíneas son insignificantes • contraindicada en insuficiencia renal • *Efectos tóxicos:* trastorno gastrointestinal • neuropatías • hipersensibilidad en los pacientes con fibrosis pulmonar
• *Hipurato de metenamina y mandelato de metenamina: oral; liberan formaldehído a un pH urinario ácido; se utiliza sólo para la supresión, no para el tratamiento, de las infecciones de las vías urinarias*				
MACRÓLIDO				
• Fidaxomicina	Inhibe a la RNA polimerasa bacteriana	Bactericida en las bacterias grampositivas	Colitis por *C. difficile*	Oral • concentración sanguínea mínima

PREPARACIONES DISPONIBLES

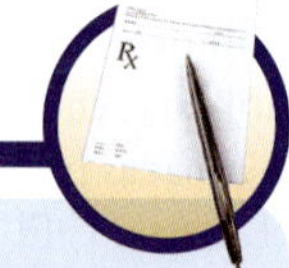

ANTIMICROBIANOS DIVERSOS

Colistimetato sódico
Parenteral: 150 mg para inyección

Fidaxomicina
Oral: comprimidos de 200 mg

Hipurato de metenamina
Oral: comprimidos de 1.0 g

Mandelato de metenamina
Oral: comprimidos de 0.5 y 1 g; suspensión de 0.5 g/5 ml

Metronidazol
Oral: comprimidos de 250 y 500 mg; cápsulas de 375 mg; comprimidos de liberación prolongada de 750 mg
Tópico: gel al 0.75%
Parenteral: 5 mg/ml; 500 mg para inyección

Mupirocina
Tópico: ungüento al 2%, crema

Nitrofurantoína
Oral: cápsulas de 25, 50 y 100 mg; suspensión de 25 mg/5 ml

Polimixina B (sulfato de polimixina B)
Parenteral: 500 000 unidades por frasco para inyección
Oftálmico: 500 000 unidades por frasco

DESINFECTANTES, ANTISÉPTICOS Y ESTERILIZANTES

Benzalconio
Tópico: concentrado al 17%; solución al 50%; solución a 1:750

Benzoilo, peróxido
Tópico: líquido al 2.5, 5 y 10%; loción al 5, 5.5 y 10%; crema al 5 y 10%; gel al 2.5, 4, 5, 6, 10 y 20%

Clorhexidina, gluconato
Tópicos: esponja limpiadora al 2 y 4%; enjuague al 0.5% en alcohol al 70%
Enjuague oral: al 0.12%

Glutaraldehído
Instrumentos: solución al 2 y 3.2%

Hexaclorofeno
Tópico: líquido al 3%; espuma al 0.23%

Nitrato de plata
Tópico: solución al 10, 25 y 50%

Nitrofurazona
Tópico: solución al 0.2%, ungüento y crema

Ortoftalaldehído
Instrumentos: solución al 0.55%

Timerosal
Tópico: tintura y solución a 1:1 000

Tintura de yodo
Tópico: yodo al 2% o yoduro de sodio al 2.4% en alcohol al 47%, en 15, 30 y 120 ml y en mayores volúmenes

Yodopovidona
Tópico: disponible en muchas formas, que comprenden aerosol, ungüento, gasas antisépticas, limpiador de piel (líquido o espuma), solución y aplicadores con algodón

Yodo acuoso (solución de Lugol)
Tópico: al 2 a 5% en agua con yoduro de sodio al 2.4% o yoduro de potasio al 10%

BIBLIOGRAFÍA

Bischoff WE et al: Handwashing compliance by health care workers: The impact of introducing an accessible, alcohol-based hand antiseptic. Arch Intern Med 2000;160:1017.

Chambers HF, Winston LG: Mupirocin prophylaxis misses by a nose. Ann Intern Med 2004;140:484.

Humphreys PN: Testing standards for sporicides. J Hosp Infect 2011;77:193.

Louie TJ et al. Fidaxomicin versus vancomycin for *Clostridium difficile* infection. N Engl J Med 2011;364:422.

Gordin FM et al: Reduction in nosocomial transmission of drug-resistant bacteria after introduction of an alcohol-based hand-rub. Infect Control Hosp Epidemiol 2005;26:650.

Noorani A et al: Systematic review and meta-analysis of preoperative antisepsis with chlorhexidine versus povidone-iodine in clean-contaminated surgery. Br J Surg 2010;97:1614.

Rutala WA, Weber DJ: New disinfection and sterilization methods. Emerg Infect Dis 2001;7:348.

Tinidazole. Med Lett Drugs Ther 2004;46:70.

Widmer AF, Frei R: Decontamination, disinfection, and sterilization. In: Murray PR et al (editors). *Manual of Clinical Microbiology*, 7th ed. American Society for Microbiology, 1999.

RESPUESTA AL ESTUDIO DE CASO

Este paciente debe recibir metronidazol oral, que se considera el fármaco de elección en los casos leves o moderados de colitis por *C. difficile*. La habitación no se debe limpiar con alcohol puesto que éste no aniquila las esporas de *C. difficile*. Se prefiere una solución concentrada de cloro (5 000 ppm) puesto que es esporicida.

CAPÍTULO

51

Aplicaciones clínicas de los antimicrobianos

Harry W. Lampiris, MD
y Daniel S. Maddix, PharmD

ESTUDIO DE CASO

Un paciente alcohólico de 51 años de edad acude al servicio de urgencias por presentar fiebre, cefalea, rigidez cervical y alteraciones del estado mental de 12 h de evolución. Sus signos vitales son presión arterial 90/55 mmHg, pulso 120/min, frecuencia respiratoria 30/min y temperatura rectal 40°C. El paciente responde en grado mínimo a la voz y no obedece indicaciones. En la exploración física se observa parálisis del tercer par craneal del lado derecho y rigidez de nuca. Los resultados de los análisis de laboratorio muestran una biometría hemática completa con 24 000 leucocitos/mm^3 con neutrofilia, pero otros valores hematológicos y de la química sanguínea se hallan dentro de los límites normales. La CT de cráneo de urgencia es normal. Se obtienen hemocultivos y una punción lumbar revela los siguientes resultados en el análisis del líquido cefalorraquídeo (LCR): leucocitos, 5 000/mm^3; eritrocitos, 10/mm^3; proteínas, 200 mg/100 ml; glucosa, 15 mg/100 ml (glucemia de 96 obtenida de manera simultánea). La tinción de Gram del LCR revela diplococos grampositivos. ¿Cuál es el diagnóstico más probable en este paciente? ¿Qué microorganismos deben atacarse en forma empírica? ¿Hay alguna otra medida farmacológica que se deba considerar antes de iniciar el tratamiento antimicrobiano?

El desarrollo de los fármacos antimicrobianos representa uno de los avances terapéuticos más importantes, tanto para el control o la curación de las infecciones graves como para la prevención y el tratamiento de las complicaciones infecciosas de otras modalidades terapéuticas, como la quimioterapia del cáncer, la inmunodepresión o el tratamiento quirúrgico. Sin embargo, se dispone de pruebas abrumadoras que indican que en Estados Unidos los antimicrobianos se prescriben de forma excesiva a los pacientes ambulatorios; además, la disponibilidad de fármacos antimicrobianos sin prescripción en muchos países en vías de desarrollo, que ha propiciado el desarrollo de resistencia, ya ha limitado bastante las opciones terapéuticas para el tratamiento de infecciones potencialmente letales. Por lo tanto, el médico debe determinar primero si está justificada la antibioticoterapia en un determinado paciente. Las preguntas específicas que deben formularse son las siguientes:

1. ¿Está indicado un antimicrobiano de acuerdo con las manifestaciones clínicas? ¿O es prudente esperar hasta que éstas se presenten?
2. ¿Se han obtenido muestras clínicas apropiadas para establecer un diagnóstico microbiológico?
3. ¿Cuáles son los probables agentes etiológicos de la enfermedad?
4. ¿Qué medidas deben tomarse para proteger a los individuos expuestos al caso índice para prevenir los casos secundarios y qué medidas deben adoptarse para prevenir una exposición adicional?
5. ¿Hay pruebas clínicas (p. ej., derivadas de estudios clínicos) de que el tratamiento antimicrobiano confiere un beneficio clínico al paciente?

Una vez que se ha identificado una causa específica a partir de los análisis microbiológicos, se deben considerar las siguientes preguntas adicionales:

1. Si se identificó un microorganismo patógeno específico, ¿se puede sustituir el fármaco empírico inicial con un antimicrobiano de espectro más reducido?
2. ¿Se necesita un antimicrobiano o una combinación de varios?
3. ¿Cuáles son la dosis óptima, la vía de administración y la duración del tratamiento?
4. ¿Qué pruebas específicas (p. ej., pruebas de susceptibilidad) deben realizarse para identificar a los pacientes que no responden al tratamiento?
5. ¿Qué medidas auxiliares pueden ponerse en práctica para erradicar la infección? Por ejemplo, ¿es factible el tratamiento quirúrgico para la resección de tejido desvitalizado o retirar cuerpos extraños

(o el drenaje de un absceso) en el cual los antimicrobianos no pueden penetrar? ¿Es posible disminuir la dosis del tratamiento inmunodepresor en pacientes sometidos a trasplante de órganos? ¿Se puede reducir la morbimortalidad por la infección al disminuir la respuesta inmunitaria del hospedador a la infección (p. ej., mediante el empleo de corticoesteroides para tratar la neumonía grave por *Pneumocystis jiroveci* o la meningitis por *Streptococcus pneumoniae*)?

TRATAMIENTO ANTIMICROBIANO EMPÍRICO

A menudo se utilizan los fármacos antimicrobianos antes de conocer el microorganismo patógeno causante de una enfermedad específica o la susceptibilidad a un antimicrobiano específico. A este empleo de los antimicrobianos se le denomina tratamiento empírico (o presuntivo) y se basa en la experiencia en una entidad clínica concreta. La justificación habitual para el tratamiento empírico es la esperanza de que la intervención inicial mejore el desenlace; en el mejor de los casos, esto se ha establecido mediante estudios clínicos prospectivos doble ciego y comparados con un grupo que recibe placebo. Por ejemplo, se ha demostrado que el tratamiento de los episodios febriles en los individuos neutropénicos con cáncer que reciben antibioticoterapia empírica tiene ventajas impresionantes con respecto a la morbimortalidad sin tratamiento, aun cuando sólo se conozca con precisión la bacteria específica causante de la fiebre en una minoría de tales episodios.

Por último, hay muchas entidades clínicas, como determinados episodios de neumonía extrahospitalaria, en las cuales es difícil identificar un microorganismo patógeno específico. En tales casos, la respuesta clínica al tratamiento empírico puede ser una clave importante con respecto al probable microorganismo patógeno.

Muchas veces, los signos y síntomas de infección disminuyen a consecuencia del tratamiento empírico mientras se dispone de los resultados de los análisis microbiológicos que establecen un diagnóstico microbiológico específico. Al momento en que se identifica el microorganismo patógeno que interviene en la enfermedad, se modifica de forma óptima el tratamiento empírico con un **tratamiento definitivo**, el cual suele ser de actividad más reducida y se administra durante un periodo apropiado con base en los resultados de los estudios clínicos o la experiencia cuando no se dispone de datos de estudios clínicos.

Estrategias para el tratamiento empírico

El inicio del tratamiento empírico debe seguir un método específico y sistemático.

A. Formulación de un diagnóstico clínico de infección microbiana

Al utilizar todos los datos disponibles, el médico debe determinar si hay datos anatómicos de infección (p. ej., neumonía, celulitis, sinusitis, etc.).

B. Obtención de muestras para análisis de laboratorio

El análisis de muestras teñidas, seguido de estudio microscópico o análisis simple de una muestra no centrifugada de orina para buscar leucocitos y bacterias, puede suministrar datos importantes sobre la causa en un periodo breve. Los cultivos de algunas muestras (sangre, esputo, orina, líquido cefalorraquídeo y heces) y los métodos que no comprenden cultivo (análisis de antígeno, reacción en cadena de la polimerasa y análisis serológico) también pueden confirmar agentes etiológicos específicos.

C. Formulación de un diagnóstico microbiológico

La anamnesis, la exploración física y los resultados de los análisis de laboratorio disponibles de inmediato (p. ej., tinción de Gram de la orina o del esputo) pueden proporcionar una información muy específica, como en el caso de un hombre joven con uretritis y un frotis con tinción de Gram de secreción del meato uretral que demuestra diplococos gramnegativos intracelulares: el microorganismo patógeno más probable es *Neisseria gonorrhoeae.* No obstante, el médico debe tener presente que un número considerable de pacientes con uretritis gonocócica tiene tinciones de Gram que no proporcionan información con respecto al microorganismo y que un número elevado de sujetos con uretritis gonocócica alberga infecciones por clamidias concomitantes que no se demuestran en un frotis con tinción de Gram.

D. Determinación de la necesidad de tratamiento empírico

Iniciar o no el tratamiento empírico es una decisión clínica importante basada en parte en la experiencia y en parte en los datos derivados de los estudios clínicos. El tratamiento empírico está indicado cuando hay un riesgo notorio de morbilidad grave si no se instituye el tratamiento hasta que se detecte un microorganismo patógeno específico mediante los análisis de laboratorio clínicos.

En otros contextos, el tratamiento empírico puede estar indicado por razones de salud pública, más que para el mejor pronóstico demostrado del tratamiento en un paciente específico. Por ejemplo, la uretritis en un hombre joven sexualmente activo suele exigir tratamiento de *N. gonorrhoeae* y *Chlamydia trachomatis* aunque no esté confirmado este microorganismo al momento del diagnóstico. Está justificado el tratamiento empírico dado que el riesgo elevado de la falta de cumplimiento de las consultas de seguimiento por parte de este grupo de pacientes puede llevar a la transmisión adicional de estas bacterias patógenas venéreas.

E. Inicio del tratamiento

La selección del tratamiento empírico puede basarse en el diagnóstico microbiológico o en un diagnóstico clínico cuando no se dispone de datos microbiológicos. Si no se cuenta con información microbiológica, el espectro antimicrobiano de los fármacos seleccionados por necesidad puede ser más amplio y es preciso considerar los microorganismos patógenos más probables causantes de la enfermedad del paciente.

Selección del antimicrobiano

La selección entre varios fármacos depende de **factores** relacionados con el **hospedador** que comprenden lo siguiente: 1) estados patológicos concomitantes (p. ej., sida, neutropenia por el empleo de quimioterapia citotóxica; trasplante de órganos, hepatopatía o nefropatía crónica grave) o el empleo de fármacos inmunodepresores; 2) efectos adversos previos de los fármacos; 3) alteraciones en la eliminación del compuesto (puede estar predeterminado en forma genética, pero es más frecuente que esté relacionado con alteraciones de la función renal o hepática a consecuencia de la enfermedad subyacente); 4) la edad del paciente; 5) estado gestacional, y 6) exposición epidemiológica (p. ej., exposición a un familiar o mascota enfermos, hospitalización reciente, viajes recientes, exposición laboral o nueva pareja sexual).

Los **factores farmacológicos** comprenden 1) la farmacocinética de la absorción, distribución y eliminación; 2) la capacidad del fármaco para distribuirse en el lugar de la infección; 3) los efectos tóxicos potenciales del fármaco, y 4) interacciones farmacocinéticas o farmacodinámicas con otros fármacos.

El conocimiento de la **susceptibilidad** de un microorganismo a un fármaco específico en un hospital o un medio extrahospitalario es importante para seleccionar el tratamiento empírico. Las diferencias farmacocinéticas entre los fármacos con espectros de actividad antimicrobiana similares puede aprovecharse para reducir la frecuencia de la dosis (p. ej., la ceftriaxona puede administrarse con comodidad cada 24 h). Por último, cada vez debe prestarse más atención al costo del tratamiento antimicrobiano, sobre todo cuando se dispone de múltiples fármacos con eficacia y efectos tóxicos equiparables para una infección específica. Sustituir un antibiótico intravenoso por uno oral para la administración prolongada puede ser muy rentable.

En los cuadros 51-1 y 51-2 se proporcionan guías breves sobre el tratamiento empírico basado en el diagnóstico microbiano presuntivo y el ciclo de infección.

TRATAMIENTO ANTIMICROBIANO DE LAS INFECCIONES DE CAUSA CONOCIDA

INTERPRETACIÓN DE LOS RESULTADOS DEL CULTIVO

Las muestras para cultivo obtenidas y procesadas en forma apropiada producen a menudo información fiable sobre la causa de la infección. La falta de un diagnóstico microbiológico confirmado puede deberse a lo siguiente:

1. Error de muestra; por ejemplo, obtención de los cultivos después de administrar antimicrobianos, o bien la contaminación de las muestras enviadas para cultivo.
2. Microorganismos no cultivables o de crecimiento lento (*Histoplasma capsulatum*, especies de *Bartonella* o *Brucella*), en los cuales los cultivos suelen desecharse antes del crecimiento suficiente para la detección.
3. Solicitud de cultivos *bacterianos* cuando la infección se debe a otros microorganismos.
4. No reconocer la necesidad de utilizar medios o técnicas de aislamiento especiales (p. ej., agar con extracto de levadura y carbón activado para aislamiento de *Legionella*, sistema de cultivo de tejido en frasco de anaquel para el aislamiento rápido de citomegalovirus).

Aun en el contexto de una enfermedad infecciosa típica para la cual se han establecido técnicas de aislamiento por decenios (p. ej., neumonía neumocócica, tuberculosis pulmonar, faringitis estreptocócica), la sensibilidad de la técnica de cultivo puede ser inadecuada para identificar todos los casos de la enfermedad.

GUÍA PARA EL TRATAMIENTO ANTIMICROBIANO DE LAS INFECCIONES ESTABLECIDAS

Pruebas de susceptibilidad

Las pruebas de susceptibilidad a los antimicrobianos de bacterias patógenas *in vitro* tienen gran utilidad para confirmar la sensibilidad, en condiciones ideales a un antimicrobiano no tóxico de espectro reducido. Las pruebas miden la concentración del fármaco necesaria para inhibir el crecimiento del microorganismo (**concentración inhibitoria mínima** [**MIC**, *minimal inhibitory concentration*]) o para destruir el microorganismo (**concentración bactericida mínima** [**MBC**, *minimal bactericidal concentration*]). Los resultados de estas pruebas pueden entonces correlacionarse con las concentraciones conocidas del fármaco en diversos compartimientos del cuerpo. Sólo se miden de manera sistemática las MIC en la mayor parte de las infecciones, en tanto que en las infecciones en las que se necesita el tratamiento bactericida para la erradicación (p. ej., meningitis, endocarditis, septicemia en el hospedador con granulocitopenia), a veces son útiles las mediciones de la MBC.

Métodos de análisis especializados

A. Análisis de lactamasa β

En algunas bacterias (p. ej., bacterias del género *Haemophilus*), los patrones de susceptibilidad de las cepas son similares, excepto para la producción de la lactamasa β. En esos casos, las pruebas de susceptibilidad amplia pueden no ser necesarias y pueden sustituirse con una prueba directa para lactamasa β mediante un sustrato cromógeno lactámico β (disco de nitrocefina).

B. Estudios de sinergia

Los estudios de sinergia son pruebas *in vitro* que tratan de medir las interacciones farmacológicas sinérgicas, aditivas, indistintas o antagonistas. En general, estas pruebas no se han estandarizado ni correlacionado bien con el resultado clínico. (Véase más detalles en la sección Combinaciones de fármacos antimicrobianos.)

VIGILANCIA DE LA RESPUESTA TERAPÉUTICA: DURACIÓN DEL TRATAMIENTO

La respuesta terapéutica puede vigilarse mediante análisis microbiológicos o por los signos clínicos. Los cultivos de muestras obtenidas de sitios infectados deben volverse al final estériles o demostrar erradicación del microorganismo patógeno y son útiles para establecer la recidiva o las recaídas. Los cultivos de seguimiento también son útiles para detectar superinfecciones o la aparición de resistencia. Las manifestaciones clínicas generales de la infección (malestar, fiebre, leucocitosis) deben desaparecer y los signos clínicos mejorar (p. ej., con la desaparición de los infiltrados radiográficos o la disminución de la hipoxemia en la neumonía).

La duración del tratamiento definitivo necesaria para la curación depende del microorganismo patógeno, el lugar de la infección y los factores relacionados con el hospedador (los pacientes inmunodeprimidos necesitan por lo general periodos de tratamiento más prolongados). Se dispone de datos precisos sobre la duración del tratamiento para algunas infecciones (p. ej., faringitis estreptocócica, sífilis, gonorrea, tuberculosis y meningitis criptocócica). En muchas otras situaciones, la duración del tratamiento se determina en forma empírica. En las infecciones recidivantes (p. ej., sinusitis, infecciones urinarias), a menudo se necesitan periodos de tratamiento antimicrobiano más prolongados o intervención quirúrgica).

Ineficacia clínica del tratamiento antimicrobiano

Cuando el paciente tiene una respuesta clínica o microbiológica inadecuada al tratamiento antimicrobiano seleccionado mediante las pruebas de susceptibilidad *in vitro*, es preciso realizar análisis sistemáticos para determinar la causa de la ineficacia. Los errores en las pruebas de susceptibilidad son infrecuentes, pero deben confirmarse los resultados originales mediante las pruebas repetidas. La dosis y la absorción de los fármacos deben analizarse y ponerse a prueba directamente con mediciones en suero, recuento de las pastillas o tratamiento bajo observación directa.

CUADRO 51–1 Tratamiento antimicrobiano empírico basado en la etiología microbiana

Enfermedad o microorganismo patógeno sospechados o demostrados	Fármacos de primera elección	Fármacos alternativos
Cocos gramnegativos (aerobios)		
Moraxella (Branhamella) catarrhalis	TMP-SMZ,[1] cefalosporina (segunda o tercera generaciones)[2]	Quinolona[3] y macrólido[4]
Neisseria gonorrhoeae	Ceftriaxona y cefixima	Espectinomicina, azitromicina
Neisseria meningitidis	Penicilina G	Cloranfenicol, ceftriaxona, cefotaxima
Bacilos gramnegativos (aerobios)		
E. coli, Klebsiella, Proteus	Cefalosporina (de primera o segunda generaciones),[2] TMP-SMZ[1]	Quinolona,[3] aminoglucósido[5]
Enterobacter, Citrobacter, Serratia	TMP-SMZ,[1] quinolona,[3] carbapenem[6]	Penicilina antiseudomónica,[7] aminoglucósido,[5] cefepima
Shigella	Quinolona[3]	TMP-SMZ,[1] ampicilina, azitromicina, ceftriaxona
Salmonella	Quinolona,[3] ceftriaxona	Cloranfenicol, ampicilina, TMP-SMZ[1]
Campylobacter jejuni	Eritromicina o azitromicina	Tetraciclina, quinolona[3]
Especies de *Brucella*	Doxiciclina + rifampicina o aminoglucósidos[5]	Cloranfenicol + aminoglucósido[5] o TMP-SMZ[1]
Helicobacter pylori	Inhibidor de la bomba de protones + amoxicilina + claritromicina	Bismuto + metronidazol + tetraciclina + inhibidor de la bomba de protones
Especies de *Vibrio*	Tetraciclina	Quinolona,[3] TMP-SMZ[1]
Pseudomonas aeruginosa	Penicilina antiseudomónica ± aminoglucósido[5]	Penicilina antiseudomónica ± quinolona,[3] cefepima, ceftazidima, carbapenémicos antiseudomónico[6] o aztreonam ± aminoglucósidos[5]
Burkholderia cepacia (antes *Pseudomonas cepacia*)	TMP-SMZ[1]	Ceftazidima y cloranfenicol
Stenotrophomonas maltophilia (antes *Xanthomonas maltophilia*)	TMP-SMZ[1]	Minociclina, ticarcilina-clavulanato, tigeciclina, ceftazidima, quinolona[3]
Especies de *Legionella*	Azitromicina o quinolona[3]	Claritromicina, eritromicina
Cocos grampositivos (aerobios)		
Streptococcus pneumoniae	Penicilina[8]	Doxiciclina, ceftriaxona, quinolona antineumocócica,[3] macrólido,[4] linezolida
Streptococcus pyogenes (grupo A)	Penicilina, clindamicina	Eritromicina, cefalosporina (de primera generación)[2]
Streptococcus agalactiae (grupo B)	Penicilina (± aminoglucósido)[5]	Vancomicina
Estreptococos *Viridans*	Penicilina	Cefalosporina (de primera o tercera generaciones),[2] vancomicina
Staphylococcus aureus		
Negativos para lactamasa β	Penicilina	Cefalosporina (primera generación),[2] vancomicina
Positivos para lactamasa β	Penicilina reistente a la penicilinasa[9]	Lo mismo que arriba
Resistentes a la meticilina	Vancomicina	TMP-SMZ,[1] minociclina, linezolida, daptomicina, tigeciclina
Enterococcus spp[10]	Penicilina ± aminoglucósido[5]	Vancomicina ± aminoglucósido[5]
Bacilos grampositivos (aerobios)		
Bacillus spp (no *anthracis*)	Vancomicina	Imipenem, quinolona,[3] clindamicina
Listeria spp	Ampicilina (± aminoglucósidos)[5]	TMP-SMZ[1]
Nocardia spp	Sulfadiacina, TMP-SMZ[1]	Minociclina, imipenem, amikacina, linezolida
Bacterias anaerobias		
Grampositivas (clostridios, *Peptococcus, Actinomyces, Peptostreptococcus*)	Penicilina, clindamicina	Vancomicina, carbapenem,[6] cloranfenicol
Clostridium difficile	Metronidazol	Vancomicina, bacitracina
Bacteroides fragilis	Metronidazol	Cloranfenicol, carbapenémicos,[6] combinaciones de lactámico β inhibidor de lactamasa β, clindamicina

(continúa)

CUADRO 51–1 Tratamiento antimicrobiano empírico basado en la etiología microbiana (*continuación*)

Enfermedad o microorganismo patógeno sospechados o demostrados	Fármacos de primera elección	Fármacos alternativos
Fusobacterium, Prevotella, Porphyromonas	Metronidazol, clindamicina, penicilina	Igual que para *B. fragilis*
Micobacterias		
Mycobacterium tuberculosis	Isoniazida + rifampicina + etambutol + pirazinamida	Estreptomicina, moxifloxacina, amikacina, etionamida, cicloserina, PAS, linezolida
Mycobacterium leprae		
Multibacilar	Dapsona + rifampicina + clofazimina	
Paucibacilar	Dapsona + rifampicina	
Mycoplasma pneumoniae	Tetraciclina, eritromicina	Azitromicina, claritromicina, quinolona[3]
Chlamydia		
C. trachomatis	Tetraciclina y azitromicina	Clindamicina, ofloxacina
C. pneumoniae	Tetraciclina, eritromicina	Claritromicina, acitromicina
C. psittaci	Tetraciclina	Cloranfenicol
Espiroquetas		
Borrelia recurrentis	Doxiciclina	Eritromicina, cloranfenicol, penicilina
Borrelia burgdorferi		
Inicial	Doxiciclina, amoxicilina	Cefuroxima axetil, penicilina
Tardía	Ceftriaxona	
Leptospira spp	Penicilina	Tetraciclina
Treponema spp	Penicilina	Tetraciclina, azitromicina, ceftriaxona
Hongos		
Aspergillus spp	Voriconazol	Anfotericina B, itraconazol, caspofungina
Blastomyces spp	Anfotericina B	Itraconazol, fluconazol
Candida spp	Anfotericina B, equinocandina[11]	Fluconazol, itraconazol, voriconazol
Cryptococcus	Anfotericina B ± flucitocina (5-FC)	Fluconazol, voriconazol
Coccidioides immitis	Anfotericina B	Fluconazol, itraconazol, voriconazol, posaconazol
Histoplasma capsulatum	Anfotericina B	Itraconazol
Mucoraceae (*Rhizopus, Absidia*)	Anfotericina B	Posaconazol
Sporothrix schenckii	Anfotericina B	Itraconazol

[1]Trimetoprim-sulfametoxazol (TMP-SMZ) es una mezcla de una parte de trimetoprim por cinco partes de sulfametoxazol.

[2]Cefalosporinas de primera generación: cefazolina para administración parenteral; cefadroxilo o cefalexina para administración oral. Cefalosporinas de segunda generación: cefuroxima para administración parenteral, cefaclor, axetil cefuroxima, cefprozilo para administración oral. Cefalosporinas de tercera generación: ceftazidima, cefotaxima, ceftriaxona para administración parenteral; cefixima, cefpodoxima, ceftibutén, cefdinir, cefditorén para administración oral. Cefalosporina de cuarta generación: cefepima para administración parenteral. Cefamicinas: cefoxitina y cefotetán para administración parenteral.

[3]Quinolonas: ciprofloxacina, gemifloxacina, levofloxacina, moxifloxacina, norfloxacina, ofloxacina. La norfloxacina no es eficaz para tratar las infecciones multiorgánicas. Gemifloxacina, levofloxacina y mixofloxacina tienen actividad excelente contra neumococos. Ciprofloxacina y levofloxacina tienen actividad satisfactoria contra *Pseudomonas aeruginosa*.

[4]Macrólidos: azitromicina, claritromicina, diritromicina, eritromicina.

[5]En general, se utiliza estreptomicina y gentamicina para tratar infecciones por microorganismos grampositivos, en tanto que se utiliza gentamicina, tobramicina y amikacina para tratar las infecciones por gramnegativos.

[6]Carbapenem: doripenem, ertapenem, imipenem, meropenem. Ertapenem carece de la actividad contra enterococos, *Acinetobacter* y *Pseudomonas aeruginosa*.

[7]Penicilina antiseudomónica: piperacilina, piperacilina/tazobactan, ticarcilina/ácido clavulánico.

[8]Véanse en la nota 3 del cuadro 51-2 las directrices sobre el tratamiento de la meningitis por neumococos resistentes a la penicilina.

[9]Nafcilina u oxacilina parenteral: dicloxacilina oral.

[10]No hay un esquema que sea por completo bactericida para enterococos resistentes a vancomicina con el cual se tenga experiencia clínica amplia; la daptomicina tiene actividad bactericida *in vitro*. Los esquemas que se han comunicado como eficaces comprenden la nitrofurantoína (para la infección de las vías urinarias); los esquemas potenciales para la bacteriemia son daptomicina, linezolida, y dalfopristina/quinupristina.

[11]Equinocandinas: anidulafungina, caspofungina, micafungina.

CUADRO 51–2 Tratamiento antimicrobiano empírico con base en el sitio de la infección

Posible sitio de infección	Microorganismos patógenos frecuentes	Fármacos de primera elección	Fármacos alternativos
Endocarditis bacteriana			
Aguda	*Staphylococcus aureus*	Vancomicina + gentamicina	Penicilina[1] resistente a la penicilinasa + gentamicina
Subaguda	Estreptococos *Viridans*, enterococos	Penicilina + gentamicina	Vancomicina + gentamicina
Artritis séptica			
Niños	*H. influenzae*, *S. aureus*, estreptococos hemolíticos β	Ceftriaxona	Ampicilina-sulbactam
Adultos	*S. aureus*, Enterobacteriaceas	Cefazolina	Vancomicina, quinolona
Otitis media aguda, sinusitis	*H. influenzae*, *S. pneumoniae*, *M. catarrhalis*	Amoxicilina	Amoxicilina-clavulanato, cefuroxima axetil, TMP-SMZ
Celulitis	*S. aureus*, estreptococo del grupo A	Penicilina resistente a la penicilinasa, cefalosporina (primera generación)[2]	Vancomicina, clindamicina, linezolida, daptomicina
Meningitis			
Recién nacidos	Estreptococo del grupo B, *E. coli*, *Listeria*	Ampicilina + cefalosporina (tercera generación)	Ampicilina + aminoglucósido, cloranfenicol y meropenem
Niños	*H. influenzae*, neumococo, meningococo	Ceftriaxona o cefotaxima ± vancomicina[3]	Cloranfenicol, meropenem
Adultos	Neumococo, meningococo	Ceftriaxona, cefotaxima	Vancomicina + ceftriaxona o cefotaxima[3]
Peritonitis debida a perforación visceral	Coliformes, *B. fragilis*	Metronidazol + cefalosporina (tercera generación), piperacilina + tazobactam)	Carbapenémicos, tigeciclina
Neumonía			
Recién nacidos	Igual que en la meningitis neonatal		
Niños	*Pneumococcus*, *S. aureus*, *H. influenzae*	Ceftriaxona, cefuroxima, cefotaxima	Ampicilina-sulbactam
Adultos (extrahospitalaria)	Neumococo, *Mycoplasma*, *Legionella*, *H. influenzae*, *S. aureus*, *C. Pneumoniae*, coliformes	**Pacientes ambulatorios:** macrólido,[4] amoxicilina, tetraciclina	**Paciente ambulatorio:** quinolona
		Pacientes hospitalizados: macrólidos[4] + cefotaxima, ceftriaxona, ertapenem o ampicilina	**Pacientes hospitalizados:** doxiciclina + cefotaxima, ceftriaxona, ertapenem, o ampicilina; quinolona para sistema respiratorio[5]
Septicemia[6]	Cualquiera	Vancomicina + cefalosporina (de tercera generación) o piperacilina/tazobactam o imipenem o meropenem	
Septicemia con granulocitopenia	Cualquiera	Penicilina antiseudomónica + aminoglucósido; ceftazidima; cefepima; imipenem o meropenem; considérese añadir tratamiento antimicótico sistémico si persiste la fiebre por más de cinco días de tratamiento empírico	

[1]Véase la nota 9 del cuadro 51-1.
[2]Véase la nota 2 del cuadro 51-1.
[3]Cuando se sospecha meningitis por neumococo resistente a la penicilina, se recomienda el tratamiento empírico con este esquema.
[4]Puede utilizarse eritromicina, claritromicina o azitromicina (un azálido).
[5]Las quinolonas empleadas para tratar infecciones neumocócicas son levofloxacina, moxifloxacina y gemifloxacina.
[6]Se pueden tomar en cuenta también fármacos inmunomoduladores complementarios como drotrecogín en pacientes con septicemia grave.

Es necesario revisar los datos clínicos para establecer si la función inmunitaria del paciente es adecuada y, si no lo es, lo que puede hacerse para maximizarla. Por ejemplo, ¿hay cantidades adecuadas de granulocitos; existen infección por VIH, desnutrición o alguna neoplasia maligna subyacente? Asimismo, se ha de tener en cuenta la presencia de abscesos o cuerpos extraños. Por último, se deben repetir el cultivo y las pruebas de susceptibilidad para determinar si ha ocurrido una superinfección con otro microorganismo o si el microorganismo patógeno original ha desarrollado resistencia a fármacos.

FARMACODINÁMICA ANTIMICROBIANA

La evolución temporal de la concentración del fármaco tiene relación estrecha con el efecto antimicrobiano en el lugar de la infección y con cualquier efecto tóxico. Los factores farmacodinámicos comprenden pruebas de susceptibilidad a microorganismos patógenos, actividad bactericida o bacteriostática de los fármacos, sinergia farmacológica, antagonismo y efectos posantibiótico. Junto con la información farmacocinética, los aspectos farmacodinámicos permiten seleccionar la dosificación antimicrobiana óptima.

Actividad bacteriostática o bactericida

Los antibacterianos pueden clasificarse como bacteriostáticos o bactericidas (cuadro 51-3). En los casos de los fármacos que son en particular bacteriostáticos, las concentraciones inhibitorias son mucho más bajas que las bactericidas. En general, los fármacos que poseen actividad sobre la pared celular son bactericidas, en tanto que los que inhiben la síntesis de proteínas son bacteriostáticos.

La clasificación de los antibacterianos como bactericidas o bacteriostáticos tiene sus limitaciones. Algunos fármacos que se consideran bacteriostáticos pueden ser bactericidas contra algunos microorganismos. Por otra parte, los enterococos son inhibidos pero no destruidos por la vancomicina, penicilina o ampicilina, cuando se utilizan como fármacos individuales.

Los bacteriostáticos y los bactericidas son equivalentes para tratar la mayor parte de las enfermedades infecciosas en los hospedadores con buena respuesta inmunitaria. Los compuestos bactericidas deben seleccionarse mejor que los bacteriostáticos en circunstancias en las que se alteran las defensas locales o generales del hospedador. Se necesitan fármacos bactericidas para tratar la endocarditis y otras infecciones endovasculares, meningitis e infecciones en los pacientes neutropénicos con cáncer.

Los antimicrobianos bactericidas pueden dividirse en dos grupos: los que muestran **efecto bactericida dependiente de la concentración** (p. ej., aminoglucósidos y quinolonas) y los que ejercen **efectos bactericidas dependientes de tiempo** (p. ej., lactámicos β y vancomicina). En el caso de los fármacos cuya acción bactericida depende de la concentración, la velocidad y la magnitud del efecto bactericida aumentan conforme se incrementan las concentraciones del compuesto. El efecto bactericida dependiente de la concentración es uno de los factores farmacodinámicos que intervienen en la eficacia de la dosis de los aminoglucósidos una vez al día.

En lo que respecta a los fármacos cuya acción bactericida depende del tiempo, la actividad bactericida continúa mientras las concentraciones séricas sean mayores que la MBC. Las concentraciones farmacológicas de los antimicrobianos con actividad bactericida dependiente del tiempo que carecen de un efecto posantibiótico deben mantenerse por arriba de las MIC durante todo el intervalo entre las dosis.

CUADRO 51-3 Antibacterianos bactericidas y bacteriostáticos

Bactericidas	Bacteriostáticos
Aminoglucósidos	Clindamicina
Antibióticos glucopéptidos	Cloranfenicol
Antibióticos lactámicos β	Etambutol
Bacitracina	Macrólidos
Daptomicina	Nitrofurantoína
Estreptograminas	Novobiocina
Isoniazida	Oxazolidinonas
Metronidazol	Sulfonamidas
Pirazinamida	Tetraciclinas
Polimixinas	Tigeciclina
Quetólidos	Trimetoprim
Quinolonas	
Rifampicina	

Efecto posantibiótico

La supresión persistente de la proliferación bacteriana después de la exposición limitada a un fármaco antimicrobiano se conoce como el efecto posantibiótico (PAE, *postantibiotic effect*). El PAE puede expresarse en términos matemáticos de la manera siguiente:

$$PAE = T - C$$

donde T es el tiempo necesario para que el recuento de microorganismos viables en el cultivo de prueba (*in vitro*) aumente 10 tantos por arriba del recuento observado inmediatamente antes de retirar el fármaco y C es el tiempo necesario para que el recuento en un cultivo no tratado aumente 10 tantos por arriba del recuento observado inmediatamente después de terminar el mismo procedimiento utilizado en el cultivo de prueba. El PAE refleja el tiempo necesario para que las bacterias restablezcan el crecimiento logarítmico.

Los mecanismos propuestos son: 1) recuperación lenta después de la lesión no letal y reversible de las estructuras celulares; 2) persistencia del fármaco en un sitio de fijación o dentro del espacio periplásmico, y 3) la necesidad de sintetizar nuevas enzimas antes de poder reanudar el crecimiento. La mayoría de los antimicrobianos posee un PAE *in vitro* considerable (≥1.5 h) contra cocos grampositivos susceptibles (cuadro 51-4). Los antimicrobianos con PAE grandes contra bacilos gramnegativos susceptibles están limitados a los carbapenémicos y a los fármacos que inhiben la síntesis de proteínas o de DNA.

Los PAE *in vivo* suelen ser mucho más prolongados que los PAE *in vitro*. Se considera que esto se debe a la **intensificación de la actividad leucocitaria después de la administración del antibiótico** (**PALE**, *postantibiotic leukocyte enhancement*) y la exposición de las bacterias a concentraciones subinhibidoras de antibiótico. La eficacia de los esquemas con dosis de una vez al día se debe en parte al PAE. Los aminoglucósidos y las quinolonas poseen PAE dependientes de la concentración; por consiguiente, las dosis elevadas de aminoglucósidos administrados una vez al día producen una mayor actividad bactericida y tienen un PAE prolongado. Esta combinación de efectos farmacodinámicos permite concentraciones séricas de aminoglucósido que están por debajo de las MIC de los microorganismos elegidos como objetivo para permanecer eficaces por periodos prolongados.

CONSIDERACIONES FARMACOCINÉTICAS

Vía de administración

Muchos antimicrobianos tienen propiedades farmacocinéticas similares cuando se administran por vía oral o parenteral (es decir, tetraciclinas, trimetoprim-sulfametoxazol, quinolonas, cloranfenicol, metronidazol, clindamicina, rifampicina, linezolida y fluconazol). En la mayor parte de los casos, el tratamiento oral con estos fármacos tiene la misma eficacia, es menos costoso y produce menos complicaciones que el tratamiento parenteral.

La vía de administración intravenosa es la preferida en las siguientes situaciones: 1) pacientes en estado crítico; 2) enfermos con meningitis bacteriana o endocarditis; 3) individuos con náusea, vómito, gastrectomía o enfermedades que pueden alterar la absorción oral, y 4) cuando se administran antimicrobianos que no se absorben bien después de la administración oral.

CUADRO 51-4 Antibacterianos con efectos posantibiótico *in vitro* ≥1.5 h

Contra cocos grampositivos	Contra bacilos gramnegativos
Aminoglucósidos	Aminoglucósidos
Antibióticos glucopéptidos	Carbapenemas
Carbapenémicos	Cloranfenicol
Cefalosporinas	Quinolonas
Clindamicina	Rifampicina
Cloranfenicol	Tetraciclinas
Daptomicina	Tigeciclina
Estreptograminas	
Macrólidos	
Oxazolidinonas	
Penicilinas	
Quetólidos	
Quinolonas	
Rifampicina	
Sulfonamidas	
Tetraciclinas	
Tigeciclina	
Trimetoprim	

Trastornos que modifican la farmacocinética antimicrobiana

Diversas enfermedades y estados fisiológicos modifican la farmacocinética de los antimicrobianos. Las alteraciones de la función renal o hepática atenúan la eliminación de los fármacos. En el cuadro 51-5 se enumeran los antimicrobianos que necesitan reducción de la dosis en los pacientes con insuficiencia renal o hepática. Cuando no se reduce la dosis del antimicrobiano en estos enfermos, se pueden presentar efectos tóxicos. Por el contrario, los individuos con quemaduras, fibrosis quística o traumatismos pueden tener mayores necesidades de dosificación para algunos fármacos. La farmacocinética de los antimicrobianos también se altera en los ancianos, los recién nacidos y las mujeres embarazadas.

Concentraciones de los fármacos en los líquidos corporales

La mayoría de los antimicrobianos tiene una buena distribución en casi todos los tejidos y líquidos del cuerpo. La penetración hacia el líquido cefalorraquídeo es una excepción. Casi ninguno penetra meninges no inflamadas en grado notable. Sin embargo, cuando hay meningitis, aumentan las concentraciones de muchos antimicrobianos en el líquido cefalorraquídeo (cuadro 51-6).

Vigilancia de las concentraciones séricas de los antimicrobianos

Está bien establecida la relación entre la dosis y el desenlace terapéutico con respecto a la mayoría de los antimicrobianos, por lo que es innecesaria la vigilancia de las concentraciones séricas de estos fármacos. Para justificar la vigilancia sistemática de las concentraciones séricas debe establecerse: 1) que existe una relación directa entre las concentraciones del fármaco y la eficacia o la toxicidad; 2) que hay una variabilidad sustantiva entre los pacientes en cuanto a las concentraciones séricas por dosis estándar; 3) que existe una pequeña diferencia entre las concentraciones séricas terapéuticas y tóxicas; 4) que la eficacia clínica o los efectos tóxicos del fármaco se retrasan o son difíciles de medir, y 5) que se dispone de un análisis preciso.

En la práctica se lleva a cabo la vigilancia de las concentraciones séricas de manera sistemática en pacientes que reciben aminoglucósidos. Pese a la falta de pruebas que respalden su utilidad o necesidad, también es muy generalizada la vigilancia de las concentraciones séricas de vancomicina. Se ha demostrado que la vigilancia de las concentraciones séricas de flucitosina reduce los efectos tóxicos cuando se ajustan las dosis para mantener las concentraciones máximas por debajo de 100 μg/ml.

TRATAMIENTO DE LOS EFECTOS TÓXICOS DE LOS ANTIMICROBIANOS

Dado el gran número de antimicrobianos disponibles, por lo general se puede seleccionar una alternativa eficaz en los pacientes que presentan efectos tóxicos importantes de algún fármaco (cuadro 51-1). Sin embargo, para algunas infecciones no hay alternativas eficaces al fármaco de elección. Por ejemplo, en los pacientes con neurosífilis que tienen un antecedente de anafilaxia a la penicilina, es necesario

CUADRO 51-5 Antimicrobianos que exigen ajuste posológico o están contraindicados en pacientes con alteraciones renales o hepáticas

Ajuste posológico necesario en disfunción renal	Contraindicado en disfunción renal	Ajuste posológico necesario en alteraciones hepáticas
Aciclovir, amantadina, aminoglucósidos, aztreonam, carbapenémicos, cefalosporinas,[1] claritromicina, colistina, cicloserina, daptomicina, didanosina, emtricitabina, etambutol, etionamida, famciclovir, fluconazol, flucitosina, foscarnet, ganciclovir, lamivudina, penicilinas,[3] pirazinamida, quinolonas,[4] rimantadina, estavudina, telavancina, telbivudina, telitromicina, tenofovir, terbinafina, trimetoprim-sulfametoxazol, valaciclovir, vancomicina, zidovudina	Cidofovir, metenamina, ácido nalidíxico, nitrofurantoína, sulfonamidas (de acción prolongada) tetraciclinas[2]	Amprenavir, atazanavir, cloranfenicol, clindamicina, eritromicina, fosamprenavir, indinavir, metronidazol, rimantadina, tigeciclina

[1]Excepto ceftriaxona.

[2]Excepto doxiciclina y tal vez minociclina.

[3]Excepto penicilinas antiestafilocócicas (p. ej., nafcilina y dicloxacilina).

[4]Excepto moxifloxacina.

CUADRO 51-6 Penetración de algunos antimicrobianos en el líquido cefalorraquídeo

Antimicrobiano	Concentración en LCR (meninges no inflamadas) como porcentaje de la concentración sérica	Concentración en LCR (meninges inflamadas) como porcentaje de la concentración sérica
Ampicilina	2-3	2-100
Aztreonam	2	5
Cefepima	0-2	4-12
Cefotaxima	22.5	27-36
Ceftazidima	0.7	20-40
Ceftriaxona	0.8-1.6	16
Cefuroxima	20	17-88
Ciprofloxacino	6-27	26-37
Imipenem	3.1	11-41
Meropenem	0-7	1-52
Nafcilina	2-15	5-27
Penicilina G	1-2	8-18
Sulfametoxazol	40	12-47
Trimetoprim	<41	12-69
Vancomicina	0	1-53

llevar a cabo pruebas cutáneas y desensibilización a la penicilina. Es importante obtener un antecedente claro de alergia y otras reacciones adversas a los fármacos. Un paciente con una alergia documentada a un antimicrobiano debe portar una tarjeta con el nombre del fármaco y una descripción de la reacción. La reactividad cruzada entre las penicilinas y las cefalosporinas es menor de 10%. Las cefalosporinas pueden administrarse a los individuos con exantemas maculopapulares provocados por penicilinas, pero deben evitarse en el caso de un antecedente de reacciones de hipersensibilidad inmediata causadas por la penicilina. Por otra parte, el aztreonam no produce reacción cruzada con las penicilinas y puede administrarse en forma segura a quienes tienen un antecedente de anafilaxia secundaria a penicilinas. Para las reacciones leves se puede continuar el tratamiento con el empleo de fármacos complementarios o la reducción de la dosis.

Las reacciones adversas a los antimicrobianos se presentan con más frecuencia en varios grupos de personas, incluidos recién nacidos, pacientes geriátricos, individuos con insuficiencia renal y sujetos con sida. El ajuste posológico de los fármacos enumerados en el cuadro 51-5 es esencial para prevenir los efectos adversos en caso de insuficiencia renal. Además, están contraindicados diversos compuestos en los pacientes con alteraciones renales en virtud de las mayores tasas de efectos tóxicos importantes (cuadro 51-5). Véase en los capítulos previos la descripción de fármacos específicos.

La polifarmacia también predispone a las interacciones farmacológicas. Aunque se desconoce el mecanismo, los sujetos con sida tienen una frecuencia excesivamente elevada de efectos tóxicos de diversos fármacos, entre ellos clindamicina, aminopenicilina y sulfonamidas. Muchas de estas reacciones, que comprenden exantema y fiebre, pueden responder a la reducción de la dosis y al tratamiento con corticoesteroides y antihistamínicos. Se describen otros ejemplos en los capítulos previos y en el capítulo 66.

COMBINACIONES DE FÁRMACOS ANTIMICROBIANOS

FUNDAMENTACIÓN DE LA POLITERAPIA ANTIMICROBIANA

La mayor parte de las infecciones debe tratarse con un solo antimicrobiano. Aunque existen indicaciones para el tratamiento combinado, las combinaciones de antimicrobianos suelen utilizarse en forma excesiva en la práctica. El empleo innecesario de combinaciones de antimicrobianos aumenta la toxicidad, los costos y a veces produce una menor eficacia a consecuencia de las interacciones de antagonismo entre ambos fármacos. Se deben seleccionar combinaciones de antimicrobianos por uno o más de los siguientes motivos:

1. Para obtener un tratamiento empírico de amplio espectro en los pacientes con enfermedades graves.
2. Para tratar las infecciones polimicrobianas (como los abscesos intraabdominales, que suelen deberse a una combinación de microorganismos anaerobios y aerobios gramnegativos, así como enterococos). La combinación de antimicrobianos seleccionados debe abarcar a los microorganismos patógenos conocidos o sospechados más frecuentes, pero no es necesario que tengan actividad contra todos los patógenos posibles. La disponibilidad de antimicrobianos con excelente actividad polimicrobiana (p. ej., combinaciones de inhibidores de lactamasa β o carbapenémicos) puede disminuir la necesidad de politerapia en el contexto de infecciones polimicrobianas.
3. Disminuir el surgimiento de cepas resistentes. Se ha demostrado con claridad la utilidad de la politerapia en este contexto en enfermos de tuberculosis.
4. Disminuir la toxicidad relacionada con la dosis mediante el empleo de dosis reducidas de uno o más componentes del esquema farmacológico. El empleo de flucitosina en combinación con anfotericina B para el tratamiento de la meningitis criptocócica en los pacientes no infectados por VIH permite reducir la dosis de anfotericina B y mitigar la nefrotoxicidad provocada por la anfotericina B.
5. Obtener una mayor inhibición o actividad bactericida. Este empleo de la politerapia antimicrobiana se describe en los párrafos siguientes.

SINERGIA Y ANTAGONISMO

Cuando los efectos inhibidores o bactericidas de dos o más antimicrobianos utilizados en forma conjunta son mayores en grado significativo que los esperados de sus efectos cuando se utilizan en forma individual, se dice que se experimenta sinergia. Ésta se caracteriza por una reducción de cuatro tantos o más de la MIC o la MBC de cada fármaco cuando se emplea en combinación, respecto de cuando se usa solo. El antagonismo ocurre cuando los efectos inhibidores o bactericidas combinados de dos o más fármacos antimicrobianos son mucho menores que los esperados cuando se utilizan en forma individual.

Mecanismos de la acción sinérgica

Se ha establecido con claridad la necesidad de combinaciones sinérgicas de antimicrobianos para tratar la endocarditis enterocócica. La actividad bactericida es indispensable para el tratamiento óptimo de la endocarditis bacteriana. La penicilina o la ampicilina en combinación con gentamicina o estreptomicina son superiores a la monote-

CUADRO 51-8 Recomendaciones para la profilaxis antimicrobiana no quirúrgica

Infección a prevenir	Indicaciones	Fármaco de elección	Eficacia
Cólera	Contacto estrecho de un caso	Tetraciclina	Eficacia propuesta
Complejo *Mycobacterium avium*	Pacientes infectados con VIH con cifras de CD4 <75/µl	Azitromicina, claritromicina o rifabutina	Excelente
Difteria	Contactos no inmunizados	Penicilina o eritromicina	Eficacia propuesta
Endocarditis	Procedimientos dentales, orales o de las vías respiratorias altas[1] en pacientes con riesgo[2]	Amoxicilina o clindamicina	Eficacia propuesta
Fiebre reumática	Antecedente de fiebre reumática o cardiopatía reumática conocida	Penicilina benzatínica	Excelente
Furunculosis	Exposición sospechada	Ciprofloxacina o doxiciclina	Eficacia propuesta
Herpes simple genital	Infección recidivante (≥4 episodios por año)	Aciclovir	Excelente
Infección perinatal por herpes simple de tipo 2	Madres con HSV primario o HSV genital recidivante frecuente	Aciclovir	Eficacia propuesta
Infección por estreptococos del grupo B (GBS)	Madres con colonización cervicouterina o vaginal por GBS y sus recién nacidos con uno o más de los siguientes: a) inicio del parto o rotura de membranas antes de las 37 semanas de gestación, b) rotura prolongada de membranas (>12 h), c) fiebre materna durante el parto, d) antecedente de bacteriuria por GBS durante el embarazo, e) madres de recién nacidos con enfermedad por GBS temprana o con un antecedente de bacteriuria estreptocócica durante el embarazo	Ampicilina o penicilina	Excelente
Infección por *Haemophilus influenzae* de tipo B	Contactos estrechos de un caso en los niños con inmunización incompleta (>48 meses de edad)	Rifampicina	Excelente
Infección por VIH	Personal sanitario expuesto a la sangre después de una lesión por punción con aguja	Tenofovir/emtricitabina ± lopinavir/ritonavir	Satisfactoria
	Mujeres embarazadas infectadas con VIH con ≥14 semanas de gestación; recién nacidos de mujeres infectadas por VIH durante las primeras seis semanas de vida, comenzando 8 a 12 h después del nacimiento	HAART[3]	Excelente
Infección por meningococo	Contactos estrechos de un caso	Rifampicina, ciprofloxacina o ceftriaxona	Excelente
Infecciones de vías urinarias (UTI)	Infección recurrente	Trimetoprim-sulfametoxazol	Excelente
Influenzas A y B	Pacientes geriátricos no vacunados, hospedadores inmunodeficientes y personal de salud durante brotes epidémicos	Oseltamivir	Satisfactorio
Neumococcemia	Niños con anemia drepanocítica o asplenia	Penicilina	Excelente
Neumonía por *Pneumocystis jiroveci* (PCP)	Pacientes con riesgo elevado (p. ej., sida, leucemia, trasplante)	Trimetoprim-sulfametoxazol, dapsona o atovacuona	Excelente
Otitis media	Infección recidivante	Amoxicilina	Satisfactoria
Paludismo	Viajeros a zonas endémicas para infección susceptible a la cloroquina	Cloroquina	Excelente
	Viajeros a zonas endémicas para la infección resistente a cloroquina	Mefloquina, doxiciclina o atovacuona/proguanil	Excelente
Peste	Contactos estrechos de un caso	Tetraciclina	Eficacia propuesta
Tos ferina	Contactos estrechos de un caso	Azitromicina	Excelente
Toxoplasmosis	Pacientes infectados por VIH con anticuerpo IgG a *Toxoplasma* y cifra de CD4 <100/µl	Trimetoprim-sulfametoxazol	Satisfactoria
Tuberculosis	Personas con pruebas cutáneas de tuberculina positivas y uno o más de lo siguiente: a) infección por VIH, b) contactos estrechos con enfermedad recién diagnosticada, c) conversión reciente de prueba cutánea, d) trastornos médicos que aumentan el riesgo de presentar tuberculosis, e) edad <35	Isoniazida, rifampicina o pirazinamida	Excelente

[1]Se recomienda la profilaxis para lo siguiente: procedimientos dentales que implican la manipulación del tejido gingival o la región periapical de los dientes o perforación de la mucosa bucal, procedimiento cruento del sistema respiratorio que supone incisión o biopsia de la mucosa respiratoria, como amigdalectomía y adenoidectomía.

[2]Debe dirigirse la profilaxis a los pacientes con los siguientes factores de riesgo: válvulas cardiacas protésicas, endocarditis bacteriana previa, malformaciones cardiacas congénitas y pacientes sometidos a trasplante cardiaco que presentan valvulopatía cardiaca.

[3]Tratamiento antirretroviral muy activo. Véase http://www.hivatis.org/para las directrices actualizadas.

pronto o muy tarde, no repetir las dosis durante los procedimientos prolongados, la duración excesiva de la profilaxis y el empleo inadecuado de antibióticos de amplio espectro.

Profilaxis no quirúrgica

La profilaxis no quirúrgica consiste en la administración de antimicrobianos para prevenir la colonización o la infección asintomática, así como la administración de fármacos después de la colonización mediante microorganismos patógenos o la inoculación por éstos, pero antes de que aparezca la enfermedad. La profilaxis no quirúrgica está indicada en individuos que tienen un riesgo elevado de exposición temporal a algunos microorganismos virulentos y en pacientes que tienen un mayor riesgo de presentar infecciones a causa de la enfermedad subyacente (p. ej., hospedadores inmunodeprimidos). La profilaxis es muy eficaz cuando se dirige contra microorganismos que cabe esperar sean susceptibles a los antimicrobianos. En el cuadro 51-8 se enumeran las indicaciones frecuentes y los fármacos para la profilaxis no quirúrgica.

BIBLIOGRAFÍA

American Thoracic Society: Guidelines for the management of adults with hospital-acquired, ventilator-associated, and healthcare-associated pneumonia. Am J Respir Crit Care Med 2005;171:388.

Antimicrobial prophylaxis for surgery. Treat Guidel Med Lett 2009;7:47.

Baddour LM et al: Infective endocarditis: Diagnosis, antimicrobial therapy, and management of complications. Circulation 2005;111:3167.

Blumberg HM et al: American Thoracic Society/Centers for Disease Control and Prevention/Infectious Diseases Society of America: Treatment of tuberculosis. Am J Respir Crit Care Med 2003;167:603.

Bochner BS et al: Anaphylaxis. N Engl J Med 1991;324:1785.

Bratzler DW et al: Antimicrobial prophylaxis for surgery: An advisory statement from the National Surgical Infection Prevention Project. Clin Infect Dis 2004;38:1706.

Gonzales R et al: Principles of appropriate antibiotic use for treatment of acute respiratory tract infections in adults: Background, specific aims, and methods. Ann Intern Med 2001;134:479.

Guidelines for prevention and treatment of opportunistic infections in HIV-infected adults and adolescents. Recommendations of the National Institutes of Health (NIH), the Centers for Disease Control and Prevention (CDC), and the HIV Medicine Association of the Infectious Diseases Society of America (HIVMA/IDSA). AIDSinfo April 10, 2009. http://AIDSinfo.nih.gov

Jones RN, Pfaller MA: Bacterial resistance: A worldwide problem. Diagn Microbiol Infect Dis 1998;31:379.

Kaye KS, Kaye D: Antibacterial therapy and newer agents. Infect Dis Clin North Am 2009;23:757.

Mandell LA et al: Infectious Diseases Society of America/American Thoracic Society Consensus guidelines on the management of community-acquired pneumonia in adults. Clin Infect Dis 2007;44:S27.

Mazuski JE: Surgical infections. Surg Clin North Am 2009;89:295.

National Nosocomial Infections Surveillance (NNIS) System Report, Data Summary from January 1992–June 2004, issued October 2004. Am J Infect Control 2004;32:470.

Sexually transmitted diseases treatment guidelines 2006. Centers for Disease Control and Prevention. MMWR Morb Mortal Wkly Rep 2006;54(RR-11):1.

Tunkel AR et al: Practice guidelines for the management of bacterial meningitis. Clin Infect Dis 2004;39:1267.

Wilson W et al: Prevention of infective endocarditis: Guidelines from the American Heart Association. Circulation 2007;116:1736.

RESPUESTA AL ESTUDIO DE CASO

El diagnóstico más probable en este paciente es meningitis por *Streptococcus pneumoniae*, la bacteria más frecuente como origen de la meningitis en los adultos. Otras posibles causas microbiológicas son *Neisseria meningitidis*, *Listeria monocytogenes* y bacilos gramnegativos entéricos. Es importante instituir los antimicrobianos intravenosos a los que son sensibles las cepas locales de estos microorganismos mientras se espera el resultado del cultivo y las pruebas de sensibilidad. Además, se ha demostrado que el empleo de dexametasona reduce la mortalidad en los adultos con meningitis neumocócica junto con el tratamiento antimicrobiano apropiado.

CAPÍTULO

52

Fármacos antiprotozoarios

Philip J. Rosenthal, MD

ESTUDIO DE CASO

Una niña estadounidense de cinco años de edad presenta padecimiento actual con escalofrío intermitente, fiebre y diaforesis de una semana de evolución. Había regresado a casa dos semanas antes luego de salir de Estados Unidos por primera vez para visitar durante tres semanas a sus abuelos en Nigeria. Recibió todas las inmunizaciones infantiles estándar, pero ningún tratamiento adicional antes del viaje, ya que a menudo sus padres habían vuelto a Nigeria, su país de origen, sin sufrir problemas médicos. Tres días antes se atendió a la niña en un consultorio y se le diagnosticó un síndrome vírico. La exploración revela que la niña se encuentra letárgica, con una temperatura de 39.8°C y esplenomegalia. No tiene exantema ni linfadenopatía. Los estudios de laboratorio indican hematócrito de 29.8%, plaquetas de 45 000/mm^3, creatinina de 2.5 mg/100 ml (220 μmol/L) y elevación leve de los valores de bilirrubina y transaminasas. Un frotis sanguíneo muestra formas anulares de *Plasmodium falciparum* con una parasitemia de 1.5%. ¿Qué tratamiento debe iniciarse?

PALUDISMO

El paludismo es la parasitosis más importante de los seres humanos y provoca millones de casos cada año. Cuatro especies de plasmodio suelen producir el paludismo humano: *Plasmodium falciparum*, *P. vivax*, *P. malariae* y *P. ovale.* Una quinta especie, *P. knowlesi*, es patógena sobre todo en los monos, pero en fechas recientes se ha reconocido como causa de enfermedad en Asia, incluida la enfermedad grave, en seres humanos. Aunque todos los parásitos de este género pueden producir enfermedad importante, *P. falciparum* es la causa de la mayor parte de las complicaciones graves y decesos. La resistencia a los fármacos es un problema terapéutico de consideración, que es más notable en el paludismo por *P. falciparum.*

CICLO DE VIDA DEL PARÁSITO

Un mosquito anófeles inocula a los esporozoítos de plasmodio para iniciar la infección humana (fig. 52-1). Los esporozoítos presentes en la circulación sanguínea invaden con rapidez a las células hepáticas y los esquizontes en los tejidos en etapa exoeritrocítica maduran en el hígado. Después, los merozoítos se liberan desde el hígado e invaden a los eritrocitos. Sólo los parásitos eritrocíticos producen enfermedad manifiesta. Los ciclos repetidos de infección pueden desencadenar infección de muchos eritrocitos y afección grave. Los gametocitos en etapa sexual también se desarrollan en los eritrocitos antes de ser ingeridos por los mosquitos, en los que se desarrollan para convertirse en esporozoítos infectantes.

En la infección por *P. falciparum* y *P. malariae* ocurre sólo un ciclo de invasión de los hepatocitos con multiplicación y la infección hepática cesa en forma espontánea en menos de cuatro semanas. Por consiguiente, el tratamiento que elimina los parásitos eritrocíticos cura estas infecciones. En las infecciones por *P. vivax* y *P. ovale*, una etapa hepática inactiva, el hipnozoíto no es erradicado por la mayor parte de los fármacos y por tanto se presentan recaídas subsiguientes después del tratamiento dirigido contra los parásitos eritrocíticos. Es necesaria la erradicación de los parásitos eritrocítico y hepático para curar estas infecciones y por lo regular se requieren dos o más fármacos.

CLASIFICACIÓN DE LOS FÁRMACOS

Se dispone de varias clases de fármacos antipalúdicos (cuadro 52-1 y fig. 52-2). Los fármacos que eliminan las formas hepáticas se denominan **esquizonticidas hísticos**; los que actúan sobre los parásitos eritrocíticos son los **esquizonticidas sanguíneos**; y los que destruyen las etapas sexuales e impiden la transmisión a los mosquitos son los **gametocidas**. Ninguno de los fármacos disponibles por separado puede lograr de manera fiable una **cura radical**, es decir, eliminar las etapas hepática y eritrocítica. Algunos compuestos disponibles son **fármacos profilácticos**, esto es, pueden prevenir la infección eritrocítica. Sin embargo, todos los compuestos quimioprofilácticos eficaces destruyen a los parásitos eritrocíticos antes que aumenten en cantidad suficiente para producir la enfermedad sintomática.

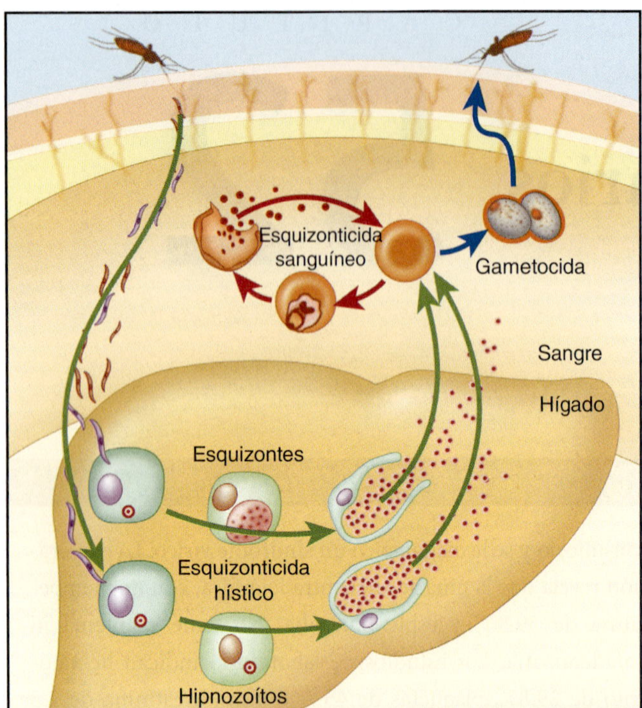

FIGURA 52–1 Ciclo de vida de los parásitos del paludismo. Sólo la etapa eritrocítica asexual de la infección produce paludismo clínico. Todos los fármacos antipalúdicos eficaces son esquizonticidas sanguíneos que destruyen esta etapa. (Reproducido con autorización de Baird JK: Effectiveness of antimalarial drugs. N Engl J M 2005;352:1565.)

QUIMIOPROFILAXIA Y TRATAMIENTO

Al asesorar a los pacientes sobre la prevención del paludismo, es indispensable hacer hincapié en las medidas para prevenir las picaduras de mosquitos (p. ej., con repelentes de insectos, insecticidas y mallas para la cama), ya que los parásitos cada vez son más resistentes a múltiples fármacos y ningún esquema quimioprofiláctico es del todo protector. Las recomendaciones actuales de los *Centers for Disease Control and Prevention* (CDC) consisten en el empleo de cloroquina para la quimioprofilaxia en las pocas regiones infestadas por parásitos del paludismo que sólo son sensibles a la cloroquina (en especial en el Caribe y la parte occidental del Canal de Panamá en Centroamérica), mefloquina o la combinación de atovacuona y proguanilo en la mayor parte de las demás zonas palúdicas y doxiciclina en las zonas con muy elevada prevalencia de paludismo por *P. falciparum* resistente a múltiples fármacos (sobre todo las zonas de la frontera de Tailandia) (cuadro 52-2). Se deben verificar con regularidad las recomendaciones de los CDC (teléfono: 770-488-7788; Internet: http://www.cdc.gov/malaria), ya que éstas pueden modificarse en respuesta a los patrones de resistencia cambiante y la experiencia creciente con nuevos fármacos. En algunas circunstancias puede ser apropiado que los viajeros lleven consigo fármacos para el caso de presentar una enfermedad febril cuando no se disponga de atención médica. Los esquemas para el tratamiento por el propio paciente comprenden nuevos esquemas combinados a base de artemisinina (véase más adelante), que están ampliamente disponibles a nivel internacional (y, en el caso de la combinación de artemeter y lumefantrina,** en Estados Unidos); quinina; combinación de atovacuona con proguanilo y mefloquina. La mayoría de los expertos no recomienda la quimioprofilaxia terminal sistemática con primaquina para erradicar las etapas hepáticas inactivas de la infección por *P. vivax* y *P. ovale* después de los viajes, pero puede ser apropiado en algunas circunstancias, sobre todo para los viajeros con exposición extensa a estos parásitos.

Se dispone de múltiples fármacos para tratar el paludismo disponibles en Estados Unidos (cuadro 52-3). Las infecciones no secundarias a *P. falciparum* y el paludismo por *P. falciparum* en zonas sin resistencia conocida deben tratarse con cloroquina. Para el paludismo por *Plasmodium vivax* en regiones donde se sospecha que es resistente a la cloroquina, incluidas Indonesia y Papúa Nueva Guinea, se utilizan otros tratamientos que son efectivos contra el paludismo por *P. falciparum*. El paludismo por *P. vivax* y *P. ovale* se trata con primaquina para erradicar las formas hepáticas. El paludismo por *P. falciparum* no complicado en la mayor parte de las regiones se trata con la combinación de atovacuona y proguanilo o quinina oral, pero las combinaciones a base de artemisinina cada vez se utilizan con más frecuencia en todo el mundo y ahora existe una combinación en Estados Unidos (artemeter y lumefantrina). Otros fármacos que son efectivos por lo general contra el paludismo por *P. falciparum* resistente son mefloquina y halofantrina, que tienen efectos secundarios preocupantes a dosis terapéuticas. El paludismo grave por *P. falciparum* se trata por vía intravenosa con artesunato, quinidina o quinina (en Estados Unidos no existe quinina intravenosa).

CLOROQUINA

La cloroquina ha sido el fármaco de elección para el tratamiento y la quimioprofilaxia del paludismo desde la década de 1940, pero su utilidad contra *P. falciparum* se ha visto gravemente alterada por la resistencia a los fármacos. Aún es el fármaco de elección en el tratamiento de la infección por *P. falciparum* sensible y de otros parásitos del paludismo en el ser humano.

Química y farmacocinética

La cloroquina es una 4-aminoquinolina sintética (fig. 52-2) formulada como la sal de fosfato para uso oral. Se absorbe con rapidez y casi por completo en el tubo digestivo, alcanza concentraciones plasmáticas máximas en casi 3 h y se distribuye con rapidez en los tejidos. Tiene un volumen de distribución manifiesto muy considerable de 100 a 1 000 L/kg y se libera de los tejidos y se metaboliza con lentitud. La cloroquina es excretada sobre todo en la orina y tiene una semivida inicial de tres a cinco días, pero una semivida de eliminación terminal mucho más prolongada de uno a dos meses.

Acción antipalúdica y resistencia

La cloroquina es un esquizonticida sanguíneo muy eficaz, cuando su efecto no está limitado por la resistencia. También tiene eficacia moderada contra los gametocitos de *P. vivax*, *P. ovale* y *P. malariae*, pero no contra los de *P. falciparum*. La cloroquina no tiene actividad

*Malarona es una combinación de atavacuanona y proguanilo.

**Coartem es una combinación de artemer y lumefantrina.

CUADRO 52-1 Fármacos antipalúdicos principales

Fármaco	Clase	Aplicación
Cloroquina	4-aminoquinolina	Tratamiento y quimioprofilaxia de la infección por parásitos sensibles
Amodiaquina[1]	4-aminoquinolina	Tratamiento de la infección por algunas cepas de *P. falciparum* resistentes a cloroquina y en combinación fija con artesunato
Piperaquina[1]	Bisquinolina	Tratamiento de la infección por *P. falciparum* en combinación fija con dihidroartemisinina
Quinina	Metanol de quinolina	Tratamiento oral e intravenoso[1] de las infecciones por *P. falciparum*
Quinidina	Metanol de quinolina	Tratamiento intravenoso de infecciones graves por *P. falciparum*
Mefloquina	Metanol de quinolina	Quimioprofilaxia y tratamiento de las infecciones por *P. falciparum*
Primaquina	8-aminoquinolina	Curación radical y profilaxis terminal de infecciones por *P. vivax* y *P. ovale*; quimioprofilaxia alternativa para todas las especies
Sulfadoxina-pirimetamina	Combinación de antagonistas de folato	Tratamiento de infecciones por algunos *P. falciparum* resistentes a la cloroquina, incluida la combinación con artesunato; tratamiento preventivo intermitente en zonas endémicas
Atovacuona-proguanilo	Combinación de quinona y antagonistas de folato	Tratamiento y quimioprofilaxia de la infección por *P. falciparum*
Doxiciclina	Tetraciclina	Tratamiento (con quinina) de las infecciones por *P. falciparum*; quimioprofilaxia
Halofantrina[1]	Metanol de fenantreno	Tratamiento de las infecciones por *P. falciparum*
Lumefantrina[2]	Alcohol amílico	Tratamiento de paludismo por *P. falciparum* en combinación fija con artemeter (lumefantrina-artemeter)
Artemisinina (artesunato, artemeter,[2] dihidroartemisinina)[1]	Endoperóxidos de lactona sesquiterpeno	Tratamiento de las infecciones por *P. falciparum*; fármacos en combinación oral para la enfermedad no complicada; artesunato intravenoso para la enfermedad grave

[1]No se comercializa en Estados Unidos.
[2]Disponible en Estados Unidos sólo como artemeter-lumefantrina de combinación fija.

contra los parásitos de la etapa hepática. Es probable que la cloroquina funcione al concentrarse en las vacuolas de alimento del parásito e impedir la biocristalización del producto de degradación de la hemoglobina, el hem, en hemozoína, y desencadenar así la acción tóxica sobre el parásito a causa de la acumulación de hem libre.

La resistencia a la cloroquina en la actualidad es muy frecuente entre las cepas de *P. falciparum* e infrecuente pero creciente para *P. vivax*. En el caso de *P. falciparum*, las mutaciones en el transportador PfCRT se han correlacionado con la resistencia. La resistencia a la cloroquina puede invertirse con determinados fármacos, entre ellos verapamilo, desipramina y clorfeniramina, pero no se ha documentado la actividad clínica de los fármacos para anular la resistencia.

Aplicaciones clínicas

A. Tratamiento

La cloroquina es el fármaco de elección en el tratamiento del paludismo no causado por *P. falciparum* y el ocasionado por *P. falciparum* sensible. La fiebre desaparece con rapidez (en 24 a 48 h) y elimina la parasitemia (en 48 a 72 h) producida por los parásitos sensibles. Todavía se utiliza para tratar el paludismo por *P. falciparum* en algunas zonas con resistencia generalizada, sobre todo en gran parte de África, a causa de su seguridad, bajo costo, propiedades antipiréticas y actividad parcial, pero no se recomienda el uso persistente de la cloroquina para este fin, sobre todo en los individuos no inmunizados. La cloroquina se ha reemplazado con otros fármacos, sobre todo formulaciones combinadas a base de artemisinina, como el tratamiento estándar para tratar el paludismo por *P. falciparum* en la mayoría de los países endémicos. La cloroquina no elimina las formas vivas inactivas de *P. vivax* o *P. ovale* y por tal motivo debe añadirse primaquina para la curación radical de la infección por estas especies.

B. Quimioprofilaxia

La cloroquina es el fármaco quimioprofiláctico preferido en las regiones palúdicas que no tienen paludismo por *P. falciparum* resistente. Para la erradicación de *P. vivax* y *P. ovale* es necesario un esquema a base de primaquina para despejar las etapas hepáticas.

C. Absceso hepático amebiano

La cloroquina alcanza elevadas concentraciones hepáticas y se puede utilizar para tratar los abscesos amebianos en los que es ineficaz el tratamiento inicial con metronidazol (véase más adelante).

Efectos adversos

La cloroquina suele ser muy bien tolerada, aun con el empleo prolongado. El prurito es frecuente, sobre todo en africanos. Son infrecuentes la náusea, vómitos, dolor abdominal, cefalea, anorexia, malestar general, visión borrosa y urticaria. La dosificación después de las comidas puede reducir algunos efectos adversos. Las reacciones infrecuentes comprenden hemólisis en las personas con deficiencia de glucosa-6-fosfato deshidrogenasa (G6PD), alteraciones auditivas, confusión, psicosis, convulsiones, agranulocitosis, dermatitis exfoliativa, alopecia, blanqueamiento del pelo, hipotensión y cambios electrocardiográficos (ensanchamiento del complejo QRS y alteraciones de la onda T). La administración de dosis altas de

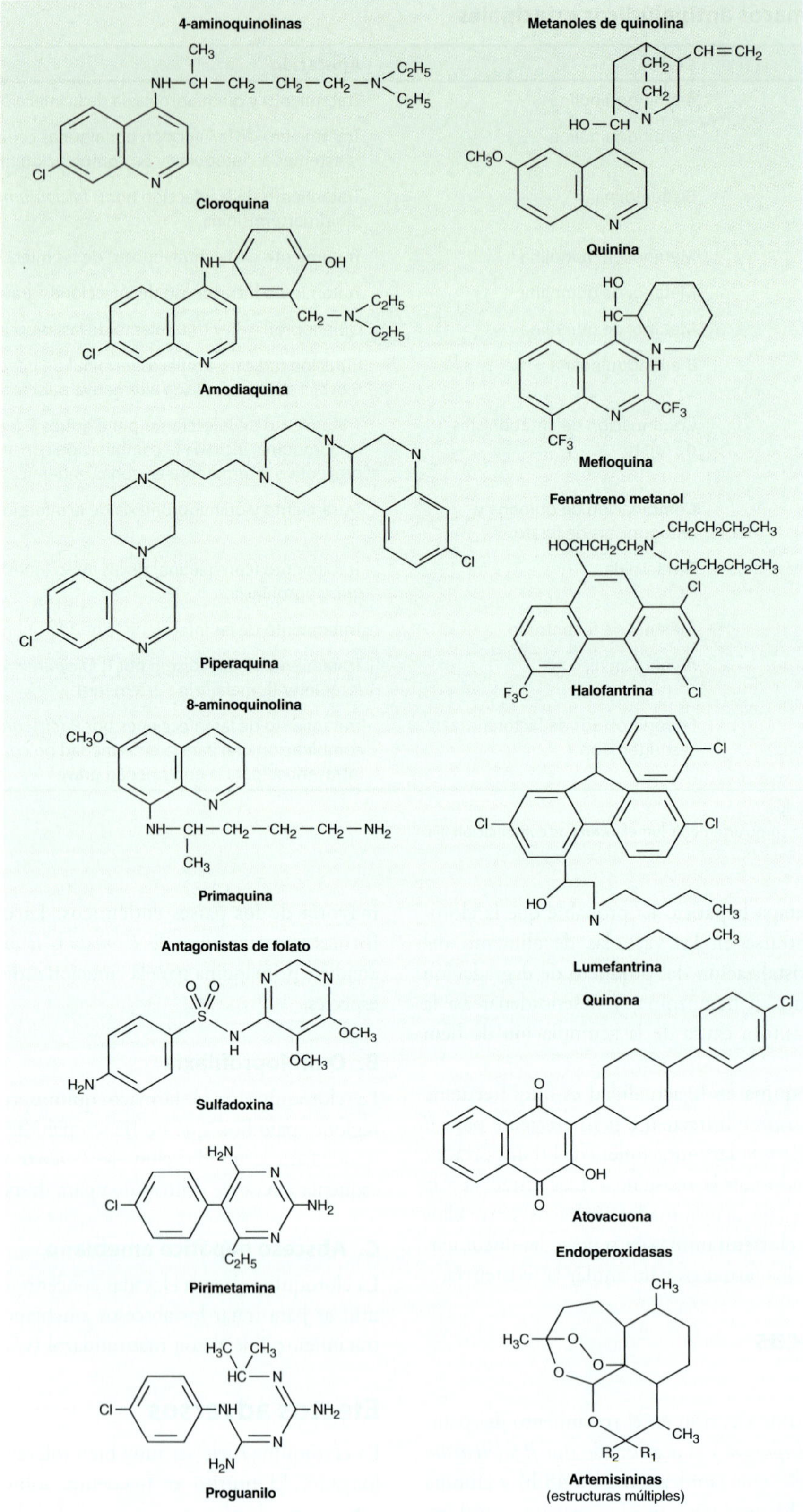

FIGURA 52–2 Fórmulas estructurales de los antipalúdicos.

CUADRO 52–2 Fármacos para la prevención del paludismo en viajeros[1]

Fármaco	Aplicación[2]	Dosis en el adulto[3]
Cloroquina	Zonas sin *P. falciparum* resistente	500 mg cada semana
Combinación de atovacuona con proguanilo	Zonas con *P. falciparum* resistente a la cloroquina	Un comprimido (250 mg de atovacuona/100 mg de proguanilo) diariamente
Mefloquina	Zonas con *P. falciparum* resistente a la cloroquina	250 mg cada semana
Doxiciclina	Zonas con *P. falciparum* resistente a múltiples fármacos	100 mg al día
Primaquina[4]	Profilaxis terminal de las infecciones por *P. vivax* y *P. ovale*; alternativa para la prevención primaria	52.6 mg (30 mg de base) al día durante 14 días después de viajes; para la prevención primaria 52.6 mg (30 mg de base) al día

[1]Las recomendaciones pueden cambiar, ya que ha aumentado la resistencia a todos los fármacos disponibles. Véase en el texto información adicional sobre efectos tóxicos y precauciones. Para detalles adicionales y posología pediátrica, consúltense las directrices de los CDC (teléfono: 877-FYI-TRIP; http://www.cdc.gov). Las personas que viajan a zonas distantes deben tener en cuenta llevar consigo un tratamiento eficaz (véase el texto) para utilizarlo por si presentan una enfermedad febril y no pueden tener acceso con rapidez a atención médica.

[2]Las zonas sin *P. falciparum* resistente a cloroquina son la parte occidental del Canal de Panamá en Centroamérica, Haití, República Dominicana, Egipto y la mayoría de los países del Medio Oriente en los cuales el paludismo es endémico. En la actualidad se recomiendan la combinación de atovacuona con proguanilo o la mefloquina para otras zonas palúdicas, excepto para las áreas fronterizas de Tailandia, donde se recomienda la doxiciclina.

[3]Para otros fármacos diferentes de la primaquina se comienza una a dos semanas antes de partir (excepto dos días antes en el caso de la doxiciclina y combinación de atovacuona con proguanilo) y se continúa por cuatro semanas después de abandonar la zona endémica (excepto una semana para la combinación de atovacuona con proguanilo). Todas las dosis se refieren a las sales.

[4]Se valora la deficiencia de G6PD antes de utilizar primaquina.

CUADRO 52–3 Tratamiento del paludismo

Contexto clínico	Tratamiento farmacológico[1]	Fármacos alternativos
Infecciones por *P. falciparum* y *P. malariae* sensibles a la cloroquina	Fosfato de cloroquina, 1 g, seguido de 500 mg a las 6, 24 y 48 h *o bien* Fosfato de cloroquina, 1 g a las 0 y a las 24 h, luego 0.5 a las 48 h	
Infecciones por *P. vivax* y *P. ovale*	Cloroquina (según se señaló antes), luego (si la G6PD es normal) primaquina, 52.6 (30 mg de base) durante 14 días	Para las infecciones de Indonesia, Papúa Nueva Guinea y otras regiones con sospecha de resistencia: el tratamiento señalado para *P. falciparum* resistente a la cloroquina no complicado + primaquina
Infecciones no complicadas con *P. falciparum* resistente a la cloroquina	Artemeter, 20 mg, más lumefantrina, 120 mg, cuatro comprimidos dos veces al día durante tres días	Combinación de atovacuona con proguanilo, cuatro comprimidos (total de 1 g de atovacuona, 400 mg de proguanilo) diariamente durante tres días *o bien* Mefloquina, 15 mg/kg una vez o 750 mg y luego 500 mg en 6 a 8 h *o bien* Sulfato de quinina, 650 mg tres veces al día durante tres días, *más* doxiciclina, 100 mg dos veces al día durante siete días o clindamicina, 600 mg dos veces al día durante siete días *o bien* Otros esquemas de combinación basados en artemisina (véase cuadro 52-4)
Infecciones graves o complicadas por *P. falciparum*	Artesunato,[2] 2.4 mg/kg IV, cada 12 h durante un día, luego diariamente durante dos días adicionales; se continúa con un ciclo oral de siete días de doxiciclina o clindamicina o un ciclo de tratamiento completo con mefloquina o combinación de atovacuona con proguanilo *o bien* Gluconato de quinidina,[4,5] 10 mg/kg IV en el curso de 1 a 2 h, luego 0.02 mg/kg IV/min *o bien* Gluconato de quinidina,[4,5] 15 mg/kg IV en el curso de 4 h, luego 7.5 mg/kg IV durante 4 h cada 8 h	Artemeter,[3] 3.2 mg/kg IM, luego 1.6 mg/kg/día IM; y luego tratamiento oral como en el caso del artesunato *o bien* Dihidrocloruro de quinina,[3-5] 20 mg/kg IV, luego 10 mg/kg cada 8 h

[1]Todas las dosis son orales y se refieren a sales, a menos que se indique lo contrario. Véase en el texto información adicional sobre todos los fármacos, incluidos los efectos tóxicos y las precauciones. Consúltense las directrices de los CDC (teléfono: 770-488-7788; http://www.cdc.gov) para información adicional y dosificación en pediatría.

[2]Disponible en Estados Unidos sólo para investigación en los CDC (teléfono: 770-488-7788).

[3]No disponible en Estados Unidos.

[4]Debe efectuarse vigilancia cardiaca durante la administración intravenosa de la quinidina o quinina. Se cambia a un esquema oral tan pronto como el paciente pueda tolerarlo.

[5]Evítense las dosis de carga en personas que ya recibieron quinina, quinidina o mefloquina en las 24 horas previas.

G6PD, deshidrogenasa de glucosa-6-fosfato.

cloroquina a largo plazo para tratar las enfermedades reumatológicas (cap. 36) puede ocasionar ototoxicidad irreversible, retinopatía, miopatía y neuropatía periférica. Estas alteraciones raras veces se presentan con la quimioprofilaxia estándar de dos dosis por semana, aun cuando se administre por periodos prolongados. Las inyecciones intramusculares de grandes dosis o la administración intravenosa rápida de clorhidrato de cloroquina pueden producir hipotensión grave y paro respiratorio y cardiaco. Es mejor evitar la administración parenteral de cloroquina, pero si no se dispone de otros fármacos para uso parenteral debe aplicarse en goteo lento.

Contraindicaciones y precauciones

La cloroquina está contraindicada en los pacientes con psoriasis o porfiria, en quienes puede desencadenar crisis agudas de dichas enfermedades. En general, no debe utilizarse en pacientes con alteraciones retinianas o de campo visual o con miopatía. Se debe utilizar cloroquina con precaución en los sujetos con un antecedente de enfermedades hepáticas o de trastornos neurológicos o hematológicos. El antidiarreico caolina y los antiácidos que contienen calcio y magnesio interfieren en la absorción de la cloroquina y no deben administrarse de modo simultáneo con el fármaco. La cloroquina se considera segura durante el embarazo y en los niños pequeños.

OTRAS QUINOLONAS

La amodiaquina se relaciona de forma estrecha con la cloroquina, y es probable que comparta mecanismos de acción y resistencia con este fármaco. La amodiaquina se ha utilizado ampliamente para tratar el paludismo en virtud de su bajo costo, toxicidad limitada y, en algunas zonas, por su eficacia contra las cepas de *P. falciparum* resistentes a la cloroquina. Los informes de efectos tóxicos de la amodiaquina, como agranulocitosis, anemia aplásica y hepatotoxicidad, han limitado el empleo del fármaco en los últimos años. Sin embargo, la revaloración reciente ha demostrado que son infrecuentes los efectos tóxicos importantes de la amodiaquina y que puede utilizarse como reemplazo de la cloroquina en zonas con elevadas tasas de resistencia pero con recursos limitados. La aplicación actual más importante de la amodiaquina es en politerapia. La Organización Mundial de la Salud (OMS) señala que la combinación de amodiaquina y artesunato es el tratamiento recomendado para el paludismo por *P. falciparum* en zonas con resistencia a otros fármacos (cuadro 52-4). En la actualidad, esta combinación se comercializa como un solo comprimido y en muchos países africanos es el tratamiento de primera opción para el paludismo por *P. falciparum* no complicado. Otra combinación, la amodiaquina más sulfadoxina-pirimetamina, es todavía eficaz para tratar el paludismo por *P. falciparum* en muchas zonas con cierta resistencia a los fármacos individuales y la OMS recomienda esta combinación como una alternativa temporal cuando no se dispone de compuestos que contengan artemisinina. Es mejor evitar la quimioprofilaxia con amodiaquina por sus mayores efectos tóxicos manifiestos con su uso a largo plazo.

La piperaquina es una bisquinolina que se empleó de manera extensa para tratar el paludismo por *P. falciparum* resistente a la cloroquina en China en el decenio de 1970 hasta el de 1980, pero se dejó de utilizar una vez que la resistencia se generalizó. En tiempos recientes se ha combinado la piperaquina con la dihidroartemisinina en comprimidos de formulación combinada que han demostrado una excelente eficacia y seguridad para el tratamiento del paludismo por *P. falciparum*, sin resistencia evidente al fármaco. La piperaquina tiene una semivida más prolongada (de casi 28 días) que la amodiaquina (casi 14 días), la mefloquina (casi 14 días) o la lumefantrina (casi cuatro días), lo que da lugar a un periodo más prolongado de profilaxis después del tratamiento temporal con dihidroartemisinina-piperaquina respecto de otras combinaciones importantes que incluyen artemisinina; esta característica ofrecería muchas ventajas en zonas de gran transmisión. La dihidroartemisinina con piperaquina es, en la actualidad, el tratamiento de primera opción para el paludismo no complicado en Vietnam.

CUADRO 52-4 Recomendaciones de la OMS para el tratamiento del paludismo por *P. falciparum*

Esquema	Notas
Artemeter–lumefantrina	Tratamiento combinado; de primera opción en muchos países; aprobado en Estados Unidos
Artesunato-amodiaquina	Tratamiento combinado; de primera opción en muchos países africanos
Artesunato-mefloquina	Tratamiento combinado; de primera opción en partes del sureste de Asia y Sudamérica
Dihidroartemisinina-piperaquina	Tratamiento combinado; de primera opción en algunos países del sureste de Asia
Artesunato-sulfadoxina-pirimetamina	Primera línea de tratamiento en algunos países, pero su eficacia es menor que la de otros regímenes en la mayor parte de las regiones.

Organización Mundial de la Salud: Directrices para el Tratamiento del Paludismo. Organización Mundial de la Salud, Ginebra, 2010.

ARTEMISININA Y SUS DERIVADOS

La artemisinina (***qinghaosu***) es un endoperóxido de lactona de sesquiterpeno (fig. 52-2), el componente activo de un citofármaco que se ha utilizado como antipirético en China por más de 2 000 años. La artemisinina es insoluble y sólo se puede utilizar por vía oral. Se han sintetizado análogos para aumentar la solubilidad y mejorar la eficacia antipalúdica. Los más importantes de estos análogos son **artesunato** (hidrosoluble, útil para la administración oral, intravenosa, intramuscular y rectal), **artemeter** (liposoluble, útil para la administración oral, intramuscular y rectal) y **dihidroartemisinina** (hidrosoluble, útil para la administración oral).

Química y farmacocinética

La artemisinina y sus análogos se absorben con rapidez y alcanzan concentraciones plasmáticas máximas en un lapso de 1 a 2 h y semividas de 1 a 3 h después de la administración oral. La artemisinina, el artesunato y el artemeter se metabolizan con rapidez al metabolito activo dihidroartemisinina. Las concentraciones del fármaco parecen disminuir después de varios días de tratamiento.

Acción antipalúdica y resistencia

En la actualidad, las artemisininas se comercializan de forma amplia en todo el mundo. Sin embargo, hoy en día no se recomienda la monoterapia con artemisinina para tratar el paludismo no complicado. Más bien, se recomiendan los tratamientos combinados a base de artemisinina para mejorar la eficacia y evitar la selección de parásitos resistentes a la artemisinina. La combinación oral de arremeter y lumefantrina recibió aprobación de la *Food and Drug Administration* (FDA) en el año 2009 y se puede considerar la primera línea de tratamiento en Estados Unidos para el paludismo por *P. falciparum* no complicado, aunque este fármaco no se vende en muchos sitios. Se podía obtener el artesunato intravenoso en 2007 a través de los CDC; el empleo del compuesto puede iniciarse mediante el contacto con los CDC, que aprobará el fármaco para las indicaciones apropiadas (paludismo por *P. falciparum* con signos de enfermedad grave o incapacidad para tomar fármacos por vía oral) de las reservas almacenadas en diversas partes de Estados Unidos.

La artemisinina y sus análogos son esquizonticidas sanguíneos de acción muy rápida contra todos los parásitos palúdicos. Las artemisininas no tienen ningún efecto sobre las etapas hepáticas. La actividad antipalúdica de las artemisininas puede deberse a la producción de radicales libres que sigue al desdoblamiento del puente de endoperóxido de artemisinina catalizado por hierro en la vacuola alimenticia del parásito o la inhibición de una ATP-asa de calcio del parásito. La resistencia a la artemisinina aún no es un problema importante, pero en fechas recientes se han descrito cepas de *P. falciparum* con una disminución de la susceptibilidad *in vitro* al artemeter. Además, las tasas crecientes de ineficacia del tratamiento y los incrementos de los tiempos de eliminación del parásito después del empleo del artesunato o artesunato-mefloquina en algunos lugares de Camboya pueden ser signos iniciales de una disminución problemática en la eficacia del artesunato.

Aplicaciones clínicas

El tratamiento combinado a base de artemisinina es en la actualidad la norma de tratamiento del paludismo por *P. falciparum* no complicado en casi todas las zonas endémicas de paludismo por *P. falciparum*. Estos esquemas se desarrollaron en virtud de que las semividas plasmáticas breves de la artemisinina daban lugar a tasas de recaída inaceptablemente elevadas después del tratamiento con ciclos breves, las cuales se contrarrestaban con la inclusión de fármacos de acción más prolongada. El tratamiento combinado también ayuda a proteger contra la selección de la resistencia a la artemisinina. Sin embargo, con la terminación de la dosis después de tres días, los componentes de la artemisinina se eliminan con rapidez de manera que es un problema la selección de la resistencia a los fármacos afines.

La OMS recién recomendó cinco combinaciones a base de artemisinina para el tratamiento del paludismo por *P. falciparum* no complicado (cuadro 52-4). Una de éstas, artesunato-sulfadoxina-pirimetamina, no se recomienda en todas las zonas por los grados inaceptables de resistencia a sulfadoxina-pirimetamina, pero es el tratamiento de primera opción en algunos países de Asia, Sudamérica y el norte de África. Los otros cuatro esquemas recomendados se comercializan en la actualidad como formulaciones combinadas, aunque son variables las normas de fabricación. El artesunato-mefloquina es muy eficaz en el sureste de Asia, donde es frecuente la resistencia a muchos antipalúdicos; es el tratamiento de primera opción en algunos países del sureste de Asia y Sudamérica. Este esquema es menos práctico para otras regiones, sobre todo África, en virtud del costo relativamente elevado y la tolerabilidad deficiente. Hoy en día, la combinación de artesunato-amodiaquina o artemeter-lumefantrina constituyen el tratamiento estándar para el paludismo por *P. falciparum* no complicado en la mayoría de los países de África y en algunas naciones endémicas adicionales en otros continentes. La dihidroartemisinina-piperaquina es un régimen más reciente que ha demostrado gran eficacia; constituye la primera línea de tratamiento del paludismo por *P. falciparum* en Vietnam.

En la actualidad se encuentra bajo investigación la eficacia y seguridad relativa de las formulaciones combinadas que contienen artemisinina. En general, los principales esquemas son muy eficaces, seguros y bien tolerados y representan la nueva norma asistencial para el tratamiento del paludismo no complicado por *P. falciparum*.

Las artemisininas también han demostrado una notable eficacia para tratar el paludismo por *P. falciparum* complicado. Los estudios clínicos extensos aleatorizados y los metaanálisis han demostrado que el artemeter intramuscular tiene una eficacia equivalente a la de la quinina y que el artesunato intravenoso es superior a la quinina intravenosa por lo que respecta a tiempo de eliminación del parásito y, lo que es más importante, en la supervivencia del paciente. El artesunato intravenoso también tiene un mejor perfil de efectos secundarios que la quinina o la quinidina por vía intravenosa. Por consiguiente, el artesunato intravenoso probablemente reemplazará a la quinina como la norma asistencial para el tratamiento del paludismo grave por *P. falciparum*, aunque todavía no se comercializa de manera extensa en la mayor parte de las regiones. El artesunato y el artemeter también han sido eficaces en el tratamiento del paludismo grave cuando se administra por vía rectal y ofrecen una modalidad terapéutica valiosa cuando no se dispone de tratamiento parenteral.

Efectos adversos y precauciones

En general, las artemisininas son muy bien toleradas. Los efectos adversos comunicados más a menudo son náusea, vómito, diarrea y mareo y éstos pueden deberse muchas veces al paludismo subyacente, más que a los fármacos. Los efectos tóxicos importantes e infrecuentes son neutropenia, anemia, hemólisis, elevación de las enzimas hepáticas y reacciones alérgicas. Se han observado efectos neurotóxicos irreversibles en animales, pero después de dosis mucho más elevadas que las suministradas para tratar el paludismo. Las artemisininas han sido embriotóxicas en estudios realizados en animales, pero las tasas de anomalías congénitas, mortinatos y abortos no fueron más elevadas en comparación con el grupo testigo en mujeres que recibieron artemisininas durante el embarazo. Con base en esta información y en el riesgo considerable del paludismo durante el embarazo, la OMS recomienda las formulaciones combinadas a base de artemisinina para el tratamiento del paludismo por *P. falciparum*, no complicado, durante el segundo y el tercer trimestres del embarazo, artesunato o quinina por vía intravenosa para el tratamiento del paludismo grave durante el primer trimestre y artesunato intravenoso para el tratamiento del paludismo grave durante el segundo y el tercer trimestres del embarazo.

QUININA Y QUINIDINA

La quinina y la quinidina son todavía los fármacos de primera opción en el paludismo por *P. falciparum*, sobre todo en la enfermedad grave, aunque los efectos tóxicos pueden ser una complicación del tratamiento. La resistencia a la quinina es infrecuente pero es posible que esté en aumento.

Química y farmacocinética

La quinina se deriva del tronco del árbol de la chinchona, un remedio tradicional para las fiebres intermitentes en Sudamérica. El alcaloide quinina se purificó de la corteza en 1820 y desde entonces se ha utilizado en el tratamiento y prevención del paludismo. La quinidina, el estereoisómero dextrorrotatorio de la quinina, tiene por lo menos la misma eficacia que la quinina parenteral en el tratamiento del paludismo por *P. falciparum* grave. Después de la administración oral, la quinina se absorbe con rapidez, alcanza sus concentraciones plasmáticas máximas al cabo de 1 a 3 h y tiene una distribución amplia en los tejidos. El empleo de una dosis de carga en el paludismo grave permite alcanzar concentraciones máximas al cabo de algunas horas. La farmacocinética de la quinina varía en las poblaciones. Los individuos con paludismo presentan concentraciones plasmáticas más elevadas del fármaco que los testigos sanos, pero no aumentan los efectos tóxicos, al parecer por el incremento de la unión a las proteínas. La semivida de la quinina también es más prolongada en personas con paludismo grave (18 h) que en testigos sanos (11 h). La quinidina tiene una semivida más breve que la quinina, en especial a consecuencia de una disminución de la unión de proteína. La quinina se metaboliza sobre todo en el hígado y se excreta en la orina.

Acción antipalúdica y resistencia

La quinina es un esquizonticida muy eficaz, de acción rápida, contra las cuatro especies de los parásitos del paludismo humano. El fármaco es gametocida contra *P. vivax* y *P. ovale* pero no contra *P. falciparum.* Carece de actividad contra los parásitos en etapa hepática. Se desconoce el mecanismo de acción de la quinina.

La resistencia creciente *in vitro* de los parásitos de diversas zonas indica que la resistencia a la quinina será un problema cada vez mayor. La resistencia a la quinina ya es frecuente en algunas zonas del sudeste de Asia, sobre todo regiones de la frontera de Tailandia, donde el fármaco puede no ser eficaz si se utiliza solo para tratar el paludismo por *P. falciparum.* Sin embargo, la quinina todavía proporciona por lo menos un efecto terapéutico parcial en la mayoría de los pacientes.

Aplicaciones clínicas

A. Tratamiento parenteral del paludismo grave por *P. falciparum*

Por muchos años, el dihidrocloruro de quinina o el gluconato de quinidina han sido el tratamiento de elección para el paludismo grave por *P. falciparum,* aunque el artesunato intravenoso en la actualidad constituye una alternativa para esta indicación. Se puede administrar quinina con lentitud por vía intravenosa o, en una solución diluida, por vía intramuscular, pero los preparados parenterales de este fármaco no se comercializan en Estados Unidos. La quinidina ha sido el tratamiento estándar en este país para el tratamiento parenteral del paludismo grave por *P. falciparum.* El compuesto puede administrarse en dosis fraccionadas o por goteo intravenoso continuo; se debe comenzar con una dosis de carga para alcanzar con rapidez las concentraciones plasmáticas eficaces. A causa de sus efectos cardiotóxicos y la imprevisibilidad relativa de su farmacocinética, se debe administrar quinidina intravenosa con vigilancia cardiaca. El tratamiento debe cambiarse a un fármaco oral eficaz tan pronto como el paciente haya mejorado y puede tolerar los fármacos por la vía oral.

B. Tratamiento oral del paludismo por *P. falciparum*

El sulfato de quinina es el tratamiento apropiado de primera opción para el paludismo por *P. falciparum* no complicado, excepto cuando la infección se transmitió en una zona que no tiene paludismo con resistencia documentada a la cloroquina. La quinina suele utilizarse con un segundo fármaco (muy a menudo doxiciclina o, en los niños, clindamicina) para reducir la duración del uso de la quinina (por lo general a tres días) y limitar su toxicidad. La quinina es menos eficaz que la cloroquina contra el paludismo humano por otros plasmodios y es más tóxica. Por lo tanto, no se utiliza para tratar las infecciones por estos parásitos.

C. Quimioprofilaxia palúdica

La quinina en general no se utiliza en la quimioprofilaxia por sus efectos tóxicos, aunque es eficaz en una dosis diaria de 325 mg.

D. Babesiosis

La quinina es el tratamiento de primera opción, en combinación con la clindamicina, para tratar la infección por *Babesia microti* u otras infecciones humanas por babesia.

Efectos adversos

Las dosis terapéuticas de quinina y quinidina suelen producir acúfenos, cefalea, náusea, mareo, rubefacción y alteraciones visuales, una gama de síntomas denominada **cinconismo.** Los síntomas leves de cinconismo no justifican la suspensión del tratamiento. Los síntomas más graves, a menudo después de un tratamiento prolongado, consisten en alteraciones visuales y auditivas más intensas (vómito, diarrea y dolor abdominal). Las reacciones de hipersensibilidad comprenden exantemas, urticaria, angioedema y broncoespasmo. Las alteraciones hematológicas consisten en hemólisis (sobre todo con deficiencia de G6PD), leucopenia, agranulocitosis y trombocitopenia. Las dosis terapéuticas pueden causar hipoglucemia a través de la estimulación de la liberación de insulina; esto representa un problema especial en las infecciones graves y en embarazadas, que tienen una mayor sensibilidad a la insulina. La quinina puede estimular las contracciones uterinas, sobre todo durante el tercer trimestre. Sin embargo, este efecto es leve y la quinina tanto como la quinidina son todavía los fármacos de elección para el paludismo por *P. falciparum* grave aun durante el embarazo. Las infusiones intravenosas de los fármacos pueden causar tromboflebitis.

La hipotensión grave puede presentarse después de infusiones intravenosas de quinina o quinidina demasiado rápidas. Las alteraciones electrocardiográficas (prolongación del intervalo QT) son muy frecuentes con la quinidina intravenosa, pero las arritmias peligrosas son infrecuentes cuando el fármaco se administra en forma apropiada en un ámbito con vigilancia.

El **paludismo hemoglobinúrico** es una enfermedad grave infrecuente que consiste en una hemólisis intensa y hemoglobinuria en algunos pacientes tratados de paludismo con quinina. Al parecer se debe a una reacción de hipersensibilidad al fármaco, aunque no se ha esclarecido su patogenia.

Contraindicaciones y precauciones

Se debe suspender la quinina (o la quinidina) si se presentan signos de cinconismo grave, hemólisis o hipersensibilidad. Se ha de evitar en lo posible en pacientes con problemas visuales o auditivos subyacentes. Se utiliza con gran precaución en personas con alteraciones cardiacas subyacentes. No se debe administrar quinina en forma concomitante con mefloquina y se emplea con precaución en los individuos con paludismo que han recibido antes quimioprofilaxia con mefloquina. La absorción puede antagonizarse con antiácidos que contienen aluminio. La quinina puede aumentar las concentraciones plasmáticas de warfarina y digoxina. La dosis debe reducirse en caso de insuficiencia renal.

MEFLOQUINA

La mefloquina es un tratamiento eficaz de muchas cepas de *P. falciparum* resistentes a la cloroquina y contra parásitos de otros géneros. Aunque los efectos tóxicos constituyen un problema, la mefloquina es uno de los fármacos quimioprofilácticos recomendados para utilizar en la mayor parte de las regiones con paludismo endémico y con cepas resistentes a la cloroquina.

Química y farmacocinética

El clorhidrato de mefloquina es un 4-quinolinametanol sintético que químicamente está relacionado con la quinina. Sólo se puede administrar por vía oral porque causa irritación local intensa cuando se emplea por la vía parenteral. Se absorbe bien y las concentraciones plasmáticas máximas se alcanzan al cabo de 18 horas. La mefloquina se une en gran medida a proteínas, tiene una distribución amplia en los tejidos y se elimina con lentitud, lo que permite un esquema de tratamiento de una sola dosis. La semivida de eliminación es de casi 20 días y posibilita una dosis semanal para la quimioprofilaxia. Con la dosis semanal se alcanzan las concentraciones de equilibrio dinámico del fármaco al cabo de algunas semanas; este intervalo puede abreviarse a cuatro días, de forma inicial con un esquema de tres dosis diarias consecutivas de 250 mg, aunque éste no es un procedimiento estándar. La mefloquina y los metabolitos ácidos del fármaco se excretan con lentitud, sobre todo en las heces. Se puede detectar el fármaco en la sangre por meses después de terminar el tratamiento.

Acción antipalúdica y resistencia

La mefloquina tiene una potente actividad esquizonticida en la sangre contra *P. falciparum* y *P. vivax*, pero no es activa contra las etapas hepáticas o de gametocitos. Se desconoce el mecanismo de acción de la mefloquina. Se ha comunicado la resistencia esporádica a la mefloquina en muchas regiones. En la actualidad, la resistencia al parecer es infrecuente excepto en regiones del sur de Asia con elevadas tasas de resistencia a múltiples fármacos (sobre todo en las zonas de la frontera de Tailandia). La resistencia a la mefloquina al parecer se relaciona con resistencia a la quinina y a la halofantrina, pero no a resistencia a la cloroquina.

Aplicaciones clínicas

A. Quimioprofilaxia

La mefloquina es eficaz en la profilaxis contra la mayor parte de las cepas de *P. falciparum* y tal vez contra todos los parásitos que causan paludismo en el ser humano. Por consiguiente, la mefloquina es uno de los fármacos recomendados por los CDC para la quimioprofilaxia en todas las zonas palúdicas excepto aquellas en las que no hay resistencia a la cloroquina (donde se prefiere la cloroquina) y algunas zonas rurales del sur de Asia con una elevada prevalencia de resistencia a la mefloquina. Tal y como se observa con la cloroquina, la erradicación de *P. vivax* y *P. ovale* exige un esquema de primaquina.

B. Tratamiento

La mefloquina es eficaz para tratar la mayor parte del paludismo por *P. falciparum*. El fármaco no es apropiado para tratar a los individuos con paludismo grave o complicado, ya que la quinina, la quinidina y las artemisininas tienen una acción más rápida y dado que la resistencia al fármaco es menos probable con estos compuestos. La combinación de artesunato más mefloquina demostró una excelente eficacia antipalúdica en regiones del sur de Asia con cierta resistencia a la mefloquina y este esquema en la actualidad es uno de los tratamientos combinados recomendados por la OMS para el tratamiento del paludismo no complicado por *P. falciparum* (cuadro 52-4). La combinación artesunato-mefloquina es el tratamiento de primera opción para el paludismo no complicado en varios países de Asia y Sudamérica.

Efectos adversos

Las dosis semanales con mefloquina para la quimioprofilaxia pueden producir náusea, vómito, trastornos del sueño y de la conducta, dolor epigástrico, diarrea, dolor abdominal, cefalea, exantema y mareo. Se han mencionado con insistencia los efectos tóxicos neuropsiquiátricos; empero, pese a los informes anecdóticos frecuentes de convulsiones y psicosis, varios estudios con grupo testigo han revelado que la frecuencia de efectos adversos importantes por la mefloquina no es más elevada en comparación con otros esquemas de quimioprofilaxia antipalúdica empleados con frecuencia. Se han comunicado leucocitosis, trombocitopenia y elevaciones de las aminotransferasas.

Estos últimos efectos adversos son más frecuentes con las dosis más altas que son necesarias para el tratamiento y pueden mitigarse mediante la administración del fármaco en dos dosis separadas a intervalos de 6 a 8 h. Los síntomas neuropsiquiátricos al parecer son casi 10 veces más frecuentes respecto de la dosis quimioprofiláctica y las frecuencias son muy variables, hasta de casi 50%. Se han comunicado efectos tóxicos neuropsiquiátricos graves (depresión, confusión, psicosis aguda o convulsiones) en menos de uno de cada 1 000 tratamientos, pero algunos expertos consideran que estos efectos tóxicos en realidad son más frecuentes. La mefloquina también puede modificar la conducción cardiaca y se han comunicado arritmias y bradicardia.

Contraindicaciones y precauciones

La mefloquina está contraindicada en pacientes con antecedentes de epilepsia, trastornos psiquiátricos, arritmias, defectos en la conducción cardiaca o sensibilidad a fármacos afines. No se debe administrar de forma simultánea con la quinina, quinidina o halofantrina y es necesario tener precaución cuando se utiliza quinina o quinidina para tratar el paludismo después de la quimioprofilaxia con mefloquina. Los riesgos teóricos de la mefloquina deben ponderarse al considerar el riesgo de contraer el paludismo por *P. falciparum*. Los CDC ya no recomiendan evitar el uso de mefloquina en pacientes que reciben antagonistas de los receptores adrenérgicos β. Hoy en día, la mefloquina se considera segura en niños pequeños. Los datos disponibles indican que la mefloquina es segura durante todo el embarazo, aunque es limitada la experiencia en el primer trimestre. La recomendación antigua de evitar el uso de mefloquina en pacientes que necesitan destrezas motoras finas (p. ej., pilotos de aeronaves) es controversial. Debe suspenderse la quimioprofilaxia con mefloquina si sobrevienen síntomas neuropsiquiátricos importantes.

PRIMAQUINA

La primaquina es el fármaco de elección para erradicar las formas hepáticas latentes de *P. vivax* y *P. ovale* y también se puede utilizar para la quimioprofilaxia contra todas los géneros de parásitos que causan paludismo.

Química y farmacocinética

El fosfato de primaquina es una 8-aminoquinolina sintética (fig. 52-2). El fármaco se absorbe bien por vía oral y alcanza concentraciones plasmáticas máximas en un lapso de 1 a 2 h. La semivida plasmática es de 3 a 8 h. La primaquina tiene una amplia distribución en los tejidos, pero sólo una pequeña cantidad se fija en ellos. Se metaboliza y excreta con rapidez en la orina. Sus tres principales metabolitos tienen al parecer menos actividad antipalúdica pero mayor potencial para provocar hemólisis que el compuesto original.

Acción antipalúdica y resistencia

La primaquina es activa contra las etapas hepáticas de todos los parásitos palúdicos humanos. Es el único fármaco disponible activo durante las etapas de hipnozoíto latente de *P. vivax* y *P. ovale*. La primaquina también es gametocida contra las cuatro especies de paludismo humano. La primaquina tiene acción contra los parásitos de la etapa eritrocítica, pero esta actividad es demasiado débil para jugar un papel importante. Se desconoce el mecanismo de la acción antipalúdica.

Algunas cepas de *P. vivax* en Nueva Guinea, en el sur de Asia, Centroamérica y Sudamérica, así como en otras regiones, son relativamente resistentes a la primaquina. Las formas hepáticas de estas cepas pueden no erradicarse mediante un tratamiento estándar simple con primaquina y pueden necesitar un tratamiento repetido. Dada la eficacia decreciente, en tiempos recientes la dosis estándar de primaquina para la curación radical de la infección por *P. vivax* se duplicó a 30 mg de base diariamente durante 14 días.

Aplicaciones clínicas

A. Tratamiento del paludismo agudo por *P. vivax* y *P. ovale*

El tratamiento estándar de estas infecciones comprende cloroquina para erradicar las formas eritrocíticas y primaquina para erradicar los hipnozoítos hepáticos y evitar una recaída subsiguiente. La cloroquina se administra en forma aguda y el tratamiento con primaquina no se administra hasta que se conoce el estado de G6PD del paciente. Si las concentraciones de G6PD del paciente son normales, se administra un ciclo de primaquina de 14 días. La valoración rápida de la concentración de G6PD es útil, ya que la primaquina al parecer es más eficaz cuando se inicia antes de terminar la dosis con cloroquina.

B. Profilaxis terminal de paludismo por *P. vivax* y *P. ovale*

La quimioprofilaxia estándar no previene una recaída de paludismo por *P. vivax* o *P. ovale*, por cuanto las formas de hipnozoíto de estos parásitos no se erradican con las cloroquinas u otros fármacos disponibles. Para reducir en grado notable la probabilidad de recaídas, algunos expertos recomiendan el empleo de primaquina después de un viaje a una zona endémica.

C. Quimioprofilaxia del paludismo

Se ha estudiado la primaquina como un fármaco quimioprofiláctico de administración diaria. El tratamiento diario con 30 mg (0.5 mg/kg) de la sal base proporcionó grados satisfactorios de protección contra paludismo por *P. falciparum* y *P. vivax*. Sin embargo, los efectos tóxicos potenciales del uso a largo plazo son todavía un problema y en general la primaquina se recomienda para este fin sólo cuando no se pueden utilizar mefloquina o doxiciclina ni la combinación de atovacuona con proguanilo.

D. Acción gametocida

Se puede utilizar una sola dosis de primaquina (45 mg de sal base) como una medida de control para volver a los gametocitos de *P. falciparum* no infectantes para los mosquitos. Este tratamiento no tiene utilidad clínica en el paciente pero interrumpe la transmisión.

E. Infección por *Pneumocystis jiroveci*

La combinación de clindamicina y primaquina constituye un esquema alternativo en el tratamiento de la neumocistosis, en particular la enfermedad leve a moderada. Este esquema ofrece una mejor tolerancia en comparación con trimetoprim-sulfametoxazol en dosis elevadas o pentamidina, aunque no está bien estudiada su eficacia contra la neumonía grave por *Pneumocistis*.

EFECTOS ADVERSOS

Por lo general, la primaquina en las dosis recomendadas es bien tolerada. Pocas veces produce náusea, dolor epigástrico, cólicos abdominales y cefalea y estos síntomas son más frecuentes en dosis más elevadas respecto de cuando se toma el fármaco con el estómago vacío. Los efectos adversos más importantes pero infrecuentes son leucopenia, agranulocitosis, leucocitosis y arritmias cardiacas. Las dosis estándar de primaquina pueden causar hemólisis o metahemoglobinemia (manifestada por cianosis) sobre todo en personas con deficiencia de G6PD u otros defectos metabólicos hereditarios.

Contraindicaciones y precauciones

Se debe evitar la primaquina en los pacientes con un antecedente de granulocitopenia o metahemoglobinemia, en los que reciben fármacos potencialmente mielosupresores (p. ej., quinidina) y los que presentan trastornos que suelen incluir mielosupresión. Nunca se administra por vía parenteral porque puede provocar hipotensión intensa.

Antes de prescribirse la primaquina deben realizarse análisis en los pacientes para determinar la deficiencia de G6PD. Cuando un paciente tiene deficiencia de G6PD, las medidas terapéuticas pueden consistir en no instituir el tratamiento y tratar las recaídas subsiguientes, si es que se presentan, con cloroquina; tratar a los enfermos con dosis estándar, con particular atención en su estado hematológico; o suministrar primaquina semanal (45 mg de base) durante ocho semanas. Los individuos con deficiencia de G6PD de ascendencia mediterránea y asiática tienen más probabilidades de presentar deficiencia grave, en tanto que aquellos de ascendencia africana por lo general tienen un defecto bioquímico más leve. Esta diferencia puede tomarse en cuenta al escoger una medida terapéutica. En cualquier caso, se debe suspender la primaquina cuando hay datos de hemólisis o anemia. Se debe evitar la primaquina durante el embarazo dado que el feto tiene una deficiencia relativa de G6PD y por tanto corre el riesgo de sufrir hemólisis.

ATOVACUONA

La atovacuona es una hidroxinaftoquinona (fig. 52-2) que se desarrolló de forma inicial como un fármaco antipalúdico; se recomienda para tratar y prevenir el paludismo en **combinación con proguanilo**. La atovacuona también fue aprobada por la FDA para tratar la neumonía por *P. jiroveci* leve a moderada.

El fármaco se administra sólo por vía oral. Su biodisponibilidad es baja e irregular, pero su absorción aumenta con los alimentos grasosos. El fármaco se une en grado notable a las proteínas y tiene una semivida de dos o tres días. En su mayor parte se elimina sin cambio en las heces. La atovacuona tiene una acción contra los plasmodios que altera el transporte de electrones en las mitocondrias. Es activa contra los esquizontes de los tejidos y eritrocitos, al posibilitar la suspensión de la quimioprofilaxia sólo una semana después de terminar la exposición (en comparación con cuatro semanas para la mefloquina o la doxiciclina, que carece de actividad contra los esquizontes de los tejidos).

El empleo inicial de la atovacuona para tratar el paludismo tuvo resultados desalentadores, con ineficacia frecuente, al parecer a causa de la selección de parásitos resistentes durante el tratamiento. Por lo contrario, la combinación fija de atovacuona (250 mg) y proguanilo (100 mg) es muy eficaz para el tratamiento y para la quimioprofilaxia del paludismo por *P. falciparum* y en la actualidad está aprobado para las dos indicaciones en Estados Unidos. Para la quimioprofilaxia se debe tomar diariamente la combinación de atovacuona y proguanilo (cuadro 52-2). Ofrece la ventaja con respecto a la mefloquina y la doxiciclina de que se necesitan periodos más breves de tratamiento antes y después del periodo con riesgo de transmisión del paludismo, pero es más costosa que otros fármacos. Debe tomarse con las comidas.

La atovacuona es un tratamiento alternativo para la infección por *P. jiroveci*, aunque su eficacia es menor que la de trimetoprim-sulfametoxazol. La dosis estándar es de 750 mg tomada con los alimentos dos veces al día durante 21 días. Los efectos adversos consisten en fiebre, exantema, náusea, vómito, diarrea, cefalea e insomnio. En apariencia, los efectos adversos graves son mínimos, aunque aún es escasa la experiencia con el fármaco. La atovacuona también ha sido eficaz en pequeños números de pacientes inmunodeprimidos con toxoplasmosis que no responden a otros fármacos, si bien aún no se ha definido su utilidad en esta enfermedad.

En general, la combinación de atovacuona con proguanilo es bien tolerada. Los efectos adversos consisten en dolor abdominal, náusea, vómito, diarrea, cefalea y exantema y son más frecuentes con la dosis más alta necesaria para el tratamiento. Se han comunicado elevaciones reversibles de las enzimas hepáticas. Se desconoce la seguridad de la atovacuona durante el embarazo. Las concentraciones plasmáticas de atovacuona disminuyen casi 50% con la administración simultánea de tetraciclina o rifampicina.

INHIBIDORES DE LA SÍNTESIS DE FOLATO

Se utilizan los inhibidores de las enzimas que intervienen en el metabolismo del folato, por lo general en los esquemas combinados, en el tratamiento y la prevención del paludismo.

Química y farmacocinética

La **pirimetamina** es una 2,4-diaminopirimidina relacionada con trimetoprim (cap. 46). El **proguanilo** es un derivado de la biguanida (fig. 52-2). Los dos fármacos se absorben con lentitud pero en forma adecuada desde el tubo digestivo. La pirimetamina alcanza concentraciones plasmáticas máximas 2 a 6 h después de una dosis oral, se une a las proteínas plasmáticas y tiene una semivida de eliminación de casi 3.5 días. El proguanilo alcanza concentraciones plasmáticas máximas unas 5 h después de una dosis oral y tiene una semivida de eliminación de casi 16 h. Por lo tanto, se debe administrar proguanilo todos los días para la quimioprofilaxia, en tanto que se puede administrar pirimetamina una vez a la semana. La pirimetamina es metabolizada de forma amplia antes de la excreción. El proguanilo es un profármaco; sólo es activo su metabolito de triazina, cicloguanilo. La combinación fija de **sulfadoxina** (una sulfonamida), 500 mg por comprimido, y **pirimetamina** (25 mg por comprimido) se absorbe bien. Sus componentes muestran concentraciones plasmáticas máximas al cabo de 2 a 8 h y se excretan sobre todo por los riñones. La semivida promedio de la sulfadoxina es de 170 h.

Acción antipalúdica y resistencia

La pirimetamina y el proguanilo tienen una acción lenta contra las formas eritrocíticas de cepas susceptibles de las cuatro especies palúdicas humanas. El proguanilo también tiene alguna actividad contra las formas hepáticas. Ninguno de los dos fármacos es adecuadamente gametocida o eficaz contra las etapas hepáticas persistentes de *P. vivax* o *P. ovale.* Las sulfonamidas y las sulfonas tienen débil actividad contra los esquizontes eritrocíticos y nula contra las etapas hepáticas o los gametocitos. No se usan solas como antipalúdicos pero son eficaces en combinación con otros fármacos.

El mecanismo de acción de la pirimetamina y el proguanilo inhiben en forma selectiva la dihidrofolato reductasa del plasmodio, una enzima decisiva en la vía para la síntesis de folato. Las sulfonamidas y las sulfonas inhiben otra enzima en la vía del folato, la dihidropteroato sintasa. Como se describió en el capítulo 46 y se muestra en la figura 46-2, las combinaciones de los inhibidores de estas dos enzimas proporcionan una actividad sinérgica.

La resistencia a los antagonistas del folato y a las sulfonamidas son frecuentes para *P. falciparum* y menos comunes para *P. vivax.* La resistencia se debe sobre todo a mutaciones en la dihidrofolato reductasa y dihidropteroato sintasa, con números crecientes de mutaciones que desencadenan mayores grados de resistencia. En la actualidad, la resistencia limita en forma notable la eficacia de la sulfadoxina-pirimetamina para el tratamiento del paludismo en la mayor parte de las regiones, pero en África casi todos los parásitos muestran sólo resistencia moderada, de tal manera que los antifolatos ofrecen al parecer todavía una eficacia preventiva contra el paludismo. Dado que diferentes mutaciones pueden ser mediadoras de la resistencia a diferentes fármacos, no siempre se observa resistencia cruzada.

Aplicaciones clínicas

A. Quimioprofilaxia

La quimioprofilaxia con antagonistas del folato individuales ya no se recomienda a consecuencia de la resistencia frecuente, pero se utilizan diversos fármacos en esquemas combinados. La combinación de cloroquina (500 mg cada semana) y proguanilo (200 mg al día) se utilizó con anterioridad en grado extenso, pero ya no se recomienda a causa de la resistencia creciente a los dos fármacos. La combinación de sulfadoxina y pirimetamina y otra combinación con pirimetamina y sulfona dapsona son eficaces contra los parásitos sensibles con la dosis semanal, pero ya no se recomiendan a causa de la resistencia y la toxicidad. Si se considera la protección de las poblaciones en las regiones endémicas, el trimetoprim-sulfametoxazol, una combinación antifolato que es más activa contra bacterias que contra parásitos del paludismo, cada vez se utiliza más como un tratamiento profiláctico diario en los pacientes infectados con VIH en los países en vía de desarrollo. Aunque se administra sobre todo para prevenir las infecciones oportunistas y bacterianas típicas de la infección por VIH, este esquema ofrece una eficacia preventiva parcial contra el paludismo en África.

B. Tratamiento preventivo intermitente

Una nueva conducta para el control del paludismo es el tratamiento preventivo intermitente, en el cual los pacientes con riesgo elevado reciben tratamiento intermitente del paludismo, sea cual fuere su estado de infección, de manera característica con la combinación de sulfadoxina y pirimetamina, que ofrece los beneficios de una dosis simple y actividad prolongada. Tras considerar los dos grupos de máximo riesgo para el paludismo grave en África, esta medida está mejor validada en mujeres embarazadas y cada vez se estudia más en niños pequeños. Los regímenes típicos comprenden dosis únicas de la combinación de sulfadoxina y pirimetamina durante el segundo y tercer trimestres del embarazo y dosis mensuales cuando los niños acuden para su vacuna programada o, en las regiones con paludismo estacional, dosis mensuales durante la época de contagio. Sin embargo, no se han establecido los esquemas de dosis preventiva óptimos.

C. Tratamiento del paludismo por *P. falciparum* resistente a la cloroquina

La combinación de sulfadoxina y pirimetamina suele utilizarse para tratar el paludismo no complicado por *P. falciparum* y todavía en tiempos recientes constituía el tratamiento de primera opción para esta indicación en algunos países tropicales. Las ventajas de sulfadoxina-pirimetamina son su facilidad de administración (una sola dosis oral) y su bajo costo. Sin embargo, las tasas de resistencia cada vez son mayores y ya no se recomienda como tratamiento. En concreto, este fármaco no debe utilizarse en el paludismo grave, ya que tiene una acción más lenta que otros fármacos disponibles. La combinación de sulfadoxina y pirimetamina no es eficaz de manera fiable en el paludismo por *P. vivax* y no se ha estudiado de manera adecuada su utilidad contra *P. ovale* y *P. malariae*. Una nueva combinación de antifolato y sulfona, clorproguanilo-dapsona, se comercializaba aún en tiempos recientes en algunos países africanos para el tratamiento del paludismo por *P. falciparum* no complicado y estaba en desarrollo la combinación de clorproguanilo-dapsona y artesunato. Sin embargo, este proyecto se suspendió en 2008 a consecuencia de las preocupaciones sobre los efectos tóxicos hematológicos que ocurrían en los pacientes con deficiencia de G6PD, y ya no se comercializa la clorproguanilo-dapsona.

D. Toxoplasmosis

La pirimetamina en combinación con la sulfadiacina es el tratamiento de primera opción para la toxoplasmosis, lo que incluye la infección aguda, la infección congénita y la enfermedad en los pacientes con inmunodeficiencia. En los enfermos inmunodeprimidos es necesario el tratamiento en dosis altas seguido de tratamiento supresor crónico. Se incluye al ácido folínico para limitar la mielosupresión. La toxicidad por la combinación suele deberse sobre todo a la sulfadiacina. El reemplazo de sulfadiacina con clindamicina constituye un esquema alternativo eficaz.

E. Neumocistosis

Pneumocystis jiroveci es la causa de la neumocistosis humana y en la actualidad se reconoce que es un hongo, pero este microorganismo se describe en este capítulo en virtud de que responde a los fármacos antiprotozoarios, no a los antimicóticos. (En la actualidad se reconoce que la especie relacionada *P. carinii* es la causa de infecciones en animales.) El tratamiento de primera opción de la neumocistosis es trimetoprim-sulfametoxazol (cap. 46). El tratamiento estándar comprende la dosis elevada intravenosa u oral (15 mg de trimetoprim y 75 mg de sulfametoxazol por día fraccionados en tres o cuatro dosis) durante 21 días. El tratamiento en dosis elevadas inflige efectos tóxicos graves, sobre todo en los pacientes con sida. Entre estos efectos tóxicos figuran náusea, vómito, fiebre, exantema, leucopenia, hiponatremia, elevación de las enzimas hepáticas, hiperazoemia, anemia y trombocitopenia. Efectos menos frecuentes son las reacciones cutáneas graves, los cambios en el estado mental, pancreatitis e hipocalcemia. El trimetoprim-sulfametoxazol también es el fármaco quimioprofiláctico estándar para la prevención de la infección por *P. jiroveci* en individuos inmunodeprimidos. La dosis es un comprimido de doble potencia una vez al día o tres veces por semana. El esquema de dosificación quimioprofiláctica es mucho mejor tolerado que el tratamiento de dosis altas en pacientes inmunodeprimidos, pero el exantema, fiebre, leucopenia o la hepatitis pueden exigir cambiar a otro fármaco.

Efectos adversos y precauciones

La mayoría de los pacientes tolera bien la pirimetamina y el proguanilo. Son infrecuentes los síntomas gastrointestinales, los exantemas y el prurito. Con el proguanilo se han descrito úlceras en la boca y alopecia. Ya no se recomienda la combinación de sulfadoxina y pirimetamina para la quimioprofilaxia a causa de las reacciones cutáneas infrecuentes pero graves, entre las que se incluyen eritema multiforme, síndrome de Stevens-Johnson y necrólisis epidérmica tóxica. Las reacciones graves al parecer son mucho menos frecuentes tras el tratamiento con una sola dosis o intermitente y se ha justificado el empleo del fármaco por los riesgos inherentes al paludismo por *P. falciparum*.

Los efectos adversos infrecuentes de una sola dosis de sulfadoxina-pirimetamina son los vinculados con otras sulfonamidas, efectos tóxicos hematológicos, digestivos, del sistema nervioso central, dermatológicos y renales, entre otros. Ya no se recomienda pirimetamina-dapsona para la quimioprofilaxia a causa de las tasas inaceptablemente elevadas de agranulocitosis. Se debe utilizar con precaución antagonistas del folato en caso de disfunción renal o hepática. Aunque la pirimetamina es teratógena en los animales, se ha utilizado con seguridad la combinación de sulfadoxina y pirimetamina durante el embarazo para tratamiento y como un esquema quimioprofiláctico intermitente para mejorar el resultado del embarazo. El proguanilo se considera seguro durante el embarazo. Se deben administrar en forma sistemática complementos de folato durante la gestación, pero en las mujeres que reciben tratamiento preventivo con sulfadoxina-pirimetamina, probablemente deben evitarse los complementos de folato en dosis altas (p. ej., 5 mg al día) porque limitan la eficacia preventiva. La dosis estándar recomendada de 0.4 a 0.6 mg al día tiene menos probabilidades de afectar a la eficacia protectora de sulfadoxina-pirimetamina.

ANTIBIÓTICOS

Diversos antibióticos, además de los antagonistas del folato y las sulfonamidas, tienen actividad antipalúdica moderada. Los antibióticos que son inhibidores de la síntesis de proteínas por las bacterias actúan al parecer contra los parásitos del paludismo al inhibir la síntesis de proteínas en un organelo procariotioide del plasmodio, el apicoplasto. No se debe utilizar ninguno de los antibióticos como fármaco individual en el tratamiento del paludismo dado que su acción es mucho más lenta que la de los antipalúdicos estándar.

La tetraciclina y la doxiciclina (cap. 44) son activos contra los esquizontes eritrocíticos de todos los parásitos palúdicos humanos. No tienen actividad contra las etapas hepáticas. Se utiliza la doxiciclina en el tratamiento del paludismo por *P. falciparum* en conjunto con la quinina, lo que permite un ciclo de tratamiento más breve y mejor tolerado de ese fármaco. También se utiliza la doxiciclina para completar los esquemas de tratamiento después del tratamiento inicial del paludismo grave con quinina, quinidina o artesunato por vía intravenosa. En todos estos casos, se lleva a cabo un ciclo de tratamiento con doxiciclina durante una semana. La doxiciclina también se ha convertido en un fármaco quimioprofiláctico estándar, sobre todo para utilizarse en zonas del sureste de Asia que tienen elevadas tasas de resistencia a otros antipalúdicos, incluida la mefloquina. Los efectos adversos de la doxiciclina comprenden síntomas gastrointestinales, vaginitis candidósica y fotosensibilidad. No se ha valorado de forma amplia su seguridad en la quimioprofilaxia a largo plazo.

La clindamicina (cap. 44) tiene una actividad lenta contra los esquizontes eritrocíticos y se puede utilizar después del ciclo de tratamiento de quinina, quinidina o artesunato en pacientes en quienes no se recomienda la doxiciclina, como en los niños y en las mujeres embarazadas. La azitromicina (cap. 44) también tiene actividad antipalúdica y en la actualidad se estudia como un fármaco quimioprofiláctico alternativo. Se ha demostrado la actividad antipalúdica de las fluoroquinolonas, pero no ha sido óptima la eficacia para el tratamiento o la quimioprofilaxia del paludismo.

Los antibióticos también son activos contra otros protozoarios. La tetraciclina y la eritromicina constituyen tratamientos alternativos de la amebosis intestinal. La clindamicina en combinación con otros fármacos es eficaz para la toxoplasmosis, neumocistosis y babesiosis. La espiramicina es un antibiótico macrólido que se utiliza para tratar la toxoplasmosis primaria adquirida durante el embarazo. El tratamiento reduce el riesgo de que se presente toxoplasmosis congénita.

HALOFANTRINA Y LUMEFANTRINA

El clorhidrato de halofantrina, un fenantreno-metanol, es eficaz contra las etapas eritrocíticas (pero no otras) de los cuatro parásitos que causan el paludismo humano. Su absorción por vía oral es variable y aumenta con los alimentos. Dados los problemas de los efectos tóxicos, no se debe tomar con las comidas. Las concentraciones plasmáticas alcanzan su máximo 16 h después de administrar el fármaco y la semivida es de casi cuatro días. Se excreta en particular en las heces. Se desconoce el mecanismo de acción de la halofantrina. El fármaco no se comercializa en Estados Unidos (aunque tiene aprobación de la FDA) y está ampliamente disponible en los países donde el paludismo es endémico.

La halofantrina (tres dosis de 500 mg a intervalos de 6 h, repetidas en una semana en los individuos no inmunizados) tiene una eficacia rápida contra la mayor parte de las cepas de *P. falciparum*, pero su uso es limitado por la absorción irregular y los efectos cardiotóxicos. No se debe utilizar para la quimioprofilaxia. La halofantrina en general es bien tolerada. Los efectos adversos más frecuentes son dolor abdominal, diarrea, vómito, tos, exantema, cefalea, prurito y elevación de las enzimas hepáticas. Más problemático es el hecho de que el fármaco altera la conducción cardiaca, con prolongación de los intervalos QT y PR relacionados con la dosis. Este efecto se observa con las dosis estándar y se agrava por el tratamiento previo con mefloquina. Se han comunicado casos infrecuentes de arritmias peligrosas y decesos. El fármaco está contraindicado en los pacientes con defectos de la conducción cardiaca o que han tomado mefloquina en fecha reciente. La halofantrina es embriotóxica en los animales y, por tanto, está contraindicada durante el embarazo.

La **lumefantrina**, un alcohol arílico relacionado con la halofantrina, se comercializa sólo mediante una combinación de dosis fija con artemeter que en la actualidad es el tratamiento de primera opción para el paludismo no complicado por *P. falciparum* en muchos países. Además, el artemeter-lumefantrina se ha aprobado en muchos países no endémicos, incluido Estados Unidos. La semivida de la lumefantrina, cuando se utiliza en combinación, se aproxima a cuatro días. Las concentraciones de los fármacos pueden modificarse por las interacciones con otros, entre las que se incluyen las que afectan al metabolismo del sistema del citocromo CYP3A4, pero este aspecto no se ha estudiado bien. Tal y como ocurre con la halofantrina, la absorción oral es muy variable y mejora cuando el fármaco se toma con los alimentos. Puesto que la lumefantrina no produce los problemas de efectos tóxicos peligrosos de la halofantrina, se debe administrar lumefantrina-artemeter con alimentos grasosos para maximizar su eficacia antipalúdica. La combinación lumefantrina-artemeter es muy eficaz en el tratamiento del paludismo por *P. falciparum* cuando se administra dos veces al día durante tres días. Dicha combinación puede producir una prolongación menor del intervalo QT, pero al parecer no tiene importancia clínica y el fármaco no tiene el riesgo de las arritmias peligrosas que se observan con la halofantrina y quinidina. En realidad, la combinación lumefantrina-artemeter es muy bien tolerada. Los efectos adversos comunicados con más frecuencia en los estudios clínicos sobre el fármaco han sido alteraciones del tubo digestivo, cefalea, mareo, exantema y prurito, y en muchos casos estos efectos tóxicos pueden ser efecto del paludismo subyacente o de fármacos administrados en forma simultánea, más que de la lumefantrina-artemeter.

■ AMEBOSIS

La amebosis es la infección con *Entamoeba histolytica*, la cual puede causar infección intestinal asintomática, colitis leve a moderada, infección intestinal grave (disentería), ameboma, abscesos hepáticos y otras infecciones extraintestinales. La selección de los fármacos para la amebosis depende del cuadro clínico (cuadro 52-5).

Tratamiento de formas específicas de amebosis

A. Infección intestinal asintomática

Por lo general, los portadores asintomáticos no se tratan en las zonas endémicas, pero en las zonas no endémicas se tratan con un amebicida luminal. Es innecesario un amebicida hístico. Los amebicidas luminales estándar son furoato de diloxanida, yodoquinol y paromomicina. Cada fármaco erradica el estado de portador en casi 80 a 90% de los pacientes con un solo ciclo de tratamiento. También es necesario el tratamiento con un amebicida luminal en el tratamiento de las otras formas de amebosis.

B. Colitis amebiana

El metronidazol más un amebicida luminal constituye el tratamiento de elección en la colitis amebiana y la disentería. Las tetraciclinas y la eritromicina son fármacos alternativos para la colitis moderada pero no son eficaces contra la afección extraintestinal. También se puede utilizar dehidroemetina o emetina, pero es mejor evitarlas a causa de sus efectos tóxicos.

C. Infecciones extraintestinales

El tratamiento de elección para las infecciones extraintestinales es el metronidazol más un amebicida luminal. Un ciclo de metronidazol de 10 días de duración cura más de 95% de los abscesos hepáticos no complicados. Para los casos infrecuentes, en los cuales no ha resultado eficaz el tratamiento inicial con metronidazol, debe tenerse en cuenta la aspiración del absceso y la adición de una cloroquina a un ciclo repetido de metronidazol. La dehidroemetina y la emetina son fármacos alternativos tóxicos.

METRONIDAZOL Y TINIDAZOL

El metronidazol es un nitroimidazol (fig. 52-3) que constituye el fármaco de elección en el tratamiento de la amebosis extraluminal. Destruye los trofozoítos pero no los quistes de *E. histolytica* y erradica de forma eficaz las infecciones intestinales y de los tejidos

CUADRO 52–5 Tratamiento de la amebosis. No todas las formulaciones están disponibles en Estados Unidos[1]

Contexto clínico	Fármacos de elección y dosis en los adultos	Fármacos alternativos y dosis en los adultos
Infección intestinal asintomática	Fármaco luminal: furoato de diloxanida,[2] 500 mg tres veces al día durante 10 días	
	o bien	
	Yodoquinol, 650 mg tres veces al día durante 21 días	
	o bien	
	Paromomicina, 10 mg/kg tres veces al día durante siete días	
Infección intestinal leve a moderada	Metronidazol, 750 mg tres veces al día (o 500 mg IV cada 6 h) durante 10 días	Fármaco luminal (véase antes)
	o bien	*más*
	Tinidazol, 2 g diariamente durante tres días	Tetraciclina, 250 mg tres veces al día durante 10 días
	más	*o bien*
	Fármaco luminal (véase antes)	Eritromicina, 500 mg cuatro veces al día durante 10 días
Infección intestinal grave	Metronidazol, 750 mg tres veces al día (o 500 mg IV cada 6 h) durante 10 días	Fármaco luminal (véase antes)
	o bien	*más*
	Tinidazol, 2 g diariamente durante tres días	Tetraciclina, 250 mg tres veces al día durante 10 días
	más	*o bien*
	Fármaco luminal (véase antes)	Dehidroemetina[2] o emetina,[2] 1 mg/kg SC o IM durante tres a cinco días
Absceso hepático, ameboma y otras infecciones extraintestinales	Metronidazol, 750 mg tres veces al día (o 500 mg IV cada 6 h) durante 10 días	Dehidroemetina[2] o emetina,[2] 1 mg/kg SC o IM durante ocho a 10 días, seguidos de (sólo absceso hepático) cloroquina, 500 mg dos veces al día durante dos días y luego 500 mg diariamente durante 21 días
	o bien	
	Tinidazol, 2 g al día durante cinco días	
	más	*más*
	Fármaco luminal (véase antes)	Fármaco luminal (véase antes)

[1]La vía es oral a menos que se especifique lo contrario. Véanse en el texto detalles adicionales y precauciones.

[2]No disponible en Estados Unidos.

extraintestinales. El tinidazol es un nitroimidazol afín que se comercializa en Estados Unidos desde 2004 y que tiene al parecer una actividad similar y menos efectos tóxicos que el metronidazol. Ofrece esquemas de dosificación más sencillos y puede utilizarse como sustitución para las indicaciones enumeradas más adelante.

Farmacocinética y mecanismos de acción

El metronidazol y el tinidazol por vía oral se absorben con rapidez y penetran en todos los tejidos por difusión simple. Las concentraciones intracelulares se acercan con rapidez a las concentraciones extracelulares. Las concentraciones plasmáticas máximas se alcanzan en un lapso de 1 a 3 h. La unión de los dos fármacos a proteínas es escasa (10 a 20%); la semivida del fármaco sin cambio dura 7.5 h para el metronidazol y 12 a 14 h para el tinidazol. El metronidazol y sus metabolitos se excretan sobre todo en la orina. La eliminación del metronidazol del plasma disminuye en los pacientes con disfunción hepática.

El grupo nitro del metronidazol sufre reducción química en las bacterias anaerobias y los protozoarios sensibles. Los productos de reducción reactiva intervienen en apariencia en la actividad antimicrobiana. Se presupone que el mecanismo de acción del tinidazol es el mismo.

Aplicaciones clínicas

A. Amebosis

El metronidazol o el tinidazol son los fármacos de elección en el tratamiento de todas las infecciones hísticas por *E. histolytica*. Ninguno de los dos fármacos tiene eficacia fiable contra los parásitos luminales de tal manera que deben utilizarse con un amebicida luminal para garantizar la erradicación de la infección.

B. Giardiosis

El metronidazol es el tratamiento de elección en la giardiosis. La dosis para esta afección es mucho más baja (y, por tanto, se tolera mejor) en comparación con la amebosis. La eficacia después de un solo ciclo de tratamiento es de casi 90%. El tinidazol tiene por lo menos la misma eficacia.

C. Tricomoniosis

El metronidazol es el tratamiento de elección. Una sola dosis de 2 g es eficaz. Los microorganismos resistentes al metronidazol pueden dar lugar a tratamientos ineficaces. El tinidazol puede ser eficaz contra algunos de estos microorganismos resistentes.

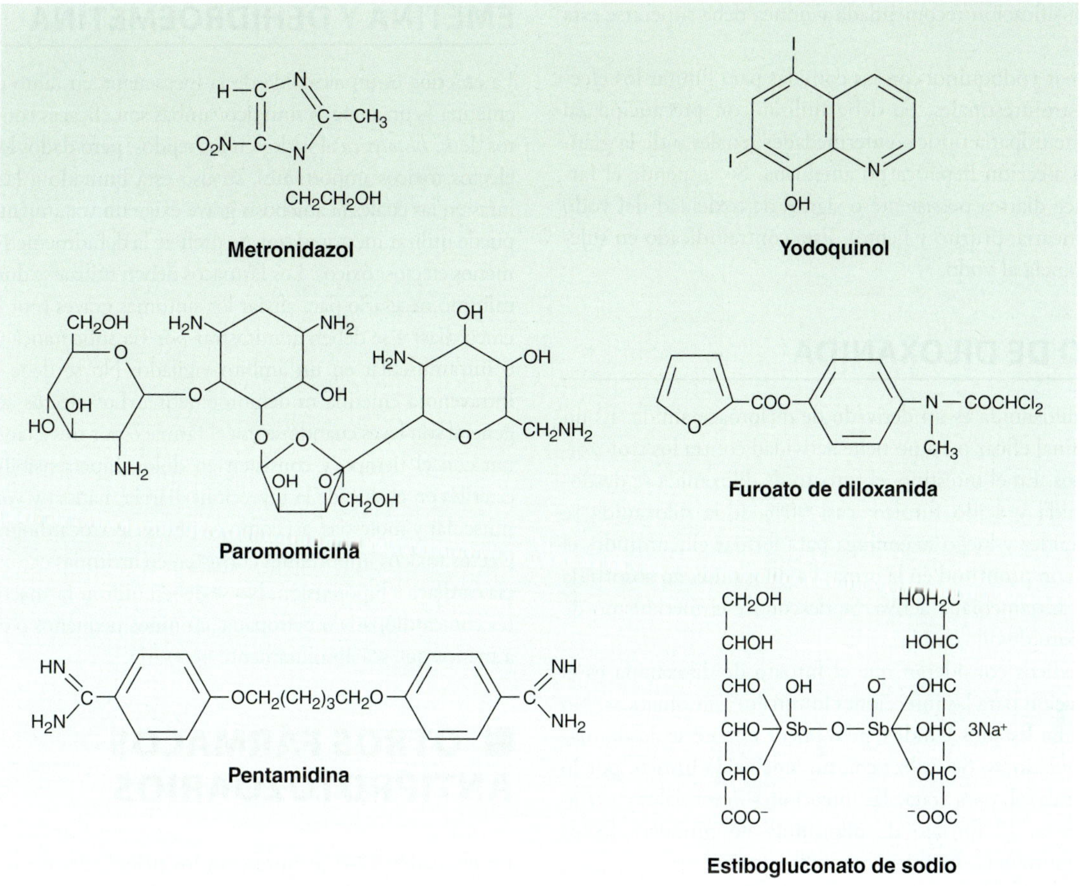

FIGURA 52-3 Fórmulas estructurales de otros fármacos antiprotozoarios.

Efectos adversos y precauciones

A menudo se presentan náusea, cefalea, xerostomía o un sabor metálico. Los efectos adversos infrecuentes son vómito, diarrea, insomnio, debilidad, mareo, moniliasis, exantema, disuria, orina oscura, poliuria, vértigo, parestesias y neutropenia. La administración del fármaco con las comidas reduce la irritación gastrointestinal. Son infrecuentes la pancreatitis y los efectos tóxicos graves sobre el sistema nervioso central (ataxia, encefalopatía y convulsiones). El metronidazol tiene un efecto similar al de disulfiram, de tal modo que pueden presentarse náusea y vómito si se ingieren bebidas alcohólicas durante el tratamiento. El fármaco debe utilizarse con precaución en los pacientes con enfermedades del sistema nervioso central. La administración por goteo intravenoso raras veces ha causado convulsiones o neuropatía periférica. La dosis debe ajustarse en los pacientes con hepatopatía o nefropatía grave. El tinidazol tiene efectos adversos similares, aunque al parecer es un poco mejor tolerado que el metronidazol.

Se ha comunicado que el metronidazol potencia el efecto anticoagulante de los cumarínicos. La difenilhidantoína y el fenobarbital pueden acelerar la eliminación del fármaco en tanto que la cimetidina puede disminuir el aclaramiento plasmático. Pueden presentarse efectos tóxicos del litio cuando este fármaco se emplea junto con el metronidazol.

El metronidazol y sus metabolitos son mutágenos en las bacterias. La administración crónica de dosis altas produjo tumorogénesis en los ratones. Los datos sobre teratogenicidad no son uniformes. Por lo tanto, es mejor evitar el metronidazol en las mujeres embarazadas o en lactancia, aunque las alteraciones congénitas no se han vinculado con claridad con el empleo de este fármaco en seres humanos.

YODOQUINOL

El yodoquinol (diyodohidroxiquina) es una hidroxiquinolina halógena. Constituye un amebicida luminal eficaz que suele utilizarse con metronidazol para tratar las infecciones amebianas. Los datos farmacocinéticos son incompletos pero 90% del fármaco se retiene en el intestino y se elimina en las heces. El restante entra en la circulación, tiene una semivida de 11 a 14 h y se excreta en la orina en forma de glucurónidos.

Se desconoce el mecanismo de acción del yodoquinol contra los trofozoítos. Es eficaz contra los microorganismos presentes en la luz intestinal, pero no contra los trofozoítos que se encuentran en la pared intestinal o en los tejidos extraintestinales.

Los efectos adversos infrecuentes son diarrea (que por lo general cede después de varios días), anorexia, náusea, vómito, dolor abdominal, cefalea, exantema y prurito. El fármaco puede aumentar la concentración de yodo sérico unido a proteínas, lo que produce una disminución de la captación medida de I^{131} que persiste por meses. Algunas hidroxiquinolinas halogenadas pueden producir neurotoxicidad grave cuando se utilizan en forma prolongada en dosis mayores que las recomendadas. No se sabe si el yodoquinol produce estos efectos en su dosificación recomendada y nunca debe superarse esta dosis.

Se debe tomar yodoquinol con las comidas para limitar los efectos tóxicos gastrointestinales. Se debe utilizar con precaución en pacientes con neuropatía óptica, enfermedades renales o de la glándula tiroides o afección hepática no amebiana. Se suspende el fármaco si produce diarrea persistente o signos de toxicidad del yodo (dermatitis, urticaria, prurito y fiebre). Está contraindicado en sujetos con intolerancia al yodo.

FUROATO DE DILOXANIDA

El furoato de diloxanida es un derivado de dicloroacetamida. Es un amebicida luminal eficaz pero no tiene actividad contra los trofozoítos de los tejidos. En el intestino, el furoato de diloxanida se desdobla en diloxanida y ácido furoico; casi 90% de la diloxanida se absorbe con rapidez y luego se conjuga para formar glucuronido, el cual se excreta con prontitud en la orina. La diloxanida no absorbida es la sustancia antiamebiana activa. Se desconoce el mecanismo de acción del furoato de diloxanida.

Muchos médicos consideran que el furoato de diloxanida es el fármaco de elección para las infecciones luminales asintomáticas. No se comercializa en Estados Unidos, pero puede obtenerse de algunas farmacias formuladoras. Se utiliza con un amebicida hístico, por lo general metronidazol, para tratar las infecciones intestinales y extraintestinales graves. El furoato de diloxanida no produce efectos adversos de importancia. Es frecuente la flatulencia, pero la náusea y los cólicos abdominales son infrecuentes, lo mismo que los exantemas. No se recomienda el fármaco durante el embarazo.

SULFATO DE PAROMOMICINA

El sulfato de paromomicina es un antibiótico aminoglucósido (véase también el capítulo 45) que no se absorbe en grado considerable en el tubo digestivo. Se utiliza sólo como un amebicida luminal y no tiene ningún efecto contra las infecciones amebianas extraintestinales. La pequeña cantidad que se absorbe es excretada lentamente sin cambio, sobre todo mediante filtración glomerular. Sin embargo, el fármaco puede acumularse en caso de insuficiencia renal y contribuir a la nefrotoxicidad. La paromomicina es un amebicida luminal eficaz que al parecer tiene una eficacia similar y tal vez menos efectos tóxicos que otros fármacos; en un estudio reciente fue mejor que el furoato de diloxanida para aliviar las infecciones asintomáticas. Los efectos adversos consisten en molestias abdominales y diarrea esporádicas. En la actualidad se utiliza la paromomicina parenteral para tratar la leishmaniosis visceral y se describe por separado en el texto siguiente.

EMETINA Y DEHIDROEMETINA

La emetina es un alcaloide de la ipecacuana en tanto que la dehidroemetina es un análogo sintético; ambas son eficaces contra los trofozoítos de *E. histolytica* alojados en los tejidos, pero dados los problemas de efectos tóxicos importantes, su uso está limitado a las circunstancias raras en las cuales la amebosis grave exige un tratamiento eficaz y no se puede utilizar metronidazol. Se prefiere la dehidroemetina porque tiene menos efectos tóxicos. Los fármacos deben utilizarse durante el periodo mínimo necesario para aliviar los síntomas graves (por lo general tres a cinco días) y se deben administrar por vía subcutánea (de preferencia) o intramuscular en un ámbito vigilado. No se debe utilizar por vía intravenosa emetina ni dehidroemetina. Los efectos adversos, que en general son leves cuando se usa el fármaco por tres a cinco días, aumentan con el tiempo y consisten en dolor, hipersensibilidad y abscesos estériles en el sitio de la inyección; diarrea, náusea y vómito; debilidad muscular y molestias, así como cambios electrocardiográficos leves. Los efectos tóxicos importantes consisten en arritmias cardiacas, insuficiencia cardiaca e hipotensión. No se deben utilizar fármacos en los pacientes con cardiopatía o nefropatía, en niños pequeños o en embarazadas, a menos que sea absolutamente necesario.

■ OTROS FÁRMACOS ANTIPROTOZOARIOS

En el cuadro 52-6 se enumeran los principales fármacos que se utilizan para tratar la tripanosomiosis africana y en el cuadro 52-7 los empleados para tratar las infecciones por otros protozoarios. Más adelante se describen los fármacos importantes que no se analizaron en otras partes de éste u otros capítulos.

PENTAMIDINA

La pentamidina tiene actividad contra protozoarios tripanosomátides y contra *P. jiroveci*, pero sus efectos tóxicos son considerables.

Química y farmacocinética

La pentamidina es una diamidina aromática (fig. 52-3) formulada en una sal de isetionato. La pentamidina se administra sólo por vía parenteral. El fármaco abandona la circulación con rapidez y tiene una semivida inicial de casi 6 h, pero se une con avidez a los tejidos. Por consiguiente, la pentamidina se acumula y elimina con gran lentitud; tiene una semivida de eliminación de casi 12 días. Se puede detectar el fármaco en la orina seis o más semanas después del tratamiento. En el sistema nervioso central sólo aparecen cantidades

CUADRO 52–6 Tratamiento de la tripanosomiosis africana

Enfermedad	Etapa	Fármacos de primera opción	Fármacos alternativos
Africana occidental	Inicial	Pentamidina	Suramina y eflornitina
	Afectación del SNC	Eflornitina	Melarsoprol,[1] eflornitina-nifurtimox[1]
Africana oriental	Inicial	Suramina[1]	Pentamidina
	Afectación del SNC	Melarsoprol[1]	

[1]Disponible en Estados Unidos sólo a través del Drug Service, CDC, Atlanta, Georgia (teléfono: 404-639-3670; http://www.cdc.gov/laboratory/drugservice/index.html).

CUADRO 52–7 Tratamiento de otras infecciones por protozoarios. No todas las formulaciones están disponibles en Estados Unidos[1]

Microorganismo o contexto clínico	Fármacos de elección[2]	Fármacos alternativos
Babesia spp	Clindamicina, 600 mg tres veces al día durante siete días *más* Quinina, 650 mg durante siete días	Atovacuona *o bien* azitromicina
Balantidium coli	Tetraciclina, 500 mg cuatro veces al día durante 10 días	Metronidazol, 750 mg tres veces al día durante cinco días
Cryptosporidium spp	Paromomicina, 500 a 750 mg tres o cuatro veces al día durante 10 días	Azitromicina, 500 mg al día durante 21 días
Cyclospora cayetanensis	Trimetoprim-sulfametoxazol, un comprimido de doble potencia de sulfametoxazol cuatro veces al día por siete a 14 días	
Dientamoeba fragilis	Yodoquinol, 650 mg tres veces al día durante 20 días	Tetraciclina, 500 mg cuatro veces al día durante 10 días *o bien* Paromomicina, 500 mg tres veces al día durante siete días
Giardia lamblia	Metronidazol, 250 mg tres veces al día durante cinco días *o bien* Tinidazol, 2 g una vez	Furazolidona, 100 mg cuatro veces al día durante siete días *o bien* Albendazol, 400 mg al día durante cinco días
Isospora belli	Trimetoprim-sulfametoxazol, un comprimido de doble potencia de sulfametoxazol cuatro veces al día durante 10 días, luego dos veces al día durante 21 días	Pirimetamina, 75 mg al día durante 14 días *más* Ácido folínico, 10 mg al día durante 14 días
Microsporidios	Albendazol, 400 mg dos veces al día durante 20 a 30 días	
Leishmaniosis		
Visceral (*L. donovani, L. chagasi, L. infantum*) o de la mucosa (*L. braziliensis*)	Estibogluconato sódico, 20 mg/kg/día IV o IM durante 28 días	Antimoniato de meglumina *o bien* Pentamidina *o bien* Anfotericina *o bien* Miltefosina *o bien* Paromomicina
Cutánea (*L. major, L. tropica, L. mexicana* y *L. braziliensis*)	Estibogluconato sódico, 20 mg/kg/día IV o IM durante 20 días	Antimoniato de meglumina *o bien* Anfotericina *o bien* Pentamidina *o bien* Fármacos tópicos o intralesionales
Pneumocystis jiroveci, P. carinii[3]	Trimetoprim-sulfametoxazol, 15 a 20 mg de trimetoprim/kg/día IV o dos comprimidos de doble potencia de sulfametoxazol cada 8 h durante 21 días	Pentamidina *o bien* Trimetoprim-dapsona *o bien* Clindamicina *más* primaquina *o bien* Atovacuona

(continúa)

CUADRO 52–7 Tratamiento de otras infecciones por protozoarios. No todas las formulaciones están disponibles en Estados Unidos[1] (*continuación*)

Microorganismo o contexto clínico	Fármacos de elección[2]	Fármacos alternativos
Toxoplasma gondii		
Aguda, congénita, en inmunodeprimidos	Pirimetamina *más* clindamicina *más* ácido folínico	Pirimetamina *más* sulfadiacina *más* ácido folínico
Embarazos	Espiramicina, 3 g/día hasta el parto	
Trichomonas vaginalis	Metronidazol, 2 g una vez o 250 mg tres veces al día durante siete días	
	o bien	
	Tinidazol, 2 g en una sola dosis	
Trypanosoma cruzi	Nifurtimox	
	o bien	
	Benznidazol	

[1]Se puede obtener información adicional del *Parasitic Disease Drug Service, Parasitic Diseases Branch, Centers for Disease Control and Prevention*, Atlanta, Georgia (teléfono: 404 a 639-3670; http://www.cdc.gov/laboratory/drugservice/index.html).

[2]Se proporcionan los esquemas de dosificación establecidos, relativamente sencillos. La vía de administración es oral a menos que se especifique lo contrario. Véase en el texto información adicional, efectos tóxicos, precauciones y descripciones de la dosificación para los fármacos que se utilizan más raras veces, muchos de los cuales son muy tóxicos.

[3]*P. jiroveci* (*P. carinii* en animales) se ha considerado un protozoario por su morfología y sensibilidad a los fármacos, pero análisis moleculares recientes han demostrado que se relaciona de forma estrecha con los hongos.

mínimas de pentamidina, de manera que no es eficaz contra la tripanosomiosis africana que afecta al sistema nervioso central. La pentamidina también puede inhalarse como polvo nebulizado para prevenir la neumocistosis. La absorción en la circulación general después de la inhalación al parecer es mínima. Se desconoce el mecanismo de acción de la pentamidina.

Aplicaciones clínicas

A. Neumocistosis

La pentamidina es un tratamiento alternativo bien documentado para la infección pulmonar y extrapulmonar causada por *P. jiroveci*. El fármaco tiene una eficacia un poco menor y más efectos tóxicos que trimetoprim-sulfametoxazol. La dosis estándar es de 3 mg/kg/día por vía intravenosa por 21 días. Las reacciones adversas importantes son frecuentes y, con los esquemas múltiples disponibles en la actualidad para tratar la infección por *P. jiroveci*, es mejor limitar la pentamidina a los pacientes con enfermedad grave que no pueden tolerar otros fármacos o cuando éstos resultan ineficaces.

La pentamidina también es un fármaco alternativo para la profilaxis primaria o secundaria contra la neumocistosis en los individuos inmunodeprimidos, incluidos los enfermos con sida avanzado. Para esta indicación, se administra la pentamidina mediante un aerosol inhalado (inhalación de 300 mg cada mes). El fármaco es bien tolerado en esta formulación. Su eficacia es muy satisfactoria pero raras veces menor que la de trimetoprim-sulfametoxazol de administración diaria. En virtud de su costo e ineficacia contra la infección no pulmonar, es mejor reservarla para los pacientes que no pueden tolerar la quimioprofilaxia oral con otros fármacos.

B. Tripanosomiosis africana (enfermedad del sueño)

La pentamidina se ha usado desde 1940 y es el fármaco de elección para tratar la etapa hemolinfática inicial de la enfermedad causada por *Trypanosoma brucei gambiense* (enfermedad del sueño de África Occidental). El fármaco es inferior a la suramina para tratar la enfermedad del sueño de África Oriental en las primeras etapas. No se debe utilizar la pentamidina para tratar la tripanosomiosis tardía con afectación del sistema nervioso central. Se ha descrito una serie de esquemas de dosificación, que por lo general proporcionan 2 a 4 mg/kg al día o en días alternos hasta un total de 10 a 15 dosis. También se ha empleado la pentamidina para la quimioprofilaxia contra la tripanosomiosis africana, en dosis de 4 mg/kg cada tres a seis meses.

C. Leishmaniosis

La pentamidina es una alternativa al estibogluconato sódico en el tratamiento de la leishmaniosis visceral y tiene una eficacia similar aunque se ha comunicado resistencia. El fármaco ha tenido éxito en algunos casos en los que ha resultado ineficaz el tratamiento con compuestos de antimonio. La dosis es de 2 a 4 mg/kg por vía intramuscular diariamente o cada tercer día hasta completar 15 dosis y puede ser necesario un segundo ciclo. La pentamidina también ha demostrado eficacia contra la leishmaniosis cutánea, pero no se utiliza en forma sistemática para este fin.

Efectos adversos y precauciones

La pentamidina es un fármaco muy tóxico y se presentan efectos adversos en casi un 50% de los pacientes que reciben 4 mg/kg/día. La administración intravenosa rápida puede dar lugar a hipotensión grave, taquicardia, mareo y disnea, de manera que debe administrarse con lentitud (en el transcurso de 2 h) y los pacientes deben estar en decúbito y vigilarse de forma estricta durante el tratamiento. La inyección intramuscular suele acompañarse de dolor en la zona de inyección y pueden presentarse abscesos estériles.

Son frecuentes los efectos tóxicos pancreáticos. La hipoglucemia por liberación inadecuada de insulina suele aparecer cinco a siete días después de iniciado el tratamiento. Puede persistir durante días o varias semanas y puede ir seguida de hiperglucemia. También es frecuente la insuficiencia renal reversible. Otros efectos adversos consisten en exantema, sabor metálico, fiebre, síntomas gastrointestinales, pruebas funcionales hepáticas anormales, pancreatitis aguda, hipocalcemia, trombocitopenia, alucinaciones y arritmias cardiacas. La pentamidina inhalada en general se tolera bien pero puede causar tos, disnea y broncoespasmo.

ESTIBOGLUCONATO SÓDICO

Los compuestos de antimonio pentavalentes, incluido el estibogluconato sódico (pentostam, figura 52-3) y el antimoniato de meglumina, se consideran en general fármacos de primera opción para la leishmaniosis cutánea y visceral, excepto en algunas regiones de la India, donde ha disminuido bastante la eficacia de estos fármacos. Los compuestos se absorben y se distribuyen con rapidez después de la administración intravenosa (preferida) o intramuscular y se eliminan en dos fases, con una semivida inicial breve (alrededor de 2 h) y una semivida terminal mucho más prolongada (>24 h). El tratamiento se administra una vez al día en una dosis de 20 mg/kg/día por vía intravenosa o intramuscular durante 20 días en la leishmaniosis cutánea y 28 días en la leishmaniosis visceral y mucocutánea.

Se desconoce el mecanismo de acción de los compuestos de antimonio. Es variable su eficacia contra diferentes especies, lo cual posiblemente se debe a los patrones locales de resistencia al fármaco. Las tasas de curación en general son muy satisfactorias, pero la resistencia al estibogluconato de sodio ha aumentado en algunas zonas endémicas, sobre todo en India donde suelen recomendarse otros fármacos (p. ej., anfotericina o miltefosina).

Al principio se presentan escasos efectos adversos, pero la toxicidad del estibogluconato se incrementa con el tiempo. Son muy frecuentes los síntomas gastrointestinales, fiebre, cefalea, mialgias, artralgias y exantema. Las inyecciones intramusculares son muy dolorosas y producen abscesos estériles. Pueden presentarse cambios electrocardiográficos y con gran frecuencia cambios en la onda T y prolongación de QT. Estos cambios son casi siempre reversibles, pero el tratamiento constante puede originar arritmias peligrosas. Por consiguiente, se debe vigilar el electrocardiograma durante el tratamiento. Son infrecuentes la anemia hemolítica y los efectos hepáticos, renales y cardiacos de gravedad.

NITAZOXANIDA

La nitazoxanida es un profármaco de nitrotiazolil-salicilamida. En Estados Unidos se aprobó en fecha reciente la nitazoxanida para utilizarse contra la infección por *Giardia lamblia* y *Cryptosporidium parvum.* Se absorbe con rapidez y se convierte en tizoxanida y conjugados de tizoxanida, los cuales después se excretan tanto en la orina como en las heces. El metabolito activo, tizoxanida, inhibe la vía del piruvato:ferredoxina oxidorreductasa. La nitazoxanida parece tener actividad contra cepas de protozoarios resistentes al metronidazol y es bien tolerada. A diferencia del metronidazol, la nitazoxanida y sus metabolitos están exentos de efectos mutágenos. Otros microorganismos que pueden ser susceptibles a la nitazoxanida son *E. histolytica*, *Helicobacter pylori*, *Ascaris lumbricoides*, varias tenias y *Fasciola hepatica.* La dosis recomendada en el adulto es 500 mg dos veces al día durante tres días.

OTROS FÁRMACOS PARA LA TRIPANOSOMIOSIS Y LA LEISHMANIOSIS

Los tratamientos disponibles para todas las formas de tripanosomiosis tienen deficiencias notorias en cuanto a eficacia, seguridad, o ambas. La disponibilidad de estos fármacos también representa un problema, ya que se abastecen en particular a través de donaciones o producción no lucrativa por los laboratorios farmacéuticos. Para la leishmaniosis visceral, tres nuevos fármacos promisorios son la anfotericina liposómica, la miltefosina y la paromomicina.

A. Suramina

La suramina es una naftilamina sulfatada que se introdujo en la década de 1920. Es el tratamiento de primera opción para la tripanosomiosis de África Oriental hemolinfática en etapa inicial (infección por *T. brucei rhodesiense*), pero como no penetra en el sistema nervioso central, no es eficaz contra la enfermedad avanzada. La suramina es menos eficaz que la pentamidina para la tripanosomiosis africana occidental en etapa inicial. Se desconoce el mecanismo de acción del fármaco. Se administra por vía intravenosa y se caracteriza por una farmacocinética compleja con unión muy intensa a proteínas. La suramina tiene una semivida inicial breve pero una semivida de eliminación terminal de casi 50 días. El fármaco es depurado con lentitud mediante excreción renal.

La suramina se administra después de una dosis de prueba intravenosa de 200 mg. Los esquemas que se han empleado consisten en 1 g en los días 1, 3, 7, 14 y 21 o 1 g cada semana durante cinco semanas. El tratamiento combinado que contiene pentamidina puede mejorar la eficacia. La suramina también se utiliza para la quimioprofilaxia contra la tripanosomiosis africana. Los efectos adversos son frecuentes. Algunas reacciones inmediatas son fatiga, náusea, vómito y, en raras ocasiones, convulsiones, choque y muerte. Las reacciones tardías consisten en fiebre, exantema, cefaleas, parestesias, neuropatías, alteraciones renales como proteinuria, diarrea crónica, anemia hemolítica y agranulocitosis.

B. Melarsoprol

El melarsoprol es un arsenical trivalente que se ha comercializado desde 1949 y es el tratamiento de primera opción para la tripanosomiosis africana oriental avanzada del sistema nervioso central y de segunda opción (después de la eflornitina) para la tripanosomiosis africana occidental avanzada. Después de su administración intravenosa, se excreta con rapidez pero se acumulan cantidades del fármaco de relevancia clínica en el sistema nervioso central al cabo de cuatro días. Se administra melarsoprol en propilenglicol por goteo intravenoso lento en dosis de 3.6 mg/kg/día durante tres o cuatro días, con ciclos repetidos a intervalos semanales si es necesario. Un nuevo esquema de 2.2 mg/kg al día durante 10 días tuvo eficacia y efectos tóxicos similares a los observados con tres ciclos en 26 días. El melarsoprol es en extremo tóxico. El empleo de un fármaco con tales efectos tóxicos está justificado sólo por la gravedad de la tripanosomiosis avanzada y la falta de disponibilidad de alternativas. Los efectos adversos inmediatos consisten en fiebre, vómito, dolor abdominal y artralgias. El efecto tóxico más importante es la encefalopatía reactiva que suele aparecer en la primera semana de tratamiento (en 5 a 10% de los pacientes) y tal vez se deba a la destrucción de los tripanosomas en el sistema nervioso central. Las consecuencias frecuentes de la encefalopatía son edema cerebral, convulsiones, coma y muerte. Otros efectos tóxicos importantes son nefropatía y cardiopatía, al igual que reacciones de hipersensibilidad. Las tasas de ineficacia con melarsoprol han aumentado al parecer en tiempos recientes en algunas partes de África, lo que indica la posibilidad de resistencia al fármaco.

C. Eflornitina

La eflornitina (difluorometilornitina), un inhibidor de la ornitina descarboxilasa, es el único nuevo fármaco autorizado para tratar la tripanosomiosis africana en la última mitad del siglo xx. Hoy en día constituye el fármaco de primera opción para la tripanosomiosis africana occidental avanzada, pero no es eficaz para la enfermedad africana oriental. La eflornitina es menos tóxica que el melarsoprol pero no está disponible de manera amplia. El fármaco tenía una disponibilidad muy limitada hasta tiempos recientes, cuando se desarrolló para utilizarse como una crema depiladora tópica, lo que dio lugar a la donación del fármaco para el tratamiento de la tripanosomiosis. La eflornitina se administra por vía intravenosa y se alcanzan concentraciones adecuadas del fármaco en el sistema nervioso central. La semivida de eliminación dura casi 3 h. El régimen habitual es 100 mg/kg por vía intravenosa cada 6 h durante siete a 14 días (14 días fue un esquema mejor para la infección recién diagnosticada). La eflornitina tiene en apariencia la misma eficacia que el melarsoprol contra la infección avanzada por *T. brucei gambiense*, pero su eficacia contra *T. brucei rhodesiense* es limitada por la resistencia al fármaco. La toxicidad de la eflornitina es considerable, pero bastante menor que la del melarsoprol. Los efectos adversos consisten en diarrea, vómito, anemia, trombocitopenia, leucopenia y convulsiones. Estos efectos en general son reversibles. La mayor experiencia con la eflornitina y la mayor disponibilidad del compuesto en zonas endémicas puede dar lugar a que reemplace a la suramina, pentamidina y melarsoprol en el tratamiento de la infección por *T. brucei gambiense*.

D. Nifurtimox

El nifurtimox, un nitrofurano, es el fármaco que más suele utilizarse para la tripanosomiosis americana (enfermedad de Chagas). El nifurtimox también se halla bajo estudio en el tratamiento de la tripanosomiosis africana, sobre todo en combinación con la eflornitina. El nifurtimox se absorbe bien después de la administración oral y se elimina con una semivida plasmática aproximada de 3 h. Se administra a una dosis de 8 a 10 mg/kg/día (fraccionados en tres a cuatro dosis) por vía oral por tres o cuatro meses en el tratamiento de la enfermedad de Chagas. El nifurtimox atenúa la gravedad en la enfermedad aguda y suele eliminar los parásitos detectables, pero a menudo es ineficaz para erradicar por completo la infección. Por consiguiente, no suele evitar la progresión a los síndromes digestivos y cardiacos que se vinculan con la infección crónica que son las consecuencias clínicas más importantes de la infección por *Trypanosoma cruzi*. La eficacia puede variar en diferentes partes de Sudamérica, quizá a causa de la resistencia al fármaco en algunas zonas. El nifurtimox no parece ser eficaz en el tratamiento de la enfermedad de Chagas crónica. Son frecuentes los efectos tóxicos relacionados con el nifurtimox. Los efectos adversos consisten en náusea, vómito, dolor abdominal, fiebre, exantema, inquietud, insomnio, neuropatías y convulsiones. Por lo general, estos efectos son reversibles pero a menudo dan origen a la cesación del tratamiento antes de terminar un ciclo estándar.

E. Benznidazol

El benznidazol es un nitroimidazol que se administra por vía oral y que parece tener una eficacia similar a la del nifurtimox en el tratamiento de la enfermedad de Chagas aguda. La disponibilidad del fármaco en la actualidad es limitada. Los efectos tóxicos importantes consisten en neuropatía periférica, exantema, síntomas gastrointestinales y mielosupresión.

F. Anfotericina

Este importante fármaco antimicótico (cap. 48) constituye un tratamiento alternativo para la leishmaniosis visceral, sobre todo en regiones de la India con resistencia intensa al estibogluconato sódico. La anfotericina liposómica ha demostrado una eficacia excelente en dosis de 3 mg/kg/día por vía intravenosa en los días 1 a 5, 14 y 21. La anfotericina no liposómica (1 mg/kg por vía intravenosa cada tercer día durante 30 días) es mucho menos costosa, también eficaz y se utiliza de manera extensa en la India. Se usa también la anfotericina para la leishmaniosis cutánea en algunas zonas. El empleo de la anfotericina, y sobre todo de los preparados liposómicos, es limitado en los países en vía de desarrollo por las dificultades para su administración, costo y efectos tóxicos.

G. Miltefosina

La miltefosina es un análogo de la alquilfosfocolina que es el primer fármaco oral eficaz para la leishmaniosis visceral. En fecha reciente demostró eficacia excelente en el tratamiento de la leishmaniosis visceral en la India, donde se administra por vía oral (2.5 mg/kg/día con esquemas de dosificación variables) durante 28 días. Asimismo, en tiempos recientes se demostró que es eficaz en esquemas que incluyen una sola dosis de anfotericina liposómica seguida de miltefosina durante siete a 14 días. Un ciclo de 28 días de miltefosina (2.5 mg/kg/día) también fue eficaz para el tratamiento de la leishmaniosis cutánea del continente americano. Los vómitos y la diarrea son frecuentes pero por lo general breves. También se presentan elevaciones transitorias de las enzimas hepáticas y nefrotoxicidad. Se debe evitar el fármaco durante el embarazo (o en mujeres que se embarazan en los primeros dos meses de tratamiento) a causa de sus efectos teratógenos. La miltefosina está autorizada para el tratamiento de la leishmaniosis visceral en la India y en algunos otros países y (tras considerar las limitaciones importantes de otros fármacos, como la administración parenteral, los efectos tóxicos y la resistencia) puede convertirse en el tratamiento de elección para esta enfermedad. La resistencia a la miltefosina sobreviene con rapidez *in vitro*. Para superar este problema, se encuentran en investigación diversas combinaciones de fármacos, como miltefosina con compuestos de antimonio, anfotericina o paromomicina.

H. Paromomicina

El sulfato de paromomicina es un antibiótico aminoglucósido que todavía en tiempos recientes se utilizaba en parasitología sólo para el tratamiento oral de las parasitosis intestinales (véase el texto previo). En tiempos recientes se ha desarrollado para el tratamiento de la leishmaniosis visceral. Un estudio clínico de fase 3 realizado en la India demostró una excelente eficacia en esta enfermedad, en una dosis intramuscular diaria de 11 mg/kg durante 21 días, con una tasa de curación de 95% y equivalencia con la anfotericina. El fármaco recibió autorización para el tratamiento de la leishmaniosis visceral en la India en 2006. Sin embargo, en un estudio clínico reciente se demostró que es poco eficaz en África, donde el índice de curación con paromomicina es mucho menor respecto del estibogluconato de sodio. En los estudios iniciales, la paromomicina fue bien tolerada, con aparición de dolor leve en el sitio de inyección, ototoxicidad infrecuente y elevaciones reversibles de las enzimas hepáticas y ninguna nefrotoxicidad. La paromomicina es mucho menos costosa que la anfotericina liposómica o que la miltefosina, los otros fármacos promisorios para la leishmaniosis visceral.

PREPARACIONES DISPONIBLES

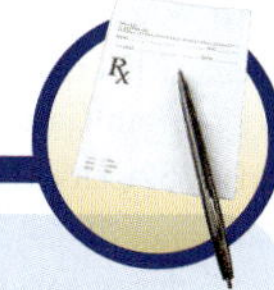

Albendazol
Oral: comprimidos de 200 mg

Artemeter-lumefantrina
Oral: comprimidos de 20 mg de artemeter/120 mg de lumefantrina

Artesunato*

Atovacuona
Oral: suspensión de 750 mg/5 ml

Atovacuona-proguanilo
Oral: comprimidos de 250 mg de atovacuona + 100 mg de proguanilo; comprimidos pediátricos de 62.5 mg de atovacuona + 25 mg de proguanilo

Clindamicina
Oral: cápsulas de 75, 150 y 300 mg; suspensión de 75 mg/5 ml
Parenteral: 150 mg/ml en solución inyectable

Cloroquina
Oral: comprimidos de 250 y 500 mg (equivalentes a 150 y 300 mg de base, respectivamente)
Parenteral: 50 mg/ml (equivalentes a 40 mg/ml de base) para inyección

Doxiciclina
Oral: cápsulas de 20, 50 y 100 mg; comprimidos de 50 y 100 mg; suspensión de 25 mg/5 ml; jarabe de 50 mg/5 ml
Parenteral: 100 y 200 mg en solución inyectable

Eflornitina
Parenteral: 200 mg/ml en solución inyectable

Estibogluconato de sodio*

Mefloquina
Oral: comprimidos de 250 mg

Melarsoprol*

Metronidazol
Oral: comprimidos de 250 y 500 mg; cápsulas de 375 mg; comprimidos de liberación prolongada de 750 mg
Parenteral: 5 mg/ml

Nifurtimox*

Nitazoxanida
Oral: comprimidos de 500 mg, polvo para solución oral de 100 mg/5 ml

Paromomicina
Oral: cápsulas de 250 mg

Pentamidina
Parenteral: 300 mg en polvo para inyección
Aerosol: 300 mg en polvo

Primaquina
Oral: comprimidos de 26.3 mg (equivalentes a 15 mg de base)

Pirimetamina
Oral: comprimidos de 25 mg

Quinidina, gluconato
Parenteral: 80 mg/ml (equivalente a 50 mg/ml de base) en solución inyectable

Quinina
Oral: comprimidos de 260 mg; cápsulas de 200, 260 y 325 mg

Sulfadoxina y pirimetamina
Oral: comprimidos de 500 mg de sulfadoxina más 25 mg de pirimetamina

Suramina*

Tinidazol
Oral: comprimidos de 250 y 500 mg

Yodoquinol
Oral: comprimidos de 210 y 650 mg

*Disponible en Estados Unidos sólo a través del *Drug Service*, CDC, Atlanta, Georgia (teléfono: 404-639-3670; http://www.cdc.gov/laboratory/drugservice/index.html).

BIBLIOGRAFÍA

General

Drugs for parasitic infections. Med Lett Drugs Ther 2010;Supplement.

Paludismo

Baird JK: Effectiveness of antimalarial drugs. N Engl J Med 2005;352:1565.

Baird JK: Resistance to therapies for infection by *Plasmodium vivax*. Clin Microbiol Rev 2009;22:508.

Barnes KI et al: Efficacy of rectal artesunate compared with parenteral quinine in initial treatment of moderately severe malaria in African children and adults: A randomised study. Lancet 2004;363:1598.

Boggild AK et al: Atovaquone-proguanil: Report from the CDC expert meeting on malaria chemoprophylaxis (II). Am J Trop Med Hyg 2007;76:208.

Dondorp AM et al: Artemisinin resistance in *Plasmodium falciparum* malaria. N Engl J Med 2009;361:455.

Dondorp A et al: Artesunate versus quinine for treatment of severe falciparum malaria: A randomised trial. Lancet 2005;366:717.

Dondorp AM et al: Artesunate versus quinine in the treatment of severe falciparum malaria in African children (AQUAMAT): An open-label, randomised trial. Lancet 2010;376:1647.

Dorsey G et al: Combination therapy for uncomplicated falciparum malaria in Ugandan children: A randomized trial. JAMA 2007;297:2210.

Efferth T, Kaina B: Toxicity of the antimalarial artemisinin and its derivatives. Crit Rev Toxicol 2010;40:405.

Freedman DO: Malaria prevention in short-term travelers. N Engl J Med 2008;359:603.

Greenwood BM et al: Malaria. Lancet 2005;365:1487.

Hill DR et al: Primaquine: Report from CDC expert meeting on malaria chemoprophylaxis I. Am J Trop Med Hyg 2006;75:402.

Nosten F, White NJ: Artemisinin-based combination treatment of falciparum malaria. Am J Trop Med Hyg 2007;77(Suppl 6):181.

Nosten F et al: Antimalarial drugs in pregnancy: A review. Curr Drug Saf 2006;1:1.

Rosenthal PJ: Artesunate for the treatment of severe falciparum malaria. N Engl J Med 2008;358:1829.

Stepniewska K, White NJ: Pharmacokinetic determinants of the window of selection for antimalarial drug resistance. Antimicrob Agents Chemother 2008;52:1589.

Taylor WR, White NJ: Antimalarial drug toxicity: A review. Drug Saf 2004;27:25.

White NJ: Cardiotoxicity of antimalarial drugs. Lancet Infect Dis 2007;7:549.

White NJ: Qinghaosu (artemisinin): The price of success. Science 2008;320:330.

Whitty CJ, et al: Malaria: An update on treatment of adults in non-endemic countries. Br Med J 2006;333:241.

World Health Organization: Guidelines for the treatment of malaria. Geneva. 2010. http://www.who.int/malaria/publications/atoz/9789241547925/en/index.html

Infecciones intestinales por protozoarios

Blessmann J et al: Treatment of amoebic liver abscess with metronidazole alone or in combination with ultrasound-guided needle aspiration: A comparative, prospective and randomized study. Trop Med Int Health 2003;8:1030.

Fox LM, Saravolatz LD: Nitazoxanide: A new thiazolide antiparasitic agent. Clin Infect Dis 2005;40:1173.

Haque R et al: Amebiasis. N Engl J Med 2003;348:1565.

Petri WA: Therapy of intestinal protozoa. Trends Parasitol 2003;19:523.

Pierce KK et al: Update on human infections caused by intestinal protozoa. Curr Opin Gastroenterol 2009;25:12.

Pritt BS, Clark DG: Amebiasis. Mayo Clin Proc 2008;83:1154.

Rossignol JF: *Cryptosporidium* and *Giardia*: Treatment options and prospects for new drugs. Exp Parasitol 2010;124:45.

Otras infecciones por protozoarios

Amato VS et al: Treatment of mucosal leishmaniasis in Latin America: Systematic review. Am J Trop Med Hyg 2007;77:266.

Aronson NE et al: A randomized controlled trial of local heat therapy versus intravenous sodium stibogluconate for the treatment of cutaneous Leishmania major infection. PLoS Negl Trop Dis 2010;4:e628.

Bhattacharya SK et al: Phase 4 trial of miltefosine for the treatment of Indian visceral leishmaniasis. J Infect Dis 2007;196:591.

Bisser S et al: Equivalence trial of melarsoprol and nifurtimox monotherapy and combination therapy for the treatment of second-stage *Trypanosoma brucei gambiense* sleeping sickness. J Infect Dis 2007;195:322.

Brun R et al: Human African trypanosomiasis. Lancet 2010;375:148.

Chappuis F et al: Visceral leishmaniasis: What are the needs for diagnosis, treatment and control? Nat Rev Microbiol 2007;5:873.

Croft SL, Barrett MP, Urbina JA: Chemotherapy of trypanosomiases and leishmaniasis. Trends Parasitol 2005;21:508.

Hailu A et al: Geographical variation in the response of visceral leishmaniasis to paromomycin in East Africa: A multicentre, open-label, randomized trial. PLoS Negl Trop Dis 2010;4:e709.

Jackson Y et al: Tolerance and safety of nifurtimox in patients with chronic Chagas disease. Clin Infect Dis 2010;51:e69.

Lescure FX et al: Chagas disease: Changes in knowledge and management. Lancet Infect Dis 2010;10:556.

Murray HW et al: Advances in leishmaniasis. Lancet 2005;366:1561.

Priotto G et al: Nifurtimox-eflornithine combination therapy for second-stage African *Trypanosoma brucei gambiense* trypanosomiasis: A multicentre, randomised, phase III, non-inferiority trial. Lancet 2009;374:56.

Rassi A et al: Chagas disease. Lancet. 2010;375:1388.

Reithinger R et al: Cutaneous leishmaniasis. Lancet Infect Dis 2007;7:581.

Schmid C et al: Effectiveness of a 10-day melarsoprol schedule for the treatment of late-stage human African trypanosomiasis: Confirmation from a multinational study (IMPAMEL II). J Infect Dis 2005;191:1922.

Soto J et al: Efficacy of miltefosine for Bolivian cutaneous leishmaniasis. Am J Trop Med Hyg 2008;78:210.

Sundar S et al: Injectable paromomycin for visceral leishmaniasis in India. N Engl J Med 2007;356:2571.

Sundar S et al: New treatment approach in Indian visceral leishmaniasis: Single-dose liposomal amphotericin B followed by short-course oral miltefosine. Clin Infect Dis 2008;47:1000.

Sundar S et al: Oral miltefosine for Indian visceral leishmaniasis. N Engl J Med 2002;347:1739.

Tuon FF et al: Treatment of New World cutaneous leishmaniasis—a systematic review with a meta-analysis. Int J Dermatol 2008;47:109.

van Griensven J, et al: Combination therapy for visceral leishmaniasis. Lancet Infect Dis 2010;10:184.

Vélez I et al: Efficacy of miltefosine for the treatment of American cutaneous leishmaniasis. Am J Trop Med Hyg 2010;83:351.

Wortmann G et al: Liposomal amphotericin B for treatment of cutaneous leishmaniasis. Am J Trop Med Hyg 2010;83:1028.

RESPUESTA AL ESTUDIO DE CASO

Esta niña sufre paludismo agudo por *P. falciparum* y su letargia y resultados anormales de los análisis concuerdan con el avance de la enfermedad. Se debe hospitalizar y tratar de urgencia con artesunato intravenoso o, si esto no es posible, quinina o quinidina intravenosas. Se le debe mantener bajo observación para el caso de desarrollar paludismo grave, con complicaciones sobre todo neurológicas, renales o pulmonares; si recibe quinina o quinidina se debe vigilar la función cardiaca en busca de efectos secundarios potenciales.

C A P Í T U L O

53

Farmacología clínica de los antihelmínticos

Philip J. Rosenthal, MD

ESTUDIO DE CASO

Un varón peruano de 29 años de edad acude a consulta por la presencia de un quiste hepático de 10 × 8 × 8 cm identificado en una tomografía computarizada abdominal. El paciente había sufrido durante dos días dolor abdominal y fiebre y su evaluación clínica y tomográfica eran consistentes con apendicitis. Las molestias desaparecieron poco después de practicar una apendicectomía laparoscópica. Alrededor de 10 años antes, el paciente emigró a Estados Unidos desde una región rural de Perú donde su familia vende piel de carnero. Tanto a su padre como a su hermana les han extraído tumores abdominales, pero se desconocen los detalles de estos diagnósticos. ¿Cuál es el diagnóstico diferencial? ¿Cuáles son los planes diagnósticos y terapéuticos?

QUIMIOTERAPIA DE LAS INFESTACIONES HELMÍNTICAS

Los helmintos (vermes) son organismos multicelulares que infestan a un gran número de seres humanos y producen una amplia gama de enfermedades. Más de 1 000 millones de individuos se infestan por nematodos intestinales y muchos millones son infestados por filarias, trematodos y tenias. Constituyen un problema aún mayor en los animales domésticos. Se cuenta con muchos fármacos, dirigidos contra diversos sitios de acción, para tratar las infestaciones helmínticas. En muchos casos, sobre todo en los países en vías de desarrollo, el objetivo es controlar la infestación y eliminar la mayor parte de los parásitos para controlar los síntomas de las enfermedades y disminuir la transmisión de la infestación. En otros casos, el objetivo del tratamiento es la eliminación completa de los parásitos, aunque éste puede ser muy difícil para determinadas infestaciones helmínticas, dada la eficacia limitada de los fármacos y la frecuente reinfestación después del tratamiento en zonas endémicas.

En el cuadro 53-1 se enumeran las principales infestaciones helmínticas y se proporciona una guía para los fármacos de elección o fármacos alternativos que se utilizan en cada infestación. En el texto que sigue se describen en orden alfabético estos fármacos. En general, se debe identificar a los parásitos antes de comenzar el tratamiento.

ALBENDAZOL

El albendazol, un antihelmíntico oral de amplio espectro, es el fármaco de elección y está autorizado en Estados Unidos para el tratamiento de la hidatidosis y la cisticercosis. También se utiliza en el tratamiento de las infestaciones por oxiuros y anquilostomas, ascariosis, tricuriosis y estrongiloidiosis.

Farmacología básica

El albendazol es un carbamato de benzimidazol. Después de su administración oral, se absorbe en forma irregular (en mayor grado con una comida grasosa) y luego experimenta con rapidez metabolismo de primer paso en el hígado para convertirse en el metabolito activo sulfóxido de albendazol. Alcanza concentraciones plasmáticas máximas variables unas 3 h después de una dosis oral de 450 mg y su semivida plasmática es de 8 a 12 h. El sulfóxido se une sobre todo a proteína, se distribuye bien en los tejidos y penetra en la bilis, líquido cefalorraquídeo y quistes hidatídicos. Los metabolitos del albendazol se excretan en la orina.

Se considera que los benzimidazoles tienen actividad contra nematodos al inhibir la síntesis de los microtúbulos. El albendazol también tiene efectos larvicidas en la hidatidosis, cisticercosis, ascariosis y anquilostomiosis, así como efectos ovicidas en la ascariosis, anquilostomiosis y tricuriosis.

CUADRO 53–1 Tratamiento de las infestaciones helmínticas[1]

Microorganismo infectante	Fármaco de elección	Fármacos alternativos
Nematodos		
Ascaris lumbricoides	Albendazol o pamoato de pirantel o mebendazol	Ivermectina, piperazina
Trichuris trichiura	Mebendazol o albendazol	Ivermectina
Necator americanus; Ancylostoma duodenale	Albendazol o mebendazol o pamoato de pirantel	
Strongyloides stercoralis	Ivermectina	Albendazol o tiabendazol
Enterobius vermicularis	Mebendazol o pamoato de pirantel	Albendazol
Trichinella spiralis (triquinosis)	Mebendazol o albendazol; se añaden corticoesteroides para la infestación grave	
Especies de *Trichostrongylus*	Pamoato de pirantel o mebendazol	Albendazol
Larva migratoria cutánea (erupción reptante)	Albendazol o ivermectina	Tiabendazol (tropical)
Larva migratoria visceral	Albendazol	Mebendazol
Angiostrongylus cantonensis	Albendazol o mebendazol	
Wuchereria bancrofti (filariosis); *Brugia malayi* (filariosis); eosinofilia tropical; *Loa loa* (loiosis)	Dietilcarbamazina	Ivermectina
Onchocerca volvulus (oncocercosis)	Ivermectina	
Dracunculus medinensis (dracunculosis)	Metronidazol	Tiabendazol o mebendazol
Capillaria philippinensis (capilariosis intestinal)	Albendazol	Mebendazol
Duelas (trematodos)		
Schistosoma haematobium (bilharziosis)	Prazicuantel	Metrifonato
Schistosoma mansoni	Prazicuantel	Oxamniquina
Schistosoma japonicum	Prazicuantel	
Clonorchis sinensis (duela hepática); especies de *Opisthorchis*	Prazicuantel	Albendazol
Paragonimus westermani (duela pulmonar)	Prazicuantel	Bitionol
Fasciola hepatica (duela hepática de los corderos)	Bitionol o triclabendazol	
Fasciolopsis buski (duela del intestino grueso)	Prazicuantel o niclosamida	
Heterophyes heterophyes; Metagonimus yokogawai (duelas del intestino delgado)	Prazicuantel o niclosamida	
Tenias (cestodos)		
Taenia saginata (tenia de la res)	Prazicuantel o niclosamida	Mebendazol
Diphyllobothrium latum (tenia del pescado)	Prazicuantel o niclosamida	
Taenia solium (tenia del cerdo)	Prazicuantel o niclosamida	
Cisticercosis (etapa larvaria de la tenia del cerdo)	Albendazol	Prazicuantel
Hymenolepis nana (tenia enana)	Prazicuantel	Niclosamida o nitazoxanida
Echinococcus granulosus (hidatidosis); *Echinococcus multilocularis*	Albendazol	

[1]Se puede obtener información adicional de *Parasitic Disease Drug Service, Parasitic Diseases Branch, Centers for Disease Control and Prevention*, Atlanta, Georgia, 30333. Teléfono (404) 639-3670. Algunos de los fármacos enumerados no se comercializan en Estados Unidos.

Aplicaciones clínicas

El albendazol se administra al paciente con el estómago vacío cuando se utiliza contra parásitos intraluminales, pero con una comida grasa si se emplea contra parásitos presentes en los tejidos.

A. Ascariosis, tricuriosis e infestaciones por anquilostoma y oxiuros

En adultos y niños mayores de dos años de edad con ascariosis y anquilostomiosis, el tratamiento consiste en una sola dosis de 400 mg por vía oral (que se repite durante dos a tres días para las infestaciones importantes por áscaris y en dos semanas para las infestaciones por oxiuros). Estos tratamientos suelen lograr tasas de curación satisfactorias y una reducción notable de los recuentos de huevecillos en quienes no se curan. Para la tricuriosis se recomiendan en la actualidad tres dosis orales de 400 mg al día de albendazol. Un metaanálisis reciente demostró que el albendazol era superior al mebendazol o al pamoato de pirantel en el tratamiento de la anquilostomiosis; otros estudios demostraron que tres dosis de mebendazol y albendazol aumentan la eliminación de huevecillos en las heces en comparación con los tratamientos individuales, y que es superior el albendazol al mebendazol. Las tasas de curación para la tricuriosis con albendazol o mebendazol en una sola dosis fueron menores de 30%, lo cual indica que el esquema de tres dosis mencionado, u otros fármacos (p. ej., ivermectina), podrían ser superiores.

B. Hidatidosis

El albendazol es el fármaco de elección para el tratamiento farmacológico y es un complemento útil a la eliminación quirúrgica o la aspiración de los quistes. Tiene más actividad contra *Echinococcus granulosus* y menos contra *E. multilocularis*. La dosis es de 400 mg dos veces al día con las comidas durante un mes o más. Se ha tolerado bien el tratamiento diario hasta por seis meses. Una medida terapéutica comunicada consiste en tratar con albendazol y prazicuantel, para valorar la respuesta después de un mes o más y, según sea la respuesta, se trata luego al paciente con quimioterapia continuada o tratamiento quirúrgico y farmacológico combinados.

C. Neurocisticercosis

Las indicaciones para el tratamiento farmacológico de la neurocisticercosis son tema de controversia, ya que el tratamiento antihelmíntico no es superior con claridad al tratamiento con corticoesteroides solo y puede exacerbar la afección neurológica. El tratamiento probablemente es más apropiado para los quistes parenquimatosos o intraventriculares sintomáticos. Por lo regular se administran corticoesteroides con el fármaco antihelmíntico para disminuir la inflamación causada por la muerte de los microorganismos. En la actualidad, el albendazol en general se considera el fármaco de elección más que el prazicuantel por su duración más breve, costo más bajo, mejor penetración en el espacio subaracnoideo y mayores concentraciones de fármacos (en vez de menores concentraciones de prazicuantel) cuando se administran con corticoesteroides. El albendazol se administra en una dosis de 400 mg dos veces al día hasta por 21 días.

D. Otras infestaciones

El albendazol es el fármaco de elección para tratar la larva migratoria cutánea (400 mg al día durante tres días), la larva migratoria visceral (400 mg dos veces al día durante cinco días), la capilariosis intestinal (400 mg al día durante 10 días), las infestaciones por microsporidios (400 mg dos veces al día durante dos semanas o más) y la gnatostomosis (400 mg dos veces al día durante tres semanas). También tiene actividad contra la triquinosis (400 mg dos veces al día durante una a dos semanas) y la clonorquiosis (400 mg dos veces al día durante una semana). Se han publicado informes sobre cierta eficacia en el tratamiento de la opistorquiosis, toxocariosis y loiosis, e informes de eficacia inconsistentes en la giardiosis y teniosis. El albendazol se incluye en los programas para controlar la filariosis linfática, pero al parecer tiene menos actividad que la dietilcarbamazina o la ivermectina para este fin. Se ha recomendado el albendazol como tratamiento empírico para tratar a quienes regresan del trópico con eosinofilia inexplicable persistente.

Reacciones adversas, contraindicaciones y precauciones

Cuando se utiliza durante uno a tres días, el albendazol está casi exento de efectos adversos de consideración. Pueden presentarse molestias epigástricas leves y transitorias, diarrea, cefalea, náusea, mareo, laxitud e insomnio. En el empleo a largo plazo para la hidatidosis, el albendazol es bien tolerado, pero puede causar molestias abdominales, cefalea, fiebre, fatiga, alopecia, elevación de las enzimas hepáticas y pancitopenia.

Las biometrías hemáticas y pruebas de función hepática deben vigilarse durante el tratamiento a largo plazo. El fármaco no se debe administrar a pacientes con hipersensibilidad conocida a otros benzimidazoles o a los adultos cirróticos. No se ha establecido la seguridad del albendazol durante el embarazo y en los niños menores de dos años de edad.

BITIONOL

El bitionol es una alternativa al triclabendazol para el tratamiento de la fasciolosis (duela hepática de los corderos). El bitionol también es un fármaco alternativo en el tratamiento de la paragonimiosis pulmonar.

Farmacología básica

Después de la ingestión, el bitionol alcanza concentraciones sanguíneas máximas en 4 a 8 h. Al parecer, la excreción es en particular a través del riñón.

Aplicaciones clínicas

Para tratar la paragonimiosis y la fasciolosis, la dosis de bitionol es de 30 a 50 mg/kg fraccionados en dos o tres dosis, que se administran por vía oral después de las comidas en días alternos hasta completar 10 a 15 dosis. En la paragonimiosis pulmonar, las tasas de curación son mayores de 90%. En la paragonimiosis cerebral pueden necesitarse ciclos de tratamiento repetidos.

Reacciones adversas, contraindicaciones y precauciones

Los efectos adversos, que se presentan hasta en 40% de los pacientes, son casi siempre leves y transitorios, pero en ocasiones su gravedad obliga a interrumpir el tratamiento. Estos problemas consisten en diarrea, cólicos, anorexia, náusea, vómito, mareo y cefalea. Los exantemas cutáneos pueden presentarse después de una semana o más de tratamiento, lo que indica una reacción a los antígenos liberados por los vermes moribundos.

Se debe utilizar bitionol con precaución en niños menores de ocho años de edad dada la escasa experiencia en este grupo de edad.

CITRATO DE DIETILCARBAMAZINA

La dietilcarbamazina es un fármaco de elección en el tratamiento de la filariosis, loiosis y eosinofilia tropical. Ha sustituido a la ivermectina para el tratamiento de la oncocercosis.

Farmacología básica

La dietilcarbamazina es un derivado sintético de la piperazina que se comercializa como sal de citrato. Se absorbe con rapidez en el tubo digestivo: después de una dosis de 0.5 mg/kg se alcanzan concentraciones plasmáticas máximas al cabo de 1 a 2 h. La semivida plasmática es de 2-3 h cuando la orina está ácida, pero de unas 10 h si la orina está alcalina, un efecto de fijación de Henderson-Hasselbalch (cap. 1). El fármaco se equilibra con rapidez en todos los tejidos, excepto en el adiposo. Se elimina sobre todo en la orina, sin cambio y mediante el metabolito de N-óxido. Puede ser necesario reducir la dosis en los pacientes con alcalosis urinaria persistente o disfunción renal.

La dietilcarbamazina inmoviliza a las microfilarias y altera su estructura superficial, hasta desplazarlas de los tejidos y hacerlas más susceptibles a la destrucción por los mecanismos de defensa del hospedador. Se desconoce el mecanismo de acción contra los vermes adultos.

Aplicaciones clínicas

El fármaco debe tomarse después de las comidas.

A. *Wuchereria bancrofti, Brugia malayi, Brugia timori* y *Loa loa*

La dietilcarbamazina es el fármaco de elección para tratar las infestaciones con estos parásitos gracias a su eficacia y falta de efectos tóxicos graves. Las microfilarias de todas las especies de vermes son destruidas con rapidez; los parásitos adultos se destruyen con más lentitud y a menudo se necesitan varios ciclos de tratamiento. El fármaco es muy eficaz contra *L. loa* adulta. Se desconoce el grado en el cual destruye a los parásitos adultos de *W. bancrofti* y *B. malayi*, pero después del tratamiento apropiado, las microfilarias no vuelven a aparecer en la mayoría de los pacientes.

Estas infestaciones se tratan durante dos o (en el caso de *L. loa*) tres semanas, con dosis bajas iniciales para reducir la frecuencia de reacciones alérgicas a las microfilarias moribundas. Este esquema consiste en 50 mg (1 mg/kg en los niños) en el primer día, tres dosis de 50 mg en el segundo, tres dosis de 100 mg (2 mg/kg en los niños) en el tercero y luego 2 mg/kg tres veces por día para completar el ciclo de dos a tres semanas.

Se pueden administrar antihistamínicos durante los primeros días del tratamiento para limitar las reacciones alérgicas y se deben comenzar los corticoesteroides y reducirse las dosis de dietilcarbamazina o interrumpirse si ocurren reacciones graves. Las curaciones pueden necesitar varios ciclos de tratamiento. En los pacientes con densidades elevadas de vermes de *L. loa* (más de 2 500 parásitos circulantes/ml), los métodos para reducir los riesgos de efectos tóxicos graves comprenden aféresis, si está disponible, para eliminar las microfilarias antes del tratamiento con dietilcarbamazina o albendazol, que es de acción más lenta y mejor tolerado, en lugar del tratamiento con dietilcarbamazina o ivermectina.

La dietilcarbamazina también se puede emplear para la quimioprofilaxia (300 mg a la semana o 300 mg durante tres días sucesivos cada mes para la loiosis; 50 mg cada mes para la filariosis por *W. bancrofti* y *B. malayi*).

B. Otras aplicaciones

Para la eosinofilia tropical se administra dietilcarbamazina por vía oral a una dosis de 2 mg/kg tres veces al día durante siete días. La dietilcarbamazina es eficaz en las infestaciones por *Mansonella streptocerca*, ya que destruye formas adultas y microfilarias. La escasa información disponible indica que el fármaco no es eficaz contra *M. ozzardi* o *M. perstans* adultos y que tiene una actividad limitada contra las microfilarias de estos parásitos. Una aplicación importante de la dietilcarbamazina es el tratamiento masivo para reducir la prevalencia de la infestación por *W. bancrofti*, por lo general en combinación con ivermectina o albendazol. Esta conducta ha dado lugar a un avance excelente en el control de la enfermedad en muchos países.

Reacciones adversas, contraindicaciones y precauciones

Las reacciones a la dietilcarbamazina, que en general son leves y transitorias, comprenden cefalea, malestar, anorexia, debilidad, náusea, vómito y mareo. También se presentan efectos adversos a consecuencia de la liberación de proteínas por las microfilarias o vermes adultos moribundos. Las reacciones son muy graves con la oncocercosis, pero ya no suele utilizarse la dietilcarbamazina para tratar esta infestación porque la ivermectina tiene la misma eficacia y es menos tóxica. Las reacciones a las microfilarias moribundas suelen ser leves en el caso de *W. bancrofti*, más intensas cuando se trata de *B. malayi* y esporádicamente graves en las infestaciones por *L. loa*. Las reacciones consisten en fiebre, malestar general, exantema papular, cefalea, síntomas digestivos, tos, dolor torácico y mialgias o artralgias. Es frecuente la leucocitosis. La eosinofilia puede aumentar con el tratamiento. También se presenta proteinuria. Los síntomas se presentan con mayor probabilidad en los pacientes con grandes densidades de microfilarias. Se han descrito hemorragias de la retina y, pocas veces, encefalopatía.

Entre el tercero y el duodécimo días de tratamiento pueden presentarse reacciones locales cerca de los tejidos donde se encuentran vermes adultos o inmaduros moribundos. Éstos comprenden linfangitis con tumefacciones circunscritas en el caso de *W. bancrofti* y *B. malayi*, pequeñas ampollas en la piel en la infestación por *L. loa* y pápulas planas en las infestaciones por *M. streptocerca*. Los pacientes con ataques de linfangitis por *W. bancrofti* o *B. malayi* deben tratarse durante un periodo de inactividad entre los ataques.

Se recomienda tener cautela cuando se utilice dietilcarbamazina en los pacientes hipertensos o nefrópatas.

DOXICICLINA

Este antibiótico del grupo de las tetraciclinas se describe con más detalle en el capítulo 44. En tiempos recientes se ha demostrado que la doxiciclina tiene una actividad macrofilaricida notoria contra *W. bancrofti*, lo que indica una mejor actividad que cualquier otro fármaco disponible contra los vermes adultos. También se observa alguna actividad contra la oncocercosis. La doxiciclina tiene una acción indirecta, al destruir a la bacteria *Wolbachia*, un simbionte bacteriano intracelular de parásitos filariásicos. Puede ser un fármaco importante en la filariosis, tanto para el tratamiento de la enfermedad activa como para las campañas de quimioterapia masiva.

IVERMECTINA

La ivermectina es el fármaco de elección en la estrongiloidiosis y en la oncocercosis. También es un fármaco alternativo para otras infestaciones helmínticas.

Farmacología básica

La ivermectina, una lactona macrocíclica semisintética, es una mezcla de avermectina B_{1a} y B_{1b}. Se deriva del actinomiceto del suelo *Streptomyces avermitilis*.

La ivermectina se utiliza sólo por vía oral en los seres humanos. El fármaco se absorbe con rapidez, alcanza concentraciones plasmáticas máximas 4 h después de una dosis de 12 mg. Tiene una amplia distribución en los tejidos y un volumen de distribución de casi 50 L. Su semivida es de casi 16 h. La excreción del fármaco y sus metabolitos tienen lugar casi de forma exclusiva en las heces.

La ivermectina paraliza al parecer a los nematodos y los artrópodos al intensificar la transmisión de señales en los nervios periféricos que es mediada por el ácido γ-aminobutírico (GABA). En la oncocercosis, la ivermectina es microfilaricida. No destruye de modo efectivo a los vermes adultos pero bloquea la liberación de microfilarias durante algunos meses después del tratamiento. Luego de una sola dosis estándar, las microfilarias en la piel disminuyen con rapidez al cabo de dos a tres días, permanecen bajas durante meses y a continuación aumentan de manera gradual; las microfilarias alojadas en la cámara anterior del ojo disminuyen con lentitud en el curso de varios meses, al final se despejan y luego en forma paulatina sufren regresión. Con las dosis repetidas de ivermectina, el fármaco parece tener una acción macrofilaricida de baja intensidad y reduce de manera permanente la producción de microfilarias.

Aplicaciones clínicas

A. Oncocercosis

El tratamiento se basa en una sola dosis oral de ivermectina, 150 μg/kg, con agua y el estómago vacío. Se repiten las dosis; los esquemas de dosificación varían desde cada mes hasta una menor frecuencia (cada seis a 12 meses). Después del tratamiento agudo, se repite el ciclo a intervalos de 12 meses hasta que mueren los vermes adultos, lo cual puede tardar 10 años o más. Con el primer tratamiento únicamente, los pacientes que tienen microfilarias en la córnea o la cámara anterior pueden tratarse con corticoesteroides para evitar las reacciones inflamatorias oftálmicas.

La ivermectina también tiene hoy en día una participación fundamental en el control de la oncocercosis. Los tratamientos masivos anuales han dado lugar a reducciones notables de la transmisión de la enfermedad. Sin embargo, la disminución de la reactividad después de la administración masiva de la ivermectina ha introducido preocupaciones con respecto a la selección de parásitos resistentes al fármaco.

B. Estrongiloidiosis

El tratamiento consiste en dos dosis diarias de 200 μg/kg. En los pacientes inmunodeprimidos con infestación diseminada, a menudo es necesario repetir el tratamiento y puede no ser factible la curación. En este caso puede ser útil el tratamiento supresor (una vez al mes).

C. Otros parásitos

La ivermectina reduce las microfilarias en las infestaciones por *B. malayi* y *M. ozzardi*, pero no en las infestaciones por *M. perstans*. Se ha utilizado con la dietilcarbamazina y el albendazol para el control de *W. bancrofti*, pero no destruye a los vermes adultos. En la loiosis, aunque el fármaco reduce las concentraciones de microfilaria, algunas veces desencadena reacciones graves y al parecer es más peligrosa en este sentido que la dietilcarbamazina. La ivermectina también es eficaz para controlar la escabiosis, pediculosis y la larva migratoria cutánea, así como para eliminar una gran proporción de ascárides.

Reacciones adversas, contraindicaciones y precauciones

En el tratamiento de la estrongiloidiosis, los efectos adversos infrecuentes son fatiga, mareo, náusea, vómito, dolor abdominal y exantemas. En el tratamiento de la oncocercosis, los efectos adversos se deben sobre todo a la destrucción de las microfilarias y pueden consistir en fiebre, cefalea, mareo, somnolencia, debilidad, exantema, prurito intenso, diarrea, artralgias y mialgias, hipotensión, taquicardia, linfadenitis, linfangitis y edema periférico. Esta reacción comienza en el primer día y alcanza su máximo en el segundo día después del tratamiento. Esta reacción se presenta en 5 a 30% de las personas y en general es leve, pero puede ser más frecuente y más grave en individuos que no son residentes a largo plazo en zonas endémicas de oncocercosis. Se presenta una reacción más intensa en 1 a 3% de las personas y una reacción grave en 0.1%, que consiste en fiebre elevada, hipotensión y broncoespasmo. Los corticoesteroides están indicados en estos casos, en ocasiones durante varios días. La toxicidad disminuye con la dosificación repetida. Algunas veces se presentan tumefacciones y abscesos en una a tres semanas, tal vez en los sitios donde están alojados los vermes adultos.

Algunos pacientes presentan opacidades corneales y otras lesiones oculares varios días después del tratamiento. Pocas veces éstas son graves y por lo general se resuelven sin tratamiento con corticoesteroides.

Es mejor evitar el uso concomitante de ivermectina y otros fármacos que intensifican la actividad del GABA; por ejemplo, barbitúricos, benzodiazepinas y ácido valproico. No se debe utilizar la ivermectina durante el embarazo. No se ha establecido la seguridad en niños menores de cinco años.

MEBENDAZOL

El mebendazol es un benzimidazol sintético que tiene un amplio espectro de actividad antihelmíntica y una baja frecuencia de efectos adversos.

Farmacología básica

Se absorbe menos de 10% del mebendazol administrado por vía oral. El fármaco absorbido se une a proteínas (>90%) y se convierte con rapidez en metabolitos inactivos (sobre todo durante su primer paso por el hígado) y tiene una semivida de 2 a 6 h. Se excreta sobre todo en la orina, en especial en la forma de derivados descarboxilados. Además, una porción del fármaco absorbido y sus derivados se elimina en la bilis. La absorción aumenta cuando el fármaco se ingiere con una comida grasa.

El mebendazol parece inhibir la síntesis de los microtúbulos; el fármaco original es al parecer la forma activa. Su eficacia varía con el tiempo de tránsito gastrointestinal, con la intensidad de la infestación y tal vez con la cepa del parásito causante. El fármaco destruye huevecillos de anquilostoma, áscaris y *Trichuris*.

Aplicaciones clínicas

El mebendazol se utiliza en la ascariosis, tricuriosis, anquilostomiosis y oxiuriosis, así como en otras infestaciones helmínticas. Puede tomarse antes o después de las comidas; se deben masticar los comprimidos antes de deglutirlos. En la infestación por oxiuros, la dosis es de 100 mg una vez al día, y se repite a las dos semanas. En casos de ascariosis, tricuriosis, anquilostomiosis y tricostrongiliosis, se utiliza una dosis de 100 mg dos veces al día durante tres días en los adultos y en los niños mayores de dos años de edad. Las tasas de curación son satisfactorias para las infestaciones por oxiuros y la ascariosis, pero han sido deficientes en estudios recientes para la tricuriosis. Las tasas de curación también son más bajas para las infestaciones por anquilostomas, si bien ocurre una reducción notable en la densidad de parásitos en quienes no se cura. Para la capilariosis intestinal se utiliza el mebendazol en una dosis de 200 mg dos veces al día durante 21 días o más. En la triquinosis, informes limitados indican eficacia contra los vermes adultos en el tubo digestivo y las larvas presentes en los tejidos. El tratamiento se administra tres veces al día, con comidas grasas, en dosis de 200 a 400 mg por dosis durante tres días y luego 400 a 500 mg por dosis durante 10 días; se deben administrar de forma simultánea corticoesteroides en las infestaciones graves.

Reacciones adversas, contraindicaciones y precauciones

El tratamiento a corto plazo de los nematodos intestinales con mebendazol está casi exento de efectos adversos. Se han comunicado de manera infrecuente náuseas leves, vómito, diarrea y dolor abdominal. Por lo general, los efectos secundarios raros con el tratamiento en dosis elevadas son reacciones de hipersensibilidad (exantema y urticaria), agranulocitosis, alopecia y elevación de las enzimas hepáticas.

El mebendazol es teratógeno en los animales y por tanto está contraindicado en el embarazo. Se debe utilizar con precaución en niños menores de dos años de edad en virtud de la experiencia limitada y los informes raros de convulsiones en este grupo de edad. Las concentraciones plasmáticas pueden disminuir con el empleo concomitante de carbamazepina o difenilhidantoína y aumentarse con la cimetidina. El mebendazol se utiliza con precaución en los pacientes con cirrosis.

METRIFONATO

El metrifonato es un fármaco alternativo, seguro y de bajo costo para el tratamiento de las infestaciones por *Schistosoma haematobium.* No tiene actividad contra *S. mansoni* o *S. japonicum.* No se comercializa en Estados Unidos.

Farmacología básica

El metrifonato es un compuesto organofosfatado que se absorbe con rapidez después de la administración oral. Luego de la dosis oral estándar se alcanzan las concentraciones sanguíneas máximas al cabo de 1 a 2 h; la semivida es de casi 1.5 h. Al parecer, la eliminación es a través de la transformación no enzimática en diclorvos, su metabolito activo. El metrifonato y el diclorvos se distribuyen bien en los tejidos y se eliminan por completo al cabo de 24 a 48 h.

Se piensa que el mecanismo de acción se vincula con la inhibición de la colinesterasa. Esta inhibición paraliza de forma temporal a los vermes adultos, lo que produce su desplazamiento desde el plexo venoso de la vejiga hasta las pequeñas arteriolas de los pulmones, donde son atrapados y encapsulados por el sistema inmunitario y más tarde mueren. El fármaco no es activo contra los huevecillos de *S. haematobium*; los huevecillos vivos se eliminan en la orina durante varios meses después de la destrucción de todos los vermes adultos.

Aplicaciones clínicas

En el tratamiento de *S. haematobium* se administra una dosis oral de 7.5 a 10 mg/kg tres veces al día a intervalos de 14 días. Las tasas de curación con este esquema son de 44 a 93%, con reducciones notables en los recuentos de huevecillos en quienes no se curan. El metrifonato también fue eficaz como fármaco profiláctico o cuando se administró cada mes a los niños en una zona muy endémica y se ha utilizado en los programas de tratamiento masivo. En las infestaciones mixtas por *S. haematobium* y *S. mansoni*, el metrifonato se ha combinado de manera satisfactoria con la oxamniquina.

Reacciones adversas, contraindicaciones y precauciones

Algunos estudios refieren síntomas colinérgicos leves y transitorios, como náusea, vómito, diarrea, dolor abdominal, broncoespasmo, cefalea, diaforesis, fatiga, debilidad, mareo y vértigo. Estos síntomas pueden comenzar al cabo de 30 min y persistir hasta por 12 h.

No se debe utilizar metrifonato después de la exposición reciente a insecticidas o fármacos que podrían potenciar la inhibición de la colinesterasa. El metrifonato está contraindicado durante el embarazo.

NICLOSAMIDA

La niclosamida es un fármaco de segunda opción para el tratamiento de la mayoría de las infestaciones por tenias, pero no se comercializa en Estados Unidos.

Farmacología básica

La niclosamida es un derivado de la salicilamida. Al parecer se absorbe en grado mínimo en el tubo digestivo; no se ha recuperado el fármaco ni sus metabolitos de la sangre ni la orina.

Los vermes adultos (pero no los huevecillos) se destruyen con rapidez, en apariencia por inhibición de la fosforilación oxidativa o la estimulación de la actividad de la ATPasa.

Aplicaciones clínicas

La dosis de niclosamida para adultos es de 2 g en una dosis, administrados por la mañana y con el estómago vacío. Se deben masticar muy bien los comprimidos y luego deglutirse con agua.

A. *Taenia saginata* (tenia de la res), *T. solium* (tenia del cerdo) y *Diphyllobothrium latum* (tenia del pescado)

Una sola dosis de 2 g de niclosamida produce tasas de curación de más de 85% para *D. latum* y de casi 95% para *T. saginata.* Es probable que tenga la misma eficacia contra *T. solium.* En teoría, la cisticercosis ocurre después del tratamiento de las infestaciones por *T. solium*, en virtud de que los huevecillos visibles se liberan hacia la luz intestinal después de la digestión de segmentos, pero no se han comunicado tales casos.

B. Otras tenias

La mayoría de los pacientes tratados con niclosamida por *Hymenolepis diminuta* y *Dipylidium caninum* se cura con un ciclo de tratamiento de siete días. Algunos necesitan un segundo ciclo. Suele ser superior el prazicuantel para *Hymenolepis nana* (tenia enana). La niclosamida no es eficaz contra la cisticercosis o la hidatidosis.

C. Infestaciones por la duela intestinal

La niclosamida se puede utilizar como un fármaco alternativo en el tratamiento de *Fasciolopsis buski*, *Heterophyes heterophyes* y *Metagonimus yokogawai.* La dosis estándar se administra cada tercer día hasta completar tres dosis.

Reacciones adversas, contraindicaciones y precauciones

Los efectos adversos infrecuentes, leves y transitorios consisten en náusea, vómito, diarrea y molestias abdominales. Se debe evitar el consumo de bebidas alcohólicas en el día del tratamiento y durante un día después. No se ha documentado la seguridad del fármaco en el embarazo o en los niños menores de dos años de edad.

OXAMNIQUINA

La oxamniquina es una alternativa al prazicuantel para tratar las infestaciones por *S. mansoni.* También se ha utilizado ampliamente para el tratamiento masivo. No es eficaz contra *S. haematobium* o *S. japonicum.* No se comercializa en Estados Unidos.

Farmacología básica

La oxamniquina es una tetrahidroquinolina semisintética que se absorbe con rapidez por vía oral; se debe tomar con los alimentos. Su semivida plasmática es de casi 2.5 h. El fármaco se metaboliza a metabolitos inactivos y se excreta en la orina, hasta 75% en las primeras 24 h. Se han observado variaciones en las concentraciones séricas entre los sujetos, lo cual puede explicar algunos casos de ineficacia del tratamiento.

La oxamniquina es activa contra las etapas maduras e inmaduras de *S. mansoni*, pero no parece ser cercaricida. Se desconoce el mecanismo de acción. La contracción y la parálisis de los vermes producen su desprendimiento de las vénulas terminales en el mesenterio y su transporte al hígado, donde muchos mueren; las hembras que sobreviven regresan a los vasos mesentéricos pero dejan de depositar huevecillos. Las cepas de *S. mansoni* en diferentes partes del mundo tienen una susceptibilidad variable. La oxamniquina ha sido eficaz en casos de resistencia al prazicuantel.

Aplicaciones clínicas

La oxamniquina es segura y eficaz en todas las etapas de la infestación por *S. mansoni*, incluida la hepatoesplenomegalia avanzada. En el síndrome agudo (Katayama), el tratamiento produce la desaparición de los síntomas agudos y elimina la infestación. El fármaco suele ser menos eficaz en los niños, quienes necesitan dosis más elevadas que los adultos. Es mejor tolerado con la comida.

Los esquemas posológicos óptimos varían en las diferentes regiones del mundo. En el hemisferio occidental y en África Occidental, la dosis de oxamniquina en el adulto es 12 a 15 mg/kg administrados una vez al día. En África del Norte y el Sur, los esquemas estándar son 15 mg/kg dos veces al día durante dos días. En África Oriental y en la Península Arábiga la dosis estándar es 15 a 20 mg/kg dos veces en un día. Las tasas de curación son de 70 a 95% con una reducción notable de la excreción de huevecillos en los individuos que no se curan. En las infestaciones por esquistosomas mixtos se ha utilizado de forma satisfactoria la oxamniquina en combinación con metrifonato.

Reacciones adversas, contraindicaciones y precauciones

Después de una dosis pueden aparecer síntomas leves, 3 h después de la administración y con varias horas de duración, lo cual ocurre en casi 33% de los pacientes. Los síntomas del sistema nervioso central (mareo, cefalea, somnolencia) son muy frecuentes; también se presentan náusea y vómito, diarrea, cólico, prurito y urticaria. Los efectos adversos infrecuentes son febrícula, una pigmentación de la orina de color naranja a rojizo, proteinuria, hematuria microscópica y disminución transitoria de los leucocitos. Raras veces se han comunicado convulsiones.

Puesto que el fármaco en muchos casos produce mareo o somnolencia, debe utilizarse con precaución en pacientes cuyo trabajo o actividad exige alerta mental (p. ej., no conducir durante 24 h). En pacientes con antecedente de epilepsia se administra con precaución. La oxamniquina está contraindicada durante el embarazo.

PIPERAZINA

La piperazina es una alternativa para el tratamiento de las ascariosis, con tasas de curación mayores de 90% cuando se toma durante dos días, pero no se recomienda para otras infestaciones helmínticas. La piperazina está disponible como hexahidrato y en diversas sales. Se absorbe con facilidad y se alcanzan las concentraciones plasmáticas máximas en un lapso de 2 a 4 h. La mayor parte del fármaco se excreta sin cambio en la orina en un lapso de 2 a 6 h y la excreción termina al cabo de 24 h.

La piperazina produce parálisis de los áscaris al bloquear la acetilcolina en la unión mioneural; dado que no pueden mantener su posición en el hospedador, los vermes vivos son expulsados por el peristaltismo normal.

Para la ascariosis, la dosis de piperazina (en la formulación de hexahidrato) es de 75 mg/kg (dosis máxima, 3.5 g) por vía oral una vez al día por dos días. Para las infestaciones graves, se debe continuar el tratamiento durante tres a cuatro días o repetirse después de una semana.

Los efectos adversos leves esporádicos consisten en náusea, vómito, diarrea, dolor abdominal, mareo y cefalea. Son infrecuentes la neurotoxicidad y las reacciones alérgicas. No se deben administrar compuestos que contengan piperazina a las mujeres embarazadas, a los pacientes con disfunción renal o hepática o a los que tienen antecedente de epilepsia o enfermedad neurológica crónica.

PRAZICUANTEL

El prazicuantel es eficaz en el tratamiento de las infestaciones por todos los géneros de esquistosomas y la mayor parte de las demás infestaciones por trematodos y cestodos, incluida la cisticercosis. La seguridad y eficacia del fármaco en una sola dosis oral también lo han vuelto útil en el tratamiento masivo de varias infestaciones.

Farmacología básica

El prazicuantel es un derivado sintético de la isoquinolina-pirazina. Se absorbe con rapidez, con una biodisponibilidad de casi 80% después de la administración oral. Se alcanzan las concentraciones séricas máximas 1 a 3 h después de una dosis terapéutica. La concentración de prazicuantel en el líquido cefalorraquídeo llega a 14 a 20% de la concentración plasmática del fármaco. Casi 80% del fármaco se une a las proteínas plasmáticas. La mayor parte se metaboliza con rapidez a productos monohidroxilados y polihidroxilados inactivos después de un primer paso por el hígado. La semivida es de 0.8 a 1.5 h. La excreción ocurre sobre todo a través de los riñones (60 a 80%) y la bilis (15 a 35%). Las concentraciones plasmáticas del prazicuantel aumentan cuando se toma el fármaco con una comida rica en carbohidratos o con cimetidina; la biodisponibilidad se reduce en grado notable con algunos antiepilépticos (difenilhidantoína y carbamazepina) o con corticoesteroides.

El prazicuantel parece aumentar la permeabilidad de las membranas celulares de los trematodos y cestodos al calcio, lo que produce parálisis, desalojamiento y muerte. En las infestaciones por esquistosomas en animales de experimentación, el prazicuantel es eficaz contra los vermes adultos y las etapas inmaduras y tiene un efecto profiláctico contra la infestación por cercarias.

Aplicaciones clínicas

Los comprimidos de prazicuantel se toman con líquido después de una comida; deben deglutirse sin masticarse dado que su sabor amargo puede provocar náusea y vómito.

A. Esquistosomiosis

El prazicuantel es el fármaco de elección en todas las formas de esquistosomiosis. La dosis es de 20 mg/kg por dosis hasta completar dos (*S. mansoni* y *S. haematobium*) o tres dosis (*S. japonicum* y *S. mekongi*) a intervalos de 4 a 6 h. Se alcanzan altas tasas de curación (75 a 95%) cuando se valora a los pacientes a los tres a seis meses; se observa una notable reducción de los recuentos de huevecillos en quienes no se curan. El fármaco es eficaz en los adultos y en los niños y en general es bien tolerado por los pacientes que se encuentran en la etapa hepatoesplénica de la enfermedad avanzada. No hay un esquema estándar para la esquistosomiosis aguda (síndrome de Katayama), pero son más recomendables las dosis estándar antes indicadas, a menudo con corticoesteroides para limitar la inflamación por la reacción inmunitaria aguda y la destrucción de los vermes. Cada vez hay más pruebas que sugieren resistencia infrecuente de *S. mansoni* al fármaco, la cual puede contrarrestarse con ciclos de tratamiento prolongados (p. ej., tres a seis días con la dosis estándar) o el tratamiento con oxamniquina. No se ha documentado la eficacia del prazicuantel para la quimioprofilaxia.

B. Clonorquiosis, opistorquiosis y paragonimiosis

La dosis estándar es de 25 mg/kg tres veces al día durante dos días para cada una de estas infestaciones por duelas.

C. Teniosis y difilobotriosis

Una sola dosis de prazicuantel, 5 a 10 mg/kg, produce tasas de curación de casi 100% para las infestaciones por *T. saginata*, *T. solium* y *D. latum*. Dado que el prazicuantel no destruye huevecillos, en teoría es posible que las larvas de *T. solium* liberadas por los huevecillos en el colon puedan penetrar la pared intestinal y dar lugar a cisticercosis, pero este riesgo parece ser mínimo.

D. Neurocisticercosis

En la actualidad, el albendazol es el fármaco preferido, pero cuando no es apropiado o no está disponible, el prazicuantel tiene una eficacia similar. Las indicaciones para el prazicuantel son similares a las del albendazol. La dosis de prazicuantel es de 100 mg/kg/día en tres dosis fraccionadas durante un día, luego 50 mg/kg/día hasta completar un ciclo de dos a cuatro semanas. Las respuestas clínicas al tratamiento varían desde la mejora espectacular de las convulsiones y otros signos neurológicos hasta la falta de respuesta e incluso la evolución de la enfermedad. El prazicuantel (no el albendazol) tiene una menor biodisponibilidad cuando se toma al mismo tiempo que un corticoesteroide. Son variables las recomendaciones sobre el empleo de antihelmínticos y corticoesteroides en la neurocisticercosis.

E. *Hymenolepis nana*

El prazicuantel es el fármaco de elección para las infestaciones por *H. nana* y es el primer fármaco en ser muy eficaz. Se administra de manera inicial una sola dosis de 25 mg/kg y se repite en una semana.

F. Hidatidosis

En la hidatidosis, el prazicuantel destruye los protoescólex pero no afecta a la membrana germinativa. Se encuentra en valoración el prazicuantel como un complemento para el albendazol antes y después del tratamiento quirúrgico. Además de su acción directa, el prazicuantel incrementa las concentraciones plasmáticas de albendazol.

G. Otros parásitos

Estudios clínicos limitados, a una dosis de 25 mg/kg tres veces al día durante uno o dos días, indican la eficacia del prazicuantel contra la fasciolopsiosis, la metagonimiosis y otras formas de heterofiosis. No obstante, el prazicuantel no fue eficaz para la fasciolosis, aun en dosis hasta de 25 mg/kg tres veces al día durante tres a siete días.

Reacciones adversas, contraindicaciones y precauciones

Son frecuentes los efectos adversos leves y transitorios. Comienzan al cabo de varias horas después de la ingestión de prazicuantel y pueden persistir durante casi un día. Son muy frecuentes cefalea, mareo, somnolencia y laxitud; otros consisten en náusea, vómito, dolor abdominal, heces disminuidas de consistencia, prurito, urticaria, artralgias, mialgias y febrícula. Se han comunicado elevaciones leves y transitorias de las enzimas hepáticas. Varios días después de comenzar el prazicuantel pueden presentarse febrícula, prurito y exantema (maculares y urticariales), algunas veces junto con agravamiento de la eosinofilia, lo cual tal vez se debe a la liberación de proteínas por los vermes moribundos más que al efecto tóxico directo del fármaco. La intensidad y frecuencia de los efectos adversos aumentan con la dosis de tal manera que ocurre hasta en 50% de los pacientes que reciben 25 mg/kg tres veces al día.

En la neurocisticercosis, las alteraciones neurológicas pueden exacerbarse por las reacciones inflamatorias alrededor de los parásitos moribundos. Las manifestaciones comunes en los pacientes que no reciben corticoesteroides, que por lo general se presentan durante o poco después del tratamiento, consisten en cefalea, meningismo, náusea, vómito, cambios en el estado mental y convulsiones (a menudo se acompañan de un aumento de la pleocitosis del líquido cefalorraquídeo). También se presentan datos más graves, como aracnoiditis, hipertermia e hipertensión intracraneal. Los corticoesteroides suelen utilizarse con prazicuantel en el tratamiento de la neurocisticercosis para disminuir la reacción inflamatoria, pero esto es motivo de controversia y se complica por el conocimiento de que los corticoesteroides reducen las concentraciones plasmáticas de prazicuantel hasta en 50%. El prazicuantel está contraindicado en la cisticercosis oftálmica, ya que la destrucción del parásito en el ojo puede causar lesión irreparable. Algunos investigadores también advierten contra el empleo del fármaco en la neurocisticercosis raquídea.

No se ha establecido la seguridad del prazicuantel en niños menores de cuatro años de edad, pero no se han documentado problemas específicos en los niños pequeños. En realidad, el fármaco es mejor tolerado al parecer en los niños que en los adultos. El prazicuantel elevó las tasas de aborto en las ratas y, por tanto, debe evitarse durante el embarazo si es posible. Dado que el fármaco produce mareo y somnolencia, los pacientes no deben conducir mientras reciben el tratamiento y se les debe advertir con relación a las actividades que exigen una coordinación física específica o un estado de alerta.

PAMOATO DE PIRANTEL

El pamoato de pirantel es un antihelmíntico de amplio espectro muy eficaz para el tratamiento de oxiuros, áscaris y las infestaciones por *Trichostrongylus orientalis*. Posee eficacia moderada contra los dos géneros de anquilostomas. No es eficaz en la tricuriosis ni en la estrongiloidiosis. El pamoato de oxantel, un análogo del pirantel no comercializado en Estados Unidos se ha utilizado de manera satisfactoria en el tratamiento de la tricuriosis. Los dos fármacos se han combinado por su actividad antihelmíntica de amplio espectro.

Farmacología básica

El pamoato de pirantel es un derivado de la tetrahidropirimidina. No se absorbe bien en el tubo digestivo y tiene actividad principal contra microorganismos luminales. Las concentraciones plasmáticas máximas se alcanzan en 1 a 3 h. Más de la mitad de la dosis administrada se recupera sin cambio en las heces.

El pirantel es eficaz contra las formas maduras e inmaduras de helmintos susceptibles presentes en el tubo digestivo, pero no contra las etapas migratorias que se encuentran en los tejidos ni contra los huevecillos. El fármaco es un bloqueador neuromuscular que produce la liberación de acetilcolina y la inhibición de la colinesterasa; esto produce parálisis, lo cual se acompaña de la expulsión de los vermes.

Aplicaciones clínicas

La dosis estándar es de 11 mg (base)/kg (máximo, 1 g), administrados por vía oral en dosis única, con o sin alimentos. Para los oxiuros, se repite la dosis en dos semanas y las tasas de curación son mayores de 95%. El fármaco está disponible en Estados Unidos, pero no se prescribe para esta indicación.

En la ascariosis, una sola dosis produce tasas de curación de 85 a 100%. Se debe repetir el tratamiento cuando se encuentran huevecillos dos semanas después del tratamiento. Para las infestaciones por anquilostoma, una sola dosis es eficaz contra las infestaciones leves; pero en las infestaciones graves, sobre todo por *Necator americanus*, se necesita un ciclo de tres días para alcanzar tasas de curación de 90%. Se puede repetir un ciclo de tratamiento en dos semanas.

Reacciones adversas, contraindicaciones y precauciones

Los efectos adversos son infrecuentes, leves y transitorios. Consisten en náusea, vómito, diarrea, cólicos, mareo, somnolencia, cefalea, insomnio, exantema, fiebre y debilidad. Se debe utilizar el pirantel con precaución en los pacientes con disfunción hepática, ya que se han observado elevaciones transitorias de la aminotransferasa en un pequeño número de pacientes. Es escasa la experiencia con el fármaco en las mujeres embarazadas y en los niños menores de dos años de edad.

TIABENDAZOL

El tiabendazol es una alternativa a la ivermectina o al albendazol para el tratamiento de la estrongiloidiosis y la larva migratoria cutánea.

Farmacología básica

El tiabendazol es un compuesto benzimidazólico. Aunque es un compuesto quelante que forma complejos estables con diversos metales, incluido el hierro, no fija calcio.

El tiabendazol se absorbe con rapidez después de la ingestión. En una dosis estándar, las concentraciones plasmáticas máximas del fármaco se alcanzan al cabo de 1 a 2 h; la semivida es de 1.2 h. El fármaco se metaboliza casi por completo en el hígado a la forma 5-hidroxi; casi 90% se excreta en la orina en 48 h, en gran medida como glucurónido o conjugado con sulfonato. El tiabendazol también se absorbe en la piel.

El mecanismo de acción del tiabendazol es tal vez el mismo que el de otros benzimidazoles (véase antes). El fármaco destruye los huevecillos de algunos otros parásitos.

Aplicaciones clínicas

La dosis estándar, 25 mg/kg (máximo 1.5 g) dos veces al día, debe administrarse después de las comidas. Los comprimidos deben masticarse. Para la infestación por estrongiloides, el tratamiento es por dos días. Se comunican tasas de curación del 93%. Se puede repetir un ciclo en una semana si es necesario. En los pacientes con síndrome de hiperinfestación, la dosis estándar se continúa dos veces al día durante cinco a siete días. Para la larva migratoria cutánea, se puede aplicar crema de tiabendazol en forma tópica o se puede administrar el fármaco por vía oral durante dos días (aunque el albendazol es menos tóxico y, por tanto, es preferible).

Reacciones adversas, contraindicaciones y precauciones

El tiabendazol es mucho más tóxico que otros benzimidazoles y más tóxico que la ivermectina, de tal manera que en la actualidad se prefieren otros fármacos para la mayoría de las indicaciones. Los efectos adversos frecuentes consisten en mareo, anorexia, náusea y vómito. Son problemas menos frecuentes dolor epigástrico, cólicos abdominales, diarrea, prurito, cefalea, somnolencia y síntomas neuropsiquiátricos. Se ha comunicado la presentación de insuficiencia hepática irreversible y síndrome de Stevens-Johnson letal.

La experiencia con el tiabendazol es limitada en los niños que pesan menos de 15 kg. No se debe utilizar el fármaco durante el embarazo ni en pacientes con enfermedad hepática o renal.

RESPUESTA AL ESTUDIO DE CASO

Este cuadro ... quistes hidatídicos que se forma por la transmisión de huevecillos en las heces fecales de perros que tienen contacto con el ganado. Otras causas de acumulaciones de líquido en el hígado son los abscesos amebianos y piógenos, pero éstos no suelen tener aspecto quístico. Para la equinococosis, la lesión ... tratamiento consiste en la administración de albendazol combinado con cirugía cuidadosa o aspiración percutánea. Otro método es el tratamiento con albendazol seguido por aspiración para confirmar el diagnóstico y, en caso de confirmarse, extraer la mayor parte de los quistes.

CAPÍTULO

54

Quimioterapia del cáncer

Edward Chu, MD
y Alan C. Sartorelli, PhD

ESTUDIO DE CASO

Un varón de 55 años de edad se presenta por fatiga creciente, pérdida de 7 kg de peso y anemia microcítica. En la colonoscopia se descubre una tumoración en el colon ascendente y las muestras de biopsia confirman cáncer colorrectal (CRC) bien diferenciado. Se somete a resección quirúrgica y se encuentra un CRC en etapa III de alto riesgo con cinco ganglios linfáticos positivos. Después de la operación, el paciente se siente del todo bien, sin síntomas. Hay que señalar que no tiene otras enfermedades concomitantes. ¿Cuál es el pronóstico del paciente? ¿Debe recibir quimioterapia adjunta? El paciente recibe una combinación de 5-fluorouracilo (5-FU), ácido nicotínico y oxaliplatino como tratamiento adjunto. Una semana después de recibir el primer ciclo quimioterapéutico, experimenta toxicidad considerable por mielosupresión, diarrea y alteración del estado mental. ¿Cuál es la explicación más probable para esta toxicidad intensa? ¿Existe alguna prueba genética para determinar la causa de esta intensidad de toxicidad?

El cáncer aún es la segunda causa de mortalidad por enfermedades en Estados Unidos y fue la causa de más de 500 000 defunciones en 2008. El cáncer es una enfermedad caracterizada por pérdida de los mecanismos de control normales que rigen la supervivencia, proliferación y diferenciación celulares. Las células que han experimentado transformación neoplásica suelen expresar antígenos de superficie celular que pueden ser de tipo fetal normal, pueden mostrar otros signos de inmadurez manifiesta y pueden causar alteraciones cromosómicas cualitativas o cuantitativas, lo que incluye diversas translocaciones y la aparición de secuencias génicas amplificadas. Hoy en día está bien documentado que una pequeña subpoblación de células, designadas como las células precursoras tumorales, residen dentro de una tumoración. Retienen la capacidad de experimentar ciclos repetidos de proliferación y de desplazarse a sitios distantes en el cuerpo y colonizar diversos órganos mediante el proceso denominado metástasis. Tales células precursoras tumorales pueden expresar una capacidad clonal (formadora de colonias) que se caracteriza por alteraciones cromosómicas que reflejan su inestabilidad genética, lo que desencadena la selección progresiva de subclonas que pueden sobrevivir con mayor facilidad en el medio multicelular del hospedador. Esta inestabilidad genética también les permite volverse resistentes a la quimioterapia y a la radioterapia. Los procesos de invasión y metástasis, lo mismo que una serie de alteraciones metabólicas vinculadas con el cáncer, producen síntomas relacionados con el tumor y la muerte del paciente a menos que se pueda erradicar la neoplasia con tratamiento.

CAUSAS DE CÁNCER

La incidencia, la distribución geográfica y el comportamiento de tipos específicos de cáncer están relacionados con múltiples factores, los cuales son género sexual, edad, raza, predisposición genética y exposición a carcinógenos ambientales. De estos factores, la **exposición ambiental** es tal vez la más importante. Se ha documentado bien la exposición a la radiación ionizante como un factor de riesgo importante para diversas neoplasias malignas, entre ellas leucemias agudas, cáncer tiroideo, cáncer de mama, cáncer pulmonar y sarcoma de tejidos blandos, lo mismo que cáncer basocelular y escamoso de la piel. Los carcinógenos químicos (sobre todo los presentes en el humo del tabaco), al igual que los colorantes azoicos, aflatoxinas, asbesto, benceno y radón, están bien documentados como causa de una amplia gama de cánceres en seres humanos.

Se han implicado varios virus en la etiología de diversas neoplasias malignas humanas. Por ejemplo, los virus de las hepatitis B y C se vinculan con la aparición del cáncer hepatocelular; el VIH se relaciona con linfomas de Hodgkin y no Hodgkin; el virus del papiloma humano tiene un nexo con el cáncer cervicouterino y cáncer de cabeza y cuello; y el virus de Epstein-Barr se vincula con cáncer nasofaríngeo. La expresión de la neoplasia provocada por el virus también puede depender de factores adicionales relacionados con el hospedador y el medio ambiente que modulan el proceso de transformación. Se conocen genes celulares que son homólogos de los genes transformadores de los retrovirus, una familia de los virus de RNA, y que inducen la

ACRÓNIMOS

ABVD	Doxorrubicina (hidroxidaunorrubicina), bleomicina, vinblastina y dacarbaxina
CHOP	Ciclofosfamida, doxorrubicina (hidroxidaunorrubicina), vincristina y prednisona
CMF	Ciclofosfamida, metotrexato y fluorouracilo
COP	Ciclofosfamida, vincristina y prednisona
FAC	5-Fluorouracilo, doxorrubicina (hidroxidaunorrubicina) y ciclofosfamida
FEC	5-Fluorouracilo, epirrubicina y ciclofosfamida
5-FU	5-fluorouracilo
FOLFIRI	5-Fluorouracilo, leucovorín e irinotecán
FOLFOX	5-Fluorouracilo, leucovorín y oxaliplatino
MP	Melfalán y prednisona
6-MP	6-mercaptopurina
MOPP	Mecloretamina, vincristina, procarbazina y prednisona
MTX	Metotrexato
PCV	Procarbazina, lomustina y vincristina
PEB	Cisplatino (platino), etopósido y bleomicina
6-TG	6-tioguanina
VAD	Vincristina, doxorrubicina y dexametasona
XELOX	Capecitabina y oxaliplatino

transformación oncógena. Se ha demostrado que estos genes celulares de mamíferos, conocidos como **oncogenes**, codifican la síntesis de factores de crecimiento específicos y sus receptores correspondientes. Estos genes pueden estar amplificados (mayor número de copias de genes) o mutados, y ambos pueden desencadenar la sobreexpresión inespecífica en las células malignas. El oncogén *bcl-2* puede ser un gen de prosupervivencia generalizado que inhibe de forma directa la apoptosis, una vía decisiva de la muerte celular programada.

Otra clase de genes, conocida como **genes supresores de tumor**, puede experimentar deleción o mutación, lo que da lugar al fenotipo neoplásico. El gen *p53* es el gen supresor de tumor mejor documentado hasta el momento y el gen de tipo silvestre normal juega al parecer un papel importante en la supresión de la transformación neoplásica. Cabe hacer notar que *p53* experimenta mutación hasta en 50% de todos los tumores sólidos humanos, incluidos los de hígado, mama, colon, pulmón, cuello uterino, vejiga, próstata y piel.

MODALIDADES TERAPÉUTICAS DEL CÁNCER

Con los métodos actuales de tratamiento, alrededor de un tercio de los pacientes se cura mediante las estrategias de tratamiento local, como cirugía o radioterapia, cuando el tumor está circunscrito al momento del diagnóstico. El diagnóstico temprano podría lograr mayores tasas de curación con el tratamiento local. En los casos restantes, las micrometástasis iniciales son una manifestación característica de estas neoplasias, lo que indica que se necesita un método sistemático con quimioterapia para el tratamiento eficaz del cáncer. En los pacientes con afección avanzada local, la quimioterapia suele combinarse con radioterapia para permitir la resección quirúrgica y el tratamiento combinado ha dado lugar a mejores resultados clínicos. En la actualidad pueden curarse casi 50% de los pacientes con diagnóstico inicial de cáncer. Por el contrario, la quimioterapia por sí sola puede curar a menos de 10% de los pacientes con cáncer cuando la tumoración se identifica en una etapa avanzada.

En la actualidad se utiliza la quimioterapia en tres contextos clínicos principales: 1) tratamiento primario de inducción para los casos de enfermedad avanzada o para las neoplasias malignas en las cuales no hay otros métodos de tratamiento eficaces; 2) tratamiento neoadyuvante para los pacientes que presentan enfermedad circunscrita, en quienes las formas de tratamiento local como cirugía o radiación, o ambas, son inadecuadas por sí solas; 3) tratamiento adyuvante a los métodos terapéuticos locales, los que comprenden cirugía o radioterapia, o ambas.

La **quimioterapia primaria de inducción** designa al tratamiento farmacológico que se administra en forma primaria en los sujetos que presentan cáncer avanzado para el cual no se dispone de tratamiento alternativo. Éste ha sido el principal método en el tratamiento de los individuos con enfermedad metastásica avanzada y en la mayor parte de los casos los objetivos terapéuticos son paliar los síntomas relacionados con el tumor, mejorar la calidad de vida y prolongar el tiempo transcurrido hasta el avance del tumor. Los estudios realizados en una amplia gama de tumores sólidos han demostrado que la quimioterapia en los pacientes con enfermedad avanzada confiere un beneficio para la supervivencia en comparación con los cuidados de apoyo y proporciona un fundamento apropiado para el inicio temprano del tratamiento farmacológico. Sin embargo, la quimioterapia del cáncer puede ser curativa en un pequeño subgrupo de personas que presentan enfermedad avanzada. En los adultos, estas neoplasias malignas curables son linfoma de Hodgkin y linfomas no Hodgkin, leucemia mielógena aguda, cáncer de células germinativas y coriocarcinoma, en tanto que las neoplasias malignas curables en la edad pediátrica comprenden leucemia linfoblástica aguda, linfoma de Burkitt, tumor de Wilms y rabdomiosarcoma embrionario.

La **quimioterapia neoadyuvante** designa el empleo de quimioterapia en pacientes que presentan cáncer circunscrito para el cual se dispone de tratamientos locales alternativos, como el quirúrgico, pero para los que no son del todo eficaces. En la actualidad, el tratamiento neoadyuvante se administra muy a menudo para tratar cáncer anal, vesical, de mama, esofágico, laríngeo, pulmonar no microcítico localmente avanzado y sarcoma osteógeno. Para algunas de estas enfermedades, como el cáncer anal, gastroesofágico, laríngeo y pulmonar no microcítico, se obtienen ventajas clínicas óptimas cuando se administra quimioterapia con radioterapia sea en forma concomitante o sucesiva.

Una de las aplicaciones más importantes de la quimioterapia del cáncer es como complemento de las modalidades de tratamiento local como cirugía o radioterapia, la denominada **quimioterapia adyuvante**. El objetivo de la quimioterapia en esta situación es reducir la frecuencia de recidiva local y sistémica y mejorar la supervivencia global de los pacientes. En general, los sistemas de quimioterapia con actividad clínica contra la enfermedad avanzada pueden tener un potencial curativo tras la resección quirúrgica del tumor primario, siempre y cuando se administre la dosis y el esquema apropiados. La quimioterapia adyuvante es eficaz para prolongar la supervivencia sin enfermedad (DFS, *disease-free survival*) y la supervivencia global (OS, *overall survival*) en los sujetos con cáncer de mama, colónico, gástrico, pulmonar no microcítico, tumor de Wilms, astrocitoma anaplásico y sarcoma osteógeno. Los individuos con melanoma maligno primario con riesgo elevado de recurrencia local o metástasis sistémica obtienen un beneficio clínico del tratamiento adyuvante con el compuesto biológico interferón α, aunque este tratamiento debe administrarse por un año para lograr eficacia clínica máxima. Por último, los antihormonales tamoxifeno, anastrozol y letrozol son eficaces en el tratamiento adyuvante de las mujeres posmenopáusicas con cáncer de mama en etapa inicial cuyos tumores expresan receptores de estrógenos (véanse detalles adicionales en el capítulo 40). Sin embargo, dado que estos fármacos son citostáticos más que citocidas, se deben administrar a largo plazo y la recomendación estándar es que la duración sea de cinco años.

IMPORTANCIA DE LA CINÉTICA DEL CICLO CELULAR Y EL EFECTO ANTINEOPLÁSICO

Los principios clave de la cinética del ciclo celular se establecieron de forma inicial tras utilizar como modelo experimental la leucemia murina L1210 (fig. 54-1). Sin embargo, el tratamiento farmacológico de las neoplasias malignas humanas exige una comprensión clara de las diferencias existentes entre las características de esta leucemia de roedor y las neoplasias malignas humanas, al igual que un conocimiento de las diferencias de la clase de crecimiento de los tejidos normales estudiados entre los ratones y los seres humanos. Por ejemplo, la L1210 es una leucemia de crecimiento rápido con un elevado porcentaje de células que sintetizan DNA, según se establece por la captación de timidina marcada (el índice de marcación). Dado que la leucemia L1210 tiene una fracción de crecimiento de 100% (es decir, todas sus células avanzan de manera activa a través del ciclo celular), su ciclo de vida es constante y previsible. Con base en el modelo murino L1210, los efectos citotóxicos de los fármacos antineoplásicos siguen la cinética de citólisis logarítmica. En consecuencia, se prevería que un determinado fármaco destruyera una fracción constante de células en lugar de un número constante.

Por consiguiente, si un determinado fármaco da lugar a una citólisis de tres logaritmos de células neoplásicas y reduce la densidad tumoral de 10^{10} a 10^{7} células, la misma dosis utilizada para una densidad tumoral de 10^{5} células reduce la tumoración tumoral a 10^{2} células. Por lo tanto, la citólisis es proporcional, cualquiera que sea la densidad tumoral. Con este modelo se estableció la regla fundamental de la quimioterapia (la relación inversa invariable entre el número de células y la curabilidad) y esta relación es aplicable a otras neoplasias malignas hematológicas.

Aunque el crecimiento de las leucemias murinas estimula la cinética celular exponencial, los datos de modelos matemáticos indican que la mayoría de los tumores sólidos humanos no crece de manera exponencial. En conjunto, los datos experimentales en las neoplasias malignas sólidas del ser humano respaldan un modelo gompertziano de crecimiento y regresión del tumor. La distinción decisiva entre el crecimiento gompertziano y el exponencial señala que la fracción de crecimiento del tumor no es constante, sino que disminuye en forma exponencial con el tiempo (el crecimiento exponencial coincide con un retraso exponencial del crecimiento, por las limitaciones del riego sanguíneo y otros factores). La tasa de crecimiento alcanza su grado máximo cuando el tumor consigue casi un tercio de su tamaño máximo. En el modelo gompertziano, cuando se trata a un paciente con cáncer avanzado, la tumoración es más grande, su fracción de crecimiento es baja y por tanto la fracción de células destruidas es pequeña. Una característica importante del crecimiento gompertziano es que la respuesta a la quimioterapia en los tumores sensibles a fármacos depende, en gran medida, del punto de su curva de crecimiento específica en que se encuentre el tumor.

La información sobre la cinética celular y de población de las células cancerosas explica, en parte, la eficacia limitada de la mayoría de los fármacos antineoplásicos disponibles. En la figura 54-2 se presenta un resumen esquemático de la cinética del ciclo celular. Esta información es pertinente para el mecanismo de acción, las indicaciones y la posología de los fármacos específicos del ciclo celular (CCS, *cell cycle–specific*) y no específicos de ciclo celular (CCNS, *cell cycle–nonspecific*). En el cuadro 54-1 se resumen los fármacos que se clasifican en estas dos clases principales.

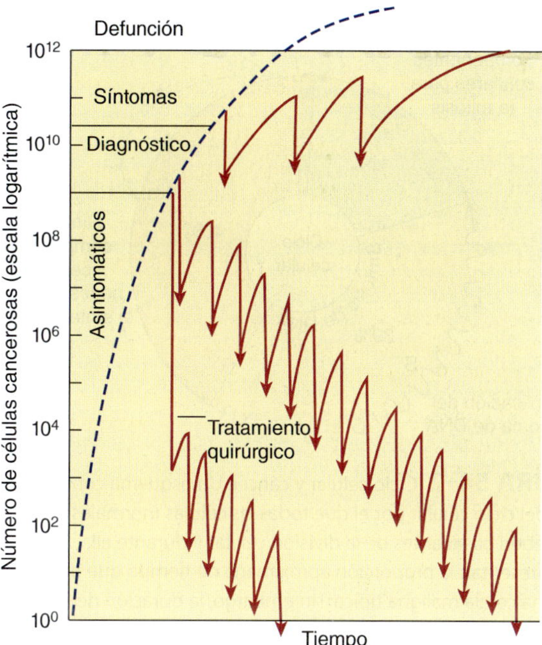

FIGURA 54-1 La hipótesis de la citólisis logarítmica. Relación del número de células tumorales hasta el momento del diagnóstico, síntomas, tratamiento y supervivencia. Se muestran tres métodos alternativos en la farmacoterapia para compararse con la evolución del crecimiento del tumor cuando no se administra tratamiento (*línea punteada*). En el protocolo esquematizado en la parte de arriba, el tratamiento (indicado por las flechas) se administra de manera infrecuente y los resultados se manifiestan como una prolongación de supervivencia pero con recidiva de los síntomas entre los ciclos de tratamiento y al final el fallecimiento del paciente. El tratamiento con quimioterapia combinada esquematizado en la sección media se comienza antes y es más intensivo. La citólisis tumoral supera al crecimiento repetido, no se presenta resistencia a los fármacos y se logra la "curación". En este ejemplo, el tratamiento se ha continuado mucho tiempo después que ha desaparecido todo signo clínico de cáncer (uno a tres años). Este método se ha establecido como eficaz en el tratamiento de la leucemia aguda infantil, las neoplasias malignas de los testículos y el linfoma de Hodgkin. En el tratamiento representado cerca de la base de la gráfica se ha utilizado la cirugía inicial para eliminar el tumor primario y se ha administrado la quimioterapia adyuvante e intensiva por un tiempo suficiente (hasta por un año) para erradicar las células tumorales remanentes que constituyen las micrometástasis ocultas.

Importancia de las combinaciones farmacológicas

Con raras excepciones (p. ej., coriocarcinoma y linfoma de Burkitt), los fármacos individuales en dosis clínicamente tolerables no han podido curar el cáncer. En la década de 1960 y a principios de la de 1970 se concibieron esquemas de combinación de fármacos basados en las acciones bioquímicas conocidas de los fármacos antineoplásicos disponibles, más que en su eficacia clínica. La época de la qui-

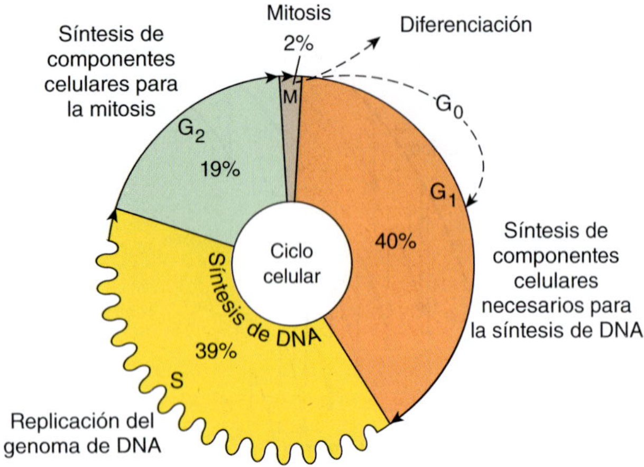

FIGURA 54–2 Ciclo celular y cáncer. Un esquema conceptual de las fases del ciclo celular por el que todas las células (normales y neoplásicas) deben pasar antes de la división celular y durante ella. Los porcentajes representan la proporción aproximada de tiempo que ocupa en cada fase una célula maligna típica; sin embargo, la duración de la fase G_1 puede variar en grado considerable. Muchos de los fármacos antineoplásicos eficaces ejercen su acción sobre las células al cruzar el ciclo celular y se denominan fármacos específicos del ciclo celular (CCS, *cell cycle-specific*) (cuadro 54-1). Un segundo grupo de fármacos denominados inespecíficos de ciclo celular (CCNS, *cell cycle–nonspecific*) pueden esterilizar las células tumorales, al margen de que estén en fases del ciclo celular o en reposo en el compartimiento G_0. Los fármacos CCNS pueden producir citólisis de células que se encuentran tanto en la fase G_0 como en el ciclo celular (aunque estas últimas son más sensibles).

CUADRO 54–1 Efectos de las principales clases de fármacos antineoplásicos sobre el ciclo celular

Compuestos específicos del ciclo celular (CCS)	Compuestos inespecíficos del ciclo celular (CCNS)
Antimetabolitos (fase S)	**Compuestos alquilantes**
Capecitabina	Altretamina
Citarabina (ara-C)	Bendamustina
Cladribina	Busulfán
Clofarabina	Carmustina
Fludarabina	Ciclofosfamida
5-fluorouracilo (5-FU)	Clorambucilo
Gemcitabina	Dacarbazina
6-mercaptopurina (6-MP)	Lomustina
Metotrexato (MTX)	Mecloretamina
Nelarabina	Melfalán
Pralatrexato	Temozolomida
6-tioguanina (6-TG)	Tiotepa
Epipodofilotoxina (inhibidor de la topoisomerasa II) (fase G_1-S)	**Antibióticos antineoplásicos**
Etopósido	Dactinomicina
Taxanos (fase M)	Mitomicina
Cabazitaxel	**Camptotecinas (inhibidores de la topoisomerasa I)**
Paclitaxel	Irinotecán
Paclitaxel unido a albúmina	Topotecán
Alcaloides de la vinca (fase M)	**Análogos del platino**
Vinblastina	Carboplatino
Vincristina	Cisplatino
Vinorelbina	Oxaliplatino
Inhibidor antimicrotúbulo (fase M)	**Antraciclinas**
Ixabepilona	Daunorrubicina
Antibióticos antitumorales (G_2-fase M)	Doxorrubicina
Bleomicina	Epirrubicina
	Idarrubicina
	Mitoxantrona

mioterapia combinada eficaz comenzó cuando se tuvieron diversos fármacos activos de diferentes clases para combinarlos en el tratamiento de las leucemias agudas y linfomas. Después de este éxito inicial en las neoplasias malignas hematológicas, la quimioterapia combinada se extendió al tratamiento de los tumores sólidos.

El empleo de la poliquimioterapia es importante por diversas razones. En primer lugar, proporciona una citólisis máxima en el intervalo de efectos tóxicos tolerados por el hospedador para cada fármaco siempre y cuando no se modifiquen las dosis. En segundo lugar, ofrece una gama más amplia de interacciones entre los fármacos y las células tumorales con diferentes alteraciones genéticas en una población de tumores heterogéneos. Por último, previene o lentifica la aparición subsiguiente de resistencia de las células a los fármacos. Los mismos principios son aplicables al tratamiento de varias infecciones crónicas, por ejemplo VIH y tuberculosis.

Determinados principios han guiado la selección de los fármacos en las combinaciones farmacológicas más eficaces y proporcionan un modelo para el desarrollo de nuevos programas de tratamiento farmacológico.

1. **Eficacia:** sólo se deben seleccionar para uso combinado los fármacos que tienen alguna eficacia contra el mismo tumor. Si se cuenta con ellos, se prefieren los fármacos que producen remisión completa en una proporción de los pacientes a los que producen sólo respuestas parciales.
2. **Efectos secundarios:** cuando se dispone de varios fármacos de una determinada clase y tienen la misma eficacia, se ha de seleccionar uno con base en los efectos tóxicos que no se superponen a los de otros fármacos de la combinación. Aunque tal selección da lugar a una gama de efectos adversos más amplia, reduce el riesgo de un efecto letal causado por las múltiples agresiones al mismo sistema por diferentes fármacos y permite llevar al máximo la intensidad de la dosis.
3. **Esquemas óptimos:** además, los fármacos se deben utilizar en su dosis y esquema óptimos y deben administrarse las combinaciones de fármacos a intervalos constantes. Dado que los intervalos prolongados entre los ciclos afectan de manera negativa la intensidad de la dosis, el intervalo sin tratamiento entre los ciclos debe ser el tiempo más breve que sea necesario para la recuperación del tejido sano más sensible, que suele ser la médula ósea.
4. **Mecanismo de interacción:** deben comprenderse con claridad los mecanismos bioquímicos, moleculares y farmacocinéticos de la interacción de fármacos individuales en una determinada combinación, para permitir el máximo efecto. La omisión de un fármaco de una combinación puede permitir la proliferación de una clona tumoral sensible a ese fármaco únicamente y resistente a los demás de la combinación.

5. **Evitar cambios arbitrarios en las dosis:** una reducción arbitraria de la dosis de un fármaco eficaz para añadir otros fármacos menos eficaces puede reducir la dosis del fármaco más eficaz por debajo del umbral de eficacia y destruir la capacidad de la combinación para curar la enfermedad en un determinado paciente.

Factores relacionados con la dosis

Uno de los principales factores que limitan la capacidad de la quimioterapia o la radioterapia para lograr la curación es el problema de la dosis eficaz. La curva de dosis-respuesta de los sistemas biológicos suele tener una forma sigmoidea, con un umbral, una fase lineal y una fase de meseta. Por lo que respecta a la quimioterapia, la selectividad terapéutica depende de la diferencia entre las curvas de dosis-respuesta de los tejidos normales y tumorales. En los modelos animales de experimentación, la pendiente de la curva de dosis-respuesta suele ser muy pronunciada en la fase lineal y una reducción de la dosis cuando el tumor se encuentra en la fase lineal de la curva de dosis-respuesta casi siempre produce una pérdida de la capacidad para curar con efectividad el tumor antes de observar una reducción de la actividad antitumoral. Aunque aún se observan remisiones completas con reducciones posológicas de un mínimo de 20%, las células tumorales residuales pueden no eliminarse del todo y posibilitar con el tiempo una recaída. Dado que los fármacos antineoplásicos se acompañan de efectos tóxicos, suele ser atractivo para los médicos evitar los efectos tóxicos agudos con la simple reducción de la dosis o aumento del intervalo entre cada ciclo de tratamiento. Sin embargo, tales modificaciones empíricas de las dosis representan una causa importante de ineficacia del tratamiento en los pacientes con tumores sensibles a los fármacos.

Se ha documentado una relación positiva entre la intensidad de la dosis y la eficacia clínica para varios tumores sólidos, incluidas las neoplasias malignas de ovario, mama, pulmón y colon, lo mismo que las neoplasias malignas hematológicas, lo que comprende a los linfomas. En la actualidad se cuenta con tres métodos principales para la administración de quimioterapia en dosis intensas. El primer método es el **aumento gradual de la dosis** mediante el cual se incrementan las dosis de los compuestos antineoplásicos. La segunda medida consiste en administrar fármacos antineoplásicos mediante la **reducción del intervalo** entre los ciclos de tratamiento, en tanto que el tercer método implica la **programación secuencial** de fármacos individuales o de esquemas combinados. Cada una de estas conductas se aplica en la actualidad a una amplia variedad de cánceres sólidos, incluidos el mamario, colorrectal y pulmonar no microcítico, y en general estos regímenes con dosis intensas tienen resultados clínicos mucho mejores.

RESISTENCIA A LOS FÁRMACOS

Un aspecto fundamental de la quimioterapia del cáncer es la aparición de la resistencia celular a los fármacos. Algunos tipos de tumores, por ejemplo el melanoma maligno, el adenocarcinoma renal y el cáncer cerebral, manifiestan una resistencia *primaria* (falta de respuesta en la primera exposición) a los fármacos disponibles en la actualidad. Goldie y Coleman propusieron por primera vez la presencia de resistencia inherente al fármaco a principios de la década de 1980 y se creyó que se debía a la inestabilidad genética relacionada con el desarrollo de la mayor parte de los cánceres. Por ejemplo, las mutaciones en el gen supresor del tumor *p53* son causa de al menos 50% de todos los tumores en seres humanos. Los estudios preclínicos y clínicos han demostrado que la pérdida de la función de *p53* da lugar a resistencia a la radioterapia y también a la resistencia a una amplia gama de fármacos antineoplásicos. Los defectos en la familia enzimática de reparación desigual, que están muy vinculados con la aparición del cáncer colorrectal familiar y esporádico, originan la resistencia a los fármacos antineoplásicos no afines, los cuales comprenden fluoropirimidinas, tiopurinas y cisplatino y carboplatino. A diferencia de la resistencia *primaria*, la resistencia *adquirida* se adquiere en respuesta a la exposición a un determinado fármaco antineoplásico. En condiciones experimentales, la resistencia a los fármacos puede ser muy específica para un solo fármaco y suele basarse en un cambio específico del aparato genético de una determinada célula tumoral con amplificación o expresión acentuada de uno o más genes. En otros casos ocurre un fenotipo resistente a múltiples fármacos, vinculado con una mayor expresión del gen *MDR1*, que codifica una glucoproteína transportadora presente en la superficie celular (glucoproteína P; cap. 1). Esta forma de resistencia a los fármacos desencadena una mayor salida del fármaco y una menor acumulación intracelular de una amplia gama de antineoplásicos sin afinidad estructural, entre ellos las antraciclinas, los alcaloides de la vinca, taxanos, camptotecinas, epipodofilotoxinas e incluso los inhibidores de moléculas pequeñas, como el imatinib.

■ FARMACOLOGÍA BÁSICA DE LOS FÁRMACOS ANTINEOPLÁSICOS PARA EL CÁNCER

COMPUESTOS ALQUILANTES

Los principales compuestos alquilantes de utilidad clínica (fig. 54-3) poseen una estructura que contiene una fracción bis(cloroetil)-amina, etilenimina o nitrosourea y se clasifican en varios grupos diferentes. Entre las bis(cloroetil)aminas, las más útiles son ciclofosfamida, mecloroetamina, melfalán y clorambucilo. La ifosfamida se relaciona de forma estrecha con la ciclofosfamida, pero tiene un espectro de actividad y efectos tóxicos un poco diferentes. La tiotepa y el busulfán se utilizan para tratar el cáncer de mama y el ovárico y la leucemia mieloide crónica, respectivamente. Las principales nitrosoureas son carmustina (BCNU) y lomustina (CCNU).

Mecanismo de acción

El grupo de los fármacos alquilantes ejerce sus efectos citotóxicos mediante la transferencia de sus grupos alquilo a diversos componentes celulares. La alquilación del DNA nuclear representa tal vez la principal interacción que da lugar a la citólisis. Sin embargo, estos fármacos también reaccionan químicamente con grupos sulfhidrilo, amino, hidroxilo, carboxilo y fosfato de otros nucleófilos celulares. El mecanismo de acción general de estos fármacos implica el procesamiento cíclico intramolecular para formar un ion de etilenimonio que puede transferir de manera directa, o a través de la formación de un ion de carbonio, un grupo alquilo al componente celular (fig. 54-4). Además de la alquilación, ocurre un mecanismo secundario en las nitrosoureas que implica una carbamoilación de los residuos de lisina de las proteínas a través de la formación de isocianatos.

El principal sitio de alquilación en el DNA es la posición N7 de la guanina; sin embargo, otras bases también se alquilan en menor grado, como N1 y N3 de la adenina, N3 de la citosina y O6 de la guanina, lo mismo que los átomos de fosfato y proteínas relacionadas con el DNA. Estas interacciones pueden presentarse en una o en

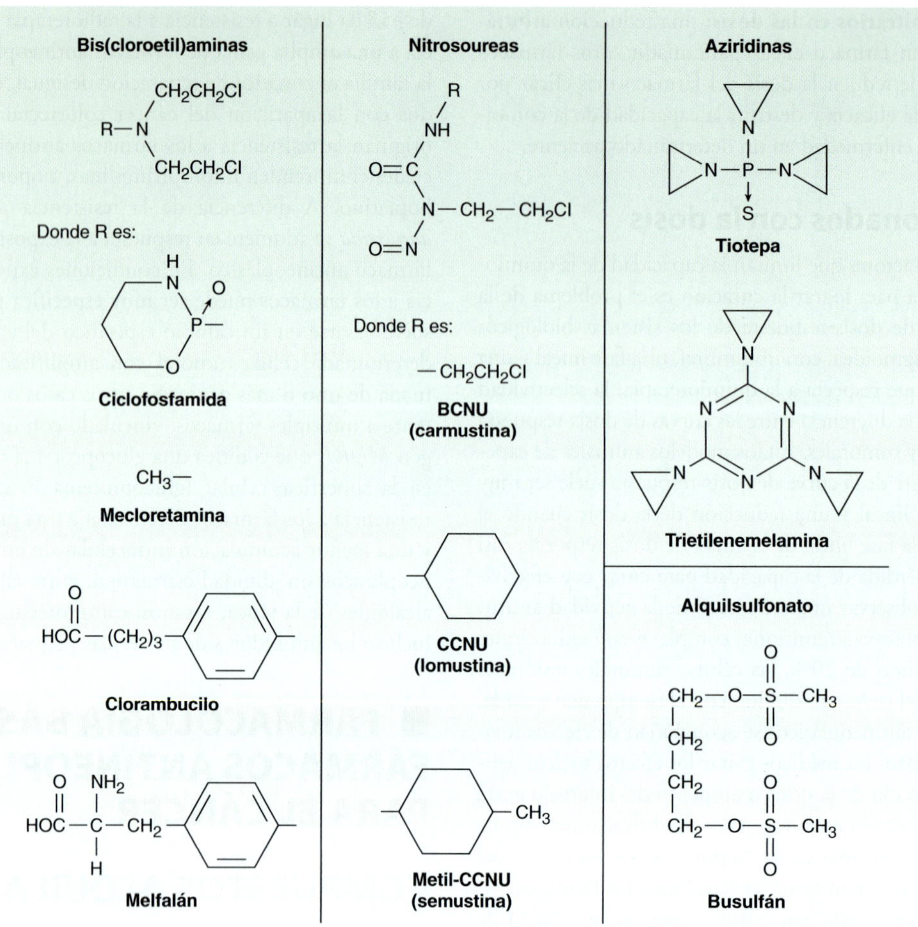

FIGURA 54–3 Estructuras de las principales clases de compuestos alquilantes.

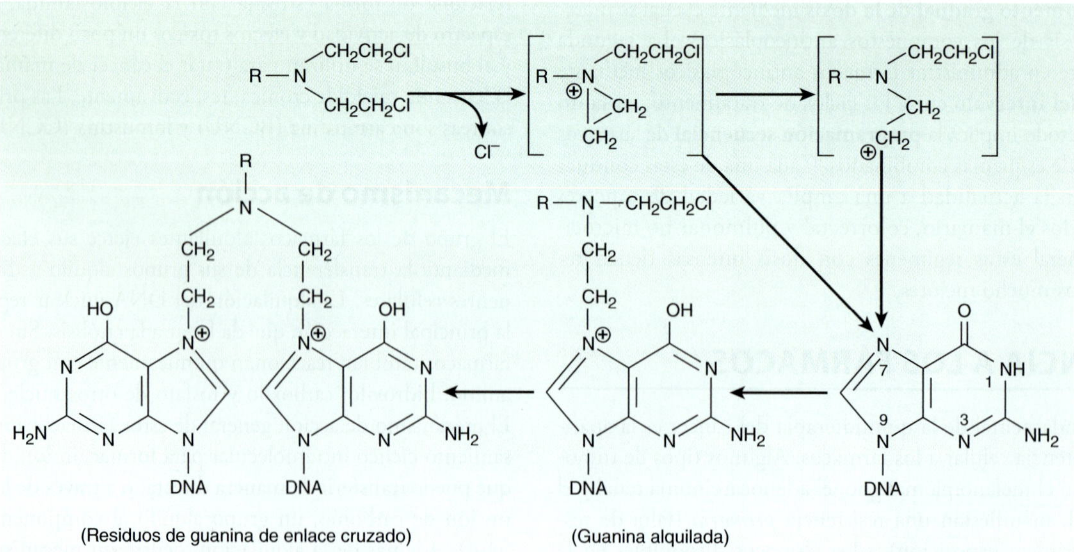

(Residuos de guanina de enlace cruzado)

(Guanina alquilada)

FIGURA 54–4 Mecanismo de alquilación de la guanina del DNA. Una bis(cloroetil)amina forma un ion de etilenimonio que reacciona con una base como la N7 de la guanina en el DNA, lo que produce una purina alquilada. La alquilación de un segundo residuo de guanina, a través del mecanismo ilustrado, produce enlaces cruzados de las tiras de DNA.

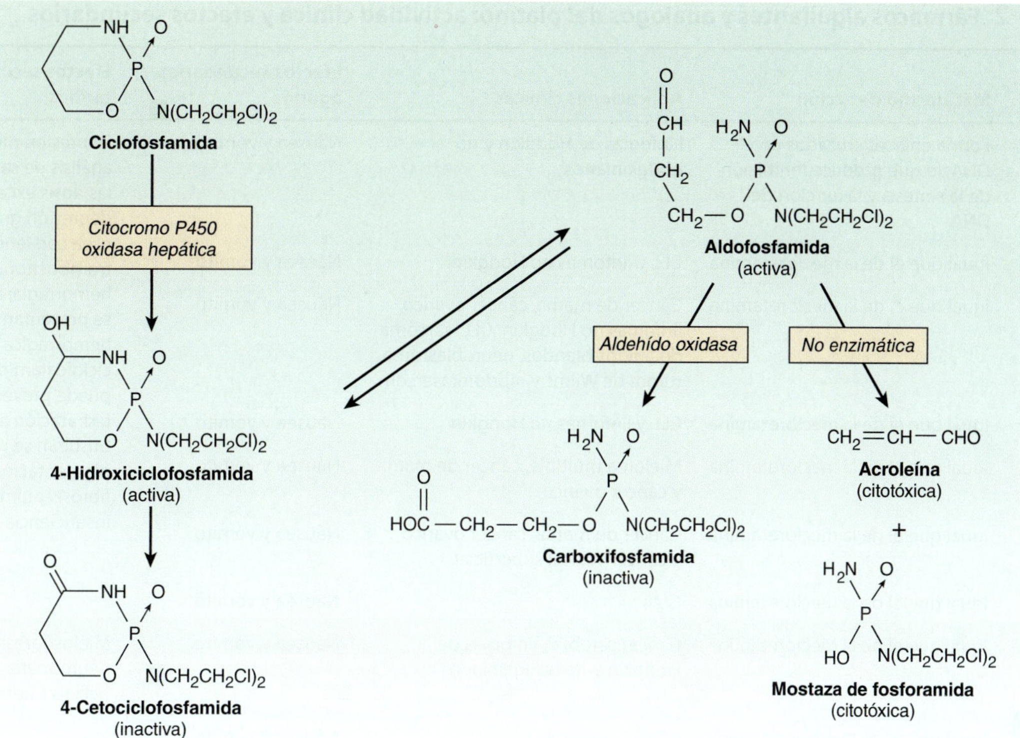

FIGURA 54–5 Metabolismo de la ciclofosfamida.

dos cadenas de DNA a través de los enlaces cruzados, ya que la mayoría de los principales compuestos alquilantes son bifuncionales, con dos grupos reactivos. La alquilación de la guanina puede producir una codificación errónea a través del apareamiento anormal de las bases con timina o una despurinación por la escisión de residuos de guanina. Este último efecto da lugar a la rotura de la cadena de DNA a través de la escisión del esqueleto de glúcido-fosfato de DNA. Los enlaces cruzados de DNA tienen al parecer primordial importancia para la acción citotóxica de los fármacos alquilantes y las células en fase de replicación son muy susceptibles a estos fármacos. Por consiguiente, aunque los fármacos alquilantes no son específicos del ciclo celular, las células son muy susceptibles a la alquilación en las fases G_1 tardía y S del ciclo celular.

Resistencia

El mecanismo de la resistencia adquirida a los fármacos alquilantes puede indicar una mayor capacidad para reparar las lesiones del DNA, una disminución del transporte del fármaco alquilante hacia las células y una mayor expresión o actividad de glutatión y proteínas relacionadas con el glutatión, que son necesarias para conjugar el fármaco alquilante, o una mayor actividad de la glutatión S-transferasa que cataliza la conjugación.

Efectos adversos

Los efectos adversos que suelen acompañar a los fármacos alquilantes dependen casi siempre de la dosis y se presentan sobre todo en tejidos de crecimiento rápido como la médula ósea, el sistema digestivo y el sistema reproductor. La náusea y el vómito pueden ser un problema importante con varios de estos fármacos. Además, tienen efectos vesicantes directos y pueden lesionar a los tejidos en el sitio de administración y producir también efectos tóxicos generales. Como grupo, los fármacos alquilantes producen efectos carcinógenos y representan un mayor riesgo de neoplasias malignas secundarias, sobre todo leucemia mielógena aguda.

La ciclofosfamida es uno de los compuestos alquilantes más comunes. Una de las ventajas potenciales de este compuesto se relaciona con su elevada biodisponibilidad después de la administración oral. En consecuencia, puede administrarse por vía oral e intravenosa con la misma eficacia clínica. Es inactiva en su forma original y debe activarse a formas citotóxicas por la acción de las enzimas microsómicas hepáticas (fig. 54-5). El sistema de oxidasa de función mixta del citocromo P450 convierte a la ciclofosfamida en 4-hidroxiciclofosfamida, que se encuentra en equilibrio con la aldofosfamida. Estos metabolitos activos se distribuyen tanto en el tumor como en el tejido normal, donde ocurre el desdoblamiento no enzimático de la aldofosfamida en la forma citotóxica (mostaza de fosforamida y acroleína). El hígado parece estar protegido por la formación enzimática de los metabolitos inactivos 4-cetociclofosfamida y carboxifosfamida.

En el cuadro 54-2 se enumeran los principales efectos tóxicos de los fármacos alquilantes individuales y se describen más adelante.

NITROSOUREAS

Estos fármacos no muestran en apariencia resistencia cruzada con otros compuestos alquilantes; todos deben experimentar biotransformación, la cual se produce mediante la descomposición no enzimática, a metabolitos con actividades tanto alquilantes como carbamoilantes. Las nitrosoureas son muy liposolubles y pueden cruzar la barrera hematoencefálica, por lo que resultan eficaces para tratar los tumores cerebrales. Si bien la mayor parte de las alquilaciones que producen las nitrosoureas ocurre en la posición N7 de la guanina en el DNA, la alquilación crítica que causa la citotoxicidad se presenta en la posición O6 de la guanina, lo cual crea enlaces

CUADRO 54–2 Fármacos alquilantes y análogos del platino: actividad clínica y efectos secundarios

Fármaco alquilante	Mecanismo de acción	Aplicaciones clínicas	Efectos secundarios agudos	Efectos secundarios tardíos
Mecloretamina	Forma enlaces cruzados en el DNA, lo que produce inhibición de la síntesis y la función del DNA	Linfomas de Hodgkin y no hodgkinianos	Náusea y vómito	Depresión moderada del análisis de sangre periférica; las dosis excesivas producen depresión grave de la médula ósea con leucopenia, trombocitopenia y hemorragia; algunas veces se presentan alopecia y cistitis hemorrágica con la ciclofosfamida; la cistitis puede prevenirse con hidratación adecuada; el busulfán se relaciona con pigmentación cutánea, fibrosis pulmonar e insuficiencia suprarrenal
Clorambucilo	Igual que el de la mecloretamina	CLL y linfomas no Hodgkin	Náusea y vómito	
Ciclofosfamida	Igual que el de la mecloretamina	Cáncer de mama, cáncer ovárico, linfomas no Hodgkin, CLL, sarcoma de tejidos blandos, neuroblastoma, tumor de Wilms y rabdomiosarcoma	Náusea y vómito	
Bendamustina	Igual que el de la mecloretamina	CLL y linfomas no Hodgkin	Náusea y vómito	
Melfalán	Igual que el de la mecloretamina	Mieloma múltiple, cáncer de mama y cáncer ovárico	Náusea y vómito	
Tiotepa	Igual que el de la mecloretamina	Cáncer de mama, cáncer ovárico y cáncer vesical superficial	Náusea y vómito	
Busulfán	Igual que el de la mecloretamina	CML	Náusea y vómito	
Carmustina	Igual que el de la mecloretamina	Cáncer cerebral, linfomas de Hodgkin y no hodgkinianos	Náusea y vómito	Mielosupresión; raras veces: neumopatía intersticial y nefritis intersticial
Lomustina	Igual que el de la mecloretamina	Cáncer cerebral	Náusea y vómito	
Altretamina	Igual que el de la mecloretamina	Cáncer ovárico	Náusea y vómito	Mielosupresión, neuropatía periférica y síndrome seudogripal
Temozolomida	Metila DNA e inhibe la síntesis y la función de DNA	Cáncer cerebral y melanoma	Náusea y vómito, cefalea y fatiga	Mielosupresión, alteración de las pruebas de función hepática y fotosensibilidad
Procarbazina	Metila DNA e inhibe la síntesis y función de DNA	Linfomas de Hodgkin y no hodgkinianos, tumores cerebrales	Depresión del sistema nervioso central	Mielosupresión y reacciones de hipersensibilidad
Dacarbazina	Metila DNA e inhibe la síntesis y la función de DNA	Linfoma de Hodgkin, melanoma y sarcoma de tejidos blandos	Náusea y vómito	Mielosupresión, efectos secundarios en el sistema nervioso central con neuropatía, ataxia, letargo y confusión
Cisplatino	Forma enlaces cruzados intracatenarios e intercatenarios en el DNA; se une a proteínas nucleares y citoplásmicas	Cánceres pulmonar no microcítico y microcítico, de mama, vesical, colangiocarcinoma, gastroesofágico, de cabeza y cuello, ovárico y de células no germinales	Náusea y vómito	Nefrotoxicidad, neuropatía sensorial periférica, ototoxicidad y disfunción nerviosa
Carboplatino	Igual que el cisplatino	Cánceres pulmonar no microcítico y microcítico, de mama, vesical, de cabeza y cuello y ovárico	Náusea y vómito	Mielosupresión; raras veces: neuropatía periférica, efectos secundarios renales y disfunción hepática
Oxaliplatino	Igual que el cisplatino	Cáncer colorrectal, cáncer gastroesofágico y cáncer pancreático	Náusea y vómito, disestesias laringofaríngeas	Mielosupresión, neuropatía sensorial periférica y diarrea

CLL, leucemia linfocítica crónica; CML, leucemia mielógena crónica.

cruzados G-C en el DNA. Después de la administración oral de lomustina, las concentraciones plasmáticas máximas de los metabolitos aparecen al cabo de 1 a 4 h; las concentraciones en el sistema nervioso central alcanzan 30 a 40% de la actividad presente en el plasma. La excreción urinaria constituye al parecer la principal vía de eliminación por el organismo. Es interesante una nitrosourea natural que contiene un carbohidrato, la estreptozocina, porque sus efectos tóxicos sobre la médula ósea son mínimos. Este fármaco tiene actividad en el tratamiento del carcinoma pancreático de células secretoras de insulina.

FÁRMACOS ALQUILANTES NO CONVENCIONALES

Existen otros compuestos que tienen mecanismos de acción que implican la alquilación del DNA como su mecanismo de citotoxicidad. Estos fármacos son la procarbazina, dacarbazina y bendamustina. En el cuadro 54-2 se enumera su actividad clínica y los efectos tóxicos relacionados.

Procarbazina

La procarbazina es un derivado de la metilhidrazina que se administra por vía oral y que suele utilizarse en esquemas combinados para el linfoma de Hodgkin, linfomas no Hodgkin y los tumores cerebrales.

No está bien dilucidado el mecanismo de acción preciso de la procarbazina. Sin embargo, el fármaco inhibe al DNA, al RNA y la biosíntesis de proteínas, prolonga la interfaz y produce roturas cromosómicas. El metabolismo oxidativo de este fármaco por las enzimas microsómicas genera azoprocarbazina y H_2O_2, lo que puede ser la causa de la escisión de la cadena de DNA. Se forman otros metabolitos diversos del fármaco que pueden ser citotóxicos. Un metabolito es un inhibidor débil de la monoaminooxidasa (MAO, *monoamine oxidase*) y pueden presentarse reacciones adversas cuando se administra procarbazina con otros inhibidores de la MAO, al igual que con fármacos simpaticomiméticos, antidepresivos tricíclicos, antihistamínicos, depresores del sistema nervioso central, antidiabéticos, alcohol y alimentos que contienen tiramina.

La procarbazina supone un mayor riesgo de neoplasias malignas secundarias como la leucemia aguda y se considera que su potencial carcinógeno es mayor que el de casi todas las demás sustancias alquilantes.

Dacarbazina

La dacarbazina es un compuesto sintético que funciona como un fármaco alquilante tras la activación metabólica en el hígado por la *N*-desmetilación oxidativa al derivado monometílico. Este metabolito se descompone de modo espontáneo en diazometano, que genera un ion de metilcarbonio en el cual parece radicar la citotoxicidad. La dacarbazina se administra por vía parenteral y se utiliza en el tratamiento del melanoma maligno, linfoma de Hodgkin, sarcomas de tejidos blandos y del neuroblastoma. Por lo que respecta a sus efectos adversos, el principal efecto tóxico que limita la dosis es la mielosupresión, pero en algunos casos puede haber vómito y náusea intensos. Este fármaco es un potente vesicante y se debe tener mucho cuidado para evitar la extravasación.

Bendamustina

La bendamustina es un fármaco alquilante bifuncional que consta de un anillo de benzimidazol de purina y una fracción de mostaza nitrogenada. Tal y como ocurre con otros compuestos alquilantes, forma enlaces cruzados con el DNA y ello produce roturas monocatenarias y bicatenarias y tiene como resultado la inhibición de la síntesis y función del DNA. Esta molécula también inhibe los puntos de verificación de la mitosis e induce alteraciones mitóticas graves que ocasionan la muerte celular. Hay que señalar que la resistencia cruzada entre la bendamustina y otros compuestos alquilantes sólo es parcial, lo que proporciona el fundamento de su actividad clínica, a pesar del desarrollo de resistencia a otros fármacos alquilantes. Este fármaco está aprobado para utilizarse en los pacientes con leucemia linfocítica crónica y también se ha observado actividad en el linfoma de Hodgkin y en los no hodgkinianos, el mieloma múltiple y el cáncer de mama. Los principales efectos tóxicos que limitan la dosis son mielosupresión y náusea y vómito leves. Pocas veces se presentan reacciones de hipersensibilidad a la administración intravenosa, exantemas y otras reacciones cutáneas.

ANÁLOGOS DEL PLATINO

En la actualidad se utilizan en la práctica tres análogos del platino: cisplatino, carboplatino y oxaliplatino. El cisplatino (cis-diaminedicloroplatino [II]) es un complejo de metales inorgánicos que se descubrió a través de la observación fortuita de que los complejos de platino neutrales inhibían la división y desencadenaban el crecimiento filamentoso de *Escherichia coli*. Después se sintetizaron varios análogos del platino. Aunque no se ha esclarecido el mecanismo de acción preciso de los análogos del platino, se considera que ejercen sus efectos citotóxicos de la misma forma que los fármacos alquilantes. Por consiguiente, destruyen células tumorales en todas las etapas del ciclo celular y se unen al DNA mediante la formación de enlaces cruzados intracatenarios e intercatenarios, lo que da origen a la inhibición de la síntesis y función del DNA. El principal sitio de unión es la posición N7 de la guanina, pero también puede ocurrir la interacción covalente con la posición N3 de la adenina y la posición O6 de la citosina. Se ha demostrado que los análogos del platino, además de dirigirse al DNA, también se unen a las proteínas citoplásmicas y nucleares, lo cual también puede contribuir a sus efectos citotóxicos y antitumorales. Los complejos de platino hacen sinergia al parecer con otros fármacos antineoplásicos, como los compuestos alquilantes, las fluoropirimidinas y los taxanos.

H_3N Cl
Pt
H_3N Cl

Cisplatino

El cisplatino tiene una actividad antineoplásica notoria en una amplia gama de tumores sólidos, entre ellos los cánceres pulmonar no microcítico y microcítico, los cánceres esofágico, gástrico, colangiocarcinoma, de cabeza y cuello, neoplasias malignas genitourinarias, en particular los cánceres testicular, ovárico y vesical. Cuando se utiliza en esquemas combinados, el tratamiento a base de cisplatino ha logrado la curación del cáncer testicular no seminomatoso. El cisplatino y otros análogos del platino se eliminan en gran medida por los riñones y en la orina. En consecuencia, es necesario modificar la dosis en pacientes con insuficiencia renal.

El carboplatino es un análogo del platino de segunda generación cuyo mecanismo de acción citotóxico, mecanismos de resistencia y farmacología clínica son idénticos a los descritos para el cisplatino. Tal y como se observa con el cisplatino, el carboplatino tiene actividad de amplio espectro contra una amplia gama de tumores sólidos. Sin embargo, a diferencia del cisplatino, produce nefrotoxicidad y efectos tóxicos gastrointestinales significativamente menores. Su principal efecto tóxico que limita la dosis es la mielosupresión. Por lo tanto, se ha utilizado de forma amplia en esquemas para trasplantes con el propósito de tratar las neoplasias hematológicas malignas resistentes al tratamiento. Asimismo, puesto que no es necesaria la hidratación intravenosa enérgica para el tratamiento con carboplatino, éste se considera un fármaco más fácil de administrar y por tanto ha reemplazado en gran parte al cisplatino en diversos esquemas de poliquimioterapia.

El oxaliplatino es un análogo del diaminociclohexano platino de tercera generación. Su mecanismo de acción y farmacología clínica son idénticos a los del cisplatino y el carboplatino. Sin embargo, los tumores que son resistentes al cisplatino o al carboplatino con base en la reparación de defectos de DNA no tienen resistencia cruzada con el oxaliplatino y este fenómeno explica la actividad de este compuesto de platino en el cáncer colorrectal. De manera inicial, el oxaliplatino recibió autorización para utilizarse como tratamiento de segunda opción en combinación con fluoropirimidina 5-fluorouracilo (5-FU) y leucovorina, el denominado esquema FOLFOX, para el cáncer colorrectal metastásico. El régimen FOLFOX se aprobó después (2005) como tratamiento de primera línea para el cáncer colorrectal metastásico. En la actualidad, la quimioterapia basada en oxaliplatino también está aprobada como tratamiento adyuvante del cáncer colónico en etapas II y III de alto riesgo. Se ha observado actividad clínica en otros cánceres gastrointestinales, como el pancreático, gastroesofágico y hepatocelular. En cuanto al perfil de efectos colaterales, la neurotoxicidad es el principal efecto tóxico limitante y se manifiesta por neuropatía sensitiva periférica. Existen dos formas de neurotoxicidad, una aguda que a menudo se desencadena y agrava por la exposición al frío, y una forma crónica que depende de la dosis. Aunque esta forma crónica es dependiente de la dosis acumulativa del fármaco, tiende a ser reversible, en contraste con la neurotoxicidad producida por el cisplatino.

En el cuadro 54-2 se enumeran los principales efectos tóxicos de cada uno de los análogos del platino.

ANTIMETABOLITOS

El desarrollo de fármacos con acciones sobre el metabolismo intermedio de las células en fase de proliferación ha sido importante desde los puntos de vista conceptual y clínico. Aunque aún no se han descubierto las propiedades bioquímicas singulares para todas las células neoplásicas, existe una serie de diferencias cuantitativas en el metabolismo entre las células cancerosas y las normales que hacen que las primeras sean más sensibles a los antimetabolitos. Muchos de estos fármacos se han desarrollado y sintetizado con base en el conocimiento de los procesos celulares críticos que intervienen en la biosíntesis de DNA.

En el cuadro 54-3 se presentan los antimetabolitos individuales y su espectro clínico y efectos tóxicos respectivos. A continuación se describen los principales fármacos.

ANTIFOLATOS

Metotrexato

El metotrexato (MTX) es un análogo del ácido fólico que se une con gran afinidad al sitio catalítico activo de la reductasa de dihidrofolato (DHFR, *dihydrofolate reductase).* Esto resulta en inhibición de la síntesis de tetrahidrofolato (THF), el cual sirve de transportador de un carbono clave para los procesos enzimáticos que intervienen en la síntesis *de novo* del timidilato, nucleótidos de purina y los aminoácidos serina y metionina. De esta manera, la inhibición de estos diversos procesos metabólicos interfiere en la formación de DNA, RNA y proteínas celulares clave (fig. 33-3). La formación intracelular de metabolitos de poliglutamato, con la adición hasta de cinco a siete residuos de glutamato, tiene importancia crítica para la acción terapéutica del MTX y este proceso es catalizado por la enzima folilpoliglutamato sintasa (FPGS, *folylpolyglutamate synthase).* Los poliglutamatos de MTX son retenidos en forma selectiva dentro de las células cancerosas y despliegan mayores efectos inhibidores de las enzimas que participan en la biosíntesis *de novo* del nucleótido de purina y timidilato, lo que los convierte en determinantes importantes de la acción citotóxica del MTX.

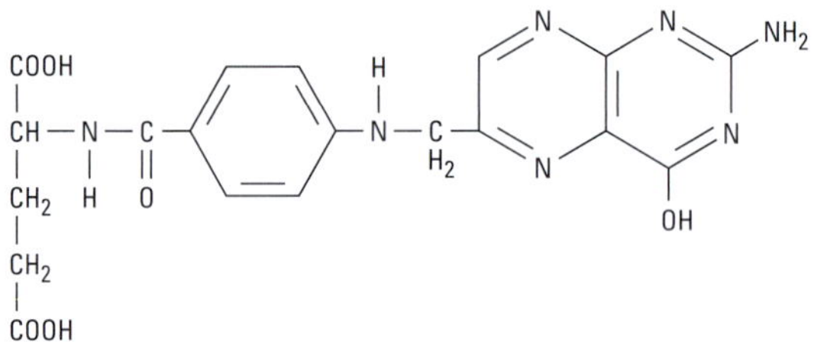

Ácido fólico

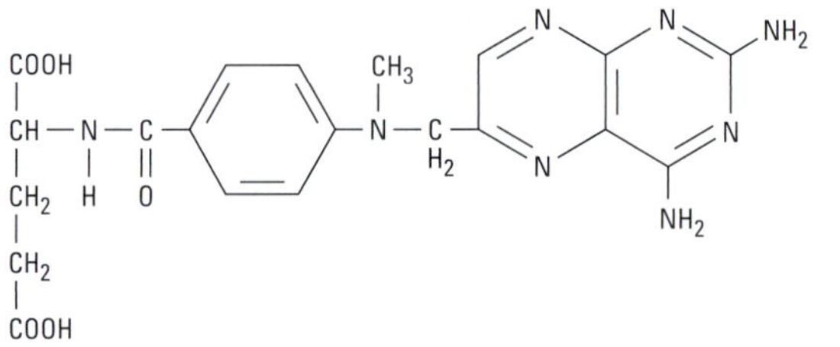

Metotrexato

La resistencia al MTX se ha atribuido a 1) una disminución del transporte de los fármacos a través del transportador de folato reducido a la proteína de receptor de folato, 2) una menor formación de poliglutamatos de MTX citotóxicos, 3) mayores concentraciones de la enzima DHFR a través de una amplificación génica y otros mecanismos genéticos y 4) alteración de la proteína DHFR con una menor afinidad por el MTX. Estudios recientes han indicado que la menor acumulación del fármaco por la activación de la proteína P170 transportadora de resistencia a múltiples fármacos también puede ocasionar resistencia al fármaco.

El MTX se administra por vía intravenosa, intratecal u oral. Sin embargo, la biodisponibilidad por la vía oral es saturable e irregular a dosis mayores de 25 mg/m^2. La excreción renal es la principal vía de eliminación y es mediada por filtración glomerular y secreción tubular. En consecuencia, es necesario modificar la dosis en pacientes con insuficiencia renal. Asimismo, debe tenerse cuidado cuando se utilice MTX junto con fármacos como ácido acetilsalicílico, penicilina, cefalosporinas y antiinflamatorios no esteroideos, ya que inhiben la excreción renal de MTX. Los efectos biológicos de MTX pueden abolirse mediante la administración del folato reducido leucovorín (5-formiltetrahidrofolato) o mediante el L-leucovorín, que es el enantiómero activo. El rescate con leucovorín se utiliza junto con el tratamiento con MTX en dosis elevadas para rescatar a las células normales de los efectos tóxicos excesivos y también se ha empleado en casos de sobredosis accidental del fármaco. En el cuadro 54-3 se enumeran los principales efectos adversos.

CUADRO 54–3 Antimetabolitos: actividad clínica y efectos secundarios

Fármaco	Mecanismo de acción	Aplicaciones clínicas	Efectos secundarios
Capecitabina	Inhibe a la TS; incorporación de FUTP en el RNA que produce alteración del procesamiento del RNA; incorporación de FdUTP en el DNA que produce inhibición de la síntesis y la función de DNA	Cáncer de mama, cáncer colorrectal, cáncer gastroesofágico, cáncer hepatocelular y cáncer pancreático	Diarrea, síndrome de mano y pie, mielosupresión, náusea y vómito
5-fluorouracilo	Inhibe a la TS; incorporación de FUTP en el RNA que produce alteración en el procesamiento de RNA; incorporación de FdUTP en el DNA que produce inhibición de la síntesis y la función de DNA	Cánceres colorrectal, anal, de mama, gastroesofágico, de cabeza y cuello y hepatocelular	Náusea, mucositis, diarrea, depresión de la médula ósea y neurotoxicidad
Metotrexato	Inhibe a la DHFR; inhibe a la TS; inhibe la síntesis de nucleótido de purina *de novo*	Cáncer de mama, cáncer de cabeza y cuello, sarcoma osteógeno, linfoma primario del sistema nervioso central, linfomas no Hodgkin, cáncer vesical y coriocarcinoma	Mucositis, diarrea, mielosupresión con neutropenia y trombocitopenia
Pemetrexed	Inhibe a la TS, la DHFR y la síntesis de nucleótido de purina	Mesotelioma y cáncer pulmonar no microcítico	Mielosupresión, exantema, mucositis, diarrea, fatiga y síndrome de mano y pie
Citarabina	Inhibe la elongación de la cadena de DNA, la síntesis y reparación de DNA; inhibe la reductasa de ribonucleótido con la formación reducida de dNTP; incorporación de trifosfato de citarabina en el DNA	AML, ALL y CML en crisis blástica	Náusea y vómito, mielosupresión con neutropenia y trombocitopenia, ataxia cerebelosa
Gemcitabina	Inhibe la síntesis y la reparación de DNA; inhibe a la reductasa de ribonucleótido con una menor formación de dNTP; incorporación del trifosfato de gemcitabina en el DNA que produce una inhibición de la síntesis y función del DNA	Cánceres pancreático, vesical, de mama, pulmonar no microcítico, ovárico, linfomas no Hodgkin y sarcoma de tejidos blandos	Náusea, vómito, diarrea y mielosupresión
Fludarabina	Inhibe la síntesis y la reparación de DNA; inhibe a la reductasa de ribonucleótido; incorporación del trifosfato de fludarabina en el DNA; inducción de la apoptosis	Linfomas no Hodgkin y CLL	Mielosupresión, inmunodepresión, fiebre, mialgias y artralgias
Cladribina	Inhibe la síntesis y la reparación de DNA; inhibe a la ribonucleótido reductasa; incorporación del trifosfato de cladribina en el DNA; inducción de la apoptosis	Leucemia de células vellosas, CLL y linfomas no Hodgkin	Mielosupresión, náusea y vómito e inmunodepresión
6-mercaptopurina	Inhibe la síntesis *de novo* de nucleótido de purina; incorporación del trifosfato en el RNA; incorporación del trifosfato en el DNA	AML	Mielosupresión, inmunodepresión y hepatotoxicidad
6-tioguanina	Igual que la 6-mercaptopurina	ALL y AML	Igual que para la 6-mercaptopurina

ALL, leucemia linfoblástica aguda; AML, leucemia mielógena aguda; CLL, leucemia linfocítica crónica; CML, leucemia mielógena crónica; DHFR, dihidrofolato reductasa; dNTP, trifosfato de desoxirribonucleótido; FdUTP, 5-fluorodesoxiuridina-5′-trifosfato; FUTP, 5-fluorouridina-5′-trifosfato; TS, sintasa de timidina.

Pemetrexed

El pemetrexed es un antifolato del grupo de la pirrolopirimidina que tiene actividad en la fase S del ciclo celular. Al igual que en el caso del MTX, se transporta hacia la célula mediante el transportador de folato reducido y para su activación es necesaria la FPGS, con lo cual se generan formas de poliglutamato superiores. Aunque este fármaco se dirige a la DHFR y las enzimas que intervienen en la biosíntesis *de novo* de nucleótido de purina, su principal mecanismo de acción es la inhibición de la timidilato sintasa. En la actualidad, este antifolato se ha aprobado para utilizarse en combinación con el cisplatino en el tratamiento del mesotelioma, como fármaco único en el tratamiento de segunda opción del cáncer pulmonar no microcítico y en combinación con el cisplatino para el tratamiento de primera opción del cáncer pulmonar no microcítico. Al igual que con el MTX, el pemetrexed se excreta sobre todo en la orina y es necesario modificar la dosis en caso de insuficiencia renal. Los principales efectos adversos son mielosupresión, exantema, mucositis, diarrea, fatiga y síndrome de mano y pie. Cabe hacer notar que la administración complementaria de vitaminas con ácido fólico y vitamina B_{12} reduce al parecer los efectos tóxicos relacionados con el pemetrexed y al mismo tiempo no interfiere en la eficacia clínica. El síndrome de la mano y pie se manifiesta por eritema doloroso y recidivante de las manos y los pies, y se ha demostrado que el tratamiento con dexametasona es eficaz para disminuir la frecuencia y la gravedad de estos efectos tóxicos.

Pralatrexato

El pralatexato es un análogo antifolato 10-desaza-aminopterina y, como en el caso del metotrexato, se transporta a la célula mediante el transportador de folato reducido (RFC) y necesita la activación mediante FPGS para que se generen las formas poliglutamato más altas. Sin embargo, esta molécula se diseñó para ser un sustrato más potente para la proteína RFC-1, además de un mejor sustrato para FPGS. Inhibe a la DHFR, a las enzimas participantes en la biosíntesis nueva de nucleótidos de purina y también a la timidilato sintasa. Aunque en un principio el pralatrexato se diseñó para el cáncer no microcítico, en la actualidad está aprobado para el tratamiento del linfoma de células T recidivante o resistente. Como sucede con los otros análogos antifolato, el pralatrexato se excreta sobre todo en la orina y es necesario modificar la dosis en caso de disfunción renal. Los principales efectos adversos incluyen mielosupresión, dermatosis, mucositis, diarrea y fatiga. La complementación vitamínica con ácido fólico y vitamina B_{12} parece reducir los efectos tóxicos de este fármaco, pero no interfiere con su eficacia clínica.

FLUOROPIRIMIDINAS

5-fluorouracilo

El 5-fluorouracilo (5-FU) es inactivo en su forma original y debe activarse mediante una serie completa de reacciones enzimáticas para formar los metabolitos nucleótido de ribosil y desoxirribosil. Uno de estos metabolitos, el 5-fluoro-2′-desoxiuridina-5′-monofosfato (FdUMP), forma un complejo ternario en forma covalente con la enzima timidilato sintasa y el folato reducido 5,10-metilenetetrahidrofolato, una reacción decisiva para la síntesis *de novo* del timidilato. Esto produce la inhibición de la síntesis de DNA a través de la "muerte sin timina". El 5-FU se convierte en 5-fluorouridina-5′-trifosfato (FUTP), el cual luego se incorpora en el RNA, donde interfiere en el procesamiento del RNA y la traducción de mRNA. El 5-FU también se transforma en 5-fluorodesoxiuridina-5′-trifosfato (FdUTP), el cual puede incorporarse en el DNA celular y producir la inhibición de la síntesis y la función del DNA. Por consiguiente, se considera que la citotoxicidad del 5-FU es consecuencia de los efectos combinados sobre las reacciones mediadas por DNA y RNA.

El 5-FU se administra por vía intravenosa y su actividad clínica depende en buena medida de su esquema de administración. Debido a su semivida en extremo corta, cercana a 10 a 15 min, casi siempre se favorecen los esquemas en infusión, en lugar de la administración en bolos. Hasta 80 a 85% de una dosis administrada de 5-FU se cataboliza por la enzima dihidropirimidina deshidrogenasa. Cabe hacer notar que existe un síndrome farmacogenético en el que interviene la deficiencia parcial o completa de la enzima DPD y que se presenta hasta en 5% de todos los pacientes con cáncer; se han observado efectos tóxicos graves como mielosupresión, diarrea, náusea y vómito, al igual que neurotoxicidad.

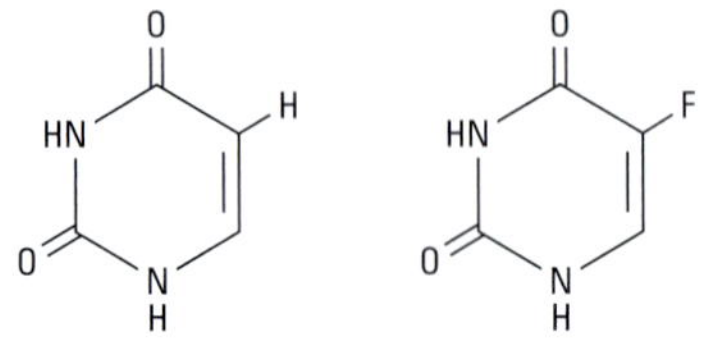

O, HN, H, O, N, H

Uracilo

O, HN, F, O, N, H

5-FU

El 5-FU es todavía el fármaco más utilizado para tratar el cáncer colorrectal, como tratamiento adyuvante y para la enfermedad avanzada. También tiene actividad contra una amplia variedad de tumores sólidos, entre ellos neoplasias malignas de mama, estómago, páncreas, esófago, hígado, cabeza y cuello y ano. Sus principales efectos tóxicos son mielosupresión, efectos secundarios en el tubo digestivo con mucositis y diarrea, efectos secundarios cutáneos manifestados con el síndrome de mano y pie y neurotoxicidad.

Capecitabina

La capecitabina es un profármaco carbamato de fluoropirimidina con una biodisponibilidad oral de 70 a 80%. Experimenta un metabolismo considerable en el hígado por la enzima carboxilesterasa para formar un producto intermedio, la 5′-desoxi-5-fluorocitidina, que se convierte en 5′-desoxi-5-fluorouridina por la enzima citidina desaminasa. Estos dos pasos iniciales se presentan en el hígado. Después, el metabolito 5′-desoxi-5-fluorouridina se hidroliza por la timidina fosforilasa a 5-FU directamente en el tumor. Se ha demostrado que la expresión de la timidina fosforilasa es mucho mayor en una amplia gama de tumores sólidos que en los tejidos normales correspondientes, sobre todo en el cáncer de mama y en el cáncer colorrectal.

Esta fluoropirimidina oral se utiliza en el tratamiento del cáncer de mama metastásico como compuesto individual o en combinación con otros fármacos antineoplásicos, como docetaxel, paclitaxel, lapatinib, ixabepilona, y trastuzumab. También está autorizada para utilizarse en el tratamiento adyuvante del cáncer de colon de etapas III y II de gran riesgo, lo mismo que para el tratamiento del cáncer colorrectal metastásico como monoterapia. En la actualidad se intenta combinar este fármaco con otros compuestos citotóxicos activos, entre otros, irinotecán y oxaliplatino. En Europa y Asia, el esquema a base de capecitabina/oxaliplatino (XELOX) ya está autorizado para el tratamiento de primera opción del cáncer colorrectal metastásico y este esquema se usa ahora de forma amplia en Estados Unidos. Los principales efectos tóxicos de la capecitabina son diarrea y el síndrome de mano y pie. Aunque también se observa mielosupresión, náusea, vómito y mucositis, la frecuencia es significativamente menor que la observada con el 5-FU intravenoso.

ANÁLOGOS DE LA DESOXICITIDINA

Citarabina

La citarabina (ara-C) es un antimetabolito específico de la fase S que es convertido por la desoxicitidina cinasa en 5′-mononucleótido (ara-CMP). El ara-CMP se metaboliza además para formar los metabolitos de difosfato y trifosfato y se piensa que el trifosfato de ara-CTP es el principal metabolito citotóxico. El ara-CTP inhibe en forma competitiva a la polimerasa-α de DNA y la polimerasa-β de DNA, de tal modo que produce el bloqueo de la síntesis y la reparación del DNA, respectivamente. Este metabolito también se incorpora en el RNA y DNA. La incorporación en el DNA da lugar a la interferencia en la elongación de la cadena y la ligadura defectuosa de los fragmentos de DNA recién sintetizados. La retención celular de ara-CTP se correlaciona al parecer con su letalidad contra las células malignas.

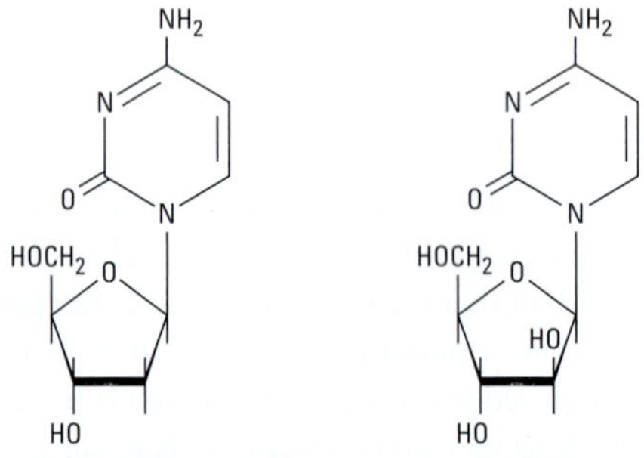

NH_2, N, O, N, $HOCH_2$, O, HO

Desoxirribósido de citosina

NH_2, N, O, N, $HOCH_2$, O, HO, HO

Arabinósido de citosina (citarabina)

Después de la administración intravenosa, el fármaco se elimina con rapidez y la mayor parte de la dosis administrada se desamina a las formas inactivas. El equilibrio estequiométrico entre el grado de activación y el catabolismo de la citarabina es importante para determinar su citotoxicidad final.

La actividad clínica de este fármaco depende en alto grado del esquema y, dada su rápida degradación, debe administrarse en goteo continuo en un periodo de cinco a siete días. Su actividad está limitada de manera exclusiva a las neoplasias malignas hematológicas, incluidos la leucemia mielógena aguda y los linfomas no Hodgkin. Este fármaco no tiene absolutamente ninguna actividad contra los tumores sólidos. Los principales efectos adversos vinculados con el tratamiento con citarabina son mielosupresión, mucositis, náusea, vómito y neurotoxicidad cuando se administra un tratamiento en dosis elevadas.

Gemcitabina

La gemcitabina es un análogo de la desoxicitidina con flúor sustituido que al principio es fosforilado por la enzima desoxicitidina cinasa a la forma de monofosfato y luego por otras nucleósidos cinasas a las formas de nucleótido de difosfato y trifosfato. Se piensa que su efecto antineoplásico se debe a varios mecanismos: inhibición de la ribonucleótido reductasa por el difosfato de gemcitabina, que reduce la concentración de trifosfatos de desoxirribonucleósido para la síntesis de DNA; inhibición de la polimerasa α de DNA y la polimerasa β de DNA por el trifosfato de gemcitabina, de tal modo que se produce un bloqueo de la síntesis y reparación del DNA; e incorporación del trifosfato de gemcitabina en el DNA, lo que da lugar a la inhibición de la síntesis y la función del DNA. Tras la incorporación del trifosfato de gemcitabina, sólo se puede añadir un nucleótido más a la cadena de DNA en crecimiento, lo que produce la terminación de la cadena.

Gemcitabina

Este análogo de nucleósido se aprobó al principio para utilizarse en el cáncer pancreático avanzado, pero hoy en día se administra de forma amplia para tratar una extensa gama de neoplasias malignas, entre ellas los cánceres pulmonar no microcítico, vesical, ovárico, sarcoma de tejidos blandos y linfomas no Hodgkin. La mielosupresión manifestada por la neutropenia es el principal efecto tóxico que limita la dosis. Se presentan náusea y vómito en 70% de los pacientes y se ha observado un síndrome seudogripal. En casos raros se han comunicado síndromes de microangiopatía renal, que comprenden síndrome hemolítico urémico y púrpura trombocitopénica trombótica.

ANTAGONISTAS DE LA PURINA

6-Tiopurinas

La 6-mercaptopurina (6-MP) fue el primero de los análogos de las tiopurinas que resultó eficaz en el tratamiento del cáncer. Este fármaco se emplea en particular para tratar la leucemia aguda infantil, mientras que un análogo relacionado de manera estrecha, la azatioprina, se usa como un fármaco inmunodepresor (cap. 55). Tal y como ocurre con otras tiopurinas, la 6-MP es inactiva en su forma original y debe metabolizarse por la hipoxantina-guanina fosforribosiltransferasa (HGPRT, *hypoxanthine-guanine phosphoribosyl transferase*) para formar el nucleótido de monofosfato ácido 6-tioinosínico, el cual a su vez inhibe varias enzimas de la síntesis *de novo* del nucleótido de purina (fig. 54-6). La forma monofosfatada se metaboliza con el tiempo a la forma trifosfatada, la cual luego puede incorporarse tanto en el RNA como en el DNA. También se forman concentraciones significativas de ácido tioguanílico y ribósido de 6-metilmercaptopurina (MMPR, *6-methylmercaptopurine ribotide*) a partir de la 6-MP. Estos metabolitos pueden contribuir a su acción citotóxica.

La 6-tioguanina (6-TG) también inhibe varias enzimas en la vía biosintética *de novo* del nucleótido de purina (fig. 54-6). Se producen diversas alteraciones metabólicas, como la inhibición de la interconversión de nucleótido de purina; la disminución de las concentraciones intracelulares de los nucleótidos de guanina, lo que lleva a la inhibición de la síntesis de glucoproteína; la interferencia en la formación de DNA y RNA; y la incorporación de los nucleótidos de tiopurina en el DNA y el RNA. La 6-TG ejerce una acción sinérgica cuando se utiliza junto con citarabina en el tratamiento de la leucemia aguda del adulto.

La 6-MP se convierte en un metabolito inactivo (ácido 6-tioúrico) por una reacción de oxidación catabolizada por la xantina oxidasa, en tanto que la 6-TG experimenta desaminación. Ésta es una especie importante porque a menudo se utiliza el análogo de purina alopurinol, un potente inhibidor de la xantina oxidasa, como una medida de apoyo en el tratamiento de las leucemias agudas para prevenir la aparición de la hiperuricemia que suele ocurrir con la citólisis tumoral. Dado que el alopurinol inhibe a la xantina oxidasa, el tratamiento simultáneo con alopurinol y 6-MP produciría mayores concentraciones de 6-MP, lo que desencadena efectos secunda-

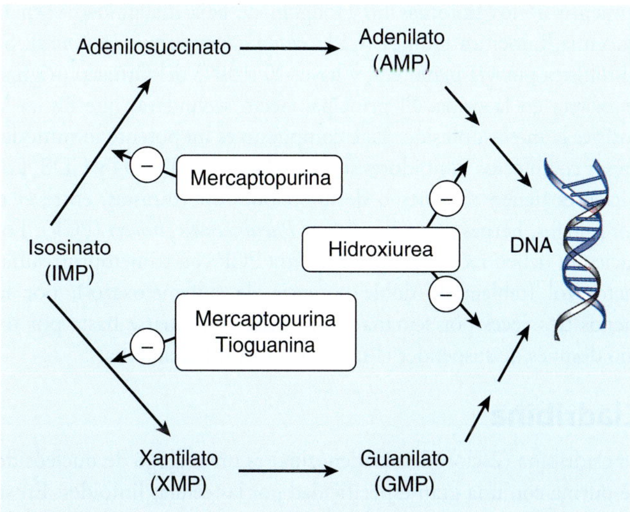

FIGURA 54–6 Mecanismo de acción de la 6-mercaptopurina y 6-tioguanina.

rios excesivos. En este contexto, se debe reducir en 50 a 75% la dosis de mercaptopurina. Por lo contrario, tal interacción no ocurre con la 6-TG, la cual se puede emplear en dosis completas con alopurinol.

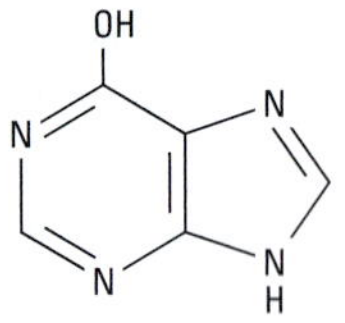

Hipoxantina 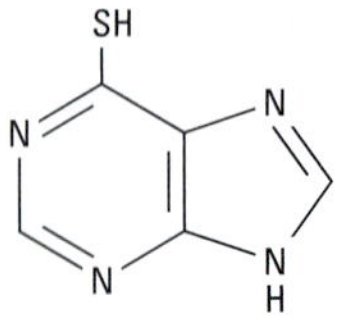 **6-mercaptopurina** 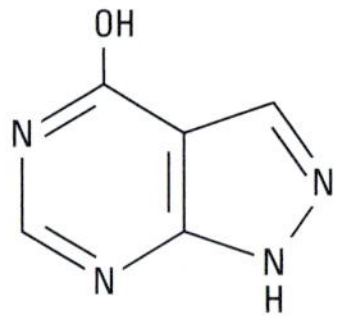 **Alopurinol**

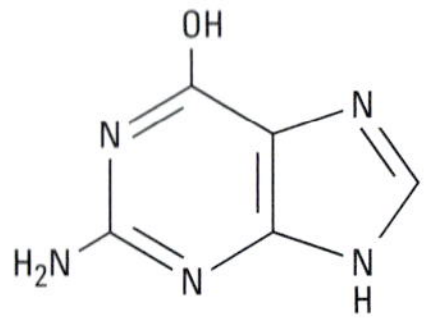

Guanina 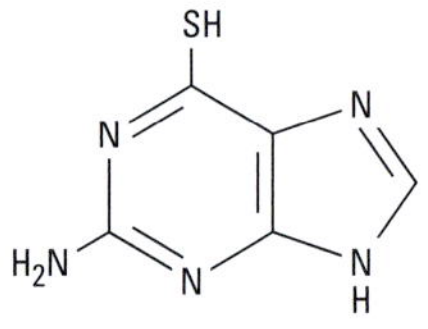 **6-tioguanina**

Las tiopurinas también se metabolizan por la enzima metiltransferasa de tiopurina (TPMT, *thiopurine methyltransferase*), en la cual un grupo metilo se adhiere al anillo de tiopurina. Los pacientes que sufren un síndrome farmacogenético, en el que ocurre una eficiencia parcial o completa de esta enzima, tienen más riesgo de presentar efectos secundarios graves que se reflejan en la mielosupresión y las reacciones adversas gastrointestinales como mucositis y diarrea.

Fludarabina

El fosfato de fludarabina es desfosforilado con rapidez a 2-fluoro-arabinofuranosiladenosina y luego fosforilado en el interior de la célula por la desoxicitidina cinasa en trifosfato. El metabolito trifosfatado interfiere en los procesos de síntesis y reparación de DNA a través de la inhibición de la polimerasa α y β de DNA. La forma trifosfatada también puede incorporarse directamente en el DNA y ocasionar inhibición de la síntesis y la función de DNA. El metabolito difosfato de la fludarabina inhibe a la ribonucleótido reductasa, lo que desencadena la inhibición de trifosfatos de desoxirribonucleótido esenciales. Por último, la fludarabina induce la apoptosis en las células susceptibles a través de mecanismos aún no determinados. Este análogo de nucleótido de purina se utiliza sobre todo en el tratamiento de los linfomas no Hodgkin de baja malignidad y en la leucemia linfocítica crónica (CLL, *chronic lymphocytic leukemia*). Se administra por vía parenteral y hasta 25 a 30% del fármaco original se excreta en la orina. El principal efecto secundario que limita la dosis es la mielosupresión. Este compuesto es un potente inmunodepresor con efectos inhibidores sobre los linfocitos T CD4 y CD8. Los pacientes tienen más riesgo de infecciones oportunistas, entre ellas por hongos, herpes y neumonía por *Pneumocystis jiroveci* (PCP). Los pacientes deben recibir profilaxis contra PCP con trimetoprim-sulfametoxazol (tableta de doble potencia de sulfametoxazol), por lo menos tres veces por semana y esto debe continuarse hasta por un año después de suspender el tratamiento con fludarabina.

Cladribina

La cladribina (2-clorodesoxiadenosina) es un análogo de nucleósido de purina con una gran especificidad por las células linfoides. En su forma original es inactiva; se fosforila de modo inicial por la desoxicitidina cinasa a la forma monofosfatada y por último se metaboliza a la forma trifosfatada, la cual luego se incorpora en el DNA. El metabolito trifosfatado también interfiere en la síntesis de DNA y la reparación de DNA al inhibir a la polimerasa α de DNA y la polimerasa β de DNA, respectivamente. La cladribina está indicada para el tratamiento de la leucemia de células vellosas, con actividad en otras neoplasias malignas linfoides de baja malignidad, como el CLL y el linfoma de Hodgkin de grado bajo. En condiciones normales se administra en dosis única en goteo continuo por siete días; en estas condiciones, tiene efectos adversos muy controlables y el principal efecto secundario consiste en mielosupresión transitoria. Al igual que otros análogos de nucleósido de purina, ejerce efectos inmunodepresores y en los pacientes se observa una disminución de los linfocitos T CD4 y CD8, que persiste por más de un año.

FÁRMACOS ANTINEOPLÁSICOS DERIVADOS DE PRODUCTOS NATURALES

ALCALOIDES DE LA VINCA

Vinblastina

La vinblastina es un alcaloide derivado de la planta *Vinca rosea*. Su mecanismo de acción implica la inhibición de la polimerización de la tubulina, lo que altera el ensamble de los microtúbulos, una parte importante del citoesqueleto y el huso mitótico. Este efecto inhibidor produce detención de la mitosis en la metafase, con lo que se interrumpe la división celular, y más tarde desencadena citólisis. La vinblastina y otros alcaloides de la vinca se metabolizan por el sistema P450 del fármaco y la mayor parte del fármaco se excreta en las heces a través del sistema biliar. Como tal, es necesario modificar la dosis en caso de insuficiencia hepática. En el cuadro 54-4 se enumeran los principales efectos adversos, los cuales consisten en náusea, vómito, supresión de la médula ósea y alopecia. Este fármaco también es un potente vesicante y se debe tener cuidado durante su administración. Tiene actividad clínica en el tratamiento de los linfomas de Hodgkin y no hodgkinianos, en los cánceres de mama y de células germinativas.

Vincristina

La vincristina es un derivado alcaloide de la *Vinca rosea* y su estructura se relaciona de forma estrecha con la vinblastina. Su mecanismo de acción, mecanismo de resistencia y farmacología clínica son idénticos a los de la vinblastina. Pese a estas similitudes con la vinblastina, la vincristina tiene un espectro de actividad clínica y efectos adversos muy diferentes.

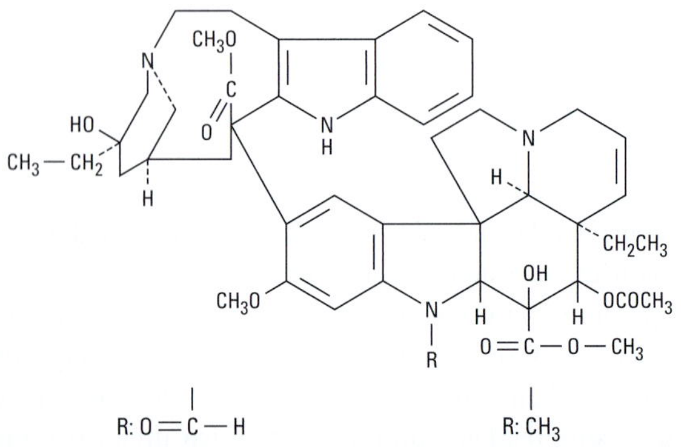

R: O=C—H **Vincristina**

R: CH_3 **Vinblastina**

CUADRO 54–4 Antineoplásicos con productos naturales: actividad clínica y efectos secundarios

Fármaco	Mecanismo de acción	Aplicaciones clínicas[1]	Efectos secundarios agudos	Efectos secundarios tardíos
Bleomicina	Los radicales libres de oxígeno se unen al DNA y producen roturas en el DNA monocatenario y bicatenario	Linfomas de Hodgkin y no hodgkinianos, cáncer de células germinales, cáncer de cabeza y cuello	Reacciones alérgicas, fiebre e hipotensión	Efectos secundarios en la piel, fibrosis pulmonar, mucositis y alopecia
Daunorrubicina	Los radicales libres de oxígeno se unen al DNA y producen roturas del DNA monocatenario y bicatenario; inhibe a la topoisomerasa II; se intercala en el DNA	AML y ALL	Náusea, fiebre y orina teñida de rojo (no hematuria)	Cardiotoxicidad (véase texto), alopecia y mielosupresión
Docetaxel	Inhibe la mitosis	Cánceres de mama, pulmonar no microcítico, prostático, gástrico, de cabeza y cuello, ovárico y cáncer vesical	Hipersensibilidad	Neurotoxicidad, retención de líquido y mielosupresión con neutropenia
Doxorrubicina	Los radicales libres de oxígeno se unen al DNA y producen roturas en el DNA monocatenario y bicatenario; inhibe a la topoisomerasa II; se intercala en el DNA	Cáncer de mama, linfomas de Hodgkin y no hodgkinianos, sarcoma de tejidos blandos, cánceres ovárico, pulmonar no microcítico y microcítico, tiroideo, tumor de Wilms y neuroblastoma	Náusea y orina teñida de color rojizo (no hematuria)	Cardiotoxicidad (véase texto), alopecia, mielosupresión y estomatitis
Etopósido	Inhibe a la topoisomerasa II	Cáncer pulmonar no microcítico y microcítico; linfomas no Hodgkin y cáncer gástrico	Náusea, vómito e hipotensión	Alopecia y mielosupresión
Idarrubicina	Los radicales libres de oxígeno se unen al DNA y producen roturas en el DNA monocatenario y bicatenario; inhibe a la topoisomerasa II; se intercala en el DNA	AML, ALL y CML en crisis blástica	Náusea y vómito	Mielosupresión, mucositis y cardiotoxicidad
Irinotecán	Inhibe a la topoisomerasa I	Cánceres colorrectal, gastroesofágico, pulmonar no microcítico y microcítico	Diarrea, náusea y vómito	Diarrea, mielosupresión, náusea y vómito
Mitomicina	Actúa como un compuesto alquilante y forma enlaces cruzados con el DNA, formación de radicales libres de oxígeno, que se dirigen al DNA	Cánceres vesical superficial, gástrico, de mama, pulmonar no microcítico, de cabeza y cuello (en combinación con la radioterapia)	Náusea y vómito	Mielosupresión, mucositis, anorexia y fatiga, síndrome hemolítico-urémico
Paclitaxel	Inhibe la mitosis	Cánceres de mama, pulmonar no microcítico y microcítico, ovárico, gastroesofágico, prostático, vesical y de cabeza y cuello	Náusea, vómito, hipotensión, arritmias e hipersensibilidad	Mielosupresión y neuropatía sensorial periférica
Topotecán	Inhibe a la topoisomerasa I	Cáncer pulmonar microcítico y cáncer ovárico	Náusea y vómito	Mielosupresión
Vinblastina	Inhibe la mitosis	Linfomas de Hodgkin y no hodgkinianos, cáncer de células germinales, cáncer de mama y sarcoma de Kaposi	Náusea y vómito	Mielosupresión, mucositis, alopecia, SIADH y complicaciones vasculares
Vincristina	Inhibe la mitosis	ALL, linfomas de Hodgkin y no hodgkinianos, rabdomiosarcoma, neuroblastoma y tumor de Wilms	Ninguno	Neurotoxicidad con neuropatía periférica, íleo paralítico, mielosupresión, alopecia y SIADH
Vinorrelbina	Inhibe la mitosis	Cáncer pulmonar no microcítico, cánceres de mama y ovárico	Náusea y vómito	Mielosupresión, estreñimiento y SIADH

[1]Véase acrónimos en el cuadro 54-3.

SIADH, secreción inadecuada de hormona antidiurética.

La vincristina se ha combinado de forma eficaz con la prednisona para inducir la remisión en la leucemia linfoblástica aguda en los niños. También es activa en varias neoplasias hematológicas malignas como los linfomas de Hodgkin y no hodgkinianos y el mieloma múltiple, al igual que varios tumores pediátricos como rabdomiosarcoma, neuroblastoma, sarcoma de Ewing y tumor de Wilms.

El principal efecto secundario limitante de la dosis es la neurotoxicidad, que por lo general se expresa como neuropatía sensorial periférica, aunque se ha observado disfunción del sistema nervioso autónomo con hipotensión ortostática, retención urinaria, íleo paralítico o estreñimiento, parálisis de pares craneales, ataxia, convulsiones y coma. Aunque ocurre mielosupresión, por lo general es más leve y mucho menos significativa respecto de la vinblastina. El otro posible efecto adverso que puede presentarse es el síndrome de secreción inadecuada de hormona antidiurética (SIADH, *syndrome of inappropriate secretion of antidiuretic hormone*).

Vinorelbina

La vinorelbina es un derivado semisintético de la vinblastina y su mecanismo de acción es idéntico al de la vinblastina y la vincristina, es decir, la inhibición de la mitosis celular en la fase M mediante la inhibición de la polimerización de la tubulina. Este fármaco tiene actividad en el cáncer pulmonar no microcítico, el cáncer de mama y el cáncer ovárico. La mielosupresión con neutropenia es el efecto secundario limitante de la dosis, pero otros efectos adversos consisten en náusea y vómito, elevaciones transitorias de las pruebas funcionales hepáticas, neurotoxicidad y SIADH.

TAXANOS Y FÁRMACOS RELACIONADOS

El **paclitaxel** es un éster de alcaloide derivado del tejo del Pacífico *Taxus brevifolia* y también del tejo europeo *Taxus baccata.* El fármaco funciona como una sustancia tóxica para el huso mitótico a través de su fijación de gran afinidad a los microtúbulos con la *intensificación* de la polimerización de la tubulina. La estimulación del ensamble de los túbulos por el paclitaxel ocurre cuando no hay proteínas y trifosfato de guanosina vinculados con el microtúbulo y produce la inhibición de la mitosis y la división celular.

El paclitaxel tiene una actividad notable en una amplia gama de tumores sólidos, como de ovario, mama, pulmonar no microcítico y microcítico, cáncer de cabeza y cuello, esofágico, prostático y vesical, así como sarcoma de Kaposi relacionado con sida. Se metaboliza de forma amplia por el sistema P450 del hígado y casi 80% del fármaco se excreta en las heces a través de la vía hepatobiliar. Es necesario reducir la dosis en los pacientes con insuficiencia hepática. En el cuadro 54-4 se enumeran los efectos secundarios principales que limitan la dosis. Se pueden observar reacciones de hipersensibilidad hasta en 5% de los pacientes, pero la frecuencia se reduce en grado significativo con la medicación previa con dexametasona, difenhidramina y un antagonista de los receptores H_2.

Una nueva formulación del paclitaxel unido a la albúmina se aprobó para utilizarse en el cáncer de mama metastásico. A diferencia del paclitaxel, esta formulación no se acompaña de reacciones de hipersensibilidad y no es necesaria la premedicación para evitar tales reacciones. Asimismo, este fármaco ha reducido en grado notorio los efectos mielosupresores en comparación con el paclitaxel y la neurotoxicidad que se produce al parecer es reversible con mayor facilidad que lo que suele observarse con el paclitaxel.

El **docetaxel** es un taxano semisintético derivado del tejo europeo. Su mecanismo de acción, metabolismo y eliminación son idénticos a los del paclitaxel. Está aprobado para utilizarse como tratamiento de segunda opción en el cáncer de mama avanzado y el cáncer pulmonar no microcítico y también posee una actividad considerable en el cáncer de cabeza y cuello, cánceres pulmonar microcítico, gástrico, ovárico avanzado resistente al tratamiento con platino y cáncer vesical. En el cuadro 54-4 se enumeran sus principales efectos secundarios.

El **cabazitaxel** es un taxano semisintético producido a partir de un precursor extraído del tejo. Su mecanismo de acción, metabolismo y eliminación son idénticos a los de los otros taxanos. Sin embargo, a diferencia de ellos, el cabazitaxel es un sustrato pobre para la bomba de salida para la glucoproteína P que confiere resistencia a múltiples fármacos, por lo que es útil en el tratamiento de tumores resistentes a varios fármacos. Está aprobado para usar en combinación con prednisona en el tratamiento de segunda línea del cáncer prostático metastásico resistente a hormonas, que antes se trataba con un régimen que contenía docetaxel. Sus principales efectos tóxicos incluyen mielosupresión, neurotoxicidad y reacciones alérgicas.

Aunque en términos estrictos no es un taxano, la **ixabepilona** es un análogo semisintético de la epotilona B que funciona como inhibidor de los microtúbulos y se une en forma directa con las subunidades de tubulina β en los microtúbulos, lo que impide la dinámica normal de los microtúbulos. Por lo tanto, tiene actividad en la fase M del ciclo celular. Por ahora, este fármaco está aprobado para el cáncer mamario metastásico en combinación con la fluoropirimidina oral capecitabina o en monoterapia. Cabe hacer notar que este fármaco aún tiene actividad en los tumores resistentes a fármacos que expresan en exceso mutaciones de glucoproteína P o tubulina. Los principales efectos adversos consisten en mielosupresión, reacciones de hipersensibilidad y neurotoxicidad que se manifiestan por neuropatía sensorial periférica.

EPIPODOFILOTOXINAS

El **etopósido** es un derivado semisintético de la podofilotoxina, que se extrae de la raíz del podófilo (*Podophyllum peltatum*). Las formulaciones intravenosas y orales del etopósido están aprobadas para uso clínico en Estados Unidos. La biodisponibilidad oral es de casi 50% y se necesita el doble de la dosis oral que la de la intravenosa. Hasta 30 a 50% del fármaco se excreta en la orina y es necesaria la reducción de la dosis en caso de insuficiencia renal. El principal mecanismo de acción es la inhibición de la enzima del DNA topoisomerasa II. El etopósido tiene actividad clínica en el cáncer de células terminales, el cáncer pulmonar microcítico y no microcítico, linfomas de Hodgkin y no hodgkinianos y cáncer gástrico. Además, es eficaz en los esquemas de dosis elevadas en pacientes sometidos a trasplante por cáncer de mama y en los linfomas. Las intoxicaciones principales se muestran en el cuadro 54-4.

CAMPTOTECINAS

Las camptotecinas son productos naturales derivados del árbol *Camptotheca acuminata* que originalmente se encuentra en China; inhiben la actividad de la topoisomerasa I, que es la enzima decisiva que interviene en la escisión y reenlace de las cadenas simples de DNA. La inhibición de esta enzima lesiona el DNA. El **topotecán** y el **irinotecán** son los dos compuestos de camptotecina empleados en la práctica en Estados Unidos. Aunque los dos inhiben el mismo blanco molecular, su espectro de actividad clínica es muy distinto. El topotecán se utiliza para tratar el cáncer ovárico avanzado como tratamiento de segunda opción tras la quimioterapia con platino. También se ha aprobado como fármaco de segunda opción en el cáncer pulmonar microcítico. La principal vía de eliminación es la excreción renal y se debe ajustar la dosis en los pacientes con insuficiencia renal.

El irinotecán es un profármaco que se convierte sobre todo en el hígado por la enzima carboxilesterasa en el metabolito SN-38, que tiene una potencia 1 000 veces mayor como inhibidor de la topoisomerasa I que el compuesto original. A diferencia del topotecán, irinotecán y SN-38 se eliminan en particular en la bilis y las heces y es necesario reducir sus dosis en pacientes con insuficiencia hepática. El irinotecán fue aprobado de manera original como monoterapia de segunda opción en los pacientes con cáncer colorrectal metastático en quienes ha fracasado el tratamiento con fluorouracilo. En la actualidad está aprobado como fármaco de primera opción cuando se utiliza en combinación con 5-FU y leucovorín. La mielosupresión y diarrea son los dos efectos adversos más frecuentes (cuadro 54-4). Se presentan dos formas de diarrea: una forma inicial que aparece en las primeras 24 h después de la administración y que se considera un efecto colinérgico tratado de modo eficaz con atropina, y una forma tardía que suele aparecer dos a 10 días después del tratamiento. La diarrea tardía puede ser grave y desencadenar un desequilibrio electrolítico notorio y deshidratación en algunos casos.

ANTIBIÓTICOS ANTITUMORALES

La detección sistemática de productos microbianos ha llevado al descubrimiento de diversos compuestos inhibidores del crecimiento que han tenido utilidad clínica en la quimioterapia del cáncer. Muchos de estos antibióticos se unen al DNA a través de la intercalación entre las bases específicas y bloquean la síntesis de RNA, DNA, o de ambos; asimismo, producen escisión de la cadena de DNA; e interfieren en la replicación celular. Todos los antibióticos antineoplásicos que en la actualidad se utilizan en la práctica son productos de diversas cepas del microbio del suelo *Streptomyces.* Éstos comprenden las antraciclinas, bleomicina y mitomicina.

ANTRACICLINAS

Los antibióticos derivados de la antraciclina, aislada de *Streptomyces peucetius* variedad *caesius*, figuran entre los fármacos antineoplásicos citotóxicos más utilizados. Más adelante se muestran las estructuras de dos compuestos relacionados, doxorrubicina y daunorrubicina. Otros análogos de la antraciclina se han comenzado a emplear en clínica, como la idarrubicina, epirrubicina y mitoxantrona. Las antraciclinas ejercen su acción citotóxica a través de cuatro mecanismos principales: 1) inhibición de la topoisomerasa II; 2) unión de gran afinidad al DNA a través de la intercalación con el bloqueo consecutivo de la síntesis de DNA y RNA y la escisión de la cadena de DNA; 3) generación de radicales libres de semiquinonas y radicales libres de oxígeno a través de un proceso reductivo dependiente del hierro y mediado por enzima, y 4) fijación a las membranas celulares para modificar la fluidez y el transporte de iones. Aunque aún no se han definido los mecanismos precisos mediante los cuales las antraciclinas ejercen sus efectos citotóxicos (y es posible que dependan del tipo específico del tumor), hoy en día está bien documentado que en la causa de la cardiotoxicidad vinculada con las antraciclinas participa el mecanismo de radicales libres (cuadro 54-4).

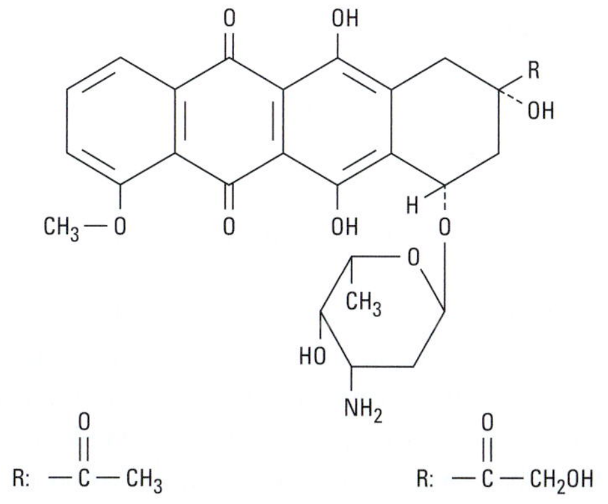

O OH R OH CH_3—O O OH H O O CH_3 HO NH_2

R: —C(=O)—CH_3 **Daunorrubicina**

R: —C(=O)—CH_2OH **Doxorrubicina**

En la práctica clínica, las antraciclinas se administran por vía intravenosa. Se metabolizan en grado considerable en el hígado con reducción e hidrólisis de los radicales del anillo. El metabolito hidroxilado es un compuesto activo, en tanto que la aglicona es inactiva. Hasta 50% del fármaco se elimina en las heces por excreción biliar y es necesario reducir la dosis en caso de insuficiencia hepática. Aunque las antraciclinas suelen administrarse en un esquema de cada tres semanas, se ha demostrado que los esquemas alternativos como las infusiones continuas en dosis bajas cada semana o cada 72 a 96 h logran una eficacia clínica equivalente con menos efectos secundarios.

La **doxorrubicina** es uno de los antineoplásicos más importantes en la práctica y tiene una actividad clínica relevante en las neoplasias malignas de mama, endometrio, ovarios, testículos, tiroides, estómago, vejiga, hígado y pulmón; en los sarcomas de tejidos blandos; y en varias neoplasias malignas infantiles como el neuroblastoma, sarcoma de Ewing, osteosarcoma y rabdomiosarcoma. También tiene actividad clínica en neoplasias malignas hematológicas, como leucemia linfoblástica aguda, mieloma múltiple y linfomas de Hodgkin y no hodgkinianos. Por lo general se utiliza en combinación con otros fármacos antineoplásicos (p. ej., ciclofosfamida, cisplatino y 5-FU) y la actividad clínica mejora con los esquemas combinados por contraposición al tratamiento con fármacos individuales.

La **daunorrubicina** fue el primer fármaco de esta clase en aislarse y todavía se utiliza para tratar la leucemia mieloide aguda. A diferencia de la doxorrubicina, su eficacia en los tumores sólidos es limitada.

La **idarrubicina** es un glucósido de antraciclina análogo semisintético de la daunorrubicina y se ha aprobado para utilizarse en combinación con citarabina para el tratamiento de inducción en la leucemia mieloide aguda. Cuando se combina con citarabina, la idarrubicina tiene al parecer más actividad que la daunorrubicina para producir remisiones completas y mejorar la supervivencia en los pacientes con leucemia mielógena aguda.

La **epirrubicina** es un análogo de la antraciclina cuyo mecanismo de acción y farmacología clínica son idénticos a los de todas las demás antraciclinas. Al principio se autorizó para utilizarse como componente del tratamiento adyuvante del cáncer de mama en etapa inicial con ganglios positivos, pero también se emplea para tratar el cáncer de mama metastásico y el cáncer gastroesofágico.

La **mitoxantrona** (dihidroxiantracenediona) es un compuesto antracénico cuya estructura se asemeja al anillo de la antraciclina. Se une al DNA para producir la rotura de la cadena e inhibe la síntesis de DNA y RNA. En la actualidad se utiliza para tratar el cáncer de próstata avanzado resistente al tratamiento hormonal y los linfomas no Hodgkin de baja malignidad. También se indica en el cáncer de mama y en las leucemias mieloides agudas tanto pediátricas como del adulto. La mielosupresión con leucopenia es un efecto secundario limitante de la dosis y también se presentan náusea y vómito leves, mucositis y alopecia. Aunque se considera que el fármaco es menos cardiotóxico que la doxorrubicina, se han comunicado efectos secundarios cardiacos agudos y crónicos. Se observa una pigmentación azul de las uñas de los dedos, la esclerótica y la orina uno a dos días después de la administración del fármaco.

El principal efecto secundario limitante de la dosis de todas las antraciclinas es la mielosupresión; la neutropenia aparece con más frecuencia que la trombocitopenia. En algunos casos, la mucositis es lo que limita la dosis. Se observan dos formas de cardiotoxicidad. La forma aguda ocurre en los primeros dos a tres días y se manifiesta por arritmias y alteraciones de la conducción, otros cambios electrocardiográficos, pericarditis y miocarditis. Esta forma suele ser transitoria y en la mayor parte de los casos es asintomática. La forma crónica produce una miocardiopatía dilatada, dependiente de la dosis, que se acompaña de insuficiencia cardiaca. La cardiotoxicidad crónica al parecer se debe a una mayor producción de radicales libres dentro del miocardio. Este efecto raras veces se presenta con dosis totales de doxorrubicina por debajo de 500 a 550 mg/m^2. El empleo de dosis semanales más bajas o la administración intravenosa en goteo continuo de doxorrubicina reduce en apariencia la frecuencia de efectos cardiacos tóxicos. Además, en la actualidad se ha aprobado el tratamiento con **dexrazoxano** (ICRF-187), un quelante de hierro, para prevenir o reducir la cardiotoxicidad provocada por la antraciclina en las mujeres con cáncer de mama metastásico que han recibido una dosis acumulada total de doxorrubicina de 300 mg/m^2. Las antraciclinas también producen una "reacción de recuerdo de la radiación", consistente en eritema y descamación de la piel en los lugares de radioterapia previa.

MITOMICINA

La mitomicina (mitomicina C) es un antibiótico aislado de *Streptomyces caespitosus*. Experimenta activación metabólica a través de una reducción mediada por enzimas para generar un compuesto alquilante que forma enlaces cruzados con el DNA. Las células precursoras tumorales hipóxicas de los tumores sólidos existen en un medio que conduce a las reacciones de reducción y son más sensibles a las acciones citotóxicas de la mitomicina que las células normales y las células tumorales oxigenadas. Es activa en todas las fases del ciclo celular y es el mejor fármaco disponible para utilizarse en combinación con la radioterapia para atacar las células tumorales hipóxicas. Tiene utilidad clínica principal en el tratamiento del cáncer epidermoide del ano en combinación con 5-FU y radioterapia. Además, se utiliza en la quimioterapia combinada para el carcinoma epidermoide del cuello uterino y para los cánceres mamario, gástrico y pancreático. Una aplicación especial de la mitomicina ha sido el tratamiento intravesical del cáncer vesical superficial. Dado que no se absorbe prácticamente nada de este fármaco hacia la circulación general, los efectos secundarios sistémicos son escasos o nulos cuando se emplea para esta indicación.

En el cuadro 54-4 se describen los efectos secundarios frecuentes de la mitomicina. Se ha comunicado el síndrome hemolítico-urémico, manifestado por anemia hemolítica microangiopática, trombocitopenia e insuficiencia renal, así como casos esporádicos de neumonitis intersticial.

BLEOMICINA

La bleomicina es un péptido pequeño que contiene una región fijadora de DNA y un dominio fijador de hierro en extremos opuestos de la molécula. Su mecanismo de acción consiste en unirse al DNA, lo que produce roturas monocatenarias y bicatenarias después de la formación de radicales libres, así como la inhibición de la biosíntesis de DNA. La fragmentación de DNA se debe a la oxidación de un complejo de DNA-bleomicina-Fe(II) y desencadena alteraciones cromosómicas. La bleomicina es un fármaco específico del ciclo celular que produce la acumulación de células en la fase G_2 del ciclo celular.

La bleomicina se administra para tratar linfomas de Hodgkin y no hodgkinianos, tumor de células germinativas, cáncer de cabeza y cuello y cáncer epidermoide de la piel, cuello uterino y vulva. Una ventaja de este fármaco es que puede administrarse por las vías subcutánea, intramuscular o intravenosa. La eliminación principal de la bleomicina es la excreción renal; se recomienda modificar la dosis en los pacientes con insuficiencia renal.

Los efectos secundarios pulmonares limitan la dosis de la bleomicina que se manifiestan con neumonitis con tos, disnea, estertores inspiratorios secos en la exploración física e infiltrados en la radiografía torácica. La frecuencia de los efectos secundarios pulmonares aumenta en pacientes mayores de 70 años de edad, en los que reciben dosis acumuladas mayores de 400 unidades, en aquéllos con neumopatía subyacente y en los que han recibido radioterapia mediastínica o torácica previa. En muy pocos casos, los efectos secundarios pulmonares pueden ser letales. En el cuadro 54-4 se enumeran otros efectos secundarios.

FÁRMACOS ANTINEOPLÁSICOS DIVERSOS

La *Food and Drug Administration* (FDA) ha autorizado una gran cantidad de fármacos anticancerosos que no se ajustan a las categorías habituales; se listan en el cuadro 54-5.

IMATINIB, DASATINIB Y NILOTINIB

El imatinib es un inhibidor del dominio de la tirosina cinasa de la oncoproteína Bcr-Abl e impide la fosforilación del sustrato de cinasa por el ATP. Se utiliza para tratar la leucemia mielógena crónica (CML, *chronic myelogenous leukemia*), un trastorno de los hemocitoblastos pluripotenciales que se caracteriza por translocación del cromosoma Filadelfia t(9:22). Esta translocación produce la proteína de fusión Bcr-Abl, el agente causal de la CML y se presenta hasta en 95% de los pacientes con esta enfermedad. Este fármaco también inhibe otras tirosinas cinasas del receptor de factor de crecimiento derivado de las plaquetas (PDGFR, *platelet-derived growth factor receptor*), el factor del citoblasto y c-kit.

El imatinib se absorbe bien por vía oral y se metaboliza en el hígado, con eliminación de los metabolitos sobre todo en las heces a través de la excreción biliar. Este fármaco está aprobado para utilizarse como tratamiento de primera opción en la CML de fase crónica, la crisis blástica y como tratamiento de segunda opción para la CML de fase crónica que ha evolucionado antes del tratamiento con interferón α. El imatinib también es eficaz para tratar los tumores del estroma digestivo que expresan tirosina cinasa de c-kit. En el cuadro 54-5 se enumeran los principales efectos adversos.

El dasatinib es un inhibidor oral de varias tirosinas cinasas, entre ellas Bcr-Abl, Src, c-kit y PDGFR-α. Difiere del imatinib en que se une a las configuraciones activa e inactiva del dominio de cinasa de Abl y supera la resistencia del imatinib que se produce por mutaciones en la cinasa de Bcr-Abl. Está aprobado para utilizarse en la CML y en la leucemia linfoblástica aguda (ALL, *acute lymphoblastic leukemia*) positiva para el cromosoma Filadelfia, con resistencia o intolerancia al tratamiento con imatinib.

El nilotinib es una molécula de fenilamino-pirimidina de segunda generación que inhibe las tirosinas cinasas de Bcr-Abl, c-kit y PDGFR-β. Tiene una mayor afinidad de fijación (hasta de 20 a 50 tantos) por la Abl cinasa en comparación con el imatinib y supera la resistencia del imatinib que se produce por mutaciones de Bcr-Abl. En un principio se aprobó para la fase crónica y la fase acelerada de la CML con resistencia o intolerancia al tratamiento previo, que incluía imatinib, y en fecha reciente se aprobó como tratamiento de primera línea para la CML en fase crónica.

CUADRO 54–5 Fármacos antineoplásicos diversos: actividad clínica y efectos secundarios

Fármaco	Mecanismo de acción[1]	Aplicaciones clínicas[1]	Efectos secundarios agudos	Efectos secundarios tardíos
Asparaginasa	Hidroliza a la L-asparagina circulante, lo que produce la inhibición rápida de la síntesis de proteína	ALL	Náusea, fiebre y reacciones alérgicas	Hepatotoxicidad, aumento del riesgo de hemorragia y coagulación, depresión mental, pancreatitis y efectos secundarios renales
Erlotinib	Inhibe a la tirosina cinasa de EGFR, lo que desencadena la inhibición de la señalación de EGFR	Cáncer pulmonar no microcítico y cáncer pancreático	Diarrea	Exantemas, diarrea, anorexia y neumopatía intersticial
Gefitinib	El mismo del erlotinib	Cáncer pulmonar no microcítico	Hipertensión y diarrea	Igual que el erlotinib
Imatinib	Inhibe a la tirosina cinasa de Bcr-Abl y a otras tirosinas cinasas de receptores, lo que comprende PDGFR, factor citoblástico y c-kit	CML, tumor del estroma gastrointestinal, ALL positiva al cromosoma Filadelfia	Náusea y vómito	Retención de líquido con edema del tobillo y periorbitario, diarrea, mialgias e insuficiencia cardiaca congestiva
Cetuximab	Se une a EGFR e inhibe la vía de señalización de EGFR corriente abajo; intensifica la respuesta a la quimioterapia y la radioterapia	Cáncer colorrectal, cáncer de cabeza y cuello (utilizado en combinación con radioterapia), cáncer pulmonar no microcítico	Reacción a la administración intravenosa en goteo	Exantema, hipomagnesemia, fatiga y neumopatía intersticial
Panitumumab	Se une a EGFR e inhibe la señalización de EGFR corriente abajo; intensifica la respuesta a la quimioterapia y la radioterapia	Cáncer colorrectal	Reacción a la administración intravenosa en goteo (pocas veces)	Exantema, hipomagnesemia, fatiga y neumopatía intersticial
Bevacizumab	Inhibe la unión de VEGF a su receptor, lo que desencadena la inhibición de la señalización de VEGF; inhibe la permeabilidad vascular del tumor, pero intensifica el flujo sanguíneo del tumor y la distribución del fármaco	Cáncer colorrectal, cáncer de mama, cáncer pulmonar no microcítico y adenocarcinoma renal	Hipertensión y reacción a la administración intravenosa en goteo	Complicaciones tromboembólicas arteriales, perforación del tubo digestivo, complicaciones en la cicatrización de las heridas y proteinuria
Sorafenib	Inhibe múltiples RTK, lo que incluye raf cinasa, VEGF-R2, VEGF-R3 y PDGFR-β, lo que da lugar a la inhibición de la angiogénesis, invasión y metástasis	Adenocarcinoma renal y cáncer hepatocelular	Náusea e hipertensión	Exantema, fatiga y astenia, complicaciones hemorrágicas e hipofosfatemia
Sunitinib	Inhibe a múltiples RTK, incluidos VEGF-R1, VEGF-R2, VEGF-R3, PDGFR-α y PDGFR-β, lo que origina la inhibición de la angiogénesis, invasión y metástasis	Adenocarcinoma renal y GIST	Hipertensión	Exantema, fatiga y astenia, complicaciones hemorrágicas, efectos secundarios cardiacos que desencadenan insuficiencia cardiaca congestiva en casos infrecuentes

[1]Véase acrónimos en el texto.

El imatinib, dasatinib y nilotinib se metabolizan en el hígado, sobre todo por la enzima microsómica hepática CYP3A4. Una importante fracción de cada fármaco se elimina a través de la vía hepatobiliar. Es importante revisar la lista actual de los fármacos que consume el paciente, ya sean de prescripción o de venta sin receta porque estos compuestos pueden tener interacciones farmacológicas, sobre todo con los que también se metabolizan por el sistema del citocromo CYP3A4. Además, los pacientes deben evitar los productos derivados de la toronja y el empleo de la hierba de San Juan, ya que pueden alterar la actividad clínica de estos inhibidores de pequeñas moléculas (cap. 4).

INHIBIDORES DE LOS RECEPTORES DEL FACTOR DE CRECIMIENTO

Cetuximab y panitumumab

El receptor del factor de crecimiento epidérmico (EGFR, *epidermal growth factor receptor*) pertenece a la familia erb-B de los receptores del factor de crecimiento y se sobreexpresa en diversos tumores sólidos, entre ellos cánceres colorrectal, de cabeza y cuello, pulmonar no microcítico y pancreático. La activación de la vía de señalización de EGFR produce la activación de varios fenómenos celulares clave que intervienen en el crecimiento y proliferación celular, la invasión, metástasis y la angiogénesis. Además, esta vía inhibe la actividad citotóxica de diversos fármacos antineoplásicos y de la radioterapia, tal vez a través de la supresión de mecanismos apoptóticos clave, por lo cual da lugar al desarrollo de resistencia celular al fármaco.

El cetuximab es un anticuerpo monoclonal quimérico dirigido contra el dominio extracelular del EGFR y en la actualidad está aprobado para utilizarse en combinación con el irinotecán para el cáncer de colon metastásico resistente al tratamiento o como monoterapia cuando se juzga que los pacientes son resistentes al tratamiento con irinotecán. Dado que el cetuximab es un isotipo de G_1, su actividad antitumoral puede ser mediada en parte por mecanismos mediados por factores inmunitarios. Cada vez hay más pruebas de que el cetuximab también puede combinarse de manera eficaz y segura con quimioterapia a base de irinotecán y oxaliplatino en el tratamiento de primera opción del cáncer colorrectal metastásico. Resulta notable que la eficacia del cetuximab se limite sólo a los pacientes cuyos tumores expresan *KRAS* de tipo natural. Los esquemas que combinan cetuximab con quimioterapia citotóxica pueden tener gran utilidad en el tratamiento neoadyuvante de pacientes con afección circunscrita al hígado. Aunque este anticuerpo se autorizó de manera inicial para administrarse en un esquema semanal, los estudios de farmacocinética han demostrado que una dosificación cada dos semanas proporciona el mismo grado de actividad clínica que un esquema semanal. Este fármaco también está autorizado para utilizarse en combinación con radioterapia en los pacientes con cáncer local avanzado de cabeza y cuello. El cetuximab es bien tolerado y sus principales efectos adversos son exantema acneiforme, reacción de hipersensibilidad durante la administración intravenosa en goteo e hipomagnesemia.

El panitumumab es un anticuerpo monoclonal completamente humano dirigido contra el EGFR y actúa a través de la inhibición de la vía de señalización del EGFR. A diferencia del cetuximab, este anticuerpo es del isotipo G_2 y por tanto no sería de esperar que ejerciera ningún efecto mediado por factores inmunitarios. En la actualidad, el panitumumab está aprobado para pacientes con cáncer colorrectal metastásico resistente que ya se trató con todos los otros fármacos activos y, como en el caso del cetuximab, este anticuerpo sólo es efectivo en pacientes cuyos tumores expresan *KRAS* de tipo natural. Estudios clínicos recientes han mostrado que este anticuerpo se combina en forma efectiva y segura con la quimioterapia basada en oxaliplatino e irinotecán en el tratamiento de primera y segunda líneas del cáncer colorrectal metastásico. La dermatosis acneiforme y la hipomagnesemia son los dos principales efectos adversos relacionados con su empleo. Dado que es un anticuerpo del todo humano, rara vez se observan reacciones relacionadas con la infusión.

Gefitinib y erlotinib

El gefitinib y el erlotinib son inhibidores de pequeña molécula del dominio de la tirosina cinasa relacionados con el EGFR y los dos se utilizan en el tratamiento del cáncer pulmonar no microcítico que es resistente a cuando menos un esquema de quimioterapia previo. Los pacientes que no son fumadores y que tienen un subtipo histológico broncoalveolar responden más a estos fármacos. Además, se ha empleado el erlotinib para utilizarse en combinación con la gemcitabina en el tratamiento del cáncer pancreático avanzado. Los dos fármacos se metabolizan en el hígado por el sistema enzimático del citocromo CYP3A4 y su eliminación es sobre todo hepática con excreción en las heces. Se debe tener precaución cuando se utilicen estos fármacos con otros que también se metabolizan en el sistema hepático del citocromo CYP3A4, como la difenilhidantoína y la warfarina, y debe evitarse el empleo de productos derivados de la toronja. Con la administración de estas moléculas pequeñas, los efectos adversos que se observan con más frecuencia son exantema acneiforme, diarrea, anorexia y fatiga (cuadro 54-5).

Bevacizumab, sorafenib, sunitinib y pazopanib

El factor de crecimiento endotelial vascular (VEGF, *vascular endothelial growth factor*) es uno de los factores de crecimiento angiógeno más importantes. El crecimiento de los tumores primarios y metastásicos exige una vasculatura intacta. Como resultado, la vía de señalización del VEGF representa un objetivo atractivo para la quimioterapia. Se han adoptado varios métodos para inhibir la señalización de VEGF; éstos consisten en la inhibición de las interacciones de VEGF con su receptor al dirigirlo hacia el ligando de VEGF con anticuerpos o receptores quiméricos solubles o mediante la inhibición directa de la actividad de la tirosina cinasa vinculada con el receptor de VEGF por inhibidores de moléculas pequeñas.

El bevacizumab es un anticuerpo monoclonal humanizado recombinante dirigido a todas las formas de VEGF-A. Este anticuerpo se une a VEGF-A y evita que interactúe con los receptores de VEGF. El bevacizumab puede combinarse sin riesgo y de modo eficaz con quimioterapia con 5-FU, irinotecán y oxaliplatino en el tratamiento del cáncer colorrectal metastásico. El bevacizumab está autorizado por la FDA como tratamiento de primera opción del cáncer colorrectal metastásico en combinación con cualquier esquema que contenga fluoropirimidina intravenosa y en la actualidad también está aprobado en combinación con quimioterapia para los cánceres metastásicos pulmonar no microcítico y de mama. Una ventaja potencial de este anticuerpo es que no parece exacerbar los efectos secundarios que suelen observarse con la quimioterapia citotóxica. Los principales problemas de seguridad inherentes al bevacizumab son hipertensión, una mayor frecuencia de complicaciones tromboembólicas arteriales (isquemia cerebral transitoria, apoplejía, angina de pecho e infarto del miocardio), complicaciones en la cicatrización de las heridas, perforación del tubo digestivo y proteinuria.

El sorafenib es una molécula pequeña que inhibe a múltiples receptores de tirosina cinasa (RTK, *receptor tyrosine kinases*), sobre todo VEGF-R2 y VEGF-R3, factor de crecimiento derivado de las plaquetas β (PDGFR-β, *platelet-derived growth factor-β)* y la cinasa raf. Al principio fue aprobado para el tratamiento del adenocarcinoma renal avanzado y en fechas recientes recibió autorización para el tratamiento del cáncer hepatocelular avanzado.

El sunitinib es similar al sorafenib porque inhibe a múltiples RTK, aunque los tipos específicos son un poco diferentes. Éstos incluyen PDGFR-α y PDGFR-β, VEGFR-R1, VEGF-R2, VEGF-R3 y c-kit. Está autorizado para el tratamiento del adenocarcinoma renal avanzado y para tratar los tumores del estroma digestivo (GIST, *gastrointestinal stromal tumors)* después de la evolución de la enfermedad o cuando hay intolerancia al imatinib.

El pazopanib es una pequeña molécula que inhibe a múltiples RTK, sobre todo VEGF-R2 y VEGF-R3, PDGFR-β y la cinasa raf. Este fármaco oral está aprobado para el tratamiento del cáncer de células renales avanzado. El sorafenib, el sunitinib y el pazopanib se metabolizan en el hígado por el sistema CYP3A4 y la eliminación es sobre todo hepática con excreción en las heces. Cada uno de estos fármacos tiene interacciones potenciales con fármacos que se metabolizan en el sistema del citocromo CYP3A4, en especial la warfarina. Además, los pacientes deben evitar productos derivados de la toronja y el empleo de la hierba de San Juan, ya que pueden alterar la actividad clínica de estos fármacos. Los efectos adversos más frecuentes que se observan con estos fármacos son hipertensión, complicaciones hemorrágicas y fatiga. Con respecto al sorafenib, se observa exantema y el síndrome de mano y pie hasta en 30 a 50% de los pacientes. En el caso del sunitinib, también hay un mayor riesgo de insuficiencia cardiaca, la cual puede dar lugar en algunos casos a insuficiencia cardiaca congestiva.

ASPARAGINASA

La asparaginasa (L-asparagina amidohidrolasa) es una enzima que se utiliza para tratar la leucemia linfoblástica aguda (ALL) de la infancia. El fármaco se aísla y se purifica a partir de *Escherichia coli* o *Erwinia chrysanthemi* para uso clínico. Hidroliza la L-asparagina circulante para formar ácido aspártico y amoniaco. Dado que las células tumorales en la ALL carecen de asparagina sintetasa, necesitan una fuente exógena del aminoácido. Por consiguiente, el agotamiento de L-asparagina produce una inhibición eficaz de la síntesis de proteína. Por lo contrario, las células normales pueden sintetizar L-asparagina y en consecuencia son menos susceptibles a la acción citotóxica de la asparaginasa. El principal efecto adverso de este fármaco es una reacción de hipersensibilidad que se manifiesta por fiebre, escalofrío, náusea, vómito, exantemas y urticaria. Pueden presentarse casos graves con broncoespasmo, insuficiencia respiratoria e hipotensión. Otros efectos adversos son un mayor riesgo de trastornos de la coagulación y hemorragia a consecuencia de las alteraciones en diversos factores de la coagulación, pancreatitis y neurotoxicidad con letargo, confusión, alucinaciones y, en casos graves, coma.

FARMACOLOGÍA CLÍNICA DE LOS ANTINEOPLÁSICOS

Es importante un conocimiento exhaustivo de la cinética de la proliferación de la célula tumoral, así como una comprensión de la farmacología y los mecanismos de acción de los antineoplásicos para formular los esquemas óptimos de tratamiento en los pacientes con cáncer. La estrategia para formular esquemas medicamentosos también exige un conocimiento de las características específicas de tumores individuales. Por ejemplo, ¿la tasa de crecimiento es elevada? ¿Hay una elevada tasa de muerte celular espontánea? ¿Se encuentran la mayor parte de las células en la fase G_0? ¿El tumor está formado por una fracción importante de células madre hipóxicas? ¿Están sus contrapartes normales sujetas a control hormonal? Asimismo, es importante comprender la farmacología de fármacos específicos. ¿Son las células tumorales sensibles al fármaco? ¿Es el fármaco específico del ciclo celular? ¿Requiere el fármaco la activación en determinados tejidos normales como el hígado (ciclofosfamida) o se activa en el propio tejido del tumor (capecitabina)? El conocimiento de las alteraciones de la vía específica (p. ej., la vía del EGFR y la de *KRAS*) para la señalización intracelular puede resultar importante para la siguiente generación de fármacos antineoplásicos.

En el caso de algunos tipos de tumores, sobre todo los de los tejidos gonadales, es importante el conocimiento de la expresión del receptor. En los pacientes con cáncer de mama, es importante el análisis del tumor para la expresión de los receptores de estrógenos o progesterona como guía del tratamiento con moduladores selectivos de los receptores de estrógenos. Además, el análisis del cáncer mamario para determinar su expresión del receptor para el factor de crecimiento HER-2/*neu* permite determinar si el anticuerpo monoclonal humanizado anti-HER-2/*neu* trastuzumab sería un tratamiento apropiado. Por lo que respecta al cáncer de próstata, es importante la supresión química de la secreción de andrógeno con agonistas o antagonistas de la hormona liberadora de gonadotropina. En el capítulo 40 se describe la farmacología básica de la hormonoterapia. En esta sección se revisa el empleo de fármacos citotóxicos y biológicos específicos para cada uno de los principales tipos de cáncer.

LEUCEMIAS

LEUCEMIA AGUDA

Leucemia de la infancia

La leucemia linfoblástica aguda (ALL) es la principal forma de leucemia en la infancia y es la forma más frecuente de cáncer en los niños. Los niños con esta enfermedad tienen un pronóstico relativamente desfavorable. Un subgrupo de pacientes con linfocitos neoplásicos que expresan características antigénicas de superficie de los linfocitos T tiene un pronóstico desfavorable (cap. 55). Una enzima citoplásmica expresada por los timocitos normales, la desoxicitidilo transferasa terminal (transferasa terminal) también se expresa en muchos casos de ALL. La ALL del linfocito T también expresa altas concentraciones de la enzima adenosina desaminasa (ADA, *adenosine deaminase*). Esto fue el motivo del interés en el empleo del inhibidor de la ADA pentostatina (desoxicoformicina) para tratar tales casos de trastornos de linfocitos T. Hasta 1948, la mediana de supervivencia en la ALL era de tres meses. Con el advenimiento del metotrexato, aumentó bastante el tiempo de supervivencia. Más tarde se encontró que son activos contra esta enfermedad los corticoesteroides, 6-mercaptopurina, ciclofosfamida, vincristina, daunorrubicina y asparaginasa. En la actualidad se utiliza una combinación de vincristina y prednisona más otros fármacos para inducir la remisión. Más de 90% de los niños entra en remisión completa con este tratamiento, el cual implica efectos secundarios mínimos. Sin embargo, las células leucémicas presentes en la circulación sanguínea se desplazan a menudo a "santuarios" localizados en el cerebro y los testículos. Se ha demostrado con claridad la utilidad del tratamiento profiláctico con metotrexato intratecal para prevenir la leucemia en el sistema nervioso central (un mecanismo importante de las recaídas). Por lo tanto, debe considerarse el tratamiento intratecal con metotrexato como un componente estándar del esquema de inducción para los niños con ALL.

Leucemia del adulto

La leucemia mielógena aguda (AML, *acute myelogenous leukemia*) es la leucemia más frecuente en los adultos. El fármaco individual más activo en la AML es la citarabina; sin embargo, se utiliza mejor en combinación con una antraciclina, en cuyo caso ocurren remisiones completas en casi 70% de los pacientes. Si bien existen varias antraciclinas que pueden combinarse de forma efectiva con la citarabina, la idarrubicina es la preferida.

Los pacientes necesitan a menudo cuidados de apoyo intensivo durante el periodo de quimioterapia de inducción. Tales cuidados comprenden transfusiones de plaquetas para evitar la hemorragia, filgrastim, un factor estimulador de las colonias de granulocitos, para abreviar los periodos de neutropenia y los antibióticos para atacar las infecciones. Los pacientes más jóvenes (p. ej., menores de 55 años de edad) que se encuentran en remisión completa y disponen de un donador con HLA compatible son aptos para el alotrasplante de médula ósea. El procedimiento del trasplante va precedido de quimioterapia en dosis elevadas y la radioterapia de todo el cuerpo se acompaña de inmunodepresión. Este método puede curar hasta 35 a 40% de los pacientes elegibles. Los mayores de 60 años de edad responden en menor medida a la quimioterapia, sobre todo porque su tolerancia al tratamiento intensivo y su resistencia a la infección son más bajas.

Una vez que se logra la remisión de la AML, es necesaria la quimioterapia de consolidación para mantener una remisión duradera e inducir la curación.

LEUCEMIA MIELÓGENA CRÓNICA

La leucemia mielógena crónica (CML, *chronic myelogenous leukemia*) se origina en un hemocitoblasto cromosómicamente anormal en el cual se observa, hasta en 90 a 95% de los casos, una translocación equilibrada entre los brazos largos de los cromosomas 9 y 22 t(9:22). Esta translocación produce la expresión inespecífica de la oncoproteína de fusión Bcr-Abl con un peso molecular de 210 kDa. Los síntomas clínicos y la evolución están relacionados con el recuento de leucocitos y la rapidez de su elevación. Debe tratarse a la mayoría de los pacientes con cifras de leucocitos mayores de 50 000/μl. Los objetivos terapéuticos son reducir los granulocitos a las cifras normales, aumentar la concentración de hemoglobina hasta normalizarla y aliviar los síntomas relacionados con la enfermedad. El imatinib inhibidor de la tirosina cinasa se considera el tratamiento estándar de primera opción en pacientes sin tratamiento previo que tienen CML de fase crónica. Casi todos los pacientes tratados con imatinib muestran una respuesta hematológica completa y hasta 40 a 50% de los enfermos tiene una respuesta citogenética completa. Como se indicó antes, este fármaco por lo general es bien tolerado y se acompaña de efectos adversos relativamente leves. Al principio, el dasatinib y el nilotinib se aprobaron para pacientes intolerantes o resistentes al imatinib; los dos tienen actividad clínica, pero ahora también están indicados como tratamiento de primera línea en la fase crónica de la CML. Además de estos inhibidores de la tirosina cinasa, otras opciones terapéuticas incluyen interferón α, busulfán, otros compuestos alquilantes orales e hidroxiurea.

LEUCEMIA LINFOCÍTICA CRÓNICA

Los pacientes con leucemia linfocítica crónica (CLL) en las etapas iniciales tienen un pronóstico relativamente satisfactorio y el tratamiento no ha modificado la evolución de la enfermedad. Sin embargo, está indicado el tratamiento cuando el padecimiento es de riesgo elevado o en presencia de síntomas relacionados con la enfermedad.

El clorambucilo y la ciclofosfamida son los dos fármacos alquilantes más utilizados para esta enfermedad. El clorambucilo a menudo se utiliza combinado con prednisona, aunque no hay pruebas claras de que la combinación logre mejores tasas de respuesta o supervivencia que el clorambucilo solo. En la mayor parte de los casos se combina la ciclofosfamida con vincristina y prednisona (COP) o también se puede administrar con estos mismos fármacos junto con la doxorrubicina (CHOP). La bendamustina es un fármaco alquilante aprobado en fechas recientes para utilizarse en esta enfermedad como monoterapia o bien en combinación con la prednisona. La fludarabina es un análogo de nucleósido de purina que también es eficaz para tratar la CLL. Este fármaco puede administrarse solo, combinado con la ciclofosfamida y con la mitoxantrona y dexametasona, o junto con rituximab, un anticuerpo monoclonal contra CD20.

Los tratamientos con anticuerpos monoclonales dirigidos se han utilizado de forma amplia en la CLL, sobre todo en la enfermedad con recaídas o resistente al tratamiento. El rituximab es un anticuerpo contra CD20 que tiene una actividad clínica documentada en este contexto. Este anticuerpo quimérico mejora al parecer los efectos antitumorales de la quimioterapia citotóxica y también es eficaz cuando se ha presentado resistencia a la quimioterapia. El alemtuzumab es un anticuerpo monoclonal humanizado dirigido contra el antígeno CD52 y está aprobado para utilizarse en la CLL que es resistente al tratamiento con alquilantes o fludarabina. Se observan tasas de respuesta hasta de 30 a 35% y estabilización de la enfermedad en otro 30% de los pacientes.

LINFOMAS DE HODGKIN Y NO HODGKIN

LINFOMA DE HODGKIN

El tratamiento del linfoma de Hodgkin ha experimentado una espectacular evolución en los últimos 30 años. Este linfoma específico se reconoce en la actualidad de forma amplia como una neoplasia de linfocitos B en la cual hay un reordenamiento de los genes *VH* en las células malignas de Reed-Sternberg. Además, se ha identificado el genoma del virus de Epstein-Barr hasta en 80% de las muestras obtenidas del tumor.

Es necesaria la valoración completa de la estadificación para poder elaborar un plan terapéutico definitivo. En los pacientes con enfermedad en etapas I y IIA se ha observado un cambio importante en el método terapéutico. Al principio, estos enfermos se trataban con radioterapia de campo extendido. Sin embargo, dados los efectos tardíos de la radioterapia, que comprenden hipotiroidismo y un mayor riesgo de neoplasias malignas secundarias y arteriopatía coronaria, el tratamiento de modalidad combinada con un ciclo breve de poliquimioterapia y radioterapia del área afectada es hoy en día el método recomendado. El principal avance en los pacientes con linfoma de Hodgkin de etapas III avanzada y IV ha sido el desarrollo de la quimioterapia MOPP (mecloretamina, vincristina, procarbazina y prednisona) en la década de 1960. Este esquema produjo al principio tasas de respuesta completa elevadas, del orden de 80 a 90% con curaciones hasta de 60% de los pacientes. En fechas más recientes, el esquema que contiene antraciclina denominado ABVD (doxorrubicina, bleomicina, vinblastina y dacarbazina) ha sido más eficaz y menos tóxico que el MOPP, sobre todo por lo que respecta a la frecuencia de esterilidad y neoplasias malignas secundarias. En general, se administran cuatro ciclos de ABVD a los pacientes. Un esquema alternativo, denominado Stanford V, utiliza un ciclo de 12 semanas de quimioterapia combinada (doxorrubicina, vinblastina, mecloretamina, vincristina, bleomicina, etopósido y prednisona), seguido de radioterapia del área afectada.

Con todos estos esquemas, cabe esperar que más de 80% de los pacientes con linfoma de Hodgkin avanzado (etapas III y IV) sin tratamiento previo experimenten remisión completa, con desaparición de todos los síntomas relacionados con la enfermedad y los signos objetivos de la enfermedad. En general, casi 50 a 60% de los pacientes con linfoma de Hodgkin se cura de su enfermedad.

LINFOMAS NO HODGKIN

Los linfomas no Hodgkin constituyen una enfermedad heterogénea y las manifestaciones clínicas de subgrupos de linfomas no Hodgkin se vinculan con las características y la magnitud de la afección de la enfermedad. En general, los linfomas nodulares (o foliculares) tienen un pronóstico mucho mejor y una mediana de supervivencia hasta de siete años, en comparación con los linfomas difusos, que tienen una mediana de supervivencia de casi uno o dos años.

La quimioterapia combinada constituye la norma de tratamiento para los pacientes con linfoma no Hodgkin difuso. El esquema CHOP (ciclofosfamida, doxorrubicina, vincristina y prednisona) que contiene antraciclina se ha considerado como el mejor tratamiento inicial. Los estudios clínicos de fase III con asignación al azar han demostrado ahora que la combinación de CHOP con rituximab, el anticuerpo monoclonal contra CD20, produce mejores tasas de respuesta, supervivencia sin enfermedad y supervivencia global en comparación con la quimioterapia sola con el esquema CHOP.

Los linfomas foliculares nodulares son tumores de baja malignidad, de crecimiento relativamente lento, que tienden a presentarse en una etapa avanzada y que por lo general están circunscritos a ganglios linfáticos, médula ósea y bazo. Esta forma de linfomas no Hodgkin, cuando se presenta en una etapa avanzada, se considera incurable y el tratamiento suele ser paliativo. Hasta el momento no hay pruebas indicativas de que el tratamiento inmediato con quimioterapia combinada ofrezca alguna ventaja clínica con respecto a la observación rigurosa y la "conducta expectante" con inicio de la quimioterapia al instaurarse los síntomas de la enfermedad.

MIELOMA MÚLTIPLE

Esta neoplasia maligna de células plasmáticas es uno de los modelos de enfermedad neoplásica en el ser humano porque se origina en una sola célula precursora del tumor. Asimismo, las células tumorales producen una proteína marcadora (inmunoglobulina del mieloma) que permite cuantificar toda la carga corporal de las células tumorales. El mieloma múltiple afecta en especial a la médula ósea y el tejido óseo, lo que ocasiona otalgia, lesiones líticas, fracturas óseas, anemia y mayor susceptibilidad a la infección.

La mayoría de los pacientes con mieloma múltiple se encuentra sintomática al momento de establecer el diagnóstico inicial y necesitan tratamiento con quimioterapia citotóxica. El tratamiento con la combinación del fármaco alquilante melfalán y prednisona (protocolo MP) ha sido un esquema estándar durante casi 30 años. Casi 40% de los pacientes responde a la combinación MP y la mediana de remisión es del orden de 2 a 2.5 años. En tiempos recientes se ha demostrado que los esquemas combinados que incorporan **lenalidomida** más dexametasona o el inhibidor proteosómico **bortezomib** más melfalán y prednisona son más eficaces como tratamiento de primera opción.

En los pacientes con indicaciones para el tratamiento de dosis altas con trasplante de células madre, se evita el melfalán y otros fármacos alquilantes, ya que el tratamiento previo afecta el éxito en la obtención de células madre.

La talidomida es en la actualidad un fármaco bien establecido para la enfermedad resistente al tratamiento o con recaídas y casi 30% de los pacientes logra una respuesta a esta modalidad terapéutica. En fechas más recientes se ha empleado la talidomida en combinación con la dexametasona y se han observado tasas de respuesta cercanas a 65%. Ahora se realizan estudios para efectuar una comparación directa de la combinación de vincristina, doxorrubicina y dexametasona (protocolo VAD) con la combinación de talidomida y dexametasona. En algunos pacientes, sobre todo aquellos con bajo estado de desempeño, la dexametasona administrada en pulsos como fármaco único cada semana puede ser un paliativo efectivo de los síntomas. El bortezomib se aprobó al principio para uso en el mieloma múltiple recidivante o resistente, y ahora se usa en grado extenso como tratamiento de primera línea para el mieloma múltiple. Se cree que este fármaco ejerce sus principales efectos tóxicos por inhibición del proteosoma 26 S, lo que reduce la vía de señalización del factor nuclear κB (NF-κB). Es importante señalar que la inhibición de NF-κB restablece la quimiosensibilidad. Con base en este sitio de acción, ahora se enfocan los esfuerzos en desarrollar el bortezomib en varios regímenes combinados.

CÁNCER DE MAMA

ETAPAS I Y II

El tratamiento del cáncer de mama primario ha experimentado una notable evolución como resultado de los importantes esfuerzos para el diagnóstico oportuno (al promover la exploración mamaria por la paciente y con el empleo de centros de detección de cáncer) y la implementación de modalidades combinadas que incorporan quimioterapia sistémica como complemento del tratamiento quirúrgico y la radioterapia. En la actualidad, las mujeres con tumores en etapa I (tumores primarios pequeños y resultados negativos en el estudio histopatológico de ganglios linfáticos axilares) se controlan sólo con tratamiento quirúrgico y tienen una probabilidad de curación de 80%.

Las mujeres con tumores con resultados histopatológicos positivos en el estudio de ganglios tienen un riesgo elevado de recidiva local y multiorgánica. Por consiguiente, la categoría de ganglios linfáticos indica directamente el riesgo de micrometástasis ocultas a distancia. En esta situación, el uso posoperatorio de quimioterapia adyuvante sistémica con seis ciclos de ciclofosfamida, metotrexato y fluorouracilo (protocolo CMF) o de fluorouracilo, doxorrubicina y ciclofosfamida (FAC) ha demostrado reducir en grado considerable la tasa de recaídas y prolongar la supervivencia. Los esquemas alternativos con ventajas clínicas equivalentes comprenden cuatro ciclos de doxorrubicina y ciclofosfamida y seis ciclos de fluorouracilo, epirrubicina y ciclofosfamida (FEC). Cada uno de estos esquemas de antineoplásicos ha beneficiado a mujeres con cáncer de mama en etapa II y con uno a tres ganglios linfáticos afectados. Hasta el momento, las mujeres con cuatro o más ganglios afectados han tenido un beneficio limitado con la quimioterapia adyuvante. El análisis a largo plazo ha demostrado con claridad mejores tasas de supervivencia en las mujeres premenopáusicas con ganglios positivos que se han tratado de manera intensiva con quimioterapia combinada. Los resultados de estos estudios clínicos aleatorizados demuestran que la adición del trastuzumab, un anticuerpo monoclonal dirigido contra el receptor de HER-2/*neu*, a la quimioterapia adyuvante que contiene antraciclina y taxanos beneficia a las mujeres con cáncer de mama que sobreexpresan HER-2 por lo que respecta a la supervivencia sin enfermedad y global.

El cáncer de mama fue la primera neoplasia que mostró respuesta al tratamiento hormonal. El tamoxifeno es útil en las mujeres posmenopáusicas cuando se utiliza solo o si se combina con quimioterapia citotóxica. La recomendación actual es administrar tamoxifeno por cinco años, en tratamiento continuo, después de la resección quirúrgica. Las duraciones más prolongadas del tratamiento con tamoxifeno no parecen añadir una ventaja clínica adicional. Las mujeres posmenopáusicas que terminan cinco años de tratamiento con tamoxifeno deben recibir un inhibidor de la aromatasa como el anastrazol durante por lo menos 2.5 años, aunque se desconoce la duración óptima. En las mujeres que han terminado dos a tres años de tratamiento con tamoxifeno, en la actualidad se recomienda el tratamiento con un inhibidor de la aromatasa por un total de cinco años de hormonoterapia (cap. 40).

Los resultados de varios estudios clínicos con asignación al azar sobre el cáncer de mama han establecido que la quimioterapia adyuvante en las mujeres premenopáusicas y el tamoxifeno coadyuvante en las mujeres posmenopáusicas son útiles en el cáncer de mama de etapa I (con ganglios negativos). Si bien este grupo de pacientes tiene el menor riesgo global de recidiva después del tratamiento quirúrgico solo (alrededor de 35 a 50% en el transcurso de 15 años), este riesgo puede reducirse más con el tratamiento adyuvante.

TUMORES EN ETAPAS III Y IV

El tratamiento de las mujeres con cáncer de mama avanzado es todavía un problema importante, ya que las opciones de tratamiento actuales sólo son paliativas. La quimioterapia combinada, el tratamiento endocrino o una combinación de los dos produce tasas de respuesta globales de 40 a 50%, pero una tasa de respuesta completa de sólo 10 a 20%. Los tumores de mama que expresan receptores de estrógenos (ER, *estrogen receptors*) o receptores de progesterona (PR, *progesterone receptors*), retienen las sensibilidades hormonales intrínsecas de la mama normal, lo que comprende la respuesta estimuladora de crecimiento de las hormonas ováricas, suprarrenales e hipofisarias. Los pacientes que muestran mejoría con los procedimientos de ablación hormonal también responden a la adición de tamoxifeno. En la actualidad están aprobados el anastrozol y el letrozol (inhibidores de la aromatasa) como tratamiento de primera opción en las mujeres con cáncer de mama avanzado cuyos tumores son positivos para receptores de hormonas. Además, estos fármacos y el exemestano están aprobados como tratamiento de segunda opción después del tratamiento con tamoxifeno.

Las mujeres con afección visceral grave del pulmón, hígado o cerebro, y los pacientes que tienen una enfermedad de evolución rápida, raras veces se benefician de medidas hormonales y en estos casos está indicada la quimioterapia sistémica inicial. Casi 25 a 30% de las personas con cáncer de mama padece tumores que expresan el receptor de superficie celular HER-2/*neu,* y para ellas está disponible el anticuerpo monoclonal humanizado anti-HER-2/*neu*, trastuzumab, para uso terapéutico solo o en combinación con la quimioterapia citotóxica.

Casi 50 a 60% de las pacientes con metástasis responde a los antineoplásicos iniciales. Una amplia gama de fármacos antineoplásicos tiene actividad en esta enfermedad, incluidas las antraciclinas (doxorrubicina, mitoxantrona y epirrubicina), los taxanos (docetaxel, paclitaxel y paclitaxel unido a albúmina) junto con el inhibidor de microtúbulos ixabepilona, navelbina, capecitabina, gemcitabina, ciclofosfamida, metotrexato y cisplatino. Las antraciclinas y los taxanos son dos de las clases más activas de fármacos citotóxicos. Se ha observado que la quimioterapia combinada induce remisiones mayores más durables hasta en 50 a 80% de los pacientes y en la actualidad los esquemas que contienen antraciclina constituyen la norma asistencial en el tratamiento de primera opción. Con la mayoría de los esquemas de combinación, las remisiones parciales tienen una semivida de casi 10 meses y las remisiones completas una duración de casi 15 meses. Por desgracia, sólo 10 a 20% de los pacientes logra remisiones completas con cualquiera de estos esquemas y, según se indicó ya, las remisiones completas no suelen ser prolongadas.

CÁNCER DE PRÓSTATA

El cáncer de próstata fue el segundo cáncer que mostró respuesta al tratamiento hormonal. El tratamiento preferido en pacientes con cáncer de próstata avanzado es la eliminación de la producción de testosterona por los testículos a través de la castración quirúrgica o química. Con anterioridad se utilizó como tratamiento de primera opción la orquiectomía bilateral o el tratamiento con estrógenos con dietilestilbestrol. En la actualidad, el empleo de agonistas de la hormona liberadora de hormona luteinizante (LHRH, *luteinizing hormone-releasing hormone*), entre ellos leuprolida y agonistas de la goserelina, solos o en combinación con un antiandrógeno (p. ej., flutamida, bicalutamida o nilutamida), se ha convertido en el método preferido. Al parecer no tiene ninguna ventaja para la supervivencia el bloqueo total de andrógenos mediante una combinación del agonista de LHRH y el fármaco antiandrógeno en comparación con el tratamiento con un solo fármaco. La hormonoterapia reduce los síntomas (sobre todo el dolor óseo) en 70 a 80% de los pacientes y puede causar una reducción notoria de las concentraciones del antígeno específico de próstata (PSA, *prostate-specific antigen*), que en la actualidad está ampliamente aceptado como un marcador sustituto de la respuesta al tratamiento en el cáncer de próstata. Aunque el tratamiento hormonal inicial permite controlar los síntomas hasta por dos años, los pacientes presentan por lo general enfermedad progresiva. El tratamiento hormonal de segunda opción es la aminoglutetimida con hidrocortisona, el antimicótico cetoconazol con hidrocortisona o la hidrocortisona sola.

Infortunadamente, casi todos los enfermos de cáncer de próstata avanzado con el tiempo se vuelven resistentes al tratamiento hormonal. Un esquema de mitoxantrona y prednisona está aprobado en los pacientes con cáncer de próstata resistente al tratamiento hormonal, ya que proporciona una paliación eficaz en quienes experimentan dolor óseo intenso. La estramustina es un fármaco que actúa sobre los microtúbulos y produce una tasa de respuesta de casi 20% como fármaco individual. Sin embargo, cuando se utiliza en combinación con etopósido o un taxano, como el docetaxel o el paclitaxel, las tasas de respuesta aumentan a más del doble (40 a 50%). En fecha reciente, la combinación de docetaxel y prednisona mostró una ventaja en la supervivencia en comparación con el esquema de mitoxantrona-prednisona y esta combinación en la actualidad se ha convertido en la norma asistencial para el cáncer de próstata resistente al tratamiento hormonal.

NEOPLASIAS MALIGNAS DEL TUBO DIGESTIVO

El cáncer colorrectal (CRC, *colorectal cancer*) es el tipo de neoplasia maligna más frecuente en el tubo digestivo. Cada año en Estados Unidos se diagnostican casi 145 000 casos nuevos; en todo el mundo, cada año se diagnostican casi un millón de casos. Al momento de la presentación inicial, casi 40 a 45% de los casos puede ser curable con tratamiento quirúrgico. Los pacientes que presentan enfermedad en etapa II de alto riesgo y enfermedad en etapa III tienen indicaciones para la quimioterapia adyuvante con un esquema a base de oxaliplatino en combinación con 5-FU más leucovorín (FOLFOX o FLOX), o con capecitabina oral (XELOX) y en general se tratan hasta por seis meses después de la resección quirúrgica. El tratamiento con este esquema combinado reduce la tasa de recidiva después del tratamiento quirúrgico en 35% en los pacientes y sin duda mejora la supervivencia global del paciente en comparación con el tratamiento quirúrgico solo.

Se han logrado avances importantes en los últimos 10 años con respecto al tratamiento del CRC avanzado metastásico. Se dispone de cuatro fármacos citotóxicos activos: 5-FU, capecitabina (fluoropirimidina oral), oxaliplatino e irinotecán; y tres compuestos biológicos activos: bevacizumab (anticuerpo contra VEGF) y los anticuerpos contra EGFR cetuximab y panitumumab. En general, una fluoropirimidina con 5-FU intravenoso o capecitabina oral funciona como la base de los regímenes quimioterapéuticos citotóxicos. Los estudios clínicos recientes han demostrado que los esquemas con FOLFOX/FOLFIRI en combinación con el anticuerpo contra VEGF bevacizumab o con el anticuerpo contra EGFR cetuximab produce una mejoría notable en la eficacia clínica, sin que se agraven los efectos secundarios normalmente observados con la quimioterapia. Para que los pacientes obtengan el beneficio máximo, deben tratarse con cada uno de estos fármacos activos en un método de tratamiento continuo. Con esta estrategia, en la actualidad las tasas de supervivencia son del orden de 24 a 28 meses y en algunos casos se aproximan a los tres años. Uno de los principales retos que afrontan los médicos es comenzar a identificar a los pacientes que se beneficiarían de los diversos fármacos citotóxicos e identificar a los que podrían experimentar más efectos secundarios.

La incidencia de cánceres gástrico, esofágico y pancreático es mucho más baja que la del cáncer colorrectal, pero estas neoplasias malignas tienden a ser más agresivas y producen más síntomas relacionados con el tumor. En la mayor parte de los casos, no se pueden extirpar por completo, ya que la mayoría de los pacientes presenta tumores localmente avanzados o metastásicos cuando se establece el diagnóstico inicial. La quimioterapia con 5-FU intravenoso o capecitabina por vía oral en general se considera la base de los esquemas dirigidos a los cánceres gastroesofágicos. Además, los esquemas con cisplatino en combinación con irinotecán o con uno de los taxanos, paclitaxel o docetaxel también manifiestan la actividad clínica. En la actualidad se han comunicado tasas de respuesta de 40 a 50%. Estudios recientes mostraron que la adición del compuesto biológico trastuzumab a regímenes de quimioterapia que incluyen cisplatino proporciona un beneficio clínico considerable a sujetos con cáncer gástrico con expresión excesiva del receptor HER-2/*neu*. Además, los métodos neoadyuvantes con quimioterapia combinada y radioterapia antes de la intervención quirúrgica son al parecer promisorios en algunos individuos.

La gemcitabina está aprobada para utilizarse como fármaco individual en el cáncer de páncreas metastásico, pero la tasa global de respuesta es inferior a 10%, con respuestas completas raras. Todavía se realizan grandes esfuerzos por incorporar la gemcitabina a diversos esquemas combinados y por identificar fármacos nuevos que estén dirigidos a las vías de transducción de señales que se consideran decisivas para el crecimiento del cáncer pancreático. Uno de estos fármacos es el inhibidor de moléculas pequeñas erlotinib, que se dirige a la tirosina cinasa vinculada con el EGFR. Este fármaco en la actualidad está autorizado para utilizarse en combinación con la gemcitabina en el cáncer pancreático localmente avanzado o metastásico, aunque la mejoría clínica es relativamente escasa. También hay evidencia que apoya el uso de la quimioterapia adyuvante con gemcitabina como fármaco único o 5-FU/ácido folínico en pacientes con cáncer pancreático en etapa temprana que se sometieron a la resección quirúrgica exitosa.

CÁNCER PULMONAR

El cáncer pulmonar se divide en dos subtipos histopatológicos principales, microcítico y no microcítico. El cáncer pulmonar no microcítico (NSCLC, *non-small cell lung cancer)* constituye casi 75 a 80% de todos los casos de cáncer pulmonar y este grupo comprende el adenocarcinoma, cáncer epidermoide y cáncer macrocítico, mientras que el cáncer microcítico (SCLC, *small cell lung cancer)* constituye el 20 a 25% restante. Cuando se diagnostica NSCLC en una etapa avanzada con metástasis, el pronóstico es en extremo desfavorable y posee una mediana de supervivencia de casi ocho meses. Está claro que la prevención (en particular al evitar el tabaquismo) y la detección oportuna son aún los medios más importantes de control. Cuando se diagnostica en una etapa inicial, la resección quirúrgica puede dar por resultado la curación de los pacientes. Asimismo, estudios recientes han demostrado que la quimioterapia adyuvante a base de platino proporciona un beneficio para la supervivencia en los pacientes con enfermedad en etapas IB, II y IIIA. Sin embargo, en la mayor parte de los casos han ocurrido metástasis a distancia al momento de establecer el diagnóstico. En algunas circunstancias se puede ofrecer radioterapia para la paliación del dolor, la obstrucción de las vías respiratorias o la hemorragia y para tratar a los pacientes cuyo estado general no permite tratamientos más radicales.

En los individuos con enfermedad avanzada, en general se recomienda la quimioterapia sistémica paliativa. Los regímenes combinados que incluyen un compuesto de platino ("dobletes de platino") parecen superiores a los dobletes sin platino; en estos regímenes son apropiados el cisplatino o el carboplatino. Como segundo fármaco, el paclitaxel y la vinorelbina parecen tener actividad independiente al tipo histológico, mientras que el compuesto antifolato pemetrexed debe usarse para el cáncer no epidermoide y la gemcitabina para el cáncer epidermoide. Para pacientes con buen estado de desempeño y aquéllos con rasgos histológicos no epidermoides, la combinación del anticuerpo anti-VEGF bevacizumab con carboplatino y paclitaxel es una opción terapéutica estándar. En pacientes que no se consideran prospectos adecuados para el tratamiento con bevacizumab y los que tienen tumores con rasgos histológicos epidermoides, una medida terapéutica razonable es un régimen basado en un compuesto de platino combinado con el anticuerpo anti-EGFR cetuximab. Ahora se usa la quimioterapia de mantenimiento con pemetrexed en pacientes con NSCLC no epidermoide en los que la enfermedad no progresa después de cuatro ciclos de quimioterapia de primera línea basada en platino. Por último, el tratamiento de primera línea con un inhibidor de la tirosina cinasa de EGFR, como erlotinib o gefitinib, mejora en forma significativa en pacientes con NSCLC con mutaciones sensibilizadoras en EGFR.

El cáncer pulmonar microcítico es la forma más agresiva del cáncer pulmonar y tiene una gran sensibilidad, al menos al principio, a los regímenes combinados basados en platino, incluidos cisplatino y etopósido o cisplatino e irinotecán. Cuando se diagnostica en etapa temprana, esta enfermedad puede ser curable con una estrategia combinada de quimioterapia y radiación. Infortunadamente, al final se desarrolla resistencia farmacológica en casi todos los pacientes con enfermedad extensa. El inhibidor de la topoisomerasa I topotecán se usa como monoterapia de segunda línea en pacientes que no respondieron al régimen basado en platino.

CÁNCER OVÁRICO

En la mayoría de las pacientes este cáncer permanece oculto y se vuelve sintomático sólo después de emitir metástasis a la cavidad peritoneal. En esta etapa, por lo general se manifiesta en la forma de ascitis maligna. Es importante la estadificación precisa de este cáncer con la ayuda de la exploración laparoscópica, ecografía y tomografía computarizada. Las pacientes con cáncer ovárico en la etapa I parecen beneficiarse de la radioterapia de todo el abdomen y pueden recibir la ventaja adicional de la quimioterapia combinada con cisplatino y ciclofosfamida.

La quimioterapia combinada es el método estándar para tratar la enfermedad de las etapas III y IV. Los estudios clínicos con asignación al azar han demostrado que la combinación de paclitaxel y cisplatino proporciona un beneficio para la supervivencia en comparación con la combinación estándar previa de cisplatino más ciclofosfamida. En fechas más recientes, el carboplatino con paclitaxel se ha convertido en el tratamiento de elección. En los pacientes que presentan enfermedad recidivante, el topotecán (un inhibidor de la topoisomerasa I), altretamina (compuesto alquilante) y la doxorrubicina liposómica se utilizan como monoterapia con un solo fármaco.

CÁNCER TESTICULAR

El advenimiento de la quimioterapia combinada a base de platino ha logrado un cambio impresionante en el tratamiento de los pacientes con cáncer testicular avanzado. En la actualidad se recomienda la quimioterapia en los pacientes con seminomas en etapas IIC o III y afección no seminomatosa. Más de 90% de los pacientes responde a la quimioterapia y, según sean la magnitud y la gravedad de la enfermedad, se observan remisiones completas hasta en 70 a 80% de los pacientes. Más de 50% de los enfermos que logran una remisión completa se cura con quimioterapia. En las personas que tienen características de riesgo favorables, tres ciclos de cisplatino, etopósido y bleomicina (protocolo PEB) o cuatro ciclos de cisplatino y etopósido producen resultados prácticamente idénticos. En los pacientes con enfermedad de alto riesgo se puede utilizar la combinación de cisplatino, etopósido e ifosfamida, lo mismo que etopósido y bleomicina con cistatina en dosis elevadas.

MELANOMA MALIGNO

El melanoma maligno es curable cuando todavía es un proceso local; la resección quirúrgica es el principal tratamiento. Sin embargo, una vez que se diagnostican metástasis es uno de los cánceres más difíciles de tratar porque es un tumor relativamente resistente a los fármacos. Aunque la dacarbazina, temozolomida y cisplatino son los compuestos citotóxicos más activos para esta enfermedad, las tasas de respuesta global a estos fármacos son todavía bajas. Los compuestos biológicos, como el interferón α y la interleucina 2 (IL-2), tienen más actividad que los compuestos citotóxicos tradicionales y el tratamiento con IL-2 en dosis elevadas ha dado lugar a curaciones, si bien en un pequeño subgrupo de pacientes. En varios estudios clínicos se investiga de forma activa la combinación de tratamiento biológico con quimioterapia, los denominados esquemas de bioquimioterapia. Si bien las tasas de respuestas globales, y también las tasas de respuesta completa, son al parecer mucho más altas con los esquemas de bioquimioterapia que la quimioterapia sola, la toxicidad del tratamiento también parece aumentar. Por lo tanto, esta medida todavía es experimental.

Se ha identificado la mutación BRAFV600E en la mayor parte de los melanomas y produce activación constitutiva de la cinasa BRAF, que activa las vías de señalización siguientes que intervienen en el crecimiento y proliferación celulares. En agosto de 2011, la FDA aprobó una nueva molécula pequeña inhibidora muy selectiva de BRAFV600E (el **vemurafenib**), que tiene actividad muy prometedora en el melanoma metastásico. Otros estudios están en proceso para confirmar su actividad como fármaco único y en combinación con otros compuestos citotóxicos y biológicos.

CÁNCER CEREBRAL

La quimioterapia tiene sólo una eficacia limitada en el tratamiento de los gliomas malignos. En general, las nitrosoureas, gracias a su capacidad para cruzar la barrera hematoencefálica, son los fármacos más activos en esta enfermedad. Se pueden utilizar carmustina (BCNU) como un solo fármaco, o lomustina (CCNU) en combinación con procarbazina y vincristina (esquema PCV). Además, el fármaco alquilante más reciente, la temozolomida, es activo cuando se combina con radioterapia y se utiliza en los pacientes con glioblastoma multiforme (GBM, *glioblastoma multiforme*), lo mismo que en aquéllos con recidiva de la enfermedad. Se ha demostrado que el subtipo histopatológico oligodendroglioma es muy quimiosensible y el esquema PCV constituye el tratamiento de elección para esta enfermedad. Cada vez hay más evidencia de que el anticuerpo anti-VEGF bevacizumab, solo o combinado con quimioterapia, tiene una actividad alentadora en el GBM del adulto; este compuesto se aprobó en fecha reciente como fármaco único para el GBM en presencia de enfermedad progresiva después de la quimioterapia de primera línea. Es importante señalar que los inhibidores de molécula pequeña de VEGFR-TK también se hallan en un proceso activo de desarrollo clínico porque muestran actividad interesante en tumores cerebrales del adulto.

QUIMIOTERAPIA DE NEOPLASIAS MALIGNAS SECUNDARIAS Y DEL CÁNCER

La aparición de neoplasias malignas secundarias constituye una complicación tardía de los fármacos alquilantes y del etopósido, una epipodofilotoxina. La neoplasia maligna secundaria más frecuente es la leucemia mielógena aguda (AML, *acute myelogenous leukemia*). En general, la AML se desarrolla hasta en 15% de los pacientes con linfoma de Hodgkin que han recibido radioterapia más quimioterapia MOPP y en sujetos con mieloma múltiple, carcinoma ovárico o de mama tratados con melfalán. El mayor riesgo de la AML se observa desde los primeros dos a cuatro años después de iniciar la quimioterapia y suele alcanzar un grado máximo a los cinco y los nueve años. Con las mejorías en la eficacia clínica de diversos esquemas de quimioterapia combinada que producen una supervivencia prolongada, y en algunos casos la curación efectiva del cáncer, asume mayor importancia la forma en que las neoplasias malignas secundarias pueden afectar a la supervivencia a largo plazo. Ya existen pruebas de que determinados compuestos alquilantes (p. ej., ciclofosfamida) pueden ser menos carcinógenos que otros (p. ej., melfalán). Además de AML, están bien descritas otras neoplasias malignas secundarias, como los linfomas no Hodgkin y el cáncer vesical y este último suele vincularse con el tratamiento con ciclofosfamida.

RESUMEN Fármacos antineoplásicos

Véanse los cuadros 54-2 al 54-5.

PREPARACIONES DISPONIBLES

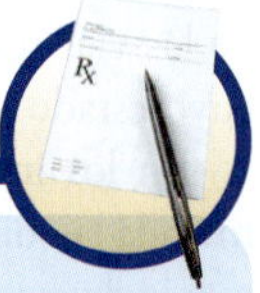

Se remite al lector a las publicaciones de los laboratorios fabricantes para información más reciente sobre las formulaciones disponibles.

BIBLIOGRAFÍA

Libros y monografías

Abeloff MD et al: *Clinical Oncology,* 4th ed. Elsevier, 2008.

Chabner BA, Longo DL: *Cancer Chemotherapy and Biotherapy: Principles and Practice,* 4th ed. Lippincott Williams & Wilkins, 2006.

Chu E, DeVita VT Jr: *Cancer Chemotherapy Drug Manual 2011,* 11th ed. Jones & Bartlett, 2010.

DeVita VT Jr, Hellman S, Rosenberg SA: *Cancer: Principles and Practice of Oncology,* 9th ed. Lippincott Williams & Wilkins, 2011.

Harris JR et al: *Diseases of the Breast,* 4th ed. Lippincott Williams & Wilkins, 2009.

Hoppe R et al: *Textbook of Radiation Oncology,* 3rd ed. Elsevier, 2010.

Hoskins WJ, Perez CA, Young RC: *Principles and Practice of Gynecologic Oncology,* 4th ed. Lippincott Williams & Wilkins, 2004.

Kantoff PW et al: *Prostate Cancer: Principles and Practice.* Lippincott Williams & Wilkins, 2001.

Kelsen DP et al: *Gastrointestinal Oncology: Principles and Practices,* 2nd ed. Lippincott Williams & Wilkins, 2007.

Kufe D et al: *Cancer Medicine,* 7th ed. BC Decker, 2006.

Mendelsohn J et al: *The Molecular Basis of Cancer.* WB Saunders, 2008.

Pass HI et al: *Principles and Practice of Lung Cancer: The Official Reference Text of the International Association for the Study of Lung Cancer (IASLC),* 4th ed. Lippincott Williams & Wilkins, 2010.

Pizzo PA, Poplack AG: *Principles and Practice of Pediatric Oncology,* 6th ed. Lippincott Williams & Wilkins, 2010.

Weinberg RA: *Biology of Cancer.* Taylor & Francis, 2006.

Artículos y revisiones

DeVita VT, Chu E: The history of cancer chemotherapy. Cancer Res 2008;68:8643.

Redmond KM et al: Resistance mechanisms to cancer chemotherapy. Front Biosci 2008;13:5138.

RESPUESTA AL ESTUDIO DE CASO

La tasa de supervivencia a cinco años entre los pacientes con CRC en etapa III de alto riesgo es de 25 a 30%. Como el paciente no muestra síntomas después de la intervención quirúrgica y no tiene enfermedades concomitantes, sería un buen prospecto para recibir quimioterapia adyuvante radical. La recomendación usual es administrar quimioterapia basada en oxaliplatino durante seis meses, ya sea con 5-FU por infusión o capecitabina oral como la base de fluoropirimidina combinada con oxaliplatino. Por lo general, la quimioterapia adyuvante se inicia cuatro a seis semanas después de la operación a fin de suministrar tiempo suficiente para la cicatrización de la herida quirúrgica.

Los pacientes con deficiencia parcial o completa de la enzima dihidropirimidina deshidrogenasa (DPD) tienen mayor incidencia de toxicidad grave a las fluoropirimidinas manifestada por mielosupresión, toxicidad gastrointestinal y neurotoxicidad. Aunque las mutaciones de la DPD pueden identificarse en células mononucleares de sangre periférica, casi 50% de los pacientes con toxicidad por 5-FU carece de una mutación definida en el gen *DPD.* Además, es probable que tales mutaciones no reduzcan la expresión de la proteína DPD ni alteren su actividad enzimática. Por esta razón, por ahora no se recomienda la prueba genética como parte de la práctica clínica habitual.

CAPÍTULO

55

Inmunofarmacología

Douglas F. Lake, PhD, Adrienne D. Briggs, MD y Emmanuel T. Akporiaye, PhD

ESTUDIO DE CASO

Una mujer de 30 años ha procreado un hijo que tiene seis años de edad. Éste y el esposo son Rh positivos y ella es $Rh_0(D)$ y D^u negativa. Su embarazo actual tiene nueve meses y se encuentra en la sala de partos; muestra contracciones frecuentes y la prueba de anticuerpos contra Rh practicada en los comienzos del embarazo arrojó resultados negativos. ¿Qué inmunoterapia es la apropiada? ¿En qué fecha y en qué forma se debe administrar?

Los fármacos que suprimen el sistema inmunitario intervienen de modo notable para evitar el rechazo de órganos o tejidos injertados y en el tratamiento de algunas enfermedades que aparecen por trastornos de la regulación de la respuesta inmunitaria. No se conocen con detalle los mecanismos de acción de algunos de los fármacos de dicha categoría, pero es útil conocer los elementos del sistema inmunitario para comprender sus efectos. Los fármacos que intensifican la respuesta inmunitaria o modifican de manera selectiva el equilibrio de los componentes del sistema inmunitario han asumido importancia en el tratamiento de algunas enfermedades, como cáncer, sida y cuadros autoinmunitarios o inflamatorios. La manipulación inmunitaria podría aplicarse en un futuro a un número cada vez mayor de enfermedades (infecciones, trastornos cardiovasculares o trasplante de órganos).

■ ELEMENTOS DEL SISTEMA INMUNITARIO

RESPUESTAS INMUNITARIAS NORMALES

El sistema inmunitario ha evolucionado para proteger al hospedador de patógenos invasores y para eliminar enfermedades. Cuando actúa en su máximo nivel reacciona con gran precisión a cualquier patógeno invasor, y al mismo tiempo conserva la capacidad de reconocer autoantígenos a los cuales es tolerante. De esa manera, se obtiene protección contra infecciones y enfermedades gracias a las acciones conjuntas de los sistemas inmunitarios innato y adaptativo.

Sistema inmunitario innato

Es la primera línea de defensa contra cualquier patógeno invasor (p. ej., bacterias, virus, hongos y parásitos) y consiste en componentes mecánicos, bioquímicos y celulares. Entre los componentes mecánicos figuran la piel (en particular la epidermis) y las mucosas; los elementos bioquímicos incluyen proteínas y péptidos antimicrobianos (p. ej., defensinas), moléculas del complemento, enzimas (p. ej., lisozimas e hidrolasas ácidas), interferones, acidez (pH bajo) y radicales libres (p. ej., peróxido de hidrógeno y aniones superóxido); los componentes celulares son los neutrófilos, los monocitos, los macrófagos, los linfocitos citolíticos naturales (NK, *natural killer*) y los linfocitos T citolíticos naturales (NKT). A diferencia de la inmunidad adaptativa, la respuesta de inmunidad innata existe antes de que se presente una infección, no se fortalece con infecciones repetitivas y en general no tiene especificidad por antígenos determinados. Cuando están intactas, la piel o las mucosas constituyen la primera barrera contra infecciones. Cuando esta defensa es superada sobreviene una respuesta inmunitaria inmediata, conocida como "inflamación", que provoca la destrucción del patógeno. Este proceso se puede lograr, por ejemplo, a través de componentes bioquímicos como una lisozima (que rompe la pared celular protectora formada por peptidoglucano) y los productos divididos resultantes de la activación del complemento. Los elementos del complemento (fig. 55-1) potencian la fagocitosis mediada por los neutrófilos y macrófagos al actuar como opsoninas (C3b) y quimiosinas (C3a y C5a), las cuales reclutan células inmunitarias del flujo sanguíneo al lugar de la infección. La activación del complemento da lugar al final a la destrucción de patógenos a través de la creación de un complejo de ataque de membrana que crea orificios en ésta, lo cual resulta en la fuga de componentes celulares.

En la respuesta inflamatoria desencadenada por la infección, los neutrófilos y monocitos penetran en los tejidos desde la circulación periférica y dicho fenómeno es mediado por la liberación y la acción de **citocinas quimiotácticas** (como la interleucina 8 [IL-8; CXCL8]; proteína quimiotáctica de macrófagos-1 [MCP-1; CCL2];

ACRÓNIMOS

ADA	Adenosina desaminasa
ALG	Globulina antilinfocítica
APC	Célula presentadora de antígeno
ATG	Globulina antitimocítica
CD	Grupo de diferenciación
CSF	Factor estimulante de colonias
CTL	Linfocito T citotóxico
DC	Célula dendrítica
DTH	Hipersensibilidad tardía
FKBP	Proteína transportadora de FK
HAMA	Anticuerpo humano antimurino
HLA	Antígeno leucocítico humano
IFN	Interferón
IGIV	Concentrado inmunoglobulínico intravenoso
IL	Interleucina
LFA	Antígeno vinculado con la función leucocítica
MAB	Anticuerpo monoclonal
MHC	Complejo mayor de histocompatibilidad
NK cell	Linfocito citolítico natural
SCID	Enfermedad por inmunodeficiencia combinada grave
TCR	Receptor de linfocito T
TGF-β	Factor transformador del crecimiento β
TH1, TH2	Linfocitos T cooperadores de tipos 1 y 2
TNF	Factor de necrosis tumoral

y la proteína 1α inflamatoria de macrófagos [MIP-1α; CCL3]), liberación de células endoteliales activadas y células inmunitarias (en especial macrófagos hísticos) en el sitio de inflamación. La salida de leucocitos de los vasos sanguíneos al interior de un sitio de inflamación tiene la mediación de interacciones adhesivas entre los receptores de superficie de las células inmunitarias (p. ej., L-selectina e integrinas) y ligandos ubicados sobre la superficie celular endotelial activada (p. ej., el polisacárido sialil-Lewis x o la molécula de adhesión intercelular 1 [ICAM-1]). Los macrófagos y las células dendríticas de los tejidos expresan receptores de reconocimiento de patrones (PRR), que incluyen receptores de tipo Toll (TLR), receptores NRL (o de tipo NOD [dominio de oligomerización de unión de nucleótidos]), receptores depuradores, receptores de manosa y la proteína de unión a lipopolisacáridos (LPS), los cuales reconocen importantes componentes (conservados de manera evolutiva) de los microbios, conocidos como patrones moleculares vinculados con patógenos (PAMP). Algunos ejemplos de PAMP derivados de microbios son las regiones CpG de DNA no metilado, flagelina, RNA de doble banda, peptidoglucanos y LPS. Los PRR reconocen PAMP en varios componentes de los patógenos y estimulan la liberación de quimio sinas, interferones y citocinas proinflamatorias. Si la respuesta inmunitaria innata se ejecuta de manera exitosa, el patógeno invasor se digiere, degrada y elimina y la enfermedad se previene o se acorta su duración.

Además de los monocitos y los neutrófilos, **los linfocitos citolíticos naturales (NK), los linfocitos T citolíticos naturales (NKT)** y las **T gamma-delta (γδT)** que se desplazan al sitio de la inflamación contribuyen a la respuesta innata al secretar interferón γ (IFN-γ) e IL-17. Dichas moléculas activan a los macrófagos y las células dendríticas que residen en el tejido y atraen neutrófilos, respectivamente, para eliminar a los patógenos de manera exitosa. Los linfocitos NK reciben su nombre porque pueden identificar y destruir células normales infectadas por virus, así como células neoplásicas, sin estimulación previa; dicha actividad es regulada por los "receptores similares a inmunoglobulina de células citolíticas" (KIR) en la superficie de los linfocitos NK, que muestran especificidad por las moléculas del complejo mayor de histocompatibilidad (MHC, *major histocompatibility complex*). Cuando los linfocitos NK se unen a las proteínas propias del MHC de clase I (expresadas en todas las células nucleadas), los receptores en cuestión emiten señales inhibitorias y evitan que destruyan células normales del hospedador. Los linfocitos tumorales o las células infectadas por virus en las que ha disminuido la expresión de MHC de clase I no se relacionan con los KIR y, como consecuencia, se activan los linfocitos NK y hay destrucción ulterior de la célula "blanco" o prefijada. Los linfocitos NK destruyen las células "prefijadas" al liberar gránulos citotóxicos que inducen la muerte celular programada.

Los linfocitos NKT expresan receptores de linfocito T y también los que suelen identificarse sobre los linfocitos NK. Los linfocitos NKT reconocen los antígenos lípidos microbianos, que se presentan por una clase particular de moléculas similares a MHC conocida como CD1 y que, según algunos especialistas, interviene en la defensa del hospedador contra fármacos microbianos, enfermedades autoinmunitarias y tumores.

Sistema inmunitario adaptativo

Este sistema se moviliza por señales provenientes de la respuesta innata, cuando los procesos de esta última no pueden afrontar y eliminar la infección. El sistema adaptativo posee características que contribuyen a la eliminación eficaz de patógenos, incluida su capacidad de: 1) reaccionar a antígenos diversos, cada uno en una forma específica; 2) discriminar entre antígenos heterólogos (no propios) (patógenos), y autoantígenos del hospedador, y 3) reaccionar a un antígeno con el que se tuvo contacto previo en una forma aprendida, al desencadenar una respuesta de memoria vigorosa. Dicha respuesta adaptativa culmina en la generación de **anticuerpos**, que son los efectores de la **inmunidad humoral**, y la activación de **linfocitos T** que son los efectores de la **inmunidad celular**.

La inducción de la inmunidad adaptativa específica requiere la participación de **células presentadoras de antígeno** (**APC**, *antigen-presenting cells*), que incluyen células dendríticas (DC), macrófagos y linfocitos B; todas ellas participan de manera activa en la inducción de una respuesta inmunitaria adaptativa, por su capacidad de fagocitar partículas antigénicas (p. ej., patógenos) o endocitar antígenos proteínicos, y digerirlos de forma enzimática hasta generar péptidos que después son "cargados" en las proteínas de MHC de clases I o II y "presentados" al receptor de superficie de linfocitos T (TCR) (fig. 55-2). Los linfocitos T CD8 reconocen los complejos con el péptido de MHC de clase I, en tanto que los linfocitos T CD4 reconocen los complejos con el péptido MHC II. Se necesitan, como mínimo, dos señales para la activación de los linfocitos T; la primera se emite después de comprometer al TCR con moléculas de MHC ligadas a péptido. Si no se emite la segunda señal, los linfocitos T no responden (se tornan anérgicos), o sufren

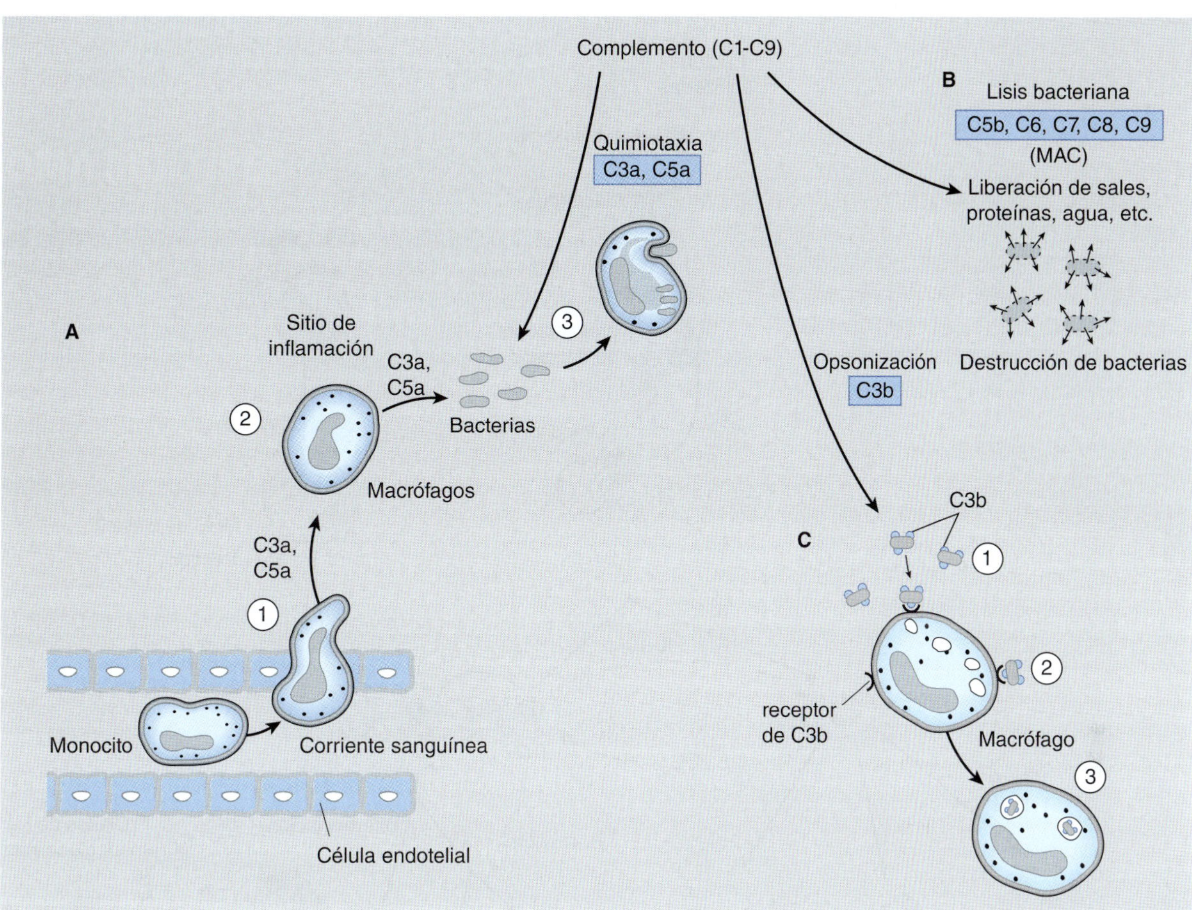

FIGURA 55-1 Participación del complemento en la respuesta inmunitaria innata. El complemento se integra con nueve proteínas (CI-C9) que se dividen en fragmentos durante la activación. **A:** los elementos del complemento (C3a, C5a) atraen a fagocitos (1) a los sitios de inflamación (2), en donde fagocitan y degradan patógenos (3). **B:** los elementos C5b, C6, C7, C8 y C9 del complemento se asocian para formar un complejo de ataque de membrana (MAC) que efectúa la lisis de las bacterias y con ello su destrucción. **C:** el elemento C3b del complemento es una opsonina que recubre a bacterias (1) y facilita su fagocitosis (2) y digestión (3) por los fagocitos.

apoptosis. La segunda señal comprende la unión con moléculas coestimulantes (CD40, CD80 [también conocida como B7-1], y CD86 [llamada, asimismo, como B7-2]), sobre APC, y sus respectivos ligandos (CD40L, en el caso de CD40; CD28 en el caso de CD80 o CD86). La activación de los linfocitos T es regulada por un bucle de retroalimentación negativa en el que interviene otra molécula conocida como antígeno 4 propio de linfocitos T (CTLA-4). Después del "compromiso" de CD28 con CD80 o CD86, CTLA-4 es movilizado en el citoplasma hasta la superficie celular, sitio en el cual, por su mayor afinidad para CD80 y CD86, compite o desplaza a CD28, con lo cual queda suprimida la activación y proliferación de linfocitos T; dicha propiedad de CTLA-4 se ha aprovechado como estrategia para sostener una respuesta inmunitaria deseable, como la orientada contra el cáncer. Un anticuerpo humanizado obtenido por bioingeniería que se une a CTLA-4 (ipilimumab) evita su vinculación a CD80/CD86. En tal fenómeno se conserva el estado activado de los linfocitos T. En los estudios clínicos concluidos en fechas recientes de la vacuna contra el melanoma metastático, unos cuantos de los pacientes que recibieron el anticuerpo contra CTLA-4 tuvieron respuestas clínicas objetivas. Por desgracia, tales respuestas se acompañaron de la aparición de efectos secundarios autoinmunitarios en algunas personas y ello planteó dudas acerca de la utilidad de este método.

Los linfocitos T desarrollan y aprenden a reconocer autoantígenos y antígenos heterólogos (no propios) en el timo; los linfocitos

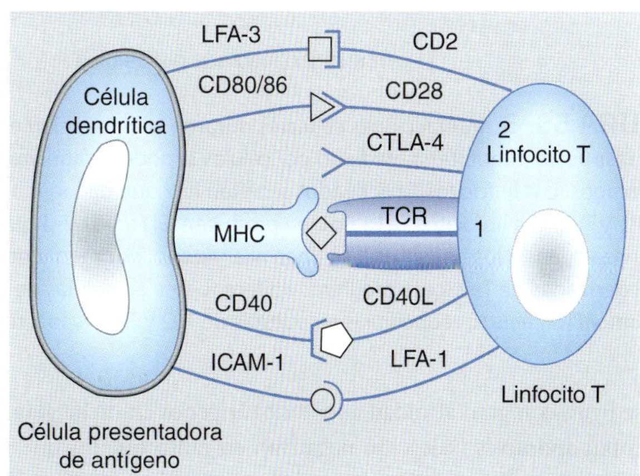

FIGURA 55-2 La activación del linfocito T por otra célula presentadora de antígeno requiere el ensamblado del receptor de la primera célula por parte del complejo MHC-péptido (señal 1), y la unión de las moléculas coestimulantes (CD80, CD86) sobre la célula dendrítica a CD28 en el linfocito T (señal 2). Las señales de activación se refuerzan por las interacciones de CD40/CD40L e ICAM-1/LFA-1. En la respuesta inmunitaria normal, la activación de los linfocitos T es regulada por CTLA-4 derivada de ellas, que se une a CD80 o CD86, con mayor afinidad que CD28, y emite señales inhibidoras al núcleo del linfocito T.

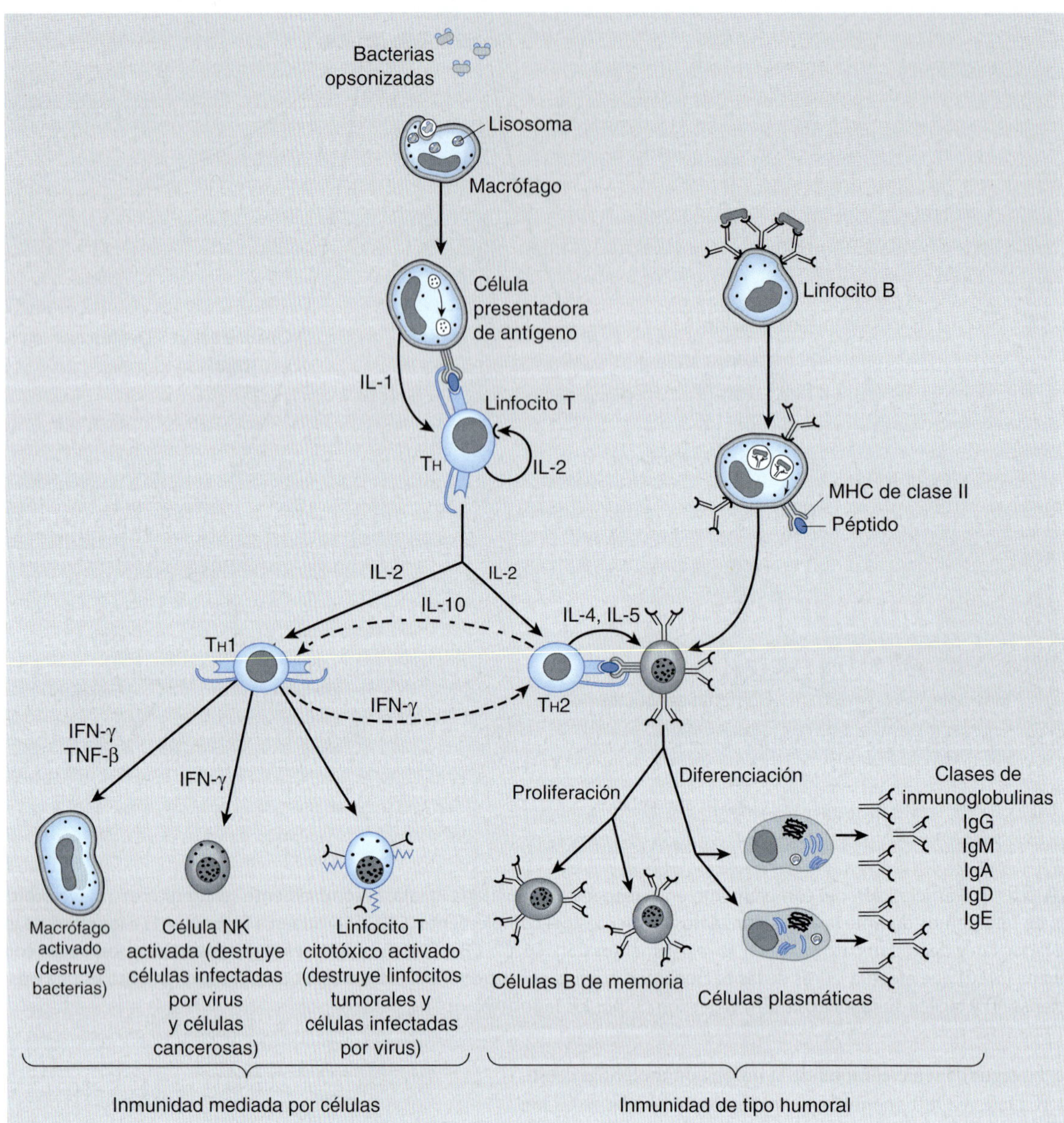

FIGURA 55-3 Interacciones celulares durante la generación de las reacciones inmunitarias celular y humoral (véase el texto). El componente de la respuesta inmunitaria mediado por células supone la fagocitosis y digestión del antígeno por células presentadoras de antígeno, como los macrófagos. Los linfocitos TH activados secretan IL-2 que da lugar a la proliferación y la activación de linfocitos T citotóxicos y subgrupos de linfocitos TH1 y TH2. Los linfocitos TH1 también producen IFN-γ y TNF-β que activan directamente los macrófagos y los linfocitos NK. La respuesta humoral comienza cuando los linfocitos B se unen al antígeno, por medio de su inmunoglobulina de superficie. Como paso siguiente son inducidos por IL-4 e IL-5 derivadas de TH2, para proliferar y diferenciarse en células de memoria y células plasmáticas secretoras de anticuerpos. La citocinas reguladoras como IFN-γ e IL-10 reducen las respuestas de TH2 y TH1, respectivamente.

que se ligan con gran afinidad a los autoantígenos en dicha glándula presentan apoptosis (selección negativa), en tanto que los que pueden reconocer a los antígenos heterólogos o extraños en presencia de moléculas de MHC son retenidos y ampliados (selección positiva) para enviarlos a la periferia (ganglios linfáticos, bazo, tejido linfoide relacionado con la mucosa y sangre periférica), sitios en que son activados después de encontrarse con péptidos presentados por MHC (figs. 55-2 y 55-3).

En los estudios que han empleado clonas murinas de linfocitos T se ha demostrado la presencia de dos subgrupos de linfocitos T cooperadores (**TH1** y **TH2**), con base en las citocinas que secretan después de ser activados, aunque dicha diferenciación no es tan nítida en los seres humanos. De manera característica, el subgrupo TH1 produce IFN-γ, IL-2 e IL-12 e induce inmunidad de tipo celular por activación de macrófagos, linfocitos T citotóxicos (CTL) y linfocitos NK. El subgrupo TH2 produce IL-4, IL-5, IL-6 e IL-10 (y algunas veces IL-13) que inducen la proliferación de células B y su diferenciación en células plasmáticas secretoras de anticuerpos. La interleucina 10 producida por los linfocitos TH2 inhibe la producción de citocinas por parte de los linfocitos TH1 por medio de disminución de la expresión de MHC por parte de las APC. Por el contrario, el IFN-γ producido por los linfocitos TH1 inhibe la proliferación de los linfocitos TH2 (fig. 55-3). Se han descrito en detalle los subgrupos comentados *in vitro*, pero no se ha definido la naturaleza del estímulo antigénico que desencadena la aparición de un fenotipo TH1 o TH2. En forma típica, las bacterias extracelulares estimulan la síntesis de citocinas por TH2 y ello culmina en la producción de anticuerpos neutralizantes u opsonizantes. A diferencia de ello, los microorganismos intracelulares (como las micobacterias) estimulan la producción de citocinas por TH1, lo cual hace que se activen células efectoras como los macrófagos. Se ha descrito un subgrupo de linfocitos T menos definido (TH3), que produce factor β transformador de crecimiento (TGF-β, *transforming growth factor*-β), cuyas innumerables funciones incluyen la disminución de la proliferación y la diferenciación de linfocitos T.

En fecha reciente se relacionó un subgrupo de linfocitos T CD4 que secreta IL-17 (TH17) con la atracción de neutrófilos en sitios de inflamación. Una población de linfocitos T CD4 que es esencial para prevenir las reacciones autoinmunitarias y las alergias y para el mantenimiento de la homeostasia y la tolerancia a antígenos propios se denomina de linfocitos T reguladoras (Treg). En los ratones, esta clase de células existe como células nTreg (Treg naturales), derivadas de manera directa del timo, e iTreg (Treg inducidas [adaptativas]), que se generan en la periferia a partir de linfocitos T CD4 maduras inactivadas. Ambas poblaciones también han demostrado inhibir respuestas inmunitarias antitumorales e intervienen en la promoción del crecimiento y la progresión tumorales. Intentos recientes por diferenciar ambos tipos han resultado en el descubrimiento del factor de transcripción Helios, localizado en las células nTreg pero no en las iTreg.

Los linfocitos T CD8 reconocen péptidos "modificados" por mecanismos endógenos, y son presentados por células infectadas por virus o linfocitos tumorales; por lo regular, dichos péptidos son fragmentos de nueve aminoácidos derivados de antígenos de proteínas tumorales o víricas en el citoplasma y son "cargados" en las molécula de MHC de clase I (fig. 55-2) en el retículo endoplásmico. A diferencia de ello, las moléculas de MHC de clase II presentan péptidos (por lo regular de 11 a 22 aminoácidos) derivados de patógenos extracelulares (exógenos) a los linfocitos cooperadores T CD4. En algunos casos, los antígenos exógenos después de ser ingeridos por APC, pueden ser presentados sobre las moléculas MHC de clase I a los linfocitos T CD8; tal fenómeno se conoce como "presentación cruzada", y según algunos investigadores, implica la retrotranslocación de antígenos desde el endosoma hasta el citosol para crear péptidos en el proteosoma y es útil para generar respuestas inmunitarias efectivas contra células infectadas del hospedador que no son capaces de "preparar" o sensibilizar a los linfocitos T. Los linfocitos T CD8, una vez activados, inducen la muerte de células "marcadas" por medio de enzimas con gránulos líticos ("granzimas") como la perforina, y vías de apoptosis por el ligando Fas-Fas (Fas-FasL).

Los linfocitos B pasan por un proceso de selección en la médula ósea y en él hay deleción clonal de los linfocitos B autorreactivos, en tanto que se conservan y amplían las clonas de células B que muestran especificidad por antígenos heterólogos. El repertorio de especificidades antigénicas de los linfocitos T es controlado por mecanismos genéticos y se origina de la redisposición del gen del *receptor* de linfocitos T, mientras que las especificidades de los linfocitos B provienen de la redisposición del gen de *inmunoglobulina*; en el caso de los dos tipos celulares, dicha "disposición" surge antes de los encuentros con el antígeno. El linfocito B maduro, al encontrarse con el antígeno, se liga a él, lo internaliza y lo modifica y presenta su péptido ligado a MHC de clase II, a los linfocitos cooperadores CD4, que a su vez secretan IL-4 e IL-5. Las dos interleucinas estimulan la proliferación de células B y su diferenciación en células B de memoria y células plasmáticas secretoras de anticuerpos. La respuesta primaria de anticuerpos se efectúa sobre todo con inmunoglobulinas de clase IgM. La estimulación antigénica ulterior ocasiona una vigorosa respuesta de "refuerzo" que se acompaña de cambios de clase (isotipo), para producir las inmunoglobulinas G, A y E que actúan como anticuerpos y que muestran diversas funciones efectoras (fig. 55-3). Los anticuerpos mencionados también experimentan maduración por afinidad, que les permite la unión más eficiente al antígeno. Con el transcurso del tiempo, ello da origen a la eliminación acelerada de microorganismos en nuevas infecciones. Los anticuerpos median sus funciones al actuar como opsoninas para intensificar la fagocitosis y la citotoxicidad y por activación del complemento para desencadenar una respuesta inflamatoria e inducir la lisis bacteriana (fig. 55-4).

REACCIONES INMUNITARIAS ANORMALES

Las respuestas inmunitarias normales y funcionales permiten neutralizar por completo a toxinas, inactivar virus, destruir linfocitos transformados y eliminar patógenos; por otra parte, las reacciones inapropiadas pueden infligir daño hístico extenso (hipersensibilidad) o producir reactividad contra autoantígenos (autoinmunidad); por el contrario, puede surgir disminución de la reactividad a elementos preseleccionados adecuados (inmunodeficiencia) y anular los mecanismos esenciales de defensa.

Hipersensibilidad

La hipersensibilidad se clasifica en la mediada por anticuerpos o la mediada por células. Tres tipos de hipersensibilidad tienen mediación de anticuerpos (tipos I a III), y el cuarto mediación de células (tipo IV). La hipersensibilidad se produce en dos fases: la de sensibilización y la efectora. La primera comienza con el contacto inicial con el antígeno; la segunda comprende la memoria inmunitaria y causa alteraciones hísticas cuando se produce un nuevo encuentro con ese antígeno.

1. Tipo I. La hipersensibilidad inmediata o de tipo I es mediada por IgE y los síntomas surgen casi siempre en término de minutos tras el contacto del sujeto con el antígeno. La hipersensibilidad de tipo I es consecuencia de la formación de enlaces cruzados de la IgE unida a la membrana de basófilos o células cebadas con el antígeno. Los enlaces cruzados causan desgranulación con liberación de sustancias, como histamina, leucotrienos y factor quimiotáctico de eosinófilos, lo que induce anafilaxia, asma, rinitis alérgica o urticaria en personas afectadas (fig. 55-5). La reacción intensa con tales características como la anafilaxia sistémica (consecutiva a picadura de insectos, ingestión de algunos alimentos o hipersensibilidad a fármacos) obliga a la intervención médica inmediata.

2. Tipo II. La hipersensibilidad de este tipo es efecto de la formación de complejos antígeno-anticuerpo entre antígenos heterólogos y las inmunoglobulinas IgM o IgG. Un ejemplo de este trastorno es la reacción a transfusiones de sangre, si no se realizaron las pruebas cruzadas apropiadas. Los anticuerpos preformados se fijan a antígenos de la membrana eritrocítica, lo que activa la cascada del complemento y genera un complejo de ataque de membrana con lisis de los eritrocitos trasfundidos. En la enfermedad hemolítica del recién nacido, los anticuerpos IgG contra Rh producidos por una mujer gestante Rh negativa cruzan la placenta, se fijan a los eritrocitos de un feto Rh positivo y lo lesionan. La enfermedad se evita en nuevos

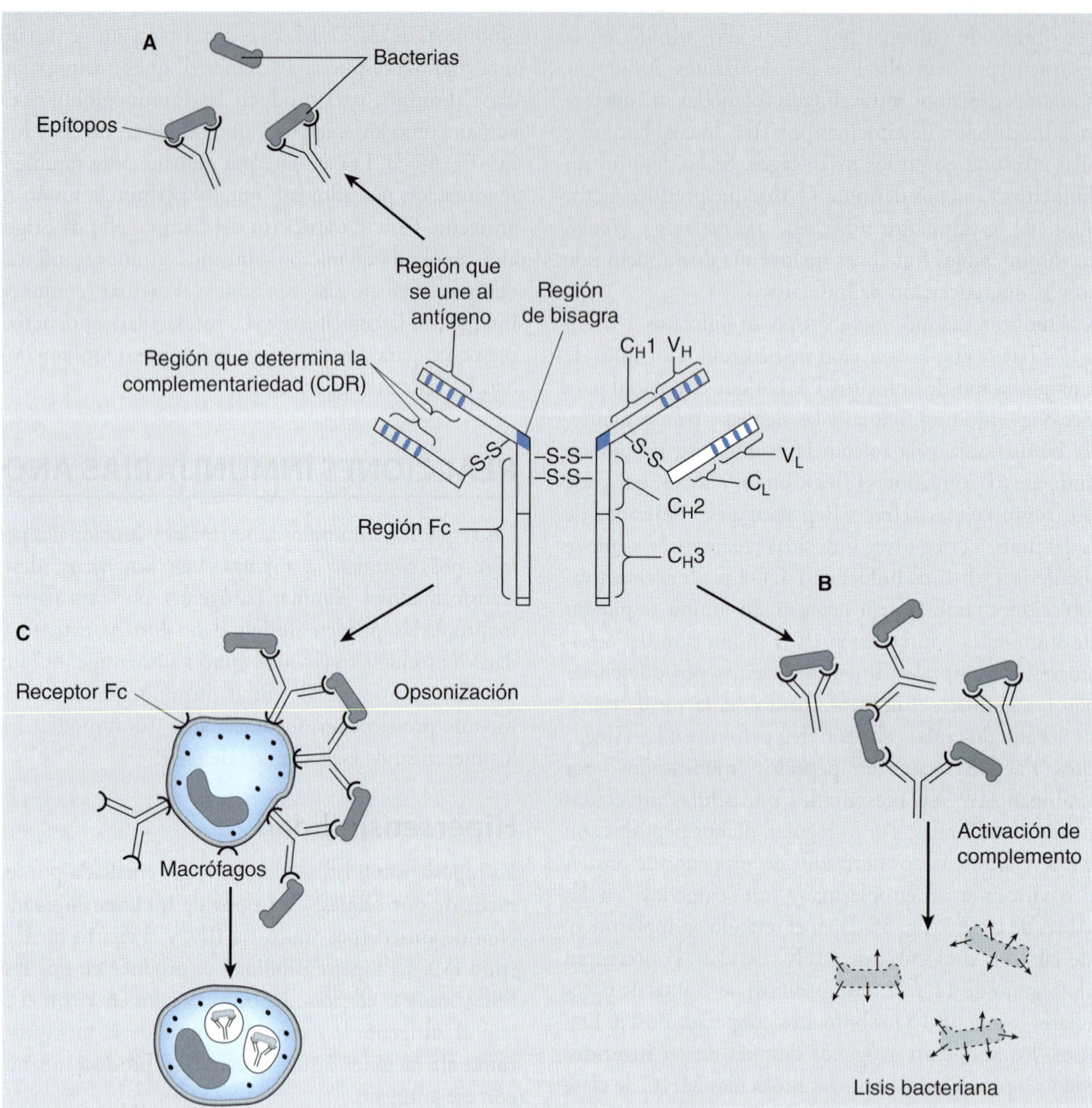

FIGURA 55-4 Los anticuerpos desempeñan múltiples funciones. El anticuerpo prototípico se integra con dos cadenas pesadas (H) y dos ligeras (L), cada una subdividida en dominios constante (C_L, C_H) y variable (V_L, V_H). La estructura está unida gracias a los enlaces de disulfuro intracatenarios e intercatenarios. **A:** la región que controla la complementariedad (CDR) del segmento fijador de antígeno del anticuerpo se acopla al determinante antigénico (epítopo) a manera de una cerradura y su llave. **B:** los complejos de antígeno/anticuerpo activan al complemento para producir cada uno de sus componentes que originan lisis de bacterias. **C:** la porción Fc de los anticuerpos se fija a los receptores Fc sobre los fagocitos (p. ej., macrófagos o neutrófilos) y facilita la captación de bacterias (opsonización).

embarazos por administración de anticuerpos contra Rh a la mujer, 24 a 48 h después del parto (véase el apartado Anticuerpos inmunodepresores, más adelante). La hipersensibilidad de tipo II también puede inducirse por fármacos y aparecer durante la administración de penicilina, por ejemplo, a personas alérgicas. En ellas, el antibiótico se fija a los eritrocitos u otros tejidos del hospedador para formar un neoantígeno que precipita la producción de anticuerpos capaces de causar lisis de eritrocitos mediada por complemento. En algunas circunstancias, la administración subsecuente del fármaco puede ocasionar anafilaxia sistémica (hipersensibilidad de tipo I).

3. Tipo III. La hipersensibilidad de tipo III surge cuando existen grandes concentraciones de complejos antígeno-anticuerpo que se depositan en las membranas basales de tejidos y vasos sanguíneos. El depósito de complejos inmunitarios activa el complemento para producir componentes con actividades anafilatóxicas y quimiotácticas (C5a, C3a, C4a), que intensifican la permeabilidad vascular y atraen neutrófilos al sitio de depósitos de complejos. Dicho depósito y la acción de las enzimas líticas liberadas por neutrófilos provocan erupciones cutáneas, glomerulonefritis y artritis en dichos pacientes. Si la persona muestra hipersensibilidad de tipo III contra un antígeno particular, los síntomas clínicos se manifiestan casi siempre tres a cuatro días después de la exposición al antígeno.

4. Tipo IV. Hipersensibilidad tardía. A diferencia de las hipersensibilidades de los tipos I, II y III, la de tipo tardío (DTH, *delayed-type hypersensitivity*) tiene la mediación de células y las respuestas se manifiestan dos a tres días después de la exposición al antígeno sensibilizante. La hipersensibilidad tardía es efecto de linfocitos TH1 con especificidad por el antígeno e induce una reacción inflamatoria local que causa daño hístico y que se caracteriza

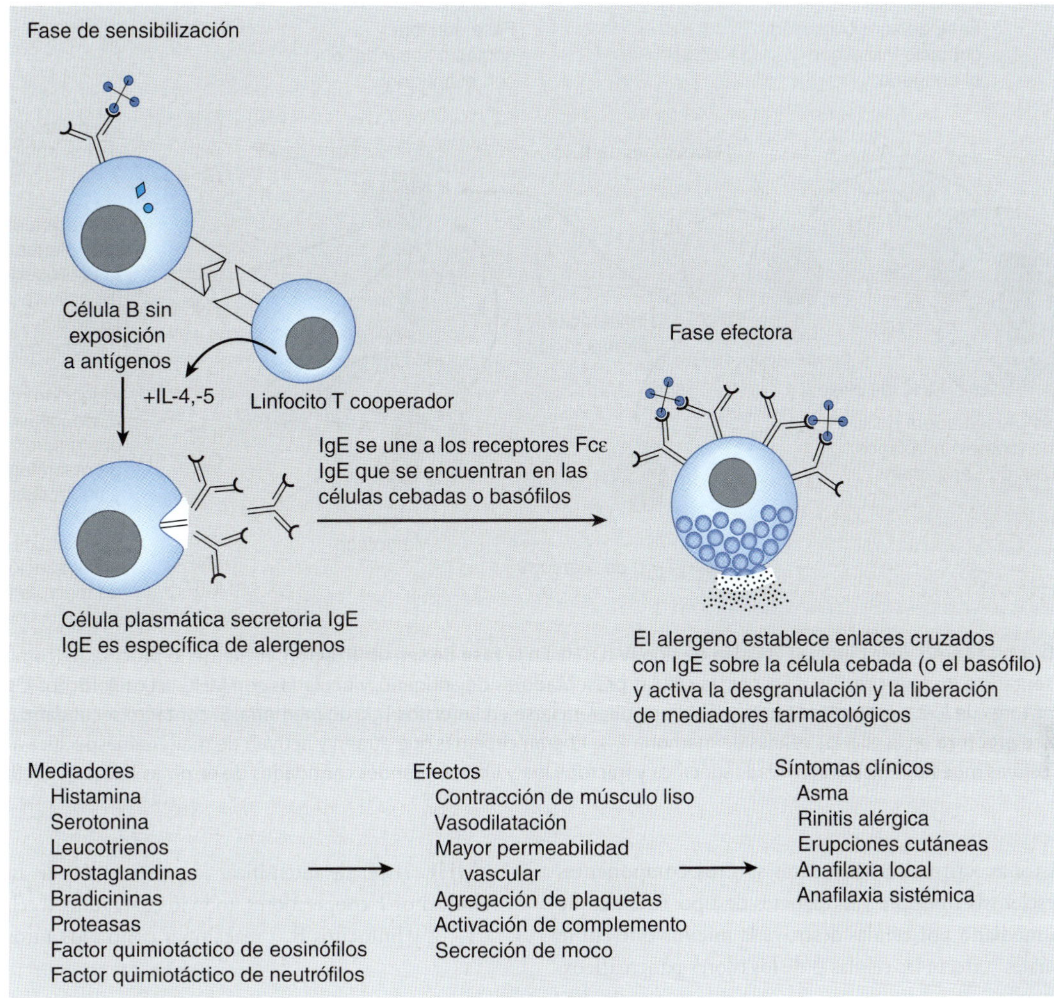

FIGURA 55-5 Mecanismo de la hipersensibilidad de tipo I. La exposición inicial al alergeno (**fase de sensibilización**) induce la producción de IgE por las células plasmáticas diferenciadas a partir de células B específicas de alergeno (no se ilustran). La inmunoglobulina E secretada se liga a sus receptores específicos (FcεR) en basófilos sanguíneos y células cebadas hísticas. La nueva exposición al alergeno da origen el enlace cruzado de IgE que se halla en la membrana (**fase efectora**); dicho enlace produce la desgranulación con la liberación de mediadores que inducen vasodilatación, contracción de músculo liso y una mayor permeabilidad vascular. Tales efectos causan síntomas clínicos característicos de la hipersensibilidad de tipo I.

por la penetración de células inflamatorias *no específicas* de antígeno, en particular macrófagos, que son atraídas bajo la influencia de citocinas producidas por TH1 (fig. 55-6), y que por un mecanismo de quimiotaxia de los monocitos y neutrófilos circulantes inducen la mielopoyesis y activan macrófagos. Estos últimos ya activados son los encargados de ocasionar el daño hístico vinculado con DTH. Las respuestas de DTH, a pesar de que se han considerado de modo general como nocivas, son muy eficaces para eliminar infecciones consecutivas a patógenos intracelulares, como *Mycobacterium tuberculosis* y *Leishmania.* Las manifestaciones clínicas de DTH comprenden **hipersensibilidad** a la **tuberculina** y la surgida por **contacto**. La exposición a la tuberculosis se identifica por una cutirreacción de tipo DTH. Las respuestas positivas se caracterizan por eritema e induración producidos por acumulación de macrófagos y linfocitos T de DTH (TDTH)en el sitio de inyección de la tuberculina. La causa más común de hipersensibilidad por contacto es el **zumaque venenoso**, y en tal situación el pentadecacatecol, que es la fracción lipófila de dicho vegetal, modifica el tejido y genera una respuesta de linfocitos T de tipo DTH.

Autoinmunidad

Las enfermedades autoinmunitarias surgen cuando el organismo desencadena una respuesta inmunitaria contra sí mismo porque no diferencia entre los tejidos y células propias y los antígenos extraños (no propios) o pérdida de la tolerancia a lo propio. Este fenómeno se origina en la activación de linfocitos T y B autorreactivos que generan respuestas celulares o humorales inmunitarias contra autoantígenos. Las consecuencias patológicas de dicha reactividad son las que explican algunos tipos de enfermedades autoinmunitarias; éstas son muy complejas porque dependen de la genética de MHC, situaciones ambientales, entidades infecciosas y trastornos de la regulación inmunitaria. Entre los ejemplos de tales trastornos se encuentran la artritis reumatoide, lupus eritematoso sistémico, esclerosis múltiple y diabetes mellitus dependiente de insulina (diabetes de tipo 1). En la artritis reumatoide se producen anticuerpos IgM (factores reumatoides) que reaccionan con la porción Fc de la inmunoglobulina G y forman con ella complejos que activan la cascada del complemento, y así causan inflamación crónica de las articulaciones y los riñones. En el lupus eritematoso sistémico se forman anticuerpos

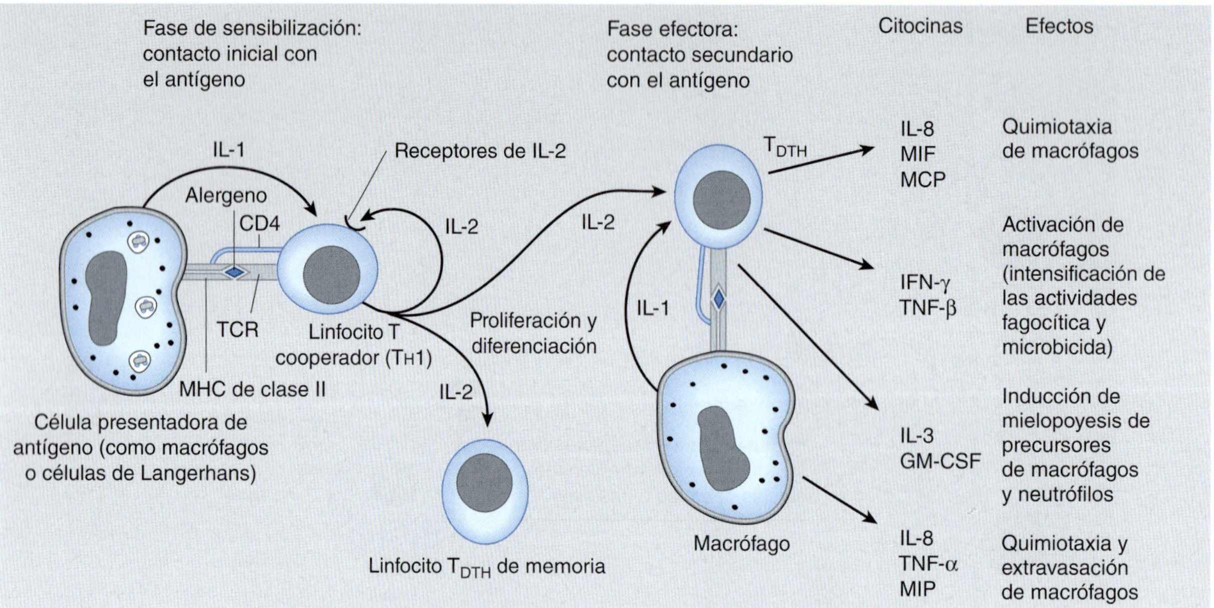

FIGURA 55-6 Mecanismo de la hipersensibilidad de tipo IV (DTH). En la **fase de sensibilización,** el alergeno procesado (como el del zumaque venenoso) es presentado a los linfocitos TH1 CD4 por las células presentadoras de antígeno, vinculadas con MHC II. Los linfocitos T son inducidos para expresar receptores de IL-2 y estimulados para proliferar y diferenciarse en linfocitos T_{DTH} de memoria. El contacto secundario con el antígeno desencadena la **fase efectora** en la cual las células de memoria T_{DTH} liberan citocinas que atraen y activan de manera inespecífica a macrófagos y neutrófilos. Estas células muestran mayor actividad fagocítica y microbicida y liberan grandes cantidades de enzimas líticas que infligen daño hístico extenso.

contra ADN, histonas, eritrocitos, plaquetas y otros componentes celulares. En la esclerosis múltiple y la diabetes de tipo 1, el ataque autoinmunitario mediado por células destruye la mielina que cubre los axones neuronales y afecta las células β de los islotes pancreáticos, productoras de insulina, respectivamente. Es probable que en la diabetes tipo 1 los linfocitos T_{DTH} CD4 activados que infiltran a los islotes de Langerhans y que reconocen los autopéptidos de las células β insulares liberen citocinas que estimulan a los macrófagos para producir enzimas líticas que destruyen las células mencionadas. Se liberan autoanticuerpos dirigidos contra los antígenos de estas células, pero no contribuyen en grado considerable a la aparición de la enfermedad.

Se han propuesto diversos mecanismos para explicar la autoinmunidad:

1. Exposición de antígenos secuestrados de forma previa, desde el sistema inmunitario (como la proteína del cristalino y la proteína básica de mielina) hasta linfocitos T autorreactivos.
2. Mimetismo molecular por parte de patógenos invasores, en el cual las respuestas inmunitarias están dirigidas a determinantes antigénicos sobre patógenos, que comparten epítopos idénticos o similares con el tejido normal del hospedador. Este fenómeno se observa en la fiebre reumática después de una infección por *Streptococcus pyogenes*, en la cual el daño al corazón se explica por una respuesta inmunitaria dirigida contra antígenos estreptocócicos compartidos por el miocardio, según algunos especialistas. El supuesto origen vírico de las enfermedades autoinmunitarias se ha atribuido a respuestas de inmunidad (con mediación celular y humoral), dirigidas contra epítopos víricos que "simulan" a los autoantígenos secuestrados.
3. Expresión inapropiada de moléculas de MHC de clase II en las membranas de células que por lo general no expresan esa clase de histocompatibilidad (como las células β insulares). La mayor expresión de MHC II puede intensificar la presentación de autopéptidos a los linfocitos T cooperadores, todo lo cual induce a células, como CTL, T_{DTH} y linfocitos B, a reaccionar contra los autoantígenos.

Enfermedades por inmunodeficiencia

Las enfermedades de este tipo surgen por la función inadecuada del sistema inmunitario; las consecuencias comprenden mayor susceptibilidad a infecciones y enfermedades más duraderas y graves. Las afecciones por inmunodeficiencia son congénitas o provienen de factores extrínsecos como las infecciones bacterianas o víricas o la farmacoterapia. Las personas afectadas suelen sucumbir a infecciones por microorganismos oportunistas de escasa patogenicidad para un hospedador con buena respuesta inmunitaria; ejemplos de enfermedades congénitas de esta índole son la agammaglobulinemia ligada al cromosoma X, el síndrome de DiGeorge y la inmunodeficiencia combinada grave (SCID, *severe combined immunodeficiency disease*) causada por deficiencia de la desaminasa de adenosina (ADA).

La agammaglobulinemia ligada al cromosoma X es un trastorno que afecta a varones y se caracteriza por la incapacidad de los linfocitos B inmaduros para madurar y transformarse en células plasmáticas productoras de anticuerpos. Los enfermos son susceptibles de presentar infecciones bacterianas repetitivas, aunque conservan activa la respuesta inmunitaria celular dirigida contra virus y hongos. El síndrome de DiGeorge se debe a la incapacidad de desarrollo del timo, con lo cual surgen menores respuestas de linfocitos T (T_{DTH}, CTL), aunque permanece indemne la respuesta humoral, si bien no se beneficia de la ayuda de linfocitos T.

La enzima desaminasa de adenosina evita la acumulación de desoxi-ATP tóxica en las células y este metabolito es en particular nocivo para los linfocitos y ocasiona al final la destrucción de las variedades T y B. En consecuencia, la ausencia de la enzima provoca

SCID. Se han utilizado con buenos resultados contra dicha enfermedad la venoclisis de la enzima purificada **pegademasa** (obtenida de bovinos) y la transferencia de linfocitos modificados en el gen de ADA.

El síndrome de inmunodeficiencia adquirida (sida) constituye el ejemplo típico de enfermedad por inmunodeficiencia causada por factores extrínsecos, en este caso el virus de inmunodeficiencia humana (VIH), partícula que muestra un intenso tropismo por los linfocitos T CD4 cooperadores; el número de ellos disminuye, con lo cual aumenta la frecuencia de infecciones por oportunistas y cánceres en los sujetos infectados. El sida también se distingue por un desequilibrio entre los linfocitos TH1 y TH2 y las proporciones de dichas células y sus funciones se "sesgan" en favor de TH2. Esto provoca pérdida de la actividad citotóxica de los linfocitos T, pérdida de hipersensibilidad retrasada e hipergammaglobulinemia.

FÁRMACOS INMUNODEPRESORES

Los fármacos de esta categoría han sido muy útiles para reducir al mínimo la frecuencia o las consecuencias de los efectos nocivos de las respuestas inmunitarias intensificadas o inapropiadas. Por desgracia, también tienen la capacidad de causar enfermedad y agravar el peligro de infecciones y cánceres.

GLUCOCORTICOIDES

Los glucocorticoides o corticoesteroides fueron los primeros fármacos hormonales en los que se identificaron propiedades linfolíticas. La administración de cualquiera de ellos disminuye el tamaño y el número de células linfoides de ganglios linfáticos y bazo, a pesar de que no ejercen efecto tóxico alguno en los blastos mieloides o eritroides en proliferación en la médula ósea.

Es posible que los glucocorticoides interfieran con el ciclo de células linfoides activadas. El mecanismo de dicha acción se describe en el capítulo 39. Los compuestos de esta categoría son muy tóxicos para algunos subgrupos de linfocitos T, pero sus efectos inmunitarios dependen tal vez de su capacidad para modificar funciones celulares, y no de citotoxicidad directa. Dichos compuestos afectan en mayor grado la inmunidad de tipo celular que la humoral, pero también atenúan la respuesta primaria de anticuerpos y, con uso prolongado, también aminoran las reacciones de anticuerpos establecidas. Como aspecto adicional, la administración ininterrumpida de corticoesteroides incrementa la catabolia fraccionada de IgG, la principal clase de inmunoglobulinas con propiedad de anticuerpos, y con ello reducen la concentración eficaz de anticuerpos específicos. Por ejemplo, la corticoterapia anula la hipersensibilidad por contacto mediada por linfocitos T_{DTH}.

Los glucocorticoides se utilizan en muy diversos cuadros y trastornos (cuadro 55-1). Se piensa que sus propiedades inmunodepresoras

CUADRO 55–1 Usos clínicos de los inmunodepresores

Entidades clínicas	Inmunofármacos empleados	Respuesta
Enfermedades autoinmunitarias		
Púrpura trombocitopénica idiopática (ITP)	Prednisona,[1] vincristina, a veces ciclofosfamida, mercaptopurina o azatioprina; por lo regular se usan gammaglobulina en dosis altas, inmunoadsorción plasmática o plasmaféresis	Por lo regular satisfactoria
Anemia hemolítica autoinmunitaria	Prednisona,[1] ciclofosfamida, clorambucilo, mercaptopurina, azatioprina, gammaglobulina en dosis altas	Por lo regular satisfactoria
Glomerulonefritis aguda	Prednisona,[1] mercaptopurina, ciclofosfamida	Por lo regular satisfactoria
Anticuerpos adquiridos contra factor XIII	Ciclofosfamida y además el factor XIII	Por lo regular satisfactoria
Trastornos hísticos autorreactivos (enfermedades autoinmunitarias)[2]	Prednisona, ciclofosfamida, metotrexato, interferones α y β, azatioprina, ciclosporina, infliximab, etanercept, adalimumab	A menudo satisfactoria, variable
Enfermedades isoinmunitarias		
Enfermedad hemolítica del recién nacido	Concentrado inmunoglobulínico contra $Rh_0(D)$	Excelente
Trasplante de órganos		
Riñones	Ciclosporina, azatioprina, prednisona, ALG, OKT3, tacrolimus, basiliximab,[3] daclizumab,[3] sirolimus	Muy satisfactoria
Corazón	Ciclosporina, azatioprina, prednisona, ALG, OKT3, tacrolimus, basiliximab,[3] daclizumab,[3] sirolimus	Satisfactoria
Hígado	Ciclosporina, prednisona, azatioprina, tacrolimus, sirolimus	Mediana
Médula ósea	Ciclosporina, ciclofosfamida, prednisona, metotrexato, ALG	Satisfactoria
Prevención de la proliferación celular		
Endoprótesis coronarias	Sirolimus (dispositivo impregnado con el fármaco)	Satisfactoria
Degeneración macular neovascular	Ranibizumab (marcado con isótopos), bevacizumab (no marcado con isótopos)	Mediana

[1]Fármaco más indicado.

[2]Incluye lupus eritematoso sistémico, artritis reumatoide, esclerodermia, dermatomiositis, colagenopatía mixta, esclerosis múltiple, granulomatosis de Wegener, hepatitis crónica activa, nefrosis lipoide, enteropatía inflamatoria.

[3]En Estados Unidos se ha aprobado el uso del basiliximab y el daclizumab sólo en trasplantes de riñones.

ALG, globulina antilinfocítica; OKT3, muromomab-CD3.

momento. La talidomida se ha empleado durante muchos años para tratar algunas manifestaciones de la lepra y se le distribuyó de nueva cuenta en Estados Unidos contra el eritema nudoso necrosante y también ha sido útil en las manifestaciones cutáneas del lupus eritematoso.

El perfil de efectos adversos de la talidomida es extenso y entre sus acciones tóxicas la más importante es la teratogénesis; por ella, la prescripción y el uso del fármaco son objeto de regulación estricta por parte del fabricante. Otros efectos adversos comprenden neuropatía periférica, estreñimiento, erupciones, fatiga, hipotiroidismo y un mayor riesgo de trombosis venosa profunda. La trombosis es bastante frecuente, sobre todo en personas que tienen cánceres hematológicos y por ello se administra a muchos enfermos algún tipo de anticoagulante cuando se comienza a usar la talidomida. La **lenalidomida** es un IMiD que en estudios en animales e *in vitro* muestra acciones similares a las de la talidomida, pero con menos efectos tóxicos, en particular los teratógenos. En Estados Unidos, la FDA aprobó su empleo a finales de 2005 como resultado de investigaciones que demostraron su eficacia en el tratamiento del síndrome mielodisplásico con deleción del cromosoma 5q31. Ensayos clínicos en los que se utilizó la lenalidomida para tratar el mieloma múltiple de reciente diagnóstico, reincidente o resistente mostraron una eficacia similar, lo cual promovió la aprobación de la FDA también para el tratamiento de dicho padecimiento. Su perfil de efectos adversos es similar al de la talidomida, aunque tiene un efecto teratógeno disminuido y provoca menos episodios tromboembólicos. La pomalidomida (CC4047) es otro IMiD oral que se investiga para el tratamiento del mieloma múltiple y la mielodisplasia. El único IMiD que se usa en la actualidad como inmunodepresor (es decir, en pacientes que reciben un trasplante) es la talidomida.

FÁRMACOS CITOTÓXICOS

Azatioprina

La azatioprina es un profármaco de la mercaptopurina y a semejanza de esta última actúa como antimetabolito (cap. 54). Es posible que su acción tenga la mediación de la conversión en mercaptopurina y otros metabolitos, pero se le ha utilizado de modo más amplio que esta última para inmunodepresión en seres humanos. Los fármacos anteriores constituyen prototipos del grupo de antimetabolitos entre los inmunodepresores citotóxicos, y de otros fármacos que destruyen células en proliferación, que al parecer actúan en un nivel similar en la respuesta inmunitaria.

La azatioprina se absorbe de manera satisfactoria en el tubo digestivo y se metaboliza de modo predominante hasta la forma de mercaptopurina. La xantina oxidasa desdobla gran parte del material activo hasta obtener ácido 6-tioúrico, antes de su excreción por la orina. Después de administrar azatrioprina, se excretan por los riñones también cantidades pequeñas del fármaco original y de mercaptopurina, aunque en sujetos anéfricos o anúricos hay un incremento incluso del doble de los efectos tóxicos. Gran parte de la inactivación del compuesto depende de la xantina oxidasa y por ello las personas que reciben alopurinol (caps. 36 y 54) para controlar la hiperuricemia deben reducir a la cuarta o tercera parte la dosis habitual de azatioprina, con objeto de evitar efectos tóxicos excesivos.

La azatioprina y la mercaptopurina producen al parecer inmunodepresión al interferir con el metabolismo de ácidos nucleicos purínicos en fases necesarias para la "onda" de proliferación de células linfoides que surge después de la estimulación antigénica. Por esa razón, los análogos purínicos son citotóxicos y destruyen a dichas células una vez estimuladas. Se necesita la síntesis ininterrumpida del RNA mensajero para la elaboración sostenida de anticuerpos por parte de las células plasmáticas, pero los análogos mencionados tienen al parecer un efecto menor en tal proceso, respecto de la síntesis de ácidos nucleicos en células en proliferación. Los fármacos citotóxicos de esta categoría pueden bloquear la inmunidad de tipo celular y también las respuestas primarias y secundarias de los anticuerpos séricos.

La azatioprina y la mercaptopurina parecen conferir beneficio neto para conservar la función de aloinjertos de riñón y podrían ser útiles en trasplantes de otros tejidos. Ambos antimetabolitos se han empleado con resultados moderados en el tratamiento de la glomerulonefritis aguda y en el componente renal del lupus eritematoso sistémico. También han sido útiles en algunos casos de artritis reumatoide, enfermedad de Crohn y esclerosis múltiple. Se han usado de modo ocasional también en la púrpura trombocitopénica idiopática y en las anemias hemolíticas autoinmunitarias, mediadas por anticuerpos y resistentes a la prednisona.

El principal efecto tóxico de la azatioprina y la mercaptopurina es la supresión de la médula ósea, que suele manifestarse en forma de leucopenia, aunque algunas veces se observa anemia y trombocitopenia. En ocasiones surgen erupciones cutáneas, fiebre, náusea y vómito y diarrea, junto con los síntomas digestivos que surgen más bien con dosis altas. A veces se detecta disfunción del hígado, que se manifiesta por concentraciones muy altas de fosfatasa alcalina en suero, en especial en sujetos que ya tenían disfunción de dicha glándula.

Ciclofosfamida

El compuesto alquilante ciclofosfamida es uno de los inmunodepresores más eficaces con que se cuenta. Destruye las células linfoides en proliferación (cap. 54), pero en apariencia también alquila DNA y otras moléculas en algunas células inactivas. Se ha observado que dosis muy grandes (como las que exceden los 120 mg/kg por vía intravenosa durante varios días) pueden inducir tolerancia específica aparente a un nuevo antígeno si el fármaco se administra de modo simultáneo con el antígeno o poco después del contacto con él. En dosis menores ha sido eficaz contra trastornos autoinmunitarios (incluido el lupus eritematoso sistémico) y en personas con anticuerpos adquiridos contra el factor XIII y síndromes hemorrágicos, anemia hemolítica autoinmunitaria, aplasia eritrocítica pura inducida por anticuerpos y granulomatosis de Wegener.

El tratamiento con dosis grandes de ciclofosfamida supone un riesgo considerable de pancitopenia y cistitis hemorrágica, y por ello casi siempre se le combina con métodos de rescate con trasplante de células madre. El fármaco induce al parecer tolerancia para la médula ósea o células inmunitarias en injerto, pero su empleo no evita la enfermedad ulterior de rechazo inverso, que puede ser grave o letal si no hay adecuada histocompatibilidad con el donador (a pesar de la inmunodepresión profunda inducida por dosis grandes de ciclofosfamida). Otros efectos adversos del fármaco incluyen náusea, vómito, cardiotoxicidad y trastornos electrolíticos.

Leflunomida

La leflunomida es un profármaco de un inhibidor de la síntesis de pirimidinas (y no de la síntesis de purinas). Es activo después de ingerido y el metabolito activo tiene una semivida larga de varias semanas. En consecuencia, hay que comenzar su administración con una dosis de "saturación", pero puede ingerirse una vez al día después de alcanzar el estado de equilibrio dinámico. En la actualidad su uso ha recibido aprobación sólo contra la artritis reumatoide, aunque están en curso estudios de la combinación de leflunomida y mofetilo de micofenolato contra diversas dermatosis autoinmunitarias e inflamatorias y también para la conservación de aloinjertos en caso de órganos sólidos trasplantados. La leflunomida posee al parecer actividad antivírica (según lo indican datos obtenidos en ratones).

Los efectos tóxicos comprenden aumento de las enzimas hepáticas con riesgo moderado de daño a esta glándula, alteraciones renales y efectos teratógenos. En los estudios de leflunomida en seres humanos se detectó una frecuencia pequeña de efectos cardiovasculares (angina o taquicardia).

Hidroxicloroquina

El fármaco es un antipalúdico con propiedades inmunodepresoras. Se ha considerado que suprime las "modificaciones" intracelulares de antígenos y la "carga" de péptidos en las moléculas de MHC de clase II, al incrementar el pH de los compartimientos lisosómico y endosómico (alcalinización), y, por tanto, al disminuir la activación de linfocitos T.

En virtud de dichas actividades inmunodepresoras, la hidrocloroquina se usa para combatir algunos trastornos autoinmunitarios como la artritis reumatoide y el lupus eritematoso sistémico. También se ha empleado para tratar y evitar la enfermedad de rechazo inverso después del trasplante de células madre alógenas.

Otros fármacos citotóxicos

Los fármacos citotóxicos como la **vincristina, metotrexato** y **citarabina** (cap. 54) también poseen propiedades inmunodepresoras. El metotrexato se ha usado de forma amplia en la artritis reumatoide (cap. 36) y en el tratamiento de la enfermedad de rechazo inverso. Los otros dos fármacos se pueden usar como inmunodepresores, aunque tal empleo no ha sido tan amplio como los antagonistas de purinas y no hay tanta certidumbre en sus indicaciones para la inmunodepresión. La administración del metotrexato (que puede ser ingerido) parece razonable en personas con reacciones idiosincrásicas a los antagonistas de las purinas. Se ha utilizado el antibiótico dactinomicina con algunos buenos resultados, en caso de amenaza del rechazo de un riñón trasplantado. La vincristina es muy útil contra la púrpura trompocitopénica idiopática que es resistente al tratamiento con prednisona. El alcaloide afín de la vinca, la **vinblastina**, evita la desgranulación *in vitro* de las células cebadas al unirse a los microtúbulos intracelulares y evitar la liberación de histamina y otros compuestos vasoactivos.

La **pentostatina** es un inhibidor de la adenosina desaminasa que se utiliza fundamentalmente como antineoplásico para combatir cánceres linfoides, y con ella se obtiene una linfopenia profunda. Se la emplea a menudo en la enfermedad de rechazo inverso resistente a corticoesteroides después del trasplante de células madre alógenas y también en regímenes preparatorios antes de dichos trasplantes para obtener inmunodepresión profunda que evite el rechazo del aloinjerto.

ANTICUERPOS INMUNODEPRESORES

La creación de la tecnología de hibridoma por parte de Milstein y Kohler en 1975 revolucionó el campo de los anticuerpos e incrementó de manera radical la pureza y la especificidad de aquellos utilizados en estudios clínicos y diagnósticos en el laboratorio. Los hibridomas consisten en la fusión de células sintetizadoras de anticuerpos con células del plasmacitoma perpetuadas; se pueden subclonar las células híbridas estables y que producen el anticuerpo necesario para el cultivo en masa y la producción de anticuerpos. En la actualidad la industria farmacéutica utiliza instalaciones de gran escala para la fermentación con esta finalidad.

En fecha reciente se ha empleado la biología molecular para obtener anticuerpos monoclonales. Se han revisado genotecas combinatorias de DNA que codifican cadenas pesadas y ligeras de inmunoglobulinas expresadas en superficies de bacteriófago contra antígenos purificados. Los resultados incluyen la obtención de un fragmento de anticuerpo con especificidad y gran afinidad por el antígeno de interés. La técnica anterior se utilizó para obtener anticuerpos específicos contra virus (como el VIH), proteínas bacterianas, antígenos tumorales e incluso citocinas. En Estados Unidos, la FDA ha aprobado el uso en seres humanos de algunos de los anticuerpos generados de esta manera.

Otras técnicas de bioingeniería genética comprenden la producción de versiones quiméricas y humanizadas de anticuerpos monoclonales murinos para reducir su antigenicidad y prolongar la semivida del anticuerpo en el paciente. Los anticuerpos murinos administrados sin modificaciones a los seres humanos desencadenan la producción de anticuerpos antimurinos por seres humanos (HAMA, *human antimouse antibodies*) que eliminan con gran rapidez las proteínas murinas originales. La humanización comprende sustituir gran parte del anticuerpo murino por regiones humanas equivalentes y conservar intactas sólo las regiones específicas de antígeno variables. Los anticuerpos quiméricos murinos/humanos poseen propiedades similares, gracias a la reposición menos completa de los componentes murinos. Los sufijos aceptados por convención de tales sustancias obtenidas por bioingeniería incluyen: "-umab" o "-zumab" en el caso de anticuerpos humanizados, y "-imab" o "-ximab" en el caso de los productos quiméricos. Las técnicas anteriores han permitido disminuir o impedir de forma satisfactoria la producción de HAMA en lo que respecta a muchos de los anticuerpos que se describen a continuación.

Anticuerpos antilinfocíticos y antitimocíticos

Desde hace más de 100 años se han preparado de forma esporádica antisueros contra los linfocitos. Con el advenimiento del trasplante de órganos humanos como opción terapéutica, asumió nueva importancia la globulina heteróloga antilinfocítica (ALG, *antilymphocyte globulin*). Ésta y la globulina antitimocítica (ATG, *antithymocyte globulin*) se utilizan en muchos centros médicos, sobre todo en programas de trasplante en seres humanos. El antisuero se obtiene casi siempre por medio de la administración de células linfoides de ser humano a animales grandes como los caballos o las ovejas, o conejos con linfocitos humanos.

Los anticuerpos antilinfocíticos actúan de modo predominante en los linfocitos periféricos pequeños de vida larga que circulan entre la sangre y la linfa. Con la administración continua también se agota el número de linfocitos "dependientes del timo" provenientes de folículos linfoides, dado que participan por lo general en el fondo común recirculante. Como consecuencia de la destrucción o la inactivación de linfocitos T, surge deficiencia de la hipersensibilidad tardía y la inmunidad celular, en tanto que permanece relativamente intacta la síntesis de tipo humoral. ALG y ATG son útiles para suprimir algunos compartimientos mayores (como los linfocitos T) del sistema inmunitario y tienen una función determinante en el tratamiento de los trasplantes de órganos sólidos y médula ósea.

Los anticuerpos monoclonales dirigidos contra superficies celulares específicas, como CD3, CD4, CD25, CD40, el receptor de IL-2 y TNF-α (que se exponen más adelante), influyen de manera mucho más selectiva en la función del subgrupo de linfocitos T. La gran especificidad de tales anticuerpos mejora la selectividad y atenúa los efectos tóxicos del tratamiento, aunque también modifica la evolución de la enfermedad en el caso de diversos trastornos autoinmunitarios.

En el tratamiento de los trasplantes se pueden utilizar ALG y anticuerpos monoclonales en la inducción de la inmunodepresión, para combatir el rechazo inicial y para anular el rechazo resistente a corticoesteroides. También se han obtenido algunos buenos resultados con el uso de ALG y ATG en combinación con ciclosporina para preparar a quienes recibirán médula ósea en el trasplante. En esta técnica, el receptor recibe ALG o ATG en dosis grandes durante siete a 10 días antes de trasplantar las células de médula ósea del donador. ALG destruye al parecer los linfocitos T en la médula injertada (del donador) y así reduce la probabilidad de un síndrome intenso de rechazo inverso.

Los efectos adversos de ALG son, en su mayor parte, los que surgen con la inyección de una proteína heteróloga. En el sitio de la inyección aparecen dolor y eritema locales (hipersensibilidad de tipo III). El mecanismo de los anticuerpos humorales permanece activo y por ello se pueden formar anticuerpos dermorreactivos y precipitantes contra IgG "exógena". Surgen reacciones similares con anticuerpos monoclonales de origen murino y se han descrito reacciones que, en opinión de algunos especialistas, son secundarias a la liberación de citocinas por parte de linfocitos T y monocitos.

Se han observado reacciones de tipo anafiláctico y enfermedad del suero a ALG y los anticuerpos monoclonales murinos, y por lo regular obligan a interrumpir su administración. Los complejos de los anticuerpos del hospedador con ALG equina pueden precipitarse y localizarse en los glomérulos renales. La incidencia del linfoma y otras neoplasias aumenta en personas que han recibido un riñón en trasplante. Parece probable que parte del riesgo de cáncer depende de la supresión de un potente sistema de defensa contra virus oncógenos o linfocitos transformados. La preponderancia del linfoma entre dichos cánceres, según se ha considerado, depende de la coincidencia de la inmunodepresión crónica y la proliferación a largo plazo de un número de linfocitos.

Muromonab-CD3

Se han utilizado con frecuencia cada vez mayor en seres humanos anticuerpos monoclonales contra proteínas de la superficie de linfocitos T para el tratamiento de trastornos autoinmunitarios y en casos de trasplante. Estudios clínicos han señalado que el muromonab-CD3 (OKT3), un anticuerpo monoclonal murino dirigido contra la molécula de CD3 en la superficie de timocitos humanos, puede ser útil para tratar el rechazo de un riñón en trasplante. *In vitro*, el muromonab-CD3 bloquea la destrucción por parte de los linfocitos T humanos citotóxicos y otras funciones de dichas células. En un estudio clínico prospectivo, multicéntrico, con asignación al azar, realizado en sujetos que recibieron riñones de cadáver en trasplante, el uso del muromonab-CD3 (junto con dosis menores de corticoesteroides u otros inmunodepresores), resultó ser más eficaz para revertir el rechazo agudo que la corticoterapia habitual. El muromonab-CD3 está aprobado para el tratamiento del rechazo agudo del aloinjerto renal y del trasplante cardiaco o hepático resistente a esteroides. Se han aprobado muchos anticuerpos monoclonales dirigidos contra marcadores de superficie sobre los linfocitos, para indicaciones diversas (véase el apartado de Anticuerpos monoclonales, más adelante), en tanto que otros se hallan en diversas fases de obtención y desarrollo.

Concentrado inmunoglobulínico intravenoso (IGIV)

Una estrategia distinta de la inmunomodulación es el empleo intravenoso de inmunoglobulina humana policlonal; dicho preparado (por lo general, IgG) se elabora a partir de sueros de miles de donadores sanos y no existe algún antígeno específico contra el cual se dirijan los "anticuerpos terapéuticos"; más bien se espera que "el conjunto" de anticuerpos diferentes normalice las redes inmunitarias del paciente.

El IGIV (*immune globulin intravenous*) en altas dosis (2 g/kg) ha sido eficaz contra diversos trastornos, desde deficiencias de inmunoglobulinas y trastornos autoinmunitarios contra la infección por VIH hasta trasplantes de médula ósea. En personas con enfermedad de Kawasaki se ha demostrado que es un producto inocuo y eficaz, mitiga la inflamación sistémica y evita aneurismas de arterias coronarias. También ha suscitado respuestas clínicas satisfactorias en el lupus eritematoso sistémico y en la púrpura trombocitopénica idiopática resistente al tratamiento. Entre los posibles mecanismos de acción de IGIV están la disminución del número de linfocitos T cooperadores, incremento del número de linfocitos T supresores, disminución de la producción espontánea de inmunoglobulinas, bloqueo del receptor Fc, intensificación de la catabolia de anticuerpos e interacciones idiotípicas-antiidiotípicas con "anticuerpos patológicos". No hay certeza en cuanto al mecanismo exacto de acción, pero el IGIV produce innegables beneficios clínicos en muchos sujetos con diversos síndromes inmunitarios.

Microdosis de concentrado inmunoglobulínico contra $Rh_o(D)$

Uno de los primeros avances importantes en inmunofarmacología fue la creación de una técnica para evitar la enfermedad hemolítica por Rh del recién nacido. Dicha técnica se basó en la observación de que podía bloquearse una respuesta de anticuerpos *primaria* a un antígeno heterólogo si se administraba en forma pasiva el anticuerpo específico contra ese antígeno, en el momento de exposición a él. El concentrado inmunoglobulínico contra $Rh_o(D)$ es una solución concentrada (15%) de IgG humana que contiene grandes cantidades de anticuerpos contra el antígeno $Rh_o(D)$ de los eritrocitos.

La sensibilización de una mujer embarazada Rh negativa al antígeno D se produce en el momento del nacimiento de un producto $Rh_o(D)$ positivo o D^u positivo, cuando pueden pasar eritrocitos del feto a la corriente sanguínea de la mujer. La sensibilización también puede suceder con abortos espontáneos o embarazos ectópicos. En nuevos embarazos se transfiere al feto en el tercer trimestre al anticuerpo materno contra las células Rh positivas y así surge eritroblastosis fetal (enfermedad hemolítica del recién nacido).

Si se inyecta el anticuerpo contra $Rh_o(D)$ a la mujer en término de 24 a 72 h del parto de un recién nacido Rh positivo, queda suprimida la propia respuesta de anticuerpos de la madre a células heterólogas $Rh_o(D)$ positivas porque se eliminan de la circulación los eritrocitos del recién nacido antes de que la madre genere una respuesta de células B contra $Rh_o(D)$. De este modo, ya no posee células B de memoria que se activen con nuevos embarazos con fetos $Rh_o(D)$ positivos.

Después de tratar a la mujer con la técnica anterior no se ha observado en nuevos embarazos enfermedad hemolítica por Rh del recién nacido; para obtener buenos resultados con estas medidas profilácticas la madre debe ser Rh_0(D) negativa y D^u negativa y no haber recibido en inyección previa el factor Rh_0(D). El tratamiento también se recomienda a menudo para madres embarazadas con factor Rh negativo a las 26 a 28 semanas de gestación que han experimentado embarazos ectópicos o abortos espontáneos o inducidos, cuando se desconoce el tipo sanguíneo del feto. ***Nota:*** *se administra a la mujer concentrado inmunoglobulínico contra Rh_0(D), pero no debe inyectarse al lactante.*

La dosis habitual del concentrado inmunoglobulínico contra Rho(D) es de 2 ml por vía intramuscular, que contienen en promedio 300 μg de inmunoglobulina G contra Rh_0(D). Son poco frecuentes las reacciones adversas y comprenden molestia en el sitio de la inyección o, en raras ocasiones, mínima elevación térmica.

Inmunoglobulinas hiperinmunitarias

Las sustancias de esta categoría son preparados de IGIV elaborados de conjuntos de donadores humanos o animales selectos, que poseen títulos grandes de anticuerpos contra microorganismos de particular interés, como virus o toxinas (véase el apéndice I). Se dispone de diversos IGIV hiperinmunitarios para tratar el ataque de los virus sincitial respiratorio, varicela-zoster, hepatitis B, rabia, citomegalovirus y virus del herpes humano 3, así como para otros factores como tétanos y sobredosis de digoxina. La administración intravenosa de las globulinas hiperinmunitarias incluye la transferencia pasiva de títulos grandes de anticuerpos, con lo cual decrece el riesgo o la intensidad de la infección. La globulina hiperinmunitaria antirrábica se inyecta alrededor de la herida y también por vía intravenosa. La globulina hiperinmunitaria antitetánica se administra por vía intravenosa, si así está indicada, para profilaxis. Las globulinas hiperinmunitarias contra veneno de víbora de cascabel y coralillo (antivenenos) se preparan en caballos y ovejas y son eficaces contra las víboras de cascabel de América del Norte y Sudamérica y algunas coralillo (pero no la coralillo de Arizona). En caso de intoxicación por veneno de víbora de cascabel se cuenta con antivenenos de origen equino y ovino, pero contra el veneno de coralillo sólo se dispone de antiveneno equino. El antiveneno ovino es un preparado con Fab y es menos inmunógeno que los antivenenos integrales equinos de IgG, aunque conserva la capacidad de neutralizar el veneno de la víbora de cascabel.

ANTICUERPOS MONOCLONALES (MAB)

Los progresos recientes en las técnicas de manipulación de los genes de inmunoglobulinas han permitido obtener un grupo muy amplio de anticuerpos monoclonales humanizados y quiméricos contra "objetivos terapéuticos". Los únicos elementos murinos de los anticuerpos monoclonales humanizados son las regiones que determinan la complementaridad en diversos dominios de las cadenas pesadas y ligeras de las inmunoglobulinas. Las regiones que determinan la complementaridad son las que generan de modo predominante la capacidad de los anticuerpos para unirse con antígenos. De manera característica, los anticuerpos quiméricos contienen regiones murinas variables de unión con antígeno, y regiones constantes humanas. A continuación se describen de forma sinóptica los anticuerpos obtenidos por bioingeniería que tienen aprobación de la FDA en Estados Unidos.

MAB antitumorales

El **alemtuzumab** es una IgG_1 humanizada con una cadena κ que se une al CD52 de los linfocitos B y T normales y los malignos, en linfocitos citolíticos naturales, monocitos, macrófagos y una población pequeña de granulocitos. En Estados Unidos se ha aprobado el uso del alemtuzumab para tratar la leucemia linfocítica crónica de células B en personas tratadas con fármacos alquilantes y en quienes fue ineficaz la fludarabina. Este producto agota al parecer el número de células leucémicas y normales, por lisis que depende en forma directa del anticuerpo. Los individuos que lo reciben muestran linfopenia y pueden también tener disminución del número de neutrófilos, eritrocitos y trombocitos. Como consecuencia, deben vigilarse de manera estrecha en busca de infecciones por oportunistas y efectos secundarios hematológicos.

El **bevacizumab** es un anticuerpo monoclonal humanizado de tipo IgG_1 que se fija al factor de crecimiento del endotelio vascular (VEGF, *vascular endothelial growth factor*) y lo inhibe al fijarse en su receptor, en particular en las células endoteliales. Es un producto antiangiógeno que, según algunos datos, inhibe el crecimiento de los vasos sanguíneos en tumores (angiogénesis). En Estados Unidos tiene uso como tratamiento de primera línea en metástasis de cáncer colorrectal, solo o en combinación con quimioterapia con 5-fluorouracilo. También está aprobado para el cáncer pulmonar no microcítico, glioblastoma multiforme que ha progresado después de un tratamiento previo y cáncer renal metastásico, cuando se usa con interferón α. El bevacizumab es antiangiógeno y se utiliza sólo después de que las incisiones quirúrgicas cicatrizan. Es importante vigilar a las personas que lo reciben en busca de hemorragias, perforaciones de tubo digestivo y dificultad para la cicatrización de heridas. El producto también se ha empleado con indicaciones diferentes de las oficiales, inyectado en el humor vítreo para detener la evolución de la degeneración macular neovascular (véase el apartado de Ranibizumab, más adelante, en Otros anticuerpos monoclonales).

El **cetuximab** es un anticuerpo monoclonal quimérico humano/murino que se fija al receptor del factor de crecimiento epidérmico (EGFR, *epidermal growth factor receptor*), y tal complejo así formado inhibe el crecimiento de linfocitos tumorales por diversos mecanismos, que incluyen la disminución de la actividad de cinasas, la de metaloproteinasas de matriz, la producción del factor de crecimiento e intensificación de la apoptosis. Está indicado en sujetos con cáncer colorrectal metastásico positivo para EGFR y, junto con radioterapia, en pacientes con cáncer de cuello o cabeza. El cetuximab se puede administrar solo o en combinación con irinotecán en individuos incapaces de tolerar este último. Cerca del 4% de los pacientes tratados con cetuximab genera HAMA.

El **ofatumumab** es un anticuerpo humano IgG_1 monoclonal dirigido contra un epítopo del CD20 distinto al del rituximab. Está aprobado para pacientes con leucemia linfocítica crónica (CLL) resistente a la fludarabina y alemtuzumab. El ofatumumab se une a todas las células B, incluidas las B-CLL. Se cree que destruye a estas últimas en presencia del complemento y que media la citotoxicidad celular dependiente de anticuerpos. Hay un pequeño riesgo de reactivación del virus de la hepatitis B en pacientes que toman ofatumumab.

El **panitumumab** es un anticuerpo monoclonal totalmente humano con la cadena ligera κ de IgG_2 y en Estados Unidos su uso es para tratar metástasis del carcinoma colorrectal que expresan al EGFR, con evolución de la neoplasia o después de regímenes quimioterapéuticos con fluoropirimidina, oxaliplatino e irinotecán. El panitumumab se liga al EGFR (a semejanza del cetuximab), inhibe la unión del factor de crecimiento epidérmico con su receptor y evita la autofosforilación del receptor inducida por ligando y la activación de cinasas vinculadas con el receptor. Inhibe el crecimiento celular, induce la apoptosis, aminora la producción del factor de crecimiento vascular y suprime la internalización del EGFR. Después de administrar el compuesto en goteo endovenoso se han observado efectos tóxicos en la piel y otros que son consecuencia de la venoclisis, pero la ventaja respecto del cetuximab es la de un producto totalmente humano y no desencadena la producción de HAMA. En Estados Unidos es el primer anticuerpo monoclonal aprobado por la FDA, obtenido de ratones transgénicos que expresan *loci* de inmunoglobulina humana.

El **rituximab** es un anticuerpo quimérico (murino-humano) IgG_1 monoclonal (Fc humano) que se une al CD20 ubicado en los linfocitos B normales y en los malignos, que está aprobado para el tratamiento de sujetos con linfoma no Hodgkin de células B foliculares o de bajo grado (reincidente o resistente) y leucemia linfocítica crónica. También está aprobado para tratar artritis reumatoide en combinación con metotrexato en personas en quienes el tratamiento con TNF-α ha fallado. El mecanismo de acción incluye lisis mediada por el complemento, citotoxicidad dependiente de anticuerpos e inducción de apoptosis en células malignas de linfoma. En este último padecimiento el fármaco parece experimentar sinergia con la quimioterapia (p. ej., fludarabina y CHOP; véase el capítulo 54). Informes recientes indican que el rituximab también puede ser muy útil en enfermedades autoinmunitarias como la esclerosis múltiple y el lupus eritematoso sistémico.

El **trastuzumab** es un anticuerpo monoclonal humanizado derivado de ADN obtenido por bioingeniería, que se liga al dominio extracelular del receptor HER-2/*neu* del factor de crecimiento epidérmico humano. Dicho anticuerpo bloquea la unión del ligando natural y reduce el número de receptores. Está aprobado para el tratamiento de tumores positivos para HER-*2/neu* en pacientes con cáncer de mama y en individuos con adenocarcinoma metastásico del estómago o de la unión gastroesofágica. Como compuesto solo, induce la remisión en 15 a 20% de los pacientes; en combinación con quimioterapéuticos incrementa el índice de respuesta y la duración de ésta y también la supervivencia anual. Se encuentra en fase de investigación el trastuzumab para usar contra otros tumores que expresan HER-2 (cap. 54).

Anticuerpos monoclonales utilizados para transportar isótopos a los tumores

El **arcitumomab** es un fragmento Fab murino obtenido de un anticuerpo contra un antígeno carcinoembrionario (CEA) marcado con tecnecio 99m (^{99m}Tc) que se utiliza para el estudio inmunogammagráfico de individuos con metástasis de carcinoma colorrectal, para conocer la extensión de la enfermedad. El antígeno carcinoembrionario (CEA, *carcinoembryonic antigen*) suele aumentar en número en los carcinomas gastrointestinales de algunos pacientes. El uso del fragmento Fab atenúa la inmunogenicidad del compuesto de tal manera que puede administrarse más de una vez; los anticuerpos monoclonales murinos intactos producirían HAMA más fuertes.

El **capromab pendetida** es un anticuerpo monoclonal murino dirigido contra el antígeno de membrana específico de próstata. Está acoplado al isótopo indio (^{111}In) y se utiliza en la inmunogammagrafía de individuos con cáncer de próstata confirmado por biopsia y después de extirpar la próstata en aquellos en quienes aumenta la concentración del anticuerpo prostático específico para así conocer la extensión de la enfermedad.

El **ibritumomab tuixetán** es un anticuerpo monoclonal murino contra CD20 marcado con el isótopo itrio (^{90}Y) o ^{111}In. El isótopo, con su radiación, genera la principal actividad antitumoral. Se ha aprobado el uso del ibritumomab en sujetos con linfoma no hodgkiniano de células B o en el de tipo folicular, de bajo grado maligno, recidivante o resistente al tratamiento, incluidos los individuos en los que la enfermedad folicular ha sido resistente al tratamiento con rituximab. Se administra junto con este último en un régimen terapéutico bifásico.

El **tositumomab** es otro anticuerpo monoclonal contra CD20 en complejo con yodo 131 (^{131}I). Se utiliza en el tratamiento bifásico en sujetos con linfoma no hodgkiniano folicular, positivos para CD20, con un trastorno resistente al tratamiento combinado con rituximab y quimioterapéuticos regulares. Sus efectos tóxicos son semejantes a los del ibritumomab e incluyen citopenias intensas como la trombocitopenia y la neutropenia. Es importante no administrar este producto a personas que tengan más de 25% de afectación de la médula ósea.

Anticuerpos monoclonales utilizados como inmunodepresores y antiinflamatorios

A. MAB contra TNF-α

El adalimumab, certolizumab pegol, etanercept, golimumab e infliximab son anticuerpos que se unen al TNF-α, una citocina proinflamatoria de importancia para la artritis reumatoide y enfermedades inflamatorias similares (cap. 36). El bloqueo de la unión de dicho factor y sus receptores en células inflamatorias resulta en la supresión subsiguiente de citocinas proinflamatorias como IL-1 e IL-6 y moléculas de adhesión que intervienen en la activación y migración de los leucocitos. Con el uso de cada uno de estos anticuerpos monoclonales anti-TNF es común que se incremente el riesgo de experimentar infecciones por *Mycobacterium tuberculosis*, virus de la hepatitis B y hongos de invasión sistémica (también es frecuente la reactivación de dichos patógenos). En estos sujetos también puede elevarse el riesgo de procesos malignos, incluido el linfoma.

El **adalimumab** es una IgG_1, de origen exclusivamente humano, aprobada para el tratamiento de artritis reumatoide, artritis juvenil idiopática, artritis psoriásica, espondilitis anquilosante, enfermedad de Crohn y psoriasis en placas. Al igual que los otros fármacos anti-TNF-α, el adalimumab bloquea la interacción de dicho factor con sus receptores correspondientes localizados sobre las superficies celulares; no se une al TNF-β. Este fármaco destruye células que expresan TNF-α en presencia del complemento. Estudios de farmacodinamia demostraron que la administración de adalimumab redujo los niveles de proteína C reactiva, la tasa de sedimentación de eritrocitos, la IL-6 sérica y las metaloproteinasas de matiz MMP-1 y MMP-3.

El **certolizumab pegol** es un fragmento Fab humanizado obtenido mediante bioingeniería que se une al TNF-α. Está unido a una molécula de polietilenglicol de 40 kDa. Neutraliza la actividad del TNF-α tanto libre como unido a la membrana sin lisar células. El certolizumab se indica a pacientes con enfermedad de Crohn y artritis reumatoide.

El **etanercept** es una proteína de fusión dimérica compuesta de las regiones constantes de IgG_1 humana, fusionada con el receptor de TNF. El etanercept se fija a TNF-α y TNF-β y al parecer posee efectos similares a los del infliximab, es decir, inhibe la inflamación mediada por TNF-α, pero su semivida es más breve por su forma física (proteína de fusión) y por la vía de aplicación (inyección subcutánea cada 15 días). En Estados Unidos se ha probado el uso del etanercept contra la artritis reumatoide del adulto, la artritis idiopática juvenil poliarticular, la espondilitis anquilosante y la artritis soriásica. Se puede combinar con metotrexato en algunos pacientes con artritis.

El **golimumab** es un anticuerpo IgG humano monoclonal que también se une al TNF-α soluble y al que está unido a la membrana. Es una IgG_1 human intacta y, como el certolizumab pegol, no lisa las células que expresan TNF-α en la membrana. Está indicado en individuos con artritis reumatoide, espondilitis anquilosante y artritis psoriásica. Tiene como ventaja una semivida tal que las inyecciones subcutáneas pueden autoadministrarse sólo una vez al mes.

El **infliximab** es un anticuerpo IgG_1 monoclonal quimérico que posee regiones constantes humanas (Fc) y regiones variables murinas. Se da por vía intravenosa pero tiene la misma actividad anti-TNF-α que el adalimumab y el etanercept. El infliximab está aprobado para la colitis ulcerativa, enfermedad de Crohn, artritis reumatoide, espondilitis anquilosante, soriasis en placas y artritis soriásica.

B. Abatacept

El abatacept es una proteína de fusión obtenida mediante bioingeniería formada por la fusión entre el domino extracelular del antígeno 4 relacionado con linfocitos T citotóxicos (CTLA-4) y los dominios CH_2, CH_3 y de bisagra de la IgG_1 humana. El CTLA-4 emite una señal inhibitoria a los linfocitos T. Se une con mayor afinidad al CD80/86 que al CD28 (fig. 55-7). Esta proteína de fusión impide la activación de los linfocitos T; se une al CD80 o CD86, de tal manera que el CD28 de dichas células queda bloqueado y no puede estimularlas ni provocar la liberación de citocinas. El abatacept está aprobado para tratar a pacientes con artritis reumatoide y artritis juvenil idiopática. Los sujetos no deben tomar ningún otro fármaco anti-TNF o anakinra mientras reciben tratamiento con abatacept. Tal y como se observa con los compuestos anti-TNF monoclonales, los individuos deben someterse a estudios para detectar infección por tuberculosis latente (y ser tratados en caso necesario) antes de iniciar el tratamiento con abatacept.

C. Alefacept

El alefacept es una proteína obtenida por bioingeniería que consiste en la fracción que se une a CD2 del antígeno 3 propio de la función leucocítica (LFA-3) y que se fusiona con la región Fc de IgG_1 humana (bisagra, CH_2, y CH_3) para tratar la psoriasis en placa. Inhibe la activación de los linfocitos T al unirse a CD2 de la superficie celular y con ello anula la interacción normal CD2/LFA-3 (fig. 55-7). La administración del alefacept también permite disminuir el número total de linfocitos T circulantes (por un mecanismo que depende de la dosis), en especial subgrupos efectores de memoria CD4 y CD8 que predominan en las placas soriásicas. Es importante cuantificar en forma seriada el número de linfocitos T periféricas en personas que reciben alefacept y dejar de usar el producto si el número de los linfocitos CD4 desciende a menos de 250 células/μl.

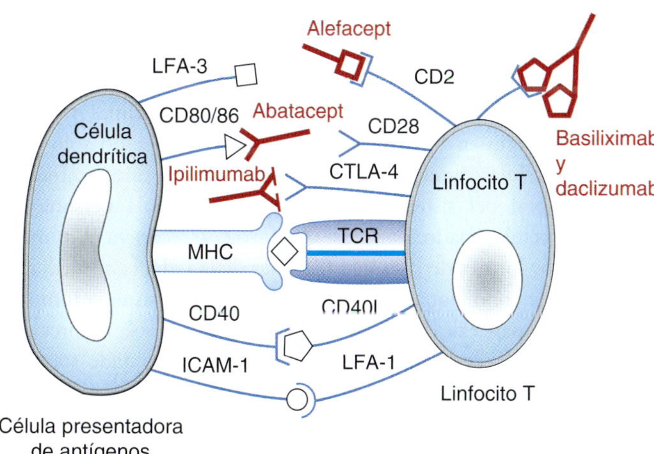

FIGURA 55–7 Acciones de algunos anticuerpos monoclonales (*en color rojo*). La proteína de fusión CTLA-4-IgFc (CTLA-4-Ig, abatacept) se une al CD80/86 de las DC e inhibe la coestimulación de los linfocitos T. El alefacept inhabilita la activación de los linfocitos T al imposibilitar la interacción entre el LFA-3 y el CD2. El basiliximab y el daclizumab bloquean la unión de la IL-2 con su receptor (CD25) en los linfocitos T e impiden la activación; el CD25 también es importante para la sobrevivencia de los linfocitos T reguladores. La activación de los linfocitos T puede mantenerse o restaurarse si se bloquea la interacción entre el CTLA-4 y el CD80/86 mediante un anticuerpo anti-CTLA-4 (p. ej., el ipilimumab, que se encuentra en la fase 3 de pruebas clínicas); el ipilimumab inhibe la señalización del CTLA-4 y prolonga la activación.

D. Basiliximab y daclizumab

El basiliximab es una IgG_1 quimérica murina/humana que se fija a CD25, la cadena α del receptor de IL-2 en linfocitos activados. El daclizumab es una IgG_1 humanizada que también se une a la subunidad α del receptor de IL-2. Ambos compuestos funcionan como antagonistas de IL-2 y bloquean la unión de ésta a linfocitos activados y son, por lo tanto, inmunodepresores. Están indicados para la profilaxis de rechazo agudo de órganos en pacientes con trasplante renal y pueden usarse como parte de un régimen inmunodepresor que también incluye glucocorticoides y ciclosporina A.

E. Natalizumab

El natalizumab es un anticuerpo IgG4 monoclonal humanizado que se une a la subunidad α4 de las integrinas α4β1 y α4β7 expresadas en las superficies de todos los leucocitos, excepto en los neutrófilos, e inhibe la adhesión mediada por α4 de los leucocitos con sus receptores cognados. Está indicado para pacientes con esclerosis múltiple y enfermedad de Crohn que no toleran tratamientos convencionales o tienen respuestas inadecuadas a ellos.

F. Omalizumab

Es un anticuerpo monoclonal humanizado contra IgE recombinante, con uso aprobado para el asma alérgica de adultos y adolescentes, que no mejoran con corticoesteroides inhalados (cap. 20). El anticuerpo bloquea la unión de IgE con el receptor Fcε de alta afinidad en los basófilos y células cebadas, lo que suprime la liberación de mediadores de alergia de tipo I mediada por IgE, como la histamina y los leucotrienos. Después de administrar el anticuerpo mencionado pueden persistir elevadas las concentraciones séricas de IgE.

G. Tocilizumab

El tocilizumab es una IgG_1 humanizada obtenida mediante bioingeniería que se une a receptores de IL-6 solubles y a los integrados en membranas. En los linfocitos inhibe la señalización mediada por la IL-6 y suprime así procesos inflamatorios. Está indicado para el tratamiento de pacientes con artritis reumatoide resistente a otros compuestos anti-TNF-α. Puede utilizarse solo o combinado con metotrexato u otros fármacos antirreumáticos modificadores de la enfermedad. Los sujetos que toman tocilizumab tienen el mismo incremento de riesgo de experimentar infecciones que aquellos individuos tratados con anticuerpos monoclonales anti-TNF-α.

H. Ustekinumab

El ustekinumab es un anticuerpo IgG_1 monoclonal humano que se une a la subunidad p40 de las citocinas IL-12 e IL-23. Impide que dichas interleucinas se unan con sus receptores, y, por lo tanto, inhibe en los linfocitos la señalización mediada por receptores. El ustekinumab está indicado en pacientes con soriasis moderada o grave. Las ventajas del ustekinumab sobre los fármacos anti-TNF-α en el tratamiento de la psoriasis son la dosificación muy infrecuente y la mejoría de los síntomas, que es más rápida y prolongada.

Otros anticuerpos monoclonales

El **abciximab** es un fragmento Fab de un anticuerpo monoclonal murino/humano que se liga al receptor de integrina GPIIb/IIIa sobre plaquetas activadas e impide que el fibrinógeno, el factor de von Willebrand y otras moléculas de adherencia se unan a plaquetas activadas y así evita su agregación. Está indicado como tratamiento adjunto de la intervención coronaria percutánea para la prevención de complicaciones cardiacas isquémicas. Véase el capítulo 34 para mayor información.

El **denosumab** es un anticuerpo IgG_2 monoclonal humano específico para el RANKL (ligando del receptor activador para el factor nuclear κ-β,) humano. Al unirse al RANKL inhibe la maduración de los osteoclastos, las células encargadas de la resorción ósea. El denosumab está indicado para el tratamiento de la osteoporosis en mujeres posmenopáusicas con alto riesgo de sufrir fracturas. Antes de iniciar la administración del fármaco se debe evaluar a los pacientes para confirmar que no padecen hipocalcemia. Durante el tratamiento los sujetos deben recibir complementos de calcio y vitamina D.

El **eculizumab** es un anticuerpo monoclonal de tipo IgG humanizado que se fija al componente C5 del complemento e impide que se desdoble en C5a y C5b y con ello evita que se produzca la actividad lítica formadora de poros en la fase terminal del complemento. El eculizumab ha recibido aprobación en Estados Unidos para su utilización en sujetos con hemoglobinuria paroxística nocturna (PNH, *paroxysmal nocturnal hemoglobinuria*), y con ello reduce en forma notable la necesidad de transfusiones eritrocíticas. Evita los síntomas de anemia, fatiga, trombosis y hemoglobinemia de la PNH, al inhibir la hemólisis intravascular por lisis eritrocítica. Los médicos deben estar conscientes de que incrementa el peligro de infección meningocócica en personas que reciben dicho anticuerpo monoclonal contra C5.

El **palivizumab** es un anticuerpo monoclonal que se liga a la proteína de fusión del virus sincitial respiratorio, y así impide la infección de células susceptibles en las vías respiratorias. Se le utiliza en recién nacidos en peligro de dicha infección vírica y reduce 50%, en promedio, la frecuencia de infecciones y hospitalización (cap. 49).

El **ranibizumab** es un fragmento Fab de IgG_1 obtenido mediante bioingeniería que se une al VEGF-A. Asimismo, inhibe la neovascularización al impedir que el VEGF se una a su receptor. El ranibizumab se administra por inyección intravítrea en pacientes con degeneración macular relacionada con la edad, visión borrosa súbita o pérdida de la visión secundaria a edema macular posterior a una oclusión de la vena retiniana. El **pegaptanib** es un oligonucleótido pegilado que se une al VEGF extracelular y también se administra por inyección intravítrea para lentificar la degeneración macular.

EMPLEOS CLÍNICOS DE LOS INMUNODEPRESORES

Los inmunodepresores se utilizan por lo general en dos situaciones clínicas: trasplantes y enfermedades autoinmunitarias. Los fármacos administrados difieren un poco en relación con los trastornos específicos tratados (véanse los fármacos específicos en el cuadro 55-1) y también los planes de administración. Los trastornos autoinmunitarios son muy complejos y por esa razón los planes óptimos de tratamiento no se han definido en innumerables situaciones clínicas.

TRASPLANTE DE ÓRGANOS SÓLIDOS Y MÉDULA ÓSEA

Para trasplantar órganos se necesita la tipificación histológica, basada en estudios de histocompatibilidad entre el donador y el receptor, con el sistema de haplotipos del antígeno leucocítico humano (HLA). El grado elevado de histocompatibilidad reduce la posibilidad del rechazo del injerto y también puede disminuir la necesidad de tratamiento inmunodepresor intensivo. Antes del trasplante puede someterse a los pacientes a un régimen de inmunodepresión que incluya globulina antitimocítica, muromonab-CD3, daclizumab o basiliximab. En el caso de un trasplante de órganos sólidos se observan cuatro tipos de rechazo por el receptor: **hiperagudo, acelerado, agudo** y **crónico**. El primero es consecuencia de anticuerpos preformados contra el órgano donado, como los anticuerpos contra grupos sanguíneos. Dicha forma de rechazo surge en término de horas del trasplante y no lo interrumpen los fármacos inmunodepresores. Ocasiona necrosis rápida e ineficacia del órgano trasplantado. El rechazo acelerado tiene la mediación de los anticuerpos y los linfocitos T, pero tampoco lo revierten los inmunodepresores. El rechazo agudo de un órgano surge en el lapso de días o meses y en él participa en forma predominante la inmunidad de tipo celular. La reversión del rechazo agudo suele ser posible con inmunodepresores de tipo general como azatioprina, mofetilo de micofenolato, ciclosporina, tacrolimus, glucocorticoides, ciclofosfamida, metotrexato y sirolimus. En fecha reciente se han utilizado fármacos biológicos como el anticuerpo monoclonal contra CD3 contra el rechazo agudo de células madre. El rechazo crónico casi siempre se produce meses o años después del trasplante; se caracteriza por el engrosamiento y fibrosis de los vasos del órgano trasplantado y en él participan las respuestas inmunitarias de tipo celular y humoral. Esta forma de rechazo se trata con los mismos fármacos que en el caso del rechazo agudo.

El trasplante de células madre alógenas es un tratamiento probado contra muchas enfermedades cancerosas y no cancerosas. Se identifica a un donador con compatibilidad respecto a HLA, casi siempre un familiar, se prepara (condiciona) al paciente con quimioterapia en altas dosis o radioterapia y después se introducen las células madre al receptor. El régimen de condicionamiento se emplea no sólo para destruir las células cancerosas en caso de un cáncer, sino también la supresión total del sistema inmunitario para que la persona no rechace las células madre donadas. Conforme se recupera el número de elementos formes de la sangre (después de la reducción mediante el régimen de condicionamiento) aparece un nuevo sistema inmunitario creado a partir de células madre donadas. Pocas veces sobreviene el rechazo de las células madre donadas y puede ser tratado sólo por introducción de más células madre de ese tipo del donador.

Sin embargo, la enfermedad de rechazo inverso (también conocida como enfermedad de injerto contra hospedador) es muy común y se observa en la mayor parte de individuos que reciben un órgano alógeno en trasplante. Dicha enfermedad surge conforme los linfocitos T donados no reconocen como propios tejidos, como piel, hígado e intestinos del paciente (las más de las veces) y los atacan. En el comienzo de la evolución del método se administran inmunodepresores (ciclosporina, metotrexato y otros más) para evitar que surja este problema, pero por lo regular aparece a pesar de estas precauciones y fármacos. La enfermedad aguda de rechazo inverso se observa en los primeros 100 días y suele manifestarse por erupción cutánea, diarrea intensa o manifestaciones tóxicas en el hígado. Casi siempre se agregan más fármacos y algunos de los primeros invariablemente son los corticoesteroides en dosis altas y otros más son el mofetilo de micofenolato, sirolimus, tacrolimus y daclizumab, con índices satisfactorios de buenos resultados. Por lo general, las personas evolucionan hasta llegar a la fase crónica de la enfermedad de rechazo inverso (después de 100 días) y luego de esa fecha necesitan tratamiento por lapsos variables. Sin embargo, a diferencia del trasplante de órganos sólidos, muchos individuos que reciben células madre en trasplante al final pueden interrumpir el uso de los inmunodepresores, gracias a que experimentan una resolución de la enfermedad de rechazo inverso (uno a dos años después del trasplante).

TRASTORNOS AUTOINMUNITARIOS

Es muy variable la eficacia de los inmunodepresores contra trastornos autoinmunitarios; sin embargo, con su empleo se pueden obtener remisiones en muchos casos de anemia hemolítica autoinmunitaria, púrpura trombocitopénica idiopática, diabetes de tipo 1, tiroiditis de Hashimoto y arteritis temporal. A menudo se obtiene mejoría en personas con lupus eritematoso sistémico, glomerulonefritis aguda, inhibidores adquiridos del factor VIII (anticuerpos), artritis reumatoide, miopatía inflamatoria, esclerodermia y otros cuadros autoinmunitarios.

Los inmunodepresores se utilizan en el asma grave y crónica, casos en los que la ciclosporina suele ser eficaz y el sirolimus es otra alternativa. En fechas recientes se ha aprobado en Estados Unidos el omalizumab (anticuerpo contra IgE) para tratar el asma grave (véase la sección anterior). Está en fase de investigación clínica el tacrolimus para tratar la hepatitis crónica activa autoinmunitaria y la esclerosis múltiple, trastornos en los cuales tiene utilidad el interferón β.

TRATAMIENTO INMUNOMODULADOR

La obtención de fármacos que modulan la respuesta inmunitaria y no la suprimen se ha vuelto un terreno importante de la farmacología. Las bases teóricas de dicha estrategia presuponen que tales fármacos pueden incrementar la reactividad inmunitaria de individuos con inmunodeficiencia selectiva o generalizada. Las principales situaciones posibles para emplearlos son trastornos de inmunodeficiencia, enfermedades infecciosas crónicas y cáncer. La epidemia del sida ha intensificado en grado notable el interés para obtener inmunomoduladores más eficaces.

Citocinas

Las citocinas constituyen un gran grupo de proteínas heterogéneas con diversas funciones. Algunas de ellas son inmunorreguladoras y se sintetizan en células linforreticulares y participan en innumerables interacciones en las funciones del sistema inmunitario y en el control de la hematopoyesis. Las citocinas que se han identificado con claridad se resumen en el cuadro 55-2. En muchos casos median sus efectos con la participación de receptores en las células "efectoras" importantes y al parecer actúan por un mecanismo de acción similar al de las hormonas. En otros casos, las citocinas pueden ejercer efectos antiproliferativos, antimicrobianos y antineoplásicos.

El primer grupo de citocinas descubierto fue el de los interferones (IFN), seguido por los factores estimulantes de colonias (CSF, *colony-stimulating factors*) (cap. 33). Estos últimos regulan la proliferación y la diferenciación de blastos de la médula ósea. Muchas de las citocinas de identificación reciente se han clasificado como interleucinas (IL) y han recibido un número con base en el orden de su descubrimiento. Las citocinas se producen mediante técnicas de clonación génica.

CUADRO 55–2 Citocinas

Citocina	Propiedades
Interferón α (IFN-α)	Antivírico, oncostático, activa los linfocitos NK
Interferón β (IFN-β)	Antivírico, oncostático, activa los linfocitos NK
Interferón γ (IFN-γ)	Antivírico, oncostático, secretado por linfocitos TH1, NK, CTL y macrófagos, a las que activa e incrementa su número
Interleucina 1 (IL-1)	Activación de linfocitos T, proliferación y diferenciación de células B
Interleucina 2 (IL-2)	Proliferación de linfocitos T, activación de linfocitos TH1, NK, y LAK
Interleucina 3 (IL-3)	Proliferación y diferenciación de precursores hematopoyéticos
Interleucina 4 (IL-4)	Activación de linfocitos TH2 y CTL; proliferación de células B
Interleucina 5 (IL-5)	Proliferación de eosinófilos; proliferación y diferenciación de células B
Interleucina 6 (IL-6)	Proliferación de HCF, TH2, CTL y células B
Interleucina 7 (IL-7)	Proliferación de CTL, NK, LAK, y células B; estimulación de precursores químicos
Interleucina 8 (IL-8)	Quimiotaxia de neutrófilos, acciones proinflamatorias
Interleucina 9 (IL-9)	Proliferación de linfocitos T
Interleucina 10 (IL-10)	Supresión de TH1, activación de CTL y proliferación de células B
Interleucina 11 (IL-11)	Proliferación de megacariocitos; diferenciación de células B
Interleucina 12 (IL-12)	Proliferación y activación de TH1 y CTL
Interleucina 13 (IL-13)	Modulación de la función de macrófagos; proliferación de células B
Interleucina 14 (IL-14)	Proliferación y diferenciación de células B
Interleucina 15 (IL-15)	Activación de TH1, CTL y NK/LAK; expansión de los conjuntos de linfocitos T de memoria
Interleucina 16 (IL-16)	Quimiotaxia de linfocitos T; suprime la réplica de VIH
Interleucina 17 (IL-17)	Producción de citocinas por células del estroma
Interleucina 18 (IL-18)	Induce respuestas de TH1
Interleucina 19 (IL-19)	Efectos proinflamatorios
Interleucina 20 (IL-20)	Estimula la diferenciación cutánea
Interleucina 21 (IL-21)	Estimula la proliferación de linfocitos T activadas; maduración de linfocitos NK
Interleucina 22 (IL-22)	Reguladora de linfocitos TH2
Interleucina 23 (IL-23)	Estimula la proliferación de linfocitos TH1 de memoria
Interleucina 24 (IL-24)	Induce apoptosis tumoral y también respuestas de linfocitos TH1
Interleucina 27 (IL-27)	Estimula las células CD4 no expuestas para producir IFN-γ
Interleucinas 28 y 29 (IL-28, IL-29)	Propiedades antivíricas similares a las del interferón
Interleucina 30 (IL-30)	Subunidad p28 de IL-27
Interleucina 31 (IL-31)	Contribuye a hipersensibilidades de tipo I y respuestas de TH2
Interleucina 32 (IL-32)	Participa en la inflamación

(continúa)

CUADRO 55-2 Citocinas. (*Continuación*)

Citocina	Propiedades
Interleucina-34 (IL-34)	Estimula la proliferación de monocitos a través del receptor CSF-1 (CSF-1R)
Interleucina-35 (IL-35)	Induce linfocitos T reguladores (iT_R35)
Factor de necrosis tumoral α (TNF-α)	Oncostático, activación de macrófagos y efectos proinflamatorios
Factor de necrosis tumoral β (TNF-β)	Oncostático, proinflamatorio y quimiotáctico
Factor estimulante de colonias de granulocitos	Producción de granulocitos
Factor estimulante de colonias de granulocitos y macrófagos	Producción de granulocitos, monocitos y eosinófilos
Factor estimulante de colonias de macrófagos	Producción y activación de monocitos
Eritropoyetina (epoetina, EPO)	Producción de eritrocitos
Trombopoyetina (TPO)	Producción de plaquetas

HCF, cofactor hematopoyético; LAK, linfocitos citolíticos activados por linfocinas.
Nota: muchas interleucinas tienen actividades comunes y se influyen de forma recíproca.

La semivida sérica de casi todas las citocinas es muy breve (incluidos TNF-α, IFN-γ, IL-2, factor estimulante de colonias de granulocitos [G-CSF, *granulocyte colony-stimulating factor*] y el factor estimulante de colonias de granulocitos y macrófagos [GM-CSF; *granulocyte-macrophage colony-stimulating factor*]). La vía de administración subcutánea, que es la habitual, permite una liberación más lenta de tales productos en la circulación y que su acción dure más tiempo. Cada citocina posee su propio perfil de efectos tóxicos, aunque algunas comparten unos cuantos de ellos. Por ejemplo, IFN-α, IFN-β, IFN-γ, IL-2 y TNF-α inducen fiebre, síntomas seudogripales, anorexia, fatiga, y malestar general.

Los interferones son proteínas que se clasifican en tres familias: **IFN-α**, **IFN-β** e **IFN-γ**. La familia de los primeros dos interferones comprende los interferones de tipo I, es decir, proteínas estables en un medio ácido que actúan en el mismo receptor en las células "efectoras". El IFN-γ, que es un IFN de tipo II, es lábil a ácidos y actúa en otro receptor en las células efectoras. Los interferones de tipo I suelen aparecer cuando existen infecciones víricas en que los leucocitos producen IFN-α. Los fibroblastos y las células epiteliales liberan IFN-β y los linfocitos T activados suelen generar IFN-γ.

Los interferones interactúan con receptores celulares para producir efectos muy diversos que dependen de las células y los tipos de estas sustancias. Éstos, en particular el interferón γ, poseen propiedades de intensificación inmunitaria, que incluyen una mayor presentación de antígeno y macrófagos, linfocitos citolíticos naturales, y activación de linfocitos T citotóxicos. Los IFN también inhiben la proliferación celular y, en este sentido, los interferones α y β son más potentes que el IFN-γ. Otra acción notable de estas sustancias es la mayor expresión de las moléculas de MHC en las superficies celulares. Los tres tipos de interferón inducen las moléculas de MHC de clase I, pero sólo el interferón γ induce la expresión de clase II. En las células gliales, el interferón β antagoniza dicho efecto y en realidad puede atenuar la presentación del antígeno en el interior del sistema nervioso.

En Estados Unidos se ha aprobado el uso del interferón α para tratar algunas neoplasias, como la tricoleucemia, leucemia mielógena crónica, melanoma maligno y sarcoma de Kaposi y también contra las hepatitis B y C. Asimismo, se ha detectado actividad como antineoplásico en el adenocarcinoma renal, el síndrome carcinoide y la leucemia de linfocitos T. Se ha aprobado el uso de IFN-β contra la esclerosis múltiple recidivante. También se ha aceptado el interferón γ para tratar la enfermedad granulomatosa crónica, y la interleucina 2 contra las metástasis del adenocarcinoma renal y el melanoma maligno. Aún están en curso investigaciones de otras citocinas en seres humanos que incluyen las interleucinas 1, 3, 4, 6, 10, 11 y 12. Los efectos tóxicos de los interferones, entre ellos fiebre, escalofrío, malestar general, mialgias, mielosupresión, cefalea y depresión, limitan gravemente su uso clínico.

El factor de necrosis tumoral α se ha estudiado de manera amplia para tratar algunos cánceres, pero los resultados han sido desalentadores por los efectos tóxicos que limitan la dosis. Una excepción es el empleo de altas dosis intraarteriales de dicho factor, contra el melanoma maligno y el sarcoma de partes blandas de las extremidades; en ambos trastornos se han obtenido índices de respuesta mayores de 80%.

Están en investigación en seres humanos las citocinas como complementos de vacunas y se han obtenidos algunos resultados positivos con IFN e IL-2 en la respuesta de los seres humanos a la vacuna contra la hepatitis B. El denileukin diftitox es una IL-2 fusionada a toxina diftérica y se utiliza para tratar a los pacientes con linfomas cutáneos de linfocitos T CD25+. También se han observado efectos coadyuvantes de IL-12 y GM-CSF con las vacunas. GM-CSF es de interés particular porque estimula la atracción de células presentadoras de antígenos profesionales, como las células dendríticas, necesarias para la sensibilización de la respuesta específica de antígenos que presentan los linfocitos T sin exposición previa. Han surgido algunas afirmaciones de que GM-CSF por sí solo estimula una respuesta inmunitaria antineoplásica que culmina en la regresión del tumor en el caso del melanoma y el cáncer de próstata.

Es necesario destacar que las interacciones de las citocinas con las células efectoras producen a menudo la liberación de una cascada de citocinas endógenas diferentes, que manifiestan sus efectos en forma seriada o simultánea. Por ejemplo, la exposición al interferón γ incrementa el número de receptores de superficie en las células efectoras para TNF-α. La administración de IL-2 induce la producción de TNF-α en tanto que la de IL-12 hace que se genere IFN-γ.

Inhibidores de citocinas

La aplicación más reciente de los inmunomoduladores comprende el empleo de inhibidores de citocinas contra enfermedades inflamatorias y choque séptico, trastornos en los que las citocinas como IL-1 y TNF-α (véase más adelante) participan en su patogenia. Entre los fármacos en estudio figuran anticuerpos contra citocinas, receptores solubles de citocinas. La **anakinra** es una forma recombinante del antagonista del receptor de IL-1 nativo que impide la unión entre la IL-1 y su receptor, de tal modo que se interrumpe la cascada de liberación de las citocinas. La anakinra está aprobada para tratar la artritis reumatoide en adultos en quienes el tratamiento ha fallado con uno o más fármacos antirreumáticos modificadores de la enfermedad. El **canakinumab** es un anticuerpo anti-IL-1β monoclonal humano obtenido mediante bioingeniería. Se une a la IL-1β e impide su unión con los receptores de IL-1. El **rilonacept** es una proteína dimérica de fusión formada por los dominios de unión a ligandos de las porciones extracelulares del componente del receptor de interleucina 1 humana (IL-1RI) y la proteína receptora accesoria (IL-1RAcP) fusionada a la porción Fc de la IgG_1 humana. Estas moléculas están indicadas para el tratamiento de síndromes periódicos relacionados con criopirina.

Los pacientes deben vigilarse con cuidado para identificar infecciones graves o procesos malignos si también están bajo tratamiento con un fármaco anti-TNF-α, padecen infecciones crónicas o están inmunodeprimidos.

REACCIONES INMUNITARIAS A FÁRMACOS Y ALERGIAS MEDICAMENTOSAS

En secciones anteriores de este capítulo se revisó el mecanismo inmunitario básico y las formas en que se le puede suprimir o estimular con fármacos. Los compuestos también activan a este sistema por vías indeseables que se manifiestan en reacciones medicamentosas adversas; por lo regular se les agrupa en la clasificación general de "alergias farmacológicas". Muchas reacciones medicamentosas, como las que se observan con la penicilina, yoduros, fenilhidantoína y sulfonamidas, son de naturaleza alérgica y se manifiestan por erupciones cutáneas, edema, reacciones anafilactoides, glomerulonefritis, fiebre y eosinofilia.

Las reacciones farmacológicas mediadas por respuestas inmunitarias surgen por mecanismos diferentes. Cualquiera de los cuatro tipos principales de hipersensibilidad señalados en párrafos anteriores pueden vincularse con reacciones farmacológicas alérgicas:

- **Tipo I:** reacciones alérgicas agudas mediadas por la inmunoglobulina E a veneno de insectos, pólenes y fármacos que incluyen entre sus manifestaciones anafilaxia, urticaria y angioedema. La inmunoglobulina E se fija a las células cebadas de tejidos y a los basófilos sanguíneos y después de interactuar con el antígeno, dichas células liberan mediadores potentes.
- **Tipo II:** los fármacos suelen modificar las proteínas del hospedador y con ello activan respuestas de anticuerpos a la proteína ya modificada; tales respuestas alérgicas incluyen la participación de IgG o IgM en las que el anticuerpo queda fijado a una célula del hospedador para después ser objeto de lisis mediada por el complemento o de citotoxicidad celular que depende de anticuerpos.
- **Tipo III:** fármacos que producen enfermedad del suero, en la que participan complejos inmunitarios que contienen IgG, y una vasculitis generalizada que depende del complemento y que también puede ocasionar urticaria.
- **Tipo IV:** alergia mediada por células, como mecanismo que interviene en la dermatitis alérgica por contacto con fármacos tópicos o induración de la piel en el sitio de la inyección intradérmica del antígeno.

En algunas reacciones farmacológicas pueden surgir de manera simultánea varias de las respuestas de hipersensibilidad. En ocasiones, algunas reacciones adversas a fármacos se clasifican de modo erróneo como alérgicas o inmunitarias, pero en realidad son estados de deficiencia genética o idiosincrásicos y no son mediados por mecanismos inmunitarios (como la hemólisis por primaquina en la deficiencia de deshidrogenasa de glucosa-6-fosfato o la anemia aplásica causada por el cloranfenicol).

ALERGIA FARMACOLÓGICA INMEDIATA (TIPO I)

La alergia de tipo I (inmediata) a algunos fármacos surge cuando el compuesto, incapaz de inducir una respuesta inmunitaria por sí mismo, se liga en forma covalente a una proteína transportadora del hospedador (hapteno). Al ocurrir tal fenómeno, el sistema inmunitario detecta el conjugado de fármaco/hapteno como una "parte propia modificada" y reacciona con la generación de anticuerpos IgE específicos contra tal conjugado. No se sabe por qué algunas personas presentan una respuesta de tipo IgE a un fármaco, en tanto que en otras interviene la respuesta de IgG. Bajo la influencia de las interleucinas 4, 5 y 13 secretadas por los linfocitos TH2, los linfocitos B que son específicos de ese fármaco secretan anticuerpos IgE. En la figura 55-5 se señala el mecanismo de la hipersensibilidad inmediata mediada por IgE.

La fijación del anticuerpo IgE a receptores Fc de gran afinidad (FcεR) en los basófilos sanguíneos o su equivalente hístico (células cebadas) prepara el terreno para que aparezca una reacción alérgica aguda. Los sitios más importantes para la distribución de dichas células son la piel, el epitelio de vías nasales, los pulmones y el tubo digestivo. Cuando el fármaco nocivo se introduce de nueva cuenta en el organismo, se ligan y establecen enlaces cruzados con IgE en la superficie de basófilos y células cebadas y así "avisa" la liberación de mediadores (como histamina, leucotrienos; caps. 16 y 18) de los gránulos. La liberación de los mediadores se acompaña de la penetración de calcio y disminución de la concentración de cAMP en el interior de las células cebadas. Muchos de los fármacos que bloquean la liberación del mediador al parecer lo hacen por medio de un mecanismo en el que interviene cAMP (como catecolaminas, glucocorticoides o teofilina); otros bloquean la liberación de histamina y otros más bloquean los receptores de esta última. Durante la liberación de histamina también se generan otras sustancias vasoactivas como cininas. Los mediadores mencionados inician fenómenos como la relajación inmediata del músculo liso vascular, intensificación de la permeabilidad vascular, hipotensión, edema y broncoconstricción.

Farmacoterapia de la alergia inmediata

El personal asistencial puede detectar la posible sensibilidad a un fármaco por una simple prueba de la escarificación, en la cual se aplican unas gotas de solución muy diluida del fármaco a la piel y con la punta de una aguja se efectúa una escarificación. En caso de haber alergia aparece de inmediato (en un lapso de 10 a 15 min) una roncha (edema) y eritema (incremento del flujo sanguíneo). Sin embargo, las cutirreacciones pueden arrojar resultados negativos a pesar de que exista hipersensibilidad por IgE a un hapteno o a un producto metabólico del fármaco, en particular si la persona recibe corticoesteroides o antihistamínicos.

Los fármacos que modifican las respuestas alérgicas actúan en algunos eslabones de esta cadena de fenómenos. La prednisona utilizada contra reacciones graves de este tipo es inmunodepresora; bloquea la proliferación de las clonas productoras de IgE e inhibe la producción de IL-4 por parte de los linfocitos T cooperadores en la respuesta de IgE, dado que los glucocorticoides suelen ser tóxicos para los linfocitos. En el componente eferente de la respuesta alérgica, el isoproterenol, adrenalina y teofilina disminuyen la liberación de mediadores producidos por las células cebadas y los basófilos y con ello dilatan los bronquios. La adrenalina tiene acción contraria a la de la histamina; relaja el músculo liso de bronquiolos y contrae el músculo liso vascular y así anula el broncoespasmo y la hipotensión. Los antihistamínicos inhiben de modo competitivo a la histamina y por consiguiente originan broncoconstricción y mayor permeabilidad capilar en el órgano terminal. Los glucocorticoides también mitigan la lesión y el edema en el tejido inflamado y facilitan la acción de las catecolaminas en células que se han tornado resistentes al tratamiento con adrenalina o isoproterenol. Algunos fármacos orientados a la inhibición de los leucotrienos pueden ser útiles en trastornos alérgicos e inflamatorios agudos (cap. 20).

Desensibilización a los efectos de fármacos

Cuando no se cuenta con otras posibilidades razonables, cabe recurrir a algunos fármacos (penicilina, insulina) contra enfermedades letales, incluso en presencia de sensibilidad alérgica conocida. En dichos casos la desensibilización (también llamada hiposensibilidad) se practica mediante el uso inicial de dosis muy pequeñas del fármaco, que se aumentan de modo gradual en un lapso de horas hasta alcanzar los intervalos terapéuticos (cap. 43). El método anterior es peligroso y debe realizarse sólo bajo supervisión médica directa, ya que puede surgir anafilaxia antes de obtener la desensibilización. Se ha pensado que la administración lenta y progresiva del fármaco se liga de manera paulatina a todas las inmunoglobulinas E activas sobre las células cebadas y así da lugar a la liberación gradual de gránulos. Una vez ligadas todas las moléculas de IgE en la superficie de las células cebadas y después de su desgranulación, se pueden administrar dosis terapéuticas del fármaco nocivo, con mínima respuesta inmunitaria ulterior. Por esa razón, el paciente queda desensibilizado sólo después de la administración del fármaco.

REACCIONES AUTOINMUNITARIAS A FÁRMACOS (TIPO II)

Algunos fármacos inducen síndromes autoinmunitarios; entre los ejemplos figuran el lupus eritematoso sistémico después de la administración de hidralazina o procainamida, "la hepatitis lupoide" por sensibilidad a laxantes, la anemia hemolítica autoinmunitaria que es consecuencia de la administración de metildopa, la púrpura trombocitopénica por quinidina, y la agranulocitosis por diversos compuestos. Como se señaló en otros capítulos de esta obra, diversos fármacos inducen reacciones de tipos I y II. En dichos estados autoinmunitarios farmacoinducidos, los anticuerpos de tipo IgG se unen a tejido modificado por el fármaco y son destruidos por el sistema de complemento o por células fagocíticas con receptores Fc. Por fortuna, dichas reacciones suelen ceder en término de meses tras interrumpir el contacto con el fármaco patógeno. La administración de inmunodepresores está justificada sólo si la respuesta autoinmunitaria es extraordinariamente intensa.

ENFERMEDAD DEL SUERO Y REACCIONES VASCULÍTICAS (TIPO III)

Las reacciones inmunitarias a fármacos, que culminan con la enfermedad del suero, son más frecuentes que las respuestas anafilácticas inmediatas, pero suele haber "superposición" o coexistencia de hipersensibilidades de tipos II y III. Las manifestaciones clínicas en la enfermedad del suero incluyen erupciones urticarianas y eritematosas en la piel, artralgias o artritis, linfadenopatía, glomerulonefritis, edema periférico y fiebre. Las reacciones duran casi siempre seis a 12 días y por lo regular desaparecen después de eliminar el fármaco nocivo. En el cuadro mencionado participan con frecuencia los anticuerpos de las clases IgM o IgG. El mecanismo de lesión hística es la formación de complejos inmunitarios y su depósito en las membranas basales (como las de pulmones o riñones), seguido de activación del complemento e infiltración de leucocitos, lo cual destruye el tejido. Los glucocorticoides son útiles para revertir las reacciones graves por enfermedad del suero a fármacos. En casos graves cabe recurrir a la plasmaféresis para eliminar al fármaco causal y a los complejos inmunitarios de la circulación.

La vasculitis inmunitaria también puede ser inducida por fármacos. Se ha aseverado que en la angitis por hipersensibilidad intervienen en su desencadenamiento sulfonamidas, penicilina, tiouracilo, anticonvulsivos y yoduro. El eritema multiforme es una dermatosis vasculítica relativamente benigna y puede ser consecuencia de la hipersensibilidad a fármacos. El síndrome de Stevens-Johnson quizá sea la forma más grave de dicha reacción de hipersensibilidad y comprende eritema multiforme, artritis, nefritis, trastornos del sistema nervioso central y miocarditis. A menudo es resultado del tratamiento con sulfonamidas. La administración de anticuerpos monoclonales o policlonales no humanos como el antiveneno contra el veneno de víbora de cascabel puede ocasionar enfermedad del suero.

PRESENTACIONES DISPONIBLES*

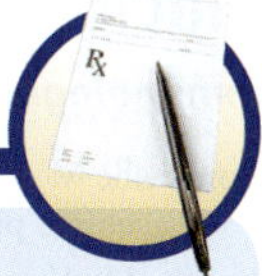

Abatacept
Parenteral: 250 mg/polvo liofilizado en una ampolleta

Abciximab
Parenteral: 2 mg/ml de solución para inyección IV

Adalimumab
Parenteral: 20 o 40 mg/ampolleta para inyección IV

Alefacept
Parenteral: 15 mg para inyección IV

Alemtuzumab
Parenteral: 30 mg/ml en ampolleta para inyección IV

Anakinra
Parenteral: 100 mg/ml en jeringas de vidrio prellenadas para inyección subcutánea

Azatioprina
Oral: comprimidos de 50 mg
Parenteral: 100 mg/ampolleta para inyección IV

Basiliximab
Parenteral: polvo con 20 mg; reconstituir para inyección IV

Bevacizumab
Parenteral: 25 mg/ml para inyección

Canakinumab
Parenteral: polvo liofilizado con 180 mg para inyección SC

Certolizumab
Parenteral: 200 mg, en polvo para inyección SC

Cetuximab
Parenteral: 2 mg/ml en frasco ámpula de 50 ml

Ciclosporina
Oral: cápsulas con 25 y 100 mg; solución con 100 mg/ml
Parenteral: 50 mg/ml para administración IV

Concentrado de inmunoglobulina intravenosa (IGIV)
Parenteral: soluciones al 5 y 10%; polvo con 2.5, 5, 6, 10 y 12 g para inyección

Concentrado inmunoglobulínico contra Rh_o(D), microdosis
Parenteral: dosis únicas y ampolletas con microdosis

Daclizumab
Parenteral: ámpula con 25 mg/5 ml para goteo IV

Denileukin diftitox
Parenteral: ámpula con 150 μg/ml para inyección SC

Denosumab
Parenteral: ámpula con 60 mg/ml para inyección SC

Etanercept
Parenteral: polvo liofilizado con 25 o 50 mg para inyección SC

Globulina antitimocítica
Parenteral: 25 mg/ampolleta para inyección IV

Golimumab
Parenteral: jeringa con 50 mg/0.5 ml para inyección SC

Ibritumomab tiuxetan
Parenteral: 3.2 mg/2 ml para inyección

Infliximab
Parenteral: polvo liofilizado con 100 mg para inyección IV

Inmunoglobulina linfocítica
Parenteral: 50 mg/ml para inyección (en ámpulas de 5 ml)

Interferón α-2a
Parenteral: 3, 6 y 9 millones de UI

Interferón α-2b
Parenteral: ámpula con 3 a 50 millones de unidades

Interferón β-1a
Parenteral: polvo con 22, 33 o 44 μg para inyección IV

Interferón β-1b
Parenteral: polvo con 0.3 mg para inyección SC

Interferón γ-1b
Parenteral: ampolletas con 100 μg

Interleucina 2 (IL-2)
Parenteral: ampolletas con 22 millones de unidades

Leflunomida
Oral: comprimidos de 10, 20 y 100 mg

Lenalidomida
Oral: cápsulas con 5, 10, 15 mg

Muromonab-CD3 (OKT3)
Parenteral: ámpula con 5 mg/5 ml inyectable

Mofetilo de micofenolato
Oral: cápsulas con 250 mg; comprimidos con 500 mg; polvo con 200 mg para suspensión; comprimidos de liberación retardada de 180 y 360 mg
Parenteral: polvo con 500 mg; reconstituir e inyectar

Natalizumab
Parenteral: ámpula con 300 mg/15 ml para dilución e infusión IV

Ofatumumab
Parenteral: ámpula con 100 mg/5 ml para dilución e infusión IV

Omalizumab
Parenteral: polvo con 150 mg para inyección SC

Panitumumab
Parenteral: ámpula desechable con 20 mg/ml

Pegademasa bovina
Parenteral: 250 unidades/ml para inyección IM
Nota: la pegademasa es una adenosina desaminasa de origen bovino

Pegaptanib
Parenteral: 0.3 ml para inyección intravítrea

Peginterferón α-2a
Parenteral: 180 μg/ml

Peginterferón α-2b
Parenteral: 50, 80, 120, y 150 μg/0.5 ml

Ranibizumab
Parenteral: 10 mg/ml para inyección intravítrea

Rilonacept
Parenteral: ámpula con 220 mg de polvo liofilizado para inyección SC

Rituximab
Parenteral: 10 mg/ml para goteo IV

Sirolimus
Oral: comprimidos de 1 o 2 mg; solución con 1 mg/ml

Tacrolimus (FK 506)
Oral: cápsulas con 0.5, 1 y 5 mg
Parenteral: 5 mg/ml
Tópica: pomada con 0.03 o 0.1%

Talidomida
Oral: cápsulas con 50, 100 o 200 mg
Nota: en Estados Unidos la indicación única de la talidomida es el eritema nudoso de la lepra

Tocilizumab
Parenteral: ámpula con 20 mg/ml para dilución e infusión IV

Trastuzumab
Parenteral: polvo con 440 mg; reconstituir y administrar en goteo IV

Ustekinumab
Parenteral: jeringas con 45 mg/0.5 ml o 90 mg/ml para inyección SC

*Algunos fármacos señalados en este capítulo se obtienen como "productos sin interés comercial" pero no se incluyen. En otros capítulos se señalan más fármacos no comprendidos en esta lista (véase el índice).

BIBLIOGRAFÍA

Inmunología general

Bonneville M et al: γδ T cell effector functions: A blend of innate programming and acquired plasticity. Nat Rev Immunol 2010;10:467.

Kumar H, Kawai T, Akira S: Toll-like receptors and innate immunity. Biochem Biophys Res Comm 2009;388:621.

Levinson WE, Jawetz E: *Medical Microbiology and Immunology,* 7th ed. McGraw-Hill, 2008.

Murphy KM, Travers P, Walport M (editors): *Janeway's Immunobiology,* 7th ed. Garland Science, 2008.

Thornton AM et al: Expression of helios, an ikaros transcription factor family member, differentiates thymic-derived from peripherally induced Foxp3+ T regulatory cells. J Immunol 2010;184:3433.

Hipersensibilidad

Hausmann O: Drug hypersensitivity reactions involving skin. Handbk Exper Pharmacol 2010;196:29.

Phillips EJ: Pharmacogenetics of drug hypersensitivity. Pharmacogenomics 2010;11:973.

Autoinmunidad

Bousvaros A: Use of immunomodulators and biologic therapies in children with inflammatory bowel disease. Expert Rev Clin Immunol 2010;6:659.

Carroll WM: Clinical trials of multiple sclerosis therapies: Improvements to demonstrate long-term patient benefit. Mult Scler 2009;15:951.

Kircik LH et al: How and when to use biologics in psoriasis. J Drugs Dermatol 2010;9:s106.

La Cava A: Anticytokine therapies in systemic lupus erythematosus. Immunotherapy 2010;2:575.

Ma MH et al: Remission in early rheumatoid arthritis. J Rheumatol 2010;37:1444.

Enfermedades por inmunodeficiencia

Wood PM: Primary antibody deficiency syndromes. Curr Opin Hematol 2010;17:356.

Fármacos inmunodepresores

Braun J: Optimal administration and dosage of methotrexate. Clin Exp Rheumatol 2010;28:S46.

Galustian C: The anticancer agents lenalidomide and pomalidomide inhibit the proliferation and function of T regulatory cells. Cancer Immunol Immunother 2009;58:1033.

Li S, Gill N, Lentzch S: Recent advances of IMiDs in cancer therapy. Curr Opin Oncol 2010;22:579.

Ponticelli C: Calcineurin inhibitors in renal transplantation still needed but in reduced doses: A review. Transplant Proc 2010;42:2205.

Vicari-Christensen M: Tacrolimus: Review of pharmacokinetics, pharmacodynamics, and pharmacogenetics to facilitate practitioners' understanding and offer strategies for educating patients and promoting adherence. Prog Transplant 2009;19:277.

Zhou H: Updates of mTOR inhibitors. Anticancer Agents Med Chem 2010;10:571.

Globulina antilinfocítica y anticuerpos monoclonales

Cummings SR: Denosumab for prevention of fractures in postmenopausal women with osteoporosis. N Engl J Med 2009;361:756.

Gürcan HM: Information for healthcare providers on general features of IGIV with emphasis on differences between commercially available products. Autoimmunity Rev 2010;9:553.

Nelson AL: Development trends for human monoclonal antibody therapeutics. Nat Rev Drug Discov 2010;9:767.

Taylor PC: Pharmacology of TNF blockade in rheumatoid arthritis and other chronic inflammatory diseases. Curr Opin Pharmacol 2010;10:308.

Weiner LM: Monoclonal antibodies: Versatile platforms for cancer immunotherapy. Nat Rev Immunol 2010;10:317.

Citocinas

Foster GR: Pegylated interferons for the treatment of chronic hepatitis C: Pharmacological and clinical differences between peginterferon-alpha-2a and peginterferon-alpha-2b. Drugs 2010;70:147.

Gabay C: IL-1 pathways in inflammation and human diseases. Nat Rev Rheumatol 2010;6:232.

Alergia farmacológica

Hamilton RG: Human IgE antibody serology: A primer for the practicing North American allergist/immunologist. J Allergy Clin Immunol 2010;126:33.

Khan DA: Drug allergy. J Allergy Clin Immunol 2010;125:S126.

RESPUESTA AL CASO CLÍNICO

Después de 24 a 72 h del parto, la paciente debe recibir una inyección intramuscular de 2 ml con 300 μg de concentrado inmunoglobulínico contra Rh_0(D). Esto elimina todos los eritrocitos fetales Rh positivos de la circulación materna para que la paciente no genere células B anti-Rh_0(D) que puedan poner en riesgo futuros embarazos.

SECCIÓN IX TOXICOLOGÍA

CAPÍTULO

56

Introducción a la toxicología: ocupacional y ambiental

Daniel T. Teitelbaum, MD*

Los seres humanos viven en un entorno químico e inhalan, ingieren o absorben por la piel muchas de las sustancias presentes en él. La toxicología es la rama de la ciencia que se ocupa de los efectos nocivos de tales sustancias, en todos los sistemas vivos. Sin embargo, en el área biomédica, el toxicólogo se ocupa más bien de los efectos adversos en los seres humanos, que son consecuencia de la exposición a fármacos y drogas y otras sustancias, y también la inocuidad o el riesgo que implica su uso.

Toxicología ocupacional

Esta especialidad se enfoca en las sustancias químicas presentes en el sitio de trabajo. Entre sus tareas más importantes figuran identificar los posibles agentes dañinos; detectar las enfermedades agudas y crónicas que causan; definir las circunstancias en las que se pueden usar en forma inocua; y evitar la absorción de cantidades nocivas de tales sustancias. La toxicología ocupacional puede también definir y ocuparse de programas para vigilar a los trabajadores expuestos, y el entorno en que laboran. Se han elaborado límites de regulación y directrices voluntarias para definir las concentraciones ambientales seguras de aire respecto de muchas sustancias presentes en el sitio de trabajo. Los organismos gubernamentales y otros del más alto nivel en todo el mundo han elaborado normas de salud y seguridad para el sitio laboral, que incluyen límites de la exposición a corto y largo plazos de los trabajadores. Dichos límites de exposición permisibles (PELS, *permissible exposure limits*) tienen fuerza legal. En la página electrónica del OSHA, http://www.osha.gov, se localizan copias de los estándares de dicha organización (OSHA, *United States Occupational Safety and Health Administration*). En el portal electrónico http://www.msha.gov están disponibles estándares de la *United States Mine Safety and Health Administration* (MSHA). Las organizaciones de voluntarios como la *American Conference of Governmental Industrial Hygienists* (ACGIH) preparan de forma periódica **listas de valores límite** (**TLV**, *threshold limit values*) de muchas sustancias químicas. Las directrices se actualizan en forma periódica, aunque los mecanismos reguladores en Estados Unidos no se actualizan, salvo en algunas circunstancias extraordinarias. Las directrices de las TLV son útiles como puntos de referencia en la valoración de posibles exposiciones en el sitio de trabajo. Se pueden obtener copias de las listas actuales en la página electrónica de ACGIH, http://www.acgih.org.

Toxicología ambiental

La toxicología ambiental se ocupa de las posibles repercusiones nocivas de las sustancias químicas en los organismos vivos, presentes en la forma de contaminantes ambientales. El término "ambiente"

*El autor agradece las contribuciones del Dr. Gabriel L. Plaa, autor de esta sección en la edición anterior.

comprende todo el entorno que rodea a cada organismo individual, en particular el aire, la tierra y el agua. Los seres humanos se han considerado la especie a la que hay que prestar atención particular, pero otras especies también poseen importancia notoria como destinatarias de los intentos de bienestar biológico y ecológico.

La contaminación del aire es producto de la industrialización, desarrollo tecnológico e incremento de la urbanización. Los seres humanos también pueden estar expuestos a sustancias utilizadas en el entorno agrícola como insecticidas o en la preparación de alimentos, que pueden persistir en la forma de residuos o ingredientes de productos alimenticios. En Estados Unidos, todo lo referente a la contaminación del aire se halla bajo la regulación de la *Environmental Protection Agency* (EPA), y las normas se fundan en consideraciones de salud y estética. En la página electrónica http://www.epa.gov se publican cuadros de aspectos de regulación de contaminantes del aire y de otra índole, relacionados con el mismo tema. Muchos estados de la Unión Americana cuentan con normas particulares de contaminantes del aire que pueden ser más rigurosas que las de la EPA. Otras naciones y algunas organizaciones de alto nivel cuentan con normas sobre la contaminación del aire.

La *United Nations Food and Agriculture Organization* y la *World Health Organization* (FAO/WHO) *Joint Expert Commission on Food Additives* adoptaron el término **consumo diario aceptable** (**ADI**, *acceptable daily intake*) para señalar el "ingreso" diario de una sustancia en los alimentos (consumo o ingestión), que dura toda la vida, y que al parecer no ocasiona riesgo advertible. Las directrices se revaloran conforme se cuenta con nueva información; en Estados Unidos, la *Food and Drug Administration* (FDA) y el *Department of Agriculture* son los encargados de las normas sobre contaminantes como insecticidas, drogas, fármacos y sustancias químicas en los alimentos. Han surgido graves problemas internacionales por el tránsito de una nación a otra de alimentos contaminados o adulterados provenientes de países cuyas normas y cumplimiento de leyes sobre alimentos y fármacos puros son indulgentes o nulos.

Ecotoxicología

Esta especialidad se ocupa de los efectos tóxicos de sustancias químicas y agentes físicos en poblaciones y comunidades de organismos vivos dentro de ecosistemas definidos; comprende las vías de transferencia de tales agentes y sus interacciones con el entorno. La toxicología tradicional estudia los efectos tóxicos en organismos individuales, en tanto que la ecotoxicología se enfoca en las consecuencias nocivas que tienen en poblaciones de organismos vivos o en los ecosistemas.

TÉRMINOS Y DEFINICIONES EN TOXICOLOGÍA

Peligro y riesgo

El peligro es la capacidad de un agente químico para infligir daño en una situación o circunstancia particulares; aspectos fundamentales son las características y condiciones del uso y la exposición. Para valorar el peligro se necesitan conocimientos de la toxicidad inherente de la sustancia y las cantidades a las que puede estar expuesta la persona. Los seres humanos pueden utilizar algunas veces sustancias que pueden ser tóxicas, siempre y cuando se definan y respeten las condiciones necesarias para reducir al mínimo su absorción. No obstante, el término "peligro" suele ser descriptivo y basado en percepciones subjetivas y no en valoraciones objetivas.

El riesgo se define como la frecuencia esperada de que aparezca un efecto nocivo "indeseable" por la exposición a un agente químico o físico. Para calcular dicha variable es preciso recurrir a datos de dosis/respuesta y extrapolaciones hechas a partir de las relaciones observadas de las respuestas esperadas para la dosis, que se producen en situaciones reales de exposición. Entre los principales factores limitantes se encuentran la buena calidad y la idoneidad de los datos biológicos usados en tales determinaciones.

Vías de exposición

Las vías de penetración de sustancias químicas en el organismo difieren en situaciones de exposición diversas. En el entorno industrial, la vía principal es la inhalación. La vía transdérmica es muy importante y tiene menor trascendencia la ingestión de sustancias. En consecuencia, es necesario establecer medidas de prevención primaria para disminuir o eliminar la absorción por inhalación o por contacto directo. Los contaminantes atmosféricos penetran por inhalación y por el contacto transdérmico. Los contaminantes en agua y tierra se absorben por inhalación, ingestión y contacto con la piel.

Duración de la exposición

Las reacciones tóxicas difieren en términos cualitativos con base en la duración de la exposición. Se considera una exposición aguda la que ocurre una o varias veces en un lapso breve, de segundos a uno o dos días. Las exposiciones múltiples que persisten por un tiempo mayor se califican como crónicas. En el entorno ocupacional se producen los dos tipos de exposición, que son la aguda (como una descarga accidental) y la crónica (como la manipulación repetitiva de una sustancia química). La exposición a sustancias presentes en el entorno, como los contaminantes del aire y el agua, suele ocasionar exposición crónica, pero las grandes descargas químicas pueden provocar exposición masiva y aguda de la población, con consecuencias graves o letales.

CONSIDERACIONES AMBIENTALES

Son importantes algunas características químicas y físicas para determinar el peligro potencial que implican los tóxicos ambientales. Además de la información de sus efectos en organismos diferentes, son esenciales los conocimientos de las propiedades siguientes para anticipar el efecto o trascendencia ambiental: la capacidad de degradación de la sustancia; su movilidad a través del agua, el aire y la tierra; el hecho de que se produzca o no bioacumulación; y su transporte y bioamplificación en cadenas alimentarias. (Véase el recuadro Bioacumulación y bioamplificación.) Las sustancias que son degradadas de forma parcial (por vías abiótica o biótica) persisten en el ambiente y se acumulan. Entre los ejemplos típicos de ellas figuran los contaminantes orgánicos persistentes (POP, *persistent organic pollutants*) como los bifenilos policlorados y sustancias similares. Las sustancias lipófilas, como las de los plaguicidas organoclorados de uso común en épocas pasadas (como el DDT), tienden a acumularse en la grasa corporal y dejar residuos en tejidos. Estos últimos y sus metabolitos, si se liberan con gran lentitud por largo tiempo, pueden tener efectos adversos crónicos como trastornos endocrinos. Si la sustancia tóxica está incorporada en la cadena alimentaria, la bioamplificación tiene lugar conforme una especie alimente a otras y así concentre tal sustancia. Los seres humanos están en el vértice de la

Bioacumulación y bioamplificación

Si la cantidad de un contaminante perdurable que recibe un organismo excede su capacidad de metabolizarlo o excretarlo, tal sustancia se acumula en sus tejidos, un proceso llamado **bioacumulación**.

Algunas veces casi no se detecta en el agua la concentración de un contaminante, pero puede amplificarse cientos o miles de veces conforme tal sustancia recorre la cadena alimentaria, un proceso denominado **bioamplificación**.

La bioamplificación de los bifenilos policlorados (PCB) en los Grandes Lagos de Estados Unidos se ilustra por las siguientes cifras de residuos, publicadas por *Environment Canada*, notificación del gobierno de ese país, y por otras fuentes.

De este modo, la bioamplificación de este compuesto en la cadena alimentaria, que comienza con el fitoplancton y termina con las gaviotas, es casi de 50 000 veces. Los animales domésticos y los seres humanos pueden consumir peces de los Grandes Lagos y con ello incorporar a su organismo los residuos de PCB comentados.

Fuente	Concentración de PCB (partes por millón)[1]	Concentración relativa con el fitoplancton
Fitoplancton	0.0025	1
Zooplancton	0.123	49.2
Eperlano arcoiris	1.04	416
Trucha de lago	4.83	1 932
Gaviota	124	49 600

[1]Fuentes: *Environment Canada, The State of Canada's Environment*, 1991, Government of Canada, Ottawa; y otras publicaciones. PCB, bifenilos policlorados.

pirámide alimentaria; pueden estar expuestos a cargas del contaminante muy concentrado, merced a la bioacumulación y la bioamplificación. Los contaminantes de mayor trascendencia ambiental son poco degradables; son relativamente móviles en el aire, el agua y la tierra; y presentan bioacumulación y bioamplificación.

SUSTANCIAS QUÍMICAS ESPECÍFICAS

CONTAMINANTES ATMOSFÉRICOS

En promedio, 98% de la contaminación atmosférica proviene de cinco sustancias importantes (las cifras son aproximadas): monóxido de carbono (CO, 52%); óxidos de azufre (14%), hidrocarburos (14%); óxidos de nitrógeno (14%) y partículas sólidas (4%). El origen de tales contaminantes incluye los medios de transporte, industrias, generación de electricidad, calefacción de interiores y eliminación de desechos. El dióxido de azufre y los humos que son consecuencia de la combustión incompleta del carbón mineral se han vinculado con efectos adversos agudos, en particular en los ancianos y personas con antecedentes de cardiopatías o neumopatías. Se ha aseverado que la contaminación atmosférica es un factor que contribuye a la bronquitis, enfermedad obstructiva de las vías respiratorias, enfisema pulmonar, asma bronquial y cáncer de pulmón. Las normas de la EPA respecto de dichas sustancias son válidas para el entorno general y las de la OSHA para la exposición en el sitio de trabajo.

Monóxido de carbono

El monóxido de carbono (CO) es un gas incoloro, insípido, inodoro y no irritante, producto secundario de la combustión incompleta. La concentración promedio de dicho gas en la atmósfera es de 0.1 partes por millón (ppm); en zonas de intenso tránsito vehicular, la concentración puede ser mayor de 100 ppm. En el cuadro 56-1 se incluyen las concentraciones recomendadas para 2008 (TLV-TWA y TLV-STEL).

A. Mecanismo de acción

El monóxido de carbono se combina de manera reversible con los sitios de fijación de oxígeno de la hemoglobina y tiene una afinidad por dicho pigmento 220 veces mayor de la que posee el oxígeno. La carboxihemoglobina, el producto formado, no es capaz de transportar oxígeno; aún más, la presencia de ese compuesto interfiere en la disociación de oxígeno de la oxihemoglobina restante, y con ello reduce la transferencia de dicho gas a los tejidos. Los órganos más afectados son el cerebro y el corazón. Los adultos normales no fumadores tienen niveles de carboxihemoglobina menores de la saturación de 1% (1% de la hemoglobina total se encuentra en forma de carboxihemoglobina); dicho nivel se ha atribuido a la formación endógena de CO, a partir de la catabolia del hem. Los fumadores pueden tener una saturación de 5 a 10%, según sea la intensidad de su tabaquismo. Una persona que respira aire con 0.1% de CO (1 000 ppm) tiene una concentración de carboxihemoglobina de 50%, en promedio.

B. Efectos clínicos

Los signos principales de la intoxicación por CO son los de la hipoxia, que evolucionan en el orden siguiente: 1) deficiencia psicomotora; 2) cefalea y sensación de opresión en la zona temporal; 3) confusión y disminución de la agudeza visual; 4) taquicardia, taquipnea, síncope y coma, y 5) coma profundo, convulsiones, choque e insuficiencia respiratoria. Se observa una gran variación en las respuestas individuales a una concentración particular de carboxihemoglobina. Las cifras menores de 15% de dicho compuesto pueden producir cefalea y malestar general; si aumenta a 25%, muchos trabajadores refieren cefalea, fatiga, acortamiento de la atención y pérdida de la coordinación motora fina. La persona presenta colapso y síncope con cantidades cercanas a 40%, y si éstas rebasan 60% puede morir como consecuencia del daño irreversible del cerebro y el miocardio. Los efectos clínicos pueden agravarse por el trabajo pesado, grandes alturas y temperaturas altas del entorno. La intoxicación por CO suele considerarse como una variante de la toxicidad aguda, pero algunos datos señalan que la exposición por largo tiempo a concentraciones bajas de dicho gas puede ocasionar efectos adversos, entre ellos la aparición de coronariopatía ateroesclerótica en fumadores. El feto puede ser muy susceptible a los efectos de la exposición al monóxido de carbono.

C. Tratamiento

En casos de intoxicación aguda es esencial apartar a la persona de la fuente de exposición y emprender medidas para conservar su respiración y, como paso siguiente, administrar oxígeno (antagonista específico de CO) dentro de los límites de toxicidad de este gas. Con aire ambiental y una atmósfera de presión, la vida media de eliminación del monóxido es de unos 320 min; con oxígeno puro (100%), dicha variable disminuye a 80 min y con oxígeno hiperbárico (2 a 3 atmósferas) la cifra puede descender a unos 20 min. Si es posible contar con facilidad con una cámara hiperbárica de oxígeno, debe utilizarse para tratar a personas con intoxicación grave por CO; sin embargo, subsisten dudas en cuanto a su eficacia. La recuperación progresiva en caso de intoxicación por CO tratada de forma eficaz (incluso si es muy intensa) suele ser completa, aunque algunas personas muestran deficiencias que persisten por largo tiempo.

Dióxido de azufre

El dióxido de azufre (SO_2) es un gas irritante e incoloro generado en especial por combustión de combustibles fósiles azufrados. Las TLV de 2008 se muestran en el cuadro 56-1.

A. Mecanismo de acción

El SO_2, al entrar en contacto con membranas húmedas, forma ácido sulfuroso, que causa irritación intensa de los ojos, mucosas y piel. En promedio, 90% de dicho gas inhalado se absorbe en las vías respiratorias altas, el sitio de sus efectos principales. La inhalación de SO_2 produce broncoconstricción en la que, al parecer, intervienen los reflejos simpáticos y la alteración del tono del músculo liso. La exposición a 5 ppm de SO_2 durante 10 minutos hace que aumente la resistencia al flujo respiratorio en casi todos los seres humanos; se ha señalado que la exposición a 5 a 10 ppm causa broncoespasmo intenso; se ha calculado que 10 a 20% de la población de adultos jóvenes sanos reacciona incluso a concentraciones menores. En trabajadores se ha señalado el fenómeno de adaptación a concentraciones irritantes. No obstante, estudios actuales no han confirmado la existencia de dicho fenómeno. Los asmáticos son especialmente sensibles al dióxido de azufre.

CUADRO 56–1 Listas de valores límite (TLV) de algunos contaminantes y solventes comunes en la atmósfera

Compuesto	TLV (ppm)	
	TWA[1]	STEL[2]
Benceno	0.5	2.5
Monóxido de carbono	25	NA
Tetracloruro de carbono	5	10
Cloroformo	10	NA
Dióxido de nitrógeno	3	5
Ozono	0.05	NA
Dióxido de azufre	2	5
Tetracloroetileno	25	100
Tolueno	50	NA
1,1,1-Tricloroetano	350	450
Tricloroetileno	50	100

[1]TLV-TWA (promedio ponderado de tiempo) es la concentración correspondiente a un día normal de 8 h o una semana de 40 h, en las cuales los trabajadores pueden estar expuestos de forma repetida, sin mostrar efectos adversos.

[2]TLV-STEL (límite de exposición a corto plazo) es la concentración máxima de la que no se debe exceder en ningún momento, durante un periodo de exposición de 15 min.

NA, no se ha asignado cantidad alguna.

B. Efectos clínicos y tratamiento

Los signos y síntomas de intoxicación comprenden irritación de los ojos y la nariz, tos, producción de esputo mucoide o espumoso, disnea y dolor torácico. En los asmáticos, la exposición a dicho gas puede ocasionar una crisis asmática. Si se ha producido exposición muy intensa algunas veces se observa edema pulmonar de comienzo tardío. Los efectos acumulativos por la exposición a largo plazo, a una concentración baja de SO_2, no son perceptibles, en particular en seres humanos, aunque se han vinculado con agravamiento de enfermedad cardiopulmonar crónica. Si se produce la exposición combinada de aire atmosférico con grandes cargas de partículas sólidas y SO_2, la mezcla irritante puede agravar la respuesta respiratoria de tipo tóxico. El tratamiento no es específico del dióxido de azufre, pero depende de las maniobras terapéuticas utilizadas para combatir la irritación de las vías respiratorias y el asma.

Óxidos de nitrógeno

El dióxido de nitrógeno (NO_2) es un gas irritante pardusco que se genera a veces en los incendios. También se forma a partir de ensilado fresco; la exposición de granjeros al NO_2 dentro de un silo cerrado puede producir la enfermedad de los trabajadores de silos. Las TLV de 2008 se incluyen en el cuadro 56-1.

A. Mecanismo de acción

El dióxido de nitrógeno es una sustancia relativamente insoluble que irrita los pulmones en un plano profundo y puede causar edema de estos órganos. En la exposición aguda, las células más afectadas son las de tipo I de los alvéolos. Si la exposición es mayor se lesionan las células alveolares de tipos I y II. La exposición a 25 ppm de NO_2 provoca irritación en algunas personas y la que ocurre con 50 ppm origina irritación moderada de ojos y vías nasales. Si la exposición a 50 ppm dura una hora, puede ocasionar edema de pulmones y tal vez lesiones subagudas o crónicas de dichos órganos; 100 ppm pueden precipitar edema pulmonar y muerte.

B. Efectos clínicos y tratamiento

Los signos y síntomas de la exposición aguda de NO_2 comprenden irritación de los ojos y las vías nasales, tos, esputo mucoso o espumoso, disnea y dolor retroesternal. En término de 1 a 2 h puede aparecer edema de pulmones. En algunos sujetos, los signos clínicos pueden desaparecer en unas dos semanas y algunas veces puede surgir una segunda fase en que la intensidad se agrava de manera repentina, que abarca edema pulmonar repetitivo y destrucción fibrótica de bronquiolos terminales (bronquiolitis obliterante). La exposición de animales de laboratorio a 10 a 25 ppm de NO_2 por largo tiempo ha originado cambios enfisematosos, y por ello suscitan preocupación los efectos crónicos en los seres humanos. No se cuenta con tratamiento específico de la intoxicación aguda por NO_2, y se recurre a las medidas terapéuticas para tratar la irritación pulmonar profunda y el edema pulmonar no cardiógeno; entre ellas figura conservar el intercambio gaseoso, con oxigenación y ventilación alveolar adecuadas. Los fármacos que pueden usarse incluyen broncodilatadores, sedantes y antibióticos.

Ozono

El ozono (O_3) es un gas irritante azuloso presente en la atmósfera y desempeña una función de absorción importante de los rayos ultravioleta. En el sitio laboral puede estar presente alrededor de equipo eléctrico de alto voltaje y de aparatos que lo producen, utilizados en la purificación de aire y agua. Es también un oxidante importante en el aire contaminado de las ciudades. Se ha detectado un gradiente casi lineal entre la exposición (1 h, y 20 a 100 ppb) y la respuesta. En el cuadro 56-1 se señalan las TLV de 2008.

A. Efectos clínicos y tratamiento

El ozono irrita las mucosas y la exposición leve a él irrita las vías respiratorias superiores. La exposición intensa causa irritación profunda de pulmones con edema de éstos, si la inhalación incluye concentraciones suficientes. La penetración del ozono en los pulmones depende del volumen ventilatorio y por consiguiente el ejercicio incrementa la cantidad de ozono que llega a la zona distal de dichos órganos. Algunos de los efectos del ozono se asemejan a los que causa la radiación y ello sugiere que la toxicidad por ese gas puede ser efecto de la formación de radicales libres reactivos. El ozono origina respiración superficial y rápida, y disminución de la distensibilidad pulmonar. También se observa mayor sensibilidad de los pulmones a sustancias broncoconstrictoras.

La exposición a alrededor de 0.1 ppm de O_3, por 10 a 30 min, irrita y reseca la faringe; por arriba de esa cifra se observan cambios en la agudeza visual, dolor retroesternal y disnea. La función pulmonar se deteriora en concentraciones mayores de 0.8 ppm y se han observado hiperreactividad e inflamación de las vías respiratorias.

La respuesta de los pulmones al ozono es dinámica. Los cambios morfológicos y bioquímicos son consecuencia de lesión directa y de respuestas secundarias al daño inicial. La exposición de animales por largo tiempo al ozono genera cambios morfológicos y funcionales en los pulmones; en diversas especies, incluidos los seres humanos, expuestas a concentraciones mayores de 1 ppm, se advierten bronquitis crónica, bronquiolitis, fibrosis y cambios enfisematosos. No existe tratamiento específico contra la intoxicación aguda por ozono y el tratamiento depende de las mismas medidas utilizadas contra la irritación pulmonar grave y el edema pulmonar no cardiógeno (véase antes la sección Óxidos de nitrógeno).

DISOLVENTES

Hidrocarburos alifáticos halogenados

Los compuestos de esta categoría tuvieron alguna vez uso amplio como disolventes industriales, agentes desengrasantes y productos de limpieza. Comprenden el tetracloruro de carbono, cloroformo, tricloroetileno, tetracloroetileno (percloroetileno) y el 1,1,1-tricloroetano (metilcloroformo). Sin embargo, ante la posibilidad de que los hidrocarburos alifáticos halogenados sean carcinógenos para los seres humanos, desde hace mucho se han retirado de sitios laborales el tetracloruro de carbono y el tricloroetileno. Se utilizan aún el percloroetileno y el tricloroetano para limpieza en seco y desgrasado, pero es muy probable que en el futuro también se abandone su empleo. La *International Agency for Research Against Cancer* (IARC) considera que la limpieza en seco es una actividad carcinógena de clase 2B. También se han utilizado en sitios laborales y en productos para el consumidor, alifáticos fluorados como los freones y compuestos muy similares, pero ante el daño ambiental grave que causan su uso ha sido limitado o eliminado por acuerdos internacionales. Los disolventes alifáticos halogenados de uso común también ocasionan problemas graves como contaminantes persistentes del agua, y se les detecta de forma amplia en aguas freáticas y en agua potable como consecuencia de técnicas de eliminación deficientes.

Consúltese el cuadro 56-1 para conocer las TLV recomendadas.

A. Mecanismo de acción y efectos clínicos

En animales de laboratorio, los hidrocarburos halogenados causan depresión del sistema nervioso central, daño de hígado y riñones y un grado moderado de cardiotoxicidad. Algunos también son carcinógenos para animales y quizá también lo sean para los seres humanos. Según el *US National Toxicology Program*, el tricloroetileno y el tetracloroetileno "se prevé razonablemente que puedan ser carcinógenos para seres humanos", y también la IARC los considera como probables carcinógenos de clase 2A para las personas. Estos hidrocarburos provocan depresión en el sistema nervioso central en personas y el más potente es el cloroformo. La exposición por largo tiempo al tetracloroetileno, y tal vez al 1,1,1-tricloroetano, causa deficiencias de la memoria y neuropatía periférica. Los efectos tóxicos en el hígado también son problemas frecuentes en seres humanos después de exposición aguda o crónica y en la serie de compuestos el más potente es el tetracloruro de carbono, en ese sentido. En las personas expuestas al tetracloruro de carbono, cloroformo y tricloroetileno pueden surgir efectos tóxicos en riñones. Con el cloroformo, el tetracloruro de carbono, el tricloroetileno y el tetracloroetileno se han observado efectos carcinógenos en estudios de exposición permanente realizados en ratas y ratones y también en algunos estudios estadísticos en seres humanos. En las revisiones de las publicaciones estadísticas de exposición ocupacional de trabajadores a disolventes hidrocarburos alifáticos halogenados, incluidos el tricloroetileno y el tetracloroetileno, se han detectado vínculos significativos entre la exposición a dichos agentes y los cánceres de riñones, próstata y testículos. También se ha observado un mayor número de casos de otros cánceres, pero su incidencia no ha alcanzado relevancia estadística.

B. Tratamiento

No existe tratamiento específico de la intoxicación aguda por exposición a hidrocarburos halogenados y las medidas terapéuticas dependen del órgano o sistema afectados.

Hidrocarburos aromáticos

El **benceno** se utiliza por sus propiedades disolventes y como un compuesto intermediario en la síntesis de otras sustancias químicas. Las TLV recomendadas para 2008 se incluyen en el cuadro 56-1. El benceno es todavía un componente importante de la gasolina y está presente en las de calidad superior, en concentraciones incluso de 2%. En climas fríos como el de Alaska, las concentraciones de benceno en la gasolina pueden llegar a 5%. El PEL fijado por OSHA es de 1 ppm en el aire y 5 ppm como límite para la exposición cutánea. En Estados Unidos, el *National Institute for Occupational Safety and Health* (NIOSH) y otras organizaciones han recomendado disminuir los límites de exposición al benceno a 0.1 ppm, ya que con los límites de exposición permisibles actuales puede surgir un número excesivo de cánceres hematológicos. El efecto tóxico inmediato del benceno es la depresión del sistema nervioso central y puede ser letal la exposición a 7 500 ppm durante 30 min. La exposición a concentraciones mucho mayores de 3 000 ppm pueden causar euforia, náusea, problemas locomotores y coma; con concentraciones de 250 a 500 ppm pueden aparecer vértigo, somnolencia, cefaleas y náusea. No existe tratamiento específico contra los efectos tóxicos agudos de este disolvente.

La exposición al benceno por largo tiempo puede ocasionar efectos tóxicos muy graves y el más notable es el daño a la médula ósea; con exposiciones prolongadas pueden observarse anemia aplásica, leucopenia, pancitopenia y trombocitopenia y también leucemia. La exposición a niveles mucho menores durante largo tiempo se ha vinculado con la aparición de leucemia de diversos tipos y también de linfomas, mieloma y síndrome mielodisplásico. Estudios recientes han señalado la aparición de leucemia después de exposición incluso de 2 ppm/año. Los mieloblastos pluripotenciales en la médula ósea son al parecer el "sitio de acción" del benceno o sus metabolitos y también pueden serlo otros blastos. Los datos epidemiológicos confirman un vínculo causal entre la exposición al benceno y una mayor incidencia en trabajadores. Casi todas las organizaciones clasifican dicho disolvente como carcinógeno demostrado para seres humanos.

El **tolueno** (metilbenceno) no posee las propiedades mielotóxicas del benceno ni se le ha vinculado con leucemia. Sin embargo, deprime el sistema nervioso central e irrita la piel y los ojos. Tiene también efecto fototóxico. Véase el cuadro 56-1 para conocer su TLV. La exposición a 800 ppm puede provocar fatiga intensa y ataxia; 10 000 ppm producen inconsciencia a muy breve plazo. Los efectos de la exposición al tolueno por largo tiempo no se han definido, dado que los estudios en seres humanos que señalan efectos conductuales se ocupan más bien de exposición a varios disolventes. Sin embargo, en estudios ocupacionales limitados y en trabajadores expuestos también a otros disolventes, no se han observado interacciones metabólicas ni modificación de los efectos del tolueno. Los grados menos depurados del tolueno contienen benceno.

El **xileno** (dimetilbenceno) ha sustituido al benceno en muchas operaciones de desengrasado con disolventes. A semejanza del tolueno, los tres xilenos no poseen las propiedades mielotóxicas del benceno ni se les ha vinculado con leucemia. El xileno deprime el sistema nervioso central e irrita la piel. Grados menos depurados de xileno contienen benceno. Las TLV-TWA y TLV-STEL calculados son 100 y 150 ppm, de forma respectiva.

PLAGUICIDAS

Plaguicidas organoclorados

Los compuestos de esta categoría suelen clasificarse en cuatro grupos: diclorodifeniltricloroetano (DDT, clorofenotano) y sus análogos; hexacloruros de benceno, ciclodienos y toxafenos (cuadro 56-2). Son compuestos arilos, carbocíclicos o heterocíclicos que contienen moléculas de cloro. Los compuestos individuales presentan amplias diferencias en su biotransformación y capacidad de almacenamiento en tejidos, y por ello no siempre hay relación entre sus efectos tóxicos y el almacenamiento. Pueden absorberse a través de la piel, por inhalación o por ingestión. Sin embargo, se advierten notables diferencias cuantitativas entre los derivados; el DDT en solución casi no se absorbe por la piel, en tanto que es muy intensa la absorción del dieldrín por ese órgano. Desde hace mucho ya no se utilizan los plaguicidas organoclorados porque producen graves daños ambientales. En zonas atacadas por paludismo en África todavía se emplea en forma muy restringida el DDT para la erradicación de los mosquitos; tal medida ha generado controversias, pero es muy eficaz y quizás subsista en el futuro inmediato. Los residuos de plaguicidas organoclorados en seres humanos, animales y el entorno constituyen problemas persistentes que aún no se han resuelto.

A. Toxicología en seres humanos

Las propiedades tóxicas agudas de todos los plaguicidas organoclorados son cualitativamente similares. Interfieren en la inactivación del conducto del sodio en membranas excitables y en muchas neuronas dan lugar a la descarga rápida y repetitiva de impulsos. Inhiben el transporte del ion calcio. Los fenómenos anteriores afectan la repolarización e intensifican la excitabilidad de las neuronas. El efecto principal es la estimulación del sistema nervioso central. Con

CUADRO 56–2 Plaguicidas organoclorados

Clase química	Compuestos	Escala de toxicidad[1]	ADI
DDT y análogos	Diclorodifeniltricloroetano (DDT)	4	0.005
	Metoxiclor	3	0.1
	Tetraclorodifeniletano (TDE)	3	…
Hexacloruros de benceno	Hexacloruros de benceno (BHC; hexaclorociclohexano)	4	0.008
	Lindano	4	0.008
Ciclodienos	Aldrina	5	0.0001
	Clordano	4	0.0005
	Dieldrina	5	0.0001
	Heptaclor	4	0.0001
Toxafenos	Toxafeno (camfeclor)	4	…

[1]Escala de toxicidad: dosis letal probable para ingestión de seres humanos, clase 3 = 500 a 5 000 mg/kg; clase 4 = 50 a 500 mg/kg; y clase 5 = 5 a 50 mg/kg. (Véase Gosselin et al, 1984.)
ADI, consumo diario aceptable (mg/kg/día).

el uso de DDT, el temblor puede ser la primera manifestación, que quizá se transforme en convulsiones, en tanto que con los demás compuestos las convulsiones constituyen el primer signo de la intoxicación. No existe tratamiento específico de la intoxicación aguda y las medidas son sintomáticas.

Se han conducido estudios extensos de las posibles propiedades carcinógenas de los plaguicidas organoclorados, y los resultados señalan que la administración por largo tiempo a animales de laboratorio provoca una mayor oncogénesis. La alteración de vías endocrinas constituye el mecanismo propuesto. Es origen de controversias la extrapolación de las observaciones hechas en animales a los seres humanos. Sin embargo, algunos grandes estudios epidemiológicos no identificaron un vínculo significativo entre el peligro de cáncer de mama y las concentraciones séricas de DDE, que es el principal metabolito de DDT. En forma semejante, los resultados de un estudio de casos y testigos realizado para investigar la relación entre las concentraciones de DDE y DDT en tejido adiposo de las mamas y el riesgo de cáncer en ellas no reforzó un vínculo positivo. A diferencia de ello, investigaciones recientes señalan la relación entre la exposición prepuberal a DDT y el cáncer cerebral. Además, estudios recientes sugieren que en personas que tienen cifras altas de DDE es mayor el riesgo de cáncer testicular. Al parecer, también aumenta en sujetos con mayor cantidad de residuos de oxiclordano el peligro de linfoma no hodgkiniano (NHL). Por esa razón, el mayor peligro de cáncer en personas expuestas a los plaguicidas hidrocarburos halogenados es un aspecto que obliga a concederles atención.

B. Toxicología ambiental

Se considera que los plaguicidas organoclorados son sustancias que no desaparecen del medio ambiente. Su degradación es muy lenta en comparación con la de otros plaguicidas y su bioacumulación, en particular en ecosistemas acuáticos, es un hecho probado. Su movilidad en la tierra depende de la composición de ésta; la presencia de sustancias orgánicas facilita la absorción de estas sustancias químicas en las partículas de la tierra, en tanto que la absorción es pequeña en suelos arenosos. Una vez absorbidos no se eliminan con facilidad. Estos compuestos inducen anomalías notables en el "equilibrio endocrino" de animales y aves sensibles, además de sus efectos adversos en seres humanos, y por ello se ha prohibido su empleo en muchas zonas.

Plaguicidas organofosforados

Los compuestos de esta categoría, de los cuales se incluyen algunos en el cuadro 56-3, se usan para combatir plagas muy diversas. Son muy útiles cuando se ponen en contacto con los insectos o se utilizan como **productos fitosistémicos**, en los cuales la sustancia se introduce en el vegetal y ejerce sus efectos en insectos que se alimentan de él. Los plaguicidas de este grupo provienen de compuestos como somán, sarín y tabún, que se sintetizaron como gases neurotóxicos (de guerra). Algunos de los compuestos menos tóxicos se utilizan en medicina clínica y veterinaria como antiparasitarios locales o sistémicos (caps. 7 y 53). Los productos se absorben por la piel y también por las vías respiratorias y tubo digestivo. Su biotransformación es rápida, en particular si se le compara con la que se observa con los plaguicidas hidrocarburos clorados. Storm y colaboradores revisaron los límites sugeridos de exposición ocupacional por inhalación en seres humanos, correspondientes a 30 plaguicidas organofosforados (véase la Bibliografía).

CUADRO 56-3 Plaguicidas organofosforados

Compuesto	Índice de toxicidad[1]	ADI
Azinfos-metilo	5	0.005
Clorfenvinfos	...	0.002
Diazinon	4	0.002
Diclorvos	...	0.004
Dimetoato	4	0.01
Fenitrotión	...	0.005
Malatión	4	0.02
Paratión	6	0.005
Paratión-metilo	5	0.02
Triclorfón	4	0.01

[1]Índice de toxicidad: dosis oral probable letal de ingestión en seres humanos, clase 4 = 50 a 500 mg/kg; clase 5 = 5 a 50 mg/kg; clase 6 = ≤5 mg/kg. (Véase Gosselin et al, 1984.)

ADI, consumo diario aceptable (mg/kg/día).

A. Toxicología en seres humanos

En los mamíferos y los insectos, los compuestos de este tipo actúan sobre todo por inhibición de la acetilcolinesterasa, por medio de la fosforilación del sitio esterásico. Los signos y los síntomas que caracterizan a la intoxicación aguda son efecto de la inhibición de dicha enzima y la acumulación de la acetilcolina; algunos de los productos también ejercen actividad colinérgica directa. Los efectos y su tratamiento se describen en los capítulos 7 y 8 de esta obra. La exposición a estos plaguicidas se ha acompañado de alteraciones de las funciones neurológica y cognitiva y también la aparición de síntomas psicológicos de duración variable. Además, algunos datos indican la existencia de un vínculo entre la escasa actividad de arilesterasa y los complejos sintomáticos neurológicos observados en veteranos de la Guerra del Golfo Pérsico. Además de la inhibición de la acetilcolinesterasa (y de manera independiente de ella), algunos de los compuestos son capaces de fosforilar a otra enzima que aparece en el tejido nervioso, la **esterasa vinculada con neuropatía**; el resultado es la desmielinización progresiva de los nervios más largos y gruesos. A causa de la parálisis y la degeneración axónica, algunas veces se conoce a dicha lesión como polineuropatía tardía inducida por éster de organofosforados (OPIDP, *organophosphorus ester-induced delayed polyneuropathy*). En algunos sujetos intoxicados se observa una neuropatía tardía de tipo central y también autonómica. Las gallinas son en particular sensibles a tales trastornos y han sido muy útiles para estudiar la patogenia de la lesión e identificar los derivados organofosforados que pueden ser neurotóxicos. En los seres humanos se ha observado neurotoxicidad con el **fosfato de triortocresilo** (**TOCP**, *triorthocresyl phosphate*), un compuesto organofosforado que no es insecticida. También se presupone que dicha acción tóxica ocurre con los plaguicidas diclorvos, triclorfón, leptofos, metamidofos, mipafox, tricloronat y otros más. La polineuropatía suele comenzar con sensaciones ardorosas y de hormigueo, sobre todo en los pies, y días después surge debilidad motora. Las deficiencias sensitivas y motoras pueden abarcar las piernas y manos. Hay afectación de la marcha y también ataxia. Pueden aparecer cambios en los sistemas nerviosos central y autónomo, incluso en etapas ulteriores. No se cuenta con tratamiento específico para esta forma de neurotoxicidad tardía. Es muy variable el pronóstico a largo plazo de la inhibición de la esterasa vinculada con neuropatía, y se ha notificado este tipo de alteración (y otros efectos tóxicos) entre trabajadores que elaboran plaguicidas y en quienes los aplican en la agricultura.

B. Toxicología ambiental

Se considera que los plaguicidas organofosforados no dejan efectos residuales prolongados; son relativamente inestables y se degradan en el entorno como consecuencia de hidrólisis y fotólisis. Se considera que todos los miembros de esta categoría influyan poco en el entorno, a pesar de sus efectos intensos e inmediatos en los organismos.

Plaguicidas del tipo carbamato

Los compuestos de esta clase (cuadro 56-4) inhiben la acetilcolinesterasa por carbamoilación del sitio esterásico; por ello, poseen las propiedades tóxicas que surgen con la inhibición de dicha enzima, como se ha descrito con los plaguicidas organofosforados. En los capítulos 7 y 8 se describen los efectos y el tratamiento. Los efectos clínicos por carbamatos duran menos que los observados con los compuestos organofosforados. Los límites posológicos que originan intoxicación pequeña y los que culminan en la muerte son más amplios con los carbamatos respecto de los organofosforados. Después de la inhibición por carbamatos es más rápida la reactivación espontánea de la colinesterasa. Las medidas clínicas contra la intoxicación por carbamatos son similares a las instituidas con los organofosforados, pero no se recomienda usar pralidoxima.

Se considera que los carbamatos son plaguicidas sin acción residual y son pequeños sus efectos en el entorno.

CUADRO 56-4 Plaguicidas del grupo de los carbamatos

Compuesto	Índice de toxicidad[1]	ADI
Aldicarb	6	0.005
Aminocarb	5	...
Carbarilo	4	0.01
Carbofurano	5	0.01
Dimetán	4	...
Dimetilán	4	...
Isolán	5	...
Metomilo	5	...
Propoxur	4	0.02
Piramat	4	...
Pirolán	5	...
Zectrán	5	...

[1]Índice de toxicidad: dosis oral probable letal para ingestión de seres humanos clase 4 = 50 a 500 mg/kg, clase 5 = 5 a 50 mg/kg, clase 6 = ≤5 mg/kg. (Véase Gosselin et al, 1984.)

ADI, consumo diario aceptable (mg/kg/día).

Fitoplaguicidas

Los plaguicidas obtenidos de fuentes naturales comprenden **nicotina**, **rotenona** y **piretro**. La primera se obtiene de las hojas secas de *Nicotiana tabacum* y *N. rustica*. Se absorbe con rapidez por las mucosas; el alcaloide libre, pero no la sal, se absorbe del mismo modo por la piel. La nicotina reacciona con el receptor de acetilcolina de la membrana postsináptica (ganglios simpáticos y parasimpáticos, unión neuromuscular), y con ello la membrana se despolariza. Las dosis tóxicas producen estimulación, seguida a muy breve plazo de bloqueo de la transmisión. Las acciones señaladas se describen en el capítulo 7. El tratamiento se orienta a conservar los signos vitales y suprimir las convulsiones.

La rotenona (fig. 56-1) se obtiene de *Derris elliptica*, *D. mallaccensis*, *Lonchocarpus utilis* y *L. urucu*. La ingestión de dicha sustancia irrita el tubo digestivo y también surgen conjuntivitis, dermatitis, faringitis y rinitis. El tratamiento es sintomático.

El piretro está integrado por seis ésteres insecticidas: piretrina I (fig. 56-1), piretrina II, cinerinas I y II, y jasmolinas I y II. Los piretroides sintéticos explican un porcentaje cada vez mayor del empleo de plaguicidas a nivel mundial. El piretro puede absorberse después de su inhalación o ingestión, pero no es importante la absorción por la piel. Los ésteres se biotransforman en grado extenso. Los plaguicidas del piretro no son muy tóxicos para los mamíferos. Si se les absorbe en cantidades suficientes, su principal sitio de acción tóxica es el sistema nervioso central. Pueden observarse excitación, convulsiones y parálisis tetánica. Se considera que los sitios de acción son los conductos del sodio, calcio y cloruro controlados por voltaje y también los receptores benzodiazepínicos periféricos. Por lo regular, las medidas contra la exposición se orientan al tratamiento de los síntomas. Los anticonvulsivos no son siempre eficaces. Son útiles el agonista de los conductos del cloruro ivermectina, además del pentobarbital y la mefenesina. Los piretroides son muy irritantes de ojos, piel y vías respiratorias; pueden ocasionar asma por irritación y también el síndrome de hiperreactividad de vías respiratorias (RADS, *reactive airways dysfunction syndrome*), e incluso anafilaxis. Las lesiones más frecuentes en seres humanos son consecuencia de los efectos alergénicos e irritantes de tales compuestos en las vías respiratorias y la piel. En trabajadores que aplican en aerosol piretroides sintéticos se han observado parestesias cutáneas. El empleo persistente de ese tipo de compuestos para desinfección de aviones, y así cumplir con las normas internacionales para evitar la transferencia de insectos vectores, ha generado trastornos de vías respiratorias y piel y algunas alteraciones neurológicas en auxiliares de vuelo y otros trabajadores aeronáuticos. Las exposiciones ocupacionales intensas a piretroides sintéticos en China produjeron efectos notables en el sistema nervioso central, incluidas las convulsiones.

HERBICIDAS

Herbicidas del grupo clorofenoxi

Los **ácidos 2,4-diclorofenoxiacético (2,4-D)** y **2,4,5-triclorofenoxiacético (2,4,5-T)** y sus sales y ésteres son interesantes como herbicidas para destruir las malezas (fig. 56-1). Se les ha asignado un índice de toxicidad de 4 o 3, respectivamente, de tal modo que las probables dosis letales para seres humanos son de 50 a 500 o de 500 a 5 000 mg/kg de peso, respectivamente.

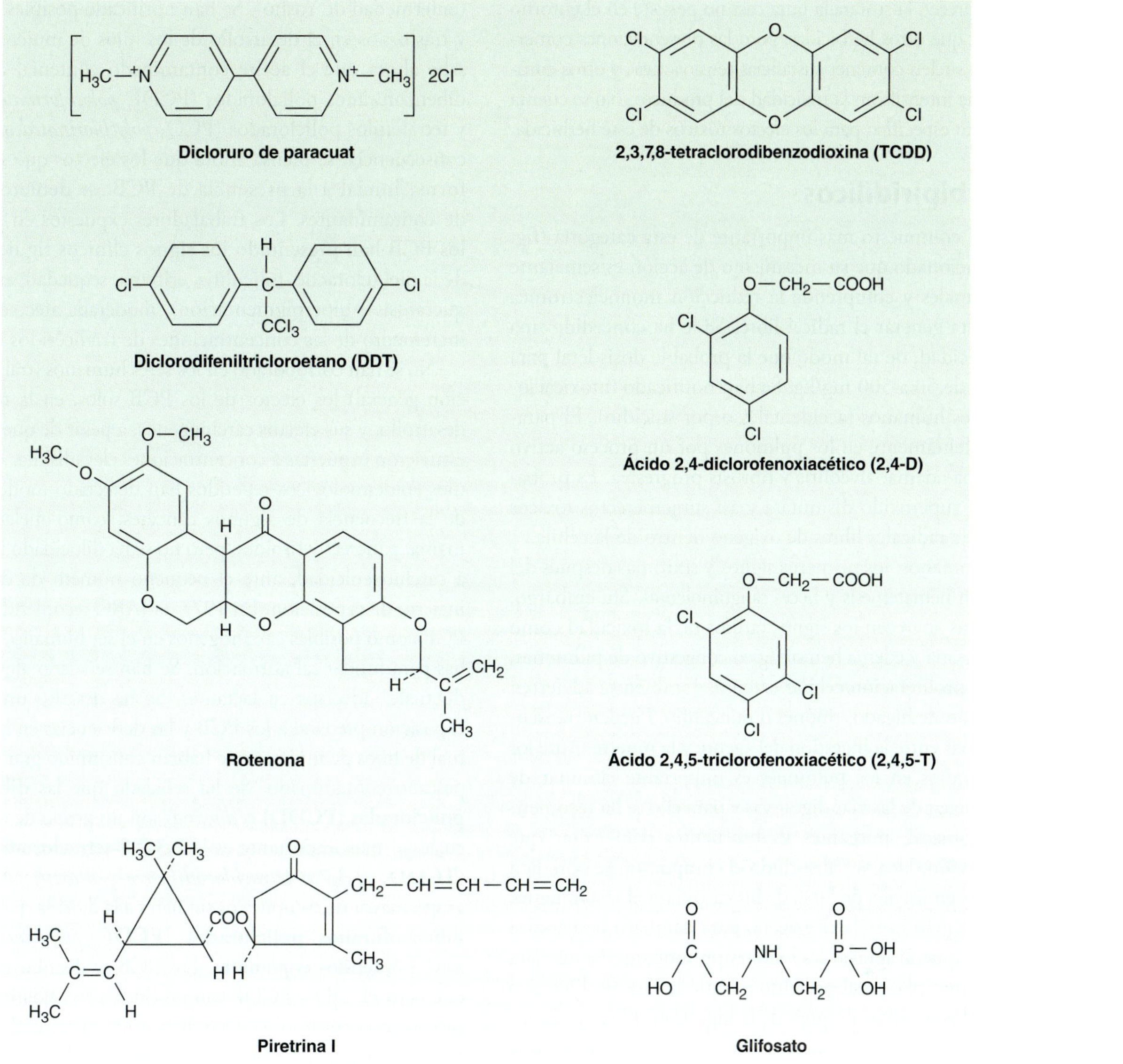

Dicloruro de paracuat

2,3,7,8-tetraclorodibenzodioxina (TCDD)

Diclorodifeniltricloroetano (DDT)

Ácido 2,4-diclorofenoxiacético (2,4-D)

Rotenona

Ácido 2,4,5-triclorofenoxiacético (2,4,5-T)

Piretrina I

Glifosato

FIGURA 56-1 Estructuras químicas de herbicidas y plaguicidas seleccionados.

Sin embargo, 2,4,5-T suele estar contaminado con dioxinas y otros compuestos policlorados y por ello se ha abandonado su uso; fue el compuesto llamado "agente naranja" y provocó desastres en la agricultura y en grupos humanos.

En los seres humanos, grandes dosis de 2,4-D pueden provocar coma e hipotonía muscular generalizada. En raras ocasiones, la debilidad muscular y la hipotonía profunda persisten por semanas. En animales de laboratorio, con el contacto con herbicidas clorofenoxiacéticos, se han notificado casos de disfunción de hígado y riñones. Algunos estudios epidemiológicos realizados en Estados Unidos por el *US National Cancer Institute* confirmaron el vínculo causal entre 2,4-D y el linfoma no hodgkiniano. Sin embargo, se considera que son dudosas las pruebas de una relación causal con el sarcoma de partes blandas.

El perfil toxicológico de estos compuestos, y en particular 2,4,5-T, se complica por la presencia de contaminantes químicos (**dioxinas**) generadas durantes su elaboración (véase más adelante). El más importante de ellos es 2,3,7,8-tetraclorodibenceno-*p*-dioxina (dioxina; TCDD, *2,3,7,8-tetrachlorodibenzo-*p*-dioxin*); es un potente carcinógeno en animales y muy posiblemente en seres humanos.

Glifosato

El glifosato (*N*-[fosfonometil] glicina, fig. 56-1) es el herbicida de distribución más amplia a nivel mundial. Actúa por contacto y se absorbe a través de las hojas y las raíces de plantas. Sus efectos no son selectivos y puede arruinar cosechas extensas incluso si se emplea con las recomendaciones del fabricante. Por tal razón, se han obtenido plantas genéticamente modificadas como la soya, el maíz y el algodón, resistentes a dicho compuesto, y se han patentado. Se les cultiva de forma amplia a nivel mundial.

Se han notificado a menudo incidentes de intoxicación por glifosato; casi todos los casos son de poca importancia, aunque se han comunicado algunas muertes de tal origen.

El glifosato irrita en grado notable los ojos y la piel; puede también ocasionar la muerte, pero es mucho menos potente que los herbicidas bipiridílicos. Al parecer, la sustancia pura casi no persiste en el entorno y es menos tóxica que otros herbicidas, pero las presentaciones comerciales del glifosato suelen contener sustancias tensioactivas y otros compuestos activos que intensifican la toxicidad del producto. No se cuenta con un tratamiento específico para los efectos tóxicos de este herbicida.

Herbicidas bipiridílicos

El **paracuat** es el compuesto más importante de esta categoría (fig. 56-1). Se ha mencionado que su mecanismo de acción es semejante en plantas y animales y comprende la reducción monoelectrónica del herbicida hasta generar el radical libre. Se le ha concedido una cifra de 4 de toxicidad, de tal modo que la probable dosis letal para el ser humano es de 50 a 500 mg/kg. Se han notificado intoxicaciones letales en seres humanos (accidentales o por suicidio). El paracuat se acumula lentamente en los pulmones por un proceso activo y en ellos ocasiona edema, alveolitis y fibrosis progresiva. Es probable que inhiba la superóxido dismutasa y así surgen efectos tóxicos por la presencia de radicales libres de oxígeno dentro de la célula.

En los seres humanos, los primeros signos y síntomas después del contacto bucal son hematemesis y heces sanguinolentas. Sin embargo, en cuestión de días aparecen los signos tardíos de la toxicidad como disfunción respiratoria y edema hemorrágico congestivo de pulmones, acompañados de proliferación celular extensa. También se advierten signos de afectación de hígado, riñones o miocardio. Pueden transcurrir algunas semanas entre la ingestión del agente y la muerte. Ante los efectos tóxicos tardíos en los pulmones es importante eliminar de inmediato al paracuat de las vías digestivas y para ello se ha recomendado lavado estomacal, purgantes y absorbentes para evitar que continúe la absorción. Una vez absorbido el compuesto, se obtienen buenos resultados en menos de 50% de los casos con el tratamiento. Hay que usar con gran cautela el oxígeno para combatir la disnea o la cianosis, ya que puede agravar las lesiones pulmonares. Se necesita observación de largo plazo del paciente porque la fase proliferativa comienza una a dos semanas después de la ingestión. El tratamiento de la intoxicación grave por paracuat es complejo y en gran medida sintomático. Se ha recurrido a múltiples medidas que incluyen el uso de inmunodepresores para lentificar o interrumpir la fibrosis pulmonar progresiva. No siempre se obtienen buenos resultados con los métodos actuales de tratamiento.

CONTAMINANTES AMBIENTALES

Bifenilos policlorados

Los **bifenilos policlorados** (**PCB**, *polychlorinated biphenyls; coplanar biphenyls*) se han utilizado en muy diversas aplicaciones como líquidos para transferencia dieléctrica y calórica, aceites lubricantes, plastificadores, sucedáneos de ceras y desaceleradores de la combustión. Sin embargo, los compuestos han persistido en el entorno. Su elaboración y consumo industriales cesaron en 1977. Los productos comerciales eran en realidad mezclas de isómeros de PCB y homólogos que contenían 12 a 68% de cloro. Dichas sustancias eran muy estables y muy lipófilas, casi no se metabolizaban y eran muy resistentes a la degradación ambiental; se bioacumularon en cadenas alimentarias. El alimento es la fuente principal de residuos de PCB en seres humanos.

En 1968 se produjo en Japón una exposición grave a estos bifenilos que duró varios meses como consecuencia de la contaminación del aceite comestible con un medio de transferencia que los contenía (enfermedad de Yusho). Se han notificado posibles efectos en el feto y trastornos en el desarrollo de los hijos de mujeres intoxicadas. Se sabe ahora que el aceite contaminado contenía, además de PCB, dibenzofuranos policlorados (PCDF, *polychlorinated dibenzofurans*) y tetrafenilos policlorados (PCQ, *polychlorinated quaterphenyls*). En consecuencia, se piensa ahora que los efectos que se atribuyeron de forma inicial a la presencia de PCB, se debieron a una mezcla de contaminantes. Los trabajadores expuestos en su sitio laboral a los PCB han presentado los signos clínicos siguientes: problemas de la piel (cloracné, foliculitis, eritema, sequedad, erupciones, hiperqueratosis e hiperpigmentación), moderada afectación del hígado e incremento de las concentraciones de triglicéridos en plasma.

No se han corroborado en los seres humanos (trabajadores o población general) los efectos de los PCB solos, en la reproducción y el desarrollo, y sus efectos carcinógenos, a pesar de que algunas personas estuvieron expuestas a concentraciones elevadísimas de ellos. Los estudios epidemiológicos repetidos han detectado moderado incremento de la frecuencia de algunos cánceres, como melanoma, cáncer de mama, páncreas y tiroides, pero no se ha dilucidado la duda en cuanto a carcinogenicidad, ante el pequeño número de casos y un estado incierto de exposición. En 1977, la IARC recomendó considerar a los PCB como posibles carcinógenos en el ser humano, aunque sin pruebas para fundar tal afirmación. Se han señalado algunos efectos conductuales adversos en lactantes. Se ha descrito un vínculo entre la exposición prenatal a los PCB y las deficiencias en la función intelectual de hijos de mujeres que habían consumido grandes cantidades de pescado contaminado. Se ha señalado que las **dibenzo-*p*-dioxinas policloradas (PCDD)** o *dioxinas* son un grupo de congéneres, de los cuales el más importante es la **2,3,7,8-tetraclorodibenzo-*p*-dioxina (TCDD**, *2,3,7,8-tetrachlorodibenzo-*p*-dioxin*). Además, hay un grupo mayor de compuestos similares a la dioxina que incluyen algunos **dibenzofuranos policlorados** (**PCDF**, *polychlorinated dibenzofurans*) y **bifenilos coplanares**. Los PCB se distribuyeron en el comercio, pero PCDD y PCDF son productos secundarios indeseables que surgen en el entorno y en productos manufacturados como contaminantes, a causa de procesos de combustión controlados de modo deficiente. Se considera que la contaminación por PCDD y PCDF del entorno global constituye un problema contemporáneo surgido de actividades humanas. A semejanza de los PCB, dichas sustancias son muy estables y sumamente lipófilas. Casi no se metabolizan y son muy resistentes a la degradación ambiental.

En animales de laboratorio, la TCDD administrada en dosis idóneas ha generado efectos tóxicos de muy diversa índole, entre ellos el síndrome consuntivo (adelgazamiento grave acompañado de disminución de la masa muscular y el tejido adiposo), atrofia del timo, cambios en la epidermis, hepatotoxicidad, inmunotoxicidad, efectos en la reproducción y el desarrollo, teratogenia y carcinogenia. Los efectos observados en trabajadores que intervinieron en la elaboración de 2,4,5-T (y tal vez expuestos a TCDD) comprendieron dermatitis por contacto y cloracné. En caso de intoxicación muy intensa por TCDD, quizá la única manifestación sea cloracné leve.

Se presupone que la presencia de TCDD en 2,4,5-T es la que explica en gran medida los efectos tóxicos de otros tipos en los seres humanos, en relación con los herbicidas. Algunos datos estadísticos indican un vínculo entre la exposición ocupacional a los herbicidas fenoxi y una mayor incidencia del linfoma no hodgkiniano. El contaminante TCDD en dichos herbicidas interviene en apariencia en algunos cánceres como los sarcomas de partes blandas, cáncer de pulmón, linfomas de Hodgkin y otros más.

Sustancias endocrinopáticas

Se ha concedido gran atención a los posibles efectos peligrosos de algunas sustancias en el medio ambiente, en virtud de sus propiedades estrogeniformes o antiandrógenas. También han sido objeto de preocupación los compuestos que alteran la función tiroidea. Desde 1998 se han registrado acciones a nivel mundial para conceder prioridad, "detectar" y estudiar las sustancias con dichas acciones; éstas semejan, intensifican o inhiben alguna función hormonal e incluyen diversos constituyentes vegetales (fitoestrógenos) y algunos micoestrógenos, así como productos industriales, en particular los organoclorados persistentes como DDT y PCB. Algunos desaceleradores bromados de la combustión se hallan bajo estudio como posibles productos endocrinopáticos. Han surgido preocupaciones en relación con la contaminación creciente del medio ambiente, la aparición de bioacumulación y sus posibilidades de efectos tóxicos. Los métodos *in vitro* solos de cuantificación no bastan para fines normativos y se consideran indispensables los estudios en animales. Se han observado respuestas endocrinas modificadas en algunos reptiles e invertebrados marinos. Sin embargo, en los seres humanos no se ha corroborado una relación causal entre la exposición a un agente específico del entorno y un efecto nocivo en la salud, causado por modulación endocrina. Se encuentran en curso estudios epidemiológicos de poblaciones expuestas a concentraciones mayores de sustancias endocrinopáticas del ambiente. Hay datos de que en estos pacientes aumenta la frecuencia de cáncer mamario y de otros que afectan el aparato de la reproducción. La prudencia obliga a reducir la exposición a sustancias ambientales que tienen capacidad endocrinopática.

Amiantos

Los amiantos o asbestos en sus múltiples formas se han utilizado de forma amplia en la industria desde hace más de 100 años, y todos estos materiales causan neumopatía progresiva que se caracteriza por un proceso fibrótico. Los mayores niveles de exposición culminan en el cuadro llamado asbestosis. El daño de los pulmones se produce incluso con concentraciones pequeñas de fibras más cortas, en tanto que se necesitan cantidades mayores de fibras más largas para lesionar los pulmones. Cualquier forma de asbesto, incluidos la de crisotilo, incrementa la frecuencia de cáncer pulmonar, y esta neoplasia se observa en sujetos expuestos a concentraciones de fibras incluso por debajo de las que producen asbestosis. Por un mecanismo sinérgico, la incidencia de cáncer pulmonar por asbestos se agrava con el tabaquismo y la exposición a semillas de radón.

Todas las formas de asbesto también provocan mesotelioma de pleura o peritoneo, incluso en cantidades pequeñas. En sujetos expuestos a estas sustancias aumenta la frecuencia de otros cánceres, como los de colon, laringe, estómago y tal vez el linfoma. Apenas se comienzan a conocer los mecanismos etiológicos por los que surge este cáncer. La presuposición de que el asbesto crisotilo no da origen a mesotelioma no parece apoyarse en datos de innumerables estudios estadísticos en poblaciones de trabajadores. El conocimiento de que todas las formas de estos materiales son peligrosas y carcinógenas ha llevado a muchos países a prohibir su empleo. Naciones como Canadá y Zimbabwe producen aún asbestos y aducen que pueden utilizarse de manera inocua si en los sitios laborales funcionan controles ambientales. Sin embargo, investigaciones de la práctica industrial indican que es muy poco probable que exista el "uso seguro" de tales materiales.

METALES

La intoxicación ocupacional y ambiental con metales, metaloides y compuestos metálicos constituye un grave problema de salud. En muchas industrias existe exposición a ellos en los sitios de trabajo y también es muy común la exposición en el hogar y otros lugares, fuera del área de trabajo. Todavía se usan de manera extensa los metales típicos con capacidad tóxica, como arsénico, plomo y mercurio. (El tratamiento de intoxicaciones por éstos se expone en el capítulo 57.) Problemas ocupacionales relativamente nuevos los constituyen la exposición en el sitio de trabajo y la intoxicación por berilio, cadmio, manganeso y uranio, que han generado problemas nuevos que no se habían abordado con anterioridad.

Berilio

El berilio (Be) es un metal alcalino ligero que confiere propiedades especiales a las aleaciones y la cerámica en las que se incorpora. Una propiedad atractiva de este elemento es que no genera chispas, y por ello es útil en aplicaciones como la elaboración de prótesis dentales y armas atómicas. La aleación de berilio y cobre se utiliza en componentes de computadoras, en los contenedores para la primera etapa de armas nucleares, en dispositivos que necesitan endurecimiento como los conos de cerámica para misiles, y también en los escudos antitérmicos de los transbordadores espaciales. El berilio se emplea en prótesis dentales y por ello los odontólogos y los mecánicos dentales suelen estar expuestos al polvo de este elemento en concentraciones tóxicas.

El berilio es muy tóxico después de inhalado y se le clasifica, según la IARC, como un carcinógeno humano probado de clase 1. La inhalación de sus partículas ocasiona fibrosis pulmonar progresiva que algunas veces culmina en cáncer. En trabajadores expuestos en grado excesivo a dicho metal también aparece afectación cutánea. El trastorno pulmonar se ha denominado enfermedad crónica por berilio (CBD, *chronic beryllium disease*) y es una fibrosis granulomatosa crónica de pulmones. En 5 a 15% de la población sensible al berilio, dicha enfermedad crónica es consecuencia de activación de una crisis autoinmunitaria de la piel y los pulmones. El trastorno es progresivo y en ocasiones culmina en discapacidad grave y muerte. Algunas medidas terapéuticas contra la enfermedad son promisorias, pero en muchos casos el pronóstico es insatisfactorio.

Los niveles permisibles actuales de exposición al berilio, de 0.01 $\mu g/m^3$ promediados en un lapso de 30 días, o 2 $\mu g/m^3$ en un lapso de 8 h, no protegen de forma suficiente para evitar la enfermedad crónica por berilio. NIOSH y ACGIH han recomendado disminuir los valores PEL y TLV a 0.05 $\mu g/m^3$, aunque tales recomendaciones no se han llevado aún a la práctica.

En términos generales, se considera que la exposición al berilio ambiental no constituye un peligro para la salud del ser humano, excepto en zonas muy cercanas a plantas industriales en que se ha producido contaminación del aire, el agua y la tierra.

Cadmio

El cadmio (Cd) es un metal transicional muy usado en la industria. Los trabajadores están expuestos a él en la fabricación de baterías de níquel/cadmio, pigmentos, materiales eutécticos de bajo punto de fusión, soldaduras, pantallas de televisión y operaciones de enchapado; también se utiliza de manera extensa en los semiconductores y en plásticos como estabilizador. La fundición de cadmio suele realizarse a partir de polvos residuales de la fundición de plomo, y quienes trabajan en esa industria están expuestos a los efectos tóxicos de los dos minerales.

El cadmio precipita efectos tóxicos por inhalación e ingestión. Cuando los metales enchapados con cadmio o soldados con materiales que lo contienen sufren vaporización por el calor de sopletes o instrumentos de corte, el polvo fino y los humos liberados provocan un trastorno respiratorio agudo llamado **fiebre por humos de cadmio**; el trastorno, frecuente en soldadores, se caracteriza por escalofrío, tos, fiebre y malestar general. Puede causar neumonitis, aunque casi siempre es transitoria. Sin embargo, la exposición a polvos de cadmio por largo tiempo ocasiona fibrosis pulmonar progresiva más grave. El cadmio también causa lesión grave de riñones, incluida la insuficiencia renal, si persiste la exposición. El cadmio es carcinógeno para seres humanos y se incluye entre los carcinógenos humanos probados, del grupo 1, en las normas de la IARC.

El PEL de OSHA respecto al cadmio es de 5 $\mu g/m^3$; dicho PEL, considerado por OSHA como el menor límite factible para el polvo, no basta para proteger a los trabajadores expuestos.

BIBLIOGRAFÍA

Birnbaum LS, Staska DF: Brominated flame retardants: Cause for concern? Environ Health Perspect 2004;112:9.

Buckley A et al: Hyperbaric oxygen for carbon monoxide poisoning: A systematic review and critical analysis of the evidence. Toxicol Rev 2005;24:75.

Casals-Casas C, Desvergne B: Endocrine disruptors: from endocrine to metabolic disruption. Annu Rev Physiol 2011;73:135.

Crisp TM et al: Environmental endocrine disruption: An effects assessment and analysis. Environ Health Perspect 1998;106(Suppl 1):11.

Degen GH, Bolt HM: Endocrine disruptors: Update on xenoestrogens. Int Arch Occup Environ Health 2000;73:433.

Ecobichon DJ: Our changing perspectives on benefits and risks of pesticides: A historical overview. Neurotoxicology 2000;21:211.

Geusau A et al: Severe 2,3,7,8-tetrachlorodibenzo-*p*-dioxin (TCDD) intoxication: Clinical and laboratory effects. Environ Health Perspect 2001;109:865.

Gosselin RE, Smith RP, Hodge HC: *Clinical Toxicology of Commercial Products*, 5th ed. Williams & Wilkins, 1984.

Haley RW et al: Association of low PON1 type Q (type A) arylesterase activity with neurologic symptom complexes in Gulf War veterans. Toxicol Appl Pharmacol 1999;157:227.

Hamm JI, Chen CY, Birnbaum LS: A mixture of dioxin, furans, and non-ortho PCBs based upon consensus toxic equivalency factors produces dioxin-like reproductive effects. Toxicol Sci 2003;74:182.

Jacobson JL, Jacobson SW: Association of prenatal exposure to an environmental contaminant with intellectual function in childhood. J Toxicol Clin Toxicol 2002;40:467.

Kao JW, Nanagas KA: Carbon monoxide poisoning. Emerg Med Clin North Am 2004;22:985.

Klaassen CD (editor): *Casarett and Doull's Toxicology*, 7th ed. McGraw-Hill, 2007.

Lavin AL, Jacobson OF, DeSesso JM: An assessment of the carcinogenic potential of trichloroethylene in humans. Human Ecol Risk Assess 2000;6:575.

Lévesque B et al: Cancer risk associated with household exposure to chloroform. J Toxicol Environ Health A 2002;65:489.

Lotti M, Moretto A: Organophosphate-induced delayed polyneuropathy. Toxicol Rev 2005;24:37.

MacMahon B: Pesticide residues and breast cancer? J Natl Cancer Inst 1994; 86:572.

Mundt KA, Birk T, Burch MT: Critical review of the epidemiological literature on occupational exposure to perchloroethylene and cancer. Int Arch Occup Environ Health 2003;76:473.

Olson KR et al (editors): *Poisoning & Drug Overdose*, 5th ed. McGraw-Hill, 2006.

Raub JA et al: Carbon monoxide poisoning—a public health perspective. Toxicology 2000;145:1.

Ray DE, Fry JR: A reassessment of the neurotoxicity of pyrethroid insecticides. Pharmacol Ther 2006;111:174.

Safe SH: Endocrine disruptors and human health—is there a problem? An update. Environ Health Perspect 2000;108:487.

Soderlund DM et al: Mechanisms of pyrethroid neurotoxicity: Implications for cumulative risk assessment. Toxicology 2002;171:3.

St Hilaire S et al: Estrogen receptor positive breast cancers and their association with environmental factors. Int J Health Geogr 2011;10:10.

Storm JE, Rozman KK, Doull J: Occupational exposure limits for 30 organophosphate pesticides based on inhibition of red blood cell acetylcholinesterase. Toxicology 2000;150:1.

CAPÍTULO

57

Intoxicación por metales pesados y uso de quelantes como antídotos

Michael J. Kosnett, MD, MPH

ESTUDIO DE CASO

Un pintor de 48 años es enviado para la valoración de dolor abdominal, cefaleas y mialgias (todos intensos) de comienzo reciente. En la semana anterior había eliminado pintura vieja de un puente de hierro y para ello se valió de esmeriladoras y un soplete. Su patrón señaló que todos los trabajadores que intervinieron contaron con el equivalente de trajes que los protegían de materiales peligrosos. ¿Qué pruebas deben realizarse? En el supuesto que los resultados sean positivos: ¿qué tratamiento sería el apropiado?

Algunos metales como el hierro son esenciales para la vida, en tanto que otros como el plomo aparecen en todos los organismos, pero no tienen utilidad biológica. Algunas de las enfermedades más antiguas del género humano pueden ser atribuidas a intoxicación por metales pesados, consecuencia de su extracción en minería, su refinamiento y uso. En la actualidad se conocen los peligros de los metales pesados, y aún así, sigue siendo grande la incidencia de intoxicaciones, y por esa razón, es ineludible contar con estrategias preventivas y tratamientos eficaces. Los metales pesados tóxicos interfieren en la función de cationes esenciales, inhiben la acción de enzimas y generan "agresiones" o estrés oxidativo, y alteran la expresión génica. En consecuencia, dicha forma de intoxicación se caracteriza por signos y síntomas de muy diversos órganos, que le son peculiares.

Al surgir la intoxicación, cabe recurrir a moléculas quelantes (del latín *chela* o garra) o sus productos de biotransformación *in vivo* para ligarse al metal y facilitar su excreción desde el organismo. Los productos quelantes se exponen en la segunda mitad de este capítulo.

■ ASPECTOS TOXICOLÓGICOS DE LOS METALES PESADOS

PLOMO

El saturnismo o intoxicación por plomo es uno de los trastornos ocupacionales y ambientales más antiguos en el planeta. Además de sus peligros identificados, el metal en cuestión sigue teniendo amplia aplicación comercial, que incluye la fabricación de baterías (en promedio, 90% de las que se consumen en Estados Unidos), proyectiles, aleaciones metálicas, soldaduras, vidrios, plásticos, pigmentos y cerámica. La corrosión de tuberías de plomo de edificios antiguos o de líneas de distribución puede incrementar la concentración de plomo del agua corriente. La exposición ambiental a dicho metal, muy difundida por su distribución antropogénica en el aire, el agua y los alimentos, ha disminuido notablemente en los últimos 30 años como consecuencia de la eliminación del plomo como aditivo en la gasolina y por un menor contacto con pintura con plomo u otros productos que lo contienen, como las soldaduras en las latas de alimentos. Las medidas mencionadas de salud pública, con una mejoría en las condiciones laborales, han disminuido la incidencia de saturnismo grave o manifiesto, pero subsiste notable preocupación por los efectos de la exposición a cantidades pequeñas de plomo. Las pruebas amplias indican que el plomo pudiera originar efectos adversos sutiles y subclínicos en las funciones neurocognitivas y en la tensión arterial, con las concentraciones sanguíneas pequeñas del metal que no habían sido consideradas como dañinas. El plomo no tiene una función útil en el cuerpo humano. En órganos blanco importantes, como el sistema nervioso central en desarrollo, ningún nivel de exposición al plomo ha demostrado no tener efectos deletéreos.

Farmacocinética

El plomo inorgánico se absorbe en forma lenta pero segura por las vías respiratorias y tubo digestivo, aunque es poca su absorción por la piel. La causa más frecuente de intoxicación de origen industrial es la absorción de dicho metal por las vías respiratorias, y los casos de exposición fuera de la industria acaecen a través del tubo digestivo como ruta primaria de penetración (cuadro 57-1). La absorción por el tubo digestivo varía con el tipo de compuesto de plomo, pero en términos generales, los adultos absorben 10 a 15% de la cantidad ingerida, en tanto que los niños de corta edad absorben 50%, aproximadamente.

CUADRO 57–1 Aspectos toxicológicos de algunos compuestos de arsénico, plomo y mercurio

	Forma en que penetra en el organismo	Vía principal de absorción	Distribución	Efectos clínicos principales	Aspectos básicos del mecanismo	Metabolismo y eliminación
Arsénico	Sales de arsénico inorgánico	Tubo digestivo y vías respiratorias (todas las superficies mucosas)	Predominantemente partes blandas (es máxima en el hígado y los riñones). Es fijado ávidamente en la piel, cabello y uñas	Aparato cardiovascular: choque, arritmias. SNC: encefalopatía, neuropatía periférica. Gastroenteritis; pancitopenia; cáncer (muchos sitios)	Inhibe enzimas; interfiere en la fosforilación oxidativa; altera el envío de señales por las células y la expresión génica	Metilación. Por riñones (vía principal); por sudor y heces (vía menor)
Plomo	Óxidos y sales de plomo inorgánico	Tubo digestivo y vías respiratorias	Partes blandas; se redistribuye en el esqueleto (más de 90% de la cantidad en el cuerpo de un adulto)	Déficit de SNC; neuropatía periférica; anemia; nefropatía; hipertensión; efectos tóxicos en órganos de la reproducción	Inhibe a las enzimas; interfiere en cationes esenciales y altera la estructura de la membrana	Por riñones (vía principal); por heces y leche materna (vía menor)
	Productos orgánicos (tetraetilo de plomo)	Piel, tubo digestivo y vías respiratorias	Partes blandas, en particular hígado y SNC	Encefalopatía	Desalquilación en el hígado (rápida) → trialquimetabolitos (lenta) → disociación hasta la forma de plomo	Por orina y heces (vía mayor); por sudor (vía menor)
Mercurio	Mercurio elemental	Vías respiratorias	Partes blandas (en particular riñones y SNC)	SNC: temblor, alteraciones de la conducta (eretismo); gingivoestomatitis; neuropatía periférica; acrodinia; neumonitis (dosis altas)	Inhibe enzimas y altera membranas	El Hg elemental es convertido en Hg^{2+}. Por orina (vía mayor); por heces (vía menor)
	Forma inorgánica Hg^{+} (menos tóxico); Hg^{2+} (más tóxico)	Tubo digestivo y piel (vía menor)	Partes blandas, en particular riñones	Necrosis tubular aguda; gastroenteritis; efectos en SNC (raros)	Inhibe enzimas; altera membranas	Orina
	Mercurio orgánico: alquilo y arilo	Tubo digestivo piel y vías respiratorias (vía menor)	Partes blandas	Efectos en SNC; defectos congénitos	Inhibe enzimas; altera microtúbulos y estructuras de neuronas	Desacilación. Por heces (forma alquilo, vía mayor); orina (Hg^{2+} después de desacilación; vía menor)

Factores que se han vinculado con la mayor absorción del metal son el bajo contenido de calcio en los alimentos, la deficiencia de hierro e ingerir los productos con el estómago vacío.

El plomo, después de ser absorbido por las vías respiratorias o tubo digestivo, llega a la corriente sanguínea y en ella casi 99% se fija a los eritrocitos y 1% se queda en el plasma. Más adelante se distribuye en partes blandas como la médula ósea, cerebro, riñones, hígado, músculos y gónadas. En la fase siguiente se deposita en la superficie subperióstica de huesos y después en la matriz ósea. El plomo también cruza la placenta y constituye un posible peligro para el feto. La cinética de la eliminación del metal del cuerpo cumple con un modelo multicompartimental, integrado predominantemente por la sangre y partes blandas, donde su semivida es de 1 a 2 meses, mientras que en el esqueleto, va de años a decenios. En promedio, 70% del plomo eliminado aparece en la orina, y cantidades menores son excretadas por la bilis, piel, cabello, uñas, sudor y la leche materna. La fracción que no es excretada a corto plazo y que es aproximadamente la mitad del plomo absorbida, puede ser incorporada al esqueleto, que es el sitio de depósito de más del 90% del plomo captado en muchos adultos. En individuos con grandes cantidades de plomo en huesos, la liberación lenta desde el esqueleto puede aumentar las concentraciones del metal en sangre durante años después de que haya cesado la exposición, y situaciones patológicas en que hay un gran recambio de hueso como el hipertiroidismo o la inmovilización duradera pueden culminar en intoxicación franca. La migración de fragmentos retenidos de balas de plomo en el espacio articular o zonas vecinas al hueso, se ha relacionado con la aparición de signos de intoxicación por plomo y manifestaciones que surgieron años o decenios después de la lesión inicial por proyectil.

Farmacodinámica

El plomo ocasiona efectos tóxicos en múltiples órganos, aparatos y sistemas, mediados por mecanismos diversos de acción, como la inhibición de la función enzimática; interferencia con la acción de cationes esenciales, en particular calcio, hierro y zinc; generación de agresión oxidativa; cambios en la expresión de genes; alteraciones en el envío de señales celulares, y pérdida de la integridad de membranas en células y organelos.

A. Sistema nervioso

El sistema nervioso central en desarrollo del feto y del niño de corta edad es el órgano más sensible en que ejerce sus efectos tóxicos el plomo. Estudios estadísticos (epidemiológicos) sugieren que concentraciones de plomo en sangre incluso menores de 5 μg/100 ml pueden ocasionar deficiencias subclínicas en la función neurocognitiva en niños de corta edad expuestos al plomo, sin que exista un nivel "límite" demostrable para que no se manifieste el efecto. La respuesta con base en la dosis, entre las concentraciones pequeñas de plomo en la sangre y la función cognitiva o psíquica en niños de corta edad, no es lineal, de modo que la disminución de la inteligencia que acaece con el incremento del nivel de plomo en sangre, desde menos de 1 μg hasta 10 μg/100 ml (6.2 puntos de cociente intelectual) rebasa la que surge con un cambio que va de 10 a 30 μg/100 ml (3.0 puntos de cociente intelectual).

Los adultos son menos sensibles a los efectos del plomo en el sistema nervioso central, pero la exposición por largo tiempo a concentraciones del metal en la sangre, en límites de 10 a 30 μg/100 ml, pudieran originar efectos sutiles subclínicos en la función neurocognitiva. Si las concentraciones exceden de 30 μg/100 ml, poco a poco surgen los signos o síntomas en la esfera conductual y neurocognitiva, que incluyen irritabilidad, fatiga, menor apetito sexual, anorexia, alteraciones del sueño, trastornos de la coordinación visual-motora y lentificación del tiempo de reacción. Otros síntomas frecuentes son cefalea, artralgias y mialgias. Se observan temblores, aunque son menos frecuentes. La encefalopatía por plomo que suele aparecer con concentraciones sanguíneas mayores de 100 μg del metal/100 ml, se acompaña de manera típica de hipertensión intracraneal y puede ocasionar ataxia, estupor, coma, convulsiones y muerte. Estudios recientes sugieren que el plomo puede acelerar y agravar el deterioro senil de la función cognitiva en ancianos. En modelos animales experimentales la exposición al plomo durante el desarrollo se ha relacionado con mayor expresión del péptido β amiloide, daño oxidativo del DNA y una patología similar a la de la enfermedad de Alzheimer en tejido cerebral en proceso de envejecimiento.

Se observa enorme variación de una persona a otra en la magnitud de la exposición al metal necesaria para ocasionar signos y síntomas francos de ese tipo.

La neuropatía periférica franca puede surgir después de exposición a dosis grandes de plomo por largo tiempo, por lo regular después de estar expuesto el sujeto durante meses o años a concentraciones sanguíneas de plomo mayores de 100 μg/100 ml. La neuropatía, de tipo motor predominantemente, puede aparecer en los comienzos, con debilidad indolora de los músculos extensores, particularmente en la extremidad escapular y surgir la clásica muñeca péndula. Los signos preclínicos de la disfunción de nervios periféricos inducida por plomo se pueden detectar por métodos electrodiagnósticos.

B. Sangre

El plomo induce una anemia que puede ser normocítica, o microcítica e hipocrómica. El metal interfiere en la síntesis de hem, al bloquear la incorporación de hierro en la protoporfirina IX, y al inhibir la función de las enzimas en la vía de biosíntesis del hem, que incluyen la deshidratasa del ácido aminolevulínico y la ferroquelatasa. En término de dos a seis semanas del aumento de las concentraciones de plomo en la sangre (por lo regular hasta 30 a 50 μg/100 ml o más) se puede detectar en la sangre entera un incremento en la cantidad de precursores de hem y en particular protoporfirina eritrocítica libre, o su quelato de zinc, que es la protoporfirina de zinc. El plomo también contribuye a la anemia al intensificar la fragilidad de la membrana eritrocítica y disminuir la supervivencia de los glóbulos rojos. Con la exposición intensa surge a veces hemólisis franca. En ocasiones, un signo diagnóstico sugestivo (aunque insensible e inespecífico) que orienta hacia la presencia de la intoxicación por plomo es el punteado basófilo en frotis de sangre periférica, que es consecuencia de la inhibición de la enzima 3′,5′-pirimidina nucleotidasa por el plomo.

C. Riñones

La exposición a grandes dosis de plomo por largo tiempo, que por lo común entraña el contacto durante meses o años con concentraciones mayores de 80 μg de plomo/100 ml de sangre, puede ocasionar fibrosis intersticial de riñones y nefroesclerosis. La nefropatía por plomo puede tener un periodo de latencia de años y el metal puede alterar la excreción de ácido úrico por los riñones y así surgir crisis recurrentes de artritis gotosa ("gota saturnina"). La exposición a breve plazo a grandes dosis del metal a veces origina hiperazoemia transitoria, quizá consecuencia de la constricción de vasos intrarrenales. Estudios realizados en muestras de la población general han corroborado un vínculo entre la concentración sanguínea de plomo y los índices de función renal que incluyen el nivel sérico de creatinina y la eliminación de esta sustancia. La presencia de otros factores de riesgo de insuficiencia renal, como hipertensión y diabetes, puede intensificar la susceptibilidad a la disfunción renal inducida por plomo.

D. Órganos de la reproducción

La exposición a grandes dosis de plomo es un riesgo identificado de óbito fetal (mortinato) espontáneo. Los estudios de tipo epidemiológico de los efectos de la exposición de cantidades pequeñas de plomo en puntos finales de la esfera reproductiva, como bajo peso al nacer, parto prematuro, o aborto espontáneo, han generado resultados ambiguos. Sin embargo, en un estudio bien diseñado de casos y testigos se detectó un índice de probabilidad de aborto espontáneo de 1.8 (intervalo de confianza de 95%, de 1.1 a 3.1), por cada incremento de 5 μg/100 ml en la concentración sanguínea de plomo de la embarazada, en límites aproximados de 5 a 20 μg/100 ml. Investigaciones recientes han vinculado la exposición prenatal a niveles pequeños de plomo (como las concentraciones en la sangre de la gestante, de 5 a 15 μg/100 ml), con deterioro en el desarrollo físico y cognitivo valorado durante el periodo neonatal y la niñez temprana. En los varones, concentraciones sanguíneas mayores de 40 μg de plomo/100 ml se han vinculado con una producción menor de espermatozoides o de formas aberrantes de tales células.

E. Tubo digestivo

El saturnismo moderado puede ocasionar anorexia, estreñimiento, y con menor frecuencia, diarrea. Si la persona se expone a dosis grandes pueden surgir crisis intermitentes de dolor abdominal de tipo cólico intenso ("cólico saturnino") cuyo mecanismo no se ha dilucidado, pero según se piensa, comprende la contracción espasmódica del músculo liso de la pared intestinal, mediada por alteración de la transmisión en la sinapsis neuromuscular/músculo liso. En sujetos fuertemente expuestos con desaseo dental, la reacción del plomo circulante con los iones de azufre liberados por acción microbiana puede ocasionar depósitos oscuros de sulfuro de plomo en el borde de las encías ("líneas saturninas en encías"). Se le mencionaba a menudo como un signo diagnóstico en épocas pasadas, pero en fecha reciente constituye un signo relativamente raro de exposición al plomo.

F. Aparato cardiovascular

Los datos mecanicistas epidemiológicos, experimentales e *in vitro* señalan que la exposición al plomo aumenta la tensión arterial en sujetos susceptibles. En poblaciones con exposición ambiental u ocupacional al plomo, la concentración del metal en la sangre se relaciona con incremento de las tensiones sistólica y diastólica. En estudios de varones y mujeres en etapa intermedia de la vida y en la ancianidad se han identificado concentraciones relativamente pequeños de exposición a dicho metal, por parte de la población general, como un factor independiente de riesgo de hipertensión. Además, los estudios epidemiológicos sugieren que la exposición a niveles pequeños o moderados del metal constituye un factor de peligro que incrementa la mortalidad de origen cardiovascular. El plomo también aumenta la tensión arterial en animales de experimentación. El efecto presor del plomo puede provenir de la interacción con el calcio que media la contracción del músculo liso vascular, la generación de estrés oxidativo y la interferencia coexistente en las vías de señales del óxido nítrico.

Formas principales de intoxicación por plomo

A. Intoxicación por plomo inorgánico (cuadro 57-1)

1. Aguda. La intoxicación aguda por esta forma de plomo es poco común actualmente; suele ser producto de la inhalación de grandes cantidades de humos con óxido de plomo generados en la industria o, en niños de corta edad, por la ingestión del plomo en grandes cantidades, en la forma de hojuelas de pintura con plomo; del contacto con objetos pequeños como los juguetes revestidos o fabricados con plomo; o de alimentos o bebidas contaminadas. Para que surjan los síntomas intensos se necesita que transcurran días o semanas de exposición repetitiva y se manifiesta en la forma de signos y síntomas de encefalopatía o cólicos. Surgen a veces signos de anemia hemolítica (o anemia con punteado basófilo si la exposición ha sido subaguda) y mayor nivel de aminotransferasas del hígado.

El diagnóstico de intoxicación aguda por plomo inorgánico puede ser difícil, y con base en los síntomas iniciales, el trastorno ha sido diagnosticado erróneamente como apendicitis, úlcera péptica, cólico vesicular, pancreatitis o meningitis infecciosa. El cuadro subagudo que incluye cefalea, fatiga, cólicos abdominales intermitentes, mialgias y artralgias, ha sido tomado erróneamente por cuadros virales seudogripales. En caso de ingestión reciente de hojuelas de pintura, vidrios o pesas con plomo, en las radiografías de abdomen se identifican imágenes radiopacas.

2. Crónica. El cuadro inicial en caso de intoxicación crónica por plomo suele incluir signos en múltiples órganos y sistemas, que incluyen anorexia, fatiga y malestar general; manifestaciones del sistema nervioso como cefalea, dificultad para la concentración psíquica, irritabilidad o depresión; debilidad, artralgias o mialgias y síntomas de tubo digestivo. El personal asistencial debe sospechar fuertemente la posibilidad de saturnismo en toda persona que en el comienzo muestra cefalea, dolor abdominal y anemia y en casos menos frecuentes, neuropatía motora, gota e insuficiencia renal. Hay que pensar en la intoxicación crónica por plomo en todo niño con deficiencias de la esfera neurocognitiva y retraso del crecimiento o del desarrollo. Es importante percatarse que los efectos adversos del plomo que asumen notable importancia en salud pública como el deterioro subclínico en el desarrollo neurológico de los niños y la hipertensión en los adultos, por lo común son inespecíficos y el médico casi no se percata de ellos. El diagnóstico de saturnismo (intoxicación por plomo) se confirma mejor al medir la concentración de plomo en sangre completa. La valoración mencionada refleja el plomo que circula en ese momento en la sangre y partes blandas, y no es un marcador fiable de la exposición reciente o acumulativa al metal; sin embargo, muchos individuos con trastornos por plomo tienen concentraciones del metal en la sangre mayores que las cifras normales. En decenios recientes ha disminuido 90% las concentraciones "basales" promedio de plomo en sangre en Estados Unidos y en Europa, y en el país mencionado se calculó que entre 2005 y 2006 la concentración media geométrica de dicho metal en la sangre era de 1.29 μg/100 ml. Constituye un medio de investigación predominantemente, pero la concentración de plomo en huesos medida por fluorescencia a los rayos X no penetrante (K) se ha vinculado con una exposición acumulativa a largo plazo y se está investigando la relación con muchos trastornos por plumbismo. La medición del plomo excretado por la orina después de administrar una sola dosis del quelante (llamada a veces "prueba de exposición al quelante") refleja principalmente el contenido de plomo de las partes blandas y no constituye un marcador fiable de la exposición a largo plazo, la exposición en un pasado remoto o la cantidad de plomo en el esqueleto. Ante el lapso que media entre el incremento de los precursores del hem circulante, inducido por plomo, detectar una concentración sanguínea de 30 μg de plomo/100 ml o más sin aumento concomitante en la protoporfirina de zinc, sugiere que la exposición al metal fue de inicio reciente.

B. Intoxicación por plomo orgánico

La intoxicación por compuestos de plomo orgánico es muy rara, en gran parte porque ya no se usan a nivel mundial los aditivos antidetonantes contra la gasolina como el tetraetilo de plomo o tetrametilo de plomo. Sin embargo en algunos procesos comerciales aún se emplean compuestos como el estearato o el naftenato de plomo. Los compuestos de esta categoría, por su volatilidad o liposolubilidad, tienden a absorberse plenamente por las vías respiratorias o la piel. Los compuestos de plomo orgánico manifiestan sus efectos predominantemente en el sistema nervioso central y ocasionan signos que dependen de la dosis y que pueden abarcar déficit neurocognitivos, insomnios, delirios, alucinaciones, temblores, convulsiones y muerte.

Tratamiento

A. Intoxicación por plomo inorgánico

El tratamiento de la intoxicación por este tipo de plomo comprende interrumpir inmediatamente la exposición, emprender medidas de apoyo, y el uso juicioso de quelantes (la quelación se expone en párrafos ulteriores). La encefalopatía por plomo es una urgencia médica que obliga a medidas de apoyo intensivas. El edema cerebral a veces mejora con costicoesteroides y manitol y a veces se necesitan anticonvulsivos para controlar las convulsiones. Las zonas radiopacas en radiografías de abdomen pueden sugerir la presencia de objetos retenidos de plomo, que obliga a la descontaminación gastrointestinal. Es importante conservar la diuresis adecuada, pero se evitará la hidratación excesiva. Se administra por la vena **edetato cálcico disódico** (**$CaNa_2$ EDTA**) en dosis de 1 000 a 1 500 mg/m^2/día (en promedio, 30 a 50 mg/kg/día), por goteo continuo incluso durante cinco días. Algunos clínicos recomiendan que el tratamiento quelante contra la encefalopatía por plomo comience con la inyección intramuscular de **dimercaprol**, y cuatro horas después administrar conjuntamente dicho fármaco y EDTA. La quelación parenteral se limita a cinco días o menos, y para esa fecha se puede iniciar la ingestión de otro quelante, el **succímero**. En la intoxicación sintomática sin encefalopatía a veces se puede emprender el tratamiento con succímero. El punto final de la quelación incluye la resolución de los síntomas o el retorno de la concentración de plomo en sangre a los límites que tenía antes de la intoxicación. En sujetos que han estado expuestos por largo tiempo, la interrupción de la quelación puede ser seguida de un rebote en la concentración sanguínea al recuperar el equilibrio del plomo proveniente de los depósitos en el hueso.

Casi todos los médicos recomiendan la quelación en sujetos sintomáticos que tienen aumento en las concentraciones sanguíneas de plomo, pero es más controvertida la decisión de emprender la quelación en individuos asintomáticos. Desde 1991, en Estados Unidos, los *Centers for Disease Control and Prevention* (CDC) han recomendado emprender la quelación en todos los niños con concentraciones sanguíneas de 45 µg/100 ml o más. Sin embargo, en un estudio clínico reciente, doble ciego, con asignación al azar, en que los individuos del grupo testigo recibieron placebo, en comparación con succímero en niños con concentraciones sanguíneas entre 25 µg y 44 µg de plomo/100 ml, no se demostró beneficio alguno en la función neurocognitiva ni disminución a largo plazo en las concentraciones de plomo en la sangre. Nunca se recurrirá al uso preventivo de agentes quelantes en el sitio de trabajo, en vez de disminuir o evitar la exposición excesiva.

El tratamiento de concentraciones altas de plomo en sangre en niños y adultos incluirá un intento consciente de identificar y disminuir todas las fuentes potenciales de exposición futura a este metal. Muchas organizaciones gubernamentales, locales, estatales o nacionales han apoyado programas de prevención del saturnismo, que pueden ser útiles en el tratamiento de enfermos. Por lo regular está indicada la detección de plomo en sangre en parientes o compañeros de trabajo de un sujeto con intoxicación por plomo, y de ese modo, valorar la magnitud del problema. Desde 1991 no se ha revisado el "nivel de preocupación" de intoxicación por plomo en niños, de 10 µg/100 ml, por parte de CDC, pero se acepta ampliamente la trascendencia negativa de menores concentraciones del metal en ese grupo de edad y se ha concedido importancia a la prevención primaria de la exposición al mismo. Las normas básicas de la *Occupational Safety and Health Administration* (OSHA) introducidos después de 1970, exigían alejar a los trabajadores de la exposición a dicho metal si sus concentraciones en sangre eran mayores de 50 a 60 µg/100 ml; sin embargo, un conjunto de expertos en el año 2007 recomendó alejar a la persona si una sola medición de plomo en sangre excedía de 30 µg/100 ml o si dos mediciones sucesivas mediadas en un intervalo de cuatro semanas eran de 20 µg/100 ml o más. El objetivo a largo plazo debe ser que los trabajadores tengan niveles sanguíneos de plomo menores de 10 µg/100 ml y que las embarazadas eviten la exposición ocupacional o recreativa que origine concentraciones de plomo en sangre mayores de 5 µg/100 ml. Las regulaciones de la Agencia de Protección Ambiental (EPA, *Environmental Protection Agency*) vigentes desde el año 2010 exigen que los contratistas que realizan proyectos de renovación, reparación y pintado (que alteren la integridad de superficies cubiertas con pintura con plomo) en residencias construidas antes de 1978 o instalaciones ocupadas por niños deben estar certificados y seguir prácticas laborales específicas para prevenir la contaminación por plomo.

B. Intoxicación por plomo orgánico

El tratamiento inicial consiste en descontaminar la piel y evitar nuevas exposiciones. El tratamiento de las convulsiones obliga al uso apropiado de anticonvulsivos. La quelación empírica se intenta si existen elevadas concentraciones de plomo en sangre.

Arsénico

El arsénico es un elemento natural de la corteza terrestre con viejos antecedentes de uso como constituyente de productos comerciales e industriales, de fármacos y para envenenamiento deliberado. Entre las aplicaciones comerciales recientes de él están la elaboración de semiconductores, conservadores de madera para aplicaciones industriales (como armazones de barcos o mástiles), aleaciones no ferrosas, vidrios, insecticidas y cebos de gel (para hormigas), y fármacos para veterinaria. En algunas regiones del planeta el agua freática puede contener grandes cantidades del mineral que proviene del escurrimiento de depósitos naturales. Se acepta que uno de los problemas ambientales más graves de salud es el agua potable del delta del Ganges en la India y en Bangladesh. La arsenamina o arsina es un gas hidruro con potentes efectos hemolíticos, que se fabrica predominantemente para la industria de los semiconductores, aunque también puede ser generado accidentalmente cuando se ponen minerales metalíferos en contacto con soluciones ácidas.

Como un dato histórico, la solución de Fowler que contiene arsenito potásico al 1% se utilizó ampliamente contra muchos trastornos, desde el siglo XVIII hasta mediados del siglo pasado. Los arsenicales orgánicos fueron algunos de los antimicrobianos* que se utilizaron mucho en la primera mitad del siglo XX hasta que fueron suplantados por las sulfonamidas y otros fármacos más eficaces y menos tóxicos.

En los comienzos del siglo XX se sintetizaron otros arsenicales orgánicos, y el principal fue la lewisita (dicloro [2-clorovinil]arsina) como gas bélico. El trióxido de arsénico fue introducido de nuevo en la farmacopea de Estados Unidos en 2000 como un producto sin interés comercial para tratar las recidivas de leucemia promielocítica aguda y también su uso ampliado en los protocolos experimentales de oncoterapia (cap. 54). El melarsoprol, otro arsenical trivalente, se utiliza para tratar la fase avanzada de la tripanosomiasis africana (cap. 52).

Farmacocinética

Los arsenicales solubles se absorben satisfactoriamente en las vías respiratorias y tubo digestivo (cuadro 57-1). La absorción percutánea es escasa, pero puede ser muy importante después de la exposición intensa a reactivos concentrados de arsénico. Gran parte del arsénico inorgánico que se absorbe pasa por una fase de metilación, principalmente en el hígado, hasta la formación de ácidos monometilarsónico y dimetilarsínico, que son excretados por la orina junto con los residuos del arsénico inorgánico. Cuando la absorción diaria por largo tiempo es menor de 1 000 µg de arsénico inorgánico soluble, en promedio, 66% de la cantidad absorbida es excretada por la orina en término de dos a tres días. Después de ingestiones masivas se prolonga la semivida de eliminación. La inhalación de compuestos arsenicales poco solubles puede originar retención duradera en los pulmones, que tal vez no se refleje en la excreción del mineral por la orina. El arsénico se fija a grupos sulfhidrilo presentes en tejido queratinizado y después de que cesó la exposición, cabello, uñas y piel pueden contener grandes cantidades incluso si las cifras en orina se normalizaron. Sin embargo, el arsénico en cabello y uñas como consecuencia del depósito externo puede ser idéntico al que se incorporó después de absorción interna.

Farmacodinámica

Según se piensa, los arsenicales ejercen sus efectos tóxicos por varios mecanismos. La interferencia en la función enzimática puede ser consecuencia de que el grupo sulfhidrilo se une al arsénico trivalente o por la sustitución de fosfato. El arsénico inorgánico o sus metabolitos pueden inducir "agresión" oxidativa, modificar la expresión de genes e interferir con la transducción de señales celulares. El arsénico trivalente inorgánico (As^{3+}, arsenito) sobre bases moleculares, por lo común tiene una toxicidad aguda dos a 10 veces mayor que el arsénico pentavalente inorgánico (As^{5+}, arsenato), pero se sabe que ocurre interconversión *in vivo* y se ha producido toda la gama de toxicidad por este mineral después de exposición suficiente a cualquiera

---

*La "bala mágica" de Paul Ehrlich contra la sífilis (arsfenamina, Salvarsan) era un arsenical.

de las dos formas. Estudios recientes sugieren que la forma trivalente de metabolitos metilados (como el ácido monometilarsonoso [MMA^{III}, *monomethylarsonous acid*]), puede ser más tóxico que los compuestos inorgánicos originales. La reducida eficiencia de la metilación del MMA a DMA, que incrementa el porcentaje de MMA en la orina, se ha relacionado con un mayor riesgo de experimentar efectos adversos. La metilación del arsénico requiere *S*-adenosilmetionina, un donador universal de grupos metilo en el cuerpo. Perturbaciones en la vía de señalización del "metabolismo de un carbono" vinculadas con el arsénico pueden subyacer algunos efectos epigenéticos inducidos por dicho elemento, como alteración de la expresión génica.

El gas arsina es oxidado *in vivo* y ejerce un potente efecto hemolítico, que depende de la alteración del flujo de iones a través de la membrana eritrocítica; sin embargo, también perturba la respiración celular en otros tejidos. El arsénico es un carcinógeno para seres humanos y se le ha vinculado con cáncer de pulmones, piel y vejiga. Algunos organismos marinos contienen grandes cantidades de arsenobetaína, un arsenical orgánico trimetilado y también diversos arsenoazúcares y arsenolípidos. Cuando los mamíferos ingieren arsenobetaína no produce en ellos efectos tóxicos y es excretada sin modificaciones en la orina; los arsenoazúcares son metabolizados parcialmente hasta la forma de ácido dimetilarsínico. El ácido tio-dimetilarsínico se identificó hace poco como un metabolito humano común, aunque poco relevante, con significancia toxicológica incierta.

Formas principales de intoxicación por arsénico

A. Intoxicación aguda por arsénico inorgánico

En un plazo de minutos a horas de haber ocurrido la exposición a grandes dosis (decenas a centenas de miligramos) de compuestos inorgánicos solubles del mineral, surge ataque de innumerables órganos. Los signos y síntomas iniciales en tubo digestivo comprenden náusea, vómito, diarrea y dolor abdominal. La fuga difusa desde los capilares, en combinación con la pérdida de líquidos a través del tubo digestivo, pueden ocasionar hipotensión, choque y muerte. Pueden surgir a muy breve plazo o después de algunos días efectos tóxicos en corazón y pulmones que comprenden miocardiopatía congestiva, edema pulmonar cardiógeno o no cardiógeno y arritmias ventriculares. En el plazo de una semana por lo regular aparece pancitopenia, y poco después punteado basófilo de los eritrocitos. En los primeros días de la intoxicación a veces se observan efectos en el sistema nervioso central que incluyen delirio, encefalopatía y coma. Después de un lapso de dos a seis semanas puede aparecer neuropatía periférica sensorimotora ascendente; al final, la encefalopatía puede afectar los músculos proximales de extremidades y ocasionar insuficiencia respiratoria de tipo neuromuscular. Meses después de la intoxicación aguda se identifican en las uñas estrías transversas blanquecinas (líneas de Aldrich-Mees).

Hay que pensar en la posibilidad de intoxicación aguda por arsénico inorgánico en la persona que acude a valoración por primera vez con gastroenteritis de comienzo repentino, en combinación con hipotensión y acidosis metabólica. El médico debe aguzar más sus sospechas cuando estos signos iniciales son seguidos de disfunción cardiaca, pancitopenia y neuropatía periférica. El diagnóstico se puede confirmar si se demuestran grandes cantidades de arsénico inorgánico y sus metabolitos en la orina (en forma típica, varios miles de microgramos en los primeros dos a tres días después de la intoxicación aguda sintomática). El arsénico desaparece rápidamente de la sangre, y salvo en personas anúricas, es mejor no usar sus concentraciones sanguíneas con fines diagnósticos. El tratamiento se basa en la descontaminación intestinal, medidas de apoyo intensivas y quelación rápida con **unitiol** a razón de 3 a 5 mg/kg por vía endovenosa cada 4 a 6 h, o **dimercaprol**, 3 a 5 mg/kg por vía intramuscular con esa misma frecuencia. En estudios en animales, los quelantes alcanzan su eficacia máxima si se administran en término de minutos u horas después de la exposición al arsénico; en estos casos, si es muy fuerte la sospecha, será mejor no emprender tratamiento durante unos días o semanas, para obtener datos de confirmación del laboratorio.

El succímero ha sido eficaz en modelos animales y tiene un índice terapéutico mayor que el dimercaprol. En Estados Unidos se le obtiene sólo en la forma ingerible; por esa razón, quizá no convenga su uso como medida inicial contra la intoxicación aguda por arsénico, situaciones en que la gastroenteritis intensa y el edema esplácnico pueden limitar su absorción por esa vía.

B. Intoxicación crónica por arsénico inorgánico

La intoxicación de esas características suele ocasionar signos y síntomas de múltiples órganos y aparatos. Se pueden identificar efectos no carcinógenos manifiestos después de absorber por largo tiempo más de 0.01 mg/kg/día (aproximadamente 500 a 1 000 μg/día en adultos). La fecha en que aparecen los síntomas varía con las dosis y la tolerancia de una persona, en comparación con otra. Pueden aparecer síntomas de índole general como fatiga, adelgazamiento y debilidad, junto con anemia, manifestaciones gastrointestinales inespecíficas y neuropatía sensorimotora periférica, que por lo común sigue una distribución de disestesias en media/guante. En forma típica, después de años de exposición aparecen cambios en la piel (entre los efectos más característicos) e incluyen hiperpigmentación en "gotas de lluvia" e hiperqueratosis de manos y pies (fig. 57-1). También se observan a veces vasculopatía periférica e hipertensión porta no cirrótica. Los estudios epidemiológicos sugieren un vínculo posible con la hipertensión, diabetes y neuropatías crónicas no cancerosas. Años después de exposición del sujeto a dosis del mineral que no son lo suficientemente grandes para ocasionar otros efectos agudos o crónicos, pueden aparecer cánceres de pulmones, piel, vejiga y tal vez de otros sitios.

La administración de arsenito en regímenes quimioterápicos antineoplásicos, por lo común una dosis diaria de 10 a 20 mg durante semanas a unos cuantos meses, se ha vinculado con la prolongación del intervalo QT en el electrocardiograma y ha ocasionado a veces arritmias ventriculares malignas y taquicardia ventricular polimorfa en entorchado (*torsades de pointes*).

El diagnóstico de intoxicación crónica por arsénico comprende la integración de manifestaciones clínicas con datos que confirman la exposición. En la población general la concentración urinaria de arsénico inorgánico más sus metabolitos primarios MMA y DMA es menor a 20 μg/L. Niveles elevados relacionados con efectos adversos ostensibles pueden volver a la normalidad días o semanas después de la interrupción a la exposición.

Unos tres días antes de enviar una muestra de orina con fines diagnósticos, el paciente no consumirá absolutamente nada de mariscos porque pueden contener grandes cantidades de arsenicales orgánicos atóxicos. El contenido de arsénico del cabello y las uñas (normalmente menor de 1 ppm) a veces denota que en el pasado la exposición fue intensa, pero es importante interpretar con cautela los resultados, ante la posibilidad de contaminación externa.

El tratamiento de la intoxicación crónica por arsénico consiste primordialmente en interrumpir la exposición y emprender medidas de apoyo inespecíficas. Cabe pensar en la administración empírica de

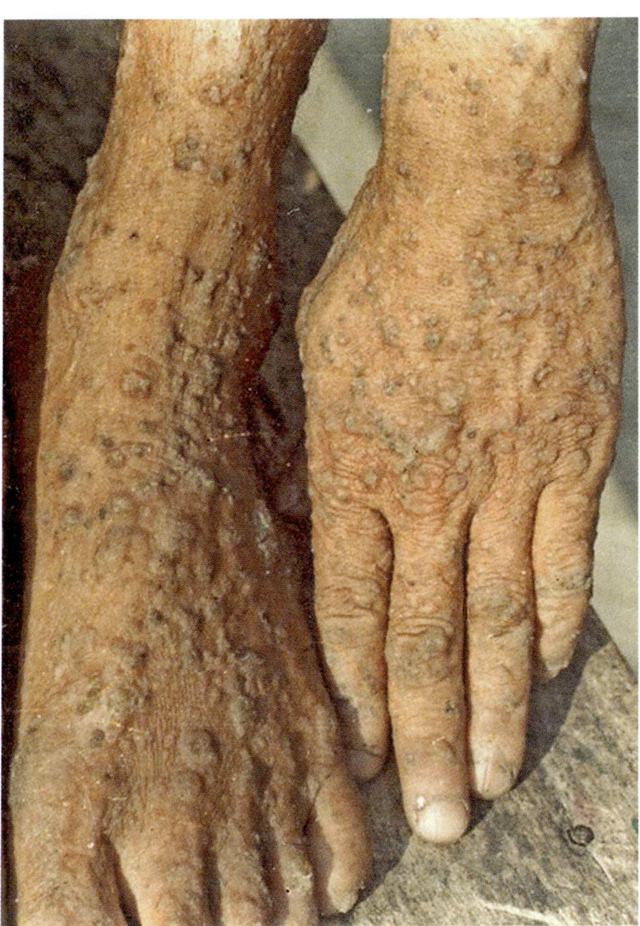

FIGURA 57–1 Lesiones dermatológicas por la ingestión de arsénico por largo tiempo en agua potable. (Por cortesía de Dipankar Chakraborti, PhD.)

quelantes orales por un lapso breve como **unitiol** o **succímero** en personas sintomáticas con mayores concentraciones del mineral en la orina, pero no conlleva un beneficio probado en comparación con la sola terminación de la exposición. Estudios preliminares han sugerido que complementar la alimentación con ácido fólico (que en opinión de algunos interviene como cofactor en la metilación del arsénico) pudiera ser útil en sujetos expuestos a dicho mineral, particularmente varones que también muestran deficiencia de ácido fólico.

C. Intoxicación con la arsenamina gaseosa

La intoxicación por la arsenamina (arsina) gaseosa genera un perfil peculiar de intoxicación en que predominan profundos efectos hemolíticos. Después de un periodo de latencia que varía de 2 a 24 h después de su inhalación (según la magnitud de la exposición) puede surgir hemólisis intravascular masiva. Los primeros síntomas pueden comprender malestar, genera: cefalea, disnea, debilidad, náusea, vómito, dolor abdominal, ictericia y hemoglobinuria. A menudo, en término de uno a tres días surge insuficiencia renal oligúrica como consecuencia del depósito de hemoglobina en los túbulos de los riñones. En exposiciones masivas pueden aparecer efectos letales en la respiración a nivel celular antes de que surja la insuficiencia comentada. Hay incremento de las concentraciones de arsénico en la orina, pero rara vez se cuenta con ese dato para confirmar el diagnóstico durante el periodo crítico. Las medidas básicas del tratamiento son atención intensiva de apoyo, que incluye exanguinotransfusión, hidratación vigorosa y en caso de insuficiencia renal aguda, hemodiálisis. Se ha demostrado que los quelantes actuales no tienen utilidad clínica en la intoxicación por arsina.

MERCURIO

El mercurio metálico en la forma de "azogue" (el único metal líquido a la temperatura corriente) ha atraído el interés de eruditos y científicos desde la antigüedad. Desde hace mucho se sabe que la extracción del mercurio en minas es peligrosa para la salud. El empleo industrial de dicho metal se tornó frecuente en los últimos 200 años, y por ello, se identificaron formas nuevas de toxicidad, vinculadas con su transformación. En los comienzos del decenio de 1950 en el poblado pesquero de Minamata en Japón surgió una epidemia misteriosa de defectos congénitos y enfermedades del sistema nervioso. Se supo después que el agente causal era el metilmercurio en alimentos contaminados, de peces que vivían en aguas que recibían los desechos industriales en la bahía, de una fábrica cercana. Además del mercurio elemental y del alquilmercurio (incluido el metilmercurio), otros mercuriales importantes son las sales inorgánicas de este metal y los compuestos arilmercúricos, y cada uno posee un perfil característico de efectos tóxicos en seres humanos.

La extracción del mercurio en minas se hace cuando está en la forma de cinabrio y después en el comercio se le transforma en diversos preparados químicos. Las aplicaciones fundamentales de mercurio en la industria y el comercio se sitúan en la producción electrolítica de cloro y sosa cáustica; la fabricación de equipo eléctrico, termómetros y otros instrumentos; lámparas fluorescentes y amalgamas dentarias. La popularización del uso de mercurio elemental en la producción de artesanías de oro es un problema creciente en muchos países en desarrollo.

En años recientes ha disminuido en grado sumo el empleo del mercurio en fármacos y productos biocidas, pero persiste el uso ocasional en la forma de antisépticos y en la medicina popular. Se ha eliminado de casi todas las vacunas en que se incorporaba el timerosal, conservador organomercurial, que es metabolizado parcialmente hasta la forma de etilmercurio. En algunas regiones del mundo sigue siendo un problema grave la exposición ambiental al mercurio por la combustión de combustibles fósiles o la bioacumulación de metilmercurio en peces. Se sabe de la exposición pequeña al mercurio liberado de amalgamas dentales, pero no se ha corroborado que esta modalidad cause efectos tóxicos sistémicos.

Farmacocinética

La absorción del mercurio varía enormemente dependiendo de la forma química en que está. El mercurio elemental es muy volátil y se absorbe en los pulmones (cuadro 57-1); en el tubo digestivo intacto su absorción es muy pequeña. El mercurio inhalado es la fuente primaria de exposición ocupacional. Los compuestos orgánicos de alquilmercurio de cadena corta son volátiles y si son inhalados o ingeridos pueden ser dañinos. La absorción percutánea del mercurio metálico y del inorgánico puede generar problemas clínicos después de exposición masiva inmediata o crónica por largo tiempo. Los compuestos alquilmercúricos al parecer se absorben con gran facilidad por la piel, y el contacto inmediato con unas cuantas gotas del dimetilmercurio ha originado efectos tóxicos graves y tardíos. Una vez absorbido, el mercurio se distribuye en tejidos en término de horas y alcanza su concentración máxima en los riñones. El mercurio inorgánico se excreta por la orina y las heces. La excreción de dicha forma del metal cumple con un modelo de múltiples componentes: gran parte de él se excreta en término de semanas o meses, pero los riñones o el cerebro pueden conservar una fracción durante años. Después de inhalar vapores de mercurio elemental los niveles del metal en la orina disminuyen con una semivida con uno a tres meses. El metilmercurio, cuya semivida en la sangre y en el organismo en su totalidad es de unos 50 días, es excretado por la bilis y por la circulación enterohepática, y al final más del 66% se elimina con las heces. El mercurio se liga a grupos sulfhidrilo en tejido queratinizado y como ocurre con el plomo y el arsénico, aparecen rastros en el cabello y las uñas.

Formas principales de intoxicación por mercurio

El mercurio interactúa con los grupos sulfhidrilo *in vivo*, e inhibe enzimas y altera membranas celulares. El perfil de la intoxicación clínica por dicho metal depende en gran medida de la forma química en que está, y la vía e intensidad de la exposición.

A. Intoxicación aguda

La inhalación aguda de vapores de mercurio elemental puede causar neumonitis química y edema pulmonar no cardiógeno. Se observa a veces gingivoestomatitis aguda y pueden surgir secuelas neurológicas (consultar párrafos siguientes). La ingestión inmediata de sales de mercurio inorgánico como el cloruro mercúrico puede originar gastroenteritis hemorrágica corrosiva que a veces es letal, seguida en término de horas o días, de necrosis tubular aguda.

B. Intoxicación crónica

La intoxicación a largo plazo por inhalación de vapores de mercurio ocasiona la tríada clásica de temblor, perturbaciones neuropsiquiátricas y gingivoestomatitis. El temblor suele comenzar en la forma de movimientos finos de intención en las manos, pero también puede abarcar la cara, y a veces evoluciona hasta llegar a movimientos coreiformes de las extremidades. Es frecuente observar manifestaciones neuropsiquiátricas que incluyen amnesia, fatiga, insomnio y anorexia. El individuo puede mostrar cambios insidiosos en su carácter y presentar timidez, retraimiento y depresión, junto con crisis de ira o rubor explosivos (un perfil conductual conocido como **eretismo**). Estudios recientes sugieren que la exposición a dosis pequeñas puede originar efectos neurológicos subclínicos. Después de estar expuesto el individuo a dosis grandes se ha señalado la aparición de gingivoestomatitis, acompañada a veces de aflojamiento de las piezas dentarias. En los métodos electrodiagnósticos se pueden detectar signos de daño de nervios periféricos, pero rara vez surge una neuropatía periférica franca. La acrodinia es una reacción idiosincrásica poco común a la exposición subaguda o crónica de mercurio, y se observa predominantemente en niños; se caracteriza por el eritema doloroso de las extremidades y puede acompañarse de hipertensión, diaforesis, anorexia, insomnio, irritabilidad o apatía y la aparición de miliaria. La exposición crónica a sales de mercurio, en ocasiones por la aplicación tópica de cremas cosméticas, se ha vinculado con síntomas neurológicos y toxicidad renal en reportes individuales y en series de casos.

La intoxicación por metilmercurio ataca predominantemente al sistema nervioso central y origina parestesias, ataxia, deficiencias de la audición, disartria y reducción progresiva de los campos visuales. Los signos y síntomas de dicha intoxicación pueden aparecer originalmente semanas o meses después de que comenzó la exposición. El compuesto mencionado es tóxico para los tejidos del aparato reproductor. La exposición del feto a dosis grandes de metilmercurio por parte de la madre puede ocasionar retraso mental y un síndrome similar a la parálisis cerebral en los productos de la concepción. Las exposiciones prenatales a cantidades pequeñas de metilmercurio se han vinculado con el peligro que surja déficit subclínico del desarrollo neurológico.

Los datos de la notificación hecha en 2004 por el *Institute of Medicine's Immunization Safety Review Committee*, indicaron que las pruebas actuales se orientaban hacia el rechazo de una relación causal entre las vacunas que contenían timerosal y el autismo. En forma similar, los datos de un estudio reciente retrospectivo de cohortes realizado por los CDC no confirmaron la relación causal entre la exposición prenatal temprana o posnatal al mercurio en vacunas que contenían timerosal y las funciones neuropsicológicas en la niñez.

El dimetilmercurio rara vez se identifica en el entorno, pero es una forma extraordinariamente neurotóxica de mercuriales orgánicos que puede ser letal en cantidades pequeñas.

El diagnóstico por intoxicación por mercurio comprende integrar los datos de la anamnesis y la exploración física con los de tipo confirmatorio obtenido de estudios de laboratorio u otras pruebas de exposición. Si no hay certeza de la exposición ocupacional, la concentración de mercurio en orina suele ser menor de 5 μg/L y el mercurio en sangre completa, menor de esa cifra. En 1990 el *Committee of the American Conference of Governmental Industrial Hygienists* (ACGIH), para fijar el Índice de Exposición Biológica (BEI, *Biological Exposure Index*) recomendó que la exposición en el sitio laboral debía generar concentraciones de mercurio en orina menores de 35 μg por gramo de creatinina y concentraciones de mercurio en sangre completa, obtenida en los fines de semana, menores de 15 μg por litro. En Estados Unidos la Agencia de Protección Ambiental y la *Food and Drug Administration* (FDA) recomendaron que las embarazadas, aquellas que planeaban embarazarse, mujeres que amamantaban a sus hijos y los niños de corta edad, no consumieran peces con grandes cantidades de mercurio (como el pez espada) y limitaran el consumo de carne de peces con niveles menores de dicho metal a no más de 340 gramos por semana o dos comidas corrientes.

Tratamiento

A. Exposición aguda

Además de las medidas de apoyo intensivo, puede ser útil la quelación inmediata con **unitiol** oral o intravenoso, **dimercaprol** intramuscular o **succímero** oral para disminuir los efectos tóxicos en riñones después de la exposición aguda a sales mercuriales inorgánicas. La hidratación vigorosa puede ser útil para conservar la diuresis, pero en caso de aparecer insuficiencia renal aguda, a veces se necesitan hemodiálisis o hemodiafiltración durante días o semanas, junto con quelación. La eficacia de los quelantes disminuye con el paso del tiempo desde la exposición y por ello es necesario no diferir el tratamiento hasta que comiencen la oliguria u otros efectos sistémicos graves.

B. Exposición crónica

El **unitiol** y el **succímero** mejoran la excreción del mercurio en la orina después de inhalación aguda o crónica de ese metal en estado elemental, pero se desconoce la importancia de ese tratamiento en el pronóstico clínico. Se ha demostrado que el dimercaprol redistribuye el mercurio de otros sitios, al sistema nervioso central, y dado que dicho órgano es uno de los puntos más importantes de acción del metal, será mejor no utilizar ese fármaco en el tratamiento de la exposición al mercurio elemental u orgánico. Algunos datos sugieren que el succímero, el unitiol y la *N*-acetil-L-cisteína (NAC, *N-acetyl-L-cysteine*) pueden mejorar la eliminación del metilmercurio del cuerpo.

ASPECTOS FARMACOLÓGICOS DE LOS QUELANTES

Los quelantes son productos utilizados para evitar o revertir los efectos tóxicos de un metal pesado en las enzimas u otros componentes celulares en que actúa, o para acelerar su eliminación, del cuerpo. Los agentes de esta categoría, al formar un complejo con el metal pesado, lo inactivan y ya no queda disponible para las interacciones tóxicas con los grupos funcionales presentes en las enzimas u otras proteínas, coenzimas, nucleófilos celulares y membranas. Los quelantes contienen uno o más átomos coordinadores, por lo común de oxígeno, azufre o nitrógeno, que donan un par de electrones a un ion metálico catiónico para formar uno o más enlaces covalentes coordinados. Con base en el número de enlaces metal-ligando podría calificarse al complejo como monodentado, bidentado o polidentado. En la figura 57-2 se ilustra el quelado hexadentado que se forma por interacción del edetato (etilendiaminotetraacetato) con un átomo metálico como el del plomo.

En algunos casos, el efecto de movilización del metal por acción de un quelante terapéutico, además de incrementar la excreción de ese elemento, que es el efecto buscado, también redistribuye parte del mismo a otros órganos vitales, situación que se ha demostrado con el dimercaprol, que redistribuye mercurio y arsénico al cerebro y que también intensifica la excreción de ambos minerales por la orina. Algunos agentes quelantes poseen la capacidad de movilizar cadmio, pero tienen la tendencia de redistribuir dicho mineral a los riñones y agravar la nefrotoxicidad, lo cual ha anulado su utilidad terapéutica en caso de intoxicación por el mismo.

Además de eliminar el metal que ocasiona efectos tóxicos en el organismo, algunos quelantes pueden incrementar la excreción de cationes esenciales como el zinc en el caso de EDTA y DTA cálcicos, y de zinc y cobre en caso del succímero. No se ha demostrado importancia clínica de este efecto, pero algunos datos de estudios en animales sugieren la posibilidad de consecuencias adversas en el desarrollo. Si en el periodo prenatal o la niñez temprana se necesita usar por tiempo duradero un quelante, habrá que pensar en la adición juiciosa de zinc a la alimentación.

Cuanto más larga sea la semivida de un metal en un órgano particular, será menos eficaz su eliminación por quelantes. Por ejemplo, en el caso de la quelación del plomo por medio de EDTA cálcico o succímero o la del plutonio con DTPA, la eliminación del metal será más eficaz desde las partes blandas que desde el hueso, órgano al cual se incorpora en su matriz y con ello ocasiona retención duradera.

En muchos casos, la capacidad de los agentes quelantes para evitar o amortiguar los efectos adversos de metales tóxicos alcanza su máximo si se administran muy poco después de la exposición "aguda" al metal. Aún así, el empleo de los agentes mencionados, días o semanas después de que terminó la exposición aguda, o su utilización en el tratamiento de la intoxicación crónica, pueden

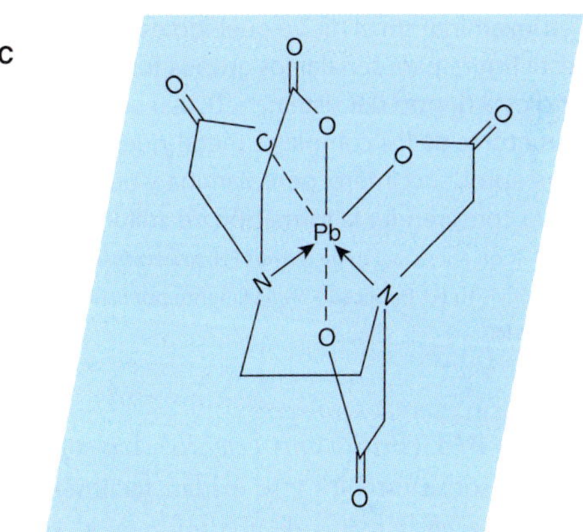

FIGURA 57–2 Formación de una sal y quelado con edetato (etilendiaminotetraacetato, EDTA). **A:** en una solución de una sal disódica de calcio de EDTA, los iones de sodio hidrógeno están activos desde el punto de vista químico y biológico. **B:** en soluciones de edetato cálcico disódico, el calcio está unido por enlaces covalentes coordinados con iones de nitrógeno y también por las ligaduras iónicas usuales. **C:** en el quelato de plomo-edetato el plomo es incorporado en cinco anillos heterocíclicos. (Con autorización de Meyers FH, Jawetz E, Goldfien A: *Review of Medical Pharmacology,* 7th ed. Publicado originalmente por Lange Medical Publications. McGraw-Hill, 1980.)

acompañarse de una mayor excreción del metal. Sin embargo, en ese punto, puede disminuir la capacidad de una mayor excreción, para mitigar el efecto nocivo de la exposición al metal.

Se describe en párrafos siguientes los agentes quelantes de mayor importancia que se utilizan en Estados Unidos.

DIMERCAPROL (2,3-DIMERCAPTOPROPANOL, BAL)

El dimercaprol (fig. 57-3), líquido oleoso e incoloro con un intenso olor a mercaptano, fue sintetizado en Inglaterra durante la Segunda Guerra Mundial como antídoto contra la intoxicación con lewisita, agente bélico que contiene arsénico. De este modo se le conoció

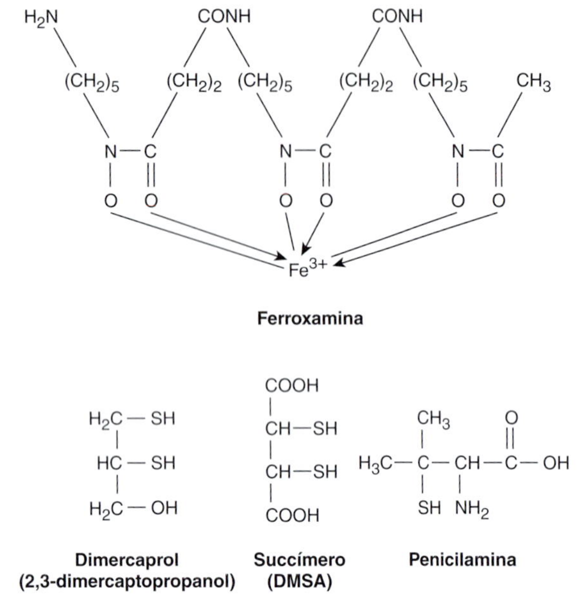

Ferroxamina

Dimercaprol (2,3-dimercaptopropanol) **Succímero (DMSA)** **Penicilamina**

FIGURA 57–3 Estructuras químicas de algunos quelantes. La ferroxamina (ferrioxamina) sin el hierro quelado es la deferoxamina. Se incluye en esta figura para señalar los grupos funcionales; en realidad el hierro está dentro del sistema reticular cúbico. No se conocen las estructuras de los complejos metal-quelante *in vivo* respecto a dimercaprol, succímero, penicilamina y unitiol (consúltese el texto) y pudiera comprender la formación de sulfuros mixtos con aminoácidos. (Con autorización de Meyers FH, Jawetz E, Goldfien A: *Review of Medical Pharmacology*, 7th ed. Publicado originalmente por Lange Medical Publications, McGraw-Hill, 1980.)

como antilewisita o BAL (*British anti-Lewisite*). Las soluciones acuosas de dimercaprol son inestables y se oxidan fácilmente, y por esa razón, se le distribuye en la forma de una solución al 10% en aceite de cacahuate y debe aplicarse por inyección intramuscular, que suele ser dolorosa.

En modelos animales el dimercaprol impide y revierte la inhibición de las enzimas que contienen sulfhidrilos, inducida por arsénico, y si se le administra poco después de la exposición, puede proteger de los efectos letales de los arsenicales inorgánicos y orgánicos. Los datos en seres humanos señalan que mejora la rapidez de excreción del arsénico y el plomo, y pudiera brindar beneficio terapéutico en el tratamiento de la intoxicación aguda por ambos metales y por el mercurio.

Indicaciones y efectos tóxicos

En Estados Unidos la FDA ha aprobado el uso de dimercaprol como agente único contra la intoxicación aguda por arsénico y mercurio inorgánico y para tratar la intoxicación intensa por plomo (saturnismo), cuando se le combina con edetato cálcico disódico (EDTA, *edetate calcium disodium*; véase adelante). Son escasos los estudios de su metabolismo en seres humanos, pero al parecer el dimercaprol por vía intramuscular es absorbido, metabolizado y excretado fácilmente por los riñones, en un lapso de 4 a 8 h. Los modelos animales indican que también puede ser excretado por la bilis, pero no se ha precisado la utilidad de esta vía de excreción en seres humanos ni otros detalles de su biotransformación.

El dimercaprol, cuando se usa en dosis terapéuticas, ocasiona una elevada incidencia de efectos adversos, como hipertensión, taquicardia, náusea, vómito, epífora, sialorrea, fiebre (particularmente en niños), y dolor en el sitio de la inyección. Se ha señalado que también su uso se acompaña de trombocitopenia y prolongación del tiempo de protrombina, factores que pueden frenar la utilidad de la inyección intramuscular, por el peligro de que en el sitio de la inyección se forme un hematoma. A pesar de que en animales con intoxicación aguda tiene efectos protectores, el dimercaprol puede redistribuir el arsénico y el mercurio y llevarlo al sistema nervioso central, razón por la cual no se le recomienda en el tratamiento de la intoxicación crónica. Los análogos hidrosolubles del dimercaprol (unitiol y succímero) tienen mayores índices terapéuticos y en muchas situaciones han sustituido al dimercaprol.

SUCCÍMERO (ÁCIDO DIMERCAPTOSUCCÍNICO, DMSA)

El succímero es un análogo hidrosoluble del dimercaprol, y a semejanza de él, se ha demostrado en estudios en animales, que evita y revierte la inhibición de las enzimas que contiene sulfhidrilos, inducida por metales, y protege de los efectos letales agudos del arsénico. En los humanos, el tratamiento con succímero hace que aumente la excreción de plomo de la orina y disminuya la concentración de ese metal en la sangre. También puede aminorar el contenido de mercurio de los riñones, órgano importante en el que actúan las sales de mercurio inorgánico. En Estados Unidos el succímero se prepara exclusivamente en su forma ingerible, pero en otros países se ha usado con buenos resultados las presentaciones intravenosas. Su absorción es rápida, aunque un poco variable después de su ingestión. En un lapso de casi 3 h se alcanza su concentración máxima en sangre. El fármaco se une *in vivo* con la cisteína, un aminoácido, para formar mezclas de disulfuros en proporciones 1:1 y 1:2, posiblemente en los riñones y es probable que los complejos así formados sean las fracciones quelantes activas. Datos experimentales sugieren que la proteína 2 de resistencia contra múltiples fármacos (Mrp2, *multidrug-resistance protein 2*), una de las proteínas transportadoras que interviene en la excreción celular de xenobióticos, facilita la excreción por parte de los riñones, de los mercuriales que se unen al succímero transformado y al unitiol. La semivida de eliminación del succímero transformado es de 2 a 4 h.

Indicaciones y efectos tóxicos

En Estados Unidos, la FDA ha aprobado el uso del succímero para tratar a niños cuyas concentraciones de plomo en sangre exceden de 45 μg/100 ml, pero también se usa comúnmente en los adultos. La dosis típica es de 10 mg/kg, ingeridos tres veces al día. Los resultados de la ingestión del succímero son similares a los que se obtienen con EDTA parenteral, para disminuir la concentración sanguínea de plomo, y por ello ha sustituido a este último ácido (EDTA) en el tratamiento extrahospitalario de sujetos que pueden absorber el fármaco ingerido. Sin embargo, a pesar de la capacidad probada del succímero y de EDTA para intensificar la eliminación de plomo, no se definió en un estudio en seres humanos en que los testigos recibieron placebo su utilidad para revertir la toxicidad por plomo ya establecida, o en otras situaciones mejorar los resultados terapéuticos. En un estudio reciente realizado en ratas jóvenes expuestas a cantidades moderadas o altas de plomo, grandes dosis de succímero redujeron el deterioro neurocognitivo inducido por dicho elemento.

Por otra parte, cuando se administró al grupo testigo que no se expuso al metal en cuestión, el succímero se relacionó con una disminución del desempeño neurocognitivo. Con base en sus efectos protectores contra el arsénico en animales y por su capacidad de movilizar mercurio de los riñones, el succímero también se ha utilizado para tratar casos de envenenamiento por arsénico y mercurio.

En un número limitado de ensayos clínicos se ha reportado que el succímero se tolera de manera adecuada. Su impacto es insignificante sobre las reservas corporales de calcio, hierro y magnesio. Incrementa poco la excreción urinaria de cinc y, con menor regularidad, de cobre. Esta consecuencia sobre el balance de metales traza no se ha relacionado con efectos adversos notorios, sin embargo, su impacto a largo plazo sobre el desarrollo neurológico es incierto. Los efectos adversos más frecuentes que aparecen en menos de 10% de los pacientes son trastornos del tubo digestivo, lo que incluye anorexia, náusea, vómito y diarrea. En menos de 5% de los pacientes se ha señalado la aparición de erupciones, que a veces obligan a interrumpir el uso de dicho fármaco. En 6 a 10% de los enfermos se han detectado incrementos leves reversibles en la concentración de aminotransferasas hepáticas y también se ha sabido de casos aislados de neutropenia leve o moderada.

EDETATO CÁLCICO DISÓDICO (ÁCIDO ETILENDIAMINOTETRAACÉTICO; EDTA)

El ácido mencionado (fig. 57-2) es un quelante eficaz *in vitro* de muchos metales divalentes y trivalentes. Para evitar la reducción de las concentraciones de calcio, que puede ser letal, el fármaco debe administrarse solamente en su forma de sal cálcica disódica.

El EDTA casi no penetra las membranas celulares y su efecto quelante de los iones metálicos lo produce a nivel extracelular, con eficacia mucho mayor que la de iones intracelulares.

El carácter iónico fuertemente polar de EDTA limita su absorción después de ingerido; además, el empleo de la vía oral puede incrementar la absorción de plomo desde el intestino y en consecuencia, será mejor administrar EDTA por goteo endovenoso. En sujetos con función renal normal EDTA se excreta rápidamente por filtración glomerular y la mitad de la dosis inyectada aparece en la orina en término de una hora. El EDTA moviliza el plomo de las partes blandas y aumenta notablemente la excreción de plomo en la orina, con la disminución correspondiente en la concentración de ese metal en la sangre. En sujetos con insuficiencia renal puede retrasarse la excreción del fármaco y sus efectos de movilización del metal tóxico.

Indicaciones y efectos tóxicos

El edetato cálcico disódico está indicado principalmente para la quelación del plomo, pero también puede ser útil en intoxicaciones de zinc, manganeso y algunos radionúclidos pesados. A pesar de afirmaciones repetitivas en las publicaciones sobre medicina alternativa, no se ha demostrado la utilidad de dicho compuesto en el tratamiento de la enfermedad ateroesclerótica cardiovascular.

El fármaco y los metales que moviliza son excretados por la orina y por ello está relativamente contraindicado en pacientes anúricos; en ellos se ha descrito el empleo de EDTA en dosis pequeñas, en combinación con la hemodiálisis o la hemofiltración. Se han señalado casos de nefrotoxicidad por EDTA, pero muchas situaciones se pueden evitar si se conserva el flujo adecuado de orina, si se evita el uso de dosis excesivas y se limita el tratamiento a cinco días consecutivos o menos. El EDTA puede ocasionar reducción temporal de las concentraciones de zinc, cuya importancia clínica aún no se ha precisado. Los análogos de EDTA, que son las sales disódicas de calcio y zinc, del pentetato del ácido dietilentriaminopentaacético (TDPA) se han utilizado para la eliminación ("desincorporación") del uranio y algunos radioisótopos transuránicos, y en Estados Unidos la FDA lo aprobó en 2004 para tratar la contaminación con plutonio, americio y curio.

UNITIOL (ÁCIDO DIMERCAPTOPROPANOSULFÚRICO, DMPS)

El unitiol, un dimercaptoquelante, que es un análogo hidrosoluble del dimercaprol, desde 1958 estaba incluido en los vademécum oficiales de Rusia y otros antiguos países de la Unión Soviética, y en Alemania lo estuvo desde 1976. Desde 1999 se le ha podido obtener legalmente de farmacéuticos profesionales en Estados Unidos. El fármaco se puede administrar por las vías oral y endovenosa. En el caso de la primera vía su biodisponibilidad es cercana a 50% después de ingerido, y en 3.7 h, en promedio se alcanzan sus concentraciones máximas en sangre. Más de 80% de la dosis intravenosa se excreta por la orina, predominantemente en la forma de sulfuros cíclicos de DMPS. La semivida de eliminación del unitiol total (fármaco original y sus productos de transformación) es de unas 20 h. El medicamento brinda efectos protectores contra la acción tóxica del mercurio y el arsénico en modelos animales y aumenta la excreción de ambos metales y del plomo en seres humanos. Estudios en animales y algunos señalamientos de pacientes sugieren que el unitiol también puede ser útil para tratar la intoxicación con compuestos de bismuto.

$$\begin{array}{ccc} SH & SH & SO_2H \\ | & | & | \\ CH_2- & CH- & CH_2 \end{array}$$

Unitiol

Indicaciones y efectos tóxicos

El unitiol no tiene indicaciones que hayan sido aprobadas por la FDA en Estados Unidos, pero datos de estudios experimentales y de su perfil farmacológico y farmacodinámico sugieren que su administración intravenosa es más ventajosa que la del dimercaprol intramuscular o el succímero ingerible en el tratamiento inicial de la intoxicación aguda y grave por mercurio y arsénico inorgánicos. Los preparados acuosos de unitiol (por lo común) 50 mg/ml en agua estéril se administran en dosis de 3 a 5 mg/kg cada 4 h por goteo endovenoso lento en un lapso de 20 min. Si en cuestión de algunos días de tratamiento el estado cardiovascular y gastrointestinal del enfermo se estabiliza, tal vez sea factible cambiar a la vía oral y administrar 4 a 8 mg/kg cada 6 a 8 h. Cabe considerar al unitiol ingerible como una alternativa en vez del succímero oral en el tratamiento de la intoxicación por plomo.

Según señalamientos, el unitiol genera una incidencia global baja de efectos adversos (<4%). Los efectos adversos señalados con mayor frecuencia son las reacciones dermatológicas que ceden en forma espontánea (exantemas medicamentosos o urticaria), aunque se han señalado también casos aislados de reacciones alérgicas graves como eritema multiforme y síndrome de Stevens-Johnson. El goteo endovenoso rápido puede originar vasodilatación e hipotensión, y por ello habrá que introducir por esa vía lentamente el fármaco en un lapso de 15 a 20 min.

PENICILAMINA (D-DIMETILCISTEÍNA)

La penicilamina (fig. 57-3) es un derivado cristalino blanco, hidrosoluble de la penicilina; es menos tóxica que su isómero L y en consecuencia, la forma terapéutica preferida. Se absorbe con facilidad en el intestino y es resistente a la degradación metabólica.

Indicaciones y efectos tóxicos

La penicilamina se utiliza principalmente para tratar la intoxicación por cobre o evitar que se acumule este mineral como se observa en la enfermedad de Wilson (degeneración hepatolenticular); se utiliza en ocasiones para tratar la artritis reumatoide intensa (cap. 36). Su capacidad para intensificar la excreción de plomo y mercurio por la orina ha hecho que se le utilice fuera de hospitales para combatir la intoxicación por ambos metales, pero en términos generales el succímero, que tiene una mayor capacidad movilizante de metales y un perfil con menores efectos adversos, ha sustituido a la penicilamina para tales indicaciones.

Hasta en 33% de personas que reciben penicilamina se advierten efectos adversos. Las reacciones de hipersensibilidad incluyen erupciones, prurito y fiebre medicamentosa y por ello hay que usar el producto con enorme cautela (si es que se usa) en individuos con antecedentes de alergia a la penicilina. Se han señalado también casos de nefrotoxicidad con proteinuria, y el empleo del fármaco por largo tiempo puede culminar en insuficiencia renal; en estos casos también ha surgido pancitopenia. La deficiencia de piridoxina es un efecto tóxico frecuente de otras formas del fármaco, aunque rara vez surge con la forma D. En forma experimental se ha utilizado un derivado acetilado, la *N*-acetilpenicilamina, en la intoxicación por mercurio, y posiblemente tenga una mayor capacidad movilizadora de metal, pero no se le obtiene en el comercio.

DEFEROXAMINA

El fármaco mencionado fue aislado de *Streptomyces pilosus*. Se liga ávidamente al hierro (fig. 57-3), aunque casi no lo hace a oligoelementos esenciales. Aún más, a pesar de competir con el hierro con unión laxa a las proteínas que lo transportan (hemosiderina y ferritina), no compite por el hierro biológicamente quelado como ocurre en los citocromos microsómicos y mitocondriales y las hemoproteínas; en consecuencia, es el quelante parenteral más indicado contra la intoxicación por hierro (caps. 33 y 58). La deferoxamina aunada a la hemodiálisis puede ser útil para tratar la toxicidad por aluminio en casos de insuficiencia renal. El fármaco casi no se absorbe después de ingerido y puede incrementar la absorción de hierro si se utiliza la vía oral. Por esa razón, debe administrarse por vía intramuscular, o de preferencia, intravenosa. Algunos expertos piensan que el fármaco es metabolizado, pero se desconocen las vías que se usarían en tal situación. El complejo de hierro/quelante se excreta por la orina y a menudo le imparte un color rojizo-anaranjado.

La administración intravenosa rápida puede ocasionar hipotensión. También se han observado respuestas idiosincrásicas adversas como hiperemia cutánea, molestias abdominales y erupciones. En algunas personas en quienes la venoclisis con deferoxamina duró más de 24 h, se han señalado complicaciones pulmonares (como el síndrome de insuficiencia respiratoria aguda) y también se han descrito después de usar el fármaco por largo tiempo en situaciones con sobrecarga de hierro (como la talasemia mayor), efectos neurotóxicos y mayor susceptibilidad a algunas infecciones (como la causada por *Yersinia enterocolitica*).

DEFERASIROX

El producto mencionado es un quelante tridentado con gran afinidad por el hierro y escasa afinidad por otros metales como el zinc y el cobre. Es activo después de ser ingerido y su absorción por esa vía es satisfactoria. En la circulación se liga al hierro y el complejo con dicho metal es excretado por la bilis. En Estados Unidos el deferasirox recibió la aprobación de la FDA en 2005 para el tratamiento oral de la sobrecarga de hierro causada por trasfusiones de sangre, problema que surge en el tratamiento de la talasemia y el síndrome mielodisplásico. Más de cinco años de experiencia clínica sugieren que en términos generales el uso diario a largo plazo se tolera de manera adecuada. Los efectos adversos más comunes son trastornos gastrointestinales de leves a moderados (<15% de los pacientes) y exantema (en cerca del 5% de los individuos).

AZUL DE PRUSIA HEXACIANOFERRATO FÉRRICO)

El compuesto mencionado (azul de Prusia insoluble) es un compuesto cristalino hidratado en el cual los átomos de Fe^{2+} y de Fe^{3+} están coordinados con grupo cianuro en una estructura reticular cúbica. Desde hace 300 años se le ha utilizado en el comercio como un pigmento azul oscuro, pero apenas hace unos 30 años se identificó su posible utilidad como quelante farmacéutico. El azul de Prusia, en forma primaria por intercambio iónico y secundario por atrapamiento mecánico o adsorción, posee gran afinidad por algunos cationes univalentes, en particular el cesio y el talio. Por vía oral el azul de Prusia insoluble casi no es absorbido en el tubo digestivo (<1%). Los complejos que forma con cesio o talio no son absorbibles, y por ello la administración del quelante por vía oral disminuye la absorción intestinal o interrumpe la circulación enterohepática y enteroentérica de los dos cationes y de ese modo, acelera su eliminación por las heces. En series de casos clínicos, el empleo del azul de Prusia se ha vinculado con un acortamiento de la semivida biológica (por ejemplo, retención *in vivo*) del cesio y del talio radiactivos.

Indicaciones y efectos tóxicos

En Estados Unidos en 2003 la FDA aprobó el uso del azul de Prusia para tratar la contaminación con cesio radiactivo (^{137}Cs) y la intoxicación con sales de talio. Tal aprobación dependió del gran interés por la extensa contaminación posible de los humanos con cesio radiactivo causado por el empleo de un dispositivo de dispersión radiactiva, por parte de terroristas ("bomba sucia"). El fármaco es parte de la Reserva Norteamericana Estratégica de fármacos y material médico que conservan los CDC. (***Nota:*** las formas solubles del azul de Prusia como el hexacianoferrato potásico y férrico pudieran tener mayor utilidad contra la intoxicación por talio, pero solamente se consigue como fármaco la forma insoluble.)

Después de exposición a ^{137}Cs o sales de talio, la dosis aprobada para el adulto es de 3 g ingeridos tres veces al día, en tanto que la que corresponde a niños (2 a 12 años de edad) es de 1 g ingerido tres veces al día. La identificación seriada de la radiactividad en orina y heces (^{137}Cs) y las concentraciones de talio en orina pueden orientar la duración recomendable del tratamiento. Según se necesite, habrá que emprender medidas complementarias de apoyo contra la posible enfermedad aguda por radiación (^{137}Cs) o los efectos tóxicos del talio a nivel sistémico.

El azul de Prusia no ha originado graves efectos adversos; el estreñimiento que se observa en algunos pacientes, puede ser tratado con laxantes o un mayor contenido de fibra vegetal en los alimentos.

PREPARACIONES DISPONIBLES

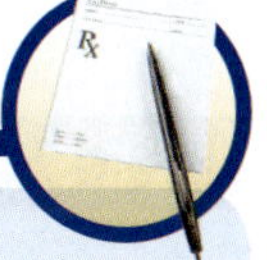

Azul de Prusia
Oral: cápsulas con 500 mg

Deferasirox
Oral: comprimidos de 125, 250 y 500 mg

Deferoxamina
Parenteral: polvo para reconstitución, ámpula con 500 y 2 000 mg

Dimercaprol
Parenteral: 100 mg/ml para inyección IM

Edetato cálcico (EDTA cálcico) (versenato cálcico disódico)
Parenteral: 200 mg/ml para inyección

Penicilamina
Oral: cápsulas con 125 y 250 mg; comprimidos con 250 mg

Pentetato cálcico trisódico ([DTPA cálcico] y pentetato trisódico de zinc ([DTPA de zinc])
Parenteral: 200 mg/ml para inyección

Succímero
Oral: cápsulas con 100 mg

Unitiol
Polvo original para mezclar en otros compuestos como las cápsulas ingeribles o para venoclisis (50 mg/ml)

BIBLIOGRAFÍA

Plomo

Brubaker CJ et al: The influence of age of lead exposure on adult gray matter volume. Neurotoxicology 2010;31:259.

Carlisle JC et al: A blood lead benchmark for assessing risks from childhood lead exposure. J Environ Sci Health Part A 2009;44:1200.

Centers for Disease Control and Prevention (CDC): Guidelines for the Identification and Management of Lead Exposure in Pregnant and Lactating Women. CDC, 2010. http://www.cdc.gov/nceh/lead/publications/LeadandPregnancy2010.pdf

Kosnett MJ et al: Recommendations for medical management of adult lead exposure. Environ Health Perspect 2007;115:463.

Lanphear BP et al: Low-level environmental lead exposure and children's intellectual development: An international pooled analysis. Environ Health Perspect 2005;113:894.

U.S. Environmental Protection Agency. Air Quality Criteria for Lead (Final). EPA: Washington, DC, 2006. http://cfpub.epa.gov/ncea/cfm/recordisplay.cfm?deid=158823

Weisskopf MG et al: A prospective study of bone lead concentration and death from all causes, cardiovascular diseases, and cancer in the Department of Veterans Affairs Normative Aging Study. Circulation 2009;120:1056.

Weuve J et al: Cumulative exposure to lead in relation to cognitive function in older women. Environ Health Perspect 2009;117:574.

Arsénico

Caldwell KL et al: Levels of urinary total and speciated arsenic in the US population: National Health and Nutrition Examination Survey 2003–2004. J Exp Sci Environ Epid 2009;19:59.

Chen CJ et al: Arsenic and diabetes and hypertension in human populations. Toxicol Appl Pharmacol 2007;222:298.

Gamble MV: Folate and arsenic metabolism: A double-blind, placebo-controlled folic acid supplementation trial in Bangladesh. Am J Clin Nutr 2006;84:1093.

Lindberg AL et al: The risk of arsenic induced skin lesions in Bangladeshi men and women is affected by arsenic metabolism and the age at first exposure. Tox Appl Pharmacol 2008;230:9.

Parvez F et al: A prospective study of respiratory symptoms associated with chronic arsenic exposure in Bangladesh: findings from the Health Effects of Arsenic Longitudinal Study (HEALS). Thorax 2010;65:528.

Vahter M: Effects of arsenic on maternal and fetal health. Annu Rev Nutr 2009;29:381.

Mercurio

Bellinger DC et al: Dental amalgam restorations and children's neuropsychological function: The New England Children's Amalgam Trial. Environ Health Perspect 2007;115:440.

Caldwell KL et al: Total blood mercury concentrations in the U.S. population: 1999–2006. Int J Hyg Environ Health 2009;212:588.

Clarkson TW, Magos L: The toxicology of mercury and its chemical compounds. Crit Rev Toxicol 2006;36:609.

EPA website: What You Need to Know about Mercury in Fish and Shellfish. http://water.epa.gov/scitech/swguidance/fishshellfish/outreach/advice_index.cfm

Hertz-Picciotto I et al: Blood mercury concentrations in CHARGE study children with and without autism. Environ Health Perspect 2010;118:161.

Lederman SA et al: Relation between cord blood mercury levels and early child development in a World Trade Center cohort. Environ Health Perspect 2008;116:1085.

Yorifuji T et al: Long-term exposure to methylmercury and neurologic signs in Minamata and neighboring communities. Epidemiology 2008;19:3.

Agentes quelantes

Agarwal MB: Deferasirox: Oral, once daily iron chelator—an expert opinion. Indian J Pediatr 2010;77:185.

Bradberry S, Vale A: A comparison of sodium calcium edetate (edetate calcium disodium) and succimer (DMSA) in the treatment of inorganic lead poisoning. Clin Toxicol 2009;47:841.

Dargan PI et al: Case report: Severe mercuric sulphate poisoning treated with 2,3-dimercaptopropane-1-sulphonate and haemodiafiltration. Crit Care 2003;7:R1.

Gong Z et al: Determination of arsenic metabolic complex excreted in human urine after administration of sodium 2,3-dimercapto-1-propane sulfonate. Chem Res Toxicol 2002;15:1318.

Kosnett MJ: Chelation for heavy metals (arsenic, lead, and mercury): Protective or perilous? Clin Pharmacol Ther 2010;88:412.

Stangle DE et al: Succimer chelation improves learning, attention, and arousal regulation in lead-exposed rats but produces lasting cognitive impairment in the absence of lead exposure. Environ Health Perspect 2007;115:201.

Thompson DF, Called ED: Soluble or insoluble prussian blue for radiocesium and thallium poisoning? Ann Pharmacother 2004;38:1509.

RESPUESTA AL ESTUDIO DE CASO

Este escenario sugiere intoxicación aguda por exposición a plomo. Las pinturas con base de plomo se utilizaban con frecuencia como recubrimiento para prevenir la corrosión de estructuras de hierro o acero, y el esmerilado o el corte con soplete pueden provocar exposición a grandes dosis de plomo por inhalación de polvo y gases. La evaluación de la concentración sanguínea total de plomo es una prueba diagnóstica esencial. Si se confirman niveles sanguíneos elevados de dicho metal, la intervención terapéutica primaria sería la remoción del individuo de la fuente de exposición hasta que la concentración de Pb (plomo) en la sangre haya disminuido y los síntomas remitido. Si la concentración sanguínea del metal en cuestión excede 80 μg/100 ml (~4 μmol/L), se debe considerar en primera instancia tratar al individuo con un agente quelante, como succímero por vía oral o edetato cálcico disódico por vía parenteral. Al regresar al trabajo, es esencial que el obrero utilice protección respiratoria apropiada y que se apegue con firmeza a las prácticas laborales de protección.

CAPÍTULO

58

Tratamiento del paciente intoxicado

Kent R. Olson, MD

ESTUDIO DE CASO

Una mujer de 62 años de edad con un antecedente de depresión fue encontrada en su apartamento en un estado letárgico. En la mesa a un lado de la cama se encontró un frasco vacío de bupropión. En el servicio de urgencias, no respondía a estímulos verbales ni dolorosos. La paciente tuvo una convulsión generalizada de corta duración, después de lo cual presentó un paro respiratorio. El médico de urgencias realizó la intubación endotraqueal y administró un fármaco por vía intravenosa, seguido de otra sustancia por sonda nasogástrica. Se internó a la paciente en la unidad de cuidados intensivos para brindarle cuidados de apoyo constantes y se recuperó al día siguiente. ¿Qué fármaco podía haberse utilizado por vía intravenosa para evitar más convulsiones? ¿Qué sustancia suele utilizarse para adsorber fármacos presentes en el tubo digestivo?

En Estados Unidos cada año ocurren más de un millón de casos de intoxicación aguda, aunque sólo un pequeño número de ellos son letales. Casi todas las defunciones se deben a sobredosis suicida intencional de un adolescente o un adulto. Las muertes en población pediátrica a consecuencia de la ingestión accidental de un fármaco o de un producto doméstico tóxico se han reducido notablemente en los últimos 40 años gracias a los envases seguros y a la educación para la prevención eficaz de las intoxicaciones.

Aun con una exposición grave, la intoxicación raras veces es letal si la víctima recibe atención médica inmediata y cuidados de sostén satisfactorios. El tratamiento cuidadoso de la insuficiencia respiratoria, hipotensión, convulsiones y los trastornos de la termorregulación han logrado una mejor supervivencia de los pacientes que llegan con vida al hospital.

En este capítulo se analizan los principios básicos del tratamiento de las intoxicaciones, su tratamiento inicial y el tratamiento especializado de las mismas, lo que comprende métodos para aumentar la eliminación de los fármacos y de las toxinas.

■ TOXICOCINÉTICA Y TOXICODINÁMICA

El término **toxicocinética** denota la absorción, distribución, excreción y metabolismo de sustancias tóxicas, dosis tóxicas de fármacos terapéuticos y sus metabolitos. El término **toxicodinámica** se utiliza para designar los efectos nocivos de estas sustancias sobre las funciones vitales. Aunque existen muchas similitudes entre la farmacocinética y la toxicocinética de la mayor parte de las sustancias, también hay importantes diferencias. La misma precaución es aplicable a la farmacodinámica y la toxicodinámica.

ASPECTOS ESPECIALES DE LA TOXICOCINÉTICA

Volumen de distribución

El volumen de distribución (V_d, *volume of distribution*) se define como el volumen eficaz en el cual se distribuye una sustancia en el cuerpo (cap. 3). Un V_d considerable implica que el fármaco no es fácilmente accesible a medidas dirigidas a purificar la sangre, como la hemodiálisis. Son ejemplos de fármacos con grandes volúmenes de distribución (>5 L/kg): antidepresivos, antipsicóticos, antipalúdicos, opioides, propranolol y verapamilo. Los fármacos con V_d relativamente pequeño (<1 L/kg) son salicilatos, etanol, fenobarbital, litio, ácido valproico y difenilhidantoína (cuadro 3-1).

Depuración

La depuración es una medida de la cantidad de fármaco eliminado del plasma por unidad de tiempo (cap. 3). La depuración total para la mayor parte de los fármacos equivale a la suma de la eliminación a través de la excreción renal y metabolismo hepático. Al establecer una estrategia de destoxificación, es importante saber la contribución de cada órgano a la depuración total. Por ejemplo, si un fármaco es eliminado en 95% por el metabolismo hepático y sólo 5% por la excreción renal, un incremento incluso drástico de las concentraciones urinarias del fármaco tendrá escaso efecto sobre la eliminación global.

La sobredosis de un fármaco puede modificar los procesos farmacocinéticos habituales y esto debe tenerse en cuenta al aplicar la cinética a los pacientes con intoxicación. Por ejemplo, la disolución de los comprimidos o el tiempo de vaciamiento gástrico pueden estar reducidos y retardar la absorción y los efectos tóxicos máximos. Los fármacos pueden lesionar la barrera epitelial del tubo digestivo y de esta manera aumentar la absorción. Si se sobrepasa la capacidad del hígado para metabolizar un fármaco, una mayor cantidad de éste pasará a la circulación. Con un incremento drástico de la concentración sanguínea del fármaco, puede excederse la capacidad de unión a las proteínas, lo cual produce una mayor fracción del fármaco libre y un efecto tóxico más intenso. En dosis habituales, la mayor parte de los fármacos son eliminados a una velocidad proporcional a la concentración plasmática (cinética de primer orden). Si la concentración plasmática es muy elevada y se satura el metabolismo normal, la velocidad de eliminación puede volverse fija (cinética de orden 0). Este cambio de la cinética puede prolongar notablemente la semivida sérica efectiva y aumentar la toxicidad.

ASPECTOS ESPECIALES DE LA TOXICODINÁMICA

Los principios generales de dosis-respuesta que se describieron en el capítulo 2 son relevantes al estimar la gravedad potencial de una intoxicación. Cuando se consideran los datos cuantitativos de la relación dosis-respuesta, se debe tener presente tanto el índice terapéutico como la superposición de las curvas de respuesta terapéutica y tóxica. Por ejemplo, dos fármacos pueden tener el mismo índice terapéutico pero diferentes intervalos de dosis seguros si las pendientes de sus curvas de dosis/respuesta no son los mismos. En el caso de algunos fármacos, por ejemplo, los sedantes-hipnóticos, el principal efecto tóxico es una extensión directa de la acción terapéutica, según se demuestra por su curva de dosis-respuesta (fig. 22-1). En el caso de un fármaco con una curva de dosis-respuesta lineal (fármaco A), pueden ocurrir efectos letales con una dosis 10 veces más elevada que la terapéutica habitual. En cambio, un fármaco con una curva que llega a una fase de meseta (fármaco B) puede no ser letal a una dosis 100 veces mayor que la normal.

Para muchos fármacos, parte del efecto tóxico puede ser diferente de la acción terapéutica. Por ejemplo, la intoxicación por fármacos que tienen efectos atropínicos (p. ej., antidepresivos tricíclicos) reduce la sudoración, lo cual dificulta más la disipación de calor. En la intoxicación por antidepresivos tricíclicos, también puede haber una mayor actividad muscular o convulsiones; la producción de calor por el cuerpo se intensifica de esta manera y puede sobrevenir una hiperpirexia letal. La sobredosis de fármacos que deprimen el sistema cardiovascular, por ejemplo, los antagonistas de los receptores adrenérgicos β o bloqueadores β, o bien, los antagonistas de los conductos del calcio, pueden alterar intensamente la función cardiaca y todas las funciones que dependen del flujo sanguíneo, como la eliminación renal y hepática de la toxina y cualquier otro fármaco que pueda administrarse.

■ ENFOQUE AL PACIENTE INTOXICADO

¿CÓMO MUERE EL PACIENTE INTOXICADO?

El conocimiento de los mecanismos frecuentes de defunción por intoxicación ayuda a preparar al personal sanitario para tratar en forma eficaz a los pacientes. Muchas toxinas deprimen el sistema nervioso central (SNC), lo que produce obnubilación o estado de coma. Los pacientes comatosos a menudo pierden sus reflejos protectores de las vías respiratorias y el estímulo respiratorio. Por consiguiente, pueden morir a consecuencia de la obstrucción de las vías respiratorias por una lengua fláccida, broncoaspiración del contenido gástrico hacia el árbol traqueobronquial o paro respiratorio. Estas son las causas más frecuentes de muerte por sobredosis de narcóticos y fármacos sedantes-hipnóticos (p. ej., barbitúricos y alcohol).

La toxicidad cardiovascular a menudo se presenta en la intoxicación. La hipotensión puede deberse a depresión de la contractilidad cardiaca; hipovolemia consecutiva a vómito, diarrea o secuestro de líquidos; colapso vascular periférico por pérdida del tono vascular mediado por receptores adrenérgicos α; o arritmias cardiacas. La hipotermia o hipertermia por exposición así como los efectos del descontrol de la temperatura que tienen muchos fármacos también pueden causar hipotensión. Las arritmias letales como la taquicardia ventricular y la fibrilación pueden presentarse con sobredosis de muchos fármacos cardioactivos como efedrina, anfetaminas, cocaína, digitálicos y teofilina; y fármacos que no suelen considerarse cardioactivos, como los antidepresivos tricíclicos, antihistamínicos y algunos análogos de los opioides.

La hipoxia celular puede presentarse pese a la ventilación adecuada y la administración de oxígeno cuando la intoxicación se debe a cianuro, sulfuro de hidrógeno, monóxido de carbono u otras sustancias tóxicas que interfieren en el transporte o la utilización de oxígeno. Estos pacientes pueden no estar cianóticos, pero resulta evidente la hipoxia celular por la aparición de taquicardia, hipotensión, acidosis láctica grave y signos de isquemia en el electrocardiograma.

Las convulsiones, hiperactividad muscular y rigidez pueden dar por resultado la muerte. Las convulsiones pueden causar aspiración pulmonar, hipoxia y lesión cerebral. La hipertermia puede deberse a hiperactividad muscular sostenida y originar degradación muscular y mioglobinuria, insuficiencia renal, acidosis láctica e hiperpotasemia. Los fármacos y las sustancias tóxicas que pueden producir convulsiones son los antidepresivos, isoniazida (INH), difenhidramina, cocaína y anfetaminas.

Puede presentarse lesión de otros órganos, aparatos y sistemas después de la intoxicación y a veces esto ocurre en forma tardía. El paraquat ataca al tejido pulmonar y produce fibrosis pulmonar, comenzando varios días después de la ingestión. La necrosis hepática masiva por intoxicación con paracetamol o algunos hongos produce encefalopatía hepática y defunción 48 a 72 h o más después de la ingestión.

Por último, algunos pacientes pueden fallecer antes de la hospitalización porque los efectos del fármaco ingerido sobre la conducta pueden causar lesión traumática. La intoxicación por alcohol y por otros fármacos sedantes-hipnóticos es un factor que se asocia con frecuencia a los accidentes en vehículos motorizados. Los pacientes bajo la influencia de alucinógenos como la fenciclidina (PCP, *phencyclidine*) o la dietilamida de ácido lisérgico (LSD, *lysergic acid diethylamide*) pueden sufrir traumatismo cuando se vuelven violentos o sufren caídas.

■ TRATAMIENTO INICIAL DEL PACIENTE CON INTOXICACIÓN

El tratamiento inicial de un paciente con coma, convulsiones o alteraciones del estado mental debe seguir el mismo método sea cual sea la sustancia tóxica causante: medidas de apoyo que constituyen la base ("**ABCD**") del tratamiento de la intoxicación.

En primer lugar, se debe despejar la **vía respiratoria** eliminando el vómito o cualquier otra obstrucción y se coloca una cánula oral o una sonda endotraqueal si es necesario. En el caso de muchos pacientes, las medidas posturales simples con la colocación en decúbito lateral bastan para desplazar la lengua para que no obstruya la vía respiratoria. Se debe valorar la **respiración** mediante la observación y la oximetría y, si hay dudas, con la medición de los gases en sangre arterial. A los pacientes con insuficiencia respiratoria se les intuba y se les aplica ventilación mecánica. Se valora la **circulación** con la vigilancia continua de la frecuencia del pulso, la presión arterial, diuresis y la valoración de la perfusión periférica. Se coloca un catéter intravenoso y se obtienen muestras de sangre para analizar las concentraciones de glucosa sérica y realizar otros estudios.

En esta etapa, todo paciente con alteraciones del estado mental recibe una dosis de solución **glucosada** hipertónica, a menos que un análisis rápido de la glucosa sanguínea a la cabecera del paciente demuestre que éste no se encuentra en hipoglucemia. A los adultos se les administra 25 g (50 ml de solución glucosada al 50%) por vía intravenosa, a los niños 0.5 g/kg (2 ml/kg de solución glucosada al 25%). Los pacientes hipoglucémicos pueden tener un aspecto intoxicado y no hay una manera rápida y fiable de distinguirlos de los individuos intoxicados. Los sujetos alcohólicos o desnutridos también han de recibir 100 mg de tiamina por vía intramuscular o en la solución de infusión intravenosa en esta etapa, a fin de prevenir el síndrome de Wernicke.

Se puede administrar **naloxona**, un antagonista de opioides, en dosis de 0.4 a 2 mg por vía intravenosa. La naloxona contrarresta la depresión respiratoria y del SNC inducida por todos los tipos de fármacos opioides (cap. 31). Conviene recordar que estos fármacos son causa de defunción principalmente por la depresión respiratoria; por tanto, si ya se colocó la cánula bucal y se inició apoyo respiratorio, es posible que no sea necesaria la naloxona. Se necesitan dosis más altas de naloxona en los pacientes con sobredosis por propoxifeno, codeína y algunos otros opioides. El **flumazenilo** antagonista de las benzodiazepinas (cap. 22) puede ser útil en los pacientes con sospecha de sobredosis de benzodiazepinas, pero no debe utilizarse si hay un antecedente de sobredosis de antidepresivo tricíclico o un trastorno convulsivo porque puede provocar convulsiones en estos pacientes.

Anamnesis y exploración física

Una vez que se han instaurado las medidas iniciales con el método ABCD (que son fundamentales), se podrá comenzar una valoración más detallada para establecer un diagnóstico específico. Esto comprende la investigación de cualquier antecedente y llevar a cabo una exploración física orientada a los datos toxicológicos. Se han de buscar y tratar otras causas de coma o convulsiones, como traumatismo craneal, meningitis o alteraciones metabólicas. Algunas intoxicaciones frecuentes se describen bajo el apartado Síndromes tóxicos frecuentes.

A. Anamnesis

La información verbal con respecto a la cantidad e incluso el tipo de sustancia que se ingirió puede no ser fiable en casos de urgencia por intoxicación. Aun así, se pedirá a familiares, policía y personal de bomberos o paramédicos que describan el entorno en el cual se produjo la urgencia toxicológica y que lleven al servicio de urgencias cualquier jeringa, frasco vacío, producto doméstico o medicamento de venta sin receta que se encontraban en las cercanías del paciente con posible intoxicación.

B. Exploración física

Se realiza una exploración breve, prestando especial atención a los aspectos que con mayor probabilidad brinden indicios con respecto al diagnóstico toxicológico, lo que incluye signos vitales, ojos y boca, piel, abdomen y sistema nervioso.

1. Signos vitales. La valoración cuidadosa de los signos vitales (presión arterial, pulso, respiración y temperatura) es esencial en todas las urgencias toxicológicas. La hipertensión y la taquicardia suelen presentarse con las anfetaminas, cocaína y los antimuscarínicos (anticolinérgicos). La hipotensión y la bradicardia son los manifestaciones características de una sobredosis de antagonistas de los conductos del calcio, antagonistas de los receptores adrenérgicos β, clonidina y sedantes hipnóticos. La hipotensión con taquicardia es frecuente en el caso de los antidepresivos tricíclicos, trazodona, quetiapina, vasodilatadores y los agonistas β. La taquipnea suele presentarse con los salicilatos, monóxido de carbono y otras sustancias tóxicas que producen acidosis metabólica o asfixia celular. La hipertermia puede asociarse a los simpaticomiméticos, anticolinérgicos, salicilatos y los fármacos que producen convulsiones o rigidez muscular. La hipotermia puede deberse a cualquier fármaco depresor del SNC, sobre todo cuando se acompaña de la exposición a un ambiente frío.

2. Ojos. Los ojos son una fuente valiosa de información toxicológica. La constricción de las pupilas (miosis) suele presentarse con los opioides, clonidina, fenotiazinas y los inhibidores de la colinesterasa (p. ej., los insecticidas organofosfatados) y coma profundo por fármacos sedantes. La dilatación de las pupilas (midriasis) es frecuente con las anfetaminas, cocaína, LSD, atropina y otros fármacos anticolinérgicos. El nistagmo horizontal es característico de la intoxicación con difenilhidantoína, alcohol, barbitúricos y otros fármacos sedantes. El nistagmo vertical y horizontal son muy indicativos de la intoxicación por fenciclidina. La ptosis y la oftalmoplejía son manifestaciones características del botulismo.

3. Boca. La boca puede mostrar signos de quemaduras por sustancias corrosivas o el hollín del humo inhalado. Pueden notarse olores típicos del alcohol, de los hidrocarburos solventes o del amoniaco. La intoxicación por cianuro pueden reconocerla algunos médicos como un olor similar a almendras amargas.

4. Piel. La piel suele tener un aspecto congestionado, caliente y seco en la intoxicación por atropina y otros antimuscarínicos. La sudoración excesiva se presenta con los compuestos organofosforados, nicotina y los fármacos simpaticomiméticos. La cianosis puede deberse a hipoxemia o a metahemoglobinemia. La ictericia puede indicar necrosis hepática a causa de la intoxicación por paracetamol o por el hongo *Amanita phalloides.*

5. Abdomen. La exploración abdominal puede revelar íleo, el cual suele presentarse en la intoxicación por fármacos antimuscarínicos, opioides y sedantes. Son frecuentes el incremento de la actividad peristáltica, los cólicos abdominales y la diarrea en la intoxicación por compuestos organofosforados, hierro, arsénico, teofilina, *A. phalloides* y *A. muscaria.*

6. Sistema nervioso. Es indispensable una exploración neurológica cuidadosa. Las convulsiones focalizadas o los déficit motores indican lesión estructural (p. ej., hemorragia intracraneal por el traumatismo) más que una encefalopatía tóxica o metabólica. El nistagmo, disartria y ataxia suelen presentarse con la difenilhidantoína, carbamazepina, alcohol y la intoxicación por otros sedantes. Las fasciculaciones y la hiperactividad muscular son frecuentes con la atropina, fármacos anticolinérgicos, cocaína y otros compuestos simpaticomiméticos. La rigidez muscular puede ser causada por el haloperidol y otros antipsicóticos lo mismo que por la estricnina o por el tétanos. La hipertonicidad generalizada de los músculos y el clono de las extremidades inferiores son típicos del síndrome serotoninérgico. Las convulsiones suelen deberse a una sobredosis de antidepresivos (sobre todo antidepresivos tricíclicos y bupropión, como en el caso clínico), cocaína, anfetaminas, teofilina, isoniazida y difenhidramina. El coma fláccido con arreflexia e incluso un electroencefalograma isoeléctrico pueden presentarse en el coma profundo causado por sedantes-hipnóticos o a la intoxicación por otros depresores del SNC y puede confundirse con muerte cerebral.

Análisis de laboratorio y estudios por imágenes

A. Gases en sangre arterial

La hipoventilación produce una elevación de la Pco_2 (hipercapnia) y una disminución de Po_2 (hipoxia). La Po_2 también puede estar baja en la neumonía por broncoaspiración o en el edema pulmonar provocado por fármacos. La oxigenación deficiente de los tejidos por hipoxia, hipotensión o intoxicación por cianuro producirá acidosis metabólica. La Po_2 mide sólo el oxígeno disuelto en el plasma y no todo el contenido de oxígeno en la sangre o la saturación de oxihemoglobina y puede parecer normal en los pacientes con intoxicación grave por monóxido de carbono. La oximetría de pulso también produce resultados falsamente normales en la intoxicación por monóxido de carbono.

B. Electrólitos

Deben medirse las concentraciones de sodio, potasio, cloruro y bicarbonato. Luego se calcula el desequilibrio aniónico restando los aniones medidos a los cationes:

$$\text{Desequilibrio aniónico} = (Na^+ + K^+) - (HCO_3^- + Cl^-)$$

En condiciones normales, la suma de los cationes supera la suma de los aniones en no más de 12 a 16 meq/L (8 a 12 meq/L si la fórmula utilizada para calcular el desequilibrio aniónico omite la concentración de potasio). Un desequilibrio aniónico mayor que el esperado es causado por los aniones no medidos (lactato, etc.) que se producen en la acidosis metabólica. Esto puede presentarse en múltiples trastornos, como cetoacidosis diabética, insuficiencia renal o acidosis láctica provocada por estado de choque. Los fármacos que pueden desencadenar acidosis metabólica por aumento del desequilibrio aniónico (cuadro 58-1) son ácido acetilsalicílico, metformina, metanol, hierro, isoniazida y etilenglicol.

Las alteraciones de la concentración de potasio son peligrosas porque pueden producir arritmias cardiacas. Los fármacos que causan hiperpotasemia pese a una función renal normal son el propio potasio, los antagonistas de los receptores adrenérgicos β, glucósidos digitálicos, diuréticos ahorradores de potasio y el fluoruro. Los fármacos que se asocian a hipopotasemia son bario, agonistas de los receptores adrenérgicos β, cafeína, teofilina, tiazidas y diuréticos de asa.

C. Pruebas de función renal

Algunas toxinas tienen efectos nefrotóxicos directos; en otros casos, la insuficiencia renal es causada por estado de choque o mioglobinuria. Se cuantifican las concentraciones de nitrógeno ureico sanguíneo y de creatinina y se lleva a cabo un análisis de la orina. La elevación de la creatincinasa sérica (CK, *creatine kinase*) y de mioglobina en la orina indican necrosis muscular por convulsiones o rigidez muscular. Los cristales de oxalato en la orina señalan una intoxicación por etilenglicol.

D. Osmolalidad sérica

La osmolalidad sérica calculada depende principalmente del sodio sérico, de la glucosa y del nitrógeno ureico sanguíneo; puede calcularse con la siguiente fórmula:

$$2 \times Na^+ \,(\text{meq/L}) + \frac{\text{Glucosa (mg/100 ml)}}{18} + \frac{\text{BUN (mg/100 ml)}}{3}$$

Este valor calculado normalmente es 280 a 290 mosm/L. El etanol y otros alcoholes contribuyen en grado importante a la osmolalidad sérica medida pero, puesto que no se incluyen en el cálculo, producen un desequilibrio osmolar:

$$\begin{matrix}\text{Desequilibrio} \\ \text{osmolar}\end{matrix} = \begin{matrix}\text{Osmolalidad} \\ \text{medida}\end{matrix} - \begin{matrix}\text{Osmolalidad} \\ \text{calculada}\end{matrix}$$

En el cuadro 58-2 se mencionan las concentraciones y la influencia esperada en la osmolalidad sérica de las intoxicaciones por etanol, metanol, etilenglicol e isopropanol.

E. Electrocardiograma

El ensanchamiento del complejo QRS hasta una duración de más de 100 ms es típica de las sobredosis de antidepresivos tricíclicos y de quinidina (fig. 58-1). El intervalo QT_c puede estar prolongado (a más de 440 ms) en muchas intoxicaciones, entre ellas por quinidina, antidepresivos y antipsicóticos, litio y arsénico (véase también http://www.torsades.org/). El bloqueo auriculoventricular variable (AV, *variable atrioventricular*) y diversas arritmias auriculares y ventriculares son frecuentes en la intoxicación por digoxina y otros

CUADRO 58–1 Ejemplos de acidosis por desequilibrio aniónico provocado por fármacos

Tipo de elevación del desequilibrio aniónico	Fármacos
Metabolitos ácidos orgánicos	Metanol, etilenglicol y dietilenglicol
Acidosis láctica	Cianuro, monóxido de carbono, ibuprofeno, isoniazida, metformina, salicilatos, ácido valproico, cualquier convulsión, hipoxia o hipotensión provocada por fármacos

Nota: el desequilibrio aniónico normal calculado mediante la ecuación $(Na^+ + K^+) - (HCO_3^- + Cl^-)$ es 12 a 16 meq/L; calculado con la ecuación $(Na^+) - (HCO_3^- + Cl^-)$, es 8 a 12 meq/L.

CUADRO 58–2 Algunas sustancias que pueden causar desequilibrio osmolar

Sustancia[1]	Concentración sérica (mg/100 ml)	Desequilibrio osmolar correspondiente (mosm/kg)
Etanol	350	75
Metanol	80	25
Etilenglicol	200	35
Isopropanol	350	60

[1]Otras sustancias que pueden aumentar el desequilibrio osmolar son acetona, manitol y magnesio.

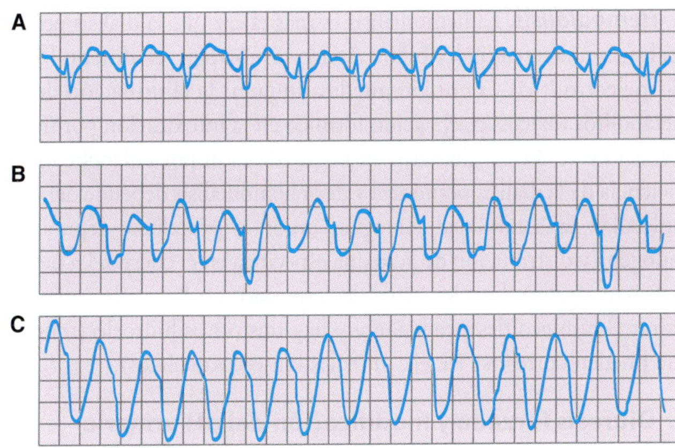

FIGURA 58–1 Cambios electrocardiográficos en la sobredosis de antidepresivos tricíclicos. **A:** la lentitud de la conducción intraventricular produce una prolongación del intervalo QRS (0.18 s; normal, 0.08 s). **B** y **C:** la taquicardia supraventricular con ensanchamiento progresivo de los complejos QRS se parece a la taquicardia ventricular. (Reproducida con autorización de Benowitz NL, Goldschlager N: Cardiac disturbances in the toxicologic patient. En: Haddad LM, Winchester JF [editors]. *Clinical Management of Poisoning and Drug Overdose.* WB Saunders, 1983.)

glucósidos cardiacos. La hipoxemia por intoxicación por monóxido de carbono puede producir cambios isquémicos en el electrocardiograma.

F. Datos de los estudios por imágenes

Una radiografía simple del abdomen es útil dado que algunos comprimidos, sobre todo los de hierro y potasio, pueden ser radiopacos. Las radiografías torácicas pueden revelar neumonía por broncoaspiración, neumonía por hidrocarburos o edema pulmonar. Cuando se sospecha traumatismo craneal, se recomienda una tomografía computadorizada (CT).

Pruebas toxicológicas

Un error frecuente es considerar que la realización de pruebas toxicológicas amplias es la mejor forma de diagnosticar y tratar una intoxicación aguda. De hecho, la valoración toxicológica exhaustiva consume tiempo, es costosa y a menudo no es fiable. Es posible que no se disponga de los resultados de los análisis por varios días. Asimismo, en el proceso del análisis de valoración no se incluyen muchos fármacos muy tóxicos como los antagonistas de los conductos del calcio, antagonistas de los receptores adrenérgicos β o la isoniazida. La exploración clínica del paciente y algunos análisis de laboratorio sistemáticos suelen ser suficientes para generar un diagnóstico presuncional y un plan de tratamiento apropiado. Aunque los estudios toxicológicos son útiles para confirmar una intoxicación sospechada o descartar intoxicación como una causa de muerte cerebral manifiesta, no deben demorar el tratamiento necesario.

Cuando se está considerando la administración de un antídoto específico u otro tratamiento, pueden realizarse los análisis de laboratorio cuantitativos. Por ejemplo, la medición de las concentraciones séricas de paracetamol es útil para valorar la necesidad del tratamiento con antídoto en el caso de la acetilcisteína. Las concentraciones séricas de salicilatos, etilenglicol, metanol, teofilina, carbamazepina, litio, ácido valproico y otros fármacos y sustancias tóxicas pueden indicar la necesidad de hemodiálisis (cuadro 58-3).

CUADRO 58–3 Hemodiálisis en la sobredosis y la intoxicación por fármacos[1]

La hemodiálisis puede ser necesaria dependiendo de la gravedad de la intoxicación o de las concentraciones sanguíneas:
Carbamazepina
Etilenglicol
Litio
Metanol
Metformina
Fenobarbital
Salicilatos
Teofilina
Ácido valproico
La hemodiálisis es ineficaz o no es útil:
Anfetaminas
Antidepresivos
Antipsicóticos
Benzodiazepinas
Antagonistas de los conductos del calcio
Digoxina
Metoprolol y propranolol
Opioides

[1]Esta lista no es exhaustiva.

Descontaminación

Los procedimientos de descontaminación deben llevarse a cabo en forma simultánea con la estabilización inicial, la valoración diagnóstica y los análisis de laboratorio. La descontaminación implica eliminar las toxinas de la piel o del tubo digestivo.

A. Piel

La ropa contaminada debe retirarse por completo y colocarse en doble bolsa para evitar la contaminación del personal sanitario y para un posible análisis de laboratorio. Se lava la piel contaminada con jabón y agua.

B. Tubo digestivo

Continúan las controversias con respecto a la eficacia del vaciamiento gástrico por la inducción de vómito o lavado gástrico, sobre todo cuando se inicia el tratamiento después de una hora o más, después de la ingestión. Los toxicólogos clínicos en la mayor parte de las ingestiones recomiendan la administración simple de carbón activado para fijar las sustancias tóxicas ingeridas en el intestino antes que puedan absorberse (como en el estudio de caso). En circunstancias extraordinarias, también se puede provocar el vómito o efectuar el lavado gástrico.

1. Vómito. Se puede provocar el vómito con *jarabe* de ipecacuana (nunca extracto de ipecacuana) y este método se utilizaba antes para tratar algunas intoxicaciones por ingestión en individuos en edad pediátrica ocurridas en el hogar, bajo la supervisión telefónica de un médico o personal de un centro de control toxicológico. Sin embargo, los riesgos implícitos con el uso inadecuado superaron las ventajas no demostradas y este tratamiento raras veces se utiliza en el hogar o en el hospital. No se debe utilizar ipecacuana si la sustancia intoxicante sospechada es un compuesto corrosivo, un destilado de petróleo o un convulsivo de acción rápida. Los métodos antes utilizados para provocar el vómito como la estimulación de la faringe con la punta del dedo, la administración de agua con sal o de apomorfina son ineficaces o peligrosos y no se deben utilizar.

2. Lavado gástrico. Si el paciente está despierto o si tiene protegida la vía respiratoria con una sonda endotraqueal, se puede realizar el lavado gástrico utilizando una sonda orogástrica o nasogástrica, la sonda de mayor diámetro posible. Las soluciones para lavado (por lo general solución salina al 0.9%) deben estar a temperatura corporal para evitar la hipotermia.

3. Carbón activado. Dada su extensa área de superficie, el carbón activado puede adsorber muchos fármacos y sustancias tóxicas. Es muy eficaz y se administra en una proporción de por lo menos 10:1 de carbón activado a una dosis estimada de sustancia tóxica por peso. El carbón activado no fija hierro, litio ni potasio; fija alcoholes y cianuro en forma muy deficiente. Al parecer no es útil en la intoxicación por ácidos minerales corrosivos y álcalis. Los estudios indican que el carbón activado por vía oral administrado solo puede tener la misma eficacia que el vaciamiento intestinal (p. ej., vómito provocado por ipecacuana o lavado gástrico) seguido de la administración de carbón activado. Las dosis repetidas de carbón activado por vía oral pueden aumentar la eliminación sistémica de algunos fármacos (incluidos carbamazepina, dapsona y teofilina) por un mecanismo que se conoce como "diálisis intestinal", aunque no esté demostrada su utilidad clínica.

4. Catárticos. La administración de un catártico (laxante) puede acelerar la eliminación de las toxinas del tubo digestivo y disminuir la absorción, aunque no se han realizado estudios comparativos al respecto. La irrigación de todo el intestino con una solución equilibrada de polietilenglicol-electrólitos puede aumentar la descontaminación intestinal tras la ingestión de comprimidos de hierro, medicamentos con cubierta entérica, contenedores con droga y cuerpos extraños. La solución se administra por vía oral a una tasa de 1 a 2 L/h (500 ml/h en los niños) por varias horas hasta que el líquido que salga por el recto esté claro.

Antídotos específicos

Un concepto erróneo difundido es que existe un antídoto para toda sustancia tóxica. En realidad, se dispone de algunos antídotos sólo para algunas clases de sustancias tóxicas. En el cuadro 58-4 se enumeran los principales antídotos y sus características.

Métodos para aumentar la eliminación de las sustancias tóxicas

Después de los procedimientos diagnósticos y de descontaminación apropiados y de la administración de antídotos, es importante tomar en cuenta si las medidas para aumentar la eliminación, como la hemodiálisis o la alcalinización urinaria, pueden mejorar el pronóstico. En el cuadro 58-3 se enumeran las intoxicaciones en las cuales es útil la diálisis.

A. Procedimientos de diálisis

1. Diálisis peritoneal. La diálisis peritoneal es una técnica relativamente sencilla y disponible en muchos centros sanitarios, pero es ineficaz para eliminar gran parte de los fármacos.

2. Hemodiálisis. La hemodiálisis es más eficaz que la diálisis peritoneal y se ha estudiado bien. Ayuda a corregir el desequilibrio hidroelectrolítico y también puede aumentar la eliminación de los metabolitos tóxicos (p. ej., ácido fórmico en la intoxicación por metanol; ácidos oxálico y glucólico en la intoxicación por etilenglicol). La eficiencia de la diálisis peritoneal y de la hemodiálisis depende del peso molecular, la solubilidad en agua, unión a proteínas, depuración endógena y distribución de la toxina específica en el cuerpo. La hemodiálisis es muy útil en los casos de sobredosis en los cuales se puede retirar el fármaco desencadenante y hay trastornos hidroelectrolíticos que pueden corregirse (p. ej., intoxicación por salicilatos).

B. Diuresis forzada y modificación del pH urinario

La diuresis forzada, que antes era muy usual pero de utilidad no demostrada, puede causar sobrecarga de volumen y alteraciones electrolíticas y no se recomienda. La eliminación renal de algunas toxinas puede intensificarse al modificar el pH urinario. Por ejemplo, la alcalinización urinaria es útil en los casos de sobredosis de salicilatos. La acidificación puede aumentar la concentración urinaria de los fármacos como fenciclidina y anfetaminas pero no es recomendable porque puede agravar las complicaciones renales por rabdomiólisis, que a menudo acompañan a la intoxicación.

SÍNDROMES TÓXICOS FRECUENTES

PARACETAMOL

El paracetamol es uno de los fármacos que suelen intervenir en las tentativas de suicidio y en las intoxicaciones accidentales, sea como fármaco individual o en combinación con otros fármacos. La ingestión aguda de más de 150 a 200 mg/kg (niños) o 7 g en total (adultos) se considera potencialmente tóxica. Se produce un metabolito muy tóxico en el hígado (fig. 4-5).

Al principio, el paciente se encuentra asintomático o tiene trastornos digestivos leves (náusea y vómito). Después de 24 a 36 h, aparecen datos de lesión hepática con elevación de las concentraciones de aminotransferasa e hipoprotrombinemia. En los casos graves, ocurre insuficiencia hepática fulminante, que desencadena encefalopatía hepática y muerte. También se presenta insuficiencia renal.

Se valora la gravedad de la intoxicación con base en la concentración sérica de paracetamol. Si la concentración es mayor de 150 a 200 mg/L aproximadamente 4 h después de la ingestión, el individuo corre el riesgo de sufrir una lesión hepática. (Los alcohólicos crónicos o los pacientes que toman fármacos que intensifican la producción de metabolitos tóxicos a través del sistema enzimático P450 y corren riesgo con concentraciones más bajas.) La acetilcisteína es un antídoto que funciona como sustituto del glutatión, fijando el metabolito tóxico a medida que se produce. Es muy eficaz cuando se administra en las primeras etapas y debe iniciarse al cabo de 8 a 10 h, de ser posible. Puede ser necesario el trasplante hepático en los pacientes con insuficiencia hepática fulminante.

ANFETAMINAS Y OTROS ESTIMULANTES

Los fármacos estimulantes que suelen ser objeto de abuso en Estados Unidos, son las anfetaminas ("crank", "cristal"), metilendioximetanfetamina (MDMA, "éxtasis", *methylenedioxymethamphetamine*) y la

CUADRO 58–4 Ejemplos de antídotos específicos

Antídoto	Sustancia(s) tóxica(s)	Comentarios
Acetilcisteína	Paracetamol	Se obtienen mejores resultados si se administran en las primeras 8 a 10 h de una sobredosis. Se vigilan las pruebas funcionales hepáticas y las concentraciones sanguíneas de paracetamol. Se administra acetilcisteína por vía intravenosa o por vía oral.
Atropina	Anticolinesterásicos: compuestos organofosforados y carbamatos	Se administra una dosis inicial de 1 a 2 mg (para niños 0.05 mg/kg) por vía IV, y en caso de que no haya respuesta se duplica la dosis cada 10 a 15 minutos para alcanzar el objetivo terapéutico, que consiste en la disminución de sibilancias y secreciones pulmonares.
Bicarbonato sódico	Fármacos cardiotóxicos depresores de membrana (antidepresivos tricíclicos, quinidina, etc.)	La dosis inicial de 1 a 2 meq/kg IV suele contrarrestar los efectos cardiotóxicos (QRS amplio e hipotensión). Se administra con precaución en la insuficiencia cardiaca (se evita la sobrecarga de sodio).
Calcio	Fluoruro; y antagonistas de los conductos del calcio	Se necesitan dosis altas en la sobredosis grave de antagonistas de los conductos del calcio. Se comienza con 15 mg/kg IV.
Deferoxamina	Sales de hierro	Si la intoxicación es grave, se administra 15 mg/kg/h IV. 100 mg de deferoxamina fijan 8.5 mg de hierro.
Anticuerpos de digoxina	Digoxina y glucósidos cardiacos afines	Un frasco fija 0.5 mg de digoxina; las indicaciones comprenden arritmias graves, hiperpotasemia.
Esmolol	Teofilina, cafeína y metaproterenol	Bloqueadores β de acción breve. Se aplica en goteo intravenoso continuo de 25 a 50 μg/kg/min.
Etanol	Metanol y etilenglicol	Se calcula una dosis de carga que alcance un nivel sanguíneo de al menos 100 mg/100 ml (42 g/70 kg en adultos). El fomepizol es más fácil de usar (véase más adelante).
Flumazenilo	Benzodiazepinas	La dosis en los adultos es 0.2 mg IV, que se repite si es necesario hasta un máximo de 3 mg. *No se administra a los pacientes con convulsiones, dependencia a benzodiazepínicos o sobredosis de tricíclicos.*
Fomepizol	Metanol y etilenglicol	De uso más fácil que el etanol. Se administran 15 mg/kg; se repite cada 12 h.
Glucagon	Bloqueadores β	Una carga IV de 5 a 10 mg puede contrarrestar la hipotensión y la bradicardia.
Hidroxocobalamina	Cianuro	La dosis en el adulto es 5 g IV administrados en 15 min. Convierte cianuro en cianocobalamina (vitamina B_{12})
Naloxona	Narcóticos y otros derivados de opioides	Un antagonista específico de los opioides; 0.4 a 2 mg al principio en inyección IV, IM o subcutánea. Se necesitan dosis más altas para contrarrestar los efectos de la sobredosis con propoxifeno, codeína o derivados del fentanilo. La duración de la acción (2 a 3 h) puede ser significativamente más breve que la del opiáceo que se está antagonizando.
Oxígeno	Monóxido de carbono	Se administra 100% en mascarilla sin mecanismo de reinhalación de alto flujo; el uso de la cámara hiperbárica es controvertible pero a menudo se recomienda para la intoxicación grave.
Fisostigmina	Recomendadas para delirio por anticolinérgicos	La dosis del adulto es 0.5 a 1 mg IV administrados lentamente. Los efectos son transitorios (30 a 60 min) y la dosis eficaz más baja puede repetirse cuando reaparecen los síntomas. Puede causar bradicardia, aumento de las secreciones bronquiales y convulsiones. Se tendrá preparada la atropina para neutralizar los efectos excesivos. *No se utiliza para la sobredosis de antidepresivos tricíclicos.*
Pralidoxima (2-PAM)	Inhibidores de la colinesterasa de organofosfato	La dosis del adulto es 1 g IV, la cual deberá repetirse cada 3 a 4 h si es necesario de preferencia en goteo continuo de 250 a 400 mg/h. La dosis pediátrica es casi 250 mg. No tiene ninguna utilidad demostrada en la intoxicación por carbamatos.

cocaína (“crack”) y fármacos como la seudoefedrina y efedrina (como tal y en el fitofármaco *Ma-huang*) (cap. 32). La cafeína suele añadirse a los complementos alimentarios que se comercializan como “intensificadores metabólicos” o “quemadores de grasa”. Análogos sintéticos más recientes de las anfetaminas, como la 3,4-metilendioxipirovalerona (MDPV, *methylenedioxypyrovalerone*) y varios derivados de la metcatinona, se están convirtiendo en drogas recreativas populares, a menudo se venden en la calle como “sales de baño” con nombres como “*Ivory Wave*”, “*Bounce*”, “*Bubbles*”, “*Mad Cow*” y “*Meow Meow*”.

En las dosis que suelen utilizar los consumidores de estimulantes, la euforia y el estado de alerta se acompañan de una sensación de energía y bienestar. En dosis más elevadas, puede ocurrir inquietud, agitación y psicosis aguda, que se acompañan de hipertensión y taquicardia. La hiperactividad muscular prolongada o convulsiones pueden contribuir a la hipertermia y la rabdomiólisis. Se han registrado temperaturas corporales de hasta 42°C. La hipertermia puede causar lesión cerebral, hipotensión, coagulopatía e insuficiencia renal.

El tratamiento de la intoxicación por estimulantes incluye medidas de sostén según se mencionó antes. No se dispone de un antídoto específico. Las convulsiones y la hipertermia son las manifestaciones más peligrosas y deben tratarse de manera intensiva. Las convulsiones suelen tratarse con benzodiazepinas intravenosas (p. ej., lorazepam). Se reduce la temperatura retirando la ropa, aplicando agua tibia con atomizaciones y fomentando el enfriamiento por evaporación con un ventilador. Para las temperaturas corporales muy elevadas (p. ej., más de 40 a 41°C), se utilizan relajantes neuromusculares para suprimir con rapidez la actividad muscular.

FÁRMACOS ANTICOLINÉRGICOS

Un gran número de fármacos de prescripción y de venta sin receta, así como diversas plantas y hongos, pueden inhibir los efectos de la acetilcolina sobre los receptores muscarínicos. Algunos fármacos utilizados para otros fines (p. ej., antihistamínicos) también ejercen efectos anticolinérgicos, además de otras acciones potencialmente tóxicas. Por ejemplo, los antihistamínicos, como la difenhidramina, pueden causar convulsiones; los antidepresivos tricíclicos, que tienen efectos anticolinérgicos, parecidos a los de la quinidina y antagonistas de los receptores adrenérgicos α, pueden causar toxicidad cardiovascular grave.

El síndrome anticolinérgico típico (técnicamente "antimuscarínico") se recuerda como "rojo como la remolacha" (rubefacción), "caliente como una liebre" (hipertermia), "seco como un hueso" (mucosas secas, sin sudoración), "ciego como un murciélago" (visión borrosa, cicloplejía) y "loco de atar" (confusión y delirio). Los pacientes por lo general manifiestan taquicardia sinusal y midriasis (cap. 8). Puede haber delirio con agitación o coma. Son frecuentes las fasciculaciones, pero son infrecuentes las convulsiones a menos que el paciente haya ingerido un antihistamínico o un antidepresivo tricíclico. La retención urinaria es frecuente, sobre todo en los hombres ancianos.

El tratamiento del síndrome anticolinérgico en gran parte es de sostén. Los pacientes con agitación pueden necesitar sedación con una benzodiazepina o un fármaco antipsicótico (p. ej., haloperidol). El antídoto específico para el síndrome anticolinérgico periférico y central es la fisostigmina, que tiene un efecto rápido y espectacular y es muy útil en los pacientes con gran agitación. La fisostigmina se administra en dosis intravenosas pequeñas (0.5 a 1 mg) con vigilancia cuidadosa, ya que puede causar bradicardia y convulsiones si se administra con demasiada rapidez. No se debe administrar fisostigmina a un paciente en quien se sospecha una sobredosis de un antidepresivo tricíclico ya que puede agravar la cardiotoxicidad y producir un bloqueo cardiaco o asistolia. Puede ser necesaria la inserción de una sonda para prevenir la distensión vesical excesiva.

ANTIDEPRESIVOS

Los **antidepresivos tricíclicos** (p. ej., amitriptilina, desipramina, doxepina y muchos otros; cap. 30) son un grupo de fármacos de prescripción que con más frecuencia se observan en los casos de sobredosis potencialmente letales. La ingestión de más de 1 g de un antidepresivo tricíclico (casi 15 a 20 mg/kg) se considera potencialmente letal.

Los antidepresivos tricíclicos son antagonistas competitivos en los receptores colinérgicos muscarínicos y en dosis moderadas son frecuentes las manifestaciones anticolinérgicas (taquicardia, midriasis y sequedad de la boca). Algunos compuestos tricíclicos también son potentes antagonistas de los receptores adrenérgicos α, lo que puede desencadenar vasodilatación. La agitación y las convulsiones mediadas por impulsos centrales se acompañan de depresión e hipotensión. Es muy importante el hecho de que los compuestos tricíclicos tengan efectos depresores parecidos a los de la quinidina sobre el conducto del sodio que producen una conducción lenta con un intervalo QRS amplio y depresión de la contractilidad cardiaca. La toxicidad cardiaca puede producir arritmias graves (fig. 58-1), como bloqueo de la conducción ventricular y taquicardia ventricular.

El tratamiento de la sobredosis de un antidepresivo tricíclico comprende las medidas de sostén mencionadas antes. Puede ser necesaria la intubación endotraqueal y la asistencia respiratoria. Se administran líquidos intravenosos para tratar la hipotensión y si es necesario se añade dopamina o noradrenalina. Muchos toxicólogos recomiendan la noradrenalina como el fármaco de elección inicial en la hipotensión provocada por antidepresivos tricíclicos. El antídoto de la cardiotoxicidad por quinidina (manifestada por ensanchamiento del complejo QRS) es el bicarbonato de sodio: una dosis de 50 a 100 mEq (o 1 a 2 mEq/kg) proporciona un aumento rápido del sodio extracelular que ayuda a superar el bloqueo de los conductos del sodio. *No se utiliza fisostigmina* aunque este fármaco neutraliza efectivamente los síntomas anticolinérgicos, pero puede agravar la depresión de la conducción cardiaca y causar convulsiones.

Los **inhibidores de la monoaminooxidasa** (p. ej., tranilcipromina, fenelzina) son antidepresivos más antiguos que a veces se utilizan para tratar la depresión resistente. Pueden causar reacciones hipertensivas graves cuando se toman alimentos o fármacos que interactúan con el inhibidor selectivo de la recaptación de serotonina (SSRI, *selective serotonin reuptake inhibitors*) (caps. 9 y 30).

Los **antidepresivos más recientes** (p. ej., fluoxetina, paroxetina, citalopram y venlafaxina) en su mayor parte son SSRI y por lo general son más seguros que los antidepresivos tricíclicos y los inhibidores de la monoaminooxidasa, aunque pueden causar convulsiones. El **bupropión** (que no es un SSRI) ha causado convulsiones incluso en dosis terapéuticas. Algunos antidepresivos se han asociado a prolongación de QT y arritmia ventricular polimorfa en entorchado (*torsades de pointes*). Los SSRI pueden interactuar entre sí o sobre todo con los inhibidores de la monoaminooxidasa y producir el **síndrome serotoninérgico**, caracterizado por agitación, hiperactividad muscular e hipertermia (cap. 16).

ANTIPSICÓTICOS

Los fármacos antipsicóticos comprenden las fenotiazinas antiguas y las butirofenonas, así como los fármacos atípicos más nuevos. Todos éstos pueden causar depresión del SNC, convulsiones e hipotensión. Algunos causan prolongación del segmento QT. Los potentes antagonistas de los receptores D_2 de la dopamina también se acompañan de trastornos parkinsonianos del movimiento (reacciones distónicas) y en pocos casos el síndrome neuroléptico maligno, que se caracteriza por "rigidez cérea", hipertermia e inestabilidad autonómica (caps. 16 y 29).

ÁCIDO ACETILSALICÍLICO (SALICILATOS)

La intoxicación por salicilatos (cap. 36) es una causa mucho menos frecuente de fallecimiento por intoxicación en los niños desde el advenimiento de los frascos a prueba de niños y el menor empleo del ácido acetilsalicílico en individuos de este grupo de edad. Todavía es causa de múltiples intoxicaciones suicidas y accidentales. La ingestión aguda de más de 200 mg/kg probablemente produzca intoxicación. La intoxicación también puede deberse a sobremedicación crónica; esto ocurre más a menudo en pacientes ancianos que utilizan los salicilatos para el dolor crónico y que se confunden con respecto a sus dosis. La intoxicación produce desacoplamiento de la fosforilación oxidativa y alteración del metabolismo celular normal.

El primer signo de toxicidad de los salicilatos suele ser hiperventilación y alcalosis respiratoria a consecuencia de la estimulación del bulbo raquídeo. Luego se presenta acidosis metabólica y mayor desequilibrio aniónico como resultado de la acumulación de lactato y de la excreción de bicarbonato por el riñón para compensar la alcalosis respiratoria. Los gases en sangre arterial suelen revelar alcalosis respiratoria mixta y acidosis metabólica. La temperatura corporal puede estar elevada a causa del desacoplamiento de la fosforilación oxidativa. Puede presentarse hipertermia grave en los casos graves. El vómito, la hiperpnea y la hipertermia contribuyen a la pérdida de líquido y a la deshidratación. En los casos de intoxicación muy grave, puede presentarse alcalosis metabólica intensa, convulsiones, estado de coma, edema pulmonar y colapso cardiovascular. La absorción de salicilatos y los signos de toxicidad pueden retardarse después de dosis muy altas o de la ingestión de comprimidos con cubierta entérica.

Son esenciales las medidas de sostén. Después del consumo masivo de ácido acetilsalicílico (p. ej., más de 100 comprimidos), es recomendable la descontaminación intensiva del intestino, lo que comprende lavado gástrico, dosis repetidas de carbón activado y considerar la irrigación de todo el intestino. Se utilizan los líquidos intravenosos para reponer las pérdidas de líquido causadas por la taquipnea, vómito y fiebre. En las intoxicaciones moderadas, se administra bicarbonato de sodio intravenoso para alcalinizar la orina y promover la excreción de salicilato mediante el atrapamiento de éste en su forma polar ionizada. En la intoxicación grave (p. ej., los pacientes con acidosis grave, estado de coma y concentración sérica de salicilato >100 mg/100 ml), se lleva a cabo la hemodiálisis de urgencia para eliminar el salicilato con más rapidez y establecer el equilibrio acidobásico y el estado hídrico.

ANTAGONISTAS DE LOS RECEPTORES ADRENÉRGICOS β

Los antagonistas de los receptores adrenérgicos β en sobredosis bloquean los receptores β_1 y β_2; en dosis elevadas se pierde su selectividad. El antagonista β más tóxico es el propranolol. Un mínimo de dos a tres tantos la dosis terapéutica puede causar efectos tóxicos importantes. Esto puede deberse a que el propranolol en dosis altas puede provocar bloqueo de los conductos del sodio, un efecto parecido al que se observa con fármacos similares a la quinidina. Además es lipofílico, lo cual le permite reingresar al SNC (cap. 10). La bradicardia e hipotensión son las manifestaciones más frecuentes de toxicidad. Los fármacos que tienen una actividad agonista parcial (p. ej., pindolol) pueden causar bradicardia e hipertensión. Con la sobredosis de propranolol pueden observarse convulsiones y bloqueo de la conducción cardiaca (ensanchamiento del complejo QRS).

Se brinda cuidados con medidas de sostén, según se señaló antes. Las medidas habituales que se aplican para elevar la presión arterial y la frecuencia cardiaca, como los líquidos intravenosos, agonistas de los receptores β y atropina, por lo general son ineficaces. El glucagon es un antídoto útil que, al igual que los agonistas β, actúa sobre las células cardiacas aumentando el cAMP intracelular pero lo hace de manera independiente de los receptores adrenérgicos β. Puede mejorar la frecuencia cardiaca y la presión arterial cuando se administra en dosis elevadas (5 a 20 mg por vía intravenosa).

ANTAGONISTAS DE LOS CONDUCTOS DEL CALCIO

Los antagonistas del calcio pueden causar efectos tóxicos importantes o muerte con sobredosis relativamente pequeñas. Estos antagonistas de los conductos reducen el automatismo del nodo sinusal y la conducción lenta del nodo AV (cap. 12). También reducen el gasto cardiaco y la presión arterial. Puede verse hipotensión grave con el nifedipino y las dihidropiridinas afines, pero con la sobredosis grave pueden presentarse todos los efectos cardiovasculares enumerados para cualquiera de los antagonistas de los conductos del calcio.

El tratamiento implica medidas generales de sostén. Puesto que la mayor parte de los antagonistas del calcio que se ingieren son de liberación sostenida, es posible eliminarlos antes que se absorban por completo. Se inicia la irrigación de todo el intestino y se administra carbón activado oral lo más pronto posible, antes que aparezca el íleo provocado por el antagonista del calcio. El calcio, administrado por vía intravenosa en dosis de 2 a 10 g, es un antídoto útil para la contractilidad cardiaca deprimida pero menos eficaz para el bloqueo ganglionar o el colapso vascular periférico. Otros tratamientos que han demostrado ser eficaces para el manejo de hipotensión relacionada con envenenamiento por antagonistas de los conductos del calcio incluyen al glucagon y dosis altas de insulina (0.5 a 1 unidad/kg/hora) con suplementación de glucosa para mantener el estado de euglucemia. Recientemente reportes de casos individuales han sugerido que la administración de una emulsión lipídica (que se usa por lo general como complemento alimenticio intravenoso) es benéfica en casos de sobredosificación grave de verapamilo.

MONÓXIDO DE CARBONO Y OTROS GASES TÓXICOS

El monóxido de carbono (CO) es un gas incoloro e inodoro ubicuo porque se crea siempre que se quemen materiales que contienen carbono. La intoxicación por monóxido de carbono es la principal causa de defunción por intoxicación en Estados Unidos. La mayor parte de los casos se presentan en víctimas de incendios, pero también son frecuentes las exposiciones accidentales y suicidas. En el capítulo 56 se describe el diagnóstico y tratamiento de la intoxicación por monóxido de carbono. Se producen muchos otros gases tóxicos en los incendios o son liberados en los accidentes industriales (cuadro 58-5).

INHIBIDORES DE LA COLINESTERASA

Los inhibidores de la colinesterasa elaborados con compuestos organofosforados y carbamatos (cap. 7) se utilizan ampliamente para destruir insectos y otras plagas. La mayor parte de los casos de intoxicación grave por compuestos organofosforados o carbamatos son consecuencia de la ingestión intencional con fines suicidas, pero también se ha presentado la intoxicación en el trabajo (durante la aplicación o envase de plaguicidas) o, pocas veces, como resultado de la contaminación de los alimentos o de un ataque terrorista (p. ej., la liberación del agente nervioso de guerra química gas sarín en el sistema subterráneo de Tokio en 1995).

La estimulación de los receptores muscarínicos produce cólicos abdominales, diarrea, sialorrea, sudación, polaquiuria y aumento de las secreciones bronquiales (caps. 6 y 7). La estimulación de los receptores nicotínicos produce activación ganglionar generalizada, que puede desencadenar hipertensión y taquicardia o bradicardia. Las fasciculaciones y las contracciones musculares pueden avanzar a la debilidad y parálisis de los músculos respiratorios. Los efectos sobre el SNC son agitación, confusión y convulsiones. Manifestaciones comunes incluyen diarrea, incremento de la diuresis, miosis, debilidad muscular, broncoespasmo, excitación, diaforesis, convulsiones, sudación y sialorrea). Se pueden utilizar los análisis de sangre para documentar la disminución de la actividad de las enzimas eritrocíticas (acetilcolinesterasa) y plasmática (butirilcolinesterasa), que proporcionan un cálculo indirecto de la actividad de la colinesterasa sináptica.

CUADRO 58-5 Características de la intoxicación por algunos gases

Gas	Mecanismo de toxicidad	Manifestaciones clínicas y tratamiento
Gases irritantes (p. ej., cloro, amoniaco, dióxido de sulfuro y óxido de nitrógeno)	Efecto corrosivo sobre las vías respiratorias altas y bajas	Tos, estridor, sibilancias y neumonía *Tratamiento:* oxígeno humidificado y broncodilatadores
Monóxido de carbono	Se une a la hemoglobina, disminuye el aporte de oxígeno a los tejidos	Cefalea, mareos, náusea, vómito, convulsiones y estado de coma *Tratamiento:* oxígeno al 100%; téngase en cuenta el oxígeno hiperbárico
Cianuro	Se une al citocromo, bloquea el uso de oxígeno celular	Cefalea, náusea, vómito, síncope, convulsiones y estado de coma *Tratamiento:* el estuche del antídoto estándar consta de nitritos para desencadenar metahemoglobinemia (la cual se une al cianuro) y tiosulfato (que acelera la conversión de cianuro en tiocianato menos tóxico); un estuche de antídoto más nuevo consta de hidroxocobalamina concentrada, la cual convierte directamente cianuro en cianocobalamina
Sulfuro de hidrógeno	Similar al cianuro	Similar al cianuro. Tiene olor a huevos podridos *Tratamiento:* no se dispone de ningún antídoto específico; algunos expertos recomiendan la porción nitrito del estuche de antídoto de cianuro convencional
Fármacos oxidantes (p. ej., óxidos de nitrógeno)	Puede causar metahemoglobinemia	Disnea, cianosis (por el color pardo de la metahemoglobina), síncope, convulsiones y estado de coma *Tratamiento:* azul de metileno (que acelera la conversión de nuevo en hemoglobina normal)

Las medidas de sostén deben proporcionarse como se describió antes. Deben tomarse precauciones para garantizar que los rescatadores y el personal sanitario no se intoxiquen por la exposición a la ropa o piel contaminada. Esto es muy decisivo para las sustancias más potentes como el paratión o los gases neurotóxicos. El tratamiento con antídotos consiste en atropina y pralidoxima (cuadro 58-4). La atropina es un inhibidor competitivo eficaz en los sitios muscarínicos pero no tiene ningún efecto en los sitios nicotínicos. La pralidoxima administrada en una etapa temprana puede restablecer la actividad de la colinesterasa y tiene actividad tanto en los sitios muscarínicos como en los nicotínicos.

CIANURO

Las sales de cianuro (CN^-, *cyanide salts*) y el cianuro de hidrógeno (HCN, *hydrogen cyanide*) son sustancias químicas muy tóxicas que se utilizan en la síntesis química, como raticidas, como método de ejecución (en el pasado) y con fines suicidas u homicidas. El cianuro de hidrógeno se forma a partir de la ignición de plásticos, seda y muchos otros productos sintéticos y naturales. El cianuro también se libera tras la ingestión de diversas plantas (p. ej., yuca) y semillas (p. ej., manzana, albaricoque y melocotón).

El cianuro se une fácilmente a la oxidasa de citocromo, inhibiendo la utilización del oxígeno dentro de la célula, lo que desencadena hipoxia celular y acidosis láctica. Los síntomas de la intoxicación por cianuro consisten en disnea, agitación y taquicardia seguida de convulsiones, estado de coma, hipotensión y muerte. Es característica la acidosis metabólica grave. El contenido de oxígeno de la sangre venosa puede estar elevado porque el oxígeno ya no es captado por las células.

El tratamiento de la intoxicación por cianuro comprende la rápida administración del carbón activado (pese a que el carbón no se une bien al cianuro, puede reducir la absorción) y medidas generales de sostén. El estuche de antídoto tradicional que se utiliza en Estados Unidos contiene dos formas de nitrito (amilnitrito y nitrito de sodio) y tiosulfato de sodio. Los nitritos producen metahemoglobina, la cual se une al CN^- libre creando el compuesto menos citotóxico cianometahemoglobina; el tiosulfato es un cofactor en la conversión enzimática de CN^- en tiocianato (SCN^-) que es mucho menos tóxico.

En 2006 la FDA aprobó un nuevo antídoto de cianuro, una forma concentrada de hidroxocobalamina, que está disponible en la actualidad. La hidroxocobalamina (una forma de vitamina B_{12}) se combina rápidamente con el CN^- para formar cianocobalamina (otra forma de vitamina B_{12}).

DIGOXINA

Los digitálicos y otros glucósidos cardiacos están presentes en muchas plantas (cap. 13) y en la piel de algunos batracios. La toxicidad puede presentarse a consecuencia de sobredosis aguda o de la acumulación de digoxina en un paciente con insuficiencia renal o por tomar un fármaco que interfiera en la eliminación de la digoxina. Los individuos que reciben tratamiento con digoxina a largo plazo a veces también toman diuréticos, lo cual puede desencadenar pérdida de electrólitos (sobre todo de potasio).

En caso de sobredosis de digitálicos es común el vómito. La hiperpotasemia puede deberse a sobredosis aguda de digitálicos o a la intoxicación grave, en tanto que la hipopotasemia puede presentarse en los pacientes como consecuencia del tratamiento diurético a largo plazo. (Los digitálicos no producen hipopotasemia.) Pueden sobrevenir diversas alteraciones del ritmo cardiaco, como bradicardia sinusal, bloqueo AV, taquicardia auricular con bloqueo, aceleración del ritmo de la unión, extrasístoles ventriculares, taquicardia ventricular bidireccional y otras arritmias ventriculares.

Se deben proporcionar medidas generales de sostén. La atropina suele ser eficaz en la bradicardia o en el bloqueo AV. El empleo de anticuerpos contra digoxina (cap. 13) ha revolucionado el tratamiento de la intoxicación por digoxina; deben administrarse por vía intravenosa en la dosis indicada en el prospecto del envase. Los síntomas suelen mejorar al cabo de 30 a 60 min después de la administración del anticuerpo. Los anticuerpos contra la digoxina también pueden intentarse en los casos de intoxicación por otros glucósidos cardiacos (p. ej., digitoxina, adelfa), aunque pueden necesitarse dosis más altas a consecuencia de la reactividad cruzada incompleta.

ETANOL E HIPNÓTICOS SEDANTES

La sobredosis de etanol y de fármacos sedantes-hipnóticos (p. ej., benzodiazepinas, barbitúricos, hidroxibutirato-γ [GHB, *γ-hydroxybutyrate*], carisoprodol; capítulos 22 y 23) ocurre a menudo por su disponibilidad y uso frecuentes.

Los pacientes con sobredosis de etanol o de sedantes-hipnóticos pueden estar eufóricos y revoltosos ("embriagados") o en un estado de estupor o coma. Los pacientes comatosos a menudo tienen disminución del estímulo respiratorio. La depresión de los reflejos respiratorios protectores puede producir broncoaspiración del contenido gástrico. Puede haber hipotermia por exposición al medio ambiente y a la disminución de los escalofríos. Las concentraciones sanguíneas de etanol mayores de 300 mg/100 ml por lo general producen un estado de coma profundo, pero los consumidores con regularidad a menudo toleran los efectos del etanol y pueden ambular pese a concentraciones incluso más elevadas. Los individuos con sobredosis de GHB a menudo están profundamente comatosos durante 3 o 4 h y luego se despiertan por completo en cuestión de minutos.

Se deben brindar medidas generales de sostén. Con la atención cuidadosa a la protección de las vías respiratorias (lo que comprende intubación endotraqueal) y la asistencia a la ventilación, la mayoría de los pacientes se recuperan a medida que ceden los efectos del fármaco. La hipotensión suele responder a los líquidos intravenosos, al entibiamiento del cuerpo si está frío y, si es necesario, a la dopamina. Los pacientes con sobredosis aislada de benzodiazepinas pueden despertarse después de la administración de flumazenilo intravenoso, un antagonista de las benzodiazepinas. Sin embargo, este fármaco no se utiliza ampliamente como tratamiento empírico de la sobredosis porque desencadena convulsiones en los sujetos que son adictos a las benzodiazepinas o que han ingerido un fármaco que causa convulsiones (p. ej., un antidepresivo tricíclico). No se dispone de antídotos para el etanol, barbitúricos o la mayor parte de los sedantes-hipnóticos.

ETILENGLICOL Y METANOL

El etilenglicol y el metanol son alcoholes que representan sustancias tóxicas importantes porque son metabolizados para formar ácidos orgánicos muy tóxicos (cap. 23). Pueden causar depresión del SNC y estado de embriaguez similar al de la sobredosis de etanol. Además, sus productos del metabolismo: ácido fólico (de metanol) o ácidos hipúrico, oxálico y glucólico (de etilenglicol), producen acidosis metabólica grave y pueden desencadenar coma y ceguera (en el caso del ácido fólico) o insuficiencia renal (por el ácido oxálico y el ácido glucólico). Al principio, el paciente tiene aspecto de embriaguez, pero después de una demora de hasta varias horas, se pone de manifiesto una acidosis metabólica con desequilibrio aniónico grave, que se acompaña de hiperventilación y alteraciones del estado mental. Los pacientes con intoxicación por metanol pueden tener trastornos visuales que van desde la visión borrosa hasta ceguera.

El metabolismo del etilenglicol y del metanol en sus productos tóxicos puede ser bloqueado por la inhibición de la enzima deshidrogenasa de alcohol con un fármaco competitivo, como el fomepizol (4-metilpirazol). El etanol también es un antídoto eficaz, pero puede ser difícil lograr una concentración sanguínea segura y eficaz.

HIERRO Y OTROS METALES

El hierro se utiliza ampliamente en formulaciones de vitaminas de venta sin receta y es una causa importante de defunciones por intoxicación en los niños. El consumo de 10 a 12 tabletas de polivitaminas prenatales con hierro puede producir enfermedad grave en un niño pequeño. La intoxicación por otros metales (plomo, mercurio o arsénico) también es importante, sobre todo en el ámbito industrial. Véase en los capítulos 33, 56 y 57 la descripción detallada de la intoxicación por hierro y otros metales.

OPIOIDES

Los opioides (opio, morfina, heroína, meperidina, metadona, etc.) son sustancias que a menudo son objeto de abuso (caps. 31 y 32) y una sobredosis suele deberse al empleo de preparados mal estandarizados que se venden en las calles. En el capítulo 31 se presenta una descripción detallada de la sobredosis de opioides y su tratamiento.

ENVENENAMIENTO POR MORDEDURA DE VÍBORA DE CASCABEL

En Estados Unidos las víboras de cascabel son los reptiles venenosos por los que se solicita atención con más frecuencia. Las mordeduras raras veces son letales y en 20% de los casos no hay envenenamiento. Sin embargo, casi 60% de las mordeduras producen una morbilidad importante a causa de las enzimas digestivas destructivas que se encuentran en el veneno. Los datos de intoxicación por mordedura de víbora de cascabel son dolor intenso, edema, equimosis, formación de una membrana hemorrágica y las marcas evidentes de los colmillos. Los efectos generales son náusea, vómito, fasciculaciones, sensación de hormigueo y sabor metálico en la boca, choque y coagulopatía general con prolongación del tiempo de coagulación y plaquetopenia.

Los estudios han demostrado que las medidas de urgencia en campo como la realización de incisiones y succión, torniquetes y compresas de hielo son mucho más nocivas que útiles. Por otra parte, el evitar el movimiento innecesario ayuda a evitar la diseminación del veneno. El tratamiento definitivo se basa en la antivenina intravenosa y debe iniciarse lo más pronto posible.

TEOFILINA

Aunque en gran parte se ha reemplazado con agonistas β inhalados, la teofilina sigue utilizándose para tratar el broncoespasmo en algunos pacientes con asma y bronquitis (cap. 20). Una dosis de 20 a 30 comprimidos puede causar una intoxicación importante o letal. La intoxicación crónica o subaguda por teofilina también puede presentarse a consecuencia de una sobredosis accidental o del empleo de un fármaco que interfiera en el metabolismo de la teofilina (p. ej., cimetidina, ciprofloxacina, eritromicina; cap. 4).

Además de la taquicardia sinusal y los temblores, es frecuente el vómito después de la sobredosis. Pueden presentarse hipotensión, taquicardia, hipopotasemia e hiperglucemia, tal vez como consecuencia de la activación de los receptores adrenérgicos β_2. No se ha dilucidado del todo la causa de esta activación, pero los efectos pueden mitigarse con antagonistas adrenérgicos β (véase más adelante). Las arritmias cardiacas consisten en taquicardias auriculares, extrasístoles ventriculares y taquicardia ventricular. En la intoxicación grave (p. ej., sobredosis agudas con concentraciones séricas de >100 g/L), a menudo se presentan convulsiones y suelen ser resistentes a los anticonvulsivos frecuentes. Los efectos tóxicos pueden tener un inicio tardío por muchas horas después de la ingestión de formulaciones de comprimidos de liberación prolongada.

Se deben brindar medidas de sostén. Se realizará la descontaminación radical del intestino utilizando dosis repetidas de carbón activado e irrigación de todo el intestino. El propranolol y otros antagonistas de los receptores adrenérgicos β (p. ej., esmolol) son antídotos de utilidad para la hipotensión mediada por los receptores adrenérgicos β y las taquicardias. Se prefiere el fenobarbital a la difenilhidantoína para tratar las convulsiones; la mayoría de los anticonvulsivos son ineficaces. La hemodiálisis está indicada en caso de concentraciones séricas mayores de 100 mg/L y para las convulsiones resistentes a tratamiento en los pacientes con concentraciones más bajas.

BIBLIOGRAFÍA

Dart RD (editor): *Medical Toxicology*, 3rd ed. Lippincott Williams & Wilkins, 2004.

Goldfrank LR et al (editors): *Goldfrank's Toxicologic Emergencies*, 9th ed. McGraw-Hill, 2010.

Olson KR et al (editors): *Poisoning & Drug Overdose*, 6th ed. McGraw-Hill, 2011.

POISINDEX. (Revised Quarterly.) Thomson/Micromedex.

RESPUESTA AL ESTUDIO DE CASO

La sobredosificación de bupropión puede provocar convulsiones a menudo recurrentes o prolongadas. Las convulsiones inducidas por fármacos se tratan con una benzodiazepina, como el lorazepam o el diazepam, administrada por vía intravenosa. Si esto no funciona puede utilizarse fenobarbital u otro depresor del sistema nervioso central más eficaz. Para prevenir que fármacos y venenos ingeridos se absorban de manera sistémica, con frecuencia se administra una suspensión de carbón activado por vía oral o a través de una sonda nasogástrica.

SECCIÓN X TEMAS ESPECIALES

CAPÍTULO

59

Aspectos especiales de la farmacología perinatal y pediátrica

Gideon Koren, MD*

Los efectos de los fármacos en el feto y recién nacido se basan en los principios generales establecidos en los capítulos 1 a 4 de este texto. Sin embargo, los contextos fisiológicos en los que son válidas estas leyes farmacológicas son diferentes en embarazadas y en lactantes en proceso de maduración rápida. En la actualidad empiezan a comprenderse los factores farmacocinéticos específicos funcionales en estos pacientes, mientras que la información de las diferencias de farmacodinámica (p. ej., características y respuestas de receptores) es aún incompleta.

TRATAMIENTO FARMACOLÓGICO DURANTE EL EMBARAZO

Farmacocinética

La mayor parte de las sustancias que toman las embarazadas puede atravesar la placenta y exponer al embrión y feto en desarrollo a sus efectos farmacológicos y teratógenos. Los factores críticos que modifican el transporte placentario de los fármacos y sus efectos en el feto incluyen los siguientes: 1) las propiedades fisicoquímicas del fármaco; 2) la velocidad a la que el fármaco atraviesa la placenta y la cantidad que llega al feto; 3) la duración de la exposición al fármaco; 4) las características de distribución en diferentes tejidos fetales; 5) la etapa del desarrollo placentario y fetal en el momento de la exposición al fármaco, y 6) los efectos de los fármacos usados en combinación.

A. Solubilidad en lípidos

Como es válido también para otras membranas biológicas, el paso de fármacos a través de la placenta depende de la solubilidad en lípidos y el grado de ionización de los fármacos. Los fármacos lipofílicos tienden a difundirse fácilmente a través de la placenta e ingresar a la circulación fetal. Por ejemplo, el tiopental, un fármaco que suele usarse para la cesárea, atraviesa la placenta casi de inmediato y puede producir sedación o apnea en los recién nacidos. Los fármacos altamente ionizados, como la succinilcolina y la tubocurarina, que también se usan para la cesárea, atraviesan la placenta lentamente y alcanzan concentraciones muy bajas en el feto. La impermeabilidad de la placenta a los compuestos polares es relativa, no absoluta. Si se alcanzan gradientes de concentración maternofetales suficientemente altos, los compuestos polares atraviesan la placenta en cantidades mensurables. Los salicilatos, que casi están por completo ionizados al pH fisiológico, atraviesan rápidamente la placenta. Esto ocurre porque la pequeña cantidad del salicilato que no está ionizada es muy liposoluble.

*Subvencionado mediante una beca otorgada por *The Canadian Institutes for Health Research* y *Research Leadership for Better Pharmacotherapy During Pregnancy and Lactation.*

B. Tamaño molecular y pH

El peso molecular del fármaco también influye en su velocidad de transporte y la cantidad que atraviesa la placenta. Los fármacos con pesos moleculares de 250 a 500 pueden atravesar la placenta con facilidad, dependiendo de su liposolubilidad y grado de ionización; aquellos con pesos moleculares de 500 a 1 000 atraviesan la placenta con más dificultad y los de pesos mayores de 1 000 lo hacen de manera muy deficiente. Una aplicación clínica importante de esa propiedad es la selección de heparina como anticoagulante para las embarazadas. Es una molécula más grande (y polar), por lo que la heparina no puede atravesar la placenta. A diferencia de la warfarina, que es teratógena y debe evitarse durante el primer trimestre e incluso después (conforme se continúa desarrollando el cerebro), la heparina puede administrarse en forma segura a las embarazadas que requieren anticoagulación. No obstante, la placenta contiene transportadores de fármacos que pueden llevar moléculas más grandes al feto. Por ejemplo, diversos anticuerpos maternos atraviesan la placenta y pueden causar morbilidad fetal, como en la incompatibilidad Rh.

Dado que la sangre materna tiene un pH de 7.4 y la del feto un pH de 7.3, fármacos ligeramente básicos con una pK_a superior a 7.4 se ionizarán más en el compartimiento fetal, lo que conduce a retención de iones y, por lo tanto, mayores niveles fetales (véase el cap. 1).

C. Transportadores placentarios

Durante el último decenio se han identificado muchos transportadores de fármacos en la placenta, con un reconocimiento creciente de sus efectos sobre el transporte de fármacos al feto. Por ejemplo, el transportador glucoproteína P, codificado por el gen *MDR1*, impulsa hacia la circulación materna diversos medicamentos, incluidos los oncológicos (p. ej., vinblastina, doxorrubicina) y otros fármacos. De manera similar, los inhibidores de la proteasa viral que son sustratos de la glucoproteína P alcanzan concentraciones fetales muy bajas, un efecto que puede aumentar el riesgo de infección vertical por VIH de madre a feto. La gliburida, un fármaco hipoglucemiante, muestra concentraciones mucho más bajas en el feto en comparación con la madre. En trabajos recientes de investigación, se ha demostrado que este fármaco se extrae de la circulación fetal por el transportador BCRP así como el transportador MRP3 localizado en el borde en cepillo de la membrana placentaria.

D. Unión a proteínas

El grado al que un fármaco se une a las proteínas plasmáticas (en particular albúmina) puede también afectar la velocidad y la cantidad de transporte. Sin embargo, si un compuesto es muy liposoluble (p. ej., algunos gases anestésicos), no se verá muy afectado por la unión a proteínas. El transporte de estas sustancias más liposolubles y sus tasas globales de equilibrio son más dependientes del riego sanguíneo placentario (y proporcionales al mismo). Esto ocurre porque los fármacos muy liposolubles se difunden a través de las membranas placentarias tan rápidamente que su velocidad global de equilibrio no depende de que la concentración del fármaco libre sea equivalente en ambos lados. Si un fármaco es poco liposoluble y se encuentra ionizado, su transporte es lento y probablemente se verá impedido por su unión a las proteínas plasmáticas maternas. La unión diferencial a proteínas es también importante porque algunos fármacos muestran mayor unión a proteínas en el plasma materno que en el plasma fetal por menor afinidad de unión a proteínas fetales. Esto se ha demostrado para sulfonamidas, barbitúricos, difenilhidantoína y fármacos anestésicos locales. Además, la extremada unión de la gliburida a proteínas maternas (>98.8%) también contribuye a que en el feto se observen niveles menores en comparación con las concentraciones maternas, como se mencionó con anterioridad.

E. Metabolismo farmacológico placentario y fetal

Dos mecanismos ayudan a proteger al feto de los fármacos en la circulación materna. 1) La placenta misma participa como barrera semipermeable y sitio de metabolismo de algunos fármacos que la atraviesan. Se ha demostrado que ocurren varios tipos de reacciones de oxidación aromática (p. ej., hidroxilación, *N*-desalquilación, desmetilación) en el tejido placentario. El fenobarbital se oxida de esa forma. Por el contrario, es posible que la capacidad metabólica de la placenta pueda llevar a la creación de metabolitos tóxicos y el órgano puede, por tanto, aumentar la toxicidad (p. ej., etanol, benzopirenos). 2) Los fármacos que atraviesan la placenta alcanzan la circulación fetal a través de la vena umbilical. Casi 40 a 60% del riego sanguíneo venoso umbilical llega al hígado fetal. El resto evita al hígado y entra a la circulación fetal general. Un fármaco que llega al hígado puede metabolizarse parcialmente ahí antes de alcanzar la circulación fetal. Además, un gran porcentaje del fármaco presente en la arteria umbilical (que regresa a la placenta) puede desviarse a través de la placenta de regreso a vena umbilical y el hígado fetal nuevamente. Debe señalarse que los metabolitos de algunos fármacos pueden ser más activos que el compuesto original y afectar de manera adversa al feto.

Farmacodinámica

A. Acciones farmacológicas maternas

Los efectos de los fármacos sobre los tejidos del aparato reproductor (mama, útero, etc.) de la embarazada a veces se alteran por el ambiente endocrino apropiado para la etapa de la gestación. Los efectos farmacológicos en otros tejidos maternos (corazón, pulmones, riñones, sistema nervioso central, etc.) no cambian de manera significativa por el embarazo, si bien puede modificarse el contexto fisiológico (gasto cardiaco, riego sanguíneo renal, etc.) lo que requiere el uso de fármacos que no son necesarios por la misma mujer cuando no está embarazada. Por ejemplo, tal vez no se requieran glucósidos cardiacos y diuréticos para la insuficiencia cardiaca precipitada por una mayor carga de trabajo cardiaco del embarazo o se puede requerir insulina para el control de la glucemia en la diabetes inducida por la gestación.

B. Acciones farmacológicas terapéuticas en el feto

La terapéutica fetal es un tema en evolución de la farmacología perinatal. Ésta involucra la administración de fármacos a la embarazada, pero con el feto como objetivo terapéutico. En la actualidad se utilizan corticoesteroides para estimular la maduración pulmonar fetal cuando se espera un parto prematuro. El fenobarbital, cuando se administra a embarazadas cerca del término, puede inducir las enzimas hepáticas fetales encargadas de la glucuronidación de la bilirrubina y la incidencia de ictericia es menor en recién nacidos cuyas madres recibieron fenobarbital que en las que no. Antes de que la fototerapia se convirtiera en el modo preferido de tratamiento de la hiperbilirrubinemia indirecta neonatal, se usaba fenobarbital para esa indicación. La administración de fenobarbital a la madre se sugirió recientemente como método para disminuir el riesgo de hemorragia intracraneal en recién nacidos prematuros. Sin embargo, grandes estudios con asignación al azar no pudieron confirmar ese efecto. Los fármacos antiarrítmicos también pueden administrarse a las madres para el tratamiento de las arritmias cardiacas fetales. Si bien su eficacia no se ha establecido aún por estudios con grupo testigo, la digoxina, flecainida, procainamida, verapamilo y otros fármacos antiarrítmicos han mostrado eficacia en series de casos. Durante los últimos dos decenios se ha demostrado que el uso materno de zidovudina disminuye 66% la transmisión de VIH de madre a feto y el uso de combinaciones de tres fármacos antirretrovirales puede eliminar la infección fetal casi por completo (cap. 49).

C. Acciones farmacológicas tóxicas predecibles en el feto

El uso crónico de opioides por la madre puede causar dependencia en el feto y recién nacido. Esa dependencia se puede manifestar después del parto, como síndrome de abstinencia neonatal. Una toxicidad farmacológica fetal menos comprendida es la causada por el uso de inhibidores de la enzima convertidora de angiotensina durante el embarazo. Esos fármacos pueden causar un daño renal significativo e irreversible en el feto y, por tanto, están contraindicados en las embarazadas. Los efectos adversos pueden también retrasarse, como en el caso de los fetos femeninos expuestos a dietilestilbestrol, que pueden presentar un mayor riesgo de adenocarcinoma de la vagina después de la pubertad.

D. Acciones teratógenas de los fármacos

Una sola exposición intrauterina a un fármaco puede afectar a las estructuras fetales en rápido desarrollo en ese momento. La talidomida es un ejemplo de un fármaco que puede afectar de manera notoria el desarrollo de las extremidades después de una breve exposición, que debe ocurrir en un momento crítico del desarrollo de las extremidades. El riesgo de focomelia por la talidomida se presenta durante la cuarta a séptima semanas de gestación, porque es durante ese periodo que se desarrollan los brazos y las piernas (fig. 59-1).

1. Mecanismos teratógenos. Los mecanismos por los que diferentes fármacos producen efectos teratógenos se conocen mal y tal vez son multifactoriales. Por ejemplo, los fármacos pueden tener un efecto directo sobre los tejidos maternos, con efectos secundarios o indirectos en los tejidos fetales. Los órganos pueden interferir con el paso de oxígeno o nutrientes a través de la placenta y, por tanto, tienen efectos sobre los tejidos con metabolismo más rápido del feto. Por último, los fármacos pueden tener acciones directas importantes en los procesos de diferenciación de los tejidos en desarrollo. Por ejemplo, se ha demostrado que la vitamina A (retinol) tiene acciones importantes que dirigen la diferenciación en los tejidos normales. Varios análogos de vitamina A (isotretinoína, etretinato) son teratógenos potentes, lo que sugiere que alteran los procesos normales de diferenciación. Por último, la deficiencia de una sustancia crítica parece participar en algunos tipos de anomalías. Por ejemplo, los complementos de ácido fólico durante el embarazo parecen disminuir la incidencia de defectos del tubo neural (p. ej., espina bífida).

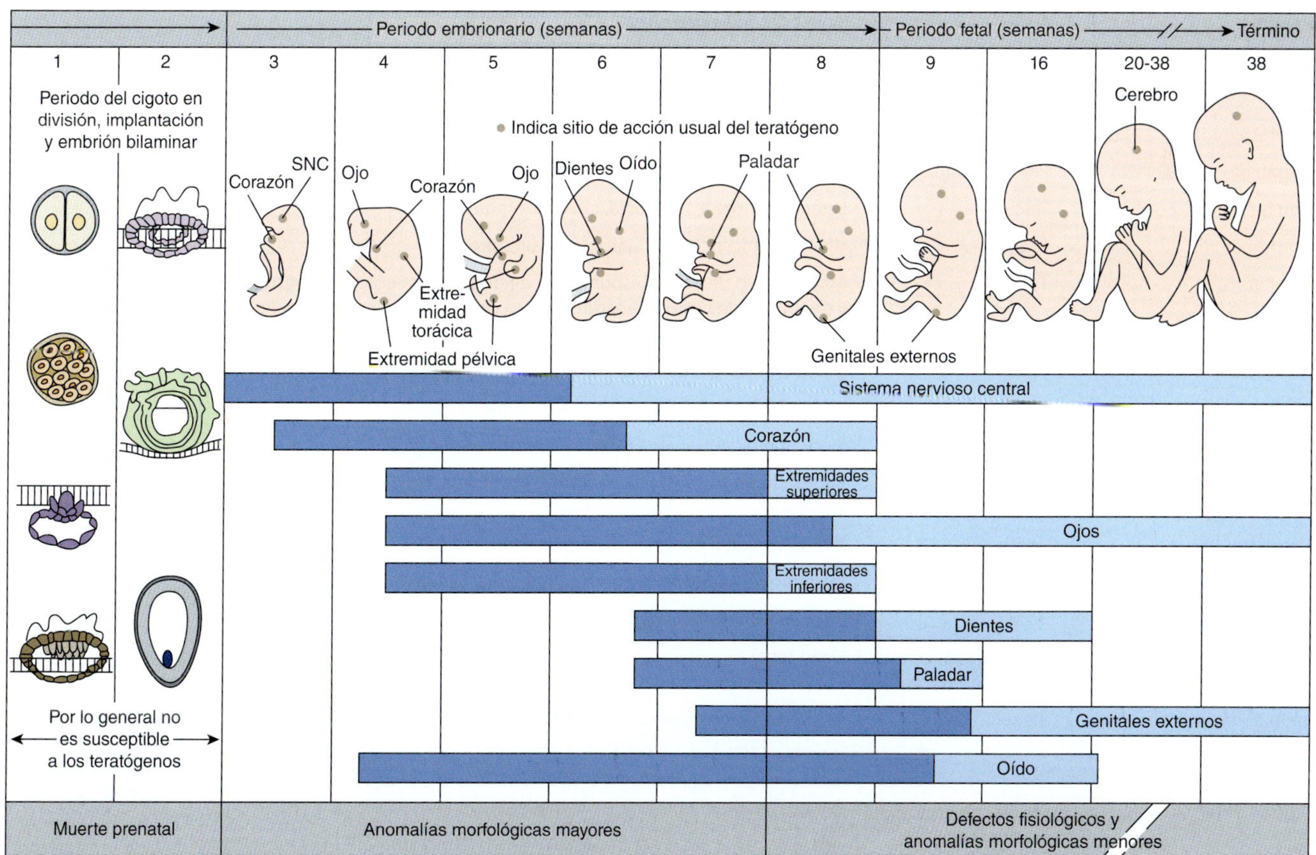

FIGURA 59–1 Esquema de los periodos críticos del desarrollo humano. (Reproducida con autorización de Moore KL: *The Developing Human: Clinically Oriented Embriology*, 4th ed. Saunders, 1988.)

La exposición continua a un teratógeno puede producir efectos acumulativos o afectar varios órganos que están en etapas variables del desarrollo. El consumo crónico de altas dosis de etanol durante el embarazo, en particular en el primer y segundo trimestres, puede causar el síndrome de alcoholismo fetal (cap. 23). En ese síndrome se afectan el sistema nervioso central, el crecimiento, y el desarrollo facial.

2. Definición de un teratógeno. Para considerarse teratógeno, un proceso o una sustancia debe: 1) causar un conjunto característico de malformaciones que indique la selectividad para ciertos órganos; 2) ejercer sus efectos en una etapa particular del desarrollo fetal, por ejemplo, durante el periodo limitado de la organogénesis de estructuras (fig. 59-1), y 3) mostrar un efecto dependiente de la dosis. Algunos fármacos con efectos teratógenos u otros de tipo adverso se enumeran en el cuadro 59-1. Los efectos teratógenos no sólo se limitan a malformaciones mayores sino que también incluyen restricción del crecimiento intrauterino (p. ej., tabaquismo), aborto (p. ej., alcohol), óbito fetal (p. ej., tabaquismo), y retraso neurocognitivo (p. ej., alcohol).

El ampliamente citado sistema de la FDA para el potencial teratógeno (cuadro 59-2) constituye un intento por cuantificar el riesgo de teratogenicidad con asignación de siglas de la A (seguro) hasta la X (riesgo definitivo en seres humanos). Se ha tildado a este sistema de impreciso e impráctico. Por ejemplo, varios fármacos se han etiquetado con "X" a pesar de que hay datos extensos sobre su seguridad en seres humanos (p. ej., anticonceptivos orales). El diazepam y otras benzodiazepinas se etiquetan como "D" a pesar de la falta de pruebas de riesgo para el feto humano. En la actualidad la FDA está cambiando del sistema de graduación con asignación A, B, C, a descripciones que resumen conocimientos basados en pruebas acerca de cada fármaco en términos de riesgo y seguridad fetales.

3. Asesoramiento de las mujeres acerca del riesgo de teratogénesis. Desde el desastre con la talidomida se ha ejercido la medicina como si todo fármaco fuese un teratógeno potencial humano, cuando, de hecho, se han identificado menos de 30 de tales sustancias y cientos de fármacos muestran seguridad para el recién nacido.

CUADRO 59–1 Fármacos con efectos teratógenos significativos u otros efectos adversos en el feto

Fármaco	Trimestre	Efecto
Ácido valproico	Todos	Defectos del tubo neural, malformaciones cardiacas y de extremidades
Aminopterina	Primero	Múltiples anomalías macroscópicas
Andrógenos	Segundo y tercero	Masculinización del feto femenino
Anfetaminas	Todos	Sospecha de patrones de desarrollo anormales, disminución del desempeño escolar
Antidepresivos tricíclicos	Tercero	Se han comunicado síntomas de abstinencia neonatal en unos cuantos casos con clomipramina, desipramina, e imipramina
Barbitúricos	Todos	Su uso crónico puede llevar a la dependencia neonatal
Busulfán	Todos	Varias malformaciones congénitas, bajo peso al nacer
Carbamazepina	Primero	Defectos del tubo neural
Ciclofosfamida	Primero	Varias malformaciones congénitas
Citarabina	Primero, segundo	Varias malformaciones congénitas
Clomipramina	Tercero	Letargo neonatal, hipotonía, cianosis, hipotermia
Clorpropamida	Todos	Hipoglucemia neonatal sintomática prolongada
Cocaína	Todos	Mayor riesgo de aborto espontáneo, de desprendimiento prematuro de placenta normoinserta y de trabajo de parto prematuro; infarto cerebral neonatal, desarrollo anormal y disminución del desempeño escolar
Diazepam	Todos	El uso crónico puede llevar a la dependencia neonatal
Dietilestilbestrol	Todos	Adenosis vaginal, adenocarcinoma vaginal de células claras
Difenilhidantoína	Todos	Síndrome hidantoínico fetal
Etanol	Todos	Riesgo de síndrome de alcoholismo fetal y defectos del neurodesarrollo relacionados con el alcohol
Etretinato	Todos	Alto riesgo de malformaciones congénitas múltiples
Fenciclidina	Todos	Exploración neurológica anormal, reflejo deficiente de succión y alimentación
Heroína	Todos	Su uso crónico causa dependencia neonatal
Inhibidores de ACE	Todos, en especial el segundo y tercero	Daño renal
Inhibidores selectivos de la recaptación de serotonina (SSRI)	Tercero	Síndrome de abstinencia neonatal, hipertensión pulmonar persistente del recién nacido
Isotretinoína	Todos	Riesgo extremadamente alto de malformaciones de SNC, cara, oído y otras
Litio	Primero, tercero	Anomalía de Ebstein, efectos tóxicos en el neonato después del tercer trimestre
Metadona	Todos	Su uso causa abstinencia neonatal

(*continúa*)

CUADRO 59-1 Fármacos con efectos teratógenos significativos u otros efectos adversos en el feto. (*Continuación*)

Fármaco	Trimestre	Efecto
Metiltiouracilo	Todos	Hipotiroidismo
Metotrexato	Primero	Múltiples malformaciones congénitas
Metronidazol	Primero	Puede ser mutagénico (con base en estudios de animales; no hay datos de efectos mutágenos o teratógenos en seres humanos)
Micofenolato mofetilo	Primero	Malformaciones mayores de la cara, las extremidades y otros órganos
Misoprostol	Primero	Síndrome de Möbius
Penicilamina	Primero	Piel laxa, otras malformaciones congénitas
Propiltiouracilo	Todos	Bocio congénito
Solventes orgánicos	Primero	Malformaciones múltiples
Tabaquismo (constituyentes del humo del tabaco)	Todos	Retardo del crecimiento intrauterino, premadurez; síndrome de muerte súbita del lactante; complicaciones perinatales
Talidomida	Primero	Focomelia (cortedad o ausencia de huesos largos de las extremidades) y muchas malformaciones internas
Tamoxifeno	Todos	Aumento del riesgo de aborto espontáneo o daño fetal
Tetraciclina	Todos	Cambios de coloración y otros efectos sobre los dientes; alteración del crecimiento óseo
Trimetadiona	Todos	Múltiples anomalías congénitas
Warfarina	Primero	Hipoplasia del puente nasal, condrodisplasia
	Segundo	Malformaciones del SNC
	Tercero	Riesgo de hemorragia. Interrumpir su uso un mes antes del parto
Yoduros	Todos	Bocio congénito, hipotiroidismo

Por el alto grado de ansiedad en las mujeres embarazadas y porque la mitad de los embarazos en Estados Unidos no es planeada, cada año muchos miles de pacientes buscan asesoramiento acerca de la exposición fetal a fármacos, sustancias químicas y radiación. En el programa *Motherisk* en Toronto se asesora a miles de mujeres cada mes y se ha documentado la capacidad de asesoramiento apropiada para prevenir abortos innecesarios. Los médicos que desean proveer tal asesoramiento a las embarazadas deben asegurarse de que su información esté actualizada y basada en pruebas, y que la mujer comprenda que el riesgo basal de teratogénesis en el embarazo (esto es, aquel de una anomalía neonatal en ausencia de exposición conocida a teratógenos) es de casi 3%. También es crítico abordar los riesgos maternos y fetales del trastorno sin tratamiento cuando se evita un medicamento. Estudios recientes muestran morbilidad grave en mujeres que interrumpieron el tratamiento con un inhibidor de la recaptación de serotonina por depresión durante el embarazo.

CUADRO 59-2 Categorías de la FDA del riesgo teratógeno

Categoría	Descripción
A	Los estudios con grupo testigo en mujeres no mostraron un riesgo para el feto en el primer trimestre (y no hay pruebas de riesgo en los últimos dos trimestres); la posibilidad de daño fetal parece remota.
B	Los estudios de reproducción en animales no han mostrado riesgo fetal, pero no se cuenta con estudios con grupo testigo en embarazadas; o los estudios de reproducción animal han mostrado un efecto adverso (aparte de reducción de la tasa de fecundidad) que no se confirmó en estudios con grupo testigo en embarazadas durante el primer trimestre (y no hay pruebas de riesgo en trimestres posteriores).
C	Los estudios en animales han revelado efectos adversos en el feto (teratógenos, embriocidas o de otro tipo) y no hay estudios con grupo testigo en mujeres, o no se dispone de estudios en mujeres ni en animales. Los fármacos deben administrarse sólo si el beneficio potencial es mayor que el riesgo potencial para el feto.
D	Hay evidencias claras de riesgo fetal humano, pero los beneficios de su uso en embarazadas pueden ser aceptables a pesar del riesgo (p. ej., si el fármaco es necesario en una circunstancia que pone en riesgo la vida o para una enfermedad grave en la que no se puedan usar otros fármacos más seguros o éstos son ineficaces).
X	Estudios en animales o en seres humanos han demostrado anomalías fetales, hay pruebas de riesgo fetal con base en la experiencia en seres humanos, o ambas cosas. El riesgo del uso del fármaco en embarazadas claramente rebasa cualquier posible beneficio. El fármaco está contraindicado en mujeres embarazadas o que puedan iniciar una gestación.

FARMACOTERAPIA EN LACTANTES Y NIÑOS

Los procesos fisiológicos que influyen en las variables de farmacocinética del lactante cambian significativamente en el primer año de vida, en particular durante los primeros meses. Por tanto, debe prestarse especial atención a la farmacocinética en ese grupo etario. Las diferencias de farmacodinámica entre pacientes pediátricos y de otros grupos no se han revisado con gran detalle y tal vez sean pequeñas para tejidos específicos que maduran al nacer o inmediatamente después (p. ej., conducto arterioso).

Absorción de fármacos

La absorción de fármacos en lactantes y niños sigue los mismos principios generales que en adultos. Los factores exclusivos que influyen en la absorción de fármacos incluyen el riego sanguíneo al sitio de administración, determinado por el estado fisiológico del lactante y niño; y para los fármacos de administración oral, la función gastrointestinal, que cambian con rapidez durante los primeros días que siguen al nacimiento. La edad después del parto también influye en la regulación de la absorción de fármacos.

A. Riego sanguíneo en el sitio de administración

La absorción después de la inyección intramuscular o subcutánea depende, tanto en recién nacidos como en adultos, de la velocidad del riego sanguíneo en el músculo o el tejido subcutáneo donde se aplica la inyección. Las condiciones fisiológicas que pueden aminorar el riego sanguíneo hacia esas zonas son estado de choque de origen cardiovascular, vasoconstricción por fármacos simpaticomiméticos e insuficiencia cardiaca. Sin embargo, los recién nacidos prematuros enfermos que requieren inyección intramuscular pueden tener muy poca masa muscular, lo que se complica por la disminución de la perfusión periférica a esas regiones. En tales casos, la absorción se torna irregular y difícil de predecir, porque el fármaco puede permanecer en el músculo y absorberse más lentamente de lo esperado. Si la perfusión mejora en forma súbita puede haber un incremento rápido e impredecible en la cantidad de fármaco que alcanza la circulación, lo que lleva a concentraciones altas y potencialmente tóxicas del fármaco. Los ejemplos de fármacos especialmente peligrosos en tales circunstancias son glucósidos cardiacos, aminoglucósidos y anticonvulsivos.

B. Función gastrointestinal

Ocurren cambios bioquímicos y fisiológicos significativos en el tubo digestivo neonatal poco después del nacimiento. En recién nacidos de término la secreción de ácido gástrico empieza poco después del nacimiento y aumenta gradualmente durante varias horas. En recién nacidos prematuros ocurre más lentamente la secreción de ácido gástrico, con las concentraciones más altas en el cuarto día de vida. Por tanto, los fármacos que sufren inactivación parcial o total por el pH bajo del contenido gástrico no deben administrarse por vía oral.

El tiempo de vaciamiento gástrico es prolongado (hasta de 6 a 8 h) en el primer día que sigue al nacimiento. Por tanto, los fármacos que se absorben principalmente en el estómago pueden terminar dicho proceso de una manera más completa de lo previsto. En el caso de los fármacos que se absorben en el intestino delgado, el efecto terapéutico podría retrasarse. El peristaltismo del recién nacido es irregular y puede ser lento. La cantidad del fármaco absorbida en el intestino delgado puede, por tanto, ser impredecible; se puede absorber más de la cantidad usual del fármaco si el peristaltismo está disminuido y eso puede causar toxicidad potencial con una dosis estándar. En el cuadro 59-3 se resumen los datos de la biodisponibilidad oral de diversos fármacos en recién nacidos, en comparación con niños de mayor edad y adultos. Un aumento en el peristaltismo, como ocurre en los procesos diarreicos, tiende a aminorar el grado de absorción porque disminuye el tiempo de contacto con la gran superficie de absorción del intestino.

La actividad de las enzimas gastrointestinales tienden a ser menores en el recién nacido que en el adulto. La actividad de la amilasa α y otras enzimas pancreáticas en el duodeno son bajas en lactantes hasta los 4 meses de edad. Los recién nacidos pueden tener concentraciones bajas de ácidos biliares y lipasa, lo que pudiese disminuir la absorción de fármacos liposolubles.

Distribución del fármaco

Durante el desarrollo, conforme cambia la composición corporal también se modifican los volúmenes de distribución de fármacos. El recién nacido tiene un mayor porcentaje de su peso corporal en forma de agua (70 a 75%) que el adulto (50 a 60%). También se pueden observar diferencias entre el recién nacido de término (70% del peso corporal es agua) y el recién nacido prematuro pequeño (85% del peso corporal corresponde a agua). De manera similar, el agua extracelular corresponde a 40% del peso corporal del recién nacido, en comparación con 20% en el adulto. La mayoría de los recién nacidos experimentará diuresis en las primeras 24 a 48 h de vida. Puesto que muchos fármacos se distribuyen en el espacio extracelular, las dimensiones de ese compartimiento (volumen) pueden ser importantes para determinar la concentración del fármaco en los sitios receptores. Esto es especialmente importante para los fármacos hidrosolubles (como los aminoglucósidos) y de menor importancia para los liposolubles.

Los recién nacidos prematuros tienen mucha menos grasa que los de término. La grasa corporal total en recién nacidos prematuros corresponde a 1% del peso corporal total, en comparación con 15% en los de término. Por tanto, los órganos que en general acumulan concentraciones altas de fármacos liposolubles en adultos y niños mayores pueden concentrar cantidades menores de esos fármacos en los lactantes menos maduros.

Otro factor importante que determina la distribución de fármacos es su unión a proteínas plasmáticas. La albúmina es la proteína plasmática con la mayor capacidad de unión. En general, la unión de los fármacos a las proteínas está disminuida en el recién nacido, lo que se ha observado con fármacos anestésicos locales, diazepam, difenilhidantoína, ampicilina y fenobarbital. Por tanto, la concen-

CUADRO 59-3 **Absorción oral de diversos fármacos (biodisponibilidad) en el recién nacido en comparación con niños de mayor edad y adultos**

Fármaco	Absorción oral
Ampicilina	Aumentada
Diazepam	Normal
Digoxina	Normal
Difenilhidantoína	Disminuida
Fenobarbital	Disminuida
Paracetamol	Disminuida
Penicilina G	Aumentada
Sulfonamidas	Normal

tración de fármaco libre (no unido a proteínas plasmáticas) inicialmente está aumentada. Como el fármaco libre ejerce el efecto farmacológico, se puede producir un mayor efecto del mismo o toxicidad a pesar de las concentraciones normales e incluso bajas del fármaco total en plasma (fármaco con o sin unión a proteínas plasmáticas). Considérese una dosis terapéutica de un fármaco (p. ej., diazepam) que se administra a un paciente. La concentración total del fármaco en plasma es de 300 μg/ml; si tiene 98% de unión a proteínas en un niño de mayor edad o un adulto, entonces 6 μg/ml es la concentración del fármaco libre. Supóngase que esa concentración de fármaco libre produce el efecto deseado en el paciente sin causar toxicidad. No obstante, si ese fármaco se administra a un recién nacido prematuro a una dosis ajustada para el peso corporal y produce una concentración total del fármaco de 300 μg/ml, y la unión a proteínas es de sólo 90%, entonces la concentración de fármaco libre será de 30 μg/ml, o cinco veces mayor. Aunque la mayor concentración de fármaco libre puede causar una eliminación más rápida (cap. 3), dicha concentración puede ser bastante tóxica al inicio.

Algunos fármacos compiten con la bilirrubina sérica por la unión a la albúmina. Los fármacos que se administran a un recién nacido con ictericia pueden desplazar a la bilirrubina de la albúmina. Por la mayor permeabilidad de la barrera hematoencefálica neonatal, pueden penetrar cantidades sustanciales de bilirrubina al cerebro y causar kernicterus. Esto, de hecho, se observó cuando se administraron antibióticos de tipo sulfonamida a recién nacidos prematuros como profilaxis contra la septicemia. Por el contrario, conforme la bilirrubina sérica aumenta por motivos fisiológicos, o por incompatibilidad de grupo sanguíneo, puede desplazar a un fármaco de la albúmina y aumentar sustancialmente la concentración de fármaco libre. Ello puede ocurrir sin alterar la concentración total del fármaco y produciría un mayor efecto terapéutico o toxicidad a concentraciones normales, lo que ocurre con la difenilhidantoína.

Metabolismo de fármacos

El metabolismo de la mayor parte de los fármacos ocurre en el hígado (cap. 4). Las actividades del metabolismo de fármacos de las oxidasas de función mixta dependientes de citocromo P450 y las enzimas de conjugación son sustancialmente menores (50 a 70% de las cifras del adulto) en la vida neonatal temprana que después. El punto durante el desarrollo en el que la actividad enzimática es máxima depende del sistema enzimático específico en cuestión. La formación de glucurónidos alcanza cifras de adulto (dosis por kilogramo de peso corporal) entre el tercero y cuarto años de vida. Por la menor capacidad del recién nacido de metabolismo de fármacos, muchos tienen velocidades lentas de depuración y semividas de eliminación prolongadas. Si la dosis y los esquemas de dosificación del fármacos no se modifican apropiadamente, esa inmadurez predispone al recién nacido a efectos adversos de los fármacos que se metabolizan en el hígado. En el cuadro 59-4 se muestra cómo las vidas medias de eliminación de un fármaco en adultos pueden diferir y cómo las de fenobarbital y las de difenilhidantoína decrecen conforme avanza la edad del recién nacido. Debe considerarse el proceso de maduración cuando se administran fármacos a individuos de ese grupo etario, en especial en el caso de los que se usan por periodos prolongados.

Otra consideración para el recién nacido es si la madre ha recibido o no fármacos que pueden inducir maduración temprana de las enzimas hepáticas fetales (p. ej., fenobarbital). En este caso, la capacidad del recién nacido para el metabolismo de ciertos fármacos será mayor de la esperada y pueden verse menos efectos terapéuticos y

CUADRO 59–4 Comparación de las semividas de eliminación de varios fármacos en recién nacidos y adultos

Fármaco	Edad neonatal	Recién nacidos, $t_{1/2}$ (h)	Adultos, $t_{1/2}$ (h)
Diazepam		25 a 100	40 a 50
Difenilhidantoína	0 a 2 días	80	12 a 18
	3 a 14 días	18	
	14 a 50 días	6	
Digoxina		60 a 70	30 a 60
Fenobarbital	0 a 5 días	200	64 a 140
	5 a 15 días	100	
	1 a 30 meses	50	
Paracetamol		2.2 a 5	0.9 a 2.2
Salicilatos		4.5 a 11	10 a 15
Teofilina	Recién nacido	13 a 26	5 a 10
	Niño	3 a 4	

concentraciones menores del fármaco en plasma cuando se administra la dosis neonatal usual. Durante la etapa de los 12 a 36 meses, la tasa metabólica de muchos fármacos rebasa a las cifras del adulto, lo que a menudo requiere dosis más altas por kilogramo que en etapas posteriores de la vida.

Excreción de fármacos

La tasa de filtración glomerular es mucho menor en recién nacidos que en los lactantes de mayor edad, niños o adultos, y esa limitación persiste durante los primeros días de vida. Calculada con base en la superficie corporal, la filtración glomerular en el recién nacido es de sólo 30 a 40% del valor del adulto. La tasa de filtración glomerular es incluso menor en los recién nacidos antes de las 34 semanas de gestación. La función mejora sustancialmente durante la primera semana de vida. Al término de la primera semana, la tasa de filtración glomerular y el flujo plasmático renal han aumentado 50% desde el primer día. Para el término de la tercera semana, la filtración glomerular es de 50 a 60% del valor del adulto; para los seis a 12 meses de edad alcanza cifras del adulto (por unidad de superficie corporal). Por tanto, los fármacos que dependen de la función renal para su eliminación se depuran del cuerpo muy lentamente en las primeras semanas de vida. Después, durante la lactancia, rebasa las cifras del adulto y a menudo requiere dosis mayores por kilogramo que en adultos, según se describió antes para la tasa metabólica de los fármacos.

Por ejemplo, las penicilinas son eliminadas por recién nacidos prematuros a una tasa del 17% de la correspondiente del adulto sobre una superficie corporal comparable y 34% cuando se ajusta con base en el peso corporal. La dosis de ampicilina de un recién nacido menor de siete días es de 50 a 100 mg/kg/día en dos tomas a intervalos de 12 días. La correspondiente para un recién nacido de más de siete días de edad es de 100 a 200 mg/kg/día en tres fracciones a intervalos de 8 h. También se ha observado una menor tasa de eliminación renal en el recién nacido de los antibióticos aminoglucósidos (kanamicina, gentamicina, neomicina y estreptomicina). La dosis de gentamicina para un recién nacido menor de 7 días de edad es de 5 mg/kg/día en dos fracciones a intervalos de 12 h. La dosis para un recién nacido de más de siete días es de 7.5 mg/kg/día en tres fracciones a intervalos de 8 h. La depuración corporal total de la digoxina depende directamente de la función renal adecuada y puede ocurrir su acumulación cuando la filtración glomerular disminuye. Puesto que la función renal en un niño enfermo puede no mejorar a la tasa esperada durante las primeras semanas a meses de vida, pueden ser muy difíciles los ajustes apropiados de dosis y los esquemas de dosificación. En esas circunstancias los ajustes se hacen mejor con base en las concentraciones del fármaco en plasma cuantificadas a intervalos durante el tratamiento.

Aunque naturalmente se concentra gran atención en el recién nacido, es importante recordar que los niños de uno a tres años tienen semividas de eliminación *más breves* de los fármacos que los niños de mayor edad y los adultos, tal vez por la eliminación renal y metabolismo *mayores*. Por ejemplo, la dosis de digoxina por kilogramo es mucho mayor en lactantes que en adultos. Los mecanismos de estos cambios en el desarrollo todavía no se conocen por completo.

Características especiales de la farmacodinámica en el recién nacido

El uso apropiado de fármacos ha hecho posible la supervivencia de recién nacidos con anomalías graves, que desde otros puntos de vista morirían en días o semanas. Por ejemplo, la administración de indometacina (cap. 35) causa el rápido cierre del conducto arterioso permeable, que de otro modo requeriría cierre quirúrgico, en un lactante con corazón sano. La administración de prostaglandina E_1, por otro lado, hace que el conducto se mantenga permeable, lo puede salvar la vida de un lactante con transposición de grandes vasos o tetralogía de Fallot (cap. 18). Se ha descrito un efecto inesperado de tal administración en solución. El fármaco causó hiperplasia del antro con obstrucción pilórica como manifestación clínica en seis de 74 lactantes que lo recibieron. Ese fenómeno parece dependiente de la dosis. Los recién nacidos también son más sensibles a los efectos de depresión central de los opioides que los lactantes de mayor edad y adultos, lo que requiere precaución adicional cuando se les expone a algunos narcóticos (p. ej., codeína) a través de la leche materna.

FORMAS DE DOSIFICACIÓN PEDIÁTRICA Y CUMPLIMIENTO

La forma en que se fabrica un fármaco y la manera en que el progenitor lo administra al niño determinan la dosis real que recibe. Muchos fármacos preparados para niños se encuentran en forma de elíxires o suspensiones. Los **elíxires** son soluciones alcohólicas en las que las moléculas del fármaco se disuelven y distribuyen en forma homogénea. No se requiere agitación y a menos que haya evaporado algo del vehículo, la primera dosis del frasco y la última deben contener cantidades equivalentes de la sustancia. Las **suspensiones** contienen partículas no disueltas que deben distribuirse en el vehículo por agitación. Si la agitación no es completa cada vez que se administra una dosis, las primeras del frasco pueden contener menos sustancia activa que las últimas, con el resultado de que se pueden alcanzar concentraciones plasmática menores que las esperadas o efectos farmacológicos menores en etapas tempranas del tratamiento. Por el contrario, puede ocurrir toxicidad en etapas avanzadas del ciclo de tratamiento, cuando esto no es de esperar. Esta distribución heterogénea es una causa potencial de ineficacia o toxicidad en niños que toman suspensiones de difenilhidantoína. Por ello, es indispensable que el médico conozca la forma en la que surtirá el fármaco y provea instrucciones adecuadas al farmacéutico y al paciente o su progenitor.

El cumplimiento puede ser más difícil de lograr en la práctica pediátrica que en otros ámbitos, ya que involucra no sólo el esfuerzo consciente del padre o la madre de seguir las instrucciones, sino también aspectos prácticos, como los errores de medición, los derrames y el material que escupe el niño. Por ejemplo, el volumen medido de la "cucharadita" va 2.5 a 7.8 ml. Los padres deben obtener una cuchara medicinal o jeringa calibrada en la farmacia. Esos dispositivos mejoran la precisión de las dosis y simplifican la administración de fármacos a los niños.

Cuando se valora el cumplimiento, a menudo es útil preguntar si se hizo el intento de dar una dosis adicional después de que el niño escupió la mitad de lo que se le dio. Los padres tal vez no siempre puedan manifestar con confianza qué tanto de una dosis en realidad recibió el niño. Se debe indicar a los padres si deben despertar o no al lactante para administrar su dosis de cada 6 h en el día o en la noche. Estos temas se revisan y aclaran sin hacer suposiciones acerca de lo que los padres hacen o no hacen. El incumplimiento se presenta a menudo cuando se prescriben antibióticos para tratar la otitis media o las infecciones de vías urinarias y el niño se siente bien después de cuatro a cinco días de tratamiento. Los padres pueden percibir que no hay motivo para continuar administrando el medicamento, aunque se prescribió para 10 o 14 días. Estas circunstancias frecuentes deben preverse de modo que se exprese a los padres porqué es importante continuar administrando el medicamento durante el periodo indicado, incluso si el niño parece "curado".

Deben elegirse hasta el grado en que sea posible las formas y los esquemas de dosificación prácticos y convenientes. Mientras más fácil sea de administrar el medicamento y de seguir el esquema de dosificación, mayor será la probabilidad de que se logre el cumplimiento.

En relación con su capacidad de comprender y cooperar, los niños también deben compartir alguna responsabilidad de su propia atención de la salud y toma de medicamentos. Esto debe discutirse en términos apropiados con el niño y sus padres. También deben revisarse los posibles efectos adversos y las interacciones farmacológicas con preparados que se expenden sin receta o con alimentos. Siempre que un fármaco no alcance su efecto terapéutico deberá considerarse la posibilidad de incumplimiento. Hay pruebas amplias de que en tales casos los informes por los padres o los niños pueden ser notoriamente imprecisos. El recuento aleatorio de píldoras y la medición de la concentración sérica del fármaco pueden ayudar a revelar el grado de cumplimiento. El uso de recipientes de píldoras computarizados que registran cada abertura a la tapa ha mostrado mucha eficacia para conocer el grado de cumplimiento.

Muchas dosis pediátricas se calculan (p. ej., con base en el peso corporal) no sólo tomarse de una lista, por lo que pueden ocurrir errores graves de dosificación por cálculos incorrectos. Por lo general se han descrito errores de 10 tantos por la colocación incorrecta del punto decimal. En el caso de la digoxina, por ejemplo, una dosis pretendida de 0.1 ml que contiene 5 μg de fármaco, cuando se cambia por una de 1.0 ml, que de cualquier forma sería un pequeño volumen, puede causar una sobredosis letal. Una buena regla para evitar tales errores "del punto decimal" es colocar un "0" antes del mismo cuando se manejan dosis menores de "1" y evitar utilizar el cero después de un punto decimal (cap. 65).

USO DE FÁRMACOS DURANTE LA LACTANCIA

A pesar del hecho de que la mayor parte de los fármacos se excreta en la leche materna en cantidades muy pequeñas para que afecten de manera adversa la salud neonatal, miles de mujeres que toman medicamentos no amamantan por la percepción errónea de riesgo. Por desgracia, los médicos contribuyen mucho a esa tendencia. Es importante recordar que la alimentación con fórmula se vincula con mayor morbilidad y mortalidad en todos los grupos socioeconómicos.

La mayor parte de los fármacos que se administran a mujeres que amamantan se detectan en su leche. Por fortuna, la concentración de fármacos que se alcanza en la leche materna suele ser baja (cuadro 59-5). Por tanto, la cantidad total que recibiría el lactante en un día es sustancialmente menor que la que se considera una "dosis terapéutica". Si la madre que amamanta debe tomar medicamentos y éstos son relativamente seguros, de manera óptima, debe dejar transcurrir 30 a 60 min después de la lactancia y 3 a 4 h antes de la siguiente alimentación al seno materno para tomarlos. Eso permite la eliminación de muchos fármacos de la sangre materna y su concentración en la leche será relativamente baja. Los fármacos para los que no se dispone de datos sobre la seguridad durante la lactancia deben evitarse, o interrumpirse el amamantamiento mientras se están tomando.

La mayoría de los antibióticos que toman las madres que amamantan pueden detectarse en la leche. Las concentraciones de tetraciclina en la leche materna son casi de 70% de la concentración en suero materno y constituyen un riesgo de tinción permanente de los dientes en el lactante. La isoniazida alcanza con rapidez el equilibrio entre la leche materna y la sangre. Las concentraciones alcanzadas en la leche materna son suficientemente altas para que se presenten signos de deficiencia de piridoxina en el lactante si la madre no recibe complementos de la sustancia.

Casi todos los sedantes e hipnóticos alcanzan concentraciones suficientes en la leche materna para producir un efecto farmacológico en algunos lactantes. Los barbitúricos que se toman a dosis hipnóticas por la madre pueden producir letargo, sedación y mal reflejo de succión en el lactante. El hidrato de cloral puede causar sedación en el lactante si se le amamanta en presencia de concentraciones máximas en la leche. El diazepam puede tener un efecto sedante en el lactante, pero, de importancia máxima es que su semivida prolongada causa acumulación significativa del fármaco.

Los opioides, como la heroína, metadona y morfina, ingresan a la leche materna en cantidades potencialmente suficientes para prolongar el estado de dependencia neonatal de narcóticos si la sustancia se administró en forma crónica a la madre durante el embarazo. Si las condiciones están bien controladas y hay una buena relación entre la madre y el médico, se puede amamantar a un lactante mientras la madre toma metadona. No debe, sin embargo, dejar de tomar el fármaco de manera abrupta; se puede disminuir gradualmente la dosis del lactante conforme se hace lo correspondiente con la dosis materna. Debe vigilarse al lactante para detectar signos de abstinencia de narcóticos. Aunque la codeína se ha considerado segura, un caso reciente de muerte neonatal por toxicidad por opioides reveló que la madre tenía metabolismo ultrarrápido de sustratos del citocromo 2D6, que produjo cifras sustancialmente mayores de morfina. Por tanto, el polimorfismo del metabolismo farmacológico materno puede afectar la exposición y seguridad neonatales. Un estudio subsiguiente de casos y testigos mostró que esa situación no era rara. La FDA publicó una nota precautoria para mujeres que amamantan de tener cuidado adicional mientras toman analgésicos que contienen codeína.

El uso mínimo de alcohol por la madre no se ha comunicado como lesivo para los lactantes. Sin embargo, las cantidades excesivas de alcohol, pueden producir efectos en el lactante. Las concentraciones de nicotina en la leche materna de madres que fuman son bajas y no producen efectos en el lactante. Se excretan cantidades muy pequeñas de cafeína en la leche de madres que toman café.

El litio alcanza la leche materna en concentraciones equivalentes a las del suero. La depuración del fármaco es casi por completo dependiente de la eliminación renal y las mujeres que reciben litio pueden exponer al lactante a cantidades relativamente grandes del fármaco.

Las sustancias radiactivas, como la albúmina con ^{125}I y el yodo radiactivo pueden causar supresión tiroidea en lactantes y aumentar el riesgo de cáncer tiroideo subsiguiente hasta en 10 veces. El amamantamiento está contraindicado después de grandes dosis y debe interrumpirse durante días a semanas después de dosis pequeñas. De manera similar, el amamantamiento debe evitarse en madres que reciben quimioterapia para el cáncer o que se tratan con fármacos citotóxicos o inmunorreguladores por colagenopatías, como el lupus eritematoso, o después del trasplante de órganos.

DOSIS PEDIÁTRICAS DE FÁRMACOS

Por las diferencias de la farmacocinética en lactantes y niños, la simple disminución de la dosis de adulto no es adecuada para determinar una dosis pediátrica segura y eficaz. La información pediátrica más confiable suele proveerse por el fabricante en el instructivo anexo del envase. Sin embargo, tal información no está disponible para la mayor parte de los productos, incluso cuando se han incluido estudios en las publicaciones médicas acerca del rechazo de los fabricantes a etiquetar sus productos para niños. Recientemente la FDA ha cambiado a expectativas más explícitas de que los fabricantes prueben sus nuevos productos en lactantes o niños. No obstante, la mayor parte de los fármacos en los formularios conocidos, p. ej., *Physicians Desk Reference* no está específicamente aprobada para niños, en parte porque los fabricantes a menudo carecen de incentivos económicos para valorar fármacos para uso en el mercado pediátrico.

La mayor parte de los fármacos aprobados para uso en niños tienen dosis pediátricas recomendadas, en general establecidas en miligramos por kilogramo de peso. En ausencia de recomendaciones específicas de dosis pediátricas, se puede hacer un aproximado con cualquiera de los varios métodos basados en la edad, el peso o la superficie corporal. Esas reglas son imprecisas y no deben usarse si el fabricante provee una dosis pediátrica. Cuando se calculan las dosis pediátricas (ya sea por uno de los métodos señalados a continuación o por la dosis establecida por el fabricante), la dosis pediátrica nunca debe rebasar a la del adulto.

Dada la actual epidemia de obesidad infantil será necesario considerar con cuidado la administración pediátrica de fármacos. Estudios realizados en adultos indican que la dosificación con base en los kilogramos de peso corporal puede provocar sobredosificación, puesto que la distribución de la mayoría de los medicamentos se basa en el peso corporal magro, en vez de en el peso total.

Superficie corporal, edad y peso

Los cálculos de las dosis con base en la edad o peso (véase más adelante) son conservadores y tienden a subestimar la cantidad requerida. Las dosis con base en la superficie corporal (cuadro 59-6) tienen más probabilidad de ser precisas.

Edad (regla de Young):

$$\textit{Dosis} = \text{dosis de adulto} \times \frac{\text{Edad (años)}}{\text{Edad} + 12}$$

CUADRO 59–5 Fármacos usados a menudo durante la lactancia y sus posibles efectos en el lactante

Fármaco	Efecto en el lactante	Comentarios
Ácido acetilsalicílico	Mínimo	Las dosis ocasionales probablemente sean seguras; las dosis altas pueden producir una concentración significativa en la leche materna
Ampicilina	Mínimo	Sin efectos adversos significativos; posiblemente se presente diarrea o sensibilización alérgica
Anticonceptivos orales	Mínimo	Pueden suprimir la lactancia a dosis altas
Cafeína	Mínimo	La ingestión de cafeína con moderación es segura; su concentración en leche materna es baja
Cloranfenicol	Significativo	Concentraciones muy bajas para causar el síndrome de niño gris; tal vez ocurra supresión de la médula ósea; se recomienda no tomar cloranfenicol durante la lactancia
Clorotiazida	Mínimo	Sin informes de efectos secundarios
Clorpromazina	Mínimo	Parece insignificante
Codeína	Variable, basada en polimorfismo genético	Segura casi en todos los casos. Se ha descrito toxicidad neonatal cuando la madre tiene un metabolismo ultrarrápido por 2D6, con producción de mucha más morfina a partir de codeína
Diazepam	Significativo	Causará sedación en lactantes; puede ocurrir acumulación en recién nacidos
Dicumarol	Mínimo	Sin informes de efectos secundarios; es prudente vigilar el tiempo de protrombina del lactante
Digoxina	Mínimo	Cantidades insignificantes ingresan a la leche materna
Espironolactona	Mínimo	Ingresa en cantidades muy pequeñas a la leche materna
Etanol	Moderado	Es poco probable que la ingestión moderada por la madre produzca efectos en el lactante; las grandes cantidades consumidas por la madre pueden producir efectos del alcohol en el lactante
Difenilhidantoína	Moderado	Las cantidades que ingresan a la leche materna no son suficientes para causar efectos adversos en el lactante
Fenobarbital	Moderado	Las dosis hipnóticas pueden causar sedación en el lactante
Heroína	Significativo	Ingresa a la leche materna y puede prolongar la dependencia neonatal a narcóticos
Hidrato de cloral	Significativo	Pueden causar somnolencia en el lactante si se alimenta en el momento de la concentración máxima en la leche
Isoniazida (INH)	Mínimo	Las concentraciones en leche equivalen a las plasmáticas maternas. Hay posibilidad de aparición de deficiencia de piridoxina en el lactante
Kanamicina	Mínimo	Sin informes de efectos adversos
Litio	Variable	En algunos casos, cantidades grandes en la leche, pero no en otros
Metadona	Significativo	(Véase heroína.) Bajo supervisión médica estricta se puede continuar el amamantamiento. Los signos de abstinencia de opioides en el lactante pueden presentarse si la madre deja de tomar metadona o interrumpe abruptamente el amamantamiento
Penicilina	Mínimo	Concentraciones muy bajas en leche materna
Prednisona	Moderado	Las dosis maternas bajas (5 mg/día) son tal vez seguras. Las dosis dos o más veces mayores que las cantidades fisiológicas (>15 mg/día) tal vez deben evitarse
Propranolol	Mínimo	Ingresa en cantidades muy pequeñas a la leche materna
Propiltiouracilo	Variable	Rara vez suprime la función tiroidea en lactantes
Teofilina	Moderado	Puede ingresar a la leche materna en cantidades moderadas, pero sin probabilidad de causar efectos significativos
Tetraciclina	Moderado	Posibilidad de manchado permanente de los dientes en desarrollo del lactante. Debe evitarse durante el amamantamiento
Tiroxina	Mínimo	Sin efectos adversos a dosis terapéuticas
Tolbutamida	Mínimo	Concentraciones bajas en leche materna
Warfarina	Mínimo	Cantidades muy pequeñas en leche materna
Yodo (radiactivo)	Significativo	Ingresa a la leche en cantidades suficientes para causar supresión tiroidea en el lactante

CUADRO 59-6 Determinación de la dosis farmacológica a partir de la superficie corporal[1]

Peso				
(kg)	(lb)	Edad aproximada	Superficie corporal (m^2)	Porcentaje de la dosis del adulto
3	6.6	Recién nacido	0.2	12
6	13.2	3 meses	0.3	18
10	22	1 año	0.45	28
20	44	5.5 años	0.8	48
30	66	9 años	1	60
40	88	12 años	1.3	78
50	110	14 años	1.5	90
60	132	Adulto	1.7	102
70	154	Adulto	1.76	103

[1]Por ejemplo, si la dosis de adulto es de 1 mg/kg, la correspondiente para un lactante de 3 meses sería de 0.8 mg/kg o 1.1 mg total.

Reproducido con autorización; Silver HK, Kempe CH, Bruyn HB: *Handbook of Pediatrics*, 14th ed. Originalmente publicado por Lange Medical Publications. Copyright © 1983 por the McGraw-Hill Companies, Inc.

Peso (es algo más precisa la regla de Clark):

$$\textit{Dosis} = \text{dosis de adulto} \times \frac{\text{Peso (kg)}}{70}$$

o bien

$$\textit{Dosis} = \text{dosis de adulto} \times \frac{\text{peso (lb)}}{150}$$

A pesar de estas aproximaciones, sólo mediante la realización de estudios en niños se pueden determinar las dosis eficaces para un grupo de edad y estado clínico determinados.

BIBLIOGRAFÍA

American Heart Association (AHA) guidelines for cardiopulmonary resuscitation (CPR) and emergency cardiovascular care (ECC) of pediatric and neonatal patients: Pediatric basic life support. Circulation 2005;112(24 Suppl):IV1.

Benitz WE, Tatro DS: *The Pediatric Drug Handbook,* 3rd ed. Year Book, 1995.

Bennett PN: *Drugs and Human Lactation,* 2nd ed. Elsevier, 1996.

Berlin CM Jr: Advances in pediatric pharmacology and toxicology. Adv Pediatr 1997;44:545.

Besunder JB, Reed MD, Blumer JL: Principles of drug biodisposition in the neonate: A critical evaluation of the pharmacokinetic-pharmacodynamic interface. (Two parts.) Clin Pharmacokinet 1988;14:189, 261.

Briggs GG, Freeman RK, Yaffe SJ: Drugs in Pregnancy and Lactation. *A Reference Guide to Fetal and Neonatal Risk,* 6th ed. Williams & Wilkins, 2002.

Gavin PJ, Yogev R: The role of protease inhibitor therapy in children with HIV infection. Paediatr Drugs 2002;4:581.

Hansten PD, Horn JR: *Drug Interactions, Analysis and Management.* Facts & Comparisons. [Quarterly.]

Hendrick V et al: Birth outcomes after prenatal exposure to antidepressant medication. Am J Obstet Gynecol 2003;188:812.

Iqbal MM, Sohhan T, Mahmud SZ: The effects of lithium, valproic acid, and carbamazepine during pregnancy and lactation. J Toxicol Clin Toxicol 2001;39:381.

Ito S: Drug therapy for breast feeding women. N Engl J Med 2000;343:118.

Ito S, Koren G: Fetal drug therapy. Perinat Clin North Am 1994;21:1.

Kearns GL et al: Developmental pharmacology—drug disposition, action and therapy in infants and children. N Engl J Med 2003;349:1157.

Koren G: *Medication Safety during Pregnancy and Breastfeeding; A Clinician's Guide,* 4th ed. McGraw-Hill, 2006.

Koren G, Klinger G, Ohlsson A: Fetal pharmacotherapy. Drugs 2002;62:757.

Koren G, Pastuszak A: Prevention of unnecessary pregnancy terminations by counseling women on drug, chemical, and radiation exposure during the first trimester. Teratology 1990;41:657.

Koren G, Pastuszak A, Ito E: Drugs in pregnancy. N Engl J Med 1998;338:1128.

Loebstein R, Koren G: Clinical pharmacology and therapeutic drug monitoring in neonates and children. Pediatr Rev 1998;19:423.

Madadi P et al: Pharmacogenetics of neonatal opioid toxicity following maternal use of codeine during breastfeeding: A case control study. Clin Pharmacol Ther 2009;85:31.

Neubert D: Reproductive toxicology: The science today. Teratog Carcinog Mutagen 2002;22:159.

Nottarianni LJ: Plasma protein binding of drugs in pregnancy and in neonates. Clin Pharmacokinet 1990;18:20.

Paap CM, Nahata MC: Clinical pharmacokinetics of antibacterial drugs in neonates. Clin Pharmacokinet 1990;19:280.

Peled N et al: Gastric-outlet obstruction induced by prostaglandin therapy in neonates. N Engl J Med 1992;327:505.

Rousseaux CG, Blakely PM: Fetus. In: Haschek WM, Rousseaux CG (editors). *Handbook of Toxicologic Pathology.* Academic Press, 1991.

Van Lingen RA et al: The effects of analgesia in the vulnerable infant during the perinatal period. Clin Perinatol 2002;29:511.

CAPÍTULO

60

Aspectos especiales de la farmacología geriátrica

Bertram G. Katzung, MD, PhD

ESTUDIO DE CASO

Un varón de 77 años acude al consultorio a insistencia de su esposa. Ha tenido hipertensión moderada demostrada durante diez años, pero no le gusta tomar sus medicamentos. Manifiesta que realmente no tiene síntomas, pero su esposa insiste en que cada vez se le olvidan más las cosas y casi dejó de leer el periódico y ver televisión. Un examen *Mini-Mental* revela que sabe su nombre y reconoce el lugar, pero no puede señalar el mes del año. No puede recordar los nombres de sus tres hijos adultos ni tres palabras al azar (árbol, bandera, silla) después de dos minutos. No se observan cataratas pero no puede leer las letras impresas estándar sin una lente de aumento potente. ¿Por qué no toma sus medicamentos antihipertensivos? ¿Qué medidas terapéuticas existen para el tratamiento de la enfermedad de Alzheimer? ¿Cómo podría tratarse la degeneración macular?

La sociedad por lo general ha clasificado a todos los individuos mayores de 65 años como "ancianos", pero la mayoría de los autores considera que en el campo de la geriatría se atiende a personas de más de 75 años (aunque esta también es una definición arbitraria). Es más, la edad cronológica es sólo una determinante de los cambios pertinentes a la farmacoterapia que ocurren en personas añosas. Además de las enfermedades crónicas de la edad adulta, los individuos de edad avanzada tienen una mayor incidencia de muchos trastornos que incluyen las enfermedades de Alzheimer, Parkinson y la demencia vascular; apoplejía; alteración visual, en especial cataratas y degeneración macular; ateroesclerosis, arteriopatía coronaria e insuficiencia cardiaca; diabetes; artritis, osteoporosis y fracturas; cáncer e incontinencia.

Ocurren cambios importantes en las respuestas a algunos fármacos con la edad avanzada en muchos individuos. Para otros fármacos, los cambios relacionados con la edad son mínimos, en especial en el "anciano sano". Los patrones de uso de fármacos también cambian como resultado de la incidencia creciente de enfermedades conforme avanza la edad y la tendencia a prescribir de manera abundante a los pacientes que viven en asilos. Los cambios generales en la vida de las personas de edad avanzada tienen efectos significativos sobre la forma en que se usan los fármacos. Dentro de esos cambios está la incidencia aumentada conforme avanza la edad de varias enfermedades simultáneas, problemas nutricionales, disminución de recursos económicos, y en algunos pacientes, disminución del cumplimiento de las dosis por diversos motivos. Los médicos deben conocer los cambios en las respuestas farmacológicas que pueden presentarse en personas de edad avanzada y conocer cómo tratarlos.

CAMBIOS FARMACOLÓGICOS VINCULADOS CON EL ENVEJECIMIENTO

En la población general, los parámetros de la capacidad funcional de casi todos los principales aparatos y sistemas orgánicos muestran una declinación que inicia en la edad adulta joven y continúa por toda la vida. Como se muestra en la figura 60-1 no hay una "meseta" para la edad madura, sino más bien un decremento lineal que empieza no después de los 45 años de edad. Sin embargo, esos datos reflejan la media y no son aplicables a toda persona mayor de cierta edad; casi 33% de los sujetos sanos no tiene decremento relacionado con la edad, por ejemplo, en la depuración de creatinina hasta los 75 años. Así, los ancianos no pierden funciones específicas a una tasa más acelerada en comparación con los jóvenes y adultos maduros, pero acumulan más deficiencias con el paso del tiempo. Algunos de esos cambios producen alteración de la farmacocinética. Para el farmacólogo y el clínico, el más importante de ellos es el decremento de la función renal. Otros cambios y enfermedades concomitantes pueden alterar las características farmacodinámicas de sustancias particulares en ciertos pacientes.

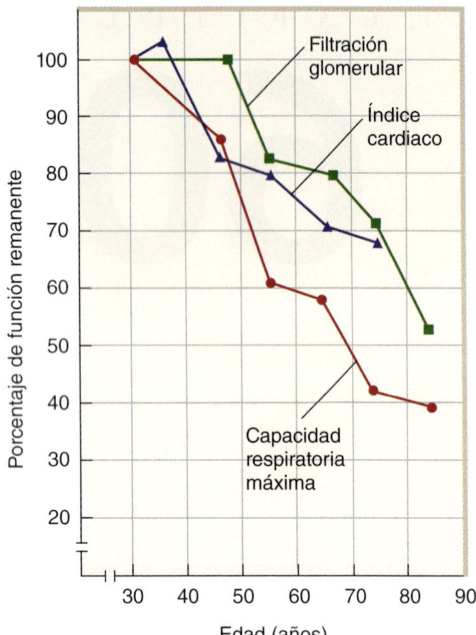

FIGURA 60–1 Cambios en algunas funciones fisiológicas según la edad. (Modificada y reproducida con autorización de Kohn RR: *Principles of Mammalian Aging*. Prentice-Hall, 1978.)

CUADRO 60–1 Algunos cambios relacionados con el envejecimiento que afectan la farmacocinética

Variable	Adultos jóvenes (20-30 años)	Adultos mayores (60-80 años)
Agua corporal (% del peso corporal)	61	53
Masa corporal magra (% del peso corporal)	19	12
Grasa corporal (% del peso corporal)	26-33 (mujeres)	38-45
	18-20 (hombres)	36-38
Albúmina sérica (g/100 ml)	4.7	3.8
Peso renal (% del adulto joven)	(100)	80
Riego sanguíneo hepático (% del correspondiente del adulto joven)	(100)	55-60

Cambios farmacocinéticos

A. Absorción

Hay pocas pruebas de alguna alteración mayor en la absorción de fármacos conforme avanza la edad. Sin embargo, los trastornos vinculados con la edad pueden alterar la velocidad a la que algunos fármacos se absorben. Tales trastornos incluyen la alteración de los hábitos nutricionales, mayor consumo de fármacos sin prescripción (p. ej., antiácidos y laxantes), así como cambios en el vaciamiento gástrico, que a menudo es más lento en personas de edad más avanzada, en especial las que padecen diabetes.

B. Distribución

En comparación con adultos jóvenes, los ancianos tienen disminución de la masa corporal magra, el agua corporal y aumento de la grasa como porcentaje de la masa corporal. Algunos de esos cambios se muestran en el cuadro 60-1. Por lo general, hay un decremento de la albúmina sérica, que se une a muchos fármacos, en especial los ácidos débiles. Puede haber un incremento concomitante en el orosomucoide sérico (glucoproteína ácida α), una proteína que se une a muchos fármacos básicos. Así, la proporción entre el fármaco libre y el unido a proteínas puede alterarse de manera significativa. Como se explicó en el capítulo 3, esos cambios pueden alterar la dosis de carga apropiada de un fármaco. Sin embargo, puesto que la depuración y los efectos de los fármacos tienen relación con la concentración libre, los efectos en estado de equilibrio en un esquema de dosis de mantenimiento no deben alterarse tan sólo por esos factores. Por ejemplo, debe disminuirse la dosis de carga de la digoxina (si acaso se usara) en un paciente de edad avanzada con insuficiencia cardiaca por el menor volumen aparente de distribución. La dosis de mantenimiento puede tener que disminuirse por decremento de la depuración del fármaco.

C. Metabolismo

La capacidad del hígado de metabolizar fármacos no parece declinar de manera consistente conforme avanza la edad para todas las sustancias. Los estudios en animales y algunos de tipo clínico han sugerido que ciertos fármacos se degradan más lentamente y algunos se enumeran en el cuadro 60-2. Los principales cambios ocurren en las reacciones de fase I, es decir, aquellas realizadas por sistemas microsómicos P450. Hay cambios mucho más pequeños en la capacidad del hígado de realizar reacciones de conjugación (fase II) (cap. 4). Algunos de esos cambios pueden producirse por disminución del riego sanguíneo hepático (cuadro 60-1), una variable importante en la depuración de fármacos que tienen una razón elevada de extracción hepática. Además, hay una declinación en la capacidad del hígado de recuperarse de lesiones conforme avanza la edad, por

CUADRO 60–2 Efectos de la edad en la depuración hepática de algunos fármacos

Con decremento de la depuración hepática en relación con la edad	Sin diferencia en relación con la edad
Alprazolam	Etanol
Barbitúricos	Isoniazida
Carbenoxolona	Lidocaína
Clobazam	Lorazepam
Clordiazepóxido	Nitrazepam
Clormetiazol	Oxazepam
Desmetildiazepam	Prazosina
Diazepam	Salicilatos
Fenilbutazona	Warfarina
Flurazepam	
Imipramina	
Meperidina	
Nortriptilina	
Propranolol	
Quinidina, quinina	
Teofilina	
Tolbutamida	

ejemplo, las causadas por el alcohol o la hepatitis viral. Por tanto, un antecedente de enfermedad hepática reciente en una persona de edad avanzada debe dar origen a precauciones en la dosificación de fármacos que se depuran principalmente por el hígado, incluso después de la aparente recuperación completa de una afección hepática. Por último, la desnutrición y las enfermedades que afectan la función hepática, por ejemplo, insuficiencia cardiaca, son más frecuentes en ancianos. La insuficiencia cardiaca puede alterar de manera notoria la capacidad del hígado de metabolizar fármacos al disminuir el riego sanguíneo del órgano. De manera similar, las deficiencias nutricionales graves que ocurren más a menudo con la edad avanzada pueden alterar la función hepática.

D. Eliminación

Puesto que el riñón es el principal órgano para la depuración de fármacos del cuerpo, es muy importante la disminución de la capacidad funcional renal relacionada con la edad. Ocurre decremento de la depuración de creatinina en casi 66% de la población. Es importante señalar que dicho decremento no se refleja en un aumento equivalente de la creatinina sérica, porque también disminuye la producción de ésta conforme disminuye la masa corporal por la edad; por tanto, la creatinina sérica sola no es un parámetro adecuado que refleje la función renal. El resultado práctico de ese cambio es una prolongación notoria de la semivida de muchos fármacos y la posibilidad de acumulación hasta cifras tóxicas si no se disminuye la dosis en cantidad o frecuencia. Las recomendaciones de dosis para los ancianos a menudo incluyen un cálculo de la disminución de la depuración renal. Si sólo se conoce la dosis del adulto joven para un fármaco que requiere depuración renal, se puede hacer una corrección aproximada con el uso de la fórmula de **Cockcroft-Gault**, que es aplicable a pacientes de 40 a 80 años.

$$\text{Depuración de creatinina (ml/min)} = \frac{(140 - \text{Edad}) \times (\text{peso en kg})}{72 \times \text{creatinina sérica en mg/100 ml}}$$

Para las mujeres, el resultado debe multiplicarse por 0.85 (dada su menor masa muscular). Debe recalcarse que este cálculo, en el mejor de los casos, está basado en una *población* y tal vez no se aplique a un paciente en particular. Si un paciente tiene función renal normal (hasta 33% de los casos de edad avanzada), una dosis corregida con base en ese cálculo sería muy baja, pero es deseable una dosis baja inicial si se desconoce la función renal de cualquier individuo. Si se requiere un parámetro preciso, debe hacerse una medición estándar de depuración de creatinina de 12 o 24 h. Como se indicó antes, los cambios nutricionales alteran los parámetros de farmacocinética. Un paciente con deshidratación importante (no raro en aquellos con apoplejía y otra alteración motora) puede tener una disminución adicional notoria en la depuración renal del fármaco, que es por completo reversible con la rehidratación.

Los pulmones son importantes para la excreción de fármacos volátiles. Como resultado de una menor capacidad respiratoria (fig. 60-1) y la mayor incidencia de enfermedad pulmonar activa en los ancianos, el uso de la anestesia inhalatoria es menos frecuente y la administración de fármacos parenterales es más común en este grupo de edad (cap. 25).

Cambios farmacodinámicos

Se ha creído durante mucho tiempo que los pacientes geriátricos eran mucho más "sensibles" a la acción de múltiples fármacos, lo que implica un cambio en la interacción farmacodinámica de éstos con sus receptores. Hoy se reconoce que muchos de esos cambios aparentes, quizás la mayor parte, son resultado de la alteración de la farmacocinética o disminución de la respuesta homeostática. Los estudios clínicos han respaldado la idea de que los ancianos son más sensibles a *algunos* sedantes-hipnóticos y analgésicos. Además, algunos datos de estudios de animales sugieren cambios reales con la edad en las características o el número de unos cuantos receptores. Los estudios más amplios muestran un decremento en la capacidad de respuesta ante los agonistas de adrenorreceptores β. A continuación se revisan otros ejemplos.

Ciertos mecanismos de control homeostáticos parecen verse obstaculizados en el anciano. Puesto que las respuestas homeostáticas a menudo son componentes importantes de la respuesta total de un fármaco, esas alteraciones fisiológicas pueden cambiar el patrón o la intensidad de la respuesta farmacológica. En el aparato cardiovascular, el mayor gasto cardiaco requerido para el ejercicio leve o moderado se provee exitosamente hasta al menos los 75 años (en individuos sin enfermedad cardiaca obvia), pero el aumento es resultado principalmente del mayor volumen sistólico en el anciano y no de la taquicardia como en adultos jóvenes. La presión arterial promedio aumenta con la edad (en casi todos los países occidentales), pero la incidencia de hipotensión ortostática sintomática también lo hace de manera notoria. Es por ello particularmente importante revisar la hipotensión ortostática en cada consulta. De manera similar, la cifra promedio de glucemia 2 h después del consumo de los alimentos aumenta casi 1 mg/100 ml por año de edad después de los 50 años de edad. La regulación de la temperatura también se altera y los ancianos toleran mal la hipotermia.

Cambios conductuales y del estilo de vida

Hay cambios importantes en las circunstancias de la vida diaria que acompañan al proceso de envejecimiento y tienen un impacto en la salud. Algunos de ellos (p. ej., olvidar la toma de píldoras) son producto de cambios cognitivos relacionados con alteraciones patológicas vasculares o de otro tipo. Otros tienen relación con el estrés económico vinculado con un ingreso muy reducido y tal vez mayores gastos por enfermedades. Uno de los cambios más importantes es la pérdida del cónyuge.

■ PRINCIPALES GRUPOS FARMACOLÓGICOS

FÁRMACOS QUE ACTÚAN EN EL SISTEMA NERVIOSO CENTRAL

Sedantes-hipnóticos

Las vidas medias de muchas benzodiazepinas y barbitúricos aumentan de 50 a 150% entre los 30 y 70 años de edad. Gran parte de ese cambio ocurre durante el decenio de los 60 a los 70 años. Para algunas de las benzodiazepinas, tanto la molécula original como sus metabolitos (producidos en el hígado) tienen actividad farmacológica (cap. 22). El decremento en la función renal relacionada con la edad y la enfermedad hepática, cuando está presente, contribuyen a la disminución de la eliminación de esos compuestos. Además, se ha comunicado un mayor volumen de distribución para algunos de esos fármacos. El lorazepam y el oxazepam pueden verse menos afectados por esos cambios que las otras benzodiazepinas. Además de esos factores de la farmacocinética, se cree en general que los individuos de edad avanzada varían mucho más en su sensibilidad a los fármacos sedantes-hipnóticos con base en la farmacodinamia también. Entre los efectos tóxicos de esos fármacos, deben vigilarse en particular la ataxia y otros signos de alteración motora para evitar accidentes.

Analgésicos

Los analgésicos opioides muestran cambios variables en la farmacocinética conforme avanza la edad. Sin embargo, los ancianos a menudo son mucho más sensibles a los efectos respiratorios de esos agentes por los cambios de la función respiratoria relacionados con la edad. Por tanto, este grupo de fármacos debe usarse con precaución hasta que se haya valorado la sensibilidad del paciente particular y debe administrarse la dosis apropiada para su efecto total. Por desgracia, los estudios muestran que los opioides son *subutilizados* en pacientes que requieren analgésicos fuertes para trastornos crónicos dolorosos, como el cáncer. No hay justificación para la subutilización de esos fármacos, en especial en el cuidado de los ancianos, y se dispone de buenos planes de tratamiento del dolor (Morrison, 2006; Rabow, 2011).

Fármacos antipsicóticos y antidepresivos

Los antipsicóticos típicos (fenotiazinas y haloperidol) se han usado de manera intensa (y tal vez errónea) en el tratamiento de diversas enfermedades psiquiátricas de los individuos de edad avanzada. No hay duda de que son útiles en el tratamiento de la esquizofrenia del anciano y probablemente también en el de algunos síntomas vinculados con delirio, demencia, agitación, agresividad y un síndrome paranoide que se presenta en algunos pacientes geriátricos (véase el capítulo 29). Sin embargo no son por completo satisfactorios en esos trastornos geriátricos y no debe aumentarse la dosis con la suposición de que es posible un control completo. No hay pruebas de que tales fármacos tengan algún efecto beneficioso sobre la demencia de Alzheimer y con base teórica en los efectos antimuscarínicos de las fenotiazinas, puede esperarse que empeoren la alteración de la memoria y la disfunción intelectual (véase más adelante).

Gran parte de la mejoría aparente en los pacientes agitados y agresivos puede simplemente reflejar los efectos sedantes del fármaco. Cuando se desea un antipsicótico sedante, es apropiada una fenotiazina, como la tioridazina. Si se quiere evitar la sedación, el haloperidol es más apropiado. No obstante, el haloperidol tiene mayor toxicidad extrapiramidal y debe evitarse en pacientes con enfermedad extrapiramidal previa. Las fenotiazinas, en especial las más antiguas, como la clorpromazina, a menudo inducen hipotensión ortostática por efecto del bloqueo de adrenorreceptores α. Esto es todavía más frecuente en el anciano. La dosis de esos fármacos, debe por lo general iniciarse con un fragmento de la usada en adultos jóvenes.

El litio a menudo se utiliza en el tratamiento de la manía en individuos de edad avanzada. Puesto que es eliminado por los riñones, las dosis deben ajustarse apropiadamente con vigilancia de las concentraciones sanguíneas. El uso concomitante de diuréticos tiazídicos aminora la depuración del litio y debe acompañarse de una disminución adicional en la dosis o una cuantificación más frecuente de las concentraciones séricas de litio.

Se cree que la depresión psiquiátrica se diagnostica y trata en forma inadecuada en el anciano. La tasa de suicidios en el grupo de mayores de 65 años (el doble del promedio nacional en Estados Unidos) respalda ese punto de vista. Por desgracia, la apatía, el aplanamiento afectivo y la privación social de la depresión mayor pueden confundirse con demencia senil. Las pruebas clínicas sugieren que el anciano tiene tanta respuesta a los antidepresivos (de todos los tipos) como los pacientes de menor edad, pero presentan mayor probabilidad de experimentar efectos tóxicos secundarios. Este factor junto con la menor depuración de algunos de esos fármacos resalta la importancia de la dosificación cuidadosa y la atención estricta a la aparición de efectos tóxicos. Si se va a usar un antidepresivo tricíclico, debe seleccionarse un fármaco con disminución de los efectos antimuscarínicos, por ejemplo, nortriptilina o desipramina (cuadro 30-2). Para disminuir los efectos autonómicos se puede elegir un inhibidor selectivo de la recaptación de serotonina (SSRI).

Fármacos usados en la enfermedad de Alzheimer

La enfermedad de Alzheimer se caracteriza por alteración progresiva de la memoria y de la función cognitiva y puede llevar a un estado por completo vegetativo, con el resultado de una alteración socioeconómica grave y muerte temprana. La prevalencia aumenta con la edad y puede llegar hasta 20% en individuos mayores de 85 años. Se han identificado formas familiares y esporádicas. El inicio temprano de la enfermedad de Alzheimer se vincula con varios defectos genéticos, incluidas la trisomía 21 (cromosoma 21), mutación del gen de la presenilina-1 en el cromosoma 14 y un alelo anormal, $\varepsilon 4$, para la proteína vinculada con lípidos, ApoE, en el cromosoma 19. A diferencia de la forma normal, ApoE $\varepsilon 2$, la forma $\varepsilon 4$ facilita la formación de depósitos de amiloide β.

Los cambios patológicos incluyen mayor depósito de péptido amiloide β en la corteza cerebral, que al final da origen a placas extracelulares y lesiones vasculares cerebrales, así como marañas fibrilares intraneuronales constituidas por la proteína tau (fig. 60-2). Hay pérdida progresiva de neuronas, en especial las colinérgicas, y adelgazamiento de la corteza. La pérdida de neuronas colinérgicas produce un decremento notorio de la colina acetiltransferasa y otros marcadores de la actividad colinérgica. Los pacientes con enfermedad de Alzheimer a menudo son muy sensibles a los efectos secundarios de los fármacos antimuscarínicos en el sistema nervioso central. Algunas pruebas señalan excitación excesiva por el glutamato como contribuyente de la muerte neuronal. Además, las anomalías de la función mitocondrial pueden contribuir a la muerte neuronal.

Se han explorado muchos métodos de tratamiento de la enfermedad de Alzheimer (cuadro 60-3). Se ha centrado la atención máxima en los fármacos colinomiméticos por las pruebas de pérdida de neuronas colinérgicas. Se ha sugerido que la inhibición de la monoaminooxidasa (MAO) de tipo B con selegilina (L-deprenilo) tiene algunos efectos beneficiosos. Se dispone de un fármaco que inhibe los receptores *N*-metil-D-aspartato (NMDA) del glutamato (véase más adelante) y las "ampacinas" sustancias que facilitan la actividad sináptica en los receptores de glutamato AMPA, están en proceso de estudio intenso. Algunas pruebas sugieren que las estatinas para la disminución de los lípidos son beneficiosas. También se ha comunicado en un estudio preliminar que la rosiglitazona, un PPAR-γ (receptor gamma activado por agentes de proliferación de peroxisomas), tiene efectos beneficiosos. Por desgracia, este fármaco está relacionado con un incremento del riesgo de experimentar trastornos cardiovasculares y por lo tanto se ha restringido su uso (véase el capítulo 41). Los llamados vasodilatadores cerebrales no son efectivos.

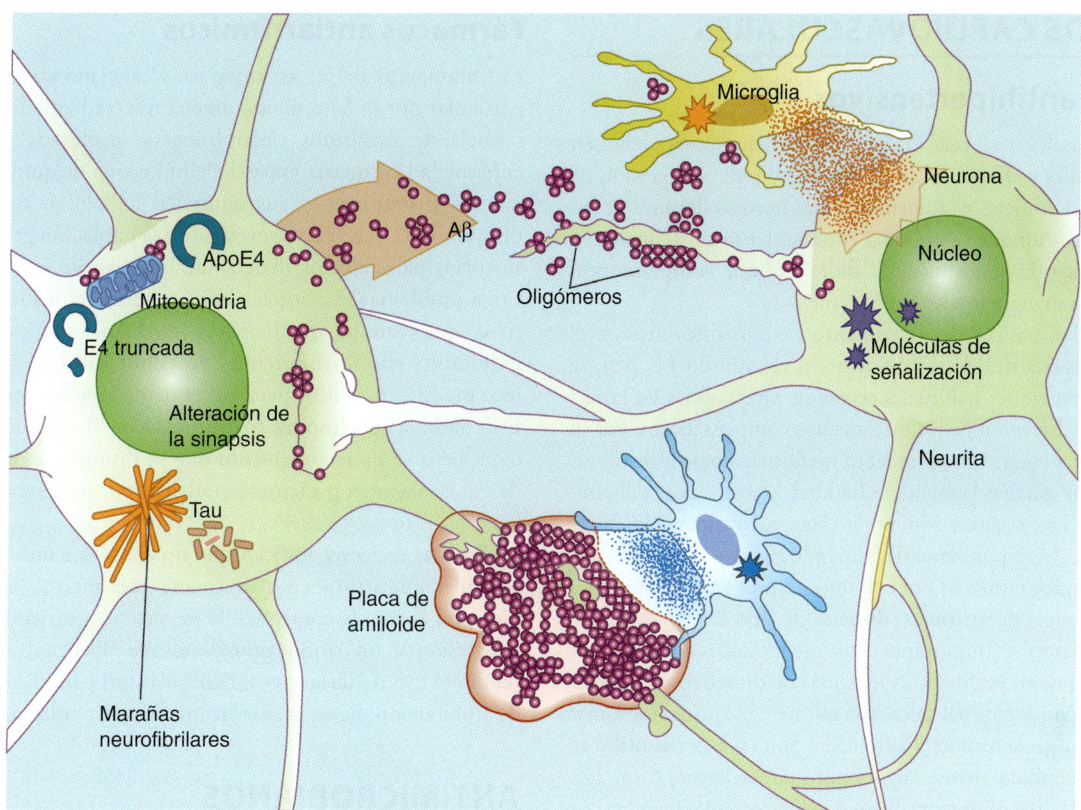

FIGURA 60–2 Algunos de los procesos involucrados en la enfermedad de Alzheimer. De izquierda a derecha: disfunción mitocondrial, que tal vez afecte la utilización de glucosa; síntesis de la proteína tau y su agregación en marañas filamentosas; síntesis de amiloide β (Aβ) y su secreción al espacio extracelular, donde puede alterar las señales sinápticas y acumularse en placas. (Reproducida con autorización de Robertson ED y Mucke L: 100 years and counting: Prospects for defeating Alzheimer´s disease. Science 2006:314:781.)

La **tacrina** (THA, tetrahidroaminoacridina; *tetrahydroaminoacridine*), un inhibidor de la colinesterasa de acción prolongada y regulador muscarínico, fue el primer fármaco que brinda cierto beneficio demostrado en la enfermedad de Alzheimer. Por su toxicidad hepática, la tacrina se ha sustituido casi por completo en el uso clínico por nuevos inhibidores de la colinesterasa: **donepezilo**, **rivastigmina** y **galantamina**. Dichos fármacos son activos por vía oral, tienen penetración adecuada al sistema nervioso central y son mucho menos tóxicos que la tacrina. Aunque las pruebas de los beneficios de los inhibidores de la colinesterasa (y la memantina; véase más adelante) son estadísticamente significativas, el beneficio clínico por el uso de esos fármacos es leve y temporal.

Los inhibidores de la colinesterasa causan efectos adversos significativos que incluyen náusea y vómito, y otros de tipo colinomimético periféricos. Deben usarse con precaución en pacientes que reciben otros fármacos que inhiben a las enzimas del citocromo P450 (p. ej., cetoconazol, quinidina; capítulo 4). Los preparados disponibles se mencionan en el capítulo 7.

Se ha postulado que la activación excitotóxica de la transmisión de glutamato a través de receptores NMDA contribuye a la fisiopatología de la enfermedad de Alzheimer. La **memantina** se une a los conductos del receptor NMDA en una forma dependiente del uso y produce bloqueo no competitivo. Este fármaco parece ser mejor tolerado y menos tóxico que los inhibidores de colinesterasa. La memantina se presenta en comprimidos orales de 5 y 10 mg.

CUADRO 60–3 Algunas estrategias potenciales para la prevención o el tratamiento de la enfermedad de Alzheimer

Tratamiento	Comentario
Inhibidores de colinesterasa	Aumento de la actividad colinérgica; cuatro fármacos aprobados
Antagonistas de glutamato *N*-metil-D-aspartato	Inhiben la excitotoxicidad del glutamato; un fármaco aprobado
Modificadores de la utilización de glucosa	Agonistas PPAR-γ
Fármacos antilípidos	Estatinas (uso no oficial)
NSAID	Resultados desalentadores con inhibidores de la ciclooxigenasa (COX)-2, pero persiste el interés
Vacunas antiamiloideas	En estudios clínicos
Anticuerpos antiamiloideos	El bapineuzumab se encuentra en estudios clínicos
Inhibidores de síntesis de amiloide β	Estudios en proceso del regulador de la secretasa γ
Antioxidantes	Resultados desalentadores
Factor de crecimiento de nervios	Sólo un pequeño estudio

PPAR-γ, receptor gamma activado por el proliferador de peroxisomas.

FÁRMACOS CARDIOVASCULARES

Fármacos antihipertensivos

La presión arterial, en especial la sistólica, aumenta con la edad en países occidentales y en casi todas las culturas donde la ingestión de sal es alta. En las mujeres el aumento es más notorio después de los 50 años de edad. Aunque se utilizaba el tratamiento conservador en el pasado, la mayoría de los médicos ahora cree que la hipertensión debe tratarse de manera intensiva en el anciano.

Los principios básicos del tratamiento no son diferentes en el grupo de edad geriátrica de los descritos en el capítulo 11, pero se aplican las precauciones habituales acerca de alteraciones de la farmacocinética y alteración de los mecanismos compensadores. Por su seguridad, debe alentarse el tratamiento no farmacológico (disminución de peso en quienes presentan obesidad, y restricción del consumo de sal). Las tiazidas son un primer paso razonable en la farmacoterapia. La hipopotasemia, hiperglucemia e hiperuricemia producidas por esos fármacos son más importantes en el anciano por la mayor incidencia de arritmias, diabetes de tipo 2 y gota en esos pacientes. Por tanto, es importante el uso de fármacos antihipertensivos a dosis bajas, en vez de dosis máximas de diuréticos. Los antagonistas de los conductos del calcio son eficaces y seguros si se ajusta la dosis con base en la respuesta apropiada. Son en especial útiles en pacientes que también tienen angina por ateroesclerosis (cap. 12). Los bloqueadores β son potencialmente peligrosos en pacientes con enfermedad obstructiva de vías respiratorias y se consideran menos útiles que los antagonistas de los conductos del calcio en pacientes de mayor edad, a menos que haya insuficiencia cardiaca. Los inhibidores de la enzima convertidora de angiotensina también se consideran menos útiles en el anciano, a menos que haya insuficiencia cardiaca o diabetes. Los fármacos más potentes como el minoxidilo rara vez se requieren. Todo paciente que recibe fármacos antihipertensivos debe ser revisado en forma regular en busca de hipotensión ortostática por el peligro de sufrir isquemia cerebral y caídas.

Fármacos inotrópicos positivos

La insuficiencia cardiaca es una enfermedad frecuente y particularmente letal en el anciano. El temor a ese trastorno puede ser un motivo para que los médicos utilcen en exceso los digitálicos. Los efectos tóxicos de la digoxina son particularmente peligrosos en la población geriátrica, ya que los ancianos son más susceptibles a las arritmias. La eliminación de digoxina suele disminuir en el grupo de edad avanzada y aunque el volumen de distribución a menudo está también disminuido, la semivida del fármaco puede aumentar por 50% o más. Puesto que se elimina casi por completo a través del riñón, debe valorarse la función renal cuando se diseña un esquema de dosificación. No hay pruebas de algún aumento en la sensibilidad farmacodinámica a los efectos terapéuticos de los glucósidos cardiacos; de hecho, los estudios en animales sugieren un posible decremento de la sensibilidad terapéutica. Por otro lado, tal vez haya un aumento de sensibilidad a las acciones arritmógenas tóxicas. La hipopotasemia, hipomagnesemia, hipoxemia (por enfermedad pulmonar) y la ateroesclerosis coronaria contribuyen a la alta incidencia de arritmias inducidas por digitálicos en pacientes geriátricos. Las manifestaciones menos frecuentes de intoxicación por digitálicos, como delirio, trastornos visuales y anomalías endocrinas (cap. 13), también ocurren más a menudo en pacientes de mayor edad que en los más jóvenes.

Fármacos antiarrítmicos

El tratamiento de las arritmias en el anciano constituye un reto particular por la falta de una buena reserva hemodinámica, la frecuencia de trastornos electrolíticos y la elevada prevalencia de enfermedad coronaria grave. La eliminación de quinidina y procainamida disminuyen y sus semividas aumentan con la edad. La disopiramida debe tal vez evitarse en la población geriátrica porque sus principales efectos tóxicos (acciones antimuscarínicas que llevan a problemas miccionales en varones; efectos inotrópicos negativos que causan insuficiencia cardiaca) son particularmente indeseables en estos pacientes. La eliminación de la lidocaína parece modificarse poco, pero su semivida aumenta en los ancianos. Esta observación implica un aumento en el volumen de distribución, pero se ha recomendado que se disminuya la dosis de carga de ese fármaco en pacientes geriátricos por su mayor sensibilidad a los efectos tóxicos.

Pruebas recientes indican que muchos pacientes con fibrilación auricular, una arritmia muy frecuente en el anciano, evolucionan tan bien con el simple control de la frecuencia ventricular como con la conversión a un ritmo sinusal normal. Deben tomarse medidas (como el uso de fármacos anticoagulantes) para disminuir el riesgo de tromboembolia en la fibrilación auricular crónica.

ANTIMICROBIANOS

Varios cambios relacionados con la edad contribuyen a la elevada incidencia de infección en pacientes geriátricos. Parece haber una disminución de las defensas del hospedador en ancianos, manifiesta por aumento de infecciones graves y cáncer. Esto puede reflejar una alteración de la función de los linfocitos T. En los pulmones, un mayor decremento en la depuración mucociliar dependiente de la edad y el tabaquismo aumenta significativamente la susceptibilidad de las infecciones. En las vías urinarias, la incidencia de infección grave aumenta mucho por la retención urinaria y el sondeo en hombres.

Desde 1940, los antimicrobianos han contribuido más a la prolongación de la vida que cualquier otro grupo de fármacos porque pueden compensar hasta cierto grado el deterioro en las defensas naturales. Los principios básicos del tratamiento de los ancianos con esos fármacos no son diferentes de los aplicables en los más jóvenes y se presentaron en el capítulo 51. Los principales cambios de farmacocinética se relacionan con la menor función renal; casi todos los antibióticos lactámicos β, aminoglucósidos y fluoroquinolonas se excretan por esa vía, y es de esperar que se encuentren cambios importantes en su semivida. Esto es de particular importancia en el caso de los aminoglucósidos, porque producen toxicidad dependiente de la concentración y del tiempo en el riñón y otros órganos. Las semividas de gentamicina, kanamicina y netilmicina aumentan a más del doble. Dicho aumento tal vez no sea tan notorio para la tobramicina.

FÁRMACOS ANTIINFLAMATORIOS

La osteoartritis es una enfermedad muy frecuente en los ancianos. La artritis reumatoide es menos exclusiva de la población geriátrica, pero suele ser aplicable la misma farmacoterapia. Los principios básicos señalados en el capítulo 36 y las propiedades de los fármacos antiinflamatorios ahí descritos son por completo aplicables a estos pacientes.

Los fármacos antiinflamatorios no esteroideos (NSAID, *nonsteroidal anti-inflammatory drugs*) deben usarse con especial cuidado en pacientes geriátricos porque causan toxicidad, a la que son muy susceptibles. En el caso del ácido acetilsalicílico, los más importantes son la irritación y la hemorragia gastrointestinales. En el caso de los NSAID más recientes, el más importante es el daño renal, que puede ser irreversible. Como se depuran principalmente por los riñones, estos fármacos se acumulan más rápidamente en el paciente geriátrico y en especial en aquel cuya función renal ya estaba afectada más de lo que era de esperarse para su edad. Se establece fácilmente un círculo vicioso donde la acumulación del NSAID produce mayor daño renal, que aumenta la acumulación. No hay pruebas de que los NSAID selectivos de la ciclooxigenasa (COX)-2 sean más seguros con respecto a la función renal. Debe vigilarse cuidadosamente a los pacientes de edad avanzada que reciben dosis altas de cualquier NSAID en cuanto a cambios en la función renal.

Los corticoesteroides son en extremo útiles en pacientes de edad avanzada que no pueden tolerar dosis completas de NSAID. Sin embargo, producen de manera consistente un aumento de la osteoporosis relacionado con la dosis y la duración del tratamiento, un efecto especialmente peligroso en ancianos. No se sabe si este efecto inducido por el fármaco puede disminuirse con el aumento de la ingestión de calcio y vitamina D, pero sería prudente considerar el uso de esos fármacos (y de los bisfosfonatos si ya hay osteoporosis) así como alentar el ejercicio frecuente en cualquier paciente que tome corticoesteroides.

FÁRMACOS OFTÁLMICOS

Fármacos usados en el glaucoma

El glaucoma es más frecuente en ancianos, pero su tratamiento no difiere del de inicio más temprano. El tratamiento del glaucoma se revisa en el capítulo 10.

Degeneración macular

La degeneración de la mácula relacionada con la edad (AMD, *age-related macular degeneration*) es la causa más frecuente de ceguera en ancianos de países desarrollados. Se reconocen dos formas de AMD avanzada: la forma neovascular "exudativa", que se vincula con la formación de nuevos vasos sanguíneos en el espacio subretiniano, y una forma "seca", que es más frecuente, pero que no se vincula con anomalías de la vascularización. Aunque se desconoce la causa de la AMD, el tabaquismo es un factor de riesgo demostrado y durante mucho tiempo se ha considerado al estrés oxidativo como partícipe. Con base en ello, se han usado antioxidantes para prevenir o retrasar el inicio de la AMD. Se dispone de fórmulas orales de marcas comerciales de vitaminas C y E, caroteno β, óxido de zinc y óxido cúprico. Las pruebas de la eficacia de esos antioxidantes son escasas o ausentes. Los fármacos orales en los estudios clínicos incluyen los carotenoides luteína y zeaxantina y los ácidos grasos poliinsaturados de cadena larga n-3.

En la AMD avanzada el tratamiento ha tenido éxito moderado sólo en la forma neovascular. La AMD neovascular puede tratarse hoy por fototerapia láser o con anticuerpos contra el factor de crecimiento endotelial vascular (VEGF, *vascular endothelial growth factor*). Se dispone de dos anticuerpos: bevacizumab (no aprobado para esta indicación) y ranibizumab, así como el oligopéptido pegaptanib. Los últimos dos tienen aprobación de uso para la AMD neovascular. Estos fármacos se inyectan en el humor vítreo para un efecto local. El ranibizumab es muy costoso. Están es estudio proteínas de fusión y fármacos de RNA que se unen al VEGF.

■ REACCIONES FARMACOLÓGICAS ADVERSAS EN EL ANCIANO

Se ha documentado bien la relación positiva entre el número de fármacos tomados y la incidencia de reacciones farmacológicas adversas. En servicios de atención a largo plazo donde un alto porcentaje de la población es de ancianos, el número promedio de prescripciones entre paciente varía entre 6 y 8. Los estudios han demostrado que el porcentaje de pacientes con reacciones adversas aumenta casi 10% cuando se utiliza un solo fármaco y hasta 100% cuando se toman diez. Por tanto, es de esperar que casi la mitad de los pacientes en instituciones de cuidados a largo plazo tenga reacciones farmacológicas, reconocidas o no, en algún momento. Los pacientes que viven en su casa pueden acudir con numerosos médicos por diferentes condiciones y acumular múltiples prescripciones de medicamentos con acciones análogas. Es de utilidad pedirle al sujeto que acuda al médico con *todos* los medicamentos, complementos, vitaminas, etc., que toma en la actualidad (a esta práctica se le conoce como análisis de "bolsa de papel"). Algunas prescripciones pueden estar duplicadas y otras ser innecesarias. El número total de fármacos administrados puede reducirse con frecuencia de 30 a 50%.

Se calcula que la incidencia global de reacciones farmacológicas en pacientes geriátricos es de al menos el doble que en la población más joven. Los motivos para esa alta incidencia sin duda incluyen errores en la prescripción por parte del médico y errores en el uso del fármaco por el paciente. Los errores del médico a veces ocurren porque éste no considera la importancia de los cambios de la farmacocinética con la edad y las enfermedades relacionadas. Algunos errores ocurren porque el médico no está al tanto de los fármacos incompatibles prescritos por otros médicos para el mismo paciente. Por ejemplo, en ancianos, la cimetidina, un bloqueador de los receptores H_2 que se prescribe frecuentemente (o del que se recomienda su presentación de venta libre) se acompaña de una incidencia mucho mayor de efectos secundarios (p. ej., confusión, farfulla) en comparación con los pacientes más jóvenes. También inhibe el metabolismo hepático de muchos fármacos, incluida la difenilhidantoína, warfarina, bloqueadores β y otros fármacos. Un paciente que ha estado tomando uno de estos últimos fármacos sin efectos secundarios puede presentar cifras notoriamente elevadas y toxicidad grave si se agrega cimetidina al esquema sin ajustar la dosis de los otros fármacos. En los capítulos 4 y 66 se incluyen ejemplos adicionales de fármacos que inhiben a las enzimas microsómicas hepáticas y producen reacciones adversas.

Los errores de pacientes pueden ser producto de incumplimiento por los motivos que se describen más adelante. Además, a menudo resultan del uso de fármacos tomados sin conocimiento del médico o prescripción. Como se señala en los capítulos 63 y 64, muchos fármacos que se obtienen sin receta y fitofármacos contienen "ingredientes ocultos" con efectos farmacológicos potentes. Por ejemplo, muchos antihistamínicos tienen efectos sedantes significativos y son más peligrosos en pacientes con alteración de la función cognitiva. De manera similar, su acción antimuscarínica puede precipitar retención urinaria en varones de edad geriátrica, o glaucoma en pacientes de ángulo cerrado. Si el paciente también está tomando un inhibidor del metabolismo, como la cimetidina, aumenta mucho la probabilidad de una reacción adversa. Un paciente que toma un fitofármaco que contiene ginkgo tiene más probabilidad de experimentar hemorragia cuando toma dosis bajas de ácido acetilsalicílico.

■ ASPECTOS PRÁCTICOS DE LA FARMACOLOGÍA GERIÁTRICA

La calidad de vida en pacientes de edad avanzada pueden mejorar mucho y la esperanza de vida prolongarse por el uso inteligente de fármacos. Sin embargo, el médico debe reconocer varios obstáculos prácticos para el cumplimiento.

El costo de los fármacos puede ser el factor que desincentive a los pacientes que reciben pensiones marginales, que no reciben los beneficios de seguros de salud o cuando éstos son inadecuados. El médico debe estar al tanto del costo de la prescripción y las alternativas farmacológicas más baratas. Por ejemplo, el costo mensual del tratamiento de la artritis con los NSAID más nuevos puede rebasar 100 dólares, en tanto el del ácido acetilsalicílico genérico es de casi 5 dólares y el del ibuprofeno, un NSAID más antiguo, de casi 20 dólares.

El incumplimiento puede ser resultado de olvido o confusión, en especial si el paciente tiene varias prescripciones y diferentes intervalos de dosis. Una encuesta realizada en 1986 mostró que la población mayor de 65 años de edad contribuía con 32% de las prescripciones farmacológicas en Estados Unidos, si bien dichos pacientes representaban sólo 11 a 12% de la población en ese momento. Puesto que a menudo se emiten prescripciones por varios médicos diferentes, por lo general no hay intento de diseñar esquemas integrados de uso de fármacos con intervalos de dosificación similar para los trastornos a los que se dedican. Los pacientes pueden olvidar las instrucciones acerca de la necesidad de una duración fija del tratamiento cuando se administra un ciclo de fármacos antiinfecciosos. La desaparición de los síntomas a menudo se considera el mejor motivo para interrumpir la toma del fármaco, en especial si el tratamiento es costoso.

El incumplimiento también puede ser deliberado. La decisión de no tomar un fármaco puede basarse en la experiencia previa. Puede haber excelentes motivos para tal incumplimiento y el médico debe detectarlos. Tales esfuerzos pueden también mejorar el apego terapéutico con fármacos alternativos, porque incluir al paciente en las decisiones terapéuticas aumenta la motivación para concluir con éxito el tratamiento.

Algunos errores en la toma de fármacos son producto de discapacidad física. Artritis, temblores y problemas visuales pueden contribuir. Los medicamentos líquidos que se tienen que medir por cucharadas son especialmente inapropiados para pacientes con cualquier tipo de temblor o discapacidad motora. El uso de una jeringa de dosificación pediátrica puede ser útil en tales casos. Por la menor producción de saliva, los pacientes de edad avanzada tienen a menudo dificultad para deglutir comprimidos grandes. Los recipientes "a prueba de niños" a menudo son también "a prueba de ancianos" si el paciente tiene artritis. Ocurren cataratas y degeneración macular en un gran número de pacientes de más de 70 años. Por ello, las etiquetas de los frascos de prescripción deben ser suficientemente grandes para que el paciente con alteración de la visión las lea y contener códigos de colores cuando éste puede ver pero ya no leer.

La farmacoterapia tiene potencial considerable de efectos útiles y lesivos en el paciente geriátrico. El equilibrio puede llevarse a la dirección correcta por el apego a unos cuantos principios:

1. Haga un interrogatorio completo con respecto a los fármacos que recibe el paciente. La enfermedad a tratar puede ser inducida por fármacos o los fármacos que el paciente ya toma pueden tener interacciones con los que se vaya a prescribir.
2. Prescriba sólo para una indicación específica y racional. No recete omeprazol para la "dispepsia". Organizaciones nacionales y sitios de internet, como UpToDate.com, publican con regularidad normas para expertos.
3. Defina el objetivo de la farmacoterapia. Después inicie con pequeñas dosis y ajuste la dosis hasta alcanzar la respuesta deseada. Espere al menos tres semividas (ajustadas para la edad) antes de aumentar la dosis. Si no ocurre la respuesta esperada con la dosis normal del adulto, verifique las concentraciones séricas. Si no ocurre la respuesta esperada con las concentraciones séricas apropiadas, cambie a otro fármaco.
4. Mantenga un elevado índice de sospecha acerca de interacciones farmacológicas. Esté al tanto de qué otros fármacos está tomando el paciente, incluidos los que se obtienen sin receta y fitofármacos.
5. Simplifique el esquema tanto como sea posible. Cuando se prescriban fármacos múltiples, trate de usar aquellos que puedan tomarse a la misma hora del día. Siempre que sea posible, disminuya el número de fármacos.

BIBLIOGRAFÍA

American College of Cardiology Foundation Task Force: ACCF/AHA 2011 Expert consensus document on hypertension in the elderly. J Am Coll Cardiol 2011;57:2037. http://content.onlinejacc.org/cgi/content/full/j.jacc. 2011.01.008v1

Ancolli-Israel S, Ayalon L: Diagnosis and treatment of sleep disorders in older adults. Am J Geriatr Psychiatry 2006;14:95.

Aronow WS: Drug treatment of systolic and diastolic heart failure in elderly persons. J Gerontol A Biol Med Sci 2005;60:1597.

Birnbaum LS: Pharmacokinetic basis of age-related changes in sensitivity to toxicants. Annu Rev Pharmacol Toxicol 1991;31:101.

Calcado RT, Young NS: Telomere diseases. N Engl J Med 2009;361:2353.

Chatap G, Giraud K, Vincent JP: Atrial fibrillation in the elderly: Facts and management. Drugs Aging 2002;19:819.

Cockcroft DW, Gault MH: Prediction of creatinine clearance from serum creatinine. Nephron 1976;16:31.

Dergal JM et al: Potential interactions between herbal medicines and conventional drug therapies used by older adults attending a memory clinic. Drugs Aging 2002;19:879.

Docherty JR: Age-related changes in adrenergic neuroeffector transmission. Auton Neurosci 2002;96:8.

Drugs in the elderly. Med Lett Drugs Ther 2006;48:6.

Ferrari AU: Modifications of the cardiovascular system with aging. Am J Geriatr Cardiol 2002;11:30.

Goldberg TH, Finkelstein MS: Difficulties in estimating glomerular filtration rate in the elderly. Arch Intern Med 1987;147:1430.

Jager RD, Mieler WF, Miller JW: Age-related macular degeneration. N Engl J Med 2008;358:2606.

Karlsson I: Drugs that induce delirium. Dement Geriatr Cogn Disord 1999;10:412.

Kirby J et al: A systematic review of the clinical and cost-effectiveness of memantine in patients with moderately severe to severe Alzheimer's disease. Drugs Aging 2006;23:227.

Mangoni AA: Cardiovascular drug therapy in elderly patients: Specific age-related pharmacokinetic, pharmacodynamic and therapeutic considerations. Drugs Aging 2005;22:913.

McLean AJ, LeCouteur DG: Aging biology and geriatric clinical pharmacology. Pharmacol Rev 2004;56:163.

Morrison LJ, Morrison RS: Palliative care and pain management. Med Clin N Am 2006;90:983.

Palmer AM: Neuroprotective therapeutics for Alzheimer's disease: Progress and prospects. Trends Pharmacol Sci 2011;32:141.

Rabow MW, Pantilat SZ: Care at the end of life. *Current Medical Diagnosis & Treatment*, 50th ed., McPhee SJ, Papadakis MA, eds. McGraw-Hill, 2011.

Robertson ED, Mucke L: 100 Years and counting: Prospects for defeating Alzheimer's disease. Science 2006;314:781.

Rodriguez EG et al: Use of lipid-lowering drugs in older adults with and without dementia: A community-based epidemiological study. J Am Geriatr Soc 2002;50:1852.

Sawhney R, Sehl M, Naeim A: Physiologic aspects of aging: Impact on cancer management and decision making, part I. Cancer J 2005;11:449.

Staskin DR: Overactive bladder in the elderly: A guide to pharmacological management. Drugs Aging 2005;22:1013.

Steinman MA, Hanlon JT: Managing medications in clinically complex elders. JAMA 2010;304:1592.

Van Marum RJ: Current and future therapy in Alzheimer's disease. Fund Clin Pharmacol 2008;22:265.

Vik SA et al: Medication nonadherence and subsequent risk of hospitalisation and mortality among older adults. Drugs Aging 2006;23:345.

Wade PR: Aging and neural control of the GI tract. I. Age-related changes in the enteric nervous system. Am J Physiol Gastrointest Liver Physiol 2002;283:G489.

RESPUESTA AL ESTUDIO DE CASO

Este paciente tiene numerosas condiciones que requieren un tratamiento cuidadoso. La hipertensión es sumamente tratable; los pasos que se describen en el capítulo 11 son apropiados y efectivos para pacientes jóvenes o longevos. Es muy importante educar al individuo para combatir su renuencia a tomar medicamentos. La enfermedad de Alzheimer puede responder por un tiempo limitado a algún anticolinesterásico (donepezilo, rivastigmina o galantamina). Como alternativa, puede intentarse usar memantina. Por desgracia la degeneración macular senil (la causa más probable de sus dificultades visuales) es difícil de tratar; no obstante, la variedad "exudativa" (neovascular) puede responder bien a alguno de los medicamentos disponibles en la actualidad (bevacizumab, ranibizumab o pegaptanib). Cabe resaltar que estas terapias son costosas.

CAPÍTULO

61

Farmacología dermatológica

Dirk B. Robertson, MD y Howard I. Maibach, MD

ESTUDIO DE CASO

Una mujer de 22 años acude por presentar psoriasis cada vez peor. Tiene antecedentes familiares de la enfermedad y presenta lesiones en el cuero cabelludo y los codos desde hace varios años. Recientemente notó nuevas lesiones que aparecieron en sus rodillas y en las plantas de los pies. Ha utilizado una crema tópica de hidrocortisona de venta libre, pero admite que su tratamiento no parece ayudarle. ¿Qué opciones terapéuticas están disponibles para esta enfermedad crónica?

Las enfermedades de la piel ofrecen oportunidades especiales al clínico. En particular, la vía de administración tópica es especialmente apropiada para las enfermedades cutáneas, aunque algunos procesos patológicos dermatológicos responden tan bien o mejor a los fármacos de administración sistémica.

Los principios generales de la farmacocinética respecto del uso de fármacos aplicados a la piel son los mismos que los involucrados en otras vías de administración (caps. 1 y 3). Aunque a menudo descrita como una estructura simple de tres capas (fig. 61-1), la piel humana corresponde a una serie compleja de barreras para la difusión. La cuantificación del flujo de fármacos y los vehículos de éstos a través de las barreras constituye la base del análisis de la farmacocinética en el tratamiento dermatológico y las técnicas para hacer tales mediciones están aumentando rápidamente en número y sensibilidad.

Las principales variables que determinan las respuestas a los fármacos aplicados a la piel incluyen las siguientes:

1. **Variación regional de la penetración de fármacos:** por ejemplo, el escroto, la cara, axilas, y el cuero cabelludo son mucho más permeables que el antebrazo y pueden requerir menos fármaco para un efecto equivalente.
2. **Gradiente de concentración:** el aumento del gradiente de concentración incrementa la cantidad del fármaco transferida por unidad de tiempo; al igual que en el caso de la difusión a través de otras barreras (cap. 1). Así, la resistencia a los corticoesteroides tópicos puede a veces superarse por el uso de una mayor concentración de fármaco.
3. **Esquema de dosificación:** por sus propiedades físicas, la piel actúa como reservorio de muchos fármacos. Como resultado, "la semivida local" puede ser suficientemente prolongada para permitir la aplicación una vez al día de fármacos con semividas sistémicas cortas. Por ejemplo, en varias enfermedades, la aplicación una vez al día de corticoesteroides parece tan eficaz como la aplicación de varias dosis.
4. **Vehículos y oclusión:** un vehículo apropiado lleva al máximo la capacidad del fármaco de penetrar las capas externas de la piel. Además, por sus propiedades físicas (efectos de humidificación o secado), los vehículos pueden por sí mismos tener importantes efectos terapéuticos. La oclusión (aplicación de una hoja de plástico para mantener el fármaco y su vehículo en estrecho contacto con la piel) es en extremo eficaz para llevar al máximo la eficacia.

REACCIONES A FÁRMACOS DERMATOLÓGICOS

La piel reacciona a fármacos sistémicos con una variedad de respuestas que generan síntomas. Además, ciertos medicamentos dermatológicos provocan reacciones cutáneas por sí mismos. El cuadro 61-1 muestra un resumen de los principales tipos de efectos adversos provocados por medicinas tópicas.

VEHÍCULOS EN DERMATOLOGÍA

Los medicamentos tópicos suelen contener ingredientes activos incorporados en un vehículo que facilita su aplicación cutánea. Son consideraciones importantes en la selección de un vehículo la solubilidad del fármaco activo en él; la velocidad de liberación del fár-

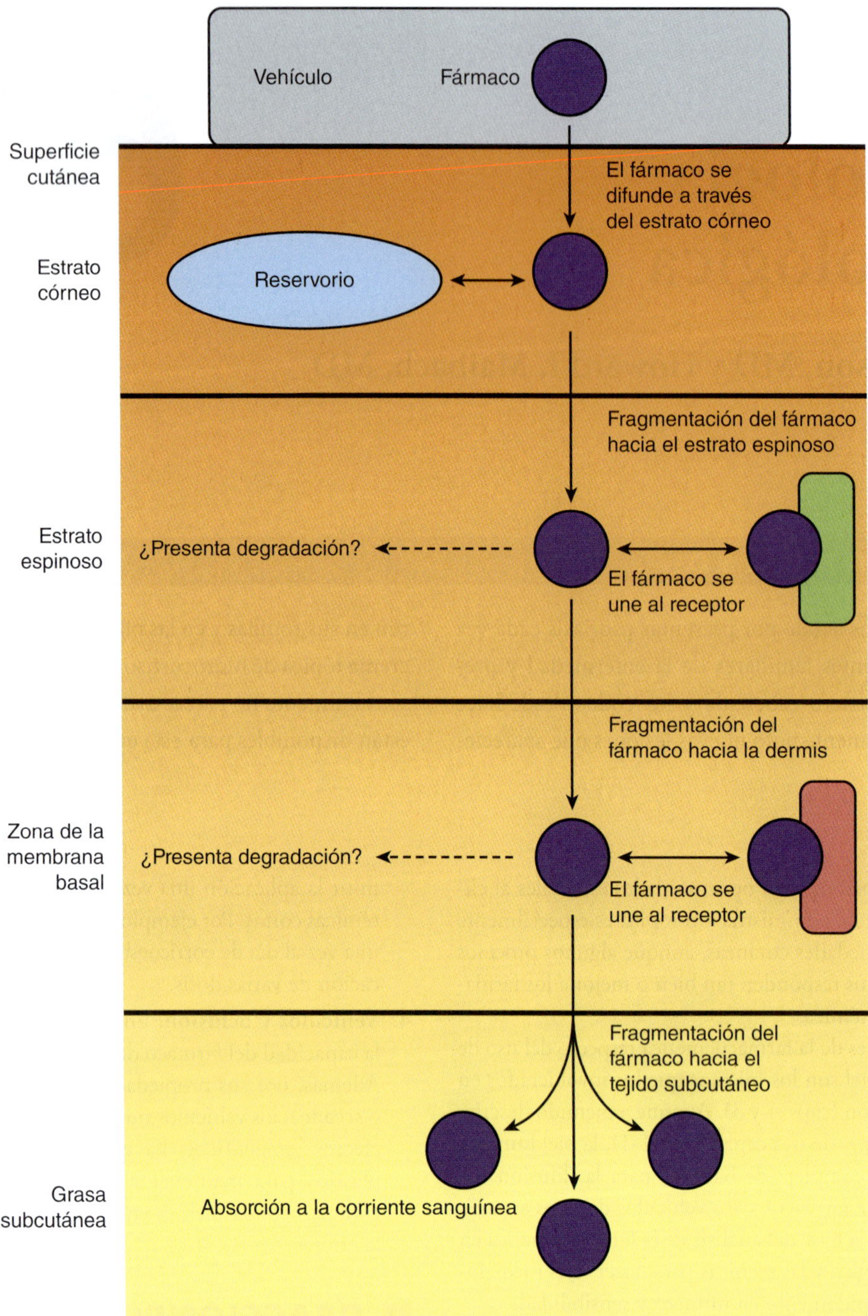

FIGURA 61–1 Esquema de la absorción percutánea. (Tomada de Orkin M, Maibach HI, Dahl MV: *Dermatology*, Appleton & Lange, 1991.)

maco del vehículo; la capacidad del vehículo de hidratar el estrato corneo y así aumentar la penetración; la estabilidad del fármaco en el vehículo; las interacciones químicas y físicas entre el vehículo, el estrato córneo y el compuesto activo.

Dependiendo del vehículo, las preparaciones dermatológicas se pueden clasificar como tinturas, compresas húmedas, lociones, geles, aerosoles, polvos, pastas, cremas, espumas y ungüentos. La capacidad del vehículo de retardar la evaporación en la superficie de la piel aumenta en este grupo, siendo mínima en tinturas y compresas húmedas y máxima en los ungüentos. En general, la inflamación aguda con exudado, vesículas y costras se trata mejor con preparados secantes, como las tinturas, compresas húmedas y lociones, en tanto la xerosis de la inflamación crónica, la descamación y la liquenificación se tratan mejor con preparados más lubricantes, como cremas y ungüentos. Las tinturas, lociones, geles, espumas y aerosoles son convenientes para aplicarse al cuero cabelludo y las zonas pilosas. Las cremas en emulsión de tipo evanescente se pueden usar en regiones intertriginosas sin producir maceración.

Los fármacos emulsionantes proveen preparaciones homogéneas estables cuando se crean mezclas de líquidos no miscibles, como cremas de aceite en agua. Algunos pacientes presentan irritación por esos fármacos. El cambio a un preparado que no los contenga o el uso de uno con menor concentración pueden resolver el problema.

CUADRO 61-1 Reacciones cutáneas locales a los fármacos tópicos

Tipo de reacción	Mecanismo	Comentario
Irritación	No alérgico	La reacción local más común
Fotoirritación	No alérgico	Fototoxicidad; por lo general requiere exposición a rayos UVA
Dermatitis por contacto alérgica	Alérgico	Hipersensibilidad tardía de tipo IV
Dermatitis por contacto fotoalérgica	Alérgico	Hipersensibilidad tardía de tipo IV; por lo general requiere exposición a rayos UVA
Urticaria por contacto inmunitaria	Alérgico	Hipersensibilidad inmediata de tipo I mediada por IgE; puede ocasionar anafilaxis
Urticaria por contacto no inmunitaria	No alérgico	Más a menudo urticaria por contacto; ocurre sin sensibilización previa

FÁRMACOS ANTIBACTERIANOS

ANTIBACTERIANOS TÓPICOS

Los antibacterianos tópicos pueden ser útiles para prevenir las infecciones en heridas limpias, en el tratamiento temprano de las dermatosis y heridas infectadas, para disminuir la colonización de las narinas por estafilococos, en la desodorización de axilas y en el tratamiento del acné vulgar. La eficacia de los antibióticos en esas aplicaciones tópicas no es uniforme. La farmacología general de los preparados antimicrobianos se revisa en los capítulos 43 a 51.

Algunos fármacos tópicos antimicrobianos contienen corticoesteroides además de antibióticos. No hay pruebas convincentes de que los corticoesteroides tópicos inhiban el efecto antibacteriano de los antibióticos cuando se incorporan los dos al mismo preparado. En el tratamiento de las dermatosis con infección secundaria, que suelen ser colonizadas por estreptococos, estafilococos, o ambos, el tratamiento combinado puede ser mejor al de sólo utilizar corticoesteroides. Las combinaciones de antibióticos con corticoesteroides pueden ser útiles para el tratamiento de la dermatitis del pañal, otitis externa y eccema impetiginizado.

La selección de un antibiótico particular depende del diagnóstico y, cuando es apropiado, de estudios de cultivo y sensibilidad *in vitro*. Los microorganismos patógenos aislados de casi todas las dermatosis infectadas son estreptococos hemolíticos β del grupo A, *Staphylococcus. aureus*, o ambos. Los microorganismos patógenos presentes en heridas quirúrgicas son los residentes de ese medio. Por lo tanto, es importante la información sobre patrones regionales para elegir el agente terapéutico. Los preparados de antibióticos tópicos de fabricante, que contienen múltiples antimicrobianos están disponibles en dosis fijas bastante por arriba del umbral terapéutico. Esas fórmulas ofrecen como ventaja ser eficaces en infecciones mixtas, amplio espectro para infecciones por microorganismos patógenos indeterminados y retraso de la resistencia microbiana a cualquier componente antibiótico aislado.

BACITRACINA Y GRAMICIDINA

Bacitracina y gramicidina son antibióticos peptídicos activos contra microorganismos grampositivos, como estreptococos, neumococos y estafilococos. Además, casi todos los cocos anaerobios, los bacilos del tétanos y la difteria así como bacterias del género *Neisseria* son sensibles. La bacitracina se prepara sola en una base de ungüento o en combinación con neomicina, polimixina B, o ambas. El uso de la bacitracina en las narinas puede disminuir temporalmente la colonización por estafilococos patógenos. Puede aparecer resistencia microbiana después del uso prolongado. Rara vez ocurre el síndrome de urticaria por contacto inducido por bacitracina, que incluye la anafilaxia. Se presenta a menudo la dermatitis por contacto alérgica y rara vez hay urticaria inmunitaria por contacto. La bacitracina se absorbe muy poco a través de la piel, por lo que es rara su toxicidad sistémica.

La gramicidina está disponible sólo para uso tópico, en combinación con otros antibióticos como neomicina, polimixina, bacitracina y nistatina. La toxicidad sistémica limita el uso de este fármaco tópico. La incidencia de sensibilización después de la aplicación tópica es muy baja a concentraciones terapéuticas.

MUPIROCINA

La mupirocina (ácido A de *Pseudomonas*) no tiene relación estructural con los otros fármacos antibacterianos tópicos actualmente disponibles. Casi todas las bacterias aerobias grampositivas, incluido *S. aureus* resistente a meticilina (MRSA, *methicillin-resistant S. aureus*), son sensibles a la mupirocina (cap. 50), que es eficaz en el tratamiento de impétigo causado por *S. aureus* y estreptococos hemolíticos β del grupo A.

La mupirocina intranasal en ungüento para la eliminación de estado de portador nasal de *S. aureus* puede vincularse con irritación de las mucosas causada por el polietilenglicol, un vehículo. La mupirocina no se absorbe de manera apreciable hacia la circulación sistémica después de su aplicación tópica a la piel íntegra.

RETAPAMULINA

Es un derivado pleromutilínico semisintético eficaz en el tratamiento de las infecciones cutáneas superficiales no complicadas causadas por estreptococos hemolíticos β del grupo A y *S. aureus*, excepción hecha de MRSA. El ungüento tópico de retapamulina al 1% está indicado para uso en pacientes adultos y pediátricos de 9 meses de edad o mayores, en el tratamiento del impétigo. El esquema recomendado es la aplicación dos veces al día por cinco días. La retapamulina es bien tolerada, sólo con irritación local ocasional en el sitio de aplicación. Hasta la fecha sólo cuatro casos de dermatitis por contacto alérgica se han registrado.

SULFATO DE POLIMIXINA B

La polimixina B es un antibiótico peptídico muy eficaz contra microorganismos gramnegativos incluidos *Pseudomonas aeruginosa*, *Escherichia coli* y bacterias de los géneros *Enterobacter* y *Klebsiella*. Casi todas las cepas *Proteus* y *Serratia* son resistentes, al igual que la totalidad de los microorganismos grampositivos. Los preparados tópicos pueden combinarse con una base de ungüento o en solución. Se dispone de numerosas combinaciones de antibióticos de fabricantes que contienen polimixina B. Son difíciles de alcanzar concentraciones séricas detectables por la aplicación tópica pero la dosis diaria total que se usa en la piel denudada o heridas abiertas no debe rebasar 200 mg para disminuir la posibilidad de neurotoxicidad y nefrotoxicidad. Es rara la dermatitis por contacto alérgica al sulfato de polimixina B de aplicación tópica.

NEOMICINA Y GENTAMICINA

La neomicina y gentamicina son antibióticos aminoglucósidos activos contra microorganismos gramnegativos, que incluyen *E. coli*, *Proteus*, *Klebsiella* y *Enterobacter*. La gentamicina por lo general muestra mayor actividad contra *P. aeruginosa* que la neomicina. La gentamicina también muestra buena actividad contra los estafilococos y estreptococos hemolíticos β del grupo A. Debe evitarse el uso tópico amplio de la gentamicina, en especial en un ambiente hospitalario, para hacer más lenta la aparición de microorganismos resistentes al antibiótico.

La neomicina está disponible en numerosas preparaciones tópicas tanto sola como en combinación con polimixina, bacitracina y otros antibióticos. También se encuentra como polvo estéril para uso tópico. La gentamicina está disponible como ungüento o crema.

La aplicación tópica de neomicina rara vez produce concentraciones séricas detectables. Sin embargo, en el caso de la gentamicina son posibles concentraciones séricas de 1 a 18 μg/ml si se aplica una preparación del fármaco miscible en agua a grandes superficies de piel denudada, como en pacientes quemados. Ambos fármacos son hidrosolubles y se excretan principalmente en la orina. La insuficiencia renal puede permitir la acumulación de estos antibióticos, con posible nefrotoxicidad, neurotoxicidad y ototoxicidad.

La neomicina a menudo produce sensibilización, particularmente si se aplica en dermatosis eccematosas o si se combina en un vehículo en ungüento. Cuando ocurre sensibilización es posible la sensibilidad cruzada a estreptomicina, kanamicina, paromomicina y gentamicina.

ANTIBIÓTICOS TÓPICOS EN EL ACNÉ

Varios antibióticos sistémicos, que por lo general se han usado en el tratamiento del acné vulgar, han mostrado eficacia cuando se aplican por vía tópica. En la actualidad se utilizan cuatro antibióticos de esa manera: fosfato de clindamicina, eritromicina base, metronidazol y sulfacetamida. La eficacia del tratamiento tópico es menor que la alcanzada por la administración sistémica del mismo antibiótico. Por tanto, el tratamiento tópico por lo general sólo es adecuado para casos leves a moderados de acné inflamatorio.

Clindamicina

La clindamicina tiene actividad *in vitro* contra *Propionibacterium acnes*; lo que se ha postulado como mecanismo de los efectos beneficiosos en el tratamiento del acné. Se absorbe casi 10% de la dosis aplicada y se han comunicado casos raros de diarrea sanguinolenta y colitis seudomembranosa después de la aplicación tópica del antibiótico. El vehículo hidroalcohólico y la fórmula en espuma pueden causar sequedad e irritación de la piel, con manifestaciones de ardor y parestesias. Las presentaciones de loción y gel a base de agua son bien toleradas y con menor probabilidad de causar irritación. Es rara la dermatitis por contacto alérgica. La clindamicina también está disponible en geles tópicos de combinación fija con peróxido de benzoilo y tretinoína.

Eritromicina

En preparados tópicos se usa la eritromicina base más que una sal para facilitar la penetración. Se desconoce el mecanismo de acción de la eritromicina tópica en el acné vulgar inflamatorio, pero se supone que es a causa de sus efectos inhibitorios sobre *P. acnes*. Una de las posibles complicaciones del tratamiento tópico es la aparición de cepas resistentes de microorganismos, incluidos los estafilococos. Si esto ocurre en relación con una infección clínica, debe suspenderse la administración de eritromicina tópica y establecer un tratamiento sistémico con antibióticos apropiados. Las reacciones locales adversas a la eritromicina en solución pueden incluir una sensación de ardor en el momento de la aplicación, resequedad e irritación de la piel. El gel tópico a base de agua es menos secante y puede ser mejor tolerado. La hipersensibilidad alérgica parece rara. La eritromicina también está disponible en una preparación combinada fija con peróxido de benzoilo para el tratamiento tópico del acné vulgar.

Metronidazol

El metronidazol tópico es eficaz en el tratamiento de la rosácea. Se desconoce su mecanismo de acción, pero puede relacionarse con los efectos inhibitorios sobre *Demodex brevis*; el fármaco puede actuar como antiinflamatorio por efecto directo sobre la función celular de los neutrófilos. El metronidazol oral ha mostrado ser carcinógeno en roedores susceptibles y, por tanto, no se recomienda su uso tópico durante el embarazo, en madres que amamantan y en niños.

Los efectos locales adversos de la fórmula en gel con base de agua incluyen sequedad, ardor y hormigueo. Las fórmulas menos secantes pueden ser mejor toleradas. Debe tenerse precaución cuando se aplica metronidazol cerca de los ojos para evitar el lagrimeo excesivo.

Sulfacetamida sódica

La sulfacetamida tópica está disponible sola como loción al 10% y solución al 10%, así como en varias preparaciones en combinación con azufre para el tratamiento del acné vulgar y el acné rosácea. Se cree que el mecanismo de acción es la inhibición de *P. acnes* por inhibición competitiva del uso de ácido *p*-aminobenzoico. Casi 4% de la sulfacetamida aplicada en forma tópica se absorbe por vía percutánea y su uso, por tanto, está contraindicado en pacientes que tienen hipersensibilidad conocida a las sulfonamidas.

Dapsona

La dapsona tópica está disponible en forma de gel 5% para el tratamiento del acné vulgar. Se desconoce su mecanismo de acción. No hay evidencias de que el uso local en pacientes con deficiencia de glucosa-6-fosfato deshidrogenasa (G6PD, *glucose-6-phosphate dehydrogenase*) cause hemólisis o anemia importantes en términos clínicos. No obstante, se ha notado un decremento leve en la concentración de hemoglobina en estos pacientes, lo cual sugiere que hay hemólisis leve. Hasta la fecha las reacciones adversas graves relacionadas con el uso oral de dapsona, como se menciona en el capítulo 47, no se han informado con la administración tópica. Entre los efectos adversos locales se encuentran resequedad leve, eritema, seborrea y descamación. La aplicación de dapsona en gel seguida de peróxido de benzoilo es capaz de provocar decoloración amarillenta temporal de la piel y del cabello.

FÁRMACOS ANTIMICÓTICOS

El tratamiento de las infecciones superficiales por dermatofitos puede lograrse con: 1) fármacos antimicóticos tópicos por ejemplo clotrimazol, miconazol, econazol, cetoconazol, oxiconazol, sulconazol, sertaconazol, ciclopirox olamina, naftifina, terbinafina, butenafina y tolnaftato, o 2) fármacos de administración oral, por ejemplo, griseofulvina, terbinafina, cetoconazol, fluconazol e itraconazol. Las infecciones superficiales causadas por *Candida* se pueden tratar con la aplicación tópica de clotrimazol, miconazol, econazol cetoconazol, oxiconazol, ciclopirox olamina, nistatina y anfotericina B. La candidosis mucocutánea generalizada crónica responde al tratamiento prolongado con cetoconazol oral.

PREPARADOS ANTIMICÓTICOS TÓPICOS

DERIVADOS AZÓLICOS TÓPICOS

Los imidazoles tópicos, que actualmente incluyen clotrimazol, econazol, cetoconazol, miconazol, oxiconazol, sulconazol y sertaconazol, tienen una amplia variedad de actividades contra los dermatofitos (de los géneros *Epidermophyton, Microsporum* y *Trichophyton*) y las levaduras, incluidas *Candida albicans* y *Pityrosporum orbiculare* (cap. 48).

El miconazol se encuentra disponible para aplicación tópica como crema o loción y en supositorios o crema vaginales para uso en la candidosis vulvovaginal. El clotrimazol se presenta como crema o loción para aplicación tópica en la piel, y como crema y tabletas vaginales para uso en la candidosis vulvovaginal. El econazol se expende como crema para aplicación tópica. El oxiconazol está disponible en crema y loción para uso tópico. El cetoconazol se presenta en crema para el tratamiento tópico de dermatofitosis y candidosis, y en champú para la dermatitis seborreica. El sulconazol se encuentra disponible como crema o solución. El sertaconazol se presenta en crema. Se han introducido combinaciones fijas de corticoesteroides y antimicóticos tópicos, con base en la provisión de un alivio sintomático más rápido que el de un fármaco antimicótico solo. La crema de clotrimazol-dipropionato de betametasona es una de esas combinaciones.

La aplicación una o dos veces al día a la zona afectada por lo general produce eliminación de las infecciones superficiales por dermatofitos en dos o tres semanas, aunque el medicamento debe continuarse hasta confirmar la erradicación del microorganismo. La candidosis del paroniquio o intertriginosa puede tratarse eficazmente por cualquiera de esos fármacos cuando se aplican tres o cuatro veces al día. La dermatitis seborreica debe tratarse con aplicaciones de cetoconazol cada 2 h hasta que se logre mejoría clínica.

Las reacciones adversas locales a los imidazoles pueden incluir sensación urente, prurito, eritema e irritación local. La dermatitis por contacto alérgica parece rara.

CICLOPIROX OLAMINA

Es un fármaco antimicótico sintético de amplio aspecto con actividad inhibitoria contra dermatofitos, levaduras del género *Candida* y *P. orbiculare*. Este fármaco parece inhibir la captación de precursores de síntesis de macromoléculas; es probable que su sitio de acción sea la membrana celular de los hongos.

Los estudios de farmacocinética indican que se absorbe 1 a 2% de la dosis cuando se aplica como solución en la espalda con un apósito oclusivo. El ciclopirox olamina está disponible como crema y loción al 1% para el tratamiento tópico de la dermatomicosis, candidosis y tiña versicolor. La incidencia de reacciones adversas ha sido baja. Se han comunicado prurito y empeoramiento de la enfermedad clínica. La posibilidad de desarrollar dermatitis por contacto alérgica es pequeña.

El ciclopirox olamina tópico al 8% tiene aprobación para el tratamiento de la onicomicosis leve a moderada de las uñas de los dedos de las manos o los pies. Aunque se tolera bien y su uso se acompaña de mínimos efectos secundarios, la tasa global de curación en estudios clínicos es menor de 12%.

ALILAMINAS: NAFTIFINA Y TERBINAFINA

El clorhidrato de naftifina y la terbinafina son alilaminas altamente activas contra dermatofitos pero menos contra levaduras. La actividad antimicótica se deriva de inhibición selectiva de la epoxidasa de escualeno, una enzima clave para la síntesis del ergosterol (fig. 48-1).

Están disponibles como cremas al 1% y otras formas para el tratamiento tópico de la dermatofitosis en aplicación con un esquema de dosificación de dos veces al día. Las reacciones adversas incluyen irritación local, sensación urente y eritema. Debe evitarse el contacto con mucosas.

BUTENAFINA

El clorhidrato de butenafina es una bencilamina estructuralmente relacionada con las alilaminas y, al igual que éstas, la butenafina inhibe la epoxidación del escualeno con lo que obstaculiza la síntesis de ergosterol, un componente esencial de las membranas celulares de los hongos. La butenafina está disponible como crema al 1% para aplicación una vez al día en el tratamiento de las dermatofitosis superficiales.

TOLNAFTATO

El tolnaftato es un nuevo compuesto antimicótico sintético eficaz por vía tópica contra infecciones por dermatofitos causadas por hongos de los géneros *Epidermophyton, Microsporum,* y *Trichophyton.* También es activo contra *P. orbiculare* pero no contra *Candida.*

El tolnaftato se presenta como crema, solución, polvo o polvo en aerosol para aplicación dos veces al día en las zonas infectadas. Son frecuentes las recurrencias después del cese del tratamiento y las infecciones de las palmas, plantas y uñas por lo general no responden al tolnaftato solo. El polvo o aerosol pueden usarse crónicamente después del tratamiento inicial en pacientes susceptibles a la tiña. El tolnaftato es en general bien tolerado y rara vez causa irritación o dermatitis por contacto alérgica.

NISTATINA Y ANFOTERICINA B

La nistatina y la anfotericina B son útiles para tratamiento tópico de infecciones por *C. albicans* pero no son eficaces contra dermatofitos. La nistatina se limita al tratamiento tópico de las infecciones cutáneas y de mucosas por levaduras del género *Candida* por su estrecho espectro y absorción mínima en el tubo digestivo después de su administración oral. La anfotericina B tiene espectro antimicótico más amplio y se usa por vía intravenosa en el tratamiento de varias micosis sistémicas (cap. 48) y en menor grado para el tratamiento de las infecciones cutáneas por levaduras del género *Candida.*

La dosis recomendada para preparados tópicos de nistatina en el tratamiento de la candidosis del paroniquio e intertriginosa es de aplicación dos o tres veces al día. La candidosis oral (algodoncillo) se trata con enjuague bucal con 5 ml (lactantes, 2 ml) de una suspensión oral de nistatina durante varios minutos cuatro veces al día antes de su ingestión. Un tratamiento alternativo para el algodoncillo es mantener una tableta vaginal en la boca hasta que se disuelva, cuatro veces al día. La candidosis recurrente o resistente al tratamiento en las regiones perianal, vaginal, vulvar y en la región del pañal puede responder al tratamiento con nistatina oral, 0.5 a 1 millones de unidades en adultos (100 000 unidades en niños) cada 6 h además del tratamiento local. La candidosis vulvovaginal se puede tratar por inserción de una tableta vaginal cada 2 h durante catorce días y después por la noche por 14 a 21 días más.

La anfotericina B está disponible para uso tópico en forma de crema y loción. La dosis recomendada en el tratamiento de la candidosis del paroniquio e intertriginosa consiste en la aplicación dos a cuatro veces diarias en la región afectada.

Los efectos adversos vinculados con la administración oral de nistatina incluyen náusea leve, diarrea y, en ocasiones, vómito. La aplicación tópica no es irritante y la alergia por contacto es en extremo rara. La anfotericina B tópica es bien tolerada y sólo en ocasiones produce irritación local. El fármaco puede causar una tinción amarillenta temporal de la piel, en especial cuando se usa crema como vehículo.

OTROS FÁRMACOS ANTIMICÓTICOS ORALES

DERIVADOS AZÓLICOS ORALES

Los derivados azólicos actualmente disponibles para el tratamiento oral de las micosis sistémicas incluyen fluconazol, itraconazol, cetoconazol y otros. Como se revisó en el capítulo 48, los derivados imidazólicos actúan por alteración de la permeabilidad de la membrana celular de microorganismos sensibles a través de modificaciones de la biosíntesis de lípidos, en especial los esteroides.

Los pacientes con candidosis mucocutánea crónica responden bien a una sola dosis diaria de 200 mg de cetoconazol con un tiempo promedio de eliminación de 16 semanas. La mayoría de los pacientes requiere tratamiento de mantenimiento a largo plazo. Se han comunicado resultados variables para el tratamiento de la cromomicosis.

El cetoconazol es eficaz en el tratamiento de las infecciones cutáneas causadas por hongos del géneno *Epidermophyton, Microsporum* y *Trichophyton.* Las infecciones de la piel lampiña a menudo responden a una dosis diaria oral de 200 mg en dos a tres semanas. La piel palmar y plantar tiene respuesta más lenta y a menudo requiere de cuatro a seis semanas a dosis a 200 mg cada 12 h. Las infecciones de cabello y uñas pueden requerir todavía más tiempo antes de resolverse, con observación de bajas tasas de curación para tiña de la cabeza. La tiña versicolor responde a ciclos breves con dosis de 200 mg una vez al día.

Ocurren náusea y prurito en casi 3% de los pacientes que toman cetoconazol. Los efectos adversos más significativos incluyen ginecomastia, elevación de las concentraciones de enzimas hepáticas y hepatitis. Se recomienda precaución cuando se usa cetoconazol en pacientes con antecedente de hepatitis. La valoración sistemática de la función hepática es aconsejable en pacientes con tratamiento prolongado.

El fluconazol es bien absorbido después de su administración oral, con una semivida plasmática de 30 h. En vista de esa semivida prolongada, son suficientes las dosis diarias de 100 mg para tratar la candidosis mucocutánea; las dosis en días alternos son suficientes para las infecciones por dermatofitos. La semivida plasmática del itraconazol es similar a la del fluconazol y persisten concentraciones terapéuticas detectables en el estrato córneo hasta por 28 días después de la conclusión del tratamiento. El itraconazol es eficaz para el tratamiento de la onicomicosis, a dosis de 200 mg diarios tomados con los alimentos para asegurar la absorción máxima, durante tres meses consecutivos. Informes de insuficiencia cardiaca en pacientes que reciben itraconazol para la onicomicosis han dado lugar a la recomendación de que no se administre para ese propósito en pacientes con disfunción ventricular. Además, se recomienda la valoración sistemática de la función hepática en pacientes que reciben itraconazol para la onicomicosis.

La administración de compuestos azólicos orales con midazolam o triazolam, ha producido aumento de sus concentraciones plasmáticas, lo que puede potenciar y prolongar los efectos hipnóticos y sedantes de esos fármacos. Su administración con inhibidores de la reductasa de HMG-CoA ha mostrado que se acompaña de riesgo significativo de rabdomiólisis. *Por tanto, está contraindicada la administración de compuestos azólicos orales con midazolam, triazolam o inhibidores de HMG-CoA.*

GRISEOFULVINA

La griseofulvina es eficaz por vía oral en infecciones por dermatofitos causadas por hongos de los géneros *Epidermophyton, Microsporum* y *Trichophyton.* Es ineficaz contra levaduras del género *Candida* y *P. orbiculare.* No se conoce por completo el mecanismo de la acción antimicótica de la griseofulvina, pero tiene actividad sólo contra células en proliferación.

Después de 4 a 8 h de la administración oral de 1 g de griseofulvina micronizada se puede detectar el fármaco en el estrato córneo. La disminución del tamaño de partículas del fármaco aumenta mucho su absorción. Las fórmulas que contienen el tamaño más pequeño de partículas se designan como "ultramicronizadas". La griseofulvina ultramicronizada alcanza concentraciones plasmáticas bioequivalentes con la mitad de la dosis de la forma micronizada. Además, la solubilización de la griseofulvina en polietilenglicol aumenta todavía más su absorción. La griseofulvina micronizada está disponible en comprimidos de 250 y 500 mg y el preparado ultramicronizado en comprimidos de 125, 165, 250 y 330 mg, y cápsulas de 250 mg.

La dosis usual del adulto de la forma micronizada (polvo fino) del fármaco es de 500 mg diarios en toma única o dividida con los alimentos; en ocasiones está indicado 1 g/día en el tratamiento de las infecciones resistentes al tratamiento. La dosis pediátrica es de 10 mg/kg de peso corporal al día en toma única o dividida con las comidas. Se dispone de una suspensión oral para su uso en niños.

La griseofulvina tiene eficacia máxima en el tratamiento de la tiña de la cabeza y de la piel lampiña. En general, las infecciones del cuero cabelludo responden al tratamiento en cuatro a seis semanas y las de la piel lampiña en tres a cuatro semanas. Las infecciones ungulares por dermatofitos responden sólo a la administración prolongada de griseofulvina. Las uñas de los dedos de las manos pueden responder al tratamiento por 6 meses en tanto las de los dedos de los pies son bastante resistentes al tratamiento y pueden requerir de ocho a 18 meses; casi invariablemente ocurren recaídas.

Los efectos adversos observados con el tratamiento con griseofulvina incluyen cefalea, náusea, vómito, diarrea, fotosensibilidad, neuritis periférica y, en ocasiones, confusión mental. La griseofulvina se deriva de un moho del género *Penicillium* y puede presentarse sensibilidad cruzada con las penicilinas. Está contraindicada en pacientes con porfiria o insuficiencia hepática y aquellos con antecedente de reacciones de hipersensibilidad al fármaco. No se ha establecido su seguridad en las embarazadas. En ocasiones se ha informado de leucopenia y proteinuria. Por tanto, en pacientes sometidos a tratamiento prolongado es aconsejable la valoración sistemática de la función hepática, renal y hematopoyética. La actividad de los anticoagulantes cumarínicos se puede alterar por la griseofulvina y tal vez se requiera ajuste de su dosis.

TERBINAFINA

La terbinafina (descrita en líneas previas) es bastante eficaz por vía oral para el tratamiento de la onicomicosis. La dosis oral recomendada es de 250 mg diarios durante seis semanas para infecciones de las uñas de los dedos de las manos y 12 semanas las de los pies. Los pacientes que reciben terbinafina para onicomicosis deben vigilarse estrechamente con valoraciones periódicas por laboratorio en busca de una posible disfunción hepática.

FÁRMACOS TÓPICOS ANTIVIRALES

ACICLOVIR, VALACICLOVIR, PENCICLOVIR Y FAMCICLOVIR

Aciclovir, valaciclovir, penciclovir y famciclovir son análogos sintéticos de la guanina con actividad inhibitoria de los miembros de la familia del virus del herpes, incluidos los del herpes simple de tipos 1 y 2. Su mecanismo de acción, indicaciones y uso en el tratamiento de infecciones cutáneas se revisan en el capítulo 49.

El aciclovir tópico se encuentra disponible como ungüento al 5%; el penciclovir tópico en crema al 1% se utiliza para el tratamiento del herpes simple orolabial recurrente en adultos con buena respuesta al tratamiento. Las reacciones locales adversas al aciclovir y penciclovir pueden incluir prurito y dolor leve, con hormigueo o ardor transitorio.

INMUNORREGULADORES

IMIQUIMOD

El imiquimod está disponible en crema al 5% para el tratamiento de las verrugas genitales y perianales externas en adultos, queratosis actínica de la cara y cuero cabelludo y los carcinomas basocelulares primarios comprobados por biopsia en el tronco, cuello y extremidades. Hay disponible una crema con menor concentración (3.75%) para el tratamiento de queratosis actínica de la piel y del cuero cabelludo. Su mecanismo de acción parece estar relacionado con la capacidad del imiquimod de estimular a las células mononucleares periféricas para secretar interferón α y estimular a los macrófagos para producir interleucinas 1, 6 y 8 y factor de necrosis tumoral α (TNF-α).

El imiquimod debe aplicarse al tejido de la verruga tres veces por semana y dejarse sobre la piel durante 6 a 10 h antes de lavarlo con jabón suave y agua. El tratamiento debe continuar hasta la erradicación de las verrugas pero no durante más de 16 semanas. El tratamiento recomendado para queratosis actínicas consiste en la aplicación de crema al 5% alrededor del área afectada dos veces por semana o aplicaciones nocturnas de crema al 3.75%. La crema se retira después de casi 8 h con jabón suave y agua. El tratamiento del carcinoma basocelular superficial consta de la aplicación cinco veces por semana al tumor incluyendo un borde de 1 cm de piel circundante durante un ciclo de seis semanas.

La absorción percutánea es mínima, de menos de 0.9% después de la aplicación de una sola dosis. Los efectos secundarios constan de reacción inflamatoria local, que incluye prurito, eritema y erosión superficial.

TACROLIMUS Y PIMECROLIMUS

El tacrolimus y el pimecrolimus son macrólidos inmunodepresores que han mostrado beneficio significativo en el tratamiento de la dermatitis atópica. Ambos inhiben la activación de linfocitos T y previenen la liberación de citocinas inflamatorias y mediadores de las células cebadas *in vitro* después de la estimulación por complejos antígeno-IgE. El tacrolimus está disponible como ungüento al 0.03 y 0.1% y el pimecrolimus como crema al 1%. Ambos están indicados para el tratamiento a corto plazo e intermitente a largo plazo de la dermatitis atópica leve a moderada. El ungüento de tacrolimus al 0.03% y la crema de pimecrolimus al 1% para uso en niños mayores de 2 años de edad tienen aprobación, aunque todas las dosis están aprobadas para uso en adultos. La dosificación recomendada de ambos fármacos es de aplicación cada 12 h a la piel afectada hasta que se note mejoría. Ningún medicamento debe usarse con apósitos oclusivos. El efecto secundario más frecuente de ambos fármacos es una sensación urente en el área de aplicación, que mejora con el uso continuo. La FDA ha agregado una nota precautoria acerca de la seguridad a largo plazo del tacrolimus y pimecrolimus tópicos por datos de tumorogénesis en animales.

ECTOPARASITICIDAS

PERMETRINA

La permetrina es tóxica para *Pediculus humanus, Pthirus pubis* y *Sarcoptes scabiei.* Menos de 2% de una dosis aplicada se absorbe por vía percutánea. El fármaco residual persiste hasta durante 10 días después de su aplicación.

Se recomienda que se aplique el enjuague en crema de permetrina al 1% sin diluir en las zonas afectadas por la pediculosis durante 10 min y después se enjuaga con agua tibia. Para el tratamiento de la escabiosis se aplica una sola vez la crema al 5% en el cuerpo desde el cuello hacia los pies, se deja por 8 a 14 h y después se lava. Las reacciones adversas a la permetrina incluyen ardor, hormigueo y prurito transitorios. Se ha señalado sensibilidad cruzada con piretrinas o crisantemos, pero no se ha documentado en forma adecuada.

LINDANO (HEXACLOROCICLOHEXANO)

El isómero gamma del hexaclorociclohexano comúnmente se llamó hexacloruro gamma de benceno, un nombre erróneo ya que no hay anillo bencénico presente en este compuesto. Los estudios de absorción percutánea con uso de una solución de lindano en acetona han mostrado que se absorbe casi 10% de la dosis aplicada al antebrazo, para después excretarse en la orina en un periodo de cinco días. Después de su absorción, el lindano se concentra en el tejido graso, incluido el cerebro.

El lindano está disponible como champú o loción. Para la pediculosis de la cabeza o el pubis se aplican 30 ml del champú a la piel seca del cuero cabelludo o la región genital durante 4 min y después se enjuaga. No está indicada una aplicación adicional, a menos que se encuentren liendres vivas una semana después del tratamiento, en cuyo caso se requiere una nueva aplicación.

Preocupaciones recientes acerca de la toxicidad del lindano han modificado las pautas terapéuticas de su uso en la escabiosis; la recomendación actual es de una sola aplicación a todo el cuerpo del cuello hacia los pies, que se deja durante 8 a 12 h y después se lava. Los pacientes deben recibir un nuevo tratamiento sólo si se demuestra la presencia de ácaros activos y nunca en la semana siguiente al tratamiento inicial.

Las preocupaciones de neurotoxicidad y hematotoxicidad han dado lugar a señalamientos de que se use el lindano con precaución en lactantes, niños y embarazadas. El prospecto de envase en Estados Unidos recomienda que no se use escabicida en recién nacidos prematuros y pacientes con antecedente de trastornos convulsivos. En California se prohibió el uso médico del lindano después de la valoración de su perfil toxicológico. El riesgo de reacciones sistémicas adversas al lindano parece mínimo cuando se usa apropiadamente y de acuerdo con instrucciones en pacientes adultos; sin embargo, puede ocurrir irritación local y debe evitarse el contacto con los ojos y mucosas.

CROTAMITÓN

El crotamitón, *N*-etil-*o*-crotonotoluidida, es un escabicida con algunas propiedades antipruriginosas. Se desconoce su mecanismo de acción. Los estudios sobre la absorción percutánea han revelado cifras detectables de crotamitón en la orina después de una sola aplicación en el antebrazo.

El crotamitón está disponible como crema o loción al 10%. Las pautas sugeridas para el tratamiento de la escabiosis señalan dos aplicaciones en todo el cuerpo desde el mentón hacia los pies a intervalos de 24 h, con un baño de eliminación 48 h después de la última aplicación. El crotamitón es un fármaco eficaz que se puede usar como alternativa del lindano. Pude ocurrir alergia por contacto e irritación primaria que requiere suspender el tratamiento. Debe evitarse la aplicación a la piel con inflamación aguda, en los ojos o mucosas.

AZUFRE

El azufre tiene un antecedente prolongado de uso como escabicida. Aunque no es irritante, tiene un olor desagradable, mancha y, por tanto, su uso es incómodo. Ha sido sustituido por escabicidas menos problemáticos y más eficaces en años recientes, pero sigue siendo un fármaco alternativo de posible uso en lactantes y embarazadas. La forma usual es de azufre precipitado al 5% en vaselina.

MALATIÓN

El malatión es un fosfato orgánico inhibidor de la colinesterasa que se hidroliza e inactiva por las esterasas de carboxilo plasmáticas mucho más rápido en seres humanos que en insectos, lo que provee una ventaja terapéutica para tratar la pediculosis (cap. 7). El malatión está disponible como loción al 0.5%, que debe aplicarse al cabello seco; 4 a 6 horas después se peina el cabello para retirar piojos y liendres.

ALCOHOL BENCÍLICO

El alcohol bencílico está disponible en forma de loción al 5% para el tratamiento de pediculosis en pacientes mayores de 6 meses de edad. La solución se aplica al cabello seco y se le permite actuar durante 10 minutos antes de enjuagarla con agua. Dado que el fármaco no es ovicida, el tratamiento debe repetirse después de siete días. Se han documentado irritación ocular y dermatitis por contacto alérgica.

FÁRMACOS QUE AFECTAN LA PIGMENTACIÓN

HIDROQUINONA, MONOBENZONA Y MEQUINOL

Hidroquinona, monobenzona (éter monobencílico de la hidroquinona) y el mequinol (éter monometílico de hidroquinona) se usan para disminuir la hiperpigmentación de la piel. La hidroquinona y mequinol tópicos suelen producir una pérdida de color temporal, en tanto la monobenzona causa despigmentación irreversible.

El mecanismo de acción de estos compuestos parece involucrar la inhibición de la enzima tirosinasa, lo que interfiere con la biosíntesis de melanina. Además, la monobenzona puede ser tóxica para los melanocitos con el resultado de su pérdida permanente. Ocurre alguna absorción percutánea de estos compuestos porque la monobenzona puede causar hipopigmentación en sitios distantes de la zona de aplicación. La hidroquinona y la monobenzona pueden causar irritación local. Puede ocurrir sensibilización alérgica a estos compuestos. Las combinaciones comerciales de hidroquinona, fluocinolona acetónido y ácido retinoico, y la de mequinol y ácido retinoico, son más eficaces que los componentes individuales aislados.

TRIOXALENO Y METOXALENO

Son psoralenos usados para la repigmentación de las máculas despigmentadas del vitíligo. Con la reciente aparición de lámparas fluorescentes ultravioleta de ondas largas de alta intensidad, se ha sometido a investigación extensa la fotoquimioterapia con metoxaleno oral para la psoriasis o con trioxaleno oral para el vitíligo.

Los psoralenos pueden ser fotoactivados por luz ultravioleta de longitud de onda larga dentro de los límites de 320 a 400 nm (ultravioleta A [UVA, *ultraviolet A*]) para producir un efecto beneficioso. Los psoralenos se intercalan con el DNA y mediante la radiación subsiguiente con UVA se forman aductos de ciclobutano con las bases pirimidínicas. Pueden formarse aductos monofuncionales y difuncionales, estos últimos que causan enlaces cruzados entre cadenas. Esos fotoproductos del DNA pueden inhibir su síntesis. Los principales riesgos a largo plazo de la fotoquimioterapia con psoralenos son cataratas y cáncer de piel.

FILTROS SOLARES

Los medicamentos tópicos útiles para protección contra la luz solar contienen compuestos químicos que absorben la luz ultravioleta llamados filtros solares, o materiales opacos como el dióxido de titanio, que reflejan la luz. Las tres clases de compuestos químicos que suelen usarse en los filtros solares son ácido *p*-aminobenzoico (PABA, p-*aminobenzoic acid*) y sus ésteres, las benzofenonas y los dibenzoilmetanos.

Casi todos los preparados de los filtros solares están diseñados para absorber la luz ultravioleta B (UVB, *ultraviolet B*) dentro de los límites de 280 a 320 nm de longitud de onda, que son los que causan la mayor parte del eritema y quemaduras del sol vinculados con la exposición al sol. La exposición crónica a la luz de esos límites de longitud de onda induce envejecimiento de la piel y fotocarcinogénesis. El ácido para-aminobenzoico y sus ésteres son los absorbentes más eficaces disponibles de la región B. Las radiaciones UVA de mayor rango, de 320 a 400 nm, también están relacionadas con envejecimiento de la piel y cáncer.

Las benzofenonas incluyen oxibenzona, dioxibenzona y sulisobenzona, compuestos que proveen un espectro más amplio de absorción, de 250 a 360 nm, pero su eficacia en los límites del eritema UVB es menor que la del PABA. Los dibenzoilmetanos incluyen compuestos que absorben longitudes de onda a través de límites más prolongados de UVA, con un máximo de 360 nm. Los pacientes particularmente sensibles a las longitudes de onda UVA incluyen individuos con erupción polimorfa clara, lupus eritematoso cutáneo y fotosensibilidad producida por fármacos. En esos pacientes, los filtros solares con dibenzoilmetano pueden proveer mejor fotoprotección. El ecamsule parece proveer mayor protección UVA que los dibenzoilmetanos y es menos tendiente a la fotodegradación.

El factor de protección solar (SPF, *sun protection factor*) de un filtro solar determinado es el parámetro de su eficacia para absorber la luz ultravioleta que causa eritema. Se determina por medición de la dosis mínima de eritema con y sin el filtro solar en un grupo de personas normales. La razón entre la dosis mínima de eritema con el filtro solar y la dosis mínima de eritema sin éste es el SPF.

Regulaciones de la FDA recién actualizadas restringen el valor de SPF impreso en etiquetas de protectores solares a 50+, puesto que no hay datos suficientes que demuestren que productos con factores de defensa mayores protejan más a los usuarios. Estas regulaciones exigen que protectores solares etiquetados como "de amplio espectro" aprueben una evaluación estándar que compare la protección contra radiación UVA en relación con la cantidad de ondas UVB. Dichos productos con SPF de 15 o mayores protegen no sólo contra quemaduras solares, sino también contra cáncer cutáneo y envejecimiento prematuro de la piel cuando se utilizan de acuerdo con las recomendaciones. En el caso de bloqueadores con SPF entre dos y 14 sólo se permite referir que ayudan a prevenir quemaduras solares. Además, productos que aseveran ser resistentes al agua deben indicar si continúan siendo efectivos durante 40 u 80 minutos al nadar o sudar, con base en pruebas estándar.

PREPARADOS PARA EL ACNÉ

ÁCIDO RETINOICO Y SUS DERIVADOS

El ácido retinoico, también conocido como *tretinoína* o ácido *holo-transretinoico* es la forma ácida de la vitamina A. Se trata de un tratamiento tópico eficaz para el acné vulgar. Varios análogos de la vitamina A, por ejemplo, ácido 13-*cis*-retinoico (isotretinoína) han mostrado eficacia en varias enfermedades dermatológicas cuando se administran por vía oral. La vitamina A alcohólica es la forma fisiológica de la sustancia. El fármaco terapéutico tópico, **ácido retinoico**, se forma por la oxidación del grupo alcohólico con cuatro dobles ligaduras en la cadena lateral en configuración *trans,* como se muestra.

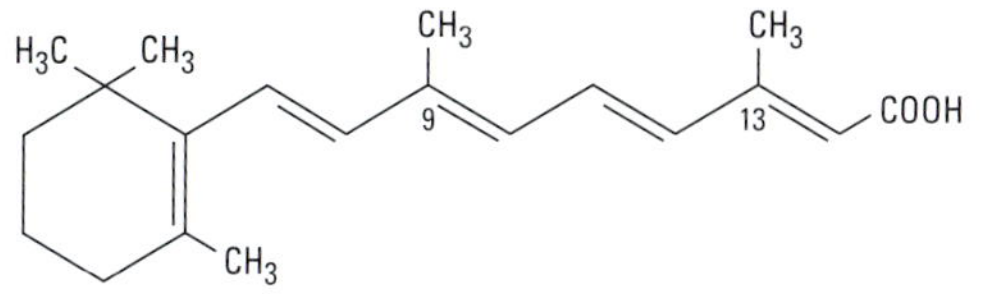

Ácido retinoico

El ácido retinoico es insoluble en agua, pero soluble en muchos solventes orgánicos. Su preparado de aplicación tópica permanece principalmente en la epidermis con menos de 10% de absorción hacia la circulación. Las pequeñas cantidades de ácido retinoico absorbidos después de su aplicación tópica se degradan en el hígado y se excretan en la bilis y la orina.

El ácido retinoico tiene varios efectos sobre los tejidos epiteliales. Estabiliza lisosomas, aumenta la actividad de la polimerasa del ácido ribonucleico y la concentración de prostaglandina E_2, cAMP y cGMP, así como incorporación de timidina al DNA. Su acción en el acné se ha atribuido a una menor cohesión entre las células epidérmicas y su mayor recambio. Se cree que esto causa expulsión de los comedones abiertos y transformación de los cerrados en abiertos.

El ácido retinoico tópico se aplica inicialmente a una concentración suficiente para inducir eritema leve con escasa descamación. La concentración o frecuencia de aplicación puede disminuirse si ocurre mucha irritación. El ácido retinoico tópico debe aplicarse sólo a la piel seca con cuidado de evitar el contacto con las comisuras de nariz, ojos, boca, y las mucosas. Durante las primeras cuatro a seis semanas de tratamiento pueden aparecer comedones antes no evidentes y dar la impresión de que el acné se ha agravado por el ácido retinoico. Sin embargo, al continuar el tratamiento las lesiones desaparecen y en ocho a 12 semanas debe presentarse una mejoría clínica óptima. Una fórmula de liberación programada de tretinoína que contiene microesferas libera el medicamento con el paso del tiempo y puede ser menos irritante para los pacientes sensibles.

Los efectos de la tretinoína sobre la queratinización y descamación ofrecen beneficios para pacientes con lesión cutánea de origen actínico. El uso prolongado de tretinoína promueve la síntesis de colágena en la dermis, la nueva formación de vasos y el engrosamiento de la epidermis, que ayudan a disminuir las líneas finas y arrugas. Para ese propósito hay una crema humidificante al 0.05% con fórmula especial en el mercado.

Los efectos adversos más frecuentes del ácido retinoico tópico son eritema y sequedad, que ocurren en las primeras semanas de uso, pero puede esperarse que se resuelvan conforme continúa el tratamiento. Los estudios en animales sugieren que este fármaco puede aumentar el potencial de tumorogénesis de la radiación ultravioleta. En vista de ello, debe recomendarse a los pacientes que usan ácido retinoico evitar o disminuir al mínimo la exposición solar y usar un filtro protector. Es rara la dermatitis por contacto alérgica con el ácido retinoico tópico.

El **adapaleno** es un derivado del ácido naftoico que simula al ácido retinoico en estructura y efectos. Está disponible como gel, crema o loción al 0.1% o gel al 0.3% para aplicación diaria. A diferencia de la tretinoína, el adapaleno tiene estabilidad fotoquímica y muestra poco decremento de su eficacia cuando se utiliza en combinación con peróxido de benzoilo. El adapaleno es menos irritante que la tretinoína y tiene eficacia máxima en pacientes con acné vulgar de leve a moderado. También se encuentra disponible una combinación fija de adapaleno y peróxido de benzoilo en forma de gel.

El **tazaroteno** es un retinoide acetilado disponible como gel y crema al 0.01% para el tratamiento del acné facial de leve a moderado. Las mujeres en edad fértil deben usar tazaroteno tópico sólo después del asesoramiento anticonceptivo. Se recomienda no utilizar tazaroteno en embarazadas.

ISOTRETINOÍNA

La isotretinoína es un retinoide sintético actualmente restringido para tratamiento oral del acné quístico intenso que es resistente al tratamiento estándar. No se conocen los mecanismos precisos de acción de la isotretinoína en el acné quístico, aunque parece actuar inhibiendo el tamaño y la función de las glándulas sebáceas. El fármaco es bien absorbido, se une ampliamente a la albúmina plasmática y tiene una semivida de eliminación de 10 a 20 h.

La mayoría de pacientes con acné quístico responde a 1 a 2 mg/kg administrados en dos dosis divididas al día por cuatro a cinco meses. Si el acné quístico intenso persiste después del tratamiento inicial, después de un periodo de dos meses, se puede iniciar un segundo ciclo de tratamiento. Los efectos adversos comunes simulan a la hipervitaminosis A e incluyen resequedad y prurito de la piel y mucosas. Son efectos secundarios menos frecuentes la cefalea, opacidades corneales, seudotumor cerebral, enfermedad inflamatoria intestinal, anorexia, alopecia y dolores musculares y articulares. Esos efectos son todos reversibles al suspender el tratamiento. Se ha observado hiperostosis en pacientes que reciben isotretinoína, con cierre prematuro de las epífisis en niños tratados con el medicamento. Las anomalías de lípidos (triglicéridos, lipoproteínas de alta densidad) son frecuentes; en la actualidad se desconoce su importancia clínica.

La teratogenicidad es un riesgo significativo en pacientes que toman isotretinoína; por tanto, las mujeres en edad fértil *deben* usar una forma eficaz de anticoncepción durante al menos un mes antes, mientras dure el tratamiento con isotretinoína y por dos o más ciclos menstruales después de suspenderlo. *Debe* obtenerse una prueba de embarazo sérica negativa en las dos semanas previas al inicio del tratamiento en esas pacientes e iniciar el tratamiento sólo en el segundo o tercer día del siguiente periodo menstrual normal. En Estados Unidos el personal sanitario, farmacéuticos y pacientes deben tener un registro obligatorio y un sistema de seguimiento.

PERÓXIDO DE BENZOILO

El peróxido de benzoilo es un fármaco tópico eficaz en el tratamiento del acné vulgar. Penetra el estrato córneo o las aberturas foliculares sin cambios y se convierte metabólicamente en ácido benzoico en la epidermis y dermis. Menos de 5% de una dosis aplicada se absorbe por la piel en un periodo de 8 h. Se ha postulado que el mecanismo de acción del peróxido de benzoilo en el acné tiene relación con su actividad antimicrobiana contra *P. acnes* y sus efectos de descamación y comedolíticos.

Para disminuir la posibilidad de irritación, su aplicación debe limitarse a una baja concentración (2.5%) una vez al día en la primera semana de tratamiento y aumento en frecuencia y concentración si la preparación es bien tolerada. Las fórmulas de combinación fija de peróxido de benzoilo (5%) y eritromicina base (3%) o clindamicina (1%), y peróxido de benzoilo (2.5%) y clindamicina (1.2%) o de aldapeno (0.1%) parecen ser más efectivas que los agentes administrados de manera individual.

El peróxido de benzoilo es un potente sensibilizador por contacto en estudios de experimentación y ese efecto adverso puede ocurrir hasta en 1% de los pacientes con acné. Debe tenerse cuidado de evitar el contacto con los ojos y mucosas. El peróxido de benzoilo es un oxidante y rara vez puede causar aclaración del cabello o la ropa de color.

ÁCIDO AZELAICO

Es un ácido dicarboxílico, saturado, de cadena recta, eficaz en el tratamiento del acné vulgar y acné rosácea. No se ha establecido por completo su mecanismo de acción, pero los estudios preliminares muestran su actividad antimicrobiana contra *P. acnes* así como efectos inhibitorios *in vitro* de la conversión de testosterona en dihidrotestosterona. El tratamiento inicial es de aplicación una vez al día de la crema al 20% o gel al 15% en las zonas afectadas durante una semana y, a continuación, aplicaciones dos veces por día. La mayoría de pacientes experimenta irritación leve con eritema y sequedad de la piel durante la primera semana de tratamiento. Se observa mejoría clínica en seis a ocho semanas de tratamiento continuo.

FÁRMACOS PARA LA PSORIASIS

ACITRETINA

La acitretina, un metabolito del retinoide aromático etretinato, es bastante eficaz para el tratamiento de la psoriasis, en especial de sus formas pustulosas; se administra por vía oral a dosis de 25 a 50 mg/día. Los efectos adversos atribuidos al tratamiento con acitretina son similares a los observados con isotretinoína y simulan los de la hipervitaminosis A. Se pueden observar elevaciones del colesterol y los triglicéridos con la acitretina y hay informes de hepatotoxicidad con aumento de las enzimas hepáticas. La acitretina es más teratógena que la isotretinoína en las especies animales estudiadas a la fecha, lo que es de preocupación especial en vista del tiempo de eliminación prolongado del fármaco (más de 3 meses) después de su administración crónica. En casos donde se forma etretinato por la administración concomitante de acitretina y etanol se puede encontrar etretinato en el plasma y la grasa subcutánea durante muchos años.

La acitretina no debe usarse en mujeres embarazadas o que pueden embarazarse mientras reciben el tratamiento o en cualquier momento durante al menos 3 años después de suspender el tratamiento. El etanol debe evitarse estrictamente durante el tratamiento con acitretina y por dos meses después de suspenderlo. Los pacientes no deben donar sangre durante el tratamiento y por tres años después de interrumpir la acitretina.

TAZAROTENO

El tazaroteno es un profármaco retinoide acetilénico tópico que se hidroliza a su forma activa por la acción de una esterasa. El metabolito activo se une a los receptores de ácido retinoico y modifica la expresión genética. Se desconoce su mecanismo preciso de acción en la psoriasis, pero puede relacionarse con efectos antiinflamatorios y antiproliferativos. El tazaroteno se absorbe por vía percutánea y puede alcanzar concentraciones sistémicas teratógenas si se aplica en más de 20% de la superficie corporal total. Las mujeres con posibilidad de embarazo deben ser asesoradas acerca del riesgo antes de iniciar el tratamiento, y utilizar medidas de control natal adecuadas mientras lo reciben.

El tratamiento de la psoriasis debe limitarse a la aplicación una vez al día de gel al 0.05% o 0.1% sin rebasar 20% de la superficie corporal total. Los efectos adversos locales incluyen una sensación de ardor u hormigueo (irritación sensorial) y descamación, eritema y edema localizado de la piel (dermatitis por irritantes). Puede ocurrir potenciación de la fotosensibilización por el medicamento y deberá prevenirse a los pacientes de disminuir al mínimo la exposición a la luz solar así como usar un filtro y ropas protectoras.

CALCIPOTRIENO Y CALCITRIOL

El calcipotrieno es un derivado sintético de la vitamina D_3 (disponible en loción para el cuero cabelludo o crema al 0.005%) eficaz para el tratamiento de la psoriasis de tipo vulgar en placas de intensidad moderada. En general, se observó mejoría de la psoriasis después de dos semanas de tratamiento, con mejoría continua hasta por ocho semanas. Sin embargo, menos de 10% de los pacientes muestra una eliminación total mientras recibe calcipotrieno como tratamiento de un solo fármaco. Los efectos adversos incluyen ardor, prurito e irritación leves, con sequedad y eritema de la región tratada. Debe tenerse cuidado de evitar el contacto facial, que puede causar irritación ocular. Se puso a la disposición un ungüento con dos compuestos de aplicación una vez al día que contiene calcipotrieno y dipropionato de betametasona, combinación que es más eficaz que sus ingredientes individuales y bien tolerada, con un perfil de seguridad similar al del dipropionato de betametasona.

El calcitriol contiene 1,25-dihidroxicolecalciferol, la forma hormonalmente activa de la vitamina D_3. Este fármaco, en forma de crema con 3 μg/g, tiene una eficacia similar a la de la crema de calcipotrieno al 0.005% en el tratamiento de psoriasis en placas y es mejor tolerado en áreas sensibles y pliegues cutáneos. Estudios clínicos refieren una seguridad comparable entre las cremas de calcitriol y calcipotrieno, en cuanto a las reacciones cutáneas y sistémicas adversas.

FÁRMACOS BIOLÓGICOS

Los fármacos biológicos útiles para tratar pacientes adultos con psoriasis en placa crónica moderada a intensa incluyen los reguladores de células T alefacept, y los inhibidores de TNF-α, etanercept, infliximab, adalimumab y el ustecinumab inhibidor de citocina. Los inhibidores de TNF-α se revisan en los capítulos 36 y 55.

ALEFACEPT

El alefacept es una proteína de fusión dimérica inmunodepresora constituida por la porción de unión extracelular CD2 del antígeno 3 de la función leucocítica humana ligado a la porción Fc de la IgG_1 humana. El alefacept obstaculiza la activación de los linfocitos, lo que participa en la fisiopatología de la psoriasis y causa disminución de subgrupos de linfocitos T CD2 y las cifras totales de linfocitos T CD4 y CD8 circulantes. La dosis recomendada es de 7.5 mg una vez por semana en dosis intravenosa única o 15 mg una vez por semana en inyección intramuscular, para un ciclo terapéutico de 12 semanas. Los pacientes deben ser objeto de vigilancia del recuento de linfocitos CD4 en forma semanal mientras reciben alefacept y si resulta menor de 250 células/μl, evitar la dosis. El fármaco debe suspenderse si la cifra se mantiene por debajo de 250 células/μl durante un mes. El alefacept es un fármaco inmunodepresor y no debe administrarse a pacientes con infección clínicamente significativa. Por la posibilidad de un mayor riesgo de cáncer, no debe administrarse en pacientes con antecedente de cáncer sistémico.

INHIBIDORES DE TNF: ETANERCEPT, INFLIXIMAB Y ADALIMUMAB

El etanercept es una proteína de fusión dimérica constituida por una porción de unión a ligando extracelular del receptor humano de TNF unida a la porción Fc de la IgG_1 humana. El etanercept se une selectivamente a TNF-α y β e impide su interacción con receptores de superficie celular de TNF que participan en el proceso inflamatorio de la psoriasis en placas. La dosis recomendada de etanercept en la psoriasis es de 50 mg subcutáneos en inyección bisemanal durante 3 meses, seguida por una dosis de mantenimiento de 50 mg semanales.

El infliximab es un anticuerpo monoclonal dimérico IgG_1 constituido por las regiones constante humana y variable murina. El infliximab se une a las formas soluble y transmembrana de TNF-α e inhibe la unión con su receptor. La dosis recomendada del infliximab es de 5 mg/kg en solución intravenosa, seguida por dosis similares a las dos y seis semanas después de la primera administración, y a continuación cada ocho semanas.

El adalimumab es un anticuerpo monoclonal IgG_1 recombinante que se une específicamente a TNF-α e impide su interacción con receptores de TNF de la superficie celular. La dosis recomendada de adalimumab en la psoriasis consiste en 80 mg en administración subcutánea, seguida por 40 mg cada tercer semana, a partir de la semana siguiente a la dosis inicial.

Las infecciones graves que ponen en riesgo la vida incluyen septicemia y neumonía, que se han comunicado con el uso de inhibidores de TNF. Debe valorarse a los pacientes en cuanto a los factores de riesgo de tuberculosis y estudiarse en cuanto a una infección latente de tuberculosis antes de iniciar el tratamiento. Debe evitarse el uso concomitante con otros fármacos inmunodepresores. En estudios clínicos de fármacos antagonistas de TNF se observaron más casos de linfoma en comparación con los pacientes del grupo testigo. Aquellos pacientes con antecedente de tratamiento prolongado de fototerapia deben vigilarse en cuanto a cánceres cutáneos diferentes al melanoma.

USTEKINUMAB

El ustekinumab es un anticuerpo monoclonal $IgG_1\kappa$ humano que se une con gran afinidad y especificidad a las citocinas interleucina (IL)-12 e IL-23, inhibiendo las respuestas mediadas por células TH1 y TH17, las cuales están involucradas en la patogénesis de la psoriasis. El protocolo de tratamiento recomendado consiste en 45 mg para pacientes que pesan menos de 100 kg y 90 mg para individuos con un peso mayor, administrados por vía subcutánea al inicio del tratamiento, a los cuatro meses de la primera dosis y cada 12 semanas después de la segunda dosis. Han ocurrido reacciones alérgicas graves, incluyendo anafilaxia y angioedema, por lo que es necesario tener precaución en pacientes sometidos a inmunoterapia contra alergias. Son posibles infecciones graves, en particular provocadas por micobacterias, por lo cual es necesario descartar tuberculosis antes de iniciar la terapia. No deben administrarse vacunas con agentes vivos, incluyendo el bacilo de Calmette-Guérin (BCG, *bacillus Calmette-Guérin*), a individuos tratados con ustekinumab. Se ha registrado un solo caso de síndrome de leucoencefalopatía posterior reversible (RPLS, *reversible posterior leukoencephalopathy syndrome*).

■ FÁRMACOS ANTIINFLAMATORIOS

CORTICOESTEROIDES TÓPICOS

La notoria eficacia de los corticoesteroides tópicos en el tratamiento de las dermatosis inflamatorias se observó poco después de la introducción de la hidrocortisona en 1952. Hoy se dispone de numerosos análogos que ofrecen amplias opciones de concentraciones y vehículos. La eficacia terapéutica de los corticoesteroides tópicos se basa principalmente en su actividad antiinflamatoria. Las explicaciones definitivas de los efectos de los corticoesteroides sobre los mediadores endógenos de la inflamación esperan aclaración experimental adicional. Los efectos antimitóticos de los corticoesteroides en la epidermis humana pueden contribuir a un mecanismo de acción adicional en la psoriasis y otras enfermedades dermatológicas vinculadas con el aumento del recambio celular. La farmacología general de estos fármacos endocrinos se revisa en el capítulo 39.

Química y farmacocinética

El glucocorticoide tópico original fue la hidrocortisona, producto natural de la corteza suprarrenal. El derivado 9α-fluorado de la hidrocortisona tenía actividad tópica, pero sus propiedades de retención de sal lo hacían indeseable incluso para ese uso. La prednisolona y la metilprednisolona son tan activos por vía tópica como la hidrocortisona (cuadro 61-2). Los esteroides 9α-fluorados, dexametasona y betametasona, no tuvieron ninguna ventaja sobre la hidrocortisona. Sin embargo, triamcinolona y fluocinolona, los derivados acetónidos de los esteroides fluorados tienen una ventaja de eficacia distintiva en el tratamiento tópico. De manera similar como la betametasona no es muy activa en forma tópica, pero con la unión de una cadena de valerato de cinco carbonos a su posición 17-hidroxilo origina un compuesto más de 300 veces más activo que la hidrocortisona para uso tópico. La fluocinonida es el derivado 21-acetato del acetónido de fluocinolona; la adición del 21-acetato aumenta la actividad tópica casi cinco tantos. No se requiere la adición de flúor al corticoesteroide para su alta potencia.

Los corticoesteroides se absorben mínimamente después de su aplicación a la piel normal; por ejemplo, se absorbe casi 1% de una dosis de solución de hidrocortisona aplicada a la cara ventral del antebrazo. La oclusión a largo plazo con una película impermeable, como una hoja de plástico, es un método eficaz para aumentar la penetración, lo que da un incremento de diez tantos en la absorción. Hay una variación anatómica regional notoria en la penetración de los corticoesteroides. En comparación con la absorción de hidrocortisona en el antebrazo, ésta es de 0.14 veces a través de la piel del arco plantar, 0.83 veces por la palma de la mano, 3.5 veces desde el cuero cabelludo, seis veces a partir de la frente, nueve veces a través de la piel vulvar y 42 veces desde la piel escrotal. La penetración aumenta varias veces en la piel inflamada de la dermatitis atópica; en las enfermedades exfoliantes graves, como la psoriasis eritrodérmica, parece haber poca resistencia a la penetración.

Los estudios experimentales de la absorción percutánea de la hidrocortisona no revelan aumento significativo cuando se aplica en forma repetitiva y puede ser eficaz en casi todas las circunstancias con el uso de una sola vez al día. Las bases de ungüento tienden a brindar mejor actividad del corticoesteroide que las de crema o loción como vehículo. El aumento de la concentración de un corticoesteroide aumenta su penetración, pero no de manera proporcional. Por ejemplo, casi 1% de una solución de hidrocortisona al 0.25% se absorbe del antebrazo. Un incremento de 10 tantos en la concentración produce sólo incremento de cuatro tantos en la absorción. La solubilidad del corticoesteroide en el vehículo es un factor determi-

CUADRO 61–2 La eficacia relativa de algunos corticoesteroides tópicos en varias fórmulas

Concentración en los preparados de uso frecuente	Fármaco
De eficacia mínima	
0.25 a 2.5%	Hidrocortisona
0.25%	Acetato de metilprednisolona
0.1%	Dexametasona[1]
1%	Acetato de metilprednisolona
0.5%	Prednisolona
0.2%	Betametasona[1]
De eficacia baja	
0.01%	Acetónido de fluocinolona[1]
0.01%	Valerato de betametasona[1]
0.025%	Fluorometolona[1]
0.05%	Dipropionato de alclometasona
0.025%	Acetónido de triamcinolona[1]
0.1%	Pivalato de clocortolona[1]
0.03%	Pivalato de flumetasona[1]
Eficacia intermedia	
0.2%	Valerato de hidrocortisona
0.1%	Furoato de mometasona
0.1%	Butirato de hidrocortisona
0.1%	Probutato de hidrocortisona
0.025%	Benzoato de betametasona[1]
0.025%	Flurandrenolida[1]
0.1%	Valerato de betametasona[1]
0.1%	Prednicarbato
De eficacia intermedia (continúa)	
0.05%	Propionato de fluticasona
0.05%	Desonida
0.025%	Halcinónido[1]
0.05%	Desoximetasona[1]
0.05%	Flurandrenolida[1]
0.1%	Acetónido de triamcinolona[1]
0.025%	Acetónido de fluocinolona[1]
De eficacia alta	
0.05%	Fluocinonida[1]
0.05%	Dipropionato de betametasona[1]
0.1%	Amcinonida[1]
0.25%	Desoximetasona[1]
0.5%	Acetónido de triamcinolona[1]
0.2%	Acetónido de fluocinolona[1]
0.05%	Diacetato de diflorasona[1]
0.1%	Halcinonida[1]
De eficacia máxima	
0.05%	Dipropionato de betametasona en vehículo óptimo[1]
0.05%	Diacetato de diflorasona[1] en vehículo óptimo
0.05%	Propionato de halobetasol[1]
0.05%	Propionato de clobetasol[1]

[1]Esteroides fluorados.

nante significativo de la absorción percutánea de un preparado tópico. Se observan aumentos notorios de la eficacia cuando se usan vehículos óptimos, según se demuestra por las fórmulas más recientes de dipropionato de betametasona y diacetato de diflorasona.

En el cuadro 61-2 se agrupan las fórmulas de corticoesteroides tópicos de acuerdo con su eficacia relativa aproximada. En el cuadro 61-3 se enumeran las principales enfermedades dermatológicas en orden de respuesta a esos fármacos. En el primer grupo de enfermedades, los preparados de corticoesteroides de eficacia baja a intermedia a menudo producen remisión clínica. En el segundo grupo suele ser necesario usar preparados de alta eficacia, métodos oclusivos, o ambos. Una vez que se logra la remisión, debe intentarse mantener la mejoría con un corticoesteroide de baja eficacia.

La penetración limitada de los corticoesteroides tópicos puede contrarrestarse en ciertas circunstancias clínicas por la inyección intralesional de aquellos relativamente insolubles, por ejemplo, acetónido de triamcinolona, diacetato de triamcinolona, hexacetónido de triamcinolona, y acetato-fosfato de betametasona. Cuando se inyectan esos fármacos en la lesión, se conservan cantidades mesurables en el lugar y se liberan en forma gradual durante tres a cuatro semanas. Esa forma de tratamiento a menudo es eficaz para las lesiones incluidas en el cuadro 61-3, que en general no responden a los corticoesteroides tópicos. La dosis de las sales de triamcinolona deben limitarse a 1 mg por sitio de tratamiento, por ejemplo, 0.1 ml de una suspensión de 10 mg/ml, para disminuir la incidencia de atrofia local (véase más adelante).

Efectos adversos

Todos los corticoesteroides tópicos absorbibles conllevan el riesgo de supresión del eje hipófisis-suprarrenal (cap. 39). La mayoría de pacientes con supresión del eje hipófisis-suprarrenal muestran la anoma-

CUADRO 61–3 Trastornos dermatológicos que responden a los corticoesteroides tópicos en orden de sensibilidad

Con mucha respuesta
Dermatitis atópica
Dermatitis seborreica
Liquen simple crónico
Prurito anal
Última fase de dermatitis por contacto alérgica
Fase tardía de la dermatitis por irritantes
Dermatitis eccematosa numular
Dermatitis por estasis
Psoriasis, en especial de los genitales y la cara
Con menor respuesta
Lupus eritematoso discoide
Psoriasis de palmas y plantas
Necrobiosis diabética lipoide
Sarcoidosis
Liquen estriado
Pénfigo
Pénfigo familiar benigno
Vitíligo
Granuloma anular
Con la menor respuesta: se requiere inyección intralesional
Queloides
Cicatrices hipertróficas
Liquen plano hipertrófico
Alopecia areata
Quistes del acné
Prurigo nodular
Condrodermatitis nodular crónica de la hélix

lía sólo en pruebas de laboratorio, pueden ocurrir casos de una respuesta muy alterada de estrés. Tal vez se presente síndrome de Cushing yatrógeno como resultado del uso prolongado de corticoesteroides tópicos en grandes cantidades. La aplicación de corticoesteroides potentes a superficies amplias del cuerpo durante periodos prolongados con o sin oclusión aumenta la probabilidad de efectos sistémicos. Se requieren menos de esos factores para producir efectos sistémicos adversos en niños y el retardo del crecimiento es de particular preocupación en el grupo de edad pediátrica.

Los efectos adversos locales de los corticoesteroides tópicos incluyen lo siguiente: atrofia, que se puede presentar con una piel deprimida brillosa, a menudo arrugada en "papel cigarro" con telangiectasias prominentes y tendencia a presentar púrpura y equimosis; rosácea por corticoesteroides, con eritema persistente, telangiectasias, pústulas y pápulas de distribución centrofacial; dermatitis peribucal; acné por esteroides, infecciones cutáneas, hipopigmentación, hipertricosis, aumento de la presión intraocular y dermatitis por contacto alérgica. Esta última se puede confirmar por pruebas con parche con altas concentraciones de corticoesteroides, por ejemplo, al 1% en vaselina, porque sus preparados tópicos no son irritantes. Se hace detección del potencial de dermatitis por contacto alérgica con pivalato de tixocortol, budesonida y valerato o butirato de hidrocortisona. Los corticoesteroides tópicos están contraindicados en individuos que muestran hipersensibilidad a ellos. Algunos sujetos sensibilizados presentan un brote generalizado cuando reciben la hormona adrenocorticotrópica o prednisona oral.

COMPUESTOS DE ALQUITRÁN

Se usan preparados de alquitrán sobre todo en el tratamiento de psoriasis, dermatitis y liquen simple crónico. El componente fenólico da a esos compuestos propiedades antipruriginosas, lo que los hace particularmente útiles para el tratamiento de la dermatitis liquenificada crónica. La dermatitis aguda con vesículas y exudado puede irritarse incluso con preparados débiles de alquitrán, que deben evitarse. Sin embargo, en las etapas subaguda y crónica de la dermatitis y psoriasis, esos preparados son bastante útiles y ofrecen una alternativa del uso de corticoesteroides tópicos.

La reacción adversa más frecuente a los compuestos de alquitrán es la foliculitis por irritantes, que requiere interrupción del tratamiento a las zonas afectadas por un periodo de tres a cinco días. Puede también ocurrir fototoxicidad y dermatitis por contacto alérgica. Los preparados de alquitrán deben evitarse en pacientes que antes mostraron sensibilidad a ellos.

QUERATOLÍTICOS Y FÁRMACOS DESTRUCTIVOS

ÁCIDO SALICÍLICO

Se ha utilizado ampliamente el ácido salicílico en dermatología como fármaco queratolítico. No se conoce bien el mecanismo por el que produce sus efectos queratolíticos y otros de tipo terapéutico. El fármaco puede solubilizar las proteínas de la superficie celular que mantienen íntegro al estrato córneo, lo que produce descamación de residuos queratósicos. El ácido salicílico es queratolítico a concentraciones de 3 a 6% y con las mayores de 6% puede ser destructivo para los tejidos.

COOH
OH

Ácido salicílico

Han ocurrido salicilismo y la muerte después de su aplicación tópica. En un adulto, la aplicación tópica de 1 g de ácido salicílico al 6% aumenta la cifra de salicilato sérico no más de 0.5 mg/100 ml de plasma; el umbral de toxicidad es de 30 a 50 mg/100 ml. Es posible alcanzar concentraciones séricas mayores en niños, quienes, por tanto, tienen mayor riesgo de salicilismo. En casos de intoxicación grave el tratamiento ideal es la hemodiálisis (cap. 58). Es aconsejable limitar la cantidad de ácido salicílico y la frecuencia de su utilización. Pueden presentarse reacciones urticariformes, anafilácticas y de eritema multiforme en pacientes alérgicos a los salicilatos. El uso tópico puede vincularse con irritación local, inflamación aguda e incluso ulceración con altas concentraciones de ácido salicílico. Debe tenerse cuidado particular cuando se usa el fármaco en las extremidades de pacientes con diabetes y enfermedad vascular periférica.

PROPILENGLICOL

El propilenglicol se usa ampliamente en preparados tópicos porque es un excelente vehículo para los compuestos orgánicos. Se ha usado solo como fármaco queratolítico a concentraciones de 40 a 70% con apósito oclusivo o en gel con ácido salicílico al 6%.

Se absorben cantidades mínimas de una dosis de aplicación tópica a través del estrato córneo sano. El propilenglicol de absorción percutánea es oxidado por el hígado hasta ácidos láctico y pirúvico, con utilización subsiguiente en el metabolismo corporal general. Casi 12 a 45% del fármaco absorbido se excreta sin cambios en la orina.

El propilenglicol es un fármaco queratolítico eficaz para el retiro de áreas de hiperqueratosis. También es un humectante eficaz y aumenta el contenido de agua del estrato córneo. Las características higroscópicas del propilenglicol pueden ayudarlo a crear un gradiente osmótico a través del estrato córneo, lo que aumenta la hidratación de las capas más externas al llevar agua fuera de las capas internas de la piel.

El propilenglicol se usa con oclusión con polietileno, o con ácido salicílico al 6% para el tratamiento de la ictiosis, queratodermia palmar y plantar, psoriasis, pitiriasis rubra pilar, queratosis pilar y el liquen plano hipertrófico.

A concentración mayor de 10% el propilenglicol puede actuar como irritante en algunos pacientes; aquellos con dermatitis eccematosa tal vez sean los más sensibles. Ocurre dermatitis por contacto alérgica con propilenglicol y se recomienda una solución acuosa del producto al 4% para las pruebas en parche.

UREA

La urea en un vehículo compatible con base de crema o ungüento tiene un efecto de reblandecimiento y humidificación del estrato córneo. Tiene la capacidad de hacer sentir a las cremas y lociones como menos grasosas y se ha utilizado en preparados dermatológicos para disminuir la percepción oleosa que de otra manera sería desagradable. Es un polvo cristalino blanco con ligero olor a amoniaco cuando se encuentra húmedo.

La urea se absorbe por vía percutánea aunque en cantidad mínima. Se distribuye predominantemente en el espacio intracelular y se excreta en la orina. La urea es un producto natural del metabolismo y no se presenta toxicidad sistémica con la aplicación tópica.

La urea aumenta el contenido de agua del estrato córneo, supuestamente como resultado de las características higroscópicas de esta molécula natural. La urea es también queratolítica. Su mecanismo de acción parece involucrar alteraciones en la prequeratina y queratina, que llevan a su mayor solubilización. Además, la urea puede romper los puentes de hidrógeno que mantienen íntegro al estrato córneo.

Como humectante, la urea se utiliza a concentración de 2 a 20% en cremas y lociones. Como fármaco queratolítico, se utiliza a concentración de 20% en enfermedades como la ictiosis vulgar, la hiperqueratosis de palmas y plantas, xerosis y queratosis pilar. Las concentraciones de 30 a 50% aplicadas a la lámina ungular han sido útiles para reblandecer una uña antes de su avulsión.

PODOFILINA

La podofilina, un extracto alcohólico de *Podophyllum peltatum*, conocida por lo general como podófilo, se usa en el tratamiento del condiloma acuminado y otras verrugas. Es una mezcla de podofilotoxina, peltatinas α y β, desoxipodofilotoxina, dehidropodofilotoxina y otros compuestos. Es soluble en alcohol, éter, cloroformo y la tintura de benjuí compuesta.

La absorción percutánea de la resina del podófilo ocurre en particular en zonas intertriginosas y por aplicaciones a grandes condilomas húmedos. Es liposoluble y, por tanto, se distribuye ampliamente en el cuerpo, incluido el sistema nervioso central.

El principal uso de la resina de podófilo es en el tratamiento del condiloma acuminado. La podofilotoxina y sus derivados son fármacos citotóxicos activos con afinidad específica por la proteína de los microtúbulos en el huso mitótico, cuyo ensamblaje normal se impide con detención de las mitosis epidérmicas en metafase. Se recomienda la podofilina a concentración de 25% en tintura de benjuí para el tratamiento del condiloma acuminado. La aplicación debe restringirse sólo al tejido verrugoso para limitar la cantidad total de medicamento usado y prevenir cambios erosivos importantes en el tejido adyacente. En el tratamiento de pacientes con grandes condilomas es aconsejable limitar la aplicación a secciones de la región afectada para disminuir al mínimo la absorción sistémica. Se instruye al paciente para eliminar por lavado la preparación 2 a 3 h después de su aplicación inicial, porque la reacción irritante es variable. Dependiendo de la reacción individual del paciente ese periodo se puede ampliar de 6 a 8 h en las aplicaciones subsiguientes. Si tres a cinco aplicaciones no han producido una resolución significativa, deben considerarse otros métodos de tratamiento.

Los síntomas tóxicos vinculados con aplicaciones excesivamente grandes incluyen náusea, vómito, alteraciones sensoriales, debilidad muscular, neuropatía con disminución de los reflejos tendinosos e incluso la muerte. La irritación local es frecuente y el contacto inadvertido con el ojo puede causar conjuntivitis grave. El uso durante el embarazo está contraindicado ante los posibles efectos citotóxicos sobre el feto.

La podofilina pura tiene aprobación de uso como preparado al 0.5% para aplicación por el paciente en el tratamiento de los condilomas genitales. Esa baja concentración disminuye significativamente el potencial de toxicidad sistémica. La mayoría de los hombres con verrugas penianas puede tratarse con menos de 70 μl por aplicación. A esa dosis, el fármaco no suele detectarse en el suero. El tratamiento es aplicado por el propio paciente en ciclos dos veces al día por tres días consecutivos, seguidos por un periodo de cuatro días sin fármaco. Los efectos locales adversos incluyen inflamación, erosiones, dolor ardoroso y prurito.

SINECATEQUINAS

La crema de sinecatequinas al 15% es un fármaco herbolario de prescripción médica que contiene una mezcla de catequinas. Se obtiene de una fracción parcialmente purificada del extracto acuoso de las hojas de té verde (*Camellia sinensis*). Este fármaco se indica en el tratamiento de verrugas genitales externas y perianales en pacientes inmunocompetentes de 18 años de edad o mayores. Se desconoce su mecanismo de acción. Este ungüento debe aplicarse sobre las verrugas tres veces al día hasta que se desaparezcan, sin exceder 16 semanas de tratamiento.

FLUOROURACILO

El fluorouracilo es un antimetabolito pirimidínico fluorado que se parece al uracilo, con sustitución de un átomo de flúor en el grupo 5-metilo, cuya farmacología sistémica se describe en el capítulo 54. El fármaco se utiliza en forma tópica para el tratamiento de la queratosis actínica múltiple.

Se absorbe casi 6% de una dosis de aplicación tópica, cantidad insuficiente para producir efectos sistémicos adversos. Gran parte del fármaco absorbido se degrada y excreta como dióxido de carbono, urea y α-fluoro-β-alanina. Un pequeño porcentaje se elimina sin cambios en la orina. El fluorouracilo inhibe la actividad de la sintetasa de timidilato, que obstaculiza la síntesis de DNA y en menor grado de RNA. Esos efectos son de notoriedad máxima en células atípicas con proliferación rápida.

El fluorouracilo está disponible en múltiples fórmulas con concentraciones al 0.5, 1, 2 y 5%. La respuesta al tratamiento se inicia con eritema y avanza hasta vesículas, erosión, ulceración superficial, necrosis y finalmente reepitelización. El fluorouracilo debe continuarse hasta que la reacción inflamatoria alcance la etapa de ulceración y necrosis, por lo general de tres a cuatro semanas, momento en que deberá concluir el tratamiento. El proceso de cicatrización puede continuar durante uno o dos meses después de suspender el tratamiento. Las reacciones adversas locales pueden incluir dolor, prurito y sensación urente, hipersensibilidad e hiperpigmentación posinflamatoria residual. La exposición excesiva de luz solar durante el tratamiento puede aumentar la intensidad de la reacción y debe evitarse. La dermatitis por contacto alérgica con el fluorouracilo ha sido motivo de informe y su uso está contraindicado en pacientes con hipersensibilidad conocida.

FÁRMACOS ANTIINFLAMATORIOS NO ESTEROIDEOS

Una fórmula tópica al 3% de diclofenaco, un fármaco antiinflamatorio no esteroideo, ha mostrado eficacia moderada en el tratamiento de la queratosis actínica. Se desconoce el mecanismo de acción. Como con otros NSAID (fármacos antiinflamatorios no esteroideos), pueden ocurrir reacciones anafilactoides con el diclofenaco y debe administrarse con precaución a pacientes con hipersensibilidad conocida al ácido acetilsalicílico (cap. 36).

ÁCIDO AMINOLEVULÍNICO

El ácido aminolevulínico (ALA, *aminolevulinic acid*) es un precursor endógeno de metabolitos de las porfirinas fotosensibilizantes. Cuando se provee ALA exógeno a la célula por aplicación tópica, se acumula la protoporfirina IX (PpIX, *protoporphyrin IX*) en la célula. Cuando se expone a la luz de longitud de onda y energía apropiadas la PpIX acumulada produce una reacción fotodinámica que causa la formación de radicales superóxido e hidroxilo, citotóxicos. La fotosensibilización de la queratosis actínica con uso de ALA e iluminación fotodinámica de luz azul (BLU-U) constituye la base del tratamiento fotodinámico con ALA.

El tratamiento consta de la aplicación de una solución tópica de ALA al 20% a las queratosis actínicas individuales, seguida 14 a 18 h después por iluminación fotodinámica de luz azul. Ocurre hormigueo o ardor transitorio en el sitio del tratamiento durante el periodo de exposición a la luz. El paciente *debe* evitar la exposición a la luz solar o luces brillantes intramuros durante al menos 40 h después de la aplicación de ALA. Ocurrirá eritema, edema y formación de costras en las queratosis actínicas, que gradualmente se resuelve durante un periodo de tres a cuatro semanas. Puede ocurrir dermatitis por contacto por el éster metílico.

FÁRMACOS ANTIPRURIGINOSOS

DOXEPINA

La crema tópica de clorhidrato de doxepina al 5% puede proveer actividad antipruriginosa significativa cuando se utiliza en el tratamiento del prurito vinculado con dermatitis atópica o el liquen simple crónico. Se desconoce el mecanismo preciso de acción, pero puede relacionarse con las propiedades de antagonista potente de receptores H_1 y H_2 de los compuestos tricíclicos de dibenzoxepina. La absorción percutánea es variable y puede causar mareo significativo en algunos pacientes. En vista del efecto anticolinérgico de la doxepina, su uso tópico está contraindicado en pacientes con glaucoma de ángulo estrecho no tratado o una tendencia a la retención urinaria.

Pueden obtenerse concentraciones plasmáticas de doxepina similares a las alcanzadas durante el tratamiento oral con la aplicación tópica; tal vez se presenten las interacciones farmacológicas usuales vinculadas con los antidepresivos tricíclicos. Por tanto, los inhibidores de la oxidasa de monoaminas deben discontinuarse al menos dos semanas antes del inicio de la crema de doxepina. Debe hacerse aplicación tópica de la crema cuatro veces al día hasta por ocho. No se han establecido la seguridad y eficacia de la dosificación crónica. Los efectos adversos locales incluyen ardor y hormigueo notorios en el sitio de tratamiento, que pueden requerir discontinuación del fármaco en algunas pacientes. La dermatitis por contacto alérgica parece frecuente y debe vigilarse a los pacientes en cuanto a síntomas de hipersensibilidad.

PRAMOXINA

El clorhidrato de pramoxina es un anestésico tópico que puede proveer alivio temporal del prurito vinculado con la dermatosis eccematosa leve. La pramoxina está disponible como crema, loción o gel al 1%, y en combinación con acetato de hidrocortisona. La aplicación a la región afectada dos a cuatro veces al día puede proveer alivio del prurito a corto plazo. Los efectos adversos locales incluyen ardor y hormigueo transitorios. Debe tenerse cuidado de evitar el contacto con los ojos.

FÁRMACOS TRICÓGENOS Y ANTITRICÓGENOS

MINOXIDILO

El minoxidilo tópico es eficaz para revertir la reducción progresiva de tamaño de los cabellos terminales vinculada con la alopecia androgénica. La alopecia del vértice tiene mejor respuesta al tratamiento que la frontal. Se desconoce el mecanismo de acción del minoxidilo sobre los folículos pilosos. Los estudios de dosis crónicas han demostrado que el efecto del minoxidilo no es permanente y el cese del tratamiento produce la pérdida de cabello en cuatro a seis meses. La absorción percutánea del minoxidilo en el cuero cabelludo normal es mínima, pero deben vigilarse sus posibles efectos sistémicos sobre la presión arterial (cap. 11) en pacientes con enfermedad cardiaca.

FINASTERIDA

La finasterida es un inhibidor de la reductasa 5α que impide la conversión de testosterona en dihidrotestosterona (cap. 40), el andrógeno encargado de la alopecia andrógena en varones con predisposición genética. La finasterida oral, 1 mg/día, promueve el crecimiento del cabello e impide su mayor pérdida en un porcentaje significativo de hombres con alopecia androgénica. Es necesario el tratamiento por al menos tres a seis meses para ver aumento del crecimiento del cabello o prevenir su mayor caída. Se requiere tratamiento con finasterida para mantener el beneficio. Los efectos adversos comunicados incluyen disminución de la libido, trastornos de eyaculación y disfunción eréctil, que se resuelven en la mayoría de quienes continúan el tratamiento y en todos aquellos que suspenden la finasterida.

No hay datos para respaldar el uso de finasterida en mujeres con alopecia androgénica. No debe exponerse a las embarazadas a la finasterida mediante su uso o por la manipulación de comprimidos pulverizados, por el riesgo de hipospadias en el feto masculino en desarrollo.

BIMATOPROST

El bimatoprost es un análogo de prostaglandinas, disponible en solución oftálmica al 0.03%, para tratar hipotricosis de las pestañas. Se desconoce su mecanismo de acción. La terapia consiste en la administración nocturna sobre el borde palpebral anterior superior con un aplicador desechable para cada párpado. En caso de ocuparlos, es necesario remover los lentes de contacto antes de la aplicación de bimatoprost. Entre los efectos secundarios se encuentran prurito, hiperemia conjuntival, pigmentación cutánea y eritema palpebral. Aunque con la aplicación en el área antes indicada no se ha informado oscurecimiento del iris, éste puede ocurrir con el contacto directo de bimatoprost dentro del ojo.

EFLORNITINA

La eflornitina es un inhibidor de la descarboxilasa de ornitina irreversible que cataliza el paso limitante de la velocidad de la reacción en la biosíntesis de poliaminas. Se requieren poliaminas para división y diferenciación celulares y la inhibición de la descarboxilasa de ornitina afecta la velocidad de crecimiento del cabello. La eflornitina tópica ha mostrado eficacia para disminuir el crecimiento del vello facial en casi 30% de las mujeres cuando se aplica dos veces al día durante seis meses. Se observó retorno del crecimiento del pelo a cifras previas al tratamiento ocho semanas después de la suspensión del fármaco. Los efectos adversos locales incluyen ardor, hormigueo y foliculitis.

FÁRMACOS ANTINEOPLÁSICOS

La **alitretinoína** es una fórmula tópica del 9-*cis*-ácido retinoico con aprobación para el tratamiento de las lesiones cutáneas en pacientes con sarcoma de Kaposi vinculado con el sida. Las reacciones localizadas pueden incluir eritema intenso, edema y vesículas, que requieren suspender el tratamiento. Los pacientes que se aplican alitretinoína no deben usar en forma simultánea productos que contengan *N*-metil-meta-toluamida, un componente frecuente de los productos repelentes de insectos.

El **bexaroteno** es miembro de una subclase de retinoides que se une selectivamente a subtipos del receptor X de retinoides y los activa. Está disponible tanto en fórmula oral como en gel tópico para el tratamiento del linfoma de células T cutáneo. La teratogenicidad es un riesgo significativo del tratamiento sistémico con bexaroteno y las mujeres con potencial de procreación deben evitar el embarazo durante el tratamiento y al menos un mes después de la suspensión del fármaco. El bexaroteno puede aumentar la concentración de triglicéridos y colesterol; por tanto, deben vigilarse las cifras de lípidos durante el tratamiento.

Vorinostat y **romidepsina** son inhibidores de la desacetilasa de histonas con aprobación para el tratamiento del linfoma de células T cutáneo en pacientes con enfermedad progresiva, persistente o recurrente, durante o después de dos tratamientos sistémicos.

Los efectos adversos incluyen trombocitopenia, anemia y trastornos gastrointestinales. A diferencia del vorinostat, no se han registrados casos de embolismo pulmonar con romidepsina.

FÁRMACOS ANTISEBORREICOS

En el cuadro 61-4 se enlistan las fórmulas tópicas para el tratamiento de la dermatitis seborreica. Son de eficacia variable y pueden reque-

CUADRO 61-4 Fármacos antiseborreicos

Ingredientes activos	Nombre comercial
Espuma de valerato de betametasona	Luxiq
Champú de cloroxina	Capitrol
Champú de alquitrán	Ionil-T, Pentrax, Theraplex-T, T-Gel
Champú de acetónido de fluocinolona	FS Shampoo
Champú y gel de cetoconazol	Nizoral, Xolegel
Champú de sulfuro de selenio	Selsun, Exsel
Champú de piritionato de zinc	DHS-Zinc, Theraplex-Z

rir tratamiento concomitante con corticoesteroides tópicos en casos graves.

MEDICAMENTOS DIVERSOS

Varios fármacos usados principalmente para otros trastornos también tienen utilidad como fármacos terapéuticos orales para los trastornos dermatológicos. Se incluyen unos cuantos de esos preparados en el cuadro 61-5.

BIBLIOGRAFÍA

General

Bronaugh R, Maibach HI: Percutaneous Penetration: *Principles and Practices*, 4th ed. Taylor & Francis, 2005.

Wakelin S, Maibach HI: *Systemic Drugs in Dermatology*. Manson, 2004.

Wolverton S: *Comprehensive Dermatologic Drug Therapy*, 2nd ed. Saunders, 2007.

Fármacos antibacterianos, antimicóticos y virales

Aly R, Beutner K, Maibach HI: *Cutaneous Microbiology*. Marcel Dekker, 1996.

James WD: Clinical practice. Acne. N Engl J Med 2005;352:1463.

McClellan KJ et al: Terbinafine. An update of its use in superficial mycoses. Drugs 1999;58:179.

Ectoparasiticidas

Elgart ML: A risk-benefit assessment of agents used in the treatment of scabies. Drug Saf 1996;14:386.

Fármacos que afectan la pigmentación

Levitt J: The safety of hydroquinone. J Am Acad Dermatol 2007;57:854.

Stolk LML, Siddiqui AH: Biopharmaceutics, pharmacokinetics, and pharmacology of psoralens. Gen Pharmacol 1988;19:649.

Retinoides y otros preparados para el ácne

Leyden JJ: Topical treatment of acne vulgaris: Retinoids and cutaneous irritation. J Am Acad Dermatol 1998;38:S1.

CUADRO 61-5 Medicamentos diversos y trastornos dermatológicos en los que se administran

Ingrediente activo	Trastornos	Comentario
Alitretinoína	Sarcoma de Kaposi relacionado con el sida	Véase también el capítulo 49
Antihistamínicos	Prurito (de cualquier causa) o urticaria	Véase también el capítulo 16
Antipalúdicos	Lupus eritematoso, fotosensibilización	Véase también el capítulo 36
Antimetabolitos	Psoriasis, pénfigo, penfigoide	Véase también el capítulo 54
Becaplermina	Úlceras por neuropatía diabética	Véase también el capítulo 41
Bexaroteno	Linfoma de células T cutáneo	Véase también el capítulo 54
Corticoesteroides	Pénfigo, penfigoide, lupus eritematoso, dermatitis por contacto alérgica, y ciertas otras dermatosis	Véase también el capítulo 39
Ciclosporina	Psoriasis	Véase también el capítulo 55
Dapsona	Dermatitis herpetiforme, eritema elevado, diutinum, pénfigo, penfigoide, lupus eritematoso buloso	Véase también el capítulo 47
Denileucina diftitox	Linfoma de células T cutáneo	Véase también el capítulo 54
Drospirenona/etinilestradiol	Acné femenino moderado	Véase también el capítulo 39
Interferón	Melanoma, verrugas virales	Véase también el capítulo 55
Micofenolato mofetilo	Enfermedad bulosa	Véase también el capítulo 55
Romidepsina	Linfoma de células T cutáneo	Véase también el capítulo 54
Talidomida	Eritema nudoso leproso	Véanse también los capítulos 47 y 55
Vorinostat	Linfoma de células T cutáneo	Véase también el capítulo 54

Shalita AR et al: Tazarotene gel is safe and effective in the treatment of acne vulgaris. A multicenter, double-blind, vehicle-controlled study. Cutis 1999;63:349.

Thami GP, Sarkar R: Coal tar: Past, present and future. Clin Exp Dermatol 2002;27:99.

Weinstein GD et al: Topical tretinoin for treatment of photodamaged skin. Arch Dermatol 1991;127:659.

Fármacos antiinflamatorios

Brazzini B, Pimpinelli N: New and established topical corticosteroids in dermatology: Clinical pharmacology and therapeutic use. Am J Clin Dermatol 2002;3:47.

Surber C, Maibach HI: *Topical Corticosteroids*. Karger, 1994.

Williams JD, Griffiths CE: Cytokine blocking agents in dermatology. Clin Exp Dermatol 2002;27:585.

Fármacos queratolíticos y destructivos

Roenigk H, Maibach HI (editors): *Psoriasis*, 3rd ed. Marcel Dekker, 1998.

RESPUESTA AL ESTUDIO DE CASO

El tratamiento inicial, constituido por aplicaciones dos veces al día de un corticoesteroide tópico de potencia intermedia en combinación con calcipotrieno tópico o calcitriol a diario debe proveer control adecuado de la psoriasis localizada de este paciente. Debe iniciarse un champú de alquitrán para su psoriasis del cuero cabelludo, con aplicación nocturna de una solución de corticoesteroides a las placas resistentes al tratamiento.

CAPÍTULO

62

Fármacos utilizados en el tratamiento de las enfermedades gastrointestinales

Kenneth R. McQuaid, MD

ESTUDIO DE CASO

Una mujer de 21 años de edad acude a consulta acompañada de sus padres para analizar las opciones terapéuticas de la enfermedad de Crohn. Hace dos años se le diagnosticó esta enfermedad que afecta al íleon terminal y colon proximal, según se confirmó por colonoscopia y radiografías del intestino delgado. Al principio se le trató con mesalamina y budesonida obteniéndose una respuesta satisfactoria, pero en los últimos dos meses ha tenido una recaída de los síntomas. Está experimentando fatiga, cólicos abdominales y diarrea no sanguinolenta hasta 10 veces al día y ha bajado de peso 6.8 kg.

No tenía ningún otro antecedente médico o quirúrgico de importancia. Los fármacos que toma en la actualidad son 2.4 g de mesalamina al día y 9 mg de budesonida al día. Tiene aspecto adelgazado y cansada. La exploración abdominal revela dolor a la palpación en la fosa iliaca derecha sin resistencia muscular involuntaria; no se palpan tumoraciones. En la exploración perianal, se presenta dolor a la palpación, fisuras o fístula. En sus exámenes de laboratorio llama la atención la anemia y la elevación de la proteína C reactiva. ¿Cuáles son las opciones para el control inmediato de los síntomas de la enfermedad? ¿Cuáles son las opciones de tratamiento a largo plazo?

INTRODUCCIÓN

Muchos de los grupos de fármacos descritos en otras partes de esta obra tienen aplicaciones importantes en el tratamiento de las enfermedades gastrointestinales y de otros órganos. Otros grupos se utilizan casi exclusivamente por sus efectos sobre el intestino; éstos se describen a continuación, con base en sus aplicaciones terapéuticas.

FÁRMACOS QUE SE UTILIZAN EN LA ENFERMEDAD ACIDOPÉPTICA

La enfermedad acidopéptica incluye reflujo gastroesofágico, úlcera péptica (gástrica y duodenal) y lesión de la mucosa por estrés. En todos estos trastornos, se producen erosiones y ulceraciones de la mucosa cuando los efectos cáusticos de los factores agresivos (ácido, pepsina y bilis) superan los factores de defensa de la mucosa del tubo digestivo (secreción de moco y bicarbonato, prostaglandinas, flujo sanguíneo y los procesos de restitución y regeneración después de la lesión celular). Más de 90% de las úlceras pépticas son ocasionadas por infecciones por la bacteria *Helicobacter pylori* o por el empleo de antiinflamatorios no esteroideos (NSAID, *nonsteroidal anti-inflammatory drugs*). Los fármacos utilizados en el tratamiento de los trastornos acidopépticos pueden dividirse en dos clases: los que reducen la acidez intragástrica y los que favorecen la defensa de la mucosa.

FÁRMACOS QUE REDUCEN LA ACIDEZ INTRAGÁSTRICA

FISIOLOGÍA DE LA SECRECIÓN DE ÁCIDO

La célula parietal contiene receptores para la gastrina (CCK-B), la histamina (H_2) y la acetilcolina (muscarínicos, M_3) (fig. 62-1). Cuando la acetilcolina (de los nervios vagales posganglionares) o la gastrina (liberada por las células G antrales hacia el torrente sanguíneo) se unen a los receptores de la célula parietal, producen un aumento en el calcio

Farmacodinámica

Los antagonistas H_2 muestran una inhibición competitiva en el receptor H_2 de la célula parietal y suprimen la secreción basal de ácido estimulada por los alimentos (fig. 62-2) de una manera lineal, dependiente de la dosis. Son muy selectivos y no afectan a los receptores H_1 o H_3 (cap. 16). También se reduce el volumen de secreción gástrica y la concentración de pepsina.

Los antagonistas H_2 reducen la secreción de ácido estimulada por histamina, gastrina y los fármacos colinomiméticos a través de dos mecanismos. En primer lugar, la histamina liberada por las ECL tras la estimulación por gastrina o impulsos vagales es bloqueada de manera que no se une al receptor H_2 de la célula parietal. En segundo lugar, la estimulación directa de la célula parietal por la gastrina o la acetilcolina tiene un menor efecto sobre la secreción de ácido cuando está bloqueado el receptor H_2.

La potencia de los cuatro antagonistas del receptor H_2 varía en 50 tantos (cuadro 62-1). Sin embargo, cuando se administran en las dosis habituales de prescripción, todos inhiben en 60 a 70% la secreción total de ácido de 24 h. Los antagonistas H_2 son muy eficaces para inhibir la secreción nocturna de ácido (que depende en gran parte de la histamina), pero tienen un efecto moderado sobre la secreción de ácido estimulada por las comidas (que es estimulada por la gastrina, la acetilcolina y la histamina). Por tanto, se eleva el pH intragástrico nocturno y en ayunas a cifras de 4 a 5 pero es menor el efecto sobre el pH diurno estimulado por las comidas. Las dosis recomendadas para la prescripción no inhiben la secreción de ácido en más de 50% durante 10 h; de ahí que estos fármacos suelen administrarse cada 12 h. En las dosis disponibles en las formulaciones de venta sin receta, la duración de la inhibición de ácido es menor de 6 h.

Aplicaciones clínicas

Los antagonistas del receptor H_2 siguen prescribiéndose pero los inhibidores de la bomba de protones (véase adelante) están reemplazando a los primeros para la mayoría de las indicaciones clínicas. Sin embargo, los preparados de venta sin receta son utilizados bastante por el público.

A. Reflujo gastroesofágico (GERD)

Los pacientes con pirosis o dispepsia infrecuentes (menos de tres veces por semana) pueden tomar antiácidos o antagonistas de los receptores H_2 en forma intermitente. Dado que los antiácidos proporcionan una neutralización rápida de ácido, confieren un alivio sintomático más rápido que los antagonistas de los receptores H_2. Sin embargo, la duración del efecto de los antiácidos es breve (1 a 2 h) en comparación con los antagonistas H_2 (6 a 10 h). Los antagonistas H_2 pueden tomarse en forma profiláctica antes de las comidas para tratar de reducir la probabilidad de que se presente pirosis. La pirosis frecuente se trata mejor con antagonistas de los receptores H_2 cada 12 h (cuadro 62-1) o con inhibidores de la bomba de protones. En los pacientes con esofagitis erosiva (aproximadamente 50% de los individuos con GERD), los antagonistas de los receptores H_2 producen curación en menos de 50% de los casos; de ahí que se prefieran los inhibidores de la bomba de protones por su mayor inhibición de ácido.

B. Úlcera péptica

Los inhibidores de la bomba de protones en gran parte han reemplazado a los antagonistas de los receptores H_2 en el tratamiento de la úlcera péptica aguda. No obstante, todavía se utilizan a veces los antagonistas H_2. La supresión nocturna de ácido por los antagonistas H_2 produce una cicatrización efectiva de la úlcera en la mayoría de los pacientes con úlceras gástricas y duodenales no complicadas. Es

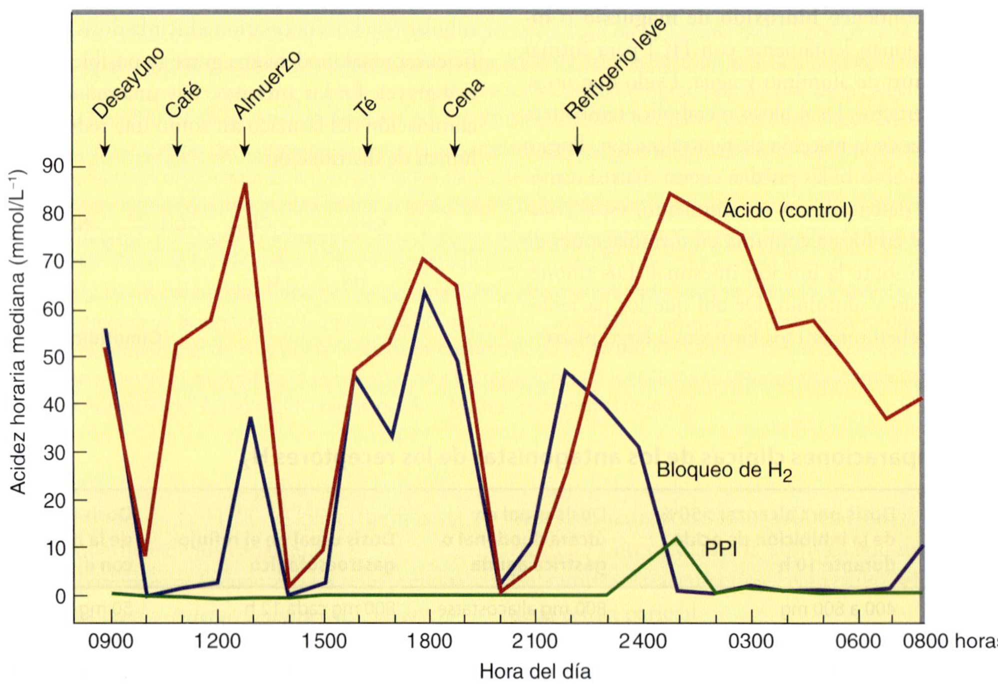

FIGURA 62–2 Acidez intragástrica de 24 h antes del tratamiento (rojo) y después de un mes de tratamiento con ranitidina, 150 mg cada 12 h (azul, antagonitas de H_2) u omeprazol, 20 mg una vez al día (verde, PPI). Obsérvese que los antagonistas del receptor H_2 tienen un intenso efecto sobre la secreción nocturna de ácido pero sólo un efecto moderado sobre la secreción estimulada por las comidas. Los inhibidores de la bomba de protones (PPI) suprimen notablemente la secreción de ácido estimulada por las comidas y la nocturna. (Redibujada de datos publicados en Lanzon-Miller S et al: Twenty-four-hour intragastric acidity and plasma gastrin concentration before and during treatment with either ranitidine or omeprazole. Aliment Pharmacol Ther 1987;1:239.)

por esto que todos los fármacos pueden administrarse una vez al día a la hora de acostarse, lo que conlleva tasas de cicatrización de la úlcera de más de 80 a 90% después de seis a ocho semanas de tratamiento. En los pacientes con úlceras causadas por ácido acetilsalicílico u otros NSAID, éstos deben suspenderse. Si es necesario continuar con los antiinflamatorios no esteroideos por causas clínicas pese a la ulceración activa, se debe administrar un inhibidor de la bomba de protones en vez de un antagonista H_2 para favorecer de manera más fiable la cicatrización de la úlcera. En los sujetos con úlceras pépticas agudas causadas por *H. pylori,* los antagonistas H_2 ya no juegan un papel terapéutico importante. Se debe tratar *H. pylori* con un ciclo de tratamiento de 10 a 14 días que incluya un inhibidor de la bomba de protones y dos antibióticos (véase adelante). Este esquema logra cicatrizar la úlcera y erradicar la infección en más de 90% de los pacientes. En los pocos individuos en quienes no se puede erradicar satisfactoriamente *H. pylori,* se pueden administrar antagonistas H_2 diariamente a la hora de acostarse a la mitad de la dosis terapéutica usual para la úlcera a fin de prevenir la recidiva de las úlceras (p. ej., ranitidina, 150 mg; famotidina, 20 mg).

C. Dispepsia no ulcerosa

Los antagonistas H_2 suelen utilizarse como fármacos de venta sin receta y medicamentos de prescripción para el tratamiento de la dispepsia intermitente no causada por la úlcera péptica. Sin embargo, nunca se ha demostrado de manera convincente la utilidad en comparación con el placebo.

D. Prevención de la hemorragia por gastritis relacionada con el estrés

La hemorragia de importancia clínica por erosiones o úlceras de la porción proximal del tubo digestivo se presenta en 1 a 5% de los pacientes en estado crítico como resultado de alteraciones de los mecanismos de defensa de la mucosa causadas por una perfusión deficiente. La mayoría de los pacientes en estado más crítico tienen una secreción de ácido normal o reducida, pero múltiples estudios han demostrado que los fármacos que aumentan el pH intragástrico (antagonistas H_2 o inhibidores de la bomba de protones) reducen la frecuencia de hemorragia de importancia clínica. Sin embargo, es dudoso por el momento cuál sea el fármaco óptimo. En los pacientes con una sonda nasoentérica o con íleo importante, son preferibles los antagonistas H_2 intravenosos a los inhibidores de la bomba de protones intravenosos en virtud de su eficacia demostrada y menor costo. En general se prefiere la administración intravenosa en goteo continuo de antagonistas H_2 a la administración en bolo dado que logran una elevación más constante y sostenida del pH intragástrico.

Efectos adversos

Los antagonistas H_2 son fármacos muy seguros. Los efectos adversos se presentan en menos de 3% de los pacientes y consisten en diarrea, cefalea, fatiga, mialgias y estreñimiento. Algunos estudios indican que los antagonistas H_2 intravenosos (o inhibidores de la bomba de protones) pueden aumentar el riesgo de neumonía nosocomial en los enfermos en estado crítico.

Con la administración de los antagonistas H_2 por vía intravenosa pueden presentarse cambios del estado mental (confusión, alucinaciones y agitación), sobre todo en los pacientes hospitalizados en la unidad de cuidados intensivos que ya son ancianos o que tienen insuficiencia renal o hepática. Estos efectos adversos pueden ser más frecuentes con la cimetidina. Los cambios del estado mental raras veces se presentan en los pacientes ambulatorios.

La cimetidina inhibe la fijación de dihidrotestosterona a los receptores de estrógenos, inhibe el metabolismo del estradiol y aumenta las concentraciones séricas de prolactina. Cuando se utilizan dosis prolongadas o elevadas, puede causar ginecomastia o impotencia en los hombres y galactorrea en las mujeres. Estos efectos son específicos de la cimetidina y no se presentan con los demás antagonistas H_2.

Aunque no tienen efectos nocivos conocidos sobre el feto, los antagonistas H_2 cruzan la placenta. Por tanto, no deben administrarse a las mujeres embarazadas a menos que sea absolutamente necesario. Los antagonistas H_2 se secretan hacia la leche materna y por ende pueden afectar a los lactantes amamantados.

Los antagonistas H_2 en pocas ocasiones producen displasias sanguíneas. El antagonismo de los receptores H_2 cardiacos puede ser causa de bradicardia, pero esto casi nunca tiene importancia clínica. El goteo intravenoso rápido puede causar bradicardia e hipotensión por el bloqueo de los receptores H_2 cardiacos; por tanto, se deben administrar inyecciones intravenosas en 30 min. Los antagonistas H_2 pocas veces producen alteraciones reversibles en los procesos bioquímicos hepáticos.

Interacciones farmacológicas

La cimetidina interfiere en varias vías importantes del metabolismo de los fármacos por el citocromo P450 del hígado, las catalizadas por CYP1A2, CYP2C9, CYP2D6 y CYP3A4 (cap. 4). De ahí que la semivida de los fármacos metabolizados por estas vías pueden estar prolongadas. La ranitidina se une con avidez de 4 a 10 veces menor que la cimetidina al citocromo P450. Se presenta una interacción insignificante con nizatidina y famotidina.

Los antagonistas H_2 compiten con la creatinina así como con otros fármacos (p. ej., la procainamida) por la secreción tubular renal. Todos estos compuestos con excepción de la famotidina inhiben el metabolismo gástrico de primer paso del etanol, sobre todo en las mujeres. Aunque la importancia de este hecho es tema de controversia, el incremento en la biodisponibilidad de etanol puede originar aumento de las concentraciones sanguíneas de etanol.

INHIBIDORES DE LA BOMBA DE PROTONES

Desde su advenimiento a finales de la década de 1980, estos eficaces inhibidores de ácido han asumido un papel importante en el tratamiento de los trastornos acidopépticos. Los inhibidores de la bomba de protones (PPI, *proton pump inhibitors*) figuran en la actualidad entre los fármacos más ampliamente prescritos en todo el mundo a causa de su notable eficacia y seguridad.

Química y farmacocinética

Se dispone de seis inhibidores de la bomba de protones para uso clínico: **omeprazol**, **esomeprazol**, **lansoprazol**, **dexlansoprazol**, **rabeprazol** y **pantoprazol**. Todos son benzimidazoles sustituidos cuya estructura es parecida a los antagonistas H_2 (fig. 62-3) pero tienen un mecanismo de acción por completo diferente. El omeprazol y lansoprazol son una mezcla racémica de isómeros *R* y *S*. El esomeprazol es el *S*-isómero del omeprazol y dexlansoprazol es el *R*-isómero de lansoprazol. Todos están disponibles en formulaciones orales. El esomeprazol y pantoprazol también están disponibles en formulaciones intravenosas (cuadro 62-2).

Los inhibidores de la bomba de protones se administran como profármacos inactivos. Para proteger el profármaco acidolábil de la destrucción rápida en la luz gástrica, se formulan productos orales

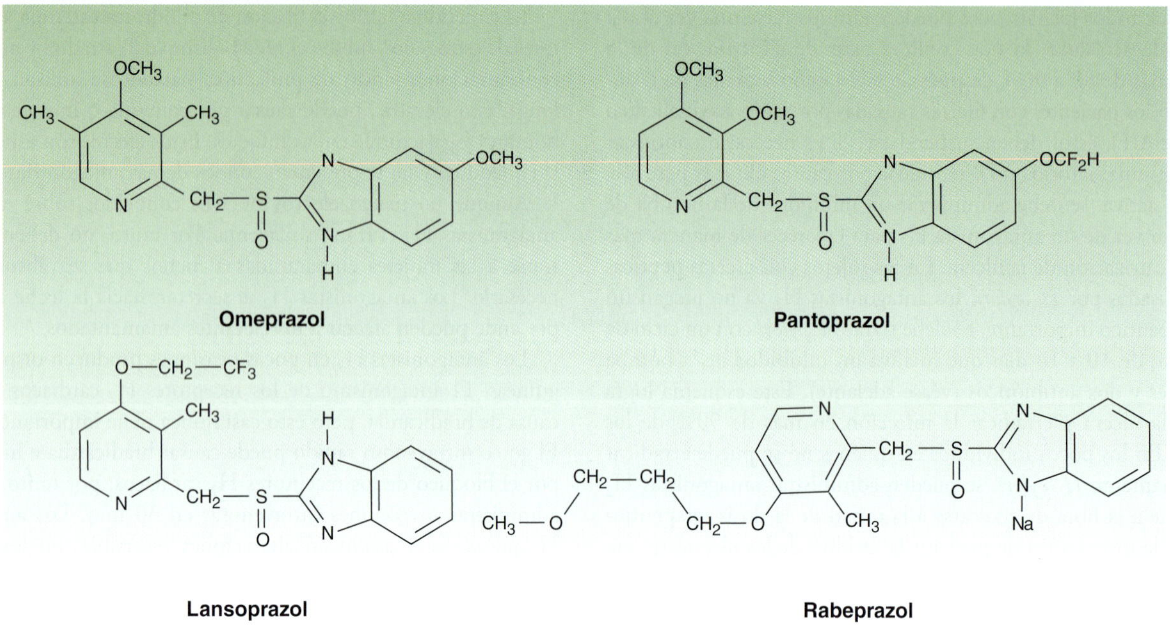

FIGURA 62–3 Estructura molecular de los inhibidores de la bomba de protones: omeprazol, lansoprazol, pantoprazol y la sal sódica del rabeprazol. El omeprazol y el esomeprazol tienen la misma estructura química (véase texto).

para la liberación tardía como cápsulas o comprimidos acidorresistentes con recubierta entérica. Después del paso a través del estómago hacia la luz intestinal alcalina, la recubierta entérica se disuelve y se absorbe el profármaco. En niños o en pacientes con disfagia o sondas de alimentación entérica, las cápsulas (no los comprimidos) pueden abrirse para extraer los microgránulos y mezclarlos con jugos de frutas o alimentos suaves (p. ej., puré de manzana).

El lansoprazol también se comercializa en una formulación de comprimido que se desintegra en la boca, o puede mezclarse con agua y administrarse con una jeringa bucal o una sonda entérica. El omeprazol también se expende como una formulación en polvo que contiene bicarbonato de sodio (1 100 a 1 680 mg de $NaHCO_3$; 304 a 460 mg de sodio) para proteger al fármaco sin cubierta entérica contra la degradación ácida. Cuando se administra con el estómago vacío por vía oral o por sonda entérica, esta suspensión de "liberación inmediata" produce la absorción rápida de omeprazol ($T_{máx}$ <30 min) y el inicio de inhibición de ácido.

Los inhibidores de la bomba de protones son bases débiles lipófilas (pK_a de 4 a 5) y después de la absorción intestinal se difunden con rapidez a través de las membranas lipídicas hacia los compartimientos acidificados (p. ej., el canalículo de la célula parietal). El profármaco experimenta con rapidez protonación dentro del canalículo y se concentra más de 1 000 tantos por la captura de Henderson-Hasselbalch (cap. 1). Ahí, experimenta con rapidez la conversión molecular en la forma activa, un catión de sulfonamida tiofílica reactivo, que forma un enlace covalente de disulfuro con la H^+/K^+ ATPasa, inactivando de manera irreversible a la enzima.

En el cuadro 62-2 se muestra la farmacocinética de los inhibidores de la bomba de protones. El omeprazol de liberación inmediata tiene un inicio más rápido de la inhibición del ácido que otras formulaciones orales. Aunque las diferencias en las características farmacocinéticas pueden afectar a la rapidez del inicio y la duración de la inhibición de ácido en los primeros días de tratamiento, tienen escasa importancia clínica con la administración diaria continuada. La biodisponibilidad de todos los compuestos disminuye aproximadamente 50% con los alimentos; de ahí que se deban administrar los fármacos con el estómago vacío. En ayuno, sólo 10% de las bombas de protones secretan en forma activa ácido y son susceptibles a la inhibición. Los

CUADRO 62–2 Farmacocinética de los inhibidores de la bomba de protones

Fármaco	pK_a	Biodisponibilidad (%)	$t_{1/2}$ (h)	$T_{máx}$ (h)	Dosis usual en la úlcera péptica o en el GERD
Omeprazol	4	40-65	0.5-1.0	1 a 3	20-40 mg cada 24 h
Esomeprazol	4	>80	1.5	1.6	20-40 mg cada 24 h
Lansoprazol	4	>80	1.0-2.0	1.7	30 mg cada 24 h
Dexlansoprazol	4	Datos no disponibles	1.0-2.0	5.0	30-60 mg cada 24 h
Pantoprazol	3.9	77	1.0-1.9	2.5–4.0	40 mg cada 24 h
Rabeprazol	5	52	1.0-2.0	3.1	20 mg cada 24 h

GERD, reflujo gastroesofágico.

inhibidores de la bomba de protones deben administrarse aproximadamente una hora antes de una comida (por lo general el desayuno), de manera que la concentración sérica máxima coincida con la actividad máxima de la supresión de la bomba de protones. Los fármacos tienen una semivida sérica breve de casi 1.5 h, pero la inhibición del ácido persiste hasta por 24 h por la inactivación irreversible de la bomba de protones. Se necesitan por lo menos 18 h para la síntesis de nuevas moléculas de la bomba de H^+/K^+ ATPasa. Dado que no todas las bombas de protones son inactivadas con la primera dosis del medicamento, se requieren hasta tres a cuatro días de medicación diaria para alcanzar el máximo potencial inhibidor de ácido. Así mismo, después de suspender el fármaco, se necesitan tres a cuatro días para restablecer la secreción completa de ácido.

Los inhibidores de la bomba de protones experimentan un proceso de primer paso y metabolismo hepático sistémico rápido y tienen una eliminación renal insignificante. No es necesaria la reducción de la dosis en los pacientes con insuficiencia renal o hepatopatía leve a moderada pero han de considerarse en los que sufren alteraciones hepáticas graves. Aunque existen otras bombas de protones en el organismo, la H^+/K^+ ATPasa al parecer existe únicamente en la célula parietal y tiene una estructura y función que son diferentes a otras enzimas transportadoras de H^+.

Las formulaciones intravenosas de esomeprazol y pantoprazol tienen características similares a las de los fármacos orales. Cuando se administran a un paciente en ayunas, inactivan las bombas de ácido que secretan en forma activa, pero no tienen ningún efecto sobre las bombas en las vesículas inactivas no secretoras. Dado que la semivida de una sola inyección de una formulación intravenosa es breve, la secreción de ácido se restablece varias horas más tarde a medida que las bombas se desplazan desde las tubulovesículas hasta la superficie canalicular. Por consiguiente, para obtener la inhibición máxima durante las primeras 24 a 48 h de tratamiento, se deben administrar formulaciones intravenosas mediante goteo continuo o inyecciones intravenosas repetidas. Aún no se ha establecido la dosificación óptima de los inhibidores intravenosos de la bomba de protones para lograr el bloqueo máximo en los pacientes en ayuno.

Desde una perspectiva farmacocinética, los inhibidores de la bomba de protones son fármacos ideales: tienen una semivida sérica breve, se concentran y se activan cerca de su sitio de acción y la duración de sus efectos es prolongada.

Farmacodinámica

A diferencia de los antagonistas H_2, los inhibidores de la bomba de protones inhiben la secreción en ayuno y estimulada por los alimentos porque bloquean la vía final común de la secreción de ácido, la bomba de protones. En dosis estándar, los inhibidores de la bomba de protones inhiben 90 a 98% de la secreción de ácido de 24 h (fig. 62-2). Cuando se administran en dosis equivalentes, los diferentes fármacos muestran escasa diferencia en la eficacia clínica. En un estudio cruzado de pacientes que recibieron tratamiento a largo plazo con los cinco inhibidores de la bomba de protones, el pH intragástrico medio de 24 h varió desde 3.3 (pantoprazol, 40 mg) hasta 4.0 (esomeprazol, 40 mg) y el número medio de horas que el pH fue mayor de 4 fluctuó entre 10.1 (pantoprazol, 40 mg) y 14.0 (esomeprazol, 40 mg). Aunque dexlansoprazol tiene una fórmula de liberación retardada que resulta en un AUC y un $T_{máx}$ mayores que los de otros inhibidores de la bomba de protones, parece ser comparable con otros agentes en cuanto a su capacidad para suprimir la producción de ácido gástrico. Esto se debe a que la supresión de ácido depende más de la inactivación irreversible de la bomba de protones que la farmacocinética de diferentes agentes.

Aplicaciones clínicas

A. Reflujo gastroesofágico (GERD)

Los inhibidores de la bomba de protones son los fármacos más eficaces para tratar el reflujo no erosivo y erosivo. Las complicaciones esofágicas del reflujo (estenosis péptica o esófago de Barrett) y las manifestaciones extraesofágicas del reflujo. Una dosis cada 24 h proporciona alivio sintomático eficaz y la cicatrización del tejido en 85 a 90% de los pacientes; hasta 15% de los sujetos necesitan dosis cada 12 h.

Los síntomas de GERD recidivan en más de 80% de los pacientes a los seis meses después de suspender el inhibidor de la bomba de protones. En los pacientes con esofagitis erosiva o complicaciones esofágicas, suele ser necesario el tratamiento de mantenimiento diario a largo plazo con un inhibidor de la bomba de protones en dosis máxima o la mitad de la dosis. Muchos pacientes con reflujo gastroesofágico no erosivo pueden tratarse satisfactoriamente con ciclos intermitentes de inhibidores de la bomba de protones o antagonistas H_2 que se toman según sea necesario ("a demanda") para tratar los síntomas recidivantes.

En la actualidad, muchos pacientes con reflujo gastroesofágico sintomático se tratan en forma empírica con medicamentos sin que antes se realice una exploración endoscópica, es decir, sin saber si tienen reflujo erosivo o no erosivo. El tratamiento empírico con inhibidores de la bomba de protones proporciona un alivio sintomático sostenido en 70 a 80% de los casos, en comparación con 50 a 60% para los antagonistas H_2. Por las reducciones de costo recientes, los inhibidores de la bomba de protones se utilizan cada vez más como tratamiento de primera opción en los pacientes con reflujo gastroesofágico sintomático.

La supresión de ácido sostenida con inhibidores de la bomba de protones cada 12 h durante por lo menos tres meses se utiliza para tratar las complicaciones extraesofágicas del reflujo (asma, tos crónica, laringitis y dolor torácico de origen no cardiaco).

B. Úlcera péptica

En comparación con los antagonistas H_2, los inhibidores de la bomba de protones proporcionan un alivio más rápido de los síntomas y una cicatrización más rápida de la úlcera duodenal y, en menor grado, de las úlceras gástricas. Todos los inhibidores de bomba cicatrizan más de 90% de las úlceras duodenales al cabo de cuatro semanas y un porcentaje similar de úlceras gástricas en las primeras seis a ocho semanas.

***1. Úlceras asociadas a* H. pylori.** Para las úlceras asociadas a *H. pylori* hay dos objetivos terapéuticos: cicatrizar las úlceras y erradicar el microorganismo. Los esquemas más eficaces para erradicar *H. pylori* son combinaciones de dos antibióticos y un inhibidor de la bomba de protones. Los inhibidores de la bomba de protones favorecen la erradicación de *H. pylori* a través de varios mecanismos: propiedades antimicrobianas directas (leves) y (al aumentar el pH intragástrico) reducción de las concentraciones inhibitorias mínimas contra *H. pylori*. El mejor esquema de tratamiento consiste en un ciclo de 14 días de "tratamiento triple": un inhibidor de la bomba de protones cada 12 h; claritromicina, 500 mg cada 12 h; y amoxicilina, 1 g cada 12 h, o metronidazol, 500 mg cada 12 h. Después de concluir el tratamiento triple, se debe continuar el inhibidor de la bomba de protones cada 24 h por un total de cuatro a seis semanas para garantizar una cicatrización completa de la úlcera. En tiempos recientes, se ha demostrado que un esquema de tratamiento muy eficaz consiste en 10 días de "tratamiento secuencial" que consta de un inhibidor de la bomba de protones durante los días 1 a 5 cada 12 h más amoxicilina, 1 g cada 12 h, seguido en los días 6 a 10 por otros cinco días más de un inhibidor de la bomba de protones cada 12 h, más claritromicina, 500 mg cada 12 h y tinidazol, 500 mg cada 12 h.

2. Úlceras relacionadas con NSAID. En los pacientes con úlceras causadas por ácido acetilsalicílico u otros antiinflamatorios no esteroideos (NSAID), los antagonistas H_2 o los inhibidores de la bomba de protones producen cicatrización rápida de la úlcera siempre y cuando se suspendan los NSAID; sin embargo, el uso continuado de los NSAID altera la cicatrización de la úlcera. En los pacientes con úlceras provocadas por esta clase de fármacos que necesitan tratamiento continuo con ellos, un esquema de un inhibidor de la bomba de protones cada 12 o cada 24 h favorece de manera más fiable la cicatrización de la úlcera.

La ulceración péptica asintomática sobreviene en 10 a 20% de las personas que toman NSAID con frecuencia y se presentan complicaciones relacionadas con la úlcera (hemorragia, perforación) en 1 a 2% de las personas por año. Los inhibidores de la bomba de protones tomados una vez al día son eficaces para reducir la frecuencia de úlceras y las complicaciones de las úlceras en los pacientes que toman ácido acetilsalicílico u otros NSAID.

3. Prevención de la recidiva de la hemorragia por úlceras pépticas. En los pacientes con hemorragia aguda del tubo digestivo a consecuencia de úlceras pépticas, es mayor el riesgo de recidiva de la hemorragia por úlceras que tienen un vaso visible o un coágulo adherido. La recidiva de la hemorragia en este subgrupo de úlceras de gran riesgo disminuye en grado importante con los inhibidores de la bomba de protones administrados por tres a cinco días mediante un tratamiento oral en dosis altas (p. ej., omeprazol, 40 mg por vía oral cada 12 h) o en goteo intravenoso continuo. Se piensa que un pH intragástrico mayor de 6 puede favorecer la coagulación y la agregación de las plaquetas. Se desconoce cuál es la dosis óptima del inhibidor de la bomba de protones intravenoso que se necesita para lograr y mantener este grado de inhibición casi completa del ácido; sin embargo, suele recomendarse la administración de una dosis inicial (80 mg) seguida de goteo continuo (8 mg/h).

C. Dispepsia no ulcerosa

Los inhibidores de la bomba de protones tienen eficacia moderada para tratar la dispepsia no ulcerosa y confieren beneficio en 10 a 20% más de los pacientes que el placebo. Pese a su empleo para esta indicación, no se ha demostrado de manera concluyente la superioridad con respecto a los antagonistas de los receptores H_2 (o incluso el placebo).

D. Prevención de la hemorragia de la mucosa relacionada con el estrés

Como ya se mencionó (véase Antagonistas de los receptores H_2) se pueden administrar inhibidores de la bomba de protones (por vía oral, por sonda nasogástrica o por goteo intravenoso continuo) para reducir el riesgo de hemorragia de la mucosa relacionada con el estrés clínicamente importante en pacientes en estado crítico. El único inhibidor de la bomba de protones aprobado por la *Food and Drug Administration* (FDA) para esta indicación es una formulación de omeprazol de liberación inmediata por vía oral, que se administra por sonda nasogástrica cada 12 h el primer día y luego una vez al día. En los pacientes con sondas nasoentéricas, se prefiere el omeprazol de liberación inmediata a los antagonistas H_2 intravenosos o a los inhibidores de la bomba de protones por su eficacia equiparable, menor costo y facilidad de administración.

En los enfermos que no tienen sonda nasoentérica o que cursan con íleo importante, se prefieren los antagonistas de los receptores H_2 intravenosos a los inhibidores de la bomba de protones por vía intravenosa por su eficacia demostrada y menor costo. Aunque cada vez se utilizan más inhibidores de la bomba de protones, no hay estudios clínicos controlados que demuestren la eficacia de la dosificación óptima.

E. Carcinoma y otros trastornos de hipersecreción

Los pacientes con gastrinomas aislados se tratan mejor con resección quirúrgica. En los que presentan gastrinomas metastásicos y no susceptibles de resección, la hipersecreción masiva de ácido produce ulceración péptica, esofagitis erosiva y absorción deficiente. Anteriormente, estos pacientes necesitaban vagotomía y dosis muy elevadas de antagonistas de los receptores H_2, lo cual produce una supresión de ácido no óptima. Con los inhibidores de la bomba de protones, se pueden lograr la supresión de ácido excedente en todos los casos. La dosis es graduada para reducir la secreción basal de ácido a menos de 5 a 10 meq/h. Las dosis de omeprazol que suelen utilizarse son 60 a 120 mg/día.

Efectos adversos

A. Generales

Los inhibidores de la bomba de protones son muy seguros. Se han reportado casos de diarrea, cefalea y dolor abdominal en 1 a 5% de los pacientes, aunque la frecuencia de tales efectos adversos sólo es un poco mayor que con el placebo. Se han reportado un mayor número de casos de nefritis intersticial aguda. Los inhibidores de la bomba de protones no tienen efectos teratógenos en modelos animales; sin embargo, no se ha establecido su seguridad durante el embarazo.

B. Nutrición

El ácido es importante para liberar la vitamina B_{12} de los alimentos. La inhibición de la bomba de protones causa reducción leve de la absorción de cianocobalamina oral, durante lo cual puede llevar a concentraciones subnormales de esta vitamina con el tratamiento prolongado. El ácido también promueve la absorción de minerales fijados a alimentos (hierro no hemo, sales insolubles de calcio y magnesio). Algunos estudios de casos testigo han indicado un aumento moderado en el riesgo de fracturas de la cadera en pacientes que toman inhibidores de la bomba de protones a largo plazo en comparación con grupos testigo equiparables. Aunque no está demostrada una relación causal, los inhibidores de la bomba de protones pueden reducir la absorción de calcio o inhibir la función osteoclástica. Mientras se cuenta con más estudios, los pacientes que necesitan inhibidores de la bomba de protones a largo plazo (sobre todo aquellos con factores de riesgo para la osteoporosis) deben someterse a valoración periódica de la densidad ósea y se les proporciona complementos de calcio. Se han documentado casos de grave hipomagnesemia que pone en riesgo la vida con hipocalcemia provocada por inhibidores de la bomba de protones; no obstante, se desconoce el mecanismo de acción.

C. Infecciones respiratorias e intestinales

El ácido gástrico es una barrera importante para la colonización y la infección del estómago e intestino por las bacterias ingeridas. Se detectan aumentos en las concentraciones gástricas de bacterias en pacientes que toman inhibidores de la bomba de protones y se desconoce la importancia clínica de esto. En algunos estudios se ha comunicado mayor riesgo de infecciones respiratorias extrahospitalarias y neumonía nosocomial en pacientes que toman inhibidores de la bomba de protones.

Pacientes bajo tratamiento con inhibidores de la bomba de protones tienen de dos a tres veces más riesgo de adquirir infecciones nosocomiales y comunitarias por *Clostridium difficile*. Asimismo hay mayor probabilidad de contraer otras infecciones intestinales (p. ej., *Salmonella, Shigella, E. Coli* y *Campylobacter*), que deben considerarse especialmente cuando se viaja a países subdesarrollados.

D. Problemas potenciales por aumento de la gastrina sérica

Las concentraciones de gastrina son reguladas por la acidez intragástrica. La supresión de ácido altera la inhibición normal por mecanismo de retroalimentación, de manera que la mediana de las concentraciones séricas de gastrina aumenta 1.5 a 2 tantos en pacientes que toman inhibidores de la bomba de protones. Aunque las concentraciones de gastrina se mantienen dentro de los límites normales en la mayoría de los pacientes, superan los 500 pg/ml (normal, <100 pg/ml) en 3%. Al suspender el fármaco, las concentraciones se normalizan en un lapso de cuatro semanas. El incremento de los niveles de gastrina es capaz de estimular hiperplasia de células parietales y ECL, lo cual puede provocar reincidencia transitoria de hipersecreción de ácido con exacerbación de dispepsia posterior a la suspensión del tratamiento, la cual remite entre dos y cuatro semanas después de la normalización de gastrina y ácido gástrico. En ratas hembras a las que se les administraron inhibidores de la bomba de protones por lapsos prolongados, la hipergastrinemia provocó tumores carcinoides gástricos que se desarrollaron en áreas de hiperplasia de ECL. Aunque los humanos que ingieren inhibidores de la bomba de protones también pueden exhibir hiperplasia de ECL, no se ha documentado la formación de tumores carcinoides. En la actualidad, no se recomienda la vigilancia sistemática de las concentraciones séricas de gastrina en los pacientes que reciben tratamiento prolongado con inhibidores de la bomba de protones.

E. Otros posibles problemas por disminución de la acidez gástrica

En los pacientes infectados con *H. pylori* la supresión de ácido a largo plazo desencadena un aumento de la inflamación crónica en el cuerpo del estómago y disminución de la inflamación en el antro. Se ha planteado la inquietud de que el aumento de la inflamación gástrica pueda acelerar la atrofia de las glándulas gástricas (gastritis atrófica) y la metaplasia intestinal (factores de riesgo conocidos para el adenocarcinoma gástrico). El FDA *Gastrointestinal Advisory Committee* llegó a la conclusión de que no hay datos indicativos de que el tratamiento prolongado con inhibidores de la bomba de protones produzca la clase de gastritis atrófica (gastritis atrófica multifocal) o metaplasia intestinal que se acompañe de mayor riesgo de adenocarcinoma. No se recomiendan las pruebas sistemáticas para *H. pylori* en los pacientes que necesitan tratamiento a largo plazo con inhibidor de la bomba de protones. Este tratamiento se asocia con la aparición de pequeños pólipos benignos de las glándulas del fondo del estómago en un pequeño número de pacientes, los cuales pueden desaparecer después de suspender el fármaco y son de importancia clínica dudosa.

Interacciones farmacológicas

La acidez gástrica reducida puede alterar la absorción de fármacos cuya biodisponibilidad es afectada por la acidez intragástrica, por ejemplo, cetoconazol, itraconazol, digoxina, y atazanavir. Todos los inhibidores de la bomba de protones son metabolizados por los citocromos hepáticos P450, incluidos CYP2C19 y CYP3A4. Dada la corta semivida de los inhibidores de la bomba de protones, son infrecuentes las interacciones farmacológicas que tienen importancia clínica. El omeprazol puede inhibir el metabolismo de warfarina, diazepam y difenilhidantoína. El esomeprazol también disminuye el metabolismo del diazepam. El lanzoprazol puede incrementar la eliminación de la teofilina. El rabeprazol y el pantoprazol no tienen interacciones farmacológicas importantes.

La FDA emitió una advertencia sobre la interacción desfavorable potencialmente significativa entre el clopidogrel e inhibidores de la bomba de protones. El primero es un profármaco que requiere activación por la isoenzima hepática P450 CYP2C19, la cual también está implicada hasta cierto punto en el metabolismo de los inhibidores de la bomba de protones (en particular omeprazol, esomeprazol, lansoprazol y dexlansoprazol). Por consiguiente, dichos medicamentos son capaces de reducir la activación del clopidogrel (y su acción antiplaquetaria) en algunos individuos. Numerosos estudios retrospectivos a gran escala han reportado aumento de la incidencia de eventos cardiovasculares graves en pacientes tratados con clopidogrel y un inhibidor de la bomba de protones. En contraste, tres ensayos prospectivos aleatorizados de menor magnitud no detectaron incremento de riesgo. Considerando que más estudios son necesarios, los inhibidores de la bomba de protones se deben prescribir a sujetos bajo terapia con clopidogrel sólo si tienen riesgo importante de sangrado gastrointestinal o si son necesarios para tratar reflujo gastroesofágico crónico o úlcera péptica, en cuyo caso se prefieren agentes cuya inhibición de CYP2C19 sea mínima (pantoprazol o rabeprazol).

FÁRMACOS PROTECTORES DE LA MUCOSA

La mucosa gastroduodenal ha desarrollado diversos mecanismos de defensa para protegerse contra los efectos del ácido y la pepsina. El moco y las uniones intercelulares estrechas epiteliales restringen la difusión retrógrada de ácido y pepsina. La secreción de bicarbonato epitelial establece un gradiente de pH en la capa de moco en el cual el pH fluctúa entre 7 en la superficie mucosa y 1 a 2 en la luz gástrica. El flujo sanguíneo transporta bicarbonato y nutrimentos vitales a la célula de la superficie. Las zonas de epitelio lesionado son reparadas con rapidez por sustitución, un proceso en el cual la migración de las células desde el cuello de la glándula sella las erosiones pequeñas y restablece la integridad del epitelio. Las prostaglandinas de la mucosa al parecer son importantes para estimular la secreción de moco y bicarbonato así como el flujo sanguíneo de la mucosa. Se dispone de varios compuestos que potencian estos mecanismos de defensa de la mucosa para prevenir y tratar los trastornos acidopépticos.

SUCRALFATO

Química y farmacocinética

El sucralfato es una sal de sacarosa que forma complejos con el hidróxido de aluminio sulfatado. En agua o en soluciones ácidas, forma una pasta viscosa, adherente, que se fija selectivamente a las úlceras o erosiones hasta por 6 h. El sucralfato tiene una solubilidad limitada, descomponiéndose en sulfato de sacarosa (de carga muy negativa) y una sal de aluminio. Menos de 3% del fármaco intacto y del aluminio se absorbe en el tubo digestivo; la parte restante se excreta en las heces.

Farmacodinámica

Diversos efectos útiles se han atribuido al sucralfato pero no se ha esclarecido con exactitud su mecanismo de acción. Se considera que el sulfato de sacarosa de carga negativa se une a las proteínas de carga positiva que están en la base de las úlceras o de la erosión, formando una barrera física que restringe más la lesión cáustica y estimula la secreción de prostaglandinas y bicarbonato por la mucosa.

Aplicaciones clínicas

El sucralfato se administra en una dosis de 1 g cuatro veces al día con el estómago vacío (por lo menos una hora antes de las comidas). En la actualidad, son escasas sus aplicaciones clínicas. El sucralfato (administrado en forma de pasta semilíquida a través de una sonda nasogástrica) reduce la frecuencia de hemorragia de tubo digestivo alto de importancia clínica en los pacientes en estado crítico internados en la unidad de cuidados intensivos, aunque es un poco menos eficaz que los antagonistas H_2 por vía intravenosa. Muchos médicos todavía utilizan el sucralfato para prevenir la hemorragia relacionada con el estrés dadas las inquietudes de que el tratamiento con inhibidores de ácido (antiácidos, antagonistas H_2 e inhibidores de la bomba de protones) pueda aumentar el riesgo de neumonía nosocomial.

Efectos adversos

El sucralfato no se absorbe y prácticamente está desprovisto de efectos adversos generales. El estreñimiento se presenta en 2% de los pacientes y se debe a la sal de aluminio. Dado que se absorbe una pequeña cantidad de aluminio, no debe utilizarse por periodos prolongados en los pacientes con insuficiencia renal.

Interacciones farmacológicas

El sucralfato puede unirse a otros fármacos y alterar su absorción.

ANÁLOGOS DE LAS PROSTAGLANDINAS

Química y farmacocinética

La mucosa del tubo digestivo humano sintetiza diversas prostaglandinas (cap. 18); las principales son las E y F. El **misoprostol**, un análogo metílico de la PGE_1 fue aprobado para el tratamiento de trastornos gastrointestinales. Después de su administración oral se absorbe con rapidez y se metaboliza para formar un ácido libre con actividad metabólica. La semivida sérica es menor de 30 min; por tanto, se debe administrar tres a cuatro veces al día. Se excreta en la orina; sin embargo, no se necesita reducir la dosis en los pacientes con insuficiencia renal.

Farmacodinámica

El misoprostol tiene propiedades inhibidoras de ácido y de protección de la mucosa. Se piensa que estimula la secreción de moco y bicarbonato y mejora el flujo sanguíneo de la mucosa. Además, se une a un receptor de prostaglandina en las células parietales, reduciendo la producción de cAMP estimulada por la histamina y causando inhibición moderada de ácido. Las prostaglandinas tienen otras acciones diversas, como la estimulación de la secreción intestinal de electrólitos y líquidos, la motilidad intestinal y las contracciones uterinas.

Aplicaciones clínicas

Se presenta úlcera péptica en casi 10 a 20% de los pacientes que reciben tratamiento con NSAID a largo plazo (véase antes Inhibidores de la bomba de protones). El misoprostol reduce la frecuencia de úlceras provocadas por los NSAID a menos de 3% y la frecuencia de complicaciones de la úlcera en 50%. Está aprobado para prevenir las úlceras provocadas por los NSAID en pacientes con riesgo elevado; sin embargo, nunca se ha logrado el empleo generalizado de misoprostol a causa de sus efectos adversos frecuentes y la necesidad de múltiples dosis diarias. Como ya se mencionó, los inhibidores de la bomba de protones tienen la misma eficacia y se toleran mejor que el misoprostol para esta indicación. Los NSAID con acción selectiva sobre la ciclooxigenasa 2, que pueden tener menos efectos tóxicos digestivos (cap. 36) constituyen otra opción para los pacientes con riesgo elevado de complicaciones elevadas por los NSAID.

Efectos adversos e interacciones farmacológicas

En 10 a 20% de los pacientes se presentan diarrea y dolor abdominal cólico. Dado que el misoprostol estimula las contracciones uterinas (cap. 18), no debe utilizarse durante el embarazo ni en mujeres en edad fértil, a menos que tengan una prueba de embarazo en sangre negativa y cumplan con las medidas anticonceptivas eficaces. No se han reportado interacciones farmacológicas de importancia.

COMPUESTOS DERIVADOS DE BISMUTO

Química y farmacocinética

Se dispone de dos compuestos de bismuto: **subsalicilato de bismuto**, una formulación de venta sin receta que contiene bismuto y salicilato y el **subcitrato potásico de bismuto.** En Estados Unidos, el subcitrato de bismuto se comercializa sólo como medicamento de prescripción combinado que también contiene metronidazol y tetraciclina para el tratamiento de *H. pylori.* El subsalicilato de bismuto experimenta una rápida disociación en el estómago, lo que permite la absorción de salicilato. Más de 99% del bismuto aparece en las heces. Aunque en grado mínimo, el bismuto se absorbe (<1%); se almacena en muchos tejidos y tiene una excreción renal lenta. El salicilato (al igual que el ácido acetilsalicílico) se absorbe con rapidez y se excreta en la orina.

Farmacodinámica

Se desconocen los mecanismos de acción precisos del bismuto. El bismuto recubre las úlceras y las erosiones y crea una capa protectora contra el ácido y la pepsina. También estimula la secreción de prostaglandina, moco y bicarbonato. El subsalicilato de bismuto reduce la frecuencia de las heces y su fluidez en la diarrea infecciosa aguda, ya que el salicilato inhibe la secreción intestinal de prostaglandinas y de cloruro. El bismuto tiene efectos antimicrobianos directos y se une a las enterotoxinas, lo cual explica su utilidad para prevenir y tratar la diarrea del viajero. Los compuestos de bismuto tienen una actividad antimicrobiana directa contra *H. pylori.*

Aplicaciones clínicas

Pese a la falta de estudios clínicos comparativos, los compuestos de bismuto de venta sin receta (p. ej., productos con salicilato de bismuto y suspensiones de caolín y pectina) son utilizados ampliamente por los pacientes para el tratamiento inespecífico de la dispepsia y la diarrea aguda. También se utiliza el subsalicilato de bismuto para prevenir la diarrea del viajero (30 ml o dos comprimidos cuatro veces al día).

Se utilizan los compuestos de bismuto en esquemas de cuatro fármacos para erradicar la infección por *H. pylori.* Un esquema consiste en un inhibidor de la bomba de protones cada 12 h en combinación con subsalicilato de bismuto (dos comprimidos de 262 mg cada uno), tetraciclina (250 a 500 mg) y metronidazol (500 mg) cuatro veces al día durante 10 a 14 días. Otro esquema consiste en un inhibidor de la bomba de protones cada 12 h en combinación con tres cápsulas de una formulación combinada de un medicamento de prescripción (cada cápsula contiene 140 mg de subcitrato de bismuto, 125 mg de metronidazol y 125 mg de tetraciclina) tomados cuatro veces al día durante 10 días. Aunque estos son esquemas de "tratamiento triple" estándar eficaces (es decir, inhibidor de la bomba de protones, claritromicina y amoxicilina o metronidazol cada 12 h por 14 días) por lo general se prefieren como tratamiento de primera opción por la dosis de cada 12 h y a un mejor cumplimiento por parte del paciente. Suelen utilizarse como tratamientos de segunda opción los esquemas a base de cuatro fármacos que contienen bismuto.

Efectos adversos

Todas las formulaciones de bismuto tienen características de seguridad excelente, el bismuto produce un oscurecimiento inocuo de las heces, lo cual suele confundirse con una hemorragia del tubo digestivo. Las formulaciones líquidas pueden causar oscurecimiento inocuo de la lengua. Los fármacos que contienen bismuto deben utilizarse por periodos breves únicamente y se debe evitar la administración por periodos prolongados en los pacientes con insuficiencia renal. El empleo prolongado de algunos compuestos de bismuto pocas veces produce efectos tóxicos de este último compuesto, lo que ocasiona encefalopatía (ataxia, cefaleas, confusión y convulsiones). Sin embargo, tales efectos tóxicos no se han comunicado con el subsalicilato de bismuto ni con el citrato de bismuto. Las dosis elevadas de subsalicilato de bismuto pueden originar efectos tóxicos del salicilato.

FÁRMACOS QUE ESTIMULAN LA MOTILIDAD DEL TUBO DIGESTIVO

Los fármacos que pueden estimular selectivamente la función motora del intestino (fármacos **procinéticos**) tienen utilidad clínica importante. Los fármacos que incrementan la presión del esfínter esofágico inferior son útiles para el reflujo gastroesofágico. Los fármacos que mejoran el vaciamiento gástrico tienen utilidad en la gastroparesia y para retrasar el vaciamiento gástrico posquirúrgico. Los fármacos que estimulan el intestino delgado son beneficiosos en el íleo posoperatorio o en la seudoobstrucción intestinal crónica. Por último, los que aumentan el tránsito colónico son útiles para tratar constipación intestinal o estreñimiento. Lamentablemente, por el momento sólo se cuenta con un número limitado de este grupo para uso clínico.

FISIOLOGÍA DEL SISTEMA NERVIOSO ENTÉRICO

El sistema nervioso entérico (cap. 6) consta de redes interconectadas de células ganglionares y fibras nerviosas situadas principalmente en la submucosa (plexo submucoso) y entre las capas musculares circular y longitudinal (plexo mientérico). Estas redes emiten fibras nerviosas que conectan con la mucosa y el músculo. Aunque los nervios simpáticos y parasimpáticos extrínsecos se proyectan hacia los plexos submucoso y mioentérico, el sistema nervioso entérico puede regular de manera independiente la motilidad y la secreción del tubo digestivo. Las neuronas aferentes primarias extrínsecas se proyectan a través de los ganglios de la raíz dorsal o del nervio vago hacia el sistema nervioso central (fig. 62-4). La liberación de serotonina (5-HT) por las células enterocromafines (EC, *enterochromaffin*) de la mucosa intestinal estimulan a los receptores 5-HT_3 en los nervios aferentes extrínsecos estimulando la náusea, vómito o el dolor abdominal. La serotonina también estimula a los receptores 5-HT_{1P} de la submucosa de los nervios aferentes primarios intrínsecos (IPAN, *intrinsic primary afferent nerves*), los que contienen péptido relacionado con el gen de la calcitonina (CGRP, *calcitonin gene-related peptide*) y acetilcolina y se proyecta hacia las interneuronas del plexo mientérico. Los receptores 5-HT_4 en las terminales presinápticas de los IPAN al parecer mejoran la liberación de CGRP o acetilcolina. Las interneuronas mientéricas son importantes para controlar el reflejo peristáltico, favorecer la liberación de mediadores excitatorios en la porción proximal y de mediadores inhibitorios en la distal. La motilina puede estimular las neuronas excitatorias o las células musculares en forma directa. La dopamina funciona como un neurotransmisor inhibitorio en el tubo digestivo, disminuyendo la intensidad de las contracciones esofágicas y gástricas.

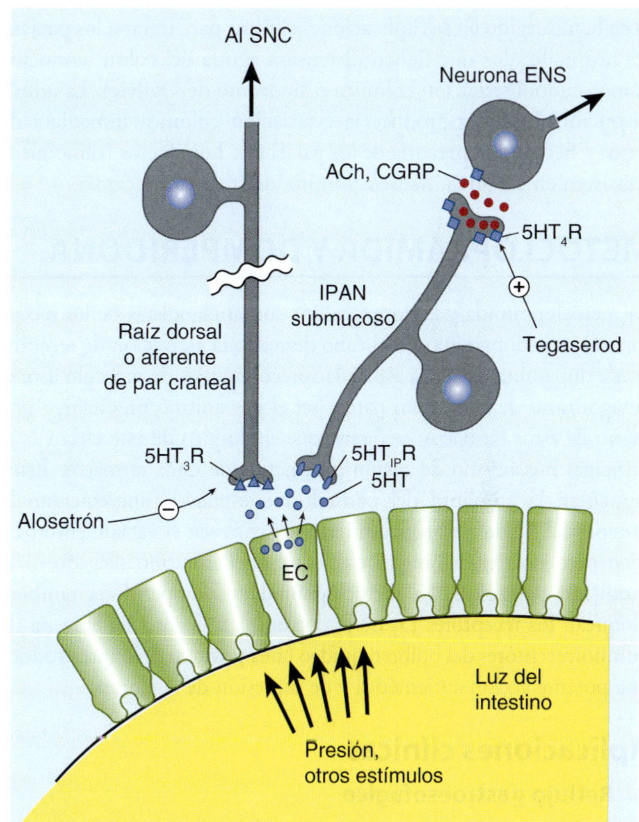

FIGURA 62–4 La liberación de la serotonina (5-HT) por las células enterocromafines (EC) tras la distensión del intestino estimula las neuronas aferentes primarias intrínsecas (IPAN, *intrinsic primary afferent neurons*) de la submucosa a través de los receptores de 5-HT_{1P} y las neuronas aferentes primarias extrínsecas a través de los receptores 5-HT_3 (5-HT_{1P}R, 5-HT_3R). Las IPAN de la submucosa activan a las neuronas entéricas que intervienen en la actividad refleja peristáltica y secretora. La estimulación de los receptores 5-HT_4 (5-HT_4R) en las terminales presinápticas de las IPAN aumenta la liberación de acetilcolina (ACh) y el péptido relacionado con el gen de la calcitonina (CGRP), favoreciendo la actividad refleja. SNC, sistema nervioso central; ENS, sistema nervioso entérico. (Redibujada de Gershon MD: Serotonin and its implication for the management of irritable bowel syndrome. Rev Gastroenterol Dis 2003;3[Supl 2]:S25.)

Aunque existen por lo menos 14 subtipos de receptor de serotonina, el desarrollo de fármacos dirigidos a 5-HT para indicaciones gastrointestinales hasta el momento se ha enfocado a los **antagonistas de los receptores 5-HT$_3$** y los **agonistas de los receptores 5-HT$_4$**, los cuales tienen efecto sobre la motilidad del tubo digestivo y la sensibilidad aferente visceral y se describen bajo el apartado de los fármacos utilizados para el tratamiento del síndrome de colon irritable y fármacos antieméticos. En los capítulos 16, 29 y 30 se describen otros fármacos que ejercen la acción sobre los receptores 5-HT.

FÁRMACOS COLINOMIMÉTICOS

Los agonistas colinomiméticos como el betanecol estimulan los receptores M$_3$ muscarínicos sobre las células musculares y en las sinapsis del plexo mientérico (cap. 7). El betanecol se utilizó para tratar el reflujo gastroesofágico y la gastroparesia. Por sus múltiples efectos colinérgicos y el advenimiento de fármacos menos tóxicos, en la actualidad pocas veces se utiliza. La neostigmina es un inhibidor de la acetilcolinesterasa que puede aumentar el vaciamiento gástrico, del intestino delgado y colónico. La neostigmina intravenosa ha resurgido en sus aplicaciones clínicas para tratar a los pacientes hospitalizados que tienen distensión aguda del colon (conocida como seudoobstrucción colónica o síndrome de Ogilvie). La administración de 2 mg produce la evacuación colónica inmediata de flatos y heces en la mayoría de los pacientes. Los efectos colinérgicos consisten en sialorrea, náusea, vómito, diarrea y bradicardia.

METOCLOPRAMIDA Y DOMPERIDONA

La metoclopramida y la domperidona son antagonistas de los receptores D$_2$ a la dopamina. En el tubo disgetivo la activación de receptores de dopamina inhibe la estimulación colinérgica de músculo liso; el antagonismo de este efecto parece ser el mecanismo procinético primario de estos fármacos; se piensa que el bloqueo de este efecto es el principal mecanismo de acción procinético de estos fármacos. Éstos aumentan la amplitud del peristaltismo esofágico, incrementan la presión del esfínter esofágico inferior y favorecen el vaciamiento gástrico pero no tienen ningún efecto sobre el intestino delgado ni la motilidad del colon. La metoclopramida y domperidona también bloquean los receptores D$_2$ de la dopamina y la zona emetógena de quimiorreceptores del bulbo raquídeo (área postrema), lo que produce una potente acción antiemética y de supresión de la náusea.

Aplicaciones clínicas

A. Reflujo gastroesofágico

La metoclopramida se comercializa para uso clínico en Estados Unidos; la domperidona está disponible en muchos otros países. Estos fármacos a veces se utilizan para tratar el reflujo gastroesofágico sintomático pero no son eficaces en los pacientes con esofagitis erosiva. Dada la eficacia y la seguridad superiores de los fármacos antisecretores en el tratamiento de la pirosis, se utilizan los compuestos procinéticos principalmente en combinación con los fármacos antisecretores en los pacientes con regurgitación o pirosis resistente al tratamiento.

B. Alteraciones del vaciamiento gástrico

Estos fármacos se utilizan ampliamente en el tratamiento de los pacientes con retardo del vaciamiento gástrico a consecuencia de trastornos posoperatorios (vagotomía y antrectomía) y gastroparesia diabética. A veces se administra metoclopramida en los pacientes hospitalizados para favorecer el avance de las sondas de alimentación nasointestinal desde el estómago hasta el duodeno.

C. Dispepsia no ulcerosa

Estos fármacos logran una mejoría sintomática en un pequeño número de pacientes con dispepsia crónica.

D. Prevención del vómito

Dada su potente acción antiemética, se utilizan la metoclopramida y domperidona para prevenir y tratar el vómito.

E. Estimulación de la lactancia en el puerperio

A veces se recomienda la domperidona para favorecer la lactancia en el puerperio (véase también Efectos adversos).

Efectos adversos

Los efectos adversos más frecuentes de la metoclopramida afectan al sistema nervioso central. En 10 a 20% de los pacientes, sobre todo ancianos, se presenta inquietud, somnolencia, insomnio, ansiedad y agitación. Los efectos extrapiramidales (distonía, acatisia, manifestaciones parkinsonianas) por bloqueo de receptores centrales de dopamina se presentan en forma aguda en 25% de los pacientes que reciben dosis elevadas y en 5% de los que se someten a tratamiento a largo plazo. La discinesia tardía, a veces irreversible, se ha presentado en enfermos tratados por periodos prolongados con metoclopramida. Por este motivo, se debe evitar el uso a largo plazo a menos que sea absolutamente necesario, sobre todo en los ancianos. La elevación de las concentraciones de prolactina (causada por la metoclopramida y por la domperidona) puede producir galactorrea, ginecomastia, impotencia y trastornos menstruales.

La domperidona es muy bien tolerada, puesto que no atraviesa la barrera hematoencefálica en grado importante, son infrecuentes los efectos neuropsiquiátricos y extrapiramidales.

MACRÓLIDOS

Los antibióticos macrólidos como la **eritromicina** estimulan directamente a los receptores de motilina en el músculo liso del tubo digestivo y favorecen el inicio del complejo motor migratorio. La eritromicina intravenosa (3 mg/kg) es útil en algunos pacientes con gastroparesia; sin embargo, sobreviene tolerancia con rapidez. Se puede utilizar en las pacientes con hemorragia aguda del tubo digestivo alto para facilitar el vaciamiento gástrico de la sangre antes de la exploración endoscópica.

■ LAXANTES

La mayoría de las personas no necesitan laxantes; sin embargo, un gran segmento de la población consume estos fármacos sin prescripción médica. En la mayoría de las personas, es mejor prevenir el estreñimiento intermitente con una dieta rica en fibra, consumo adecuado de líquidos, ejercicio con regularidad y no posponer el acto de la defecación cuando es necesario. Los pacientes que no responden a modificaciones de la alimentación o a los complementos de fibra deben someterse a valoración médica antes de comenzar el tratamiento con laxantes a largo plazo. Los laxantes pueden clasificarse según su principal mecanismo de acción, pero muchos operan a través de más de uno.

LAXANTES FORMADORES DE MASA

Los laxantes formadores de masa son coloides hidrófilos indigeribles que absorben agua, formando un gel voluminoso y emoliente que distiende el colon y favorece el peristaltismo. Son preparados usuales los productos vegetales naturales (**psilio** y **metilcelulosa**) y las fibras sintéticas (**policarbófilo**). La digestión bacteriana de las fibras vegetales en la luz del colon puede desencadenar meteorismo y formación de flatos.

COMPUESTOS TENSIOACTIVOS DE LAS HECES (REBLANDECEDORES)

Estos fármacos reblandecen las heces permitiendo la penetración de agua y lípidos. Se pueden administrar por vía oral o rectal. Son fármacos de uso común el **docusato** (oral o enema) y los **supositorios de glicerina**. En los pacientes hospitalizados, suele prescribirse el docusato para prevenir el estreñimiento y minimizar el pujo. El **aceite mineral** es un aceite claro y viscoso que lubrica las heces, retrasando la absorción de agua de las mismas. Se utiliza para prevenir y tratar la retención fecal en los niños pequeños y en adultos debilitados. No es de buen sabor pero puede mezclarse con jugos. La broncoaspiración puede producir una neumonitis lipídica grave. El empleo a largo plazo puede alterar la absorción de las vitaminas liposolubles (A, D, E K).

LAXANTES OSMÓTICOS

El colon no puede concentrar ni diluir el líquido fecal: el agua fecal es isotónica en todo el colon. Los laxantes osmóticos son compuestos solubles pero no absorbibles que producen una mayor fluidez de las heces por un aumento obligado del líquido fecal.

Carbohidratos o sales no absorbibles

Estos fármacos se pueden utilizar para el tratamiento del estreñimiento agudo o la prevención del estreñimiento crónico. El **hidróxido de magnesio (leche de magnesia)** es un laxante osmótico de uso frecuente. No se debe utilizar por periodos prolongados en los pacientes con insuficiencia renal por el riesgo de hipermagnesemia. El **sorbitol** y la **lactulosa** son carbohidratos no absorbibles que pueden utilizarse para prevenir o tratar el estreñimiento crónico. Estos carbohidratos son metabolizados por las bacterias colónicas y producen flatos y cólicos intensos.

Las dosis elevadas de fármacos con actividad osmótica producen una evacuación intestinal rápida (purga) al cabo de 1 a 3 h. El desplazamiento rápido del agua hacia el segmento distal del intestino delgado y el colon da por resultado un gran volumen de heces líquidas que van seguidas de un alivio rápido del estreñimiento. Los purgantes de uso más frecuente son **citrato de magnesio** y **fosfato de sodio**. El fosfato de sodio se comercializa como una formulación líquida de venta sin receta y en forma de comprimidos de venta con prescripción. Cuando se toman estos compuestos, es muy importante que los pacientes mantengan una hidratación adecuada ingiriendo mayores cantidades de líquido por vía oral para compensar la pérdida de líquido fecal. El fosfato de sodio a menudo produce hiperfosfatemia, hipocalcemia, hipernatremia e hipopotasemia. Aunque estas alteraciones electrolíticas no son de importancia clínica en la mayor parte de los casos, pueden desencadenar arritmias cardiacas o insuficiencia renal aguda a causa del depósito del fosfato de calcio en los túbulos (nefrocalcinosis). No se deben utilizar preparados de fosfato de sodio en los pacientes débiles o ancianos, en los que tienen insuficiencia renal o cardiopatías importantes o en los que no pueden mantener una hidratación adecuada durante la preparación intestinal.

Polietilenglicol equilibrado

Las soluciones para lavado que contienen **polietilenglicol** (PEG, *polyethylene glycol*) se utilizan para la limpieza colónica completa antes de procedimientos endoscópicos en el tubo digestivo. Estas soluciones isotónicas equilibradas contienen un carbohidrato con actividad osmótica, inerte y no absorbible (PEG) con sulfato de sodio, cloruro de sodio, bicarbonato de sodio y cloruro de potasio. La solución está preparada de tal manera que no ocurren desplazamientos importantes de líquido intravascular o de electrólitos. Por tanto, son seguros en todos los pacientes. Se debe ingerir la solución con rapidez (2 a 4 litros en 2 a 4 h) para favorecer la limpieza del intestino. Para el tratamiento o la prevención del estreñimiento crónico, dosis más pequeñas de polvo de PEG se pueden mezclar con agua o jugos (17 g/235 ml) e ingerirse diariamente. A diferencia del sorbitol o la lactulosa, el PEG no produce cólicos importantes ni flatos.

LAXANTES ESTIMULANTES

Los laxantes estimulantes (catárticos) desencadenan evacuaciones mediante diversos mecanismos no bien dilucidados, los que consisten en la estimulación directa del sistema nervioso entérico y la secreción colónica de electrólitos y líquidos. Se ha externado la preocupación de que el empleo de catárticos a largo plazo pueda ocasionar dependencia y destrucción del plexo mientérico y dar por resultado atonía y dilatación del colon. Investigaciones más recientes indican que el uso a largo plazo de este fármaco probablemente es seguro en la mayoría de los pacientes. Pueden necesitarse catárticos en forma prolongada, sobre todo en los enfermos con alteraciones neurológicas y en los pacientes confinados a la cama en centros de cuidados a largo plazo.

Derivados de la antraquinona

El **aloe**, **senna**, y la **cáscara** se encuentran naturalmente en las plantas. Estos laxantes no se absorben bien y después de la hidrólisis en el colon, producen una evacuación intestinal en un lapso de 6 a 12 h cuando se administran por vía oral y al cabo de 2 h cuando se aplican por vía rectal. El empleo crónico origina una pigmentación parda característica del colon que se conoce como "melanosis colónica". Se ha externado la inquietud de que estos fármacos puedan ser carcinógenos, pero los estudios epidemiológicos no señalan una relación con el cáncer colorrectal.

Derivados de difenilmetano

El bisacodilo se comercializa en formulaciones de comprimidos y supositorios para tratar el estreñimiento agudo y crónico. También se utiliza junto con las soluciones de PEG para la limpieza del colon antes de la exploración colonoscópica. Desencadena una evacuación intestinal al cabo de 6 a 10 h cuando se administra por vía oral y a los 30 a 60 min cuando se aplica por vía rectal. Tiene absorción mínima hacia la circulación general y al parecer es seguro de utilizarse tanto en forma aguda como a largo plazo. La fenolftaleína es otro fármaco de esta clase que se retiró del comercio a causa de las preocupaciones sobre la posible cardiotoxicidad.

ACTIVADOR DE LOS CONDUCTOS DEL CLORURO

La **lubiprostona** es un derivado del ácido prostanoico autorizado para utilizarse en el estreñimiento crónico y el síndrome de colon irritable (IBS, *irritable bowel syndrome*) con predominio del estreñimiento. Su acción es a través de la estimulación de los conductos de cloruro de tipo 2 (ClC-2, *type 2 chloride channels*) en el intestino delgado. Esto incrementa la secreción de líquido rico en cloruro hacia el intestino, lo cual estimula la motilidad intestinal y abrevia el tiempo de tránsito intestinal. Más de 50% de los pacientes experimentan una evacuación intestinal al cabo de 24 h de tomar una dosis. Al parecer, no disminuye la eficacia con el tratamiento a largo plazo. Después de suspender el fármaco, puede aparecer de nuevo estreñimiento de una gravedad similar a la previa al tratamiento. La lubiprostona tiene una absorción sistémica mínima pero se designa bajo la categoría C durante el embarazo por el incremento en la muerte de fetos de cobayos. La lubiprostona puede producir náusea hasta en 30% de los pacientes a consecuencia del retraso del vaciamiento gástrico.

ANTAGONISTAS DE RECEPTORES DE OPIOIDES

El tratamiento agudo y crónico con opioides puede causar estreñimiento al disminuir la motilidad intestinal, lo que produce tiempo de tránsito prolongado y aumento de la absorción del agua fecal (cap. 31). El empleo de opioides después de cirugía para tratar el dolor al igual que los opioides endógenos puede prolongar la duración del íleo posoperatorio. Estos efectos son mediados principalmente por receptores de opioides mu (μ) intestinales. Se comercializan dos antagonistas selectivos de los receptores de opioides μ: el bromuro de **metilnaltrexona** y el **alvimopán**. Puesto que estos fármacos no cruzan fácilmente la barrera hematoencefálica, inhiben los receptores opioides μ periféricos sin afectar a los efectos analgésicos ejercidos sobre el sistema nervioso central. La metilnaltrexona se aprobó para el tratamiento del estreñimiento provocado por los opioides en pacientes que reciben cuidados paliativos por enfermedades avanzadas y que han tenido una respuesta inadecuada a otros fármacos. Se administra como inyección subcutánea (0.15 mg/kg) cada dos días. El alvimopán está aprobado para utilizarse a corto plazo a fin de abreviar la duración del íleo posoperatorio en los pacientes hospitalizados que se han sometido a resección del intestino delgado o colon. El alvimopán (cápsula de 12 mg) se administra por vía oral 5 h antes de la intervención quirúrgica y cada 12 h después de la misma hasta que se haya restablecido la función intestinal, pero no por más de siete días. En virtud de los posibles efectos secundarios de tipo cardiovascular, en la actualidad el alvimopán se limita al empleo a corto plazo únicamente en los pacientes hospitalizados.

AGONISTAS DEL RECEPTOR 5-HT_4 DE LA SEROTONINA

La estimulación de los receptores 5-HT_4 en la terminal presináptica de los nervios aferentes primarios intrínsecos de la submucosa aumenta la liberación de sus neurotransmisores, entre ellos, el péptido relacionado con el gen de la calcitonina, que estimula las neuronas entéricas de segundo orden y favorece el reflejo peristáltico (fig. 62-4). Estas neuronas entéricas estimulan la contracción de la porción proximal del intestino (a través de la acetilcolina y la sustancia P) y la relajación del segmento distal del intestino (a través del óxido nítrico y el péptido intestinal vasoactivo).

El **tegaserod** es un agonista parcial de 5-HT_4 de la serotonina que tiene una gran afinidad por los receptores 5-HT_4 pero ninguna unión apreciable a los receptores 5-HT_3 o de dopamina. El tegaserod fue utilizado para tratar a los pacientes con estreñimiento crónico y e IBS con estreñimiento predominante. Aunque el tegaserod en un principio parecía en extremo seguro, fue retirado del comercio en 2007 a causa de una mayor frecuencia de efectos adversos graves de tipo cardiovascular. Estos efectos adversos se han atribuido a la inhibición del receptor 5-HT_{1B}. Otro agonista parcial de los receptores 5-HT_4, la **cisaprida**, que también se acompañó de una mayor frecuencia de efectos cardiovasculares atribuida a la inhibición de los conductos del potasio cardiacos por el gen hERG (*human ether-a-go-go-related gene*), lo que producía una prolongación del QT_c en algunos pacientes.

La **prucaloprida** es un agonista de los receptores 5-HT_4 disponible en Europa (pero no en Estados Unidos) para el tratamiento de estreñimiento crónico en mujeres. A diferencia de la cisaprida y tegaserod, no parece tener afinidades importantes por los conductos de hERG o 5-HT_{1B}. En un estudio clínico reciente de 12 semanas en pacientes con estreñimiento crónico grave, se encontró un incremento importante en las evacuaciones intestinales en comparación con el placebo. La eficacia y la seguridad a largo plazo de este fármaco necesitan estudio adicional.

AGONISTAS DE LA CICLASA DE GUANILATO

La linaclotida es un péptido de 14-aminoácidos de absorción limitada que se une al receptor de ciclasa de guanilato C en la superficie luminal de enterocitos intestinales, activando el conducto de conductancia transmembrana en la fibrosis quística y estimulando la secreción de fluido intestinal. Resultados preliminares de ensayos clínicos en fase tres confirman su eficacia en pacientes con estreñimiento crónico. Se prevén estudios próximos.

■ ANTIDIARREICOS

Los fármacos antidiarreicos se pueden utilizar sin riesgo en pacientes con diarrea aguda leve a moderada. Sin embargo, estos compuestos no deben utilizarse en los enfermos con diarrea sanguinolenta, fiebre elevada o manifestaciones sistémicas por el riesgo de que se agrave el trastorno subyacente. Se deben suspender en los enfermos cuya diarrea se agrava pese al tratamiento. También se utilizan los antidiarreicos para controlar la diarrea crónica causada por trastornos como síndrome de colon irritable (IBS, *irritable bowel syndrome*) o enfermedad intestinal inflamatoria (IBD, *inflammatory bowel disease*).

AGONISTAS DE OPIOIDES

Según se indicó antes, los opioides tienen al estreñimiento como un efecto secundario de importancia (cap. 31). Aumentan la actividad segmentaria fásica del colon mediante la inhibición de los nervios colinérgicos presinápticos en los plexos submucoso y mientérico y dan lugar a un aumento del tiempo de tránsito colónico y absorción de agua fecal. También disminuyen los movimientos colónicos masivos y el reflejo gastrocólico. Si bien todos los opioides tienen efectos antidiarreicos, los efectos sobre el sistema nervioso central y el potencial de dependencia limitan la utilidad de la mayor parte de los compuestos de este grupo.

La **loperamida** es un agonista opioide de venta sin receta que no cruza la barrera hematoencefálica y no tiene propiedades analgésicas ni riesgo de dependencia. No se ha comunicado la aparición de tolerancia a largo plazo. Suele administrarse en dosis de 2 mg una a cuatro veces al día. El **difenoxilato** es un agonista de opioide de venta con prescripción que no tiene propiedades analgésicas en las dosis estándar. Sin embargo, las dosis más elevadas tienen efectos sobre el sistema nervioso central y su uso prolongado puede desencadenar una dependencia al opioide. Los preparados comerciales suelen contener pequeñas cantidades de atropina para desalentar la sobredosis (2.5 mg de difenoxilato con 0.025 mg de atropina). Las propiedades anticolinérgicas de la atropina contribuyen a la acción antidiarreica.

COMPUESTOS DE BISMUTO COLOIDAL

Véase en el texto previo el apartado sobre Fármacos protectores de la mucosa.

RESINAS FIJADORAS DE SALES BILIARES

Las sales biliares conjugadas normalmente se absorben en la porción terminal del íleon. Las enfermedades del íleon terminal (p. ej., la enfermedad de Crohn) o la resección quirúrgica desencadenan la absorción deficiente de sales biliares, las cuales pueden causar diarrea secretora colónica. Las resinas fijadoras de sales biliares **colestiramina**, **colestipol** o **colesevelam** disminuyen la diarrea causada por el exceso de ácidos biliares fecales (cap. 35). Estos productos se comercializan en diversas formulaciones de polvos y pastillas que pueden tomarse una a tres veces al día antes de las comidas. Los efectos adversos consisten en meteorismo, flatulencia, estreñimiento y retención fecal. En los pacientes con disminución de la reserva común de ácidos biliares circulantes, la eliminación adicional de los ácidos biliares puede exacerbar la absorción deficiente de grasas. La colestiramina y el colestipol se unen a diversos fármacos y reducen su absorción; por ello no deben administrarse en las primeras 2 h después de los otros fármacos. El colesevelam no parece tener efectos importantes sobre la absorción de otros fármacos.

OCTREÓTIDO

La **somatostatina** es un péptido de 14 aminoácidos que es liberado en el tubo digestivo y el páncreas por las células paracrinas, las células D y los nervios entéricos al igual que por el hipotálamo (cap. 37). La somatostatina es un péptido regulador clave que tiene muchos efectos fisiológicos; a saber:

1. Inhibe la secreción de múltiples hormonas y transmisores, entre ellos, gastrina, colecistocinina, glucagon, hormona de crecimiento, insulina, secretina, polipéptido pancreático, péptido intestinal vasoactivo y 5-HT.
2. Reduce la secreción pancreática y de líquido intestinal.
3. Reduce la motilidad gastrointestinal e inhibe la contracción de la vesícula biliar.
4. Disminución del flujo sanguíneo portal y esplácnico.
5. Inhibe la secreción de algunas hormonas por la adenohipófisis (pituitaria anterior).

La utilidad clínica de la somatostatina está limitada por su corta semivida en la circulación (3 min) cuando se administra en inyección intravenosa. El **octreótido** es un octapéptido sintético con acciones similares a la somatostatina. Cuando se administra por vía intravenosa, tiene una semivida sérica de 1.5 h. También se administra por inyección subcutánea, lo que produce una duración de efecto de 6 a 12 h. Se dispone de una formulación de acción más prolongada para la inyección intramuscular una vez al mes.

Aplicaciones clínicas

A. Inhibición de los efectos de tumores endocrinos

Dos tumores neuroendocrinos del tubo digestivo (carcinoide y VIPoma) producen diarrea secretora y síntomas generales como rubefacción y sibilancias. En los pacientes con tumores sintomáticos avanzados que no se pueden extirpar por completo mediante cirugía, el octreótido disminuye la diarrea secretoria y los síntomas generales al inhibir la secreción hormonal y puede lentificar la evolución del tumor.

B. Otras causas de diarrea

El octreótido inhibe la secreción intestinal y tiene efectos sobre la motilidad intestinal que están relacionados con la dosis. En dosis bajas (50 µg por vía subcutánea), estimula la motilidad, en tanto que en dosis más elevadas (p. ej., 100 a 250 µg por vía subcutánea) inhibe la motilidad. El octreótido es eficaz en dosis más elevadas para tratar la diarrea secundaria a vagotomía o síndrome de vaciamiento rápido lo mismo que la diarrea causada por el síndrome de intestino corto o por sida. Se ha utilizado el octreótido en dosis bajas (50 µg por vía subcutánea) para estimular la motilidad del intestino delgado en los pacientes con proliferación bacteriana del intestino delgado o seudoobstrucción intestinal consecutiva a esclerodermia.

C. Otros usos

Dado que inhibe la secreción pancreática, el octreótido es de utilidad en los pacientes con fístula pancreática. La utilidad del octreótido en el tratamiento de los tumores de la hipófisis (p. ej., acromegalia) se describe en el capítulo 37. A veces se utiliza el octreótido en pacientes con hemorragia del tubo digestivo (véase más adelante).

Efectos adversos

Las alteraciones de la secreción pancreática pueden causar esteatorrea, lo cual da lugar a deficiencia de vitaminas liposolubles. Los trastornos de la motilidad gastrointestinal causan náusea, dolor abdominal, flatulencia y diarrea. Dada la inhibición de la contractilidad de la vesícula biliar y las alteraciones de la absorción de los lípidos, el empleo de octreótido a largo plazo puede causar formación de lodo biliar o cálculos biliares en más de 50% de los pacientes, lo que raras veces da por resultado la aparición de colecistitis aguda. Como el octreótido modifica el equilibrio entre insulina, glucagon y hormona de crecimiento, puede presentarse hiperglucemia o, con menos frecuencia, hipoglucemia (por lo general leve). El tratamiento prolongado con octreótido puede desencadenar hipotiroidismo. El octreótido también causa bradicardia.

FÁRMACOS UTILIZADOS EN EL TRATAMIENTO DEL SÍNDROME DE COLON IRRITABLE

El IBS es un trastorno idiopático, crónico y recidivante que se caracteriza por molestias abdominales (dolor, meteorismo, distensión o cólicos) que se acompañan de alteraciones en el hábito intestinal (diarrea, estreñimiento, o ambos). En los episodios de dolor o molestias abdominales, los pacientes notan un cambio en la frecuencia o la consistencia de sus evacuaciones.

El tratamiento farmacológico del IBS tiene por objeto aliviar el dolor y la molestia abdominal y mejorar la función intestinal. En los pacientes con diarrea predominante, los compuestos antidiarreicos, sobre todo la loperamida, son útiles para reducir la frecuencia de las evacuaciones y la sensación de urgencia para defecar. En los enfermos con estreñimiento predominante, los complementos de fibra permiten reblandecer las heces y disminuir el pujo; sin embargo, el aumento de la producción de gases puede exacerbar el meteorismo y la molestia abdominal. En consecuencia, suelen utilizarse laxantes osmóticos, sobre todo leche de magnesia, para reblandecer las heces y favorecer las evacuaciones con una mayor frecuencia.

En el dolor abdominal crónico, al parecer son útiles las dosis bajas de antidepresivos tricíclicos (p. ej., amitriptilina o desipramina, 10 a 50 mg/día) (cap. 30). En estas dosis, estos fármacos no tienen ningún efecto sobre el estado anímico pero pueden alterar el procesamiento central de la información aferente visceral. Las propiedades anticolinérgicas de estos fármacos también tienen un efecto sobre la motilidad y la secreción del tubo digestivo, disminuyendo la frecuencia y la consistencia de las evacuaciones. Por último, los antidepresivos tricíclicos pueden alterar los receptores para los neurotransmisores entéricos como la serotonina, afectando así a la sensación aferente visceral.

Se dispone de otros fármacos diversos concebidos específicamente para tratar el IBS.

ANTIESPASMÓDICOS (ANTICOLINÉRGICOS)

Algunos fármacos se promueven para fomentar el alivio del dolor o de las molestias abdominales a través de sus acciones antiespasmódicas. Sin embargo, no se ha observado que el espasmo del intestino delgado o del colon sea una causa importante de los síntomas en los pacientes con IBS. Los antiespasmódicos funcionan principalmente a través de sus actividades anticolinérgicas. Los fármacos de esta clase que suelen prescribirse son **diciclomina** e **hiosciamina** (cap. 8). Estos fármacos inhiben a los receptores colinérgicos muscarínicos presentes en el plexo entérico del músculo liso. Nunca se ha demostrado de manera convincente la eficacia de los antiespasmódicos para aliviar los síntomas abdominales. En dosis bajas, tienen efectos autonómicos mínimos. Sin embargo, en dosis altas producen efectos anticolinérgicos adicionales importantes, entre ellos sequedad de la boca, alteraciones visuales, retención urinaria y estreñimiento. Por estos motivos, pocas veces se utilizan los antiespasmódicos.

ANTAGONISTAS DE RECEPTOR 5-HT$_3$ DE LA SEROTONINA

Los receptores 5-HT$_3$ que se encuentran en el tubo digestivo activan la sensación del dolor aferente visceral a través de las neuronas sensoriales extrínsecas desde el intestino hasta la médula espinal y el sistema nervioso central. La inhibición de los receptores 5-HT$_3$ de las aferentes del tubo digestivo inhibe la sensación aferente visceral desagradable, lo que comprende náusea, meteorismo y dolor abdominal. El bloqueo de los receptores 5-HT$_3$ centrales también disminuye la respuesta central a la estimulación aferente visceral. Además, el bloqueo del receptor 5-HT$_3$ en las terminales de las neuronas colinérgicas entéricas inhibe la motilidad colónica, sobre todo del hemicolon izquierdo, aumentando el tiempo de tránsito colónico total.

El **alosetrón** es un antagonista del receptor 5-HT$_3$ que se ha aprobado para el tratamiento de los pacientes con IBS grave con diarrea (fig. 62-5). Se han autorizado otros cuatro antagonistas de 5-HT$_3$ (ondansetrón, granisetrón, dolasetrón y palonosetrón) para la prevención y el tratamiento de náusea y vómito (véase Fármacos antieméticos). Sin embargo, no se ha establecido su eficacia en el IBS. No se han estudiado bien las diferencias entre estos antagonistas del receptor 5-HT$_3$ que determinan sus efectos farmacodinámicos.

Farmacocinética y farmacodinámica

El alosetrón es un antagonista selectivo muy potente del receptor 5-HT$_3$. Se absorbe con rapidez en el tubo digestivo y tiene una biodisponibilidad de 50 a 60% y una semivida plasmática de 1.5 h pero su efecto tiene una duración mucho más prolongada. Experimenta un metabolismo considerable por el citocromo P450 hepático y la mayoría de los metabolitos se excretan a través del riñón. El alosetrón se une con mayor afinidad y se disocia con más lentitud de los receptores 5-HT$_3$ que otros antagonistas 5-HT$_3$, lo cual contribuye a su prolongada duración de efecto.

Aplicaciones clínicas

El alosetrón está aprobado para el tratamiento de las mujeres con IBS grave en quienes la diarrea es el síntoma predominante. No se ha documentado su eficacia en los hombres. En una dosis de 1 mg cada 12 o cada 24 h, disminuye el dolor hipogástrico relacionado con IBS, los cólicos, la sensación de urgencia para defecar y la diarrea. Casi 50 a 60% de los pacientes refieren alivio adecuado del dolor y las molestias con el alosetrón en comparación con 30 a 40% de los sujetos tratados con placebo. También disminuye el número de evacuaciones por día y mejora la consistencia de las heces. No se ha valorado el alosetrón para el tratamiento de otras causas de la diarrea.

Efectos adversos

A diferencia de las excelentes características de seguridad de otros antagonistas del receptor 5-HT$_3$, el alosetrón se asocia a efectos secundarios infrecuentes pero importantes en el tubo digestivo. Se presenta estreñimiento hasta en 30% de los pacientes con IBS con predominio de la diarrea, necesitándose suspender el fármaco en 10% de los casos. Las complicaciones importantes del estreñimiento que obligan a la hospitalización o intervención quirúrgica se han presentado en uno de cada 1 000 pacientes. Se han comunicado episodios de colitis sistémica (algunos mortales) hasta en 3 por 1 000 pacientes. Dada la importancia de estos efectos adversos, el alosetrón se restringe a las mujeres con IBS grave con predominio de la diarrea y que no ha respondido al tratamiento estándar o que han sido informadas sobre los riesgos y beneficios relativos.

Interacciones farmacológicas

Pese a que es metabolizado por varias enzimas del citocromo CYP, el alosetrón no parece tener interacciones clínicamente importantes con otros fármacos.

AGONISTAS DEL RECEPTOR 5-HT$_4$ DE LA SEROTONINA

Ya se describieron antes las características farmacológicas del tegaserod bajo el apartado sobre laxantes. Este fármaco fue aprobado para el tratamiento a corto plazo de las mujeres con IBS que tenían estreñimiento predominante. Los estudios comparativos demostraron una mejora moderada (casi 15%) en la satisfacción global de los pacientes y una reducción de la intensidad del dolor y del meteo-

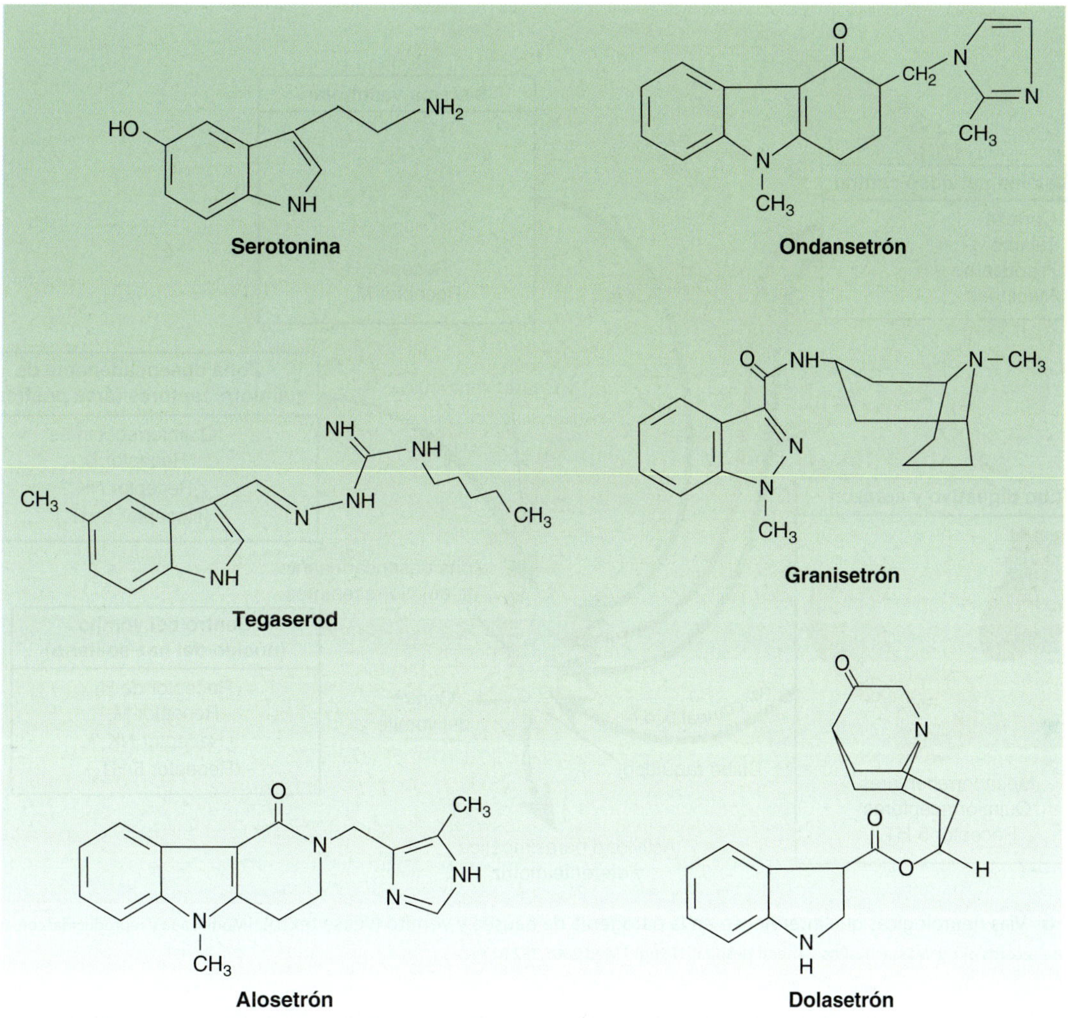

FIGURA 62-5 Estructura química de la serotonina; los antagonistas de 5-HT_3 ondansetrón, granisetrón, dolasetrón y alosetrón; y el agonista parcial de 5-HT_4 tegaserod.

rismo en los sujetos tratados con tegaserod, en dosis de 6 mg cada 12 h, en comparación con el placebo. Como consecuencia del incremento en el número de defunciones de origen cardiovascular en los estudios subsiguientes a su comercialización en los pacientes que toman tegaserod, se retiró voluntariamente del mercado.

ACTIVADOR DE LOS CONDUCTOS DEL CLORURO

Como se mencionó antes, la lubiprostona es un derivado del ácido prostanoico que estimula el conducto del cloruro de tipo 2 (ClC-2, *type 2 chloride channel*) en el intestino delgado y se utiliza para tratar el estreñimiento crónico. La lubiprostona fue recién aprobada para el tratamiento de las mujeres con IBS con estreñimiento predominante. No está demostrada su eficacia en los hombres con IBS. La dosis aprobada para IBS es 8 μg cada 12 h (en comparación con 24 μg cada 12 h para el estreñimiento crónico). No se ha comparado la lubiprostona con otros laxantes menos costosos (p. ej., leche de magnesia). La lubiprostona se clasifica en la categoría C para el embarazo y ha de evitarse en las mujeres en edad fértil.

FÁRMACOS ANTIEMÉTICOS

La náusea y vómito pueden ser manifestaciones de una amplia gama de trastornos, entre ellos, efectos adversos de fármacos; trastornos generales o infecciones; embarazo, disfunción vestibular; infecciones del sistema nervioso central, o hipertensión intracraneal; peritonitis, trastornos hepatobiliares; radiación o quimioterapia, y obstrucción gastrointestinal, trastornos de la motilidad o infección.

FISIOPATOLOGÍA

El "centro del vómito" en el tronco del encéfalo es una región neuronal vagamente organizada dentro de la formación reticular ubicada en la porción lateral del tronco del encéfalo, que coordina el acto complejo del vómito a través de las interacciones con los pares craneales VIII y X y las redes neurales en el núcleo del haz solitario que controla los centros respiratorio, salival y vasomotor. Se han identificado en el centro del vómito elevadas concentraciones de los receptores M_1 muscarínicos, H_1 de la histamina, de la neurocinina 1 (NK_1) y 5-HT_3 de la serotonina (fig. 62-6).

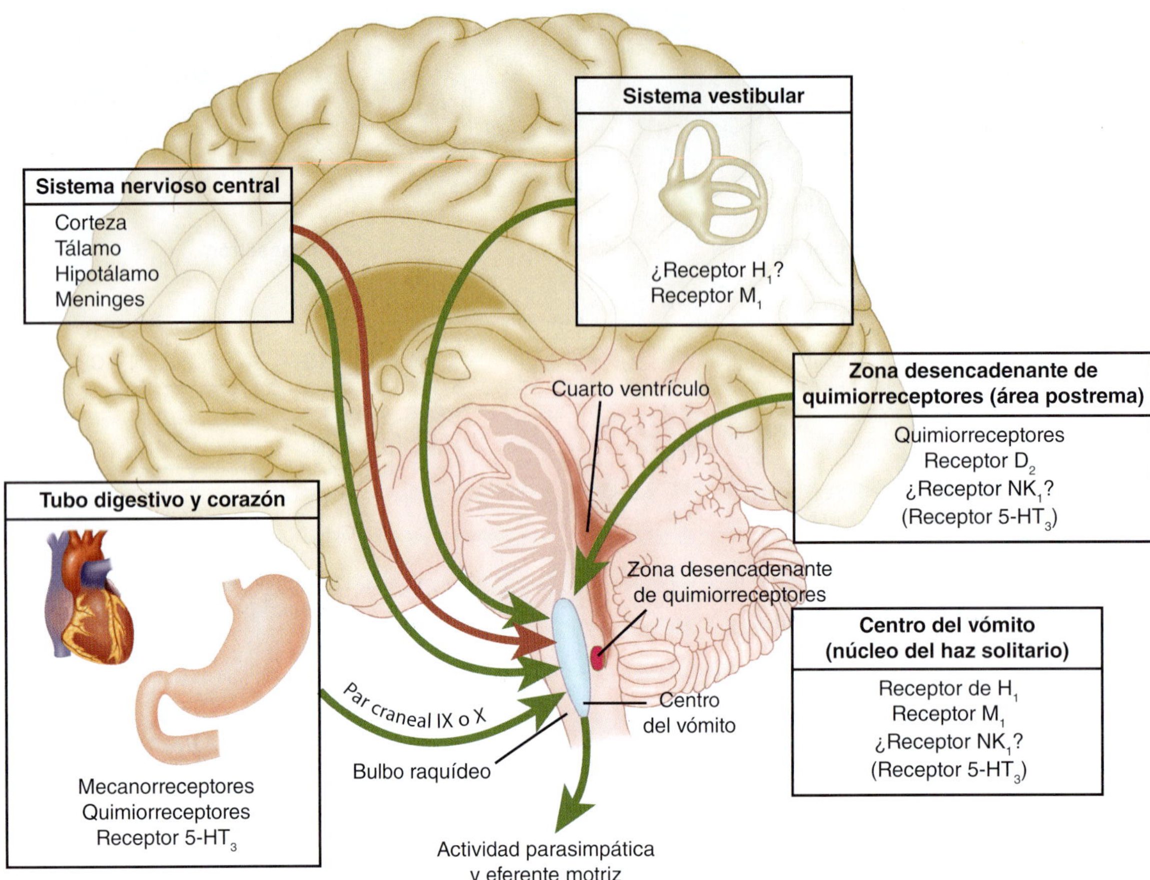

FIGURA 62–6 Vías neurológicas que intervienen en la patogenia de náusea y vómito (véase texto). (Modificada y reproducida, con autorización de Krakauer EL et al: Case records of the Massachusetts General Hospital. N Engl J Med 2005;352:817.)

Existen cuatro fuentes importantes de impulsos aferentes hacia el centro del vómito:

1. La "zona emetógena de quimiorreceptores" o área postrema está localizada en el extremo caudal del cuarto ventrículo. Ésta se encuentra fuera de la barrera hematoencefálica pero está accesible a los estímulos emetógenos provenientes de la circulación sanguínea o del líquido cefalorraquídeo. En la zona emetógena de quimiorreceptores abundan los receptores D_2 para dopamina y los receptores de opioides, y posiblemente los receptores 5-HT_3 de serotonina y los receptores NK_1.
2. El sistema vestibular es importante en la cinetosis a través del octavo par craneal. Tiene abundantes receptores M_1 muscarínicos y H_1 para la histamina.
3. Los nervios aferentes vagales y medulares del tubo digestivo son ricos en receptores 5-HT_3. La irritación de la mucosa del tubo digestivo por quimioterapia, radioterapia, distensión o gastroenteritis infecciosa aguda desencadena la liberación de serotonina de la mucosa y la activación de estos receptores, los cuales estimulan los impulsos aferentes vagales al centro del vómito y la zona emetógena de quimiorreceptores.
4. El sistema nervioso central interviene en el vómito por trastornos psiquiátricos, estrés y el vómito anticipatorio previo a la quimioterapia de cáncer.

La identificación de los diferentes neurotransmisores que participan en el vómito ha permitido desarrollar un grupo diverso de fármacos antieméticos que tienen afinidad por diversos receptores. A menudo se utilizan combinaciones de fármacos antieméticos con diferentes mecanismos de acción, sobre todo en los pacientes con vómito consecutivo a fármacos quimioterapéuticos.

ANTAGONISTAS DE LOS RECEPTORES 5-HT_3 DE LA SEROTONINA

Farmacocinética y farmacodinámica

Los antagonistas selectivos de los receptores 5-HT_3 tienen potentes propiedades antieméticas que son mediadas en parte por el bloqueo central del receptor 5-HT_3 en el centro del vómito y la zona emetógena de quimiorreceptores pero principalmente a través del bloqueo de los receptores 5-HT_3 periféricos o los nervios vagales intestinales extrínsecos y los aferentes medulares. La acción antiemética de estos fármacos está limitada al vómito atribuible a la estimulación vagal (p. ej., el posoperatorio) y a la quimioterapia; no se controlan bien otros estímulos eméticos como la cinetosis.

Se dispone de cuatro fármacos de este tipo en Estados Unidos: **ondansetrón**, **granisetrón**, **dolasetrón** y **palonosetrón** (el tropisetrón es otro fármaco que se comercializa fuera de Estados Unidos). Los primeros tres fármacos (ondansetrón, granisetrón y dolasetrón, figura 62-5) tienen una semivida sérica de 4 a 9 h y pueden administrarse una vez al día por vía oral o intravenosa. Los tres fármacos tienen una eficacia y tolerabilidad equiparable cuando se administran en dosis equipotentes. El palonosetrón es un fármaco intravenoso más nuevo que tiene más afinidad por el receptor de 5-HT_3 y una semivida sérica prolongada de 40 h. Los cuatro fármacos experimentan un metabolismo hepático considerable y son eliminados por excreción renal y hepática. Sin embargo, no es necesario reducir la dosis en los pacientes geriátricos o en los que presentan insuficiencia renal. En los enfermos con insuficiencia hepática, puede ser necesario reducir la dosis del ondansetrón.

Los antagonistas del receptor 5-HT_3 no inhiben a los receptores de dopamina o muscarínicos. No tienen efectos sobre la motilidad esofágica o gástrica pero pueden lentificar el tránsito colónico.

Aplicaciones clínicas

A. Náusea y vómito provocados por la quimioterapia

Los antagonistas del receptor 5-HT_3 constituyen los principales fármacos para la prevención de náusea y vómito provocados por la quimioterapia aguda. Cuando se utilizan solos, estos fármacos tienen escasa o nula eficacia para prevenir náusea y vómito tardíos (es decir, los que se presentan después de 24 h de la quimioterapia). Los fármacos son más eficaces cuando se administran en una sola dosis por inyección intravenosa 30 min antes de administrar quimioterapia en las dosis que se muestran a continuación: ondansetrón, 8 mg; granisetrón, 1 mg; dolasetrón, 100 mg, o palonosetrón, 0.25 mg. Se administra una sola dosis oral una hora antes de la quimioterapia, lo cual tiene la misma eficacia en los siguientes esquemas: ondansetrón, 8 mg cada 12 h o 24 mg cada 24 h; granisetrón, 2 mg; dolasetrón, 100 mg. Aunque los antagonistas del receptor 5-HT_3 son eficaces como fármacos individuales para prevenir náusea y vómito provocados por la quimioterapia, aumenta su eficacia tras el tratamiento combinado con un corticoesteroide (dexametasona) y un antagonista del receptor NK_1 (véase adelante).

B. Náusea y vómito posoperatorios y después de radioterapia

Los antagonistas del receptor 5-HT_3 se utilizan para prevenir o tratar la náusea y el vómito posoperatorios. Por los efectos adversos y mayores restricciones por el empleo de otros antieméticos, cada vez se utilizan más los antagonistas del receptor 5-HT_3 para esta indicación. También son eficaces en la prevención y tratamiento de la náusea y vómito en los pacientes sometidos a radioterapia de todo el cuerpo o del abdomen.

Efectos adversos

Los antagonistas de los receptores 5-HT_3 son fármacos bien tolerados que tienen características de seguridad excelentes. Los efectos adversos reportados más a menudo incluyen cefalea, mareos y estreñimiento. Los cuatro compuestos producen prolongación leve pero estadísticamente significativa del intervalo QT, pero ésta es más acentuada con el dolasetrón. Aunque las arritmias cardiacas no se han vinculado con el dolasetrón, no debe administrarse a los pacientes con QT prolongado o junto con otros fármacos que pueden prolongar el intervalo QT (cap. 14).

Interacciones farmacológicas

No se han comunicado interacciones farmacológicas importantes con los antagonistas del receptor 5-HT_3. Los cuatro fármacos experimentan cierto metabolismo por el citocromo P450 hepático pero no parecen afectar al metabolismo de otros fármacos. Sin embargo, otros fármacos pueden reducir la eliminación hepática de los antagonistas del receptor 5-HT_3, modificando su semivida.

CORTICOESTEROIDES

Los corticoesteroides (dexametasona y metilprednisolona) tienen propiedades antieméticas, pero se desconoce la causa de estos efectos. En el capítulo 39 se describe la farmacología de esta clase de fármacos. Estos compuestos al parecer aumentan la eficacia de los antagonistas del receptor 5-HT_3 para prevenir la náusea y vómito agudos y tardíos en los pacientes que reciben esquemas de quimioterapia moderada o intensamente emetógenos. Aunque se han utilizado diversos corticoesteroides, suelen administrarse 8 a 20 mg por vía intravenosa antes de la quimioterapia, seguidos de 8 mg/día por vía oral durante dos a cuatro días.

ANTAGONISTAS DEL RECEPTOR DE NEUROCININA

Los antagonistas del receptor de neurocinina 1 (NK_1) tienen propiedades antieméticas que son mediadas por el bloqueo central en el área postrema. **Aprepitant** (una formulación oral) es un antagonista del receptor NK_1 muy selectivo que cruza la barrera hematoencefálica y ocupa los receptores NK_1 del cerebro. No tiene afinidad por los receptores de serotonina, dopamina o corticoesteroides. El **fosaprepitant** es una formulación intravenosa que se convierte en aprepitant a los 30 min después de la infusión.

Farmacocinética

La biodisponibilidad oral de aprepitant es de 65% y la semivida sérica dura 12 h. Aprepitant es metabolizado por el hígado, principalmente por la vía CYP3A4.

Aplicaciones clínicas

Se utiliza aprepitant en combinación con antagonista del receptor 5-HT_3 y corticoesteroides para la prevención de la náusea y vómito agudos y tardíos por esquemas de quimioterapia muy emetógenos. El tratamiento combinado con aprepitant, un antagonista del receptor 5-HT_3 con dexametasona previene el vómito agudo en 80 a 90% de los pacientes en comparación con menos de 70% de los tratados sin aprepitant. La prevención del vómito tardío se logra en más de 70% de los pacientes que reciben tratamiento combinado en comparación con 30 a 50% observado en los tratados sin aprepitant. Se pueden administrar antagonistas del receptor NK_1 durante tres días de la manera siguiente: aprepitant oral, 125 mg o fosfaprepitant intravenoso 115 mg administrados una hora antes de la quimioterapia, seguidos de 80 mg/día de aprepitant por vía oral durante dos días después de la quimioterapia.

Efectos adversos e interacciones farmacológicas

Aprepitant puede acompañarse de fatiga, mareo y diarrea. El fármaco es metabolizado por el sistema CYP3A4 y puede inhibir el metabolismo de otros fármacos metabolizados por dicho sistema. Varios fármacos quimioterapéuticos son metabolizados por este sistema del citocromo, entre otros, docetaxel, paclitaxel, etopósido, irinotecán, imatinib, vinblastina y vincristina. Los fármacos que inhiben el metabolismo del sistema CYP3A4 pueden aumentar en grado importante las concentraciones plasmáticas de aprepitant (p. ej., cetoconazol, ciprofloxacina, claritromicina, nefazodona, ritonavir, nelfinavir, verapamilo y quinidina. Aprepitant disminuye la razón internacional normalizada (INR, *international normalized ratio*) en los pacientes que toman warfarina.

FENOTIAZINAS Y BUTIROFENONAS

Las fenotiazinas son antipsicóticos que se pueden utilizar por sus potentes propiedades antieméticas y sedantes (cap. 29). Las propiedades antieméticas de las fenotiazinas son mediadas por la inhibición de los receptores de dopamina y muscarínicos. Las propiedades sedantes se deben a su actividad antihistamínica. Los fármacos que más suelen utilizarse como antieméticos son **proclorperazina**, **prometazina** y **tietilperazina**.

Las butirofenonas antipsicóticas también tienen propiedades antieméticas gracias a su bloqueo dopaminérgico central (cap. 29). El principal fármaco utilizado es el **droperidol** que puede administrarse por inyección intramuscular o intravenosa. En dosis antieméticas, el droperidol es muy sedante. Anteriormente, se utilizaba para tratar la náusea y el vómito posoperatorios junto con opioides y benzodiazepinas para la sedación en procedimientos quirúrgicos y endoscópicos, en la neuroleptanalgesia y para inducir y mantener la anestesia general. Pueden presentarse efectos extrapiramidales e hipotensión. El droperidol puede prolongar el intervalo QT, lo cual pocas veces produce episodios letales de taquicardia ventricular, incluida la taquicardia ventricular polimorfa en entorchado (*torsades de pointes*). Por tanto, no se debe utilizar droperidol en los pacientes con prolongación del QT y se debe utilizar sólo en los que no han respondido en forma adecuada a otros fármacos.

BENZAMIDAS SUSTITUIDAS

Las benzamidas sustituidas son la **metoclopramida** (descrita antes) y la **trimetobenzamida**. Se considera que su principal mecanismo de acción antiemética es el bloqueo del receptor de dopamina. La trimetobenzamida también tiene una actividad antihistamínica débil. Para prevenir y tratar la náusea y el vómito, se puede administrar metoclopramida en dosis relativamente elevada de 10 a 20 mg por vía oral o intravenosa cada 6 h. La dosis usual de trimetobenzamida es 300 mg por vía oral o 200 mg en inyección intramuscular. Los principales efectos adversos de estos antagonistas centrales de la dopamina son extrapiramidales: inquietud, distonía y síntomas parkinsonianos.

ANTIHISTAMÍNICOS H_1 Y ANTICOLINÉRGICOS

En el capítulo 8 se describe la farmacología de los anticolinérgicos y en el capítulo 16 la de los antihistamínicos H_1. Como fármacos individuales, tienen una actividad antiemética débil, aunque son muy útiles para prevenir o tratar la cinetosis. Su uso puede verse limitado por los mareos, sedación, confusión, sequedad de la boca, cicloplejía y retención urinaria. La **difenhidramina** y una de sus sales, el **dimenhidrinato**, son los antagonistas H_1 de la histamina de primera generación que también tienen propiedades anticolinérgicas importantes. Dadas sus propiedades sedantes, suele utilizarse la difenhidramina junto con otros antieméticos para tratar el vómito por la quimioterapia. La **meclizina** es un antihistamínico H_1 con propiedades anticolinérgicas mínimas que también produce menos sedación. Se utiliza para prevenir la cinetosis y tratar el vértigo por disfunción del laberinto.

La **hioscina** (escopolamina) es un antagonista prototípico de los receptores muscarínicos y es uno de los mejores fármacos para prevenir la cinetosis. Sin embargo, tiene una frecuencia muy elevada de efectos anticolinérgicos cuando se administra por vía oral o parenteral. Es mejor tolerada en un parche transdérmico. No se ha demostrado la superioridad con respecto al dimenhidrinato.

BENZODIAZEPINAS

Las benzodiazepinas como el lorazepam o el diazepam se utilizan antes de iniciar la quimioterapia para reducir el vómito anticipatorio o el vómito causado por la ansiedad. En el capítulo 22 se presenta la farmacología de estos compuestos.

CANABINOIDES

El **dronabinol** es un Δ^9-tetrahidrocanabinol (THC), el principal principio psicoactivo de la marihuana (véase el cap. 32). Después de la ingestión, el fármaco se absorbe por completo pero experimenta un metabolismo hepático importante de primer paso. Sus metabolitos son excretados lentamente en el transcurso de días a semanas en las heces y en la orina. Al igual que la marihuana sin procesar, el dronabinol es un compuesto psicoactivo que se utiliza con fines médicos como un estimulante del apetito y como antiemético, pero no se han dilucidado los mecanismos de estos efectos. Dada la disponibilidad de más fármacos eficaces, en la actualidad pocas veces se utiliza el dronabinol para la prevención de la náusea y vómito provocados por la quimioterapia. El tratamiento combinado con fenotiazinas proporciona una acción antiemética sinérgica y al parecer atenúa los efectos adversos de los dos fármacos. El dronabinol suele administrarse en dosis de 5 mg/m^2 justo antes de la quimioterapia y cada 2 a 4 h según sea necesario. Los efectos adversos consisten en euforia, disforia, sedación, alucinaciones, sequedad de la boca e hiperexia. Tiene algunos efectos autonómicos que pueden causar taquicardia, hiperemia conjuntival e hipotensión ortostática. El dronabinol no tiene interacciones farmacológicas importantes pero puede potenciar los efectos clínicos de otros fármacos psicoactivos.

La **nabilona** es un análogo de THC muy relacionado que se ha estado comercializando en otros países y que en la actualidad está autorizado para utilizarse en Estados Unidos.

■ FÁRMACOS UTILIZADOS PARA TRATAR LA ENTEROPATÍA INFLAMATORIA

La enteropatía inflamatoria (IBD, *inflammatory bowel disease*) comprende dos trastornos distintos: colitis ulcerosa y enfermedad de Crohn. Todavía se desconocen la etiología y patogenia de estos trastornos. Por este motivo, el tratamiento farmacológico de estos trastornos inflamatorios del intestino a menudo implica fármacos que pertenecen a diferentes clases terapéuticas y que tienen mecanismos diferentes pero no específicos de una acción antiinflamatoria. Los fármacos utilizados en las enfermedades inflamatorias del intestino se seleccionan basándose en la gravedad de la enfermedad, la respuesta y los efectos secundarios de los fármacos (fig. 62-7).

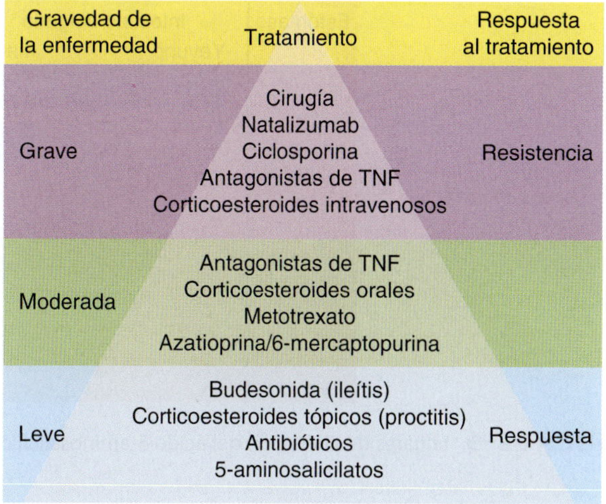

FIGURA 62–7 Tratamiento escalonado en la enteropatía inflamatoria. La selección del tratamiento se fundamenta tanto en la gravedad de la enfermedad como en la respuesta al tratamiento. Los fármacos de la base de la pirámide son menos eficaces pero conllevan menos riesgo de efectos adversos importantes. Se pueden utilizar los fármacos solos o en diversas combinaciones. A los pacientes con afección leve se les puede tratar con 5-aminosalicilatos (colitis ulcerosa o colitis de Crohn), corticoesteroides tópicos (colitis ulcerosa), antibióticos (colitis de Crohn o enfermedad de Crohn perianal) o budesonida (ileítis de Crohn). Los pacientes con enfermedad moderada o aquellos en quienes resulta ineficaz el tratamiento inicial de la enfermedad leve pueden tratarse con corticoesteroides orales para fomentar la remisión de la enfermedad; inmunomoduladores (azatioprina, mercaptopurina y metotrexato) para favorecer o mantener la remisión de la enfermedad; o anticuerpos contra TNF. Los individuos con afección moderada en quienes fracasan otros tratamientos o aquellos con enfermedad grave pueden necesitar corticoesteroides intravenosos, anticuerpos contra TNF o tratamiento quirúrgico. El natalizumab se reserva para los casos de enfermedad de Crohn grave en que han fracasado los inmunomoduladores y los antagonistas de TNF. La ciclosporina se utiliza principalmente en los pacientes con colitis ulcerosa grave en los que ha resultado ineficaz un ciclo de corticoesteroides intravenosos. TNF, factor de necrosis tumoral.

AMINOSALICILATOS

Química y formulaciones

Se han utilizado satisfactoriamente por decenios los fármacos que contienen **ácido 5-aminosalicílico** (**5-ASA**, *5-aminosalicylic acid*) en el tratamiento de la enteropatía inflamatoria (fig. 62-8). El 5-ASA es diferente del ácido salicílico sólo porque contiene un grupo amino adicional en la posición 5 (meta). Se piensa que los aminosalicilatos tienen una acción tópica (no sistémica) en las zonas de la mucosa digestiva enferma. Hasta 80% de 5-ASA acuoso se absorbe del intestino delgado y no llega a la porción distal del intestino delgado o del colon en cantidades ostensibles. Para superar la rápida absorción del 5-ASA de la porción proximal del intestino delgado, se han ideado diversas formulaciones para aplicar el fármaco a diversos segmentos distales del intestino delgado o del colon. Éstos comprenden **sulfasalazina**, **olsalazina**, **balsalazida** y diversas formas de **mesalamina**.

A. Compuestos azólicos

La sulfasalazina, balsalazida y la olsalazina contienen 5-ASA unido por un enlace azo (N=N) a un compuesto inerte o a otra molécula de 5-ASA (fig. 62-8). En la sulfasalazina, el 5-ASA se une a la sulfapiridina, en la balsalazida, el 5-ASA se une a la 4-aminobenzoil-β-alanina y en la olsalazina, se unen dos moléculas de 5-ASA. La estructura azo reduce notablemente la absorción del fármaco original en el intestino delgado. En el íleon terminal y en el colon, las bacterias residentes desdoblan el enlace azo por medio de una enzima

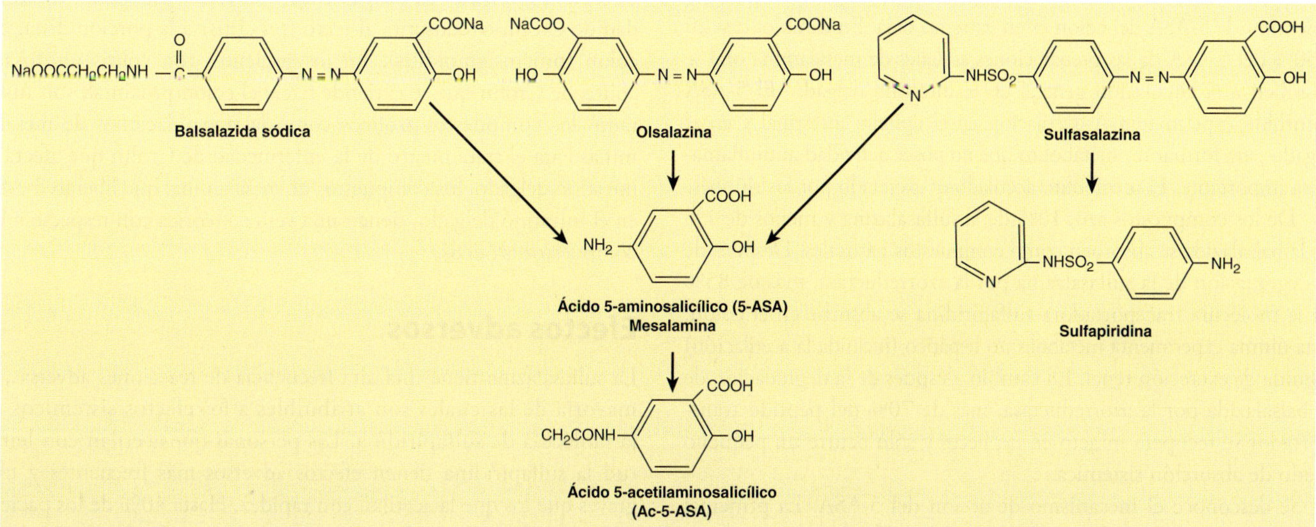

FIGURA 62–8 Estructuras químicas y metabolismo de los aminosalicilatos. Los compuestos azólicos (balsalazida, olsalazina y sulfasalazina) son convertidos por la azorreductasa bacteriana en ácido 5-aminosalicílico (mesalamina), la fracción terapéutica activa.

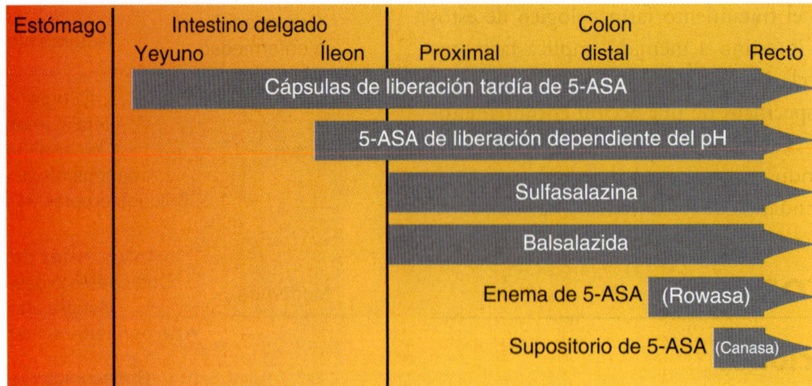

FIGURA 62–9 Lugares de liberación del ácido 5-aminosalicílico (5-ASA) de diferentes formulaciones en el intestino delgado y grueso.

azorreductasa, que libera el 5-ASA activo. En consecuencia, quedan disponibles elevadas concentraciones del fármaco activo en el íleon terminal o en el colon.

B. Compuestos de mesalamina

Se han concebido otras formulaciones de marca que contienen 5-ASA en diversas formas para administrarse en diferentes segmentos del intestino delgado o del colon. A estas formulaciones que contienen 5-ASA se les conoce en forma genérica como **mesalamina**. La **pentasa** es una formulación de mesalamina que contiene microgránulos de liberación sincronizada que liberan 5-ASA en todo el intestino delgado (fig. 62-9). El **asacol** tiene 5-ASA recubierto en una resina sensible al pH que se disuelve a un pH de 7 (el pH del íleon distal y del colon proximal). La **lialda** también utiliza una resina dependiente de pH que reviste un centro de varias matrices. Al disolverse la resina sensible al pH en el colon, el agua penetra lentamente en su centro hidrófilo y lipófilo, lo que lleva a la liberación lenta de mesalamina dentro del colon. El 5-ASA también puede descargarse en altas concentraciones en el recto y en el colon sigmoides por medio de preparados en enema o en supositorios.

Farmacocinética y farmacodinámica

Aunque el 5-ASA se absorbe con facilidad en el intestino delgado, la absorción de 5-ASA del colon es en extremo baja. En cambio, casi 20 a 30% del 5-ASA de las preparaciones actuales de mesalamina oral se absorben a la circulación general en el intestino delgado. El 5-ASA absorbido experimenta *N*-acetilación en el epitelio intestinal y en el hígado para formar un metabolito que no posee actividad antiinflamatoria importante. El metabolito acetilado es excretado por los riñones.

De los compuestos azo, 10% de la sulfasalazina y menos de 1% de la balsalazida se absorben como compuestos naturales. Después de la degradación de la sulfasalazina por la azorreductasa, más de 85% de la molécula transportadora sulfapiridina se absorbe en el colon. Esta última experimenta metabolismo hepático (incluida la acetilación) seguida de excreción renal. En cambio, después de la degradación de la balsalazida por la azorreductasa, más de 70% del péptido transportador se recupera intacto en las heces y sólo ocurre un pequeño grado de absorción sistémica.

Se desconoce el mecanismo de acción del 5-ASA. La principal acción de salicilato y otros NSAID se debe al bloqueo de la síntesis de prostaglandina por la inhibición de la ciclooxigenasa. Sin embargo, los aminosalicilatos tienen efectos variables sobre la producción de prostaglandina. Se piensa que el 5-ASA modula los mediadores inflamatorios derivados de las vías de la ciclooxigenasa y la lipooxigenasa. Otros posibles mecanismos de acción de los fármacos que contienen 5-ASA están relacionados con su capacidad para interferir en la producción de las citocinas inflamatorias. El 5-ASA inhibe la actividad del factor nuclear κB (NF-κB), un factor de transcripción importante para las citocinas proinflamatorias. El 5-ASA también inhibe las funciones celulares de los linfocitos citolíticos naturales, los linfocitos de la mucosa y los macrófagos y puede eliminar metabolitos y oxígeno reactivos.

Aplicaciones clínicas

Los fármacos que contienen 5-ASA causan y mantienen la remisión en la colitis ulcerosa y se considera que son los fármacos de primera opción para el tratamiento de la colitis ulcerosa activa leve a moderada. No está demostrada su eficacia en la enfermedad de Crohn, aunque muchos médicos utilizan los compuestos derivados de 5-ASA como tratamiento de primera opción para la enfermedad leve a moderada que afecta al colon o al íleon distal.

La eficacia del tratamiento con 5-ASA depende en parte de que se alcancen elevadas concentraciones del fármaco en el sitio de actividad de la enfermedad. Por consiguiente, los supositorios o enemas de 5-ASA son útiles en los pacientes con colitis ulcerosa o enfermedad de Crohn circunscrita al recto (proctitis) o la porción distal del colon (proctosigmoiditis). En los pacientes con colitis ulcerosa o colitis de Crohn que se extiende hacia el colon proximal, son útiles tanto los compuestos azólicos como las formulaciones de mesalamina. Para el tratamiento de la enfermedad de Crohn que afecta al intestino delgado, los compuestos de mesalamina, que liberan 5-ASA en el intestino delgado, tienen una ventaja teórica con respecto a los compuestos azólicos.

Efectos adversos

La sulfasalazina tiene una alta frecuencia de reacciones adversas, la mayoría de las cuales son atribuibles a los efectos sistémicos de la molécula de sulfapiridina. Las personas que acetilan con lentitud la sulfapiridina tienen efectos adversos más frecuentes y más graves que los que la acetilan con rapidez. Hasta 40% de los pacientes no pueden tolerar dosis terapéutica de la sulfasalazina. Los problemas más frecuentes están relacionados con la dosis y consisten en náusea, trastornos digestivos, cefaleas, artralgias, mialgias, supresión de la médula ósea y malestar general. La hipersensibilidad a la sulfapiridina (o pocas veces, al 5-ASA) puede producir fiebre, dermatitis exfoliativa, pancreatitis, neumonitis, anemia hemolítica, pericarditis o hepatitis. La sulfasalazina también se ha asociado a oligospermia, la cual desaparece al suspender el fármaco. La sulfasalazina altera la absorción de folato y su procesamiento; es por ello que se recomiendan los complementos de ácido fólico en dosis de 1 mg/día.

A diferencia con la sulfasalazina, otros preparados de aminosalicilatos son bien toleradas. En la mayor parte de los estudios clínicos, la frecuencia de los efectos adversos al fármaco es similar a la de los pacientes tratados con placebo. Por causas no esclarecidas, la olsalazina puede estimular una diarrea secretora (la cual no debe confundirse con la enteropatía inflamatoria) en 10% de los pacientes. Pueden presentarse reacciones de hipersensibilidad infrecuentes con todos los aminosalicilatos pero son mucho menos frecuentes que con la sulfasalazina. Los estudios cuidadosos han recomendado cambios sutiles indicativos de lesión tubular renal en los pacientes que reciben dosis elevadas de aminosalicilatos. Se han comunicado casos infrecuentes de nefritis intersticial, sobre todo asociada a dosis altas de mesalamina; esto es atribuible a las mayores concentraciones séricas de 5-ASA que se alcanzan con estos fármacos. La sulfasalazina y otros aminosalicilatos pocas veces producen agravamiento de la colitis, lo cual puede malinterpretarse como una colitis resistente al tratamiento.

GLUCOCORTICOIDES

Farmacocinética y farmacodinámica

La prednisona y la prednisolona son los glucocorticoides orales que más suelen utilizarse en gastroenterología. Estos fármacos tienen una duración intermedia de su actividad biológica que permite administrar la dosis una vez al día.

Las enemas, espuma o supositorios de hidrocortisona se utilizan para maximizar los efectos sobre los tejidos del colon y reducir la absorción sistémica por medio del tratamiento tópico de la enteropatía inflamatoria activa que afecta al recto y al colon sigmoides. La absorción de hidrocortisona se reduce con la administración rectal, aunque de todas maneras se absorbe 15 a 30% de la dosis administrada.

La **budesonida** es un potente análogo sintético de la prednisolona que tiene una gran afinidad por el receptor de glucocorticoides pero que está sujeta a un metabolismo hepático de primer paso rápido (en parte por el citocromo CYP3A4), lo que produce una escasa biodisponibilidad oral. Se comercializa una formulación oral de liberación controlada de budesonida que libera el fármaco en la porción distal del íleon y en el colon, donde se absorbe. La biodisponibilidad de las cápsulas de budesonida de liberación controlada es cercana a 10%.

Al igual que en otros tejidos, los glucocorticoides inhiben la producción de las citocinas inflamatorias (TNF-α, IL-1) y quimiocinas (IL-8); reducen la expresión de las moléculas de adhesión celular inflamatorias e inhiben la transcripción génica de la sintasa de óxido nítrico, fosfolipasa A_2, la ciclooxigenasa-2 y NF-κB.

Aplicaciones clínicas

Los glucocorticoides suelen utilizarse en el tratamiento de pacientes con enteropatía inflamatoria activa grave. La enfermedad activa suele tratarse con una dosis oral inicial de 40 a 60 mg/día de prednisona o prednisolona. No se ha demostrado que las dosis más altas sean más eficaces pero tienen más efectos adversos. Tan pronto como un paciente responde al tratamiento inicial (por lo general al cabo de 1 a 2 semanas), se reduce gradualmente la dosis para disminuir la aparición de efectos adversos. En los enfermos graves suelen administrarse los fármacos por vía intravenosa.

Se prefieren los glucocorticoides por vía rectal para el tratamiento de la enteropatía inflamatoria que afecta al recto o al colon sigmoide, ya que es menor su absorción sistémica.

Suele utilizarse budesonida oral de liberación controlada (9 mg/día) en el tratamiento de la enfermedad de Crohn y leve a moderada que afecta al íleon y al segmento proximal del colon. Al parecer es levemente menos eficaz que la prednisona para lograr la remisión clínica, pero tiene significativamente menos efectos generales adversos.

Los corticoesteroides no son útiles para mantener la remisión de la enfermedad. Para este fin se deben utilizar otros fármacos como los aminosalicilatos o los inmunodepresores.

Efectos adversos

En el capítulo 39 se analizan los efectos adversos de los glucocorticoides.

ANÁLOGOS DE LA PURINA: AZATIOPRINA Y 6-MERCAPTOPURINA

Farmacocinética y farmacodinámica

La azatioprina y la 6-mercaptopurina (6-MP) son antimetabolitos purínicos que tienen propiedades inmunodepresoras (véanse los capítulos 54 y 55).

La biodisponibilidad de la azatioprina (80%) es superior a la de la 6-MP (50%). Después de absorberse, la azatioprina se convierte con rapidez mediante un proceso no enzimático en 6-MP, la cual más tarde experimenta una biotransformación completa a través de enzimas catabólicas competidoras (oxidasa de xantina y metiltransferasa de tiopurina) que producen metabolitos inactivos y vías anabólicas que producen nucleótidos de tioguanina activos. La azatioprina y la 6-MP tienen una semivida sérica de menos de 2 h; sin embargo, los nucleótidos activos de 6-tioguanina se concentran en las células y producen una semivida prolongada de días. La cinética prolongada del nucleótido de 6-tioguanina hace que la utilidad terapéutica de la azatioprina oral o de la 6-MP tenga un retraso de siete semanas en pacientes con enteropatía inflamatoria.

Aplicaciones clínicas

La azatioprina y la 6-MP son fármacos importantes en la inducción y el mantenimiento de la remisión de la colitis ulcerosa y la enfermedad de Crohn. Aunque es dudosa la dosis óptima, la mayoría de los pacientes con actividad normal de tiopurina-*S*-metiltransferasa (TPMT) (véase más adelante) se tratan con 6-MP, en dosis de 1 a 1.5 mg/kg/día, o azatioprina, 2 a 2.5 mg/kg/día. Después de tres a seis meses de tratamiento, 50 a 60% de los pacientes con enfermedad activa logran la remisión. Estos fármacos ayudan a mantener la remisión hasta en 80% de los pacientes. Entre los enfermos que dependen del tratamiento con glucocorticoides a largo plazo para controlar la actividad de la enfermedad, en la mayor parte de los casos, los análogos de la purina permiten reducir o eliminar la dosis de los corticoesteroides.

Efectos adversos

Los efectos secundarios relacionados con la dosis de la azatioprina o de la 6-MP consisten en náusea, vómito, depresión de la médula ósea (lo que desencadena leucopenia, macrocitosis, anemia o trombocitopenia) y efectos secundarios hepáticos. En todos los pacientes es necesaria la vigilancia sistemática con exámenes de laboratorio con biometría hemática completa y pruebas funcionales hepáticas. La leucopenia o las elevaciones en las enzimas hepáticas suelen responder a la reducción de la dosis del fármaco. La leucopenia grave puede predisponer a infecciones oportunistas; la leucopenia puede responder al tratamiento con factor estimulador de las colonias de granulocitos. El catabolismo de la 6-MP por TPMT es bajo en 11% y no se presenta en 0.3% de la población, lo que desencadena una mayor producción de metabolitos activos de la 6-tioguanina y mayor riesgo de depresión de la médula ósea. Se pueden medir las concentraciones de TPMT antes de instaurar el tratamiento. No se deben administrar estos fármacos a los pacientes sin actividad de TPMT y se han de iniciar en dosis más bajas en los individuos con actividad intermedia. Las reacciones de hipersensibilidad a la azatioprina o a la 6-MP se presentan en 5% de los casos y consisten en fiebre, exantema, pancreatitis, diarrea y hepatitis.

Aunque los receptores de trasplante que reciben tratamiento a largo plazo con 6-MP o azatioprina parecen tener mayor riesgo de linfoma, no se ha esclarecido si tal riesgo es mayor en los que padecen enteropatía inflamatoria. Estos fármacos atraviesan la placenta; sin embargo, hay muchos informes de embarazos satisfactorios en mujeres que toman estos compuestos y al parecer el riesgo de teratogenicidad es pequeño.

Interacciones farmacológicas

El alopurinol reduce notablemente el catabolismo del óxido de xantina de los análogos de la purina, aumentando potencialmente los nucleótidos de 6-tioguanina activos que pueden desencadenar leucopenia grave. No se debe prescribir alopurinol a pacientes tratados con 6-MP o azatioprina, excepto en condiciones de escrupuloso monitoreo.

METOTREXATO

Farmacocinética y farmacodinámica

El metotrexato es otro antimetabolito que tiene efectos útiles en diversas enfermedades inflamatorias crónicas, como enfermedad de Crohn y artritis reumatoide (cap. 36) y en el cáncer (cap. 54). Se puede administrar metotrexato por vía oral, subcutánea o intramuscular. La biodisponibilidad oral comunicada es de 50 a 90% en las dosis utilizadas en las enfermedades inflamatorias crónicas. El metotrexato intramuscular y subcutáneo produce una biodisponibilidad casi completa.

El principal mecanismo de acción es la inhibición de la reductasa de dihidrofolato, una enzima importante en la producción de timidina y purinas. En las dosis elevadas utilizadas para la quimioterapia, el metotrexato inhibe la proliferación celular. Sin embargo, en las dosis bajas que se utilizan para tratar la enteropatía inflamatoria (12 a 25 mg/semana), pueden no resultar evidentes los efectos antiproliferativos. El metotrexato puede interferir en las acciones inflamatorias de la interleucina-1. También estimula una mayor liberación de adenosina, un autacoide antiinflamatorio endógeno. Asimismo, estimula la apoptosis y la citólisis de los linfocitos T activados.

Aplicaciones clínicas

Se utiliza el metotrexato para lograr y mantener la remisión en pacientes con enfermedad de Crohn. Es dudosa su eficacia en la colitis ulcerosa. Para lograr la remisión, se da tratamiento con 15 a 25 mg de metotrexato una vez por semana en inyección subcutánea. Si se logra una respuesta satisfactoria al cabo de ocho a 12 semanas, se reduce la dosis a 15 mg/semana.

Efectos adversos

En dosis más elevadas, el metotrexato puede causar depresión de la médula ósea, anemia megaloblástica, alopecia y mucositis. En las dosis utilizadas para tratar la enteropatía inflamatoria, estos efectos son infrecuentes pero justifican reducir la dosis si se presentan. Los complementos de folato reducen el riesgo de estos efectos sin alterar la acción antiinflamatoria.

En los pacientes con psoriasis tratada con metotrexato, es frecuente la lesión hepática. Sin embargo, en aquellos con enteropatía inflamatoria y artritis reumatoide, el riesgo es significativamente más bajo. La insuficiencia renal puede aumentar el riesgo de acumulación hepática y hepatotoxicidad.

TRATAMIENTO CONTRA EL FACTOR DE NECROSIS TUMORAL

Farmacocinética y farmacodinámica

En la enteropatía inflamatoria, sobre todo en la enfermedad de Crohn, se presenta un descontrol de la respuesta del linfocito T colaborador de tipo 1 (TH1) y de los linfocitos T reguladores (Tregs). Una de las citocinas proinflamatorias clave en la enteropatía inflamatoria es el factor de necrosis tumoral (TNF, *tumor necrosis factor*). El TNF es producido por el sistema inmunitario innato (p. ej., células dendríticas y macrófagos), el sistema inmunitario adaptativo (sobre todo los linfocitos TH1) y las células no inmunitarias (fibroblastos y células de músculo liso). El TNF existe en dos formas biológicamente activas: el TNF soluble y el TNF ligado a la membrana. La actividad biológica del TNF soluble y ligado a la membrana es mediada por la unión a los receptores de TNF (TNFR, *TNF receptors*) que están presentes en algunas células (sobre todo en los linfocitos TH1, en las células inmunitarias innatas y en los fibroblastos). La unión de TNF al TNFR al principio activa los componentes como NF-κB que estimulan la transcripción, crecimiento y expansión. Las acciones biológicas atribuidas a la activación del TNFR comprenden la liberación de las citocinas proinflamatorias por los macrófagos, activación y proliferación de linfocitos T, producción de colágeno por los fibroblastos, regulación ascendente de las moléculas de adhesión endotelial que intervienen en la migración leucocítica y la estimulación de los reactivos de fase aguda hepáticos. La activación del TNFR más tarde desencadena la apoptosis (muerte celular programada) de las células activadas.

Están aprobados tres anticuerpos monoclonales contra TNF humano para tratar la enteropatía inflamatoria: infliximab, adalimumab, y certolizumab (cuadro 62-3). Infliximab y adalimumab son anticuerpos de la subclase IgG_1. El certolizumab es un anticuerpo recombinante que contiene un fragmento Fab y está conjugado con polietilenglicol (PEG, *polyethylene glycol*) pero carece de una porción Fc. Las porciones Fab del infliximab y el certolizumab son anticuerpos de quiméricos murinos-humanos pero el adalimumab está por completo humanizado. Se administra infliximab en goteo intrave-

CUADRO 62–3 Anticuerpos contra TNF utilizados en la enteropatía inflamatoria

	Infliximab	Adalimumab	Certolizumab
Clase	Anticuerpo monoclonal	Anticuerpo monoclonal	Anticuerpo monoclonal
Porcentaje humano	75%	100%	95%
Estructura	IgG_1	IgG_1	Fragmento Fab adherido a PEG (carece de la porción Fc)
Vía de administración	Intravenosa	Subcutánea	Subcutánea
Semivida	8 a 10 días	10 a 20 días	14 días
Neutraliza el TNF soluble	Sí	Sí	Sí
Neutraliza el TNF unido a membrana	Sí	Sí	Sí
Induce a la apoptosis de las células que expresan TNF ligado a membrana	Sí	Sí	No
Citotoxicidad mediada por complemento en las células que expresan TNF ligado a membrana	Sí	Sí	No
Dosis de inducción	5 mg/kg a las 0, 2 y 6 semanas	160 mg, 80 mg y 40 mg a las 0, 2 y 4 semanas	400 mg a las 0, 2 y 4 semanas
Dosis de mantenimiento	5 mg/kg cada ocho semanas	40 mg cada 2 semanas	400 mg cada cuatro semanas

TNF, factor de necrosis tumoral.

noso. En dosis terapéuticas de 5 a 10 mg/kg, la semivida del infliximab dura aproximadamente ocho a 10 días, lo que produce la desaparición plasmática de los anticuerpos en el curso de ocho a 12 semanas. Se administra adalimumab y certolizumab en inyección subcutánea. La semivida de ambos es cercana a dos semanas.

Los tres fármacos se unen al TNF soluble y al unido a la membrana con una gran afinidad, impidiendo que la citocina se una a sus receptores. La fijación de los tres anticuerpos al TNF ligado a membrana también produce una señalización inversa que suprime la liberación de citocinas. Cuando el infliximab o el adalimumab se unen al TNF ligado a la membrana, la porción Fc de la región IgG_1 humana favorece la apoptosis mediada por anticuerpo, la activación de complemento y la citotoxicidad celular de los linfocitos T y macrófagos activados. El certolizumab, sin una porción Fc, carece de esas propiedades.

Aplicaciones clínicas

Los tres fármacos están aprobados para el tratamiento agudo y crónico de los pacientes con enfermedad de Crohn moderada a grave que han tenido una respuesta inadecuada al tratamiento estándar. El infliximab también está aprobado para el tratamiento agudo y crónico de la colitis ulcerosa moderada a grave. Con el tratamiento de inducción, los tres fármacos logran una mejoría sintomática en 60% y remisión de la enfermedad en 30% de los pacientes con enfermedad de Crohn moderada a grave, incluidos los enfermos que han mostrado dependencia a los glucocorticoides o que no han respondido a 6-MP o metotrexato. La mediana de tiempo transcurrido hasta la respuesta clínica es dos semanas. El tratamiento de inducción por lo general se administra de la manera siguiente: infliximab, 5 mg/kg en goteo intravenoso a las 0, 2 y 6 semanas; adalimumab, en dosis de 160 mg (dividida) al principio y 80 mg en inyección subcutánea a las dos semanas; y certolizumab, 400 mg en inyección subcutánea a las 0, 2 y 4 semanas. Los pacientes que responden pueden recibir tratamiento de mantenimiento crónico, de la manera siguiente: infliximab en dosis de 5 mg/kg en goteo intravenoso cada ocho semanas, adalimumab, 40 mg en inyección subcutánea cada dos semanas, certolizumab, 400 mg en inyección subcutánea cada cuatro semanas. Con el tratamiento crónico y programado con regularidad, se mantiene la respuesta clínica en más de 60% de los pacientes y la remisión de la enfermedad en 40%. Sin embargo, un tercio de los pacientes tarde o temprano dejan de responder pese a dosis más elevadas o a inducciones más frecuentes. La pérdida de la respuesta en muchos pacientes puede deberse a la aparición de anticuerpos contra el anticuerpo de TNF u otros mecanismos.

El infliximab está aprobado para el tratamiento de la colitis ulcerosa moderada a grave que ha tenido una respuesta inadecuada a la mesalamina o a los corticoesteroides. Después del tratamiento de inducción de 5 a 10 mg/semana a las 0, 2 y 6 semanas, 70% de los pacientes presenta una respuesta clínica y un tercio alcanzan remisión clínica. Con las dosis de mantenimiento continuadas cada ocho semanas, alrededor de 50% de los pacientes tienen una respuesta clínica persistente.

Efectos adversos

Los efectos adversos importantes se presentan hasta en 6% de los pacientes que reciben tratamiento contra TNF. El efecto adverso más importante de estos fármacos es la infección por supresión de la respuesta inflamatoria de TH1. Esto puede desencadenar infecciones importantes como septicemia, tuberculosis, infección por microorganismos micóticos invasores, reactivación de la hepatitis B, listeriosis y otras infecciones oportunistas. Se ha presentado reactivación de la tuberculosis latente, con diseminación. Antes de administrar medicamentos anti-TNF, todos los pacientes deben someterse a pruebas cutáneas de tuberculina o a análisis de liberación de interferón γ. En caso de que los exámenes sean positivos, se debe prescribir tratamiento profiláctico contra tuberculosis antes de iniciar la terapia. Las infecciones más frecuentes pero por lo general menos importantes son las respiratorias altas (sinusitis, bronquitis y neumonía) y la celulitis. El riesgo de infecciones importantes aumenta notablemente en quienes toman corticoesteroides en forma concomitante.

Los anticuerpos contra el anticuerpo (ATA, *antibodies to the antibody*) pueden aparecer con los tres fármacos. Estos anticuerpos atenúan o eliminan la respuesta clínica y aumentan la probabilidad de que se presenten reacciones agudas o tardías a la administración en goteo o a la inyección. La formación de anticuerpos es mucho más probable en los pacientes que reciben tratamiento episódico contra TNF que con las inyecciones programadas en forma regular. En los enfermos que reciben tratamiento de mantenimiento crónico, la prevalencia de ATA con el infliximab es 10%, con el certolizumab es 8% y con adalimumab es 3%. La aparición de anticuerpos también es menos probable en quienes reciben tratamiento concomitante con inmunomoduladores (es decir 6-MP o metotrexato). El tratamiento concomitante con fármacos contra TNF e inmunomoduladores puede aumentar el riesgo de linfoma.

El goteo intravenoso continuo de infliximab produce reacciones adversas agudas hasta en 10% de los pacientes, pero es necesario suspender la administración por reacciones graves en menos de 2% de los casos. Las reacciones a la infusión son más frecuentes con la segunda o la subsiguiente infusión que con la primera. Las reacciones leves iniciales comprenden fiebre, cefalea, mareos, urticaria o síntomas cardiopulmonares leves que consisten en dolor torácico, disnea o inestabilidad hemodinámica. Las reacciones a las aplicaciones subsiguientes pueden reducirse con la administración profiláctica de paracetamol, difenhidramina o corticoesteroides. Las reacciones agudas graves comprenden hipotensión importante, disnea, espasmos musculares y dolor torácico; estas reacciones pueden necesitar tratamiento con oxígeno, adrenalina y corticoesteroides.

Se puede presentar una reacción tardía parecida a la de la enfermedad por el suero una a dos semanas después del tratamiento con el anticuerpo contra TNF en 1% de los pacientes. Estas reacciones consisten en mialgias, artralgias, rigidez de la mandíbula, fiebre, exantema, urticaria y edema y por lo general obligan a suspender el fármaco. Los anticuerpos antinucleares positivos y contra DNA bicatenario representan un pequeño número de pacientes. La aparición de un síndrome seudolúpico es infrecuente y se resuelve después de suspender el fármaco.

Los efectos adversos infrecuentes pero importantes de todos los anticuerpos contra TNF también consisten en reacciones hepáticas graves, que desencadenan insuficiencia hepática aguda, trastornos desmielinizantes con reacciones hematológicas e insuficiencia cardiaca congestiva reciente o agravada en los pacientes con cardiopatías subyacentes. Los agentes anti-TNF pueden causar una variedad de erupciones psoriásicas cutáneas, las cuales por lo general remiten después de la suspensión de los fármacos.

El linfoma al parecer se presenta con más frecuencia en los pacientes con enteropatía inflamatoria no tratada. Los fármacos contra TNF pueden aumentar el riesgo de linfoma en este grupo de pacientes, aunque es dudoso el riesgo relativo. Se ha observado un número creciente de casos de linfoma hepatoesplénico de linfocitos T, una enfermedad infrecuente pero por lo general letal, en los niños y en los adultos jóvenes, y prácticamente todos ellos han estado recibiendo tratamiento combinado con inmunomoduladores, anticuerpos contra TNF o corticoesteroides.

TRATAMIENTO CONTRA INTEGRINA

Las integrinas constituyen una familia de moléculas de adhesión presentes en la superficie de los leucocitos que pueden interactuar con otra clase de moléculas de adhesión en la superficie del endotelio vascular que se conocen como selectinas, permitiendo la adherencia de los leucocitos de la circulación en el endotelio vascular y después se movilizan a través de la pared vascular hacia los tejidos. Las integrinas constan de heterodímeros que contienen dos subunidades, α (alfa) y β (beta). El **natalizumab** es un anticuerpo monoclonal IgG_4 humanizado dirigido contra la subunidad $\alpha 4$, que a través de ella bloquea varias integrinas presentes en las células inflamatorias circulantes y por tanto impide la unión a las moléculas de adhesión vascular y la migración subsiguiente hacia los tejidos circundantes.

Se ha demostrado que el natalizumab tiene una eficacia importante en un subgrupo de pacientes con enfermedad de Crohn moderada a grave. Lamentablemente en estudios clínicos iniciales de individuos con enfermedad de Crohn y esclerosis múltiple, tres de 3 100 pacientes tratados con natalizumab presentaron leucoencefalopatía multifocal progresiva a causa de la reactivación de un poliomavirus humano (virus JC), que está presente en su forma latente en más de 80% de los adultos. Los tres pacientes estaban recibiendo tratamiento concomitante con otros inmunomoduladores. Después de la retirada voluntaria y del análisis del fármaco por el laboratorio fabricante en 2005, fue aprobado por la FDA en 2008 para los pacientes con enfermedad de Crohn moderada a grave en quienes habían fracasado otros tratamientos a través de un programa cuidadosamente restringido. La dosis apropiada es de 300 mg cada cuatro semanas en goteo intravenoso y los pacientes no deben estar recibiendo otros fármacos inmunodepresores. Casi 50% de los pacientes responden al tratamiento inicial con natalizumab. De los que tienen una respuesta inicial, la respuesta a largo plazo se mantiene en 60% y la remisión en más de 40%. Otros efectos adversos consisten en reacciones agudas a la administración y un pequeño riesgo de infecciones oportunistas.

COMPLEMENTOS DE ENZIMAS PANCREÁTICAS

La insuficiencia pancreática exocrina muy a menudo es causada por fibrosis quística, pancreatitis crónica o resección pancreática. Cuando la secreción de las enzimas pancreáticas desciende por debajo de 10% de lo normal, se altera la digestión de lípidos y proteínas y esto puede desencadenar esteatorrea, pérdida de proteínas en heces, absorción deficiente de vitaminas y pérdida de peso. Los complementos de enzimas pancreáticas, que contienen una mezcla de amilasa, lipasa y proteasas constituyen la base del tratamiento de la insuficiencia de enzimas pancreáticas. Se utilizan dos tipos principales de preparados: **pancreatina** y **pancreolipasa**. La pancreatina es un extracto alcohólico derivado de páncreas de cerdo con concentraciones relativamente bajas de lipasas y enzimas proteolíticas, en tanto que la pancreolipasa tiene una actividad lipolítica casi 12 veces mayor y una actividad proteolítica más de cuatro veces mayor que la de la pancreatina. En consecuencia, ya no suele utilizarse la pancreatina. Aquí sólo se describirá la pancreolipasa.

La pancreolipasa en preparaciones con y sin capa entérica está disponible en todo el mundo. Las fórmulas se distribuyen en diversas presentaciones con cantidades variables de lipasa, amilasa y proteasa. Sin embargo, el contenido de enzimas referido por los fabricantes no siempre refleja una actividad enzimática verdadera. Las enzimas pancreolipasa son inactivadas de manera rápida y permanente por los ácidos gástricos. Por tanto, deben administrarse preparados sin cubierta entérica en forma simultánea con tratamiento antiácido (inhibidor de la bomba de protones o antagonista de H_2) para reducir la destrucción mediada por ácido dentro del estómago. Las formulaciones con cubierta entérica suelen utilizarse más a menudo en virtud de que no necesitan tratamiento supresor de ácido concomitante. En 2006 la FDA anunció que todos los productos deben someterse a un proceso de aprobación para corroborar su calidad, seguridad y eficacia. En la actualidad sólo está aprobado el uso de tres fórmulas (que se encuentran disponibles en el comercio), todas en forma de cápsulas con capa entérica.

Las formulaciones de pancreolipasa se administran con cada comida y refrigerio. La actividad enzimática puede estar enumerada en unidades internacionales (UI) o unidades USP. Una UI equivale a 2 a 3 unidades USP. La dosis debe individualizarse con base en la edad y peso del paciente, grado de insuficiencia pancreática y cantidad de grasa consumida. El tratamiento se inicia a una dosis que proporciona 60 000 a 90 000 unidades USP (20 a 30 000 UI) de actividad de lipasa en el periodo prandial y posprandial, una concentración que es suficiente para reducir la esteatorrea a un grado clínicamente no importante en la mayor parte de los casos. La respuesta no óptima a las formulaciones con cubierta entérica pueden deberse a una mezcla deficiente de gránulos con el alimento o a una lenta disolución y liberación de las enzimas. El aumento gradual de la dosis, el cambio a una formulación diferente o la adición de tratamiento supresor de ácido pueden mejorar la respuesta. En los pacientes con sondas nasogástricas para alimentación, las formulaciones en polvo o las microesferas pueden mezclarse con la alimentación entérica antes de la administración.

Los complementos de enzimas pancreáticas son bien tolerados. Las cápsulas deben tragarse, no masticarse, en virtud de que las enzimas pancreáticas pueden causar mucositis bucofaríngea. Las dosis excesivas pueden causar diarrea y dolor abdominal. El elevado contenido de extractos de páncreas puede desencadenar hiperuricosuria y cálculos renales. Se comunicaron varios casos de estenosis del colon en pacientes con fibrosis quística que recibieron dosis elevadas de pancrealipasa con gran actividad de lipasa. Estas formulaciones de dosis elevada se han retirado del comercio.

TRATAMIENTO DE LA LITIASIS BILIAR CON ÁCIDOS BILIARES

El **ursodiol** (ácido ursodesoxicólico) es un ácido biliar natural que constituye menos de 5% de la reserva común de sales biliares en la circulación en el ser humano y un porcentaje mucho más elevado en los osos. Después de la administración oral, se absorbe, es conjugado en el hígado con glicina o taurina y excretado en la bilis. El ursodiol conjugado experimenta recirculación enterohepática considerable. La semivida sérica es de casi 100 h. Con la administración diaria a largo plazo, el ursodiol constituye 30 a 50% del fondo común de ácidos biliares en la circulación. Una pequeña cantidad de ursodiol conjugado o no conjugado que no se absorbe, pasa al colon, donde es excretado o experimenta deshidroxilación por las bacterias colónicas a ácido litocólico, una sustancia con potencial toxicidad hepática.

Farmacodinámica

La solubilidad del colesterol en la bilis se determina por las proporciones relativas de ácidos biliares, lecitina y colesterol. Aunque el tratamiento prolongado con ursodiol expande el fondo común de ácidos biliares, esto no parece ser el principal mecanismo de acción para la disolución de los cálculos biliares. El ursodiol disminuye el contenido de colesterol de la bilis al reducir la secreción hepática del colesterol. El ursodiol parece estabilizar las membranas canaliculares del hepatocito, posiblemente a través de una disminución de la concentración de otros ácidos biliares endógenos o a través de la inhibición de la destrucción del hepatocito mediada por factores inmunitarios.

Aplicación clínica

Se utiliza el ursodiol para la disolución de cálculos de colesterol pequeños en los pacientes con colelitiasis biliar sintomática que se rehúsan a someterse a una colecistectomía o en los que no están aptos para la intervención quirúrgica. En una dosis de 10 mg/kg/día durante 12 a 24 meses, se produce la disolución hasta en 50% de los pacientes con cálculos biliares pequeños (<5 a 10 mm) no calcificados. A menudo también es eficaz para prevenir la formación de cálculos biliares en pacientes obesos que se someten a tratamiento de adelgazamiento rápido. Diversos estudios demuestran que el ursodiol en dosis de 13 a 15 mg/kg/día es útil en los pacientes con cirrosis biliar primaria en las primeras etapas, disminuyendo las alteraciones funcionales hepáticas y mejorando las características histológicas del hígado.

Efectos adversos

El ursodiol prácticamente está exento de efectos adversos importantes. Es infrecuente la diarrea provocada por las sales biliares. A diferencia de su predecesor, el quenodesoxicolato, el ursodiol no se ha acompañado de hepatotoxicidad.

FÁRMACOS UTILIZADOS PARA TRATAR LA HEMORRAGIA POR VÁRICES

La hipertensión portal muy a menudo se presenta como una consecuencia de la hepatopatía crónica. La hipertensión portal es causada por un aumento del flujo sanguíneo dentro del sistema venoso portal y un incremento de la resistencia al flujo portal en el hígado. El flujo sanguíneo esplácnico aumenta en los cirróticos por la baja resistencia arteriolar que es mediada por un incremento de los vasodilatadores circulantes y disminución de la sensibilidad vascular a los vasoconstrictores. La resistencia vascular intrahepática aumenta en la cirrosis a consecuencia de la fibrosis fija en los espacios de Disse y las venas hepáticas así como la vasoconstricción reversible de los sinusoides y las vénulas del hígado. Entre las consecuencias de la hipertensión portal están ascitis, encefalopatía hepática y la aparición de colaterales portosistémicas, sobre todo várices gástricas o esofágicas. Las várices pueden romperse y desencadenar una hemorragia digestiva alta masiva.

Se cuenta con varios fármacos que reducen las presiones portales. Se pueden utilizar a corto plazo para tratar la hemorragia por várices activa o a largo plazo para reducir el riesgo de hemorragia.

SOMATOSTATINA Y OCTREÓTIDO

La farmacología del octreótido se describe antes bajo el apartado Fármacos antidiarreicos. En los pacientes cirróticos y con hipertensión portal, la somatostatina intravenosa (250 μg/h) o el octreótido por la misma vía (50 μg/h) reducen el flujo sanguíneo portal y las presiones en las várices; sin embargo, no se ha dilucidado bien su mecanismo de acción. No parecen inducir a la contracción directa del músculo liso vascular. Su actividad es mediada por la inhibición de la liberación de glucagon y otros péptidos intestinales que modifican el flujo sanguíneo mesentérico. Aunque son contradictorios los datos derivados de estudios clínicos, estos fármacos probablemente son eficaces para fomentar la hemostasia inicial en las várices esofágicas sangrantes. Por lo general se administran durante tres a cinco días.

VASOPRESINA Y TERLIPRESINA

La **vasopresina** (hormona antidiurética) es una hormona polipeptídica secretada por el hipotálamo y almacenada en la neurohipófisis. En los capítulos 17 y 37 se describe su farmacología. Aunque su principal función radica en mantener la osmolalidad sérica, es un potente vasoconstrictor arterial. Cuando se administra por vía intravenosa en goteo continuo, la vasopresina produce una vasoconstricción arterial esplácnica que desencadena disminución del flujo sanguíneo esplácnico y reducción de las presiones venosas portales. Antes del advenimiento del octreótido, solía utilizarse la vasopresina para tratar la hemorragia aguda por várices. Sin embargo, por la frecuencia elevada de sus efectos adversos, ya no se usa con este propósito. Por lo contrario, en los pacientes con hemorragia aguda de tubo digestivo por ectasias vasculares o diverticulosis del intestino delgado o del colon, se puede administrar en goteo vasopresina, para favorecer el vasoespasmo, en una de las ramas de la arteria mesentérica superior o inferior a través de un catéter insertado por angiografía. Son frecuentes los efectos adversos de la vasopresina sistémica. La vasoconstricción general y periférica puede desencadenar hipertensión, isquemia o infarto del miocardio o mesentérico. Estos efectos pueden reducirse con la administración simultánea de nitroglicerina, la cual puede reducir más las presiones venosas portales (al disminuir la resistencia vascular portohepática) y también puede mitigar el vasoespasmo coronario y periférico causado por la vasopresina. Otros efectos adversos frecuentes son náusea, cólicos y diarrea (a consecuencia de la hiperactividad intestinal). Asimismo, los efectos antidiuréticos de la vasopresina favorecen la retención de agua libre, lo cual puede desencadenar hiponatremia, retención de líquido y edema pulmonar.

La **terlipresina** es un análogo de la vasopresina que al parecer tiene una eficacia similar a esta última y menos efectos adversos. Aunque este fármaco se comercializa en otros países, nunca se ha aprobado su uso en Estados Unidos.

ANTAGONISTAS DE LOS RECEPTORES ADRENÉRGICOS β

En el capítulo 10 se describe la farmacología de los antagonistas de los receptores β adrenérgicos, los que reducen las presiones venosas portales por disminución del flujo venoso portal. Esta disminución se debe a una disminución del gasto cardiaco (bloqueo β_1) y a la vasoconstricción esplácnica (bloqueo β_2) causadas por el efecto sin oposición de las catecolaminas sistémicas sobre los receptores α. Por consiguiente, los antagonistas de los receptores β adrenérgicos no selectivos como el propranolol y el nadolol son más eficaces que los antagonistas de los receptores β_1 selectivos para reducir las presiones portales. En los pacientes con cirrosis y várices esofágicas que no han presentado antes un episodio de hemorragia por várices, la frecuencia de hemorragia en los tratados con bloqueadores β no selectivos es 15% en comparación con 25% en los grupos testigo. En los pacientes con un antecedente de hemorragia por várices, la probabilidad de hemorragia recidivante es 80% al cabo de dos años. Los bloqueadores β no selectivos disminuyen en grado importante la frecuencia de hemorragia recidivante, aunque no se ha demostrado que disminuyan la mortalidad.

RESUMEN Fármacos utilizados principalmente en los trastornos del tubo digestivo

Subclase	Mecanismo de acción	Efectos	Aplicaciones clínicas	Farmacocinética, toxicidad e interacciones
FÁRMACOS UTILIZADOS EN LAS ENFERMEDADES ACIDOPÉPTICAS				
• Inhibidores de la bomba de protones (PPI, *proton pump inhibitors*), por ejemplo, omeprazol y lansoprazol	Bloqueo irreversible de la bomba de H^+, K^+-ATPasa en las células parietales activas del estómago	Reducción a largo plazo de la secreción de ácido estimulada y nocturna	Úlcera péptica, reflujo gastroesofágico y gastritis erosiva	Semivida mucho más breve que la duración de la acción • baja toxicidad • la reducción del ácido gástrico puede disminuir la absorción de algunos fármacos y aumentar la de otros
• *Antagonistas de los receptores H_2, por ejemplo, cimetidina: reducción eficaz de la secreción nocturna de ácido pero menos eficaz contra las secreciones estimuladas; muy seguros, se comercializan como producto de venta sin receta (OTC). La cimetidina, pero no otros antagonistas de los receptores H_2, es un antiandrógeno débil y un potente inhibidor de la enzima CYP*				
• *Sucralfato: se polimeriza en el lugar de la lesión de los tejidos (lecho ulceroso) y protege contra la lesión adicional; muy insoluble sin efectos sistémicos; debe administrarse cuatro veces al día*				
• *Antiácidos: medicamentos de venta sin receta para el alivio sintomático de la pirosis; no es tan útil como los PPI y los antagonistas de los receptores H_2 en la úlcera péptica*				
FÁRMACOS QUE ESTIMULAN LA MOTILIDAD				
• Metoclopramida	Antagonista de receptor D_2 • elimina la inhibición de las neuronas que liberan acetilcolina en el sistema nervioso entérico	Aumenta el vaciamiento gástrico y la motilidad intestinal	Paresia gástrica (p. ej., en la diabetes) • antiemético (véase adelante)	Síntomas parkinsonianos por bloqueo de los receptores D_2 en el sistema nervioso central (SNC)
• *Domperidona: igual que la metoclopramida, pero es menor el efecto sobre el SNC; no se comercializa en Estados Unidos*				
• *Colinomiméticos: suele utilizarse neostigmina en la seudoobstrucción colónica en pacientes hospitalizados*				
• *Macrólidos: la eritromicina es útil en la gastroparesia diabética pero sobreviene tolerancia*				
LAXANTES				
• Hidróxido de magnesio, otras sales y carbohidratos no absorbibles	Los agentes osmóticos aumentan el contenido de agua de las heces	Por lo general produce evacuación al cabo de 4 a 6 h, más pronto en dosis altas	Estreñimiento simple; preparación intestinal para exploración endoscópica (sobre todo soluciones de PEG)	El magnesio puede absorberse y causar toxicidad en casos de insuficiencia renal
• *Laxantes formadores de masa: metilcelulosa, psilio, etc.: aumentan el volumen del colon y estimulan la evacuación*				
• *Estimulantes: senna, cáscara sagrada: estimulan la actividad; pueden producir cólicos*				
• *Sustancias tensioactivas de las heces: docusato, aceite mineral; lubrican las heces y facilitan su expulsión*				
• *Activador de los conductos del cloruro: lubiprostona, derivado de ácido prostanoico, estimula la secreción de cloruro hacia el intestino, aumentando el contenido de líquido*				
• *Antagonistas de receptor de opioides: alvimopán, metilnaltrexona; bloquea los receptores μ-opioides intestinales pero no entra en el SNC de manera que se mantiene la analgesia*				
• *Agonistas de 5-HT_4: tegaserod; activa los receptores 5-TH_4 entéricos y aumenta la motilidad intestinal*				
FÁRMACOS ANTIDIARREICOS				
• Loperamida	Activa los receptores opioides μ en el sistema nervioso entérico	Lentifica la motilidad en el intestino, con efectos insignificantes sobre el SNC	Diarrea inespecífica no infecciosa	Cólicos leves pero toxicidad mínima o nula sobre el SNC
• *Difenoxilato: similar a la loperamida, pero las dosis elevadas pueden producir efectos opioides sobre el SNC y toxicidad*				
• *Compuestos de bismuto coloidal: se dispone de subsalicilato y citrato. Los preparados OTC son populares y tienen cierta utilidad en la diarrea del viajero consecutiva a la absorción de toxinas*				
• *Caolín + pectina: compuestos adsorbentes disponibles como OTC*				
FÁRMACOS PARA EL SÍNDROME DE COLON IRRITABLE (IBS)				
• Alosetrón	Antagonista de 5-HT_3 de gran potencia y duración de la unión	Reduce la actividad del músculo liso en el intestino	Aprobado para el IBS grave con predominio de la diarrea en las mujeres	Estreñimiento infrecuente pero importante • colitis isquémica • infarto
• *Anticolinérgicos: acción no selectiva sobre la actividad intestinal, por lo general relacionada con la toxicidad antimuscarínica típica*				
• *Activador del conducto del cloruro: lubiprostona (véase antes); útil en el IBS con predominio de estreñimiento en las mujeres*				

(continúa)

Subclase	Mecanismo de acción	Efectos	Aplicaciones clínicas	Farmacocinética, toxicidad e interacciones
FÁRMACOS ANTIEMÉTICOS				
• Ondansetrón, otros antagonistas de $5\text{-}HT_3$	Bloqueo de $5\text{-}HT_3$ en el intestino y el SNC con duración más breve de la unión que el alosetrón	Extremadamente eficaz para prevenir la náusea y vómito posoperatorios provocados por la quimioterapia	Fármacos de primera opción en la quimioterapia del cáncer; también útiles para tratar el vómito posoperatorio	Por lo general se administra por vía IV pero tiene actividad en la prevención por vía oral • la duración de la acción es de 4 a 9 h • muy baja toxicidad pero puede lentificar el tránsito colónico
• Aprepitant	Antagonista del receptor NK_1 en el SNC	Interfiere en el reflejo del vómito • ningún efecto sobre los receptores de 5-HT, dopamina o esteroides	Eficaz para reducir el vómito inicial y tardío en la quimioterapia del cáncer	Se administra por vía oral • se dispone de fosaprepitant IV • fatiga, mareos y diarrea • interacciones con la CYP
• *Corticoesteroides: se desconoce el mecanismo pero es útil en combinación con antieméticos administrados por vía IV*				
• *Antimuscarínicos (escopolamina): eficaz en el vómito por cinetosis; no en otros tipos*				
• *Antihistamínicos: eficacia moderada en la cinetosis y en el vómito provocado por la quimioterapia*				
• *Fenotiacinas: tienen acción principal por bloqueo de los receptores D_2 y muscarínicos*				
• *Canabinoides: se dispone de dronabinol para utilizarse en la náusea y vómito provocados por la quimioterapia, pero se asocia a efectos de la marihuana sobre el SNC*				
FÁRMACOS UTILIZADOS EN LA ENTEROPATÍA INFLAMATORIA (IBD)				
• 5-aminosalicilatos, por ejemplo, mesalamina en muchas formulaciones • Sulfasalazina	Mecanismo dudoso • puede haber inhibición de mediadores inflamatorios e icosanoides	Acción terapéutica tópica • la absorción general puede causar toxicidad	Enfermedad de Crohn leve a moderadamente grave y colitis ulcerosa	La sulfasalazina produce toxicidad de la sulfonamida y puede causar trastorno digestivo, mialgias, artralgias, mielosupresión • otros aminosalicilatos son mucho menos tóxicos
• Análogos de la purina y antimetabolitos, por ejemplo, 6-mercaptopurina y metotrexato	Mecanismo incierto • pueden favorecer la apoptosis de células inmunitarias • el metotrexato bloquea a la dihidrofolato reductasa	Supresión generalizada de procesos inmunitarios	Enfermedad de Crohn moderadamente grave a grave y colitis ulcerosa	Trastorno GI, mucositis • mielosupresión • análogos de la purina pueden producir hepatotoxicidad, pero es infrecuente con el metotrexato en las dosis bajas utilizadas
• Anticuerpos contra TNF, por ejemplo, infliximab, otros	Fija factor de necrosis tumoral y evita que se una a sus receptores	Supresión de varios aspectos de la función inmunitaria, sobre todo linfocitos TH1	Infliximab: enfermedad de Crohn y colitis ulcerosa moderadamente graves a graves • otros están aprobados para utilizarse en la enfermedad de Crohn	Reacciones a la infusión • reactivación de la tuberculosis latente • mayor riesgo de infecciones micóticas y bacterianas generales peligrosas
• *Corticoesteroides: efecto antiinflamatorio generalizado; véase capítulo 39*				
COMPLEMENTOS PANCREÁTICOS				
• Pancrelipasa	Enzimas de extractos pancreáticos animales para reposición	Mejora la digestión de los lípidos, las proteínas y los carbohidratos de los alimentos	Insuficiencia pancreática por fibrosis quística, pancreatitis y pancreatectomía	Se toma con cada comida • puede aumentar la frecuencia de gota
• *Pancreatina: extractos pancreáticos similares pero potencia mucho más baja; pocas veces se utiliza*				
TRATAMIENTO DE LA LITIASIS BILIAR CON ÁCIDOS BILIARES				
• Ursodiol	Reduce la secreción de colesterol hacia la bilis	Disuelve los cálculos biliares	Cálculos biliares en pacientes que se rehúsan al tratamiento quirúrgico o que no son aptos para el mismo	Puede causar diarrea
FÁRMACOS UTILIZADOS PARA TRATAR LA HEMORRAGIA POR VÁRICES				
• Octreótido	Análogo de la somatostatina • mecanismo no establecido	Puede alterar el flujo sanguíneo portal y las presiones de várices	Pacientes con várices sangrantes o con riesgo elevado de hemorragia recidivante	Reducción de la actividad endocrina y exocrina del páncreas • otras alteraciones endocrinas • trastorno digestivo
• *Antagonistas de los receptores β adrenérgicos: reducen el gasto cardiaco y el flujo sanguíneo esplácnico; véase el capítulo 10*				

PREPARACIONES DISPONIBLES

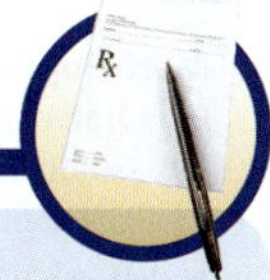

ANTIÁCIDOS

Gel de hidróxido de aluminio*
Oral: comprimidos de 300, 500 y 600 mg; cápsulas de 400 y 500 mg; suspensión de 320, 450, 675 mg/5 ml

Carbonato de calcio*
Oral: comprimidos masticables de 350, 420, 500, 600, 650, 750, 1 000 y 1 250 mg; suspensión de 1250 mg/ml

Formulaciones combinadas de hidróxido de aluminio e hidróxido de magnesio*
Oral: hidróxidos combinados de 400 a 800 mg por comprimido, cápsula o suspensión de 5 ml

ANTAGONISTAS DE LOS RECEPTORES H_2 A LA HISTAMINA

Cimetidina
Oral: comprimidos de 200,* 300, 400 y 800 mg; líquido parenteral de 300 mg/5 ml: 300 mg/2 ml, 300 mg/50 ml para la inyección

Famotidina
Oral: comprimidos de 10, 20 mg,* cápsulas de gelatina;* polvo para reconstituir hasta una suspensión de 40 mg/5 ml
Parenteral: 10 mg/ml para inyección

Nizatidina
Oral: comprimidos de 75 mg;* cápsulas de 150 y 300 mg

Ranitidina
Oral: comprimidos de 75,* 150 y 300 mg
Parenteral: 1 y 25 mg/ml para inyección

ALGUNOS ANTICOLINÉRGICOS

Atropina
Oral: comprimidos de 0.4 mg
Parenteral: 0.05, 0.1, 0.3, 0.4, 0.5, 0.8 y 1 mg/ml para inyección

Tintura de alcaloides de la belladona
Oral: 0.27 a 0.33 mg/ml en líquido

Diciclomina
Oral: cápsulas de 10 y 20 mg; comprimidos de 20 mg; jarabe de 10 mg/5 ml
Parenteral: 10 mg/ml para inyección

Glicopirrolato
Oral: comprimidos de 1 y 2 mg
Parenteral: 0.2 mg/ml para inyección

Hiosciamina
Oral: comprimidos de 0.125 y 0.15 mg; cápsulas de liberación sincronizada de 0.375 mg; 0.125 mg/5 ml, en elíxir y solución oral
Parenteral: 0.5 mg/ml para inyección

Escopolamina
Oral: comprimidos de 0.4 mg
Parche transdérmico: 1.5 mg/2.5 cm^2
Parenteral: 0.4 y 1 mg/ml para inyección

INHIBIDORES DE LA BOMBA DE PROTONES

Esomeprazol
Oral: cápsulas de liberación tardía de 20 y 40 mg
Parenteral: polvo en frasco de 20, 40 mg para inyección IV

Omeprazol
Oral: cápsulas de liberación tardía de 10, 20 y 40 mg; comprimidos de liberación tardía de 20 mg*

Lansoprazol
Oral: cápsulas de liberación tardía de 15 y 30 mg; comprimido de desintegración oral de 15 y 30 mg que contienen gránulos de liberación tardía; gránulos de liberación tardía de 15 y 30 mg para suspensión oral
Parenteral: polvo de 30 mg para inyección

Dexlansoprazol
Oral: cápsulas de liberación tardía de 30 y 60 mg

Pantoprazol
Oral: comprimidos de liberación tardía de 20 y 40 mg; gránulos de liberación tardía de 40 mg para suspensión oral
Parenteral: polvo de 40 mg/frasco para inyección IV

Rabeprazol
Oral: comprimidos de liberación tardía de 20 mg

PROTECTORES DE LA MUCOSA

Misoprostol
Oral: comprimidos de 100 y 200 μg

Sucralfato
Oral: comprimidos de 1 g; suspensión de 1 g/10 ml

ENZIMAS DIGESTIVAS

Pancrelipasa
Oral: comprimidos, polvo o cápsulas de liberación tardía que contienen cantidades variables de lipasa, proteasa y actividad de amilasa. Véanse detalles en la información publicada por el laboratorio fabricante

FÁRMACOS PARA TRASTORNOS DE LA MOTILIDAD Y ALGUNOS ANTIEMÉTICOS

ANTAGONISTAS DEL RECEPTOR 5-HT_3

Alosetrón
Oral: comprimidos de 0.5 y 1 mg

Dolasetrón
Oral: comprimidos de 50 y 100 mg
Parenteral: 20 mg/ml para inyección

Granisetrón
Oral: comprimidos de 1 mg; 2 mg/10 ml en solución oral
Parenteral: 0.1, 1 mg/ml para inyección

Ondansetrón
Oral: comprimidos de 4, 8, 16 y 24 mg; comprimidos de desintegración oral de 4 y 8 mg; 4 mg/5 ml de solución oral
Parenteral: 2 mg/ml y 32 mg/50 ml para inyección IV

Palonosetrón
Oral: cápsulas de 0.5 mg
Parenteral: 0.05 mg/ml para inyección

OTROS FÁRMACOS PROCINÉTICOS Y ANTIEMÉTICOS

Aprepitant
Oral: cápsulas de 80 y 125 mg

Dronabinol
Oral: cápsulas de 2.5, 5, 10 mg

Fosaprepitant
Parenteral: 115 mg/10 ml para inyección IV

Metoclopramida
Oral: comprimidos de 5 y 10 mg; jarabe de 5 mg/5 ml, 10 mg/ml en solución concentrada
Parenteral: 5 mg/ml para inyección

Nabilona
Oral: comprimidos de 1 mg

Proclorperazina
Oral: comprimidos de 5, 10 y 25 mg; cápsulas de 10, 15 y 30 mg; 1 mg/ml de solución
Rectal: supositorios de 2.5, 5 y 25 mg
Parenteral: 5 mg/ml para inyección

Prometazina
Oral: comprimidos de 10, 13.2, 25 y 50 mg; 5, 6.25 y 10 mg/5 ml de jarabe
Rectal: supositorios de 10, 12.5 25 y 50 mg
Parenteral: 25 y 50 mg/ml para inyección IM o IV

Escopolamina
Parche transdémico: 1.5 mg/2.5 cm^2

Tegaserod
Oral: comprimidos de 2 y 6 mg

Trimetobenzamida
Oral: cápsulas de 250 y 300 mg
Parenteral: 100 mg/ml para inyección

ALGUNOS ANTIINFLAMATORIOS QUE SE UTILIZAN EN LAS ENFERMEDADES GASTROINTESTINALES (VÉASE TAMBIÉN EL CAPÍTULO 55)

Adalimumab
Parenteral: 40 mg/0.8 ml para inyección subcutánea mediante jeringa o pluma automática

Balsalazida
Oral: cápsulas de 750 mg

Budesonida
Oral: cápsulas de 3 mg

Certolizumab
Parenteral: polvo de 200 mg (reconstituido con 1 ml) para inyección subcutánea

Hidrocortisona
Rectal: 100 mg/60 ml unidades en enema de retención; 90 mg/aplicador de espuma intrarrectal
Anal: hidrocortisona al 1%/pramoxina al 1% como aplicación en aerosol

Infliximab
Parenteral: 100 mg en polvo para inyección intravenosa

Mesalamina (5-ASA)
Oral: comprimidos de 400 y 800 mg de liberación tardía; cápsulas de 250 mg de liberación controlada; comprimidos de 1.2 g de liberación tardía; cápsulas de 375 mg de liberación tardía
Rectal: suspensión de 4 g/60 ml
Supositorios de 500 y 1 000 mg

Metilprednisolona
Rectal: enema de retención de 40 mg/frasco

Olsalazina
Oral: cápsulas de 250 mg

Sulfasalazina
Oral: comprimidos de 500 mg y comprimidos de cubierta entérica de liberación tardía

ALGUNOS ANTIDIARREICOS

Subsalicilato de bismuto
Oral: cápsulas de 262 mg, comprimidos masticables; 130, 262 y 524 mg/15 ml de suspensión

Difenoxina
Oral: comprimidos de 1 mg (con 0.025 mg de sulfato de atropina)

Difenoxilato
Oral: 2.5 mg (con 0.025 mg de sulfato de atropina en comprimidos y líquido)

Loperamida*
Oral: comprimidos de 2 mg, cápsulas de 1 mg/5 ml de líquido

LAXANTES FORMADORES DE MASA*

Metilcelulosa
Oral: polvo, cápsulas

Psilio
Oral: gránulos, polvo y oblea

OTROS LAXANTES

Alvimopán
Oral: cápsulas de 12 mg

Bisacodilo*
Oral: comprimidos de cubierta entérica de 5 mg
Rectal: supositorios de 5 mg y 10 mg

Cáscara sagrada*
Oral: comprimidos de 325 mg; extracto de líquido de 5 ml por dosis (alcohol aproximadamente al 18%)

Docusato*
Oral: cápsulas de 50, 100 y 250 mg; comprimidos de 100 mg; jarabe de 20, 50, 60 y 150 mg/15 ml

Lactulosa
Oral: jarabe 10 g/15 ml

Lubiprostona
Oral: cápsulas de 8 y 24 μg

Hidróxido de magnesio (leche de magnesia)
Oral: suspensión acuosa de 400, 800 mg/5 ml

Bromuro de metilnaltrexona
Parenteral: 12 mg/0.6 ml

Policarbofilo*
Oral: comprimidos de 500 y 625 mg; comprimidos masticables de 500 mg

Solución electrolítica de polietilenglicol
Oral: polvo para solución oral, para reconstituir 2 o 4 litros

Sena*
Oral: 8.6, 15, 17, 25 mg en comprimidos; líquido de 8.8 y 15 mg/ml

Fosfato de sodio
Oral: comprimidos de 1.5 g; líquido de 10 g/15 ml

FÁRMACOS QUE DISUELVEN CÁLCULOS BILIARES

Ursodiol
Oral: comprimidos de 250 y 500 mg; cápsulas de 300 mg

*Fármacos de venta sin receta.

BIBLIOGRAFÍA

Enfermedades acidopépticas

Boparai V et al: Guide to the use of proton pump inhibitors in adult patients. Drugs 2008;68:925.

Kahrilas PJ: Gastroesophageal reflux disease. N Engl J Med 2008;359:1700.

Kahrilas PJ et al: American Gastroenterological Association Medical Position Statement on the management of gastroesophageal reflux disease. Gastroenterology 2008;135:1383.

Kwok CS et al: Meta-analysis: The effects of proton pump inhibitors on cardiovascular events and mortality in patients receiving clopidogrel. Aliment Pharmacol Ther 2010;31:810.

Lanza FI et al: Guidelines for the prevention of NSAID-related ulcer complications. Am J Gastronterol 2009;104:728.

McColl KE: *Helicobacter pylori* infection. N Engl J Med 2010;362:1597.

Schubert ML et al: Control of gastric acid secretion in health and disease. Gastroenterology 2008;134:1872.

Wu DC et al: Sequential and concomitant therapy with four drugs is equally effective for eradication of *H pylori* infection. Clin Gastroenterol Hepatol 2010;8:36.

Yang YX et al: Safety of proton pump inhibitor exposure. Gastroenterology 2010; 139:1115.

Trastornos de la motilidad

DeMaeyer JH et al: 5-HT_4 receptor agonists: Similar but not the same. Neurogastroenterol Motil 2008;20:99.

Patrick A et al: Review article: Gastroparesis. Aliment Pharmacol Ther 2008;27:724.

Reddymasu SC et al: Severe gastroparesis: medical therapy or gastric electrical stimulation. Clin Gastroenterol Hepatol 2010;8:117.

Laxantes

American College of Gastroenterology Task Force: An evidence-based approach to the management of chronic constipation in North America. Am J Gastroenterol 2005;100(Suppl 1):S1.

Becker G et al: Novel opioid antagonists for opioid-induced bowel dysfunction and postoperative ileus. Lancet 2009;373:1198.

Bouras EP et al: Chronic constipation in the elderly. Gastroenterol Clin North Am 2009;38:463.

Camilleri M et al: Prucalopride for constipation. Expert Opin Pharmacother 2010;11:451.

Johanson JF et al: Multicenter, 4-week, double-blind, randomized, placebo-controlled trial of lubiprostone, a locally-active type-2 chloride channel activator, in patients with chronic constipation. Am J Gastroenterol 2008; 103:170.

Lembo A et al: Efficacy of linaclotide for patients with chronic constipation. Gastroenterology 2010;138:886.

Rao SS: Constipation: Evaluation and treatment of colonic and anorectal motility disorders. Gastrointest Endosc Clin North Am 2009;19:117.

Thomas J et al: Methylnaltrexone for opioid-induced constipation in advanced illness. N Engl J Med 2008;358:2332.

Wald A: A 27-year old woman with constipation: Diagnosis and treatment. Clin Gastroenterol Hepatol 2010;8:838.

Antidiarreicos

Baker DE: Loperamide: A pharmacologic review. Rev Gastroenterol Disord 2007;7(Suppl 3):S11.

Odunsi-Shiyanbade ST et al: Effects of chenodeoxycholate and a bile acid sequestrant, colesevelam, on intestinal transit and bowel function. Clin Gastroenterol Hepatol 2010;8:159.

Schiller LR: Diarrhea and malabsorption in the elderly. Gastroenterol Clin North Am 2009;38:481.

Fármacos utilizados en el síndrome de colon irritable

Camilleri M: Review article: New receptor targets for medical therapy in irritable bowel syndrome. Aliment Pharmacol Ther 2010;31;35.

Grundman O et al: Irritable bowel syndrome: Epidemiology, diagnosis and treatment: an update for health-care practitioners. J Gastroenterol Hepatol 2010;25:691.

Mayer EA: Clinical practice. Irritable bowel syndrome. N Engl J Med 2008; 358:1692.

Antieméticos

Hasketh PJ: Chemotherapy-induced nausea and vomiting. N Engl J Med 2008;358:2482.

Le TP et al: Update on the management of postoperative nausea and vomiting and postdischarge nausea vomiting in ambulatory surgery. Anesthesiol Clin 2010;28:225.

Roila F et al; Guideline update for MASCC and ESMO in the prevention of chemotherapy- and radiotherapy-induced nausea and vomiting: Results of the Perugia consensus conference. Ann Oncol 2010;21(Suppl 5):v232.

Fármacos utilizados en la enteropatía inflamatoria

Abraham C et al: Inflammatory bowel disease. N Engl J Med 2009;361:2066.

Benchimol EI et al: Traditional corticosteroids for induction of remission in Crohn's disease. Cochrane Database Syst Rev 2008 Apr 16(2):CD006792.

Bernstein CN et al: World Gastroenterology Organization Practice Guidelines for the diagnosis and management of IBD in 2010. Inflamm Bowel Dis 2010; 16:112.

Columbel JF et al: Infliximab, azathioprine, or combination therapy for Crohn's disease. N Engl J Med 2010;362:1383.

De Silva S et al: Optimizing the safety of biologic therapy for IBD. Nat Rev Gastroenterol Hepatol 2010;7:93.

Devlin SM et al: Evolving inflammatory bowel disease treatment paradigms: Top-down versus step-up. Gastroenterol Clin North Am 2009;38:577.

Etchevers MJ et al: Optimizing the use of tumor necrosis factor inhibitors in Crohn's disease: a practical approach. Drugs 2010;70:190.

Hanauer SB: Evolving concepts in treatment and disease modification in ulcerative colitis. Aliment Pharmacol Ther 2008;27(Suppl 1):15.

Kornbluth A et al: Ulcerative colitis guidelines in adults: American College of Gastroenterology, Practice Parameters Committee. Am J Gastroenterol 2010;105:501.

Patel V et al: Methotrexate for maintenance of remission in Crohn's disease. Cochrane Database Syst Rev 2009;7:CD006884.

Peyrin-Biroulet L et al: Efficacy and safety of tumor necrosis factor antagonists in Crohn's disease: Meta-analysis of placebo-controlled trials. Clin Gastroenterol Hepatol 2008;6:644.

Prefontaine E et al: Azathioprine or 6-mercaptopurine for induction of remission in Crohn's disease. Cochrane Database Syst Rev 2010;16:CD000545.

Rosenberg LN et al: Efficacy and safety of drugs in ulcerative colitis. Expert Opin Drug Saf 2010;9:573.

Sandborn WJ et al: Once-daily dosing of delayed-release oral mesalamine (400-mg tablet) is as effective as twice-daily dosing for maintenance of remission for ulcerative colitis. Gastroenterology 2010;138:1286.

Complementos de enzimas pancreáticas

Whitcomb DC et al: Pancrelipase delayed-release capsules (CREON) for exocrine pancreatic insufficiency due to chronic pancreatitis or pancreatic surgery: A double-blind randomized trial. Am J Gastroenterol 2010;105:2276.

Ácidos biliares para tratar la litiasis biliar

Hempfling W, Dilger K, Beuers U: Systematic review: Ursodeoxycholic acid—adverse effects and drug interactions. Aliment Pharmacol Ther 2003;18:963.

Fármacos para tratamiento de la hipertensión portal

Dell'Era A et al: Acute variceal bleeding: Pharmacological treatment and primary/secondary prophylaxis. Best Pract Clin Gastronterol 2008;22:279.

Garcia-Tsao G et al: Management of varices and variceal hemorrhage in cirrhosis. N Engl J Med 2010;362:823.

CUADRO 63-1 Fármacos que han cambiado de categoría, de prescripción a OTC de acuerdo con la *Food and Drug Administration*

Fármaco	Indicación	Año en que se cambió la categoría del principio activo
Sistémicos		
Cetirizina	Antihistamínico	2007
Cimetidina	Reductor de ácido (antagonista H_2)	1995
Clemastina	Antihistamínico	1992
Famotidina	Reductor de ácido (antagonista de H_2)	1995
Fexofenadina	Antihistamínico	2011
Ibuprofeno	Analgésico y antipirético (NSAID)	1984
Lansoprazol	Reductor de ácido (inhibidor de la bomba de protones)	2009
Levonorgestrel	Anticonceptivo de urgencia	2006
Loratadina	Antihistamínico	2002
Naproxeno sódico	Analgésico y antipirético (NSAID)	1994
Nicotina, sistema transdérmico	Cesación de tabaquismo	1996
Nicotina polacrilex, goma	Cesación de tabaquismo	1996
Nizatidina	Reductor de ácido (antagonista de H_2)	1996
Omeprazol	Antiácido (inhibidor de la bomba de protones)	2003
Orlistat	Ayuda para adelgazar	2007
Polietilenglicol	Laxante	2006
Ranitidina	Antiácido (antagonista de H_2)	1995
Tópicos		
Butenafina	Antimicótico (tópico)	2001
Butoconazol	Antimicótico (vaginal)	1995
Clotrimazol	Antimicótico (vaginal)	1990
Cromoglicato	Antialérgico nasal	1997
Cetoconazol	Champú contra la caspa	1997
Fumarato de cetotifeno	Antihistamínico oftálmico	2006
Miconazol	Antimicótico (vaginal)	1991
Minoxidilo	Estimulante del crecimiento del pelo	1996
Nafazolina/feniramina	Antihistamínico descongestivo oftálmico	1994
Terbinafina	Antimicótico (tópico)	1999
Tioconazol	Antimicótico (vaginal)	1997

tos OTC para inducir al sueño; la atapulgita y el policarbofilo ya no se comercializan como productos antidiarreicos OTC), y 2) compuestos antes disponibles sólo por prescripción se han incorporado para uso como productos OTC porque el grupo de expertos que realizó el análisis los consideró en general seguros y eficaces para uso por el consumidor sin supervisión médica (cuadro 63-1). El proceso de reclasificación de los fármacos de prescripción de venta sin receta ha mejorado y expandido de manera significativa las opciones de cuidado de la salud personal para los consumidores de Estados Unidos. En realidad, más de 700 productos OTC contienen componentes y dosis que estuvieron disponibles sólo mediante prescripción hace menos de 30 años. Compuestos como el docosanol y el comprimido de nicotina polacrilex para chupar no han pasado por la vía de la prescripción en absoluto y se han aprobado directamente para el mercado OTC. Otros componentes OTC que se comercializaban antes en dosis bajas, en la actualidad sólo se comercializan en formulaciones de concentración mayor o de concentración de la prescripción original. Algunos ejemplos de otros fármacos de prescripción con el potencial de alguna futura reclasificación como fármacos OTC comprenden el tratamiento sustitutivo de nicotina (inhalador oral, atomización nasal) para la cesación del tabaquismo, los inhibidores de la bomba de protones (pantoprazol) para la pirosis y los antihistamínicos no sedantes de segunda generación (desloratadina, fexofenadina, levocetirizina) para aliviar la alergia y los síntomas de resfriado. La frecuencia de reclasificación de compuestos de prescripción a OTC, aunque era una práctica común a mediados del decenio de 1990, declinó de manera notoria en la última década. Dicho proceso es costoso y riguroso y menos fármacos que requieren prescripción son apropiados para ser reclasificados (es decir, aquellos utilizados en casos en los que un consumidor se puede autodiagnosticar y tratar su afección sin riesgos). Por ejemplo, a los hipocolesterolemiantes colestiramina, lovastatina y pravastatina se les negó la categoría de OTC tras aducir que estos compuestos no podían utilizarse de manera segura y eficaz en un contexto de OTC. El comité asesor de fármacos que no requieren prescripción consideró que era necesario que el personal sanitario estableciera el diagnóstico y prescribiera el tratamiento subsiguiente de la hiperlipidemia, un trastorno asintomático crónico con consecuencias potencialmente letales. En una recomendación similar, no se aprobó el aciclovir oral para uso como OTC en el tratamiento del herpes genital recidivante por la preocupación de que el diagnóstico erróneo y el uso inadecuado propiciaran una mayor resistencia del virus.

Existen tres motivos por los cuales es indispensable que los médicos conozcan los productos OTC. En primer lugar, muchos compuestos OTC son eficaces para tratar enfermedades frecuentes y es importante poder ayudar al paciente a seleccionar un producto seguro y eficaz. Dado que el ejercicio médico con asistencia controlada promueve en los profesionales de la salud que limiten el costo de los fármacos que prescriben, muchos recomiendan tratamientos eficaces a base de OTC, ya que estas sustancias raras veces son pagadas por el plan de seguros (cuadro 63-2). En segundo lugar, muchos de los componentes activos que contienen los fármacos OTC pueden agravar las enfermedades existentes o interactuar con los fármacos de prescripción. (Véase el capítulo 66, Interacciones farmacológicas importantes y sus mecanismos). Por último, el uso erróneo o excesivo de productos OTC puede ocasionar en realidad complicaciones médicas importantes. Por ejemplo, la fenilpropanolamina, un simpaticomimético que antes contenía muchos productos para resfriado común, alergias y control de peso, la retiró del comercio en Estados Unidos la FDA con base en informes de que el fármaco incrementaba el riesgo de apoplejía hemorrágica. El dextrometorfano, un antitusivo que contiene muchos preparados para la tos y el resfriado, cada vez más ha sido objeto de consumo en dosis elevadas (p. ej., >5 a 10 tantos de la dosis antitusiva recomendada) por los adolescentes que lo utilizan como alucinógeno. Aunque son infrecuentes las complicaciones graves inherentes al dextrometorfano como fármaco individual en sobredosis, muchos productos que contienen dextrometorfano se formulan con otros componentes (paracetamol, antihistamínicos y simpaticomiméticos) que pueden ser letales en sobredosis. Además, se ha utilizado la seudoefedrina, un descongestivo que contiene múltiples formulaciones de OTC para resfriado, en la fabricación ilícita de la metanfetamina. El conocimiento general de estos productos y sus formulaciones permite a los médicos conocer el potencial de los problemas relacionados con los fármacos OTC que puedan surgir en sus pacientes.

En el cuadro 63-2 se enumeran los ejemplos de los productos OTC que pueden utilizarse de modo eficaz para tratar enfermedades frecuentes. La selección de un componente entre otros es importante en los pacientes con determinados trastornos médicos o en los que toman otros compuestos. Éstos se describen con detalle en otros capítulos. Las recomendaciones enumeradas en el cuadro 63-2 se basan en la eficacia de los componentes y los principios establecidos en los siguientes párrafos.

1. Seleccionar el producto de formulación más simple con respecto a los componentes y la posología. En general, se prefieren los productos de un solo componente. Aunque algunos productos de combinación contienen dosis eficaces de todos los componentes, otros contienen dosis terapéuticas de algunos y dosis infraterapéuticas de otros. Asimismo, puede haber diferentes duraciones de acción entre los componentes y siempre existe la posibilidad de que el médico o el paciente no advierta la presencia de determinados componentes activos en el producto. El paracetamol, por ejemplo, se encuentra en muchos preparados para la tos y el resfriado; un paciente que desconoce esto puede tomar dosis diferentes de analgésicos, además de la contenida en la formulación para el resfriado, lo cual puede desencadenar una hepatotoxicidad.
2. Seleccionar un producto que contenga una dosis terapéutica eficaz.
3. Los proveedores y consumidores deben leer con cuidado la etiqueta de "información sobre el fármaco" para establecer qué componentes son apropiados con base en los síntomas del paciente y en las condiciones de salud subyacentes y el conocimiento sobre los fármacos que el paciente ya consume. Esto es de suma importancia dado que numerosos productos con el mismo nombre comercial contienen sustancias distintas con usos diversos. Por ejemplo, varios productos laxantes (con ingredientes activos diferentes) incluyen la palabra Dulcolax en sus nombres, como Dulcolax Balance (polietilenglicol), Dulcolax Laxative (bisacodilo) y ablandador fecal Dulcolax (docusato de sodio). Esta práctica de mercadotecnia de "expansión de un nombre comercial" en líneas de productos, aunque es legal, confunde y puede causar errores terapéuticos.
4. Recomendar un producto genérico si se comercializa alguno.
5. Tener presentes las "artimañas" o las declaraciones de publicidad de superioridad específica con respecto a productos similares.
6. En los niños, los principales aspectos que han de considerarse son la dosis, posología y sabor del producto.

Se deben evitar determinados componentes de los productos OTC o utilizarse con precaución en algunos pacientes porque pueden exacerbar los problemas médicos existentes o interactuar con otros fármacos que el paciente consume. Muchos de los componentes más potentes de algunos productos OTC están ocultos en los productos que de ordinario no se espera que los contengan (cuadro 63-3). Aunque los compuestos OTC tienen un formato de etiqueta estandarizado y requisitos de contenido que especifican las indicaciones para uso, dosis, advertencias y componentes activos e inactivos que tiene el producto, muchos consumidores no leen con cuidado o no comprenden esta información. No tener presentes los componentes de los productos OTC y la creencia por parte de los médicos de que son ineficaces e inocuos pueden ser causa de confusión diagnóstica y tal vez interferir en el tratamiento. Por ejemplo, una gran cantidad de productos OTC, como los analgésicos y remedios para la alergia, tos y el resfriado, contienen simpaticomiméticos. Estos fármacos deben evitarse o utilizarse con precaución en los diabéticos de tipo 1 y en los pacientes con hipertensión, angina de pecho o hipertiroidismo. No debe consumirse el ácido acetilsalicílico en los niños ni en los adolescentes por infecciones víricas (con o sin fiebre) por el mayor riesgo de causar síndrome de Reye. El ácido acetilsalicílico y otros antiinflamatorios no esteroideos deben evitarse en individuos con úlcera péptica activa, determinados trastornos de las plaquetas y en pacientes que toman anticoagulantes orales. La cimetidina, un antagonista del receptor H_2 es un inhibidor reconocido del metabolismo hepático de los fármacos y puede incrementar las concentraciones sanguíneas y los efectos tóxicos de fármacos como la difenilhidantoína, teofilina y warfarina.

El uso excesivo o inadecuado de productos OTC puede provocar enfermedades graves. Un ejemplo primordial es la congestión de rebote tras el empleo constante de atomizaciones nasales de descongestivos durante más de tres días. El empleo inadecuado y a largo plazo de algunos antiácidos (p. ej., hidróxido de aluminio) puede causar estreñimiento e incluso retención fecal en los ancianos, lo mismo que hipofosfatemia. El consumo excesivo de laxantes puede producir cólicos y trastornos hidroelectrolíticos. El uso de simpaticomiméticos o de la cafeína oculta en muchos productos OTC puede ser causa de insomnio, nerviosismo e inquietud (cuadro 63-3).

CUADRO 63-2 Componentes de eficacia conocida de algunas clases de productos OTC

Categoría OTC	Componentes y dosis habitual en el adulto	Comentarios
Acné, preparados	Peróxido de benzoilo, 5%, 10%	Uno de los preparados para el acné más eficaces. Se aplica una o dos veces al día. Se disminuye la concentración o la frecuencia si ocurre irritación excesiva de la piel.
Alergia y "resfriado común", preparados	Clorfeniramina, 4 mg cada 4 a 6 h; 8 mg (liberación prolongada) cada 8 a 12 h; 12 mg (liberación prolongada) cada 12 h Clemastina, 1.34 mg cada 12 h Cetirizina, 10 mg cada 24 h Difenhidramina, 25 a 50 mg cada 4 a 6 h Fexofenadina, 60 mg cada 12 h; 180 mg cada 24 h Loratadina, 10 mg cada 24 h Bromfeniramina (4 g) con fenilefrina (10 mg) cada 4 h Cetirizina (5 mg) con seudoefedrina (120 mg) cada 12 h Clorfeniramina (4 mg) con fenilefrina (10 mg) cada 4 h Fexofenadina, 60 mg cada 12 h; 180 mg cada 24 h Loratadina (5 mg) con seudoefedrina (120 mg) cada 12 h Loratadina (10 mg) con seudoefedrina (240 mg) cada 24 h Triprolidina (2.5 mg) con fenilefrina (10 mg) cada 4 h	Los antihistamínicos por sí solos alivian la mayoría de los síntomas relacionados con rinitis alérgica. La clorfeniramina, la bromofeniramina y la clemastina pueden causar menos somnolencia que la difenhidramina. La cetirizina, fexofenadina y loratadina son antihistamínicos de segunda generación de eficacia terapéutica equiparable a los fármacos de primera generación; estos compuestos tienen mínimos efectos anticolinérgicos y por tanto se acompañan de una menor frecuencia de sedación. En ocasiones, los síntomas que no se alivian con el antihistamínico responden a la adición de un descongestivo simpaticomimético. La venta de productos OTC que contienen seudoefedrina está restringida (véase comentarios bajo el apartado Descongestivos sistémicos).
Analgésicos y antipiréticos	Paracetamol, 325 a 650 mg cada 4 a 6 h; 650 a 1 300 mg (liberación prolongada) cada 8 h Ácido acetilsalicílico, 325 a 650 mg cada 4 a 6 h Ibuprofeno, 200 a 400 mg cada 4 a 6 h (sin sobrepasar los 1 200 mg en 24 h) Naproxeno sódico, 220 mg cada 8 a 12 h (sin sobrepasar los 660 mg en 24 h)	El paracetamol carece de actividad antiinflamatoria pero está disponible en forma de jarabe; esta presentación se usa por lo general en lactantes y niños incapaces de masticar o deglutir comprimidos. El uso de productos con este fármaco puede incrementar el riesgo de daño hepático grave en individuos que ingieren más de 4 g en 24 h, consumen otros fármacos con acetaminofeno o beben ≥3 bebidas alcohólicas al día. En enero de 2011, la FDA anunció que los fabricantes de productos combinados que contengan paracetamol deben limitar la cantidad máxima de dicho compuesto a 325 mg por dosis para reducir el riesgo de daño hepático grave por sobredosificación. Se dispone de múltiples modificaciones del producto, como la adición de antiácidos y cafeína, comprimidos con cubierta entérica y preparados solubles; formulaciones de acción prolongada o potencia adicional; y diversas mezclas de analgésicos. Ninguno tiene alguna ventaja sustancial con respecto a los productos de un solo componente. El ácido acetilsalicílico se utiliza con precaución en determinados individuos (véase el texto). El empleo de productos que contienen ácido acetilsalicílico puede incrementar el riesgo de hemorragia gastrointestinal grave en sujetos que consumen ≥3 bebidas alcohólicas al día. El uso de NSAID es capaz de aumentar la probabilidad de padecer hemorragia gastrointestinal grave en sujetos de 60 años de edad o mayores y en pacientes que ingieren NSAID en mayor cantidad a la indicada o durante lapsos mayores a los prescritos, que han padecido úlceras pépticas o hemorragias gástricas, que están bajo tratamiento con fármacos anticoagulantes o esteroideos, que consumen otros fármacos que contengan NSAID (que requieran o no prescripción médica) y que consumen ≥3 bebidas alcohólicas al día. El uso continuo a largo plazo de NSAID puede aumentar el riesgo de infarto del miocardio o apoplejía.

(*continúa*)

CUADRO 63-2 Componentes de eficacia conocida de algunas clases de productos OTC. (*Continuación*)

Categoría OTC	Componentes y dosis habitual en el adulto	Comentarios
Antiácidos	Hidróxido de magnesio e hidróxido de aluminio solos o combinados; carbonato de calcio, varía la dosis; consúltese la etiqueta del producto	Las combinaciones de hidróxido de magnesio y aluminio tienen menos probabilidades de producir estreñimiento o diarrea y ofrecen una gran capacidad neutralizadora. Algunos preparados contienen simeticona, un antiflatulento para aliviar los síntomas de meteorismo y distensión.
Antiácidos (antagonistas de H_2)	Cimetidina, 200 mg, 1 o 2 veces al día Famotidina, 10 a 20 mg, 1 o 2 veces al día Nizatidina, 75 mg, 1 o 2 veces al día Ranitidina, 75 a 150 mg, 1 o 2 veces al día	Estos productos fueron aprobados para el alivio de "pirosis por indigestión y acidez estomacal". No se debe tomar por más de dos semanas y no se recomienda en niños menores de 12 años de edad.
Antiácido (inhibidores de la bomba de protones)	Lansoprazol, 15 mg, 1 vez al día durante 14 días Magnesio de omeprazol, 20.6 mg, 1 vez al día durante 14 días Omeprazol (20 mg) con bicarbonato de sodio (1 100 mg), 1 vez al día durante 14 días	El uso de inhibidores de la bomba de protones está aprobado para el tratamiento de pirosis en adultos (≥18 años de edad) con síntomas dos o más días a la semana. Estos productos no se prescriben para el alivio inmediato de la pirosis, dado que se requieren uno a cuatro días para obtener un efecto total. No se deben tomar durante más de 14 días. No deben pasar menos de cuatro meses entre un tratamiento y otro a menos que lo indique el médico. Una cifra de 20.6 mg de magnesio de omeprazol equivale a 20 mg de omeprazol (dosis que requieren prescripción médica).
Anticonceptivo de urgencia	Levonorgestrel, comprimido de 1.5 mg tomado lo más pronto posible pero no después de 72 h tras el coito sin protección	El levonorgestrel previene la ovulación y puede inhibir la fecundación o la implantación. Reduce la posibilidad de embarazo hasta en 89% cuando se toma según las instrucciones en las primeras 72 h después del coito sin protección. La preparación Plan B está disponible detrás del mostrador en las farmacias y se vende bajo la supervisión de un farmacéutico certificado. Se necesita prescripción para las mujeres de 17 años de edad o menores.
Antidiarreicos	Subsalicilato de bismuto, 524 mg cada 30 a 60 min a demanda hasta 8 dosis diarias	No se deben utilizar antidiarreicos cuando la diarrea se acompaña de fiebre >38.3°C o cuando hay sangre o moco en las heces. Las sales de bismuto pueden producir una pigmentación oscura de la lengua y heces. Los salicilatos se absorben y pueden causar acúfenos si se administran simultáneamente con ácido acetilsalicílico.
	Loperamida, 4 mg al principio, luego 2 mg después de cada evacuación líquida sin sobrepasar los 8 mg al día	La loperamida es un opioide sintético, actúa sobre el músculo liso del intestino, reduce la motilidad y permite la absorción de agua y electrólitos. No penetra bien en el SNC y tiene un menor riesgo de efectos secundarios que el difenoxilato o los opioides. No se considera una sustancia controlada.
Antihelmínticos (infestaciones por oxiuros)	Pamoato de pirantel, 11 mg/kg (máximo: 1 g)	Se trata a todos los familiares. Se consulta al médico en el caso de niños <2 años de edad o <11 kg de peso. Se puede lavar diariamente la ropa interior, las piyamas y la ropa de cama hasta que se resuelva la infección. Si los síntomas persisten por más de dos semanas, se contacta a un médico para decidir si se utiliza una dosis repetida.
Antiinflamatorios, formulaciones tópicas	Hidrocortisona al 0.5% (crema, ungüento y loción), al 1% (crema, pomada, ungüento, loción y atomización)	Se utiliza temporalmente para aliviar el prurito y la inflamación que acompañan a los exantemas leves por dermatitis de contacto o alérgicas, picaduras de insectos y hemorroides. Se aplica una capa en las zonas afectadas dos a cuatro veces al día.

(*continúa*)

CUADRO 63–2 Componentes de eficacia conocida de algunas clases de productos OTC. (*Continuación*)

Categoría OTC	Componentes y dosis habitual en el adulto	Comentarios
Antimicóticos tópicos, preparados	Butenafina al 1% (crema); se aplica en las zonas afectadas 1 vez al día Clotrimazol al 1% (crema, polvo y solución); se aplica en las zonas afectadas dos veces al día (por la mañana y por la noche) Miconazol al 2% (crema, polvo, solución); se aplica en las zonas afectadas dos veces al día (por la mañana y por la noche) Terbinafina al 1% (crema, solución y atomización), se aplica en las zonas afectadas 1 vez al día (tiña) o 2 veces al día (tiña de los pies/inguinal) Tolnaftato al 1% (crema, polvo, atomización y solución); se aplica en las zonas afectadas 2 veces al día (por la mañana y la noche) Ácido undecilénico al 12 a 25% (polvo y solución); se aplica en las zonas afectadas 2 veces al día	Eficaces para el tratamiento de la tiña del pie (tiña de los pies), tiña crural y tiña corporal. El clotrimazol y el miconazol también son eficaces contra *Candida albicans*. Los médicos deben tener presente que los productos que tienen el mismo nombre de marca no necesariamente contienen el mismo principio activo.
Antimicóticos vaginales, preparados	Clotrimazol (crema vaginal al 1 y 2%, comprimidos de 100 mg y 200 mg); véase dosis en comentarios	Los antimicóticos vaginales tópicos sólo deben utilizarse para tratar la candidosis vulvovaginal recidivante en las mujeres no embarazadas por lo demás sanas previamente diagnosticadas por un médico. Se inserta un aplicador lleno (1%) o un comprimido (100 mg) por vía vaginal a la hora de acostarse durante siete días consecutivos. Como alternativa: se inserta un aplicador lleno (2%) o un comprimido (200 mg), por vía vaginal al acostarse durante tres días consecutivos.
	Miconazol (crema vaginal al 2 y 4%; supositorios vaginales de 100, 200 y 1 200 mg); véase dosificación en comentarios Tioconazol, ungüento vaginal al 6.5%; un aplicador lleno por vía intravaginal al acostarse (dosis única)	Se inserta un aplicador lleno por vía vaginal al acostarse durante siete días consecutivos (2%) o tres días consecutivos (4%). Como alternativa: se inserta un supositorio por vía vaginal al acostarse durante un día (1 200 mg), tres días consecutivos (200 mg) o siete días consecutivos (100 mg).
Antiseborreicos	Carbón activado, champú al 0.5 a 5%, varía la dosis; consúltese la etiqueta del producto	Los derivados del alquitrán inhiben la proliferación epidérmica y pueden tener una actividad antipruriginosa y antimicrobiana.
	Cetoconazol, champú al 1%, se aplica cada 3 a 4 días	Antimicótico azólico sintético con actividad contra *Pityrosporum ovale*, un hongo que puede causar seborrea y caspa. Masaje en todo el cuero cabelludo durante 3 min. Enjuague exhaustivo y se repite la aplicación.
	Piritiona de zinc, champú al 1 a 2%, se aplica 1 o 2 veces a la semana Sulfuro de selenio, champú al 1%, se aplica 1 o 2 veces a la semana	Tanto el sulfuro de selenio como la piritiona de zinc son citostáticos que disminuyen las tasas de recambio epidérmico. Masaje en el cuero cabelludo húmedo durante 2 a 3 min. Se enjuaga exhaustivamente y se repite la aplicación. El sulfuro de selenio puede ser irritante para los ojos y la piel.
Antitusivos	Codeína, 10 a 20 mg cada 4 a 6 h, sin sobrepasar 120 mg en 24 h (con guaifenesina)	Tiene acción central al aumentar el umbral para la tos. En las dosis necesarias para suprimir la tos es baja la susceptibilidad a la dependencia relacionada con la codeína. Muchos productos de combinación antitusivos que contienen codeína son narcóticos de la categoría V y su venta como producto OTC está restringida en algunas partes de Estados Unidos.
	Dextrometorfano, 10 a 20 mg cada 4 h o 30 mg cada 6 a 8 h; 60 mg (suspensión de liberación prolongada) cada 12 h	El dextrometorfano es un congénere no opioide del levorfanol que no tiene propiedades analgésicas o adictivas. A menudo se utiliza con antihistamínicos, descongestivos y expectorantes en productos de combinación. En dosis elevadas (>2 mg/kg) el dextrometorfano puede provocar efectos alucinógenos parecidos a los de la fenciclidina.

(*continúa*)

CUADRO 63-2 Componentes de eficacia conocida de algunas clases de productos OTC. (*Continuación*)

Categoría OTC	Componentes y dosis habitual en el adulto	Comentarios
Descongestivos tópicos	Oximetazolina, solución nasal al 0.05% 2 a 3 atomizaciones por fosa nasal no mayor cada 10 a 12 h Feniletrina (0.5%, 1%), solución nasal 2 a 3 atomizaciones por fosa nasal con una frecuencia no mayor de cada 4 h	Los simpaticomiméticos tópicos son eficaces para el tratamiento agudo temporal de la rinorrea que acompaña a los resfriados comunes y a las alergias. En general se prefieren los compuestos de acción prolongada (productos que contengan oximetazolina), aunque la fenilefrina tiene la misma eficacia. No se deben utilizar descongestivos tópicos por más de tres días, para prevenir la congestión nasal de rebote.
Descongestivos sistémicos	Fenilefrina, 10 mg cada 4 h Seudoefedrina, 60 mg cada 4 a 6 h o 120 mg (liberación prolongada) cada 12 h, o 240 mg (liberación prolongada) cada 24 h	Los descongestivos orales tienen una duración de acción prolongada pero pueden causar más efectos sistémicos, como nerviosismo, excitabilidad, inquietud e insomnio. También disponible en productos que combinan antihistamínico, antitusivo, expectorante y analgésicos. Los reglamentos federales establecidos para prohibir la fabricación ilícita de la metanfetamina especifican que todos los productos farmacológicos que contengan seudoefedrina deben almacenarse en cabinas cerradas bajo llave o detrás del mostrador de la farmacia y sólo se pueden vender en cantidades limitadas a los consumidores después que proporcionan una identificación con fotografía y firmen en una bitácora.
Estimulantes del crecimiento del pelo	Minoxidilo, solución al 2% para mujeres, espuma al 5% y solución para varones. Se aplica ½ tapa (espuma) o 1 ml (solución) en las zonas afectadas del cuero cabelludo 2 veces al día	El minoxidilo parece estimular directamente los folículos pilosos y producir aumento del espesor del pelo y reducción en la pérdida de pelo. Puede necesitarse tratamiento por cuatro meses o más para lograr resultados visibles. Si se observa crecimiento de pelo nuevo, se continúa el tratamiento si es necesario ya que la densidad del pelo vuelve a la previa al tratamiento a los pocos meses después de suspender el compuesto.
Expectorantes	Guaifenesina, 200 a 400 mg cada 4 h; 600 a 1 200 mg (liberación prolongada) cada 12 h	El único expectorante OTC reconocido como seguro y eficaz por la FDA. A menudo se utiliza con antihistamínicos, descongestivos y antitusivos en productos de combinación.
Laxantes	Formadores de masa: policarbofilo, psilio y metilcelulosa. Es variable la dosis; consúltese el prospecto de envase	Los laxantes más seguros para uso crónico incluyen los formadores de masa y los reblandecedores fecales. Los laxantes salinos y los estimulantes se pueden utilizar en forma aguda pero no crónica (véase el texto). Los formadores de masa retienen agua y se expanden en las heces, al favorecer el peristaltismo.
	Hiperosmóticos: glicerina, supositorios de 2 a 3 g por vía rectal al día. Polietilenglicol 3350 (polvo), 17 g disueltos en 120 a 240 ml de bebida al día	La glicerina produce un efecto irritante local en combinación con un efecto osmótico. Las formulaciones de polietilenglicol son moléculas grandes que no se absorben bien y que producen un efecto osmótico que causa distensión y catarsis.
	Reblandecedores fecales: docusato sódico, 50 a 500 mg al día. Docusato cálcico, 240 mg al día	Reblandece la materia fecal a través de la acción detergente que permite la penetración de agua en las heces.
	Laxantes estimulantes: bisacodilo, 5 a 15 mg al día. Senna, varía la dosis, consúltese la etiqueta del producto	Las acciones laxantes estimulantes consisten en la irritación directa de la mucosa intestinal o la estimulación del plexo mioentérico, lo que da por resultado peristaltismo. Estos compuestos también producen alteraciones de la absorción de líquidos y electrólitos y originan la acumulación de líquido en la luz intestinal y en la evacuación intestinal.

(*continúa*)

CUADRO 63-2 Componentes de eficacia conocida de algunas clases de productos OTC. (*Continuación*)

Categoría OTC	Componentes y dosis habitual en el adulto	Comentarios
Pediculicidas (piojos de la cabeza)	Permetrina al 1% Piretrinas (0.3%) en combinación con butóxido de piperonilo (3 a 4%)	Las instrucciones para uso son variables; se consulta la etiqueta del producto. Se evita el contacto con los ojos. Las liendres se eliminan con peinado. Se debe efectuar lavado diario de ropa de cama, piyamas, peines y cepillos hasta que se elimine la infestación. Para los productos que contienen piretrina, se repite el tratamiento en siete a 10 días para destruir cualquier liendre recién eclosionada. Los productos de permetrina tienen efectos residuales hasta por 10 días; por tanto, no es necesaria la aplicación de nuevo a menos que las liendres vivas estén visibles siete días o más después del tratamiento inicial.
Peso, pérdida, auxiliares	Orlistat, 60 mg con cada comida que contenga grasa (no debe sobrepasar 180 mg/día)	Aprobado en la pérdida de peso en adultos con sobrepeso ≥18 años de edad cuando se utilice en combinación con una dieta hipocalórica y baja en grasas, así como un programa de ejercicio. El orlistat es un inhibidor de la lipasa digestiva que no se absorbe hacia la circulación general y que bloquea la absorción de las grasas de los alimentos. La formulación OTC es una versión de la mitad de la potencia del producto de prescripción.
Sueño, auxiliares	Difenhidramina, 25 a 50 mg a la hora de acostarse Doxilamina, 25 mg 30 min antes de acostarse	La difenhidramina y la doxilamina son antihistamínicos con efectos depresores sobre el SNC bien documentados. Dado que el insomnio puede indicar un trastorno subyacente importante que requiera atención médica, los pacientes deben consultar al médico si persiste el insomnio por más de dos semanas.
Tabaquismo, cesación, auxiliares	Goma de nicotina polacrilex; es variable la dosis; consúltese la etiqueta del envase Comprimido para chupar de nicotina polacrilex, varía la dosis, consúltese la etiqueta del producto Nicotina (sistema transdérmico), es variable la dosis; consúltese la etiqueta del producto	Los productos de sustitución de nicotina en combinación con el apoyo conductual duplican aproximadamente las tasas de cesación de tabaquismo a largo plazo en comparación con el placebo. Revísense las instrucciones de uso con cuidado, ya que son variables las concentraciones del producto y puede ser necesario el autoajuste y la reducción gradual.

CUADRO 63-3 Componentes ocultos de los productos OTC

Fármaco o clase de fármaco oculto	Fármaco que contiene una clase de OTC
Ácido acetilsalicílico y otros salicilatos	Antidiarreicos
	Preparados para resfriados/alergia
Alcohol (porcentaje de etanol)	Jarabes para la tos, formulaciones para resfriado común
	Enjuagues bucales
Anestésicos locales (por lo general benzocaína)	Antitusígenos/pastillas para chupar
	Formulaciones dermatológicas
	Productos para hemorroides
	Productos para odontalgia, aftas y dentición
Antihistamínico	Analgésicos
	Productos menstruales
	Auxiliares para el sueño
Cafeína (mg/comprimidos o según se indique)	Analgésicos
	Productos para menstruación
	Estimulantes
Sodio (mg/comprimido o según se indique)	Analgésicos
	Antiácidos
	Formulaciones para resfriado/tos
	Laxantes
Simpaticomiméticos	Analgésicos
	Productos contra el asma
	Formulaciones para resfriado común/tos/alergia
	Productos antihemorroidales

El consumo a largo plazo de algunos analgésicos que contienen gran cantidad de cafeína puede precipitar cefaleas de rebote y el empleo de analgésicos en forma prolongada se ha vinculado con nefritis intersticial. Los productos OTC que contienen ácido acetilsalicílico, otros salicilatos, paracetamol, ibuprofeno o naproxeno aumentan el riesgo de hepatotoxicidad y hemorragia del tubo digestivo en individuos que consumen tres o más bebidas alcohólicas al día. Pruebas recientes indican que el uso de antiinflamatorios no esteroideos a largo plazo eleva el riesgo de infarto del miocardio o accidente cerebrovascular. Asimismo, la ingestión aguda de gran cantidad de paracetamol por los adultos o los niños puede provocar hepatotoxicidad grave y a menudo letal. Los antihistamínicos causan sedación o somnolencia, sobre todo cuando se toman al mismo tiempo que sedantes-hipnóticos, tranquilizantes, alcohol u otros depresores del sistema nervioso central. Los antihistamínicos y otras sustancias que contienen los productos OTC tópicos y vaginales pueden desencadenar reacciones alérgicas.

Por último, el empleo de preparados OTC contra la tos y los resfriados en los niños ha sido objeto de análisis de la FDA con base en la falta de datos de eficacia en los niños menores de 12 años de edad y en los informes de efectos tóxicos importantes en este grupo de edad. En 2008, la FDA emitió una alerta de advertencia en la que recomendaba no utilizar los fármacos OTC para la tos y el resfriado (p. ej., productos que contienen antitusígenos, expectorantes, descongestivos y antihistamínicos) en los lactantes y en los niños menores de dos años de edad a causa del potencial de efectos adversos graves y tal vez letales. En tiempos recientes, en octubre de 2008, los principales laboratorios farmacéuticos modificaron de manera voluntaria las etiquetas de los productos de OTC para la tos y el resfriado y ahora señalan "no se utilice" en niños menores de cuatro años de edad. En la actualidad se realizan más análisis de seguridad por parte de la FDA con respecto al empleo de estos compuestos en los niños de dos a 11 años de edad.

Se dispone de tres principales fuentes de información sobre los productos OTC. El *Handbook of Nonprescription Drugs* es el principal recurso exhaustivo para los fármacos OTC; en esta obra se valoran los componentes de las principales clases de fármacos OTC y se enuncian los componentes incluidos en muchos productos OTC. El *Nonprescription Drug Therapy* es una referencia publicada en Internet que se actualiza cada mes; proporciona información detallada sobre los productos OTC e instrucciones para asesorar a los pacientes. El *Physicians' Desk Reference for Nonprescription Drugs, Dietary Supplements and Herbs*, un compendio de información de los laboratorios fabricantes con respecto a los productos OTC, se publica cada año pero es un poco incompleto con respecto al número de productos incluidos. Todo profesional de la salud que busque información más específica en torno a los productos OTC encontrará útil la bibliografía compilada a continuación.

BIBLIOGRAFÍA

Consumer Healthcare Products Association website: http://www.chpa-info.org/

Handbook of Nonprescription Drugs, 17th ed. American Pharmacists Association, 2011.

Lessenger JE, Feinberg SD: Abuse of prescription and over-the-counter medications. J Am Board Fam Med 2008;21:45.

Nonprescription Drug Therapy. Facts and Comparisons 4.0 (online). Wolters Kluwer Health, 2011.

Physicians' Desk Reference for Nonprescription Drugs, Dietary Supplements and Herbs, 32nd ed. Thomson Healthcare, 2011.

Sharfstein JM, North M, Serwint JR: Over the counter but no longer under the radar—pediatric cough and cold medications. N Engl J Med 2007;357:232.

US Food and Drug Administration: Center for Drug Evaluation and Research. Office of Nonprescription Products website: http://www.fda.gov/cder/offices/otc/default.htm

RESPUESTA AL ESTUDIO DE CASO

Los fármacos de venta sin receta contra el resfriado contienen por lo general antihistamínicos (p. ej., bromfeniramina, clorfeniramina o difenhidramina), antitusígenos (p. ej., dextrometorfán), expectorantes (p. ej., guaifenesina) y descongestivos nasales (p. ej., fenilefrina o seudoefedrina). Entre estos fármacos, los de acción sistémica (contenidos en Alka-Seltzer y Sudafed) estimulan a los receptores adrenérgicos $\alpha 1$ y son capaces de elevar la presión sanguínea mediante un efecto vasoconstrictor directo. Además, los NSAID (que forman parte de la fórmula del Advil PM) provocan hipertensión arterial y pueden reducir la efectividad de los compuestos contra dicha condición. Asimismo, los NSAID tienen la capacidad de exacerbar casos de insuficiencia cardiaca a través del incremento de la retención de líquidos y la presión sanguínea. Se deben evitar las preparaciones de Alka-Seltzer contra la tos en pacientes con esta anomalía por su alto contenido de sodio, el cual puede promover la retención de líquidos. La cantidad de dicho elemento en una dosis de Alka-Seltzer Plus contra el resfriado (948 mg/dosis) proporciona alrededor de la mitad de la ingestión recomendada en pacientes con insuficiencia cardiaca.

CAPÍTULO

64

Fitoterapia*

Cathi E. Dennehy, PharmD y Candy Tsourounis, PharmD

ESTUDIO DE CASO

Un varón de 65 años de edad con antecedente de arteriopatía coronaria, hipercolesterolemia, diabetes de tipo 2 e hipertensión, acude a consulta para aclarar una duda respecto a un complemento alimentario. Su salud es satisfactoria, practica ejercicio regularmente y consume una dieta con pocas grasas y sodio. Las cifras de estudios recientes de laboratorio indican que las lipoproteínas de baja densidad (LDL, *low-density lipoprotein*) rebasa la cifra límite de 120 mg/100 ml (cifra ideal <100 mg/100 ml) y la concentración de hemoglobina A_{1C} se ha controlado en un nivel de 6%. La tensión arterial también se controló satisfactoriamente. Entre los fármacos administrados están simvastatina, metformina, benazepril y ácido acetilsalicílico. Regularmente consume un complemento de complejo B y coenzima Q10. El paciente pregunta si el consumo de un complemento de ajo haría que sus concentraciones de LDL disminuyeran a menos de 100 mg/100 ml. ¿Cuáles serían las dos bases teóricas por las que usaría el complemento de coenzima Q10? ¿Existen complementos que pudieran agravar los riesgos de hemorragia si se consumen simultáneamente con ácido acetilsalicílico?

El empleo de plantas (naturales, sin procedimientos industriales) con fines terapéuticos comenzó cuando los primeros animales inteligentes se percataron de que ciertas plantas comestibles modificaban funciones corporales particulares. Existe amplísima información histórica sobre el empleo de complementos de origen vegetal, pero ha surgido demasiada información no fidedigna de estudios clínicos mal diseñados que no tomaron en consideración errores en la asignación al azar, elementos de confusión y, de mayor importancia, el efecto placebo que puede contribuir con 30 a 50% de la respuesta observada. La bibliografía sobre los complementos alimentarios cambia constantemente y muchos de los datos no han sido sometidos a escrutinio profesional por homólogos, razón por la cual sería recomendable apoyarse en recursos científico-estadísticos como guía para las decisiones terapéuticas. La *Pharmacists Letter/Prescribers Letter Natural Medicines Comprehensive Database* (consultar la bibliografía) es un compendio imparcial y actualizado regularmente de informes básicos y clínicos referentes a sustancias vegetales. *Natural Standard,* es otra publicación científico-estadística que incluye un sitio web multidisciplinario, internacional, por colaboración http://www.naturalstandard.com. Por desgracia, la evidencia disponible para el análisis objetivo e imparcial rara vez es adecuada para llegar a conclusiones definitivas. Como consecuencia, se deben considerar como preliminares todas las afirmaciones en cuanto a beneficios positivos y aceptar sólo como tentativas las conclusiones sobre su inocuidad.

En Estados Unidos, con fines legales se diferencian los "complementos alimentarios" de los fármacos provenientes de plantas "que se obtienen con receta" (morfina, digitálicos, atropina y otros), porque los primeros se pueden obtener sin receta y, a diferencia de los "medicamentos de venta sin receta", son considerados desde el punto de vista legal complementos de la alimentación y no fármacos. La diferenciación anterior elimina la necesidad de probar su eficacia e inocuidad antes de distribuirlos en el mercado, y delega a la *Food and Drug Administration* (FDA) la tarea de probar que dicho complemento no es inocuo antes de que su uso se restrinja o de que se retire el producto del mercado. Se ha prohibido a los fabricantes elaborar productos peligrosos o ineficaces, pero en estados Unidos la FDA se enfrenta a grandes problemas con la industria de los complementos alimentarios, en gran medida por las enormes presiones que ejercen los fabricantes en las autoridades de reglamentación (cabildeo) y la variabilidad de interpretaciones de la *Dietary Supplement Health and Education Act* (DSHEA), el cual define los complementos alimentarios como vitaminas, minerales, vegetales y otros tipos de productos fitoterápicos, complementos de aminoácidos o alimentarios utilizados para reforzar la dieta al aumentar la cantidad de productos consumidos, o concentrados, metabolitos, constituyentes, extractos o cualquier combinación de tales ingredientes. Para los objetivos de este capítulo calificaremos

*En Estados Unidos la industria que elabora estos materiales ha sustituido los términos "hierbas medicinales" y "fármacos botánicos" por el de "complementos dietéticos" para esquivar las responsabilidades legales y las normas gubernamentales. En este capítulo dicho término equivale a "fitoterapia".

de fitoterápicos a cualquier sustancia de origen vegetal y productos sintéticos purificados. Entre las sustancias químicas purificadas son de gran interés farmacológico la glucosamina, la coenzima Q10 y la melatonina.

El capítulo brinda algunas perspectivas históricas y describe los datos obtenidos en estudios clínicos con asignación al azar, doble ciegos, con control de placebo, en metaanálisis y en reseñas sistemáticas de algunos de los agentes más usados de esta categoría. La efedrina, que es el principio activo del ma-huang, se expone en el capítulo 9.

FACTORES HISTÓRICOS Y REGULATORIOS

Según especificaciones del DSHEA, en Estados Unidos, los complementos de la dieta no se consideran como fármacos que se obtienen sin receta, sino más bien como complementos de la alimentación utilizados para la conservación de la salud. Los productos de esta categoría son considerados oficialmente como alimentos, pero los consumidores pueden utilizarlos como fármacos e incluso sustituir medicamentos o hacer combinaciones con ellos.

En 1994 el Congreso estadounidense, influido por el "consumismo" cada vez más intenso, así como por los intentos decididos de cabildeo por parte de los fabricantes, aprobó el DSHEA en que se exigía establecer estándares llamados *Good Manufacturing Practice* (GMP) para la industria de los complementos; sin embargo, apenas en 2007 la FDA promulgó una norma final sobre los estándares de GMP propuestos; el lapso de 13 años transcurridos permitió a los fabricantes regular el proceso de elaboración y tuvo como consecuencia muchos casos de adulteración, etiquetación errónea y contaminación. Por tales razones, gran parte de las críticas que se han hecho a la industria de los complementos alimentarios se ha dirigido a la falta de pureza y las variaciones en la potencia de los productos. De acuerdo con los nuevos estándares de GMP, tanto los grandes como los pequeños fabricantes de complementos alimentarios deben cumplir con esta legislación. Sin embargo, los recursos que tiene la FDA para investigar y supervisar de manera adecuada que se cumplan los estándares de manufactura son limitados, en particular porque una gran cantidad de proveedores de materia prima se encuentran fuera de Estados Unidos. Asimismo, la cadena de distribución es compleja y las autoridades federales no son capaces de inspeccionar adecuadamente la infraestructura utilizada para la producción de complementos de maneras oportuna y eficiente.

Ante los problemas surgidos de la autorregulación, en 2006 se aprobó en Estados Unidos otra ley, llamada *Dietary Supplement and Non-Prescription Drug Consumer Protection Act* (DSNPDCPA), que obliga a fabricantes, empacadores o distribuidores de complementos a enviar notificaciones de reacciones adversas graves a la FDA. Estas últimas incluyen muerte, un problema letal, hospitalización, discapacidad o incapacidad persistente o grave, anomalías o defectos congénitos o un trastorno adverso que requiera de intervención médica o quirúrgica para impedir tales resultados, basados en el juicio médico razonable. Tales notificaciones permitirían identificar tendencias en cuanto a efectos adversos y orientarían al público sobre aspectos de inocuidad.

ASPECTOS CLÍNICOS DEL USO DE PRODUCTOS FITOTERÁPICOS

Innumerables consumidores estadounidenses han adoptado los complementos alimentarios como una estrategia "natural" para el cuidado de su salud. Desgraciadamente, existen conceptos erróneos en cuanto a la inocuidad y la eficacia de tales productos, y el hecho de que una sustancia pueda calificarse como "natural" no garantiza su inocuidad. De hecho, tales sustancias pueden ser inertes, tóxicas, adulteradas, con indicaciones indebidas, o bien, contaminadas de manera involuntaria o intencional en diversas formas.

Se han documentado efectos adversos provocados por diversos complementos alimentarios; sin embargo, es posible que el número de notificaciones en ese sentido sea menor del real porque no siempre los consumidores realizan reportes sistemáticos y desconocen la forma de notificar un efecto adverso si sospechan que fue consecuencia del consumo del complemento. Además, rara vez se practican análisis químicos de los productos en cuestión, incluso en aquellos que, en la bibliografía, ya están vinculados con efectos adversos; ello ocasiona confusión para dilucidar si la reacción adversa fue producida por un ingrediente primario o una sustancia adulterante. En algunos casos los constituyentes químicos del producto fitoterápico claramente ocasionan los efectos tóxicos. En el cuadro 64-1 se incluyen algunos de los productos de esta categoría que deben ser usados con gran cautela o, en el mejor de los casos, no utilizarlos.

Un importante factor de riesgo en el uso de los complementos alimentarios es que no se han hecho pruebas adecuadas en relación con las interacciones medicamentosas. Las formas naturales pueden contener cientos de ingredientes activos e inactivos y por ello es muy difícil y caro estudiar interacciones posibles con fármacos si se combinan con otros productos. La falta de información sobre dichas interacciones puede generar graves riesgos a los pacientes.

PRODUCTOS FITOTERÁPICOS

EQUINACEA (*ECHINACEA PURPUREA*)

Aspectos químicos

Las tres especies más utilizadas de *Echinacea* son *Echinacea purpurea*, *E. pallida*, y *E. angustifolia*. Sus constituyentes químicos comprenden flavonoides, agentes lipófilos (como alcamidas o poliacetilenos), polisacáridos hidrosolubles y conjugados cafeoílicos hidrosolubles (equinacósido, ácido cichórico y ácido cafeico). En lo que se refiere a cualquier presentación de equinacea en el mercado, las cantidades relativas de los componentes dependen de la especie utilizada, el método de fabricación y las partes de la planta usadas. *Echinacea purpurea* ha sido el producto más estudiado en investigaciones en seres humanos. No se conocen del todo sus constituyentes activos, pero muy a menudo se ha observado que pudieran tener propiedades inmunomoduladoras el ácido cichórico de *E. purpurea* y el equinacósido de *E. palida* y *E. angustifolia*, así como las alcamidas y los polisacáridos. Sin embargo, casi ninguna de las presentaciones disponibles en el comercio ha sido estandarizada en lo que toca a cualquier constituyente particular.

Efectos farmacológicos

A. Modulación inmunitaria

El efecto de la equinacea en el sistema inmunitario ha generado controversias. En algunos estudios *in vivo* en seres humanos, con presentaciones comerciales de *E. purpurea,* se ha identificado intensificación de la fagocitosis, incremento en el número total de leucocitos circulantes, monocitos, neutrófilos y células citolíticas naturales, pero no se ha observado inmunoestimulación. *In vitro*, el jugo de *E. purpurea* intensificó la producción de interleucinas 1, 6 y 10 y del factor de necrosis tumoral α por parte de los macrófagos de humanos. Con el

CUADRO 64–1 Productos usados como complementos alimentarios y algunos de sus riesgos

Nombre comercial y científico y partes de la planta	Empleo pretendido	Agentes tóxicos, efectos	Comentarios
Acónito *Aconitum* spp	Analgésico	Alcaloide, efectos en corazón y sistema nervioso central	No usar
Aristolóquico, ácido *Aristolochia* spp	Medicina china tradicional; usos diversos	Carcinógeno, nefrotoxicidad	No usar
Hierba de las pulgas *Cimicifuga racemosa*	Síntomas de menopausia	Hepatotoxicidad	No usar[1]
Borraja *Borago officinalis* Ramillas terminales, hojas	Antiinflamatorio, diurético	Alcaloides de pirrolizidina, hepatotoxicidad	No usar
Chaparral *Larrea tridentata* Ramillas, hojas	Antiinfeccioso, antioxidante, antineoplásico	Hepatotoxicidad	No usar
Tusílago *Tussilago farfara* Hojas, flores	Infecciones de las vías respiratorias superiores	Alcaloides de pirrolizidina, hepatotoxicidad	No ingerir cualquier parte de la planta; las hojas se pueden aplicar localmente para obtener efectos antiinflamatorios, incluso durante cuatro a seis semanas
Consuelda Especies de *Symphytum* Hojas y raíces	Uso interno, como auxiliar de la digestión; uso tópico en cicatrización de heridas	Alcaloides de pirrolizidina, hepatotoxicidad	Evitar la ingestión; la aplicación local debe limitarse a cuatro a seis semanas
Efedra, Ma-huang *Ephedra* spp	Auxiliar en la alimentación; estimulante; broncodilatador	Efectos tóxicos en sistema nervioso central y corazón	No usar en individuos en peligro de padecer accidente cerebrovascular, infarto del miocardio, tensión arterial no controlada, convulsiones y trastorno de ansiedad general
Germander *Teucrium chamaedrys* Hojas, puntas de ramillas	Auxiliar en la alimentación	Hepatotoxicidad	No usar
Extractos glandulares (timo, suprarrenales, tiroides)	Reposición hormonal	Peligro de transmisión de bacterias, virus o priones; contenido hormonal variable	No usar
Derivados de la placenta humana	Antirreumáticos y antiinflamatorios	Riesgo de transmisión de bacterias, virus o priones	No usar
Jin Bu Huan	Analgésico, sedante	Hepatotoxicidad	No usar
Kava-kava	Ansiedad	Hepatotoxicidad	No usar
Poleo *Mentha pulegium* o *Hedeoma pulegioides* Extracto	Auxiliar en la digestión; inducción de la menstruación; abortivo	Pulegona y su metabolito; insuficiencia de hígado y riñones	No usar
Fitolaca *Phytolacca americana*	Antirreumático	Gastritis hemorrágica	No usar
Jalea real *Apis mellifera* (abeja común)	Tónico	Broncoespasmo, anafilaxia	No usar en sujetos con alergias o enfermedades respiratorias crónicas, asma, enfermedad pulmonar obstructiva crónica, enfisema o atopia
Sassafras *Sassafras albidum* Corteza de la raíz	"Fluidificante" de la sangre	Aceite de safrol, hepatocarcinógeno en animales	No usar

[1]Se han observado casos de hepatotoxicidad y son raros ante el empleo muy frecuente de la hierba de las pulgas.

extracto de la misma planta en líneas celulares obtenidas de sujetos sanos y enfermos inmunodeficientes hubo una mayor actividad de los linfocitos citolíticos naturales y de la toxicidad celular dependiente de anticuerpos. Las investigaciones con polisacáridos purificados y aislados de la misma planta han indicado activación de citocinas. Sin embargo, es poco probable que los polisacáridos, por sí mismos, "reproduzcan" con exactitud la actividad del extracto completo.

B. Efectos antiinflamatorios

Se ha demostrado *in vitro* que algunos constituyentes de equinacea poseen propiedades antiinflamatorias. En dichas propiedades, podría intervenir la inhibición de la ciclooxigenasa, la 5-lipoxigenasa y la hialuronidasa. En animales, la aplicación de *E. purpurea* antes de aplicar un irritante, disminuyó el edema de la pata y la oreja. A pesar de estos datos de laboratorio, no se han realizado estudios clínicos con asignación al azar, con testigos, para probar las propiedades de la equinacea en cuanto a cicatrización de heridas.

C. Efectos antibacterianos, antimicóticos, antivíricos y antioxidantes

Estudios *in vitro* han informado que los componentes de la equinacea tienen cierta actividad antibacteriana, antimicótica,antivírica y antioxidante. En condiciones de laboratorio, un extracto estandarizado de las partes aéreas de *E. purpurea* demostró ser un potente virucida (MIC_{100} <1 μg/ml) contra los virus de la influenza y herpes simple y tener potente actividad bactericida contra *Streptococcus pyogenes, Haemophilus influenzae* y *Legionella pneumophila* en células bronquiales humanas. La equinacea también revirtió la liberación de citoquinas proinflamatorias provocada por estos microorganismos.

Estudios en seres humanos

La equinacea suele utilizarse para estimular la función inmunitaria en personas con resfriados y otras infecciones de las vías respiratorias.

En dos revisiones recientes se valoró la eficacia de equinacea para la indicación comentada. La revisión hecha por la *Cochrane Collaboration* comprendió 16 estudios con asignación al azar con 22 comparaciones. En la revisión se incluyeron estudios, si usaban preparados únicos de equinacea contra los resfriados o para evitarlos. Se excluyeron las investigaciones profilácticas en que se hizo inoculación de rinovirus, en comparación con la aparición natural de resfriados. En general, se llegó a la conclusión de que había algunas evidencias de eficacia en las partes aéreas de las plantas de *E. purpurea* en el tratamiento inicial de resfriados, pero no se demostró claramente su utilidad como elemento profiláctico ni la utilidad de otras especies de equinacea. En las comparaciones en que los testigos recibieron placebo en el tratamiento de resfriados, la equinacea fue superior en nueve de ellas, mostró una tendencia positiva en otra más, pero no alcanzó significación estadística en seis estudios.

La revista inglesa *Lancet* publicó un metaanálisis separado que comprendió 14 estudios con equinacea para tratar el resfriado, con asignación al azar, en que los testigos recibieron placebo. En dicha revisión, la planta disminuyó 58% las posibilidades de que surgieran signos y síntomas netos del resfriado y acortó 1.25 días la duración de ellos. Sin embargo, en la revisión mencionada un factor de confusión fue la inclusión de cuatro estudios clínicos en que se usaron preparados con múltiples ingredientes, y también otros tres estudios en que se recurrió a la inoculación con rinovirus, en comparación con la aparición natural del resfriado.

En algunas investigaciones se ha utilizado equinacea para acelerar la recuperación hematológica después de quimioterapia; se ha usado también como complemento en el tratamiento de micosis de vías urinarias y vaginales. Las indicaciones anteriores obligan a emprender más investigaciones antes de aceptarla en la práctica corriente. *Echinacea purpurea* no es eficaz para tratar el herpes genital recurrente.

Efectos adversos

Después de la aplicación intravenosa de extractos de equinacea se han señalado síntomas similares a los de la gripa (como fiebre, escalofríos, cefalea y vómito). Los efectos adversos después del consumo de preparados ingeribles comerciales son mínimos y muy a menudo comprenden gusto desagradable, molestias gastrointestinales o erupciones. En un amplio estudio clínico en niños, con un producto ingerible de equinacea, aquellos que lo recibieron tuvieron una posibilidad significativamente mayor de presentar una erupción (~5%), que quienes recibieron placebo.

Interacciones medicamentosas y precauciones

Mientras no se defina con mayor precisión la utilidad de la equinacea en la inmunomodulación, será mejor no utilizarla en personas con trastornos de inmunodeficiencia (como sida y cáncer), problemas autoinmunitarios (como esclerosis múltiple y artritis reumatoide) y en tuberculosis.

No han surgido publicaciones de interacciones medicamentosas con la equinacea, pero algunos preparados tienen un elevado contenido de alcohol y será mejor no usarlos con fármacos que producen una reacción similar a la del disulfiram. En teoría, será mejor que las personas que reciben inmunodepresores (como aquellas en quienes se trasplantó algún órgano) no usen equinacea.

Dosis

Se recomienda utilizar los esquemas de dosificación impresos en los empaques, puesto que puede haber ligeras variaciones en las dosis según el fabricante del producto. Las preparaciones estandarizadas hechas de las partes áereas de *E. purpurea*, comercializadas en forma de extracto alcohólico o jugo recién extraído, tienen cierto respaldo clínico y pueden tomarse dentro de las primeras 24 horas posteriores al inicio de los síntomas de resfriado. No debe usarse como agente preventivo o durante más de 10 a 14 días.

AJO (*ALLIUM SATIVUM*)

Aspectos químicos

La actividad farmacológica del ajo se debe a diversos compuestos organosulfurados. Las presentaciones del producto seco y en polvo contienen muchos de los compuestos mencionados que están en el ajo crudo y posiblemente se les estandarice en relación con su contenido de alicina o aliína. La primera es la que confiere al ajo su olor característico y la segunda es su precursor químico. Las presentaciones en polvo suelen estar revestidas con capa entérica para proteger a la enzima alinasa (la que convierte la aliína en alicina) de ser degradada por el ácido gástrico. En investigaciones en seres humanos se ha estudiado el extracto de ajo envejecido, pero en grado menor que el polvo del bulbo. El extracto viejo no contiene aliína ni alicina y es inodoro. Sus constituyentes primarios son compuestos organosulfurados hidrosolubles, y los señalamientos del fabricante pueden incluir la estandarización en relación con el compuesto *S*-alilcisteína.

Efectos farmacológicos

A. Efectos cardiovasculares

In vitro, la alicina y compuestos similares inhiben la HMG-CoA reductasa que participa en la biosíntesis de colesterol (cap. 35), y posee propiedades antioxidantes. Algunas investigaciones en seres humanos han valorado la capacidad hipolipemiante del ajo. El metaanálisis más reciente, el cual incluyó 29 ensayos con asignación al azar, doble ciego, en los que el grupo testigo recibió placebo, encontró una reducción pequeña pero significativa de los niveles de colesterol total (–0.19 mmol/L) y triglicéridos (–0.011 mmol/L), pero ningún efecto sobre las lipoproteínas de baja o alta densidad. Estos resultados concuerdan con los de otro estudio realizado en pacientes con hipercolesterolemia inicial (colesterol total >200mg/dl), el cual encontró una disminución significativa de los niveles de colesterol total de 5.8% usando ajo durante dos a seis meses. No obstante, el efecto de este vegetal se tornó insignificante al incorporar controles alimentarios. Los resultados de una investigación hecha por el *Nactional Center of Complementary and*

Alternative Medicine (NCCAN), en que se valoraron tres fuentes de ajo (fresco, en polvo y extracto envejecido) en adultos con incremento moderado del colesterol, contradijeron los hallazgos de las revisiones previas y no detectaron efecto alguno de las presentaciones de ajo, en comparación con el placebo, en las concentraciones de LDL. En forma acumulativa, los datos anteriores indican que es poco posible que el ajo sea eficaz para disminuir en grado significativo el colesterol en seres humanos. Algunos estudios en personas señalaron efectos antiplaquetarios (tal vez por medio de inhibición de la síntesis de tromboxano o estimulación de la síntesis de óxido nítrico) después de la ingestión de ajo. La mayor parte de los estudios en pacientes sugieren también intensificación de la actividad fibrinolítica; los efectos mencionados, en combinación con los antioxidantes (mayor resistencia a la oxidación de lipoproteína de baja densidad), y la disminución en las concentraciones de colesterol total, podrían ser beneficiosos en personas con ateroesclerosis. En un estudio clínico comparativo, con asignación al azar, realizado en personas con arteropatía coronaria avanzada que consumieron polvo de ajo durante cuatro años, se observaron disminuciones significativas en los marcadores secundarios en comparación con el placebo (acumulación de la placa en las arterias carótida y femoral), pero no se valoraron los puntos primarios de valoración (muerte, accidente cerebrovascular, o infarto del miocardio).

Los constituyentes del ajo pueden influir en la elasticidad de vasos sanguíneos y en la tensión arterial. En este sentido se han planteado diversos mecanismos. El número de ensayos controlados, con asignación al azar en humanos, que hayan analizado este efecto, es limitado. Un metaanálisis que incluyó 10 ensayos no encontró ningún efecto sobre las presiones sistólica o diastólica en pacientes sin hipertensión arterial pero sí una reducción significativa de dichos parámetros cuando se contemplaron los tres estudios con pacientes hipertensos.

B. Efectos endocrinos

El efecto del ajo en la homeostasis de la glucosa al parecer no es significativo en diabéticos. Sin embargo, algunos constituyentes organosulfurados de tal bulbo han mostrado efectos hipoglucemiantes en modelo de animales no diabéticos.

C. Efectos antimicrobianos

Se ha reportado que la alicina posee actividad *in vitro* contra algunas bacterias grampositivas y gramnegativas y contra hongos (*Candida albicans*), protozoos (*Entamoeba histolytica*) y algunos virus. El mecanismo primario al parecer es la inhibición de las enzimas que contienen tioles, que dichos microorganismos necesitan. Ante el hecho de que se cuenta con antimicrobianos seguros y eficaces, de venta con prescripción médica, al parecer es escasa la utilidad del ajo en este terreno.

D. Efectos antineoplásicos

En estudios hechos en roedores, el ajo inhibe los procarcinógenos del cáncer de colon, esófago, pulmones, mama y estómago, tal vez por destoxicación de carcinógenos y disminución de la activación de estas sustancias. En algunos estudios epidemiológicos de casos y testigos, se ha demostrado una menor incidencia de cánceres de estómago, esófago y colorrectales en individuos que consumían grandes cantidades de ajo.

Efectos adversos

Después de ingerir el ajo, entre sus efectos adversos pueden estar náusea (6%), hipotensión (1.3%), alergias (1.1%) y hemorragias (raras). La incidencia de olor en el aliento y el sudor, ha sido de 20 a 40% con las dosis recomendadas del polvo con cubierta entérica. La manipulación del ajo crudo puede ocasionar dermatitis por contacto.

Interacciones medicamentosas y precauciones

Ante los efectos antiplaquetarios publicados, se necesita usar con cautela el ajo en el caso de personas que reciben anticoagulantes (como warfarina, ácido acetilsalicílico o ibuprofeno). Están justificadas la medición seriada de la tensión arterial, y la búsqueda de signos y síntomas de hemorragia. El ajo puede disminuir la biodisponibilidad del saquinavir, antivírico inhibidor de proteasa, pero al parecer no modifica la biodisponibilidad de ritonavir.

Dosis

El polvo de ajo debe estandarizarse de modo que contenga 1.3% de aliína (precursora de la alicina) o que tenga una capacidad generadora de alicina de 0.6%. Se recomienda el uso de preparados con capa entérica para llevar al mínimo la degradación de las sustancias activas. La dosis diaria más usada es de 600 a 900 mg de ajo en polvo, al día, que equivale a un diente de ajo crudo (2 a 4 g) al día.

GINKGO *(GINKGO BILOBA)*

Aspectos químicos

El extracto de *Ginkgo biloba* se prepara de las hojas del árbol de igual nombre. La presentación más usada se elabora al concentrar 50 partes de la hoja cruda, para preparar una parte del extracto. Los constituyentes activos del ginkgo son glucósidos y terpenoides de flavonas (p. ej., ginkgólidos A, B, C, J y bilobálido).

Efectos farmacológicos

A. Efectos cardiovasculares

En modelos animales y algunos estudios en seres humanos se ha demostrado que el ginkgo mejora la corriente sanguínea, disminuye la viscosidad de la sangre y estimula la vasodilatación, con lo cual incrementa el riego hístico. En todo ello pudiera participar la intensificación de la producción endógena de óxido nítrico (cap. 19) y el antagonismo del factor activador de plaquetas.

Se ha estudiado el *Ginkgo biloba* por sus efectos en la arteriopatía periférica oclusiva, leve a moderada. En 11 ensayos con asignación al azar, controlados con placebo, que involucraron a 477 participantes a los que se les administró extracto de hojas de ginkgo (EGb761) hasta durante seis meses, se observó cierto incremento de la distancia que los individuos marcaban sin experimentar dolor (64.5 metros), sin embargo, esta tendencia no fue significativa (p = 0.06). El estudio de evaluación del efecto de ginkgo sobre la memoria (GEM) analizó la influencia del uso de dicha planta durante seis años sobre eventos cardiovasculares en 3 069 pacientes mayores a 75 años de edad. La administración de 240 mg/día de EGb761 no afectó la incidencia de hipertensión ni redujo la presión arterial de pacientes hipertensos o prehipertensos. No se observaron efectos significativos sobre la mortalidad o la incidencia de enfermedades cardiovasculares o eventos de apoplejía. Hubo, sin embargo, una reducción representativa de vasculopatía periférica en el grupo expuesto a ginkgo en comparación con el grupo al que se le administró placebo.

B. Efectos metabólicos

En la fracción flavonoide del ginkgo y en algunos constituyentes terpénicos, se han detectado propiedades antioxidantes y de eliminación de radicales de oxígeno. *In vitro*, se ha mencionado que el ginkgo posee una actividad similar a la de la superóxido dismutasa y también capacidades de eliminación de anión superóxido y de radicales hidroxilo. Asimismo, se ha observado que la fracción flavonoide tiene propiedades antiapoptóticas. En algunas investigaciones también se ha demostrado un efecto protector, porque limita la formación de radicales libres en modelos animales de lesión isquémica y para disminuir los marcadores de estrés oxidativo en personas a quienes se realizarán operaciones de derivación arterial coronaria.

C. Efectos en el sistema nervioso central

En modelos de animales viejos, la administración de ginkgo durante tres a cuatro semanas originó modificaciones en los receptores y neurotransmisores del sistema nervioso central. Aumentó el número de receptores muscarínicos, α_2 y 5-HT_{1a} y disminuyó el de adrenoceptores β. También se ha señalado aumento de los niveles séricos de acetilcolina y noradrenalina y una mayor recaptación de serotonina por sinaptosomas. Otros efectos más comprenden disminución de la síntesis de corticosterona e inhibición de la formación de fibrillas amiloides-β.

El ginkgo se ha utilizado para combatir la insuficiencia cerebral y la demencia de tipo Alzheimer. Sin embargo, el término "insuficiencia cerebral" incluye manifestaciones muy diversas que van desde la escasa concentración psíquica y la confusión, hasta la ansiedad y la depresión y trastornos físicos como hipoacusia y cefalea. Por lo tanto, los estudios que valoraron la insuficiencia cerebral tendieron a ser más "incluyentes" y más difíciles de valorar que los que investigaron la demencia senil. El llamado estudio Cochrane por colaboración comprendió un metaanálisis actualizado de datos de ginkgo en relación con las deficiencias cognoscitivas o la demencia del tipo comentado. En tal análisis se revisaron 35 estudios con asignación al azar, doble ciego, en que los testigos recibieron placebo, cuya duración varió de tres a 52 semanas. A las 12 semanas, pero no a las 24, se observaron mejorías significativas en las funciones psíquicas y actividades cotidianas. Sin embargo, a las 24 semanas, pero no a las 12 semanas, hubo mejorías significativas en el restablecimiento clínico global. Los autores concluyeron que no eran predecibles los efectos del ginkgo en el tratamiento de las deficiencias cognoscitivas y la demencia senil, y quizá no tuvieran significación clínica. En el Estudio de Valoración de la Memoria con Ginkgo, se hizo una valoración de los efectos de este producto como agente profiláctico para evitar la evolución y establecimiento de demencia.

No se observó beneficio alguno en término de seis años de administración del ginkgo. Hasta la fecha no se conoce tratamiento alguno que evite la evolución del trastorno hasta llegar a la demencia senil.

D. Efectos diversos

Se ha estudiado al ginkgo por sus efectos en la broncoconstricción alérgica y asmática, en la memoria a corto plazo en adultos sanos sin demencia, en la disfunción eréctil, acúfenos, hipoacusia y en la degeneración macular. En ninguna de las alteraciones mencionadas se acumularon pruebas suficientes para justificar por ahora su uso en seres humanos.

Efectos adversos

Se han notificado efectos adversos con una frecuencia similar a la observada con placebo; comprenden náusea, cefalea, perturbaciones gástricas, diarrea, alergia, ansiedad e insomnio. En algunas cuantas personas se observaron complicaciones hemorrágicas entre quienes utilizaban el ginkgo y, en unos pocos casos, los pacientes utilizaban ácido acetilsalicílico o warfarina.

Interacciones medicamentosas y precauciones

El ginkgo pudiera tener propiedades antiplaquetarias y no debe usarse en combinación con fármacos que tengan tal capacidad ni con anticoagulantes. La combinación de ginkgo con trazodona en un paciente, intensificó el efecto sedante del fármaco. También se han señalado convulsiones como efecto tóxico del ginkgo, casi todas vinculadas con la inclusión de semillas que contaminaron las presentaciones a base de hojas. Las semillas de la planta son epileptógenas. Es mejor no usar presentaciones de este producto en personas con antecedente de trastornos convulsivos.

Dosis

El extracto de *Ginkgo biloba* a base de hojas secas por lo común se estandariza de modo que contenga 24% de glucósidos de flavonas y 6% de lactosas terpénicas. Las dosis diarias varían de 120 a 240 mg del extracto de hojas secas, en dos o tres fracciones.

GINSENG

Aspectos químicos

El ginseng puede obtenerse de algunas plantas del género *Panax;* de ellas, los preparados crudos o extractos de *Panax ginseng,* la variedad china o coreana, y *P. quinquefolium*, la norteamericana, se pueden obtener en el caso de consumidores estadounidenses. Los principios activos al parecer son los glucócidos de saponina triterpenoide llamados ginsenósidos o panaxósidos, de los cuales se conocen unos 30 tipos. Se recomienda que las presentaciones comerciales de *P. ginseng* sean estandarizadas de modo que contengan 4 a 10% de ginsenósidos.

Otros materiales se expenden frecuentemente bajo el nombre de ginseng, pero no provienen de la especie *Panax*; comprenden el ginseng siberiano (*Eleutherococus senticosus)* y el brasileño (*Pfaffia paniculata*). De los dos, el siberiano es el que más se distribuye en Estados Unidos; tal variedad contiene eleuterósidos pero no ginsenósidos. En la actualidad no existe una estandarización recomendada del contenido de eleuterósidos en los productos de ginseng siberiano.

Aspectos farmacológicos

Existen abundantes publicaciones sobre los posibles efectos farmacológicos de los ginsenósidos. Por desgracia, los estudios muestran diferencias amplias en relación con las especies de *Panax* usadas, los ginsenósidos estudiados, el grado de purificación aplicado a los extractos, las especies animales estudiadas, y las mediciones usadas para valorar las respuestas. La lista destacable de efectos beneficiosos señalados, de tipo farmacológico comprende: modulación de la función inmunitaria (inducción de la expresión de mRNA de interleucinas 2 y 1α, del interferón γ y del factor estimulante de colonias de granulocitos y macrófagos; de células B y T activadas, de células citolíticas naturales y de macrófagos); efectos sobre el sistema nervioso central (mayor capacidad de proliferación de progenitores neurales; incremento de los niveles de acetilcolina, serotonina, noradrenalina y dopamina en la corteza cerebral); actividad antioxidante; efectos antiinflamatorios (inhibición de TNF-α, interleucina-1β y moléculas de adhesión intracelular); actividad adrenérgica (estimulación del sistema hipófisis-corteza suprarrenal); analgesia (inhibición de la sustancia P); efectos vasorreguladores (aumento del nivel de óxido nítrico endotelial e inhibición de la producción de prostaciclina); actividad cardioprotectora (disminución de remodelación ventricular e hipertrofia cardiaca en modelos de isquemia del miocardio en animales); actividad antiplaquetaria; mejoría en la homeostasia de glucosa (mayor liberación de insulina, en el número de receptores de la hormona y en la sensibilidad a ella) y propiedades anticancerosas (disminución de la angiogénesis tumoral y mayor apoptosis de las células neoplásicas).

Estudios clínicos

Muy a menudo se afirma que el ginseng mejora el rendimiento físico y mental o actúa como un "adaptógeno", agente que auxilia al cuerpo a normalizarse después de estar expuesto a estímulos estresantes o nocivos. Por desgracia, en los estudios en que se valoró el ginseng para tales indicaciones en seres humanos, fueron muy escasos los beneficios demostrados (si es que los hubo). Después de algunos estudios clínicos comparativos con asignación al azar en que se valoró la "calidad de vida" se han señalado (según sus autores) beneficios significativos en los índices de algunas subescalas de calidad de vida, pero rara vez en puntuaciones compuestas globales, con el uso de *P. ginseng*. Se han observado mejores resultados con *P. quinquefolium* y *P. ginseng* para disminuir las concentraciones de glucosa posprandial en diabéticos y en sujetos no diabéticos; esta disminución fue el tema de una revisión sistemática reciente de 15 estudios (13 con asignación al azar y dos sin esa característica). En nueve de los estudios se señalaron disminuciones significativas en la glucosa sanguínea. Nuevos estudios con asignación al azar en que los testigos recibieron placebo indicaron algunos beneficios de inmunomodulación con *P. quinquefolium* y *P. ginseng* para evitar infecciones de las vías respiratorias superiores. El uso de ginseng durante dos a cuatro meses en adultos sanos puede reducir la incidencia del resfriado común y la duración de los síntomas. Sin embargo, debido a la heterogeneidad de estos ensayos, dichos hallazgos son insuficientes en este momento para recomendar el uso de esta planta con dicho propósito. Dos estudios de casos y controles, uno de cohorte y uno con asignación al azar, doble ciego y controlado contra placebo, también sugieren que la administración de *P. ginseng* en el largo plazo tiene un efecto preventivo contra cáncer de órganos inespecíficos. En resumen, el respaldo más contundente para el uso de *P. ginseng* o *P. quinquefolium* en la actualidad se basa en sus efectos sobre la prevención del resfriado, reducción de la concentración de glucosa posprandial y prevención de cáncer no específico.

Efectos adversos

En informes de casos se han descrito expulsión de sangre por vagina y mastalgia. También se han notificado en personas que reciben dosis grandes (más de 3 g de *P. ginseng*/día) estimulación del sistema nervioso central (como insomnio, nerviosismo) e hipertensión. A tal efecto podrían contribuir las metilxantinas que están en la planta. Es poco posible que los efectos vasorreguladores del ginseng posean importancia clínica.

Interacciones medicamentosas y precauciones

En pacientes psiquiátricos en quienes se utilizó el ginseng en combinación con otros fármacos (como fenelzina, litio o neurolépticos) se ha señalado la aparición de irritabilidad, insomnio y comportamiento maniaco. El producto debe utilizarse con cautela en personas que reciben cualquier tipo de fármacos con indicaciones psiquiátricas de tipo estrogénico o hipoglucemiantes. El ginseng posee propiedades antiplaquetarias y es mejor no combinarlo con warfarina. Se ha dicho que se produce la estimulación de citocinas con *P. ginseng* y con *P. quinquefolium in vitro* y en modelos animales. En un estudio con asignación al azar, doble ciego, en que los testigos recibieron placebo, *P. ginseng* incrementó en grado significativo la actividad citolítica natural, en comparación con el placebo, en un lapso de ocho y 12 semanas de uso. Es importante tener cautela al utilizar los productos de ginseng en personas inmunodeficientes, en las que reciben inmunoestimulantes y en aquellas con trastornos autoinmunitarios.

Dosis

Se considera como dosis estandar 1 o 2 gramos de la raíz cruda de *P. ginseng* o su equivalente. Del extracto estandarizado de dicha planta, 200 mg equivalen a un gramo de la raíz cruda. La ginsana se ha utilizado como extracto estandarizado en algunas investigaciones en seres humanos y se le puede obtener en Estados Unidos.

CARDO LECHERO *(SILYBUM MARIANUM)*

Aspectos químicos

La fruta y las semillas del cardo lechero contienen una mezcla lipófila de flavonolignanos conocida hoy como silimarina. Esta última comprende 2 a 3% de la planta seca y está compuesta de tres isómeros primarios, silibina (conocida también como silibinina), silicristina y silidianina. La silibina es la fracción más prevalente y potente de los tres isómeros y comprende la mitad, en promedio, del complejo de silimarina. Es importante estandarizar los productos de modo que contengan 70 a 80% de silimarina.

Efectos farmacológicos

A. Enfermedades del hígado

En modelos en animales, el cardo lechero limita, como una acción buscada, el daño al hígado, que surge con diversas toxinas como setas del tipo *Amanita,* galactosamina, tetracloruro de carbono, paracetamol, radiación, isquemia por frío y etanol. Estudios *in vitro* y otros *in vivo* demuestran que la silimarina aminora la peroxidación de lípidos, elimina radicales libres, e incrementa los niveles de glutatión y superóxido dismutasa; ello podría contribuir a la estabilización de la membrana y a aminorar la penetración de toxinas.

El cardo lechero al parecer posee propiedades antiinflamatorias. *In vitro* la silibina inhibe en forma potente y no competitiva la actividad de lipoxigenasa y disminuye la formación de leucotrienos. Se ha observado *in vivo* inhibición de la migración de leucocitos y pudiera ser un factor que intervenga si existe inflamación aguda. La silimarina también inhibe la activación del factor nuclear kappa B (NF-κB; *nuclear factor kappa* B), mediada por el factor de necrosis tumoral α, que activa las respuestas inflamatorias. Uno de los mecanismos poco comunes, que según los partidarios del cardo lechero posee, comprende el incremento de la actividad de polimerasa I de RNA en hepatocitos no cancerosos, pero no en líneas celulares de hepatoma ni otros cánceres. En un modelo animal de cirrosis, disminuyó la acumulación de colágeno y en un modelo *in vitro* aminoró la expresión del factor β transformador del crecimiento, de citocinas fibrógenas. Si se confirma el dato anterior, los extractos de cardo mencionado pudieran ser útiles para tratar la fibrosis hepática.

En modelos animales, la silimarina tiene un efecto estimulante de la corriente de bilis (dependiente de la dosis) que pudiera ser beneficioso en casos de colestasis. Sin embargo, hasta la fecha no hay pruebas suficientes para justificar el uso del producto fitoterapéutico mencionado, para tales indicaciones.

B. Efectos antineoplásicos

En algunas líneas de células cancerosas se han realizado estudios preliminares *in vitro* y en animales, de los efectos de la silimarina y la silibinina. En modelos murinos de cáncer de piel, se ha dicho que ambas sustancias aminoran la aparición y la proliferación del tumor. Con la silimarina en diversas líneas de cánceres humanos se ha dicho que induce la apoptosis (como los de melanoma, de próstata, células leucémicas, vesical de células transicionales y de hepatoma). Se ha afirmado, después de cultivar líneas de células cancerosas de mama y próstata humanos, inhibición de la proliferación y el crecimiento celulares, por inducción de detención del ciclo en etapa G_1. El empleo del cardo lechero para tratar cáncer de humanos no se ha estudiado de manera adecuada, pero están en marcha investigaciones preliminares.

C. Lactancia

Históricamente, herbolarios y matronas han utilizado el cardo lechero para inducir la lactancia en mujeres durante el embarazo o después del parto. Esta planta incrementa la producción de prolactina en ratas hembras. De tal manera, es posible que tenga cierto efecto sobre la producción de leche en humanos. No obstante, se requieren el respaldo de ensayos clínicos y datos sobre la seguridad de esta práctica en mujeres y lactantes. Hasta que se obtenga mayor información, se debe evitar el uso del cardo lechero para inducir la lactancia.

Estudios clínicos

El cardo lechero se ha usado para combatir la hepatitis vírica aguda y crónica, la hepatopatía alcohólica y la lesión de hígado inducida por toxinas, en seres humanos. En una revisión sistemática reciente de 13 estudios clínicos con asignación al azar en que participaron 915 pacientes de hepatopatía alcohólica o hepatitis B o C, no se detectaron disminuciones significativas en la mortalidad de todas las causas, en el cuadro histopatológico del hígado, ni en las complicaciones de las hepatopatías. Por empleo de datos de todos los estudios revisados, los autores afirmaron una disminución significativa en la mortalidad por trastornos hepáticos, situación que no se pudo sostener cuando los datos se circunscribieron a investigaciones mejor diseñadas y con grupo testigo; se concluyó que no había suficiente sustento de los efectos del cardo lechero para mejorar la función del hígado o la mortalidad por hepatopatía. Mientras no se practiquen más investigaciones perfectamente diseñadas en seres humanos (que tal vez exploren dosis mayores), no se puede apoyar ni descartar la existencia de un efecto clínico.

No se ha confirmado que el cardo lechero constituya un antídoto después de exposición inmediata a toxinas del hígado en seres humanos; sin embargo, se distribuye y utiliza en Europa la silibina parenteral como antídoto de la intoxicación del hongo *Amanita phalloides*; tal empleo se fundamenta en los resultados favorables señalados en estudios de casos y testigos.

Efectos adversos

En raras ocasiones se ha señalado que el cardo lechero genera efectos adversos, utilizado en las dosis recomendadas. En investigaciones en seres humanos, la incidencia de efectos adversos (como trastornos gastrointestinales, de la piel o cefaleas), fue similar a la del placebo. En dosis elevadas (> 1 500 mg), puede tener un efecto laxante provocado por la estimulación del flujo de la bilis.

INTERACCIONES MEDICAMENTOSAS, PRECAUCIONES Y DOSIS

No se han publicado interacciones medicamentosas del cardo lechero, ni precauciones de su uso. La dosis recomendada es de 280 a 420 mg/día (calculada según el contenido de silibina) en tres fracciones.

HIPÉRICO (HIERBA DE SAN JUAN O *HYPERICUM PERFORATUM*)

Aspectos químicos

El hipérico, también conocido como hierba de San Juan, contiene constituyentes que tal vez contribuyan a su supuesta actividad farmacológica en el tratamiento de la depresión. La hipericina, marcadora de estandarización de los productos que están en el mercado, según expertos, era el constituyente antidepresivo primario. En fechas recientes se ha prestado atención a la hiperforina, aunque quizá intervenga una combinación de varios compuestos. Las presentaciones comerciales se preparan al remojar las flores trituradas secas en metanol para obtener un extracto hidroalcohólico que después se seca.

Efectos farmacológicos

A. Acción antidepresiva

Inicialmente se señaló que la fracción de hipericina poseía propiedades inhibidoras de la monoaminooxidasa A y B. En estudios posteriores se observó que la concentración necesaria para lograr tal inhibición era mayor que la que se obtenía con las dosis recomendadas. Estudios *in vitro* con el extracto hidroalcohólico comercial han señalado inhibición de la recaptación de serotonina, noradrenalina y dopamina en las terminaciones nerviosas. La hipericina, el constituyente del producto, no mostró inhibición de la recaptación en ninguno de los sistemas mencionados, pero sí la mostró la hiperforina. Según señalamientos, la administración del extracto comercial por largo tiempo, disminuyó significativamente la expresión de número de adrenoceptores β corticales y aumentó la de los receptores serotonínicos (5-HT_2) en un modelo de roedores.

Otro efecto observado *in vitro* incluyó la unión del receptor sigma, con el uso de la fracción de hipericina, y la unión del receptor de GABA, con el extracto comercial. En presencia de este último también aminoró la producción de interleucina-6.

1. Estudios clínicos de depresión. La revisión sistemática y los metaanálisis más recientes incluyeron 29 estudios con asignación al azar, doble ciego, comparativos (en 18 se compararon el hipérico con el placebo; en cinco, con antidepresivos tricíclicos y en otros doce, con inhibidores selectivos de la recaptación de serotonina [SSRI, *selective serotonin reuptake inhibitors*]). Sólo se incluyeron aquellos estudios que cubrieron los criterios establecidos para la clasificación de depresión mayor. El señalamiento fue que el hipérico fue más eficaz que el placebo y mostró equivalencia a los fármacos recetados "de referencia", incluidos SSRI, contra la depresión leve o moderada, pero mostró menos efectos secundarios. En casi todos los estudios se utilizaron 900 mg/día del hipérico durante cuatro a 12 semanas. La intensidad de la depresión fue de leve a moderada en 19 ensayos, de moderada a grave en nueve y no se definió en uno. Estos datos sugieren que dicha planta tiene cierta influencia sobre la disminución de los síntomas de depresión mayor.

Los efectos del hipérico se han analizado en numerosas circunstancias vinculadas con alteraciones del estado de ánimo, incluyendo trastorno disfórico premenstrual, climaterio, trastornos somatomorfos y ansiedad. Sin embargo, son muy pocos los estudios realizados para establecer conclusiones sobre su eficacia.

B. Efectos antivíricos y anticarcinógenos

La hipericina, constituyente del hipérico, es fotolábil y se activa al estar expuesta a ciertas longitudes de onda de luz visible o ultravioleta A. En investigaciones se han utilizado presentaciones parenterales de la hipericina (fotoactivada poco antes de ser administrada) para combatir la infección por VIH (vía endovenosa) y el carcinoma basocelular y epidermoide (por inyección intralesional). *In vitro*, la hipericina fotoactivada inhibe diversos virus con y sin cubierta y también la proliferación de células en algunos tejidos neoplásicos. Se han propuesto como mecanismos posibles de tal acción la inhibición de la proteincinasa C y de la generación de radicales de oxígeno monoatómico; este último factor podría inhibir la proliferación de células y ocasionar su apoptosis. Los estudios mencionados se realizaron con la hipericina, constituyente aislado; no se ha investigado con las mismas indicaciones el extracto hidroalcohólico común de dicha planta y tal vez no sea recomendable en sujetos con enfermedades víricas o con cáncer.

Efectos adversos

La hipericina y la seudohipericina, componentes del hipérico, están vinculadas con fotosensibilización. Se debe recomendar a los consumidores la aplicación de pantalla solar y el uso de protección ocular en circunstancias de exposición a la luz del sol durante la administración de este producto. También en quienes utilizan el hipérico se ha mencionado la aparición de hipomanía, manía y estimulación del sistema autónomo.

Interacciones medicamentosas y precauciones

Un posible mecanismo de acción del hipérico es la inhibición de la recaptación de diversos transmisores amínicos. En sujetos que consumen hipérico, hay que utilizar con gran cautela, o mejor no usar, fármacos con mecanismos de acción similares (como los antidepresivos o estimulantes), debido al peligro de que se desencadene un síndrome serotonínico (caps. 16 y 30). El hipérico puede inducir las enzimas CYP del hígado (3A4, 2C9, IA2) y el transportador medicamentoso de P-glucoproteína; ello pudiera explicar los señalamientos de niveles subterapéuticos de innumerables fármacos como digoxina, anticonceptivos (y como consecuencia, embarazo), ciclosporina, proteasa contra VIH e inhibidores de la trascriptasa inversa no nucleósidos, de warfarina, irinotecán, teofilina y anticonvulsivos.

Dosis

La presentación comercial más común del hipérico es el extracto hidroalcohólico seco. Es importante estandarizar los productos para que contengan 2 a 5% de hiperforina, aunque muchos aún llevan el marcador antiguo de 0.3% de hipericina. La dosis recomendada contra la depresión leve o moderada es de 900 mg del extracto seco en tres fracciones al día. Para que comience el efecto se necesita el transcurso de 2 a 4 semanas. No se han estudiado suficientemente los beneficios más allá de un lapso de 12 semanas.

PALMA ENANA (*SERENOA REPENS* O *SABAL SERRULATA*)

Aspectos químicos

Los constituyentes activos de las bayas de la palma enana no se han definido con exactitud. Se han detectado fitosteroles (como el sitosterol-β), alcoholes alifáticos, compuestos poliprénicos y flavonoides. Los preparados en el mercado son extractos lipófilos en polvo, estandarizados de modo que contengan 85 a 95% de ácidos grasos y esteroles.

Efectos farmacológicos

La indicación más frecuente para utilizar la palma enana es el tratamiento de la hiperplasia prostática benigna (BPH, *benign prostatic hyperplasia*). *In vitro* se ha observado que la palma enana inhibe la conversión de testosterona en dihidrotestosterona (DHT; *dihydrotestosterone*) por acción de la reductasa 5α. De modo específico, el producto mencionado muestra inhibición no competitiva de las dos isoformas (I y II) de la enzima y así disminuye la producción de DHT. *In vitro*, la palma enana también inhibe la unión de DHT a los receptores de andrógenos. Otros efectos que se han observado *in vitro* comprenden la inhibición de factores de crecimiento prostático, bloqueo de los adrenoceptores α_1 e inhibición de los mediadores inflamatorios producidos por la vía de 5-lipoxigenasa.

No se han definido con precisión los aspectos farmacológicos de la palma enana en seres humanos. Después de una semana de su administración en voluntarios sanos, no se observó acción alguna en la actividad de la reductasa 5α, en la concentración de DHT ni en la de testosterona. Después de seis meses de tratamiento en sujetos con BPH no se modificaron las concentraciones del antígeno prostático específico (PSA, *prostate-specific antigen*), marcador que disminuye en forma típica por la inhibición de la reductasa 5α. A diferencia de ello, otros investigadores han señalado disminución del factor de crecimiento epidérmico, de los niveles de DHT y de la actividad antagonista a nivel del receptor nuclear de estrógenos en la próstata, después de tres meses de administrar palma enana en individuos con hiperplasia prostática benigna.

Estudios en seres humanos

La revisión más reciente involucró 30 ensayos con asignación al azar, doble ciego y controlados contra placebo, realizados en varones con síntomas consistentes con BPH. Catorce estudios compararon los efectos de la monoterapia con palma enana contra los del placebo y no encontraron mejoría significativa de la mayor parte de los síntomas urológicos (p. ej., puntuación en la escala internacional de síntomas prostáticos, flujo máximo y tamaño de la próstata). Aunque la nocturia mejoró de forma importante con la administración de la planta en comparación con el placebo, se perdió la significancia cuando sólo se incluyeron los análisis de mejor calidad y con muestras de tamaño mayor.

Se observó que 320 mg de palma enana/día generaban eficacia similar a la de 5 mg de finasterida/día (inhibidor de reductasa 5α, fármaco de venta con receta) y 0.4 mg de tamsulosina/día (bloqueador α, fármaco de venta con receta) en estudios en seres humanos que duraron seis meses y un año, respectivamente. Estos dos ensayos no incluyeron controles con placebo.

Efectos adversos

La incidencia de efectos adversos señalados es de 1 a 3%; los más comunes comprenden náusea, diarrea, fatiga, disminución del apetito sexual, dolor abdominal, rinitis y cefalea. También se ha relacionado la palma enana con algunos casos raros de pancreatitis, daño hepático y aumento del riesgo de hemorragias, pero debido a factores de confusión no se ha podido establecer la causalidad. En comparación con la tamsulosina y la finasterida se afirmó que había menor posibilidad de que la palma enana afectara la función sexual (p. ej., la eyaculación).

Interacciones medicamentosas, precauciones y dosis

Con este producto vegetal no se han señalado interacciones medicamentosas. Dado que no ejerce efecto alguno en el marcador PSA, no interferirá en la detección de cáncer de próstata con el uso de dicha sustancia (PSA). La dosis recomendada de un extracto estandarizado en polvo (que contiene 85 a 95% de ácidos grasos y esteroles) es de 160 mg ingeridos dos veces al día. Se debe señalar a los pacientes que se necesita a veces que transcurran cuatro a seis semanas para que comiencen a manifestarse los efectos clínicos.

COMPLEMENTOS NUTRICIONALES PURIFICADOS

COENZIMA Q10

La coenzima Q10, conocida también como CoQ, CoQ10 y ubiquinona, se encuentra en la mitocondria de muchos órganos, incluidos corazón, riñones, hígado y músculo estriado. Después de ingerida la coenzima Q10, predomina en la circulación general el ubiquinol, que es su forma reducida. El producto es un potente antioxidante y posiblemente intervenga en la conservación de la función de los músculos sanos, aunque se desconoce la importancia de dicho efecto en seres humanos. En la enfermedad de Parkinson se ha señalado disminución de sus niveles séricos.

Empleo clínico

A. Hipertensión

En los primeros estudios en seres humanos se señalaron disminuciones pequeñas pero significativas en las tensiones sistólica y diastólica después de ocho a 10 semanas de administrar la coenzima Q10. No se conoce el mecanismo exacto de tal acción, pero podría depender de las propiedades antioxidantes y vasodilatadoras de tal producto. En tres estudios bien diseñados, con asignación al azar, en que los testigos recibieron placebo, se señaló que la coenzima disminuía significativamente la tensión sistólica y la diastólica 11 y 7 mmHg, respectivamente, en comparación con la ausencia de cambios en los grupos que recibieron placebo. No es claro si el uso de coenzima Q10 reduce la presión arterial. Puesto que los tres ensayos clínicos demostraron cierto beneficio, es probable que haya sesgos de publicación. Además puede haber una exageración del efecto del tratamiento, dado que en dichos estudios se han cuestionado la asignación al azar de los integrantes al grupo experimental o al de control y la confidencialidad de la información sobre los sujetos incluidos en cada grupo.

B. Insuficiencia cardiaca

Se ha relacionado a los niveles bajos endógenos de coenzima Q10 con estados de insuficiencia cardiaca desfavorables; sin embargo, dicha correlación puede deberse a que concentraciones menores de dicha enzima indican un estado de cardiopatía más avanzado, en vez de pronosticar la enfermedad. A pesar de dichos hallazgos, en ocasiones se sugiere que la coenzima Q10 mejora la función del músculo cardiaco en pacientes con insuficiencia cardiaca. Según el metaanálisis más reciente, se demostró que dicha molécula mejora la fracción de expulsión en un 3.7%, observándose un efecto más significativo en pacientes no tratados con inhibidores de la enzima convertidora de angiotensina. No está claro si la mejoría de la fracción de expulsión ocurre en todos los pacientes con insuficiencia cardiaca, puesto que se requiere mayor investigación para evaluar el papel de la coenzima Q10 en insuficiencia cardiaca y su impacto sobre la gravedad de la enfermedad.

C. Cardiopatía isquémica

Los efectos de la coenzima Q10 en la arteriopatía coronaria y en la angina estable crónica son pequeños, pero al parecer, promisorios. Uno de los fundamentos teóricos de dicho beneficio podría ser la protección metabólica del miocardio isquémico. Resultados de estudios doble ciego, en que los testigos recibieron placebo, han demostrado que la coenzima Q10 como complemento mejoró índices clínicos en sujetos con el antecedente de infarto agudo del miocardio (AMI, *acute myocardial infarction*). Se ha observado mejoría en otras variables como los niveles de lipoproteína a, lipoproteínas de alta densidad, tolerancia al ejercicio y lapso hasta que surjan cambios isquémicos en el electrocardiograma durante pruebas de esfuerzo. Además también se han reportado disminuciones pequeñísimas en las cifras de muerte de origen cardiaco y el índice de nuevos infartos en individuos que los habían mostrado en etapas previas (disminución de 1.5% del riesgo absoluto).

D. Prevención de la miopatía inducida por estatínicos

Los estatínicos disminuyen las concentraciones de colesterol al inhibir la enzima reductasa de HMG-CoA (cap. 35), enzima que también se necesita para la síntesis de coenzima Q10. Se ha demostrado que el comienzo de la administración de estatínicos disminuye los niveles endógenos de la coenzima comentada, lo cual puede bloquear algunas fases en la generación de energía de los miocitos, lo que quizá ocasione una miopatía por estatínicos. No se ha dilucidado si la disminución de las concentraciones intramusculares de coenzima Q10 ocasiona la miopatía por estatínicos, o si dicha miopatía lesiona las células y hace que disminuyan las concentraciones intramusculares de la coenzima. En uno de los estudios de mayor escala en el que se utilizó rosuvastatina en pacientes con insuficiencia cardiaca, no se observó una relación entre los bajos niveles de coenzima Q10 inducidos por estatínicos y resultados de insuficiencia cardiaca desfavorables. Además, en dicho análisis no se encontró diferencia en la incidencia de miopatía inducida por estatínicos a pesar de los niveles endógenos de la coenzima en cuestión. Se necesita mayor información para saber cuáles pacientes con miopatía por estatínicos podrían recibir el mayor beneficio de la coenzima Q10, en particular por la relación que guarda con el fármaco específico, sus dosis y la duración de la terapia.

Efectos adversos

La coenzima Q10 es tolerada satisfactoriamente y en raras ocasiones origina efectos adversos con dosis incluso de 3 000 mg/día. En estudios en seres humanos se han señalado con una incidencia menor de 1%, molestias gastrointestinales que incluyeron diarrea, náusea, pirosis y anorexia. En muy raras ocasiones se han observado erupción maculopapulosa y trombocitopenia. Otros efectos adversos raros son la irritabilidad, los mareos y la cefalea.

Interacciones medicamentosas

La coenzima Q10 comparte semejanzas estructurales con la vitamina K y se ha observado interacción entre la coenzima y la warfarina. Los complementos de la coenzima pudieran debilitar los efectos del tratamiento con warfarina y es mejor evitar tal combinación o vigilarla con mucho cuidado.

Dosis

Como complemento de la alimentación son adecuados 30 mg de la coenzima Q10 para reponer los niveles endógenos bajos. Para obtener efectos en el corazón, las dosis típicas son de 100 a 600 mg/día en dos o tres fracciones. Las dosis mencionadas aumentan 2 a 3 μ/ml los niveles endógenos (cifra normal para adultos sanos, 0.7 a 1 μ/ml).

GLUCOSAMINA

La glucosamina se localiza en tejidos de humanos, es un sustrato para la producción de cartílago articular y tiene una función nutricia en él. Se obtiene en el comercio de cangrejos y otros crustáceos. Como complemento de la alimentación, la glucosamina se utiliza sobre todo contra el dolor que ocasiona la osteoartritis de las rodillas. Se dispone de las sales de sulfato y clorhidrato, pero investigaciones recientes han señalado que la segunda forma es ineficaz.

Efectos farmacológicos y uso clínico

La glucosamina endógena interviene en la producción de glucosaminoglucanos y otros proteoglucanos en el cartílago articular. En la osteartritis, el índice de producción de cartílago nuevo es excedido por el de degradación del cartílago existente. Según se piensa, la administración de la glucosamina mejora el aporte de los glucosaminoglucanos necesarios como elementos de síntesis, y de este modo, haya un mejor mantenimiento y reforzamiento del cartílago existente.

Innumerables estudios clínicos se han realizado para valorar los efectos de la administración de glucosamina por vía oral e intraarticular. En los primeros se señalaron mejorías significativas en la movilidad global, arco de movimiento y potencia en sujetos con osteoartritis. Estudios recientes han obtenido resultados ambivalentes, es decir, positivos y negativos. En uno de los grandes estudios clínicos de diseño satisfactorio en que se compararon glucosamina, condroitinsulfato, la combinación de ambos, celecoxib y placebo, no se obtuvieron beneficios en cuanto al tratamiento de glucosamina para la enfermedad leve a moderada. Por desgracia, en esa investigación se utilizó el clorhidrato de glucosamina, que ha demostrado ser menos eficaz que la fórmula con sulfato. El tipo de glucosamina parece influir la eficacia de manera importante. Se necesitan más investigaciones para definir con mayor detalle las poblaciones de pacientes específicos que se podrían beneficiar del sulfato de glucosamina.

Efectos adversos

El sulfato de glucosamina es tolerado muy satisfactoriamente. En estudios en seres humanos en ocasiones se señalaron casos de diarrea y náusea leves. Un aspecto de posible preocupación serían los efectos alérgicos cruzados en personas que muestran alergias a mariscos; sin embargo, tal situación es poco probable si el producto ha sido elaborado y purificado de manera apropiada.

Interacciones medicamentosas y precauciones

El sulfato de glucosamina puede hacer que aumenten las cifras de la razón internacional normalizada (INR, *international normalized ratio*) en personas que reciben warfarina y ello agrava el peligro de que surjan hematomas y hemorragias. No se conoce en detalle el mecanismo por el que surge tal efecto y pudiera depender de la dosis, porque se produjeron incrementos en la cifra de INR cuando aumentó la dosis de glucosamina. Mientras no se tengan mayores conocimientos será mejor no usar tal combinación o ejercer vigilancia muy cuidadosa.

Dosis

La dosis más utilizada en estudios en seres humanos es de 500 mg tres veces al día o 1 500 mg una vez al día. La glucosamina no ejerce efectos analgésicos directos y en caso de obtener mejoría en las funciones, se observarán sólo después de 1 a 2 meses.

MELATONINA

Según algunos autores, la melatonina, derivado serotonínico producido por la glándula pineal y otros tejidos (cap. 16) es la encargada de regular los ciclos de sueño/vigilia. La liberación de tal sustancia coincide con la oscuridad; comienza en forma típica a eso de las 21:00 p.m. horas y persiste hasta las 4:00 a.m. horas. La liberación es suprimida por la luz diurna. Se ha estudiado también a dicha sustancia en relación con otras funciones como efectos anticonceptivos, protección contra oxidantes endógenos, prevención del envejecimiento, tratamiento de la depresión, en infección por VIH y diversos cánceres. En la actualidad, la melatonina se utiliza más bien para evitar el desfase horario y para inducir el sueño.

Efectos farmacológicos y usos clínicos

A. Desfase horario

El desfase en cuestión, que es una perturbación del ciclo del sueño/vigilia, surge cuando hay diferencias entre el "tiempo" externo y el reloj interno circadiano del viajero (tiempo interno). Este último regula los ritmos diarios de sueño y también la temperatura corporal y muchos sistemas metabólicos. La sincronización del reloj circadiano depende de la luz como el "marcador" más potente.

El desfase horario es particularmente común en viajeros frecuentes y en la tripulación de los aeroplanos; sus síntomas típicos pueden comprender somnolencia diurna, insomnio, despertamiento frecuente y perturbaciones gastrointestinales. Estudios con administración de melatonina a seres humanos han indicado disminución subjetiva de la fatiga diurna, mejoría del ánimo y un lapso más rápido de recuperación (normalización de los patrones del sueño, energía y alerta). No se ha demostrado que la ingestión de melatonina ajuste los ritmos circadianos propios de su liberación, pero pudiera intervenir para auxiliar a las personas a dormir una vez que lleguen a su nuevo destino. Cuando se viaja a través de cinco o más husos horarios, los síntomas de desfase del sueño se reducen al ingerir melatonina cerca de la hora de dormir programada en el nuevo destino (10:00 p.m.). Se cree que el beneficio de la melatonina es mayor entre más zonas horarias se crucen. Además dicho fármaco parece ser más eficaz cuando se viaja hacia el Este que hacia el Oeste. Por último, maximizar la exposición a la luz del día al llegar al nuevo destino también puede ayudar a reiniciar el reloj interno.

B. Insomnio

La melatonina ha sido estudiada para tratar diversos trastornos del sueño, como el insomnio y el síndrome de retraso en la inducción del sueño. Se ha señalado que mejora el comienzo, la duración y las características del dormir cuando se administra en voluntarios sanos, ello sugiere un efecto hipnótico farmacológico. Se ha demostrado también que la sustancia en cuestión incrementa la duración del sueño de movimientos oculares rápidos (REM; *rapid-eye-movements*). Las observaciones anteriores se han aplicado a la obtención de ramelteón, un hipnótico que se adquiere con receta, agonista a nivel de los receptores de melatonina (cap. 22).

Los estudios en personas con trastornos del dormir han indicado que la ingestión de la melatonina como complemento puede modificar la "estructura" del sueño. Se ha señalado mejoría subjetiva en la calidad del sueño y también en el comienzo y duración de tal fase. En concreto, se ha demostrado que la administración de melatonina a la hora de dormir deseada, con las luces de la habitación apagadas, mejora tanto el estado matutino de alerta como la calidad del sueño en comparación con el placebo. Estos efectos se han observado en adultos jóvenes y mayores (de 18 a 80 años de edad). Curiosamente, los niveles endógenos basales de melatonina no permiten pronosticar la eficacia de la melatonina exógena.

C. Función reproductora de la mujer

Se han identificado receptores de melatonina en membranas de células de granulosa y también cantidades notables de ella en el líquido de folículos ováricos. La melatonina se ha vinculado con la supresión mesocíclica del incremento de la hormona luteinizante y de su secreción, lo cual podría originar inhibición parcial de la ovulación. Las dosis de 75 a 300 mg de melatonina con un progestágeno, durante los días 1 a 21 del ciclo menstrual hicieron que disminuyeran las concentraciones promedio de hormona luteinizante; por esa razón, será mejor que no la usen las embarazadas o las que intenten concebir. Además, el uso de melatonina como complemento puede disminuir la liberación de prolactina en mujeres, y por ello habrá que utilizarla con gran cautela, o mejor no usarla, durante la fase de amamantamiento.

D. Función reproductora del varón

En varones sanos, la administración de melatonina por seis meses o más disminuyó la calidad del líquido eyaculado (espermatozoides) tal vez por inhibición de la aromatasa en los testículos. No obstante, cuando se midieron los niveles de melatonina endógena en varones sanos, concentraciones mayores de dicha molécula se relacionaron con mejor calidad de esperma y la exposición breve a melatonina *in vitro* mejoró la motilidad del esperma. Mientras no se tengan más datos al respecto, será mejor que las parejas que intentan activamente la concepción no usen melatonina.

Efectos adversos

La melatonina al parecer es tolerada de manera satisfactoria y se le prefiere a menudo en vez de fármacos "somníferos" que se adquieren sin receta. Su consumo se acompaña de pocos efectos adversos, pero se han señalado al día siguiente somnolencia, fatiga, mareos, cefalea e irritabilidad. La sustancia pudiera afectar la tensión arterial y se han observado incrementos y decrementos en tal variable. Se recomienda la vigilancia cuidadosa, particularmente entre quienes inician la administración de melatonina y al mismo tiempo reciben antihipertensores.

Interacciones medicamentosas

Las interacciones medicamentosas con la melatonina no han sido estudiadas formalmente. Sin embargo, datos de algunos estudios sugieren que las concentraciones de ella son alteradas por fármacos diversos, incluidos antiinflamatorios no esteroideos, antidepresivos, agonistas y antagonistas de adrenoceptores β, escopolamina y valproato sódico. Se desconoce la trascendencia de dichos efectos. La melatonina es metabolizada por las enzimas CYP450 1A2 y pudiera interactuar con otros fármacos que inhiben o inducen la isoenzima 1A2, incluida la fluvoxamina. La melatonina es capaz de reducir el tiempo de protrombina y puede, en teoría, disminuir los efectos del tratamiento con warfarina. Con base en un análisis *in vitro* se sugiere que hay una relación, dependiente de la dosis, entre la concentración plasmática de melatonina y la actividad de coagulación.

Se recomienda monitorear con cuidado al paciente si se le desea administrar una terapia combinada, en particular si la melatonina se utiliza en el corto plazo. Ésta puede interactuar con la nifedipina y ello ocasionar incremento de la tensión arterial y aceleración del latido cardiaco. Se desconoce el mecanismo exacto de tal efecto.

Dosis

A. Desfase horario

Dosis diarias de 0.5 a 5 mg parecen ser igualmente efectivas para reducir el desfase horario; sin embargo, la dosis de 5 mg resultó tener un efecto más rápido y mejorar en mayor medida la calidad del sueño que dosis menores. Se prefiere la fórmula de liberación inmediata, la cual debe administrarse a la hora de dormir deseada (de 10:00 p.m. a 12:00 a.m.) al alcanzar el nuevo destino y durante una a tres noches después de la llegada. Aún se desconoce el valor de las fórmulas de liberación prolongada, puesto que las evidencias sugieren que el efecto de acción corta y concentración elevada de la fórmula de liberación inmediata es más eficaz. También es importante exponerse a la luz diurna para regular el ciclo de sueño/vigilia en la nueva zona horaria.

B. Insomnio

Se han probado dosis de 0.3 a 10 mg de la presentación de liberación inmediata, ingeridos una vez por la noche. En primer lugar habrá que usar la mínima dosis eficaz que se puede repetir en 30 min hasta llegar a un máximo de 10 a 20 mg. Pueden utilizarse presentaciones de liberación sostenida, pero al parecer no brindan ventaja alguna en comparación con las de liberación inmediata. Las primeras son más caras.

BIBLIOGRAFÍA

Abenavoli L et al: Milk thistle in liver diseases: Past, present, and future. Phytother Res 2010;24:1423.

Agbabiaka TB et al: Serenoa repens (saw palmetto): A systematic review of adverse events. Drug Saf 2009;32:637.

Alpers DH: Garlic and its potential for prevention of colorectal cancer and other conditions. Curr Opin Gastroenterol 2009;25:116.

Barnes J et al: Echinacea species (Echinacea angustifolia (DC.) Hell., Echinacea pallida (Nutt.) Nutt., Echinacea purpurea (L.) Moench): A review of their chemistry, pharmacology and clinical properties. Pharm Pharmacol 2005;57:929.

Bent S: Herbal medicine in the United States: Review of efficacy, safety, and regulation: Grand rounds at University of California, San Francisco Medical Center. J Gen Intern Med 2008;23:854.

Bent S et al: Saw palmetto for benign prostatic hyperplasia. N Engl J Med 2006;354:557.

Birks J et al: Ginkgo biloba for cognitive impairment and dementia. Cochrane Database Syst Rev 2009;(1):CD003120.

Brzezinski A et al: Effects of exogenous melatonin on sleep: A meta-analysis. Sleep Med Rev 2005;9:41.

Buck AC: Is there a scientific basis for the therapeutic effects of Serenoa repens in benign prostatic hyperplasia? Mechanisms of action. J Urol 2004;172:1792.

Butterweck V, Schmidt M: St John's wort: Role of active compounds for its mechanism of action and efficacy. Wien Med Wochenschr 2007;157:356.

DeKosky ST et al: *Gingko biloba* for prevention of dementia. A randomized controlled trial. JAMA 2008;300:2253.

De Smet PA: Herbal remedies. N Engl J Med 2002;347:2046.

Geng J et al: Ginseng for cognition. Cochrane Database of Systematic Reviews 2010, Issue 12. Art. No.: CD007769. DOI:10.1002/14651858.CD007769.pub2.

Goel V et al: A proprietary extract from the Echinacea plant (Echinacea purpurea) enhances systemic immune response during a common cold. Phytother Res 2005;19:689.

Herxheimer A, Petrie KJ. Melatonin for the prevention and treatment of jet lag. Cochrane Database Syst Rev 2002, issue 2:CD001520.

Ho MJ, Bellusci A, Wright JM: Blood pressure lowering efficacy of coenzyme Q10 for primary hypertension. Cochrane Database Syst Rev 2009, issue 4:CD007435.

Jellin JM et al: Pharmacist's Letter/Prescriber's Letter Natural Medicines Comprehensive Database, 14th ed. Therapeutic Research Faculty, 2010.

Krebs Seida J et al: North American (Panax quinquefolius) and Asian ginseng (Panax ginseng) preparations for prevention of the common cold in healthy adults: a systematic review. Evid Based Complement Alternat Med 2011, article ID 282151. DOI:10.1093/ecam/nep068.

Linde K et al: Echinacea for preventing and treating the common cold. Cochrane Database Syst Rev 2006;(1):CD000530.

Linde K et al: St. John's wort for major depression. Cochrane Database Syst Rev 2008, issue 4:CD000448.

Linde K: St John's wort—an overview. Forsch Komplementmed 2009;16:146.

McMurray JV, et al: Coenzyme Q10, rosuvastatin, and clinical outcomes in heart failure: A pre-specified substudy of CORONA (controlled rosuvastatin multinational study in heart failure). J Am Coll Cardiol 2010;56:1196.

Natural Standard: http://www.naturalstandard.com. (Evidence-based compendium authored by academics, available to institutions.)

Nicolai SP et al: From the Cochrane library: Ginkgo biloba for intermittent claudication. Vasa 2010;39:153.

Radad K et al: Ginsenosides and their CNS targets. CNS Neurosci Ther 2010;17. DOE:10.1111/j.1755-5949.2010.00208x.

Rambaldi A et al: Milk thistle for alcoholic and/or hepatitis B or C virus liver diseases. Cochrane Database Syst Rev 2007;(4):CD003620.

Reinhart KM et al: Effects of garlic on blood pressure in patients with and without systolic hypertension: A meta-analysis. Ann Pharmacother 2008;42:1766.

Reinhart KH et al: The impact of garlic on lipid parameters: a systematic review and meta-analysis. Nutr Res Rev 2009;22:39.

Saller R et al: An updated systematic review with meta-analysis for the clinical evidence of silymarin. Forsch Komplementarmed 2008;15:9.

Sharma M et al: Bactericidal and anti-inflammatory properties of a standardized Echinacea extract (Echinaforce): Dual actions against respiratory bacteria. Phytomed 2010;17:563.

Shi C et al: Ginkgo biloba extract in Alzheimer's disease: From action mechanisms to medical practice. Int J Mol Sci 2010;11:107.

Stevinson C, Pittler MH, Ernst E: Garlic for treating hypercholesterolemia. A meta-analysis of randomized clinical trials. Ann Intern Med 2000;133:420.

Tacklind J et al: Serenoa repens for benign prostatic hyperplasia. Cochrane Database Syst Rev 2009;(15):CD001423.

Towheed T et al: Glucosamine therapy for treating osteoarthritis. Cochrane Database Syst Rev 2005, issue 2:CD002946.

Yun TK: Non-organ specific preventative effect of long-term administration of Korean Red Ginseng extract on incidence of human cancers. J Med Food 2010;13:489.

RESPUESTA AL ESTUDIO DE CASO

No hay pruebas de que el ajo reduzca de forma importante el colesterol LDL. Se ha demostrado un efecto reductor leve pero significativo sobre el colesterol total, aunque sólo cuando no se incorporan controles alimentarios. Hay evidencias limitadas que sugieren que el ajo puede disminuir la acumulación de placa residual en pacientes con enfermedad arterial coronaria (CAD). Se recomienda monitorear la presión arterial del sujeto durante dos semanas después de iniciar un complemento de ajo dado que se encuentra bajo tratamiento para hipertensión con medicamentos que requieren receta. Este paciente puede estar utilizando coenzima Q10 para tratar CAD o hipertensión, o debido a que toma simvastatina. La literatura actual no respalda una disminución del riesgo de miopatía inducida por estatínicos. Los datos que sugieren que la coenzima Q10 tiene efectos benéficos sobre los pacientes con CAD son preliminares y están limitados a estudios en personas con un infarto del miocardio previo. Muchos de los complementos alimentarios revisados en este capítulo (ajo, ginkgo y ginseng) tienen efectos antiplaquetarios que pueden potenciarse con los del ácido acetilsalicílico. Si este paciente también estuviera tomando warfarina, su efecto podría reducirse mediante interacciones adicionales con la coenzima Q10 (estructura similar a la de la vitamina K), con el hipérico (inductor de los citocromos P450 1A2, 2C9 y 3A4) y con la melatonina (tiempo reducido de protrombina *in vitro*), o potenciarse al reaccionar con la glucosamina (incremento de razón internacional normalizada).

CAPÍTULO

65

Prescripciones fundamentadas y su redacción

Paul W. Lofholm, PharmD
y Bertram G. Katzung, MD, PhD

Una vez que se valora a un paciente con un problema clínico y se establece un diagnóstico, el médico puede seleccionar diversos tratamientos. Algunas opciones son los fármacos, intervención quirúrgica, tratamiento psiquiátrico, radiación, fisioterapia, instrucción para la salud, asesoramiento, otra consulta, o bien el tratamiento no es necesario. De éstas, la farmacoterapia es por mucho la que se elige con mayor frecuencia. En la mayor parte de los casos esto requiere emitir una prescripción escrita, que es la orden del médico para preparar o surtir una sustancia que constituye un tratamiento específico, por lo general un fármaco, para un paciente individual. Cuando un enfermo acude al consultorio, el médico u otro profesional de atención a la salud autorizado prescribe fármacos en 67% de los casos y se extiende en promedio una prescripción por consulta, ya que puede emitirse más de una por ocasión.

En este capítulo se presenta un plan para las prescripciones; a continuación se revisan su formato físico, los errores frecuentes cometidos al emitirlas y los requerimientos legales de varias características del proceso. Por último, se describen algunos de los factores sociales y económicos que intervienen en la prescripción y el uso de fármacos.

PRESCRIPCIÓN FUNDAMENTADA

Como cualquier otro proceso en la atención de la salud, emitir una prescripción debe basarse en una serie de pasos apropiados.

1. **Establecer un diagnóstico específico:** las prescripciones basadas tan sólo en un deseo de satisfacer la necesidad psicológica del paciente de algún tipo de tratamiento a menudo son insatisfactorias y pueden causar efectos adversos. Se requiere un diagnóstico específico, incluso preliminar, para llegar al siguiente paso. Por ejemplo, en la paciente con probable diagnóstico de artritis reumatoide, dicho diagnóstico y el razonamiento subyacente deben compartirse con la paciente.
2. **Considerar las implicaciones fisiopatológicas del diagnóstico:** si el trastorno se comprende bien, el médico está en una posición mucho mejor para ofrecer un tratamiento eficaz. Por ejemplo, el conocimiento creciente acerca de los mediadores de la inflamación hace posible un uso más eficaz de los fármacos antiinflamatorios no esteroideos (NSAID) y otros fármacos usados en la artritis reumatoide. Debe proveerse al paciente un grado apropiado de información acerca de la fisiopatología. Muchas farmacias y agencias públicas y privadas dedicadas a las enfermedades (p. ej., *American Heart Association*, *American Cancer Society*, *Arthritis Foundation*) proveen hojas de información adecuadas para los pacientes.
3. **Elegir un objetivo terapéutico específico:** debe seleccionarse un objetivo terapéutico para cada uno de los procesos fisiopatológicos definidos en el paso precedente. En un paciente con artritis reumatoide, el alivio del dolor por disminución del proceso inflamatorio es uno de los principales objetivos terapéuticos que identifica a los grupos de fármacos a considerar. Detener la evolución de la enfermedad en la artritis reumatoide es un objetivo diferente en el proceso terapéutico que puede llevar a la consideración de otros grupos de fármacos y su prescripción.
4. **Seleccionar un fármaco ideal:** cada uno de los objetivos terapéuticos especificados en el paso precedente debe tener sugerencia de uno o más grupos farmacológicos. La selección de un fármaco entre estos grupos es el siguiente paso a considerar de acuerdo con las características específicas y el cuadro clínico del paciente. Para ciertos fármacos, las características como edad, otras enfermedades y el consumo de otros fármacos simultáneos son en extremo importantes para decidir cuál es el fármaco más adecuado para el tratamiento del padecimiento actual. En el paciente con una probable artritis reumatoide es importante conocer si tiene antecedente de intolerancia al ácido acetilsalicílico o enfermedad ulceropéptica, si el costo del compuesto es un factor de importancia, y la naturaleza de su cobertura por seguros, así como si hay necesidad de una dosificación una vez al día. Con base en esa información, tal vez se seleccione un fármaco del grupo de los NSAID. Si el paciente no tolera el ácido acetilsalicílico y no presenta enfermedad ulceropéptica, pero tiene necesidad de un tratamiento de bajo costo, una opción correcta sería el ibuprofeno o el naproxeno.
5. **Determinar el esquema posológico apropiado:** el esquema de dosificación se determina en particular por la farmacocinética del fármaco en el paciente. Si se sabe que presenta enfermedad de un órgano requerido para la eliminación del fármaco seleccionado, es necesario un ajuste del esquema usual. Para emplear un fármaco como el ibuprofeno, que se elimina sobre todo por los riñones, debe valorarse la función renal. Si ésta resulta normal, la semivida del ibuprofeno (de casi 2 h) requiere su administración

tres o cuatro veces al día. La dosis sugerida en este libro de texto, en los manuales farmacológicos y la información por el fabricante es de 400 a 800 mg cada 6 h.

6. **Estructurar un plan de vigilancia de la acción del fármaco y establecer el punto terminal del tratamiento:** el médico debe ser capaz de describirle al paciente los tipos de efectos farmacológicos que se vigilarán y la forma de hacerlo, incluidas las pruebas de laboratorio (si son necesarias) y los signos y síntomas que el paciente está obligado a comunicar. Para trastornos que requieren un ciclo limitado de tratamiento (p. ej., la mayor parte de las infecciones), debe aclararse su duración, de tal manera que el paciente no lo interrumpa de forma prematura y comprenda por qué tal vez no necesite renovar la prescripción. Debe explicarse al enfermo con artritis reumatoide la necesidad de tratamiento prolongado, tal vez en forma permanente. El médico también debe especificar cualquier cambio del estado del individuo que sea indicación para modificar el tratamiento. Por ejemplo, en individuos con artritis reumatoide, la aparición de hemorragia gastrointestinal exige un cambio inmediato de la farmacoterapia y un estudio expedito de la hemorragia. Debe explicarse con claridad la toxicidad mayor que requiere atención inmediata.
7. **Planificación de un programa de instrucción del paciente:** el médico y otros miembros del equipo de atención de la salud deben estar preparados para repetir, ampliar y reforzar la información transmitida al paciente tan a menudo como sea necesario. Mientras más tóxico sea el fármaco prescrito, mayor es la importancia de ese programa de instrucción. Debe reconocerse la importancia de informar al paciente e incorporarlo en cada uno de los pasos antes definidos, como se muestra por la experiencia con los fármacos teratógenos (cap. 59). En muchas farmacias se provee de manera sistemática ese tipo de información con cada prescripción surtida, pero el médico no debe asumir que ocurrirá así.

PRESCRIPCIÓN

Aunque puede escribirse en cualquier pedazo de papel una prescripción (siempre que se cumplan todos los elementos legales), suele requerir un formato específico. En la figura 65-1 se muestra un formato de prescripción impreso usual en Estados Unidos para pacientes ambulatorios.

En el contexto hospitalario se prescriben fármacos en una página particular del expediente llamada **hoja de órdenes médicas** (**POS,** *physician's order sheet*) u **órdenes del expediente**. El contenido de esta prescripción se especifica en las pautas del Comité de Farmacia y Terapéutica del Hospital para el personal médico. El nombre del paciente se escribe y registra en forma manuscrita o mecanográfica; por lo tanto, las órdenes constan del nombre y potencia de la medicación, dosis, vía y frecuencia de administración, fecha, otra información pertinente y la firma de quien prescribe. Si no se especifican la duración del tratamiento o el número de dosis (lo que ocurre a menudo), el compuesto se continúa hasta que el médico retire la orden o hasta que se termina, como aspecto de las disposiciones sistemáticas; por ejemplo, una indicación de interrumpir la orden.

Una orden usual en el expediente es la siguiente:

11/15/08
10:30 a.m.

(1) Ampicilina, 500 mg IV cada 6 h por 5 días
(2) Ácido acetilsalicílico, 0.6 g por vía rectal cada 6 h prn si la temperatura es mayor de 38.3°C

(Firma) Janet B. Doe. MD

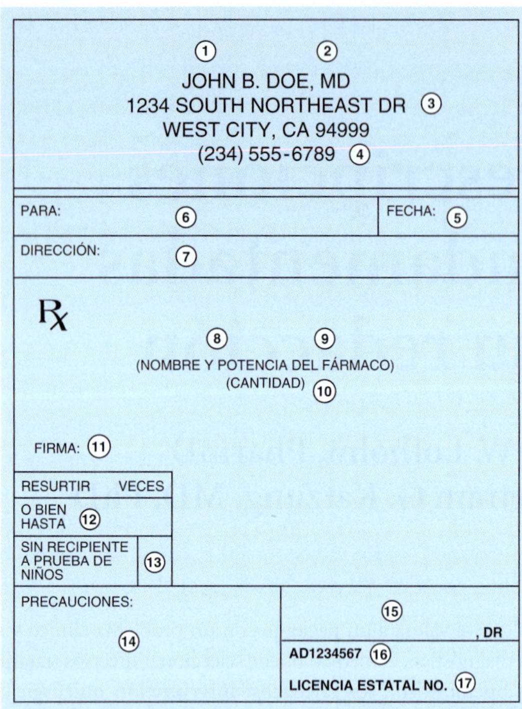
① ②
JOHN B. DOE, MD
1234 SOUTH NORTHEAST DR ③
WEST CITY, CA 94999
(234) 555-6789 ④

PARA: ⑥ FECHA: ⑤
DIRECCIÓN: ⑦

℞
⑧ ⑨
(NOMBRE Y POTENCIA DEL FÁRMACO)
(CANTIDAD) ⑩

FIRMA: ⑪

RESURTIR VECES
O BIEN HASTA ⑫
SIN RECIPIENTE A PRUEBA DE NIÑOS ⑬
PRECAUCIONES: ⑭
⑮ , DR
AD1234567 ⑯
LICENCIA ESTATAL NO. ⑰

FIGURA 65-1 Formato de prescripción externa común. Los números incluidos en círculos se explican en el texto.

En consecuencia, los elementos de la orden en el expediente hospitalario son equivalentes a los medulares correspondientes (5, 8-11, 15) de la prescripción en consulta externa.

Elementos de la prescripción

Los primeros cuatro elementos (véanse los números circulados en la figura 65-1) de la prescripción de la consulta externa establecen la identidad de quien la emite: nombre, clasificación de la licencia (p. ej., grado profesional), dirección y número de teléfono del consultorio. Antes de extender una prescripción, el farmacéutico debe establecer la buena fe de quien la emite y tener la capacidad de entrar en contacto con el médico por teléfono si surge cualquier duda. El elemento [5] es la fecha de la prescripción. Debe estar cerca de la parte alta del formato o al inicio (borde izquierdo) de la orden en el expediente. Puesto que la orden tiene importancia legal y suele tener alguna relación temporal con la fecha de la interacción paciente-médico, el farmacéutico debe rehusarse a surtir una prescripción sin verificarla por teléfono cuando ha pasado mucho tiempo desde su redacción.

Los elementos [6] y [7] identifican al paciente por su nombre y dirección. Deben identificarse con claridad el nombre y la dirección completa del paciente.

El cuerpo de la prescripción contiene los elementos [8] a [11] que especifican el fármaco, su potencia y cantidad a surtir, la dosis y las instrucciones completas de uso. Cuando se escribe el nombre del fármaco (elemento [8]), se puede usar el nombre comercial (especialidad farmacéutica) o el genérico (denominación farmacológica o común). Los motivos para usar uno u otro se revisan a continuación. La potencia del compuesto [9] debe asignarse en unidades métricas. Sin embargo, el médico necesita conocer ambos sistemas en uso actual: el sistema métrico y el farmacéutico. Para fines prácticos, las siguientes conversiones aproximadas son útiles:

1 grano (gr) = 0.065 gramos (g), a menudo redondeado a 60 miligramos (mg)
15 gr = 1 g
1 onza (oz) por volumen = 30 mililitros (ml)
1 cucharadita (tsp) = 5 ml
1 cucharada (tbsp) = 15 ml
1 cuarto (qt) = 1 000 ml
1 mínimo = 1 gota (gtt)
20 gotas = 1 ml
2.2 libras (lb) = 1 kilogramo (kg)

La concentración de una solución suele expresarse como la cantidad de soluto en suficiente solvente para formar 100 ml; por ejemplo, una solución de cloruro de potasio al 20% contiene 20 g de KCl por 100 ml (g/100 ml) como solución final. Tanto la concentración como el volumen deben escribirse de manera explícita.

La cantidad de fármaco prescrito debe reflejar la duración prevista del tratamiento, el costo, la necesidad de contacto continuo con el médico, el potencial de abuso y el de toxicidad o sobredosis. Deben también considerarse las medidas estándar en que está disponible este producto y si se trata de la prescripción inicial o un nuevo surtido. Si se requieren 10 días de tratamiento para curar eficazmente una infección estreptocócica, debe prescribirse una cantidad apropiada para todo el ciclo. Las píldoras anticonceptivas a menudo se prescriben para un año o hasta que se programe la siguiente exploración; sin embargo, algunas pacientes tal vez no puedan pagar el surtido de un año en una sola ocasión; por lo tanto, puede ordenarse el surtido trimestral con instrucciones de resurtido para renovar tres veces o durante un año (elemento [12]). Algunos planes de terceros (seguros) limitan con frecuencia a sólo un mes la cantidad de fármaco que se puede surtir. Por último, cuando los compuestos a utilizar se prescriben por primera vez para el tratamiento de una enfermedad crónica, la cantidad inicial debe ser pequeña, con opción de resurtido de cantidades mayores. El propósito de iniciar el tratamiento con una pequeña cantidad del fármaco es reducir el costo si el paciente no puede tolerarlo. Una vez que se determina que la intolerancia no es problema, algunas veces es menos costoso comprar una mayor cantidad con menor frecuencia.

Las instrucciones de uso (elemento [11]) deben ser específicas del fármaco y el paciente. Es mejor mientras más simples sean las instrucciones y menor sea el número de dosis (y fármacos) por día. El incumplimiento del paciente, también conocido como falta de apego y fracaso en el cumplimiento del esquema farmacológico, es una causa importante de fracaso del tratamiento. Para ayudar a los pacientes a recordar la toma de sus fármacos, los médicos dan a menudo la instrucción de que se tomen en el momento de ingerir alimentos o al acostarse. Sin embargo, es importante indagar acerca de los hábitos de alimentación del paciente y otros patrones del estilo de vida, porque muchos no ingieren tres comidas con espaciamiento regular en el día.

Las instrucciones de cómo y cuándo tomar los fármacos, la duración del tratamiento y el propósito de su uso deben explicarse a cada paciente tanto por el médico como por el farmacéutico; ninguno de ellos debe asumir que el otro lo hará. Más aún, el nombre del fármaco, el propósito para el que se prescribe y la duración del tratamiento deben escribirse en cada etiqueta, de tal modo que se pueda identificar el compuesto con facilidad en caso de sobredosis. Una instrucción de tómese según instrucciones puede ahorrar algo del tiempo que requiere escribir las órdenes, pero a menudo lleva al incumplimiento, la confusión del paciente y el error del fármaco. Las instrucciones de uso deben ser claras y concisas para prevenir la toxicidad y obtener los máximos beneficios del tratamiento.

Aunque las instrucciones de uso ya no se escriben en latín, todavía se utilizan muchas abreviaturas farmacéuticas (y algunas otras incluidas a continuación). El conocimiento de estas abreviaturas es indispensable para el farmacéutico que surte la receta, y muchas veces es útil para quién efectúa la prescripción. En el cuadro 65-1 se incluyen algunas de las abreviaturas aún en uso.

Nota: siempre es más seguro escribir la instrucción sin abreviaturas.

Los elementos [12] a [14] de la prescripción incluyen información del resurtido, la eliminación del requerimiento de recipientes a prueba de niños e instrucciones adicionales en la etiqueta (p. ej., notas precautorias como: "puede causar mareo", "no se tome alcohol"). Los farmacéuticos ponen el nombre del fármaco en la etiqueta, a menos que el médico que receta indique lo contrario, y algunos compuestos tienen el nombre del fármaco estampado o impreso en el comprimido o la cápsula. Los farmacéuticos deben incluir la fecha de caducidad del fármaco en la etiqueta. Si el paciente o el médico no manifiestan el rechazo de recipientes a prueba de niños, el farmacéutico o quien surte el fármaco debe colocarlo en tal recipiente. Los farmacéuticos tal vez no surtan de nueva cuenta un compuesto prescrito sin autorización del médico que emitió la receta. Los médicos pueden garantizar la autorización de resurtido de prescripciones en el momento de emitirlas o por teléfono. Los elementos [15] a [17] corresponden a la firma de quien prescribe y otros datos de identificación.

ERRORES DE PRESCRIPCIÓN

Todas las órdenes de prescripción deben ser legibles, sin ambigüedades, con fecha y hora (en el caso de una orden de expediente), con una firma clara para comunicación óptima entre el médico, el farmacéutico y la enfermera. Más todavía, una buena prescripción u orden de expediente debe contener suficiente información para permitir al farmacéutico o la enfermera descubrir posibles errores antes de surtir o administrar el fármaco.

Varios tipos de error de prescripción son en particular comunes e incluyen los que implican la omisión de la información necesaria. La escritura deficiente tal vez lleve a errores de dosis u horario de toma de los fármacos, así como al surtido de preparados que son inapropiados para la situación específica.

Omisión de información

Los errores de omisión son frecuentes en las órdenes hospitalarias y pueden incluir instrucciones de "reiniciar los fármacos del preoperatorio" cuando se presupone que se cuenta con un registro preciso y completo de los "fármacos preoperatorios"; "continuar la solución IV actual", que no señala con exactitud cuál es la siguiente, en qué volumen y durante cuánto tiempo; o "continuar las gotas oculares", que omite mencionar qué ojo se debe tratar, así como el fármaco, la concentración y la frecuencia de administración. Las órdenes del expediente pueden no indicar cuándo suspender la administración de un fármaco previo cuando se inicia uno nuevo; pueden dejar de

CUADRO 65–1 Abreviaturas usadas en prescripciones y órdenes del expediente

Abreviaturas	Explicación	Abreviaturas	Explicación
$\bar{a}$	antes	PO	por vía oral
ac	antes de las comidas	PR	por vía rectal
agit	agitar	prn	cuando sea necesario
Aq	agua	q	cada
Aq dest	agua destilada	qam, om	todas las mañanas
bid	dos veces al día	qd (no usar)	a diario (escribir "diariamente")
$\bar{c}$	con	qh, q1h	cada hora
cap	cápsula	q2h, q3h, etc.	cada 2 horas, cada 3 horas, etc.
D5W, D_5W	solución glucosada al 5%	qhs	cada noche al acostarse
dil	disolver, diluir	qid	cuatro veces al día
disp, dis	surtir	qod (no usar)	cada tercer día
elix	elíxir	qs	suficiente cantidad
ext	extracto	rept, repet	puede repetirse
g	gramo	Rx	tomar
gr	grano	$\bar{s}$	sin
gtt	gota	SC, SQ	subcutáneo(a)
h	hora	sid (en veterinaria)	una vez al día
hs	al acostarse	Sig, S	etiquetar
IA	intraarterial	sos	si es necesario
IM	intramuscular	$\overline{ss}$, ss	la mitad
IV	intravenoso (A)	stat	de inmediato
IVPB	IV por venoclisis en Y	sup, supp	supositorio
kg	kilogramo	susp	suspensión
mEq, meq	miliequivalente	tab	comprimido
mg	miligramo	tbsp, T (no usar)	cucharada (siempre escribir "15 ml")
mcg, μg (no usar)	microgramo (siempre escribir "microgramo")	tid	tres veces al día
no	número	Tr, tinct	tintura
non rep	no repetir	tsp (no usar)	cucharadita (siempre escribir "5 ml")
OD	ojo derecho	U (no usar)	unidades (siempre escribir "unidades")
OS, OL	ojo izquierdo	vag	vaginal
OTC	sin receta	i, ii, iii, iv, etc.	uno, dos, tres, cuatro, etc.
OU	ambos ojos	ʒ (no usar)	dram (en medida de líquidos, 3.7 ml)
$\bar{p}$	después	℥ (no usar)	onza (en medida de líquidos, 29.6 ml)
pc	después de las comidas		

señalar si se usará un formato regular o de acción prolongada, pueden errar en la especificación de la concentración o el señalamiento de formas de acción prolongada; o pueden autorizar el uso "según sea necesario" (prn), en el cual no se indica las condiciones que justificarían la necesidad.

Redacción deficiente de las prescripciones

Por lo general, la redacción deficiente de las prescripciones se ejemplifica por la escritura ilegible a mano. Sin embargo, son frecuentes otros tipos de redacción deficiente y muchas veces más peligrosos. Uno de los más importantes es la colocación errónea o ambigua de un punto decimal. En consecuencia, ".1" es fácil de leerse erróneamente como "1", y da lugar a una sobredosis de 10 tantos si el punto decimal no está claro de manera inconfundible. El peligro es fácil de evitar al colocar siempre un cero precedente al punto decimal. Por otro lado, anotar un cero innecesario después de un punto decimal eleva el riesgo de sobredosis por 10 tantos, porque "1.0 mg" se puede leer de manera equívoca con facilidad como "10 mg" en tanto que "1 mg" no. La diagonal ("/") se empleó por tradición como sustituto del punto decimal, práctica que debe abandonarse porque es muy fácil leerla de forma equivocada como el numeral "1". De manera similar, la abreviatura "U" para unidades nunca debe usarse porque "10U" fácilmente se lee de manera errónea como "100"; siempre debe *escri-*

birse la palabra "unidades". Las dosis en microgramos siempre deben señalarse con esa unidad, porque la forma abreviada ("μg") es muy fácil leer de manera inapropiada como (mg), que corresponde a una sobredosis de 1 000 tantos. No deben redactarse órdenes de fármacos que especifican sólo el número de unidades de dosis y no el total de la dosis requerida, si hay más de una unidad posológica para ese fármaco. Por ejemplo, ordenar "una ampolla de furosemida" es inaceptable porque la sustancia está disponible en ampollas que contienen 20, 40, o 100 mg del fármaco. La abreviatura "OD" debe usarse (si acaso) sólo para indicar "el ojo derecho"; se ha utilizado para "a diario" y ha causado administración inapropiada de fármacos en el ojo. De manera similar, las siglas "Q.D." o "QD" no deben emplearse porque a menudo se leen como "QID", lo que tiene como resultado cuatro dosis al día en lugar de una. No deben utilizarse las siglas y abreviaturas como "ASA" (ácido acetilsalicílico), "5-ASA" (ácido 5-aminosalicílico), "6MP" (6-mercaptopurina), u otras más y, en su lugar, deben escribirse los nombres de fármacos completos. La letra manuscrita imprecisa puede ser letal cuando se dispone de compuestos con nombres similares pero efectos muy diferentes; por ejemplo la acetazolamida y acetohexamida, metotrexato y metolazona. En tales circunstancias, los errores se evitan mejor al anotar la indicación del fármaco en el cuerpo de la prescripción, por ejemplo: "acetazolamida, para el glaucoma".

Prescripciones de fármacos inapropiados

La prescripción de un fármaco inapropiado para un paciente particular es resultado del fracaso en el reconocimiento de las contraindicaciones impuestas por otras enfermedades; el enfermo puede no obtener información acerca de otros fármacos que consume (incluidos los que se obtienen sin receta); o que no se identifiquen posibles incompatibilidades fisicoquímicas entre los fármacos, que pueden reaccionar unos con otros. Las contraindicaciones de los fármacos en presencia de otras enfermedades o sus características farmacocinéticas se revisan en esta obra. El prospecto de envase del fabricante suele contener información similar. Algunas de las interacciones importantes de fármacos se mencionan en el capítulo 66 de esta obra, así como en los prospectos del envase.

Las incompatibilidades fisicoquímicas son de preocupación particular cuando se planea la administración parenteral. Por ejemplo, ciertos preparados de insulina no deben mezclarse. De manera similar, la administración simultánea de antiácidos o productos con elevado contenido de metales puede afectar la absorción de muchos fármacos en el intestino, por ejemplo: las tetraciclinas. El prospecto de envase y el *Handbook of Injectable Drugs* (véase la bibliografía) son buenas fuentes de información.

PRESCRIPCIÓN A TRAVÉS DE MEDIOS ELECTRÓNICOS

La prescripción por medios electrónicos ha adquirido difusión en Estados Unidos. El Congreso ha aprobado una legislación para apoyar esta iniciativa de atención a la salud. En esencia, esta práctica proporciona un flujo electrónico de información entre la persona que receta, el intermediario, la farmacia y el plan de salud. Este último puede suministrar información sobre la elegibilidad del paciente, las listas de fármacos aprobados, los beneficios, los costos y, en ocasiones, un historial de medicación. La persona que prescribe selecciona el fármaco, la dosis, la vía de administración, la cantidad y las instrucciones de uso y la receta se transmite a la farmacia, donde se completan los datos apropiados. El farmacéutico revisa la orden y, si es apropiado, surte la receta. El sistema electrónico debe cumplir con los requerimientos de la *Health Insurance Portability and Accountability Act* (HIPAA) y es necesario que haya un acuerdo de sociedad comercial entre las partes afectadas.

Los individuos que recetan pueden tener acceso a información de soporte para tomar decisiones, como datos sobre interacciones farmacológicas o costos antes de prescribir un fármaco, como parte de la información del plan de salud. De esta manera, las recetas pueden tener una escritura legible, aunque las listas desplegables de fármacos pueden crear errores nuevos. Es posible renovar las recetas de forma electrónica e identificar el abuso o el uso inadecuado de fármacos. En teoría, el tiempo para procesar las recetas sería menor y los pacientes tendrían los fármacos listos al llegar a la farmacia.

La *Drug Enforcement Administration* establece normas preliminares para la prescripción electrónica de sustancias controladas. En la actualidad sólo los médicos registrados son capaces de recetar por este medio y se necesitan numerosos recursos independientes para comprobar la identificación del paciente: una contraseña numérica única o escaneo de la retina o las huellas digitales. El objetivo es evitar el uso inadecuado de los fármacos. Hasta el momemtno presente, las farmacias pueden ordenar fármacos controlados a través de la computadora mediante una forma específica una vez que se han certificado.

CUMPLIMIENTO

El cumplimiento (apego terapéutico) es la observancia con la cual el paciente acata las instrucciones del tratamiento. Hay cuatro tipos de incumplimiento que propician errores en el uso de los fármacos.

1. El paciente no obtiene el fármaco. Algunos estudios sugieren que 33% de los pacientes nunca vieron surtida su prescripción. Algunos salen del hospital sin obtener los compuestos prescritos al momento del alta, en tanto que otros dejan el hospital sin que se reinicien los fármacos prehospitalarios. Algunos no pueden pagar las sustancias prescritas.
2. El paciente no toma el fármaco según se prescribió. Los ejemplos incluyen dosis o frecuencia de administración equivocadas, programación del horario o secuencia de administración inapropiadas, vía o técnicas de administración equívocas, o toma del compuesto para el propósito erróneo. Esto es casi siempre producto de la comunicación inadecuada entre el paciente, quien prescribe y el farmacéutico.
3. El enfermo suspende la sustancia de forma prematura. Esto puede ocurrir, por ejemplo, si el enfermo asume de manera incorrecta que el fármaco ya no es necesario porque el frasco está vacío o se ha observado una mejoría sintomática.
4. El paciente (u otra persona) toma de modo inapropiado el compuesto. Por ejemplo, el paciente puede compartir un fármaco con otros individuos por varios motivos.

Diversos factores alientan el incumplimiento. Algunas enfermedades no causan síntomas (p. ej., hipertensión); los pacientes con esas enfermedades no tienen síntomas que les recuerden tomar la medicación. Aquellos con trastornos dolorosos, como la artritis, pueden cambiar de forma continua los fármacos con la esperanza de encontrar uno mejor. Las características del tratamiento mismo puede limitar el grado de cumplimiento; los pacientes que toman un fármaco una vez al día tienen mucha más probabilidad de cumplir que aquellos que lo toman cada 6 h. Varios factores del paciente también participan en el cumplimiento. Quienes viven solos tienen menor probabilidad de cumplir que los casados de la misma edad. El envase también puede ser un obstáculo para el cumplimiento; los sujetos ancianos con artritis tienen a menudo dificultad para abrir los recipientes de los compuestos. La carencia de transporte, así como varias creencias usuales o personales acerca de los fármacos, son también barreras para el cumplimiento.

Las medidas para mejorar el cumplimiento incluyen una mayor comunicación entre el paciente y los miembros del equipo de atención de la salud; la valoración de circunstancias personales, sociales y económicas (que a menudo se reflejan en el estilo de vida del paciente); el desarrollo de una rutina para la toma de los fármacos (p. ej., con las comidas si el paciente tiene hábitos regulares); provisión de sistemas para favorecer la toma de los compuestos (p. ej., recipientes en los que se separan las dosis del fármaco por día de la semana, o relojes con alarma de fármacos, que recuerdan a los pacientes tomar las sustancias prescritas, así como recordatorios de resurtido de recetas que el farmacéutico envía por correo a los pacientes que toman fármacos en forma crónica. El individuo con probabilidad de suspender un compuesto por un problema percibido relacionado con los fármacos debe recibir información acerca de cómo vigilar y comprender los efectos del fármaco. El cumplimiento puede a menudo mejorar al fomentar la participación activa del paciente en el tratamiento.

ASPECTOS LEGALES (ESTADOS UNIDOS)

El gobierno de Estados Unidos reconoce dos clases de fármacos: 1) los que se obtienen sin receta (OTC) y 2) los que requieren prescripción por un profesional con licencia (sólo con receta). Los fármacos OTC son aquellos que se pueden autoadministrar con seguridad por el sujeto lego para trastornos leves y de los que se pueden escribir instrucciones apropiadas en las etiquetas para su comprensión (cap. 63). La mitad de todas las dosis de fármacos que se consumen en Estados Unidos corresponde a OTC.

Tienen autoridad para prescribir fármacos peligrosos los médicos, dentistas, podólogos y veterinarios y, en algunos estados, farmacéuticos especializados, enfermeras, asistentes médicos y optometristas (aquellos que llevan la leyenda general "sólo con receta") con base en su capacitación en el diagnóstico y tratamiento (véase el recuadro ¿Quién puede prescribir?). Los farmacéuticos tienen autorización de surtir recetas en cumplimiento de la orden provista para el fármaco, siempre y cuando ésta sea apropiada y correcta para el paciente. Las enfermeras tienen autorización de administrar fármacos a los pacientes, de acuerdo con las órdenes de quien prescribe (cuadro 65-2).

Debido a la multiplicidad de terceros que pagan (aseguradores sanitarios) y los demandantes de Medicare y Medicaid, el concepto de procesamiento electrónico de las prescripciones (*e-prescribing*) se

CUADRO 65–2 Autorización para prescribir a ciertos profesionales de la salud no médicos en estados seleccionados de Estados Unidos

Estado	Farmacéuticos	Enfermeras en ejercicio	Asistentes médicos	Optometristas
California	Sí, bajo protocolo;[1] deben tener entrenamiento en la práctica clínica	Sí[2]	Sí, bajo protocolo[1]	Sí; limitada a ciertas clases de fármacos
Florida	Sí, de acuerdo con el formulario estatal; no se requiere protocolo	Sí[2]	Sí[2]	Sí; limitada a ciertas clases de fármacos
Michigan	Sí, bajo protocolo; debe tener calificación especial por instrucción, entrenamiento o experiencia	Sí; no requiere supervisión del médico	Sí[2]	Sí; limitada a ciertas clases de fármacos
Misisipi	Sí, bajo protocolo en un contexto institucional	Sí,[2] bajo condiciones estrechamente especificadas	No	Sí; limitada a ciertas clases de fármacos
Nevada	Sí, bajo protocolo dentro de un servicio médico con licencia	Sí[2]	Sí[2]	Sí; limitada a ciertas clases de fármacos
Nuevo México	Sí, bajo protocolo, debe ser "farmacéutico clínico"	Sí; no requiere supervisión del médico	Sí[2]	Sí; limitada a ciertas clases de fármacos
Dakota del Norte	Sí, bajo protocolo en un contexto institucional	Sí; no requiere supervisión del médico	Sí	Sí; limitada a ciertas clases de fármacos
Oregón	Sí, bajo pautas establecidas por el comité estatal	Sí; no requiere supervisión del médico	Sí[2]	Sí; limitada a ciertas clases de fármacos
Texas	Sí, bajo un protocolo establecido para un paciente particular en un contexto institucional	Sí; no requiere supervisión del médico	Sí	Sí; limitada a ciertas clases de fármacos
Washington	Sí, bajo guías establecidas por el comité estatal	Sí; no requiere supervisión del médico	Sí[2]	Sí; limitada a ciertas clases de fármacos

[1]Bajo protocolo: véase el recuadro ¿Quién puede prescribir?

[2]En colaboración con un médico o bajo su supervisión.

¿Quién puede prescribir?

Por lo general, el derecho a prescribir fármacos ha sido responsabilidad del médico, odontólogo, podólogo o veterinario. La prescripción ahora incluye, en varios estados y varios grados, a farmacéuticos, enfermeras en ejercicio, enfermeras obstétricas, asistentes médicos y optometristas (cuadro 65-2). En el futuro, los fisioterapeutas podrían tener licencia para prescribir fármacos relacionados con su ejercicio profesional. El desarrollo de grandes organizaciones de mantenimiento de la salud ha reforzado en gran medida esta expansión de los derechos de prescripción porque ofrece a estas organizaciones extremadamente poderosas en términos económico una forma de abatir sus gastos.

Las principales organizaciones que controlan el privilegio de la prescripción en Estados Unidos son los comités estatales bajo los poderes que le son delegados por las legislaturas estatales. Como se indica en el cuadro 65-2, muchos comités estatales han pretendido reservar alguna medida de la responsabilidad primaria para prescribir a los médicos, debido al requerimiento de que los profesionales auxiliares trabajen con un médico o bajo su supervisión de acuerdo con un protocolo específico. En el estado de California, este protocolo debe incluir requerimientos de una declaración del entrenamiento, supervisión y documentación del contrato, y deben especificar los requerimientos del día, las limitaciones a la lista de fármacos que pueden prescribirse (p. ej., un formulario) y un método de valoración por el médico que supervisa. Debe contarse con el protocolo por escrito y actualizarse de forma periódica (véase la referencia An Explanation of the Scope of RN Practice, 1994).

ha vuelto urgente. (Se puede encontrar información adicional acerca de la prescripción electrónica en http://www.cms.hhs.gov/eprescribing/) Para estandarizar mejor las prescripciones electrónicas y los recibos de honorarios, los *Centers for Medicare and Medicaid* (CMS) emitieron regulaciones eficaces a partir del 2008 que obligan a todos los proveedores de atención a la salud en Estados Unidos a obtener un número de identificación de proveedor nacional (NPI). Este número de identificación de 10 dígitos es emitido por el *National Plan and Provider Enumeration System* (NPPES) en https://NPPES.cms.hhs.gov. El propósito del NPI es identificar todas las transacciones de atención de la salud (y los costos vinculados) en que participa un médico particular con un solo número.

Además del número de identificación única del proveedor de atención a la salud, en algunos estados es necesario que las prescripciones de sustancias controladas se hagan en formatos de seguridad inviolables. El propósito de la legislación es prevenir falsificaciones y hacer más rígido el control de los formatos de órdenes de prescripción.

El concepto del formato de prescripción "seguro" se amplió por el gobierno federal en el 2008 a todas las prescripciones escritas para pacientes de Medicaid. Cualquier prescripción para un paciente de Medicaid debe estar escrita en un formato de seguridad si el farmacéutico recibe compensación por el servicio. A cambio, se eliminó el uso de formatos de prescripción "por triplicado" y se sustituyó con un sistema de transmisión electrónica en línea, por el que las órdenes de prescripción de los esquemas II y III se transmiten a una compañía que actúa como depositaria de estas transacciones. En California se le conoce como programa CURES (*Controlled Substances Utilization Review and Evaluation System*). Se puede encontrar información adicional acerca de CURES en http://ag.ca.gov/bne/trips.php.

Los fármacos de prescripción son controlados por la *United States Food and Drug Administration* (FDA), como se describió en el capítulo 5. La declaración federal en la leyenda, así como el prospecto de envase, son parte de los requerimientos de empaque de todos los fármacos de prescripción. El envase mismo es el archivo oficial en el que se incluyen las indicaciones, contraindicaciones, precauciones y dosificación del fármaco.

Quien prescribe, al llenar y firmar una orden, controla a quien puede obtener los fármacos prescritos. El farmacéutico puede comprar esos fármacos, pero se pueden surtir sólo por orden de un médico que prescribe, legalmente calificado. En consecuencia, una **prescripción** es en realidad tres cosas: la **orden del médico en el expediente del paciente**, la **orden escrita a la que el farmacéutico se refiere** cuando surte fármacos y el **envase etiquetado del fármaco** del paciente.

Mientras el gobierno federal controla los fármacos, su etiquetado y distribución, las legislaturas estatales controlan la designación de quién puede prescribir los fármacos a través de sus comités de licencias, por ejemplo el *Board of Medical Examiners*. Quienes extienden prescripciones deben pasar exámenes, pagar cuotas y, en el caso de algunos estados y profesiones, cumplir otros requerimientos de recertificación, como la capacitación continua. Si se cubren esos requerimientos, el médico es autorizado para emitir prescripciones de fármacos.

El gobierno federal y los estados imponen en Estados Unidos restricciones especiales adicionales a los fármacos de acuerdo con su potencial de abuso percibido (cuadro 65-3). Tales fármacos incluyen opioides, alucinógenos, estimulantes, depresores y esteroides

CUADRO 65-3 Clasificación de las sustancias controladas. (Véanse ejemplos al final del libro)

Esquema	Potencial de abuso	Otros comentarios
I	Alto	Uso médico no aceptado; carencia de seguridad como fármaco
II	Alto	Uso médico actual aceptado. El abuso puede llevar a la dependencia física o psicológica
III	Menos de I o II	Uso médico actual aceptado. Potencial moderado o bajo de dependencia física y elevado potencial de dependencia psicológica
IV	Menos de III	Uso médico actual aceptado. Potencial limitado de dependencia
V	Menos de IV	Uso médico actual aceptado. Posibilidad limitada de dependencia

anabólicos. Deben cumplirse los requerimientos especiales cuando se prescriben dichos fármacos. La *Controlled Drug Act* obliga a los médicos y a quienes emiten prescripciones a registrarse en la *Drug Enforcement Agency* (DEA), pagar una cuota, recibir un número de registro personal y conservar los expedientes de todos los fármacos controlados que se prescriben o surten. En cada ocasión que se prescribe un fármaco controlado debe aparecer un número válido de la DEA en el espacio correspondiente del formato de prescripción.

Las prescripciones de sustancias con un alto potencial de abuso (del esquema II) no pueden volverse a surtir. Sin embargo, pueden llenarse prescripciones múltiples para el mismo fármaco con instrucciones de no surtirlas de nueva cuenta antes de cierta fecha y hasta un total de 90 días. Las prescripciones para los esquemas III, IV y V pueden volverse a surtir sí así se ordena, pero hay un máximo de cinco procesos de resurtido y en ningún caso puede surtirse después de seis meses a partir de la fecha en que se emitieron. Las órdenes de fármacos del esquema II no pueden transmitirse por teléfono y en algunos estados de la Unión Americana se requiere un formato inviolable de prescripción de seguridad para disminuir las posibilidades de desviación de fármacos.

Estas leyes restrictivas de prescripción pretenden limitar la cantidad de fármacos de abuso que se pueden poner a la disposición del público.

Infortunadamente, los inconvenientes causados por estas leyes, y el temor no garantizado por los profesionales médicos mismos en cuanto a riesgos de tolerancia y adicción en los pacientes, aún obstaculizan el tratamiento adecuado de aquéllos con enfermedades terminales. Esto se ha demostrado que es en particular válido en niños y pacientes ancianos con cáncer. *No hay excusas para un tratamiento inadecuado del dolor en un paciente terminal; no sólo es irrelevante la adicción en ellos, sino que es en realidad rara en aquellos tratados por dolor* (cap. 31).

En algunas regiones de Estados Unidos se ha reconocido la subutilización de fármacos para el dolor en el tratamiento de ese síntoma vinculado con trastornos crónicos y terminales. En California, por ejemplo, se promulgó una ley de "tratamiento del dolor incoercible" que disminuye la dificultad para resurtir prescripciones de opioides. Bajo las provisiones de esa ley, al recibir una copia del formato de orden de quien la emite, por ejemplo por fax, un farmacéutico puede surtir una prescripción de una sustancia del grupo II para un paciente bajo atención en un asilo o que vive dentro de un servicio de enfermería especializado, o en casos en que se espera que el paciente viva menos de seis meses considerando que quien prescribe firma la orden como respaldo (por fax); se escribe la palabra "exento" con el número de código regulatorio en un formato de prescripción usual, lo que así provee un acceso más fácil para el enfermo terminal.

Disposiciones para la farmacoterapia

La *Medicare Modernization Act* de 2003 estableció que los patrocinadores de la parte D del plan de Medicare deben ofrecer un programa de Control de la farmacoterapia (MTM, *Medication Therapy Management*) para sus beneficiarios. Dicho programa está destinado a sujetos que padecen al menos dos enfermedades crónicas y utilizan múltiples fármacos muy costosos (de manera inicial un gasto anual en fármacos de 4 000 dólares y en la actualidad de 3 000 dólares/año). El farmacéutico obtiene el historial de consumo de fármacos del paciente y analiza la información para optimizar la farmacoterapia, disminuir los costos, incrementar la seguridad del uso de los fármacos y proporcionar la información adecuada al individuo. Los farmacéuticos colaboran con los médicos para señalar los desafíos de las farmacoterapias en estos grupos de alto consumo.

Usos oficial y extraoficial de los fármacos

En Estados Unidos, la FDA aprueba un fármaco sólo para los usos específicos propuestos y documentados por el fabricante en su *New Drug Application* (cap. 5). Estos usos o indicaciones (etiquetados) aprobados se señalan en el prospecto de envase que acompaña al fármaco. Por diversos motivos, las indicaciones etiquetadas tal vez no incluyan todos los trastornos para los que el fármaco podría ser útil. Por ello, un clínico tal vez desee prescribir el fármaco para alguna otra enfermedad clínica no aprobada (no etiquetada o extraoficial), a menudo con base en pruebas científicas adecuadas o incluso incontrovertibles. Las leyes federales que regulan la FDA y el uso de fármacos no señalan restricciones a tal uso no aprobado.*

Incluso si el paciente sufre lesiones por el fármaco, su uso para un fin extraoficial no constituye en sí una "negligencia profesional". Sin embargo, las cortes pueden considerar el prospecto de envase como un listado completo de las indicaciones para los que se considera seguro el fármaco, a menos que el médico pueda demostrar que se considera seguro otro uso mediante testimonios de expertos competentes.

Vigilancia de la seguridad farmacológica

Las agencias reguladoras de fármacos gubernamentales tienen la responsabilidad de vigilar la seguridad de los fármacos. En Estados Unidos, en el programa *Med Watch* patrocinado por la FDA se recolectan datos sobre la seguridad y los efectos adversos de los fármacos (ADE) a través de informes obligatorios por los fabricantes de fármacos y el informe voluntario por los médicos y otros proveedores de atención de la salud. Los médicos pueden enviar informes de cualquier efecto adverso que se sospeche del fármaco (por recomendación médica) utilizando un formato simple que obtiene en http://www.fda.gov/medwatch/index.html. Se espera que la FDA utilice estos datos para establecer una tasa de efectos adversos. No se sabe si la FDA tiene recursos suficientes en la actualidad para cumplir esta obligación, pero tiene la facultad de imponer acciones regulatorias adicionales si las considera necesarias. Hay un programa similar de informe de vacunas para vigilar su seguridad.

La FDA también ha incrementado los requerimientos de etiquetado de fármacos que suponen riesgos especiales. Quienes surten los fármacos están obligados a distribuir "guías medicas" para los pacientes cuando se realiza dicho surtido. Estas guías las proveen los fabricantes de fármacos. Además, los farmacéuticos suministran a menudo mate-

*"Una vez que sea aprobado un producto para comercialización, el médico puede prescribirlo para uso como esquemas terapéuticos o en grupos de pacientes que no se incluyen en el etiquetado aprobado. Tal uso 'no aprobado', o de manera más precisa 'extraoficial', puede ser apropiado y correcto en ciertas circunstancias y, en realidad, puede reflejar tratamientos farmacológicos que han sido motivo de informes extensos en las publicaciones médicas." FDA Drug Bull 1982;12:4.

riales informativos a los pacientes en los que se describen el fármaco, su uso, efectos adversos, requerimientos de almacenamiento, métodos de administración, medidas a tomar si se olvida una dosis y la necesidad potencial de un tratamiento continuo.

FACTORES SOCIOECONÓMICOS

Prescripción de productos genéricos

Prescribir por el nombre genérico ofrece al farmacéutico la flexibilidad de seleccionar el producto farmacológico particular para surtir la orden y ofrece al paciente un ahorro potencial cuando hay competencia de precios. El nombre comercial de un sedante muy conocido es, por ejemplo, *Valium*, fabricado por Hoffmann-LaRoche. El nombre genérico (público, no registrado) de la misma sustancia química adoptado por la *United States Adopted Names* (USAN) y aprobada por la FDA es *diazepam*. Todos los productos de diazepam en Estados Unidos cumplen los estándares farmacéuticos expresados en la *United States Pharmacopeia* (*USP*). Sin embargo, existen varios fabricantes y los precios varían en gran medida. Para algunos fármacos de uso común la diferencia en costo entre el producto de marca registrada y el genérico varía desde menos del doble hasta más de 100 tantos.

En la mayor parte de Estados Unidos y en los hospitales, los farmacéuticos tienen la opción de surtir un producto equivalente genérico incluso si se ha especificado un nombre comercial en la orden. Si quien prescribe desea el surtido de una marca particular del producto farmacológico, es necesaria la instrucción escrita a mano "surtir como se indica" o una frase de significado similar. Algunos programas de atención de la salud gubernamentales subsidiados y muchos terceros pagadores de seguros *requieren* que los farmacéuticos surtan el producto genérico equivalente más barato en el inventario (sustitución por genéricos). Sin embargo, los principios de selección de productos farmacológicos por los farmacéuticos privados no permiten sustituir un fármaco terapéutico por otro (sustitución terapéutica); esto es, no se permitiría surtir triclorometiazida en lugar de hidroclorotiazida sin autorización de quien prescribe, aunque estos dos diuréticos pueden considerarse equivalentes en términos farmacodinámicos. Los farmacéuticos de organizaciones de atención administrada pueden seguir diferentes disposiciones; véase más adelante.

No puede asumirse que todo producto farmacológico genérico sea tan satisfactorio como el del nombre comercial, aunque son raros los ejemplos de productos genéricos insatisfactorios. La biodisponibilidad, absorción y eficacia del producto farmacológico varían entre los fabricantes y algunas veces entre lotes diferentes de un fármaco producido por el mismo fabricante. A pesar de las pruebas, muchos médicos evitan la prescripción de genéricos, lo que incrementa los costos. En el caso de un muy pequeño número de fármacos que suelen tener un índice terapéutico estrecho, poca solubilidad o elevada razón de ingredientes cinéticos inertes con respecto al fármaco activo, un producto específico de un fabricante puede dar resultados más consistentes. En el caso de enfermedades que ponen en riesgo la vida, las ventajas de la sustitución por genéricos pueden verse rebasadas por la urgencia clínica, de tal modo que convendría surtir la prescripción como está escrita.

En un esfuerzo por codificar la información equivalente, la FDA publica *Approved Drug Products with Therapeutic Equivalence Evaluations,* con suplementos mensuales, por lo general conocido como *The Orange Book*. Este libro contiene un listado de productos de múltiples orígenes en una de dos categorías. Aquellos productos que reciben un código que empieza con la letra "A" se consideran bioequivalentes a una fórmula estándar de referencia del mismo fármaco y a todas las demás versiones del producto con codificación similar "A". Los productos que no se consideran bioequivalentes tienen el código "B". De los casi 8 000 productos, 90% tiene código "A". Se agregan letras y números adicionales de códigos a la "A" o "B" inicial para indicar la vía de administración aprobada y otras variables.

La selección obligatoria de productos farmacológicos con base en el precio es una práctica común en Estados Unidos porque los terceros que pagan (compañías de seguros, organizaciones de mantenimiento de la salud, etc.) respaldan regulaciones de ahorro de dinero. Cuando fuera de una organización de atención administrada, el que prescribe puede en ocasiones superar estos controles al escribir "súrtase como se indica" en una receta de un producto de nombre comercial. Sin embargo, en tales casos un paciente tal vez tenga que pagar la diferencia entre el producto surtido y el más barato.

Dentro de la mayor parte de las organizaciones de atención administrada se han establecido controles de formularios para forzar la selección de los fármacos menos costosos, siempre que se disponga de ellos. En un ambiente de atención administrada, el médico selecciona a menudo un grupo de fármacos más bien que un fármaco específico y el farmacéutico surte la presentación de ese grupo. Por ejemplo, si un médico de tal organización decide que un paciente requiere un diurético tiacídico, el farmacéutico automáticamente surte el diurético tiazídico aislado que se encuentra en el formulario de la organización. Como se señala más adelante, la selección de fármacos para el formulario de la organización puede cambiar de un momento a otro, según sean la negociación de precios y las bonificaciones con diferentes fabricantes.

Otros factores del costo

La farmacia privada basa su cobro en el costo del fármaco más una tarifa por proveer un servicio profesional. Cada vez que se surte una receta se cobra una comisión. El médico controla la frecuencia del surtido de las recetas por autorización de su resurtido y especificación de la cantidad a proveer. Sin embargo, para fármacos usados para enfermedades crónicas, la cantidad cubierta por los seguros puede limitarse a la que se usa en un mes. En consecuencia, el médico puede ahorrar dinero del paciente al prescribir tamaños estándar (de manera que los fármacos no tengan que reenvasarse) y cuando se requiere un tratamiento crónico, al ordenar la cantidad más grande compatible con la seguridad, los costos y el plan de los terceros que pagan. La prescripción óptima para ahorro de costos a menudo implica una consulta entre el médico y el farmacéutico. Dados los aumentos continuos en los precios al mayoreo de los fármacos en Estados Unidos, los costos de prescripción se han elevado en grado espectacular durante los últimos tres decenios; desde 1999 hasta 2009, el número de recetas emitidas aumentó 39%, mientras que la población creció 9% (véase el recuadro Costo de las prescripciones).

Costo de las prescripciones

El costo de las prescripciones ha aumentado de manera espectacular en los últimos decenios. El precio promedio para una sola prescripción en Estados Unidos en el año 2004 era de 55 dólares. Para 2006, el costo promedio había aumentado a 75 dólares. En el *California Medicaid Sector*, el costo promedio era mayor de 80 dólares, con uno correspondiente de productos genéricos menor de 40 dólares por prescripción y el de productos de marca registrada de más de 140 dólares. Este aumento es efecto de la nueva tecnología, costos de comercialización y expectativas de los accionistas. La industria farmacéutica señala por lo general utilidades de 10 a 15% anuales, en tanto que el sector de negocios al menudeo recibe 3%. El costo de muchos nuevos fármacos para el paciente, como las estatinas, rebasa los 1 000 dólares al año. El costo de algunos productos terapéuticos de anticuerpos (p. ej., MAB) es mayor de 10 000 dólares por año. El costo de los fármacos tiende a ser el más alto relacionado con la salud para el bolsillo de los contribuyentes, ya que otros servicios de atención de la salud son cubiertos por seguros, en tanto que las prescripciones a menudo no, si bien esto está cambiando.

Debido a la presión del público y las políticas resultantes de este problema, el congreso estadounidense emitió la *Medicare Modernization Act* en el 2003 en la que establece el plan *Medicare Part D*. Este plan voluntario de prescripción provee un pago parcial de algunas prescripciones de pacientes que son elegibles por Medicare por compañías privadas de seguros médicos. Por desgracia, la complejidad de la legislación y los planes resultantes de seguros confusos, con desviaciones en la cobertura, límites de fórmulas y cantidades, y el tratamiento económico favorecido que se da a la industria farmacológica, evitan que este plan resuelva el problema del costo elevado de los fármacos.

Los costos elevados de los fármacos han propiciado que quienes pagan y los consumidores decidan privarse de ellos o buscar fuentes alternativas. Puesto que casi todos los otros gobiernos, por ejemplo Canadá, han hecho una mejor tarea para controlar los precios de los fármacos, los correspondientes para la misma sustancia suelen ser menores en otros países que en Estados Unidos. Ese hecho ha llevado a cierto número de ciudadanos estadounidenses a comprar sus fármacos "fuera de las fronteras" en diversos países para "uso personal" en cantidades hasta para tres meses, con ahorros sustanciales, a menudo hasta de 50%. Sin embargo, no hay seguridad de que esos fármacos sean siempre lo que se presupone, o que se surtan en momento oportuno, o de que exista una relación médico-farmacéutico-paciente y las salvaguardas que tal relación ofrece.

Sin un programa de salud realmente universal, el costo de los fármacos en Estados Unidos continuará sometido al poder de negociación (o su carencia) del grupo que compra, compañías de seguros, consorcios hospitalarios, HMO, farmacias pequeñas, etc., y se regirá sobre todo por las normas económicas de los grandes fabricantes. En la mayoría de las compañías, dichos criterios favorecen la compensación de los ejecutivos y los dividendos de los accionistas sobre los intereses de los consumidores o de sus empleados. Hasta ahora, sólo los sistemas de la *US Veterans Administration*, las más grandes HMO, y unas cuantas tiendas "grandes" han mostrado solidez suficiente para controlar los costos, a través de las compras voluminosas de fármacos y las negociaciones serias de los precios con los fabricantes. Hasta que una nueva legislación dé a otras organizaciones el mismo poder de negociación, o que se generen políticas de precios más equitativas, no es de esperar una solución real al problema del costo de los fármacos.

BIBLIOGRAFÍA

American Pharmacists Association and The National Association of Chain Drug Stores: MTM in Pharmacy Practice, Core Elements v. 2, 2008.

An explanation of the scope of RN practice including standardization procedures. Board of Registered Nursing, State of California, August 1994.

Avorn J: Part "D" for "defective"—The Medicare drug benefit chaos. N Engl J Med 2006;354:1339.

Bell, D: A toolset for e-prescribing implementation. Rand Health, US AHRQ, 2011.

California Business and Professions Code, Chapter 9, Division 2, Pharmacy Law. Department of Consumer Affairs, Sacramento, California, 2011.

Conroy S et al: Educational interventions to reduce prescribing errors. Arch Dis Child 2008;93:313.

Do we pay too much for prescriptions? Consumer Reports 1993;58:668.

Graber MA, Easton-Carr R: Poverty and pain: Ethics and the lack of opioid pain medications in fixed-price, low-cost prescription plans. Ann Pharmacother 2008;42:1913.

Hendrickson R (editor): *Remington's Practice and Science of Pharmacy*. Advanced Concepts Institute, 2005.

Jerome JB, Sagan P: The USAN nomenclature system. JAMA 1975;232:294.

Kesselheim AS et al: Clinical equivalence of generic and brand-name drugs used in cardiovascular disease. A systematic review and meta-analysis. JAMA 2008;300:2514.

Lesar TS, Briceland L, Stein DS: Factors related to errors in medication prescribing. JAMA 1997;277:312.

Prescription drug costs. http://www.kaiseredu.org/Issue-Modules/Prescription-Drug-Costs/Background-Brief.aspx

Schnipper JL et al: Role of pharmacist counseling in preventing adverse drug events after hospitalization. Arch Intern Med 2006;166:565.

Trissel LA: *Handbook on Injectable Drugs*, 13th ed. American Society of Hospital Pharmacists, 2005. (With supplements.)

Use of approved drugs for unlabeled indications. FDA Drug Bull 1982;12:4.

WHO Drug Action Committee: *Model Guide to Good Prescribing*. WHO, 1994.

CAPÍTULO

66

Interacciones farmacológicas importantes y sus mecanismos

John R. Horn, PharmD, FCCP

Uno de los factores que puede alterar la respuesta a los fármacos es la administración concomitante de otros fármacos. Existen varios mecanismos por los cuales pueden interactuar los fármacos pero la mayor parte de ellos puede clasificarse como farmacocinéticos (absorción, distribución, metabolismo y excreción), farmacodinámicos (efectos aditivos, sinergistas o antagonistas) o interacciones combinadas. En los capítulos 3 y 4 se describen los principios generales de la farmacocinética; en el capítulo 2, los principios generales de la farmacodinámica.

Los medicamentos botánicos ("fitofármacos") interaccionan entre sí o con los fármacos convencionales. Lamentablemente, se han estudiado mucho menos los fitofármacos que otros fármacos, de manera que es escasa la información disponible sobre sus interacciones. En el capítulo 64 enlista las interacciones farmacodinámicas. El cuadro 66-1 enlista las interacciones farmacocinéticas que se han documentado (p. ej., hierba de San Juan o hipérico).

Suele tener utilidad clínica el conocimiento del mecanismo por el cual un determinado fármaco interactúa con otros, ya que el mecanismo puede influir tanto en la evolución temporal como en los métodos para contrarrestar la interacción. Se presentan algunas interacciones farmacológicas importantes como resultado de dos o más mecanismos.

PREVISIBILIDAD DE LAS INTERACCIONES FARMACOLÓGICAS

Las designaciones presentadas en el cuadro 66-1 se utilizan aquí para *calcular* la previsibilidad de las interacciones farmacológicas. Estas estimaciones tienen por objeto indicar simplemente si ocurrirá o no la interacción y no siempre significan que la interacción tenga la capacidad de producir un efecto adverso. El que un evento de este tipo ocurra o no (es decir, que el fármaco precipitante produzca un cambio mesurable sobre otro fármaco) y se produzca un efecto adverso depende de factores específicos de los pacientes y de los medicamentos. Los primeros incluyen la eliminación intrínseca del fármaco, el género del paciente, su genotipo, enfermedades concurrentes y la dieta. Los segundos son la dosis, la vía de administración, la fórmula y la secuencia de administración del fármaco. El factor más importante para reducir el riesgo de daño a un paciente es que la persona que prescribe el medicamento identifique las posibles interacciones medicamentosas y que lleve a cabo las acciones apropiadas.

Mecanismos farmacocinéticos

La **absorción** de los fármacos en el tubo digestivo es afectada por el empleo concomitante de otros compuestos que: 1) tienen una extensa área de superficie en la cual se pueden absorber, 2) producen fijación o quelación, 3) modifican el pH gástrico, 4) alteran la motilidad del tubo digestivo o 5) afectan al transporte de proteínas como glucoproteína P y transportadores de aniones orgánicos. Es necesario distinguir entre los efectos sobre la *velocidad* de absorción y los efectos sobre la *magnitud* de la absorción. Una reducción que sólo afecta a la velocidad de la absorción del fármaco raras veces tiene importancia clínica, en tanto que una disminución de la magnitud de la absorción tiene importancia clínica si produce concentraciones séricas subterapéuticas.

Los mecanismos por los cuales las interacciones farmacológicas modifican la **distribución** de los fármacos son: 1) competencia por la unión a proteínas plasmáticas, 2) desplazamiento desde los sitios de unión a los tejidos y 3) alteraciones en las barreras de los tejidos locales, por ejemplo, la inhibición de la glucoproteína P en la barrera hematoencefálica. Si bien la competencia por la unión a las proteínas plasmáticas puede aumentar la concentración libre (y, por tanto, el efecto) del fármaco desplazado en el plasma, el incremento será transitorio por un aumento compensador en la distribución del fármaco. Se ha resaltado la importancia clínica del desplazamiento de la unión a las proteínas; pruebas actuales indican que es poco probable que estas interacciones produzcan efectos adversos. El desplazamiento desde los sitios de unión a los tejidos tendería a incrementar transitoriamente la concentración sanguínea del fármaco en cuestión.

El **metabolismo** de los fármacos puede ser estimulado o inhibido por el tratamiento concomitante y la importancia del efecto varía desde insignificante hasta considerable. El metabolismo de los medicamentos ocurre en primera instancia en el hígado y la pared del intestino delgado; sin embargo, este proceso puede ocurrir en otros sitios, incluyendo el plasma, los pulmones y los riñones. Fármacos como los barbitúricos, bosentán, carbamazepina, efavirenz, nevirapina, difenilhidantoína, primidona, rifampicina, rifabutina e hipérico son capaces de inducir (estimular) a las isoenzimas del citocromo P450 en el hígado y en el intestino delgado.

Los activadores enzimáticos también incrementan la actividad de la fase II del metabolismo, como la glucuronidación. La inducción enzimática no ocurre con rapidez; los efectos máximos suelen presentarse después de siete a 10 días y se necesita un periodo igual o más prolongado para que se disipen después que se ha interrumpido tal inducción. Sin embargo, la rifampicina puede inducir la actividad de las enzimas después de algunas dosis. La inhibición del metabolismo por lo general ocurre con más rapidez que la inducción enzimática y puede comenzar tan pronto como se logra la suficiente concentración del inhibidor en los tejidos. Sin embargo, si la vida media del fármaco afectado es prolongada, puede tardar una semana o más (tres a cuatro vidas medias) para alcanzar una nueva concentración sérica de equilibrio dinámico. Los fármacos que pueden inhibir el metabolismo del citocromo de la P450 de otros fármacos son amiodarona, andrógenos, atazanavir, cloranfenicol, cimetidina, ciprofloxacina, claritromicina, ciclosporina, delavirdina, diltiazem, difenihidramina, disulfiram, enoxacino, eritromicina, fluconazol, fluoxetina, fluvoxamina, furanocumarinas (sustancias presentes el jugo de toronja), indinavir, isoniazida, itraconazol, cetoconazol, metronidazol, mexiletina, miconazol, nefazodona, omeprazol, paroxetina, propoxifeno, quinidina, ritonavir, sulfametizol, verapamilo, voriconazol, zafirlukast y zileutón.

La **excreción renal** del fármaco activo también puede verse afectada por la farmacoterapia concomitante. La excreción renal de determinados fármacos que son ácidos débiles o bases débiles puede estar influida por otros fármacos que afectan al pH urinario. Esto se debe a cambios en la ionización del fármaco, según se describe en el capítulo 1 bajo el apartado de ionización de ácidos y bases débiles; la ecuación de Henderson-Hasselbalch. En el caso de algunos fármacos, la secreción activa hacia los túbulos renales constituye una vía de eliminación importante. La glucoproteína P, los transportadores de aniones orgánicos y los transportadores de cationes orgánicos intervienen en la secreción tubular activa de algunos fármacos y la inhibición de estos transportadores puede inhibir la eliminación renal con el incremento concomitante de las concentraciones séricas de los fármacos.

Mecanismos farmacodinámicos

Cuando los fármacos con efectos farmacológicos similares se administran simultáneamente, suele observarse una respuesta aditiva o sinérgica. Los dos fármacos pueden o no tener una acción sobre el mismo receptor para producir tales efectos. En teoría, los fármacos que actúan sobre el mismo receptor o procesos suelen ser aditivos, por ejemplo, las benzodiazepinas con los barbitúricos. Los fármacos que actúan sobre diferentes receptores o procesos sucesivos pueden ser sinérgicos, por ejemplo, nitratos más sildenafil o sulfonamidas más trimetoprim. Por el contrario, sustancias con efectos farmacológicos opuestos pueden reducir la respuesta de uno o ambos fármacos. Las interacciones farmacodinámicas son relativamente frecuentes en el ejercicio clínico, pero por lo general, es posible reducir al mínimo los efectos adversos si se comprende la farmacología de los fármacos que intervienen. De esta manera, se anticipan las interacciones y se toman las medidas apropiadas para contrarrestarlas.

Efectos tóxicos combinados

El empleo combinado de dos o más fármacos que tienen efectos tóxicos sobre el mismo órgano, puede aumentar bastante la probabilidad de una lesión orgánica. Por ejemplo, la administración concomitante de dos fármacos nefrotóxicos puede producir lesión renal, aun cuando la dosis de cualquiera de ellos por separado habría sido insuficiente para producir el tal efecto. Asimismo, algunos fármacos pueden intensificar los efectos tóxicos orgánicos de otros, a pesar de que estos fármacos carezcan de efectos tóxicos intrínsecos sobre ese órgano.

CUADRO 66–1 Interacciones farmacológicas importantes

Fármaco o grupo farmacológico	Propiedades que favorecen la interacción farmacológica	Interacciones clínicamente documentadas
Alcohol	El alcoholismo crónico da por resultado la inducción enzimática. La intoxicación alcohólica aguda tiende a inhibir el metabolismo de los fármacos (independientemente de que la persona sea alcohólica o no). La disfunción hepática grave provocada por el alcohol puede inhibir la capacidad para metabolizar los fármacos. Ocurre una reacción disulfirámica (similar a la provocada por disulfiram) al administrar determinados fármacos. Depresión aditiva del sistema nervioso central con otros depresores del sistema nervioso central.	**Paracetamol:** [NE] Aumenta la formación de los metabolitos hepatotóxicos del paracetamol (en alcohólicos crónicos). **Acitretina:** [P] Aumenta la conversión de acitretina en etretinato (teratógeno). **Anticoagulantes orales:** [NE] Aumenta el efecto hipoprotrombinémico con la intoxicación alcohólica aguda. **Depresores del sistema nervioso central:** [AP] Depresión aditiva o sinérgica del sistema nervioso central. **Insulina:** [NE] La intoxicación alcohólica aguda puede aumentar el efecto hipoglucémico de la insulina (sobre todo en los pacientes en ayunas). *Fármacos que pueden producir una reacción disulfirámica:* **Cefalosporinas:** [NP] Se observan reacciones disulfirámicas con el cefamandol, cefoperazona, cefotetán y moxalactam. **Hidrato de cloral:** [NP] No se ha establecido el mecanismo. **Disulfiram:** [AP] Inhibe a la aldehído deshidrogenasa. **Metronidazol:** [NP] No se ha determinado el mecanismo. **Sulfonilureas:** [NE] La cloropropamida muy probablemente produce una reacción disulfirámica; el consumo agudo de alcohol puede aumentar el efecto hipoglucemiante (sobre todo en los pacientes en ayuno).

AP, muy predecible. La interacción ocurre en casi todos los pacientes que reciben la combinación; P, predecible. La interacción se presenta en la mayoría de los pacientes que reciben la combinación; NP, no predecible. La interacción ocurre sólo en algunos pacientes que reciben la combinación; NE, no establecida. Se dispone de datos insuficientes en los cuales basar la estimación de la previsibilidad.

(*continúa*)

CUADRO 66–1 Interacciones farmacológicas importantes. (*Continuación*)

Fármaco o grupo farmacológico	Propiedades que favorecen la interacción farmacológica	Interacciones clínicamente documentadas
Alopurinol	Inhibe a las enzimas hepáticas que metabolizan los fármacos; El febuxostat (otro medicamento utilizado para el tratamiento de la gota) también inhibe el metabolismo de la azatioprina y la mercaptopurina.	**Anticoagulantes orales:** [NP] Aumenta el efecto hipoprotrombinémico. **Azatioprina:** [P] Disminuye la eliminación de azatioprina, lo que produce un aumento de su toxicidad. **Mercaptopurina:** [P] Disminuye el metabolismo de la mercaptopurina, lo que produce un aumento de su toxicidad.
Antagonistas adrenérgicos β	Antagonismo beta (sobre todo con fármacos no selectivos como el propranolol) altera la respuesta a los simpaticomiméticos con actividad agonista β (p. ej., epinefrina). Los antagonistas adrenérgicos β que experimentan un metabolismo de primer paso considerable pueden ser afectados por fármacos que modifican este proceso. Los antagonistas adrenérgicos β pueden reducir el flujo sanguíneo hepático.	*Fármacos que pueden aumentar el efecto antagonista adrenérgico β:* **Cimetidina:** [P] Disminuye el metabolismo de los antagonistas adrenérgicos β que son depurados principalmente por el hígado, p. ej., propranolol. Es menor el efecto (si existe alguno) sobre los fármacos eliminados por los riñones, p. ej., atenolol y nadolol. **Inhibidores selectivos de la recaptación de serotonina (SSRI):** [P] La fluoxetina y la paroxetina inhiben el sistema CYP2D6 e incrementan las concentraciones de timolol, propranolol, metoprolol, carvedilol y labetalol. *Fármacos que pueden disminuir el efecto antagonista adrenérgico β:* **Antiinflamatorios no esteroideos:** [P] La indometacina disminuye la respuesta antihipertensiva; otros inhibidores de las prostaglandinas probablemente también interactúan. **Inductores enzimáticos:** [P] Los barbitúricos, la difenilhidantoína y la rifampicina pueden intensificar el metabolismo del antagonista adrenérgico β; otros activadores enzimáticos producen efectos similares. *Efectos de antagonistas adrenérgicos β sobre otros fármacos:* **Clonidina:** [NE] Reacción hipertensiva si se suspende la clonidina mientras el paciente está tomando propranolol. **Insulina:** [P] Inhibición de la recuperación de la glucosa por hipoglucemia; inhibición de los síntomas de hipoglucemia (excepto sudación); aumento de la presión arterial durante la hipoglucemia. **Prazosina:** [P] Aumenta la respuesta hipotensora a la primera dosis de prazosina. **Simpaticomiméticos:** [P] Aumenta la respuesta vasopresora a la adrenalina (posiblemente a otros simpaticomiméticos); es más probable que esto ocurra con los antagonistas adrenérgicos β no selectivos. *Véanse también* Barbitúricos; Teofilina.
Antagonistas del calcio	El verapamilo, diltiazem y tal vez nicardipino (pero no el nifedipino) inhiben las enzimas hepáticas que metabolizan fármacos. El metabolismo (por medio de CYP3A4) de diltiazem, felodipna, nicardipina nifedipino, verapamilo y probablemente otros antagonistas del calcio están sujetos a activación e inhibición.	**Atazanavir:** [NE] Disminuye el metabolismo de los antagonistas del calcio. **Carbamazepina:** [P] Disminuye el metabolismo de la carbamazepina con el diltiazem y el verapamilo, posible aumento del metabolismo de los antagonistas del calcio. **Ciclosporina:** [P] Disminuye el metabolismo de la ciclosporina con diltiazem, nicardipina y verapamilo. **Cimetidina:** [NP] Disminuye el metabolismo de los antagonistas del calcio. **Claritromicina:** [P] Disminuye el metabolismo de los antagonistas del calcio. **Colquina:** Disminuye el metabolismo y el transporte de la colquicina con diltiazem y verapamilo. **Conivaptán:** [NE] Disminuye el metabolismo de los antagonistas del calcio. **Difenilhidantoína:** [NE] Aumenta el metabolismo de los antagonistas del calcio. **Eritromicina:** [P] Disminuye el metabolismo de los antagonistas del calcio. **Rifampicina:** [P] Aumenta el metabolismo de los antagonistas del calcio. **Sirolimus:** [P] Disminuye el metabolismo del sirolimus con diltiazem, nicardipina y verapamilo. **Tacrolimus:** [P] Disminuye el metabolismo del tacrolimus con diltiazem, nicardipina y verapamilo. *Véanse también* Antimicóticos azólicos; Barbitúricos; Teofilina; Digitálicos.

AP, muy predecible. La interacción ocurre en casi todos los pacientes que reciben la combinación; P, predecible. La interacción se presenta en la mayoría de los pacientes que reciben la combinación; NP, no predecible. La interacción ocurre sólo en algunos pacientes que reciben la combinación; NE, no establecida. Se dispone de datos insuficientes en los cuales basar la estimación de la previsibilidad.

(*continúa*)

CUADRO 66–1 Interacciones farmacológicas importantes. (*Continuación*)

Fármaco o grupo farmacológico	Propiedades que favorecen la interacción farmacológica	Interacciones clínicamente documentadas
Antiácidos	Los antiácidos pueden adsorber fármacos presentes en el tubo digestivo y reducir así su absorción. Los antiácidos tienden a acelerar el vaciamiento gástrico y, por tanto, los fármacos se liberan hacia los sitios de absorción intestinal con más rapidez. Algunos antiácidos (p. ej., hidróxido de magnesio con hidróxido de aluminio) alcalinizan la orina en cierto grado y alteran la excreción de los fármacos sensibles al pH urinario.	**Atazanavir:** [NP] Disminuye la absorción de atazanavir (se necesita un pH ácido para la absorción). **Cetoconazol:** [P] Disminuye la absorción gastrointestinal de cetoconazol por aumento del pH (el cetoconazol requiere ácido para su disolución). **Digoxina:** [NP] Disminuye la absorción de digoxina en el tubo digestivo. **Hierro:** [P] Con los antiácidos que contienen calcio disminuye la absorción de hierro en el tubo digestivo. **Indinavir:** [NP] Disminuye la absorción de indinavir (es necesario el ácido para la absorción). **Itraconazol:** [P] Disminuye la absorción del itraconazol en el tubo digestivo a consecuencia del aumento del pH (el itraconazol necesita un pH ácido para su disolución). **Quinolonas:** [AP] Disminuye la absorción de ciprofloxacina norfloxacino, enoxacino (y probablemente otras quinolonas) en el tubo digestivo. **Salicilatos:** [P] Aumenta la eliminación renal de salicilatos a consecuencia del aumento del pH urinario; se presenta sólo con dosis altas de salicilatos. **Sulfonato de poliestireno sódico:** [NE] Se une al catión del antiácido en el intestino, lo que produce alcalosis metabólica. **Tetraciclinas:** [AP] Disminuye la absorción de las tetraciclinas en el tubo digestivo. **Tiroxina:** [NP] Se reduce la absorción de tiroxina en el tubo digestivo.
Anticoagulantes, orales	Inducción del metabolismo. Susceptible a la inhibición del metabolismo mediado por CYP2C9. Se une en gran proporción a las proteínas plasmáticas. La respuesta anticoagulante es modificada por los fármacos que afectan la síntesis o el catabolismo de los factores de la coagulación.	*Fármacos que pueden aumentar el efecto anticoagulante:* **Amiodarona:** [P] Se inhibe el metabolismo de los anticoagulantes. **Antiinflamatorios no esteroideos:** [P] Inhibición de la función de las plaquetas, erosiones gástricas; algunos fármacos aumentan la respuesta hiprotrombinémica (improbable con diclofenaco, ibuprofeno o naproxeno). **Cimetidina:** [AP] Disminuye el metabolismo de la warfarina. **Clofibrato:** [P] No se ha establecido el mecanismo. **Clopidogrel:** [NP] Disminuye el metabolismo de la warfarina e inhibe la función de las plaquetas. **Cloranfenicol:** [NE] Disminuye el metabolismo del dicumarol (probablemente también de la warfarina). **Danazol:** [NE] ¿Alteración de la síntesis de los factores de la coagulación? **Dextrotiroxina:** [P] ¿Aumenta el catabolismo de los factores de la coagulación? **Disulfiram:** [P] Disminuye el metabolismo de la warfarina. **Eritromicina:** [NP] Probablemente inhibe el metabolismo de los anticoagulantes. **Esteroides anabólicos:** [P] ¿Alteración de la distribución de los factores de coagulación? **Fluconazol:** [P] Disminuye el metabolismo de la warfarina. **Fluoxetina:** [P] Disminuye el metabolismo de la warfarina. **Gemfibrozilo:** [NE] No se ha establecido el mecanismo. **Hormonas tiroideas:** [P] Se intensifica el catabolismo de los factores de la coagulación. **Lovastatina:** [NP] Disminuye el metabolismo de la warfarina. **Metronidazol:** [P] Disminuye el metabolismo de la warfarina. **Miconazol:** [NE] Disminuye el metabolismo de la warfarina. **Paracetamol:** [NE] Se altera la síntesis de los factores de la coagulación. **Propafenona:** [NE] Probablemente disminuye el metabolismo de los anticoagulantes.

AP, muy predecible. La interacción ocurre en casi todos los pacientes que reciben la combinación; P, predecible. La interacción se presenta en la mayoría de los pacientes que reciben la combinación; NP, no predecible. La interacción ocurre sólo en algunos pacientes que reciben la combinación; NE, no establecida. Se dispone de datos insuficientes en los cuales basar la estimación de la previsibilidad.

(*continúa*)

CUADRO 66–1 Interacciones farmacológicas importantes. (*Continuación*)

Fármaco o grupo farmacológico	Propiedades que favorecen la interacción farmacológica	Interacciones clínicamente documentadas
Anticoagulantes, orales (*cont.*)		**Quinidina:** [NP] Hipoprotrombinemia aditiva.
		Salicilatos: [AP] Inhibición de las plaquetas con ácido acetilsalicílico pero no con otros salicilatos: [P] las dosis altas tienen un efecto hipoprotrombinémico.
		Simvastatina: [NP] Disminuye el metabolismo de la warfarina.
		Sulfinpirazona: [NE] Inhibe el metabolismo de la warfarina.
		Sulfonamidas: [NE] Se inhibe el metabolismo de la warfarina.
		Trimetoprim-sulfametoxazol: [P] Inhibe el metabolismo de la warfarina; desplazamiento de los sitios de unión a proteínas.
		Voriconazol: [NP] Disminuye el metabolismo de la warfarina.
		Véanse también Alcohol; Alopurinol.
		Fármacos que pueden disminuir el efecto anticoagulante:
		Aminoglutetimida: [P] Inducción enzimática.
		Barbitúricos: [P] Inducción enzimática.
		Bosentán: [P] Inducción enzimática.
		Carbamazepina: [P] Inducción enzimática.
		Colestiramina: [P] Menor absorción del anticoagulante.
		Difenilhidantoína: [NE] Activación enzimática; el efecto anticoagulante puede aumentar transitoriamente al inicio del tratamiento con difenilhidantoína a consecuencia del desplazamiento de la unión a proteínas.
		Glutetimida: [P] Inducción enzimática.
		Hipérico: [NE] Inducción enzimática.
		Nafcilina: [NE] Inducción enzimática.
		Primidona: [P] Inducción enzimática.
		Rifabutina: [P] Inducción enzimática.
		Rifampicina: [P] Inducción enzimática.
		Efectos de los anticoagulantes sobre otros fármacos:
		Difenilhidantoína: [P] El dicumarol inhibe el metabolismo de la difenilhidantoína.
		Hipoglucemiantes orales: [P] El dicumarol inhibe el metabolismo hepático de la tolbutamida y la cloropropamida.
Antidepresivos, tricíclicos y heterocíclicos	Inhibición de la captación de aminas hacia las neuronas adrenérgicas posganglionares. Los efectos antimuscarínicos pueden ser aditivos con otros fármacos antimuscarínicos. Activación del metabolismo. Susceptible a la inhibición del metabolismo por las enzimas de los sistemas CYP2D6,CYP3A4 y otras del CYP450.	**Amiodarona:** [P] Disminuye el metabolismo de los antidepresivos.
		Barbitúricos: [P] Aumenta el metabolismo de antidepresivos.
		Bupropión: [NE] Disminuye el metabolismo de antidepresivos.
		Carbamazepina: [NE] Aumenta el metabolismo de antidepresivos.
		Cimetidina: [P] Disminuye el metabolismo de antidepresivos.
		Clonidina: [P] Disminuye el efecto antihipertensivo de la clonidina.
		Guanadrel: [P] Disminuye la captación de guanadrel en los sitios de acción.
		Guanetidina: [P] Disminuye la captación de guanetidina en los sitios de acción.
		Haloperidol: [P] Disminuye el metabolismo de los antidepresivos.
		Inhibidores de la monoaminooxidasa: [NP] Algunos casos de excitación, hiperpirexia, manía y convulsiones, sobre todo con los antidepresivos serotoninérgicos como la clomipramina y la imipramina, pero muchos pacientes han recibido la combinación sin efectos adversos.
		Inhibidores selectivos de la recaptación de serotonina (SSRI): [P] La fluoxetina y paroxetina inhiben al sistema CYP2D6 y disminuyen el metabolismo de los antidepresivos metabolizados por esta enzima (p. ej., desipramina). El citalopram, sertralina y fluvoxamina son inhibidores débiles del sistema CYP2D6, pero la fluvoxamina inhibe CYP1A2 y CYP3A4 y por tanto puede inhibir el metabolismo de los antidepresivos metabolizados por estas enzimas.

AP, muy predecible. La interacción ocurre en casi todos los pacientes que reciben la combinación; P, predecible. La interacción se presenta en la mayoría de los pacientes que reciben la combinación; NP, no predecible. La interacción ocurre sólo en algunos pacientes que reciben la combinación; NE, no establecida. Se dispone de datos insuficientes en los cuales basar la estimación de la previsibilidad.

(*continúa*)

CUADRO 66-1 Interacciones farmacológicas importantes. (*Continuación*)

Fármaco o grupo farmacológico	Propiedades que favorecen la interacción farmacológica	Interacciones clínicamente documentadas
Antidepresivos, tricíclicos y heterocíclicos (*cont.*)		**Quinidina:** [NE] Disminución del metabolismo de antidepresivos. **Rifampicina:** [P] Aumenta el metabolismo de antidepresivos. **Simpaticomiméticos:** [P] Aumento de la respuesta vasopresora a la noradrenalina, a la adrenalina y a la fenilefrina. **Terbinafina:** [P] Disminuye el metabolismo de los antidepresivos.
Antiinflamatorios no esteroideos (NSAID)	La inhibición de las prostaglandinas puede causar una disminución de la excreción renal de sodio, alteraciones de la resistencia a los estímulos hipertensivos y disminución de la excreción renal de litio. La mayor parte de los NSAID inhibe la función plaquetaria; puede aumentar la probabilidad de hemorragia a consecuencia de otros fármacos que alteran la hemostasia.	**Antagonista de los receptores de angiotensina II:** [P] Disminuye la respuesta antihipertensiva. **Diuréticos tiazídicos:** [P] Disminuye las respuestas diurética, natriurética y antihipertensiva. **Furosemida:** [P] Disminuye la respuesta diurética, natriurética y antihipertensiva a la furosemida. **Hidralazina:** [NE] Disminución de la respuesta antihipertensiva a la hidralazina. **Inhibidores de la enzima convertidora de angiotensina (ACE):** [P] Disminución de la respuesta antihipertensiva. **Inhibidores selectivos de la recaptación de serotonina (SSRI):** Mayor riesgo de hemorragia a consecuencia de la inhibición de las plaquetas. **Metotrexato:** [NE] Posiblemente aumento de la toxicidad del metotrexato (sobre todo con dosis antineoplásicas de metotrexato). **Triamtereno:** [NE] Disminución de la función renal con triamtereno más indometacina tanto en sujetos sanos como en enfermos. *Véanse también* Anticoagulantes orales; Antagonistas de los receptores adrenérgicos beta; Litio.
Antimicóticos azólicos	Inhibición del sistema CYP3A4 (itraconazol = cetoconazol > posaconazol > voriconazol > fluconazol). Inhibición de CYP2C9 (fluconazol y voriconazol). Susceptible a activadores enzimáticos itraconazol, cetoconazol, voriconazol). Absorción en el tubo digestivo dependiente del pH (itraconazol, cetoconazol, posaconazol). Inhibición de la glucoproteína P (itraconazol, cetoconazol y posaconazol).	**Antagonistas del calcio:** [P] Disminuye el metabolismo de los antagonistas del calcio. **Antagonistas de receptores H_2:** [NE] Disminuye la absorción de itraconazol y cetoconazol. **Barbitúricos:** [P] Aumenta el metabolismo del itraconazol, el cetoconazol y el voriconazol. **Carbamazepina:** [P] Disminuye el metabolismo de la carbamazepina. Incremento potencial del metabolismo de antimicóticos azólicos. **Ciclosporina:** [P] Disminuye el metabolismo de la ciclosporina. **Cisaprida:** [NP] Disminuye el metabolismo de la cisaprida; posibles arritmias ventriculares. **Colquicina:** [P] Disminuye el metabolismo y el transporte de la colquicina. **Difenilhidantoína:** [P] Disminuye el metabolismo de la fenitoína con el fluconazol y probablemente el voriconazol. **Digoxina:** [NE] Aumenta las concentraciones plasmáticas de digoxina e itraconazol, posaconazol y cetoconazol. **Inhibidores de la bomba de protones:** [P] Disminuye la absorción del itraconazol y el cetoconazol. **Inhibidores de la reductasa de HMG-CoA:** [AP] Disminuye el metabolismo de la lovastatina, la simvastatina y, en menor grado, la atorvastatina. **Pimozida:** [NE] Disminuye el metabolismo de la pimozida. **Rifabutina:** [P] Disminuye el metabolismo de la rifabutina, aumenta el metabolismo del itraconazol, el cetoconazol y el voriconazol. **Rifampicina:** [P] Aumenta el metabolismo del itraconazol, el cetoconazol y el voriconazol. *Véanse también* Antiácidos Anticoagulantes orales.

AP, muy predecible. La interacción ocurre en casi todos los pacientes que reciben la combinación; P, predecible. La interacción se presenta en la mayoría de los pacientes que reciben la combinación; NP, no predecible. La interacción ocurre sólo en algunos pacientes que reciben la combinación; NE, no establecida. Se dispone de datos insuficientes en los cuales basar la estimación de la previsibilidad.

(*continúa*)

CUADRO 66-1 Interacciones farmacológicas importantes. (*Continuación*)

Fármaco o grupo farmacológico	Propiedades que favorecen la interacción farmacológica	Interacciones clínicamente documentadas
Barbitúricos	Activación de las enzimas microsómicas hepáticas que metabolizan los fármacos. Depresión del sistema nervioso central aditiva a otros depresores del sistema nervioso central.	**Ácido valproico:** [P] Disminuye el metabolismo del fenobarbital.
		Antagonistas del calcio: [P] Aumenta el metabolismo de los antagonistas del calcio.
		Antagonistas de receptores adrenérgicos beta: [P] Aumenta el metabolismo del antagonista β adrenérgico.
		Ciclosporina: [NE] Aumenta el metabolismo de la ciclosporina.
		Corticoesteroides: [P] Aumenta el metabolismo de corticoesteroides.
		Delavirdina: [P] Aumenta el metabolismo de la delavirdina.
		Depresores del sistema nervioso central: [AP] Depresión aditiva del sistema nervioso central.
		Doxiciclina: [P] Aumenta el metabolismo de la doxiciclina.
		Estrógenos: [P] Aumenta el metabolismo de estrógenos.
		Fenotiazina: [P] Aumenta el metabolismo de la fenotiazina.
		Inhibidores de proteasa: [NE] Aumenta el metabolismo de inhibidores de la proteasa.
		Metadona: [NE] Aumenta el metabolismo de la metadona.
		Quinidina: [P] Aumenta el metabolismo de la quinidina.
		Sirolimus: [NE] Aumenta el metabolismo del sirolimus.
		Tacrolimus: [NE] Aumenta el metabolismo del tacrolimus.
		Teofilina: [NE] Aumenta el metabolismo de la teofilina; menor efecto de la teofilina.
		Véanse también Anticoagulantes orales, Antidepresivos tricíclicos.
Carbamazepina	Inducción de enzimas hepáticas microsómicas que metabolizan fármacos. Es susceptible a inhibición del metabolismo, principalmente por CYP3A4	**Atazanavir:** [NE] Disminuye el metabolismo de la carbamazepina.
		Ciclosporina: [P] Aumenta el metabolismo de la ciclosporina y es posible que disminuya el metabolismo de la carbamazepina.
		Cimetidina: [P] Disminuye el metabolismo de la carbamazepina.
		Claritromicina: [P] Disminuye el metabolismo de la carbamazepina.
		Corticoesteroides: [P] Aumenta el metabolismo de los corticoesteroides.
		Danazol: [P] Disminuye el metabolismo de la carbamazepina.
		Doxiciclina: [P] Aumenta el metabolismo de la doxiciclina.
		Eritromicina: [NE] Disminuye el metabolismo de la carbamazepina.
		Estrógenos: [P] Aumenta el metabolismo de estrógenos.
		Fluvoxamina: [NE] Disminuye el metabolismo de la carbamazepina.
		Haloperidol: [P] Aumenta el metabolismo del haloperidol.
		Hipérico: [P] Aumenta el metabolismo de la carbamazepina.
		Inhibidores selectivos de la recaptación de serotonina (SSRI): [NE] La fluoxetina y fluvoxamina reducen el metabolismo de la carbamazepina.
		Isoniazida: [P] Disminuye el metabolismo de la carbamazepina.
		Nefazodona: [NE] Disminuye el metabolismo de la carbamazepina.
		Propoxifeno: [HP] Disminuye el metabolismo de la carbamazepina y es probable que aumente el metabolismo del propoxifeno.
		Rifampicina: [P] Aumenta el metabolismo de la carbamazepina.
		Sirolimus: [P] Aumenta el metabolismo del sirolimus.
		Tacrolimus: [P] Aumenta el metabolismo del tacrolimus.
		Teofilina: [NE] Aumenta el metabolismo de la teofilina.
		Véanse también Anticoagulantes orales; Antidepresivos tricíclicos; Antimicóticos azólicos; Antagonistas del calcio.

AP, muy predecible. La interacción ocurre en casi todos los pacientes que reciben la combinación; P, predecible. La interacción se presenta en la mayoría de los pacientes que reciben la combinación; NP, no predecible. La interacción ocurre sólo en algunos pacientes que reciben la combinación; NE, no establecida. Se dispone de datos insuficientes en los cuales basar la estimación de la previsibilidad.

(*continúa*)

CUADRO 66-1 Interacciones farmacológicas importantes. (*Continuación*)

Fármaco o grupo farmacológico	Propiedades que favorecen la interacción farmacológica	Interacciones clínicamente documentadas
Ciclosporina	Activación del metabolismo. Susceptible a la inhibición del metabolismo por CYP3A4. (El tacrolimus y sirolimus al parecer tienen interacciones similares.)	**Aminoglucósidos:** [NE] Posible nefrotoxicidad aditiva. **Amprenavir:** [P] Aumento del metabolismo de la ciclosporina. **Andrógenos:** [NE] Aumento de la ciclosporina sérica. **Anfotericina B:** [NE] Posible nefrotoxicidad aditiva. **Atazanavir:** [NE] Disminuye el metabolismo de la ciclosporina. **Barbitúricos:** [P] Aumento del metabolismo de la ciclosporina. **Carbamazepina:** [P] Aumento del metabolismo de la ciclosporina. **Claritromicina:** [P] Disminuye el metabolismo de la ciclosporina. **Difenilhidantoína:** [NE] Aumenta el metabolismo de la ciclosporina. **Eritromicina:** [NP] Disminuye el metabolismo de la ciclosporina. **Hipérico:** [NP] Aumenta el metabolismo de la ciclosporina. **Lovastatina:** [NP] Se presenta miopatía y rabdomiólisis en los pacientes que toman lovastatina y ciclosporina. **Nefazodona:** [P] Disminuye el metabolismo de la ciclosporina. **Pimozida:** [NE] Disminuye el metabolismo de la pimozida. **Quinupristina:** [P] Aumenta el metabolismo de la ciclosporina. **Rifampicina:** [P] Aumenta el metabolismo de la ciclosporina. **Ritonavir:** [P] Disminuye el metabolismo de la ciclosporina. **Simvastatina:** [NP] Disminuye el metabolismo de simvastatina. Se observa miopatía y rabdomiólisis en los pacientes que toman simvastatina y ciclosporina. *Véanse también* Antimicóticos azólicos; Barbitúricos; Antagonistas del calcio.
Cimetidina	Inhibe enzimas hepáticas microsomales que metabolizan fármacos (excepto ranitidina, famotidina y nizatidina). Puede inhibir la secreción tubular renal de bases débiles.	**Atazanavir:** [NP] Disminuye la absorción del atazanavir (requiere ácido para su absorción, se esperaría que otros antagonistas de los receptores H_2 e inhibidores de la bomba de protones tuvieran el mismo efecto). **Benzodiazepinas:** [P] Disminuye el metabolismo de alprazolam, clorodiazepóxido, diazepam, halazepam, prazepam y clorazepato, pero no de oxazepam, lorazepam o temazepam. **Carmustina:** [NE] Aumenta la supresión de médula ósea. **Difenilhidantoína:** [NE] Disminuye el metabolismo de la difenilhidantoína; aumenta las concentraciones séricas de difenilhidantoína. **Indinavir:** [NP] Disminuye la absorción de indinavir (requiere ácido para su absorción, se esperaría que otros antagonistas de los receptores H_2 e inhibidores de la bomba de protones tuvieran el mismo efecto). **Lidocaína:** [P] Disminuye el metabolismo de la lidocaína; aumenta las concentraciones séricas de lidocaína. **Procainamida:** [P] Disminuye la excreción renal de procainamida; aumentan las concentraciones séricas de procainamida. **Quinidina:** [P] Disminuye la excreción renal de quinidina; aumentan las concentraciones séricas de quinidina. **Teofilina:** [P] Disminuye el metabolismo de la teofilina; aumentan las concentraciones séricas de teofilina. *Véanse también* Anticoagulantes orales; Antidepresivos tricíclicos; Antimicóticos azólicos; Antagonistas de receptores adrenérgicos β; Antagonistas del calcio; Carbamazepina.

AP, muy predecible. La interacción ocurre en casi todos los pacientes que reciben la combinación; P, predecible. La interacción se presenta en la mayoría de los pacientes que reciben la combinación; NP, no predecible. La interacción ocurre sólo en algunos pacientes que reciben la combinación; NE, no establecida. Se dispone de datos insuficientes en los cuales basar la estimación de la previsibilidad.

(*continúa*)

CUADRO 66-1 Interacciones farmacológicas importantes. (*Continuación*)

Fármaco o grupo farmacológico	Propiedades que favorecen la interacción farmacológica	Interacciones clínicamente documentadas
Cisaprida	Susceptible a la inhibición del metabolismo por los inhibidores del sistema CYP3A4. Las altas concentraciones séricas de cisaprida pueden producir arritmias ventriculares.	**Atazanavir:** [NE] Disminuye el metabolismo de la cisaprida; posible arritmia ventricular. **Ciclosporina:** [NE] Disminuye el metabolismo de la cisaprida; posibles arritmias ventriculares. **Claritromicina:** [NP] Disminuye el metabolismo de la cisaprida; posibles arritmias ventriculares. **Eritromicina:** [NP] Disminuye el metabolismo de la cisaprida; posibles arritmias ventriculares. **Inhibidores selectivos de la recaptación de serotonina (SSRI):** [NP] La fluvoxamina inhibe el sistema CYP3A4 y probablemente disminuye el metabolismo de la cisaprida; posibles arritmias ventriculares. **Nefazodona:** [NP] Posiblemente disminuye el metabolismo de la cisaprida por CYP3A4; posibles arritmias ventriculares. **Ritonavir:** [NE] Disminuye el metabolismo de la cisaprida; posibles arritmias ventriculares. *Véase también* Antimicóticos azólicos
Cloranfenicol	Inhibe enzimas hepáticas que metabolizan fármacos.	**Difenilhidantoína:** [P] Disminuye el metabolismo de la difenilhidantoína. **Sulfonilureas hipoglucémicas:** [P] Disminuye el metabolismo de las sulfonilureas. *Véase también* Anticoagulantes orales.
Colquicina	Susceptible a la inhibición del metabolismo de CYP3A4 y al transporte de glucoproteína P.	**Amiodarona:** [NP] Disminuye el metabolismo y el transporte de la colquicina. **Amprenavir:** [P] Disminuye el metabolismo de la colquicina. **Carbamazepina:** [P] Incrementa el metabolismo de la colquicina. **Ciclosporina:** [P] Disminuye el metabolismo y el transporte de la colquicina. **Claritromicina:** [P] Disminuye el metabolismo y el transporte de la colquicina. **Dronedarona:** [NE] Disminuye el transporte de la colquicina. **Eritromicina:** [P] Disminuye el metabolismo y el transporte de la colquicina. **Nefazodona:** [NE] Disminuye el metabolismo de la colquicina. **Rifampicina:** [P] Incrementa el metabolismo de la colquicina. **Ritonavir:** [P] Disminuye el metabolismo de la colquicina. *Véanse también* Antimicóticos azólicos; Antagonistas del calcio.
Difenilhidantoína	Activa el metabolismo microsómico hepático de los fármacos. Susceptible a la inhibición del metabolismo por CYP2C9 y, en menor grado, por CYP2C19.	*Fármacos cuyo metabolismo es estimulado por la difenilhidantoína:* **Corticoesteroides:** [P] Disminución de las concentraciones séricas de corticoesteroides. **Doxiciclina:** [P] Disminución de las concentraciones séricas de doxiciclina. **Metadona:** [P] Disminución de las concentraciones séricas de metadona, síntomas de abstinencia. **Mexiletina:** [NE] Disminución de las concentraciones séricas de mexiletina. **Quinidina:** [P] Disminución de las concentraciones séricas de quinidina. **Teofilina:** [NE] Disminución de las concentraciones séricas de teofilina. *Véanse también* Antagonistas del calcio; Ciclosporina; Estrógenos. *Fármacos que inhiben el metabolismo de la difenilhidantoína:* **Amiodarona:** [P] Aumenta la difenilhidantoína sérica; posible reducción de la amiodarona sérica. **Capecitabina:** [NE] Aumento de la difenilhidantoína sérica. **Cloranfenicol:** [P] Aumenta la difenilhidantoína sérica.

AP, muy predecible. La interacción ocurre en casi todos los pacientes que reciben la combinación; P, predecible. La interacción se presenta en la mayoría de los pacientes que reciben la combinación; NP, no predecible. La interacción ocurre sólo en algunos pacientes que reciben la combinación; NE, no establecida. Se dispone de datos insuficientes en los cuales basar la estimación de la previsibilidad.

(*continúa*)

CUADRO 66-1 Interacciones farmacológicas importantes. (*Continuación*)

Fármaco o grupo farmacológico	Propiedades que favorecen la interacción farmacológica	Interacciones clínicamente documentadas
Difenilhidantoína (*cont.*)		**Felbamato:** [P] Aumenta la difenilhidantoína sérica. **Fluorouracilo:** [NE] Aumenta la difenilhidantoína sérica. **Fluvoxamina:** [NE] Aumenta la difenilhidantoína sérica. **Isoniazida:** [NP] Aumenta la difenilhidantoína sérica; problemas principalmente en los acetiladores lentos de isoniazida. **Metronidazol:** [NP] Aumento de la difenilhidantoína sérica. **Ticlopidina:** [NP] Aumenta las concentraciones séricas de difenilhidantoína. *Véanse también* Antimicóticos azólicos; Cimetidina; Disulfiram. *Fármacos que aumentan el metabolismo de la difenilhidantoína:* **Carbamazepina:** [P] Disminuyen las concentraciones séricas de difenilhidantoína. **Rifampicina:** [P] Disminuyen las concentraciones séricas de difenilhidantoína.
Digitálicos	La digoxina es susceptible de alteración en la absorción en el tubo digestivo. La intoxicación digitálica puede aumentar con el desequilibrio electrolítico provocado por el fármaco (p. ej., hipopotasemia). Activación del metabolismo de digitoxina. La excreción renal y no renal de la digoxina es susceptible de inhibición.	*Fármacos que pueden aumentar los efectos de la digital:* **Amiodarona:** [P] Aumento de las concentraciones plasmáticas de digoxina. **Azitromicina:** [NP] Aumenta la concentración plasmática de digoxina. **Claritromicina:** [NP] Aumento de las concentraciones plasmáticas de digoxina. **Diltiazem:** [P] Aumento de la digoxina plasmática y efectos aditivos en la conducción auriculoventricular. **Eritromicina:** [NP] Aumento de las concentraciones plasmáticas de digoxina. **Espironolactona:** [NE] Disminuye la excreción renal de digoxina que interfiere en algunos análisis de digoxina en suero. **Fármacos que producen pérdida de potasio:** [P] Aumenta la probabilidad de intoxicación digitálica. **Propafenona:** [P] Aumentan las concentraciones plasmáticas de digoxina. **Quinidina:** [AP] Aumenta las concentraciones plasmáticas de digoxina; desplaza a la digoxina de los sitios de fijación en los tejidos. **Verapamilo:** [P] Aumenta las concentraciones plasmáticas de digoxina y ocurren efectos aditivos sobre la conducción auriculoventricular. *Véase también* Antimicóticos azólicos. *Fármacos que pueden disminuir el efecto digitálico:* **Caolín-pectina:** [P] Disminuye la absorción de digoxina en el tubo digestivo. **Rifampicina:** [NE] Aumento del metabolismo de la digitoxina y la eliminación de la digoxina. **Sulfasalazina:** [NE] Disminución de la absorción de digoxina en el tubo digestivo. *Véanse también* Antiácidos; Resinas fijadoras de ácidos biliares.
Disulfiram	Inhibe las enzimas microsómicas hepáticas que metabolizan fármacos. Inhibe la aldehído deshidrogenasa.	**Benzodiazepinas:** [P] Disminuye el metabolismo del clorodiazepóxido y del diazepam, pero no del lorazepam y el oxazepam. **Difenilhidantoína:** [P] Disminuye el metabolismo de la difenilhidantoína. **Metronidazol:** [NE] Se ha comunicado confusión y psicosis en los pacientes que reciben esta combinación; se desconocen los mecanismos. *Véanse también* Alcohol; Anticoagulantes orales.
Diuréticos ahorradores de potasio (amilorida, eplerenona, espironolactona y triamtereno)	Efectos aditivos con otros agentes que aumentan la concentración de potasio sérico. Se puede alterar la excreción renal de otras sustancias aparte del potasio (p. ej., digoxina, iones de hidrógeno).	**Antagonistas del receptor de angiotensina II:** [NP] Efecto hiperpotasémico aditivo. **Diuréticos ahorradores de potasio:** [P] Efecto de hiperpotasemia adicional. **Complementos de potasio:** [P] Efecto hiperpotasémico aditivo; es problemático sobre todo cuando hay alteraciones renales. **Inhibidores de la ACE:** [NP] Efecto hiperpotasémico aditivo. *Véanse también* Digitálicos; Antiinflamatorios no esteroideos.

AP, muy predecible. La interacción ocurre en casi todos los pacientes que reciben la combinación; P, predecible. La interacción se presenta en la mayoría de los pacientes que reciben la combinación; NP, no predecible. La interacción ocurre sólo en algunos pacientes que reciben la combinación; NE, no establecida. Se dispone de datos insuficientes en los cuales basar la estimación de la previsibilidad.

(*continúa*)

CUADRO 66–1 Interacciones farmacológicas importantes. (*Continuación*)

Fármaco o grupo farmacológico	Propiedades que favorecen la interacción farmacológica	Interacciones clínicamente documentadas
Estrógenos	Activación del metabolismo. La circulación enterohepática de estrógenos puede verse interrumpida por las alteraciones de la microflora intestinal (p. ej., a consecuencia de antibióticos).	**Ampicilina:** [NP] Interrupción de la circulación enterohepática de los estrógenos; posible reducción de la eficacia de los anticonceptivos orales. Algunos otros antibióticos orales pueden tener un efecto similar.
		Bosentán: [NP] Inducción enzimática que disminuye el efecto estrogénico.
		Corticoesteroides: [P] Disminución del metabolismo de los corticoesteroides que desencadenan un aumento del efecto del corticoesteroide.
		Difenilhidantoína: [NP] Aumenta el metabolismo de estrógenos; posible reducción de la eficacia del anticonceptivo oral.
		Griseofulvina: [NE] Posible inhibición de la eficacia de los anticonceptivos orales; se desconoce el mecanismo.
		Hipérico: [NE] Aumenta el metabolismo de los estrógenos; posible reducción de la eficacia de los anticonceptivos orales.
		Primidona: [NP] Aumenta el metabolismo de los estrógenos; posible reducción de la eficacia del anticonceptivo oral.
		Rifabutina: [NP] Aumenta el metabolismo de los estrógenos; posible reducción de la eficacia del anticonceptivo oral.
		Rifampicina: [NP] Aumento del metabolismo de los estrógenos; posible reducción de la eficacia del anticonceptivo oral.
		Véanse también Barbitúricos; Carbamazepina.
Hierro	Se une a los fármacos en el tubo digestivo, reduciendo la absorción.	**Hormonas tiroideas:** [P] Disminuye la absorción de tiroxina.
		Metildopa: [NE] Disminución de la absorción de metildopa.
		Micofenolato: [P] Disminuye la absorción de micofenolato.
		Quinolonas: [P] Disminuye la absorción de ciprofloxacina y otras quinolonas.
		Tetraciclinas: [P] Disminuye la absorción de tetraciclinas, reduce la eficacia del hierro.
		Véase también Antiácidos.
Inhibidores de la HMG-CoA reductasa	Lovastatina, simvastatina y, en menor grado, atorvastatina son susceptibles a los inhibidores del sistema CYP3A4; la lovastatina, la simvastatina y en menor grado la atorvastatina son susceptibles a los activadores del sistema CYP3A4; aumenta el riesgo de miopatía aditiva con otros fármacos que pueden causar miopatía.	**Amiodarona:** [NP] Disminuye el metabolismo de las estatinas.
		Atazanavir: [NP] Disminuye el metabolismo de las estatinas.
		Carbamazepina: [P] Disminuye el metabolismo de la estatina.
		Ciclosporina: [P] Disminuye el metabolismo de las estatinas.
		Claritromicina: [P] Disminuye el metabolismo de las estatinas.
		Clofibrato: [NP] Aumenta el riesgo de miopatía.
		Diltiazem: [NE] Disminuye el metabolismo de las estatinas.
		Eritromicina: [P] Disminuye el metabolismo de las estatinas.
		Gemfibrozilo: [NP] Aumenta la lovastatina y la simvastatina plasmática y aumenta el riesgo de miopatía.
		Hipérico: [NP] Aumenta el metabolismo de las estatinas.
		Indinavir: [NE] Disminuye el metabolismo de las estatinas.
		Nefazodona: [NE] Disminuye el metabolismo de las estatinas.
		Rifampicina: [P] Aumenta el metabolismo de las estatinas.
		Ritonavir: [NE] Disminuye el metabolismo de las estatinas.
		Verapamilo: [NE] Disminuye el metabolismo de las estatinas.
		Véanse también Antimicóticos azólicos; Ciclosporina.
Inhibidores de la monoaminooxidasa (IMAO)	Aumento de la noradrenalina almacenada en las neuronas adrenérgicas. El desplazamiento de estas reservas por otros fármacos puede producir una respuesta hipertensiva aguda. Los IMAO tienen una actividad hipoglucémica intrínseca.	**Analgésicos narcóticos:** [NP] Algunos pacientes presentan hipertensión, rigidez, excitación; la meperidina tiene más probabilidades de interactuar que la morfina.
		Anoréxicos: [P] Episodios de hipertensión por la liberación de la noradrenalina almacenada (benzfetamina, dietilpropión, mazindol, fendimetrazina y fentermina).
		Buspirona: [NE] Posible síndrome serotoninérgico; evitar su uso simultáneo.

AP, muy predecible. La interacción ocurre en casi todos los pacientes que reciben la combinación; P, predecible. La interacción se presenta en la mayoría de los pacientes que reciben la combinación; NP, no predecible. La interacción ocurre sólo en algunos pacientes que reciben la combinación; NE, no establecida. Se dispone de datos insuficientes en los cuales basar la estimación de la previsibilidad.

(*continúa*)

CUADRO 66–1 Interacciones farmacológicas importantes. (*Continuación*)

Fármaco o grupo farmacológico	Propiedades que favorecen la interacción farmacológica	Interacciones clínicamente documentadas
Inhibidores de la monoaminooxidasa (IMAO) (*cont.*)		**Dextrometorfano:** [NE] Se han comunicado reacciones graves (hiperpirexia, coma y defunción). **Fenilefrina:** [P] Episodio hipertensivo, ya que la fenilefrina es metabolizada por la monoaminooxidasa. **Guanetidina:** [P] Inversión de la acción hipotensora de la guanetidina. **Hipoglucemiantes orales:** [P] Efecto hipoglucemiante aditivo. **Inhibidores selectivos de la recaptación de serotonina (SSRI):** [P] Se han presentado defunciones por síndrome serotoninérgico; contraindicados en los pacientes que toman IMAO. **Mirtazapina:** [NE] Posible síndrome serotoninérgico; evitar su uso simultáneo. **Nefazodona:** [NE] Posible síndrome serotoninérgico; evitar su uso simultáneo. **Sibutramina:** [NE] Posible síndrome serotoninérgico; evitar su uso simultáneo. **Simpaticomiméticos (acción indirecta):** [AP] Episodio hipertensivo debido a la liberación de noradrenalina almacenada (anfetaminas, efedrina, isometepteno, fenilpropanolamina y seudoefedrina). **Tramadol:** [NE] Posible síndrome serotoninérgico; evitar su uso simultáneo. **Venlafaxina:** [NE] Posible síndrome serotoninérgico: evitar su uso simultáneo. *Véanse también* Antidepresivos triciclícos y heterocíclicos; Levodopa.
Inhibidores selectivos de la recaptación de serotonina	Los inhibidores selectivos de la recaptación de serotonina (SSRI) pueden provocar una respuesta excesiva a la serotonina cuando se administran con otros fármacos serotoninérgicos (p. ej., IMAO). Algunos SSRI inhiben varios citocromos P450, incluyendo CYP2D6, CYP1A2, CYP3A4 y CYP2C19.	**Teofilina:** [P] Disminuye el metabolismo mediante inhibición de CYP inducida por fluvoxamina. *Véanse también* Anticoagulantes orales; Antidepresivos tricíclicos y heterocíclicos; Antagonistas de los adrenorreceptores β; Carbamazepina; Cisaprida; Colquicina; Ciclosporina; Inhibidores de la HMG-CoA reductasa; Inhibidores de la monoaminooxidasa; Antiinflamatorios no esteroideos; Difenilhidantoína; Pimozida.
Levodopa	La levodopa es degradada en el intestino antes de llegar a los sitios de absorción. Los fármacos que modifican la motilidad del tubo digestivo pueden alterar la intensidad de la degradación intraluminal. El efecto antiparkinsoniano de la levodopa es susceptible de inhibición con otros fármacos.	**Clonidina:** [NE] Inhibición del efecto antiparkinsoniano. **Difenilhidantoína:** [NE] Inhibe el efecto antiparkinsoniano. **Fenotiazinas:** [P] Se inhibe el efecto antiparkinsoniano. **Inhibidores de la monoaminooxidasa:** [P] Reacción hipersensible (la carbidopa evita la interacción). **Papaverina:** [NE] Inhibición del efecto antiparkinsoniano. **Piridoxina:** [P] Inhibe el efecto antiparkinsoniano (la carbidopa impide la interacción). *Véase también* Antimuscarínicos.
Litio	La excreción renal de litio es sensible a los cambios del equilibrio de sodio. (La pérdida de sodio tiende a producir retención de litio) susceptible a fármacos que aumentan la toxicidad del litio sobre el sistema nervioso central.	**Antagonistas de los receptores de angiotensina II:** [NE] Probablemente reducen la eliminación de litio, aumentan el efecto de litio. **Antiinflamatorios no esteroideos:** [NE] Reducción de la excreción renal de litio (excepto sulindaco y salicilatos). **Diuréticos (sobre todo tiazidas):** [P] Disminuye la excreción de litio; la furosemida tiene menos probabilidades de producir este efecto que los diuréticos tiazídicos. **Haloperidol:** [NP] Casos esporádicos de neurotoxicidad en pacientes maniacos, sobre todo con dosis altas de uno de los dos fármacos. **Inhibidores de la ACE:** [NE] Probablemente reducen la eliminación renal del litio; aumento del efecto del litio. **Metildopa:** [NE] Mayores probabilidades de toxicidad del litio en el sistema nervioso central. **Teofilina:** [P] Aumenta la excreción renal de litio; disminuye el efecto del litio.

AP, muy predecible. La interacción ocurre en casi todos los pacientes que reciben la combinación; P, predecible. La interacción se presenta en la mayoría de los pacientes que reciben la combinación; NP, no predecible. La interacción ocurre sólo en algunos pacientes que reciben la combinación; NE, no establecida. Se dispone de datos insuficientes en los cuales basar la estimación de la previsibilidad.

(*continúa*)

CUADRO 66-1 Interacciones farmacológicas importantes. (*Continuación*)

Fármaco o grupo farmacológico	Propiedades que favorecen la interacción farmacológica	Interacciones clínicamente documentadas
Macrólidos	Se sabe que los macrólidos claritromicina y eritromicina inhiben al citocromo CYP3A4 y a la glucoproteína P. Al parecer la azitromicina inhibe en forma modesta a la glucoproteína P, pero no al CYP3A4.	**Pimozida:** [NE] Aumenta las concentraciones de pimozida. **Quinidina:** [P] Aumenta las concentraciones séricas de quinidina. **Teofilina:** [P] Disminuye el metabolismo de la teofilina. *Véase también* Anticoagulantes orales; Antagonistas del calcio; Carbamazepina; Cisaprida; Colquicina; Digitálicos; Inhibidores de la HMG-CoA reductasa.
Pimozida	Susceptible a inhibidores de la CYP3A4; pueden mostrar efectos aditivos con otros fármacos que prolongan el intervalo QT_c.	**Nefazodona:** [NE] Disminuye el metabolismo de la pimozida. *Véanse también* Antimicóticos azólicos; Ciclosporina; Macrólidos.
Probenecid	Interferencia con la excreción renal de fármacos que se someten a secreción tubular activa, en especial los ácidos débiles. Inhibición de la conjugación de otros fármacos con glucurónido.	**Clofibrato:** [P] Disminuye la conjugación de ácido clofíbrico con glucurónido. **Metotrexato:** [P] Disminuye la excreción renal de metotrexato; posible toxicidad del metotrexato. **Palatrexato:** [P] Disminuye la excreción renal de palatrexato; posible toxicidad por palatrexato. **Penicilina:** [P] Disminuye la excreción renal de penicilina. **Salicilatos:** [P] Disminuye el efecto uricosúrico del probenecid (es improbable la interacción con menos de 1.5 g de salicilato al día).
Quinidina	Sustrato de CYP3A4. Inhibe al sistema CYP2D6. La excreción renal es susceptible de cambios en el pH urinario. Efectos aditivos con otros fármacos que prolongan el intervalo QT_c.	**Acetazolamida:** [P] Disminuye la excreción renal de quinidina a consecuencia del aumento del pH urinario; elevación de la quinidina sérica. **Amiodarona:** [NE] Aumento de las concentraciones séricas de quinidina. **Caolín-pectina:** [NE] Disminuye la absorción de quinidina en el tubo digestivo. **Rifampicina:** [P] Aumenta el metabolismo hepático de la quinidina. **Tioridazina:** [NE] Disminuye el metabolismo de la tioridazina; prolongación aditiva del intervalo QT_c. *Véanse también* Anticoagulantes orales; Antidepresivos tricíclicos; Barbitúricos; Cimetidina; Digitálicos; Macrólidos; Difenilhidantoína.
Quinolonas	Susceptibles a la inhibición de la absorción en el tubo digestivo. Algunas quinolonas inhiben a las enzimas del sistema CYP1A2.	**Cafeína:** [P] Ciprofloxacina, enoxacino, ácido pipemídico y en menor grado norfloxacino inhiben el metabolismo de la cafeína. **Sucralfato:** [AP] Disminuye la absorción de ciprofloxacina, norfloxacino y probablemente otras quinolonas en el tubo digestivo. **Teofilina:** [P] Ciprofloxacina, enoxacino y, en menor grado, norfloxacino inhiben el metabolismo de la teofilina; gatifloxacino, levofloxacino, lomefloxacino, ofloxacino y esparfloxacino al parecer ejercen efecto leve. *Véanse también* Antiácidos; Anticoagulantes orales; Hierro.
Resinas fijadoras de ácidos biliares	Las resinas pueden unirse a los fármacos de administración oral en el tubo digestivo. Las resinas pueden unirse en el tubo digestivo a fármacos que experimentan circulación enterohepática, aun cuando estos últimos se administren por vía parenteral.	**Digitálicos:** [NE] Disminuye la absorción de la digitoxina en el tubo digestivo (posiblemente también de digoxina). **Diuréticos tiazídicos:** [P] Disminuye la absorción de tiazidas en el tubo digestivo. **Furosemida:** [P] Disminuye la absorción de la furosemida en el tubo digestivo. **Hormonas tiroideas:** [P] Disminuye la absorción de hormonas tiroideas. **Metotrexato:** [NE] Disminuye la absorción de metotrexato en el tubo digestivo. **Micofenolato:** [P] Disminuye la absorción de micofenolato en el tubo digestivo. **Paracetamol:** [NE] Disminuye la absorción del paracetamol en el tubo digestivo. *Véase también* Anticoagulantes orales.
Rifampicina	Activador de enzimas microsómicas hepáticas que metabolizan fármacos.	**Corticoesteroides:** [P] Aumenta el metabolismo hepático de los corticoesteroides; disminuye el efecto de los corticoesteroides. **Hipoglucemiantes del grupo de las sulfonilureas:** [P] Aumenta el metabolismo hepático de la tolbutamida y probablemente otras sulfonilureas metabolizadas por el hígado (incluida la clorpropamida).

AP, muy predecible. La interacción ocurre en casi todos los pacientes que reciben la combinación; P, predecible. La interacción se presenta en la mayoría de los pacientes que reciben la combinación; NP, no predecible. La interacción ocurre sólo en algunos pacientes que reciben la combinación; NE, no establecida. Se dispone de datos insuficientes en los cuales basar la estimación de la previsibilidad.

(*continúa*)

CUADRO 66–1 Interacciones farmacológicas importantes. (*Continuación*)

Fármaco o grupo farmacológico	Propiedades que favorecen la interacción farmacológica	Interacciones clínicamente documentadas
Rifampicina (*cont.*)		**Mexiletina:** [NE] Aumenta el metabolismo de mexiletina; disminuye el efecto de la mexiletina.
		Teofilina: [P] Aumenta el metabolismo de la teofilina; disminuye el efecto de la teofilina.
		Véanse también Anticoagulantes orales; Antimicóticos azólicos; Antagonistas adrenérgicos beta; Antagonistas del calcio; Ciclosporina; Digitálicos; Estrógenos.
Salicilatos	Interferencia en la excreción renal de fármacos que experimentan secreción tubular aguda. Excreción renal de salicilatos dependiente del pH urinario cuando se utilizan dosis altas de salicilatos. El ácido acetilsalicílico (pero no otros salicilatos) interfiere en la función de las plaquetas. Las dosis altas de salicilatos tienen una actividad hipoglucemiante intrínseca.	**Corticoesteroides:** [P] Aumenta la eliminación de salicilatos; posible efecto tóxico aditivo sobre la mucosa gástrica.
		Heparina: [NE] Aumenta la tendencia hemorrágica con el ácido acetilsalicílico, pero probablemente no con otros salicilatos.
		Inhibidores de la anhidrasa carbónica: [NE] Aumento de las concentraciones séricas de acetazolamida; aumento de la toxicidad de los salicilatos a consecuencia de la disminución del pH sanguíneo.
		Metotrexato: [P] Disminuye la eliminación renal del metotrexato; aumenta la toxicidad del metotrexato (principalmente a dosis antineoplásicas).
		Sulfinpirazona: [AP] Disminuye el efecto uricosúrico de la sulfinpirazona (la interacción es improbable con menos de 1.5 g de salicilato al día).
		Véanse también Antiácidos; Anticoagulantes orales; Probenecid.
Teofilina	Susceptible a la inhibición del metabolismo hepático por el sistema CYP1A2. Activación del metabolismo.	**Antagonista de los receptores β adrenérgicos:** [NP] Disminuye la broncodilatación producida por la teofilina.
		Benzodiazepinas: [NE] Inhibición de la sedación por la benzodiazepina.
		Diltiazem: [P] Disminuye el metabolismo de la teofilina.
		Tabaquismo: [AP] Aumenta el metabolismo de la teofilina.
		Tacrina: [P] Disminuye el metabolismo de la teofilina.
		Ticlopidina: [NE] Disminuye el metabolismo de la teofilina.
		Verapamilo: [P] Disminuye el metabolismo de la teofilina.
		Zileutón: [P] Disminuye el metabolismo de la teofilina.
		Véanse también Barbitúricos; Carbamazepina; Cimetidina; Litio; Macrólidos; Difenilhidantoína; Quinolonas; Rifampicina.

AP, muy predecible. La interacción ocurre en casi todos los pacientes que reciben la combinación; P, predecible. La interacción se presenta en la mayoría de los pacientes que reciben la combinación; NP, no predecible. La interacción ocurre sólo en algunos pacientes que reciben la combinación; NE, no establecida. Se dispone de datos insuficientes en los cuales basar la estimación de la previsibilidad.

BIBLIOGRAFÍA

Asberg A: Interactions between cyclosporin and lipid-lowering drugs: Implications for organ transplant recipients. Drugs 2003;63:367.

Blanchard N et al: Qualitative and quantitative assessment of drug-drug interaction potential in man, based on Ki, IC50 and inhibitor concentration. Curr Drug Metab 2004;5:147.

deMaat MM et al: Drug interactions between antiretroviral drugs and comedicated agents. Clin Pharmacokinet 2003;42:223.

DuBuske LM: The role of P-glycoprotein and organic anion-transporting polypeptides in drug interactions. Drug Saf 2005;28:789.

Egger SS et al: Potential drug-drug interactions in the medication of medical patients at hospital discharge. Eur J Clin Pharmacol 2003;58:773.

Hansten PD: Understanding drug interactions. Sci Med 1998;5:16.

Hansten PD, Horn JR: *Drug Interactions Analysis and Management.* Facts & Comparisons. 2011. [Quarterly.]

Hansten PD, Horn JR: *The Top 100 Drug Interactions. A Guide to Patient Management.* H&H Publications, 2011.

Juurlink DN et al: Drug-drug interactions among elderly patients hospitalized for drug toxicity. JAMA 2003;289:1652.

Kim RB (editor): *The Medical Letter Handbook of Adverse Interactions. Medical Letter,* 2003.

Leucuta SE, Vlase L: Pharmacokinetics and metabolic drug interactions. Curr Clin Pharmacol 2006;1:5.

Levy RH et al (editors): *Metabolic Drug Interactions.* Lippincott Williams & Wilkins, 2000.

Lin JH, Yamazaki M: Role of P-glycoprotein in pharmacokinetics: Clinical implications. Clin Pharmacokinet 2003;42:59.

Tatro DS (editor): *Drug Interaction Facts.* Facts & Comparisons. 2011. [Quarterly.]

Thelen K, Dressman JB: Cytochrome P540-mediated metabolism in the human gut wall. J Pharm Pharmacol 2009;61:541.

Williamson EM: Drug interactions between herbal and prescription medicines. Drug Saf 2003;26:1075.

Apéndice: vacunas, inmunoglobulinas y otros productos biológicos complejos

Harry W. Lampiris, MD y Daniel S. Maddix, PharmD

Las vacunas y los productos biológicos afines constituyen un grupo importante de fármacos que interconectan a las disciplinas de la microbiología, infectología, inmunología e inmunofarmacología. En esta parte se proporciona una lista de los preparados de farmacéuticos más importantes. El lector que necesite información más completa puede acudir a las fuentes incluidas al final de este apéndice.

INMUNIZACIÓN ACTIVA

La inmunización activa consiste en la administración de antígeno al hospedador para inducir a la formación de anticuerpos y la inmunidad mediada por células. La inmunización se lleva a cabo para activar la protección contra muchos agentes infecciosos y se pueden utilizar microorganismos inactivados (muertos) o vivos atenuados (cuadro A-1). Las características deseables del inmunógeno ideal son la prevención completa de la enfermedad, prevención del estado del portador, producción de una respuesta inmunitaria prolongada con un mínimo de vacunaciones, ausencia de efectos tóxicos y que sea adecuada para la inmunización masiva (p. ej., económico y fácil de administrarse). En general es preferible la inmunización activa a la pasiva: en la mayor parte de los casos porque se mantienen concentraciones de anticuerpo más elevadas por periodos más prolongados, se necesita la inmunización con menos frecuencia y en algunos casos por la aparición de inmunidad celular concomitante. Sin embargo, la inmunización activa tarda tiempo en aparecer, y, por tanto, en general es inactiva al momento de una exposición específica (p. ej., para la exposición parenteral a la hepatitis B, se administran al mismo tiempo inmunización con IgG de la hepatitis B [anticuerpos pasivos] y la inmunización activa para prevenir la enfermedad).

En el cuadro A-2 se presentan las recomendaciones actuales para la inmunización activa sistemática de los niños.

INMUNIZACIÓN PASIVA

La inmunización pasiva consiste en la transferencia de la inmunidad a un hospedador utilizando productos inmunitarios preformados. Desde una perspectiva práctica, sólo se han utilizado inmunoglobulinas para la administración pasiva, ya que la administración pasiva de componentes celulares del sistema inmunitario ha sido técnicamente difícil y se ha asociado a reacciones de injerto contra hospedador. Asimismo, se han utilizado productos del sistema inmunitario celular (p. ej., interferones) en el tratamiento de una amplia gama de enfermedades hematológicas e infecciosas (cap. 55).

La inmunización pasiva con anticuerpos puede lograrse con inmunoglobulinas animales o humanas con grados variables de pureza. Éstas contienen títulos relativamente elevados de anticuerpos dirigidos contra un antígeno específico o, como en el caso de la inmunoglobulina de mezcla, puede contener anticuerpos que se encuentran en la mayor parte de la población. La inmunización pasiva es útil en: 1) individuos que no pueden formar anticuerpos (p. ej., personas con agammaglobulinemia congénita); 2) prevención de la enfermedad cuando el tiempo no permite la inmunización activa (p. ej., después de la exposición); 3) para el tratamiento de determinadas enfermedades que normalmente se previenen mediante inmunización (p. ej., tétanos), y 4) para el tratamiento de trastornos en los cuales no se dispone de inmunización activa o ésta es impráctica (p. ej., mordedura de serpientes).

Son infrecuentes las complicaciones de la administración de inmunoglobulinas *humanas.* Las inyecciones pueden ser moderadamente dolorosas y pocas veces se presenta un absceso estéril en el sitio de la inyección. A veces se presenta hipotensión transitoria y prurito con la administración de los productos que contienen inmunoglobulina intravenosa (IVIG, *intravenous immune globulin*), pero en general son leves. Los individuos con determinados estados de deficiencia de inmunoglobulina (deficiencia de IgA, etc.) a veces

CUADRO A–1 Sustancias que suelen utilizarse para la inmunización activa en Estados Unidos[1]

Vacuna	Tipo de sustancia	Vía de administración	Inmunización primaria	Refuerzo[2]	Indicaciones
Difteria-tétanos-acelular de tosferina (DtaP)	Toxoides y componentes bacterianos inactivados	Intramuscular	Véase el cuadro A-2	Ninguno	En todos los niños
Fiebre amarilla	Virus vivos	Subcutánea	Una dosis 10 años a 10 días antes del viaje	Cada 10 años	1. Personal de laboratorio que puede estar expuesto al virus de la fiebre amarilla 2. Personas que viajan a zonas donde ocurre fiebre amarilla
Fiebre tifoidea, Ty21a oral	Bacterias vivas	Oral	Cuatro dosis administradas cada tercer día	Cuatro dosis cada cinco años	Riesgo de exposición a la fiebre tifoidea
Haemophilus influenzae de tipo B conjugado (Hib)[3]	Polisacárido bacteriano conjugado con proteína	Intramuscular	Una dosis (véase en el cuadro A-2 el esquema para la infancia)	No se recomienda	1. Para todos los niños 2. Asplenia y otros trastornos con riesgo
Hepatitis A	Virus inactivado	Intramuscular	Una dosis (véase en el cuadro A-2 el esquema para la infancia) (administrar por lo menos dos a cuatro semanas antes de los viajes a zonas endémicas)	A los seis a 12 meses para inmunidad a largo plazo	1. Personas que viajan en zonas endémicas para la hepatitis A 2. Hombres homosexuales y bisexuales 3. Toxicómanos 4. Hepatopatía crónica o trastornos de los factores de coagulación 5. Personas con riesgo laboral para contraer la infección 6. Individuos que viven en zonas endémicas o que se reubican en ellas 7. Contactos domésticos y sexuales de individuos con hepatitis A aguda (con globulina y en pacientes seleccionados) 8. Para todos los niños
Hepatitis B	Antígeno vírico inactivado, recombinante	Intramuscular (la inyección subcutánea es aceptable en individuos con trastornos hemorrágicos)	Tres dosis a los 0, 1 y 6 meses (véase en el cuadro A-2 el esquema en la infancia)	No se recomienda sistemáticamente	1. En todos los lactantes 2. Preadolescentes, adolescentes y adultos jóvenes 3. Personas con riesgo laboral, estilo de vida o ambiental 4. Hemofílicos 5. Personas con nefropatía terminal, VIH o hepatopatía crónica 6. Profilaxis después de la exposición 7. Contactos domésticos y sexuales de individuos con hepatitis B aguda o crónica.
Influenza, inactivada	Virus inactivados o componentes víricos	Intramuscular	Una dosis (niños <9 años que están recibiendo vacuna de la influenza por primera vez deben recibir dos dosis administradas por lo menos a un intervalo de un mes)	Cada año con la vacuna actual	1. Adultos > 18 años 2. Personas con trastornos de alto riesgo (p. ej., asma) 3. Personal sanitario y otros que estén en contacto con grupos de alto riesgo 4. Residentes de asilos y de otros centros de asistencia crónica para ancianos 5. Todos los niños de 6 meses a 18 años de edad 6. Mujeres que estarán embarazadas durante la temporada de influenza

Influenza, microorganismos vivos atenuados	Virus vivos	Intranasal	Se divide la dosis en cada fosa nasal. Los niños de cinco a ocho años de edad que están recibiendo vacuna de la influenza por primera vez deben recibir dos dosis administradas a un intervalo de seis a 10 semanas	Cada año con la vacuna actual	Personas sanas de 19 a 49 años de edad que desean protección contra la influenza. Puede sustituir a la vacuna de microorganismos inactivados en niños sanos de 2 a 18 años de edad
Papilomavirus humano (HPV)[4]	Partículas similares a virus de la proteína de la cápside principal	Intramuscular	Tres dosis a los 0, 2 y 6 meses (HPV4) o a los 0, 1 y 6 meses (HPV2)[4]	Ninguno	HPV2 y HPV4 a mujeres de entre 9 y 26 años de edad; HPV4 a varones de entre 9 y 26 años de edad
Rabia	Virus inactivados	Intramuscular	**Antes de la exposición:** tres dosis en los días 0, 7 y 21 o 28 **Después de la exposición:** cuatro dosis en los días 0, 3, 7 y 14	Pruebas serológicas cada 6 meses a 2 años en personas con riesgo elevado	1. **Antes de la exposición:** profilaxis en personas con riesgo de contacto con el virus de la rabia 2. **Después de la exposición:** profilaxis (se administra con inmunoglobulina de la rabia)
Rotavirus	Virus vivos	Oral	Véase el cuadro A-2	Ninguno	En todos los lactantes. La serie de tres dosis debe iniciarse hacia los 12 años de edad y concluirse hacia las 32 semanas de edad
Sarampión-parotiditis-rubéola (MMR, *measles-mumps-rubella*)	Virus vivos	Subcutánea	Véase cuadro A-2	Ninguno	1. En todos los niños 2. Adultos nacidos después de 1956
Tétanos, difteria y tosferina (Tdap)	Toxoides y componentes bacterianos inactivados	Intramuscular	Sustituir Td por una dosis de Tdap en los pacientes de 19 a 64 años de edad	Ninguno	Todos los adultos <65 años
Tétanos-difteria (Td o DT)[5]	Toxoides	Intramuscular	Dos dosis a intervalo de cuatro a ocho semanas y una tercera dosis seis a 12 semanas después de la segunda	Cada 10 años o un solo refuerzo a los 50 años de edad	1. Todos los adultos 2. Profilaxis después de la exposición si han transcurrido más de cinco años desde la última dosis
Tifoidea, polisacárido capsular Vi	Polisacárido bacteriano	Intramuscular	Una dosis	Cada dos años	Riesgo de exposición a la fiebre tifoidea
Vacuna conjugada meningocócica	Polisacáridos bacterianos conjugados con toxoide de la difteria	Intramuscular	Una dosis	Desconocido	1. Todos los adolescentes 2. Es preferible a la vacuna de polisacárido en personas de 11 a 55 años de edad
Vacuna de poliovirus inactivado (IPV)	Virus inactivados de los tres serotipos	Subcutánea	Véase en el cuadro A-2 el esquema para la infancia. Adultos: dos dosis a intervalo de cuatro a ocho semanas y una tercera dosis seis a 12 meses después de la segunda	Una sola dosis de refuerzo para los adultos con mayor riesgo de exposición	1. En todos los niños 2. Adultos previamente no vacunados con mayor riesgo de exposición a poliovirus, laboral o durante viajes

(*continúa*)

CUADRO A–1 Sustancias que suelen utilizarse para la inmunización activa en Estados Unidos[1]. (Continuación)

Vacuna	Tipo de sustancia	Vía de administración	Inmunización primaria	Refuerzo[2]	Indicaciones
Vacuna de polisacárido meningocócico	Polisacáridos bacterianos de los serotipos A/C/Y/W-135	Subcutánea	Una dosis	Cada cinco años si hay riesgo continuo y elevado de exposición	1. Reclutas militares 2. Personas que viajan a zonas con enfermedades meningocócicas hiperendémicas o epidémicas 3. Individuos con asplenia, deficiencia de complemento o deficiencia de properdina 4. Control de brotes epidémicos en poblaciones cerradas o semicerradas 5. Universitarios recién ingresados que viven en dormitorios 6. Microbiólogos que sistemáticamente están expuestos a cepas de *Neisseria meningitidis*
Vacuna de polisacárido neumocócico	Polisacáridos bacterianos de 23 serotipos	Intramuscular o subcutánea	Una dosis	Repetir después de cinco años en pacientes con riesgo elevado	1. Adultos ≥65 años 2. Personas con mayor riesgo de enfermedad neumocócica o sus complicaciones
Vacuna neumocócica conjugada	Polisacáridos bacterianos conjugados con proteína	Intramuscular o subcutánea	Véase el cuadro A-2	Ninguno	En todos los niños
Varicela	Virus vivos	Subcutánea	Dos dosis a intervalo de cuatro a ocho semanas en personas que han cumplido 13 años (véase en el cuadro A-2 el esquema para la infancia)	Desconocido	1. En todos los niños 2. Personas mayores de 13 años sin ningún antecedente de infección o inmunización contra la varicela 3. Profilaxia después de la exposición en personas susceptibles
Zoster	Virus vivos	Subcutánea	Una dosis	Ninguno	Todos los adultos ≥60 años de edad

[1]Las dosis para cada producto específico, incluidas las variaciones en la edad, es mejor consultarlas en el prospecto del laboratorio fabricante que se incluye en el envase.

[2]Una dosis a menos que se especifique lo contrario.

[3]Hay disponibles tres vacunas conjugadas contra Hib: 1) vacuna de oligosacáridos de Hib conjugados(HbOC), 2) conjugado de fosfato de polirribosilribitol-toxoide tetánico (PRP-T) y 3) vacuna conjugada de *Haemophilus influenzae* de tipo B (conjugado de proteína meningocócica) (PRP-OMP).

[4]Hay disponibles dos vacunas contra el HPV: 1) vacuna tetravalente (HPV4) para la prevención de cánceres cervical, vaginal y de vulva (en mujeres) y de verrugas genitales (en mujeres y varones) y 2) vacuna bivalente (HPV2) para la prevención de cánceres cervicales en mujeres.

[5]El Td son toxoides de tétanos y difteria para utilizarse en personas de ≥7 años de edad (contiene menos toxoide de la difteria que DPT y DT). El DT es toxoide del tétanos y difteria para utilizarse en personas <7 años de edad (contiene la misma cantidad de toxoide diftérico que DPT).

CUADRO A-2 Esquema recomendado para la inmunización sistemática en la infancia, en Estados Unidos

Edad	Inmunización	Comentarios
Nacimiento a 2 meses	Vacuna de la hepatitis B (HBV)	**Lactantes nacidos de madres seronegativas:** la administración debe iniciarse al nacer y la segunda dosis se administra por lo menos cuatro semanas después de la primera **Lactantes nacidos de madres seropositivas:** deben recibir la primera dosis en las primeras 12 h después de nacer (con inmunoglobulina de la hepatitis B), la segunda dosis a los uno a dos meses de edad y la tercera dosis a los 6-18 meses de edad
2 meses	Vacuna de toxoides de la difteria y el tétanos y de la tos ferina acelular (DTaP), vacuna de poliovirus inactivado (IPV), vacuna conjugada de *Haemophilus influenzae* de tipo b (Hib)[1],vacuna conjugada neumocócica (PCV), vacuna de rotavirus (RV)	
1 a 2 meses	HBV	La segunda dosis debe administrarse por lo menos cuatro semanas después de la primera
4 meses	DTaP, Hib[1], IPV, PCV, RV	
6 meses	DTaP, HiB[1], PCV, RV	
6 a 18 meses	HBV, IPV, influenza	La tercera dosis de HBV debe administrarse por lo menos 16 semanas después de la primera y por lo menos 8 semanas después de la segunda dosis, pero no antes de los 6 meses. La vacuna de la influenza debe administrarse cada año en niños de 6 meses de edad a 18 años
12 a 15 meses	Vacuna de sarampión, parotiditis-rubéola (MMR), Hib[1], PCV, vacuna contra el virus de la varicela	La segunda dosis de la vacuna contra la varicela se debe administrar entre los 4 y los 6 años de edad
12 a 18 meses	DTaP a los 15 a 18 meses	Se puede administrar DTaP ya desde los 12 meses de edad
12 a 23 meses	Vacuna de la hepatitis A	Dos dosis a intervalos de ≥6 meses
Cuatro a seis años	DTaP, IPV, MMR, vacuna de la varicela	La segunda dosis de MMR debe administrarse sistemáticamente a los cuatro a seis años de edad pero puede administrarse durante cualquier visita si por lo menos han transcurrido cuatro semanas desde que se administró la primera dosis. La segunda dosis debe administrarse no después de los 11 a 12 años
11 a 12 años	Vacuna de tétanos, difteria, tos ferina (Tdap), vacuna del papilomavirus humano (HPV)[2] y vacuna conjugada meningocócica	Se deben administrar tres dosis de HPV a las mujeres a los 0, 1 a 2 y 6 meses. La HPV4 se debe administrar a varones de entre 9 y 18 años de edad para reducir la probabilidad de desarrollar verrugas genitales.

[1]Se dispone de tres vacunas de Hib conjugadas: 1) vacuna de Hib de conjugado de oligosacárido (HbOC), 2) conjugado de fosfato de polirribosilribitol-toxoide tetánico (PRP-T) y 3) vacuna conjugada de *Haemophilus influenzae* de tipo B (conjugado de proteína meningocócica) (PRP-OMP). Los niños inmunizados con PRP-OMP a los 2 y 4 meses de edad no necesitan una dosis a los 6 meses de edad.

[2]Hay disponibles dos vacunas contra el HPV: 1) vacuna tetravalente (HPV4) para la prevención de cánceres cervical, vaginal y de vulva (en mujeres) y de verrugas genitales (en mujeres y varones) y 2) vacuna bivalente (HPV2) para la prevención de cánceres cervicales en mujeres.

Aceptado de MMWR Morb Mortal Wkly Rep 2010;58:(51&52).

presentan reacciones de hipersensibilidad a la inmunoglobulina que pueden limitar el tratamiento.

La inmunoglobulina estándar contiene agregados de IgG y producirá reacciones graves si se administra por vía intravenosa. Sin embargo, si los anticuerpos administrados en forma pasiva se derivan de sueros de *animal* pueden presentarse reacciones de hipersensibilidad que fluctúan desde la anafilaxia hasta la enfermedad del suero. Las inmunoglobulinas muy purificadas, sobre todo las derivadas de roedores o lagomorfos, son las que menos probabilidades tienen de producir reacciones. Para evitar las reacciones anafilácticas, se deben realizar pruebas de hipersensibilidad al suero del animal. Si no se dispone de un preparado alternativo y se juzga esencial la administración del anticuerpo específico, se puede llevar a cabo la desensibilización.

Los anticuerpos derivados del suero humano no sólo evitan el riesgo de reacciones de hipersensibilidad sino también tienen una semivida mucho más prolongada en el ser humano (cercana a 23 días para los anticuerpos IgG) que las de fuentes animales (cinco a siete días o menos).

En consecuencia, se pueden administrar dosis de anticuerpo humano mucho más bajas para lograr las concentraciones terapéuticas durante varias semanas. Estas ventajas señalan la conveniencia de utilizar siempre que sea posible anticuerpos humanos para la protección pasiva. En el cuadro A-3 se resumen los compuestos disponibles para la inmunización pasiva.

RESPONSABILIDAD LEGAL POR LAS REACCIONES ADVERSAS

Es responsabilidad del médico informar al paciente sobre el riesgo de la inmunización y utilizar vacunas y antisueros de una manera apropiada. Esto puede exigir pruebas cutáneas para valorar el riesgo de una reacción adversa. Sin embargo, algunos de los riesgos ya descri-

CUADRO A–3 Sustancias disponibles para la inmunización pasiva[1]

Indicaciones	Producto	Dosis	Comentarios
Botulismo	Antitoxina botulínica, equina	Consultar con los CDC[3]	Tratamiento y profilaxia del botulismo. Disponible en CDC[3], 10 a 20% de frecuencia de reacciones por el suero
	Globulina inmunitaria botulínica (IV)	50 mg/kg IV	Para el tratamiento de pacientes menores a 1 año de edad con botulismo infantil provocado por toxina tipo A o B
Citomegalovirus (CMV)	Inmunoglobulina de citomegalovirus (IV)	Consultar las recomendaciones de la dosis del laboratorio fabricante	Profilaxia de infección por CMV en receptores de trasplante de médula ósea, riñón, hígado, pulmón, páncreas y corazón
Difteria	Antitoxina diftérica, equina	20 000 a 120 000 unidades IV o IM dependiendo de la gravedad y la duración de la enfermedad	Tratamiento inicial de la difteria respiratoria. Reacciones anafilácticas en ≥7% de los adultos y reacciones al suero en ≥5 a 10% de los adultos
Enfermedad de Kawasaki	Inmunoglobulina (IV)[2]	400 mg IV diariamente durante cuatro días consecutivos en los primeros cuatro días después de iniciada la enfermedad. Una sola dosis de 2 g/kg IV en 10 h también es eficaz	Eficaz en la prevención de los aneurismas coronarios. Para uso en los pacientes que cumplen con los criterios estrictos para el diagnóstico de enfermedad de Kawasaki
Hepatitis A	Inmunoglobulina (intramuscular [IM])	**Profilaxia antes de la exposición:** 0.02 ml/kg IM para el riesgo previsto de ≤3 meses, 0.06 ml/kg para el riesgo previsto >3 meses; se repite cada cuatro a seis meses para la exposición persistente **Después de la exposición:** 0.02 ml/kg IM lo más pronto posible después de la exposición hasta las dos semanas	Profilaxia contra la hepatitis A antes y después de la exposición. La disponibilidad de la vacuna de la hepatitis A ha reducido bastante la necesidad de profilaxia antes de la exposición. Pacientes mayores de 40 años de edad deben recibir la vacuna contra hepatitis A además de inmunoglobina para profilaxia posterior a la exposición
Hepatitis B	Inmunoglobulina de la hepatitis B (HBIG, *hepatitis B immune globulin*)	0.06 ml/kg IM lo más pronto posible después de la exposición hasta una semana para la exposición percutánea o dos semanas para la exposición sexual. 0.5 ml IM en las primeras 12 horas después del nacimiento para la exposición perinatal	Profilaxia después de la exposición en personas no inmunizadas con contacto percutáneo, por mucosas, sexual o perinatal. Asimismo, ha de administrarse vacuna de la hepatitis B
Mordedura de araña viuda negra	Antivenina *(Latrodectus mactans)*, equina	Un frasco (6 000 unidades) IV o IM	En personas con enfermedad cardiovascular hipertensiva o <16 o >60 años de edad
Leucemia linfocítica crónica (CLL, *chronic lymphocytic leukemia*)	Inmunoglobulina (IV)[2]	400 mg/kg IV cada tres a cuatro semanas. Se debe incrementar la dosis si ocurren infecciones bacterianas	Pacientes con CLL e hipogammaglobulinemia y antecedente de por lo menos una infección bacteriana importante
Niños infectados por VIH	Inmunoglobulina (IV)[2]	400 mg/kg IV cada 28 días	Niños infectados por VIH con infecciones bacterianas graves recidivantes o hipogammaglobulinemia
Púrpura trombocitopénica idiopática (ITP)	Inmunoglobulina (IV)[2]	Consultar las recomendaciones de dosis por el laboratorio fabricante para el producto específico que se esté utilizando	La respuesta en los niños con ITP es mayor que en los adultos. Los corticoesteroides constituyen el tratamiento de elección en los adultos, excepto en la ITP grave relacionada con embarazo
Rabia	Inmunoglobulina de la rabia	20 UI/kg. Toda la dosis debe infiltrarse alrededor de la herida y cualquier volumen remanente ha de administrarse por vía IM en una zona anatómica distante de la administración de la vacuna	Profilaxia contra la rabia después de la exposición en personas sin vacunación previa contra la rabia. Debe combinarse con la vacuna de la rabia

(*continúa*)

CUADRO A–3 Sustancias disponibles para la inmunización pasiva[1]. (*Continuación*)

Indicaciones	Producto	Dosis		Comentarios
Rubéola	Inmunoglobulina (IM)	0.55 ml/kg IM		Mujeres embarazadas no inmunizadas y expuestas a la rubéola que rechazan el aborto terapéutico. La administración no previene la rubéola en el feto de la madre expuesta
Sarampión	Inmunoglobulina (IM)	**Hospedadores sanos:** 0.25 ml/kg IM **Hospedadores con inmunodepresión:** 0.5 ml/kg IM (máximo 15 ml para todos los pacientes)		Profilaxia después de la exposición (en los primeros seis días siguientes al contacto) en contactos de casos agudos no inmunizados
Tétanos	Inmunoglobulina tetánica	**Profilaxis después de la exposición:** 250 unidades IM. En las heridas graves o cuando ha habido demora en la administración, se recomiendan 500 unidades **Tratamiento:** 3 000 a 6 000 unidades IM		Tratamiento del tétanos y profilaxia después de la exposición en heridas no limpias y no leves de personas con inmunización inadecuada (menos de dos dosis de toxoide tetánico o menos de tres dosis si la herida tiene más de 24 h de evolución)
Trasplante de médula ósea	Inmunoglobulina (intravenosa [IV])[2]	500 mg/kg IV en los días 7 y 2 antes del trasplante y luego una vez por semana hasta el día 90 después del trasplante		Profilaxia para disminuir el riesgo de infección, neumonía intersticial y enfermedad aguda de injerto contra hospedador en adultos sometidos a trasplante de médula ósea
Trastornos por inmunodeficiencia primaria	Inmunoglobulina (IV)[2]	Consultar las recomendaciones de las dosis por el laboratorio fabricante para el producto específico que se esté utilizando		Los trastornos por inmunodeficiencia primaria comprenden deficiencia de anticuerpo específico (p. ej., agammaglobulinemia ligada al cromosoma X) y deficiencias combinadas (p. ej., inmunodeficiencias combinadas graves)
Vaccinia	Inmunoglobulina de la vaccinia	Consultar con los CDC[3]		Tratamiento de reacciones graves a la vacunación contra la vaccinia, incluido eccema vaccinial, necrosis por vaccinia y vaccinia ocular. Disponible a través de los CDC[3]
Varicela	Inmunoglobulina de varicela-zoster	**Peso (kg)** ≤10 10.1-20 20.1-30 30.1-40 ≥40	**Dosis (unidades)** 125 IM 250 IM 375 IM 500 IM 625 IM	**Profilaxis después de la exposición** (de preferencia en las primeras 48 h pero no después de las primeras 96 h subsiguientes a la exposición) en hospedadores inmunodeprimidos susceptibles, algunas mujeres embarazadas y recién nacidos expuestos durante el periodo perinatal
Virus sincitial respiratorio (RSV)	Palivizumab	15 mg/kg IM una vez antes del inicio de la temporada de RSV y una vez al mes hasta el final de la sesión		Para utilizarse en lactantes y niños menores de 24 meses con neumopatía crónica o un antecedente de nacimiento prematuro (≤35 semanas de gestación)

[1]La inmunoterapia pasiva o la inmunoprofilaxia siempre se administra lo más pronto posible después de la exposición. Antes de la administración de sueros animales, se debe interrogar a los pacientes y se realizan pruebas de hipersensibilidad.

[2]Véase en las siguientes referencias bibliográficas un análisis de las aplicaciones adicionales de la inmunoglobulina administrada por vía intravenosa: Ratko Ta et al: Recommendations for off-label use of intravenously administered immunoglobulin preparations. JAMA 1995;273:1865; y Feasby T et al: Guidelines on the use of intravenous immune globulin for neurologic conditions. Transfus Med Rev 2007;21(2 Suppl 1)S57.

[3]Centers for Disease Control and Prevention, en Estados Unidos, teléfono 404-639-3670 durante horas de trabajo de lunes a viernes; 770-488-7100 por las noches, los fines de semana y los días festivos (únicamente solicitudes de urgencia).

H

CUADRO DE FÁRMACOS CONTROLADOS[1]

CUADRO I

(Todo empleo no experimental constituye un crimen federal.)

Flunitrazepam

Narcóticos:

Heroína y muchos narcóticos sintéticos no comercializados.

Alucinógenos:

LSD

MDA, STP, DMT, DET, mezcalina, peyote, bufotenina, ibogaína, psilocibina, fenciclidina (PCPC; sólo uso veterinario).

Marihuana

Metacualona

CUADRO II

(Sin prescripción telefónica, sin recargas)[2]

Opioides:

Opio

Alcaloides del opio y alcaloides derivados de fenantreno: codeína, morfina, oximorfona, oxicodona (dihidroxicodeinona, componente de varias formulaciones comerciales).

Fármacos sintéticos designados: meperidina, metadona, levorfanol, fentanilo, alfentanilo, sufentanilo, remifentanilo, tapentadol.

Estimulantes:

Hojas de coca y cocaína

Anfetamina

Complejo de anfetamina

Sales de anfetamina

Dextroanfetamina

Lisdexanfetamina

Metanfetamina

Metilfenidato

Previos en mezclas con otros fármacos controlados o no controlados

Cannabinoides;

Nabilona

Depresores:

Amobarbital

Pentobarbital

Secobarbital

CUADRO III

(Debe repetirse la prescripción después de 6 meses o 5 recargas.)

Opioides:

Buprenorfina

Mezcla de los previos con buprenorfina o naloxona

Los siguientes opioides en combinación con uno o más componentes no opioides activos, siempre que la cantidad no exceda la indicada:

Codeína y dihidrocodeína: no rebasar 1800 mg/100 ml o 90 mg/tableta u otra unidad de dosis.

Dihidrocodeinona (hidrocodona en varias formulaciones comerciales): No rebasar 300 mg/100 ml o 15 mg/tableta

Opio: 500 mg/100 ml o 25 mg/5 ml u otra unidad de dosis (paregórico)

Estimulantes:

Benzfetamina

Fendimetrazina

Depresores:

Barbitúricos de esquema II en mezclas con fármacos no controlados o en forma de supositorio.

Butabarbital

Ketamina

Canabinoides:

Dronabinol

Esteroides anabólicos:

Fluoximesterona

Metiltestosterona

Decanoato de nandrolona, no en EUA

Fenpropionato de nandrolona, no en EUA

Oxandrolona, oximetolona

Estanozolol

Testolactona

Testosterona y sus ésteres

CUADRO IV

(La prescripción debe escribirse de nuevo después de 6 meses o 5 recargas; difiere del esquema III en las penalizaciones por posesión ilegal.)

Opioides:

Butorfanol

Difenoxina 1 mg + atropina 25 μg

Pentazocina

Estimulantes:

Armodafinilo

Dietilpropión, no en EUA

Modafinilo

Fentermina

Depresores:

Benzodiazepinas

- Alprazolam
- Clordiazepóxido
- Clonazepam
- Clorazepato
- Diazepam
- Estazolam
- Flurazepam
- Halazepam
- Lorazepam
- Midazolam
- Oxazepam
- Prazepam
- Cuazepam
- Temazepam
- Triazolam

Hidrato de cloral

Eszopiclona

Meprobamato

Metobarbital

Metohexital

Paraldehído

Fenobarbital

Zaleplón

Zolpidem

CUADRO V

(Como cualquier otro fármaco no opioide de prescripción)

Codeína: 200 mg/100 ml

Preparaciones de difenoxina: 0.5 mg + 25 μg de atropina

Preparaciones de dihidrocodeína: 10 mg/100 ml

Difenoxilato (no más de 2.5 mg y no menos de 0.025 mg de atropina por unidad de dosis, como en Lomotil)

Preparaciones de etilmorfina: 100 mg/100 ml

Preparaciones de opio: 100 mg/100 ml

Pregabalina

Pirovalerona

[1]Véanse detalles adicionales en http://*www.usdoj.gov/dea/pubs/scheduling.html*

[2]Se pueden extender prescripciones médicas por teléfono si en los siguientes 7 días se emite la receta escrita con una anotación que indique que se realizó por teléfono (Sólo en EUA).